U0294425

心 电 图 学

ELECTROCARDIOGRAPHY

主 编 郭 继 鸿

编委(按姓氏笔画排序)

马向荣 (解放军466医院)

许　原 (北京大学人民医院)

吴　祥 (浙江大学医学院附属第二医院)

张文博 (滨州医学院附属医院)

张海澄 (北京大学人民医院)

杨钧国 (华中科技大学同济医学院协和医院)

林治湖 (大连大学医学院第一医院)

高润霖 (中国协和医科大学阜外医院)

郭继鸿 (北京大学人民医院)

黄永麟 (哈尔滨医科大学第一医院)

崔长琮 (西安交通大学医学院第一医院)

谢振武 (中南大学湘雅二医院)

人民卫生出版社

图书在版编目（CIP）数据

心电图学／郭继鸿主编．—北京：人民卫生出版社，2002

ISBN 978 - 7 - 117 - 05024 - 1

Ⅰ．心…　Ⅱ．郭…　Ⅲ．心电图 - 诊断　Ⅳ．R540.4

中国版本图书馆 CIP 数据核字（2002）第 050375 号

心 电 图 学

主　　编：郭 继 鸿

出版发行：人民卫生出版社（中继线 010-59780011）

地　　址：北京市朝阳区潘家园南里 19 号

邮　　编：100021

E - mail：pmph @ pmph.com

购书热线：010-59787592　　010-59787584　　010-65264830

印　　刷：北京虎彩文化传播有限公司

经　　销：新华书店

开　　本：889×1194　1/16　　印张：95.25　　插页：2

字　　数：2849 千字

版　　次：2002 年 11 月第 1 版　2021 年 11 月第 1 版第 7 次印刷

标准书号：ISBN 978 - 7 - 117 - 05024 - 1/R・5025

定　　价：181.00 元

打击盗版举报电话：010-59787491　　E-mail：WQ @ pmph.com

（凡属印装质量问题请与本社市场营销中心联系退换）

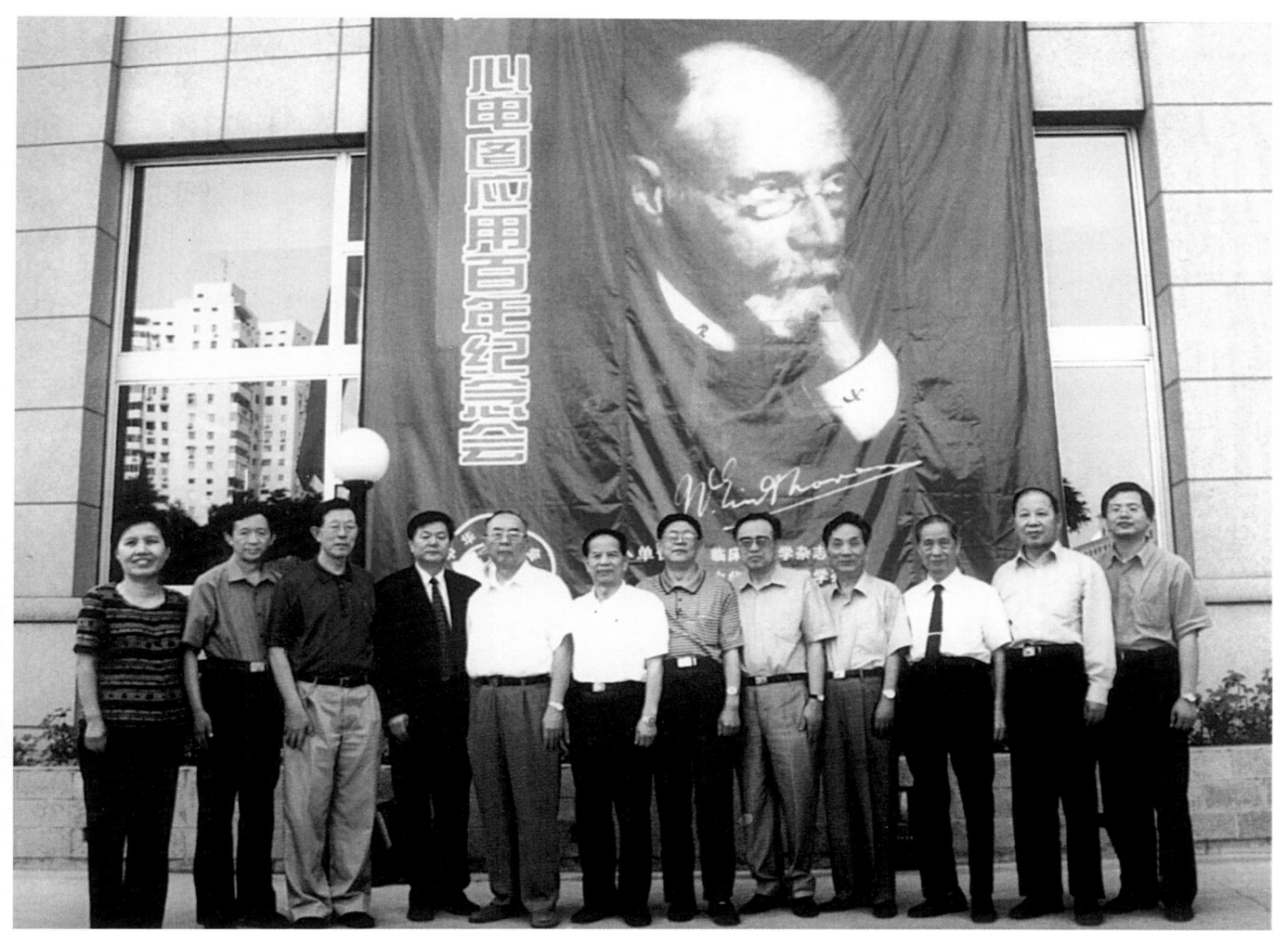

本书编委由左向右：许原、马向荣、林治湖、郭继鸿（主编）、张文博、崔长琮、
杨钧国、黄永麟、吴祥、谢振武、雷亨朗（责任编辑）、张海澄

Willem Einthoven

1924 年获诺贝尔医学奖获奖演说

  心脏病的科学进入了新的篇章，它不是靠一个人的工作，而是许多天才的科学家，超越了任何政治藩篱，潜心钻研而成。他们在世界各地为了科学的进步，并最终为造福于深受病患折磨的人类的目标，贡献了全部的精力。

前　言

自 1887 年 Waller 描记出人类第一份心电图至今已 115 年，而 Einthoven 将心电图技术引入临床也整整一个世纪了。心电图技术的问世极大程度地提高了心脏生理学的研究水平，提高了心血管病的诊断能力，甚至使整个临床医学都随之发生了改观。为此，对心电图的创立和发展做出了巨大贡献的 Einthoven 荣获 1924 年诺贝尔医学奖。

在心电图的百年发展史中，1942 年，导联系统最终完善为至今沿用的 12 导联系统；1960 年，动态心电图（Holter）技术开始用于临床，使体表心电图对心肌缺血和心律失常的诊断能力大为提高；1968 年 Scherlag 创立的希氏束电图导管记录的方法和 1971 年 Wellens 完善的心脏程序刺激方法为现代心脏电生理学的发展奠定了基石；1982 年和 1986 年先后开展的快速心律失常的直流电消融术、射频消融术揭开了心律失常治疗的新纪元。

心脏电生理学近年来日新月异的发展，使心电学领域的知识爆炸性扩充和积累，使很多传统的观点发生了根本性的转变。这种形势下，临床医师和心电图工作者必须在心电学方面进行较大范围、有一定深度的知识更新，才能使心电图检查技术更好地辅助临床工作。为此，我们在传统心电图学的基础上进行了扩展，系统地介绍了心电图电生理学和心电检查学。希望读者通过本书，能对心电图有更深层次地理解，形成一个宏观的全新概念，进而拓宽心电图的应用空间，使其发挥更大的潜能，更好地为临床医学服务。

本书分三篇共 73 章，由十多位基础理论造诣颇深和实践经验丰富的心电图学专家及心血管病学专家，分别撰写相关章节，阐述基本概念，介绍新观点、新知识、新技术和新应用，供广大读者参考。本书图文并茂，每份图均经过认真挑选和精心制作，旨在使之成为心电图工作者、内科医生、急诊科医生、心血管专科医生以及医学生和医学研究生案头必备的重要参考书和教科书。

人民卫生出版社的领导及雷亨朗编辑对本书的编写给予了大力支持，没有他们的努力和支持，本书不可能如期出版。在此谨向他们致以崇高敬意和诚挚感谢。

本书编写过程中，参编各单位的诸位医师、技师及研究生在图片绘制和文字处理等方面作了大量工作，在此对他们表示衷心的感谢。参加大量准备、制图和部分编写编辑工作的包括：北京大学人民医院王斌教授、王立群博士，大连大学医学院第一医院杨延宗教授，哈尔滨医科大学第一医院曲秀芬教授，华中科技大学同济医学院协和医院庞红、林华、黄芸、陈志坚教授，湖南大学湘雅二医院王成教授，滨洲医学院马建群、张玉传、李翠香教授、阜外医院王春宁博士等。北京昌平中医院李立昆医师为本书精心制图，花费了大量心血，在此一并表示深深的感谢！

现在已进入信息时代，技术和知识的更新和深化十分迅速。限于作者本身存在的局限性，本书难免存在纰漏和错误，热望前辈专家们和广大读者不吝指教。我们将在再版时作出更正及补充。

主编　郭继鸿

2002 年 6 月
纪念心电图临床应用 100 年

目　　录

Contents

✿ 2 ——————— Contents

心电图学

第1篇

临床心电图

第1章 绪 论

Introduction

郭 继 鸿

大约200多年前，人类就已开始对动物体内的生物电进行研究，1791年Galvani利用电鳐对蛙的肌肉、神经和心脏进行刺激。19世纪中叶，有人观察到蛙心跳动时会产生电活动。1875年出现了一项重要的技术，这就是Gabriel Lippmann发明的汞毛细管电流计。1887年Augustus Waller应用汞毛细管电流计描记出人类第一份心电图。但汞柱对电活动的记录不够敏感，于是Ader发明了一种新型电流计——弦线式电流计。Einthoven对弦线式电流计进行了改良并用于心电图的记录，1903年Einthoven发表了题为"一种新的电流计"的里程碑式重要文章。因Einthoven对心电图的创立和发展做出的巨大贡献荣获了1924年度的诺贝尔医学奖。

心电图应用于临床已经整整一个世纪，作为一门独立的临床检查诊断学科自成体系，随着科学进步，新技术的不断涌现使心电图学派生出许多分支，并显示出勃勃的生机。本章简介心电图技术的历史溯源，临床应用现状及发展趋势。

心电图临床应用的百年回顾

　　1903 年 Einthoven 应用弦线式电流计记录出比较精细的人类心电图，并开始运用于临床，至今已达百年。心电图的百年发展史，涵盖了导联系统的建立、心脏特殊传导系统的发现、众多心电图现象和法则的认识、心电图概念和理论的建立与发展。回顾心电图的发展历史，对我们能够产生巨大的启迪和激励。

一、心电图的先驱

　　1. A·Waller(1856—1922)是英国杰出的生理学家，出生于法国巴黎，逝世于伦敦。先后在法国、德国、英国就学，主攻生理学，在圣马丽医院教授生理学 16 年。1902 年任伦敦大学生理实验室主任。

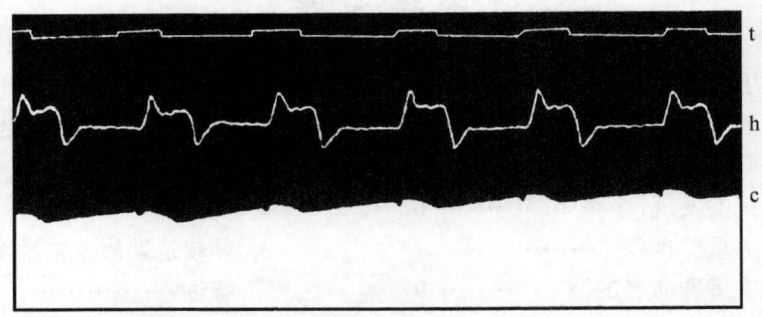

图 1-1　Waller 在 1887 年应用 Lippman 汞毛细管静电计记录的人类第一份心电图

　　Waller 多年致力于心电现象的记录与研究。1887 年，Waller 应用 Lippman 汞毛细管静电计记录了人类第一份心电图，并将该图中的两个波分别标为 V_1 和 V_2（图 1-1）。

　　2. 心电图之父 Willem Einthoven (1860—1927)出生在印度尼西亚的爪哇岛，10 岁后返回荷兰。1879 年在 Utrecht 大学攻读医学。1885 年任 Leiden 大学生理学教授，直到逝世。1887 年 Weller 记录心电图的成功激发了 Einthoven 对心电图的研究兴趣。1895 年，Einthoven 开始致力于改进汞毛细管静电计的研究。

　　Einthoven 应用弦线式电流计记录到更为精细的心电图。经过数学校正，将原来的 4 个波增加为 5 个，并命名为 P、Q、R、S 和 T 波（图 1-2）。1903 年，Einthoven 的《一种新的电流计》论文发表，其记录的心电图及命名法立即得到广泛承认。因此，1903 年被确定为

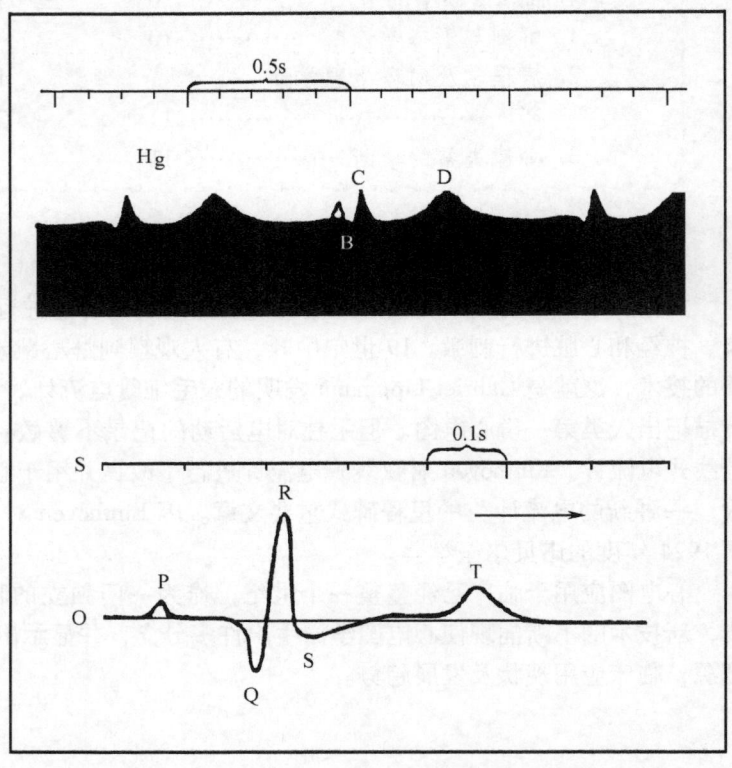

图 1-2　Einthoven 应用弦线式电流计记录的心电图

心电图开始应用的时间。

1903 年后，Einthoven 发现和记录了 U 波。1913 年，提出著名的"Einthoven 三角"理论（图 1-3），同年创立心电图标准双极肢体导联记录系统。1924 年荣获诺贝尔医学奖。此时，A·Waller 已谢世，未能分享这一殊誉。

1927 年，Einthoven 因腹部癌症不幸逝世。鉴于他对心电图理论和记录技术的开创性功绩，Einthoven 被誉为心电图之父。

二、心电图导联系统

心电图导联系统的演进漫长而曲折。

1. Einthoven 和双极肢体导联

最初，人们对心电图导联系统的价值并不了解，常采用心前区和口腔或心前区和食管连接构成导联。1906 年，Einthoven 将病人右臂、左臂和左腿的电极两两连接后，接到弦线式电流计上，记录出振幅较高、图形稳定的 Ⅰ、Ⅱ、Ⅲ 导联心电图。并通过数学计算，提出心脏电位的 Einthoven 等边三角形理论（图 1-3）。此后，这一导联系统作为心电图的标准导联推广和应用了几十年。

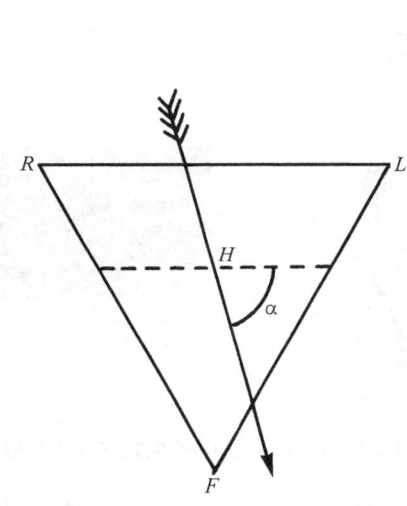

图 1-3 Einthoven 三角

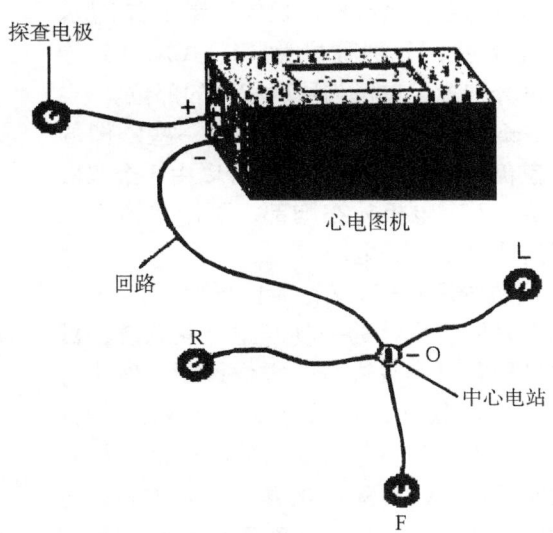

图 1-4 Wilson 提出的 VL、VR、VF 三个
单极肢体导联构成示意图

2. Wilson 和胸前导联系统

1920 年英国剑桥大学著名教授 Sir Thomas Lewis（1881—1945）发现 Einthoven 的双极标准导联系统存在严重缺陷，其只反映额面而不能反映水平面的心电向量变化，因而他开始了心电图心前导联系统的研究。最初共设定了 $V_{1\sim5}$ 五个胸导联，V_1、V_2 位于胸骨右侧，$V_{3\sim5}$ 位于胸骨左侧。由于胸导联的记录电极更加靠近心脏，其记录的心电图波幅明显高于双极肢体导联。

Lewis 的心电图胸前导联的研究工作最后由他的最得意学生 Wilson 在 1932—1934 年完成。Wilson 是美国密西根大学的教授，其最重要贡献就是创立了 Frank Wilson 十二导联系统。

Wilson 将右臂、左臂和左腿采集的心电信号相加得到零电位，称为中心电端或无关电极，创立了至今仍在沿用的胸前单极导联（$V_{1\sim6}$）。此外，在 Einthoven 提出的三个标准肢体导联的基础上，Wilson 还提出了三个单极肢导 VL、VR、VF（图 1-4），总计十二导联系统。第二次世界大战的爆发使他中断了研究。

Wilson 的 VL、VR、VF 导联记录的心电图振幅小，不便于阅读和观察，故未广泛应用于临床。

3. Emanual Goldberger 和单极肢体加压导联

1942 年，Emanual Goldberger 发现不用放大器，仅通过切断该肢体电极与中心电端的联系就能将 Wilson 单极肢体导联心电图图形的振幅放大，形成了至今仍在延用的单极肢体加压导联（aVR、aVL、aVF）（图 1-5）。

至此，体表心电图标准的十二导联系统历经 36 年先后被提出，其由 Einthoven 双极肢体导联（3 个，1906 年），Wilson 胸前导联（6 个，1932 年）及 Goldberger 单极肢体加压导联（3 个，1942 年）组成。

4. 其它导联系统

（1）双极胸导联 出现于 20 世纪 70 年代，目前已很少使用。1977 年 Fortain 利用双极胸导联首先提出了 Epsilon 波。将正极置于胸部，负极置于肢体，即成为双极胸导联。负极可置于右上肢、左上肢或左下肢，分别称之为 CR、CL、CF 导联；正极可分别置于单极胸导联相同的部位。

（2）Nehb 导联 以德国为主的一些欧洲的心脏病学家仍使用 Nehb 导联。该导联由 3 个双极胸导联组成，3 个电极放在胸部，可用单道心电图仪记录这些导联的心电图。

（3）头胸导联（HC）又称尹氏导联 1973 年由我国学者尹炳生设计的一种新型导联系统，目的是用单极导联对心脏进行全方位诊断。他认为右前额距心电源较远，衰减明显，电信号较弱；此外，右前额正对着心电活动弱的心底部，是心脏最后的除极化区，其除极化方向背向体表，与

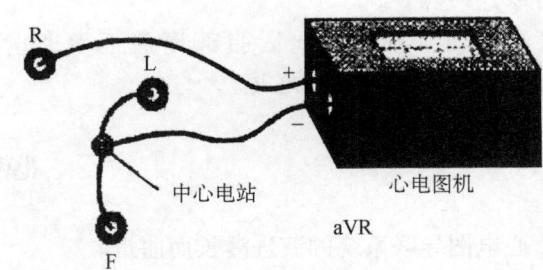
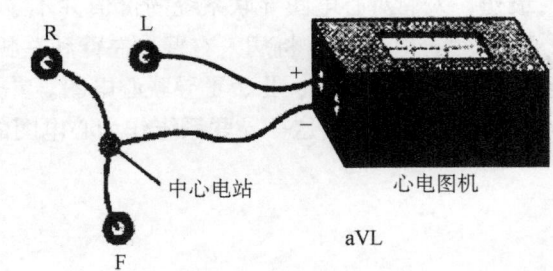
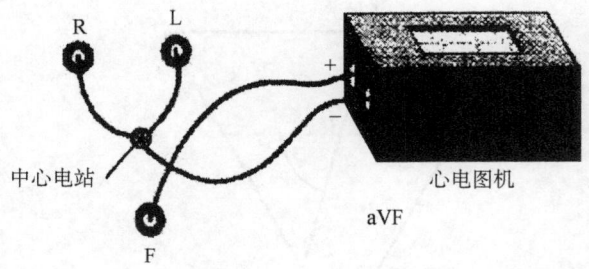

图 1-5 Emanual Goldberger 提出的单极肢体加压导联系统

右前额的轴线几乎成直角，心底部的电活动对右前额影响小。因此 HC 导联参考点选取右前额，此参考点与接地电极无显著差异，接近理想的"0"点，能使 P、R、T 正相波能完整的表现出来。HC 导联系统可能是一个有前景的导联系统，其理论体系目前还处于探索研究阶段。

（4）Frank 正交导联 近年来很多人重新推荐采用 Frank 正交心电图导联体系，认为其可加强心电图诊断与解剖学改变的联系，并能减少导联数，即只需采用互相垂直的 X、Y、Z 三个导联，分别显示左右、上下、前后三个轴向上的心电图。但临床应用资料尚少，还需积累更多的资料和经验。

（5）F 导联系统 标准的肢体导联中惟有 aVR 导联记录出的 P、QRS、T 波呈倒置导联轴。50 多年来 Cabrera 等学者建议将 aVR 逆转成 −aVR，使其角度恰处于 I 导联轴（0°）和 II 导联轴（60°）之间的 +30°。这样将 I、II、III 和 aVL、−aVR、aVF 穿插合并，便形成额面导联系统——F 导联系统。

（6）此外还有食管导联、动态心电图导联、心电监测导联以及运动试验心电图导联等系统。

三、传导系统的发现

心脏特殊传导系统的发现顺序从下到上，恰与其传导方向相反。

1. Purkinje 纤维

1845 年 Johannes Evangelista Purkinje(1787—1869)发现了 Purkinje 纤维。在该年出版的专著《显微神经观察》中，他写到，"尽管我不清楚它们的功效，但这些特殊的组织在一般的心肌组织中显得很精致"。此后，证实这些精细的组织是心脏特殊传导系统的终末部分，在心内膜下形成网状末梢，称为 Purkinje 纤维及系统。

2. 希氏束

希氏束又称房室束，1893 年由 Wilhelm His, Jr(1863—1943)发现。1893 年 His 宣布，在成年大鼠、犬和一个成人心脏上均发现心房和心室间的连接"肌桥"，并描述了其功能。

3. 房室结

早在 1892 年，英国学者 Albert Frank Stanley Kent 就观察到心房与心室之间有一块组织可能与传导有关，但未能进一步研究和确定。14 年后，1906 年 Ludwig Aschoff(1866—1942)与其学生田原(Tawara)(1873—1952)对于房室交界处的特殊传导组织做出了经典的论述。至今房室结又称田原结或 Aschoff-Tawara 结。Aschoff 是德国解剖学和病理学教授，1904 年发现风湿小体(Aschoff 小体)；1905—1906 发现房室结。田原 1903 年结束了在东京帝国大学医学专业学习后赴德国留学，在 Aschoff 的指导下发现了房室结、左右束支，并确定了 Purkinje 纤维是心脏特殊传导系统的终端并阐述了房室结的功能与形态。

4. 窦房结

窦房结是心脏特殊传导系统自律性最高的节律点，是正常心脏电活动的最高"司令部"，在整个心脏传导系统中窦房结最后被发现。与房室结的发现相似，窦房结也是由一对师生 Keith 和 Flack 共同发现(1906 年)。Arthur Berridale Keith(1866—1955)是一位苏格兰解剖学教授，一生荣获多项殊荣与大奖，1921 年被英国册封为爵士。田原的房室结学说激发了 Keith 的研究热情。在研究房室结的过程中，无意中发现了窦房结。

Martin William Flack(1882—1931)英国解剖学家，20 岁时在伦敦从师于 Keith。1906 年夏天，Keith 请 Flack 给一个鼹鼠心脏进行系列切片，自己外出参加自行车比赛。回来后，Flack 汇报说，他在右心房与上腔静脉之间发现一群致密细胞，这使 Keith 想起了 Tawara 描述的房室结。1907 年，Keith 和 Flack 共同发表论文描述了他们的发现。1910 年伦敦外科医师学院的 Lewis 和 Oppenheimer 宣布在狗的心膜上探测到心脏电活动的起源部位，此部位与窦房结部位吻合，从此，窦房结被确定为心脏电活动的最高起搏点。

5. 结间束

1906—1907 年间，荷兰内科学教授 Karel Frederik Wenckebach(1864—1940)发现中结间束，后命名为 Wenckebach 束。1916 年法国医生 Jean George Bachmann(1877—1939)发现前结间束，后命名为 Bachmann 束。

四、心电图的重要现象

1. 文氏现象

1898 年 Karel Frederik Wenckebach 创用脉搏图(图 1-6)进行心律失常的记录和分析，研究早搏和其他心电现象。1899 年他首次描述心房波和心室波周期出现的特殊而有规律的传导异常现象，其特点是心房波与心室波之间传导时间逐渐延长，最后伴一次心室波的脱落，房室之间的这种异常的传导现象可以反复的，以规律的周期出现。他认为，在房室之间出现的间歇性传导阻滞引起了这一现象。这是心电图学史上首次提出传导阻滞的概念。这一现象被称为文氏现象或文氏周期。

1902—1903 年 Wenckebach 发现了周期性的心房波的脱落，1906 年他将这种心律失常命名为窦房阻

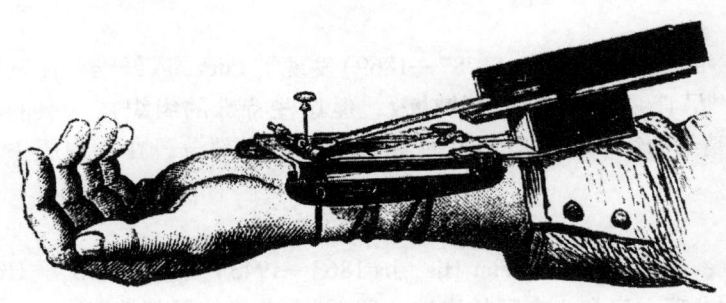

图1-6　Marey 改进的脉搏记录仪

滞。1906 年他发现了心房中的中结间束。1914 年他详细阐述了奎尼丁对房颤的治疗作用，成为心律失常药物治疗学的奠基者。

1940 年 12 月，Wenckebach 在维也纳逝世。鉴于他对心电图理论和应用方面的巨大贡献，被誉为一代心电图宗师。

2. 预激综合征

预激综合征一直是心电图领域中最富有挑战性的热门课题。

意大利学者 Giovanni Paladino（1842—1917）最早开始了房室间异常传导通道的形态学研究。他认为心房肌通过房室瓣膜到心室乳头肌之间有肌桥连接，冲动可以从心房经肌桥传到心室。

1893 年，Albert Frank Staneley Kent（1863—1958）在生理学杂志发表了哺乳动物传导系统的研究成果，证实心房肌和心室肌之间的肌桥连接。房室间的这一异常传导路被称为 Kent 束或 Paladino-Kent 束。

1913 年，Cohn 和 Fraser 记录和发表了心电学史上第一份预激综合征（图 1-7）。

美国麻省总院的 Pual Dudley White 教授（1886—1973）是预激综合征真正的发现者，他还是美国心脏病学会（AHA）的创立者之一。1928 年 4 月 2 日，White 给一位 35 岁中学教员患者看病，其心动过速史 10 年，体检及 X 线检查均正常。他请助手 Wolff 为病人记录心电图，结果心电图有"右束支阻滞"、宽 QRS 波、P 波正常、PR 间期短等特点。运动和阿托品注射后可使心电图的 PR 间期和 QRS 波恢复正常。此后，White 赴伦敦 Lewis 心电研究中心进修，Lewis 的学生 Parkenson 对 White 提供的心电图十分感兴趣。1930 年 Wolff-Parkenson-White 总结和报告了 11 例该临床症候群。首次将心电图的特殊表现与阵发性心动过速联系起来。1941 年该症候群被命名为 W-P-W 综合征。

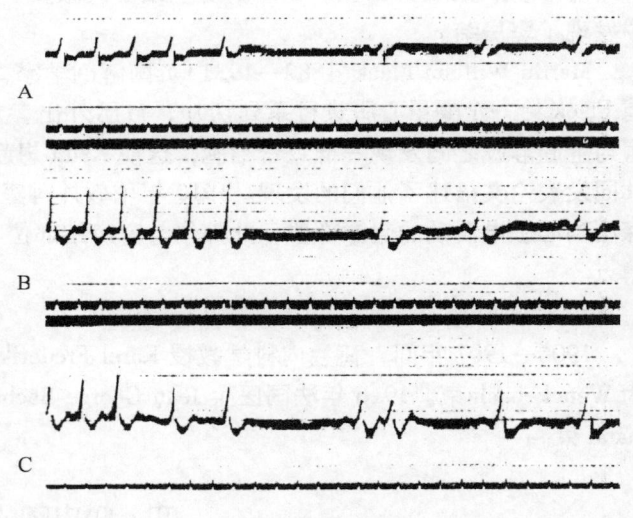

图1-7　心电图学史上首例预激综合征心电图

3. 病窦综合征

病窦综合征也是心电图领域中的热门研究课题。在漫长的研究过程中，先后应用过窦房结迟钝综合征、心动过缓-心动过速综合征等名称。

1967 年波士顿伯明翰医院的 Bernhard Lown 教授在美国心脏病杂志发表了心律失常的电转复论文，报告房颤病史超过 1 年患者电转复后可出现窦性静止或传出阻滞，并把这种现象称为病态窦房结综合征。1968 年，病窦综合征被正式命名。

Lown 1921 年 6 月生于立陶宛。1935 年 14 岁时随父母移居美国。1952 年，年仅 31 岁的 Lown 与

Ganong、Levine 在循环杂志发表"短 PR 间期、正常 QRS 波和阵发性心动过速综合征"论文，总结报告了 200 例病人的资料。此后该病征被称为 L-G-L 综合征或短 PR 间期综合征。1962 年 Lown 创用直流电除颤器进行电转复获成功，使 1952 年 Zoll 发明的交流电体外除颤得到重大改进，提高了电转复治疗的成功率和安全性。1971 年 Lown 在循环杂志发表"冠心病猝死"的文章，在这篇著名论文中，Lown 首次提出冠心病室早的分类方法（Lown 氏分型法）。Lown 是 20 世纪为数不多的学识博大精深的医学家。

4. 阿斯综合征

阿斯综合征是一个古老而又年轻的、与心电图密切相关的病症。追寻历史，其研究已达数百年。但阿斯综合征又是现代 ICD 治疗的主要适应证。

1827 年，爱尔兰著名的外科学家 Adams 在他的专著中描述了一位 68 岁的职业军官多次发生意识障碍和抽搐。当时认为这些症状是脑中风的表现，但 Adams 注意到，每次发作与 30bpm 心率的相关，认为心动过缓是脑功能障碍的原因，推翻了这些症状是由脑中风引起的当时流行观点。

此外，人们陆续发现的心电现象还有蝉联现象、裂隙现象、钩拢现象、韦登斯基现象等等。

五、心电图中特殊命名的波

在 Einthoven 命名了 P、Q、R、S、T 以及 U 波之后，随着对各种心电现象的认识，一些学者对某些特殊的心电图的波形进行了命名。

1. Delta 波

1932—1933 年 Holzmann 等人发表文章认为预激综合征的图形是房室旁路 Kent 束传导引起，纠正了 1930 年 Wolff-Parkinson-White 发表文章中将宽大的 QRS 波解释为室内差异性传导的错误解释。1942 年 Segers 等三人在法国心脏病学杂志发表的文章中建议将 W-P-W 综合征中 QRS 波起始的顿挫命名为 Delta 波。

2. J 波（Osborn 波）

J 波是指位于 QRS 波与 ST 段最早部位之间的一个十分缓慢的波。1938 年 Tomashewski 首次报告低温性 J 波。1953 年 Osborn 发表的文章系统阐述了此波的波形特点，可能的发生机制，以及其与酸中毒的关系等。此后，将该波命名为 Osborn 波，即 J 波。

3. Epsilon 波

Epsilon 波是致心律失常性右心室发育不良患者心电图中一个特有的波。1977 年 Fontaine 用希腊文第五个字母 E 命名。该波又称右室晚电位波，是发育不良的右室心肌延迟除极而形成。Epsilon 波特点：①出现在 V_1、V_2 导联；②出现在 QRS 波之末 ST 段之初；③低振幅；④持续几十毫秒。

4. Brugada 波

该波由 Brugada 兄弟 1986 年发现，1991 年正式报告，2001 年 Hurst 将 Brugada 描述的 $V_1 \sim V_3$ 导联具有特征性的心电图波命名为 Brugada 波。

Burgada 波特点及机制：

（1）类右束支阻滞：r′波由 J 波形成；

（2）ST 段抬高（分为下斜型和马鞍型）：由心内膜、心外膜两位相复极差形成；

（3）T 波倒置：为继发性改变；

Brugada 波受心率、运动、抗心律失常药物及自主神经等因素的影响。在静注缓脉灵、普鲁卡因酰胺、氟卡胺后，隐匿型、间歇型、不典型可出现典型 Brugada 波；

强直性肌萎缩、漏斗胸、纵隔肿瘤、心包炎、早期复极综合征等疾病有时也可出现类 Brugada 波。

5. Niagara 瀑布样 T 波

Niagara 瀑布样 T 波是指在严重脑血管意外或阿斯综合征后出现的巨大、非对称的倒置 T 波伴 ST 段下移。发生机制可能与儿茶酚胺风暴及交感神经强刺激引起的心肌损伤相关。

六、心电检查技术

1. 希氏束电图

希氏束电图是现代心脏电生理的重要基石。1968 年美国公共卫生院的 Benjamin J Scherlag 医生创用导管法记录希氏束电图技术。这一记录技术方法简单、图形稳定、结果可靠。

2. 心脏电生理检查

1971 年 Durrer 的学生，荷兰的 Wellens 完善了电生理检查中心脏程序性刺激的三个常规程序，并将心脏程序刺激技术与希氏束电图等心内电图结合在一起，创立了目前仍常规应用的心脏电生理的检查方法。

Wellens 在室速的概念与诊断标准等多方面颇有建树，是当今活跃在心电学界最受尊敬的教授之一。

3. 动态心电图

Holter 是美国著名的生物物理学家，致力于动态心电图记录技术的研究达几十年，最终于 1960 年制作出第一代单通道 Holter，并在美国 AHA 会议上发表。该文章于 1961 年在 Science 杂志上正式发表，题目为"New Method Heart Studies"。

最初的这项记录技术用于脑电的连续记录，由于应用电子管使其体积及重量过大(34kg)不能普及。晶体管的发明使记录器的体积和重量大为减轻。

动态心电图技术是心电图学史上的一次划时代的革命。

目前 12 导联 Holter，微型长程植入性 Holter(1.5 年)的应用更加提高了 Holter 的临床应用价值。植入性微型 Holter 由三部分组成：①皮下植入性微型记录器；②病人手动激活器；③记录器及程控头。微型记录器长 2.4 英寸，宽 0.8 英寸，厚 0.3 英寸，埋在心前区皮下，没有导联线。病人手动激活器按压后，触发记录器储存晕厥前、中、后的心电图，可选择多种不同的储存时间。并用 Medtronic 公司普通的 9790 型起搏器程控器来程控植入的微型记录器，可以检索、显示、打印已储存的心电图。植入性 Holter 可连续应用 1.5 年，能使 96% 的经电生理检查和直立倾斜试验后仍原因不明的晕厥患者得到病因学诊断。

心电图的临床应用及发展

临床心电图记录的是心脏激发电场中的电位变化，而不是直接记录心肌本身电活动。心电图所提供的常常是心脏电活动过程中产生的电位差的近似值。人们试图根据对心电发生和起源的规律来准确推测体表心电图变化，或依靠体表心电图确切推测心电发生起源的活动，但是诸多的努力均未获得完全的成功。虽然存在这些限制，心电图仍已成为极其实用的临床检查手段，同时也是记录心脏电活动的惟一有效工具。

经过一个世纪的实践，对无数病例进行了仔细分析、推理，人们比较了心电图与心脏基本电生理特性的关系、心电图与各种临床和实验观察的关系、心电图与解剖学和病理学之间的关系。在一定范围内，心电图可以用来识别包括解剖、代谢、离子和血流动力学等方面的心脏改变，是某些心脏疾病的独立诊断指标，偶尔也是某些病理过程的惟一指标，常可直接用于指导治疗。

一、在临床诊断中的应用

1. 解剖与形态学诊断

（1）心房肥大 心房肥大是指单侧或双侧心房的扩张或增大，主要依据心电图中心房除极波即 P 波振幅和时限来诊断。当心房腔扩张、心房负荷过重以及心房壁增厚时心电图均可表现为典型的心房肥大的改变。除此，P 波受到心房电活动的传导顺序和传导时间、心脏在胸腔中的位置、呼吸干扰、自主神经张力的变化以及心肌缺血等因素的影响，存在着假阳性和假阴性的可能。

（2）心室肥大 心室壁的肥厚和室腔扩张达到一定程度时可使心电图 QRS 波群、ST 段和 T 波出现较明显的变化，从而有助于临床诊断。但实际上病理解剖结果与心电图之间存在相当的差异，如某些右心室肥大和双侧心室肥大患者的心电图正常（或基本正常），而某些心电图表现为心室肥大而 X 线或超声心动图检查却不支持。

（3）其它 心肌心包疾病、先天性心脏病等也会出现心电图的特殊改变，在这类疾病中心电图可以为临床提供诊断线索，但缺乏特异性。

2. 病理学及病理生理学诊断

（1）心肌缺血及心肌梗死 冠状动脉突然出现的供血障碍，根据持续时间和严重程度的不同，会造成心肌缺血、损伤和细胞坏死，分别表现为 T 波改变、ST 段移位和 Q 波的出现。虽然 T 波改变既可能是心肌缺血，也可能是损伤和坏死的表现，而 Q 波可以是跨膜离子流机制异常的结果，不一定是细胞坏死的表现，但上述简单的区别方法有利于临床应用，因而得到普遍的延用。通过心电图还可以对梗死进行初步定位，并协助判断罪犯血管。心电图的最大贡献之一就是对心肌梗死的诊断，通常它是第一项完成的实验室检查，是实验室诊断心肌梗死的基石，对初始治疗有着极其重要的指导作用。而运动试验通过增加负荷诱发心肌缺血，使静息时无心肌缺血的冠心病患者得到诊断。

（2）电解质失衡、内分泌疾病、药物作用 心肌产生动作电位是由于离子跨膜运动产生的，电解质失衡往往改变了正常离子跨膜梯度，从而影响离子运转，而在体表心电图上表现为复极、除极及激动传导异常。内分泌疾病则是通过神经、体液作用使心电活动发生变化。心电图对于电解质、内分泌及药物作用的特殊表现，使其成为临床协助判断这些情况的一个有用工具。

3. 心律失常的诊断

心律失常是心脏激动形成异常或激动传导异常的结果，是心肌电生理异常的表现。发作时的心电记录是判断心律失常的金标准，但由于其常常表现为阵发性，普通静息心电图难以捕捉症状时的心电情况。于是长时间心电图记录技术得到发展，包括上文提到的 Holter、植入式 Holter、体外事件记录器等。此外，运动试验、经食管心房调搏、心内电生理检查、直立倾斜试验等技术，可以主动诱发心律失常，而不是单纯被动地记录，从而大大提高对发作性心律失常诊断的敏感性。

二、指导临床治疗中的应用

临床医生常根据心电图作出各种心律失常的诊断，并采取相应的治疗措施：药物、射频消融治疗、心脏起搏器、植入式心脏转复除颤器（ICD）等。

1. 指导急性心肌梗死的治疗

目前临床根据 AMI 时 ST 段抬高与否，判断是否给予溶栓治疗以及用何种抗凝方案。并且可以根据 ST 段的迅速回降以及再灌注性心律失常来判断再灌注治疗是否成功。AMI 恢复期的运动试验还可指导患者康复治疗，以及了解其体力活动耐量。

2. 指导和监测抗心律失常药物的使用

根据 PR 间期、QRS 波群时限、QT 间期变化以及新出现的快速性心律失常等，判断药物是否需要增减剂量。

3. 射频消融的术前准备和术后随访

通过比较窦性心律与快速性心律失常发作时的心电图，基本上可以区分房室折返性心动过速、房室结折返性心动过速、房速、房扑、室速，并能够初步判定预激旁路的位置、房速及室速的起源，从而缩短射频消融术时间。

4. 了解心脏起搏器及 ICD 的工作情况

一般通过体表心电图就可以判断心脏起搏器的感知和起搏功能是否良好。结合磁铁试验，还能大致了解电池能源是否耗竭。

三、在临床预测、判断预后及危险分层中的应用

1. 房颤的预测

心房内电传导速度、迷走神经作用、心房肌不应期以及心房大小都可能影响房颤的发生及维持。P波时限、房间传导阻滞、P波离散度、P波变异性及P波信号平均技术等，均可能预测房颤发生的危险度。

2. 室颤的预测

目前已证实自主神经张力与室颤的发生有着密切关系，交感神经张力增高可降低室颤阈值，而迷走神经张力增高则提高室颤阈值。心率变异性、压力反射敏感性试验及T波电交替等可以定量分析自主神经的功能状态，从而用于预测室颤发生的危险度。除此，QT间期离散度、心室晚电位等也有助于预测患者发生室颤的危险度分层。

心电图技术的问世极大程度地提高了心脏生理学的研究水平，增强了心血管疾病的诊断能力，甚至使整个临床医学都随之发生了改观。同时心电图学的发展也依赖于医学、生物学和计算机技术的进步，经历着在临床应用领域不断拓展的过程：诊断疾病→指导治疗→预测疾病。随着分子生物学和细胞电生理学的发展，对心电图的解释已达到基因水平、离子水平。心电图学同样也逐渐从经验科学向循证医学转化，心电图领域中，还有大量的各种工作等待着完成，需要全国范围的大规模协作。

心电图的应用已经走过了整整一个世纪，而新技术、新概念的不断涌现为她不断地注入着新的生命和活力，而更新的篇章也正等待着我们共同完成。

参 考 文 献

1. 郭继鸿. 心电图学史（一）. 临床心电学杂志，1998，7(1)：35-37
2. 郭继鸿. 心电图学史（二）. 临床心电学杂志，1998，7(2)：84-86
3. 郭继鸿. 心电图学史（三）. 临床心电学杂志，1998，7(3)：132-134
4. 郭继鸿. 心电图学史（四）. 临床心电学杂志，1998，7(4)：175-177
5. 郭继鸿. 心电图学史（五）. 临床心电学杂志，1999，8(1)：49-51
6. 郭继鸿. 心电图学史（六）. 临床心电学杂志，1999，8(2)：116-117
7. 郭继鸿. 心电图学史（七）. 临床心电学杂志，1999，8(4)：244-246
8. 郭继鸿. 心电图学史（八）. 临床心电学杂志，2000，9(1)：47-49
9. 郭继鸿. 心电图学史（九）. 临床心电学杂志，2000，9(2)：115-117
10. 郭继鸿. 心电图学史（十）. 临床心电学杂志，2000，9(3)：175-178
11. 黄宛，主编. 临床心电图学. 第5版. 北京：人民卫生出版社，1999
12. 郭继鸿，主编. 新概念心电图. 北京医科大学出版社，2000
13. 陈灏珠主译. 心脏病学. 第5版. 北京：人民卫生出版社，2000
14. 杨钧国，李治安，主编. 现代心电图学. 北京：科学出版社，1997

第2章　心脏电生理

Cardiac Electrophysiology

崔　长　琮

内容提要

心脏电生理和心脏泵血功能

一、心律和心脏功能

（一）心脏泵血功能

心脏是一个由心肌组织构成并具有瓣膜结构的器官，是血液循环的动力装置。生命过程中，心房和心室不停地做有顺序的、协调的收缩和舒张活动即心脏的节律性跳动，舒张时容纳静脉血返回心脏，收缩时把血液射入动脉至全身。按每分钟心跳 75 次计算，每天 10 万余次，每次射血 70ml，每分钟约 5L，这样周而复始地跳动，维持全身血液循环。通过心脏的这种节律性跳动以及由此而引起的瓣膜的开启和关闭，推动血液沿单一方向流动，心脏的这种活动形式即为心脏的泵功能。心脏泵血作用是心肌电活动、能量代谢、机械收缩和瓣膜活动四者相互联系配合才得以实现的，心肌细胞膜的节律性兴奋过程是触发心肌收缩反应的始动因素，而心肌细胞兴奋的产生和兴奋的传导是以心肌细胞膜的电活动为基础的。

（二）心排血量及心率对其影响

心脏输出的血液量是衡量心脏泵血功能的基本指标，每次心跳心室射出的血液量为搏出量；每分钟射出血液量为每分排血量，简称心排血量，等于心率与搏出量的乘积即：心排血量（cardiac output；CO）＝心率（heart rate；HR）×搏出量（stroke volume；SV），心排血量主要受心肌收缩能力及心室前负荷、后负荷和心率的影响。此外，心排血量还受心脏收缩和舒张的协调性及心内结构的完整性的影响，图 2-1 归纳了决定和调节心排血量的各种因素及其相互关系。

健康成人安静状态下，心率平均为 75bpm，正常范围为 60～100bpm。不同生理条件下，心率有很大变动，可低至 40～50bpm，高达 140～160bpm。

心率的变化可影响搏出量及排血量，在一定范围内，心率增快可增加心排血量，但如心率过快（一般正常人大于 160～180bpm，心脏病患者大于 120～140bpm），心脏舒张期明显缩短，影响到心室的快速充盈期，使心室的充盈不足（前负荷减少），虽然每分钟心脏搏动次数增加，但搏出量却减少，故心排血量降低。同时因心率过快，心肌耗氧量增加，也影响到心肌的收缩性。反之，如心率太慢(低于 40 ~ 50bpm)心排血量减少，因为心脏舒张期过长，心室的充盈早已接近最大限度，再增加心脏舒张时间，也不能相应提高搏出量。因此，心率过快或过缓均影响心排血量，此时纠正心律失常是改善心功能的关键。心力衰竭时，尤其在早期，心率增快，是机体维持心排血量的代偿机制之一。

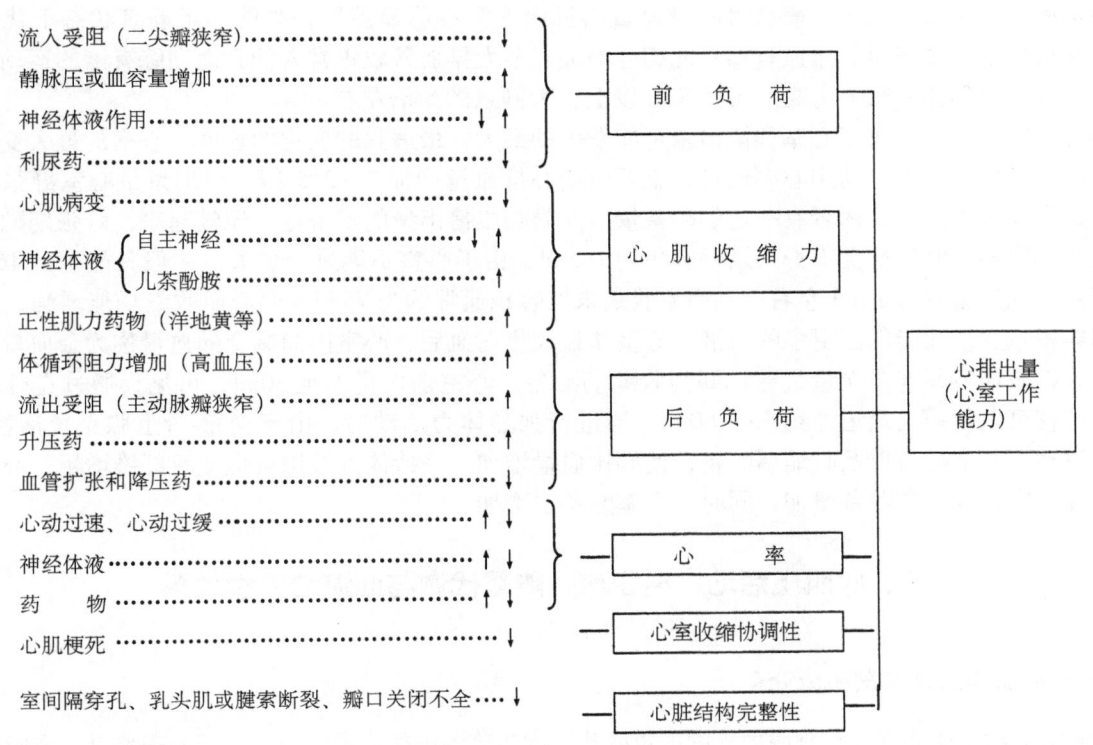

图 2-1　决定和调节心排血量的各种因素

↑表示增加；↓表示降低；↑↓表示根据情况增加或降低

近年研究表明，心率增快本身还具有增强心肌收缩力的作用，这可能是由于舒张期缩短，Ca^{2+} 外流减少，造成心肌细胞 Ca^{2+} 浓度增高，因而使心肌收缩力增强，但在心率过快时，Ca^{2+} 可被摄取到一种无效的细胞池内或可能从肌浆网的释出减少，使其不能与肌钙蛋白的钙受体结合，故收缩力减弱。

正常人的心搏出量，大部分在收缩期的前 1/3 时期称快速射血期被射出，而舒张期的心室充盈，也主要发生于舒张期的前阶段(快速充盈期)。故在心动过速时，虽然收缩期及舒张期均缩短，但心搏出量受影响较少。在心力衰竭时，由于心肌收缩速率及张力减低，心室内血量不能在收缩期的前 1/3 阶段大量排出。此外，伴随的室壁顺应性降低也将影响舒张早期充盈，其结果必然是心搏出量减少，心室残余血量增多，舒张末期容量及压力增加。

心力衰竭时的心率增快，虽可起到维持心排血量的作用，且在一定程度上可增强心肌收缩力，但这种代偿性作用并不能持久，而其本身对心泵功能也可产生不良影响。

心率受自主神经的控制，交感神经活动增强时，心率增快；迷走神经活动增强时，心率减慢。影响心率的体液因素主要有循环血液中的肾上腺素和去甲肾上腺素，以及甲状腺素。此外，心率受体温的影响，体温升高 1℃，心率将增加 12 ~ 18bpm。

(三) 心脏泵功能的贮备

心脏的泵功能能够广泛适应机体不同生理条件下的代谢需要，表现为心排血量可随机体代谢率的增长而增加。健康成年人静息状态下心率每分钟 75 次，搏出量约 70ml，心排血量为 5L 左右。强体力劳动时，心率可达每分钟 140～160 次，搏出量可增加到 150ml 左右，心排血量可达 25～30L，为静息时的 5～6 倍。心脏每分钟能射出的最大血量，称最大排血量。它反映心脏的健康程度。由上可以看出，在平时，心排血量不是最大的，但能够在需要时成倍地增长，表明健康人心脏泵血功能有一定的贮备力量。心排血量随机体代谢需要而增加的能力，称为泵功能贮备，或心力贮备。健康人有相当大的心力贮备，而某些心脏疾患的病人，静息时心排血量与健康人没有明显差别，尚能满足静息状态下代谢的需要，但在代谢活动增强时，排血量却不能相应增加，最大排血量较正常人低；而训练有素的运动员，心脏的最大排血量远比一般人为高，可达 35L 以上，为静息的 8 倍左右。

心脏的贮备能力取决于心率和搏出量可能发生的最大、最适宜的变化的程度。心率的最大变化约为静息时心率的 2 倍，充分动用心率贮备，就可以使心排血量增加 2～2.5 倍。搏出量是心室舒张末期容积和收缩末期容积之差，两者有一定的贮备量，共同构成搏出量的贮备量。比较起来，舒张期贮备比收缩期贮备小得多。静息情况下舒张末期容积约 145ml，由于心室不能过分扩大，一般只能达到 160ml 左右，即舒张期贮备只有 15ml 左右。左心室收缩末期容积通常约为 75ml，当心肌收缩功能增强，心室收缩末期容积减少从而能射出更多的血液。心室作最大量射血后，心室内尚剩余的血量称为余血量。静息状态下收缩末期容积与余血量之差，即为收缩期贮备。心室余血量不足 20ml，可见，通过充分动用收缩期贮备就可以使搏出量增加约 55～60ml。当进行强烈体力活动时，由于交感-肾上腺系统活性增加，主要通过动用心率贮备以及收缩期贮备，使心排血量增加。坚持体育锻炼可促使肌纤维增粗，心肌收缩能力增强，因此收缩期贮备增加；同时，心率贮备也增加。

二、心肌电活动、离子流、能量代谢与血流动力学关系

(一) 心肌电活动和离子流变化

心肌电活动主要表现为细胞膜内外的电位变化，称为跨膜电位或膜电位，包括处于静息状态时的静息电位和兴奋时的动作电位。膜电位产生的基础是细胞膜内外离子流的变化，而各种离子的不同分布情况决定于细胞膜半通透的特性及离子泵的作用。静息状态下，细胞内钾离子浓度远比细胞外液高（145:5 mmol/L），且静息时钾通道开放故带有正电荷的钾离子便由膜内向膜外顺浓度差而外流，当膜内外的钾离子浓度差（化学梯度）及其所形成的电位差（电位梯度）达到"电-化学"平衡时，钾离子外流和膜电位保持相对的稳定状态，细胞膜所处的这种外正内负的恒定情况即为极化状态。

处于静息状态下的心肌细胞，当其内在变化或外来刺激达到一定程度时，其钾离子通道关闭，钠离子慢通道（slow channel）被激活开放，于是，钠离子便从细胞外作顺浓度差内流，使静息电位降低，产生部分除极化。当静息电位达到至阈电位（threshold potential）的临界水平时，钠离子快通道（fast channel）被激活而开放，细胞外钠离子通过快通道迅速内流，使膜内电位急剧上升由负变正，达到"电-化学"平衡，使原来静息时内负外正的离子极性分布被消除，故称为除极化，产生动作电位的 0 位相，相当于心室除极波 QRS 波群。

钠内流停止后并有 K^+ 外向电流，I_{to}（I_{to1}，I_{to2}）的激活，使膜内电位快速下降形成复极化 1 相。心肌细胞外钙离子（Ca^{2+}）浓度高于细胞内（约为 10.0:1），当膜除极达到一定程度慢通道被激活而开放，膜内外的 Ca^{2+} 浓度差电位差推动钙通过慢通道而缓慢内流，形成慢钙内向电流（I_{Ca-L}），同时延迟整流钾电流（I_k）激活，使膜内电位保持于较高的水平，复极化处于停滞状态而形成 2 相平台，同时 2 相的钙内流也和兴奋引起的收缩（兴奋-收缩偶联）有关。随后钙慢通道失活，钙和钠离子不再内流，由于膜对钾离子的通透性随时间而增高，膜内电位又处于较高水平，膜内外的 K^+ 浓度差和电位差都有推动钾加速弥散外流的作用，钾离子带着正电荷外流形成快钾外向电流（I_{Kr}），膜电位快速下降而形成复极化 3 相。在

3 相之末，膜电位已恢复到静息电位水平。在 4 相之初细胞膜上的钠-钾泵活动加强，泵出 Na^+ 和泵回 K^+，同时通过钠-钙交换等机制将进入细胞内的 Ca^{2+} 排出，使心肌细胞内离子成份恢复到兴奋前状态(图 2-2)，使离子活动、电活动和兴奋功能得以继续。

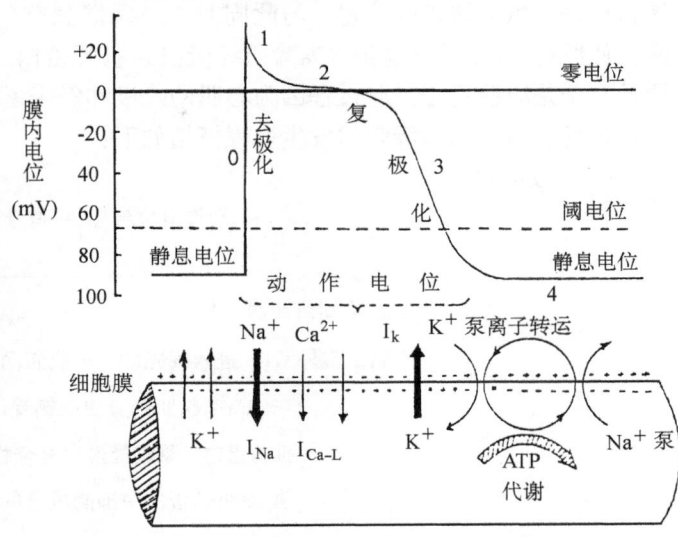

图 2-2　动作电位的时相和离子活动示意图

在动作电位 4 相开始后，细胞膜的离子转运功能增强，使细胞内外的离子浓度差恢复，这种心肌细胞膜的离子转运是一种逆浓度差而进行的主动转运过程，需要作功和消耗能量，并以生化代谢和能量供应为基础。膜内的钠外运和膜外的钾内运互相偶联进行，形成"Na^+-K^+ 交换"。Na^+-K^+ 转运的直接能源来自三磷酸腺苷(ATP)，在细胞外 K^+ 浓度升高和细胞内 Na^+ 浓度升高时，细胞膜的 ATP 酶被激活，分解 ATP 释放能量，并参与转运过程。膜内的 Ca^{2+} 外运和膜外的 Na^+ 内运互相偶联进行，形成"Na^+-Ca^{2+} 交换"，钙转运动力来自钠泵及其所产生的跨膜 Na^+ 浓度。

(二) 心肌兴奋-收缩偶联和复极-舒张偶联

1. 兴奋-收缩偶联机制　从心肌兴奋时膜电位的变化至引起心肌收缩的整个过程，称为兴奋-收缩偶联。

当心肌细胞兴奋去极化时，细胞外的 Ca^{2+} 从细胞外顺离子浓度差转入细胞内，同时激发肌浆网(可能还有线粒体)释放 Ca^{2+} 进入细胞浆，使细胞内的 Ca^{2+} 浓度迅速升高，当 Ca^{2+} 浓度从 $10^{-7}mol/L$ 升高至 $10^{-5}mol/L$ 时，钙则与肌钙蛋白 C 亚单位(TnC)结合，改变肌钙蛋白的构型，使被掩盖的肌纤蛋白作用点暴露出来，进而与肌凝蛋白头部相接触形成横桥；与此同时，Ca^{2+} 激活肌凝蛋白头部 ATP 酶，水解 ATP，释放能量，启动肌凝蛋白头部定向偏转，使肌纤蛋白构成的细肌丝沿着肌凝蛋白构成的粗肌丝向肌节中央滑行，结果肌节缩短，心肌收缩。在此过程中，肌浆内 Ca^{2+} 浓度的迅速增加起着关键作用(图 2-3)。

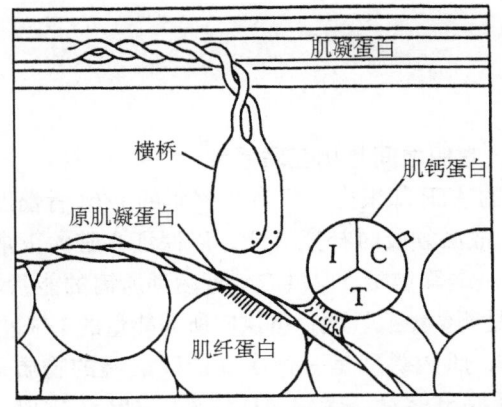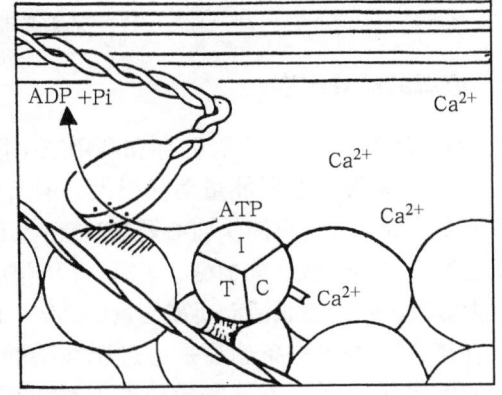

图 2-3　心肌细胞内 Ca^{2+} 通过和肌钙蛋白结合诱发心肌收缩

2. 复极(失活)-舒张偶联机制　当心肌收缩后复极化时，肌浆网(SR)借助于钙泵的作用从肌浆中把 Ca^{2+} 摄取回来，同时另一部分 Ca^{2+} 通过肌膜钙泵作用转至细胞外。这样，肌浆内的 Ca^{2+} 浓度迅速降低，

当降至 10^{-7} mol/L 时，Ca^{2+} 即与肌钙蛋白解离，使肌钙蛋白构型恢复原状，使肌凝蛋白从肌纤蛋白沟中转移出来，恢复原来的位置。与此同时，三磷酸腺苷（ATP）把肌凝蛋白头部二磷酸腺苷（ADP）置换下来，使肌纤-肌凝蛋白重新解离为肌纤蛋白和肌凝蛋白，肌纤蛋白细肌丝向外滑行恢复原位，肌节恢复原长，于是心肌舒张。此过程因为心肌的复极和舒张紧密相联，故谓之复极（失活）-舒张偶联。

现将心肌收缩和舒张的发生过程概括如下：

（1）收缩过程

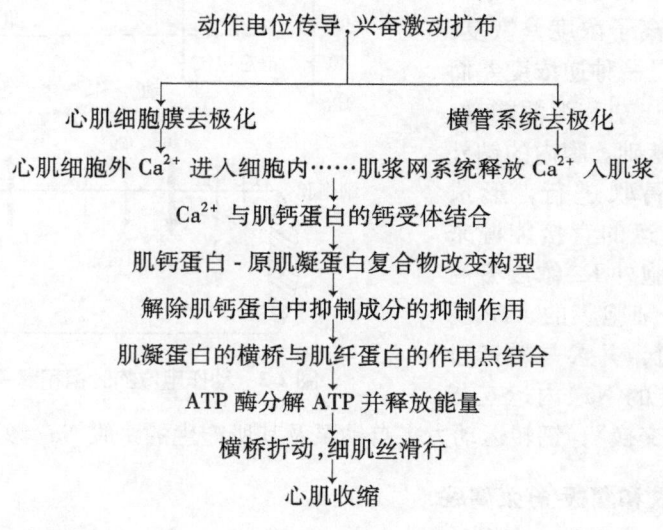

（2）舒张过程

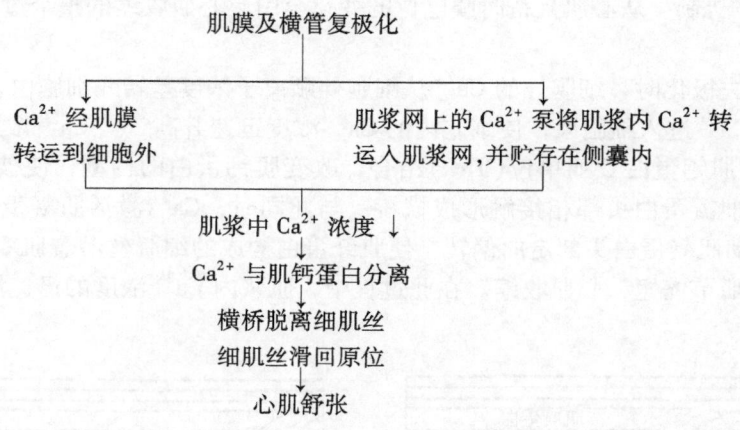

（三）心肌的能量代谢

心肌能量代谢可分为产生、贮存和利用三个阶段，它们之间是相互联系的。

1. 心肌能量来源　心肌能量消耗很大，但所贮存的 ATP 却很少，仅有骨骼肌的 1/6（骨骼肌 ATP 的含量为 5×10^{-5} mol/g），只能供应心跳数次至十几次，故必须及时补充 ATP，以保证心脏的正常活动。

心肌通过氧化脂肪酸、葡萄糖、乳酸、丙酮酸及氨基酸等物质，以供应生理活动所需的能量。其中主要是游离脂肪酸，约占心肌活动所需能量的 2/3，其次是葡萄糖或乳酸，可供应所需能量的 1/3 左右。

心肌补充 ATP 的另一条途径是通过肌酸磷酸分解，肌酸磷酸是一种含高能磷酸键的物质，在肌酸磷酸激酶的催化作用下，可分解成磷酸肌酸，同时释放出能量，转给 ADP，使 ADP 转化成 ATP，故 ATP 得到补充。

2. 能量的贮存和利用　能源物质在心肌中氧化所释放的能量，一部分转移至高能磷酸键上，使 ADP 磷酸化形成 ATP，贮存在 ATP 和肌酸磷酸中，这种氧化作用与高能磷酸化合物的生成偶联在一起，称为氧化磷酸化，另一部分则以热量形式散失。前已述及，ATP 在心肌中含量很少，如不能及时补充，则仅能维持心肌收缩 5s。被耗损的 ATP，首先用肌酸磷酸补充，随之由能源物质不断氧化补充，心肌能直接利用 ATP 中的化学能，使之经过肌动蛋白的滑动而转变成机械能供给心肌收缩做功。

ATP 不仅可为心肌收缩供应能量，而且是推动钠泵（Na^+、K^+-ATP 酶）和钙泵（Ca^{2+}-ATP 酶）的动力。前者与维持心肌内外正常 Na^+、K^+ 浓度有关，后者为肌浆网主动摄取和贮存 Ca^{2+} 所必需。

（四）心动周期中心肌电活动和血流动力学变化

正常心脏的泵血功能由一连串的周期组合而成，每个周期中心脏表现为以下三方面活动：①心肌

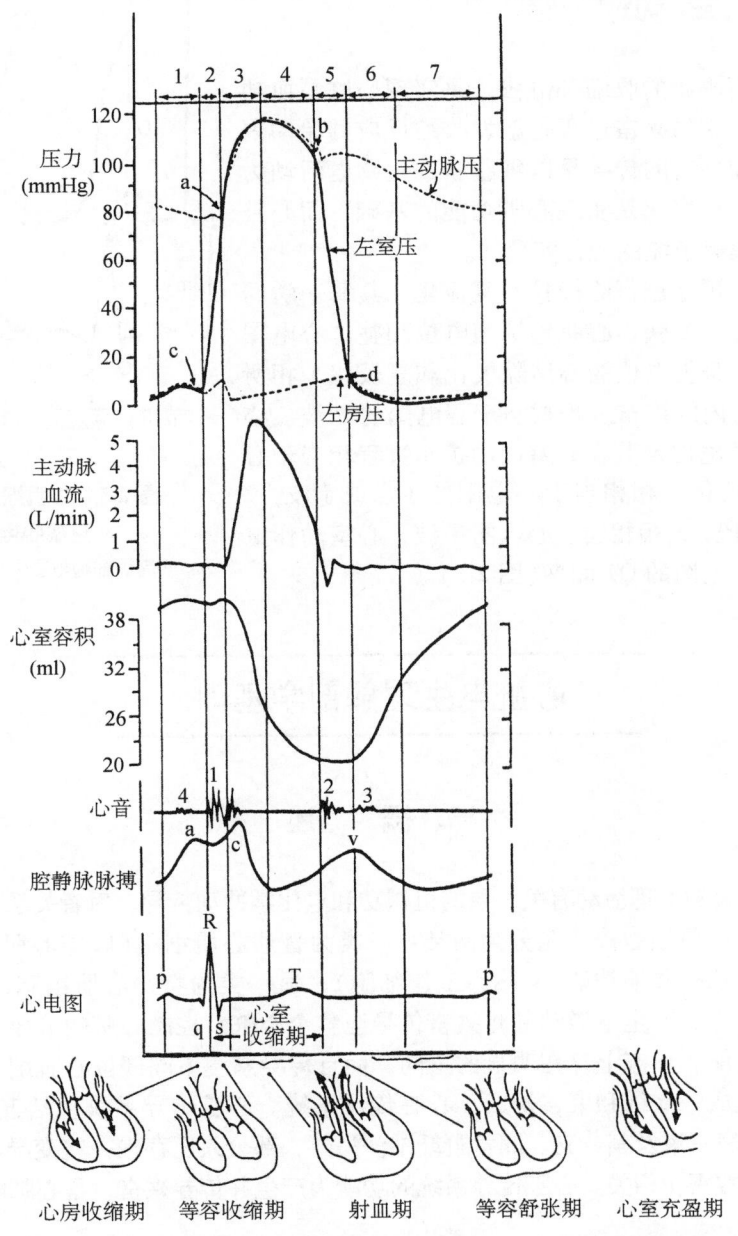

图 2-4　犬心动周期各时相中，心脏（左侧）内压力、容积和瓣膜等的变化

1. 心房收缩期；2. 等容收缩期；3. 快速射血期；4. 减慢射血期；
5. 等容舒张期；6. 快速充盈期；7. 减慢充盈期

a 和 b：分别表示主动脉瓣开启和关闭，c 和 d 分别表示二尖瓣关闭和开启

电活动；②心肌收缩和舒张，与心脏瓣膜的启闭相配合，形成心房和心室压力的变化推动血液流动；③伴随瓣膜的启闭，出现心音。心脏包括心房和心室的电活动，指兴奋（除极）及其传导，表现为P-QRS的顺序激动；心房-心室肌兴奋性在能量代谢充分供应的基础上，心肌收缩，产生心腔内压力变化→瓣膜开放和关闭→形成血流动力学，泵血至全身（图2-4）。

总之，由于心肌细胞膜内外存在电-化学梯度及心肌细胞膜通透性，产生跨膜离子流动，产生心肌细胞电活动即兴奋的发生和传导，在ATP的参与下，心肌细胞收缩和舒张，伴随瓣膜启闭实现心脏泵血功能。

三、小 结

心房、心室顺序而协调的收缩和舒张，是实现心脏泵血功能必要条件。心肌细胞膜的兴奋过程是触发收缩反应的始动因素，心肌细胞的兴奋和兴奋的传导是以细胞膜的生物电活动为基础的，因此心肌电生理变化是实现心脏功能的基础，而心脏的各种电活动是以跨膜离子流的变化实现的。

心肌细胞按一定的顺序进行除极化和复极化，其每一瞬间可以在体表心电图中得到反映，心肌单细胞电位和整体心电图波形的关系大致如下：跨膜电位的心房除极化和复极化1相所形成的电位及其在心房内的扩布过程相当于心电图的P波。心室除极化（0相）形成的电位及其在心室内的扩布过程相当于心电图QRS波，心室复极化1相相当于心电图的J点或J波，2相相当于心电图的ST段，3相相当于心电图T波，心室动作电位时程（APD）相当于心电图的QT间期（图2-5）。

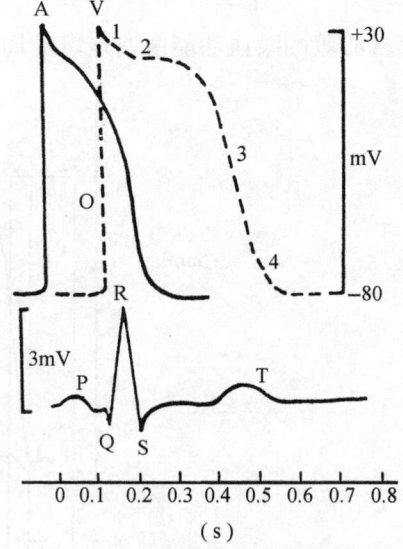

**图2-5 心肌细胞电变化曲线与
常规心电图的比较**

A：心房肌细胞电变化；V：心室肌细胞电变化

心脏电生理解剖学基础

一、概 述

心肌细胞与两项主要的生理活动有关：泵的机械功和电化学冲动传导，后者关系到心脏机械作用力的协同性。与此相对应，心肌细胞按功能分为两类：一类为普通心肌细胞（收缩心肌，包括心房肌和心室肌，含丰富的肌原纤维，执行收缩功能，又称为工作细胞）；另一类为特殊心肌细胞，特殊心肌细胞具有自律性、兴奋性和传导性，产生电激动并将兴奋传导至整个心脏，控制心脏的节律性活动。特殊心肌细胞和普通心肌细胞在功能和形态上存在明显的不同，而且传导系统不同部位心肌细胞也存在一些差异。

由特殊心肌纤维组成一些结和束，构成了心脏传导系统。心脏传导系统包括五个部分：即窦房结、结间束、房室交界区、房室束及其分支、浦肯野纤维。另外，部分人还存在一些变异的传导束，这些传导束与某些特殊的心律失常密切相关。心脏传导系统的功能为产生并传导兴奋，是心脏电生理的物质基础。

二、心肌细胞结构

心肌细胞是有横纹的柱状细胞，长约20~150μm，横径6~15μm。椭圆形的细胞核位于细胞的中央，细胞核两端的肌浆内有高尔基体和脂褐质颗粒。

肌膜是包绕每个心肌细胞的浆膜。这一结构对于离子和低分子物质的自由流动起着选择性屏障作用，在膜水平上调节钠、钾、钙离子流。由于横小管的内陷使肌膜表面形成许多屇状小凹。

横管系统（transverse system，T 管）（图 2-6）：是肌膜向心肌细胞深处的伸展与延伸，横管系统开口于肌外膜，和细胞外液相通，以使细胞内液与外液进行物质交换。横管系统的主要功能是将肌膜的兴奋迅速传至每根肌原纤维，它是兴奋-收缩偶联过程不可缺少的结构。

在透射电镜下，心肌的肌丝分为粗肌丝和细肌丝，它们有规律地排列着（图 2-7），形成明带（I 带）和暗带（A 带），细肌丝附着在间膜（I 线）上，粗肌丝附着在中膜（M 线）上，通过细肌丝和粗肌丝的滑动而产生心肌纤维的收缩。

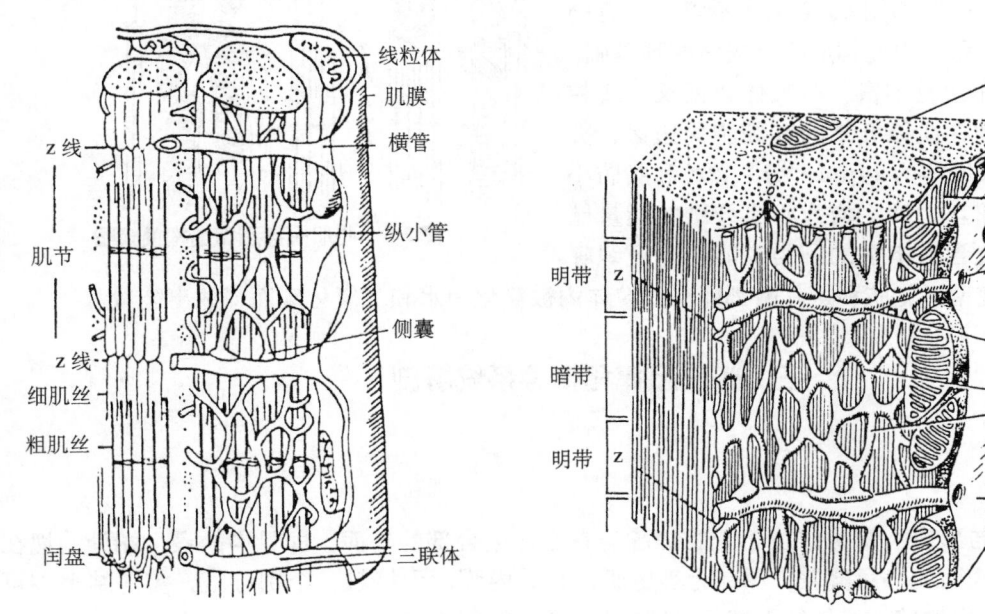

图 2-6   心肌细胞的肌管系统模式图   图 2-7   心肌超微结构模式图

肌浆网（SR）是一个包绕肌原纤维的复杂网络，是一种细胞内通道，这些通道位于两个相邻的横小管之间，紧邻横管区的肌浆网含有膨大的部分，称为池。肌浆网小管的末端还以膨大的囊附着在细胞的内面，叫肌膜下池。肌浆网是摄取、储存和释放 Ca^{2+} 的细胞器，通过上述结构实现心肌细胞内、外 Ca^{2+} 的流动和调节，肌膜的去极化会引起肌浆网释放钙离子并导致整个肌细胞的收缩。

三联体或二联体：在横管的两侧各有一个肌浆网的侧囊，这种并列存在的三管装置称为三联体（三联管或三联区），由一侧肌浆网和侧囊，围绕横管组成的装置称为二联体，三联体或二联体是将兴奋与收缩过程偶联起来，即将电变化与机械收缩衔接起来的关键结构，是横管系统与肌浆网系统的接头点。肌浆网特别是侧囊中贮存着心肌细胞大部分 Ca^{2+}，在兴奋过程的触发下，侧囊和纵小管可释放 Ca^{2+} 入肌浆，使肌浆中的 Ca^{2+} 浓度迅速升高，引起心肌收缩。纵小管的膜结构上又具有 Ca^{2+} 的转运蛋白（Ca^{2+} 泵），能逆浓度差将 Ca^{2+} 由肌浆转运到纵小管和侧囊，使心肌舒张（图 2-7）。

细胞之间动作电位的传导通常发生在闰盘，它是肌膜的特化区域，细胞间的机械力亦通过该区域传递。这一区域含大量称为缝隙连接的通道，能选择性地允许离子通过低电阻通道从该细胞到另一个细胞，使细胞电偶联（图 2-8）。

心肌细胞缝隙连接（gap junction；GJ）通过蛋白低聚体把相邻的细胞膜紧密连接而形成 GJ 通道。GJ 通道是由特殊的蛋白构成，这些蛋白称为 GJ 蛋白或通道蛋白（connexin；CX），通过通道中的中央孔，相邻的细胞进行营养物质、代谢物质以及离子交换，调节动作电位传导，使整个心肌进行同步收缩。各心肌

组织中 GJ 通道种类数量、空间分布是其电生理特性的
重要因素。GJ 通道在决定传导速度方面比离子流起了
更大的作用，单纯减少细胞 GJ 通道可使心肌各方向兴
奋能力不一致，而产生单向阻滞。GJ 通道的重新分布
和降解是引起心律失常的重要解剖学基础，这是因为
GJ 通道的重新分布和密度改变会导致相应传导速度和
各向异性传导发生改变，产生传导减慢和单向阻滞，
从而形成心律失常的环路。肥厚心肌病的心肌中，GJ
分布发生改变，GJ 通道不再位于闰盘中，而分布在细
胞表面，相邻的细胞间侧和侧 GJ 通道大量增多，有的
则构成细胞电通道环路，由此构成心律失常病理基础。

心肌细胞线粒体含量丰富，线粒体粗而长，线粒
体嵴也密，平行排列在肌原纤维间和细胞周边区，夹
在肌丝区之间，其长度约为 24μm，糖原颗粒和脂肪小
滴多在线粒体旁和肌丝之间，均为心肌纤维的能量储
备装置。线粒体膜上含有丰富的酶类，能催化组织呼

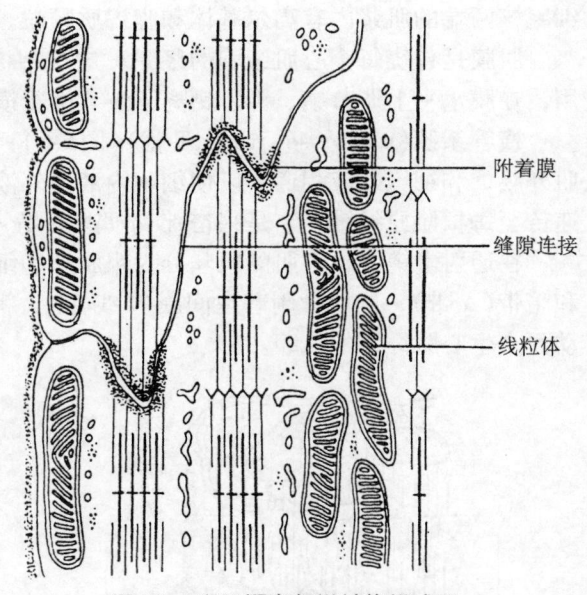

附着膜
缝隙连接
线粒体

图2-8 心肌闰盘超微结构模式图

吸和氧化磷酸化，使糖、脂肪和氨基酸都能在线粒体内被氧化为水和二氧化碳而释放出能量。

三、心脏起搏和传导系统解剖

（一）窦房结

1. 窦房结位置与形态 窦房结位于上腔静脉与右心房结合部的外面，即界沟的最上端处，埋在心
外膜下约 1mm 处，表面无心肌覆盖，深部为心房肌，与心内膜面无接触；个别心脏，窦房结上端可绕
过腔耳角伸至右心房内侧壁一段使结上端呈马蹄铁形（图2-9、图2-10）。

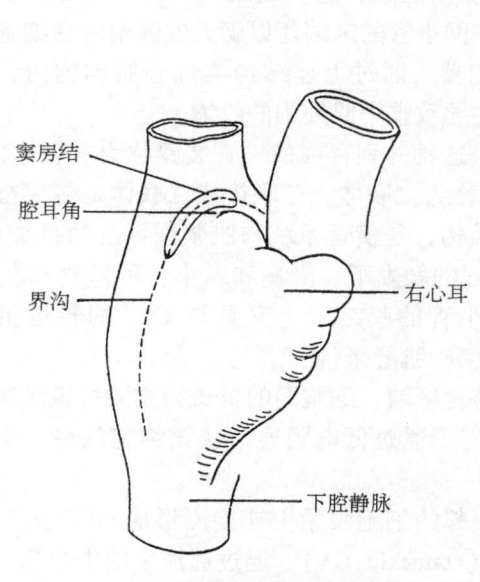

窦房结
腔耳角
界沟
右心耳
下腔静脉

图2-9 窦房结的位置

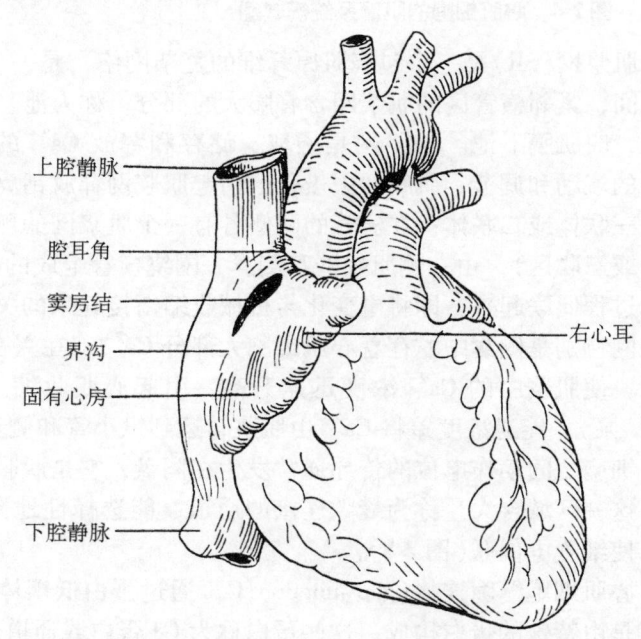

上腔静脉
腔耳角
窦房结
界沟
固有心房
右心耳
下腔静脉

图2-10 跨腔耳角的窦房结（前面观），示结上端至右心房内侧

窦房结的形态多为狭长的椭圆形，两头尖中间粗，其长轴呈横行，与界沟平行，其形态学上的个体差异也很大，或粗短，或细长，或有不规则分叉。一般来说窦房结长约 10 ~ 15mm，横径最宽处约 3 ~ 5mm，长度约为横径的 2 ~ 4 倍，结的下缘厚实，横切面上呈三角形，尖朝向上（图 2-11），人类窦房结由结细胞团与致密结缔组织混杂组成，使窦房结没有明显的界限，加上其位置不固定，肉眼难以辨认。

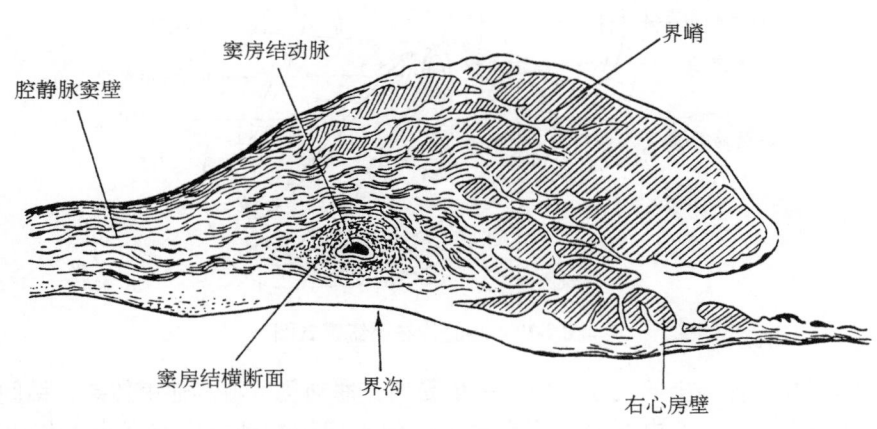

图 2-11　人窦房结的位置（横切面）

2. 窦房结细胞结构　窦房结内主要有起搏细胞和传导细胞：①起搏细胞位于结的中央部，颜色苍白，具有起搏功能，称为 P 细胞，P 细胞是起搏信号的发起点，细胞器和肌纤维少，P 细胞线粒体结构简单且数目很少，无 T 管系统，其代谢需要远低于普通心肌细胞，故对缺氧耐受性强。P 细胞间连接形式简单，主要为中间连接，少数可见桥粒连接，偶尔见缝隙连接。②传导细胞或移行细胞（T 细胞），位于 P 细胞的外周，细胞为细长形，其中含较多的肌原纤维成份，是 P 细胞与普通心肌细胞的接合体，负责将窦房结的电活动传导到心房肌。

3. 窦房结的血液供应　窦房结血供来自窦房结动脉，窦房结动脉起源于右冠状动脉者约占 60%，起源于左冠状动脉者约占 40%，另有 10% 由双支冠状动脉供血。

4. 窦房结神经支配　窦房结有丰富的交感和副交感神经分布，主要受右侧交感神经和迷走神经支配，结周围聚集了丰富的神经细胞。

（二）心房内传导束

多数学者认为在心房内存在着传道通路，但从形态学上没有足够确实的证据。传统的观点认为窦房结与房室交界区之间存在三条通道（图 2-12）。

1. 前结间束　又称 Bachmann 束，从窦房结头端发出，向左绕过上腔静脉口和右心房前壁，在房间隔上缘分为两束，一束左行延伸进入左房前壁，是房间传导的主要传导束，该束受损时可造成心房内阻滞；另一束向下，在卵圆窝前进入房间隔，并下行达到房室结的上缘。

2. 中结间束　由窦房结尾部发出，向后呈弓形绕过上腔静脉后面，继续下行进入房间隔，止于房室结上缘，此束即 Wenckebach 束。

3. 后结间束　由窦房结下端发出，在界嵴内下行，然后经下腔静脉瓣处跨冠状窦口上方而进入房室结后缘。此束在行程中分出纤维至右心房壁。后结间束又名 Thorel 束。

通过连续切片观察，多数作者认为，房内传导束并非完全由特化的浦肯野纤维构成，而只是部分浦肯野样细胞和一般心肌细胞并形排列构成。

关于结间束的功能，一般实验资料证明，房内传导束的传导速度远快于普通心肌纤维，尤以前结间

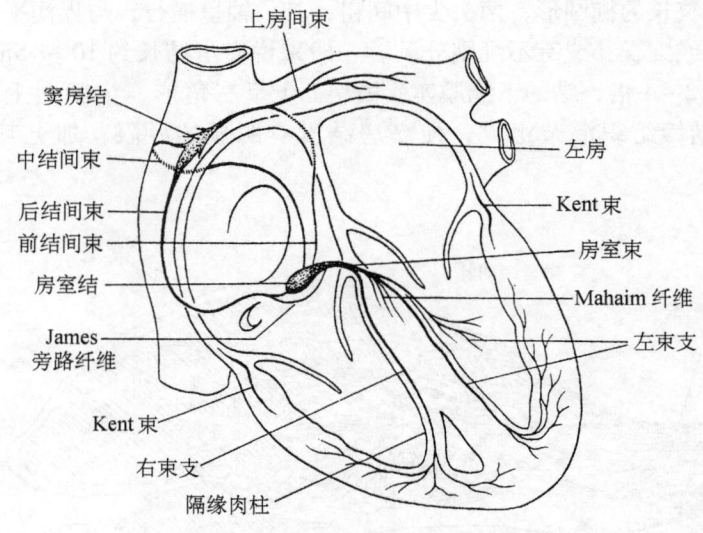

图 2-12　心脏传导系统模式图

束明显，几个束的存在有传导上的代偿作用，一束受伤，冲动仍可由其他束传导；结间束有抗高血钾功能，高钾时心房肌不再兴奋，心电图上找不到 P 波，但窦房结冲动可由结间束下传房室结并下传，称为窦室传导。

(三) 房室交界区

1. 房室交界区概念　房室交界区是心脏传导系统中位于心房和心室间相连接部位的特殊心肌结构，位于房室隔内。房室交界区的范围基本与房室隔右侧面的 Koch 三角一致。此三角的后界为冠状窦口，上界为由下腔静脉瓣延续至卵圆窝缘形成的 Todaro 腱，下界为三尖瓣隔侧瓣附着缘。三角的尖可达室间隔膜部后缘(图 2-13)。房室交界区由三部分组成：房室结的心房扩展部(结间束终末部)、房室结以及房

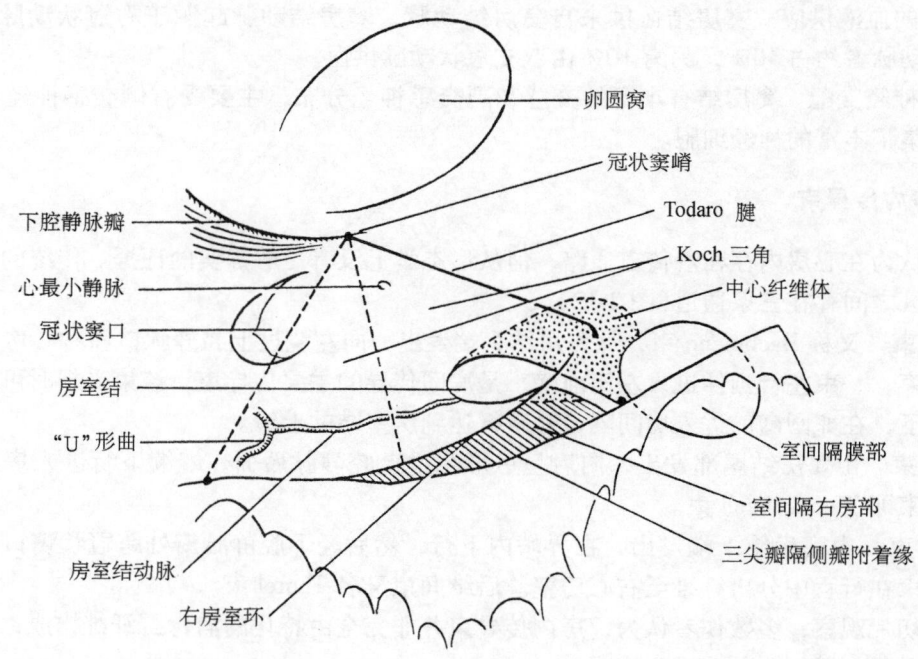

图 2-13　房室交界区三角(Koch 三角)示意图

室束的近侧部(穿部和末分叉部),其中以房室结为主(图 2-14)。三个部分又可称为房区、结区和束区。三个部分相互连接的部分称为房结区和结束区,这样房室交界区就可分为五个区。这一区域有重要的临床意义,许多复杂的心律失常在此区发生,也是临床上射频消融治疗阵发性室上性心动过速的解剖学基础。

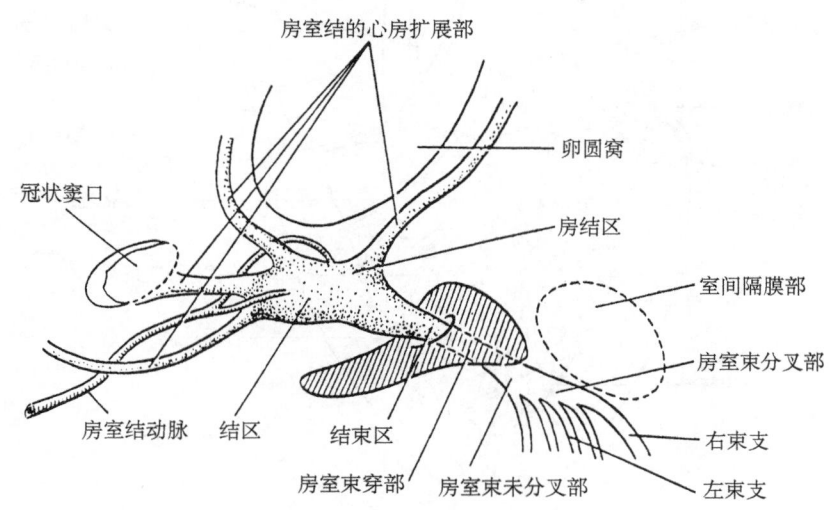

图 2-14　房室交界区的位置和分布

2. 房室结

(1) 房室结形态及部位:房室结呈一扁椭圆形状,其大小常有变异,约为 8mm×4mm×1mm 大小。右侧面微凸朝向右心房;左侧面较平,紧贴中心纤维体的右侧面,中间无间隙相隔,倾斜的下面紧邻室间隔肌性部。房室结左上缘朝向二尖瓣前瓣的根部即二尖瓣环;右下缘伸向右下,指向三尖瓣隔瓣的附着缘。所以在房室结中部的额状切面上结呈倾斜的梭形,或宽底朝右的三角形(图 2-15)。

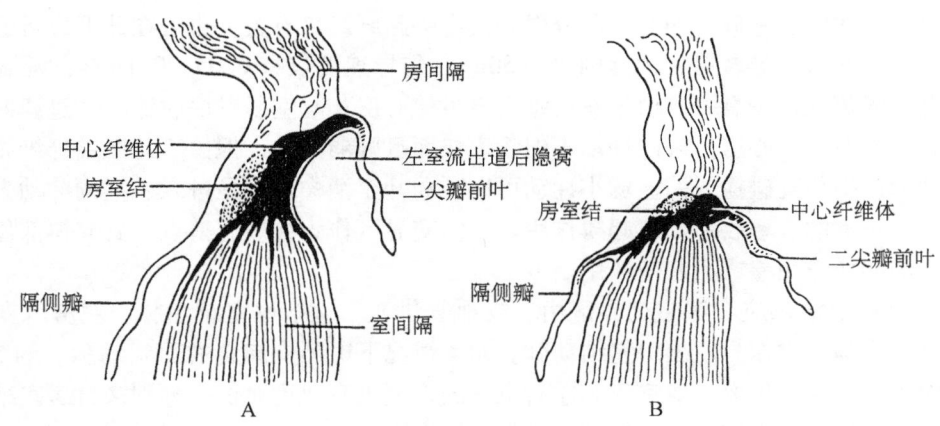

图 2-15　房室结位置示意图(额状切面)
A. 成人;B. 婴幼儿

房室结位于冠状窦口前上方的房室隔内,左侧靠中心纤维体,右侧有右房心内膜覆盖,心内膜与结表面之间尚有一层右心房肌(覆盖层)。房室结位于 Koch 三角的前部,表面看不到明显的心内膜隆起,西安医科大学凌凤东教授等认为,房室结在左室侧正对左室流出道后隐窝(图 2-15、图 2-16)。

(2) 房室结细胞结构:房室结的构造与窦房结相似,中央走行着一条房室结动脉,周围由 P 细胞相互交织,结内有致密结缔组织网。房室结内有三种细胞:P 细胞、T 细胞和浦肯野细胞,主要是 T 细

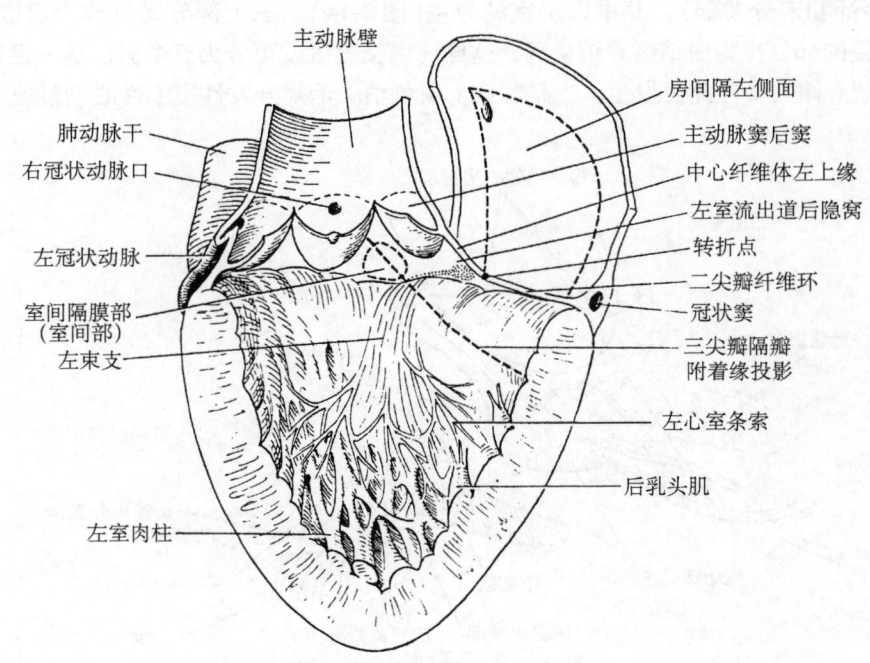

图 2-16 房间隔和室间隔（左面视）
细点区示房室结和房室束在左室面的投影，结左侧为中心纤维体

胞，P 细胞少。P 细胞及 T 细胞形态类似于窦房结内这两类细胞形态。浦肯野细胞宽而短，肌原纤维细而少，肌微丝稀疏，细胞器较少。浦肯野细胞间连接有闰盘和缝隙连接，有利于冲动的快速传导。

3. **房室交界区的功能** 房室交界区的功能：①兴奋传导作用：将心房来的冲动向下传入心室，也可从心室传向心房，所以传导是双向性。冲动经房室交界区时可以分离成两条通路，一条传导快，一条传导慢。双路径传导的物质基础可能与结的分层和具有旁路纤维束有关。也可在此形成折返环路。②传导延搁作用：兴奋在此区传导缓慢，约延搁 40～50ms。传导速度仅有 0.05～0.1m/s，延搁可能与纤维细小，排列紊乱和缝隙连接少有关。由于有房室延搁可使心房和心室肌顺序收缩。③过滤冲动作用：在某些情况下，如房颤时，由心房传来的冲动不但频率快而且强弱不一，但由于此区结纤维相互交织，可使经过此区的冲动产生相互碰撞，一些弱小冲动可以减弱乃至消失，于是进入心室的冲动大为减少，这可保证心室基本以正常的心率收缩。④起搏作用，房室交界区作为次级起搏点，其起搏部位主要在结的两端，而结中央的起搏作用差或无起搏作用。

4. **房室交界区的血液供应** 房室交界区由三支血管供血，包括房室结动脉、左房后支、房间隔前动脉。房室结多由中隔支供血，发出房室结动脉。90%情况下中隔支起自右冠状动脉。约 5%～10% 的人由左回旋支向房室交界区供血。房室束和左右束支的近端则有双重血供，分别来自房室结动脉、左前降支第一穿隔支。总体上房室交界区相对较大，供血较丰富。

5. **房室交界区神经支配** 房室交界区神经支配来源于左侧。迷走神经略占优势；刺激左侧迷走神经可使房室结的传导速度减慢，刺激交感神经则使其传导加快。在房室结的后缘胆碱能神经尤为丰富，该处可能是心脏迷走神经反射的起点。急性下壁心肌梗死时该处发生缺血，可引起迷走神经活动增强的临床表现，如恶心、呕吐等。

（四）心室内传导束

心室内传导束包括房室束、左束支、右束支和浦肯野纤维网，共同构成希-浦系统。

1. 房室束(atrioventricular bundle,或希氏束 bundle of His)

房室束(希氏束)是传导系统中连接心房与心室冲动的惟一重要通路,其他部位被中心纤维体分隔开,一般情况下无冲动通过。房室束起自房室结前端,穿中心纤维体(穿部),继而行走于室间隔肌性部与中心纤维体之间(未分叉部);向前下行走于室间隔膜部的后下缘,同时左束支后分支陆续从主干发出,最后分为左前分支和右束支(分叉部)。房室束穿部和未分叉部合称为房室束近侧部,属于房室交界区的组成部分。房室束全长约 10~20mm,直径约 1.5~2.0mm,临床上可通过导管电极记录希氏束电图。

希氏束的组织构造:起始部与房室结相似,由较细的特化心肌纤维形成,相互交织。以后肌纤维逐渐变粗,成为平行排列,大部分纤维为浦肯野纤维,也有少数过渡型细胞,特化纤维束之间有结缔组织相隔。

2. 左束支系统

左束支(left bundle branch)呈瀑布状发自房室束的分叉部,发出后呈扁带状在室间隔左侧心内膜下行走,下行约 1.5cm,即于肌性室间隔上 1/3 与中 1/3 交界水平,分为三组分支:前组分支向前上行,经一组游离小梁到达前乳头肌中下部并分支散开,分布于前乳头肌和附近游离心室壁并交织成网。后组分支向后下行也绕过游离小梁到达后乳头肌下部,分支分布于后乳头肌和附近游离心室壁也交织成网。间隔组的形式变化较大,分支分布于间隔的中下部,并绕心尖分布于左室游离壁。左室有三处心内膜最早兴奋,分别在前、后乳头肌根部和室间隔中、下部,这种现象与三组分支分布上特点一致。三组分支在游离壁互相吻合成网,之间没有明显界限(图 2-17)。

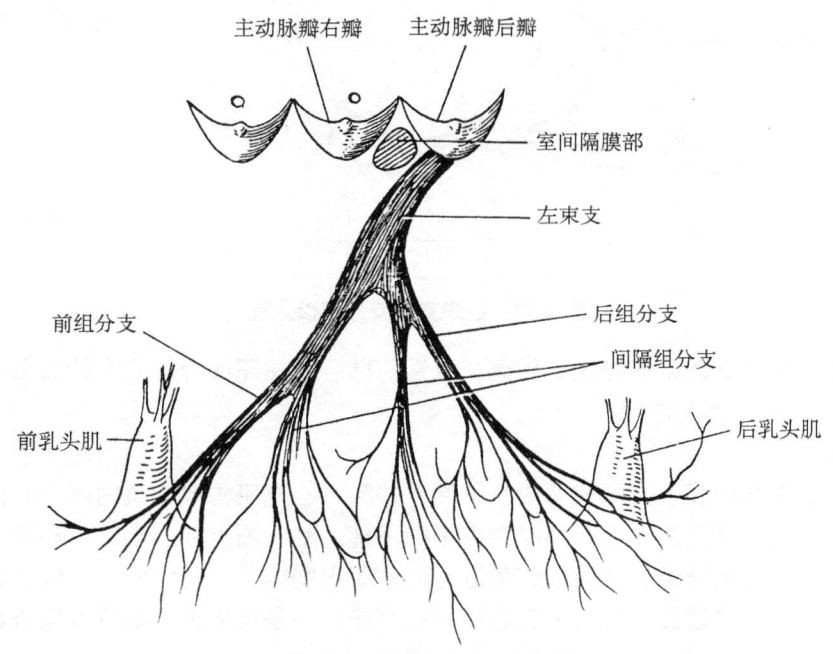

图 2-17 左束支分支分布模式图

左前分支由前降支的穿隔支供血;左后分支多为双重供血,有右冠脉的后降支和左冠脉的左室后支分布,因此,一般来说较少发生左后分支阻滞,一旦出现则多表示病变严重。左束支及其分支由多支冠脉供血,急性心肌梗死如发生左束支阻滞,说明多支血管病变,心肌梗死的范围极大,其预后极凶险。

3. 右束支

右束支(right bundle branch)呈圆索状,起于房室束分叉部的末端,从室间隔膜部下缘中部向前下弯行,表面有室间隔右侧面的薄层心肌覆盖,经过右室圆锥乳头肌的后方,向下进入隔缘肉柱(节制索),到达右室前乳头肌根部的前外侧分为三组分支:前组分支由前乳头肌根部向前上方行走;外侧组分支由前乳头肌根部行向外侧右室游离壁行走；后组为右束支的终末支由前乳头肌根部向后行至后乳头肌，分布至附近。三组分支再分支吻合成浦肯野纤维网分布于右室壁。

右束支在室间隔膜部的下方与左束支的前分支紧密相邻，该区为心脏支架的中心部位，是心脏四个瓣环相交之处。该处的传导组织易受损而发生病变，临床上发生的双束支阻滞多为右束支与左前分支阻滞，解剖学基础近亦在于此。另外右束支为圆索状且较长，也是右束支易发生阻滞的原因（图2-18）。

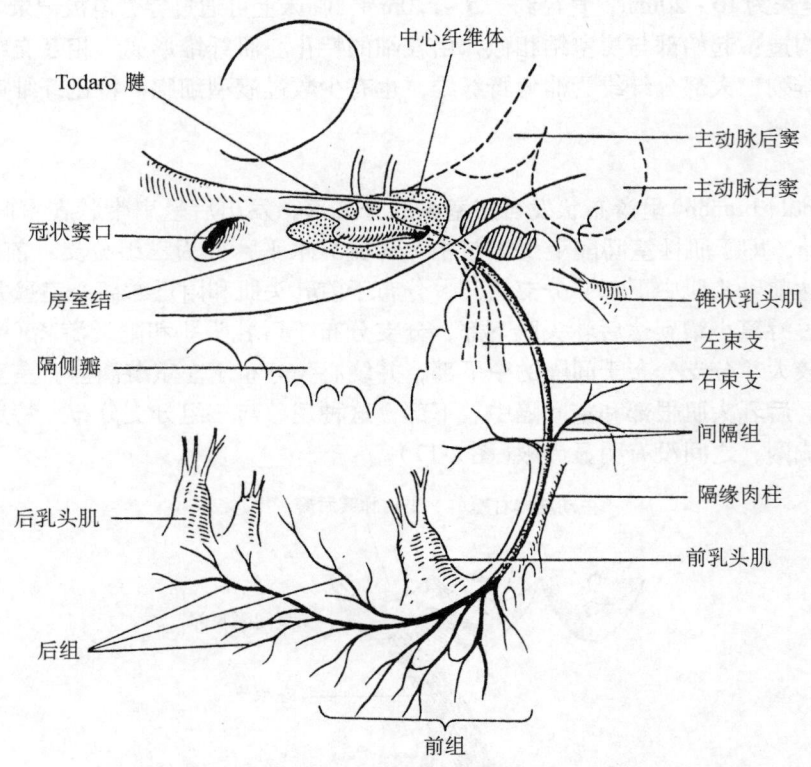

图2-18 右束支分支分布模式图

右束支主要由左前降支的第一穿隔支供血。急性前壁心肌梗死如合并完全性右束支阻滞，说明血管闭塞部位在前降支的第一穿隔支近端。

4. 浦肯野纤维网

左右束支的分支在心内膜下交织成心内膜下网，并深入心室肌构成心肌内网。心内膜下网主要分布于室间隔中下部、心尖、乳头肌的下部和游离室壁的下部。室间隔上部、动脉口和房室口附近则分布稀少或没有。心内膜下网发出纤维以直角或钝角进入心室肌内则构成心肌内网。一般认为人心肌内网分布很浅。浦肯野细胞直接或借过渡细胞与一般心肌细胞相连。一条浦肯野纤维可以兴奋数以千计的心肌纤维。

房室束和浦肯野纤维传导速度为1.5~5.0m/s，约0.02~0.03s传至心室肌，但心室内心肌传导速度很慢，约为0.3~0.4m/s。就整个心室而言，兴奋传导的顺序为：从心内膜向心外膜；从间隔扩散至前壁、侧壁，再扩散至心尖和下壁，最后是心底和右室流出道。左右室乳头肌较早接受束支的分支，故其收缩略早于游离壁的肌肉，有利于牵拉房室瓣，防止血液返流。

5. 传导系统的变异

部分人群先天存在一些异常的传导束（图2-19），大多具正常的心脏结构，这些变异传导束通常分为两类：一类由普通心肌形成，与传导系统无联系，又称房室旁束；另一类由特殊心肌形成，与自身传导系统相连结，这些异常通道的分类与名称见表2-1，上述变异传导束是发生房室折返性心律失常的基础。

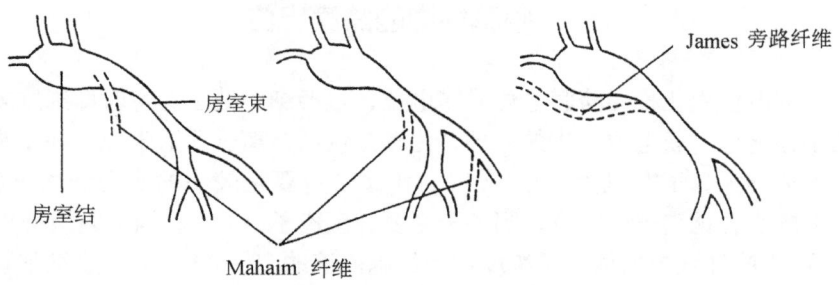

图 2-19 变异的传导束

（1）Kent 束：又称房室旁束，为直接连于心房肌和心室肌之间的一般心肌纤维。房室旁束一般很细，直径约 1~3mm，起于房室环附近的心房肌，经过房室环的浅面，止于心室肌，长约 3~10mm，位于心外膜下的脂肪组织内。房室旁束可位于左、右房室环的任何部位，也可出现在间隔内，以左房室环的后外侧、右房室环的外侧和后间隔区较多见。房室副束在一个心脏可不止一条，也可分别在不同部位。由于左右纤维三角间是位于左室流入道与流出道之间的主动脉瓣、二尖瓣复合体没有心室肌，故此处不可能存在房室旁束。房室旁束的存在主要与预激综合征有关。由于除房室束外，又有一条房室间的传导道路，经一条通道下传的冲动可能又经另一道路折返，并再次激动心房形成折返性心动过速。临床上可应用外科手术切断、射频消融、电消融等阻断异位传导束而治愈房室折返性室上性心动过速。

表 2-1 异常通道的分类与名称

解剖分类法	人名命名	解剖分类法	人名命名
房室连接旁路	肯特束（Kent 束）	房束连接旁路	杰姆束（James 束）
结室连接旁路	马海姆束（Mahaim 束）	结内旁路	杰姆束（James 束）
束室连接旁路	马海姆束（Mahaim 束）		

（2）Mahaim 纤维：这是与心传导系相连的一种副束，分为两种，一种为结室副束，由房室结直接发出特化纤维连于室间隔心肌，另一种称束-室副束，由房室束或束支主干直接发出纤维连于室间隔心肌。这些副束只存在于少数人，由于该束的存在，部分心室肌提前兴奋，心电图表现为 P-R 间期正常，但 QRS 波群起始部顿挫，有 δ 波。

（3）James 束：后结间束的大部分纤维和前中结间束的小部分纤维绕过房室结右侧面止于结的下部或止于房室束的近侧部。构成旁路纤维，分别称为房结旁路和房-希旁路。这些 James 旁路纤维由于不经过房室结的延搁，可使 P-R 间期缩短，但 QRS 波群正常。

心肌电生理基础

心脏的自律性、兴奋性和传导性是以心肌生物电活动为基础的生理机能，称为电生理特性。心脏电生理特性表现为心脏兴奋功能，形成心脏内兴奋的发生与传播，并引发收缩。随着电生理技术的发展，对心肌细胞在正常和异常情况下电位变化，以及细胞内、外的离子转运有了进一步的了解，对深入理解心脏的电生理学特性、心律失常的发生机制、心电图表现以及药物的作用机制提供了许多重要的理论基础。本节主要讨论心肌细胞的跨膜电位及心肌细胞的电生理特性。

一、心肌细胞的跨膜电位

心肌细胞膜内外的电位变化称为跨膜电位或膜电位,包括细胞处于静息时即细胞未受刺激时的静息电位和细胞兴奋的动作电位。膜电位产生的原理,比较公认的是离子通道学说。在正常情况下,细胞内阴离子主要是带负电荷的大分子有机阴离子(A^-),阳离子主要是较小的水合钾离子(K^+)。细胞外液中阴离子主要是较大的水合钠离子(Na^+),阴离子主要为氯离子(Cl^-)。细胞内液钾离子的浓度为细胞外液的20~30倍,而细胞外液中的钠离子浓度约为细胞内液的10~20倍,心肌细胞膜通过膜上各种离子通道蛋白质对带电荷的阴阳离子具有不同的通透性,加之细胞膜的半透性及离子泵的作用,而造成细胞膜内外各种离子的不均匀分布,产生静息电位和动作电位。

(一) 心肌细胞静息电位

心肌细胞静息电位(resting potential)是指细胞未受刺激时存在于细胞膜内、外两侧的电位差,又称跨膜静息电位,静息电位存在时膜两侧保持的内负外正状态称为极化状态。

静息状态下,细胞内外钾离子的不均衡分布和安静状态下细胞膜主要对K^+有通透性,可能是心肌细胞保持内负外正的极化状态的基础。安静状态下,膜内K^+浓度约为膜外K^+浓度的30倍,静息时K^+通道开放,这种特异性K^+通道为背景内向整流钾电流(I_{k1})通道。故带有正电荷的钾离子由膜内向膜外顺浓度差外流,而膜内带负电荷的大分子A^-并不随K^+向膜外扩散,结果随K^+的外流,使膜内电位下降变负而膜外电位上升变正,如此形成的电位差有阻抗K^+继续外流的作用。可见钾离子的活动要经常承受两种相反力量的作用,一种是膜内外的钾离子浓度差作为其外流的动力,另一种是膜外正电位成为其外流的阻力。当膜内外的钾离子浓度差(化学梯度)及其所形成的电位差(电位梯度)两种相互拮抗的力量相等,达到"电—化平衡"时,钾离子外流和膜电位保持相对的稳定状态,细胞膜处于这种外正内负的恒定情况时称为极化状态。可见静息膜电位实际上是钾离子的平衡电位(E_k)。静息电位的大小主要取决于膜对钾离子的通透性和膜内外钾离子的浓度差。当膜对钾离子的通透性降低或膜内外钾离子浓度差减少时,均可使静息电位变小;反之则可使静息电位增大。而E_k的数值是由膜两侧原初存在的K^+浓度差大小决定的,它的数值可根据Nernst公式求出,即$E_k = 59.5 \log([K^+]_i/[K^+]_o)$(图2-20)。

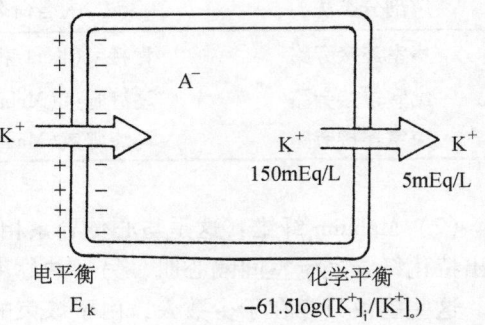

图2-20 K^+平衡电位示意图

(二) 心肌细胞动作电位

心肌细胞膜外的钠离子浓度高于膜内浓度,膜内外的浓度差使钠离子由膜外向膜内作顺浓度的内流,但由于静息状态下钠离子通道关闭,故仅有小部分Na^+内流。处于静息状态下的心肌细胞,当其内在变化或外来刺激达到一定程度,并使细胞膜的蛋白质构型发生变化时,其钾离子通道关闭钠离子慢通道被激活并开放,于是钠离子便自细胞外作顺浓度差内流,使静息电位升高,此称部分去极化。当静息电位升高到阈电位的水平时,钠离子快通道被激活开放,细胞外的钠离子迅速内流,使膜内电位急剧上升直至由负变正,当达到"电—化学平衡"时,膜的内负外正极化状态除极而至反转,称为除极化(0相),这种心肌细胞在刺激下发生的除极化有明显而快速的电位变化,称之为动作电位,在心室肌细胞,动作电位0相的形成是通过钠离子的平衡电位表现的;而另一些细胞通过瞬时增加膜对钙离子的通透性而完成的。无论是增加Na^+还是Ca^{2+}的通透性,这种瞬间通透性的改变都是电压依赖和时间依赖的,并伴随着一个类似的时间及电压依赖的失活过程。动作电位上升的最大值称为超射电位，随着这种离子通透性的下降，动作电位开始进入复极过程，因此将一个动作电位可分为几个不同的时相；快速除极化期称为 0 相；有些心肌细胞尤其是浦肯野细胞，拥有一个极其快速的复极时期，称为 1 相；维持除极化状态或非常缓慢复极化的阶段称为平台或 2 相；最后的复极化阶段称为 3 相；舒张期的或静息状态的电位称为 4 相(图 2-21)。

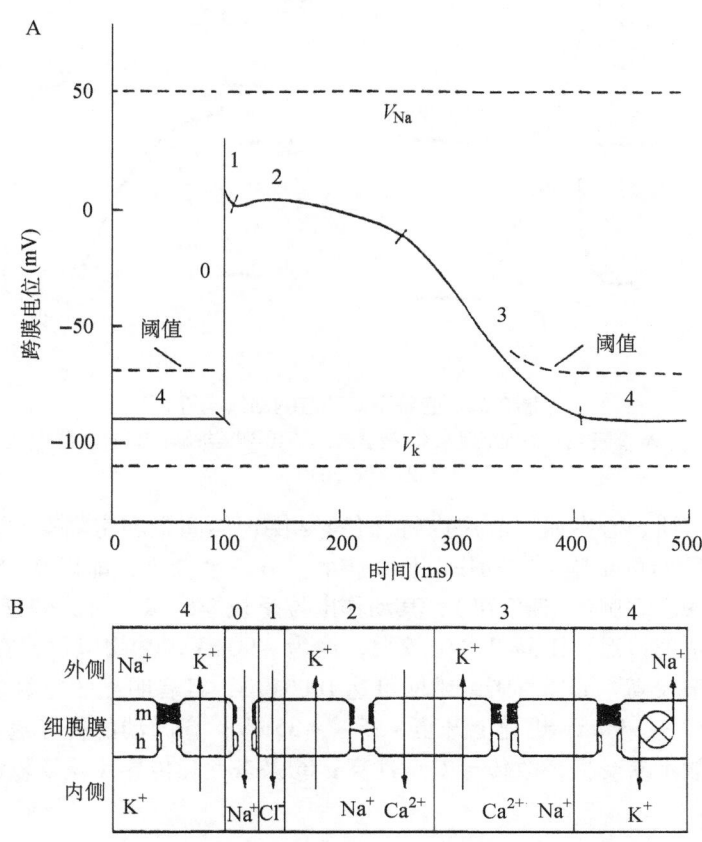

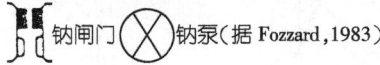

图 2-21　A. 心脏动作电位的时相；B. 与离子进出细胞的关系

m 代表激活性微粒，h 代表失活性微粒，它们的不同位置分别表示 Na 通道的三种功能状态：备用态：m 微粒在通道里，h 微粒在通道外；激活态：m 微粒移动到通道外，h 微粒在通道外；失活态：m 微粒在通道外，h 微粒移入通道里

　钠闸门 ⊗ 钠泵(据 Fozzard，1983)

　　每一部分的心肌都有自己的特征性动作电位，窦房结和房室结的动作电位上升速度缓慢，传导速度较慢，表明其内向电流较弱。心房动作电位时限对迷走活性(乙酰胆碱的释放)相当敏感。而心室肌的动作电位对这类药理学的介入却具有较大的耐受性。希-浦细胞具有最快的除极化速率和最快的传导速度。这些细胞的动作电位时限也最长(图 2-22)。

(三) 心肌细胞跨膜动作电位的类型

　　心脏内各种细胞的膜电位有明显的差别，近年来有人根据心脏的电活动特征，把心肌分为快反应细胞和慢反应细胞，这有助于解释和理解心脏自律性的改变及其与心律失常发生的关系。

1. 快反应细胞

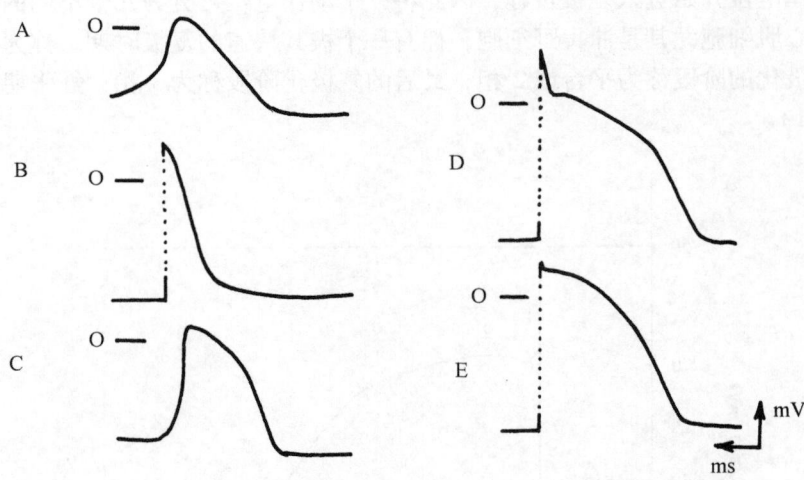

图 2-22 心脏不同部位的动作电位
A. 窦房结；B. 心房肌；C. 房室结；D. 希-浦氏细胞；E. 心室肌
（据 Bailey，1981）

快反应细胞包括心房肌、心室肌、心房内特殊传导组织（结间束和房间束）以及心室内特殊传导组织（希氏束和浦肯野氏纤维）的细胞，其动作电位 0 相的上升速度较高，能以 0.15～5.0m/s 的较快速度传递激动，故称心脏快反应细胞（快速纤维），其动作电位呈快速除极，称为快速反应。在正常情况下，快反应细胞具有以下电生理特点：①静息电位较大，约为 -90mV；②阈电位，在 -60～-70mV 水平；③动作电位 0 相上升速率较高，如浦肯野纤维网可达 1000V/s，且有明显的超射现象；④动作电位的振幅较大，膜电位可由 -80～-90mV 迅速上升至 +25～+35mV；⑤激动的传导速度快（1.5～5.0m/s）且易向邻近细胞传布，一般不易受损，故传导安全性高；⑥兴奋性和传导性恢复较快，在复极尚未完全结束之前即可恢复（图 2-23）。

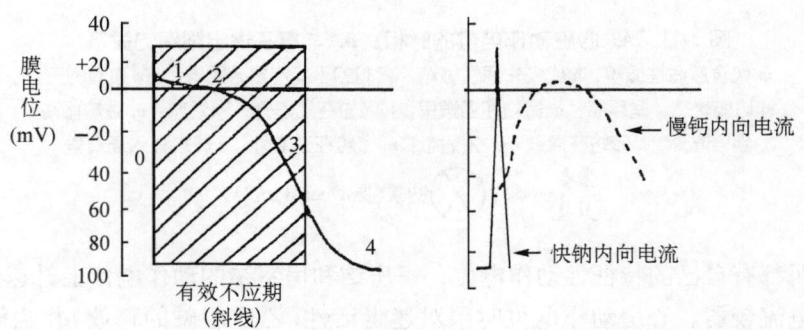

图 2-23 快反应细胞电位

快反应细胞动作电位的除极化由两部分组成。

（1）快钠内向电流：心肌快反应细胞呈快速反应及快速传导，是由于这类心肌细胞膜存在快钠离子通道。当膜除极化达到阈电位时，膜内约为 -70mV 时，膜的快钠通道被激活而被开放，膜的通透性和钠电导增高，在膜内外 Na^+ 的浓度差和电位差的作用下，细胞外的 Na^+ 通过快钠通道而迅速内流，形成快钠内向电流 I_{Na} 而导致膜的快速除极化（0 相）。但在 0 相快速除极之后细胞膜的快通道骤然被阻抑失活，使流入的钠离子突然减少，于是膜内电位迅速降低，这种快钠通道和钠内流可因膜电位减少或细胞外钠浓度降低而造成的电-化学梯度不足而失活。I_{Na} 亦可被河豚毒（Tetrodotoxini；TTX）选择性阻断，使钠离子不能快速内流，快速反应 0 相消失。

（2）慢钙内向电流：当除极化至膜电位 –55mV 时，快反应细胞的另一个慢通道被激活而开放，在膜内、外钙浓度差和电位差的作用下，细胞外的钙离子通过慢通道缓慢内流，形成慢钙内向电流（I_{Ca-L}）而使膜保持一定的除极化水平。因此动作电位存在一高原阶段（2 相）。慢通道的激活缓慢、微弱，而失活更为缓慢。慢钙内流可被异搏定（Verapamil）等选择性阻断，使钙离子不能内流，从而取消除极化，TTX 对慢通道无影响。

2. 慢反应细胞

窦房结、房室结、房室环和二尖瓣、三尖瓣的瓣叶等组织慢反应细胞，其动作电位 0 相上升速率较低，以每秒 0.01 ~ 0.1 米的缓慢速度传导激动，故称心脏慢反应细胞（缓慢纤维），其除极相的离子活动基础不同于快反应细胞，慢反应细胞的 0 相除极是由钙离子经过慢通道内流形成的。当膜除极化达到阈电位（膜内约为 –40mV）时，慢通道被激活而开放，细胞外的钙离子带着正电荷通过慢通道缓慢内流，形成慢钙内向电流，而导致膜的缓慢除极化（0 相）。慢反应细胞具下列电生理特点：①静息电位低（–60 ~ –70mV）；②阈电位为 –30 ~ –40mV；③动作电位 0 相的上升速率较低，（低于 12 V/s），超射现象不明显；④动作电位的幅度较低，膜电位仅可上升 0 ~ +15mV；⑤传导速度缓慢，易发生阻滞，单向阻滞往往发生在缓慢反应纤维处，故慢反应的安全性较低，易致心律失常；⑥兴奋性和传导性完全恢复缓慢，要在复极结束后稍长时间方能出现（图 2-24）。

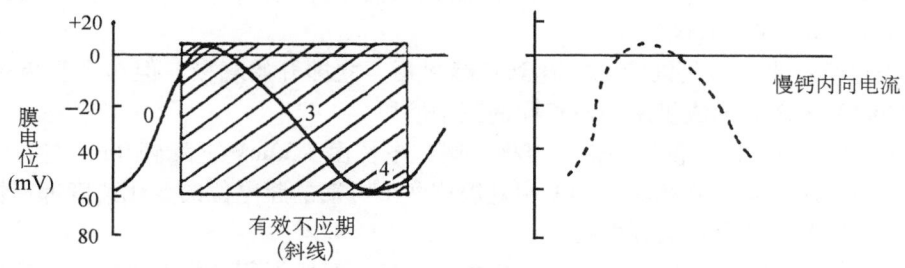

图 2-24　慢反应细胞电位

快反应细胞和慢反应细胞在电生理学各方面都有明显差别，表 2-2 可供参考。

表 2-2　心肌细胞的快慢反应电位比较表

电生理特性	快反应电位	慢反应电位
激活与失活	快	慢
离子活动	钠	钙
阻断剂	河豚毒	异搏定
静息电位	–80 ~ 95mV	–40 ~ –70mV
阈电位	–60 ~ –70mV	–30 ~ –40mV
除极化幅度	100 ~ 130mV	35 ~ 75mV
除极化速率	200 ~ 1000V/s	1 ~ 10V/S
有效不应期	终止于复极完毕前	终止于复极完毕后
传导速度	0.5 ~ 3.0m/s	0.01 ~ 0.1m/s
与刺激强度关系	无关（全或无的）	有关（分级的）
传导的安全系数	高	低
在动作电位中作用	快速上升支	快速上升支终末与平台期

3. 心肌细胞快、慢反应电位在心律失常发生中的作用

近年来，关于心肌细胞慢电流的研究有较多的进展。这种电反应不仅为一切正常细胞所特有，而且在许多病理情况下也占重要地位。慢反应电位不仅见于慢反应细胞，某些疾病可促使快反应细胞离子特性发生改变，也可表现为慢反应。在这种情况下，快反应细胞变为慢反应细胞，例如，当心肌梗死、缺血缺氧、高血钾、洋地黄类药物中毒或其他心脏病变时，由于细胞膜的部分除极化，故可使膜电位降低，当其降至 -60mV 时，快速的内流钠离子通道便失活而关闭，致使快反应完全受阻，从而不再能发生靠快钠离子流所形成的快速除极。与此同时这一降低的膜电位水平可使缓慢内流钙离子通道开放，从而产生缓慢除极速率及呈缓慢反应的动作电位。在慢反应电位情况下，传导性显著降低，而自律性异常增高，可由于阻滞，兴奋折返或异位节律而形成心律失常。因此，慢电流和慢反应电位的发现是心脏电生理的重要进展，对基础理论研究和临床实践都将有深远影响。

（四）工作细胞的跨膜动作电位及形成机制

1. 静息电位和动作电位

人和哺乳类动物的心室肌细胞在静息状态下膜两侧呈极化状态，膜内电位比膜外电位约低 90mV，心室肌细胞的动作电位的主要特征在于复极过程比较复杂，持续时间较长，动作电位降支与升支很不对称。

（1）除极过程：除极过程又称 0 相，在适宜的外来刺激下，心室肌细胞发生兴奋，膜内电位由静息状态下的 -90mV 迅速上升至 +30mV 左右，即肌膜两侧原有的极化状态被消除并呈极化倒转，构成动作电位的升支。除极相短暂，仅占 1～2ms，而且除极幅度很大，为 120mV。除极速度很快，膜电位的最大变化速率可达 800～1000V/s。

（2）复极过程：当心室肌细胞除极达到顶峰之后，立即开始复极，但整个复极过程比较缓慢，包括电位变化曲线的形态和形成机制均不相同的三个阶段。

1 相复极：在复极初期，仅出现部分复极，膜内电位由 +30mV 下降到 0mV 左右，故 1 相又称为快速复极初期，约占时 10ms。0 相除极和 1 相复极这两个时期的膜电位的变化速度都很快，记录图形上表现为尖锋状，将这两部分合称为锋电位。

2 相复极：当 1 相复极膜内电位达到 0mV 左右之后，复极过程变得非常缓慢，膜内电位基本上停滞于 0mV 左右，膜两侧呈等电位状态，记录图形比较平坦，故复极 2 相又称为平台期，持续约 100～150ms，是整个动作电位持续时间长的主要原因。

3 相复极：2 相复极过程中，随着时间的进展，膜内电位以较缓的速度逐渐下降，延缓为 3 相复极，2 相和 3 相之间没有明显的界限。在 3 相，膜复极速度加快，膜内电位由 0mv 左右较快地下降到 -90mV，完成复极化过程，故 3 相又称为快速复极末期，占时约 100～150ms。

4 相复极：4 相是膜复极完毕，膜电位恢复后的时期，在心肌非自律细胞 4 相内膜电位稳定于静息电位水平，又称为静息期。

2. 形成机制

心肌工作细胞静息电位是 K^+ 的平衡电位，肌膜钠通道的大量开放和膜两侧浓度梯度及电位梯度的驱动从而出现 Na^+ 快速（I_{Na}）内流是工作细胞 0 相除极形成的原因。在外来刺激作用下，首先引起部分电压门控式 Na^+ 通道开放和少量 Na^+ 内流，造成肌膜部分去极化，膜电位绝对值下降；而当膜电位由静息水平（膜内 -90mV）除极化达到阈电位水平（膜内 -70mV）时，膜上钠通道开放概率明显增加，出现再生性 Na^+ 内流，于是 Na^+ 顺其浓度梯度和电位梯度由膜外快速进入膜内，进一步使膜除极化，膜内电位向正电性转化。决定 0 相除极的 Na^+ 通道是一种快通道，它不但激活、开放的速度很快，而且激活后很快失活，当膜除极到一定程度（0mV 左右）时，Na^+ 通道就开始失活而关闭，最后终止 Na^+ 的继续内流。由于 Na^+ 通道激活速度非常之快，又有再生性循环出现，因而心肌工作细胞除极速度很快，动作电位升支

非常陡峭。

复极 1 相是 0 相除极之后出现的快速而短暂的复极期，此期快钠通道已经失活，同时激活一过性外向电流（I_{to}），从而使膜快速复极到平台期电位水平（0～20mV）。近年来，根据 I_{to} 可被四乙基铵和 4-氨基吡啶等 K^+ 通道阻滞剂所阻断的研究资料，认为 K^+ 是 I_{to} 的主要离子成份，即由 K^+ 负载的一过性外向电流是动作电位初期快速复极的主要原因。

平台期初期，膜电位稳定于 0mV 左右，然后才非常缓慢地复极，膜电位的这种特征是由于平台期同时有内向电流和外向电流存在。初期，两种电流处于平衡状态，随后，内向电流逐渐减弱，外向电流逐渐增强，总的结果是出现一种随时间推移而逐渐增强的、微弱的外向电流，导致膜电位缓慢地向膜内负电性转化。电压钳研究结果表明：心肌工作细胞平台期外向离子流是由 K^+ 携带的（包括 I_{k1} 和 I_k）。静息状态下，K^+ 通道的通透性很高，在 0 相除极过程中，K^+ 的通透性显著下降，K^+ 外流大大减少，除极结束时，K^+ 的通透性并不是立即恢复到静息状态下水平，而是极其缓慢地部分地恢复，K^+ 外流也由初期的低水平而缓慢地增加。平台期内向离子流主要是由 Ca^{2+}（以及 Na^+）负载的，当膜除极到 $-40mV$ 时，心肌细胞膜上的电压门控式慢 Ca^{2+} 通道被激活，Ca^{2+} 顺其浓度差向膜内缓慢扩散而倾向于使膜除极，在平台期早期，Ca^{2+} 的内流和 K^+ 的外流所负载的跨膜正电荷量相等，膜电位稳定于 0mV 水平，随时间推移，Ca^{2+} 通道逐渐失活，K^+ 外流逐渐增加，其结果，膜内电位逐渐下降，形成平台期晚期。

平台期以后，膜的复极逐渐加速，这是由于 Ca^{2+} 通道已经失活，在平台期已经激活的外向 K^+ 流出现随时间而递增加的趋势，主要是 I_{k1} 和 I_{Kr} 两种成份显著增加。因为 3 相的复极 K^+ 流是再生性的，K^+ 的外流促使膜内电位向负电性转化，而膜内电位越负，K^+ 外流就越高。这种正反馈过程，导致膜的复极越来越快，直至膜电位到静息水平，完成复极过程。

在 4 相，工作细胞的膜电位基本上稳定于静息电位水平，但是离子跨膜转运仍然在活跃进行。细胞膜上的钠-钾泵加强活动，将 Na^+ 外运和 K^+ 内运相偶联形成 Na^+-K^+ 转运，实现 Na^+ 和 K^+ 的主动转运。同时通过 Na^+-Ca^{2+} 交换等机制将进入细胞内的 Ca^{2+} 逆道浓度梯度外运，使心肌细胞内离子成份恢复到兴奋前状态。

（五）自律细胞的跨膜动作电位及形成机制

心肌自律细胞包括窦房结、心房内特殊传导纤维和心室内特殊传导纤维，与工作细胞相比，其动作电位 3 相复极末达最大复极电位后，4 相的膜电位并不稳定于这一水平，而是立即开始自动除极，除极达阈电位后，即出现下一个动作电位。这种 4 相自动除极（亦称 4 相缓慢除极或缓慢舒张期除极）是自律细胞产生自动节律性兴奋的基础。4 相自动除极是由进行性净内向电流所引起，不同类型的自律细胞构成净内向电流的离子流方向和离子本质并不完全相同。

1. 浦肯野细胞

浦肯野细胞是一种快反应自律细胞，其动作电位的形态与工作肌细胞相似，产生的离子基础也基本相同。

关于浦肯野细胞 4 相自动除极形成的机制，80 年代研究资料表明，在浦肯野细胞，随着 4 相复极的进行，导致膜复极的外向 K^+ 电流逐渐衰减，同时在膜电位 4 相记录到一种随时间推移而逐渐增强的内向电流，通常称为起搏电流，符号为 I_f，其主要成分为 Na^+，但也有 K^+ 参与，I_f 通道在动作电位 3 相复极电位达 $-60mV$ 左右开始被激活开放，其激活程度随复极的进行，膜内负电性的增加而增加，至 $-100mV$ 左右被充分激活，因而认为 I_f 是一种被膜超极化激活的非特异性内向离子流，当 I_f 激活使膜电位达到阈电位水平，便又产生一次动作电位。与此同时这种内向电流在膜除极达 $-50mV$ 左右因通道失活而中止。I_f 的通道允许 Na^+ 通过，但不同于快 Na^+ 通道，两者激活的电压水平不同；I_f 可被铯（Cs）所阻断，而河豚毒却不能阻断它。

2. 窦房结细胞的跨膜电位及形成机制

窦房结内含有丰富的自律细胞，动作电位复极后出现明显的 4 相自动除极，但它是一种慢反应自律细胞，其跨膜电位具有下述主要特点：①0 相上升速度较慢，每秒 2~3 伏；②0 相除极结束时，膜内电位为 0mV 左右。不出现明显的极化倒转；③最大复极电位（−70mV）和阈电位（−40mV）均高于浦肯野细胞；④其除极幅度（70mV）小于浦肯野细胞（120mV），而 0 相除极时程（7ms 左右）又长于浦肯野细胞；⑤没有明显的复极 1 相和平台相；⑥4 相自动除极速度（约 0.1v/s）比浦肯野细胞（约 0.02V/s）要快（图2-25）。

引起窦房结细胞 0 相除极的内向电流是由 Ca^{2+} 负载的，这种内向电流被称为第二内向电流，标志符号为 I_{Ca}。当窦房结细胞膜电位由最大复极电位自动除极达阈电位水平时，激活膜上 Ca^{2+} 通道，产生 I_{Ca}，导致 0 相除极；随后，Ca^{2+} 通道逐渐失活，Ca^{2+} 内流相应减少；另一方面，复极初期，有一种钾通道被激活，出现 K^+ 外向电流（I_k），Ca^{2+} 内流的逐渐减少和 K^+ 外流的逐渐增加，使膜逐渐复极。

窦房结细胞的 4 相自动除极是由随时间而增长的净内向电流引起，其构成成分比较复杂，是几种跨膜离子流的混合。

（1）I_K 通道的激活和逐渐增强所造成的 K^+ 外向电流，是导致窦房结复极的原因。I_K 通道在膜复极达 −40mV 时便开始逐渐失活，K^+ 外流逐渐减少，导致膜内正电荷逐渐增加而形成 4 相除极；目前认为，由于 I_K 通道的时间依从性逐渐失活所造成的 K^+ 外流进行性衰减，是窦房结细胞 4 相自动除极的最重要离子基础（图 2-26）。

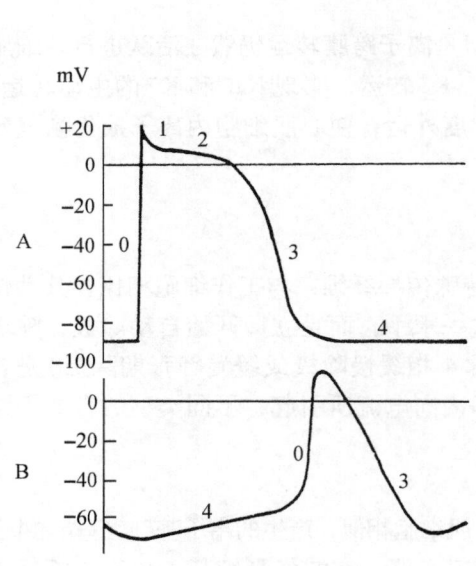

图 2-25 心室肌（A）与窦房结
（B）细胞跨膜电位的比较

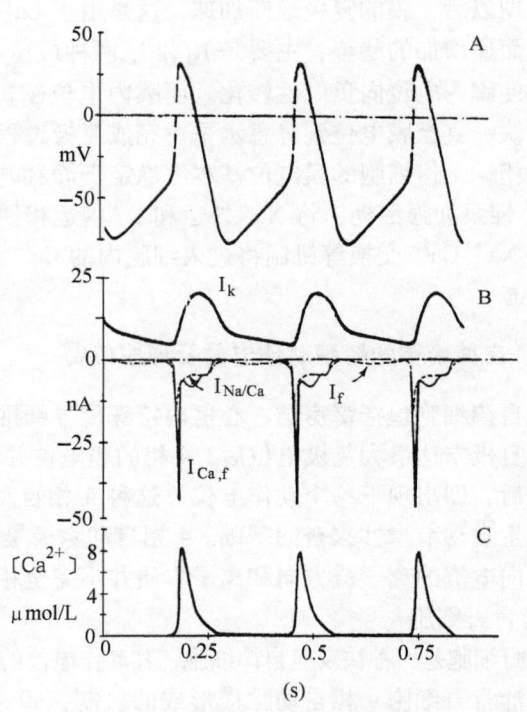

图 2-26 窦房结动作电位和起搏电位的离子机制
A. 跨膜电位；B. 越膜电流；C. 胞浆 Ca^{2+} 浓度表示
动作电位升支由 I_{ca}，I_f 构成，起搏电位由
I_K 和 I_f 及 $I_{Na/ca}$ 构成

（2）窦房结细胞 4 相中还存在一种非特异性的缓慢内向电流，在膜除极达 −60mV 时被激活，这种缓慢内向电流可能是生电性 Na^+-Ca^{2+} 交换的结果。

（3）窦房结细胞 4 相中也可记录到 I_f，但与浦肯野细胞不同，I_f 在窦房结起搏活动中所起的作用不如 I_k 衰减。因为 I_f 通道的最大激活电位为 −100mV 左右，而正常情况下窦房结细胞的最大复极电位为 −70mV，在这种电位水平下，I_f 通道的激活十分缓慢。

二、心肌电生理特性

心肌组织有兴奋性、自律性、传导性和收缩性四种生理特性，兴奋性、自律性和传导性都以生物电为基础，称为电生理特性。

（一）心肌的兴奋性

所有心肌细胞都具有兴奋性，即具有在受到刺激时产生兴奋的能力。兴奋是指能引发一次激动或产生一个动作电位，并可向邻近组织传导形成扩布而言。心脏兴奋性的高低以引起一个动作电位的最小刺激（阈刺激）来表示。如果用强度很小的刺激即能引发一个动作电位，则说明该细胞的兴奋性很高。相反，如果用较强的刺激方能产生一个可传布的动作电位，则说明该细胞的兴奋性低。在心脏内，心肌细胞的兴奋性呈周期性变化。

1. 决定和影响兴奋性的因素

以快反应细胞为例，兴奋产生的过程包括静息电位除极化达到阈电位水平以及 Na^+ 通道的激活这两个环节，当这两方面的因素发生变化，兴奋性将随之发生改变。

（1）静息电位水平：静息电位（在自律细胞则为最大复极电位）绝对值增大时，距离阈电位的差距增大，引起兴奋所需的阈刺激增大，兴奋性降低。反之，静息电位绝对值减少时，则和阈电位之间的差距缩小，引起兴奋所需的阈刺激减小，兴奋性升高。例如，迷走神经或乙酰胆碱作用于心肌细胞膜的胆碱能受体，使膜的 K^+ 通透性增高，钾外流增多，静息电位增大，导致膜的超极化状态。因此引起兴奋所需的阈刺激增大，原来的刺激甚至不能使局部除极化达阈电位水平而产生兴奋。结果心脏的兴奋性降低而形成心脏抑制。

（2）阈电位水平：在静息电位恒定的条件下，阈电位上移时其与静息电位之间的差距增大，引起兴奋所需阈刺激增大，兴奋性降低，反之，兴奋性升高。

静息电位水平和（或）阈电位水平的改变，都能影响兴奋性，但在心脏，以静息电位水平的改变为多见的原因。

（3）Na^+ 通道的性状：上述兴奋的产生时，都是以 Na^+ 通道能够被激活作为前提。而 Na^+ 通道的激活是电压依从性和时间依从性的。当膜处于正常静息电位水平 $-90mV$ 时，Na^+ 通道处于备用状态。这种状态下，Na^+ 通道具有双重性，一方面 Na^+ 通道是关闭的；另一方面，当膜电位由静息水平除极化到阈电位水平（膜内 $-70mV$）时，就可以被激活，Na^+ 通道迅速开放，Na^+ 快速跨膜内流。Na^+ 通道激活后就立即失活，此时通道关闭，Na^+ 内流迅速中止。Na^+ 通道的激活和失活都是比较快速的过程。处于失活状态的 Na^+ 通道不仅限制了 Na^+ 的跨膜扩散，而且不能被再次激活，只有在膜电位恢复到静息电位水平时，Na^+ 通道才能重新恢复到备用状态，即恢复再兴奋的能力，这种过程称为复活。因此，Na^+ 通道是否处于备用状态，是该心肌细胞当时是否具有兴奋性的前提。

2. 兴奋性的周期性变化

心肌细胞每次兴奋后，由于膜电位发生一系列变化，其兴奋性也有相应的变化。这种兴奋性的变化在快反应细胞是电压依从性的，在慢反应细胞是时间依从性的。这种周期性变化，影响着心肌细胞对重复刺激的反应能力，对心肌的收缩反应以及兴奋的产生及传导过程具有重要作用。以快反应心室肌细胞为例，其兴奋性的变化可分为以下几个时期（图2-27）：

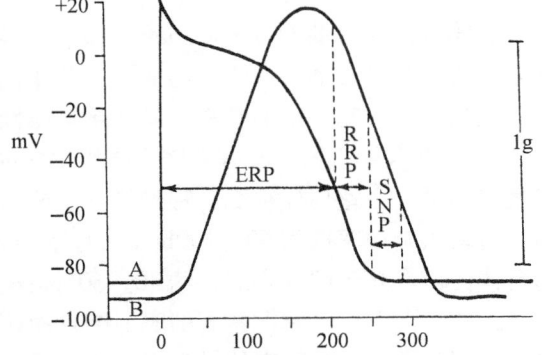

图2-27　心室肌动作电位期间兴奋性的
变化及其与机构收缩的关系

A：动作电位；B：机械收缩（ERP：有效不应期；
RRP：相对不应期；SNP：超常期）

（1）绝对不应期和有效不应期：从 0 相之后到复极化约 −55mV 的期间内为绝对不应期。在此时期内，无论刺激有多强，肌膜也不会发生任何程度的除极化而引起兴奋反应。在绝对不应期后，约从 −55mV 到 −60mV 这一极短时期内，细胞的兴奋性已大部分恢复，强大的刺激可以使膜发生部分除极化而产生局限性兴奋，但尚不能发生全面除极而产生动作电位。这种局限性兴奋可影响下一个动作电位而形成隐匿传导。将从 0 相开始到复极化约达 −60mV 的期间称为有效不应期，其原因为这段时间内 Na⁺ 通道完全失活（前一阶段）或刚刚开始复活（后一阶段），但远未恢复到可以被激活的备用状态。

（2）相对不应期：从有效不应期终了到膜电位恢复到 −80mV 为相对不应期。此期内，较强刺激（高于正常阈值）可使膜发生全面除极化而形成扩布性兴奋（动作电位）。其原因是：此期膜电位绝对值高于有效不应期末的膜电位，但仍低于静息电位，Na⁺ 通道已逐渐复活，但其开放能力尚未恢复正常，故心肌细胞的兴奋性虽比有效不应期时有所恢复，但仍低于正常。在相对不应期内所产生的兴奋称为期前兴奋（或过早搏动），期前兴奋的动作电位产生时复极化尚未完全，其膜电位较小，故除极化 0 相的幅度和速度较正常为低，动作电位时间亦较短。因此，期前兴奋的传导性较低而不应期短，较易于发生传导延缓、单向阻滞和兴奋折返而产生心律失常。

（3）超常期：心肌细胞继续复极，胞内电位由 −80mV 恢复到 −90mV 这一段时期内，膜电位已基本恢复，其绝对值尚低于静息电位，与阈电位差距较小，用以引起该细胞发生兴奋所需的刺激阈值比正常要低，表示兴奋性高于正常，故称为超常期。此时 Na⁺ 通道也基本上恢复到可被激活的正常备用状态，但开放能力仍然没有恢复正常。产生的动作电位除极化幅度和速度较正常为低，兴奋传导的速度仍低于正常。此时膜电位尚未完全恢复到静息电位水平，而是处于一种低极化的后电位状态，属于负后电位，相当于体表 ECG 的 T 波终末及 U 波所处的时限。

（4）易损期：心脏在相对不应期开始初有一个短暂的时间，在此期间应用较强的刺激容易发生纤维性颤动，常称易损期（vulnerable period）。可能是在兴奋性恢复之初，细胞群之间兴奋性恢复的快慢先后差别最大，使兴奋性、不应期和传导性处于很不均匀的非同步状态（electrical asychrony），在这种状态下，如果一个较强的电刺激，较易发生传导延缓和单向阻滞而形成兴奋折返（reentry）。如果许多微折返同时出现，则可形成纤维性颤动。

心房和心室都有易损期。心房的易损期在心电图的 R 波降支中，心室的易损期在心电图的 T 波升支到达顶峰前约 30ms 的时间内。临床上采用电击复律术治疗心律失常时，常用心电图 R 波触发并经一定时间延迟后发放直流电进行同步电击，使刺激不致落入心室的易损期内，以免引起心室颤动。

（二）心肌的自律性

自律性包括自动性（automaticity）和节律性（rhythmicity），通常合称自动节律性或"自律性"。自动性是指心脏具有自动发放激动的能力，节律性是指有规律地形成激动的能力。单位时间内能自动发放兴奋的次数，即自动兴奋的频率，是衡量自律性高低的指标。

1. 心脏自律组织　心脏特殊传导组织内的自律细胞构成自律组织。包括：窦房结、心房传导组织、房室交界区、心室传导组织。特殊传导系统的各个部位的自律性有等级差别，其中窦房结细胞自律性最高，自动兴奋频率约为 60～100bpm；心室浦肯野纤维自律性最低，约 25～40bpm；房室交界和房室束的自律性依次介于两者之间，约 40～60bpm。

正常情况下，自律性最高的窦房结自动地、节律地发出的兴奋向外扩布，依次激动心房肌、房室交界区、房室束支、心室内传导组织和心室肌，引起整个心脏兴奋和收缩。因此，窦房结是主导整个心脏兴奋和冲动起源的正常部位，称为正常起搏点，其所形成的心脏节律称为窦性心律。其它部位的自律组织，在正常情况下并不表现它们的自动节律性，只是起着兴奋传导作用，称为潜在起搏点。但在某些情况下，窦房结以外的自律组织（如它们的自律性升高，或者窦房结的兴奋因阻滞而不能控制某些自律组织），也可以自动发生兴奋而引起全部或部分心脏的活动，这些异常起搏部位称为异位起搏点，可产生异位节律。

窦房结对于潜在起搏点的控制主要通过两种方式实现，即抢先占领和超速抑制。抢先占领或夺获（capture）是指由于窦房结的自律性最高，兴奋发生最快，所以，当自律性较低和兴奋发生较慢的潜在起搏点在 4 相自动除极尚未达阈电位之前，它们已经受到由窦房结发出并依次传布而来的兴奋的激动作用而产生了动作电位，从而受正常起搏点的控制。超速抑制（overdrive suppression）是指窦房结发出的较高频率的兴奋对潜在起搏点较低频率的兴奋产生一种直接抑制作用。

2. 自律性形成原理 自律组织自律性形成的基础是舒张期自动除极化（或 4 相自动除极化），当这种缓慢的自动除极达到阈电位时，即产生动作电位和兴奋。自律组织的 4 相除极化速度不同，以窦房结为最快，故其自律性最高。根据 4 相自动除极化即自律性形成原理的不同分为快反应自律细胞型和慢反应自律细胞型。快反应自律细胞型 4 相自动除极由起搏电流（I_f）引起，因此其自律性受细胞外钾、钠浓度的影响；慢反应自律细胞型是指窦房结、房室交界和房室瓣膜等慢反应自律细胞 4 相自动除极是由钙离子内流引起而与钠、钾离子活动无关。

3. 决定和影响自律性的因素（图 2-28） 自律细胞的自律性是 4 相膜自动除极化使膜电位从最大复极电位达到阈电位水平而引起的。因此，自律性的高低决定于：4 相膜自动除极速度、最大复极电位和阈电位，其中 4 相自动除极速度最重要。

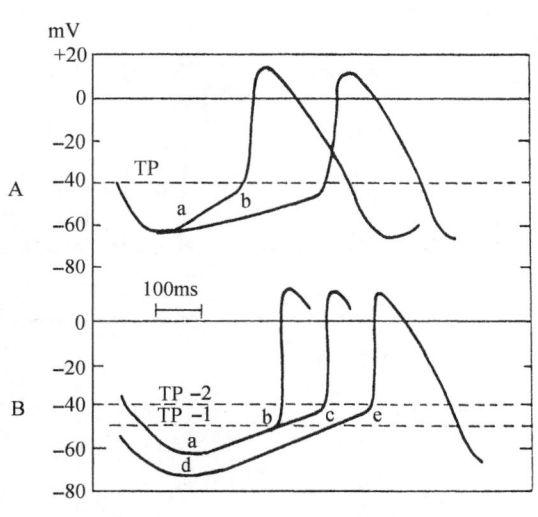

图 2-28 自律性决定因素
A. 起搏电位斜率由 a 减小到 b 时，自律性降低；B. 最大复极电位水平由 a 达到 d，或阈电位由 TP-1 升到 TP-2 时，自律性均降低，TP：阈电位

（1）4 相自动除极速度：4 相自动除极化速度增快，则从舒张期电位达到阈电位水平产生动作电位时间愈短，自律性愈高；4 相自动除极化速度减慢，则自律性降低。除极化速度直接与细胞对离子的通透性有关，取决于净内向电流增长速度，即取决于膜内净正电荷增长速度。例如：儿茶酚胺作用于心肌细胞膜上的 β-肾上腺素能受体，激活腺苷酸环化酶形成细胞内第二信使环磷酸腺苷（cAMP）：在浦肯野纤维等快反应细胞，cAMP 使慢钾通道失活，钾外流减慢，I_f 增加，4 相除极化加速，自律性升高，形成室性快速异位节律；在窦房结等慢反应自律组织，cAMP 激活膜的慢通道促进钙内流，使 4 相自动除极加速，自律性升高，可形成窦性心动过速。因此交感神经兴奋或儿茶酚胺升高能提高正常起搏点和异位起搏点的自律性，导致心律失常。

（2）最大舒张电位水平（最大复极电位）：起搏细胞的舒张电位是不稳定的，以舒张开始时的负性电位最大，称为最大舒张电位。以后伴随自动除极化，其电位逐渐趋向正性水平而负值减少。最大舒张电位减小，则和阈电位的差距减小，4 相除极化达阈电位而发生兴奋的时间缩短，自律性升高；反之，自律性降低。最大舒张电位的大小，主要与舒张期细胞膜内外 K^+ 浓度差和膜的通透性有关。当细胞膜对钾离子的通透性增加时，K^+ 由膜内外流增加，使膜内电位趋向更负的水平，最大舒张电位增大，自律性因之降低；反之则自律性增高。例如迷走神经兴奋时，乙酰胆碱作用于心肌细胞膜胆碱能受体，使细胞膜对 K^+ 的通透性升高，钾外流加速，最大舒张电位增大而自律性降低。

（3）阈电位水平：阈电位下移，则从最大舒张电位达阈电位的距离缩小，引起自动兴奋所需的时间缩短，自律性升高；反之，阈电位上移则可使自律性降低。某些抗心律失常药物如奎尼丁、钾盐等在足够浓度时，可使阈电位上移，从而减慢起搏细胞发放兴奋的频率。

4. 心肌异常节律性活动　在正常情况下，心脏的节律活动如上所述；但在特殊情况下，心肌细胞可产生异常节律活动，从而成为异位心律的基础。心脏特殊传导组织在部分去极化（如损伤、低钾）时极易产生自发活动，其发放频率大于正常的自身节律，因此有可能成为异位节律灶（如并行心律）。近年来研究最多的是触发活动，触发活动是由正常动作电位形成的一种后电位，包括迟后去极化和早后去极化。

（1）迟后去极化：迟后去极化（delayed after depolarization；DAD）是在动作电位复极后接着又出现一个局部去极化电位，当这个电位达到一定阈值时就可引起可传播的动作电位，这后一个动作电位即属于触发性活动。这种触发活动可以是单发，也可多发成串（图2-29），它们可以传播，因而可形成过早搏动或心动过速。迟后去极化的离子基础是细胞内 Ca^{2+} 增高所引起的短暂内向电流（I_{Ti}）。细胞内 Ca^{2+} 增高可促进肌质网 Ca^{2+} 释放，但在细胞内 Ca^{2+} 异常增高时，肌质网就可能产生振荡性释放 Ca^{2+}，使细胞内 Ca^{2+} 阵发性增高，每一次释放高峰均引起 I_{Ti}，从而使细胞产生迟后去极化。所有增高细胞内 Ca^{2+} 的因素均可诱发这种后除极的发生，其中强心甙、低钾是最常见的因素。另外，快速刺激不仅不阻滞迟后去极化发生，反而促进之原因在于快速刺激引起细胞内 Na^+ 升高，Na^+-Ca^{2+} 交换增加，继而细胞内 Ca^{2+} 升高，导致 I_{Ti}。

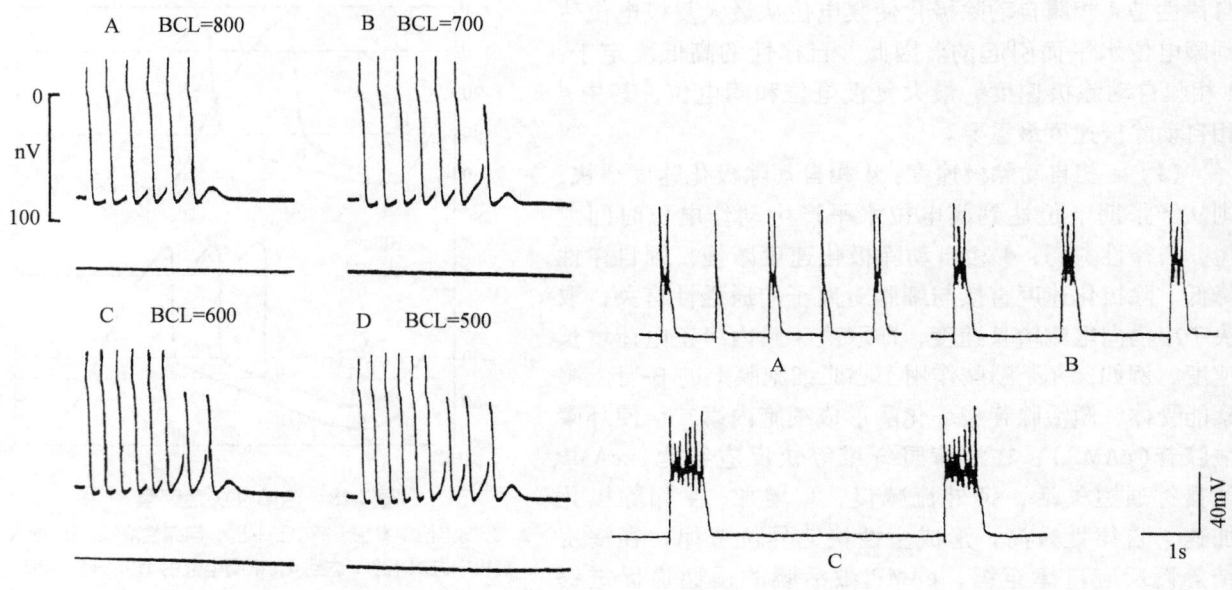

图2-29　在洋地黄处理下，迟后去极化的产生
与驱动周长的关系

BCL：驱动周长，驱动周长增长时只产生局部
去极化，周长缩短时可引起传播的动作电位

图2-30　小鼠心房肌早后去极化的发生与
驱动周长的关系

在3.0mmol/L K$^+$灌流下，驱动周长延长时早后去极化明显增强
A. 周长为1.0s；B. 周长为2.0s；C. 周长为0.5s

（2）早后去极化：早后去极化（early after depolarization；EAD）是动作电位未完全复极前发生的后电位，它可以形成一个新平台，比正常动作电位的2相更负。在这个平台上可出现局部反应并在此基础上产生可传播的发放，称之为触发发放（图2-30）。它易在缓慢刺激频率下发生，因而称为心动过缓依赖性或周长依赖性。目前认为，其发生的离子流基础是在 K$^+$ 通道（I_{k1} 及 I_K）抑制的基础上，任何平台期内向电流的增强均可导致早后去极化的发生。目前研究表明，临床上引起长 QT 间期综合征和奎尼丁晕厥的尖端扭转室速的发生机制与早后去极化有关。

（三）心肌的传导性和心脏内兴奋的传导

传导性是指兴奋或动作电位能沿细胞膜不断向远处扩布的特性。心肌在功能上是一个合胞体，心肌细胞膜的任何部位产生的兴奋不但可以沿整个细胞膜传播，而且可以通过细胞间传递，从而引起整块心肌的兴奋和收缩。动作电位沿细胞膜传导的速度可作为衡量传导性的指标。

1. 兴奋在心肌细胞间的传递

目前的研究发现兴奋或动作电位从一个心肌细胞传到另一个细胞是通过缝隙连接实现的。缝隙连接（gap junction；GJ）集中于心肌细胞闰盘的缝隙连接斑中，是沟通两个细胞的亲水通道。GJ 通道由特殊蛋白质构成，称为 GJ 通道蛋白，成人心脏中 GJ 分布是不一致的，各心肌组织中 GJ 通道种类数量及空间分布是心肌传导性的重要决定因素，正是由于兴奋能够通过 GJ 在心肌细胞间迅速传递，使一个心肌细胞的电位改变影响其相邻细胞发生相应的电位变化，即心肌细胞的电偶联（electrical coupling）。

2. 兴奋在心脏内的传播

哺乳动物心脏的兴奋源于窦房结，窦房结细胞的自律性活动由结周纤维传向心房。再由结间束将兴奋传至左右心房，下传到房室结。房室结由慢反应纤维所组成，传导速度缓慢，兴奋在此延搁一段时间，称为房-室延搁。兴奋通过房室结后即进入希氏束、左右束支和浦肯野纤维组成的心室内传导系统，最终到达心室肌。兴奋在心脏各部分的传导速度差异很大，窦房结与房室结传导速度最慢，心房肌与心室肌较快，而最快的是浦肯野纤维及结间束。但对同一种细胞，当某些条件改变时，传导速度也会发生改变。

3. 决定传导性的因素

心肌细胞的传导性取决于心肌细胞的结构因素和电生理特性，其中结构因素是决定传导性的固定因素，而心肌细胞的电生理特性是决定和影响传导性的主要因素。

（1）膜反应性（0 相除极化速度）：膜反应性是指心肌细胞膜对刺激的反应能力，即膜对 Na⁺通透性提高的能力，主要表现为 0 相除极化的幅度和速度。0 相除极化是刺激引起静息状态的膜除极化并发生兴奋，并将兴奋扩布传导的能力。0 相除极化速度越快，使静息部位发生除极化的时间就越短，兴奋传导就越快；反之则兴奋传导慢。代表膜反应性的 0 相除极化速度是决定传导性主要因素。

0 相除极速度和膜电位水平及其所形成的钠（钙）离子电导相关。因此膜反应性可以用在一定膜电位水平的 0 相除极化速度表示，称为膜反应曲线（图2-31）。当膜反应性升高时，在一定膜电位水平产生的 0 相除极速度增快，兴奋的传导加速，膜反应曲线左移；反之，膜反应性降低时，兴奋传导减慢，膜反应曲线右移。奎尼丁可使心肌细胞膜对钠的通透性降低，钠离子内流减慢，降低膜反应性，使膜反应曲线右移，传导减慢；而苯妥英钠则增强细胞膜对钠的通透性，钠离子内流加速，膜反应性增加，膜反应曲线左移，传导加速。

（2）膜电位水平：兴奋前的膜电位水平是作为跨膜电梯度，推动钠离子内流和 0 相除极化的重要因素，因此膜电位水平对 0 相除极化的速度和兴奋传导的速度有决定性影响。膜电位增大，跨膜电梯度增大，钠内流速度和 0 相除极化速度加快，兴奋的传导加速，

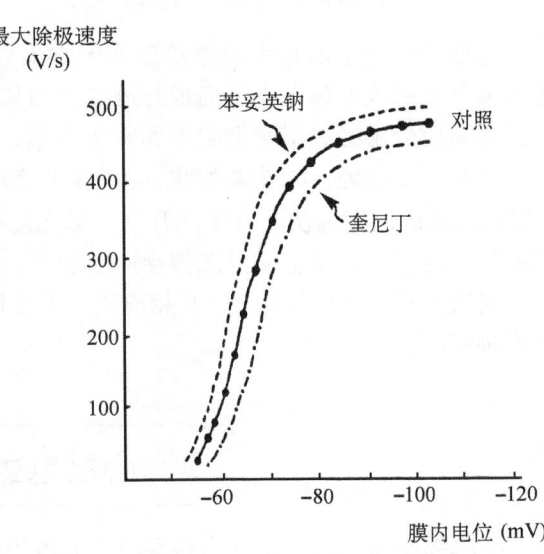

图 2-31 膜反应曲线

传导性升高；反之，膜电位减小则兴奋传导性降低。在心脏传导障碍中，膜电位减小是较为常见的原因。膜电位减少可由于膜的复极化不完全或部分除极化引起。

（3）阈电位水平：阈电位下移（负值增大）使由静息电位达阈电位的差距缩小，导致产生扩布性兴奋

的时间缩短, 传导性增高; 阈电位上移(负值减小)则静息电位达阈电位的差距增大, 其传导性降低。但阈电位变化很少见。

(4) 生理性干扰: 当兴奋传导的前方正处于心肌的有效不应期, 便不会下传而造成传导中断; 若心肌处于相对不应期时, 兴奋虽可继续下传, 但会发生缓慢而不正常的传导。当心脏同时存在两个方向的兴奋波时, 必将在某一部位相遇而发生干扰, 使两个兴奋均不能继续向前传导而发生阻滞。这种延缓传导或传导中断的现象, 是由于兴奋传导的前方处于相对或绝对不应期引起, 称为生理性干扰。干扰的程度取决于激动发放的时间和激动传导的速度。

三、自主神经对心脏电生理的影响

支配心脏的自主神经及其递质能对心脏电生理特性产生明显影响, 其影响主要是通过调节离子通道的开放而实现的。

(一) 迷走神经和乙酰胆碱的作用

迷走神经兴奋性时, 节后纤维释放递质乙酰胆碱, 激动心肌细胞膜上 M 型胆碱能受体, 产生负性变时及负性变传导等效应。迷走神经心肌效应的主要机制是乙酰胆碱能普遍提高 K^+ 通道的开通概率, 促进 K^+ 外流, 对心肌细胞电生理产生以下影响: ①静息状态下 K^+ 外流增加导致静息电位绝对值增大, 进而静息电位与阈电位的差距扩大, 心肌兴奋性下降; ②窦房结细胞复极过程中 K^+ 外流增加导致最大复极电位绝对值增加, 同时使 4 相 I_k 衰减过程减弱, 这两个方面因素均使窦房结细胞自律性降低, 心率减慢; ③复极过程中 K^+ 外流增加导致复极加速, 动作电位时程缩短, 有效不应期相应缩短; ④左侧迷走神经兴奋时, 乙酰胆碱抑制 Ca^{2+} 通道, Ca^{2+} 内流减少, 房室交界区的慢反应细胞动作电位幅度变小, 兴奋传导速度减慢。

(二) 心交感神经和儿茶酚胺的作用

心交感神经末梢释放的递质是去甲肾上腺素, 它与心肌细胞膜上的 β 型肾上腺素能受体相结合, 通过某种机制改变膜上离子通道开放概率和其他亚细胞结构的功能, 产生正性变时和正性变传导效应。肾上腺髓质分泌的去甲肾上腺素和肾上腺素, 以及外源性 β 受体激动剂也有类似作用。其具体作用和作用机制可归纳为: ①儿茶酚胺(去甲肾上腺素、肾上腺素)能增加自律细胞 4 相的跨膜内向电流 I_f, 使 4 相自动除极速度加快, 自律性升高; ②在慢反应细胞由于 0 相 Ca^{2+} 内流加强加速, 其动作电位上升速率和幅度均增加, 房室交界区传导速度加快; ③儿茶酚胺能使复极相 K^+ 外流增加, 从而使复极过程加速, 复极缩短, 不应期缩短, 0 相离子通道复活加快, 窦房结兴奋发放频率增加, 心率亦增快, 与①作用相协调。

心脏电生理和跨膜离子流

心肌细胞膜上的离子通道是形成心肌电生理特性的细胞学基础, 相关的研究不仅继承了 70 年代中期以前的心肌单细胞细胞电生理研究的方法和结果, 而且在 80 年代膜片钳技术的开发和完善后, 又有了一次大的飞跃, 使这一领域的研究深入到分子水平。目前已发现了几十种离子通道, 其中成功克隆的离子通道已有十余种, 尤其是对遗传性长 QT 综合征的突破性研究进展, 将有助于心脏科医生及心电生理学者进一步理解离子通道、心肌细胞跨膜离子流、心肌细胞电生理及心律失常的分子机制。本部分主要介绍已经研究成熟的心肌单离子通道及跨膜离子流, 包括除极化的内向电流和复极化的外向电流。

一、内向离子流

（一）钠通道和钠电流

心肌细胞 Na^+ 通道 1983 年由 Cachelin 首次报道，其主要功能是产生足够大的内向电流，使自身和与其相邻心肌细胞去极化并达 Na^+ 通道开放的阈电位，保证心脏兴奋的迅速传播。Na^+ 通道在动作电位 0 相呈激活开放状态，其激活的阈电压为 $-65 \sim -50mV$，$0mV$ 左右时 Na^+ 通道的激活达最大值，于动作电位 0 相末失活，在复极 4 相呈关闭状态，其激活和失活呈电压和时间依赖性。河豚毒可选择性阻断 Na^+ 通道。Na^+ 通道是 I 类抗心律失常药物作用的靶通道，而且药物具有使用依赖性及电压依赖性，其作用强度取决于心率快慢、静息电位水平及不同状态钠通道的亲和力。不少药物或毒物具有 Na^+ 通道激活作用，如乌头碱、蛙皮素等，这些物质均能引起严重的致命性心律失常。

心房、心室和浦肯野纤维的激动传布有赖于 I_{Na} 产生的动作电位，在窦房结和房室结细胞中一般无此电流。I_{Na} 是心肌细胞快反应 0 相离子流（图 2-32），幅度大，持续时间极其短暂，由心肌细胞除极达 $-70mV$ 并使 Na^+ 通道开放，选择性通过 Na^+，形成快速内向 Na^+ 流，$1 \sim 2ms$ 后 Na^+ 通道迅速灭活。近年来发现，心肌细胞上存在一定数量失活缓慢的 Na^+ 通道，也有极少部分 I_{Na} 不发生灭活。I_{Na} 的慢灭活和不能灭活的两组分是动作电位 2，3 相内向电流的主要来源，与抗心律失常药物作用相关。

心脏 I_{Na} 对内外环境的变化十分敏感，缺血、pH 值降低和 Ca^{2+} 增加都可减少 I_{Na}，结果导致 0 位相上升速度降低而传导减慢，促进折返的发生。

$I_{Na\alpha-\beta}$ 为背景钠流，是由乙酰胆碱类物质（carbachol）引起的一种由 Na^+ 介导的内向背景电流。河豚毒（TTX）不能阻断，可由阿托品阻断。

（二）钙通道和钙电流

心肌细胞至少有 4 种钙通道，二种分布于细胞膜上，分别为 L 型钙通道和 T 型钙通道，另外二种是分布在细胞内肌浆网膜上 Ca^{2+} 释放通道和肌醇三磷酸受体（IP_3R）。

1. L 型钙通道和 L 型钙电流（I_{Ca-L}）

L 型钙通道是产生 L 型 Ca^{2+} 流的通道，其激活的电压为 $-30mV$，其激活和灭活的时间常数均较大，灭活的电压依赖性较小。L 型 Ca^{2+} 通道对各类有机的钙拮抗剂如地尔硫䓬（Diltiazem）、维拉帕米（Verapamil）和硝苯地平（Nifedipine）等作用比较敏感。我国学者从中药中也找到了不少 Ca^{2+} 通道阻断剂。

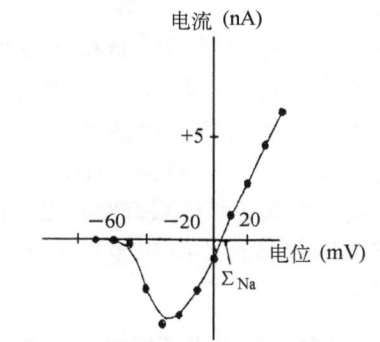

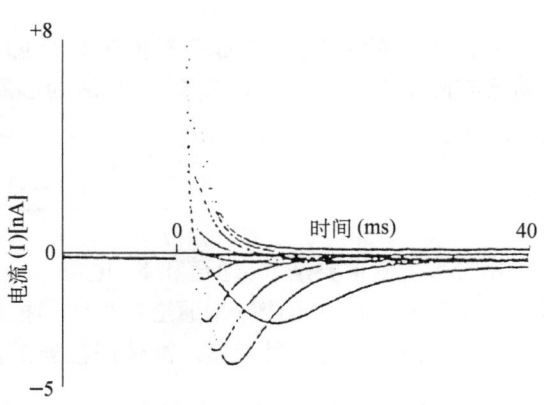

图 2-32　心室肌细胞钠电流（I_{Na}）

标本：猫心室肌细胞；记录模式与条件：全细胞记录．$[Na^+]i = 10mmol/L$；$[Na^-]_0 = 15mmol/1:14℃$ 维持电位：$-120mV$；箝位检测脉冲：$0.2Hz.100ms$；逆转电位：$3mV$；阈电位：$-60mV$；电流峰值时的膜电位：$-30mV$

I_{Ca-L} 又称缓慢内向电流(图2-33),是窦房结和房室结细胞0相除极的重要电流,并对维持正常心肌兴奋性起重要作用。对于工作细胞及浦肯野细胞等快反应细胞,I_{Ca-L}是动作电位平台期的主要内向电流。I_{Ca-L}增加可延长动作电位时程(APD)并提高平台期电位水平,具有潜在的致心律失常作用。

2. T型 Ca^{2+} 通道和T型钙电流(I_{Ca-T})

T型 Ca^{2+} 通道主要分布于窦房结、房室结起搏细胞,形成T型钙流,通道活性是电压依赖性,激活电压介于 I_{Na} 和 I_{Ca-L} 之间,是无机钙阻断剂作用的靶通道。I_{Ca-T}是窦房结、房室结和浦肯野细胞的4相除极电流,心室肌细胞中无 I_{Ca-T}。

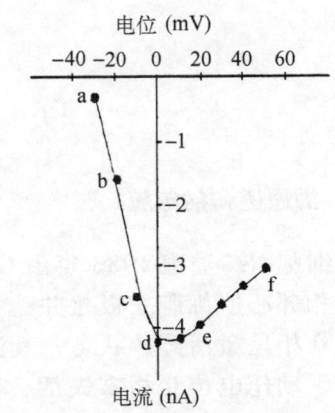

(三) 起搏通道和起搏电流

起搏电流 I_f,分布于窦房结、房室结和浦肯野纤维,是上述细胞超极化激活的非特异性阳离子通道内向电流,载流离子是 Na^+ 和 K^+。I_f 参与自发活动的形成,是浦肯野快反应细胞起搏活动的主要离子流,而在窦房结等慢反应自律细胞活动中,其起搏作用不如 I_k 衰减。β肾上腺素能受体兴奋使其电压依赖性激活向负性减低的方向偏移;乙酰胆碱可抑制其活动,其激活可被铯阻滞。

(四) 非特异性阳离子通道内向电流(I_{Ns})

由钙激活的钠流,有助于产生延迟后除极电位,目前已有两个实验室报道通过 Ca^{2+} 激活的心肌细胞阳离子通道。

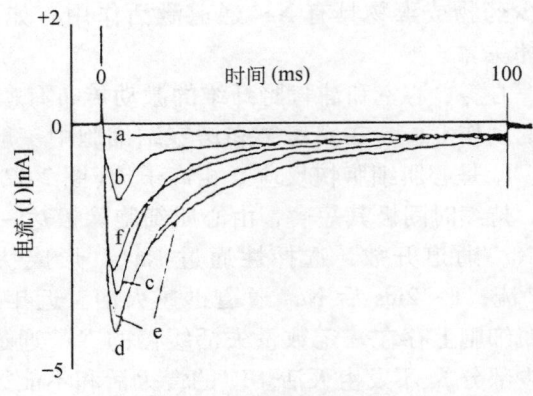

图2-33 心肌细胞钙电流(I_{Ca})

标本:猫心室肌细胞;记录模式与条件:全细胞记录;Ca^{2+}(0.5mmol/L);敏感电流代表 I_{Ca},37℃;维持电位:-40mV;检测脉冲0.2Hz,100ms

二、外向离子流

外向离子流主要是 K^+ 通道和 K^+ 电流。钾通道电流的类型比较繁多,是各类通道中最复杂的一种,通常分为两大类:电压依赖型通道和配体门控通道。电压依赖型钾通道又分为内向整流、延迟整流和瞬时外向整流钾通道等三种亚型。配体门控通道包括:乙酰胆碱敏感 K^+ 通道,ATP 敏感 K^+ 通道等。

(一) 电压依赖型钾通道和钾电流

1. 背景内向整流 K^+ 电流(I_{k1})通道和 I_{k1}(图2-34):心房肌、心室肌细胞分布有高密度的 I_{k1} 通道。其主要功能是稳定细胞膜电位,是决定快反应细胞静息电位的离子流,在复极2相和3相起作用。由于 I_{k1} 的内向整流作用,动作电位平台期可减少 K^+ 外流,从而减少复极4相 Na^+-K^+ 泵的能量消耗;而当膜电位逐渐复极化时 I_{k1} 逐渐增强,形成3相复极的主要电流,加快动作电位复极速度,I_{k1} 受细胞内 Mg^{2+}-ATP 和能量代谢状态的调节。

2. 延迟整流 K^+ 电流(I_k)通道和 I_k I_k 为延迟整流 K^+ 电流具有电压依赖性,在动作电位的平台期通道开始开放,在到达静息电位后通道关闭,是构成复极的主要电流,对调节动作电位时程起着非常重要

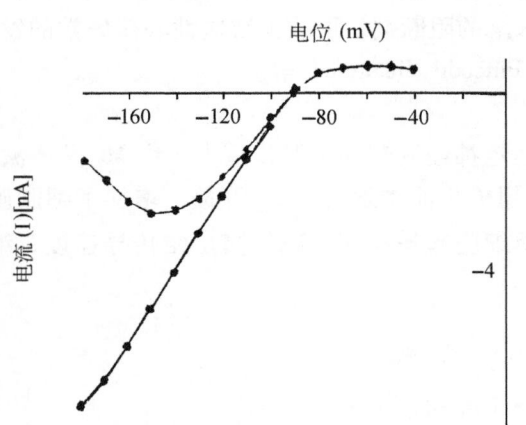
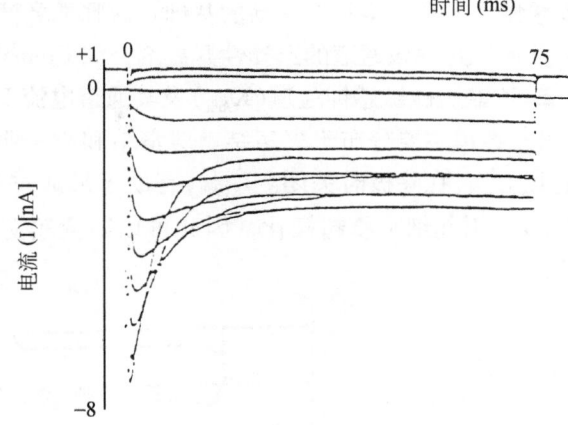

图 2-34 心肌细胞内向钾电流(I_{K1})

标本：猫心室肌细胞；记录模式：全细胞记录；维持电位：$-40mV$；箝位电位：$-50 \sim -180mV$；从 $-120mV$ 可见灭活

的作用。它包括缓慢激活的延迟整流钾电流（I_{Ks}）、快速激活的延迟整流钾电流（I_{Kr}）和超速激活的延迟整流钾电流（I_{Kur}）三种成分。

I_{Ks} 在动作电位平台期缓慢激活，且在膜电位去极化状态通常不失活，是平台期复极的主要电流之一。该通道受肾上腺素能 β 受体的调节，通过激活 PCA 增加 I_{Ks} 幅度，抵消同时激活的 I_{Ca-L}，维持动作电位平台期。

I_{Kr} 较 I_{Ks} 的激活速度快，有内向整流作用，是动作电位快速复极的重要电流。I_{Kr} 通道的电导与细胞外钾浓度（$[K]_o$）相关，$[K^+]_o$ 升高，I_{Kr} 增大；$[K^+]_o$ 降低，I_{Kr} 减小。I_{Kr} 是 Ⅲ 类抗心律失常药物作用的靶通道，药物通过阻断 I_{Kr}，延长 APD。同时伴 $[K^+]_o$ 降低，则可使 APD 异常延长而产生致心律失常的副作用。

3. 瞬时外向钾电流（I_{to}）通道和 I_{to} I_{to} 通道主要分布心房肌和心室肌，I_{to} 是心肌细胞除极到顶峰时的瞬间外向钾流，形成动作电位 1 相的切迹，然后很快灭活。I_{to} 有二个组分，第一组分可被氨基吡啶类药物阻断（图 2-35）；第二组分对胞内 Ca^{2+} 十分敏感。已证明肥厚的右心室肌细胞 I_{to} 增加并且产生 I_{to} 细胞的比例增加。

（二）配体门控型钾通道和钾电流

1. ATP 敏感钾通道（K_{ATP}）及其通道电位 $I_{k(ATP)}$

正常的心肌组织 K_{ATP} 是关闭的。发生心肌缺血时，细胞内 ATP/ADP 比值下降，释放出腺苷和其他一些因子，引起 K_{ATP} 通道开放，使动作电位平台期大量 K^+ 外流，膜电位复极加快，Ca^{2+} 通道失活，APD 缩短，细胞兴奋性下降，降低了心肌收缩力和心肌能量的消耗。但在持续心肌缺血时，

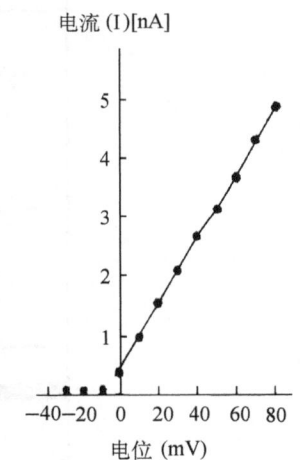

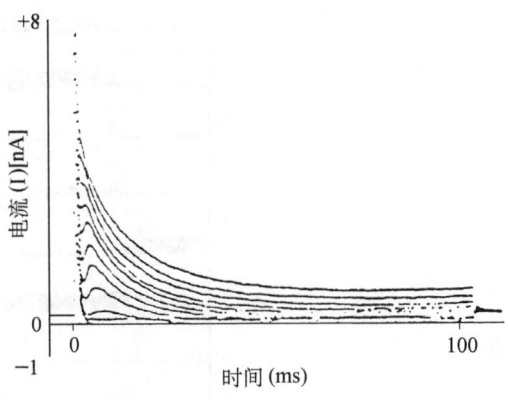

图 2-35 心室肌细胞瞬时外向电流（I_{to}）

标本：猫心室肌细胞；记录模式与条件：全细胞记录；$[K^+]_o = 5.4mmol/L$；$37^\circ C$；维持电位：$-40mV$；箝位检测脉冲：$0.2Hz$，$100ms$，分级箝位：$10mV$

K_{ATP}通道开放增加细胞外 K^+ 蓄积，细胞膜部分去极化，使快反应细胞转变成慢反应细胞，兴奋的传导速度减慢，又是产生折返激动的基础。硫脲类降糖药是 K_{ATP} 的阻断剂，可减少缺血性心律失常的发生。目前发现好几种该通道的选择性开放剂，如 Cromakalin、Pincedil Victorcucli 等。

2. 乙酰胆碱敏感钾通道（K_{Ach}）及其通道电流 $I_{k(Ach)}$

K_{Ach} 通道主要分布于窦房结、房室结和心房肌，是迷走神经调节的主要作用点。由 M_2 受体激活，产生 $I_{K(Ach)}$，在除极时关闭。$I_{K(Ach)}$ 有助于形成过激化、超极化而诱发 I_f。K_{Ach} 开放，增加了细胞膜的 K^+ 电导，引起细胞膜超极化，因此可以减慢窦房结起搏细胞起搏频率，减慢窦房结传导速度，缩短 APD。

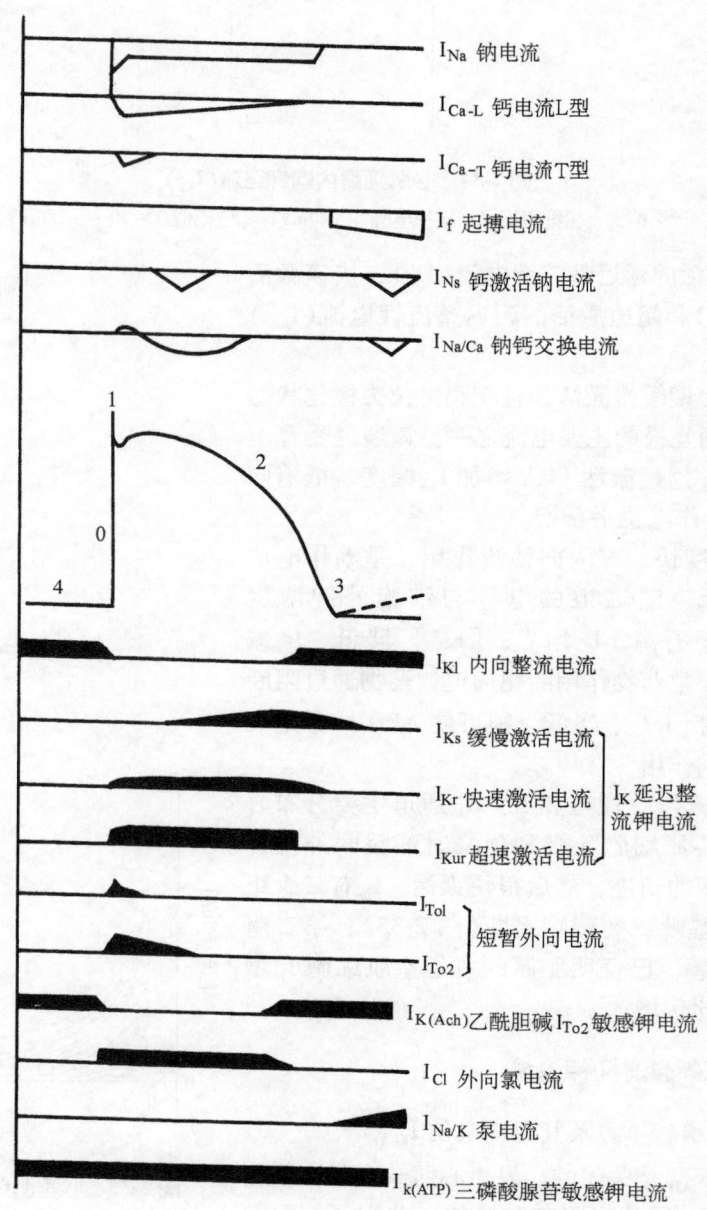

图 2-36 心房、心室和浦肯野细胞跨膜离子电流示意图

图中为动作电位曲线，标示了 0、1、2、3、4 位相，此曲线以上各行
为内向离子流（白色）、其下各行为外向离子流（黑色）的出没时间

3．$I_{k(Ado)}$：为腺苷经嘌呤受体（A_1）激活的一种钾流，它的作用与 $I_{k(Ach)}$ 相似。

4．I_{Cl} 为氯流，近年来发现心肌细胞膜上存在着 Cl 通道。β 受体激活或细胞内 cAMP 能加强它的活性，有助于复极，使动作电位时程缩短。

5．$I_{k(Ca)}$ 为钙激活钾电流，需在细胞内 Ca^{2+} 升高时才能激活。

随着研究工作的进展，新的离子通道和离子流还在不断地被发现。由图 2-36 和图 2-37 可见，心肌细胞电生理特性有赖于不同通道的离子流，通道的活性还受到受体的调整。在病理状态下，通道特性和受体功能受到影响，由此改变了细胞跨膜离子流，影响心肌的自律性、传导性和兴奋性，从而产生折返激动，异常自律性或触发活动，形成各种心律失常。

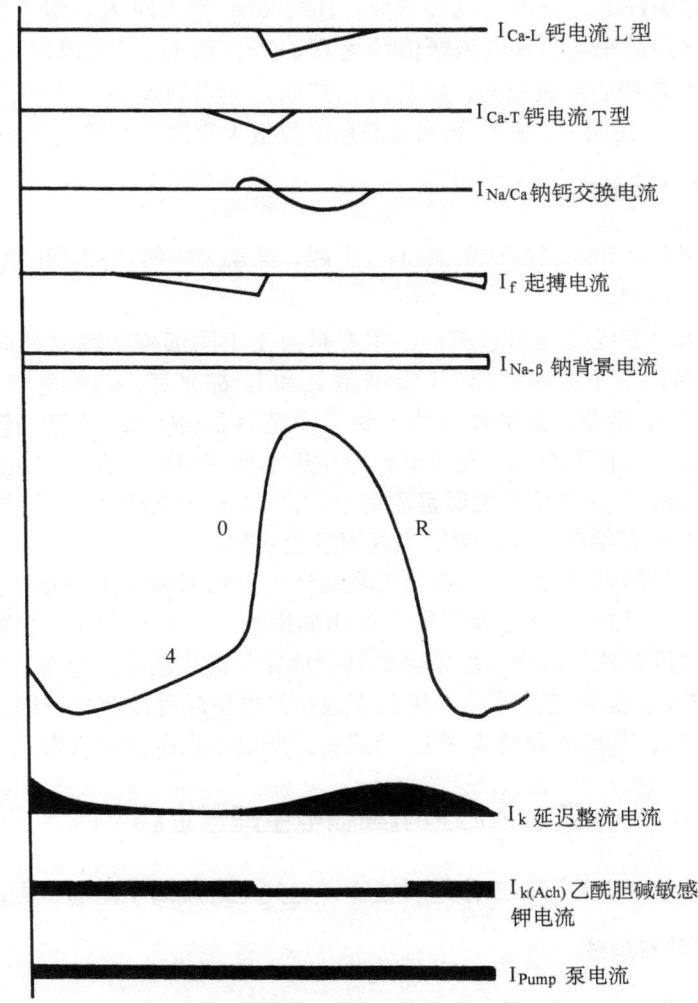

I_{Ca-L} 钙电流 L 型

I_{Ca-T} 钙电流 T 型

$I_{Na/Ca}$ 钠钙交换电流

I_f 起搏电流

$I_{Na-\beta}$ 钠背景电流

I_k 延迟整流电流

$I_{k(Ach)}$ 乙酰胆碱敏感钾电流

I_{Pump} 泵电流

图 2-37　窦房结细胞的跨膜离子电流示意图

图当中为动作电位曲线，标示了 0、R、4 位相，其中 R 代表复极的
1、2、3 位相，曲线以上和以下的出没时间的表示如图 2-36

人心肌细胞电生理学进展

80 年代以来，随着膜片钳技术的广泛应用，哺乳动物心肌细胞电生理学研究迅猛发展，对离子通

道及跨膜离子流的理解更加深入。由于膜离子通道及离子流存在着动物种属、年龄及心脏不同区域的差异，促使心脏科医师及心电生理学家重视对人心肌细胞电生理学的研究，目前取得了很大进展。

一、人心房肌细胞电生理学进展

（一）人心房肌细胞静息电位

人心房肌细胞除了存在内向整流钾（I_{k1}）通道外，还存在乙酰胆碱敏感钾通道（I_K（Ach））。后者在没有外源性乙酰胆碱（Ach）条件下，呈现自发性开放。Heidbuhel 等人对人心房肌细胞的研究表明在没有 Ach 存在的条件下，I_{k1} 通道的平均膜片电流幅值约为 0.21Pa，而 $I_{K(Ach)}$ 通道仅为 0.001Pa，说明人心房肌细胞静息电位的发生原理和心室肌相同，主要由 I_{k1} 产生。但当加入 Ach 达 10^{-5}mol/L 时，I_{k-Ach} 的平均电流幅值增加到 0.42Pa，这说明人心房肌细胞的静息电位很大程度上受迷走神经及其递质调控。

（二）人心房肌细胞动作电位

人心房肌细胞动作电位 0 相除极由快钠流（I_{Na}）引起，其动力学特征和其他哺乳动物心房肌 I_{Na} 相似，I_{Na} 通道能被河豚毒（TTX）所阻断。

人心房肌细胞动作电位复极过程形态不一，主要是由于不同细胞的瞬时外向钾流（I_{to}）和延迟整流钾流（I_k）两者的幅值相对比值不同而引起。1 型细胞 I_{to} 和 I_K 都显著，动作电位复极的 1 相、2 相都显著；2 型细胞 I_{to} 不显著而 I_K 显著，其动作电位 1 相不明显而 2 相明显；3 型细胞 I_{to} 显著而 I_K 不显著，动作电位表现为 1 相明显而平台不明显，整个动作电位形态似三角形，人心房肌细胞还存在其它心室肌细胞不具有的持续外向电流（I_{SO}）和超速延迟整流钾流（I_{Kur}），这可能是心房肌动作电位时程短的原因。人心房肌细胞钾流如 I_{to} 存在着年龄差异，也因疾病而发生变化。

人心房肌细胞不存在 T 型钙通道。L 型钙通道在动作电位的形成中十分重要。人心房肌细胞 I_{Ca-L} 电流密度和动力学特征和心室肌相似。I_{Ca-L} 受年龄和疾病的影响，人心房肌 I_{Ca-L} 的失活分为钙依赖性和电压依赖性两种成分。在钙依赖性失活中，肌浆网的钙释放在早期失活中更重要。有人发现儿童心房肌细胞 I_{Ca-L} 的失活比成人快两倍，这可能是儿童心房肌细胞动作电位时程较短的原因。心房扩大和心力衰竭时，I_{Ca-L} 电流密度显著降低，其减弱程度大于 I_K 的减弱，所以动作电位平台期水平及幅值降低。

二、人心室肌细胞电生理学进展

对于人心室肌细胞电生理学的研究工作进展较晚，尤其是跨膜离子流的研究，大多从 90 年代开始。

（一）人心室肌细胞静息电位

人正常心室肌静息电位约为 −80mV，由 I_{k1} 产生，人心室肌细胞 I_{k1} 电流比心房肌大 3 倍，失活速率比其慢 2 倍。有报道人心室肌细胞也存在 I_{ca-L}，但其作用在心室肌细胞并不重要。

在低钾条件下（1.35mmol/L），正常人心室肌细胞呈正常的超极化反应，而慢性缺血心室肌细胞呈现反常的除极，并出现结细胞样异常自律活动，这是由于慢性缺血心肌对钾的通透性降低所致。心力衰竭心室肌 I_{k1} 幅值降低，导致静息电位除极和动作电位终末复极延长。

（二）人心室肌细胞动作电位

Anzelevitch 早在 1991 年就提出心室肌不同区域心肌细胞电生理特性不同，称之为异质性（heterogeneity）。最近发现，即使同种属人类的心内膜下心室肌细胞动作电位形态也不尽相同。在他的 17 个细胞中，动作电位大致分为三型。A 型(9/17 例)1 相不显著而 2 相显著；B 型(6/17 例)1 相显著而 2 相不显著；C 型(2/17 例)1 相 2 相都显著，呈曲型的细胞动作电位图形。

人心室肌细胞动作电位 0 相除极由 I_{Na} 内流引起，其通道密度、动力学特征与心房肌及其他哺乳类动物心室肌相似。

人心室肌细胞 I_{Ca-L} 的电流密度、电流电压曲线等特征和心房肌以及其他哺乳类心室肌细胞很相似，但人心室肌细胞 I_{Ca-L} 的复活率较其他动物为慢。所以心动过速时，心排血量的减少不仅由于心室充盈不足，也由于 I_{Ca-L} 内流减少所致。目前，在人的心室肌细胞尚未记录到 T 型钙流。

人心室肌细胞 I_{to} 研究得较多，人心室肌存在很大的对 4-氨基吡啶敏感的 I_{to}，其最大幅值远大于 I_{Ca-L}，且其复活速率远快于其他动物。I_{to} 易于受心力衰竭及心肌病变的影响。

目前认为，在人心室肌细胞存在 I_{Kr} 和 I_{Ks} 两种 I_K 成分。

总之，人心肌细胞膜离子通道及离子流的活动有其特有的规律，而且在病理状态下它们可以发生很大变化。因此，不能把动物实验结果直接延伸应用到人类，也不能用生理实验条件下的结果来解释病理状态下的表现。

抗心律失常药物和心肌跨膜离子流

近年来，对于遗传性长 QT 综合征的研究结果使我们对心肌细胞膜离子通道的结构、调控、通道的功能、通道异常对跨膜离子流的影响有了进一步的理解，对心律失常机制的研究逐渐趋向于从通道异常来阐明。心律失常发生的基础是跨膜离子流的改变，纠正和改变膜电流也就能纠正心律失常，因而心肌细胞膜通道或受体成为抗心律失常药物的作用靶点。临床应用的 Na^+ 通道阻滞剂、β 受体阻断剂、K^+ 通道阻滞剂、Ca^{2+} 通道阻滞剂在阻断 Na^+、K^+、Ca^{2+} 通道及 β 受体抗心律失常的同时，会因对上述通道和受体的非特异性作用而产生致心律失常的副作用，临床的许多大规模临床试验也显示目前尚无理想的抗快速心律失常药物。本节主要从心肌跨膜离子流的角度讨论抗心律失常药物的作用及对这些药物的进一步认识。

一、治疗快速心律失常药物的分类及其对跨膜离子流和动作电位的影响

(一) 治疗快速心律失常药物分类

治疗快速心律失常药物种类繁多，有过多种分类方法。1971 年由 Vanghan Willitums 提出，1979 年经 Harrion 等修改的分类法，主要根据药物作用的电生理特点来分类，是目前临床普遍应用的一种。此分类将抗快速心律失常药物分为四类、六种。Ⅰ 类为钠通道阻断剂，分为 Ia、Ib、Ic 三种，Ⅱ 类为 β 受体阻断剂，Ⅲ 类为钾通道阻断剂，Ⅳ 类为钙通道阻滞剂，这些药物都以膜通道或受体作为其作用的靶点，通过调节心肌细胞膜的跨膜离子流而发挥作用。

(二) Ⅰ 类抗心律失常药物的电生理学作用

1. Ia 类抗心律失常药物

Ia 类抗心律失常药物抑制动作电位 0 相的快 Na^+ 通道，抑制 I_{Na}，使动作电位 0 相上升速率(Vmax)和幅度降低；并可以减慢传导，使单向阻滞变为双向阻滞；延长浦肯野纤维的传导和复极时间以及动作电位时程；并可延长希氏束和浦肯野纤维的绝对和相对不应期从而延长有效不应期，且在正常心肌其延长有效不应期的作用较延长动作电位时程明显。作用特点是使用依赖性和电压依赖性，因此在缺血性心

肌可明显抑制 0 相除极速率和传导速度，抑制折返激动并使折返激动终止于缺血区。

I_a 类抗心律失常药物有：奎尼丁（Quinidine），普鲁卡因胺（Procaine Amide），丙吡胺（Disopyramide），安他唑啉（Antazdine），吡美诺（Pirmenal），常咯啉（Pyrozoline），阿义吗林（Ajmaline）等。

2. I_b 类抗心律失常药物

I_b 类抗心律失常药物有抑制快 Na^+ 通道和加快 K^+ 通道的作用，后者的作用更强。由于抑制 I_{Na}，具有轻度减低动作电位 0 相除极速率和幅度，延缓传导的作用。另一方面，增加 I_K 使动作电位 2 相和 3 相缩短，从而缩短了动作电位时间，改善单向阻滞。Ib 类药物缩短有效不应期的作用较缩短动作电位小，故有效不应期相对延长。Ib 类药物可缩短 QT 间期而可应用于长 QT 间期造成的室性心律失常。

I_b 类抗心律失常药物有：利多卡因（Lidocaine），苯妥英（Phenytoin），美西律（Mexiletine），妥卡尼（Tocainide），乙吗噻嗪（Ethmozin），安搏律定（Aprindine）等。

3. Ic 类抗心律失常药物

Ic 类抗心律失常药物具有抑制快 Na^+ 通道而抑制 I_{Na} 的作用，因而降低 0 相除极速率和幅度减慢结导，并延长心室肌有效不应期。此外尚有抑制异常或增高的自律性作用。

I_c 类抗心律失常药物有：恩卡尼（Encainide），氟卡尼（Flecainide），洛卡尼（Locrainide），普罗帕酮（Propafenone），西苯唑啉（Cibenzoline）等。

（三）Ⅱ类抗心律失常药物电生理学作用

Ⅱ类抗心律失常药物为 β-受体阻滞剂，但有的Ⅱ类药物兼是Ⅱ类或Ⅲ类抗心律失常作用。β 受体阻断剂通过阻断交感神经和儿茶酚胺作用发挥效应。通过阻断 K^+ 通道，减弱自律细胞 4 相 I_f 而降低自律性；β-阻断剂抑制 Ca^{2+} 通道，降低 Ca^{2+} 超载，减少后除极的发生；大剂量的 β-阻滞剂可以抑制 I_{Na} 而具有 Ia 类药物作用；另外可使慢反应细胞 0 相 Ca^{2+} 内流减弱而减慢传导。

Ⅱ类抗心律失常药物有：普萘洛尔（Propranolol），引哚洛尔（Pindolol），阿替洛尔（Atenolol），美托洛尔（Metoprolol），倍他洛尔（Betaxolol），醋丁洛尔（Acebutolol），艾司洛尔（Esmolol），氟司洛尔（Flestolol）等。

（四）Ⅲ类抗心律失常药物电生理学作用

Ⅲ类抗心律失常药物的主要作用部位是抑制 I_k，延迟复极时间而延长动作电位时程和不应期。可能还具有一定的 I_{Ca} 阻滞作用；Ⅲ类抗心律失常药物还可抑制 I_{Na}，但其作用不明显，通常不影响动作电位的除极。有的如索他洛尔（Sotalol）同时具有 β 受体阻滞作用。

Ⅲ类抗心律失常药物有：溴苄铵（Bretylium），胺碘酮（Amiodarone），索他洛尔（Sotalol），倍他尼定（Bethanidine）。

（五）Ⅳ类抗心律失常药物电生理学作用

Ⅳ类抗心律失常药物为钙道阻滞剂，阻滞 I_{Ca-L} 慢向内流，因慢 I_{Ca-L} 通道即 L 型 Ca^{2+} 通道参与的动作电位过程见于慢反应细胞，对 L 型 Ca^{2+} 通道的抑制，可降低 I_{Ca-L} 而抑制传导，另外，对 T 型 Ca 通道抑制可降低慢反应自律细胞的自律性，并减少后除极触发活动。

Ⅳ类抗心律失常药物有：维拉帕米（Verapamil），苄普地尔（Bepridil），地尔硫䓬（Diltiazem），普利拉明等。

二、抗心律失常药物的致心律失常副作用及对策

目前虽然上述四类抗快速心律失常药物广泛应用于抗心律失常的治疗，但其最大的副作用是致心律失常作用，尤其对于急性缺血心肌，Na^+ 通道阻断剂，因为不应期延长及传导减慢而易发生折返性快速

心律失常。CAST、IMPACT 等试验证实 I 类抗心律失常药用于心梗患者心律失常的治疗可增加死亡率。另外 K^+ 通道阻断剂，对 I_{kr} 和 I_{ks} 的抑制可使复极时间延长，在心率慢的条件下，由于 QT 间期延长，可通过早期后除极机制发生尖端扭转室速。由于这些抗心律失常药物的 Na^+ 及 K^+ 通道阻断作用可导致新的心律失常，目前尚无理想的抗心律失常药物。心电生理学家正通过各种途径提高抗心律失常药物对心肌细胞膜离子通道的特异性，以减少其致心律失常作用。例如 I_{to} 和 I_{Kur} 在复极尤其是心房肌细胞动作电位的复极过程中起重要作用，阻断 I_{to} 后心室肌动作电位时间的延长或缩短取决于 I_{Ca-L}，因此，对于房性快速心律失常，阻断 I_{to} 抑制复极的同时发生 EAD 的几率将少得多。在人类心房肌细胞中存在 I_{Kur} 而人心室肌细胞无 I_{Kur}，而 I_{Kur} 是复极重要电流，如果以 I_{Kur} 作为药物作用靶点，则可延长心房肌细胞不应期而不影响心室肌细胞动作电位时程。

1991 年，欧洲心脏病学会心律失常工作组提出按心律失常发生机制，通过调节心肌细胞跨膜离子流，选择合适药物加以纠正的治疗方案。认为这样针对性强，效果佳，称为西西里策略（Sicillian Gambit）、其内容予以简化列于表 2-3。表中根据细胞生理来分类快速心律失常，列出纠治这些电生理发病机制的有效措施，通过调节、阻滞或激活各种跨膜离子流可以达到治疗这些电生理机制的目的，最后提出对此可以起作用的药物，据此而选用的药物效果可能会更好。

在 1998 年，西西里策略成员们发表了新的抗心律失常策略的文章，其目的主要是针对抗心律失常药物的致心律失常作用采取新的对策。

表 2-3　根据细胞电生理和离子流调节的抗心律失常药物选择

心律失常类别和机制	有效纠治措施	离子流调节	治疗药物
自律性增高			
窦性心动过速	降低 4 相除极化	阻滞 If, I_{ca}-T	β 受体阻滞剂，钠通道阻滞剂
室性心动过速	增大最大舒张期电位或	激活 Ik, Ik(ACh)	M_2 受体激动剂
房性心动过速	降低 4 相除极化	阻滞 I_{ca}-L, I_{Na}	钙或钠通道阻滞剂
触发活动			
早期后除极化触发活动			
尖端扭转型室性	缩短动作电位时程或抑	激活 Ik	β 受体激动剂，抗迷走神经
心动过速	制早期后除极化	阻滞 I_{ca}-L, I_{Na}	制剂，镁、钙或钠通道阻滞剂，β 受体阻滞剂
延迟后除极化触发活动			
洋地黄类引起的	解除钙超负荷或抑制迟	阻滞 I_{ca}-L	钙通道阻滞剂
快速心律失常	后除极化	阻滞 I_{ca}-L, I_{Na}	钠通道阻滞剂
某些自主神经介导的	同上	同上	β 受体阻滞剂，钠通道阻滞剂，腺苷，钙通道阻滞剂
室性心动过速			
折返机制			
钠通道依赖折返（长兴奋间隙）			
心房扑动 I 型	抑制传导和兴奋性	阻滞 I_{Na}	钠通道阻滞剂（利多卡因、美西律、妥卡尼除外）
WPW 中环行运动性	同上	同上	同上
心动过速			
持续单形性心动过速	同上	同上	钠通道阻滞剂
钠通道依赖折返（短兴奋间隙）			
心房扑动 II 型	延长不应期	阻滞 Ik	钾通道阻滞剂
心房颤动	同上	同上	同上

续表

心律失常类别和机制	有效纠治措施	离子流调节	治疗药物
WPW 中环行运动性心动过速	同上	同上	胺碘酮，索他洛尔
多形和持续单形性室性心动过速	同上	阻滞 I_{Na}	奎尼丁，普鲁卡因
束支折返	同上	同上	同上
心室颤动	同上	阻滞 Ik	溴苄胺
钙通道依赖折返			
房室结折返性心动过速	抑制传导和兴奋性	阻滞 I_{ca}-L	钙通道阻滞剂
WPW 中环行运动性心动过速	同上	同上	同上
维拉帕米敏感的室性心动过速	同上	同上	维拉帕米
其他机制			
反射性	降低兴奋性	阻滞 I_{Na}，I_{ca}-L	钠或钙通道阻滞剂
并行收缩性	降低 4 相除极化	阻滞 I_f	钠通道阻滞剂 β受体阻滞剂

参 考 文 献

1. 张镜如，主编. 生理学. 第4版. 北京：人民卫生出版社，1998，85-144
2. 凌风东，林奇，主编. 心脏临床解剖学. 西安：陕西科学技术出版社，1996，57-87
3. 黄宛，主编. 临床心电图学. 第5版. 北京：人民卫生出版社，1998
4. Davis LM, Rodefeld ME, Green K, et al. Gap junction protein phenotypes of the human heart and conduct system. J Cardiovasc Electrophysiol, 1995, 6(10pt)：813-22
5. 曾玉杰，心肌间隙连接通道及其意义. 心血管病学进展，2000，21(2)：102-104
6. Members of Sicillian Gambit：The searth for drugs novel antiarrhythmic strategies. Jpn Circ J 1998, 62：633-688
7. Nattel S. The molecular and ionic specificity of antiarrhythmic drug actions. J Cardiovasc. Electrophysiol, 1999, 10(2)：272-282
8. 于伟琦，张新中，主编. 新编心电图学. 第2版. 北京：学苑出版社，1998，15-35
9. 徐成斌，王思让，李文彬，主编. 心脏电生理与药理学——基础与临床. 北京：军事医学院出版社，1997，1-88，154-265
10. 李文平，主编. 实用临床心电生理学. 北京：中国医药科技出版社，25-33，309-335
11. 黄大显，主编. 现代心电图学. 北京：人民军医出版社，1998，6-24
12. 杨钧国，李治安，主编. 现代心电图学. 北京：科学出版社，1997，3-22
13. Berne RM, Levy MN. The cardiovascular system. In：Berne RM, Levy MN. Physiology. 3rd ed. Mosby-Year Book, Inc. 1993, 361-438
14. Vick RL. Electrical Activity of the Heart. In：Vick RL. Contemporary Medical Physiology. Addison-Wesleg Publishing Company Inc, 1984

第3章 心电图产生的基本原理

Basic principle of electrocardiogram

黄 永 麟

　　心脏的功能是维持正常的心律，泵出血液。心脏的收缩由心脏的电活动所引发，其电活动可源自于起搏细胞、特殊的传导组织和普通心肌细胞。心电图是通过放置在体表的电极记录到心脏电活动的图形。每一瞬间记录的心脏电活动，都是整个心脏所产生电流的向量和（矢量和），按照其先后顺序，投照在特定方向上，形成以时间为横坐标的曲线，可以根据其振幅和宽度进行分析和诊断。本章重点讨论心电图的形成原理。

一、心电图形成的电生理基础

1. 极化膜和极化电位

心肌细胞膜是由两层脂质分子组成的半透膜，水分子可以自由进出，膜内外离子则受到限制；胞膜上存在着大小不同的蛋白质，分别为不同离子的特殊通道，其开放与闭合由蛋白质的特性决定，进而控制不同时期不同离子的进出。细胞内液的钾离子（K^+）浓度远远高于细胞外液，而钠离子（Na^+）在细胞内液中浓度却极低。静息时，由于 K^+ 可以外渗而 Na^+ 不能自由渗入，结果导致心肌细胞的胞膜内、外两侧存在跨膜电位差，膜外排列一定数量的阳离子，而膜内则排列相同数量的阴离子，即内负外正的极化状态（图 3-1）。一般心肌细胞内的电位大约在 $-90mV$ 左右，而此时胞膜外任何两点间无电位差。

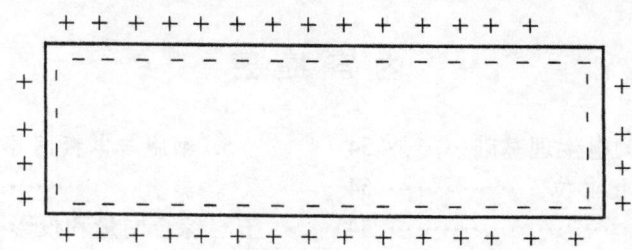

图 3-1 极化状态示意图

心肌细胞处于极化状态时，膜外排列着一定数量的阳离子，
膜内则排列同数量的阴离子，其电位为内负外正

2. 除极与复极

当极化的细胞膜某一部分受到机械、电流或化学性刺激时，该处相应的离子通道开放，表现为此处膜的电阻迅速下降。膜外的 Na^+ 得以迅速渗入膜内，使膜内外电位差突然发生改变，由负电位立即反跃为 $+20 \sim +30mV$，原来的极化状态亦随之消失。此过程被称为除极过程（即动作电位中的 0 位相）。随后 K^+ 从细胞内移向外，而 Na^+ 渗入的速度锐减，细胞内的正电位立即从 $+30mV$ 下降到零，复极过程开始（1 位相）。当阳离子渗出细胞的数量超出渗入量时，胞膜又逐渐恢复原有的极化状态。一般心肌细胞的除极及复极是占时约 300ms 的动作电位，可分为[0]、[1]、[2]、[3]、[4]五个时相，此过程中各种离子进出细胞的情况参见第 2 章正文及图 2-2。

二、激动的扩布与心电图形的产生

1. 激动在心肌细胞内的扩布

除极过程从极化膜受激动的部分开始，迅速向周围扩展，直到整个细胞膜除极完毕。其扩布的过程如同石子投入平静水面激起的水波向四周扩散一样。图 3-2 以单个细胞为例解释除极和复极扩布的过程。

图 3-2a 表示心肌细胞处于极化状态，极化膜的内外分别排列同等数量的阴、阳离子，而无电活动。

当极化膜的左端受到激动后，该处胞膜的电阻突然降低，瞬时内膜外的 Na^+ 大量进入细胞而开始除极。此处的电位随之骤然下降，但邻近尚未除极的部分，膜外仍保持原有的阳离子，所以其电位高于已除极部分（图 3-2b）。这样，一条心肌纤维的两端出现了电位差，物理学称之为"电偶"（又称双极体）。

通常将已除极的部分（细胞膜外分布着负电荷）即电位较低的部分称作电穴；而尚未除极的部分（细胞膜外分布着正电荷）即电位较高的部分称为电源。电源和电穴组合成电偶。电流由电源流向电穴，这一局部电流可使未复极部分（电源）处细胞膜两侧电位减少而达到引起兴奋的阈电位水平，结果在该处产

A   B

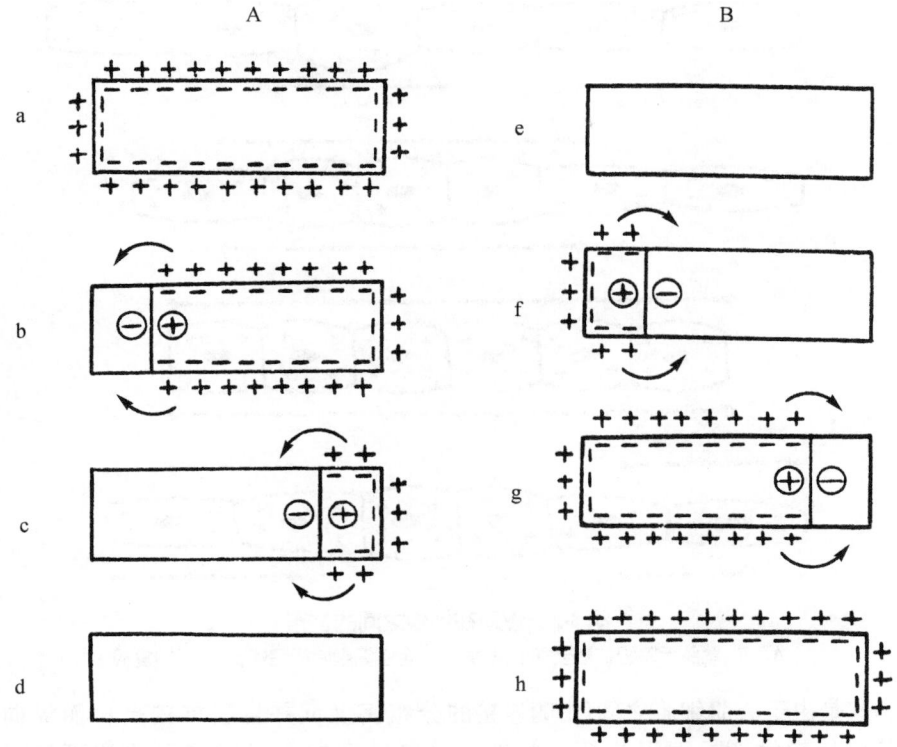

图 3-2 细胞内除极和复极的扩布过程示意图
A、B. 两栏分别代表除极和复极过程（详见正文）

生"动作电位"，使带正电荷的"电源"部分细胞除极而电位下降，而成为新的"电穴"。如此扩展，直到整个心肌细胞乃至周围其它心肌细胞不断地产生"电穴"与"电源"，除极结束为止。可见除极过程的扩展，正如一组电偶，沿着细胞膜在向前推进，电源在前，电穴在后（图 3-2b、c）。

整个细胞膜除极结束后，胞膜内外暂时不再附有带电荷的离子，这种状态被称为除极化状态（图 3-2d、e）。心肌各部分之间的电位差消失，而不能再记录到电流。

除极结束后，心肌细胞耗能将大量阳离子排出细胞，胞膜外又排布满正电荷，胞膜内排布满负电荷，恢复其极化状态。这个过程就是复极过程。

对于单个心肌细胞来说，胞膜最早开始除极的部分首先开始复极，复极部分的膜外重新出现正电荷，该部位的电位必然高于邻近尚未复极部分的电位，两者之间存在电位差，也就有电流活动。电流由已复极部分（电源）流向尚未复极部分（电穴）。随后，电穴部分也开始复极而成为其前面尚未复极部分的电源，而更前的部分先为临时电穴，随后转为电源，就象一对电偶沿着细胞膜在向前推进，而电穴在前，电源在后，而恰与除极过程相反（图 3-2f、g）。

整个细胞膜复极过程结束后，心肌细胞又恢复到原来的极化状态。膜内外重新排列同等数量的正负电荷（图 3-2h）。

2. 细胞之间的激动扩布

激动的扩布不单纯局限在细胞内，由于心肌细胞间存在着相互连接，电偶的推进可以跨越细胞界限（图 3-3）。

闰盘等结构把细胞与细胞联系在一起而形成一个连续的电传导媒介。由于心肌细胞的形状不规则，相互之间连接的分布也不规则，因而在电传导能力方面具有各向异性，因而心脏不是一个真正的合胞体。心肌传导优先沿着与心肌纤维束的纵轴方向传导，其速度约40cm/s；而横向传导速度较慢，一般

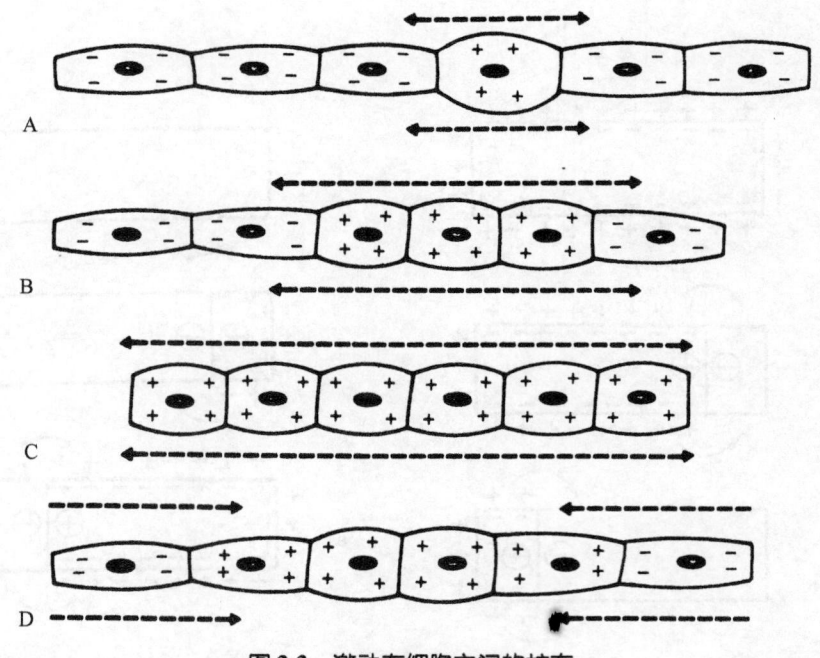

图 3-3 激动在细胞之间的扩布
A、B. 箭头示除极扩散至邻近细胞；C. 全部细胞除极完毕；D. 开始复极

为 15～20cm/s。这是由于心肌细胞之间侧-侧连接的分布密度低并且阻抗较高；而纵向之间存在相当数量的闰盘，其电传导性能好而阻抗低。此外，纵向排列的心肌细胞间的胶原间隔也有利于纵向传导。

除极是按照细胞膜表面电位高低进行传播的。简而言之，与单个细胞相仿，在其向前推进过程中，电源在前，电穴在后。但对于整个心脏来说，在每一瞬间都是许多对电偶同时沿着不同方向前进。总体是从心内膜到心外膜的。

复极的情况则复杂一些。对于单个心肌细胞来说，胞膜最早开始除极的部分首先开始复极。整个心脏复极却并不都是先除极的部分首先复极的。心房的复极是先除极部分最先复极。但是，对于心室来说则不同，其内、外膜的温度和压力存在差异（内膜的温度低、压力大），总体复极扩布方向是从心外膜到心内膜，恰恰与除极相反。

　　3. 除极波与复极波的形成

心肌细胞在整个除极过程中，利用电流计所记录到的曲线称为除极波。同样，在整个复极过程中所计录的曲线称为复极波（图 3-4a、b）。

每一对带有电源和电穴的电偶传播都有一定的方向和电势大小，是一种向量。根据电学原理，如将探查电极放在电源一侧，可记录到一个正向波；探查电极放在电穴一端，则记录到负向波。

心肌细胞处于静息状态下无电位变化，因而记录到一段等电位线（图 3-4a）。

当细胞的 A 端受激动后开始除极，并迅速向 B 端推进，若探查电极放在细胞 A、B 两端的中央，则当除极开始时探查电极面向电偶的电源，首先受到阳性电位的影响，因而描记出一正向的电流曲线（图3-4b）。

除极过程继续向前推进，当电源到达并刚好通过探查电极时，电极受阳性电位的影响最大，因此曲线升至最高点即 X 点。瞬时后，当电偶刚好离开探查电极时，受阴性电位的影响最大，电位由最高点突然降至零或负性电位，因此，曲线由 X 点急剧下降 Y 点，此骤然转折称为本位曲折或内部转折。在临床心电图中，由于探查电极不可能直接放在心脏表面，因而不能记录到真正的内部转折，仅与内部转折相类似，故命名为类内部转折（图 3-4d）。

随后电偶继续向 B 端推进，电容逐渐远离探查电极，受到阴性电位的影响亦逐渐减弱，于是电流曲线又逐渐回升(图 3-4e)。

最后除极完毕已无电位变化，电流曲线回到等电位线上(图 3-4f)。

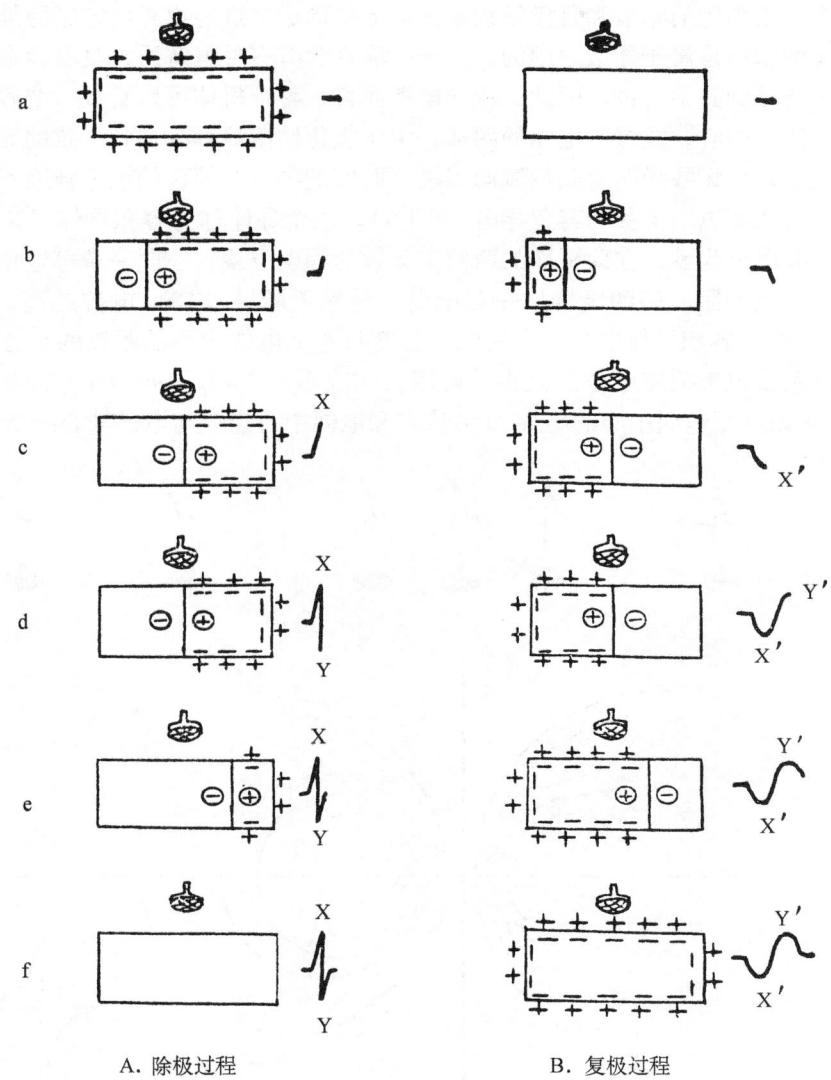

A. 除极过程   B. 复极过程

图 3-4 单细胞除极波和复极波的形成

复极波形成与此类似，但存在以下差别：

（1）除极过程时电源在前，电穴在后，当探查电极置于细胞的中央，则记录到的电流曲线是一个先正向后负向的双相波，即正负型双相波。复极过程则恰好相反，电穴在前，电源在后，因此记录的波型为负正型双相波。

（2）除极进行的速度大大高于复极，复极过程的时间大约为除极过程的 2 ~ 7 倍。因此复极波起伏迟缓，振幅较低，不象除极波起伏峻削而波形呈高尖状，但计算二者面积则完全相等。

（3）复极波无内部转折，从复极波形态上不能识别复极过程已到达探查电极所在部位。

（4）复极过程较除极过程易受各种因素的影响而发生变化。在临床心电图中，复极波已有明显改变而除极波仍属正常者屡见不鲜。这是因为细胞的复极过程是耗能过程，与细胞的新陈代谢、生物化学变化密切相关，故易受外界的影响而发生变化。

三、容积导电的概念

上面说明了单个心肌细胞的除极和复极过程及其波形的形成,这些都是假定细胞处于空间状态下的情况。实际上,人体细胞都是浸于体液之中的,由于体液中含有多种电解质,具有导电性,可以把体内任何部位产生的电流传导到其他部位。因此,就导电性而言,整个机体可以看成一个容积导体。

在一桶氯化钠溶液的中心,放置一电池的两极,由于氯化钠溶液具有均匀一致的导电性,所以电流布满整个容积的溶液中,沿无数线路自阳极流向阴极,而溶液中各个部位的电流强度不同,所测得的电位也不同,这种导电方式在电学上称为容积导电(图3-5)。这个导体称为容积导体。在容积导体内与两电极等距离的平面上其电位为零,在此平面的两侧有无数的等电位线,在同一条等电位线上,任何两点的电位均是相等的。电池的阴、阳两极恰如一对电偶,越靠近阳极(电源)电位越高,越靠近阴极(电穴)电位越低。实验证明,容积导体中某一点的电位强度与它到电偶中心的距离的平方成反比,其次该点与电偶轴线的成角关系也影响着电位的大小,可用公式表示:$V = E \cdot \cos\theta / r^2$(V 为容积中某一点的电位,E 代表电偶,r 为该点至电偶中心的距离,θ 为该点和电偶中心连线与电偶轴心线所形成的夹角)。

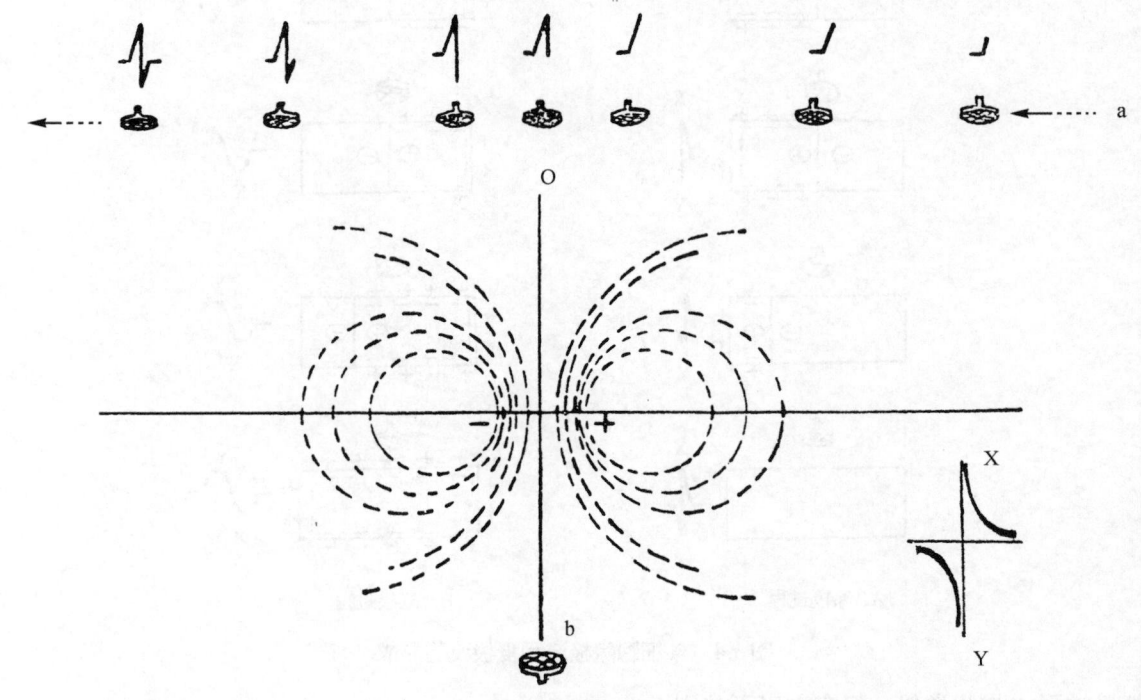

图3-5 容积导电示意图

图3-5 示把探查电极 a 放在阳极一侧的远方,作为完成电路所必需的无干电极 b 放在与两电极等距离平面 O 上的任何一点,当探查电极 a 从电源的远方向电源靠近时,受阳性电位的影响逐渐增加,达到一定程度后,电流曲线开始逐渐升高,当探查电极到达或刚好通过电源的一瞬间,阳性电位的影响达到最高点,因而在电流曲线上描记为 X 点,探查电极继续向左侧移动,因距电源稍远而距电穴较前稍近,故电位稍有减低,曲线由 X 点转折向下,当电极到达 O 点时电位为零,电流曲线亦降到零(等电位线)。探查电极再向左移,到达或通过电穴时,阴性电位的影响达到最高点,电位降到最低,因而电流曲线描记为 Y 点。随后,电极继续左移,逐渐远离电穴,阴性电位的影响也随之逐渐变弱,于是电流曲线又逐渐回升至等电位线。

心脏位于体液之中，心脏激动的传导犹如一系列电偶在向前推进。容积导电的原理，同样可以用以解释心电流的传导与电极间的关系。但是，人体的实际情况与上述的容积导电并非完全一致。心脏并非处于机体的中心，同时心脏周围导电介质的导电性能亦非完全一致，因而实际情况不象理论上那样简单，但其基本原理相同。

四、探查电极与细胞的关系对波形的影响

心肌的除极、复极过程就是一对由电源电穴构成的电偶向心脏的其他部位扩散的过程，其间产生有方向，有大小强弱的电流（称为电向量）。在一个瞬间内，无数个心肌的电向量，必然会综合成一个有方向，有强度大小的综合向量。心脏各部位的心电向量是有顺序的，应用目前常用的体表电极，就能描记出各个部位迥然各异的心电波形。

电极置于人体的任何部位均可描记出心电图形。心电波的形态、方向、大小，除受心脏细胞本身除极和复极过程的影响外，还受到心肌除极、复极方向，电极与心肌间的相对位置和距离，以及多个心肌细胞的综合电向量等因素的影响。

1. 心肌除极、复极方向对波形的影响

如果探查电极的位置固定，记录到的除极波形则与细胞的除极方向直接有关。当心肌除极的方向面向电极（正极）放置的部位时，或者说电偶运动的前进方向朝向电极时，可描记到正向波。而除极方向背向电极时，则描记到的是负向波（图3-6）。

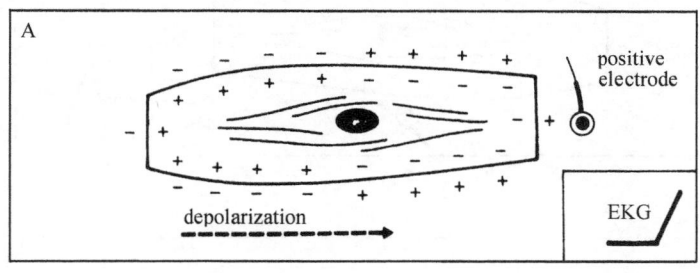

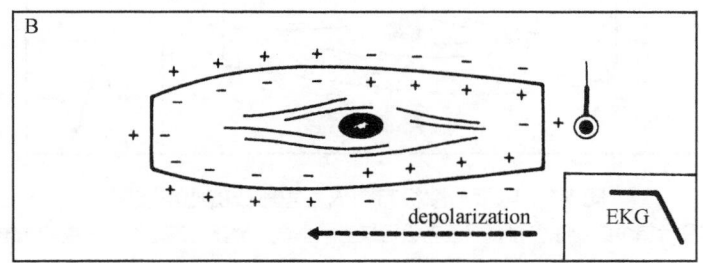

图3-6 电极位于除极方向上时所形成的心电波形

A. 除极波朝向电极，记录到正向波；B. 除极波背向电极，记录到负向波
虚线箭头代表除极（depolarization）方向及进展程度，positive electrode
指阳极探查电极（正极），右下框中为所形成的心电波形

当除极方向与探查电极的位置恰成直角时，且其位置接近心肌的中部，除极开始时的方向面向探查电极（即电极朝向电源），先描记到的是正向心电波，当除极过程到达恰好与电极处于同一平面时，左右正负电量相平衡，记录的心电波回到基线。而除极过程继续进行，除极方向背向电极（即电极朝向电穴），则描记到的是负向波。当心肌全部除极完毕，心电波又回到基线（图3-7）。

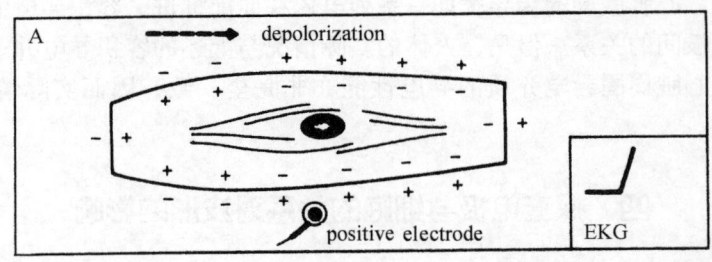

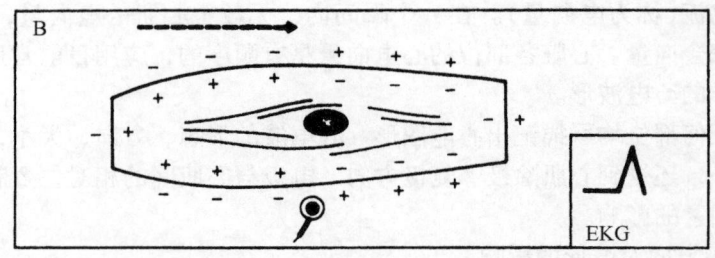

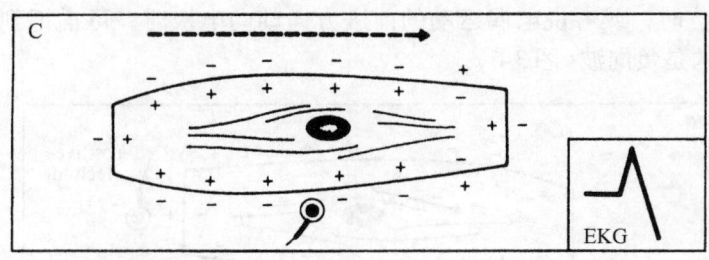

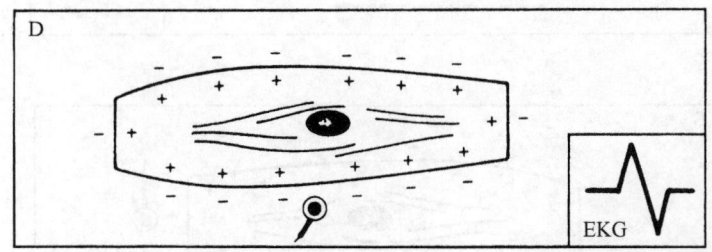

图 3-7　电极与除极方向成直角形成的心电波形

本图示单个细胞除极时，探查电极与其方向垂直，随激动的扩布所形成的心电
波。虚线箭头代表除极方向及进展程度，每条图右下框中为所形成的心电波形
A. 电极置于中部，先描记到正向波；B. 除极波到达电极附近，心电波回到基线；
C. 除极方向背向电极，描记波为负向；D. 心肌除极完毕，心电波回到基线

　　心肌复极时，电极记录到的复极波和除极波相似，但方向相反，复极方向指向电极，心电波呈负向
波，复极方向背向电极，心电波呈正向波（图 3-8）。

　　上述讨论的是单个细胞的心电波形成过程。应用体表心电电极，则可以记录到整个心脏按顺序出现
的心电波，并在不同体表部位描记到不同的心电图形。心脏的除极波如朝向体表电极的正极，则记录到
正向波，如果除极方向背离正极，则描记到负向波，如果除极方向垂直于此电极，则描记到双向波（图
3-9）。

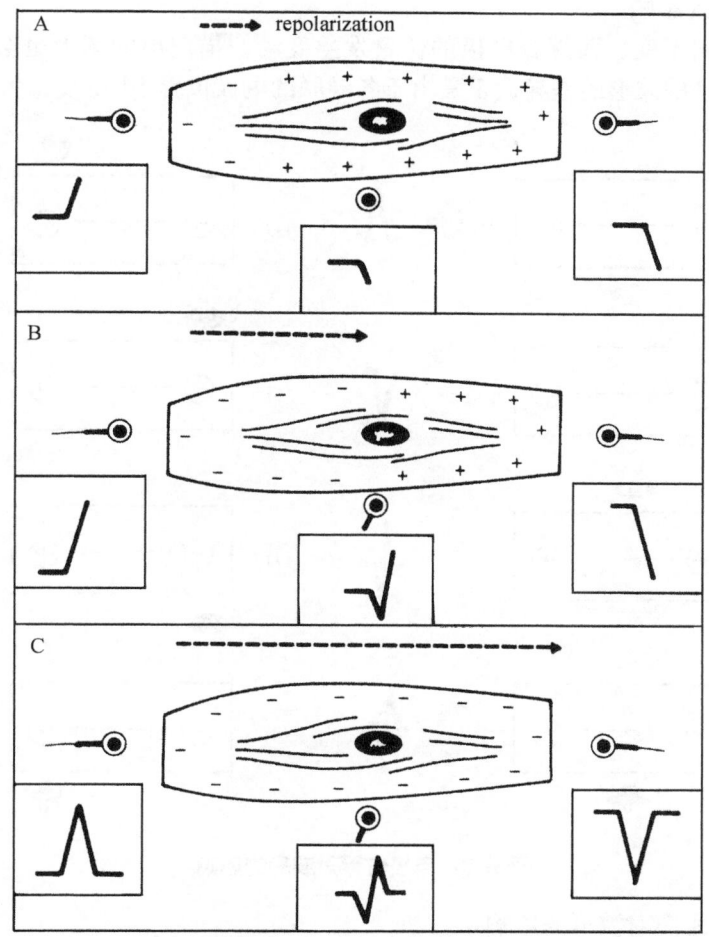

图 3-8　心肌细胞复极(repolarization)方向与心电波的形态
A. 示复极开始；B. 示复极晚期；C. 示复极完毕

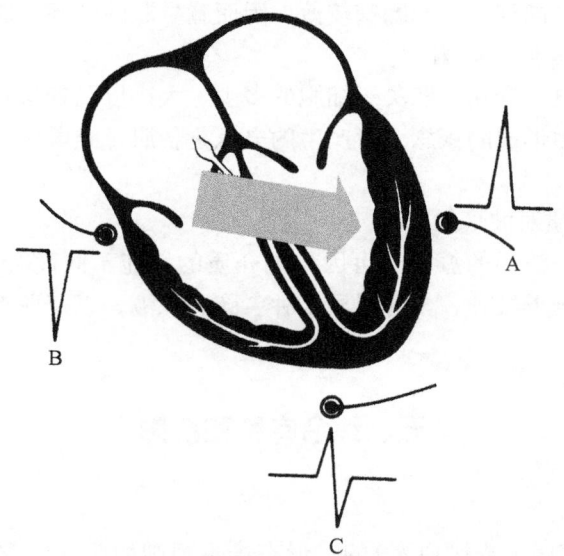

图 3-9　心室除极方向与心电图形
心脏除极方向如箭头所示。A. 电极描记到正向波；
B. 电极描记到负向波；C. 电极描记到双相波

2. 电极位置对波形的影响

如果细胞的除极方向不变，而探查电极的位置发生变动，描记出的图形也会随之变化（图3-10）。在临床心电图中，各导联中波形的差异，正是由于各导联的电极位置不同所致。

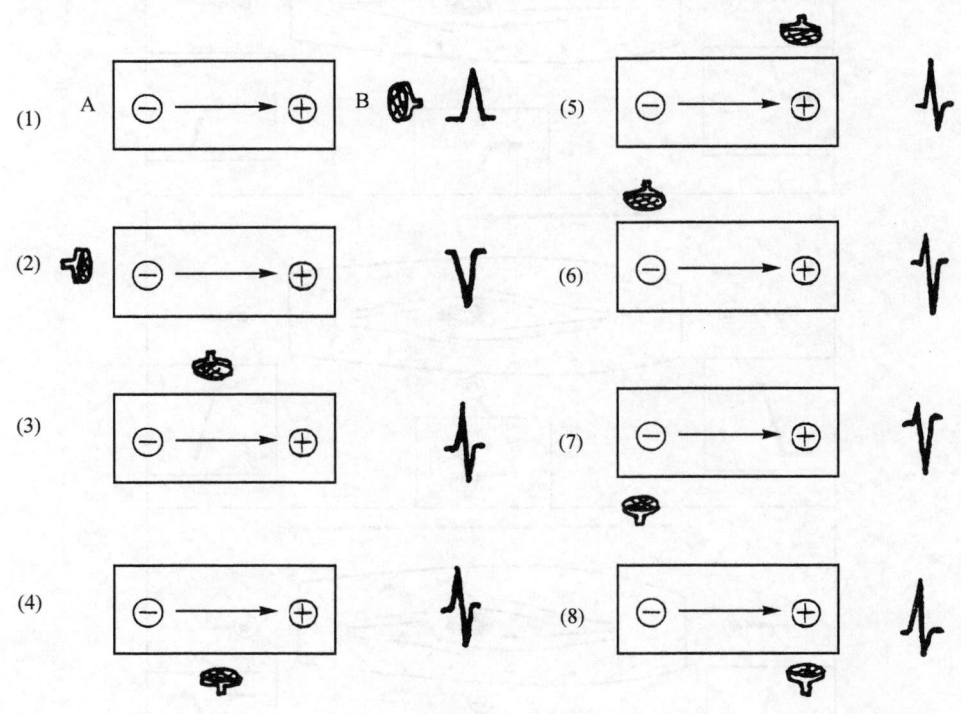

图3-10 电极位置对波形的影响

3. 电极与细胞间的距离对波形的影响

探查电极距离细胞越近，描记出的图形波幅越大；反之，越远则越小。振幅大小与电极和心脏间距离的平方成反比，但波形相同。这可以解释临床心电图中胸导联的波幅之所以高于肢导联的波幅，是因为电极距离心脏较近的缘故。同理，小儿胸壁较薄，因而胸导联的波幅比成人高。

4. 细胞之间向量叠加对波形的影响

心脏激动过程中的整体电位变化，取决于细胞的多少、大小以及各自的除极方向。多个排列不同的肌纤维同时激动时，按照合力形成的概念，所产生的电压是各肌纤维电压强度相加的总和，其叠加效果参见图3-11。

5. 细胞与电极间导电介质对波形的影响

如果细胞的电向量不变，波形的振幅还可因导电介质的性能不同而有所不同（图3-12）。临床心电图时，过度肥胖、肺气肿、皮下气肿、全身明显水肿、胸腔积液，以及探查电极与皮肤的接触不良，都导致心电图波形减低。

五、综合向量和投影

1. 综合向量

心脏是一个"中空"（实际上充满血液）的，形态极不规则的肌性器官，具有一定的立体结构。心肌纤维纵横交错排列，并且心壁各处的组织结构不同，厚薄不一，其中心室肌本身由几层心肌组成并按不同方向呈螺旋状环绕。在除极复极过程中的某一瞬间，会出现无数对电偶，而产生无数方向不同、强弱

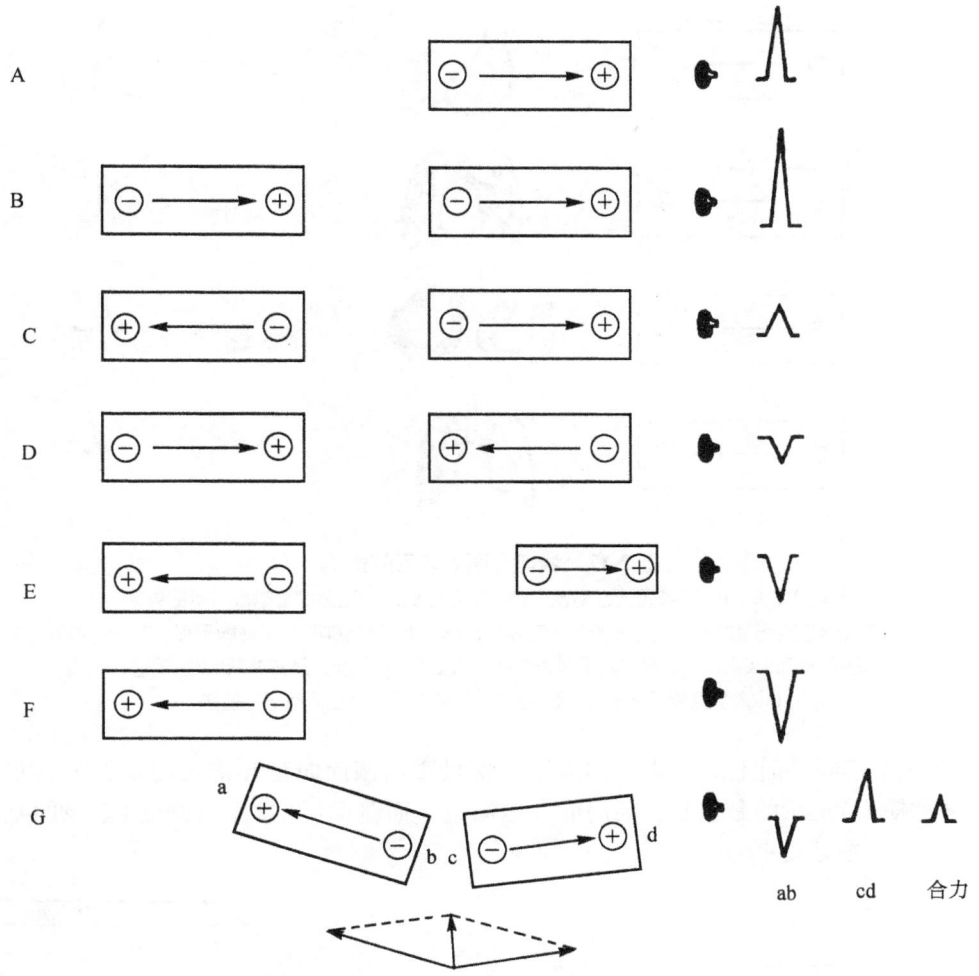

图3-11 细胞间除极向量的叠加对波形的影响

A、F. 图示单个细胞除极记录的波形；B～E. 图为两个细胞的排列同在一条直线上的情况，B. 图示细胞间除极
方向一致时，叠加后波幅增高，C. 图示两细胞产生的除极向量，方向相反而大小相等，理论上应描记出等
电位线，但由于电极靠近电源远离电穴，实际上仍描出一个正向波，只是波幅非常低。同理，D. 图示描记
浅小的负向波。E. 图为当除极向量相反且大小不等时，其方向与强度大的相同，而波幅较单个细胞小。
G. 图示细胞不在同一直线时的情况，当两细胞同时除极时，其叠加后的向量可按平行四边形的对角线计算

不等的心电向量，方向相反的将会相互抵消，方向相同的将会相互叠加，角度相异的将会以平行四边形
求出其综合。这些无论是否在一个平面上，都可将它综合成为一个向量，表示该一刹那时间总的"向
量"之和，称为瞬时综合向量。这样，记录心脏电活动的体表探查电极，记录到的只是单一的瞬时综
合向量，当心脏按顺序进行除极和复极时，在每一个瞬间内都有一个综合向量在有顺序的运转，把各个
前进的向量联接起来，就形成一个有顺序，有方向，有大小的向量环，向量环上的每一点，代表着心脏
此时刻的瞬时综合向量（图3-13）。

2. 一次投影——心电向量图

心脏除极和复极所产生的心电向量，有上下、左右、前后的不同方向和不同的量，连接起来的向量
环是一个立体构形的空间环。直接地显示出每一瞬间的三维空间向量很困难。可以用三组上下、左右、
前后的电极，从三个不同平面，即从额面，水平面和侧面三个平面描记下三个平面向量图，实际上，这

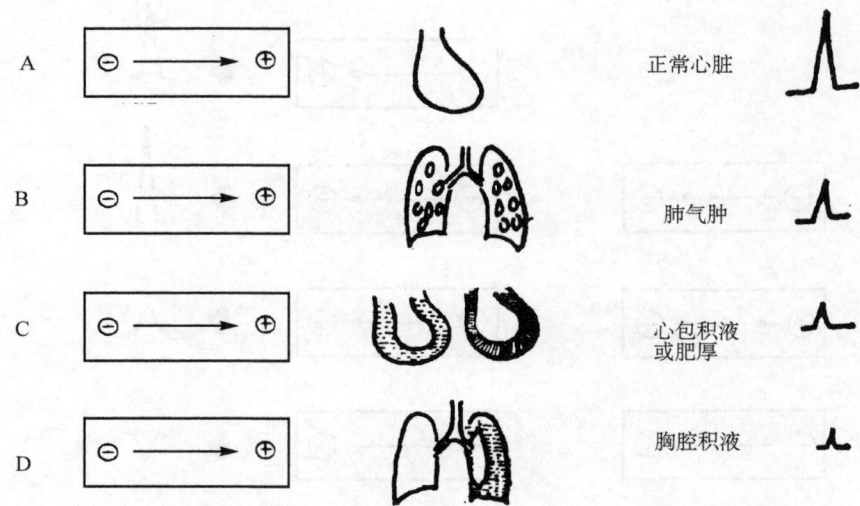

图 3-12　导电介质对波形的影响

A、B、C、D. 四条图的右侧波形均为细胞除极方向正对探查电极时所记录

A. 正常人导电性能良好时，描记出振幅较高的正向波；B. 肺气肿时导电性能不良，波形的振幅
明显降低；C. 心包积液或增厚时导电性能极度低下，波形振幅的降低更加明显；
D. 大量胸腔积液时描记出的波形振幅极低，甚至近似等电位线

是空间向量环在三个不同平面上的投影，称为第一次投影。额面向量环记录的是上下、左右的心电向量，水平面（又称横面）记录的是左右、前后的心电向量，而侧面（通常用右侧面）记录的是上下、前后的向量变化（图 3-14，参见图 4-6）。

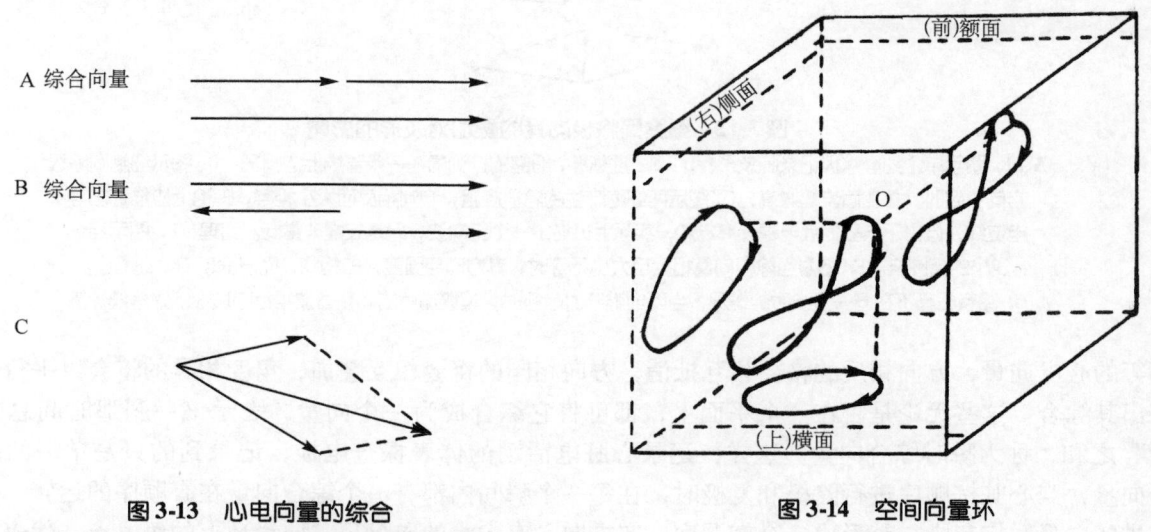

图 3-13　心电向量的综合

A. 方向相同的向量相互叠加；B. 方向相反的向量相互抵消；C. 方向各异的向量综合后的效果相当于以两个向量为邻边的平行四边形的对角线

图 3-14　空间向量环

3. 二次投影——心电图

心电描记的开创者 Einthoven 在 20 世纪初期，建立的心电图导联体系，以及之后的 Wilson 等发展的加压肢体导联及胸前导联，符合额面及水平面向量的导联轴线。6 个肢体导联轴线，反映了额面心向量在上下、左右方面的变化，而 6 个胸前导联轴线，反映了水平面在前后，左右方向的变化。因此，一个

平面向量在一个导联轴线上按时间的移动,可以理解为这个平面向量在这个导联轴上的投影,即所谓第二次投影。6个肢体导联的心电图,应该是额面向量环分别在这6个导联上的投影(参见图4-8),6个胸前导联的心电图则是水平面向量环,分别在这6个导联上的投影。

一个平面向量,既有上下还有前后的变化,或者既有前后还有左右的变化,或者既有上下还有左右的变化,描记出的是一个曲线图,即环形图;反映的二维变化,其纵坐标及横坐标均反映的是向量在该方向上强弱。而一个导联记录的心电变化,只有上下,或者左右,或者前后的一维变化,反映在纵坐标上代表在瞬时综合向量在导联方向的强弱,而横坐标则反映的是时间。

常规的心电图采用标准心电图图纸,以恒定纸速进行记录。其图形能够按时间顺序反映心脏各部位先后出现的心电波形,不仅能反映波幅大小、形态差异以及各波形所占的时间,并形成可以准确测量的各种间期。而心脏病变,常可使某种间期发生延长或者缩短,这就显示出心电图较心向量图还有反映出心脏各部位传导特性的特殊优越性。

需要指出的是,实际上心电图机在描记心电图时并不是先进行一次投影而后再进行二次投影的,而是直接记录传导到体表正电极的综合向量。但是只能反映在导联方向上的强弱,而不能反映垂直于导联方向上的强弱。

六、心电图各波的形成

在正常情况下,每个心动周期在心电图上均可记录到一系列波形,依次被命名为P波、QRS波群、Ta波、T波及U波等(详见第6章)。P波即心房除极波,代表心房肌除极过程的电位变化;QRS波群即心室除极波,代表心室肌除极过程的电位变化;Ta波即心房复极波,代表心房肌复极过程的电位变化;T波即心室复极波,代表心室肌复极过程的电位变化;U波是T波之后低小的波,其意义尚有争议。这些波形出现的顺序与心脏各部分的激动顺序一一对应。

(一) 正常心脏激动的顺序

每次正常的心脏激动都是先由窦房结启动,其电激动传播按照固定的顺序进行:窦房结→结间束→心房(先右后左)→房室交界区→房室束(希氏束)→左右束支→浦肯野纤维→心室肌。

窦房结发出的兴奋先激动右心房,通过结间束传至左心房,除极向量应先向前、向下、偏右、然后转向左上,运行时间约为0.01s。

激动传至房室交界区,并下传至束支。首先由左束支的分支除极,自间隔的左上方向右下方传导,电向量先向右,向前向下,然后指向心尖部,偏向左侧,最后到达心底部,运行时间约为0.10s。

(二) 正常心房波

1. 心房内除极扩布与心电向量

心脏电激动的起点——窦房结位于上腔静腔与右心房结合部,即在整个心脏的右上部。激动首先自窦房结开始,经三条结间束下传到房室结。使右心房壁自上而下传播激动。根据立体心电向量的研究,心房除极向量最初是从上方向右下方的,但最后的综合向量转向左方。这是由于巴赫曼纤维使左心房壁自右向左的除极所需时间较右心房内除极时间更长。所以窦房结发出的激动首先引起右房除极,构成P波的前半部。左房较晚除极,因而构成P波的后半部。

2. 各导联心房除极波的形成

按照传统的单极观点来解释,心房除极波即P波的形态取决于探查电极与心房的相互位置,如图3-15所示,a处的探查电极背向除极前进的方向,故描记出负向波;d处的电极恰好面对除极进行的方向,描记出正向波;b、c两处的电极情况则稍有不同,开始除极时面向除极方向,随后又转为背向除极方向，所以两处的电极都记录到正负型双相波。

向量朝向正极的导联均描记出向上的心房波形，即在 Ⅰ、aVL、Ⅱ、aVF 导联，P 波均向上。Ⅲ导联定位在 +120°，几乎垂直于心房的除极向量，因此其 P 波通常为双相波，aVR 导联定位于 −150°，心房电向量背离探查电极，因而描记到的 P 波为负向波(图 3-16)。

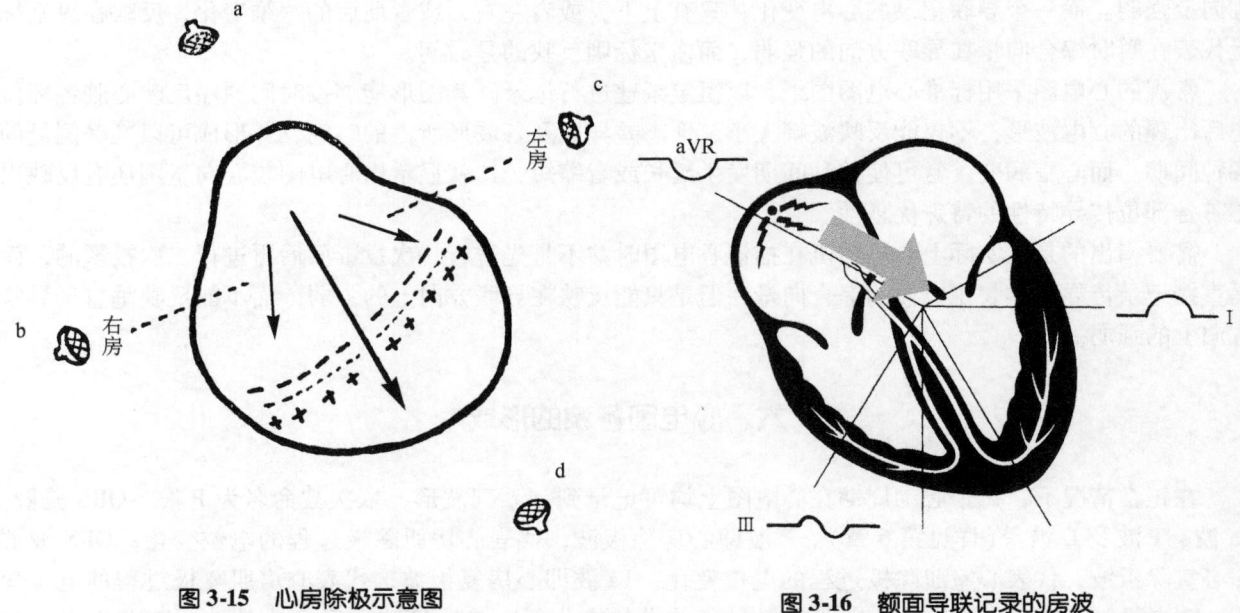

图 3-15　心房除极示意图

图 3-16　额面导联记录的房波

心房除极向量指向左及下，因而 Ⅰ 导记录正向波，
aVR 记录负向波，Ⅲ导记录到双相波

在水平面即胸前导联 V₅、V₆ 记录到正向波。V₁ 导联位于右侧，垂直于心房向量，记录为双相波，类似Ⅲ导，V₂-V₄ 则不定(图 3-17)。

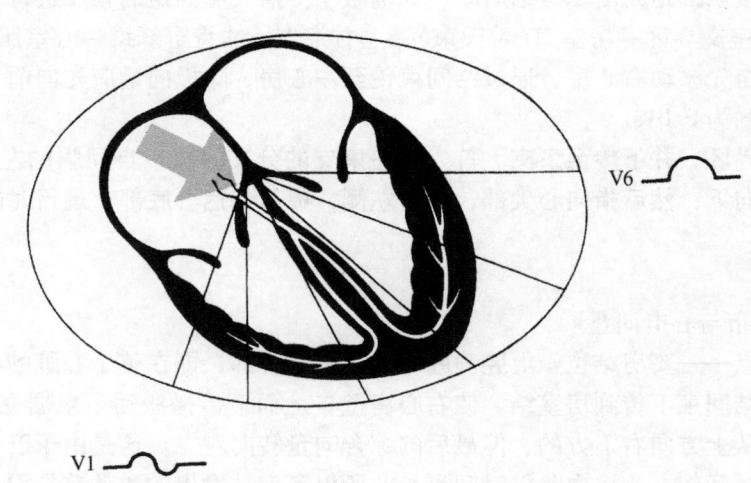

图 3-17　胸前导联记录的房波

在水平面上的心房除极从右后指向左前，V1 呈双相波，V6 为正向波

心房较小，产生的波幅也较小，P 波的幅度通常不超过 0.25mV，Ⅱ 导常为正向波，aVR 为负向波。

　　由于心脏在胸腔内的位置可能有所正常的变异，垂悬或横位，使心房波在Ⅲ导可呈现双相，甚至或倒置(图 3-18)。心脏在胸腔内的位置垂悬，心房向量垂直于Ⅲ导 P 波呈双相，如果横位，即心尖向左移位，Ⅲ导的 P 波中呈负向波，这些都是正常的。

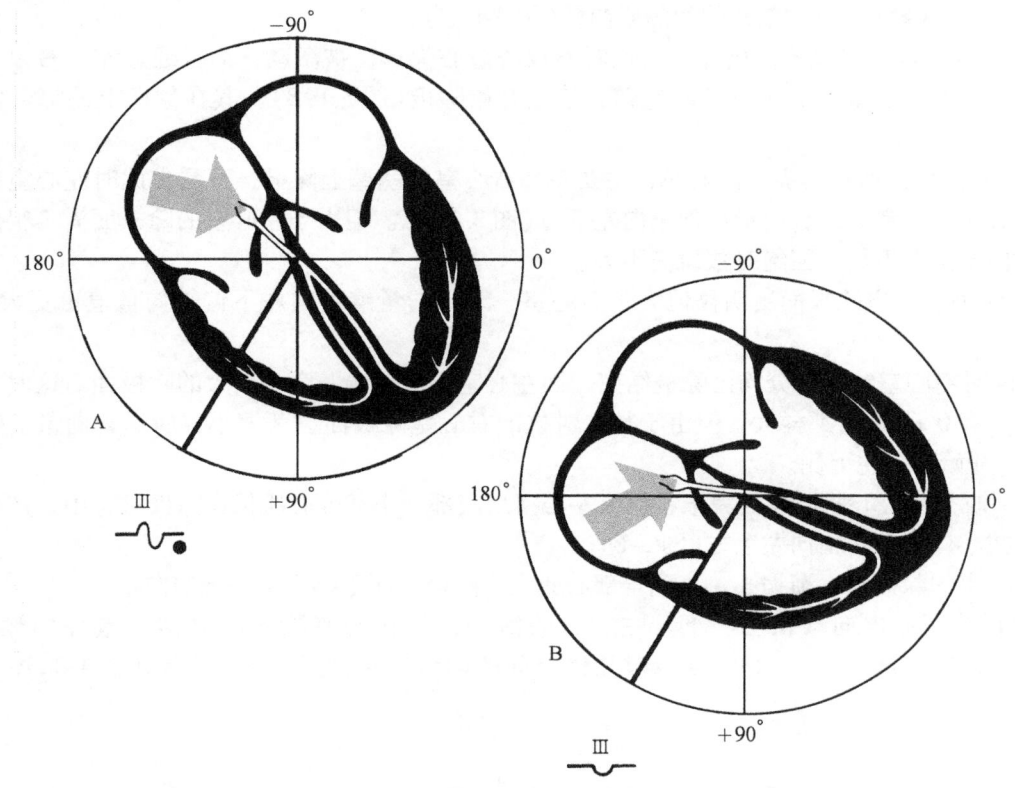

图 3-18　心脏位置变化对Ⅲ导联房波的影响

　　正常情况下，心房肌较薄，又存在着三条结间束，所以全部心房壁除极所产生的电位差并不大，整个除极过程也比较短，平均 0.1s 即完成。

　　3. 心房复极波

　　心房除极完毕，立即开始复极而形成 Ta 波。心房肌复极的顺序是先除极部分最先复极，后除极部分较晚复极。因此，心房复极的方向与除极方向一致，所以 Ta 波的方向与 P 波方向相反。Ta 波振幅小，与 P 波的方向相反，常常埋没在 QRS 波群或 ST 段之中，故一般不易辨认。但如心率增快时，Ta 波可增大，而使心室除极后的基线下移。

(三) 心室的除极波

　　1. 心室内除极扩布与心电向量

　　激动自心房下传到房室结后略有延缓，随后迅速下传到希氏束及左右束支。心室的除极首先是由左束支的间隔支从间隔的左下侧向右上的间隔肌开始的，继而激动穿过右侧(约 5ms ~ 10ms)，以后通过右束支传来的激动使心尖部的右侧间隔及小梁肌进行除极。希氏束传来的激动在室间隔除极后，通过右束支传来的激动到达心尖部，以后激动通过左、右束支及其分支以及遍布于两侧心室内膜下的浦肯野纤维，迅速到达全部左、右心室的内膜面。左右心室壁的除极方向是自内膜面向外膜面辐射状地除极。右心室壁相对较薄，其除极首先达到外膜面结束。左心室壁较厚，因而当右心室壁的绝大部分已经除极后，还有相当大的一部分左心室壁进行着除极。一般认为，左心室的后底部或右心室的肺动脉根部(锥体部)心肌是心室壁中最后除极的部分。

我们通过图3-19分解心室除极顺序,来简述额面心室除极向量环的形成:

室上性激动通过房室结及希氏束传到左、右束支后,由于左束支分支较早,其分出的间隔支在心肌内最早使心室间隔自左向右(有时略向上)除极,因而自心室开始除极后,在0.00～0.005s的时间内产生了自左向右(有时略向上)的最初的间隔肌向量(图3-19A)。

到0.015s时间隔肌已基本除极完毕,这时不仅心室心尖部已被激动,而且通过左、右束支及浦肯野纤维开始激动左右心室心尖附近的心室壁,使之开始除极(图3-19B),其在额面上的综合向量已偏下。

0.02s时除极面已通过心尖部的心肌,主要在左右心室的室壁上除极,可看出此时左心室的除极面更为明显地大于右心室,综合向量更加偏向左下方(图3-19C)。但由于左心室的除极面尚不很广泛,所以向量的方向虽向左下偏,但绝对数值尚不大。

到0.025s时左心室除极面更明显地大于右心室,综合向量继续向左下偏转向量值也更大些(图3-19D)。

至0.04s时右心室绝大部分均已除极结束,而左心室仍保持着一个相当大的除极面。这时左心室的除极面虽然没有0.025s时那样大,但由于与之对抗的右心室除极面显著缩小,所综合向量仍然相当大(3-19E),并开始指向左上侧。

至0.06s时大部分心肌已除极完毕,仅有左心室后底部一小部分心肌仍在除极过程中,产生的电位影响便显著减小,而且是指向左上方(图3-F)。

此后,心室的除极面逐渐缩小,直到全部心肌完全除极,而不再产生除极的向量。

这里仅说明了心电向量在上、下,左、右的活动,是在心室除极时立体向量环的额面投影,其前后的活动并未讨论。关于心室除极时立体空间的向量变化详见第4章(参见图4-3,图4-5及图4-7)。

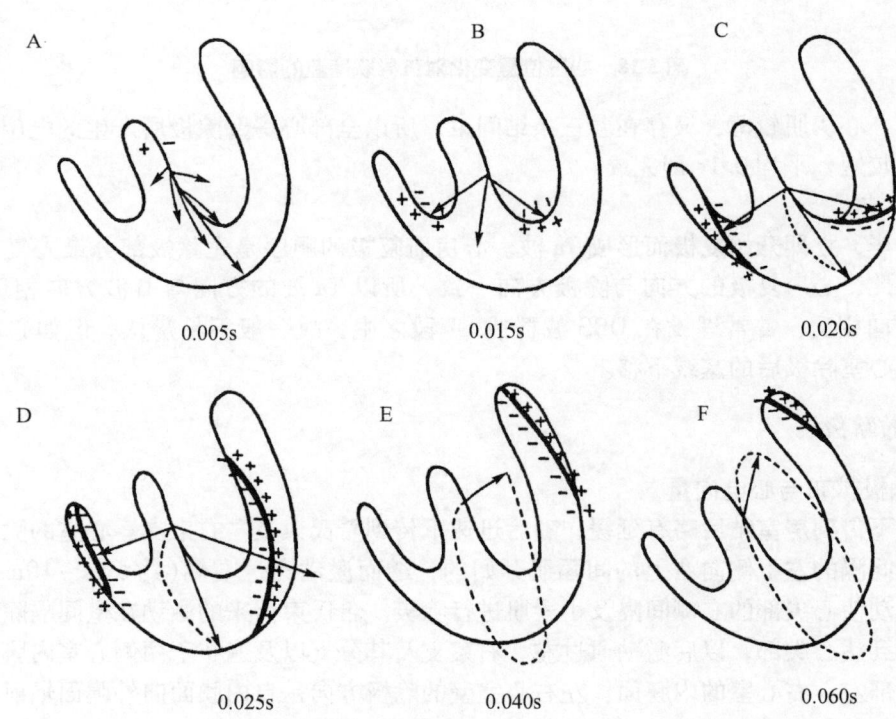

图3-19　心室除极的顺序

2. 心室除极波群中各波的形成

最初时，由于左侧导联的正电极背向室间隔除极方向，故首先描记出很小的负向波，称为 q 波，在 I、aVL、V₅、V₆ 可先出现小的负向波即 q 波，也可能在下壁导联及 V₃、V₄ 导联上出现（图 3-20）。

室间隔除极后，大片心肌除极，左侧心肌显著厚于右侧。因此，其平均向量指向左侧，常位于 0 ~ +90°，在额面导联出现高大的除极波称为 R 波，主要在左侧及下壁导联。aVR 定位于右侧，出现深的负向波，称为 S 波（图 3-21）。

在水平面导联 V₁、V₂ 位于右侧，由于向量朝向左侧。因而描记到深的负向波称为 S 波，相反 V₅、V₆ 位于左侧，向量面向电极，描记到高的 R 波。V₃、V₄ 位于左右心室的过渡区，记录下双相波，出现 R 及 S 波，有时其 R、S 波幅大小可相似（图 3-22）。

可见，R 波自右至左逐渐增高，称为渐增性 R 波（R wave progression）。在胸前导联，QRS 从负向波逐渐转换成的正向波，转换区通常在 V₃、V₄，此区可称为转换区（transition zone）

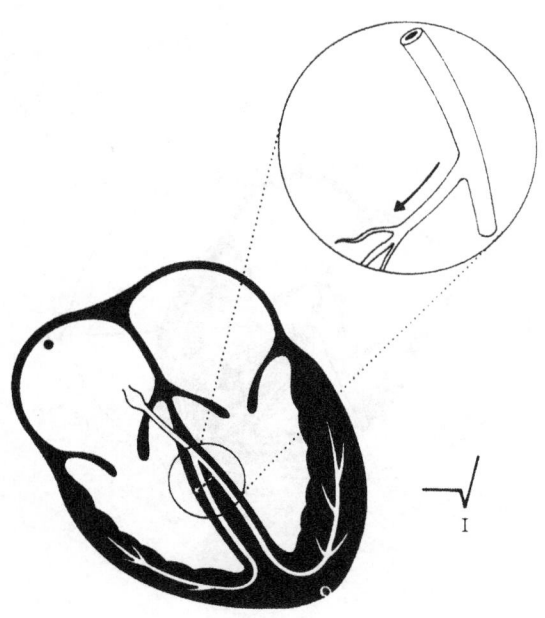

图 3-20 正常心电图初始 q 波的形成

自左向右的初始除极向量在左侧导联（以 I 导联为例）呈现小的 q 波，如果在下壁导联出现小的 q 波也属正常

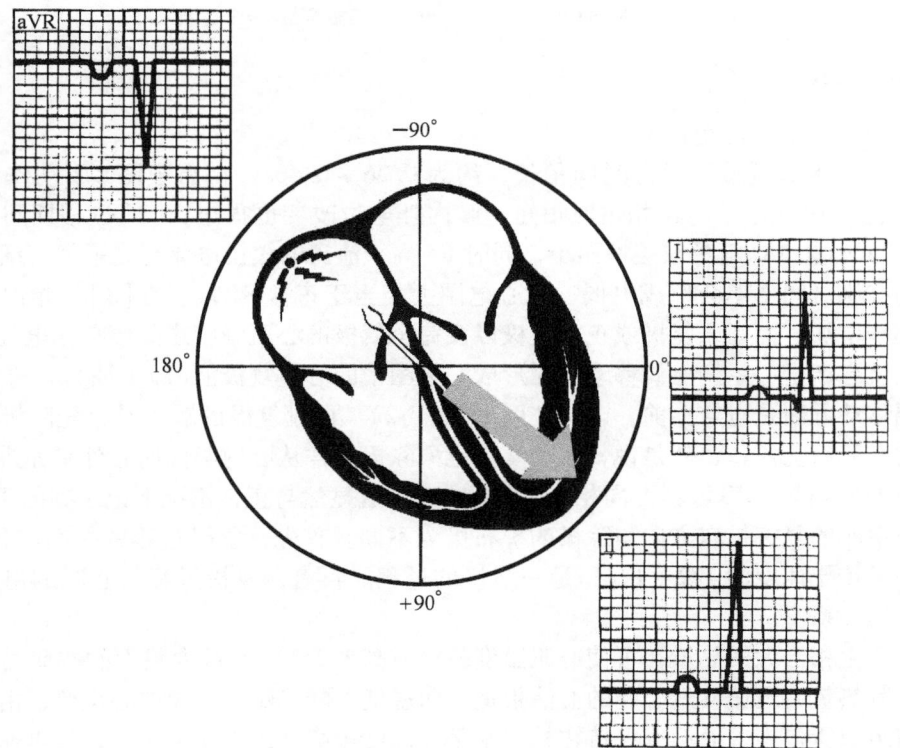

图 3-21 心电图中主波的形成

心室除极时，I. 导联先出现的小 q 波，之后出现高的 R 波；II. 导联有高的 R 波，之前较少出现 q 波；aVR. 导联多为深的负向波

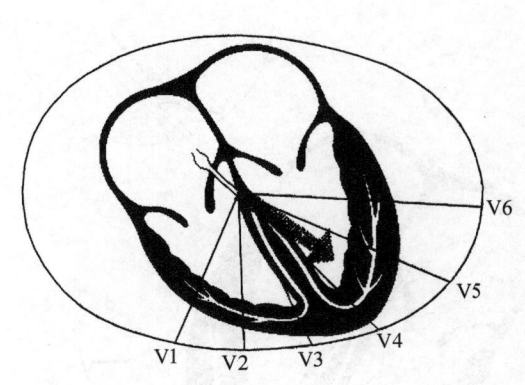
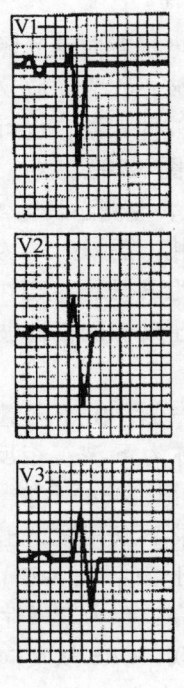
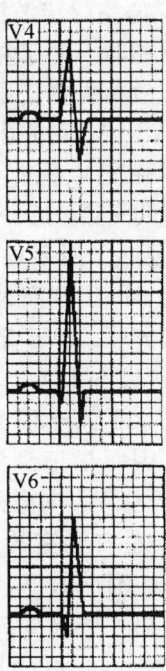

图 3-22 胸前各导联的 QRS 波

胸前导联显示心室除极波,注意 R 波逐渐增高,而在 V₃ 则呈

双相波,正常的 QRS 波约 0.06 ~ 0.1s,其振幅远大于心房波

(四) 心室的复极波(T 波)

1. 心室内复极的扩布与心电向量

心室的复极过程相对缓慢,运行时间稍长,约为 0.26 ~ 0.40s,相当于图 2-2 动作电位曲线的中
[1]、[2]、[3]、[4]时相。[1]位相占时很短,膜内外电位改变也很小。[2]位相期间自细胞外液流
向细胞内的 Ca^{2+} 及小量 Na^+ 流都较缓慢而小,同时 K^+ 离子流出的缓慢电流与之平衡,细胞膜内外电位
差极小,邻近的细胞之间也不会形成电偶,在心电图上相当于正常 ST 段。在[3]位相内正在复极的细
胞的跨膜电位逐步增加,而尚未复极或正在复极以及完全复极的心肌细胞之间便存在电位差了。在复极
过程的进展中,就会产生一系列电偶移动,而形成心电图中的心室复极波(即 T 波)。

复极时电偶移动方向是电穴在前,电源在后(见图 3-2)。假设复极的顺序是自先除极处的心肌先复
极,后除极处的心肌后复极,也就是说,倘若复极也象除极一样从心内膜面向心外膜面进展,那么,心
电图上 T 波的方向应当与 QRS 波群方向相反(见图 3-4)。这显然与正常情况下记录到的 T 波方向不符。

实际上,心室肌的复极扩布方向与除极的扩布极为不同。首先,复极过程的扩布与传导系统无关,
其传导速度是除极传导速度的 1/2 ~ 1/7,是一缓慢的过程。再者,复极过程与心肌的温度及心肌所承
受的压力有着密切关系。

心肌收缩时产生相当大的热量,可使心肌温度较血液高 1.5℃。贴近内膜面的心肌由于与心腔内流
动着的血液近,其热量由迅速渡过心腔的血液带走,而温度下降。贴近外膜的心室肌,由于大部分被隔
热性较高的脂肪组织所包围,而温度保持在较高水平。温度较高处的心肌复极过程较迅速,而温度较低
处心肌复极过程较延缓,这个温度差促使心肌复极扩布方向从外膜指向内膜。

压力也是影响复极扩布方向的重要因素。当心室收缩时,越接近内膜心肌所承受的压力越大,而接
近外膜面的心肌所承受的压力则较小。承受压力较大的近内膜处心肌复极过程也较慢;反之,接近外膜
面的心肌承受压力小,复极过程也较迅速。因而压力的差别也促进了心肌复极扩布方向从外膜指向内

膜。

目前心电图工作者公认心室壁肌的复极过程是从心外膜开始，缓慢地向心内膜面进展，这时已先复极的外膜面及正在[3]位相复极的心肌细胞与尚未复极或处于[1]、[2]位相复极的电偶移动方向，则成为"电穴在前，电源在后"的一系列自外膜面向内膜面进展的活动。由于位于心外膜面的心肌上的电极始终面向"电源"，所以记录到T波方向与QRS波群相同或相似。

2. 心室复极波的形成

由于右心室壁较薄，[3]位相复极时所产生的电位活动远不如左心室壁大，其对整个心室复极过程中心电向量的影响小。心室间隔肌大致是自左右两侧同时复极的，因而所产生的电位活动相互抵消。据此，心室复极向量的形成主要是由于左心室壁肌自外膜面向心腔面[3]位相复极的作用，其向量环与QRS方向大致接近。

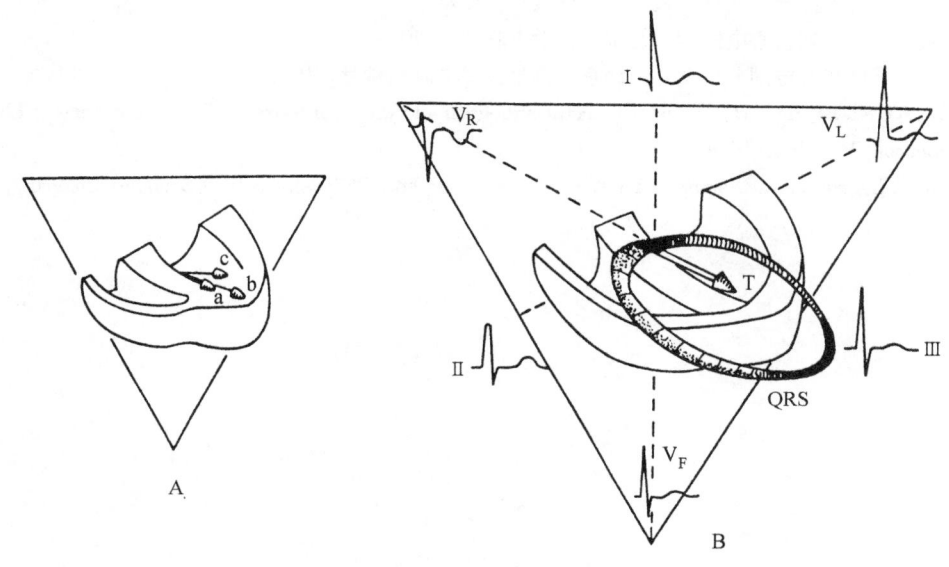

图3-23 心室复极向量示意图

图3-23A中a、b、c是时间先后不同的几个T向量，可以看出其方向主要指向左、前、下方。图3-23B则利用一个代表T向量环的综合T向量，与QRS向量环比较，可见它的方向虽不完全与QRS一致，但大致相同。参考图4-6，也可以了解，T向量绝不是与QRS在位置及形态上相对立的一个向量。

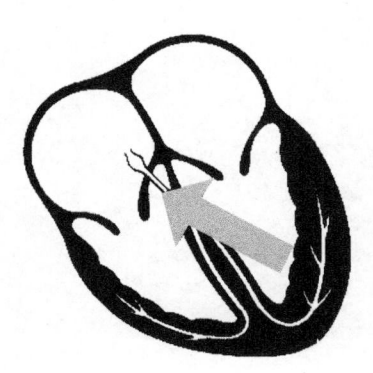
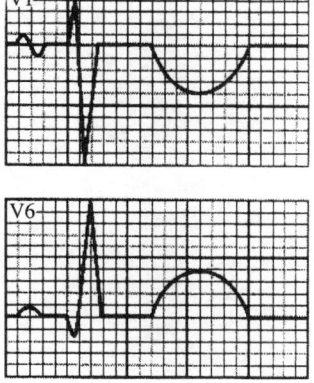

图3-24 心室复极扩布方向与T波

左图示心室复极前进方向，右侧心电图 V_1、V_6 的T波与主波方向一致

　　心室复极已如上述，从最后除极处即心外膜下开始，复极前进方向背离电极，描记的复极波（T波）应与除极波方向一致；幅较低，其高度约为R波的三分之二，或三分之一；并且波形起伏迟缓，不象除极波起伏峻削而波形呈高尖状。

　　由于复极过程中离子运转需要消耗能量，很多因素可以影响T波的变化，包括心脏或非心脏的因素（如内分泌、神经因素等）。

　　心电图中形成的间期将在以后相关章节中论述。

参 考 文 献

1. 黄宛，主编. 临床心电图学. 第5版. 北京：人民卫生出版社，1998
2. 黄大显，主编. 现代心电图学. 北京：人民军医出版社，1998
3. 杨钧国，李治安，主编. 现代心电图学. 北京：科学出版社，1997
4. 卢喜烈，主编. 多导同步心电图分析大全. 北京：科学技术文献出版社，1999
5. Macfarlane P W, Veitch Lawrie T D, The nomal electrocardiogram and vectrocardiogram, In：Comprehensive Electrocardiology. New York：Pergamon Press Inc，1989
6. Fisch C, Electrocardiography, In Braunwald E：Heart disease. 5th ed. Philadelphia W B Saunders Company，1997

第4章 心电图导联系统

Lead systems of Electrocardiogram

崔 长 琮

内 容 提 要

心脏的搏动在胎儿时期便已开始，昼夜不停，直至生命的最后一刻。在 19 世纪末，首先自动物、以后在人体都发现在心脏搏动时，伴有微弱的电活动，且电活动略先于机械性搏动。既然心脏在搏动时伴有电活动，那么就有可能通过在心脏外的一对电极测得它的时变电势差，即心电图。这对电极便构成了最简单的心电描记导联方式。理论上讲，这对电极在体表的安放位置可以有无数种方式，也就可以记

录到无数种不同形态的心电图,为了对病人进行标准化检查,科学家们在长期的研究工作中先后创立了标准导联、加压单极肢体导联、胸前导联、食管导联、头胸导联等导联体系。为了便于理解心电图及其在各导联上的表现形式,有必要了解心脏在人体的解剖位置、立体向量环以及二次投影学说等基础知识。

基础知识回顾

一、心脏的位置

心脏位于胸腔的前下部、中纵隔内,外面裹以心包(见图4-1)。心脏的位置偏左,约2/3位于中线的左侧,1/3位于中线的右侧。心脏的长轴自右后上方向左前下方倾斜,与正中矢状面约成45°角。心脏长轴方向大致如右手执笔的方向。心脏在发育过程中沿纵轴发生自右向左的轻度旋转,因而左右的结构并非对称排列。成人的右半心大部分在右前上方,左半心大部分在左后下方。心脏的前方对着胸骨体和第2~6肋软骨,后方平对第5~8胸椎。心脏的前面大部分被肺和胸膜所遮盖,仅下部一小三角形区域(心包裸区)隔着心包直接与胸骨体下半和左侧第4~6肋软骨相邻。

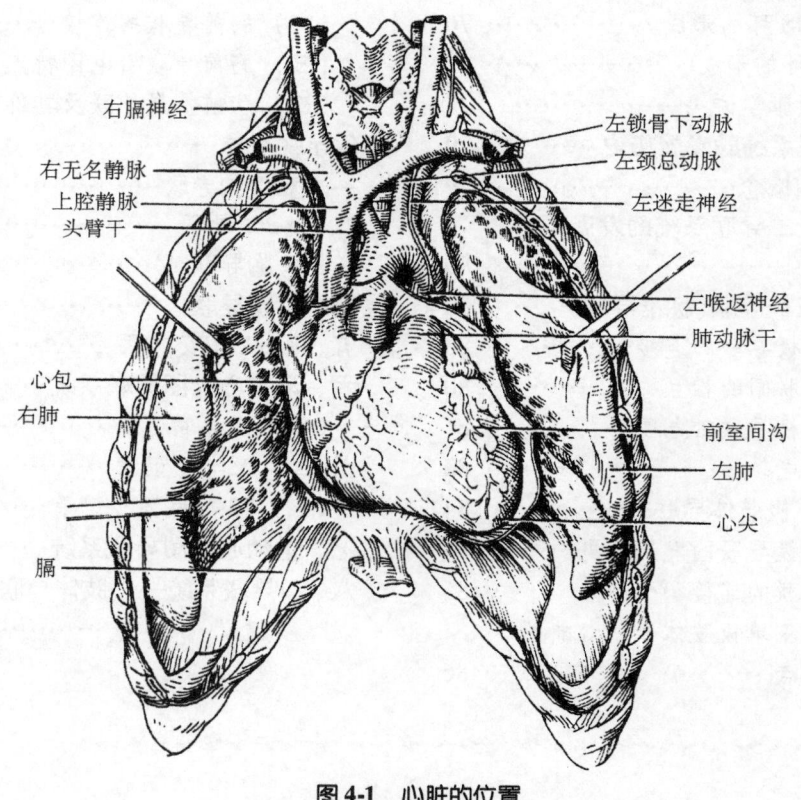

右膈神经

右无名静脉
上腔静脉
头臂干

心包
右肺

膈

左锁骨下动脉
左颈总动脉
左迷走神经

左喉返神经
肺动脉干

前室间沟
左肺
心尖

图4-1 心脏的位置

二、立体心电向量环

通常以瞬时综合心电向量来代表整个心脏在激动开始后某一瞬时(如可取心室肌开始激动后10、20、

30、40、50ms 等)的心电活动。瞬时综合心电向量从"0"开始,随着每一心动周期的推进,其幅度及方位不断变动,直至全体心肌完成除极后又返回"0"点。由一个心动周期中循环出现的瞬时综合心电向量的顶端连接线所构成的环状轨迹,称为心电向量环。

心脏是一个外有心肌壁、内含流动血液的立体脏器,因此,心肌壁激动时所产生的瞬时综合向量,其方向及"量"在各刹那间都不相同。把代表心房与心室肌壁除极的瞬时综合向量箭头的顶端,按其发生的顺序联系起来所构成的轨迹便成为代表心房肌除极、心室肌除极及心室肌复极的三个立体向量环。

正常心电活动始于窦房结,激动由此发出后,依次经过结间束(分为前、中、后结间束)、房间束(出自前结间束称 Bachmann 束)、房室交界区、房室束或希氏束(His bundle)、左右束支及浦肯野纤维网下传,先后兴奋心房和心室。故此,心房和心室的除极和复极都有一定顺序,所以每次正常的心脏激动时,在体表就能依次测到大小、外形、持续时间相同的 P、QRS 和 T 环。

(一) P 环的形成

位于右心房上部的窦房结发生激动,通过三条结间束把激动下传至房室交界区时,使右心房壁自上而下地激动,同时通过房间束使左心房壁自右向左除极,直至左心房壁除极完毕才回到"0"点。即右心房除极在先,左心房除极在后,其间约有1/3 时间左右心房的除极是重叠的。心房除极过程中相继出现的瞬时综合向量的顶端所形成的轨迹,构成 P 向量环,通常先指向左前下,后指向左后下,其主向量或平均向量是对向左下(见图4-2)。

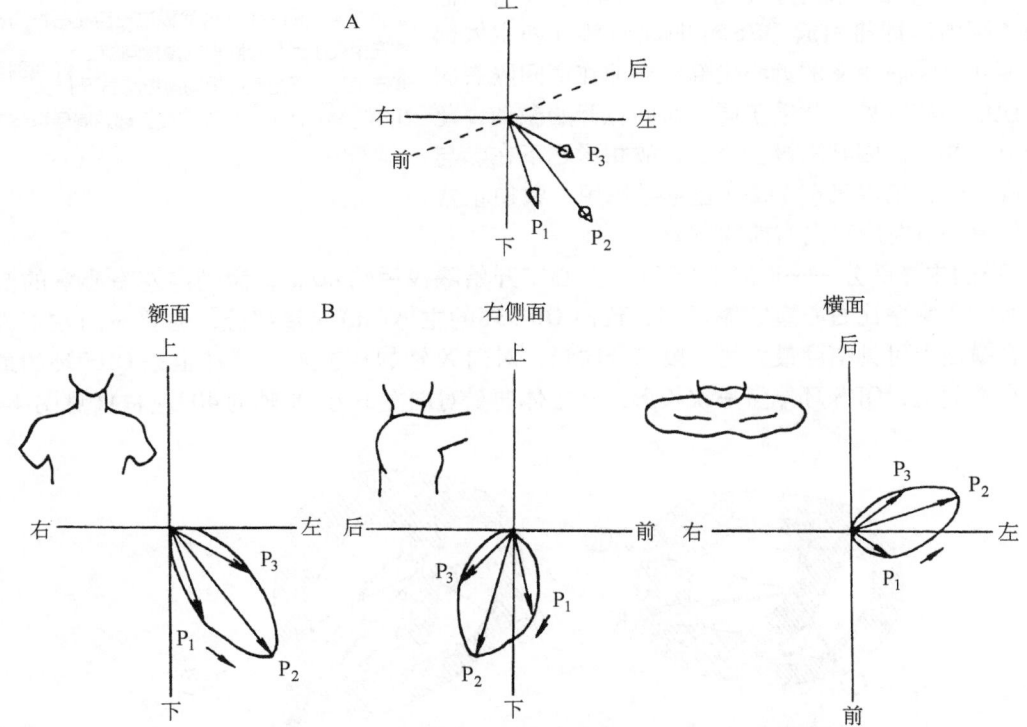

图4-2　立体 P 环投影在 3 个平面上,形成平面心向量 P 环

A. P₁、P₂ 和 P₃ 代表心房除极的 3 个平均空间向量;

B. 空间向量在各平面上的投影与 P 环的形成

概括地说,P 环的运行轨迹是先自右上向左前下,以后又转向左后下,最终回到"0"点。它虽然是立体的，但基本上是与额面相平行，因而从额面心电向量图看 P 环最清晰，在反映额面向量环的心电图导联中 P 波也往往最清楚。但它毕竟是一个立体环，其前后方向在正常情况下主要是略向前，因而在心前导联上 P 波多属直立，但不高。在左心房扩大时，其前后方向在开始时 P 向量亦向前，但继以向后向左的综合 P 向量，故 V₁ 导联往往出现先正后负的双向 P 波。

(二) QRS 环的形成

QRS 环系由左右心室肌的除极过程形成的，由各瞬时综合心电向量的顶端连接而构成环形。可将其全过程大致分为三个阶段：

1. **QRS 环的初始部分——Q 向量 (环)** 在一个心动周期中，心房完成除极后，心脏的电激动继续向前推进，经房室交界区、通过希氏束、在室间隔上部分成左、右束支而开始除极，构成 QRS 环的初始 (Q) 向量部分，历时 20ms 左右，可分成 4 个组成部分，基本上是同时进行的 (见图 4-3)：①激动始于室间隔左侧的中 1/3 处，其除极过程系从左后向右前方向进行 (稍偏上或偏下)，涉及室间隔的前中部。②左束支前上分支的起始部同时开始激动而除极，涉及靠近室间隔的左心室前上壁，其主方向对向左前上。③左束支后下分支的起始部分亦同时激动而除极，涉及后室间隔的上部，其向量指向后 (下)。其中第②分与第③分的除极量相当而方向相反，故可相互抵消，正常时不影响 Q 向量，但在左束支分支阻滞时即将引起 QRS 环的起始部分和主体部分发生显著变化。④右束支的近心尖部，亦即在室间隔右侧靠近前乳头肌的基底部处，几乎于同一时间也开始激动，此与第①成分方向相反但因其除极量很小，故相形之下在参与 Q 向量的诸成分中，仍以第 (1) 成分起主导作用，致使正常 Q 向量大多仍保持自左后对向右前的方向。

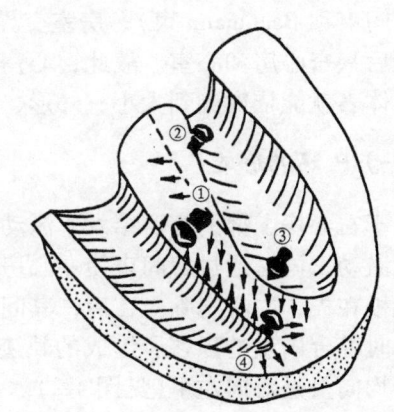

图 4-3 QRS 环起始向量的四个组成部分
①室间隔左侧中 1/3 处除极过程自左后指向右前
②左束支前上分支除极向量指向前上
③左束支后下分支除极向量指向后下 ⎫ 正常时互相抵消
④前间隔右侧近心尖处右束支起始向量指向左后，量甚小

2. **QRS 环的主体部分——R 向量 (环)** 至心室开始除极后约 40ms，激动向左右心室的游离壁扩展。由于正常左心室壁比右心室壁厚得多，致使 QRS 环的主体 (R) 向量部分，主要对向左下方，略偏前或偏后。在横面上可见幅度最大的一段综合向量，对向 X 轴的 0° 左右，往往也是 QRS 环的最大向量之所在处。在额面上，QRS 环体多呈狭长形，其主体向量对向左下方 (X 轴的 40° 左右) (见图 4-4)。

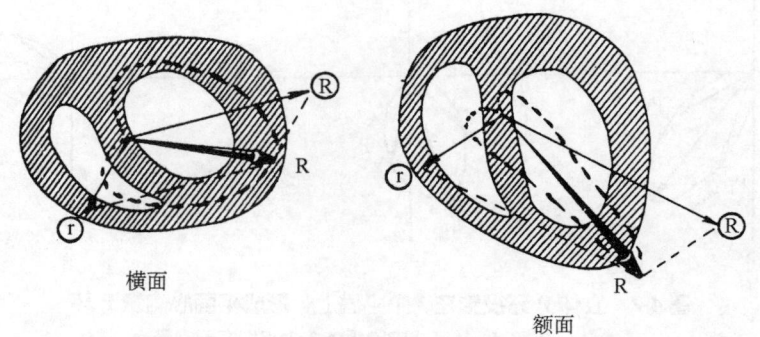

横面

额面

图 4-4 横面及额面 QRS 环左右心室主向量的综合
①右心室主向量；⑪左心室主向量 R 综合主向量

3. QRS 环的终末部分——S 向量(环)　心室开始除极约 40ms 之后，左右心室的后基底部和室间隔的基底部最后被激动而进行除极，除极方向系从心尖朝向心底部，故此一终末向量必然对向后(上)方，在横面上位于 -90°左右(可稍偏右)。QRS 环的起始、主体、终末三部分向量的空间方向及与解剖的关系见图 4-5。

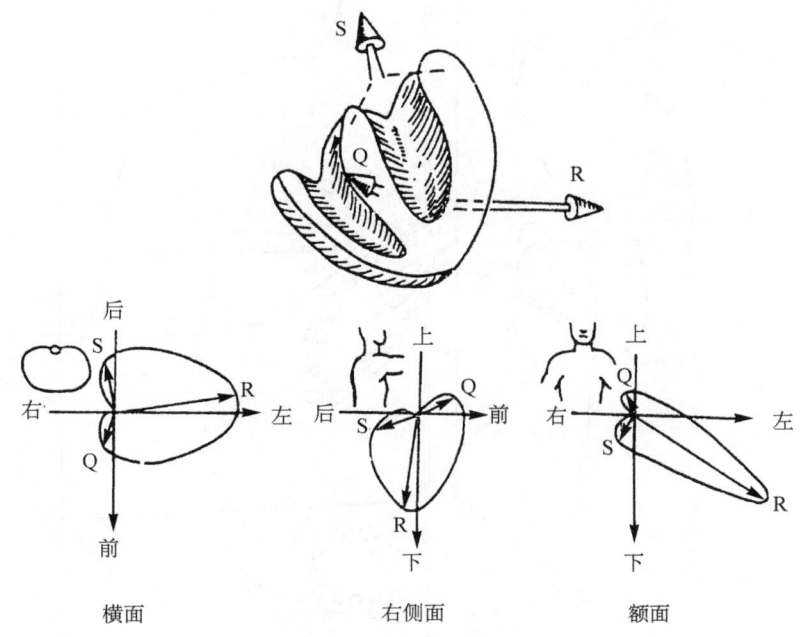

图 4-5　QRS 环的起始(Q)、主体(R)、终末(S)部分的空间方位及与解剖关系

(三) T 环的形成

心电向量图上的 T 环包含了心电图上的 ST 段和 T 波，它是由左右心室复极全过程决定的。心室肌复极扩布方向与除极扩布方向完全不同。复极扩布的过程与传导系统无关，而受压力、温度等因素的影响。目前，心脏电生理学家们公认心室肌的复极过程是从心外膜面开始，较缓慢地向心内膜面。由于复极时电偶的移动方向与除极时恰相反，而复极方向与除极方向亦相反，因而 T 环与 QRS 环在方向上很接近，在心电图上也表现为在 QRS 波群以 R 波为主的导联上 T 波是直立的。目前认为：右心室复极过程对 T 环的发生影响较小(可能系因右心室壁较薄)，室间隔心肌大致是从左右两侧同时复极，因而所产生的电活动相互抵消。T 环主要是由于左心室肌由心外膜面向心内膜面复极所形成，因而出现了一个与 QRS 环方向大致接近的 T 环。

三、二次投影学说

综合心电向量在胸腔形成 P、QRS 及 T 三个立体向量环，所谓"立体"便是三维，即说明综合心电向量的活动，其移动方向既具有上下、左右又具有前后三个方向。当我们用平行的光线由前向后将 P、QRS 及 T 立体向量环投影在额面上时，便形成了额面向量环；而当我们用平行的光线自上而下将 P、QRS 及 T 立体向量环投影在横面上时，便形成了横面向量环。这便是立体向量环的第一投影——平面向量图的形成(见图 4-6)。为了将这些平面向量图还原为临床心电图，就需要第二次投影，即以平行光线将这些平面向量图以不同角度分别投影于不同的额面或横面导联轴上，便形成各导联心电图(见图 4-7)。

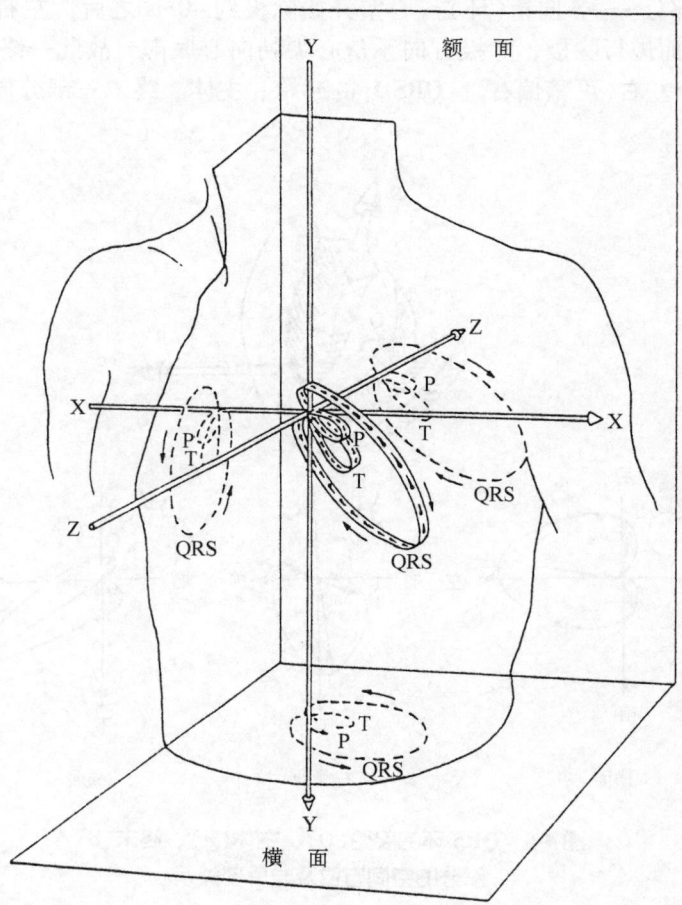

图4-6 立体心电向量环在额面及横面上的投影形成的平面向量环

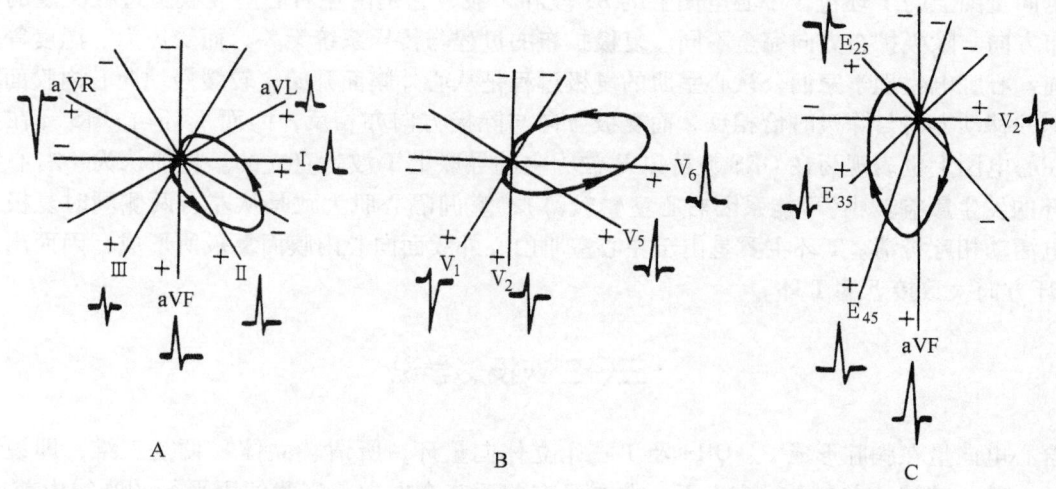

A B C

图4-7 QRS 环在心电图导联轴上的投影

A. 额面 QRS 环在肢体导联轴上的投影；B. 横面 QRS 环在胸
前导联轴上的投影；C. 侧面 QRS 环在食管导联轴上的投影

　　简而言之，可以认为：①肢体导联心电图相当于额面心电向量图在相应导联轴上的投影；②胸前导联心电图相当于横面心电向量图在相应导联轴上的投影。

　　具体观察检测时，可通过向量图坐标轴的交叉点（"0"点），作一与心电图导联轴相垂直的直线，此垂线即将心电图导联轴分为正负两侧，向量环体投影于正侧者将形成一正向波，投影于负侧者形成一负向波，其波幅取决于其投影量的大小。亦即向量环的运行方向指向探查电极者（正极）形成一正向波，背离探查电极时形成一负向波（见图4-8 以额面导联为例）。

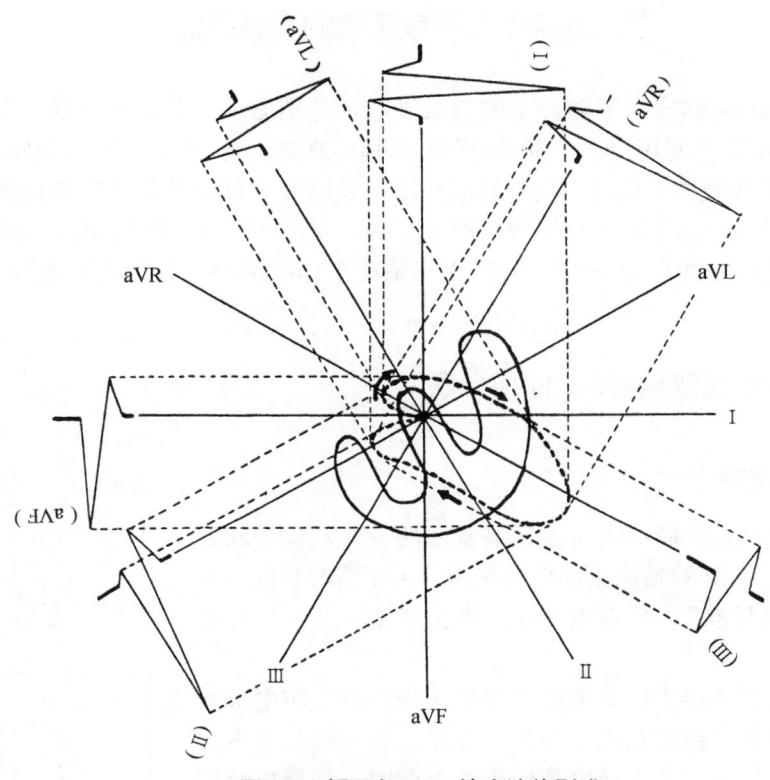

图 4-8　额面上 QRS 综合波的形成

心室除极向量环在额面各导联上的投影示意图

常规十二导联系统的发展历史

一、导联的概念

　　所谓导联，就是引导心脏电流至心电图机的联接路程。按其导线连接方式的不同可分为双极导联和单极导联。

　　双极导联就是将一对电极（一个正极、一个负极）直接安置于体表相隔一定距离的任意两点而构成，两点间的连线代表导联轴，具有方向性（由负极指向正极）。它测量的是两个电极所在部位之间的电位差，而连接于身体表面的两个电极的所在部位均有电位（电压）的改变。当正极所在部位的电位高于负极所在部位的电位时，该双极导联则记录出一个正向波；反之，当正极所在部位的电位低于负极部位的电位时，该导联记录出一个负向波。

所谓单极导联，就是将双极导联中的负极与"0"电位相连接（此时负极又称无关电极），测定的是正极（又称探查电极）所在的某一局部与"0"电位之间的电位差，相当于该局部的电势。若正极所在部位的电位高于"0"时，该单极导联记录出一个正向波；若正极所在部位的电位低于"0"时，则该导联记录出一个负向波。"0"电位可通过将三个肢体电极相连接（右上肢、左上肢、左下肢）构成一个中心电端——Wilson 中心端而获得。

导联按其反映心电活动的主体（或）空间向量的不同可分为额面导联、横面导联和侧面导联。

二、常规十二导联系统的发展历史

早在 1905 年 Einthoven 就建立了额面上的三条轴线，分别为Ⅰ、Ⅱ、Ⅲ导联，当时称为"标准导联"（双极导联），并被广泛使用至今。30 年代时 Wilson 在额面上又增加了三条轴线，分别为 aVR、aVL、aVF，此即加压单极肢体导联，它们与标准导联一起组成了目前的肢体导联体系。随后 Wilson 继续研究，产生了水平面（横面）上的六条轴线，即 V_1、V_2、V_3、V_4、V_5 和 V_6 六个胸前导联。目前临床上最常用的心电图导联即为以上 12 导联。有时由于临床工作的需要，胸导联可适当增加，如 V_7、V_8、V_9 和 V_{3R}、V_{4R}、V_{5R}等。

三、常规双极导联（标准导联）

（一）双极导联的连接

双极导联测量的是两点之间的电位差，最常用的一种双极导联首创于本世纪初（1905 年），并被临床医师广泛采用。由于当时独此一种体系，故被称为"标准导联"，并沿用至今。它包括Ⅰ、Ⅱ、Ⅲ三个导联（见图 4-9）。

Ⅰ导联　左上肢电极连接于心电图机规定的正极，右上肢电极连接于心电图机规定的负极，组成双极Ⅰ导联。当左上肢电位高于右上肢时，记录出正向波；反之，左上肢电位低于右上肢时，记录出负向波。

Ⅱ导联　左下肢电极连接于心电图机的正极，右上肢电极连接于心电图机的负极，组成Ⅱ导联。当左下肢电位高于右上肢时，记录出正向波；反之，记录出负向波。

Ⅲ导联　左下肢电极连接于心电图机的正极，左上肢电极连接于心电图机的负极，组成Ⅲ导联。当左下肢电位高于左上肢电位时，记录出正向波；反之，记录出负向波。

（二）导联间的相互关系

每一种双极导联都具有一定的方向，相应为导联向量，图 4-10 显示了导联Ⅰ、Ⅱ、Ⅲ相应的方向。若把胸部作为一个同质的导体，则 3 个方向组成了 Einthoven 氏三角。

根据双极导联的定义和接线方式可以得知，Ⅰ导联测量左上肢与右上肢之间的电位差，左上肢为正极，右上肢为负极，故可以表达为：

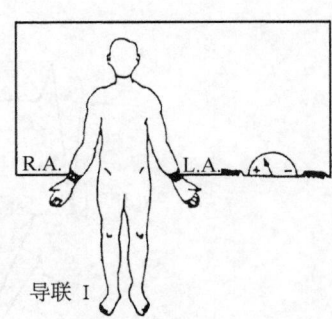

导联 Ⅰ

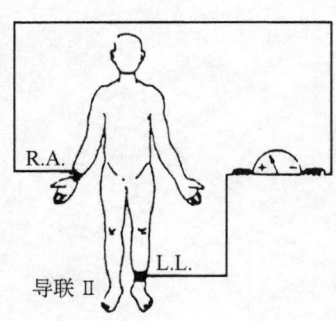

导联 Ⅱ

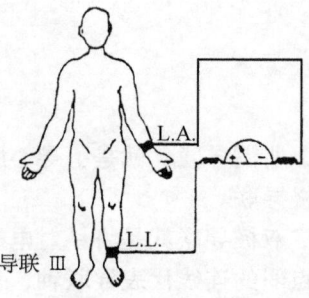

导联 Ⅲ

图 4-9　标准导联的连接方式

$$I = LA - RA$$

同理，Ⅱ、Ⅲ可以分别表达为：

$$Ⅱ = LL - RA$$
$$Ⅲ = LL - LA$$

式中 LA 代表左上肢电位，RA 代表右上肢电位，LL 代表左下肢电位。

根据上述方程式，双极导联间的相互关系可以表达为：

$$I + Ⅲ = Ⅱ$$

这便是著名的 Einthoven 氏法则。这一表达式的确切含义是：Ⅱ导联 R 波的峰电位（或任何一点的电位）等于在这一时刻 I 和Ⅲ导联的电压之和。

Einthoven 氏方程式的产生是双极导联连线方式的结果。这是因为左上肢在 I 导联为正极而在Ⅲ导联为负极，因此当 I 和Ⅲ导联相叠加时便相互抵消。

$$I = LA - RA$$
$$Ⅲ = LL - LA$$

——————————————————————

$$I + Ⅲ = LL - RA = Ⅱ$$

为了更好地理解这一方程式的意义，可将图 4-10A 中各导联保持方向不变，将 I 向下移，Ⅱ向右移，Ⅲ向左移，便可得到图 4-10B。在这个三轴系统中，I、Ⅱ、Ⅲ相互穿插，具有一个共同的中心点。相邻轴线间夹角60°，且Ⅱ居 I 和Ⅲ之间，根据平行四边形法则可知，I 和Ⅲ的向量可综合为Ⅱ的向量；同样，Ⅱ可分解为 I 和Ⅲ两个分量。

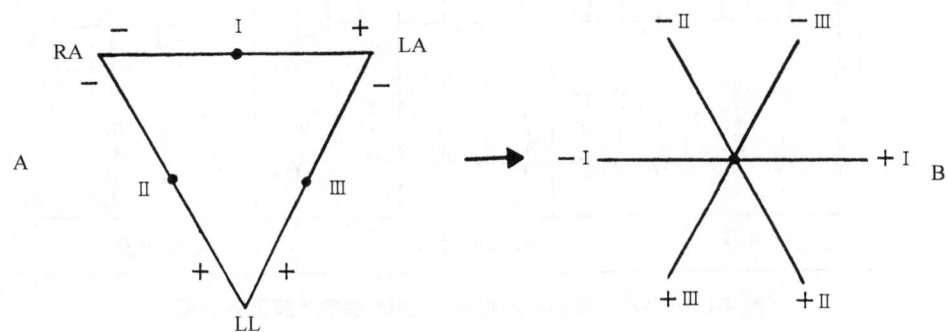

图 4-10　标准肢体导联的相互关系
A. 若将身体假设成三角形，以 Einthoven 三角描述标准导联的相互关系；
B. 由 Einthoven 三角转换而成的三轴系统，各导联轴间夹角为60°

导联的方向是关联的，习惯上认为，如果心脏内部激动净移行和导联方向同向平行的话，则该导联记录到一个正向波；反之为负向波。因此，当激动从右向左移行时，则导联 I 可记录到一个正向波（此时左上肢电压高于右上肢电压），而导联Ⅲ则产生一个低幅负向波。此时导联Ⅱ的波形介于二者之间，为一振幅低于 I 导联的正向波。

(三) 双极导联心电图特点

I 导联　正常 P 波及 T 波均直立向上，QRS 综合波的主波向上（即有一个高的 R 波），如主波向下（即有一个深的 S 波），则为心电轴右偏（参见心电轴节）。

Ⅱ导联　P 波、QRS 综合波的主波及 T 波一般均向上。

Ⅲ导联　P 波及 T 波变化甚大，可直立、低平、平坦、双相或倒置。QRS 综合波变化亦较大，如主波向下，则为心电轴左偏。

(四) 心电轴

1. 心电轴的概念　心脏在激动过程中产生无数个瞬时综合向量，把变化着的瞬时向量连接起来，便形成一个空间的立体P、QRS 和 T 环。如果把 P、QRS、T 向量环分别综合成一个最大向量，即 P、QRS 及 T 平均心电轴，简称心电轴。它们分别代表心房除极、心室除极和心室复极的大小和方向。P 波振幅小，不便测量；引起 T 波改变的因素太多，意义不够明确；因而心电图学上通常所说的心电轴，是指额面上 QRS 心电轴，常用最大向量在额面上与 I 导联所成的角度表示。正常指向左下，居 0°～90°之间（见图 4-11）。

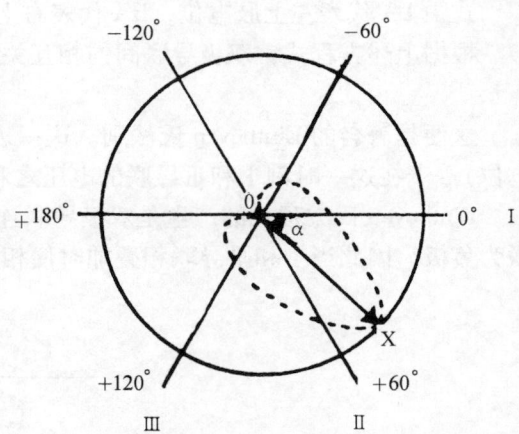

图 4-11　额面上的 QRS 平均电轴

2. 心电轴的测量　理论上讲，可用任何两个肢体导联中 QRS 波群的面积来计算出 QRS 的平均电轴。但面积的计算往往比较困难，既费时又费力，因此在临床上应用最多的还是目测法，先初步估计 QRS 电轴是否偏移，然后再用振幅法求出 QRS 电轴的度数。

目测法　根据标准导联上 QRS 综合波的形态和振幅，初步估计电轴的变化（见图 4-12）。

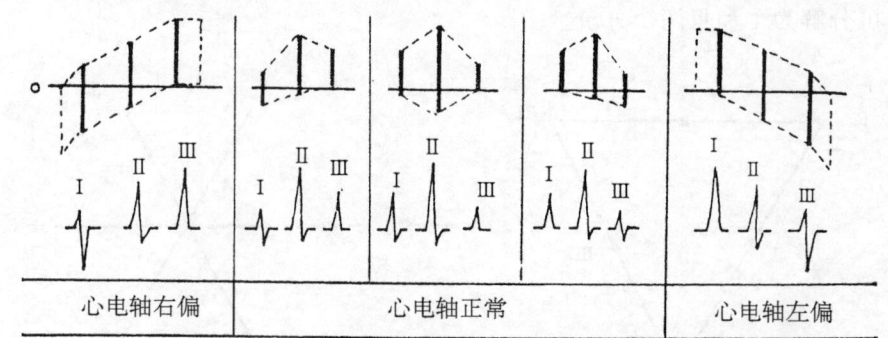

心电轴右偏	心电轴正常	心电轴左偏

图 4-12　心电轴偏移与双极导联 QRS 综合波波型的关系

（目测法）

（1）心电轴正常　QRS 综合波在 I 导联中的主波方向向上或双相，Ⅲ 导联中的主波方向为双相或向上，但均以 Ⅱ 导联中向上波的波幅为最高。

（2）心电轴右偏　QRS 综合波在 I 导联中的主波向下，在 Ⅲ 导联中的主波向上。

（3）心电轴左偏　QRS 综合波在 I 导联中的主波向上，在 Ⅲ 导联中的主波向下。

（4）心电轴极度右偏　QRS 综合波与心电轴正常时的波形相反，即 I、Ⅱ、Ⅲ 导联主波均向下。

心电轴平行于某导联轴的正侧，则该导联正向 R 波振幅最高；心电轴平行于某导联轴的负侧，则该导联负向波 S 或 QS 波振幅最深；心电轴垂直于某导联轴，则该导联 QRS 波群振幅最小，且正向波与负向波振幅相等（见图 4-13）。反之，某一导联 QRS 波群振幅最大，说明心电轴平行于该导联。如 I 导联呈 R 形，R 波振幅最高，目测心电轴为 0°左右；I 导联 S 波最深，则心电轴指向 ±180°。

2. 振幅法　临床上测量心电轴最常用的方法是测量 I 和 Ⅲ 导联 QRS 的振幅，然后求出额面 QRS 波群电轴。方法如图 4-14 所示。

（1）画出六轴系统中导联的方向，I 导联正侧为 0°，负侧为 ±180°；Ⅲ 导联正侧为 +120°，负侧为 −60°。

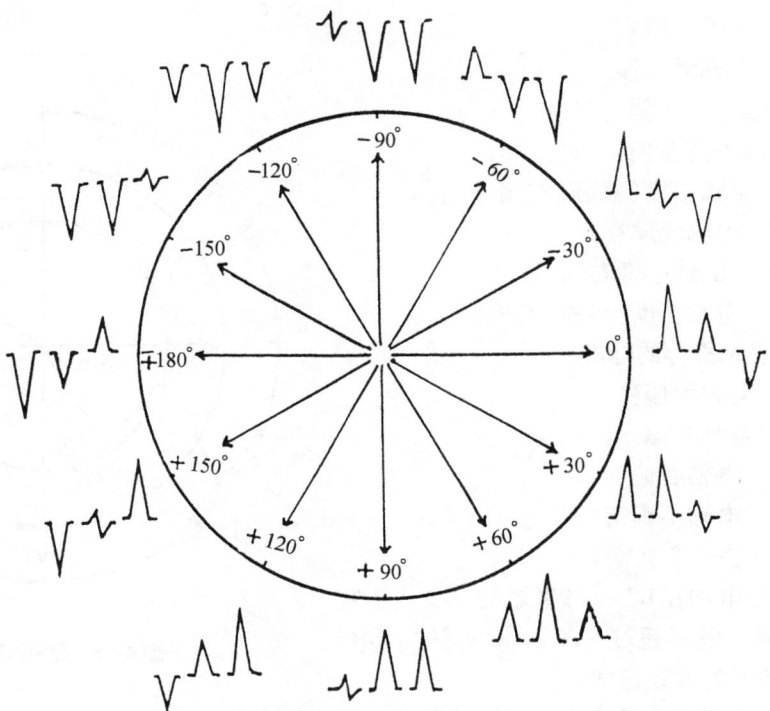

图4-13 心电轴的角度和 QRS 综合波(Ⅰ、Ⅱ、Ⅲ导联)的组合

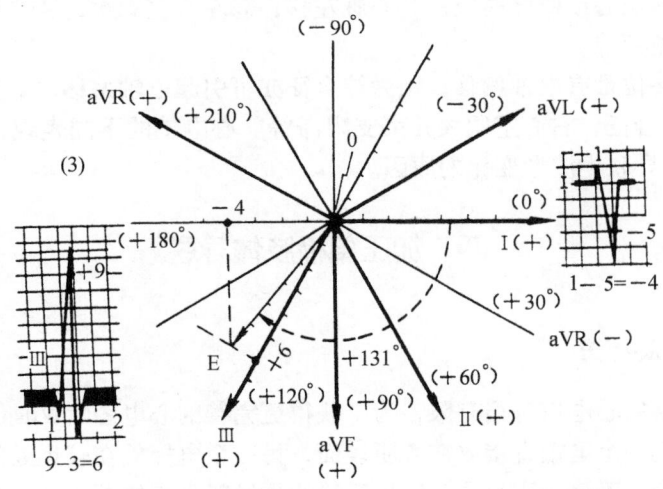

图4-14 六轴系统用Ⅰ与Ⅲ导联测量心电轴

(2) 计算出Ⅰ和Ⅲ导联 QRS 综合波振幅的代数和。例图中Ⅰ导联呈 rS 型,其 QRS 综合波振幅的代数和为 r－S＝1－5＝－4;Ⅲ导联呈 qRs 型,其 QRS 综合波振幅的代数和为 R－q－s＝9－1－2＝6。

(3) 找出垂直于Ⅰ导联4和Ⅲ导联6的交点 E,连接中心点 O 与 E,OE 所指方向即为心电轴的方向。

(4) 用量角器测量其角度为131°,即心电轴为＋131°。

另外,较上述作图法更为简便的方法是查表法,即按Ⅰ和Ⅲ导联 QRS 综合波振幅代数和这两个数值,从一专用的心电轴表中直接查得相应的额面心电轴。

3. 心电轴的分类标准

（1）常用标准（见图 4-15）

+30° ~ +90°　电轴无偏移

+30° ~ 0°　电轴轻度左偏

0° ~ -30°　电轴中度左偏

-30° ~ -90°　电轴重度（显著）左偏

+90° ~ +120°　电轴轻度右偏

+120° ~ +180°　电轴中度右偏

+180° ~ -90°　电轴重度（显著）右偏

（2）世界卫生组织推荐的标准

-30° ~ +90°　电轴无偏移

-30° ~ -90°　电轴左偏

+90° ~ +180°　电轴右偏

-90° ~ +180°　电轴不确定

4. 心电轴偏移的临床意义

正常额面 QRS 心电轴在 0° ~ +90°之间，少数正常人可有轻度左偏，但一般不超过 -30°。故可认为 QRS 心电轴在 -30° ~ +90°为大致正常。

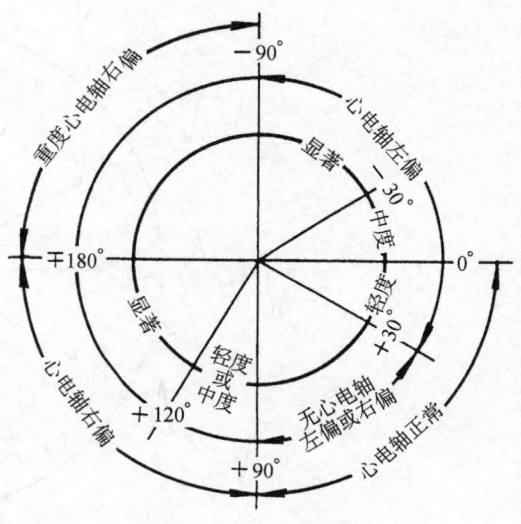

图 4-15　QRS 电轴分类

电轴右偏见于：①垂位心及 6 个月以下的婴儿；②心脏右移；③右心室肥大；④右束支阻滞；⑤左后分支阻滞；⑥左心室肌萎缩或梗死等。

电轴左偏见于：①横位心或横膈高位；②心脏左移；③左心室肥大；④左束支阻滞；⑤左前分支阻滞；⑥右心室肌萎缩或梗死等。

另外，心脏的钟向转位常有电轴偏移；预激综合征亦可引起电轴偏移。电轴不能确定者见于严重的右心室肥大，$S_I S_{II} S_{III}$ 综合征，右心室肥大并束支阻滞等。心电轴的不同表现，可用以解释 I 、II 、III 导联及 aVR、aVL、aVF 导联中波形变化的原因。

四、加压单极肢体导联

（一）单极导联的发展历史

由于标准导联所提供的心电信息很有限，为了获得更完善的心电图，Wilson 作了进一步的研究。他们对动物作开胸手术，把一个电极直接放在心肌表面，另一个电极放在较远处的体表，结果记录出波形异常高大、清楚的电信号。Wilson 认为这一信号反映的是局部心肌的电活动情况，他将靠近心肌的这一电极称为"探查电极"，另一放在远处体表的电极所能测得的电压极小，可忽略不计，该电极称为"无关电极"。故这种导联方式被称为一种"单极导联"，与双极导联不同，单极导联测量的是一个单独点的电位变化。将探查电极置于胸壁也能记录出相似的图型。

然而，这一电压极小可以忽略不计的无关电极如何安置曾一度困扰 Wilson。后来，他根据 Einthoven 的基本理论设想出一个"中心电端"：将左右上肢和左下肢的三个电极连通成一个中心电端，并在肢体通往中心电端的连线上各加一个 5kΩ 的电阻（以减少电极板与皮肤间电阻差别的影响）。根据 Einthoven 假说，通过数学计算，该中心电端的电压应等于 0，故可作为"无关电极"。也就是说，中心电端无论在心动周期的任何时间点上，其电压均应等于 0。实际情况并非如此，中心电端的电压并非绝对为 0，但总的来看，这种变化很小，可以忽略不计。

中心电端的连线方式为左右上肢和左下肢各放一个电极，电极线上均连接一个 5kΩ 的电阻，三条线相互连通，作为一个无关电极，心电图机中电流量计的负极连接于此，正极即探查电极放在需要探查的部位。此即 40 年代以来广泛应用的"单极导联"。

（二）导联的连接

Wilson 按以上方式连接中心电端作为无关电极，并将探查电极分别放置在右、左上肢及左下肢，分别称为 VR、VL、VF 联导（见图 4-16），记录出三种不同波形的心电图。但由于这种导联方式记录的心电图太小，不易识别，现已不再使用，而用加压单极肢体导联。

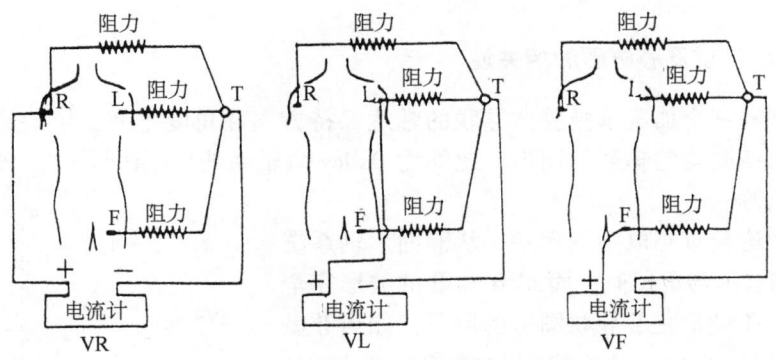

图 4-16 单极肢体导联的连接方式

1942 年，为了提高单极肢体导联所测量的电压，Goldberger 修改了 Wilson 的中心电端。他发明了一个简单的改良方法：即在记录某一肢体的电压时，将该处电极与中心电端断开。结果发现用该方法记录的心电图波形的振幅较前增大了半倍。其实理由也很简单，以 VR 为例，由于中心电端也包括了右上肢部分的电位，便相互抵消，断开该电极后，实际上是以右上肢为阳极，左上下肢为阴极，这样记录出的图形与 VR 相同，但图形增大了 50%。故称为加压单极肢体导联（augmented unipolar limb lead）。同理，记录 VL 时，也只把阳极连在左上肢，阴极只与右上肢左下肢连接；记录 VF 时，把阳极放在左下肢，阴极只与两上肢相连，这样便记录出 aVR、aVL、aVF（见图 4-17）（a 字母为 augmented 的首字母，代表加压、增加的意思）。

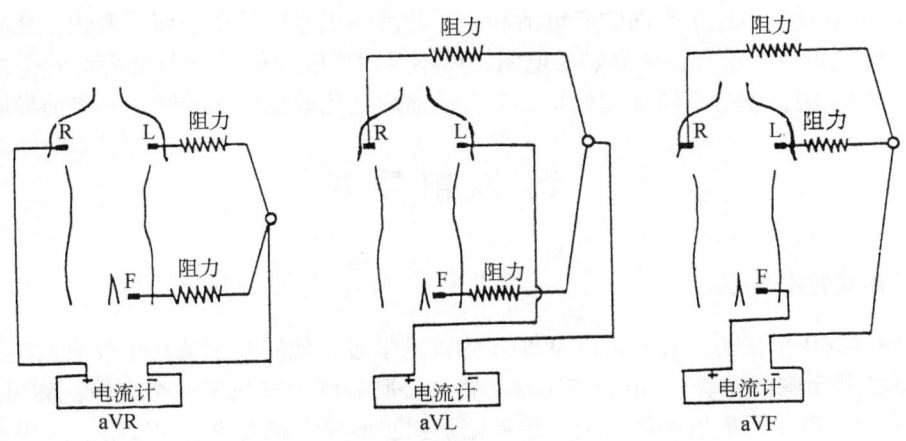

图 4-17 加压单极肢体导联的联线方式

（三）加压单极肢体导联心电图特点

aVR 导联　因右肩对着右心房及右心腔，激动传导的方向指向左下，背离探查电极，所以 P 及 T 波均倒置，QRS 综合波主波向下，呈 rS、Qr 或 QS 型。

aVL 导联　心电图波形变化较大，P 波可直立或倒置。垂位时，左肩对着左心腔或右心室面，QRS 综合波为 QS 或 rS 型；横位时，左肩对着左心室面，QRS 综合波为 R 或 Rs 型。T 波可直立或倒置。

aVF 导联　一般均反映左心室下壁的电压改变，因此 P 波、QRS 综合波的主波及 T 波均直立。横位心时，aVF 为对着右心室面，所以 QRS 综合波呈 rS 型，T 波倒置；半横位时，QRS 综合波及 T 波可呈双相。

（四）额面六导联系统及心电图的相关性

将三个标准导联和三个加压单极肢体导联的轴线保持方向和角度不变，统一绘制在同一个中心点上，便可得到一个向四周均匀辐射的图形，此即为 Bailey 六轴系统（见图 4-18）。该图上实线代表轴线的正侧，虚线代表负侧。

根据二次投影理论及对心电图的理解，从额面六轴系统可以看出：①aVL 的波形与 I 相似；而 aVR 与 II 的波形完全相反，aVR 的 P-QRS-T 波形是 II 导联图形的倒影，如当 II 呈 qR 图形时，aVR 则呈 rS 型；aVF 的图形常常与 III 相似。②aVR 导联的正极指向右上，而心室除极向量指向左下，因此 aVR 导联常呈现一个以负向波为主的图形，可呈 rS、QS 或 Qr 型。③由于正常心电轴可在 0°～ +90°之间变动，而除 aVR 外的 5 个导联的波形随着心电轴的变化而有所不同，因此在某种程度上讲，这 5 个导联的心电图波形比较复杂。④当心电轴为 0°时，即水平指向左侧时，I、aVL 将产生一个高的 R 波，常呈 qR 型；⑤当心电轴为 +90°时，即垂直指

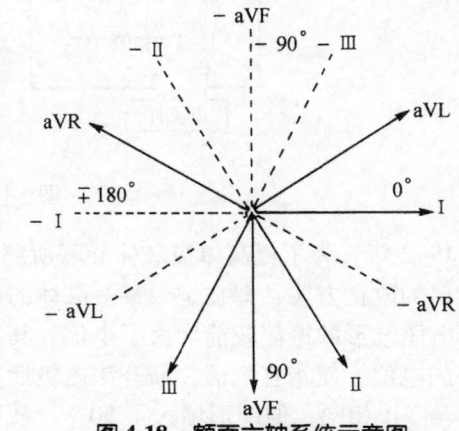

图 4-18　额面六轴系统示意图

向下时，II、III、aVF 导联将产生一个高的 R 波；⑥当心电轴从 0°逐渐转向 +90°时，I、aVL 导联的 R 波逐渐减低，而 II、III、aVF 导联的 R 波逐渐增高；⑦由于 aVL 和 III 分别位于六轴系统的边缘（除 aVR 外），故其波形变化较大。

由于肢体导联（包括标准导联和加压单极肢体导联）心电图是额面向量环在各相应导联轴上的投影，因此它只能反映上下及左右这个平面的心电活动，不能反映出心电活动的前后变化，在心电图学中称为"额面"导联。由此可见，单有额面导联心电图，尚不足以反映立体综合向量活动的全貌。为了完整地了解心脏电活动的全貌，就必须增加能反映心电活动前后变化的横断面导联——胸前导联。

五、胸 前 导 联

（一）胸前导联的发展历史

在 30 年代末至 40 年代初，有一组以 Wilson 为首的学者，他们并不满足于仅有的三个标准导联（单极肢体导联的建立晚于胸前导联）。他们在实验动物的心脏外膜上安放了一个电极，称为"探查"电极，把另一电极放在距心脏尽可能远的体表上，结果记录到波形异常高大清楚的波形。应用这种导联方式记录出来的心电图称为"直接单极导联心电图"，显而易见，这种直接导联心电图是不可能在临床上得到推广应用的。Wilson 和他的同事们又继续研究，他们把探查电极放在胸壁的相应位置，描记出来的心电

图波形振幅较小，但波形与直接导联心电图极为相似，并把这种导联称为"半直接导联"。为了使"另一电极"的电位经常处于"0"，他们发展了一个"中心电端"，即将标准导联的左上肢、右上肢及左下肢三个电极板连在一起，发现其综合电位几乎等于"0"。将心电图机的阴极端连于中心电端，阳极端即探查电极置于胸壁的特定部位，便构成了胸前导联。胸前导联的建立是心电图学史上的一个里程碑。

（二）胸前导联的连接

胸前导联的连接方法是：无关电极（阴极）与肢体导联组成的中心电端相连，探查电极置于胸壁的特定部位（见图4-19）。Wilson 根据心脏在胸腔中的位置，确定了 $V_1 \sim V_6$ 六个导联探查电极的安放部位（见图4-20）。

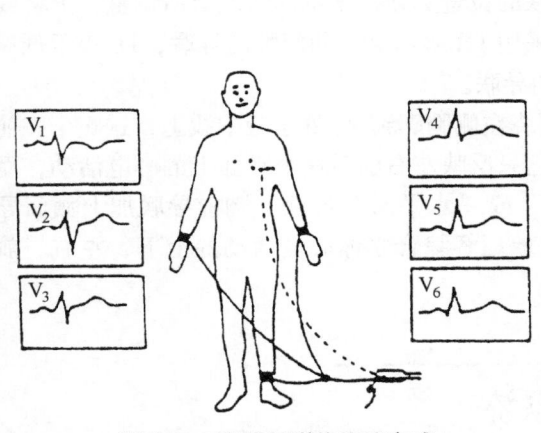

图4-19　胸前导联的连接方式

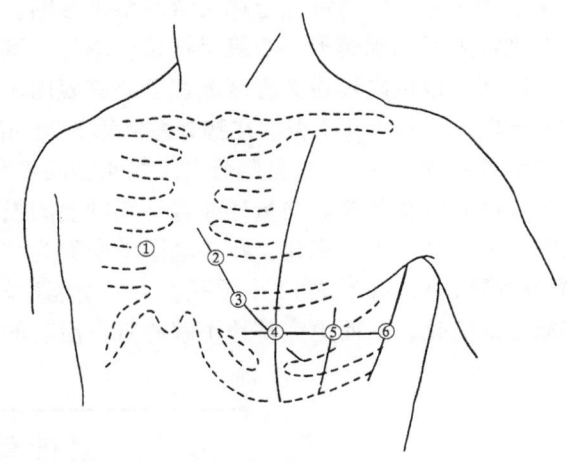

图4-20　胸前六导联的电极安放位置

V_1：胸骨右缘第 4 肋间；

V_2：胸骨左缘第 4 肋间；

V_3：胸骨左缘 V_2 与 V_4 连线的中点；

V_4：左锁骨中线第 5 肋间；

V_5：左腋前线上与 V_4 同一水平处；

V_6：左腋中线上与 V_4、V_5 同一水平处。

（三）胸前导联心电图特点

胸前导联 QRS 综合波形态变化有一定规律。V_1、V_2 多呈 rS 型。V_3 多呈 RS、rS 或 Rs 型，$V_4 \sim V_6$ 多呈 qRs、Rs 或 qR 型。$V_1 \sim V_4$ 导联 r 波逐渐增高转为 R 波，$V_4 \sim V_6$ 导联 R 波又依次减低。若 V_6 导联 R 波 > V_5 导联 R 波，结合病因及超声心动图资料提示左心室肥大。通常是 V_2 的 S 波最深，$V_2 \sim V_6$ 导联 S 波逐渐减小或消失。Q 波在 $V_4 \sim V_6$ 导联逐渐加深，但时间增宽不明显。V_1、V_2 导联不应有 q 波，但可以呈 QS 型，见于左心室肥大，左束支阻滞，B 型预激综合征，肺气肿等。总的来说，胸前导联从右至左顺序看来，一般是 R 波逐渐增高，S 波逐渐减少，R/S 的比例逐渐增大，R/S 比例在 V_1 正常限度一般不超过 1.0，在 V_5 正常限度不低于 1.0，在 V_3 大约等于 1.0。

（四）胸前扩展导联及其价值

随着心脏病学的发展，人们又根据实际情况和各自的需要增加了其它胸前（壁）导联，如 V_7、V_8、

V_9、V_{3R}、V_{4R}、V_{5R} 及心房导联（A 导联）等，其电极安放部位如下：

V_7：左腋后线上与 $V_4 \sim V_6$ 同一水平处；

V_8：左肩胛线上与 $V_4 \sim V_7$ 同一水平处；

V_9：左脊椎旁线上与 $V_4 \sim V_8$ 同一水平处；

以上导联主要用于后壁心肌梗死的诊断。

V_{3R}：与 V_3 相对应的右侧胸壁处；

V_{4R}：与 V_4 相对应的右侧胸壁处；

V_{5R}：与 V_5 相对应的右侧胸壁处。

这三个导联用于对右心房肥大、双心室肥大、右束支阻滞或右心室梗死的诊断。

A 导联：正极置于剑突下，负极置于胸骨柄，组成 A 导联。该导联是一种双极导联，重点显示 P 波，主要用于室上性与室性心律失常的鉴别诊断。

个别病人因胸廓畸形，心脏呈横位或垂位，胸前导联的位置必须根据不同情况有所调整，上移或下移一个肋间，以便电极更大程度地靠近心脏表面。一般采用 1H 表示高一肋间隙的导联，1L 表示低一肋间隙的导联。比如 $V_2$1H 表示在胸骨左缘第 3 肋间隙处的导联。

胸前导联的 $V_1 \sim V_6$ 是自胸骨右缘第 4 肋间隙顺序围绕左侧胸廓到 V_6 处于腋中线上，这 6 个胸前导联所记录的心电图是横面向量环在各导联轴上的投影，它只反映左右前后这个平面上的心电活动，而不能反映心电活动的上下变化，在心电图学中称为"横面"或"水平面"导联。胸前导联加上额面导联（6 个肢体导联），有了这 12 个导联，人们就能比较充分地理解综合立体心电活动的上下、左右、前后及其幅度的变化，从而更完整地了解心脏电活动的全貌。

其他导联系统

一、双极胸导联

目前已很少使用。将正极置于胸部，负极置于肢体，即成为双极胸导联。负极可置于右上肢、左上肢或左下肢，分别称之为 CR、CL、CF 导联；正极可分别置于单极胸导联相同的部位。如将正极置于 V_1 部位，负极置于右上肢，则以 CR_1 表示；如正极置于 V_5，负极置于右上肢，则以 CR_5 表示。CL 和 CF 导联依次类推。其描记出的波形与单极胸前导联相似，但振幅偏小。

双极胸导联常用于运动测试和紧急监护，通常正极放在 V_5 位置，负极放在其他不同位置（见图 4-21），一般包括胸骨柄（构成导联 CM_5）或锁骨下窝（构成导联 CS_5）。表 4-1 列出了电极位置和用于运动试验的注解说明。

二、Nehb 导联

在欧洲的一些国家（特别是德国）有些心脏学家仍使用 Nehb 导联。该导联由 3 个双极胸导联组成，3 个电极放在胸部（见图 4-22），可用单道心电图仪记录这些导联。方法是将右臂电极放在第 2 肋骨与胸骨右侧

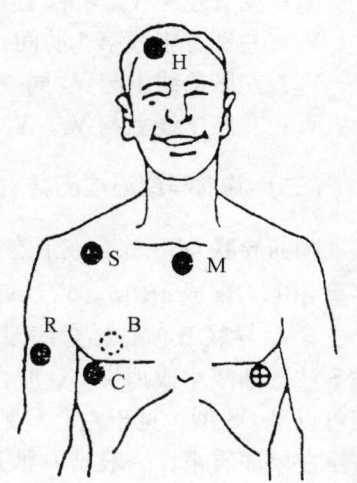

图 4-21　双极胸导联不同的电极位置

正极放在 V_5 位置，负极是图中若干个位置之一；电极位置的规定见表 4-1

（据 Froelicher 等，1976）

交接处，左臂电极放在肩胛角水平线和左腋后线相交处，左腿电极放在胸前与左肩胛角相对的位置（心尖附近）。背侧导联记作导联 D，前壁导联记作导联 A，下壁导联记作导联 I。使用肢体导联的电极连线，将心电图仪开关分别置于导联 Ⅰ、Ⅱ、Ⅲ 档上，即可记录导联 D、A、I。这些导联有时加上前缀字母 N（Nehb）称为导联 ND、NA、NI，两种命名皆可。

表 4-1 运动试验的双极胸导联（据 Surawicz 等，1978）

导联	正极位置	负极位置	说 明
CM_5	V_5 部位	胸骨柄	检测 ST 变化最敏感的双极导联之一
CH_5	V_5 部位	额部	流行于瑞典，尤其作自行车运动试验
CS_5	V_5 部位	右锁骨下窝	检测中有时肌电干扰较 CM_5 多
CC_5	V_5 部位	V_{5R} 部位	与多数双极导联比较，它与 V_5 导联相似
CB_5	V_5 部位	右肩胛下	与 V_5 导联很相似，但肌电干扰多于其他双极导联
CR_5	V_5 部位	右臂	采用 4～6 个胸导联部位，在运动中肌电干扰明显（北欧和独联体用于运动前后记录）

注：数字 5 表示相应胸部 V 的位置，如 V_5；正极可以放在任意标有数据的 V 导联上。

随着多道心电图仪的出现，采用 V_1（C_1）、V_2（C_2）、V_3（C_3）电极来记录 Nehb 导联。V_1 代替右臂电极，V_2 代替左臂电极，V_3 代替左腿电极，例如导联 D 记录 C_1 和 C_2 两电极之间的电位差（见图 4-22）。

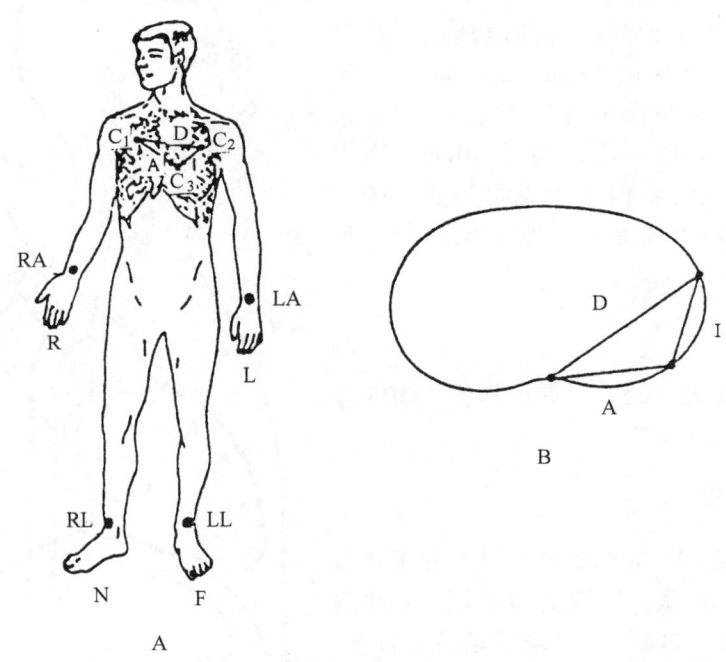

图 4-22 Nehb 导联系统

三、头 胸 导 联

头胸导联（HC）又称尹氏导联。1973 年由我国学者尹炳生设计，是一种新型的导联系统。旨在实现单极导联对心脏进行全方位诊断的设想。HC 导联连接方式见图 4-23，它是将一个电极放在右前额，另一电极置于胸前不同部位，构成 HC 导联。HC 导联在形式上是双极导联，实际上它比 Wilson 导联更具单极性。

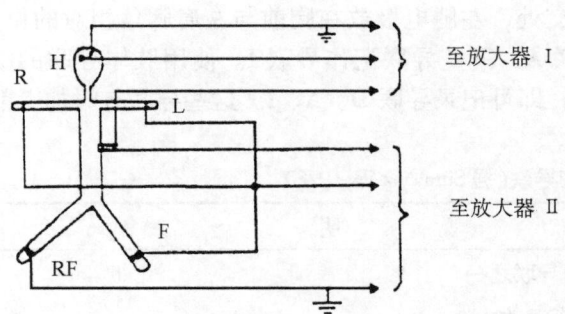

图 4-23 头胸 (HC) 导联与 Wilson 导联的电极位置及同步输入回路

(引自尹炳生,1981)

HC 导联系统可能是一个有前景的导联系统,其理论体系目前还处于研究探索阶段,其应用价值有待临床验证。

四、食 管 导 联

在特殊情况下,为了检测心房的电活动,可采用 30 年代提出的食管导联 (esophagus lead),用"E"表示,将食管电极距离鼻孔(或门齿)的厘米数标记在 E 的右下,如电极距离鼻孔 30cm,则用"E30"表示。至于放入食管内多少厘米为宜,随人体身长而异。一般单极食管导联正常心电图分 3 种波形(见图 4-24)。

(一) 心房上波形

食管导联电极约在 25 ~ 35cm,P 波倒置,QRS 综合波呈 QS 或 Qr 型,T 波倒置。

(二) 心房水平波形

食管导联电极约在 30 ~ 40cm,P 波呈大的正负双向波,QRS 综合波呈 Qr 型,Q 波宽而较深,T 波倒置。此后到心室水平有一过渡区,P 波逐渐转为直立,Q 波变小,R 波增高,T 波由倒置转为直立。

(三) 心室水平波

食管导联电极大约超过 40cm,P 波直立,QRS 综合波通常呈 qR 型,T 波直立,与 V5、V6 导联的波形相似。但若心脏呈横位时亦可出现一个 rS 图型。

食管导联主要用于:①确定心律失常起搏的部位,有无心房除极波,特别是对室上性与室性异位心律的

这是因为右前额电极是一个较理想的参考电极:①与胸部相比,右前额距心电源较远,衰减明显,电信号较弱;②右前额(等)处正对心底部,心底部电活动较弱,为心脏最后除极化区,其除极化方向背向体表,与右前额的轴线几成直角,其电活动对右前额影响小。因此位于右前额的 HC 导联的参考点的电位及相位与地电极无显著差异,接近理想"0"点,使测试点的 P-QRS-T 各波阵的表达较真实,P、R、T 正相波被完整地表现出来。由此可见 HC 导联的单极性优于Wilson 导联。

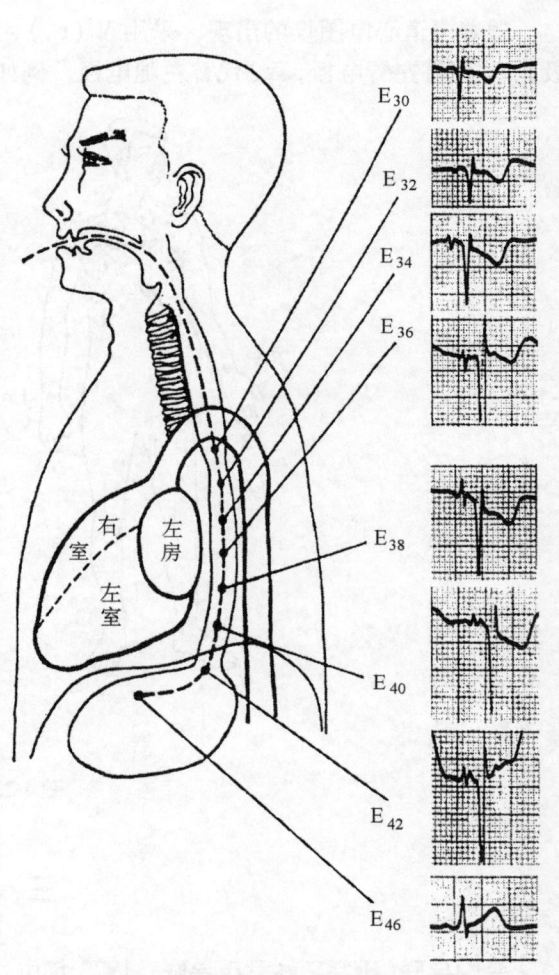

图 4-24 单极食管导联及各部位波形

受检者身长 162cm 正常成人食管导联心电图

鉴别有重要意义，常用心房水平导联；②心房调搏；③较小的后壁心肌梗死，在常规肢体导联诊断不清者，用心室水平导联。

在这一领域的进展是利用 Arzbaecher 设计的"丸状电极"，此装置像一个普通的药用胶囊，与一根细长的导线相连。丸状电极被病人吞下后，含有电极的胶囊会溶解，使电极暴露以利于记录心电图。病人吞下丸状电极，只要导线足够长，电极就可以安放在心房以下的位置。根据丸状电极记录的信号即可判断电极所处位置，回撤电极至所需部位，即可记录到相应波形。

五、Frank 正交导联

为了更好地反映心电活动的关系，以使心电图诊断与解剖学改变的联系更为密切，近年来不少人推荐采用正交心电图导联体系，可减少导联数，即只需采用互相垂直的 X、Y、Z 三个导联，分别显示左右、上下、前后三个轴向上的心电图，用以取代常规心电图。目前大多数采用与心电向量图的导联体系完全一致的 Frank 正交心电图导联体系，但临床资料在数量上还远不如常规心电那样丰富，有待积累更多的资料和经验，以提高其诊断作用。正交心电图取 X、Y、Z 三个导联。

为了校正心脏在胸腔内的不对称性，Frank 导联体系采用一套电阻网络插入 X、Y、Z 导联的输入端，以改变其增益量，使心脏正似位于胸腔的正中那样，称为校正导联体系（见图4-25）。除了 X、Y、Z 三个导联所需的 6 个电极以外，只在左侧与正前的电极之间增加了一个校正电极（C），使之与 X 轴和 Y 轴各构成 45°，这一体系较其它校正导联体系简便，故迄今在国内外应用最广。电极安放的具体部位见图4-25 及表4-2。

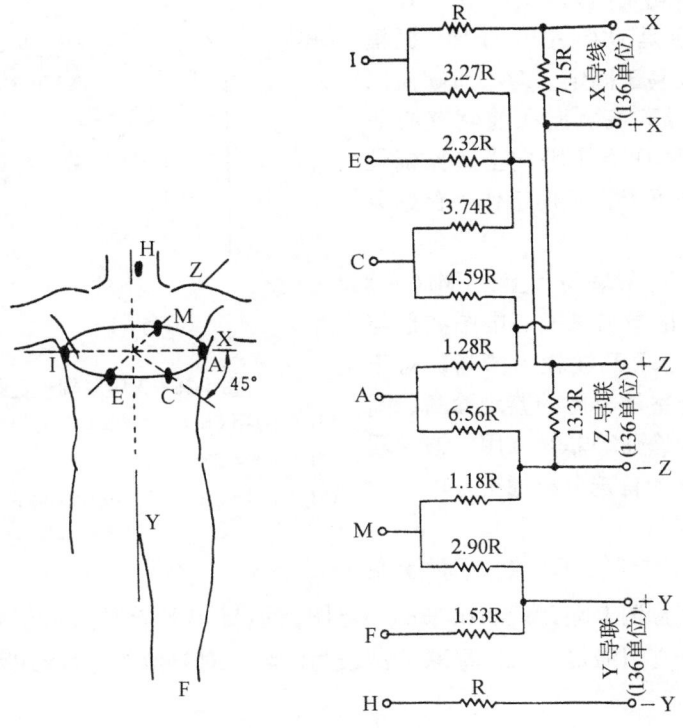

图4-25 Frank 导联体系

表 4-2 Frank 导联体系电极的部位

导联	正极	负极
X	A：左腋中线第五肋间	I：右腋中线第 5 肋间
Y	F：左腿	H：头颈部（左后颈）
Z	E：前正中线与 X 轴同一水平	M：后脊柱与 X 轴同一水平
	C（校正点）：A、E 之间与 X 轴和 Y 轴各构成 45°角	

六、动态心电图导联系统

动态心电图最初只有 1 个监测导联，1976 年发展到 2 个导联，进入 80 年代以来又发展为 3 个导联。显而易见，3 个导联记录在分析心肌缺血、损伤和某些心律失常方面较单导联及双导联记录动态心电图具有明显的优越性。12 导联同步记录的动态心电图也已经应用于临床。

（一）双导联记录

常用的导联记录方式有：

1. $CM_5 + CM_1$ 导联

CM_5（＋）置于相当于 V_5 导联的位置上，CM_5（－）置于胸骨右缘第 2 肋间。不论是双导联或 3 导联同步记录，CM_5 导联均是国内外心电图工作者首选的分析通道。其优点是 QRS 主波向上，振幅较高，波形较稳定，电极易于固定。对心肌缺血阳性检出率较 CM_1、CM_F 导联高。但在前侧壁心肌梗死患者中，因 CM_5 导联 QRS 主波向上、振幅较小以及在室性早搏主波向下者，不便于作为首选分析通道（见图 4-26）。

CM_1（＋）置于相当于 V_1 导联位置上，CM_1（－）置于胸骨左缘第 2 肋间。记录出来的心电图波形与 V_1 导联基本相似。CM_1 导联 P 波较为清晰，对于室上性早搏伴差异传导与室性早搏的鉴别诊断、间歇性左右束支阻滞的定位诊断等非常有用。该导联 QRS 振幅较小，一般不作为首选分析通道。

2. $CM_5 + CM_F$ 导联

CM_F 导联相当于 aVF 导联，CM_F（＋）置于左

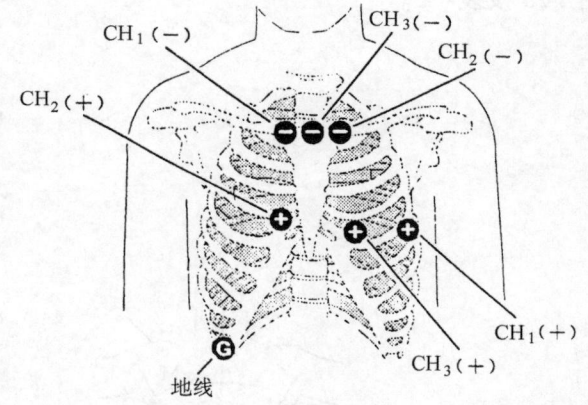

图 4-26 3 导联同步记录电极安放部位

CH_1（＋）与 CH_1（－）组成 CM5 导联，记录图形与 V_5 导联相似；

CH_3（＋）与 CH_3（－）组成 CM3 导联，记录图形与 V_3 导联相似；

CH_2（＋）与 CH_2（－）组成 CM1 导联，记录图形与 V_1 导联相似；

G——参考地线

下腹部，CM_F（－）置于胸骨柄上端，记录出来的心电图波形与 aVF 导联大致相同，适应于监测下壁缺血、损伤、坏死及左前分支阻滞等。CM_F 导联 P 波较为清晰，对早搏的鉴别诊断也很有用。

3. $CM_5 + CM_3$ 导联

CM_3（＋）置于 V_3 导联的位置上，CM_3（－）置于胸骨上端，记录出来的心电图波形与 V_3 导联基本相同。其优点很突出，可以反映出前间壁、前壁心肌的供血情况，通常该导联 T 波振幅高大。因此缺点也显而易见，T 波常超过同导联 R 波振幅，仪器易将 T 波误认为 1 次心搏，导致误判。

4. $CM_5 + CM_2$ 导联

CM_2 导联的优缺点与 CM_3 相似。

5. CM_5 + 胸骨垂直导联

1992 年，Ott 提出了胸骨垂直导联，其正极置于胸骨下端剑突上，负极置于胸骨上端。优点是两个电极均位于坚硬的胸骨上，可避免肌电干扰，与 CM_1 导联相比，P 波振幅更大，对心律失常的诊断与鉴别很有帮助。

（二）三导联记录

三导联同步记录的导联选择有双极导联和单极导联之分，可根据病情和科研需要进行不同的导联组合。组合成的导联体系可以是 $CM_5 + CM_3 + CM_1$、$V_5 + V_3 + V_1$、$CM_5 + CM_3 + CM_F$、$V_5 + V_2 + Y$ 导联等。只要导联组合得当，可以提高对心肌缺血的检出率。如右冠状动脉病变，必有 aVF 导联；前降支病变，不可缺少 $V_3 \sim V_5$ 导联等。

（三）12 导联同步记录

理论上讲，同步 12 导联连续记录的动态心电图是今后发展的方向，它所记录的资料与常规心电图接轨，可以反映出不同部位心肌缺血、损伤、坏死的图形变化特征，对心律失常的发源部位、传导情况、诊断与鉴别诊断有极大帮助。但目前的技术还不能满足这方面的要求。

七、运动心电图导联系统

过去的运动试验多采用双极胸导联，主要原因是单道装置的限制，目的是尽可能简化过程。现在，随着计算机技术的发展及其在运动心电图分析中的广泛应用，出现了利用传统 12 导联心电图作运动试验的趋势。

1966 年，Mason-Likar 提出在作运动试验心电图时，可将记录 12 导联心电图的肢体电极从四肢移至胸部。他们建议右臂电极放在右锁骨下窝对应于三角肌上沿的中部距锁骨下缘 2cm 处；左臂电极放在左侧相对应的位置上；左腿电极放在腋前线上肋骨下缘与髂嵴连线的中点处。为了避开皮肤皱褶，该电极可以向任何方向移动几厘米，一些专家干脆把此参考点定在左髂嵴。至于右腿电极，Mason 和 Likar 最初定位于右臀部，为了方便起见，美国心脏病学会建议把此电极放在右髂窝。重新定位的电极安放位置见图 4-27。

多年来，不少研究者在进行运动试验时，只用胸部电极的简单组合来记录双极胸导联心电图。通常，正电极置于 V_5 位置，负电极放在胸骨柄（该导联记作 CM_5）、右锁骨下窝（CS_5）、V_{5R} 位置（CC_5）、右肩胛下（CB_5）等部位构成相应导联（见图 4-21 及表 4-1）。

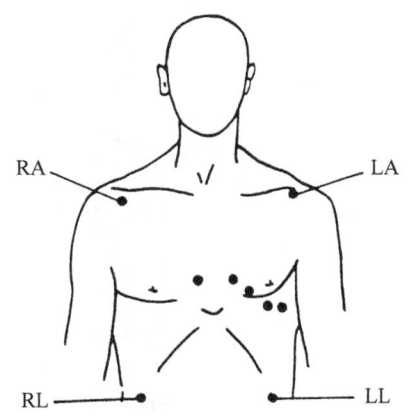

图 4-27 运动试验 12 导联心电图监护及 Mason-likar 改良系统

左右上肢导联应放在锁骨下凹的外侧面，心前导联位置不变

运动试验监测导联的选择对诊断的准确性有极其重要的意义。仅用单导联 V_5 或 CM_5，常常有 1/3 的下壁心肌缺血漏诊，它对前壁心肌缺血的检出率也仅为 12 导联心电图的 90% 左右。6 导联心电图 II、aVF、$V_4 \sim V_6$ 几乎可以检出 12 导联心电图记录的全部心肌缺血的心电图异常。为了全面了解患者在运动试验中出现的心肌缺血和心律失常，临床上普遍采用的仍是 12 导联心电图。肢体导联部位采用 Mason-Likar 改良系统，且该导联系统已被美国心脏病学会所承认。该系统胸前导联电极安放位置不变（见图 4-27）。

八、F 导联系统——肢体导联的新建议

目前通行于全世界的 12 个心电图导联，除 Einthoven 在本世纪初开始描记的标准导联（Ⅰ、Ⅱ、Ⅲ导联）外，还有三个 aV 肢体导联，以及 $V_1 \sim V_6$ 六个胸前导联。Einthoven 曾以等边三角形来说明Ⅰ、Ⅱ、Ⅲ导联的相互关系（见图 4-10A）。以目前对导联轴的了解，导联Ⅰ为 0°，导联Ⅱ为 60°，导联Ⅲ则为 120°。也就是说，这个等边三角形可分解为图 4-10B。这个导联系统在心电图史上应用至今已有 90 余年，称之为标准导联。除了它是 Einthoven 最初应用，沿袭至今，历史较久外，实无任何"标准"可言。

40 年代后由 Wilson 将这三个肢体导联相连接，发现其电位接近于"0"，称之为中心电端。在这里值得讨论的是，Wilson 在提倡 $V_1 \sim V_6$ 导联外，又异想天开地把它的探查电极分别放在左、右上肢和下肢。试图看看这些部位的单极导联（因为它仍以阴极连于中心电端）形象如何，从而得出 VR、VL、VF 导联图形，但波形很小。1942 年，Goldberger 看出波形小的原因，便在记录 VR 时，把中心电端中的右上肢连线断开（也就是说，探查电极置于右上肢时，阴极只与左上、下肢相连）；同样，在记录 VL 及 VF 时，分别把中心电端中的左上肢及左下肢连线断开。这样得出的便是与 VR、VL、VF 形状相同而振幅增大了半倍的所谓 aVR、aVL、aVF 加压单极肢体导联。于是，在额面导联上又分别加了 -30°、-150° 及 90°三个导联（见图 4-28）。若将标准导联与这三个 aV 导联同画在一个平面（即额面）上，如图 4-29，那么这三个 aV 导联正好补充标准导联之不足，因为三个标准导联相差 60°，分别为 0°、60°、120°。从图 4-29 可以看出，自 aVL 至Ⅰ、Ⅱ、aVF、Ⅲ导联的正极都指向左侧或左下，惟独 aVR 导联却偏偏指向右上，因此其记录出的 P、QRS、T 波都是倒置的。在过去的 50 年里，很多学者如 Cabrera 曾建议将 aVR 逆转成-aVR，其角度正好处于Ⅰ(0°) 和Ⅱ(60°) 之间的 +30°。这样将Ⅰ、Ⅱ、Ⅲ和 aVL、-aVR、aVF 穿插合并，便形成额面导联系统——F 导联系统。

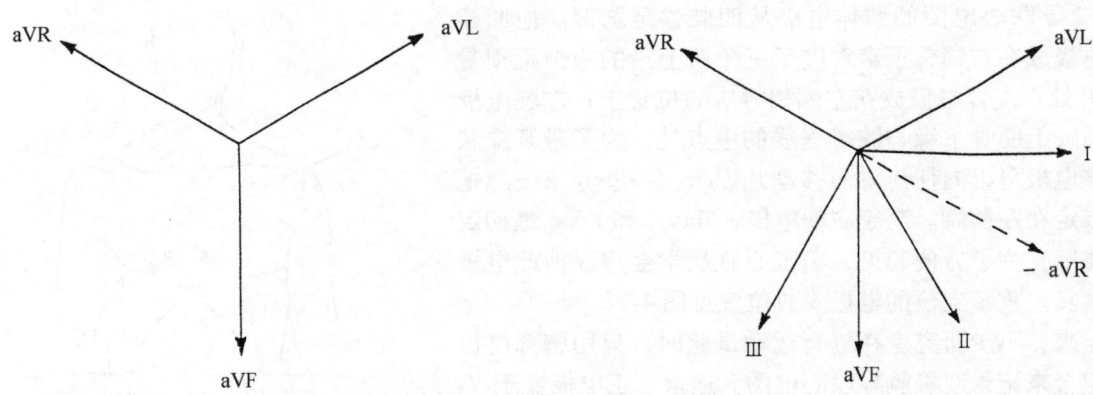

图 4-28　加压单极肢体导联的导联轴　　　　图 4-29　标准导联与 aV 肢体导联的合并

F 导联的倡仪：目前既然我们早已认清标准导联和加压单极肢体导联体都是反映额面心电向量，其导联轴的角度及指向除 aVR 外又都为互补性，因此完全有理由把现有的 aVR 逆转过来，将这两个习用已久的导联系统合并为一个统一的系统，如图 4-30。即把标准导联的Ⅰ、Ⅱ、Ⅲ与 aV 肢体导联的 aVL、-aVR、aVF 穿插合并，统称为额面（frontal plane）的 F 导联系统，分别用 F_1、F_2、F_3、F_4、F_5 和 F_6 取代 aVL、Ⅰ、-aVR、Ⅱ、aVF 和Ⅲ（但若将 aV 导联与标准导联合并时，欲使它们的比值相同，还需把 aV 导联放大的 1.15 倍）。合并后的 F 导联系统，其优越性有：①额面导联统一简化为一个 F 导联系统；②可看出 P、QRS、T 自 F_1 至 F_6 的顺序渐变；③明确看出各导联上下、左右的角度；④由于 F_1 和 F_6 位于额面

向量环的边缘，导致这两个导联图形的多变性，因此 F_1 和 F_6 改变的临床意义需结合相邻的 F 导联进行分析。

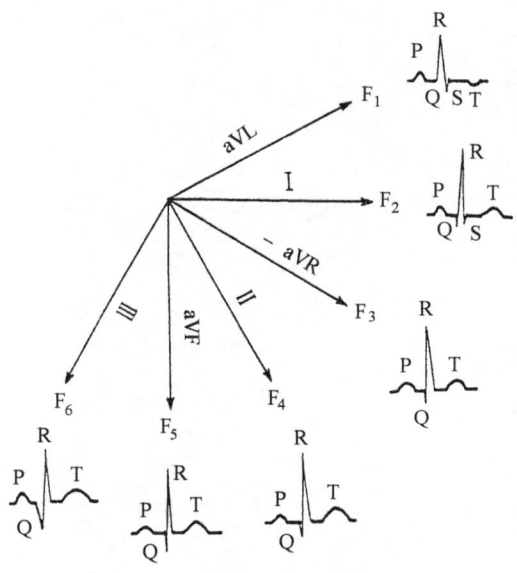

图 4-30　倡议中的 F 导联系统

　　额面导联若统一为 F 导联，横面导联为胸前（V）导联，那么临床心电图学则可简化为两大导联系统，可使将来的初学者对心电图更易于掌握。但出于心电图工作者的习惯势力，迄今国内外心电图机在制作上不敢将 aVR 逆转。这个 F 导联的新倡仪近期还很难为广大心电图工作者所接受。

参 考 文 献

1. 黄宛，主编. 临床心电图学. 第 5 版. 北京：人民卫生出版社，1998，1-5；562-566
2. 黄大显，主编. 现代心电图学. 北京：人民军医出版社，1998，34-41
3. 凌凤东，林奇，主编. 心脏临床解剖学. 西安：陕西科学技术出版社，1996，4-5
4. 戚仁铎，主编. 诊断学. 第 3 版. 北京：人民卫生出版社，1990，171-180
5. 魏太星，魏经汉，主编. 临床心电图学及图谱. 第 3 版. 开封：河南科学技术出版社，1997，22-55
6. 杨钧国，李治安，主编. 现代心电图学. 北京：科学出版社，1997，66-95
7. 卢喜烈，主编. 多导同步心电图分析大全. 北京：科学技术文献出版社，1999，54-72；121-133；151-168；379-380；1482-1483
8. Goldberger, E. Textbook of Clinical Cardiology. Missouri：Mosby Company, 1982, 131-148

第5章 心电图机

Electrocardiograph

郭 继 鸿

内 容 提 要

心脏电流是人体存在的各种生物电中相对较强的一种，在体表可达 mV 级，具有低频交变的特性，心电图机就是通过心电图不同导联的探察电极搜集分布在体表的 mV 级心电活动，并进一步放大和记录的精密仪器。自 Waller 首次用弦线电流计式心电图机描记出人体心电图以来，心电图机在设计和制造方面都有很多重大进展。了解心电图机的基本电学特性、设计原理以及仪器对心电成图的作用，有助于认识心电电磁学的本质。本章分三部分介绍心电图机。第一部分介绍心电图机的发展历史、基本结构、工作原理、分类、技术指标及工作配置要求；第二部分介绍 12 导联心电图机的基本情况、分型、技术性能；第三部分介绍计算机对心电图分析的流程设计及评价等。

心 电 图 机

一、历 史 回 顾

早在 1887 年 C·Matteucci 观察到蛙心收缩伴随着电流，但直到 1887 年 Augustus Disire Waller 才应用 Lippman 汞毛细管静电计首次在人体体表记录到心电图。Willem Einthoven 对汞毛细管静电计进行了改进，并在 1895 年发表的文章中将描记到的心电波形称为 P、Q、R、S 和 T 波（见图 5-1），这种命名方法延用至今。在 Einthoven 工作的基础上，1897 年 C. Ader 发明了弦线式电流计。Einthoven 对其进行了改进，并在 1903 年发表著名的《一种新的电流计》论文，文中阐明了他设计的弦线型电流计及心电图的测量，并获广泛承认。他还首创标准导联系统，提出 Einthoven 三角理论，开创了心电图临床应用的时代。

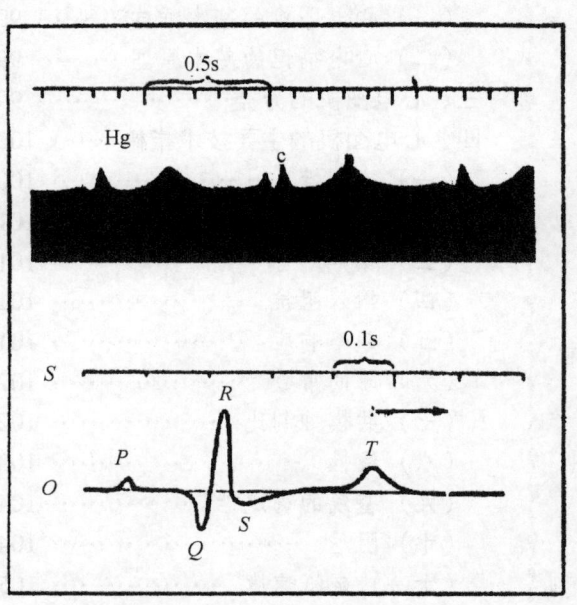

图 5-1 Einthoven 对心电图波形的命名
上面所示应用毛细管静电计记录的心电图，
下面为推导出的 P、Q、R、S、T 波

20 世纪初用于描记心电图的弦线型电流计重 600 磅，1908—1909 年间仅生产了 3 台。1920 年出现手推车式心电计，1928 年体积缩小，重约十几公斤。1934 年德国西门子公司制造了第一台电子管心电图机，价格昂贵，记录需用照相技术。到 20 世纪 40 年代后期心电图热笔式记录取代了照相记录技术，因其能够实时描记、价格低廉并可长期应用，无疑，这些特点对心电图机的普遍应用起到了巨大的推进作用。随着电子技术的迅速进步，心电放大器从电子管转向晶体管，如今已发展为集成电路的芯片。心电图机的体积已缩小到袖珍式，并从单导联、双导联记录发展为 3 导、6 导、12 导联同步记录。随着微机和信号处理技术的发展，心电图机从单纯描记，发展到自动识别诊断，以及完成归类编码、长期储存、建立数据库等功能。已经可以利用微型高分辨率显示器，以及激光、喷墨打印来显示记录，目前心电图机的记录趋向于数字化，高分辨率热敏打印。

经过一个多世纪的努力，心电图机得到不断的改进，使之成为临床中广泛应用的无创性常规检测心脏的仪器，具有其他方法不能替代的诊断作用。

二、心电图机的概况

心电图机是接收、放大心脏所产生的微弱电流(mV 级)，并记录出心电图的仪器。心电活动的信号弱、频率低、变化缓，频率范围为 0.01～250Hz(常集中在 0.05～100Hz)，体表的电压为 0～4mV 左右。心电图机需要具有高保真的对微弱的心电信号放大的作用，并对其进行真实地显示、记录和处理。

(一) 心电图机的基本结构

主要包括①电流计，②电流放大装置，③记录装置，④辅助装置(选择导联系统及校对标准电压的电路)。图 5-2 所示为目前临床应用的心电图机结构的基本框图。

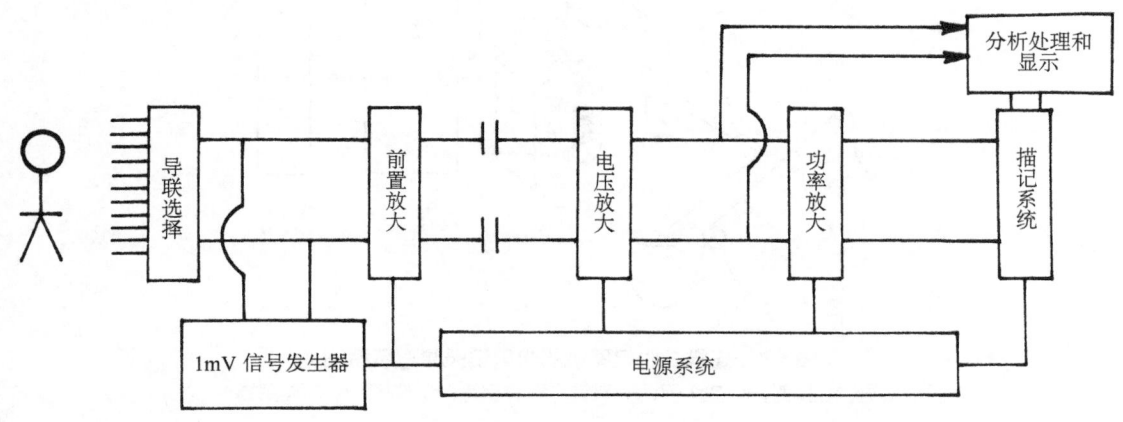

图 5-2 心电图机基本结构示意图

(二) 心电描记的基本原理

每个瞬间的心脏电活动传导到体表不同部位的电位大小不同，所以在体表的任何两点之间都存在电位差，如果两个记录点的电极分别与电流计的正负两极相连，就能使电流计的指针发生移动。心电图机的核心实际是一个灵敏的电流计。

以直描式心电图机为例，图 5-3 简要介绍了心电图的记录过程：图中 A 图为安培的"右手定律"(即用右手握住导线，右拇指的方向代表电流方向，紧握导线的手指方向为磁力线方向。B 图所示为弦线式电流计的构造。将上述接通电流的导线放入磁场中，电流产生的磁力线方向和磁场的磁力线方向发生同性相斥、异性相吸现象。在导线的后面两条磁力线方向相同,发生同性相斥,在导线前面的两条磁力线方向相反,发生异性相吸。两者共同作用使得导线向前移动(即推向读者)。C 图为直描式心电图机的构造示意图。将通有电流的线圈放入磁场，根据上述原理，上行电流的一侧，线圈被推向读者，而下行电流一侧的线圈被推离读者。根据电流的方向和强度，线圈在磁场中进行不同方向和幅度的摆动，固定在线圈上的杠杆则可带动描笔，在心电图纸上描记出与心电变化相应的一系列心电波形。

三、心电图机的分类

按照不同的参考指标，心电图机可有以下几种不同的分类。

1. 按主要元器件分类：电子管、晶体管、小规模集成电路、大规模集成电路等心电图机。

2. 按心电图记录的导联数分类：单导联、双导联、多导联等心电图机(国家医疗仪器设备分类标准规定,三导联以上为多导联,包括三导联)，常用的多导联心电图机有三导联、四导联、六导联、八导联、

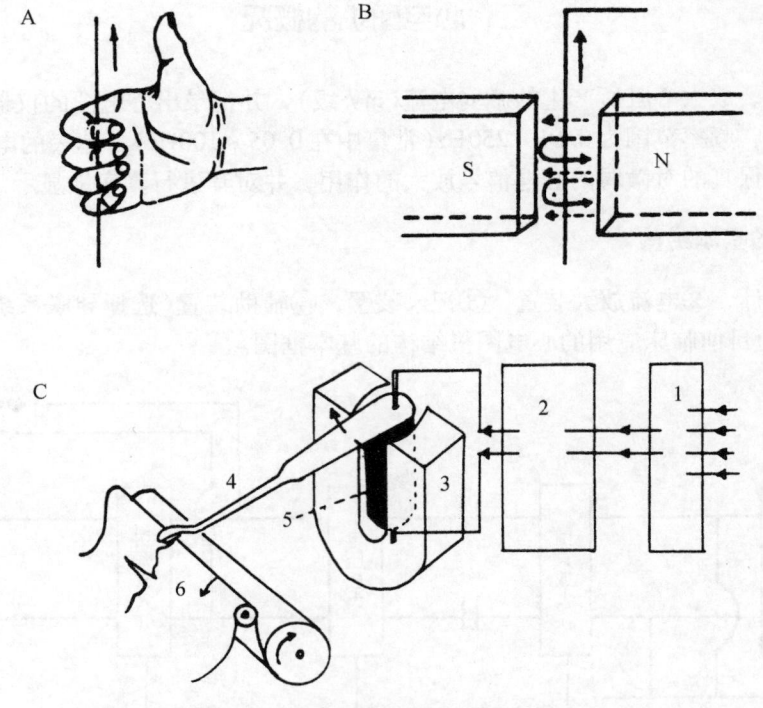

图 5-3 直描式心电图机的心电记录原理示意图
1. 导联选择器；2. 放大器；3. 磁铁；4. 描记笔；5. 线圈；6. 心电图纸

十二导联等类型。国内应用较多的是单导联和三导联。目前还出现了十八导联及二十四导联同步记录的心电图机。国际上提倡临床应用十二导联同步心电图机以提高心电图的诊断水平，今后国内也会逐渐普及。

3. **按电源分类：**交流、交直流两用、直流等心电图机。

4. **按记录方法分类：**目前常用热笔式、热阵式、计算机针式打印、喷墨或激光打印等心电图机。

5. **按机型分类：**便携式、手提式、台式等心电图机。

6. **按功能分类：**普通单一功能心电图机、计算机自动测试分析报告存储等多功能心电图机。

四、心电图机的主要技术指标

心电图机记录的信号来自于活体，信号源阻抗较高，常伴随较强的背景噪声和干扰，所以心电图机必须符合高安全性、高输入阻抗、高共模抑制比、高增益、低噪声、低漂移、通道频带宽度的动态范围适宜等基本要求。

（一）安全性

由于心电放大器通过检测电极与受检者直接相连，不可避免地可能会有泄漏的电流经过人体而入地。若泄漏电流过大，有可能导致受检者遭受电击。为保证人身安全，必须尽可能地减少泄漏电流。目前要求机箱电源泄漏电流应小于 $100\mu A$。如用来记录心内电图，要求为 CF 型并且泄漏电流小于 $10\mu A$，才可直接记录心内电图。

从安全方面考虑，心电图机可分为三型：B 型、BF 型及 CF 型（详见中华人民共和国国家标准 GB10793—89 心电图机和使用安全要求）。根据国际电工技术委员会（IEC）通则中规定：医用电器设备与患者直接连接部分叫"应用部分"。为了进一步保证患者安全，医用电器设备的应用部分往往也有隔离措施、光电耦合、电磁波耦合等，根据隔离的情况可分为三型：

①B 型：应用部分没有隔离。

②BF 型：应用部分浮地隔离，可用于体外和体内记录，但不能直接用于心脏。

③CF 型：应用部分浮地隔离，对电击有高度防护，可直接用于心脏。

目前一般建议心电图机均应采用 CF 型。

（二）灵敏度

1. 概念：增益是指心电图机放大的倍数，即在其频率响应范围内输入的心电电流的放大倍数，也是衡量放大器放大微弱信号能力的指标。电压增益 AV 是指放大器输出信号的电压和输入信号电压的比值，常用分贝（dB）作为增益的单位。心电信号的振幅常以毫伏计算。体表希氏束的电信号更加微弱，为微伏级电信号（$1 \sim 10\mu V$），在记录时需要很高的电压增益，一般在 60dB（1000 倍）至 120dB（100 万倍）之间。

灵敏度是指在输入 1mV 电压时，描笔偏转的幅度，用来表示整机的增益状态。描笔偏转的幅度，以 mm 或 mV 表示，它反映整机放大器的放大倍数。"标准灵敏度"，是国际上为了使各型心电图机能相互比较，规定输入 1mV 电压时，记录描笔偏转 10mm 时的放大能力。

2. 标准：心电图机的最大灵敏度应当≥20mm/mV 才能标测各种心电。标准灵敏度为 10 ± 0.2mm/mV，至少提供 5、10、20mm/mV 三档不同灵敏度的设置，允许的转换误差为 ±5%。心电图机的耐极化电压应达到可以检测产生 0.2mm 峰峰偏转的 10Hz 正弦信号。

3. 检测：将心电图机的增益调节到最大的位置，机器接通电源适当预热后，间断按压 1mV 标准电压信号的按钮，在走动的记录纸上描记出方波的幅度均应达到 20mm 的水平。

（三）噪声

1. 概念：由于放大器中元件内部电子的不规则热运动，使心电图机在没有信号输入时，仍能输出不规则的信号，称为噪声。如果心电放大器本身噪声较高，可能将有用的微弱信号淹没。因此，在放大微弱的生物电信号时，要求放大器的内部噪声尽可能低。常应用放大器输入端的等效噪声（RTI）来衡量噪声的大小，相当于放大器输出端的噪声除以放大器的增益。

2. 标准：输入的心电信号十分微弱，因此要求心电放大器本身的噪声远低于心电信号，才能检测出心电信号。一般要求 RTI 必须小于 15μV，否则描记的心电信号有可能被噪声淹没。目前，心电放大器输入的噪声电平可以低到 μV 级。

（四）输入阻抗

1. 概念：输入阻抗是指在未连通信号源时，放大器输入端存在的阻抗。由于各电极与皮肤间的接触电阻不同，使输入到前置放大器的信号源内阻参差不等，并且信号源的内阻本身也较高，因此要求心电图机尽可能不从机体电信号源吸取电流，即放大器对被测信号源应呈最轻负载，即具有高输入阻抗，否则所测信号就会产生很大的误差，同时也会降低整机的抗干扰能力。

2. 标准：心电放大器的输入阻抗一般不小于 2.5MΩ。

（五）频率响应

1. 基本概念：频率响应或称频率反应是指心电图机输出波形的振幅随着输入信号频率的改变而变化。心电流是一系列不同频率的交变电流，心房电流的频率低（$0.1 \sim 8$Hz），而心室电流的频率高（$8 \sim 30$Hz，最高可达 250Hz 以上）。一台良好的心电图机应当能对最高和最低频率范围的心脏电流进行同样的放大，其频响不能低于心电流的 80% 。

2. 标准：国内规定心电图机的频率响应范围 1 ~ 75Hz，幅度频率特性要以 10Hz 为基准。过冲（overshoot）则要满足在 ±20mm 范围内，描笔振幅的过冲量不大于 10% 。新型数字化心电图机的频响范围包括：0. 05 ~ 40Hz、0. 05 ~ 100Hz、0. 05 ~ 150Hz。

（六）时间常数

1. 定义：时间常数是指标准灵敏度的方波从最高（100%）幅值下降到 37% 幅值所需要的时间，单位是秒（s）。时间常数反映和检测心电图机的频率响应特性。时间常数与心电图波的下降速率有关，时间越长幅值下降越慢，反之越快。为减少因电位幅值引起的基线不稳和漂移，需要适当调节时间常数。

2. 测量方法：用 25mm/s 的速度走纸，给 1mV 标准电压，使描笔向上移动 10mm 并按住 1mV 按钮不动，直到描笔由最大幅值下降到基线时再松手并停止走纸。分析时，将方波由 10mm 下降到 3.7mm 时所需要的时间，即为该心电图机的时间常数（图 5-4）。时间越长表示低频响应越好。若小于 1.5s 说明低频响应差，描记心电图时，可出现 ST 段下降等伪差。

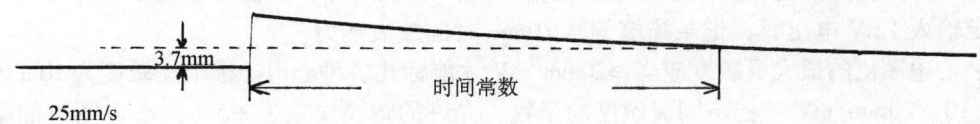

图 5-4 心电图机时间常数的检测
纸速为 25mm/s，所测时间常数为 3.32s

3. 标准：时间常数 ≥3. 2s。

（七）共模抑制比

1. 共模抑制比（common mode restricting rate；CMRR）：加到差动放大器两个不接地输入端的具有相同幅度和相位的信号是共模信号。差模信号是指加在差动放大器的两个不接地输入端的具有不同幅度和/或不同相位的信号。心电图机差模输入时的灵敏度与共模输入时的灵敏度之比值，称为共模抑制比（CMRR）。它反映了心电图机抗干扰的能力，表达公式为 CMRR = Sd/Sc，Sd = 差模灵敏度，Sc = 共模灵敏度。

2. 差动式放大：由于心电放大器具有高增益与高输入阻抗的特点，各类干扰也极易随信号而进入放大器通道，以交流电 50Hz 的干扰最突出。这种干扰在心电信号的频谱范围内，强干扰将与心电信号混杂在一起，使得在显示与记录心电信号时基线成为一条齿状粗带，从而影响阅读与测量（图 5-5）。心

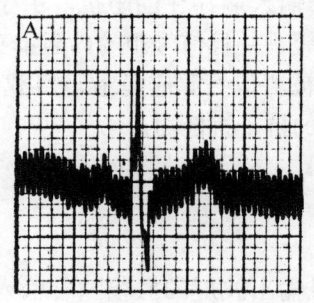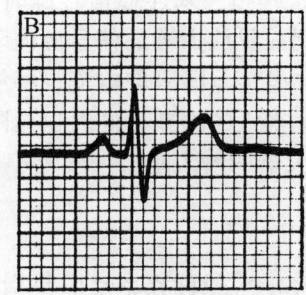

图 5-5 交流电工频频率对心电信号的干扰
A. 未滤除交流电工频干扰的心电记录；B. 滤除交流电工频干扰的心电记录

电放大器通常采用输入端与地对称差动放大的形式来提高抗干扰能力（图 5-6）。被测心电信号加在 2 个输入端，呈差动输入方式，而干扰信号对 2 个输入端来说则是一种大小相等、极性相同的共模信号。

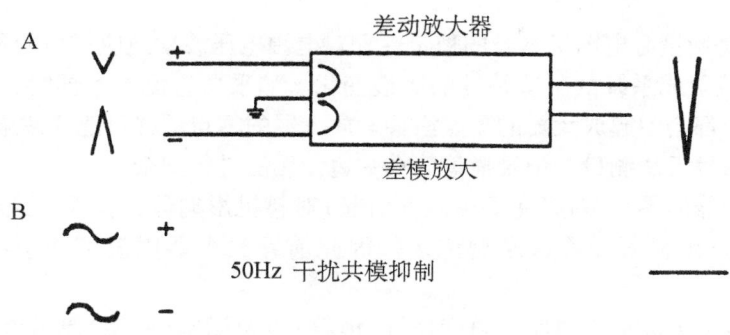

图 5-6 共模抑制原理示意图
A. 差模信号经过差动放大器时，负极一端输入信号较强被放大，并且输出极向改变；B. 共模信号经过差动放大器时，则被抑制而不被放大

机体各部位的心电信号都是低压、低频、交变的电活动，源于同一心电场，它们之间均存在着不同比例的心电共模成分与差模成分。经过差动放大器所记录的结果都是测试点信号与参比点信号之间电位与相位的共模部分被抑制，差模部分被放大，任何导联都遵循这一规律。

这种差动式心电放大器工作原则有：

（1）等效原则：从正输入端输入的信号与从负输入端输入的信号，对最后记录的图形具有同等作用；

（2）优势显示原则：不论正输入端还是负输入端都以输入信号强的一端在心电成图中占主导地位（图 5-6A）；

（3）相位原则：从正输入端输入的信号与放大后的信号呈同相位；从负输入端输入的信号与放大后的信号呈反相位（图 5-6A）；

（4）差模放大原则：正、负两端分别与地构成回路，互相比较后，差模成分放大，共模成分抑制。50Hz 的干扰信号属共模信号，不被放大（图 5-6B）。

3. 标准：为了达到较高的抗干扰能力，心电图机各导联的共模抑制比应大于 60dB。CMRR 为 60dB 时，若心电放大器输入端的共模干扰为 1mV，则其输出与 1μV 的差动信号相同（即 1000:1）。目前的心电图机共模抑制比一般都大于 80dB，新一代产品已经可 ≥100dB。

(八) 线性

1. 移位线性(shift linearity)：心电图机的输出响应的波形与输入信号相同，如果其输出幅度随输入量的变化呈同样倍数关系时，该系统称为线性系统。心电图机在描笔处于各种位置时，若输入相同信号时，描笔的偏转幅度相同，这种情况称为心电图机线性功能良好。否则称线性功能不良，如果线性功能不良，能使描记的心电图波形失真。以上所述称为移位线性。

心电图机要达到描笔偏转幅度在 ±20mm 范围内，移位非线性偏差不大于 ±10%。

2. 偏移电压(offset voltage)：金属电极与电解质（导电糊剂）间可产生极化电压，电解质与体表之间会产生皮肤电压，极化电压与皮肤电压之和形成偏移电压。它是一种缓慢变化的直流电压，其大小与流过电极的电流、电极材料、导电糊性质和接触部位皮肤性质等有关，数值一般在几十至几百毫伏范围。

偏移电压能导致工作点的漂移，为了保证放大器能在线性范围，必须加宽前置放大器的线性工作范围。这样即使有大的偏移电压，也不会编移出放大器的线性工作区，使心电波形被削减。

（九）基线的稳定性

1. 基线的稳定度是衡量心电图机本身的稳定性和对电源电压波动适应能力的重要指标。

2. 漂移是指一种装置或系统的某些特性的缓慢变化。如采用直流放大器时，由于电子元件、晶体管的温度漂移和老化，都会引起放大器的零点漂移。放大器的零点漂移可能导致末级放大器最先进入饱和状态，使其对有用信号无法测量，记录描笔偏在一边，无法进行记录。

心电图机前置放大器的零点漂移（主要由温度引起）对整机影响最大，因为这种漂移经中间级和功率级放大，会使描笔发生显著偏移，影响记录。因此前置放大器因温度而引起的零点漂移应当尽可能小。

目前采用完全对称的差动放大电路、温度补偿（恒温）以及调制（斩波）型放大器等措施，有效地减少了放大器的漂移。

3. 心电图机应达到以下标准：①电源电压稳定时，基线的漂移不大于 1mm。②电源电压瞬态波动时，基线的漂移不大于 1mm。③在无信号输入时，基线受灵敏度变化影响，其位移不超过 2mm。④温度漂移：在 +5℃～40℃ 的温度范围内，基线漂移平均不超过 0.5mm/℃。

（十）阻尼

1. 概念：心电图机工作时本身有振荡频率运动，如果输入信号与其等频时，会产生"谐振"而使信号的振幅改变，引起波形的失真。为抵消谐振，在心电图机工作时加载一个"抑制力矩的运动力"，这种控制记录器本身振荡的作用力称为阻尼。

2. 意义：阻尼不足可使心电图尖峰波如 R 波或 S 波的幅值加大。阻尼过度可使心电图幅度变小，ST 段呈弧形上移或下移（图 5-7）。阻尼的强弱对描记出来的影响较大，因此心电图机的阻尼必须适当。

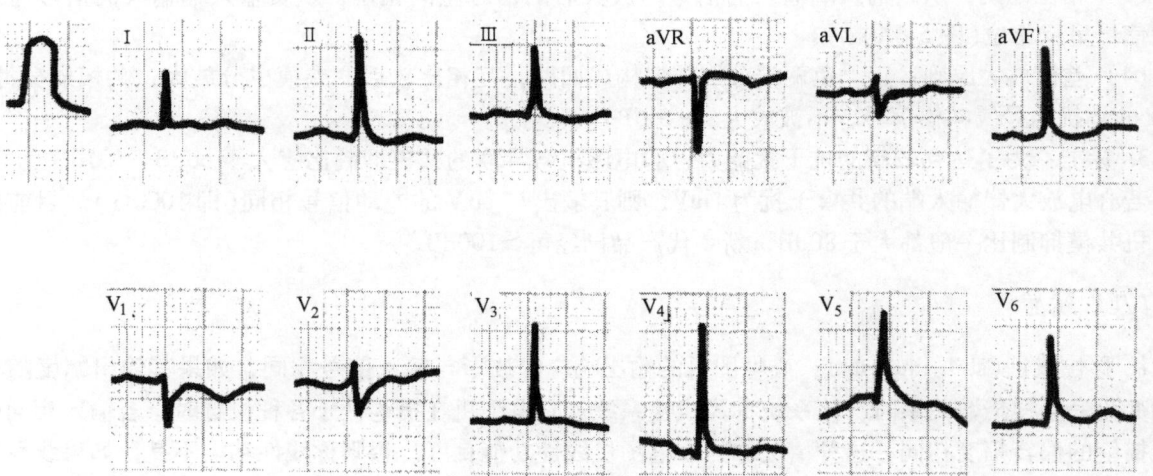

图 5-7　阻尼过大的心电图表现
定标方波的转折处呈弧形表明阻尼过大。心电图特点是 J 点抬高，以 $V_{5,6}$ 导联明显，而
aVL 及 $V_{1,2}$ 导联上 J 点压低。弧形 ST 段在 $V_{5,6}$ 导联明显，多数导联的 T 波低平

3. 影响因素：①记录描笔的压力；②记录描笔的加热温度；③心电图机内部的电路结构。

4. 检测：临床可用定准电压来检查阻尼情况（图 5-8）。在记录标准电压时，如果方波波形的转折角为直角，说明阻尼适当；如果方波上升及降落时均有突出的尖波，表示阻尼不足；如果方波波形上升及降落时都呈圆钝状，表示阻尼过度。

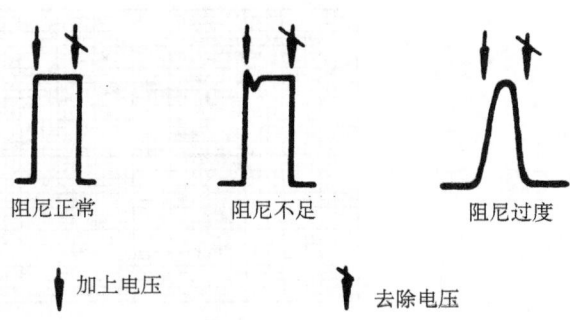

阻尼正常　　阻尼不足　　阻尼过度

↑ 加上电压　　↓ 去除电压

图 5-8　心电图机阻尼情况检测示意图

(十一) 走纸速度

1. 概念：走纸速度是指心电图纸的运行速度。单位是 mm/s。心电图纸的运行主要依靠微型电动机及其变速齿轮，使心电图纸以恒定的速度向前运行。心电图纸的横坐标表示时间，若走纸速度为 25mm/s，则每小格代表 0.04s，每一大格代表 0.20s。走纸速度是否准确直接影响诊断，走纸速度越快，心电图纸上表现的心率越慢，反之，走纸越慢，表现的心率越快。走纸速度不均齐，可能造成诊断的失误。

2. 标准：具有 25mm/s、50mm/s 两档 (新型心电图还包括 100mm/s 一档)，两档误差不大于 ±5%。

3. 检测：有两种检测方法。

(1) 秒表测定法：打开走纸记录开关打第一个方波的同时记录时间，X 秒后打第二个方波，二方波前沿相距的小格数除以 X 秒即为走纸速度。例如 5s 后打第二个方波，二方波相距 125 小格，则走纸速度 25mm/s。

(2) 干扰记录法：预热心电图机后，将灵敏度调至最小，将导联选择器拨转到 I 导联处，用左手捏住一根红色或黄色导联线，把灵敏度逐渐加大，使干扰波振幅放大到 5~10mm 时，打开动走纸开关并记录干扰波。如果走纸速度 25mm/s，则在心电图纸上每 25mm 范围内应有 50 个干扰波，此时说明走纸速度准确。

(十二) 放大系统的对称性

1. 概念：心电图机的放大系统对交流电波的正半周和负半周的放大系数应相同而且不发生畸变的特性称为放大系统的对称性。没有电流输入时，心电图机的描记笔保持在零电位 (基线) 的位置。

2. 意义：输入一个正弦波形的交流电波时，描记笔由基线向上及向下移动的幅度应相等；这种向上和向下移动幅度相等的对称性移动说明心电图机放大系统的对称性能合格。如果描记笔向上与向下移动的幅度不相等，放大的波形即可发生畸变；或是向上的波过高 (如心电图上 QRS 综合波的 R 波过高)，或是向下的波缩小 (如心电图上 QRS 综合波的 S 波缩小)，使描记的心电图失真，可能使较小的病理性 Q 波不能显示而导致误诊。

3. 检测：将心电图机校正为标准灵敏度，预热后，按下标准电压信号的按钮，描记笔在走动的记录纸上描记出向上移动的幅度为 10mm。持续按压标准电压信号的按钮，在描记笔缓慢下移回到原来的基线上。随即松开标准电压按钮，描记笔即向下移动，其移动幅度也应为 10mm (图 5-9)。如将灵敏度增加到 20mm/mV，记录笔向上和向下移动的幅度均应 20mm，说明心电图机放大器的性能良好。

记录纸速 12.5mm/s，在标准灵敏度 (10mm/mV) 时按压标准电压按钮持续不放，描记笔上抬 10mm 后逐渐回落，当描记笔回到基线时即刻松开，描记笔向下移动也是 10mm，该放大系统的对称性良好。

(十三) 其它技术指标

1. 滞后：记录系统的滞后不大于 0.5mm。

2. 定标电压：直流 1mV 误差不大于 ±0.5%。

3. 耐极化电压：加 ±300mV 极化电压，灵敏度变化不大于 ±5%。

4. 道间干扰：多导心电图机由于导联间干扰而产生的描笔偏转不大于 0.5mm。

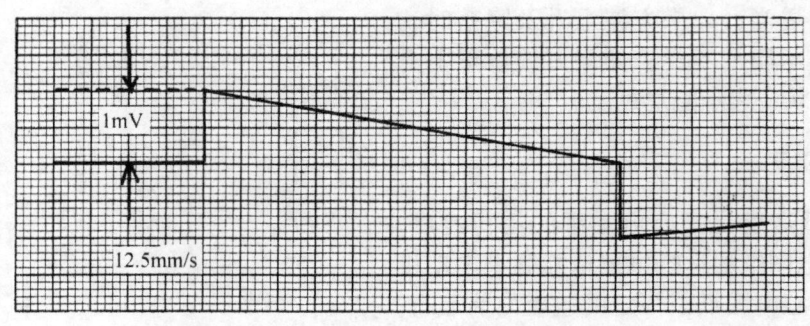

图5-9 心电图机放大系统对称性检测

记录纸速 12.5mm/s，在标准灵敏度（10mm/mV）时按压标准电压按钮持续不放，
描记笔上抬 10mm 后逐渐回落，当描记笔回到基线时即刻松开，
描记笔向下移动也是 10mm，该放大系统的对称性良好

5. 记录笔偏转幅度：≥ ±20mm。

6. 外接输出：灵敏度为 1V/mV ±5%，输出阻抗应≤100Ω。输出短路时必须不损坏机器。

7. 外接直流信号输入：灵敏度为 100mm/V ±5%。输入阻抗对地不小于 100kΩ。

8. 采样率：>500Hz。

9. 热阵记录：Y8 点/mm；X16 点/mm。

10. 其它微机辅助功能：如建立数据库、存储心电图、自动分析诊断、信息传递功能（图形及文件的传真发送、电子邮件的收发）以及统计学分析等等。

五、普及型心电图机的电路构成

目前国内通用的普及型心电图机由微处理器（CPU）控制，具有自动选择导联、自动调整基线位置、自动控制增益和自动记录等功能，主要由浮地前置放大电路、自动键控电路、控制和主放大器电路和供电电路四个主要部分组成

1. 浮地前置放大电路：由输入回路、前置放大电路和中间放大电路组成。在此电路中完成导联选择、控制时间常数、差分放大、发出定标信号、基线置零、自动基线调节、灵敏度及滤波器选择。其中滤波器是一种能让所需频率的交流信号通过，而抑制其余频率信号的电网络，其包括陷波器（notched filter）和高通滤波器。陷波器是抑制交流干扰的谐振电路，能将 50Hz 的干扰波幅度衰减到原值的 1/8 而滤除 50Hz 的共模干扰信号。

2. 自动键控电路 由键控编码器和显示电路组成。主要完成键控编码、显示功能。

3. 控制与主放大器 包括控制电路与主放大电路。其中控制电路由中央处理器（CPU）、门控电路、只读存贮器、地址锁存器、分频器、程序控制器、蜂鸣器、检纸电路、D 通道锁存器和带有锁相技术的电机调速稳速电路组成。主放大电路则包括 BTL 电路功率放大器、热笔加温控制电路和位置反馈式记录器。其中 BTL 电路可以调节热笔的上、下极限位置，调节阻尼大小。

4. 供电电路 由交流供电装置、浮地直流-直流变换器、非浮地直流-直流变换器、电池电压检测保护电路和自动断电定时电路等组成，其功能是保证心电图机能有稳定的能源。

六、心电图机正常工作配置及环境要求

1. 心电图机电极配置要求：电极的位置、标志及色码必须符合表 5-1 的要求。

表5-1 电极的位置、标志及色码的配置

导联电极位置	电极标志符号	色码	在人体表面的位置
肢体	R	红	右臂
	L	黄	左臂
	F	绿	左腿
	RF	黑	右腿
胸部（单电极）	C	白	单个可移动的胸电极
胸部（三电极）	CA	白	
	CB	白	三个可移动的胸电极
	CC	白	
胸部（六电极）	C1	白/红	胸骨右缘，第4肋间
	C2	白/黄	胸骨左缘，第4肋间
	C3	白/绿	C2 和 C4 中间，第5肋水平
	C4	白/棕	左锁骨中线，第5肋间
	C5	白/黑	左腋前线，与 C4 同一水平
	C6	白/紫	左腋中线，与 C4 同一水平

2. 导联选择器最低限度的配置要求：

（1）单道心电图机　导联选择器必须能选择试验标准电压和至少具有顺序选择 I、II、III、aVR、aVL、aVF 和 V 导联。

（2）多道心电图机　导联选择器必须能选择试验标准电压和至少具有顺序选择 I、II、III、aVR、aVL、aVFV$_1$、V$_2$、V$_3$、V$_4$、V$_5$ 和 V$_6$ 导联。

3. 心电图机至少配备下列附件：导联线1根，肢体电极4套，胸部电极及吸球1套，三芯电源线1根，接地线1根，外接输出线1根。

4. 环境要求：室内温度 5～40℃，相对湿度≤80%，大气压 99.75±3.99kPa（750±30mmHg），使用交流电源220V（允许误差±10%）50Hz（允许误差±2%），直流电定时充电。

十二导联心电图机

一、历 史 回 顾

心电学的进步史也是心电学检测和分析技术的发展史。1903 年 Einthoven 提出 I、II、III 标准导联心电图，创立 Einthoven 三角学说。1934 年 Wilson 根据 Einthoven 方程创立了中心电站学说，引入单极导联概念，并创立目前通用的 V$_1$～V$_6$ 胸前导联心电图。为了提高单极肢体导联所测量的电压，1942 年 Goldberger 修改了 Wilson 的中心电端，建立了加压单肢体导联 aVR、aVL 和 aVF。12 导联心电图体系当今仍然是国际上常规心电图的导联基准。

很多学者都认识到同步记录 12 导联的优越性和重要性，但由于技术发展的制约只能用单导心电图机依次顺序记录 12 导联心电图。近 10 余年来，随着电子科技和数字计算机的飞跃进步，使得多导同步特别是 12 导联同步心电图机得到迅速发展。

二、十二导联心电图机的构成

12 导联心电图同步分析记录仪的结构与单导联心电图机相比差别大、功能多，主要由主机、显示器、记录装置、储存装置、心电数模转换器及导联线等组成。

三、十二导联心电图机类型及技术性能

(一) 类型及特点

1. 便携式 12 导联同步心电图机，主要特点有：
(1) 各种硬件设备及软件有机结合成一个单元。
(2) 使用灵活、操作简便，可在床边检查。
(3) 热笔或高分辨率热敏打印，快速方便。
(4) 高档机配备的液晶显示器，能存储若干份原始心电图数据，并可通过标准接口将数据传送到计算机系统。
(5) 高档机有自动测量和心电图解释的功能。
2. 微机为基础的 12 导联同步心电图记录机，主要特点有：
(1) 由微机系统(主机、显示器)、激光打印设备、心电放大器组件及软件组成。
(2) 仅适合固定场所检查。
(3) 激光打印，成本较低。
(4) 可通过显示器监控信号采集质量和监护异常心电图，并可选择存储和打印所需的心电信号。
(5) 有自动测量功能，可存储大量原始心电数据，适合建立心电数据库。

(二) 技术性能

1. 多通道放大器　多数采用八通道放大器，可同时采集 I 、II 、$V_1 \sim V_6$ 导联的心电信号，其余导联由公式推导，如 $III = II - I$ 。
2. 采样频率　AHA，CSE 推荐采用 500Hz 采样率，以保证高保真记录心电变化的波形。
3. 图形描记格式　打印格式分为 12×1，6×2，4×3 等，并可附加打印一长条某一导联的心电图以作节律分析。
4. 自动或手动记录　自动方式一般记录 10s 长的心电信号，并按所选择的记录格式打印。手动方式可记录任意长度心电图。

四、十二导联同步心电图机临床应用的意义

1. 单源、多源(多形)房早、室早的识别及定位：12 导联心电图不仅能正确判断出房早或室早，并根据 12 导联的图形进行初步的定位诊断，有助于识别单源、多源性室早。
2. 宽 QRS 波群心动过速的鉴别诊断：利用 12 导联同步记录可准确测量参数，判断有无房室分离现象，从而提高对室上速和室速的鉴别能力。
3. 室内阻滞：使用 12 导同步记录仪的精确测量，使室内阻滞的诊断达到标准化。
4. QT 间期离散度：QT 间期离散度反映了心电图各导联之间的 QT 间期的变异程度，等于 12 导联同步心电图中最长的 QT 间期与最短的 QT 间期之间的差值。目前认为其能预测室速与室颤(特别是心肌梗死后患者)。

5. 预激综合征的诊断及旁路定位：根据 12 导同步记录的心电图中 Δ 波的形态判定旁路位置，有助于射频消融术中旁路的定位。

6. 室性心律失常射频消融术时起搏标测定位：根据导管起搏心室时同步的 12 导联的 QRS 波群形态与自发室性心律失常时的 QRS 波群形态是否一致来确定靶点。

7. 房颤的预测：通过 12 导联同步心电图测量 P 波宽度、P 波离散度、判断有无房间阻滞等来预测有无房颤危险。

总之，12 导联同步心电图机同时在 12 导联上描记同一心动周期的心电信号，在上述多个方面优于单导心电图机。可以同步整体观察和测量 12 导联同一心动周期的波形，大大提高了心电图各种参数测量的准确性，降低了目前单导心电图存在的测量的变异性。有利于 P、QRS、T 波时限，PR 间期、QT 间期等基本参数标准化的建立，促进了各国心电学交流和研究的可比性。

心电图的计算机分析

一、历 史 回 顾

在心电图临床应用的百年历史中，人工阅读始终是最主要的诊断方式。近 30 年来，计算机技术的迅速发展并且向各个领域渗入。在记录的基础上，现代的心电图机都设置有计算机自动分析功能。早在 1957 年，Pipberger 首先开始自动分析心电图的尝试与探索。1959 年 Pipberger 开发的心电图分析程序，利用模拟电路可识别每个心动周期的波形，但不能判断 P、QRS 和 T 波的分界点。1961 年他开发了以 Frank 正交导联系统为基础能够自动识别各波的程序。1962 年 Caceres 等人第一次获得常规 12 导联心电图自动分析程序。此后在北美、西欧和日本广泛开展了心电图计算机自动分析的研究，获得了成功并很快商业化生产，临床应用日趋普遍。

二、心电图处理计算机系统的基本构成

完整的心电图数据处理程序由一系列相互关联而又相对独立的子程序组成，包括心电图的主要测量程序和诊断分类程序。

1. 心电图测量程序

（1）构成：①数据采集；②信号预处理和调整；③检测 QRS 波群和 P 波；④识别 P、QRS、T 波分界点；⑤参数测量及特征提取。

（2）主要任务：准确识别各波（段）的分界点（P、QRS、ST-T 起点和终点），以此为基础，测量和计算出各种参数，并把这些参数传送给心电图诊断分类程序。

2. 心电图解释程序

（1）构成：①节律分析（心律失常分析）；②异常波形分类（心肌梗塞、心脏肥大、心肌缺血、预激、束支阻滞等）；③编码分类；④心电图序列比较。

（2）主要任务：对各种测量参数按照特定的标准和条件进行逻辑判断，并解释心电图。

3. 其它附加程序

用于完成其它附加功能：如心电图的自动贮存和读取，心电图报告的自动书写和打印，档案和资料管理等。

三、心电图自动分析系统分类

根据硬件来分，心电图自动分析系统大致有三种类型：

第 1 类采用中型或大型电子计算机，自身建立心电图自动分析与处理中心，通过电话线与各医院或医疗中心的终端设备相联。

第 2 类采用小型或微型计算机，以医院为中心的专用系统，除对心电图进行分析处理外，还兼做脑电图、肌电图、X 线片的处理及医院管理等。

第 3 类为便携式或手推式的自动分析诊断心电图机，其心电图自动分析装置组合在心电图机内。

四、计算机自动分析的工作过程及原理

（一）数据获取

由于高科技的迅速发展，以及高性能放大集成电路的出现，确保了心电信号的采集。

1. 导联系统的选择：尽管人们研究了各种不同导联系统的计算机自动分析，但由于广大医生对常规 12 导联心电图的经验丰富，临床应用的心电图计算机分析程序大都以常规 12 导联系统为基础，少数以校正的正交 3 导联系统为基础。如果正交导联系统所包含的信息量与常规 12 导联系统等同，则计算机分析处理正交 3 导联系统更为简捷。WHO、ISFC、CSE（欧共体心电图通用标准）及国际心电协会等推荐应用常规 12 导联分析系统，提高心电图各参数测量的准确性，进行基本测量参数的标准化，并以此建立正常值及新的诊断标准。

2. 采集技术：采用八通道放大器，同时采集 Ⅰ、Ⅱ、$V_1 \sim V_6$ 8 个导联的心电信号，其余导联的心电信号由 Einthoven 公式推导，即 Ⅲ = Ⅱ - Ⅰ，aVR = -1/2（Ⅰ + Ⅱ），aVL = Ⅰ - 1/2 Ⅱ，aVF = Ⅱ - 1/2 Ⅰ。这种采集技术可降低硬件成本，节省数据存储空间。

（二）模数转换

计算机只能分析数字信号，因此必须先将连续的心电模拟信号转换成与时间相应的电压的数字，即所谓"模数转换"。信号数字化的精度取决于模数转换的分辨率，后者受制于采样率、转换器的位数以及模拟信号输入窗的宽窄。

1. 采样率：心电图数据的采样率通常为每秒 250 ~ 1000 采样点。采样率偏低时只能复原心电图 P-QRS-T 各波的主波，而不能较好的反映各波切迹和顿挫，只有采样率较高时，才可以高保真的记录心电各波形的主要变化信息。根据 Nyquist 的采样定理，采样频率至少是模拟信号所含最高频率的 2 倍才能再现原始的连续模拟信号。目前推荐临床心电图的采样率不低于 500 点/s（500Hz）。500Hz 的采样表示每间隔 2ms 采集一次电压的变化，250Hz 则每 4ms 采集一次电压。500Hz 和 250Hz 采样的对比研究表明，两者在有些导联上 QRS 波群振幅的差异可达 20% ~ 25%。

2. 转换器位数：位数越多，分辨率越高。例如，8 位数的转换器将输入的模拟电压划分为 2^8（即 256）级，而 10 位数的转换器则可将输入域划分为 2^{10}（即 1024）级。

3. 模拟信号输入窗：必须足够宽才能承受信号的最大偏移幅度。但输入窗过宽时，对低振幅信号的分辨率减低。窗宽 ±5V 的 10 位数模数转换器可检测到 5μV 的电压变化。

CSE 推荐 A/D 转换器分辨率至少应达到 5μV。目前临床应用的商业化自动分析仪采用 ±5V 的电压输入窗和 10 ~ 12 位数模数转换器，其分辨率可达到 1.25 ~ 5μV。

为减少低幅高频成分产生的混叠误差，对心电信号模数转换前要进行频率响应为 0.05 ~ 100Hz 的带

通滤波。

(三) 心电图波形的识别和测量程序

1. 信号预处理和调整

心电图记录能够受到电源线、电极接触不良、周围电磁场、肌肉震颤、基线突然偏移、呼吸和波幅饱和等因素造成的基线紊乱等干扰。因此，信号必须经过预处理和调整来检测和排除各种干扰因素，保证质量良好的信号以供给计算机分析。

（1）滤波：根据各波的不同频率范围，多数采用数字滤波的方法来纠正各种伪差。例如，在检测 QRS 波群时采用 8 ~ 30Hz 的带通滤波器；而 P 波的频谱范围为 0.1 ~ 8Hz，在 P 波检测之前进行信号平滑处理。此外，采用陷波器（notched filter）来消除 50/60Hz 电源的噪声信号。

（2）纠正基线漂移：如果基线存在明显漂移，心电图各波形识别就会发生错误。基线漂移属低频干扰信号，主要由呼吸运动或电极-皮肤界面的阻抗造成，表现为频率低于 1Hz 缓慢变化曲线（图 5-10）。可在检查时让病人平稳呼吸，认真处理皮肤，选用优质电极。也常用数字滤波来排除基线漂移，现有的高档心电图自动仪可有四种不同的低频滤波时间常数 0.01，0.02，0.16 及 0.32。选用较高时间常数的滤波效果好，可能使 ST 段失真，因为 ST 段属于低频范围（常为 10^{-1} Hz 级）。目前有一种较先进的基线滚动，对心电信号进行前向滤波，并把滤波后的数据（ST 段有失真）暂时储存在存储器内，然后对储存的数据再次反向滤波，使失真的 ST 段恢复为正常形态。

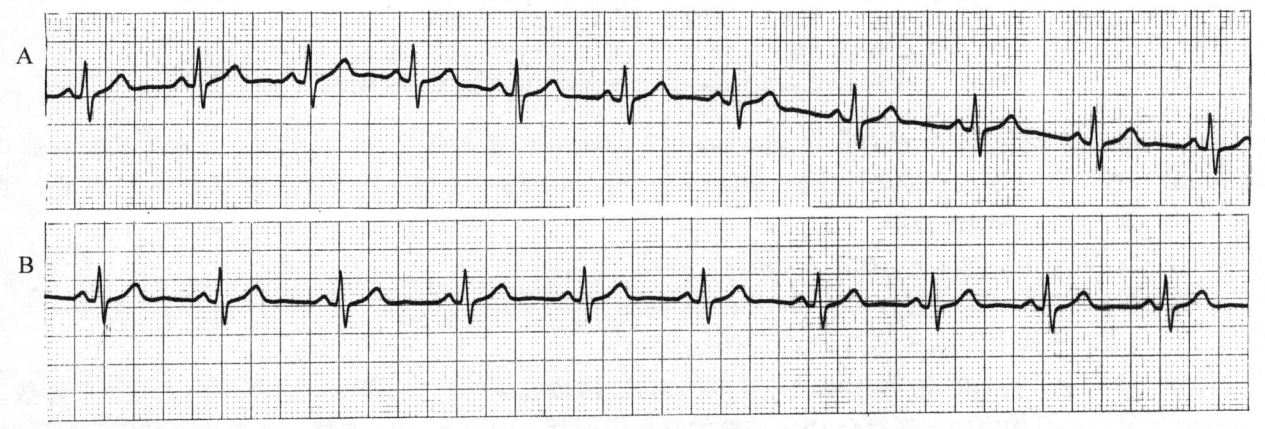

图 5-10 基线漂移

A. 显示基线漂移为低频干扰，频响 <1Hz，表现为缓慢变化曲线；B. 为基线纠正后的心电图

2. QRS 波群的检测和识别

自动检测 QRS 波群的方法有：

（1）滤波法：包括各种线性相位的数字滤波和基于神经网络的非线性滤波等技术。

（2）设定阈值法：单导联记录，当带通滤过的信号超过预先确定的阈值时，则确认存在 QRS 波群。确认后即进入"死时区"——这段时间内不感知 QRS 波群。"死时区"过后再重复进行检测（图 5-11）。

（3）微分阈值法：对滤波后的信号应用一阶差分或二阶差分与阈值相结合的方法，确定 QRS 波群的下降支，再利用窗口和幅度阈值法为 QRS 波群的顶点定位。

例如空间函数阈值法，同步记录 X、Y、Z 正交导联心电信号，计算同步描记的 3 个导联的空间速度，将信号转换成检测函数信号（detection function），转换后的 QRS 波群信号增强。空间速度 S 的计算公式如下：$S = [(dX/dt)^2 + (dY/dt)^2 + (dZ/dt)^2]^{1/2}$，式中的 dX, dY, dZ 分别是 X, Y, Z 导联上在 dt 时间间隔内波幅的变化。

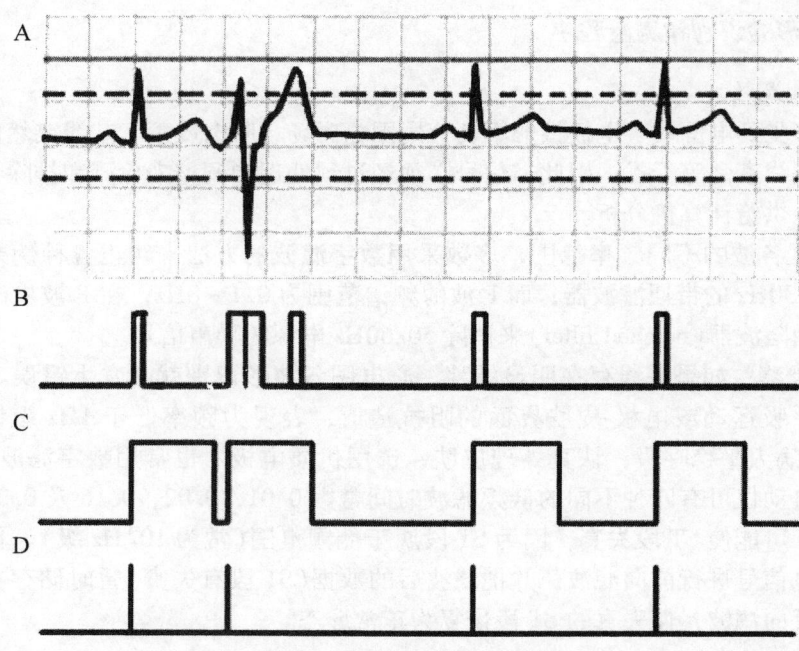

图 5-11　阈值法检测 QRS 波群示意图

A. 通过滤波的单导联心电图信号，虚线代表检测阈值；B. 阈值
检测器的输出（触发信号）；C. 死时区；D. 检测出的 QRS 波群

van Bemmel 等应用一阶绝对差分（absolute first difference）的方法进行信号转换。首先以检测函数 d (i)方式计算所有 QRS 波群的平均峰值。d(i) = $\sum_k$ | $X_k(i+1) - X_k(i-1)$, | 当检测函数 d(i)满足下列条件时，则选定这一 QRS 波群。

① d(i) > 25% 平均峰值，时限 > 10ms；

② d(i) > 40% 平均峰值，时限 100ms；

③ 与前一个选定的 QRS 波群相距 > 250ms。

（4）模式法　把 QRS 波群分解成一系列的模式（线段或尖峰），用符号表示每个模式的特征参数，当检测信号的符号构成的序列符合 QRS 波群的符号序列时，则定为 QRS 波群。此方法可避免对波形变化大而参数变化不大的 QRS 的错误识别，但分析速度较慢。

（5）小波分析法　小波变换是一种时-频局部分析法，在信号频率高的区域具有"显微"的能力，因而适于检测信号的特征点（起点、止点、峰点及谷点）。利用 QRS 波群频率总是高于 P 波、T 波的特点来识别 QRS 波群。

3. P 波和 T 波的检测

心电图自动分析的首要步骤是必须能准确检测每个 QRS 波群，而 P 波和 T 波的检测通常采用 QRS 定位后在特定的时间内搜索（P 波在 QRS 波群起点前的窗口检测，而 T 波在 QRS 终点后的窗口检测）。检测方法有空间速度法、自适应滤波法，数字模型法等。

自动分析时体表心电图 P 波的检测最困难，主要原因在于：①正常 P 波低平圆钝，形态变化多，难以和基线偏移及噪声干扰严格区分开；②异常 P 波常与 QRS 波群及 T 波融合，难以辨认，有时仅能根据 P 波的前后顺序推测；③在房室分离时 P 波与 QRS 波群没有固定关系。目前所有计算机识别分析程序对 P 波的检测能力远不及人工识别检测。文献报道的 P 波自动检测方法多种多样，但对心律失常心电图的 P 波检测尚不理想。

确定各波分界点、测量并提取参数

（1）选择需要测量的心搏：往往记录的各个心动周期的心电波形存在差异，计算机自动测量时筛选所测心搏的方法有下列方法：

1）对采集的全部 QRS 波群形态归类并判断主导心搏，然后对所选择的主导心搏进行信号平均处理（signal averaging）后对每个导联合成一个代表性心搏对其进行测量。

2）分别对形态分类相同的主导心搏进行测量，然后取其平均值。

3）在所采集的一系列心搏中选择一个基线平稳、干扰小的 P—QRS—T 进行测量。

（2）识别 P、QRS、T 波的分界点：检出心电图的各波后，还要识别各波的特征点（起点、止点、峰点及谷点）。常采用的方法是通过同步分析 12 导联同一心搏的斜率确定特征点，计算机先找到 QRS 波群的起点，随后判断 QRS 的终点和 T 波的终点，最后确定 P 波起点和终点。

（3）测量参数：根据上述特征点进行测量、计算、提取心电图的各项参数，包括心率、各波的时限、幅度和各种间期（PR、QT、RR）、平均心电轴。常用参数的定义和测量方法见图 5-12。心电图解释程序对所提取的各项参数进行分析。

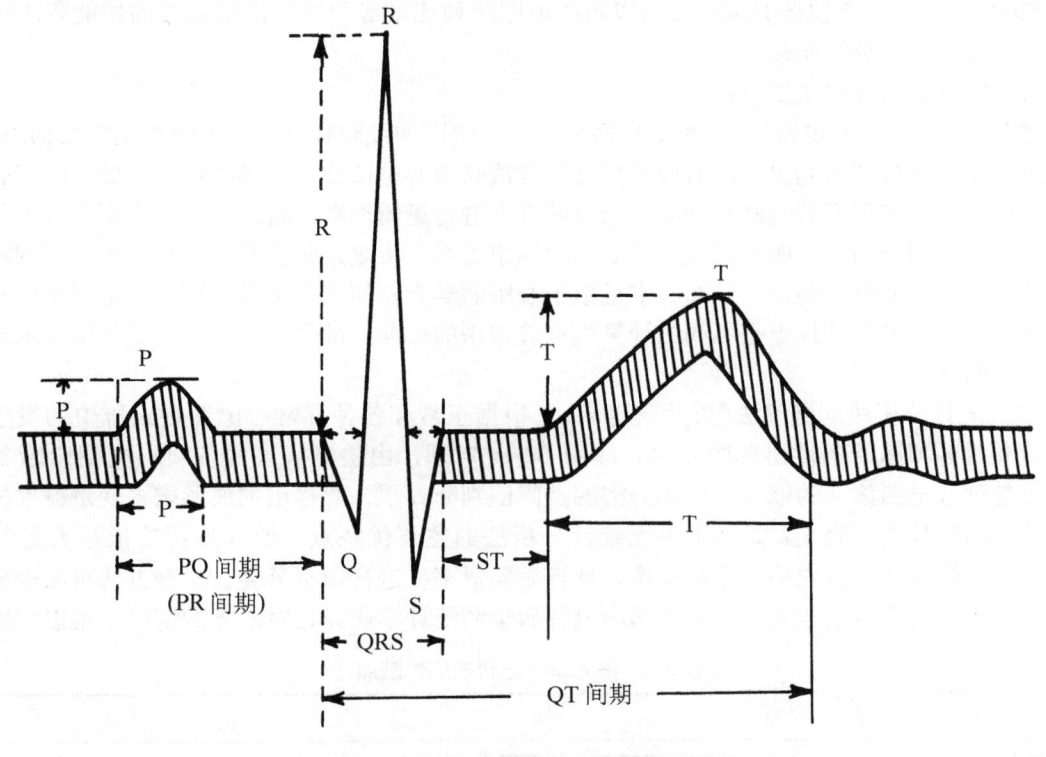

图 5-12　心电图波形识别及测量方法示意图

1）波形检测阈值：目前的模数转换分辨率较高，已能检测到 $1.25\mu V$ 的电压变化。为防止检测到细小无意义的小波，国际上规定检测波形的最低幅度和时限：各波形的电压偏转不小于 $20\mu V$，时限不低于 6ms。面积测量法的检测阈值应 $\geqslant 160\mu V$。

2）振幅测量：通过比较波峰（波谷）与参考点（作为零电位）来测量。一般计算机以 P 波和 QRS 起点前 16ms 或 20ms 一段时间的加权平滑值作为参考水平，以减少噪声干扰对参考点的影响。国际规定 P 波振幅以 P 波起始部为参考水平，QRS 波群、J 点、ST 段、T 波和 U 波振幅统一采用 QRS 起始部作为参考水平。ST 段偏移的测量点尚未统一，计算机程序可提供 J 点、J 点后 40ms、60ms 及 80ms 各点的偏移幅度，由医生结合临床情况进行判断。

3）时间测量：都是对 12 导联同步记录的心电图进行测量。①P 波时限为 12 导联中最早的 P 波起点到最晚的 P 波终点。②PR 间期则是最早的 P 波起点到最早 QRS 波群起点。③QRS 波群的时限是最早的 QRS 起点到最晚的 QRS 终点。④QT 间期是最早的 QRS 起点到最晚的 T 波终点。

4）平均心电轴：根据 WHO、AHA 的要求计算机自动分析系统都使用面积法决定 P、QRS、T 平均心电轴。计算机把 Ⅰ、Ⅱ、Ⅲ导联分别组合为（Ⅰ+Ⅱ，Ⅰ+Ⅲ，Ⅱ+Ⅲ）3 组，并分别计算各组导联的 P、QRS、T 波面积代数和，并推导相应的 P、QRS、T 波的电轴，将其平均值作为平均心电轴。

5）其它：如果采用正交导联的同步记录，还可以计算提取空间或平面向量的大小与方向，瞬时向量和极向量等参数。

不同计算机程序分析处理相同的心电图资料时发现所测定的参数不尽相同。通常情况下，应用同步多导联算法检测比单导联算法检测的可靠性和重复性好。

（四）心电图诊断与解释的程序

1. 计算机自动分析诊断方法分类

计算机的诊断程序主要包括节律分类（心律失常分析）及异常形态分类（心肌梗死、缺血、预激、束支阻滞等）两部分。某些分析仪还有编码分类以及心电图序列比较等程序。诊断程序的性能取决于波形检测、自动测量以及诊断分类所采用的方法。

计算机诊断分类的方法主要有：

（1）逻辑判断法（布尔逻辑）　根据临床医生识图、解图的经验和方法，模仿医生读图的思维逻辑，从时域波形着手，通过阈值判决、区域极值搜寻等方法获得心电图波形的各特征点，然后测定临床诊断所要求的各项参数，依据逻辑判断树和心电图诊断标准进行逻辑推断，将波形加以识别和分类。利用判断树能够组织各种判断的先后顺序以及条件之间的约束关系，将复杂的诊断过程分解成一系列相连接的子过程。计算机程序所使用的诊断判断标准近似于心脏病学专家使用的标准。随着心电图学的进展可以不断地修改程序，此方法的缺点是不同的计算机系统采用的诊断标准是由不同的心脏病学专家或专家组所提供，彼此间有所不同。

（2）多元统计分析法即概率法（贝叶氏定律）　根据正常和各种异常心电图在人群中的发生率，以及心电图诊断时各项诊断条件出现的比例，应用 Bayes 定理，由检测病人的各项心电图诊断条件的情况，计算出各种心电图诊断的概率，构成分类的多阈值判断界限，对检出的波形按多变量概率模型进行统计学处理，识别分类。表 5-2 概括了多元统计分析法的主要优缺点。统计分析法依赖大量的先验知识，建立心电图数据库，首先确定先验概率，计算后验概率，进行识别分类。这种方法可减少分类的错误，但需要计算机内存容量较大，而且在国内流行病学和统计学研究相对缺乏的情况下难以实现。

表 5-2　多元统计分析法的优缺点

优　点	缺　点
提高诊断能力	需要庞大的数据库
减少噪声和测量误差的影响	不同的人群先验概率不同
通过先验概率可灵活地修定	前提是各种不同的心电图诊断相互独立
诊断结果可靠	忽视了临床医生识图、读图的经验

（3）其它方法　近来又开始时兴模糊数学论、Fuzzy 理论及神经网络方法等，尚需进一步完善及验证才能在临床中推广。

逻辑推断法借鉴医生的思维方式，编写适于计算机运行的逻辑运算，占据的内存小，形态识别分类与目测结果符合的程度高，目前为大多数程序所采用。

2. 节律分类

　　心律失常分析是心电图计算机分析程序中必备部分，在自动诊断分析时，计算机首先进行节律分析。节律分类（心律失常分析）是一个非常复杂的逻辑判断过程，临床医生对其准确性尚不满意。图 5-13 为计算机分析心律失常的流程图。从此图可以看出，节律分类和医生分析的方法雷同，主要针对 P 波形态、QRS 形态、P 与 QRS 关系、RR 间距的规律性进行逻辑判断。基本步骤包括：

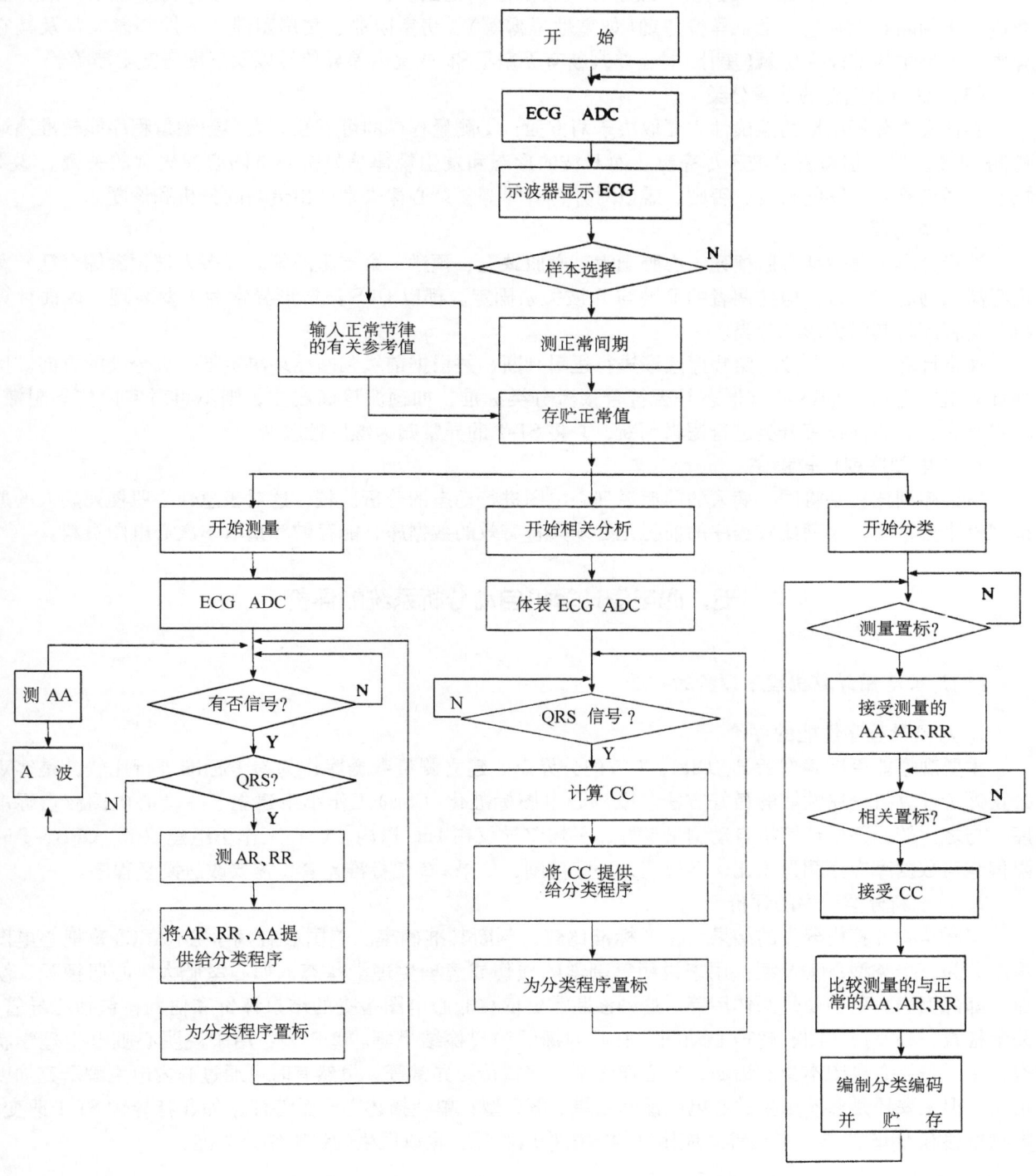

图 5-13　计算机分析心律失常的流程图

（1）确定心电图的主导节律

主导节律包括：①心房人工起搏心律；②心房扑动；③异位心房心律；④窦性心律（又分正常窦性心律、窦性心动过速、窦性心动过缓、显著心动过缓等亚类）；⑤交界性心律；⑥心房颤动。

根据心房波符合上述节律中哪一类的诊断条件判定主导节律（见图5-13）。

（2）进入与主导心律有关的次一级心律失常的逻辑判断。例如在确定主导节律为窦性节律后，还要进一步判断有无其它异常：异位搏动（如室性早搏等）、房室阻滞、窦房阻滞、窦性心律失常及其它异常。如果主导节律为房颤（房扑）时还要判断有无室早和/或室内差异传导以及三度房室阻滞等。

（3）总结出完整的节律分类

心律失常分析结果的准确性主要取决于两方面：①测量程序的可靠性。大多数测量程序能较准确地检测QRS波群，但检测P波不尽完善。而P波的形态和发生规律是分析心电图心律失常的关键。②要求心电图记录有足够的长度，否则，难以对并行心律等复杂心律失常做出恰当的分析和诊断。

3. 形态分类

波形分类主要包括心肌梗死、心脏肥大、心肌缺血、预激、束支阻滞等。很多人把预激综合征、室内阻滞归为心律失常，但这两者的P波与R波关系固定，都以QRS波群形异常为主要表现，因而计算机分类程序将其归为形态分类。

通常计算机程序是按一定顺序逐渐进行逻辑判断，并根据前级判断结果决定下一级分类的方向。例如计算机首先判断QRS波群形态是否符合预激分类标准，如预激诊断成立，则不再对室内传导阻滞、心室肥大、心肌梗死等分类进行逻辑判断，并将ST-T的异常归为继发性改变。

4. 心电图序列比较程序

所谓序列比较是将同一病人的前后系列心电图进行动态的分析比较，这对于急性心肌梗死病人的追踪观察十分重要。序列比较程序的前提是必须具备有效的数据库，能存贮和重取多次心电图资料。

五、心电图计算机自动分析系统的评价

（一）心电图计算机程序评价的方法

1. 对测量程序性能的评价

主要观察能否准确判断P、QRS、T波的分界点。建立测量数据库作为参考标准进行比较，是客观公正评价计算机程序性能的最好方法。欧洲心电图标准化（CSE）工作小组建立了一套心电图测量标准库，与之比较，某些计算机自动测量良好，平均差异仅在1ms以内。CSE工作小组建议P、QRS、T时限偏差与数据库专家测量相比，不应超过一定范围，如果＞2倍标准差者，需要改进测量程序。

2. 对诊断分类程序的评价

实际是将计算机分类的结果与参考标准比较，判断其准确率。美国心脏病学会（ACC）曾把心电图诊断分为三个类型：①A型：用来说明解剖学的损伤或病理生理学状态，如心室肥大、心肌梗死、缺血、肺部疾病、药物及代谢作用等。这种诊断需要依靠非心电图检查的结果评价和估判，包括心导管、酶学检查、心室造影图、超声心动图、心肌闪烁图和尸检结果等。②B型：用来说明心脏电生理学状态，主要是靠心电图本身的诊断，如心律失常、房室传导异常等。虽然有时可通过心内电生理研究加以证实，但主要还是参照医生的心电图诊断结果。③C型：单纯描述心电图特征，如非特异性ST-T改变、电轴偏移和QRS波群低电压等。应用其他方法难以验证，也以医生的诊断结果为准。

（二）计算机与医生诊断结果的比较

计算机系统诊断心电图的准确性

为保证计算机诊断的准确，有必要建立心电图资料数据库并制定统一的诊断标准，但这项任务非常艰巨，尚未付诸实施。现在仍以心脏病专家对心电图的解释和诊断作为评价计算机系统准确性的"最佳标准"。比较计算机与医生的诊断结果，是评估 A 型、B 型诊断的有效方法。通过这种比较确定心电图计算机程序在临床的可行性。据报道目前临床采用的自动分析程序对左右束支阻滞诊断的敏感性达 95% 以上，特异性 98% 以上。此外，对心室肥大、心肌梗死等诊断的敏感性和特异性也令人满意。

（三） 计算机诊断与非心电图诊断结果的比较

部分文献已经比较计算机诊断与心血管造影、尸检、超声心动图等检查证实的诊断结果，发现心肌梗死的敏感性为 70% ~ 80% ，特异性为 90% 左右，而左室肥厚的敏感性为 45% ~ 69% ，特异性 85% ~ 90% 。

有作者认为计算机诊断左室肥厚的敏感性偏低的原因不是计算机程序的问题，而是心电图本身诊断左室肥厚的敏感性不足。

六、心电图计算机诊断与分析的临床意义

1. 在流行病学中的应用

过去几十年中，明尼苏达编码已成为流行病学研究和临床试验中编码心电图的普遍标准。许多研究者试图将明尼苏达编码计算机化。目前，计算机程序编码的能力与人工视读编码的能力相近。但是，有作者认为明尼苏达编码本身诊断心肌梗死的能力较差。Rautaharju 用确诊为陈旧性心肌梗死的 237 例病人检测明尼苏达编码的诊断能力，发现仅 41.3% 的病人被编入肯定的心肌梗死，7.6% 编为可能心肌梗死。Willems 发现 215 例经心血管造影证实的心室壁节段性运动异常的病人中，明尼苏达代码的敏感性为 60.5% ；在 126 例造影证实冠脉正常者，其特异性 89.7% 。

CIIS（Cardiac Infarction Injury Score）编码，采用加权累积分类的方法诊断心肌梗死，敏感性 85% ，特异性 95% 。

Pipberger 创建的华盛顿编码，以正交导联为基础，进行心肌梗死、心室肥大、传导障碍等多种心电图异常的分类诊断。

2. 在临床中的应用

心电图微机自动分析能明显提高心电图诊断的工作效率，便于大量贮存心电图资料，建立数据库，便于资料检索，尤其适用于心血管疾病筛选和流行病学研究。同时，也有利于严格的质量控制，统一测量标准，减少人工阅读心电图时人为因素造成的诊断误差，通过将心电图模拟信号转换成数字信号，采用定量的方法进行正确的分类，从而保证心电图解释的准确性。尽管人们一直强调将提高心电图解释的准确性作为计算机心电图处理研究的方向和目标，但目前仍需要将心电图的计算机自动解释和心电图人工阅读解释结合在一起。

总之，计算机辅助心电图自动分析的研究是一门新兴的边缘学科，其有机地将心电图学的发展与计算机技术的进展紧密结合在一起。为使计算机的心电图自动分析功能更加完善，还需要广大心电图工作者的继续协作，积累更多的资料，制定出客观的统一标准，开发出更智能化的程序。

参 考 文 献

1. 黄宛主编. 临床心电图学. 第 5 版，北京：人民卫生出版社，1999

2. 郭继鸿主编. 新概念心电图. 北京：北京医科大学出版社，2000

3. 陈灏珠主译. 心脏病学. 第 5 版，北京：人民卫生出版社，2000

4. 卢喜烈主编. 多导同步心电图分析大全. 北京：科学技术出版社，1999

5. 黄大显. 现代心电图学. 北京：人民军医出版社，1998

6. 杨钧国，李治安. 现代心电图学. 北京：科学出版社，1997

第6章　正常心电图

Normal Electrocardiogram

杨　钧　国

内 容 提 要

心电图和其他生物现象一样，在正常和异常之间并不存在一个绝对的界限。确立心电图的正常范围，需要大样本的健康人群资料。有关人群中正常样本的选择，所需样本数及数学统计方法等，都需要有统一的标准和方法。这些内容属于临床统计学范畴，读者可参阅有关专著。

为确立心电图的正常范围，还必须采取统一的科学的测量方法。图6-1介绍了目前公认的心电图标准测量，包括目测及计算机自动测量方法。具体方法将在以下内容中详细讨论。

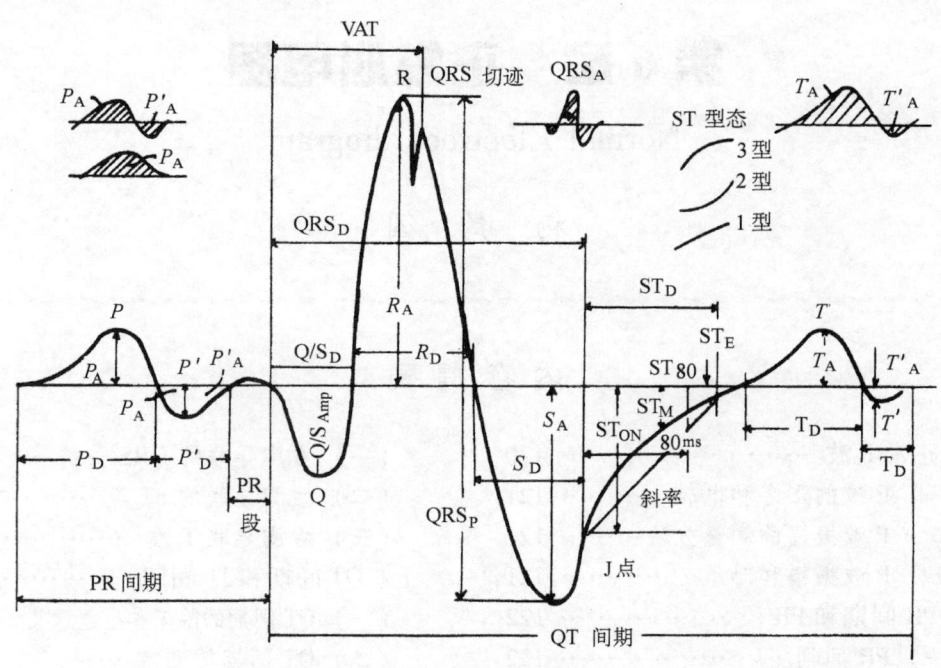

图6-1　常规心电图振幅和时限的测量方法

A：面积；D：时限；AMP：振幅；P：峰-峰间距；ST_{on}：ST起点处振幅；ST_M：ST中点处振幅；ST_E：ST终末处振幅；ST_{80}：J点后80ms处ST振幅；VAT：室壁激动时间；上部阴影部分为P，QRS，T波面积测定

应用计算机测量和诊断，还必须采用统一的计算机心电图仪标准。为此，WHO/ISFC（世界卫生组织专家小组）、AHA（美国心脏协会）、CSE（欧洲共同体心电图标准化工作小组）等近年来推荐，所有计算机心电图应采用12导联同步记录，并符合以下标准：其采样率应≥500Hz；A/D转换分辨率≥5μV；频率响应范围至少为0.05～100Hz。

建立可靠的正常范围值，才能提高心电图的诊断水平。随着现代电子计算机技术的发展，更需以可靠的正常值作为诊断基础，临床工作者亦需要了解各种正常变异，才能作出正确诊断，以免误诊。

近年来大量的研究工作确立了常规心电图和计算机心电图的正常范围，对于不同的年龄、性别、种族、体型、体重和身高，心电图的正常变异范围亦已被人们所了解，这些研究工作为近年来心电图诊断水平的提高、计算机技术在心电图上的应用奠定了基础。

目前国内亦开展了许多心电图正常范围的研究，但大样本的系统研究尚欠缺。我国人群的正常范围及有关的心电图诊断标准，基本依据国外资料。目前国际上采用一组小样本正常中国台湾人作为中国人的资料，尚欠缺国人系统完整的有关资料。这是今后我国心电工作者需尽快解决的实际问题。

一、正常P波

心房激动波起源于窦房结，以辐射状在心房内传播，引起右心房、房间隔、最后是左心房激动，心房最后激动区域是左心房的心耳部和左心房后下部。近年来有人提出在窦房结和房室结之间，存在着由浦氏纤维构成的三个特殊传导途径：前结间束、中结间束（Wenckbach 束）、后结间束（Thorel 束），它们连接窦房结和房室结。房间通道由前结间束的分支 Bachmann 束连接左右心房。这些特殊的传导纤维，虽然在动物中已得到证实，但在人类中是否存在至今尚有争议。目前在临床上为实用起见，仍可简单地以 P 波的前半部代表右心房激动，后半部代表左心房激动，中间部分代表间隔及其两侧部分心房的激动。

（一）P 波的形态和电轴

窦性 P 波的电轴在额面上指向左下，与激动在心房内的传播方向一致。在肢体导联上 P 波电轴在 0° ~ +75°之间，大多数在 +45° ~ +60°之间。因此，正常 P 波在 I 、II 导联总是直立的，在 aVR 导倒置，在III导可以为直立、双相或倒置，如系双相，则为正负双相。在 aVL 导亦可直立、倒置或双相，如为双相则是负正双相，在 aVL 导 P 波倒置较常见。

在水平面上，正常 P 波自右向左。所以在胸前导联上，V₁ 和 V₂ 导 P 波常为正负双相，前半部代表右心房，后半部代表左心房。V₁ 导联 P 波也可全为直立或倒置，但在 V₂ 导联则很少为全部负相波。在 V₃ ~ V₆ 导联上，P 波总是直立的。

最近，窦房结电图和心脏手术时的心房电图证实，窦房结内主导起搏点常可有自发的迁移，因此，正常人窦性 P 波形态亦可有自发的轻度变化。

正常 P 波有时可出现小的切迹或粗钝，这可能与激动从右心房传播至左心房有关。正常 P 波切迹的两个波峰之间不超过 0.03s，儿童和青少年可超过此值，但小于 0.05s。

（二）P 波振幅的测量方法

图 6-2 表示目前所采用的 3 种 P 波振幅的测定方法：图（A）以 P 波起点至终点的连线作为参照基线；图（B）以 QRS 波群起点作为基准；图（C）为以 P 波起点作为基准。国际心电图标准工作小组（CSE）最近提议以 P 波起点作为参照基线，测定 P 波振幅，目前各国基本上都统一用此标准。

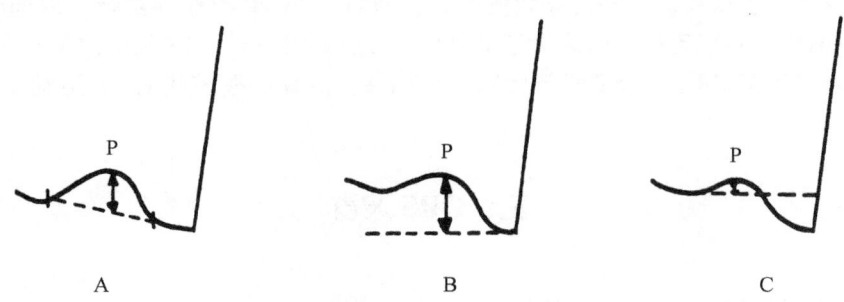

图6-2　测量 P 波的三种方法

（三）P 波振幅和时限

正常成人 P 波时限为 0.08 ~ 0.11s，平均为 0.085 ± 0.015s，但有一组大样本资料显示，个别正常人 P 波时限可达到 0.12 ~ 0.13s。在临床上仍以超过 0.11s 为异常。肢体导联上静息时 P 波振幅正常上限小于 0.25mV，在胸前导联，P 波正性部分振幅小于 0.15mV。V₁ 导联上 P 波负性部分小于 0.1mV，其振幅和时限的乘积（tf₁）的绝对值小于 0.03，超过此值即为异常。采用常规纸速（25mm/s）记录，V₁ 导联 P 波的负性部分面积等于或超过心电图纸一个小方格即为异常。

二、PR 间期和 PR 段

(一) PR 间期

1. 测量方法

自 P 波开始至 QRS 波群起始部为 PR 间期，反映激动从心房经房室结、希氏束和束支至浦氏纤维的传导时间。正确的 PR 间期测定，应选择一个有最大 P 波和最宽的 QRS 间期的导联，因为在某些导联上 P 波和 QRS 波群起始部呈等电位线，从而导致测量误差。如采用多导联同步记录，可以发现 V_1 导联比 V_6 导联 QRS 波群起始约提前 10～20ms，这是因为起始的室间隔激动方向为从左向右，在 V_1 导联有最大的投影，而在 V_6 导联则呈水平线。临床上习惯采用 II 导联来测量 PR 间期，虽然简便但不一定准确，与所测最长 PR 间期常有 10～20ms 的误差。目前推荐采用半正交导联（II、aVL、V_1 或 I、aVF、V_2）测量，取最长值为实际 PR 间期，可减小测量误差。

2. 正常范围

成人 PR 间期的正常范围为 0.12～0.20s，最常见的为 0.16s 左右，小于或等于 14 岁的儿童为 0.11～0.18s。在窦性心律小于 80bpm 时，成年男性 PR 间期正常上限不超过 0.21s，女性不超过 0.196s，这是因为女性心脏较小。PR 间期随窦性心律的增加而缩短，这在儿童中更明显。成人在窦性心律无明显改变时，PR 间期相对恒定。

(二) PR 段

P 波终末至 QRS 波群起始部为 PR 段，正常人为等电位线，但常发生与 P 波极性相反的偏移，这是由心房复极波（Ta 波）重叠于此引起的。正常个体 PR 段下移小于 0.08mV，上抬不超过 0.05mV。P 波高大则 PR 段压低较多，反之则偏移较少。由于 PR 段在正常个体存在一定的偏移，如把 PR 段作为基线，测量 ST 段的改变就会产生误差。故在心率较慢时，一般宜采用 TP 段作为基线；但如心率较快，TP 常可融合而导致基线偏移。心房复极时限多大于 0.20s，在心率较快时，Ta 波不但落在 PR 段上，同时亦重叠在 ST 段起始部，引起 PR 段和 ST 段起始部同步偏移，故在心率较快时（如运动试验），PR 段仍可代表相应的等电位线。

三、QRS 波群

(一) 正常心室激动顺序

QRS 波群代表心室去极化向量。正常心室激动起始于左心室室间隔中 1/3 处，激动波由此向右传播。稍后，右心室间隔开始激动，起始于前乳头肌基底部附近，激动向左传播。由于左心室间隔激动面积较右侧大得多，故室间隔激动向量的净效应是从左指向右。

在室间隔激动开始后不久，激动经浦氏纤维网传播至两侧心室游离壁和心尖部心肌的心内膜下层，抵达室壁厚度的 1/3～2/3 区域，在这一区域，激动波向各个方向传播而互相抵消，仅能在心外膜探查到极小的电位。在心室壁的心外膜层，浦氏纤维分布稀少，此时，总的激动方向是从心内膜层向心外膜扩散。由于左心室壁较右心室壁厚，故激动波的方向总是左心室占优势。心室的最后激动部位是室间隔的底部和左心室游离壁的后底部，这是因为这些部位浦氏纤维分布稀少，因而激动较晚，这一时段室壁激动传播方向指向外向后，室间隔底部激动传播的方向由左指向右。

综上所述，由于左心室心室肌质量远大于右心室，故 QRS 向量主要由左心室支配，起始的室间隔向量总是向右向前。心室的主向量则主要取决于左心室游离壁的激动方向，由左向后。QRS 的终末向量是来自左室后底部的激动，一般指向后。各导联上 QRS 波群的振幅和极性与 QRS 向量在该导联的投影有关。

（二）QRS 间期

1. 测量方法

QRS 间期代表心室激动时间，应由 QRS 时限最宽的导联测定。有些导联的导联轴与 QRS 起始或终末向量垂直，在心电图上呈等电位线，而使 QRS 波群变窄(图 6-3)。一般 V_2 和 V_3 导联上 QRS 波群最宽，而在肢体导联上测量常会引起测量误差。

测定 QRS 时限的另一个困难是，QRS 波群的终末部和 ST 段的起始部有部分重叠和融合，导致 QRS 终末部较模糊，其原因是在去极化结束前心室复极化过程已经开始。目前采用 12 导联同步记录，QRS 波群的起始和终点的确定就较准确，由 12 导联同步测定的 QRS 时限通常大于单极导联记录。

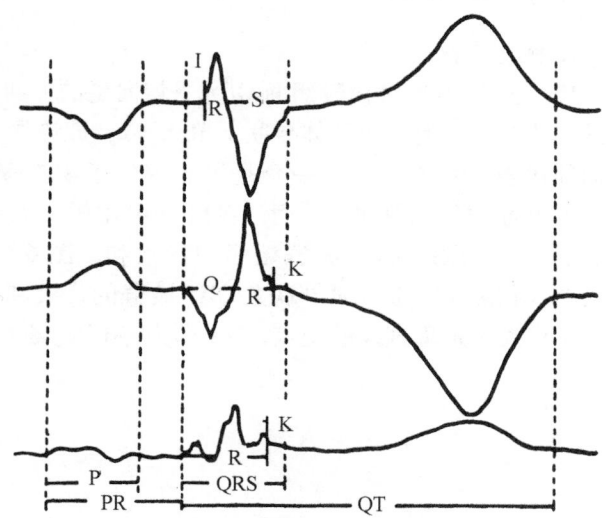

图 6-3　不同导联 QRS 波群的起始部 I 和终末部 K。有的可成为等电位线，12 导同步记录有助于准确测定 QRS 间期

2. QRS 时限的正常范围

QRS 时限随年龄的增长而减小，一般男性大于女性，正常值见表 6-1。正常男性与女性平均有 7ms 的轻微差异。成人正常 QRS 时限为 0.06 ~ 0.10s，最常见的为 0.08s，偶尔有达 0.11s 者，儿童 QRS 时限的上限为 0.09s。几组国人的 QRS 时限正常范围资料显示，我国正常人群和西方人群 QRS 时限无显著差异。

表 6-1　正常人 PR，QRS，QT 和 QTc 间期的比较

年　龄	性别	例数	PR 间期 （ms）	QRS 间期 （ms）	QT 间期 （ms）	QTc （Hodges）	QTc （Bazett）
18 ~ 29	男	265	152.5 ± 23.0 112 ~ 208	96.4 ± 8.6 80 ~ 114	385.5 ± 28.9 336 ~ 442	403.6 ± 19.0 368 ~ 444	413.9 ± 23.1 370 ~ 463
	女	317	145.9 ± 19.7 114 ~ 194	87.7 ± 7.8 72 ~ 104	380.0 ± 27.8 322 ~ 440	411.6 ± 18.0 378 ~ 451	429.7 ± 22.9 386 ~ 477
30 ~ 39	男	218	155.7 ± 21.4 116 ~ 206	95.4 ± 9.0 78 ~ 114	385.5 ± 29.5 326 ~ 448	404.8 ± 19.4 366 ~ 448	416.0 ± 22.9 375 ~ 468
	女	115	145.7 ± 18.6 114 ~ 184	88.6 ± 7.3 76 ~ 106	386.6 ± 27.7 330 ~ 438	415.2 ± 16.9 384 ~ 445	432.6 ± 20.9 395 ~ 473
40 ~ 49	男	119	157.2 ± 21.8 116 ~ 210	94.4 ± 9.9 78 ~ 114	390.8 ± 29.3 340 ~ 450	409.2 ± 17.9 377 ~ 450	420.0 ± 21.9 377 ~ 464
	女	72	154.9 ± 20.4 108 ~ 200	89.4 ± 7.9 74 ~ 108	386.1 ± 2700 328 ~ 434	415.2 ± 22.5 347 ~ 457	433.7 ± 28.4 350 ~ 483
50	男	123	161.5 ± 18.9 120 ~ 196	92.7 ± 9.3 74 ~ 112	385.5 ± 26.0 320 ~ 434	407.4 ± 17.5 374 ~ 444	420.9 ± 22.7 380 ~ 475
	女	79	155.6 ± 16.9 122 ~ 196	87.1 ± 8.7 68 ~ 104	390.7 ± 31.5 336 ~ 488	419.5 ± 22.7 376 ~ 486	438.2 ± 24.8 392 ~ 506

3. 室壁激动时间

胸前导联上自 QRS 波群起始部至 R 波顶峰的时间间期代表室壁激动时间(VAT)，它反映心室去极化开始至激动波达到电极所在部位心外膜区的时间(图6-4)。VAT 一般应在胸前导联 R 波为主导的导联上测定，右胸导联的正常上限为35ms，左胸为45ms。VAT 可用于诊断心室肥大和束支阻滞，是一重要的诊断指标。如 V₅ 导联 VAT >50ms 则为左心室肥大的一个指标。

(三) QRS 电轴

1. 测定方法

传统的 QRS 电轴代表额面 QRS 平均向量的方向，目前测定 QRS 电轴常用的有两种方法。一个最简单的方法为：如有一个肢体导联上 R/S = 1，即该导联的 QRS 波群代数和为0，则该肢体导联导联轴的方向即代表 QRS 电轴。另一个是世界卫生组织专家小组推荐的测定方法：测定3个标准肢体导联上 QRS 波群面积的代数和，从而计算出 QRS 电轴。如 QRS 波群不增宽，这一方法可在临床上简化为测定 Ⅰ、Ⅱ、Ⅲ导联的 QRS 波群振幅的代数和。图6-5 表示 Ⅰ、Ⅱ、Ⅲ导联测定 QRS 电轴的方法：OL、OM、ON 代表 Ⅰ、Ⅱ、Ⅲ导联上 QRS 波群的代数和，在 L、M、N3 点上分别引出 LA、MA、NA3 条垂线，A 点为3条垂直线的交点，OA 即为 QRS 电轴方向。

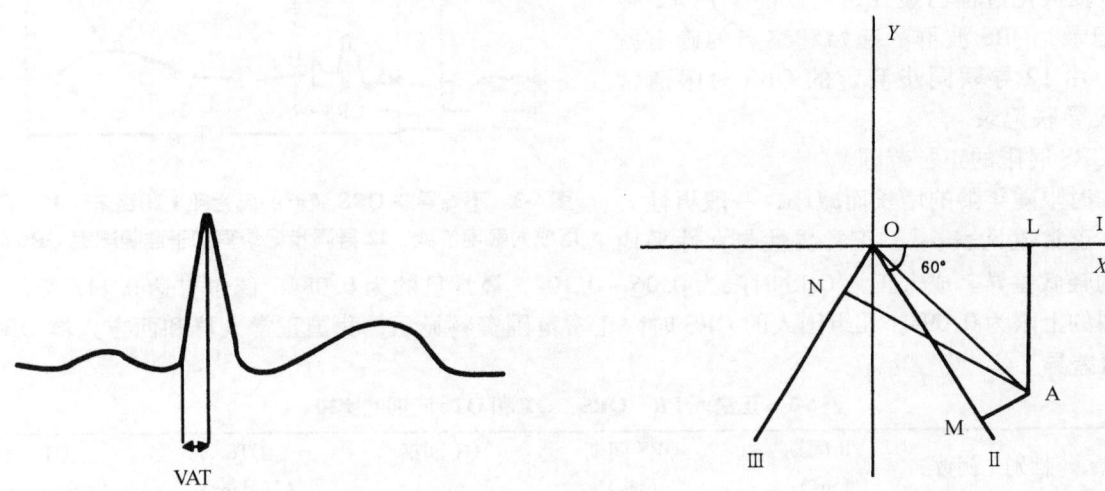

图6-4 室壁激动时间(VAT)的测定方法   图6-5 依据Ⅰ、Ⅱ、Ⅲ导联测定平均额面电轴的方法

用以上两种方法测定的 QRS 电轴度数不一定相同，因为目前采用的方法是基于 Ⅰ、Ⅱ、Ⅲ导联等边三角形的假设(Einthoven 等边三角形)，事实上3个标准导联并不是等边三角形，因而造成一定的计算误差。Burger 等曾提出一个更精确的测定方法，由一个不等边三角形代表肢体导联，这样，同样的电位值在不同的导联有不同的偏差，以不等长的刻度来补偿，由此可测出 QRS 电轴(图6-6)。但该方法在临床上尚未广泛应用。顾复生等还提出以 Ⅰ、aVF 导联代替 Ⅰ、Ⅲ导联测定 QRS 电轴，认为可减少因呼吸导致的 Ⅲ导联测量误差，但由于 aVF 导联系加压肢体导联，和标准肢体导联的电压值偏差较大，故从理论上难以被接受。目前临床上仍以传统方法测定 QRS 电轴。

2. QRS 电轴的正常范围

QRS 额面电轴的正常范围为 −30°～+105°，大多数在 +30°～+75°之间，年轻人和老年人之间有明显的差异，随着年龄的增长电轴向左偏移。临床上小于40岁的 QRS 电轴正常范围为 0°～+105°，大于40岁的为 −30°～+90°。体重和 QRS 电轴有关，超重者 QRS 电轴左移。男女性别之间无明显差异。

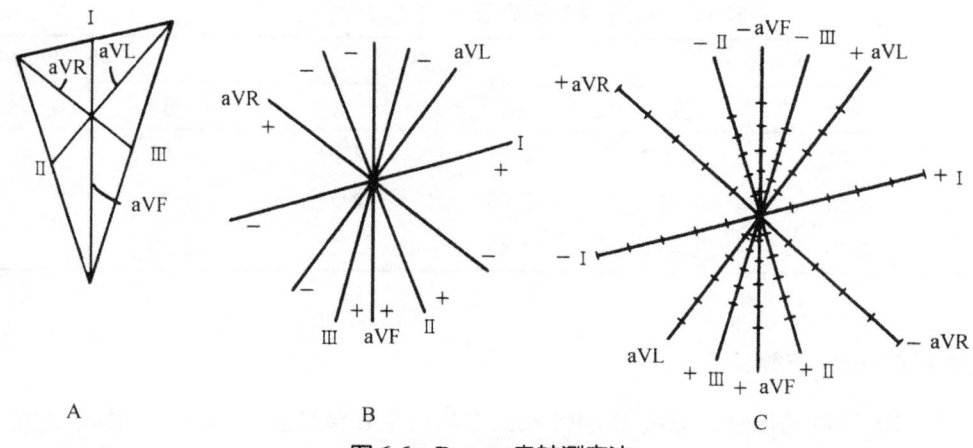

图 6-6 Burger 电轴测定法

A. Burger 非等边三角形；B. 肢体导联各导联轴；C. 电轴测定的
参照系统，注意每单位电位值在不同导联的刻度是不相等的

（四）QRS 波群振幅

QRS 波群振幅随年龄的增长而减小，40 岁以后这种改变减缓。QRS 波群的振幅在男性高于女性，并有明显的种族差异，黑人普遍高于白人。日本人与美国南部人群比较，心前导联振幅较高，而肢体导联则较低。

一组中国台湾正常人的资料显示，年轻的中国男性和女性的胸前导联电压显著低于西方人，这种差异随年龄的增加而变小。在心电图时间间期上，种族间差异一般不显著，但各波的振幅有显著差异。图 6-7 显示 V_2 导联 S 波振幅在中国人和西方人群之间的差异，其差异随年龄的增长而变小，表 6-2 显示 V_5 导联 R 波振幅在中国、英国和美国共 1338 例正常个体间的差异，这些资料表明有关 QRS 波群振幅的心电图诊断标准必需考虑种族因素。

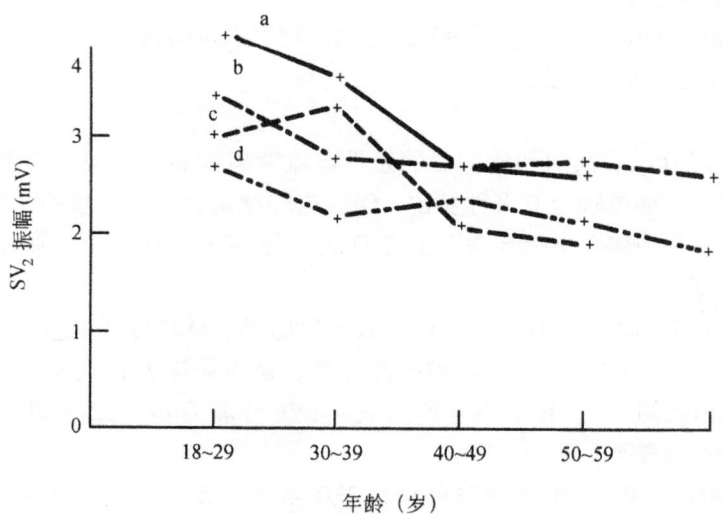

图 6-7 中国人和西方人群 V_2 导联 S 波振幅的差异

a. 白种男人；b. 中国男人；c. 白种女人；d. 中国女人

表 6-2　　R_{V5}导联 R 波振幅（mV）比较（95%上限）

	18~19 岁		30~39 岁		40~49 岁	
	男	女	男	女	男	女
中国人	2.85	2.06	2.71	2.03	2.65	2.42
英国人	3.55	2.21	3.00	2.27	2.71	2.04
美国人	2.40	1.87	2.48	2.22	2.50	2.09

（五）肢体导联 QRS 波群

肢体导联上 QRS 波群的形态，取决于 QRS 额面平均向量在该导联上的投影，即 QRS 电轴和该导联之间的夹角。由于正常 QRS 电轴在 −30°~ +105°之间，正常 QRS 波群在各肢体导联上的形态如下：

Ⅰ导联：成人总是以 R 波为主，儿童和青少年电轴可轻度右偏，此时可呈 R/S≤1。

Ⅱ导联：R 波总是大于 S 波，因为在正常 QRS 电轴范围，QRS 平均向量总是投影在Ⅱ导联的正极部分。

Ⅲ导联：QRS 波群形态多变。由于正常 QRS 电轴大多在 +30°~ +75°之间，故投影在Ⅲ导联上有负有正。正常个体在该导联 R 波常可出现粗钝和切迹，最易出现呼吸所致的 QRS 波群形态变化（图 6-8）。

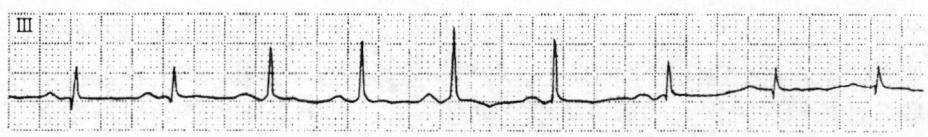

图 6-8　Ⅲ导联 QRS 波群振幅和形态随呼吸改变

aVR：总是以负向波为主；

aVL：一般直立，但如 QRS 电轴角度为 90°或更大，则可以负向波为主；

aVF：常为直立，年轻人更是如此。

1. Q 波

若在一个导联上出现 Q 波，反映初始向量的正性电流背离该导联方向。心室的起始向量一般起源于室间隔和前壁激动，在额面电轴上有多种变化。QRS 电轴越垂直，则更多的下壁导联上可出现 Q 波，约 1/2 的正常成人可在一个或多个下壁导联上出现 Q 波。若 QRS 电轴偏向水平方向，则Ⅰ和 aVL 导联上可出现 Q 波，但较少见。

正常 Q 波时限不应超过 0.03s，但Ⅲ导联和 aVR 导联除外。aVR 导联常呈 QS 型，而Ⅲ导联的 Q 波正常值常可达 0.04s，个别可达 0.05s。这点需引起注意，避免误诊为心肌梗死。aVF 导联正常成人 Q 波时限为 25ms（95% 置信区间），Q/R≤1/4。所以成人 aVF 导联 Q 波 >25ms 即为异常，结合其他心肌损伤表现，提示可能为心肌梗死。

肢体导联上 Q 波振幅常较小，除Ⅲ导联外均小于 0.4mV，Ⅲ导联正常值可达 0.5mV。肢体导联 Q 波深度小于 R 波的 1/4，但Ⅲ导联除外（图 6-9）。

2. R 波

肢体导联 R 波振幅取决于 QRS 最大向量的方向，若导联轴和该向量方向平行，则极性相同且 R 波最大。肢体导联 R 波上限在Ⅰ导联为 1.5mV，Ⅱ、Ⅲ、aVF 导联为 1.9mV，aVL 导联为 1.0mV。正常年轻人偶有超过上述数值的。

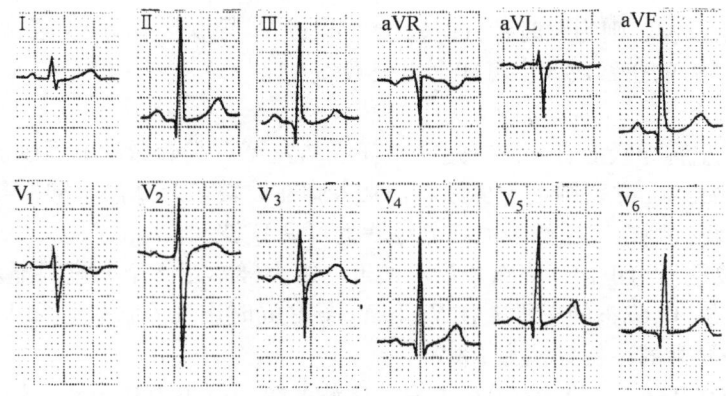

图6-9　Ⅲ导联上深而窄的 Q 波

在Ⅱ，Ⅲ，aVF 导联和 V5、V6 导联上都有相对深而窄的 Q 波

（此图为一正常的 23 岁妇女之心电图）

3. S 波

肢体导联上 S 波主要见于 aVR 导联，因为该导联极性和 QRS 最大向量方向相反，在 aVR 导联上正常 S 波小于 1.6mV。其次多见于 aVL 导联和Ⅲ导联，正常 S 波小于 1.9mV。Ⅰ、Ⅱ和 aVF 导联，正常 S 波小于 0.5mV。如三个肢体导联 QRS 波群振幅均 <0.5mV，或三者绝对值之和 <1.5mV，则为肢体导联低电压。

（六）胸前导联 QRS 波群

胸前导联上 QRS 波群的形态与 QRS 向量在胸前导联的投影有关。V_1、V_2 导联为右胸导联，以负向波为主，V_5、V_6 为左胸导联以 R 波为主。心室前壁早期的激动和心室后壁的晚期激动，形成心前导联（$V_1 \sim V_4$）早期为正向、后期为负向的 QRS 图形。

从 V_1 至 V_5、V_6 导联，R 波振幅进行性增高，S 波则逐渐降低。QRS 波群呈 R/S = 1 的导联为移行区，相当于其导联轴垂直于 QRS 水平面电轴。通常移行区位于 $V_2 \sim V_4$ 导联，常见于 V_3 导联。正常时在移行区导联上亦可有切迹或顿挫，一般在 R 波顶点或降支部位多见。随着年龄的增长，移行区逐步左移。

移行区如位于 V_2 导联右侧，则为逆时针方向转位。但在正常成人中，约有 6.4% 的男性和 1.5% 的女性，V_1 导联 R/S = 1；25% 的男性和 12% 的女性 V_2 导联可呈 R/S = 1（图6-10）。若 V_1 导联 R/S > 1，

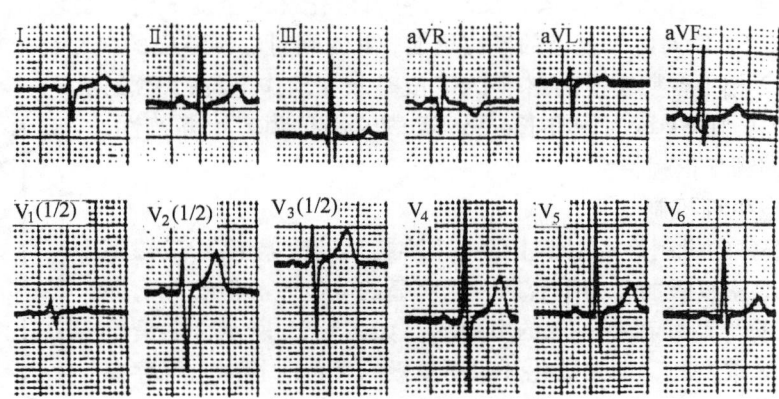

图6-10　V1 导联 R/S = 1

为一正常 22 岁男子，额面电轴轻度右偏，V1 ~ V3 导联为 1/2 电压

则通常为异常。

若移行区在 V_5 导联以左，则为顺时针方向转位。V_5 或 V_6 导联呈 R/S < 1 通常为异常，但在一组大样本正常个体中，约 2.5% 的正常成人中可能会出现 R/S < 1。

1. Q 波

约 75% 的正常人在左胸导联上有 q 波，这是室间隔从左至右起始激动的反映。V_6 导联上 q 波最常见，V_4 和 V_5 导联较少见，V_3 导联则更为少见。正常人胸前导联有无 Q 波，同样与移行区的部位有关，如移行区出现在右胸导联，则在其左侧的大部分导联上可见 Q 波。

V_1 导联上存在 Q 波是否为正常，尚有争议。最近一组大样本正常个人资料显示，约 1.42% 的正常人在 V_1 导联上可有 Q 波，0.67% 的正常人在 V_1 和 V_2 导联同时出现 Q 波。但如 V_1 导联有 Q 波，而 V_6 导联无 Q 波，则肯定是异常的，特异性为 100%。

正常 Q 波时限小于 0.03s，一般为 0.02s 左右。Q 波振幅一般小于 0.2mV，但也可达 0.3 ~ 0.4mV。深 Q 波在年轻人中多见，在十几岁的青少年中，甚至可大于 0.4mV。

2. R 波

胸前导联上 R 波振幅从右向左逐渐增高。V_1 导联常呈 QS 型，但 V_2 导联正常人极少呈 QS 型。V_1 导联上 R 波振幅上限为 0.6mV，年轻人中偶可超过此值。R 波振幅通常在 V_4 导联上最高，V_5 导联其次。一般 $R_{V6} < R_{V5}$，但顺钟向转位时，则可能 $R_{V6} > R_{V5}$。曾有人提出 $R_{V6} > R_{V5}$ 可作为左室肥大的诊断标准，但需注意是否存在顺时针方向转位的情况。正常 R_{V5} 或 R_{V6} 小于 2.5mV，但年轻人有的可达 3.0mV。超声研究显示，V_5 和 V_6 导联 R 波振幅能反映左心室前壁到胸壁的距离，因此，左心室肥大和左心室高电压，常用 V_5 和 V_6 导联上 R 波的振幅作为诊断标准。

3. S 波

胸前导联上最深的 S 波常见于 V_2 导联，自 V_2 导联从右向左，S 波逐渐降低。正常 S 波上限为 $S_{V1} < 1.8mV$，$S_{V2} < 2.6mV$，$S_{V3} < 2.1mV$，但年轻人 S_{V2} 偶可达 3.0mV。

V_1 导联 S 波小于 0.3mV 为异常，常见的原因为右心室肥大、正后壁心肌梗死和 A 型预激，这些都可使 V_1 导联出现异常的小 S 波。

四、ST 段

（一）ST 段的电生理机制

1. ST 段和动作电位

QRS 波群的终点至 T 波开始为 ST 段，反映心室去极化终末至复极化开始之间的无电位变化时段。单相动作电位图显示，ST 段对应于复极的慢相早期，T 波则对应于复极的快相终末期。ST 段等电位线反映心室复极较长的 2 相平台期缓慢的斜率。ST 段时限和动作电位（AP）的时间间期相平行，AP 长则 ST 段时限亦长，故 ST 段时限呈频率依赖特性，这也反映 AP 平台期的频率依赖特性。

2. ST 段偏移的电生理机制

心电图上 ST 段偏移的机制是心电学上的一个难题。理论上正常 ST 段不应发生偏移，因为在心室复极的 2 相平台期，无明显的电位差。但实际上即使在正常人，在复极的早期即存在一定的电位差。如图 6-11 所示，在最早和最后去极化的心肌纤维之间，在去极化开始至复极的平台时相内，都存在一定的电位差。在去极化终点后至平台期的电位差，即形成 J 点和 ST 段早期的偏移。最近的体表电位图研究表明，该时段体表 ST 段电流类似于一个

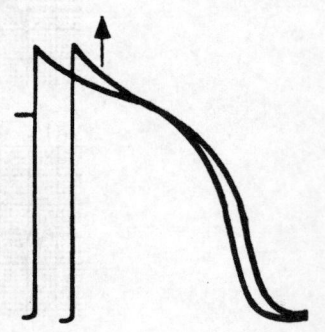

图 6-11 正常 ST 段偏移

单独的电偶极子模型,方向指向左前心尖部。

正常人 ST 段偏移随心率而变化,心率快则 2 相平台期缩短,单位时间内电流强度增加,复极化 2 相平台期斜率增加,在复极化的全部或大部时程内都存在电位差,从而引起更明显的 ST 段偏移,这亦是心动过速及运动时引起非缺血性 ST 段压低的原因。

其他能引起 2 相平台期缩短的因素,如洋地黄作用和低血钾等,均可使 ST 段偏移程度加大,一般表现为 ST 段明显压低。这种因 2 相平台期缩短引起的 ST 段改变为原发性 ST 改变。

(二) ST 段测量方法

如上所述,在最早去极化心肌纤维已开始复极化时,最后去极化的心肌纤维仍未完成去极化过程。这样在这两组心肌纤维之间,在一短时间内存在着电位差。这个时段较短,但能引起 J 点压低和 ST 段早期的偏移。因此,一般应在 QRS 波群终点后 60 ~ 80ms 测量缺血性 ST 段偏移,在全部心肌纤维都完成去极化过程、基本处于相近的膜电位水平时测定。

测定ST段偏移时所采用的参照基线是心电图学中又一个困难的问题。早期曾采用 P 波前的等电位线(TP 段)作为基线,以避免因心房复极波落在 PR 段上引起 PR 段偏移,而造成测量误差(图 6-12)。但近年发现,在心率稍快时,P 波可重叠在前次心搏的 T 波终末部,造成 TP 段偏移,这时 TP 段就不能代表真正的等电位线。因此,目前一般采用 PR 段作为参照基线。此时,如心率较快,PR 段相应较短,而大部分心房复极波时限大于 0.20s,Ta 波不仅落在 PR 段,亦重叠在 ST 段早期部分(图 6-12),引起 PR 段和 ST 段早期的同步偏移,故此时 PR 段可作为参照基线。但如心率较慢,PR 段较长,则可能有一定误差。为临床实际应用方便,近年国际心电学会建议,无论心率快慢,统一采用 PR 段作为基线。

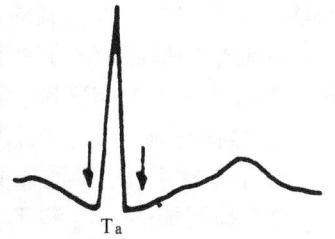

图 6-12   PR 段偏移。心房复极波(Ta)落在 PR 段和 ST 段起始部

(三) ST 段正常偏移

在肢体导联上,约75%的正常成人 ST 段呈等电位线。ST 段抬高一般不超过 0.1mV,压低不超过 0.05mV 正常上限。ST 向量通常指向左下,故在下壁导联和 I 导联上,正常时 ST 段压低少见,而 ST 段上抬则常见。肢体导联上 ST 段变化的幅度在男女之间无明显差异。

在胸前导联上,正常 ST 段向量在水平面的投影向前向左,因此,在任何胸前导联上出现 ST 段压低都是异常的。反之,90%的正常人可见胸前导联 ST 段抬高。ST 段上抬的幅度男性明显高于女性,在 V_1 和 V_3 导联最高可达 0.3mV,40 岁以上的正常人则很少大于 0.2mV。在 V_5 和 V_6 导联 ST 上移正常上限小于 0.1mV。年轻人 ST 段上移幅度较大,可能与迷走张力增加有关。

部分正常个体,尤其是年轻人,可因局部心外膜区心肌纤维提前复极化,导致 ST 段明显上移,属继发性 ST 段改变的一种,通常称为早期复极综合征,为正常变异。

引起正常人 ST 段上移的另一个原因,是由于一个异常的心房复极产生一个直立的 Ta 波,重叠在 ST 段部位,引起 ST 段伪性上移。这常在异位心房波(P′)时可见,在临床上需注意鉴别。

五、T 波

(一) T 波形成的电生理机制

心电图上的 T 波代表心室的复极电位。在心室复极时,大多数的心脏复极电位均互相抵消,故 T 波实际上反映未被抵消部分的心室复极电位差。这也是 T 波的面积仅占心室 QRS-T 时间电压乘积 1% ~

8%的原因。

单相动作电位研究显示，体表心电图上的 T 波与在 3 相动作电位（即快速复极化时程内）心室肌纤维之间形成的电位差有关。任何影响 3 相快速复极化过程的因素，都可引起 T 波的改变。在 T 波形成原因和引起 T 波改变的机制上，至今仍有许多问题尚不能得到满意的解释。

心室去极化顺序是从心内膜到心外膜，正常的心室复极化电位则是从心外膜开始，向心内膜扩散。去极化与复极化的电流方向是一致的，所以，T 波的极性和 QRS 波群的极性，正常时应是一致的。心室复极化过程为何不是从最早去极化区（心内膜区）开始，而是从最后去极化区（心外膜区）开始？原因可能有多种，目前认为主要与心肌电张力梯度有关。

（二）T 波的形态和极性

1. T 波的形态

与心室肌动作电位 3 相期平台的曲线相一致，正常 T 波形态总是平滑而呈半圆形，两肢不对称，不论是直立或倒置 T 波，其前半部斜率较小，故波形平缓，而后半部斜率较大，波形较陡峭。如 T 波直立，其前半部呈凹面向上的曲线；如 T 波倒置，则呈凹面向下的曲线。正常 T 波的这种不对称图形，有助于与异常 T 波相区别。

2. 肢体导联上 T 波的极性

对于正常个体，T 波额面向量恒向左下，所以 T_I 总是直立的，T_{II} 大多为直立，有时可呈等电位线，T_{aVR} 则总是倒置的，T_{III} 和 T_{aVL} 是否直立或倒置，取决于 T 波和 QRS 向量倾向于水平位还是垂直位。若倾向于垂直位，则 T 向量更向下，T_{III} 可直立而 T_{aVL} 则倒置；若倾向于水平位，则 T_{aVL} 直立而 T_{III} 倒置。T_{aVF} 常是直立的，偶而在正常妇女亦可轻度倒置。在所有年龄组中，约 4% 的妇女 T_{aVF} 可轻度倒置。

3. 胸前导联上 T 波的极性

正常 T 波向量在水平面上向左向前，故 $V_4 \sim V_6$ 导联上 T 波总是直立的。胸前导联 T 波如为双相，则应为正负双向，负正双向肯定是异常的。

婴儿出生后最初几天，右胸导联上 T 波均为直立。随后从 V_{4R} 到 V_2，有时甚至在 V_3 导联，T 波均呈倒置。在儿童和青少年时期，这些导联上的 T 波随年龄的增大而逐渐由负变正。对于大多数成人，T 波 $V_1 \sim V_6$ 均为直立。但在正常妇女中，约 50% 的人在 V_1 导联，10% 的人在 V_1 和 V_2 导联 T 波可倒置，但 V_3T 波倒置则很少见。正常成年男性仅约 1% 的人在 V_1 导联 T 波倒置，V_2 导联 T 波倒置则极少见。

有些无器质性心脏病的小于 40 岁的年轻人，右胸导联仍保留负性 T 波的幼稚图形。在 V_1 至 V_3 导联，有时甚或在 V_4 和 V_5 导联上 T 波倒置，这种现象称为持续的 T 波幼稚图形（图 6-13）。近年来发现，右胸及胸前导联 T 波倒置亦可是致心律失常性右室发育不良的早期表现，亦多见于青少年。因此二者需注意鉴别，心脏超声检查和右心室造影是最有效的诊断措施。在心电图上二者的区别亦明显，如系右心

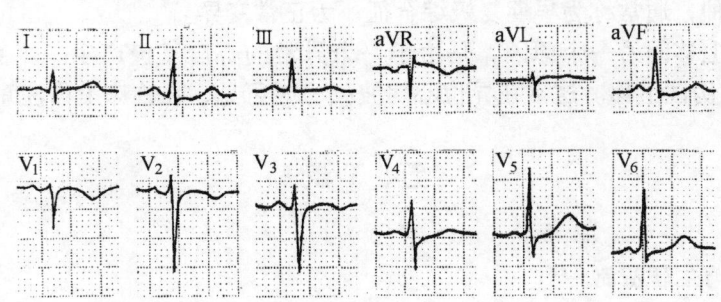

图 6-13　一正常 28 岁妇女的心电图

持续的 T 波幼稚图形，V1 ~ V3 导联 T 波轻度倒置

室病变所致，则 T 波常呈深而宽的负向波，其振幅明显大于正常值，T 波的升肢和降肢常是对称的，如为正常变异则 T 波形态和振幅仍正常。这些特征有助于二者的鉴别，一般不难区分。在大于 40 岁的成人中，胸前导联的负性 T 波则肯定为异常表现。

另一种更少见的正常变异，是在中胸导联 V_3 和（或）V_4 导联 T 波倒置，称孤立性 T 波倒置。这些个体的负性 T 波常呈双向 T 波，全部为负向 T 波则较少见。这种 T 波变异在心前区的范围很小，若改变电极位置，在下一肋记录，则 T 波常可呈直立，由此可与病理性异常 T 波倒置相区别。

（三）T 波的振幅

在所有肢体导联，T 波振幅均小于 0.6mV，一般以 Ⅱ 导最高。如 T_I 和 T_{II} 直立，则正常值不低于 0.05mV。在肢体导联上男女之间 T 波振幅无明显差异。

在胸前导联上，男性 T 波振幅明显高于女性。一般在 V_2 或 V_3 导联上有最高的 T 波，男性平均为 0.6mV，最高可达 1.2mV；女性平均为 0.3~0.4mV，最高不超过 0.8mV。左胸导联 T 波低于移行区导联。T 波振幅在 40 岁以后明显降低。

在肢体导联和胸前导联上，T 波振幅正常值均不低于同导联 R 波的 1/10，否则为 T 波低平。

六、右胸导联心电图

（一）右胸导联的 QRS 波群

1. 初始 R 波

右胸导联的心室波群主要呈 rS 和 rSr′型。右胸导联上初始 R 波反映室间隔和右心室壁的初始激动，因此，约 90% 的正常人群在 V_{3R} 和 V_{4R} 主要为 rs 型。随着电极位置右移，r 波逐渐变小而演变成 qS 型或 qr 型，在 V_{7R} 约 75% 的正常人呈此两种图形。多组大样本正常人研究资料表明，在全部右胸导联（$V_{3R} \sim V_{7R}$）上，如 r 波消失均呈 qS 型，则肯定是异常的，可能为右心室梗死。

2. 终末 r′波

右胸导联 r′波反映右室终末激动，一般为右心室后底部和肺动脉圆锥部位的激动。随着导联右移，QRS 波群呈 rSr′型的发生率逐渐增加。V_{6R} 和 V_{7R} 中呈 rSr′型的发生率最高，约占正常人群的 3%~6%。若右心室圆锥部或后基底部肥厚，则 r′波振幅增加；反之，若该部位梗死则 r′波消失或降低，但仅在自身对照中，才能发现这一改变。

3. QRS 波群振幅

右胸导联上 r、S 和 r′波振幅的正常值范围见表 6-3。正常 r 波振幅小于 0.6mV，r′波小于 0.25mV，Q 波小于 0.35mV，S 波小于 3.0mV。近年来成人右胸导联尤其是 V_{4R} 导联上，r 波或 r′波振幅增高，常作为右心室肥大的一个诊断标准。

表 6-3　右胸导联 r、S 和 r′波振幅正常值（mV）

	中　值	95% 可信限	均值 $\bar{x}$	范　围	例　数
	V_{3R}	0.4~3.9	1.7	0.1~4.3	107
	V_{3R}	0.3~3.3	1.2	0.2~4.2	101
R 波振幅	V_{3R}	0.3~2.4	1.0	0.2~5.0	79
	V_{3R}	0.2~2.6	0.9	0.2~5.1	59
	V_{3R}	0.3~3.6	1.0	0.3~5.6	37

	中　　值	95%可信限	均值 $\bar{x}$	范　　围	例　　数
	V_{3R}	1.7~11.4	5.7	0.9~13.5	108
	V_{3R}	1.1~8.0	3.9	0.9~9.7	104
S 波振幅	V_{3R}	1.0~7.7	3.5	0.5~8.8	89
	V_{3R}	0.7~6.4	2.9	0.4~7.3	70
	V_{3R}	0.8~5.4	2.8	0.7~6.8	45
	V_{3R}	0.5~1.5	0.9	0.4~1.5	6
次位 R 波	V_{3R}	0.2~1.8	0.8	0.2~1.8	11
(qr,rSr')振幅	V_{3R}	0.3~2.5	1.0	0.2~2.5	36
	V_{3R}	0.3~3.6	1.3	0.2~4.2	50
	V_{3R}	0.3~3.6	1.2	0.1~4.8	71

（二）右胸导联的 ST 段

右胸导联的 ST 段改变一般在 J 点后 60ms 或 40ms 处测定。正常成人 ST 段上移多超过 0.05mV（95%可信限），故有人提出右胸导联 ST 段上移大于 0.05mV 诊断异常显然不甚合理。目前认为，正常右胸导联 ST 段上移的上限应为 0.1mV，一般以 V_{3R} 或 V_{4R} 导联上 ST 段上移作为诊断标准。但有几组报道表明，有的右室梗死可只在 V_{5R} 至 V_{2R} 导联上出现 ST 段上移，故右胸导联常规应至少包括 V_{3R} ~ V_{5R}，一般应尽可能采用 V_{3R} ~ V_{7R}5 个导联记录。

（三）右胸导联 T 波

右胸导联上 T 波极性与 QRS 波群主波方向一致，以负向波为主，亦可呈双向或正向 T 波，但随着电极部位右移，会逐渐呈完全负向 T 波或原有负向 T 波加深。如这一正常的极性变化顺序发生改变，则可判定为 T 波异常。

七、QT 间期和 JT 间期

（一）QT 间期的临床和生理意义

QT 间期是 QRS 波群起始部至 T 波终末部的时间间隔，反映心室的电节律间期，代表心室收缩期的电活动时间，是心室去极化和复极化过程的总时程。QT 间期改变主要与心室复极化过程有关。如上所述，ST 段代表心室肌动作电位 2 相平台期，其时间间期呈心率依赖性，还受血儿茶酚胺浓度和细胞外 Ca^{2+} 浓度及心脏病变等影响。T 波则反映 3 相快速复极过程，其时间间期受自主神经张力、血钾浓度及心脏病变等影响。凡是能改变动作电位 2 相和 3 相时程的因素，均能引起 QT 间期的改变。

心室复极延缓则 QT 间期延长，可引起心室肌传导性和自律性异常，并导致心室易损期延长，从而诱发各种室性心律失常。因此，QT 间期已日益引起临床的重视。有资料表明，QT 间期和室性心律失常有密切的关系，尤其是长 QT 间期和多形性室性心动过速有直接的关系。近年研究显示，伴长 QT 间期的冠心病人，猝死的危险性显著增加，一些研究还显示 QT 间期和正常人群的死亡率相关。因此，目前 QT 间期已作为心电图、尤其是心律失常的一项重要指标。QT 间期的临床意义还在进一步研究中。

（二）QT 间期的测定

正确测量 QT 间期并不容易。如 T 波低平，或终末部模糊，则 T 波的终点不易确定，特别是当 U 波重叠于 T 波，或心率较快时，P 波和 T 波亦会重叠，使 T 波终点更难确定。QT 间期的准确测定至今仍是心电图学尚未解决的难题。人工和计算机测定的 QT 间期常不相同，不同人或同一人在不同时间测定的 QT 间期值也会有所不同，目前已采取一些措施，如统一测量方法等，以期使 QT 间期的测定更准确。

测量 QT 间期应选择 T 波较大且终末部清楚的导联，一般在 V$_2$ 或 V$_3$ 导联上测定。V$_2$ 导联除 T 波终点清楚外，QRS 波群的起点和 V$_1$ 接近，一般较 V$_6$ 导联提前约 20ms。因此，在 V$_2$ 导联测量 QT 间期，可避免 QRS 起始部模糊或延迟造成的误差。亦有学者提出应在正交导联上，如 Ⅰ、aVF、V$_1$ 或 V$_1$、V$_6$ 导联，测定 QT 间期。但根据作者的经验，一般由 V$_2$ 和 V$_3$ 导联测定的 QT 间期最长，QT 间期延长亦常是在 V$_2$ ～ V$_4$ 导联上确定的。

如 U 波重叠于 T 波而类似 T 波的切迹，则测定 QT 间期更困难。目前一般采用以下方法鉴别：测定 T 波两峰之间期，如果小于 150ms，则为 T 波的切迹；如果大于 150ms，则通常为 U 波重叠所致。

（三）心率校正的 QT 间期（QTc）

1. QTc 的计算公式

QT 间期随心率的改变而发生变化，心率加快则 QT 间期缩短，反之则延长，因此有必要计算出心率校正之后的 QT 间期（QTc），以消除心率的影响。QTc 实际上是相当于在心率为 60bpm 时的 QT 间期值。有许多的公式计算 QTc，最早提出也是目前最常用的为 Bazett 公式：

$$QTm = K \sqrt{RR}$$

RR 为连续 5 次心搏的平均心动周长（s）。K 值为一常数，在男性和儿童为 0.37，女性为 0.40。计算得出 QTm 为该心率时的最高 QT 值，或

$$QTc = QT \sqrt{RR}$$

QT 为实测的 QT 间期值。

利用 Bazett 公式，在心率低于 60bpm 时，QT 间期纠正不足，而高于 60bpm 时，则纠正过度。因而 Hodgest 提出如下修正公式：

$$QTc = QT + 1.75(HR - 60)$$

QT 为实测 QT 间期值。HR 为心率（bpm），QTc 的单位为 ms。

由上述两个公式得到的 QTC 正常范围见表 6-1。从表中可见 Hodgest 公式计算得到的 QTc 大于 Bazett 公式的结果。目前在临床上主要应用 Bazett 公式计算 QTC 值，临床上的 QTC 正常范围亦指用此公式计算得出的 QTc 值。

2. QTc 的正常变异和影响因素

QTc 基本排除了心率对 QT 间期的影响，但正常人 QTc 亦有生理变异，女性稍大于男性和儿童，但差异不明显。QTc 随年龄的增长而轻度增加。睡眠时 QTc 明显长于清醒时，表明 QTc 与自主神经张力和血儿茶酚胺浓度亦有关。

其他影响动作电位 2 相和 3 相时程的因素也能影响 QTc，其中最主要的是血钙和血钾浓度。低血钙时 QTc 可明显延长，低血钾亦可引起 QTc 延长，其他如低镁、自主神经张力、血儿茶酚胺浓度等，以及某些药物，尤其是某些抗心律失常药物和抗忧郁药等都能延长 QTc，是获得性 QTc 延长的主要原因。而洋地黄类药物使 QTc 缩短，心肌病变如心肌炎、心肌缺血、心肌肥厚以及二尖瓣脱垂等均能引起 QTc 延长，中枢神经系统病变，如蛛网膜下腔出血、颅内占位性病变等亦能引起 QTc 延长。延长 QRS 时限的因素，如束支阻滞、心室肥大、预激等亦可引起 QTc 轻度延长。

（四）JT 和 JTc 间期

测定 QRS 终末部至 T 波终末部的时间间期为 JT 间期。利用 QTc 公式，同样可计算得出心率纠正的 JT 间期（JTc）：

$$JTc = JT \sqrt{RR}$$

JT 为实测的 JT 间期。

JT 和 JTc 间期反映心室复极总时限。有人认为 JTc 较 QTc 更能精确地反映心室复极时限。现有资料表明，去极化顺序正常或不正常者，都能用 JTc 反映复极时限。

但正确测量 JT 间期较 QT 间期更困难。如前所述，有时精确确定 QRS 波群的终点是很困难的，这是因为其终末部和 ST 段初期常是模糊的，故仅在心室去极化顺序异常时，应用 JTc 来判断心室复极时限较 QTc 优越，在这种情况下，JT 和 JTc 间期才有较大的临床意义。

(五) QT、QTc 和 JT、JTc 的正常范围

目前临床上认定的 QTc 正常值为小于 440ms，JTc 为小于 360ms。

几组国人 QTc 正常值在男女均为小于 440ms，男性平均为 391.34 ± 17.74ms(范围 359 ~ 438ms)，女性平均为 402.60 ± 20.19ms(范围 345 ~ 435ms)。JTc 正常值男性平均为 312.12 ± 19.35ms(范围 272 ~ 349ms)，女性平均为 318.86 ± 27.72ms(范围 280 ~ 358ms)。

国外几组大样本资料，QTc 正常上限在男性为 390ms，女性为 410ms，但有相当数量的正常个体 QTc 大于 440ms。因此，不少作者提出 QTc 正常上限应小于 460ms。但几组正常人群和心肌梗死后 QTc 间期及死亡率的流行病学资料表明，QTc 大于 440ms 组的正常人群或心肌梗死后病人的死亡率，均高于 QTc 正常组。故从临床情况考虑，结合我国的调查资料分析，将 QTc 的正常上限定为 440ms 更为合适。

在临床上还可用简易计算法，快速估计 QT 间期的正常上限值。如正常 QTc < 440ms，则心率为 70bpm 时 QT 间期值上限为 400ms。心率每增加或减少 10bpm，则 QT 间期正常上限值应相应减少或增加 20ms。QT 间期的正常下限值，是相应的正常上限值减 70ms。在心率为 45 ~ 115bpm 时，此估算值与计算所得的 QTc 值近似，从而可简化计算。

八、U 波

U 波是在 T 波后 20 ~ 40ms 出现的一个低而宽的波形，是心电学中研究最少的波形，至今其确切的形成机制尚不清楚，临床意义也有待进一步确定。这主要是由于动物模型上记录到的舒张后期波形，与人体心电图上的 U 波在时间上不对应，从而不能确定其是否代表 U 波。

(一) 正常 U 波

正常的 U 波向量向左下并向前，因此，除 aVR 导联外，在肢体导联和胸前导联上，U 波都是直立的。正常人在右胸导联上 T 波有时可倒置，但正常时 U 波仍是直立的。

正常 U 波的振幅较低，和 T 波振幅相关，一般 U 波的振幅为同导联 T 波振幅的 5% ~ 25%。U 波振幅平均为 0.033mV 左右，最大的 U 波常出现于 V_2 和 V_3 导联，有时可达 0.2 ~ 0.3mV。U 波振幅还和 RR 间期成正比关系，心率快则 U 波振幅降低。正常人心率快于 90 ~ 100bpm 时，U 波振幅明显降低而不易测定。反之，心率减慢则 U 波振幅增高。

正常 U 波的形态为前半部斜度较大，后半部则较平缓，和 T 波恰好相反。正常 U 波和 T 波终点之间为等电位线，称 TU 段。在心率较快或病理情况下，TU 波可重叠，TU 段消失。

U 波一般在 T 波开始后 0.20s 左右出现。T 波终点至 U 波顶峰(Ua)间期为 T-Ua 间期，正常上限为 100ms 左右。病理情况下，T-Ua 间期延长，U 波延迟发生。QT 间期延长，则 T-Ua 间期亦延长。现有资料表明，T-Ua 间期受心室总复极时限的影响，复极时间延长则 T-Ua 间期延长，而与心室去极化时限和 QRS 波群图形无关。左心室造影资料显示，T-Ua 间期和心室肥厚程度有关。

（二）影响 U 波的有关因素

影响 U 波形态、振幅和极性的有关因素尚不完全了解，其机制亦不很清楚，可能对 U 波产生影响的因素如下所列。

1. U 波和其他心室波的关系

（1）正常人 U 波和 QRS 波群振幅无关，但在病理情况下，如高血压或左心室肥大时，QRS 波群振幅增加，则胸前导联上 U 波常倒置。血压降低如伴 QRS 波群振幅降低，U 波由倒置变为直立。

（2）正常人 U 波极性和 T 波一致，但在病理情况下，U 波和 T 波极性也可不相关，如在左心室肥大时，胸前导联 U 波可倒置而 T 波仍为直立。这种 T 波直立而 U 波倒置，称为孤立性 U 波倒置，肯定是异常表现。有时则可相反，如一过性心肌缺血时，可仅有 ST 段改变和 T 波倒置，而 U 波则仍为直立。

2. 电解质和药物对 U 波的影响

正性肌力因素如儿茶酚胺、高血钙、洋地黄等使 U 波振幅增加，负性肌力因素则使 U 波振幅降低。低血钾和奎尼丁类药物等延长 3 相动作电位时程的因素，可使 U 波振幅增加，反之则使 U 波振幅降低。在临床上低血钾是影响 U 波振幅最常见的主要原因。

3. 负性 U 波及其发生机制

负性 U 波几乎全部在病理情况下发生。高血压和心肌缺血时，孤立性 U 波倒置可以是心电图惟一的异常表现，分别可达 20% 和 5% 左右。在变异性心绞痛患者中，有的病例无 ST 段上移，但 U 波倒置。运动试验时，U 波倒置可伴或不伴 ST 段改变。U 波倒置作为心肌缺血诊断标准，其敏感性低（21%），而特异性高（93%）。如前所述，左心室肥大如高血压或瓣膜病变时，U 波可倒置。

U 波极性改变与 ST 段和 T 波改的变并不平行，有不同的发生机制。现有资料支持 U 波倒置和左心室舒张期延长或舒张不完全有关。超声研究发现，U 波倒置主要和等容舒张期延长、舒张期心室壁变薄程度减少有关，与此相应，二尖瓣开放延迟，左心室直径亦较小。因此，有人提出，U 波倒置可作为左心室舒张功能不全的标志。

（三）U 波形成机制的假设

对 U 波产生的机制至今尚有争论。早期曾提出心肌的后电位学说，认为心室肌在动作电位终末部复极化不完全，在动作电位后形成低振幅电位，即后电位，是心电图 U 波形成的原因；以后 Hofman 等提出，心室内浦氏纤维等部位最后复极化，是形成 U 波的原因。

近年来的研究认为，机械-心电反馈机制可能是 U 波形成的原因。心室等容舒张期或快速充盈期的机械伸张引起的后电位形成 U 波。

各种假设都有其实验室和临床研究基础，但 U 波形成的确切机制尚需进一步研究证实。

九、心电图形的正常变异

（一）$S_1S_2S_3$ 图形

在所有标准双极肢体导联上（Ⅰ、Ⅱ、Ⅲ导联），QRS 波群均有终末 S 波，且 $S_Ⅱ > S_Ⅲ$，即为 $S_1S_2S_3$ 图形，以前亦称为 $S_1S_2S_3$ 综合征。终末 S 波反映右心室流出道和室间隔后底部的 QRS 终末向量，指向上和右。有报道在相当多（约 20%）的正常人中，可出现此种图形，大多还伴有Ⅱ、Ⅲ导联上 $S≥R$，少数可在 3 个标准导联上，均呈 $S≥R$ 图形。如在 3 个标准导联上，均呈 $R=S$ 或 $R/S=1$，则 QRS 额面电轴无法测定，称为不确定电轴。

S_1、S_2、S_3 的正常上限为：

20 ~ 29 岁 $S_I \leq 0.4mV$; $S_{II} \leq 0.5mV$; $S_{III} \leq 0.6mV$。

30 ~ 39 岁 $S_I \leq 0.3mV$; $S_{II} \leq 0.4mV$; $S_{III} \leq 0.8mV$。

40 ~ 49 岁 $S_I \leq 0.3mV$; $S_{II} \leq 0.4mV$; $S_{III} \leq 0.8mV$。

$S_1S_2S_3$ 图形易误诊为电轴左偏，其鉴别点为：如系 QRS 电轴左偏，则 $S_{III} > S_{II}$；而对于 $S_1S_2S_3$ 图形，则有 $S_{II} > S_{III}$（图 6-14）。

$S_1S_2S_3$ 图形常伴有 V_1 导联的 rSr′ 图形，易误诊为右心室肥大或右束支传导阻滞，其鉴别方法详见下述。

除正常人外，在右心室肥大和肺气肿病人 $S_1S_2S_3$ 图形亦可出现。

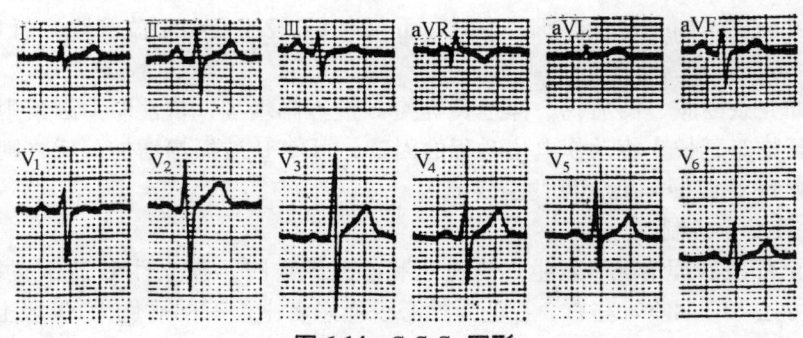

图 6-14 $S_1S_2S_3$ 图形

（二）V_1 导联上 rSr′ 图形

V_1 导联呈 RSR′ 或 rSr′ 图形而 QRS 时限小于 0.12s，在 2.4% 的正常人中可见此图形。正常人在 V_{3R} 和 V_{4R} 导联上呈此图形的则更多见。此时，第二个 R 或 r 波是右心室流出道的室上嵴部位生理性激动延迟所致。

V_1 导联 rSr′ 图形同样能在病变心脏如右心室肥大或束支传导延迟中见到，其鉴别点为，正常人 R′ 一般 < R，且小于同一导联 S 波，R′ 振幅 $\leq 0.5mV$；第一个 R 波振幅亦应在正常范围（$\leq 0.7mV$）；若在 V_1 导联低一肋间记录，则 R′ 波消失（图 6-15）。

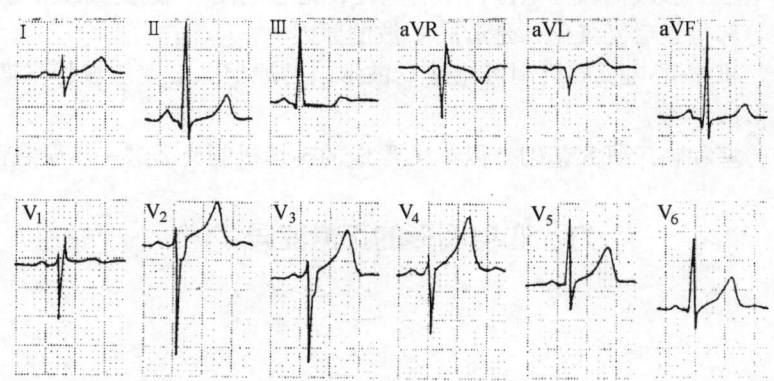

图 6-15 V1 导联上 rSr′ 图形

正常男性 23 岁的心电图。此例 r′ > r，但 r′ < 0.5mV 在 V1 导联低一肋间记录，r′ 波消失

（三）早期复极综合征

早期复极综合征是 ST 段上移的正常变异。大多数正常人心电图，尤其是在胸前导联上，都有一定程度的 ST 段上移，但上移的程度不超出正常范围。一部分正常人在某些导联上，ST 段可明显上移而酷

似心肌损伤或心包炎，称为早期复极综合征(图 6-16)。其心电图特征为：①ST 段上移主要是在胸前导联(V₂ ~ V₅)上，J 点上移 0.1 ~ 0.4mV；②同导联 R 波降支常有切迹或粗钝；③ST 段呈凹面向上抬高；④相对应的肢体导联上，常有高大 T 波；⑤常伴逆钟向转位，移行区右移。

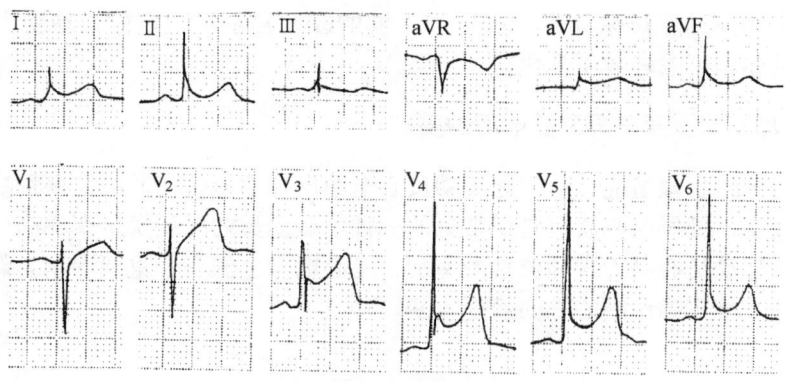

图 6-16　早期复极综合征
正常男性 18 岁之心电图。V3 ~ V5 导联 ST 段明显上抬，注意 QRS 波群终末部粗钝和切迹

早期复极综合征常见于年轻人，在运动员中更多见。ST 段抬高可持续几十年，但每次记录到的 ST 段上移程度不同。对一些病例随访时，有时 ST 段可呈等电位线，随年龄的增加 ST 段上移程度逐渐降低。

正常人 ST 段上移的这种正常变异，是由部分心室肌提前复极所致，有人认为和迷走张力增加有关。

早期复极综合征常需和心包炎等病理性 ST 段上移相鉴别，其鉴别主要依据上述心电图特征。此外，在心包炎时 ST 段上移的分布范围更广，常在肢体导联和胸前导联上都有 ST 段的明显上移；而早期复极综合征的 ST 段明显上移主要发生在胸前导联。

十、运动员心电图

(一) 运动员心电图的正常变异

长期锻炼的运动员，由于心脏的生理性适应，能引起心脏功能和结构改变，导致心电图的多种正常变异，而易误诊为存在心脏病变。因此，如采用普通人的诊断标准，则运动员心电图大多有异常，而这对运动员而言仍属于正常变异。

1. 心脏传导系统的影响

运动员最常见的生理变化是窦性心动过缓，静息时心率仅为普通正常人的 2/3 左右，多为 50bpm 左右，最低时可达 30 ~ 40bpm。约 50% 的运动员在心电监护时可见有 >2s 的窦性静止。

部分运动员 PR 间期延长甚可达到普通人一度房室阻滞的标准。二度房室阻滞也常有发生，作为代偿则此时常可见交界性逸搏或逸搏心律。以上这些改变，均由迷走张力增加所致，在停止训练后可改善或恢复。

2. P 波和 QRS 波群的改变

超声心动图研究发现，运动员心脏的左右心室质量及心腔直径均增大，左心室壁厚度和左心房内径扩大。左心室扩大主要见于等张运动者而少见于等长运动者。

与此相应，心电图上常有 P 波振幅增高，并可有切迹，QRS 波群电压增加，可达左心室或右心室肥大标准。常伴室壁激动时间的延长，或其他心室肥大的心电图表现。QRS 波群电压增加，常在正规训练几个月后即可发生，停止训练后则逐渐降低。

3. ST 段和 T 波的改变

在大多数运动员中可见 ST 段明显抬高，或呈早期复极综合征表现。T 波振幅常增高，尤其在胸前导联更明显。肢体导联或胸前导联 T 波倒置或双相也是常见的改变，极易误诊为心肌缺血。运动员心脏 T 波改变由心室复极顺序的不对称所致。ST 段和 T 波的改变常是不稳定的，易受生理或药物影响而正常化，在终止训练后亦均可减轻或正常化。

（二）运动员心电图正常变异与异常心电图的鉴别

综上所述，由于心脏的生理适应，可引起运动员心电图出现类似病变心脏的多种变异，而运动员亦常能发生器质性心脏病变，肥厚型心肌病是最常见的一种。运动员的猝死发生率亦高于普通人，是更严重的临床问题。因此，运动员心脏正常和异常的鉴别，是心电学上的一个重要课题。熟悉和了解运动员心脏的正常变异情况，才能正确诊断心脏的病理改变。

参 考 文 献

1. 黄宛，等. 临床心电图学，第 5 版，北京：人民卫生出版社，1995
2. 杨钧国，李治安. 现代心电图学. 北京：科学出版社，1997
3. Chen C Y, Chiag B N, Macfarlane P W. Normal limits of the electrocardiogram in a Chinese population. J Electrocardiol, 1989，22：1-15
4. Chou T C. Electrocardiography in Clinical Practice. 3rd ed. Philadelphia：Saunders Co, 1991，3-21
5. Macfarlane P W, Veitch Lawrie T D. The nomal electrocardiogram and vectrocardiogram, In：Comprehensive Electrocardiology. New York：Pergamon Press, Inc, 1989
6. Schweitzer P. The values and limitations of the QT interval in clinical practice. Am Heart J, 1992，124：1121-1126
7. Simonson E. The effect of age on the electrocardiogram. Am J Cardiol, 1972，29：64
8. Willems J L, Robles E O, et al. WHO/ISFC Task Force, Criteria for intraventricular conduction distrbances and preexcitation. J AM Coll Cardiol, 1985，5：1261-1275
9. Willems J L, et al. . Computer ECG analysis：towards standardization. Amsterdam：NorthHolland, 1986
10. Fisch C. Electrocardiography. In：Braunwald E. Heart disease. 5th ed. Philadelphia：W B Saunders Company, 1997

第7章　心房肥大和心室肥大心电图

Electrocardiogram of Atrial Enlargement and Ventricular Enlargement

张　文　博

内 容 提 要

心 房 肥 大

　　心房肥大的病理改变主要为心房扩张，很少伴有心房壁增厚。心房肥大的心电图表现为 P 波电压增高、时间增宽、电轴偏移和复极改变。此种心电图表现不仅见于心房肥大，也可见于心房负荷（压力、容量）增加，房内阻滞等，也可能为上述因素合并存在的反映。故有的学者建议用心房异常（atrial abnormality)或心房受累(atrial involvement)等诊断名词取代心房肥大,不过当前临床上通用心房肥大一词,本书仍沿用之。

　　P波是由两侧心房共同除极形成。P向量环可分为三部分:起始30ms为右心房除极,除极向量的方向向下,向前并略偏左;中间30~80ms为左右心房共同除极,除极向量的方向向下、向左并略偏前或偏后;终末20ms为左房除极,向量方向向左下并偏后。

　　正常情况下,体表心电图描记出的P波一般是圆滑的。当使用高灵敏度的心电图机,描记出的P波中部有一切迹,这样可以把P波分成三部分:切迹前第一波峰代表右心房除极,切迹后第二波峰代表左心房除极,中间部分代表两心房共同除极。P波两峰之间的距离称为峰间距,正常不超过0.03s。

一、右心房肥大

(一) 心向量图改变

　　右心房肥大时,P向量环的主要改变是环体向右前下方明显增大(图7-1)。额面P环较正常更偏向下方,呈柳叶状,逆钟向运转最大向量在+75°以右,但很少超过+90°,几乎平行于aVF导联轴,致使aVF导联P波异常高耸,有时可高达0.5mV以上。同理,P环的最大向量与Ⅱ、Ⅲ导联轴的方向接近平行,因此Ⅱ、Ⅲ导联P波也异常高耸。P最大向量环与Ⅰ、aVL导联轴几乎垂直,所以,Ⅰ、aVL导联P波很小,有时呈双向或倒置。在横面上,P环的主要变化是向前方增大,P环的最大向量与V₁、V₂导联轴的方向接近平行,而与V₅、V₆导联轴的方向接近垂直。因此,V₁、V₂导联P波直立高耸,而V₅、V₆导联P波较低平。此类P波改变,多见于慢性肺源性心脏病、肺动脉高压患者,因而多称为"肺型P波"。

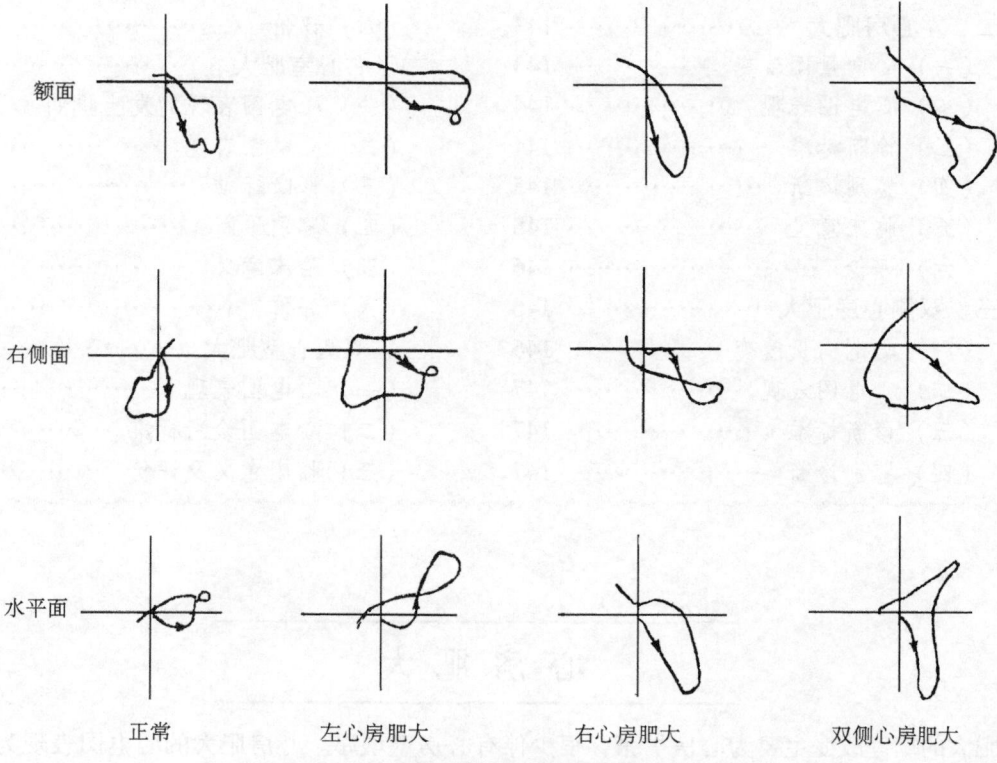

额面　　　　右侧面　　　　水平面

正常　　　　左心房肥大　　　　右心房肥大　　　　双侧心房肥大

图7-1　心房肥大时P向量环的图形特征

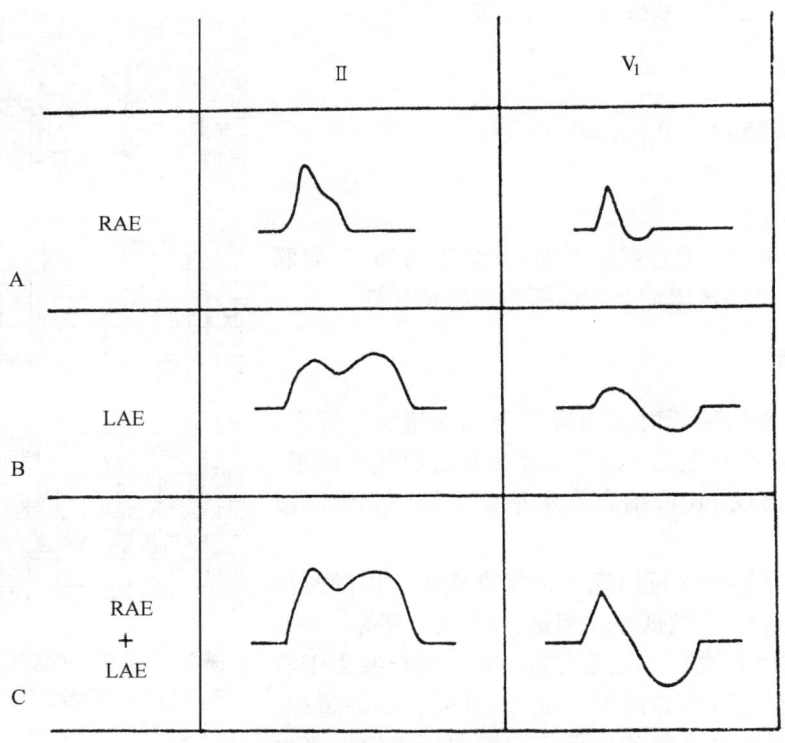

图 7-2　心房肥大时 P 波形态变化示意图

A. 右心房肥大（RAE）；B. 左心房肥大（LAE）；C. 双侧心房肥大（RAE + LAE）

（二）心电图表现

1. **P 波电压增高**　Ⅱ、Ⅲ、aVF 导联出现高而尖的 P 波，振幅大于 0.25mV（国外有的学者以 0.20mV 作为诊断标准），称为"肺型 P 波"。在慢性肺气肿合并右房肥大时，QRS 电压降低，P 波电压也相应降低。因此，此种患者Ⅱ、Ⅲ、aVF 导联的 P 波电压多达不到 0.20 ~ 0.25mV 的诊断标准，此时只要 P 波呈尖峰状，其电压达到同导联 R 波的 1/2 时即应考虑右房肥大的存在（图 7-2）。Ⅰ、aVL 导联 P 波低平或倒置。

在 $V_1 \sim V_2$ 导联，P 波振幅≥0.15mV（有的作者认为 ≥0.20mV 为诊断标准），有作者分析，发现 P_{V_2} 振幅 > 0.15mV 时，其诊断敏感性超过 $P_{\mathrm{II}} > 0.25$mV。V_1 导联有时可出现先正后负的双向 P 波，其起始正向波高而尖。$V_4 \sim V_6$ 导联 P 波可呈双峰型，第一波峰大于第二波峰。

某些先天性心脏病如法洛四联症、房间隔缺损等均可发生右房肥大，称为"先天性 P 波"。其心电图特点是尖峰状 P 波出现于Ⅰ导联，Ⅰ导联的 P 波高于Ⅱ、Ⅲ导联。胸前导联 P 波的改变与典型的"肺型 P 波"一样，尖峰状 P 波出现于 V_1、V_2 导联（图 7-4）。

2. **心房复极波异常改变**　右房肥大时由于心房除极向量增大，心房复极向量（Ta 波）也随之增大，其方向与 P 波相反，表现为 PR 段轻度下移。

3. **P 波时间**　在各个导联上，P 波时间一般均不超过 0.10s。因为右房开始除极较早，即使除极时

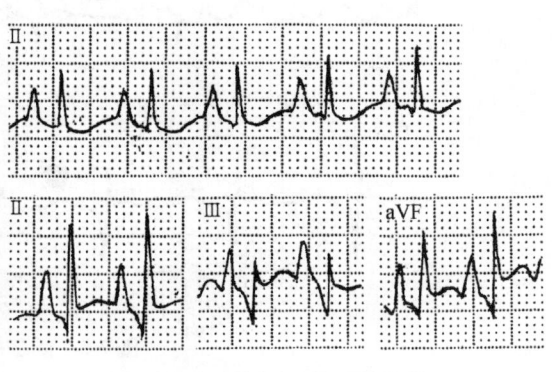

图 7-3　"肺型 P 波"

P 波高而尖，在Ⅱ、Ⅲ、aVF 导联其电压超逾 0.25mV（本例达到 0.50 ~ 0.70mV）

间延长，也不会延长至左房除极结束之后（图 7-3，7-4）。

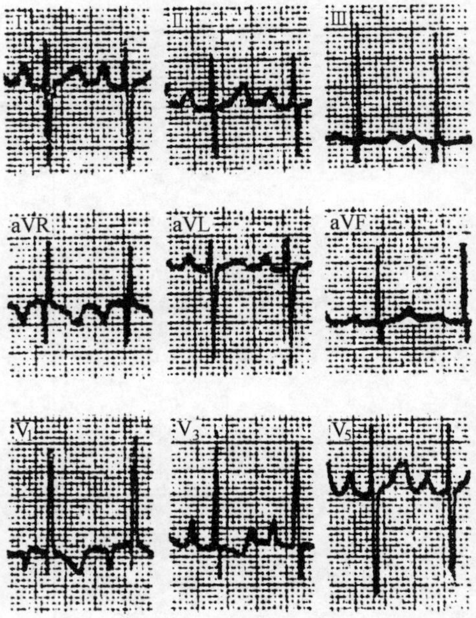

（三）诊断标准

1. $P_{II、III、aVF} \geqslant 0.25mV$，$P_{V1、V2} \geqslant 0.15mV$。

2. P 电轴右偏，$+75° \sim +90°$。

3. P 波时间不延长。

4. V_1 导联 R/S >1（无右束支阻滞）。如果增加 V_1 导联 R/S >1 这一指标，可明显增加上述诊断指标的特异性。

（四）鉴别诊断

1. **心房梗死** 心房梗死时可出现 P 波高大增宽、变形，但心房梗死均并发于心室梗死，故心电图出现心肌梗死图形，另外，心房梗死可出现 PR 段抬高或水平型下移，此种图形罕见于右房肥大。

2. **低钾血症** 低钾血症可出现 P 波增高变尖，但同时出现 U 波增高、TU 融合，T 波低平、倒置，ST 段下移等。

3. **一过性"肺型 P 波"** 急性右室梗死、肺栓塞由于右房压力增高，可出现一过性"肺型 P 波"。此外，心动过速、交感神经兴奋、深吸气及屏气动作等使胸腔内压力增加等也可引起 P 波电压一时性升高。结合临床表现，上述情况不难识别。

4. **间歇性右房内阻滞** 有时"肺型 P 波"可在同一份心电图内间歇出现，多见于心率增快时。这显然不能用右房肥大或右房负荷增加解释。最可能的机制是由于间歇性右房内阻滞所致，属于 3 相房内阻滞的范畴（图 7-5）。

图7-4 先天性心脏病引起的右心房肥大

先天性心脏病肺静脉畸形引流患者，肢体导联 P 波高而尖，$P_I > P_{II}$、P_{III}。V_1 导联呈负向波，V_3 导联出现右房肥大的典型改变；P 波直立，电压 >0.20mV（本例 >0.30mV）

（引自 Te-Chun Chou. Electrocardiography in Clinical Practice,1992）

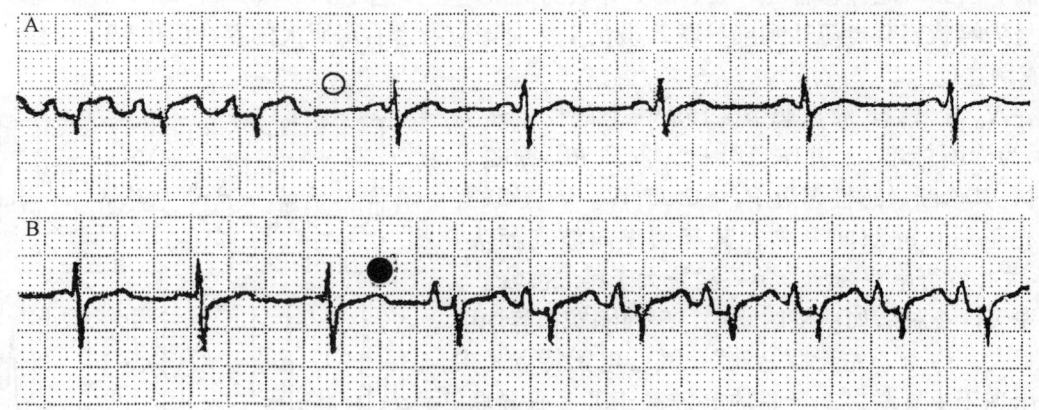

图7-5 间歇性"肺型 P 波"（非连续记录）

A. 圆圈之后"肺型 P 波"消失，伴有 QRS 波群形态变化；B. 圆点之后"肺型 P 波"出现，伴有 QRS 波群形态变化。两图的"肺型 P 波"均于心率增快时出现，心率减慢时消失

5. **假性"肺型 P 波"** 有时左房肥大在 II、III、aVF 导联 P 波高而尖，酷似"肺型 P 波"。仔细观察可发现 P 波起始向量（第一波峰）并无增大，而是终末向量（第二波峰）增大，另外，V_1 导联终末负向

波十分明显，Ptf_{V1}绝对值 >0.04mm·s。此类患者多半患有高血压病，心电图还可出现左室肥大。

（五）临床意义

右房肥大的心电图改变必须结合临床考虑。如果患者有先天性心脏病（如房间隔缺损、法洛四联症、肺动脉狭窄）或慢性阻塞性肺气肿、肺心病等，"肺型 P 波"的出现往往提示右房肥大和/或右房负荷增加，经有效的治疗后，P 波电压可能降低，甚至恢复正常。如果患者突然发作胸痛、呼吸困难、心电图出现"肺型 P 波"，提示肺栓塞、右室梗死等，需要结合心电图其它改变和临床资料进行判断。如果患者无引起右房肥大的病因，也无任何症状，不能因为 P 波电压增高而轻易下右房肥大的诊断，应根据具体情况采用其它检查技术以除外或确定右房肥大的存在。最后，应注意的是某些甲状腺功能亢进患者可出现典型的"肺型 P 波"，应注意鉴别。

（六）评价

根据 P 波高尖和电压增高诊断右房肥大有一定参考价值。近年来，国内外许多作者采用超声心动图与常规 12 导联心电图对右房肥大诊断的敏感性和特异性作了细致的分析比较。Jeffrey 等于 1994 年对 100 例不同程度右房肥大病例及 25 例正常人进行对比检查，提出右心房肥大的主要心电图改变应是 V_2 导联 P 波 >0.15mV，额面 QRS 电轴 > +90°，V_1 导联的 R/S 在无右束支阻滞时大于 1，其敏感性为 24%～35%，特异性为 100%。心电图出现"肺型 P 波"者并不一定存在右心房肥大，另外，在阻塞性肺部疾患（肺气肿、哮喘病）、肺动脉高压、先天性心脏病（房间隔缺损）等病变时，P 波可以正常。由此可见，心电图出现典型"肺型 P 波"与右心房肥大并无良好的相关性。由于右心房肥大时常伴有右心室肥大，故判断右心房肥大时，应结合右室肥大的心电图诊断条件，其敏感性与特异性均增高。

二、左心房肥大

（一）心向量图改变

左心房肥大时主要是 P 波终末部分除极向量改变。正常左房除极向量的方向是指向左下偏后，当左房负荷过重而肥大时，P 向量的终末部分比正常更指向左后偏上。额面向量环向左上方明显增大，P 电轴位于 +30°～-30°之间，故在Ⅰ、Ⅱ、aVF 及 aVL 导联出现增宽而有切迹的 P 波。虽然正常 P 波也可以见到切迹，但当左房除极向量增大时，切迹后第二波峰增大，因而 P 波的切迹更加明显，双峰之间的距离大于 0.04s。

横面 P 向量环比正常更偏向左后方，故在 V_1、V_{3R} 导联出现先正后负的双向 P 波，开始的正向波很小，后继以宽阔的负向波。V_1 导联的终末负向 P 波即为 V_1 导联的终末 P 向量（P terminal force in lead V_1）简称为 Ptf_{V1}。Ptf_{V1} 为诊断左房肥大最敏感的指标，因为有时左房肥大的 P 向量环变化在额面不明显，而仅反映在横面上。Ptf_{V1} 这一诊断标准是由 Morris（1967）首先提出的，故被称为 Morris 标准（Morris criterion）。Ptf_{V1} 由 V_1 导联负向 P 波深度（mm）与时间（s）的乘积而求得，一般用目测法即可。如果负向 P 波的深度为一小格（1mm），时间为一小格（0.04s），其乘积即为 0.04mm·s。关于 Ptf_{V1} 的正常值，存在着分歧意见，多数学者的意见认为 Ptf_{V1} 绝对值超过 -0.04mm·s 为病理性（图 7-6）。

由于 P 向量环的后半部分代表左房除极，故当左房除极向量增大时，P 向量环总的持续时间也延长，P 波的时间超过 0.11s。在正常情况下，P/PR 段比值在 1.0～1.6 之间，平均为 1.2。左房肥大时 P 波时间延长，PR 间期无改变，故 PR 段相对缩短，致使 P/PR 段比值增大，往往超过 1.6。

由于上述的 P 波改变由 Lewis 首先在二尖瓣狭窄患者的心电图中所发现，故称之为"二尖瓣型 P 波"。

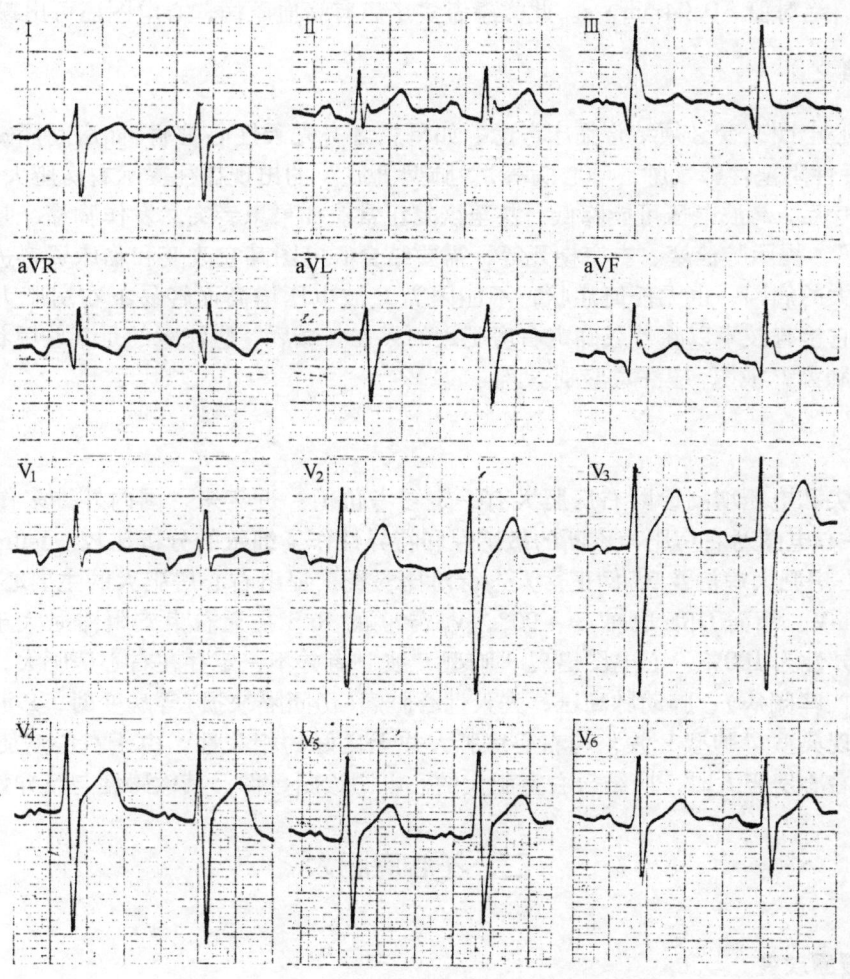

图7-6 左心房肥大

Ⅱ、Ⅲ、aVF、$V_4 \sim V_6$ 导联 P 波呈双峰，峰间距≥0.04s，P_{tfV1} 绝对值 >0.04mm·s

(二) 心电图表现

1. P 波时间延长   Ⅰ、Ⅱ、aVL、aVF 导联 P 波时间增宽，P 波时间≥0.11s。V_1、V_2、V_3R 导联出现以负向波为主的正负双向型 P 波，Ptf_{V1} 绝对值≥0.04 mm·s。$V_4 \sim V_6$ 导联 P 波明显增宽。

2. P 波呈双峰型   Ⅰ、Ⅱ、aVL、$V_4 \sim V_6$ 导联 P 波常呈双峰型，第二波峰大于第一波峰，峰间距≥0.04s。

3. P/PR 段比值(Macruz 指数)增大   Macruz 指数 >1.6。这一标准仅有参考价值(图7-7)。

4. 合并房性心律失常   左房肥大是产生快速性房性心律失常的病理生理学基础。左房负荷长期加重，可引起心房电生理异常，发生房性心律失常。早期以房性早搏多见，以后逐渐发展为房性心动过速、心房扑动、心房颤动，以心房颤动为最常见。

(三) 诊断标准

1. P 波时间延长≥0.11s。

2. P 波呈双峰，峰间距 >0.04s。在 Ⅰ、Ⅱ、aVL、$V_4 \sim V_6$ 导联较为明显。

3. Ptf_{V1} 绝对值大于 0.04mm·s。

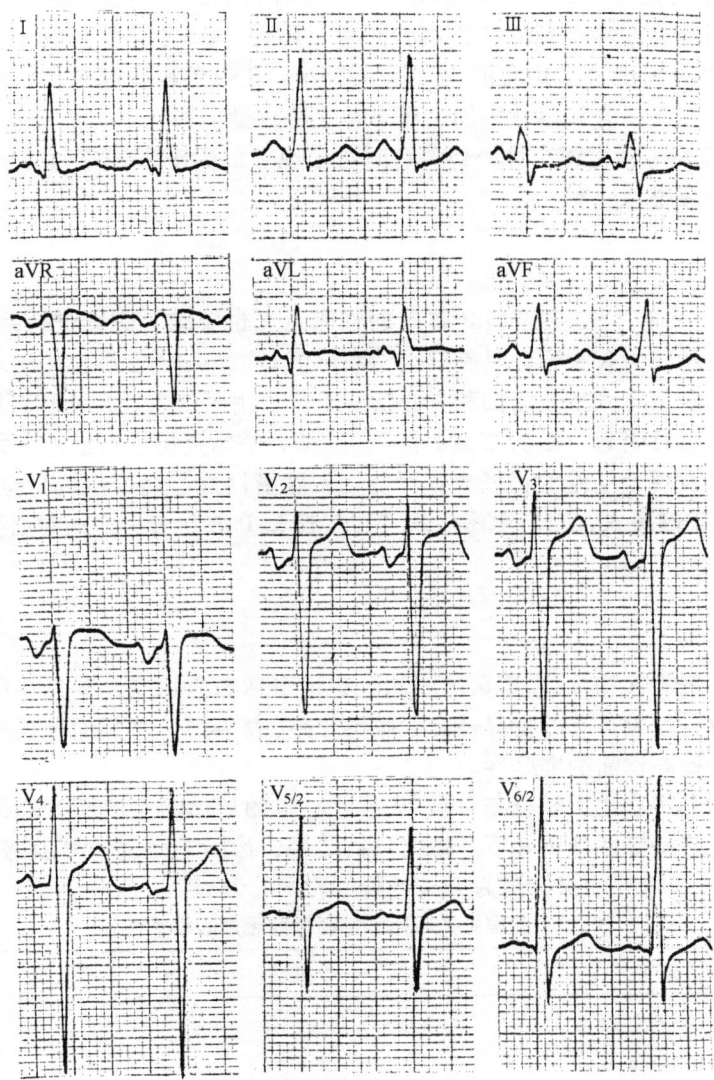

图 7-7　左心房肥大

Ⅰ、V₅、V₆ 导联 P 波呈双峰，峰间距 >0.04s，Ptf$_{V1}$ 绝对值明显增大， >0.04mm·s。同时有左心室肥大改变

4. P/PR 段比值 >1.6。

5. 常合并快速性房性心律失常。

（四）鉴别诊断

1. 非典型预激综合征　某些非典型预激综合征的 δ 波可起始于 P 波的降肢，且振幅较小，类似双峰 P 波，应注意鉴别。

2. 不完全性左房内阻滞　左房内 Bachman 氏束发生断裂、变性或纤维化可导致左房内不完全性阻滞，心电图表现类似"二尖瓣型 P 波"。此种情况可见于冠心病、心肌梗死、高血压病等。鉴别主要依靠临床及各种检查均无左房肥大的证据。

3. 间歇型"二尖瓣型 P 波"　偶尔，在同一份心电图可见到"二尖瓣型 P 波"间歇出现，或与正常 P 波交替出现。此种情况不能用左房肥大或左房负荷增加解释。最可能的机制是由于心房内结间束暂时性或交替性发生传导阻滞，或是由于起源于心房内传导系统的异位搏动。

4. 左心房负荷增加引起的"二尖瓣型 P 波"　　主动脉瓣疾患、高血压病、急性心肌梗死等引起左房负荷增加，特别是引起急性左心衰竭和肺水肿时常可出现"二尖瓣型 P 波"。Romhilt 等报道急性肺水肿发作时 76% 的病例可出现 Ptf$_{V1}$ 绝对值 >0.04 mV·s，其中半数病例 4 日后恢复正常。此类患者心电图改变的机制是由于左房压力和容量增加，而不是左房重量增加。

5. 慢性缩窄性心包炎　　慢性缩窄性心包炎有时可出现"二尖瓣型 P 波"。这可能由于瘢痕组织压缩心房所致。鉴别主要依靠临床资料。

（五）临床意义

如同"肺型 P 波"一样，"二尖瓣型 P 波"的临床意义也要结合临床进行判断。"二尖瓣型 P 波"合并右室肥大，高度提示二尖瓣狭窄，具有病因诊断价值。"二尖瓣型 P 波"出现于左侧心脏疾患，往往提示左房负荷增加，左室舒张末压增加和左心功能不全。由于缺血、梗死和纤维化引起心房肌损害导致房内结间束传导异常也可引起"二尖瓣型 P 波"，应结合临床资料进行诊断。无明显器质心脏病证据的中年以上的人，如果发现 Ptf$_{V1}$ 绝对值增大，可能提示隐匿性冠心病，应进行全面检查和随访。总之，"二尖瓣型 P 波"罕见于健康人，对心电图出现"二尖瓣型 P 波"者，应通过必要的检查，找出可能的原因。

（六）评价

根据心电图诊断左房肥大和/或左房负荷增加，有相当高的准确性。有关左房肥大的心电图诊断标准，有的敏感性高但特异性差，有的特异性高但敏感性差（表 7-1），将额面导联和横面导联的 P 波变化结合起来考虑，无疑会提高诊断的准确性。

Munuswamy 等采用超声心动图检查与常规 12 导联心电图对诊断左房肥大的标准进行了对比，对心电图诊断标准的敏感性与特异性分析如下。根据分析结果，诊断左房肥大最敏感的指标为 V$_1$ 导联终末负向 P 波时间 >0.04s，最特异的指标则为 P 波的峰间距 >0.04s。

表 7-1　左房肥大心电图诊断标准超声心动图评估

心电图诊断标准	敏感性（%）	特异性（%）
Ptf$_{V1}$ 时间 >0.04s	83	80
Ptf$_{V1}$ 深度 >0.10mV	60	93
P 波峰间距 >0.04s	15	100
P 波时间 >0.11s	33	88
P 波/PR 段 >1.6	31	64

三、双侧心房肥大

（一）心电向量改变

左、右心房肥大时，心房除极程序并未发生改变，仍是右心房除极在先，左心房除极在后，因此，双侧心房肥大各自增大的除极向量均可以显示出来。右房肥大时，心房除极向量向右、向前、向下增大；左房肥大时，除极向量向左、向后增大。双侧心房肥大时，心房除极面积增大，除极时间延长。上述向量改变，反映在心电图上出现 P 波振幅增高和时间延长。

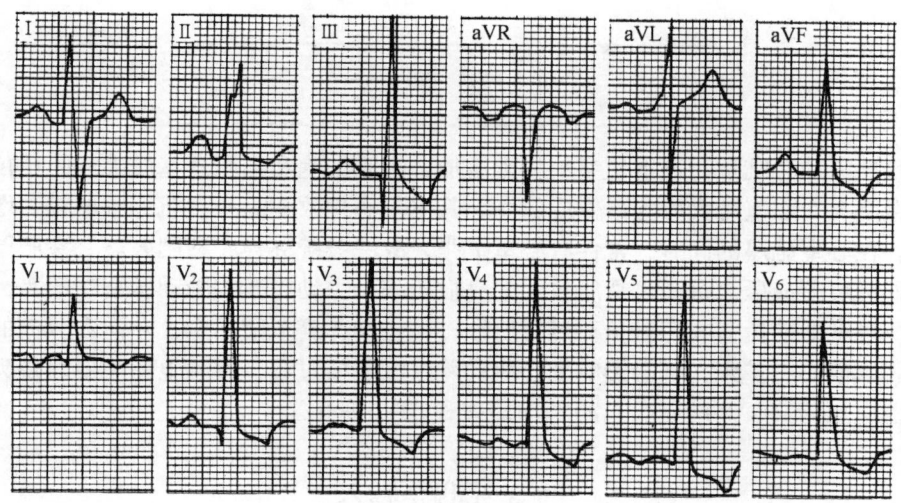

图7-8 双侧心房肥大

P波明显增宽达0.14s，Ⅱ、aVF 导联P波高大，>0.25mV，Ⅰ、aVL、V₄~V₆
导联P波呈双峰型及平顶型，Ptf$_{V1}$绝对值 >0.04mm·s，同时有双侧心室肥大表现

（二）心电图表现

1. P波振幅增大　Ⅱ、Ⅲ、aVF 导联P波振幅≥0.25mV。P波时间≥0.11s。

2. V₁ 导联P波呈双向，起始部分高而尖，≥0.15mV，终末部分宽而深，Ptf$_{V1}$绝对值≥0.04mm·s（图7-8，图7-9）。

（三）诊断标准

同心电图表现。

（四）鉴别诊断

某些先天性心脏病如 Ebstein 畸形或伴发严重肺动脉高压者，可引起右房显著肥大，右房除极时间延长至左房除极结束之后。心电图除P波振幅增高外，P波时间延长，酷似双房肥大。鉴别诊断主要依靠超声心动图检查及其它诊断技术。

（五）临床意义及评价

心电图诊断双房肥大不像诊断双室肥大那样困难，因为右房肥大和左房肥大各自影响P波的不同部分。双房肥大几乎均见于严重器质性心脏病如风心病联合瓣膜病变、左向右分流的先心病并发肺动脉高压等。

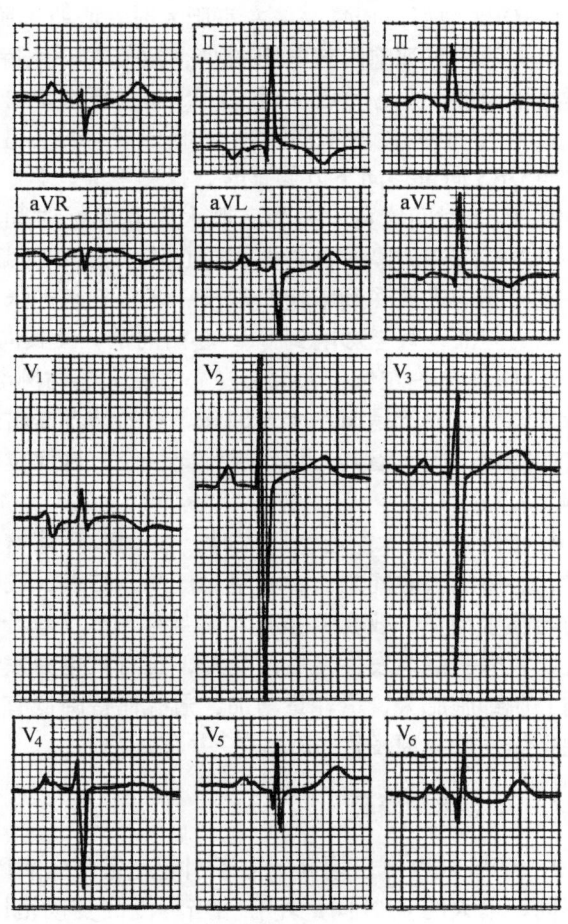

图7-9 双侧心房肥大

Ⅰ、aVL、V₄~V₆ 导联呈双峰，峰间距 >0.04s，V₁ 导联P波呈双向，
Ptf$_{V1}$绝对值 >0.04mm·s。V₂~V₃ 导联P波直立，电压 >0.20mV

心 室 肥 大

　　原发性心肌损害和心脏负荷过重使室壁应力增加，心肌细胞和细胞外基质-胶原网的组成成份改变，导致心室反应性肥大。心室肥大可为单侧或双侧，其主要病理改变为心室肌纤维增粗、增长，而肌纤维数量并不增多。在心室肥厚的同时，常伴有心室扩张，故一般统称为心室肥大。心室肥厚多由于心脏收缩期负荷过重即后负荷或压力负荷过重所致，如高血压病、主动脉瓣或肺动脉瓣狭窄等。心室扩张多因心室舒张期负荷过度即前负荷或容量负荷过度所致，如主动脉瓣关闭不全、左向右分流的先天性心脏病等。不论心室肥厚或心室扩张，都会影响到心肌的除极和复极过程，其心电图主要表现为心室肌除极面增大，QRS 波群电压增高，时间延长，心电轴偏移和 ST-T 变化。

一、左心室肥大

（一）心电图表现的发生机制

　　1. QRS 波群电压增高　左室肥大时，心肌细胞增粗、增长，左室表面积增加，产生的电偶数目增多、粗大的心肌细胞内部电阻减少，致使左心室除极产生的电动力增加，投影在左室面导联上，QRS 波群振幅增加。左心室肥大时，QRS 向量环主要向左后增大，反映在横面导联上，$V_1 \sim V_2$ 导联 S 波增深，$V_5 \sim V_6$ 导联 R 波增高；当 QRS 向量环向左上方偏移时，投影在 I、aVL 导联的正侧，产生高 R 波；当 QRS 向量环向下方偏移时，投影在 II、III、aVF 的正侧，在该导联可出现高 R 波。

　　2. QRS 时间增宽　左心室肥大时其除极时间相应延长，QRS 时间增宽，可能与以下三种机制有关：①左心室壁增厚，自心内膜向心外膜除极时间延长；②左心室肥厚尤其是明显扩张时，激动波沿着左心室内膜的进展受到影响而延长；③左心室扩张可牵扯并延长左束支，产生机械性损伤，造成不完全性左束支阻滞；甚至影响到 QRS 起始向量，使其向左偏移。

　　3. QRS 电轴左偏　大部分左心室肥大的病例电轴轻度左偏。事实上，左心室肥大时 QRS 向量环向左后方偏移，而不是向左上方偏移。有的学者提出这样的解释：左心室肥大时向后扩大受到横膈和其它器官的限制，因而沿其长轴作逆钟向转位，这样位于左后方的左心室向左上方转动，因而造成额面电轴左偏。

　　4. ST-T 改变　左心室肥大时，在 QRS 环体增大的导联轴上，QRS-T 夹角增大。这是因为左心室肥大时，心室除极时间延长，心室除极尚未结束，较早除极部位的心室肌便开始复极，复极时电偶移动的方向与除极相反，故在 R 波增高的导联出现 T 波倒置，ST 段下移，此种改变称为继发性 ST-T 改变。左心室肥大除引起继发性复极改变外，也可发生原发性复极改变，心电图上出现缺血性 ST-T 改变。这可能与心肌细胞肥大，氧耗量增加，冠脉储备降低有关。多数左心室肥大患者，特别是合并冠心病患者，往往是继发性与原发性 ST-T 改变并存。

（二）心电图表现

　　1. QRS 波群电压增高　由于引起左室肥大病因不同，患者年龄、体型的差别和心脏在胸腔中位置的不同，增大的 QRS 向量环有相当程度的变动范围，在向左后增大的基础上可向上方或向下方偏移，在胸前导联的表现是一致的，在肢体导联的表现可有差别。

　　（1）肢体 QRS 波群电压增高　当 QRS 向量偏向左上时，I、aVL 导联出现高 R 波，$R_I > 1.5\text{mV}$，$R_{aVL} > 1.2\text{mV}$，III 导联出现深 S 波，$R_I + S_{III} > 2.5\text{mV}$。若 QRS 向量向左下偏移时，II、III、aVF 导联可

出现高 R 波，$R_{aVF} > 2.0mV$，$R_{II} > 2.5mV$，$R_{III} > 1.5mV$。

（2）胸前导联 QRS 波群电压增高 左胸前导联 R 波增高，$R_{V5(V6)} > 2.5mV$，如果 $R_{V6} > R_{V5}$ 时诊断左室肥大的可靠性更大。右胸前导联 S 波增深，$S_{V1} > 2.5mV$，$S_{V2} > 2.9mV$，$R_{V5} + S_{V1} > 4.0mV$（男性），或 $> 3.5mV$（女性）是诊断左室肥大比较敏感的指标。

2. QRS 时间延长 左心室肥大时，QRS 时间可以轻度延长，但很少超过 $0.10 \sim 0.11s$。Fragola 等对 100 例高血压病伴左心室肥大及 48 例正常人，同时进行心电图及超声心动图检查，认为男性 QRS ≥ 114ms，女性 QRS ≥ 107ms，诊断左心室肥大其敏感性仅 12%，特异性可达 99%。左心室肥大，自心内膜至心外膜的除极时间延长，V_5 导联"室壁激动时间"（VAT）延长，可超过 0.05s。但采用"VAT"来诊断左心室肥大的价值很有限。有人指出，VAT 延长多见于左心室肥大合并心力衰竭或左束支阻滞的

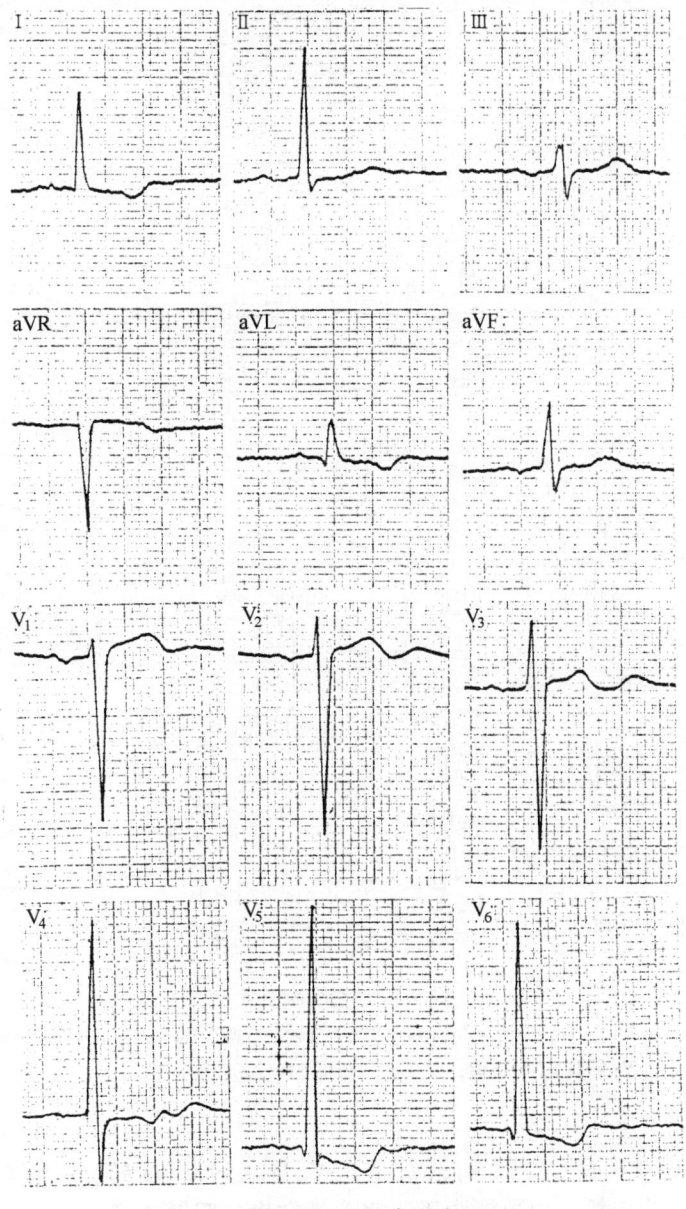

图 7-10 左心室肥大

$R_{V5} + S_{V1} > 4.0mV$，I、aVL、$V_4 \sim V_6$ 导联 ST 段呈下垂型下移，

凸面轻微向上，T 波倒置

病例。

3. QRS 电轴左偏　约有65%的左心室肥大者电轴轻度左偏，一般不超过 –30°。电轴左偏对诊断左室肥大仅有参考价值。

4. 继发性 ST-T 改变　在 QRS 波群主波向上的导联如Ⅰ、Ⅱ、aVL、左胸前导联 ST 段下移 >0.05mV，T 波低平、双向或倒置。右胸前导联可出现对应性 ST-T 改变：ST 段斜直形抬高，T 波高耸。如果兼有 QRS 波群电压增高和 ST-T 改变，则左室肥大的诊断很少为假阳性（图 7-10，图 7-11）。

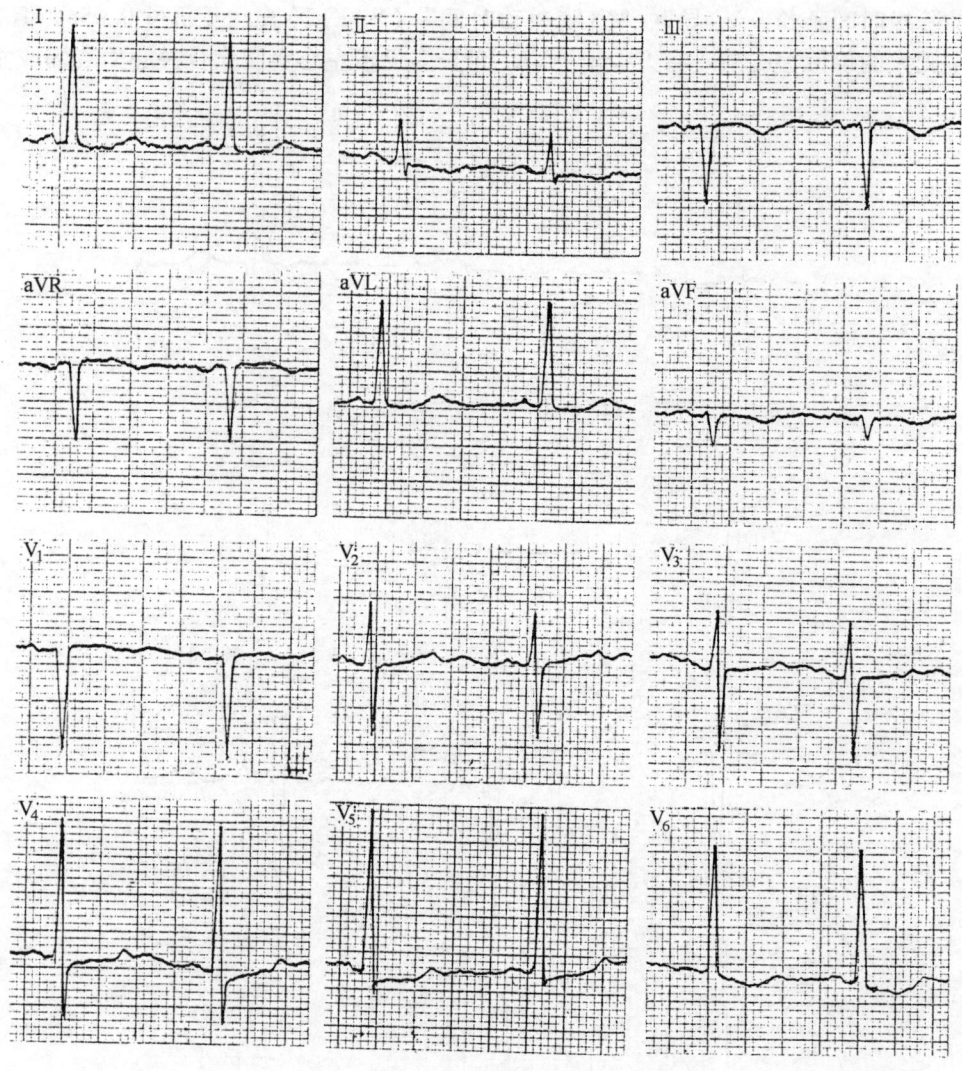

图7-11　左心室肥大

$R_I > 1.5mV$，$R_I + S_{III} > 2.5mV$。QRS 电轴轻度左偏，$R_{V5} + S_{V1} > 3.5mV$，V_5、
V_6 导联 ST 段下移，V_6 导联下移的 ST 段呈凸面向上，T 波倒置

5. 其它心电图改变

（1）胸前导联 R 波递增不良：有时 V_1、V_2 甚至 V_3 导联均呈 QS 型。这可能由于指向后方的起始向量抵消了室间隔除极向前的向量，也可能由于不完全性左束支阻滞改变了室间隔除极向量。

（2）左胸前导联 Q 波缩小或消失：可能由于室间隔纤维化或不完全性左束支阻滞所致。

（3）U 波倒置：Ⅰ、V_5、V_6 导联可出现 U 波倒置，可能为一过性，多见于舒张期负荷过重。

6. 收缩期负荷过重型与舒张期负荷过重型
将左心室肥大的心电图改变分为收缩期负荷过
重型与舒张期负荷过重型两型，是 Cabrera 首先
提出的。他认为由于不同类型的血流动力学改
变引起的左室肥大，应该在心电上有不同的表
现。

（1）收缩期负荷过重型表现　左心室收缩
期负荷增加主要见于高血压病、主动脉瓣狭窄，
引起左室壁肥厚为主，发生向心性肥厚。心电
图主要表现：在左胸前导联、Ⅰ、aVL 导联 R
波电压增高，ST 段下移，凸面向上，T 波倒置，
呈"心肌劳损"型。

（2）舒张期负荷过重型表现　左心室舒张
期负荷增加主要见于主动脉瓣关闭不全、二尖
瓣关闭不全、动脉导管未闭等，引起左心室
扩张为主。心电图主要改变为左胸前导联、
Ⅰ、aVL 导联 R 波电压增高，并出现深而窄
的 q 波，ST 段轻度抬高，凹面向上，T 波高
尖（图 7-12）。

目前，不少学者认为此种分型价值不大。
因为两型的主要不同点在于 ST-T 改变。ST-T 的
改变很容易受到许多因素的影响，如药物作用、
电解质紊乱以及心肌缺血等。另外，部分收缩
期负荷过重型的左心室肥大病例，ST-T 改变可
不明显，类似舒张期负荷过重型。

（三）诊断标准

左心室肥大的心电图诊断标准主要是根据
QRS 波群电压增高、ST-T 改变，结合 QRS 时间
延长和 QRS 电轴左偏。QRS 波群电压增高虽是
诊断左室肥大最重要的条件，但电压高度与心
脏实际肥大程度之间存在一定程度的假阴性和
假阳性。为了降低其间的差异，提高诊断正确
率，一些学者提出了各自的诊断标准。这些诊
断标准还需通过临床实践进一步检证（表 7-2，表
7-3）。

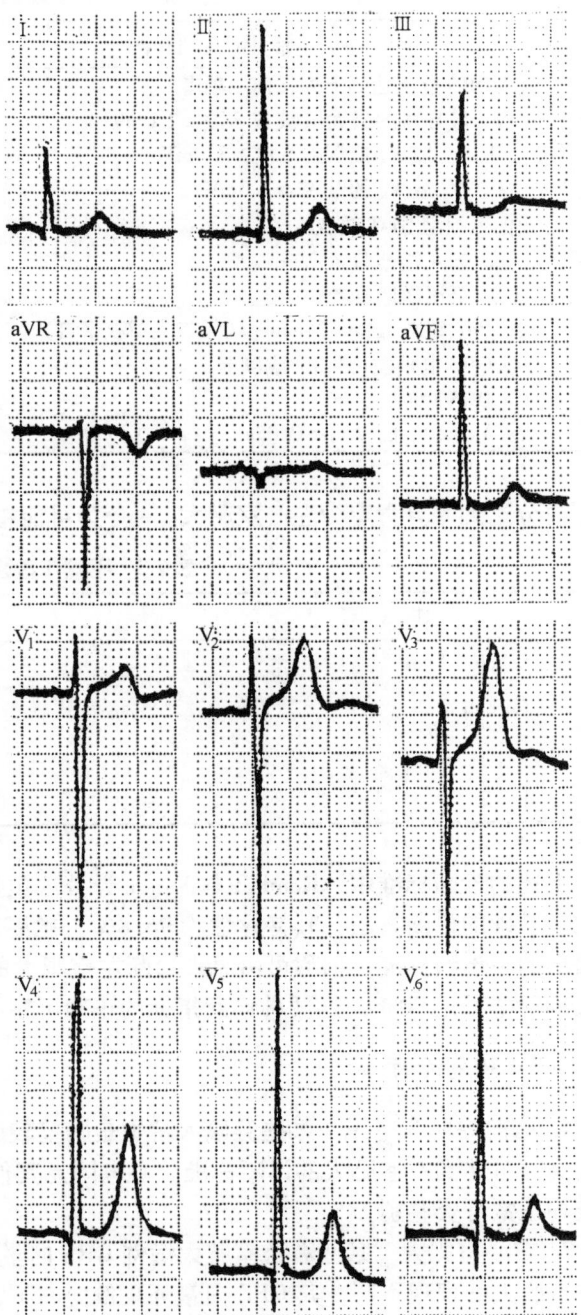

图 7-12　左心室舒张期负荷过重

患者先心病室间隔缺损。$R_{V5} + S_{V1} > 4.0mV$。V_5、V_6 导联 Q
波明显，ST 段轻微抬高，凹面向上，T 波高耸

有的学者主张根据心电图表现将左室肥大
分为以下三种类型：①QRS 波群电压增高伴 ST-T 改变者诊断为左室肥大并劳损；②QRS 波群电压增高
伴 QRS 时间延长和电轴左偏而无明显 ST-T 改变者诊断为左室肥大；③QRS 波群电压增高不明显，仅有
ST-T 改变者诊断为左室劳损。此种分型诊断有一定根据，但不完全可靠，对后两种类型的诊断均应慎
重，应与相似情况进行鉴别。

表 7-2 Romhilt-Esters 计分法诊断左室肥大

诊 断 条 件	计 分
① QRS 电压达到下列任何一项者	3 分
A. 肢导联的最大 R 波或 S 波≥2.0mV	
B. V_1 或 V_2 最深的 S 波≥3.0mV	
C. V_5 或 V_6 的 R 波≥3.0mV	
② 劳损型 ST-T 改变	
A. 未用洋地黄者	3 分
B. 服用洋地黄者	1 分
③ Ptf_{V1} 绝对值≥0.04mm·s(无二尖瓣狭窄者)	3 分
④ QRS 电轴左偏 -30°或以上	2 分
⑤ QRS 时间 >0.09s	1 分
⑥ V_5 或 V_6 的 VAT >0.05s	1 分

总分达到 5 分肯定为左心室肥大，4 分为可能左心室肥大。

表 7-3 不同作者诊断左室肥大的标准

作 者	诊 断 标 准
Sokolow-Lyon	R_{V5} 或 $R_{V6} > 2.6mV$ 或 $S_{V1} + R_{V5}$ 或 $V_6 > 3.5mV$
Cornell	男 $R_{aVL} + S_{V3} > 2.8mV$
	女 $R_{aVL} + S_{V3} > 2.0mV$
Lewis	$(R_I - R_{III}) + (S_{III} - S_I) \geq 1.7mV$

    上述的诊断标准中，Romhilt 与 Esters 计分法包括的内容比较全面，在临床应用已 30 余年，为公认的比较准确的诊断方法，其特异性为 96.8%，敏感性可达 60%。Lewis 指数与 Cornell 电压标准是近年来提出的新诊断标准，据称可由原来诊断左室肥大的敏感性 48.92% 增加 23%~38%，特异性达 95%，正确诊断率可达 90%。这两种诊断指标的正确可靠性，尚待实践检证。

（四）鉴别诊断

    1. 胸前导联高电压　某些健康人特别是胸壁较薄的瘦长型年轻人，胸前导联可能出现 QRS 波群电压增高，可达到左室肥大的诊断标准。心电图无其他异常改变，临床无引起左室肥大的病因，其他辅助检查均正常可资鉴别。

    2. 右心室肥大　某些右心室肥大病例 QRS 向量环亦指向下方，在Ⅱ、Ⅲ、aVF 导联出现 R 波，但与左室肥大的表现不同，其 QRS 向量环更偏向右下，故 $R_{III} > R_{aVF} > R_{II}$。

    3. 前间壁心肌梗死　某些左室肥大病例 V_1、V_2 甚至 V_3 导联均可出现 QS 型，容易被误诊为前间壁心肌梗死。其与前间壁心肌梗死不同点为：①QS 型波不会波及 V_4 导联，也不会出现于Ⅰ、aVL 导联；②QS 型波光滑锐利，无错折；③可伴有右胸前导联 ST 段斜直形抬高及 T 波高耸，ST-T 改变固定不变，无心肌梗死的动态演变规律；④降低一个肋间描记 V_1~V_3 导联，可能出现 rS 型；⑤V_5、V_6 导联无病理性 Q 波，R 波电压增高。

    4. 预激综合征　"B 型"预激综合征左胸前导联可出现高 R 波及继发性 ST-T 改变，酷似左室肥大，注意到 PR 间期缩短和 δ 波，不难鉴别。

    5. 左室肥大的继发性 ST-T 改变与心肌缺血引起的原发性 ST-T 改变　两者难以鉴别。如果患者有心绞痛症状，ST 段下移 >0.10mV，T 波呈典型的"冠状 T"，且 ST-T 改变有动态变化，高度提示心肌缺血的存在。确诊依靠冠状动脉造影等特殊检查。

（五）临床意义

左室肥大常是高血压病、冠心病等重要的独立危险因素。高血压患者心电图出现明确左室肥大者（QRS 波群电压增高并有 ST-T 改变），病死率明显高于相同水平高血压而无左室肥大者，此类患者使用利尿剂治疗时猝死发生率亦高。心电图诊断左室肥大敏感性较差。采用心电图检查评估主动脉瓣病变和二尖瓣关闭不全的严重程度，结果均不满意，个别严重主动脉瓣狭窄者心电图可在正常范围。心电图诊断左室肥大特异性较好，心电图出现明确左室肥大证据，高度提示器质性心脏病的存在。

（六）评价

心电图检查诊断左室肥大敏感性较差，远不如超声心动图检查等先进诊断技术，但其费用低廉、操作简便，重复性好，仍不失为诊断左室肥大的辅助检查方法。一些新的诊断指标可能提高左室肥大的正确诊断率，但有待于验证。

二、右心室肥大

（一）心电图表现的发生机制

正常情况下，右心室壁厚度只有左心室壁厚度的1/3，其除极产生的向右前的 QRS 向量基本上被左室除极产生的向左后的 QRS 向量所抵消。右心室轻度肥厚时，其产生的除极向量仍然被抵消，只有当右心室肥厚达相当程度时，其产生的向量才会影响 QRS 综合心电向量的方向和大小，心电图才会表现右心室肥大的特征。因此，心电图诊断右心室肥大敏感性比左室肥大低，但特异性高于左室肥大。

1. **右胸前导联 R 波增高，左胸前导联 S 波增深** 右室肥大时向右前下的向量明显增大，在横面导联表现最为突出，投影在 $V_1 \sim V_3$ 导联的正侧，形成以 R 波为主的 QRS 波群（Rs 型、R 型或 qR 型）；投影在 $V_5 \sim V_6$ 导联的负侧，形成以 S 波为主的 QRS 波群（RS 型或 rS 型）。有时右室肥大在 V_1 导联改变不明显，而在更右侧的导联如 V_{3R} 出现 R 波增高。慢性肺心病的早、中期，右室肥厚以流出道肥厚为主，QRS 环体向右后方移位，胸前导联的 R 波均减小，$V_1 \sim V_2$ 导联呈 QS 型，$V_5 \sim V_6$ 导联呈 RS 型或 rS 型。到病变晚期，右室流出道肥厚更趋加重，右室游离壁也明显肥厚，此时 QRS 向量向前和向右后均增大，V_1 导联出现高 R 波，V_5、V_6 导联的 S 波更趋加深。

2. **V_1 导联出现 qR 型** 不论何种病因引起的右心室肥大，当其重度肥厚时，V_1 导联均可出现 qR 型，此为诊断右心室肥大最特异的指标。至于 q 波产生的机制有多种解释，最可能的机制是室间隔除极向量异常所致。右室极度肥厚时，右侧室间隔除极向量大于左侧室间隔，室间隔除极向量由向右变为向左，投影在 V_1 导联的负侧，故产生 q 波。也有人认为与心脏极度顺钟向转位有关，V_1 导联记录的实际上是左心室除极产生的电位变化。

3. **额面 QRS 电轴右偏** 右心室肥大时，额面 QRS 向量环向右下增大，投影在 I、aVL 导联的负侧，形成以 S 波为主的 QRS 波群（rS 型或 QS 型）；投影在 II、III、aVF 导联的正侧，形成以 R 波为主的 QRS 波群（R 型、qR 型或 Rs 型）。QRS 电轴明显右偏，超过 +110°。

4. **右心室"室壁激动时间"（VAT）延长** 右心室肥厚很少能超过正常左心室壁厚度，除非并发室内阻滞，整个心室除极时间并不延长，但右心室室壁激动时间（VAT）可 >0.03s，此仅为诊断右心室肥大的参考条件。

5. **ST-T 改变** 如同左心室肥大一样，右心室肥大也影响和延缓了除极过程，使复极过程发生变化，QRS-T 夹角增大，出现 ST-T 变化。右胸前导联出现 ST 段下移、T 波倒置，有时 II、III、aVF 导联也可出现继发性 ST-T 改变。若心肌本身有病变时，可出现原发性 ST-T 改变。

(二) 心电图表现

1. QRS 波群电压改变

（1）肢体导联　Ⅰ、aVL 导联多呈 rS 型或 QS 型。aVR 导联 R 波电压增高 >0.5mV，呈 qR 型、QR 型或 R 型，呈 R/S 型者，R/S >1。Ⅱ、Ⅲ、aVF 导联 R 波增高，$R_Ⅲ > R_{aVF} > R_Ⅱ$。

（2）胸前导联　$V_1 \sim V_3$、或 V_3 R 导联 R 波增高，$R_{V1} >1.0mV$，呈 Rs 型、R 型、qRs 型或 rSR′型。$V_4 \sim V_6$ 导联 S 波显著增深，呈 RS 型或 rS 型。$R_{V1} + S_{V5} >1.2mV$，是诊断右心室肥大的一个重要条件。V_1 导联 R/S >1，如果 R_{V1} 电压不增高，则诊断意义不大，因为在正常情况下也可以见到。

2. QRS 电轴右偏　正常成人电轴右偏很少超过 +90°，电轴右偏超过 +110°为诊断右心室肥大的重要条件之一。

3. 右心室室壁激动时间延长　V_1 导联 VAT >0.03s。

4. 继发性 ST-T 改变　V_1 导联 ST 段轻度下移，T 波双向或倒置。特别在 V_1 导联呈 qR 型或 R 型，V_1 的 R/S >1 时，出现 ST 段下移、T 波倒置，则诊断意义较大。R 波增大越显著，ST-T 改变越明显。

5. 收缩期负荷过重型与舒张期负荷过重型　右心室肥大比左心室肥大可以更明确地分为收缩期负荷过重型与舒张期负荷过重型两型。

（1）收缩期负荷过重型　最常见的病因为先心病肺动脉狭窄、肺动脉高压等。心电图特征为 V_1 导

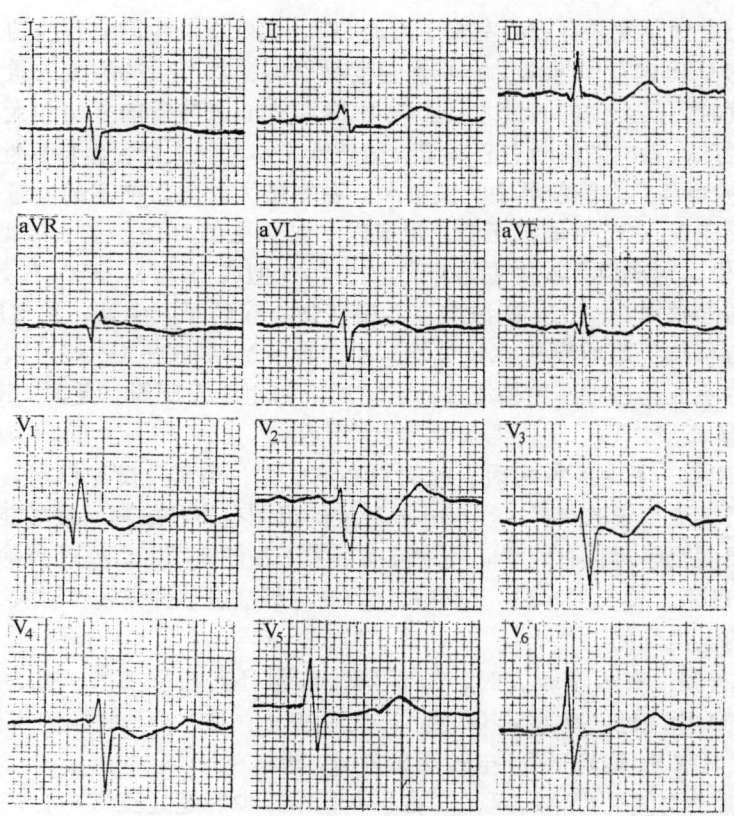

图 7-13　右心室肥大

患者风心病二尖瓣狭窄合并心房颤动。肢体导联 QRS 电轴右偏 > +100°。

aVR 导联出现终末迟缓的 R 波。V_1 导联呈 qR 型，$R_{V1} + S_{V5} >1.2mV$、

$V_1 \sim V_3$ 导联 ST 段下移，T 波倒置

联出现异常高大 R 波，有时呈 qR 型；aVR 导联也出现高 R 波；$V_1 \sim V_2$ 导联出现 ST 段下移，凸面向上，T 波倒置，并可出现 $S_I S_{II} S_{III}$ 综合征（Ⅰ、Ⅱ、Ⅲ 导联中均出现比较明显的 S 波）。有人报道，根据心电图改变可鉴别单纯肺动脉狭窄（PPS）与法洛四联症（TET），前者 $V_1 \sim V_3$ 或 V_4 导联均以 R 波为主，T 波倒置；后者仅在 V_1 或 V_2 导联以 R 波为主，V_2 或 V_3 导联及左侧导联以 S 波为主，且其 T 波直立。还有人报道，根据 V_1 导联的 QRS 波群形可估计肺动脉压力，若 V_1 导联呈 qR 型，右心室压力 > 左心室压力的可能性为 75%；若呈 rR′ 型，则右心室压力等于左心室压力的可能性为 75%；若 V_1 导联呈 Rs 型，则右心室压力 < 左心室压力的可能性为 75%（图 7-13，图 7-14）。

（2）舒张期负荷过重型　常见的病因为先心病房间隔缺损、三尖瓣关闭不全等。此型可引起右心室扩大及肥厚，晚期室上嵴也肥厚，该部最后除极结束，QRS 终末向量向右向前，投影在 V_1 导联形成 rSR′ 型，呈"完全性"或"不完全性"右束支阻滞图形，同时伴有电轴右偏等改变（图 7-15）。

6. rS 型右心室肥大　在慢性肺心病患者，常出现 rS 型右心室肥大（偶尔也可见于其他原因引起的右心室肥大），$V_1 \sim V_6$ 均出现 rS 型，偶呈 QS 型，额面电轴右偏，并可出现"肺型 P 波"与肢导 QRS 低电压。

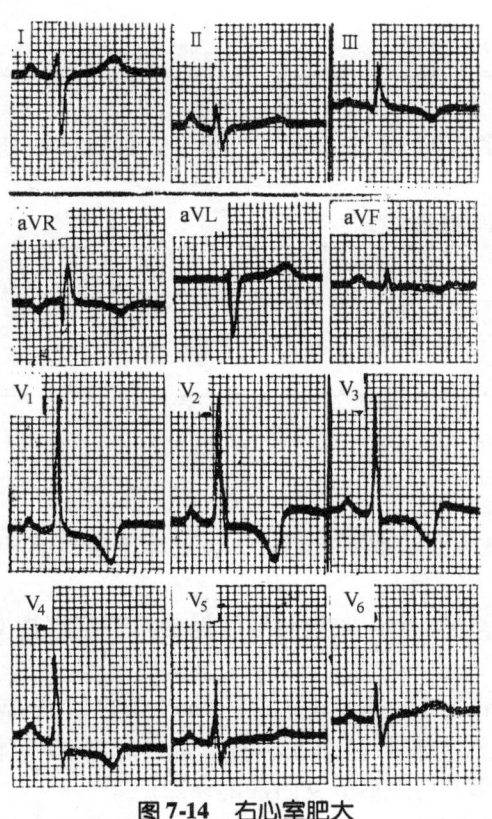

图 7-14　右心室肥大

患者先心病肺动脉狭窄。肢体导联 QRS 电轴明显右偏。
aVR 导联呈 qR 型，R 波 >0.5mV。$V_1 \sim V_4$ 导联
均呈 R 型，ST 段下移，T 波倒置。$R_{V1 \sim v4}$ 均 >1.0mV

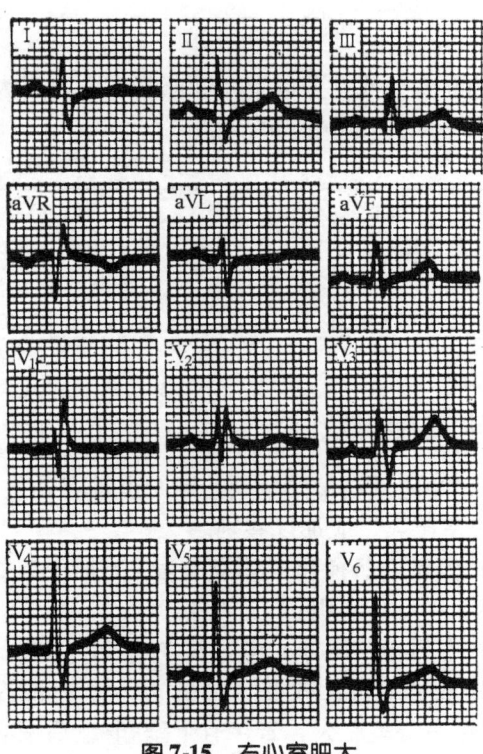

图 7-15　右心室肥大

患者先心病房间隔缺损。肢体导联 QRS 电轴右偏，
aVR 导联呈 QR 型，Ⅰ、aVL、V_5、V_6 导联均出现
明显 S 波。V_1、V_2 导联呈 rSR′ 型，QRS 时间 <0.12s

（三）诊断标准

1. QRS 波群电压改变　①R_{V1} >1.0mV，V_1 导联 R/S≥1；②R_{V1} + S_{V5} >1.2mV；③aVR 导联 R/S 或 R/q≥1，R_{aVR} >0.5mV；④少数病例可见 V_1 导联呈 QS 或 qR 型（除外心机梗死）；⑤显著顺钟向转位，$V_1 \sim V_6$ 导联均呈 rS 型。

2. 额面 QRS 电轴右偏超过 +110°。

3. V_1 导联 VAT > 0.03s。

4. 继发性 ST-T 改变　$V_1 \sim V_3$ 或 V_3R 导联 ST 段下移，T 波倒置或双向。

5. 出现"先天性 P 波"或"肺型 P 波"。

不同的学者也提出了各种诊断标准。这些诊断标准还需通过临床实践进一步验证(表7-4，表7-5)。

表7-4　计分法诊断右心室肥大

条　　件	记　分
(1) QRS 电轴右偏 > +110°	2
(2) R_{aVR} > 0.5mV	1
(3) $R_{II、III、aVF}$ > 2.0mV，R_{III} > R_{aVF} > R_{II}	1
(4) R_{V1} > 1.0mV	
① 呈 qR 型、R 型	2
② 呈 rSR′型、RS 型、Rs 型	1
③ $V_1 \sim V_6$ 呈 rS 型	1
④ 继发性 ST-T 改变	1
⑤ 右房肥大	1

总分在 5 分或 5 分以上者诊断为右心室肥大，4 分者诊断为可疑右室肥大，仅有右胸前导联 R 波 > 1.0mV 者诊断为右心室高电压。

表7-5　Butler-Legget 诊断右心室肥大方案

方向	前(A)	右(R)	后-左(PL)
振幅	V_1 或 V_2 导联 最高 R 或 R′波	I 或 V_6 导联 最深的 S 波	V_1 导联 S 波
右室肥大标准	A + R-PL ≥ 0.70mV		

(四) 鉴别诊断

1. QRS 电轴右偏的鉴别诊断　电轴右偏是诊断右心室肥大的重要指标之一，临床上有许多疾病可引起右心室肥大，应加以鉴别。

(1) 侧壁心肌梗死：其特点为 I 导联无起始的 r 波，呈 QS 型，左胸前导联经常出现病理性 Q 波，I、aVL、$V_4 \sim V_6$ 导联 T 波倒置。

(2) 左后分支阻滞：电轴常在 +120°以右。II、III、aVF 导联呈 qR 型，I、aVL 导联呈 rS 型，V_1 导联 QRS 波群通常无改变，仍呈 rS 型。有时左后分支阻滞与右心室肥大不易鉴别。若出现"肺型 P 波"，提示右心室肥大，若伴有下壁和/或后壁心肌梗死，则支持左后分支阻滞的诊断。

2. 右胸前导联高 R 波的鉴别诊断　右胸前导联 R 波增高是诊断右心室肥大最重要的条件，但有很多疾患可引起右胸前导联高 R 波，应加以鉴别。

(1) 右胸前导联高电压：少数瘦长型的健康年轻人可出现右胸前导联 QRS 电压增高，心电图无其它异常发现，临床无引起右心室肥大的病因，其它检查均无右心室肥大的证据。

(2) 正后壁心肌梗死：$V_1 \sim V_2$ 导联 R 波增高，时间增宽，但 T 波高耸为其特点。此外，描记后壁导联可发现 $V_7 \sim V_9$ 导联出现病理性 Q 波。

(3) "A 型"预激综合征：$V_1 \sim V_2$ 导联出现高 R 波，但 $V_5 \sim V_6$ 导联 S 波不增深。此外，注意到 PR 间期缩短和 δ 波，不难与右心室肥大相鉴别。

3. 右胸前导联出现 Q 波的鉴别诊断：右室肥大时 V_1 导联可出现 qR 型，有时 V_1、V_2 导联甚至 V_3

导联均呈 QS 型，应与前间壁心肌梗死相鉴别。右室肥大与前间壁心肌梗死不同点如下：①前者降低一个肋间描记 $V_1 \sim V_3$ 导联可出现 rS 型，后者持续不变；②前者 $V_1 \sim V_3$ 导联 ST 段下移，后者呈弓背向上抬高，且有一定演变规律；③前者（特别是慢性肺源性心脏病）引起的 $V_1 \sim V_3$ 导联 QS 型持续时间短暂，病情缓解后可转为 rS 型，后者可持续数月数年不变；④前者可出现"肺型 P 波"，额面电轴右偏等，而后者多无此改变。

（五）临床意义

心电图诊断右心室肥大敏感性差，仅为 20% ~ 40%，但特异性较高。先天性心脏病房间隔缺损引起舒张期负荷过重型右心室肥大，法洛四联症、肺动脉狭窄多引起收缩期负荷过重型右心室肥大，慢性肺源性心脏病多引起 rS 型右心室肥大。根据心电图表现，对右心室肥大的病因诊断有一定参考价值。

（六）评价

心电图诊断右心室肥大远不如超声心动图准确，假阴性率很高，故心电图无明显改变，决不能排除右室肥大存在的可能性。如果心电图出现明确的右心室肥大特征性改变，则假阳性率较低。心电图不仅可提示右室肥大的存在，还可能进一步提供病因诊断，但有时不同病因引起的右心室肥大其心电图表现可有重叠。

三、双侧心室肥大

双侧心室肥大心电图经常表现为无心室肥大改变，有时表现为一侧心室肥大的图形，仅少数患者可表现出双侧心室肥大图形（图 7-16）。

（一）心电图表现

双侧心室产生的向量相等，可相互抵消，心电图无心室肥大的表现；如果一侧心室产生的向量占优势时，则表现为该侧心室肥大的图形，通常以左室肥大多见。少见情况下，双侧心室肥大的心电图特征都能表现出来。

（二）心电图诊断标准

1. 心电图同时出现右心室肥大和左心室肥大的一项和多项诊断标准。

2. 胸前导联出现左心室肥大图形，同时出现以下心电图改变之一者：①额面 QRS 电轴右偏超过 + 90°；②显著顺钟向转位；③V_1 导联 R/S > 1；④$V_5 \sim V_6$ 导联 S/R > 1；⑤右房肥大；⑥aVR 导联 R > Q 波，R > 0.5mV。

3. Katz-Wachtel 征　$V_3 \sim V_4$ 导联或两个肢体导联 QRS

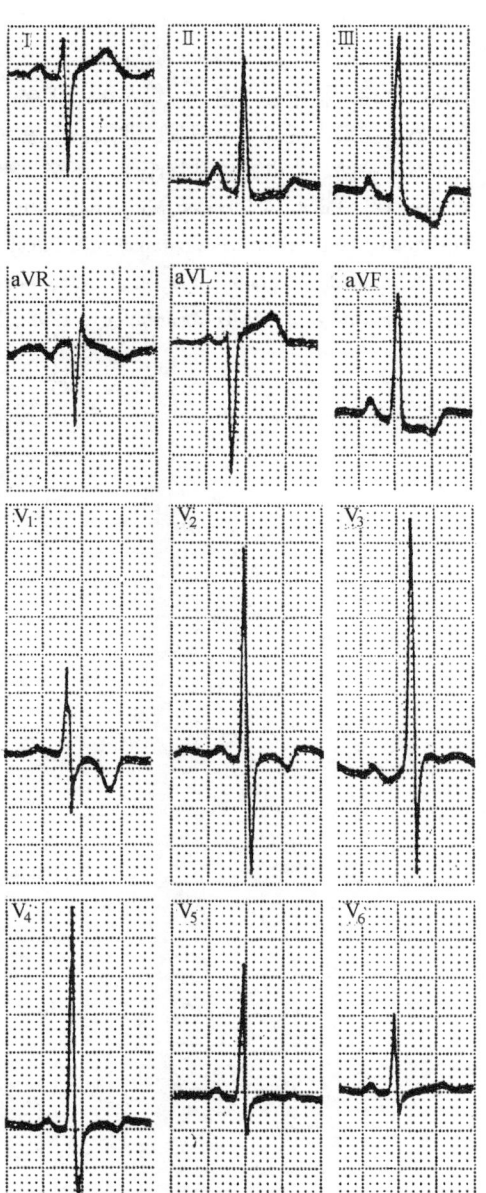

图 7-16　双侧心室肥大

右室肥大的表现很明显，R_{V1} > 1.0mV，QRS 电轴明显右偏。此外，R_{V4} > 2.5mV，S_{V1} 较深，提示左室肥大，$V_2 \sim V_4$ 导 QRS 联均呈双向波，R + S > 2.5mV（Katz-Wachtel 征）也提示双侧心室肥大

波群呈双向，振幅≥2.5mV 称为 K-W 征，曾被认为是诊断双侧心室肥大的重要指标，但敏感性很差。

（三）临床意义及评价

心电图诊断双侧心室肥大敏感性很差，特异性较好。新近 Jain 等根据超声心动图与 12 导联心电图对比，指出心电图诊断双侧心室肥大的敏感性仅为 24.6%，特异性为 86.4%，出现双侧心室肥大心电图改变者 59%（10/17）V_5、V_6 导联 S 波 >7mm。

参 考 文 献

1. 黄宛，主编. 临床心电图学. 第 5 版. 北京：人民卫生出版社，1998，67-91
2. 黄大显，主编. 现代心电图学. 北京：人民军医出版社，1998，62-93
3. 张文博，主编. 心电图鉴别诊断学. 西安：陕西科学技术出版社，1987，49-98
4. Wagner GS. Practical Electrocardiography. 9th ed. Baltimore：Williams & Wilikins. 1994，58-77
5. Te-Chuan Chou. Electrocardiography in Clinical Practice. Philadelphia：W B Saunders Co 1992，23-70
6. Jain A, Chandna H, Silber EN, et al. Electrocardiographic patterns of patients with echocardiographically determined biventricular hypertrophy. J of Electrocardiology，1999，30：269-273

第8章 心肌缺血心电图

Electrocardiogram of Myocardial ischemia

张 文 博

内 容 提 要

一、概　念

（一）心肌缺血、心肌顿抑和心肌坏死

冠状动脉血流量相对或绝对减少，不能满足心肌代谢需要，心肌消耗其糖原储备进行无氧代谢时称为心肌缺血。无氧代谢不能有效地供给心肌代谢所需要的能量，而且只能维持有限的时间。因而缺血心肌只能维持电活动，而不能参与心脏的泵活动。心肌缺血多为可逆性。如果心肌缺血时间较长，心肌细胞的糖原储备大部分被消耗，即使恢复心肌供血，心肌细胞也不能立即恢复收缩能力，必须等心肌细胞恢复其糖原储备，才能重新参与泵活动，这种情况称为心肌顿抑。如果心肌缺血时间过长，心肌细胞的

糖原储备完全耗尽，心肌发生不可逆性损害，导致心肌坏死（梗死）。

（二）影响心肌缺血的因素

心肌是否发生缺血，取决于冠状动脉供血量、左心室负荷和血氧水平三者之间的平衡，其中最重要的因素是冠状动脉供血量。从理论上讲，一个冠状动脉正常的人，血氧必须降至极低水平（如严重贫血），左心室负荷必须极重（如心率过快、血压过高），才会发生心肌缺血。临床上更多见的情况是冠状动脉供血不足引起心肌缺血。因此，不少教科书和文献把心肌缺血和冠状动脉供血不足两个名词交互使用。实际上，心肌缺血的内涵更为深广。

心肌缺血如同心肌梗死一样，多发生于左心室，很少发生于右心室。这显然是由于主动脉压力高于肺动脉压力，左心室泵血的负荷明显大于右心室，再加左心室壁的厚度约为右心室的三倍，代谢需氧量也大。左心室缺血多见于心内膜下心肌，因为心内膜下心肌冠状血管承受的压力明显大于心外膜下心肌。由于心外膜下心肌血管张力较低，冠状动脉灌注由心外膜下心肌到心内膜下心肌也逐层降低。当冠状动脉供血不足时，心内膜下心肌较易发生缺血。当一支大的冠状动脉发生痉挛或阻塞时，则可发生心外膜下心肌缺血或透壁性心肌缺血。

（三）心肌缺血的原因

冠状动脉粥样硬化引起冠状动脉狭窄是心肌缺血最重要的病因。当冠状动脉血流量减少≥70%时，心脏负荷稍微增加，就会发生心肌缺血。除冠状动脉粥样硬化外，冠状动脉痉挛、冠状动脉微血管病变（X综合征）也是常见的病因。此外，严重的主动脉瓣狭窄、关闭不全、肥厚型心肌病等都可引起心肌缺血。这些病变一方面减少冠状动脉灌注，另一方面又增加左心室负荷。

二、分　类

（一）根据心肌缺血发生的部位分类

1. 心内膜下心肌缺血
2. 心外膜下心肌缺血
3. 透壁性心肌缺血

（二）根据心肌缺血发生的机制分类

1. 冠状动脉血流量相对减少　当心肌代谢需要增加时如运动试验、劳力、情绪激动，部分阻塞的冠状动脉不能根据代谢需要而相应增加血流量，致使冠状动脉血流量相对减少，引起心肌缺血，缺血的部位多位于心内膜下心肌。

2. 冠状动脉血流绝对减少　由于冠状动脉痉挛、冠状动脉一过性阻塞（如 PTCA 气囊阻塞），致使冠状动脉血流断绝，引起心外膜下心肌缺血或透壁性心肌缺血。

三、心电图表现的发生机制

心肌缺血的心电图表现主要为复极过程变化，如 ST 段偏移、T 波改变、U 波改变、QT 间期延长，有时也可影响 QRS 波群变化。

（一）缺血性 T 波的发生机制

1. 心外膜下心肌缺血　心外膜下心肌缺血时，心外膜下心肌复极延迟，因而复极由心内膜向心外膜进行，复极时电穴在前，电源在后，面向心外膜的导联出现 T 波倒置。由于缺血部位复极推迟，当其复极时，与其相对应方向相反的 T 向量已不复存在，故 T 波倒置的深度较大。例如，前壁心外膜下心肌缺血时，$V_2 \sim V_4$ 导联出现 T 波深倒置；下壁心外膜下心肌缺血时，Ⅱ、Ⅲ、aVF 导联出现 T 波深倒置。

2. 心内膜下心肌缺血 心内膜下心肌缺血时，心内膜下心肌复极延迟，复极仍由心外膜向心内膜进行，复极时电穴在前，电源在后，面向心外膜的导联出现 T 波直立。由于缺血部位复极推迟，当其复极时，与其相对应方向相反的 T 向量已不复存在，故直立的 T 波通常高耸。前壁心内膜下心肌缺血时，$V_2 \sim V_4$ 导联出现 T 波高耸，下壁心内膜下心肌缺血时，Ⅱ、Ⅲ、aVF 导联 T 波高耸。

(二) ST 段偏移的发生机制

目前多数学者认为心肌缺血发生的 ST 段偏移是由于心肌损伤电流所致。心肌缺血时 ST 段多呈下移，但也可抬高。ST 段下移和 ST 段抬高是由于同一机制或不同机制引起的，存在不同意见。有的学者认为，ST 段下移和 ST 段抬高同为心肌损伤电流所致，但由于缺血部位与探查电极方位的关系不同，便出现不同类型的 ST 段偏移。例如，左心室前壁心内膜下心肌缺血，面向左心室壁外膜的导联描记出 ST 段下移；左心室前壁心外膜下心肌缺血，面向左心室壁外膜的导联便描记出 ST 段抬高。另有学者认为，引起 ST 段抬高的机制与 ST 段下移有所不同，前者细胞膜损伤比后者严重，其产生的"损伤电流"与急性心肌梗死相似。笔者倾向于前一种观点。下面简述收缩期损伤电流和舒张期损伤电流学说。

1. 舒张期损伤电流 损伤细胞极化状态减弱，在静息期其电位低于正常细胞，两者之间存在电位差，便产生损伤电流，正电荷向着正常细胞，负电荷向着损伤细胞。这样面向损伤细胞的探查电极描记的基线低于等电位线(图 8-1A，左侧)；面向正常细胞的探查电极描记的基线高于等电位线(图 8-1A，右侧)。心肌细胞除极，由正常细胞向损伤细胞进行，面向损伤细胞的探查电极描记出向上的波折(图 8-1B，左侧)，面向正常细胞的探查电极描记出向下的波折(图 8-1B，右侧)。此时正常细胞与损伤细胞之间无电位差，向上和向下的波折均回到等电位线(图 8-1C)。损伤细胞处于等电位线的 ST 段便高于基线，而正常细胞处于等电位线的 ST 段便低于基线(图 8-1D)。ST 段不论抬高或下移，均为相对性，与抬高或下移的基线相比较而言。

2. 收缩期损伤电流 损伤细胞除极不完全，在 2 相时仍保留"部分极化"状态，其电位高于正常细胞，产生的损伤电流方向与舒张期损伤电流方向相反。因此，面向损伤细胞的探查电极描记的 ST 段高于等电位线，而面向正常细胞的探查电极描记的 ST 段便低于等电位线(图 8-2)。根据收缩期损伤电流学说，ST 段抬高或下移乃真正的主动的抬高或下移，而非相对性。

ST 段抬高的发生机制，可能是由于基线的下移和 ST 段主动抬高的总和，与其相对应的部位则出现 ST 段下移。另外，还有除极波受阻学说，将在第 9 章介绍。

四、心电图表现

(一) ST 段形态改变

正常情况下，ST 段在基线持续时间很短，逐渐与 T 波升肢相融合，ST-T 交接角较钝，不易识别。心肌缺血早期，可能出现 ST 段水平延长，超逾 0.12s，而且 ST-T 交接角变锐。这一征象只能提示心肌缺血，而不能作为确诊的依据(图 8-3)。

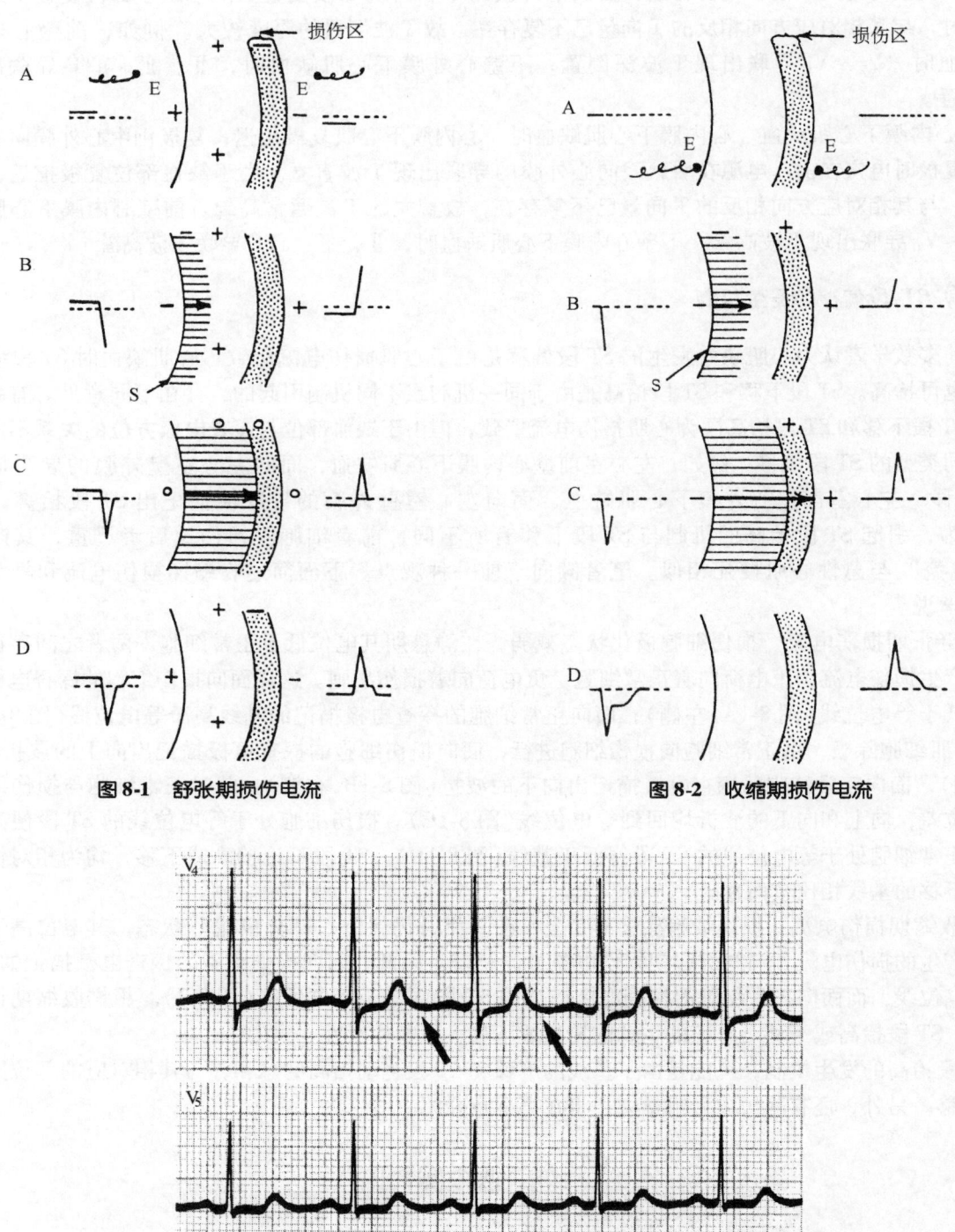

图 8-1　舒张期损伤电流　　　　　　　图 8-2　收缩期损伤电流

图 8-3　心肌缺血 ST 段形态的改变

ST 段水平延长，ST-T 交接角变锐，箭头示 U 波倒置

（二）ST 段下移

　　ST 段下移反映心内膜下心肌缺血，是心肌缺血最重要的心电图表现。典型的下垂型、水平型 ST 段下移常可作为心肌缺血的诊断依据。

1. ST段下移的形态 可分为以下五个类型(图8-4)。

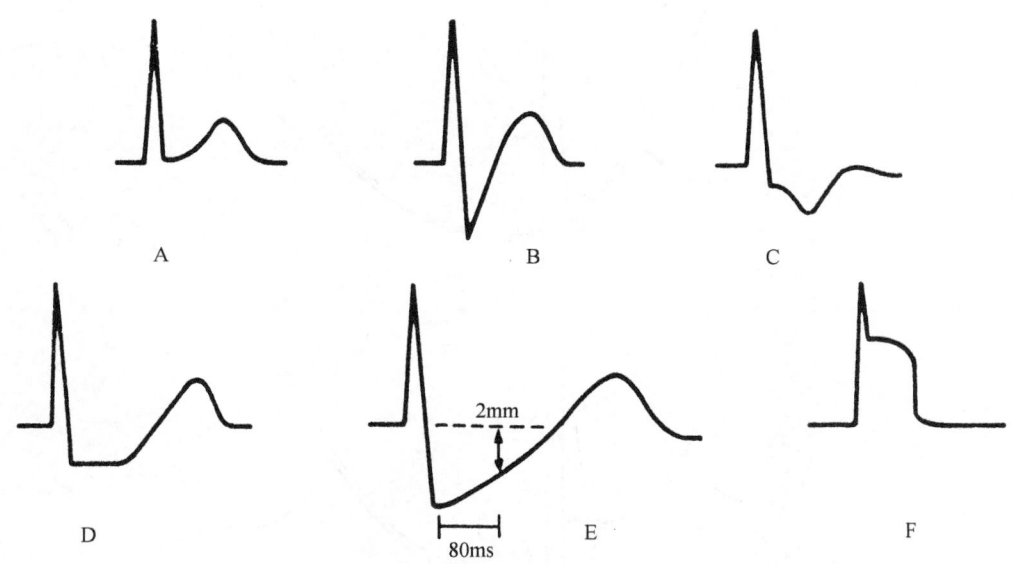

图8-4 ST段偏移的常见类型
A. 正常ST段；B. 快速上升连接点型ST段下移；C. 下垂型ST段下移；
D. 水平型ST段下移；E. 缓慢上升连接点型ST段下移；F. ST段抬高

(1) 下垂型ST段下移：J点明显下移，ST段从J点开始向下呈斜坡形下移，直至与T波交接。下移的ST段与R波顶点的垂线形成的夹角 > 90°。

(2) 水平型ST段下移：J点明显下移，ST段从J点开始水平下移，直至与T波交接。下移的ST段与R波顶点的垂线形成的夹角 > 90°。

(3) 缓慢上升连接点型ST段下移：J点明显压低，从J点开始ST段缓慢升至基线。一般在J点之后0.08s处测量ST段下移的程度。

(4) 快速上升连接点型ST段下移：J点明显压低，从J点开始ST段快速升至基线。

(5) 假性ST段下移：由于Ta向量加大，可延伸至ST段近段，形成J点型ST段下移，容易被误诊为病理情况。鉴别的方法如下：PR段向下延伸和ST段、T波升肢相连形成假想的抛物线，抛物线不中断提示为生理性，抛物线中断(PR段延长线与ST段相差0.5mm以上)则为病理性，反映心肌缺血(图8-5)。

2. ST段下移的诊断标准 上述的ST段下移，以下垂型诊断意义最大，水平型次之，一般认为，下垂型、水平型ST段下移≥0.05~0.1mV(0.5~1mm)有诊断价值。连接点型ST段下移在J点之后0.08s处下移≥0.2mV(2mm)也有诊断价值。心绞痛发作时、运动试验时ST段下移比较显著，慢性冠状动脉供血不足ST段仅轻度下移或水平延长。ST段下移的程度与冠状动脉供血不足的程度有一定相关性。

3. ST段下移的定位诊断价值 ST段下移的导联并不能确切地反映缺血部位。这是因为左心室心内膜下心肌缺血时，ST向量背离左心室，指向右上偏前，故 Ⅰ、aVL、V_4~V_6 或 Ⅱ、Ⅲ、aVF 导联ST段下移，aVR、V_1~V_3 导联ST段轻度抬高。

(三) ST 段抬高

ST段抬高反映心外膜下心肌缺血或透壁性心肌缺血。缺血性ST段抬高主要见于变异型心绞痛。ST段抬高的诊断标准为，肢体导联两个或两个以上导联ST段抬高≥0.1mV(1mm)，胸前导联两个或两个以上导联ST段抬高≥0.2mV(2mm)。缺血性ST抬高呈弓背向上，伴有对应性ST段下移。

ST段抬高和ST段下移常可见于同一患者的不同导联，ST段偏移程度大者往往为原发性改变，偏移

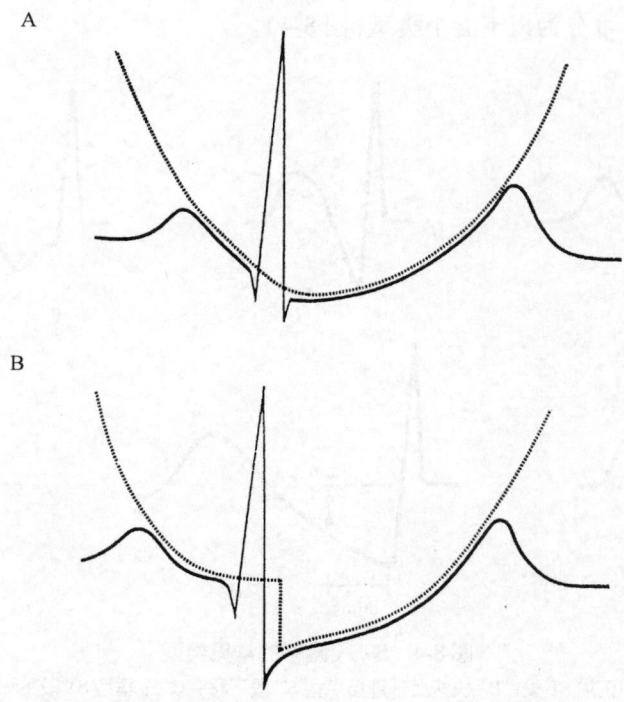

图 8-5　生理性和病理性连接点型 ST 段下移的鉴别

A. 生理性连接点型 ST 段下移；B. 病理性连接点型 ST 段下移

程度小者为对应性或继发性改变。有时 ST 段抬高和 ST 段下移的程度相同，则提示两个不同部位均发生心肌缺血。图 8-6 Ⅱ、Ⅲ、aVF 导联 ST 段抬高的程度与 $V_1 \sim V_3$ 导联 ST 段下移的程度相等，提示下壁和后壁均发生透壁性心肌缺血(图 8-6)。

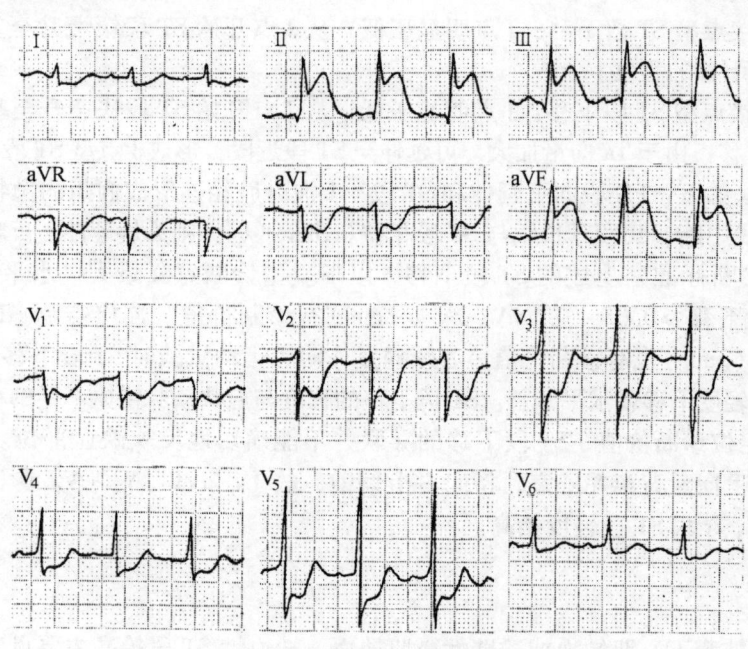

图 8-6　下壁和后壁透壁性心肌缺血

V_1-V_3 导联 ST 段下移程度与 Ⅱ、Ⅲ、aVF 导联 ST 段抬高程度相等，反映

后壁和下壁均发生透壁性心肌缺血

（引自 Wagner GS. Practical Electrocardiography, 1994）

(四) T 波变化

心肌缺血常可出现 T 波变化，典型的缺血性 T 波为冠状 T，不论直立或倒置，T 波双肢对称，顶端或底端尖锐，呈箭头样。心肌缺血时，冠状 T 出现的机会不多，在多数场合，T 波呈"非特异性改变"，故 T 波变化对心肌缺血的诊断价值较低。

1. T 波高耸 从理论上讲，T 波高耸反映心内膜下心肌缺血，因为 T 向量背离缺血部位。一般认为，肢体导联 T 波 >0.5mV（5mm），胸前导联 T 波 >1.0mV（10mm）为 T 波高耸。但仅凭 T 波高耸诊断心肌缺血并不可靠，因为正常人 $V_3 \sim V_4$ 导联的 T 波常可高达 1.5mV。若高耸的 T 波呈冠状 T，或伴有 ST 段下移、U 波倒置，则高度提示心肌缺血。事实上，左心室心内膜下心肌缺血常表现为 T 波倒置，而非 T 波高耸。

2. T 波倒置 从理论上讲，T 波倒置反映心外膜下心肌缺血，因为 T 向量背离缺血部位。事实上，临床上常见的左心室心内膜下心肌缺血多表现为 T 波倒置。这是因为 T 向量背离左心室，指向右心室，T 向量的方向如同 ST 向量一样，指向右前。因此，Ⅰ、aVL、$V_4 \sim V_6$ 导联 T 波常呈倒置，而 $V_1 \sim V_2$、aVR 导联 T 波可相对增高。有时，T 波倒置的部位可能反映心肌缺血的部位。心肌缺血时不一定出现 T 波倒置，运动试验时有时出现典型的 ST 段下移而不伴有 T 波倒置。无 Q 波型心肌梗死、心绞痛发作时 T 波常呈深倒置，可呈典型的冠状 T。

3. QRS-T 夹角增大 心肌缺血时 T 向量背离缺血部位，QRS-T 夹角增大。额面导联 T 向量向右下偏移，故Ⅲ导联的 T 波 >Ⅰ导联的 T 波，即 $T_Ⅲ > T_Ⅰ$ 综合征（Ⅰ导联以 R 波为主方有诊断意义）。横面导联 T 向量向右前偏移，故 V_1 导联的 T 波 >V_5（V_6）导联的 T 波、即 $T_{V1} > T_{V5}$ 综合征。这些改变见于冠状动脉供血不足的早期，只能提示诊断，而不能作为确诊的依据（图 8-7）。

4. T 波伪性改善 急性心肌缺血发作时有时原来倒置的 T 波转为直立，称为伪性改善或伪正常变化，也可能伴有 ST 段下移的改善。这可能由于与 T 波倒置导联相对应的部位发生心肌缺血，产生的 T 向量指向 T 波倒置的导联，故可使 T 波转为直立。

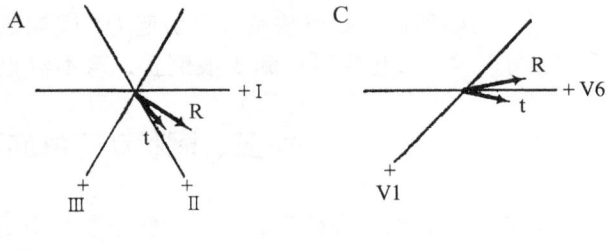
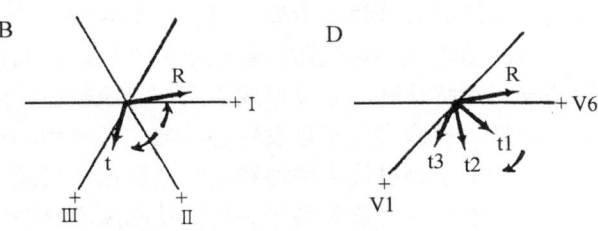

图 8-7 心肌缺血 QRS-T 夹角的变化
A. 正常额面 QRS-T 夹角；B. 额面 QRS-T 夹角增大；
C. 正常横面 QRS-T 夹角；D. 横面 QRS-T 夹角增大

(五) U 波改变

在 R 波为主体的导联，T、U 波均应直立，若出现 U 波倒置应视为异常。Furbett 等复习了 11000 例 U 波倒置心电图，每一例都患有心血管病变和乳头肌受累。Kishida 等（1982）发现左胸前导联 U 波倒置者患有多支冠脉病变，左心室前壁运动异常。但 U 波倒置作为诊断心肌缺血的指标特异性较差，因 U 波倒置还可见于高血压、左心室肥大患者。若能排除高血压、左心室肥大等，U 波倒置可能提示心肌缺血。运动试验后 U 波由直立转为倒置，则高度提示心肌缺血。

心肌缺血 U 波倒置的机制迄今不甚明确。有人认为可能由于心肌缺血引起舒张功能障碍，导致机械-电反馈机制延迟发生所致。

（六）QRS 波群的变化

QRS 波群的变化也可见于心肌缺血，但作为诊断指标，敏感性和特异性都很差。

1. 一过性 Q 波　偶见于严重心肌缺血，可能由于缺血心肌发生电静止所致。发生电静止的心肌并未发生不可逆性坏死，故经积极有效的治疗后，Q 波可能消失。一过性 Q 波多见于急性冠状动脉供血不足（心绞痛），Q 波持续时间短暂。

2. 室内阻滞　心肌缺血可能引起室内阻滞，如完全性或不完全性右束支阻滞、完全性或不完全性左束支阻滞或左前分支阻滞。室内阻滞多见于慢性冠状动脉供血不足，为持久性；偶见于急性冠状动脉供血不足，为一过性。

（七）其他改变

1. Ptf$_{V1}$ 绝对值超逾 0.03 ~ 0.04mm·s　此种改变多见于慢性冠状动脉供血不足，反映左房受累和房内传导延迟，有一定的诊断意义。但 Ptf$_{V1}$ 绝对值增大还可见于二尖瓣狭窄、左心室肥大、左心室功能不全等，故特异性不强。

2. QT 间期延长　心肌缺血常可引起 QT 间期延长，借此可与"非特异性 ST-T 改变"相鉴别，后者 QT 间期正常。心包炎可引起 T 波倒置，若不侵犯心肌，QT 间期通常正常。

五、冠状动脉供血不足的心电图表现

心肌缺血可表现为心绞痛、无症状性心肌缺血、心律失常、急性肺水肿和猝死。根据世界卫生组织的分类，心绞痛可分为劳累型、自发型和混合型三类。劳累型心绞痛属于冠状动脉相对缺血，多因劳力、情绪激动等使心肌代谢和耗氧量增加的因素而诱发。自发性心绞痛属于冠状动脉绝对缺血，因冠状动脉痉挛、冠状动脉内血栓形成而发作心肌缺血，多于静息状态发病，无任何诱发因素。不稳定性心绞痛和变异型心绞痛均属于自发性心绞痛。混合型心绞痛指患者同时并存劳累型心绞痛和自发性心绞痛，心绞痛可能由于心肌代谢增加和冠状动脉血流量减少两种因素所诱发。各种类型的心绞痛的心电图表现大体相似，鉴别主要依靠临床表现。从临床心电图学角度考虑，冠状动脉供血不足分为急性冠状动脉供血不足、慢性冠状动脉供血不足和变异型心绞痛三种类型更有意义，因为这三种类型冠脉供血不足各有其相对的心电图特点。

（一）急性冠状动脉供血不足

患者可能因劳力、情绪激动等因素诱发心绞痛，也可能于静息状态发病。发作心绞痛过程中可出现有诊断意义的心电图改变。通常于心绞痛发作过后，心电图改变迅速恢复正常，少数病例心电图改变可持续一定的时间。部分病例于心绞痛发作时心电图完全正常，可能由于缺血面积过小或两个相对应的部位发生心肌缺血所致。临床病史典型者发作胸痛时描记心电图正常并不能排除心绞痛。急性冠状动脉供血不足常可出现以下一项或多项改变。

1. 一过性 ST 段偏移　多呈下垂型或水平型 ST 段下移，偶可为缓慢上升连接点型 ST 段下移。

2. 一过性 T 波变化　T 波高耸或倒置，多见于 I、aVL 和左胸前导联。有时可出现 T 波伪性改善（图 8-8，图 8-9）。

3. 一过性 U 波倒置。

4. 一过性心律失常　如一过性过早搏动、心房颤动、阵发性心动过速、房室阻滞、束支阻滞、左前分支阻滞。不能将一过性心律失常作为诊断急性冠状动脉供血的依据，但过早搏动后第一、二个窦性心搏出现 T 波低平、倒置或 U 波倒置提示心肌缺血。

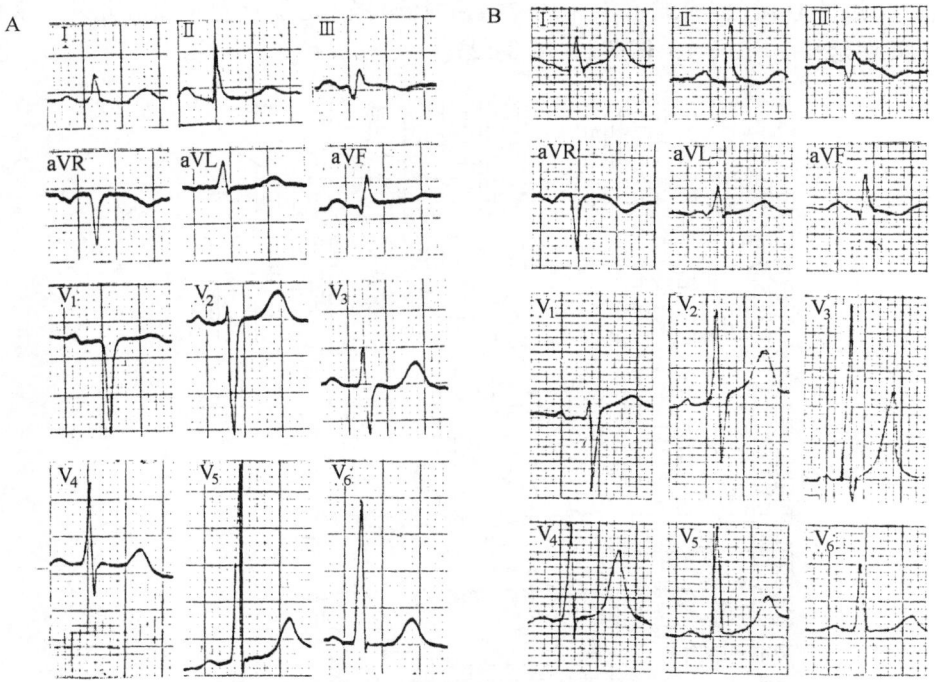

图 8-8　急性冠状动脉供血不足

A. 心绞痛发作前，多数导联 ST 段水平延长，V_6 导联 ST-T 交接角锐利；B. 心绞痛发作时，$V_2 \sim V_4$ 导联 T 波高耸，呈冠状 T

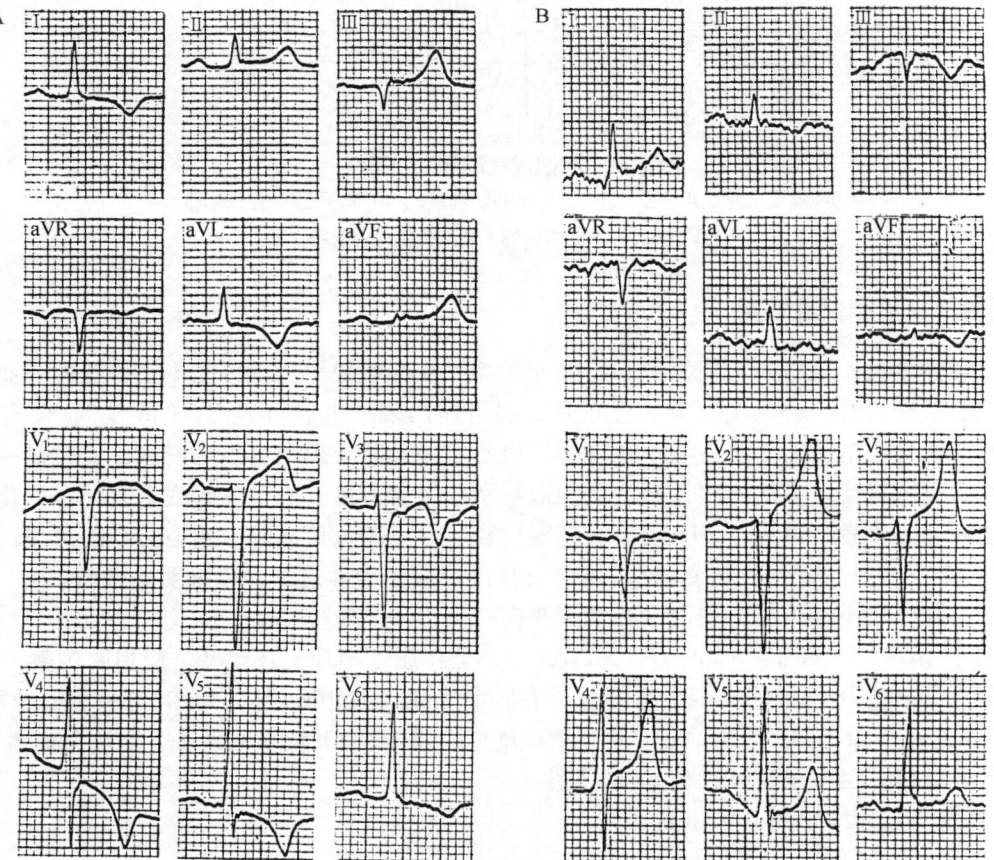

图 8-9　急性冠状动脉供血不足

A. 心绞痛发作前，Ⅰ、aVL、$V_3 \sim V_6$ 导联 ST 段下移，T 波倒置；B. 心绞痛发作时，Ⅰ、aVL、$V_2 \sim V_6$ 导联 ST 段转为抬高，T 波转为直立

5. 其他变化   一过性 Q 波(伴有或不伴有 R 波振幅减低)提示心肌严重缺血。此外,多数患者发作心绞痛时出现 QT 间期延长。(图 8-10、图 8-11、图 8-12)。

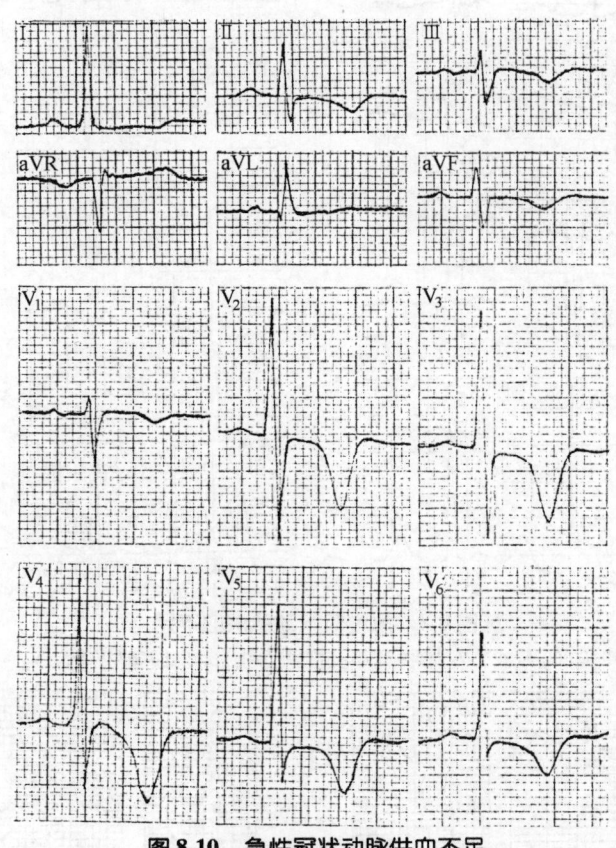

图 8-10   急性冠状动脉供血不足

心绞痛发作时,Ⅱ、Ⅲ、aVF 导联 T 波浅倒置,V₂ ~ V₆ 导联 T 波深倒置。

心绞痛发作过后,各导联的 T 波均恢复直立或变平坦

(二) 慢性冠状动脉供血不足

慢性冠状动脉供血不足患者可能发作心绞痛或无症状性心肌缺血,也可能不发作急性心肌缺血。当其不发作急性心肌缺血时,心电图可能大致正常,也可能出现"非特异性 ST-T 改变",仅有少数患者出现典型的心肌缺血心电图改变。慢性冠状动脉供血不足的诊断必须结合临床资料,有时需一系列的心电图描记,前后进行对比,方能作出诊断。慢性冠状动脉供血不足的心电图改变常有动态变化,为其相对特点。对诊断有困难者,可进行 24h 动态心电图检查、心电图负荷试验、超声心动图负荷试验等,对特殊职业患者(如飞行员,火车、汽车驾驶员)则应及早进行冠状动脉造影,以求明确诊断。

慢性冠状动脉供血不足可能出现以下心电图改变:

1. QRS-T 夹角增大   如 $T_{Ⅲ} > T_{Ⅰ}$,$T_{V1} > T_{V5}$,中、老年患者出现上述改变,应追踪观察。

2. 缺血型 T 波   左胸前导联出现 T 波倒置,右胸前导联 T 波相对增高,有时可呈典型的冠状 T。

3. ST 段形态改变及 ST 段下移   Ⅰ、Ⅱ、aVL 及左胸前导联 ST 段水平延长,交接角变锐;ST 段呈下垂型、水平型下移,也可呈连接点型 ST 段下移。

4. U 波倒置   左胸前导联 U 波倒置。

5. 房室阻滞、室内阻滞   无特异诊断价值。

6. Ptf_{V1} 绝对值超逾 0.03 ~ 0.04mm·s   若能排除二尖瓣狭窄、左心功能不全,对本病有一定诊断价值。

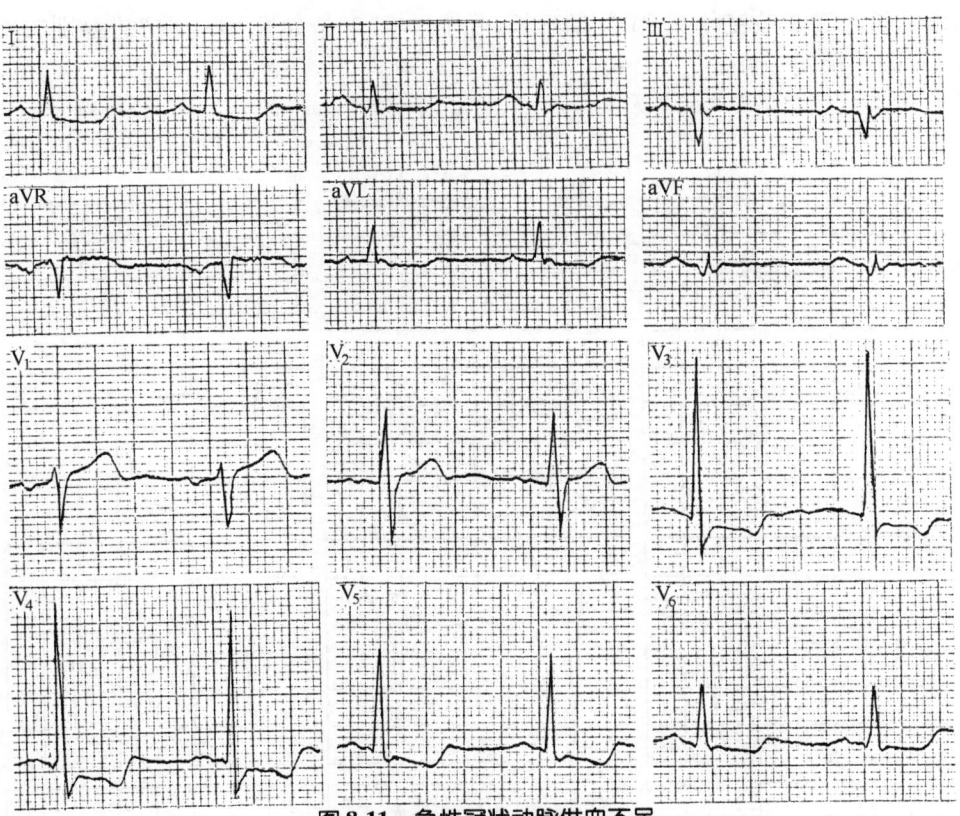

图 8-11 急性冠状动脉供血不足

心绞痛发作时，Ⅰ、aVL、V₃ ~ V₆ 导联 ST 段下移，T 波倒置。心绞痛发作过后，心电图基本恢复正常

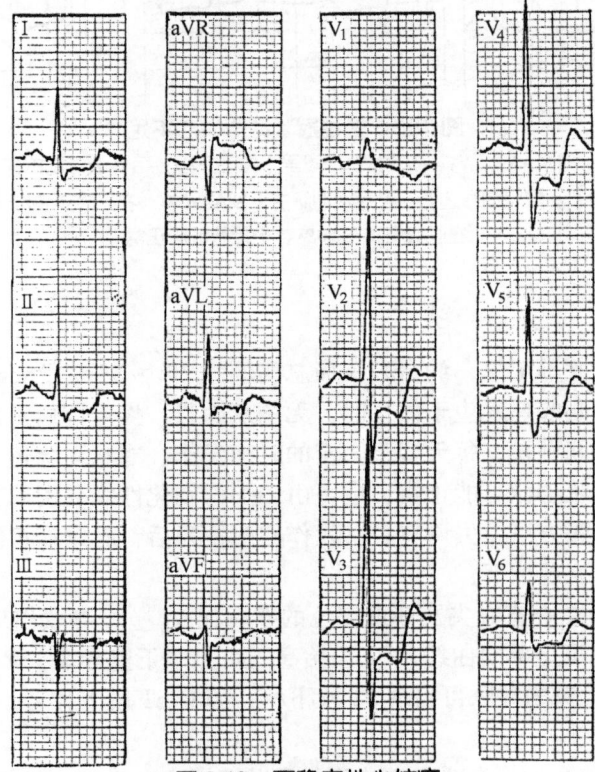

图 8-12 不稳定性心绞痛

患者老年男性，因反复发作胸痛 2 年，加重 1 天而入院。心电图示 Ⅰ、Ⅱ、aVL、V₁ 导联 ST 段轻度下移，V₂ ~ V₆ 导联 ST 段明显
下移，aVR 导联 ST 段抬高 T 波倒置。冠状动脉造影：右冠状动脉近段狭窄 90%，左回旋支近段狭窄 90%，左前降支近段狭窄 95%

7. QT 间期延长　ST-T 改变伴有 QT 间期延长,可作为与"非特异性 ST-T 改变"鉴别的条件(图 8-13,图 8-14,图 8-15,图 8-16)。

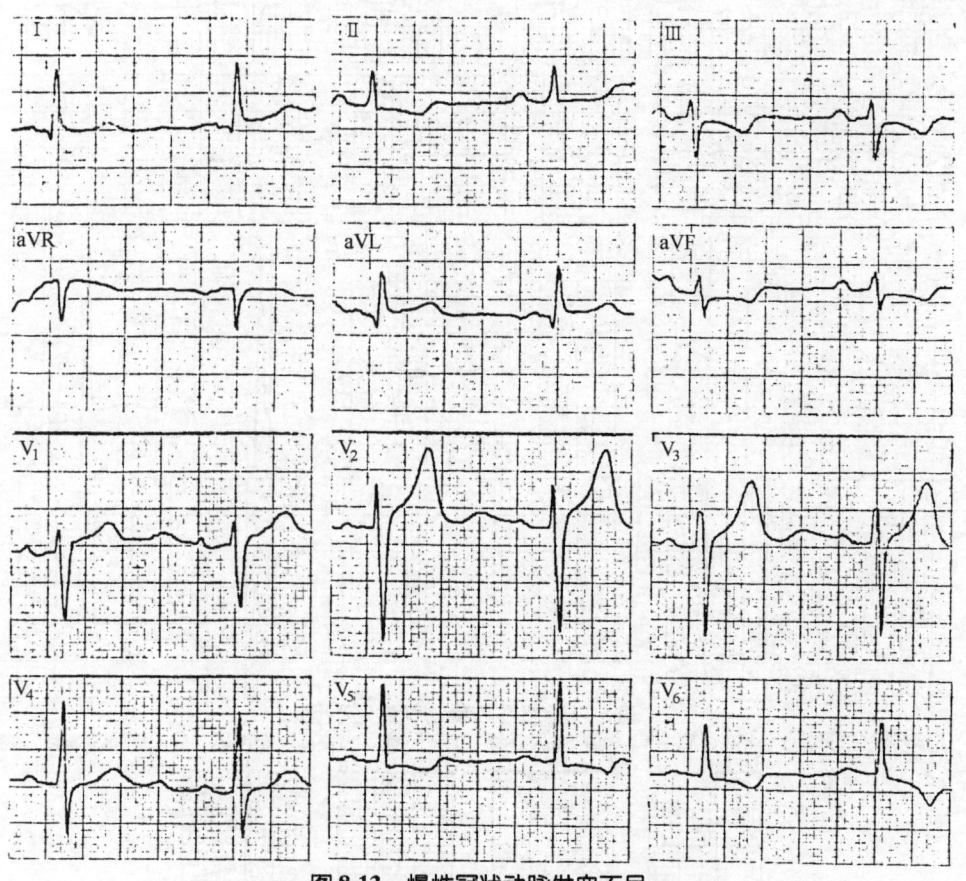

图 8-13　慢性冠状动脉供血不足

Ⅱ、Ⅲ、aVF、V₅、V₆ 导联 ST 段呈下垂型下移,与 R 波形成的夹角
> +90°。冠状动脉造影:左冠状动脉主干狭窄90%,左前降支狭窄75%,
左回旋支狭窄80%,右冠状动脉正常

(三) 变异型心绞痛

变异型心绞痛在临床上并不罕见,约占心绞痛总病例数 2% ~3%。Prinzmetal(1957)首先报道 23 例此型心绞痛并予命名。本型心绞痛发生于休息时,无诱发因素,疼痛部位及放射部位与典型心绞痛并无差别,但程度较重,持续时间稍长,每天多于固定的时间发作。冠状动脉造影证实心绞痛发作是由于冠状动脉痉挛所致。痉挛的冠状动脉可能正常,也可由于粥样硬化性病变引起狭窄。冠状动脉发生痉挛的机制不明,推测与自主神经张力平衡失调有关。发作心肌梗死后,心绞痛可能消失。

变异型心绞痛的心电图表现如下:

1. 心绞痛发作时,面向左心室心尖及邻近部位的导联如 V₂ ~ V₆ 导联出现 ST 段抬高,呈弓背向上,ST 段抬高常 >0.4mV,有时可呈单向曲线,ST 段抬高还可见于下壁导联。心绞痛缓解后,ST 段可迅速降至基线。与 ST 段抬高相对应的导联可出现 ST 段下移,原有 ST 段下移者,发作心绞痛时 ST 段可仅上升至基线。

2. 伴随 ST 段抬高,T 波高耸,有时出现典型的冠状 T。原来 T 波倒置者,发作心绞痛时 T 波可变为直立。T 波改变于心绞痛缓解后可迅速恢复原状。

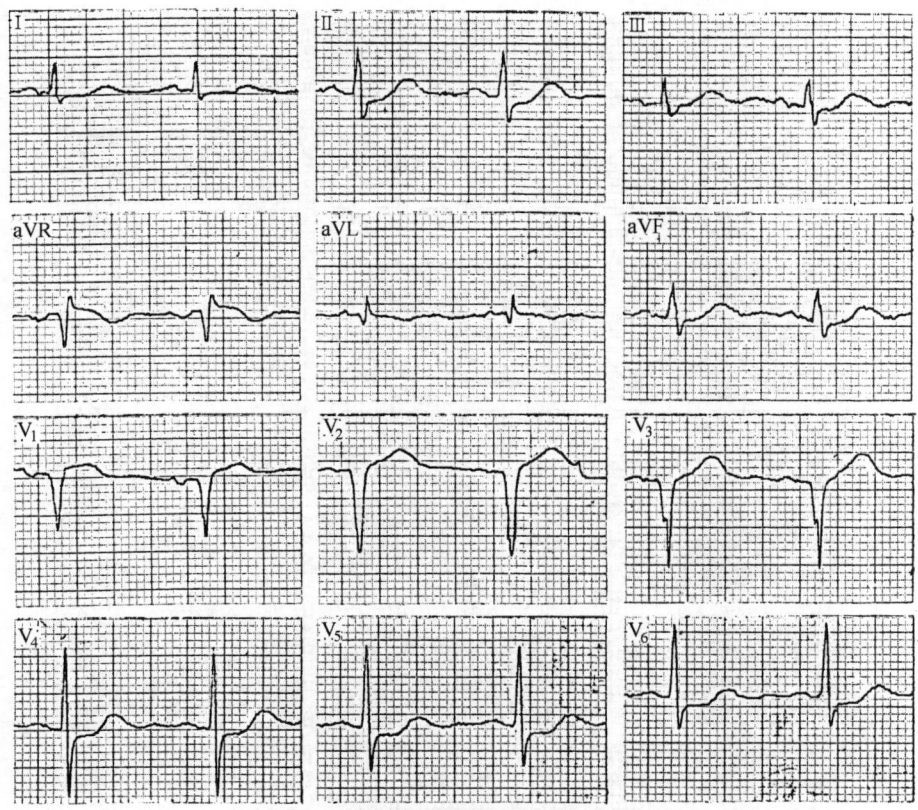

图 8-14 慢性冠状动脉供血不足

V_1 ~ V_3 导联呈 QS 型，Ⅱ、Ⅲ、aVF、V_4 ~ V_6 导联 ST 段下移。冠状动脉造影：左前降支近段狭窄 80%，左回旋支中段狭窄 80%，右冠状动脉中段狭窄 50%

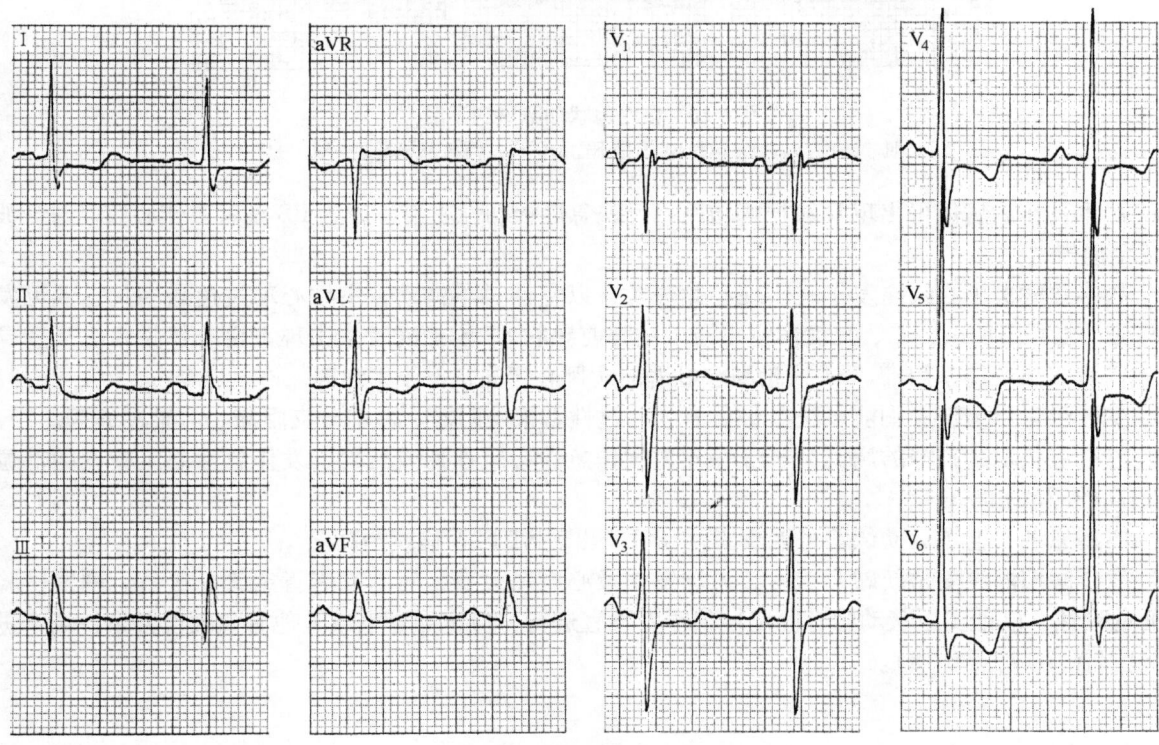

图 8-15 慢性冠状动脉供血不足

Ⅰ、Ⅱ、aVL、V_4 ~ V_6 导联 ST 段呈水平型或下垂型下移，T 波倒置。冠状动脉造影：左前降支近段狭窄 70%，右冠状动脉中段狭窄 50%

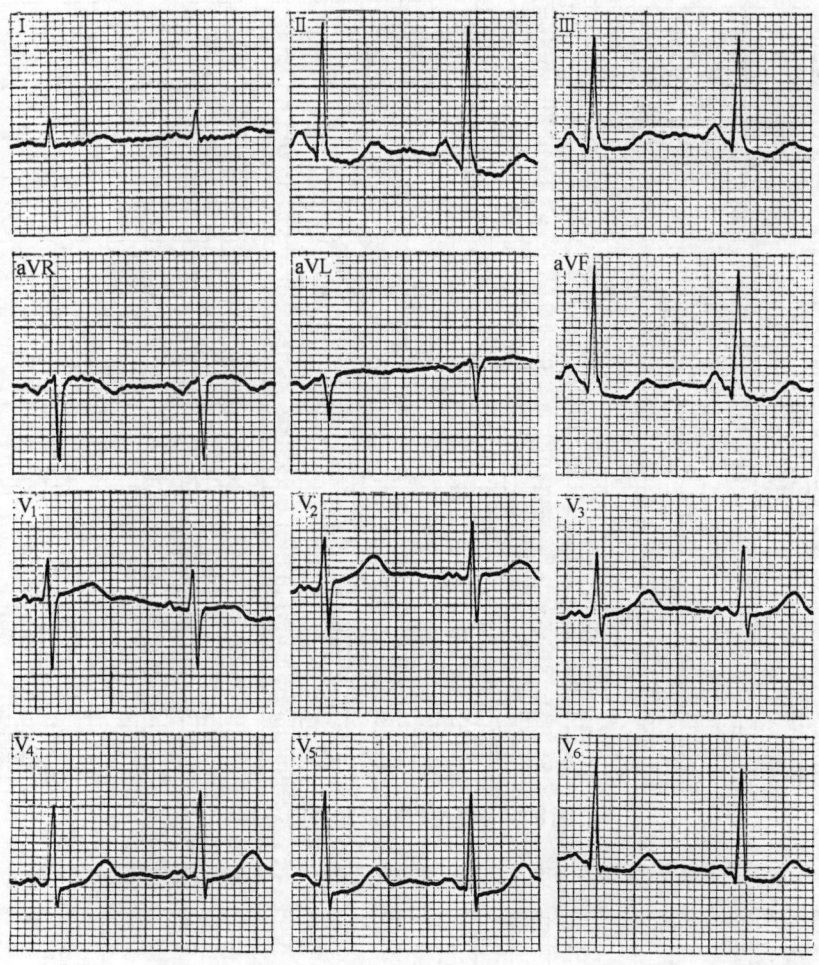

图 8-16　慢性冠状动脉供血不足

Ⅱ、Ⅲ、aVF、V5、V6 导联 ST 段呈下垂型下移，与 R 波形成的夹角 > +90°

　　3. 严重发作的病例可出现 R 波振幅增高，反映急性损伤性阻滞。原为 RS 型者发作心绞痛时 S 波可变浅甚至消失。

　　4. 约半数病例于心绞痛发作时出现心律失常，以室性过早搏动，室性心动过速最多见，偶可发生心室颤动，也可出现一、二、三度房室阻滞。左胸前导联 ST 段抬高者多出现室性心律失常。下壁导联 ST 段抬高者多出现房室阻滞。ST 段抬高愈显著的病例心律失常发生率愈高。

　　5. 少数患者可出现左胸前导联 U 波倒置，一过性右束支阻滞、左前分支阻滞、电轴左偏等。

　　6. 患有冠状动脉狭窄的病例 50% 于一年内发作急性心肌梗死或死亡，发作急性心肌梗死的部位与 ST 段抬高的导联相吻合。

　　7. 本型患者心电图运动试验可无改变，也可能出现 ST 段下移或抬高。

　　8. 发作间期静注麦角新碱可诱发心绞痛发作及心电图改变，对本病有肯定诊断价值。诱发试验有相当的危险性，已证实冠状动脉有固定性狭窄者不宜进行，应在导管室或其他有急救设备条件场合进行诱发试验（图 8-17,图 8-18）。

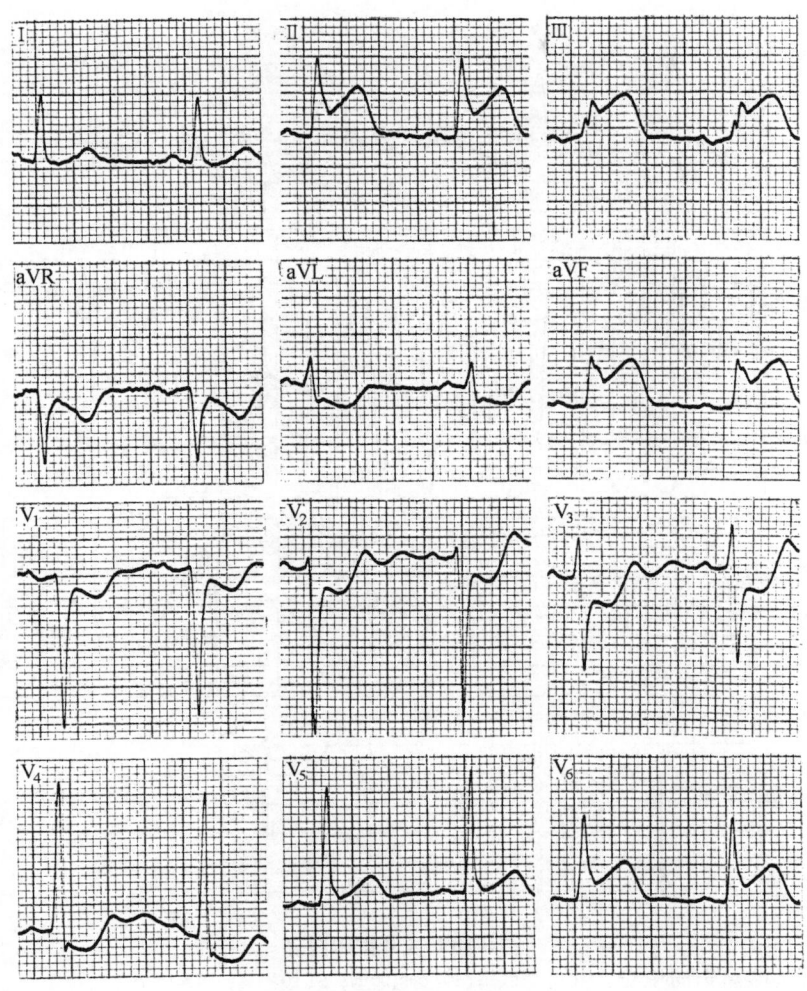

图 8-17　变异型心绞痛

心绞痛发作时描记，Ⅱ、Ⅲ、aVF、V_5、V_6 导联 ST 段抬高，弓背向上，
aVL、$V_1 \sim V_4$ 导联 ST 段对应性下移。心绞痛发作过后 1 小时描记，心电图基本恢复正常

六、鉴 别 诊 断

　　心肌缺血的主要心电图表现为 ST 段偏移和 T 波变化，但这些心电图改变并非心肌缺血所特有，还可见于许多其他情况。因此，遇到 ST 段偏移和 T 波改变的心电图，不要轻易下心肌缺血的诊断，必须仔细分析心电图改变，结合临床资料进行综合分析，与非缺血性 ST-T 改变进行鉴别。

（一）T 波高耸

　　1. 缺血性 T 波高耸　T 波高耸可见于超急期心肌梗死，变异型心绞痛，前壁心内膜下心肌缺血和急性后壁心外膜下肌缺血等。超急期心肌梗死、变异型心绞痛引起的 T 波高耸伴有 ST 段抬高，且于短时间内发生变化，不难诊断。急性后壁心外膜下肌缺血为正后壁心肌梗死的一个组成部分，诊断也不困难。前壁心内膜下心肌缺血引起 T 波高耸，若 T 波呈典型的冠状 T，或伴有 ST 段下移、ST 段形态变化、U 波倒置等，诊断比较肯定；若仅有 T 波高耸且形态不够典型，则诊断比较困难，此时必须结合临床资料进行分析。

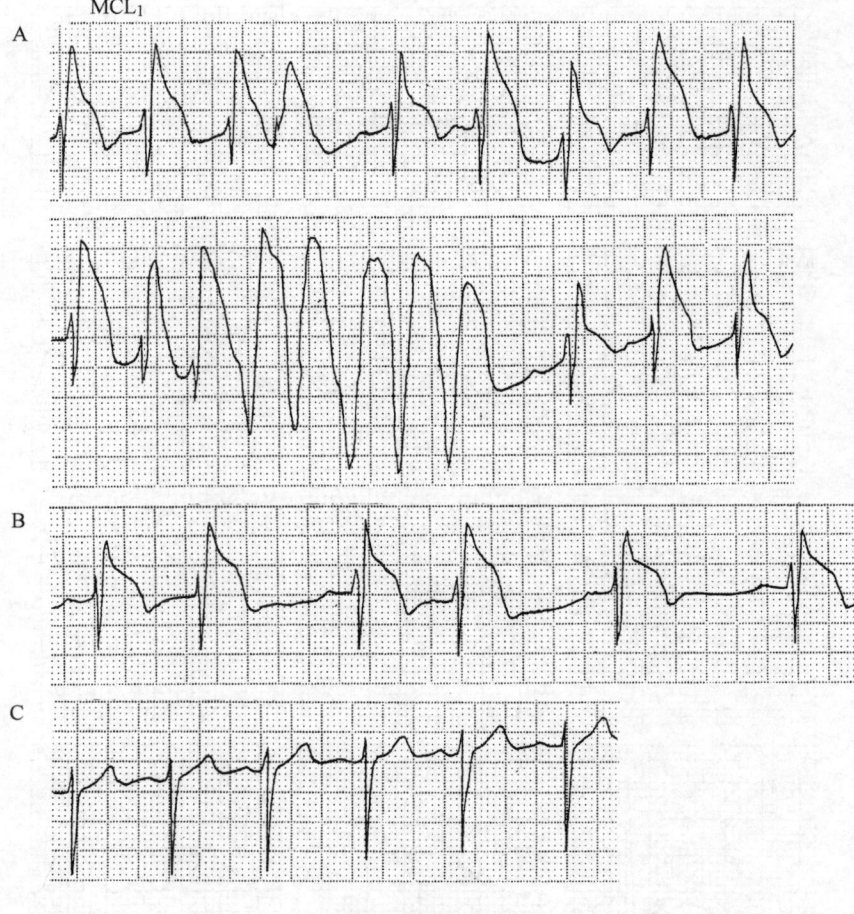

图 8-18 变异型心绞痛

A. 心绞痛发作时描记，MCL_1 导联呈右束支阻滞型，ST 段抬高，弓背向上，
并有频发房性早搏及短阵室性心动过速发作；

B. 胸痛缓解后 30s 描记，窦性心律，仍有房性早搏，右束支阻滞，ST 段抬高，弓背向上；

C. 1min 后描记，窦性心动过速（100bpm）室内传导正常，ST 段降至基线

2. **非缺血性 T 波高耸**　除心肌缺血外，高钾血症、早期复极综合征、继发性复极异常等常可引起 T 波高耸。详见第 35 章非缺血性 ST-T 改变。

（二）T 波倒置

1. **缺血性 T 波倒置**　无 Q 波型心肌梗死常可引起 T 波深倒置，详见第 9 章。心内膜下心肌缺血、心外膜下心肌缺血均可引起 T 波倒置，若 T 波呈典型的冠状 T，或伴有缺血性 ST 段下移、ST 段形态改变、U 波倒置，诊断比较肯定；若单纯 T 波倒置，且呈"非特异性改变"，则需要依靠临床资料、辅助检查等与其他情况相鉴别。

2. **非缺血性 T 波倒置**　非缺血性 T 波倒置病因繁多，常见的有心肌炎、心包炎、心肌病（心尖肥厚型）、二尖瓣脱垂综合征、脑血管意外、继发性复极异常、心动过速后综合征和功能性 T 波变化等。详见第 35 章非缺血性 ST-T 改变。

（三）ST 段下移

1. **缺血性 ST 段下移**　典型的缺血性 ST 段下移（水平型或下垂型）伴有或不伴有冠状 T，结合临床资

料一般不难做出肯定的诊断。但不少心肌缺血引起的 ST 段下移呈"非特异性改变",则须与非缺血性 ST 段下移进行鉴别。

2. 非缺血性 ST 段下移　引起非缺血性 ST 段下移的常见病因有药物作用(洋地黄、抗心律失常药物等)、继发性复极异常、低钾血症、心肌炎、二尖瓣脱垂综合征、肺动脉栓塞等。详见第 35 章非缺血性 ST-T 改变。

(四) ST 段抬高

1. 缺血性 ST 段抬高　心外膜下心肌缺血或透壁性心肌缺血引起 ST 段抬高,临床上见于急性心肌梗死、变异型心绞痛,诊断一般不难,有时由于临床症状不明显或心电图改变不典型,则应与非缺血性 ST 段抬高相鉴别。

2. 非缺血性 ST 段抬高　非缺血性 ST 段抬高的常见病因有早期复极综合征、急性心包炎、继发性复极异常等,比较少见的病因有高钾血症、肺动脉栓塞、急性心肌炎、低温、Brugada 综合征等。详见第 35 章非缺血性 ST-T 改变。

参 考 文 献

1. 黄宛,主编. 临床心电图学. 第 5 版. 北京:人民卫生出版社,1998,79-99

2. 黄大显,主编. 现代心电图学. 北京:人民军医出版社,1998,94-117

3. 张文博,主编. 心电图鉴别诊断学. 西安:陕西科学技术出版社,1987,99-121

4. Blake, TM. The Practice of Electrocardiography. 5th ed. Totowa:Human Press Inc,1994,201-223

5. Schamroth L. The Electrocardiography of Coronary Artery Disease. 2nd ed. Oxford:Blackwell Scientific Publications,1984,30-36

6. Wagner GS. Practical Electrocardiography. 9th ed. Baltimore:Williams & Wilikins. 1994,116-153

7. Te-Chuan Chou. Electrocardiography in Clinical Practice. 3rd ed. Philadelphia:W B Saunders Co,1992,174-187

8. Goldschlager N,Goldman MJ. Principles of Clinical Electrocardio- graphy. 13th ed. London:Prentice-Hall International Inc,1989,102-107

第9章 心肌梗死心电图

Electrocardiogram of Myocardial Infarction

郭 继 鸿

内 容 提 要

急性心肌梗死是冠状动脉急性闭塞所致的心肌缺血、坏死。冠状动脉闭塞的最常见原因是在冠状动脉粥样硬化的基础上形成急性血栓。急性心肌梗死的发生与闭塞冠状动脉的大小、闭塞的时间以及梗死前有无侧支循环形成、缺血预适应等情况有关。一个小的分支闭塞只引起局灶性急性心肌梗死,但一支主要冠状动脉近段闭塞则引起较大范围的急性心肌梗死,而左冠状动脉主干(左主干)闭塞或者多支冠状动脉闭塞可以形成广泛性急性心肌梗死。冠状动脉逐渐狭窄最终闭塞可以不发生急性心肌梗死,因为已经建立有效的冠状动脉侧支循环。冠状动脉痉挛或痉挛合并血栓形成也可引发急性心肌梗死,极少数急性心肌梗死病人的冠状动脉造影正常或者仅有轻度狭窄(<60%),推测急性心肌梗死的形成可能与冠状动脉痉挛或痉挛伴血栓形成(以后血栓自行溶解)有关。

诊断急性心肌梗死主要依据临床资料、心肌酶学和心电图,而心电图是心肌梗死诊断以及预后判定的重要依据。

心肌梗死的心电图特征是出现病理性 Q 波和 ST-T 改变。根据心电图有无病理性的 Q 波,急性心肌梗死又可分为急性 Q 波型心肌梗死和急性无 Q 波型心肌梗死。急性 Q 波型心肌梗死表现为病理性或坏死型 Q 波(或 QS 波)的出现和损伤型 ST 段抬高及缺血型 T 波的规律演变;急性无 Q 波型心肌梗死心电图特征是不出现病理性 Q 波或 QS 波,而出现 QRS 波群形态、振幅及时间的改变,同时伴有急性心肌梗死的 ST-T 的规律演变。

一、心肌梗死心电图改变的机制

心肌梗死的心电图表现为心肌除极和复极的异常,主要为病理性 Q 波的出现和 ST-T 的改变。

(一) 坏死型 Q 波

1. 产生机制

正常的心室除极首先从室间隔开始,由心内膜下心肌向心外膜下心肌扩布,形成 QRS 波群。QRS波群向量的起始 $10 \sim 20ms$ 为室间隔及心内膜下心肌的除极向量,$30 \sim 40ms$ 代表右心室及大部分左心室除极产生的向量,最后为左心室后基底部的除极。在正常人,QRS 波群的前 $30 \sim 40ms$ 的向量大致指向左下方偏后。因此,当某一部分心肌坏死时,该处不会产生心电向量,综合向量将背离梗死区,因此在面对梗死区的导联上出现坏死型 Q 波或 QS 波,而对应导联上则出现 R 波增高(图 9-1)。目前,虽然关于 Q 波形成的机制尚有争论,但 QRS 波群的向量学说已得到较广泛的认可。

早在 1954 年,Grant 就提出,任何导联的 Q 波提示初始除极向量在该导联上为负向,心肌梗死的 Q波系心肌严重缺血导致的心肌初始向量的丢失。在额面电轴上,左心室的心电向量占据 $-30° \sim +90°$ 的范围,故左心室某一部分梗死必然会出现与初始 40ms 向量相反的梗死向量,梗死向量可出现的范围为240°,位置为 +90° 至 −60°。根据向量理论,在 $+30° \sim +60°$ 的范围内任何肢体导联上都不会出现 Q波,故称为无 Q 波区(图 9-2)。当左心室心肌梗死时,除了无 Q 波区外,至少在 1 个导联上出现 Q 波。一个方向上的向量丢失必然导致对侧方向上的向量增加。例如,前壁梗死可在正后壁(背部 $V_{7,9}$)导联上出现 R 波增高;后壁梗死在右前胸导联出现 R 波增高(图 9-3)。应当指出,心肌的坏死和损伤都可产生Q 波,但坏死产生的 Q 波多为永久性,而损伤产生的 Q 波多为可逆性,极少数为不可逆的;心肌的缺血、损伤及坏死是 Q 波产生的主要原因,但心肌炎、心肌纤维化等也可引起 Q 波。

2. 影响 Q 波产生的因素

过去,人们认为,Q 波型心肌梗死代表透壁型心肌梗死,而无 Q 波型心肌梗死代表非透壁型心肌梗死,特别是心内膜下心肌梗死。现在,这一观点已被纠正,因为影响 Q 波产生的因素较多。

(1) 心肌梗死部位:当梗死部位靠近左心室的后基底部时,由于其在 QRS 波群的前 40ms 可能尚未发生除极,故在面对梗死部位的导联心电图也不出现 Q 波或 QS 波,但应有 R 波的变化,如振幅减小、

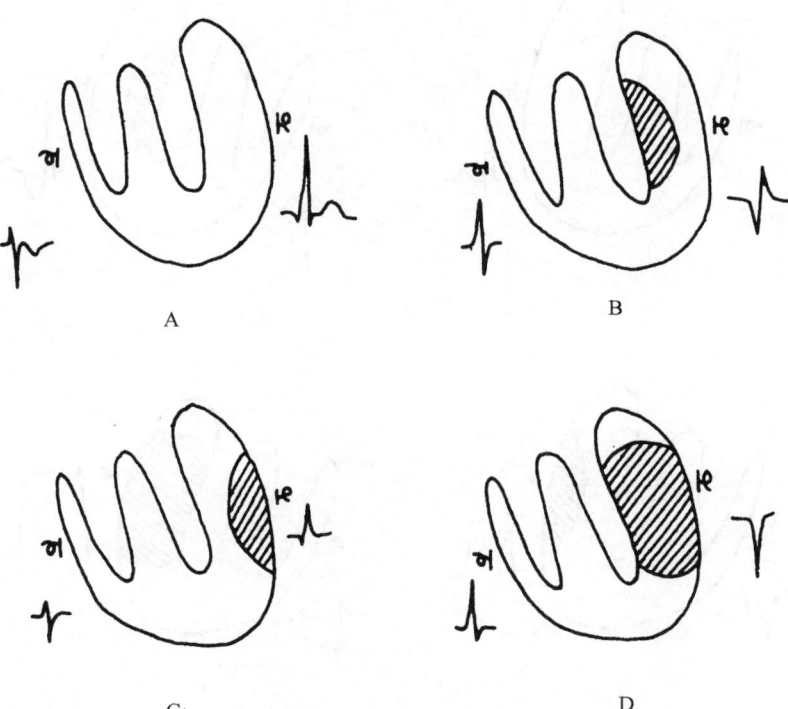

图 9-1　坏死型 QRS 波群的心电图表现

A. 正常心电图；B. 心内膜下心肌梗死，相应心外膜导联记录到坏
死型 Q 波，QRS 波群呈 QR 型，对应导联的 R 波增高；C. 心外膜下心肌梗死，
相应导联出现 R 波减低，即等位性 Q 波；D. 透壁型心肌梗死，
相应导联出现 QS 波，对应导联出现 R 波的显著增高

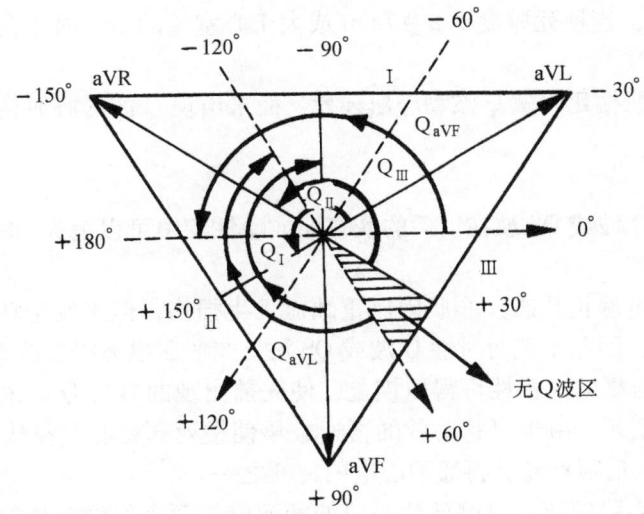

图 9-2　心电轴的无 Q 波区（+30～+60°）

增宽、切迹等。

（2）梗死范围：梗死范围越大，Q 波或 QS 波越明显，但两者之间并不是成正比关系。一般认为，

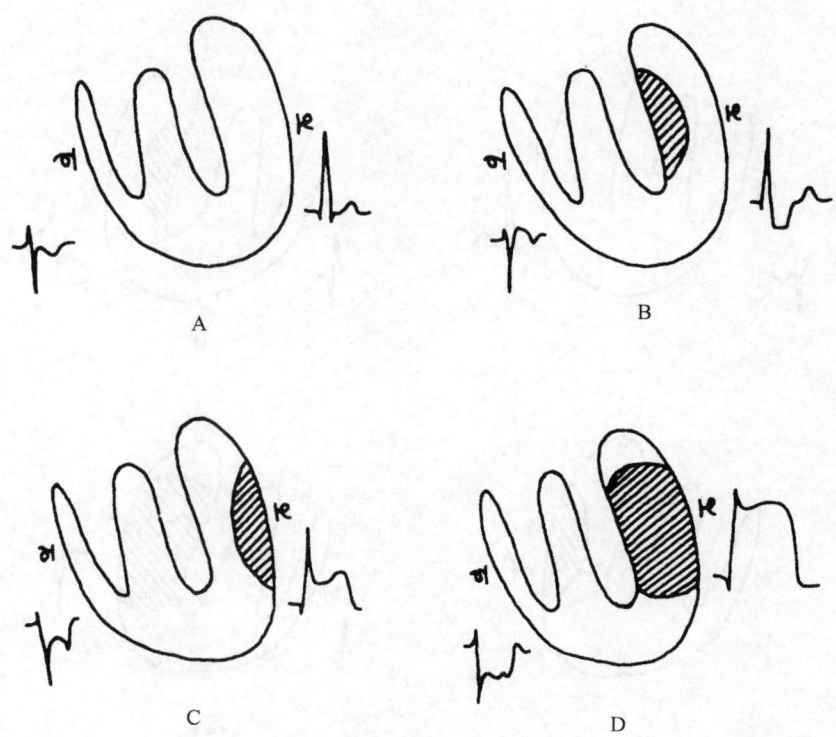

图9-3 损伤型 ST 段的心电图改变

A. 正常心电图；B. 心内膜下心肌损伤，相应心外膜导联上出现 ST 段下降，
对应导联上 ST 段抬高；C. 心外膜下心肌损伤，ST 段呈损伤型抬高；
D. 透壁型心肌损伤，ST 段抬高明显而呈单相曲线

直径 <2cm 的梗死，或梗死累及左心室的 1/10 或更少时，心电图可能不出现 Q 波，而直径 ≥2 ~ 2.5cm 的梗死才会出现 Q 波或 q 波。

（3）梗死心肌的厚度：当梗死厚度达 5 ~ 7mm 或大于心室壁的 1/2 时才会出现 Q 波；而薄于心室壁 1/2 的梗死可不出现 Q 波。

现在，出现 Q 波的心肌梗死叫做 Q 波型心肌梗死，而未出现 Q 波的心肌梗死称为无 Q 波型心肌梗死。

3. Q 波消失的原因

急性心肌梗死出现的 Q 波或 QS 波在以后的恢复期或慢性期中可以消失（图9-4），其原因也是多方面的。

（1）心室肌细胞处于电静止状态：心肌因严重缺血发生损伤，但未发生坏死，只是处于暂时的电静止状态（心肌冬眠状态），因此出现暂时性 Q 波或 QS 波。当心肌供血得以改善，心肌损伤的程度减轻甚至于消失时，心肌除极与复极的特性可得以恢复，使先前出现的异常 Q 波消失。临床上开展的急诊溶栓或介入治疗急性心肌梗死，由于冠状动脉的再通较早使梗死部位心肌很快恢复血流灌注，故 Q 波可迅速变小，因此也是溶栓后冠状动脉再通的心电图特征之一。

（2）对侧部位发生了心肌梗死：对侧部位心肌的梗死能使两个部位向量的丢失相互抵消，因此在心电图上都不出现 Q 波，或 Q 波的深度减低。

（3）心肌梗死合并传导异常：心肌梗死合并左束支阻滞及其分支阻滞、预激综合征、室内差异性传导和心室起搏节律等掩盖了原有的心肌梗死波形。

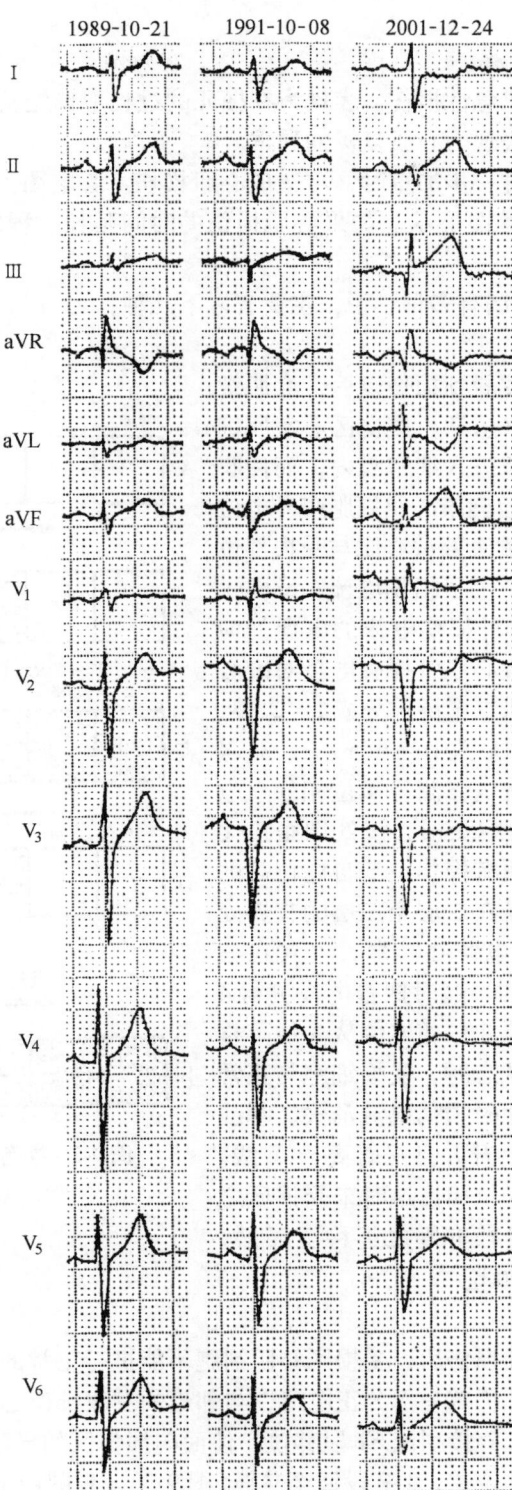

图 9-4 陈旧性前间壁、急性下壁心肌梗死心电图

1989 年的心电图正常。1990 年 2 月曾发生急性前间壁心肌梗死，1991 年心电图出现陈旧性前间壁心肌梗死，表现为 $V_{2\sim3}$ 呈 QS 型，V_1 呈 QR 型，V_4 呈 rS 型。2001 年 12 月 24 日患者再次发作胸痛后 6 小时记录的心电图，显示 V_3 导联的 r 波重新出现，V_4 导联的 r 波增高，同时，II 导联呈 rS 型，III、aVF 导联呈 QR 型，伴 ST 段明显抬高，诊断为陈旧性前间壁心肌梗死、急性下壁心肌梗死

（二）ST 段改变的机制

急性心肌梗死时常合并心肌急性损伤，表现为在梗死的过程中首先发生严重损伤以及在梗死周围的心肌存在着损伤，心电图主要表现为心肌复极的异常。

心肌缺血时间延长、程度进一步加重时，可造成心肌损伤。心电图上出现损伤型的 ST 段改变。当损伤因素去除以后，ST 段迅速恢复原状。如果心肌损伤的时间延长、程度继续加重，必然发展成为急性心肌梗死。

损伤型 ST 段抬高的产生机制有多种学说，主要有以下几种：

1. 舒张期损伤电流学说

当某一部位心室肌由缺血发展到损伤以后，心肌细胞膜的电阻降低，在复极后的静息期，损伤区心室肌细胞膜外仍有一部分正电荷不断地进入细胞膜内，而使膜外电位降低（图 9-5 中 Y 线）。而健康心肌细胞膜外电位较高（图 9-5 中 X 线），因此在健康部位心肌与受损部位心肌之间出现了电位差，因此产生了损伤电流。Schamroth 用图 9-5 的模式图来说明这种损伤电流的电偶如何形成。图中为一段左心室游离壁心肌，探查电极对准心外膜，自心内膜至心外膜的心肌细胞层被分成 1、2、3、4 个方格，借以代表 4 组心肌。A 图中表示 1、2、3、4 层细胞均呈正常极化状态，探查电极测得 4 位相静息电位在 X 线上。B 图示 3、4 层细胞受损，该处细胞极化的程度比附近未受损细胞低，便有损伤电流自电位高的一方流向电位较低的一方，于是在二层至三层的交界处产生了一个电偶，这个电偶的电源在二层，电穴在三层，因此它的方向是背离电极的。这时探查电极测得 4 位相电位必然从 X 线降低。于是 4 位相电位从 X 线下移至 Y 线。C 图示心肌进入除极状态时，受损细胞与正常细胞之间不再有电位的差别，此时损伤电流消失，基线又回到 X 线，图示 ST 段相对上升并且显著高于 Y 线。D 图示心肌复极之后再度进入 4 位相，这时未受损区之间又出现舒张期损伤电流，T-P 段亦随之下移至 Y 线，这样便呈现为一个向上的单向曲线。

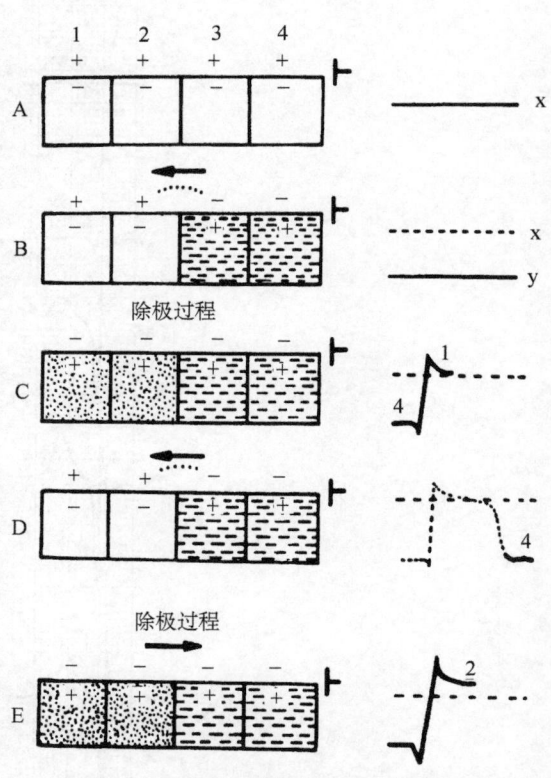

图 9-5　损伤电流的产生与 ST 段的抬高
（说明详见正文）

2. 收缩期损伤电流学说

某部心室肌细胞发生缺血性损伤后，受损区心肌细胞不能进行正常的除极。健康部位心肌细胞除极完毕之后，受损区心肌细胞膜外仍有一部分正电荷，与邻近的健康部位心肌相比，其电位较高。损伤电流由受损区心肌流向健康心肌，直接引起 ST 段移位，使面向损伤区的导联上 ST 段抬高。心室复极完毕以后，两部分心肌之间不再有电位差，T-P 段回至基线（图 9-5）。E 图用来说明收缩期的损伤电流。

上述两种学说均认为 ST 段的抬高与损伤电流有关。不同点在于：舒张期损伤电流学说认为，损伤电流发生在心室肌复极以后的静息期，直接引起 T-P 段下降，因此 ST 段是相对抬高。收缩期损伤电流学说则认为损伤电流发生在心肌除极完成以后但尚未复极以前的 ST 段内，直接引起 ST 段抬高，而 T-P 段并不下降。

3. 除极波受阻现象

损伤区心肌细胞膜外电位逐渐减小，直至丧失除极能力。在受损心肌的边缘产生了阻滞。健康心肌可以正常地除极与复极，传导阻滞使受损区心肌未能除极。心室除极结束以后，健康部位心肌细胞膜外排列一层负电荷，受损区心肌细胞膜外排列一层正电荷，电流由受损区心肌流向健康心肌，引起 ST 段抬高（图 9-6）。

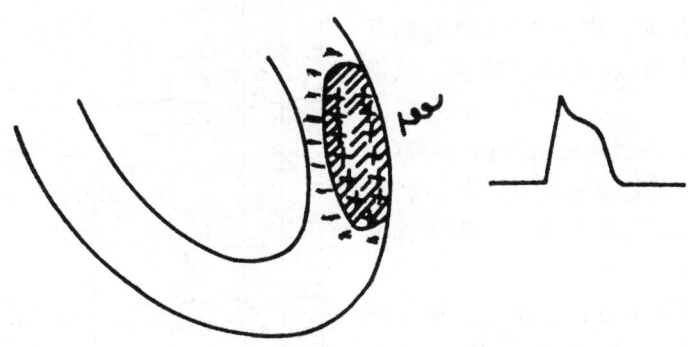

图 9-6 "除极波受阻"产生 ST 段偏移示意图

（三）T 波改变

心肌缺血时首先表现为复极时间延长。在全部心肌复极过程中，缺血部位的心肌复极时间延迟，在心肌外膜面电极记录的心电图就出现 T 波形态、振幅和方向的改变。正常在心外膜记录的心电图 T 波升肢与降肢不对称。但缺血型 T 波的形态有以下几个特点：①升肢与降肢对称；②顶端变为尖耸的箭头状；③T 波由直立（T 波与 QRS 波群的主波方向相同）变为倒置（与 QRS 波群的主波方向相反）（图 9-7）；④QT 间期缩短；⑤T 波改变仅出现在心肌缺血区的导联，具有定位诊断意义；⑥T 波变化明显，在几分钟或数十分钟之内可以观察到 T 波的剧烈变化。

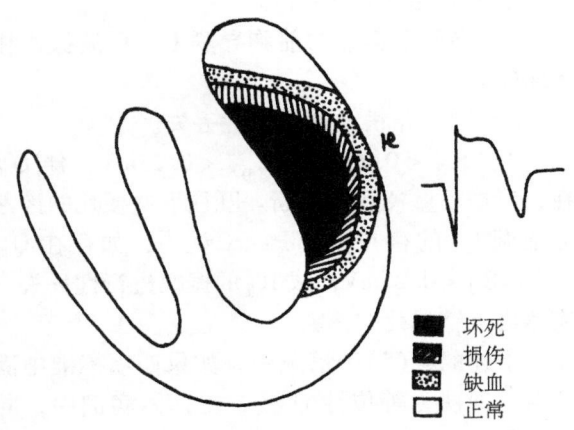

坏死
损伤
缺血
正常

图 9-7 心肌缺血、损伤、坏死的心电图表现

（四）等位性 Q 波

"等位性 Q 波"是指心肌发生梗死，但因某种原因未形成典型的病理性 Q 波，而产生各种特征性 QRS 波群的形态改变。这种 QRS 波群的形态改变和病理性 Q 波一样，可用于心肌梗死的诊断。

等位性 Q 波包括以下各种特征性 QRS 波群的改变：

（1）q 波：当梗死面积较小时，虽位于左心室去极化起始 40ms 内，但亦不能形成典型的病理性 Q 波，仅能形成 q 波。Takaten 等对 q 波的定义是：前胸导联 q 波未达到病理性 Q 波标准，但宽于和深于下一个前胸导联的 q 波，即 $q_{V3} > q_{V4}$；$q_{V4} > q_{V5}$；$q_{V5} > q_{V6}$；V_{1-3} 均出现 q 波。

（2）进展型 Q 波：指对同一病人在相同体位条件下进行动态观察时，原来出现 Q 波的导联上 Q 波进行性增宽和加深，或原先在无 Q 波的导联上出现新的 q 波，并能排除间歇性束支阻滞或预激者。对 Q 波可疑、不符合病理性 Q 波诊断标准者，如发现 Q 波的动态变化，则高度提示心肌梗死。进展性 Q 波较 q 波更有诊断意义。为了观察 Q 波的动态变化，需要在 24 小时内进行多次心电图检查。

（3）Q波区：Q波区是指面向梗死区的导联周围（上下或左右）均可记录到 Q 波的区域。当某导联存在可疑 Q 波时，可在该导联附近探查，了解是否存在 Q 波区。如存在 Q 波区，则比单一导联的 Q 波更支持心肌梗死的诊断。Q 波区主要用于前胸导联。

（4）QRS 波群起始部的切迹、顿挫：QRS 波群在起始 40ms 内，梗死相关导联的 R 波出现大于或等于 0.05mV 的负向波时，即为 QRS 波起始部的切迹或顿挫，它们与小面积心肌梗死有关，其形成机制与 q 波相同。

（5）R 波丢失：指因心肌梗死引起相关导联 R 波振幅的降低。R 波丢失的诊断标准尚不统一，结合 Xavier 和 Henry 等的观点和临床资料，以下标准在临床上较为实用和可靠：

1）$V_{1~4}$导联 R 波递增不良：正常时前胸导联 $V_{1~4}$导联 R 波递增，即 $R_{V4} > R_{V3} > R_{V2} > R_{V1}$。如在某一导联这种递增顺序发生了变化，则提出该导联存在着 R 波丢失（图9-8）。

2）在两个连续的前胸导联上，R 波振幅相差 ≥50%。

3）同一导联 R 波进行性丢失。

4）$R_{III} < 0.25mV$，$R_{aVF} < 0.25mV$，伴 Q_{II} 存在，考虑下壁梗死的诊断。既往下壁梗死的诊断过分强调 Q_{II} 的存在，但 Henry 认为，如存在 Q_{III} 和 Q_{aVF}，$R_{II} < 0.25mV$，或 R_{II} 的振幅进行性丢失，仍应考虑下壁梗死的诊断。

上述的第（5）种情况中，如果四项标准中满足一条，即视为等位性 Q 波。在具体病例中，同一病例常有以上多种情况同时存在。

等位性 Q 波需与心室激动异常引起的 QRS 波群改变相鉴别，如束支阻滞、心室肥大、预激综合征、肺气肿等，均可表现为前胸导联 R 波递增不良，R 波 ≤0.25mV 或 R 波起始部切迹，但动态观察有助于鉴别。

肺动脉栓塞时可出现 $S_I Q_{III} T_{III}$ 综合征，即在 III 导联出现 Q 波，有时 aVF 导联亦可出现 Q 波，II、III、aVF 导联上可出现 ST 段轻度上升和 T 波倒置。在深吸气时 Q_{III} 可消失。另外 aVR 导联的 QRS 波如呈 QR 型则多为 $S_I Q_{III} T_{III}$ 综合征；如呈 rS 型并伴下壁导联 Q 波及 ST-T 改变，则多为心肌梗死。

等位性 Q 波的概念有助于鉴别不典型心肌梗死和极早期心肌梗死的诊断，提高心电图对心肌梗死诊断的敏感性。但这一概念的诊断标准仍然需要

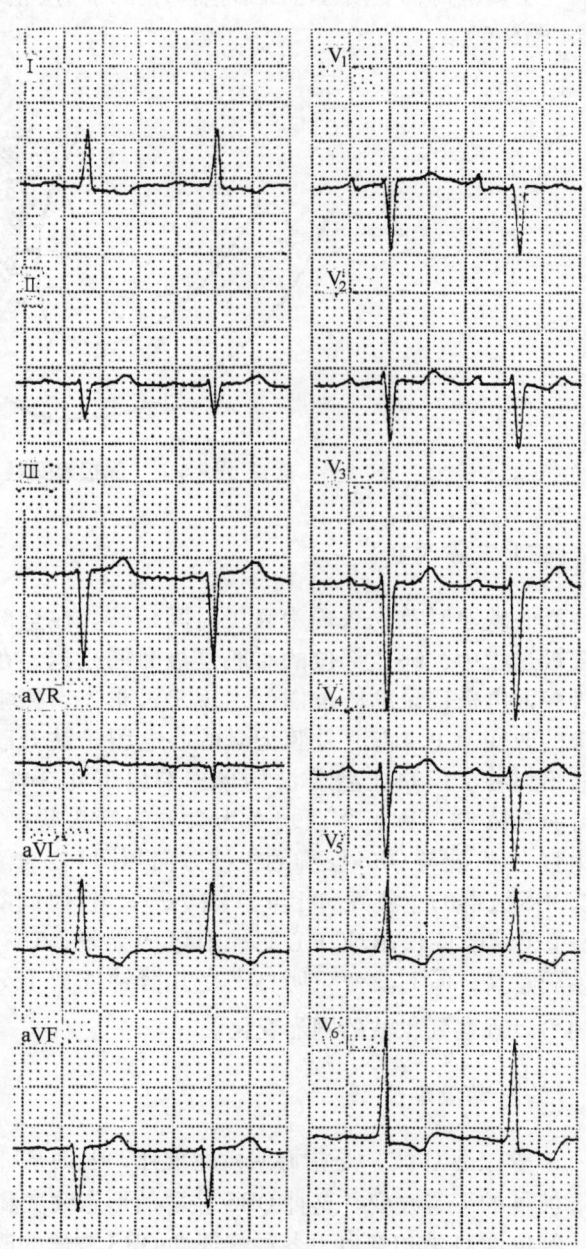

图9-8　前壁心肌梗死的 R 波改变

患者女，63 岁，糖尿病史 5 年，1 年前诊断为"陈旧性前壁心肌梗死"。心电图表现：窦性心律。I、aVL 导联呈 R 型伴 T 波倒置，但似可见 q 波。II、III、aVF 导联呈 rS 型，$V_{5,6}$ 导联 T 波倒置。$V_{1~4}$ 呈 rS 型，未见 r 波的递增，又称为等位性 Q 波改变。心电图诊断：窦性心律，左前分支阻滞，陈旧性前壁心肌梗死

进一步的临床研究。

二、急性心肌梗死心电图

(一) 基本表现

典型的急性心肌梗死心电图的特征包括三种，一为坏死型 Q 波；二为损伤型 ST 段抬高；三为缺血型 T 波倒置（图 9-7）。在临床心电图检查工作中，通常根据这 3 项改变可迅速作出急性心肌梗死的诊断。当冠状动脉的一个较大的分支突然发生闭塞时，最早出现的心肌坏死部位是受损害区域的心内膜下心肌；靠近坏死区外周的心肌呈损伤型改变；再靠近外边的心肌（心外膜下心肌）由于得到了侧支循环的供血，受损害的程度较轻，呈缺血型改变。因此，应该强调，急性心肌梗死心电图的特征并不是单纯的心肌坏死，还包括心肌的损伤和缺血。

1. 坏死型 Q 波或 QS 波

典型的急性心肌梗死会出现 Q 波，又称坏死型 Q 波或病理性 Q 波，标志着心肌梗死已经形成，Q 波在正对坏死区导联的心电图上出现。Q 波发生在 QRS 波群的前 $30 \sim 40ms$ 范围，此时右心室及左心室的大部分已经除极完毕。病理性 Q 波的特点是宽大、较深，可伴有对应导联上的镜像改变。一般来说，Q 波的宽度和深度代表了心肌坏死的范围和深度。出现 Q 波的导联越多，心肌梗死的范围越广。如果在原有 q 波的导联上出现了 Q 波或 QS 波，或者在不应该出现 Q 波的导联上出现了 Q 波，也是急性心肌梗死的表现。出现 Q 波的导联反映了心肌梗死的部位。病理性 Q 波的诊断标准是：Q 波时限 $>30ms$，Q/R 振幅 $>1/4$，当 Q 波振幅超过 0.3mV 时，则必然伴随 R 波振幅的明显降低。

伴随坏死型 Q 波的 QRS 波群可有以下几种形态：

(1) QS 波形：原来向上的 r 波消失或 R 波变为 Q 波后又与 S 波融合，形成 QS 波。应当注意 Q 波只是 QS 波的前 $30 \sim 40ms$ 的向量，而波的深度与坏死型心电图无关。例如在 V_1、V_2 导联呈现 QS 波时，只是心室间隔初始向量 $5 \sim 25ms$ 向量消失，其余 $25 \sim 100ms$ 的向量为正常 S 波；如果在 V_3、V_4 导联呈现 QS 波时，则不仅是心室间隔 $5 \sim 25ms$ 除极向量的消失，而是左心室前壁除极的初始 $30 \sim 40ms$ 向量均消失，这时可见 Q 波与正常 S 波之间有小切迹（图 9-9）。

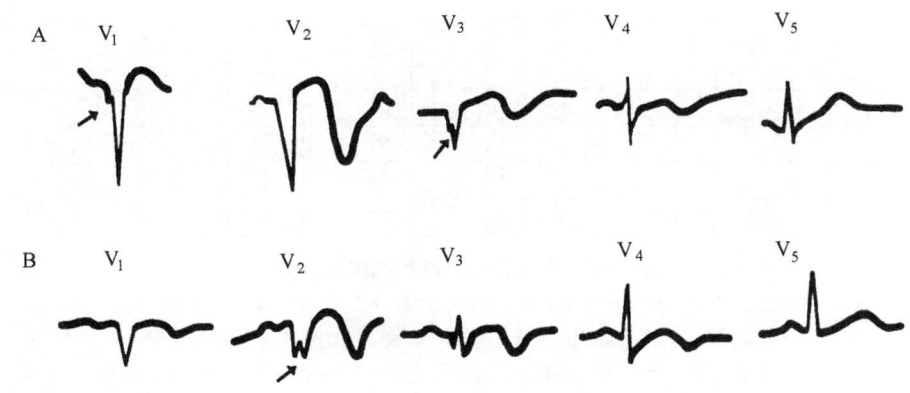

图 9-9　坏死型 QS 波的切迹
A 和 B 为两例急性前间壁心肌梗死病人的心电图，箭头指示在 Q 波与 S 波之间出现切迹

(2) QR 或 Qr 波形：前胸导联 V_3、V_4 朝向游离壁坏死区中心时，心电图呈现宽而深的病理性 Q 波；继之出现一个正向终末向量，在心电图表现为 r 波或 R 波。QR 或 Qr 为坏死区及其周围正常心肌除极的综合向量构成的心电图，亦称为混合型心电图。

（3）Q波的镜像改变：右前胸导联（V~1~3~）R波振幅的异常升高，则是正后壁心肌坏死Q波的镜像改变（图9-10）。这种R波的增高将随着心肌损伤的演变而演变：缺血损伤期首先是在rS波群后出现ST段的压低及T波倒置，随着r波逐渐升高而为R波，也伴随着ST段的上升、T波高耸。

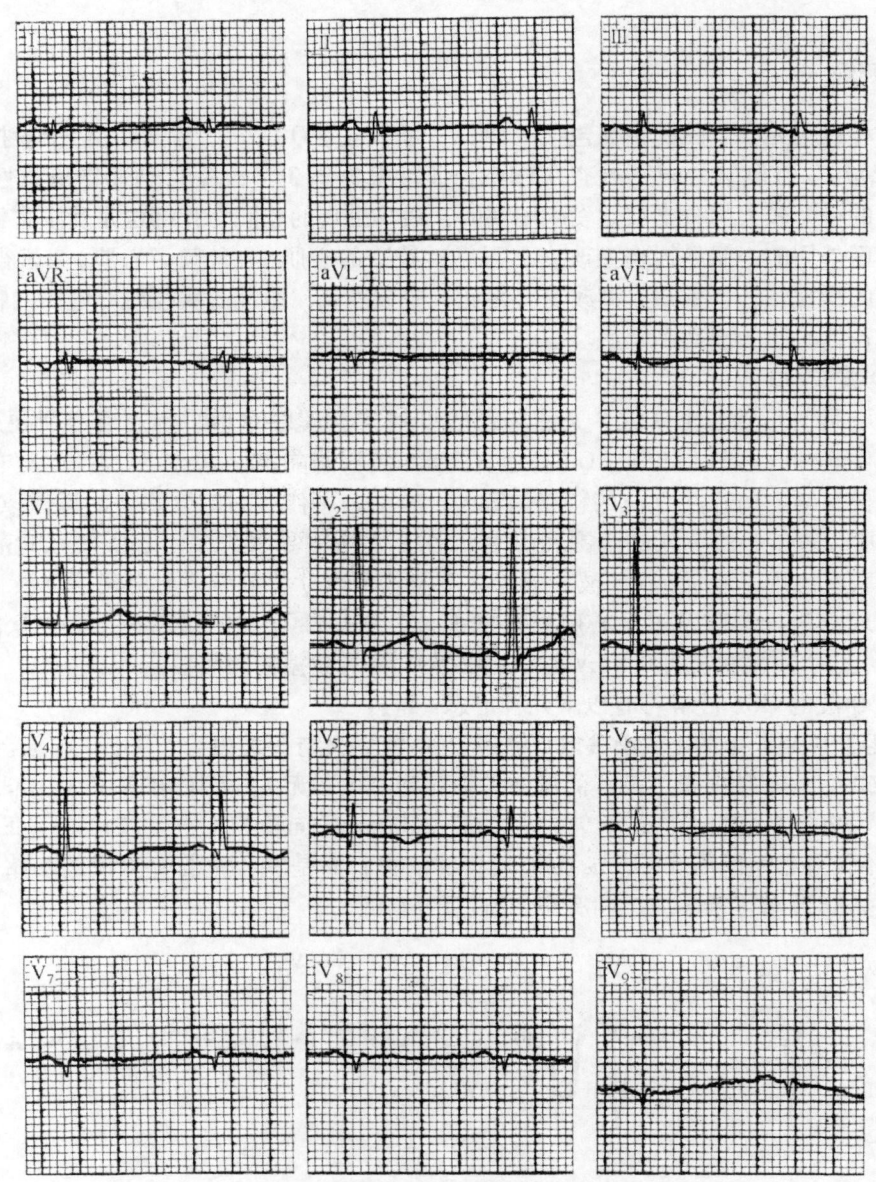

图9-10 正后壁心肌梗死的镜像改变

患者女，72岁，高血压病史5年，2年前诊断为"陈旧性下壁、正后壁心肌
梗死"。本图为再次胸痛后4天记录的心电图。心电图表现：窦性心律，
肢体导联低电压。Ⅰ、aVL导联QRS波呈qrs型伴T波倒置，V~4~6~导联呈qR型
伴T波倒置，Ⅱ、aVF导联呈qR型，V~7~9~呈Qr型。V~1~3~导联QRS波呈Rs型，属于正后壁
梗死的镜像改变。心电图诊断：窦性心律，肢体导联低电压；
急性侧壁心肌梗死（恢复期）、陈旧性下壁、正后壁心肌梗死

（4）正常q波的消失：q波是正常室间隔初始25ms内除极向量在Ⅰ、V~5~、V~6~等导联上的投影。qR波群是V~1~、V~2~导联上rS波群的倒影。如果V~5~、V~6~导联上原有的q波消失，代表室间隔心肌坏死。但应

注意，如果原先心电图上的 V_5、V_6 导联没有 q 波（例如预激综合征或完全性左束支阻滞），q 波的消失则是室间隔内激动传导顺序改变的结果，应与室间隔心肌梗死相鉴别。

（5）QRS 波振幅正常顺序的改变：正常情况下，R 波振幅自 V_1 向 V_5 导联呈逐渐增高。如果 R 波振幅递增没有这个顺序特点，例如病人的 Rv_4 比 Rv_3 低，或 Qv_4 比 Qv_5 深，应考虑存在前壁梗死（图 9-8）。

2. 损伤型 ST 段抬高

动物实验观察到冠状动脉结扎、血流阻断以后，缺血区导联的 ST 段立即抬高，且程度逐渐加重，缺血 7min 左右时 ST 段抬高可达到最大幅度，持续数分钟至几小时（图 9-11）。临床观察到急性心肌梗死患者 ST 段抬高出现在症状发生前。出现急性心肌梗死症状以后 ST 段抬高将更显著。

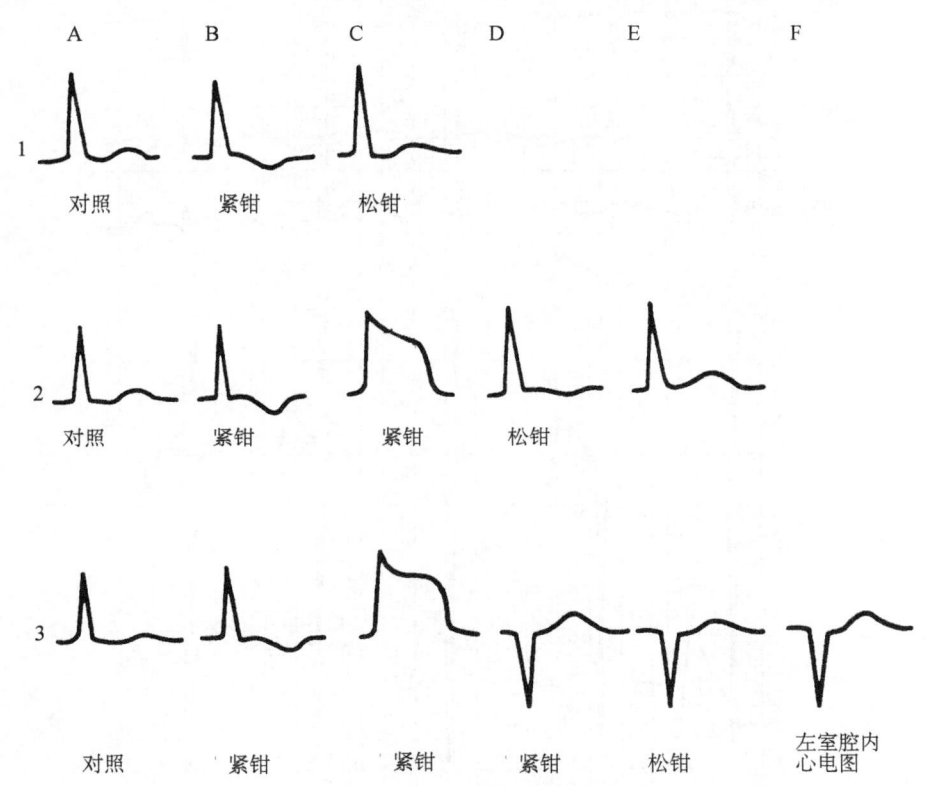

图 9-11 心肌缺血持续不同时间和程度的心电图改变

损伤型 ST 段移位是抬高还是下降取决于心肌损伤的部位与导联轴之间的关系。心内膜下心肌损伤时，ST 段呈下斜型或水平型下降。心外膜下心肌损伤时，ST 段呈损伤型抬高，透壁型心肌损伤，ST 段进一步抬高形成单向曲线。

急性心肌梗死引起的损伤型 ST 段抬高的程度较重，一般在 1.0mV 左右，严重者可达 3.0mV 以上，甚至形成"单向曲线"，损伤型 ST 段抬高是急性心肌梗死最具有诊断意义的特征。ST 段抬高仅出现在损伤区的导联，损伤型 ST 段的演化十分迅速，短时间内即可出现显著的动态变化。坏死型 Q 波出现以后，ST 段抬高的幅度逐渐减小（图 9-12）。急性心肌梗死经溶栓治疗冠状动脉再通时，抬高的 ST 段可迅速回落≥50%，大大缩短了急性心肌梗死后损伤型 ST 段抬高的演变过程（图 9-13）。与早期复极综合征、急性心包炎等出现的 ST 段抬高不同，后者 ST 段抬高的程度较轻，常 <0.30mV，除 aVR 和 V_1 少数导联外，其余导联 ST 段普遍抬高，短期内无明显的动态变化。

急性心肌梗死所致的损伤型 ST 段抬高的形态与其前面的 QRS 波群和后面的 T 波形态有一定关系。当 QRS 波呈 QS 型及 T 波倒置时，ST 段抬高的形态呈弓背向上。当 QRS 波群呈 qR、QR 型和 T 波直立或

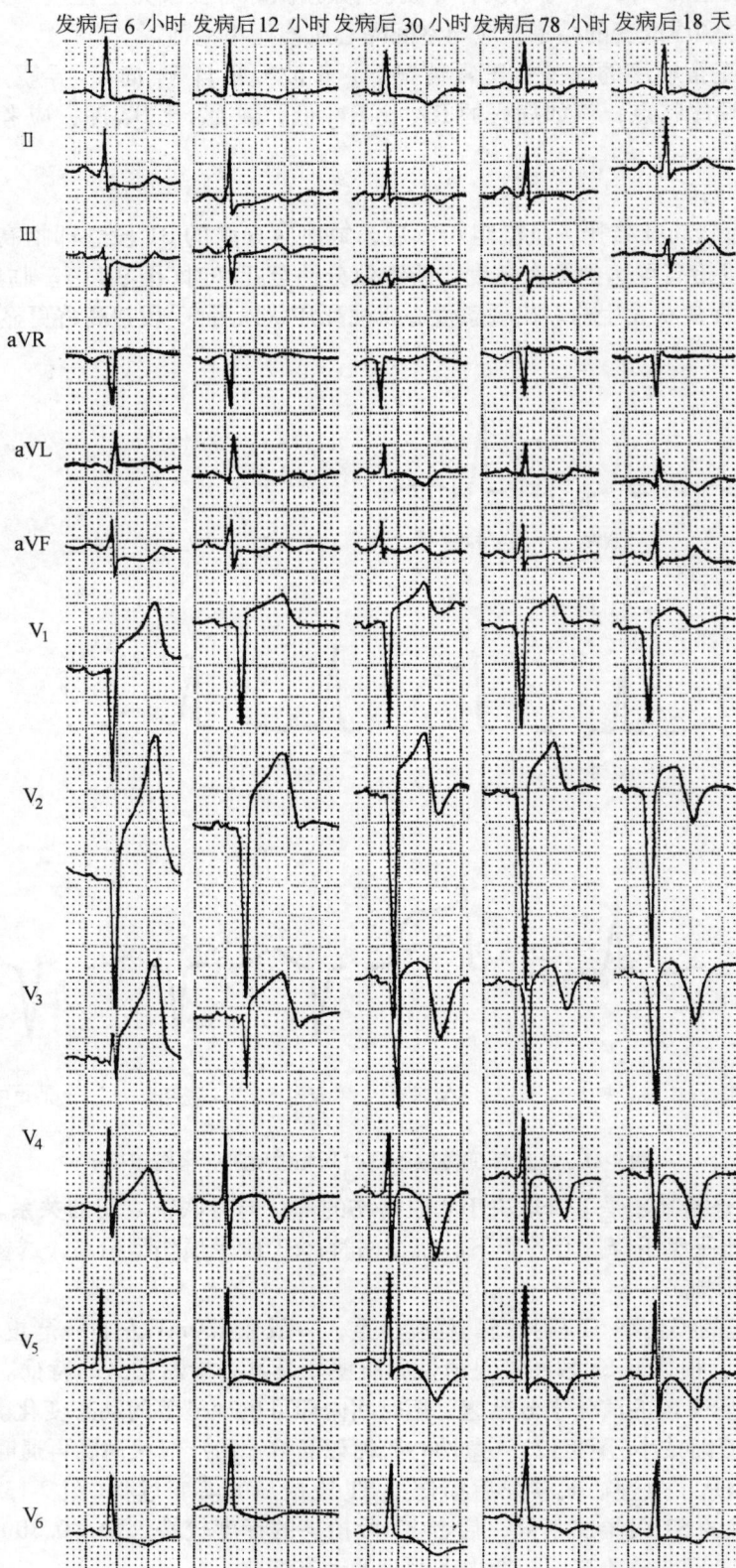

发病后 6 小时　发病后12 小时　发病后 30 小时　发病后78 小时　发病后 18 天

图 9-12　急性心肌梗死(前间壁)的动态变化

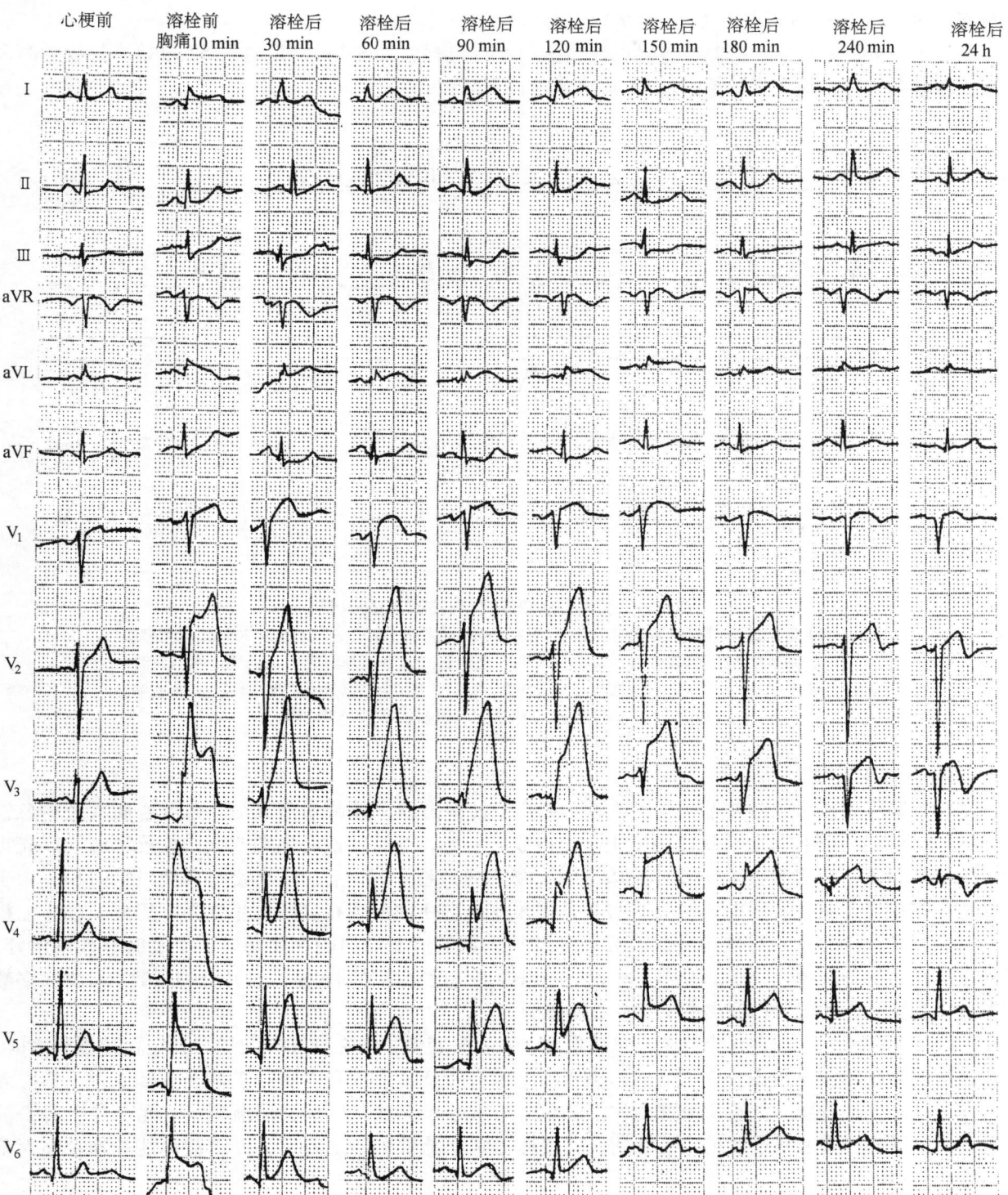

图9-13 急性广泛前壁心肌梗死溶栓后的心电图改变

患者男，59岁，真性红细胞增多症10年，发作性心前区疼痛2年。住院期间突然发生持续性剧烈胸痛，
疼痛开始后20分钟开始溶栓。心电图表现：溶栓前广泛胸导联、I和aVL导联的ST段显著抬高，
最高达2.45mV（V₄）。溶栓后2小时ST段下降50%，3小时降低更明显。

心电图诊断：窦性心律，急性广泛前壁心肌梗死正负双向时，ST 段呈弓背向下抬高（图 9-12、图 9-13）。

临床上变异型心绞痛发作时也可以出现损伤型 ST 段抬高（图 9-14）。但这种 ST 段抬高持续的时间较短，冠状动脉痉挛缓解后，抬高的 ST 段将迅速回至基线。

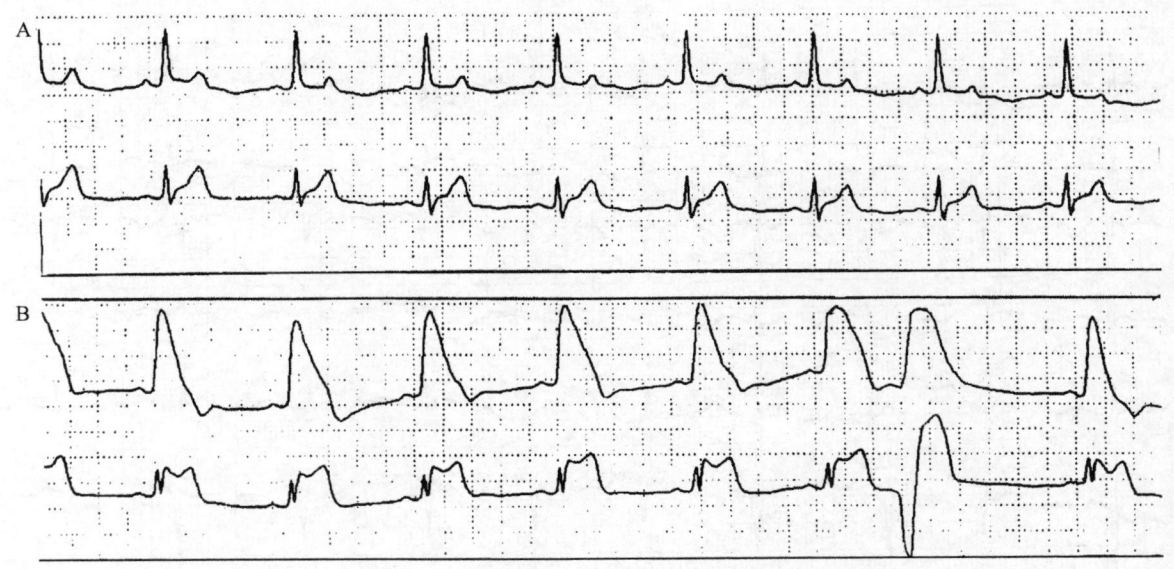

图 9-14　变异型心绞痛发作时的心电图改变

患者男，54 岁，发作性心前区疼痛史 2 个月，多在凌晨 5 点发作，每次持续时间 8～20min，含服硝酸甘油有效。本图为病人胸痛发作时 Holter 记录。心电图表现：A：未发作时的 Holter 记录，大致正常；B：胸痛发作时的 Holter 记录，可以看出，ST 段抬高，并与 R 波融合形成单相曲线，伴室性期前收缩。

心电图诊断：窦性心律，缺血性 ST 段抬高，室性期前收缩

3. 缺血型 T 波改变

动物实验模型显示，钳夹阻断冠状动脉血流几分钟即出现 T 波缺血型改变。急性心肌梗死的急性损伤期（心肌梗死早期），心肌缺血多发生于心内膜下心肌，其特征性心电图改变是梗死部位导联先出现巨大的高耸 T 波，其后出现 ST 段损伤型抬高，数分钟或数小时以后出现坏死型 Q 波（图 9-11）。由于缺血型 T 波改变是急性心肌梗死最早期的心电图改变，它往往出现在症状发生之前。因此，临床上根据 T 波急剧变化的特点，可做出心肌梗死超急性损伤期的诊断。如能在此期内给予及时有效的治疗，缺血区心肌可能不发生进一步的损伤、坏死。超急性损伤期持续时间较短，仅几分钟至数十分钟，多数情况发生在院外，入院时已经形成了急性心肌梗死。

急性心肌梗死的外周存在小范围心肌缺血时，T 波改变仅局限在梗死区的导联；缺血范围较大时，在缺血区的导联 T 波也可由直立逐渐转为倒置。急性心肌梗死患者心电图的 T 波开始倒置时，标志着心肌梗死已进入演变期。倒置 T 波深度逐渐加深，持续数天至数周以后又逐渐变浅，几个月以后 T 波恢复正常，其标志着心肌梗死进入慢性期。有慢性冠状动脉供血不足者，倒置 T 波可能长期存在而不再转为直立（图 9-15）。

（二）急性心肌梗死的心电图特征

1. 节段性

急性心肌梗死时，由于闭塞冠状动脉支配的是某一部分心肌，故其心电图的改变呈节段性。如冠状动脉前降支闭塞时，在 V$_{1\sim4}$ 导联出现急性心肌梗死的特征性改变（图 9-16）。

2. 坏死、损伤及缺血改变同时存在

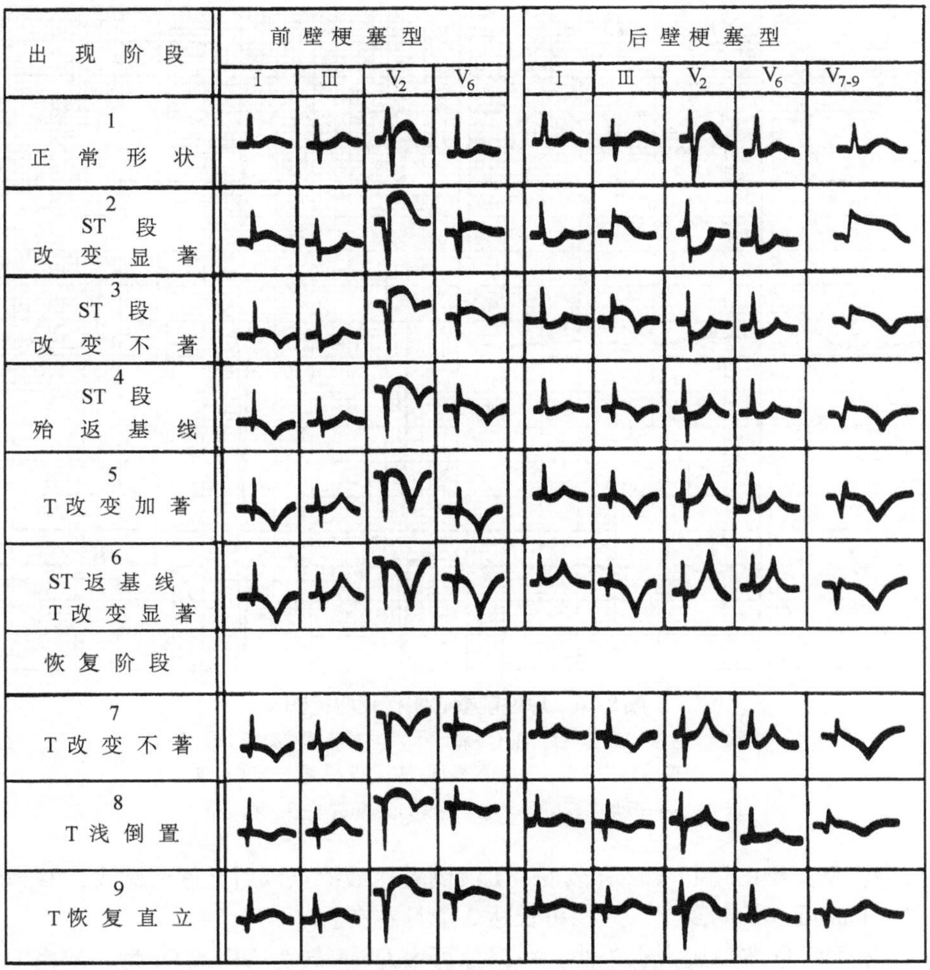

出现阶段	前壁梗塞型				后壁梗塞型				
	I	III	V_2	V_6	I	III	V_2	V_6	V_{7-9}
1 正常形状									
2 ST段改变显著									
3 ST段改变不著									
4 ST段殆返基线									
5 T改变加著									
6 ST返基线 T改变显著									
恢复阶段									
7 T改变不著									
8 T浅倒置									
9 T恢复直立									

图 9-15　前壁、后壁心肌梗死的心电图演变

急性心肌梗死发生时，缺血最严重的中心区发生坏死，而靠近坏死区外周的心肌呈损伤型改变；损伤区的外周心肌(心外膜下心肌)由于获得侧支循环的供血，使损害的程度较轻，仅表现为缺血型改变。

3. 特有的演变规律

典型的急性 Q 波型心肌梗死有其特有的演变规律，这种演变规律不仅表现在心电图上，也表现在心肌标志物的释放曲线上。根据心电图变化的特点，可以分为以下四个时期(图9-15)。但是，由于临床上的溶栓治疗，冠脉成型的介入治疗越来越广泛的应用，使闭塞的冠状动脉及时再通，大大缩短各期的进程(图9-13)。

1) 超急性期：超急性损伤期持续时间短暂，只有数分钟至数十分钟，心肌此期虽然遭受了严重损害，仍处于可逆阶段，闭塞的血管及时再通后，可不发生急性心肌梗死。

在此期，病人出现 T 波高耸，随后发生 ST 段的抬高。个别病人还可出现 QRS 波群振幅增高。此种现象的发生可能与细胞内的 K^+ 大量外溢有关。

2) 急性期：冠状动脉闭塞引起心肌的缺血、损伤、坏死。心肌梗死发生后数小时至数天。主要表现为 R 波降低，Q 波变深、变宽，QRS 波群呈 QR 或 QS 形，ST 段呈弓背向上型抬高，然后 ST 段开始缓慢下降；T 波由高耸逐渐下降，呈对称性倒置。

3) 演变期：T 波从直立转变为双向或倒置时，其标志着急性心肌梗死已进入演变期。在此期内，Q 波可进一步增深、增宽，R 波振幅降低或消失，ST 段逐渐下降，直至回至基线。T 波倒置逐渐加深，两

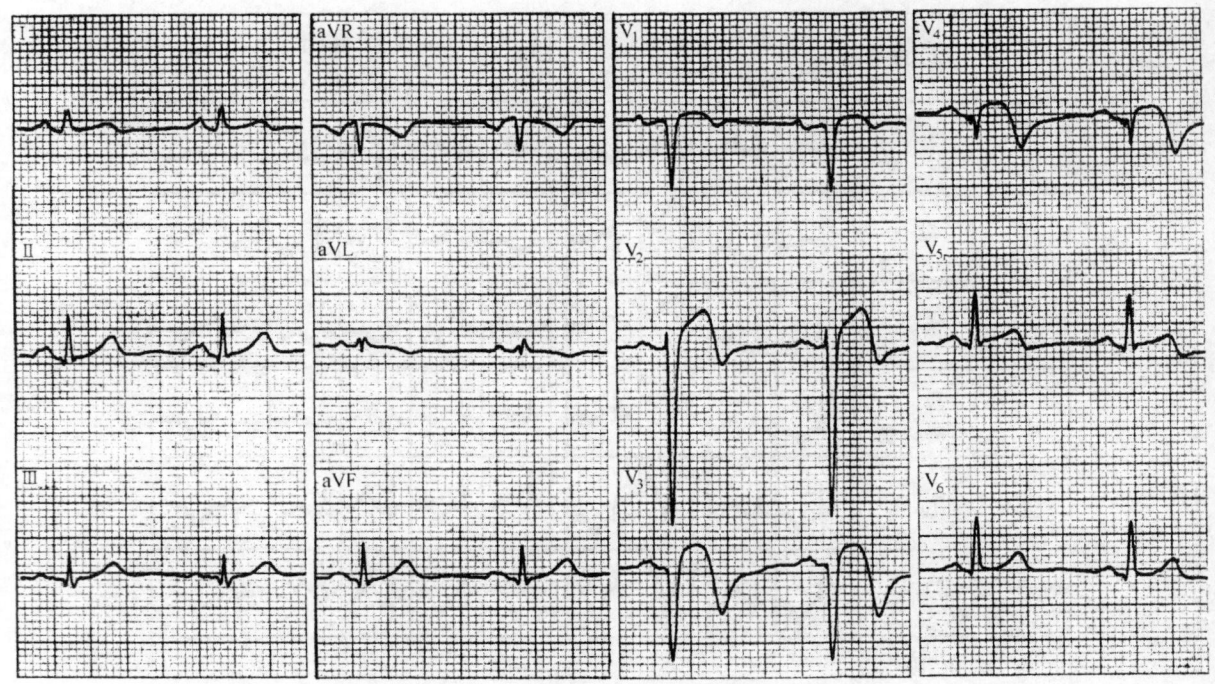

图 9-16 急性前壁心肌梗死心电图

患者男，64 岁，发作性心前区疼痛 5 年，再发持续性胸痛 18 小时。

既往有糖尿病史 3 年。心电图表现：V_1、$V_{3～4}$ 导联呈 QS 型，

$ST_{V1～5}$ 抬高伴 T 波倒置。心电图诊断：**急性前壁心肌梗死**

肢对称，波谷变尖，呈典型的冠状 T 波样改变，T 波倒置达最深点以后又逐渐减浅，直到转为直立。有慢性心肌缺血时，T 波可以长期倒置。此期可长达 3 个月左右。

4）陈旧期：坏死型 Q 波多成为永久性。一部分可由 QS 型转为 QR 或 Qr 型，或由 Q 波或 QS 波转为 qR 型心室波。少部分病人坏死型 Q 波可能完全消失。但是在梗死延展的患者，Q 波增宽增深，或者由 QR 转为 QS 波。

心肌梗死后，ST 段应逐渐回降至基线。如 ST 段抬高持续 2 个月以上者，提示有室壁瘤形成。ST 段再次抬高者，提示有再次心肌梗死。

（三）急性心肌梗死的定位诊断

根据六轴导联系统和左心室的大体结构可将左心室分为前间壁、前壁、前侧壁、高侧壁、下壁（膈面）、正后壁。广义的前壁包括前间壁、前壁、前侧壁、广泛前壁；广泛的下壁包括下壁和正后壁。体表心电图导联体系可以准确地标测出不同部位的心肌梗死。前壁、前侧壁、正后壁及右心室梗死可以在横面前胸导联上反映出来。高侧壁及下壁心肌梗死可在额面导联上显示出来，弥补了横面导联的不足（表 9-1）。

1984 年，国际心电学学会计算机分会确定了左心室的 12 个节段划分法。其沿左心室心尖至心底的纵轴横切，将左心室分成心尖、中部和心底 3 个等分区，每个近圆环形的左心室切面又分成 4 个壁，即前间壁、前侧壁、后侧壁和下壁，共产生 12 个面积大致相等的节段（图 9-17）。

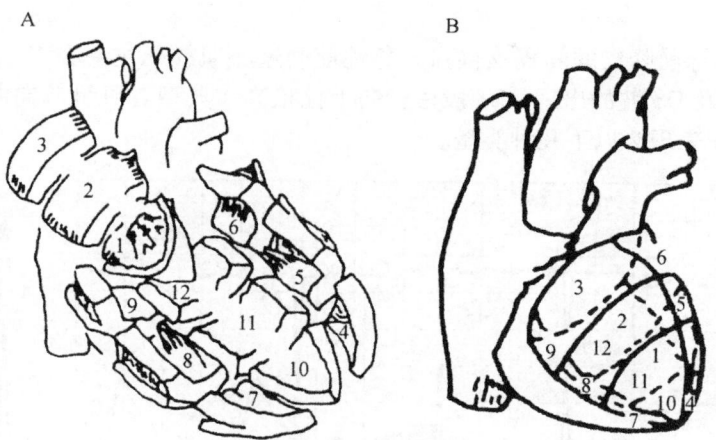

图 9-17 左心室 12 个节段划分方法

A 图和 B 图为各节段的具体位置：1、2、3 代表前间壁；
4、5、6 代表前侧壁；7、8、9 代表下壁；10、11、12 代表后侧壁

表 9-1 急性心肌梗死的定位诊断

导 联	前间壁	前 壁	前侧壁	高侧壁	广泛前壁	下 壁	后 壁	右心室
I	±	±	+	+	+			
II						+	+	
III						+	+	
aVR								
aVL	±	±		+	+			
aVF						+	+	
V_1	+				+		-	+
V_2	+	±	±		+		-	±
V_3	±	+	+		+		-	±
V_4		+	+		+			
V_5		±	+	±				
V_6		+		±				
V_7			±		±		±	
V_8							+	
V_9							+	
V_{3R}								+
V_{4R}								+
V_{5R}								+
V_{6R}								+

注：+ 表示 Q 波、ST 段抬高和 T 波倒置；- 表示与 + 的改变相反，即 R 波增高、ST 段压低和 T 波直立，± 表示可出现 + 改变。

1. 前间壁心肌梗死

前间壁由左冠状动脉前降支的间隔支供血。急性前间壁心肌梗死主要在 $V_{1\sim3}$ 导联出现心电图的改变，包括坏死型 Q、q 及 QS 波的出现，ST 段弓背向上性抬高，典型者可呈单向曲线，T 波由直立转为倒置（图 9-18）。心电图表现为以下几种类型。

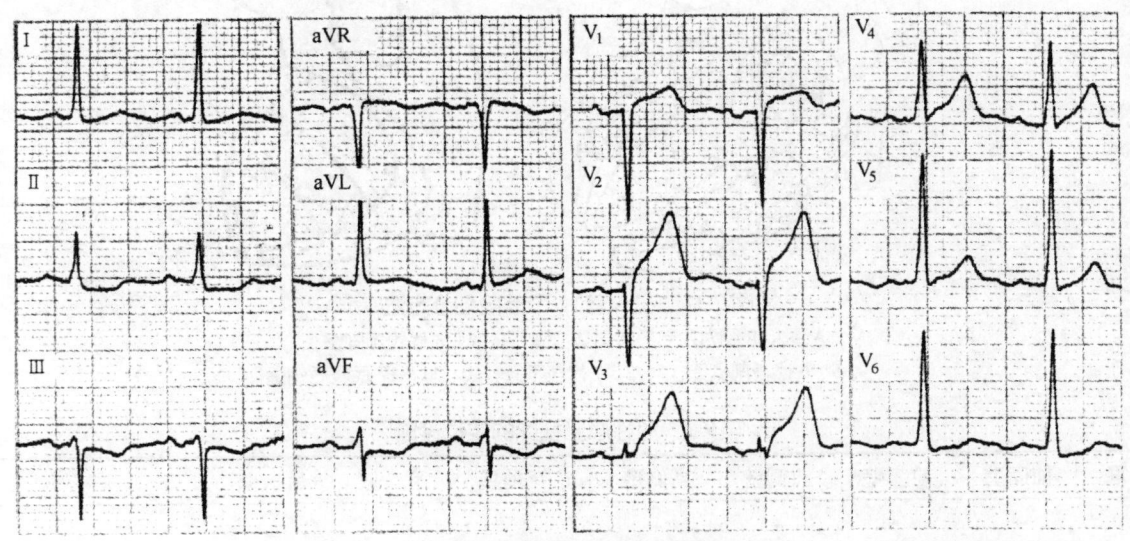

图 9-18 急性前间壁心肌梗死

患者男，57 岁，胸痛 8 小时记录的心电图。CK 峰值 2500U/L。心电图表现：$V_{1\sim3}$ 导联 R 波振幅明显减低，呈 rS 型或 r 型，伴 ST 段显著抬高和 T 波倒置。心电图诊断：窦性心律，急性前间壁心肌梗死

$V_{1\sim3}$ 呈 QS 型，提示间隔部梗死范围较为广泛；$V_{1\sim3}$ 呈 qrS 或 QrS 型，提示间壁有存活的岛状心肌组织。V_1 或 $V_{1,2}$ 呈 QS 型，梗死范围较小或局灶性间壁心肌梗死。$V_{1\sim3}$ 导联 r 波依次减小，无 Q 或 Q 波，见于非透壁型前间壁心肌梗死。但与梗死前比较，R 波振幅显著减小，R 波时限 <20ms。V_1、V_2 导联呈 qR 或 QR 型，见于前间壁心肌梗死合并完全性及不完全性右束支阻滞。$V_{1\sim3}$ 导联显示急性前间壁心肌梗死波形特征，$V_{3R\sim6R}$ 导联呈 QR 型，ST 段抬高 ≥0.10mV，提示前间壁心肌梗死合并右心室梗死。正常情况下，右前胸导联呈 QR 型的发生率不过 3%，因此右前胸导联出现 QS 波，绝大多数是右心室梗死的表现。前胸导联心电图也可无明显异常，呈大致正常心电图。

2. 前壁心肌梗死

前壁主要由左冠状动脉的前降支供血。急性前壁心肌梗死，$V_{2,3}$ 导联出现坏死型 Q 波或 QS 波，有时可累及 V_1、V_4。在所有部位的心肌梗死中，通常是 $V_{2\sim4}$ 导联 ST 段抬高的程度最明显，一般抬高 1.0mV 左右，最高 ST 段抬高可达 2.0mV 以上。T 波由直立逐渐转为倒置。T 波倒置的深度也比其他部位心肌梗死更为严重（图 9-16）。但是，当急性前壁心肌梗死病人为心室起搏心律或合并左束支阻滞、预激综合征时，梗死的心电图特征可被掩盖（图 9-19）。

QRS 波的形态不同，梗死的情况也不同。当 $V_{2\sim4}$ 导联呈 QS 型，V_1 导联仍呈 rS 型，$V_{5,6}$ 导联呈 Rs 或 R 型时，见于前壁透壁型梗死。当 $V_{2\sim4}$ 导联中，q 或 Q 波出现的导联越少，提示前壁梗死的范围越小；$V_{1\sim4}$ 呈 rS 型，其 r 波振幅依次递减，或 $V_{1\sim4}$ 均呈 QS 型，提示前间壁加前壁心肌梗死。前壁心肌梗死合并左束支阻滞时，$V_{1\sim4}$ 导联均呈 QS 型，$V_{5,6}$ 导联呈 R 型。

有时，急性前壁心肌梗死可伴下壁 ST 段改变，存在两种情况：

（1）急性前壁心肌梗死伴下壁导联 ST 段下降：在急性前壁心肌梗死患者中，约有 40% 的下壁两个或三个导联上 ST 段下降。急性前壁心肌梗死伴下壁 Ⅱ、Ⅲ、aVF 导联的 ST 段下降比无下降者并发症多，左心功能差。

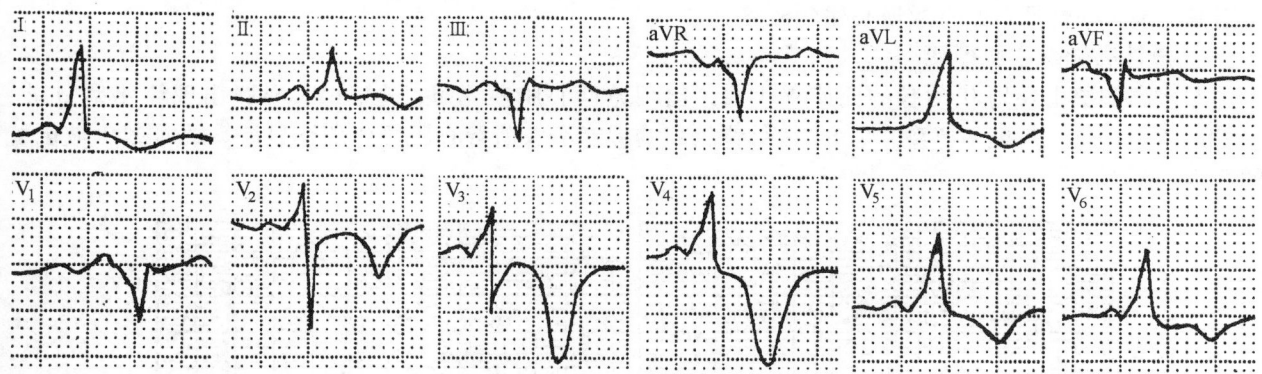

图9-19 预激综合征合并急性心肌梗死心电图

患者男，56岁，胸痛后3天记录的心电图。既往曾诊断B型预激综合征。心电图表现：窦性P波，PR间期0.12s，
在各个导联上均可见预激波，QRS波群增宽，I、II、aVL、$V_{2\sim6}$导联的ST段弓背向上抬高伴T波深倒置。由于
预激波的影响，使前壁导联未出现Q波。心电图诊断：窦性心律，B型预激综合征，急性前壁心肌梗死

急性前壁心肌梗死伴下壁导联ST段下降可见于镜像改变，即下壁导联ST段的下降是前壁ST段抬
高的对应性改变。另一方面，下壁导联的ST段压低可能是前壁心肌梗死伴下壁心肌缺血或损伤。因为
左前降支较长，约2/3病人的左前降支绕到左心室心尖部，供应部分下壁心肌血液。前壁心肌梗死合并
部分下壁心肌缺血或梗死时，很可能为前降支闭塞引起，也可能是左前降支闭塞同时合并引起下壁缺血
的其它动脉的严重病变，特别是右冠状动脉病变。

（2）急性前壁心肌梗死伴下壁导联ST段的抬高：相对少见。急性前壁心肌梗死伴下壁导联ST段
的抬高见于：①急性前壁心肌梗死合并下壁心外膜下心肌损伤或下壁心肌梗死；②急性前壁心肌梗死伴
发早期复极综合征；③伴有急性心包炎。

3. 前侧壁心肌梗死

左室的前侧壁由左冠状动脉前降支的对角支或回旋支（主要是钝缘支）供血。急性前侧壁心肌梗死
时，$V_{4\sim6}$导联出现坏死型Q波或QS波，ST段弓背状抬高及缺血型T波倒置（图9-20）。V_3导联呈QS
型时提示合并前壁心肌梗死。$V_{4\sim6}$呈QrS型提示梗死区有存活的岛状心肌。前侧壁心肌梗死波形可被左束

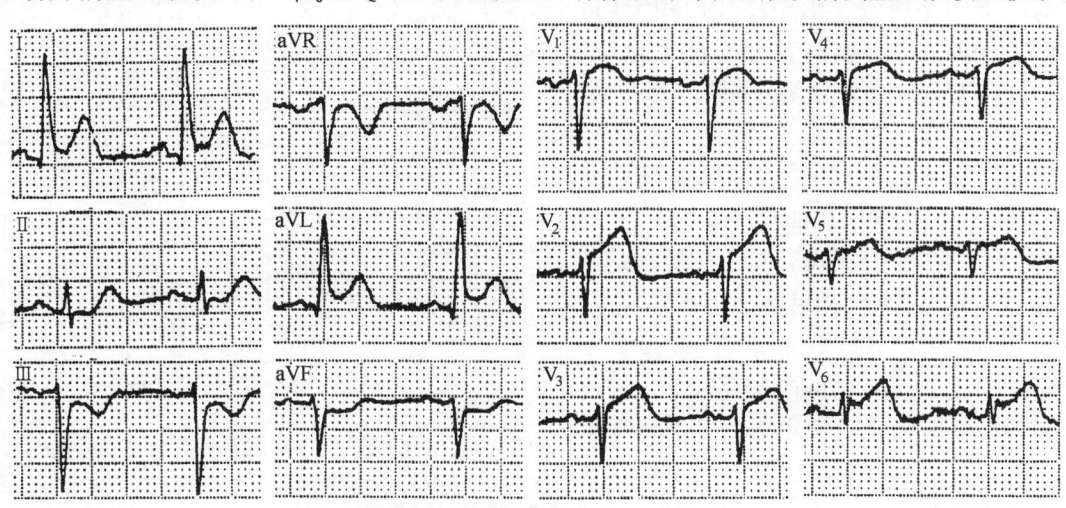

图9-20 急性前侧壁心肌梗死心电图

患者男，60岁，胸痛8小时记录的心电图，糖尿病史5年。CK的峰值2321U/L。心电图表现：$V_{3\sim6}$的R波
明显降低，呈rS型，伴ST段抬高，$ST_{I,aVL}$导联抬高。心电图诊断：窦性心律，急性前侧壁心肌梗死

支阻滞、预激综合征、心室起搏心律所掩盖。

4. 急性高侧壁心肌梗死

左室高侧壁由左冠状动脉的回旋支供血,出现急性心肌梗死时,Ⅰ、aVL 导联出现坏死型 Q 波,呈 QS、QR、Qr、qS 或 QrS 型,但 ST 段弓背抬高的程度不像前壁心肌梗死那样显著。缺血型 T 波倒置的程度也相对较浅。

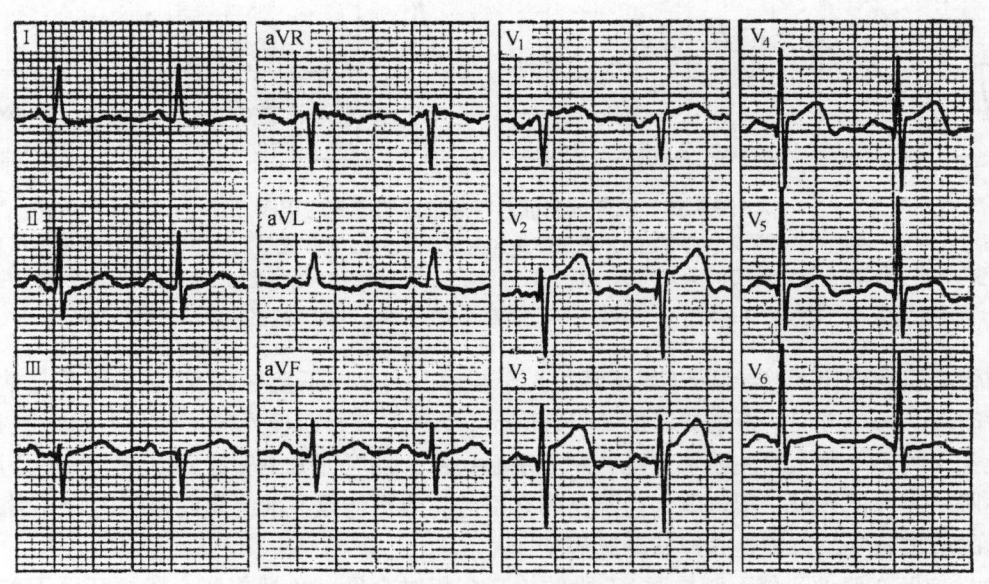

图 9-21   急性广泛前壁心肌梗死心电图(溶栓后)

患者男,70 岁,心前区疼痛 4 小时。既往有发作性胸痛史 9 年,CK 峰值 1200U/L,
溶栓后记录心电图。心电图表现:前胸导联均出现 q 波,伴 ST 段显著抬高。
心电图诊断:窦性心律,急性广泛前壁心肌梗死

5. 广泛前壁心肌梗死

急性广泛前壁心肌梗死是左冠状动脉主干或较粗大的前降支闭塞所致,由于梗死面积大(可≥40%的左心室面积),容易发生心源性休克、心功能不全和室壁瘤。如发生房室阻滞、室内束支及其分支阻滞,病死率增加。

在心电图上,Ⅰ、aVL、V$_{1~6}$ 导联出现坏死型 Q 波,ST 段弓背抬高及缺血型 T 波改变。如果 Ⅰ、aVL、V$_{1~6}$ 导联呈 QS 型,见于广泛透壁型前壁心肌梗死,伴有 QRS 低电压(图 9-21)。并发室壁瘤形成时,弓背向上抬高的 ST 段持续不下降(图 9-22)。由于冠状动脉闭塞部位和其供血范围的差别,广泛前壁心肌梗死的心电图也有较大差异。

6. 下壁心肌梗死

左心室下壁是由左冠状动脉的前降支、回旋支,还是由右冠状动脉供血,取决于心脏冠状动脉的分布是左优势型还是右优势型。一般认为,

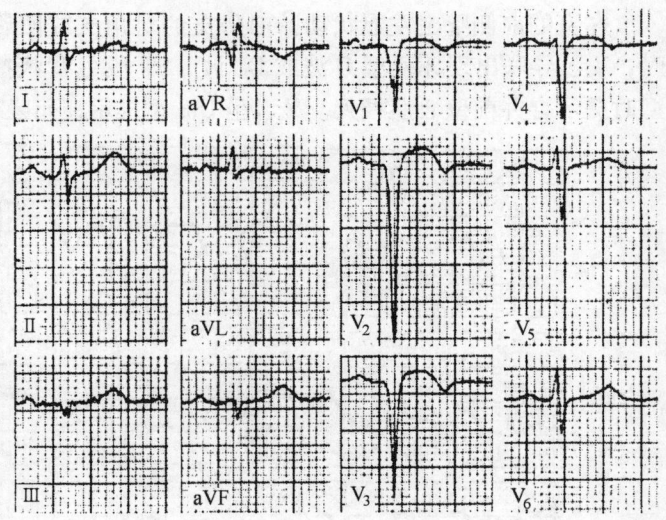

图 9-22   陈旧性广泛前壁心肌梗死合并室壁瘤的心电图

患者男,67 岁,30 月前患急性广泛前壁、下壁心肌梗死。超声心动图及左心室造影证实心尖部室壁瘤形成。心电图表现:窦性 P 波,Ⅲ、aVF、V$_{1~3}$ 导联呈 QS 型,V$_4$ 呈 rS 型,V$_{5~6}$ 呈 RS 型。V$_{1~4}$ 导联 ST 段弓背向上抬高伴 T 波倒置。心电图诊断:窦性心律,陈旧性广泛前壁、下壁心肌梗死,室壁瘤形成

左前降支闭塞引起的下壁梗死多局限于膈面靠心尖的部位，在Ⅲ导联上表现较明显，下壁导联Ⅱ、Ⅲ、aVF可出现q波甚至Q波，但一般不出现QS波。右优势型时，后间隔和左心室后壁由右冠状动脉供血（占60%），左优势型则由左冠状动脉回旋支供血。下壁心肌梗死同时可以合并前间壁梗死（左前降支供血）、正后壁梗死和右心室梗死（右冠状动脉供血）（图9-23）。因此，对于急性下壁心肌梗死的病人，应加做$V_{3R\sim5R}$、$V_{7\sim9}$导联的心电图，用以明确是否合并其它部位的梗死。下壁梗死特征性的QRS-ST-T改变主要反映在aVF导联上，Ⅱ导联表现最轻。

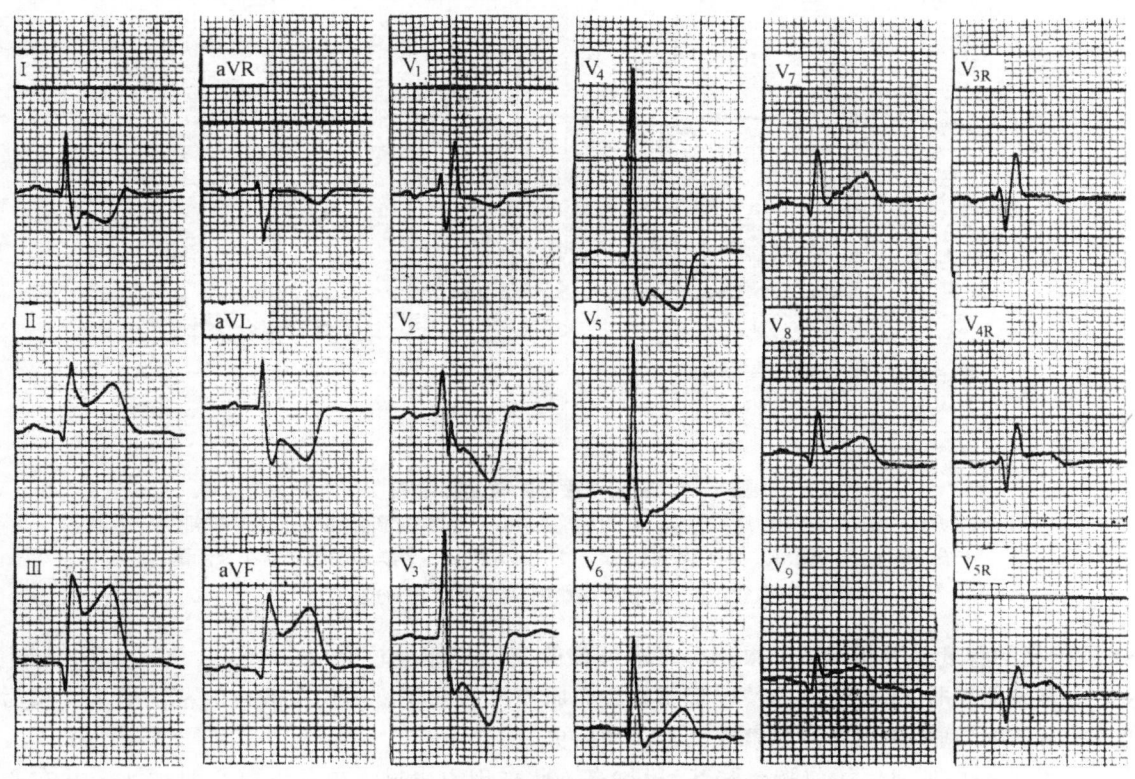

图9-23 急性下壁、正后壁和右心室心肌梗死心电图

患者男，63岁，心前区疼痛伴呼吸困难8小时。既往有发作性胸痛史1年、高血压病史10年、完全性右束支阻滞8年。CK峰值2400U/L。心电图表现：Ⅱ、Ⅲ、aVF、$V_{7\sim9}$导联ST段抬高伴q或Q波形成，$V_{3R\sim5R}$导联ST段抬高。

V_1呈rSR'型，V_6呈qRs型。心电图诊断：窦性心律，完全性右束支阻滞，急性下壁、正后壁和右心室心肌梗死

当Ⅱ、Ⅲ、aVF导联QRS波呈QS型伴ST段抬高和T波高尖或倒置时，提示急性透壁型下壁心肌梗死（图9-24）。急性下壁心肌梗死时可伴胸前导联ST段的变化，表现为：

（1）伴ST段压低：急性下壁心肌梗死时，Ⅱ、Ⅲ、aVF导联的ST段呈损伤型抬高，而对应导联V_1、V_2、V_3或V_4的ST段下降，有时Ⅰ、aVL导联也可下降。临床上约有50%的急性下壁心肌梗死患者伴有前胸导联ST段下降（图9-23），其中80%在发病后72h内恢复，其余20%的患者前胸导联ST段的压低持续时间会更长一些。

急性下壁心肌梗死伴有前胸导联ST段下降的产生机制仍未彻底阐明：①镜像改变。较大范围的下壁心肌梗死引起对应性前胸导联的ST段下降，多见于下壁梗死伴有后侧壁、及右心室梗死时，损伤电流方向可指向前胸导联，引起V_1、V_2、V_3或V_4导联ST段下降，此时并不意味前壁心肌存在缺血。②前壁心内膜下心肌缺血。此时前胸导联ST段下降可以单独存在。当Ⅱ、Ⅲ、aVF导联的ST段已回降至基线时，如前胸导联的ST段仍然下降，提示前壁心肌缺血。此外，整个前胸导联或V_{4-6}导联的ST段压低，也多提示左室前壁的心肌缺血，而镜像改变的可能性较小，但也要注意前壁ST段压低的程度与

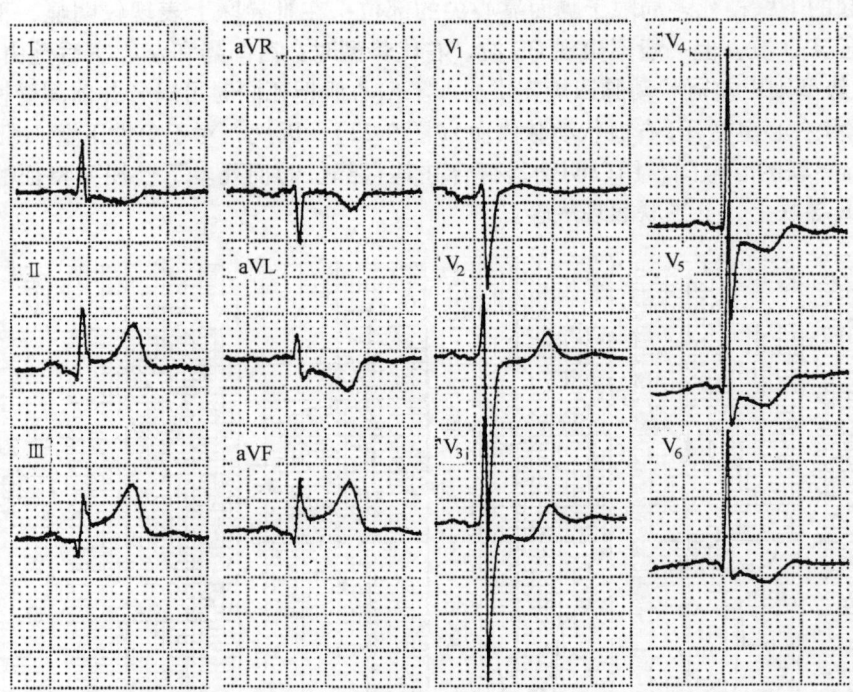

图 9-24 急性下壁心肌梗死心电图

患者男，57 岁，心前区疼痛 4 小时。高血压病史 10 年。心电图表现：Ⅱ、Ⅲ、aVF 导联的
ST 段抬高伴随 q 波形成，伴 T 波高尖，同时 Ⅰ、aVL 和 V$_{3~6}$ 导联 ST 段压低伴 T 波倒置，
呈镜像改变。心电图诊断：窦性心律，急性下壁心肌梗死

下壁 ST 段抬高的程度是否相等，如果相等考虑镜像改变的可能性较大（图 9-23）。不论哪种机制的 ST 段下移，伴有其他导联 ST 段下移的情况都意味着心肌梗死的面积、损伤及缺血的范围更大，预后也更差，尤其伴有前壁导联 ST 段持续显著压低者，预后更差。

（2）急性下壁心肌梗死伴前胸导联 ST 段抬高：此种现象少见，提示下壁心肌梗死合并右心室梗死、下壁心肌梗死合并前壁心肌损伤、下壁心肌梗死合并前间壁及前壁心肌梗死。

除此之外，还应考虑：①合并左前分支阻滞，此时 QS$_Ⅲ$ > QS$_Ⅱ$，QRS 波电轴左偏达 – 45° 以上，aVL 导联有明显的 q 波，呈 qR 或 qRs 型；②合并预激综合征。

当Ⅱ、Ⅲ、aVF 导联 QRS 波呈 Qr 或 QR 型，并且 Q$_Ⅲ$ > Q$_{aVF}$ > Q$_Ⅱ$ 时，除了非透壁型下壁心肌梗死外，还见于合并右束支阻滞或左后分支阻滞。下壁心肌梗死波形可被左前分支阻滞、左束支阻滞掩盖。

7. 正后壁心肌梗死

正后壁由右冠状动脉（右优势型）或左冠状动脉的回旋支（左优势型）供血。正后壁心肌梗死时 V$_{7~9}$ 导联出现坏死型 Q 波，QRS 波呈 QR、Qr 或 QS 型，ST 段弓背抬高伴 T 波倒置，对应 V$_{1,2}$ 导联出现 R 波增高，呈 R$_S$ 型，ST 段下降及 T 波直立（图 9-23）。单纯的正后壁梗死的发生机会很低，多合并下壁梗死。

8. 多部位心肌梗死

多部位心肌梗死临床比较常见，多是冠状动脉较粗分支的近端闭塞引起。如果是多支冠状动脉急性闭塞，则可引起大面积心肌梗死，病死率极高。多部位梗死按其部位不同组合方式也不同。常见的多部位梗死的组合包括广泛前壁（前间壁 + 前壁 + 侧壁）、侧壁（高侧壁 + 前侧壁）、高侧壁 + 正后壁、正后壁 + 下壁、高侧壁 + 正后壁 + 下壁、前间壁 + 下壁、右心室 + 下壁 + 正后壁。

当发生多部位梗死时，面对梗死部位的导联往往出现病理性 Q 波，而心电图的镜像改变可能变得不明显，有时两个对应部位的梗死可使 Q 波消失。总之，心电图可以表现为以下几种类型：

（1）梗死部位相邻：这种情况最多发生，多是一支较粗的冠状动脉分支闭塞的结果。心肌梗死部位相邻，心电图可显示不同部位心肌梗死的波形特征。例如前间壁及右心室梗死，后壁及下壁心肌梗死（图 9-23），前壁及侧壁心肌梗死，侧壁及下壁心肌梗死等。

（2）梗死部位相对应：心肌梗死部位相对应，梗死面积及深度又大致相同时，梗死向量能够相互抵消，其结果出现正常或大致正常心电图。部分患者心电图仅有 QRS 波群低电压、ST-T 改变等（图 9-25）。当相对的两个梗死部位坏死心肌的面积不等时，梗死向量经过中和、抵消以后，心电图显示坏死面积较大部位的心肌梗死波形，但心电图提示该部位的梗死面积比实际的梗死面积小。

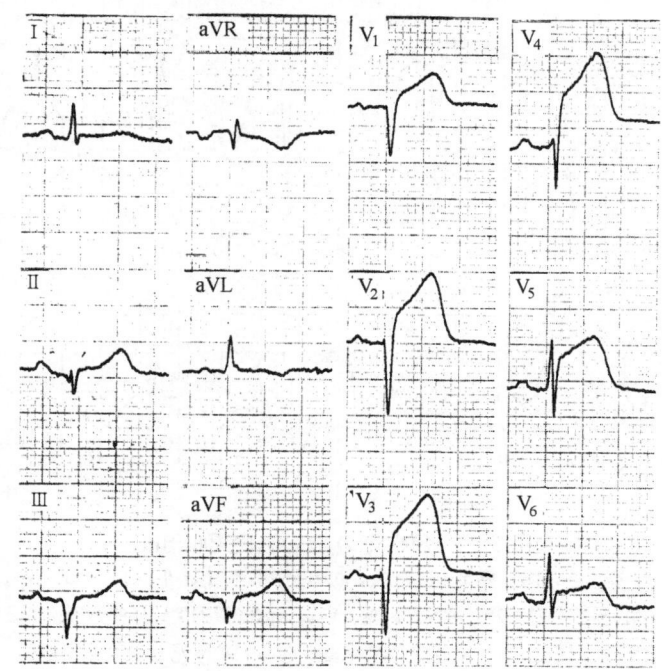

图 9-25　急性前壁、下壁心肌梗死心电图改变

患者男，77 岁，心前区疼痛 4 小时。既往有发作性胸痛史 5 年。CK 峰值
2220U/L。心电图表现：Ⅱ、Ⅲ、aVF、V$_{1～4}$ 导联呈 QS 形或 rS 形，伴 ST
段抬高和 T 波高尖。心电图诊断：窦性心律，急性前壁、下壁心肌梗死

（3）多发性心肌梗死合并室内传导异常：多发性心肌梗死合并预激综合征、束支阻滞、分支阻滞时，心肌梗死的图形可被掩盖，坏死面积可能被夸大。

（四）特殊类型的心肌梗死

1. 急性无 Q 波型心肌梗死

未出现 Q 波的心肌梗死曾称为"非穿壁性"（non-transmural infarction）心肌梗死，在心电图上主要表现为 ST 段抬高及 T 波倒置，QRS 波群变化不明显或有等位性 Q 波变化。这种 ST-T 变化持续时间较长，T 波也有规律性演变。近年来国外学者的临床研究发现，与 Q 波型心肌梗死比较，无 Q 波型梗死更多见于多支冠状动脉病变，且有多次梗死的倾向。由于无 Q 波型心肌梗死只有 ST-T 改变，需要与一般的心肌缺血、"早期复极综合征"、急性心包炎、脑血管出血性疾患、甚至电解质紊乱及药物影响等情况鉴别，鉴别时心电图动态的观察以及结合临床其他指标及血清心肌酶学的改变等将有助于诊断。

（1）ST 段的改变

心内膜下心肌损伤表现为 ST 段的显著下降。下壁心内膜下心肌损伤时，Ⅱ、Ⅲ、aVF 导联 ST 段急剧下降。前壁心内膜下心肌损伤时，V_{2-4}导联的 ST 段显著下降（图 9-26）。ST 段下降的变化规律是发病开始 ST 段突然下降，然后逐渐加剧，持续数日或数周后，ST 段又逐渐回升到基线。

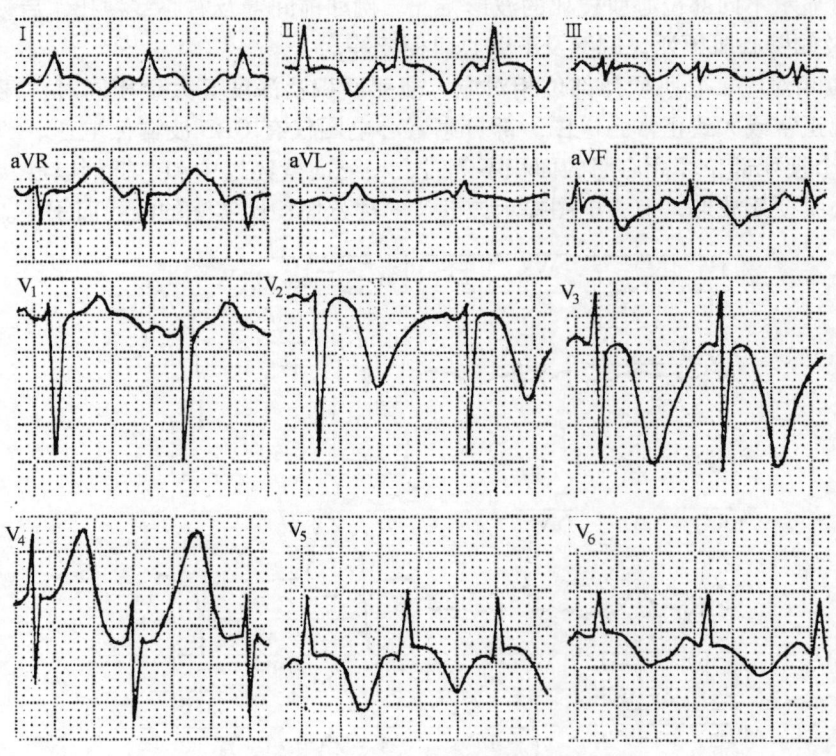

图 9-26　急性无 Q 波心肌梗死心电图

患者女，68 岁，心前区疼痛 5 小时记录。心电图表现：Ⅰ、Ⅱ、Ⅲ、aVF、$V_{5,6}$导联 ST
段轻度抬高，多数导联 T 波对称性深倒置，V_{2-5}导联倒置的 T 波呈典型冠状 T 波样改变，
QT 间期轻度延长。心电图诊断：窦性心律，急性无 Q 波型心肌梗死

（2）T 波改变

在 ST 段显著下降的导联上 T 波由直立转为倒置并逐渐加深，呈冠状 T 波样改变。一般 V_3、V_4 导联 T 波倒置最深（图 9-26），持续数日后，T 波倒置逐渐变浅，QT 间期延长。T 波倒置最深时，QT 间期延长最明显。有文献认为，上述 T 波改变（或伴 ST 段改变）持续 24h 以上时，才考虑诊断急性无 Q 波型心肌梗死。

（3）QRS 波群的改变

急性心内膜下心肌梗死时，相应导联的 QRS 波群可以没有明显的变化，也可出现"等位性 Q 波"。左心室游离壁心内膜下心肌梗死时，坏死心肌厚度超过左心室壁厚的 1/2 时才会出现坏死型 Q 波，如果坏死层小于左心室壁的 1/2 厚度时，可能不出现 Q 波，仅出现 R 波振幅显著减小，有时伴 S 波加深。例如左心室侧壁心内膜下心肌坏死时，V_{4-6}导联的 R 波显著减小。但要注意，当急性心肌梗死累及间隔的左侧面时，不论是透壁型还是非透壁型心肌梗死，在 V_1、V_2 导联 QRS 波均呈 QS 型。

有时，心肌梗死合并左束支阻滞、预激综合征，其坏死型 Q 波能够被掩盖，也表现为无 Q 波型心肌梗死。

2. 右心室梗死

以前认为，单纯前壁心肌梗死时很少并发右心室梗死，然而最近一组 107 例尸检结果表明，右心室受累与前壁和下壁（包括后壁）梗死同时发生的几率相等。右心室供血多来自右冠状动脉右心室支，但少数病人的右室前壁心肌由左前降支供血。右心室前壁梗死范围小，约为右心室的 1%，主要位于右室心尖附近。Cabin 等发现 13% 的左心室前壁梗死患者可并发右心室前壁梗死，梗死面积约占右心室游离壁总面积的 10%~50%，左心室梗死部位可能是前间壁或更大的范围。右心室梗死伴左心室下壁梗死在临床上多见，亦十分重要。

右心室梗死比较常见，病理上均为片状和多灶性，缺少大片融合的瘢痕组织。右心室壁比左心室壁薄，电位低，发生梗死时心电图表现不典型，且常规 12 导联心电图对其无定位意义，这可能是文献报道右心室梗死发生率低（约占心肌梗死的 1.7%~2.2%）的原因。

右心室梗死时，心电图的 QRS 波群改变（呈 Qr 或 QS 型）和 ST 段急性变化在 V_{6R-3R}、$V_{1,2}$ 及中胸与右胸骨旁导联最显著。Geft 等报告右前胸 V_{1-3} 导联，甚至前胸 V_{1-5} 导联 ST 段的升高可为右心室梗死所致，而并非左心室前壁梗死。ST 段变化幅度由右至左逐渐下降，而前胸导联无异常 Q 波的演变。右前胸导联 ST 段升高持续时间短暂，一半患者在胸痛发作 10h 内即恢复正常。许多学者认为，右前胸导联 ST 段升高的幅度大于或等于 0.1mV 时，其诊断的特异性较高，但敏感性相对降低；若按升高 0.05mV 诊断则特异性降低。更有实际意义的是 V_{4R} 导联，有人认为该导联的 ST 段升高 0.05mV 即有高度敏感性和特异性。Chou 观察了 11 例已证实右心室梗死的病例，其中 4 例 V_{1-3} 导联的 QRS 波为 QS 波，3 例伴有 ST 段升高，提示左心室前间壁梗死，但冠状动脉造影证实左前降支没有明显病变，而右冠状动脉近端均完全闭塞。这说明，右心室梗塞的心电图改变也会出现在导联 V_{1-3} 导联。

综上所述，右心室心肌梗死常常合并左心室下壁心肌梗死。为了防止右心室梗死的漏诊，对于急性下壁心肌梗死的病人，除 12 导联心电图外，还应常规记录 V_{3R-6R}、V_{7-9} 导联心电图。1984 年 Morgera 等报告，正常人组 V_{3R} 呈 rS 波形的为 100%，V_{4R} 呈 rS 波形的为 91%；病理证实左心室下壁合并右心室梗死患者 $V_{3R,4R}$ 导联 QRS 波呈 QS 或 Qr 波为特异性指标（特异性 100%，敏感性 78%），且这些导联的 ST 段升高大于或等于 0.05mV 的情况不出现在正常个体，而 ST 段升高大于或等于 0.1mV 者不发生在单纯左心室下壁梗死患者。可见 V_{3R} 和 V_{4R} 导联 QRS 波出现 QS 或 Qr 波及 ST 段升高（甚至为弓背向上）大于或等于 0.05mV 具有高度特异性和敏感性 ST 段的升高持续时间暂短，一般在 24h 内消失，此外，CR_4 导联（电极位于右锁骨中线第 5 肋间）的 ST 段升高 0.1mV 亦有诊断意义。图 9-22 为 1 例左心室下壁、正后壁合并右心室梗死患者的心电图。

需要注意右前胸导联的电极位置，如果高出 1 个肋间后正常 rS 波变成 QS 波，则 QRS 波群形只能作为参考。临床上也可遇到右束支阻滞伴右心室梗死，由于右束支阻滞多发生于急性前壁心肌梗死，若在下壁心肌梗死时出现则表明右心室受累；若伴正后壁心肌梗死时，V_1 导联的 ST 段可不升高，因为正后壁梗死时 V_1 导联 ST 段应降低，使二者得以抵消而处于等电位线。

右心室梗死常需结合临床和血流动力学改变方能确定诊断，还应排除心包填塞、缩窄性心包炎及急性肺动脉栓塞等。

3. 心房梗死

在心室心肌梗死时，心房肌亦可能受累。但在临床，心房梗死诊断率很低。尸检发现，心房梗死并非罕见，约占全部心肌梗死病例的 7%~17%。在两个心房中，右房梗死比左心房梗死多见，心耳部的梗死又比心房侧壁为多。原因是左心房血氧含量高，对左心房壁有保护作用。心房梗死可伴发心房破裂和房性心律失常。如果不伴随心室肌梗死，心房梗死几乎不可能从心电图上独立被进行诊断。

当心室肌梗死合并如下心电图改变及临床背景时，可考虑同时伴有心房梗死：

1）PR 段移位是心房梗死最具有特异性的心电图特征。Ⅰ导联中 PR 段抬高是诊断心房梗死最有价值的指标，一旦出现，应考虑心房梗死。一般认为，Ⅰ导联 PR 段抬高或压低大于 0.05mV，Ⅱ、Ⅲ导联 PR 段压低大于 0.12mV，应考虑心房有梗死。

2）P 波形态动态改变，特别是 P 波增宽及形态畸形，表现为 M 型、W 型、不规则型或切迹型 P 波时，提示有房内阻滞的表现。

3）伴发持续时间较长的房性异位心律，如房性过早搏动、房性心动过速、心房扑动或心房颤动，特别是没有心力衰竭情况下出现的房性心律失常。心房梗死伴发房性心动过速的发生率约为 11%，伴发心房扑动或心房颤动的发生率约为13%。房性快速心律失常的发生机制与心房肌缺血、房内传导速度异常、心房电活动不稳定和左心功能不全等情况有关。

4）对应性心室梗死的存在。一般情况下，右房由右冠状动脉供血，左心房由左冠状动脉回旋支供血。因此，如果病人有右心室或左心室侧壁梗死，结合上述表现应考虑存在心房梗死。

4. 再次心肌梗死

再次心肌梗死（再梗死）是指心肌梗死发生以后，再次发生了新的心肌梗死。心肌梗死多由病变血管内血栓形成造成血管闭塞引起。血管再通以后，病变部位依然存在着不稳定因素，如斑块破裂，可再次诱发血栓形成而引发再梗死。冠状动脉粥样硬化病变的迅速进展，也容易促发再次心肌梗死。再梗死可以发生在原梗死区的毗邻部位或远离原梗死区的部位，但常发生在原梗死部位。在原陈旧性心肌梗死部位的基础上又发生了急性心肌梗死，原来可能为无Q波型（非透壁型）心肌梗死，再次梗死后成为Q波型（透壁型）心肌梗死。可有多种不同类型的组合，如原来是前壁心肌梗死，后又发生前侧壁心肌梗死；原为后壁心肌梗死，后又发生下壁心肌梗死等。

再梗死的心电图可有以下表现。

（1）原部位的再梗死：主要表现为无Q波型心肌梗死变成Q波型心肌梗死，原来的Q波或q波变宽、变深，或原Q波已经基本或完全消失后再次显现，同时伴随ST段弓背状抬高及T波的演变。

（2）新的邻近部位的梗死：心电图上表现为原梗死区附近的导联出现急性心肌梗死的图形变化，如ST段抬高、T波倒置和Q波形成。

（3）对侧部位出现新的心肌梗死：如果梗死面积、深度与原陈旧性心肌梗死大致相同，在心电图上可能表现为原有陈旧性心肌梗死的Q波消失。如果再梗死的部位与其相对应，但梗死范围较小，那么再梗死的图形特征可被掩盖。图9-4中2001.12.14的心电图为1例陈旧性前间壁心肌梗死合并急性下壁心肌梗死。

（4）原有陈旧性心肌梗死，突然出现肺型P波，Ptf$_{V1}$异常、QRS波低电压、明显切迹、QRS时限延长、ST-T演变，心律失常等，提示再梗死。

（五）心肌梗死面积和深度的心电图判断

1. 梗死的深度

一般认为，心梗患者心电图中Q或q波代表心肌的坏死波，因此，Q波越大，提示梗死的心室壁越厚。QR波或qR波代表非透壁心肌梗死。非透壁型心肌梗死者，Q波愈深，后继的R波愈小，坏死区愈深，存活的心肌愈薄。Q波愈小，后继的R波愈高，心肌坏死层愈浅，存活的心肌愈厚。而透壁型心肌梗死时，该部位心肌丧失除极能力，面对梗死区的导联记录到一个负向的QS波，因此QS波代表透壁型心肌梗死。仅有R波振幅减低时，提示发生的是心外膜下心肌梗死。

但是，正如前面已经讨论的，由于影响Q波发生的因素较多，因此Q波的大小并不能完全表示梗死心肌所占心室壁的厚度。有时，尸检证实为非透壁型心肌梗死，但死者生前心电图确表现为坏死型QS波；而尸检证实是透壁型心肌梗死，但生前心电图上表现的是QR型心肌梗死。

判断心肌梗死的深度还要结合ST段的变化。出现Q波的导联上ST段抬高非常显著时，心肌梗死多为非透壁型，原因是梗死区周围有大片处于损伤状态的但仍存活的心肌。出现QS波的导联ST段无明显抬高，提示心肌梗死多是透壁型。

2. 心电图评估梗死面积——QRS记分

心肌梗死范围的大小，与心电图上出现梗死图形的导联数目的多少呈正相关。如小灶性心肌梗死仅在个别导联上出现心肌梗死的心电图特征。范围较大的心肌梗死，在同一部位的导联上都有所反映。广泛心肌梗死在较多的导联上出现心肌梗死的心电图特征。QRS记分法就是通过12导联心电图出现变化的导联进行记分计算，从而评估心肌梗死的范围。

（1）QRS 记分法的历史和原理：QRS 记分系统的基础是计算机模拟，模拟可产生所有影响体表心电图的主要变化。最早由 Statt 和 Selverster 等人通过计算机模拟进行设计。1972 年 Selverster 使用标准心电图 12 导联 QRS 记录系统测量梗死范围，将通常用于诊断心肌梗死的 Q 波和初始 R 波、晚发 R 波和初始 R 波切迹（顿挫）等波进行记分，提出了 57 项标准的 32 分制的记分系统。目前使用是经过多次修正的 54 项标准 32 分制的 QRS 记分系统（表 9-2），每分仍代表 3% 的左心室面积。这一修正考虑了年龄和性别因素，其明显的优点在于对不同年龄组和性别组心肌梗死面积的判断更为准确。

（2）记分测量的方法：用来记分的标准 12 导联心电图最好是 3 导联同步记录，取其中 10 个导联，即 Ⅰ、Ⅱ、aVL、aVF、$V_{1\sim6}$ 导联，用分规测定 QRS 波群的振幅和时限，但务求准确。振幅值（mV）以基线的垂直线为准，不论 ST 段是否偏移。间期（ms）基线以 PR 段为依据，R 波振幅从此处计算，S 波振幅由 ST 段 J 点开始。现在，一些心电图机带计算机自动分析功能，其自动测量的结果可做为参考，需要手工测量校正。测定的结果按表 9-2 的标准进行记分。

表9-2 心电图 QRS 记分标准及相应受累节段的记分

导联标准	每项记分	导联最高记分	1	2	3	4	5	6	7	8	9	10	11	12
			\multicolumn{3}{前间壁}		前侧壁			下 壁			后侧壁		
Ⅰ Q≥30ms	1					1	1							
Ⅰ {R/Q≤1; R≤0.3mV}	1	2				1	1	1						
Ⅱ {Q≥40ms}	2	2							1	2	2			1
Ⅱ {Q≥30ms}	1								1	1				1
aVL Q≥30ms	1	2				2	1							
R/Q≤1	1					1	2							
aVF {Q≥50ms}	3								3	2	2		1	1
aVF {Q≥40ms}	2								2	2				
aVF {Q≥30ms}	1	5								2	1			
{R/Q≤1}	2									2	3			1
{R/Q≤2}	1									1	2			
V_1 前壁有 Q 波	1	2		1	2									
S≥1.5mV	1			2					1					
后壁 R/S≥1	1											1	1	1
{R≥50ms}	2								1	1		2	2	
{R≥1.0mV}														
{R≥10ms}	1	4								1		1	1	
{R≥0.6mV}														
S≤0.3mV	1											1	1	1
V_2 前壁 {有 Q 波}	1	1	1	1	1									
{R≤10ms}														
{R≤10mV}														

续表

| 第一部分 心电图的QRS记分 | | | 第二部分 梗死区占左心室的%（12个节段） | | | | | | | | | | | |
| 导联标准 | 每项记分 | 导联最高记分 | 前间壁 | | | 前侧壁 | | | 下壁 | | | 后侧壁 | | |
			1	2	3	4	5	6	7	8	9	10	11	12
后壁 R/S≥1.5	1	4									1		1	1
⎰ R≥60ms	2			1	1							1	2	1
R≥2.0mV					1							1	1	
⎰ R≥50ms	1													
⎱ R≥1.5mV					1								1	1
S≤0.4mV	1													
V₃ 有Q波	1	1	1	1	1									
R≤20ms														
R≤0.2mV														
RV₃≤RV₁														
V₄ Q≥20ms	1	1	1	1	1									
⎰ R/Q≤0.5 / R/S≤0.5	2	3	2	2		1	1							
⎱ R/Q≤1 / R/S≤1 / R≤0.7mV	1		1	1		1								
顿挫R														
V₅ Q≥30ms	1		1		1									
⎰ R/Q≤1 / R/S≤1	2	3	2	1	2	1								
⎱ R/Q≤2 / R/S≤2 / R/Q≤0.7mV	1		1		1	1								
顿挫R														
V₆ Q≥30ms	1								1			1		
⎰ R/Q≤1 / R/S≤1	2	3	1			1			2			2		
⎱ R/Q≤3 / R/S≤3	1								1			1		
顿挫R														

注：心电图 QRS 的总积分为 33 分，1 分 = 3% 的左室梗死面积，若在括号内测定指标超过 1 个时，仅记分 1 次，只选择其中一个最高的记分，第二部分的数字代表每节段占左心室梗死范围的百分数，累积 8 个提示该阶段的心肌 100% 梗死

表 9-3　合并左束支阻滞时心肌梗死的 QRS 记分 *

导联	标准	记分	导联最高记分	导联	标准	记分	导联最高记分
前侧壁				后侧壁			
I	R/Q≤1.5	1	1	V₁	S/S′≥2.0	3	3
	R/S≤1.5	1			S/S′>1.5	2	
aVL	Q≥50ms	2	4		S/S′≥1.25	1	
	Q≥40ms	1		V₂	S/S′≥2.5	3	3
	R/S≤0.5	2			S/S′>2.0	2	
	R/Q≤0.5	2			S/S′≥1.5	1	
	R/S≤1	1		总分			12
	R/Q≤1	1		心尖4节段			
下壁				I	有Q	1	2
II	Q≥40ms	2	3		R≤0.2mV	1	
	Q≥30ms	1			R/Q≤1	1	
	R/Q≤0.5	1			R/S≤1	1	
	R/S≤0.5	1		V₅	最初40ms内顿挫	1	4
aVF	Q≥50ms	2	3		有Q	1	
	Q≥40ms	1			R/R′≥2	2	
	R/Q≤0.5	1			R/R′≥1.5	1	
	R/S≤0.5	1			R≤0.5mV	1	
总分			11		R/S≤1	1	
前间壁				V₆	最初40ms内顿挫	1	4
V₁	最初40ms内顿挫	1	3		Q≥20ms	1	
	R≥0.3mV	2			R/R′≥2	2	
	R≥20ms	2			R/R′≥1	1	
	R≥0.2mV	1			R≤0.6mV	1	
	R≥15ms	1			R/S≤2	1	
V₂	最初40ms内顿挫	1		总分			10
	R≥0.4mV	2	3				
	R≥30ms	2					
	R≥0.3mV	1					
	R≥20ms	1					

*要求同表 9-2

　　为使 QRS 记分更加准确并具有较好的可重复性，首先应有合适的频率响应（0.05～120Hz），保证记录的心电图波形清晰。其次，要准确判定波形的初始等电位部分。最后，要有严格的波形标准定义（图 9-27）。当 QRS 波群的初始部分为负向时（Q 波），回复到基线前可以光滑，也可有切迹或顿挫。光滑的 Q 波指初始的负向波在回复到基线之前无曲折或曲折≤0.05mV；有切迹的 Q 波是指初始的负向波中含有≥0.05mV 的曲折波，此时 Q 波的时限指 Q 波起始至切迹波顶峰的时间，顶峰后的一段波不予计时，振幅只计算切迹波之前负向波的最低点。有切迹的 R 波系 QRS 波群中初始40ms 以内（≤40ms）有一个曲折波至少达 0.05mV；QRS 波群初始向量 40ms 以后开始的正向波称为晚发 R 波。

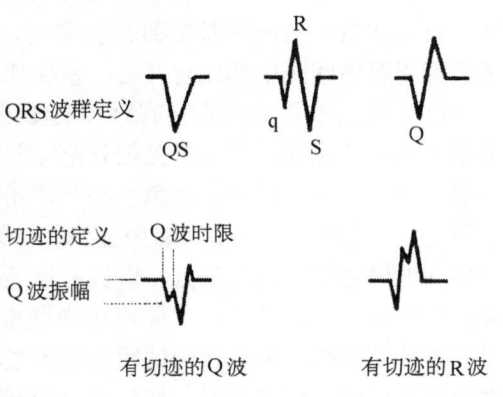

图 9-27　心电图 QRS 波群及切迹的定义

（3）注意事项：按表9-2第一部分规定的记分标准进行分析，具体指标包括权重和选择性。在整个54条指标中，有39条权重为每条1分，14条为每条2分，1条为3分。如果异常波形的振幅或间期增加，则判定分数也相应增加。选择性是指从一组指标中选择一条指标，若选择多个指标就要减少分值，在括号内从上到下只选择一个合适的指标。每份心电图的QRS总记分是指所有适合指标分数的累积。

应用记分法测定梗死范围时要注意以下2个问题：

A. 心电图有心室肥大表现时，要进行记分的校正。左心室肥大时要减去 V_1 和 V_2 导联的前壁得分后再计算得分和梗死范围，右心室肥大时要减去 V_1 和 V_2 导联的后壁得分及 $V_{4\sim6}$ 导联 R/S 的得分，然后再计算实际得分和梗死范围。

B. 合并束支或分支阻滞时，能够影响记分。出现完全性左束支阻滞且 QRS 波群时限≥140ms 时，则需采用单独的 QRS 记分系统（表9-3）计算梗死范围；若有 QRS > 100ms 的左前分支阻滞，按标准记分可能会高估1～2分，因此高估的梗死范围为左心室的3%～6%，但左后分支阻滞一般不影响评分；出现完全性右束支阻滞且 QRS 波群≥120ms 时，要减去 V_1 和 V_2 导联的后壁得分后计算得分和梗死范围。

（4）QRS记分与梗死面积的关系：Ideker 等对21例单纯前壁心肌梗死进行了梗死范围的定量研究。在排除心室肥大和室内阻滞的诊断后，21例病人平均记分为6分（范围0～15分），2分以上者17例，实际病理计算的梗死范围平均为左心室27%（4%～57%）；0～2分者4例，实际病理计算机的梗死范围平均为左心室3%（1%～7%），0分2例，梗死范围病理计算机的结果分别为2%和3%。二种梗死面积计算方法的相关系数为0.80，每分代表3.5%的左心室梗死。梗死发生7天以上死亡病例两者的相关系数（r）为0.93。Roark 等在单纯下壁心肌梗死病例中也得到了类似的结果。一般认为，QRS记分与左心室梗死面积的关系为：左心室梗死面积（%）= QRS记分×3，即1分相当于左心室的3%面积。通过左心室梗死面积的记算还可间接预测左心室射血分数（LVEF% = 65% − 左心室梗死面积%）。

（5）QRS记分和梗死部位的关系

心电图心肌梗死的节段与冠状动脉的供血有较好的对应。表9-2中，第1～6个节段（即前间壁+前侧壁）相当于左冠状动脉前降支的供血区，第7～9个节段（下壁）相当于右冠状动脉供血区（冠状动脉分布为右优势型时），第10～12节段（后侧壁）相当于左冠状动脉回旋支的供血区。虽然，左冠状动脉前降支的供血范围最大。

Ideker 和 Roark 等人的研究结果表明，前壁梗死最常累及心尖部，21例心尖部梗死范围平均为左心室的37%；其次为前壁中1/3部位，平均为左心室的26%，基底部平均为15%。QRS记分以 V_2 导联最敏感，心尖部梗死常表现在 $V_{3\sim6}$ 导联上，其记分与心尖部梗死范围有关。前侧壁梗死以 Ⅰ、aVL 导联得分数更有意义。下壁梗死时得分最敏感为 aVF 导联，Q = 30ms 便可做出诊断而记分，敏感性为90%，特异性为97%，但要排除多部位梗死、心室肥大及室内阻滞。下壁基底部梗死范围则与 QRS 波群向量最晚部分的异常明显相关（r = 0.92），使该部分的 R/S、S 波和晚发 R 波在记分系统中都很重要。下壁梗死时若在右心前的导联见到 R 波增高，表明有正后壁梗死。右侧胸前导联 R 波消失或出现 Q 波为下壁梗死累及室间隔中部或合并右心室梗死。

（6）记分的影响因素：有时心电图记分对心肌梗死范围的判断并非十分准确，心电图上显示有较大范围的心肌梗死，尸解所见梗死范围并不大；而心电图上显示的局灶性心肌梗死，尸解证实为多灶性心肌梗死。因此，记分须在急性心肌梗死发病1周后进行；因为此时梗死范围趋向稳定，记分结果也趋于稳定。1周之内记分值可有明显偏差。影响记分的因素包括：①梗死的扩展；②患者胸廓较小，使前胸导联电极之间的距离较近，电极的靠近使较小范围的心肌梗死区，却在较多的导联上出现了坏死型Q波；而同样大小范围的心肌梗死在胸廓宽大的患者，可能仅在少数导联上出现坏死型 Q 波；③胸部电极安置部位不准，电极之间的距离过大过小，位置过高过低都可以影响心肌梗死的心电图波形；④多发性心肌梗死位置可能相对，梗死向量相互中和抵消，即使是大面积的心肌梗死，心电图上也不能完全充分显示。⑤心肌梗死的图形被心律失常，特别是传导异常所掩盖。对于心室肥大、左右束支阻滞、左前和左后分支阻滞及多部位梗死虽然有修正，但准确性尚需研究。

（六）急性心肌梗死的其它表现

1. 心律失常

急性心肌梗死并发心律失常的发生率高达80%～100%。并发恶性心律失常是引起猝死的主要原因之一，北京地区冠心病协作组统计了1977—1986年收治的12487例急性心肌梗死，住院8周内死亡1523例中，因心律失常致死的占33.7%。

心律失常的发生与心肌的缺血损伤和再灌注损伤有关。冠状动脉突然闭塞时心律失常的发生率高达95%，发病急，来势凶险，可在短时间内发展为心室颤动或心脏停搏致死。冠状动脉内形成的血栓溶解再通，或冠状动脉痉挛缓解等原因可引起再灌注损伤，从而诱发再灌注性心律失常，特别容易发生加速的室性逸搏心律以、新出现的房室阻滞以及室内阻滞的突然消失。

（1）缓慢性心律失常

1）窦房结功能低下：包括窦性心动过缓和窦性停搏。急性心肌梗死并发窦性心动过缓的发生率约为30%左右，窦性停搏的发生率约2.6%～3.5%。多见于下壁心肌梗死，与反射性迷走神经的兴奋性增高有关。此外，窦房结的直接缺血、应用吗啡等止痛剂者等因素也可引起窦性心动过缓。窦性心动过缓多呈一过性，严重者或持续时间较长者需要起搏治疗。当窦性心率低于50bpm时可伴低血压，心率低于30bpm时可发作阿斯综合征。

2）房室阻滞：阻滞部位位于希氏束近端或房室结者，逸搏心律的QRS波群窄，心室率较快，预后较好；阻滞部位位于希氏束或以下水平者，逸搏的QRS宽大畸形，心室率常低于40bpm，预后严重。

急性心肌梗死并发房室阻滞的发生率约为13.4%～20%，一度房室阻滞（图9-28）的发生率7%～19%，二度房室阻滞的发生率7%～15%，三度房室阻滞（图9-29）的发生率约3%～12%。房室阻滞多发生在发病后72h以内，以下壁心肌梗死或下壁合并后壁心肌梗死最多见，多由右冠状动脉闭塞所致，阻滞部位多在房室结。房室阻滞也可发生在希氏束及双束支水平，出现永久性房室阻滞。前壁心肌梗死引起的二度房室阻滞表现为二度Ⅱ型时，阻滞部位多位于希氏束或以下，易发展为高度以上的房室阻滞，应尽早进行临时甚至永久心脏起搏治疗。急性心肌梗死并发三度房室阻滞的70%病例发生于入院的24h内，常由二度房室阻滞发展而来。三度房室阻滞的部位可位于房室结外、希氏束

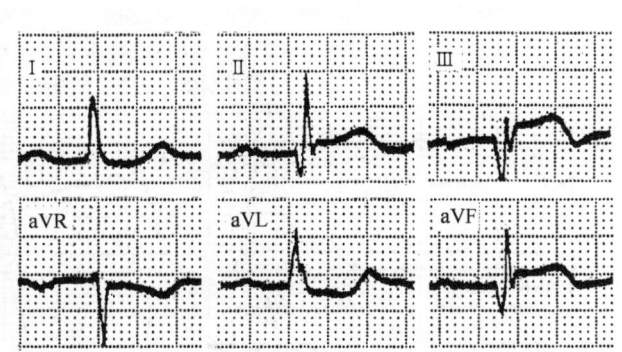

图9-28　急性下壁心肌梗死合并一度房室阻滞心电图
患者女，69岁，发作胸痛后12小时记录的心电图。心电图表现：窦性P波，PR间期320ms，Ⅱ、Ⅲ、aVF导联呈QRs型，伴ST段抬高。心电图诊断：窦性心律，一度房室阻滞，急性下壁心肌梗死

或双束支水平。阻滞部位愈低，逸搏心律的频率愈慢，QRS时限愈宽，预后越差。前壁心肌梗死并发三度房室阻滞的病死率比下壁梗死高2～3倍。下壁梗死合并三度房室阻滞的阻滞部位多在房室结，这种阻滞多为暂时性，不需要永久性心脏起搏。

3）室内阻滞：由于心肌梗死部位不同，束支及其分支受损的部位和程度不尽相同，而出现不同的单一束支、双束支及三束支阻滞。

右束支阻滞　急性心肌梗死并发右束支阻滞的发生率约40%，右束支阻滞好发于前壁心肌梗死的患者（图9-30），其出现时间多在急性心肌梗死1周内，可为暂时性，但相当一部分患者表现为永久性右束支阻滞。

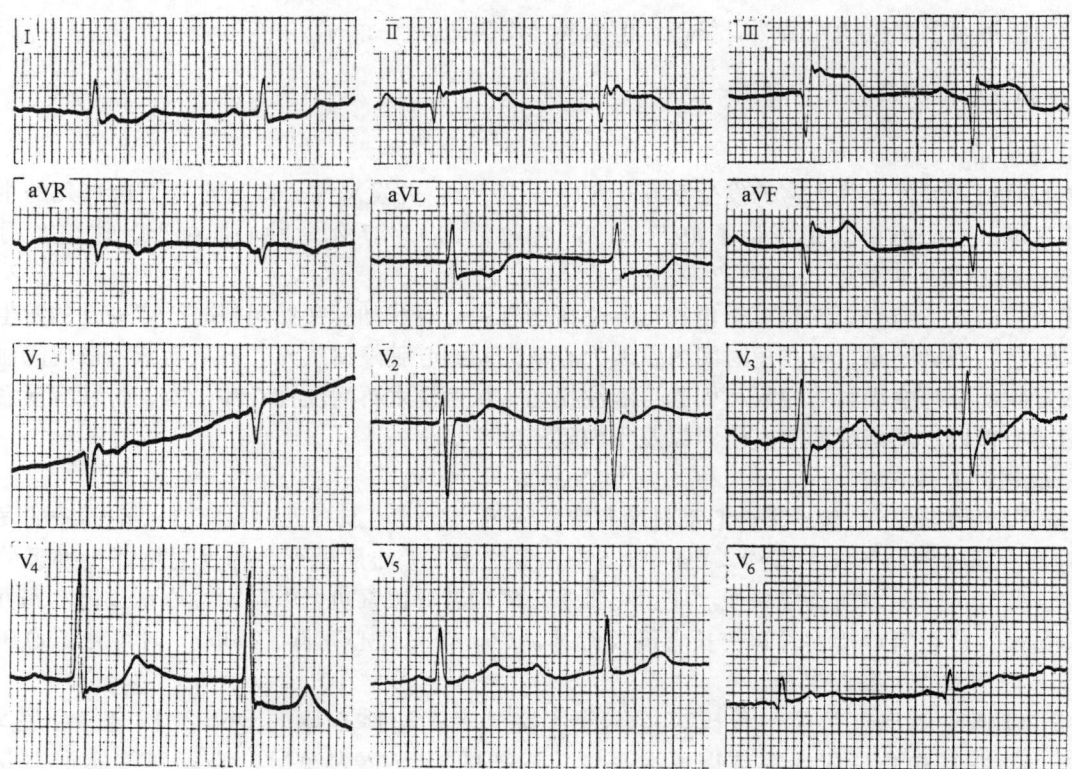

图9-29 急性下壁心肌梗死合并三度房室阻滞心电图

患者男，54岁，胸痛25小时后记录的心电图。心电图表现：窦性心律，交界区逸搏；QRS波群时限90ms，与P波无固定关系。II、III、aVF导联呈Qr型，伴ST段抬高，I、aVL导联ST段压低。心电图诊断：窦性心律，三度房室阻滞，交界区逸搏，急性下壁心肌梗死

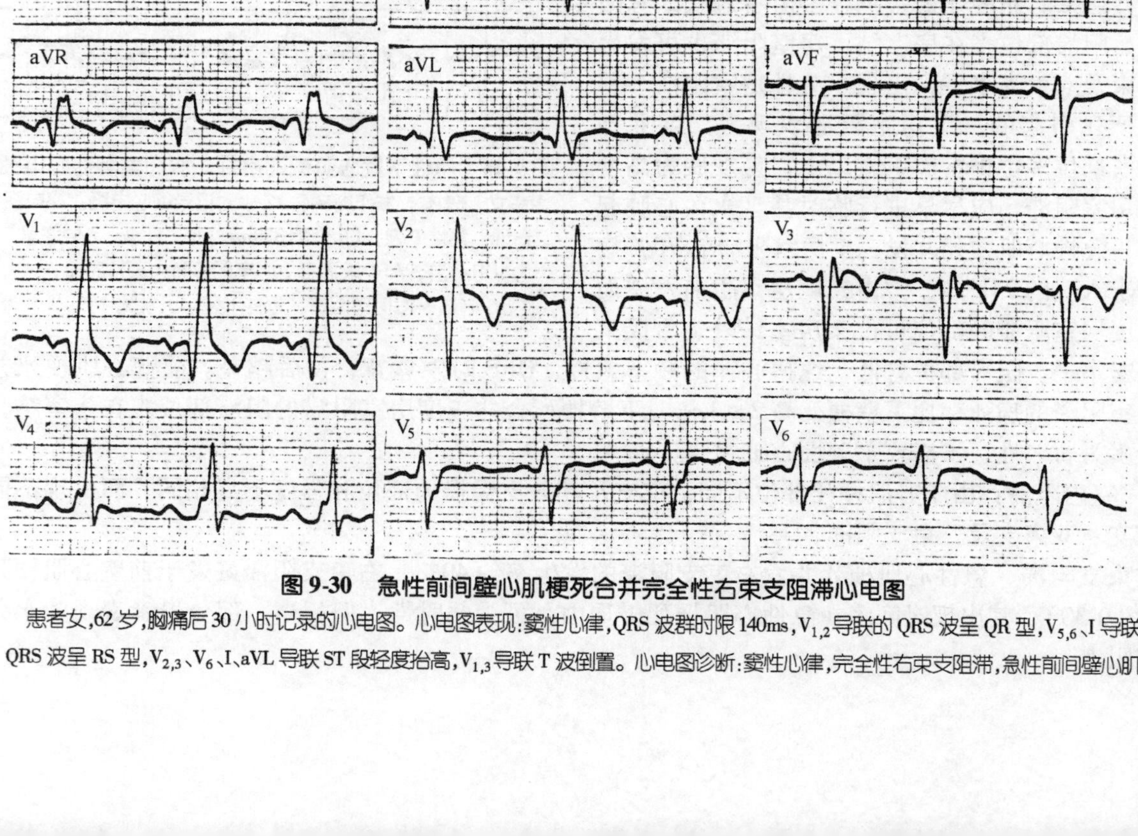

图9-30 急性前间壁心肌梗死合并完全性右束支阻滞心电图

患者女，62岁，胸痛后30小时记录的心电图。心电图表现：窦性心律，QRS波群时限140ms，V1,2导联的QRS波呈QR型，V5,6、I导联的QRS波呈RS型，V2,3、V6、I、aVL导联ST段轻度抬高，V1,3导联T波倒置。心电图诊断：窦性心律，完全性右束支阻滞，急性前间壁心肌梗死

右束支阻滞患者发生急性心肌梗死时，两者的并存基本上互不影响各自的心电图特征。心肌梗死主要影响 QRS 波群前 10~40ms 的起始向量，而右束支阻滞主要影响 QRS 波群的终末向量，使其指向右前方并运行迟缓。因此，梗死可以使束支阻滞的图形发生某些有限的改变。下壁心肌梗死合并右束支阻滞时，Ⅱ、Ⅲ、aVF 导联 QRS 波呈 QR 型，R'波宽钝(见图 9-23)。右束支阻滞合并前间壁、前壁及广泛前壁心肌梗死时，V_1、V_2 甚至 V_3 导联的 QRS 波呈 qR 或 QR 型。后壁心肌梗死合并右束阻滞时，V_1、V_2 导联的 QRS 波呈 RR'型。

左束支阻滞　急性心肌梗死可以并发左束支阻滞，或者在左束支阻滞的基础上发生急性心肌梗死，两者并存机会约8%。由于左束支阻滞和心肌梗死都可影响 QRS 波群的起始向量，因此，左束支阻滞可以部分或完全掩盖心肌梗死的心电图表现，心肌梗死也能使左束支阻滞的图形变得不典型(图 9-31)。左束支阻滞的初始的 QRS 向量向左偏移，室间隔激动方向为从右向左，因此右前胸导联出现 Q 波或 QS 波，右侧甚至中胸导联($V_{1~4}$)R 波的消失不能诊断前壁心肌梗死。Horan 经尸检对照的研究发现，左束支阻滞患者 $V_{1~4}$ 出现异常 Q 波的仅 35% 有心肌梗死。因此常规的心肌梗死 Q 波的诊断标准已不适用。以下心电图表现提示左束支阻滞时合并心肌梗死：①Ⅰ、V_5 或 V_6 导联出现 q 或 Q 波；②右侧和中胸导联 R'波逐渐降低，即 R_{V2} > R_{V3} > R_{V4}；③过渡区(通常 $V_{3,4}$ 导联)导联 QRS 波的 S 波早期切迹，或 S 波晚期宽切迹；④Ⅰ、V_5 和 V_6 导联 QRS 波呈 QR 或 rSR'型；⑤左侧前胸 V_{5-6} 导联的 QRS 波呈 RS 波；⑥Ⅱ、Ⅲ、aVF 导联的 QRS 波出现 q、Q 或 QS 波；⑦前胸导联 QRS 振幅小于肢体导联 QRS 波振幅；⑧原发性的 ST-T 改变。

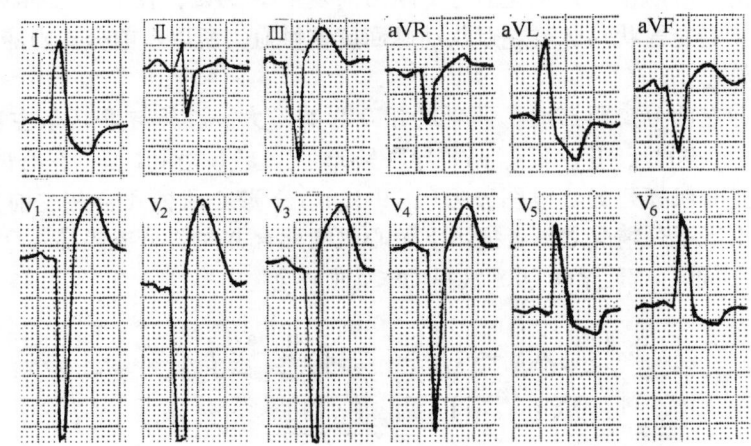

图 9-31　急性前壁、下壁心肌梗死伴完全性左束支阻滞心电图

患者男，65 岁，高血压病史 12 年。胸痛 20 小时记录的心电图，心电图表现：

窦性 P 波，PR 间期 0.20s，QRS 波群时限 0.20s，$V_{1~4}$、Ⅲ、aVF 导联呈 QS 型，

伴 ST 段弓背向上抬高，$V_{5,6}$、Ⅰ、aVL 导联呈 R 型。心电图诊断：窦性心律，

电轴左偏，完全性左束支阻滞，急性前壁、下壁心肌梗死

上述条件中，以第①条即Ⅰ、aVL、V_5 或 V_6 导联的 Q 波对诊断左束支阻滞合并心肌梗死最可靠，第④、⑤条的特异性最差。如上所述，左束支传导阻滞时，QRS 初始向量向左移位，Ⅰ、V_5 和 V_6 导联无 Q 波发生；若室间隔大面积梗塞，间隔向量丢失而初始向量来源于右心室游离壁，则早期 QRS 波群向量右移，投影于Ⅰ、V_5 和 V_6 导联的负侧而出现 Q 波。如 Q 波时限 >0.04s 时，则几乎全部合并心肌梗死。Chou 的尸检病例证实左束支阻滞时Ⅰ、aVL、V_5 和 V_6 导联有 Q 波时，梗塞的部位并非都在间隔部，亦可见于左心室侧壁。

若右侧前胸导联的 QRS 波表现为高 R 波型，依次向左的导联上 R 波幅度降低(第②条)，系较大室间隔梗死致右心室游离壁的初始向量右前移位的结果，但也存在假阳性。

　　胸前过渡区导联、右侧导联 QRS 波的 S 波或 QS 波早期切迹位于 QRS 波群起始后 0.03s 内,而且深而宽的向下,尸检证明可能存在前间隔和心尖梗塞。也有人提出,同样导联的类似表现发生在 rS 或 QS 波的终末部分,宽切迹 >0.05s 时,也提示心肌梗死。

　　若 V_5 和 V_6 导联有带切迹的深 S 波,且切迹位于 QRS 波群起始的 0.05s 内时,有人认为这种切迹是前壁梗死的实际 Q 波。

　　若Ⅱ、Ⅲ和 aVF 导联上都有 Q 波或 QRS 波呈 W 型(尤其在Ⅱ导联出现)则提示存在下壁梗塞。

　　原发性复极异常,即原发性 ST 段和 T 波的变化在左束支阻滞出现时,常作为急性心肌梗死的明显证据。继发性改变应为深 S 波导联的 ST 段升高,T 波直立;而 R 波为主的导联则相反。如果 ST 段偏移与 QRS 波群主波方向一致,应怀疑急性心肌损伤或心肌梗死;右侧胸前导联 T 波倒置提示左束支阻滞可能合并、心肌缺血或损伤;V_1 和 V_2 导联 ST 段不成比例的升高 >8mm 或 >同导联 T 波高度的一半也有诊断价值。

　　新近 Sgarbossa 总结了 150 例急性心肌梗死合并左束支阻滞的诊断经验,提出以下诊断标准:①QRS 波群主波向下的导联 ST 段抬高 ≥0.05mV;②QRS 波群主波向上的导联 ST 段抬高 ≥0.1mV;③V_{1-3} 导联 ST 段压低 ≥0.1mV。

　　存在左束支阻滞时,如果室性期前收缩的 QRS 波呈 QR 或 qR 波形,可作为诊断心肌梗死的参考标准。

　　左前分支阻滞　左前分支纤细而长,在室间隔的位置表浅,易发生缺血性损伤,是急性心肌梗死最常并发的分支阻滞。前壁心肌梗死并发左前分支阻滞的发生率 24%,在下壁心肌梗死时其发生率 16%。部分病人的左前分支接受右冠状动脉或左冠状动脉回旋支供血,所以左前分支阻滞不一定是左前降支近段闭塞或梗死广泛的标志。

　　前壁心肌梗死合并左前分支阻滞时,两者的相互影响不大。肢体导联仍呈左前分支阻滞图形,即 QRS 电轴左偏($-35°\sim-90°$),Ⅱ、Ⅲ、aVF 导联呈 rS 型,aVL 呈 qR 型,在心前导联上仍呈前间壁、前壁、前壁或广泛前壁心肌梗死的心电图波形(图 9-32)。下壁心肌梗死合并左前分支阻滞时,心电图诊断常有一定困难,出现下列情况之一者提示下壁心肌梗死合并左前分支阻滞:QRS 电轴显著左偏($-45°\sim-90°$之间);Ⅱ、Ⅲ、aVF 导联 QRS 波呈 QS 型或 rS 型。

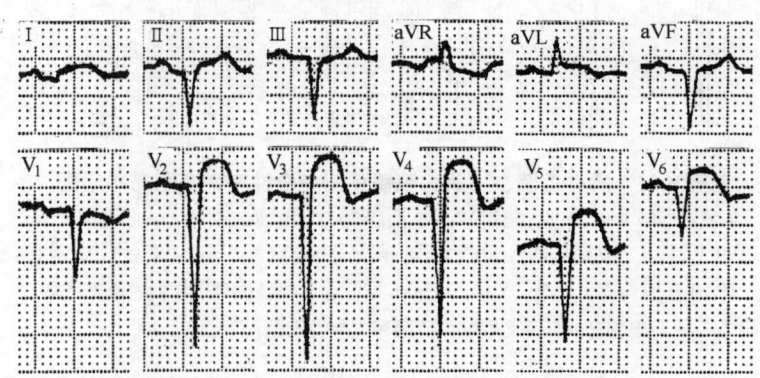

图 9-32　急性广泛前壁心肌梗死伴左前分支阻滞心电图

患者男,胸痛 20 小时记录的心电图,心电图表现:窦性 P 波,I、aVL、V_{2-6} 导联
ST 段弓背向上抬高,Ⅱ、Ⅲ、aVF、I、V_{1-6} 导联 QRS 波呈 QS 型,aVL 呈 R 型。

心电图诊断:窦性心律,左前分支阻滞,急性广泛前壁心肌梗死

　　左后分支阻滞　左后分支较短而粗,接受双重血供,因此不易发生损伤。急性心肌梗死合并左后分支阻滞的发生率 1%,发生于多支血管阻塞致前壁合并下壁及右心室梗死,或前降支病变致广泛心肌梗死的病人。心电图表现为 QRS 电轴 $+120°$ 左右,I、aVL 的 QRS 波呈 QS 或 rS 型,Ⅱ、Ⅲ、aVF 导联

QRS 波呈 qR 型。

右束支阻滞合并左前分支阻滞 在急性心肌梗死并发的束支阻滞中，右束支阻滞合并左前分支阻滞的发生率约为 23%。右束支阻滞合并左前分支阻滞见于大面积心肌梗死的病人（图 9-33），因此其中30% 左右能发展成三度房室阻滞。心前导联 QRS 波呈右束支阻滞图形，肢体导联呈左前分支阻滞图形。如果左前分支阻滞的程度重，可部分掩盖右束支阻滞的某些心电图特征，若右束支阻滞程度重，也可部分掩盖左前分支阻滞的心电图特征，有时可使右束支阻滞及左前分支阻滞均变得不典型。

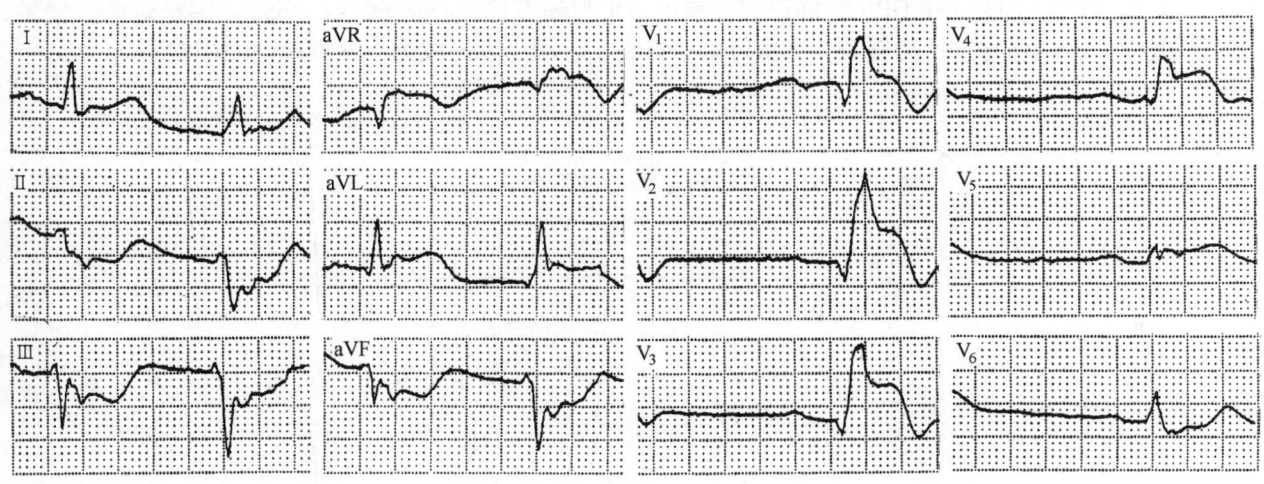

图 9-33 急性前壁心肌梗死伴三分支阻滞心电图

患者男，82 岁，有陈旧性心肌梗死病史，心前区疼痛 2 小时记录的心电图。心电图表现：窦性 P 波，电轴左偏，PR 间期 0.30s，QRS 时限 0.20s；aVL、$V_{1\sim4}$ 导联 QRS 波呈 qR 形伴 ST 段明显抬高，$V_{1\sim3}$ 导联 T 波深倒置。心电图诊断：窦性心律，急性前壁心肌梗死，三分支阻滞（一度房室阻滞 + 右束支阻滞 + 左前分支阻滞）

右束支阻滞合并左后分支阻滞 见于广泛前壁心肌梗死、下后壁并右心室梗死，下壁合并前壁心肌梗死的病人。在急性心肌梗死并发的束支阻滞中，右束支阻滞合并左后分支阻滞的发生率为 2% ~3%。其中约半数发生完全性房室阻滞。心电图特征：①肢体导联 QRS 波呈左后分支阻滞图形；②前胸导联 QRS 波呈右束支阻滞图形。

三分支阻滞 心肌梗死并发三分支阻滞的心电图可表现 PR 间期延长加双分支阻滞（图 9-33）。发生完全性房室阻滞的可能性极大，易出现心室停搏或继发性心室颤动，应尽早起搏治疗。

心肌梗死合并不定型室内阻滞 心电图上有心肌梗死心电图的特点，又有不定型室内阻滞的特点。

（2）快速心律失常

1）室性过早搏动

急性心肌梗死并发室性期前收缩是最常见的心律失常。Holter 监测的检出率 70% ~100%，以发病最初几小时内发生率最高。梗死面积大、高龄、并发休克、低血压、心力衰竭患者的高级别室性过早搏动发

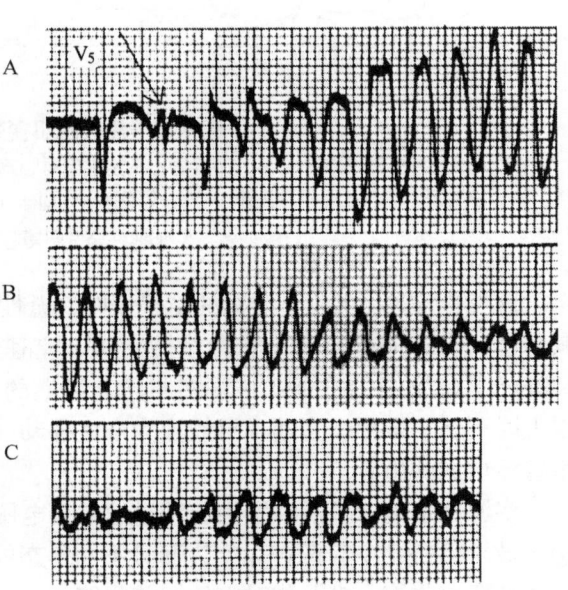

A

B

C

图 9-34 急性心肌梗死时室性期前收缩诱发尖端扭转室速心电图

图 A、B、C 为 V_5 导联心电图的连续记录。可见在正常的 T 波发生一个室性期前收缩，并由此诱发尖端扭转性室性心动过速

生率较高。R-on-T 现象室性期前收缩（图 9-34）、成对室性期前收缩，发生于 U 波上的室性期前收缩易诱发室性心动过速，猝死的发生率较高，应引起重视。

2）室性心动过速

急性心肌梗死并发的室性心动过速（室速）包括加速性室性自搏心律、单形性室速、多源性室速及尖端扭转型室速等。

加速性室性自搏心律又称非阵发性室性心动过速，多见于闭塞的冠状动脉再通后发生再灌注损伤时。通常由三个以上的室性 QRS 波群组成，室性 RR 间隔不等，心率 60～120bpm。多呈短阵、偶发，亦可反复发作，常伴有室性融合波，通常可以自行终止，较少发展成为心室颤动（图 9-35）。

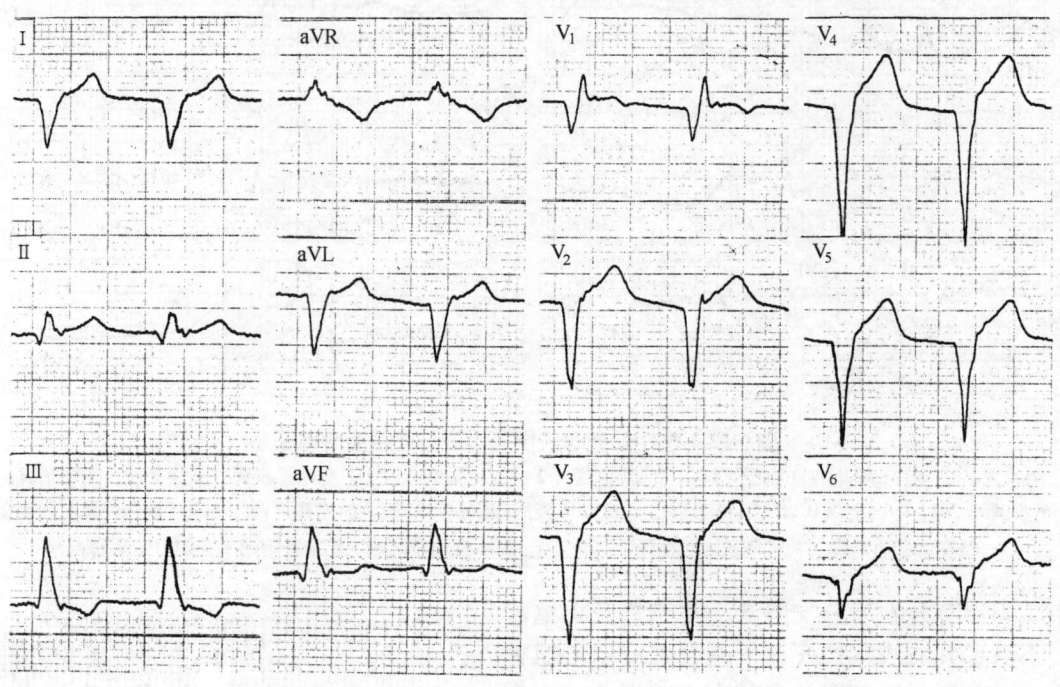

图 9-35　急性心肌梗死伴加速性室性自搏心律心电图

与图 25 为同一患者，溶栓后出现室性自搏心律。心电图表现：QRS 波群前无 P 波，QRS 波群时限 0.16s。

I、aVL、V$_{2～6}$ 导联呈 QS 型伴 ST 段抬高，V$_1$ 导联呈 QR 型。心电图诊断：

加速性室性自搏心律，急性前壁、下壁心肌梗死

阵发性室速　Holter 监测的结果证明，急性心肌梗死并发阵发性室性心动过速的发生率约为 70%。其特征：①多为单形性、非持续性室速，室速的频率 100～180bpm，平均 150bpm，少数心室率高于 180bpm。②室速的 QRS-T 波形多与同导联上的室性期前收缩的波形相同。③如室性心动过速持续 10s 以上时可诱发晕厥。室速也可蜕变为心室扑动和颤动。持续性室性心动过速多见于大面积心肌梗死并发室壁瘤形成的患者。

多源性室速　多源性室性心动过速的心电图特征：①室性心动过速的心室率 ≥100bpm，不甚规律；QRS 波群形态至少有两种以上，而且不同形态的 QRS 波群时限也不相等。②室性心动过速发作前常有多源性期前收缩及多源成对室性期前收缩。

尖端扭转型室速　扭转型室性心动过速是多见于急性心肌梗死早期或恢复期的一种特殊类型的室速，容易蜕变为心室颤动。其发生机制与缺血区心肌传导组织弥漫性传导紊乱、复极十分不均匀等因素有关。心室内易发生多发性折返，但因心肌不应期较长，所以形成的折返环路不多，其结果是：①波形较心室颤动规则，其频率较心室颤动低；②这种扭转型室速的发生与心率较慢和 QT 间期延长有关，因

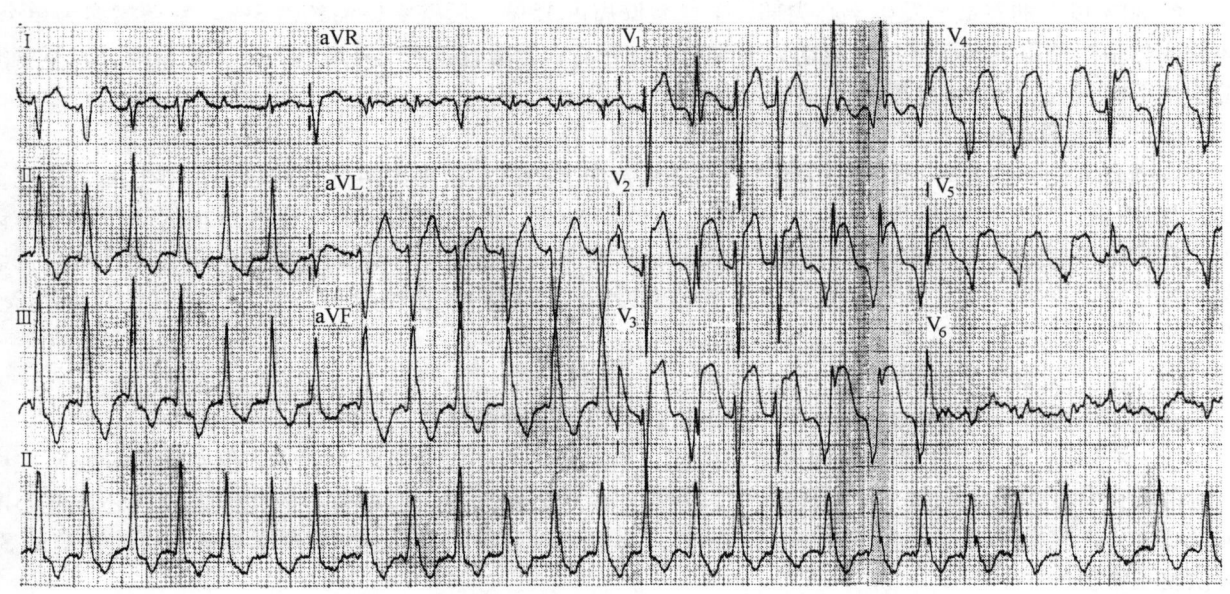

图 9-36　急性心肌梗死伴持续性室性心动过速心电图

患者女，76 岁，5 年前患急性广泛前壁心肌梗死，再梗 15 小时后发生持续性室性心动过速，BP80/60mmHg。
心电图表现：P 波不能分辨，心室率 150bpm，QRS 波群以宽大畸形为主，QRS 波群时限 0.18s。$V_{1\sim5}$ 导联
ST 段明显弓背向上抬高。可见室上性夺获及室性融合波（以 V_1 导联明显），连续夺获的两个室上性 QRS
波群的频率为 176bpm，提示合并室上性快速心律失常。用胺碘酮终止室速后证实病人还合并心房
颤动，最后转为窦性心律。心电图诊断：心房颤动，持续性室性心动过速，急性前壁心肌梗死

此当用 80bpm 以上的频率起搏心室一段时间后，可有效地控制尖端扭转型室速的发作。

扭转型室速的心电图特征：①室性心动过速的频率 150~280bpm；②室性 QRS 波群的振幅及方向不断围绕基线扭转；③在缓慢型心律失常如窦性心动过缓、严重房室阻滞的基础上发生，常伴 QT 间期延长。尖端扭转型室速持续时间较长者容易发生阿斯综合征（图 9-34）。

3）心室颤动：心室颤动（室颤）是急性心肌梗死死亡的主要原因之一。室颤发生时，由于心室几乎完全丧失了泵血功能，患者常突然发生意识丧失、抽搐，如未能及时终止，随之就会发生死亡。室颤发生后，一般不会自行终止，必须分秒必争地进行电击除颤，并配合心肺复苏的各种措施。室颤可分为原发性与继发性两种，室颤发作前无低血压、休克或心力衰竭等诱因或先兆的称为原发性室颤，其发生率约为 2.8%。继发于室速、心力衰竭等称为继发性室颤。室颤的心电图表现为 P-QRS-T 波群消失，以波形不同、间距不等的室颤波代之，频率 250~500bpm。

2. 室壁瘤

（1）概念

心肌梗死区心室室壁呈瘤样向外膨出，在收缩期膨出更加明显时，称为室壁瘤。室壁瘤又可分成真性室壁瘤和假性室壁瘤。前者又称为解剖性室壁瘤，是指在透壁型心肌梗死发生后，在修复过程中坏死组织被结缔组织所替代，形成无收缩性的薄弱纤维瘢痕区，厚度仅为正常左心室壁的 1/3 或更薄。当承受较高的左心室压力时可逐渐向外膨出，膨出的心壁运动消失，呈反向搏动，即舒张期可见局部膨出，心室收缩时膨出更明显。室壁瘤内的肌小梁消失，内膜面常有附壁血栓形成，血栓脱落可造成动脉栓塞症，但脱落的机会相对较少，而且室壁瘤也不易破裂。一般所说的室壁瘤指真性室壁瘤。

假性室壁瘤的瘤壁由心包膜构成。当急性梗死的室壁心肌破裂发生较慢时，破口周围可被心包血栓堵塞或粘连，破口颈部与心包腔相通，心包则构成瘤壁，没有残留的心肌，也未发生心包填塞。假性室壁瘤少见，但破裂的发生率高达 31%~45%，因此随时有瘤体破裂而致命的危险。

约 80% 以上的室壁瘤发生于心尖部，下壁室壁瘤占 15%，后壁室壁瘤约占 3%。室壁瘤多为单个，体积大的室壁瘤可引起明显的血流动力学改变。随着心血管检查技术的不断改进，心肌梗死并发室壁瘤的检出率由过去的 3.5% 已提高到 38% 左右。

（2）心电图表现

在梗死区的导联上 ST 段持续抬高，特别是弓背向上抬高，应考虑室壁瘤的诊断。心电图上坏死型 Q 波及 QS 波出现的导联不仅代表心肌梗死的部位和范围，同时也意味着室壁瘤所在的部位。目前认为，在出现 Q 波的 $V_{1~3}$ 导联上 ST 段抬高 ≥ 0.20mV 或 $V_{4~6}$ 导联上 ST 段抬高 ≥ 0.10mV，并且抬高持续两个多月以上就可诊断室壁瘤（图 9-21）。该标准诊断室壁瘤的敏感性为 92.2%，但特异性仅 60.9%。有报告认为运动后 ST 段的抬高对室壁瘤的诊断有一定意义。

（3）心电图改变的机制

室壁瘤引起 ST 段抬高的机制尚不十分清楚，有以下几种解释。

1）窗效应：室壁瘤的瘤壁由瘢痕组织构成，虽然瘢痕组织处于电静止状态，但却能传导心室腔内对应部位正常心肌的负电位，从而形成 ST 段抬高。此外，室壁瘤对应部位心肌代偿性肥厚还能使心电向量增大，使室壁瘤部位的 ST 段抬高更加明显。室壁切除后解除了上述电病理学基础，可使抬高的 ST 段恢复正常。

2）损伤电流：由于室壁纤维组织内有散在存活的心肌细胞舒张期自发性除极，因此，可以产生损伤电流，引起 ST 段抬高。

3）局部心室壁机械运动障碍：体表标测、运动试验、放射性核素心室造影和 ^{201}Tl 心肌灌注显像都证明对心肌梗死患者，运动时 ST 段的抬高是因前壁运动障碍的加重，引起而不是梗死区周围或远离梗死区心肌缺血所致。

三、陈旧性心肌梗死

与急性心肌梗死相比，心电图对于陈旧性心肌梗死的诊断却困难的多，因为梗死的陈旧期往往只遗留异常 Q 波，ST-T 改变多已恢复，而导致或影响 Q 波产生的因素较多，因此，单靠心电图诊断陈旧性心肌梗死要慎重，应结合临床（特别是病人既往有无急性心肌梗死病史）和其它检查。

（一）病理性 Q 波

陈旧性心肌梗死的最主要心电图表现是存在病理性 Q 波，即心室的初始除极异常，ST-T 异常此时已恢复正常或无特异性。

1. 心电图特点

陈旧性心肌梗死心电图 QRS 波表现的最初 0.03 ~ 0.04s 的初始向量异常（在某些导联上表现为异常 Q 波）与急性心肌梗死相似，因此其分析和判定方法也同急性心肌梗死。根据左心室节段的不同，可分以下三种情况：

（1）V_1、V_2 导联　右侧前胸 V_1、V_2 导联一般认为是诊断间壁心肌梗死的较好导联，因此出现 Q 波时应考虑该部位的心肌梗死（图 9-37）。但这两个导联出现的异常 Q 波或 QS 波可由其它原因引起。在一组心电图与病理的对照研究中发现，V_1、V_2 导联有异常 Q 波或 QS 波的 39 例患者中，尸检心肌没有坏死瘢痕者竟达 21 例。

除心肌梗死以外，下列情况也可在 V_1、V_2 导联出现 Q 波或 QS 波：①正常初始 0.03 ~ 0.04s 的 QRS 向量指向左下方、略向后，右侧胸壁导联的电极位置稍有变动，即可在 V_1 导联上出现 Q 或 QS 波；②当 QRS 波综合向量指向左后时（如横位心脏、左心室肥大、左束支阻滞），V_1、V_2 导联可记录出 QS 波；③高度肺气肿患者，由于膈肌下降，整个 QRS 综合向量环位置下移并指向后方，此时 V_1、V_2 甚至 V_3 导

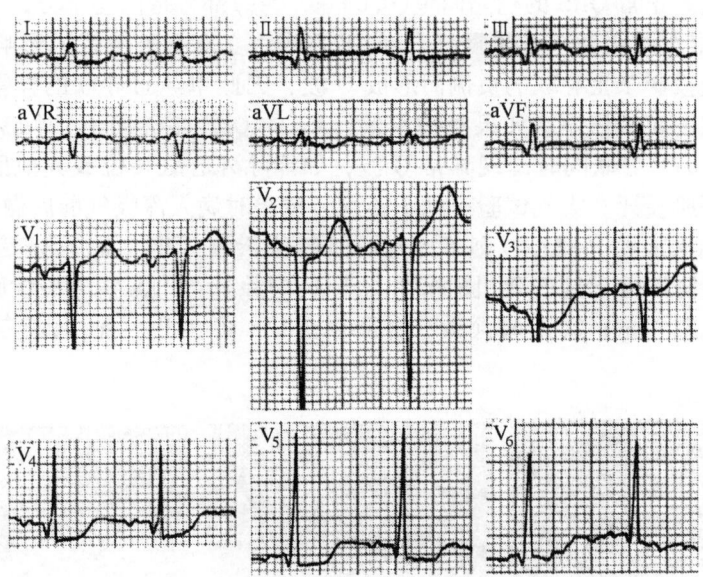

图9-37 陈旧性前壁、下壁心肌梗死心电图

患者男，66岁，3年前患急性前壁心肌梗死，高血压病史8年。心电图表现：窦性P波，Ⅱ、Ⅲ、
aVF 导联呈 qRs 形伴 T 波低平或倒置，V_2 导联 QRS 波呈 QS 形，V_3 导联 QRS 波呈 Qr 形，$V_{4\sim6}$ 导联 QRS 波
呈 qR 形，伴 ST 段压低和 T 波低平。心电图诊断：窦性心律，陈旧性前壁、下壁心肌梗死

联都可记录出 QS 波。此时，可将记录电极向下移动一个肋间，便可描记出正常的 rS 波型；④当电轴右
偏，右心室肥大及右束支阻滞合并心脏显著转位时，正常的自左向右的室间隔除极向量可能与 V_1 导联
轴垂直，或投影其负侧而记录出 qR 波。所以当右前胸导联出现 Q 或 QS 波时，诊断间壁陈旧性心肌梗
死前必须注意除外上述情况。

如果 V_1、V_2 导联的 QRS 波群呈 qRs、qrS、甚至 QS 形，特别是 $q_{V2} > q_{V1}$ 或 $Q_{V2} > Q_{V1}$ 时，不论其 Q
波的振幅、时限如何，都应考虑陈旧性前间壁心肌梗死或瘢痕病变，因为心肌梗死或瘢痕组织中可有
"岛状"心肌存活，因而可以正常除极出小 r 波。另外，正常的 QRS 开始部位的 0.001~0.005s 向量
是室间隔左侧中部除极所产生，在 V_1、V_2 导联可产生小 r 波。如果这个最初向量消失，不论因心肌或
传导组织的病变所致，都属于不正常。

总之，孤立的 V_{1-3} 导联的 Q 或 QS 波而没有 ST-T 的改变诊断陈旧性前间壁心肌梗死不可靠。应除外
心脏转位、右心室肥大、高度肺气肿及束支阻滞、电极放置位置的误差等情况。

（2）Ⅰ、aVL、$V_{5,6}$ 导联 Ⅰ、aVL、V_{5-6} 导联 QRS 波出现小 q 波（时限 < 0.02s、深度小于 R 波的 1/
4）时，应首先考虑是间隔部的正常除极波，而且电轴显著右偏时 aVL 导联可以出现较宽的 Q 波。但时
限 ≥0.04s、深度 ≥1/4 R 波的病理性 Q 波出现时，应考虑侧壁心肌梗死。如果这些导联都出现超过
0.03s 时限的 Q 波，除外肥厚型心肌病后，则可诊断陈旧性侧壁梗死。

根据较大数量的心电图与尸检的对照研究，发现在上述导联中出现异常 Q 波时，诊断侧壁陈旧性
心肌梗死的可靠性强。但应指出，肥厚梗阻型心肌病由于室间隔心肌异常肥厚，在 Ⅰ、aVL 以及左前胸
导联心电图可出现较深的 Q 波，但同时可见心室肥大的其他心电图改变。另外，还有一种较少见的 C
型预激症候群，右前胸导联 QRS 主波向上，左前胸导联 $V_{5\sim6}$ 可出现异常 Q 波。如果注意到预激症候群
其他心电图的特点，一般不难诊断。单独 aVL 导联出现时限 ≥0.03s 的 Q 波诊断高侧壁心肌梗死时，应
同时注意电轴，如电轴右偏（aVL 的 QRS 主波向下），则该 Q 波可认为正常；如电轴左偏（aVL 的 QRS
主波向上），则该导联的 Q 波应认为因心肌梗死引起。

（3）Ⅱ、Ⅲ、aVF 导联 心电图学上的下壁相当于解剖学上的左心室膈面，其电活动的异常表现在

Ⅱ、Ⅲ、aVF 三个导联上。正常 QRS 的初始向量(0.03～0.04s)部分指向左下方,与Ⅲ导联的导联轴大致垂直。心脏位置的变化(如呼吸动作引起膈肌升降,平卧或直立对心脏位置的影响等)都可使最早0.03～0.04s 的 QRS 初始向量投影于Ⅲ导联的负侧而形成 Q 波,因此单纯Ⅲ导联的异常 Q 波多数属于正常范围,不能单独作为下壁梗死的依据。如果电轴左偏(aVF 的 QRS 主波向下)时 aVF 导联出现异常 Q 波,则属正常现象。如Ⅲ、aVF 导联同时出现异常 Q 波,如能除外心脏转位或其他原因(如电轴左偏),则提示存在陈旧性下壁心肌梗死。吸气试验有助于鉴别,试验时病人深吸气前后做心电图,如果深吸气后Ⅲ、aVF 导联的 Q 波消失或明显缩小,则考虑是心脏转位所致。Ⅱ、Ⅲ、aVF 三个导联都出现异常 Q 波,一般认为可以诊断陈旧性下壁梗死(图 9-38),但仍应除外:①某些急慢性肺心病伴发的右心室扩张、转位所致的显著电轴左偏;②某些预激综合征存在时,可在Ⅱ、Ⅲ、aVF 三个导联中出现异常 Q 波。

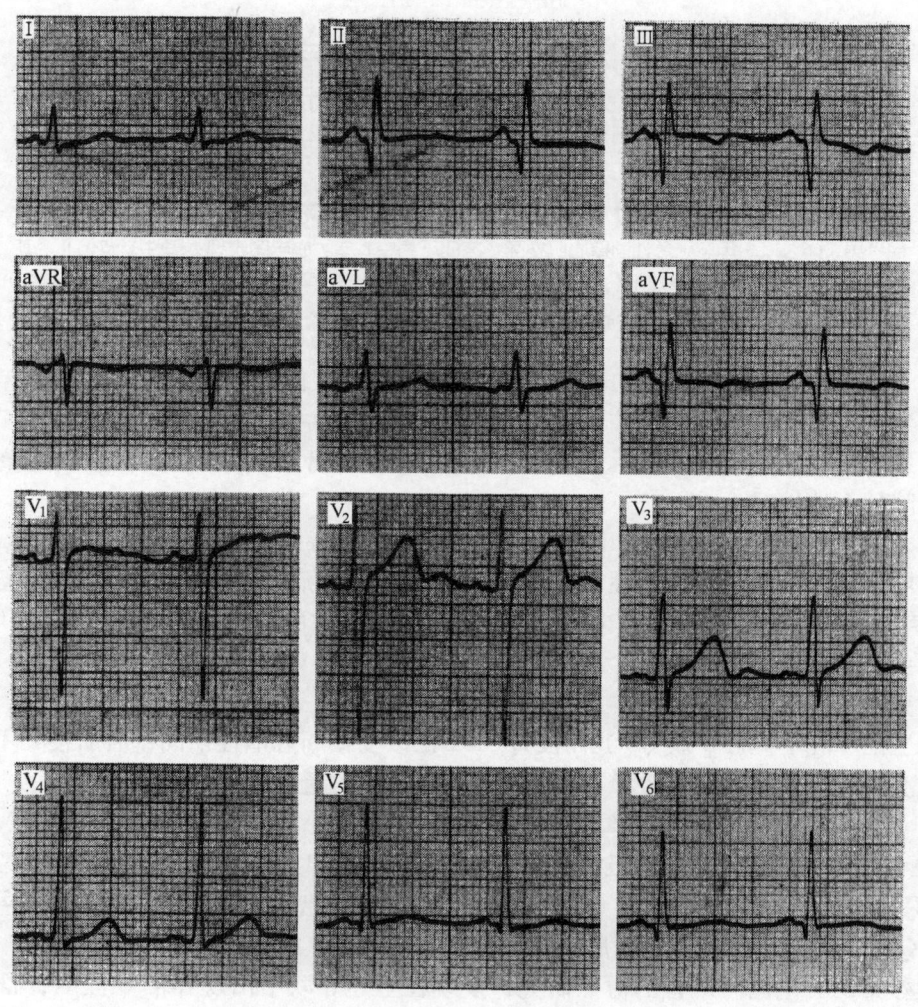

图 9-38 陈旧性下壁心肌梗死心电图

患者男,75 岁,5 年前患急性下壁心肌梗死。心电图表现:窦性 P 波,Ⅱ、Ⅲ、aVF 导联 QRS 波
呈 QR 型,伴 T 波低平或双向。心电图诊断:窦性心律,陈旧性下壁心肌梗死

　　一组心电图与尸检的对照研究发现,Ⅱ、Ⅲ、aVF 导联有异常 Q 波的 56 例患者中,尸检时 31 例无心肌坏死;因此,仅凭Ⅱ、Ⅲ、aVF 导联的 Q 波诊断陈旧性心肌梗死不十分可靠,必须结合临床资料。

　　2. 梗死性 Q 波的演变

（1）Q 波缩小或消失　心肌梗死发生后，出现的 Q 波可缩小或消失，其原因如上所述（见坏死型 Q 波的 Q 波消失原因部分）。有时，在窦性心律时无 Q 波，而室性期前收缩时反而可能暴露出 Q 波。

（2）Q 波的增宽和变深。

（二）ST-T 改变

一般认为，陈旧性心肌梗死的 ST 段及 T 波已经恢复正常，但部分病例也可残留 ST 段的改变和 T 波的倒置（图 9-38）。当心肌梗死合并室壁瘤时，出现 Q 波的导联上可同时存在 ST 段的抬高和 T 波倒置。此外，当陈旧性心肌梗死合并心肌缺血时也可出现 ST 段的压低。一部分陈旧性心肌梗死病人的心电图可以持续存在 T 波的倒置。不论如何，单纯出现的 Q 波对陈旧性心肌梗死的诊断价值有限，如果同时存在 ST-T 的改变时，则诊断的可靠性大大提高。

（三）心电图诊断陈旧性心肌梗死的评价

心电图诊断陈旧性心肌梗死主要根据某些导联出现的异常 Q 波。心电图上所显示的 Q 波往往较心肌梗死的病变范围小，因为 QRS 波群是各个部分心肌除极向量的综合结果，不同部位心肌除极的向量彼此影响的情况不可避免。当较多导联出现异常 Q 波时，陈旧性心肌梗死的诊断比较可靠，仅个别导联出现病理性 Q 波时，诊断心肌梗死的价值较小，必须注意除外一些非心肌梗死的情况。

异常 Q 波并不全是心肌梗死或心肌瘢痕所致，这在上面已经阐述。在临床上应该充分重视和认识这个问题。1971 年，Horan 等对 1184 例病人进行了正常传导的心电图及其心脏病理的比较研究。在 1184 例患者中，845 例心电图无异常 Q 波的患者，其中 163 例的病理解剖发现有心肌梗死的瘢痕，漏诊率近 20%。416 例经病理证实有心肌梗死的病人中，253 人有异常 Q 波，敏感性为 61%，假阴性为 39%；768 例无心肌梗死者，无异常 Q 波者 682 人，特异性为 89%，假阳性为 11%。

由于 QRS 波群改变缺乏特异性及 ST 段升高持续时间的短暂性，如果无既往病史和心电图对比，对于陈旧性右心室心肌梗死心电图不能作出诊断。

四、心电图诊断心肌梗死的评价

心电图是目前心肌梗死诊断的最常用、最实用和最普及的方法，对心肌梗死的诊断具有很高的敏感性和特异性。根据尸检结果，心电图诊断心肌梗死的总敏感性为 48%～82%，对急性心肌梗死诊断的假阴性率较低，为 6%～25%。前壁梗死比下壁或正后壁梗死更容易诊断，即使在急性期，侧壁心肌梗死的心电图诊断仍有明显局限性。陈旧性心肌梗死更容易疏漏，有报告 80% 的陈旧性心肌梗死没有确切的心电图征象。陈旧梗死的范围亦常常难以测定，另一个部位的再次梗死可以抵消第一次梗死的征象。左心室肥大常能掩盖陈旧性梗死的心电图表现。据报道一组梗死病例中，半数因心电图无异常 Q 波而未能作出诊断，而无 Q 波梗死更易引起假阴性的诊断。

心电图诊断心肌梗死的局限性，在无 Q 波心肌梗死上更为突出。此外，许多因素可以影响心电图诊断心肌梗死的准确性，包括：

1. 梗死的部位和范围；
2. 梗死的时间；
3. 梗塞部位心室壁的相对厚度（透壁型或非透壁型）；
4. 有无多部位梗死；
5. 有无合并心室肥大和室内传导异常；
6. 有无动态追踪的心电图记录和梗死前心电图。
7. 心电图仪的性能。

临床上若存在提示心肌损伤和缺血的 ST 段和 T 波改变时，即使无典型的 QRS 波群变化，急性心肌梗死亦应受到怀疑。若 V_{1-4} 导联 R 波幅度缺乏从右至左顺序升高或者存在反而降低时，又伴有 ST 和 T 波变化，可能存在前壁心肌梗死；新出现的 Q 波即使时限不是 0.04s 也有高度诊断意义，这种情况常见于下壁心肌梗死，若不与原来心电图做仔细比较则容易疏漏。下壁心肌梗死后 Ⅱ、Ⅲ 和 aVF 导联可以保留微小的 R 波，其后可跟随 1 个有切迹或含糊的向下的 S 波。不管怎样，对于心肌梗死的诊断，除了观察心电图波形的变化外，一定要进行心电图的动态记录和观察，并与心肌梗死前的心电图进行比较，同时还要结合临床资料和其它检查技术的检查结果综合考虑。

如上所述，迄今右心室梗死心电图诊断的价值尚不能确定，解剖学和心电图的关系研究极少。根据现有临床和病理资料，V_{4R} 导联 ST 段升高 >0.1mV，敏感性 70% ~ 93%，特异性 70% ~ 100%，与诊断标准和发病时间有关。陈旧性右心室梗死由于缺乏特异性 QRS 波的改变而不能识别。此外，心电图也常出现假阳性诊断，假阳性诊断率为 31%。Horan 等分析了 768 例无解剖学心肌梗死证据的心电图，11% 存在时限大于 0.03s 的异常 Q 波。当异常 Q 波限定在前间壁单一导联（V_{1-4}）或下壁单一导联（Ⅱ、Ⅲ 和 aVF）时，则假阳性率较高（46%）；若在前侧壁区域（V_5 和 V_6）或多于 1 个导联部位有异常 Q 波时，则很少有假阳性（仅 4%）。

目前，国内正在进行头胸导联体系的心电图研究，以期弥补对经典心电图体系的不足，提高对某些异常心电现象特别是右心室梗死诊断的价值，目前尚无最后结果和结论。

参 考 文 献

1. 黄宛 主编. 临床心电图学. 第 5 版. 北京：人民卫生出版社，1999，47-73

2. 郭继鸿主编. 新概念心电图. 北京医科大学出版社，2000，130-137

3. 陈灏珠 主译. 心脏病学. 第 5 版，北京：人民卫生出版社，2000，p119-132

4. 卢喜烈 主编. 多导同步心电图分析大全. 北京：科学技术文献出版社，1999，261-356

5. 黄大显. 现代心电图学. 北京：人民军医出版社，1998，p118-165

6. 杨钧国，李治安. 现代心电图学. 北京：科学出版社，1997，196-241

第10章 心肌和心包疾患心电图

Electrocardiogram of Myocardial and Pericardial diseases

张 文 博

内 容 提 要

心 肌 疾 患

心肌疾患是指除心瓣膜病、冠心病、高血压、肺源性心脏病和先天性心脏病以外的以心肌病变为主要表现的一组疾病，主要包括心肌炎和心肌病。心肌疾患均可引起除极和复极变化，且易诱发各种类型的心律失常。心肌疾患的心电图改变总体来说缺乏特异性，但某些心电图改变具有较大的诊断价值，若与临床资料相结合，可能起到确诊作用。

一、心 肌 炎

心肌炎是指心肌本身的炎性病变，其病因有感染性（细菌、病毒、真菌、寄生虫等）、过敏性或变态反应性、物理、化学因素等。近年来风湿性心肌炎和白喉性心肌炎已逐渐减少，病毒性心肌炎逐渐增多，成为心肌炎的主要病因。一般认为5%的病毒感染可累及心肌，其中以柯萨奇病毒最易侵犯心肌，并可引起暴发性心肌炎，患者出现急性左心衰竭、心源性休克，心电图改变可酷似急性心肌梗死。

（一）心电图表现的发生机制

急性心肌炎患者心肌细胞发生弥漫性炎性浸润，心肌细胞变性、溶解和坏死，并可累及起搏及传导系统，引起 QRS 波群低电压、异常 Q 波、ST-T 改变、心脏传导障碍和各种心律失常。

（二）心电图表现

1. 窦性心律失常　约10%~30%的患者出现窦性心动过速。窦性停搏及窦房阻滞较为少见。

2. 传导障碍　本病患者经常发生传导障碍，以房室阻滞和室内阻滞发生率相对较高。有报道10%~60%的风湿性心肌炎患者有 PR 间期延长。重症心肌炎患者可发生二度、三度房室阻滞。发生左、右束支阻滞者约为21%。大多数阻滞为可逆性，随心肌炎好转，阻滞可逐渐改善或消失。

3. QRS 波群低电压和异常 Q 波　重症心肌炎患者因心肌损害严重，除极向量减低，发生 QRS 低电压。有的患者还可出现异常 Q 波。笔者遇见一例病毒性心肌炎 V_1~V_3 导联呈 QR 型，ST 段抬高，酷似急性心肌梗死，病情恢复后异常 Q 波消失，ST 段恢复正常（见图10-1）。

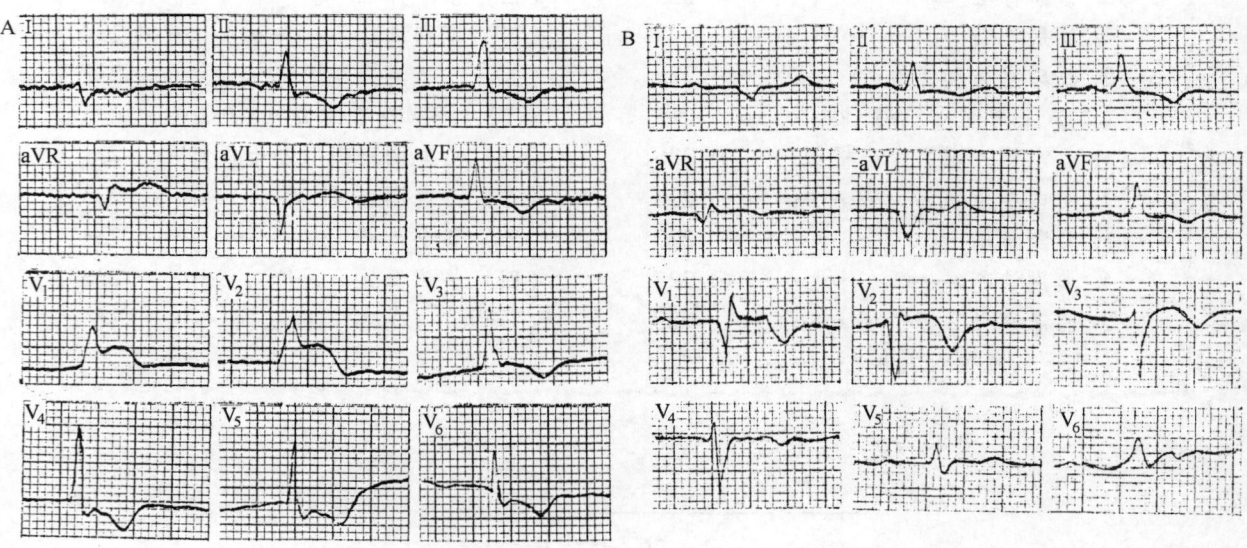

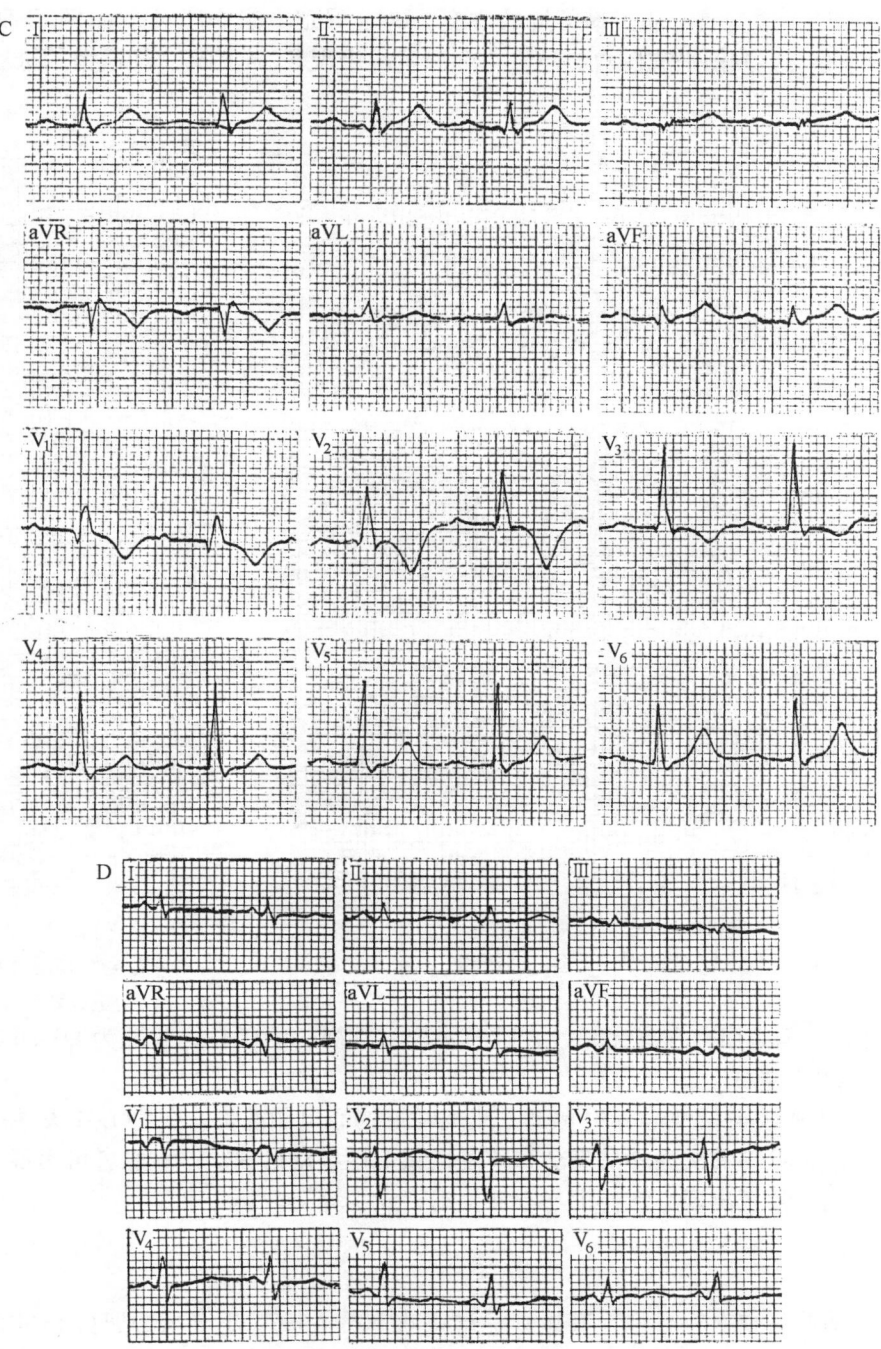

图 10-1　急性心肌炎

患者女性，34 岁，因发作呼吸困难 3 天而入院，发病前 1 周有过上呼吸道感染及腹泻。

A：$V_1 \sim V_3$ 导联呈 R 型，ST 段弓背向上抬高，I、II、III、aVF、$V_4 \sim V_6$ 导联 ST 段下移，T 波倒置。此外，P 波微小，
呈完全性房室脱节，逸搏心律为交界性心律，45～50bpm（本图未能清楚显示心律变化）；

B：图 A1 周后描记，P 波较前增大，PR 间期长短不一，仍呈房室脱节。V_1、V_2 导联出现明显 Q 波，$V_3 \sim V_5$ 导联呈 rS 或 Rs 型。
各导联抬高和下移的 ST 段均较前恢复，$V_4 \sim V_6$ 导联 T 波变浅或恢复直立；

C：图 B1 周后描记，窦性心律，一度房室阻滞，V_1 呈 qR 型，$V_2 \sim V_3$ 导联呈 R 型，$V_1 \sim V_3$ 导联抬高的 ST 段降至基线，
T 波深倒置。$V_4 \sim V_6$ 导联下移的 ST 段回至基线。肢体导联和 $V_4 \sim V_6$ 导联倒置的 T 波均转为直立；

D：图 C10 日后描记，窦性心律，PR 间期恢复正常。各导联 ST-T 改变基本恢复正常。肢体导联和
胸前导联 QRS 电压均呈降低，超声心动图仅见室间隔运动幅度偏低，无心包积液

4. ST-T改变　ST-T改变是心肌炎最常见的改变。Lang报道1组心肌炎患者ST-T改变占70%。其主要表现为ST段下移，T波低平或倒置，急性重症患者可出现ST段抬高。随病情的进展与好转而演变（图10-2，图10-3）。

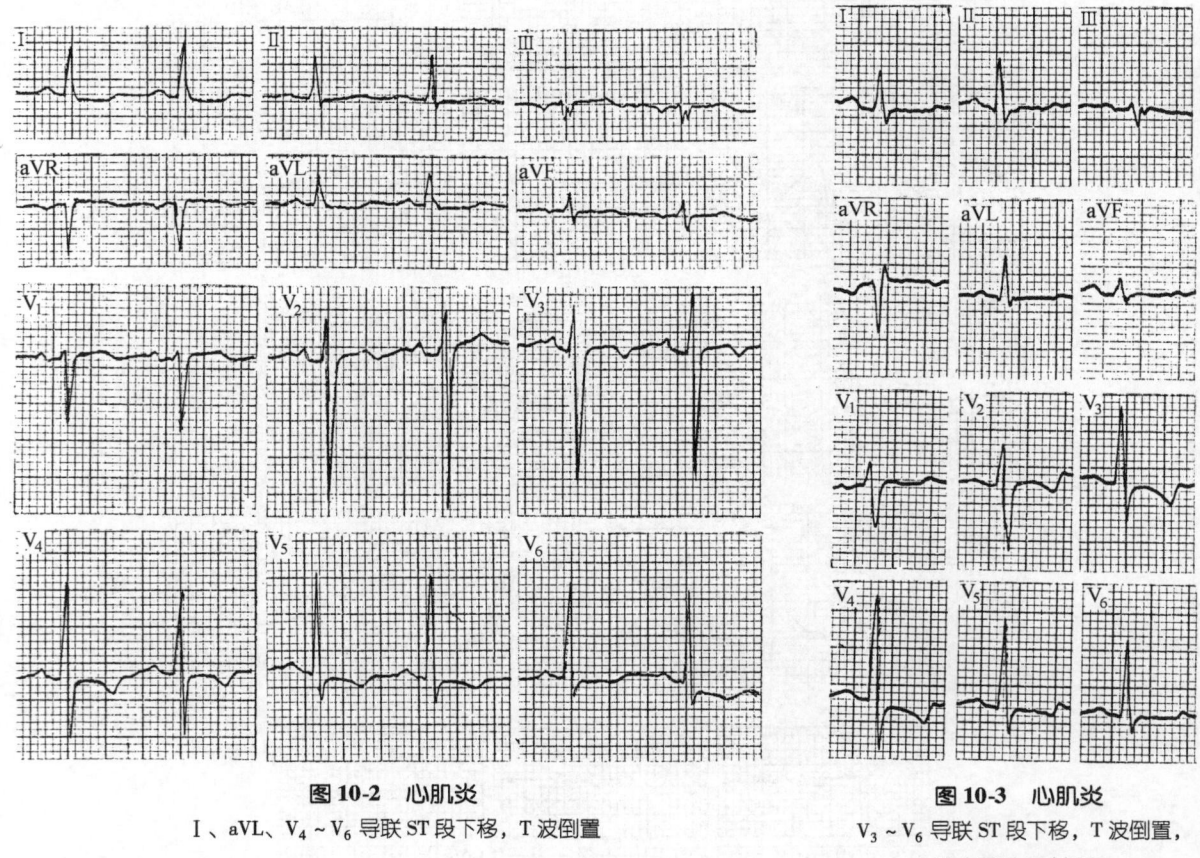

<table>
<tr><td>图 10-2　心肌炎</td><td>图 10-3　心肌炎</td></tr>
<tr><td>Ⅰ、aVL、V₄~V₆ 导联 ST 段下移，T 波倒置</td><td>V₃~V₆ 导联 ST 段下移，T 波倒置，
肢体导联 T 波低平</td></tr>
</table>

图 10-2　心肌炎

Ⅰ、aVL、$V_4 \sim V_6$ 导联 ST 段下移，T 波倒置

图 10-3　心肌炎

$V_3 \sim V_6$ 导联 ST 段下移，T 波倒置，肢体导联 T 波低平

5. QT间期延长　当心肌存在炎症时，心肌的除极、复极时间延长，表现为QT间期延长，国内资料表明其发生率约30%左右。

6. 心律失常　快速性异位性心律失常是心肌炎常见的心电图改变。各种心律失常均可出现，以室性、房性过早搏动最常见，其次为心房颤动和阵发性室上性心动过速。严重患者可出现多源性室性过早搏动、室性心动过速，甚至出现心室扑动与心室颤动，发生猝死。

（三）诊断标准

心肌炎的心电图改变缺乏特异性，其诊断标准很难掌握。1995年全国心肌炎心肌病专题座谈会提出，成人急性病毒性心肌炎诊断标准为：急性上呼吸道、肠道病毒感染后1~3周内或于发病同时新出现各种心律失常和（或）以下心电图异常，在未服用抗心律失常药物前出现：

1. 房室阻滞、窦房阻滞或束支阻滞。

2. 二个以上导联出现ST段水平型或下斜型下移>0.05mV，或多个导联ST段异常抬高或有异常Q波。

3. 多源、成对室性过早搏动，自主性房性或交界性心动过速、持续性或非持续性室性心动过速，心房、心室扑动或颤动。

4. 以R波为主两个以上导联的T波倒置、平坦或降低（<R波的1/10）。

5. 频发房性过早搏动或室性过早搏动。

具有1~3项任何一项即可诊断，具有4或5项无明显病毒感染史者要补充下列指标：①左心室收缩功能减弱；②病程早期有心肌酶增高。

（四）鉴别诊断

1. β 受体亢进综合征　一些心脏神经官能症患者，尤其年轻女性或更年期妇女，心电图经常出现 ST 段下移和 T 波低平或倒置，多出现在 Ⅱ、Ⅲ、aVF 导联上，往往伴窦性心动过速，有时还可出现过早搏动，类似心肌炎改变。这类病人往往缺乏任何器质性心脏病的证据，服用心得安 20mg1～2h 后描记心电图，ST-T 改变可恢复正常。

2. 心肌梗死　重症心肌炎可出现异常 Q 波和 ST 段抬高，类似心肌梗死，根据病史结合其他检查项目不难鉴别。

3. 慢性冠状动脉供血不足　T 波变化常能定位，如能提示前壁、下壁或侧壁缺血。多次心电图检查可有动态变化。鉴别诊断主要依靠临床资料。

（五）临床意义

心肌炎在临床上往往是一个比较难以确定的诊断。用一般的临床检查方法诊断心肌炎是相当困难的。心电图在心肌炎的诊断方面具有一定的价值，有时较之临床症状和其他检查更为敏感。心电图改变有时还可能提示心肌炎的病因。例如，PR 间期明显延长提示急性风湿性心肌炎的可能。总体来说心肌炎的心电图改变缺乏特异性，故必须结合临床资料，方能提高诊断的准确性。

二、心　肌　病

根据世界卫生组织和国际心脏病学会和协会（WHO/ISCF）工作组的建议，心肌病分为原发性和特异性（继发性）两类：原发性心肌病原因不明，包括扩张型心肌病、肥厚型心肌病、限制型心肌病和未定型心肌病。特异性心肌病是指病因明确或与其他全身性疾患相关的心肌疾病，包括感染性心肌炎、缺血性心肌病、内分泌性心肌病、与结缔组织疾病有关的心肌病、营养代谢性心肌病和神经肌病等。特异性心肌病心电图改变基本相似，神经肌病的心电图改变有一定特点。本章重点介绍原发性心肌病和神经肌病的心电图改变。

（一）扩张型心肌病

扩张型心肌病（dilated cardiomyopathy；DCM）以心腔扩张为主，一般左心室和左心房扩大明显，室壁多变薄，可见有纤维化瘢痕。组织学改变为心肌细胞肥大、变性，退行性变，心肌坏死、纤维化。病变弥散，波及全心。

1. 心电图表现发生机制

因有以上心肌弥漫性病变，扩张型心肌病患者几乎均有心电图异常改变。其主要表现为 P 波异常，QRS 波群改变及 ST-T 异常，并出现各种类型的心律失常及传导障碍。

2. 心电图表现

（1）P 波改变　14%～32% DCM 患者出现 P 波异常。最常见的 P 波异常为"二尖瓣型 P 波"，肢体导联 P 波增宽，出现切迹，V_1 导联负向 P 波明显增大。其次为 V_1 导联出现明显增大的双向 P 波，提示双房肥大。表现为单纯右心房肥大者比较少见。

（2）QRS 波群变化　虽然尸检时绝大多数病例有左心室肥大表现，但生前心电图检查仅 1/3 左右患者出现左心室肥大改变。这可能与以下三种因素有关：①并发束支阻滞；②心肌广泛纤维化后产生的电动力降低；③同时合并右心室肥大，两个肥大的心室产生的向量可互相抵消。心电图出现双室肥大者甚为少见，单纯表现为右心室肥大者更为少见。一些病例可出现肢体导联 QRS 低电压。病变晚期由于心肌广泛纤维化，胸前导联和肢体导联均可出现 QRS 低电压。有的学者认为，胸前导联 QRS 高电压（R_{V5} + S_{V1} ≥ 3.5mV）加肢体导联 QRS 相对低电压（R + S ≤ 0.8mV）为 DCM 的特征性心电图改变。

V_1 ~ V_4 导联可能出现异常 Q 波，呈 QS 型，类似前壁心肌梗死，产生的机制可能由于心肌纤维化，也可能由于传导异常所致。由于上述变化，胸前导联出现 R 波递增不良。

（3）传导障碍　室内阻滞特别是左束支阻滞比较常见，15% ~ 20% 患者可见到此种心电图改变，左前分支阻滞也比较多见，有一组报道左前分支阻滞的发生率高达 42%。右束支阻滞相对少见，发生率 < 4%。有一些病例出现不定型室内阻滞。少数病例可出现左束支阻滞伴电轴右偏，Marriot 认为出现此种心电图改变高度提示 DCM 的可能。

一度房室阻滞见于 6% ~ 30% 的患者，三度房室阻滞少见。

（4）ST-T 改变　大多数病例出现的 ST-T 改变继发于左心室肥大和室内阻滞，但有一部分病例仅出现 ST 段下移和 T 波倒置，多见于左侧胸前导联。

（5）心律失常　心律失常为本病的重要特点之一。心房颤动和室性异位搏动最为常见。据 Huang 对 35 例 DCM 24h 动态心电图观察，100% 出现室性过早搏动，83% 出现频发性室性过早搏动（> 30 次/h），77% 出现复杂性室性过早搏动，60% 出现非持续性室性心动过速。频发性房性过早搏动、室上性心动过速、心房扑动、心房颤动均可发生。有时，可出现持续性室性心动过速和心室颤动，为本病猝死的原因之一（图10-4，图10-5，图10-6）。

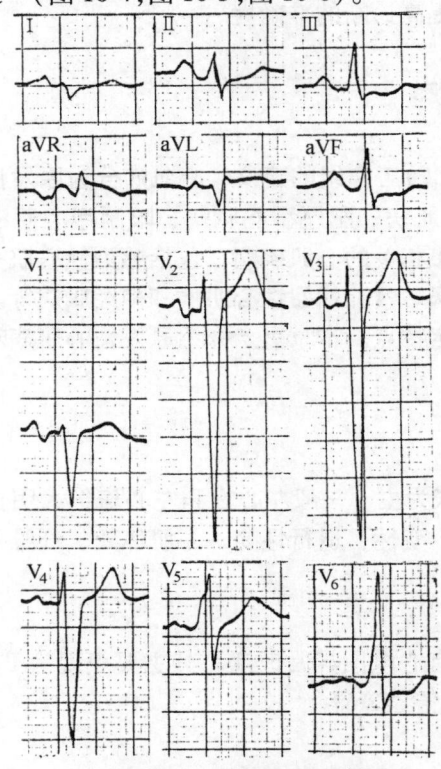

图10-4　扩张型心肌病

V_1 导联 P 波双向，$Ptfv_1$ 绝对值 > 0.04mm.s，V_5、V_6 导联 P 波呈双峰，峰间距 > 0.04s，肢体导联 QRS 相对低电压（R + S < 0.8mV），胸前导联 R 波递增不良，$R_{V5(V6)}$ + S_{V1} 没有达到 3.5mV。但按照 Romhilt-Esters 诊断标准，V_2 导联最深的 S 波 > 3.0mV（3分），$Ptfv_1$ 绝对值 ≥ 0.04mm.s（3分），总分达到 6 分，可诊断为左室肥大。本图显示了扩张型心肌病的特征性心电图变化：肢体导联 QRS 相对低电压 + 胸前导联 QRS 高电压 + 胸前导联 R 波递增不良

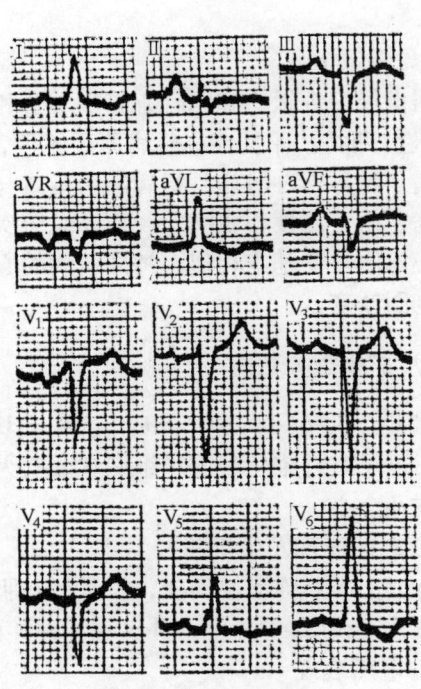

图10-5　扩张型心肌病

本图无特征性变化，仅见 $Ptfv_1$ 绝对值增大，胸前导联 R 波递增不良

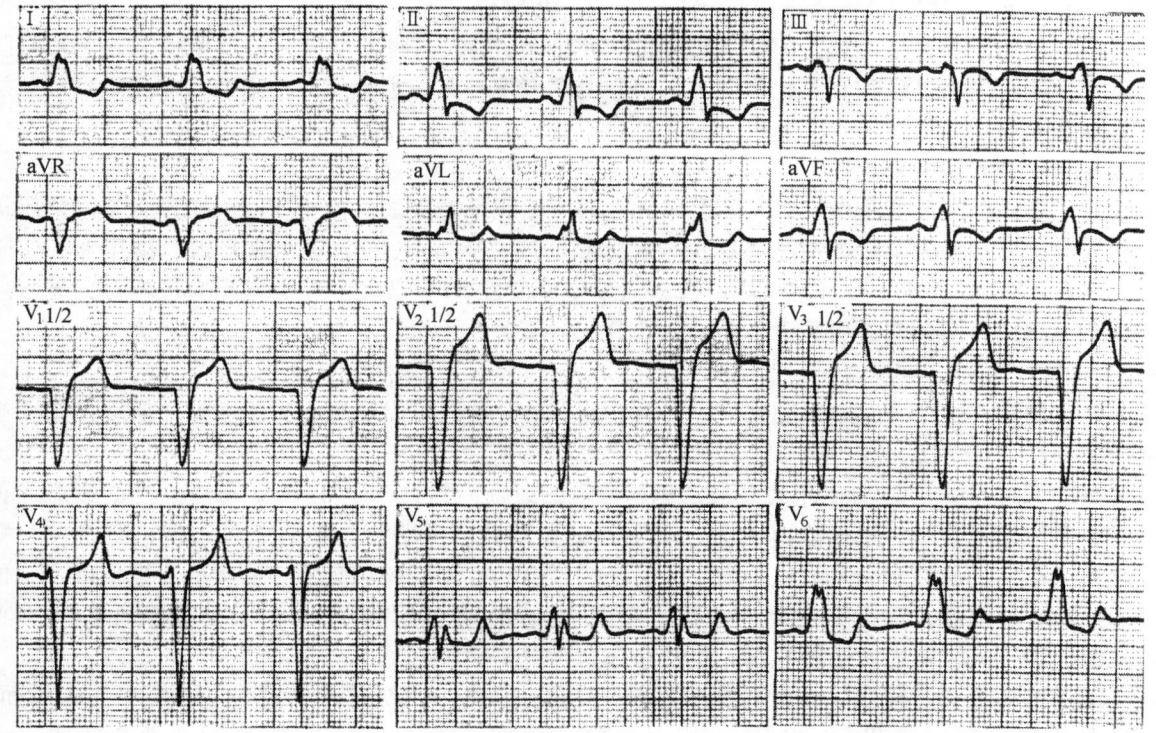

图 10-6　扩张型心肌病

本图显示了扩张型心肌病的特征性改变：肢体导联 QRS 相对

低电压＋胸前导联 QRS 高电压＋R 波递增不良

（引自 Marriot HJL. The Pearls and Pitfalls in Electrocardiography. 1990）

3. 诊断标准

（1）P 波异常　左心房肥大、双房肥大。

（2）QRS 波群异常　左心室肥大，$V_1 \sim V_4$ 导联出现异常 Q 波和 QS 型，胸前导联 R 波递增不良。有时出现胸前导联 QRS 高电压加肢体导联 QRS 相对低电压。

（3）传导障碍　左束支阻滞、左前分支阻滞、一度房室阻滞。

（4）ST-T 改变　绝大多数病例出现 ST 段下移，T 波低平、倒置。

（5）心律失常　室性过早搏动（频发性、复杂性）、非持续性室性心动过速、心房颤动最为常见。

4. 鉴别诊断

10% 左右的患者右及中胸前导联出现异常 Q 波，应与前壁心肌梗死相鉴别。鉴别诊断主要依靠临床资料，本病患者发病年龄较轻，无冠心病易患因素，以心脏扩大和充血性心力衰竭为主要表现。老年 DCM 患者与缺血性心肌病很难鉴别，主要依靠冠状动脉造影。

5. 临床意义和评价

虽然少数 DCM 患者可出现较为特征的心电图改变如胸前导联 QRS 高电压加肢体导联 QRS 相对低电压加胸前导联 R 波递增不良三联征，或左束支阻滞伴电轴右偏，但多数患者心电图无特异性改变，仅有辅助诊断价值。心电图对本病并发的心律失常有较大的诊断价值和指导治疗作用。

（二）肥厚型心肌病

肥厚型心肌病（hypertrophic cardiomyophthy；HCM）以左心室壁肥厚为主，偶尔右心室也可受累。本病的主要病理改变为心肌纤维异常粗大，排列紊乱。由于心室壁肥厚的程度和范围不同，可分为三型：

①非对称性室间隔肥厚(室间隔肥厚型):约占90%;②对称性左心室肥厚:约占5%;③特殊部位肥厚:以心尖肥厚型最为多见,约占3%。根据血流动力学改变,本病又可分为休息梗阻型、潜在梗阻型和无梗阻型。室间隔肥厚型和心尖肥厚型心肌病心电图表现各有一定特点。梗阻型和非梗阻型心肌病的心电图表现并无不同。

1. 心电图表现的发生机制

本病的主要心电图改变是由于室间隔肥厚和左心室壁肥厚造成的。由于室间隔肥厚,室间隔除极向右前的起始向量异常增大,故在前侧壁导联产生异常 Q 波,V_1 导联产生高大的 R 波。由于左心室除极异常引起继发性 ST-T 改变,有时也可因心肌缺血发生原发性 ST-T 改变。左心室顺应性降低,导致左心房收缩时阻力增加,引起左心房肥大,若同时合并二尖瓣关闭不全,更加重了左心房肥大。

2. 心电图表现

(1) P 波异常　主要为左心房肥大,有时 II、III、aVF 导联可出现高而尖的 P 波,实际上是左心房肥大造成的假性"肺型 P 波"(参考第 7 章心房肥大)。

(2) QRS 波群异常　左心室肥大是最常见的心电图改变,约见于 1/2 ~ 2/3 患者。左心室肥大可能继发于左心室流出道狭窄,也可能由于左心室游离壁原发性病变所致。如果患者出现进行性左心室肥大,反映预后不良。虽然 Hollister 和 Goodwin 报道 28 例 HCM 有 48% 出现双室肥大的心电图改变,但其他作者的经验并非如此,这可能由于不同作者采用的诊断标准有所不同之故。大多数患者 QRS 电轴位于正常范围,10% ~ 30% 患者电轴左偏,电轴右偏者十分少见。

本病的重要心电图特征之一是出现异常 Q 波,约见于 30% ~ 50% 患者。此种 Q 波的特点是深而窄,深度 > 后继 R 波的 1/4,但宽度 < 0.04s,出现 Q 波的导联 T 波往往直立。异常 Q 波多见于 I、aVL、V_4 ~ V_6 导联,有时也可见于下壁导联和前壁导联。一般认为室间隔肥厚是产生异常 Q 波的主要原因,切除肥厚的室间隔后,异常 Q 波可能缩小,甚至消失,也有持相反意见者。Cosio 等通过心内电生理学检查,认为 Q 波起源于室间隔,室间隔心肌电生理特性不同于其余部分心肌。梗阻型和非梗阻型 HCM 均可出现异常 Q 波。梗阻型 HCM 患者 Q 波振幅的大小与左心室流出道阻塞程度无明显相关性。在疾病的过程中,Q 波振幅的大小可发生改变,可能增大,也可能减小。室间隔和左心室游离壁产生的除极向量是互相抗衡的,在疾病不同阶段,室间隔和左心室游离壁肥厚程度不同,可影响到 Q 波的振幅。疾病晚期,室间隔心肌被纤维组织所取代,产生的室间隔除极向量减小,Q 波可明显缩小,甚至消失。

本病的患者常可出现 V_1 导联 R 波高大和 T 波倒置,酷似右心室肥大,多数患者伴有左胸前导联异常 Q 波,偶尔,仅见 V_1 导联出现高 R 波,而左胸前导联无 Q 波。V_1 导联的高 R 波与左胸前导联的异常 Q 波产生机制是一致的。

(3) 传导障碍　室内阻滞的发生率低于 DCM,右束支阻滞尤其少见。Frank 和 Brunwald 报道 123 例 HCM,其中 4 例合并典型的预激综合征,11 例合并不典型的预激综合征,预激综合征的三联征(PR 间期缩短、delta 波和 QRS 时间增宽)缺少一项。窦房阻滞和高度房室阻滞均比较少见。

(4) ST-T 改变　ST 段和 T 波异常为本病最常见的心电图改变,可能继发于左心室肥大,也可能由于室内传导障碍或心肌缺血所致。无左心室肥大心电图改变时,此种 ST-T 改变并无特异性。

(5) 心律失常　识别心律失常的存在有极重要的临床意义,因为本病半数以上死亡方式为猝死,猝死的重要原因为心律失常。根据 24 ~ 48h 动态心电图分析,15% ~ 46% 出现室上性快速心律失常,7% ~ 16% 出现心房颤动。33% ~ 48% 出现复杂性室性过早搏动,15% ~ 26% 出现室性心动过速。心律失常多出现于疾病的较晚期,与左心室流出道阻塞程度无明显相关。室上性快速心律失常特别是快速性心房颤动可使病情急剧恶化,出现血流动力学障碍。室性心律失常则可明显增加猝死的机会。Maron 等观察到,伴发非持续性室性心动过速者猝死的危险性比无此种室性心律失常者高 8 倍(图 10-7,图 10-8)。

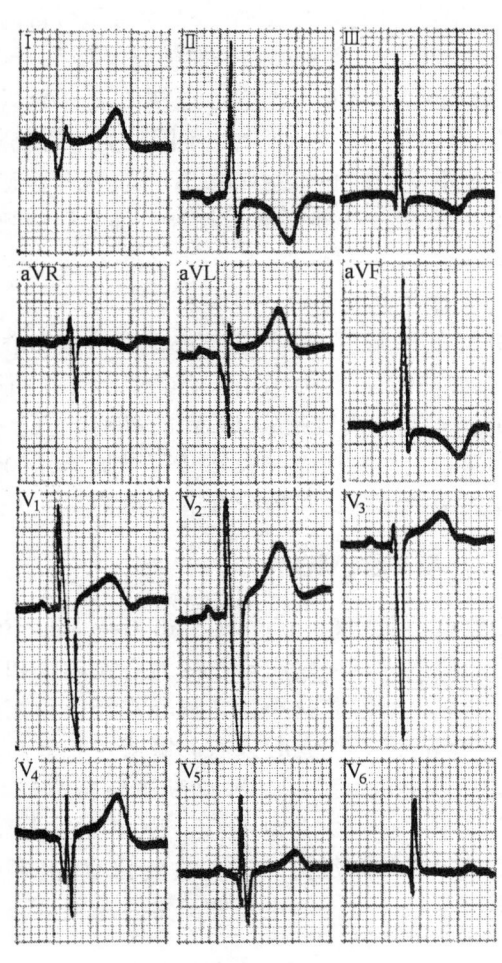

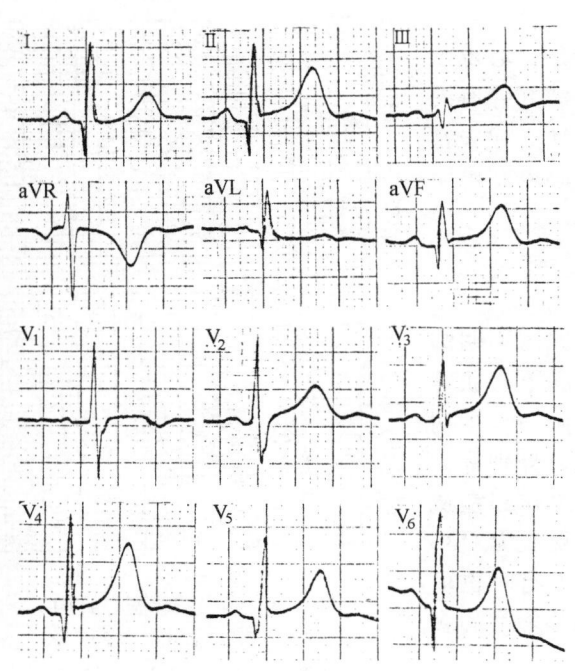

图 10-7　肥厚型心肌病

I、II、aVL、aVF、V₄~V₆ 导联均出现深而窄的 Q 波，
同导联 T 波直立、V₁ 导联 R 波明显增大，
R/S>1，R 波>1.0mV

图 10-8　肥厚型心肌病

I、aVL、V₄~V₆ 导联均出现明显的 Q 波，除 1 导
联外，其他导联的 Q 波均深而窄，同导联 T 波直立。
V₁ 导联 R 波增大，>1.0mV

（6）心尖肥厚型心肌病　心肌肥厚局限于心尖部，一般不伴有流出道狭窄。其心电图表现如下：

1）ST-T 改变：胸前导联出现 ST 段显著下移（可达 0.5mV）、T 波深倒置（可达 1.0mV），在 V₂~V₅ 导联最明显。酷似无 Q 波型心肌梗死，不同点为本病的 ST-T 改变恒定不变。

2）V₄~V₆ 导联可出现高 R 波，无异常 Q 波。

3）QT 间期延长（图 10-9）。

3. 诊断标准

（1）P 波异常，主要表现为左心房肥大。

（2）左心室肥大，同时 V₁ 导联出现高 R 波。

（3）多数导联出现深而窄的 Q 波，同导联 T 波直立。

（4）并发室上性和室性快速性心律失常。

4. 鉴别诊断

（1）室间隔肥厚型心肌病常在前侧壁导联出现异常 Q 波，应与前侧壁心肌梗死相鉴别，其与前侧壁心肌梗死不同之处为：①异常 Q 波深度达到后继 R 波 1/4，但宽度<0.04s，前侧壁心肌梗死的 Q 波宽度一般>0.04s；②出现异常 Q 波的导联 T 波往往直立，ST 段无明显偏移，而前侧壁心肌梗死出现异常 Q 波的导联 T 波通常倒置，ST 段可呈弓背向上抬高；③V₅、V₆ 导联出现高 R 波，而前侧壁心肌梗死 V₅、V₆ 导联 R 波振幅减小。

（2）心尖肥厚型心肌病心电图改变也酷似前壁或前侧壁无 Q 波型心肌梗死，其与心肌梗死不同处为：①胸前导联 ST-T 改变长时间稳定不变，而心肌梗死的 ST-T 改变有动态变化，且有一定演变规律；②V₅、V₆ 导联 R 波增高，而心肌梗死 V₅、V₆ 导联 R 波振幅通常减小。

5. 临床意义和评价

HCM 的诊断主要依靠超声心动图检查和心血管造影，心电图只有辅助诊断价值，但年轻人心电图出现深而窄的 Q 波并伴有同导联 T 波直立，高度提示 HCM 的可能。室上性快速性心律失常可使病情恶化，室性心律失常又可增加猝死的危险，心电图可明确心律失常的诊断，对治疗有指导意义。

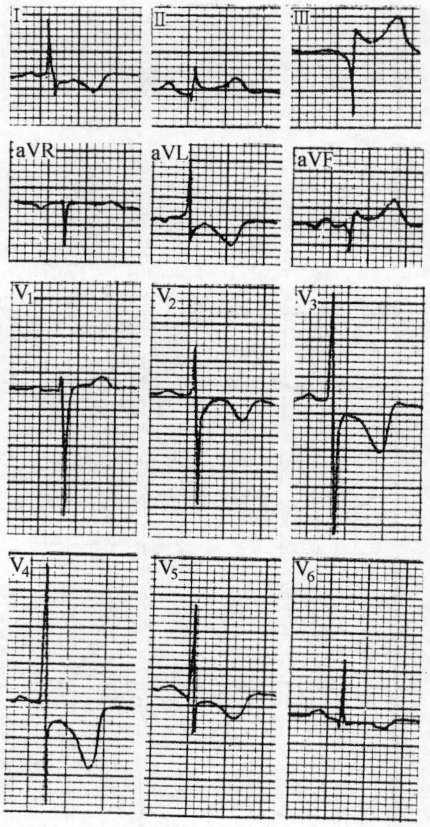

（三）限制型心肌病

限制型心肌病（restrictive cardiomyopathy；RCM）为原因不明的闭塞型心肌病，其主要病理改变为心室内膜和心室内膜下心肌纤维化并增厚，心室腔狭小，导致心室舒张和充盈功能障碍。本病多累及双侧心室，但有时以右心室或左心室受累为主，分别称为右心室型和左心室型。RCM 诊断主要依靠超声心动图和心室造影，心电图仅有辅助诊断价值。RCM 的主要心电图改变为 QRS 低电压、QRS 时间延长、ST-T 改变和 QT 间期延长等，有时也可出现异常 Q 波。动态心电图监测常可发现 QRS 时间明显增宽的多源性室性过早搏动。

图 10-9 心尖肥厚型心肌病

Ⅰ、aVL、V₂～V₆ 导联 ST 段下移，
T 波倒置，尤以 V₃～V₄ 导联最为明显。

Ⅲ、aVF 出现深而窄的 Q 波，同导联 ST 段
呈凹面向上抬高，T 波直立

（四）致心律失常性右心室发育不良

致心律失常性右心室发育不良（arrhythmogenic right ventricle dysplasia；ARVD）属于不定型心肌病，其主要病理改变为右心室肌层发育不全，由纤维组织和脂肪组织所取代，导致局限性或弥漫性右心室扩张，并经常发作右心室源性心动过速。本病确诊依靠超声心动图、磁共振成像和心室造影。常见的心电图改变为右心房肥大、右束支阻滞、V₁～V₃ 导联 T 波倒置、V₁、V₂ 导联局限性 QRS 时间延长，1/3 患者常规心电图可记录到 Epsilon 波。Epsilon 波为心内外膜标测的延迟电位（后激电位）的体表直接反映，因右心室传导延迟所引起。Epsilon 波位于 QRS 终末或 ST 段部位，为小棘波，加大增益后更加明显（图 10-10）。并发室性心动过速为本病重要特点之一，绝大多数心动过速呈左束支阻滞型心动过速，电轴左偏或右偏（波动于 −90°～ +120°）。根据 McKenna 提出的诊断标准，有一项主要条件加两项次要条件，或

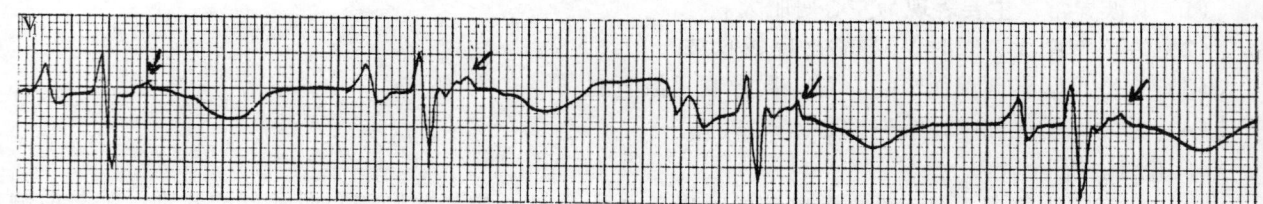

图 10-10 ARVD 的 Epsilon 波

本图录自一例 ARVD 患者，V₁ 导联 ST 段起始部位可见到小棘波（箭头指示）。本图窦性心律时加大增益（10mm ＝ 2.0mV）描记

四项次要条件可诊断为 ARVD。心电图改变中出现 Epsilon 波或 V_1、V_2 导联 QRS 时间局限性增宽（>110ms）、左束支阻滞型室性心动过速为主要诊断条件；无右束支阻滞且年龄 >12 岁者 V_2、V_3 导联 T 波倒置为次要诊断条件。由此可见，心电图检查对本病有较大的诊断价值。

（五）神经肌病

神经肌病（neuromuscular disease）多侵犯心脏，部分患者无临床症状，仅有心电图改变，有时出现异常 Q 波，易与心肌梗死相混淆。神经肌病虽无特异性心电图改变，但其心电图改变有一定特点，有辅助诊断价值；另外，了解这些心电图改变，可以免于与心肌梗死等其他心脏病发生混淆。

1. Friedrich 共济失调

本病多于幼年发病，很难活至成年，其主要特点为共济失调、步态不稳，并伴有骨骼畸形和肌无力。70%～90% 患者心脏受累。尸检病例可见弥漫性心肌间质纤维化和心肌细胞变性，有时可见到冠状动脉内膜增厚。75%～92% 患者出现心电图异常，60%～75% 患者出现 ST-T 改变，10%～16% 患者出现左、右心室肥大，电轴右偏比电轴左偏多见，有时超声心动图检查无右心室肥大或非对称性室间隔肥厚患者右胸前导联可出现高而宽的 R 波。14%～20% 患者可出现异常 Q 波，多见于下侧壁导联，产生的机制可能由于心肌纤维化。各种房性心律失常和室性过早搏动均可出现，房室阻滞比较少见。一组病例报道 24% 患者出现 PR 间期缩短（图 10-11）。

2. 进行性肌营养不良

本病多累及心脏，心肌病变以纤维化和脂肪浸润为主，主要累及左心室后基底部，可波及左心室游离壁。Duchenne 型或假性肥大型最容易引起心电图改变，且具有一定的特点。68%～95% 患者可出现心电图异常，最常见的改变为 V_1 导联出现高 R 波，有时呈 Rsr′型，V_5、V_6 导联可出现深而窄的 Q 波，肢体导联也可能出现异常 Q 波（图 10-12）。

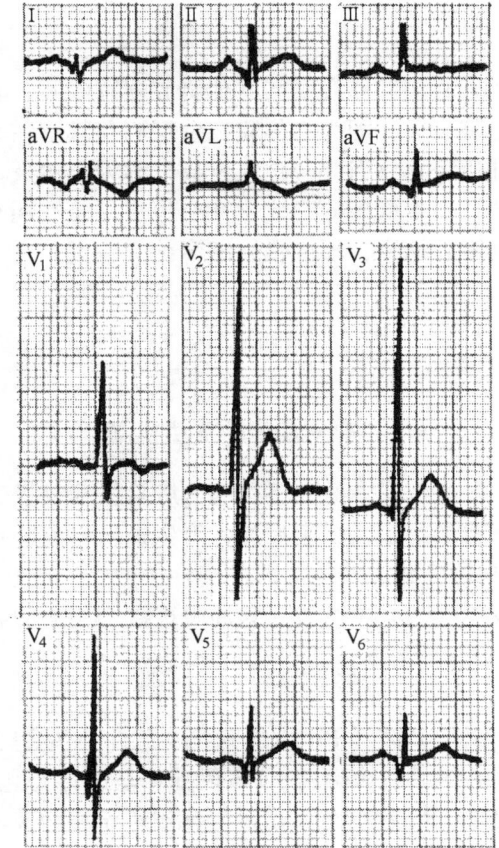

图 10-12　进行性肌营养不良

I、II、aVF、V_4～V_6 导联均出现深而窄的 Q 波，同导联 T 波直立，V_1 导联 R 波明显增高，R/S >1，R 波 >1.0mV。V_2、V_3 导联 R 波也明显增高

（引自 Schamroth L. The Electrocardiography of Coronary Artery Disease. 1984）

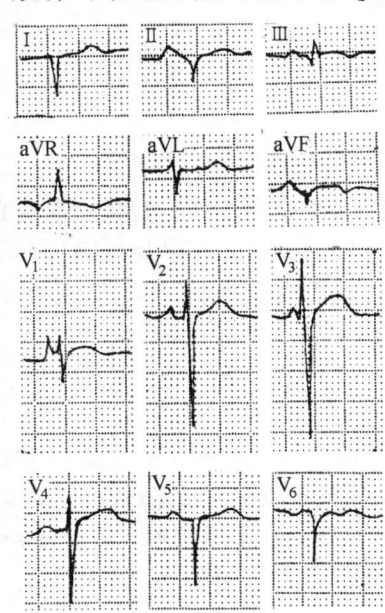

图 10-11　Friedrich 共济失调

P_{V1} >0.20mV 提示右房增大。胸前导联 R 波逆向递增，I、II、V_5、V_6 导联呈 QS 型。III、aVF 导联 T 波倒置

（引自 Te-Chun Chou. Electrocardiography in Clinical Practice. 1992）

Perloff 等认为上述的心电图改变是由于心肌局限性瘢痕造成的，后基底部心肌瘢痕使后壁产生的除极向量消失，故前向力增大，V$_1$ 导联 R 波增高，如果瘢痕累及左心室侧壁，则导致 V$_5$、V$_6$ 导联出现异常 Q 波。PR 间期通常缩短。窦性心动过速是最常见的心律失常，各种类型的过早搏动、心房扑动和阵发性室性心动过速均可发生。上述的心电图改变多见于年长患者、肌肉无力严重患者。异常 Q 波为晚期病变的表现。

3. 肌强直性肌营养不良

本病常累及心脏。心脏的主要病理变化为窦房结、房室结、希氏束及左右束支发生纤维化、脂肪浸润和萎缩。45% ~85% 患者出现心电图异常，轻中度患者多出现一度房室阻滞和左前分支阻滞，重症患者出现异常 Q 波、ST-T 改变、束支阻滞、心房扑动和心房颤动。个别病例需植入人工心脏起搏器，偶可发生室性心动过速和猝死。

4. 眼肌型进行性肌营养不良

本病为进行性肌营养不良的变异型，又称 Kearns-Sayre 综合征，主要临床表现为进行性眼外肌麻痹、色素性视网膜炎和心肌病变。早期出现一度房室阻滞、分支阻滞、ST-T 改变，心肌病变逐渐发展可发生完全性房室阻滞，发作阿-斯综合征，引起猝死。及早植入人工心脏起搏器可能延长患者的寿命。

心 包 疾 患

心包腔使心脏与其他胸腔器官分开，心包腔由两层结缔组织形成的心包膜组成，脏层心包膜紧贴于心脏表面，即为心外膜，壁层心包膜围住心包液体。各种不同的病因如病毒、细菌感染、尿毒症、恶性肿瘤等均可引起心包膜发炎，称为心包炎。心包炎可与心肌炎并存，也可单独存在。心包炎多于急性期消散，也可能演变成慢性心包炎，急性期心包腔内可有过多的液体渗出，称为心包积液。慢性期心包膜增厚、缩窄，形成慢性缩窄性心包炎。

一、急性心包炎

（一）心电图表现的发生机制

心包炎本身并不引起心脏除极和复极变化，引起心电图改变的主要机制是由于心包炎症累及心外膜下浅层心肌，引起炎症，产生损伤电流所致。炎症累及心室肌，引起 ST 段改变，累及心房肌，则引起 PR 段变化。浅层心肌的炎症一般为广泛性，故 ST 段和 PR 段改变可见于多数导联，偶尔，心肌炎症比较局限，心电图改变只局限于数个相关的导联。

（二）心电图表现

1. P 波和 PR 段的变化　急性心包炎时，即使出现心包积液，P 波一般没有变化。这是因为心房只部分被心包膜遮盖。PR 段变化是急性心包炎的一个重要表现。Spodick 报道 82% 的急性心包炎患者可出现 PR 段变化。PR 段变化出现于心包炎早期，ST 段抬高期或降至基线但在 T 波倒置之前。除 aVR（偶尔 V$_1$）导联外，其他所有的导联 PR 段均呈下移，aVR（偶尔 V$_1$）导联 PR 段可呈抬高。一般认为 PR 段下移 >0.08mV，抬高 >0.05mV 反映心房损伤。

2. QRS 低电压　急性心包炎若不并发心包积液，QRS 电压正常，若伴有心包积液，由于电流发生短路，QRS 电压通常降低。但心包积液量与 QRS 电压降低的程度并不一定完全相关。笔者曾见过一例心包炎患者手术时放出心包积液 1500 ml，但 QRS 电压并不降低。QRS 低电压可见于许多其他病因甚至少数健康人（见表 10-1）。

表 10-1　QRS 低电压的病因

1. 心包积液
2. 胸腔积液，全身水肿
3. 肺气肿
4. 正常变异、肥胖
5. 弥漫性心肌损害（广泛心肌梗死、心肌纤维化）
6. 浸润性心肌病变（如淀粉样变、硬皮病）

3. 电交替　少数心包积液患者出现完全性电交替，即 P 波、QRS 波群和 T 波均发生交替性变化，特别多见于癌性心包积液伴心包填塞者（详见第 12 章）。

4. ST-T 改变　广泛性 ST 段抬高及后继的系列变化为急性心包炎的特征性心电图改变。Spodick 将急性心包炎的 ST 改变分为以下四期。

（1）Ⅰ期：所有面向心外膜的导联均出现 ST 段抬高，面向心室腔的导联 aVR 出现 ST 段下移。ST 段抬高呈斜直形或弓形，凹面向上，一般不超过 0.4～0.5mV。

（2）Ⅱ期：ST 段降至基线，T 波振幅开始降低。

（3）Ⅲ期：T 波变为倒置。

（4）Ⅳ期：心电图改变恢复正常。

上述的四期改变不是每一个患者都能观察到，这取决于疾病的过程、严重程度和描记的频度。据报道典型的 ST 段改变可见于 90% 的急性心包炎患者，但其真实的敏感性很难估计，因为很多轻症病例根本没有临床症状，当然也不会描记心电图。

急性心包炎的 ST 段抬高虽然分布广泛，但不是见于所有的导联，而且其程度也不相同。胸前导联以 V_5、V_6 最明显，从 V_4～V_1 导联发生频度逐步降低；肢体导联则以Ⅰ、Ⅱ最明显，aVF、Ⅲ和 aVL 导联发生频度较低。T 波倒置分布情况与 ST 段抬高大致相同，但也有例外，有时 T 波倒置局限于下侧壁导联。

典型 ST-T 改变的发生率主要取决于病因。有报道显示特发性心包炎 325 例有 64% 出现典型 ST 段抬高，急性化脓性心包炎大多数患者出现典型心电图改变。结核性心包炎很少出现 ST 段抬高，但多数病例出现 T 波倒置、尿毒症性心包炎出现典型心电图改变者颇为少见。急性心肌梗死并发心包炎单凭心电图不易确诊，ST 段抬高广泛分布于面向心外膜的导联，而 QRS 波群变化局限于数个相关的导联，提示并发心包炎。心肌梗死后综合征并发心包炎不难诊断。创伤后心包积血约 2/3 患者可出现典型心电图改变。放射治疗引起的心包炎，多延迟至数月甚至数年后发病（一般不超过一年），可出现 ST 段或 T 波改变，有时出现心包积液改变。

急性心包炎心电图改变持续的时间取决于病因和心肌损害的程度。特发性心包炎 ST 段改变可能于一周内消失，T 波倒置可持续数周至数月，结核、肿瘤和化脓性心包炎心电图改变持续时间较长。

（三）诊断标准

1. ST 段抬高呈斜直形或弓形，凹面向上，可见于 aVR、V_1 以外的多数导联。

2. ST 段抬高的导联多出现 PR 段下移，aVR 导联可出现 PR 段抬高。

3. ST 段降至基线后出现 T 波倒置。

4. 若伴发心包积液，可出现 QRS 低电压。

5. 偶尔出现完全性电交替（图 10-13，图 10-14，图 10-15）。

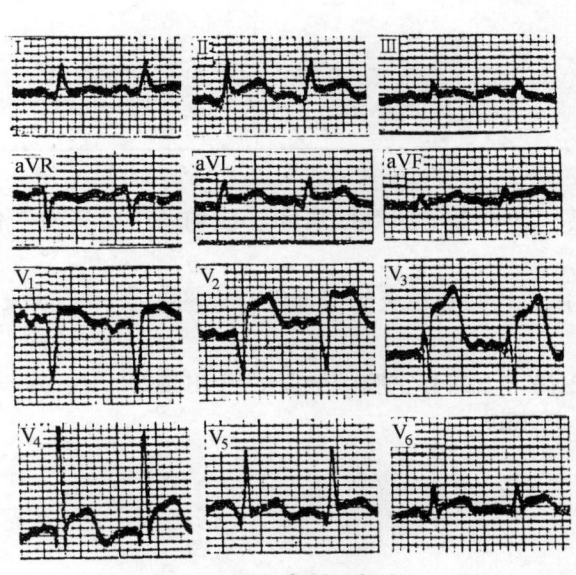

图 10-13 急性心包炎
除 aVR 导联外，其他导联 ST 段均
呈凹面向上抬高

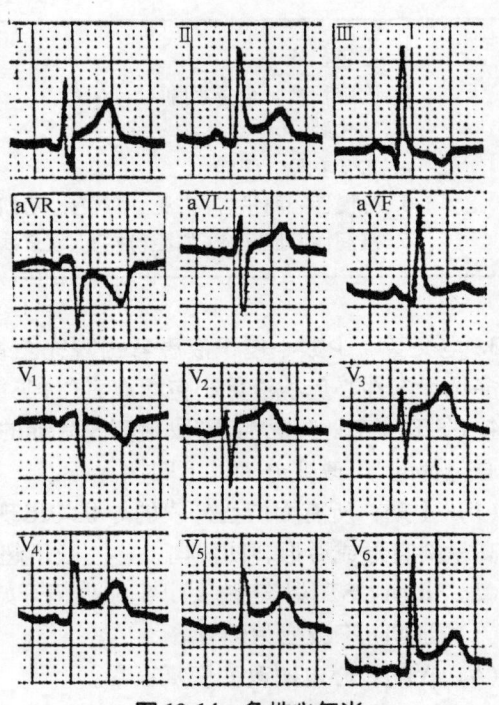

图 10-14 急性心包炎
I、II、aVF、$V_2 \sim V_6$ 导联 ST 段均呈凹面向上
抬高，I、II、aVF、$V_4 \sim V_6$ 导联 PR 段下移

（四）鉴别诊断

急性心包炎的心电图改变类似急性心肌梗死、早期复极综合征、高钾血症和肺栓塞等，应注意鉴别。

1. **急性心肌梗死** 急性心包炎患者可出现剧烈胸痛和 ST 段抬高，容易误诊为急性心肌梗死。其与急性心肌梗死不同之处为：①本病的 ST 段抬高分布广泛，可见于 V_1、aVR 以外的多数导联，而急性心肌梗死 ST 段抬高多局限于数个相关的导联如下壁导联、前壁导联等；②本病的 ST 段呈斜直形或弓形，凹面向上，而急性心肌梗死的 ST 段抬高呈弓背向上；③本病的 ST 段抬高程度较轻，一般不超过 0.4 ~ 0.5mV，而急性心肌梗死的 ST 段抬高常可高达 1.0mV 以上，甚至呈单向曲线；④本病 ST 段抬高的导联多出现 PR 段下移，aVR 导联出现 PR 段抬高，而急性心肌梗死较少出现 PR 段偏移，也无此规律性；⑤本病从不出现异常 Q 波，可能出现 QRS 低电压，而急性心肌梗死通常出现异常 Q 波，也可出现 R 波振幅降低；⑥本病 ST 段降至基线后，T 波方转为倒置，且倒置的程度较浅，急性心肌梗死抬高的 ST 段尚未降至基线之前，T 波即可转为倒置，倒置程度较深。

急性透壁性心肌梗死常可并发反应性纤维蛋白性心包炎，其与急性心包炎不同之处为：①发病24 ~ 48h 后方闻及心包摩擦音，而急性心包炎胸痛开始即可闻及心包摩擦音；②出现异常 Q 波，ST 段抬高可能局限于出现 Q 波的一组导联，也可能分布于多数导联，而急性心包炎不出现异常 Q 波，ST 段抬高广泛分布于多数导联；③CK 和 CK-MB 同功酶可明显升高，急性心包炎 CK 和 CK-MB 同功酶多无明显升高。

2. **早期复极综合征** ST 段抬高可见于多数导联，类似急性心包炎，其与急性心包炎不同之处为：①ST 段抬高无动态变化，可多年稳定不变；②ST 抬高的导联 T 波高大直立；③R 波降肢与抬高的 ST 段连接部位之间可见到 J 波(Osborn 波)。

3. **高钾血症**　高钾血症 ST 段抬高多见于 V_1、aVR 导联，同时可出现 P 波低平、T 波增高，不难与急性心包炎鉴别。

4. **肺栓塞**　肺栓塞的 ST 段抬高多见于 III、aVR 和右胸前导联，ST 段抬高持续时间短暂，数小时至数日，且可出现明显顺钟向转位、电轴右偏、$S_1Q_{III}T_{III}$ 等。

(五) 临床意义与评价

心电图检查诊断急性心包炎敏感性差，但特异性较强。心电图出现特征性 ST 段抬高，几乎与心包摩擦音的诊断价值一样，可作为急性心包炎的确诊依据。但心电图无改变决不能排除急性心包炎。

二、慢性缩窄性心包炎

(一) 心电图表现的发生机制

慢性缩窄性心包炎可形成坚厚的瘢痕，压缩心脏及大血管近端，引起一系列的心电图改变。累及心房可引起 P 波增宽，出现切迹及并发房性心律失常；瘢痕压缩右心室流出道可引起右心室肥大和电轴右偏；累及浅层心室肌可使心肌萎缩、纤维化，出现 QRS 低电压和 T 波倒置。

(二) 心电图表现

1. **P 波改变和房性心律失常**　2/3 患者可见到 P 波增宽，出现切迹，有时酷似"二尖瓣型 P 波"。房性心律失常发生率较高，据报道 23%～36% 患者可出现心房颤动，6%～10% 患者可出现心房扑动。

2. **QRS 低电压**　据报道 55%～90% 患者可出现 QRS 低电压。产生低电压的原因并不是由于并发心包积液，而是由于心肌本身发生萎缩。Dines 解剖了 11 例慢性缩窄性心包炎，发现所有的病例均出现均匀一致的心肌萎缩。

3. **QRS 电轴右偏**　少数病例可出现右心室肥大和电轴右偏，有一些病例仅出现电轴右偏而不伴有右心室肥大，可能由于心脏转位和扭曲所致。

4. **T 波异常**　T 波低平、倒置出现于多数导联，为慢性缩窄性心包炎最常见的心电图表现。据报道可见于 90%～100% 患者(图 10-16,图 10-17)。

(三) 鉴别诊断

由于本病可出现"二尖瓣型 P 波"、QRS 电轴右偏、QRS 低电压和广泛性 T 波倒置等，常需与相似的疾病进行鉴别，在有关章节已有介绍，此处不再重复。

(四) 临床意义及评价

心电图诊断慢性缩窄性心包炎的特异性很差，只能作为一种辅助诊断手段。但慢性缩窄性心包炎心电图完全正常者甚为罕见。对疑诊慢性缩窄性心包炎而心电图完全正常者值得重新考虑。

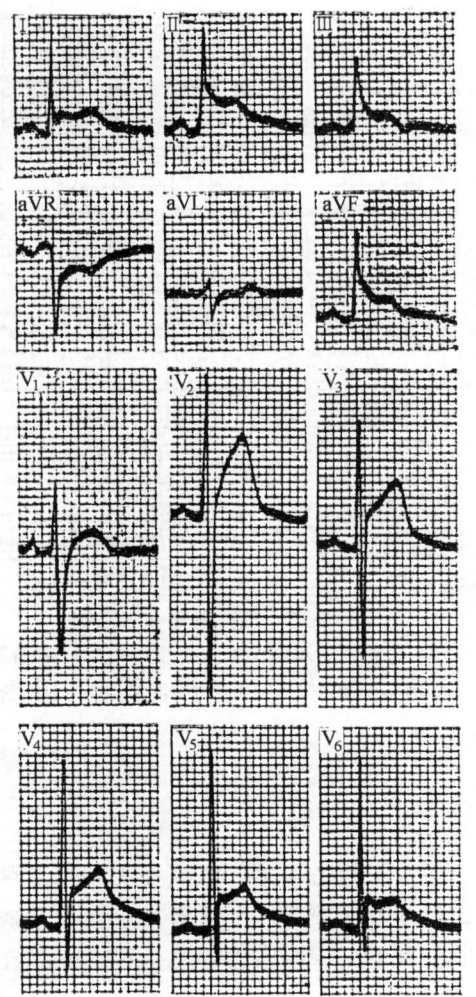

图 10-15　急性心包炎

除 aVR 导联外，其他导联 ST 段均呈凹面向上抬高，大多数导联可见到 PR 段下移

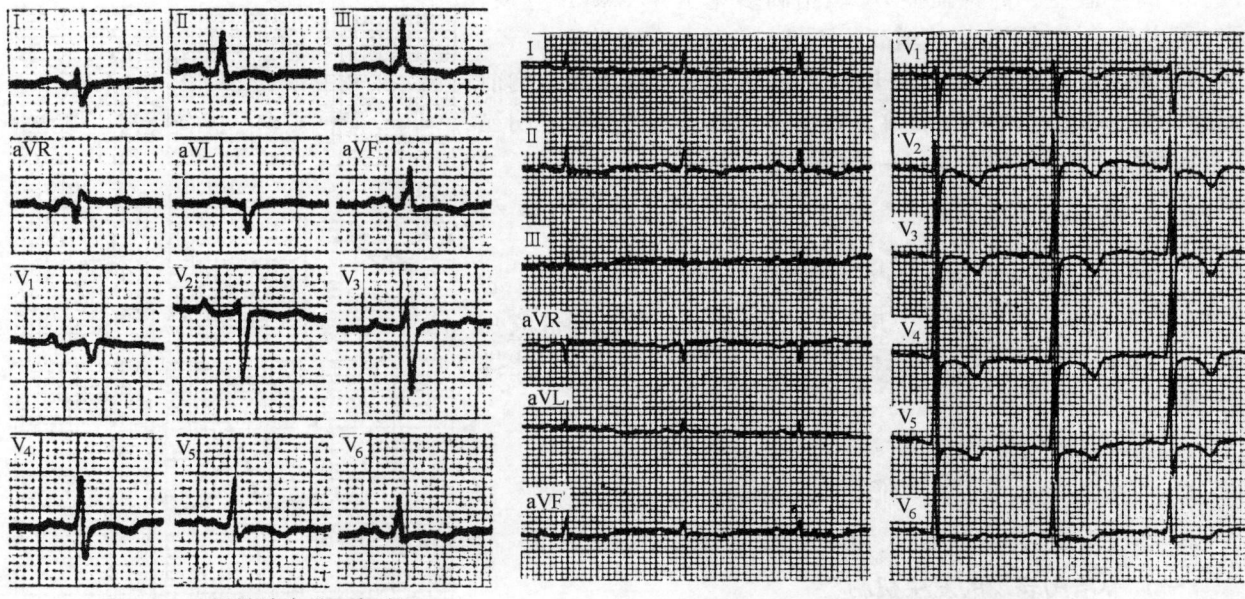

图 10-16　慢性缩窄性心包炎

$V_4 \sim V_6$ 导联 P 波呈双峰，峰间距 ≥0.04s，各导联

QRS 电压相对较低，大多数导联 T 波低平、倒置

图 10-17　慢性缩窄性心包炎

肢体导联 QRS 低电压，大多数导联 T 波倒置或低平

（引自卢喜烈. 现代心电图诊断大全. 1999）

三、先天性心包缺如或缺损

　　先天性心包缺如或缺损为一少见的先天性异常，约 30% 患者并发其他先天性异常如房间隔缺损、二叶主动脉瓣等。一般多为左侧心包缺损，心包完全性缺如或右侧心包缺损者少见。患者多无临床症状，就诊的原因常为心脏杂音或胸部放射线检查发现心影向左侧突出和肺动脉段突出。本病的心电图改

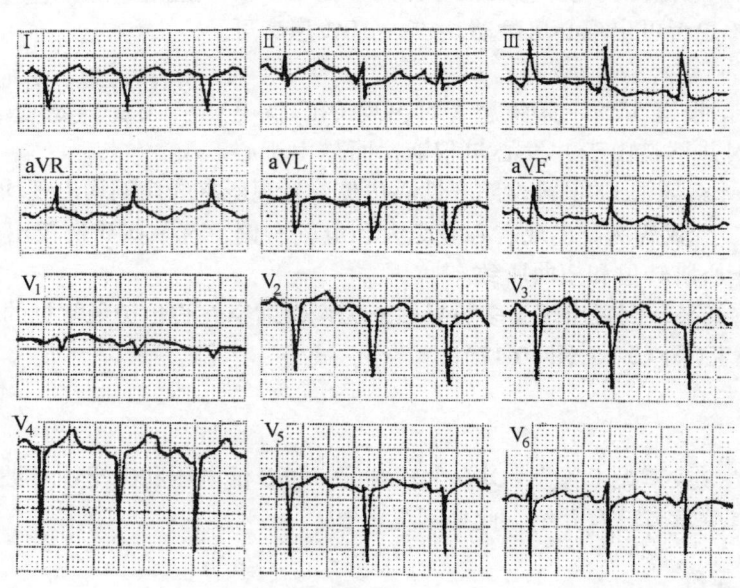

图 10-18　左侧心包缺损

I、aVF、$V_2 \sim V_4$ 导联均呈 QS 型，胸前导联 R 波递增不良、电轴右偏

（引自 Te-Chun Chou. Electrocardiography in Clinicil Practice. 1992）

变类似右心室肥大、前壁心肌梗死，应注意鉴别。据 Inoue 等报道 41 例无并发症的先天性左侧心包缺损心电图改变，56% 出现电轴右偏，47% 出现不完全性右束支阻滞，26% 胸前导联出现高而尖的 P 波。心电图改变的发生机制可能由于心脏沿其长轴作极度顺钟向转位所致(图 10-18)。

参 考 文 献

1. 黄宛，主编. 临床心电图学. 第5版. 北京：人民卫生出版社，1998，100-116
2. 黄大显，主编. 现代心电图学. 北京：人民军医出版社，1998，195-208
3. 张文博，刘肖林，路方红，主编. 心血管病的当今问题. 北京：科学技术文献出版社，1999，160-165，388-395
4. 张文博，尹兆灿，刘传木，主编. 心电图精萃. 北京：科学技术文献出版社，1995，79-81
5. Te-Chuan Chou. Electrocardiography in Clinical Practice. 3rd ed. Philadelphia：WB Saunders Co, 1992, 219-254
6. Wagner GS. Practical Electrocardiography. 9th ed. Baltimore：Williams & Wilikins, 1994, 174-191

第11章 先天性心脏病心电图

Electrocardiogram of Congenital Heart Diseases

黄 永 麟

内容提要

　　心电图的临床应用已有近百年的历史，尽管科学技术的迅速发展使临床诊断技术越来越现代化，尤其是心脏影像学快速发展，但心电图以其简便易行之特点，至今仍是临床诊断先天性心脏病的重要辅助手段。房室传导延迟提示可能存在心室转位；而预激波的出现提示可能存在三尖瓣的三尖瓣下移畸形；额面 QRS 电轴左偏则提示可能存在原发孔型房间隔缺损、房室通道或三尖瓣闭锁等。此外，心电图除可以作为先天性心脏病的简易诊断工具外，还可以用来估计疾病的严重程度和进展情况。本章主要介绍临床上比较常见的几种先天性心脏病的心电图改变。

概　　论

一、定　义

先天性心脏病简称先心病，为胎儿心脏在母体内发育缺陷或部分停顿所造成，故病儿出生后即有心脏血管病变，是最常见且病种繁多的先天性畸形。其患病率随年龄而异，儿童患病率高于成人。

二、分　类

以往传统是根据病人是否有紫绀，将先心病分为无紫绀型和紫绀型两类。但通过血流动力学检查，用病理解剖和病理生理相结合的方法则更为完善。一个病人同时有两类或两类以上的畸形也非少见。

1. 左至右分流类　左右两侧血液循环途径之间有异常沟通，使动脉血从左侧心腔的不同部位（包括肺静脉）分流入静脉血中（包括右侧各心腔及肺动脉）。

（1）分流发生在心房水平　如房间隔缺损、部分性肺静脉畸形引流等。

（2）分流发生在心室水平　如室间隔缺损（包括左心室-右心房沟通）。

（3）分流发生在动脉水平　如动脉导管未闭、主动脉-肺动脉间隔缺损等。

（4）分流发生在主动脉及其分支与右心之间　如主动脉窦动脉瘤破裂入右心、冠状动脉右心室瘘、左冠状动脉异常起源于肺动脉等。

（5）分流发生在多处水平　如房室间隔缺损、室间隔缺损伴动脉导管未闭等。

2. 右至左分流类　左右两侧血液循环途径之间有异常的沟通，使静脉血从右侧心腔的不同部位（包括肺动脉）分流入动脉血中（包括左侧各心腔及肺静脉），故常伴有紫绀。

（1）肺血流量减少和肺动脉压低者：如法洛四联症、大血管错位伴肺动脉口狭窄、右心室双出口伴肺动脉口狭窄、单心室伴肺动脉口狭窄、永存动脉干而肺动脉细小、三尖瓣闭锁、三尖瓣下移畸形伴房间隔缺损等。

（2）肺血流量增加者：如大血管错位、右心室双出口伴室间隔缺损、永存动脉干而肺动脉粗大、完全性肺静脉畸形引流、单心室伴低肺动脉阻力等。

（3）肺动脉压增高者：如艾森曼格综合征、主动脉瓣闭锁、右心室双出口伴肺动脉阻力增高等。

3. 无分流类：左右两侧血液循环途径之间无异常的沟通，不产生血液分流。

（1）发生于右心的畸形：如单纯肺动脉口狭窄、肺动脉瓣关闭不全、原发性肺动脉扩张等。

（2）发生于左心的畸形：如主动脉口狭窄、主动脉缩窄、主动脉瓣关闭不全等。

（3）其他：如右位心、异位心和房室阻滞等，均可合并其它先心病。

房 间 隔 缺 损

房间隔缺损是最常见的先天性心脏病，较多见于女性，男女比例约为1:2～4，是房间隔在胎儿期发育不全所致，可有各种不同的解剖类型，包括继发孔缺损型、原发孔缺损型、高位缺损型等。由于左心房压力通常高于右心房，故房间隔缺损时左心房的血液流入右心房。此时右心室不仅接受上、下腔静脉流入右心房的血液，同时还接受由左心房流入右心房的血液，故右心室的排血量增大。主要表现为右心室与右心房的肥厚、扩张。流经左心房的血液虽然增加，但可通过房间隔缺损和二尖瓣孔排血，因此左心室和左心房并不增大。但在原发孔缺损型伴有二尖瓣关闭不全时，则左心室亦可增大。

一、继发孔型房间隔缺损

(一) 心电图表现

继发孔型缺损的心电图改变最常见的是不完全性右束支阻滞，V_1 导联呈典型的 rsR' 型，QRS 波群时限小于 0.12s。此外，V_1 导联也可呈 rSR' 或 rSr' 型，为右心室舒张期负荷增重和右心室流出道肥厚的结果。当缺损修复后，这种反应消失。约有 5% ~19% 的病例呈现完全性右束支阻滞，QRS 时限大于 0.12s(图 11-1)。如左向右分流量小，血流动力学无明显改变，约有 7% 病例心电图可正常。QRS电轴正常或右偏达 90°，一般为右偏 50° 左右，电轴右偏越严重，右心室肥厚的程度越重。约有 20% ~30% 病例出现右心房肥大，P 波高尖或出现切迹。

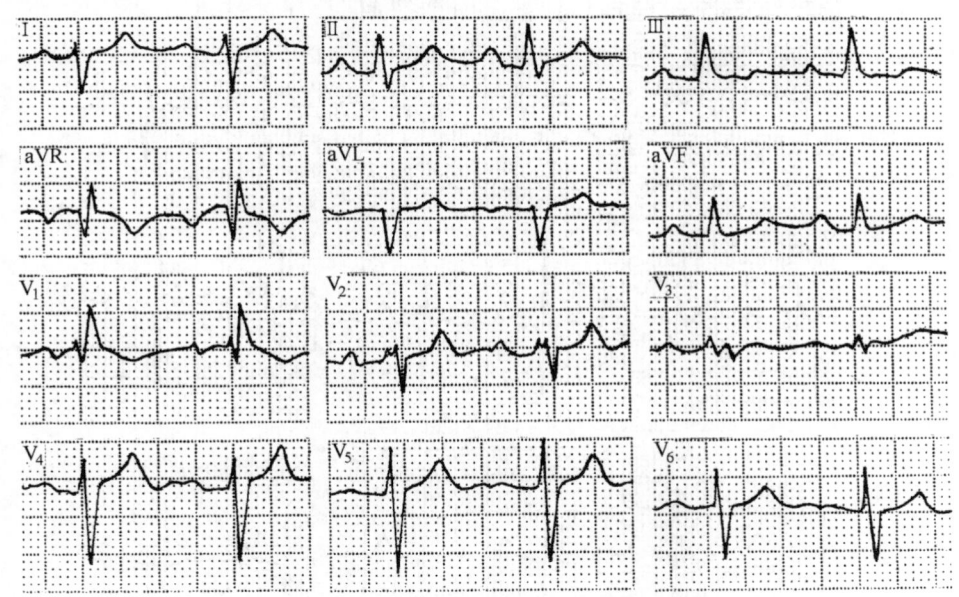

图 11-1　继发孔型房间隔缺损心电图

患者男性，52 岁，心电图示完全性右束支传导阻滞，PR 间期延长

多数房间隔缺损病例有窦性心动过速。约 19% 病例出现一度房室阻滞，但一度以上的房室阻滞较少见。40 岁以上病人常合并肺动脉高压，房性心律失常的发病率逐渐增加，约 10% ~20% 可出现房颤，房扑较少见。

(二) 诊断标准

1. 不完全性或完全性右束支阻滞，以前者多见，具有特征性。

2. 电轴右偏，可达 +90°，一般为右偏 50° 左右。

3. 右心室肥厚。

4. 右心房扩大：P 波高宽或出现切迹。

5. 可有一度房室阻滞、窦性心动过速，房性心律失常等。

二、原发孔型房间隔缺损

(一) 心电图表现

原发孔型缺损的心电图约 80% ~ 100% 呈现电轴左偏，类似左前分支阻滞图型，是与继发孔型缺损的主要区别，电轴左偏约 – 30°，偶尔也可电轴正常，这主要是由于左心室后壁提前除极和左心室前壁相对的除极延迟所致。原发孔型缺损也可呈不完全性右束支阻滞和右心室肥大，但发生率低于继发孔型缺损。一度房室阻滞较继发孔型缺损多见（图 11-2）。

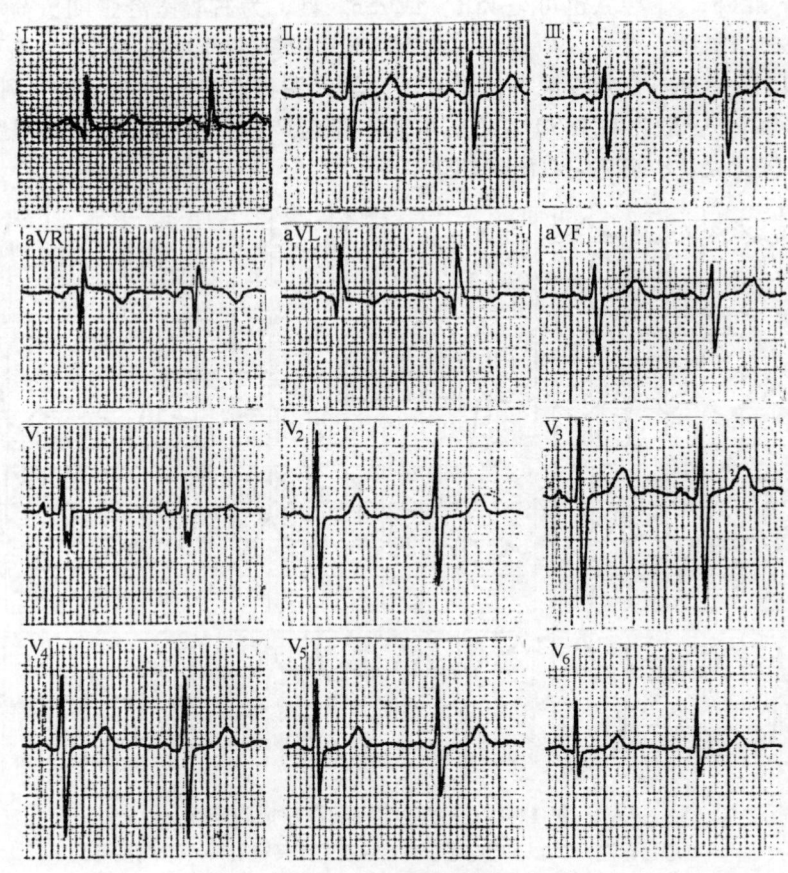

图 11-2 原发孔型房间隔缺损心电图

患者女性，43 岁，窦性节律，QRS 电轴左偏，这在继发孔型缺损很少见。V₁ 导联显示有右室传导延迟

(二) 诊断标准

1. 电轴左偏，类似左前分支阻滞图形。
2. 不完全性右束支阻滞和右心室肥厚，发生率低于继发孔型缺损。
3. 一度房室阻滞，发生率高于继发孔型缺损。

室 间 隔 缺 损

室间隔缺损为一常见的先天性心脏病，为室间隔在胎儿期发育不全所致，男性较多见。室间隔缺损时，在心室收缩期左心室压力高于右心室，故血液自左向右分流。缺损小，右心室扩张性差和肺循环阻力增高者，肺循环血流量仅略大于体循环；缺损大，右心室扩张性好和肺循环阻力低者，肺循环血流量可为体循环血流量的 3～5 倍。通过肺循环回到心脏左侧心腔的血液相应地增多，因此缺损大者可显著地增加左、右心室负担，故左右心室均可增大。

室间隔缺损的心电图改变同其血流动力学改变密切相关，以右心室肥厚或双心室肥厚为其主要特点，常伴有完全性或不完全性右束支阻滞。

1. 轻症小型缺损由于左向右分流量较小，双侧心室负荷增重不明显，故心脏常无明显改变。

2. 中等程度缺损左向右分流量增多，可导致右心室肥厚，尤其伴右心室压力升高时更为明显（图11-3）。QRS 电轴右偏，Ⅱ、Ⅲ、aVF 导联可出现高大 R 波，$R_Ⅱ > R_{aVF} > R_Ⅲ$，V_1、V_2 导联呈 R、R_S 或 rSR' 型，R 波有切迹或顿挫，V_5、V_6 导联呈 rS 或 RS 型。由于室间隔缺损的主要血流动力学特征是肺循环血流量增加所致的左心室负荷加重，故左心房扩张和左心室肥厚较为常见，V_1 导联 P 波振幅增大，V_5、V_6 导联出现深且窄的 Q 波及高大的 R 波，室壁激动时间延长，ST 段上移及 T 波直立。

3. 重度缺损时左向右分流量大，可出现双侧心室肥厚图形，V_2～V_4 导联及肢体导联出现高大 RS 波，又称 Katz-wachtel 征（图 11-4）。

4. 一度房室阻滞、房性心律失常及不完全性或完全性右束支阻滞较少见。

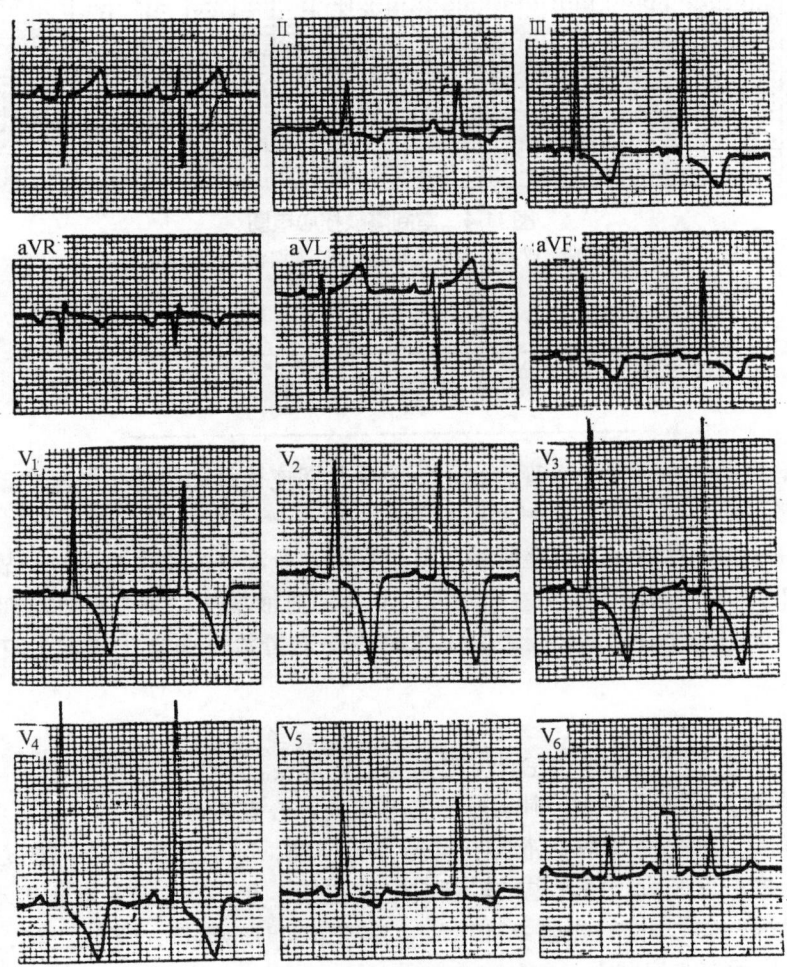

图 11-3　室间隔缺损心电图

心电图显示右室肥厚，V_1 导联呈 R 型，QRS 电轴右偏

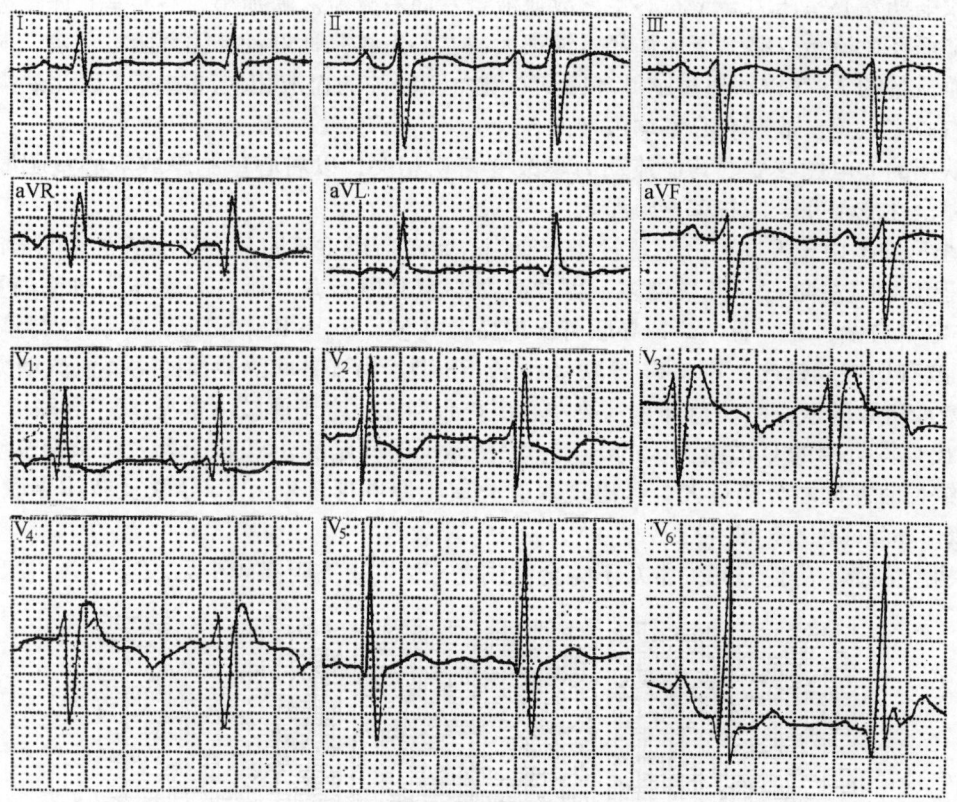

图 11-4　室间隔缺损心电图

患者男性，17 岁，重症室间隔缺损，心电图示双室肥厚

动脉导管未闭

动脉导管未闭是常见的先天性心血管病之一，为胎儿期连接肺动脉总干与降主动脉的动脉导管于出生后未闭塞所致。多见于女性，男女比例为 1:3。

由于主动脉压高于肺动脉压，不论在收缩期或舒张期，血液分流均由左向右，故肺循环的血流量增多，常达体循环的 2～4 倍，因而回流至左心房和左心室的血液增加，左心室负荷加重。少数病人可伴有肺血管阻力增高，而引起显著的肺动脉高压，此时左至右分流反而减少或发生右至左分流，出现紫绀，并有右心室增大。

心电图表现

动脉导管未闭的心电图以左心室和左心房肥大为主要特点。

1. 细小的动脉导管，分流量不大，肺动脉压力不增高，心电图可正常。

2. 中等大小的动脉导管，主动脉血液向肺动脉分流增加，肺动脉压力轻～中度升高，左心室负荷加重，心电图表现为左心室肥大，QRS 电轴轻度或中度左偏。Ⅱ、Ⅲ、aVF 导联出现高大 R 波，$R_{\text{Ⅱ}} > R_{\text{aVF}} > R_{\text{Ⅲ}}$，$V_5$、$V_6$ 导联 R 波增高，振幅≥2.5mV，室壁激动时间延长，ST 段上移，T 波直立，形态高大对称。P 波增宽，提示左心房肥大。

3. 粗大的动脉导管，肺动脉压力明显升高，除有左心负荷加重外，又有右心负荷加重的表现。因此心电图呈双侧心室肥厚图形，除有前述左心室肥厚的心电图改变外，V_1 导联 R 波振幅增大，呈 RS、

qR 或 R 型，ST 段下移，T 波倒置。

　　4. 当肺动脉压力进一步升高时，双侧心室同时肥厚，且右心室肥厚可能更为明显，部分掩盖了左心室肥厚的改变。V_5、V_6 导联 R 波较前减低，呈 RS 或 rS 型，S 波加深，QRS 电轴右偏（图 11-5）。

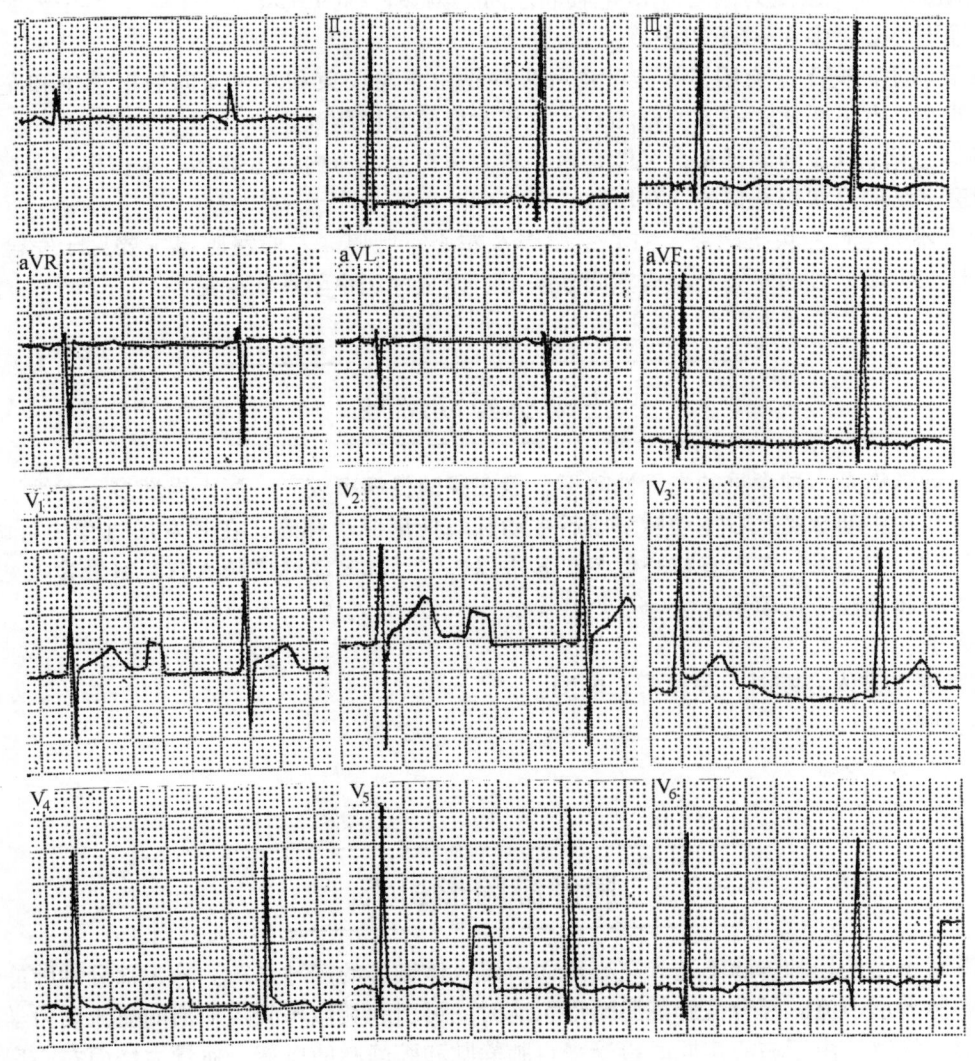

图 11-5　动脉导管未闭心电图

患者，男性，21 岁，窦性心律，双侧心室肥厚。Ⅱ、Ⅲ、aVF、V_5、V_6
导联出现高大 R 波，为左室肥厚特征。V_1 R 波异常高大，为右室肥厚表现

房室间隔缺损

　　房室间隔缺损，又称房室通道或心内膜垫缺损，约占 4% ~ 5%。按其畸形程度分为以下类型：

　　1. 不完全型房室间隔缺损：又分为单纯原发孔型房间隔缺损和原发孔型房间隔缺损合并二尖瓣或三尖瓣裂；

　　2. 完全型房室间隔缺损：心脏中心部位的房室间隔均有缺损，左、右心房室瓣常形成共瓣。

　　不完全性房室间隔缺损中单纯原发孔型房间隔缺损的血流动力学改变，同继发孔型房间隔缺损。完全型房室间隔缺损者，病人不仅有左至右分流，而且还有房室间的返流，甚至造成心房或心室间的交叉分流。

心电图表现

1. 心电图的特征性改变为额面 QRS 电轴向左向上偏移，约为 −30° ~ −135°，其中完全型房室间隔缺损电轴左偏更显著，多在 −60° 以上。

2. 下壁导联主波向下，有明显 S 波。这种表现是由于希氏束和左束支向后下移位和左前分支相对发育不全，使左心室下壁比左心室前壁和右心室相对提前除极所致。

3. 50% 以上病例 PR 间期延长，可能是由于右心房扩大、房内通道破坏、从窦房结向房室结的传导时间延长和房室结向冠状窦开口处后移所致。

4. 常出现不完全性右束支阻滞、右心室肥厚及左心室肥厚。左心室肥厚主要见于完全型房室间隔缺损及伴大量二尖瓣返流的不完全型房室间隔缺损。完全性房室阻滞较少见。

主动脉窦动脉瘤

主动脉窦动脉瘤是一种少见的先天性畸形，但在我国发病率较高，病人男性多于女性。本病是在主动脉窦部包括在左主动脉窦、右主动脉窦或后主动脉窦处形成动脉瘤，在其发展过程中可破入右心房、右心室、肺动脉、左心房、左心室或心包腔，其中以右主动脉窦动脉瘤破入右心室最为多见，如瘤体破裂入心包腔可引起急性心包填塞。

心电图表现

1. 当动脉瘤未破入心腔时，呈正常心电图。

2. 左心室肥大。

3. 左、右心室肥大。

肺静脉畸形引流

肺静脉畸形引流是指肺静脉不进入左心房而引流入体循环的静脉系统。分为部分性肺静脉畸形引流和完全性肺静脉畸形引流。部分性肺静脉畸形引流时，可引起类似房间隔缺损的血流动力学改变。完全性肺静脉畸形引流时，由于右心房同时接受来自肺静脉和腔静脉的血液，血量大增而左心房无血，病人将无法生存。

心电图表现

1. 部分性肺静脉畸形引流　其心电图表现同继发孔型房间隔缺损类似，表现为不完全性右束支阻滞、右心室肥大和电轴右偏。

2. 完全性肺静脉畸形引流　心电图的主要表现是右心室和右心房肥大。

法 洛 四 联 症

法洛四联症约占先天性心脏病的 10%，是紫绀型先心病中最常见的一种，包括肺动脉狭窄、室间隔缺损、主动脉骑跨和右心室肥厚，其中主要是室间隔缺损和肺动脉狭窄。

由于肺动脉狭窄，右心室射血阻力增加，右心室收缩期负荷增重，右心室随之肥厚、扩张。但由于室间隔缺损及主动脉骑跨同时并存，致使右心室压力较单纯肺动脉狭窄时为低，而不致于超过体循环压力，故法洛四联症右心室肥厚程度不如重型肺动脉狭窄者严重。

心电图表现

1. 右心室肥大是法洛四联症心电图的特征性表现。右侧胸前导联的 R 波明显增高，T 波倒置。V_1 导联呈 RS 型或 qR、rsR′型，为右心室负荷过重及肺动脉圆锥部较晚除极的结果；呈 RS 波形者右心室压力与左心室压力接近；呈 qR 波型者较少，提示有右心房扩大，是重度右心室肥厚的表现。V_5、V_6 导联呈 rs 型，与左心室发育不全及顺钟向转位有关(图 11-6)。

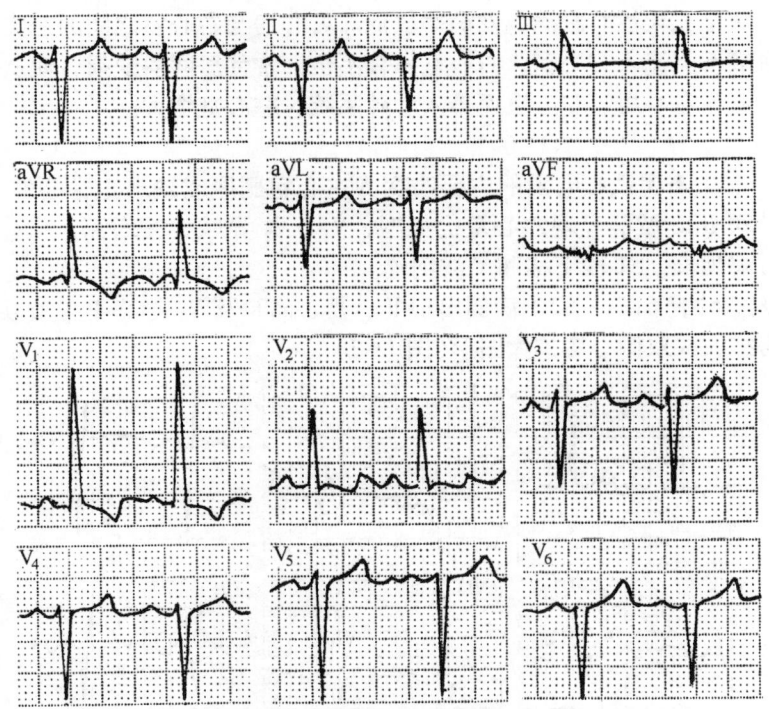

图 11-6　法洛四联症心电图

心电图示 V_1 呈 qR 型，V_2 呈 Rs 型，$V_3 \sim V_6$ 呈 rS 型，

表示有右室肥厚，且电轴右偏

2. 部分病人有右心房肥大的表现，Ⅱ、Ⅲ、aVF、V_1 及 V_2 导联 P 波高尖，但振幅一般不超过正常范围。

3. QRS 电轴右偏。

4. 约有 10%～20% 病例出现不完全性右束支阻滞。

艾森曼格综合征

艾森曼格综合征(Eisenmenger's syndrome)又称肺动脉高压性右至左分流综合征。指肺动脉高压伴有反向分流，是一种较常见的先天性心血管疾病。

心电图表现

1. 右心室肥大及劳损。

2. 右心房肥大。

3. 心电轴右偏，但有原发孔型房间隔缺损和完全型房室间隔缺损者心电轴可左偏。

三 尖 瓣 异 常

先天性三尖瓣异常主要包括三尖瓣闭锁、三尖瓣狭窄和三尖瓣下移畸形三种类型。

一、三尖瓣闭锁

三尖瓣闭锁为紫绀型先天性心脏病，发病率较低。右心房与右心室之间的三尖瓣口先天性闭锁，无瓣膜存在。右心房血液不能流入右心室，右心室发育不全。常伴房间隔缺损，使从体循环静脉回流的全部血液得以经此缺损流入左心房、左心室而排入动脉系统，左心室增大。

心电图表现

1. 左心室肥厚　三尖瓣闭锁心电图的主要改变为左心室肥厚或缺乏正常婴幼儿的右心室占优势的心电图表现。胸前导联 QRS 波群呈现左心室优势型，V_1、V_2 导联 S 波增深，V_5、V_6 导联 R 波增高并有切迹，室壁激动时间延长，ST 段下移和 T 波倒置。

2. 常有心房肥大。约有 61% ~82% 病例出现 Ⅱ、Ⅲ、aVF 及 V_1 导联 P 波高尖，提示右心房扩大。少数病例可有左心房扩大或双侧心房扩大图形（图 11-7）。

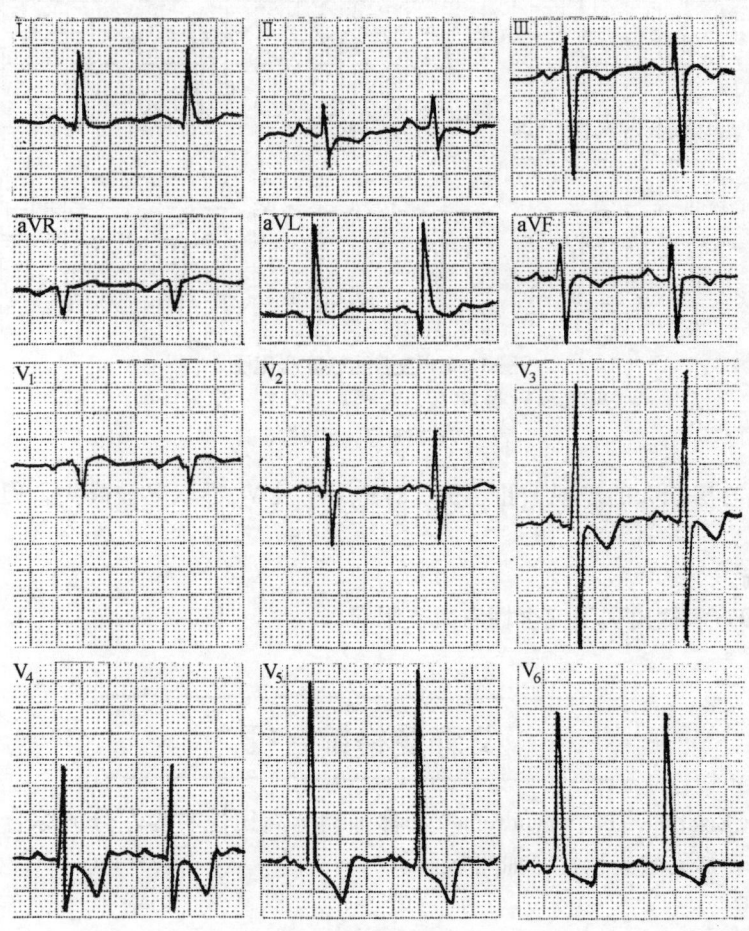

图 11-7　三尖瓣闭锁心电图

患者男性，40 岁，心电呈窦性节律，P 波高尖，有双峰，呈特征性的双房肥大，另一个特征是电轴左偏，V_4 ~V_6 导联 R 波电压增高，T 波倒置，显示有左室肥厚

3. 在一大型调查中，87%病例 QRS 电轴左偏，但在少数病例亦可无电轴偏移或呈电轴右偏，多由心脏显著顺钟向转位所致。

4. 约有 12%～14%病例出现 PR 间期延长，24%病例 PR 间期缩短。PR 间期缩短可能是由于"假性预激"所致，在体表心电图上表现有 δ 波，却没有真正的旁路存在，三尖瓣闭锁并真正的预激综合征非常罕见。

二、三尖瓣狭窄

先天性三尖瓣狭窄为罕见的先天性心脏瓣膜畸形，三个瓣叶融合在一起，但瓣叶本身比较正常，多伴有房间隔缺损和肺动脉瓣狭窄。血流动力学改变类似于三尖瓣闭锁。

心电图表现

1. 电轴左偏。

2. 左心室肥大。

3. 右心房肥大，Ⅱ、Ⅲ、aVF 及 V$_1$ 导联 P 波高尖，呈典型的先心性 P 波。

三、三尖瓣下移畸形

又称 Ebstein's 畸形，是少见的先天性心脏病。三尖瓣后叶从三尖瓣环下移至右心室，右心室被分为两个腔，瓣膜以上心室壁变薄，与心房连接成一个腔，称为"心房化的右心室"，具有与右心房相同的功能，心内心电图显示此处的右心室电位类似于右心房。瓣膜以下心腔包括心尖和流出道，为"功能性的右心室"，起与平常右心室相同的作用，但心腔相对狭小，可引起三尖瓣关闭不全或偶有三尖瓣狭窄。

心电图表现

1. 体表心电图表现为右心房肥大，Ⅱ、Ⅲ、aVF、V$_1$ 及 V$_2$ 导联 P 波高大。

2. QRS 终末除极向量延长，产生各种程度的右束支阻滞（图 11-8）。

3. 胸前导联 R 波电压降低，V$_1$～V$_4$ 有 ST 段和 T 波改变。

4. 常有一度房室阻滞。

5. 房性心律失常多见，包括阵发性房性心动过速、心房颤动和心房扑动。

6. 大约有 25%的病例出现 W-P-W 综合征，多为 B 型预激，类似左束支阻滞图形，右胸导联以 S 波为主。

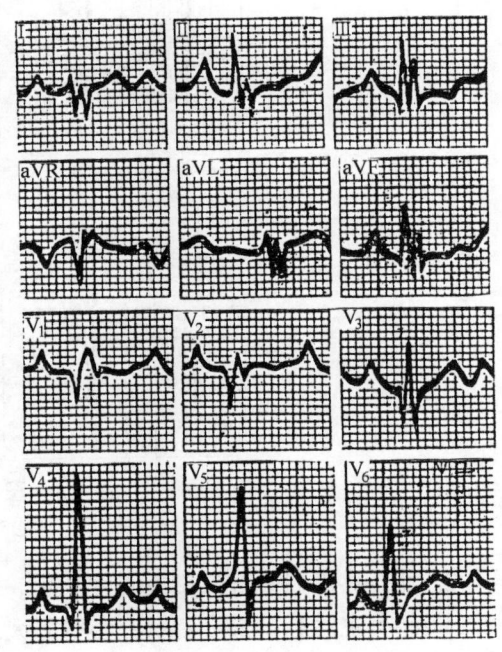

图 11-8　三尖瓣下移心电图

大 血 管 错 位

大血管错位是由于发育畸形引起大血管间的关系发生变化，为少见的先天性心血管畸形，包括完全性大血管错位、纠正型大血管错位、右心室双出口、大血管错位伴单心室等，其中以完全性大血管错位和纠正型大血管错位较为常见。

一、完全性大血管错位

完全性大血管错位又称右型大血管错位，此时主动脉自右心室发出，而肺动脉自左心室发出，主动脉位于肺动脉的前部和右侧。

心电图表现

1. 心电图的特征性改变为高而尖的右心房 P 波，电轴右偏，右心室肥大（图 11-9）。

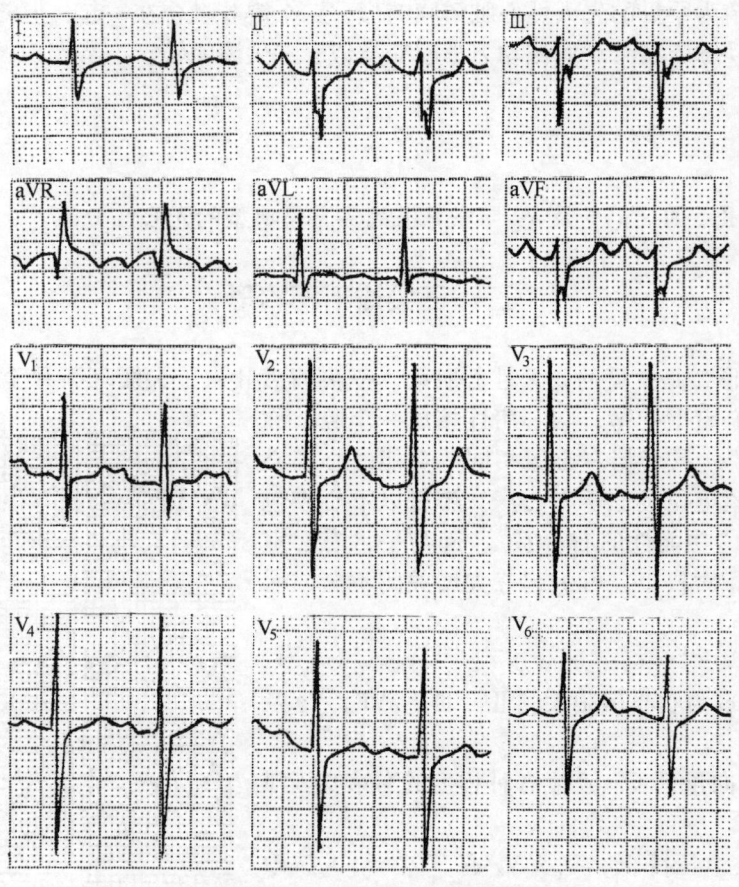

图 11-9 完全性大血管转位

心电图示电轴右偏，右心室肥厚

2. 肺循环沟通大者可呈双心室肥大。
3. 伴有主动脉口狭窄者示左心室肥大。
4. 窦性心动过缓、交界性逸搏心律和房性过早搏动的发生率较高。
5. 房室传导时间通常正常，偶可发生一度房室阻滞。
6. 室性心律失常少见。

二、纠正型大血管错位

纠正型大血管错位又称左型大血管错位，主动脉位于肺动脉的前左，在大血管错位的同时有心室和房室瓣的转位，即周围静脉血回流到左心室（执行右心室的功能）喷入肺动脉；肺静脉血回流右心室（执行左心室的功能）喷入主动脉。

心电图表现

左右心房室转位，室间隔除极方向改变，心电图表现有特征性。

1. QRS 除极向量向左、向前、向上，右胸导联出现 q 波，左胸导联的 q 波消失，Ⅱ、Ⅲ、aVF 导联出现 q 波，而Ⅰ、aVL 导联的 q 波消失（图 11-10）。

2. 有 10%～25% 病例出现完全性房室阻滞，10%～25% 病例出现一度或二度房室阻滞，完全性房室阻滞发生前可能不出现一度或二度房室阻滞。

3. 部分病例尚可出现 W-P-W 综合征。

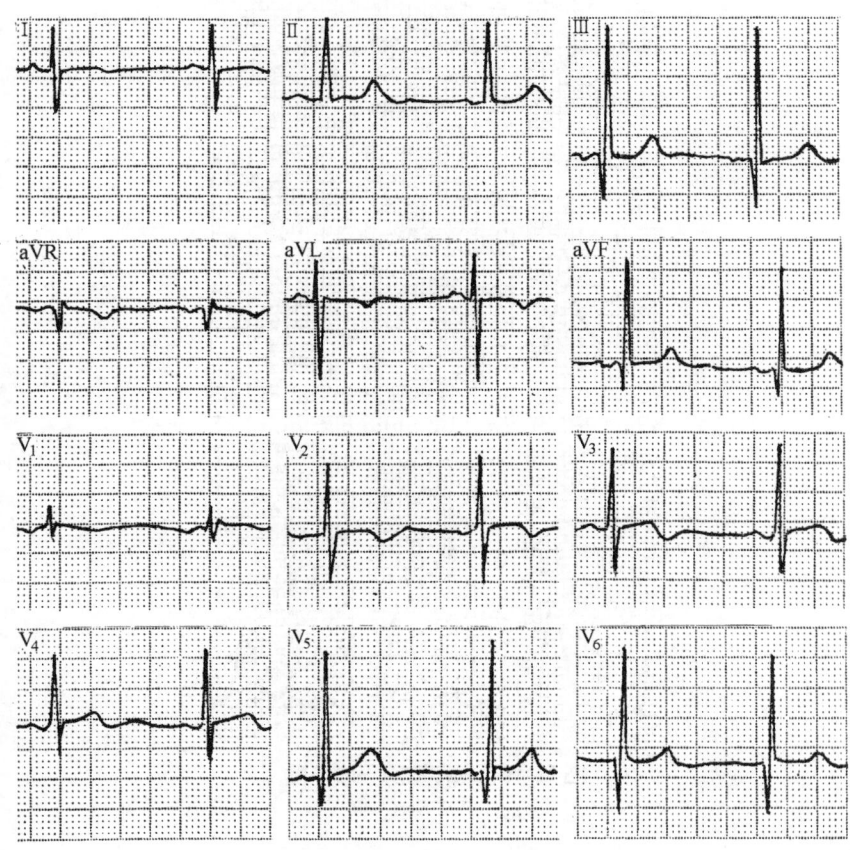

图 11-10 纠正型大血管错位心电图

心电图示Ⅱ，Ⅲ，aVF 导联出现 q 波

永 存 动 脉 干

永存动脉干是一种少见，但严重的先天性心脏病，是由于球嵴与球间隔发育缺陷，未能将原始的动脉干分隔成主动脉和肺动脉，而留下共同的动脉干所致。单个血管形成左、右心室的出口，供应体循环和冠状动脉血流。其主要的血流动力学改变为大量左至右分流和较少量的右至左分流。

心电图表现

心电图表现主要取决于左向右的分流量(图 11-11)。

1. 当明显左向右分流存在时,心电图示左心室肥大或伴有右心室肥大。

2. 如果肺血流量减少,心电图主要表现为右心室肥大。

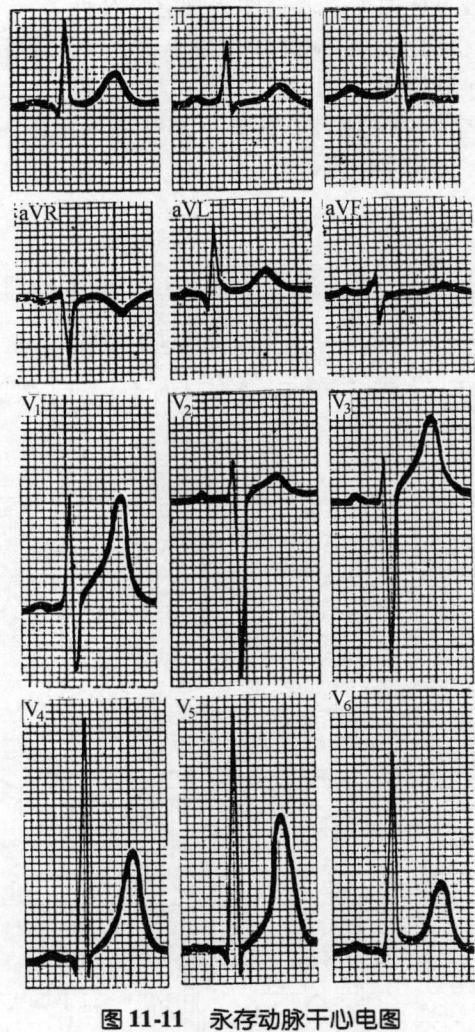

图 11-11　永存动脉干心电图

心电图示双室肥厚

单 心 室

单心室是一种少见的室间隔缺损类型,室间隔完全缺失形成三腔心(单心室型)。如无大血管错位且房室瓣也无畸形,则其临床表现类似于巨大的室间隔缺损,如同时有肺动脉瓣下狭窄,则其临床表现类似法洛四联症,可有明显紫绀。约占先心病的 1.5%,多数于生后半年内死亡。

心电图表现

单心室的心电图表现受房室瓣数目、心室腔形态以及大血管排列位置的影响,心电图无特征性改变。

1. 右心室肥大或左心室肥大图形,$V_1 \sim V_6$ 导联出现上下均等的高大 RS 波形(图 11-12)。

2. 心心房扩大,主要是由于房室瓣狭窄和心室功能障碍所致。

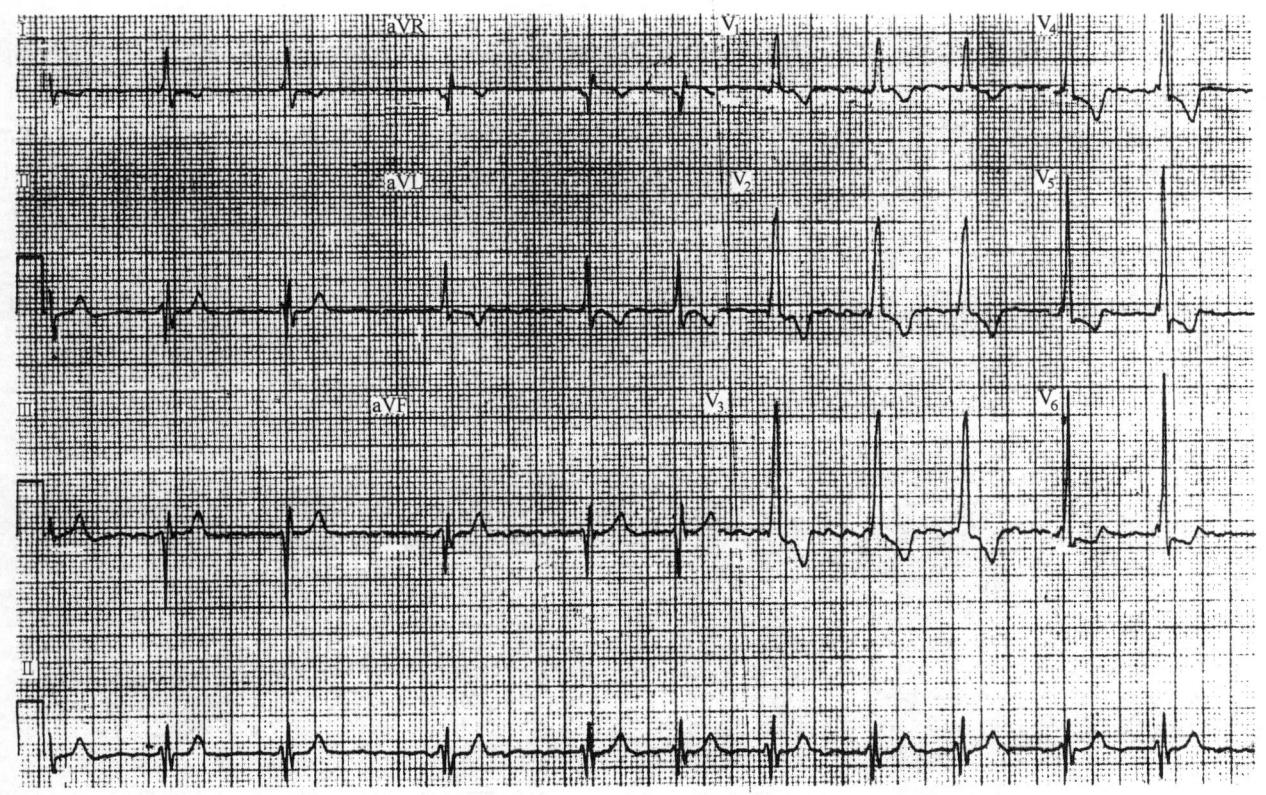

图 11-12　单心室心电图

患者女性，48 岁，心房颤动，双心室肥厚。V₁ 导联 QRS 波群呈不完全性右束支传导阻滞，
并显示有右室肥厚，左胸前导联显示有左室肥厚和室内传导障碍

3. 左心室型单心室，左心室形态与由球室间隔将漏斗部流出道分隔开的左心室腔相似。漏斗部腔室代表了右心室流出道的发展。

（1）当漏斗部腔室在心脏右基底部（非反位型），PR 间期通常正常，额面 QRS 电轴向左上或左下偏移；

（2）当漏斗部腔室在心脏左基底部（反位型），则 PR 间期延长，但很少导致完全性房室阻滞，心室顺时针方向除极，在 Ⅱ、Ⅲ、aVF 导联上出现 Q 波，QRS 电轴向左下或右下偏移。

4. 右心室型单心室，PR 间期正常，额面电轴右偏。

5. 不确定型单心室，约有 30% 病人因心律失常致死，但这种心律失常的性质尚不清楚。

单纯肺动脉口狭窄

肺动脉口狭窄（单纯肺动脉口狭窄）是指独立存在的先天性肺动脉口狭窄畸形，为常见的先天性心血管病之一。男、女患病率相仿。

肺动脉口狭窄使右心室排血受阻，因而右心室压力增高，肺动脉的压力则减低或正常。两者的收缩压差达 10mmHg 以上，高者可达 150～240mmHg。长时间右心室负荷增加，可引起右心室肥厚，最后发生右心衰竭。在高度狭窄、右心室内压力显著升高的病人，右心房压力亦相应地增高并可超过左心房压力，如此时有房间隔缺损或卵圆孔未闭，则可引起右至左分流。

心电图表现

心电图改变随狭窄的轻重、右心室内压力的高低而不同。因此，心电图是估计肺动脉瓣狭窄程度的一个重要方法。

1. 轻度的肺动脉口狭窄，右心室收缩压仅轻度升高，心电图可正常或额面 QRS 电轴轻度右偏。

2. 中度的肺动脉口狭窄，右心室收缩压中度升高，心电图呈现不完全性右束支阻滞图型。V_1 导联 R 波明显增高超出正常范围，呈 RS 或 rSR′ 型（图 11-13）。

3. 重度的肺动脉口狭窄，心电图呈现右心室肥大（图 11-14）。V_1 导联呈 qR 或 R 型，R 波振幅常超过 2.0mV，伴有 V_1、V_2 导联 T 波倒置，QRS 电轴中度右偏。部分病例 Ⅱ、V_1 导联 P 波高尖，提示右心房扩大。

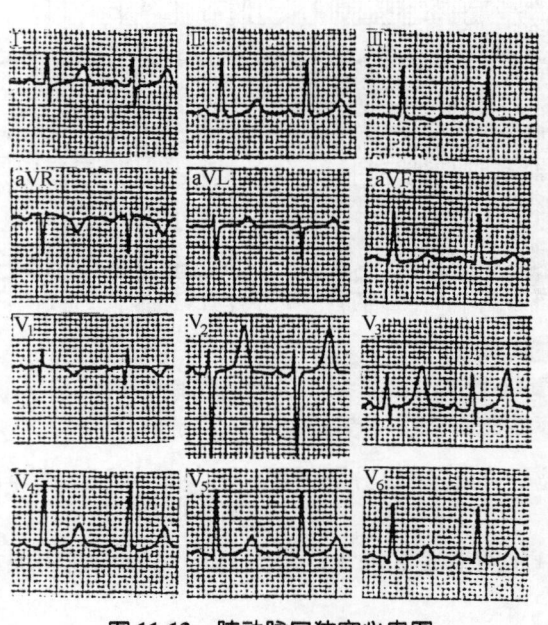

图 11-13　肺动脉口狭窄心电图

患者女性，37 岁，中度肺动脉口狭窄，跨瓣压力差为 70mmHg. V1 导联呈 rSR′，提示右室肥厚

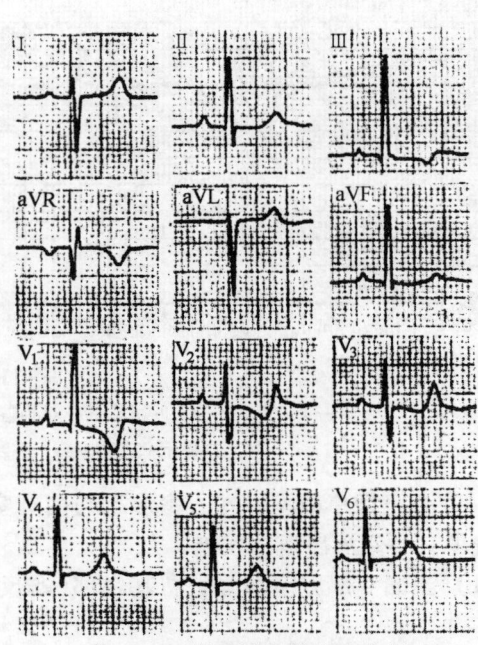

图 11-14　肺动脉口狭窄心电图

患者女性，35 岁，重度肺动脉口狭窄，跨瓣压力差达 180mmHg. V1 导联 qS 型，电轴右偏均提示右室肥厚；V1～V2 导联 T 波倒置。右室收缩期负荷过重的图形是其特征表现

4. 极重度肺动脉口狭窄时，心电图呈现右心室肥大伴多数胸导联 T 波倒置，右胸前导联上可出现 Q 波。

主 动 脉 缩 窄

主动脉缩窄是较常见的先天性血管畸形，多见于男性，男女比例为 4～5∶1，指主动脉的管腔有局限性狭窄。因缩窄主要影响左心室排血功能，左心室收缩负荷增加，长期可导致左心室肥厚、扩大。

心电图表现

1. 轻症者，对左心室排血影响较小，心电图可在正常范围。

2. 重症者，对左心室排血影响较大，多显示左心室肥大和劳损图形。Ⅱ、Ⅲ、aVF、V_5 及 V_6 导联 R 波增高，V_1 及 V_2 导联 S 波加深，V_5、V_6 导联 ST 段下移并伴有 T 波倒置（图 11-15）。

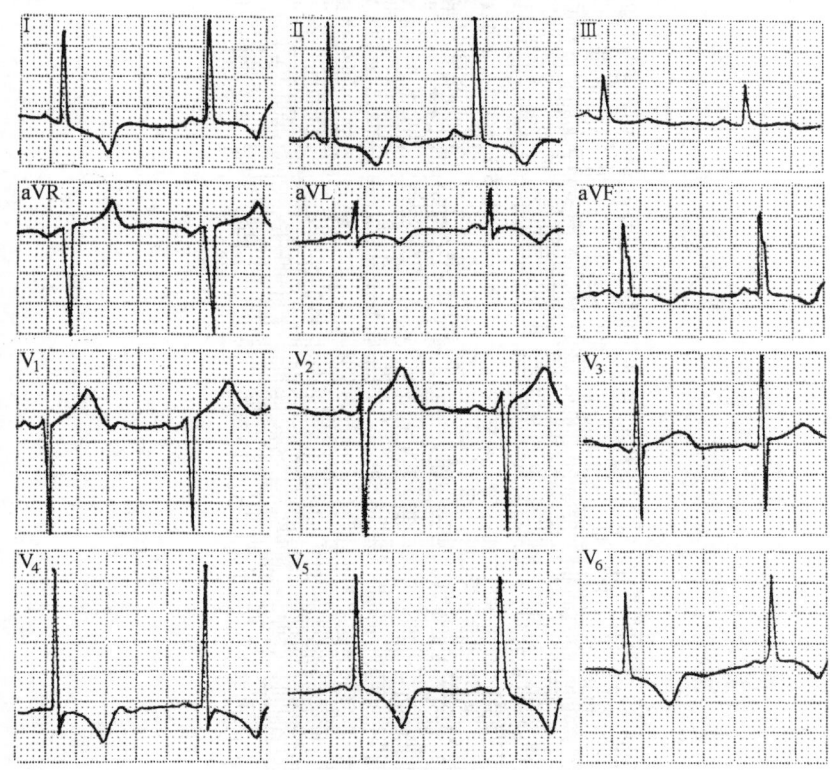

图 11-15　主动脉缩窄心电图
心电图示左室肥厚图形，Ⅱ、Ⅲ、aVF，V_5、V_6R 波增高。V_5、V_6 导联 ST 段下移，T 波倒置

3. 部分病倒可出现左心室壁激动时间延长，左或右束支阻滞及电轴左偏。

4. 偶见左心房肥大，P 波增宽。

主动脉口狭窄

主动脉口狭窄为较常见的先天性心血管畸形，约占先天性心脏病的 3%～6%，此畸形可发生在主动脉、主动脉瓣或左心室流出道。主动脉口狭窄使左心室排血受阻，左心室压力增高而主动脉压力降低，左心室逐渐肥厚和扩张。

心电图表现

根据阻塞严重程度不同，心电图有左心室肥大趋势。

1. 轻度阻塞时，心电图可以正常。

2. 重度阻塞时，心电图呈左心室肥大、劳损图形。V_5、V_6 导联 R 波增高，ST 段下移，T 波倒置，V_1 导联呈 QS 型或 S 波明显增深（图 11-16）。

3. 晚期病例可出现房室阻滞及左或右束支阻滞。

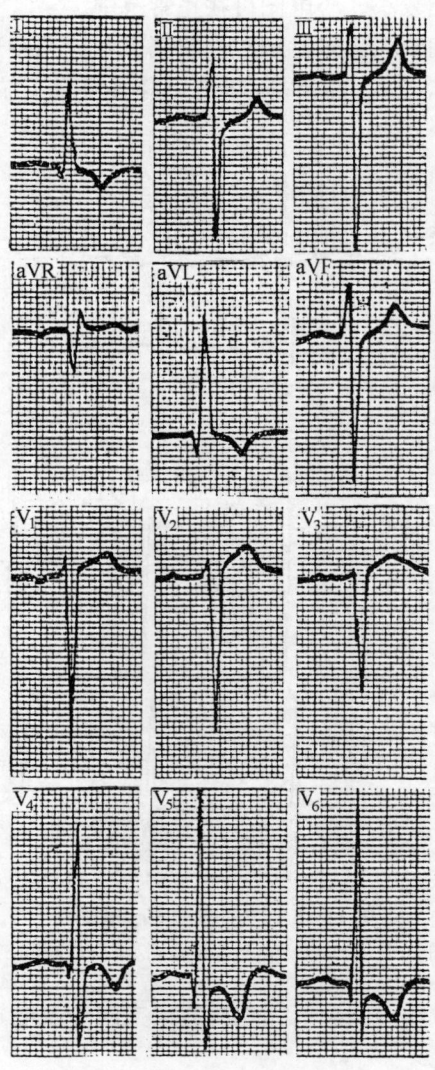

图 11-16 主动脉瓣狭窄心电图

心电图示左室肥大，$Rv_5 = 3.2mv$，$RV_5 + Sv_1 = 6.1mv$，并伴有 $V_4 \sim V_6$ 导联 ST 段下移，T 波倒置

右 位 心

右位心是先天性心脏病的一种类型，是心脏在胸腔的位置移至右侧的总称，其发病率较低。根据心脏解剖学，临床上分为三种类型：镜像右位心、右旋心和心脏右移。

一、镜像右位心

镜像右位心是右位心中最常见的一种，心脏位于右胸腔内，左右心房室反位，其心房、心室和大血管位置宛如正常心脏的镜中像，常伴有(或不伴有)内脏转位。

心电图表现

心电图具有特征性改变。

1. Ⅰ导联 P 波和 T 波倒置，QRS 波群以向下波为主，类似通常 Ⅰ 导联图形的倒影。

2. Ⅱ与Ⅲ导联图形互换，aVR与aVL导联图形互换。

3. 由于心室和束支的位置转换，间隔起始部的激动由右向左，胸导联中 V_5、V_4、V_3、V_2、V_1 和 V_{3R} 分别相当于通常的 V_{5R}、V_{4R}、V_{3R}、V_1、V_2 和 V_3，而 V_{4R} 和 V_{5R} 则分别相当于通常的 V_4 和 V_5 导联，自 $V_1 \sim V_6$ 导联 R 波逐渐降低而 S 波逐渐加深（图 11-17）。

4. $R + S_{V3R或V4R} > R + S_{V3或V4}$

应注意排除以下两种情况：

1. 肢体导联连接错误　当发现Ⅰ、aVL导联P、QRS、T波全部倒置时，首先应检查操作时是否将左右两上肢的导线颠倒连接，造成技术上的错误。

2. 交界性心律或阵发性房性心动过速：Ⅰ导联的P波也可能倒置，但QRS波群、T波仍然直立。

二、右　旋　心

右旋心指心脏在发育过程中下降和左旋不良，甚至右旋，使心脏不同程度地移至右胸腔，心尖指向右前方，但各心腔间的左右位置基本正常，未形成镜像倒转，不伴有内脏倒置。

心电图表现

1. 心电图表现类似于镜像右位心，但由于心脏右移程度不同，故典型的右胸前导联 QRS 波群电压大于左胸前导联的特点不明显。V_1 导联 QRS 波群与 V_6R 相似，$V_2 \sim V_4$ 导联呈 qR 型，V_5、V_6 导联电压减低且常伴 T 波倒置。

2. 由于心房位置正常，Ⅰ、aVL导联 P 波直立，aVR 导联 P 波倒置。Ⅰ导联 QRS 与 T 波倒置，但 Ⅱ、Ⅲ导联均为正向。

三、心　脏　右　移

由于肺、胸膜或膈的病变而使心脏位于胸腔右侧，但左、右心室的解剖位置没有改变，血流动力学无明显变化。

心电图表现

心电图大多正常，偶有Ⅱ、Ⅲ导联 Q 波加深及Ⅰ导联 T 波倒置。

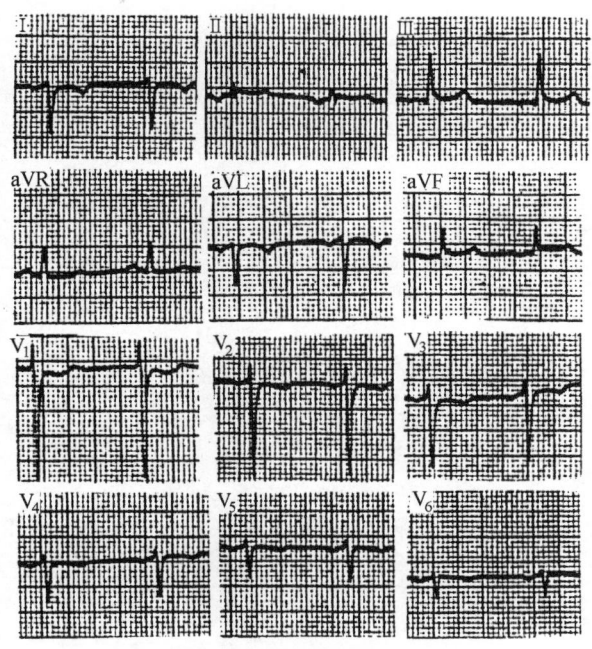

图 11-17　镜像右位心心电图

患者男性，Ⅰ导联有特性的 P 波倒置，QRS 波群呈 rS 型；在胸前导联呈现 rS 型，V_1-V_6 导联 R 波逐渐降低；aVR 导联主波向上

参 考 文 献

1. 黄宛，主编. 临床心电图学. 第 5 版，北京：人民卫生出版社，1999

2. 郭继鸿，主编. 新概念心电图. 北京：北京医科大学出版社，2000

3. 陈灏珠，主译. 心脏病学. 第 5 版，北京：人民卫生出版社，2000

4. 黄大显，现代心电图学. 北京：人民军医出版社，1998

5. 杨钧国，李治安. 现代心电图学. 北京：科学出版社，1997

第 12 章　其他疾患心电图

Electrocardiogram of Miscellaneous Diseases

张 文 博

　　本章介绍的心电图改变大体上分为两类：一类为可以提供病因诊断的心电图改变，如二尖瓣狭窄、慢性肺源性心脏病、肺动脉栓塞、低温等；另一类为仅能提供诊断线索的心电图改变，如脑血管意外、电交替等。应强调指出的是，心电图诊断必须与临床密切结合，即使具有病因诊断价值的心电图改变，也不能脱离临床作出诊断；至于提供诊断线索的一些心电图改变，则必须密切结合临床资料进行判断，否则很可能产生失误。

肺 动 脉 栓 塞

一、概　念

　　肺动脉被血流中的栓子阻塞称为肺动脉栓塞，部分病例因肺动脉血流完全断绝而致肺组织坏死称为肺梗死(Pulmonary infarction)。肺动脉栓塞是造成急性肺源性心脏病的重要原因。肺动脉栓塞的栓子主要来源于下肢深部静脉血栓。临床上肺动脉栓塞多见于骨折后、手术后、产后、长期卧床患者，恶性肿瘤及充血性心力衰竭患者。近年来临床见到一些肺动脉栓塞既无上述的疾患，也无长期卧床史，可能与凝血机制异常和(或)血小板功能缺陷有关。

　　由于栓子的数目、大小不同，阻塞的肺动脉大小不同，肺动脉栓塞的临床症状和心电图表现也大相径庭。小的肺动脉分支发生阻塞，临床症状多不明显，也无异常心电图表现，中等大或中等大以上的肺动脉阻塞时多会出现临床症状如呼吸困难、胸痛、烦躁不安、低血压等，相应地也会出现一些心电图改变。这是由于肺循环阻力突然增加，再加反射性全肺小动脉痉挛，引起右心室急剧扩张、右心室压力升高和心排血量骤减，导致急性右心室劳损及急性心肌缺氧所致。

二、心电图表现的发生机制

　　肺动脉栓塞的心电图表现主要是由于急性右心室扩张、劳损和心肌缺氧引起的。右心室扩张时心脏沿其长轴作顺钟向转位，心脏在胸腔中的位置趋向于垂直。这些病理改变反映在额面上为 QRS 向量环顺钟向运转，终末向量转向右上，产生 $S_IQ_{III}T_{III}$，aVR 导联出现终末 R 波，QRS 电轴右偏；反映在横面上则为 $V_1 \sim V_3$ 导联 T 波倒置，ST 段抬高，r 波增高，顺钟向转位。由于急性右心室扩张，再加心肌缺氧，可能影响右束支的传导功能，可出现右束支阻滞。

三、心电图诊断标准

(一) 肢体导联的心电图表现

　　1. $S_IQ_{III}T_{III}$　Ⅰ导联出现明显的 S 波，Ⅲ导联出现明显的 Q 波及 T 波倒置，称为 $S_IQ_{III}T_{III}$。这是肺动脉栓塞常见的心电图改变，但并不特异，除肺动脉栓塞外，还可见于左后分支阻滞、正常变异等。$S_IQ_{III}T_{III}$ 的发生机制是由于额面 QRS 向量环顺钟向运转，起始向量投影在Ⅲ导联的负侧产生 Q 波，终末向量转向右上，投影在Ⅰ导联的负侧产生 S 波，在 aVR 导联还可产生终末 R 波(见图 12-1)。

　　(1) Ⅰ导联出现 S 波：发病数小时内即可出现，开始宽而浅，以后变为深而窄，可持续数日至数周逐渐消失。

　　(2) Ⅲ导联出现明显 Q 波：Ⅲ导联出现明显 Q 波，其后继以 R 波，呈 QR 型或 qR 型(不出现 QS 型)。Q 波一般达不到梗死性 Q 波的标准，其宽度 <0.04s，深度 <1/4R 波。Ⅱ、aVF 导联一般不出现 Q 波。

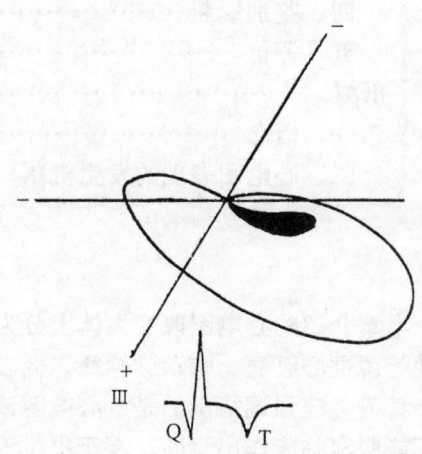

图 12-1　肺动脉栓塞的额面向量图

（3）Ⅲ导联出现 T 波倒置：T 电轴位于 -30°左右，投影在Ⅲ导联的负侧，故出现 T 波倒置。有时 aVF 导联也可出现 T 波倒置，Ⅱ导联 T 波可呈双向。

2．Ⅰ、Ⅱ、Ⅲ导联 ST 段变化　Ⅰ、Ⅱ导联 ST 段轻度下移或呈阶梯状抬高，Ⅲ导联 ST 段轻度抬高，可呈弓背向上。

3．电轴右偏　肺动脉栓塞额面 QRS 电轴可比发病前右偏 20°以上，多数病例电轴位于 +90° ~ +100°，少见的情况下，可更趋右偏。

4．aVR 导联出现终末 R 波　这也是肺动脉栓塞的常见表现，并可伴有 ST 段抬高。

5．Ⅱ导联 P 波增高　肺动脉栓塞常出现心动过速，故 P 波增高是由于心动过速或其他机制所致，不易肯定。

（二）胸前导联的心电图表现

1．右胸导联 ST 段抬高　少数患者可出现 V_1 ~ V_3 导联 ST 段抬高，呈弓背向上，与急性心肌梗死不同，本病右胸前导联 ST 段抬高程度较轻，无急性心肌梗死 ST 段抬高的演变规律。

2．右胸导联 T 波倒置　V_1 ~ V_3 导联 T 波倒置为常见的心电图表现，持续时间也比其他心电图表现长一些，常可持续至 3 ~ 6 周。

3．左胸导联 ST 段下移　少数患者 V_5 ~ V_6 导联可出现 ST 段轻度下移，呈水平状，有时仅见 ST 段水平延长，ST-T 交接角变锐，反映心肌缺血。

4．重度顺钟向转位　胸前导联出现明显顺钟向转位，过渡区左移至 V_5、V_6 导联，有时 V_1 ~ V_6 导联均呈 rS 型。此种心电图表现甚为常见，持续时间不定，从数小时到数周。

5．右胸导联 r 波增高　右胸导联可出现 r 波增高，r/s 比例增大，V_2、V_3 导联最为显著。

6．V_1 导联出现 qR 型　偶尔，V_1 导联增高的 R 波之前出现 q 波、呈 qR 型，有时呈 QR 型。

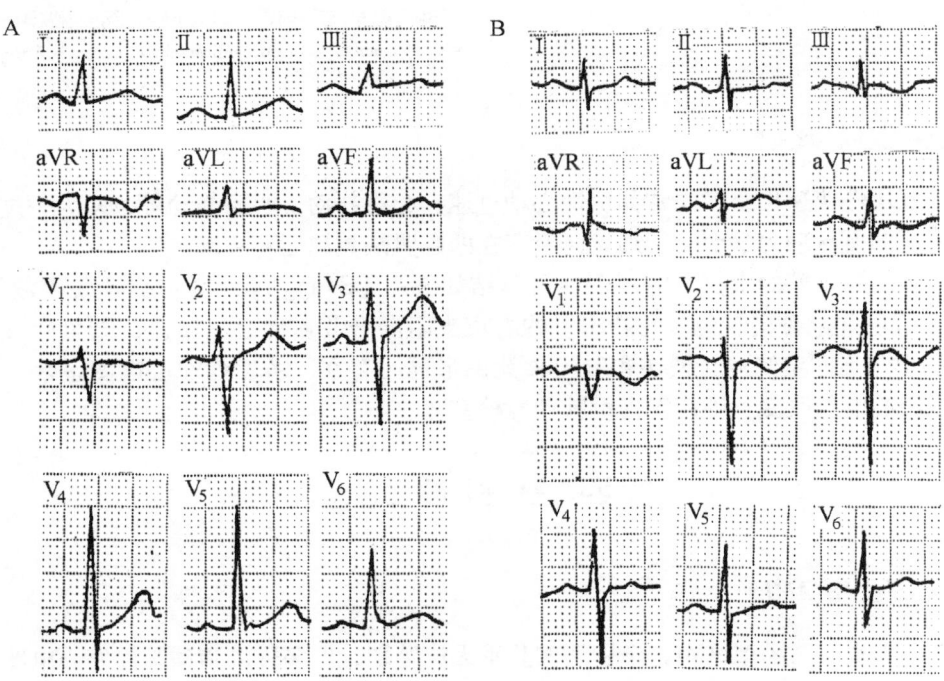

图 12-2　肺动脉栓塞

A. 发病前描记，心电图大致正常；B. 发病后描记，肢体导联出现 $S_1 Q_{Ⅲ} T_{Ⅲ}$，QRS 电轴右偏；
胸前导联呈明显顺钟向转位，V_1 ~ V_3 导联 ST 段呈弓背状，T 波倒置

7. V₁ 导联 S 波变浅并出现顿挫　V₁ 导联 S 波变浅，底端变钝，升肢出现顿挫。这种改变可能反映早期右心室扩张及室上嵴肥厚，为比较敏感的心电图改变，于发病后不久即可出现。

8. 一过性右束支阻滞　V₁、V₂（甚至 V₃）导联可出现 rSR′ 型或 RSR′ 型，QRS 间期 > 0.12s 或 < 0.12s。持续数日至数周（图 12-2，图 12-3，图 12-4）。

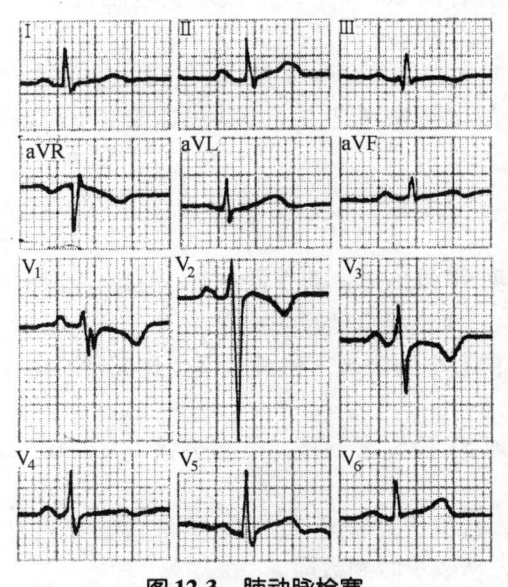

图 12-3　肺动脉栓塞

肢体导联出现 $S_I Q_{III} T_{III}$，aVR 导联出现终末 r 波，V₁ ~ V₃ 导联 ST 段呈弓背状，T 波倒置，V₁ 导联 S 波变浅，升肢出现顿挫

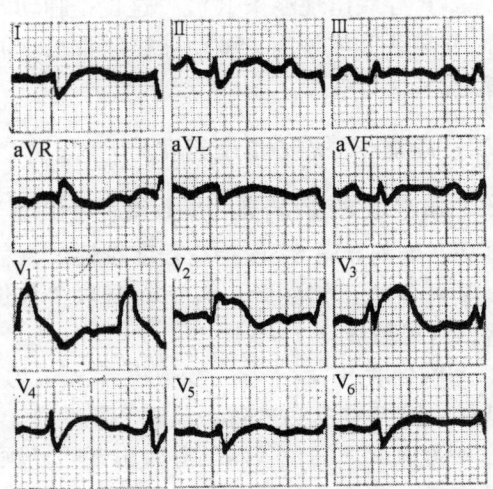

图 12-4　肺动脉栓塞

本图几乎显示了肺动脉栓塞的全部心电图改变：$S_I Q_{III} T_{III}$，QRS 电轴右偏，"肺型 P 波"，Ⅱ、Ⅲ、aVF 导联 ST 段抬高，右束支阻滞，右胸前导联 ST 段抬高和胸前导联明显顺钟向转位

（引自 Schamroth L. Electrocardiography of Coronary Artery Disease. 1984）

（三）房性快速性心律失常

本病常可并发房性快速性心律失常如房性心动过速、心房扑动、心房颤动等，多为一过性。由于心率加快可引起明显的血流动力学变化，加重已经存在的心肌缺氧和循环衰竭。

综上所述，肺动脉栓塞的主要心电图表现可总结如下：①$S_I Q_{III} T_{III}$；②右胸导联 T 波倒置和（或）ST 段轻度抬高；③明显顺钟向转位；④新出现的右束支阻滞合并窦性心动过速；⑤急性下壁缺血、损伤和（或）梗死图形与前间壁缺血、损伤和（或）梗死图形同时存在。若发病前心电图正常，发病后出现上述的一项或多项心电图改变，则高度提示肺动脉栓塞。

四、鉴 别 诊 断

（一）急性心肌梗死（AMI）

本病的心电图表现有时酷似 AMI，个别病例几乎无法鉴别，但多数的肺动脉栓塞心电图表现与 AMI 有不同之处，借此可以鉴别。肺动脉栓塞的心电图表现有时类似下壁心梗，有时又类似前间壁心梗。总起来说，肺动脉栓塞绝大多数出现窦性心动过速，而 AMI 既可出现窦性心动过速，也可出现窦性心动过缓；另外，AMI 的 ST-T 改变持续时间较长，有一定的演变规律，而肺动脉栓塞的 ST-T 改变持续时间短暂，不符合 AMI 的演变规律；AMI 较少同时发生下壁与前间壁缺血、损伤和（或）梗死图形，而肺动脉栓塞常可同时出现两个部位缺血、损伤和(或)梗死图形。

1. 肺动脉栓塞与急性下壁心梗不同点为:①前者仅Ⅲ导联出现 Q 波,多达不到梗死性 Q 波的诊断标准,而后者Ⅱ、Ⅲ、aVF 导联均可出现梗死性 Q 波;②前者Ⅲ导联可出现 ST 段轻度抬高,Ⅰ、Ⅱ导联 ST 段下移或呈"阶梯状"抬高,而后者Ⅱ、Ⅲ、aVF 导联均出现 ST 段弓背向上抬高;③前者 aVR 导联出现终末 R 波,而后者 aVR 导联出现起始 r 波。

2. 肺动脉栓塞与急性前间壁心梗的不同点为:①前者仅 V_1(偶尔 V_2)导联出现 qR 型或 QR 型,后者 QR 或 QS 型可出现于 $V_1 \sim V_3$ 甚至 V_4 导联;②前者 $V_1 \sim V_3$ 导联 ST 段轻度抬高,而后者呈明显弓背向上抬高。

(二) 左后分支阻滞

肺动脉栓塞与左后分支阻滞均可出现 $S_I Q_{\text{III}} T_{\text{III}}$,两者不同点为:①前者多有临床症状及心动过速,而后者多无临床症状,心率在正常范围;②前者右胸导联多有明显改变,后者多无明显改变;③前者电轴右偏位于 $+90° \sim +100°$,而后者电轴可在 100° 以右。

(三) 正常变异

正常人Ⅰ导联可出现 S 波,Ⅲ导联可出现 Q 波,T 波也可倒置,因而出现 $S_I Q_{\text{III}} T_{\text{III}}$,若再合并持续性幼稚型 T 波,$V_1 \sim V_3$ 导联 T 波倒置。这些改变类似肺动脉栓塞的心电图表现。不同点为正常变异者无临床症状,心电图改变长时间不变。若患者出现某些可疑症状,又无以往的心电图对比,则需进一步检查排除肺动脉栓塞。

五、评 价

心电图诊断肺动脉栓塞敏感性较差,阳性率主要取决于病变的程度。小的肺动脉分支栓塞,心电图多无改变,因此,心电图无改变决不能排除肺动脉栓塞。较大的肺动脉栓塞,特别是出现急性右心衰竭、低血压、休克者,心电图多出现有诊断价值的改变。除病变程度外,描记心电图时间的早晚及次数,既往有无心肺疾患也会影响心电图诊断的敏感性。疑有肺动脉栓塞者应及早描记心电图,若心电图改变不够明显,应多次描记。心电图诊断肺动脉栓塞的特异性也不强,几乎没有一项心电图改变是肺动脉栓塞所特有的。尽管如此,心电图诊断肺动脉栓塞还是有相当价值的。临床上遇到不明原因的呼吸困难、胸痛、烦躁不安、急性右心衰竭者,若心电图出现多项肺动脉栓塞的诊断指标,则高度提示肺动脉栓塞;若发病前心电图正常,则几乎可以肯定肺动脉栓塞的诊断。心电图的另一重要诊断作用是有助于肺动脉栓塞与急性心肌梗死的鉴别。

慢性肺源性心脏病

一、概 念

慢性肺源性心脏病(慢性肺心病)是慢性支气管炎、阻塞性肺气肿造成的后果。由于肺循环阻力增加引起右心室肥大和右心房肥大,最后不可避免地引起右心衰竭。慢性肺心病特别是中晚期患者,心电图常有比较典型的表现,借此可以作出病因诊断。

二、心电图表现的发生机制

慢性肺心病早期，轻度右心室肥大产生的心电向量被左心室产生的向量所抵消，心电图可完全正常。俟病变发展到一定的程度，右心室流出道相当程度肥大时，QRS 环体向右后方转移，投影在胸前导联的负侧，V_5、V_6 导联出现 S 波。病变继续发展，右心室流出道肥大加重，右心室游离壁也开始肥大，QRS 环体大部分位于右后方，V_1、V_2 导联的 r 波减小，甚至呈 QS 型，V_5、V_6 导联的 R 波也减小，呈 rS 型。病变到晚期，右心室游离壁明显肥大，QRS 环体向前向量增大，V_1 导联出现高 R 波；由于右心室流出道产生的向右后向量明显增大，V_5、V_6 导联的 S 更趋加深。肺气肿时膈肌下降，心脏在胸腔中的位置趋向于垂直，并呈顺钟向转位。除右心室肥大外，右心房肥大使 P 电轴向下，故出现"肺型 P 波"。另外，20% 以上患者出现 QRS 低电压，既往认为由于肺气肿影响心电向量的传导所致。目前认为，可能由于 QRS 环向右后上向量增大，向下向量减少之故。增大的向量与 I、aVL 导联几乎相垂直。投影在 II、III、aVF 导联也减少，故引起明显的肢体导联 QRS 低电压。少数患者可出现电轴左偏（ −30° ~ −90°）。至于其发生机制，有的学者认为，肺气肿时心电传导性能减弱，引起心脏周围电场变形。因心脏位于左侧胸腔，右侧气肿的肺组织较左侧多，心电向右侧传导比左侧减弱，因而电轴偏向左上。Marenbourg 则认为，肺气肿时心脏与脊柱、膈肌之间脱离接触，心电向下传导受到限制，而向上传导增强，再加右心室流出道肥大等因素，致使向上的心电向量格外强大，导致电轴偏上。也有学者认为慢性肺心病的电轴左偏实际上是电轴极度右偏的反映。

三、心电图诊断标准（图 12-5 ~ 8）

（一）QRS 波群的改变

1. QRS 电轴右偏 ≥ +90°。

2. V_1 ~ V_4 导联均呈 rS 型，V_5、V_6 导联呈 RS 型，V_5 导联 R/S ≤ 1，明显顺钟向转位。

3. V_1 导联 R 波增大，R_{V1} > 1.0mV，R_{V1} + S_{V5} > 1.05mV，V_1 导联 R/S > 1，V_5 导联 R/S < 1。

4. aVR 导联 R/Q 或 R/S ≥ 1，见于中晚期患者。

5. V_1 ~ V_3 导联呈 QS、Qr 或 qr 型。此种心电图改变多于急性发作时出现，病情缓解时变为 rS 型。

6. 肢体导联 QRS 低电压。

（二）P 波的改变

1. II、III、aVF 导联的 P 波高而尖，电压 > 0.20mV，> 1/2R，P 波时间正常。I、aVL 导联的 P 波双向或倒置。

2. P 电轴位于 +80° 左右。

3. V_1 导联 P 波双向，起始部电压与时间的乘积 ≥ 0.03mm·s。

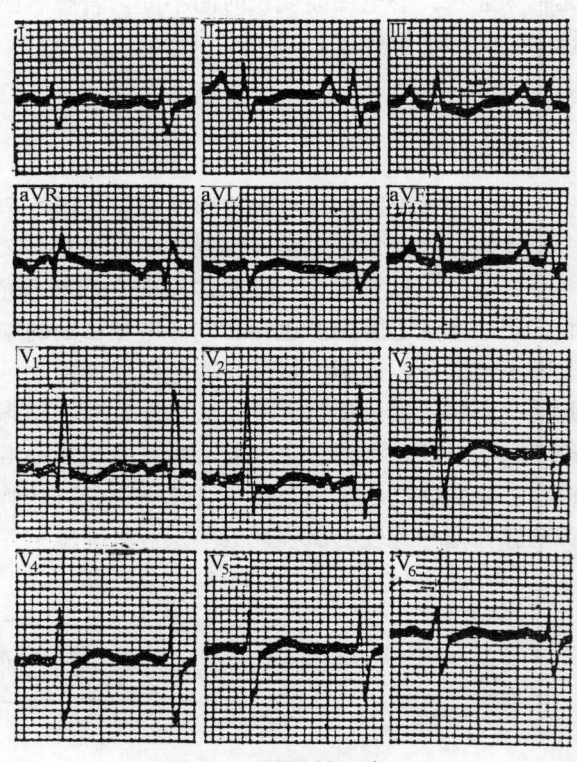

图 12-5　慢性肺心病

II、III、aVF 导联 P 波高而尖，QRS 电轴明显右偏，
V_1 导联呈 qR 型，R 波 > 1.0mV，胸前导联呈
明显顺钟向转位，V_5 ~ V_6 导联呈 rS 型

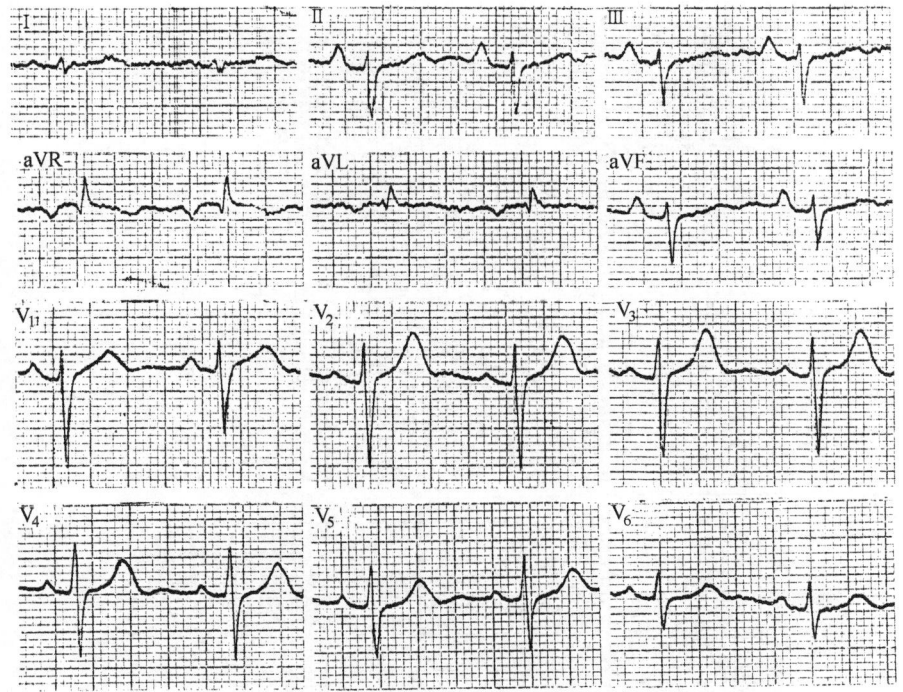

图 12-6　慢性肺心病

Ⅱ、Ⅲ、aVF 导联 P 波高尖，Ⅰ、Ⅱ、Ⅲ导联均出现明显的 S 波，QRS 电轴明显"左偏"，$S_Ⅱ > S_Ⅲ$，

$R_{aVR} > R_{aVL}$，为假性电轴左偏，$V_1 \sim V_6$ 导联均呈 rS 型或 RS 型

（三）ST-T 改变

1. Ⅱ、Ⅲ、aVF、$V_1 \sim V_3$ 导联 ST 段轻度下移，可能由于心房复极向量(Ta)增大所致。

2. Ⅱ、Ⅲ、aVF、$V_1 \sim V_3$ 导联 ST 段明显下移，反映右心室肥大、劳损。

3. 左胸导联出现恒定型 ST 段明显下移(水平型或下垂型)，反映合并冠心病引起左心室缺血。

（四）心律失常

由于本病并发的低氧血症、酸中毒及传导系统受累等因素，常可诱发各种心律失常，常见的有室性过早搏动、房性过早搏动、房性心动过速、心房颤动等。

（五）其他改变

1. Ⅰ 导联波形改变　由于 P 向量、QRS 向量和 T 向量均位于 +90°左右，几乎与Ⅰ导联相垂直，故Ⅰ导联的 P 波、QRS 波群和 T 波可呈双相或极微小。Ⅰ导联此种波形改变可作为诊断慢性肺心病的一个线索。

2. 少数患者出现电轴左偏(-30° ~ -90°)称为假性电轴左偏。

〔附〕　全国肺心病会议制订的诊断标准

1977 年全国第二次肺心病专业会议制订的肺心病诊断标准为，具有慢性肺胸病史者具有一项主要条件即可确诊，具有两项次要条件为可疑肺心病。

1. 主要条件

(1) 额面 QRS 电轴 ≥ +90°；

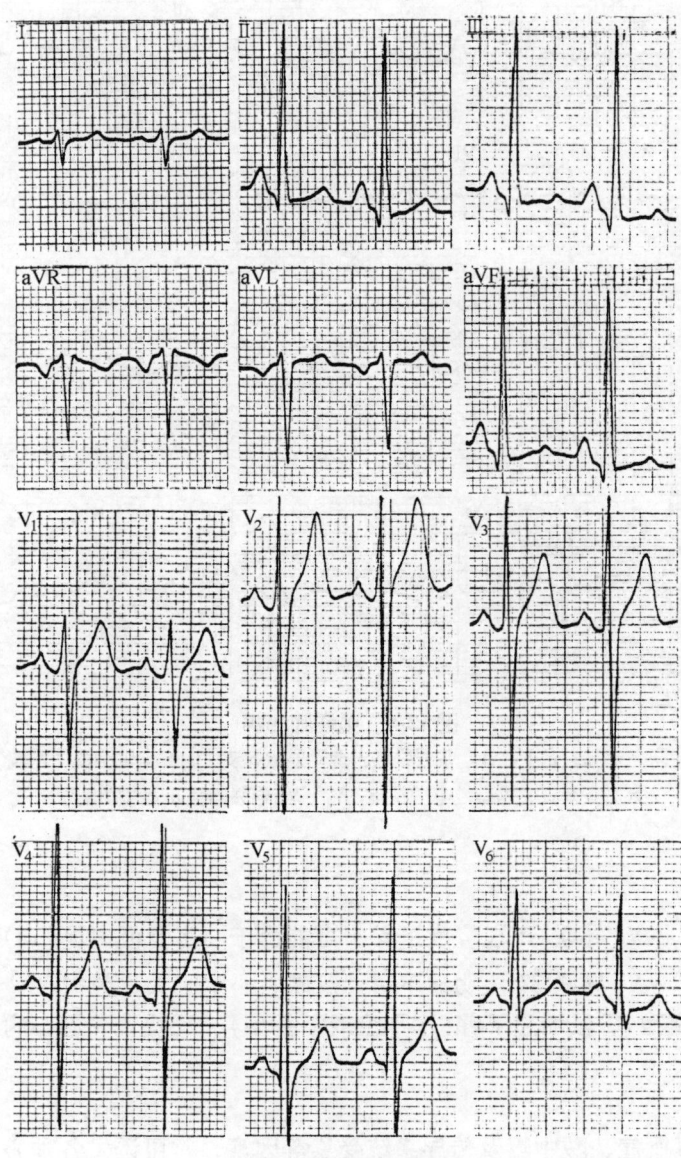

图 12-7 慢性肺心病

Ⅱ、Ⅲ、aVF 导联 P 波高尖，QRS 波群呈 qR 型，R_{aVF} 接近 2.5mV，

$R_{Ⅲ} > R_{aVF} > R_{Ⅱ}$，QRS 电轴明显右偏。V_5、V_6 导联

有明显的 S 波。绝大多数导联均出现 PR 段下移

（2）V_1 导联 R/S ≥ 1；

（3）重度顺钟向转位（V_5 导联 R/S ≤ 1）；

（4）$R_{V1} + S_{V5} > 1.05mV$；

（5）aVR 导联 R/S 或 R/Q ≥ 1；

（6）$V_1 \sim V_3$ 导联呈 QS 型、Qr 型或 qr 型（除外心肌梗死）；

（7）肺性 P 波　P 波电压 > 0.22mV 或 > 0.20mV，呈尖峰型并合并 P 电轴 > +80°，或当低电压时 P > 1/2R 并伴有 P 波电轴 > +80°。

2. 次要条件

（1）肢体导联低电压；

（2）右束支阻滞（完全性或不完全性）。

若患者有慢性阻塞性肺气肿，并出现多项心电图改变，一般不会发生误诊。有时由于 V_1 ~ V_3 导联出现 QS 型，可能误诊为前间壁心肌梗死，由于"假性电轴左偏"误诊为左前分支阻滞。

四、鉴别诊断

（一）前间壁心肌梗死

慢性肺心病与前间壁心肌梗死不同点为：①前者降低一个肋间描记 V_1 ~ V_3 导联，可能出现 rS 型，而后者存在 Q 波区，降低一个肋间描记 V_1 ~ V_3 导联，仍呈 QS 型或 Qr 型；②前者 V_1 ~ V_3 导联 ST 段下移，而后者 V_1 ~ V_3 导联 ST 段呈弓背向上抬高；③前者 V_4 导联很少出现异常 Q 波，后者 V_4 导联可能出现异常 Q 波；④前者 V_1 ~ V_3 导联 QS 型持续时间短暂，病情缓解后可出现 rS 型，后者 QS 型持续时间较长，数月至数年不变；⑤前者可出现"肺型 P 波"，QRS 电轴右偏等，而后者多无此改变。

（二）左前分支阻滞

左前分支阻滞与慢性肺心病均可出现电轴左偏，两者 QRS 向量环终末向量方向明显不同，前者位于左上方，而后者位于右上方（反映右心室流出道肥大），投影在Ⅰ导联的负侧产生 S 波，因而引起 $S_I S_{II} S_{III}$ 等一系列心电图改变。两者的鉴别见表 12-1。

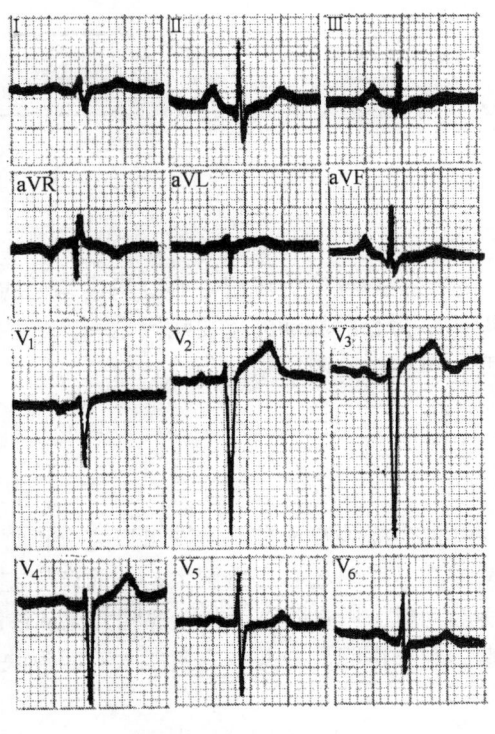

图 12-8 慢性肺心病

Ⅱ、Ⅲ、aVF 导联 P 波高而尖，QRS 电轴右偏，Ⅰ、Ⅱ、Ⅲ导联均出现明显的 S 波，aVR 导联出现终末 R 波。胸前导联显著顺钟向转位

表 12-1 左前分支阻滞与假性电轴左偏的鉴别

	左前分支阻滞	假性电轴左偏
额面电轴	−30° ~ −90°	多在 −60° 以左，可达 ~ −120°
S_{II}/S_{III}	<1	>1
R_{aVR}/R_{aVL}	<1	>1
Ⅰ导联出现 S 波	Ⅰ导联不出现 S 波 除非合并右束支阻滞	常出现 $S_I S_{II} S_{III}$
P 电轴	多在正常范围	常在 +80° 左右
"肺型 P 波"	无	常见
QRS 低电压	无	常见
临床资料	可有冠心病、心肌病等	多有肺气肿、肺心病

五、评　价

心电图为诊断慢性肺心病重要方法之一。结合临床资料，不仅可作出病因诊断，且可判断病变的期别，早期或晚期。全国肺心病会议制订的诊断标准失之过宽，仅根据 QRS 电轴 ≥ +90° 就诊断肺心病，可能发生失误，最好再增加其他一项主要条件。

二 尖 瓣 狭 窄

一、概　念

二尖瓣狭窄为风湿性心脏病最常见的瓣膜病变。病变晚期左心房显著增大时常并发心房颤动。二尖瓣狭窄为心房颤动的重要病因之一。二尖瓣狭窄的心电图改变常可作出病因诊断，另有一些心电图改变，可提供诊断线索。

二、心电图表现的发生机制

二尖瓣狭窄早期心电图可以完全正常，病变发展到一定程度时引起左心房肥大，由于肺循环压力逐渐增高又可引起右心室肥大，从而产生左心房肥大合并右心室肥大的心电图改变。当二尖瓣狭窄并发心房颤动时，P 波消失，左心房肥大无从诊断，但电轴右偏提示右心室肥大，为二尖瓣狭窄的一个诊断线索。左心房肥大合并右心室肥大有时反映在 I 导联上，其 P 波≥R 波。

三、心电图诊断标准

（一）具有病因诊断价值的心电图改变

1. 左心房肥大　可有以下表现：

（1） I、II、aVL、左胸导联 P 波增宽≥0.11s，P 波顶部有明显的切迹，呈双峰型（峰间距＞0.04s），称为"二尖瓣型 P 波"；

（2） V_1 导联 P 波呈双向，先正后负，负向 P 波的电压与时间的乘积（Ptf_{V1}）超逾 0.04mm·s。

2. 右心室肥大　可有以下表现：

（1） V_1 导联 R 波增高，电压＞1.0mV，有时呈 qR 型；

（2） 额面 QRS 电轴右偏（图 12-9）。

（二）提供诊断线索的心电图改变

1. I 导联 P 波≥R 波　这实际上是右心室肥大合并左心房肥大另一表现。I 导联 R 波减小，呈 RS 型或 rS 型，P 波相对增大，因而 P 波的电压与 R 波相等，甚至高于 R 波（图 12-10）。

2. 心房颤动合并电轴右偏　心房颤动为二尖瓣狭窄最常见的心律失常，电轴右偏提示右心室肥大，两者并存也为诊断二尖瓣狭窄的一个线索（图 12-11）。

四、鉴 别 诊 断

（一）左心室肥大、左心功能不全

左心室肥大、左心功能不全者 Ptf_{V1} 绝对值可能超逾 0.04mm·s，有时也可出现"二尖瓣型 P 波"，但

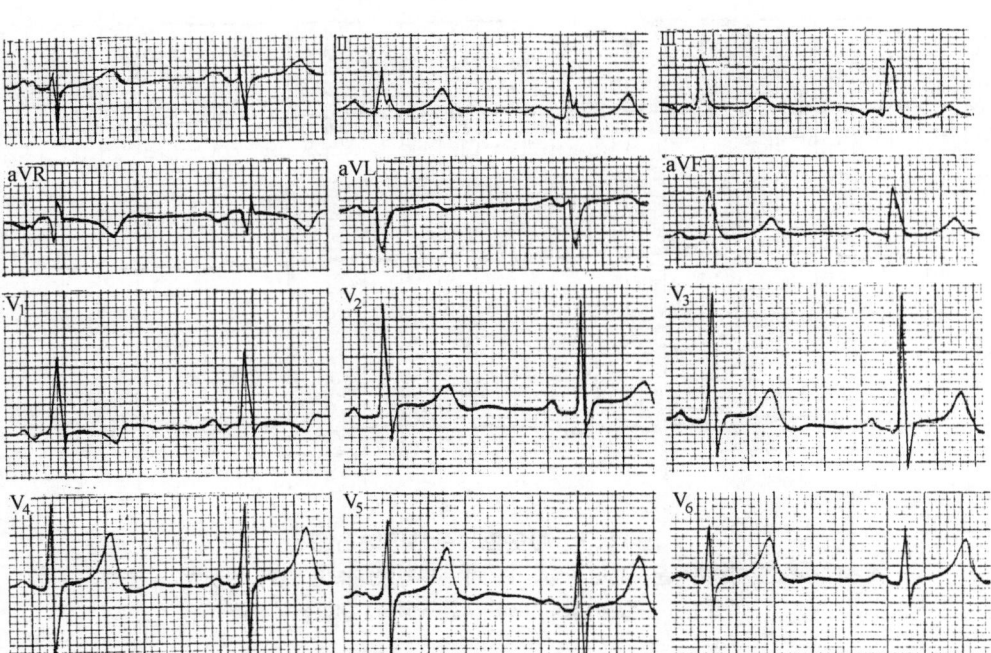

图 12-9 二尖瓣狭窄

患者风心病二尖瓣狭窄。Ⅰ、$V_4 \sim V_6$ 导联 P 波呈双峰，峰间距 ≥0.04s，V_1 导联 P 波呈双向，

Ptf_{v1} 绝对值 >0.04mm·s。QRS 电轴右偏，V_1 导联呈 Rs 型，R 波 >1.0mV

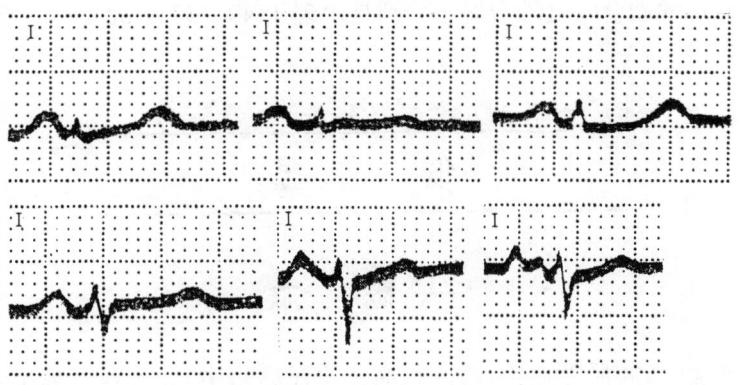

图 12-10 二尖瓣狭窄

本图录自 6 例二尖瓣狭窄患者。Ⅰ 导联的 P 波与 R 波等高或高于 R 波。

（引自 Marriot HJL. Pearls and Pitfalls in Electrocardiography. 1990）

P 波的峰间距 <0.04s，不会同时合并右心室肥大及电轴右偏。

（二）心房颤动合并电轴右偏

除二尖瓣狭窄外，心房颤动合并电轴右偏还可见于先天性心脏病房间隔缺损、老年高血压病患者合并肺心病。鉴别诊断主要依靠临床资料。40~50 岁女性患者出现心房颤动合并电轴右偏，二尖瓣狭窄是最可能的病因。

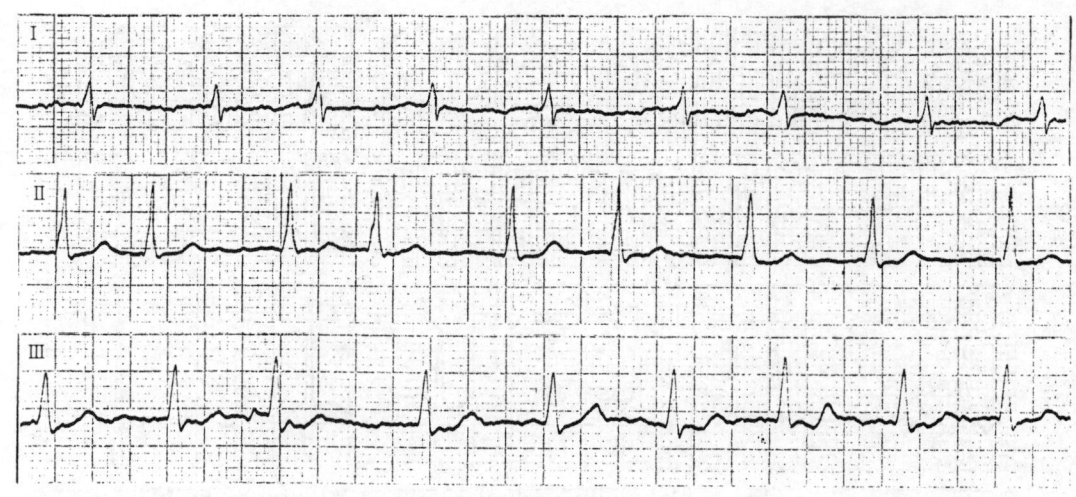

图 12-11　心房颤动合并电轴右偏

患者风心病二尖瓣狭窄合并心房颤动。Ⅰ、Ⅱ、Ⅲ导联均未见 P 波，出现大小、形态、
间距均不一致的 f 波，RR 间期极不匀齐，QRS 电轴右偏

五、评　价

心电图对二尖瓣狭窄诊断价值较大，特别当杂音不够明显时，典型的心电图改变可提供病因诊断。
Ⅰ导联 P 波≥R 波也为诊断二尖瓣狭窄的一个重要佐证，但出现机会不多。二尖瓣狭窄合并心房颤动时
杂音常不易闻及，若心房颤动合并电轴右偏，特别是出现于 40～50 岁的女性，高度提示二尖瓣狭窄的
可能。

低　温

一、概　念

当人体处于寒冷环境中（如风雪迷路、陷入积雪或浸没冰水中）、外科低温手术，体温明显降低时，
心电图可出现特征性改变（低温性 J 波）。远在 1938 年就有学者观察到低温性 J 波，以后不少学者继续
进行研究，发现体温低于 35℃ 时几乎无例外地出现低温性 J 波。因此，心电图对低温可作出病因诊断。

二、心电图表现的发生机制

低温性 J 波或称 Osborn 波，也称驼峰征（camel-hump sign），是由于较多部位的心肌提早复极所致。
正常情况下，心室除极由心内膜向心外膜进行，而复极由心外膜向心内膜进行，后除极的心外膜先复
极，最后除极与最早复极部位可发生重叠，重叠区一般为 10ms，故心电图上不出现明显的 J 波。低温
时可能由于细胞内肌浆网从胞浆中摄取 Ca^{2+} 的速度减慢，引起动作电位 2 相细胞内 Ca^{2+} 积聚过多，促
使 K^+ 外流增多，使 2 相缩短，复极提早，导致除极复极重叠区增宽，因而心电图上出现明显的 J 波，J
波电压与低温程度相关，酸中毒时也可使其增高。

三、心电图诊断标准

（一）低温性J波

R 波降肢与 ST 段连接部位向上凸起，形成 J 波，呈圆顶或驼峰状，具有以下特点：

1. J 波在左胸导联特别明显（反映左心室左前部位对低温特别敏感），肢体导联也可出现；

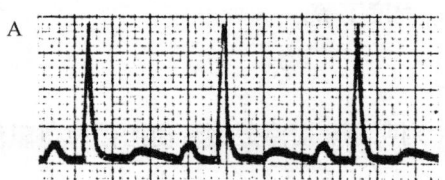
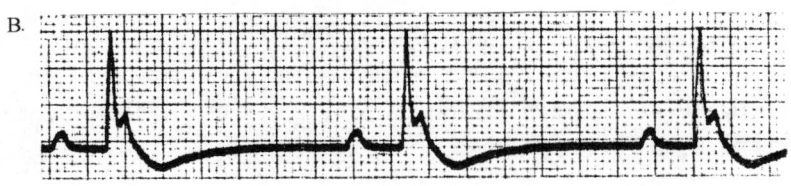

图 12-12　低温

A. 体温正常时描记；B. 低温时描记，R 波降肢与 ST 段连接部位出现明显的 J 波，ST 段向上牵拉，其后 T 波倒置。心率减慢，PR 间期、QRS 时间和 QT 间期均呈延长

2. 不论 QRS 波群主波方向如何，J 波总是直立的（aVR 导联除外），在 $V_1 \sim V_3$ 导联可类似 r 波；

3. 心率缓慢时 J 波明显，心率增速时 J 波可消失；

4. J 波之后 T 波低平或倒置（图 12-12，图 12-13）。

（二）其他改变

1. 各种间期均呈延长　PR 间期、QRS 间期、RR 间期和 QT 间期均明显延长。

2. 心律变化　常出现窦性心动过缓，阻滞等，并可出现室性异位搏动、交界性心律、心房扑动等，低于 30°C 时可出现心室颤动；

3. 肌肉震颤波　虽然看不到病人明显寒战，心电图基线可出现肌肉震颤波。

四、鉴 别 诊 断

（一）早期复极综合征

患者无暴露于寒冷环境的历史，常无自觉不适，心电图具有以下特点：

1. J 波在 $V_3 \sim V_5$ 导联最明显。

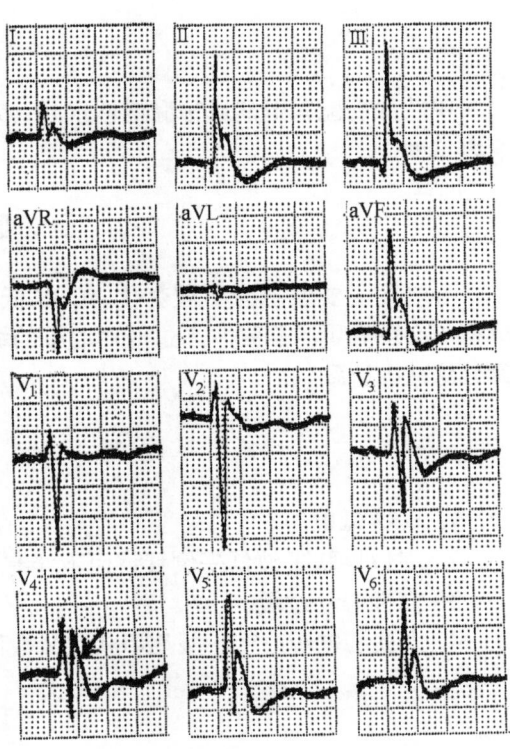

图 12-13　低温

各导联均出现明显 J 波，尤以 $V_3 \sim V_6$ 导联明显，呈驼峰征，ST 段向上牵拉，其后 T 波倒置或双向

2. J 波与缩短的 ST 段相连，ST 段呈凹面向上抬高，在 $V_3 \sim V_5$ 导联可达 $0.3 \sim 0.4 mV$，在 V_6 导联和肢体导联一般不超过 $0.2 mV$。

3. ST 段抬高的导联 T 波直立高大。

4. J 波与 ST 段抬高可持续多年不变。

(二) Brugada 综合征

患者常有昏厥发作史，发作当时描记心电图可证实为心室颤动，心电图表现有以下特点：

1. J 波在 $V_1 \sim V_3$ 导联明显。

2. J 波之后 ST 段呈弓背向上或下斜形抬高，程度不等。

3. ST 段抬高的导联 T 波倒置。

4. 出现右束支阻滞的心电图改变。

5. 上述心电图改变时隐时现，于发病前后特别明显。对隐匿型者使用钠通道阻滞剂如普鲁卡因胺、氟卡胺等可能诱发心电图的改变。

五、评　价

心电图对低温可作出病因诊断，临床遇到原因不明的意识不清、昏迷患者，心电图出现特征性改变，可以肯定低温的诊断。

甲状腺功能减退症

一、概　念

甲状腺功能减退症或称黏液性水肿，50% 的患者可出现比较特征的心电图改变，结合临床，可作出病因诊断。

二、心电图表现的发生机制

心电图主要表现为 T 波变化、QRS 低电压和心率减慢。T 波变化和 QRS 低电压是由于黏液性物质沉积于心脏和甲状腺素水平过低对心脏的综合作用结果，心率减慢则是由于交感神经张力过低和甲状腺素分泌减少所致。

三、心电图表现

1. QRS 低电压。

2. 多数导联 T 波低平倒置，而不伴有 ST 段偏移。

3. 窦性心动过缓。

4. 上述心电图改变于服用甲状腺素数周后消失(图 12-14,图 12-15)。

四、鉴 别 诊 断

本病的心电图改变有时不易与功能性 T 波改变、慢性冠状动脉供血不足相鉴别，鉴别诊断主要依靠病史、甲状腺功能检查和对试验治疗的反应。

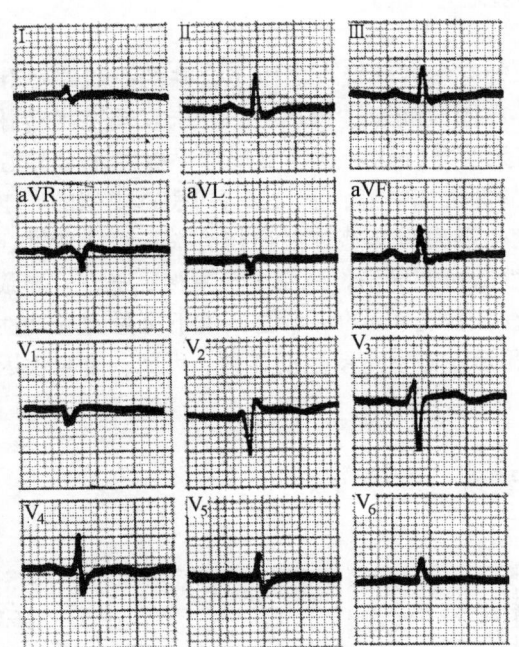

图 12-14　甲状腺功能减退症
各导联 QRS 电压均呈降低，T 波普遍低平，
ST 段无明显偏移

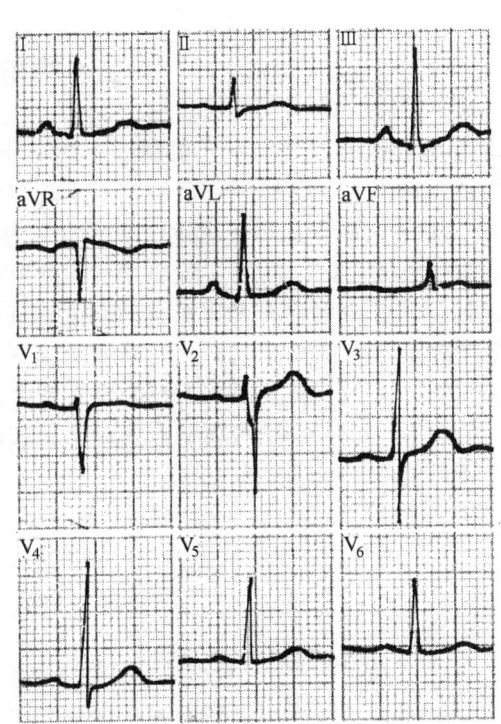

图 12-15　甲状腺功能减退症
与图 12-14 录自同一患者，经甲状腺素治疗 1 个月后描记，
各导联 QRS 电压较前明显增高，T 波振幅也明显增大

脑 血 管 意 外

一、概　　念

颅内病变特别是脑血管意外常可引起比较特异的心电图表现，称为脑血管意外型（cerebrovascular accidents pattern；CVA 型）。1947 年 Byer 首先发现蛛网膜下腔出血患者的心电图出现高大的 T 波及 QT 间期延长，以后不少学者发现除蛛网膜下腔出血外，脑实质出血、头颅外伤、神经外科手术操作及颅内感染均可引起 CVA 型心电图改变，但发生频度不同。据一组病例报道显示，71.3% 的蛛网膜下腔出血与 51.1% 的脑实质出血可出现 CVA 型心电图改变，其他颅内病变发生率较低（见表 12-2）。CVA 型心电图还可见于阿斯综合征发作后。

表 12-2　引起 CVA 型心电图改变的常见颅内疾患

颅内病变	心电图改变发生频度
蛛网膜下腔出血	＋ ＋ ＋ ＋
脑实质出血	＋ ＋ ＋
头颅外伤	＋ ＋ ＋
神经外科手术操作	＋ ＋
颅内感染	＋ ＋
颅内肿瘤	＋

二、心电图表现的发生机制

CVA 型心电图改变的发生机制迄今尚不十分明确。曾有学者怀疑可能由于合并的心肌缺血和心肌梗死所致。有人对 5 例蛛网膜下腔出血出现典型 CVA 心电图改变者进行尸检,并未发现冠状动脉有明显器质性病变。另外,具有此种心电图改变者心肌酶多无明显升高。这些发现似乎排除了合并心肌缺血、心肌梗死的可能。动物实验直接刺激交感神经连接的部位如中脑、下丘脑等可引起类似的心电图改变。右侧颈部根治术后患者也可出现类似的心电图改变,推测与交感神经损伤有关。综上所述,CVA型心电图改变的可能机制是,颅内病变引起下丘脑一过性缺血或损伤,改变了自主神经张力,导致了心脏复极过程的变化。有人对 231 颅内病变死亡者进行检查,发现 8% 的患者显微镜下可见到局灶性心肌溶解。另有人发现一些蛛网膜下腔出血患者超声心动图显示左心室室壁运动异常。因此,复合性因素的机制也是可能的。

三、心电图表现

(一) T 波的改变

1. T 波形态的改变　多数患者 T 波倒置,倒置的深度有时可达 1.5mV,T 波宽阔、底部变钝,双肢多不对称,有时 T 波升肢可明显"膨出",可能系与倒置的 U 波相融合而形成。少数患者 T 波高大直立,双肢对称或不对称。

2. T 波改变分布的导联　T 波倒置可见绝大多数导联如下壁导联、侧壁导联和前壁导联,V_1 和 aVR 导联 T 波多呈对应性直立。若T 波直立见于绝大多数导联,则 V_1、aVR 导联T 波呈对应性倒置。

3. T 波演变过程　发病数小时内即可出现 T波改变。有的患者开始呈典型的冠状 T,以后演变成宽 T 波,数日之后 T 波倒置变浅,一般数周恢复正常(图 12-16,图 12-17,图 12-18)。

(二) 其他改变

1. U 波增大　随 T 波倒置而出现 U 波增大,可呈倒置或正向。

2. QT 间期延长　QT 间期和 QTc 均呈明显延长,通常 >0.50s。

3. ST 段变化　ST 段一般轻度下移,偶可抬高。

4. Q 波　偶可出现病理性 Q 波,多见于蛛网膜下腔出血。

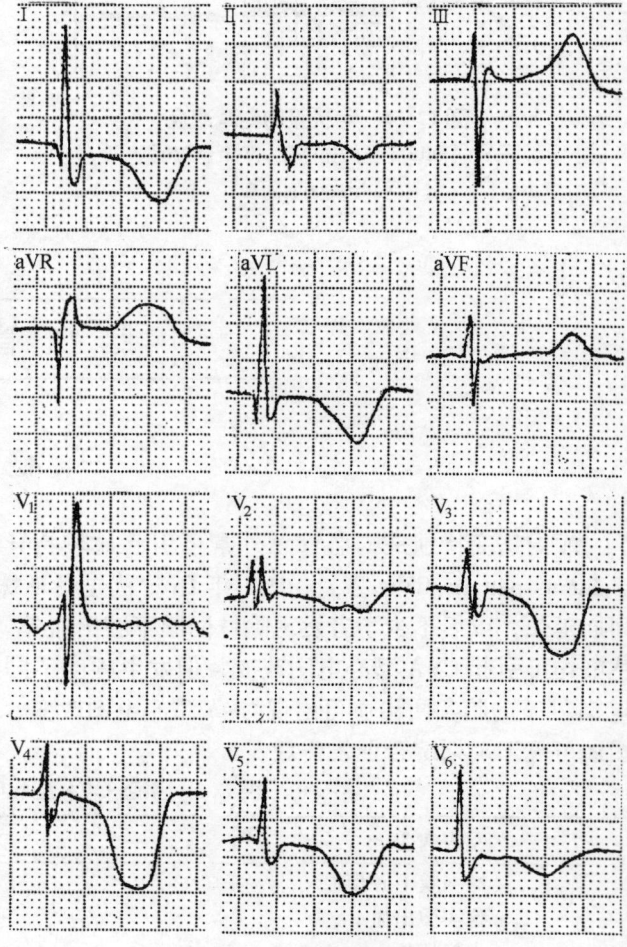

图 12-16　CVA 型心电图

患者高血压脑出血,Ⅰ、Ⅱ、aVL、V_2 ～ V_6 导联 T 波深倒置,底部宽阔,与倒置的 U 波相融合,QTU 间期明显延长,>0.70s

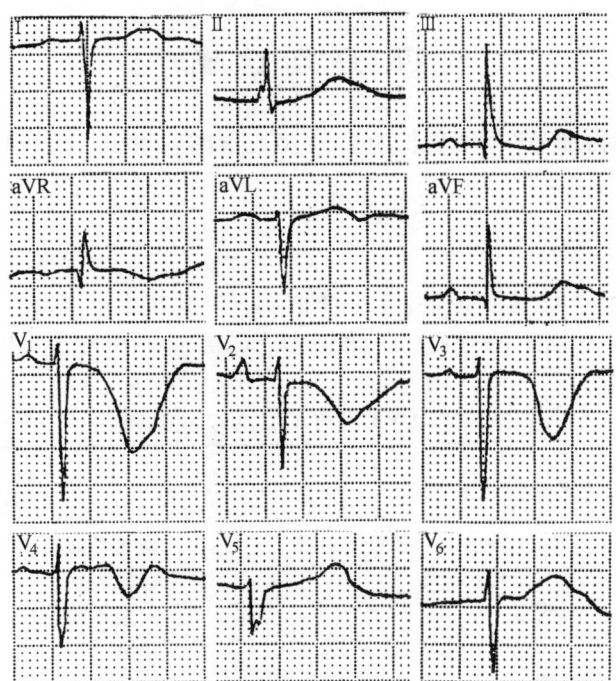

图 12-17　CVA 型心电图

患者脑脓肿（左颞叶），Ⅰ、Ⅱ、aVL、V₅、V₆ 导联 T 波宽阔、直立，aVR、V₁～V₄ 导联 T 波深倒置，V₁ 导联 T 波升肢向外膨隆，反映 TU 波融合，QTU 间期明显延长。另外，患者有先心病房间隔缺损，QRS 电轴明显右偏，P$_{V2}$ > 0.15mV，V₁～V₆ 导联均呈 rS 型

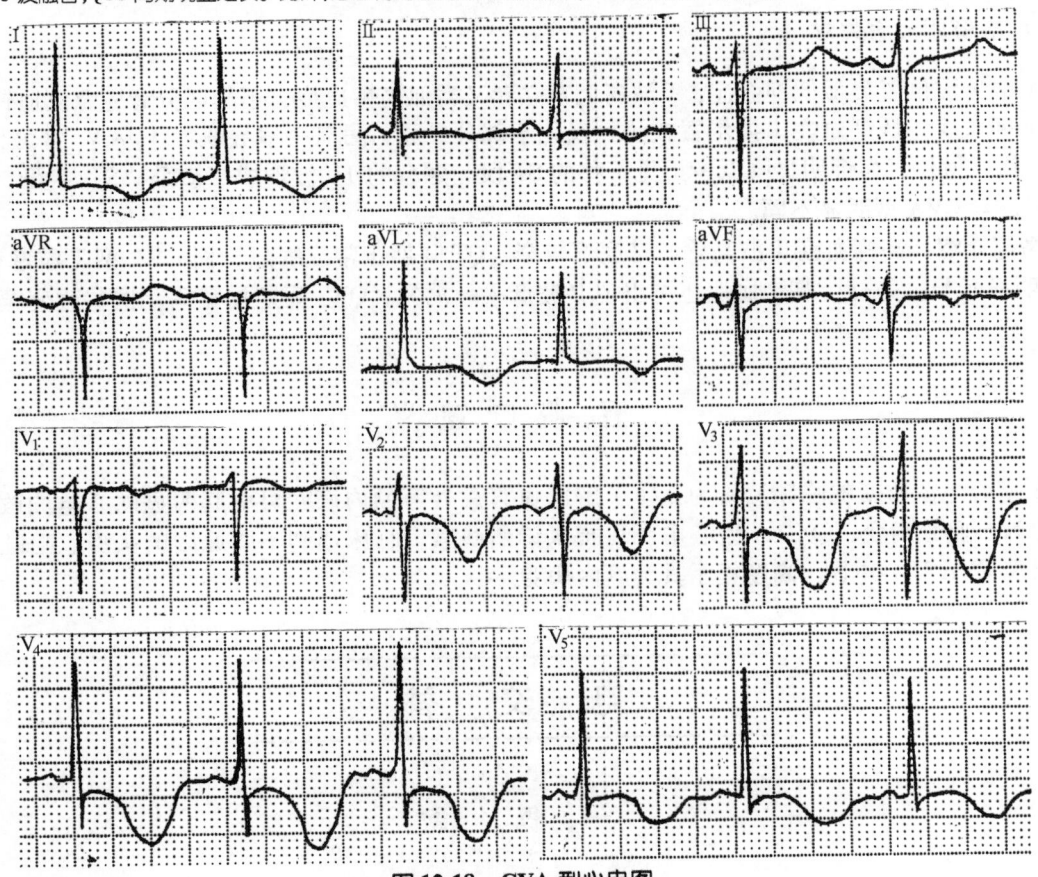

图 12-18　CVA 型心电图

患者蛛网膜下腔出血，发病后 10 小时描记，大多数导联 T 波深倒置，尤以 V₂～V₆ 导联明显，倒置的 T 波底部宽阔，QTU 间期 > 0.60s

四、鉴 别 诊 断

T 波深倒置、U 波明显再加 QT 间期延长为 CVA 型心电图三联征，因其类似急性心肌梗死、电解质异常，应加以鉴别。

（一）急性心肌梗死(AMI)

CVA 型心电图改变与无 Q 波型心肌梗死十分类似。有时脑卒中患者可同时合并 AMI，称为"心脑卒中"，此类患者多有 CK-MB 同工酶升高，不难识别。CVA 型心电图改变与 AMI 心电图的鉴别见表12-3。

表12-3　CVA 型与 AMI 心电图的鉴别

	CVA 型	AMI
T 波倒置导联	分布广泛	局限于数个相关的导联
T 波形态	宽大畸形，双肢可不对称	呈典型冠状 T
QT 间期	明显延长	轻度延长
U 波	明显	一般不明显
病理性 Q 波	罕见	常见
ST 段弓背向上抬高	少见	常见
CK-MB 升高	罕见	几乎均升高

（二）电解质代谢失常

CVA 型 T 波倒置类似低钾血症，T 波高大直立者又类似高钾血症，不易区分者应急测血钾。

1. 低钾血症　低钾血症 T 波倒置较浅，仅见于部分导联，另有一些导联如 $V_2 \sim V_5$ 常可见到 TU 融合呈驼峰状。另外，血钾明显降低者可见下移的 ST 段与融合的 TU 波形成一横卧"S"字母，此种改变甚为特征，与 CVA 型明显不同。

2. 高钾血症　高钾血症 T 波高耸，基底部较窄，QT 间期正常或缩短；而 CVA 型 T 波基底部宽阔，QT 间期明显延长。另外，高钾血症还可出现 P 波低平、消失，QRS 间期加宽等，这些改变罕见于 CVA 型。

五、临 床 意 义

CVA 型心电图改变的临床意义为：①了解脑血管意外等颅内病变可引起明显的心电图改变，避免将其误诊为心血管病变；②CVA 型心电图可提供诊断线索，临床遇到不明原因的头痛、呕吐或意识不清者若出现 CVA 型心电图，高度提示其为颅内病变。

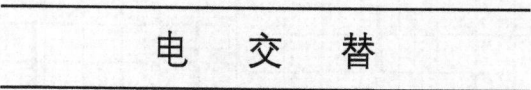

电 交 替

一、概 念

在起搏点不变的情况下，心电图的 P、QRS、T 波发生交替性电压和(或)波形的变化称为电交替。

最常见的情况为 2:1 电交替,即每隔一次心搏出现一次不同电压和(或)波形的 P、QRS、T 波。电交替可分为完全性和不完全性电交替:前者是指 P 波、QRS 波群和 T 波同时发生交替性变化,后者是指仅一种波(P 波、QRS 波群或 T 波)发生交替性变化,罕见的情况下,ST 段和 U 波也可发生交替性变化。P 波电交替十分少见,临床意义不大,T 波电交替另有专章介绍。本节只介绍完全性电交替和 QRS 波群电交替。电交替有时伴有心肌机械性交替活动。

二、心电图表现的发生机制

关于电交替心电图的发生机制,存在着不同观点,迄今尚无定论。很可能不同情况产生的电交替发生机制亦异。

(一) 完全性电交替

完全性电交替常见于心包积液。有的学者认为,心包积液时心脏受周围肺组织和纵隔制约作用减弱,可在心包腔内较为自由地周期性"运动",导致 P 向量、QRS 向量和 T 向量发生交替性改变,因而产生 P 波、QRS 波群和 T 波发生交替性变化。笔者认为这一说法不无道理。根据笔者观察,癌性心包积液发生电交替者明显多于炎性心包积液。这可能由于癌性心包积液不象炎性心包积液那样容易产生粘连,故心脏在心包腔内较易自由"运动"。另外,心包积液患者抽液后电交替可能消失,积液增多时又出现电交替也提示心包积液减少时影响心脏在心包腔内的"运动"。上述的说法是否可靠,还有待于证实。

(二) QRS 波群电交替

QRS 波群电交替可能单独出现,也可能合并 T 波电交替。

1. 心动过速出现的 QRS 波群电交替 可能由于心动过速时心室舒张期明显缩短,传导系统不同程度缺血而致不应期明显延长,当激动通过该处可发生 2:1 阻滞或不完全性除极和(或)复极而发生电交替。旁路参与的顺向传导型房室折返性心动过速(O-AVRT)电交替发生率较高,有人认为可能由于激动在旁路逆传速度较快,当其抵达心室传导系统时容易发生交替性传导延迟。

2. QRS 波电交替伴心脏机械性交替活动 可见于各种器质性心脏病,伴有交替脉,反映左心室功能不全。心律多为窦性,心率正常、减慢或增速。

三、心电图诊断标准

(一) 完全性电交替

最常见的情况为 2:1 电交替,即每隔一次心搏出现一次 P 波、QRS 波群和 T 波电压和(或)波形的变化。此种变化与心率无关,不受呼吸影响,胸前导联比较明显。RR 间期恒定不变(图 12-19)。

(二) QRS 波群电交替

QRS 波群电交替可能单独出现,也可能合并 T 波电交替。最多见的情况仍是 2:1 电交替,即每隔一次心搏出现一次 QRS 波群电压变化,一般不出现极性的变化,RR 间期恒定不变,不受呼吸影响。QRS 波电交替在胸前导联特别是 V_2、V_3 特别明显。阵发性心动过速开始发作时均可能出现短暂性 QRS 波群电交替。Josephson 规定的诊断标准为,R 波电压差距至少 >0.1mV,持续时间 >10s(图 12-20,12-21)。

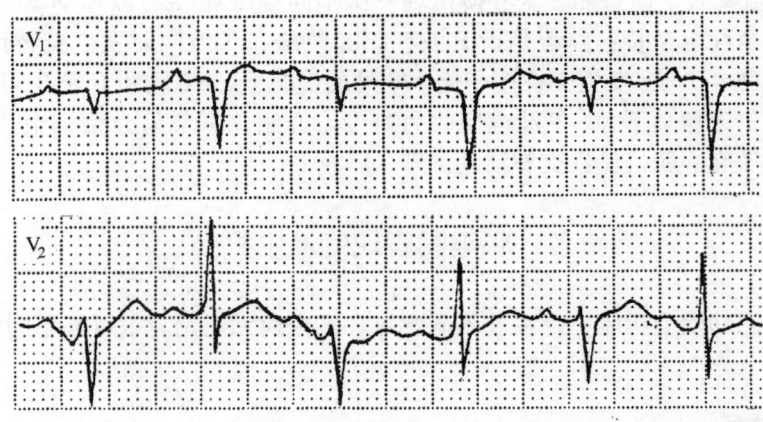

图 12-19　完全性电交替

患者癌性心包积液，P 波、QRS 波和 T 波的振幅每隔一次心搏发生一次变化

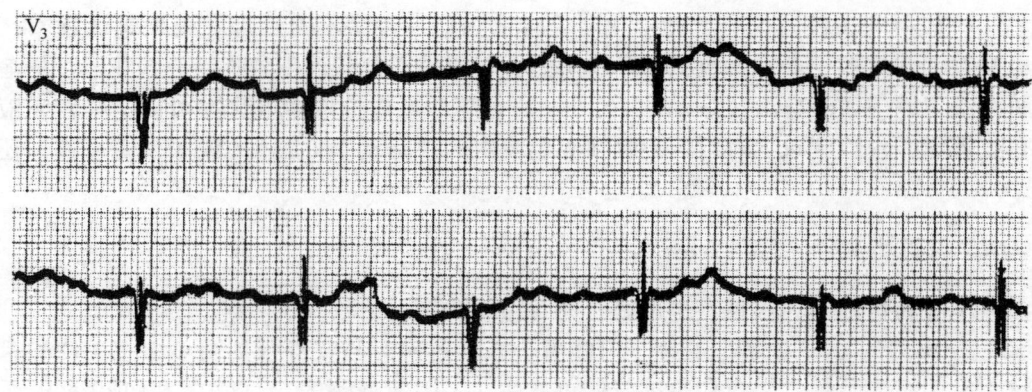

图 12-20　QRS 电交替（连续描记）

窦性心动过缓，一度房室阻滞，每隔一次心搏，QRS 振幅发生一次变化。Q 波的存在，反映前间壁心肌梗塞

（引自 Edward K. Chung. Principle of Cardiac Arhhythmias. 1977）

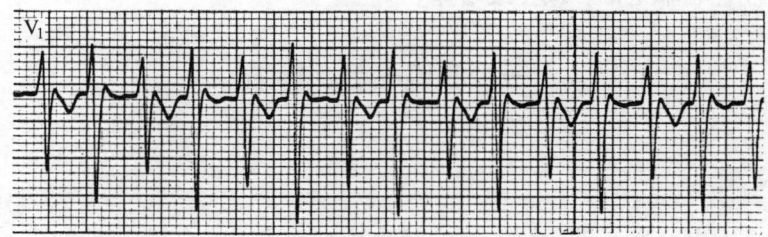

图 12-21　QRS 电交替

阵发性室上性心动过速伴 QRS 电交替，每隔一次心搏，R 波振幅差距≥0.2mV

四、鉴 别 诊 断

（一）呼吸引起的 P 波、QRS 波群和 T 波电压变化

呼吸运动可影响 P 电轴、QRS 电轴和 T 电轴的变化，从而影响其在某些导联轴上的投影。导致 P

波、QRS 波群和 T 波电压的改变。这些改变在 Ⅲ、aVL 导联特别明显，与呼吸运动密切相关，屏住气后可消失。此外，呼吸运动引起的变化是逐渐发生的，例如，QRS 波群电压随呼吸逐渐增大，尔后又逐渐减小，而不是逐搏发生变化。

(二) 双向性心动过速

双向性心动过速多见于严重器质性心脏病患者，有服用过量洋地黄史。双向性心动过速在某些导联仅表现为电压交替性变化，酷似 QRS 波群电交替，若全面观察 12 导联，可发现多数导联 QRS 波群的极性(方向)发生交替性变化。有的学者认为双向性心动过速属于广义的电交替范畴。

(三) 室性过早搏动二联律

每一个正常心搏之后出现一次室性过早搏动，特别是舒张晚期出现者，可类似 QRS 波群电交替。仔细观察可发现 RR 间期长短交替，宽大的 QRS 波群前 PR 间期明显缩短。

(四) 间歇性预激综合征

每一个正常心搏之后出现一次预激波形，可能被误诊为完全性电交替。注意到预激综合征出现 delta 波、PR 间期缩短和 QRS 间期延长三联征，不难识别。

(五) 左右束支交替性阻滞

心电图上交替性出现左束支阻滞和右束支阻滞图形，也类似 QRS 波群电交替。根据胸前导联左束支阻滞与右束支阻滞的图形特点，不难识别。有的学者认为，交替性左、右束支阻滞也属于广义的电交替范畴。

五、临 床 意 义

电交替作为某种疾病的诊断指标并无意义，因其敏感性太差。但电交替作为提供临床诊断的线索还是有相当价值的。例如，一例原因不明的呼吸困难、心脏扩大患者出现完全性电交替，高度提示其为心包积液合并心脏填塞。一例阵发性窄 QRS 心动过速出现明显的 QRS 电交替，若心率 <180bpm，房室折返性心动过速(AVRT)的可能性为 90%，若心率 >180bpm，则 AVRT 的可能性为 80%。宽 QRS 心动过速出现 QRS 电交替，也提示旁路参与心动过速的形成。

参 考 文 献

1. 黄宛，主编. 临床心电图学. 第 5 版. 北京：人民卫生出版社，1998，124-129
2. 黄大显，主编. 现代心电图学. 北京：人民军医出版社，1998，215-220
3. 高德恩，潘景韬，主编. 实用心电图学. 济南：山东科学技术出版社，1979，306-310
4. 张文博，尹兆灿，刘传木，主编. 心电图精萃. 北京：科学技术文献出版社，1995，31- 53
5. Wagner GS. Practical Electrocardiography. 9th ed. Baltimore：Williams & Wilikins，1994，181-193
6. Te-chuan Chou. Electrocardiography in Clinical Practice. 3rd ed. Philadelphia：WB Saunders Co，1992，259-272，503-507
7. Leo Schamroth. The Electrocardiology of Coronary Artery Disease. 2nd ed. Oxford：Blackwell Scientific Publications，1984，53-56
8. Marriot HJL. Pearls and Pitfalls in Electrocardiogrphy. London：Lea & Feibger，1990，108-110
9. Edward K，Chung. Principles of Cardiac Arrhythmias. 2nd ed. Baltimore：Williams & Wilikins，1977，466-479
10. Goldschlager N，Goldman MJ. Principles of Clinical Electrocardiography. 13th ed. London：Appleton & Lange，1989，300-310

第13章 药物影响及电解质紊乱心电图

Electrocardiogram of Drug Influence and Electrolyte Disturbance

吴 祥

　　临床上某些药物可影响心肌的除极和复极过程，而使心电图除极波及复极波发生变化，如果剂量过大还可引起中毒反应，产生一系列心电图改变，甚或造成严重后果。这些药物对心肌的毒性作用，临床上有时不易发现，而心电图上可能较早地反映出来，可为临床提供有价值的重要资料，对确定药物中毒的诊断与治疗起到一定辅助作用，但必须紧密结合临床和实验室检查结果综合判断。对心肌有一定影响的常用药物有洋地黄、奎尼丁、阿托品、苯妥英钠、吐根素及锑剂等，其中以强心甙及抗心律失常药对心肌影响最为突出而重要。故本章着重讨论这二类药物对心肌影响。

正常健康情况下，人体液中的电解质维持动态平衡。因疾病或其他因素可破坏其平衡状态造成电解质紊乱，使细胞内外离子的分布发生变化，当血浆或细胞内液的电解质浓度增高或降低时，可引起心电图改变。这些心电图变化有时可在血液生化异常之前表现出来，对早期临床诊断可提供有价值的参考。本章着重讨论钾、钙离子对心肌的影响。

洋地黄类制剂

自从 1785 年 Withring 首次应用洋地黄以来，至今已逾 200 年历史，现在洋地黄仍不失为治疗心力衰竭和某些心律失常的重要药物。洋地黄通过增强心肌收缩性，改善心脏机械性效率和增加心排血量，使心脏能以同等的氧耗量或小于用药前的氧耗量来完成较大的工作量，从而使心衰获得改善；洋地黄还可通过对房室传导组织的直接影响，或间接地通过迷走神经的兴奋作用，而对某些室上性心律失常如快速性心房颤动，室上性心动过速发生效应。近年来，随着特异性洋地黄抗体的发现和放射免疫测定法的建立对洋地黄的代谢、药物动力学、剂量-收缩性反应以及电生理效应等有了进一步的认识。然而，临床上仍有洋地黄中毒现象，其发生率约为 15% ~ 20%，伴有严重心脏病患者尤高，其中出现心律失常者占 80% ~ 90%。在洋地黄中毒的患者中约 3% ~ 21% 因心脏毒性而死亡。因此，早期识别并及时处理洋地黄中毒所引起的心律失常仍具有极为重要的临床意义。

一、洋地黄的电生理作用

洋地黄对心肌细胞电生理的影响，与洋地黄浓度、应用时间、心脏各部组织对洋地黄敏感性以及洋地黄与自主神经系统的相互作用有关。

（一）窦房结

洋地黄可以使窦房结的自律性降低，这是由于洋地黄对窦房结起搏细胞的直接作用和间接地使迷走神经兴奋的结果。鉴于洋地黄所致的窦律减慢可被阿托品所阻断，故一般认为这种作用，主要通过迷走神经的胆碱能作用所致。乙酰胆碱增加细胞对钾的通透性，使细胞过度极化，静息膜电位增大，随着细胞膜对钾的通透性增加，动作电位 4 相钾的外流也增多，于是舒张期除极化速度减慢，导致心率缓慢。一般在治疗效应剂量时，心率仅中度减慢，高浓度的洋地黄可引起显著窦性心动过缓，甚至窦性静止，亦可使窦房连接组织的传导显著减慢，引起窦房阻滞。偶尔引起窦性心动过速者。

（二）心房

心房肌细胞对洋地黄作用比窦房结更为敏感。其作用方式也是通过洋地黄对心房肌直接作用和间接地兴奋迷走神经而发生效应。一般在低浓度洋地黄时，迷走神经兴奋作用占优势，乙酰胆碱使细胞膜对钾的通透性增加，细胞过度极化，静息膜电位增大，从而心房肌自律性降低，传导速度加快。这也是洋地黄能抑制房性异位激动的原因。而高浓度洋地黄时，则洋地黄的直接作用占优势，使心房肌细胞静息膜电位减小，舒张期除极化速度增加，从而其自律性增高，传导速度减慢，故可导致房性异位节律。

（三）房室交界区

房室交界区对洋地黄的效应最敏感，可降低其传导速度，延长其有效不应期。在低浓度洋地黄时，由于乙酰胆碱和抗肾上腺素综合作用的结果，使传导速度减慢，有效不应期延长，同时乙酰胆碱增加钾的通透性，使动作电位振幅和 0 相上升速度减低，也使传导速度减慢。业经希氏束电图研究表明，洋地黄可延长 AH 间期，而对 HV 间期则无影响。当高浓度时则房室交界组织的自律性增加，可导致非阵发性交界性心动过速，或引起严重甚至完全性房室阻滞。

（四）浦肯野纤维与心室肌

洋地黄对浦肯野纤维的作用远比心室肌强。高浓度洋地黄引起浦肯野纤维舒张期除级速度加快，自律性增加，导致室性异位节律；可使心室肌不应期缩短不一致，有利于异位激动的折返，造成折返性心动过速。

洋地黄电生理作用引起的心电图改变可分为治疗量的复极变化和过量时心律失常两类。

二、洋地黄效应

（一）洋地黄效应的心电图改变

应用治疗剂量的洋地黄后可引起心电图 QT 间期缩短、ST-T 改变，称为洋地黄效应。最初是 T 波振幅减低或平坦，这是因为在正常时，心室肌复极是从心外膜向心内膜方向进行，而在洋地黄作用下，心内膜侧心肌复极增快，这一部分心肌除极方向与正常相反，即从心内膜向心外膜方向进行，结果平均 T 向量减小、T 波振幅降低但方向不变；继之出现 R 波为主导联的 ST 段逐渐斜行下降，略向下凸出，以后 ST 段下降更为明显，T 波转为先负后正双相，ST 段与 T 波开始逐步融合，形成一个向下的斜行直线，很难分清 ST 段与 T 波的界限；最后 T 波几乎完全倒置，仅 T 波终末部位略微超过等电位线呈现鱼钩状波形，伴有 Q T 间期缩短，这就是洋地黄效应的典型心电图改变（图 13-1）。

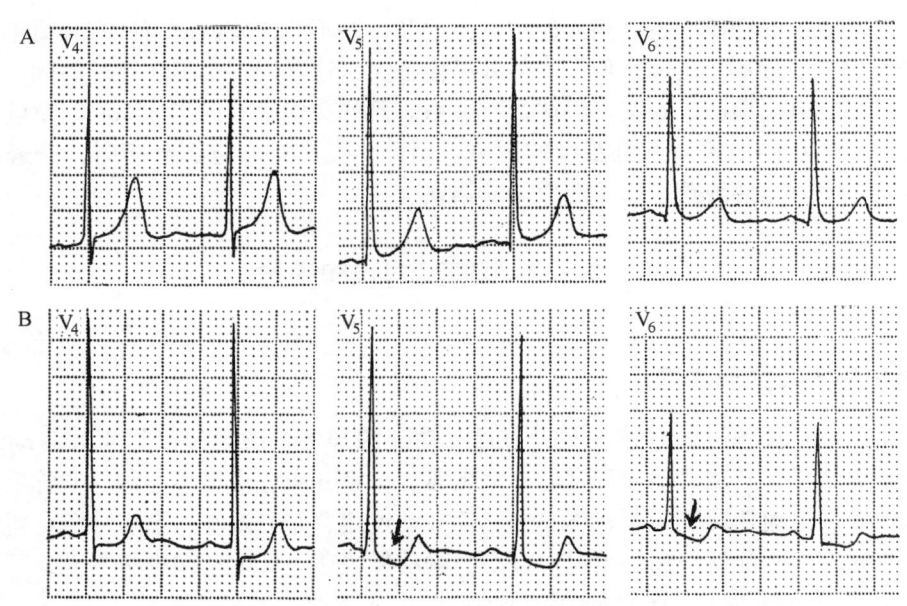

图 13-1　洋地黄作用

男性，60 岁。二尖瓣关闭不全伴反复心房颤动

A. 服地高辛前；B. 服地高辛后 ST-T 波呈鱼钩样改变（箭头示）

（二）洋地黄效应的心电图鉴别

洋地黄效应的心电图改变常与左室劳损、冠状动脉供血不足的 ST-T 变化相仿，但后者 ST 段下移大

多呈弓背型、水平型或下垂型，并伴有 QT 间期延长或有冠状 T 波可资鉴别（图 13-2）。

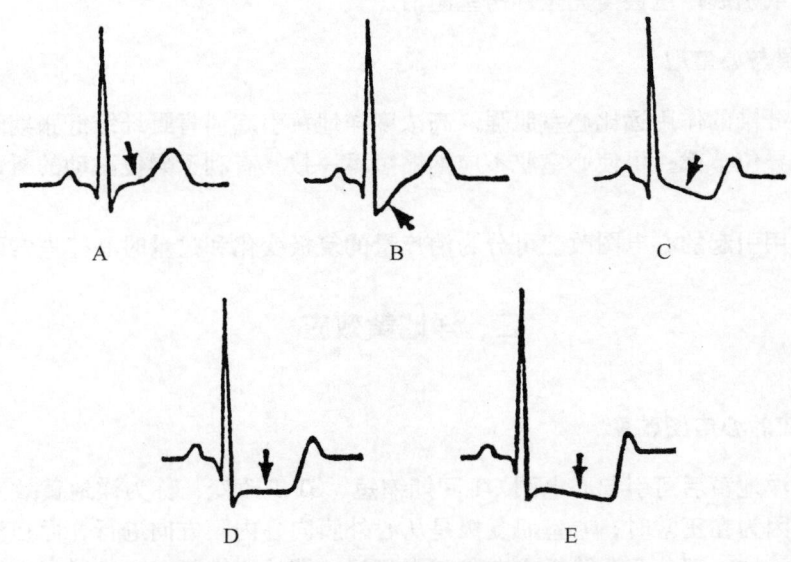

图 13-2 各种不同类型的 ST 段下移示意图
A. 等电位线 ST 段；B. J 型 ST 段下移；C. 洋地黄作用；
D、E. 水平型、下垂型 ST 段下移（缺血型改变）

（三）洋地黄效应心电图变化的临床意义

洋地黄效应的心电图改变仅标志着病人应用过洋地黄，并不意味着洋地黄中毒，更不是停用洋地黄的指标。洋地黄效应与剂量不一定成比例，个体差异性很大，这与制剂类型、用药时间、给药途径、心肌本身情况以及原来心电图形态、心率、心律都有关系。例如有些病人已出现恶心、呕吐、早搏等中毒症状，心电图上还未显示洋地黄对心脏复极的影响。因此，在进行心电图分析时，若遇到 ST-T 改变，应注意了解病人是否服用过洋地黄，以免造成诊断错误。

三、洋地黄中毒时的心律失常

（一）洋地黄中毒的心律失常表现

洋地黄中毒可引起各种各样的心律失常，包括激动起源异常、激动传导异常和激动起源、传导异常，其中以早搏最为常见，其次是不同程度的房室阻滞、房室分离、交界性心律、非阵发性交界性心动过速、阵发性房性心动过速伴房室阻滞、阵发性室性心动过速、心室颤动、窦房阻滞、窦性静止及游走性节律等。而并行收缩、紊乱性房性心动过速、心房颤动伴快速不规则室律则很少见，罕有引起束支阻滞的报道。Irons 曾综合文献 688 例洋地黄中毒病人心律失常，其发生率见表 13-1。

表 13-1 688 例洋地黄中毒病人心律失常的发生率

心律失常种类	例数	百分比（%）	心律失常种类	例数	百分比（%）
频发室早	327	48	阵发性房性心动过速		
多源室早	107	16	伴房室阻滞	70	10
室早二联律	165	24	心房颤动	72	10
交界性心动过速	90	13	心房扑动	11	1.6

续表

心律失常种类	例数	百分比(%)	心律失常种类	例数	百分比(%)
交界性心律	80	4	房性早搏	34	5
房室脱节	62	9	交界性早搏	4	0.6
房室阻滞			窦性静止	11	1.6
一度	84	12	窦缓	16	2.3
二度	77	11	窦速	30	4
三度	77	11	游走节律	16	2.3
阵发性房性心动过速	91	13	室性心动过速	71	10

1. 室性心律失常

（1）室性早搏：室性早搏为洋地黄中毒最常见而最早出现的心律失常，其发生率约占洋地黄中毒的50%左右。室性早搏可为单源性、多源性或多形性（图13-3），可以是偶发或呈二联律，但以多源性及二联律多见而重要。洋地黄中毒引起室性早搏较房性、交界性早搏多见，而室性心动过速则远比室上性心动过速为少。

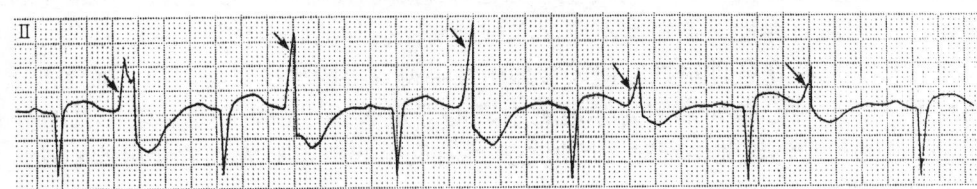

图13-3　多形性室性早搏
服用洋地黄后室性早搏联律间期固定但形态各异

（2）室性心动过速：常为洋地黄中毒的晚期表现，平均发生率为洋地黄中毒心律失常的10%，可短暂或持续性，如持续存在易发展为心室颤动而突然死亡，死亡率高达68%~100%，故一旦出现，是紧急停用洋地黄的指征。室性心动过速发作前常有先兆性早搏如多源性、二联律或R on T现象等。偶有发作之前无室性早搏而以室性心动过速作为洋地黄中毒的首发征象。

双向性心动过速是洋地黄毒性反应的一种危险心律失常，常为多源性室性早搏或二联律进一步发展的结果，易发展为心室颤动，预后严重，死亡率高。发作时其QRS主波方向呈上下交替性改变，故称之双向性心动过速。双向性心动过速，可以是室性的，称之室性双向性心动过速（图13-4）；亦可以是室上性的，多为房室交界性，称之交界性双向心动过速；还可能是室性与室上性组合形成。其发生机制目前意见还不太一致，可能包括如下几种情况：①心室内存在两个独立的异位起搏点，交替地激动心室而

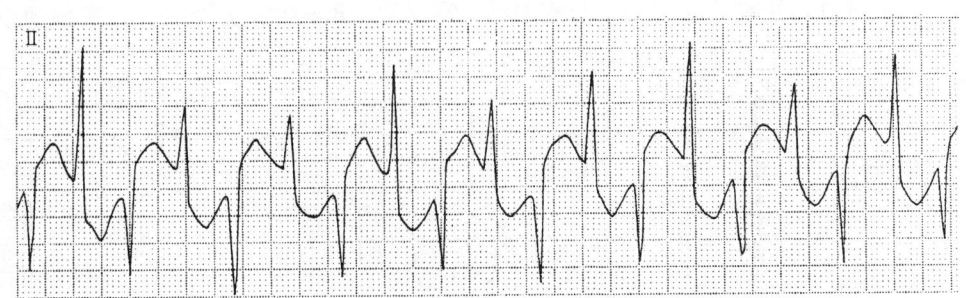

图13-4　室性双向性心动过速
洋地黄使用过程中，QRS波主波方向上下交替，振幅也有相应改变

产生不同形态的 QRS 波群；②房室交界处存在一个异位起搏点，合并右束支和左束支交替性阻滞，冲动沿右和左束支交替性下传；③心室内存在一个异位起搏点合并左前分支和左后分支交替性阻滞，冲动沿左前分支和左后分支交替传导；④存在两个不同部位的异位起搏点，一个是室上性的（窦房结、心房或房室交界区，以后者为多见），另一个则为心室性的，因而产生的 QRS 波群方向交替改变。

（3）室性自主性心律：临床上较少见，当主导节律受到洋地黄抑制，或者激动传导发生障碍不能下传到心室，同时房室交界处又不及时发出冲动控制心室激动，此时心室节律点便起而代之，形成室性自主节律。其频率为 30~40bpm，倘若频率增快（60~110bpm），则称为加速性室性自主节律。洋地黄中毒引起的室性自主性节律常伴有严重的房室阻滞，因此，它虽无保护性"传入阻滞"，但当主导心率增快时，也不消失。

（4）心室颤动：为洋地黄中毒晚期表现，预后恶劣，死亡率极高。多见于洋地黄静脉给药患者，心室颤动的心电图表现与一般所见的形状不一、大小各异、极为不规则的颤动样波形不同，前者常呈缓慢、稍规则、形态一致的颤动波。

2. 房性心律失常

（1）房性心动过速伴房室阻滞（图 13-5）：洋地黄是治疗快速性房性心律失常最有效药物，但洋地黄中毒本身也可引起此类心律失常，平均发生率约占洋地黄诱发心律失常总数的 10% 左右。此种心律是由于洋地黄增加心房肌自律性，缩短其不应期和抑制房室传导的联合作用结果，往往在房性心动过速伴房室阻滞出现之前，已存在各种房性心律失常如房性早搏及不同程度房室阻滞，而逐渐演变为该心律失常，并可持续数天，此种心律失常多为洋地黄中毒的严重表现，预后严重，若不及时处理或继续用药，死亡率可高达 100%。洋地黄中毒时，偶尔心房中有两个起搏点形成双重性房性心动过速，或房性心动过速与交界性心动过速同时存在，形成双重性室上性心动过速。

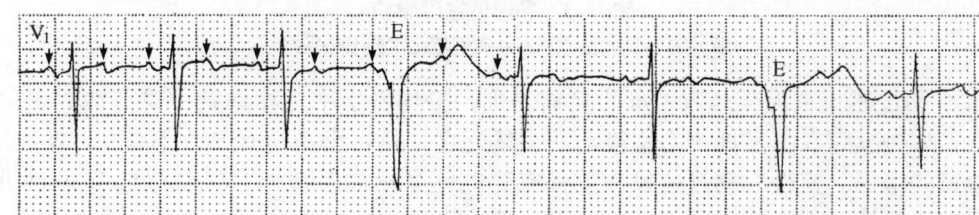

图 13-5　自律性房性心动过速伴 2:1 房室阻滞，室性早搏（E）

（2）房性早搏：洋地黄引起的房性早搏及房性游走节律较少见，由于洋地黄增强心房肌的自律性，同时又抑制房室传导，故即使偶联间期相当长的房性早搏，也常显示 PR 间期延长，甚至不能下传到心室。

（3）心房扑动：洋地黄中毒引起心房扑动非常少见，常将房性心动过速伴房室阻滞误认为心房扑动。采用压迫颈动脉窦的方法（CSM），加强房室阻滞，减慢心室率，可清楚地看到房性 P 波抑或心房扑动（图 13-6），但此操作可引起心室停搏，心室颤动，需谨慎。Breast 等认为原有心房颤动或房性心动过

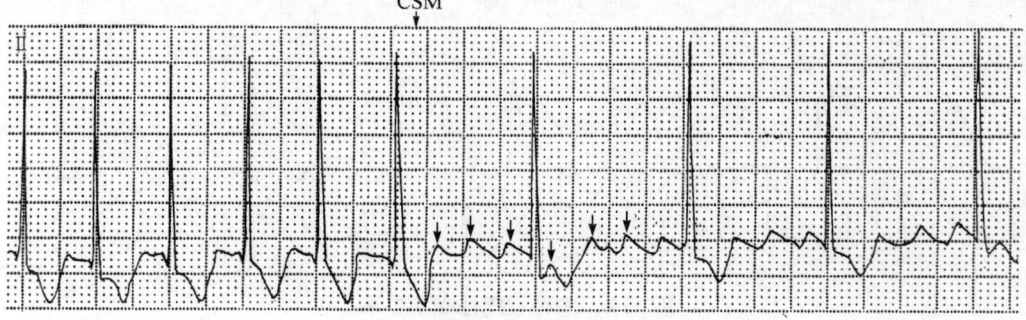

图 13-6　心房扑动

风心病二尖瓣病变，CSM 后 F 波（箭头示）显示出来

速伴房室阻滞者，在应用洋地黄过程中转为心房扑动，应视为洋地黄中毒表现。

（4）心房颤动：洋地黄可诱发暂时性或永久性心房颤动，但甚为少见，在洋地黄应用过程中，倘若窦性心律转为心房颤动，应考虑洋地黄中毒可能，如出现心房颤动的同时还伴有其他洋地黄中毒表现，如室性早搏二联律（图13-7）等，则可确定心房颤动是由洋地黄中毒引起的。洋地黄中毒引起的房性心动过速伴有不同程度的房室阻滞，或交界性心动过速伴有不同程度传出阻滞（图13-8）时，其心律不规则而颇似心房颤动，应于鉴别。原有心房颤动病人经洋地黄治疗而发生中毒时，可表现为二度或三度房室阻滞伴交界性逸搏，交界性心律（图13-9），非阵发性交界性心动过速，双向性心动过速，心室率突然增快等。预激综合征并发房颤应用洋地黄后心室率加快，虽然未必是中毒表现，但快速房颤易导致心室颤动，故不宜使用，洋地黄中毒引起的完全性房室阻滞的室率可能稍快，一般可达 50～60bpm。

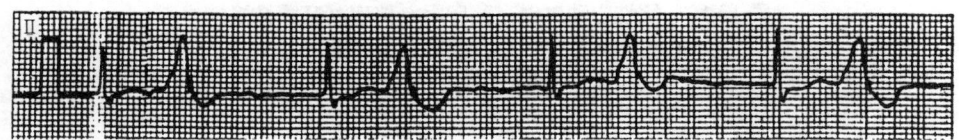

图13-7 心房颤动经洋地黄治疗后出现室性早搏二联律、三度房室阻滞

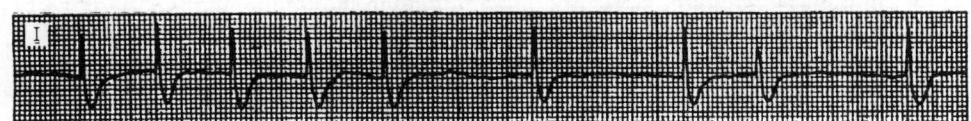

图13-8 洋地黄中毒致心房颤动伴加速性房室交接区心动过速呈
二度Ⅱ型传出阻滞（服用洋地黄前心电图有 RBBB）

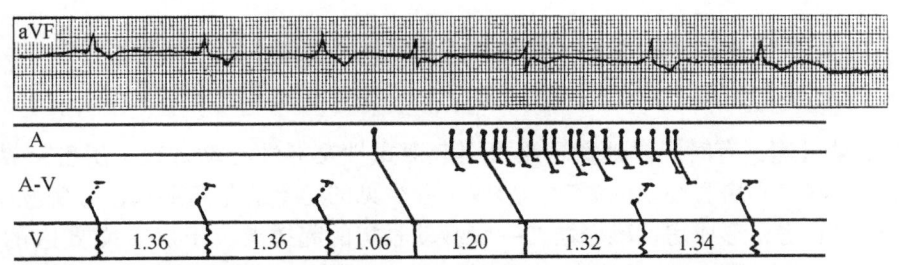

图13-9 心房颤动于使用洋地黄后出现房室交界性逸搏伴非时相性室内差异传导

3. 房室交界性心律失常

洋地黄中毒可诱发各种房室交界性心律失常，如房室交界性逸搏、房室交界性心律、非阵发性交界性心动过速、双向性交界性心动过速、双重性室上性心动过速等。洋地黄诱发的交界性心律失常多发生于原有心房颤动的病例，尤其在老年病人中。在以往常将此交界性心律误认为一般的心房颤动，随着对房室交界性心律失常的深入了解，故近年来其发生率有所增多，有人认为几乎和室性早搏同样常见。

（1）房室交界性逸搏及房室交界性心律：当窦房结的自律性降低或由于阻滞，窦性激动不能下传到房室交界处，那么，房室交界处即发出冲动，出现交界性逸搏（图13-10）或交界性心律，伴有或不伴有反复心搏（图13-11），此种心律失常是洋地黄中毒的常见表现之一。其频率 40～60bpm，QRS 波群形态与窦性心律的 QRS 波群相同或有轻度差别。

（2）房室交界性心动过速：为洋地黄中毒常见表现之一，有人认为比房性心动过速伴房室阻滞更为可靠的洋地黄中毒征象，预后严重，死亡率高。它是以心室率中度增快（70～150bpm），心律匀齐，且是逐渐出现和逐渐终止为特点的一种心律失常。但房室交界处起搏周围可发生各种程度的"传出阻滞"，使交界性节律发生一次或一次以上的脱落，心室律变为慢而不规则，如传出阻滞呈文氏现象，室性节律则呈现一定规律性的脱漏。

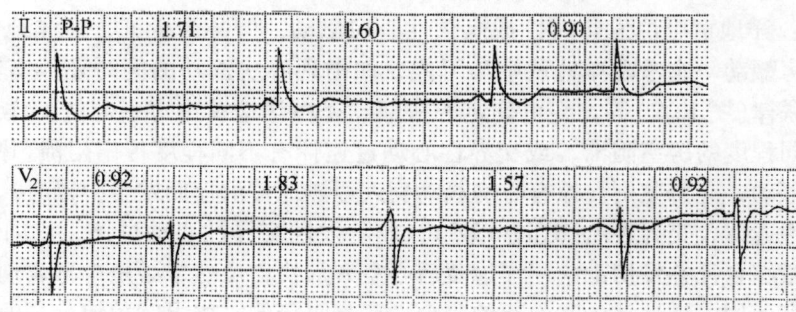

图 13-10　窦性心动过缓，窦房阻滞伴房室交界性逸搏

26 岁，女性，服地高辛过量，估计剂量 15mg

V_2 导联中 R_3 为房室交界性逸搏，未见室性逸搏

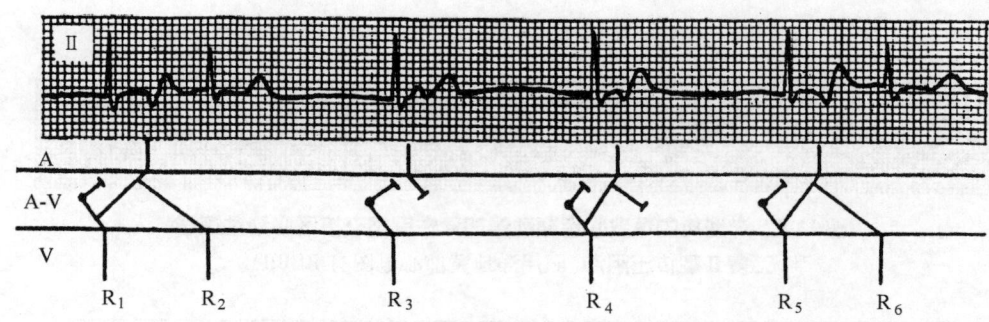

图 13-11　房室交界性逸搏心律伴反复心搏

R_1、R_4、R_5 后出现 P' 波系房室交界性逆传而来，R_2、R_6 为反复心搏

　　（3）双重性心动过速：有时，洋地黄中毒可引起双重性交界性心动过速，房室交界处存在着两个异位节奏点，分别控制着心房和心室的激动，形成一种少见的房室的分离形式，心房波动呈逆行性，可与窦性冲动共同激动心房，形成房性融合波，一般激动心房的起搏点位于房室交界区的上部，而激动心室的起搏点位于房室交界区的下部，如无完全性房室阻滞，可出现部分或完全性的心室或心房夺获。此外，洋地黄中毒尚可出现室上性双重性心动过速（交界性心动过速与房性心动过速同时存在）。

　　4. 房室阻滞

　　洋地黄的直接和间接作用，可引起不同程度的房室阻滞，轻度的表现 PR 间期延长，较重或严重中毒则可引起二度或完全性房室阻滞，其中以文氏型为多见，可能占二度房室阻滞总数的 2/3。洋地黄中毒时，房室阻滞的程度与洋地黄的剂量、基础心脏病、原有房室传导功能以及电解质紊乱有关。临床实践表明，冠心病、心肌病、心肌炎（尤其是风湿性）、急性下壁心肌梗死病人，洋地黄中毒时更易诱发不同程度的房室阻滞。

　　（1）一度房室阻滞：一度房室阻滞与室性早搏一样是最常见的由洋地黄中毒所引起的心律失常，且常是早期表现，尤其是见于婴儿及儿童。但临床上，往往不将一度房室阻滞列为中毒表现，而继续使用洋地黄，终于导致高度或完全性房室阻滞。但当停用洋地黄后，二度房室组滞往往先转变为一度，然后 PR 间期恢复正常。鉴于一度房室阻滞可被阿托品所消除，提示是迷走神经张力增高所致。但一般认为 PR 间期延长程度与洋地黄量呈正相关（图 13-12），倘若 PR 间期 >0.24s，也应视为洋地黄中毒表现。

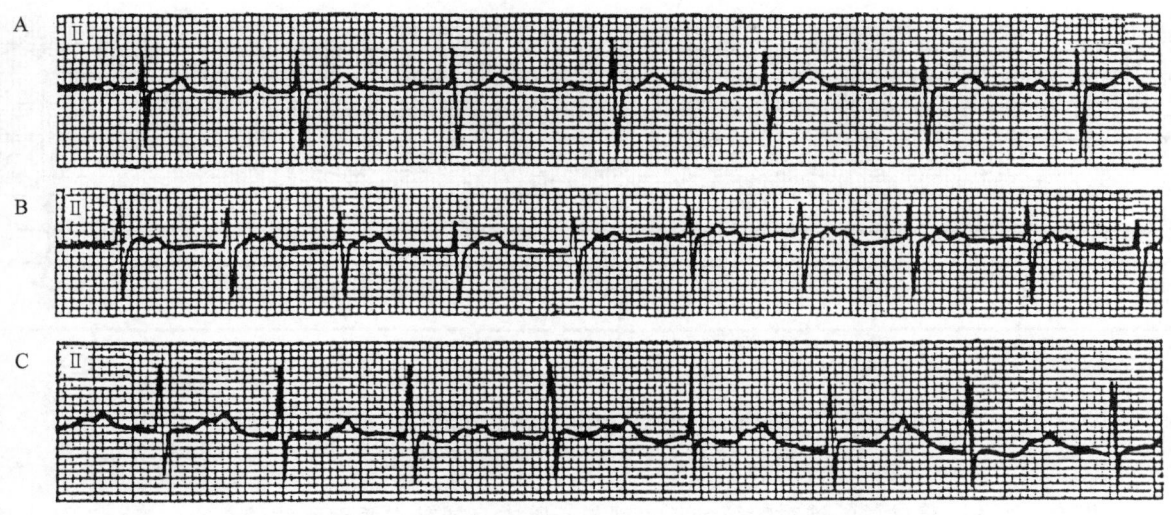

图13-12 洋地黄中毒出现进行性一度房室阻滞

A. 中毒前 P-R 间期0.21s　B. 洋地黄中毒 P-R 间期0.44s　C. 洋地黄量减量 P-R 间期0.36s

（2）二度房室阻滞：洋地黄诱发的二度房室阻滞以文氏型为多见，但很不稳定，常可由一种类型迅速地转变为另一种类型。

（3）三度房室阻滞：洋地黄中毒引起三度房室阻滞并不少见。在三度房室阻滞病例中，洋地黄中毒居第二位。原有心房颤动并发三度房室阻滞，心室由交界性或室性逸搏所控制，心室律慢而规则，听诊时容易误认为已转复成缓慢的窦性心律。一般情况下，洋地黄中毒所致的房室阻滞的部位较高，心室率较快，血流动力学影响较小，故较少发生阿斯综合征。

5. 窦性冲动形成和传导障碍

洋地黄中毒可引起窦性冲动的形成和传导障碍，轻度中毒表现为窦性心动过缓，若继续用药，由于它对迷走神经的兴奋作用，可以抑制窦房结的兴奋性，加重窦房传导障碍，从而导致窦房阻滞（图13-13）、窦性停搏。因此，在应用洋地黄过程中，成人心率突然降到 50bpm 以下，婴儿心率突然降到 100bpm 以下，应考虑到洋地黄中毒的可能。在窦性冲动形成受到抑制的同时，往往交界区释放冲动，出现交界性心律或交界性心动过速以维持心律，形成房室分离现象（图13-14），这种心律紊乱在洋地黄中毒中并不少见，在原有心房颤动时更为多见。

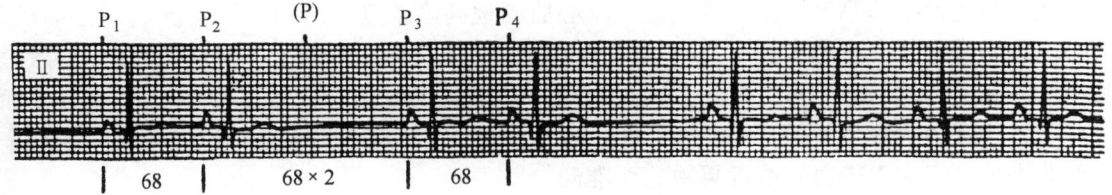

图13-13 洋地黄中毒所致窦房阻滞

P_1-$P_2$0.68s，P_2-P_3 为 0.68s 的整倍数，全图无阻滞性房性期前收缩之证据

（二）洋地黄中毒所促心律失常作用的识别

洋地黄中毒所引起心律失常的节律可规则，也可不规则；频率可快也可慢，也可在正常范围，且可好几种心律失常先后出现，同一次心电图上亦可出现好几种心律失常。因此，正确识别洋地黄中毒所致的心律失常，不仅有助于洋地黄中毒的诊断，也是决定治疗效果的关键因素。必须强调的是，没有一种

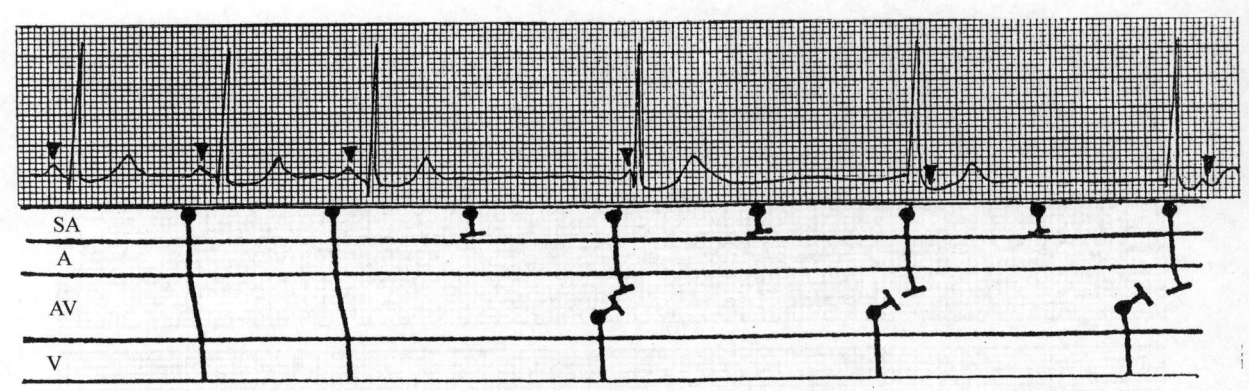

图 13-14 房室交界性逸搏伴房室分离

男性，61 岁，2:1 窦房阻滞，房室交界性逸搏

特异的心律失常是洋地黄过量的绝对特征，其表现与心脏本身或其它原因所致的心律失常并无什么特别不同之处。因此，不能单纯根据心电图表现诊断洋地黄中毒，必须结合临床综合判断，如在洋地黄治疗过程中出现心律失常，又无其它原因可解释者，即应考虑洋地黄中毒可能，特别在有严重心肌损害或伴有低血钾病例中。

洋地黄中毒预后在很大程度上取决于能否早期识别。综合下述各点，有助于早期识别洋地黄中毒：①在使用洋地黄过程中，病人出现没有其他原因可解释的厌食、恶心、呕吐、疲乏、易激动、昏睡、精神错乱、视力下降、色视，尤其是黄视、绿视等表现，应警惕洋地黄中毒；②原有心力衰竭在使用洋地黄后曾一度好转而又突然或进行性加重，并发展为难治性心力衰竭者；③洋地黄治疗过程中心率慢（≤60bpm）而规则时，可能为以下情况之一：窦性心动过缓、窦房阻滞、房室阻滞（2:1~3:1 或三度阻滞）、交界性心律或室性自主心律；④心室率快（≥150bpm）而规则的心律，可能为下列情况之一：室性心动过速、交界性心动过速、不伴房室阻滞的房性心动过速或心房扑动伴 2:1 房室传导；⑤固定的规则心律，心率 60~150bpm，且与用药前心率有明显改变时，应疑为下列情况之一的心律失常：三度房室阻滞、交界性或心室自主心律伴有或不伴有心房颤动者、阵发性房性心动过速伴固定房室阻滞（3:1、4:1等）、非阵发性交界性心动过速；⑥不规则心律可能为下列情况之一：多源性或多形性频发室性早搏、室性早搏二联律、各种心动过速伴不规则二度房室阻滞。近年来发展血浆地高辛放射免疫测定，有助于洋地黄中毒的判断，据称具有快速、敏感、正确的特点。心肌中地高辛浓度约为血浓度的 30 倍，二者含量相对不变，测定血浆地高辛浓度可间接地反映心肌的地高辛浓度，从而可了解药物对心肌的作用。一般认为心电图示有毒性反应患者约有 90% 血浆地高辛浓度在 2ng/ml 以上，但由于个体差异性之故，血浆地高辛浓度在中毒组与非中毒组之间有明显重叠，如有人报道血中含量在 2.8~3.2 ng/ml 而无中毒表现，相反，中毒者含量也可低于 2ng/ml。因此，近来更有人测定红细胞内和红细胞膜地高辛的浓度，认为对鉴别地高辛中毒较血浆浓度更敏感而准确。

抗心律失常药物

心律失常是临床较为常见及较为难处理的病症，起搏治疗、射频消融及植入式心脏复律除颤器等介入性治疗，为心律失常处理提供了更多的选择和广阔发展方向。然而，药物治疗仍然是主要和有效的治疗手段。在过去的许多年里，医生们只能根据经验判断治疗效果，却没有一种有效的手段来评估治疗的最终结果和指导用药。直到 1989 年 CAST（第一个用于检验"心律失常抑制假设"的大型临床研究）的发表，抗心律失常治疗进入了循证医学的新时代，使医生们意识到心律失常的治疗不能背离治疗的最终目的：降低死亡率及改善生活质量。正如 CAST 研究结果显示的那样，I 类抗心律失常药物显然能有效地抑制心肌梗死后室性早搏的发生，但明显增高这些患者的死亡率。CAST 研究将我们带入了用临床研究这样一个有力武器来评估和指导临床治疗的新时代，也为各类抗心律失常药物效能的重新定位提供了充分证据。

一、抗心律失常药物的分类

1970 年，Vaughan Williams 根据抗心律失常药物对心脏电生理的影响作为基础分为四类。1979 年，Harrison 进一步根据药物对离子通道活动过程的影响不同，又将 I 类药物分为 I_A、I_B 及 I_C 三个亚类，由于 I_B 类药物仅用于某些特别的病例，故未在这里详述。

（一）I 类抗心律失常药物

I 类药物主要阻断 0 相动作电位的快钠通道。它们分为三个亚类：I_A、I_B、I_C，这里主要讨论 I_A 及 I_C 类。

1. I_A 类抗心律失常药物

（1）电生理学特性：I_A 类抗心律失常药物对心肌的电生理效应主要是中度减慢动作电位 0 相上升速率（V_{max}），从而延长不应期及动作电位时程，抑制异常的自律性，减慢心房、心室肌及希氏束的传导，通过延长不应期降低应激性。这些药物也可以消除折返，但由于减慢传导作用要比延长不应期强，故有促发心律失常作用。此类药以奎尼丁（Quinidine）为主要代表。

（2）心电图改变：QRS 波群时间增宽及 QT 间期延长，T 波振幅降低或 T 波倒置，ST 段下移，U 波明显，P 波增宽、有切迹。

（3）适应证：I_A 类药物是一种有效的抗心律失常药，用于抑制异常自律性的心律失常，还可用于控制折返引起的房性和室性早搏、心房颤动、心房扑动及室性心动过速（只用于预防而非转复）。由于不作用于房室结，因此不能减慢房颤持续状态的心室率。在房颤转复后，用奎尼丁维持 6 个月窦律的有效率为 58%。一项荟萃分析（Coplen）对研究房颤电复律后用奎尼丁预防复发和风险进行了综合分析，证明奎尼丁对预防房颤的复发是有效的，但结果同样显示，奎尼丁治疗组的病人死亡率趋于增高。

（4）对心脏的影响：这类药物对心脏影响以奎尼丁最为明显，奎尼丁对心脏毒性反应呈两种表现：一种毒性与剂量大小有关，诸如 QRS 时间增宽、房室阻滞及窦性心动过缓、窦房阻滞，甚至窦性停搏，剂量越大其影响作用亦越明显；另一种心脏毒性反应是出现室性心律失常，严重者可发生室性心动过速，心室颤动甚或心室停搏而晕厥或猝死，即所谓奎尼丁晕厥。其中最严重而常见的心律失常是尖端扭转型室速（TdP）（图 13-15），如 Campbell 综合 11 个研究资料 693 例心房颤动病人应用奎尼丁转律治疗，死亡 6 例可能系奎尼丁诱发 TdP 所致，Campbell 报道 413 例奎尼丁治疗病人中 3 例猝死推测死因为 TdP。国内一组报道 120 例心房颤动经奎尼丁治疗 9 例发生 TdP 死亡。这类毒性反应常发生在用药早期，且与药物剂量及药物血浓度无关。

2. I_C 类抗心律失常药物

（1）电生理学特性：I_C 类抗心律失常药对心肌的电生理效应与 I_A 类药物一样，也是阻滞动作电位 0 相的快钠通道，延长不应期，但与 I_A 类药物不同，它不延长动作电位时程。此外尚有 β 受体阻滞的效能。

（2）心电图改变：PR 间期延长，QRS 波群增宽（心室内传导减慢），QT 间期不延长或轻度延长，此类药以普罗帕酮（Propafenone）为主要代表。

（3）适应证：I_C 类药物临床广泛用于控制室上性及室性心律失常，诸如房性早搏、室性早搏（但不

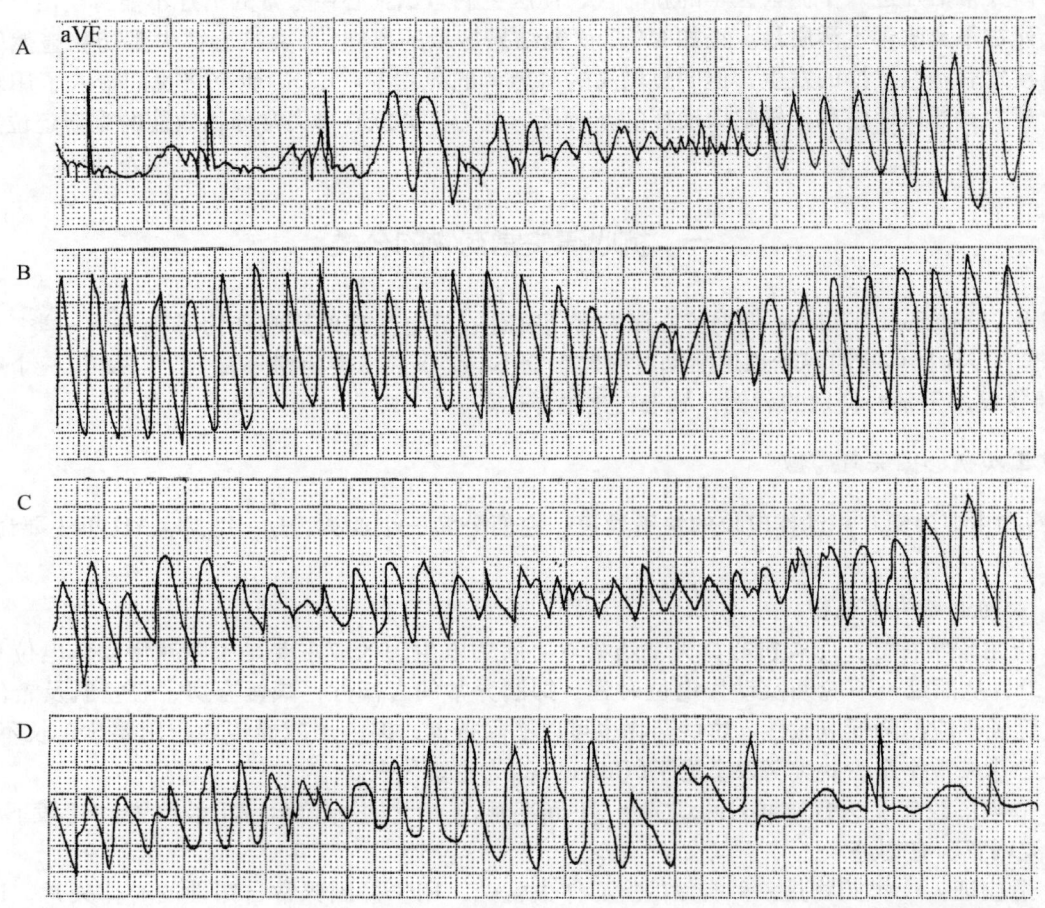

图 13-15 奎尼丁中毒致 Tdp

A ~ D 为连续记录，R₁、R₂ 之 Q-Tu 间期长达 0.72s，R₄ 为室性早搏引发 Tdp

用于心肌梗死后）、房颤、房扑及室性心动过速，但不作用于房室结。同样，在房颤持续状态时无效，而对快传导旁路参与的折返性快速性心律失常可能有一定作用。

（4）对心脏的影响：这类药物对心脏影响以普罗帕酮最为明显，普罗帕酮除有 β 受体阻滞效能外，其他与 I_A 类抗心律失常药作用相似，可引起窦性心律减慢、PR 间期延长及 QRS 时间增宽，不过这些现象属药物电生理效应，并非药物中毒的心电图表现。但严重心脏毒性反应可导致窦房结功能抑制（图 13-16）及房室阻滞，近来亦有报道引起严重室性心律失常，如室性心动过速、TdP 及心室颤动者。

（二）Ⅱ 类抗心律失常药物

1. 电生理学特性

Ⅱ 类抗心律失常药对心脏的主要电生理作用是阻断 β 肾上腺素能受体的作用和限制钙离子内流。

（1）阻断 β 受体的作用：β 受体阻断剂并不能阻止折返，因此，不是"真"的抗心律失常药物。它通过减慢心率和传导，降低心脏收缩性和兴奋性以减轻心脏负担及氧耗，在一定意义上，它们在特定的条件下，通过对调节因素的作用表现出一定的抗心律失常作用。此外，尚有抗缺血作用。

（2）阻断钙离子内流：β 受体阻滞剂限制钙内流，作用于钙离子参与的窦房结慢传导，引起心率减慢。用于治疗心脏功能正常时的窦性心动过速，尤其是肾上腺素性心动过速，但它有负性肌力作用，因此当合并心衰时则禁用。

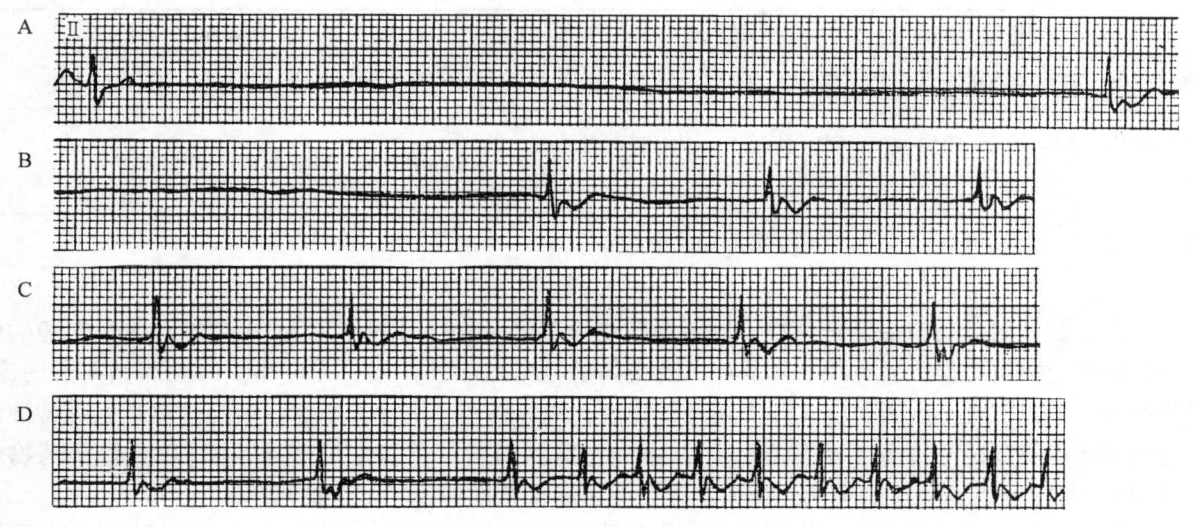

图 13-16　普罗帕酮致窦性停搏

病人因室上性心动过速静脉注射普罗帕酮 70mg，窦性心律恢复，但继之窦性停搏，致使
心室停搏 5.6s，其后为缓慢交界性心律，D 图后半段再发室上性心动过速

2. 心电图改变：心率减慢，QT 间期保持不变，但 PR 间期延长。这类药主要有非心脏选择性 β 受体阻滞及心脏选择性 β 受体阻滞两大类。

3. 适应证

β 受体阻滞剂主要用于治疗窦性心动过速，减慢快速性房颤的心室率，对某些交感性房颤，尤其是甲状腺功能亢进引起的房颤更有效。此外，也用于控制缺血性心脏病及肥厚型心肌病引起的早搏。

4. 对心脏的影响

β 受体阻滞剂对心脏的影响见表 13-2。

表 13-2　Ⅱ 类抗心律失常药物对心脏的影响

特　　性	临 床 反 应
作用于窦房结	-心动过缓时禁用
作用于房室结	-房室阻滞时禁用
降低收缩性	-心衰时禁用或慎用
停药后的反弹作用	-加剧缺血性心脏病

此外，β 受体阻滞剂可引起或加重支气管痉挛，干扰糖代谢等非心脏性作用，不过，心脏选择性 β 受体阻滞剂的非心脏作用发生较少，然而，随着剂量的增加也可变得明显。

(三) Ⅲ 类抗心律失常药物

这类药物主要有两个：胺碘酮和索他洛尔。

胺碘酮 (Amiodarone)

1. 电生理学特性

60 年代早期，由 Charlier 研究发现了胺碘酮，1968 年在法国上市，应用于治疗心绞痛，在临床应用过程中偶然发现有抗心律失常作用，并于 1973 年成为一种新的抗心律失常药。胺碘酮主要电生理特性是作用于动作电位 2、3 相，阻断钾离子外流，使得不应期延长及动作电位延长。胺碘酮又是一个多因素作用的药物，除了Ⅲ类抗心律失常作用外，还兼有 I、Ⅳ类药物的特征(表 13-3)。

表13-3 胺碘酮的电生理学特性

作　　用	电生理表现	临床表现
Ⅲ类作用：阻滞钾通道	降低兴奋性，防止相关的折返	对所有类型的心动过速有效，且与心率无关
频率依赖性Ⅰ类作用：阻滞快钠通道	防止折返，心动过速时使快传导减慢	抗心律失常，也可用于伴有束支阻滞时
Ⅳ类作用：阻滞慢钙通道	作用于窦房结及房室结	减慢心率，控制心室率

胺碘酮静脉注射液与口服制剂特性不同，静脉注射液第一个小时的作用无Ⅲ类抗心律失常药的作用，而具有其它类抗心律失常作用：即具有Ⅰ类药物的频率依赖性作用，当心率快时阻滞钠离子内流；Ⅱ类药物的作用，抗肾上腺素效能；Ⅳ类药物的作用，阻滞钙离子内流。静脉注射液这些电生理特性使得它对所有折返引起的心律失常有抑制作用，由于它抑制窦房结及房室结传导速度（Ⅱ及Ⅳ类药物作用），适用于治疗心室率快速的房性心律失常，而不引起反常的心室率加快的风险。

胺碘酮静脉注射液有负性肌力作用，当有失代偿性心衰时不能使用，其负性肌力作用与给药剂量及速度有关，剂量越大、速度越快其对心肌抑制亦越明显。此外，静脉注射液有血管舒张作用，可减轻外周血管阻力，因此可降低血压，与负性肌力作用一样，当快速给药时表现得更为明显。

2. 心电图改变

（1）心率减慢：可使基础心率降低约10%～15%，当基础心率较快时，表现得更为明显。

（2）QT间期延长：胺碘酮通过阻断钾离子外流，延长心室复极导致QT间期延长，可较基础延长30%。其QT间期延长主要为T波的延长。与其它延长QT间期的药物不同，这种QT间期延长并不增加尖端扭转型室速的危险。

（3）T波变平、U波增高：在胺碘酮治疗过程中常出现T波形状变平或呈双峰状，但并不总是出现U波增高，且没有必要因此停药。

3. 适应证

胺碘酮是一种广谱抗心律失常药，用于各种类型心律失常的治疗，心律失常合并各种心脏病理情况如缺血性心脏病、心衰、心肌病、束支阻滞也适用。

（1）抗肾上腺素作用：胺碘酮对α、β肾上腺素能受体作用是其抗心律失常及抗心肌缺血作用的一部分。

β受体抑制作用：胺碘酮抑制β受体与β受体阻滞剂不同，胺碘酮是部分抑制受体而不是完全阻滞它们。在作用方式上也优于β受体阻滞剂，它是非直接作用于受体，而是阻止信息的传递。另外，胺碘酮还可减少心肌细胞内肾上腺素能受体的数量。这些机制优于β受体阻滞剂，当治疗停止后，不会出现反弹作用。

胺碘酮对心脏β受体的抑制作用：有变时性作用，减慢心室率；变导性作用（仅作用于窦房结及房室结），抑制窦房结及房室结传导速度；变阈性作用，降低心肌兴奋性，对儿茶酚胺所促发心律失常作用有抑制作用。

α受体抑制作用：胺碘酮抑制α受体作用的结果是舒张冠状动脉及降低心脏后负荷，有抗心肌缺血作用及改善心功能。

（2）抗心肌缺血作用：胺碘酮有显著抗心肌缺血作用，减少氧耗，增加供氧能力，心肌灌注改善使心肌不同区域间的细胞活动趋于均匀，因而起到抗心律失常作用；同时，改善冠脉灌注也可使抗心律失常药物在心肌内更均匀分布，也意味着较少的促心律失常作用。

（3）其它：胺碘酮与心肌的甲状腺素受体结合，从而阻止甲状腺素发挥作用，非常均匀地延长所有不应期，有利于消除心律失常发生。

（4）一些特殊情况：抗心律失常药物的应用不仅仅取决于所治疗的心律失常，而且亦与个体的临床状况有关，如病人的整体状况、年龄等。

胺碘酮静脉给药与口服剂型有很大不同，静脉注射液仅用于紧急状态下，当难以耐受的心律失常需快速起效或口服给药不允许的情况下应用，尤其是麻醉时，胺碘酮静脉给药一般用于治疗快速心室率的房颤，室性心律失常及预激综合征并发的快速性心律失常。但对窦房结功能障碍患者禁用，否则有可能导致窦房阻滞甚或窦性停搏（图 13-17）

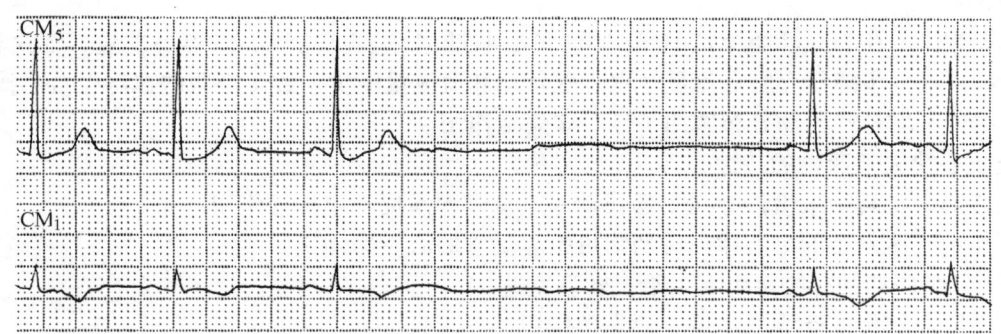

图 13-17 胺碘酮中毒致窦房阻滞
P_2-P_3 为 1.0s，P_3-P_4 达 2.92s，约为 P_2-P_3 的 3 倍，故窦房阻滞可能性大

索他洛尔（Sotalol）

1. 电生理学特性

索他洛尔兼备 III 类抗心律失常药物及非心脏选择性的 β 阻滞剂的作用。但其电生理作用在心率快或慢时不同，当心率慢时作用增强，于心率快时作用减弱。

2. 心电图改变：心率减慢，PR 间期延长及 QT 间期延长。

3. 适应证：索他洛尔作用于房室结，可减慢房颤、房扑的心室率，但效果不及胺碘酮，静脉用药有时用于房颤的转复及室上性心动过速的转复，但维持 6 个月窦性心律仅 53%。此外，还用于控制室性早搏及预防室性心动过速的复发。

（四）IV类抗心律失常药物

1. 电生理学特性

IV 类抗心律失常药物是一类钙拮抗剂，阻止钙离子从慢钙通道进入细胞内，作用于结细胞动作电位的 0 相，减慢窦房结的慢传导，因此正常的自律性降低，减慢房室结的慢传导使心室率减慢，可用于控制持续性房颤的心室率，事实上，这是IV类药物抗心律失常的惟一适应证。IV类药物除对结细胞作用外，也能阻止心肌细胞钙离子内流，致使心肌收缩减弱，因此钙拮抗剂有负性肌力作用。此外，钙的转运被阻滞可引起冠脉扩张，加之心率减慢，故钙拮抗剂有抗心肌缺血作用。此类药以维拉帕米（Verapamil）为主要代表。

2. 心电图改变：心率减慢及 PR 间期延长，可导致心动过缓及房室阻滞。

3. 适应证：作为抗心律失常药物，钙拮抗剂仅仅用于持续性房颤减慢心室率。事实上，钙拮抗剂主要用于治疗缺血性心脏病。

二、抗心律失常药物的促心律失常作用

患者在接受抗心律失常药物治疗时可出现新的心律失常，或使原有的心律失常加重，这种异常现象

可能由于原有的心脏病变进展，也可能是由于抗心律失常治疗本身所致，即抗心律失常药物的促心律失常作用（proarrhythmia）。绝大多数抗心律失常药物都有促心律失常作用，尤其当有心肌损害时，通常是缺血性心脏病时。在所有抗心律失常药物中，胺碘酮促心律失常作用最小。传导异常不包括在此范畴中。

（一）促心律失常作用的发生率

促心律失常作用的发生与以下因素有关：

1. 心脏的状况

促心律失常作用在心脏已经受损的情况下（如心肌缺血、左心功能不全）容易发生。在这种情况下，抗心律失常药可进一步降低心脏血流量，由于冠状动脉血流量减少，致使心肌缺血部位抗心律失常药物浓度很低，这种不均匀性药物分布增加了促心律失常作用。

2. 各类抗心律失常药物的特性

（1）抗心律失常药物减慢传导强于延长动作电位时程易促心律失常作用。

（2）不作用于房室结的抗心律失常药物可引起反常的心室率增快。

（3）延长 QT 间期的药物可引起尖端扭转型室速。

（4）负性肌力作用的药物更易促心律失常作用。

（5）抗心律失常药物剂量过高，未根据患者的情况调整。

（6）其它相关因素：如低钾，同时进行其他治疗或联合应用其他抗心律失常药物等。

（二）促心律失常作用的心电图表现

1. 室性心律失常

如室性早搏、室性心动过速，反常的心室率增快。在有些病例中可加剧已有的心律失常，如增加室性早搏的频率及速率，加速室性心动过速的室率，多见于 I_A 及 I_C 类药物。

2. 尖端扭转型室速

主要包括那些延长 QT 间期的药物如 I_A 类药物、索他洛尔，胺碘酮偶见。相关因素有心动过缓、低钾、低镁及与可降低血钾的药物或与可引起尖端扭转型室速的药物联用。

3. 反常的心室率增快

那些对房室结无作用的药物如 I_A 及 I_C 类药物，常可引起反常的心率增快。

电 解 质 紊 乱

随着电生理学的发展，微电极方法的研究日益深入，有关电解质紊乱对心脏的影响有了比较明确的认识，主要是对心肌细胞的动作电位有明显影响，对心肌细胞的应激性及传导性也有影响，从而心电图上表现出 ST-T 改变，严重的电解质紊乱还可引起激动起源和传导上的异常，甚至引起心室颤动或心脏停搏。在临床所见的疾病中，往往情况比较复杂，大多数情况下，不是单一电解质发生改变，而是几种电解质都失去平衡，体液的酸碱度（pH 值）也同时发生改变，此外，常掺杂了患者本身疾病及接受治疗药物等致使心电图改变的敏感性和特异性受到影响，故在具体判断时必须结合临床分析才能得出正确结论。况且，还可存在个体差异性，同一病种在不同病例中可有不同的心电图表现，如患者伴有心肌损伤时电解质改变更为敏感，更易出现 ST-T 改变或心律失常。

在各种电解质中，钾对心肌细胞影响最为明显，其他如钙、镁、钠也有一定影响（表 13-4）。

表13-4 血电解质对心肌动作电位的影响

项　　目	高血钾	低血钾	低血钠	高血钙	低血钙
静息电位	+	-			
动作电位时程	-	+	-	-	+
动作电位幅度	-	± 或 +	-		
传导速率	±	-			
不应期	-	+		-	+
阈电位					
应激性	+	-		-	+

注：-降低，+升高或延长

一、高 钾 血 症

钾是人体内最重要的电解质之一，临床上血钾对心脏的影响最为明显。正常情况下体内98%的钾存在细胞内，细胞外液含钾极微，一般血清钾浓度是反映细胞外钾浓度。正常血清钾浓度为3.5～5.5mmol/L，当血清钾浓度＞5.5mmol/L时即为血钾过高，心电图上即可出现反应。

（一）心电图表现

1. T波高尖，升降支对称基底变窄，即所谓帐篷状T波，以Ⅱ、Ⅲ导联和胸前导联尤为明显，即使原有T波倒置，当高血钾时也转为正向。
2. QRS波群振幅降低，时间增宽，S波变深。
3. ST段下移。
4. P波减小，甚至消失。
5. 可出现窦性心动过缓、窦性心律不齐、窦性静止、房内、房室、室内阻滞、交界性心动过速、室性心动过速、心室自主心律、心室颤动、心室停搏等心律失常。

（二）发生机制

血钾增高对心肌细胞的动作电位发生两方面的影响：其一是细胞膜对钾离子的通透性增加，复极3相时间缩短，坡度陡峻；另一影响是静息膜电位升高，这是由于细胞内外钾的浓度差减少所致（图13-18）。

正常心脏，细胞外钾浓度低于细胞内钾浓度，然而，血清钾浓度的微小变化，即可改变细胞内外钾浓度梯度，当细胞外钾浓度升高时，首先是复极期心肌细胞对钾离子的通透性增加，因而复级3相时间缩短，坡度陡峻，整个动作电位时程也缩短，此时心电图表现T波高耸、QT间期缩短。当血钾浓度超过5.5mmol/L时即可出现这种改变。故T波高耸是血钾增高最早期的心电图表现。

随着血钾浓度的继续增高，心肌细胞静息膜电位（负值）减少，因此0相阶段上升速度减慢（dV/dt），心室内传导减慢，此时心电图表现除T波高耸外，QRS时间增宽，有时出现左前分支阻滞，由于QRS时间显著增宽，QT间期也可以相应延长。当血钾浓度超过6.5mmol/L时即可出现这种改变（图13-19）。

当血钾浓度升高超过7.0 mmol/L时，静息膜电位更高（负值更小），可从-90mV升到-80mV甚至-70mV，膜反应性降低，室内传导速度变慢，此时心房肌的激动传导受到抑制，P波振幅降低，时间延

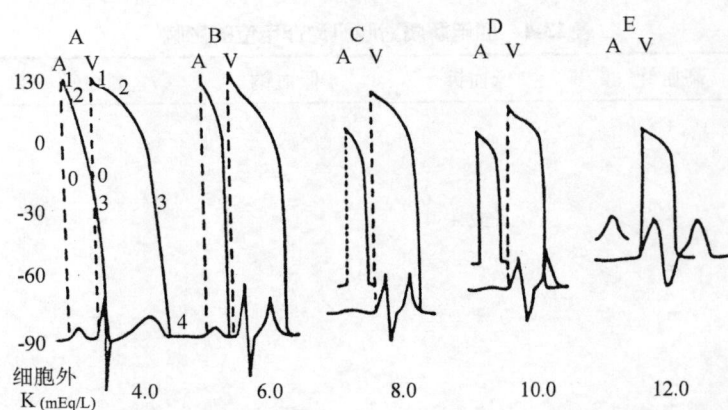

图 13-18 高钾血症时心房肌（A）及心室肌（V）动作电位变化以及相应的心电图波形改变

A. 示动作电位高振幅达 130mV（〔0〕相超射 +30mV），注意随着细胞外钾浓度的升高，动作电位〔0〕
相振幅逐渐降低，其上升断线越密集，表示上升速度越慢，最后（D、E）成一连续线，〔3〕相陡度
逐渐增加（T 波高耸），静止膜电位（RMP）亦逐渐变小。随着上述一系列动作电位曲线的变化，
心房肌及心室肌的传导障碍逐渐明显，如 P 波由低平而消失，QRS 逐渐增宽，而且心房肌的变化较心室
肌更为显著。应注意的是动作电位曲线是单个心肌纤维的变化，而心电图是全部心房肌心室肌的
综合结果。D、E 心电图 QRS-T 的范围超出了动作电位曲线，这是因为心肌明显传导障碍
之后还出现继发性复极改变之故

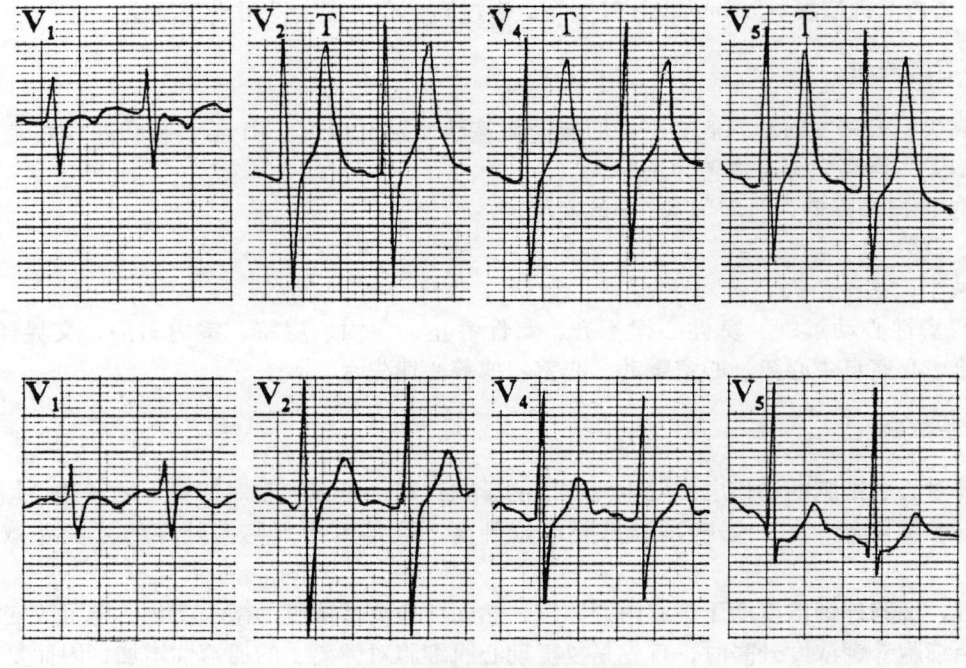

图 13-19 高钾血症心电图

患者女性，42 岁。慢性肾功能衰竭。上图记录于血清钾 6.5mmol/L 时。心电图
表现：V_2、V_4 和 V_5 导联 T 波高尖，徒狭对称为帐篷状。
下图记录于血液透析后，血清钾 5.1mmol/L，心电图恢复正常

长，由于房室传导减慢，故 PR 间期也常常延长（图 13-20）。当血钾超过 8mmol/L 时，对心肌的抑制更
加明显，心电图表现 PR 间期延长，R 波降低 S 波增深，QRS 波群增宽，ST 段下移近似心肌缺血表现，
或 QRS 波群呈 QS 型酷似心肌梗死图形（图 13-21），此时最特异的改变是 P 波消失，形成窦室传导心律
（sinoventricular rhythm）或交界性心律（图 13-22）。

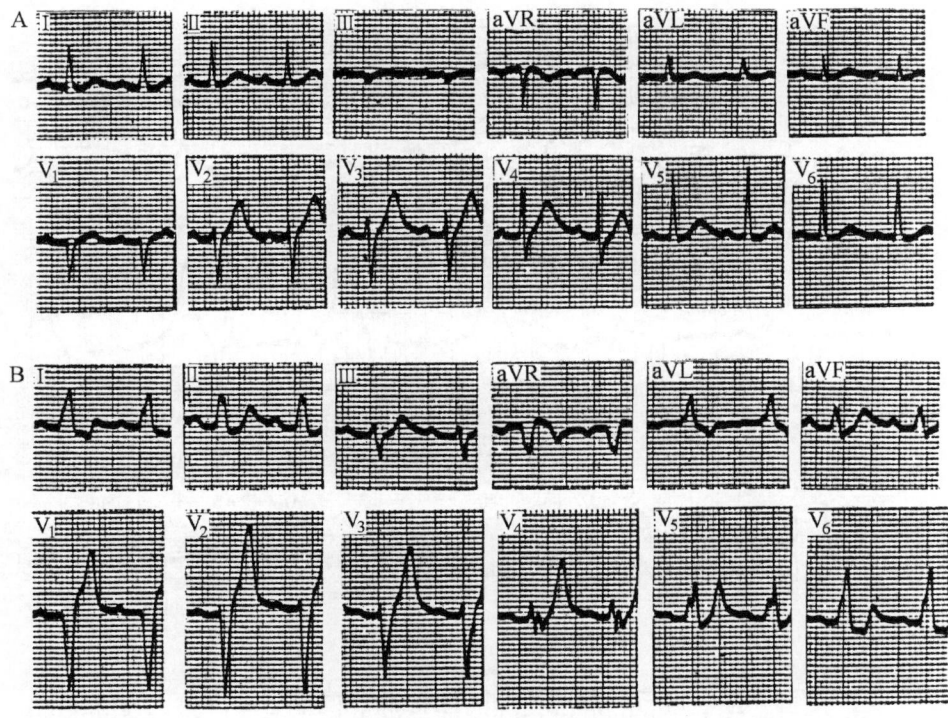

图 13-20　急性肾功能衰竭并发高钾血症

A. 心电图基本正常：血清钾浓度正常；B. QRS 波增宽、形态类似左束支阻滞，$V_1 \sim V_5$ T 波高尖，

Ⅰ、Ⅱ、aVF 及 $V_5 \sim V_6$ ST 段下移，PR 间期略延长，符合高血钾心电图改变

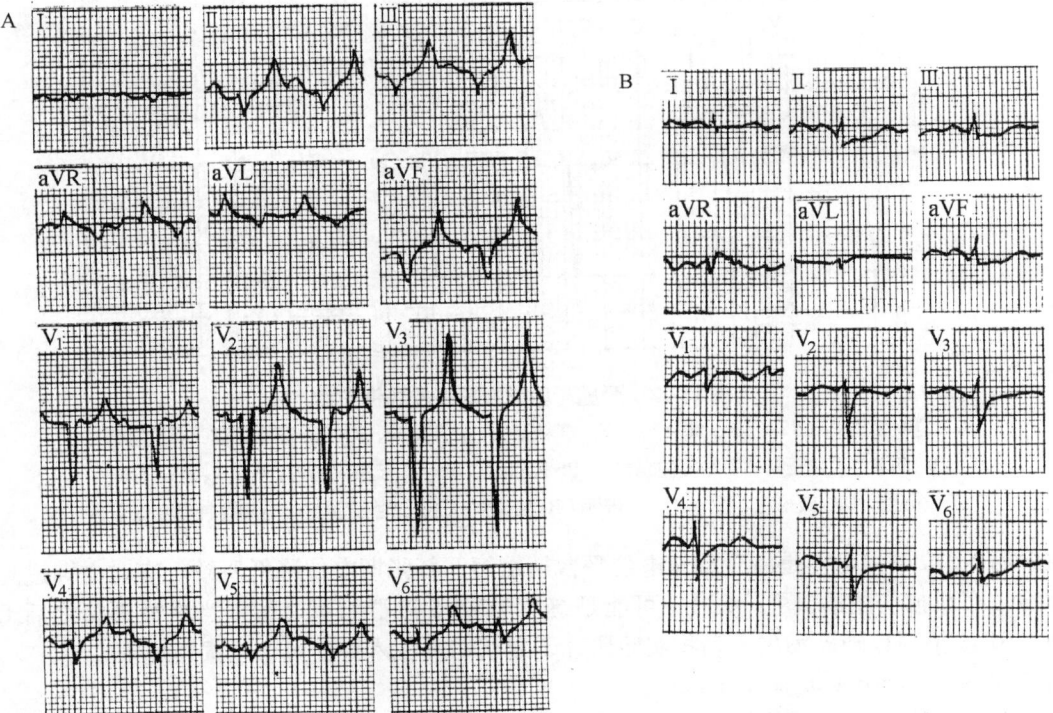

图 13-21　慢性肾炎并发高血钾酷似前壁和下壁心肌梗塞

A. Ⅱ、Ⅲ、aVF 导联 QRS 波呈 Qs 型，胸前导联 R 波递增不良，酷似前壁和下壁心肌梗塞。但 T 波高尖，一度房室
阻滞，肢体导联低电压及电轴左偏。当时血清钾 8.5mmol/L；B. 经腹膜透析数小时后，异常 Q 波消失，胸前
导联 R 波递增正常，高尖 T 波消失，呈现非特异性 ST-T 异常，PR 间期正常，电轴 +80°　血清钾 3.5mmol/L

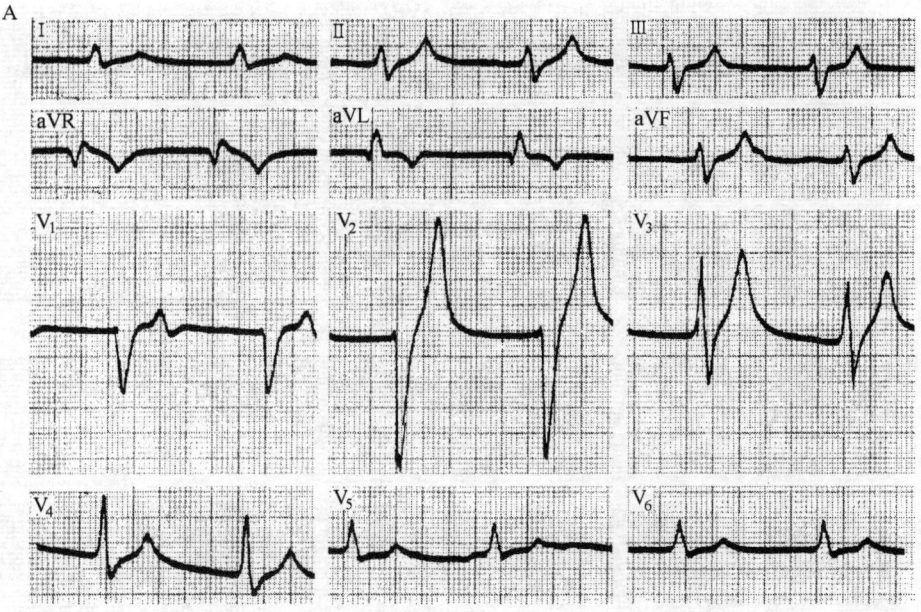

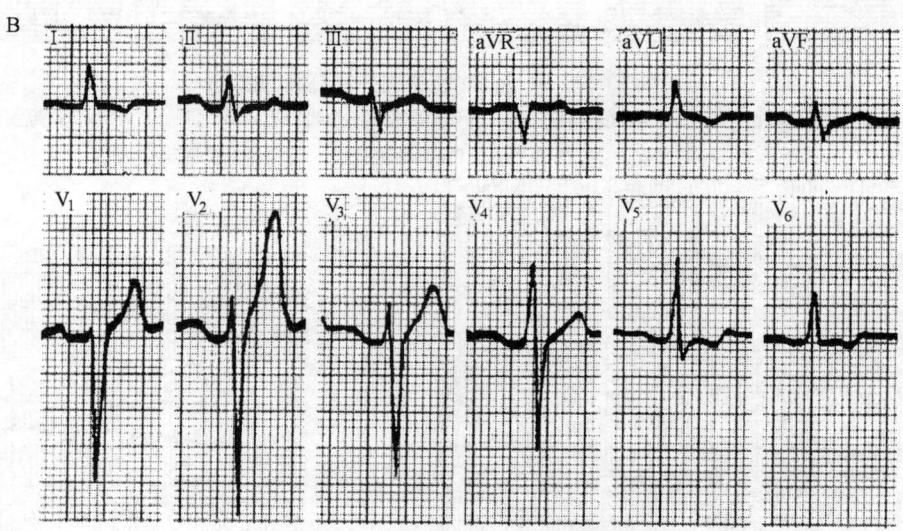

图 13-22 严重肾功能衰竭并发高钾血症

A. QRs 波时间 0.12s，Ⅱ、Ⅲ 及 V₂~V₄ T 波高尖，P 波消失，形成窦-室传导或交界性心律；

B. 血清钾恢复正常后转为窦性心律，QRS 波时间 0.08s，T 波高尖消失，Ⅰ、V₅、V₆ 导联

T 波倒置，QRs 波形态与图 A 相似，表明 QRs 波宽大畸形是心肌弥漫性传导障碍并非束支阻滞

高血钾时 ST 段下移可能是由于动作电位平台期缩短，舒张期电位降低所致。有时血钾过高时 ST 段抬高类似急性心肌损伤图形（图 13-23），可能是继发于 QRS 波群增宽之故。当血液透析之后 QRS 波群时间缩短，ST 段抬高也随即消失。动物实验研究于冠状动脉注入钾盐可产生损伤电流。

窦室传导（sino-ventricular conduction）

心房肌对血钾特别敏感，当血钾浓度增高时，在窦房结、结间束与房室结尚未受抑制之前心房肌首先受抑制，使之电活动静止（心房静止），窦房结发出的冲动不能激动心房，但仍循三条结间束传至房室交界处，从而激动心室，称之为窦室传导，实为窦房结至房室交界区传导。

文献上称之窦室传导，这个含义不很明确，这与正常窦性激动由窦房结发出而最后传导到心室似无

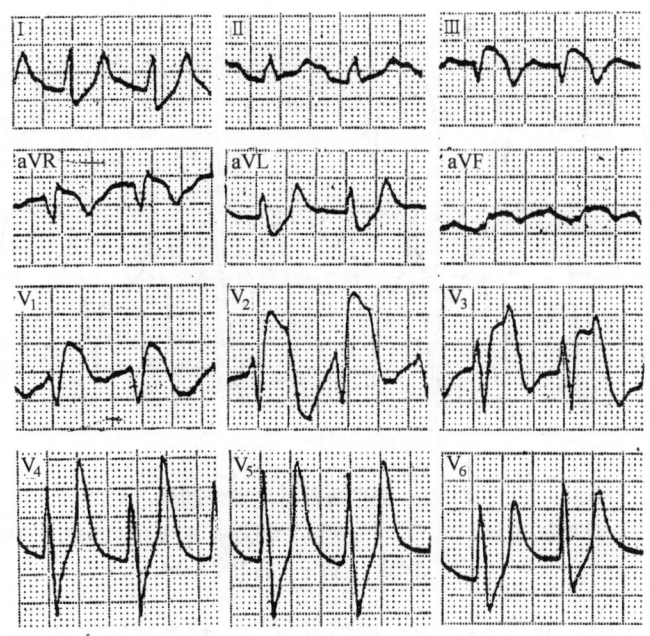

图 13-23　急性肾功能衰竭并发高钾血症

各导联 QRs 波明显增宽(0.12s)，Ⅲ、aVF 和 $V_1 \sim V_3$

导联 ST 段明显抬高，T 波 I、aVL、$V_3 \sim V_6$ 高尖

区别，未能反映本症中心房传导性丧失这一特点，故有些作者称为弥漫性完全性心房肌阻滞(diffuse complete atrial muscular block)。

窦室传导的心电图表现：①心房波(P 波或 f 波)消失，呈 QRS-T 的序列，室率多数缓慢(图 13-24)，室率也可以增快(图 13-25)；②高血钾心电图异常如 QRS 波群宽大畸形及高尖对称 T 波；③心电图呈现 QRS-T 的序列时，貌似三度窦房阻滞或窦性停搏伴交界性或心室自主节律，应注意鉴别，如在前后心电图对比或在描记过程中观察到心率不变而 P 波突然消失的现象，又有符合高血钾的 QRS-T 变化，则有助于窦室传导的诊断，有时借助迷走神经刺激对心室率是否有影响而推测，心室率有反应者也有利窦室

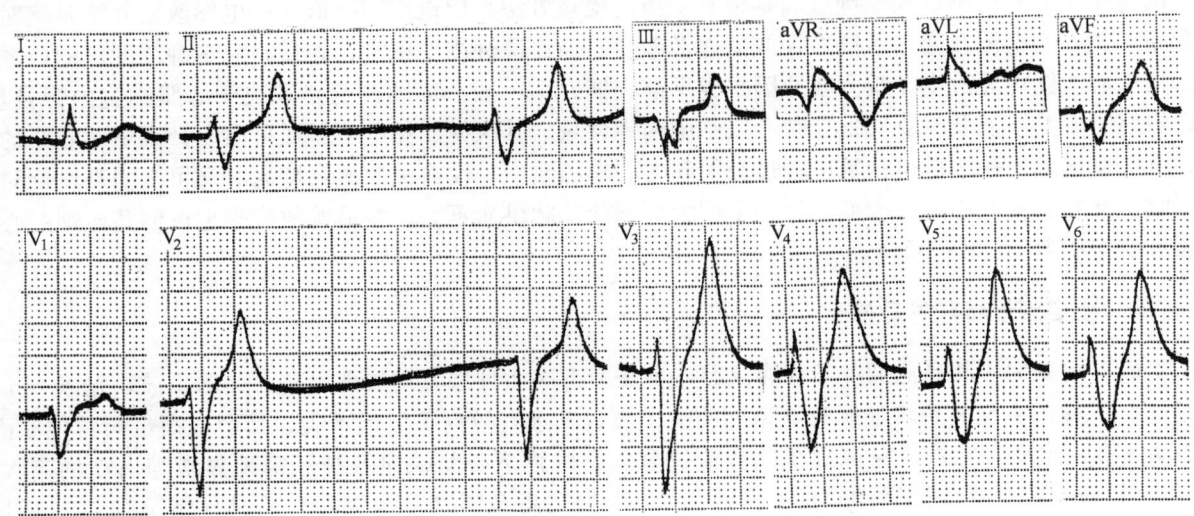

图 13-24　慢性肾功能衰竭并发高钾血症

P 波消失，QRs 波增宽，S 波加深，T 波高尖，室率缓慢考虑为窦-室传导，随后心脏停搏

传导的诊断。

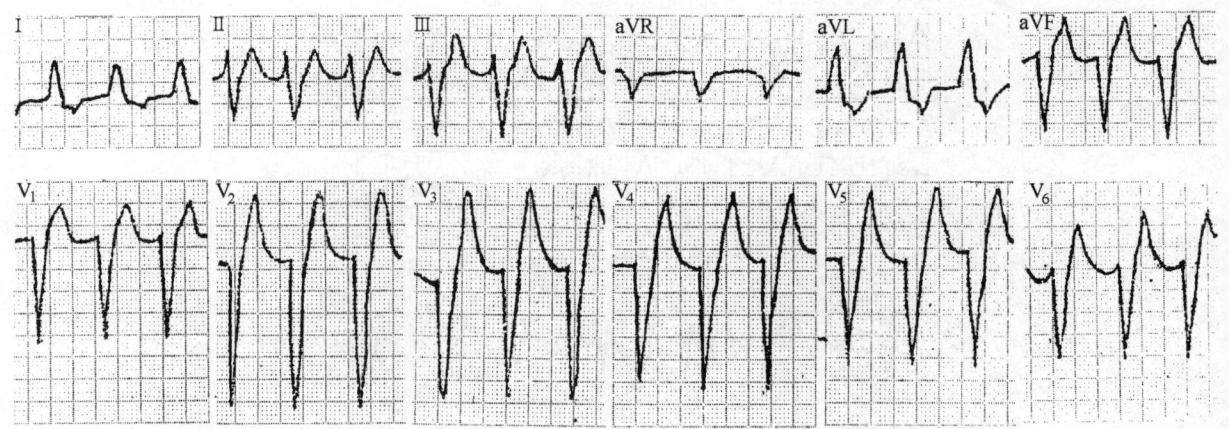

图 13-25　慢性肾炎并发高钾血症

P 波消失，QRs 波增宽，QT 间期缩短，T 波高尖心律规则，室率增快，QRs 波形态不像左、

右束支阻滞，考虑窦-室传导。血清钾 7.2mmol/L

血钾浓度进一步升高达 10mmol/L 以上时，即出现缓慢、越来越宽大的 QRS 波群，T 波振幅反趋降低而圆钝，QRS 波群与 T 波融合形成正弦曲线，致使在同一时期内心肌除级与复级参差存在，最后死于心脏停搏或室颤。另外，高浓度血钾时静息膜电位负值减少程度有时极为明显，甚至接近阈电位值，使心肌应激性增加，此时只要有极微弱的刺激即可使心肌应激，出现各种室性心律失常，如室性早搏、室性心动过速、心室扑动及心室颤动等。

总之，血清浓度高低与心电图改变在多数情况下呈一定规律：

血钾超过 5.5mmol/L 时 T 波高尖、QT 间期缩短。

血钾超过 6.5mmol/L 时可有 QRS 波群增宽。

血钾超过 7.0mmol/L 时 P 波振幅降低，P 波时间、QRS 时间、PR 时间延长，ST 段下移。

血钾超过 8.5mmol/L 时 P 波消失，形成窦室节律（sinoventricular rhythm）。

血钾超过 10mmol/L 时 QRS 波群与 T 波融合形成正弦曲线，最后心脏停搏。

值得指出，心电图诊断血钾过高是很有价值的检查方法，但血清钾高低与心电图改变并不是绝对平行关系。例如心电图改变显示高血钾或低血钾改变，但血清钾浓度正常；相反，血清钾浓度已明显增高或降低而心电图可无改变。其主要原因是钾平衡失调时，一般心电图改变是取决于心肌细胞内钾含量，而血清钾测定是不能及时真实地反映心肌细胞内钾含量。其次钠、钙等电解质可改变钾离子对心肌的影响，例如血钠或血钙过低可加重血钾过高引起的心电图改变，而血钠或血钙增高时又可抵消高血钾对心肌影响。此外，其他心电图改变，如心室肥大、冠状动脉供血不足、洋地黄效应等也可使高血钾的心电图表现变得不典型（图 13-26）。

（三）心电图诊断与鉴别诊断

单独 T 波高尖诊断高血钾并不可靠。首先不是所有高血钾患者均表现出高而尖的 T 波。据 Braun 氏报道只有 22% 的高血钾患者显示有典型的高尖 T 波，其余有较高 T 波但不尖，其形态很难与其他原因，如心动过缓、脑血管意外、左室舒张期负荷过重、心内膜下心肌缺血及神经精神异常等出现的高大 T 波相鉴别。此时，测定纠正后的 QT_C 很有帮助，因为在高血钾时 QT_C 缩短，而其他情况则 QT_C 延长。值得提出慢性肾功能衰竭患者高血钾伴低血钙时，偶尔也可表现 QT 间期延长。但其 QT 间期延长主要是由于低血钙导致 ST 段延长所致。高血钾时 QRS 波群宽大畸形与束支阻滞或预激综合征具有特征性的

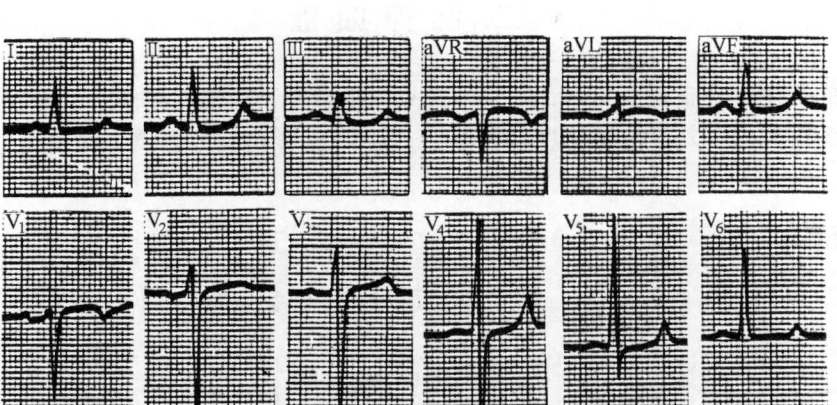

图 13-26 急性肾功能衰竭并发高钾血症

Ⅱ、Ⅲ、aVF 及 V₄ ~ V₆ 导联 T 波对称、尖但不增高，可能合并存在原有心电图异常之故

QRS 波群形态不同。预激综合征 QRS 波群初始向量有改变，而高血钾则 QRS 波群呈均匀增宽，左束支阻滞时 V₅、V₆ 导联无宽大的 S 波，而在高血钾时则可有宽大的 S 波，右束支阻滞时 V₅、V₆ 导联无宽大的 R 波，而在高血钾患者则可出现。但有时也可因心肌原有情况不同而出现类似心电图改变（图 13-27）。

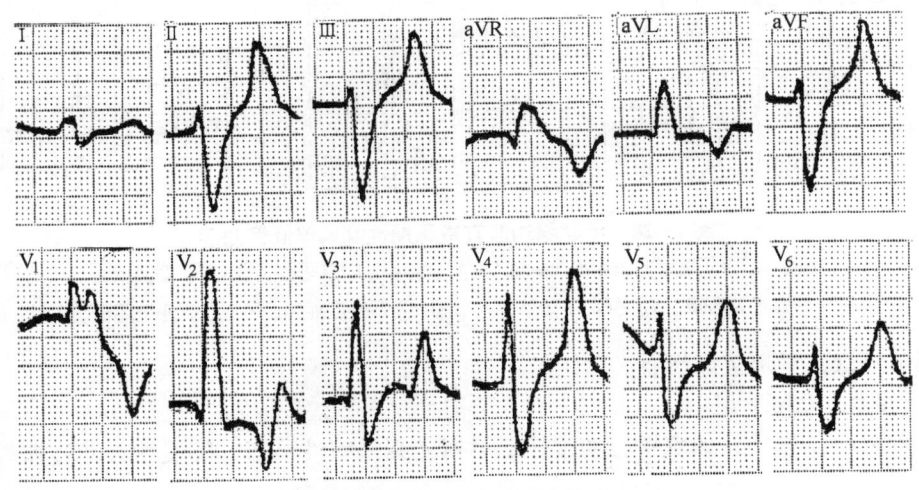

图 13-27 慢性肾功能衰竭并发高钾血症

P 波消失，Ⅱ、Ⅲ、aVF 及 V₂ ~ V₆ 导联 T 波高尖，QRS 波宽大畸形类似右束

支阻滞伴左前分支阻滞，血清钾 8mmol/L

（四）临床意义

钾是人体内主要电解质，细胞内主要的阳离子，对维持神经肌肉应激性、心脏的正常功能等十分重要。人体摄入的钾盐经代谢后 80% 以上由肾脏排泄，故任何原因所致的急慢性肾功能减退或衰竭、尿量减少是造成血钾过高最重要的原因，其他可见于溶血性疾病、输血过多、大面积烧伤、挤压伤综合征、急性胰腺炎、急性严重中毒、酸中毒、肾上腺皮质功能不全等。高血钾比低血钾少见，但一旦发生预后较为严重，如处理不及时常危及生命，应引起临床高度警惕。

二、低钾血症

正常人体内的钾主要分布在细胞内，细胞外液只含少量钾，细胞内外钾之比为30:1，因此血清钾稍有减少，即可改变细胞内、外钾浓度梯度，对心肌产生明显影响。当血清钾浓度低于3.5mmol/L即为血钾过低。

（一）心电图表现

1. U波增高，可高达0.1mV以上，有时超过同一导联T波的振幅（图13-28）。

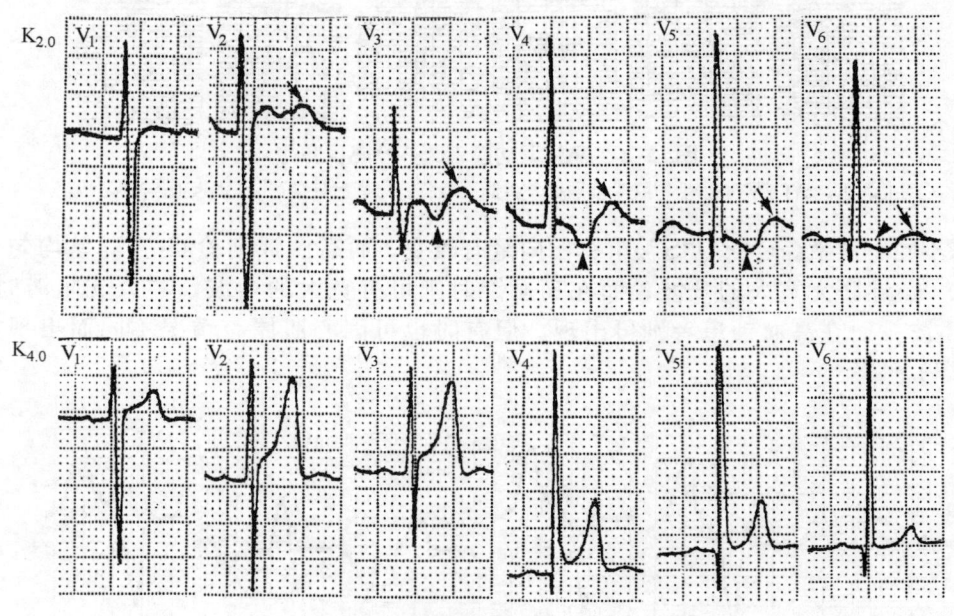

图13-28 甲状腺功能亢进周期性麻痹伴低钾血症

上图：记录于患者血清钾2.0mmol/L时，V₂～V₆导联可见明显U波（箭头示），
V₃～V₆导联T波倒置，V₆导联ST段下移；下图：为低钾血症纠正后记录，心电图表现正常

2. T波振幅降低，平坦甚或倒置。
3. ST段下移达0.05mV以上。
4. 可出现各种心律失常，如窦性心动过速、早搏尤其是室性早搏、阵发性心动过速等。

（二）发生机制

当细胞外钾离子浓度降低时，细胞膜对钾的通透性减少，细胞内外钾离子浓度差更加显著，因而静息膜电位增加（负值增大），一般膜电位不超过-90mV，不会使心脏传导减慢，由于3相阶段钾离子逸出减慢，致使复极坡度变慢，因而动作电位时程延长。这一作用对浦肯野纤维较心室肌明显，故浦肯野纤维动作电位时程延长超过心室肌（图13-29）。反映在心电图上QT间期延长、T波低平及U波增高。

（三）心电图诊断与鉴别诊断

低血钾引起心电图改变的演变过程，一般先是T波逐渐降低以至倒置，U波逐渐增大，ST段下移，U波与T波融合呈驼峰状或构成宽大的假性T波（图13-30），致使QT间期不易精确测量，可能会将QU

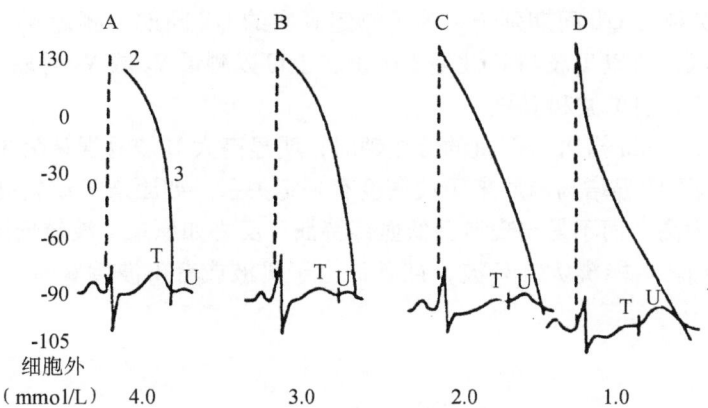

图 13-29　低钾血症时心室肌动作电位变化以及相应的心电图改变

注意随着细胞外血钾浓度的降低，〔2〕相速度逐渐增加以至消失，而〔3〕相则逐渐延长，动作电位时间也逐渐延长，心电图 T 波逐渐变平，而 U 波越来越明显突出；并注意静止膜电位（RMP）逐渐增加，动作电位的振幅也增加了，不过〔0〕相上升速度最好的膜电位是 –90mV，虽然静止膜电位增加，并不增加上升速度，甚至还略有减慢（D 图〔0〕相上升断线密集），所以低血钾一般不影响心室肌传导，明显的低血钾却可有轻度的传导阻滞表现

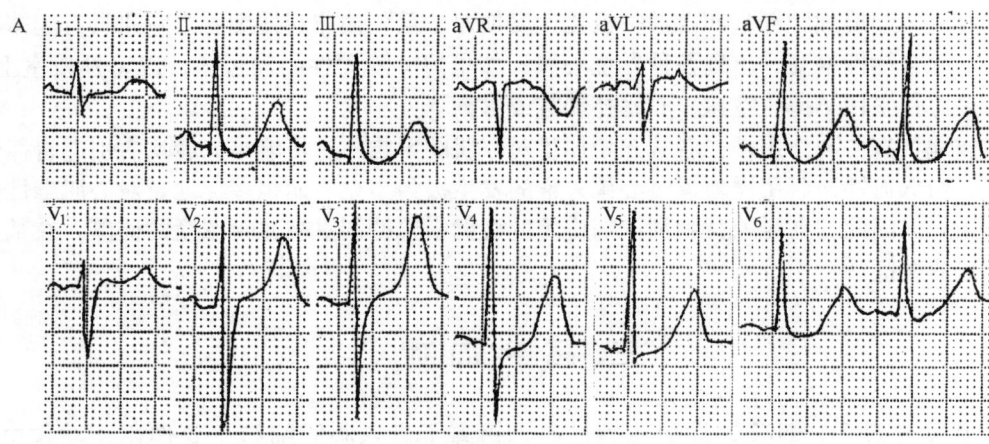

入院时心电图记录

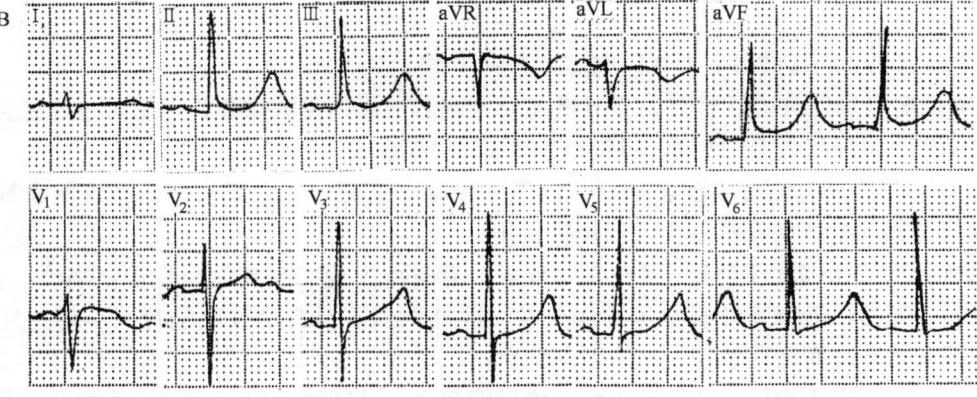

入院次日心电图记录

图 13-30　低钾血症高耸 U 波酷似 T 波

A. 窦性心律，电轴 +90°，肢体及胸前导联高大 U 波，酷似高耸 T 波，QTc0.64s，非特异性 ST – T 改变，血清钾 1.6mmol/L；B. 窦性心律，电轴 +90°，U 波明显降低，V₂、V₃ 导联 U 波降低尤为明显。

I 、V₂、和 V₃ 导联可清楚辨别 U 波和 T 波。次日血清钾 3.5mmol/L

间期判为 QT 间期，误判为 QT 间期延长，为了测定真实的 QT 间期可测量 aVL 导联的 QT 间期，因为 aVL 导联 U 波一般很低，所以 T 波与 U 波易于区别，也可以测量 V_2 或 V_3 导联 QT 间期，因为这些导联 U 波特别高，也有助于鉴别 T 波和 U 波。

早在 1955 年，Lepeschin 指出"严重的低血钾时，明显高大 U 波易误认为 T 波，特别当 T 波辨认不清楚时"。识别 U 波是否明显增高与原来 T 波高度有一定关系，如原来 T 波较高在低血钾时即使已明显降低，仍可能较 U 波为高，而不易出现典型低血钾特征；反之如原来 T 波较低即使轻微减小，亦可使 U 波相对增高而易于识别。若能辨认出 U 波，且 U 波大于 T 波或者 T 波倒置时 U 波 >0.1mV 是诊断低血钾的重要依据。

(四) 临床意义

低血钾是心脏疾患中最常见合并症之一，特别当心衰时长期食欲减退、摄食减少，且有呕吐及反复使用利尿药导致低血钾。慢性肾脏疾病若呕吐丢失大量胃液，发生碱中毒时细胞内的钾离子与细胞外液的钠氢离子易于转换，因此使细胞外液的氢离子减少，转移到细胞外液的钾离子可以从肾脏排出产生低钾血症。此外，长期腹泻、肠瘘、胃或肠管引流、洗胃、长期应用葡萄糖液或激素、周期性麻痹、肾上腺皮质功能亢进、原发性醛固酮增多症等也可发生低血钾。

血钾降低时可使起搏细胞舒张期自动去极化速度加速，且可使非起搏细胞心室肌具有起搏功能。所以低血钾时可引起自律性增高，出现各种异位心律，如早搏、阵发性心动过速，以室性较室上性多见。严重时可出现多源性室性早搏、室速、心室扑动甚或室颤。

低血钾和洋地黄有协同作用，二者常互相加重对心肌的影响，这可能是二者均有引起自律性增强和传导障碍有关。当低血钾又服用洋地黄时心律失常的发生极为多见，而很多洋地黄对心肌毒性作用，可因纠正缺钾而消失。因此，在洋地黄和利尿剂应用的病例中要特别重视血钾浓度的监测，在某些情况下甚至是治疗成败的关键。

三、高 钙 血 症

血清钙的含量超过 3mmol/L，即为血钙过高。钙离子进入心肌细胞主要作用于动作电位 2 相。当高血钙时使其 2 相缩短，而 3 相未受影响，故总的动作电位时程缩短。反映在心电图上可有如下表现：

1. ST 段缩短或消失，R 波后立即继以突然上升的 T 波。

2. QT 间期缩短，常伴有明显 U 波，有时增高 U 波与其前面的 T 波重叠，误认为是增宽且波顶圆钝的 T 波，易将 QU 间期误认为 QT 间期，以致错判为 QT 间期延长。

3. 一般而言，单纯高血钙对 T 波影响不大，但如伴有心脏肥大、心肌病变、严重贫血等则易出现异常 T 波，如合并其他电解质紊乱也会出现相应变化。

4. 严重高血钙时 QRS 波群时间、PR 间期可延长，有时可出现二度或完全性房室阻滞。偶见早搏、阵发性心动过速、窦房阻滞或窦性静止等心律失常。因此，当需要钙剂静注治疗时，切忌注射过多过快，以防血清钙突然升高而出现意外，甚至引起死亡。

临床上高血钙较低血钙少见，常见于甲状旁腺功能亢进、骨转移性癌、多发性骨髓瘤、肾上腺皮质功能亢进、脑下垂体嗜碱细胞腺瘤及肢端肥大症等。钙对心肌的影响有类似洋地黄作用，能增强心肌收缩力，加速心肌复极过程，故在使用洋地黄过程中不宜静脉注射钙剂，以防引起室颤而突然死亡。但对高血钾引起的房室、室内阻滞以及心室颤动可输入钙剂而消除或防止，反之，低血钾引起阻滞可因降低血钙而消除。

四、血钙过低

血清钙含量低于 1.75mmol/L 即为血钙过低。低血钙时对心肌动作电位的影响是使 2 相延长，而 3 相坡度无明显影响，故总的动作电位时程延长，反映在心电图上可有如下表现（图 13-31）：

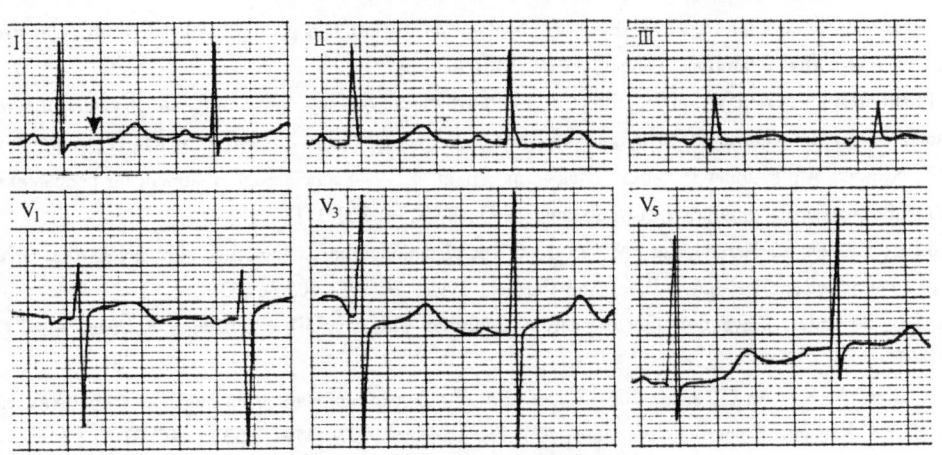

图 13-31　甲状旁腺功能减退低钙血症
Ⅰ 导联 QT 间期延长至 0.52s，主要为 ST 段延长（箭头示）

1. ST 段平直延长，无上下偏移。T 波直立无增宽现象，只有当血钙严重降低时，T 波才变为平坦甚至倒置。低血钙伴有高血钾时，则 ST 段延长，T 波狭而高尖，而低血钙伴低血钾时则 ST 段延长，T 波平坦，U 波明显。

2. QT 间期延长，但 QTc 很少超过正常的 140%。

3. 单纯性低血钙时心率、心律、PR 间期及 P-QRS-T 各波均无明显影响。如合并其他电解质紊乱，除上述 ST 段改变外，也会出现相应变化，若伴有心肌病变时亦可出现 T 波低平或倒置。

临床上低血钙常见于慢性肾功能衰竭、肾小管性酸中毒、甲状旁腺功能减退、甲状腺部分切除术后、急性胰腺炎、骨质疏松症、肝性昏迷、严重呕吐、长期腹泻或钙盐摄食过少等，一般低血钙情况下，静脉注射葡萄糖酸钙或氯化钙可使 ST 段缩短，但伴有 T 波改变者则需较长时间方能使 ST-T 逐渐复原。在慢性肾炎患者低血钙常合并高血钾，在补钙同时更应重视降低血钾浓度。

参 考 文 献

1. 吴祥，陆绍怀. 窦室传导. 心电学杂志，1984，3（4）：235-236

2. 吴祥. 洋地黄过量的心律失常. 浙江医学，1986，13（5）：39-42

3. Chowdhry IH, Hariman RJ, Gomes JA, et al. Transient digitoxic double tachy- cardia. Chest, 1983, 83（4）：686-687

4. 朱志忠，吴祥. 药物影响及电解质紊乱. 见陈清辟主编. 简明心电图学及图谱. 山东科学技术出版社，1983，113-123

5. 吴胜南，许香广，吴祥. 某些药物中毒的心电图. 见吴晔良主编. 临床心电图鉴别诊断. 南京：江苏科学技术出版社，1999，331-347

6. Reddy GV, Schamroth L, Schamroth CL, et al. Tall and peaked U wave in hypokalemia. Chest, 1987, 91（4）：605-607

7. The Cardiac Arrythmia Suppression Trial II investigators. Preliminary report：effect of encainide and flecainide on mortality in a randomized trial of arrhythmia suppression after myocardial infarction. N Engl J Med, 1989, 321（7）：406-412

8. Echt DS, Liebson PR, Mitchell LB, et al. Mortality and morbidity in patients receiving encainide, flecainide or placebo. N En- gl J Med, 1991, 324（12）：781-788

9. Greene HL, Roden DM, Katz RJ, et al. The cardiac arrhythmia suppression trial from CAST I to CAST II. J Am Coll Cardiol, 1992, 19(5): 895-898

10. The Cardiac Arrythmia Suppression Trial II investigators. Effect of the antiarrhythmic agent moricizine on survival after myocardial infarction. N Engl J Med, 1992, 327(4): 227-233

11. Epstein AE, Hallstrom AP, Rogers WJ, et al. Mortality following ventricular arrhythmia suppression by encainide, necainide and moricizine after myocardial infarction. JAMA, 1993, 270(20): 2451-2455

12. Waldo AL, Camm AJ, deRuyter H, et al. Effect of d-sotalol on mortality in patients with left ventricular dysfunction after recent and remote myocardial infarction. Lancet, 1996, 348(9019): 7 -12

13. Burkart F, Pfisterer M, Kiowski W, et at. Effect of a antiarrhythmic therapy on mortality in survivors of myocardial infarction with asymptomatic complex ventricular arrhythmias: BASIS. J Am Coll Cardiol, 1990, 16(7): 1711-1718

14. Pfisterer ME, Kiowski W, Brunner H, et al. Long-term benefit of 1-year amiodarone treatment for persistent complex ventricular arrythmias aftermyocardial infarction. Circulation, 1993, 87(2): 369-311

15. Ceremuzynski L, Kleczar E, Krzeminska PM, et al. Effect of amiodarone on mortality after myocardial infarction: a double-blind, placebo-controlled, pilot study. J Am Coll Cardiol, 1992, 20(5): 1056-1062

16. Ceremuzynski L. Secondary prevention after myocardial infarction with class III antiarrhythmic drugs. Am J Cardiol, 1993, 72 (16): 82F-86F

17. Julian DG, Camm AJ, Frangin G, et al. Randomised trial of effect of amiodarone on mortality in patients with left ventricular dysfunction after 3. 5 recent myocardial infarction: EMIAT. Lancet, 1997, 349(9053): 667-674

18. Cairns JA, Connolly SJ, Roberts R, et al. Randomised trial of outcome after myocardial infarction in patients with frequent or repetitive ventricular premature depolarisation: CAMIAT. Lancet, 1997, 349(9053): 675-682

19. Singh SN, Fletcher RD, Fisher SG, et al. Amiodarone in patients with congestive heart failure and symptomatic ventricular arrhythmia. N Engl J Med, 1995, 333(2): 77-82

20. Doval HC, Nul DR, Grancelli HO, et al. Randomised trial of low-dose amiodarone in severe congestive heart failure. Lancet, 1994, 344(8921): 493-498

21. Amiodarone Trials Meta-Analysis Investigators. The effects of prophylactic amiodarone on mortality after acute myocardial infarction and in congestive heart failure. Lancet, 1997, 350(9089): 1417-1424

第14章　小儿和胎儿心电图

The Electrocardiogram of Children and Fetuses

谢　振　武

内 容 提 要

小儿心电图包括新生儿、婴儿、儿童及少年儿童心电图，小儿在生长发育阶段，解剖生理随增龄变化，心电图也发生相应的变化。所谓"小儿心电图特点"，不仅指小儿心电图与成人心电图间存在着差异，而且在小儿发育的不同年龄阶段亦存在着显著的差异。小儿心电图诊断标准不仅与成人有很大的不同，而且在小儿阶段还有年龄差异。成人心电图虽也有年龄差异，但不及小儿年龄间的差异显著，故临床工作者对小儿心电图特点应有较多的注意和理解，避免误用标准，导致诊断错误。

一、小儿心电图史

1903 年 Einthoven 创建弦线电流计，5 年后，Nicolai 及 Funaro 首次用标准导联 I 描记了婴儿和儿童心电图。1913 年，Hecht 用三个标准导联广泛地研究了包括早产儿在内的婴儿、儿童心电图和心脏病儿童的心电图。自 50 年代我国先后发表了一些有价值的小儿心电图文章，散见于各医学刊物，先后有杨思源、梁翊常等教授分别出版了小儿临床方面的心电图著作。70 年末，中国医学科学院（阜外医院）、首都儿科研究所及湖南医科大学先后发表了大样本的小儿心电图研究结果。心电图临床应用广泛，除诊断心血管疾病外，还可反映各类疾病、电解质、药物等对心脏的影响。特别对心律失常是惟一不可缺少的重要手段。近年来国内对心电生理及临床心电学的研究不少，但对小儿心电学的研究远不如成人心电学研究深入。

二、小儿心电图检测注意事项

小儿心电图的检测方法与成年基本相同，但根据小儿，特别是婴幼儿特点在检测心电图时应注意以下几点：

（一）婴幼儿右室占优势，胸导联应加作 V_{3R} 和/或 V_{4R} 心电图，现代自动分析同步描记 12 导联心电图仪往往将 V_3 电极改放在 V_{4R} 部位，以记录心脏右胸扩散的电流。

（二）电极大小要适于婴幼儿，如果不用一次性黏贴电极，四肢的金属电极面积的大小应适合于婴幼儿手腕和踝部。婴儿胸廓小，肋间窄，胸电极宜小，电极不可相互重叠。如果用金属钟形吸附电极时，吸力要适中，避免吸力过大引起皮肤出血。若用黏贴电极，去除电极时用力不可过猛，以防损伤皮肤。

（三）婴幼儿心电图力求在安静状态下描记，朦胧入睡时最佳。亦可用哄逗方式获得短暂的片刻安静，或在喂奶过程中捕捉短暂平静瞬间描记心电图。

（四）描记婴幼儿心电图也应保持肌肉松弛和仰卧状态，避免因躯体扭曲而导致心电导联轴线改变，使心电图失去准确性。

三、小儿正常心电图

本章小儿心电图正常值全部采用国内研究资料，从出生新生儿至 17 岁，样本含量 2830 例，男 1501 例，女 1329 例，数据按年龄和性别分组统计。

（一）心率

心率随年龄增长而减慢（图 14-1），新生儿、婴儿、1～6 岁及 7～17 岁心率分别为 132 ± 17bpm，129 ± 17bpm，103 ± 15bpm 及 81 ± 12bpm。1 岁后各年龄女性较男性平均约快 3bpm。

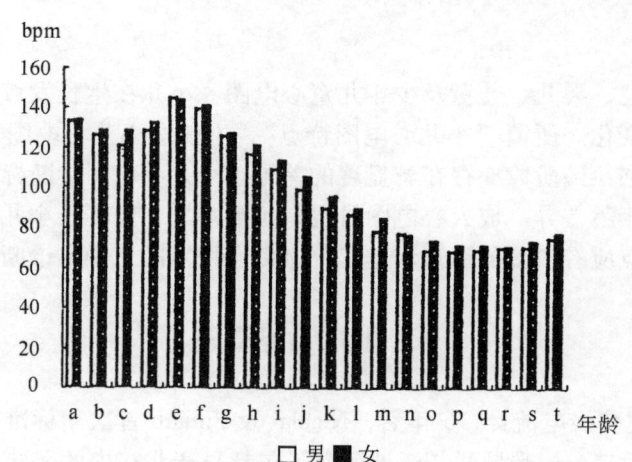

图 14-1 不同年龄和性别心率（bpm）比较（包括成人心率以资比较）

a = 出生～　　b = 12 小时～　　c = 1 天～　　d = 3 天～　　e = 7 天～　　f = 1 月～　　g = 3 月～

h = 6 月～　　i = 1 岁～　　j = 3 岁～　　k = 5 岁～　　l = 7 岁～　　m = 10 岁～　　n = 14 岁～

o = 18 岁～　　p = 30 岁～　　q = 40 岁～　　r = 50 岁～　　s = 60 岁～　　t≥70 岁

(二) P-R 间期

P-R 间期随年龄和心率而变化,与年龄呈正比,与心率呈反比。新生儿及婴儿 P-R 间期<120ms 者占 50%以上,成人仅有 0.9%。各年龄正常人 P-R 间期见表 14-1。

表 14-1 正常 P-R 间期 95%区间低限和高限(单位:ms)

年 龄		心 率(bpm)					
		70	70~89	90~109	110~129	130~149	>150
0~12 月	低限	90	95	89	83	77	72
	高限	165	161	155	149	143	138
1~6 岁	低限	101	97	91	84	79	74
	高限	167	163	157	150	145	140
7~17 岁	低限	106	102	96	89	84	79
	高限	172	168	162	155	150	145
18~50 岁	低限	118	113	107	101	96	90
	高限	184	179	173	167	162	156
≥50 岁	低限	132	127	121	115	101	104
	高限	198	193	187	181	176	170

(三) QT 间期

QT 间期受多种因素影响,主要为心率影响。多因素逐步回归分析表明,RR 间期、年龄和性别与 QT 间期的标准偏回归系数分别为 0.7591、0.1809、0.0402。经运算和分析提示,除必须校正心率(RR 间期)对 QT 的影响外,年龄和性别的影响可忽略不计。目前用于临床的校正公式有两种,一为 Bazett 的平方根校正公式($QT_C = QT / \sqrt{R-R}$),另一为近年来研究的线性校正公式($QT_{LC} = QT + b \times (1 - RR)$)。近年来发现前者($QT_C$ 公式)当心率过快时使 QT_C 值增大,心率过慢时使 QT_C 值减小,失去校正心率的准确性,后者(QT_{LC}公式)则无此现象。表 14-2 为不同 RR 间期(或不同心率)时的 QT_C 和 QT_{LC} 值。下面一排黑体字数据可用于 RR 间期 0.40s~1.20s(或心率 150~50bpm)的广阔范围。

表 14-2 不同 RR(或 HR)区间 QT、QT_C 和 QT_{LC} 值($\bar{x} \pm s, s$)

RR(s)	HR(bpm)	QT	QT_C	QT_{LC}
0.40~0.42	150~143	0.255±0.017	0.406±0.025	0.392±0.016
0.43~0.46	140~130	0.269±0.019	0.404±0.027	0.395±0.018
0.47~0.50	128~120	0.279±0.018	0.401±0.026	0.396±0.018
0.51~0.56	108~107	0.293±0.019	0.401±0.025	0.398±0.018
0.57~0.64	105~94	0.310±0.020	0.397±0.025	0.399±0.019
0.65~0.71	92~85	0.327±0.019	0.397±0.022	0.400±0.018
0.72~0.77	83~78	0.340±0.020	0.396±0.022	0.399±0.019
0.78~0.82	77~73	0.352±0.020	0.393±0.023	0.397±0.020
0.83~0.88	72~68	0.360±0.022	0.398±0.024	0.393±0.022
0.89~1.20	67~50	0.375±0.021	0.384±0.020	0.386±0.020
0.40~1.20	**150~50**	**0.301±0.039**	**0.399±0.025**	**0.396±0.019**

注:$QT_{LC} = QT + 0.22656 \times (1 - RR)$ $QT_C = QT / \sqrt{RR}$

本表值只用于≤17 岁的婴儿和儿童。

(四) P 波

P 波在 Ⅱ 导联最清楚,呈直立、圆弧形,偶见平坦或双相,但无完全负向图形,P_{II} 振幅平均 0.09 ±0.04mV,新生儿较高为 0.11±0.04mV。P_{II} 最大振幅新生儿为 0.26mV,儿童 <0.20mV。P 波时间 0.064±0.012s,最大实测值 0.10s。

Ptf-V_1 婴儿和儿童出现率 20.5%。儿童临床诊断如 Ptf-V_1 < -0.02mm·s(即绝对值 >0.02)可视为异常。

(五) QRS 波

1. 心电轴 心电轴在常态曲线两端较分散,变异大,下列数值可供临床应用参考:婴儿心电轴 >+140°,1~17 岁 >120° 可考虑为不正常心电轴右偏;婴儿 <+10°,儿童 <0° 可能为异常左偏。新生儿心电轴右偏不易确定,心电轴 <40° 可视为异常(左偏)。不同年龄心电轴见表 14-3。

表14-3 小儿不同年龄心电轴(度)

年 龄	平均值	标准差	最小值	最大值
新生儿	137	28	42	242
1~12 月	75	32	-54	255
1~4 岁	61	28	-74	151
5~9 岁	66	21	-22	116
10~17 岁	65	26	-70	229

2. QRS 波时间 QRS 波时间随年龄增长逐渐延长。0~17 岁平均值 0.058±0.012s。百分位 $P_{97.5}$ 值新生儿为 0.070s,其他年龄为 0.080s,实测值最长 0.100s。

3. R 波峰值时间(过去曾称为室壁激动时间) 代表 HB QRS 向量环在 V_1 和 V_5 导联轴正电侧投影从 O 点到极向折返所经历的时间。出生早期右室占优势,围产期新生儿 V_1 导联 R 波峰值时间长于 V_5 导联,7 天~3 个月 V_1 导联与 V_5 导联 R 波峰值时间近似,以后左室占优势,则 V_5 导联 R 波峰值时间超过 V_1 导联。V_1 导联 R 波峰值时间百分位 $P_{97.5}$ 值在新生儿及婴儿期为 0.03s,2~17 岁各年龄为 0.02s。V_5 导联 R 波峰值时间百分位 $P_{97.5}$ 值在新生儿期为 0.02s,1 个月~4 岁为 0.03s,5~17 岁为 0.04s。V_1 和 V_5 导联的 R 波峰值时间对诊断右、左室肥大有重要参考价值。

4. Q 波 Q 波为空间向量环初始向量在相关导联轴负侧的投影。Ⅲ 及 aVF 导联的 Q 波出现率随增龄而减少,Ⅰ 导联 Q 波出现率随增龄而增多。新生儿 Q 波出现率 Ⅰ 导联为 13.1%,Ⅲ 导联为 86.6%,10~17 岁上述导联出现率分别为 45.3% 和 56.4%。胸前导联由右向左出现率逐渐增多,0~17 岁 V_4、V_5、V_6 导联 Q 波出现率分别为 33.8%、55.3% 和 62.2%,正常婴儿 V_1 导联亦可出现 Q 波,此可能由于经室间隔由左室侧向右室侧除极面电力不平衡,即前间隔旁区除极力相对占优势,改变了 QRS 初始综合向量的方位,使心室除极的初始向量指向左前方,导致右胸前导联出现 Q 波。Ⅲ 导联 Q 波振幅较大,婴儿最高可达 1.0mV,儿童最高达 0.50mV。Ⅲ 导联 Q 波时间最大为 0.03s。

5. R 波和 S 波 足月胎儿及刚出生新生儿,右室重于左室,肺动脉压增高,右室除极电势 >左室,心电图呈高度右室优势(图 14-2 及图 14-5a)。出生时 QRS 电轴高度右偏,Ⅰ 导联 R 波振幅低,甚至无 R 波,而呈 QS 型;aVR 导联 R 波常 >0.5mV,有时可超过 1mV,Q/R 比 <1。V_5、V_6 导联 S 波深,S 振幅 >R 振幅;右胸前 V_{4R}、V_{3R} 及 V_1 导联 R 波振幅增高,少数超过 3mV,或呈高振幅的单相 R 波(图 14-5a)。出生时 V_1 导联可出现深的 S 波,QRS 向量环研究表明此深 S 波是来自右室流出道的除极电势。

小儿心电图动态变化的特点是随增龄由右室优势向左室优势过渡。图 14-5 的 a、b 两帧图是同一小儿从新生儿至儿童阶段心电的连续检查,示心电图随增龄变化和 R_{V1} 高振幅消逝过程。

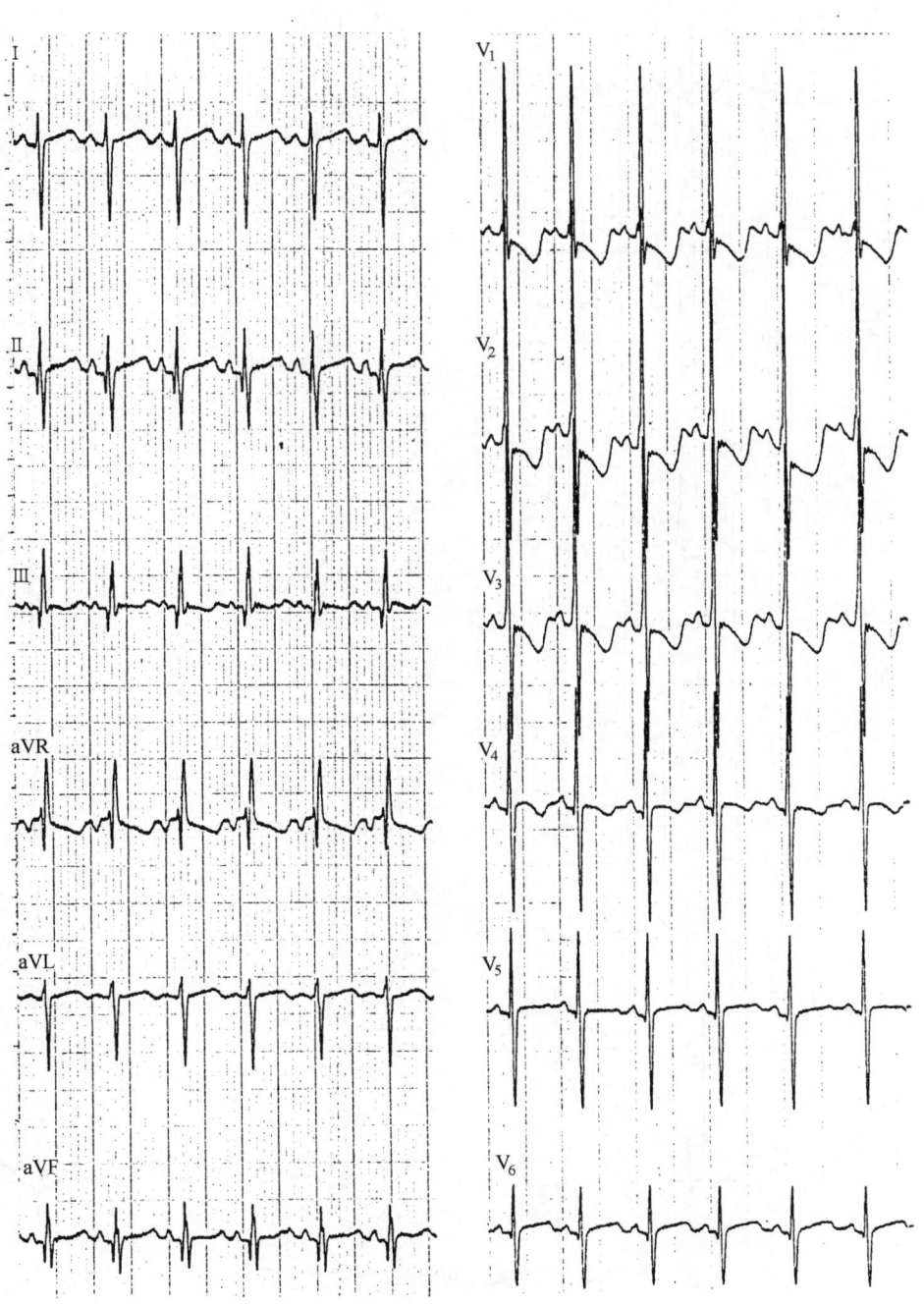

图 14-2　正常新生儿心电图（男婴，出生 3 天）

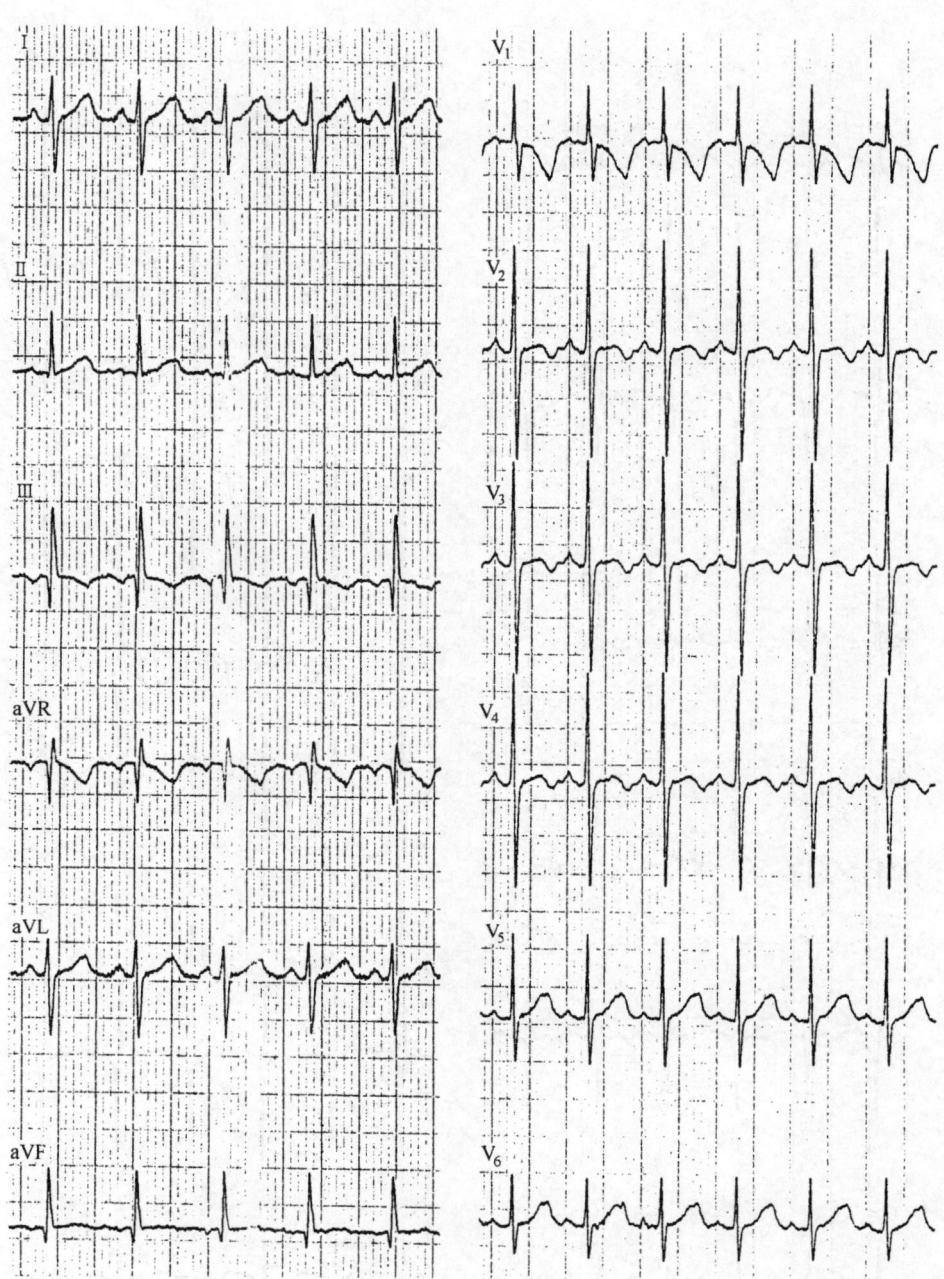

图 14-3　正常婴儿心电图（女婴,9 个月）

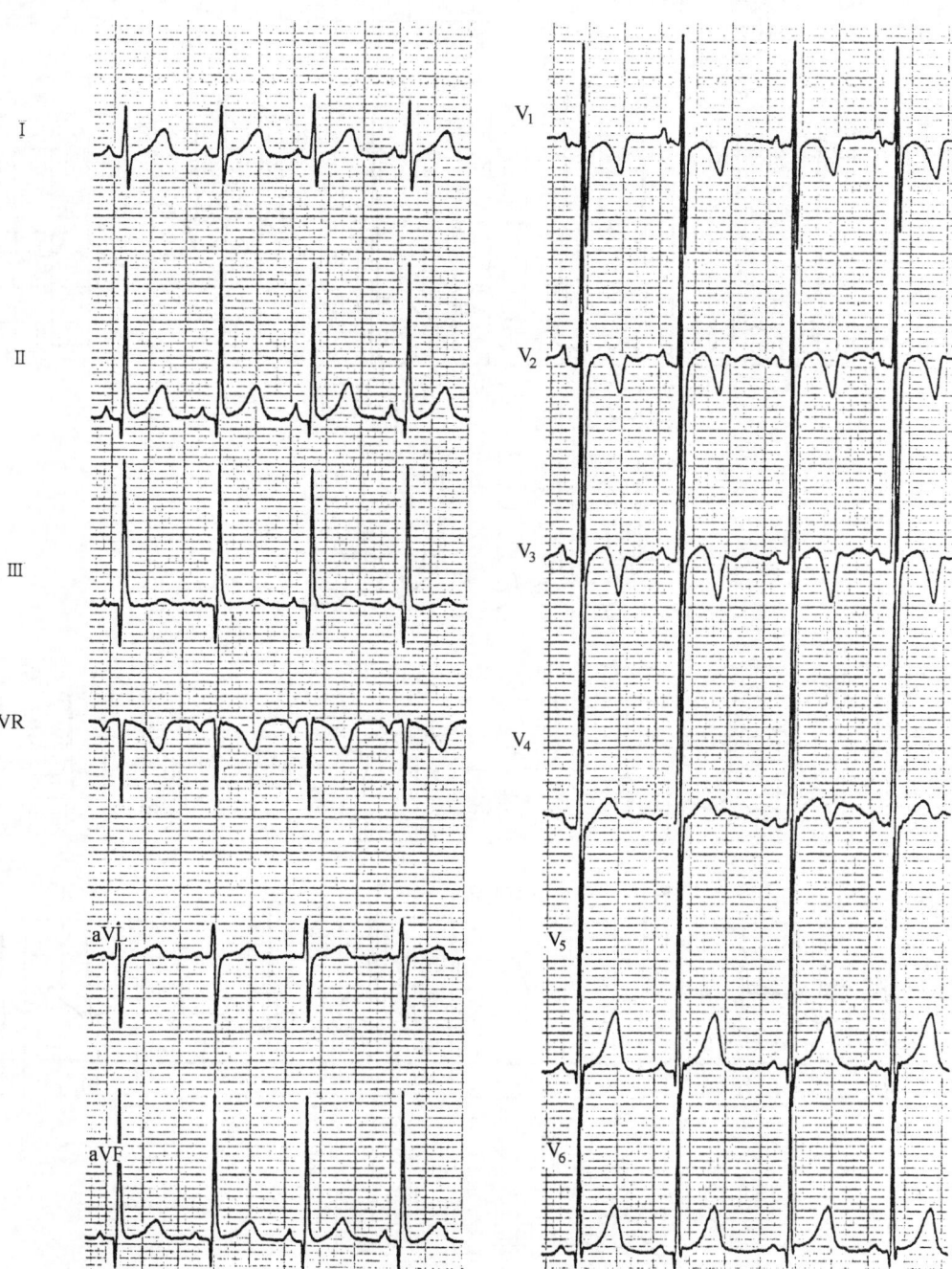

图 14-4 正常儿童心电图(女,5 岁 4 个月)

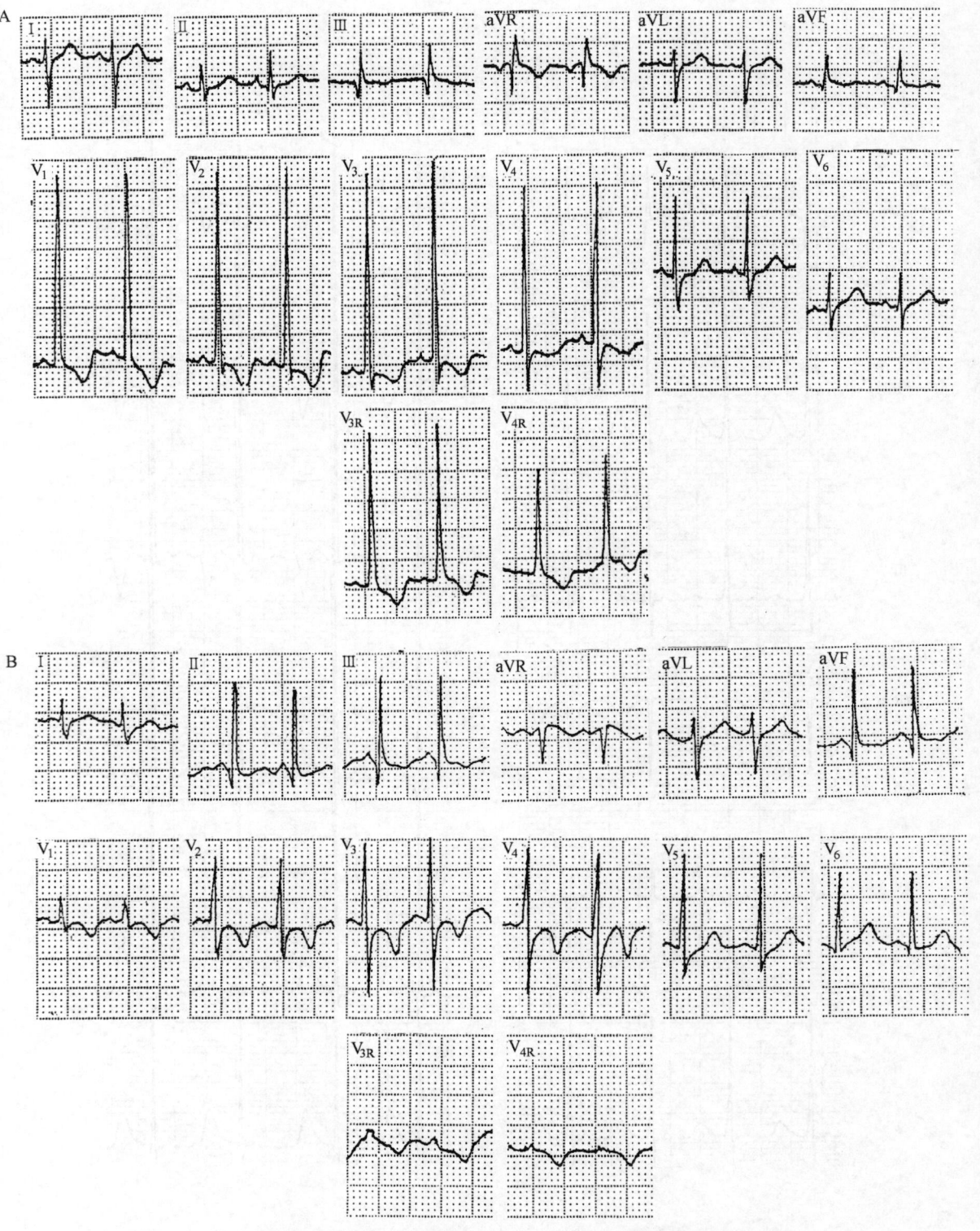

图 14-5　示心电图随增龄变化和 $V_1 R$ 波高振幅消逝过程
（同一小儿分别在出生后 **6 天（a）**及 **2 岁 10 个月（b）**时描记的心电图）

　　从图 14-5a、b 两次心电图比较，可清楚地看出从新生儿到儿童的心电图变化过程，本例主要变化是：在新生儿期心电轴右偏和右心前导联 R 波电压增高，到 2 岁 10 个月时这些表现都已消失，提示在新生儿阶段诊断病理性右室肥大很困难，甚至不可能。

随增龄肺循环阻力下降和体循环阻力增加，心脏由右室优势逐渐过渡到左室优势，左、右心室除极电势的对比关系亦随之发生改变。新生儿期后心电轴右偏现象逐渐消失；I、V_5 及 V_6 导联 R 波振幅增高，S 波振幅降低，R 波振幅 > S 波振幅；右胸前导联，R 波在出生 7 天后、S 波在出生 3 天后进行性降低，S 波较 R 波下降迅速。在 5 岁前，V_1 导联基本还保持着 R 波振幅 > S 波振幅，即 R/S 比值 > 1。aVR 导联 R 波振幅逐渐降低，在儿童阶段仅有少数超过 0.5mV，由新生儿期的 Q/R 比值 < 1 变为以后的 Q/R 比值 > 1。心电图由新生儿期的右室优势逐渐过渡为左室优势。

R 波和 S 波显著受年龄和性别的影响。各导联 R 和 S 波振幅随增龄呈倾斜式或波浪式变化，在青春期男女 R、S 波振幅变化不同步（图 14-6 ~ 9）。由于不同年龄阶段，左、右心室发育及内分泌和体质变化

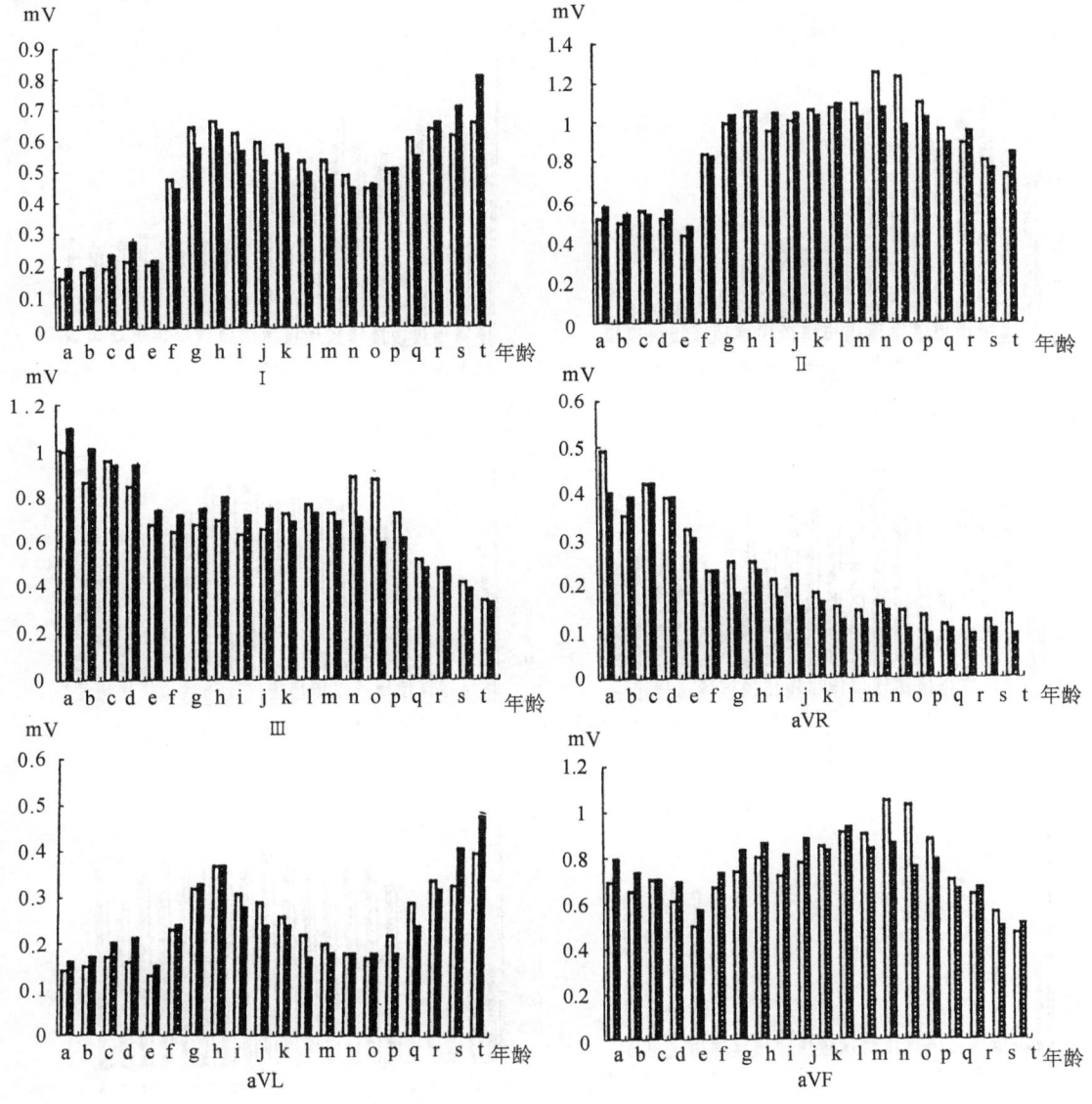

图 14-6　不同年龄和性别肢导联 R 波振幅（mV）比较（包含成人数据以资比较）

a = 出生~　　b = 12 小时~　　c = 1 天~　　d = 3 天~　　e = 7 天~　　f = 1 月~　　g = 3 月~

□男　■女　h = 6 月~　　i = 1 岁~　　j = 3 岁~　　k = 5 岁~　　l = 7 岁~　　m = 10 岁~　　n = 14 岁~

o = 18 岁~　　p = 30 岁~　　q = 40 岁~　　r = 50 岁~　　s = 60 岁~　　t ≥ 70 岁

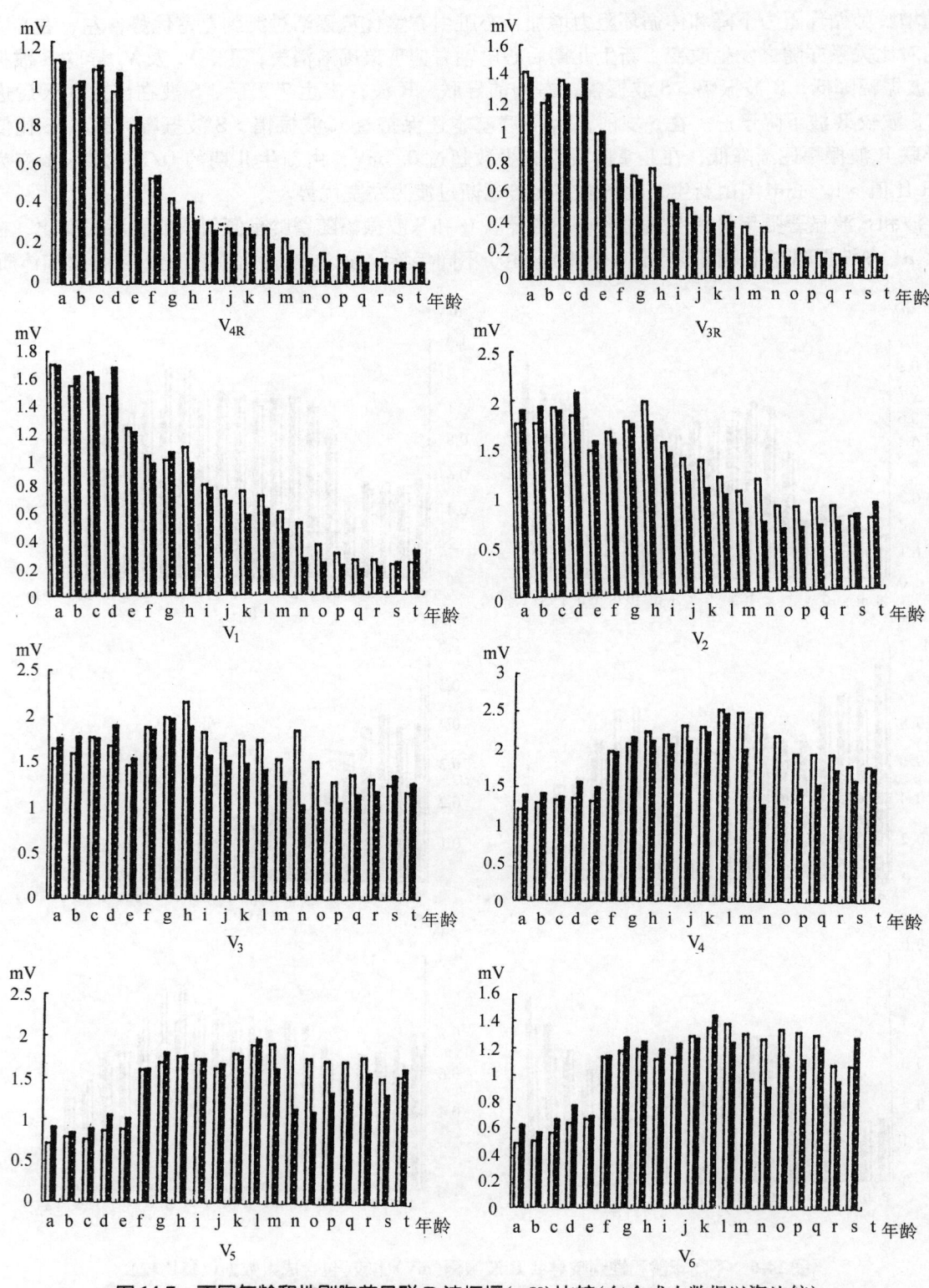

图 14-7　不同年龄和性别胸前导联 R 波振幅（mV）比较（包含成人数据以资比较）

a=出生~　　b=12 小时~　　c=1 天~　　d=3 天~　　e=7 天~　　f=1 月~　　g=3 月~

口男　■女　h=6 月~　　i=1 岁~　　　j=3 岁~　　k=5 岁~　　l=7 岁~　　m=10 岁~　　n=14 岁~

o=18 岁~　　p=30 岁~　　　q=40 岁~　　r=50 岁~　　s=60 岁~　　t≥70 岁

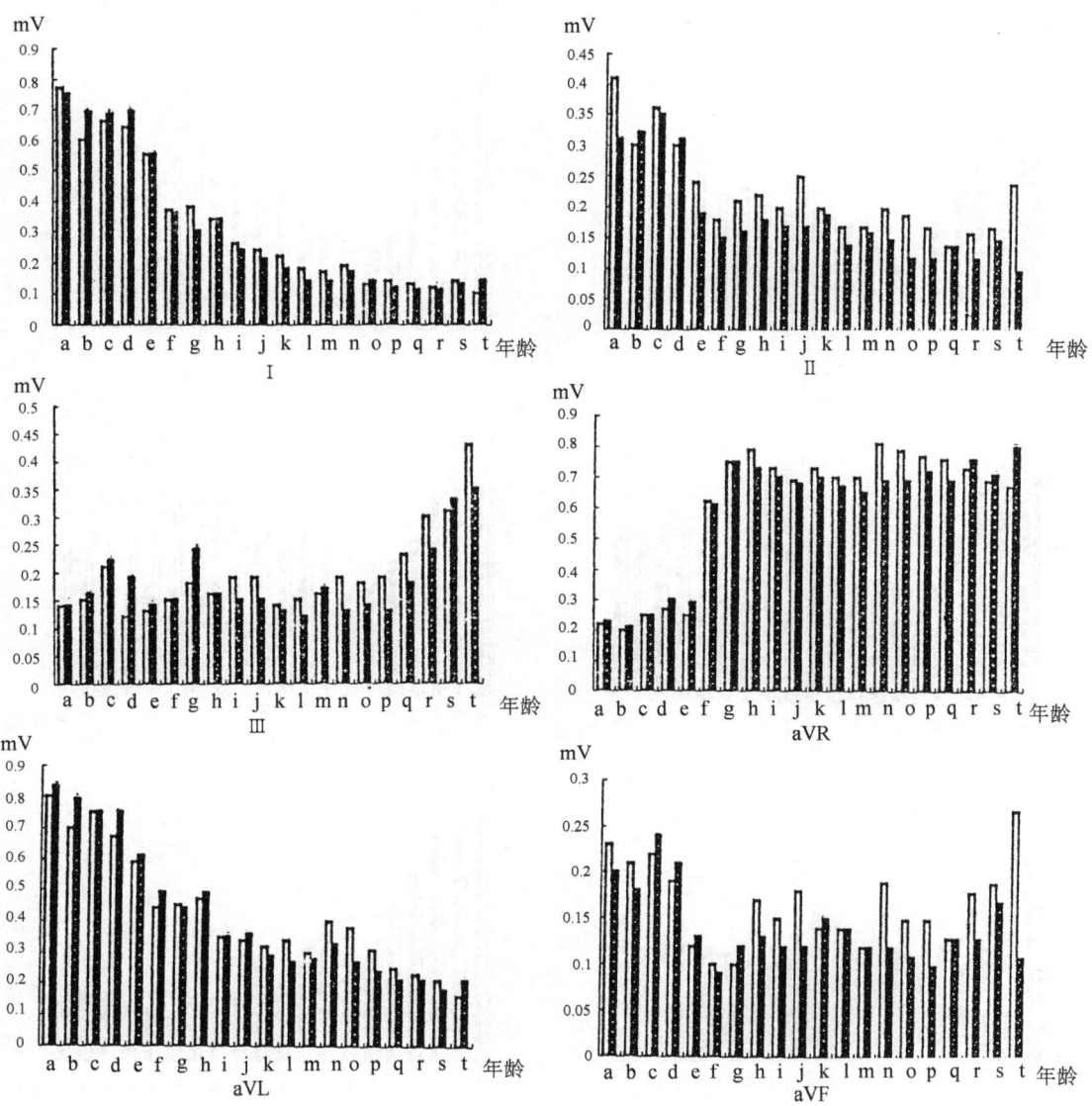

图 14-8 不同年龄和性别肢导联 S 波振幅(mV)比较(包含成人数据以资比较)

a=出生~   b=12小时~   c=1天~   d=3天~   e=7天~   f=1月~   g=3月~

口男 ■女   h=6月~   i=1岁~   j=3岁~   k=5岁~   l=7岁~   m=10岁~   n=14岁~

o=18岁~   p=30岁~   q=40岁~   r=50岁~   s=60岁~   t≥70岁

差异,影响空间 QRS 环运行时相和方向及最大向量方位和振幅,从而改变对各导联轴的投影。在新生儿期,出生 2 天内胸前各导联 S 波振幅及出生 6 天内右胸前导联(V_{4R} ~ V_2)R 波振幅明显增高,此阶段右胸前导联 S 波振幅女>男,且有统计学意义(P<0.05)。7~9 岁儿童胸前 V_4、V_5 及 V_6 导联 R 波振幅是各年龄中之最高,且倾向女性>男性。而在 10 岁后,女性 R 波振幅进行性迅速降低,而男性 R 波振幅基本无改变,同时额面下部导联(Ⅱ、Ⅲ、aVF)在 14 岁后(至 30 岁前)女性 R 波振幅进行性下降,而男性 R 波振幅却显著增高,形成青春期男性和女性(男性>女性)R 波振幅的显著差异。故此阶段的心电图诊断应分别有年龄和性别不同的诊断标准(表14-4~7)。

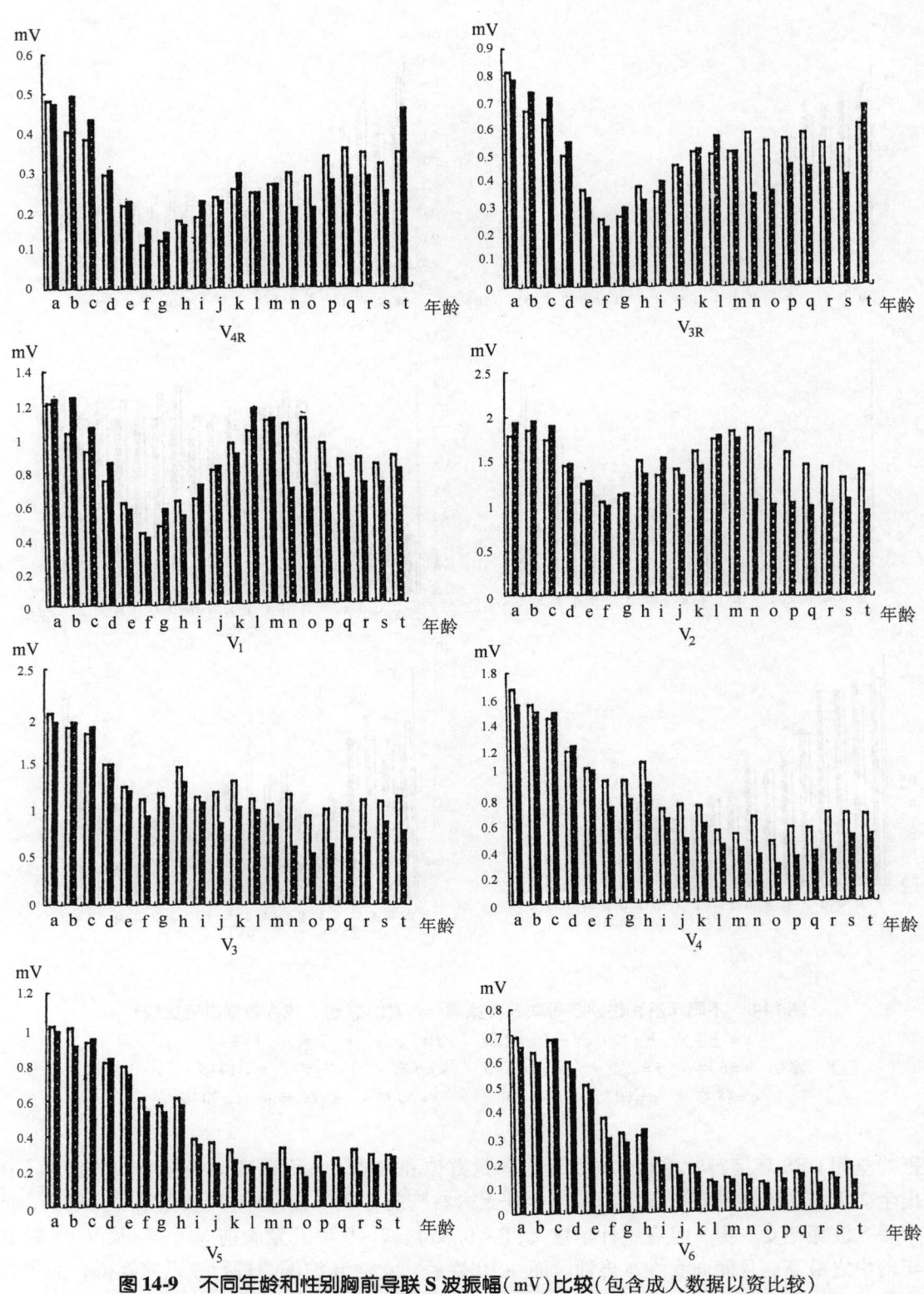

图14-9 不同年龄和性别胸前导联 S 波振幅（mV）比较（包含成人数据以资比较）

a＝出生～ b＝12小时～ c＝1天～ d＝3天～ e＝7天～ f＝1月～ g＝3月～

口男 ■女 h＝6月～ i＝1岁～ j＝3岁～ k＝5岁～ l＝7岁～ m＝10岁～ n＝14岁～

o＝18岁～ p＝30岁～ q＝40岁～ r＝50岁～ s＝60岁～ t≥70岁

表 14-4　小儿肢导联 R 波振幅(mV)

年龄组	性别	n	I	II	III	aVR	aVL	aVF
新生儿	男	515	0.18±0.14	0.50±0.29	0.88±0.36	0.40±0.22	0.15±0.11	0.64±0.33
	女	454	0.21±0.15△△	0.54±0.32	0.96±0.43△△	0.39±0.22	0.18±0.13△△	0.71±0.37△△
1～12月	男	234	0.58±0.27	0.95±0.38	0.67±0.38	0.24±0.14	0.30±0.20	0.73±0.39
	女	188	0.55±0.26	0.96±0.41	0.75±0.42△	0.21±0.15	0.31±0.20	0.80±0.41
1～4 岁	男	229	0.61±0.24	0.97±0.38	0.64±0.43	0.21±0.14	0.30±0.19	0.74±0.44
	女	191	0.55±0.24△	1.04±0.38	0.72±0.44△	0.16±0.12△△	0.26±0.17△	0.84±0.43△
5～9 岁	男	189	0.55±0.25	1.07±0.38	0.74±0.49	0.16±0.10	0.23±0.17	0.89±0.44
	女	170	0.51±0.24	1.06±0.32	0.71±0.39	0.14±0.11	0.20±0.14△	0.89±0.38
10～13 岁	男	198	0.53±0.24	1.09±0.36	0.72±0.44	0.14±0.10	0.20±0.16	0.90±0.43
	女	180	0.48±0.23△	1.02±0.36	0.68±0.22	0.12±0.10	0.18±0.17	0.84±0.42
14～17 岁	男	136	0.48±0.24	1.25±0.40	0.88±0.46	0.16±0.12	0.18±0.16	1.05±0.43
	女	146	0.44±0.21	1.07±0.36△△	0.70±0.40△△	0.14±0.11	0.18±0.15	0.86±0.38△△

△　$P \leqslant 0.05$，　△△　$P \leqslant 0.01$

表 14-5　小儿胸前导联 R 波振幅(mV)

年龄组	性别	V_{4R}	V_{3R}	V_1	V_2	V_3	V_4	V_5	V_6
新生儿	男	1.00±0.42	1.26±0.52	1.54±0.61	0.75±0.62	1.63±0.54	1.28±0.46	0.80±0.37	0.55±0.30
	女	1.03±0.43	1.28±0.53	1.57±0.63	0.86±0.74△	1.74±0.67△△	1.43±0.58△△	0.94±0.44△△	0.66±0.37△△
1～12 月	男	0.45±0.22	0.74±0.32	1.03±0.43	1.77±0.55	1.99±0.57	2.07±0.57	1.67±0.51	1.16±0.45
	女	0.41±0.21	0.67±0.28△	0.99±0.40	1.67±0.48	1.90±0.48	2.06±0.57	1.71±0.58	1.21±0.51
1～4 岁	男	0.29±0.17	0.51±0.28	0.79±0.44	1.48±0.57	1.79±0.66	2.28±0.71	1.69±0.58	1.12±0.45
	女	0.26±0.13	0.47±0.24	0.74±0.35	1.33±0.46△△	1.53±0.54△△	2.08±0.63△	1.68±0.55	1.21±0.45
5～9 岁	男	0.27±0.12	0.44±0.22	0.73±0.33	1.23±0.46	1.73±0.67	2.43±0.64	1.86±0.55	1.33±0.43
	女	0.21±0.13△△	0.37±0.20△△	0.60±0.30△△	1.01±0.41△△	1.43±0.61△△	2.37±0.71	1.88±0.63	1.37±0.44
10～13 岁	男	0.22±0.15	0.35±0.20	0.60±0.31	1.01±0.42	1.52±0.62	2.48±0.74	1.91±0.61	1.38±0.46
	女	0.16±0.09△△	0.28±0.21△△	0.47±0.31△△	0.83±0.39△△	1.27±0.52△△	1.99±0.65△△	1.61±0.51△△	1.24±0.41△△
14～17 岁	男	0.22±0.12	0.34±0.18	0.52±0.31	1.13±0.51	1.85±0.80	2.48±0.80	1.86±0.57	1.31±0.40
	女	0.12±0.08△△	0.16±0.09△△	0.26±0.16△△	0.69±0.28△△	1.02±0.43△△	1.26±0.42△△	1.13±0.34△△	0.97±0.31△△

△　$P \leqslant 0.05$，　△△　$P \leqslant 0.01$

表 14-6　小儿肢导联 S 波振幅(mV)

年龄组	性别	I	II	III	aVR	aVL	aVF
新生儿	男	0.66±0.28	0.33±0.22	0.15±0.12	0.24±0.15	0.71±0.27	0.20±0.16
	女	0.68±0.30	0.30±0.22△	0.17±0.16	0.25±0.17	0.76±0.31△	0.20±0.16
1～12 月	男	0.37±0.21	0.20±0.16	0.16±0.16	0.71±0.28	0.45±0.27	0.12±0.11
	女	0.33±0.20	0.17±0.12△	0.18±0.21	0.69±0.26	0.47±0.28	0.11±0.12
1～4 岁	男	0.25±0.19	0.21±0.15	0.19±0.18	0.72±0.24	0.35±0.25	0.16±0.12
	女	0.23±0.17	0.17±0.11△△	0.15±0.14	0.69±0.24	0.35±0.26	0.12±0.09△△
5～9 岁	男	0.20±0.15	0.18±0.13	0.15±0.14	0.71±0.24	0.33±0.24	0.14±0.09
	女	0.16±0.12△	0.16±0.13	0.13±0.10	0.68±0.24	0.28±0.21	0.14±0.12
10～13 岁	男	0.17±0.12	0.17±0.13	0.16±0.15	0.70±0.24	0.30±0.23	0.12±0.10
	女	0.14±0.13	0.16±0.13	0.17±0.17	0.65±0.22	0.28±0.22	0.12±0.10
14～17 岁	男	0.19±0.12	0.20±0.15	0.19±0.15	0.81±0.25	0.40±0.22	0.19±0.13
	女	0.17±0.13	0.15±0.12△△	0.13±0.12△	0.69±0.24△△	0.33±0.26△	0.12±0.09△△

△　$P \leqslant 0.05$，　△△　$P \leqslant 0.01$

表14-7　小儿胸前导联 S 波振幅（mV）

年龄组	性别	V$_{4R}$	V$_{3R}$	V$_1$	V$_2$	V$_3$	V$_4$	V$_5$	V$_6$
新生儿	男	0.38±0.32	0.62±0.41	0.93±0.56	1.63±0.69	1.73±0.68	1.41±0.58	0.92±0.40	0.63±0.33
	女	0.41±0.33	0.64±0.42	1.01±0.59△	1.73±0.73△	1.71±0.71	1.37±0.59	0.89±0.43	0.60±0.35
1~12月	男	0.13±0.10	0.29±0.21	0.50±0.36	1.20±0.58	1.22±0.56	0.98±0.49	0.59±0.33	0.33±0.22
	女	0.15±0.12	0.28±0.19	0.50±0.32	1.16±0.52	1.07±0.46△△	0.81±0.42△△	0.54±0.36	0.29±0.22
1~4岁	男	0.20±0.14	0.38±0.23	0.69±0.40	1.38±0.57	1.15±0.57	0.73±0.44	0.38±0.28	0.20±0.19
	女	0.22±0.16	0.41±0.26	0.76±0.41	1.45±0.55	0.97±0.46△△	0.58±0.38△△	0.31±0.23△	0.16±0.14△
5~9岁	男	0.24±0.16	0.50±0.28	1.00±0.47	1.70±0.63	1.19±0.55	0.63±0.40	0.27±0.20	0.14±0.13
	女	0.26±0.16	0.54±0.30	1.05±0.49	1.66±0.66	1.00±0.54△△	0.50±0.38△△	0.24±0.20	0.14±0.17
10~13岁	男	0.26±0.15	0.50±0.26	1.09±0.47	1.85±0.63	1.04±0.58	0.52±0.41	0.24±0.24	0.13±0.13
	女	0.26±0.19	0.50±0.31	1.10±0.58	1.77±0.76	0.83±0.50△△	0.41±0.32△△	0.21±0.21	0.12±0.12
14~17岁	男	0.29±0.17	0.57±0.31	1.07±0.52	1.88±0.66	1.15±0.70	0.65±0.42	0.33±0.24	0.14±0.10
	女	0.20±0.12△△	0.34±0.18△△	0.68±0.34△△	1.07±0.51△△	0.59±0.37△△	0.36±0.27△△	0.22±0.17△△	0.12±0.10

△　P≤0.05，　△△　P≤0.01

6. V$_1$ 导联 R/S 比值　小儿 V$_1$ 导联 R/S 比值一般都 >1（表14-8），但如果 QRS 振幅很小，其比值无论大小都无诊断意义。如 R$_{V1}$ >1mV，同时 R/S >1 则提示右室肥大，但该值对新生儿及婴儿的诊断价值不大。表14-8 婴儿 R/S 比值较新生儿大，是由于 V$_1$ 导联 R 波和 S 波振幅随增龄降低时，S 波振幅下降幅度 >R 波振幅的缘故。

表14-8　正常儿童 V$_1$ 导联 R/S 比上限值（P$_{95}$）

年龄	出生~6天	7天~6月	7~12月	1~4岁	5~13岁	14~17岁
R/S 比	5.0	12.0	7.0	3.0	1.5	1.1

7. R 波和 S 波的综合振幅　心电图振幅单项或综合指标用于临床诊断，后者一般是从不同方位同时表达心室除极电势，故以其判断心室是否肥大往往具有更好的效果。表14-9 是临床常用的心电图诊断的几个心室除极综合振幅。各项指标不仅有年龄差异，且有显著的性别差异。新生儿期全部为女婴 >男婴，婴幼儿则有变化，10 岁后各年龄 R 波和 S 波综合振幅全部表现为男性 >女性。新生儿早期，部分 S$_{V1}$ 可能来自右室流出道的除极电势，故新生儿 R$_{V5}$ +S$_{V1}$ 综合振幅不宜作为判断左室肥大的标准。

表14-9　不同年龄 R 和 S 波复合振幅上限值（mV，P$_{97.5}$位值）

年龄组	性别	R$_I$ + S$_{III}$	R$_{II}$ + R$_{III}$	R$_{V1}$ + S$_{V5}$	R$_{V5}$ + S$_{V1}$	R$_{aVL}$ + S$_{V3}$
新生儿	男	0.70	2.81	4.20	3.16	3.28
	女	0.90	3.05	4.50	3.66	3.48
1~12月	男	1.62	3.33	2.97	3.55	2.90
	女	1.92	3.53	2.84	3.74	2.57
1~4岁	男	1.80	3.47	2.29	3.87	2.70
	女	1.62	3.47	1.80	3.90	2.21
5~9岁	男	1.65	3.83	1.81	4.40	2.59
	女	1.26	3.23	1.56	4.62*	2.31
10~13岁	男	1.60	3.68	1.60	5.01	2.40
	女	1.83	3.45	1.38	4.65	2.20
14~17岁	男	1.50	4.07	1.71	4.81	2.76
	女	1.43	3.46	0.99	2.99	1.85

注*为 x + 1.96s 值

8. QRS 总振幅　QRS 总振幅是指常规 12 导联 R + S(或 Q,以深者计)振幅总和(ΣQRS 振幅),为近年来提出的诊断左室肥大的指标。女性 ΣQRS 振幅随年龄增长而递减,男性振幅在增龄过程中有波动。在新生儿期 ΣQRS 振幅女婴 > 男婴(P < 0.01),在其他年龄中为男性 > 女性,在青春期尤为显著。ΣQRS 振幅诊断左室肥大的理论是基于正常人以左室占优势,高于 ΣQRS 振幅的电势即为心室肥大所增加的电势,据此以判断左室肥大的程度。新生儿正常为右室占优势,根据此理论可提示新生儿 ΣQRS 振幅可作为诊断右室肥大的指标。但目前尚无这方面的研究(表 14-10)。

表 14-10　12 导联 QRS 波总振幅(mV)上限值(P$_{97.5}$)

年龄	新生儿	1 ~ 12 月	1 ~ 4 岁	5 ~ 9 岁	10 ~ 13 岁	14 ~ 17 岁
男	29.79	30.65	27.82	28.50	27.69	29.29
女	32.95	28.27	26.27	25.84	24.32	19.24

(六) S-T 段

心电图测量 QRS 波、J 点、ST 段和 T 波振幅统一采用 QRS 波起始部作参考水平。在 J 点后 40 ~ 80ms 处测量。1 岁后小儿肢导联 Ⅱ、Ⅲ、aVF 及胸前导联 V$_3$ ~ V$_6$ 常见 ST 段上移。一般肢导联上移不超过 0.1mV,胸前导联不超过 0.2mV,但胸前导联偶有达 0.4mV 者。婴儿特别是新生儿右胸前导联常见 ST 段下移。新生儿、1 ~ 12 月及 1 ~ 4 岁小儿 V$_1$ 导联 ST 段下移出现率分别为 46.7%、51.4% 及 36.9%,一般都不超过 0.05mV,最高可达 0.25mV。理论上正常 ST 段不应发生偏移,因为在心室复极 2 相平台期无明显的电位差。但实际上在最早和最后去极化的心肌纤维之间,在去极化开始至复极化的平台时相内都存在一定的电位差。即形成 J 点和 ST 段的偏移。新生儿及婴儿 ST 段偏移除上述机制外,可能还有其他内在因素和外在因素。

1. 内在因素　动物研究证明,在出生时心肌细胞内向电流(钙内流 I$_{Ca}$,内向整流钾电流 I$_{Ki}$)及外向电流(瞬时外向电流 I$_{to1}$ 及 I$_{to2}$、延迟整流钾电流 I$_K$)都较成年低,嗣后随增龄逐渐增加,渐达成年水平。这些变化对动作电位 2 相形态不无影响,必然会反映在体表心电图 ST 段上。

2. 外在因素　①新生儿及婴儿心率快,使 2 相平台期缩短,单位时间内电流强度大,复极化 2 相平台期斜率增加,在复极化全过程或大部分时程内都存在电位差,从而引起更明显的 ST 段下移;②新生儿及婴儿右胸前导联 P 波振幅大,因而与其极性相反的 Ta 波振幅也增大。心房复极波缓慢,STa 及 Ta 波可延伸到 QRS 波和心室 ST 段早期,而形成假性 ST 段下移。此类图形表现为倾斜的 PR 段与 ST 段呈同心圆的弧形。借此可与病理性 ST 段偏移区别;③右胸前导联 U 波振幅大,当心率增快时,P 波和 QRS 波往往重叠在其前的 U 波上,使测量 ST 段的参考点提高,而形成一个假性 ST 段下移。心率减慢时此现象消失,据此可作鉴别。上述一种或几种因素重叠在一起会引起显著的 ST 段下移。

(七) T 波

T 波代表心室复极过程,对应于跨膜动作电位 3 相,是心电图诊断的重要组成部分。

1. T 波形态　儿童和成人正常心电图 T 波比较单一,在面对左心室导联的 T 波一般都与 R 波同相。T 波前肢与后肢不对称,前肢接 ST 段徐缓升高,后肢下降比较陡峻。T 波峰端稍微圆隆。在 Ⅰ、Ⅱ、V$_5$ 及 V$_6$ 导联 T 波直立,aVR 导联倒置,Ⅲ、aVL 及 aVF 导联极性不定,少数可呈负向或双相。V$_1$ 导联 T 波从围产新生儿期后至 10 岁前为负向,出生后 1 个月至 7 岁前 V$_1$ 绝不出现直立 T 波。V$_2$ 至 V$_4$ 导联 T 波可直立、倒置或双相,但随年龄增长负向 T 波渐减少。据一组 837 例 10 ~ 17 岁正常儿童心电图统计,V$_3$ 导联 1.7% T 波倒置,12.8% 为双相,V$_4$ 导联无 1 例负向,仅 1% 为双相。V$_1$ 至 V$_3$ 或 V$_4$ 长期保持负向 T 波称童稚型 T 波(图 14-4)。

新生儿 T 波变化较多,在出生 1 ~ 2 天内 T 波低平,升肢和降肢往往对称。V$_1$ 导联 T 波多数直立,

Ⅰ、V_5 及 V_6 导联 T 波可呈负向或双相，aVR 导联 T 波可呈平坦或双相。在出生最初几小时 T 波电轴可出现倏忽性变化，V_5、V_6 导联 T 波出生时直立，几小时后变为负向，嗣后又直立。

2. T 波振幅　新生儿 T 波低平，出生早期，即围产新生儿期，判断心室复极功能，T 波形态较振幅更为重要。出生后至 10 岁前，T 波振幅随增龄而增加，10 岁至 17 岁阶段 T 波振幅变化不大。5 岁后各年龄 T 波振幅平均值均为男性 > 女性，并有显著的统计学意义（表 14-11）。在新生儿期额面下部导联（Ⅱ及 aVF）及左胸前导联（V_5、V_6）T 波振幅亦表现男性 > 女性。

T 波振幅因导联而异。T 波与同导联 R 波振幅之比可作为估计 T 波振幅是否正常的参考。据统计，除新生儿外，各年龄组Ⅰ、Ⅱ、Ⅲ、aVF、V_5 及 V_6 导联 T/R 振幅比值的百分第 5 位值（P_5）分别为 0.22 ~ 0.27、0.14 ~ 0.20、0.02 ~ 0.05、0.06 ~ 0.11、0.11 ~ 0.18 及 0.15 ~ 0.20。低于其中最低值，表示 T 波振幅偏低。

表 14-11　不同年龄和性别 T 波振幅（mV）

年龄组	性别	Ⅰ	Ⅱ	Ⅲ	aVF	V_5	V_6
新生儿	男	0.10 ± 0.07	0.12 ± 0.07	0.03 ± 0.07	0.08 ± 0.05	0.16 ± 0.12	0.14 ± 0.10
	女	0.10 ± 0.08	0.11 ± 0.06△	0.02 ± 0.06	0.07 ± 0.05△	0.13 ± 0.12△△	0.12 ± 0.10△
1 ~ 12 月	男	0.26 ± 0.09	0.29 ± 0.11	0.04 ± 0.08	0.15 ± 0.09	0.40 ± 0.17	0.35 ± 0.14
	女	0.25 ± 0.10	0.27 ± 0.11	0.03 ± 0.08	0.13 ± 0.09	0.39 ± 0.18	0.34 ± 0.15
1 ~ 4 岁	男	0.32 ± 0.09	0.36 ± 0.12	0.06 ± 0.10	0.19 ± 0.11	0.49 ± 0.19	0.40 ± 0.15
	女	0.31 ± 0.09	0.34 ± 0.11	0.04 ± 0.08△	0.17 ± 0.09	0.45 ± 0.17△	0.39 ± 0.15
5 ~ 9 岁	男	0.32 ± 0.09	0.45 ± 0.13	0.12 ± 0.11	0.27 ± 0.11	0.62 ± 0.20	0.51 ± 0.16
	女	0.29 ± 0.09△△	0.37 ± 0.11△△	0.08 ± 0.09△△	0.21 ± 0.09△△	0.56 ± 0.21△△	0.46 ± 0.16△△
10 ~ 13 岁	男	0.30 ± 0.09	0.44 ± 0.13	0.14 ± 0.10	0.27 ± 0.11	0.63 ± 0.21	0.50 ± 0.16
	女	0.25 ± 0.09△△	0.33 ± 0.11△△	0.08 ± 0.09△△	0.19 ± 0.09△△	0.45 ± 0.19△△	0.38 ± 0.15△△
14 ~ 17 岁	男	0.26 ± 0.08	0.42 ± 0.13	0.16 ± 0.11	0.29 ± 0.12	0.55 ± 0.20	0.40 ± 0.14
	女	0.24 ± 0.07△	0.32 ± 0.11△△	0.08 ± 0.09△△	0.19 ± 0.09△△	0.36 ± 0.14△△	0.30 ± 0.14△△

△　$P \leqslant 0.05$，　△△　$P \leqslant 0.01$

3. 影响小儿心电图 T 波的生理因素　小儿心电图 T 波有许多特点，诸如新生儿出生早期 T 波振幅低平，T_I、T_{V5}、T_{V6} 倒置，T_{V1} 直立以及自新生儿期后至 7 岁前 T_{V1} 呈负向等的发生机制与新生儿及婴幼儿心电生理、自主神经及血流动力学特点相关。

（1）与心室复极相关的心脏电生理　心室外膜下肌细胞除极晚而先复极，使 T 波直立与 R 波同相，是由于心外膜下肌细胞动作电位时程（APD）较心内膜下动作电位时程短，心外膜下肌细胞较心内膜下有优势的非 Ca^{2+} 敏感的瞬时外向电流（I_{to1}）。人类心外膜下肌细胞 APD 为 424 ± 29.0ms，心内膜下为 486.2 ± 32.6ms；心外膜下肌细胞 I_{to1} 的电流密度为 10.6 ± 1.08PA/PF，而心内膜下为 2.63 ± 0.31PA/PF，后者 I_{to1} 的电流密度仅为心外膜下的 1/4。而且，I_{to1} 在心外膜下和心内膜下电流密度的跨壁性差异与心外膜下动作电位（AP）的 1 相切迹或称尖峰-圆顶形（spike-dome）密切相关。此切迹仅见于心外膜下及 M 区心肌细胞，且可被 4-氨基吡啶（4-aminopyridine）抑制。

参与心室复极的多种离子电流共同形成动作电位，每个离子流的变化都会引起动作电位的形态差异，动作电位的变化必然反映在心电图 T 波上。影响心室复极有三种重要 K^+ 电流，即瞬时外向 K^+ 电流（I_{to}）、延迟整流 K^+ 电流（I_k）和内向整流 K^+ 电流（I_{k1}）。动物研究证明，出生时这些电流密度均较成年动物低，外向电流密度仅为成年动物的 1/2，而且心室外膜下肌细胞不出现像成年动物 100% 出现的和对 4-氨基嘧啶（4-AP）敏感的 I_{to1}。从出生 ~3 岁犬的系列研究证明，实验犬在出生后 48 ~ 64 天时心外膜下肌细胞开始出现动作电位 1 相切迹。此切迹随年龄增长而加深（图 14-10）。人类心肌细胞 I_{to} 的研究，亦证明 I_{to} 电流密度随增龄而增加，婴儿（<10 月）心肌细胞 I_{to} 的电流密度仅为成人的 1/2，2 岁后逐渐接

近成人水平。动作电位1相切迹的出现与I_{to}电流密度的增加相平行。人类心房肌细胞研究发现，成人心肌细胞动作电位均出现1相切迹，而婴儿组（＜10±7个月）则缺如，后者的动作电位呈三角形，伴以短的而接近0电位的平台。而在4岁儿童的心房肌纤维中则出现成人型和婴儿型的两种动作电位形态。心肌细胞I_{to1}电流密度的增加和动作电位1相切迹的出现可作为小儿心电生理成熟程度的指征。同时也表明，与年龄相关的I_{to}特性可能为形成小儿心电图T波特点发生的主要始因。

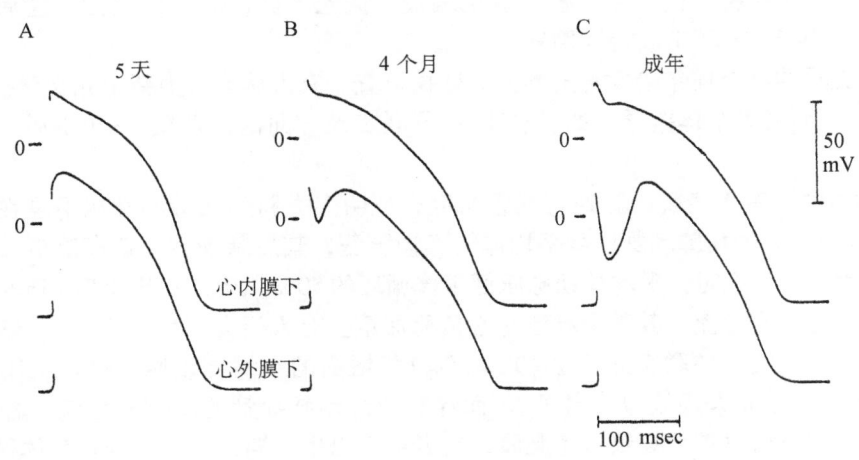

图14-10　心外膜下心肌细胞动作电位的年龄变化
A. 出生时心外膜下动作电位无切迹；B. 幼年时出现切迹；
C. 成年时切迹加深。心内膜下动作电位任何年龄均无切迹

（2）自主神经作用　自主神经是影响心室复极的重要因素之一。新生儿出生时迷走神经发育和功能已臻完善，而交感神经发育远未成熟，结合和储存去甲肾上腺素（交感神经递质）的能力不完全。交感神经影响心室肌的复极作用远较迷走神经复杂，刺激交感神经使心肌细胞有效不应期缩短，刺激迷走神经使心肌细胞的有效不应期增加，而且只有在交感神经功能正常情况下，迷走神经将可使不应期发生显著作用。

心肌去甲肾上腺素几乎全部局限于交感神经末梢的曲张体（varicosity）内，出生时心肌去甲肾上腺素含量很低，随日龄增长，含量渐增，羊和兔在出生后3～4周达到成年水平，犬在出生后2月达成年水平。

用酪氨酸羟化酶免疫化学方法研究新生及成年犬心脏交感神经的个体发育和解剖分布证明，交感神经组织在妊娠中期，首先出现在心房和心室外膜，其范围进行性增大，在出生后2个月达成年型水平。

分别刺激新生犬左、右星状神经节及多个颈胸部交感心神经，观测心室不同部位心肌不应期缩短程度，以确定交感神经在心脏不同部位的分布和功能的差异。在出生第1周，心室各部位对刺激交感神经反应极微或无反应，第2周时，左、右心室心外膜对相关的星状神经节及颈胸交感神经刺激几乎都出现显著反应，即心肌不应期出现明显的不同程度的缩短，以后各周，心室不同部位对各交感神经刺激出现不同的效果，即不应期缩短程度间歇地出现或大、或小、或无反应。实验结论表明，新生犬心脏交感神经功能的发育呈不均匀性。

刺激新生犬左侧星状神经节及（左）前侧心神经（VLCN）能使纵向体表心电图导联T波变得更直立；刺激右侧星状神经节、（右）心返神经（RCN）及（左）前中心神经（VMCN）使上述导联T波变得更负。在人类新生儿出生最初几天，心电图T电轴发生倏忽性变化，如心向量图T环最大向量方位（平均方位）在出生后1h内指向左前（69°），1～5h指向右前（93°），随后在6～11h时又指向左前（62°），继而进行性左偏：1～2天时为＋15°，5～6天时为－25°，1～2个月时为－27°，6～12个月时为－32°。出生后如此大的变

化，可能与心室不同部位交感神经发育过程的时间差异和功能差异相关。

T 波方向的变化与局部心脏神经分布相关，无论是成年犬或新生犬，刺激前侧心神经（ventrolateral cardiac nerve）能引起不应期显著缩短（$8.6 \pm 1.1ms$）和较高的 T 波振幅。而此作用正好定位于左心室后壁，特别是近冠状沟侧的广泛区域，而刺激其他心交感神经并无如此反应。前侧心交感神经作用于左室后壁的偏利现象可解释从围产新生儿期后至 9 岁前 V_1 导联 T 波几乎全部呈负向的原因。因可能在该年龄阶段，前侧心神经占优势，使心室后壁不应期缩短，优先复极，使 T 向量指向左后方，即全部指向 V_1 导联的负电侧，故 V_1 导联 T 波持续倒置。

人类新生儿交感神经至何年龄发育成熟尚无数据可查。有人认为人类新生儿交感神经发育完全是在出生后 $4 \sim 6$ 个月，而具有个体差异。如以前述 V_1 导联 T 波方向论，则在 $6 \sim 7$ 岁后小儿 T 波方逐渐走向成人型。

（3）血流动力学　有人经脐动脉逆行插管研究，证明人类新生儿肺动脉压不是在建立呼吸后就立即下降。在出生最初 1h 平均肺动脉压≥平均体循环动脉压，其后肺动脉压逐渐降低，而主要发生在最初 24h 内，到出生后第 3 天时，平均肺动脉压低于体循环的 50% 以下。在出生后 15h 内，85% 的新生儿有通过动脉导管的左→右分流，其结果导致左心负荷加重。有人研究出生后 $1 \sim 27h$ 新生儿肺动脉压与心电图的关系表明，右胸前导联直立 T 波（T_{V3R}、T_{V1}）与增高的平均肺动脉压（38mmHg）明显相关（P < 0.01），小于 10h 的新生儿大多数为负向 T_{v6}，而伴有通过动脉导管的左→右分流。心电图 T 波改变提示前者由于右室长期负荷过重，导致右室肥厚，后者由于出生早期，左室接受全身体循环血流量，又接受通过动脉导管的左→右分流的额外血流，由于负荷过重，引起心电图呈左室缺血样改变。

（八）U 波

继 T 波后出现的小型波称为 U 波，以 V_2 和 V_3 导联出现率最高，除 aVR 导联外，不论 T 波方向如何，各导联 U 波总为直立。U 波形状为升支较快速，降支较缓慢，恰与 T 波外形相反。各导联心电图 U 波出现率有显著的年龄差异。由于 U 波异常改变可见于许多种疾病，故其临床意义日益引起人们重视，关于 U 波的成因虽有许多推测，但都未得到广泛的验证和公认。目前较多的学者认为 U 波的起源是机械电偶联引起的后电位，即机械电反馈作用所形成。此外，近年来在心外膜下深层发现广泛分布的 M 细胞，由于其动作电位时程较心室内膜下及心室外膜下心肌细胞都显著延长，故也有学者认为 U 波的成因很可能与 M 细胞有关。

四、小儿异常心电图

（一）心房肥大

右心房和左心房激动开始的时间和传导方向不同，因而有利于右心房肥大和左心房肥大的心电图评价。心房除极开始为右心房，中间为右心房和左心房，最后为左心房。右心房较左心房除极先完毕，因此右心房肥大时总除极时间不延长，而 P 波高耸，Ta 波明显，致 PR 段下降。左心房肥大时，除极时间延长，故 P 波增宽而有切迹。右心房除极时，P 向量朝前下方，故右心房肥大时，Ⅱ、Ⅲ、aVF 导联反映明显；左心房肥大时，除极向量朝左后，V_1 导联 P 波终末负向成分加深、增宽。儿童正常 Ptf-V_1 绝对值一般不 $> 0.02mm \cdot s$。

1. 左心房肥大的心电图诊断（图 14-11，图 14-12）

（1）P 波时间增宽，婴儿≥0.08s，儿童≥0.10s，P 波有切迹，切迹间距离，婴儿≥0.03s，儿童≥0.04s。

（2）V_1 导联 P 波呈双相，先正后负，负向振幅≥1mm（即 0.1mV），或时间≥0.04s，或 V_1 导联 P 波终末电势（或称 Morris 指数）绝对值 >0.02mm·s（即 Ptf-V$_1$< −0.02mm·s）。

（3）Ⅱ导联 P 波时间/PR 段比值（称Ⅱ导联 Macruz 指数）增大，正常95%概率上限值，儿童为2.0，成人为2.5（一般以1.6为上限值，此值偏低，易导致过诊）。

2. 右心房肥大的心电图诊断（图 14-13 及图 14-14）

（1）P 波高耸，以Ⅱ、Ⅲ、aVF 及 V$_1$ 导联最明显，儿童振幅 >0.2mV，新生儿 >0.30mV。

（2）Ⅱ、Ⅲ、aVF 导联 P 波呈尖峰型，P 电轴 > +80°。

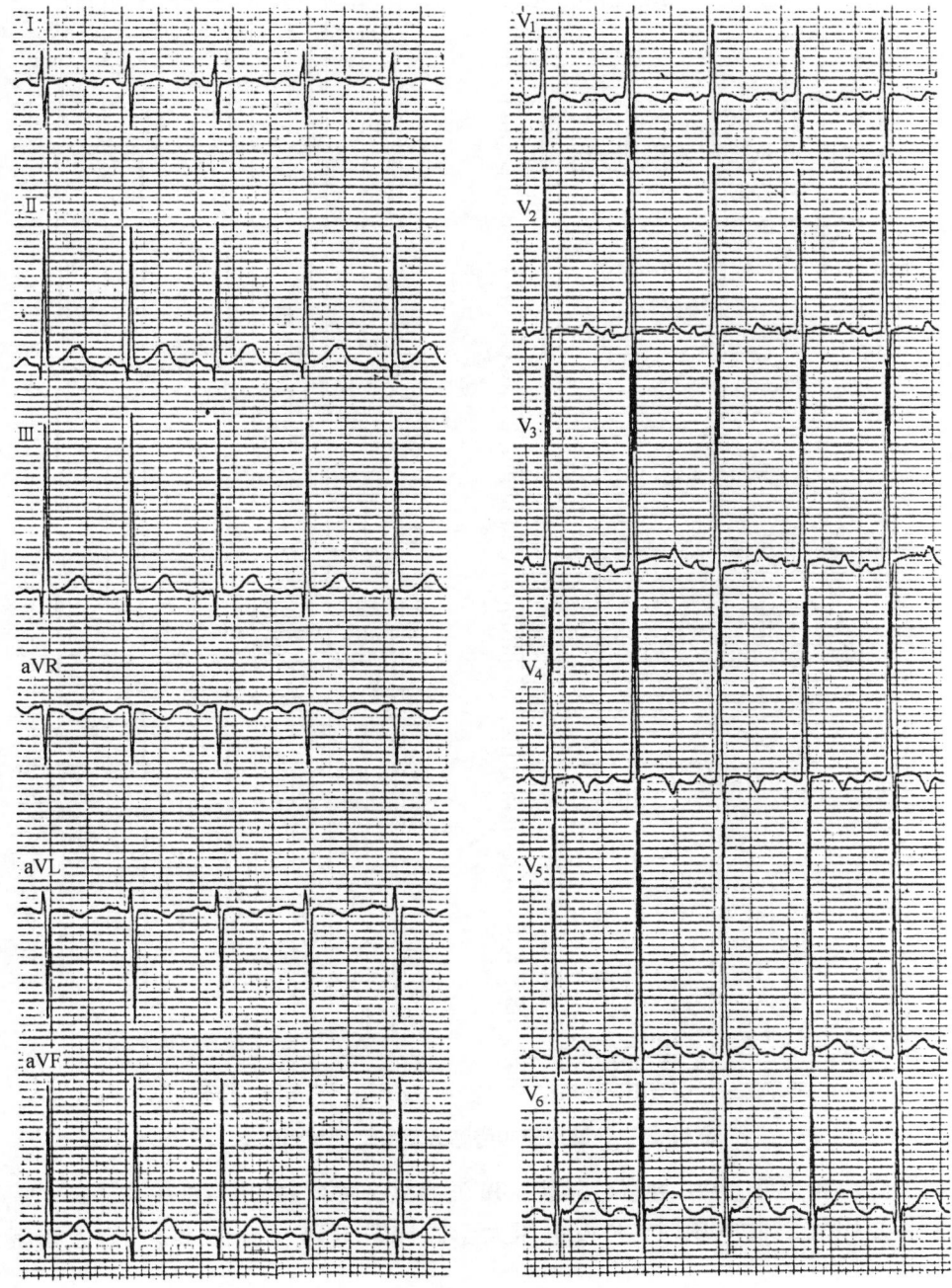

图 14-11　婴儿左房、左室肥大、可能合并右室肥大心电图

（定标电压　5mm/mV）

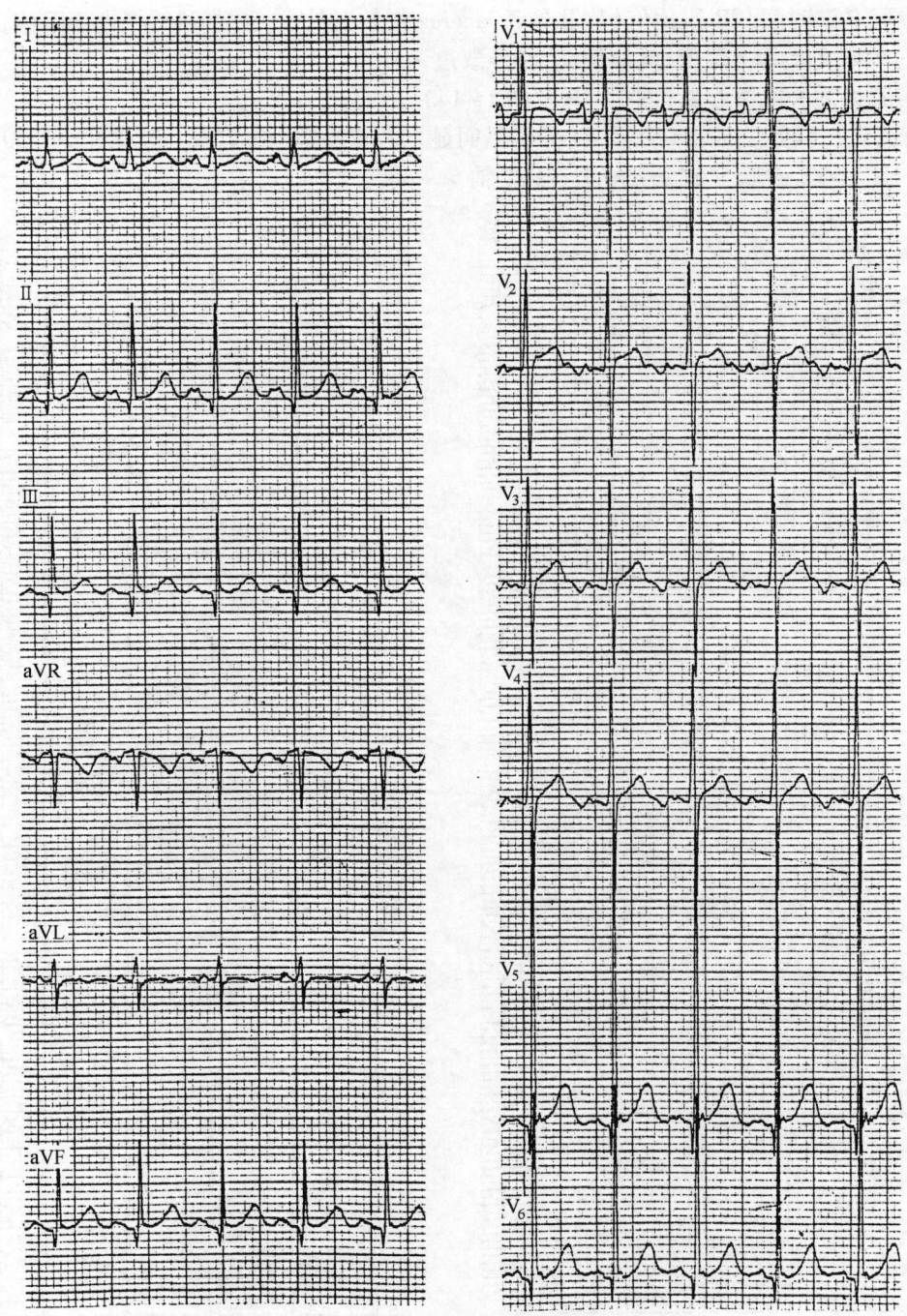

图 14-12 儿童双侧心房肥大及左室肥大心电图

（3）PR 段下降，Ⅱ、Ⅲ、aVF 导联较显著，Ta 波明显时常将 PR 段后部压低，且使 J 点下移。

（4）肢体导联 QRS 波低电压时，P 波电压大于同导联 R 波振幅的 1/2，呈尖峰型，且 P 电轴 > +80°。

3. 双侧心房肥大的心电图诊断（图 14-15）

临床上有引起双侧心房肥大的病因。兼有左心房和右心房肥大的综合表现，即 P 波振幅增大（见右房肥大）和 P 波时间延长（见左房肥大）。双侧心房肥大见图 14-16。

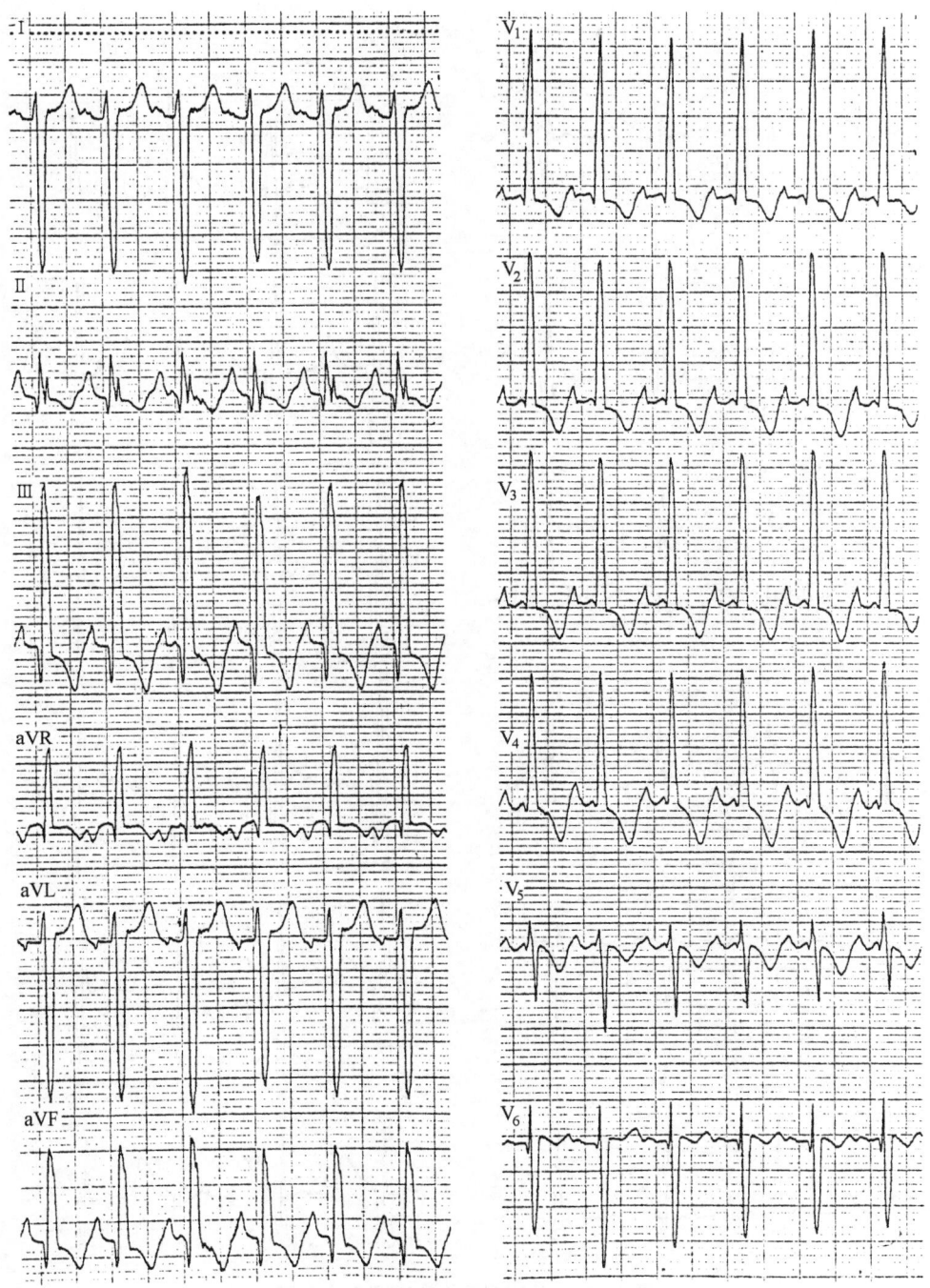

图14-13 婴儿右房肥大及右室肥大劳损心电图

（定标电压 肢导联10mm/mV，胸导联5mm/mV）

（二）心室肥大

心室肥大可由两种因素引起，即心腔血容量增加，或由于射出血流阻力增加引起，前者称容量负荷过重，或舒张期负荷过重；后者称为压力负荷过重，或收缩期负荷过重。一般说，心房壁薄，对这二种负荷的反应都是扩张。但心室不同，心室壁较厚，在舒张期因容量负荷过重而扩张，在收缩期则因压力

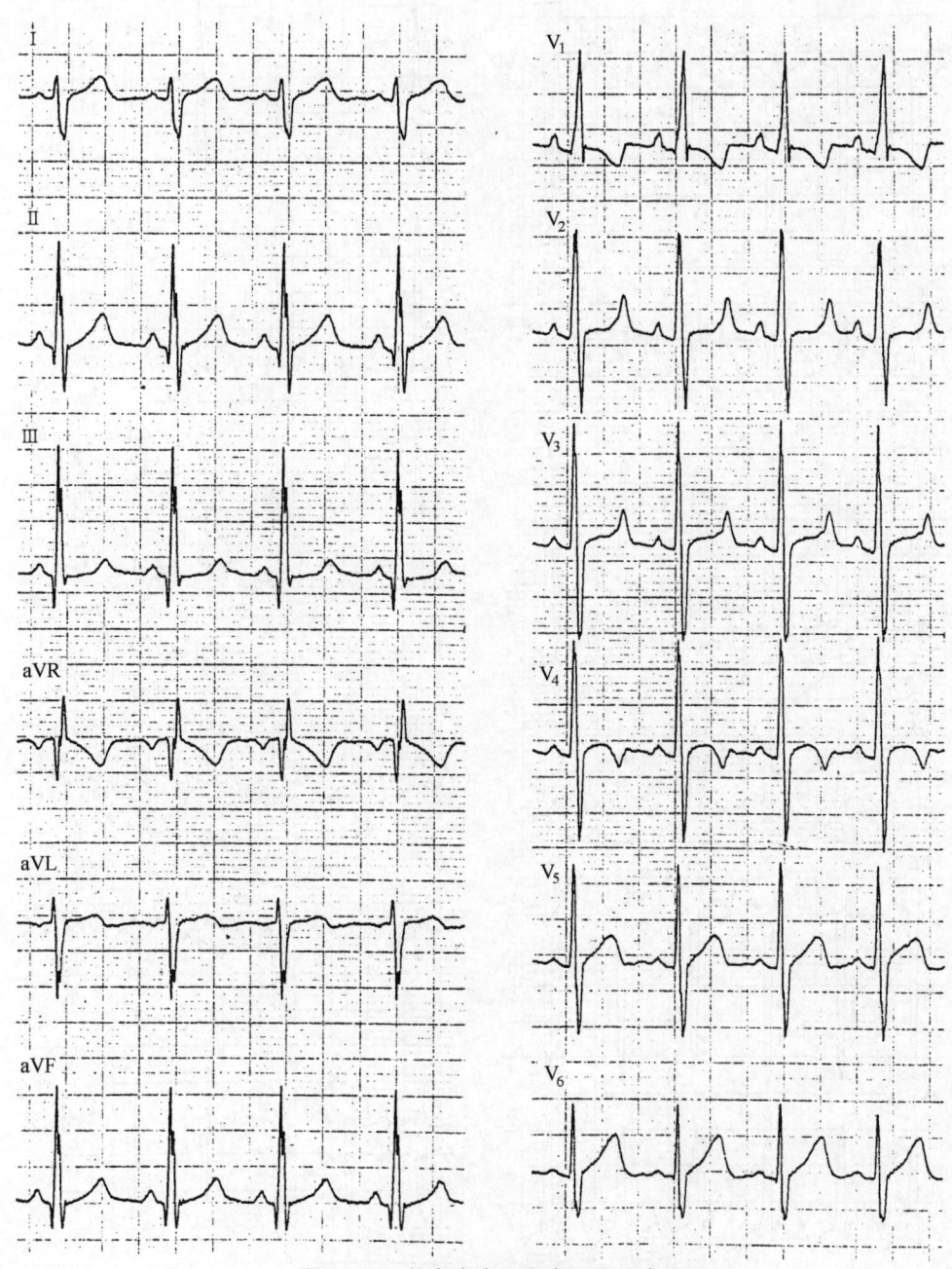

图 14-14　儿童右房、右室肥大心电图

负荷过重而肥厚，后者是一种代偿机制。左心室或右心室肥大通常伴有相应心房的肥大，故心房肥大时常提示可能有心室肥大。

1. 左心室肥大的心电图诊断(图 14-11 及图 14-12)

除新生儿外，儿童左室壁厚于右室。左室肥大时，左室除极程序并无改变，而只是使左室除极所形成的综合向量增大。容量负荷增大引起左心室扩张，左心室表面积增加，并使心肌更靠近胸前导联电极，而增加向左和向后的 QRS 向量，故 V_2、V_3 导联 S 波振幅增大，V_5、V_6 导联 R 波振幅增大，部分病例室间隔肥厚，使向右前的初始向量增大，V_5、V_6 导联 Q 波振幅增加。

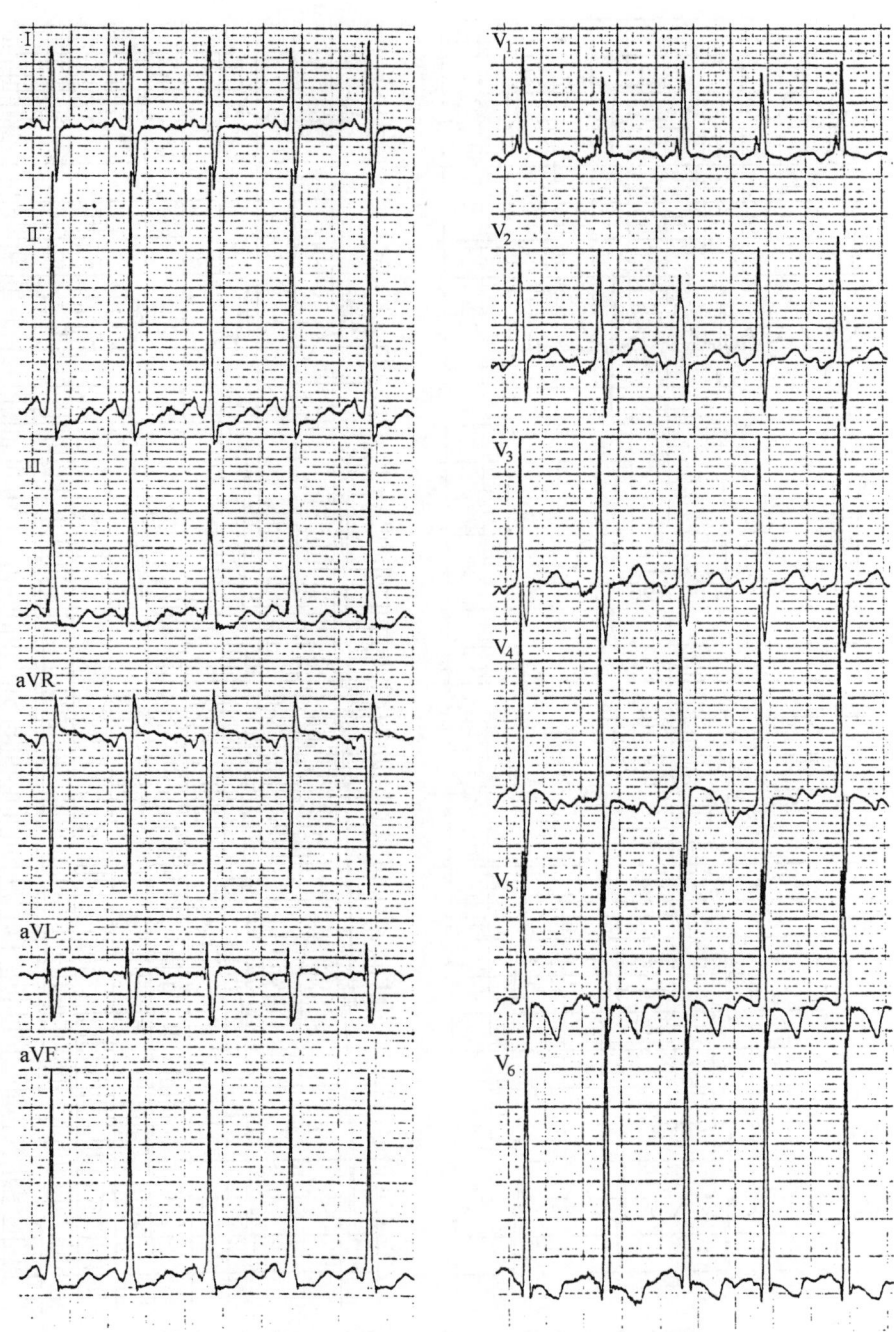

图 14-15　左房肥大、双侧心室肥大伴心肌劳损心电图(压力负荷型心室肥大)

(定标电压　肢导联　10mm/mV,胸导联 5mm/mV)

左心室异常肥厚可发生在压力负荷过重的情况下，引起反映左室优势导联的波形增大。QRS 时间和 V₅ 导联 R 波峰值时间延长。压力负荷过重可导致左室复极持续延缓，从而引起向左和向后导联 S-T 段下移和 T 波倒置，此称为左室劳损。

儿童左心室肥大的心电图诊断要点：

（1）胸前导联　①R_{V5}、R_{V6} 振幅增高，3 岁以下 R 波振幅＞3.0mV，3～13 岁＞3.5mV，13 岁以后女性≥3.0mV，男性诊断标准仍为≥3.5mV。R_{V6}＞R_{V5} 对诊断左室肥厚有意义。②S_{V1} 振幅增大，5 岁以下

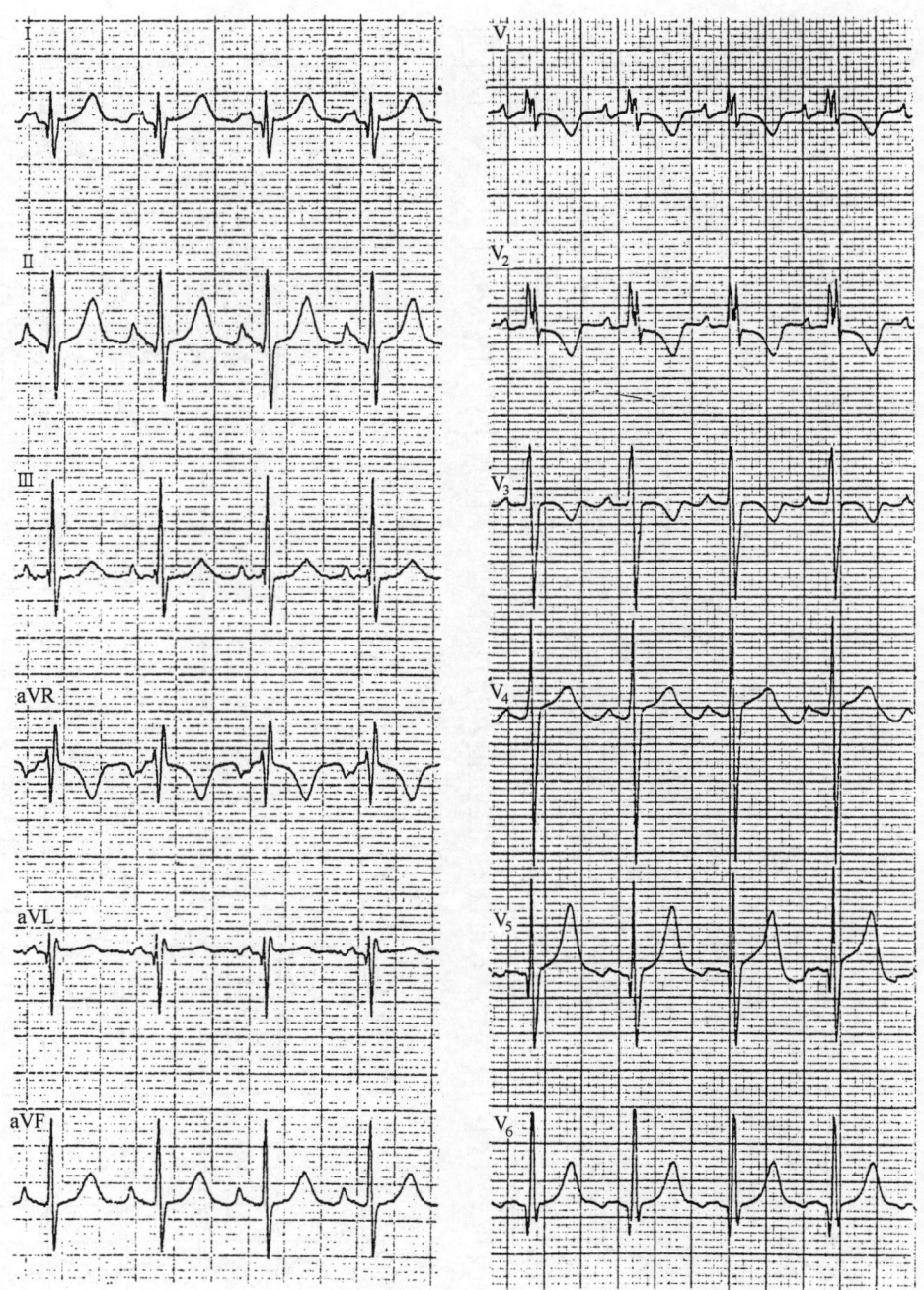

图 14-16 儿童双侧心房肥大及双侧心室肥大心电图
（定标电压　肢导联　10mm/mV,胸导联 5mm/mV）

S_{V1} >2.0Mv，5 岁以后 S_{V1} >3.0mV。S_{V1} 不用作诊断新生儿左室肥大的指标。③R_{V5} + S_{V1} 振幅 5 岁以下 > 4.5mV，5 岁以上 > 5.5mV，13 岁以后女性≥4.0mV，男性仍≥5.5mV。④V_5、V_6 导联 Q 波振幅≥ 0.5mV。⑤左心前导联 ST 段下移和 T 波倒置。⑥V_5 导联 R 波峰值时间（即 VAT）≥0.04s。

（2）肢体导联　①R_{aVL}≥1.5mV，R_{aVF}≥2.5mV。②$R_Ⅱ$ + $R_Ⅲ$ >4.5mV，$R_Ⅰ$ + $S_Ⅲ$ >2.0mV。③R_{aVL} + S_{V3}（亦称 Cornell 电压标准）除新生儿外，男性≥3.0mV，女性 13 岁前≥2.5mV，13 岁后≥2.0mV。④婴儿心电轴 < +30°，儿童心电轴 <0°，一般不超过 −30°。

（3）∑QRS 振幅　男性 >30.0mV，女性 13 岁前≥27.0mV，13 岁以上女性≥20.0mV。∑QRS 振幅不

用作诊断新生儿左室肥大的指标。

（4）有左心房肥大的心电图表现。

2. 右心室肥大的心电图诊断（图14-13及图14-14）

右室扩张可发生在容量负荷过重的代偿期和在右室肥大之后最终因压力负荷过重的失代偿期。右心室肥厚可发生在压力负荷过重的代偿期。与左室肥大不同，右室肥大主要表现在右/左心室除极电势比例上的改变。轻度右室肥大在心电图上往往不易表现出来。V_1导联是观察两心室电势优势对比的最佳导联。V_1导联如原表现为小r大S（即rS）型，当压力负荷过重出现右室肥大时，此负向优势可消失。轻度右室肥大时，负向波之后可出现正向r′波，即rSr′图型。中度右室肥大时，QRS初始向量前移，V_1导联R波振幅增高，QRS终末向量右移，I导联S波振幅增大，心电轴右偏。显著右室肥大时，V_1导联QRS波可变成正向波为主，严重压力负荷过重，可引起右心室心肌复极持续延缓，产生S-T段下移和T波倒置，称为右心室劳损。

儿童右心室肥大心电图诊断要点（新生儿不用此标准）：

（1）胸前导联 ①V_1、V_{3R}导联呈qR、qRs或R波型，R电压不限（纠正型大血管转位除外）。②V_1或V_{3R}导联为Rs、RS波型，1月~4岁R>2.5mV，5~17岁R>2.0mV。③V_1导联R/S比值超过相应年龄的$P_{97.5}$位值（表14-8）。④V_5导联S/R>1.0。⑤出生后5天~6岁T_{V1}波直立。⑥年长儿童右心前导联ST段下移，T波倒置。⑦V_1导联R波峰值时间（VAT）>0.03s。

（2）肢体导联 ①心电轴右偏，婴儿>140°，儿童>120°。②aVR导联R/Q比值>1.0，或R>0.5mV。③P_{II}、P_{V1}高尖，提示可能为右室肥大所致的右房扩大（三尖瓣狭窄和闭锁除外）。④S_I、S_{II}、S_{III}>同导联R波振幅。

3. 双侧心室肥大的心电图诊断（图14-15及图14-16）

双侧心室肥大有时因电压互相抵消而无心室肥大表现，或仅表现一侧（肥厚优势侧）心室肥大。下列任何一条均提示双侧心室肥大：

（1）左及右侧胸前导联分别出现左及右心室肥大的心电图变化。

（2）胸前导联有左室肥大的表现，但额面QRS电轴右偏（>120°）。

（3）有左室肥大的明显表现，但V_5导联S>R，aVR导联R>Q。

（4）心电图有确切右室肥大的表现，但左胸前仍表现正常儿童的高R振幅。

（5）心电图有明显右室肥大的表现，但在中间胸前导联或/和两个以上肢导联有大的双相QRS波（Kate-Wachtel征）。或在左胸前导联及/或II、III、aVF导联出现窄而深的Q波。

（6）有右室肥大的心电图表现，但V_1导联P波终末电势增大（Ptf-V_1<-0.03mm·s）（应除外二尖瓣狭窄）。

五、胎儿心电图

胎儿心电图（fetal electrocardiogram；FECG）是测定胎儿心电活动，以观测胎儿在宫内是否正常的客观指标。胎儿心脏电位微小，约7~70μV（母体心电位为2000~3000μV），加上羊水的短路作用及母体组织，则更难测到心电图波形，故心电图机在记录前需高度放大，一般仅能显示QRS波形。

（一）检测胎儿心电图的临床意义

检测胎儿心电图的目的是以了解胎儿发育是否正常，一般为下列目的而检测胎儿心电图。

1. 生命信息 孕12周以后可获得胎儿心电图。胎儿心电图的出现证明胎儿存活，循正常规律发育。

2. 确定胎位 记录胎儿心电图，在孕妇体表放置电极时，采用正极置宫底，负极置耻骨联合上部，如孕妇和胎儿的R波同方向则为臀位，反方向则为头位。如胎儿横位，QRS波很小或看不到，此时如将探测电极横置，或可记录到心电图。

3. 是否双胎 获得的心电图除显示来自母亲的波形外，尚存在两种不同的波形。

4. 确定心律 如疑有心律异常，可通过胎儿心电图查知心动过速、心动过缓、期前收缩、传导阻滞等，以便采取相应的医疗处理。

5. 胎儿宫内缺氧的诊断 孕妇如有某种原因疑及胎儿心肌血供障碍，可通过胎儿心电图图像分析，了解 QRS 波时限及 ST 段的改变，对宫内窒息有一定的诊断意义。

(二) 胎儿心电图的检测方法

将电极安装在孕妇腹壁不同部位，再作胎儿心电图测试。以寻找较理想的导联连接方式，增加测试的成功率。

目前我国多采用 0 电极贴在被检者的下肢内侧，正极置宫底、负极置耻骨联合上方。此种位置称为纵导联。有时也可将正、负两电极分别贴于子宫左、右两侧。此种位置称为横导联。还可采用对角线导联，即将正、负两电极分别贴于子宫右上、左下方或左上、右下方。目的是将电极贴在胎儿心电波最强、最清晰的位置。

检查前孕妇排空膀胱，取平卧位，清洁皮肤，涂导电膏或导电液，接妥导联线，开机后即显 FECG 图像和母体 ECG 图像。定标电压 10mm/50μV，纸速 25mm/s 或 50mm/s，每例至少记录 20min。据统计，成功率为 92.88%。最早在孕期 12 周可获得胎儿心电图，12 周之前无图显示。成功率最高为孕期 20 周(100%)。不能满意测出 FECG 的原因主要是由于干扰或腹壁较厚所致。

(三) 胎儿心电图的判别

心电图记录纸上可出现两种心电图的图形。母亲的心电图心率较慢，电压较高；胎儿心电图的心率较快，电压较低。凡记录到规则的、时限≥0.02s、电压≥5μV，与母亲心电图图形无相关，且持续 15s 以上的心电波形即可判断为胎儿心电图。

(四) 胎儿正常和异常心电图

1. 胎儿正常心电图 正常胎儿心率有随孕龄增长而减慢的趋势，FQRS 振幅和时限有随孕龄增长而增加的趋势。平均心率为 120～160bpm，正常可有 5～30bpm 的变化差异；FQRS 时限为 0.03～0.06s（平均为 0.048s）；FQRS 振幅为 15.0～23.3μV，在妊娠 28～36 周为 16.0±1.06μV，37～41 周为 23.3±2.08μV（图 14-17）。

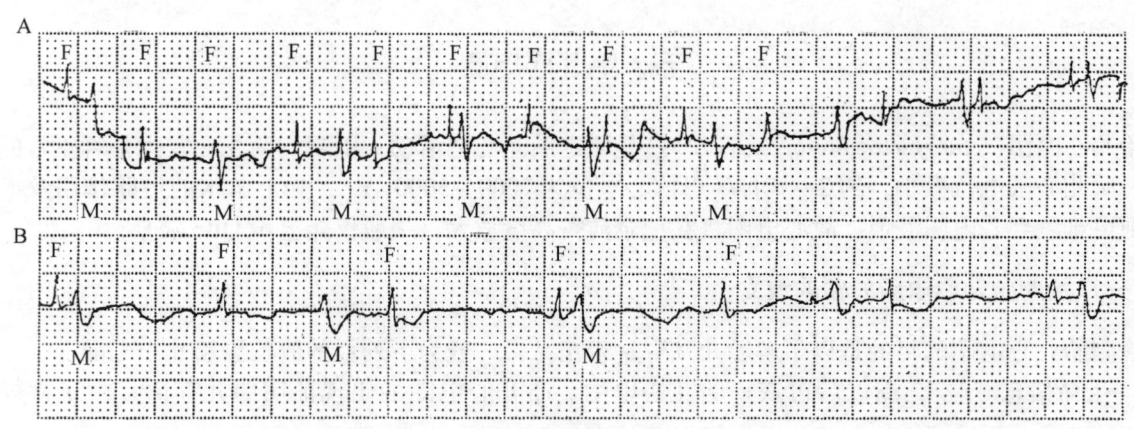

图 14-17 正常胎儿心电图
A. 走纸速度 25mm/s，定标电压 1mm/5μV；B. 走纸速度 50mm/s，定标电压 1mm/5μV

2. 胎儿异常心电图　临床上可出现如下异常的 FECG。

（1）胎儿心动过速　胎心率 >160bpm，持续 10min 以上。具体测定时，如第一次测出胎心率 >160bpm 时，让受检者休息 10min 后再测一次，若仍 >160bpm，即可作出胎儿心动过速的诊断（图 14-18）。

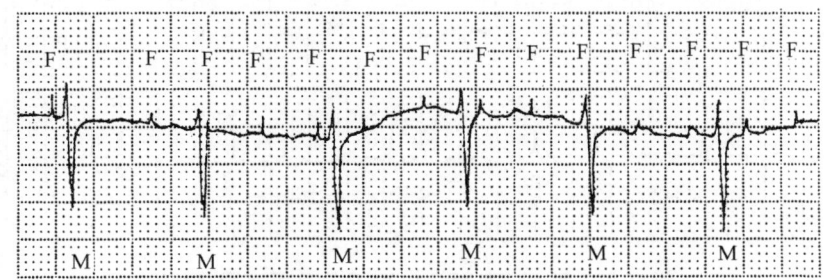

图 14-18　胎儿心动过速（FECG 示胎心率 214bpm）

（2）胎儿心动过缓　胎儿心率 <120bpm。测试步骤同心动过速。胎儿心动过缓有重要的临床意义，50% 有围产期异常，包括轻、重度窒息及先天性心脏病等（图 14-19）。

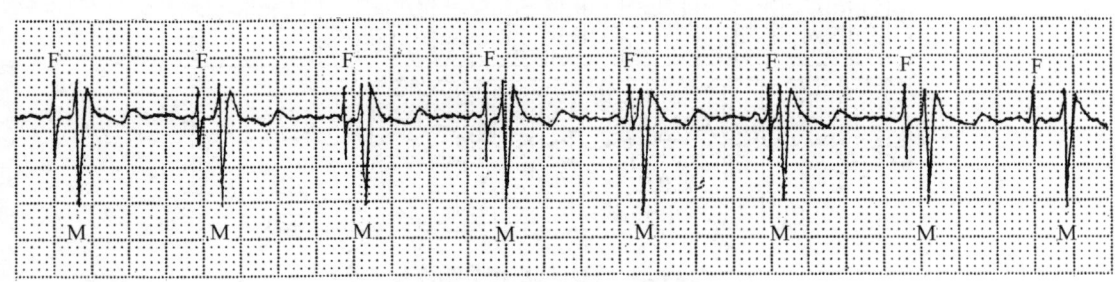

图 14-19　胎儿心动过缓（FECG　心率 79bpm～93bpm）

（3）胎儿心律不齐　胎心率变化超过 25～30bpm（图 14-20）。胎儿心律不齐可同时伴有胎儿心动过速或胎儿心动过缓。

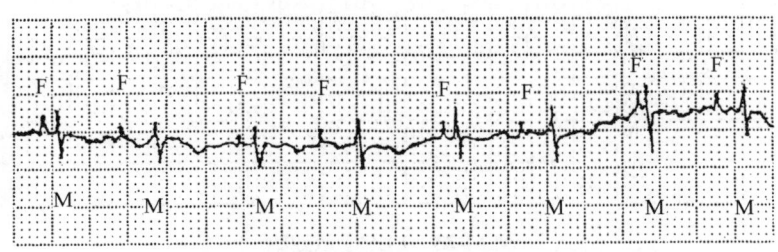

图 14-20　胎儿心律不齐（FECG　示胎心率 100bpm～150bpm）

（4）胎心早搏　FQRS 波提前出现，其后有完全或不完全的代偿期（图 14-21）。由于 FECG 波形较小，很难辨认早搏的来源是房性或室性或多源性等。室性早搏的 FQRS 波的畸形较明显，往往可作出诊断，但多数要随访新生儿心电图后作出正确诊断。

（5）胎儿心脏传导阻滞　胎儿心电图显示胎心率缓慢，慢至 70～80bpm 以下。心律规则，可伴有 FQRS 波增宽。出生后新生儿心电图检查证实为三度传导阻滞（图 14-22）。

（6）双胎　在 ECG 记录纸上除母体心电图外可见两组 FQRS 波，各有其规律。两组 FQRS 波有微小差异（图 14-23）。超过两个胎儿时，辨认第三个胎儿心电波比较困难。

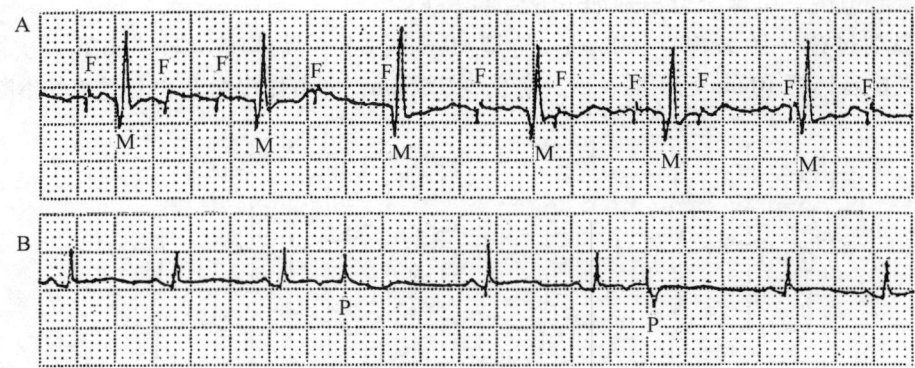

图14-21　FECG与新生儿ECG对比示房早及差传

A. FECG胎心早搏；B. 新生儿ECG房性早搏及室内差异传导

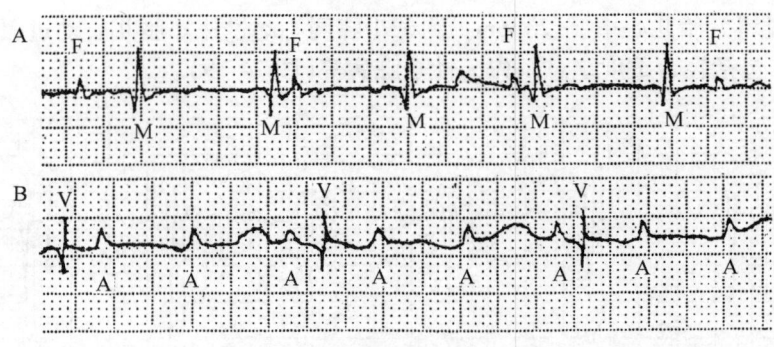

图14-22　胎儿心脏传导阻滞

A. FECG胎心率54bpm，FQRS时限0.08～0.10s，提示房室阻滞；

B. 新生儿ECG示三度房室阻滞

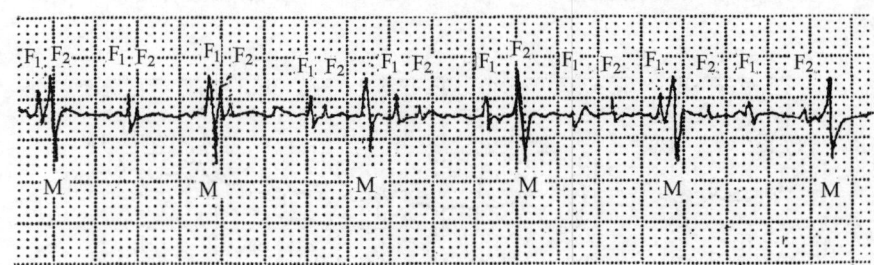

图14-23　FECG示双胎

参 考 文 献

1. 谢振武，王颂，严淑芳，等. 健康婴儿及儿童心电图研究. 上海科技出版社，1980，39-76

2. 谢振武、王成、龙锦曼，等. 中国健康婴儿、儿童及成人心电向量图. 长沙：湖南科学技术出版社，1993

3. 吴杰，陆再英. 常规心电图描记方法标准化进展. 中华心血管病杂志，1995，32（1）：9-11

4. 谢振武，李茗香，毛定安，等. 围产新生儿心电图在时龄和性别方面的差异. 中国现代医学杂志，1996，6（4）：1-3

5. 姜柔嘉、姜治忠. 543例正常小儿心电图分析. 心脏血管疾病，1975，3（3）：205-219

6. 谢振武，曹闽京，李茗香，等. 不同年龄健康人群心率分析. 中国现代医学杂志，1997，7（7）：1-3

7. 谢振武，王成，毛定安，等. P-R间期与年龄和心率的相关性及校正公式. 临床心电学杂志，1998，7(1)：4-7

8. 谢振武，王成，李茗香，等. 正常中国人QT间期及QT_{LC}与QT_C比较. 临床心电学杂志，1999，8(2)：85-88

9. 谢振武，毛定安，李茗香，等. 依照心率校正QT间期的线性公式研究(摘要). 中华心血管病杂志，1997，25(3)：323

10. 谢振武，毛定安，李茗香，等. 正常JT间期、JT校正公式及其校正值. 中国实用心电杂志，1997，5(4)：193-195

11. 谢振武，王成，李茗香，等. 不同年龄和性别健康人的心电图QRS波. 中华心血管病杂志，2000，28(1)：72-73

12. 谢振武，王成，李茗香，等. 中国人不同年龄和性别正常心电图QRS波. 湖南医科大学学报，2000，25(1)：58-62

13. 谢振武，王成，曹闽京，等. 12导联QRS总振幅及与年龄和性别的相关. 临床心电学杂志，1999，8(4)：195-198

14. 李双杰、谢振武、王成，等. 小儿12导联QRS总振幅正常值及对先心病左室肥大的诊断价值. 心电学杂志，1995，11(2)：66-67

15. 谢振武，王成，李敏能，等. 心电图QRS波群复合振幅正常标准. 心电学杂志，1999，18(3)：131-133，146

16. 谢振武，王成，曹闽京，等. 中国不同年龄和性别健康人心电图T波特点. 心功能杂志，1999，11(3)：163-168

17. 谢振武，王成，李敏能，等. 中国人心电图T波振幅及其与年龄、性别和种族的关系. 湖南医科大学学报，1999，24(4)：335-340

18. 谢振武，王成，李敏能，等. 不同年龄和性别的健康人群心电图T波振幅调查(摘要). 中华心血管病杂志，1999，27(2)：148

19. 王成、谢振武、毛定安，等. 心电图估测单纯性肺动脉瓣狭窄跨瓣压. 中国实用心电杂志，1996，4(3)：130-131

20. 王成、谢振武、曹闽京，等. 心电图P波估测风湿性心脏病患儿心脏功能. 湖南医科大学学报，1997，22(5)：462，464

21. 梁翊常、王乃坤，主编. 实用小儿心电图学. 第2版，北京：人民卫生出版社，1998，20-75

22. 李为民，傅世英主译. 马里奥特实用心电图学. 第9版. 哈尔滨：黑龙江科技出版社，1995，1-70

23. 杨钧国，李治安，主编. 现代心电图学. 北京：科学出版社，1997，113-135

24. 但苏，寒勋街，寒卫星，等. 临床心电图诊断标准及鉴别诊断. 北京：中国医药科技出版社，1994，56-61

25. 卓晶如，赵政. 胎儿心电图. 见：张开滋、刘海洋、吴杰主编. 临床心电信息学. 北京：科学技术文献出版社，1998，115-146

26. 谢振武. 中国人心电图研究及临床应用. 长沙：湖南科学技术出版社，2002

27. Ziegler RF. Electrocardiographic studies in normal infants and children. Springfield Illinois, Charles C Thomas, 1951

28. Wasserburger RH. The Normal and Abnormal Unipolar Electrocardiogram in Infants and Children. Baltimore, Williams & Wilkins, 1963

29. Davignon A, Rautaharju P, Boisselle E, et al. Normal ECG Standards for Infants and Children. Pediatric Cardiol, 1979/1980, 1(2)：123-131

30. Jeck CD, Bayden PA. Age-related apperance of outward currents may contribute to developmental differences in ventricular repolarization. Circ Res, 1992, 71：1390-1403

31. Chapula JS, Elizalde A, Polanco RN, et al. Differences in outward curren between neonatal and adult rabbit ventricular cells. Am J Physiol, 1994, 266：H1184-H1194

32. Cramb WJ, Pigott JD, Clarkson CW. Comparison of Ito in young and adult human atrial myocytes for developmental changes. Am J Physiol, 1995, 268：H1339-H1342

33. Escande D, Loisance D, Planche C, et al. Age-related changes of action potential plateau chape in isolated human atrial fibers. Am J Physiol, 1985, 249：H843-H850

34. Antzelevitch C, Sicouri S, Litovsky SH, et al. Heterogeneity within the ventricular wall (Electrophysiology and pharmacology of epicardial, endocardial and M cells). Circ Res, 1991, 69(6)：1427-1449

35. Lin DW, Gintant A, Antzelevitch C. Ionic bases for electrophysiological distinctions among epicardial, midmyocardial, and endocardial myocytes from the free wall of the canine left ventricle. Circ Res, 1993, 72(3)：671-687

36. Nabauer M, Beuckelmann DJ, Uberfuhr P, et al. Regional difference in current density and rate-dependent properties of the transient outward current in subepicardial and subendocardial myocytes of human left ventricle. Circulation, 1996, 93(1)：168-177

37. Friedman WF. Neuropharmacologic studis of perinatal myocardium. In：Engle MA ed. Pediatric Cardiology. Philadelphia：FA Davis

Co, 1972, 43-57

38. Kralios FK, Millar CK. Functional development of cardiac sympathetic nerves in newborn dogs: Evidence for asymmetrical development. Cardiovascular Research, 1978, 12: 547-554

39. Ursell PC, Ren CL, Danilo P. Anatomic distribution of autonomic neural tissue in the developing dog heart: I. Sympathetic innervation. Anatomical Record, 1990, 226: 71-80

40. Gauthier P, Nadeau RA, Champlain JD. The development of sympathetic innervation and the functional state of the cardiovascular system in newborn dogs. Can J Physiol, Pharmacol, 1975, 53: 763-776

第15章　心律失常概论

General Survey of Cardiac Arrhythmias

张　文　博

内 容 提 要

　　本章介绍心律失常的定义、分类、电生理机制、诊断措施和心律失常心电图的分析方法和步骤，其中重点讨论心律失常心电图的分析方法及步骤。对一份复杂心律失常心电图能否作出正确诊断，主要取决于医生的理论知识和经验，但合乎逻辑的分析方法和步骤无疑也起着重要作用。Marriot 分析心律失常的5点法（the five-point approach），根据笔者多年来的应用经验，确可提高心律失常心电图的诊断效率及诊断正确率，故详细地予以介绍。

一、定　　义

　　正常心律激动起源于窦房结，通过心房内的前、中、后三条结间束传至房室结、希氏束、左右束支及浦肯野纤维，最后抵达心室。正常心律的心电图表现为：①P 波合乎窦性 P 波的诊断标准，即在 I、Ⅱ导联直立，aVR 导联倒置；②P 波的频率为 60~100bpm；③PP 间期基本匀齐，在短时间（5~10s）内互差 <0.12s；④P 波与 QRS 波群顺序发生，PR 间期 0.12~0.20s；⑤双侧心室同步除极，QRS 时间 <

0.12s；⑥QTc 正常(0.42～0.43s)。凡是不符合上述正常心律活动规律的心律均为心律失常，如激动起源异常、频率或节律发生改变和/或激动传导异常等。心律失常主要表现为心动过速、心动过缓和心律不齐，但也有一些心律失常如束支阻滞、预激综合征和一度房室阻滞等不影响心率和节律，仅有心电图表现。

二、分　类

从心电图的角度考虑，心律失常可作以下的分类(见表15-1)。

表15-1　心律失常的心电图分类

（一）激动起源异常引起的心律失常

1. 激动起源于窦房结

（1）窦性心动过速

（2）窦性心动过缓

（3）窦性心律不齐

2. 激动起源于窦房结以外的节律点

（1）被动性异位心律：房性心律、交界性逸搏及交界性心律、室性逸搏及心室自主心律

（2）主动性异位心律：过早搏动(房性、交界性、室性)；阵发性心动过速(室上性、室性)；加速性心室自主心律或交界性心律；心房扑动、颤动；心室扑动、颤动

（二）激动传导异常引起的心律失常

1. 干扰及干扰性房室脱节

2. 心脏传导阻滞：窦房阻滞；房内阻滞；房室阻滞(一、二、三度)；室内阻滞(束支阻滞、分支阻滞)

3. 房室旁路传导：各种类型的预激综合征；隐匿性预激综合征(旁路只能逆行传导)

4. 折返性心律

（1）阵发性心动过速：窦房结折返、房内折返、房室结折返、希氏束折返及束支内折返形成的心动过速

（2）反复心律及反复性心动过速

（三）自律性异常与传导性异常并存

1. 并行心律

（1）并行性自搏心律：房性、交界性、室性

（2）并行性心动过速：房性、交界性、室性

（3）双重性心动过速：一个节律点位于心房、交界区或心室，另一节律点位于不同的部位，如房性心动过速合并室性心动过速

（4）成双性心动过速：最多见的情况是交界区内有两个并行节律点：一个节律点位于交界区上部，另一个节律点位于交界区下部

2. 异位心律伴外出阻滞

3. 扑动或颤动(房性、室性)

（四）人工起搏器引起的心律失常

三、心律失常的电生理机制

心律失常的电生理机制不外乎激动起源异常，激动传导异常或两者并存。

(一) 激动起源异常

前已述及，心肌细胞可分为快反应纤维(如心房肌、心室肌、结间束、希氏束、左右束支和浦肯野纤维)

和慢反应纤维(如窦房结、房室结、房室环、二尖瓣和三尖瓣的瓣叶)。正常情况下,快反应纤维不具有4相自动除极化的特征,无自律性,而慢反应纤维具有4相自动除极化的特征,有自律性。但在病理情况下,快反应纤维可转变成慢反应纤维,也具有自律性。另外,快反应纤维还可通过触发机制产生心律失常,称为触发自律性。有关自律性异常和触发自律性引起的心律失常在有关章节还要详细讨论,本章只简要介绍一些基本概念。

1. 慢反应纤维自律性变化诱发的异位心律

(1) 被动性异位搏动和异位心律:当窦房结自律性过低或其激动下传受阻时,低位节律点被动地按其固有的自律性发出一次或多次的激动,称为被动性异位搏动或心律。此种搏动的特点是延迟出现。由于其为窦房结控制下"逃逸"出来发生的激动,故称为逸搏(escape beat),当三个以上逸搏连续发生便称为逸搏心律。临床上最多见的是交界性逸搏或心律,当交界区节律点不能及时发出激动或其激动下传受阻时,便出现室性逸搏及心律。

(2) 主动性异位心律:如果窦房结以下的节律点自律性增高,主动地赶在窦房结激动到达之前发出激动,称为主动性异位搏动。此种搏动的特点是提早出现。如果偶尔出现一次或两次搏动,称为过早搏动(简称早搏),当三个以上早搏连续发生,便称为非阵发性心动过速(加速性自主心律),其频率一般为100~130bpm。临床上加速性交界性心律或加速性心室自主心律多见于急性心肌梗死、洋地黄中毒或心肌炎。

2. 快反应纤维转变成慢反应纤维引起的心律失常 心肌细胞缺血缺氧或由于药物的影响,可使快反应纤维呈现慢反应纤维的4相自动除极化,因而产生异位搏动或心动过速。

3. 触发自律性 正常情况下,心肌细胞复极过程或结束时产生的后除极振荡电位振幅较低,达不到阈电位,因而不能引起触发活动(triggered activity)。病理情况或药物(如奎尼丁)作用,可使后除极振荡电位的振幅增大并达到阈电位,从而引起一个或多个触发激动。单个发生便是过早搏动,多个连续发生便形成心动过速。目前多数学者认为触发自律性是引起快速性心律失常的重要机制之一。对异搏定有效的分支型室性心动过速、QT间期正常的多形性室性心动过速、一些洋地黄中毒引起的心律失常或多源性房性心动过速均可能与触发活动有关。

(二) 激动传导异常

1. 传导障碍 传导障碍是形成心律失常重要机制之一。传导障碍可发生于心脏任何部位(见表15-1),也可以发生于异位节律点外出传导。

2. 折返激动 折返激动是一种不均质的传导,可发生于心脏任何部位,是当前公认的形成快速性心律失常最重要的机制。绝大多数的室上性心动过速、多数的室性心动过速和过早搏动都是由于折返激动引起的。有关折返激动的发生机制及其形成的心律失常见49章。

四、心律失常的诊断措施

心电图检查虽然是诊断心律失常最重要的措施,但在阅读分析心电图之前,了解一下临床资料,进行重点的体格检查是非常必要的,有时床边检查能够提供重要诊断线索。另外,若患者以往描记过心电图,一定要仔细阅读,要特别注意有无束支阻滞、预激综合征和心肌梗死等。

(一) 床边检查

1. 病史 病史常可提供诊断线索,不应忽视。

(1) 年龄:对心律失常的诊断有参考价值。心律失常的发病率,如同冠心病、高血压一样,随着年龄增长而增加。心房颤动、三度房室阻滞多见于老年人,罕见于年轻人。儿童、年轻人反复发作的心动过速多半为室上性心动过速，可能伴有预激综合征，而老年人发作心动过速则以室性心动过速可能性大。

（2）现病史：应特别注意有无急性心肌梗死、充血性心力衰竭及各种器质性心脏病有关的症状，有无昏厥发作；有无可诱发心律失常的一些疾患如甲状腺功能亢进、电解质代谢失常等；有无服用过洋地黄、抗心律失常药物、三环类抗抑郁药物及其他可疑药物。

（3）既往史　应注意有无心肌梗塞、心肌炎或其他心脏病；有无植入人工心脏起搏器的历史、植入的日期及类型；有无类似的心律失常发作、起止情况及对治疗的反应等。

2. 体格检查　体检的重点是心脏听诊、其次为颈部望诊及脉搏触诊。心脏听诊应注意以下事项：

（1）速率及节律：根据心率及节律，大体上对心律失常可作出初步诊断。

① 规律的心律：心率 30 ~ 40bpm，最可能的原因是三度房室阻滞，少见的原因为二度房室阻滞，若能闻及第一心音（S_1）强弱不一，有时出现"炮轰音"，则三度房室阻滞的诊断可以肯定；心率 < 40 ~ 60bpm，最常见的原因是窦性心动过缓，其次为交界性心律（合并三度或二度房室阻滞）；心率 60 ~ 100bpm，最可能的原因是正常的窦性心律（无器质性心脏病者），也可能为房性心动过速伴 2:1 房室阻滞或加速性交界性心律伴或不伴有房室脱节（多见于洋地黄中毒、急性心肌梗死）；心率 100 ~ 160bpm，最可能的原因是窦性心动过速，也可能为心房扑动伴 2:1 室室传导、各种类型的室上性心动过速或室性心动过速；心率 160 ~ 220bpm，可能为各种类型的室上性心动过速、室性心动过速或缓慢性心房扑动伴 1:1 房室传导。

② 不规则的心律：心率 120 ~ 250bpm 最可能是快速型心房颤动（超过 180bpm 提示为预激伴房颤），其次为多源性房性心动过速、心房扑动或房性心动过速伴不规则房室传导；心率 60 ~ 100bpm，最可能的原因仍是心房颤动（服用洋地黄或合并病窦综合征），比较少见的原因为心房扑动或房性心动过速伴不规则的房室阻滞、频发性过早搏动、显著的窦性心律不齐。心室率 < 55bpm 的心房颤动多半合并高度房室阻滞。

（2）第一心音（S_1）强度　S_1 强度取决 PR 间期，PR 间期 0.06 ~ 0.10s 时 S_1 最强，当 PR 间期 > 0.20s 时 S_1 减弱。房室脱节时 PR 间期（严格说应称为 PR 间距，因房室已无传导关系）长短不一，故 S_1 强弱不一。前已述及，心率缓慢时出现"炮轰音"S_1 高度提示三度房室阻滞。当心率 120 ~ 220bpm 心律规整时，S_1 强弱不一，高度提示心动过速为室性心动过速，此时颈静脉可不规则地出现炮波（右房收缩时三尖瓣处于关闭状态,也反映房室脱节）。

（3）心音分裂：室性过早搏动、室性心动过速由于一侧心室先激动，可能闻及心音分裂。

（4）心率与脉率：大多数的心律失常心率与脉率一致，有一些过早搏动可出现脉搏脱漏；心房颤动时脉率的数目明显少于心率，称为脉搏短绌。

（二）颈动脉窦按摩（CSM）

CSM 既是一种诊断措施，也是一种治疗措施。笔者在 50 ~ 60 年代曾多次应用 CSM 成功地终止了室上性心动过速的发作。当前 CSM 主要用于协助诊断心律失常。

1. 基本原理　颈动脉窦位于颈内和颈外动脉分叉处颈总动脉轻度膨大部分，窦内压力增加产生的神经冲动沿着 Hering 神经并经舌咽神经，引起血管运动中枢兴奋，通过迷走神经传出，降低窦房结自律性，并抑制房室结传导，有时还可能使低位节律点兴奋，引起过早搏动。

2. 操作方法　患者取仰卧位，颈部向后伸展，头转向对侧，胸锁乳突肌放松，在胸锁乳突肌内缘、下颌角水平触及颈动脉搏动处，以指尖轻压试探有无高敏反应，若心率无明显改变，可旋转按摩 5s，一般先按摩右侧，无效时再按摩左侧，必要时数秒钟后可重复按摩。切忌过度用力或两侧同时按摩。CSM 比较安全，但不是毫无风险。按摩过程中必须进行心电监测，一旦心率减慢，立刻停止操作。应准备好急救药品如阿托品、异丙肾上腺素、利多卡因和除颤起搏器等，以防万一发生心脏停搏和室性心律失常。

3. 禁忌证 脑血管病、冠心病、高度房室阻滞、颈动脉窦过敏（发作晕厥）者禁作 CSM。对老年人应慎重，CSM 前应进行颈动脉听诊，若闻及收缩期血流性杂音，禁作 CSM。

4. 应用指征 当前 CSM 主要用于诊断，很少用于单纯治疗目的。各种快速性心律失常对 CSM 有不同的反应，据邓可作出鉴别诊断（见表 15-2）

CSM 对鉴别和诊断以下快速性心律失常最有价值：

（1）心房扑动伴 2:1 房室传导与窦性心动过速、房性心动过速有时不易鉴别，按摩颈动脉窦后，由于出现房室阻滞，可显示出原被 QRST 波群掩盖的 F 波，从而作出正确诊断（图 15-1）。

表 15-2 各种快速性心律失常对 CSM 的反应

快速性心律失常	常见反应	偶见反应
房室折返性心动过速（AVRT）	停止发作	
房室结折返性心动过速（AVNRT）	停止发作	
窦房结折返性心动过速（SNRT）	停止发作	
房性心动过速	出现房室阻滞	
窦性心动过速	暂时减慢	房室阻滞
心房颤动	房室阻滞，心室率减慢	
心房扑动	房室阻滞，心室率减慢	变为心房颤动
室性心动过速	无反应	终止发作

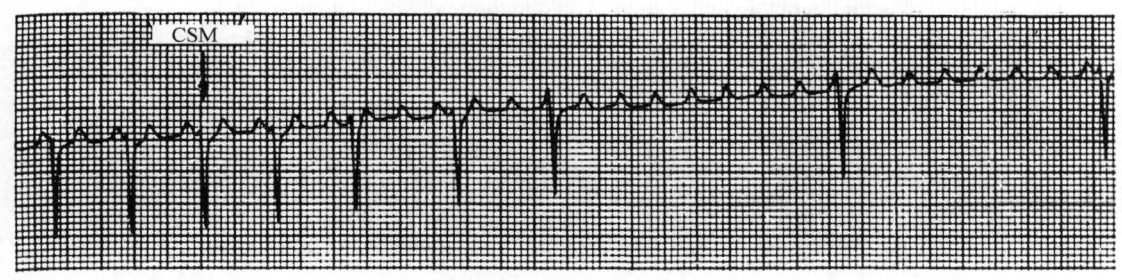

图 15-1 CSM 协助诊断心房扑动 2:1 房室传导

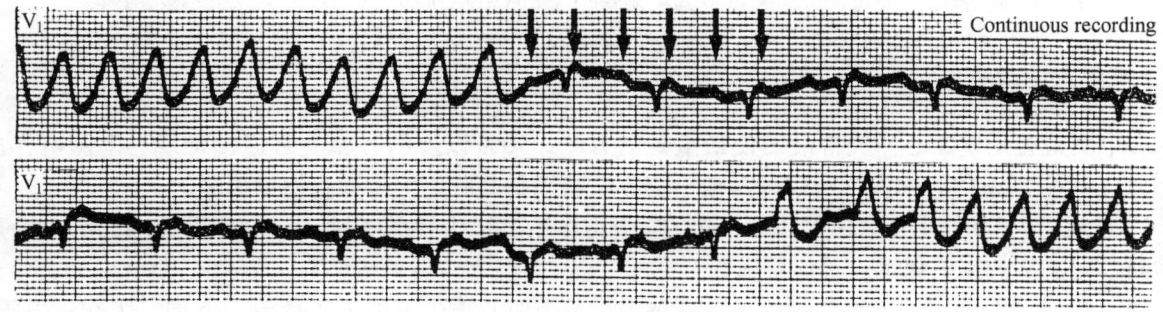

图 15-2 CSM 协助诊断宽 QRS 心动过速

上行心电图开始仅见 QRS 波群宽大畸形，心室率 200bpm 左右，心房活动无法识别。按摩颈动脉窦后（箭头所指），P 波（或 F 波）明确可辨，频率 200bpm 左右，出现 2:1 房室阻滞，QRS 波群时间、形态正常。本例为房性心动过速（慢心房扑动不能完全排除）伴 1:1 房室传导（引自 Goldschalager N. Principles of Clinical Electrocardiography. 1989）

（2）房性心动过速有时与房室折返性心动过速、房室结折返性心动过速不易鉴别，按摩颈动脉窦后，房性心动过速出现房室阻滞，心动过速照常进行，而后两种心动过速由于折返环路的中断，往往停止发作。

（3）宽 QRS 心动过速心房活动无法识别时，按摩颈动脉窦后出现房室阻滞，往往可显示心房活动的情况，揭示心律失常的真相（图 15-2）。

（4）宽 QRS 心动过速伴 1:1 室房传导时，很难鉴别其为室性心动过速或室上性心动过速，按摩颈动脉窦后出现室房阻滞，心动过速照常进行，高度提示其为室性心动过速（图 15-3）。

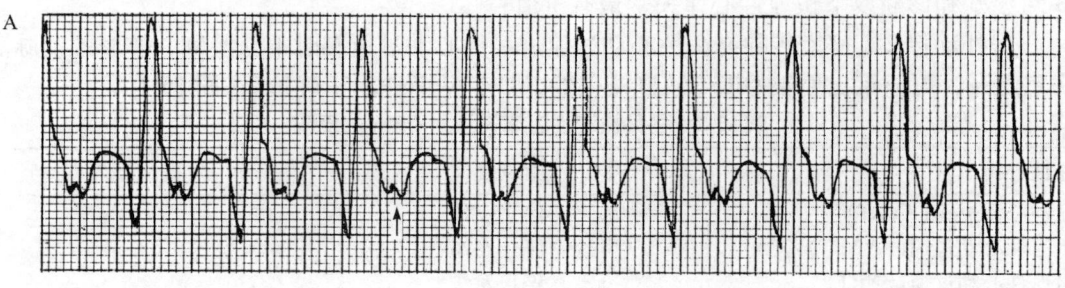

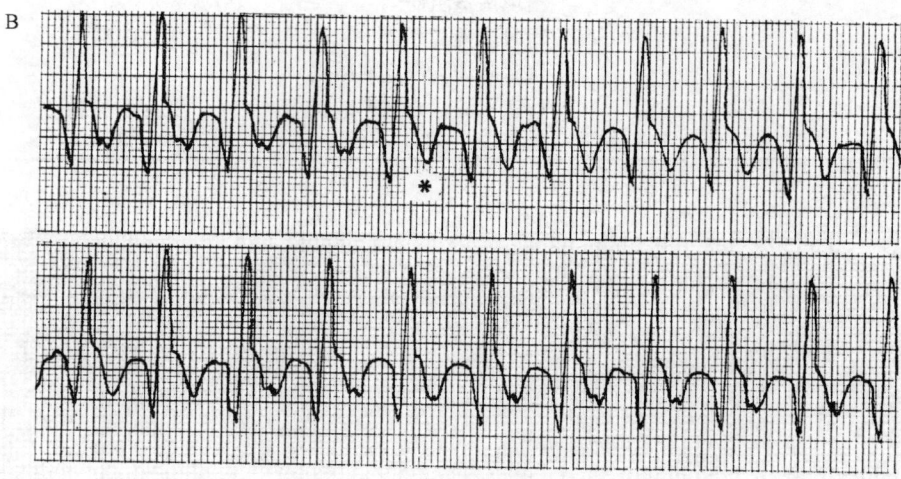

图 15-3　CSM 协助诊断室性心动过速

A. QRS 宽大畸形，心室率 125bpm，箭头所指可能系 P'波，房室传导（或室房传导）为 1:1，心动过速的机制不易肯定；

B. 颈动脉窦按摩（星标志）后出现房室（或室房）阻滞，P 波暂时消失，心动过速照常进行，提示室速可能性大

（三）心电图检查

心电图检查是诊断心律失常最简便最重要的方法，90% 以上的心律失常通过常规心电图可作出诊断，另有不足 10% 的心律失常需借助其他检查方法特别是心脏电生理检查协助诊断。

1. 常规 12 导联心电图　常规 12 导联心电图是诊断心律失常的基础，一份合乎标准的心电图是正确诊断心律失常的重要保证。具体要求为：

（1）要求基线稳定，波形清晰，排除各种干扰及类似心律失常的人工伪差，例如：①交流电干扰、肌电波或膈肌颤动波可类似心房颤动的 f 波，有时电极板与皮肤接触不良也可产生类似心房颤动的 f 波；②电极板松动或肢体移动可产生类似过早搏动的波动。

（2）除常规描记 12 导联心电图外，还应描记长 Ⅱ 导联和 V$_1$ 导联以供分析。

2. 加测附加导联以显示心房的电活动　识别心房电活动常是诊断心律失常的关键。常规心电图 P 波不够清晰时，可提高标准电压，增快纸速（50~100mm/s），若 P 波仍不能满意显示，加测 S$_5$ 导联或食管内导联。

（1）S$_5$ 导联：导联选择器置于 I 导联处，左臂电极（正极）置于胸骨右缘第 4～5 肋间，右臂电极（负极）置于胸骨柄处，若描记的 P 波仍不够清晰，可逐渐移动电极，直至 P 波清晰为止（图 15-4）。

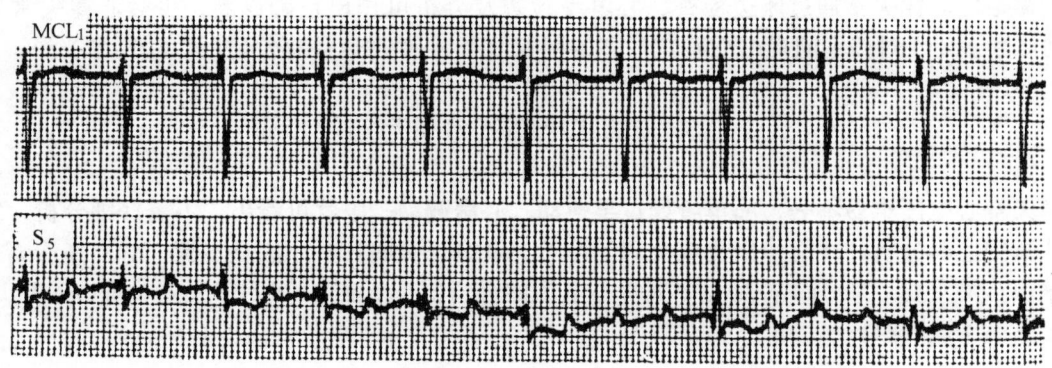

图 15-4　S$_5$ 导联

MCL$_1$ 导联未能显示任何心房活动，加测 S$_5$ 导联，可见到 P 波直立，心房率 180bpm

（2）食管导联：若 S$_5$ 导联仍不能满意地显示 P 波，且患者的病情不是十分严重，可插入食管电极。食管电极紧贴左房后壁，描记的 P 波高尖，易于识别。食管电极可清楚显示 P 波活动的规律及其与 QRS 波群是否相关，对诊断很多心律失常都颇有价值（图 15-5）。

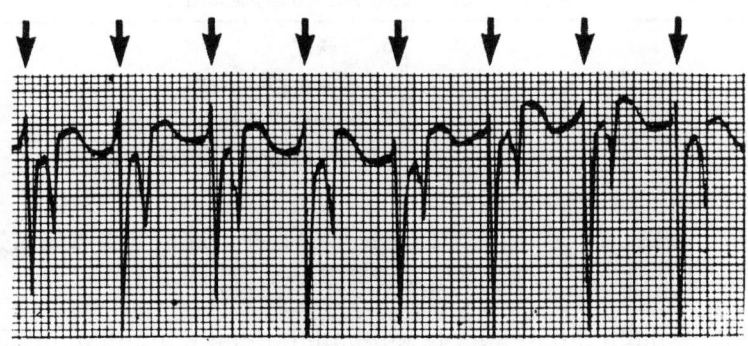

图 15-5　食管导联

振幅较大的双向波（箭头所指）反映心房电活动

3. 动态监测心电图（dynamic electrocadiogram；DGG）　由 Holter 工程师 1957 年发明，故又称为 Holter 心电图。动态心电图仪器分为两部分：记录部分和回放系统。记录部分包括一个记录盒和一组与患者连接的导联线及电极。电极通常为双导联（模拟 V$_1$ 和 V$_5$），少数仪器为三导联（加模拟 aVF）。记录盒可由患者随身佩带，在日常活动无改变状态下连续记录 24h。然后将记录到的心电图活动通过回放系统快速（快于记录速度 60 倍或 120 倍）回放，对心律失常、心率和 ST 段进行分析。动态心电图对"捕捉"一过性心律失常最有价值，对评估一些可能由于心律失常引起的症状如心悸、头昏、昏厥，观察心律失常和日常活动之间的关系和证实有无心肌缺血发作都很有价值。

4. 经电话传送监测（transtelephonic monitoring）　近年来，遥测遥感技术用于心电领域，可将心电活动记录远程传输，近者用于监护病房作心电监测，远者传送千里之外进行会诊。经电话传送监测就是其中的一种。该监测方法准确可靠，应用十分方便，弥补了 Holter 心电图的不足，因患者佩带 Holter 心电图期间可能不发作心律失常。患者佩带钱袋大小传递器，当自觉心悸或出现其他自认为与心律失常有关症状时，可立即通过电话传递心电图至有关医院，及时作出诊断。医院之间通过经电话监测联网，可进行会诊及咨询。

（四）心脏电生理检查(EPS)

绝大多数的心律失常通过床边检查、心电图检查及分析可作出正确诊断，少数心律失常还需借助 EPS 协助诊断。EPS 对房室阻滞的准确定位和鉴别宽 QRS 心动过速最有价值(详见 69 章)。

五、心律失常心电图的分析方法及步骤

心律失常心电图难易不一，简单者如过早搏动、心房颤动一眼就可看出，不需仔细分析，复杂者则需进行认真的逻辑分析，才能作出比较合理的诊断。掌握正确的分析方法及步骤，对提高诊断效率及诊断正确率都至关重要。Marriot 曾对心律失常心电图的分析提出 5 点法(the five-point approach)，颇有借鉴价值，下面予以介绍。

（一）了解引起心律失常的原因

心律失常心电图虽然形形色色，但可概括为 8 种最基本的类型，详见表15-3。了解引起每类心律失常的原因及其特点，才有可能进一步分析及进行鉴别诊断。例如，遇到提早出现的心搏，必须了解除各种类型过早搏动外，还可能有反复心律、心室夺获、并行心律等，并能掌握这些心律失常的特点，才有可能进行鉴别诊断，找出最可能的原因。

表15-3 心律失常心电图的基本类型

1. 提早出现的心搏	5. 二联律
2. 意外的心搏间歇	6. 成组出现的心搏
3. 心动过速	7. 完全不规则的心律
4. 心动过缓	8. 规则的正常频率的非窦性心律

1. 提早出现的心搏 基础心律规整时偶尔出现提早的心搏，最常见的原因为过早搏动(房性、交界性、室性)，其次为反复心律、心室夺获和并行心律等(图 15-6,图 15-7)。

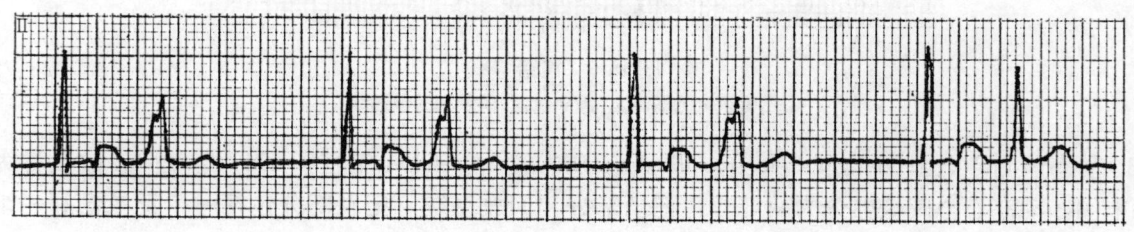

图 15-6 反复心律

基础心律为交界性心律，其后出现逆传型 P'波，逆传型 P'波之后出现宽大畸形的 QRS 波群，系交界性心律引起的反复心律，由于长-短周期而呈室内差传

2. 意外的心搏间歇 基础心律规整时偶尔出现意外的间歇，常见的原因为二度房室阻滞、二度窦房阻滞、受阻未下传的房性早搏，比较少见的原因为隐匿性交界性早搏、隐匿性交界性夺获(图 15-8,图 15-9)。

3. 心动过速 可分为宽 QRS 心动过速和窄 QRS 心动过速：

(1) 宽 QRS 心动过速：室性心动过速、室上性心动过速合并束支阻滞(持久性或一过性依赖于频率)、预激性心动过速。

(2) 窄 QRS 心动过速：房室折返性心动过速，房室结折返性心动过速、房性心动过速、心房扑动、

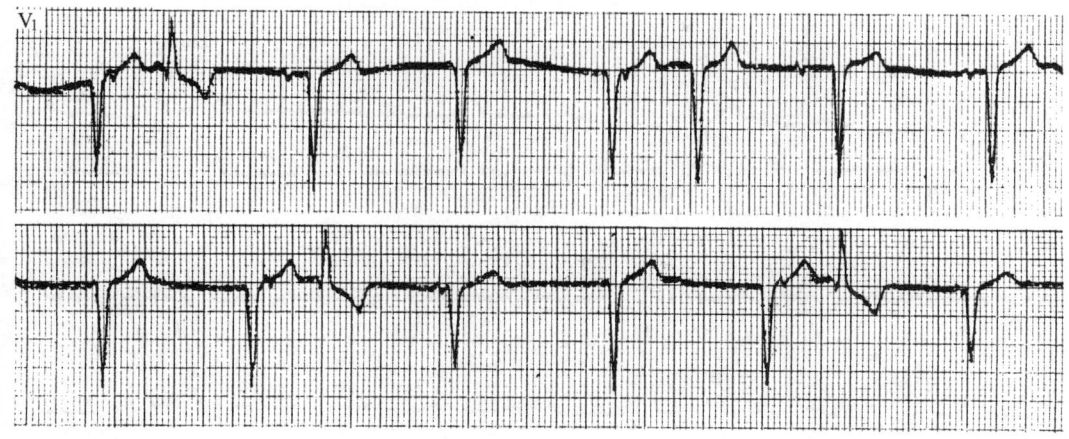

图15-7　心室夺获（连续描记）

窦性心律（心房率50bpm左右），与交界性心律（心室率60bpm左右），形成干扰性房室脱节。上行心电图第2、6个心搏，下行心电图第3、7个心搏均提早出现，其前有窦性P波，PR间期0.36s~0.48s，系窦性P波下传夺获心室。其中3个心室夺获因室内差传而呈右束支阻滞型

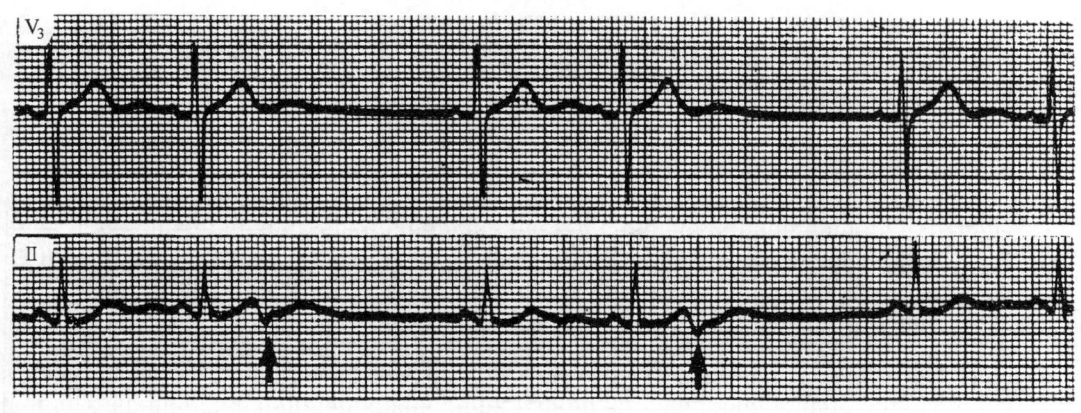

图15-8　受阻未下传的房性早搏

Ⅱ、V₃导联同步录自同一患者。Ⅱ导联第2、4心搏后各出现一长间歇，长间歇中的T波之后有一提早出现的P'波，故长间歇是受阻未下传的房性早搏造成的。V₃导联第2、4个心搏后的长间歇中并无房性早搏的P'波，酷似窦性停搏。由此可见，仅根据一个导联的改变进行诊断可能发生失误

心房颤动、窦房结折返性心动过速。

  4. 心动过缓　常见的原因为窦性心动过缓，其次为窦性心律合并2:1窦房阻滞或房室阻滞、交界性心律，比较少见的原因为心室自主心律和交替性受阻型房性早搏（未下传的房性早搏二联律）（图15-10）。

  5. 二联律　最常见的原因为各种类型过早搏动二联律，其次为窦性心律合并3:2窦房阻滞或3:2房室阻滞、异位节律点3:2传出阻滞、逸搏-夺获二联律，比较少见的原因为心房扑动2:1与4:1房室传导交替出现、房性心动过速2:1与1:1房室传导交替出现和每2个窦性心搏之后出现一未下传的房性早搏（图15-11，图15-12）。

  6. 成组出现的心搏（group beats）　常见的原因为反复性短阵性心动过速、窦性心律伴文氏型窦房阻滞或房室阻滞，比较少见的原因为异位节律点伴文氏型传出阻滞（图15-13，图15-14）。

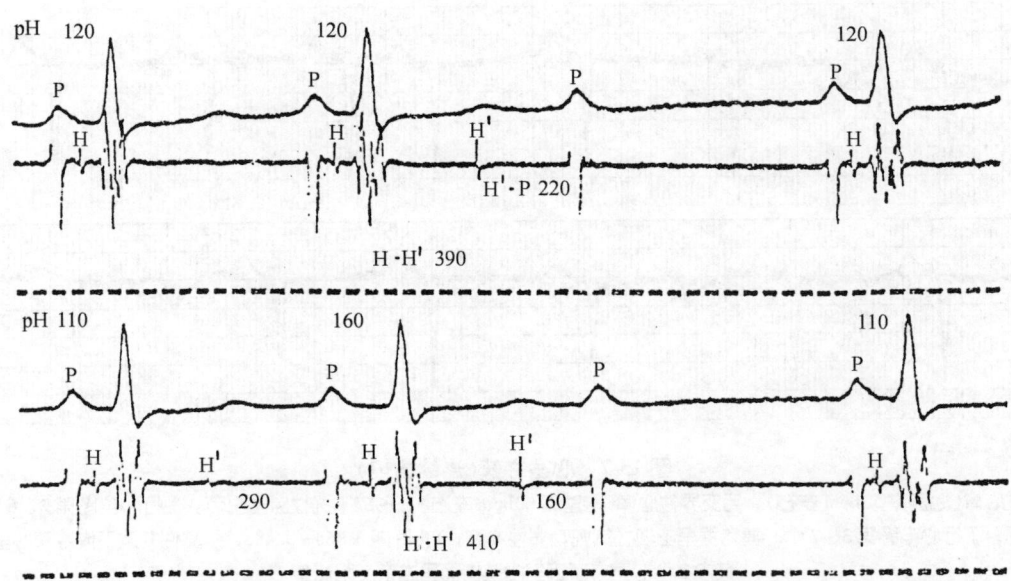

图 15-9 隐匿性交界性早搏

上行心电图窦性心律，PR 间期恒定，2 次窦性心搏后有 1 次窦性 P 波下传受阻，符合二度Ⅱ型房室阻滞。下行心电图
窦性心律，PR 间期逐搏延长，2 次窦性心搏后有一次窦性 P 波受阻末下传，符合3:2 二度Ⅰ型房室阻滞。心电图之下的
希氏束电图证实 PR 间期延长和 P 波下传受阻都是隐匿性希氏束性早搏造成的（H′）（引自 Marriot HJL. The Pearls
and Pitfalls in Electrocardiography. 1990）

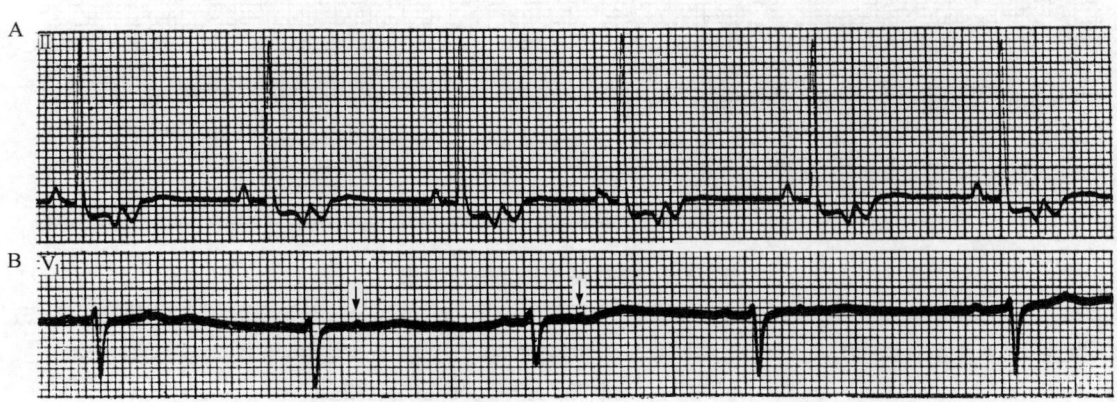

图 15-10   未下传的房性早搏二联律

图 A 图 B 录自不同患者

A. 窦性心律，心律轻度不齐，56～63bpm。仔细观察，每一个窦性心搏的 ST 段上有一个提早出现的畸形 P 波，故本图为房
性早搏二联律，但房性早搏均受阻末下传，故造成长的心动周期，酷似窦性心动过缓；B. 粗看之下，极象窦性心动过缓及
不齐。仔细观察，ST 段上有小的突起（箭头所指），系受阻末下传的房性早搏

    7. 完全不规则的心律　最常见的原因为心房颤动、多源性房性心动过速、多形性室性心动过速、
窦性心律伴多源性过早搏动，比较少见的原因为房性心动过速、心房扑动伴不规则的房室阻滞和异位节
律点伴不规则传出阻滞。

    8. 规则的正常频率的非窦性心律　常见的原因为交界性心律、加速性交界性心律（绝大多数病例不
超过 100bpm）和加速性心室自主心律，少见的原因心房扑动伴 4:1 房室阻滞。

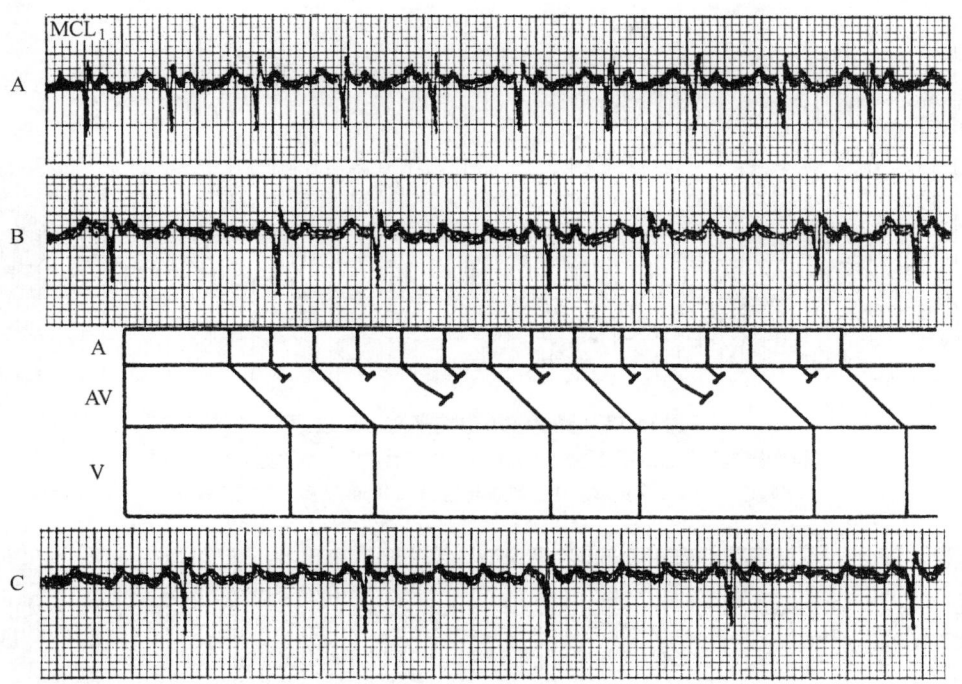

图 15-11　心房扑动 2:1 与 4:1 房室传导交替出现

A. 心房扑动 2:1 房室传导；B. 心房扑动 2:1 与 4:1 房室传导交替出现。梯形图解示房室结发生分层阻滞，
近侧发生 2:1 阻滞，远侧发生 3:2 文氏型阻滞。致使 2:1 与 4:1 房室传导交替出现；C. 房室阻滞
进一步加重，出现心房扑动，4:1 房室阻滞（引自 Wagner GS. Practical Electrocardiography. 1994）

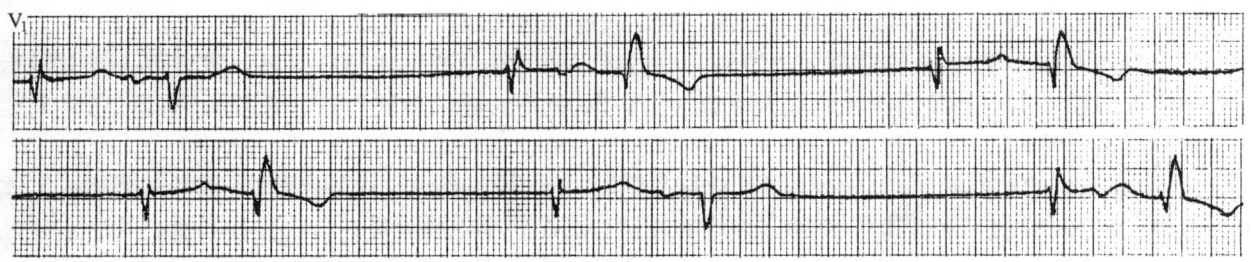

图 15-12　逸搏-夺获二联律

P 波为窦性，PP 间期长达 2.8s，反映有高度窦房阻滞。上行心电图和下行心电图第 1、3、5 个 QRS 波群时间正常，呈不完全性右束
支阻滞型，为交界性心律，心室率 30bpm 左右，RR 间期不甚匀齐。上行心电图和下行心电图第 2、4、6 个心搏均提早出现，其前
有窦性 P 波，PR 间期 0.30s～0.48s，为心室夺获。RP 间期 0.36s～0.60s，凡 RP 间期 <0.40s 的心室夺获均发生室内差传，呈完全
性右束支阻滞型

（二）分析 QRS 波群

　　Marriot 强调分析心律失常心电图应先从分析 QRS 波群着手，理由是心室活动比心房活动重要，QRS 波群的时间、形态，心室的频率和节律往往是决定治疗的关键。笔者认为先分析 P 波还是先分析 QRS 波群，应根据具体情况灵活掌握，而不应该拘泥于"成规"。一份心律失常心电图如果心房活动明确可辨，应先分析 P 波（包括 F 波或 f 波），如果心房活动难以识别，则应先分析 QRS 波群。对 QRS 波群的分析，应注意其起源、频率和节律。

　　1. QRS 波群的起源　根据 QRS 波群的时间及形态，大体上可确定其起源：

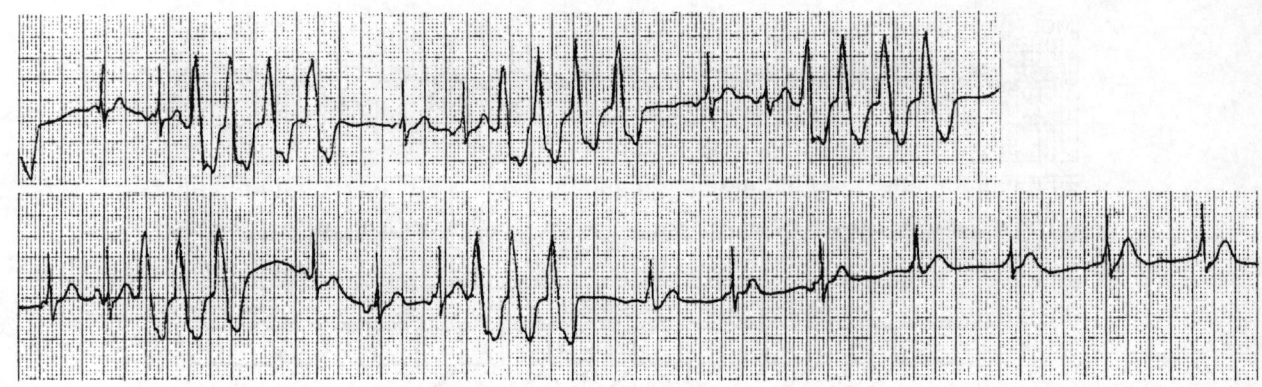

图 15-13　反复性单源性室性心动过速

基础心律为窦性心律与交界性心律形成房室脱节。QRS 波群宽大畸形的过
早搏动 3 个或 4 个连续发生，频率相当于 150bpm，形成成组的搏动

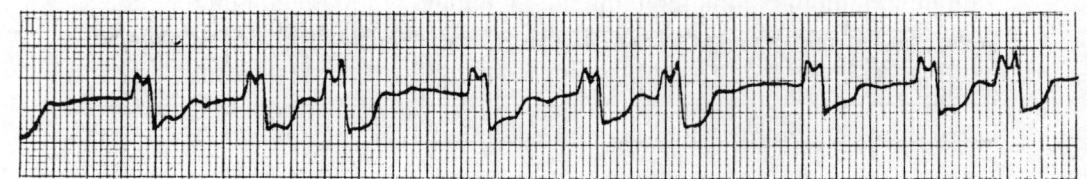

图 15-14　室性心动过速伴 4:3 文氏型传出阻滞

QRS 波群宽大畸形，形成成组的搏动。仔细观察可发现有"渐短突长"文氏型传出阻滞的特点，长 RR 间期短于 2 × 短
RR 间期。心室率相当于 125bpm 左右（引自 Marriot HJL. The pearls and pitfalls in Electrocardiography. 1990）

（1）QRS 时间 <0.12s：可肯定为室上性，激动起源于窦房结、心房或交界区；

（2）QRS 时间 ≥0.12s：除起源于心室外，还可能为室上性合并室内传导异常。室内传导异常包括持久性束支阻滞，室内差异性传导或预激综合征。根据 QRS 波群形态的特点、心率的快慢可以将上述的三种情况鉴别开来。

2. QRS 波群的频率和节律　确定 QRS 波群起源后，还要进一步分析心室活动的频率和节律，大体上可分为 5 种类型：①心室率快而规整，如心动过速；②心室率慢而规整，如交界性心律；③心室律显著不齐，如心房颤动；④心室律偶尔不整，如过早搏动；⑤心室漏搏（QRS 脱漏），如二度房室阻滞。

（三）寻找 P 波

遇到一份心律失常心电图，心房活动不易识别时，可先分析 QRS 波群，如果根据 QRS 波群分析，仍不能确定心律失常诊断时，还应努力寻找 P 波，并确定其活动规律。Marriot 提出识别 P 波的注意事项，颇有参考价值：①在基线波动最小（QRS 波群电压最低）的导联如 aVR 寻找 P 波（图 15-15）；②寻找"裂隙"或制造"裂隙"，从"裂隙"中发现问题，当规则的心律出现间断（裂隙），常能显示在规则的心律中被隐没的波群（图 15-16）；也可按摩颈动脉窦制造"裂隙"；③不要把 QRS 波群的组成部分如起始的 Q 波或终末的 S 波当作逆传型 P 波（图 15-17）；④Bix 规则：当 P 波位于两个 QRS 波群正中时，看到的 P 波数目只是实际 P 波的 1/2，另有 1/2 P 波隐藏于 QRS 波群中（图 15-18）。

心房活动的情况可能有以下几种：

1. 窦性 P 波　P 波符合窦性 P 波的诊断标准。对窦性 P 波的分析，要注意 P 波的频率，P-P 间期是否规整等。

2. 异位 P 波　窦房结以下的节律点如心房、交界区、心室发出的激动传至心房产生的 P 波称为异

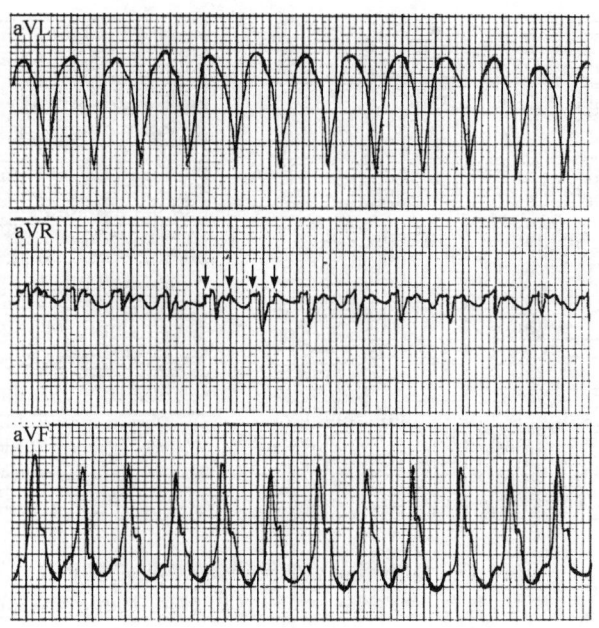

图 15-15　aVR 导联显示心律失常的真相（人工起搏器"脱缰"引起的心动过速）

aVL、aVF 导联仅见 QRS 宽大的心动过速，机制不易肯定。aVR 导联
QRS 波群振幅较小，发现人工起搏器的尖头信号（箭头所指），以 460bpm 的频率 2:1 传至
心室（引自 Wagner GS. Practical Electrocardiography. 1994）

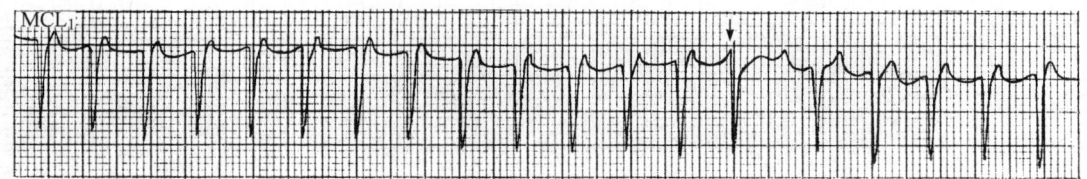

图 15-16　"裂隙"中发现被隐没的波群

本图开始时心律规整，紧接 rS 型波群有一小的正向波。此正向波有三种可能：①QRS 波群的组成部分（室性心动过速）；②逆传型 P'波（房室结折返型心动过速）；③P'波位于 QRS 波群之前（房性心动过速）。第 14 个心搏（箭头所指）出现一次静止（"裂隙"），之后可明确看到 P 波位于 QRS 波群之前，PR 间期略长，可肯定为房性心动过速（引自 Wag-ner GS. Practical Electrocardiography. 1994）

位 P 波。起源于心房的异位 P 波形态不同于窦性 P 波，但有时很类似窦性 P 波，主要不同点为其频率较快。起源于心房下部、交界区或心室的激动逆向传至心房，心房的除极向量方向与窦性 P 波相反，故在 aVR 导联直立，在 II 导联倒置，称为逆传型 P 波。

3. f 波或 F 波　心房颤动的 f 波为细小的颤动波，形态、振幅和间距均不一致，频率 450～600bpm。f 波在 V_1 导联比较明显。心房扑动的 F 波为锯齿形或波浪形的波动，在 II、III、aVF 导联比较明显，有时在 V_1 导联 F 波直立，类似 P 波，频率为 250～300bpm。心房扑动的房室传导比率通常为 2:1，两个 F 中有一个 F 波下传至心室，另一个 F 波可能与 QRS 波群重叠而不易辨认。

4. 心房活动消失　心电图上看不到任何心房电活动，有两个可能：①P 波与 QRS 波群和 T 波重叠而不易辨认。例如，窦性心动过速合并一度房室阻滞，P 波与 T 波重叠；窦性心律合并室性心动过速，窦性 P 波可能隐没于 QRS 波群和 T 波中；②心房电活动消失或几乎消失：心房停搏引起心房电活动完全消失，见于窦房阻滞或窦性停搏等；持续多年的心房颤动，由于心房极度扩大，心房肌大部分破坏，

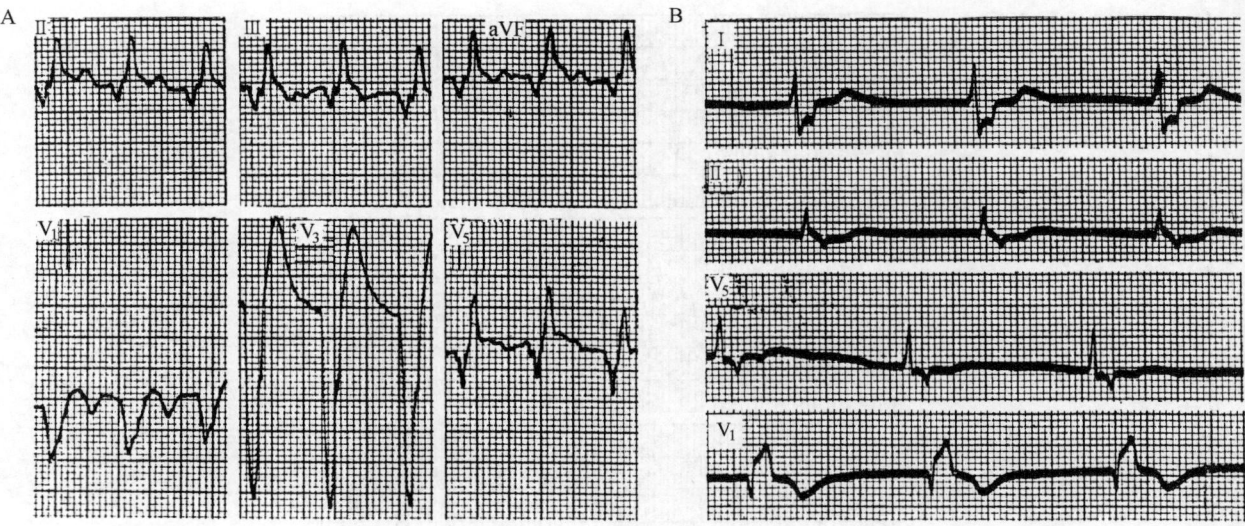

图 15-17　QRS 波群组成部分误认为逆传型 P 波

A. Ⅱ、Ⅲ、aVF、V₅ 导联似乎在 QRS 波群之前有"逆传型 P 波"。测量 V₁ 导联，QRS 时间接近 0.20s，上述导联的"逆传型 P 波"实际上为 Q 波；B. Ⅱ、V₅ 导联似乎有"逆传型 P 波"位于 QRS 波群之后。测量 V₁ 导联，QRS 时间 0.16s 左右，Ⅱ、V₅ 导联的"逆传型 P 波"实际上为 S 波

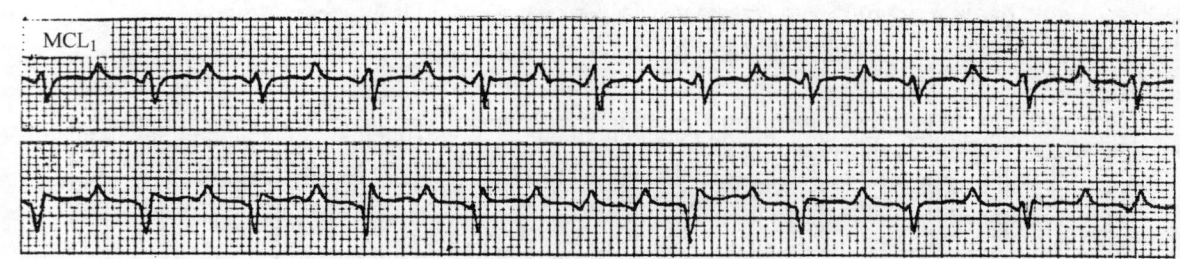

图 15-18　Bix 规则

上行心电图 P 波直立，位于两个 QRS 波群正中，P 波的频率似为 107bpm。下行心电图出现"裂隙"（房室阻滞），显示心房率为 214bpm，上行心电图看到的 P 波为实际 P 波数目的 1/2（引自 Marriot HJL. The Pearls and Pitfalls in Electrocardiography. 1990）

心房电活动几乎消失，f 波极为细微而不易识别。

（四）确定 P 波与 QRS 波群之间的关系

　　明确了 P 波或其他心房活动的规律、QRS 波群的特点，然后确定两者之间的关系，心律失常的诊断才能完成。P 波与 QRS 波群之间的关系有以下两种可能：

　　1. P 波与 QRS 波群相关（有传导关系）　每个 P 波之后都有 QRS 波群跟随出现，PR 间期固定，反映 P 波与 QRS 波群相关；若 P 波数目多于 QRS 波数目，反映有二度房室阻滞。每个 QRS 波群前后都有逆传型 P 波，PR 间期或 RP 间期固定，反映 P 波与 QRS 波群相关；若 P 波数目少于 QRS 波群数目，反映有二度逆向室房阻滞。

　　2. P 波与 QRS 波群无传导关系　如果 P 波与 QRS 波群无固定的时间关系（PR 间期长短不一），反映房室脱节。房室脱节时，若有个别的心搏提早出现且其 PR 间期 >0.12s（可传导的水平），提示其为心室夺获，反映房室脱节为不完全性。如果 PR 间期或 RP 间期长短不一时，应注意其是否逐渐延长，然后发生心室漏搏（QRS 脱漏）或心房漏搏（P 波脱漏）。如果存在上述情况，反映其为文氏型二度房室（室

房)阻滞。

(五) 心律失常心电图分析小结

通过以上的分析,要求解决以下问题:

1. 主导(基础)心律是什么? 窦性或异位? 或者两者并存? 各自的频率应说明。

2. 心律失常的发生机制是什么? 激动起源异常? 激动传导异常? 或者两者并存?

3. 心律失常是简单性或复杂性? 若为复杂性,有无复合机制(complex mechanism)如隐匿性传导、干扰与脱节参与了心律失常的形成?

4. 对心律失常所作的诊断能否满意地解释心电图的主要表现? 可用梯形图解表达。可否用其他诊断或机制解释?

5. 心律失常是否需要治疗? 是否需要进行紧急处理?

最后应强调的是,一份心律失常心电图的诊断必须是完整的,包括激动起源、激动传导顺序、心率的改变和原发性障碍(primary disturbance)等。例如,心房扑动、二度房室阻滞、交界性心律的诊断都是不完整的。心房扑动只说明了激动起源,而没有说明房室传导的比率和心率的变化,完整的诊断应该是,心房扑动,房室传导比率4:1,心室率75bpm。二度房室阻滞只说明了激动传导的情况,而没有说明激动的起源和心率的变化,完整的诊断应该是,窦性心律,二度房室阻滞,房室传导比率2:1,心室率40bpm。交界性心律通常是一种被动性异位心律,必须注明原发性障碍如窦性心动过缓、窦性心律伴三度房室阻滞等。由于原发性障碍不同,心律失常的临床意义和治疗原则大相径庭。

参 考 文 献

1. 黄宛,主编. 临床心电图学. 第5版. 北京:人民卫生出版社,1998,157-167

2. 黄大显,主编. 现代心电图学. 北京:人民军医出版社,1998,246-256

3. 张文博,徐成斌,强瑞春,编著. 如何分析心律失常. 北京:人民卫生出版社,1982,88-120

4. 张文博,刘传木,尹兆灿,主编. 心电图精萃. 北京:科学技术文献出版社,1995,134-182

5. 杨钧国,李治安,编著. 心律失常的近代概念. 上海科学技术出版社,1990,174-184

6. Chung Ek. Principles of Cardiac Arrhythmias. 2nd ed. Baltimore:The Williams & Wilikins Co,1977,1-14

7. Wagner GS. Practical Electrocardiography. 9th ed. Baltimore:Williams & Wilikins,1994,199-222

8. Fisch,C. Electrocardiography of Arrhythmias. Philadelphia:Lea & Febiger,1990,1-40

9. Blake TM. The Practice of Electrocardiography. 5th ed. Totowa:Human Press,1994,113-119

第16章 窦性心律失常

Sinus Arrythmias

吴　祥

　　临床上，窦房结功能紊乱和房性心律失常是缓慢性和快速性心律失常最常见的原因。据报道，在安装永久性心脏起搏器的病人中半数以上是罹患病态窦房结综合征及继发房颤者，窦房结和心房在解剖和功能方面，两者关系均十分密切，其中任一功能的改变，均可引起相互干扰，这对于研究窦房结和心房激动的心电图表现具有重要意义。

　　鉴于窦房结本身的电活动在常规体表心电图难以记录到，故窦房结节律紊乱和房性心律失常的心电图诊断均依据心房激动的 P 波表现，诸如 P 波存在与否，P 波形态、时限，以及与心室激动的关系（PR 间期），可提供诊断窦性和房性心律失常足够的依据。如能尽早进行有创电生理检查，对心律失常的起源和发生机制可提供有价值的资料，但目前认为无创性检查如常规体表心电图和动态心电图监护，对大多数这类病人已可满足诊断。与此相反，室性心律失常的诊断和处理则往往需要进行有创电生理检查。

窦房结的解剖及其电生理特性

窦房结位于高位右心房和上腔静脉的交界处，呈扁椭圆形，长轴为 15~20mm，短轴为 3~5mm，厚度约 1.5~2mm。窦房结中央有一支动脉称为窦房结动脉，它是供应窦房结血液的惟一动脉，该动脉 55% 来自右冠状动脉，45% 来自左冠状动脉的回旋支。窦房结动脉为一细长的动脉，最细直径为 1mm，最粗为 3mm，它不仅供应窦房结血液，而且沿途分出许多细支供应心房组织。窦房结紧贴在心内膜下，但它呈斜行排列，其头端又与心外膜接触，距心外膜很近，一般不到 1mm。因此，心包炎、心内膜炎或心内膜血栓形成，均可累及窦房结，影响窦房结起搏功能。在窦房结中部及其周围有许多交感神经及副交感神经纤维分布。

窦房结内的胶原纤维及弹性纤维排列成网状，含有丰富的三种不同性质的细胞：

起搏细胞：简称 P 细胞，体积小，直径不超过 5~10μm，呈星型，具有大卵圆形核，线粒体少且大小不一。此种细胞大都聚集于窦房结中央，近来经微电极方法研究证实，它具有起搏性能。James 认为它是真正的窦房结起搏细胞。

普通心房肌组织：多分布在窦房结周围，它含有许多肌原纤维，有肌间润盘，具有普通心肌收缩特性，无起搏性能。

过渡细胞：简称 T 细胞，它的电生理特性介于起搏细胞与普通心房肌组织之间，这些 T 细胞彼此相连，而且向内与起搏细胞，向外与普通心肌细胞和浦肯野纤维相连接，将窦性激动经 T 细胞传导到周围心肌组织。有时窦房结原发起搏点部位可略有变化，可在窦房结起搏细胞之间移行，或移行至 T 细胞处，因而心电图表现出窦性心律不齐。窦房结功能障碍常由于窦房结 P 细胞激动功能衰减，或激动经过 T 细胞传导到周围心房组织障碍引起。

窦房结电生理的基本特性是其跨膜电位具有 4 相自动除极化的性能。1976~1978 年 Noma 等成功地运用电压固定技术，阐明了起搏细胞的起搏机制。他们观察到外向钾离子电流(I_K)的衰减可能是窦房结自律细胞起搏机制的主要因素，作者称这些 I_K 为起搏电流(I_P)；1977 年 Broun 等根据蛙静脉窦的实验结果，提出在舒张期的后期，有一被激活的慢内向电流(I_{si})，其通道的特异性较差，Ca^{2+} 和 Na^+ 等均可通过，可能是窦房结自律细胞起搏机制的另一重要因素；至于因过度极化超过 -50mV 而被激活的内向电流 I_f，是否参与窦房结自律细胞的起搏机制，目前尚有不同的看法。但是，I_f 在窦房结内潜在起搏细胞的起搏机制中是起作用的。因此，可能有三种离子流，即 I_K、I_{si} 和 I_f 参与窦房结自律细胞的起搏活动。但目前大多数作者认为，在内向背景电流(由 Ca^{2+} 和 Na^+ 所形成的慢内向电流 I_{si})基础上，慢钾外向电流 I_{x1} 进行性衰减而失活，从而导致自动除极化。值得提出的是，窦房结自律细胞慢钾外向电流(I_{x1})进行性衰减而失活的速度，要比浦肯野纤维的慢钾通道失活速度快得多，故窦房结的自律性明显高于浦肯野纤维。

心脏其他部分组织如房室交界处和浦肯野纤维也具有自律性，但其自律性较窦房结为慢。从窦房结发出的激动频率约 70bpm，而房室结为 50bpm，希氏束支以下发出的激动仅 40bpm。同时，节律快的激动往往能抑制其他节律较慢的起搏点，因此在通常情况下窦房结为正常心脏的起搏点。而当窦房结功能减退或受抑制时，这些潜在起搏点即能产生激动，出现逸搏或逸搏心律。此外，某些因素如洋地黄过量、缺血和缺氧等，能提高潜在起搏点的舒张期自动除极化速率，倘若超过正常窦性心律，就会引起异位性节律。

窦房结起搏细胞的动作电位是慢反应电位，其最大舒张电位约为 -60mV(-55~-65mV)，较心房及心室肌组织的静息膜电位(-90mV)为低。阈电位约为 -40mV，动作电位 0 相除极化的幅度和速度低，除极化幅度很小，除极化最大速度 <10mV/s。复极化过程无 2 相平台期，以致 1 相、2 相和 3 相之间界

限不甚明显。

窦性心律的自主神经调节

心脏接受双重性的自主传出神经支配，即为心迷走神经和心交感神经。

心迷走神经中枢位于延髓，分左右两侧迷走神经传出纤维，而终止于心壁上的神经细胞体。再由这些细胞体发出节后神经纤维，支配窦房结、心房肌、心脏传导系统。至于心室肌是否有迷走神经支配，各家意见不一致，但目前多数作者认为心室肌内也有少量迷走神经分布。

刺激心迷走神经可释放乙酰胆碱，对心脏发生影响。由于左右两侧迷走神经对心脏支配不平衡，因而影响作用也不一致。如右心房和窦房结以右侧迷走神经支配占优势，故刺激右侧迷走神经纤维对心率减慢（负性变导效应）影响比左侧迷走神经明显，倘若给予右侧迷走神经强刺激可致心搏暂停；而左心房和房室交界区主要接受左侧迷走神经支配，故刺激左侧迷走神经对房室传导减慢（负性变导效应）影响比右侧迷走神经明显，足够强的左侧迷走神经刺激可导致房室阻滞。此外，刺激迷走神经可引起心房肌收缩力减弱（负性变力效应）。近来还证明迷走神经对心室肌收缩力亦有抑制作用。

交感神经从颈交感神经节传出后沿心脏大血管的外膜传到心底部，再分布到窦房结、心房肌、心脏传导系统和心室肌。它与迷走神经一样，心脏的左右侧交感神经分布也是不对称的。左侧交感神经受刺激时，房室传导时间缩短（正性变导效应）和心肌收缩增强（正性变力效应）均比右侧交感神经明显；而右侧交感神经受刺激时心率增快（正性变时效应）则比左侧交感神经为著。

人体心脏通过交感神经和副交感神经影响窦房结的起搏节律。在安静状态时，心迷走神经占优势，心率减慢；当运动或紧张状态时，心交感神经占主导作用，自律性增强，心率加快。这对判断窦房结功能是否减退是十分重要的。

正常窦性心律

在讨论窦性心律失常之前，首先要熟悉正常窦性心律的特征，以便在叙述各种窦性心律失常时进行比较。

窦房结具有最高的固有发放冲动频率和自律性的特性，故在正常情况下，心脏的激动由窦房结支配。凡是由窦房结激动引起的心律称为窦性心律。正常人窦性心律的频率为 60~100bpm，频率低于 60bpm 者为窦性心动过缓，快于 100bpm 者为窦性心动过速。然而不是所有医生均同意这一看法。如世界卫生组织专家小组（WHO/ISFC Task Force）认为窦房结本身固有频率应为 50~100bpm。在一些国家如斯堪的纳维亚，正常人心率范围为 55~95bmp。窦性心律的个体差异性受许多因素的影响，包括年龄、性别和自主神经调节等。健康婴幼儿心率最快为 110~150bpm，至 6 岁之后随着年龄增大心率逐渐减慢。青少年和成年人安静时心率大约为 65~85bpm，到老年人心率更趋缓慢。正如上节所述窦房结自律性除受自主神经调节外，还受着温度、氧饱和度和其他代谢过程的影响。体温升高加速窦性心率，体温每升高 1℃，窦性心率增快 8bpm。血氧饱和度的增加可减慢窦性心率，血氧饱和度降低则使窦性心率加速。

电生理检查时的多部位心内记录表明，心房激动顺序最早是高位右心房除极，其次为低位右心房，然后为冠状窦的近端和远端，最后为左心房除极，心房除极向量自右前上向左后下方向，正常 P 波的额面电轴范围为 0~ +90°，一般为 +40°~ +60°。P 波电轴往往与标准 II 导联的导联轴平行，投影在 II 导联上 P 波振幅最高（图 16-1），这对识别 P 波很重要，故在描记心电图时标准 II 导联和 V$_1$ 导联往往需要记录长一些，以便分析心律失常。当平均额面 P 波电轴位于 +30°~ +60° 时，P 波方向在 I、II、III 和

aVL、aVF 导联向上，aVR 导联向下。但 P 波电轴可随呼吸时心脏解剖位置的轻微变化而轻度偏移。与呼吸运动有关的 P 波电轴变化范围为 15°~30°，这在 aVL 和Ⅲ导联上表现更为明显。Ⅲ和 aVL 导联上 P 波形态随呼吸而变化，可呈等电位线，负向或正向。值得强调的是，这些变化仍属正常（图 16-2）。

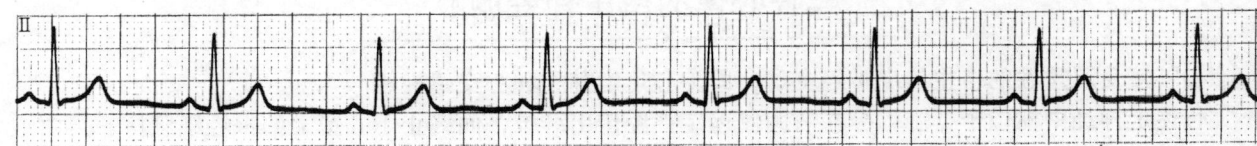

图 16-1　Ⅱ导联上的 P 波形态

男性，24 岁，健康人，正常窦性心律的Ⅱ导联，P 波额面电轴 +45°，P_{II}正向较高大，心率 63bpm

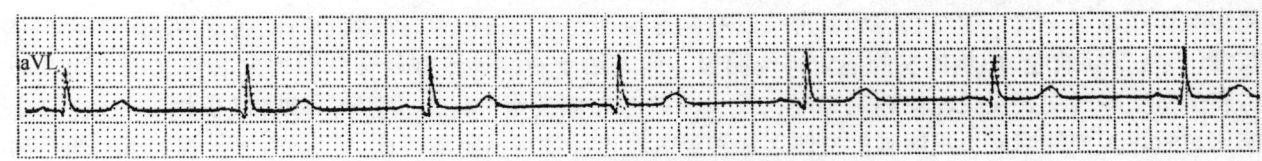

图 16-2　aVL 导联上的 P 波形态

男性，32 岁，健康人。正常窦性心律的 aVL 导联，P 波额面电轴 +45°，P_{aVL}正向较矮小，心率 64bpm

心房激动自右向左进行，反映在水平面上，左侧胸导联 V_3-V_6 P 波向上，右侧胸导联 V_1-V_2 导联 P 波可直立，但多数为倒置或双向（起始一个正向波，随后一个稍大的负向波）。

正常窦性心律时 P 波有规律地出现，P-P 间距规则，相差不超过 0.12s，有些作者提出最大 P-P 间距不超过最小 P-P 间距的 10%，倘若超越上述范围，则称为窦性心律不齐。PR 间期代表激动从心房传导到心室的时间，正常窦性心律的 PR 间期为 0.12~0.20s，且比较恒定，儿童的 PR 间期较成年稍短，但正常窦性心律的 PR 间期必须大于 0.12s，否则需考虑有房室旁路存在的可能。PR 间期延长表示房室传导延缓，但房内传导阻滞也可导致 PR 间期轻微延长。

总之，正常窦性心律必须符合下述条件（图 16-3）：

（1）窦性 P 波有规律地发生；

（2）P 波的频率 60~100bpm；

（3）P-P 间距互差不超逾 0.12s；

（4）PR 间期 >0.12s；

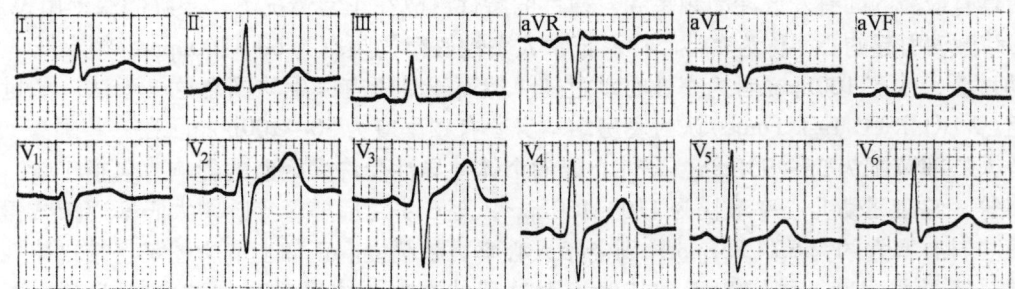

图 16-3　正常窦性心律心电图

健康男性，20 岁。12 导联心电图正常

如不符合上述条件则为窦性心律失常。窦性心律失常包括窦性心动过速、窦性心动过缓、窦性心律不齐、窦性停搏及窦房阻滞等。若在一系列窦性 P 波中同时合并有异位激动或传导障碍，诸如房室分离、逸搏、传导阻滞或过早搏动等，只要窦性 P 波有规则地发生，其基本心律仍应诊断为窦性心律。

窦性心律失常

一、窦性心动过速

（一）一般窦性心动过速

窦性激动的频率≥100bpm 称为窦性心动过速。其 P 波形态、P 波电轴及 PR 间期一般正常，但 P 波电压可略有增高。有时，P 波额面电轴和 QRS 波电轴可轻微右偏。PR 间期可较正常略短，这可能由于交感神经兴奋时，不仅使窦性频率增快，同时对房室传导速度亦有促进作用。心率增快时由于心室舒张期缩短，P 波可与前一心搏的 T 波重叠，致使 T 波末端造成切迹畸形，P 波不易辨认。窦性心动过速的 QT 间期随着窦性周期的缩短也相应缩短，但 QTc 仍然正常。如窦性心动过速持续时间过久，ST 段可轻度下移，T 波呈双相或倒置。倘若心脏原有病变者，则这种变化将也更趋明显。

窦性心动过速的心电图特征（图 16-4）：

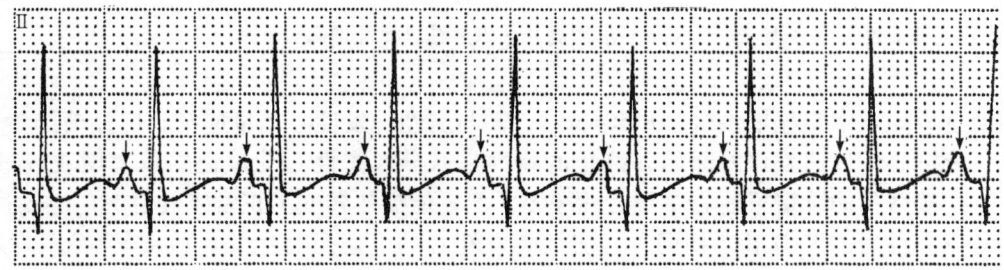

图 16-4　窦性心动过速心电图
女性，40 岁，原因不明的发热，心率 115bpm

（1）P 波为窦性；

（2）P 波频率≥100bpm；

（3）PR 间期 >0. 12s；

（4）可合并传导障碍或异位激动（图 16-5，图 16-6）。

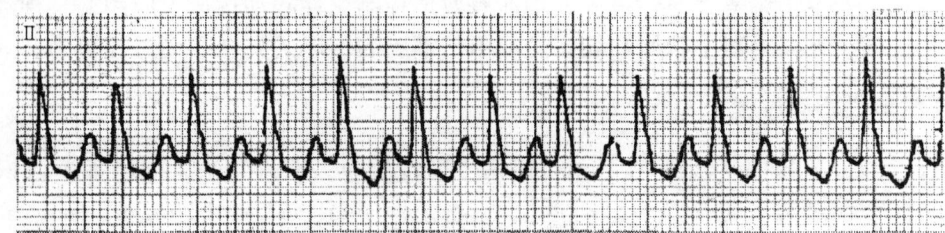

图 16-5　窦性心动过速伴左束支阻滞心电图
男性，18 岁，急性病毒性心肌炎，心率 150bpm

窦性心动过速常见于正常儿童，成年人受神经体液影响也可引起窦性心动过速。青壮年在最大运动量时的心率一般为 130~150bpm，最高心率可达 180bpm。压迫颈动脉窦或眼球时，可使窦性频率暂时减慢，但不能使其转为正常心率，停止按摩后又可恢复原来窦性心动过速水平。窦性心动过速可使原有窦性心律不齐趋于不明显。

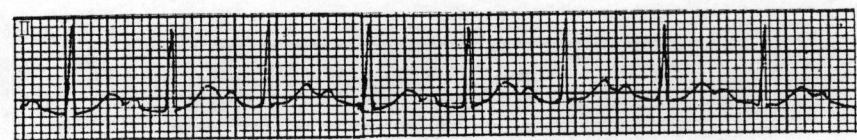

图 16-6　窦性心动过速伴一度房室阻滞心电图

女性，15 岁，急性风湿热，心率 125bpm

窦性心动过速是人体生理性或病理性应激反应的表现，通常是由于迷走神经张力减弱，或交感神经张力增高的结果，如运动、恐惧、情绪激动、发热、低血压、心力衰竭或甲状腺功能亢进等均可引起窦性心动过速。常见病因见表 16-l。

表 16-1　窦性心动过速的常见原因

婴幼儿	休克
由精神、运动或其他生理性刺激引起的交感神经兴奋	药物引起
贫血或出血	拟交感胺或其他肾上腺素能激动剂
肺炎、肺动脉栓塞或其他急慢性肺部疾患引起的低氧血症	阿托品和其他抗胆碱能药物
甲状腺功能亢进	乙醇
发热	咖啡因类如咖啡、茶、可可及巧克力等
低血容量	尼古丁
心肌缺血或梗死、充血性心力衰竭（Bainbridge 反射增高）	窦房结自律性增高

窦性心动过速的频率明显增快时（＞150bpm），需与房性阵发性心动过速及心房扑动伴 2:1 房室传导相鉴别。主要依据心动过速发作的起始和终止的特性来区分。窦性心动过速的频率增快或减慢是逐渐的。如前所述，按摩颈动脉窦可使心率暂时性缓慢，但不能突然转变为正常窦性心率。心动过速发作时的 P 波形态与发作前后的 P 波形态相同；而房性阵发性心动过速是突然发作或突然停止，按摩颈动脉窦可使其突然转为正常窦性心律或者无效，心动过速时的 P 波与原来形态不同，倘若发作间歇时有同样形态早搏，则是诊断房住阵发性心动过速的佐证。此外，窦性心动过速可受自主神经影响，节律略有不齐，而房性阵发性心动过速，节律往往是绝对匀齐的。窦性心动过速有时不易与心房扑动伴 2:1 房室传导鉴别，但房扑时按摩颈动脉窦可暂时减少房室传导，显示出清晰 F 波，有利于两者鉴别诊断。

窦性心动过速不应作为原发性心律失常治疗，而应针对病因予以对症处理。如窦性心动过速系由充血性心力衰竭引起，则应用洋地黄后，窦性频率可随心衰改善而减慢。又如纠正贫血、控制甲状腺功能亢进、补充血容量、安定情绪等针对性措施，均能有效地控制窦性心动过速。应用交感神经阻滞剂可迅速减慢窦性心动过速，尤其是对甲状腺功能亢进或嗜铬细胞瘤引起的窦性心动过速更为有效。

（二）病理性窦性心动过速

Wood 报道，过去人们通常认为窦性心动过速系生理性反应，但近年来人们已逐渐认识到几种少见类型的病理性窦性心动过速，包括窦房结折返性心动过速（sinus node-atrial reentry tachycardia；SART），不适当性心动过速（inappropriate sinus tachycardia；IST），慢性非阵发性窦性心动过速（chronic nonparoxysmal sinus tachycardia）和直立性心动过速综合征（postural orthostatic tachycardia syndrome；POTS）。这些心律失常在心电图上都具有窦性心动过速的所有表现，但往往易被误诊。

A. 窦房结折返性心动过速

1. 窦房结折返性心动过速的分类

窦房结折返可分为窦房结内折返和窦-房间折返，一般所说窦性折返是指窦-房间折返，它是引起折返心动过速中最少见的一种。据 Josephson 电生理检查研究，连续观察 150 例阵发性室上性心动过速病例，窦房结折返性心动过速仅占4%。

窦房结折返环包括窦房结、结周纤维组织和高位右房心肌。结周纤维组织的递减性传导特性及窦房结P细胞和心房肌细胞不应期的不一致是形成窦房结折返的基础。由于窦房结起搏细胞属于慢反应细胞，其产生电位为慢反应电位，即其静息电位较低，动作电位0相去极化速度慢，幅度小，同时窦房结内各细胞间不应期存在差异，均有利于折返的形成。当提前的心房刺激或自发性房性早搏时，一方面下传激动心室，另一方面可由房-窦传导至窦房结周围组织，窦房结边缘较早去极化的一部分细胞可能已脱离不应期，于是激动便沿着部分已脱离不应期的窦房结细胞内传导，又由于窦房结细胞传导较慢，因此，当此激动从窦房结另一侧传出时，心房肌已脱离不应期，可以再次激动，这便是窦性回波，如果这一激动在窦房之间连续不断地折返，便形成窦性折返性心动过速（图16-7）。窦性折返的形成要求心房肌的不应期要短，这样使返回心房的激动能再次引起心房除极；而窦房结细胞的相对不应期要长，使激动在窦房结内传导缓慢，

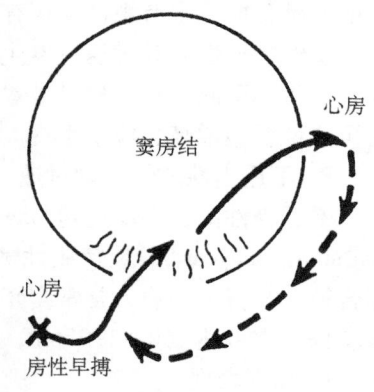

图16-7　窦房结折返机制示意图

心房才能赢得充分恢复应激性时间。窦性折返性心动过速的有效心房率，理论上取决于窦房折返环运动的间距和心房肌的不应期，但由于后者通常比前者为长，故实际上取决于心房肌的不应期。

2. 窦性折返性心动过速的心电图特征（图16-8）

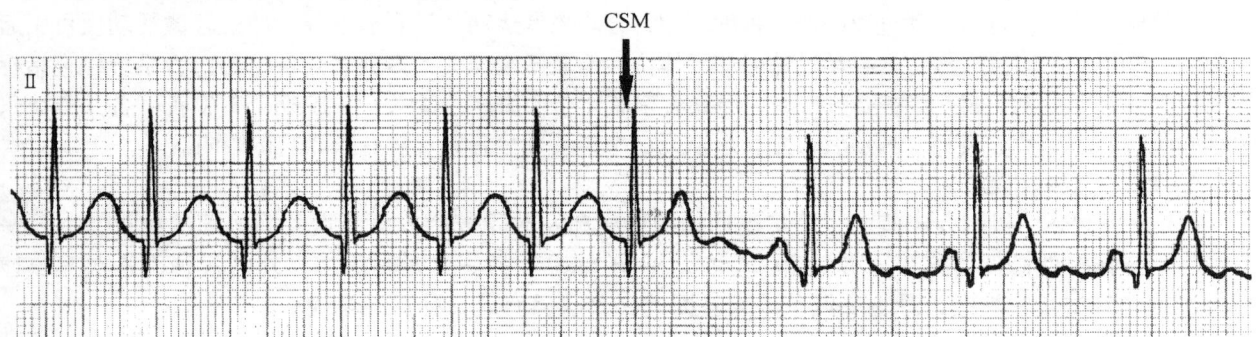

图16-8　窦房折返性心动过速

女性，42岁，晕厥患者。开始7个心搏为心动过速，心率107bpm，部分P波重叠在前一心搏的T波上，考虑为窦性心动过速，但压迫颈动脉窦（CSM）后突然心率减慢一半，显示窦性心律，心率60bpm。提示为窦房折返性心动过速

（1）心房激动顺序与窦性心律完全一致，即右心房上、右心房下、左心房，故心动过速的P波形态、电轴与窦性P波相同。有时房性早搏的P'波在某些导联上可与窦性P波相似，倘若在三个互相垂直导联如I、aVF与V_1或V_2导联上的P波与窦性P波形态一致，则有利于窦性回波的诊断。

（2）心动过速的频率相对较慢，通常为100～150bpm，节律规整，偶尔P-P间距可轻度不规则，有时于心动过速终止前可出现P-P间距逐渐延长，提示折返环路中存在文氏现象。

（3）与其他折返性心动过速一样，在电生理检查中可为适时的心房提早刺激所诱发或终止。按摩颈动脉窦可减慢心率或使折返终止，采用其他迷走神经刺激方法也可能有效。此外，应用β受体阻滞剂和钙离子拮抗剂如普萘洛尔及维拉帕米也可终止发作。

（4）心动过速持续时间不长，多呈反复发作型，即突然发作和突然终止，每次发作仅持续10～20次心搏，其中间插入数个正常的窦性搏动。由于折返环路只包含窦房结及其周围组织，而房室结和心室不参与折返环，故房室传导阻滞不能终止心动过速。

（5）典型的窦性回波呈P'波与其后第一个窦性P波的间距等于1次基本窦性周期，即呈等周期代偿

间歇，这是由于窦性回波引起窦房结提早释放冲动，致使窦性节律重整。故在电生理检查中 A_1-A_3 间期 <2(A_1-A_1 间期)，而插入性房性早搏不引起窦性节律重整，其 A_1-A_3 间期 ≥2(A_1-A_1 间期)，在心动过速的间歇若能确定有窦性早搏存在，则支持窦性折返性心动过速的诊断。

窦性折返性心动过速可发生于任何年龄，男女皆可患病，多数伴有器质性心脏病或窦房结功能减退，但常不引起症状，故易被忽视。患有该心动过速者今后罹患病态窦房结综合征及需安装心脏起搏器的可能性明显增高，应予重视。

B. 不适当性窦性心动过速

不适当性窦性心动过速(inappropriate sinus tachycardia；IST)又称非阵发性窦性心动过速(nonparoxysmal sinus tachycardia)或持续性窦性心动过速(permanent sinus tachycardia)，是一种难以明确定义的临床综合征，其特征为病人常常多年在休息状态下心率增快，即使轻微活动或应激即可导致症状性心率的异常增快，常可达 160～190bpm，而患者血压大多正常，无器质性心脏疾患。

1. 临床表现

不适当性窦性心动过速的临床表现程度不一，有的仅偶尔心悸感、有的则表现为长期持续的心动过速，病程长达数年之久，以年轻女性最为常见，约占发病总数的 90%。如 Morillo 等报道 6 例均为女性，Kalman 等报道一组 21 例中有 20 例为女性。好发于中青年人，如 Krahn 等报道一组病例平均发病年龄为 38±12 岁。最常见的症状有心悸、乏力、眩晕和憋闷等不适症状，少数患者可发生晕厥，可能是心率太快造成心输出量下降及低血压，也可能是服用大剂量 β 受体阻滞剂引起的低血压所致。许多病人表现神经精神紧张、症状繁多而杂，且与心动过速的严重程度不相符合。患者运动耐量明显下降，即使轻微活动便可引起过度的心率反应，当直立体位性心动过速时却无体位性低血压表现。大多数病人各项心血管系统检查指标均属正常。有部分 IST 病人伴有心脏疾患，但其心率变化与心脏疾患无关。中晚期 IST 患者可合并心律失常性心肌病、顽固性心衰等，其预后很差，短期死亡率高。部分患者发病有家族遗传倾向。

2. IST 的发病机制

IST 发病的确切机制尚未阐明，窦房结冲动的形成和发放受着两方面因素共同作用的结果，一是窦房结本身自律性的高低，称为固有心率(intrinsic heart rate)；另一个是窦房结之外的各种因素对其自律性的影响，其中自主神经为最重要调节因素。因此，目前已有此二种不同学说。

(1) 窦房结自律性调节功能异常

神经体液因素影响着窦房结细胞的自律性。情绪激动、运动、甲状腺功能亢进等非心源性因素均可通过自主神经作用导致心率增快。IST 患者由于交感神经张力过高或迷走神经张力过低，使得窦房结对外界环境改变时不能作出正常的心率反应。Bauerfriend 等用创伤性电生理方法研究 7 例 IST 病人，并与正常人对照比较，结果 2 例在服用普萘洛尔后窦性心动过速明显减慢，超过正常人减慢的程度；另 5 例服用普萘洛尔后心率减慢程度正常，而给予阿托品后心率的增快却低于正常增快的程度。7 例中有 1 例于自主神经被阻滞后固有心率增快，作者认为 IST 的发病机制主要与自主神经调节窦房结节律功能异常有关，少数伴有窦房结固有心率异常。Sgarbossa 等通过 24h 动态心电图记录分析 IST 病人的心率变异性(heart rate variability；HRV)，并与正常人对照比较，结果显示 HRV 的高低与迷走神经张力高低成正比，而与交感神经张力高低成反比，IST 病人的 HRV 显著减小，提示窦房结的自主神经调节以交感神经占优势，迷走神经异常降低，亦支持 IST 发病是自主神经功能异常的观点。

(2) 窦房结本身功能异常

窦房结本身功能常以固有心率为依据。为了测定患者固有心率，临床上多采用药物阻断自主神经方法，即给 0.1mg/kg 的普萘洛尔以阻断交感神经，应用 0.04mg/kg 的阿托品以阻断迷走神经，给药后测定受试者的固有心率，然后与预测值相比较，判断窦房结本身功能。如 Morillo 等报道 6 例 IST 患者与对照受试者进行比较，发现所有病人反映交感、迷走神经平衡的 HRV 均正常，采用阿托品及普萘洛尔阻滞自主神经后，有 5 例固有心率显著增快，窦房结对 β 肾上腺素刺激的反应显著加强，对心脏迷走神经的反应减弱。这一研究结果提示 IST 的发病机制与原发性窦房结功能异常有关，表现为内源性窦房结自律性(固有心率)显著增快，心脏迷走神经反射传出功能下降及对 β 肾上腺素的敏感性增高。

IST 的发病机制，究竟是自主神经病变为主，还是窦房结病变为主，或者两者综合作用的结果，目前尚未得出确切结论。

3. IST 的诊断

有非创伤性和创伤性两种方法，通过排除诊断法而确定。

窦性心动过速是诊断 IST 最基本条件，亦即病人在静息状态或轻微活动、应激情况下心率 ≥100bpm，24h 动态心电图分析总心率、平均心率和休息时心率均增加，即使睡眠状态下也如此。卧位时心率相对较低，而于直立位时心率明显增快，短时间运动如走路或平板试验时心率不适宜地增加，平均心率可达 140bpm 以上。心动过速可表现为间歇性、持续性或无休止性。

P 波形态与窦性相似，在 Ⅰ、Ⅱ、aVF 导联上 P 波直立。

排除其他可导致窦性心动过速的原因，如贫血、甲状腺功能亢进、嗜铬细胞瘤、糖尿病、心力衰竭、妊娠及使用可导致窦性心动过速的药物等。

电生理检查排除窦房结折返性心动过速和右房心动过速。

4. IST 的鉴别诊断

IST 的诊断必需与以下几种心律失常鉴别：

一般性窦性心动过速：该心动过速的心率相对减慢，常在 100～130bpm，对 β 受体阻滞剂的反应良好。

窦房结折返性心动过速及折返性房速：这二种心律失常可经电生理刺激诱发和终止，据此易于鉴别。近来有些作者注意到房室结折返性心动过速或房室折返性心动过速经射频消融术后，部分病人发生 IST，但对其意义尚不清楚。

右房自律性房速：IST 与右房自律性房速鉴别最为困难，有些作者认为所谓 IST 并非是窦性心律，而是位于非常接近窦房结的右心房异位性房性心动过速，其在心电图上所产生的 P′波形态与窦性 P 波非常相似。目前认为就狭义标准而言，即使是非常靠近窦房结的心房自律性心动过速不能归入 IST。然而，目前即使经创伤性电生理检查也不易将 IST 与右房心动过速鉴别，因此也不能不认为在 IST 中存在部分右房自律性心动过速。IST 与自律性房速的鉴别见表 16-2。

表 16-2　不适当性窦性心动过速与自律性房速的鉴别

	不适当性窦性心动过速	自律性房速
发生/终止	1～3min 逐渐发生或终止	3～5 个心动周期心率逐渐加快，尔后稳定
最早激动部位对自主神经反应	交感神经兴奋，心率逐渐增高	心率固定(或心动过速终止)
	迷走神经兴奋，心率逐渐下降	
消融部位心内电图		
1. 外观	正常	可见碎裂电位
2. 时间	不早，在 P 波前 10～20ms	较早，在 P 波前 30ms
消融治疗方法	消融弥散	固定
动态心电图	心率快，昼日有变化，夜间正常化。HRV	24h 偶尔发生，心动过速时 HRV
	在心动过速时正常化或中度降低	明显抑制

5. IST 的治疗

目前 IST 的治疗是经验性的，尚无常规治疗方案。药物治疗首先选用 β 受体阻滞剂和钙离子拮抗剂(维拉帕米)，还可使用其他抗心律失常药物如胺碘酮或普罗帕酮。这些药物治疗机制在于影响窦房结的自律性，但多数病例对药物治疗反应差。为了控制心率常需服用较大剂量的 β 受体阻滞剂和钙离子拮抗剂，此时可出现这些药物的明显副作用，如头晕、四肢乏力等症状而不能耐受，况且给予大剂量这类药物还可使血压下降，交感神经兴奋致使窦性心动过速难以控制。

目前尚无特殊的标准决定哪些 IST 病人适合做侵入性介入治疗，包括外科手术分离窦房结、射频消融窦房结或房室结，或安装永久性心脏起搏器，据报道药物治疗无效的病人，且症状明显而影响工作及生活者，通过上述疗法可取得较好疗效。其中射频消融是首选的介入性疗法。一般认为窦房结头部发出激动频率快，交感神经占优势；而尾部则副交感神经活动占优势，心率慢，故对窦房结头部节律点进行射频消融，使窦房结激动中心下移、心率减慢。目前认为在窦房结头部进行射频消融治疗顽固性 IST 患者可能是一种最适合而有效方法，但也有报道在数天或数周内复发心动过速。

C. 慢性非阵发性窦性心动过速

慢性非阵发性窦性心动过速(chronic nonparoxysmal sinus tachycardia)是一种非常罕见的特殊类型的窦性心动过速，是由于自主神经调节失调，如交感神经兴奋性过高或副交感神经张力低下，导致窦性自律性增高所致。慢性非阵发性心动过速主要发生于健康人，常无明确病因诸如甲状腺功能亢进、心力衰竭及感染等，心动过速持续时间常达数月甚或数年之久，因而亦称为持续性窦性心动过速。持续性心动过速可引起不适症状，如头昏、乏力、心悸胸闷等，但其预后良好。非阵发性窦性心动过速如果是由于交感神经兴奋性过高引起，给予 β 受体阻滞剂治疗常能奏效，倘若由于副交感神经张力低下所致则纠治较为困难。

D. 体位性心动过速综合征

体位性心动过速综合征(Postural orthostatic tachycardia syndrome；POTS)是新近发现的一类病理性窦性心动过速，可能为一组窦性心动过速亚群病人，表现为轻度自主神经功能紊乱，亦多见于一些心脏结构正常的年轻女性，患者常有头昏、目眩、乏力、活动耐受能力降低，仰卧位时静息心率正常，当直立体位时出现心动过速。在基础倾斜试验头 10min 内病人心率增加 40～60bpm 或最快心率达 120bpm，而无低血压表现。这类病人显示对异丙肾上腺素反应异常增高。HRV 分析低频/高频成份比值增大。本综合征发病机制尚不清楚，但人们已认识到它与 IST 及非阵发性慢性窦性心动过速(nonparoxysmal chronic sinus tachycardia)可能同一性质疾患。部分患者血容量相对减少可能参与发病机制，故积极摄入食盐、增加液体负荷以及氟氢可的松治疗可能对病人有益，β 受体阻滞剂对部分病人有效。

二、窦性心动过缓

窦性激动的频率低于 60bpm 时称之窦性心动过缓，一般为 45～59bpm，偶尔可慢至 40bpm，倘若窦性频率 <40bpm，则应疑为 2:1 窦房阻滞。单纯性窦性心动过缓的房室传导是正常的，每一个 P 波后均紧随着 QRS 波群，PR 间期正常或稍延长，QT 间期也相应延长，但经纠正后的 QT$_c$ 间期则在正常范围内。

窦性心动过缓的心电图特征(图 16-9)：

(1) P 波具有窦性心律的特点；

(2) PR 间期 >0.12s；

(3) P 波的频率 <60bpm；<45bpm 为严重的窦性心动过缓；

(4) 常伴有窦性心律不齐或出现逸搏、干扰性房室脱节。

正常儿童和成人睡眠时心率可慢至 30～40bpm，训练有素的运动员或强度大的体力劳动者安静时心率可在 50bpm 左右。迷走神经张力过度增高产生明显窦性心动过缓，属于病理性，难以解释的严重窦性心动过缓常是窦房结功能障碍表现，或为心脏停搏的先兆。有许多因素可直接作用于窦房结的起搏细胞，影响或减慢窦性激动的释放。表 16-3 列出窦性心动过缓的常见原因。

窦性心动过缓需与二度窦房阻滞及未下传性房性早搏鉴别。当窦房传导发生 2:1 阻滞时，心率可以很缓慢，酷似窦性心动过缓。不过二度窦房阻滞时应用阿托品或体力活动后，心率可突然成倍增加；而窦

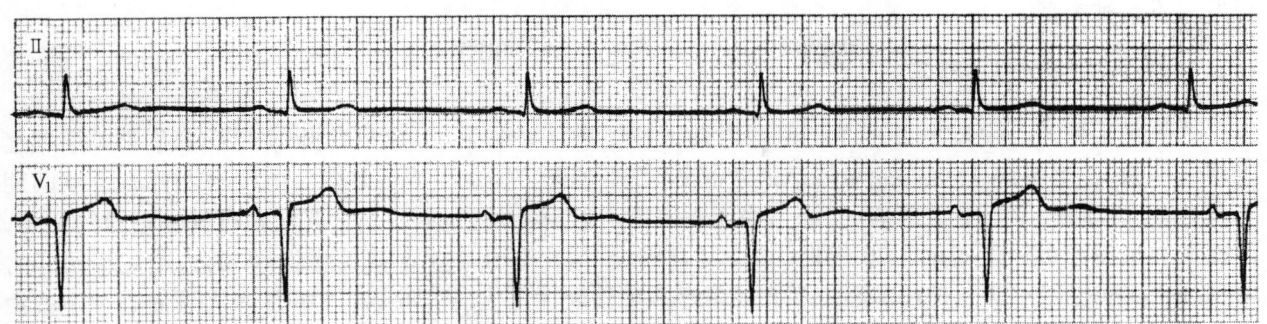

图 16-9　窦性心动过缓心电图
男性，25 岁，运动员。心率 45bpm，伴有窦性心律不齐

性心动过缓采取上述方法后心率也可逐渐增快，但不是成倍增加。未下传房性早搏的 P′波可重叠在前一心搏的 T 波上而不易辨认，其心电图表现也颇似窦性心动过缓，不过如果仔细观察，这些 TP 重叠的 T 波与其他 T 波形态是不同的，多少会发生畸形扭曲等，因此在具体判断时应在各个导联上仔细寻找有无隐藏被阻滞的 P′波，以便作出鉴别。

此外，窦性心动过缓尚需与房性逸搏心律鉴别，其鉴别要点是房性逸搏的异位 P 波与窦性 P 波显然不同，但如果心房逸搏起搏点接近窦房结，产生的 P′波与窦性 P 波非常相似，则可能将房性逸搏心律误认为窦性心动过缓，不过房性逸搏心律通常持续时间不长，当窦性心率增快时，房性逸搏心律则消失，窦性心律恢复对心脏的控制。

窦性心动过缓多数见于正常人，其心血管状态良好，不引起临床症状，就其本身而言毋需特殊治疗，应针对原发病因处理。仅当心率过于缓慢或同时存在有心脏病变时，表现头晕、胸闷、心绞痛、心功能不全、中枢功能障碍甚或昏厥时，则给予阿托品、麻黄素或含服异丙肾上腺素等，以提高心率。严重而顽固窦性心动过缓且伴有昏厥症状，常为病态窦房结综合征表现，应安装心脏起搏器。

表 16-3　窦性心动过缓的原因

正常人，特别在睡眠中	革兰氏阴性杆菌败血症
运动员或高强度体力劳动者	
应用心血管药物	颈部肿瘤
β 受体阻滞剂如普萘洛尔、氨酰心安等	纵隔肿瘤
钙离子拮抗剂如维拉帕米、硫氮䓬酮	阻塞性黄疸
乙胺碘呋酮	呕吐反射
迷走神经刺激或应用拟副交感神经药物	低温
病态窦房结综合征（慢-快综合征）	心肌梗死，尤其是急性下壁心肌梗死
中枢神经影响	黏液水肿
眼科手术	其他药物如可乐宁、西咪替丁等
脑膜炎	
颅内肿瘤或垂体机能减退	
颅内压增高	
精神抑郁	

三、窦性心律不齐

凡由于窦房结不规则发放冲动而产生节律不匀齐的心律，称为窦性心律不齐，按其表现形式不同，可有以下 5 种类型。

（一）呼吸性窦性心律不齐

这是最常见的心律失常之一，它与呼吸时迷走神经张力变化有关。吸气时肺部扩张，反射性地引起迷走神经抑制，心率增快；呼气时迷走神经张力增高，心率减慢。窦性心律不齐的心电图表现特点是PP间期相差 >0.12s，同一导联 P 波形态一致，但由于呼吸时心脏解剖位置的改变，P 波电轴可发生轻微的偏移，因而 P 波形态亦可轻微变化。PR 间期 >0.12s 且固定，但在窦性心律不齐的缓慢期，因为迷走神经张力增高，PR 间期也可有轻微延长。心律不齐随着呼吸呈周期性变化（图 16-10），摒住呼吸可使心律不齐消失或变得不明显。有时，在窦性心律不齐的缓慢期可出现房室交界性或房性逸搏或房室分离。

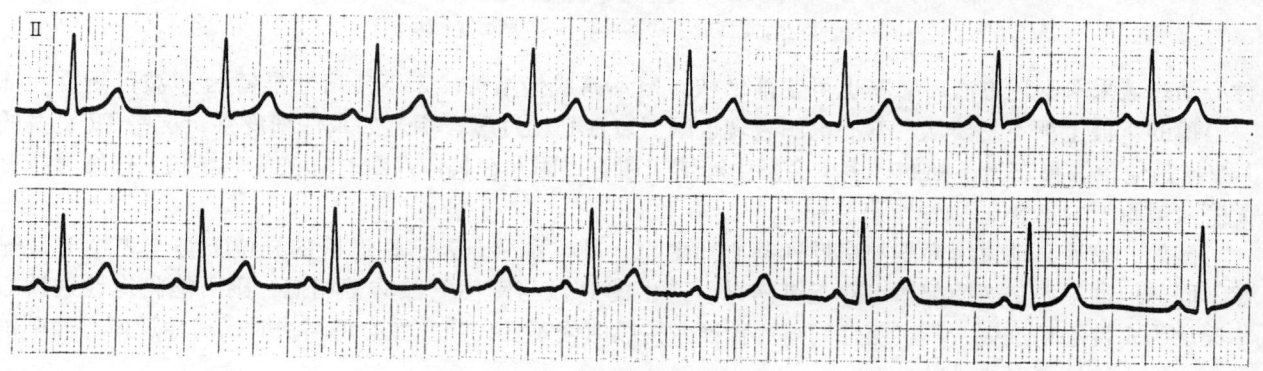

图 16-10　窦性心律不齐心电图
男性，21 岁，正常健康人，窦性心率有明显变化，在吸气时增快，呼气时减慢

窦性心律不齐最常见于正常青少年，多属生理性反应，尔后随着年龄的增长逐渐变得不明显。该心律不齐主要受迷走神经张力因素的影响，任何增加迷走神经张力的因素，如给予洋地黄、吗啡治疗，压迫颈动脉窦或按压眼球，可加重窦性心律不齐；相反地，任何减弱迷走神经张力的因素，如给予阿托品治疗，则将减轻窦性心律不齐或使之消失。

（二）非呼吸性窦性心律不齐

此型心律不齐具有上述窦性心律不齐的特点，但其心率变化与呼吸周期无关，故称为非呼吸性窦性心律不齐，常是病理性表现，多见于冠心病、颅内压增高、脑血管意外以及洋地黄、吗啡等药物作用时，老年人也常发生此型心律不齐。

（三）窦房结内游走节律

窦性激动的起搏点不固定，在窦房结内游走所形成的窦性心律不齐，称为窦房结内游走节律。窦房结内游走心律的心电图特征是 P 波仍为窦性，PR 间期 >0.12s，P-P 间期相差也常 >0.12s，但同一导联 P 波形态、振幅及 PR 间期可略有变化，不过 P 波不会倒置（图 16-11），常见于正常健康人，少数由洋地黄过量引起。

（四）心房内游走节律

窦房结内游走节律是窦性起搏点在窦房结内游动。有时窦性起搏点可从窦房结逐渐移行到心房甚或房室交界处，尔后，又逐渐移回窦房结，这便是窦房结至房室交界处的游走节律。因心房内多部位异位起搏点游走释放冲动，故又称为房内游走节律。

此型心律不齐亦常与呼吸周期引起迷走神经张力变化有关。呼气时迷走神经张力增高，窦性起搏点

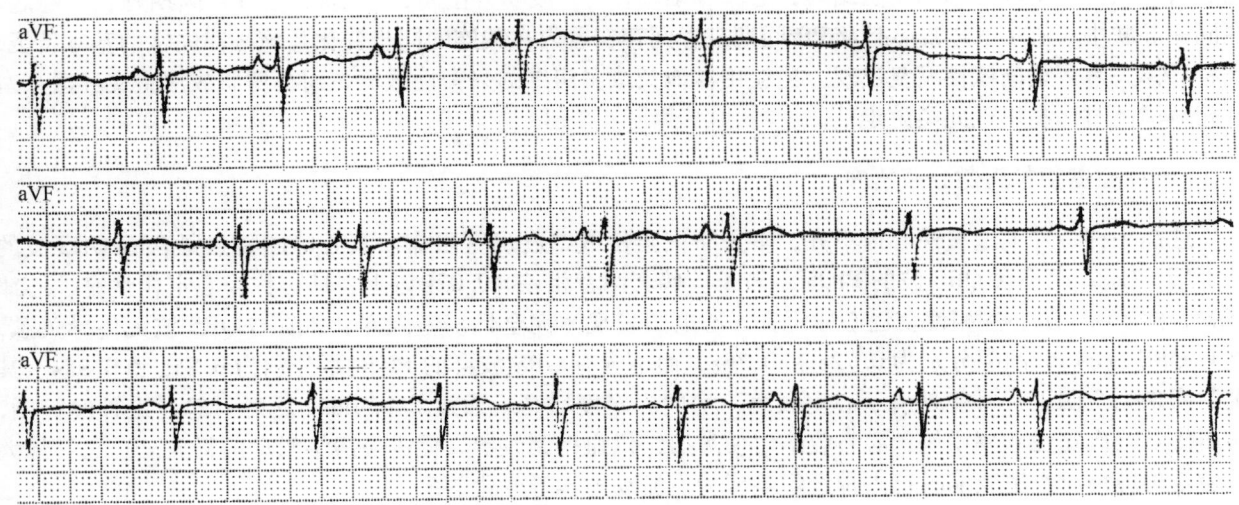

图 16-11　窦房结内游走节律心电图

男性，18 岁，正常健康人，心率变化与呼吸有关，而 P 波形态逐渐改变

从窦房结内逐渐移行到心房，再至房室交界处，频率逐渐减慢，而于吸气时迷走神经紧张性降低，起搏点又逐渐移回窦房结（图 16-12）。这种情况最常见于健康青少年、运动员及老年患者。此外，在应用各种拟迷走神经类药物，异位性过早搏动、窦房阻滞等也可出现此类心律失常。

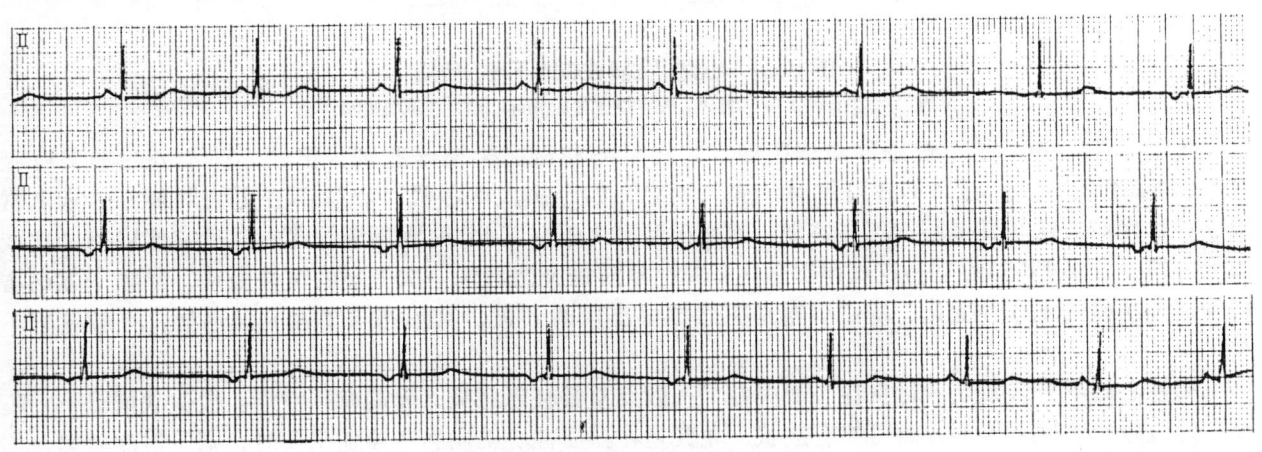

图 16-12　心房内游走节律心电图

男性，46 岁，贫血原因待查，心房内游走节律，倒置 P′波为心房下部激动

心房内游走节律的心电图表现特征是同一导联至少有三种以上形态的 P 波，往往缺乏主导心律（图 16-13），心脏激动不是由窦房结单独控制，心房，偶尔房室交界区起搏点发放冲动传入心室引起心室除极。但 P′ P′间期相对恒定，P 波形态、大小、方向及 PR 间期随起搏点位置的改变而变化，当起搏点从窦房结向房室交界区游走时，心率逐渐减慢，P 波变小、甚或倒置，PR 间期逐渐缩短，但一般≥0.12s；

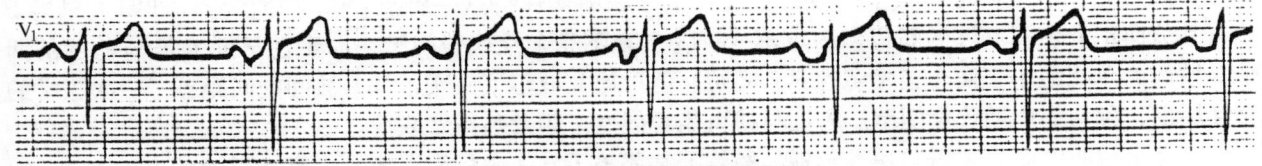

图 16-13　房内游走节律心电图

女性，32 岁，风湿性心脏病、心衰。给予洋地黄治疗，P′-P′间期相对固定，P′波形态多变，PR 间期不等

当起搏点从房室交界区移回窦房结时，心率逐渐增快，P 波变为正向，振幅增大，PR 间期延长。总之，在同一导联中，心率、P 波形态及 PR 间期三者间存在着内在关连的同步变化是该心律失常的基本特征。此种心律失常可呈间歇性反复出现。当应用洋地黄或窦房结的兴奋性减弱，而心房肌或房室交界区兴奋性相对增高时，易出现此类游走节律。

（五）心室相性窦性心律不齐

这是一种特殊类型窦性心律不齐，多见于完全性或二度房室阻滞。其心电图特点是含有 QRS 波的 PP 间距较短，而不含 QRS 波的 PP 间距较长。倘若两者相差 >0.02s 以上，即可称为心室相性窦性心律不齐，图 16-14 示心室相性窦性心律不齐，心电图表现为完全性房室阻滞，P 波与 QRS 波无传导关系，含有 QRS 波的 PP 间距分别为 0.72s 和 0.76s，而不含有 QRS 波群的 PP 间距分别为 0.84s 和 0.85s。其机制尚未完全明了，可能是由于心室收缩，房内压轻度增高，通过 Bainbridge 反射引起迷走神经抑制，从而使下一次窦性频率增快；心室收缩时使窦房结供血得到改善，促进窦房结激动的释放。总之，最大可能是窦房结对心室收缩时自主神经影响或为血流动力学等变化的反应。

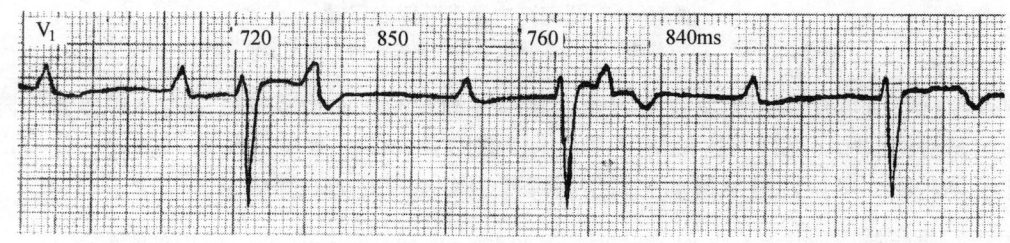

图 16-14　心室相性窦性心律不齐心电图
男性，40 岁，扩张型心肌病。完全性房室阻滞伴心室相性窦性心律不齐

窦性心律不齐需与不规则的窦房阻滞、窦性早搏和房性早搏等鉴别：窦性心律不齐一般与呼吸有关，如嘱患者屏气，心律不齐可暂时消失。反之，如令病人深呼吸，心律不齐更为明显，临床上常采用这种简单方法与其他心律不齐鉴别；而文氏型窦房阻滞其 PP 间距逐渐缩短，随后突然脱落一次或以上心搏，长短 PP 间距呈一定规律性变化；窦性早搏是突然出现一次提早的窦性激动，无频率逐渐增快和逐渐减慢的规律性变化；房性早搏是突然提早出现的 P'波，其形态与窦性 P 波迥异，一般鉴别不难。

窦性心律不齐多数是一种良性心律失常，一般无重要临床意义，毋需特殊治疗。极少数情况下，窦性心动过缓伴窦性心律不齐时可伴有症状，尤其是在器质性心脏病患者伴随出现时，则予对症处理。如为洋地黄过量引起者，停药后可恢复正常窦性心律。

四、窦 性 早 搏

由窦房结内正常起搏点附近部位提早激动所引起的心搏，称为窦性早搏，这是一种少见的过早搏动，其心电图表现特征（图 16-15）：①在正常窦性节律基础上突然提早出现一个激动，其 P 波与同导联窦性 P 波形态、电压和时间完全一致，且在各个导联中均保持这一特点；②联律固定，即窦性早搏 P 波与其前面正常窦性 P 波的间距多固定不变；③具有不完全性代偿间歇，即窦性早搏 P 波与前后的两个 P 波间的总间距小于两个正常窦性 P-P 间距，但早搏 P 波至下一次正常 P 波间的间距等于一次正常的窦性周期，称为等周期代偿间歇。窦性早搏可表现偶发、频发甚或二联律。

窦性早搏心电图表现需与房性早搏、窦性心律不齐及 3:2 窦房阻滞鉴别。窦性早搏的 P 波和 PR 间期与窦性搏动完全一致，而房性早搏的 P 波形态与窦性不同，PR 间期亦稍长些或大致相等；窦性心律

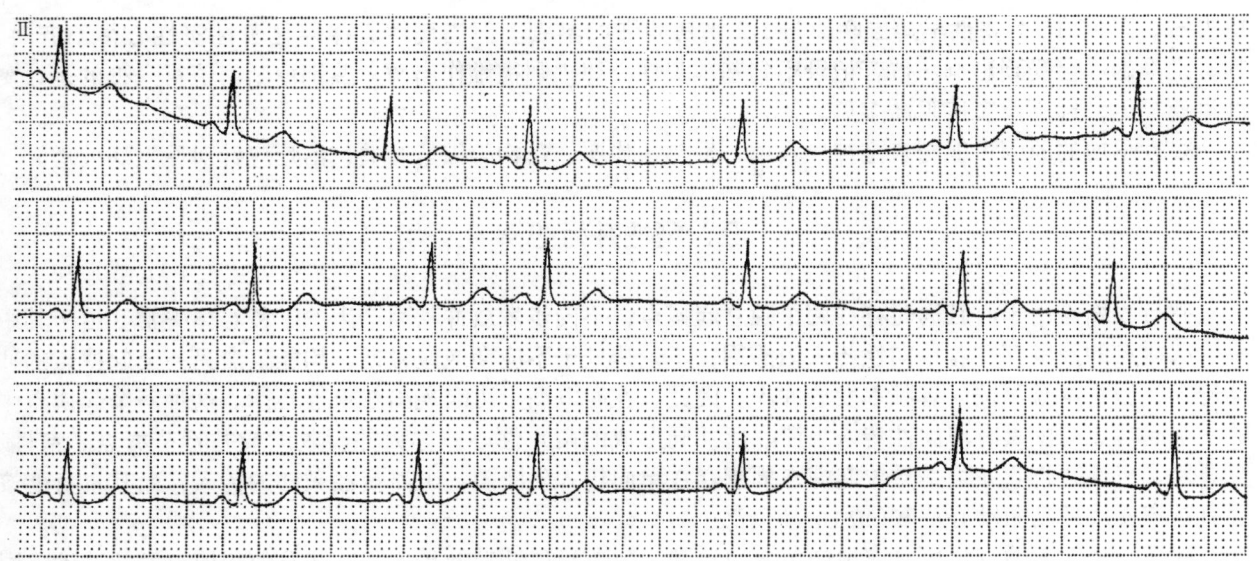

图 16-15 窦性早搏

男性，78 岁，冠心病陈旧性下壁心肌梗死。心电图表现窦性心律，上、中、下三行的第 4 次
心搏为提前搏动，P 波形态与窦性 P 波相似，具有等周期代偿间歇，提示为窦性早搏

不齐其心动周期的变化是逐渐改变，而窦性早搏的心动周期是突然缩短，保持固定的联律间期且与呼吸时相无关；最难鉴别的是窦性早搏二联律与 3:2 窦房阻滞的鉴别，因为两者均呈成对性二联律出现，除非二联律现象暂时中断，出现正常窦性心律，其心动周期与成对二联律心搏中的较长 PP 间距相等，便可诊断窦性早搏二联律。正常窦性心律时的 PP 间距等于成对二联律心搏的短 PP 间距，则诊断为 3:2 窦

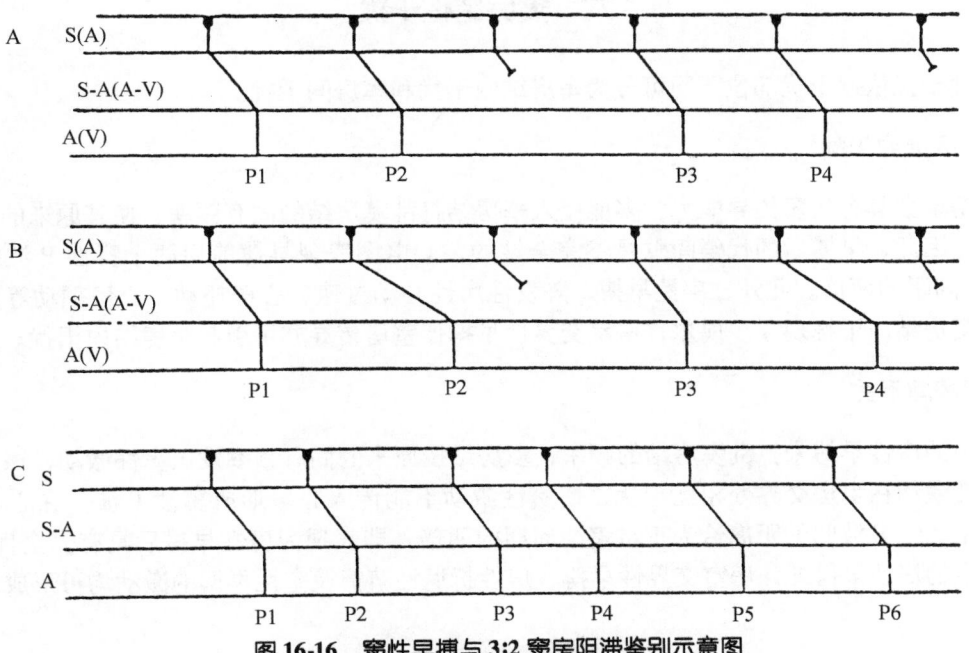

图 16-16 窦性早搏与 3:2 窦房阻滞鉴别示意图

A. 二度Ⅱ型窦房阻滞。P_1-P_2 和 P_3-P_4 正常窦性周期，第三个窦性激动被阻滞，长间歇 P_2-P_3 间距恰好为短 P-P 间距的两倍；B. 二度Ⅰ型窦房阻滞。P_1P_2 和 P_3P_4 表示正常窦性激动，第三个窦性激动被阻滞，但长间歇 P_2-P_3 间距小于短 P-P 间距的两倍，这是由于文氏型窦房传导延缓，致使 P_2-P_3 间距相对缩短之故；C. 窦性早搏二联律。$P_1P_3P_5$ 和 P_6 为正常窦性心律，P_2 和 P_4 为窦性早搏形成间歇性二联律，P_2-P_3 和 P_4-P_5 为窦性早搏代偿间歇，恰好等于正常窦性周期（P_5-P_6）

房阻滞。图16-16为窦性早搏二联律与3:2窦房阻滞的鉴别。但当窦性心律伴显著性窦性心律不齐时，其鉴别准确性会受到影响。倘若记录不到基本窦性心律，则很难作出两者鉴别诊断。值得一提的是，窦性早搏罕见，远不及窦房阻滞多见。

窦性早搏的原因可能与自主神经失调、发热、代谢、药物等因素有关，治疗应针对原发病处理。

五、窦性并行心律

并行收缩是由于心脏同时存在两个独立起搏点，不同步发放冲动而产生的一种心律失常。由于其中一个起搏点的周围存在着单向性传入阻滞圈，不论是处于不应期或应激期，均能阻滞另一个起搏点的冲动传入，但它本身可按固有频率发放冲动。因此，在心电图上可表现出双重性心律。这种两个起搏点中的一个起搏点周围具有单向性传入阻滞，所共同形成的两重性心律称为并行收缩或并行节奏点。室性、交界性、房性并行收缩均是异位起搏点周围存在单向传入阻滞圈，阻滞窦性激动的传入，而其本身能按固有频率发放冲动激动心房和（或）心室所致。

同样，窦性起搏点也可具有单向传入阻滞圈，阻滞异位冲动的传入，它与异位起搏点发放冲动共同形成双重性心律，则称之窦性并行收缩。这是新近被认识的一种并行收缩。

窦性并行收缩的心电图表现是较慢的窦性心律，在心动周期任何时相均能阻滞较快的异位起搏点冲动的传入，而较慢的窦性心律不被打乱。因此，窦性并行收缩的诊断是依据较慢的窦性节律不被打乱，与较快的异位节律共同存在而确立。但毕竟这是一种罕见的心律失常，因为窦性起搏点发放冲动的节律易受异位冲动的传入影响，例如房性早搏常能侵入窦房结，使其重新调整心动周期而产生一个不全性代偿间歇。窦性并行收缩文献报道尚少，有待于更多实例加以证实。

六、窦房结性干扰

窦房结性干扰依据干扰部位不同可分为窦房结内干扰和窦房间干扰。

（一）窦房结内干扰

房性早搏多数具有房窦传导能力，多能侵入窦房结打乱窦房结的固有频率，使其原来的窦性节律提前释放冲动。因此，早搏后的代偿间歇是不完全性的，心电图表现早搏前后两个窦性P波的距离小于正常窦性PP间距的两倍。此外，房性早搏、阵发性房性心动过速、心房扑动、心房颤动等房性异位节律均可引起窦房结内干扰现象。偶尔，房室交界性早搏伴室房传导亦可引起窦房结内干扰。

（二）窦房间干扰

稍晚出现的房性早搏未打乱窦房结的频率，窦房结按原来的固有频率发出窦性激动，该房性早搏与刚发出的窦性激动在窦房交界处相互干扰，使窦性激动不能传入心房形成窦性P波，在心电图上表现早搏前后两个窦性P波间的距离恰为正常窦性周期的两倍，即表现为房性早搏后具有完全性代偿间歇。除了较晚发生的房性早搏外，房室交界性早搏、房性折返性节律及室性早搏的激动均可形成窦房间的干扰现象。

七、窦房交界区隐匿性传导

窦房结与心房之间的传导系统与房室交界区一样，可以产生前向性或逆向性隐匿性传导。如在二度窦房阻滞中常可见到窦房传导比例突然改变，出现连续P波脱落，可能是由于部分窦房结激动虽未传抵心房使之除极，却已使窦房连接处除极，使紧随其后的窦性激动落在隐匿性传导所产生的有效不应期，而再次脱落出现连续二度窦房阻滞。如果下级潜在起搏点不能及时发生逸搏，便可造成长时间的心脏停搏。

在心房调搏或心动过缓-心动过速综合征时，在一阵快速的异位房性心律之后，可出现较长时间的窦性停搏，这可能也是由于快速的异位心房激动隐匿性窦房传导对房窦结起搏点的超速抑制，或其前向传导对低位潜在起搏点的超速抑制所致。

窦房结功能障碍

窦房结功能障碍是引起症状性心律失常的常见原因，可由窦房结激动形成和（或）传导障碍所致。究其原因可分为内源性，如窦房结和心房组织内在的病理变化；外源性，外界因素影响，如自主神经兴奋性过高或有关心血管药物作用。内源性或外源性的作用可以是慢性的、逐渐演变过程，也可因缺血、炎症、手术创伤或药物作用而突然发病。

窦房结功能障碍表现形式有窦性停搏、窦房阻滞及病态窦房结综合征等。有关病态窦房结综合征见第 17 章。

一、窦　性　停　搏

（一）病因

由于某种原因，窦房结在较长时间内不能产生激动，使心房或心室暂时不能除极，称为窦性停搏。按其轻重不同，有些作者将窦性停搏分为两种类型：一种类型为窦性间歇（sinus pause），是指窦房结停止激动仅很短时间，一般停止数次心搏；另一种类型为窦性停搏（sinus arrest），是指在较长时间内反复多次发生心脏停搏。但这种区分纯属人为规定，并无实际意义。

窦性停搏往往突然出现，常由强烈迷走神经反射引起，如吞咽、咽部刺激、按摩颈动脉窦及气管插管等都可诱发窦性停搏（图 16-17）。一些患者应用洋地黄或奎尼丁亦可引起一时性的窦性停搏，在老年人则多数为窦房结疾病所致，此外高血钾、心脏外科手术时损伤窦房结，可于手术后出现窦性停搏。表

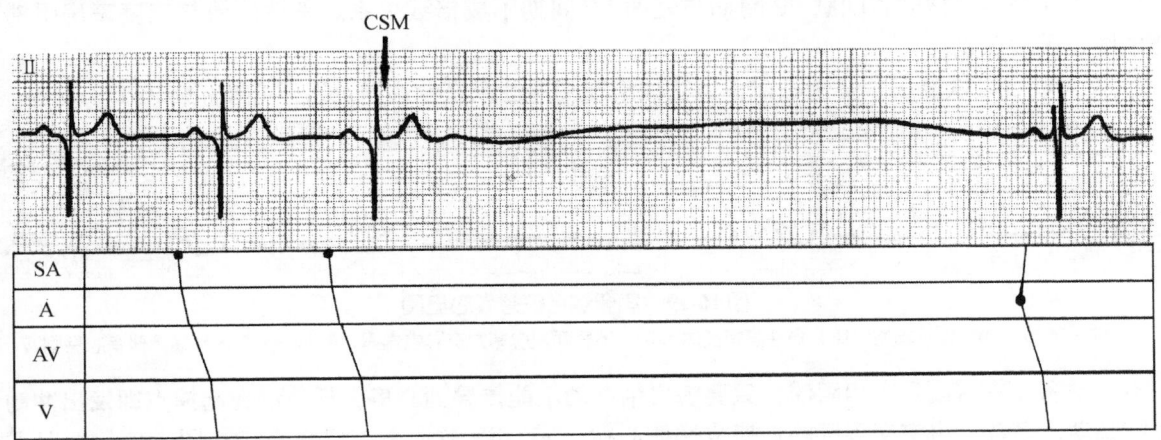

图 16-17　窦性停搏心电图

女性，34 岁。心电图示窦性心律，心率 58bpm。柔和颈动脉按摩（CSM）诱发窦性
停搏达 4.64s，第 4 个 P 波为房性逸搏。本例经心脏电生理检查证实窦房结功能正常

16-4 列出窦性停搏的常见病因。

表 16-4　窦性停搏的常见病因

急性心肌梗塞、心肌缺血	电解质紊乱如血钾过高
急性心肌炎	洋地黄、奎尼丁应用
窦房结和心房肌退行性纤维化	Ⅰ类抗心律失常药物毒性作用
迷走神经张力过高	心脏手术损伤窦房结

窦性停搏可能由于：窦房结本身不能起搏引起窦性静止；完全性窦房阻滞，窦性激动不能传导到心房而出现停搏；心房肌对窦房结激动不产生反应。曾有报道青年病窦患者，窦房结本身未见病理解剖病变，而是由于广泛心房肌病变不能应激所致。

（二）窦性停搏的心电图表现

1. 在正常窦性节律中，突然出现较长时间内无 P-QRS-T 波群。

2. 停搏时间长短不等，数秒至数十秒，常呈间歇发作。停搏的长 PP 间期与正常窦性周期不呈倍数关系（图 16-18）。

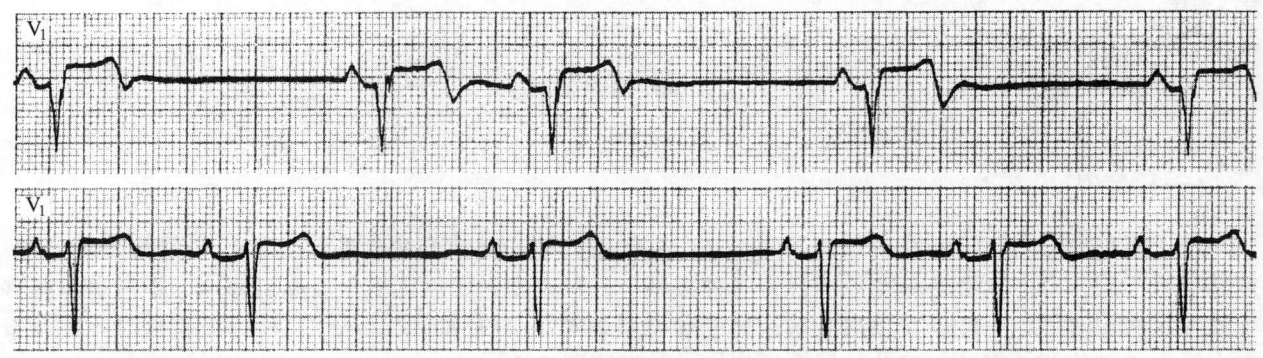

图 16-18　上、下二行非同一患者心电图
上行示二度Ⅱ型窦房阻滞，长 P-P 间距恰为短 P-P 间距的两倍，下行示窦性停搏，长 P-P 间距与短 P-P 间距无倍数关系

窦性停搏需与二度窦房阻滞鉴别。二度窦房阻滞长间歇的 PP 间期为基本窦性心律 PP 间期的 2 倍或 3 倍，但在窦性停搏时长间歇 PP 间期与短的 PP 间期不成倍数关系。窦性停搏与三度窦房阻滞在体表心电图上无法区别。

3. 长间歇后可恢复正常窦性心律，但往往出现交界性或室性逸搏及逸搏心律（图 16-19）。

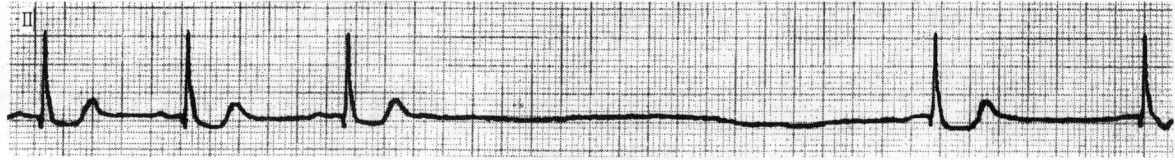

图 16-19　病窦综合征患者心电图
女性，56 岁。心电图示窦性心律，窦性停搏长达 4.0s。最后两次心搏为交界性逸搏，最后一个交界性逸搏伴有心房回波

不论是窦性停搏或是窦房阻滞，只要窦房结激动不能传导到心房，低位潜在起搏点即发出冲动以保持心脏跳动，多数为房室交界区的逸搏或逸搏心律，其 QRS 波形态与窦性心律相同，少数情况下也可出现房性逸搏（图 16-17）。倘若患者为窦房结-房室结病变综合征或全传导系统缺陷时，窦房结、房室结均不能发出激动，而由室性逸搏代替。此时 P 波消失，出现宽大畸形的 QRS 波群，其频率也较交界性

逸搏心律为慢。倘若窦性停搏过久，而心脏又无其他起搏点代替窦房结发出激动，心脏停止排血，则可能引起晕厥、阿斯综合征（Adams-Stokes syndrome），甚或猝死。

窦性停搏一般可自动或活动后转为正常心律，其处理主要是针对病因治疗。伴有症状如头昏、胸闷、心悸，可用阿托品、麻黄素、异丙基肾上腺素治疗以防意外。如果窦性停搏发作频繁出现晕厥或阿斯综合征，应及时安装人工心脏起搏器。

二、窦 房 阻 滞

不同于窦性停搏，窦房阻滞是指窦房结仍能正常地发出激动，但其激动通过窦房结与心房肌组织的连接处发生传出延缓或完全阻滞。窦房阻滞实质上是传导功能障碍，而非窦房结功能紊乱。在少数病窦患者窦房结周围组织同时存在窦房传出阻滞和房窦传入阻滞，称为窦房周围双向性传导阻滞。

窦房阻滞也与房室阻滞一样，依据阻滞程度不同可分为一度、二度、三度窦房阻滞和高度窦房阻滞。

（一）一度窦房阻滞

由于体表心电图不能直接记录到窦房结激动电位，因此无法直接测定窦房结传导时间，只能根据窦性 P 波的节律改变，间接地推测窦房传导障碍情况。一度窦房阻滞是指窦性激动在窦房连接组织中传导速度较正常减慢，但每次激动均能传导到心房，产生窦性 P 波，其 PP 间期无改变，与正常窦性心律完全一样。因此，单纯性一度窦房阻滞在体表心电图无法诊断。倘若一度窦房阻滞中出现窦性漏搏长间歇，且长间歇 PP 间期小于短 PP 间期的 2 倍，则可提示一度窦房阻滞，这是由于在一次窦性停止激动后，窦房传导功能必然有所恢复，窦房传导速度较快，故长间歇 PP 间期小于短 PP 间期的 2 倍。

（二）二度窦房阻滞

二度窦房阻滞不仅有激动传导延缓，也可有激动传导脱落，按其表现形式又可分为二度 I 型窦房阻滞及二度 II 型窦房阻滞。

1. 二度 I 型窦房阻滞

又称为文氏型窦房阻滞。窦性激动传导至心房时间逐渐延长，直至最后不能引起心房、心室激动，发生 1 次 P-QRS-T 波群脱落，然后周而复始，每次脱落后的第一次窦房传导，经过了较长时间的间歇后又都能恢复到原来等同的传导速度，也就是脱落后的第一次窦房传导时间（SP 时间）均相等。因此将各脱落后的第一个窦性 P 波之间的距离称为等同传导间距，各等同传导间距之间有一个最大公约数（图 16-

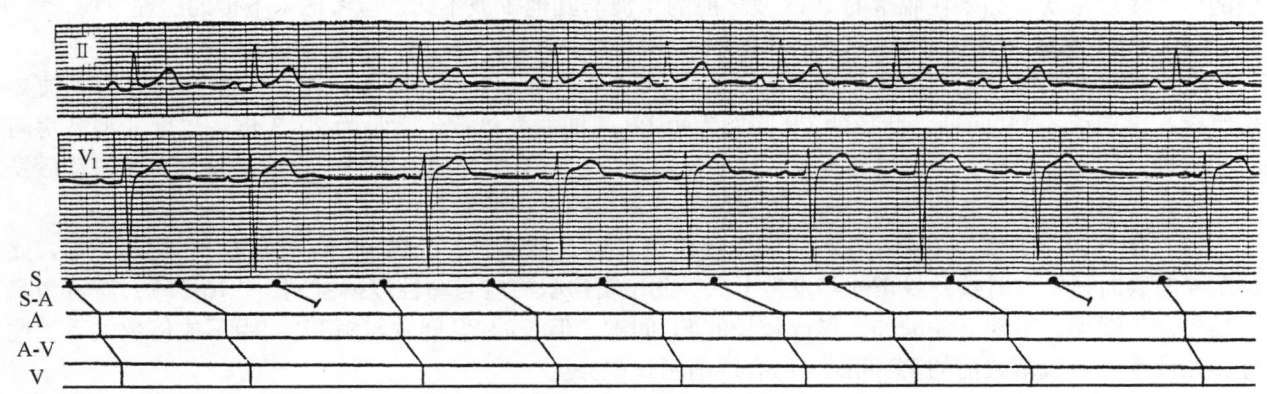

图 16-20　二度 I 型窦房阻滞心电图

女性，20 岁，颅内病变。心电图示二度 I 型窦房阻滞，P-P 间期逐渐
缩短，而后出现长 P-P 间歇，周而复始反复出现，上、下两行非同步记录

20,图 16-21）。

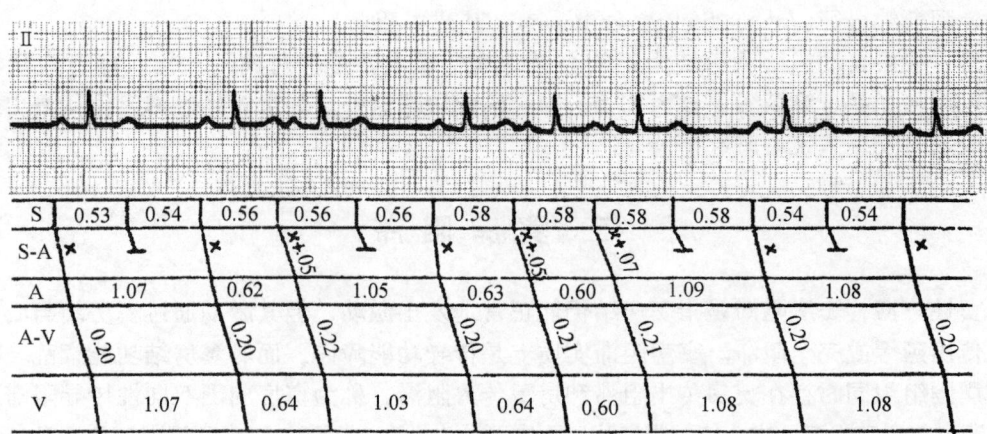

S	0.53	0.54	0.56	0.56	0.56	0.58	0.58	0.58	0.58	0.54	0.54
S-A	×		×+.05		×+.05		×+.07			×	
A		1.07		0.62	1.05		0.63	0.60	1.09		1.08
A-V	0.20		0.20	0.22		0.20	0.21	0.21		0.20	0.20
V		1.07		0.64	1.03		0.64	0.60	1.08		1.08

图 16-21 不同程度窦房阻滞心电图

女性，20 岁，风湿性心肌炎。心电图示：P-P 间距不等，分析中部三次心搏，可发现第一个长的间歇（P₆-P₇），长度（1.09s）较第 2 个 P-P 间距的两倍（2×0.60＝1.20s）为短。说明这些 P 波的关系为一组 4:3 文氏型窦导阻滞。此外，在这组文氏型窦房阻滞之前，尚存在着一组 3:2 文氏型窦房阻滞，其余则为 2:1 窦房阻滞

诊断文氏型窦房阻滞标准：虽然 SP 传导时间依次递增，但增加的幅度（时间）却逐次减少，故在心电图表现为 PP 间距逐渐缩短，直至一次 P 波脱落出现长间歇，在这个长间歇中虽有窦性激动，但无 P-QRS-T 波群，最长 PP 间距小于任何 PP 间期的 2 倍；长间歇之前的 PP 间距最短；长间歇之后的第一次 PP 间距长于长间歇之前的任何一个 PP 间期。临床心电图文氏型房室阻滞比二度 II 型多见，而窦房阻滞二度 II 型比二度 I 型为多。

由于常现心电图无法测定 SP（窦-房传导时间）的变化，只能依据 PP 间期进行性缩短间接推断文氏阻滞，如同文氏型房室阻滞一样，是依据 RR 间期进行性缩短的特点来推断房室传导时间变化。如能记录到窦房结电位，则可直接测出窦房传导时间（SA 时间）的逐渐延长和 A 波的脱落现象。目前已能从心内描记窦房结电位，其 SA 时间大致为 60ms 左右。

二度 I 型窦房阻滞需与窦性心律不齐鉴别，后者无上述规律变化，且多数病例随呼吸改变，但如窦性心动周期不稳定或文氏型规律不典型，则诊断较为困难。二度 I 型窦房阻滞也需与未下传房性早搏鉴别，如果在脱落 QRS 波之前有提早出现的异常 P′波，则诊断未下传的房性早搏并不困难，但有时提早出现的 P′波重叠在前一心搏的 T 波上时就易漏诊或误诊。故在确定窦房阻滞之前，应仔细检查各个导联的各个 T 波形状，如果在脱落的 QRS 波之前的 T 波与其他 T 波不同，应考虑未下传的房性早搏。

2. 二度 II 型窦房阻滞

窦房结的激动传导到心房的时间是固定的，但可间断地发生传导阻滞，在心电图上表现为 P 波突然脱落，出现长的 PP 间期，此长的 PP 间期为短 PP 间期的整倍数，常常为 2~3 倍。二度 II 型窦房阻滞的表现形式多种多样，可以偶然发生 1 次窦房阻滞，也可有规律地每隔一二次或更多次窦性搏动后发生 1 次窦房阻滞，也可连续发生 2 次或更多阻滞。常见的表现类型有：

（1）偶然发生的窦房阻滞：这种阻滞无规律地发生 P 波脱落，长的 PP 间期为短 PP 间期 2 倍，此型阻滞时隐时显，有时数月或至数年发生 1 次。此型窦房阻滞应与窦性停搏鉴别（图 16-22），后者为窦房结未发生激动，出现 P 波缺如，形成较长的 PP 间歇，但长的 PP 间歇与短 PP 间距不成倍数关系，此外，在发生 P 波脱落之前的 PP 间距，已有逐渐延长趋势。

（2）2:1 窦房阻滞：即每隔 1 次窦性激动发生 1 次窦房阻滞，心率缓慢（30~40bpm），若不用特殊检查，例如直接描记窦房结电位，实难与窦性心动过缓区分。有时，在体力活动或注射阿托品后，窦房传导改善，转为 1:1 窦房传导时，心率突然增快 1 倍，则可确定为二度 II 型窦房阻滞。

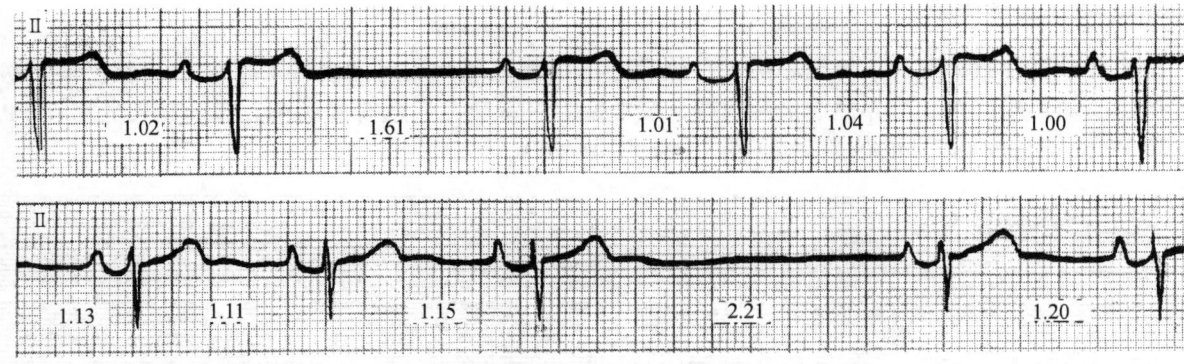

图 16-22 上下两行非同一患者心电图

上行：示窦性停搏。窦性心律轻微不齐，平均 P-P 间期 1.02s，P_2-P_3 出现长间歇，因 P-R 间期固定，故估计窦性停搏时间 0.59s（1.61s-1.02s）；下行：示二度 II 型窦房阻滞。基础窦性心律不甚规则，P_3-P_4 出现长间歇（2.21s），几乎是窦性周期（1.11s）的 2 倍

（3）3:2 窦房阻滞：即每隔 2 次窦性搏动发生 1 次窦房传导阻滞。心电图表现为 2 个窦性 P 波后产生 1 次漏搏，无 P-QRS-T 波群，这个长的间歇恰为其他短的 P 间距的 2 倍。3:2 窦房阻滞少见，应与房性早搏二联律区别，后者的长 PP 间期小于短 PP 间期的 2 倍（图 16-23）。Luna 认为两者鉴别的关键在于二联律前或后的基本节律 RR 间期与二联律的短 RR 间期和长 RR 间期比较，凡基本节律的 RR 间期与二联律的短 RR 间期相同者为 3:2 窦房阻滞；而基本节律的 RR 间期与二联律的长 RR 间期近似者为房性早搏二联律。因此，基本节律的心动周期对两者鉴别非常重要。当描记心电图中看到此种二联律图形时，必须延长描记，直至记录到基本节律，无疑 Holter 记录有助于两者的鉴别。

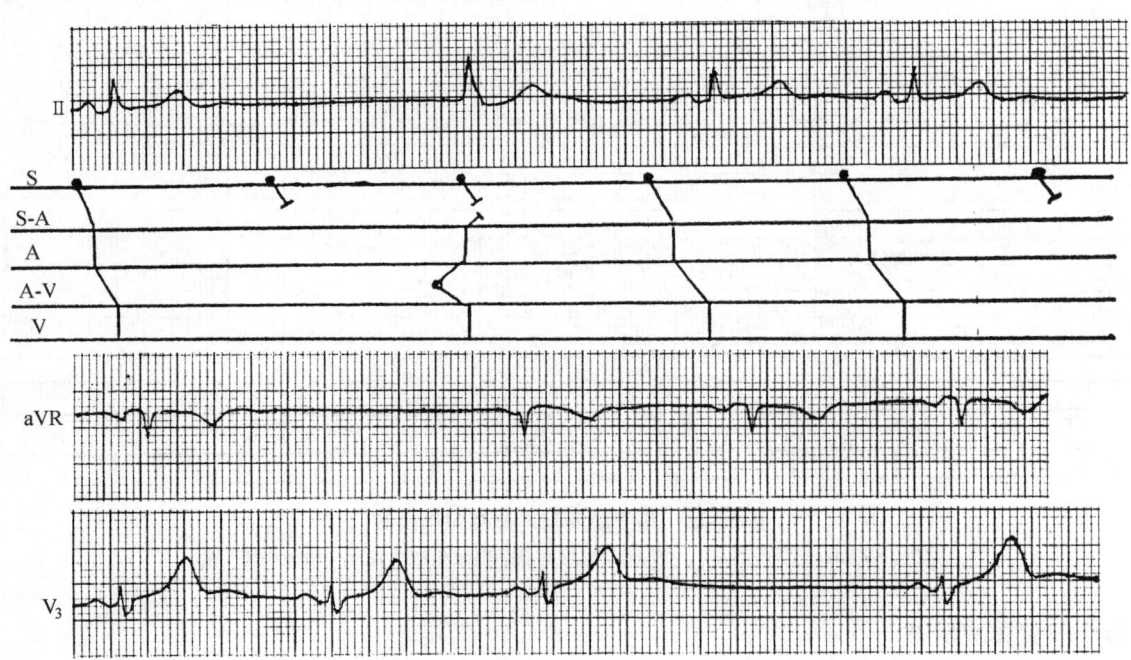

图 16-23 二度 II 型窦房阻滞心电图

男性，41 岁，扩张性心脏病。心电图示，窦性心动过缓，二度 II 型
窦房阻滞伴房室交界性逸搏，P 波宽大切迹，提示左房肥大

（三）高度窦房阻滞

指大部分窦性激动不能下传至心房，在体表心电图上表现为长时间窦性 P 波缺如，常出现下级潜在起搏点激动，如房性、交界性或室性逸搏，最常见为房室交界性逸搏或逸搏心律。其长的窦性 PP 间期与短 PP 间期是 3:1 以上的倍数关系（图 16-24，图 16-25）。

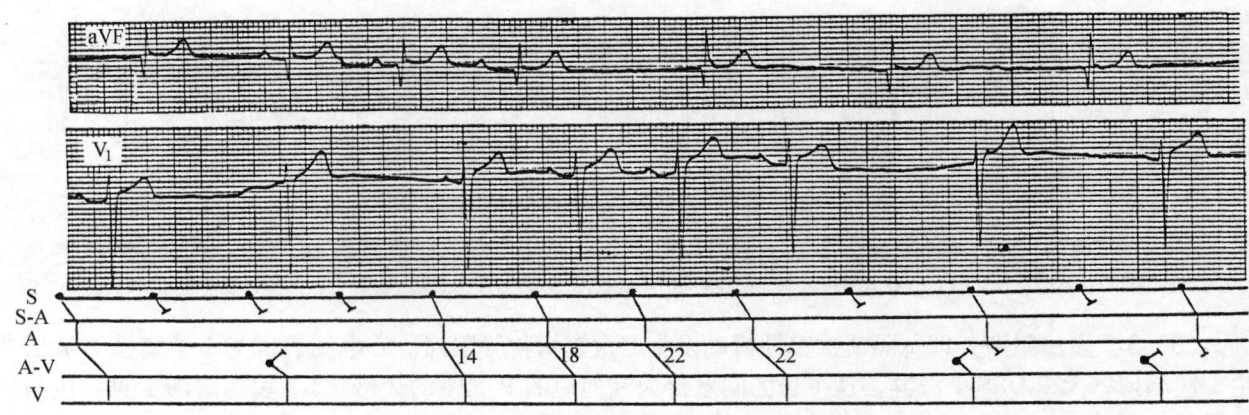

图 16-24　高度窦房阻滞伴文氏型房室阻滞

女性，28 岁，心肌炎。高度窦房阻滞，文氏型房室阻滞伴房室交界性逸搏

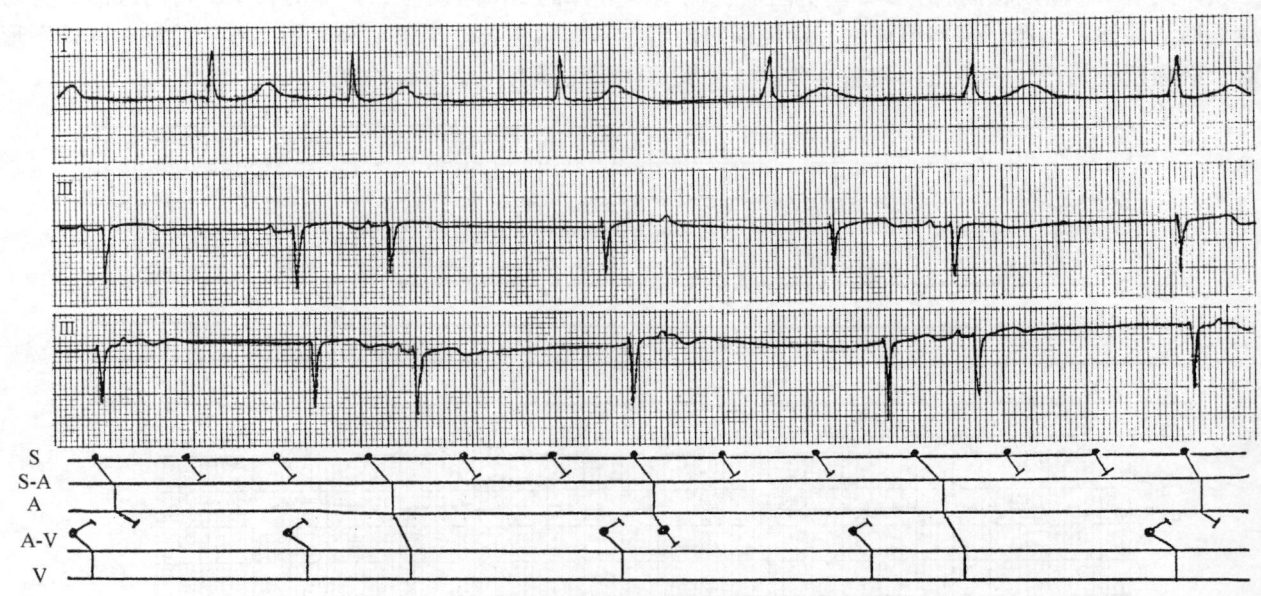

图 16-25　高度窦房阻滞伴交界性逸搏

男性，42 岁，结缔组织病。心电图示高度窦房阻滞伴房室交界性逸搏或逸搏心律

（四）三度窦房阻滞

亦称完全性窦房阻滞，这时窦房结发出的激动完全不能下传至心房，不出现 P 波及其后的 QRS 波。但可由心房、房室交界区或心室发出逸搏，以维持心脏激动。三度窦房阻滞与窦性停搏极难区别。假如静注阿托品后转为二度窦房阻滞，始能诊断完全性窦房阻滞。事实上两者可以同时存在。假若在发生三度窦房阻滞前已有二度或高度窦房阻滞心电图表现，则往往是以后发展为三度窦房阻滞的有力佐证。

此外，高血钾时出现窦-室传导，窦房结的激动通过结间束直接传导到房室交界处及心室而不激动心房，因此，心电图上也无 P 波，也无房性逸搏出现，这与三度窦房阻滞不同，应予区别。

窦房阻滞是一种少见的心脏传导障碍，多为暂时性，常见于迷走神经亢进或颈动脉窦过敏者，持续性窦房阻滞多见于器质性心脏病如冠心病，尤其是膈面心肌梗死、高血压病、心肌病、心肌炎等，此外，高血钾及应用洋地黄、奎尼丁及 β 受体阻滞剂也可引起窦房阻滞。轻度或偶发窦房阻滞不会引起明显症状，多属功能性，持续性的严重窦房阻滞，由于长时间的心脏停搏可导致晕厥、阿斯综合征甚或猝死。

参 考 文 献

1. 郭继鸿. 窦房折返性心动过速. 中国心脏起搏与心电生理杂志，1999，13(2)：83-87

2. 郭继鸿. 特发性窦性心动过速. 临床心电学杂志，1998，7(3)：135-137

3. Bashour TT. Classification of sinus node dysfunction. Am Heart J, 1985, 110(6)：1251-1256

4. Charles P. Lessons in EKG Interpretation. 2nd edition. New York：Churchill Livingstone Inc, 1991, 133-150

5. Derek JR. Clinical Electrocardiography. Philadelphia：JB Lippincott Company, 1991, 377

6. Goldman MJ. Principles of Clinical Electrocardiography. 11th edition. Los Altos：LANGE Medical Publication, 1982, 212

7. Ren G, Whitney CJ. Clinical Electrocardiography. 2nd edition. Boston：Blackwell scientific publication, 1991, 39

8. Maisch B, Lotze U, Schneider J, et al. Antibodies to human sinus node in sick sinus syndrome. PACE, 1986, 9(6Pt2)：1101-1109

9. Mazuz M, Freidman HS. Significance of prolonged electrocardiographic pauses in sinoatrial disease, sick sinus syndrome. Am J Cardiol, 1983, 51(9)：1561-1562

10. Shaw DB, Holman RR, Gowers JI. Survival in sinoatrial disorder(sick sinus syndrome). Br Med J, 1980, 280(2)：139

11. Simonsen E, Niolsen JS, Gielsen BL. Sinus node dysfunction in 128 patients：A retrospective study with follow-up. Acta Med Scand, 1980, 208(3)：343

12. Sutton R, Kenny RA. The natural history of sick sinus syndrome. PACE, 1986, 9(6Pt2)：1110-1114

13. Watt AH. Sick sinus syndrome：An adenosine-mediated disease. Lancet, 1985, 1(8432)：786-788

14. Yee R, Strauss HC. Electrophysiologic mechanism：sinus node dysfunction. Circulation, 1987, 75(4Pt2)：Ⅲ12-18

15. Morillo CA, Klein JK, Thakur RK, et al. Mechanism of inappropriate sinus tachycardia, role of sympathovagal balance. Circulation, 1994, 90(8)：873-877

16. Krahn AD, Yee R, Klein GJ, et al. Inappropriate sinus tachycardia：evaluation and therapy. J Cardiovasc Electrophysiol, 1995, 6(12)：1124-1128

17. Sumiyoshi M, Nakata Y, Mineda Y, et al. Analysis of heart rate variability during head-up tilt testing in a patient with idiopathic postural orthostastic tachycardia syndrome(POTS). Jpn Circ J, 1999, 63(3)：496-498

18. Grubb BP, Kosinski DJ, Boehm K, et al. The postural orthostastic tachycardia syndrome：A neurocardiogenic variant identified during head-up tilt table testing. PACE, 1997, 20(Pt1)：2205-2212

19. Castellanos A, Molerico F, Chakko S, et al. Heart rate variability in inappropriate sinus tachycardia. Am J Cardiol, 1998, 82(7)：531-533

第 17 章　病态窦房结综合征

Sick Sinus Syndrome

崔　长　琮

病态窦房结综合征(sick sinus syndrome;SSS)，简称病窦综合征或病窦，又称窦房结功能障碍(sinus node dysfunction)，是心血管疾病中的常见病，多发于老年人。病窦是由一组症状组成的综合征，而不是一个疾病实体，其临床表现是以缓慢窦性心律失常为基础(如窦性心动过缓、窦性停搏、窦房阻滞)而产生的头晕、晕厥等症状，同时也可在此基础上表现出多种快速心律失常(如阵发性室上速、房性心动过速、心房扑动、心房颤动)。病窦综合征可以急性发生，也可以慢性发生；病程一般是渐进性发展的，也可以是间歇性或不可预测的；其转归可以是可逆性的，也可以是不可逆性的；其病因可以是窦房结本身器质性病变导致其功能障碍，也可以是其他外在因素作用于窦房结导致其继发性功能改变。

历 史 回 顾

1909 年，美国的 Laslett 通过监测颈静脉搏动和桡动脉搏动的方法首先注意到了窦性停搏可以引起晕厥。随后，Mackenzie 报告了心电图记录到的心房无电活动，推测这种心房电活动静止的原因可能是窦房结自律性异常，也可能是窦房结至心房间的传导阻滞。当时只是基本明确了心房无电活动与晕厥的联系，但未提出病窦综合征的概念。1954 年，Short 进一步报告了在明显窦性心动过缓、窦性停搏与心房扑动、心房颤动交替出现时患者发生头晕或晕厥的现象。1956 年，Katz 和 Pick 首次阐述了严重窦性心动过缓与室上性心动过速的关系，认为对窦房结的超速抑制导致了心房静止，如果次级起搏点功能障碍有心脏停搏危险。直到 1967 年，Lown 首次提出病态窦房结综合征(sick sinus syndrome)这个词并用来描述他所发现的某些患者在心房颤动电转复后，仍不能恢复正常窦性心律，而形成混乱性心房律的情况，认为系窦房结功能障碍所致。1968 年 Ferrer 根据自己的研究并总结前人的经验进一步拓展了病窦综合征一词的含义，定义了它所包含的心律失常谱，从而使病窦综合征作为一个临床实体而开始被广泛接受。

定 义

广义地说，病窦综合征是窦房结(sinus node)本身及其周围组织的器质性病变，或者由于各种外在因素的影响导致窦房结冲动形成或冲动传出障碍而产生多种心律失常和临床症状的综合征。1968 年，Ferrer 总结众人的经验，提出以下任何一种以上的心律失常就是病窦综合征的表现：①持久的、严重的和难以预料的窦性心动过缓；Z 短时间窦性停搏，伴有心房或交界性心律；③长时间窦性停搏，引起心跳停止或室性心律失常；④一过性或慢性心房颤动，常出现缓慢心室率且可以排除洋地黄类药物所致；⑤心房颤动电转复后无窦性心律恢复；⑥窦房传导阻滞，且可以排除药物因素的影响。后几经数十年的临床实践与研究，许多内容又有修改和增补，目前比较公认的观点认为病窦综合征包括以下心律失常：①与生理状况不相适应的自发的持续性窦性心动过缓，并非由药物所致；②窦性停搏和窦房阻滞；③窦房阻滞合并房室阻滞；④规律或不规律的阵发性房性心动过速与缓慢心房和心室率相交替。同一个病人在不同的场合可以有上述一种或多种心律失常。

值得提出的是，仅凭单一的症状难以诊断 SSS，必须明确病人的症状与心律失常相关，才能确诊。有时反复的心电图检查也可能无任何发现，往往成为诊断的难点。

病 因

广义地讲，病窦综合征的病因应分为窦房结内病变(内源性窦房结功能障碍)和窦房结外因素(外源性窦房结功能障碍)两大类，故涉及的原因颇复杂，基本病因见表 17-1。但是，关于病窦的组织病理等研究资料尚少，尤其对临床病因与病窦基本病变之间的联系的报道更少，因此，关于病窦的病因，目前仍不清楚。一般而言，临床上常见的病因有以下三类疾病：

1. 冠状动脉性心脏病　向窦房结供血的窦房结动脉是一条单一动脉，它贯穿于窦房结中央，窦房结 P 细胞通过结缔组织直接附着于窦房结动脉上，所以，窦房结功能极易受到缺血的影响。临床上许多病窦患者同时有隐性或显性冠状动脉供血不足，或发生在心肌梗死的急性期，且病窦的多发年龄与冠心病的多发年龄相互符合，因此目前多数学者认为冠心病是病窦的最常见病因。Rubenstein 观察的 56 例病窦患者中，20 例由冠心病所致；Moss 报告 74 例慢-快综合征 51% 并发于冠心病。但也有不同研究结果：Thery 在 111 例同时具有病窦及冠心病的病例尸检中，仅发现 2 例窦房结动脉阻塞；Evans 对 8 例临床诊断为病窦，死后尽快进行尸检，结果发现窦房结动脉 6 例正常，2 例动脉中层轻度增厚。作者指出，临床上在发现病窦患者有冠状动脉粥样硬化时，往往推测缺血即是引起窦房结功能障碍的原因，但都缺乏对窦房结动脉血供的详细研究，夸大了冠心病作为病窦主要病因的作用。然而更多的作者却认为：虽然窦房结动脉明显病变仅发生在少数，但窦房结动脉近端的冠脉往往有不同程度的梗阻性病变。其病变的远端既有分支分布于心房和心室后壁，也有分支供应窦房结。这就完全有可能发生所谓的"冠脉窃血"（coronary steal）现象，即由于近端梗阻，血流量减少，可能转移较多的血液分配供给心房和心室的分支，窦房结动脉本身即使无明显的梗阻，但供给该支的血流因被"窃"而减少，窦房结仍可因缺血而发生病变。

表 17-1 病窦综合征的基本病因

内源性因素
    冠状动脉性心脏病
    特发性退行性变
    心肌病
    炎症性疾病（心肌炎、心包炎）
    高血压
    浸润性疾病（淀粉样变性、血色病、肿瘤）
    血管胶源性疾病（硬皮病、系统性红斑狼疮）
    手术损伤
    肌源性疾病（进行性肌萎缩、Friedreich's 运动失调）
    先天性心脏病
外源性因素
    药物影响
        β-受体阻滞剂
        钙通道拮抗剂
        地高辛
        交感神经阻滞剂（可乐定、甲基多巴、利血平）
        抗心律失常药
            I_A 类（奎尼丁、普鲁卡因）
            I_C 类（氟卡胺、普罗帕酮）
            Ⅲ类（索他洛尔、胺碘酮）
        其他（西咪替丁、苯妥英钠）
    自主神经系统的影响
        迷走神经张力过高
        颈动脉窦综合征
        迷走神经性晕厥
        训练有素的运动员
    电解质失衡
        高钾血症
        高钙血症
    内分泌性疾病（甲状腺功能减低）
    颅内压增高
    败血症

2. 非特异性退行性纤维化 随着年龄的增长，窦房结内 P 细胞减少，而纤维组织增加，窦房结功能减退。有人指出 75 岁以上老人其窦房结 P 细胞可减少到正常的 10%。病窦发病以老年人较多见，发病年龄最常见于 60~70 岁，这可能与窦房结随着年龄增长而发生进行性退行性纤维化有关。此种纤维化常累及窦房结及结周区，甚而累及心房、房室结、希氏束及束支系统，造成全传导系统病变。

3. 炎症性疾病 也是临床上较常见的病因。无论何种病因所致的急性或慢性心肌炎、心包炎均可能累及窦房结，有的在炎症治愈后窦房结功能可以恢复，但也有不少病例窦房结功能障碍可能持续存在。

一般而言，临床上凡年龄大的病窦患者病因多考虑冠心病、退行性纤维化，年龄轻的患者病因多考虑炎症性疾病。

临床表现

本病可见于任何年龄，以老年多见。起病隐匿，发展缓慢，病程可长达数年至数十年。病窦综合征的临床表现多种多样，既可呈持续性，也可呈间歇性发作。有些患者无临床症状但心电图表现异常，有些患者表现为窦性心动过缓，阵发性心动过速甚至发生血栓栓塞等症状后才诊断为病窦综合征。病窦综合征的临床表现主要取决于窦性心率的快慢及伴有或不伴有快速心律失常，当缓慢的心室率造成重要器官，特别是心、脑、肾供血不足时，常可诱发明显的症状。

一、脑 部 症 状

心动过缓致脑供血不足时可以表现为头晕、失眠、记忆力减退、烦躁、间歇性遗忘、乏力，甚至人格改变。此时易与神经官能症混淆，在老年人，则常易被归咎为脑动脉硬化。脑供血不足严重者可以出现头痛、眩晕、语言障碍、轻瘫、阵发性黑矇，乃至晕厥、抽搐成为急性心源性脑缺血综合征（阿斯综合征）。一般而言，R-R 间期≥2s，病人出现黑矇，称先兆晕厥（Presyncope）；R-R 间期≥5s，病人昏倒在地，但无抽搐，称晕厥（syncope）；R-R 间期≥10s，则出现阿斯综合征。晕厥既可能偶发，也可能一日数次发作，每次发作一般常于数秒或数分钟后恢复，严重者可致猝死。

二、心 脏 症 状

心脏方面的症状是病窦综合征患者仅次于脑部症状的最常见表现，以心悸、充血性心力衰竭和心绞痛为突出表现。心悸主要是由于缓慢的心室率和交替出现的异位快速心律失常所致，特别在心率突然减慢时，患者常有明显的心悸感。

三、其 他 表 现

肾脏缺血可以出现腰痛、尿少、尿中成份改变；消化道缺血可以出现食欲不振，胃肠道功能紊乱；骨骼肌缺血可以出现肌肉酸痛无力。这些征状主要是由于心脏低排所致，常为非特异性。另外，患者可以出现血栓栓塞，常导致脑卒中等严重后果，这主要发生在慢快综合征组的人群中。栓塞是影响患者预后的重要因素。

心电图表现

病窦综合征的心电图表现主要取决于窦房结功能受损的部位及严重程度，其中以严重而持久的窦缓最多，同时常伴发快速室上性心律失常，诸如房性心动过速、心房扑动、心房颤动和阵发性室上性心动过速。部分病窦综合征患者可能合并房内阻滞、房室阻滞及室内阻滞。

一、窦性心动过缓

窦性心率低于60bpm 称为窦性心动过缓。病窦综合征患者的窦性心率低于60bpm 称轻度窦性心动过缓；50~45bpm 称中度窦性心动过缓；低于45bpm 称重度窦性心动缓。当心动过缓持续存在和/或患者处于运动状态时，窦性心律不能相应增快，不能满足机体的代谢需要，则出现临床症状。临床检查中，如剧烈活动后心率可达 100~120bpm，表明窦房结功能尚好；如达不到90bpm，提示窦房结功能低下。此外，窦性心动过缓常伴有交界性或室性逸搏。

病窦综合征的窦缓需与正常成人睡眠时或某些训练有素的运动员中出现的静息窦性心动过缓相鉴别，后者的窦房结变时能力正常，心率在清醒后或运动时能够适当地加快。

二、窦 性 停 搏

在体表心电图上表现为 P 波脱落和较长时间的窦性静止，其间歇时间与基础窦性心动周期不成倍数关系(图 17-1)。动态心电图监测发现：窦性停搏的 R-R 间期可在 1.5s~3s 之间，个别人可达 5s 以上；小于 3s 的窦性停搏可见于 10% 的正常人，尤其多见于运动员，但大于 3s 的窦性停搏在正常人中罕见，相反在病窦患者中常见，可以伴有或不伴有症状。

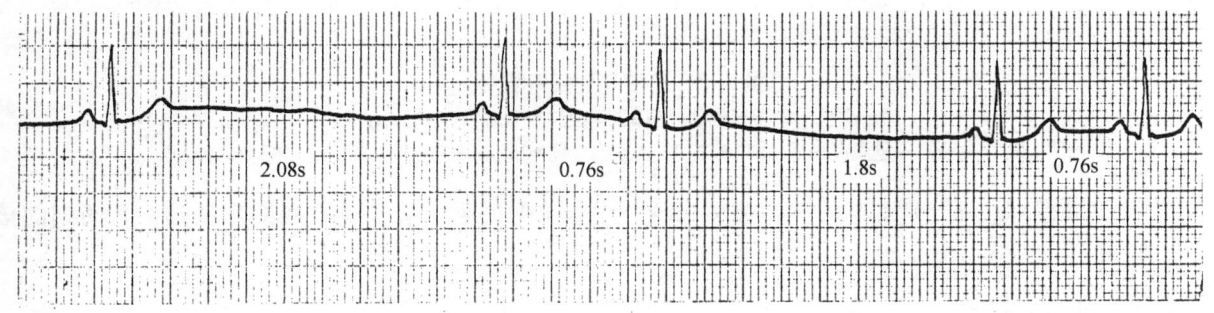

图 17-1　窦性停搏

女性，62 岁，病窦综合征。基础窦性 P-P 间期为 0.76s，两个长 P-P 间期分别为 2.08s 和 1.8s，长 P-P 间期与短 P-P 间期无倍数关系

心电图诊断要点：①P 波形态正常；②一系列 P-QRS-T 波后出现心电静止的长间期，此间期时距与正常 P-P 间期无倍数关系。③长间期后易出现交界性或室性逸搏，否则可出现头晕、晕厥甚至死亡。

三、窦 房 阻 滞

窦房阻滞与窦性停搏相似，也以一段时间的 P-QRS-T 波脱落为特征。这是由于窦性激动不能通过窦房结和结周区所致。最常见的阻滞部位可能位于窦房结内，因为窦房结内的传导速度非常缓慢。理论上，可以通过测量长 P-P 间期是否为基础 P-P 间期的整数倍来鉴别窦房阻滞与窦性停搏，但实际工作中，由于窦性心律不齐及正常窦性心律时心率变异而难以做出准确的判定。

与房室阻滞类似，窦房阻滞也分为三度。

（一）一度窦房阻滞

窦性激动能够到达心房，但窦房传导时间异常延长。体表心电图无法诊断单纯的一度窦房阻滞。

（二）二度窦房阻滞

窦性激动传导至心房的过程部分受阻，造成 P 波脱落。可分为两型。

1. 二度 I 型窦房阻滞：窦房传导时间逐步延长直至一次窦性激动完全被阻滞不能传入心房（图 17-2）。

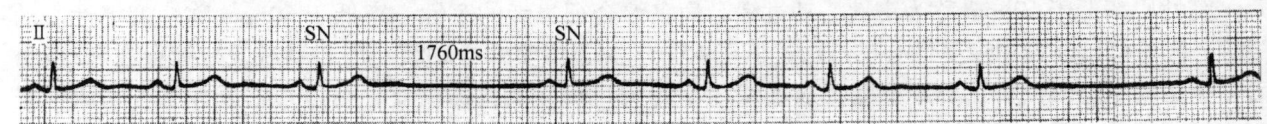

图 17-2 二度 I 型窦房阻滞
P-P 间期比较规律地逐次缩短，最后 P 波脱落形成两个窦性心搏间的长间歇
（引自 陈新,等．主编．临床心电生理学和心脏起搏．1997）

心电图诊断要点：①P-P 间期逐渐缩短，直至一次 P 波脱落；②P 波脱落前的 P-P 间期最短；③较长的 P-P 间期短于最短的 P-P 间期 2 倍；④P 波脱落后 P-P 间期长于脱落前的 P-P 间期；⑤此型窦房传导阻滞应与窦性心律不齐相鉴别。窦性心律不齐无以上规律，往往随呼吸运动而相应变化。

2. 二度 II 型窦房阻滞：窦性激动突然不能下传，使规律的 P-P 间期中出现一长间期，此间期与基础 P-P 间期呈倍数关系（图 17-3）。

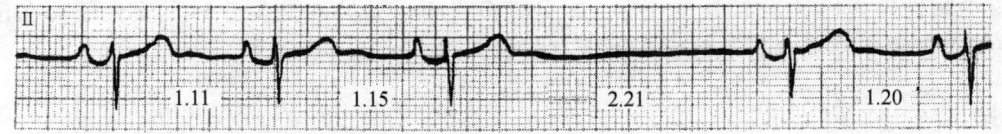

图 17-3 二度 II 型窦房阻滞
基础窦性心律不甚规则，第 3 个与第 4 个窦性 P 波之间出现
长间歇（2.21S）几乎是窦性周期（1.11S）的 2 倍（引自 杨钧国,李治安主编．现代心电图学．1997）

心电图诊断要点：①P-P 基本匀齐，突然出现一个长 P-P 间期。②长 P-P 间期是基础 P-P 间期的倍数。

（三）三度窦房阻滞

窦性激动完全被阻滞不能到达心房。体表心电图中与长时间的窦性停搏无法区分，好在许多情况下从治疗角度出发区分两者并非必要。

四、房性或交界性逸搏心律

严重的病窦综合征虽然由于长时间的窦性停搏可导致死亡，但在多数情况下，房性或交界性逸搏和/或逸搏心律将取而代之（图 17-4）。有的患者发生快速心律失常后，窦性心律就不再出现，心房或交界性心律成为主导心律。这种窦房结病变时，其他部位的次级起搏点的兴奋性表现，是对窦房结功能低下的一种替补或保护。

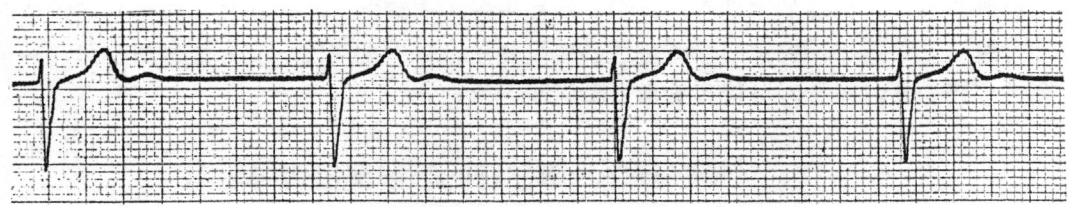

图 17-4　窦性停搏，交界性逸搏心律

整幅心电图未见窦性 P 搏，窦性停搏时间较长，代之以交界性逸搏心律

心电图诊断要点：①长的 P-P 间期后出现房性或交界性心律；②交界性逸搏心律的 QRS 形态与窦性 QRS 形态大致相同，但 PR 间期 < 0.10s，或无 P 波，或在 QRS 前后有逆传 P 波；③房性逸搏心律的 P-QRS 形态与窦性 P-QRS 形态一致，PR 间期也相同。

五、慢-快综合征（bradycardia-tachycardia syndrome）

即在窦性心动过缓中，间有阵发性心房颤动、心房扑动、房性心动过速、窦房结折返性心动过速或交界性心动过速出现。在这组患者中，晕厥的发生率最高，常由于房颤自发终止之后的长时间窦性停搏而诱发。快速性心律失常发生的电生理基础是由于窦房结器质性病变使其功能受损，窦性心律频率减慢，而窦房结以下部位易损性的敏感度增高；同时，窦房结之外的心房组织甚至心室等组织由于疾病引起心肌膜电位降低，除极化的速度或幅度降低，冲动的传导减慢引起单向阻滞。局部电流改变还可以引起相邻部位电活动的不一致，从而形成结构或功能上的折返环路。在缓慢心律时，这些异常的心肌兴奋性得以表现。此外，由于非特异性退行性纤维化是病窦的常见病因，这种纤维化除累及窦房结外，还可累及结周区、心房、房室结甚至束支系统，也易形成折返环路或改变自律性，导致心电图中出现各种快速心律失常，其中心房颤动、心房扑动和房性心动过速较多见（图 17-5）。

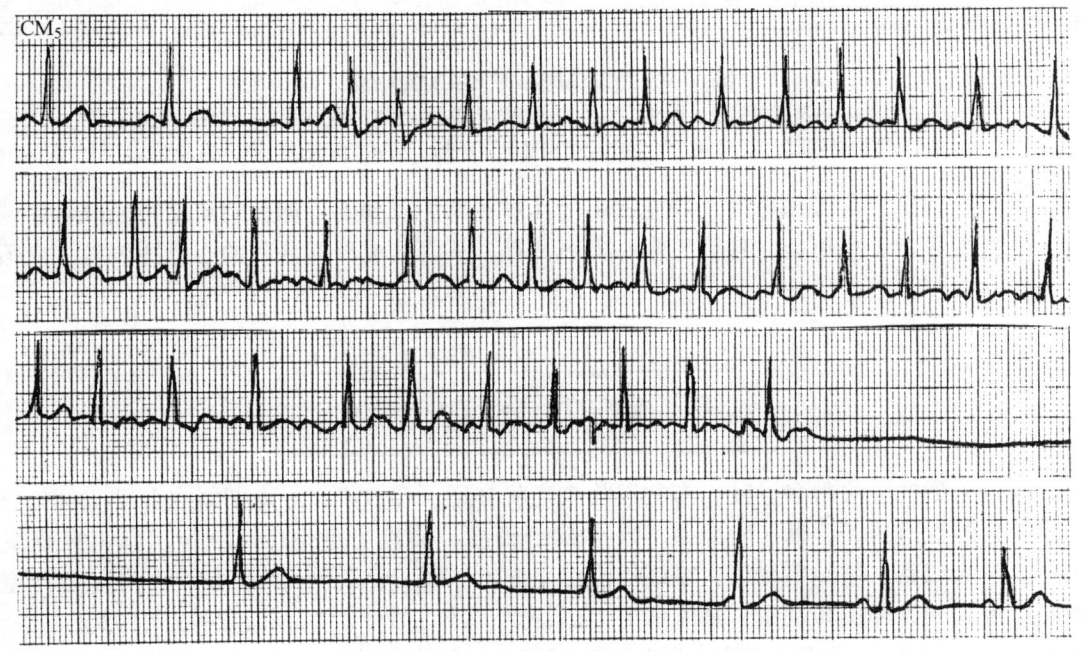

图 17-5　心动过缓-心动过速综合征

4 条心电图为连续记录。心房颤动停止后窦性心律尚未恢复，交界性逸搏心律维持心搏一段时间后，窦性心律渐渐恢复（引自　陈新，等主编．临床心电生理和心脏起搏．1997）

心电图诊断要点：①持续的窦性心动过缓，间或出现心房颤动、心房扑动、房性心动过速和阵发性室上性心动过速。②快速心律失常终止时窦性心律恢复慢，可出现房性、交界性逸搏心律，甚至室性逸搏心律。窦性心律恢复时间长者可伴有头晕、晕厥甚至死亡。

六、缓慢性窦性心律合并心脏多部位传导阻滞

近年来随着临床电生理学研究的进展，对病窦综合征合并心脏多部位传导阻滞有了更为全面的认识。由于某些共同病变，诸如非特异性退行性变，可弥漫累及整个传导系统，所以病窦综合征常合并房内、房间、房室及室内阻滞，特别是患有窦房阻滞者更易伴发心脏其他部位传导阻滞，因此有人称之为全传导系统疾病。临床上以合并房室阻滞最常见，称为"双结病变"（图17-6）。但其发生率并不高，Sutton综合分析了1808例病窦综合征患者，只有300例合并房室结病变，占16.6%，其中高度房室阻滞只有5%～10%。

心电图诊断要点：在有病窦综合征的系列心电图变化的同时，出现以下任何一种情况提示合并房室阻滞存在：①PR间期>0.24s；②无诱因出现二度或二度以上房室阻滞；③完全性左或右束支传导阻滞；④房颤时心室率缓慢（图17-6）；⑤电生理检查以≤120ppm频率心房起搏时出现二度Ⅰ型房室传导阻滞或H-V间期延长。

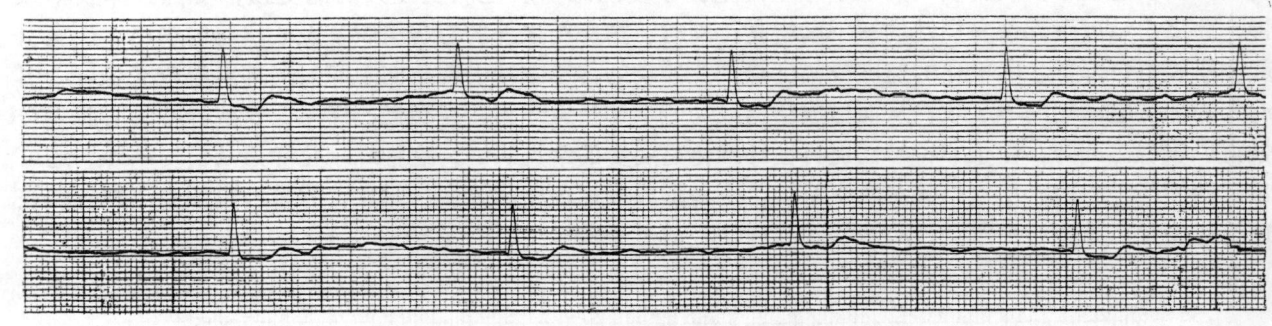

图17-6　持续性房颤伴三度房室阻滞
上下两条心电图为连续记录。男性，72岁，既往心电图显示窦性心动过缓，一度房室阻滞。
此次因阵发性胸闷、心悸就诊、心电图检查显示：房颤，心室率缓慢且匀齐，约32bpm

上述表现可合并出现，根据窦房结病变发生的性质、部位及程度不同，病窦综合征既可表现为某一种单一的心电图的异常，也可能有各种异常心电图共存，从而造成异常混乱的心电图表现，应慎重加以鉴别。

临 床 分 型

目前，国内分型的方法很多且乱，有的以临床症状分型，多数人以心电图特点分型。例如分为窦缓型、窦性停搏伴结性逸搏型，窦房阻滞型，慢-快综合征型，慢性房颤型，窦缓伴房室阻滞型或双结病变型。国际上分为四型：单纯窦缓型，窦缓伴窦房阻滞型，慢-快综合征型和窦缓伴房室阻滞型。我们认为分型应反映病变的部位和范围，临床和电生理特点，并对估计预后和指导治疗有意义。据此原则，我们在1983—1984年根据病窦的临床表现和电生理特点，将病窦分为三型：

一、A 型，单纯病窦型

病变主要局限在窦房结，包括 P 细胞和 T 细胞。临床表现以窦缓、窦性停搏和窦房阻滞为特点，伴头昏、乏力和晕厥。心电图特点是缓慢窦性心律(40～50bpm)常伴窦性停搏和窦房阻滞，长 P-P 间期达 1.5～2.0s，但是不伴有快速心律失常和房室或束支阻滞，窦房结恢复时间和窦房传导时间均可延长。该型病人多数病情稳定，远期预后比较好，最适合 AAI 生理性起搏治疗。

二、B 型，慢-快综合征型

病变除累及窦房结外，心房或结周区也受累(主要为纤维化或变性)。临床和心电图特点是：①以慢为主，偶有快速心律失常，即以窦缓、窦性停搏、窦房阻滞为主，偶有房早、房速和阵发性房颤。这类综合征以慢为主，可称为慢-快综合征(bradycardia-tachycardia syndrome)。此型如房室传导正常也可选用 AAI 生理性起搏治疗。②以快为主，有频发的快速心律失常，甚而为慢性房颤伴缓慢的心室率，此类可称为快-慢综合征(tachycardia-bradycardia syndrome)，其最终结局常为慢性房颤，甚而出现房性静止。此型易发生血栓栓塞，预后较差。

三、C 型，双结病变型或全传导系统病变

所谓双结指窦房结和房室结，如有房内或束支阻滞则称全传导系统病变。为了明确传导系统功能，需进行腔内电生理检查。心电图特点是窦缓、窦房阻滞伴不同程度的房室阻滞。如果希氏束电图检查发现 HV≥60ms，则提示希氏束远端阻滞。凡二度房室阻滞以上或希氏束远端阻滞，应植入 DDD 起搏器治疗。该型由于病变范围广，或病变处于进展状态，预后差。

窦房结功能评价方法

由于病窦综合征起病隐匿，发展缓慢，早期患者常因无明显自觉症状而漏诊。晚期心电图表现典型者诊断不难，但部分患者可能是间歇性发作，给临床诊断带来一定困难，因此需借用各种试验方法来评价窦房结功能，以帮助诊断和鉴别。评价窦房结功能的方法可分为无创性、有创性两大类。通常，首先应用无创性评价方法来评定窦房结功能。当无创性方法难以确定窦房结功能，而患者症状又不经常发作时，可进行有创电生理检查。

一、无创性窦房结功能评价方法

(一) 心电图

分析体表心电图可以推理心律失常的发生机制、起源部位和转归，常规 12 导联心电图对心律失常的诊断具有十分重要的价值。窦性 P 波是心脏传导系统中离窦房结最近的心房电活动反映，因此辨认出 P 波及它们与 QRS 波的关系是分析心律的关键。窦性 P 波的特点是 P_{II} 直立，P_{aVR} 负向，PR 间期≥0.12s 和 P-QRS 波规律出现，只有认真分析 P 波才能确定窦房结的功能。常规 12 导联心电图记录时最好每三个导联同步记录，以有助于发现 P 波的存在和 P 波与 QRS 的关系。

对于病窦综合征患者，心电图应是常规检查，但窦房结功能障碍常呈间歇性发作，病人的症状也时有时无，而常规心电图的记录时间又短，所以往往漏诊一过性的心律失常，更难以确定症状与心律失常之间的关系。

（二）动态心电图

动态心电图监护是评价窦房结功能有用的无创性检查方法，能提供比常规心电图更多有关窦房结功能的资料。它可以证实各种心律失常，包括窦性心动过缓、窦房阻滞、窦性停搏及有关快速心律失常的存在，并能证实心律失常与症状之间的关系。另一方面，又可以发现某些与心律失常有关的基础病因，特别是对某些冠心病者，动态心电图能明确记录到缺血时的 ST-T 改变。因此，动态心电图检查常作为诊断窦房结疾病的重要步骤。

对于症状不频发或间歇性发作的患者，动态心电图监测的时间应适当延长，而电话监测心电图检查可能更有用处。

（三）心电图运动试验

静息状态窦性心动过缓可因窦房结本身病变所致，也可以是外在因素（如自主神经系统）影响窦房结的自律性。运动试验评价窦房结功能是依据运动后心率增加能否达到预期心率，就是说根据年龄计算最大的心率（Burce 方案）进行。年龄较大者采用修正方案。临床实际工作中较实用的是床边运动试验，病人做仰卧起坐或下蹲运动后观察患者心率，如心率 >120bpm，一般可排除病窦，如心率 <90bpm，提示窦房结功能低下。运动试验可以鉴别窦房结功能低下者与有些训练有素的运动员、休息状态迷走神经张力过高的人。心电图运动试验时，病窦综合征患者常表现为窦性心率增加不明显，或虽然可以有一个正常的心率高峰反应，但存在运动时心率加速过慢或恢复时心率减速过快的现象。观察这些异常的变时反应，可以帮助确定病窦患者的运动耐受能力和是否需要起搏治疗。

（四）阿托品试验

一般认为给予阿托品 0.04mg/kg（通常静注 2mg，不超过 3mg），5min 后即能达到完全性迷走神经功能阻滞作用，并持续 30min。具体的试验方法是：静脉注射阿托品 0.04mg/kg，观察心率变化，分别记录注射后 1、2、3、4、5、10、15、20min 时的心电图，计算最慢和最快心率。如最快心率 <90bpm，考虑为窦房结功能低下，在试验中或试验后出现窦房阻滞、窦性停搏、交界性心律、房扑、房颤则意义更大。但完全阻断迷走神经所需的阿托品剂量常因人而异，有人认为达到完全阻滞作用，阿托品剂量可能要高达 3~4mg。由于残存的迷走神经张力影响不同，所以对阿托品试验结果的解释应取审慎态度。但总的来说，该法简单、易行，仍不失为病窦综合征的一种临床筛选方法。

（五）异丙肾上腺素试验

部分窦性心动过缓可能出自交感神经兴奋性不足，故有人推荐应用 β-受体兴奋剂——异丙肾上腺素试验来鉴别此种心律失常究竟是交感神经兴奋性不足，还是来自于窦房结器质性病变。具体的方法是：每分钟静脉滴注异丙肾上腺素 1~4μg。从小剂量开始，视心率、心律改变，逐渐增加剂量。当出现严重室性心律失常，如频发、多源室性早搏、室性心动过速或异丙肾上腺素剂量已达 4μg/min，而心率仍不能大于 100bpm 时应作为终止试验的指标。此时如心率不能达到 100bpm，或出现交界性心律提示窦房结功能低下。但对于该试验的可信性，目前尚有不同意见。

（六）固有心率测定

人体窦房结电生理特征除窦房结本身有内在的电生理特性外，还受自主神经系统的控制。自主神经系统通过末梢释放一些介质(如乙酰胆碱、儿茶酚胺类)来影响窦房结的生理功能。所以说窦房结的电生理特征是窦房结本身内在的电生理特性和外在的神经体液作用的总和。用药物去除神经系统的影响，就能使窦房结本身内在的特点显示出来，并能把窦房结固有频率异常的患者和固有频率正常的患者(提示自主神经系统调节障碍)区别开来。

评价窦房结自律性的方法是应用心得安和阿托品同时阻滞交感神经和迷走神经的作用后，观察窦房结的节律，称为固有心率(IHR)，它代表窦房结本身固有的自律性。该方法由 Jose 和 Collison 提出，Jardan 改进。目前测试方法为：给受试者静脉注入 0.2mg/kg 的心得安，滴注速度 1mg/min，10min 后再在 2min 时间内静注阿托品 0.04mg/kg。在 30min 内可观察窦房结固有心率。

一般认为正常窦房结固有心率和年龄相关。用 Jose 和 Collison 的回归方程可根据年龄推测固有心率的正常值。预期固有心率(IHRp) = 118.1 − (0.57 × 年龄)，IHRp 95% 可信限为计算值的 ±14%(<45岁)或 ±18%(>45岁)。IHR 实测值在 IHRp ±2S(S 为标准差)的范围内属正常，反之，落在 IHRp 的95% 可信限外则代表有窦房结功能障碍。自主神经系统的总影响可用下列公式定量分析：平静时窦性心率(RHR)/固有心率(IHR) −1；正值表示交感神经张力占优势；负值表示迷走神经张力占优势。

固有心率测定的临床意义在于注射心得安和阿托品后，窦房结不再受自主神经的影响，可比阿托品试验更准确地鉴别结内病变还是结外病变。尤其本法同校正后窦房结恢复时间(CSNRT)结合应用，对病窦的诊断意义更大。IHR 和 CSNRT 都不正常者反映窦房结本身功能确有障碍，IHR 正常但 CSNRT 异常多系自主神经的影响造成。

(七) 食管电生理检查

可以测定窦房结恢复时间(sinus nodal recovery time;SNRT)、窦房传导时间(sinoatrial conduction time;SACT)、窦房结不应期(sinus nodal refractory period;SNRP)，在我国得到广泛应用。但食管电生理检查，起搏成功率较低，精确性较差，由于使用的脉冲电流强度较大，给不少患者造成较强的不适感，其安全性也不如腔内电生理检查，故在有条件的医院，推荐用腔内电生理的方法测定 SNRT、SACT、SNRP，具体方法见有创性评价方法。

二、有创性窦房结功能评价方法

窦房结功能还可以通过有创电生理研究的方法来评定，这种方法通常应用于那些有症状，并被怀疑有窦房结功能障碍，但通过以上无创的方法难以确诊的病人。具体的方法包括测定 SNRT，SACT、SNRP 和直接记录窦房结电图(sinus node electrogram;SNE)。

(一) 窦房结恢复时间测定

1971 年 Mandel 根据心房超速抑制原理，在右心房超速起搏突然终止后，观察窦房结重新发出激动时间，即窦房结恢复时间(SNRT)，对病窦综合征者进行了定性研究。其后国内外学者又对该方法进行了大量的实验和观察，认为 SNRT 是揭示潜在窦房结功能失常的一种很有价值的方法。

1. 原理　窦房结细胞自律性会受到超速刺激的抑制，超速刺激的频率越快，对窦房结的抑制就越明显。由于心房超速刺激对窦房结的抑制较房室结和心室为轻，故在正常情况下，当心房超速刺激终止后，应首先恢复窦性心律。从最后一个心房刺激信号开始，至第一个恢复的窦性心律的 P 波起始点之间的距离，称为窦房结恢复时间。它反映窦房结受超速刺激抑制后的反应性。

窦房结细胞作为心肌细胞的一种特殊细胞，对超速抑制的反应机制尚未完全明了，但与下列因素有关：①快速刺激使心脏内神经末梢释放乙酰胆碱介质，乙酰胆碱可作用于窦房结起搏细胞，使其自发性舒张期除极斜率减小，自律性降低；②快速刺激使细胞膜离子交换泵功能加强。由于钠-钾交换泵的功能由细胞内钠离子的浓度决定，细胞内钠离子的浓度高，钠-钾交换泵的功能增强。在交换过程中泵出的钠离子比泵入的钾离子多，钠-钾交换泵的功能越加强，细胞内的电位负值越大，它与阈电位的距离也越大，使自律性冲动的周期越长。

2. 具体试验方法　检查前两天受检者停服心脏活性药物。检查应在受检者空腹清醒安静状态下进行。插入心内电极导管后，先记录对照自身心率。用快于自身频率 20 次左右的刺激频率开始，目的是完全起搏夺获，完全超速抑制，防止跟踪频率。习惯用 70、90、110、130、150、170ppm 的递增频率分别给以刺激，每种频率刺激 1min，每换刺激频率间隔休息 1min 以上。刺激强度用起搏阈值的 2 倍，停止刺激后观察窦性搏动的恢复。

3. 测量计算方法　测量最后一个心房刺激信号至第一个恢复窦律的 P 波起始点之间的时间间隔，取各种刺激频率间的最大值作为 SNRT，但需判断 P′波的形态是否为心房刺激所致才能正确测定 SNRT（图 17-7）。实际上心电图上测得的起搏后窦房结 P 波恢复间期由四部分组成：①从心房刺激处冲动传导至窦房结的时间（最后一个起搏刺激传入窦房结的时间）；②窦房结受超速抑制后的恢复时间（真正的窦房结恢复时间）；③窦房结固有节律的周长（基础自身窦性周长）；④冲动从窦房结传导到心房的时间（它与①的房-窦逆传入时间并不相等）。这 4 种成份中对 SNRT 而言，①和④对于 SNRT 的结果影响不大，故将其一并列入 SNRT 内。

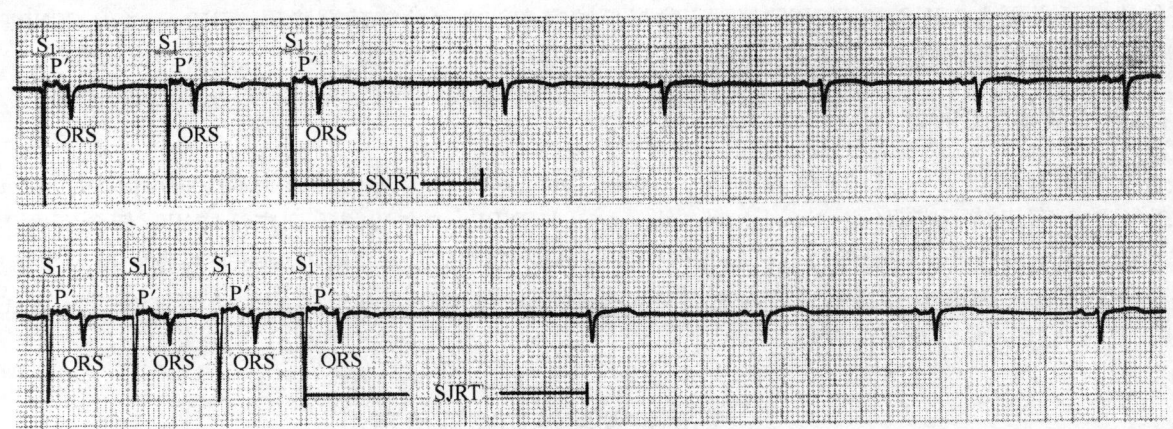

图 17-7　SNRT 测定示意图

本图上条为一例正常人 SNRT 测定结果。起搏前 P-P 间期为 1100ms，SNRT 测定从最后一个 S1
刺激的起点到第一个恢复的窦性 P 波的起点。下条为一例病窦患者的 SNRT 测定结果。刺激
停止后首先出现的是一个交界性逸搏，可称为交界区恢复时间（SJRT），本例 SJRT ＝ 2120ms

4. 结果分析　多数学者报告正常人 SNRT≤1400ms。老年人 SNRT≤1680ms。但各家报告的正常值不尽一致。由于 SNRT 的测定值与对照窦性心律的快慢有一定关系，为了去除对照窦律的频率对 SNRT 的影响，用测得的 SNRT 减去对照窦律的心动周长，得到校正的 SNRT（CSNRT），也就是真正的 SNRT。CSNRT ＜550ms 为正常范围。病窦综合征者常有以下几方面的表现：

（1）第一个窦性恢复周期明显延长 >1400ms（图 17-8），我们遇到一例病窦患者，在测定 SNRT 时，心房刺激停止后长达 5S 未恢复窦性心律，予紧急起搏（图 17-9）。

（2）快速起搏终止后心率常明显减慢，一般需较长时间才能恢复至对照水平，个别病窦患者甚至出现房性、交界性或室性逸搏心律，需数分钟至数小时方恢复窦性心律（图 17-10，图 17-11）。根据电生理理论，超速刺激对低位起搏点的抑制作用比高位起搏点更明显，也就是说快速心房刺激时对交界区的抑制比对窦房结更强，停止刺激后窦房结自律性应该先于交界区恢复。但是由于窦房结的冲动被超速抑制，当刺激停止后因迷走神经张力过高或窦房结本身病变导致功能受抑，所以窦房结对其他次级起搏点的超速抑制被解除，次级起搏点的自发性舒张期除极达阈电位时，窦房结发出的冲动尚未到达次级起搏

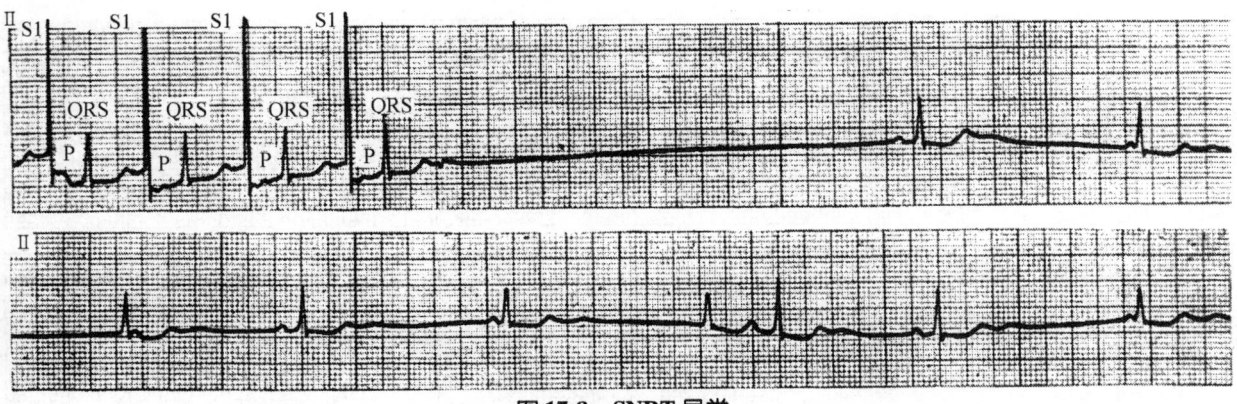

图 17-8　SNRT 异常

本图上下两条为连续记录。男性，58 岁，病窦综合征。SNRT 长达 4080ms

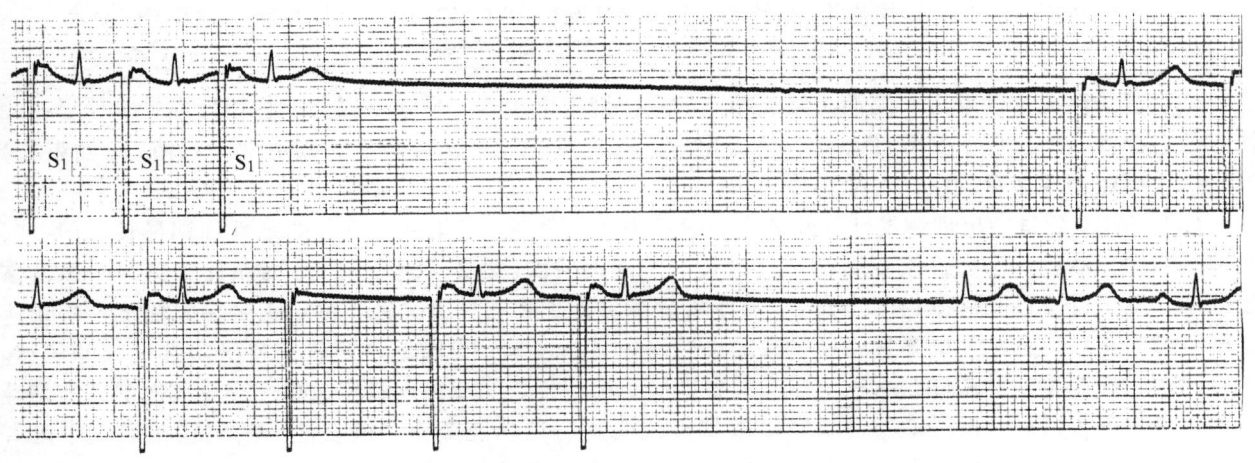

图 17-9　SNRT 异常

上下两条为连续记录。男性，61 岁。心房快速刺激停止后，长达 5s 未恢复窦性心律，也未出现交界性心律，予紧急起搏

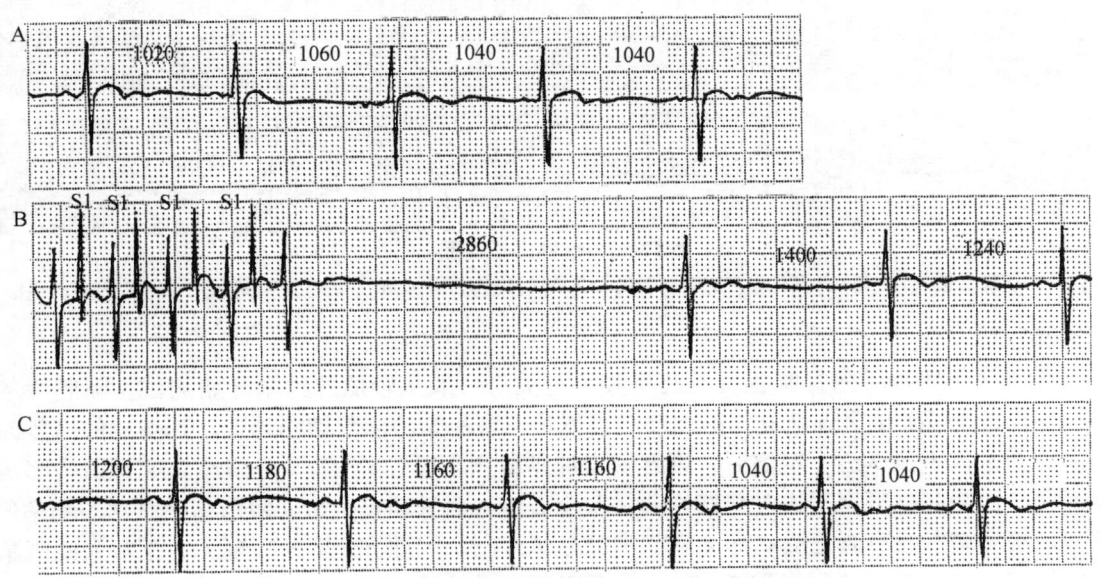

图 17-10　SNRT 测定时正常窦性心律恢复缓慢

A 为对照窦性心律，B、C 为 SNRT 测定时连续记录。本例 SNRT 为 2860ms，明显延长，

且直到第 8 个心动周期才恢复至对照窦性心率水平，时间长达 10s

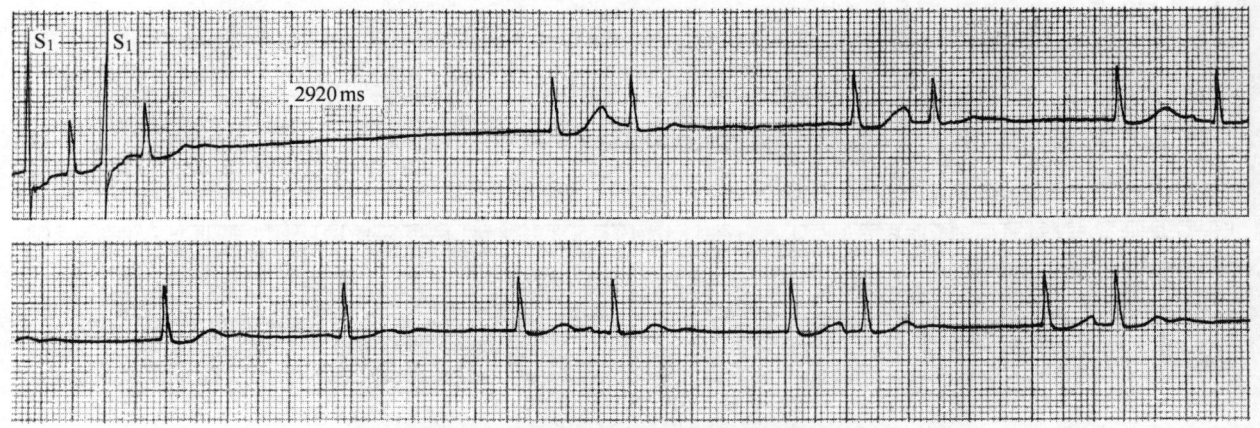

图 17-11　快速刺激终止后逸搏夺获二联律

上下两条为连续记录。快速心房起搏终止后首先出现的是交界性逸搏，SJRT 长达 2920ms，以后持续出现逸搏夺获二联律

（第 7、8 个搏动除外，为连续两个交界性逸搏）

点，或窦房结尚无冲动发出，因而次级起搏点的自律性得以表现。房室交界区的自律性高于其他异位起搏点的自律性，所以房室交界性心律容易先出现。若房室交界区也有病变，则更次级起搏点（如束支）的兴奋性得以表现而呈现室性逸搏心律。

（3）SNRT 测量中出现继发性长间歇：一般是快速刺激停止后第一个恢复的窦性周期最长。但有时快速刺激停止后第一个窦性恢复周期不是最长的，而以后的（第 2~10 个）窦性周期长于第一个窦性恢复周期，称为继发性长间歇（图 17-12）。有学者将继发性长间歇分为二种类型：①窦房阻滞型：当快速心房刺激停止后，在恢复的窦性周期中有的窦性周长突然延长，有时这种延长是自身窦性周长的倍数。②自律性受抑制型：刺激停止后三个以上的窦性周长都很长，间或出现心房逸搏、交界区逸搏，即窦性心律自身频率很慢。这两种继发性长间歇表现都说明窦房结功能障碍。继发性长间歇在普通人中可有11.4%，但在病窦综合征患者中占 41%~68%，而合并窦房阻滞者可达91.7%。

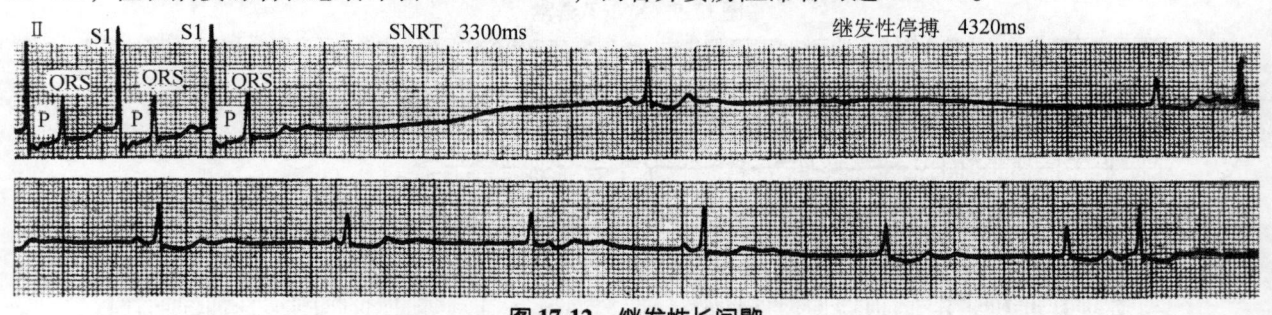

图 17-12　继发性长间歇

上下两条为连续记录。本例第一个窦性恢复周期为 3300ms，其后又出现长达 4320ms 的继发性长间歇，并出现交界性逸搏

5. 影响因素

（1）起搏频率：窦房结的抑制程度与起搏频率有关。一般从较低的频率开始测试，随刺激频率的逐步增加，测得的 SNRT 也有逐渐延长的趋势。也就是说窦房结功能受抑制越重，其功能的恢复时间越长。但大多数正常人于测试达一定值后，再继续增加刺激频率时，SNRT 又趋缩短，这是因为窦房结的传入阻滞现象。因为刺激频率很快时起搏冲动并非全部传入而激动窦房结，窦房结被激动的频率低于实际起搏频率，窦房结并没有真正受到那么高频率的超速抑制，因此 SNRT 又缩短了。正常人此现象用阿托品后可以消除。所以在测试 SNRT 时，刺激频率在得出最长的 SNRT 时（SNRT 的最大值），就是最适当刺激频率。多数人最适当刺激频率在 130~150ppm 左右。而迷走神经张力高和窦房结功能不良者，窦房传入阻滞现象在低频率心房刺激时就可以出现，此时起搏刺激频率则需从更低限开始。另一个原因可能

是心室率增快造成每搏输出量减少，血压降低，反射性地使窦性节律频率增快，SNRT 缩短。

（2）起搏时间：Mandel 观察了正常人起搏时间为 30s、60s 和 180s 的 SNRT，其间并无显著性差异。其后的学者还证实了正常起搏时间在 1~5min 内，对 SNRT 并无明显影响。但也有不同意见认为窦房结功能障碍者的 SNRT 随刺激时间的延长而增加。

（3）起搏部位：刺激部位一般是高、中位右心房，目的是比较接近窦房结区域。Lange 进行右心房、左心房和右心室超速抑制的比较性研究，发现接近窦房结的刺激较左房内刺激对心率的减慢作用大，心室起搏则对窦房结并无明显抑制作用。认为这是由于乙酰胆碱的释放直接影响了窦房结，而电极离窦房结越近，乙酰胆碱释放越多。Narula 认为心房内刺激位置的改变，对 CSNRT 并无显著影响。在有窦房结周围或心房肌内阻滞病变时，会使 SNRT 延长。

（4）起搏强度：理论上起搏强度越大对窦房结功能的抑制越明显，但临床实际工作中刺激强度的变化对 SNRT 无明显影响。

（5）自主神经系统：自主神经系统对 SNRT 有明显的影响。刺激迷走神经或给予乙酰胆碱以及 β-受体阻滞剂均能延长 SNRT 和 CSNRT，而阿托品可以缩短 SNRT 和 CSNRT。因为阿托品的抗迷走胆碱能作用改善了窦房传导，增加了窦房结起搏细胞的自律性频率，使窦房结对其他次级起搏点的超速抑制作用得以加强。同时也可以使交界区自律性频率增加。因此阿托品试验作为鉴别迷走神经张力过高或固有窦房结病变所致的 SNRT 延长常是很有用的试验方法。注射阿托品对于窦房结本身病变者 SNRT 是不会有显著缩短的。

SNRT 和 CSNRT 对病窦综合征诊断的敏感性为 40%~90%。差别的原因是 SNRT 中包含有冲动传入和传出窦房结的时间、不同的起搏方法、各自正常值的限定、分析人群的差异及自主神经的影响因素等使敏感性的报导各家不一。

（二）窦房传导时间的测定

临床多应用间接的方法测定窦房传导时间（SACT）。可分为 Strauss 法（程序期前刺激法）和 Narula 法（连续刺激法），因 Strauss 法观察比较全面，又便于理解，故本章着重阐述 Strauss 法。

1. Strauss 法

（1）原理：通过窦房结对心房早搏刺激的反应推算 SACT。Klein 等人将心房期前刺激时窦房结的反应分为 4 个区（图 17-13）。

Ⅰ区（$A_1A_2 + A_2A_3 = 2A_1A_1$）：约占整个舒张期的后 20%~30%，此区域中心房早搏刺激的偶联间期（A_1A_2）较长，早搏后的心房恢复周期（A_2A_3）呈完全性代偿间期。这是因为在舒张期后 20%~30% 范围内的心房早搏刺激逆传至窦房结过程中，与窦房结自发性除极发生的冲动在窦房结附近相互干扰，不能逆行传入窦房结而重整窦性周期。房性早搏刺激的偶联间期加上心房回复周期正好等于窦房结自律性兴奋周长的两倍，即呈完全性代偿间期。

Ⅱ区（$A_1A_2 + A_2A_3 < 2A_1A_1$）：约占整个舒张期的 40%~50%。当心房早搏刺激的偶联间期缩短到一定程度时，心房的恢复周期趋于稳定并不相应延长，其长度呈不完全性代偿间期，即早搏刺激的偶联间期（A_1A_2）加上心房恢复周期（A_2A_3）比窦性周期的两倍短。这是由于房性早搏刺激已经逆转入窦房结，使窦房结激动，重整了窦房结的周期。该区是评价窦房传导时间的重要部分。

Ⅲ区（$A_1A_2 + A_2A_3 \approx A_1A_1$）：是由于房性早搏刺激的偶联间期进一步缩短至某一程度时，心房恢复周期突然明显缩短，使 $A_1A_2 + A_2A_3$ 大致等于 A_1A_1，即 A_2 成为一个插入房性早搏。这是由于房性早搏刺激正值上次窦性冲动在窦房交界区域中形成不应期，不能逆传激动窦房结，窦房结未受早搏刺激的影响，仍按自身的周长发放冲动。

Ⅳ区（$A_2A_3 < A_1A_1$）：是在房性早搏刺激的偶联间期缩短到某一程度时，心房恢复周期比窦性周期还短，这是因为早搏刺激诱使窦房结与心房之间形成折返激动，心房激动顺序与窦性心律相似，P 波的形

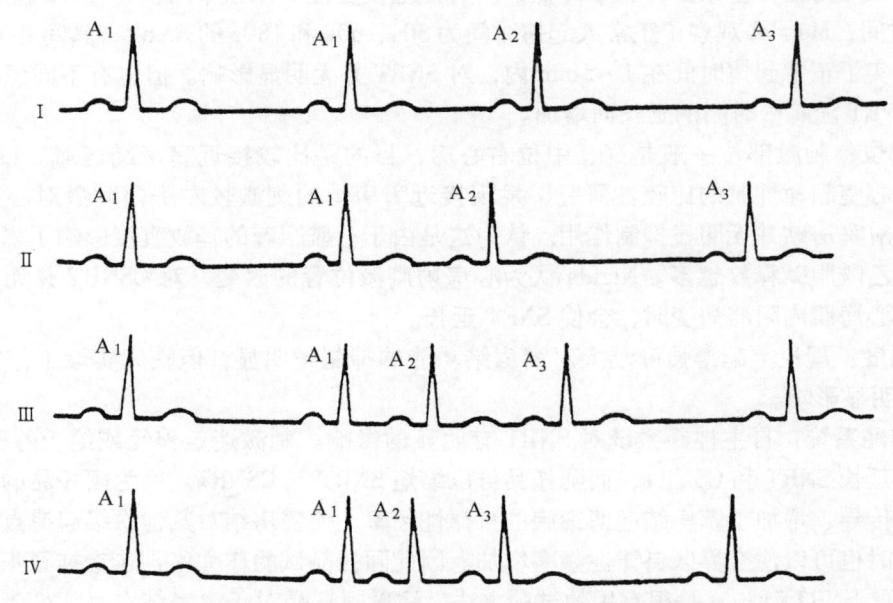

图 17-13　窦房结对心房早搏刺激 4 种不同的反应区

I 区 = 完全性代偿间期($A_1A_2 + A_2A_3 = 2A_1A_1$)；　II 区 = 不完全代偿间期($A_1A_2 + A_2A_3 < 2A_1A_1$)；

III 区 = 插入性房性早搏($A_1A_2 + A_2A_3 ≈ A_1A_1$)；　IV 区 = 折返性房性早搏($A_1A_3 < A_1A_1$)

态亦与窦性心律时相似。

　　Strauss 法(程序期前刺激法)是感知窦性心律时的心房波,再给以不同偶联间期的心房早搏刺激,
观察早搏刺激后的恢复周期。早搏刺激由晚期向早期推移过程中可以见到整个心房舒张期内四种不同性
质的恢复周期反应。而真正用于分析窦房传导时间的是 II 区反应。分析 II 区中房性早搏后的恢复周期,
它包含有三部分内容:①心房至窦房结的逆传时间,即心房冲动逆传入窦房结并且激动了窦房结所需的
时间;②窦房结的自律周长;③窦房结至心房的传导时间,即窦房结激动后再传导入心房所需的时间。
对照窦性节律的周长(A_1A_1)基本上可以代表窦房结的自律周期,从心房恢复周期中减去对照窦性节律
的周长,等于房-窦逆传和窦-房传导时间的总和,即窦房传导总时间 = $A_2A_3 - A_1A_1$。假设房-窦逆传时间
和窦房传导时间相等,则 SACT = $1/2(A_2A_3 - A_1A_1)$(图 17-14)。

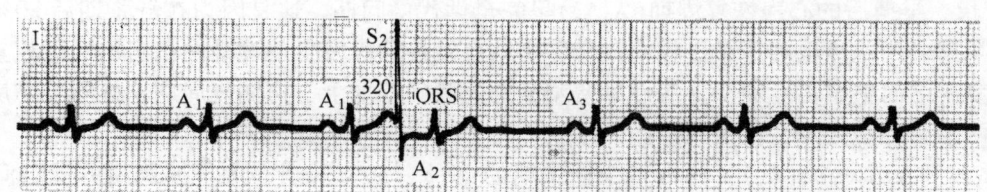

图 17-14　Strauss 法测定 SACT

早搏刺激偶联间期为 320ms,处于 II 区,测得 A_1A_1 = 960ms, A_2A_3 = 1160ms, SACT 为 100ms

　　也有些作者认为房-窦逆传时间和窦房传导时间不一定相等,因此如上计算 SACT 不够合理,主张
用窦房传导总时间来表示窦房传导功能较为合理。70 年代末以后许多研究认为房-窦逆传时间长于窦-房
传导时间。原因:①心房的期前刺激越早,距离窦房传导交界区域的不应期越靠近;②心房期前刺激可
以引起窦房结周边的非主导性起搏细胞兴奋,再引起窦房传导交界区域的不应期反应,所以房-窦传导
延迟。但也有作者认为房-窦逆传快于窦-房正传,如 Steinbeck 用多微电极方法,直接测量了兔窦房结正逆
传时间,结果发现,逆传时间为 14.7 ± 2.2ms,明显小于正传时间 23.5 ± 2.3ms。该作者认为正传速度较

慢的原因是：从窦房结发出的激动向所有方向传导，在这种情况下，相对较少的纤维产生的激动电流不得不激动相对较大量的周围纤维。相反，从心房来的激动经过窦房结边缘到达其中心部，窦房结细胞被从四面八方传来的激动同时触发，而产生了一个振幅高，0 位相上升速度更快的电位。而 0 位相上升速度又直接与传导速度有关，这就是所谓电缆样作用，即随电流密度增加，传导加快；反之，减慢。正由于窦房正逆传速度的不一致，所以武断地将计算值除以 2 做为窦房正传时间，就显得不适当。

Strauss 法测定窦房传导时间方法比较繁琐，但观察全面。

（2）具体方法：准备同 SNRT 测定。放置电极导管后，以 2 倍阈值的电压或电流强度，感知每 8 个窦性搏动后，释放一次早搏刺激。从窦性心动周期的末尾进行性提前，每刺激一次，提前 10～20ms，连续记录，一直达到心房有效不应期为止，然后测量和记录以下数值：A_1A_1、A_1A_2、A_2A_3、A_3A_4，$SACT = 1/2(A_2A_3 - A_1A_1)$。

（3）正常范围：一般认为总窦房传导时间 <300ms、SACT <150ms 为正常范围。

（4）影响因素

1）自身心动周长：心动周长与窦房传导时间的关系，目前尚有一些争论。Reiffel 认为，由于窦房结是由 P 细胞组成，正常情况下，其优势起搏点位于窦房结中心部，当迷走神经兴奋时，其优势起搏点将转移到界嵴附近。这时起搏点不但距心房较近，而且窦性频率较低，故造成 SACT 缩短，心动周期较长。反之，当起搏点位于中心部时，窦性频率较快，心动周期较短，而 SACT 延长，二者呈明显线性相关。另外，由于结周区的传导性是时间依赖性的，所以心房周期长度变化所造成的结周区传导性改变，可能也是二者呈明显相关的原因之一。遗憾的是，其他学者未能证实上述结果。

2）房内传导阻滞：病窦者可能合并心脏多部位传导阻滞，包括心房的传导阻滞，异常宽大的 P 波可能是病窦者最早出现的一个表现。合并房内传导阻滞者会使 SACT 延长，在这种情况下，心房起搏电极的位置就会影响 SACT 的大小。

3）自主神经系统：自主神经系统对 SACT 影响很大，故可用阿托品及（或）心得安阻断迷走及交感神经系统后再测定 SACT，可以鉴别窦房结及结周区的固有病变和自主神经系统调节障碍所致的 SACT 延长。

（5）Struass 法的局限性：Struass 法存在下述缺点：①本法测定 SACT 时假定窦房结自律性不变，实际上心房程序刺激会影响窦房结自律性；②某些人无Ⅱ区反应，致使无法测定 SACT；③有时Ⅰ、Ⅱ区转折点不清；④心房早搏刺激可能造成房性心律失常；⑤常需大量测量和计算工作。

2. Narula 法　鉴于 Strauss 法存在许多局限性，Narula 于 1978 年提出了另一种计算 SACT 的方法。其具体做法是：先记录 10 次对照窦性搏动，取其平均 P-P 间期作为窦房结的平均心动周长（A_1A_1），用略快于对照窦律约 5～10bpm 的频率连续刺激心房 8～10 次（A_2），停止刺激后观察心房的回复周期（A_2A_3）。用略快于窦性心律的频率刺激心房，数次刺激后必能使心房逆行激动窦房结。且当起搏频率较对照心率大 10/min 以下时，对窦房结自律性影响较小。计算方法是窦房传导总时间 = $A_2A_3 - A_1A_1$。由于连续刺激法也会抑制窦房结的自律性，所以刺激停止后的窦性 P-P 间期常比对照窦性心率的 P-P 间期长，因而 A_2A_3 中所包含的窦房结自律周长以 A_3A_4（心房刺激停止后第一个 P-P 间隔）计算更为合理。故若 $A_3A_4 > A_1A_1$，则窦房传导总时间 = $A_2A_3 - A_3A_4$ 或 $SACT = 1/2(A_2A_3 - A_3A_4)$（图 17-15）。

Narula 认为该法有如下优点：①简单易行，不需特殊设备；②Strauss 法不能测到的 SACT，该法也能测得；③可避免心房早搏刺激所造成的心律失常；④对窦房结自律性影响较小；⑤该法重复性好。但目前对 Narula 法的研究仍很少，在临床实际应用中，选择合适的刺激频率较困难。由于窦性心率时时在变化中，而该法所给的频率范围又很窄，起搏前计算好的窦性心率在记录时早已发生变化。如若起搏频率大于对照心率不足 5bpm，则不能充分夺获窦房结。而大于 10bpm 以上，常常产生窦房结自律性抑制。因此，目前对 Narula 法加以准确评价，为时尚早。

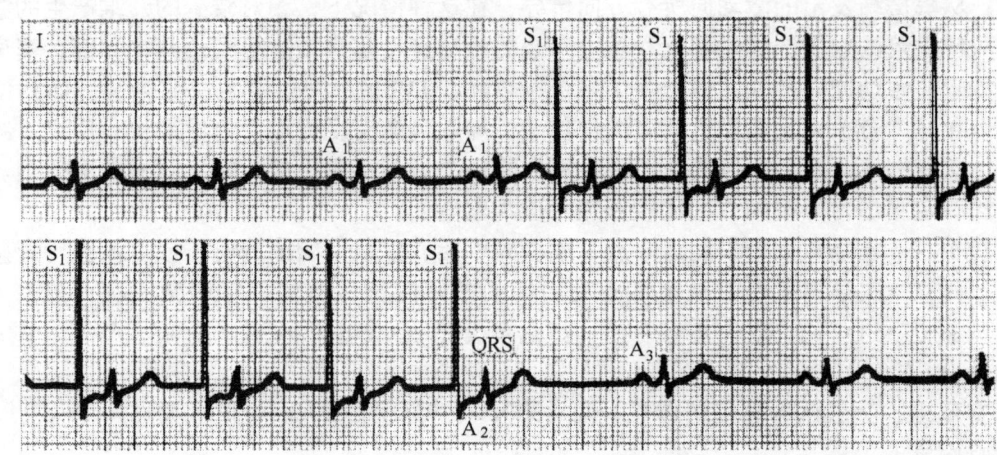

图 17-15 Narula 法测定 SACT

上下两条为连续记录。基础窦性心率为 70bpm，以 75bpm 刺激频率，

连续刺激心房 8 次，测得 SACT 为 80ms

（三）直接窦房结电图描记

自从 1906 年 Keith 等首次描述了窦房结的存在和解剖，并认为它是正常心脏发出激动的初始部位以来，人们就一直在探求人体窦房结电图的直接描记（sinus node electrogram；SNE）。直至 1980 年 Hariman 在开胸手术患者的右心房和上腔静脉交界处窦房结部位，应用多极电极导管记录到了窦房结电图，开始了窦房结电图的临床记录和应用。

窦房结电图从理论上讲是直接记录了窦房结的电活动，也就是直接反映了窦房结的自律性功能，为直接测量窦房传导时间提供了条件。但是人体窦房结的电量微弱，能够直接接触到窦房结或电极导管记录到窦房结电图的区域很小，失败率较大，目前尚不能普及应用。现有的特殊记录窦房结电图的导管，也不理想，因此对窦房结电图的记录尚存在不少争议。

1. SNE 的记录技术

（1）记录位置：窦房结位于右心房与上腔静脉交界处。当导管电极在 X 线监视下送至上腔静脉内后，应使导管呈弯曲状，其弧度大致与右心缘相平行，尖端指向内侧。将导管尾端反接，使原本为负向波的 SNE 变成正向波（心外膜 SNE 波的极性与心内膜相反）。然后缓慢后撤并稍加转动，即可在 P 波前记录到一圆钝的升支（pre-P 波）。由于窦房结位置常因人而异，故应不断改换位置，仔细寻找，方能增加记录的成功率。因为导管随心脏搏动常有位移，稳定性较差，所以有人倡议把导管尖端弯曲成环状（loop），以增加电极与窦房结接触的可靠性。

（2）记录条件：按常规电生理检查进行。一般要求高增益（100μV/cm），低滤波（0.1～50Hz），时间常数为 0.1s。记录速度为 25～200mm/s，因增加纸速有利于测量的精度，故以 100～200mm/s 为宜。描记 SNE 时应同步记录多导体表心电图，以 P 波起点明确者做为测量参照点。

导管选择因记录目的不同而异，常选择 2～6 极常规导管，极间距 1～1.5cm，当导管尖端用于记录 SNE 时，近端电极可用于生理刺激和记录右心房电图。Castillo-Fenoy 曾利用一电极总长 20mm，极间距 3～5mm 的 4～6 极导管记录不同部位的窦房结电活动，据称有助于观察窦房结内起搏点的转移和结内传导障碍，值得试用。

（3）SNE 的辨认：窦房结电活动是由两个低频、低振幅波组成，在相当于窦房结起搏细胞 4 位相时呈一缓慢倾斜，上升速度为 −30～−100μV/s；当进入 0 位相时，SAE 呈一快速升支，速度可达 −400～−1000μV/s，然后与高频、多相的右心房波相融合。其快速升支居于 P 波之前，且与 P 波有固定关系。

振幅约为右心房波的 10% ~30%（平均 19%）（图 17-16）。

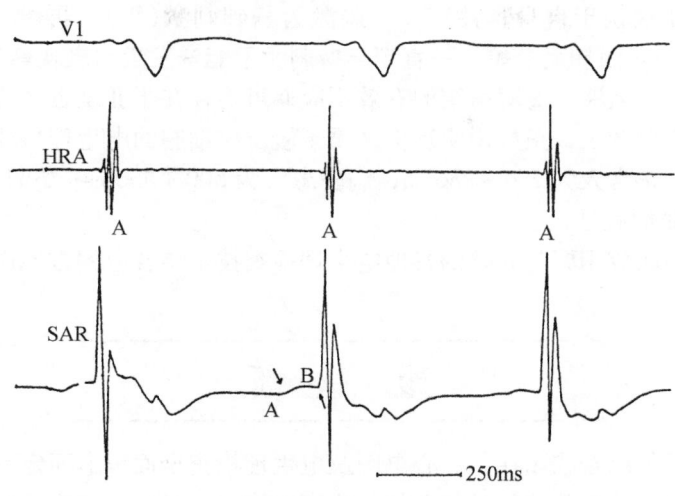

图 17-16　窦房结电图
图中所示 A-B 时间即为窦房传导时间

　　心率较慢时，窦房结波与前一搏动的 T、U 波之间有等电位线，辨认较易。心率增快，特别当心率大于 140bpm 或存在一度房室阻滞时，常由于窦房结波与前一心搏的 T、U 波重叠而造成辨认困难。此时应注意以下几个鉴别点：①导管撤向右心房时，升支增大者为 U 波，而窦房结波此时应缩小，甚至消失。②根据体表心电图帮助确定 U 波位置。③窦性心律不齐时，U 波与 T 波相关，而窦房结波与 P 波有固定关系。此外测量 SACT 时，常由于测量方法不同而数值各异，因此应以 SAE 的升支至高频多相右心房波起点间的时间做为 SACT。如参照体表心电图，测量 SAE 的快速升支至 P 波时间，则使误差增加 40 ~50ms。

　　2. SNE 的临床应用　①直接测量 SACT（图 17-16）；②直接记录 SNRT；③区分窦性静止和窦房阻滞。在记录 SNE 时发现，SNRT 延长并非全部因为窦房结自律性受损，相当比例的患者是因为窦房阻滞所致，Gomes 在记录 SNE 时同时做颈动脉窦按压试验，心房超速刺激终止后发现：窦房结内起搏的部位也会迁移，而这种迁移也可以引起窦性周长和 SACT 的延长。在心房快速起搏停止时窦房结自律性可能是真正被完全抑制，也可能是主导窦房结起搏细胞或次级窦房结内起搏细胞受抑制。可以表现为 SACT 延长、窦房阻滞或各种表现合并出现。

　　3. SNE 的局限性　①基础窦性心率过快，特别当超过 140bpm 时，由于 T、U 波与窦房结波重叠造成 SNE 辨认困难。②有时 SNE 的快速升支与舒张期缓慢倾斜间的交点不清，主观判断成份较多。③体表心电图 P 波起点不清，也是 SACT 值不同的重要原因。④由于窦房结记录部位很小，如若不反复仔细寻找，常使记录失败。⑤记录 SNE 时，低滤波引起的基线漂移，也是记录失败的原因之一。尽管目前 SNE 的临床应用有许多尚未解决的问题，但它对间接评价窦房结的方法不能解决的问题以及对窦房结的病理、生理、药理和窦性心律失常的研究提供了一种极为有用的方法，相信随着记录技术的不断改进和临床应用的日益广泛，必将使我们对窦房结的电生理特性有更深入的了解。

（四）窦房结不应期测定

　　不应期（refractory period；RP）是衡量心肌各部位传导功能的重要指标。它对某些心律失常发生机制和抗心律失常药物机制的研究都十分重要。不应期是由早搏刺激以不同的偶联间期测定出来的。一般不应期分三种：①有效不应期：指前次激动后组织尚不能应激，表现为传导阻滞；②相对不应期：在前次激动后组织应激性尚未完全恢复，表现为传导延缓；③功能不应期：组织容许两次激动连续通过的最短间期。

测定方法：给心房 8 次快于自身窦性周长的刺激为基础刺激（S_1），再给一次 S_2 早搏刺激，其后 S_1S_2 依次递减 10ms。程序刺激周而复始，一直到早搏刺激不能诱发激动来观察三种不应期。

意义：①证实窦房传入阻滞；②窦房结的有效不应期可能存在于Ⅱ至Ⅲ区的过渡阶段；③起搏频率越快，窦房结的有效不应期越长，正好说明窦房结属于慢反应细胞的电生理特征；④在病窦综合征中窦房结的有效不应期延长，正常人为 250～280ms，病窦患者为 500～550ms；⑤注射阿托品后窦房结有效不应期缩短，注射 β 阻滞剂后延长。

窦房结的不应期的临床应用要与完整的其他电生理检查技术结合应用方能作为诊断工具。

诊　断

病窦综合征的诊断必须综合临床症状、心电图及电生理检查全面考虑而定。单一的症状难以诊断病窦综合征。症状与心律失常的关系往往是复杂的。临床工作中，必须证实症状与心律失常相关才能诊断病窦。

诊断步骤

一、临床症状

症状是诊断病窦的重要依据。症状以心跳慢、晕厥、黑蒙和头昏、乏力为主。大约 50%～70% 的病人常可清楚诉说心跳缓慢，尤其白天活动时，心跳慢于 50bpm，无明显药物和其他原因者，常提示窦房结功能低下。如果病人在剧烈运动或做床边运动试验时，心率仍达不到 90bpm 者，病史诊断病窦的可能性可达 80% 以上。

晕厥或黑蒙是病窦的严重症状。晕厥常因心搏静止（如窦性停搏）达 5s 左右而发生，病人突然倒地，但无抽搐；黑蒙则因心搏间期（R-R 间期）达 2s 左右即可发生。心源性晕厥、黑蒙的特点是发作后多无明显地出汗、全身倦乏，头昏眩晕等，这是鉴别血管性晕厥的重要依据。

仅有头昏、乏力等轻微的临床表现者，则必须多次进行动态心电图记录和配以必要的窦房结功能评价试验方可诊断。

二、心 电 图

心电图是诊断病窦的可靠依据。包括常规 12 导联心电图，24 小时动态心电图、床边监测心电图及电话监测心电图等。在患者症状发作时记录到窦房结功能异常就是最具特异性的诊断依据。但是有时需反复检查才能确定和发现窦房结功能的异常。如 Stern 记录 44 个有症状患者平均 5.8 天的动态心电图，其中 48% 证实了病窦综合征的表现。Johansson 平均记录 30 天动态心电图也得到同样的结果。说明对有症状患者反复检查心电图的必要性。心电图有严重窦性心动过缓、窦性停搏、窦房阻滞、慢-快综合征或同时伴房室阻滞，是诊断病窦比较肯定的依据。

三、运 动 试 验

虽然运动试验不能作为临床怀疑有病窦综合征的筛选工具，但是运动试验可以了解窦性心动过缓是否为迷走张力过高所致。迷走张力过高者平静时窦性心率明显缓慢，而运动时心率能正常增快。病窦综合征者则可能不仅不能增快至预期目标，反而出现更加严重的心律失常表现，有时会有短暂心率上升但不能达试验要求。

四、评价窦房结功能

1. 神经反射试验　常用颈动脉窦过敏试验、倾斜试验等以区别晕厥的类型。

2. 药物激发试验　主要是：①阿托品试验：窦性心率增加至 90bpm 以上为阴性，说明窦房结功能尚正常；心率达不到 90bpm 为阳性，说明窦房结功能障碍。②测定窦房结固有心率(IHR)，一般在有创电生理检查时做更安全。

3. 电生理检查　食管调搏或腔内电生理检查，测定 SNRT 和 SACT，如 SNRT 明显 >1400ms，SACT 明显 >150ms，且用阿托品解除迷走神经张力后仍明显延长，对诊断病窦有重要辅助参考价值。此外电生理检查可测定心房应激功能，房室传导功能，对指导药物选用和起搏治疗有重要价值。

总的说来，病史、心电图及 Holter 记录仍是评定窦房结功能基本而可靠的方法，对 80% 左右的病窦病人可做出诊断。床边运动试验和阿托品激发试验对除外迷走神经张力过高有重要意义。结合 SNRT、CSNRT 和 SACT 等指标，可更准确地做出诊断。一般说 SNRT 比较可靠，而 SACT 影响因素多。我们的体会有二条：①必须结合临床症状和病史，全面分析各项电生理检查指标，不能单凭某一项指标做出肯定或否定诊断。例如 SNRT 和 SACT 在临界值，但心电图和 Holter 记录确实有严重窦缓，窦性停搏 >2s，运动后和注射阿托品后心率仍达不到 90bpm，全面分析可诊断为病窦综合征。反之，如仅 SNRT >1500ms，其他指标可疑或不典型时则应继续观察。②有条件时应尽可能进行全传导系统检查，了解房内、房室结和希浦系功能，这对判断预后和指导治疗均有重要意义。病窦病人大约有 30% ~ 50% 同时有传导系统的某些病变。

治　疗

一、病 因 治 疗

许多病窦患者多有因可寻，如急性心肌梗死累及窦房结动脉、某些药物的影响、电解质失衡、甲状腺功能减低，这些情况都可以通过纠正病因使窦房结功能恢复正常。

二、对 症 治 疗

对于轻度心动过缓或窦房结功能异常而次级起搏点逸搏功能良好、症状不明显的患者，可以定期随诊观察，不需特殊治疗，即使这类病人检查发现 SNRT、SACT 延长，但只要无症状，均不是安装起搏器的适应证，因为起搏治疗的主要目的在于控制症状。尚无足够的统计资料证明起搏治疗能够延长患者的寿命。

对于有症状的患者，在某些急性病窦综合征时，可以应用一些提高心率的药物以改善临床症状和维持心脏供血功能，如：

阿托品：通过抗胆碱能作用使心率增快。

山莨菪碱：与阿托品作用相似而弱。

异丙肾上腺素：非选择 β 肾上腺素能受体激动剂，作用于 β 受体使心率加快。

参类、细辛、麻黄等中药也有效。

三、起 搏 治 疗

虽然上述药物有一定的临床疗效，但至今尚未发现一种药物可以长期应用无副作用，而又能可靠地加快窦性心率。所以对于有症状的病窦患者，起搏治疗占有重要地位。目前，在植入起搏器的患者中，因病窦而植入者占一半以上。美国心脏病学院和美国心脏协会联合制订的病窦综合征植入永久性心脏起搏器的指征见表17-2。

表 17-2　病窦综合征植入永久性心脏起搏器的适应证

I 类	症状性心动过缓其病因不可逆，或由于需要用药物控制快速心律失常而需起搏器保驾
II 类	有窦房结功能障碍(心率<40bpm)，但无明确证据证明症状与此相关
III 类	虽有窦房结功能障碍，但无症状

注：I 类：公认为植入起搏器的指征；II 类：对植入起搏器的必要性有争论；
　　III 类：植入起搏器的反指征

一旦决定起搏治疗，必须选择合适的起搏器类型以达到改善生活质量和减少中风危险的目的。凡单纯窦缓的 A 型病窦，应植入 AAIR 或 AAI 生理性起搏器。不少数量的病窦患者伴随阵发性房颤或在以后的病程中可能出现新的心房快速心律失常，心房起搏已经被证明能够减少房颤和栓塞的发生，而单纯心室起搏则没有类似的作用。我院分别对 41 例和 38 例病窦合并阵发性房性心律失常的患者行 VVI 和 AAI 起搏后进行了随诊观察，结果 VVI 组 21 例(51.2%)发展成持续性房颤，20 例阵发性房性心律失常发作次数及持续时间较术前显著增加，6 例出现栓塞；AAI 组 19 例阵发性房性心律失常的发作频度及持续时间较术前显著减少，无 1 例发展为持续性房颤、栓塞。当然，对病窦伴慢性房颤者 VVI 则是明智的选择。以前对病窦伴间歇性房颤发作者，医生在决择 VVI 还是 DDD 时有困难，新近应用的具有"自动工作方式转换"功能的 DDD 起搏器既可保持房室同步，又可在房颤发作时避免快速跟踪心率，是一个很好的选择。对于房室传导功能正常者可选用 AAI 起搏器，如有房室传导阻滞则最好选用 DDD 起搏器，其效果优于 VVI，当然双腔起搏器植入技术复杂，价格昂贵。

四、抗 凝 治 疗

前文已经提到，在慢-快综合征这组人群中，栓塞的发生率较高，可能导致脑卒中等严重后果，因而必须考虑抗凝治疗。华法令已被公认能够预防脑卒中发生，而对阿司匹林的疗效仍有争议，但一般认为对于那些禁忌应用华法令、房颤为孤立性而无基础心脏病的患者可考虑单独使用阿司匹林。

自然病程及预后

病窦的自然病程一般较长，Sutton 统计病窦的存活率 1 年是 85%～92%，5 年是 62%～65%，7 年以上是 52%。其自然病程很大程度取决于窦房结功能障碍的类型和伴随的基础心脏病。慢-快综合征和双结病变型预后较差，而单纯窦缓型预后较好。

Sutton 的统计数字显示：在未接受起搏治疗的病窦患者中栓塞的发生率为 15.2%，在接受心室起搏治疗的患者中为 13%，而接受心房起搏治疗的仅为 1.6%，相信在将来心房起搏的应用增加和抗凝治疗将会显著减少慢-快综合征患者的栓塞发生。

　　Sutton 的统计数字还显示：17% 的病人在诊断为病窦时有不同程度的房室传导功能障碍，以后新发生房室传导异常的概率为每年 2.7%，这个数字表明病窦患者合并房室传导障碍并不多，且进展缓慢。

参 考 文 献

1. 崔长琮. 窦房结电生理与临床检查. 医师进修杂志, 1992, 15(6): 1-2
2. 崔长琮. AAI 起搏的适应证. 第五次中国心脏起搏和电生理学术大会论文汇编, 1997, 8
3. 杨栓锁, 张全发, 崔长琮. VVI 与 AAI 起搏对病态窦房结综合征合并阵发性房性快速心律失常的影响. 中华心律失常杂志, 1999, 3(2): 100-102
4. 崔长琮, 杨鼎颐, 黄诒焯, 等. AAI 生理性起搏和病窦综合征房室传导功能的随访. 中华心血管病杂志, 1990, 18(5): 291-292
5. 陈新, 孙瑞龙, 王方正, 主编. 临床心电生理学和心脏起搏. 北京: 人民卫生出版社, 1997, 252-286
6. 石毓澍, 李忠诚, 吴健毅, 等, 主编. 临床心脏电生理学. 第 2 版. 天津科学技术出版社, 1997, 129-157
7. 黄宛, 主编. 临床心电图学. 第 5 版. 北京: 人民卫生出版社, 1998, 419-424
8. 杨钧国, 李治安, 主编. 现代心电图学. 北京: 科学出版社, 1997, 404-458
9. 黄大显, 主编. 现代心电图学. 北京: 人民军医出版社, 1998, 453-475
10. Deborah LW, Gerald VN. Sinus nodal dysfunction and AV conduction disturbances. In: Eric J. Topol. Textbook of Cardiovascular Medicine. Philadelphia: Lippincott-Raven, 1998, 1637-1645
11. Lown B. Electrical reversion of cardiac arrhythmias. Brit Heart J, 1967, 29: 469
12. Ferrer MI. The sick sinus syndrome in atrial disease. JAMA, 1968, 206: 645
13. Ferrer MI. The sick sinus syndrome. Circulation, 1973, 47: 635
14. Jose AD, Collison D. The normal range and the determinants of the intrinsic heart rate in man. Cardiovasc Res, 1970, 4: 160-166
15. Benditt DG. Sinus node recovery time related to paced cycle length in normals and patients with sinoatria dysfunction. Am Heart J, 1982, 104: 746
16. Jordan JL, Yamaguchi I, mandel WJ. Studied on the mechanism of sinus node dysfunction in the SSS. Circulation, 1978, 57: 217-223
17. Mandel WJ. Evaluation of sino-atrial node function in man by overdrive suppression. Circulation, 1971, 44: 59
18. Strauss HC, Bigger JT, Saroff AL, et al. Electrophysiologic evaluation of sinus node function in patients with sinus node dysfunction. Circulation, 1976, 53: 763
19. Narula OS, Shanto N, Vasquez M, et al. A new method for measurement of sinoatrial conduction time. Circulation, 1978, 58: 706
20. Narula OS et al. Significance of the sinus node recovery time Circulation 1972, 45: 140
21. Jordan J et al. Characteristics of sinoatrial conduction in patients with coronary artery disease. Circulation, 1977, 55: 569
22. Reiffel J A. Indirectly estimated sinoatrial conduction time by the atrial premature stimulus technique: Pattern of error and the degree of associated inaccuracy as assessed by direct sinus node electrography. Am Heart J, 1983, 106: 459
23. Reiffel JA. The human sinus node electrogram. Cirulation, 1981, 64: 849
24. Sutton R, kenny RA. The natural history of SSS. PACE, 1989, 12: 97-101

第18章 过早搏动

Premature Beat

马向荣

内容提要

概　述

　　过早搏动简称"早搏"，亦称"期前收缩"或"期外收缩"。早搏是指在窦性或异位心律的基础上，心脏某一起搏点比基本心律提前发出激动，过早地引起了心脏某一部分或全部发生除极。早搏的基本心电图特征是较基本心律提前出现的 QRS-T 波或 P′(P)-QRS-T 波，其后有一较正常延长的代偿间期。除插入性早搏外，一般不使用"期外收缩"一词。

　　并非所有的提前搏动均为早搏，并行心律、心室夺获及反复心搏等，虽然也提前出现，但不能称之为早搏，在鉴别诊断上应加以注意。此外，较好的传导终止了较差的传导、房室传导阻滞时的超常传导，在不明显的二联律后恢复原基本节律等，也以提前搏动的形式出现。

根据异位起搏点的部位,早搏可分为窦性早搏、房性早搏、交界性早搏和室性早搏等四种类型。也有作者认为早搏应分为窦性、窦房连接性、房性、交界性及室性早搏五种类型。早搏中以室性者最常见,房性次之,交界性少见,窦性早搏罕见。有时同一人的早搏可来自两个或多个起源部位,即使发生在心室(或心房),也可来自不同的心室(或心房)或同一心室(或心房、房室结)的不同部位。例如同一心电图上既有室性早搏,又有房性或交界性早搏并存时,又称为"多种早搏组合",该种复合形式的早搏多为病理性的。

早搏可以是偶然发生的,也可以是频繁而有规律地发生。在常规体表心电图中,早搏的发生每分钟>5次者为"频发性早搏",≤5次者,称为"偶发性早搏"。在频发性早搏中,早搏与主导节律可以成对或成组(连续出现3组或3组以上)地出现,此又称为"联律"。常见的联律有二联律和三联律,前者指早搏与窦性心搏交替出现,后者为每2个窦性心搏后出现一个早搏,但有人认为必须是每一个窦性搏动后出现一对早搏方能认为是"真正的三联律",而每二个窦性搏动后出现一个早搏者称为"假三联律"。若在联律中预期要发生的早搏没有出现,而被主导搏动所代替,但以后的早搏仍按时出现时,则那些未出现的早搏称为"隐匿性早搏"。

早搏可以发生于正常人,其发生率和早搏数随年龄而增长。早搏更常见于器质性心脏病患者,如冠心病(尤其是发生在急性心肌梗死时)、心肌病、心肌炎、晚期二尖瓣病变、甲状腺功能亢进和二尖瓣脱垂等。疲劳过度、吸烟、饮酒、喝咖啡或浓茶、情绪波动、饱餐、腹胀、消化不良、发热等均可诱发之,亦可无明显诱因。心脏手术或心脏导管检查可因心脏受到刺激而发生早搏。洋地黄、奎尼丁、锑剂、肾上腺素类药物、低血钾、酸中毒及氯仿或环丙烷等麻醉用药等毒性作用都可以引起。

一、早搏时相的分期

判断早搏发生或出现于基本心律时相的何期,称为早搏时相的分期,它是依据早搏前面一个基本心搏的 P-QRS-T 波各波段来作为分期的心电图标志的。例如,房性早搏的 P′ 波如出现在前面一个基本心搏(多为窦性心搏)的直立 T 波下降支(即 T 波后支)上,便称为房性早搏出现在收缩晚期,此房性早搏即称为收缩晚期房性早搏。早搏时相的分期对于判断早搏的形态、传导过程中是否发生交界区的绝对或相对干扰、是否有束支或心室内干扰而形成室内差异性传导或室性融合波、早搏后代偿间期的长短、以及是否引起基本心律的节律重整等均有重要意义。早搏时相的分期多参照心动周期的分期来进行。早搏时相的分期可分为如下各期:

1. 收缩早期

该期早搏出现的时相相当于 QRS 波群起点至 J 点,相当于心室肌动作电位的 0~1 相。此时室上性早搏因绝对干扰不能下传,或 P 与 R 重叠波;室性早搏因绝对干扰不能显现,可出现室性融合波。

2. 收缩中期

该期早搏出现的时相相当于 J 点至 T 波高峰,相当于心室肌动作电位的 2 相。此时室上性早搏因绝对干扰不能下传(出现交界性心搏收缩中期的 P′ 波有一部分可下传,但伴干扰性房室传导延缓),偶有超常传导(包括空隙现象)或 P′ 与 T 重叠波;室性早搏少见,可有频率依赖性室内差异性传导,R 落 T 型室性早搏易诱发阵发性室速和室颤。

3. 收缩晚期

该期早搏出现的时相相当于 T 波高峰至 T 波结束,相当于心室肌动作电位的 3 相。室上性早搏常伴干扰性 P′R 间期延长,频率依赖性室内差异性传导,P′ 与 T 重叠波,偶有超常传导;室性早搏可有频率依赖性室内差异性传导,R 落 T 型室性早搏易诱发阵发性室速和室颤。

4. 舒张早期

该期早搏出现的时相相当于 T 波末尾及 U 波末尾,相当于心室肌动作电位的 4 相早期。室上性早搏大多无变异，偶有早搏波形正常化，少数可与收缩晚期同；室性早搏无变异，保持早搏原貌，偶有早搏波形正常化，少数可与收缩晚期同。

5. 舒张中期

该期早搏出现的时相相当于 U 波末尾至 P 波起点，相当于心室肌动作电位 4 相中期。早搏波形无变异，保持早搏原貌，室上性早搏偶有超常传导，室性早搏偶有早搏波形正常化。

6. 舒张晚期

该期早搏出现的时相相当于 P 波的起点至 QRS 波起点，相当于心室肌动作电位 4 相晚期。室上性早搏易形成房性或室性融合波；室性早搏可形成室性融合波，偶有早搏波形正常化。

应当指出的是，不应机械地看待早搏时相的分期。由于在正常人中心肌不应期也时有变异，因而在同一心率的情况下，有的人在收缩晚期的早搏呈现室内差异性传导，有的人却在舒张早期的早搏中见到。有时相邻两期的早搏不易区分，可笼统地称为收缩中晚期早搏、舒张早中期早搏等。

二、早搏的代偿间期与代偿间歇

早搏的代偿间期与早搏的代偿间歇并非是同一个概念。二者不应混为一谈。心电图上的代偿间歇是指早搏的联律间期（早搏前间期）和代偿间期（早搏后间期）之和，也即中间夹有早搏的两个基本心搏的时距（图 18-1）。

代偿间歇的长短主要取决于两个因素：一是早搏在基本心律周期中的出现时间；二是该激动是否到达主要起搏点及其周围组织并提前使之除级。这两个因素的相互作用，决定着早搏是否产生真正的代偿间歇，或是呈插入性；决定着基本节律的发放是否被重建；或者是否产生了有利条件而使激动发生折返。测量代偿间歇，实际上是测量代偿间期（早搏后间期），而要判断代偿间歇是否完全，须了解早搏前间期加早搏后间期之和以及其与两个基本

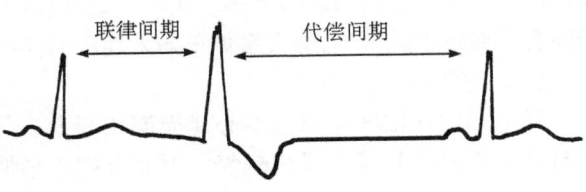

图 18-1　代偿间歇

从图可知，代偿间歇＝联律间期＋代偿间期

心动周期之和相比较。具体方法是将不含有早搏的两个基本心动周期之和与代偿间歇进行比较。应注意的是：测量早搏前的两个连续的基本周期比早搏后两个连续的基本周期为好，因后者受到早搏后节律重整的影响比前者大。若早搏前没有两个连续的基本心动周期，可取一个基本心动周期乘以 2 而得。

1. 联律间期

联律间期亦称"配对间期"、"配对时间"或"偶联间期"。指早搏与其前主导心搏的时距。根据 Langendorff（1955）的意见，当联律间期的变动范围不超过 0.08s 时，即可称为联律间期恒定。联律间期的测量需根据起源于心脏不同部位的早搏而定。窦性早搏的联律间期为窦性早搏的 P 波与其前窦性 P 波的时距；房性早搏的联律间期为房性 P′波与其前窦性 P 波的时距（PP′）；室性早搏的联律间期为早搏的 QRS 与其前 QRS 的时距；交界性早搏的联律间期亦以其 QRS 与其前的 QRS 时距来表示，若交界性早搏只有逆行 P′波而无 QRS 波群，则以 PP′来表示。联律间期受到两个因素的制约：其一是心肌的不应期，由于在不应期内早搏的兴奋是不会侵入心肌的，所以联律间期必然长于心肌的不应期；另一个因素是基础心律的心动周期，联律间期不会超过窦性心动周期。在窦性心律不齐时，联律间期也是固定的。心动周期长时，联律间期也长；相反，心动周期短时联律间期也短。早搏联律间期的长短及其变动范围固定与否，不仅和衡量早搏的提前程度有关，而且也和早搏异位起搏点的多寡、起搏点自律性强度、早搏是否引起基本心律的节律重整等代偿间歇的变化以及折返途径与速度等因素有关。在早搏的诊断中，许多类型早搏的判定，均与其联律间期的变化特点有关。通常情况下，单一起源的早搏，在同一导联中除早搏的形态相似外，

其联律间期相近;而多个起源点的早搏,在同一导联除早搏的形态不同外,其联律间期也不等。

2. 代偿间期

代偿间期亦称"早搏后间期"或"回转周期"。从提前的激动(大多为早搏,也包括窦性夺获、反复心搏、短阵心动过速和 S_2 刺激)后直至基本心律的心搏间的一段较长的间期,从表面上看,似乎是对较短联律间期的代偿,故称代偿间期。代偿间期是代偿间歇的一个组成部分。代偿间歇完全与否取决于代偿间期的长短,而代偿间期的长短又取决于窦房结是否被早搏提前释放,窦性周期是否发生了节律重整。如果早搏传至窦房结使其提前释放,窦性周期重建,虽然窦性激动仍按固有频率发生,但下一次窦性激动必定提前出现,这样代偿间期与窦性周期相同,包含早搏的 PP 间期短于两个窦性周期之和,代偿间歇不完全。如果早搏未能传至窦房结,窦性周期未发生重建,窦性激动仍规律出现,代偿间期必定长于窦性周期,包含早搏的 PP 间期等于 2 倍窦性周期之和,代偿间歇完全。

3. 代偿间歇的类型

(1) 无代偿间歇

指早搏插入于一个基本心律的心动周期之中,即夹有插入性早搏的两个基本心搏与不夹有早搏的基本周期相等。以窦性心律为例,窦性心律伴插入性早搏时,其窦性 PP 间隔与不伴有插入性早搏的窦性 PP 间隔相等,称为无代偿间歇。见于各种插入性早搏中,并行心搏较一般真正的早搏更易呈插入性。

(2) 次等周期代偿间歇

指夹有插入性早搏的两个基本心搏之间的时距比不夹有早搏的两个基本心搏之间的时距略长,但代偿间期比一个基本心动周期短得多。次等周期代偿间歇介于等周期代偿间歇与无代偿间歇之间,虽不能完全排除有节律重整的影响,但大多见于插入性早搏伴有基本心搏(并无节律重整)的干扰性传出延缓的例子中。

(3) 等周期代偿间歇

凡早搏后代偿间期与基本心律周期相等者,称等周期代偿间歇。呈现等周期代偿间歇的早搏起搏点必与基本心律的起搏点紧相毗邻,因而有助于早搏起搏点的定位。例如窦性心律伴窦性早搏就是等周期代偿间歇的典型例子,这是因为早搏起搏点与基本心搏起搏点多为同腔同类起搏点,且彼此非常邻近,早搏一旦出现,迅即引起基本心律起搏点的节律顺延的缘故。等周期代偿间歇有时也见于交界性逸搏心律伴交界性早搏和室性逸搏心律伴室性早搏。同理,逸搏-夺获二联律中窦性夺获(大多是收缩晚期以后的夺获)后的代偿间歇也是等周期的。

(4) 不完全代偿间歇

凡代偿间期比基本心动周期长,而联律间期和代偿间期之和小于两个基本心动周期者,称为不完全代偿间歇。不完全代偿间歇是基本心律在早搏的影响下发生节律顺延(节律重整)的标志。常见于房性早搏,也可见于交界性早搏或室性早搏伴有逆传心房者(图 18-2)。

(5) 完全性代偿间歇

联律间期与代偿间期之和恰好等于基本心动周期的两倍,称为完全性代偿间歇。完全性代偿间歇反映了基本心律不受早搏的影响而没有发生节律重整,即基本心律的起搏点具有保护机制。完全性代偿间歇中的传导顺序如图 18-3 所示:室性早搏的逆行传导在房室交界区内与窦性激动(S_4)彼此互相干扰,因此早搏性激动无法到达窦性起搏点,不会干扰到窦性心律,因此接下来的窦性激动(S_5)将会准时出现,因为窦性周期没有受到重组,故早搏前后激动之间的距离(b-c)等于两个连续窦性激动之间的距离(a-b)。形成完全性代偿间歇的原因除上述外,均与基本起搏点的保护机制有关,主要有:①早搏起搏点与基本心律起搏点相距较远,因而早搏激动侵入基本激动的机会较少;②早搏激动与基本心律的激动可在窦房连接区、心房内、交界区或心室内发生干扰,致使早搏激动无法侵入基本心律的起搏点;③存在各种完全性传导阻滞,如局限性完全性心房内阻滞、交界区的单向或双向传导阻滞等;④基本心律起搏点周围具有传入阻滞;⑤少数室早既可引起室相性窦性心律不齐,又可导致早搏后反射性窦性抑制,两者的综合巧合地产生完全性代偿间歇;⑥在窦性心律不齐的基础上原为不完全代偿间歇,可因时间上的巧合而

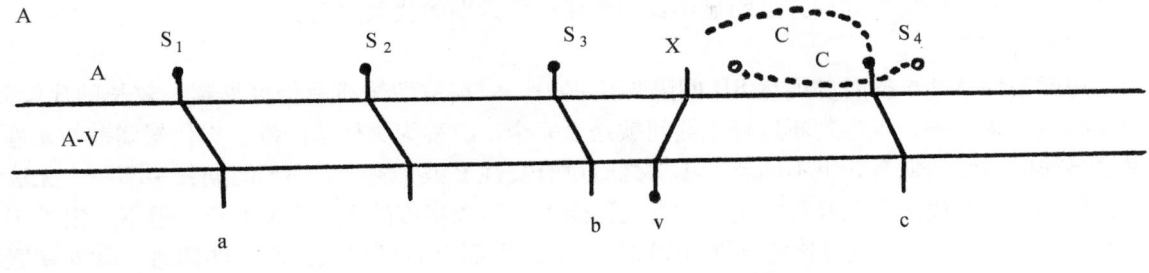

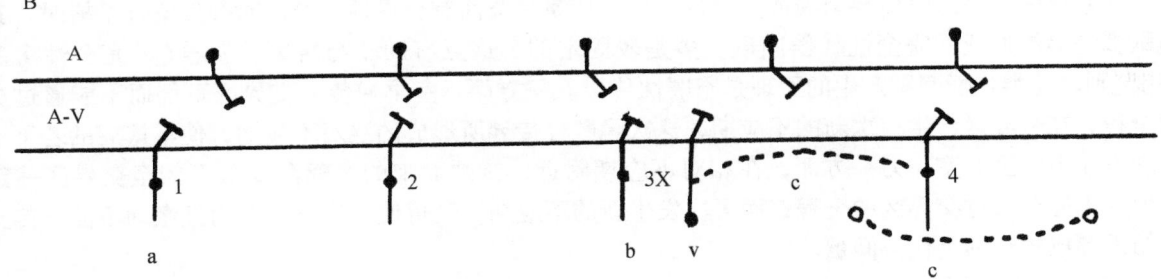

图 18-2　不完全性代偿间歇（A 和 B）的传导顺序

A. 室早逆传心房，其激动在位置 X 使窦房结早期激发并重组窦性周期。假如窦性周期未曾受到干扰，则下一个激动的位置应位于图中空圆圈处。早搏前后的间期之和（b-c 间期）比两个连续的窦性周期的和（a-b 间期）小。**B.** 在完全性房室阻滞的自发性室性或交界性心律中的室性早搏，也会出现不完全代偿间歇，这是因为室早的起源点与窦性起搏点都位于相同的电生理腔内，因而早搏性激动都能到达起搏点，并使基本的窦性起搏点早期激发重组周期

呈现完全性代偿间歇。

（6）超完全代偿间歇

凡联律间期与代偿间期之和大于基本心律的两个心动周期，但代偿间期短于两个基本心律的心动周期者，称为超完全代偿间歇。见于三种情况：①早搏或异位快速心律失常后直接引起的或反射性的窦性抑制；②节律重整后窦性心律不齐的慢相；③发生在窦性心律不齐基础上的完全性代偿间歇。

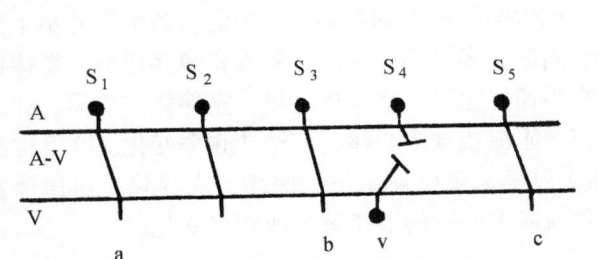

图 18-3　完全性代偿间歇的传导顺序

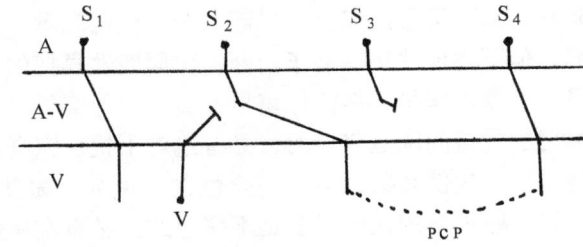

图 18-4　延期的代偿间歇（PCP）的传导顺序

（7）延期的代偿间歇

当窦性心律伴有插入性室性早搏时，其室早的隐匿性逆行传导，不仅会影响到第一个窦性激动的传导，还可影响到室早后第二个窦性激动的传导。其机制如图 18-4 所示：插入性室早（V）隐匿性逆传入交界区，使其产生新的不应期，其结果是延长了下一个窦性激动（S_2）的传导时间，因此 S_2 的 PR 间期拉长了，它所形成的 QRS 波延后出现。而下一个窦性激动（S_3）在交界区处于有效不应期时到达交界区，因而发生了干扰性房室传导中断，产生了一段延长的窦性周期（PCP）。这一段延长了的窦性周期虽不是紧接

在室早后出现，但它是间接地由室早的出现而导致的结果。这种早搏后代偿间期未显示有窦性抑制，而于代偿间期后的另一个窦性周期方见明显延长的现象称为延期的代偿间歇。

（8）类代偿间歇

当心房颤动伴室性早搏时，虽然 RR 间隔长短不一，但在室性早搏后仍可见到一较长的代偿间期。因房颤时心室节律不齐，很难判断这种代偿间歇是否完全，故称为类代偿间歇。类代偿间歇与窦性心律并发室性早搏的代偿间期有如下不同点：①房颤时没有窦性 P 波，室上性 RR 间期长短不一，无法象窦律并发室早那样判断代偿间歇是否完全。②类代偿间歇一般较房颤的平均 RR 为长，但不一定长于每个室上性 RR 间期，有时甚至反可比室上性 RR 间期为短，因而有时可造成诊断上的困难。③即使联律间期固定，类代偿间歇可以长短不一（与隐匿性传导有关），而窦性心律伴室性早搏的代偿间歇多是完全的。当房颤伴完全性房室传导阻滞或完全性干扰性房室脱节而有交界性心律同时并发室性早搏时，其代偿间歇多是等周期或不完全性代偿间歇，多是较固定的，这点有助于与房颤伴室早（无完全性房室脱节）相鉴别。④类代偿间歇产生的原理是隐匿性传导。一方面，室早逆传入交界区下部而不能通过交界区的全程，在交界区产生一次新的不应期，这次隐匿性传导所形成的绝对不应期，使早搏后的若干个房颤激动不能下传至心室。另一方面，在相对不应期附近，接踵而来的房颤激动虽下传至交界区一定深度，但并未完全通过交界区的全程，而再次发生新的不应期，又可使其后若干次房颤激动不能下传至心室，结果形成较长的类代偿间歇。

4. 影响代偿间歇的因素

代偿间歇虽主要和节律重整的有无有关，但也受到其他因素的影响。在判定每一具体心电图中代偿间歇的临床意义时，应注意下列影响代偿间歇的因素：

（1）窦性心律不齐

窦性心律不齐时，窦房结发出的激动显著不匀齐，以致心率时快时慢，因而会使代偿间期延长或缩短，影响对代偿间歇完全与否的判断

（2）早搏后的节律抑制

任何一个起搏点的过早除极（节律重整）都会暂时抑制这个起搏点的自律性，其结果将使它原有的心率变慢，并使其周期延长，此称为早搏后节律抑制。早搏出现的程度愈早所产生的抑制程度也愈大，而这种抑制作用会影响到代偿间歇的不完全性。因此，代偿间歇的完全与否，并不能用来区别房性早搏或室性早搏。例如，房性早搏可以有不完全性代偿间歇，但室性早搏的激动只要能逆传到窦房结也可造成不完全性代偿间歇。此外，一个不完全性代偿间歇也可能因为窦性心律不齐或早搏后节律抑制而使周期延长，因而可形成完全性或超完全性代偿间歇。尽管代偿间歇的类别对早搏类型的诊断价值并不十分可靠，但下述说法仍有助于诊断：①同腔性早搏的代偿间歇大多是不完全的，例如窦律伴房早、窦律伴窦早、房律伴房早、房律伴窦早、交界律伴交界早、交界律伴室早、室律伴室早、室律伴交界早。如这些早搏的代偿间歇是完全的，必有绝对干扰、完全性传导阻滞或基本心律的节律或频率变化。②低位异腔性早搏的代偿间歇大多是完全性的，例如：窦律伴交界早、窦律伴室早、房律伴交界早、房律伴室早。如这些早搏的代偿间歇是不完全的，必有室房传导或基本心律的节律重整或频率变化。

三、早搏的产生原理

早搏的产生原理目前通常用下列三种学说解释。

（一）异位起搏点自律性增高学说

该学说认为早搏是由于异位起搏点的自律性增加，或者由于异位起搏点的阈电位下降，使自身起搏点的激动达到阈值而引起心肌激动的结果。异位起搏点之所以能在基本心律起搏点之前发出激动，下列

两种因素在起主要作用。

1. 超常激动学说

该学说认为心肌除极后有一超常期，在超常期内，应激性异常增高，对强度比应激阈为低的刺激（亚阈性刺激）也能发生反应而发生早搏。这一时间相当于 T 波末至 U 波的时间。但这一学说只能解释部分人发生的早搏现象。

2. 韦金斯基效应

有些学者认为，早搏的异位起搏点本身具有舒张期自动除极化的潜在能力，但经常受窦房结的频率抑制作用而不能形成有效激动。当该异位起搏点的外周出现不完全的传入阻滞圈时，窦性激动到达这一部位时，虽不能激动这一部分心肌使之除极，但这一窦性激动却能使不完全阻滞圈内异位起搏点的阈电位水平降低，使异位起搏点的动作电位提前到达阈电位而除极，从而产生一次早搏。

（二）折返激动

折返激动是指心脏内某一部位在一次激动完成之后并未终结，仍沿一定传导途径返回发生兴奋冲动的原发部位，再次兴奋同一心肌组织并引起二次激动的现象。折返激动的形成必须具备下列三个条件：①在解剖上或功能上具有不同的不应期而分开的环行"双轨"传导途径；②传导途径的一部分具有单向传导阻滞：环行通道中应有部分组织出现单向传导阻滞，即只允许冲动沿一个方向上传导，对相反方向传来的激动则不能通过，这样才能使激动在环行通道中作反复的循环运动；③传导途径的另一部分还必须有一个缓慢传导，这样激动在返回时，原来激动的组织才能脱离不应期而恢复应激性。在折返激动中，如果折返一次即为折返性早搏。由折返激动形成的早搏其激动来自基本心律的起搏点而并非来自异位起搏点，折返激动是临床上最常见的早搏发生原理。折返性早搏可见于下列几种情况：

1. 当折返激动始终沿着同样的折返途径，按同样的速度进行折返并到达同一终点时，则折返性早搏与其前面的一次基本心搏关系密切，所以早搏的联律间期固定，且形态也一致。

2. 如折返途径和折返终点发生改变，但折返时间固定，则可产生联律间期相等而形态不同的多形性早搏。

3. 若折返途径和终点固定，但折返时间表现出文氏现象，则早搏的波形相同，但联律间期逐渐延长继而早搏消失。

4. 如果心脏内出现弥散性病变而在心肌的不同部位发生多处传导阻滞时，则可因折返途径和终点各不相同以及传导时间的不一致而出现联律间期与波形彼此互异的多源性早搏。

5. 如果激动折返时经过的途径较长或激动传导速度较慢，则可能在舒张晚期出现早搏。

（三）并行心律学说

该学说认为，心脏内有时可同时有两个起搏点并存，一个起搏点通常为窦房结，另一个为异位起搏点，但其周围存在着完全性传入阻滞，因而不受基本心律起搏点的侵入，使两个起搏点能按自身的频率自动除极互相竞争而激动心房或心室。因异位起搏点的周围同时还有传出阻滞，故异位起搏点的激动不能任何时候都可以向四周传播，只有恰遇周围心肌已脱离不应期，才能以零星早搏（与一般早搏的涵义及临床意义不同）的形式出现，若异位起搏点周围的传出阻滞消失，可形成并行心律性心动过速。并行心律是异位起搏点兴奋性增高的一种特殊形式，是产生早搏的一种重要原因。

窦 性 早 搏

一种罕见的早搏，指发生于窦房结的早搏。窦性早搏的心电图特征与其他形态早搏的心电图特征相同，它们都提前出现，且和前一个窦性搏动形成联律的形态。之所以认为它们是起源于窦房结，是因为它的 P 波形态与窦性相同。然而仍有作者怀疑"窦性"早搏是否真的来自窦性心律的起搏点细胞，它们很可能只是靠近窦性起搏点，因此产生的 P 波与正常的窦性 P 波相似。

一、心电图特征

1. 突然提前出现的 P 波，其形态、方向、振幅和时间与同导联的窦性 P 波完全相同，且这种相同的特征必须在各个导联均存在。

2. 联律间期大多固定。

3. 提前出现的窦性 P 波之后的 QRS 波群多与窦性（基本）心律的 QRS 波群相同，少数可伴有频率依赖性室内差异性传导。

4. 早搏后的代偿间期为等周期代偿间期，即提前出现的 P 波与其后第一个窦性 P 波的时距等于基本窦性心律的PP间期，是广义的不完全性代偿间歇中的一个特殊类型。这是因为异位窦性起搏点与正常窦性起搏点甚为邻近，因而前者的激动将侵入后者并重组窦性周期，这些原则请见图 18-5。正常的窦性心律以激动 $S_1 \sim S_3$ 表示，窦性周期以 C_1 和 C_2 表示。窦性早搏标记为 X，因窦性早搏 X 在窦房结产生，故窦性早搏侵入正常窦性起搏点时，后者将以被侵入的那一刻由 X 点重新开始，经过一个完整的窦性周期（C_3）后，窦性心搏重新出现，因而形成不完

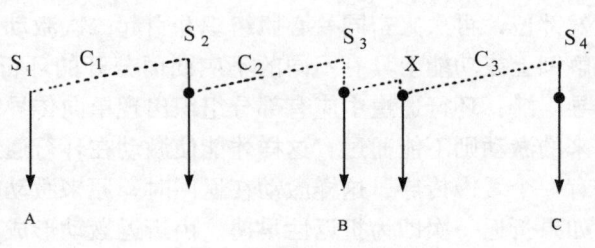

图 18-5　窦性早搏与等同期代偿间歇

全代偿间歇，早搏前后距离的和（图中 BC 之间的距离）比 2 个正常窦性周期距离（图中 AB 间的距离）短。

窦性早搏可以是偶发、也可以是频发，甚至可与窦性心律形成二联律（图 18-6）。

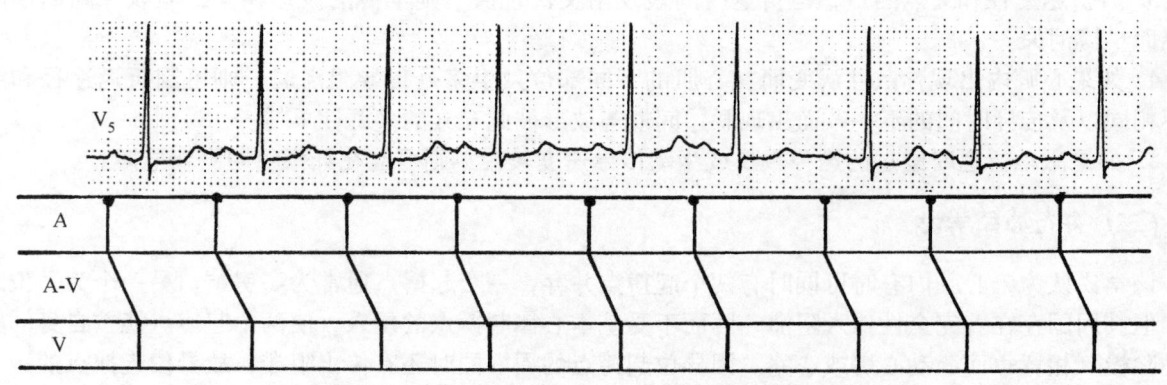

图 18-6　窦性早搏二联律

二、鉴别诊断

窦性早搏应与以下几种心律失常相鉴别：

1. 房性早搏

两者的主要区别在于房性早搏的 P′波形态与窦性心律的 P 波不同。此外，房性早搏的代偿间期通

常稍长于一个窦性周期。

2. 窦性心律不齐

两者 P 波形态虽然相同，但窦性早搏的 P 波突然提前出现；一般窦性心律不齐的窦性周期长度变化是随呼吸周期逐渐增加或减少。

3. 窦性早搏呈二联律（图 18-7 之 C）与 3:2 窦房阻滞相鉴别（图 18-7 之 A、B）

（1）二度Ⅱ型 3:2 窦房阻滞（图 18-7 之 A）长间歇恰为窦性周期的两倍 $P_2P_3 = 2(P_1P_2)$。

（2）文氏型 3:2 窦房阻滞（图 18-7 之 B）。

长间歇短于窦性周期的两倍，$P_2P_3 < 2(P_1P_2)$，但长于一个窦性周期。

当 3:2 窦房阻滞伴有心律不齐时，上述的数学关系将会有所变化，而使鉴别发生困难。

三、临床意义

窦性早搏罕见，诊断也不易被证实。窦性早搏的临床意义在于：窦性早搏的存在，使以往传统的"过早搏动"的概念有所改变，即过早搏动不一定都是起源于"异位起搏点"的激动，在罕见的情况下也可起源于正常起搏点窦房结。

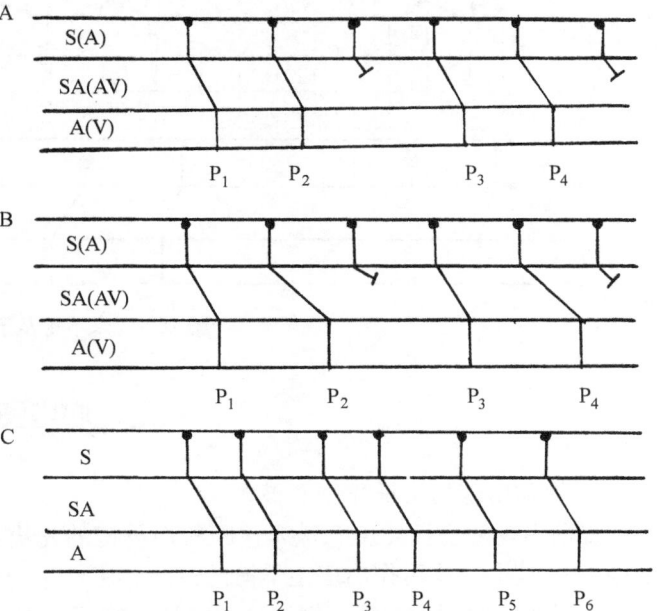

图 18-7　窦性早搏二联律与 3:2 窦房阻滞鉴别
A. 3:2 窦房阻滞；B. 3:2 文氏型窦房阻滞；C. 窦性早搏

房 性 早 搏

起源于房性异位起搏点的过早搏动称为房性早搏。

一、心电图特性

1. 提前出现的房性异位 P′波，其形状与同导联窦性 P 波不同（图 18-8）。

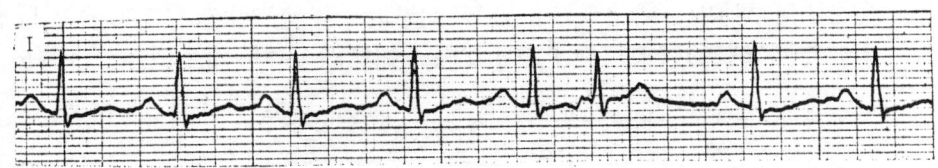

图 18-8　房性早搏

图示窦性心律，频率 100 次/分，第 6 个 P 波提前出现，形态与窦性 P 波不同，其后继以室上性 QRS 波群，P′R 间期 0.12s，代偿间期比一个窦性周期略长，代偿间歇不完全（含有早搏的 PP 间期小于两倍的窦性周期）。为偶发性房性早搏

2. 联律间期（从前一正常窦性 P 波起至房性 P′波开始的距离）大多固定。

3. 房性 P′波之后常继以室上性 QRS-T 波，P′R 间期≥0.12s，若提前出现的房性 P′波之后不继以

QRS 波群者称为未下传性房性早搏（图18-9）。

4. 多伴有不完全代偿间歇。

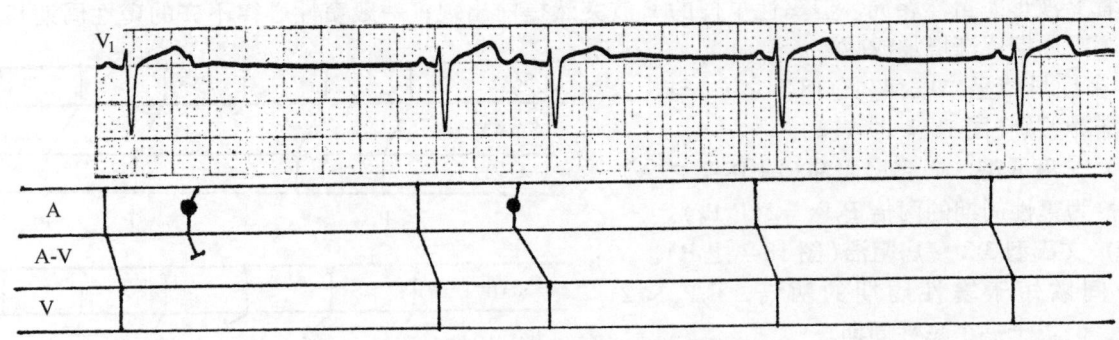

图18-9　未下传及下传性房性早搏

二、心电图特征的解释

1. 提前出现的房早异位 P′波

提前出现的房性异位 P′波是诊断房性早搏的先决条件，只要具备这一点，不论房性 P′波之后是否继以 QRS 波群，均可作出房性早搏的诊断。房性早搏所出现的时段对前面的窦性心律而言是提前出现的，此时心律周期会突然缩短，这与窦性心律不齐中随呼吸周期而逐渐缩短的情况不同。

2. 房早异位 P′波的起源

房性早搏的异位起搏点位于心房，它所发出的激动在心房内的传导途径也不同，因此所形成的 P′波在形态上与窦性 P 波不一样。房性 P′波的形态取决于异位起搏点的位置：房性异位起搏点离窦房结愈近，则 P′波的形态与窦性 P 波近似，在 Ⅱ、Ⅲ aVF 导联上 P′波直立；房性异位起搏点离窦房结愈远，则与窦性 P 波的差异愈大。来自心房下部房室交界区附近的房性早搏，为逆行性 P′波，在 Ⅱ、Ⅲ、aVF 导联中倒置，在 aVR 导联中直立，此时要区别早搏是属于房性抑或交界性将很困难。房性早搏可为单源性或多源性，前者表现在同一导联 P′波形态相同且联律间期也相同；后者表现为同一导联上 P′波形态各异，联律间期也不相同。

3. P′、T 重叠波

如房性早搏出现过早，房室交界区仍处于不应期，则激动不能下传至心室，故 P′波后无 QRS 波群，此种房性早搏称为未下传性房性早搏（图18-9）。应注意的是，有时未下传的房性 P′可重叠于前面的 T 波中而不易显现，其结果常使这个 T 波变形，使该 T 波出现错折、切迹、波峰增高、变尖等（图18-10,图18-11,图18-12）。故在任何早搏中，或出现较长的 PP 间歇时，要特别注意有无形成 P′与 T 重叠波的可能，关键是将某一 T 波与同导联的其他窦性 T 波相比较，如能做多导联同步记录，可避免误诊或漏诊。

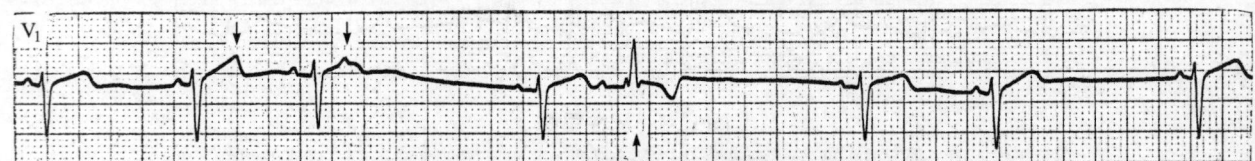

图18-10　未下传房性早搏的 P′与 T 重叠波（标有↓者）
及房性早搏伴时相性室内差异性传导（标有↑者）

4. 联律间期

房性早搏象室性早搏一样，倾向于有固定的联律间期。联律间期固定说明房性早搏的形成与心房内折返有关，即心房内提前出现的激动可沿心房肌内、结间束之间、结间束与心房肌之间折返而形成房性

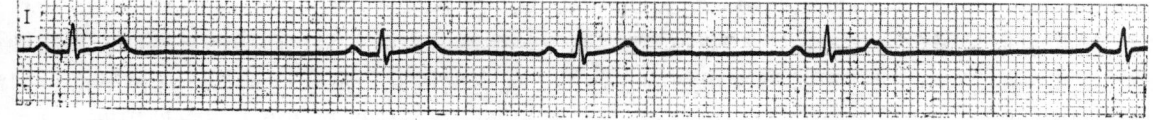

图 18-11　未下传性房性早搏

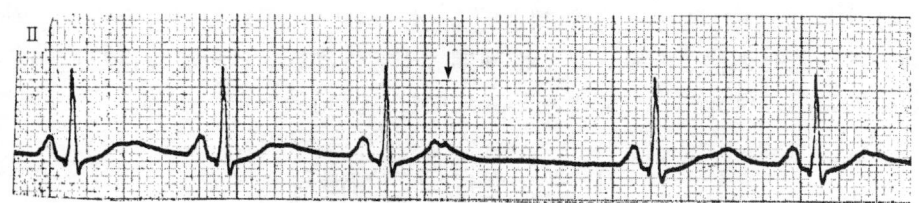

图 18-12　未下传房性早搏的 P′ 与 T 重叠波

早搏。此时不仅房性 P′ 波相同,且房早与窦律之间的联律间期也是固定的。

　　一般说来,联律间期极短的房性早搏会诱发心房扑动或心房颤动。这是因为心房肌也存在易损期,即在心房周期的某一时间点,房性早搏最易触发心房扑动/颤动。Killip 和 Gault 发现,如果正常窦性 P 波到提前出现的房性 P′ 波之间的距离(PP′ 间期)比其前窦性 PP 间期的 50% 短时,提前的 P′ 波正位于心房易损期,房性早搏可能导致心房扑动/颤动(图 18-13,图 18-14)。

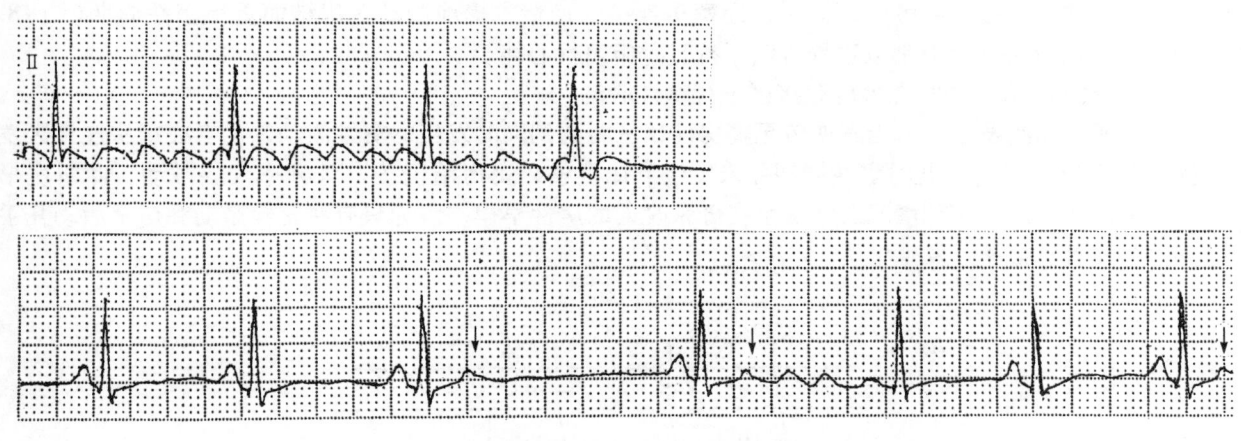

图 18-13　联律间期极短的房性早搏诱发心房扑动

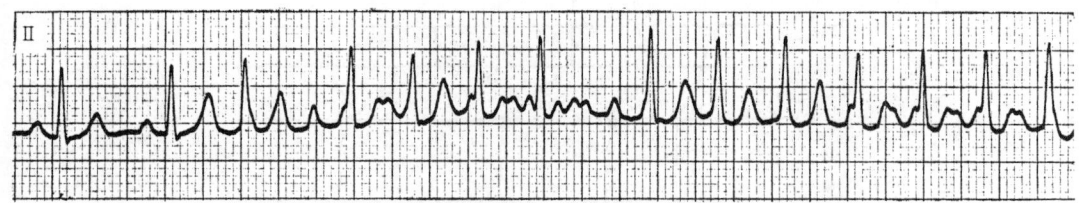

图 18-14　房性早搏诱发心房颤动

5. 代偿间期

　　房早 P′ 波到下一个窦性 P 波的时距(P′P 间期)称为房性早搏的代偿间期。一般房性早搏的代偿间期可比窦性周期长,偶尔也可比窦性周期短,这主要取决于代偿间歇完全否。房性早搏的代偿间歇多是不完全性的,因房性异位搏动常可逆传侵入窦房结,使窦性周期发生节律重整(顺延),下一个窦性激动比预期时间提前出现,并从此点依固有窦性频率重新安排周期,故含有房性早搏的两个窦性 P 波的间距小于正常窦性周期的两倍。此时代偿间期大于窦性周期，这是最常见的一种情况。少数情况下，房性早搏的代偿间歇也可以呈完全性，主要见于两种情况：其一是早搏后节律抑制，即房性早搏侵入窦房结使其发生节律重整(顺延)的同时还可抑制窦房结的自律性，使它的固有周期长度延长，这种早搏后抑制的效果将使得代偿间期延长，可致完全性或超完全性代偿间歇，此时代偿间期也大于窦性周期；其二是早搏在心房或窦房联接区内发生干扰，房早多在窦性周期晚期发生，早搏不容易侵入窦房结而发生节律重整(顺延)，下一次窦性激动按时出现，代偿间歇完全(图 18-15)，代偿间期也大于窦性周期。极少见的情况下房早呈插入性，此时无代偿间歇，其代偿间期短于窦性周期。此外，房性早搏所致代偿间期的长短，还受某些因素的影响，例如窦性心律的速率或规则性、早搏的提前程度等。

三、房性早搏的传导

房性早搏的传导必须考虑到下列情况，即心房内传导，房室间传导和心室内传导。

(一) 心房内传导

房性早搏的起搏点与窦性起搏点同在双房单腔中，彼此间关系密切。因此，房性早搏将会影响到窦性激动的形成。一个房性早搏可有下列心房内传导情况

1. 完全激动心房的同时窦房结也发生节律重整(顺延)

房性早搏激动心房产生房性 P′波后，经窦房连接区逆传，提前激动窦房结而重组窦性周期(图 18-15 之 A_1)。大部分房性早搏都以这种方法干扰且重组窦性心律。

2. 完全激动心房的同时在窦房联接区干扰窦性激动

房性早搏激动激发心房，当其逆传至窦房连接区时遇到同时发出的窦性激动，两者在窦房连接区发生干扰(图 18-15 之 A_2)，此时窦性周期并未发生节律重整，窦房结仍按自身频率发放激动，此时房早的代偿间歇是完全的。这种情况通常发生在舒张晚期的房性早搏，因为只有在窦性激动和房早激动几乎同时发生时才有机会相互发生干扰。

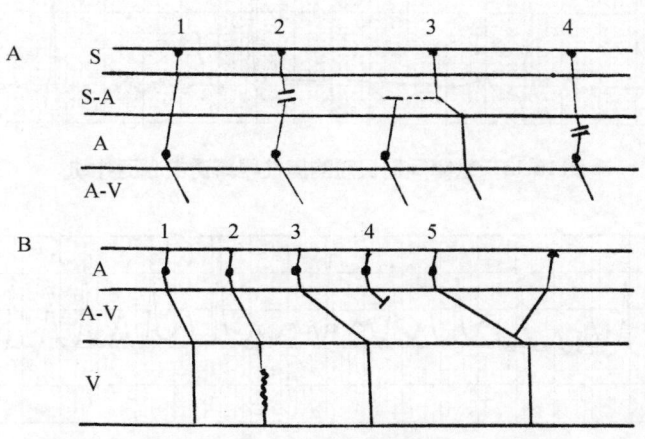

图 18-15　房性早搏可能的传导顺序

3. 完全激动心房且形成插入性房性早搏

房性早搏激动心房后，在逆传过程中遇到窦房连接区的不应期而发生逆行传导障碍，但本身也存在一不应期，接下来的窦性激动下行通过窦房连接区时会遇到相对不应期使其传导发生延缓，此时房早被夹在两个窦性 P 波之间，称为插入性房性早搏(图 18-15 之 A_3)。

4. 部分激动心房形成房性融合波

窦性激动与房性早搏激动从不同方向同时激动心房，两者在心房内相遇并彼此互相干扰而阻碍对方激动的继续传导(图 18-15 之 A_4)，而形成房性融合波。此时 P 波的形态介于窦性 P 波与异位性房性 P′波之间。

(二) 房室间传导

房性早搏可有下列不同的房室间传导

1. 正常的房室传导

一个房性早搏可经由正常的房室间前向传导(图 18-16)，此时 P′R 间期正常，即与窦性 PR 间期相同。通常 P′R 间期 >0.12s，倘若 P′R 间期 <0.12s，提示有旁道存在或早搏起源于交界区而不在心房内)。常发生于舒张晚期的房性早搏。

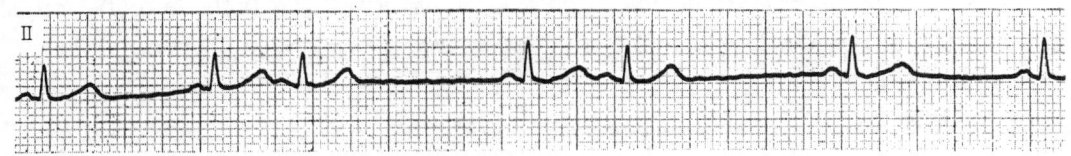

图 18-16 房性早搏伴正常的房室间传导

2. 房性早搏伴 P′R 间延长

指房性早搏的 P′R 间期超过 0.20s(图 18-17)。其发生主要分为下列两种：

(1) 房性早搏伴干扰性房室传导延缓

出现在收缩晚期或舒张早期的房性早搏，当房性激动到达交界区时，后者正处于前一激动后的相对不应期，因而使房早激动通过房室传导时间延缓，表现为房性早搏的 P′R 间期延长，称为干扰性房室传导延缓。心电图特征：①提早出现的房性 P′波之后继以室上性 QRST 波，房性 P′波与该 QRST 波有关，且 P′R 间期超过同一次心电图的最长的 PR 间期或超过 0.20s。②该房早多在收缩晚期或舒张早期，也即出现在 T 波波峰至 U 波之间，少数可在收缩中期伴意外传导。房早伴干扰性 P′R 间期延长的程度取决于下列因素：联律间期愈短、联律前周期愈长(即基本心律的频率愈慢)P′R 间期愈长；迷走神经张力愈高、或同时伴有房室传导系统特别是交界区的隐匿性传导，则 P′R 间期愈长。房早伴干扰性 P′R 间期延长系一种生理现象。诊断时需和房早伴一度房室阻滞相鉴别，其鉴别要点是后者的房早 P′波出现在舒张中、晚期。

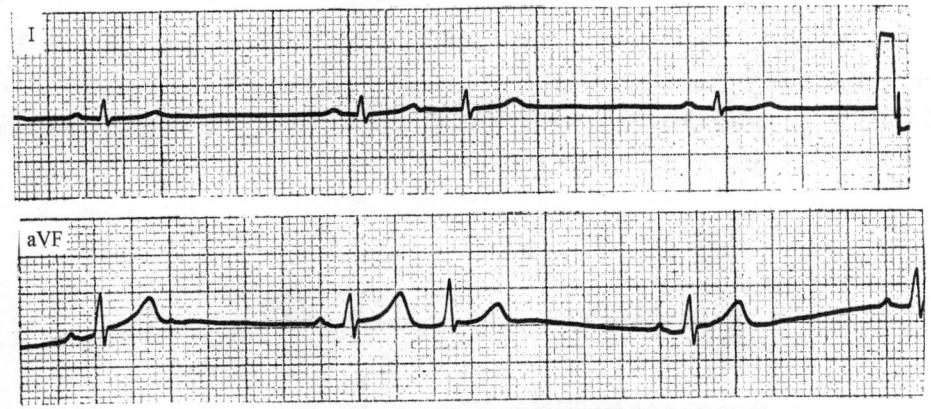

图 18-17 房性早搏伴干扰性 P′R 间期延长

(2) 房性早搏伴一度房室传导阻滞

凡舒张早、中期房早 P′波伴有 P′R 间期延长者(>0.20s)，称为房性早搏伴一度房室传导阻滞。可分为两种情况：①同一导联或同一心电图上的窦性 PR 间期和舒张早、中期的房性 P'R 间期均延长（>0.20s），称为伴有显性一度房室阻滞，反映了房室之间的传导延缓程度较重，即病理性延长了的相对不应期延伸入第二个窦性周期；②同一导联或同一心电图的窦性 PR 并未延长，仅房性 P'R 间期延长，又称为隐性一度房室阻滞，反映了房室间传导延缓程度较轻，即病理性延长了的相对不应期尚未延伸入第二个窦性周期。隐性一度房室阻滞是房早所暴露的异常心电图之一，能帮助及早发现房室传导的初期阻滞。

3. 房性早搏伴房室传导中断

是指房早 P'波之后未继以 QRS 波群。其发生也分为如下两种

（1）房性早搏伴干扰性房室传导中断（或因干扰而未下传的房性早搏）。

心电图表现为出现于 T 波波峰之前的房性 P'波之后不继以 QRST 波。此系房早激动下传至交界区时，受正常生理性绝对不应期的干扰而使传导中断。通常情况下，如 RP'间期在 0.10s 至 0.20s 之内时，房早 P'波多不能下传。此种未下传的房早常因 P'波与 T 波重叠或 P'波过小而被漏诊（图 18-10、18-11）。

（2）被阻滞的房性早搏

被阻滞的房性早搏（blocked atrial premature beat）是指舒张早、中期的房 P'之后不继以 QRST 波，或称房早伴阻滞性房室传导中断（图 18-18）。被阻滞的房性早搏与因干扰现象而造成的未下传性房性早搏不同，因舒张早、中期（T 波末尾至 P 波起点）已属非不应期，在此期出现的房性 P'波之后不继以 QRST 波，不能认为是生理性干扰现象，而应认为是病理性传导阻滞，两者不应混为一谈。被阻滞的房性早搏也可分为两种情况：①同一导联或同一心电图上的窦性 P 波和舒张早、中期的房性 P'波全部或部分呈现脱漏，称为显性二、三度房室阻滞，系病理性延长了的绝对不应期延伸入第二个窦性周期所致。②同一导联或同一心电图上的窦性 P 并无脱漏，仅房性 P'波有脱漏，称为隐性二、三度房室阻滞，说明病理性延长了的绝对不应期并未延伸入第二个窦性周期。隐性二、三度房室阻滞的出现，预示着房室传导功能已有从一度阻滞向二、三度阻滞过渡的倾向，应及早防治。

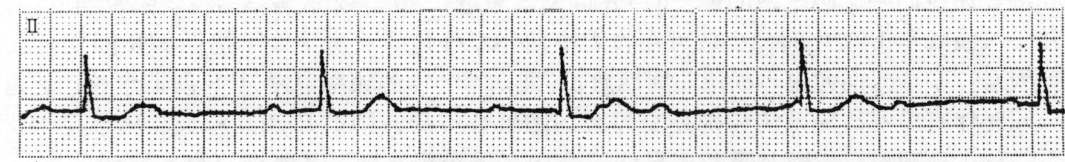

图 18-18 完全性房室传导阻滞，伴被阻滞的房性早搏，室相性窦性心律不齐

4. 房早形成房性反复心搏

一个房性早搏可能诱发房性反复心搏。其产生原因是房室结内存在着双径路传导现象。折返环路位于房室结，房早激动传至房室结时，若快径路处于不应期，则激动沿慢径下传心室，在经房室结下传时，激动又沿快径路逆传再次激动心房而产生逆行 P'波，如此形成"房 P'—房性 QRS—逆 P'"的一组心电图复合波，即称为房性反复心搏（图 18-19）。

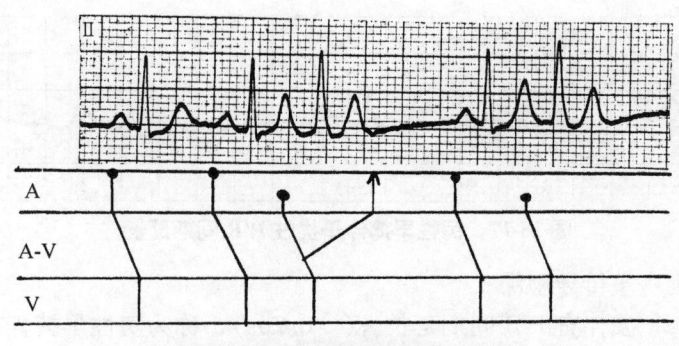

图 18-19 房早形成房性反复心搏

(三) 心室内传导

一个房性早搏的激动可能有下列的心室传导

1. 正常的心室内传导

心电图表现为提前出现的房 P′之后的 QRS 波群呈室上性，与窦性 QRS 波群相似（图 18-15，图 18-8，图 18-9，图 18-16）

2. 频率依赖性室内差异性传导

当双束支及其分支的不应期不一致时，提早出现的房性早搏激动只能经由一侧束支向下传导，因而形成束支阻滞形态的 QRS 波群（图 18-15，图 18-10，图 18-20），此时提前出现的异形 QRS 波群可被误认为是室性早搏，区别的要点是前者异形的 QRS 波群前有一相关的 P′波。详见第 45 章差异性传导。

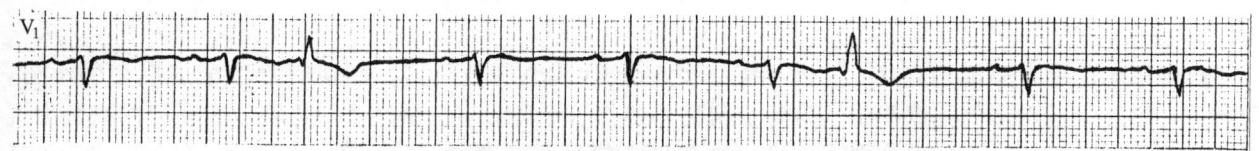

图 18-20　房性早搏伴不同程度的时相性室内差异性传导

四、房性早搏的分配形态

房性早搏可有下列的分配形态（图 18-21）

1. 随意的分配形态

即单独一个房性早搏的随意分配。

2. 二联律心律

二联律心律的房性早搏是指房性早搏与正常的窦性心搏交替出现，而使得 P 波成二联律的组合。须指出的是，上面所提的二联律主要是指心房的心律，而心室的心律则视房性早搏下传心室的情况而定。主要分为二种情况

（1）每一个房性早搏都可下传到心室，则不仅 P 波形成二联律，而且心室心律也出现二联律的组合（图 18-21 之 A，图 18-22）。

（2）若房性早搏呈未下传性，此时房性心律虽然也是二联律形态的组合，但心室却是一种缓慢而规则的心律，易误诊为窦性心动过缓（图 18-21 之 B，图 18-23）。

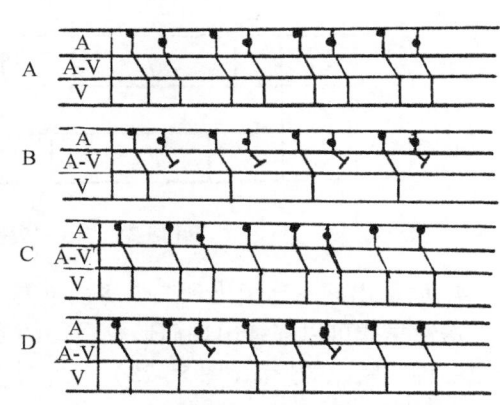

图 18-21　房性早搏的各种不同分配形态

A. 房性早搏二联律；B. 未下传性房性早搏二联律；
C. 房性早搏三联律；D. 未下传性房性早搏三联律

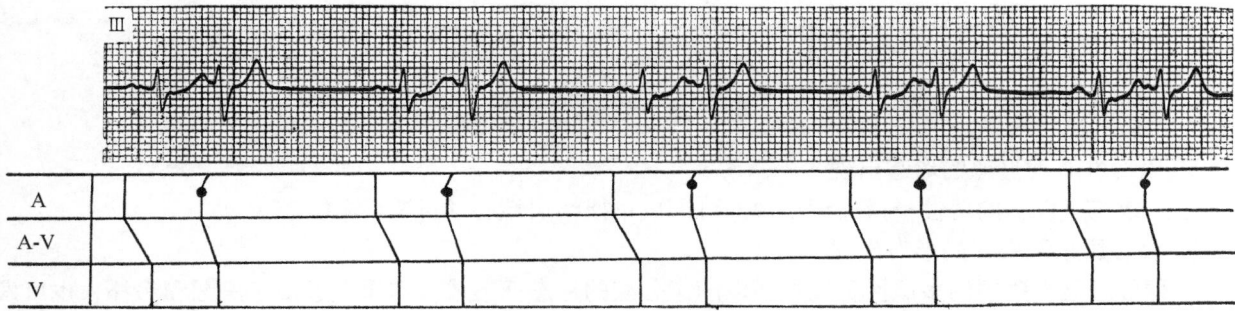

图 18-22　房性早搏二联律

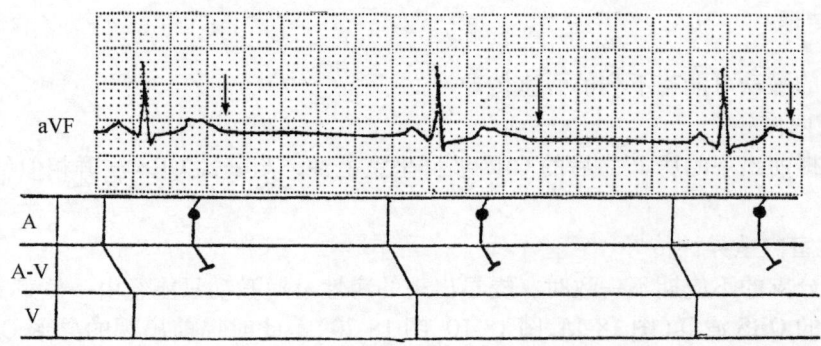

图 18-23 未下传房性早搏二联律

3. 三联律心律

此种形态的房性早搏是在每二个窦性心搏之后出现一个房性早搏，而使得 P 波成三联律的组合。同理，在房性早搏形成的三联律中，若每个房性早搏都可下传心室，室性心律也将以三联律的组合出现（图 18-21 之 C）。若房性早搏呈未下传性，则房性心律虽是三联律，但室性心律却是二联律（图 18-21 之 D，图 18-24）。

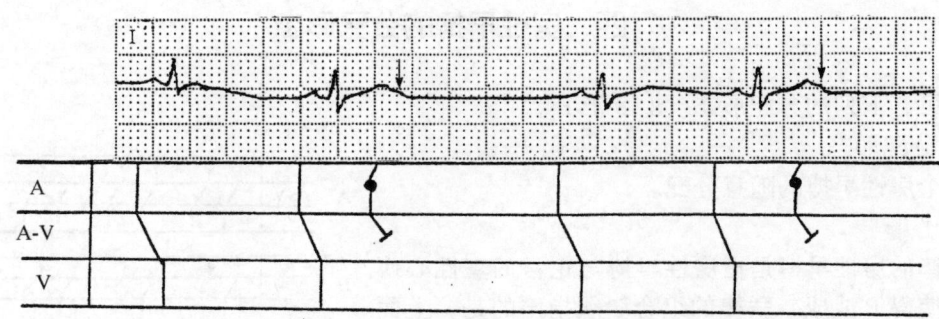

图 18-24 未下传房性早搏组成的房性三联律和室性二联律

4. 联律出现—连续出现二个房性早搏

房性早搏可以连续出现而形成联律的形态，即一个正常的窦性 P 波与二个连续出现的房性早搏组合成一种三联律的形态（图 18-25），如连续出现，也可形成三联律心律（图 18-26）。

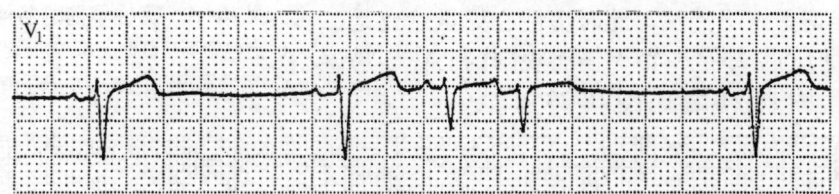

图 18-25 成对房性早搏

5. 以房性心动过速的形态出现

三个或三个以上的房性早搏连续出现即可形成早搏性房性心动过速（图 18-27）

6. 以心房紊乱心律的形态出现

这种形态是高频率的多源性房性早搏以随意分配的形态而形成，本质上近似于房颤和房扑，也可发展为房扑和房颤，亦称为"房颤前期"（图 18-28）。

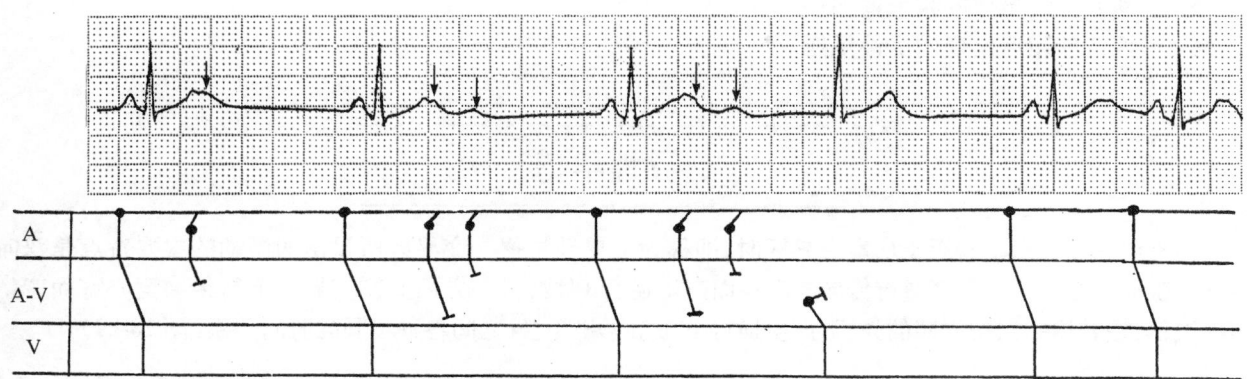

图 18-26　成对未下传性房性早搏

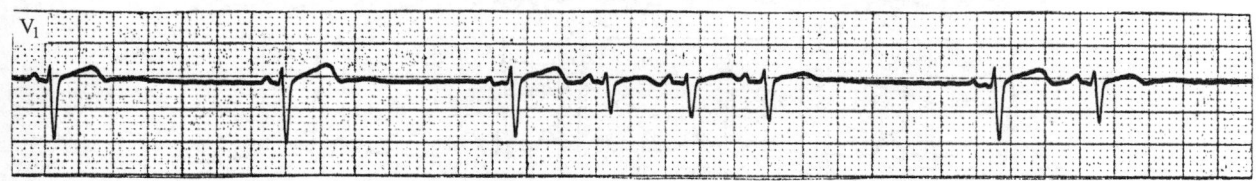

图 18-27　早搏性房性心动过速

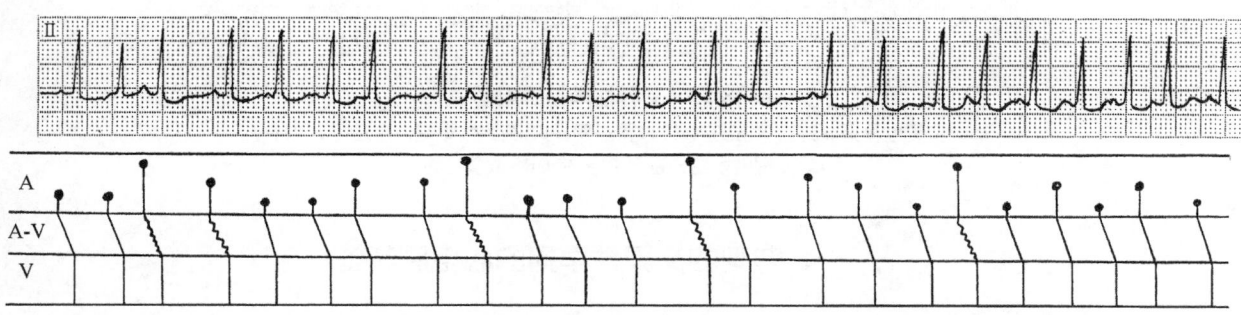

图 18-28　心房紊乱心律

五、房性早搏的临床意义

　　房性早搏是一种常见的房性心律失常，其发生率仅次于室性早搏。房性早搏可见于正常健康人和无心脏病患者，但正常健康人频发性房性早搏极为少见。房性早搏多见于器质性心脏病患者。当二尖瓣病变、甲状腺功能亢进、冠心病和心肌病中发生频发性房性早搏时，特别是多源性早搏时，常是要发生心房颤动的先兆。此外房性早搏常作为一种触发活动而引起或诱发折返性室上性心动过速、心房扑动或心房颤动等。急性心肌梗死也可发生频发性房性早搏，其发生可能是由于心房缺血或伴心功能不全所致。

　　下列房性早搏的出现通常提示与器质性心脏病有关：

　　1. 频发性且持续存在的房性早搏；

　　2. 成对出现的房性早搏；

　　3. 多形性或多源性房性早搏；

　　4. 频发性房性早搏形成二联律或三联律；

5. 运动后房性早搏的频率增加；

6. 洋地黄使用后出现的房性早搏。

交界性早搏

当提前的异位激动起源于房室交界区时，即称为交界性早搏。交界区所发出的激动的主要特点是双向传导。激动一方面从交界区逆行传导至心房而产生逆行 P′波，另一方面又循交界区下行传导至心室而产生QRS 波群，按其房室兴奋程序的先后，产生逆行 P′波和 QRS 波群之间各种不同的时间关系（图 18-29）。

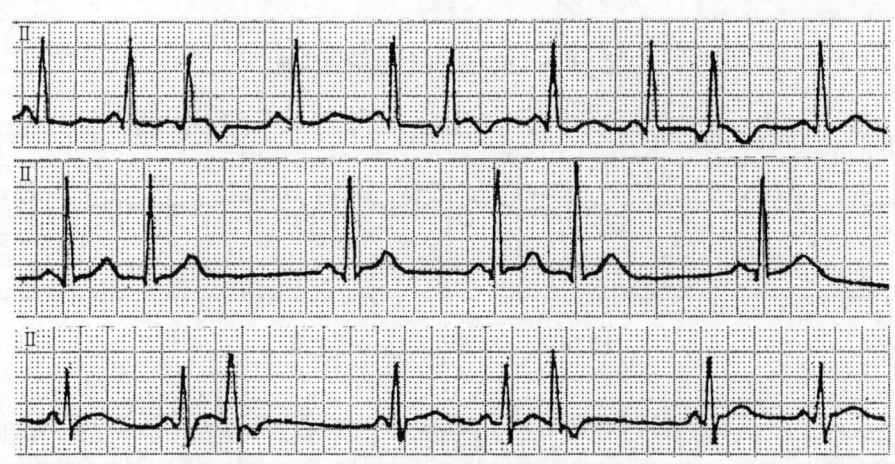

图 18-29　交界性早搏心电图
A. 交界性早搏，逆行 P′波在 QRS 波群之前；　B. 交界性早搏，无逆行 P′波；
C. 交界性早搏，逆行 P′波在 QRS 波群之后

一、典型的交界性早搏的心电图特征

1. 提早出现的 QRS-T 波，其特征是周期突然缩短，QRS 波群形态与窦性者基本相同，或伴有频率依赖性或非频率依赖性室内差异传导而与窦性下传者有所不同。

2. QRS 波群前后可有或无逆行 P′波，如有逆行 P′波，则出现在 QRS 波群之前者 P′R 间期 <0.12s（图 18-30），出现在 QRS 波群之后者 RP′间期 <0.20s。

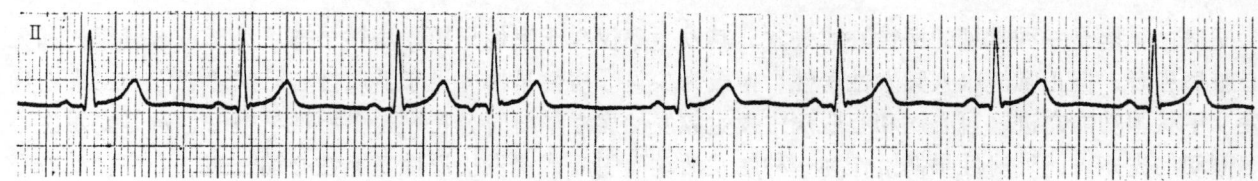

图 18-30　交界性早搏心电图

3. 代偿间歇：可有如下三种情况

（1）不完全性代偿间歇（早搏的联律间期 + 代偿间期 <两个正常的心动周期）

当交界性早搏伴有逆行 P′波时，逆传到心房的交界性激动侵入窦房结而引起了窦性节律重整（顺延），故代偿间歇不完全。

（2）完全性代偿间歇（早搏的联律间期＋代偿间期＝两个正常心动周期）

指交界性早搏不伴有逆行 P′波，或虽有逆行 P′波但基本心搏受到保护机制的保护而未发生节律重整，所以代偿间歇是完全的。

（3）超完全代偿间歇（早搏的联律间期＋代偿间期＞两个正常的心动周期）

当交界性早搏的逆行 P′波出现较迟或伴有 RP′时间延长时，逆传到窦房连接区的交界性激动遇到绝对干扰而不能侵入窦房结，或同时伴有窦性抑制，故代偿间歇可以是完全或超完全的。

二、其他类型的交界性早搏

1. 未下传性交界性早搏

提早出现的逆行 P′波之后不继以 QRS 波群时（图18-31），称为未下传性交界性早搏。可由于交界性激动在交界区内遭受生理性绝对不应期的干扰而不能下传，但却能逆行传至心房而产生逆行 P′波，此称为交界性早搏伴干扰性房室传导中断。与病理性阻滞所致的交界性早搏（被阻滞而未下传的交界性早搏）不能下传的心电图区别在于：后者逆行 P′波出现较迟，多在舒张期，与因干扰未下传的房性早搏一般难以鉴别，如在同一心电图上有下传的房下部早搏或下传的交界性早搏，则有辅助诊断意义。

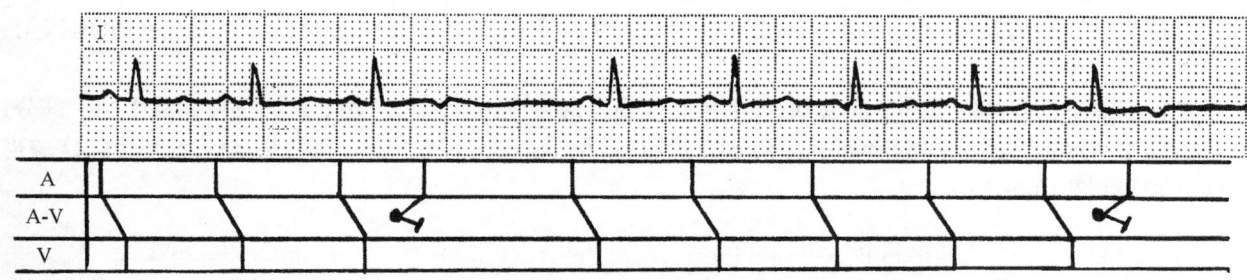

图18-31 未下传的交界性早搏

2. 插入性交界性早搏

一种较少见的插入性早搏。当窦性心率较慢，交界性早搏又出现较早，且不伴有逆行性心房传导时，交界性早搏可呈插入性（图18-32）。心电图特点：

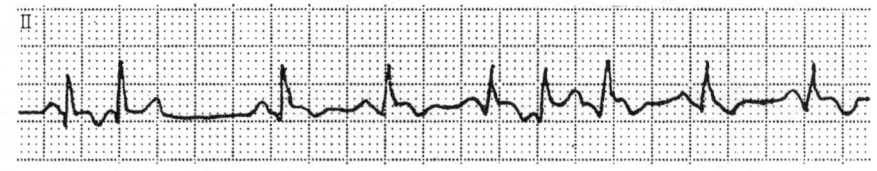

图18-32 插入性交界性早搏

（1）提早出现的交界性早搏插入两个窦性搏动之间。

（2）夹有交界性早搏的 PP 间期恰好等于一个正常的窦性 PP 间期，属无代偿间歇。

（3）交界性早搏后的窦性 PR 间期多延长。

插入性交界性早搏的发生原理与插入性室性早搏相同。

3. 交界性早搏伴频率依赖性室内差异性传导（图18-33）

指交界性早搏在前向传导中在心室内受到相对干扰而引起的 QRS 波群形态异常（图18-33）。心电图表现为：

（1）提前出现的宽大畸形的 QRS 波群，联律间期大多数较短（可在 T 峰上），联律前周期相对较长；

（2）宽大畸形的 QRS 波群与窦性 QRS 波群主波的方向常不一致，且 QRS 波群易变性较大；

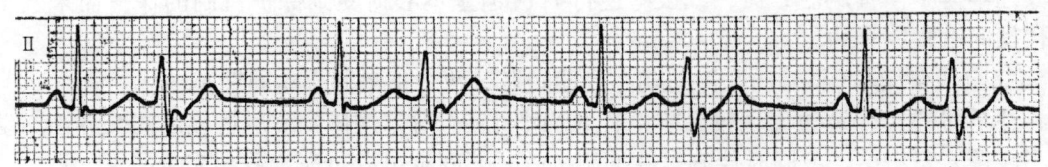

图 18-33　交界性早搏伴时相性室内差异性传导

（3）逆行 P′波可出现在宽大畸形的 QRS 波群之前，P′R 间期＜0.12s，若逆行 P′波出现在宽大畸形 QRS波群之后，则RP′间期＜0.16s；

（4）V₁ 导联多呈 rSR′型，QRS 波群后有代偿间期；

（5）不出现室性融合波。

4. 交界性早搏伴非频率依赖性室内差异性传导

当交界性早搏在前向传导中产生的 QRS 波群轻度畸形时，如不能用频率依赖性室内差异性传导来解释，则称为交界性早搏伴非频率依赖性室内差异性传导。心电图表现为早搏仅有轻度畸形，时间多≤0.11s，联律间期不一定较短，且 QRS 波群易变性小。其形成大致有四种解释：

（1）交界性起搏点处于交界区下部或边缘部分，所发出的交界性激动未经过迷路结构的梳理作用，故 QRS-T 波发生改变；

（2）起源于交界区边缘部分的激动，在下传时仅通过房室束内解剖和功能上纵向分离途径中的一部分；

（3）交界区起搏点发出的激动通过房室异常短路（如 Mahaim 纤维）下传至心室，因而产生轻度畸形的 QRS 波群（图 18-34）；

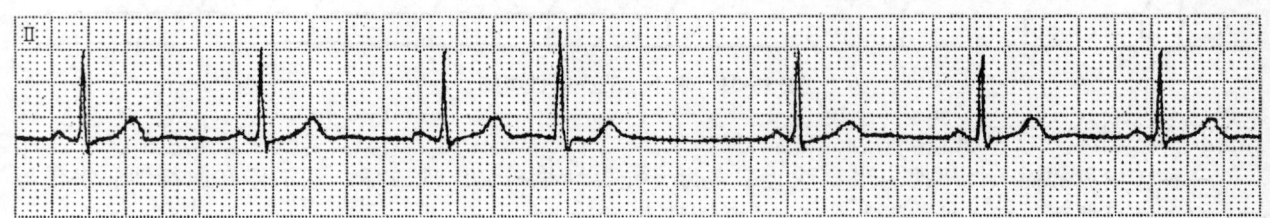

图 18-34　交界性早搏伴非时相性室内差异性传导

（4）有人认为 QRS 波群轻度畸形系起源于左束支分支，实际上是分支性心搏。

5. 隐匿性交界性早搏（图 18-35）

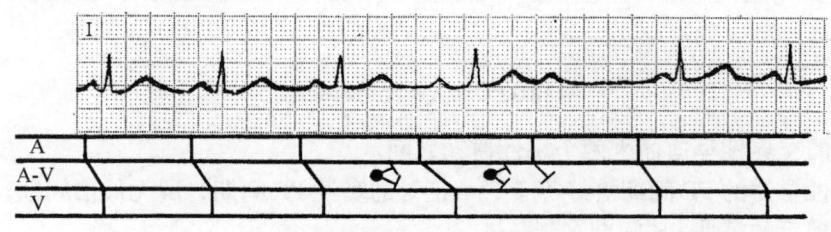

图 18-35　隐匿性交界性早搏

是指交界性早搏（经希氏束电图证实大多为希氏束早搏）虽然伴有双向性传导阻滞，却有交界区隐匿性传导，此时心电图上既不出现交界性早搏逆行传导时的逆行 P′波，也不见下行传导时产生的 QRS 波群。但它在隐匿性传导的过程中，使交界区产生了新的不应期，因而使下一个窦性激动的传导受到影响。虽然隐匿性交界性早搏本身在体表心电图上不能直接显现出来，但它可引起下列传导障碍：

（1）引起下一个窦性激动的 PR 间期意外延长；

（2）引起伪文氏现象；

（3）引起下一个窦性激动突然受阻而类似二度 Ⅱ 型房室传导阻滞；

（4）引起其后数个心搏后的 PR 间期连续延长，但无 P 波受阻，有人亦称之为"企图性"文氏型房室阻滞；

（5）使随后的窦性激动发生折返；

（6）可引起二度窦房阻滞的表现。

值得指出的是，希氏束电图固然是诊断隐匿性交界性早搏的主要方法，但在体表心电图上也可发现一些诊断线索，有助于推测其存在，即同一记录上既有 Ⅰ 型又有 Ⅱ 型阻滞的二度房室阻滞；PR 间期突然延长；Ⅱ 型阻滞而伴有正常 QRS 波群；同时伴有显性交界性早搏。

室 性 早 搏

室性早搏（ventricular premature beat；VPB）亦称"室性期前收缩"或"室性过早搏动"，简称"室早"，指由心室异位起搏点提早发放或折返使整个心室提前除极的室性搏动。室性早搏的发生机制尚未完全阐明，通常用异位起搏点的自律性增高和折返激动两种理论来解释。

一、心电图特征

1. 提前出现的宽大畸形 QRS 波群，时间 ≥0.12s，其前无相关的 P 波。

2. 大多数联律间期固定，即同一份心电图上如有多个室性早搏，其联律间期的差值不超过 0.08s。

3. 在规则的窦性节律下，代偿间歇绝大多数呈完全性。如室早侵入窦房结使之重建周期，则代偿间歇也可不完全。

4. ST-T 呈继发性改变，即室早的 T 波与室早的 QRS 波群主波方向相反，其 ST 段亦有改变。

二、心电图特征的解释

1. 提前出现的畸形 QRS-T 波

室性异位起搏点在心室内的扩布并非通过正常的心脏传导组织，而是通过一般心肌从一侧心室开始除极，这种异常传导途径的结果使室早的 QRS 波群形态不同于正常的 QRS 波群，加之此除极向量缺少相互抵消的向量，故 QRS 波群呈宽大畸形改变。除极异常的结果还引起继发性复极改变，使 T 波与 QRS 主波方向相反，ST 段亦有改变。室早 QRS 波群畸形的程度与室性异位起搏点的位置有关，起搏点位置越低，畸形越明显。起源于室间隔顶部的高位室性早搏因畸形较小，故 QRS 波群也可不宽而近似于正常 QRS 波群。又如果原先存在束支阻滞，则起源于阻滞侧之下的早搏，一旦发生较迟，可以使室早图形变窄而趋于正常。

2. 联律间期

室性早搏与其前主导心搏的时距称为联律间期，通常用室性早搏的 QRS 波群至其余主导心搏的 QRS 波群的时距（RR 间期）来表示。同一起搏点产生的室性早搏，可不受基本心律的影响而有固定的联律间期，这是折返机制的证据，提示室早的发生与前一个窦性搏动密切相关。多形性室性早搏来自同一起搏点，因而有固定和相同的联律间期；多源性室性早搏来自不同的起搏点，其联律间期也不同，但同一形态室早的联律间期仍然相同并固定。当室性早搏系发生于同一异位起搏点时，其联律间期是固定的，变化不超过 0.08s。室性早搏的联律间期一般在 0.45～0.56s 之间。联律间期不能过短，因为过短将使早搏落于前一心动周期的不应期内，异位激动便不能出现，故室性早搏多发生于前一心动周期的舒张期，即前一激动的 T 波之后。在单源性室性早搏中，通常会有一固定的联律间期，但有时早搏的联律间期可以发生改变，除偶发的室性并行心律外，其他可能的机制和因素如下：

（1）前心律周期长度的变化：前心律周期长度是指早搏联律间期前面的心搏周期长度（RR 间期）。每个室早的联律间期与前面的 RR 间期有很明确的关系。较长联律间期前面都有较长的 RR 间期，而较短的联律间期前面的 RR 间期也较短（图 18-36）。这可能是因为在异位起搏点和异位起搏点-心室联接处发生了传出延缓或阻断。该异-室联接处的不应期会因前一个心搏周期长度的不同而有所不同：如周期长度愈长，则异位起搏点-心室联接处的不应期也愈长，其结果是延迟异位起搏点经异位起搏点-心室联接处的时间而使得联律间期增长。反之，较短的周期，联律间期恰有相反的结果。

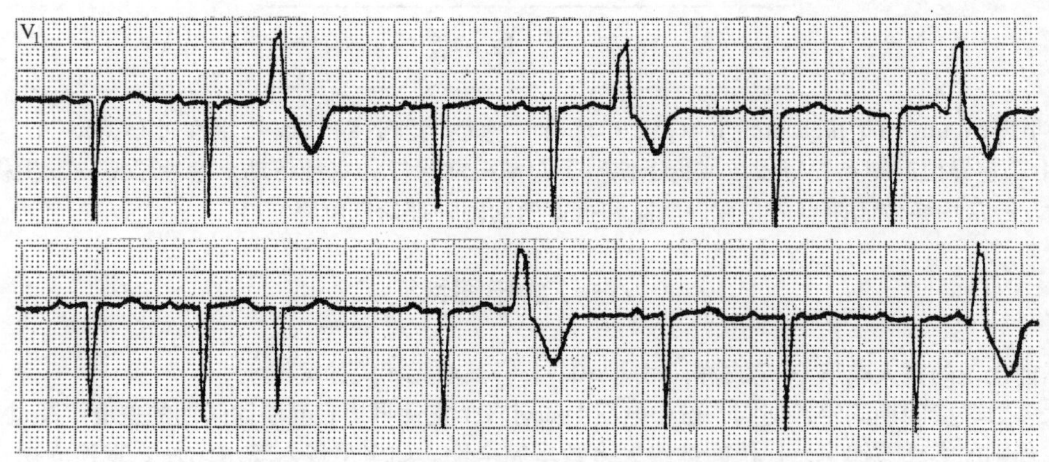

图 18-36 室性早搏，另一个交界性早搏后面的代偿间期所造成的
长 RR 间期使接下来的室性早搏的联律间期拉长，该联律间期 0.49s

（2）联律类型的改变：当室性早搏的联律类型发生改变时，它的联律间期也会发生改变，例如由二联律向三联律转变时，其联律间期也会发生改变（图 18-37）。反之，当从三联律向二联律转变时，联律间期也会发生改变。同样，当隐匿性早搏的联律类型发生改变时，其联律间期也会有所改变。

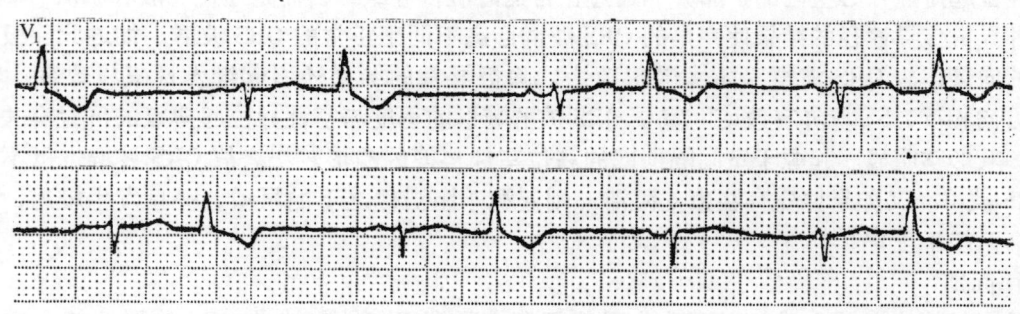

图 18-37 窦性心律伴室性早搏二联律或三联律在二联律中
室早的联律间期为 0.53s，而在三联律中的联律间期为 0.50s

（3）文氏型传出阻滞：指频发性室早二联律时，由于逆向性隐匿传导，其联律间期呈文氏周期性改变，心电图表现为联律间期逐渐递增，继以室早消失，并周而复始出现。

3. 代偿间歇

在规则的窦性节律下，室性早搏的代偿间歇大多数呈完全性，这是因为在大多数情况下，室早逆传到交界区时常常受阻，有时虽然也可逆传入心房引起逆行 P′波，但常在窦房连接处受到干扰而不能侵入窦房结使其发生节律重整，所以代偿间歇是完全的。如室早侵入窦房结使之重建周期，代偿间歇可不完全。

4. 室早 QRS 波群与窦性 P 波之间的关系

室性早搏 QRS 波群前后有时可见到窦性 P 波，或室早 QRS 波群后可见逆行 P′波。

（1）窦性 P 波：根据室早所出现的时相不同，室早 QRS 波群前后可见如期出现的窦性 P 波，虽然两者无关，但可使图形复杂化，如不仔细分析，常可造成错误诊断。例如室早出现在舒张早期时，窦性 P 波可在室早 QRS 波群之后清晰可见，实际上是室早与窦性 P 波在交界区内发生了一系列完全性房室干扰所致；插入性室性早搏 QRS 波群后可见窦性 P 波，但多有因隐匿性传导所致的 PR 间期延长；舒张中期室性早搏 QRS 波群前后不见窦性 P 波，实际上是室早 QRS 波群与窦性 P 波重叠，可使 QRS 形态略有改变；舒张晚期室性早搏的 QRS 波群前可见窦性 P 波，但 PR 间期 <0.12s，说明两者无关；室性早搏所形成的室性融合波之前也可见窦性 P 波，但 PR 间期≤窦性 PR 间期，两者之差不超过 0.06s，且 RR 间隔与附近的 RR 间隔大致相等。

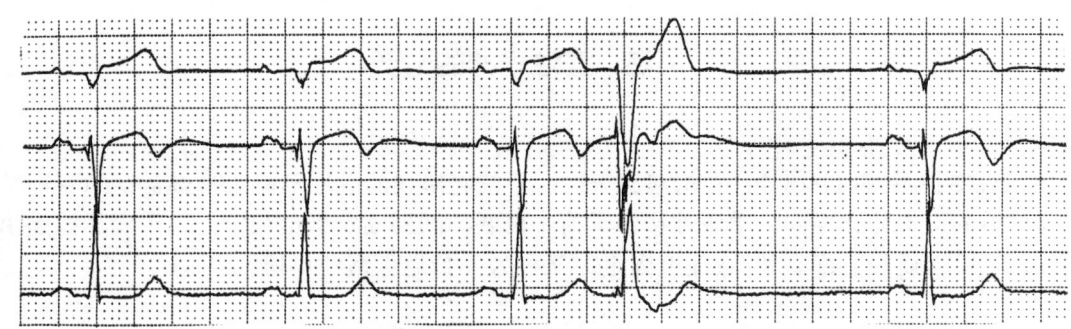

图 18-38 室早异位激动逆传心房产生逆行 P′波并侵入窦房结，使之产生节律重整，致使室早出现不完全性代偿间歇

（2）逆行 P′波（图 18-38）：在窦性心动过缓及室早联律间期较短时，室性早搏的异位激动偶尔逆传心房并使其除极，可产生一个逆行 P′波。心电图表现为宽大畸形 QRS 波群之后出现一逆行 P′波，RP′间期≤0.20s，有时埋在室性早搏的 QRS-T 波中。室性早搏逆传心房若未侵入窦房结，未使窦房结发生节律重整，则代偿间歇仍可完全；如室性早搏的异位激动逆传心房侵入窦房结并使之重建周期，则可出现不完全性代偿间歇。

5. 二联律法则

指某些类型的室性早搏多在较长的心动周期后出现。无论其基本节律规则与否，一旦室性早搏出现，则早搏后较长的代偿间期（长的 R′R 间期）可促使发生另一个室性早搏。如此反复，可使室性早搏常能自身持续下去形成联律间期固定的室早二联律。凡有可能发生较长心动周期的心律变化，都有可能出现上述现象。例如房颤时长周期之后发生的室早二联律、二度窦房传导阻滞的长间期之后发生的室早二联律、房室阻滞的长周期后发生的室早二联律等。二联律法则的电生理机制可应用 4 相阻滞概念来解释。浦肯野纤维的某些部分有自发的舒张期除极，在较长的周期后，膜电位降低到不能产生传导的临界点，而出现单向阻滞及传导延缓，形成室内折返环。由于阻滞部位固定，一旦开始，可使室早二联律趋于持续不断地存在。应当指出，并非所有的室性早搏都遵守二联律法则。其中遵守二联律法则的室性早搏称"继发性早搏"，不遵守二联律法则的室性早搏称为"原发性早搏"。一般讲，原发性早搏通常是不规则地单独出现，并因此引发出继发性早搏而形成二联律。原发性早搏通常以隐匿性二联律或三联律形式出现。继发性早搏很少单独引发出二联律或无规则地单独出现，它们通常都在原发性早搏后产生二联律(图18-39)。

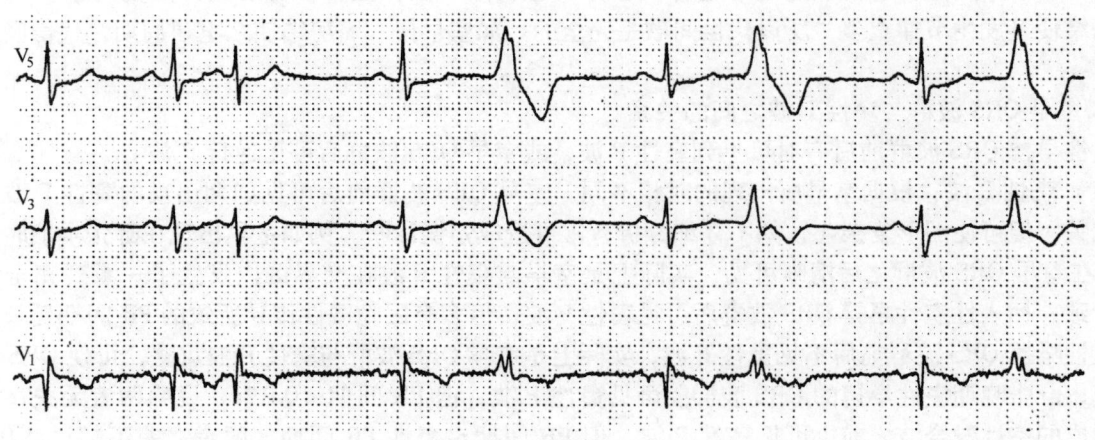

图 18-39　继发性室性早搏

三、室性早搏的分类

1. 按室早的形态分类

(1) 单源性室性早搏(图18-40)：指起源于同一异位起搏点的室性早搏，是最常见的一种早搏。心电图表现为早搏的形态彼此相同。单源性室性早搏中以联律间期固定型最为常见，说明早搏是由前一激动折返所致，其折返途径、终点和/或速度固定，又称为"折返性室性早搏"。

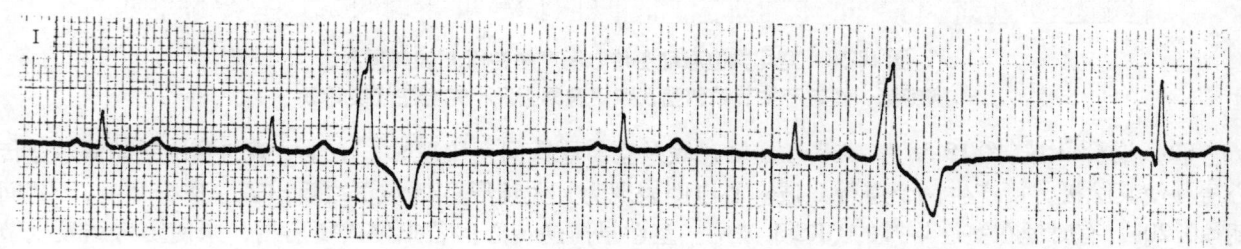

图 18-40　单源性室性早搏

(2) 多源性室性早搏：指在同一导联中出现两种以上不同形态的室性早搏，且联律间期又不相同者(图18-41)。如早搏的 QRS 波群为两种固定不变的形态，各自有其固定的联律间期，又称为

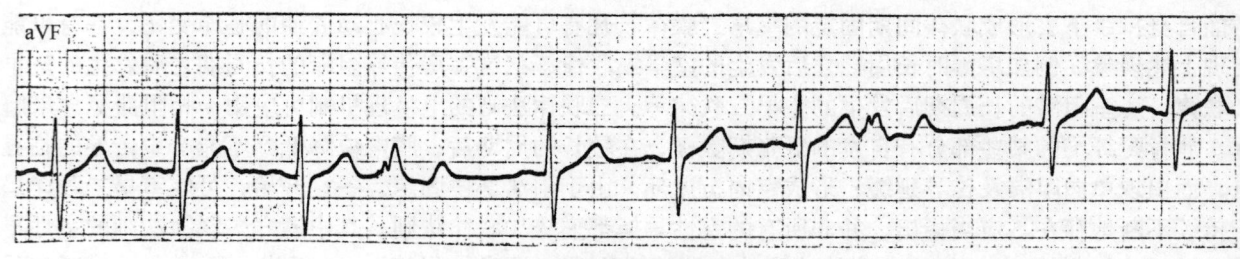

图 18-41　多源性室性早搏

"双源性室性早搏"（图18-42）。多源性室性早搏常见于器质性心脏病、电解质紊乱、药物中毒的病人。

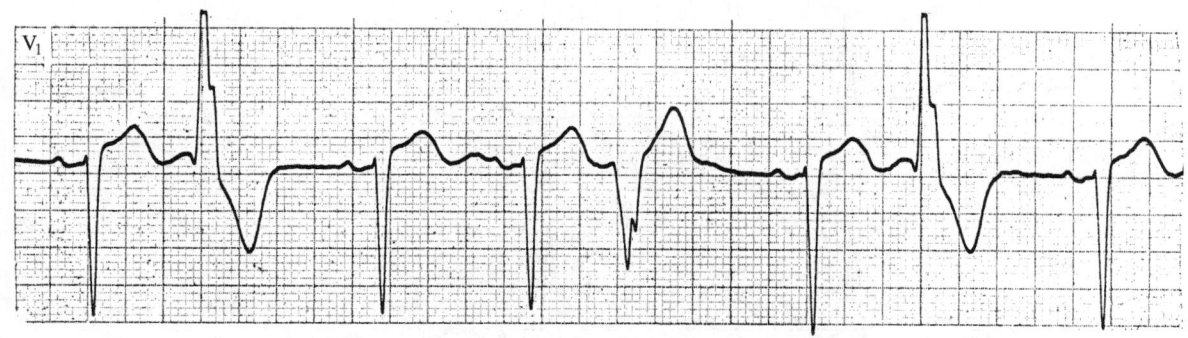

图18-42 双源性室性早搏

（3）多形性室性早搏：指同一导联中联律间期相等但QRS波群形态不一的室性早搏（图18-43）。其产生原理尚未完全阐明，可能由于以下几种情况：①折返时间相同的多源性室性早搏；②单源性室性早搏伴心室内差异传导；③单源性舒张晚期室性早搏伴不同程度的心室融合；④室性早搏逆传至房室结后，在通过另一途径下传心室时发生了室内差异传导。多形性室性早搏常见于洋地黄中毒和器质性心脏病病人，其临床意义与多源性室性早搏相似。

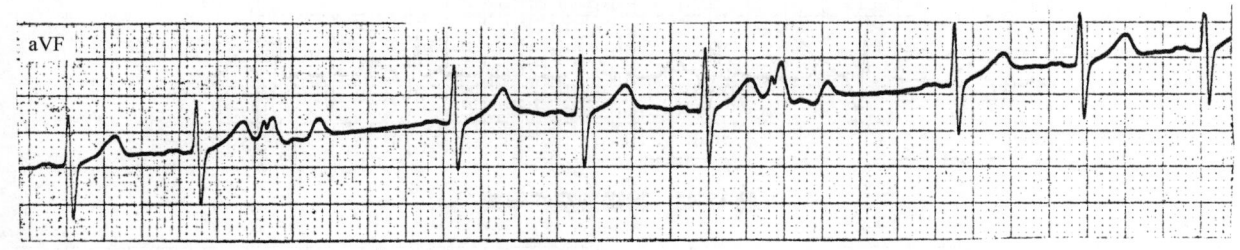

图18-43 多形性室性早搏

（4）特宽型室性早搏：当室性早搏的QRS波群时间≥0.16s时，即称为特宽型室性早搏（图18-44）。多反映心脏有严重的器质性疾病，故多属病理性室性早搏。特宽型室性早搏时的窦性QRS波群时间可以增宽（属心室内传导阻滞、完全或不完全性束支阻滞），也可无明显增宽（常伴有不完全性束支阻滞或心室肥大等其他心电图异常），其中QRS波群时间增宽者预后严重。

（5）特矮型室性早搏：亦称"低电压型室性早搏"。在所有导联的室性早搏中，其QRS波幅≤1.0mV者，称为特矮型室性早搏（图18-45），多提示为病理性室性早搏。

2. 按联律间期分类

（1）特早型室性早搏：指联律间期<0.40s的室性早搏（图18-46），其中包括R on T型室性早搏。个别特早型室性早搏的联律间期可缩短至0.26s，室性早搏出现在收缩期的ST段上，其产生原理不明。特早型室性早搏可合并频率依赖性室内差异传导，此系特早型室性早搏落在心室肌前一个激动的相对不应期所致。

（2）R on T型室性早搏（图18-47，图18-48，图18-49）：该种室性早搏的联律间期短，发生较早，多属特早型室性早搏。当室性早搏出现在前一心动周期的T波之上，即落在T波顶峰之前30ms处时，称为R on T现象，此种室性早搏称为"R on T型室性早搏"。由于T波顶峰之前30ms处为心室易损期，因此R on T型室性早搏被认为是一种危险信号，特别是在急性心肌梗死之后，如同时

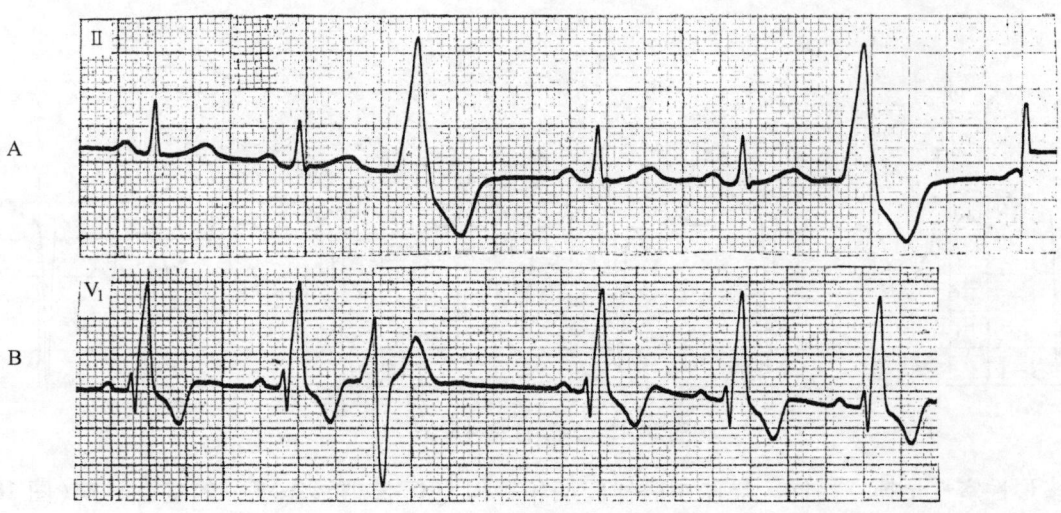

图 18-44 特宽型室性早搏

A. 室性 QRS 时间不增宽,仅室早 QRS 时间增宽;B. 窦性 QRS 时间增宽(完全性右束支传导阻滞),室早的 QRS 波群时间也增宽

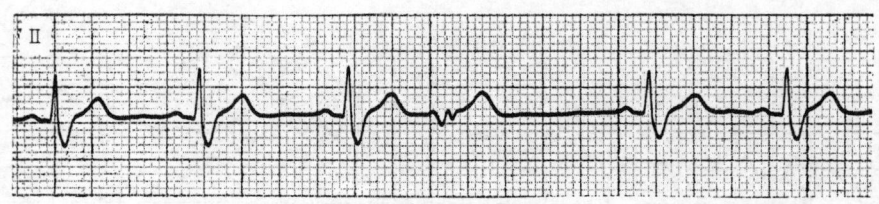

图 18-45 特矮型室性早搏

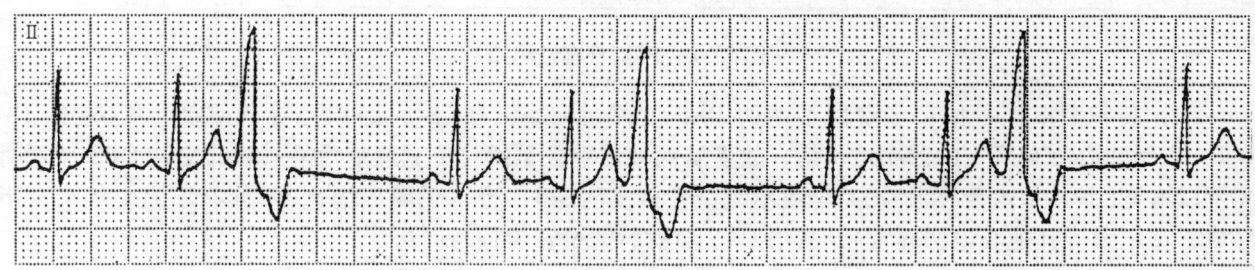

图 18-46 特早型室性早搏

室早呈频发性、连续成对出现、或多源性、或伴有 QT 间期延长者, R on T 现象易诱发室性心动过速或心室颤动。但是后来发现普通人群中也可出现这类警戒性心律失常,且长期随访并不能证实有发生猝死的高度危险性,这是因为 Lown 分级的主要依据为 CCU 中急性心肌梗死和严重不稳定型心绞痛病人的心电监护资料,而在普通人群和非急性心肌缺血发作时的情况则很不同,这说明将 Lown 分级作为室性心律失常判断预后和决定治疗的指南显然是不恰当的。临床上可将 R on T 现象分为两型:①A 型:是指发生在 QT 间期正常时的 R on T 现象,临床上较为少见。②B 型:是指发生在 QT 间期延长基础上的 R on T 现象,其发生是由于某些不正常的临床情况,如心肌缺血、高度房室阻滞中的心动过缓、普鲁卡因酰胺、奎尼丁、胺碘酮等药物应用、低血钾、过低温、颅内损害,

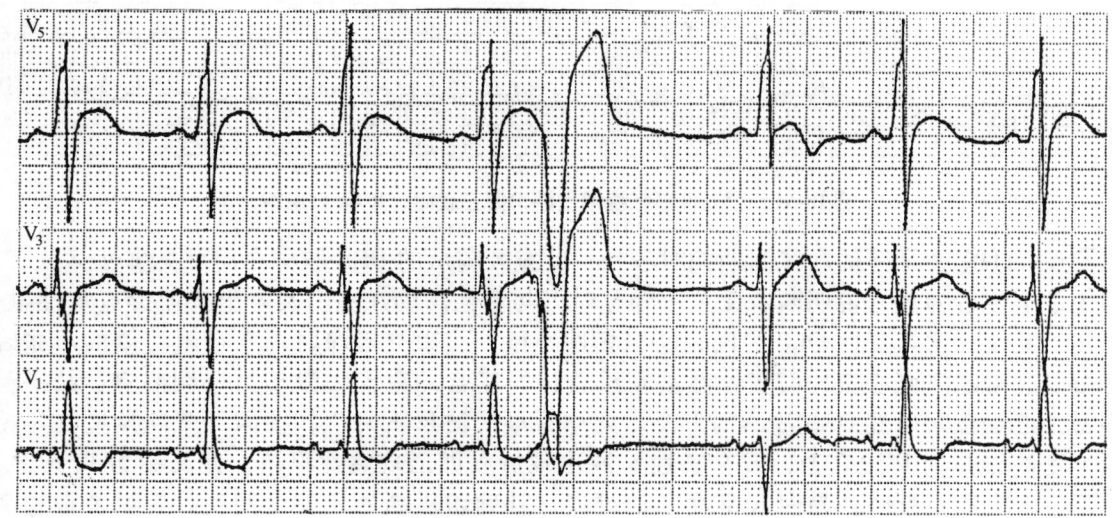

图 18-47　R on T 型室性早搏

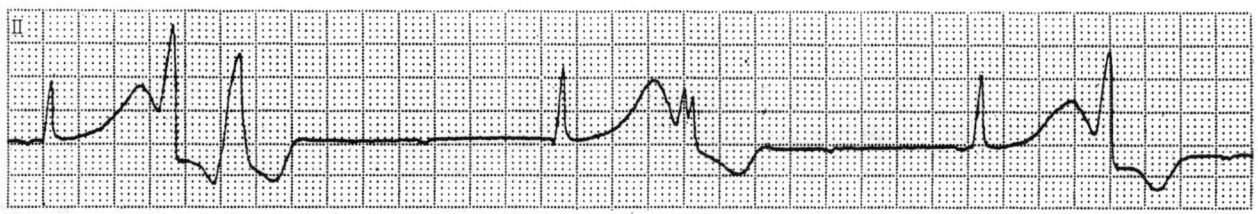

图 18-48　频发性、多源性、成对性 R on T 型室性早搏

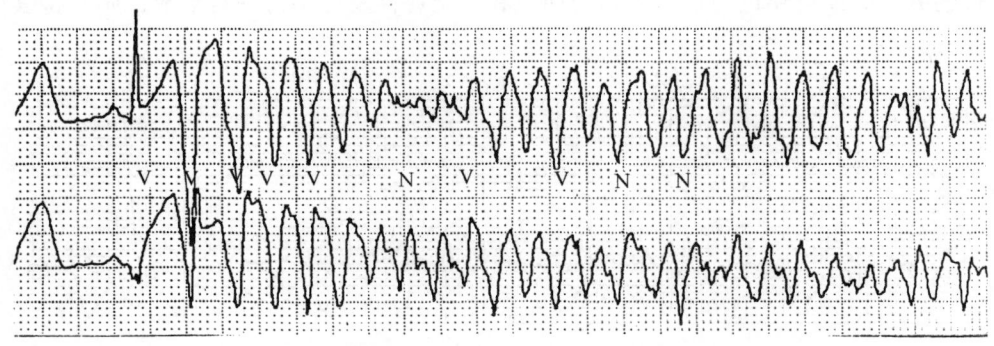

图 18-49　R on T 型室性早搏诱发心室颤动

使心肌复极延长，超过了室早联律间期，这时的早搏易引起多个折返环而出现反复搏动、短阵室速，甚至室扑、室颤。

（3）舒张晚期室性早搏（图 18-50，图 18-51）：指发生在前一心动周期的舒张晚期的室性早搏。

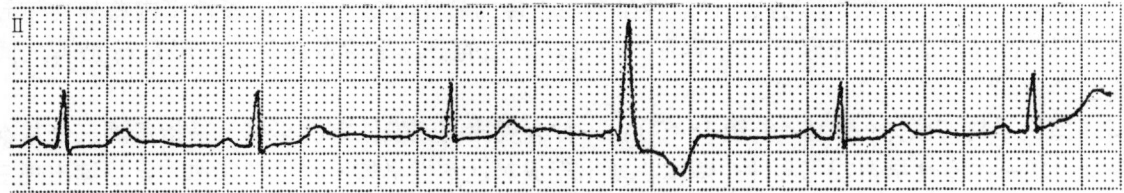

图 18-50　偶发性舒张晚期室性早搏

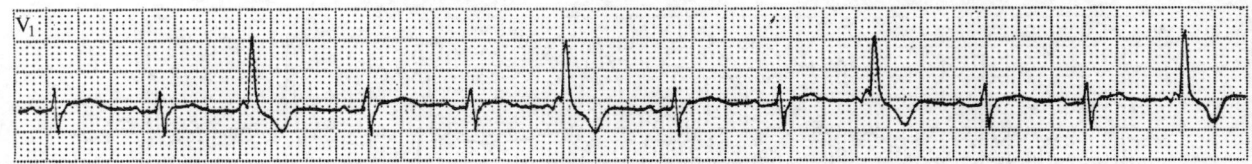

图 18-51　频发性舒张晚期室性早搏三联律，R on P 现象

心电图特点：①室性早搏的联律间期相对较长；②宽大畸形的 QRS 波群之前可见窦性 P 波，但 PR 间期较正常下传者为短，说明两者无关；③有时可与窦性激动在室内发生干扰而形成室性融合波，其形态介于室性早搏与窦性 QRS 之间；④当窦性心律伴有束支阻滞时，来自阻滞侧的舒张晚期室性早搏可以激动阻滞侧心室，而窦性激动则沿着传导正常的束支去激动另一侧心室，结果使融合波的形态接近于正常窦性 QRS 波群的形态，此称为早搏波形正常化；⑤因舒张晚期室性早搏可落于后一个窦性心搏的 P 波之上，或在窦性 P 波出现后立即出现室性早搏，此又称为 R on P 现象，常发生于急性心肌梗死时，易引起室性心动过速，其确切机制尚未完全阐明。有学者报告 225 例急性心肌梗死病人连续 48h 的心电监测记录，有 49 例 212 阵室速发生，其中由 RonT 和 R on P 所促发者分别为 42 阵和 93 阵，发生率分别为 20% 和 44%，故认为 R on P 现象更易引起室性心动过速。

3. 按早搏发生多少分类

（1）偶发性室性早搏：早搏的发生每分钟≤5 次；

（2）频发性室性早搏：早搏的发生每分钟 >5 次。

（3）室性早搏二联律：亦称"交替性室性早搏"。指室性早搏与窦性心搏交替出现，是一种有规律的频发性室性早搏，也是室性二联律的常见表现形式。心电图特征：①每一个窦性心搏之后提前出现宽大畸形的 QRS 波群，其前无相关 P 波，如此连续出现三组以上；②多数早搏 T 波的方向与 QRS 主波方向相反；③长的 R'R 间期可超过两个短 RR' 间期之和。交替性室性早搏一旦形成，则有持续存在的倾向（图 18-52）。

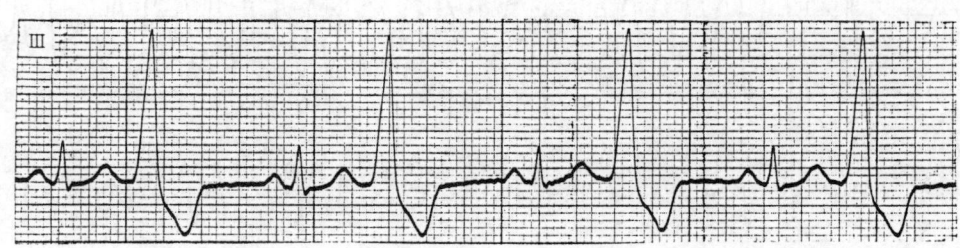

图 18-52　室性早搏二联律

（4）室性早搏三联律：一种有规律的频发性室性早搏，指每个基本心搏后出现一对室性早搏，或每两个基本心搏后出现一个室性早搏，且连续出现三组以上者（图 18-53，图 18-54）。前者称为真正的三联律，后者称为假三联律。真正的三联律表明心室内异位起搏点的自律性增高，容易发展为室性心动过速（图 18-55）。真正的三联律应与插入性室性早搏后下传的窦性心搏伴频率依赖性室内差异性传导相鉴别，因为两者都是以成对的畸形 QRS 波群形式出现。鉴别的要点是后者在两个畸形 QRS 波群之间有相关的窦性 P 波。

（5）室性早搏四联律（图 18-56，图 18-57）：一种有规律的频发性室性早搏。系指每隔三个基本心搏之后提早出现一次室性早搏或每隔两个基本心搏出现成对性室性早搏所构成的联律，且连续出现三组以上者。

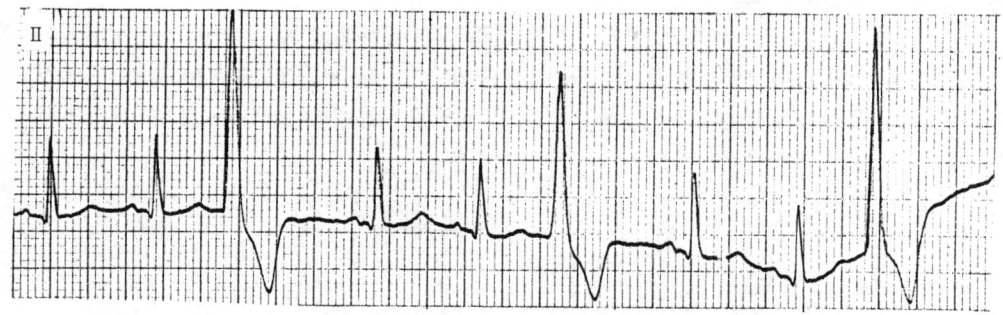

图 18-53 室性早搏三联律：每两个窦性心搏后有一室性早搏

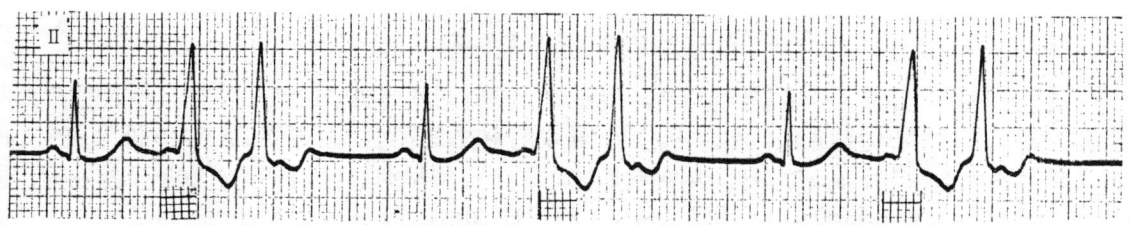

图 18-54 室性早搏三联律：每一窦性心搏后有成对性室性早搏

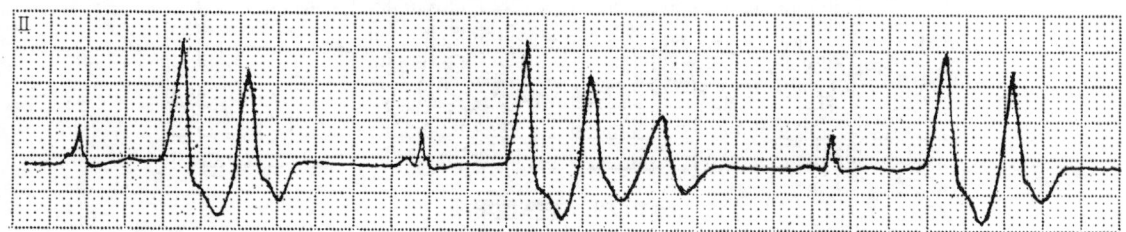

图 18-55 真正的三联律中出现短阵性室性心动过速

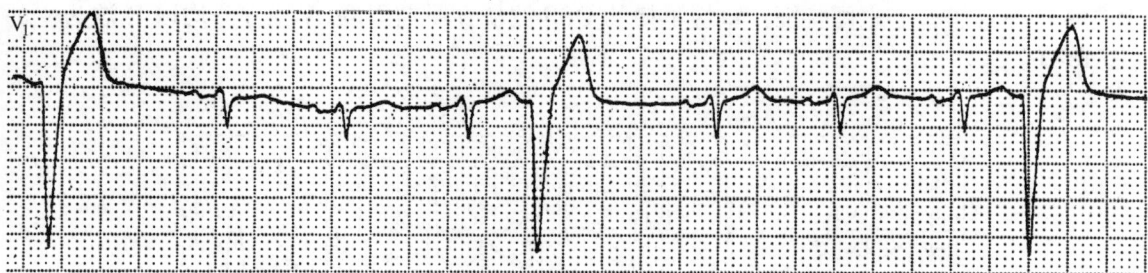

图 18-56 室性早搏四联律：每三个窦性心搏后出现一个室性早搏

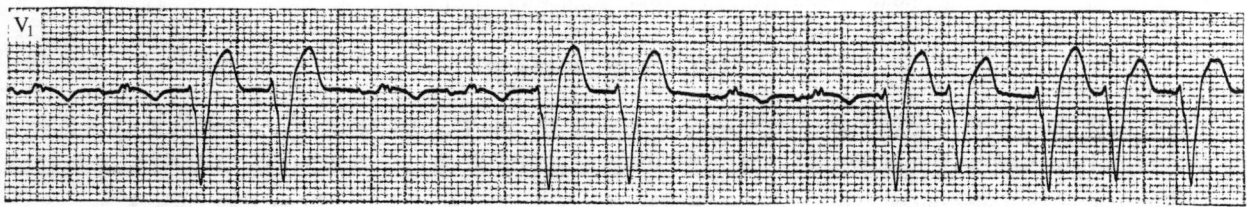

图 18-57 室性早搏四联律：每两个窦性心搏后出现成对室性早搏，成对性室早之后出现室性心动过速

4. 按异位起搏点的部位分类

（1）右室型早搏：亦称"A 型室性早搏"。指起源于右心室肌的室性早搏。此时起搏点发出激动的传导方向为自右向左，其 QRS 环的主要向量分别投影在 V_5、I 导联轴的正侧端和 V_1、V_2 导联轴的负侧端，因而在上述导联中分别形成以 R 波为主的和以 QS 或 S 波为主的 QRS 波群（图 18-58）。

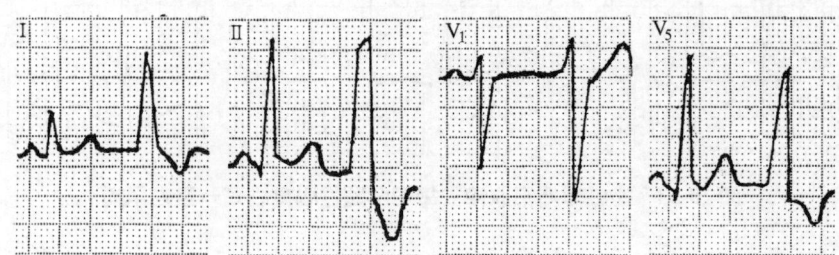

图 18-58　右室型早搏

（2）左室型早搏：亦称"C 型室性早搏"。指起源于左心室壁心肌中的室性早搏。心电图表现为宽大畸形的 QRS 波群的平均心电轴右偏，在I、V_5、V_6 导联的主波向下（可呈 rS 或 RS 型，S 波增宽），在 V_1、V_2 及Ⅲ导联主波向上（呈 R 或 qR 型）。左室型早搏与左束支型早搏的区别是：左室型早搏在 V_1 导联呈 qR 型或 R 型，而左束支型早搏在 V_1 导联呈 rsR'型，且 QRS 波时间延长不如前者明显（图 18-59）。

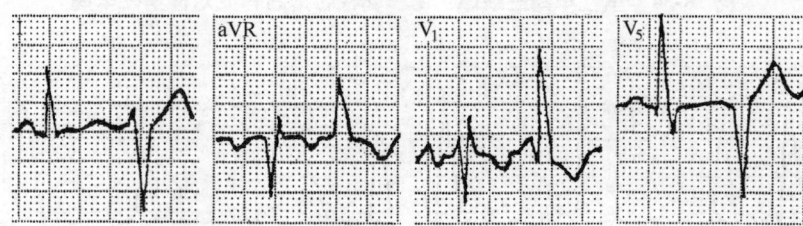

图 18-59　左室型早搏

（3）后壁型室性早搏：指起源于左心室后壁的室性早搏。该异位起搏点所发出的激动，由后壁传向右室前壁及左室侧壁。QRS 环的主要向量从后指向前，投影在所有胸前导联轴的正电段，形成以 R 波为主波的 QRS 波群。心电图特征：室性早搏的 QRS 波群在胸前导联（$V_1 \sim V_6$）均以 R 波为主的 QRS 波群（图 18-60）。

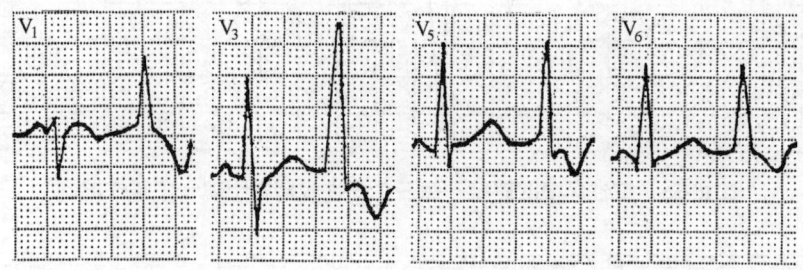

图 18-60　后壁型室性早搏

（4）前壁室性早搏：指室性异位起搏点的部位在心室的前壁。心电图表现为全部胸前导联的室早的 QRS 波群均以 S 波为主。其发生原理为位于心室前壁的异位起搏点所发出的激动，由前壁传向后壁，QRS 环的主要向量从前指向后，投影在所有胸前导联的负电段，故形成以 S 波为主的 QRS 波群。

（5）心尖部室性早搏：亦称"左室下部型早搏"。心尖部室性早搏的除极方向由左下指向右上，

QRS 环的主要向量指向右上，投影在 Ⅱ、Ⅲ、aVF 导联轴的负侧。心电图表现为早搏的形态，在 Ⅱ、Ⅲ、aVF 呈 QS 型或以 S 波为主的 QRS 波群。在 aVR 导联呈以 R 波为主的 QRS 波群（图 18-61）。

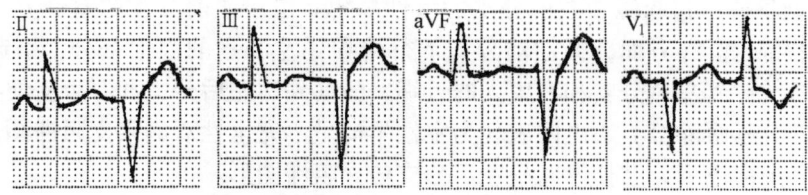

图 18-61　心尖部室性早搏

（6）心底部室性早搏：亦称"左室上部型早搏"。指起源于左心室上部或心底部的室性早搏。心底部室性早搏，其平均电轴方向多自上而下，故心电图表现为早搏的 QRS 波群在 Ⅱ、Ⅲ、aVF 导联以 R 波为主，在 aVR 导联中呈 QS 型或以 S 波为主。心底部室性早搏对心功能的影响较起自心尖部的室性早搏严重，故应特别注意防止早搏的数目突然增多，造成心排血量显著减少（图 18-62）。

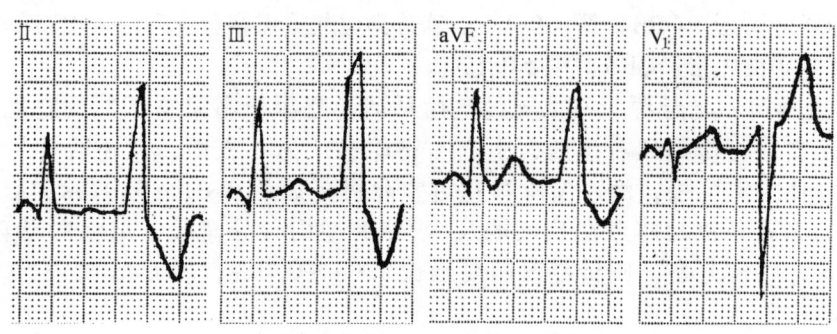

图 18-62　心底部室性早搏

（7）高位室间隔型早搏：指异位起搏点位于高位室间隔部的室性早搏。心电图主要有两种表现形式：①窦性心律并发高位室间隔型早搏：提前出现的 QRS 波群，其外形及时间与窦性 QRS-T 波大体相同。不同之处是 QRS 波群时间稍宽，时间≤0.11s，R 波的幅度较大，部分导联的早搏可有轻度 ST-T 改变。此系异位起搏点起源于室间隔的上部，位于房室束分叉附近，其激动仅通过一小段普通心肌后立即进入房室束，几乎同时进入左右束支，沿着心室传导系统从上而下地传导，与正常窦性激动传导途径相似，其产生的 QRS 波群也与窦性者大体相同。②窦性心律伴束支阻滞并发高位室间隔性早搏：窦性 QRS 波群呈束支阻滞图形，而室性早搏的 QRS 波群反呈正常化。这可能系异位起搏点位于束支传导阻滞部位之下，且距两侧束支的距离大致相等之故（图 18-63）。

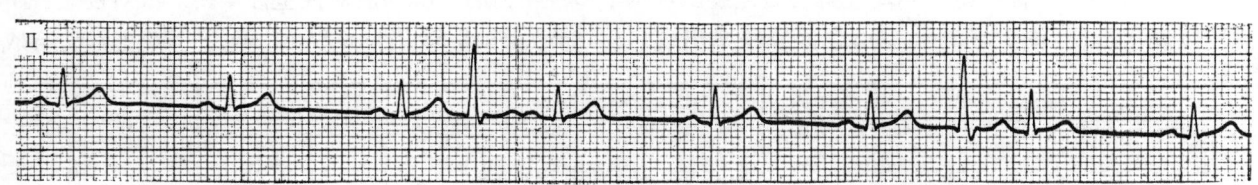

图 18-63　插入性高位室间隔型早搏伴交界区逆向隐匿性传导

（8）左束支型早搏：指起源于左束支的室性早搏。心电图表现为早搏呈不完全性右束支传导阻滞图形，QRS 波群时限 <0.11s，无明显电轴偏移。心电图产生原理：位于左束支的室性异位起搏点所发出的激动具有双向传导的特点。一方面循左束支下行传导到左心室肌，引起左心室除极。另一方面，逆行

传导到希氏束再沿右束支下传到右心室。由于左束支至右束支有一段距离，以及逆行传导的速度比下行传导为慢，激动从起搏点逆行传导到右束支，和以后下达右心室肌所费传导时间较为延长，结果便形成右束支传导阻滞图形。

（9）左前分支型早搏：指起源于左前分支的室性早搏。位于左前分支的室性异位起搏点所发出的激动具有双向传导的特点。一方面，循左前分支下行传导到左心室的前上部分，引起该部心室肌的除极。另一方面，逆行传导到左后分支和右束支的近端，激动到达左后分支和右束支便有延迟，致使右心室和左心室的后下部分延缓除极。心电图表现为室性早搏呈不完全性双侧束支阻滞图形中的一种，即心前导联呈右束支传导阻滞图形，肢体导联呈左后分支传导阻滞图形。

（10）左后分支型早搏：指起源于左后分支的室性早搏。心电图表现为早搏的 QRS-T 波的形态为右束支阻滞合并左前分支阻滞图形。心电图特征产生的原理：位于左后分支的室早异位起搏点所发出的激动同样具有双向传导的特点。一方面，循左后分支下行传导到左心室的后下部分，引起该部心室肌的除极；另一方面，逆行传导到左前分支和束支的近端，激动到达左前分支和右束支便有延迟，致使右心室和左心室前上部分延缓除极，结果便产生右束支传导阻滞合并左前分支传导阻滞。如起搏点位于分支近端，可逆传经左束支主干至希氏束，尔后传到右束支，这样左右室除极时差约 0.01～0.025s，形成不完全性右束支传导阻滞图形。QRS 时限 <0.11s；倘若异位起搏点在分支远端及/或逆向传导延缓，则形成完全性右束支传导阻滞图形，QRS 时限≥0.12s。

（11）右束支型早搏：指起源于右束支的室性早搏。起源于右束支近端的室性早搏所发出的激动，一方面循右束支下行传导到右室肌，引起右室除极。另一方面，又逆行传导到希氏束再沿左束支下传到左室，使左室除极，故左室除极比右室除极延迟约 0.01～0.025s，形成不完全性左束支传导阻滞图形。倘若异位起搏点在其远端及/或伴有逆向传导延缓，那么激动再经室间隔及/或左前分支或左后分支传向左室，则传导时间要延长 0.04～0.06s，使 QRS 时限≥0.12s，形成完全性左束支传导阻滞图形。

5. 其他类型室性早搏

（1）插入性室性早搏：一种常见的插入性早搏。指提前出现的宽大畸形 QRS-T 波插入一个窦性周期之中，而其后无代偿期。插入性室性早搏之后的窦性 PR 间期可正常或延长。如伴有干扰性 PR 间期延长者，则插入性室性早搏前后的两个窦性 RR 间期比一个基本窦律周期略长，延长部分恰好等于窦性 PR 间期延长了的部分。窦性心动过缓或舒张早期室性早搏容易表现为插入性。插入性室性早搏由于其后无代偿间期，故常对紧随其后的窦性激动产生干扰。若室性早搏出现较晚，下一个窦性心搏落入室早逆传所致的交界区相对不应期中，则下一个窦性 PR 间期延长。若在插入性室性早搏后，心室肌仍处于相对不应期时，紧随室早之后的窦性激动在心室肌内发生干扰，则可使窦性下传的 QRS 波群发生频率依赖性室内差异性传导（图18-64，图18-65）。

（2）成对性室性早搏：当窦性搏动后连续出现两个室性早搏时，称为成对性室性早搏。成对性室性早搏可以偶尔出现（图18-66），也可频繁或联律出现（图18-67，图18-55，图18-54）。若每一窦性搏动与成

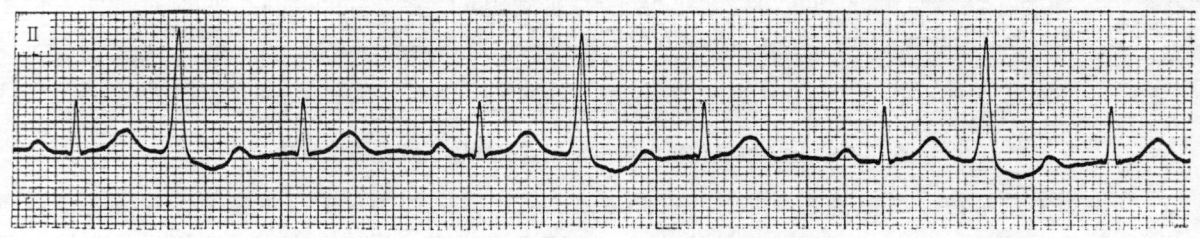

图18-64 插入性室性早搏

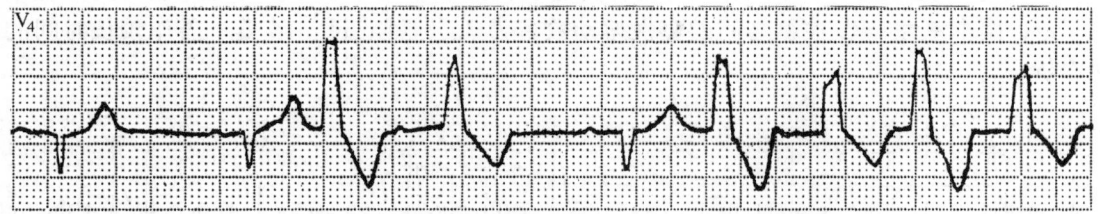

图 18-65 插入性室性早搏伴逆行性隐匿性传导及时相性室内差异性传导

对性室性早搏连续发生三次或三次以上，即称为真正的室早三联律。同理，每隔两个基本心搏出现成对性室性早搏所构成的联律也可称为室性早搏四联律。成对性室性早搏多见于病理性室性早搏。临床电生理研究表明，其发生机制多由心室内微折返所引起。国内黄大显等观察 55 例室速患者，单形性室速发作前，动态心电图上均有同源性室性早搏，特别是频发的成对室性早搏的出现，它往往预示着同源性室速即将出现。因此认为，成对性室性早搏是诱发室速的重要因素之一。它比早搏指数和提前指数来预测室速更敏感。成对性室性早搏须与插入性室性早搏伴其后窦性激动呈室内差异性传导相鉴别，后者是因为窦性激动传入心室时，心室尚处于相对不应期，使这次窦性激动的 QRS 波群发生改变，因而心电图上亦表现为连续出现两次宽大畸形的 QRS 波群，易误诊为成对性室性早搏。鉴别要点：成对性室性早搏之间无窦性 P 波，而插入性室性早搏第 2 个变形的 QRS 波群之前有窦性 P 波（常隐伏在前一 T 波之内），其 PR 间期正常或延长，在两个变形的 QRS 波群前后的窦性 PP 间隔，等于两个正常的窦性 PP 间期之和。

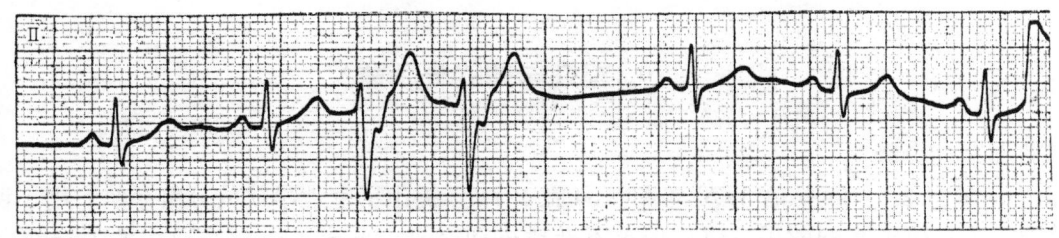

图 18-66 成对性室性早搏

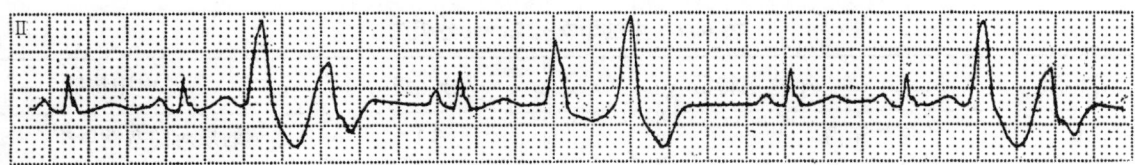

图 18-67 成对性室性早搏

（3）隐匿性室性早搏：当呈联律的室性早搏合并传出阻滞时，可使部分室性早搏未能显现，这种被掩盖的未能显现的室性早搏称为隐匿性室性早搏。隐匿性室性早搏由 Schamroth 和 Mariott 于 1963 年首次提出。当二联律或三联律伴有隐匿性室性早搏时，可出现下列特征性心电图改变：①隐匿性室性早搏二联律：当二联律伴有隐匿性室性早搏时，窦性搏动便代替了未能显现的室性早搏，故两个室性早搏之间的窦性搏动数目必然为奇数（即 $2n+1$），说明此时二联律并未中断，而是以隐匿的形式存在，此称为隐匿性室性早搏二联律。心电图表现为室性早搏的联律间期固定；两个室性 QRS 波群之间的窦性搏动数目为 1、3、5、7、9、11 等；心电图诊断需作连续较长的描记方能确立（图 18-68）。隐匿性室性早搏二联律实质上是一种持久的、连续的联律间期固定的室性二联律，并有间歇性的、不定比例的传出阻滞。②隐匿性室性早搏三联律：当三联律合并隐匿性室性早搏时，两个室性早搏之间的窦性搏动数目将呈

3n＋2，说明三联律是以隐匿的形式存在，此称为隐匿性室性早搏三联律。心电图表现为室性早搏的联律时间固定；两个室性 QRS 波群之间的窦性搏动数目为 2、5、8、11、14 等；需作较长时间的描记方能确立诊断。

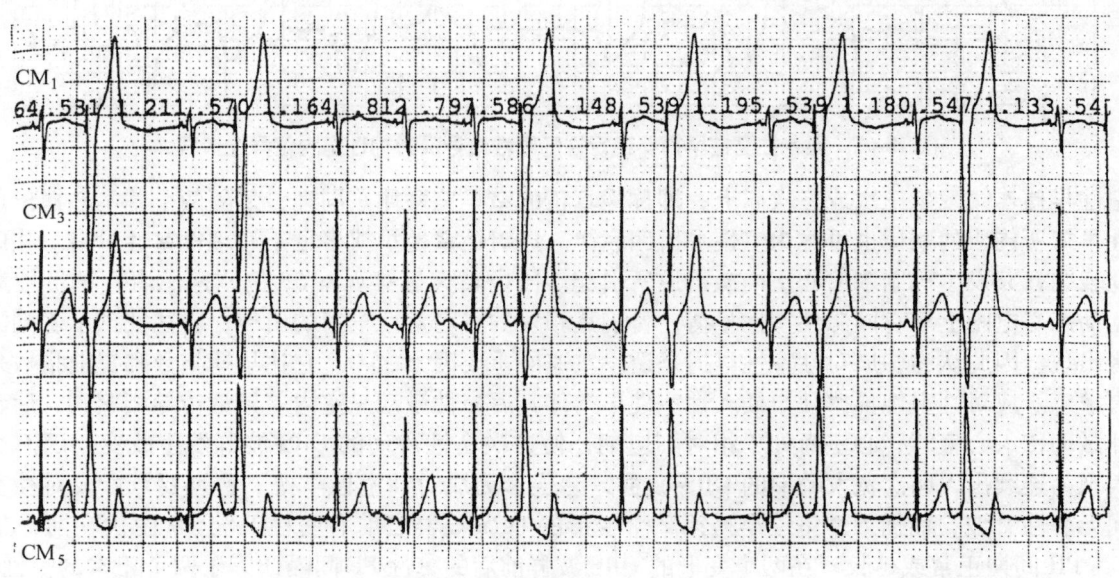

图 18-68　隐匿性室早二联律

四、室性早搏的临床意义

1. 室性早搏的分级

亦称"Lown 分级"。Lown 在 1970 年和 Wolf 在 1971 年提出了室性早搏的分级系统，用于评价室早的预后及确定抗心律失常的效果。以后经过不断改进和完善，形成了近年来通用的 Lown 分级系统。Lown 根据动态心电图观察的结果，将室早分为 6（0～5）级。Lown 认为室早级别越高猝死危险性越大（表 18-1）。

表 18-1　室性早搏的 Lown 分级法

分　级	心电图特征	分　级	心电图特征
0	无室性早搏	4A	连续的成对的室性早搏
1	偶发的、单个的室早，＜30 次/h	4B	≥3 次连续的室早
2	频发的，单个的室早，≥30 次/h	5	R-on-T（R-V/QT＜1.0）
3	频发，多形性室性早搏		

为了对抗心律失常治疗效果有较准确的定量判断，常依据动态心电图资料，对病人室早作出详细的 Lown 分级。如 0^3 1^4 2 3 4A 4B 5

表示：

0 级：在 3 小时期间呈 0 级；

1 级：在 4 小时期间呈 1 级；

2 级：在 6 小时期间呈 2 级，室早总数 760 个；

3级：在6小时期间呈3级，在每1小时内发生多形性室早的频率最多为3次。

4A：在4小时期间呈4A级，最大频率为每小时2次；

4B：在2小时期间呈4B，共有4次室速发作，每次最多为7次搏动；

5级：在1小时期间有R-on-T现象，共发生3次。

这种记录方法能较客观地定量估价治疗前后病人室早的情况，以此估价治疗的效果。近年来的研究资料表明，Lown分级的高级别室早不一定是病理性的，在一些健康人中也可出现，其危险性也有待于进一步确定。另外，从0～2级仅反映室早的数量关系，并没有体现室早的性质，而从3～5级仅反映性质的改变，又缺乏数量的改变，显然不够全面。Lown分级没有考虑到室早本身形态的特征，而室早的心电图形态可因心肌病变而引起改变。此外，Lown分级法的一个明显弱点为，没有考虑到其基础电生理这一关键性特征，因为由环行折返和异位自律性增强的室早，其预后可能不同。尽管存在争议，但Lown分级系统对急性心肌梗死室早危险性的估计仍具有一定的实用价值。

2. 室早指数

亦称"QR'/QT比值"。如室早的QRS波起点至居前的正常QRS波起点的时距（QR'即联律间期）小于正常QRS波的QT间期，则该比值小于1，此时室早有可能落在居前的T波上，出现R-on-T现象。Han认为室早指数为0.60～0.85时，室早落在易损期而诱发室颤的危险性最大。这种室早被认为是高危性或恶性室早。

3. 易损指数

判定室早性质和预后的指标。可通过如下计算公式：易损指数＝基础QT间期×前一心动周期（RR）/联律间期（RR'）。若易损指数为1.1～1.4，易促发室速，超过1.4者易促发室颤。由Han提出的这一指标，有助于QT间期延长时并发室速室颤的临床估计。

4. 伴有或不伴有心肌损害时室早的形态特征

犹如下传窦性搏动的QRST波能反映心室肌异常一样，室性早搏的形态也可因有心肌损害而发生进一步改变。室性早搏的QRS畸形可仅仅是由于该早搏起源于异位起搏点而发生除极异常所致，而伴随的ST段和T波异常也系继发于除极异常所致，不一定提示心肌病变。Schamroth提出"正常"无并发症的室早有下列特征：①QRS波群振幅大，常≥20mm（2mV）；②QRS波群较狭窄，时间通常不超过0.12s；③QRS波群光滑无切迹；④ST段和T波的方向与终末QRS波相反；⑤ST段立即稳步下降，仅成呈轻微的凸面向上，即ST段起始不呈水平状或无等电位期；⑥ST段与T波近支相融，两者不能分开；⑦T波双支不对称（图18-69A）。

室性早搏伴有心肌病变如冠状动脉机能不全、风湿性心脏病和高血压性心脏病时，畸形的QRS波群、ST段和T波可有进一步改变，这些改变称为原发性异常，因其不仅是继发于室早异位起搏点所致的除极异常，也能进一步证示基本心肌疾病。Schamroth认为有原发性心肌疾病者，室早的QRS波群可有下列异常表现：①QRS波群振幅减小，可低达10mm或更低；②QRS波群增宽，超过0.12s，可达0.18s；③QRS明显切迹，不规则；④ST段呈水平状，即有一起始的等电位"搁架"；⑤T波趋于尖锐对称；⑥T波的方向可与QRS波群的主波相同（图18-69B～E）。

室性早搏的形态也可受心肌梗死的影响，因而心肌梗死时并发的室性早搏和室性心动过速可提供诊断梗死过程的附加和补充资料。在利用室性早搏诊断心肌梗死时必须具备两个条件：①室性早搏的QRS波群必须是主波向上，不能以QS或rS型为依据。②须根据朝向心外膜面的导联才能作为诊断依据，而不能从趋向或面向心腔的导联，如不能根据aVR或V_1导联诊断心肌梗死。心肌梗死的改变可影响室性早搏的QRS波群、ST段和T波。心电图表现为：①主波向上的室性异位搏动之前有一起始的q波，不论q波的振幅如何，均可提示心肌梗死，室性异位搏动可呈qR、qRR'、qRs、QRs甚或QR型（图18-70）；②室性早搏的ST段抬高，ST段方向与早搏的QRS主波方向一致，ST段可呈弓背状或斜形抬高；

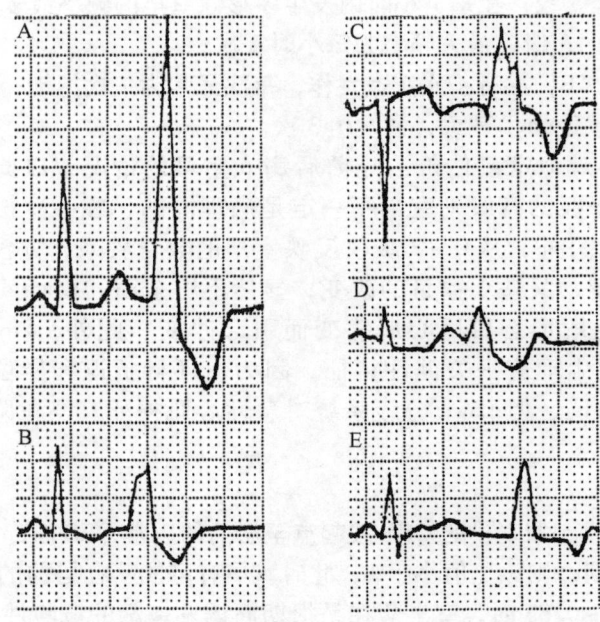

图 18-69　正常室早和有心肌病变时的室早的不同形态

③室性早搏的 T 波变尖、两支对称，可能是最早的或有时是惟一提示心肌梗死的征象，有这种改变时
ST 段不一定抬高，但趋于停留在基线上，亦即可见一等电位期。这种改变也可以是急性心肌缺血而无
心肌梗死的一种征象。

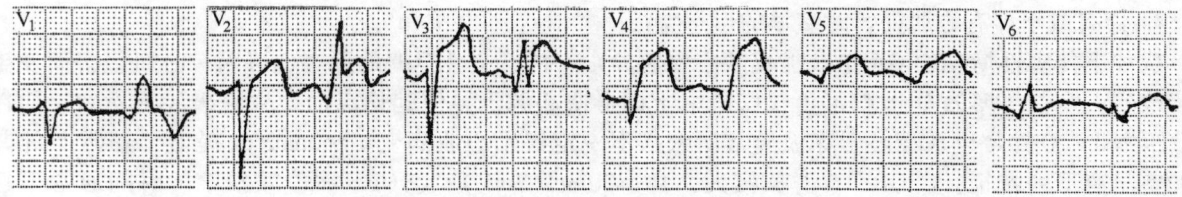

图 18-70　梗死性室性早搏

5. 功能性与器质性室早的鉴别

室早极为常见，可见与正常人、无器质性心脏病患者或有器质性心脏病的病人中，因此临床上需要
鉴别室早是功能性还是病理性。一般讲，对其性质的判断需结合临床表现作综合分析。从心电图角度，
下列各项因素有助于区分功能性和器质性室早：

（1）QRS 波群时间：室早的 QRS 波群时间取决于心室异位起搏点的位置。如起搏点接近浦肯野纤
维的末端，QRS 波群畸形最明显、时间最长。若心肌本身无病变，则不论心室异位起搏点在心室何处，
QRS 波群时间均不会超过 0.16s。更宽大的 QRS 波群常提示心肌严重受累，如弥漫性心室纤维化等，故
这样的室早是器质性的。如果室早 QRS 波群形态接近正常，呈窄形，提示起搏点在心室传导系统的高
位，如位于接近希氏束的分叉部，可在右束支或左束支及其分支的起始处。这种窄形室早多见于年轻人
和无器质性心脏病史者。

（2）QRS 波群形态：异位起搏点位于右室前壁（或室间隔前缘）和心底部的室早，多属功能性。前
者呈左束支传导阻滞图形，但 QRS 平均电轴右偏（+60°～+120°），其机制可能是心脏收缩牵拉前乳头
肌；后者自 V$_1$ 至 V$_6$ 导联均呈高大而直立的 R 波，类似于预激综合征。

（3）QRS 波群形态结合 ST-T 改变：这是由 Schamroth 提出的鉴别功能性和器质性室早的方法，并认

为室早的心电图形态反映了心肌状况(表18-2)。

表18-2 Schamroth功能性和器质性室早比较法

心电图特点	功能性室早	器质性室早
QRS振幅	≥20mm	<10mm
QRS时间	<0.14s	>0.14s
粗钝切迹	无	常见
ST段等电位线	ST段起始部无等电位线	有
T波	不对称，与QRS反向	对称、高尖、与QRS同向

(4) 进行运动负荷试验时，一般认为休息时有室早，运动时消失者多属功能性；运动时出现且为频发，则器质性的可能性大。但运动后室早减少不能除外器质性病变的存在，因为超速抑制可使任何原因的室早减少。此外，自主神经的刺激也影响心室率，可以增加或减少室早的发生。

(5) 其他：单纯根据室早的频度，不能肯定为功能性或器质性。但若室早为连发，如呈二联律、三联律、甚至间断呈现短阵室速，多较为严重；同样，如室早呈多源性或多形性，及合并有房性或交界性早搏，可能反映心室或传导系统有广泛损害，亦是器质性室早的征象。

6. 对室早的评价和预后的评估

室早的临床意义在很大程度上取决于基础心脏的类型和严重程度。由于室早十分常见，单用上述方法判定，有其局限性，大多数学者主张从多个方面进行综合判断。病人如无器质性心脏病，室早不影响其健康和寿命，不必进行药物治疗。但病人如有相应的临床症状时，应作运动试验和长时间的心电图记录，而在急性心肌梗死、心肌病、心肌炎、风心病、高血压心脏病及各种原因造成的心衰等导致的室早，都会引起严重后果。因此对室早的评价和预后的估评，首先应查清引起室早的原因，结合临床症状、体征及辅助检查结果，综合进行判断，才能正确地对室早进行评价和预后的估评。

参考文献

1. 黄宛主编. 临床心电图学. 第5版. 北京：人民卫生出版社，1998，265-297
2. 马向荣编著. 临床心电图学词典. 第2版. 北京：军事医学科学出版社，1998，434-435
3. 苏静怡，李澈，苏哲坦主编. 心脏：从基础到临床. 北京医科大学. 中国协和医科大学联合出版社，1999，280-281
4. 郑道生，鲍含诚. 谭允西主编. 心律失常与临床心脏电生理学. 青岛出版社，1989，230-239、270-282
5. 卢喜烈编著. 现代心电图诊断大全. 北京：科学技术文献出版社，1996，445-455
6. 黄大显主编. 现代心电图学. 北京：人民军医出版社，1998，347-386
7. Dorkin J R. Sinus premature systoles. Am J cardiol，1962，9. 804
8. 程树槃、林琦等编著. 心律失常的心电图与电生理. 重庆：四川科技出版社，1979，196-289

第 19 章　逸搏与逸搏心律

Escape Beat and Escape Rhythms

马　向　荣

内 容 提 要

异位起搏点以其固有频率发放的 1~2 个心搏称为逸搏，连续发生 3 个或 3 个以上的逸搏称为逸搏心律。逸搏与逸搏心律是一种被动性异位心搏及异位心律，其自律性强度属 2 级，都是继发于窦房结或高位（高频）起搏点的停搏、传出阻滞、下行性阻滞（例如二度或三度房室阻滞）或心动过缓。由于频率抑制的解除，其他自律性较低，频率较慢的潜在起搏点的激动得以成熟而发放为有效激动，而形成逸搏与逸搏心律。按异位起搏点起源的不同，逸搏与逸搏心律可分为房性、交界性及室性三类。

过缓的逸搏或过缓的逸搏心律也是一种被动性的异位心搏或异位心律，其自律性强度属 1 级，此时低位起搏点发放激动的频率慢于其固有的频率，反映逸搏起搏点的自律性强度降低。过缓的逸搏与过缓的逸搏心律在循环功能障碍的表现，较一般逸搏心律严重，这是由于心率过于缓慢而引起心排血量明显下降的缘故。过缓的逸搏心律的病人，较逸搏心律者更易发展为停搏而发生阿斯综合征，甚至死亡。诊断过缓的逸搏心律时，应重点明确其原发的心律失常的情况。

概 述

一、定 义

1. 被动性异位心律

当窦房结不能发出激动，或是自窦房结发出的激动因传导障碍而受阻不能下传时，异位起搏点的激动则由于窦性起搏点频率抑制作用的解除而得以成熟，并按其固有频率被迫发出激动，以免心脏停止搏动，这种控制心房、心室或整个心脏活动的异位心律或搏动称为被动性异位心律（或搏动）。

被动性异位心律是异位性心律的一种。除窦房结以外的低位起搏点都可在上述条件下形成被动性异位心律。逸搏与逸搏心律以及过缓的逸搏与过缓的逸搏心律是被动性异位心律的主要表现形式。本身是一种生理性代偿机制，使机体不受过久停搏造成的危害，但它属继发性心律失常，故在诊断时不能满足于单纯逸搏或逸搏心律的诊断，还需确定原发性心律失常的性质。

2. 逸搏与逸搏心律

当窦房结或其他高位起搏点的自律性降低或丧失（如窦性停搏或窦性心动过缓）或阻滞（窦房阻滞或房室阻滞）时，异位起搏点的激动则由于窦性起搏点或其他高位起搏点频率抑制作用的解除而得以成熟，并按其固有频率被动地发出有效激动，如仅发生 1~2 次者称为逸搏，如逸搏不受主导心律的干扰而连续发生 3 次或 3 次以上时称为逸搏心律。

二、发 生 机 制

心脏四大类起搏点（窦房结、心房、交界区和心室）本身都有固有周期。其中窦房结的自律性最高。在没有保护机制的作用下，通过其频率抑制作用使窦房结占据优势地位，而形成单一的窦性心律。单一心律的本质是频率抑制现象，即高频起搏点的激动侵入低频起搏点，而抑制了低频率激动的形成，使其激动始终不能聚集成熟而发放，故低频率起搏点成为无效起搏点。换言之，正常时的窦性心律实际上是高频起搏点窦房结对频率较低的异位起搏点，实施了一系列的节律重整来实现的。当窦房结或其他高频起搏点的激动未能达低频起搏点时，由于频率抑制作用的解除，其他自律性较低、频率较慢起搏点的潜在激动，得以成熟而发放为有效激动，形成逸搏或逸搏心律。逸搏两字有低位（低频）激动摆脱高位（高频）激动的频率抑制影响而逃逸出来形成搏动的含义，同时也说明了逸搏和逸搏心律是被释放出来的激动，即有被动性的特点。

三、分　　类

按异位起搏点的起源的不同，逸搏和逸搏心律可分为三类，即分为房性、交界性和室性。其中交界性最常见，其次是室性，而房性最少见。近年来，有人又提出了窦性逸搏与逸搏心律，但属罕见。

四、逸搏或逸搏心律的特点

1. 固定的逸搏前间歇

凡起源于同一起搏点的逸搏，即使是散在性的，其逸搏前间歇（也称逸搏周期）多是固定的，其差距不超过0.08s。这一特点有助于发现散在逸搏，特别是在复杂心律失常中。

2. 延迟出现

逸搏前间歇都长于一个窦性周期或基本心律的周期，逸搏心律的频率也都是缓慢的，一般多在25~60bpm。这表明逸搏或逸搏心律时，异位起搏点的自律性并不增高，是以其固有频率发放激动的。

3. 节律通常规则

逸搏起搏点的自律性可能因受自主神经影响相对较少，故常比窦房结的自律性更为稳定，表现为节律常规则。有时，特别是在开始建立逸搏心律时，最初的几个逸搏周期往往比较长，即频率是缓慢的，然后周期逐次缩短，最后达到固定的逸搏周期。此一现象表明当被动性异位起搏点从窦房结或其他高位起搏点的频率抑制下释放出来时，其固有的自律性逐渐恢复而后达到稳定，即所谓起步现象。有时逸搏心律也可有心律不齐，这在室性比交界性多见。

4. 缺乏传入阻滞

在逸搏和逸搏心律中，缓慢的异位激动之所以出现，并非异位起搏点有传入阻滞，而是异位起搏点不再受到窦房结或其他高位起搏点的频率抑制。因此，一旦窦房结或其他高位起搏点又能发放激动或激动又可下传时，则逸搏心律可立即消失。逸搏起搏点一旦有传入阻滞，便出现并行心律，此时逸搏却以过早搏动的姿态出现。

5. 逸搏心律持续的时间

逸搏心律持续的时间可长可短，关键在于窦性激动是否能再次达到，例如窦性起搏点发生激动的频率再次增快并超过逸搏性起搏点时，或引起阻滞的障碍消失，都可使逸搏心律消失而窦性心律重现。若窦性起特点的异常是永久性的，例如在完全性房室阻滞中，则次级起搏点（它们可能在阻滞部位下方的房室结或心室内）将持续不断地发出激动而形成持续的逸搏心律。若窦性激动的异常是暂时性的，例如暂时性的窦性心动过缓，则只出现1个或2个逸搏或只出现短暂的逸搏心律。有时窦性心律和逸搏心律的速率相等，若同时存在窦性心律不齐，则心电图上窦性心律和逸搏心律将交互出现，通常是当窦性心律的速率比逸搏心律低时逸搏即出现。

6. 游走性起搏点的概念

游走性起搏点是一种多源性逸搏心律，是指逸搏性起搏点的不同部位轮流发出激动所形成的心律。这种心律失常与逸搏心律一样，具有重要的逸搏机制，当发生窦性心动过缓时即可出现，其特征为延迟出现的多源性心搏。游走性起搏点这一名词不能混同于多源性房性过早搏动或多源性房性心动过速，因为前者系延迟出现，后者是提前发生，两者有本质上的不同。

五、临 床 意 义

　　逸搏与逸搏心律可使机体不受心搏停止过久所造成的危害，故具有生理性保护作用。鉴于逸搏与逸搏心律都是继发的，在诊断时不能满足于单纯作出逸搏的诊断，必须根据具体的心电图改变寻找发生逸搏的原因。通常逸搏点的位置越低，频率越慢、持续时间越久，造成的血流动力学影响越严重，应积极纠治。此外，逸搏的出现常使心电图改变复杂化，有时甚至较难识别。

房性逸搏与房性逸搏心律

一、房 性 逸 搏

1. 定义

　　当窦房结激动的形成或传导发生障碍时，心房中的异位起搏点将从正常的频率抑制效应中解脱出来，以其固有频率产生舒张期自动除极，该激动仍经正常的房室传导系统下传至心室，这种逸搏称为房性逸搏(图 19-1)。

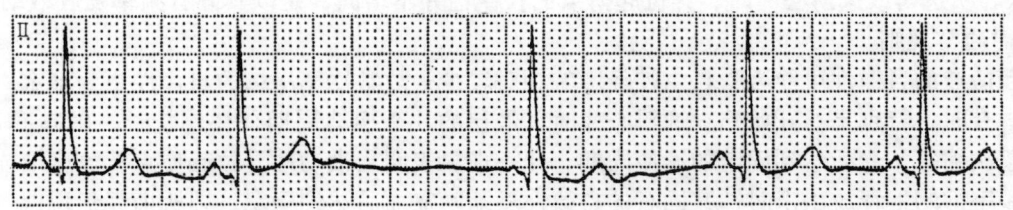

图 19-1　房性逸搏

2. 心电图特征

　　(1) 在一个较窦性周期为长的间歇(窦性心动过缓、窦房阻滞或窦性静止之后的较长间歇)之后出现一个房性 P′波；

　　(2) 此房性 P′波的形态特点视房性异位起搏点部位而异，但与同导联的窦性 P 波不同，频率在 50 ~ 60bpm 之间；

　　(3) 每个房性 P′波之后多继以室上性 QRS 波群，P′R 间期在 0.12 ~ 0.20s 之间。

3. 发生机制

　　窦性心动过缓、窦性停搏或窦房阻滞之所以伴有房性逸搏，是因为房性起搏点的潜在激动只有在摆脱了窦房结激动的频率抑制之后，才能变为有效激动而发生房性逸搏。窦房结频率抑制解除的主要原因包括：

　　(1) 窦性激动的形成受到抑制：最常见的是窦性心动过缓，此时窦性周期等于或超过心房周期，因而房性异位起搏点成为控制整个心脏的主导起搏点。窦性心动过缓时常合并有窦性心律不齐，因而在窦性心律不齐的慢相会出现房性逸搏，当出现窦性心律不齐的快相时，窦房结将再次控制心脏的搏动。

　　(2) 窦性激动的传导受到抑制：在窦房阻滞的病例，窦性激动在窦房连接区受到阻断而无法激动心房，房性异位起搏点能有机会成熟而成为主导起搏点，形成房性逸搏或房性逸搏心律，直到来自窦性或其他起搏点的激动再次激动心房为止。

二、房性逸搏心律

1. 定义

当窦性停搏时间较长，房性逸搏连续出现 3 次以上者，称为房性逸搏心律（图 19-2）。

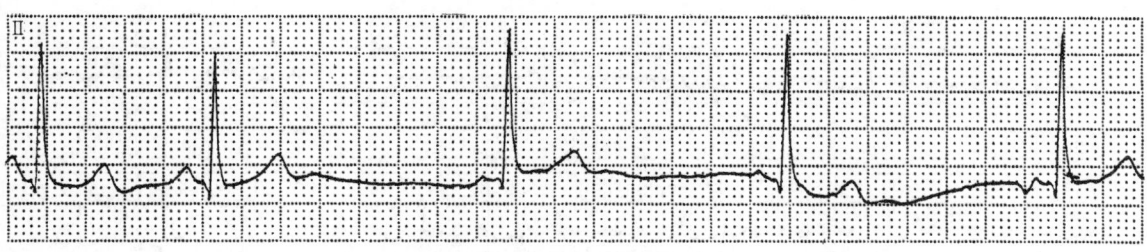

图 19-2　房性逸搏心律

2. 心电图特征

（1）窦性 P 波消失，连续 3 次或 3 次以上的房性 P′波，其特征与房性逸搏相同；

（2）心房率与心室率相同，缓慢而规则，伴有房性心律不齐者例外；

（3）PP′时间与逸搏前间歇相同，频率为 50～60bpm；

（4）P′波常呈多源性；

（5）一般房室传导（P′R 间期）与室内传导（QRS 波群）和窦性激动相同。

3. 心电图特征的解释

（1）房性 P′波的形态异常：由于房性逸搏的激动不是由窦房结发生，而是源自异位房性起搏点，心房除极的程序与窦性者不同，故可出现畸形的房性 P′波。房性逸搏心律的异位房性起搏点一般是单源性的，也可以是多源性的，即有多个房性逸搏的起搏点，因而同一导联会出现不同形态的房性 P′且房性节律也不匀齐，此称为心房内游走心律。如果房性 P′波呈逆行性，则 P′R 间期必须 >0.12s，反映该起搏点在心房下部（图 19-3）。

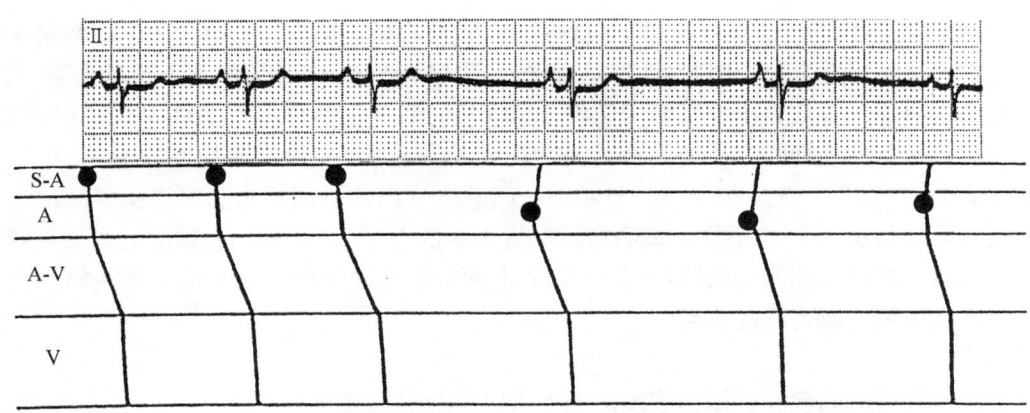

图 19-3　心房内游走心律

（2）房性节律缓慢而规则：房性逸搏通常是在一个长间歇之后出现，且逸搏周期相等，因此房性逸搏心律缓慢而节律匀齐，其频率为 50～60bpm。逸搏周期开始建立时，通常前几个逸搏周期较长，然后逐渐缩短，直到建立一个稳定的逸搏周期长度。

（3）房性逸搏心律的传导情况：①正常的心房内、交界区和心室内传导。逸搏心律是一种迟发的异位心律，此时传导组织早已恢复，因而房性逸搏心律的传导与正常的窦性心律的传导相似，甚至更好，不会出现时相性室内差异性传导。②出现干扰现象。由于房性逸搏心律的激动延迟出现，容易和缓慢的窦性激动或其他逸搏在心房内或交界区内发生干扰而产生房性融合波或房室脱节。极少数情况下，房性逸搏可与交界性或室性逸搏同时出现，此时房性 P′波与交界性或室性逸搏心律的 QRS 波群没有关系，两个起搏点发生了干扰性脱节(图 19-4)。

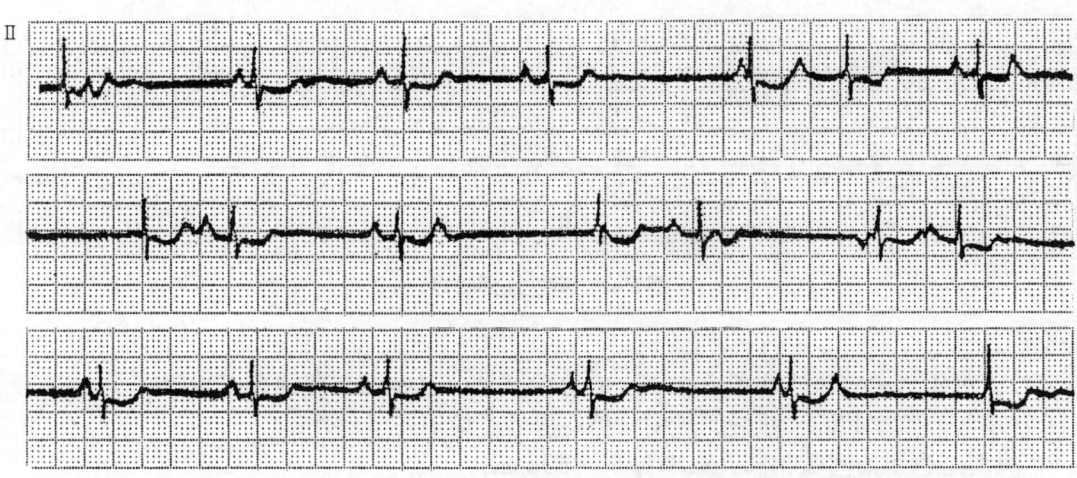

图 19-4　窦性心动过缓、多源性房性逸搏与交界性逸搏共存，房性早搏，二联律法则

图 19-2 中前 2 个 P 波为窦性 P 波，其频率为 72bpm，PR 间期 0.16s，为窦性心律。以后未见窦性 P波，可能系短暂性的原发性窦性停搏。第 3～5 个 P 波与窦性 P 波不同，为房性 P′波，其频率为 42bpm，房性 P′波后继以室上性 QRS 波群，P′R 间期 0.14s，为房性逸搏心律。

如图 19-3 所示，开始的 3 个 PQRST 为窦性心搏，频率为 70bpm，PR 间期 0.18s。第 3 个窦性心搏后发生了窦性心动过缓，因而连续 3 个房性逸搏得以出现，但 P′波的电压、形态与时间均不同，P′R 间期 >0.12s，PP′时间大致在房性逸搏心律的范围内，P′P′时间差别 >0.12s，伴有房性心律不齐。此种心电图表现为心房内游走心律。

图 19-4 为Ⅱ导联连续记录。该图有以下表现：(1)窦性心律：第一条心电图中的 3 和第 4 个 PQRST及第三条心电图第 2 和第 3 个 PQRST，PP 间期 0.96s，速率为 62bpm。(2)窦性心搏后出现一长的间歇，表示不是窦性心动过缓加重就是出现了窦房阻滞。(3)长的间歇之后可见与窦性 P 波不同的房性逸搏，与几乎同时出现的交界性逸搏共存，但两者无关，表示两个起搏点发生了干扰性脱节。(4)第二条心电图中的倒数第 2 个 PQRST 中的 P′波倒置，且在一长间歇之后出现，表示为起源于交界区或心房下部的房性逸搏，这与直立的房性 P′波不同，说明房性逸搏为多源性。(5)在长的间歇之后尚可见频发的下传与未下传的房性过早搏动，此为二联律法则。(6)心电图中出现频发的多源性的房性逸搏和交界性逸搏并存，表示存在着所谓的游走性起搏点。

4. 发生机制

其发生系窦性停搏时间较长，因而连续出现 3 次以上的房性逸搏。

5. 鉴别诊断

(1) 心房内游走心律与窦房结内游走心律的鉴别：心房内游走心律是多个房性异位起搏点自律性不稳定而使其轮流发出激动，其发生原因是窦房结自律性降低，房性异位起搏点自律性轻度增高。心房内游走心律的特征是右、左房上、下部轮流发放有效激动而控制心房、心室的电活动，其有效激动所产生的房 P′的方向、形态、电压、时间以及 P′R 间期便有所不同。不同自律性的起搏点产生不同的 PP′间期和房性心律。而窦房结内游走心律时，一般 P 波方向不会在游走过程中呈相反方向改变(Ⅰ、aVL 导联除外）。而心房内游走心律的激动从心房上、中部游走至心房下部时，Ⅱ、Ⅲ、aVF 导联的 P′可由原来直立转为倒置，aVR 导联可由倒置转为直立。当右心房起搏点停止发放有效激动而改由左心房起搏点发出有效激动时，V₅、V₆ 导联的 P′波可由直立转为倒置。

（2）窦房结至交界区之间的游走心律与心房内游走心律的鉴别：窦房结至交界区之间的游走心律时，一般逆行 P′波或在室上性 QRS 波群之后，或不出现逆行 P′波，或虽逆行 P′波在室上性 QRS 波群之前，但 P′R 间期 <0.12s。而在心房内游走心律中，逆 P′必须在室上性 QRS 波群之前，且 PR 间期 >0.12s。

（3）心房内游走心律与窦性心律不齐的鉴别：窦性心律不齐不具有房性逸搏心律的特征，但它可使窦性 P 波的形态出现轻微的变化。这是因为呼吸运动常可影响膈肌位置而改变额面 P 波电轴，以至产生 P 波形态变异。如深吸气时横膈下降，P 波电轴可增加而达 +90°左右，而使 aVL 的 P 波转为倒置；反之，呼气末可因横膈上升，额面 P 波电轴可减至 0°左右，使Ⅱ导联 P 波倒置。

6. 临床意义

房性逸搏心律是最少见的逸搏心律。这是因为房性起搏点的自律性虽然仅稍低于窦房结，但房性起搏点很少在窦性停搏时发挥其频率优势控制现象，因而很少出现房性逸搏心律。其原因不明，推测可能是引起窦性停搏的病变也同时波及了房性异位起搏点的缘故。

交界性逸搏与交界性逸搏心律

一、交界性逸搏

1. 定义

当窦性停搏、窦性心动过缓及不齐、窦房阻滞、不完全性房室阻滞及过早搏动后的代偿间歇等使心室搏动发生过长的间歇时，交界性起搏点便逃脱窦房结的控制而发出 1~2 次异位搏动，称为交界性逸搏（图 19-5，图 19-6）。

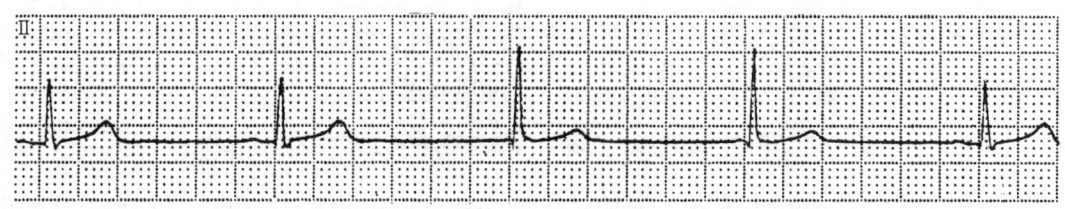

图 19-5　窦性心动过缓伴交界性逸搏

2. 心电图特征

（1）在一个较长间歇后延迟出现的 QRS 波群；

（2）QRS 波群形态与窦性下传者相同，偶可伴非时相性室内差异性传导而略呈畸形；

（3）QRS 波群前后可见逆行 P′波，P′R 间期 <0.12s，RP′间期 <0.20s，或 QRS 波群前后均不见逆行 P′波；

（4）交界性逸搏前偶尔可出现窦性 P 波，但 PR 间期 <0.10s，说明两者无关，此系交界性逸搏与窦性激动发生了房室干扰所致。

图 19-5 中前 2 个 PQRST 为窦性心搏，频率 50bpm，为明显的窦性心动过缓。第 3 及第 4 个 QRST 均延迟出现，QRS 波群为室上性，频率为 48bpm，为交界性逸搏。第 4 个 QRS 波群前可见一窦性 P 波，但

PR<0.10s，与 QRS 波群无关。

图 19-6 示窦性心律，第 4 个室上性 QRS 波群为交界性过早搏动，第 5 个室上性 QRS 波群延迟出现，其前有一窦性 P 波，但 PR<0.10s，说明两者无关，此 QRS 波群为交界性逸搏。

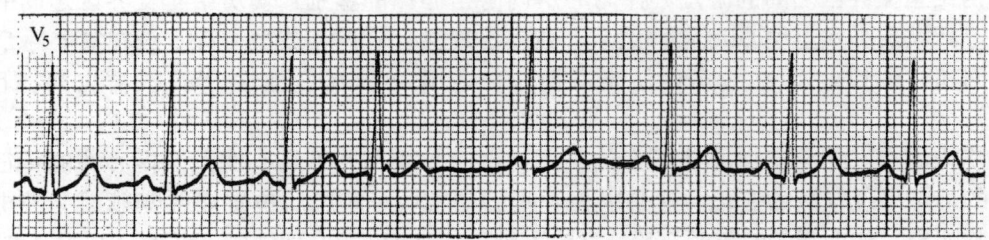

图 19-6 交界性逸搏

3. 心电图特征的解释

（1）正常时交界区的自律性较窦房结的自律性低，即其频率慢于窦性心律，故逸搏前 RR 间期必然较一个窦性 RR 时间为长。

（2）从交界区发出的激动其传导途径与窦性相同，呈室上性 QRS 波群。

（3）逆行 P′波的产生是交界区激动逆行激动心房引起心房除极的结果，P′波倒置。

（4）交界性逸搏如继发于窦性停搏，则无窦性 P 波出现。

4. 发生机制

正常时交界性起搏点的频率为 40～60bpm，比窦性频率为慢，因而受到窦房结的频率抑制而不能发放激动。只有当窦房结的激动无法到达交界区起搏点时，交界性激动才能以逸搏的形式表现出来。窦房结之所以无法到达交界性起搏点的原因如下：

（1）窦房结的抑制：最常见的原因是窦性心动过缓，此时窦性周期拉长，接近或超过次要的房室交界性起搏点的逸搏周期，因此交界性起搏点变成速率较快的起搏点而控制心脏搏动（图 19-7）。窦性心动过缓时常合并有窦性心律不齐，因而交界逸搏或心律仅在窦性心律不齐的慢相出现，而在窦性心律不齐的快相窦性起搏点将会再次控制心脏。这是二个速率相近的起搏点互相竞争的现象。

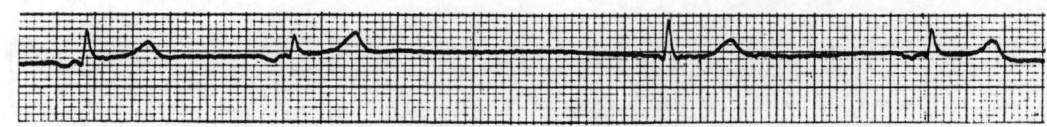

图 19-7 窦性心动过缓，二度 II 型窦房阻滞伴过缓的交界性逸搏

（2）窦房阻滞：指窦性激动在传入心房时在窦房连接区发生的间歇性阻滞，使单个的窦性激动不能传入心房，因而在规则的 PP 间期中突然出现一个无 PQRST 的长间歇，该长间歇将使窦房结激动无法到达交界性起搏点，因而产生交界性逸搏（图 19-8）。

（3）房室阻滞：当窦性或其他室上性激动在交界区内发生阻滞时，则在交界区内位于阻滞带远端的次要起搏点就会以交界性逸搏心律出现，这种逸搏心律可能会持续相当长的时间。但是在二度房室阻滞中，逸搏只能出现在室上性激动之后不继以 QRS 波群时；只要窦性激动能传导过去，逸搏就不会出现。若房室阻滞是完全性且永久性的，交界性逸搏心律就会永久存在，因为窦性激动永远无法到达逸搏起搏点（图 19-9）。

图 19-9 示 P 波消失，代之以不规则的 f 波，表示心房颤动。心室率缓慢且节律规则，表示节律不规则的心房颤动发生了完全性房室阻滞。QRS 波群为室上性，频率为 43bpm，为交界性逸搏心律。

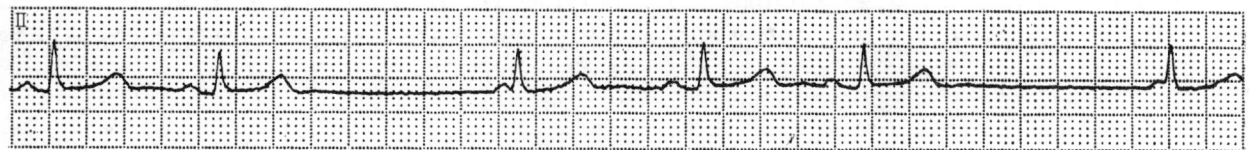

图 19-8　二度 Ⅱ 型窦房阻滞伴 2:1 传出阻滞和过缓的交界性逸搏

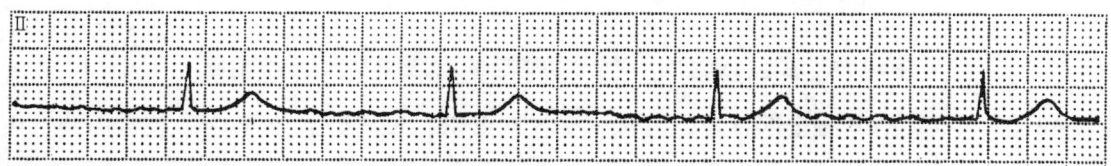

图 19-9　心房颤动，完全性房室阻滞，交界性逸搏心律

（4）过早搏动：窦性起搏点可能会被房性或室性过早搏动所激发，而使得窦性周期重组而拉长，从而使交界性起搏点有机会出现交界性逸搏心律（图 19-6）。

5. 临床意义

交界性逸搏是一种常见的被动性异位搏动，是防止心室长时间停搏的一种保护机制。偶发性交界性逸搏对患者无重大影响。交界逸搏的预后取决于形成逸搏的原因。例如二、三度房室阻滞中逸搏的预后较窦性心动过缓中的逸搏严重。

二、交界性逸搏心律

1. 定义

当交界性逸搏连续出现 3 次或 3 次以上时，即称为交界性逸搏心律。

2. 心电图特征

（1）窦性 P 波消失（图 19-10），或虽有窦性 P 波，但有高度或完全性房室阻滞（图 19-11），出现 3 次或 3 次以上的 QRST，其特点与交界性逸搏相同。

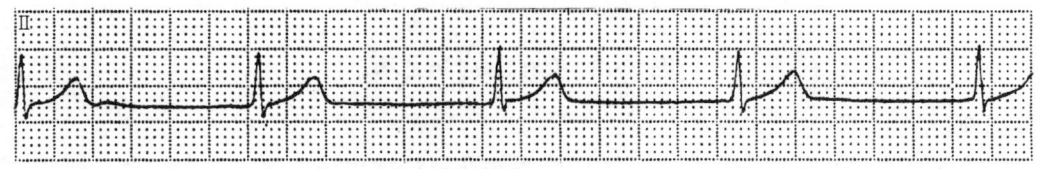

图 19-10　交界性逸搏心律

（2）心室率缓慢节律匀齐，频率在 40～60bpm，RR 时间与逸搏前间歇相同。若有两种不同的逸搏频率则应考虑为交界区内游走心律（图 19-12）。

3. 心电图特征的解释

（1）交界性逸搏心律是属被动性异位激动，其频率较正常窦性频率慢，故逸搏前 RR 时间必然较一个窦性 RR 时间为长。

（2）从交界区发生的激动在心脏传导系统的传导途径与窦性时相同，故呈室上性 QRST。

（3）交界性逸搏如继发于窦性停搏，窦性 P 波可消失。

图 19-10 示窦性 P 波消失，出现一系列的室上性 QRS 波群，心室率为 54bpm，为交界性逸搏心律。本例交界性逸搏心律之所以发生，可能系继发于持久性原发性窦性停搏之故。

图 19-11 示窦性 P 波，速率为 100bpm，为窦性心动过速。图中 P 波与缓慢速率的室上性 QRS 波群无关，此系完全性房室阻滞。QRS 波群呈室上性，速率为 32～34bpm，为过缓的交界性逸搏心律。

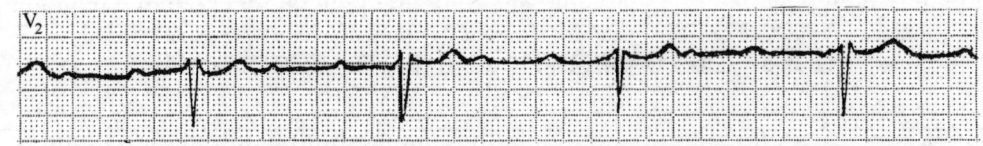

图 19-11　窦性心动过速，完全性房室阻滞，过缓的交界性逸搏心律

图 19-12 示 V_1 导联的 P 波全部倒置，考虑为交界性 P′波。P′波分别位于 QRS 波群的前、中、后，RR 间期不匀齐，频率在 50bpm，为交界区上、中、下部之间的游走性心律。即起搏点在交界区内游走不定。起搏点在交界区上部，P′波位于 QRS 波群之前，P′R 间期缩短，游走至中部时，P′波重叠在 QRS 波群之中，游走至交界区下部时，P′波位于 QRS 波群之后，上述解释是发生在交界区前向及逆向传导速度相同时才能出现的现象。若每搏中前向及逆向传导的速度不同时，确定起搏点的位置将复杂化。R_4 前后不见 P′波，梯形图示 P′波位于 QRS 波群之中，但也不能除外 R_4 的激动受阻于交界区上部而未能进入心房。R_7 之后相关的 P 波倒置较浅，可能系房性融洽波。V_1 导联长时间不见窦性 P 波有两种可能，一是因窦性频率较慢而受到抑制，二是窦房结停搏，此均说明窦房结功能低下。本例患者为风湿性心肌炎，提示窦房结受到了一定程度的损害。

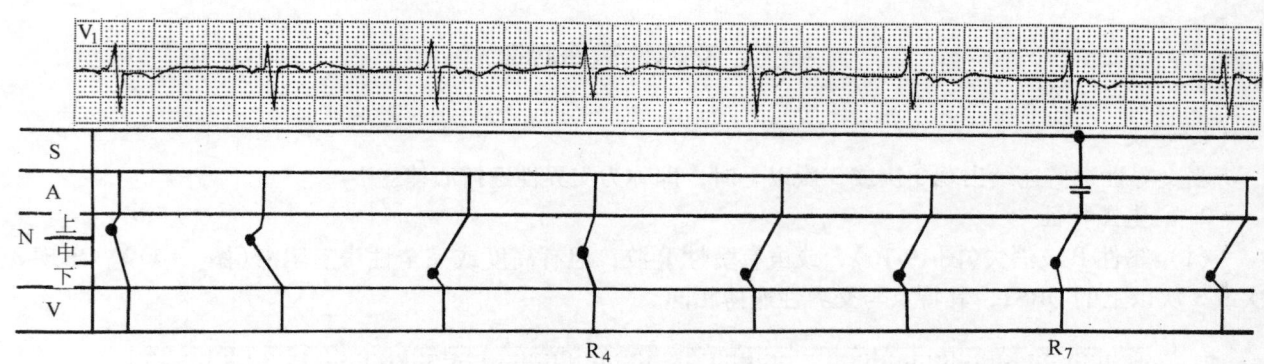

图 19-12　交界区内游走心律

4. 发生机制

如窦性停搏的时间较长或成为永久性，因而交界性逸搏连续出现 3 次或 3 次以上，即成为交界性逸搏心律。

5. 鉴别诊断

交界性逸搏与心律的 QRS 波群应为室上性而与基本心律的 QRS 波群相同。但是当合并有时相性室内差异性传导或合并预激综合征及左或右束支阻滞时，QRS 波群可增宽和畸形，其形态甚似室性逸搏与心律。此外，交界性逸搏的 QRS 波群可紧接于窦性 P 波之后出现（图 19-8），此时容易误诊为窦性搏动，但仔细测量 PR 间期就会发现较窦性 PR 间期短。

6. 临床意义

交界性逸搏心律是一种继发的现象，而不是原发性心律失常，因此交界性逸搏心律的临床意义取决于发病原因。短暂的发作大多无重要性，而持久的交界性逸搏心律则是病理现象，多表示窦房结功能衰竭。此外，迷走神经张力增高，冠心病、心肌病、风湿性心肌炎、麻醉或洋地黄中毒引起的完全性房室阻滞等，亦可引起交界性逸搏心律。

三、逸搏夺获性心律

1. 定义

逸搏性 QRS 波群之后接踵出现一个窦性激动，该激动在引发一个窦性 P 波之后，又下传至心室引发一个 QRS 波群，心电图表现为 QRS-P-QRS 序列，在窦性搏动与逸搏的关系中，窦性搏动好似"提前的"出现，故称为"逸搏夺获性心律"。如果逸搏夺获性心律连续发生，则称为"逸搏-夺获二联律"（图 19-13）。

2. 心电图特征

（1）两个交界性逸搏中夹有一个窦性 P 波。

（2）PR 间期 >0.12s。

（3）PP 间隔与窦性周期相符，窦 P 并不提前出现。

（4）RR 间隔可因窦性心律不齐而有所改变。

3. 发生机制

（1）引起逸搏-夺获二联律的常见原因有高度房室阻滞或窦房阻滞、3：2 房室阻滞或 3：2 窦房阻滞，以及未下传的房性过早搏动等。

（2）上述情况在一个交界性逸搏之后，恰好窦性激动又下传至心房产生正常的窦性 P 波。当此窦性 P 波激动到达交界区及心室时，均已脱离了有效不应期，因而又能产生一个 QRS 波群。

4. 鉴别诊断

（1）逸搏夺获二联律中两个 QRS 波群之间的 P 波为窦性而非逆行性 P′波，而且自整份心电图上一系列的 PP 间隔的测量上，PP 间隔保持窦性激动的间距。

（2）在反复搏动中，两个 QRS 波群中间的 P′波是逆行性的，该逆行性 P′波与其前后 PP 间隔不同。

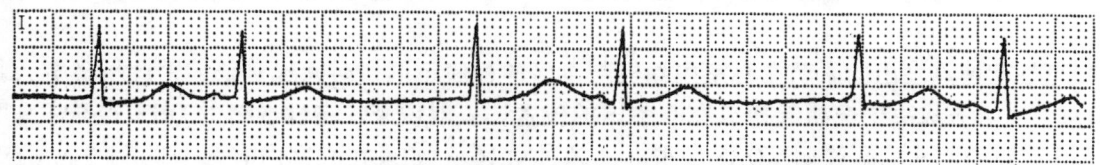

图 19-13　窦性心律，窦房阻滞，交界性逸搏，逸搏-夺获二联律

图 19-13 示第 2.4、6 个 QRS 波群系窦性激动所引起。窦性心律的频率极其缓慢，仅 30bpm，因而考虑有二度 Ⅱ 型窦房阻滞。第 1、3、5 个 QRS 波群延迟出现，其前无 P 波，形状与窦性 QRS 波群相同，为交界性逸搏。窦性搏动与交界性逸搏构成逸搏夺获二联律。

室性逸搏与室性逸搏心律

一、室 性 逸 搏

1. 定义

当窦房结与交界区均处于抑制状态而自律性异常降低时，室性起搏点被动地发出激动，引起心室除极和复极，而产生一个延迟出现的室性 QRS 波群，称为室性逸搏（图 19-14）。

2. 心电图特征

（1）在一个较窦性周期为长的间歇后,出现一宽大畸形的室性 QRS 波群,QRS 波群时间多在 0.12 ~ 0.16s, ST 段与 T 波方向与 QRS 波群主波方向相反。

（2）逸搏前间歇多数不规则,少数亦可较为规则。在临终前逸搏前间歇常进行性延长。

（3）室性逸搏的 QRS 波群前后多无相关的 P 波。

图 19-14 中第 3 个 P 波后脱落一次心室搏动,图中第 3 个 QRS 波群为宽大畸形的室性逸搏,与其前窦性 P 波无关系。

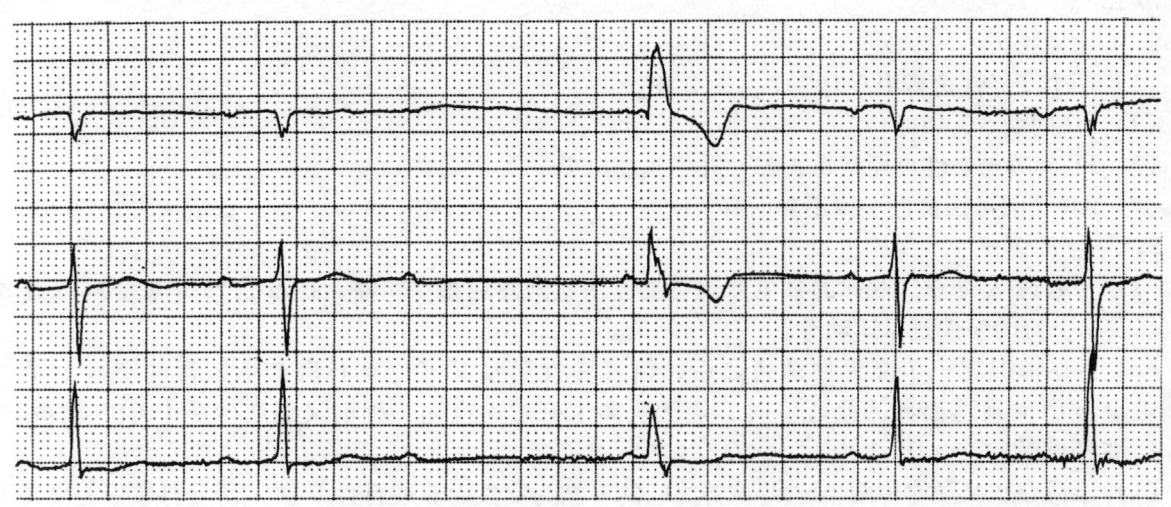

图 19-14　室性逸搏

3. 心电图特征的解释

（1）正常室性起搏点的自律性比交界性起搏点低,比窦房结更低,故逸搏前间歇远较一个窦性 RR 时间长。

（2）室性起搏点发出的激动在心室内除极与复极的程序不同,时间也延长,因此呈现宽大畸形的室性 QRST,其形态取决于逸搏起搏点在心室内的位置。一般说来,室性逸搏的 QRS 波群常有明显畸形,尤其在严重心脏病的临终期,QRS 波群时间超过 0.16s。如果在心室内有两个以上的逸搏起搏点,可产生两个以上的形态不同的室性 QRS 波群。

（3）由于有生理性单向阻滞,故室性起搏点很少超越交界区而产生逆行 P′波。

（4）在室性逸搏中,心房和心室常各自独立地激动,可形成完全性房室分离,如有窦性 P 波,也与 QRS 波群无关。

4. 发生机制

只有当窦性、房性或交界性激动不能到达心室时,心室才被动性地发出激动,形成室性逸搏或逸搏心律(图 19-15)。其原因如下:

（1）在明显的窦性心动过缓、窦性停搏或窦房阻滞中,窦房结和交界性起搏点的自律性降至室性起搏点的自律性以下。

（2）在二、三度房室阻滞中,从窦房结发出的激动不能通过交界区而下传至心室。

（3）在某些早搏后,窦房结和交界性起搏点暂时受抑制而延迟发生激动。

5. 鉴别诊断

室性逸搏或逸搏心律的诊断常无困难,但是伴左或右束支阻滞或时相性室内差异性传导的交界性逸搏或心律可甚似室性逸搏或逸搏心律。诊断时要首先复习患者以往的心电图,查明有无左或右束支阻

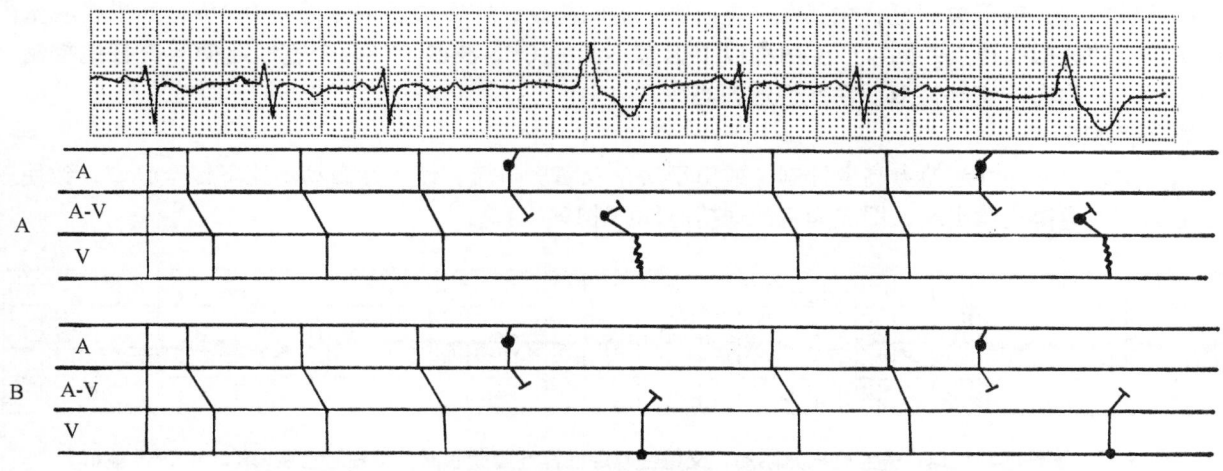

图 19-15　窦性心律，房性早搏未下传，交界性逸搏伴时相性室内差异性传导或室性逸搏

滞。

图 19-15 窦性心律，房性过早搏动未下传，交界性逸搏伴时相性室内差异性传导或室性逸搏。图中宽大畸形的 QRS 波群有两种可能性，分别以梯形图 A 和 B 标出。

6. 临床意义

室性逸搏发生时，因交界性起搏点也受到抑制，故预后意义更为严重。

二、室性逸搏心律（心室自主心律）

1. 定义

当窦性激动不能到达或通过交界区而且交界区又未能及时发出逸搏激动时，心室就可发出被动性室性逸搏，当室性逸搏连续出现 3 次以上时，即称为室性逸搏心律（图 19-16）。

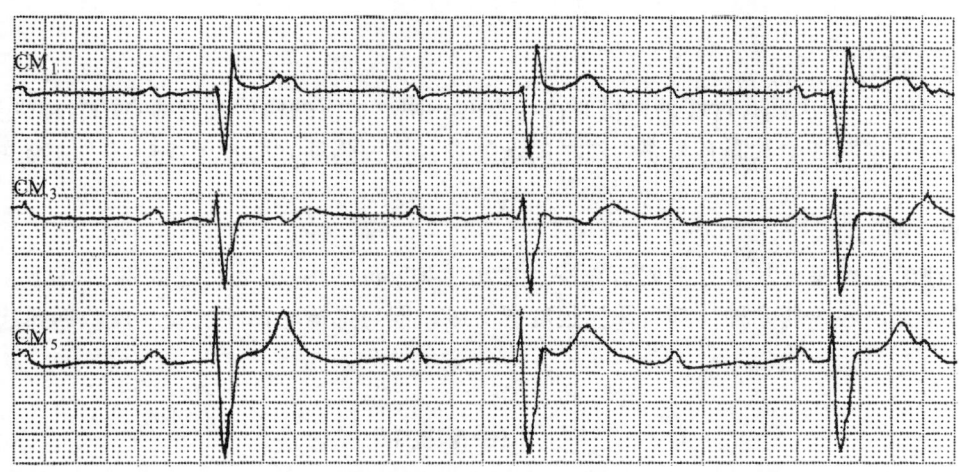

图 19-16　室性逸搏心律

2. 心电图特征

（1）心室率缓慢，频率在 20～40bpm，节律可规则。起搏点愈低，则频率愈慢且节律愈不规则，愈易继以心室停搏或全心停搏。

（2）QRS 波群宽大畸形，QRS 时限≥0.12s，ST 段和 T 波方向与 QRS 波群主波方向相反。起搏点愈低，QRS 波群宽大畸形愈明显，尤其在严重心脏病的临终期，QRS 波群时限超过 0.16s，如果在心室内有两个以上的逸搏起搏点，则可产生两种以上形态不同的 QRS 波群。当两个室性起搏点交替地控制一次心搏时，又称为"交替性双源性室性逸搏心律"。

3. 发生机制

当窦房结及交界性起搏点高度抑制，或由于房室及窦房阻滞，使窦性激动不能下传至心室，致使三个以上的室性逸搏连续出现，即成为室性逸搏心律（图 19-17）。

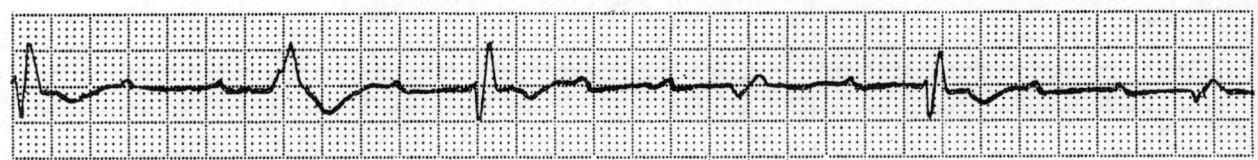

图 19-17 窦性心动过速，完全性房室阻滞，交替性双源性室性逸搏心律，室性融合波（第 2 个 QRS 波群）

4. 临床意义

室性逸搏心律多出现在高血钾、奎尼丁中毒、完全性房室阻滞或临终期，一旦出现，多提示预后严重。

图 19-16 示窦性 P 波，频率为 75bpm，为窦性心律。一系列窦性 P 波与一系列缓慢的 QRST 完全脱离关系，为完全性房室阻滞。QRS 波群畸形，QRS 波群时间 0.18s，RR 匀齐，室率 31bpm，为室性逸搏心律。

过缓的逸搏与过缓的逸搏心律

一、定　义

1. 过缓的逸搏

指偶尔出现的 1~2 次具有过缓的逸搏心律特点的心搏。过缓的逸搏其起搏点的自律性更低（1 级），此时低位起搏点的频率慢于其固有频率。过缓的逸搏在自律性强度方面介于停搏（0 级）与逸搏（2 级）之间。

2. 过缓的逸搏心律

当逸搏心律的频率慢于其本身的固有频率（在 20~40bpm）时，称为过缓的逸搏心律。过缓的逸搏心律也是被动性异位心律的一种，其自律性强度属 1 级，但与逸搏心律相比较，反映逸搏起搏点的自律性强度降低。

二、心电图表现

根据异位起搏点的不同，可将过缓的逸搏与过缓的逸搏心律分为过缓的房性逸搏或过缓的房性逸搏心律、过缓的交界性逸搏或过缓的交界性逸搏心律和过缓的室性逸搏或过缓的室性逸搏心律三种，其心电图表现如下：

1. 过缓的房性逸搏或过缓的房性逸搏心律（亦称房性心动过缓）：指频率低于每分钟 50 次以下的房性逸搏或房性逸搏心律。

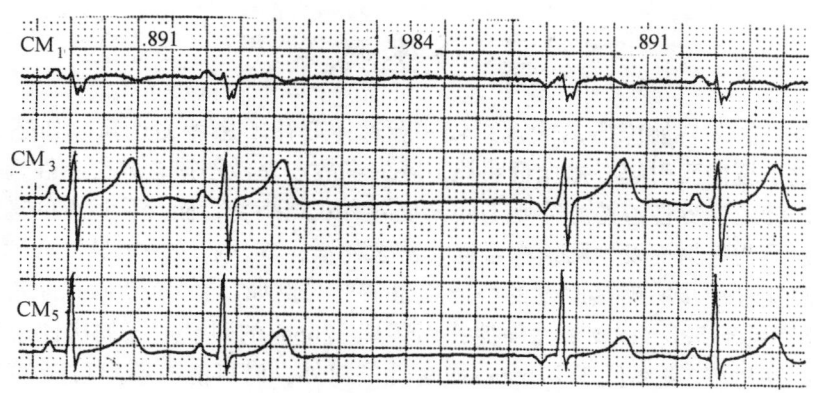

图 19-18　过缓的房性逸搏

图 19-18 示窦性心律，第 3 个 P 波倒置，其后继以室上性 QRS 波群，PR 间期 > 0.12s，频率为 30bpm，为过缓的房性逸搏。过缓的房性逸搏可能是发生在几乎完全性窦房阻滞或几乎持久性窦性停搏的基础上。

2. 过缓的交界性逸搏或过缓的交界性逸搏心律(亦称交界性心动过缓)

指频率低于 40bpm 以下的交界性逸搏或交界性逸搏心律(图 19-19)。

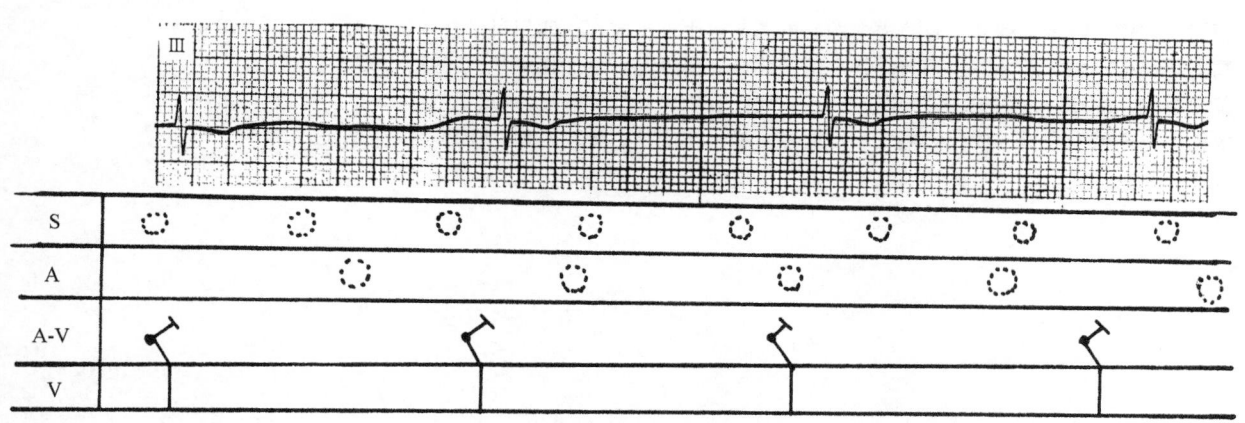

图 19-19　过缓的交界性逸搏心律

图 19-19 中未见窦性 P 波，考虑为窦性停搏或完全性窦房阻滞，可能还有房性停搏。QRS 波群为室上性，RR 间隔匀齐，频率为 35bpm，为过缓的交界性逸搏心律。

3. 过缓的室性逸搏或过缓的室性逸搏心律(亦称室性心动过缓)

指频率低于 25bpm 以下的室性逸搏或室性逸搏心律(图 19-20)。

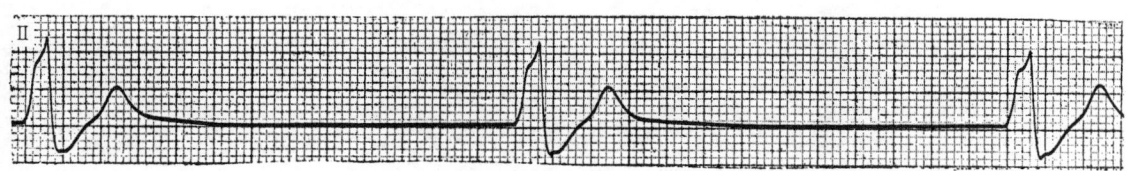

图 19-20　过缓的室性逸搏心律

图 19-20 中未见窦性 P 波，仅见宽大畸形的 QRS 波群，QRS 波群时间 0.18s，RR 时间是 2.60s，心室率仅 23bpm，提示为过缓的室性逸搏心律。根据推论，本例有窦性，房性与交界性停搏存在。本图 T 波不呈帐蓬样，故不象窦性心律伴有弥漫性完全性心房肌阻滞和室内阻滞。

三、临 床 意 义

　　过缓的逸搏心律在循环功能障碍的表现，较一般逸搏心律的患者为严重，如感头晕、乏力、昏厥等，这是由于心率过于缓慢而引起心排血量明显下降的缘故。窦性停搏合并交界性逸搏心律是一般的病窦综合征，而合并过缓的交界性逸搏心律则不同，反映有双结病变，而且，过缓的逸搏心律的病人，较逸搏心律者更容易发展为停搏而发生阿斯综合征，甚至死亡，其预后较一般逸搏心律更严重。诊断过缓的逸搏心律时，重点应进一步明确其原发的心律失常情况。例如，频率50bpm 的房性逸搏心律只意味着窦性心动过缓(频率低于50bpm)或窦性停搏；而频率27bpm 的明显过缓的房性逸搏心律则不同，意味着除明显的窦性心动过缓(频率低于27bpm)或窦性停搏外，尚可能有明显过缓的交界性逸搏心律或交界性停搏。又如交界性逸搏心律(频率42bpm)一般意味着窦性心动过缓(频率<42bpm)或窦性停搏；而明显过缓的交界性逸搏心律(频率26bpm)不但意味着明显的窦性心动过缓(频率<26bpm)或窦性停搏，更提示同时合并有明显过缓的房性逸搏心律或房性停搏，也不能除外合并明显过缓的室性逸搏心律(频率<25bpm)或室性停搏的可能性。

参 考 文 献

1. 程树，林琦，陈运贞编著. 心律失常的心电图与电生理. 成都：四川科学技术出版社，1987，163-165
2. 马向荣编著. 临床心电图学词典. 第2版. 北京：军事医学科学出版社，1998，509-511
3. 黄宛主编. 临床心电图学. 第5版. 北京：人民卫生出版社，1998，405-407
4. 杨钧国，李治安主编. 现代心电图学. 北京：科学出版社，1997，505-506

第 20 章 阵发性室上性心动过速

Paroxysmal Supraventricular Tachycardia

林 治 湖

内 容 提 要

概　　述

阵发性室上性心动过速（Paroxysmal supraventricular tachycardia；PSVT）是起源于希氏束或希氏束以上的突发突止的心动过速，是快速心律失常的主要类型。室上性心动过速是根据心动过速的起源部位进行分类的，如不伴有束支阻滞及旁路前传，均为窄 QRS 心动过速，包括房室折返性心动过速、房室结折返性心动过速、无休止性交界区折返性心动过速、加速性交界性心动过速、交界性异位性心动过速、心房内折返性心动过速、自律性房性心动过速、窦性心动过速及窦房结区域折返性心动过速等，大部分室上性心动过速有突发突停的特点。PSVT 的电生理分类（表 20-1）。

表 20-1　阵发性室上性心动过速的电生理分类

由折返机制引起的心动过速	由触发机制引起的心动过速
房室旁路前传性心动过速	洋地黄中毒性房性及房室交界性心动过速
房室旁路逆传性心动过速	加速性交界性心动过速
房室交界性慢旁路折返性心动过速	由自律性异常引起的心动过速
房室结折返性心动过速	某些房性心动过速
房内折返性心动过速	阵发性交界性异位激动性心动过速
窦房结区域折返性心动过速	窦性心动过速

PSVT 的产生机制及起源位点可通过以下电生理检查确定（表 20-2）：①心动过速的诱发方式。尤其要注意发生传导延缓的部位，它是心动过速的必要环节。仔细分析基础的心动周长和诱发心动过速的期前收缩刺激的配对间期之间的关系以及与心动过速开始时的周长的关系，有助于区别折返与触发激动。②心房激动的顺序以及心动过速开始及发作时的 P 波与 QRS 波的关系。③心动过速发作时，自发的或诱发的束支阻滞对心动周长和室房（V-A）传导时间的影响。④心房、希氏束和/或心室是心动过速形成和维持所必需；房室（A-V）分离或不同的 A-V 或 V-A 传导对心动过速的影响。⑤心动过速时，心房和/或心室刺激的影响。这种刺激的反应，允许一个刺激侵入心房、希氏束和心室参与的心动过速。对期外刺激反应能够确定和测量折返环中的激动带。⑥药物和/或生理干预对心动过速的作用。这可以阐明心动过速的特征，同时确定心脏哪一部分为维持心动过速所必需。本章主要介绍房室折返性心动过速、房室结折返性心动过速、交界性异位性心动过速及窦房结区域折返性心动过速。

表 20-2　阵发性室上性心动过速的电生理诊断

1. 心动过速的诱发方式	4. 心房和/或心室是否为心动过速发生和维持所必需
2. 心动过速时的心房激动顺序	5. 心动过速时，心房和/或心室刺激产生的影响
3. 束支阻滞对心动过速周长的影响	6. 药物和或生理干预对心动过速的影响

房室结折返性室上性心动过速

房室结折返性心动过速（atrioventricular nodal reentrant tachycardia；AVNRT）是 PSVT 常见的一种形式，约占 50%。这类心律失常多见于女性，通常 40 岁以前发生。房室结折返性心动过速的心率变化相当大（图 20-1，图 20-2），其心率范围在 100-280bpm，平均为 170bpm。

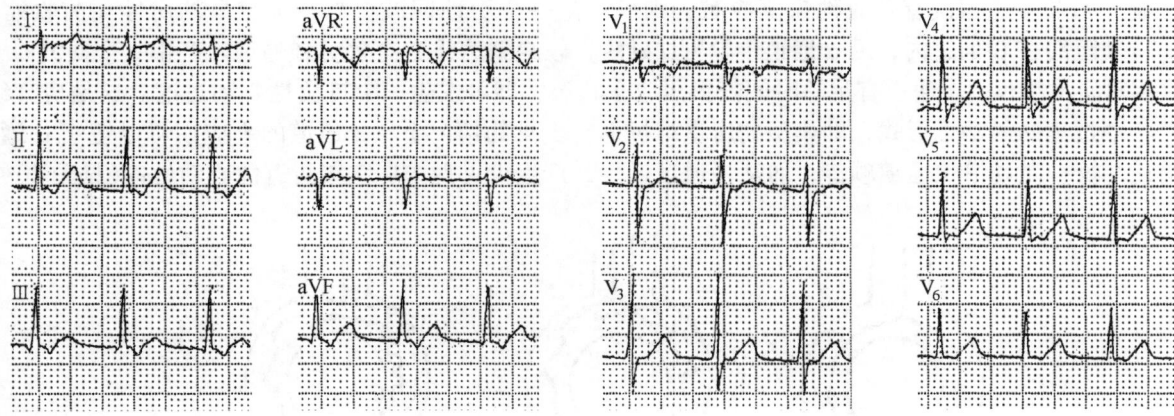

图 20-1　房室结折返性心动过速，心率 109bpm

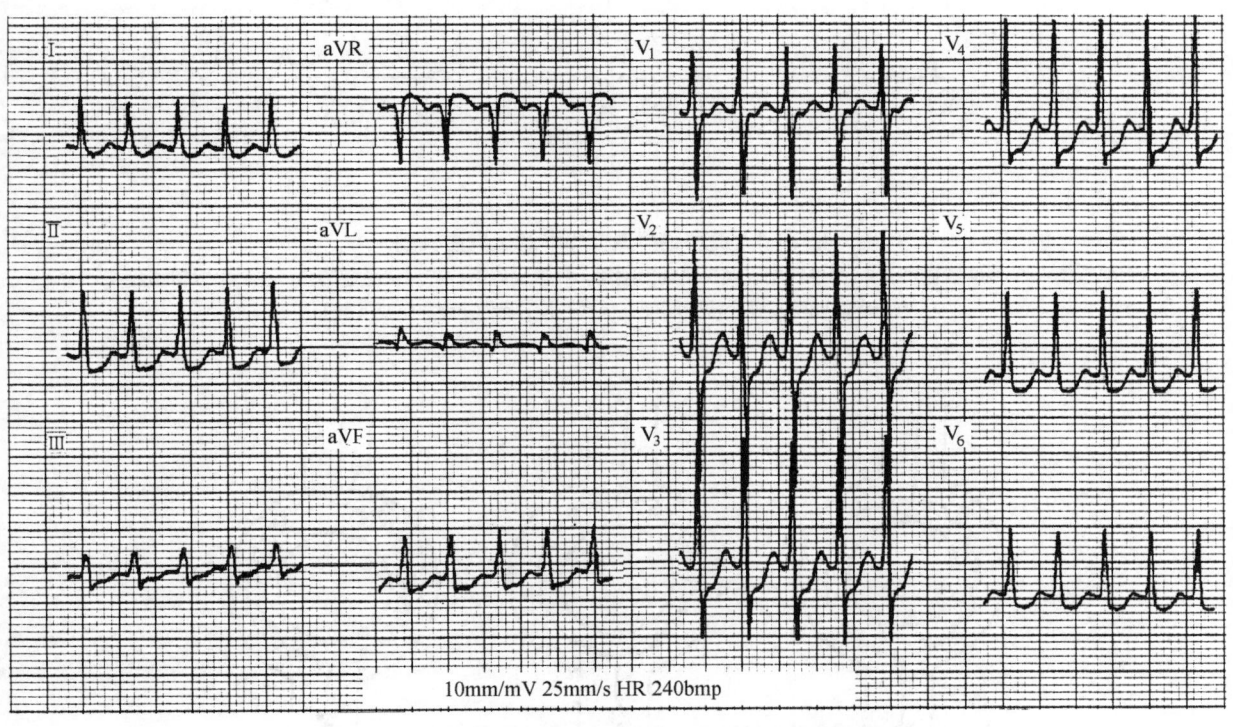

10mm/mV 25mm/s HR 240bmp

图 20-2　房室结折返性心动过速，心率 240bpm

一、房室结折返的发生机制

房室结内折返系此类心动过速的机制，首先由 Mines 于 1913 年提出的。即房室结传导系统有双重径路，一个不应期短、传导缓慢的 α 通道和一个不应期长、传导较快的 β 通道（图 20-3）。窦律时（图 20-3A），心房激动通过传导较快的 β 通道传导，产生一个 QRS 波，心房激动同时也下传至 α 通道（慢通道），在希氏束除极后不久抵达希氏束，湮没在 β 通道下传的激动所产生的不应期内。当一个房性期前收缩传导时（图 20-3B），由于 β 通道不应期长，激动阻滞在 β 通道，沿 α 通道下传，从而产生一个较长的 PR 间期。如果冲动在 α 通道内传导足够慢，以至于 β 通道从不应期恢复传导，这样就可产生一个房性回波。如果 α 通道没有及时地恢复应激，则仅产生一个房性回波。当一个较早的房性期前收缩（图20-3C）被阻滞在 β 通道内，沿 α 通道传导更加延缓，较晚到达并逆向激动 β 通道，产生一个回波。又由于顺传时间足够长，α 通道有足够时间恢复至应激状态，即可发生一个持续性心动过速。这是房室结折返性心动过速的最常见形式，即典型的房室结折返。少见的情况下，β 通道的不应期可以短于 α 通道，与前述相反，激动沿快通道顺传，而从慢通道逆传，产生少见型的房室结折返性心动过速（见图20-4）。

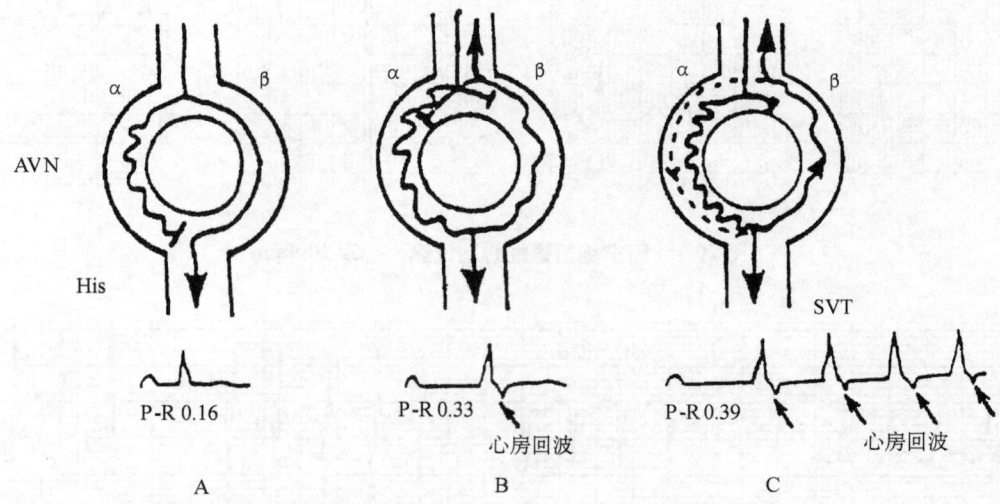

图 20-3 房室结折返性心动过速发生机制
A. 窦性心律经快径前传；B. 房性期前收缩快径前传阻滞，经慢径前传，并沿快径逆传，产生一个心房回波；
C. 房性期前收缩经慢径前传，快径逆传，产生折返性心动过速

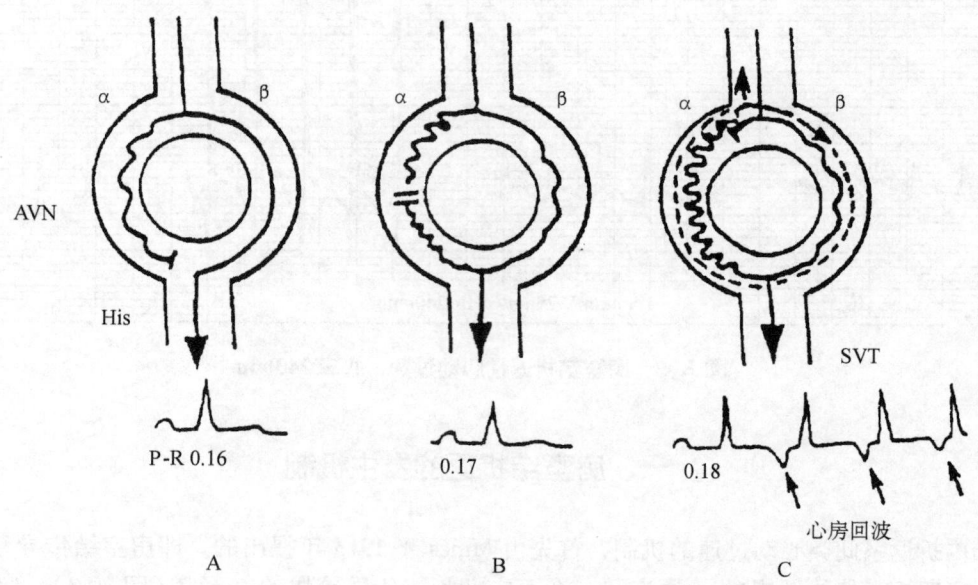

图 20-4 不典型房室结折返性心动过速发生机制
A. 窦性心律经快径前传；B. 房性早搏经快径前传，慢径前传阻滞；
C. 房性早搏经快径前传，慢径逆传，并发生折返性心动过速

二、房室结折返心动过速的分型

房室结折返性心动过速是由于在房室结内或房室结周围存在传导速度及不应期不同的二条或多条传导径路。心动过速沿传导速度较慢的二条径路进行折返称之为慢慢折返性心动过，沿慢径路及快径路进行折返称之为慢快折返性心动过速；心动过速沿慢径路前传快径路逆传称之为典型的房室结折返性心动过速，是房室结折返性心动过速的主要类型，心动过速沿快径路前传慢径路逆传称之为不典型的房室结折返性心动过速，是房室结折返性心动过速的少见类型。

三、房室结折返心动过速的心电图表现

（一）心动过速的诱发

典型的房室结折返的自发性发生，几乎都是由房性期前收缩所诱发的，房性期前收缩引起一个长PR 间期和 AH 间期，并诱发心动过速的发作。少数患者窦律即可表现为多重心室反应，此类患者多伴有多径路。房性期前收缩刺激是诱发房室结折返的最常见的方式并能显示双径路反应（图 20-5,6）。房性期前收缩刺激不能显示出顺向型双径路反应，通常是由于以下三个因素之一引起的：①快、慢通道的不应期相似。②心房的功能不应期限制了将要进入房室结的房性期前收缩刺激，妨碍了期前收缩刺激显示快、慢通道。③在基础起搏状态下，快通道即已发生阻滞。因此，冲动总是经慢通道传导。

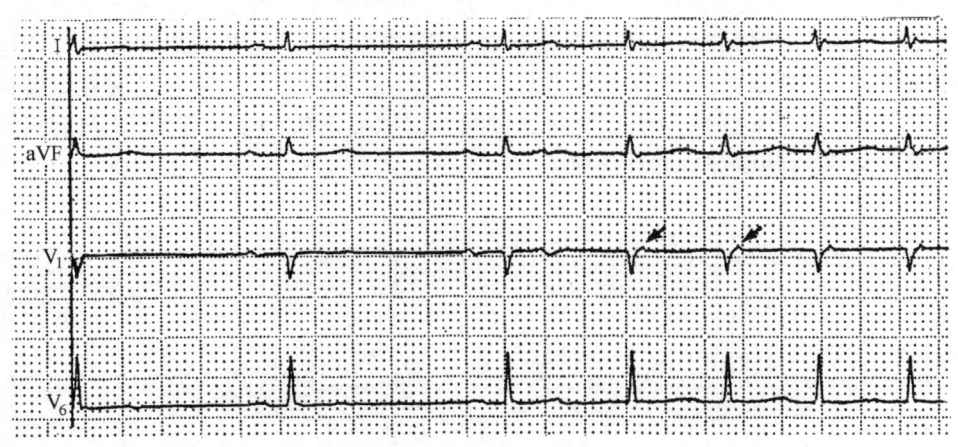

图 20-5　房早诱发 AVNRT

房性早搏经慢径前传，P-R 跳跃 240ms，诱发房室结折返性心动过速，
频率 125bpm，且 V₁ 导联可见假 r′波（↙）

室性期前收缩及心室期前收缩刺激也能诱发出典型的房室结折返性心动过速，但不如房早及心房刺激有效，由于快速心室起搏较心室期前收缩刺激更易诱发出慢通道的隐匿性阻滞，而期前收缩刺激产生传导延缓或阻滞的部位是在希浦系，所以心室起搏的有效率比心室期前收缩刺激高。室性期前收缩刺激诱发不出典型的房室结折返的特殊原因包括：①希浦系阻滞；②逆向的希浦系功能不应期长于慢通道的有效不应期；③逆向时，慢通道的有效不应期等同于快通道的有效不应期；④顺向慢通道的有效不应期超过心室起搏周长。因而，它不能在此周长下接受从快通道传来的冲动；⑤快通道传导以后，慢通道的顺向传导延迟不充分，不足以使快通道恢复应激。短周长的起搏，由于能缩短希浦系的有效不应期和功能不应期，可提高心室刺激诱发典型的房室结折返的成功率。心室刺激和心房刺激诱发不典型的房室结

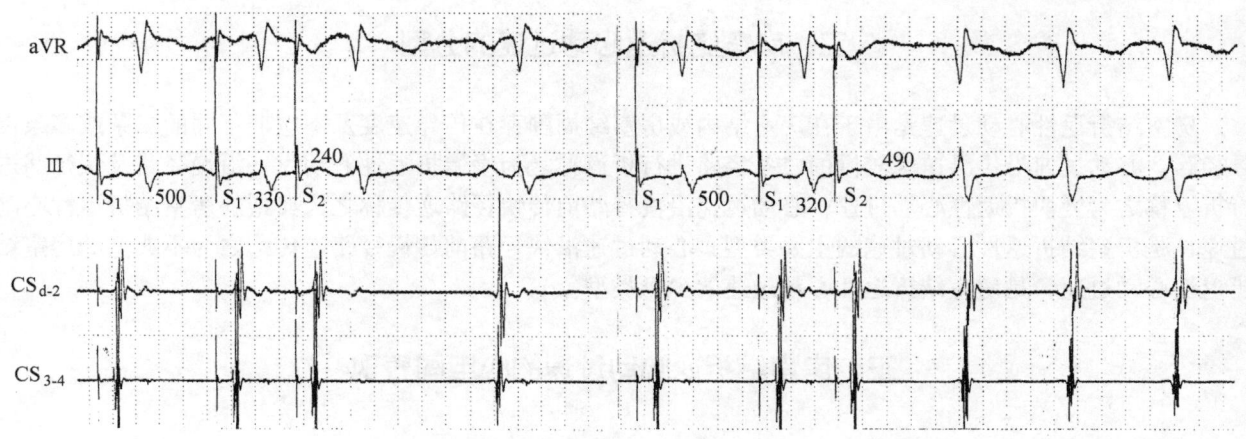

图 20-6 房性期前刺激诱发心动过速

房性期前刺激（S_1S_2 320ms）经慢径前传，S_2R_2 跳跃 250ms，诱发 AVNRT，频率 136bpm

折返的发生率是一样的。

（二）P 波与 QRS 波的关系

与平时心电图相比 AVNRT 患者心动过速心电图常表现为以下三种情况：①P 波有时出现较早，以致于在下壁导联呈现假性 Q 波表现（图 20-7）。在房室结折返病例中，这种假性 Q 波虽属少见，却具有特征性，心动过速时，心房激动波出现在 QRS 波之前可排除隐匿性房室旁路参与折返的可能。②心房激动波恰好在 QRS 波内，在体表心电图上不能识别 P 波（图 20-8）。③P 波出现较晚，心电图表现 QRS 波终末部分轻度扭曲，可能在下壁导联呈现假性"S"波（图 20-9），V_1 导联呈假性 r′波或终末部分切迹。部分病人由于房内传导延缓改变了心房激动时间，以致心房激动发生于 QRS 波后，这些病人 P 波出现在 QRS 波之后，需与隐匿性旁路相鉴别。

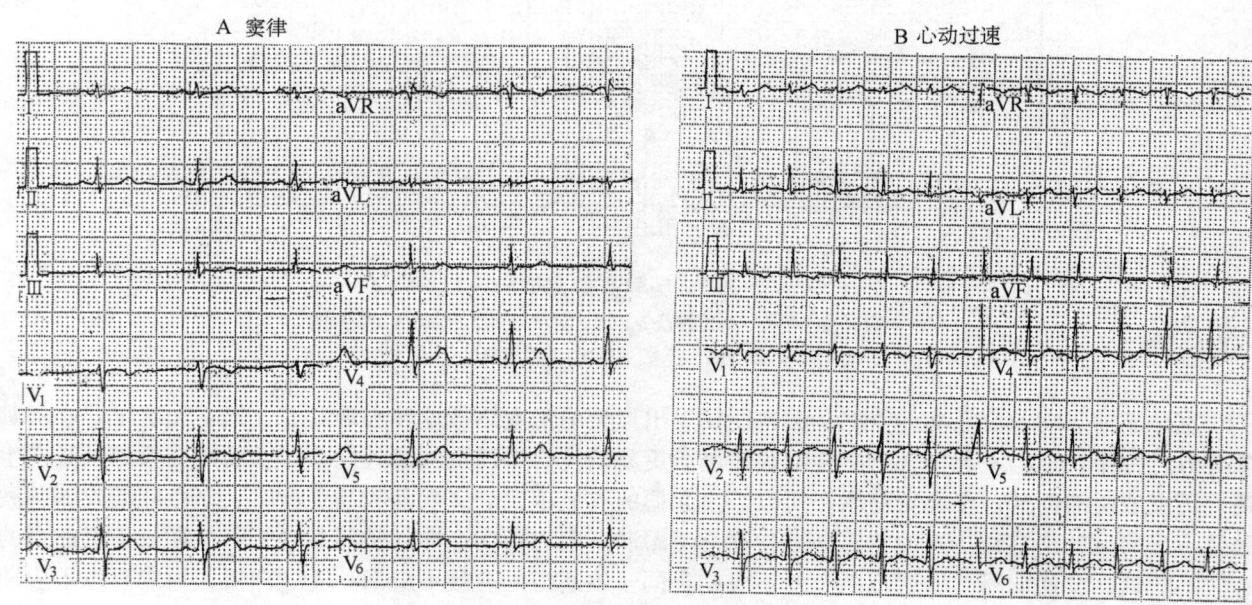

图 20-7 AVNRT 下壁导联假 q 波

A. 窦律心电图；B. 心动过速心电图。与窦律心电图相比，Ⅱ、Ⅲ、aVF 导联可见假 q 波

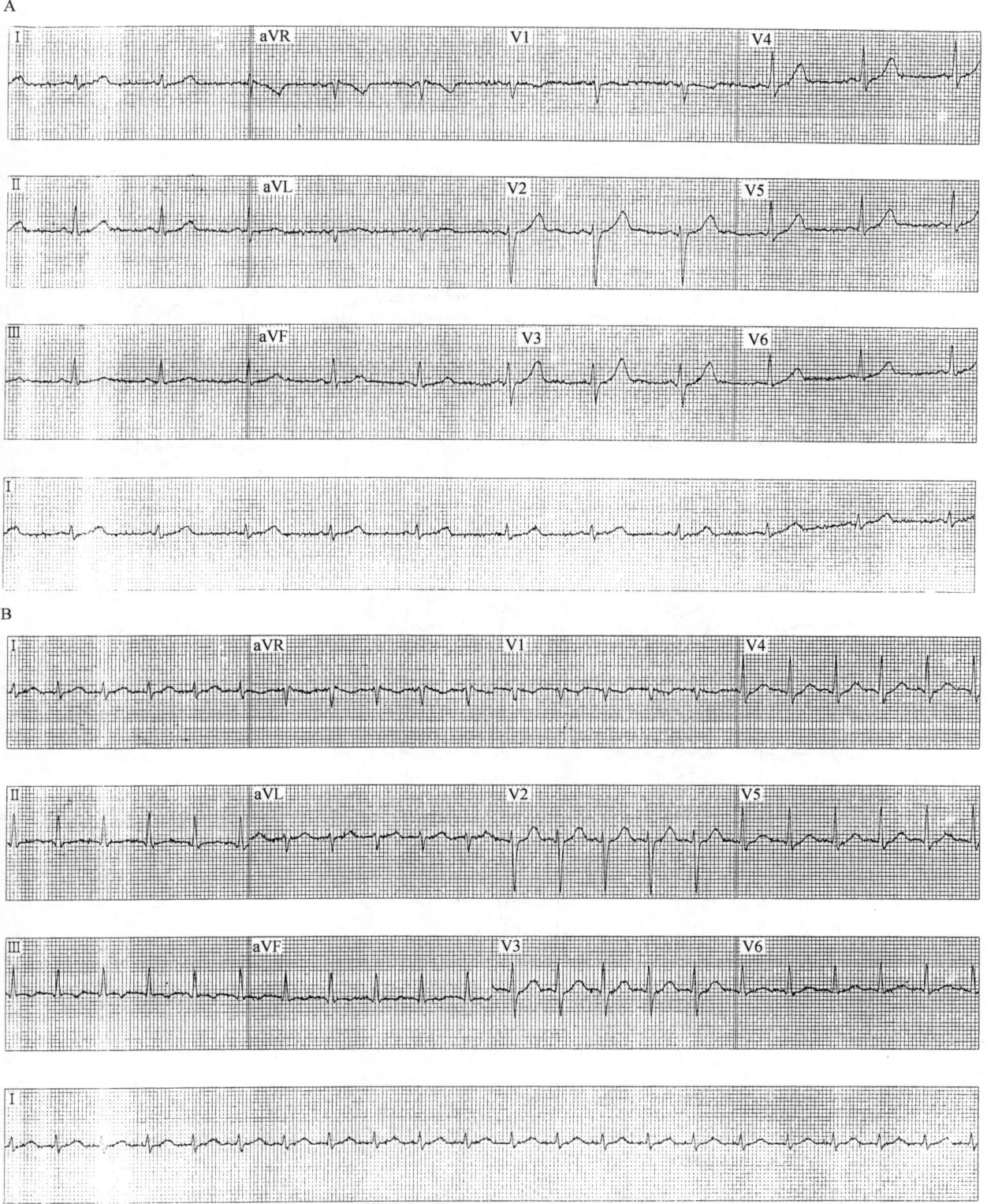

图 20-8　AVNRT 体表心电图不能识别 P 波

A. 窦律心电图；B. 心动过速心电图，不能识别
P 波，与窦律心电图相比，QRS 波图形一致

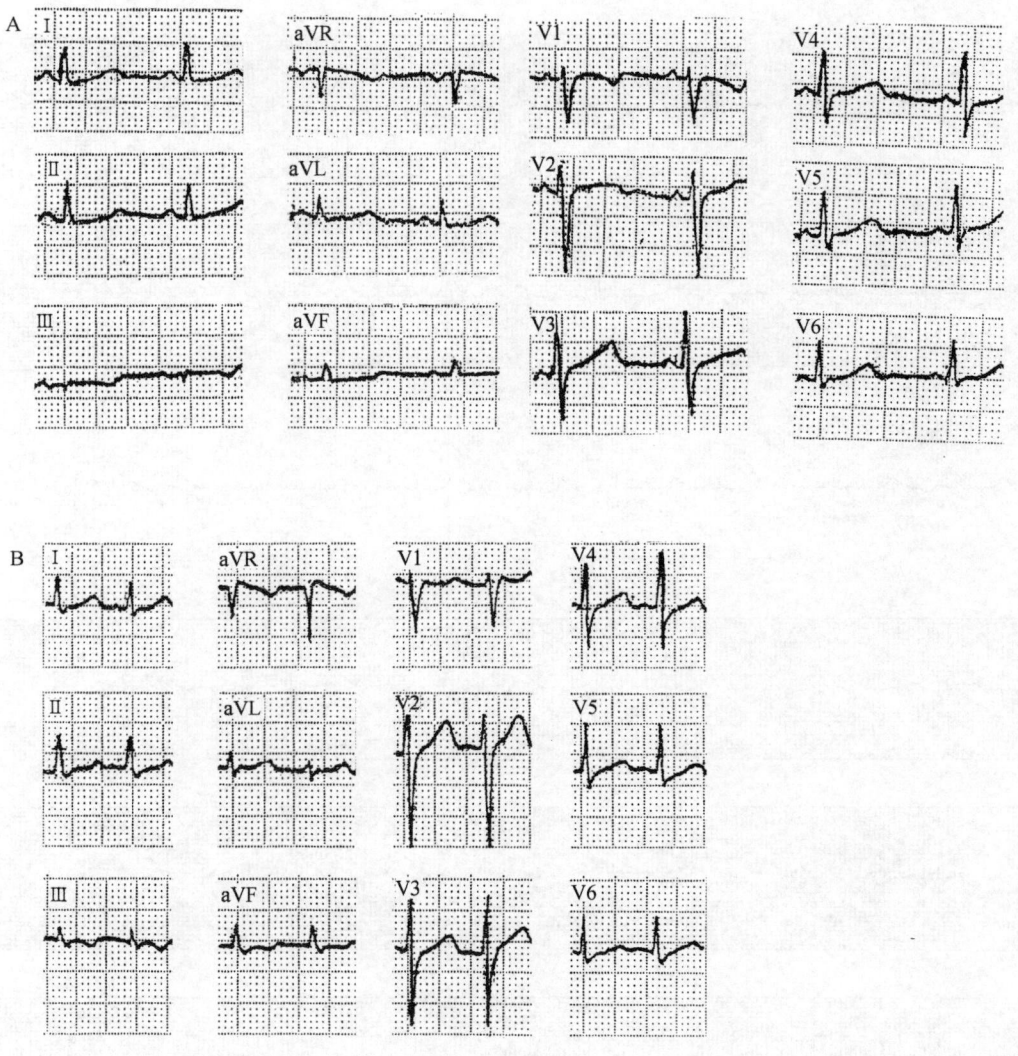

图 20-9　房室结折返性心动过速，下壁导联呈假 S 波

A. 窦性心律心电图；B. 心动过速心电图，与窦律心电图相比，Ⅱ、Ⅲ、aVF 导联可见假 S 波，V₁ 导联可见假 r′波

　　尽管对房室结折返的折返环是否完全在房室结内尚存争议，但大量实验与临床证据揭示大多数房室结折返的折返环局限于房室结，心房及希氏束不是折返环的必要成分，因而，心动过速时心电图可表现出前传及逆传阻滞或房室分离（图 20-10）。

　　房室结折返环可以逆转，即表现为快通道顺传而慢通道逆传，即不典型的房室结折返性心动过速，其心电图表现为 R-P 长而 P-R 短，R-P/P-R 的比率大于 1（图 20-11），这种形式是非常罕见的，可能仅占房室结折返病例的 5%。其另一个特征为对房性期前收缩刺激或心房起搏不表现房室结双径路反应。这类心动过速必须与具有房室结样特性的隐匿性房室慢旁路加以鉴别。

A

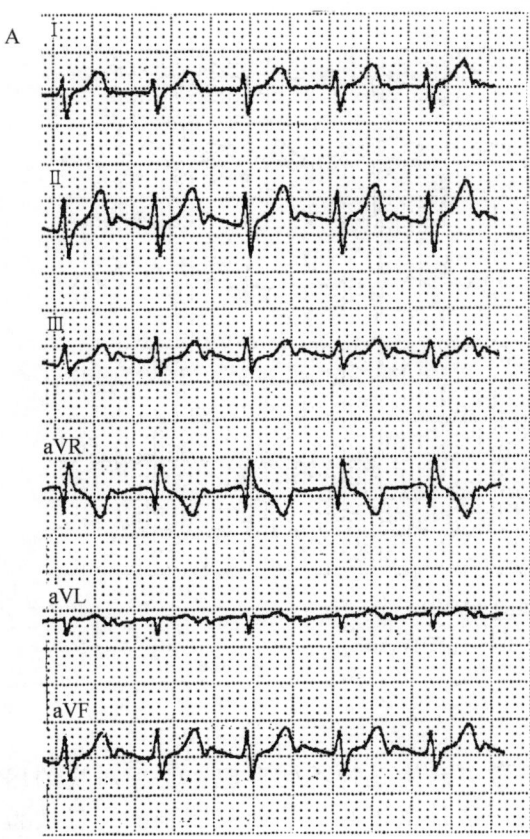
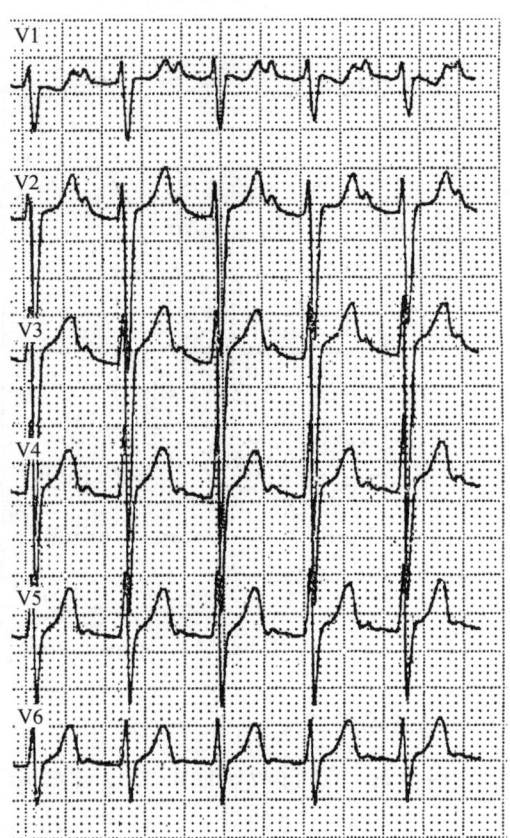

B

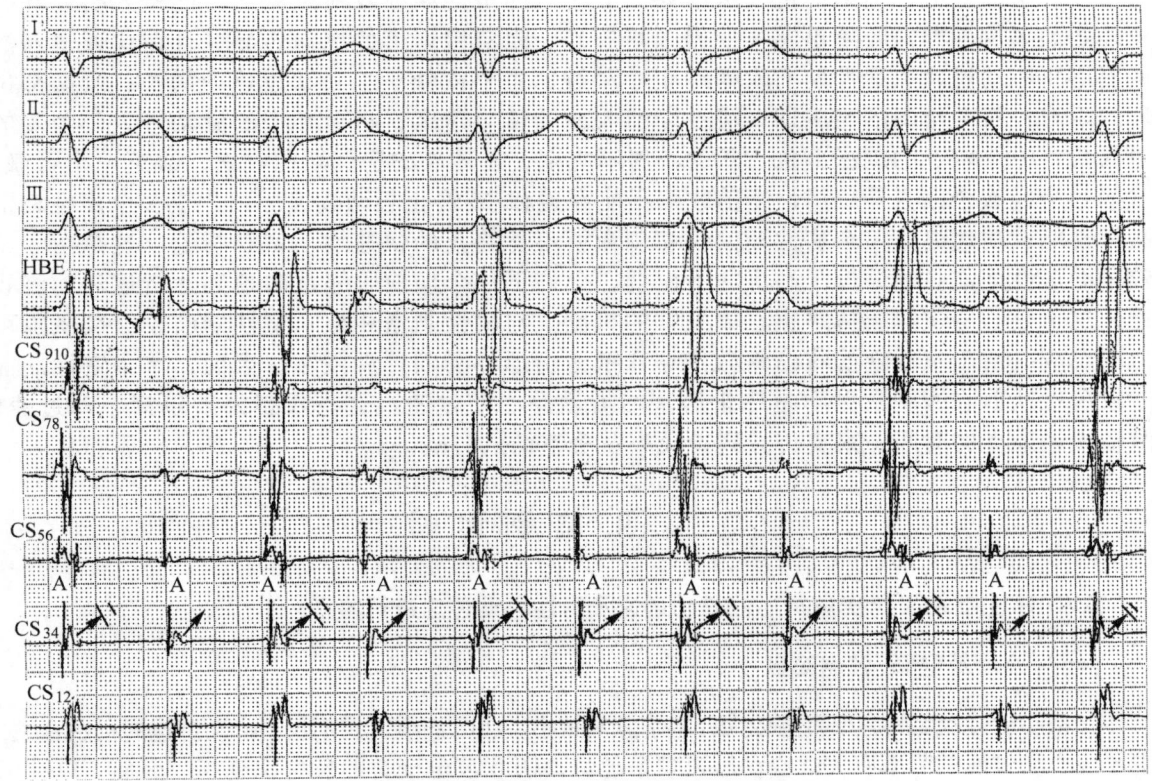

图 20-10　AVNRT 时前传 2:1 阻滞
经导管射频消蚀术证实的房室结折返性心动过速，图 A 为心动过速的体
表心电图，图 B 为心内电图，心房率 250bpm，心室率 125bpm

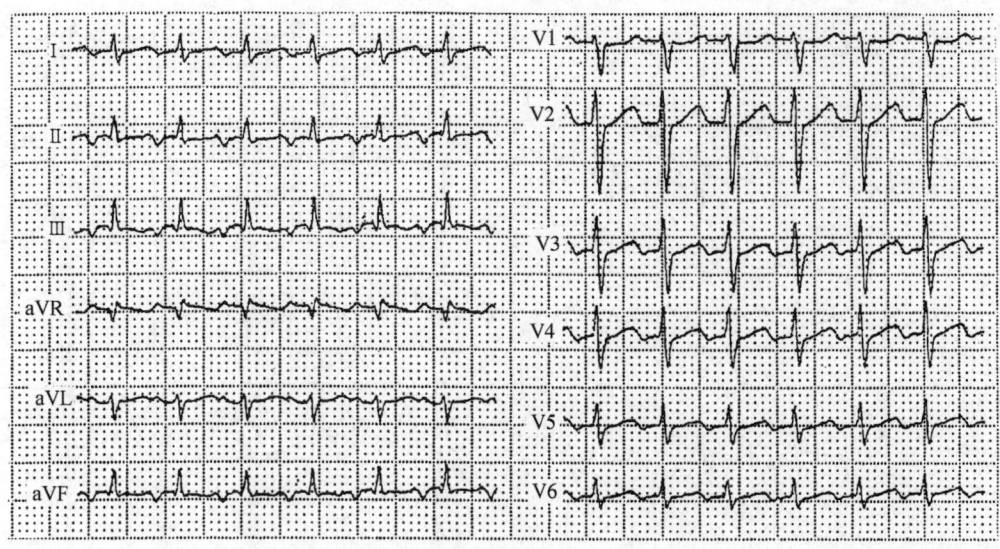

图 20-11　不典型 AVNRT

长 RP 心动过速，RP > PR，心率 171bpm

（三）心动过速的终止

房室结折返性心动过速对期前收缩或程控电刺激可产生几种不同反应。①相对晚的房性期前收缩刺激不改变心动过速的周长，有完全的代偿期。这是由于心房期前收缩刺激不是使整个心房除极或心房已除极，但未能进入折返环。②较早的房性期前收缩刺激通常能侵入折返环并使其重建。③如果房性期前收缩足够早的侵入折返环，阻滞慢通道的顺向传导，且在快通道与激动带相遇而终止心动过速。房性期前收缩终止心动过速主要依赖于：心动过速的周长；刺激部位与折返环的距离；有关组织的不应期；房性期前收缩的传导速度；折返环中的激动带。一个短的心动过速周长，一个较远的刺激部位，长的心房不应期，慢传导的房性期前收缩，缺乏一个可激动的带，这些一个或数个因素导致房性期前收缩不能穿透和/或终止心动过速。两个或多个房性期前收缩刺激常常能成功地终止单个房性期前收缩刺激所不能终止的快速性房室结折返，这是由于第一个或较早的房性期前收缩缩短了心房的不应期，允许下一个期前收缩适时地到达折返环而终止心动过速，这也是心房快速起搏终止心律失常的机制。与房性刺激相似，室性期前收缩刺激也可产生类似的反应。由于室性期前收缩刺激传导和抵达折返环受到种种限制，因而，单个室性期前收缩刺激较房性期前收缩刺激更不易终止房室结折返性心动过速。这些限制因素包括心动过速的周长；激动抵达束支的时间、束支传导到希氏束及房室结的时间。

四、鉴别诊断

AVNRT 主要需要与房室折返性心动过速及房性心动过速进行鉴别。

（一）心率及 QRS 波电交替

三种心动过速之间心率重叠较大，鉴别意义较小。QRS 波电交替不仅与心动过速的机制有关，而且更主要与心动过速的频率有关。心动过速频率越快，QRS 波电交替的发生率越高。因而，单纯用 QRS 波电交替进行鉴别价值有限，但结合 QRS 波电交替与心率情况可能对鉴别诊断会有所帮助。当心率较慢而发生 QRS 波电交替时房室折返性心动过速的可能性较大，而心率较快时发生 QRS 波电交替 AVNRT

的可能性较大。

(二) P 波与 QRS 波的关系

大多数房性心动过速心电图上 P 波位于 RR 之间，RP > PR，PR > 0. 12s。P 波形态取决于心动过速起源部位，可以是正向或逆向，根据心动过速时体表 12 导联心电图 P 波形状可粗略判定房速的起源，起源于左房的房速，其 I、aVF 导联 P 波倒置，aVR 导联 P 波直立；起源于右房上部的房速，I、aVF 导联 P 波直立，aVR 导联 P 波倒置；起源于右房下部的房速 II、III、aVF 导联 P 波倒置，aVR 导联 P 波直立。如果心动过速频率较快或 PR 间期较长，P 波可以落在 ST 段上或与 T 波融合而产生 RP < PR 现象，或看不见 P 波。临床上还有一种多源性房性心动过速，也称为多灶性或紊乱性房性心动过速，其体表心电图特点为 P 波形态、PP 间距和 PR 间期多变，可伴有不同程度的房室阻滞。

AVNRT 患者 P 波表现为以下三种情况：P 波位于 QRS 波之前呈现假性 q 波；P 波位于 QRS 波内在体表心电图上不能识别 P 波；P 波位于 QRS 波之后呈现假性 S 波或假 r 波。较少见的慢慢型 AVNRT 及有逆传障碍的 AVNRT 患者，P 波可位于 ST 段上产生类似于房室折返性心动过速的 RP < PR 现象，不典型的 AVNRT 可发生长 RP 心动过速，但上述现象的发生率较低。

房室折返性心动过速患者 P 波位于 QRS 波之后的 ST 段或 T 波上，RP < PR。但慢旁路折返性心动过速为长 RP 心动过速，RP > PR。

P 波与 QRS 波的关系对心动过速进行鉴别诊断见流程图（图 20-12）

另外，平时窦律心电图提示为预激综合征多为房室折返性心动过速，心动过速发生束支阻滞时，心动过速周期延长大于 35ms 不支持 AVNRT，心动过速频率不变或延长小于 25ms 提示为对侧旁路折返性心动过速或 AVNRT。

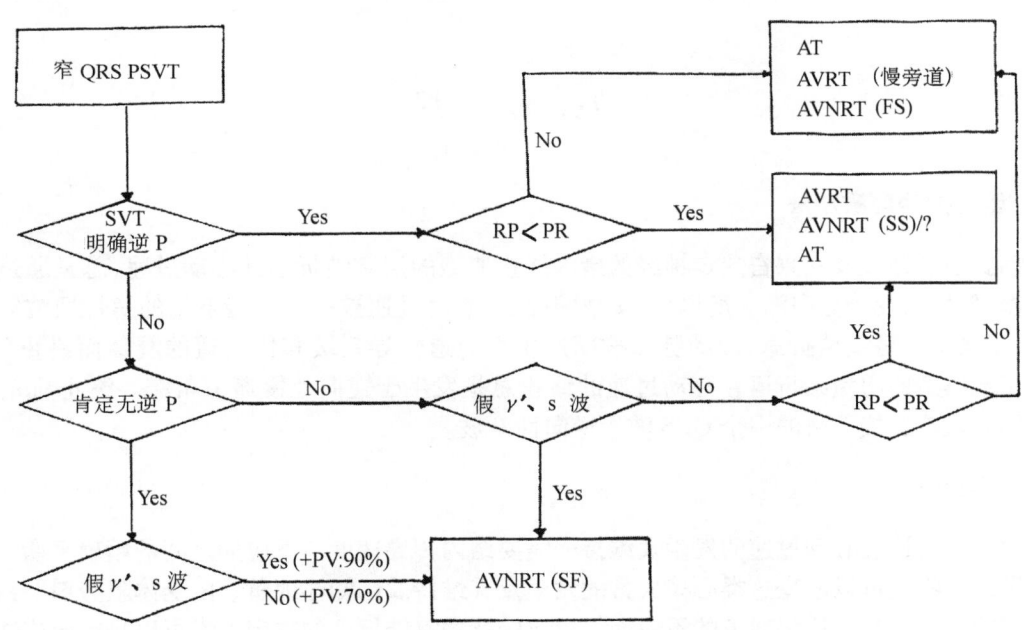

图 20-12　窄 QRS 心动过速鉴别诊断流程图

PSVT：阵发性室上性心动过速；SVT：室上性心动过速；AVNRT：房室结折返性心动过速；SS：慢-慢型；
FS：快-慢型；SF：慢快型；AT：房速；AVRT：房室折返性心动过速

五、电生理特点

房室结折返性心动过速的电生理特性见表20-3。

表20-3　房室结折返性心动过速的电生理特点

典型的房室结折返（常见型）

1. 房性、室性期前收缩刺激，或房室结文氏周期时心房起搏，可诱发和终止心动过速

2. 房室结不应期对房性期前收缩刺激或心房起搏的反应曲线呈双相

3. 发作依赖于慢通道传导时临界的A-H间期

4. 逆向性的心房激动在房室连接区最早出现

5. 逆向性P波重叠在QRS波中或其终末部

6. 心房、希氏束和心室不是折返所必需，兴奋迷走神经可减慢，而后终止心动过速

不典型的房室结折返（少见型）

1. 房性或室性期前收缩刺激，或逆向性房室结文氏周期时心室起搏，可诱发和终止心动过速

2. 逆向性房室结不应期呈双相曲线

3. 发作取决于慢通道传导时临界的H-A间期

4. 冠状窦口最早出现逆向性心房激动

5. 逆向性P波的R-P长

6. 心房、希氏束和心室不是折返所必需，兴奋迷走神经可减慢，而后终止心动过速，且多阻滞于慢通道逆传

六、治　疗

（一）迷走神经刺激疗法

用颈动脉窦按摩及其它兴奋迷走神经的措施终止典型的房室结折返性心动过速，总是通过慢通道传导逐渐减慢，然后出现传导阻滞。所以，大多数情况下，心动过速被一个不能下传的房性回波终止。个别情况下，对于典型的房室结折返，颈动脉窦按摩产生慢通道传导延缓和快通道的震荡而终止（不常见）。相反，对于不典型的房室结折返，心动过速的终止总是发生于逆向性慢通道阻滞。终止前先有V-A逐渐延长，然后阻滞，接下来的一个QRS波无逆向性P波。

（二）药物治疗

由于房室结折返性心动过速的发生及维持，需要结内传导速度与不应期之间的精确平衡，因此，影响这个平衡的药物就可以改变这类心律失常的发生及其维持。已知洋地黄、β-受体阻滞剂、钙拮抗剂能延长房室结的传导，延长快慢通道的不应期。由于维持房室结折返的决定因素可以是顺向或逆向传导的异常，故病人对治疗的反应亦可以是多变的。有时这些药物尚能显示用药前所不能显示的双径路传导。此外，这些药物可使房性期前收缩引起的回波延长，并增宽心动过速的诱发窗口，且使心动过速诱发与维持成为可能。所有预防心动过速发生的药物，都是通过延长慢通道的不应期而阻滞激动下传至慢通

道,如钙拮抗剂、β-受体阻滞剂、洋地黄,一般认为快通道的功能类似于一个房室结旁路,逆向传导功能快速、相对固定,几乎不被 β 阻滞剂和钙拮抗剂所影响。钙拮抗剂对房室结作用最强,因此房室结折返性心动过速的急症处理,维拉帕米是首选药物。腺苷也已被用来终止房室结折返,作用机制可能是通过抑制腺苷环化酶介导的钙电流所致。IA 类药物,如普鲁卡因酰胺、奎尼丁、达舒平可阻滞快通道的逆传,预防和/或终止心动过速。IC 类药物如氟卡胺、英卡胺、普罗帕酮也有类似的作用。胺碘酮似乎对快慢通道都有作用,且可产生快通道的逆向阻滞,故可终止并预防心动过速。

(三) 电学治疗

电学治疗包括紧急电复律、阻断房室结植入起搏器、起搏治疗及导管射频消融治疗。由于导管射频改良慢径路已被证明是治疗 AVNRT 安全有效的方法,目前阻断房室结植入起搏器及起搏治疗均已过时。

房室旁路折返性心动过速

房室旁路折返性心动过速(atrioventricular reentrant tachycardia;AVRT)是由旁路前传或逆传、心房、心室及正常房室传导系统均参与形成的一种 PSVT。房室旁路可分为显性房室旁路、隐性房室旁路、隐匿性房室旁路及慢传导房室旁路。显性房室旁路即旁路具有前传功能并可在心电图上表现出预激综合征。隐性房室旁路虽具有前传功能,但由于房室结传导加速或旁路传导减慢常规体表心电图不能显示旁路的存在,但通过食管心房调搏等方法可揭示旁路的前传功能。隐匿性房室旁路没有前传功能,只有逆传功能。慢传导房室旁路实质上是具有递减传导功能的隐匿性房室慢旁路。根据心动过速时旁路传导方向分为旁路前传心动过速及旁路逆传心动过速。根据心动过速时 QRS 波时限分为宽 QRS 心动过速及窄 QRS 心动过速,旁路参与形成的宽 QRS 心动过速包括房性心动过速如房速、房扑或房颤伴旁路前传、旁路前传型心动过速及旁路逆传型心动过速伴束支阻滞。旁路参与形成的窄 QRS 心动过速为房室结前传及旁路逆传。本节主要介绍旁路逆传所致的窄 QRS 心动过速,旁路参与的宽 QRS 心动过速将在其它章节中介绍。

一、心动过速的发生机制

AVRT 的发生机制见图 20-13。大多数心动过速的发作是由房性期前收缩触发的。与 AVNRT 不同,AVRT 发作与房室结显著延缓无关,但与总的 AV 时间有关。AV 延缓的程度必须足够长,以允许心室和心房端的旁路能够逆传冲动。延缓最常发生于房室结,但也可发生于心室肌或希浦系的任何部位。刺激部位也具有重要意义,为消除心房不应期这一限制性因素,刺激的部位应尽可能靠近旁路。这样,由于旁路的心房端较早地激动,故恢复较早,更易被再次激动。所以在旁路的心房端刺激较易诱发心动过速,而远离这一部位则不易诱发。刺激部位对诱发心动过速的重要性还表现在,不同的刺激部位,其传导和不应期是不同的。偶尔单个房性期前收缩刺激即使从旁路的心房端发放,也不能诱发心动过速。这是由于较慢的传导延缓未能使旁路或心房恢复应激状态,可能与同时合并房室结加速传导有关,快速心房起搏或多个心房期前收缩刺激,可产生足够的房室结传导延缓和/或心房不应期缩短,从而促进心动过速的诱发。心室刺激也能诱发 AVRT 且较 AVNRT 更容易,晚发的室性期前收缩刺激诱发心动过速具有高度特征性。心室刺激诱发 AVRT 的主要决定因素是逆向传导的范围和或正常通道的隐匿性传导。

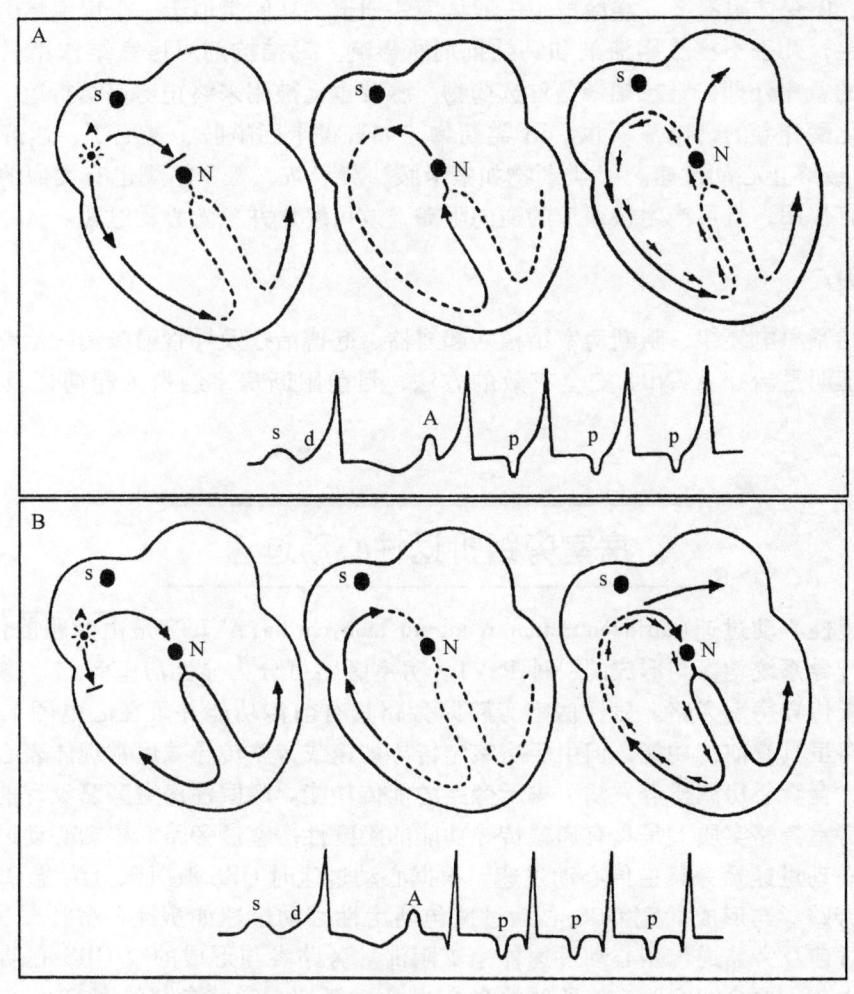

图 20-13　AVRT 发生机制
A. 旁路前传型心动过速；B. 旁路逆传型心动过速
S：窦房结；N：房室结；A：房性早搏；d：预激波；P：逆行 P'波

二、心电图特点

（一）P 波与 QRS 波的关系

AVRT 时，心室必须在旁路逆传前除极，旁路的心房端必须在心室激动后激动，故 P 波跟在 QRS 波之后，RP 间期通常短于 PR 间期，即 RP/PR 小于 1。不管心动过速的周长如何，不管引起心动过速周长或 PR 间期变化的原因如何，RP 间期始终固定不变。心动过速周长与 PR 间期紧密相关。由于 RP 保持恒定，RP/PR 显然是可变的，因此，RP 间期绝对值以及其与其前的 QRS 波的固定关系，较 RP/PR 在诊断上更为重要。

（二）束支阻滞对心动周期的影响

在心动过速起始时，AVRT 较房室结折返更易出现束支阻滞，其中尤以出现左束支阻滞型最为常见。由心房期前收缩刺激诱发的 AVRT，其束支阻滞发生率高是由多种因素所致，如有较快的房室结传导和/或较长的希浦系不应期，一个房性期前收缩刺激可能侵占希浦系的不应期，产生束支阻滞。心动过速的诱发方式对束支阻滞的发生率和类型均起重要作用。窦性心律时刺激和长周期起搏时，右束支阻滞较左束支阻滞更常见，而心室刺激时，左束支阻滞较右束支阻滞常见，心室刺激时，束支阻滞发生率高于心房刺激。

　　由于两个心室的一部分是组成折返环的必要成分，旁路同侧的束支阻滞将使心动过速的频率减慢（图 20-14，图 20-15）。这是由于 VA 传导时间延长所致的折返环长度延长，在束支阻滞时心动过速周长延长≥35ms 是诊断束支阻滞同侧游离壁旁路的指标。如果旁路对侧束支阻滞心动过速频率不变（图 20-16），所以，左侧旁路患者在出现左束支阻滞时，心动过速周长延长；右侧旁路患者在存在右束支阻滞时，心动过速周长延长。间隔 AVRT 在束支阻滞时心动过速周长不延长，或增加 <25ms（图 20-17）。在游离的旁路对侧出现束支阻滞或间隔旁路出现束支阻滞时，P 波可落在宽 QRS 波内，从体表心电图标准来看，很容易误认为房室结折返。

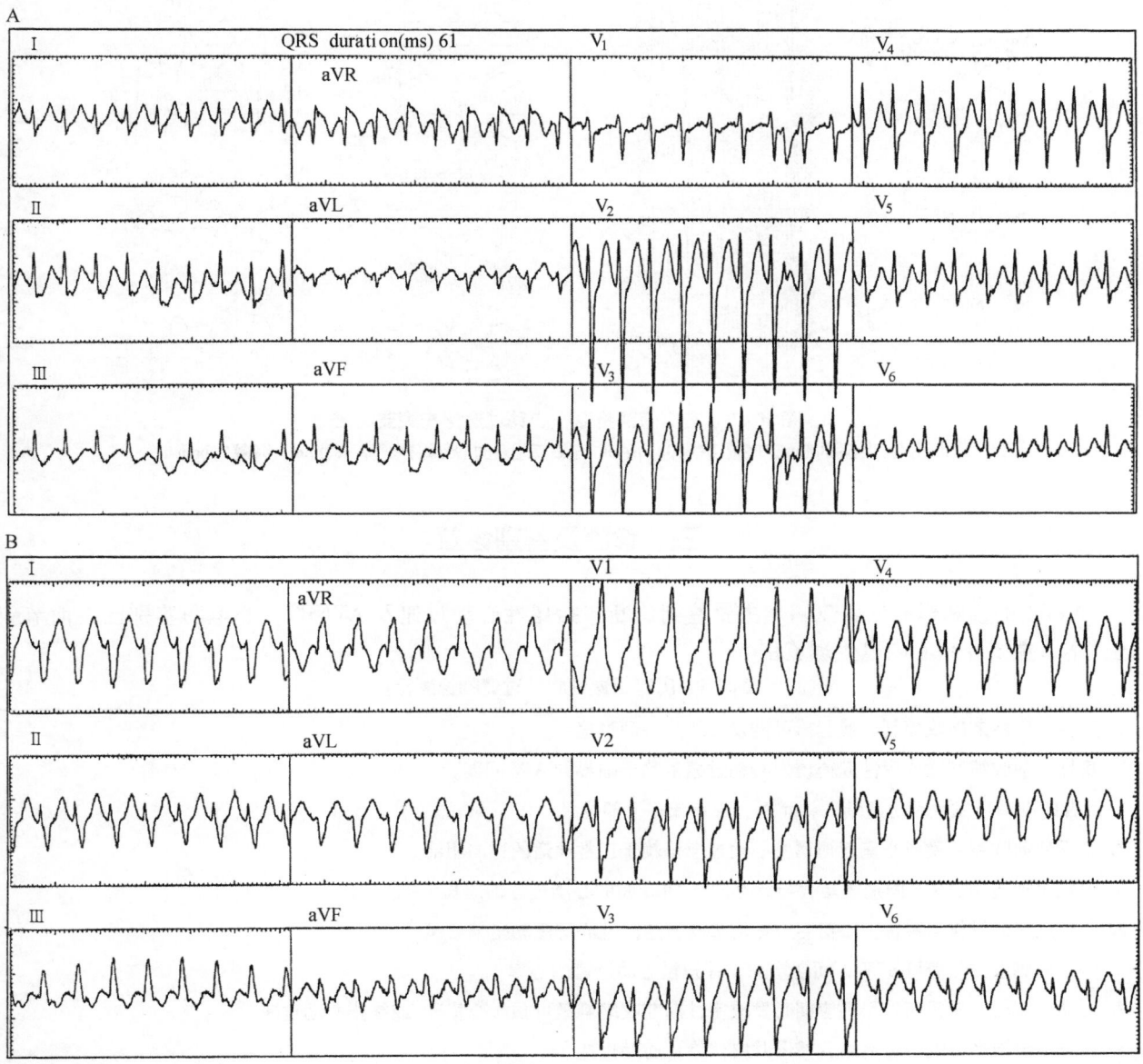

图 20-14　右侧旁路折返性心动过速伴右束支阻滞

A. 无束支阻滞时心动过速频率 221bpm；B. 右束支阻滞时心动过速频率 195bpm，减慢 26bpm

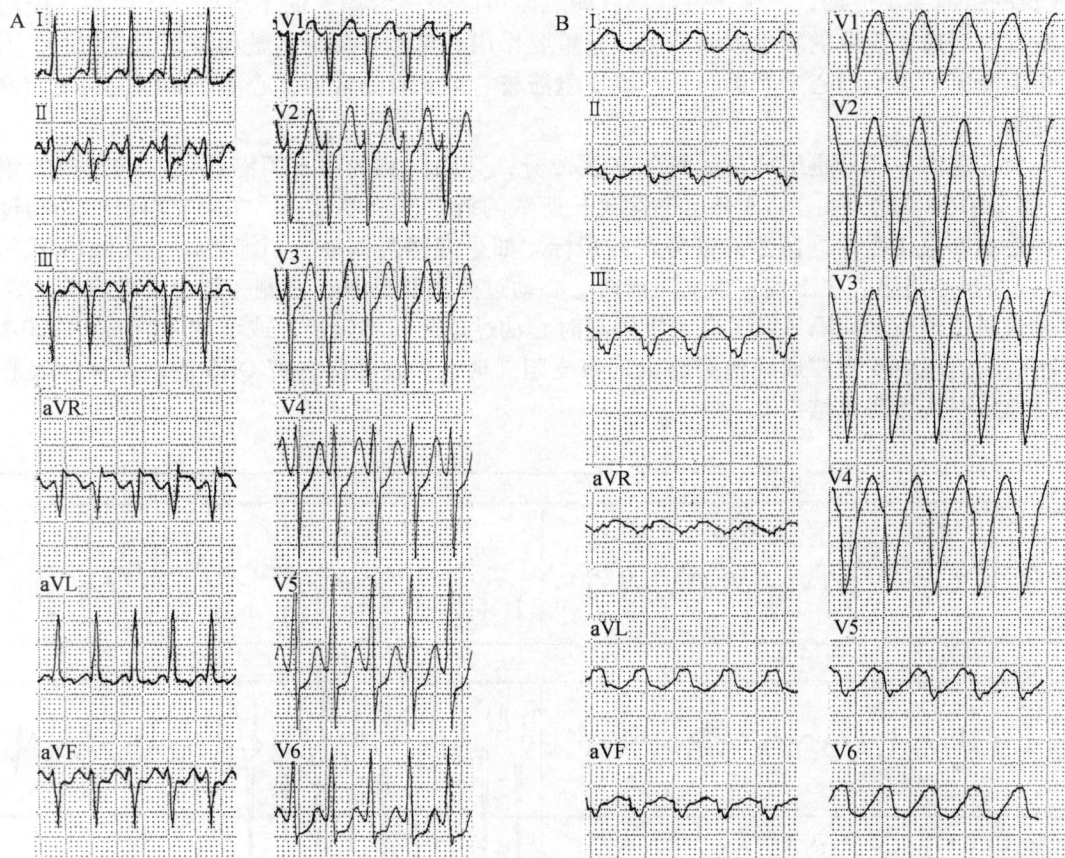

图 20-15　左侧旁路折返性心动过速伴左束支阻滞

A. 无束支阻滞时心动过速频率 200bpm；B. 左束支阻滞时心动过速频率 180bpm，减慢 20bpm

三、诊断及鉴别诊断

AVRT 的诊断标准见表 20-4。主要鉴别诊断包括房性心动过速及 AVNRT，心电图鉴别已在前节叙述，本节主要介绍心内电生理鉴别。

表 20-4　房室折返性心动过速的诊断标准

1. 房性、室性期前收缩刺激或起搏可诱发和终止心动过速

2. 房性期前收缩刺激或房性起搏诱发心动过速依赖于临界的 A-V 间期，
　 后者的延缓可发生于房室结、希浦系、心室或多个部位

3. 室性期前收缩刺激或心室起搏诱发心动过速依赖于正常通道的逆向阻滞

4. P 波呈逆传型，R-P 间期固定，与具有同样 QRS 波的心动过速的周长无关

5. 心动过速的发作与维持，心房与心室均参与，逆向性心房激动呈偏心型

6. 旁路同侧束支阻滞可使 V-A 间期增加，并减慢心动过速的心率

7. 心动过速时，希氏束处于不应期时发放室性期前收缩刺激可预激心房和/或终止心动过速

8. 兴奋迷走神经可阻滞房室结，减慢并突然终止心动过速

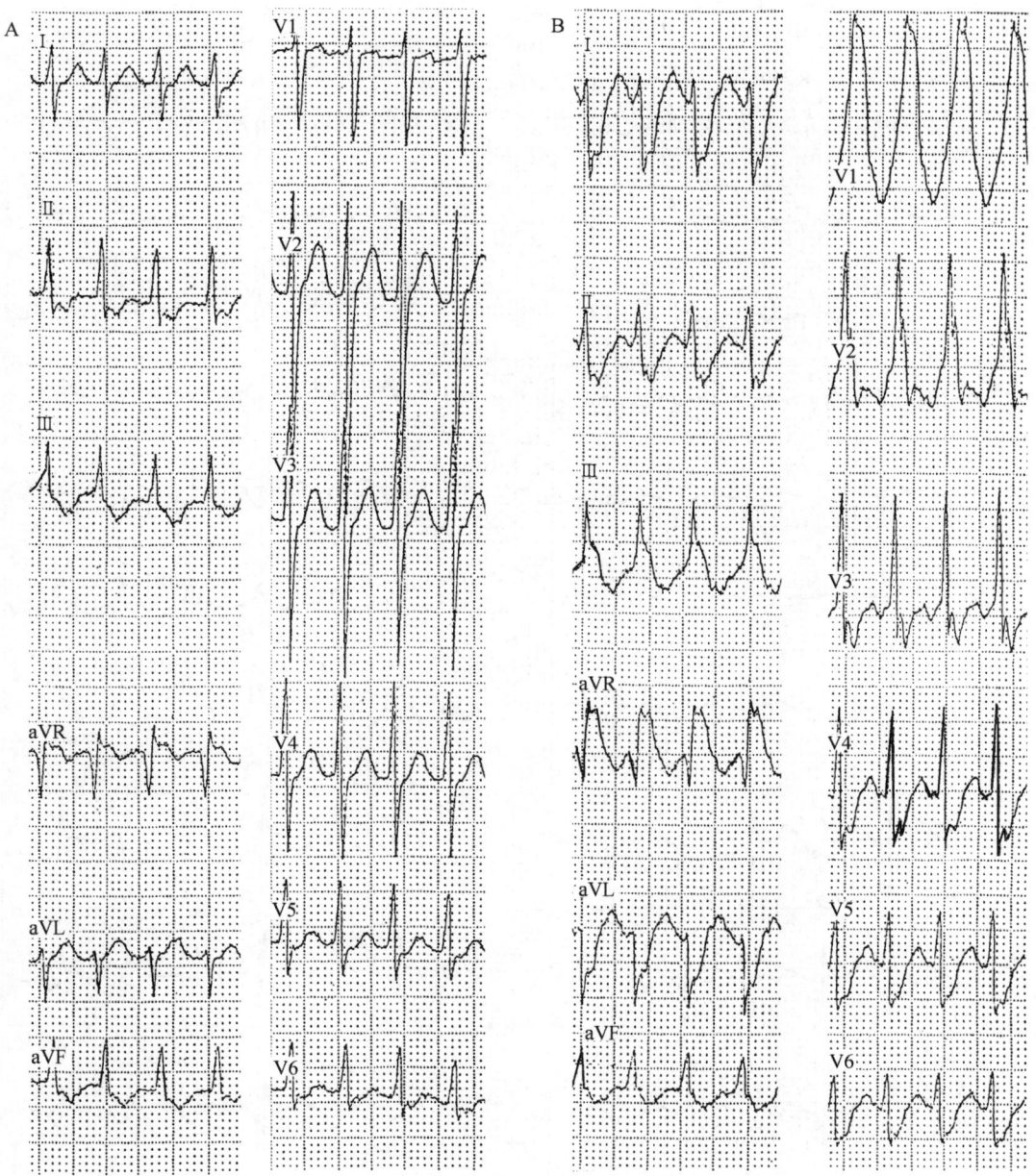

图 20-16　左侧旁路折返性心动过速伴右束支阻滞
A. 无束支阻滞时心动过速频率 180bpm；B. 右束支阻滞时心动过速频率 180bpm，与无束支阻滞相比频率不变

　　虽然房性心动过速通常有偏心性的心房激动，但 AVRT 心房激动的最早位置总是在二尖瓣环或三尖瓣环附近，且与心室激动时的图形相同。而房性心动过速则很少位于瓣环附近，心室刺激时，逆向性心房激动顺序呈"正常"的中线形式。因此，心室起搏时的偏心性心房激动较仅凭心动过速时心房偏心性激动的诊断价值更大。

　　间隔旁路（前间隔或后间隔），在心动过速时可显示"正常"的逆向性心房激动顺序（在希氏束或冠状窦口处心房激动最早），需与 AVNRT 鉴别。由于 AVRT 必须在折返到达心房之前，首先下传至心室，故 RP(VA) 间期比典型的房室结折返长。后者心房与心室几乎同时激动。可是，不典型的房室结折返病人和少数典型的房室结折返病人的 RP 间期可以与 AVRT 相似。食管心电图的 VA 间期对鉴别不同部位

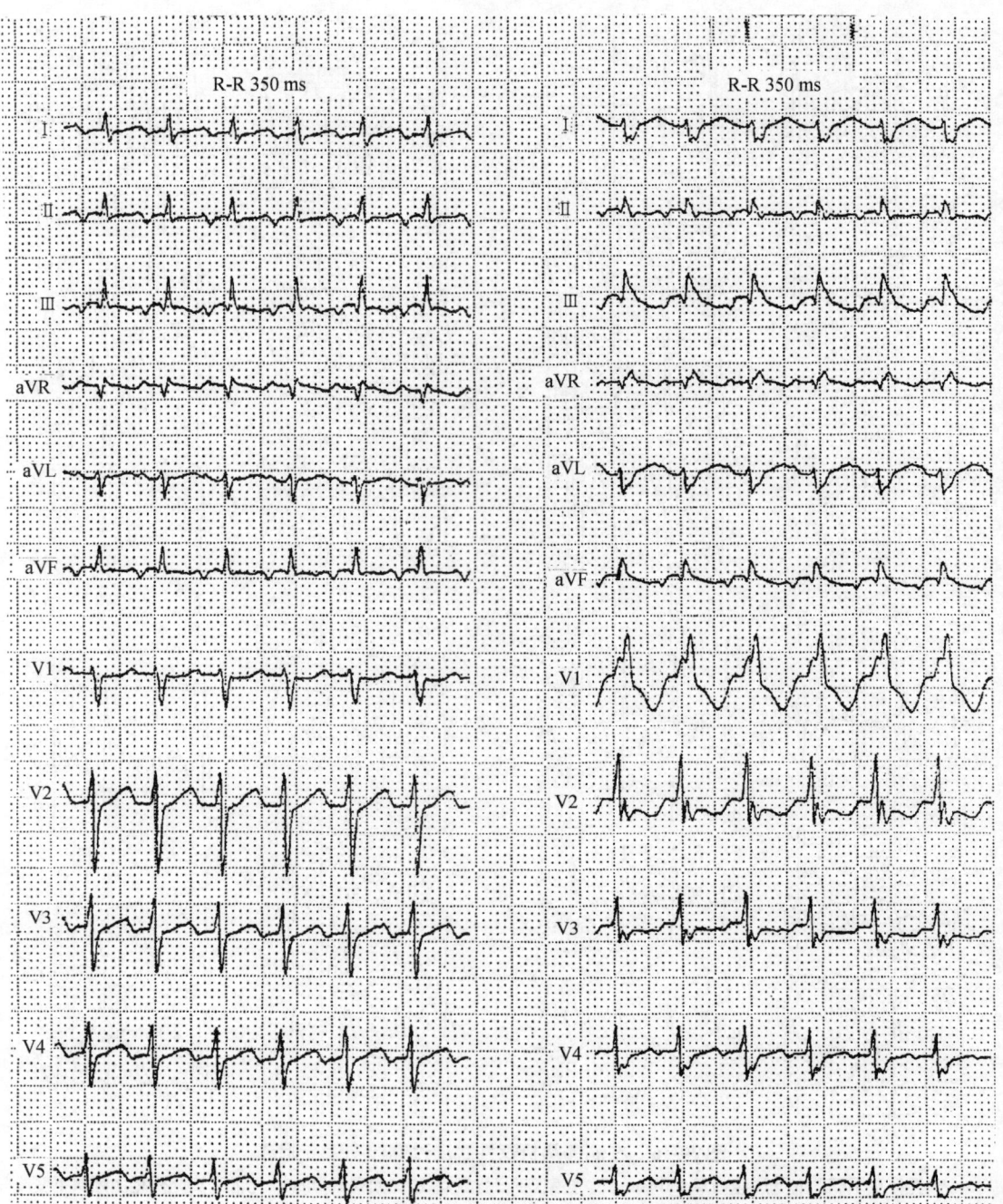

图 20-17 后间隔慢旁路折返性心动过速伴右束支阻滞

A. 无束支阻滞时心动过速频率 170bpm；B. 右束支阻滞时心动过速频率 170bpm，与束支阻滞相比频率不变

的旁路及旁路与双径路有重要的临床价值(图 20-18A ~ D)。用希氏束-右心耳电图比较心动过速时和以同样频率心室起搏时的 H-A 间期的差别，可很好地区别 AVRT 和房室结折返性心动过速。心室起搏时，房室结折返的病人，其 H 和 A 呈顺序性激动，而在旁路参与者中呈相反激动顺序，因此，△H-A 间期(H-A$_{心动过速}$—H-A$_{PACE}$)可鉴别房室结折返和间隔旁路参与的心动过速。如心室起搏时无法测量 H-A 间期，此时，用心动过速的 VA 间期与心室起搏 VA 间期的差值，小于 30ms 为 AVNRT，否则，为间隔旁路。另外，诊断 AVRT 的最重要的方法之一是，在希氏束处于不应期时发放一个心室期前收缩刺激，仍可使心

房提早激动，且激动顺序与心动过速发作时完全相同。

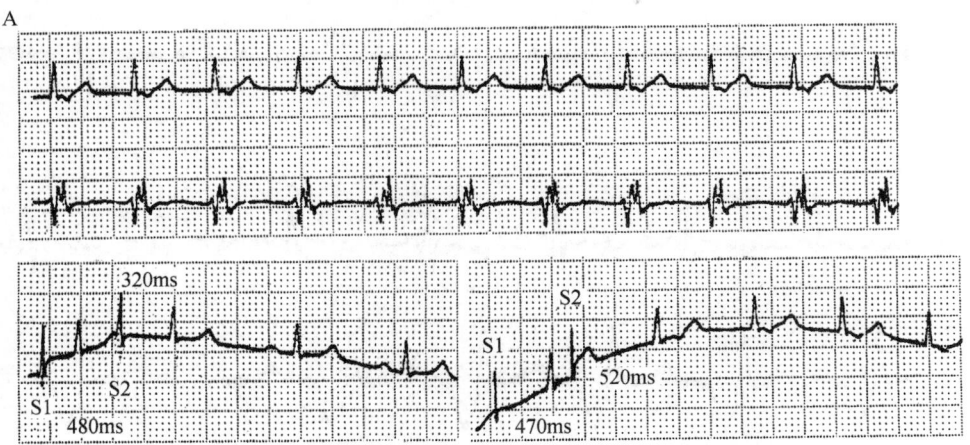

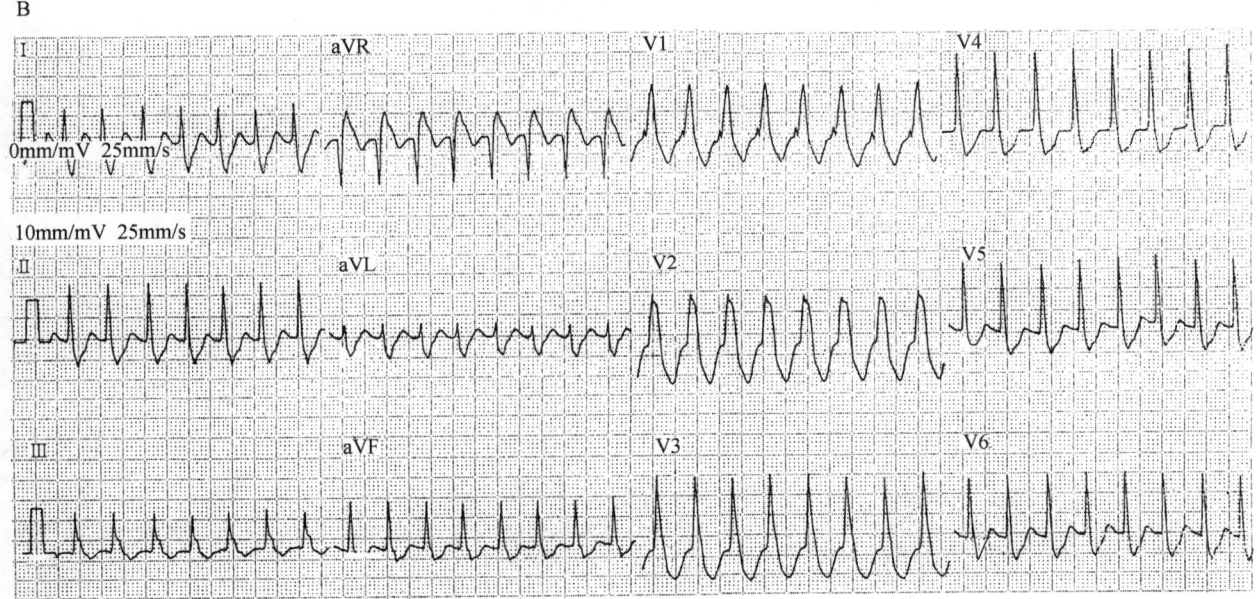

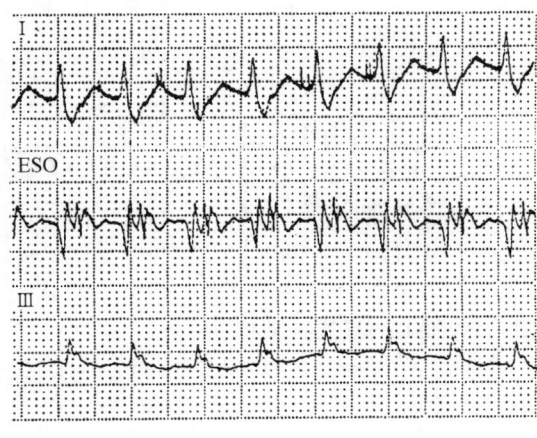

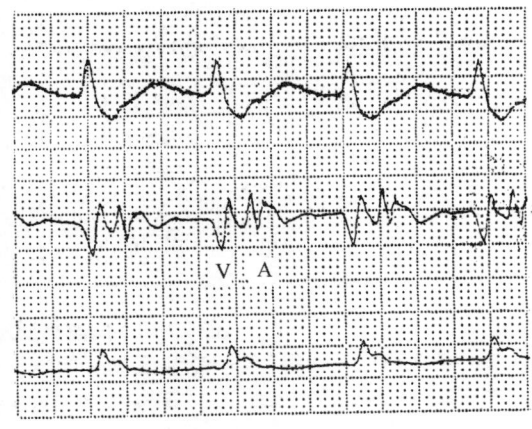

C

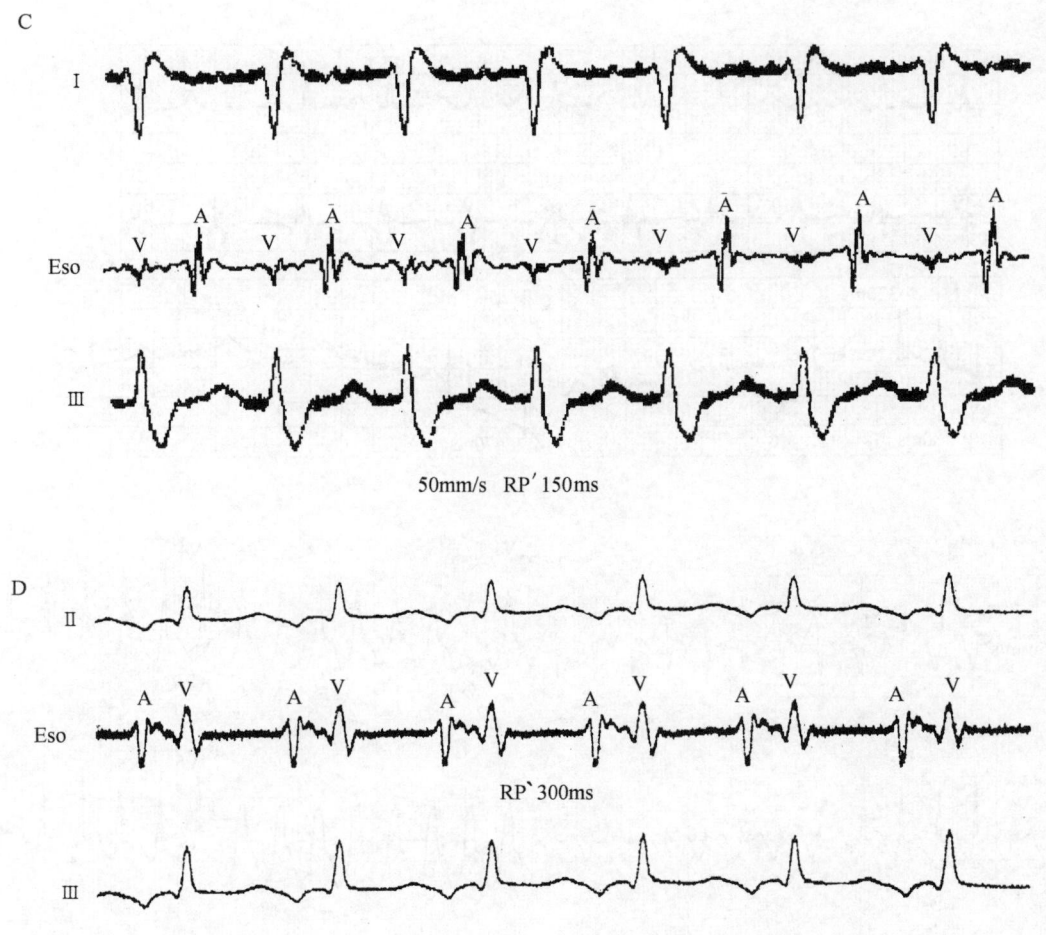

50mm/s   RP′150ms

D

RP`300ms

E

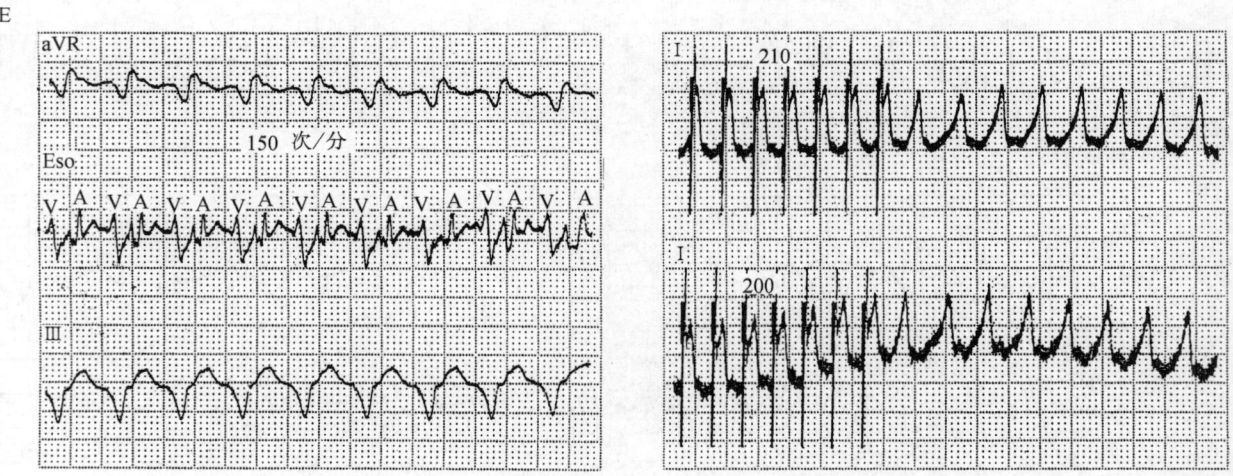

图 20-18   房室折返及房室结折返性心动过速的食管心电图

A. 房室结折返性心动过速，$S_1S_2$470 ms 诱发心动过速，S_2R_2 跳跃200ms，VA<70ms；B. 左侧房室旁路折返性心动过速，伴完全右束支阻滞，140ms>VA>70ms；C. 右侧房室旁路折返性心动过速 VA>140ms；D. 慢旁路折返性心动过速，VA>AV

四、治　疗

（一）迷走神经刺激疗法

通过压迫颈动脉窦造成房室结阻滞可终止 AVRT 参与的心动过速。不论心动过速是由快传导旁路还是慢传导旁路引起的，总是在终止之前，出现房室结传导逐渐减慢，然后发生阻滞。

（二）药物治疗

药物对 AVRT 的作用是不可预测的，现有的许多药物对旁路和房室结有不同的作用，在某些情况下，药物反而有助于心动过速的持续存在。主要影响房室结的药物包括：钙拮抗剂（维拉帕米）、β 受体阻滞剂、地高辛和腺苷，通过房室结阻滞可终止 AVRT，终止心动过速前，通常先有房室结传导改变，引起周长长短规律的变化。IA 类药物如奎尼丁、普鲁卡因酰胺、达舒平和 IC 类药物如英卡胺、氟卡胺等主要是通过阻滞旁路而起作用的。Amiodarone 对正常房室结、希浦系和旁路的逆向传导都有抑制作用，通过对其中之一的作用可终止心动过速。

（三）电学及外科手术治疗

导管射频消融阻断旁路是治疗 AVRT 安全有效的方法，少数导管射频消融失败病例可能由于旁路走行特殊或靠近心外膜可能需要外科手术治疗。

无休止性交界性区折返性心动过速

持续性交界性反复性心动过速（permanent junctional reciprocating tachycardia；PJRT）是 Coumel 于 1967 年首先报告的一种特殊的心动过速。早期工作认为 PJRT 是不典型的房室结折返性心动过速（快慢折返型），因有不间断发作的特点，故称为 PJRT。20 多年来心内电生理检查技术的进步及导管射频消融术（RFCA）成功应用，已经证明 PJRT 实质上是具有递减传导功能隐匿房室慢旁路参与的房室折返性心动过速（AVRT）。

一、临　床　特　点

PJRT 是一种少见的心动过速，人群中的发生率不详。主要见于儿童及年轻人，甚至在产前 3 个月胎儿期已明确诊断为 PJRT，也有成年后才确诊。心动过速的频率在 130~260bpm，有个别猝死的报告。心动过速连续不断，占时长，发作形式有两种表现，一种为连续不断的无休止型，另一种表现为阵发性形式。病人多无器质性心脏病，但可因长期心动过速而致心功能不全或心脏扩大成为"心律失常性心肌病"。

二、发　生　机　制

早期报告 PJRT 的旁路的心房终端位于冠状窦口称为经典部位也是多发部位，但随着 RFCA 广泛应用及心内标测，发现这种旁路也可位于其它部位。如后间隔、中间隔、右后壁、右侧壁、左后壁、左侧壁等，因此逆传慢旁路可位于右房室环任何部位及左房室环的后及侧部，以右后间隔为多发部位，PJRT

病人可有多旁路并存，部分病例可记录到旁路电位。其发生机制可能为：这种旁路的纤维是比较纤细而且走行纡曲，是其传导速度慢、具有递减传导的原因；也可能因为慢旁路由类同房室结样组织构成，因而有其传导速度慢且有递减传导的特点。

三、心电图特征

窦律时 P 波形态，PR 间期及 QRS 波形均正常，无预激波；心动过速发作时无 PR 延长表现，心动过速常由窦性周期(PP)临界性缩短、房早、室早、逸搏等均可诱发；心动过速中呈逆行 P 波，在下壁导联为负向波，P 波远离 QRS 波呈长 RP 心动过速，RP/PR > 1；但也可等于 1，RP 范围为 110 ~ 300ms。

四、诊断及鉴别诊断

PJRT 的诊断标准见表 20-5。主要鉴别诊断包括房性心动过速及不典型的 AVNRT，见相关章节。

表 20-5 PJRT 的诊断标准

1. 旁路室房传导速度慢时间长，VA 间期为 100 ~ 370ms
2. 旁路有递减传导特性
3. 心动过速时在希氏束不应期给心室期前收缩刺激，可典型的提前激动心房，而不改变逆传心房激动顺序(图 20-25)
4. 旁路一般不显示前传功能，但在阻滞房室结或 His 束后，可揭示其房室旁路的存在
5. 心室起搏心动过速被拖带
6. 房性期前收缩及室性期前收缩致心房、心室、房室结及旁路发生阻滞可终止心动过速
7. 压迫颈动脉窦或静注 ATP 等致房室结阻滞时可终止心动过速

五、治　疗

与 AVRT 相同。

多旁路参与的房室折返性心动过速

由于多旁路所致的房室折返性心动过速有其特殊性，因而，本节单独介绍。多旁路是指预激综合征病人存在 2 条以上的附加房室传导通路，早在 1964 年，Matter 等报告 1 例预激综合征病人心电图在不同时刻表现出 A 型或 B 型，提示多旁路存在，至 70 年代后期陆续有较多的多旁路的病例报告。迄今已有许多组织学、电生理学及外科手术学已提示和证实了多旁路存在。由于多旁路的存在，其传导速度及不应期的不同，旁路与旁路之间、旁路与正常传导系统之间可组合成不同的折返环路，导致其电生理现象较为复杂，在预激综合征病人中，有多旁路的病人危险性心律失常的发生率也较高。

一、临床特点

多旁路的人群发生率还不清楚，多数学者报告其发生率占房室旁路病人的 10% ~ 15%。老年人多旁路较少见，合并有先天性心脏病尤其是 Ebstein 畸形的病人，多旁路的发生率明显增高，Ebstein 畸形合并多旁路的发生率可达 30%。在多旁路的病例中，以显性旁路的多旁路发生率高，约 70% 左右的多

旁路病例平时心电图为显性预激。多旁路的数量以双旁路最多见，占多旁路的 80% 以上，三旁路占 15% 左右，目前报道最多的旁路为 6 条。多旁路的组合以后间隔与游离壁组合最多见，其中同侧组合的旁路约占多旁路的 80%。同性（显性或隐匿性）同侧的旁路居多，非同性非同侧或非同性同侧的旁路组合较少见。

二、体表心电图特点

体表心电图是认识和发现多旁路的最初的线索，部分多旁路可通过仔细分析多份体表心电图（包括：平时心电图及心动过速时心电图，尤其是心房颤动时的心电图）获得诊断线索。一般来说，以下几点常提示多旁路存在：①δ 波或 QRS 波极性多变，显性旁路者体表心电图 δ 波或 QRS 波极性在同一导联或多份心电图中有明显的变化常提示多旁路存在。由于多条显形旁路同时存在，各条旁路的传导特性、不应期及分布部位不同，引起心室除极的时间及部位不一致，所产生的图形具有多变性。在不同的机体条件下，如剧烈活动、应用药物、昼夜不同时间等，可使某一条或几条旁路前传功能受影响，心电图将发生较大改变，表现为以某一条旁路前传为主的单旁路心电图特点，也可表现为另外一种多旁路组合的心电图。这些心电图改变可单独出现于某一导联，也可出现在多个导联上。此现象在心房颤动时更易记录到。因为在心房颤动时多产生最大程度的心室预激，QRS 波时限多达 0.14s 以上，如有多旁路存在，较易发现。有时心房颤动时心电图资料是各种手术治疗前发现多旁路的惟一线索。②心动过速频率多变，心动过速在同一次发作中速率有明显变化，但并无束支阻滞存在或束支阻滞时的频率变化与心电图提示的旁路部位相矛盾。③旁路定位较模糊或矛盾，随着心电生理检查技术与导管射频消融治疗的广泛开展，对显性旁路的体表心电图定位研究愈来愈多，提出了多种流程图来判断旁路的部位，其准确率和可靠性是比较满意的。对左右侧旁路、前后壁旁路、间隔旁路的区分，其准确率可达 90% 左右。定位模糊或出现矛盾现象（各导联定位不一致）多提示多旁路存在。如胸前导联定位右侧旁路，而 I 导联出现 QR 或 QS 波，则可能存在右侧旁路与左侧壁旁路并存。④显性旁路在发生房性心动过速时 QRS 波形态发生明显改变提示有不同旁路参与前向传导。⑤发生逆传型房室折返性心动过速（ART）时易晕厥的患者提示多旁路的存在。因为正常人房室结逆传功能较差，ART 由一条旁路做前传支，另一条旁路做逆传支，发作心动过速时频率较快，导致血流动力学改变，引起晕厥。⑥心动过速中 ART 与 ORT 交替出现而没有心动过速终止提示至少有 2 条旁路存在。此现象在单旁路中不会发生。⑦ORT 时逆行 P 波形态多变常提示多旁路存在，其机制是因为旁路插入心房部位不同，致使逆行心房激动在心电图上表现为不同形态的逆行 P 波。但由于这种逆行 P 波在心电图上不易看的很清楚，故此实际应用意义不大。⑧其它，如交替出现二种或以上的 ART，则可诊断多旁路；V1 导出现 qRS 或 qrS 图形提示多旁路，因预激综合征患者极少出现此种图形；V1 导联 QRS 波为 M 型，V2 ~ V6 导联为 R 型，II、III、aVF 导联为负向波，多提示左侧壁多旁路。

房扑及房颤时 QRS 波形态发生明显改变提示有不同旁路参与前向传导。

三、多旁路的诊断标准

目前有组织学报告证明的 2 条以上互不相连的旁路即多旁路存在的很少，更多的是经心电生理检查、外科手术及介入性治疗诊断多旁路存在。组织学研究表明单条旁路直径多数在 1 ~ 2mm 左右，长度约 5 ~ 10mm。基于单旁路的特点有学者提出在一条旁路外 3mm 以上存在另一条旁路方能认为是多旁路，也有学者认为 2mm 以外就可以判定为多旁路。对于非同侧的旁路的诊断标准已无异议。但对于同侧旁路的诊断目前尚无统一的标准，一般来讲符合以下几点考虑诊断多旁路：①一条显性旁路阻断后出现体表心电图预激图形明显变化，和/或靶点部位的 AV 明显分开。②一条隐匿旁路阻断后出现逆传心房激动顺序的明显变化，以及靶点部位的 VA 分开。③再次成功消融的靶点部位距前次在同一 X 线投照角度下相距 2.0cm 以上。

窦房结折返性心动过速

窦房结折返性心动过速(sinoatrial node reentrant tachycardia;SANRT 或 SNRT)的临床发病率低，仅占室上性心动过速的 5% 左右，多发生于老年人和器质性心脏病患者。

一、发 生 机 制

形成窦房结折返环的原因尚不清楚出，绝大多数患者伴有器质性心脏病，可能是基础心脏病变引起窦房结(SAN)局部组织发生变性或坏死后形成缓慢传导区所致。窦房结内折返作为一种心动过速的可能机制是由 Barker 等于 45 年前首先提出的。接着，在离体和在体动物实验、人体中均清楚地显示窦房结也可能是折返的潜在部位。这些研究大多数是根据心房激动的顺序相似于正常窦性心律而作出窦房结折返的诊断的，仅 Allessie 和 Bonke 的离体研究，实际标测了折返径路并定位在窦房结。但是，近来根据波长(传导速度和不应期的乘积)的研究，对折返只限于窦房结内的论点提出了质疑。最有可能，窦房结和/或周围组织提供了慢传导条件而确实参与了折返，故有人称之"窦房折返性心动过速"(sinoatrial reentrant tachycardia;SART)。窦房结折返是否可以从房内折返中分离出来，尚有争议。由于窦房结折返的 P 波形态和心房激动顺序的特征，故可将它看作是一个房内折返性心动过速的亚型。

二、临 床 表 现

患者一般有基础心脏病的病史与表现。心动过速发作往往有突然发作和突然终止的特点，可以以情绪激动、体力活动等诱因，可以无明显诱因，开始时发作较少，以后逐渐频繁，持续时间也可以由短变长，主要的症状是心悸，有的伴有恐惧、不安和多尿。由于多数患者发作时心率不很快(130bpm 左右)，不会导致血流动力学明显改变，所以没有明显症状。

三、心电图特点

窦房结折返性心动过速的心电图接近于窦性心动过速的心电图特点，但又有其特殊性见表 20-6(图 20-19)。

表 20-6　窦房结折返性心动过速的诊断标准

1. 窦房结折返性心动过速的心率慢于其它形式的房内折返，平均 130bpm

2. P 波形态，激动顺序与窦性 P 波相同，即心房激动自高位右房向心房下部传导

3. 房性、室性期前收缩刺激，心房和心室起搏可诱发和终止心动过速，但不依赖于房室结传导延缓，或房内传导延缓

4. 心动过速与窦性心律转换时有心率的突然和明显变化

5. P – R 间期的长短与心动过速的心率有关

6. 出现房室阻滞时，不影响心动过速的存在

7. 兴奋迷走神经可减慢心率，然后突然终止心动过速

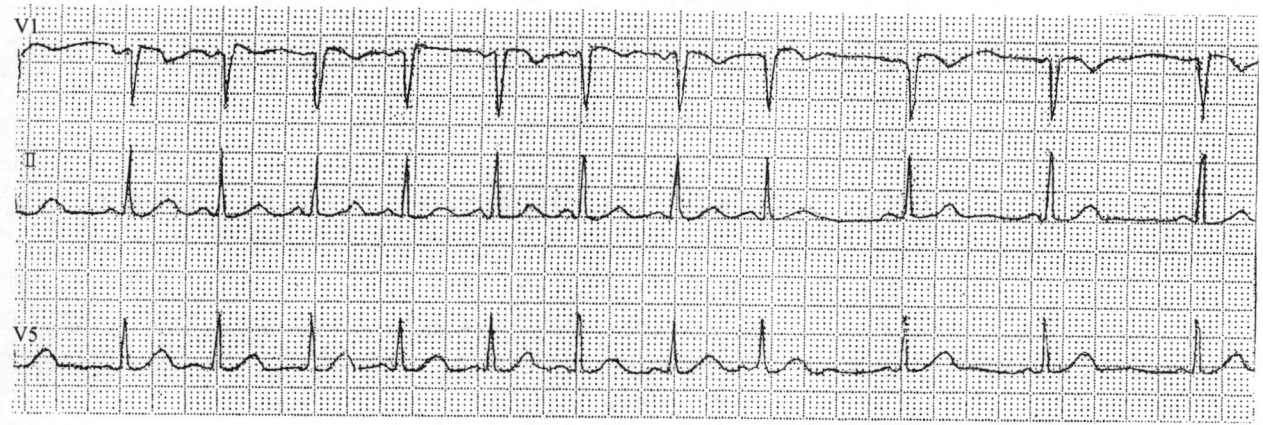

图 20-19　窦房结折返性心动过速
心动过速突发突停，心动过速时 P 波形态与窦律一致

四、鉴 别 诊 断

由于窦房结折返性心动过速的心电图接近于窦性心动过速,因而,主要应与窦性心动过速鉴别。窦性心动过速有如下特点:①不能被房性期前收缩刺激所诱发与终止,其发作与终止亦不依赖于房内传导或 A-V 结传导延缓。②心动过速有温醒现象(频率逐渐加快)。③P 波与窦性 P 波完全一致。④P-R 间期的长短与心动过速的心率有关。⑤出现房室阻滞不影响心动过速的存在。⑥兴奋迷走神经不能终止心动过速。

五、治　　疗

针对基础心脏病治疗,去除诱因能够减少心动过速发作。针对心律失常可以选择药物治疗或导管射频消融术。

(一) 药物治疗

能够延长窦房结和心房肌细胞不应期的抗心律失常药物对 SANRT 都可以有不同程度的疗效。包括 IA 类的奎尼丁、普鲁卡因酰胺, IC 类的普罗帕酮、英卡胺、氟卡胺、乙吗噻嗪, β 受体阻滞剂, Ⅲ类的胺碘酮、索他洛尔, Ⅳ类的维拉帕米、地尔硫草等。首选 β 受体阻滞剂或Ⅳ类药物,可以选用 IC 类的乙吗噻嗪和普罗帕酮,较少使用Ⅲ类药物。

(二) 电学治疗

目前主要应用导管射频消融治疗,远期疗效有待进一步观察。

交界性异位性心动过速

交界性异位性心动过速(junctional ectopic tachycardia;JET)也称为希氏束自律性心动过速,是一类少见的、不规律的、快速性室上性心动过速,常呈无休止性发作。Coumel 于 1975 年首先报道了此类心动过速,此后多篇文献提示 JET 多见于儿童,可以是先天的,也可以发生于心脏手术后。在电生理特点上类似于自律性房速，而心电图上又不完全与房速相同。JET 异位灶位于房室结下部或希氏束，心室激动正常，QRS 波不宽，常有房室分离。

一、临 床 意 义

JET 是临床上少见的心动过速，大部分发生于儿童，在儿童患者中又多为婴幼儿，也有发生于胚胎期。心动过速多发生于婴儿出生 6 个月内，部分患儿发生于先天性心脏病修补术后。成人较少发生 JET，有文献报道了 7 例成人患者，平均年龄 20 岁，心动过速一天发生几次，持续时间几分钟至数小时不等，部分患者运动或应激后激发心动过速发生或使心动过速频率加快，有的患者发生晕厥。在婴幼儿多无器质性心脏病，而在成人多伴有先天性心脏病如房缺、室缺等。心脏外科手术，特别是术野靠近房室结及希氏束易发生 JET。50% 的婴幼儿患者有家族史，提示 JET 可能和遗传因素有关。

二、发 生 机 制

病理解剖学发现 JET 患者发生以下病理变化：希氏束分裂成不规则的细条带且有局部的变性坏死；房室结在中心纤维体内移位且左束支部分坏死；冠状窦近端移位，房室结与希氏束分离；传导系统发生浦肯野细胞瘤；传导系统纤维化。可能由于上述病理变化导致交界性自律性增高产生 JET，因而，JET 具有自律性增高的心动过速特点：心率呈逐渐增加或降低；心房不是心动过速所必需；腺苷及异搏定等能终止折返性心动过速的药物常无效或仅能减慢心率；心房或心室起搏能夺获心室，但停止起搏后心动过速仍持续存在；电复律不能将心动过速转为窦律。

三、心电图特点

（一）心室率

婴幼儿心室率在 130～370bpm，多数患者超过 200bpm。成人患者心室率在 130～250bpm。心脏术后患者心室率在 160～250bpm。心室率越快，症状越重，充血性心衰的发生率越高。儿童患者心室率小于 130bpm 常无症状，心室率超过 170bpm 能够发生症状甚至心衰。

（二）P 波

JET 的心房电活动多由窦房结控制，因而，大多患者心电图表现为室房脱节，部分患者可发生 1:1 的室房逆传，QRS 波后可见逆传 P 波，下壁导联 P 波倒置，对于心脏外科术后患者 P 波较难识别。

（三）QRS 波

由于 JET 发生于希氏束分叉以上，因而，除了发生束支阻滞以外，均为窄 QRS 心动过速。

四、鉴 别 诊 断

（一）窦速及房速

窦速与房速 P 波较易识别，P 波位于 QRS 波前，且与 QRS 波成固定的关系，心室率较规整。而 JET 的 P 波与 QRS 波常脱节，心室率也常不规整。

（二）房室及房室结折返性心动过速

房室及房室结折返性心动过速 P 波常融合于 QRS 波之中或紧随 QRS 波之后，多呈 1:1 的室房关系，即使较少见的房室结折返性心动过速由于前传及逆传障碍而致室房不呈 1:1 的关系，但多为倍数关系，心室率较为规整。而 JET 多表现为室房脱节，心室率多不规整。

（三）房颤及多灶性房速

房颤及多灶性房速心室率与 JET 相似，但房颤 P 波消失，代之以房颤波，多灶性房速 P 波形态多变。

（四）加速性交界性心律

加速性交界性心律多发生于洋地黄中毒、心肌梗死、心脏外科术后或心肌炎。与 JET 相比心室率较慢且较规整。

五、治 疗

（一）药物治疗

β 受体阻滞剂、胺碘酮及普罗帕酮部分有效，洋地黄可用于提高心输出量及降低心室率，其它抗心律失常药物疗效较差。

（二）电学治疗

电复律无效；较快频率起搏心房以保持房室顺序有助于改善心输出量；部分伴有房室传导障碍及缓慢心律失常患者需要植入永久性心脏起搏器；导管射频消融治疗可消除 JET，但房室阻滞的发生率高，多数患者需植入永久性心脏器搏器。

（三）其它

外科及冷凝治疗较少应用。

加速性交界性心动过速

结性心律从二十世纪前半叶一直沿用着，到二十世纪六十年代研究者们发现其更象是由邻近房室结的组织发起的，于是作者们开始更多的用"交界性"来代替"结性"。随着心脏电生理的进展，特别是由于电生理工作者们的实验研究、程控调搏法的较广泛采用以及解剖组织学方面较深入的研究，交界性心律的范围已远远超过房室结本身而包括自心房下部（既所谓的"冠状窦性"心律、"左房"心律）、房室结及希氏束发出的心律。

房室交界区是位于心房和心室间惟一正常的电生理连接，它可双向传导冲动并且可以防止在窦房结功能紊乱或房室阻滞时发生心室收缩不全。一般说交界区的固有起搏频率（inherent rate）应在 60bpm 以下，故在 60bpm 以下的交界性心律为被动性，如完全性房室阻滞时的交界性逸搏心律。当炎症或药物使交界区起搏细胞舒张期除极速度增加了，就会发生快于固有心率的非阵发性交界性心动过速，这为主动性。Pick 等（1957）提出非阵发性交界性心动过速的心率在 70～130bpm 之间，Koneche 等（1972）认为对交

界区而言，大于 60bpm 应为心动过速。目前来看，把非阵发性交界性心动过速的心率范围大致定在
70 ~ 130bpm 比较合乎实际。这就把非阵发性交界性心动过速和被动性交界性逸搏心律和由房室结内折
返而致的阵发性交界性心动过速（心率范围在 150 ~ 220bpm）区别开来了。

　　"非阵发性"这一名词的含义可能引起误解，似乎这种心律没有开始和终止的过程，"非阵发性"
一词只是用于习惯上称为阵发性心动过速鉴别，但另一方面这种交界性心律也具有时隐时现的阵发性
质。这个命名虽自 50 年代以来便在心电图界逐渐推广应用，但它并不是个恰当的名词，但迄今中外书
籍上，尚未能给予这种心律以更恰当的命名。因此，有的学者更愿称之为"加速性交界性心动过速"
（accelerated junctional tachycardia）。

一、定义及发生机制

　　加速性交界性心动过速是由于交界区内传导功能或激动形成异常而引起的一种短阵发作的心律失常
（图 20-20）。洋地黄制剂用量过大、风湿热、急性心肌梗死、心外科手术后是这种心律最为常见的病
因，室上性心动过速、导管射频术后以及无明显疾病也偶尔发生这种心律失常。它的发生是由于房室交
界区内某个节奏点的自搏性增高，说明该区内某些具有自搏性能的细胞的舒张期电位向上的坡度因某种
缘故超过了窦房结自搏细胞舒张期的坡度，便必然比窦房结先达到了"阈电位"而产生有效的电激动。
它下传入心室引起心室搏动，也可能逆传入心房，引起逆行性 P 波。若这种情况仅偶然出现，而基本
上仍是窦性心律，便称为交界性期前收缩。但是交界区的节奏点若持续地比窦房结快，在较长时间内取
代窦房结而呈交界性心律。由于交界区发出的激动在正常情况下是较慢的（每分钟 40 ~ 50 次），此交界
性心律便与正常情况不同，反而超过了窦房结的自律性，所以又称为交界性心动过速。这种心律使心率
有所加快，因而对心脏并不具有保护性。它往往是由于交界区内存在着病理情况，方才出现这种交界性
心动过速。

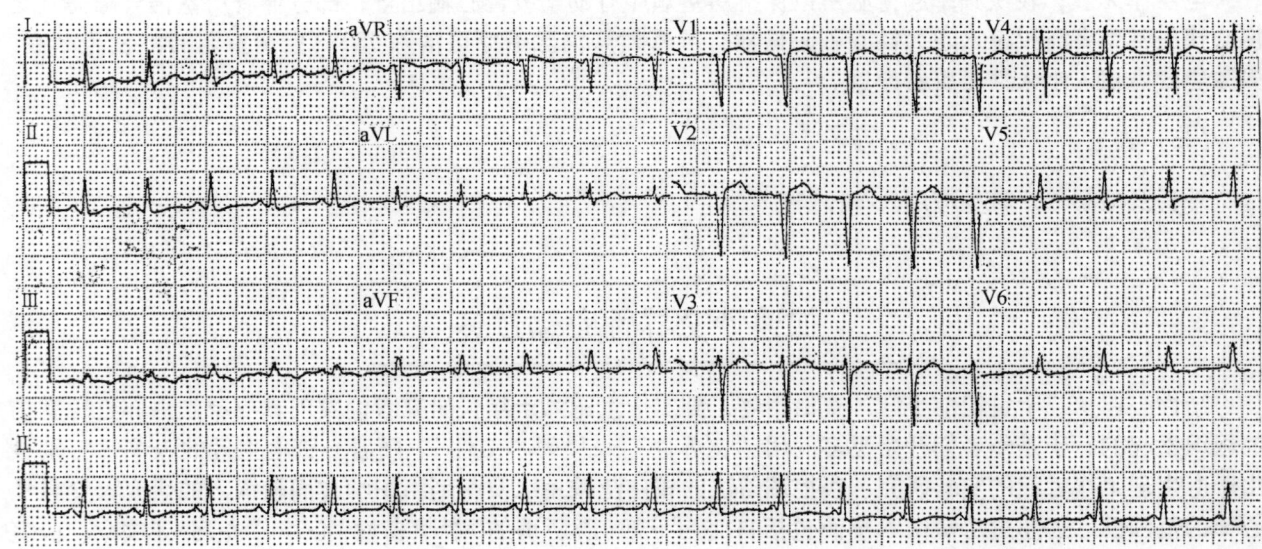

图 20-20　加速性交界性心动过速

二、心电图表现

1. 心率在 70～130bpm 之间，多数在 70～100bpm 左右，其节律与窦房结节律无关。

2. 发作是由于交界区异位节奏点自律性增加所致，交界区的激动控制心室（因而心室的 QRS 波基本与窦性心律时相同），心房却根据该节奏点能否逆传入心房而决定为窦性 P 波或逆行性 P 波。

3. 当窦性心律与加速性交界性心动过速频率接近时，心室的激动便时而受窦房结控制，时而又受交界区心律控制。这样一种逐渐出现交界区节奏点控制心室的节律，又逐渐转为由窦房结控制心室的心律的现象，是"加速性交界性心动过速"很重要的一个特征。

4. 在心电图可以见到各种形式的房性融合波，QRS 波群为规律的节奏。少数情况下交界性激动可以逆传至心房，因而 II、III、aVF 的 P 波是倒置的。但在多数病例中，心房由窦房结（或异位房性节律）控制。因而当同时出现房性心动过速、心房扑动或心房颤动是 QRS 波群仍按交界区节奏点的频率搏动，并与 P 波、F 波或 f 波在时间上没有关系。

三、鉴 别 诊 断

1. 房性异位节律　异常的房性起搏点可能会夺获来自窦房结的心房节律，并且产生一心房节律，其速率与加速性交界性心律相接近，此节律可以通过位于每一个 QRS 波群前的异常 P 波来识别，不存在房室分离。异位房性起搏点的位置可以通过 P 波形态来估计，如当 II、III、aVF 导联 P 波负向，起搏点可能位于心房底部；当 P 波在 I 导联负向、在 V_6 导联为负向或正负双向以及呈圆顶或标枪形时，起搏点位于左房。

2. 房室结折返性心动过速伴阻滞　这种快速、不规律的心律失常见于严重的心肌病及洋地黄中毒的患者中，其本质还没得到电生理学上的证实，其心室率通常快于加速性交界性心律，心房可能会颤动。加速性交界性心律起源的传出阻滞假定为导致此不规则心律的原因。

3. 心房颤动和心房扑动　当心房处于颤动或扑动时，可以发生加速性交界性心律，洋地黄中毒是一个重要原因，但往往容易被忽略。

4. 双重性心动过速　在罕见的情况下，交界区内存在着两个节奏点：一个节奏点逆行上传而控制心房；另一个节奏点控制心室，从而形成房室脱节（应注意这种房室脱节与干扰性房室脱节在发生原理上完全不同）。双重性心动过速的特点是：①心房的图形（P 波）是逆行的。②两个节奏点的节律是不同的，因而心房和心室各以不同的频率搏动着，心室率多在 70～130bpm 之间。根据以上两点，虽然房室间完全脱节，但由于心房呈"逆行 P 波"，所以仍然与完全房室阻滞易于鉴别。③这两个节奏点在房室结下端的纵向分隔中呈现"并行心律"的特点，当然也可以出现原来控制心房的节奏点又夺获心室的现象、外出阻滞以及隐匿性传导，这都会给诊断带来困难。出现这种心律失常往往预示病情严重，经常伴有地高辛中毒、循环功能低下、缺氧，死亡率很高。

5. 交界性心动过速　交界区细胞具有自律功能，是窦房结以下的次级节奏点，它本身的节律只应在 40～55bpm 间，超越了这界限就称为交界性心动过速，心率多在 100bpm 左右。与加速性交界性心动过速不同之处在于这种心动过速时不出现窦性心律。心房和心室都由交界区节奏点控制，因而常见有逆行 P 波，且多在 QRS 波之前，说明逆行传导无阻碍，P′-R 间期为 0.12s 或稍短于此。多数心律匀齐，少数因节奏点在交界区"游走"而略不匀齐，P′波形态稍有差异。这种心律失常不多见，在其发生机制尚未阐明之前，暂称之为交界性心动过速。

6. 交界性异位心动过速　它同加速性交界性心动过速都是自主性心律失常，它们可能起源于同一组织，并且都经常有房室分离的特点（图 20-21）。交界性异位心动过速的速率要更快一些，常发生在婴儿及儿童身上，也可见于心脏外科手术后。

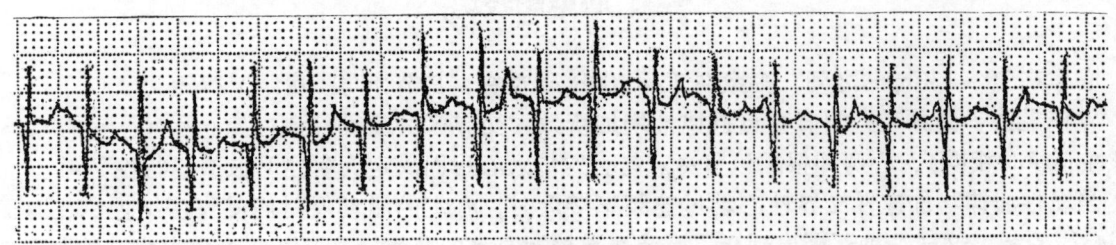

图 20-21 交界区异位性心动过速

心室率大于心房率，无心房活动夺获心室，室律规整，房室分离

7. 窦室传导　高血钾会产生这种少见的心律失常，此时心房是静止的，P 波不存在，QRS 波会为室性心律或伴有室内传导紊乱的加速性交界性心律。在窦室传导中，窦房结仍为心脏的起搏点，但由于电解质的紊乱，无论是电活动还是机械活动方面，心房都没有反应。对于血钾严重升高的患者，应考虑这种诊断。

四、临床意义及评价

加速性交界性心动过速是一种不常见但也不罕见的心电图现象，任何影响交界区起搏细胞"舒张期"除极速度增加的因素都可以引起此种心动过速。

1. 地高辛中毒　在治疗严重的心脏病中，应用地高辛过量导致中毒，经常会诱发加速性交界性心动过速，而正常心功能的人，因偶然或自杀而服用超量地高辛时，加速性交界性心动过速几乎不出现。地高辛中毒产生加速性交界性心动过速的发生率是产生房性心动过速伴房室阻滞的 3 倍。

2. 心肌梗死　急性心肌梗死的患者中大约有 10% 因急性心肌梗死而导致加速性交界性心动过速，半数以上患者为急性下壁心梗，30% 为前壁心梗。

3. 心脏手术　加速性交界性心动过速发生于外科心脏瓣膜手术之后，主动脉瓣手术比二尖瓣的更常见，但冠脉搭桥术后却并不多见，主要取决于手术的类型。心律失常是否会发展不受年龄、钾浓度、搭桥的时间、左室射血分数以及舒张压的影响。加速性交界性心动过速也可出现在先天性心脏病修复术后的孩子身上，特别是房、室间隔缺损伴或不伴有更多的畸形者。

4. 急性风湿热　加速性交界性心动过速也可由风湿热而引起。当因心律失常而就诊时，风湿热已经存在。风湿热病程相对较短，一般在 1~8 天。加速性交界性心动过速预示着心脏病变并不严重，而且经常于其他症状发生之前出现。

5. 室上性心动过速　加速性交界性心动过速偶尔与房室结折返性心动过速同时并存。

6. 导管消融术后　成功消融房室结治疗房室结折返性心动过速通常可产生暂时的加速性交界性心动过速。

7. 非器质性心脏病　有些加速性交界性心动过速的患者并没有明确的心脏疾病。

加速性交界性心动过速本身很少产生症状，但该心律失常的患者常伴有严重的心脏病，由心脏病产生的症状往往占很大比例。绝大多数有加速性交界性心动过速的患者无须特殊抗心律失常治疗，除非心律失常产生严重的血流动力学改变，治疗须针对原发病进行治疗。

加速性交界性心动过速的预后主要视原发病的严重程度，由地高辛中毒而致的加速性交界性心动过速预后不良。

小　结

阵发性室上性心动过速是起源于希氏束或希氏束以上的突发突止的心动过速，是快速心律失常的主要类型。本章主要介绍房室结折返性心动过速、隐匿房室旁路折返性心动过速、交界性异位性心动过速、加速性交界性心动过速及窦房结区折返性心动过速：①房室结折返性心动过速是由于在房室结内或房室结周围存在传导速度及不应期不同的二条或多条传导径路，可以发生典型及不典型两种类型心动过速，平时心电图多正常，部分心电图可表现为 PR 间期长短交替或长 PR 间期而误诊为一度房室阻滞，也有心电图表现为窦律的双重或多重心室反应，典型的房室结折返性心动过速房波与室波较近，房波位于室波前后形成假 q 波、假 r 波或假 s 波，房波也可以融合于室波内而无法识别，不典型的房室结折返性心动过速为长 RP 心动过速，由于心房及心室可能不是折返环的必需成分，所以心动过速时可发生前传及逆传阻滞。②隐匿房室旁路折返性心动过速为房室结前传旁路逆传性心动过速，心房、心室、房室结及旁路均为折返环所必需的成分，平时心电图正常，心动过速时房波位于室波后，在 ST 段上可见逆行 P 波，发生束支阻滞时可表现为宽 QRS 心动过速。③交界性异位性心动过速也称为希氏束自律性心动过速，是一类少见的、不规律的、快速性室上性心动过速，常呈无休止性发作，多见于儿童，可以是先天的，也可以发生于心脏手术后，在电生理特点上类似于自律性房速，而心电图上又不完全与房速相同，JET 异位灶位于房室结下部或希氏束，心室激动正常，QRS 波不宽，常有房室分离。④窦房结折返性心动过速的临床发病率低，仅占室上性心动过速的 5% 左右，多发生于老年人和器质性心脏病患者，心电图特点：心率慢于其它形式的房内折返，平均 130bpm；P 波形态与窦性 P 波相同；房性、室性期前收缩刺激，心房和心室起搏可诱发和终止心动过速，但不依赖于房室结传导延缓，或房内传导延缓；心动过速与窦性心律转换时有心率的突然和明显变化；PR 间期的长短与心动过速的心率有关；出现房室阻滞时，不影响心动过速的存在；兴奋迷走神经可减慢心率，然后突然终止心动过速。⑤加速性交界性心动过速是由于交界区内传导功能或激动形成异常而引起的一种短阵发作的心律失常。洋地黄制剂用量过大、风湿热、急性心肌梗死、心外科手术后是这种心律最为常见的病因，室上性心动过速、导管射频术后以及无明显疾病也偶尔发生这种心律失常。它的发生是由于房室交界区内某个节奏点的自搏性增高，心电图表现：心率在 70～130bpm 之间，多数在 70～100bpm 左右，其节律与窦房结节律无关；发作是由于交界区异位节奏点自搏性增加所致，交界区的激动控制心室（因而心室的 QRS 波基本与窦性心律时相同），心房却根据该节奏点能否逆传入心房而决定为窦性 P 波或逆行性 P 波；当窦性心律与加速性交界性心动过速接近时，心室的激动便时而受窦房结控制，时而又受交界区心律控制。这样一种逐渐出现交界区节奏点控制心室的节律，又逐渐转为由窦房结控制心室的心律的现象，是"加速性交界性心动过速"很重要的一个特征；在心电图可以见到各种形式的房性融合波，QRS 波群为规律的节奏，少数情况下交界性激动可以逆传至心房，因而Ⅱ、Ⅲ、aVF 的 P 波是倒置的，但在多数病例中，心房由窦房结（或异位房性节律）控制，因而当同时出现房性心动过速、心房扑动或心房颤动时 QRS 波群仍按交界区节奏点的频率搏动，并与 P 波、F 波或 f 波在时间上没有关系。

参 考 文 献

1. 黄宛, 主编. 临床心电图学. 第 5 版. 北京：人民卫生出版社, 1998, 298-319

2. 杨钧国, 李治安, 主编. 现代心电图学. 北京：科学出版社, 1997, 608-630

3. Munger TM, Packer DL, Hammill SC, et al. A population study of the natural history of Wolff-Parkinson-White syndrom in Olmsted County, Minnesota, 1953-1989. Circulation, 1993, 87：866

4. Zipes DP, Jalife J, eds. Cardiac electrophysiology：from cell to bedside. 3rd ed. Philadelphia：WB Saunders, 2000, 500-501, 845-

861

5. Murdock CJ, Leitch JW, Teo WS, et al. Characteristics of accessory pathways exhibiting decremental conduction. Am J Cardiol, 1991, 67: 506

6. Calkin H, Langberg J, Sousa J, et al. Radiofrequency catheter ablation of accessory atriventricular connections in 250 patients. Circulation, 1992, 85: 1337

7. 胡大一, 杨新春. 预激综合征的体表心电图定位. 中华心律失常杂志, 1998, 2 (2): 152-155

8. 马长生, 董建增. 显性房室旁道的体表心电图定位. 见:马长生主编. 介入心脏病学. 北京:人民卫生出版社, 1998, 644-652

9. Poole JE, Bardy GH. Further evidence supporting the concept of T-wave memory: observation in patients having undergone high-energy direct current catheter ablation of the Wolff-Parkinson-White syndrome. Eur Heart J, 1992, 13: 801-807

10. 高连君, 杨延宗. 多旁路的电生理特点与径导管射频消融. 见: 马长生主编. 介入心脏病学. 北京:人民卫生出版社, 1998, 749-759

11. Yeh SJ, Wang CC, Wen MS, et al. Radiofrequency ablation in multiple accessory pathways and the physiologic implications. Am J Cardiol, 1993, 71: 1174-1180

12. Fananapazir L, German LD, Gallagher JJ, et al. Importance of preexcited QRS morphology during induced atrial fibrillation to the diagnosis and location of mmultiple accessory pathways. Circulation, 1990, 81: 578

13. 黄从新. 预激综合征并发心房颤动. 中国心脏起搏与心电生理杂志, 1999, 13 (4): 245-247

14. Rinne C, Klein GJ, Sharma AD, et al. Relation between clinical presentation and induced arrhythmias in the Wolff-Parkinson-White syndrom. Am J Cardiol, 1987, 60: 576

15. Wathen M, Natale A, Wolfe K, et al. Initiation of atrial fibrillation in the Wolff-Parkinson-White syndrom: The importance of the accessory pathway. Am Heart J, 1993, 125: 753

16. Montoya PT, Ventricular fibrillation in the Wolff-Parkinson-White syndrom [abstract]. Circulation, 1988, 78 (suppl Ⅱ): Ⅱ-22

17. 郭继鸿, 主编. 新概念心电图. 北京医科大学出版社, 2000, 78-82, 93-96, 191-195

18. Kastor JA, Arrhythmias. 2nd ed. Philadelphia: WB Saunders, 2000, 198-233

19. Podric PJ, Kowey PR, Cardiac arrhythmia: mechanisms, diagnosis, and management. Maryland: Williams & Wilkins, 1995, 847-891

20. 吴杰, 张存泰, 主编. 实用心律失常诊断图谱. 北京: 人民卫生出版社, 2000, 363-373

21. Critelli G, Gallagher JJ, Thien G, et al. The permanent form of junctional reciprocating tachycardia. In: Benditt DG, Benson DW, eds. Cardiac Preexcitation Syndromes. Boston, Mass: Martinus Nijholl, 1986, 233-253

22. Lown B, Ganong WF, Levine SA. The syndrome of short P-R interval, normal QRS complex and paroxysmal rapid heart action. Circulation, 1952, 5: 693-706

23. Bauernfeind RA, Swiryn S, Strasberg B, et al. Analysis of anterograde and retrograde fast pathway properties in patients with dual atrioventricular nodal pathways: observations regarding the pathophysiology of the Lown-Ganong-Levine syndrome. *Am J Cardiol*, 1982, 49: 283-90

24. Josephson ME. Atrioventricular nodal "bypass tracts" —Lown-Ganong-Levine syndrome. Clinical cardiac electrophysiology: Techniques and Interpretations. Pennsylvania: Lea & Febiger, 1993, 387-396

第21章 房性心动过速

Atrial Tachycardia

林 治 湖

内 容 提 要

房性心动过速（房速）的发生率不高，自电生理检查技术开展以来，对房速的认识不断深入。本章所指房速为局限于心房，节律较规整的快速异位心律。其发生机制多为折返或自律性增高，触发机制在房速发生中的意义尚未得到充分证实。房速一般发生于有器质性心脏病的患者，临床表现可呈阵发性、持续性或无休止性，频率一般在 100～180bpm 之间，大部分抗心律失常药物疗效不佳。

一、历 史 回 顾

过去认为阵发性房速是阵发性心动过速最常见的类型。但电生理研究表明，许多过去称为阵发性房速的病例实际为房室结折返性心动过速（AVNRT）或房室旁路折返性心动过速（AVRT）。在持续性 30s 以上的室上性心动过速中，阵发性房速并不常见。在无预激综合征的阵发性室上速中，绝大部分为 AVRT

和 AVNRT, 仅 10% 左右为窦房折返、房内折返和心房自律性异常所致的心动过速。

人们很早就对阵发性房速的发生机制做出种种猜想, 但其机制的证实还是在电生理技术广泛开展之后。早在 20 世纪初即有人提出房内折返机制, 但直到 1970 年才有人应用电生理技术详述房内折返性心律失常。自律性房速的机制, 是 60 年代末和 70 年代初, 由美国一批年轻的心脏病医生进行临床电生理研究时被证实。1973 年 Goldreyer、Gallagher 和 Damato 首次报道中仅有 3 个病例, 但却全面而详细地描述了自律性房速的特点。在 60 年代之前曾有多位学者描述类似多源性房速的心电图特点, 但"多源性房速"一词的首次提出是在 1968 年。

二、定　义

自认识房速以来, 这种心动过速曾有过多种名称, 如房性心动过速伴传出阻滞、异位房性心动过速、特发性房性心动过速、房内折返性室上速、窦房结折返性室上速、阵发性房性心动过速等。本章中房速特指起源于左房或右房, QRS 波群前伴有可辨认的和(或)较一致的、规律的 P′波。这一定义排除了心房颤动(房颤), 心房扑动(房扑)。尽管房速是一种室上性的心动过速, 但其起源在心房, 并在心房内维持, 故与房室结或房室旁路参与的折返性室上速不同。

尽管引起房速的机制多种, 临床上房速却具有一定的共同特点而可归为一类:

1. 较一致的心电图特征。
2. 起源于心房并在心房内维持。
3. 对射频导管消融治疗有一定敏感性。

三、分　类

(一) 据房速发生和维持的机制分类

1. 房内折返性房速

在心房内形成折返环路, 临床上多表现为阵发性, 突然发生、突然终止。

2. 自律性房速

房内有自律性增高的异位起搏点, 可表现为短阵发作、持续性或无休止性心动过速。

3. 触发活动所致房速

有学者认为触发活动在部分房速的发生中具有一定意义, 但这一机制在人类房速中尚未得到充分证实。

(二) 据发作时间分类

1. 短暂性或阵发性房速

房速持续几秒钟、几分钟或几小时, 尚无确切定义。

2. 无休止性或持续性房速

房速呈连续不断发作, 长时心电图记录中 50% 或 50% 以上的时间为房速心律。

(三) 据房速起源部位分类

1. 单源性房速

房性冲动由单一异位起搏点发放。

2. 多源性房速

房性冲动由多个异位起搏点发放。

四、流行病学

房速约占室上速病例的 10%。成人中折返性房速较自律性房速更为常见。儿童中折返性房速和自律性房速发生比例几乎相等。自律性房速较折返性房速的发病年龄小。一组报道 46 例折返性房速的成人患者平均就诊年龄为 55 岁（范围 24~80 岁）。另一组 37 例自律性房速的成人患者的平均就诊年龄为 42 岁。儿童患者中房速常较其它类型室上速发病早。一组最大系列的 54 例自律性房速儿童患者的平均发病年龄为 7.2 岁，另一组 54 例报道为 5.5 岁。亦有报道在子宫内检测出房速。但绝大多数儿童患者因房速就诊的年龄要比其发病年龄晚许多。无论成人组或儿童组，男女房速发病率无差异。遗传因素对房速发病率的影响并不确定。一组报道自律性房速儿童患者中有半数具有室上速家族史。而另一组 10 例儿童房速患者中，仅有 1 例有家族史，此例中父亲和其两个儿子在新生儿期均出现过房速。

五、心电图表现

(一) 心房率

房速时房率通常在 100~180bpm。一般来说，速率越快，发作持续时间越长；年龄越小，速率越快；折返性房速的速率一般较自律性房速快。

(二) P 波形态和节律

窦性心律时 P 波形态无异常，心动过速时 P′波形态与窦性不同。异常 P′波与异位起搏点位置密切相关，从 P′波形态可初步判断其起源部位。

1. 起源于窦房结附近的房速，其 P′波形态与窦性相似。
2. 起源于右心房上部的房速，在Ⅱ、Ⅲ、aVF 导联上 P′波直立（图 21-1）；
3. 起源于心房下部的房速，Ⅱ、Ⅲ、aVF 导联 P′波倒置（图 21-2）。Ⅰ、V6 导联 P′波倒置，提示高位左房节律，P 波额面电轴在 91°~180°之间。

根据 P′波形态和电轴判断起源位置，敏感性和特异性均不超过 80%，准确定位依赖于心内标测。折返性房速多为突然发生、突然终止，节律匀齐，P′波规则（图 21-3）。自律性房速在发作初始有一段逐渐加快的"温醒"过程，稳定后节律规则，终止时速率也常逐渐减慢至终止（图 21-4）。多源性房速时 P′波形态至少有三种，节律不规则（图 21-5）。

(三) 房室及室内传导

房速时 P′R 间期可正常或延长，或出现二度房室阻滞，表现为文氏型或不规则房室传导（图 21-6）。房速时 QRS 波多与窦律时相同，可见到频率依赖性右束支阻滞，偶尔也可呈左束支阻滞图形。

(四) ST 段与 T 波改变

可出现继发性的 ST 段下移和 T 波倒置，并可在心动过速终止后仍持续存在数小时，甚至数天。
以下重点讨论折返性房速、自律性房速和多源性房速。

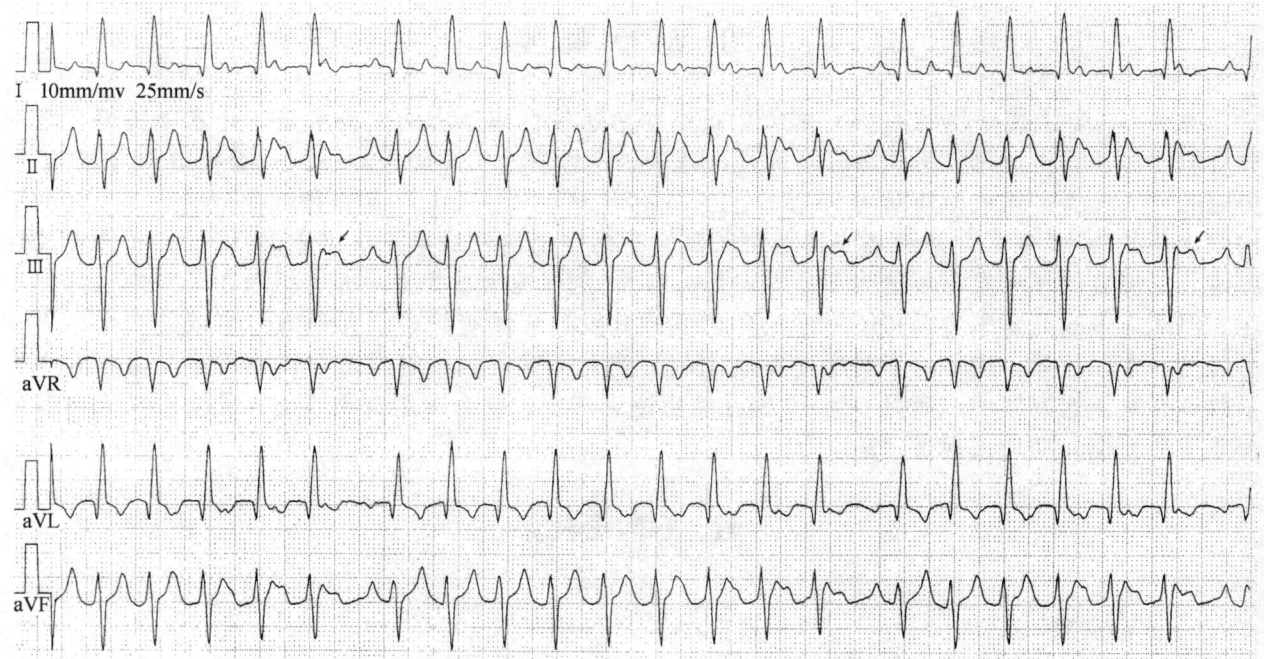

图21-1　患者男性，房性心动过速。P′波在下壁、高侧壁导联均呈直立，在 aVR 导联倒置，提示为
起源于高位右房的房速。此患经电生理检查证实为起源于窦房结附近的房速。另外，P′R 间期逐渐
延长至一个 QRS 波脱落（二度 I 型房室阻滞），但房波形态、节律均未发生改变

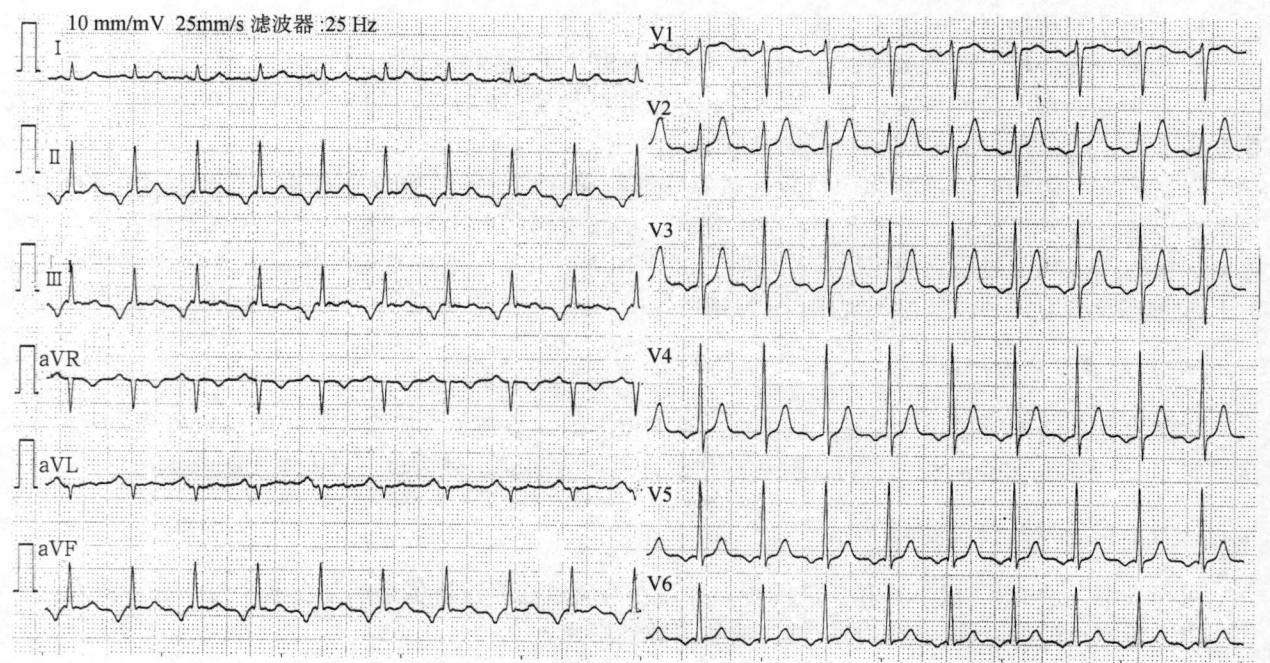

图21-2　房性心动过速，下壁导联上可清楚看到倒置的 P′波，I、aVL、aVR 导联 P′波直立，提示房速为
右房下壁起源。此患应用心律平过程中出现二度 I 型房室阻滞，但房波节律不变，证实为房速

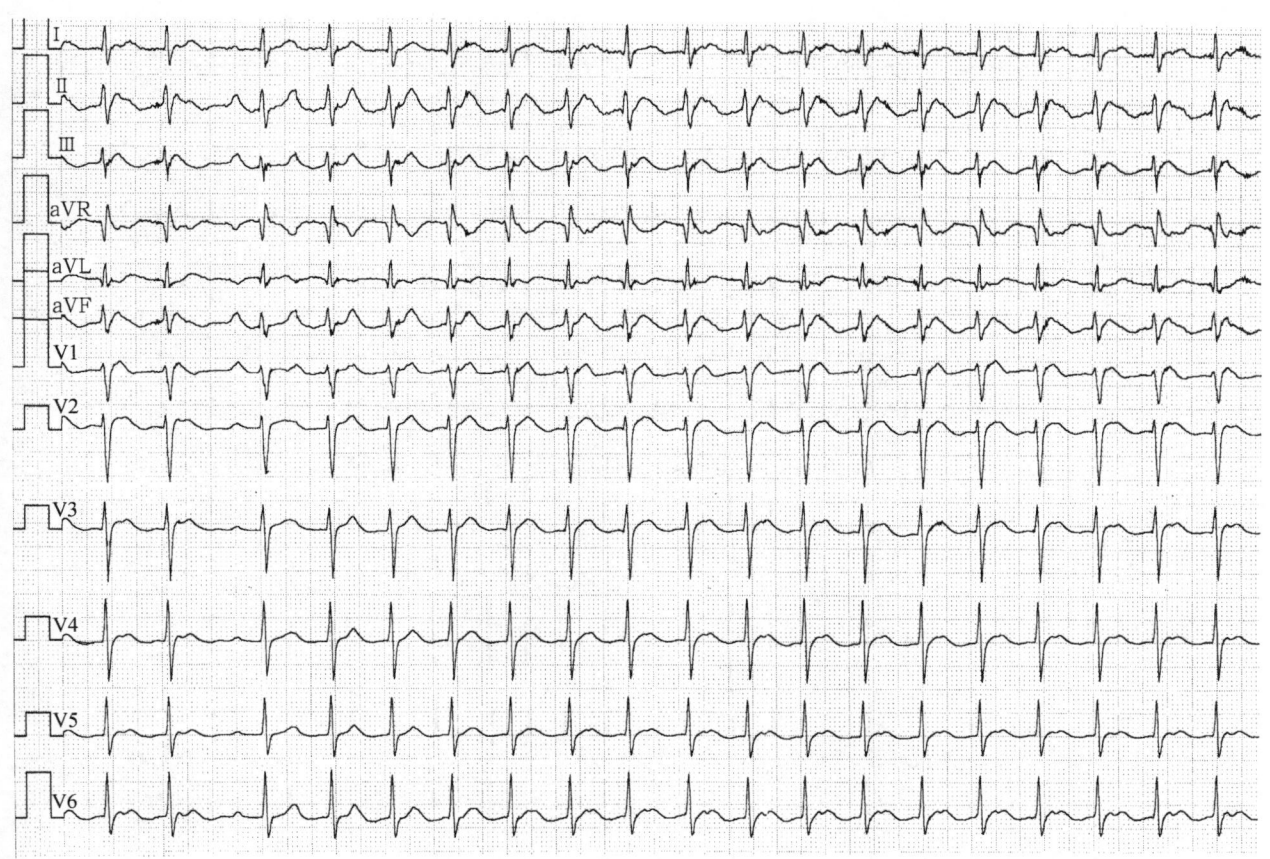

图21-3　患者男性，45岁，阵发性心悸病史3年，呈突发突止，心电图示节律匀齐的室上性心动过速，第三个房波未能下传，但房波节律未受影响，为阵发性房速。患者心内电生理检查时程序刺激可诱发和终止心动过速，考虑为折返性房速

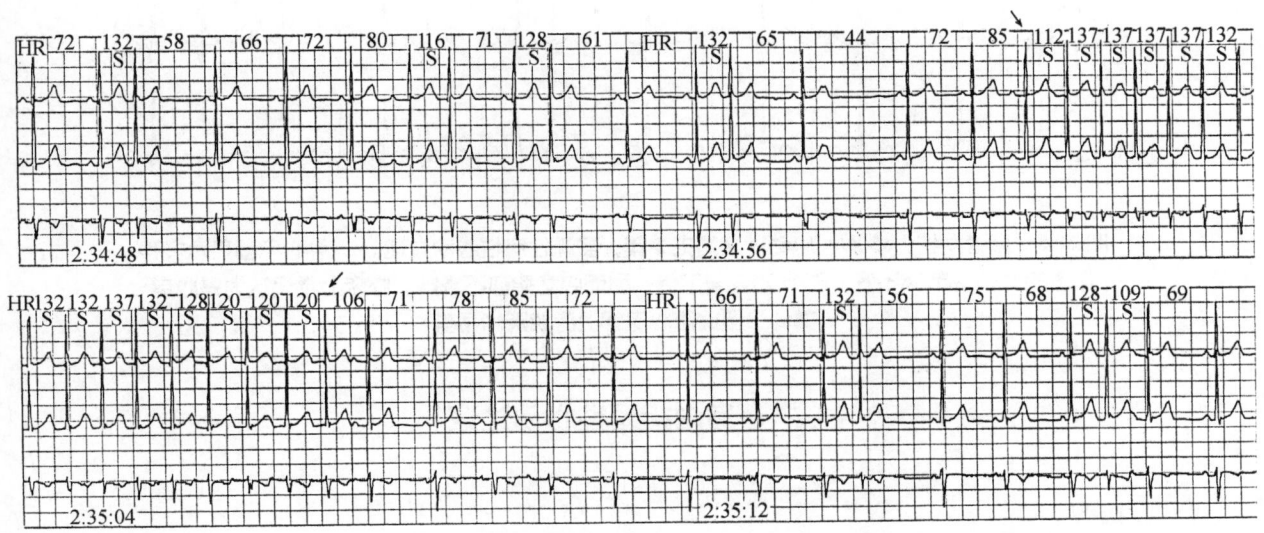

图21-4　患者女性，38岁，为连续打印的动态心电图记录。第一个箭头处可见心动过速开始时房率逐渐加快至稳定（由85bpm增加至137bpm），第二个箭头处示心动过速终止时速率逐渐降低至终止，即"温醒"现象。此患者频发早搏，短阵房速，且早搏的联律间期不恒定，提示为自律性房速

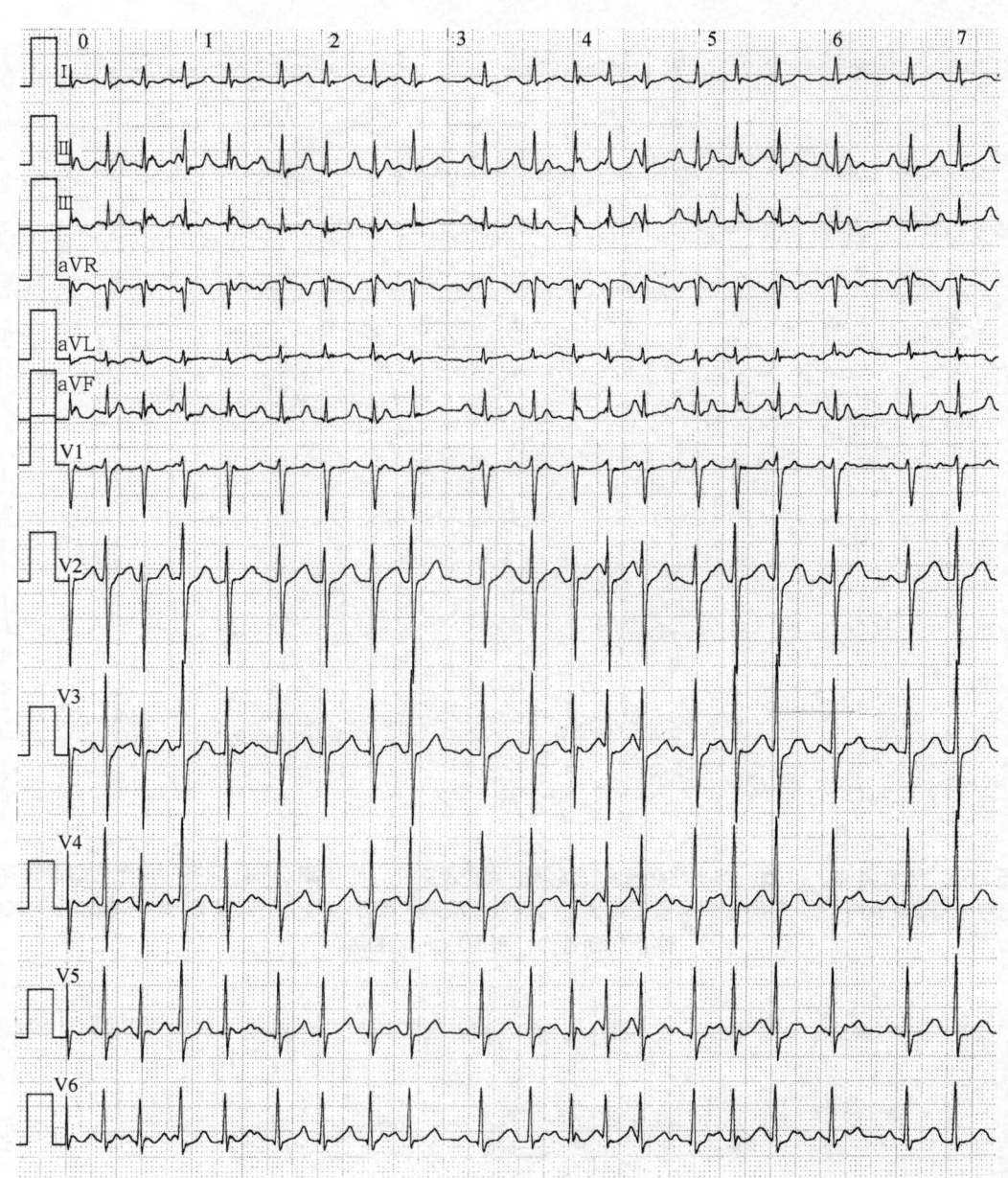

图 21-5　患者女性，65 岁，心动过速病史 2 年，多源性房性心动过速。12 导心电图显示多种
形态的 P′波，节律不齐，部分 P′波未下传，因而心室律亦不规则。临床上易误认为是心房
颤动，但此患心电图上房波清晰可辨

六、房内折返性心动过速

（一）机制

　　心房肌纤维化是产生心房内折返性心动过速的病理生理基础，而心房内传导组织不应期的不一致性
和不均匀性传导，是形成心房内折返性心动过速的电生理基础。心房组织内可由房间束纵向分离或各结
间束相连接吻合构成折返环路。1977 年 Ogawa 曾以动物实验证明心房内的 Bachmann 束可发生纵向分离，

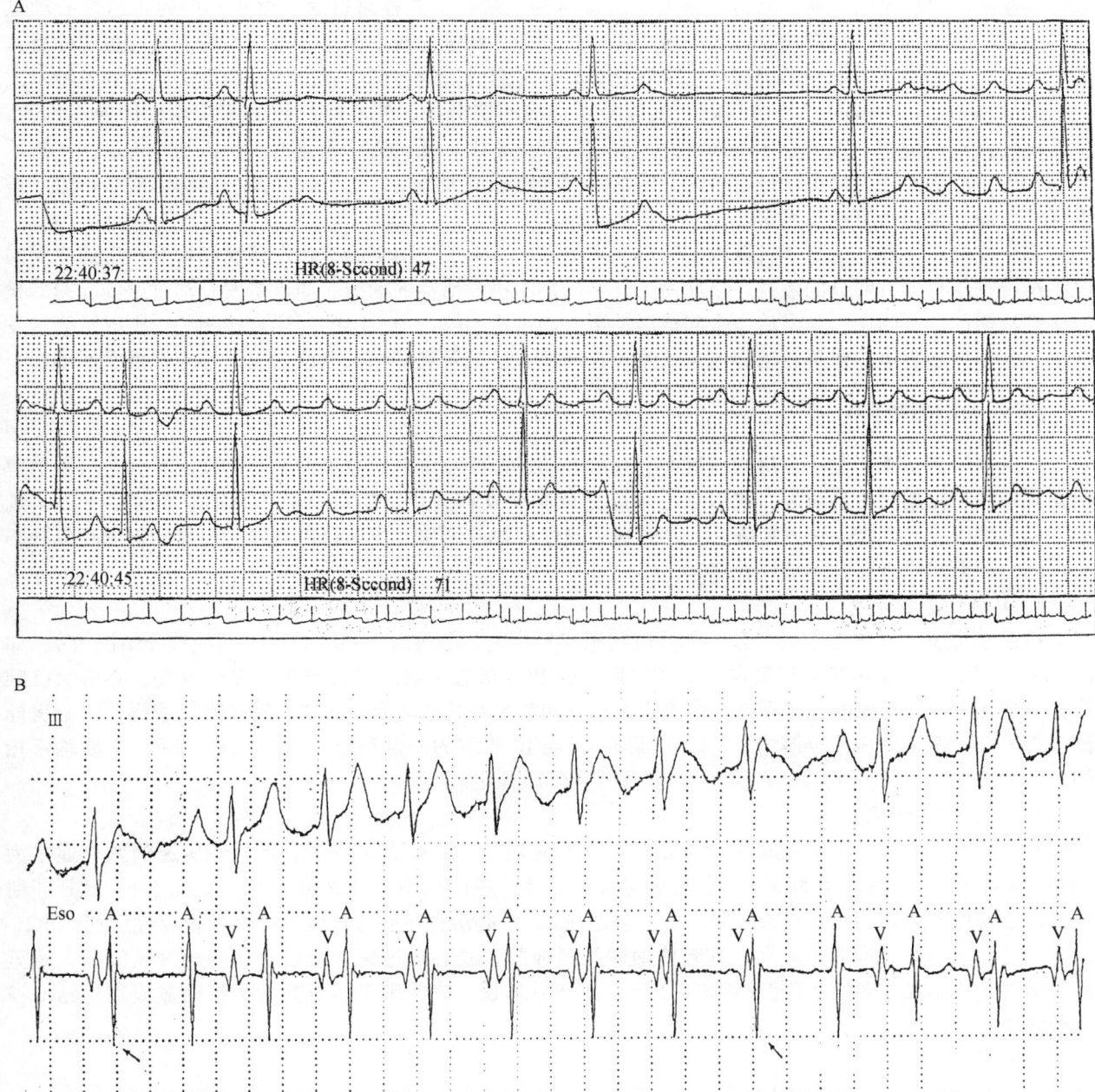

图 21-6　房性心动过速伴房室阻滞

A. 可见房性早搏诱发房性心动过速，P′R 间期延长，并可见 4:1、3:1、2:1 房室传导。阻滞时 P′波形态和节律均未发生改变；B. 为另一患者的食管心房电图。可见 AV 间期逐渐延长至房波后有一个室波脱落（箭头处），为二度 I 型房室阻滞，但房波节律不受影响

其中一条径路出现单向阻滞，而另一条发生缓慢传导，激动沿双径路折返，形成心房内折返性心动过速。当某一区域的心房肌有病变，如缺血、损伤、变性、纤维化或电解质分布不均匀等使心房肌除极速度不一致时，心房不应期在不同部位出现明显差异，可形成折返。例如先心病心房重塑手术的各种术式（Mustard、Senning、Fontan）以及房间隔缺损修补术造成心房分割，使心房组织的不应期、传导不均衡，常易出现折返性房速。减少心房切割条数，房速的发生率则降低，提示房速的发生机制为折返性。折返环可发生于心房的任何部位，可沿房内一定的解剖径路形成大折返，也可仅在某一局部形成微折返。折返环路可能固定，也可能不固定。

有研究提示一些被认为是折返机制的房速可能是由触发活动引起的。触发活动和折返性房速之间的电生理检查结果常有明显的重叠，目前尚无严格的判断触发活动的标准。如果诱发心动过速的起搏周长或房性早搏的偶联间期，与最后一个起搏激动至心动过速的第一个激动的间期直接相关，则提示为触发活动。利用单细胞电位或单相动作电位技术，在局部心肌记录到后除极电位可以证实存在触发活动。

（二）心电图特点

折返性房速是由于激动在房内折返而引起的心动过速，可由自发性房性早搏诱发，尤其是房性早搏落在心房肌易损期时更易诱发；也可由心房起搏刺激诱发和终止，如在心房相对不应期时给予提早刺激，引起房内传导延缓而诱发或终止心动过速；窦性心律的增快，房速可以自发。房速的折返环仅限于心房内，因而房室阻滞并不能终止房速。

1. P波形态异常

折返性房速的P'波形态较一致，与异位起源点的位置、心房内、左右心房之间的传导情况有关（如图21-1、图21-2）。房内折返环固定，房速过程中的P'波形态一致。若传出部位发生改变，心房除极顺序发生变化，P'形态也可有所不同。体表心电图只能初步判断激动起源部位，精确定位需行心内心房标测。折返性房速多为房性早搏诱发，因此其第一个异位P'波的向量和形态与窦性及其后的P'波均不相同，具有房性早搏的P'波特征，偶联间期（PP'间期）较固定。

2. 心房频率与节律

心房率取决于心房折返环的周长和心房肌的不应期，主要取决于后者。折返性房速的频率通常为160~220bpm，也可超出此范围。发作时的异位心房节律快而规则，呈突然发生、突然终止，P'P'间期一致，心动过速初始即达到最大心率，无"温醒现象"。心房程序刺激可诱发或终止折返性房速（图21-7）。房速时窦房结也同时被除极，其起搏功能受到抑制，故心动过速终止后常常会出现长间歇，直至窦房结的起搏功能重新恢复（超速抑制时间）。此间歇越长，表明窦房结受到抑制越明显或窦房结本身功能减退。

3. 房室传导

房速的房室传导可为正常或延迟，主要取决于心房激动周长（即有效心房率）、房室结不应期以及是否存在旁路。房速时P'R间期延长，即一度房室阻滞较常见，这可能是由于心房率过快，而房室传导组织尚处于功能性不应期的缘故。如果房速的P'P'间期 > 房室结的不应期，则将呈现1:1房室传导；相反，P'P'间期 < 房室结的不应期，但超过房室结的不应期的半数，则出现2:1房室传导（图21-6）；若P'P'间期 < 房室结的不应期，但超过房室结的不应期的1/3，则出现3:1房室传导。不应期在某一范围内可表现为文氏型房室传导。因此在无旁路存在的情况下，凡能增加房室结不应期的因素，都有可能降低房速的心室率。正常情况下，房室结不应期约为300ms，偶尔可 <240ms，由此可知，房速时房室结可耐受的最大心房率约为200bpm。因此大多数房速的心房率在180~200bpm或更低时，呈1:1房室传导。如心房率小于200bpm而出现一度房室阻滞则提示房室结功能异常。房速时的心房率超过200bpm时，常呈2:1房室传导，若此时仍为1:1传导，应疑有旁路存在，心室率超过240bpm时这种可能性更大。

4. 室内传导和QRS波

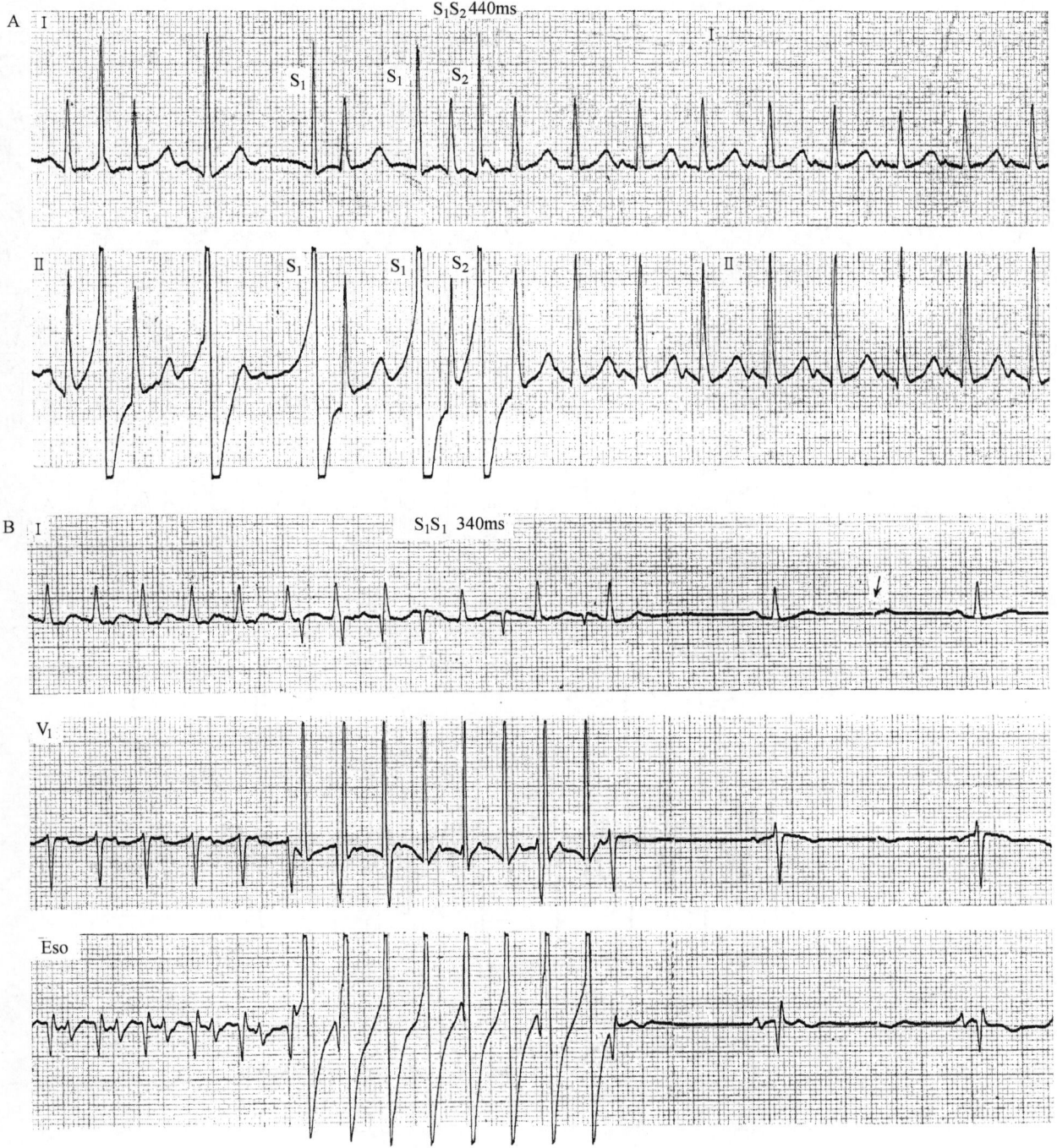

图 21-7 患者女性，36 岁，有阵发性心动过速病史

A. 示 S_1S_2 440ms 诱发心动过速，P′在Ⅰ、Ⅱ导联直立，P′R 间期 120ms，考虑为房性心动过速；B. 示 S_1S_1 刺激 340ms 时终止心动过速，恢复窦律，对比心动过速终止后心电图发现心动过速时 P′波形态不同于窦性，支持折返性房性心动过速（箭头示记录中断）

（引自吴杰等主编的实用心律失常诊断图谱）

　　室内传导功能正常时，房速的 QRS 波形态与窦律时相似。可以有电交替现象。若窦律时 QRS 波已出现异常，如表现为心室肥大、束支阻滞（图 21-8）或心肌梗死（图 21-9）等变化，则房速时亦表现同样变化。

　　在一定情况下，房速可伴发室内差异性传导。心动过速时，如果连续两个异位 P′波传抵两束支的

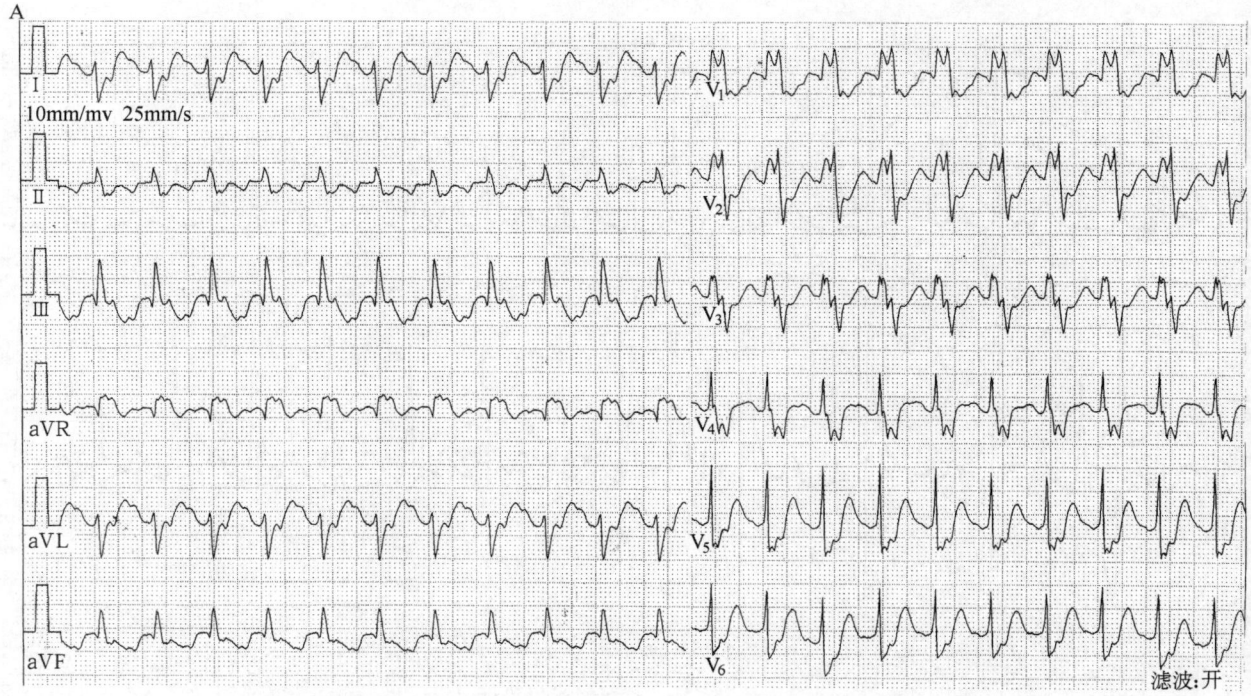

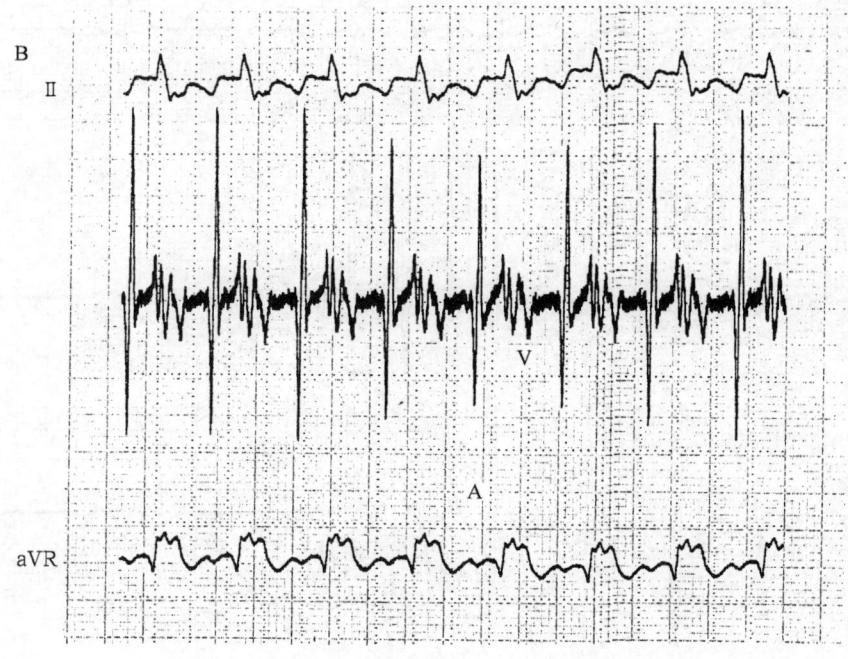

图 21-8 患者女性，60 岁

A. 体表心电图示宽 QRS 心动过速，呈右束支阻滞图形；B. 食管电图示房室顺序激动，P'R
间期 150ms，为房性心动过速伴右束支阻滞（Eso 食管电图；A 心房波；V 心室波）

时间间距小于两束支的传导恢复时间，则第二个 P' 波下传至束支时将发生阻滞。类似上述房室传导，如果房速的 P'P' 间期 > 两侧束支的不应期，则呈现 1:1 房室传导伴正常形态的 QRS 波；如果 P'P' 间期 < 两侧束支的不应期，但超过两束支的不应期的半数，则出现 2:1 房室传导伴正常 QRS 波，心室率为心房率的一半。特殊的是，当 P' 波传抵束支时，一侧束支已恢复传导功能，而另一侧束支尚未脱离不应

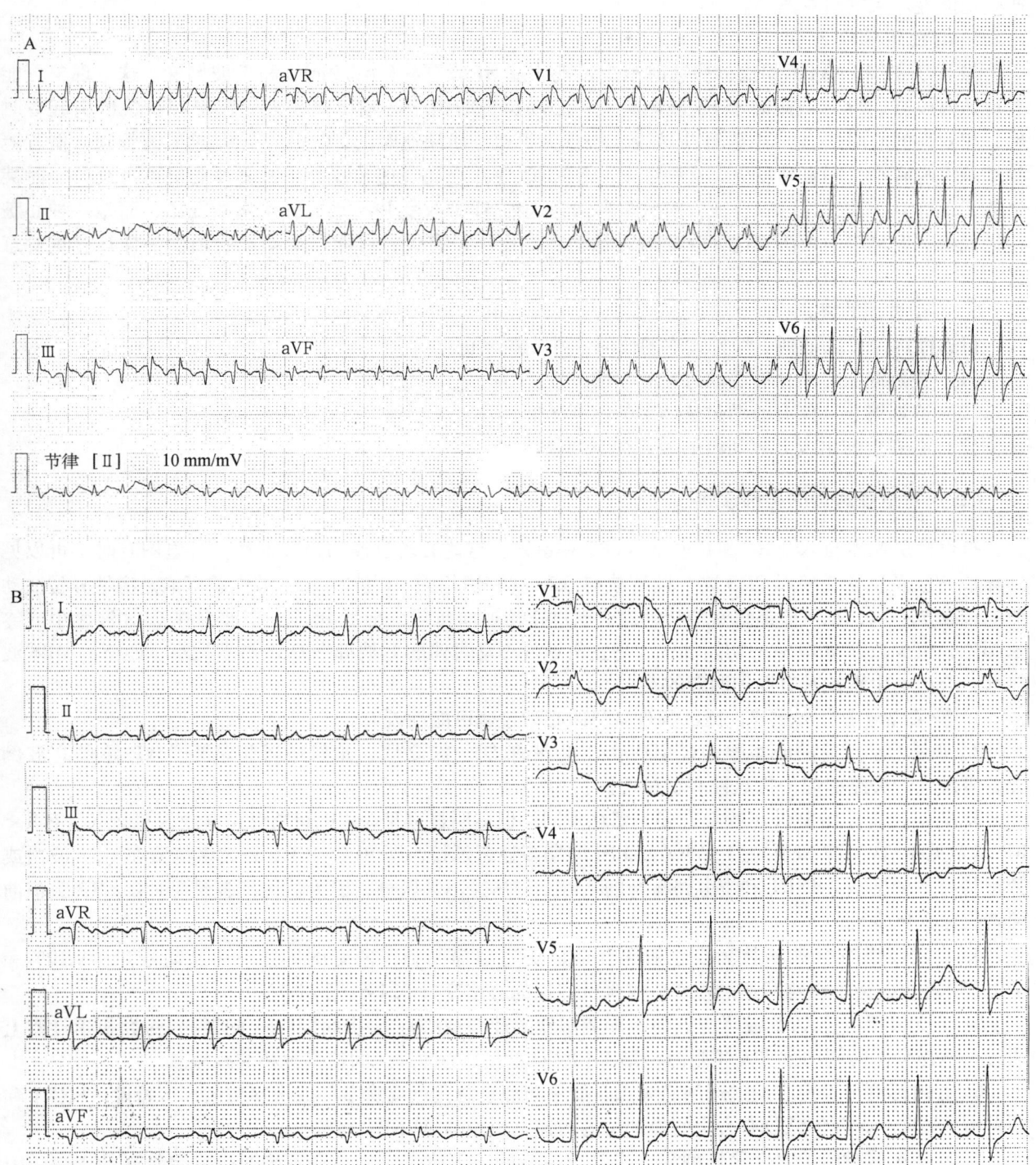

图 21-9 患者男性，55 岁，陈旧性下壁梗死伴右束支阻滞，阵发性房性心动过速

A. 原有陈旧性下壁梗死伴右束支阻滞，房性心动过速时心电图，房率 209bpm，律齐，房室 1:1 传导。心动过速时下壁梗死及右束
　　支阻滞图形依然存在；B. 同一患者，出现房室阻滞，房室呈 2:1 传导，房性心动过速依然存在，速率不变，仍为 209bpm

期，则可发生不同类型的室内差异传导。如，P′P′间期大于房室结和左束支的不应期，但小于右束支不
应期，则可发生 1:1 房室传导伴功能性右束支阻滞。少见的情况为左束支不应期大于右束支不应期，可

产生功能性左束支阻滞图形。

5. 继发性 ST-T 改变

与 AVNRT 和 AVRT 相比，房速时很少出现明显 ST 段下移(≥0.2mV)和 T 波倒置。这一现象可能与房速时没有逆行 P′波掩藏于 ST 段内有关。心动过速时由于心输出量和冠脉流量减少，可引起暂时性、相对性的心肌缺血，出现 ST-T 改变，表现为类似心肌缺血时的 ST 段下移和/或 T 波倒置。倘若冠状动脉本身有病变则更易发生。这种继发性 ST-T 改变在心动过速转复为正常窦律后仍可持续数小时甚至数天，称为心动过速后综合征，多数学者认为这种 ST-T 改变并不是冠脉疾病的征象，而是一种心脏记忆现象。但也有学者认为这种改变与冠状动脉供血不足有关，可能与运动试验阳性一样具有重要意义。

6. 心动过速的终止

折返性房速可以下列三种方式中的任何一种方式终止：

（1）突然终止，不伴有心动过速频率的改变。

（2）逐渐终止，伴有心动过速速率的逐渐降低。

（3）在终止前出现 P′P′间期的短长交替现象。

（三）折返性房速的鉴别诊断

折返性房速需与 AVNRT 和顺向型 AVRT 相鉴别。这些心动过速均为阵发性，心电图有时都可以见到异常 P′波及正常或畸形 QRS 波，且 P′波与 QRS 波密切相关。P′波在 QRS 波之前可能是房性异位激动前向传导至心室，也可能是房室结折返性心动过速伴逆向传导，但后者逆传 P′波多在 QRS 波之中或终末部位，仅少数在 QRS 波的初始部位。房室折返性心动过速的 P′波都在 QRS 波群之后，距下一 QRS 波较远。心内电生理检查有助于两者的鉴别。

1. 静息心电图有预激波，提示旁路参与的心动过速可能性较大。

2. 如果心动过速的心室率超过 200bpm，P′波在 QRS 波之后，尤其是当 Ⅱ、Ⅲ、aVF 导联 P′波倒置，多发生于旁路引起的折返性心动过速。

3. 折返性房速的 P′波尽管形态多与窦性不同，但多明显可见，P′R 间期可正常或轻度延长，P′R < RP′。常见型 AVNRT 和顺向型 AVRT 的 P′R 间期多显著延长，即 RP′ > P′R，P′波多掩藏在 QRS 波内或紧跟其后。少见型 AVNRT 和慢旁路参与的 AVRT 与房速不易区分，因为往往都表现为 P′R < RP′，但前两者临床上更少见。

4. 自发性或按摩颈动脉窦或注射腺苷造成房室阻滞，利于两者的鉴别。房室阻滞后 AVNRT 和 AVRT 可终止，但不影响房速的存在，仅降低房速的心室率(图 21-6、图 21-7)。

5. 束支阻滞可使 QRS 波增宽，但不影响房速的速率或心室-心房间期(VA 间期)；旁路折返性室上速时，若与旁路同侧的束支发生阻滞，则 VA 间期增大，心动过速的速率也相应减慢。

6. 心内标测可确定心动过速的起源点，如果起源点总是远离房室环或房室结区，可排除 AVNRT 和顺向型 AVRT。起源于低位右心房间隔部位的房速，很难与 AVNRT 相鉴别。

7. 心动过速时给予室性早搏刺激，当希氏束尚处于不应期时，兴奋不能通过房室结激动心房，因而不影响房速的存在；但在旁路折返性室上速中，室性激动却能通过旁路逆传激动心房，并可终止心动过速。

8. 当无房室阻滞存在，心动过速自发性终止时，其最后一个心搏的房室传导完整，提示房速。如果心动过速自发性地以一个非提前的房性激动终止，则房速的可能性不大。

9. 折返性房速的发生不依赖于特定的 AH 间期(P′R 间期)延长。但需指出，房内折返常由房性早搏诱发，在心动过速开始时可出现 P′R 间期延长。

(四) 临床意义

折返性房速可发生于任何年龄组，从婴儿到老年人，也可见于正常人。与其它类型的折返性室上速相比较，33%～100% 的折返性房速患者伴有器质性心脏病。折返性房速多为阵发性，常见于先心病行心房重塑术后，其他心脏病因按发病率降次排列为：缺血性心脏病（急性心肌梗死患者中可有 7% 发生房速或其它类型室上速）、瓣膜性心脏病（特别是二尖瓣狭窄引起心房扩大患者）、以及其它病因所致的心房肌纤维化、扩张型心肌病、高血压性心脏病，还有严重的肺脏疾病和肺源性心脏病、某些药物过量等。

常见临床症状包括心悸、头昏、乏力、气短或运动耐量下降，一些患者尚有先兆晕厥或偶有晕厥、心绞痛等症状。折返性房速常为阵发性，突发突止，可因情绪激动或用力而诱发，心动过速可持续数分钟、数十分钟，有时仅持续几秒钟，约有 1/3 的患者无明显临床症状，可能与其相对较慢的心动过速频率有关。

折返性房速治疗包括如下几方面：①刺激迷走神经的方法：颈动脉窦按摩，Valsalva 动作等可能对折返性房速有效，其效果较房室结或房室折返性心动过速差。②抗心律失常药物：与房室结或房室折返性心动过速相比，房速的药物复律效果欠佳。目前较为有效的药物有心律平、氟卡胺、莫雷西嗪、胺碘酮等。降低心室率可选用异搏定、地尔硫草和 β 受体阻滞剂。③电转律或起搏器治疗：折返性房速可自行转为窦律，除非伴血流动力学改变无需使用电转律。临床上曾有部分阵发性持续性房速患者电转律成功的报道。电生理检查时常以心房起搏干扰折返环路来终止房速，食管心房调搏可起到类似的作用。临

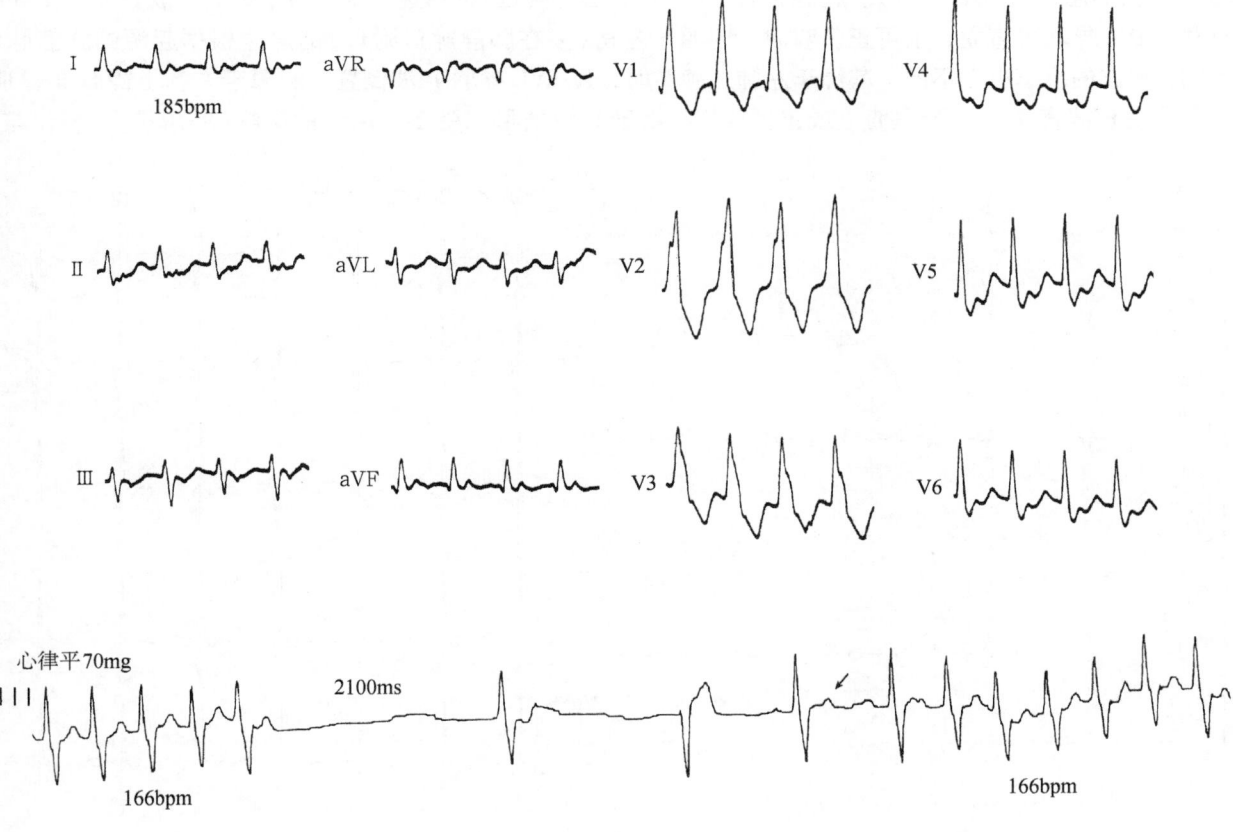

图 21-10　患者男性，82 岁，阵发性心动过速，速率 185bpm。予心律平 70mg 静脉推注，出现一个 2100ms 的长间歇，之后为交界区逸搏，提示窦房结明显受抑制，或窦房结功能不良。注意用药后第一个窦性激动后出现房性早搏并诱发心动过速。第一个房性早搏未下传，其后房室 1:1 下传，P-QRS 波群与用药前相同，证实此患心动过速为房性心动过速

床很少采用长期起搏(永久心脏起搏器)的方法治疗房速,但对病态窦房结综合征或房室阻滞患者,为预防心动过缓可行起搏器治疗。④射频导管消融治疗:对持续性或反复发作的折返性房速可达到根治的目的(图21-10)。

七、自律性房性心动过速

(一)发生机制

从心脏特殊传导系统记录到的细胞动作电位表明,窦房结、心房、房室交界区和心室内均存在有能在舒张期缓慢除极的起搏细胞。正常情况下只有自律性最高,即频率最快的窦房结发放冲动控制心脏,其它潜在的起搏细胞的冲动均被窦房结冲动所抑制。在某些情况下,往往是非生理性或病理情况下,当心房内某一点或几点的自律性增高时便可导致自律性房速。自律性房速的发生与体内儿茶酚胺水平增高有关。

(二)心电图表现

1. 异位心房P波

异位起搏点位于心房,心房除极顺序异常,因而心动过速时的P′波与窦性不同,但在心动过速过程中P′波形态一致(图21-11)。起源于右房(常在右心耳附近)的房速,Ⅱ、Ⅲ、aVF导联直立,Ⅰ导联直立,aVL导联可直立,也可正负双向。起源于左房(多在肺静脉口附近)的房速根据起源的肺静脉口不同,P′波的形态也有不同。起源于左肺上静脉时,Ⅰ、aVL导联P′波倒置。起源于右肺上静脉Ⅱ、Ⅲ、aVF导联P′波直立,V₁导联直立或正负双相。由于P′波的形态受多种因素的影响(心房扩大、转位与T

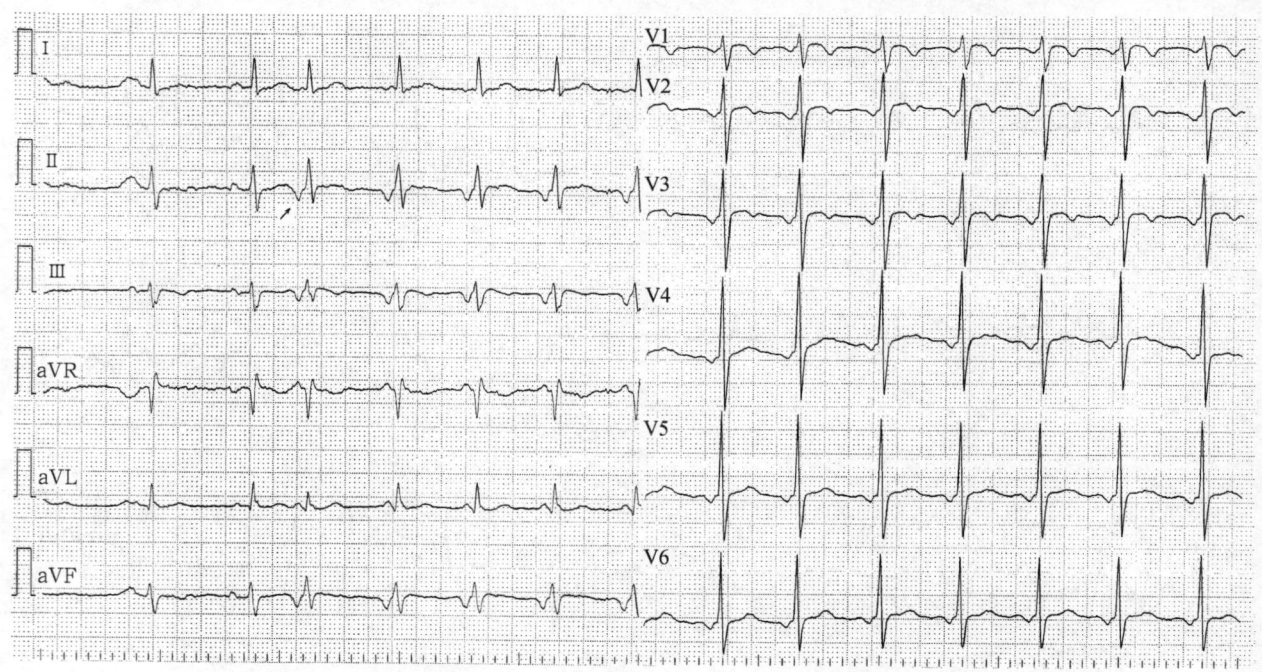

图21-11 患者频发房性早搏,持续性房性心动过速。图示一个房性早搏诱发心动过速(箭头所示),
速率偏慢93bpm。早搏出现较晚,其形态及P′R间期与其后心动过速时一致,心动过速开始时
可见速率逐渐增快,即"温醒"现象,提示自律性房性心动过速

波重叠等），因此，最后房速的定位还要根据心内电生理的标测。由于自律性房速常呈持续性或无休止性，有时甚至在较长一段的心电图中记录不到窦性 P 波。

2. 心房激动的频率与节律

自律性房速的频率多在 70～140bpm 之间，通常不超过 175bpm，儿童患者年龄越小，速率越快。

自律性房速缺乏保护性传入阻滞、频率常与窦律时相近，故房性心律与窦性心律常发生竞争性、间歇性交替出现，在竞争交替过程中可形成不同程度的房性融合波。每阵心动过速发作历时数分钟、数小时、数日乃至以年月计算。由于房速的频率与窦性节律时相似，故自律性房速的第一个心搏偶联间期较长且不恒定。在心动过速发作时，初始几个 P′P′间距有逐渐缩短现象，即所谓"温醒现象"，之后逐渐趋于稳定，固定不变，一般 P′P′间距相差不超过 20ms（图 21-4）。

3. 房室传导和心室率

自律性房速房室传导可正常，或伴有 P′R 间期延长，房室传导比例为 1:1，这时心房率等于心室率。但更多伴不同程度的房室阻滞，最常见为 2:1 房室阻滞，也可呈 3:1 或文氏型房室阻滞，此时心室率多不超过 120bpm。自律性房速的房室阻滞程度易发生变化，尤其在应用洋地黄、奎尼丁等药物时（图 21-12）。儿童自律性房速患者一度房室阻滞发生率为 20%～91%，二度阻滞为 24%，无三度阻滞报道。

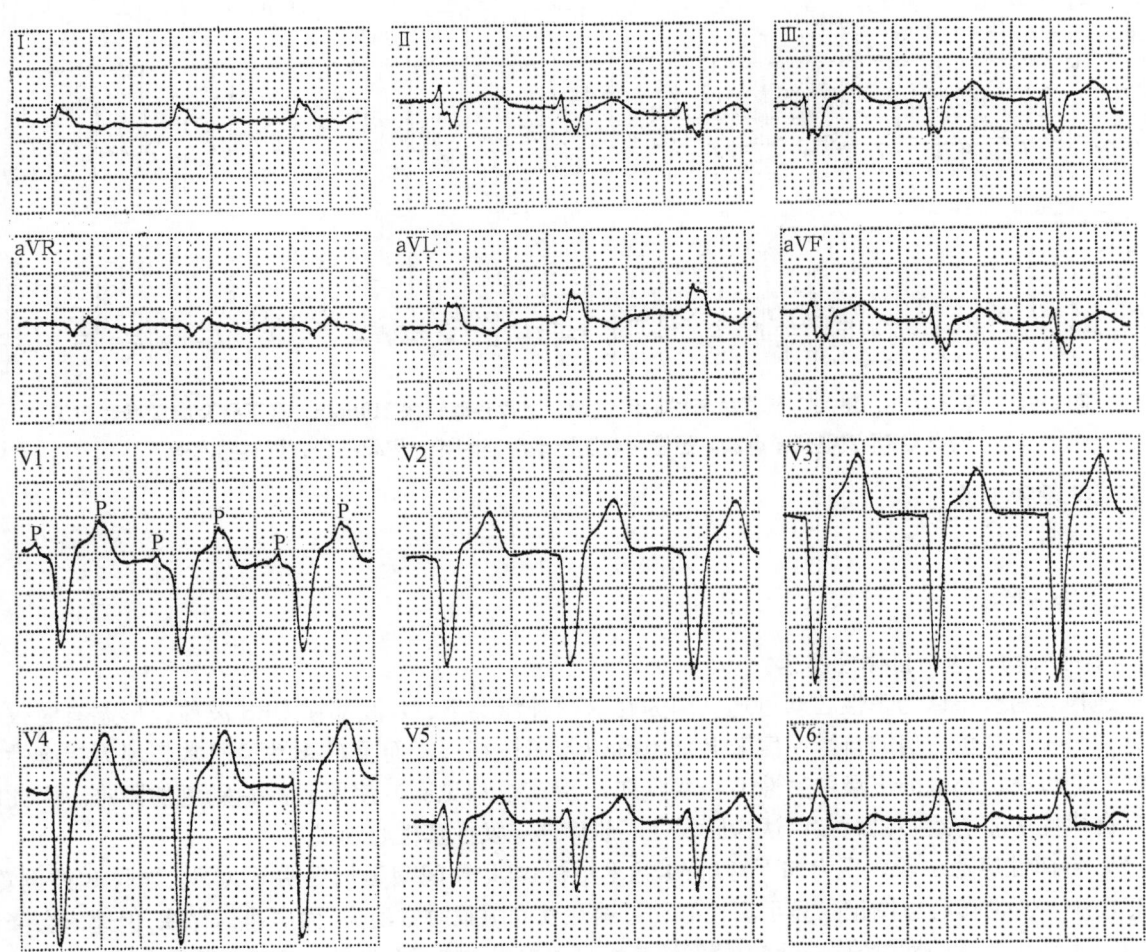

图 21-12　洋地黄中毒所致房性心动过速伴 2:1 房室阻滞。

患者男性，60 岁，风湿性心脏病史 30 余年，长期口服地高辛治疗，平时心电图伴左束支阻滞，近一周出现心悸、气短。心电图示心室率 98bpm，律齐，从 V$_1$ 导联可清楚看到 P 波，速率为心室率的 2 倍

每例患者可在不同时间、不同情况下发生不同程度的房室阻滞。与折返性房速相同，房室阻滞及室内传导障碍不影响自律性房速的发生。按压颈动脉窦或按压眼球，不能使房速终止，但可加重房室传导障碍，使心室率减慢。

4. 室内传导和 QRS 波群

大多数自律性房速患者 QRS 波群形态正常，也有部分呈现负荷型左室肥厚和频率相关性右束支阻滞，同折返性房速。房速同其它室上速一样，可出现 QRS 波的电交替，心动过速的速率越快，则越易发生（图 21-13）。

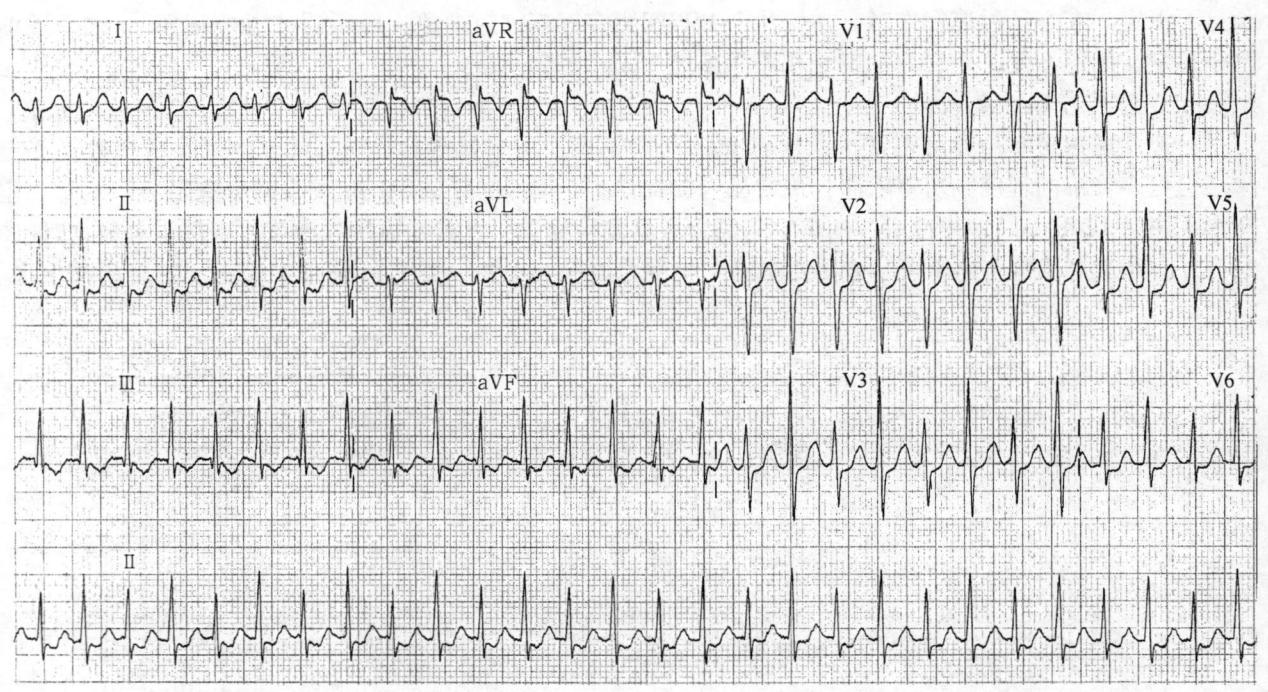

图 21-13　患者女性，18 岁，阵发性房性心动过速。患者心率较快 210bpm，在下壁及胸前导联可见
明显 QRS 波电交替现象。患者用药后出现房室阻滞，房率不变，证实为房速

5. ST 段和 T 波

同折返性房速。

（三）鉴别诊断

1. 窦性心动过速与自律性房速

房速很容易被误认为窦性心动过速。因为在这两种情况下，P 波都在 QRS 波前，形态有时仅有轻度差异，起源于高位右房的自律性房速 P 波电轴也与窦性相似。而且自律性房速常表现为持续性或无休止性心动过速，心电图记录中窦性 P 波仅偶尔出现或很难见到，使两者的鉴别更加困难。因此临床上常有自律性房速所致心肌病被误认为原发性心肌病伴继发性窦性心动过速者。

（1）自律性房速一般表现为如下特点：①频率更快；②P′R 间期延长更明显，③V₁ 导联 P′波倒置、增宽或有切迹。④动态心电图记录显示窦性心动过速在夜间睡眠时常消失，而房速仍存在，但速率会降低。

（2）不适当窦性心动过速：又称为特发性窦性心动过速，临床上少见，患者一般为女性。其发生与窦房结的自律性增加有关。因为其激动起源于窦房结，P 波与窦性心率时一致。其特点为：①休息时心率超过 100bpm，平均心率明显增高，白天明显，卧位心率 60～135bpm，直立时 90～160bpm，短时（5 分钟）的运动，心率可达 140bpm 以上，心力衰竭时心率 160～220bpm；②心动过速表现为阵发性、持续性或无休止性。

自律性房速与不适当窦性心动过速的主要区别在于：自律性房速的频率相对稳定，随体位变化、交感和迷走神经性兴奋性变化不明显，心率的增快一般在 3~5 个心动周期达到稳定；不适当窦性心动过速的心率受体位和植物神经兴奋性的影响明显，心率的增快与减慢需要 1~3 分钟内才能达到稳定。

2. 折返性与自律性房速

（1）无论起源部位如何，折返性心动过速多为阵发性，而自律性倾向于持续性或无休止性。

（2）折返性房速的第一个 P′波常与其后心动过速中的 P′波有所不同，而自律性房速的 P′波形态则一致。

（3）折返性房速的患者如有房性早搏，则早搏与心动过速时的第一个 P 波形态相同，两者常为同一部位发生的心房搏动。

（4）折返性房速的速率在心动过速开始时即达最大，终止时亦呈突然终止；而自律性房速开始时速率逐渐增快，呈现"温醒现象"。

（5）迷走神经兴奋和 β 阻滞剂有时可终止折返性房速，但仅能降低自律性房速的速率。

3. 折返性室上速（AVNRT 和 AVRT）与自律性房速

（1）自律性房速的第一个 P′波与其后心动过速的 P′波形态多一致。由房性激动诱发的折返性室上速中，第一个 P′波多为自发的房性早搏，与其后心动过速的 P′波（如果看得见）形态不同。

（2）房性早搏诱发的折返性室上速中，房性早搏必须足够提前，产生单向阻滞和足够的传导延迟，即第一个 P′R 间期足够延长，才可形成折返。而自律性房速的第一个异位 P′波出现较晚，即偶联间期较长，且 P′R 间期与其后的 P′R 间期一致。

（3）自律性房速的 P′波可因起源部位不同呈直立或倒置，但总是出现在 QRS 波之前，而在折返性室上速时 P′波常埋藏于 QRS 波内或紧跟于其后，而少数 AVNRT 可在 QRS 波起始部，其 P′波为逆传 P 波，在下壁导联上呈倒置。

（4）室性早搏常可终止 AVRT，而不会影响自律性房速的发生，它仅能增加房室阻滞的程度或轻度降低心动过速的心室率。

（5）自律性房速常为持续性或无休止性心动过速，而房室结或旁路参与的折返性心动过速通常为阵发性发作。

4. 加速性交界性心动过速

同自律性房速一样，此类心动过速多见于儿童，但它同时也是儿童非阵发性室上速中最少见的一种类型。这类患者绝大多数患有先天性心脏病。心电图特征为房室分离，心房常由窦房结控制，心室有交界区异位起搏点控制。逆传心房夺获极少见。

（四）临床意义

临床上自律性房速常以持续性或无休止性为特征，很少呈阵发性。每阵心动过速发作历时数分钟、数小时、数日乃至十余日，许多患者甚至可持续数月至数年。短阵性自律性房速多见于一些急性事件，如急性心肌梗死、慢性阻塞性肺疾病的加重、代谢紊乱或药物中毒、精神-神经因素等，诱因去除后可停止发作；持续性房速多见于无明显器质性心脏病患者，但并非绝对如此，也可在心功能不全时出现。洋地黄中毒时常出现房速伴房室阻滞（图 21-14），50% 左右的房速伴房室阻滞为洋地黄中毒所致。另外，血中非中毒水平的 Theophylline 与治疗浓度的地高辛联合效应、导管消融旁路放电部位、心脏移植术后、心房横纹肌瘤（atrial rhabdomyoma）、服用氟卡胺患者运动时、妊娠、吞咽，部分患者坐位或站位时可发生房速，平卧时终止，亦可能为自律性房速。

由于自律性房速的速率多与窦性心律相近，临床上常无明显症状。活动时气短、易疲劳、儿童不活泼为其常见症状。发展成心肌病的患者可有晕厥发生。刺激迷走神经及药物治疗也不能终止发作，但药

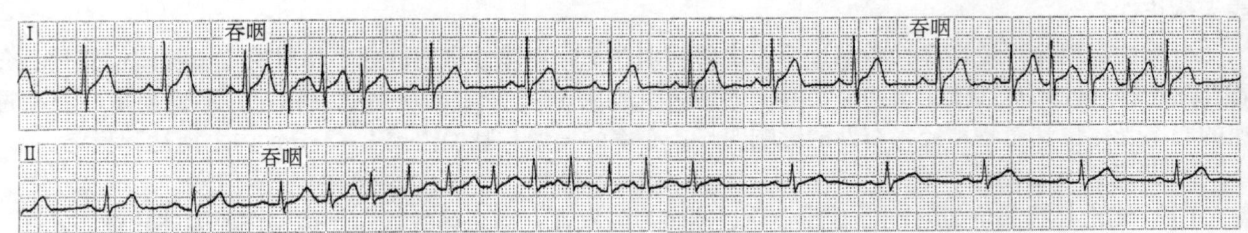

图 21-14　为患者吞咽时记录的 Ⅰ、Ⅱ 导联心电图。患者做吞咽动作诱发出短阵房性心动过速，心动过速时
P′波的形态略有差异，节律略不齐，考虑为多源性房速

物治疗可使心动过速频率减慢。心率仅中度增快者，一般不会引起明显的血流动力学改变，不会发展为房颤、房扑，故无须紧急处理，和窦性心动过速一样，可看作是基础疾病的一种表现，应针对原发病进行治疗。若在洋地黄应用过程中出现这种心律失常，尤其伴有 2:1 房室阻滞时，为洋地黄中毒表现，应立即停用洋地黄并予补钾治疗，据报道如不及时处理死亡率达 60%。

　　持续性自律性房速可导致心肌病，尤其在儿童慢性房速患者中，约有一半在首次检查时即发现心肌病。自律性房速持续时间和速率与其发展成继发性心肌病的倾向及严重程度密切相关。自律性房速儿童患者心动过速速率在 130bpm 以上者约有 94% 出现左室功能减退，而速率高于 150bpm 者发生率为 100%。婴儿房速速率在 180~200bpm 者导致心肌病几乎是必然的。

八、无休止性房性心动过速

　　无休止性房性心动过速（图 21-11），是指在多次长程心电监护记录中 50%，甚至可达 90% 的时间为房性心动过速。与以窦性心律为主导的大多数阵发性心动过速不同，无休止性房速中窦性心律少见，仅间断出现几个心动周期。尽管无休止性心动过速的确切机制尚不明确，但其临床特点常提示自律性异常，它可由静点异丙肾上腺素诱发，其发生和终止时常常有"温醒"现象。部分病例中电生理检查证实具有自律性特征：心房起搏或程序刺激不能诱发或终止心动过速，心房期前刺激常能重整心动过速。无休止性房速约有 2/3 的房速起源于右房，多为右心耳附近，另 1/3 起源于左房，多在肺静脉附近。偶尔无休止性房速也可由窦房折返或心房内折返引起。

　　无休止性房速心电图表现可因起源部位的不同而有较大差异。这类心动过速的速率变化较迅速，常自发性地在几分钟内发生改变，昼夜心率也可有很大变化。P 波的电轴有助于判断心动过速的起源部位。P′R 间期可正常或轻度延长，但短于 RP′间期。从心电图上较难与窦性心动过速鉴别，与原发性扩张型心肌病所致继发性左室功能不全伴房性异位心动过速也较难相鉴别。

　　此种心律失常常见于婴幼儿，也可见于正常青年人。发作时心率快，活动时心率可进一步增快，睡眠时可减慢，持续时间长，可自发性终止。2/3 以上患者都表现为持续性，可长期存在，并可发生心功能不全，形成心动过速性心肌病。心悸常为患者的主要症状，部分病例中这种心动过速与活动有关，可被儿茶酚胺所诱发。许多抗心律失常药物对无休止性房性心动过速疗效不佳，β 阻滞剂、IC 类和Ⅲ类抗心律失常药物可能有效。当患者心室功能较差时，可试用胺碘酮。心房起搏或直流电转律治疗无效，但有报道采取两点持续心房起搏可减慢心室率。近年来通过导管消融治疗消除心房自律性兴奋灶，创伤小，效果肯定，成功率可达 90% 以上。

九、多源性房性心动过速

　　多源性房速又称紊乱性房速，也属于自律性心动过速的一种特殊类型，常由多源性房性早搏发展而来。约有半数病例与其它房性心律失常有内在联系，常是房颤及房扑的前奏。临床可观察到一些病例由房性早搏发展为紊乱性房速，最后演变为房颤。由于其心房率大于 120bpm，且具有至少 3 种以上形态的 P 波，多源性房速可认为是窦速伴多源性房性早搏组成。

（一）机制

P′波的多形性提示多源性房速可能为心房多个异位起搏点发放冲动所致，即心房多部位自律性异常可能是其发生机制，但尚未得到明确证实。另有许多证据表明触发活动在多源性房速的发生中具有重要意义。临床上钙通道阻滞剂维拉帕米对部分多源性房速患者治疗有效，多源性房速患者常伴低氧、高碳酸血症、低钾血症、低镁血症、交感张力增高等可导致细胞内钙超载的临床因素，而细胞内钙超载与细胞后除极和触发活动密切相关。虽然曾有人认为多发性折返也有可能是其机制，但尚未证实。程序刺激不能终止或诱发这种心动过速，提示多源性房速中折返性机制的可能性不大。

（二）心电图表现（图21-5）

1. 多种形态的 P′波

多源性房速患者心电图同一导联上至少有 3 种不同形态的 P′波。P′波可直立、倒置、双相、高尖或双峰，可能为多个不同部位起源所致，也可能为单个起搏点经多条传出径路或房内传导紊乱所致。这种房速很难确定哪种 P′波是主导心律。心动过速时心房率可达 250bpm，但部分 P′波发生传导阻滞，平均心房率为 142bpm。由于心房内有多个起搏点或传导异常，多源性房速时 P′P′间距明显不等，但与房扑和房颤不同，其 P′波多明显可辨，P′波之间存在等电位线。这种房速心室律不规则，常为房颤的前奏，因而两者较难鉴别。多源性房速可反复发作，多呈短阵性，也可呈持续性。约有半数的病例在多源性房速反复发作之后出现房颤或房扑。诊断时应通过多个导联的心电图进行观察。

2. 房室和室内传导

多源性房速由于心房内多个起搏点或传导异常，P′R 间期不固定，可长可短或正常。心动过速时约有 20% 伴不同程度房室阻滞，常为一度房室阻滞，部分过早的房性激动未下传，类似二度房室阻滞。通常心动过速时的心室率在 100～170bpm，成人患者的心室率很少超过 180bpm，平均为 127bpm（范围104～166bpm）。32% 的患者出现室内传导障碍，常为右束支阻滞，也可为左束支阻滞。右束支阻滞可呈频率依赖性、间歇性出现。

3. ST 段与 T 波

39%～58% 的患者可出现 ST-T 改变，可能与基础心脏病、低血钾、低氧、应用抗心律失常药物和地高辛等有关。

多源性房速患者无电生理检查指征，因为多源性房速并不能通过起搏或程序刺激诱发或终止。但电生理记录可能显示房速时心房内有多种顺序，房内传导表现异常，相应房室传导也不断变化。

（三）鉴别诊断

多源性房速为室上性、心室律不规则的心动过速，需与窦性心动过速、房颤、房扑等心律失常相鉴别。

1. 窦性心律失常

窦性心动过速伴窦性心率不齐时，PP 间期变化较明显，但 P 波形态均为正常窦性 P 波。一般发生于正常人，与呼吸有关，也可发生于有心脏疾病的老年患者。

2. 心房颤动

多源性房速与房颤在心室节律上相似，RR 间期不规则，临床极易误诊，此时应仔细观察心房激动的形态变化。前者 P 波清晰可辨，基线明显；后者为连续不规则的低振幅颤动波，看不到基线。当心率很快，P 波辨认不清时，可应用小剂量的 β 阻滞剂或钙拮抗剂降低心率，以显露的心房激动波进行鉴别。

3. 心房扑动

房扑时，心房波为锯齿样扑动波，速率在 250～400bpm，较房速快，且规律。但房室传导变化时，心室律可变得不规则。

4. 单源性房速

单源性折返性或自律性房速时 P′波形态虽异常，但较一致且规律。当出现房室阻滞时，心室律可不规则。

（四）临床意义

多源性房速的院内心电图检出率为 0.05%～0.38%。此类房速常发生于 60～70 岁以上的老年人群，男女发病率无差异。约有 60%的多源性房速患者患有严重的肺脏疾病，如慢性阻塞性肺部疾病、肺炎及肺动脉栓塞等。一些治疗肺病的药物，如氨茶碱、异丙肾上腺素等可增加多源性房速的发生率。心脏疾病中冠心病常为其病因，但心肌梗死并不常见。瓣膜病中并不常见多源性房速。在电解质失衡（尤其是低血钾、低血镁）、糖尿病患者，以及重大手术后亦不少见。儿童发病率极低，多数无心脏或肺脏疾病，部分病例有先天性心脏病。

这类患者的主要症状与其原发疾病有关，如慢性阻塞性肺病或充血性心衰表现等。患者尚可有心律失常所致心悸、头晕、乏力、胸痛及晕厥等症状。体格检查时除原发疾病体征外，常发现心率快而不齐，具有特异性及鉴别意义的颈静脉搏动并不常见。多源性房速可持续数分、数小时、数日或数月，但通常在 2 周内终止，或转为窦性心律，或演变为房颤或房扑，其死亡率较高，院内死亡率可高达 29～56%。生存患者的存活时间与原发疾病的严重程度、心率、氨茶碱和地高辛等药物应用情况有关。

（五）治疗

其治疗首先应针对原发病。多源性房速本身常不需特殊处置，可自行恢复，但极易因原发疾病的加重而复发，需要药物控制心室率。按摩颈动脉窦仅能暂时降低心房率和和心室率。这类患者即使血钾、镁不低，补钾、补镁也是有益的，因为钾、镁能稳定心房肌细胞的离子平衡，降低自律性。与房颤及房扑不同，多源性房速对洋地黄治疗效果不佳，且易发生洋地黄中毒。一般抗心律失常药物治疗效果欠佳，I 类抗心律失常药物常无效，β 阻滞剂和钙拮抗剂（维拉帕米）对转律或降低心室率可有一定效果。亦有氟卡胺和胺碘酮成功转律的报道。电击复律无效。

小　结

本章所指房性心动过速（简称房速）系局限于心房的节律规则的快速性心律失常。房速约占阵发性室上性心动过速（室上速）病例的 10%。其发生和维持机制主要有两种，折返和自律性增高，触发活动在房速中的作用尚不明确。临床上不经电生理检查，很难鉴别房速的发生机制。持续性、阵发性房速病人常有器质性心脏病，仅持续数个搏动或数秒的非持续性房速可见于无器质性心脏病患者。部分房速可持续数月，甚至数年，速率快而持续时间长的房速可导致心动过速性心肌病。房速的心房率多在 100～180bpm 之间；P′波形态多一致，节律较规则；房室传导可正常或伴有房室阻滞；QRS 波多正常，也可见到频率依赖性室内差异传导；可有继发性 ST 段和 T 波改变。多源性房速的 P′波形态多样、节律可不规则。一般来说，自律性房速可被调搏刺激重整，发作初始有一段速率逐渐加快的"温醒"过程；折返性房速可由房性程序刺激诱发或终止，表现为突然发生或突然终止，无"温醒"现象。通常刺激迷走神经的方法不能终止房速, 药物对房速的疗效不理想, 处理上有一定难度。近年来随着射频消融术的开展, 相当一部分房速得以通过介入的方法根治。

参 考 文 献

1. Schamroth L. Idioatrial tachycardia. J Electrocardiol, 1971, 4: 227-230

2. Goldreyer BN, Gallagher JJ, Damato AN. The electrophysiologic demonstration of atrial ectopic tachycardia in man. Am Heart J, 1973, 85: 205-215

3. Flammang D, Coumel P. Supraventricular tachycardia with reentry in the sinus node or atria. In: Kastor JA ed. Arrhythmias. Philadelphia: WB Saundersco, 1994, 297-309

4. Kastor JA. Automatic atrial tachycardia. In: Kastor JA ed. Arrhythmias. Philadelphia: WB Saunders Co, 1994, 116-132

5. Josephson ME. Clinical Cardiac Electrophysiology: Techniques and Interpretations. Philadelphia: Lea & Febiger, 1993, 256-274

6. Shine KI, Kastor JA, Yurchak PM. Multifocal atrial tachycardia: clinical and electrocardiographic features in 32 patients. N Engl J Med, 1968, 279: 344-349

7. Ko JK, Deal BJ, Strasburger JF, Benson DW Jr. Supraventricular tachycardia. Mechanisms and their age distribution in pediatric patients. Am J Cardiol, 1992, 69: 1028-1032

8. von Bernuth G, Engelhardt W, Kramer HH, et al. Atrial automatic tachycardia in infancy and childhood. Eur Heart J, 1992, 13: 1410-1415

9. Tang CW, Scheinman MM, Van Hare GF, et al. Use of P wave configuration during atrial tachycardia to predict site of origin. J Am Coll Cardial, 1995, 26: 1315-1324

10. Riva SI, Della Bella P, Fassini G, Maslowsky F, Tondo C. Value of analysis of ST segment changes during tachycardia in determining type of narrow QRS complex tachycardia. J Am Coll Cardiol, 1996, 27: 1480-1485

11. Morady F, DiCarlo LA Jr, Baerman JM, de Buitleir M, Kou WH. Determinants of QRS alternans during narrow QRS tachycardia. J Am Coll Cardiol, 1987, 9: 489-499

12. Sosa E, Marcial MB, Scanavacca M, Bellotti G, Pileggi F. Incessant ectopic atrial tachycardia and sudden death. PACE, 1991, 14: 764-767

13. Kalbfleisch SJ, el-Atassi R, Calkins H, Langberg JJ, Morady F. Differentiation of paroxysmal narrow QRS complex tachycardias using the 12-lead electrocardiogram. J Am Coll Cardiol, 1993, 21: 85-89

14. Gelb BD, Garson A Jr, Noninvasive discrimination of right atrial ectopic tachycardia from sinus tachycardia in "dilated Cardiomyopathy". Am Heart J, 1990, 120: 886-891

15. Morillo CA, Klein GJ, Thakur RK, Li H, Zardini M, Yee R. Mechanism of "inappropriate" sinus tachycardia: role of sympathovagal balance. Circulation, 1994, 90: 873-877

16. Poty H, Saoudi N, Haissaguerre M, Daou A, Clementy J, Lerac B. Radiofrequency catheter ablation of atrial tachycardias. Am Heart J, 1996, 131: 481-489

17. Kottkamp H, Hindricks G, Breithardt G, Borggrefe M. Three-dimensional electromagnetic catheter technology: Electro anatomical mapping of the right atrium and ablation of ectopic atrial tachycardia. J Cardiovasc Electrophysiol, 1997, 8: 1332-1337

18. Heusch A, Kramer HH, Krogmann ON, Rammos S, Bourgeous M. Clinical experience with propafenone for cardiac arrhythmias in the young. Eur Heart J, 1994, 15: 1050-1056

19. Garson A Jr, Smith RT, Moak JP, Judd VE, Ott DA, Cooley DA. Atrial automatic ectopic tachycardia in children. In: Touboul P, Waldo AL(eds). Atrial Arrhythmias. Current Concepts and Management. St. Louis: Mosby-Year Book, 1990, 282-287

20. C. Wren. Incessant tachycardias. European Heart J, 1998, 19: 32-36

21. Mehta AV, Sanchez GR, Sacks EJ, Casta A, Dunn JM, Donner RM. Ectopic automatic atrial tachycardia in children: clinical characteristics management and follow-up. J Am Coll Cardiol, 1988, 11: 379-385

22. Klersy C, Chimienti M, Marangoni E, Commeli M, Salerno JA. Factors that predict spontaneous remission of ectopic atrial tachycardia. Eur Heart J, 1993, 14: 1654-1656

23. Naheed ZJ, Atrasburger JF, Benson DW Jr, Deal BJ. Natural history and management strategies of automatic atrial tachycardia in

children. Am Heart J, 1995, 75: 405-407

24. Habibzadeh MA. Multifocal atrial tachycardia: a 66 months follow-up of 50 patients. Heart Lung, 1980, 9: 328-335

25. Iseri LT, Fairshter RD, Hardetmann JL, Brodsky MA. Magnesium and potassium therapy in multifocal atrial tachycardia. Am Heart J, 1985, 110: 789-794

26. Mirowski M, Rowe Rd. Atrial tachycardia with exit block around the ectopic pacemaker in an otherwise healthy infant. J Pediatr, 1972, 80: 457-459

27. Garson A Jr, Gillette PC. Electrophysiologic studies of supraventricular tachycardia in children. Ⅱ. Prediction of specific mechanism by noninvasive features. Am Heart J, 1981, 102: 383-388

28. 杨钧国, 李治安. 现代心电图学. 北京: 科学出版社, 1997 年, 480-486

29. John A. Kastor. Atrial tachycardias. In: John A. Kastor ed. Arrhythmias. UAS: WB Saunders Company, 1994, 164-186

30. 吴杰, 张存泰, 主编. 实用心律失常诊断图谱. 北京: 人民卫生出版社, 1999, 867-902

第 22 章　心房扑动与心房颤动

Atrial Flutter and Atrial Fibrillation

林　治　湖

内 容 提 要

　　心房扑动（atrial flutter；AF，简称房扑）和心房颤动（atrial fibrillation 或 auricular fibrillation，Af，简称房颤）是两种常见的心律失常，后者更常见。本章对房扑和房颤的心电图特点以及诊断和鉴别诊断内容分别作了重点描述，并结合近几年心电生理进展对体表心电图的某些现象进行了解释，提出了间隔部房扑、灶性房颤等新概念，各部分对以往心电图学内容都进行了充实。实际上，房扑和房颤在病因、发生机制、临床过程、治疗和预防上都有相似之处，而且房扑和房颤能够彼此诱发或相互转化，因此不能把二者截然分开；另外，体表心电图对房扑和房颤的诊断存在一定的局限，有时需要借助食管心电图，甚至心内电生理检查，有些心电图现象仍然没有完全认识清楚，还需要进一步探讨。

心 房 扑 动

　　房扑是一种较常见的房性心律失常，缺乏准确的流行病学资料，发生率大约是房颤的十分之一，多见于有器质性心脏病患者，例如，风湿性心脏病、冠心病、各种先天性心脏病和肺心病，以及心脏外科手术后、房颤药物复律过程中等等。房扑多数为阵发性，也可以持续数天，甚至数年。房扑发作时心房肌连续地快速除极和复极，频率一般在 240～350bpm 之间，大部分抗心律失常药物治疗效果不佳。

一、历 史 回 顾

　　1887 年苏格兰生理学家 John MacWilliam 最早在动物模型发现，心房受电刺激后心房壁呈现一种快速地规律性的收缩运动，当时称为"心房扑动"，1906 年"心电图之父"Einthoven 第一次记录到房扑的心电图，后来 Ritchie 及其同事也记录到类似的心电图，Arthur Hertz 和 Gorden Goodhart 医生也报告 1 例。1912 年著名电生理学家 Thomas Lewis 详细描述了 16 例房扑的心电图特点，认为"心房扑动是一种奇怪的但并不少见的心律失常，最常见的'房室阻滞'比例为 2:1，兴奋迷走神经可使阻滞程度增加，运动后阻滞程度减轻"。

二、定　义

房扑是心房肌连续不断地进行快速的规律性的除极和复极，在心电图上没有 P 波，心房激动表现为形态、方向、幅度完全相同的、近似锯齿或波浪样的扑动波，称为 F 波，波与波之间的间距匀齐，频率在 220 ~ 450bpm 之间。

三、分　类

根据体表心电图可将房扑分为两型：典型房扑和不典型房扑。

1. 典型房扑：又称为 Ⅰ 型房扑，F 波频率 240 ~ 350bpm，各导联 F 波形态固定，频率匀齐，根据部分导联 F 波形态又分为两型。其中一种心电图表现为 Ⅱ、Ⅲ、aVF 导联的锯齿波锐角尖端向下（负向），较常见，称为常见型；另一种心电图表现为 Ⅱ、Ⅲ、aVF 导联的锯齿波较圆顿，凸面向上（正向），称为少见型。典型房扑经快速心房刺激可以转复为窦性心律。

2. 不典型房扑又称为 Ⅱ 型房扑，F 波频率一般超过 350bpm，形态没有明显规律。不典型房扑经快速心房刺激不能转复为窦性心律。

有些房扑 F 波形态不完全一致，频率也不完全规则，通常超过 350bpm，并易演变为房颤，称为不纯性房扑。

四、发 生 机 制

从 20 世纪初开始认识房扑，通过动物模型的建立和临床研究，认为房扑可能的机制有折返和灶性自律性增高。目前更多的实验与临床证据表明房内折返是房扑发生的主要基础。

右房和左房存在许多生理性解剖障碍，如二、三尖瓣环，冠状静脉窦口，肺静脉和腔静脉入口等，心脏手术后的切口瘢痕形成病理性解剖障碍，以及心房肌纤维的退行性改变等都可作为折返形成的解剖基础，这种折返环一般较大，有相对恒定的

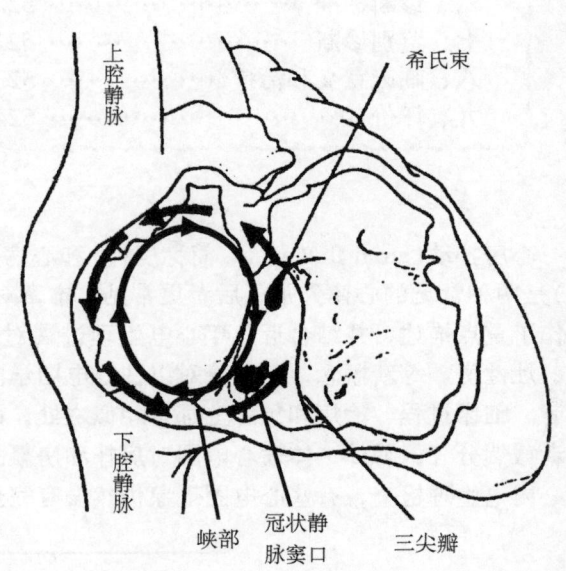

图 22-1　右前斜位观右心房解剖模式图，图中显示峡部依赖性房扑在右房内大折返的激动顺序，逆钟向顺序（间断粗箭头）或顺钟向顺序（连续细箭头）

折返路径，心动过速的频率取决于折返环的周长及冲动的传导速度。如果该组织不应期比循环运动的周期短，在折返环路上存在可激动间隙，程序刺激可进入此间隙干扰折返运动的进行而使房扑终止。认识比较清楚的房扑是右房内围绕三尖瓣环的大折返，体表心电图表现为"典型房扑"的特点，其中折返环为逆钟向顺序时，体表心电图的 Ⅱ、Ⅲ、aVF 导联为负向锯齿波，为常见型；折返环为顺钟向顺序时，体表心电图的 Ⅱ、Ⅲ、aVF 导联为正向锯齿波，潍少见型。由于折返环都经过下腔静脉和三尖瓣环之间的"峡部"，因此典型房扑又称为"峡部依赖性房扑"（图 22-1，图 22-2）。

A

H 1
H 2
H 3
H 4
H 5
H 6
H 7
H 8
H 9
H 10
SVC
HALO 电极
CS 电极
HIS电极
HISd
间隔
右房侧壁
CT
ABL 电极
IVC
ABLd
ER
CSp
CS4
CS
CS3
CS2
CSd
左房
PV
PV
PV
PV

B

1-I
3-III
7-U1
17-H8
26-H7
27-H6
28-H5
29-H4
30-H3
31-H2
32-H1
18-CSp
19-CS4
20-CS3
21-CS2
22-CSd
194 ms
38.37
38.38

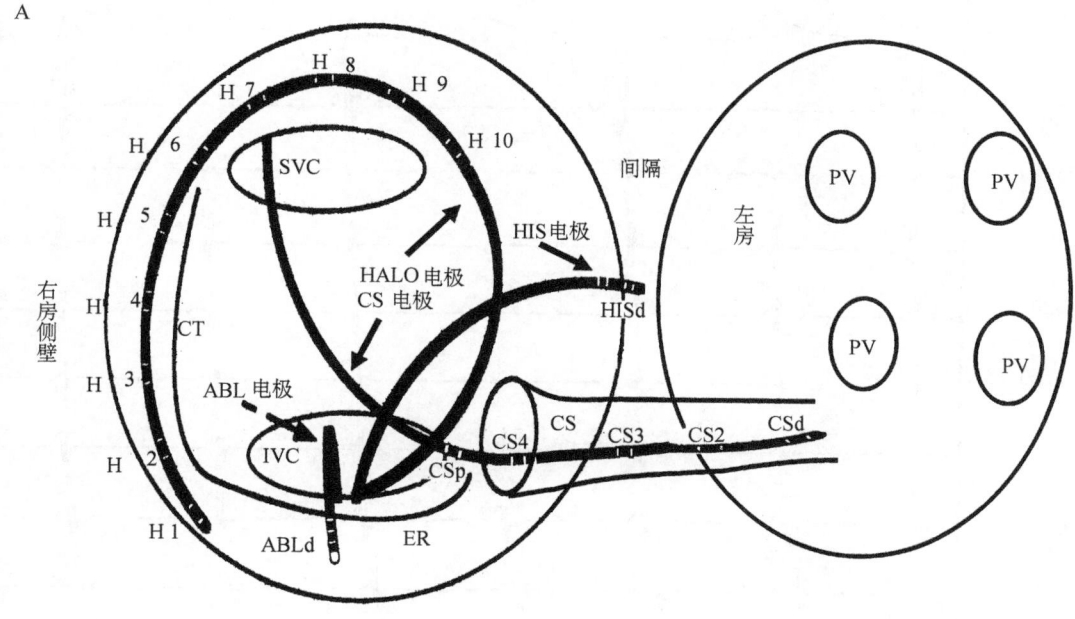

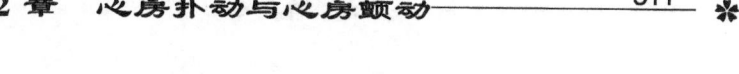

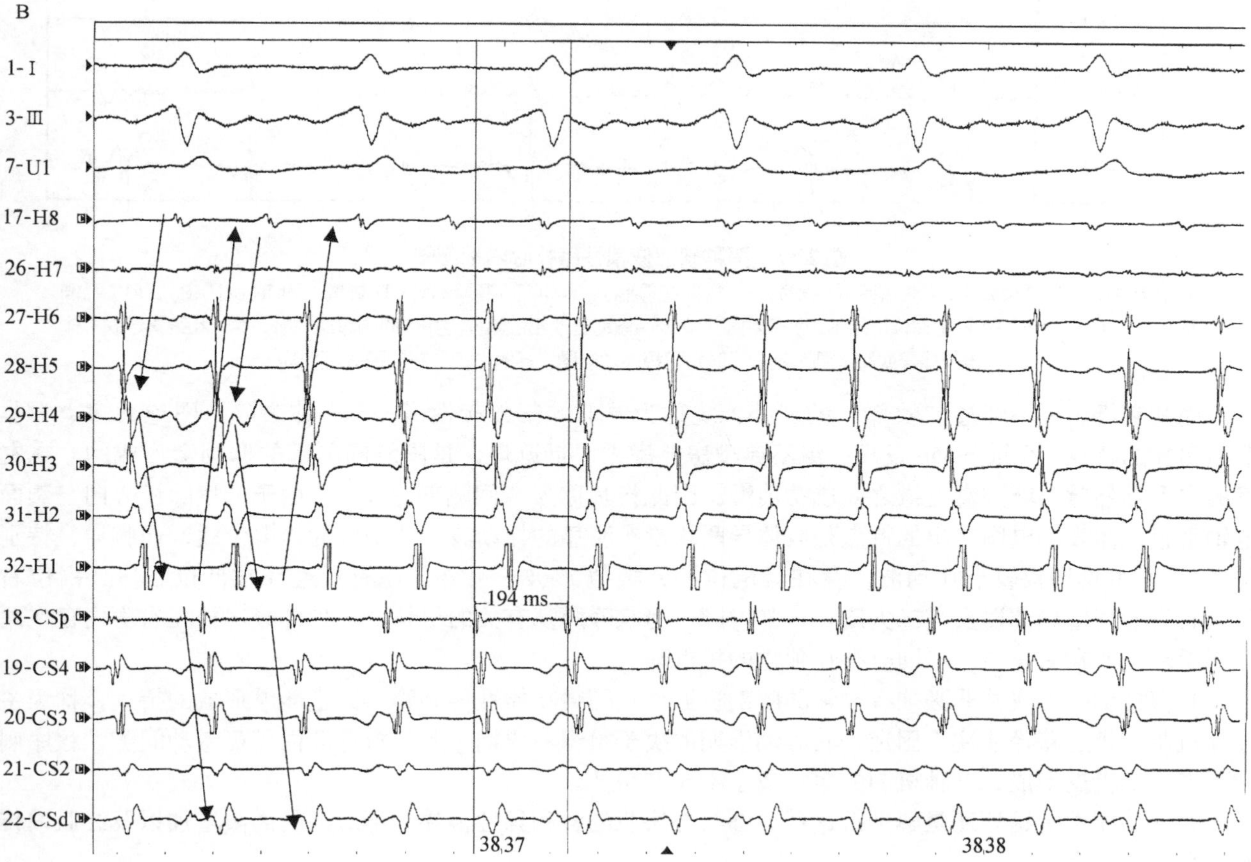

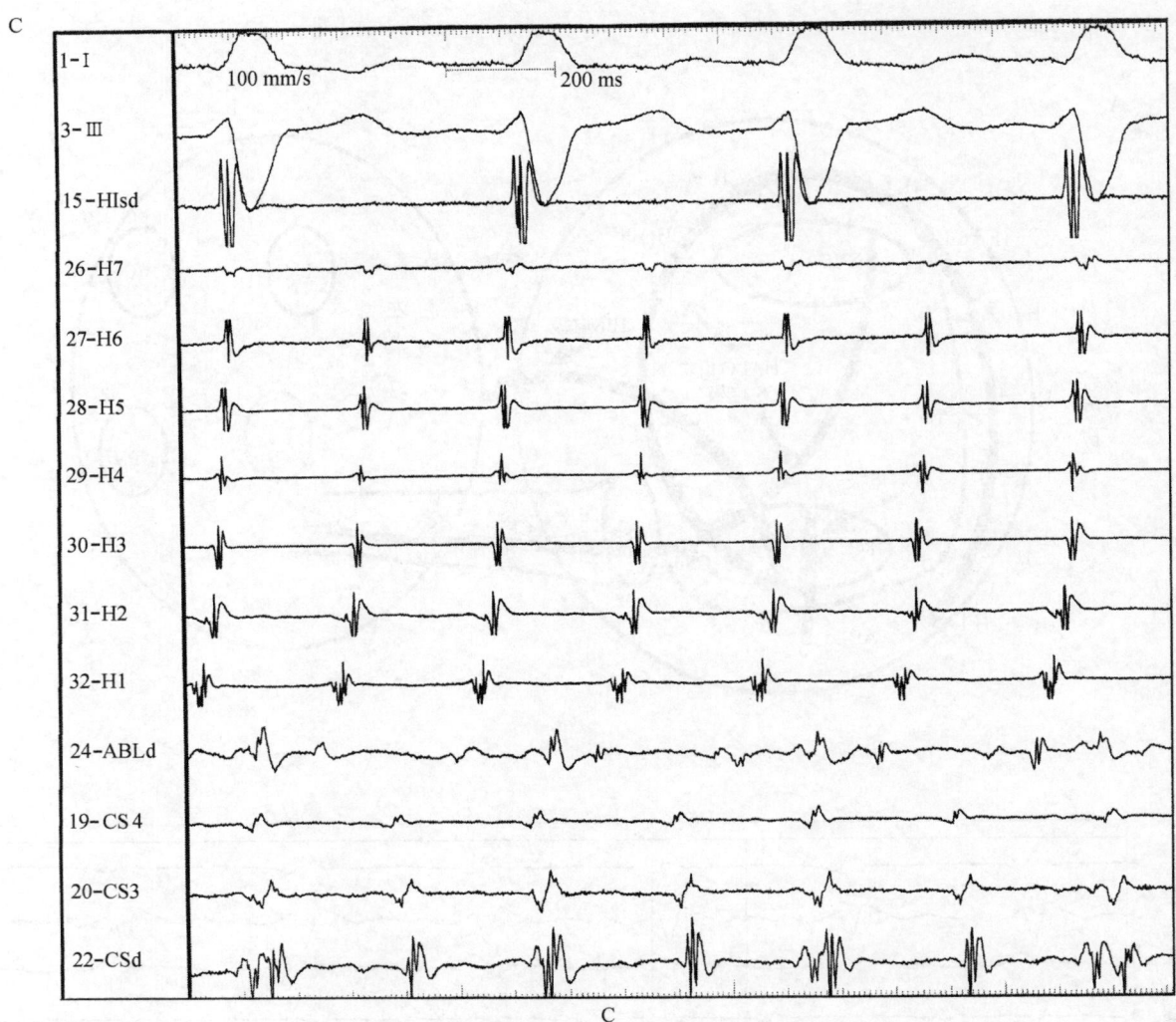

图 22-2　两种峡部依赖性房扑心内标测图

　　A. 各标测导管位置模式图，CS（冠状静脉窦），SVC（上腔静脉），IVC（下腔静脉），CT（界嵴），ER（欧氏嵴），PV（肺静脉）；B. 和 C. 分别为多导生理仪记录的逆钟向和顺钟向顺序激动的峡部依赖性房扑的心内激动顺序，第 1 和第 3 导联为体表肢体导联心电图，其它导联为双极心内电图，各对电极位置与图 A 相对应

　　而其它折返环不经过"峡部"的房扑，统称为"非峡部依赖性房扑"，体表心电图绝大多数为非典型房扑的特点。Scheinman 发现一组不典型房扑病人，折返环，是围绕间隔部的卵圆窝形成的，在左房的右上肺静脉与卵圆窝上缘之间成功消融，因此将其称为"间隔部房扑"，由于心房除极方向与额面电轴垂直，体表心电图突出的特点是肢体导联均没有明显的扑动波，几乎成为等电位线，而胸导，特别是 V_1 导联可见振幅较小扑动波，存在等电位线，类似 P′波。另外，还有折返环在低位右房、高位右房、右房游离壁局部以及与二尖瓣环、肺静脉、冠状静脉窦有关的房扑，一少部分房扑在右房内存在两个折返环，或在右房与左房同时存在独立的折返环。

　　心房扑动的形成并非必须有异常的解剖折返环，围绕功能性传导障碍区也能够形成的折返，称为主导环机制，折返路径往往不固定，其心动周期取决于组织不应期。此种折返环内无可激动间隙，程序刺激不能干扰折返形成，这种机制的房扑属于不典型房扑。

　　无论功能性折返环还是解剖折返环，都与心房肌的各相异性传导，不应期的离散增加以及心肌内传导紊乱等因素有关。

五、心电图表现

1. 心房波

房扑心电图表现为一种连续、规则、快速、宽大畸型的心房波，称为扑动波或 F 波。F 波的形态、大小一致，间隔相同，沿等电位线有规律地上下波动，呈锯齿状或波浪形。一般在 Ⅱ、Ⅲ、aVF 导联 F 波最宽、最清晰，等电位线消失，在 Ⅰ 和 V₁ 等导联上的 F 波相对较窄，可以存在等电位线。部分 F 波重叠在 QRS 波群中、ST 段上或 T 波中而不易识别，特别是 1:1 和 2:1 房室传导时，容易引起误诊。

典型房扑中的常见型和少见型有各自的心电图特点。常见型房扑 F 波的额面平均电轴向上，通常指向 −90°，因此，反映在 Ⅱ、Ⅲ 和 aVF 导联上 F 波清晰，起始部分向下，尖锐，宽而深，仅终末部分略为向上，呈锯齿样，Ⅰ、aVL 导联上 F 波细小，胸导 V₁ 为正，V₆ 为负（图 22-3）。少见型房扑 F 波的额面平均电轴与常见型几乎相反，Ⅰ、Ⅱ、Ⅲ 和 aVF 导联上 F 波正向为主，锯齿波凸面向上，较圆顿，或呈波浪样，胸导 V₁ 为负，V₆ 为正（图 22-4）。按照心房除极时的平均电轴方向，可推测常见型房扑在低位右房偏内侧最先除极，少见型在高位右房最先除极。

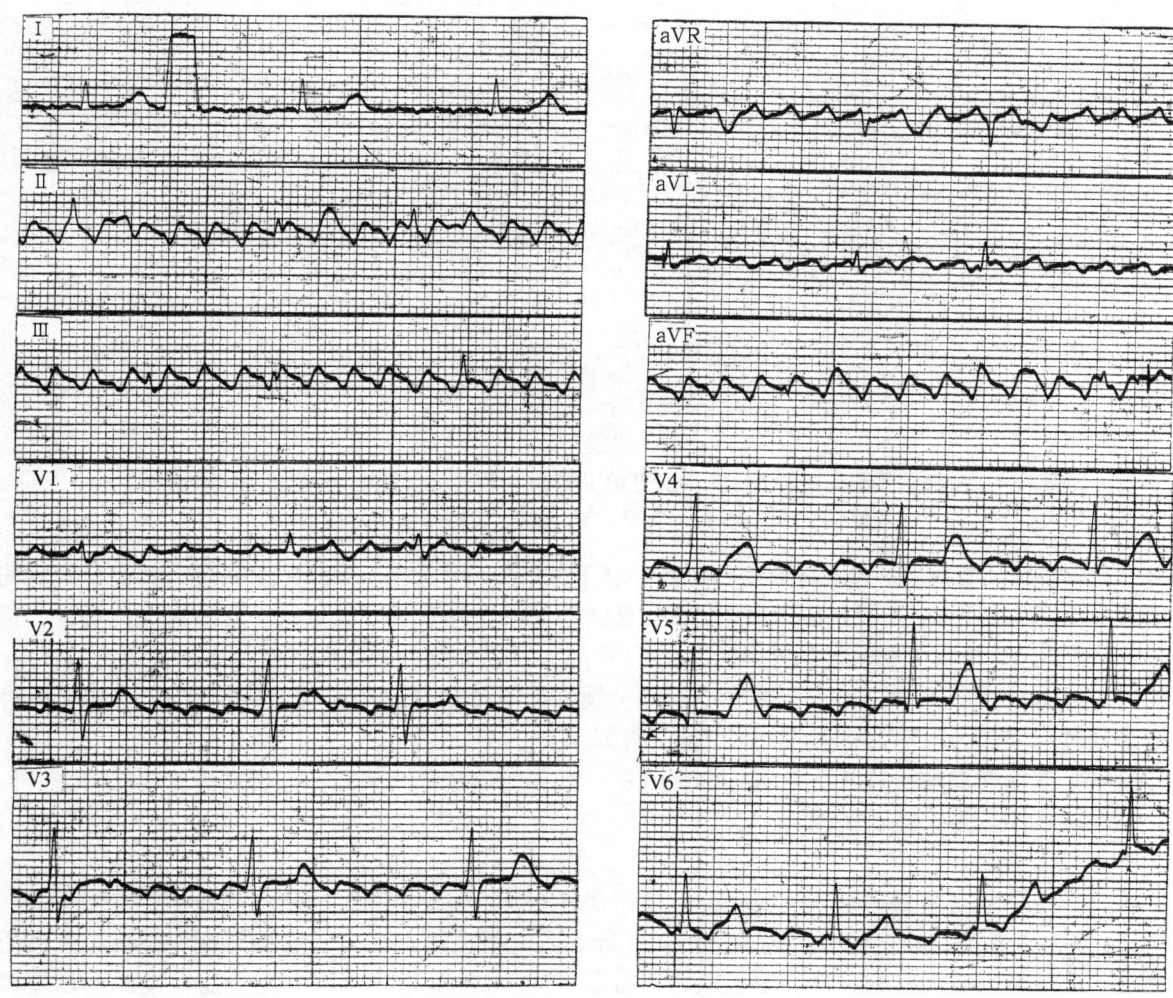

图 22-3　常见型典型房扑。Ⅱ、Ⅲ 和 aVF 导联上 F 波清晰，起始部分向下，尖锐，宽而深，仅终末部分略为向上，呈锯齿样，Ⅰ、aVL 导联上 F 波细小，胸导 V₁ 为正，V₆ 为负。4:1～5:1 房室传导

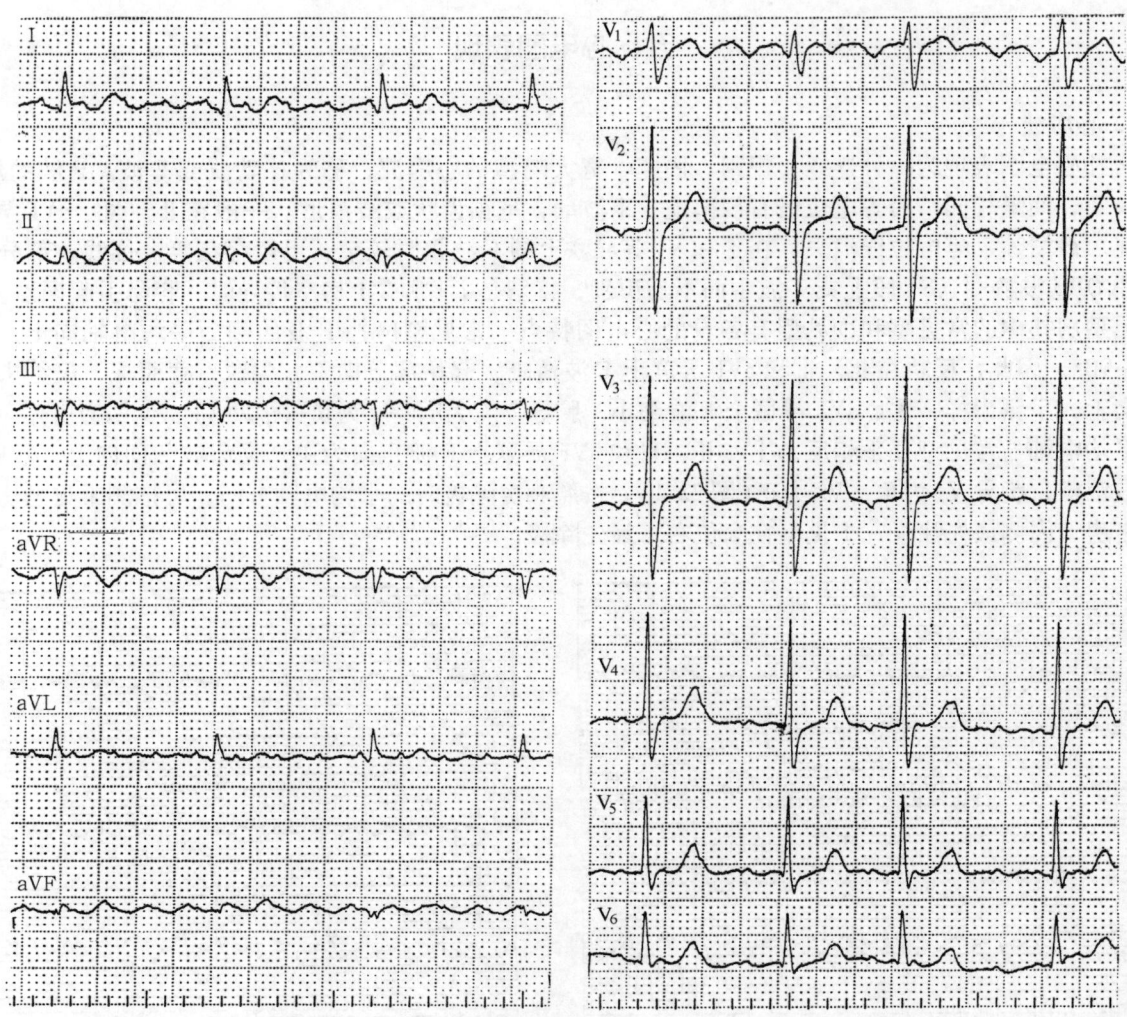

图 22-4　少见型典型房扑。 I 、 II 、 III 和 aVF 导联上 F 波正向为主，凸面向上，较圆顿，或呈波浪样，胸导 V₁ 为负， V₆ 为正。3:1 ～ 4:1 房室传导

由于不典型房扑的折返环没有固定位置，各导联 F 波的方向和形态一般无规律可循。目前只发现间隔部房扑的心电图有其特殊性，肢体导联均没有明显的扑动波而几乎成等电位线，容易误诊为房颤，但胸前导联，特别是 V₁ 导联可见规律的扑动波，类似 P′波，可以是正向或负向，有等电位线（图 22-5）。

有些房扑 F 波形态不完全一致，频率也不完全规则，通常超过 350bpm，但心电图记录中仍以扑动为主，部分时间表现为房颤，称为不纯性房扑（图 22-6）。

心内电生理检查发现，有些不纯房扑患者的左、右心房呈电分离状态，一例表现为房扑，另一侧为房颤，也可一过性转为房扑或房颤。

2. 心房率

房扑的心房率范围为 240bpm ～ 450bpm，典型房扑在 240bpm ～ 350bpm 之间，通常为 300bpm，超过 350bpm 多为不典型房扑。这个范围并不绝对，经心内电生理检查证实，房扑与房性心动过速的心房率可能有一定重叠现象，有的房性心动过速的心房率可达 240bpm 以上，而一些心房扑动的心房率却低于 240bpm。从临床实践出发，以心房率大于 250bpm 作为诊断房扑的标准是合理的。

3. 房室传导

房扑的房室传导取决于 F 波的频率和房室传导系统的功能，如房室传导比例固定，心室律一般规律

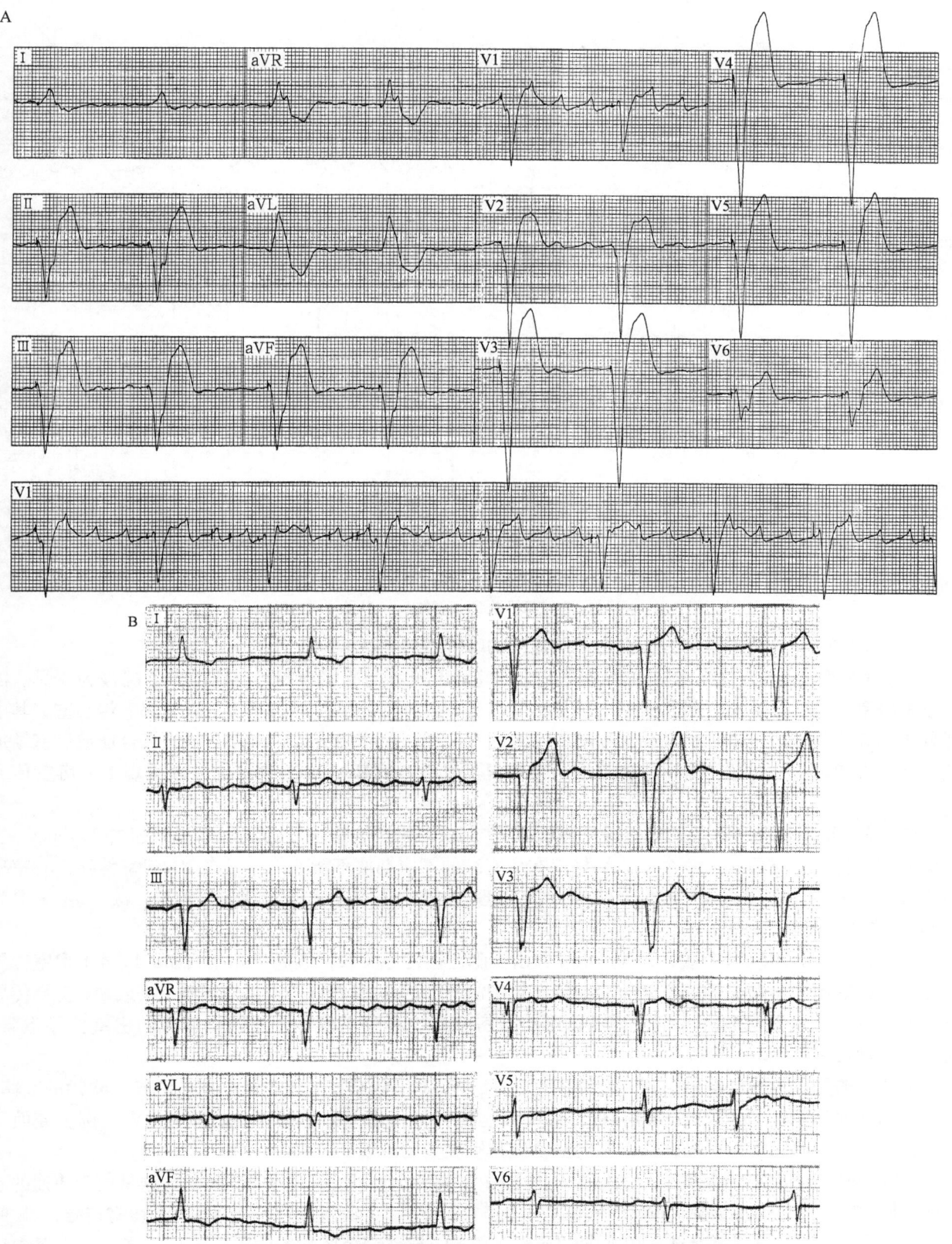

图 22-5　间隔部房扑心电图（心内电生理证实折返环在间隔）

A. 房扑合并三度房室阻滞，VVI 起搏状态；B. 房扑合并高度房室阻滞，肢体导联均没有明显的扑动波，

几乎成等电位线，V₁ 导联可见规律的扑动波

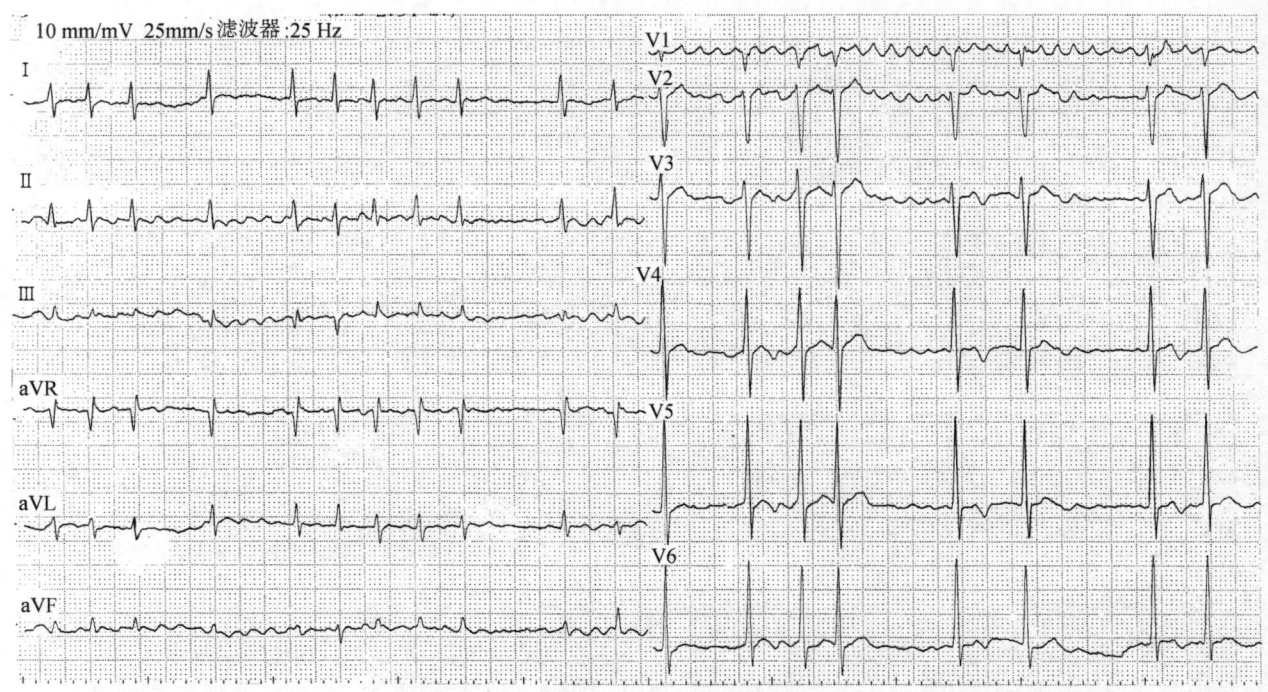

图 22-6　不纯性房扑

Ⅱ、Ⅲ、aVF 导联扑动波与颤动波交替出现，扑动频率 430bpm

匀齐，如房室传导比例不固定，或存在不同程度的隐匿性传导，心室律可以不规则。

（1）1:1 房室传导：每个房扑波均能下传至心室，心房率与心室率相等，但此种情况极为少见。因为正常房室结的不应期比心房肌的不应期长，所以房扑时过快的房性激动通常不能全部下传心室，其中部分激动势必落入前一个下传激动所致的房室结的不应期，而不能下传。当合并预激综合征或房室结加速传导时可能出现 1:1 房室传导。在应用药物转复房扑，心房率减慢过程中也可以出现 1:1 房室传导（图 22-7）。

（2）2:1 房室传导：房扑的房室传导比例通常为 2:1。由于心房扑动的心房率大多超过 250bpm，当一个 F 波下传至心室后，下一个 F 波恰好落在房室结的不应期便不能下传，形成 2:1 房室传导，心室率为心房率的一半，这是一种继发于快频率的生理现象。因心房率以 300bpm 多见，故心室率常为 150bpm（图 22-8，图 22-9）。

此外，尚可有 3:1、4:1 或 5:1 房室传导，由于隐匿性传导关系，偶数传导比例如 2:1、4:1 房室传导多见，而奇数传导比例如 3:1 或 5:1 房室传导的少见（图 22-10，图 22-11）。偶尔可有 6:1 或 8:1 房室传导者，但房室传导减低至 5:1、6:1 或更低，可能是房室结本身存在阻滞，或药物造成的房室传导阻碍，而不属生理现象（图 22-12）。

房扑时的房室传导比例可出现交替性变化，4:1 与 2:1 比例交替下传比较常见，形成二联律的节律。2:1 与 1:1 比例交替，也可导致二联律的节律，但这种交替变化极为罕见。如果房室传导比例多变而不固定，则室性节律无规律可循，酷似心房颤动或其它类型的不规则节律。

FR 间期代表房室传导时间。当房扑伴 1:1 或 2:1 房室传导时，房室传导时间延长，这是由于快速的心房率下传时在房室结受到延搁所致。但不论是 1:1 房室传导，2:1 房室传导，甚至是 4:1 房室传导，FR 间期应固定不变。但在下列情况时，FR 间期可长短不等：①房室交界区发生隐匿性传导，当一个心房激动传导到房室交界区但未传入心室时，在房室交界区产生一次不应期，影响下一个 F 波的传导，使 FR 间期延长，甚至阻滞。②房室交界区出现文氏型阻滞、高度房室阻滞时 FR 间期可不一致。③房扑同

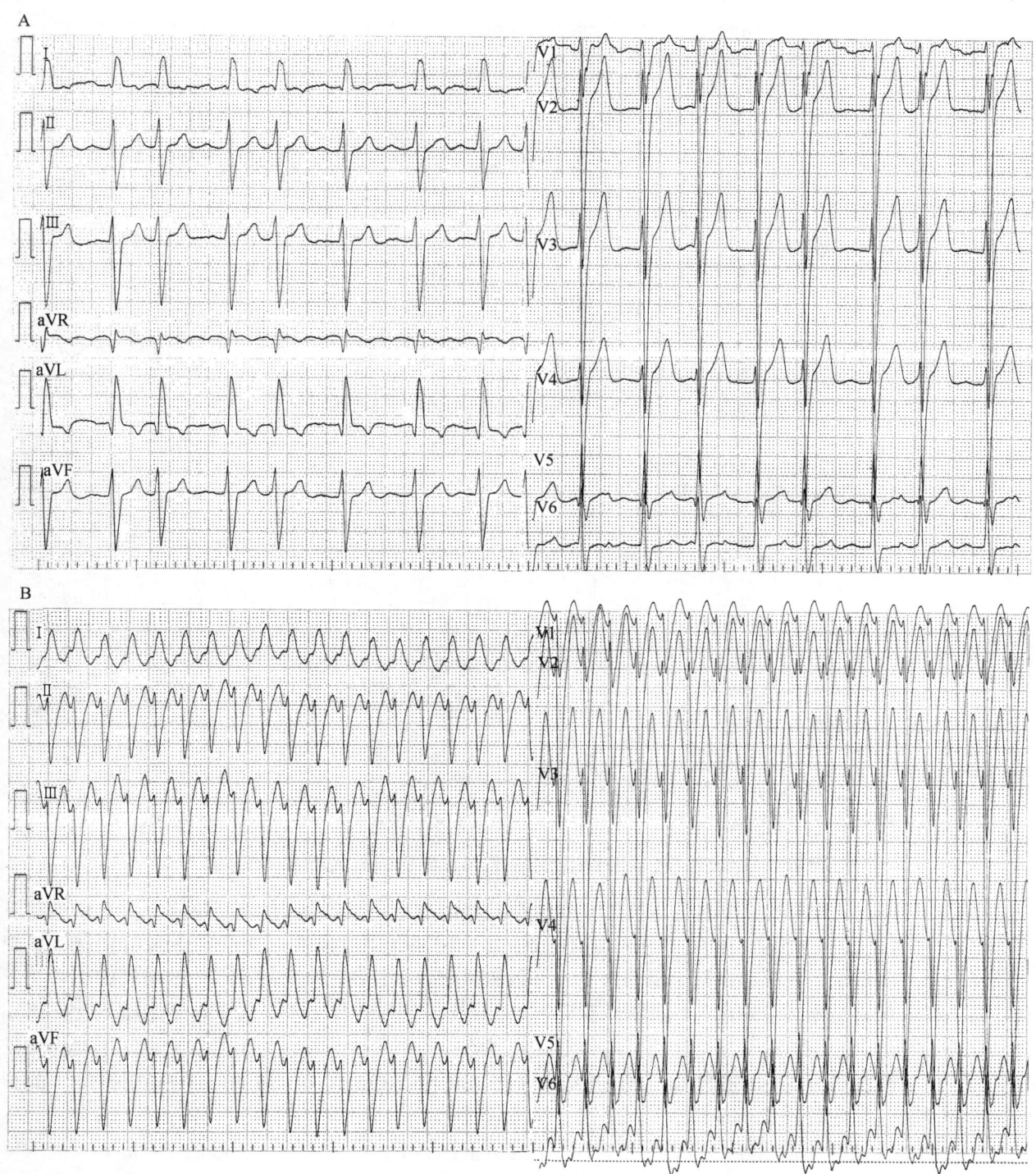

图 22-7 扩张型心肌病患者心电图

A. 房扑伴完全左束支阻滞，用药前心房率 270bpm，2:1 ~ 3:1 房室传导；

B. 静推心律平后心房率减慢，225bpm，心室率增快，1:1 房室传导

时伴有房室交界区心动过速造成房室脱节，FR 间期也不固定。当心房扑动合并高度房室阻滞时，房室传导时间常延长，因此紧靠 QRS 波群之前的 F 波并不是下传的心房激动，而更前面的 F 波才是真正下传心室的心房激动。

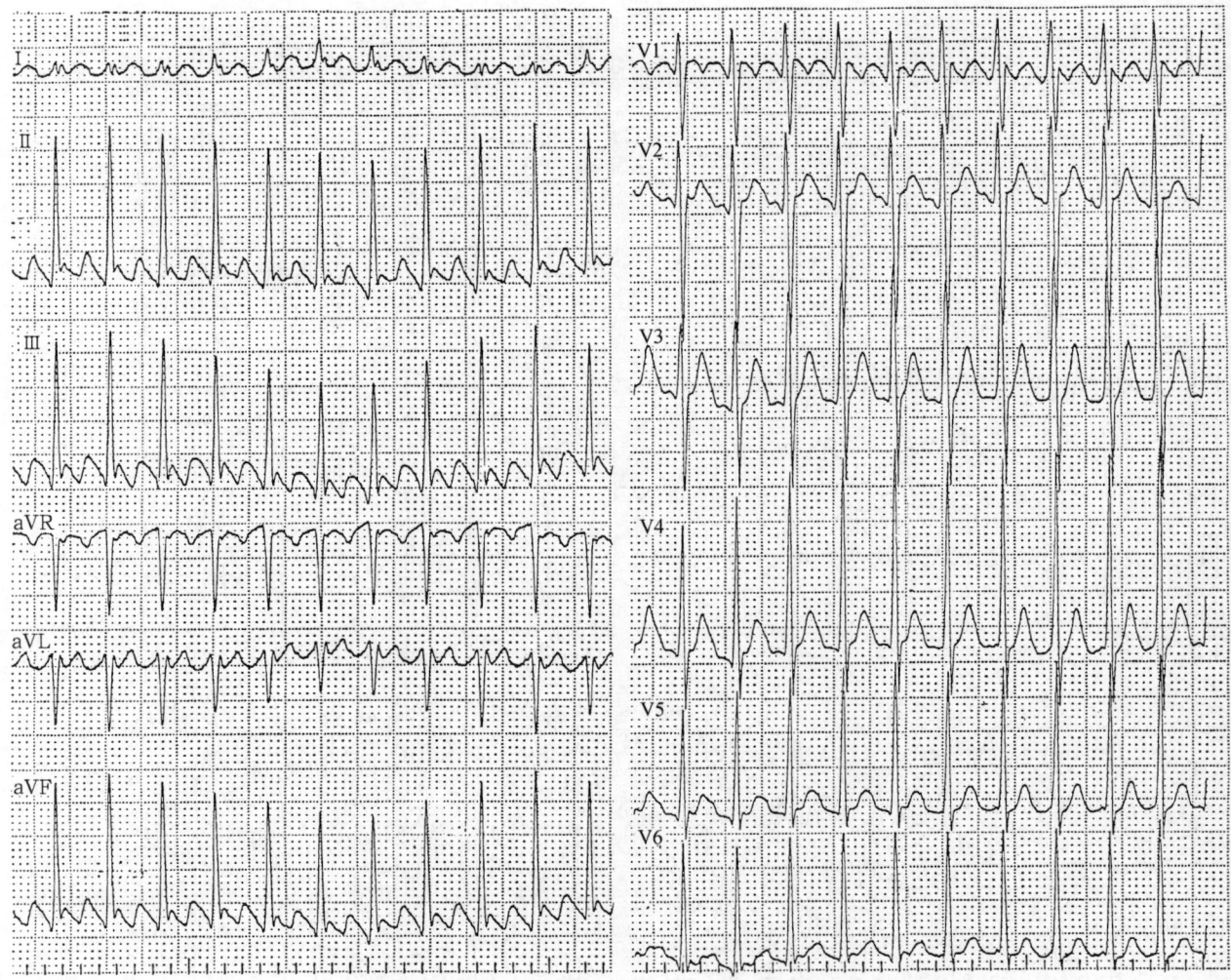

图 22-8　甲状腺功能亢进患者合并房扑, 2:1 房室传导, 心房率 400bpm

　　房扑时还可出现交替性房室传导的文氏现象, 即房扑的房室传导比例为 2:1, 每隔一次心房激动下传心室 (交替性下传), 同时, 每隔一个下传至心室的 FR 间期又逐渐延长, 直至 QRS 波群脱落, 呈现文氏现象, 表明房室交界区存在两个阻滞区, 一个阻滞区产生 2:1 房室阻滞, 另一个阻滞区则引起文氏型阻滞。如果房室交界区上端为 2:1 阻滞, 下端为文氏滞区, 则以连续 3 个 F 波下传受阻结束文氏周期 (4:1 房室传导), 此型称为 A 型交替性房室传导文氏现象; 另一种情况是, 如果房室交界区上端为文氏阻滞区, 而下端表现为 2:1 房室阻滞, 则以连续 2 个 F 波下传受阻结束文氏周期 (3:1 房室传导), 此型称为 B 型交替性房室传导文氏现象。

　　(3) 房扑伴高度房室阻滞: 当房扑伴 5:1 以上的房室比例下传时, 心室率一般低于 60bpm, 提示可能存在高度房室阻滞, 这时部分 QRS 波群与 F 波无固定关系, 可见交界性或室性逸搏心律, 部分 QRS 波群与 F 波关系固定 (图 22-5)。

　　(4) 房扑合并完全性房室阻滞: 房扑可合并三度房室阻滞, 逸搏节律起源于阻滞部位以下的房室交界区或心室。此时 F 波与 QRS 波群无传导关系。RR 间期相等, 心室律缓慢而规则。房扑合并完全性房室阻滞时可以发生非阵发性交界性心动过速, 这时心室律匀齐但频率较快 (70~130bpm), 此时 F 波与 QRS 波群亦无传导关系。间隔部房扑常常伴有完全性房室阻滞 (图 22-5)。

　　4. 心室内传导与 QRS 波群: 正常室内传导时房扑的 QRS 波群正常。如房扑发作前由于室内阻滞

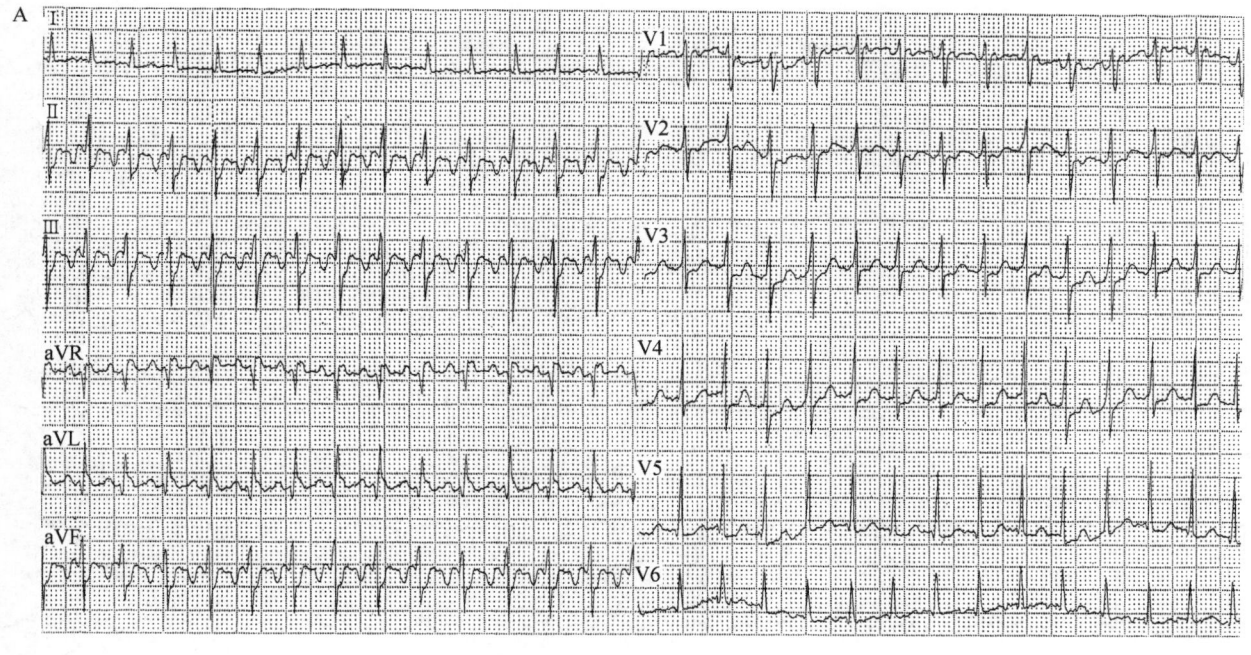

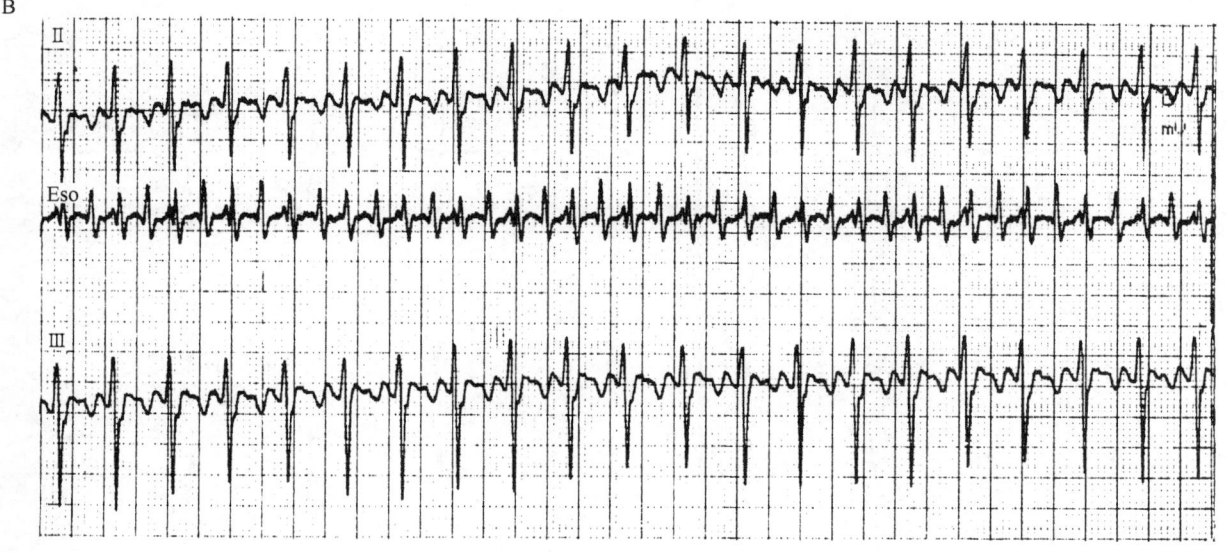

图 22-9 高血压病患者

A. 房扑，2:1 房室传导，心房率 340bpm；B. 附食管导联

QRS 波群已经异常，则房扑发作时 QRS 波群表现为相应的特点（图 22-7, 11）。同其它房性心律失常一样，房扑时也可出现室内差异性传导，致使 QRS 波群宽大畸形。当房室传导比例为 2:1 与 4:1 交替时更易发生，这是由于 2:1 房室传导时心室激动间期短，心室不应期相对较短，而 4:1 房室传导时心室激动间隔时间长，心室不应期也相应延长，故心房激动 2:1 下传时，容易落在前一次心室激动的相对不应期上而出现室内差异性传导，这也是一种长短周期现象。存在预激综合征者，房扑时心房激动可以完全或间歇经旁路下传，相应 QRS 波群全部或部分可见预激波，由于 F 波的影响部分导联预激波不易辨认，相反，当 F 波上升支与 QRS 波群起始融合后又酷似预激综合征的预激波（图 22-13）。

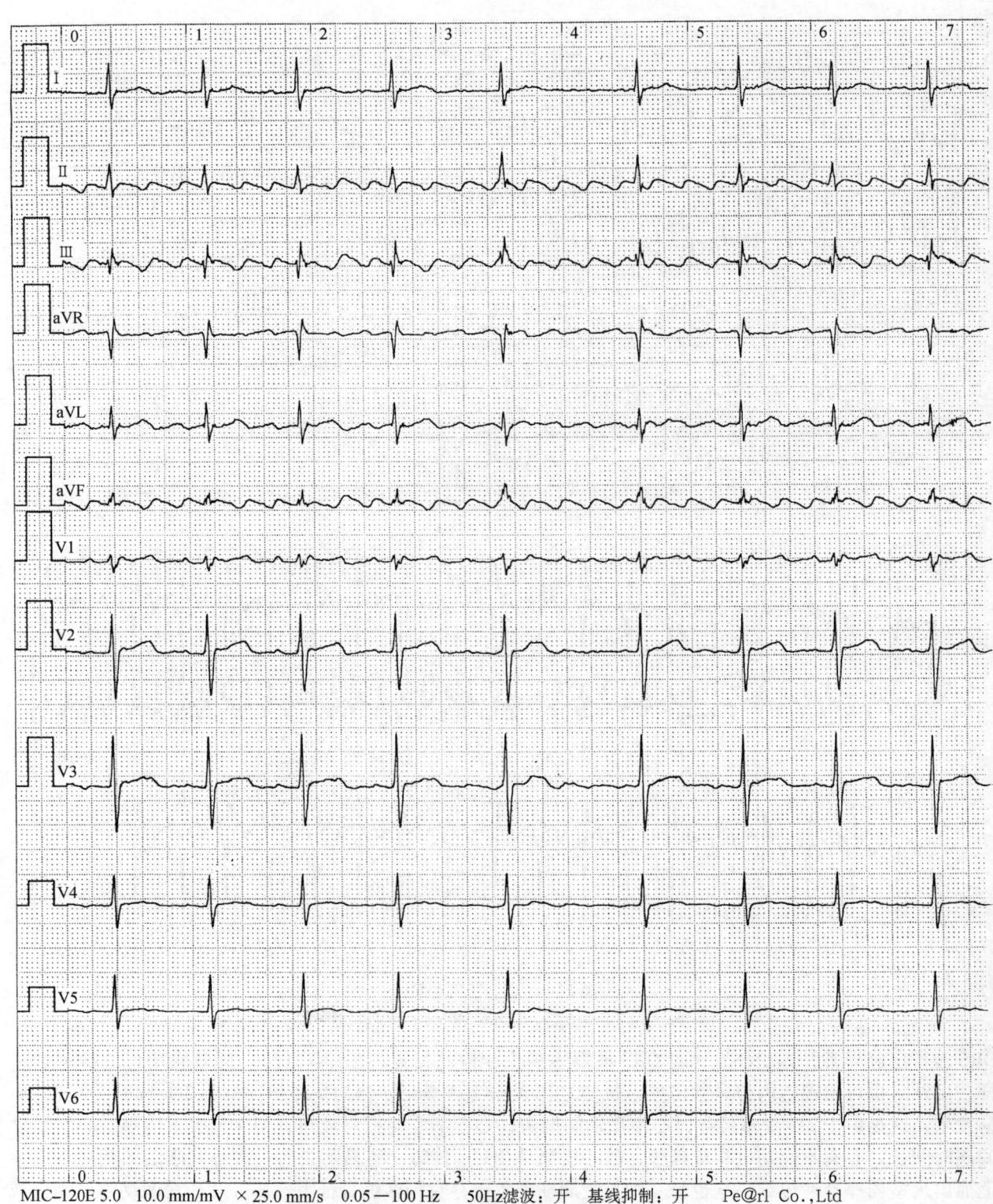

MIC–120E 5.0   10.0 mm/mV   ×25.0 mm/s   0.05—100 Hz   50Hz滤波：开   基线抑制：开   Pe@rl Co.,Ltd

图22-10   房间隔缺损修补术后患者合并房扑。3:1～4:1 房室传导，心房率 240bpm

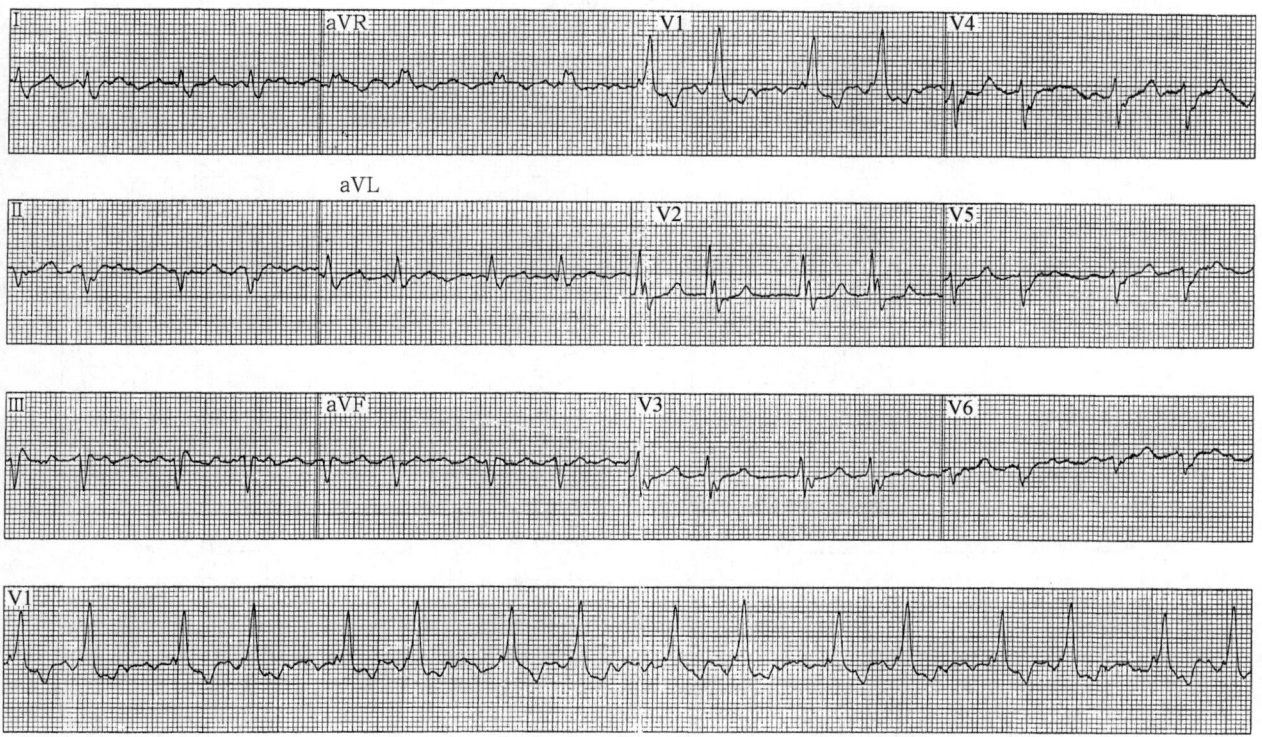

图 22-11　房扑伴完全右束支阻滞，2:1～3:1 房室传导，心房率 300bpm，符合少见型典型房扑特点

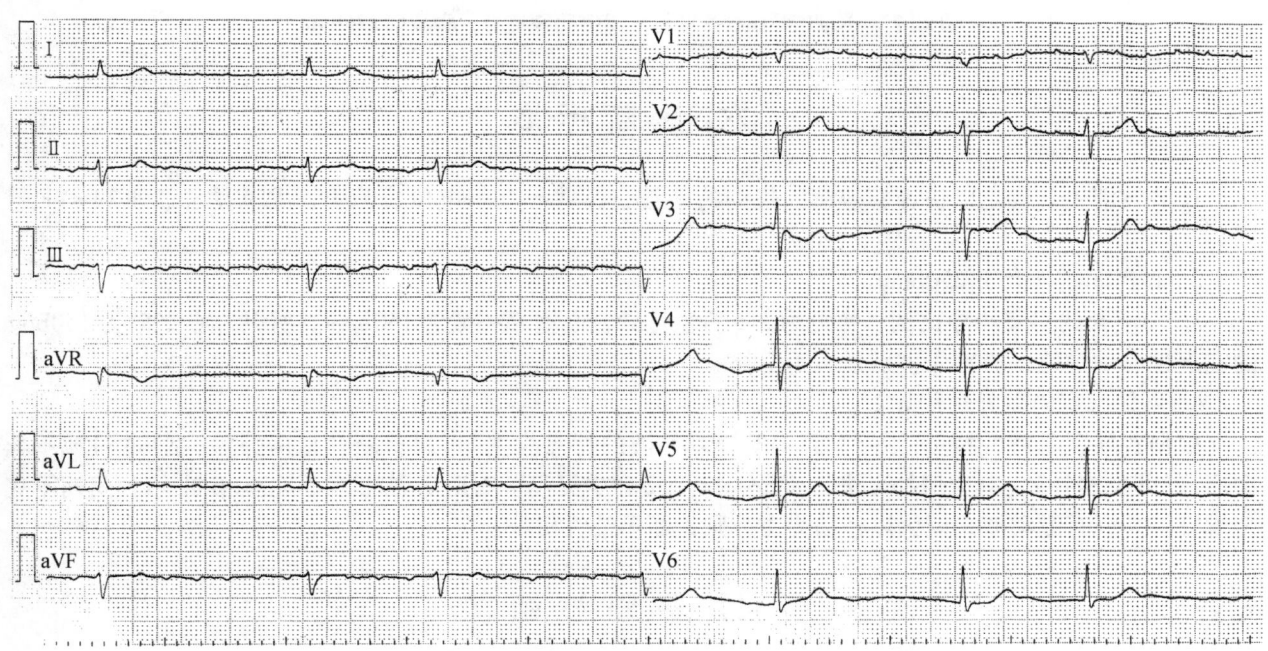

图 22-12　房扑 4:1～7:1 房室传导，心房率 250bpm，平均心室率 44bpm，
FR 间期不等，提示存在二度房室阻滞

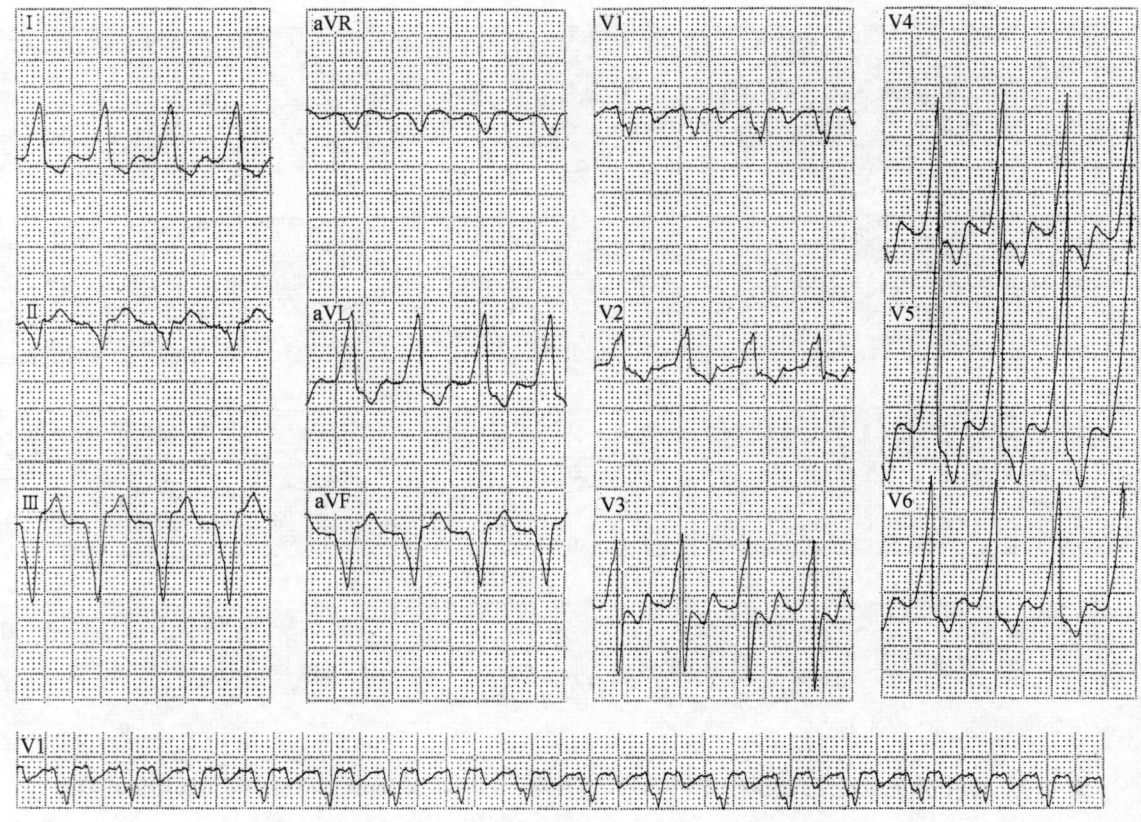

图 22-13　预激综合征合并房扑，2:1 房室传导，心室率 126bpm

六、诊断标准

1. P 波消失，代之以快速、连续、规则的 F 波，某些导联等电位线消失，尤其是 Ⅱ、Ⅲ 和 aVF 导联。

2. 心房率通常大于 250bpm。

3. 伴不同的房室传导比例，常见为 2:1 房室传导，心室率一般为 150bpm。所以，心室率为 150bpm 的室上性心动过速，应首先鉴别是否为房扑。

4. 可伴有室内差异性传导。

根据各导联 F 波的特点（以 Ⅱ、Ⅲ、aVF 导联 F 波的特点为主）可以诊断典型房扑（Ⅰ型房扑）或不典型房扑（Ⅱ型房扑），典型房扑可进一步分为常见型和少见型。有时 F 波形态不完全相同，FF 间期不完全规则，并混有颤动波，但仍以扑动为主，则诊断不纯性房扑。

七、鉴别诊断

1. 房性心动过速

房扑需与房性心动过速鉴别，这两种心律失常的发生机制可能相似，有时心电图表现也极为相近，甚至很难区分。

房性心动过速的房率范围为 160～220bpm，而房扑的房率为 240～450bpm，然而房扑与房性心动过速的心房率的范围有部分重叠，前者心房率可高达 250bpm，后者的房率亦可低于 220bpm，依据心房率来鉴别须慎重。虽然房扑的房率常比房性心动过速的频率快，但心室率却较慢，房性心动过速常为 1:1 房室传导，而房扑大多数为 2:1 房室传导。如房扑的房率为 300bpm，当 2:1 房室传导时，心室率为 150bpm;而房性心动过速的房率如为 200bpm，通常为 1:1 房室传导，心室率也为 200bpm，其心室率反较房扑为快。

房扑的 F 波宽大异常，而房性心动过速的 P 波相对较小，但这并不绝对，房扑的 F 波在某些导联如 I 和 V1 导联相对小，而发生于伴有房内阻滞或心房肥大的房性心动过速，亦可产生宽大的 P 波。有时心率过快不易辨认房波的形态，如房扑 2:1 房室传导时，其 F 波在 QRS 前清晰可见，另一个 F 波可隐匿在 QRS 波群或 ST-T 段上，颇似房性心动过速（窦性心动过速或其它类型的室上性心动过速）。对此可借助兴奋迷走神经方法，如为房扑心室率可减慢，呈 3:1、4:1 甚至更高的房室传导比例，而不影响 F 波频率，同时扑动波也可以清晰地显露出来。

有无等电位线是鉴别心房扑动和房性心动过速的重要指标之一。房扑时多数等电位线消失。但是，有的房扑 F 波宽度较小或者 F 波的频率比较缓慢，两 F 波间便可有间歇，呈现等电位线，而房性心动过速时的频率过快，看起来好像无等电位线。

2. 室性早搏和室性心动过速

房扑时发生连续性室内差异性传导或在房扑前即已存在室内阻滞时，QRS 波群宽大畸形，需要与室性心动过速鉴别。2:1 和 4:1 房室传导交替出现时，容易发生室内差异性传导，形成二联律，酷似室性早搏二联律，长的间歇类似早搏后的代偿间歇。室性早搏或室性心动过速的 QRS 波群起始向量与室上性不同；V_1 导联 QRS 波群多为单相或双相（qR、QR、RS 形）；而室内差异性传导的 QRS 波群起始向量与室上性相同，而且比较锐利，右束支阻滞常见，V_1 导联 QRS 波群多呈 3 相波（rSR′形）。应用食管导联心电图清楚显示房波后较容易鉴别。

3. 房扑伴高度房室阻滞与房室结隐匿性传导

房扑伴高度房室阻滞与房室结隐匿性传导从心电图上较难区分，因为二者的心室率均较慢，表现为 5:1、6:1 或更高的房室传导比例，部分 FR 间期不固定，QRS 波群多数为室上性。临床上有些诊断房扑伴高度房室阻滞的病人，恢复窦性心率时显示房室结功能正常，因此，诊断房扑伴高度房室阻滞应该慎重。但心电图与 F 波无固定关系的 QRS 波群越多越支持高度房室阻滞，同时高度房室阻滞可出现室性逸搏心律，而房室结隐匿性传导不会。

八、临床意义和治疗

房扑虽然不如房颤多见，但也是一种常见的心律失常。可表现为阵发性或短暂过程，历时数秒、数分钟或数小时后转为窦性心律或演变为房颤，也可持续数周、数月甚至数年，持续性房扑尚没有准确的时间定义，一般认为持续 72h 以上的房扑很少能够自行恢复窦性心律，房扑持续半年以上者可以称为慢性房扑，多数最终转变为慢性房颤。临床上阵发性房扑比持续性房扑多见。房扑多发生于器质性心脏病患者，如冠心病、风湿性心脏病、先天性心脏病及修补术后、肺心病和心肌病等。房颤药物转复过程中和预激综合征患者也会出现房扑。房扑也可与某些中毒或代谢异常有关，如酒精中毒或甲状腺功能亢进症也可出现短暂性房扑。房扑与阵发性房性心动过速及心房颤动可以交替出现。

房扑的临床表现取决于心室率的快慢及原发心脏疾病的严重程度。心室率快可引起心悸、胸闷、呼吸困难、头晕等症状，有时可致心前区疼痛，原有器质性心脏病患者易诱发心力衰竭。由于房扑时控制心室率相对于房颤比较困难，而且心室率往往在 150bpm 左右，对于有心功能不全者，很容易导致血流动力学的恶化，如果不能恢复窦性心律，预后较差。房扑患者发生血栓栓塞比例明显低于房颤病人。

房扑的治疗应根据病人的具体情况选择，主要的措施如下：

1. 药物治疗，包括复律和窦性心律的维持以及控制心室率。可选择的复律和维持窦性心律的抗心律失常药物有奎尼丁、普罗帕酮、氟卡胺、胺碘酮和 Ibutilide 等。减慢心室率的药物有洋地黄（有预激综合征者禁用），β 受体阻滞剂和钙拮抗剂（维拉帕米和地尔硫䓬）。Ia 类抗心律失常药奎尼丁和双异丙吡胺具有抗胆碱能作用，能够使心房率减慢而提高房室结的传导功能，从而可导致房扑 1:1 房室传导，心室率反而增快。

2. 同步直流电复律。胸外心脏直流电复律是简单有效的复律方法，能量一般较小，40J 左右即能转复为窦性心律，部分慢性房扑需要 100J 以上。复律后需服药维持（图 22-14）。

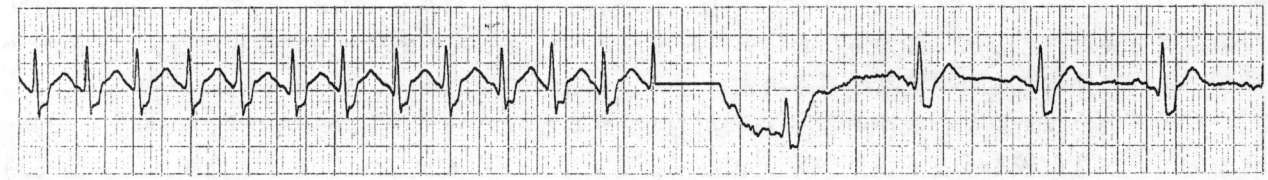

图 22-14　房扑经直流电复律后转为窦性心律

3. 经食管心房调搏终止房扑发作。也是一种既简单又安全的方法，典型房扑几乎均可成功终止，部分不能直接恢复窦性心律，也能够变为房颤，并由房颤转为窦性心律（图 22-15）。

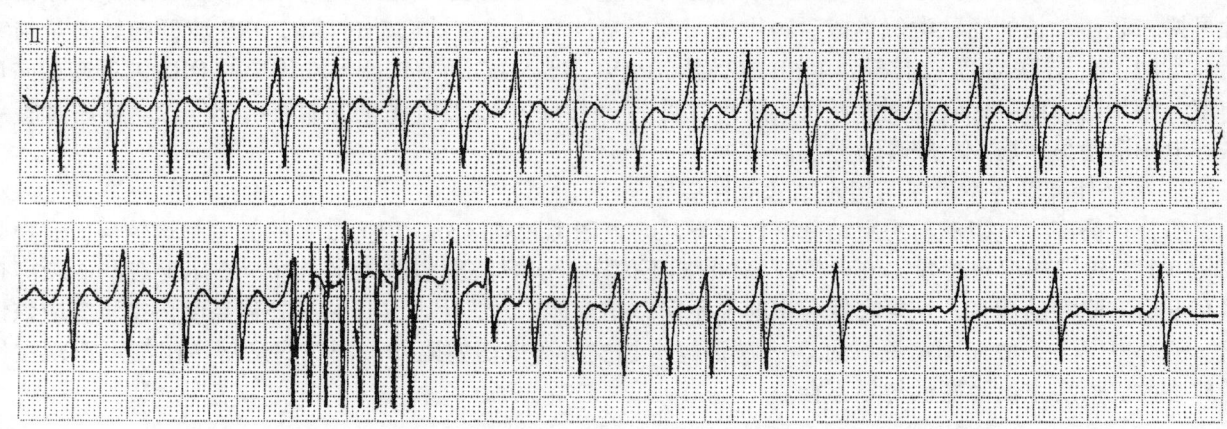

图 22-15　房扑经食管心房调搏后先变为房颤，然后转为窦性心律

4. 导管射频消融术。十几年来，导管射频消融术治疗房扑已基本成熟，对于典型房扑采用线性消融三尖瓣环与下腔静脉峡部的方法，成功率达到 95% 以上，而不典型房扑由于折返环不固定，消融有一定困难，标测方法需进一步完善。药物治疗和射频消融均不奏效而反复发作的房扑，可以利用射频能量阻断房室传导，然后植入 VVI 心脏起搏器，也能够改善心功能，提高患者的生活质量。

九、评　价

体表心电图对于房扑的诊断很有价值，目前仍是诊断房扑的主要手段，但也有其局限性，其敏感性与特异性较食管心电图要低。当诊断或鉴别诊断有困难时，食管心电图会起到更大的作用。典型房扑的折返路径已得到公认，导管射频消融治疗的方法学也趋于成熟，成功率高，复发率低，并发症少，有条件的医院业已作为治疗的首选；对不典型房扑的认识有待于深入，消融方法仍不成熟。

心 房 颤 动

　　房颤是最常见的心律失常之一，成人发病率 0.3%～0.4%，随着年龄的增加，发生率成倍增加，超过 75 岁者发生率接近 10%。房颤好发于有器质性心脏病患者，如风湿性心脏病、冠心病、高血压性心脏病，以及充血性心力衰竭、甲状腺功能亢进患者，也可以发生于心脏结构正常者。房颤的主要危害是心室率不规则和快心室率造成的血流动力学障碍、血栓栓塞机会的增加，以及心房肌的电重构。

一、历 史 回 顾

　　早在 18 世纪就有医生描述了有些病人的脉律绝对不齐，19 世纪中叶以后将脉律的绝对不齐与心房的不规则收缩（颤动）联系起来，因此，有人称房颤为"心律失常之先父"（grandfather of cardiac arrhythmias），但当时并没有形成心房颤动这一概念。在 20 世纪初 MacKenzie 和 Lewis 对房颤的临床特点和心电图特点的认识已基本接近现在，随后针对其发生机制形成异位自律性增高和多发微折返两种假说，但直到 80 年代初房颤也没有引起更多人的重视，因此，房颤的治疗一直停留在洋地黄、奎尼丁和直流电复律阶段。1982 年 Framingham 研究结果发表后房颤逐渐得到人们的重视，特别是 90 年代以后，房颤已成为心律失常领域倍受关注、最具挑战性的课题。

二、定　　义

　　WHO-ISFC 将房颤定义为心房的不规则的、紊乱的电活动，频率 450～600bpm 以上。心电图表现为 P 波消失，代之以形态、振幅、时限、方向各异的颤动波（f 波），等电位线消失；在房室传导功能正常时心室律绝对不规则。

三、分　　类

　　一般将房颤分为阵发性（paroxysmal）房颤、持续性（persistent）房颤、永久性（permenant）房颤，称为"3P"分类。

　　1. 阵发性房颤：是指发作能够自行终止的房颤，持续时间数秒钟至数天。48h 以内发生的房颤，称为急性房颤。3～7 天以内发生的房颤称为近期房颤。

　　2. 持续性房颤：是指发作后不能自行终止，但经过药物或电转复治疗能够恢复窦性心律的房颤，一般持续发作 1 周以上。

　　3. 永久性房颤：是指用各种治疗手段均不能终止的房颤。

四、发 生 机 制

　　100 多年来，房颤的电生理机制一直存在两种假说，异位兴奋灶和折返激动理论。最初由 Winterberg 和 Lewis 提出单兴奋灶和多兴奋灶异位冲动学说，异位冲动可来自异常自律性或触发活动，异位兴奋灶可位于心房的任何部位，并以极快的频率发放冲动，使其它各处心肌不能保持协同活动而发生房颤。1947 年后认为多发小波折返是房颤得以持续的主要机制。动物实验与临床电生理检查观察到折返环的形成既与房内静脉口等解剖性传导障碍区有关，又与心肌本身电生理特性的改变导致功能性传导障碍有关。房颤时折返环在时间和空间上存在瞬时性，在心房某一固定区域，于不同的时间可能记录到两种折返激动，即主导折返和随机折返激动。Konings 按右房游离壁处激动波的复杂程度，将其分为三型。I 型为单一波阵激动右房游离壁，无或仅有轻度阻滞；II 型为伴有明显阻滞的单一波阵激动或被功能性阻滞线分隔的 2 个波阵激动；III 型则存在 3 个或以上的激动波，其间有阻滞线分隔或存在慢传导区。I 型房颤的颤动波平均周长最长，变异度最小，III 型房颤的平均周长最短，变异度最大。一般而言，单一大折返环导致 I 型房颤，而 III 型房颤则几乎均由随机折返和主导折返所引起。另外，折返环路固定的房扑可由于折返激动向心房其它部位呈颤动样传导(fibrillatory conduction)及心室的不规则反应，而使体表心电图呈房颤的表现。90 年代后有资料表明，许多阵发性房颤是由激动方式恒定的单个或多个房性早搏诱发的房颤，呈现局灶触发或局灶驱动两种方式，在房早的起源部位成功消融房早后房颤不再发生，目前将这部分房颤称为灶性房颤，90% 以上的灶性房颤源于肺静脉口附近和其入口内 1～4cm 的异位冲动。

　　房颤的起始、持续及终止的过程与心房肌的传导速度、不应期、波长、各相异性传导等因素有关。波长是指激动在不应期时间内运行的距离，波长等于不应期和传导速度的乘积，是决定房颤能否诱发或持续的敏感指标，在犬的心脏模型上波长小于临界值 7.8cm 时，能够产生发生房颤所需的折返小波数(4～6 个)。房颤的持续时间与心房不应期的离散度呈正相关。心房肌的各向异性传导在界嵴处最明显，激动的纵向传导速度远快于横向传导，使该处易于成为折返小波的折返点，当激动的间期足够短时，横跨界嵴的传导延迟可使其碎变为房颤。多数抗心律失常药物通过延长不应期及改变传导速度，使波长延长、小波数量减少、干扰折返环或使房颤的局部可激动间隙增大而使房颤终止。

　　心房肌电重构与房颤的发生密切相关。电重构是指房颤反复发作或连续的心房刺激可导致心房有效不应期的进行性缩短，心房不应期的生理性频率适应性降低、逆转或消失，使房颤更易诱发和持续。研究表明，I_{to} 与 I_{Ca} 通道的数量与传导性下降导致了电重构的发生。

　　心房肌的电生理特性不同程度地受自主神经张力的影响。正常心脏，迷走神经张力占优势；而有病变者，交感神经占优势。前者可使心房肌不应期缩短、离散度增大、动作电位幅度增高，利于在房内形成折返环；后者可降低心房肌动作电位除极幅度，倾向于异常自律性或触发活动的发生。

五、心电图表现

1. 心房波

　　房颤的主要特征是心电图上 P 波消失，代之以一系列连续、快速、不规则的心房激动波，心电图上称为颤动波(f 波)。f 波以 II、III、aVF 和 V_1 导联最明显，在同一导联上 f 波形态不同，大小不等，间隔不匀，连续不断使等电位线消失，有时部分导联可以见到等电位线。根据 f 波振幅的大小可分为粗颤和细颤，有学者提出 V_1 导联 f 波振幅大于 1mm 者为粗颤，而小于 1mm 者为细颤，也有的学者以 0.5mm 为界(图 22-16，图 22-17)。f 波振幅的大小与病因、房颤持续的时间、心房的大小以及用药等因素有关，风湿性心脏病粗颤多，冠心病细颤多，房颤持续时间越长 f 波越细，心房明显增大者往往为粗颤，用洋地黄后 f 波变细，用 I 类和 III 类抗心律失常药后 f 波变粗。心房颤动的心房率一般为 450～600bpm。有时，由于 f 波振幅过小而难以辨认，QRS 波群与 T 波之间近似等电位线，往往只能根据不规则的心室律或 P 波消失作出房颤诊断。若在同一导联上显交替出现锯齿样扑动波(F 波)和大小不等、形态各异的颤动波(f 波)，并以颤动为主，称为心房扑动-颤动(图 22-18)。

2. 房室传导与心室律

　　心室律不规则是房颤的另一主要特征。心室律之所以不规律与不规则的心房激动、房室结的不应期和传导速度以及隐匿性房室传导等多种因素有关，频率的快慢主要取决于房室结的传导性质和隐匿性传导的程度。

　　由于房室结的不应期较心房肌长，数百次的快速心房激动不可能每次都能通过房室结传入心室，当

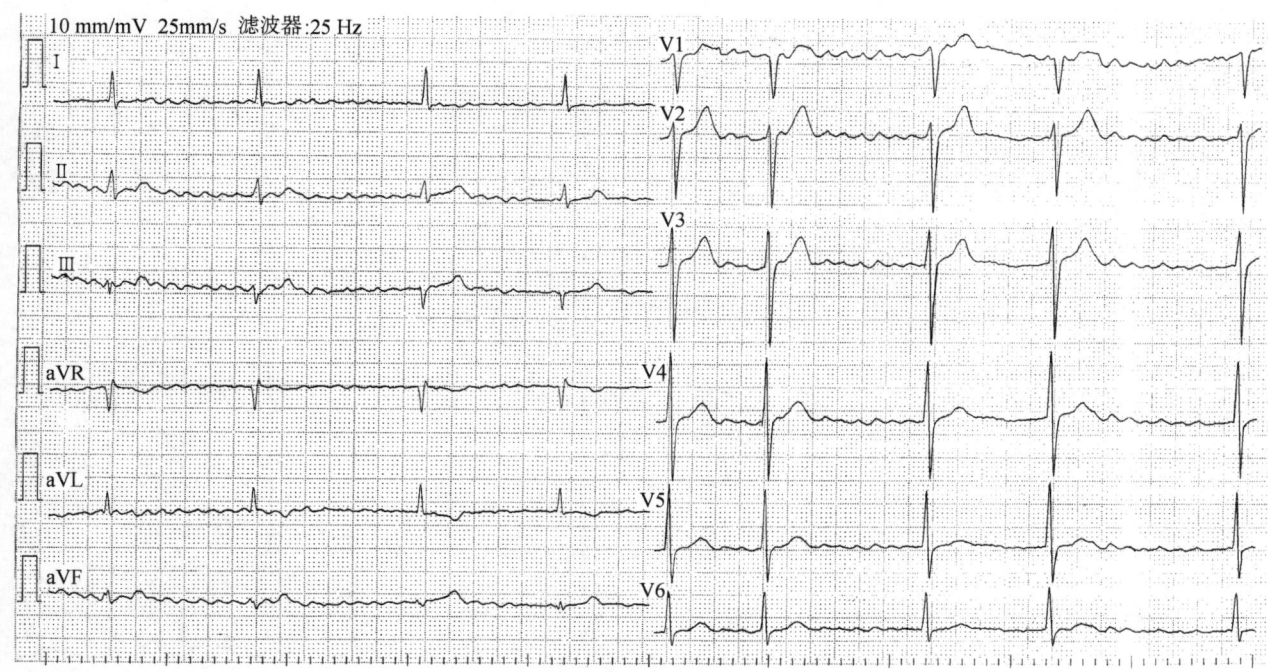

图 22-16 慢心室率房颤(粗颤),心室率51bpm

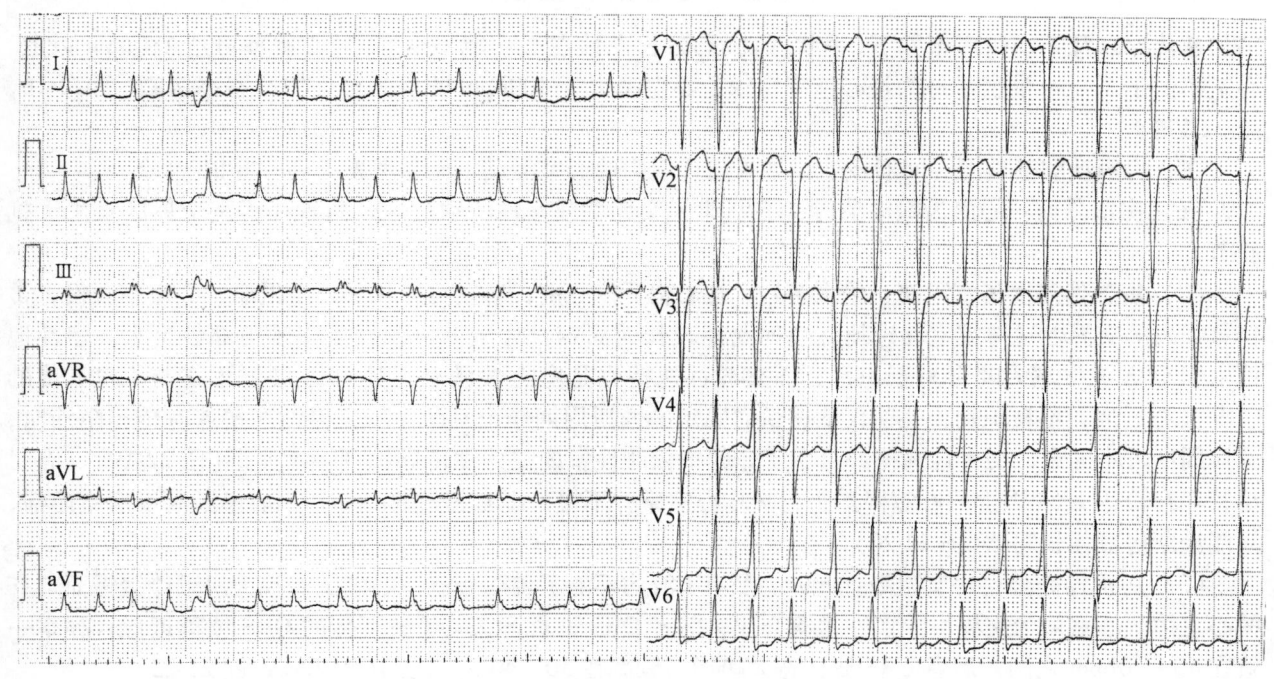

图 22-17 快心室率房颤(细颤),心室率177bpm

一个 f 波通过房室结传至心室后,下一个 f 波到达房室结时,如果落在房室结的有效不应期,则这次心房激动被阻滞在房室结内,如果落在相对不应期内则可引起隐匿性传导,使随后而来的一个或几个 f 波到达房室结时都不能通过,仅当房室结完全恢复应激状态后,此时到来的 f 波才能再次传到心室。凡能通过房室结进入希浦系统的激动,几乎都会引起心室除极。但少数情况下,希浦系统内也能发生隐匿性传导。未经治疗的房颤,生理性条件下心室率范围为 80~150bpm,但预激综合征并发房颤、存在房室

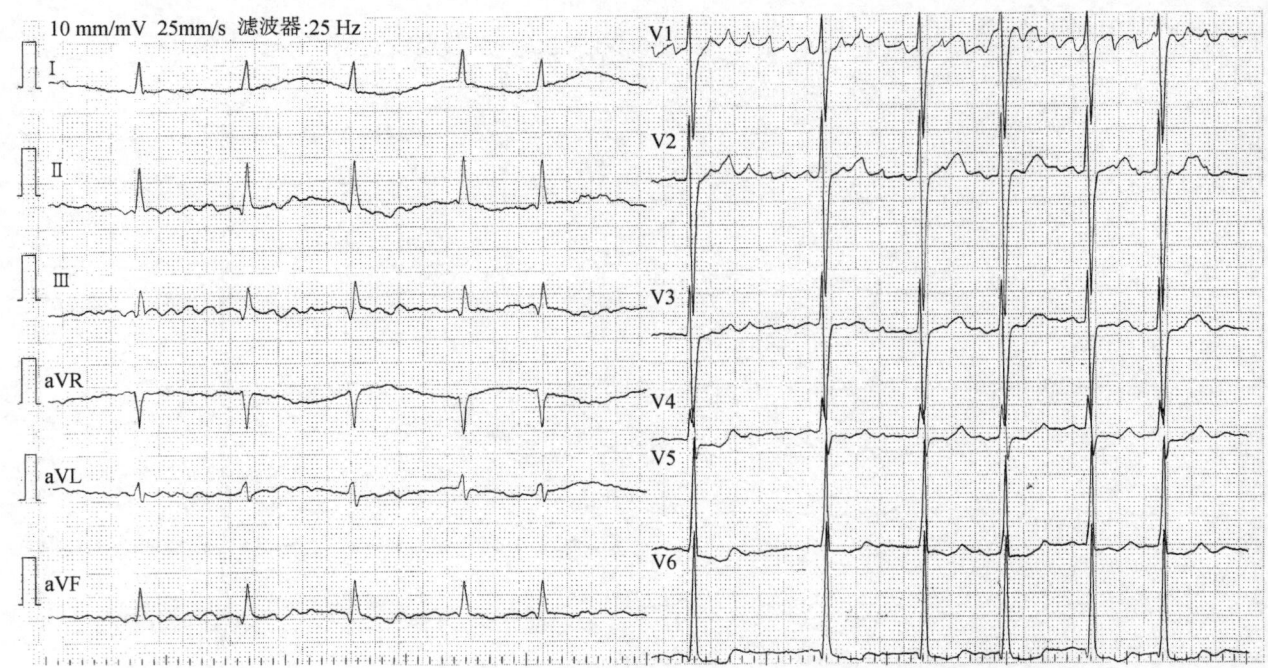

图 22-18 II、III、aVF 和 V₁ 导联部分阶段可见较规则的扑动波,但以颤动为主,
可诊断心房扑动-颤动,同时有左室肥厚

结加速传导以及某些病理条件下(甲状腺功能亢进,急性左心功能不全等),心室率可达 180bpm 以上。心室率低于 60bpm 的房颤称为慢心室率房颤,心室率大于 100bpm 的房颤称为快心室率房颤(图 22-16,图 22-17)。

在心房颤动的基础上,间断或连续如果出现规则的心室激动,则需考虑下列一些情况:

(1)房室分离:心房为颤动节律,心室律为交界性或室性心动过速,两者在房室交界区发生干扰脱节。

(2)房颤伴高度房室阻滞:绝大多数 f 波未能下传心室,房室传导几乎完全阻滞,心室率缓慢,常伴有频发的交界性逸搏或室性逸搏,逸搏周期较长而固定,大于 1.5s,反复出现可靠性更大。室性逸搏由于 QRS 波群宽大畸形易于识别,而交界性逸搏也是室上性激动,其 QRS 波群形态与 f 波下传的 QRS 波群近似,不易识别,往往仅依据长而固定的逸搏周期作出判断,若交界性逸搏伴有传出阻滞时,逸搏周期可不固定,交界性逸搏亦可由于非频率依赖性室内差异性传导出现轻度变形(图 22-19)。有时尽管存在长达 1.5s 以上的心室停搏,但平均心室率并不慢,经常超过 50bpm,不能诊断高度房室阻滞,只能诊断房颤伴长间歇(图 22-20)。

(3)房颤伴完全性房室阻滞:此时,所有 f 波均不能下传至心室,心电图表现为房颤伴缓慢而匀齐的心室律。心室律为交界性或室性逸搏心律,前者 QRS 波群形态与 f 波下传的 QRS 波群近似,频率一般在 40～60bpm 之间,后者 QRS 波群宽大畸形,频率在 30～40bpm 之间(图 22-21,图 22-22)。

3. 室内传导与 QRS 波群

如果没有室内阻滞,房颤时 QRS 波群一般为正常形态,若房颤发作前存在室内阻滞,房颤时 QRS 波群则表现为相应的室内阻滞形态(图 22-23)。即使心室内传导正常,亦可由于粗大 f 波的干扰 QRS 波群振幅和起始,在某些导联 QRS 波群形态有变化。房颤时也常常发生室内差异性传导,心室率快者更易发生,多为 3 相依赖性,称为快频率依赖性室内差异性传导(图 22-24,图 22-25)。

频率依赖性室内差异性传导主要取决于下面两个因素:①左右束支不应期不一致,通常生理条件下

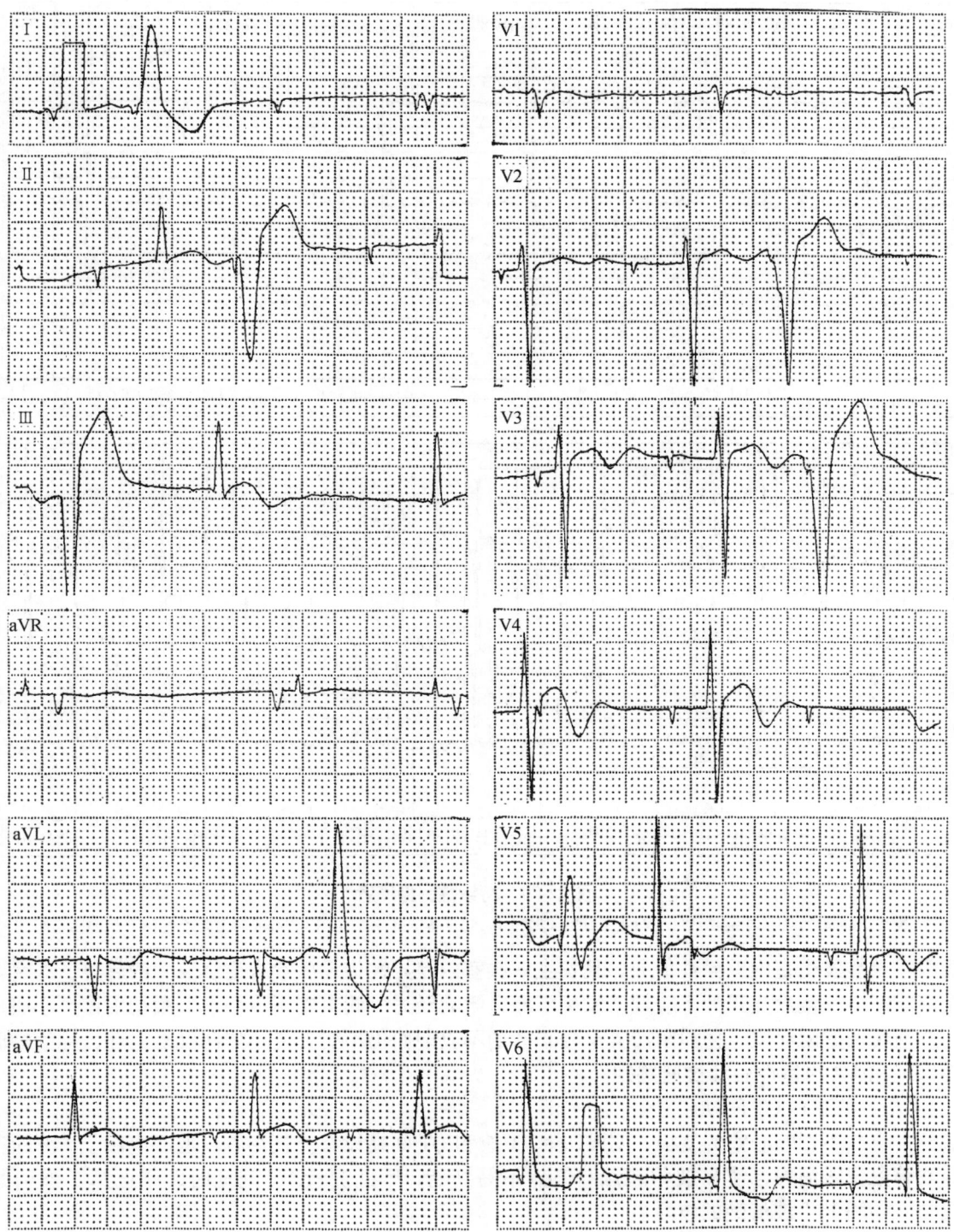

图 22-19　房颤（细颤）伴高度房室阻滞，交界区逸搏心律，50bpm，室性早搏，起搏器无效起搏。
各导联可见正向或负向的器搏信号，频率 71bpm，因能源耗竭，脉宽增加

右束支不应期比左束支略长，室上性激动往往通过左束支传入心室，故 85% 的时间依赖性室内差异性传导其 QRS 波群呈完全性右束支阻滞图形。少数呈完全性左束支阻滞型。②隐匿性传导，快速的心房激动，不能传入心室，但能引起束支间的不应期改变，导致差异性传导。

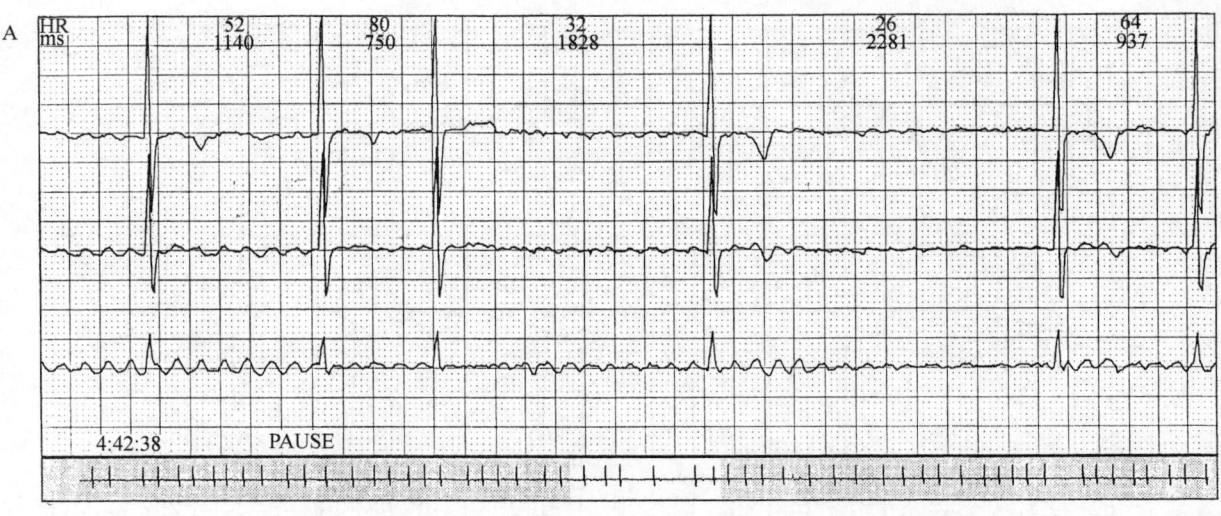

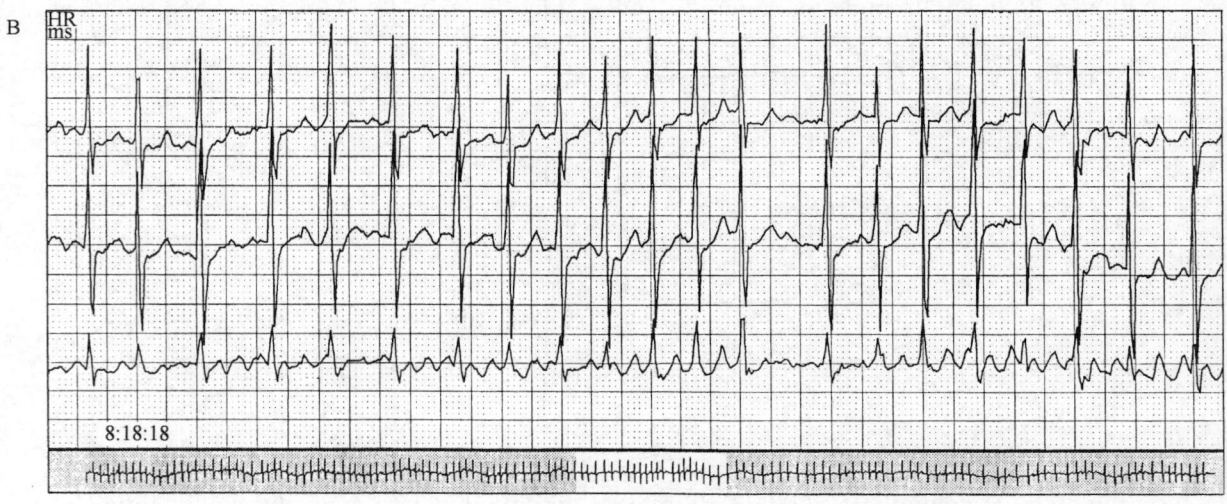

图 22-20 持续性房颤患者

A. 动态心电图记录中有连续出现的 2s 左右的长间歇；B. 心室率快时平均可达 180bpm 以上，不能诊断高度房室阻滞

房颤不但易发生室内差异性传导，且发生一次室内差异性传导后常有连续发生的趋势，即室上性激动传至束支时，一侧束支正处不应期，发生阻滞，激动经另一侧束支下传心室，激动由该侧心肌传向另一侧，并逆传回原阻滞支，使原阻滞支又处于新的不应期而仍不能下传，如此反复循环，称为蝉联现象（图 22-25）。需要与室性心动过速鉴别。

4. ST 段、T 波和 QT 间期

房颤本身并不影响心室的复极，对 ST 段、T 波和 QT 间期没有直接影响，但心电图上 f 波的存在使多数导联等电位线消失，使 T 波的起点与终点不易判断，因此测量 QT 间期时，应选择 T 波清楚的导联，或同一导联上 T 波清楚的波段。

5. 阵发性房颤窦性心律时的特点

阵发性房颤在窦性心律时的心电图可能为判断心脏病变提供更多更准确的信息，如心肌缺血、心肌梗塞、心肌肥厚和预激综合征等。P 波可以有不同程度的异常，提示有左房或右房增大、房内阻滞，PR 间期可以轻度延长，PR 段的抬高或下移提示心房梗塞。

6. 应用洋地黄和抗心律失常药物后心电图的变化

应用洋地黄后 f 波变细，心室率不同程度变慢，洋地黄化后，与窦性心律时一样 ST 段可呈现鱼钩

10 mm/mV 25mm/s 滤波器:25 Hz

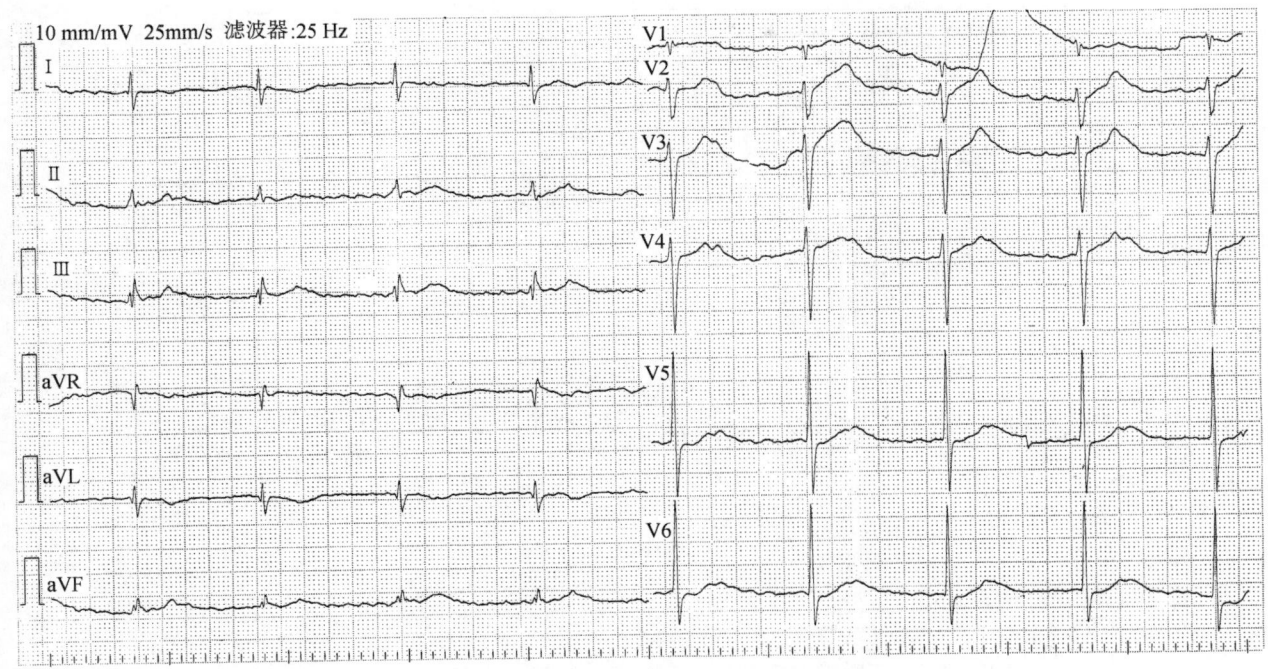

图 22-21　房颤(细颤)伴三度房室阻滞，交界区逸搏心律，53bpm

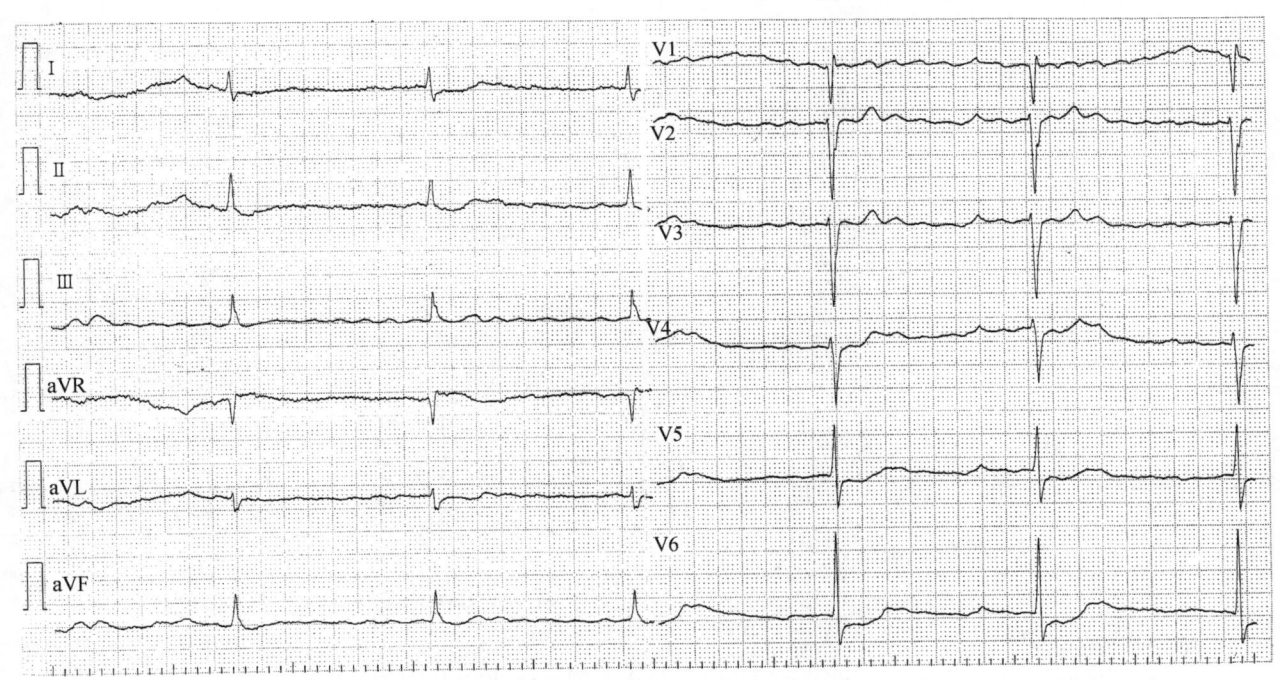

图 22-22　房颤伴三度房室阻滞，室性逸搏心律 36bpm

样改变。洋地黄过量时常见的改变是出现室性早搏二联律或多源性室性早搏，非阵发性交界区心动过速，以及高度或三度房室阻滞(图22-26)。

应用 I 类和Ⅲ类抗心律失常药物的过程中，心房率往往减慢，f 波由细变粗，有时可能变为扑动波(Ic 类常见)，这时心室率反而增快而规则，呈 2:1 甚至 1:1 房室传导。

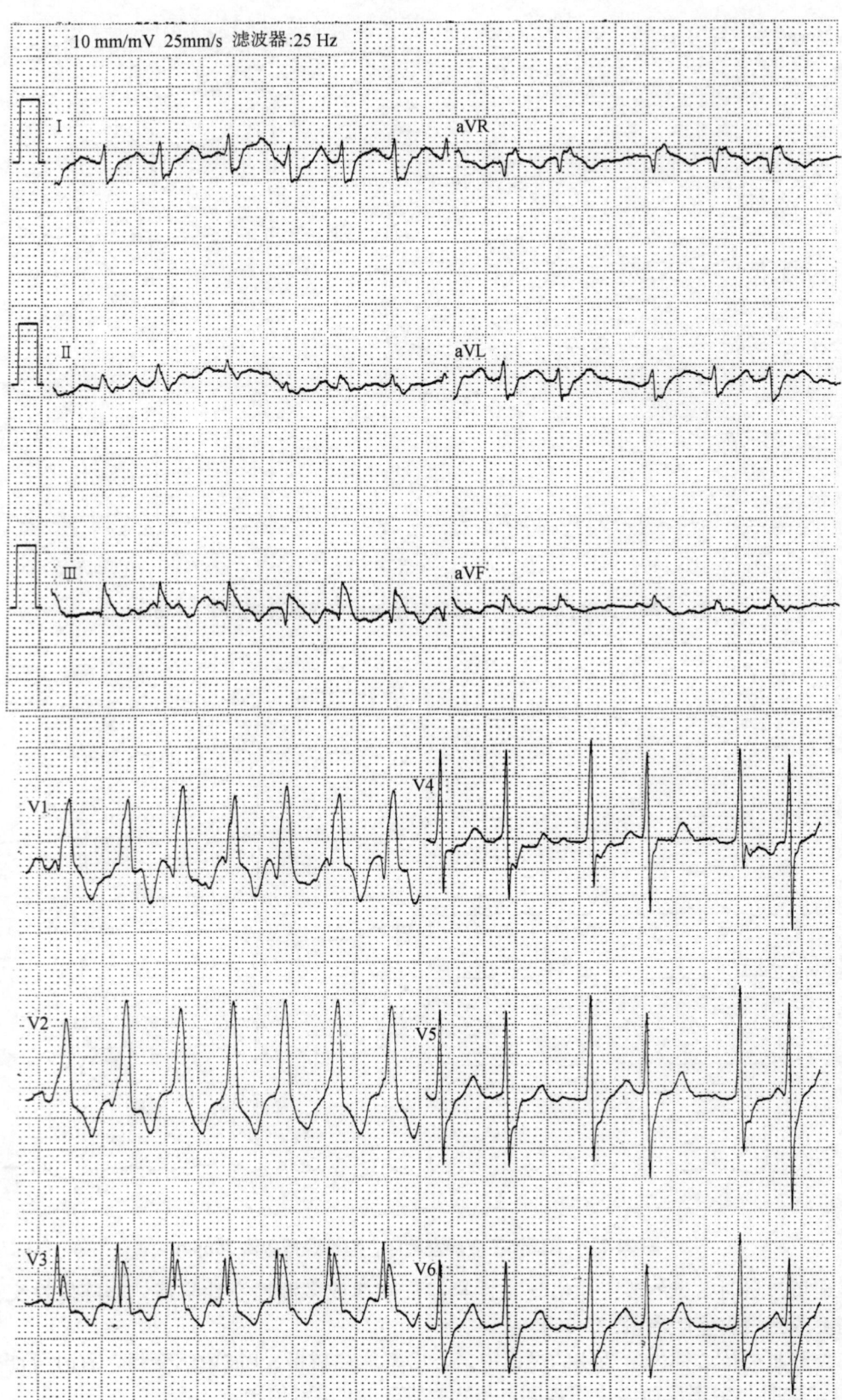

10 mm/mV 25mm/s 滤波器:25 Hz

图 22-23　快心室率房颤伴完全右束支阻滞

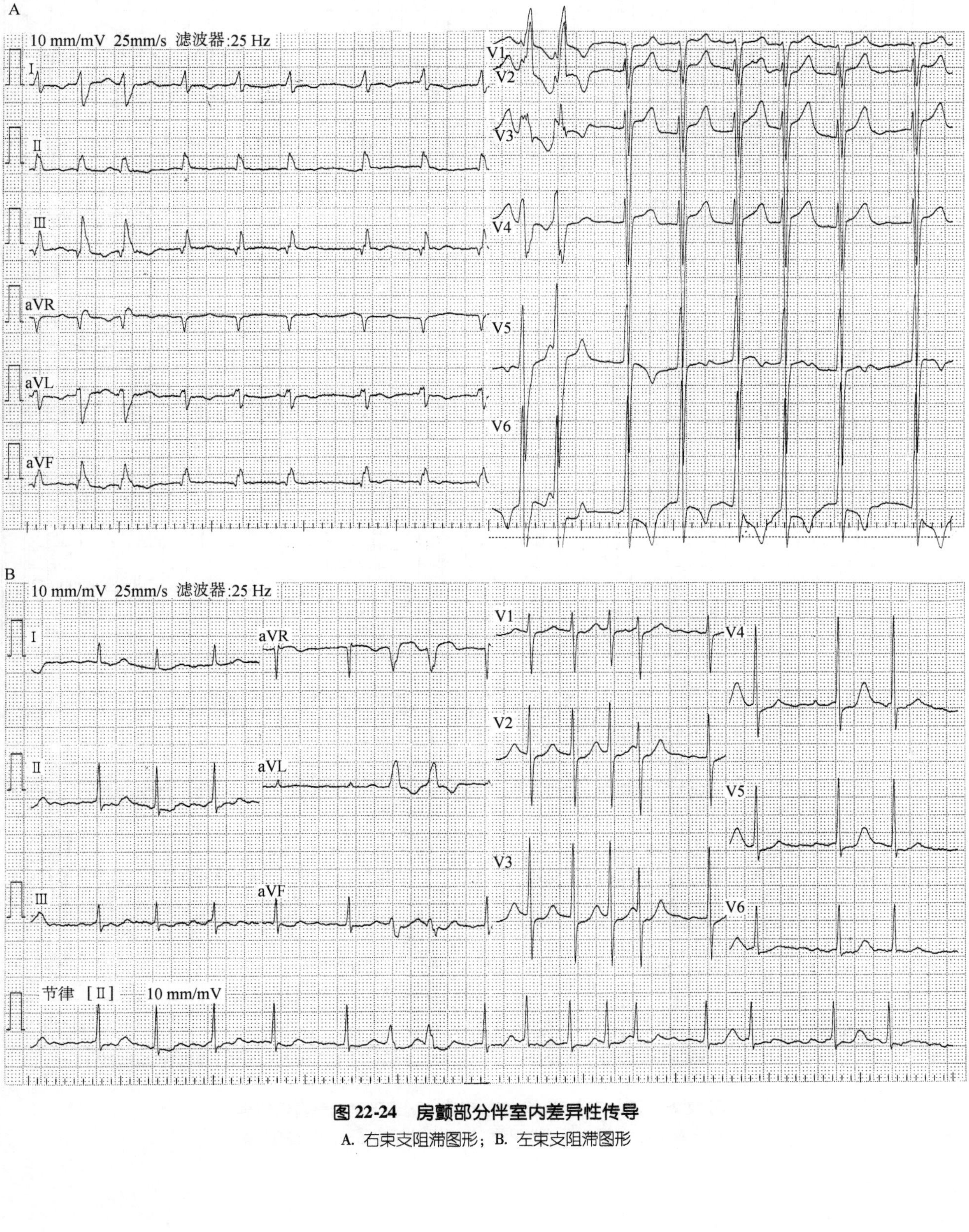
A
10 mm/mV 25mm/s 滤波器:25 Hz
I
II
III
aVR
aVL
aVF
V1
V2
V3
V4
V5
V6
B
10 mm/mV 25mm/s 滤波器:25 Hz
I
aVR
V1
V4
V2
II
aVL
V5
V3
III
aVF
V6
节律 [Ⅱ] 10 mm/mV

图 22-24　房颤部分伴室内差异性传导

A. 右束支阻滞图形；B. 左束支阻滞图形

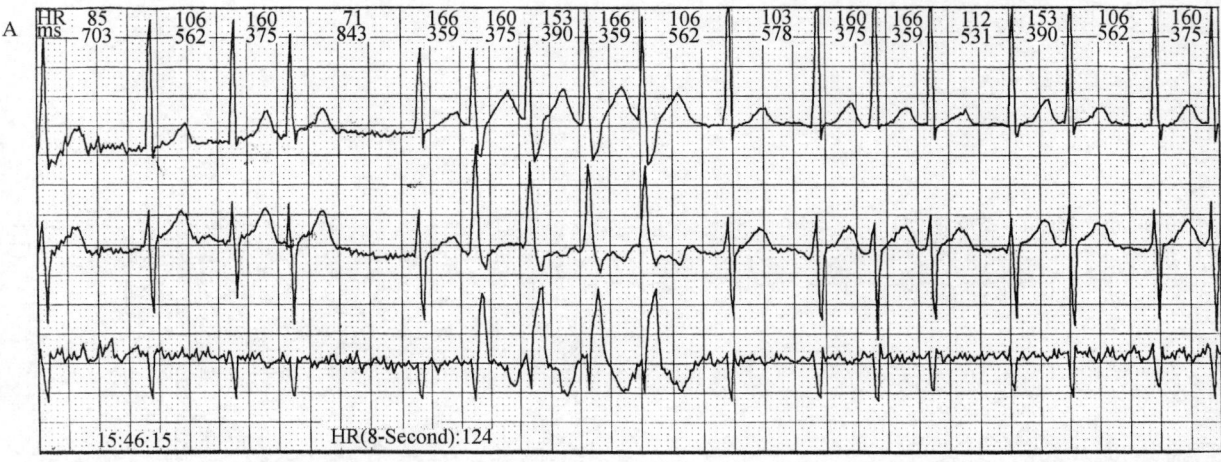

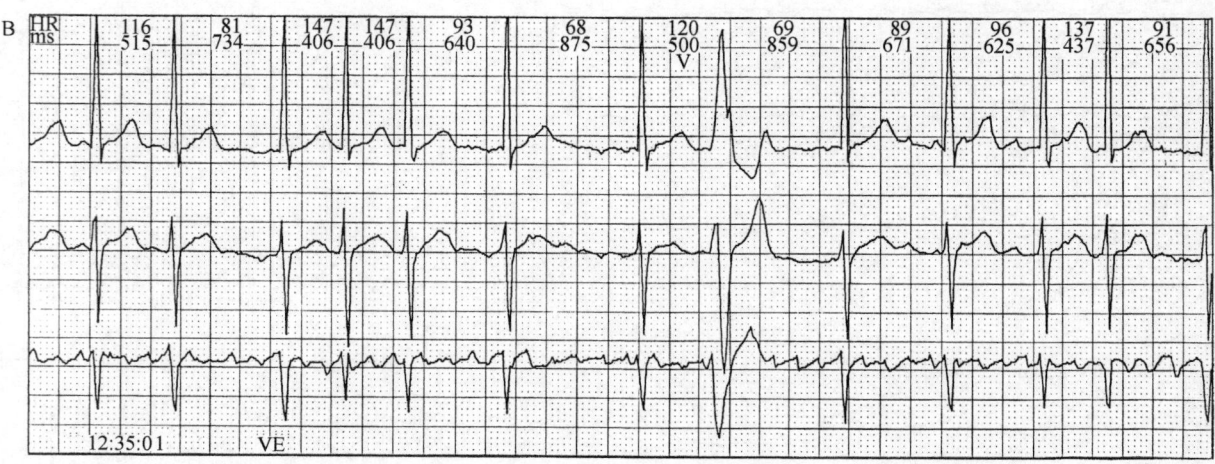

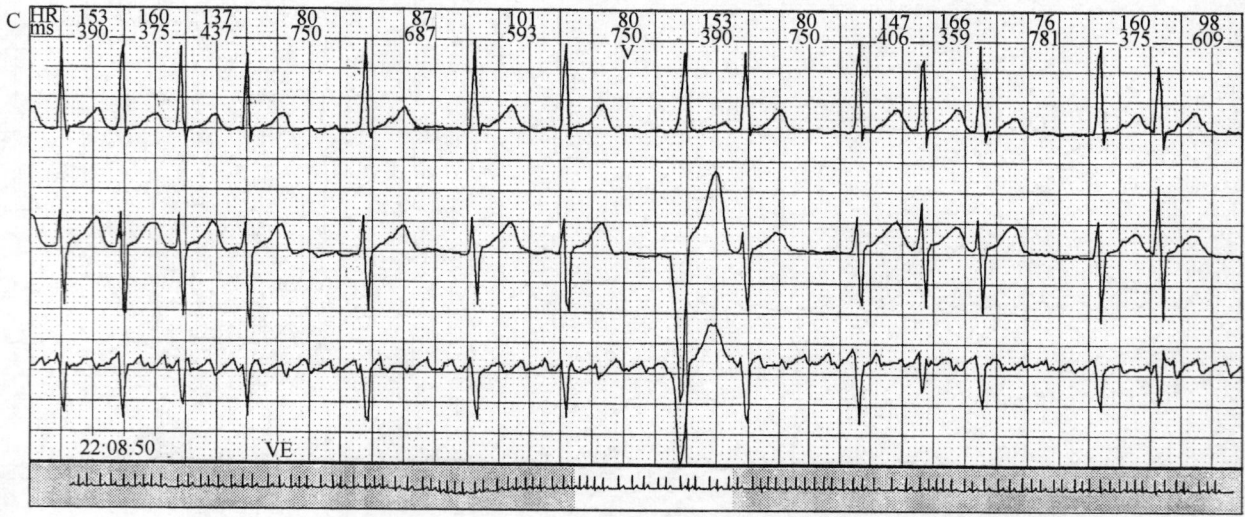

图 22-25 肺心病患者，动态心电图中记录到室内差异性传导

A. 右束支阻滞图形，呈蝉联现象；B. 左束支阻滞图形；C. 室性早搏

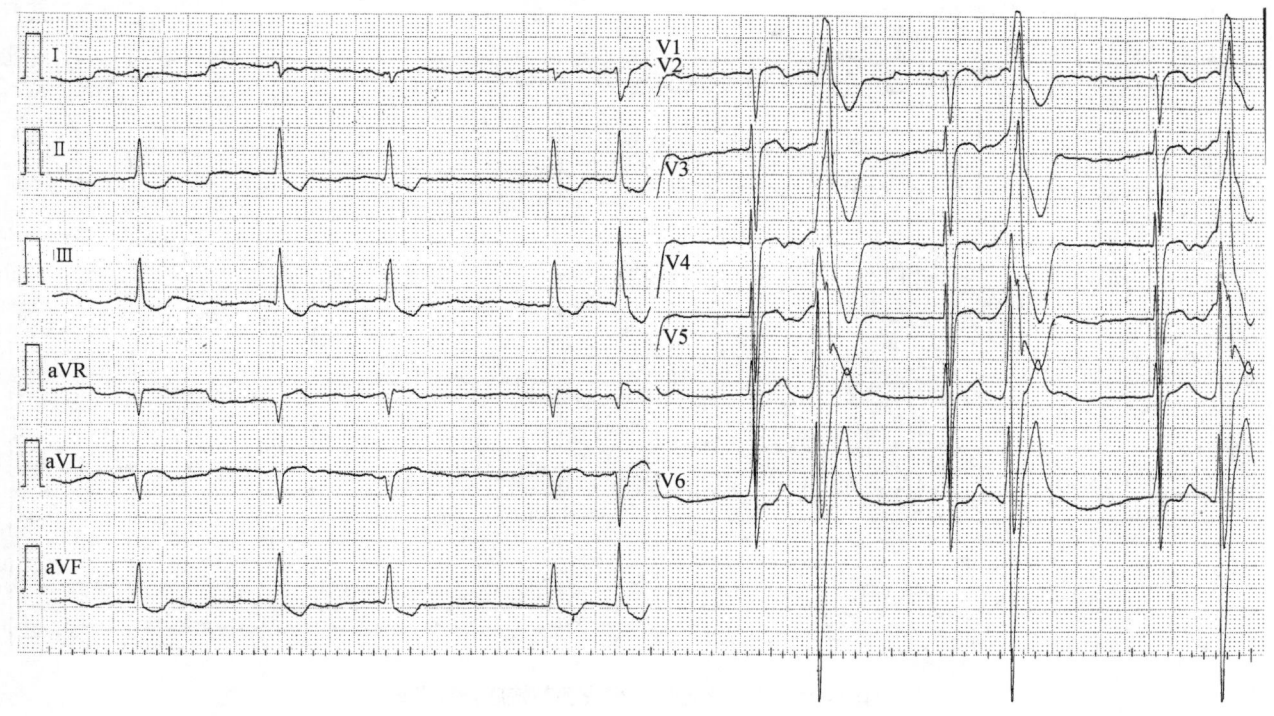

图 22-26 风湿性心脏病二尖瓣狭窄并关闭不全患者，持续性房颤，应用洋地黄过程中出现频发室性早搏，多数呈二联律，诊断洋地黄过量。II、III、aVF 导联 ST 段呈鱼钩样改变

7. 房颤病人伴发的其它心律失常

房颤病人可发生其它心律失常，有些甚至同时出现，如心房扑动、心房分离、病窦综合征（图 22-27）、室上性心动过速、交界性逸搏和逸搏性心律、房室阻滞、室性早搏、室性心动过速和心室颤动等（图 22-28，图 22-29）。

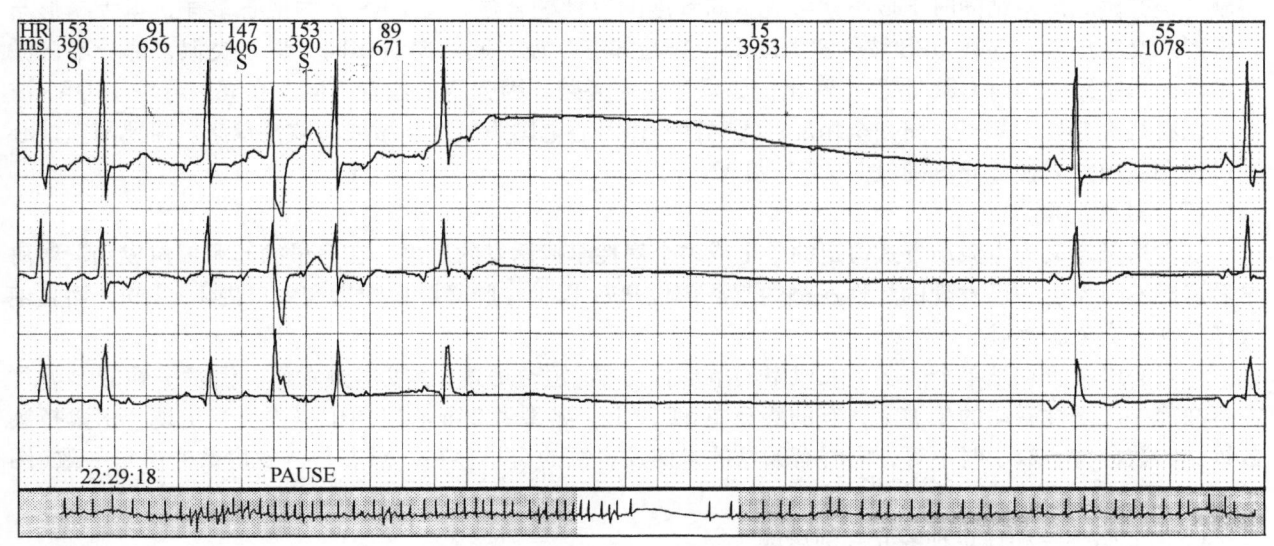

图 22-27 病窦综合征患者，动态心电图记录到房颤停止后长间歇达 4.0s

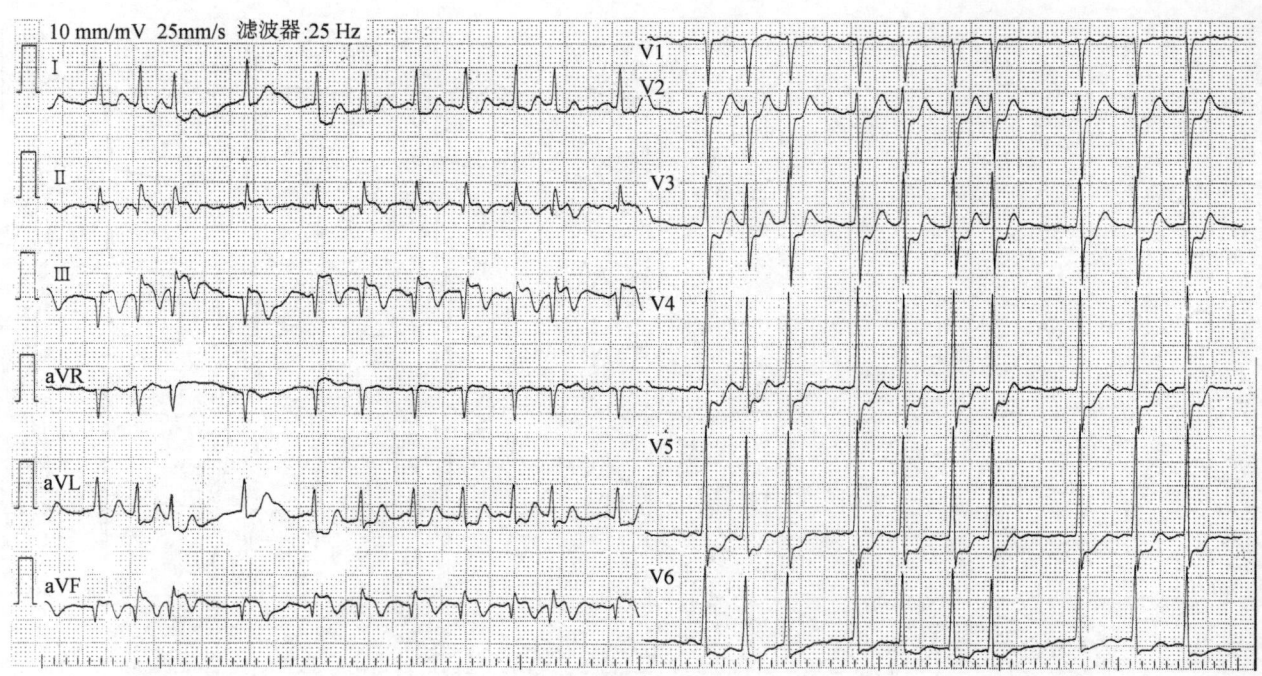

图 22-28　急性下壁心肌梗死合并快心室率房颤

8. 特殊类型的房颤

（1）预激综合征合并房颤

预激综合征患者中房颤的发生率为 10% ~35% ，随着年龄增大比例增高。为什么预激综合征者房颤的发生率高于无预激综合征者？因为在旁路的位置更容易形成折返激动，遇到心房易损期后房颤发作，旁路的分支为房颤的持续提供了折返形成的基质，同时旁路易化了房颤波阵的传导，对于房颤的维持起主要作用。另外，旁路前传不应期短（小于 270ms）时发生率高，多旁路容易发生，而旁路的位置与房颤的发生率的关系高不肯定。心电图特点如下：①P 波消失，心室率较快时甚至不见 f 波；②心室律绝对不规则，一般超过 180bpm，有时达 240bpm 以上，RR 间期趋于匀齐，可以恶化为心室颤动；③心房激动经旁路和房室结同时下传心室形成不同程度的室性融合波，使 QRS 波群形态多样，宽大畸形与正常形态交替出现，多数 QRS 波群宽大畸形，起始部有 δ 波，起始向量相同，形态类似，部分心房激动单纯经房室结下传时 QRS 波群正常化；如果存在多旁路，因旁路的位置不同，在同一导联上 QRS 波群可以有很大差异，甚至方向完全相反；④窦性心律时心电图为显性预激或间歇性预激。需要与室性心动过速和室内差异性传导鉴别（图 22-30，图 22-31）。

（2）灶性房颤

灶性房颤定义为由激动方式恒定的单个或多个房性早搏诱发的房颤，在房早的起源部位成功消融房早后房颤不再发生。已发现的灶性房颤的起源部位 90% 以上在肺静脉口附近和入口内 1 ~4cm，而且绝大多数在左右上肺静脉。

体表心电图特点是单个、多个或成串的单形性房早（短暂房速）诱发房颤发作，诱发房颤的 P 波往往落在前一次窦性激动的 T 波上，有的甚至在 ST 段上。典型者 24h 心电图中房颤反复出现，房颤持续数秒钟、数分钟、数小时不等，同时有频发的未诱发房颤的房早存在，形态与诱发房颤的房早一致（图 22-32）。

（3）交感神经和迷走神经介导的房颤

已经证实房颤的发生与自主神经功能有关，临床上也发现部分房颤发作与交感或迷走神经张力增高

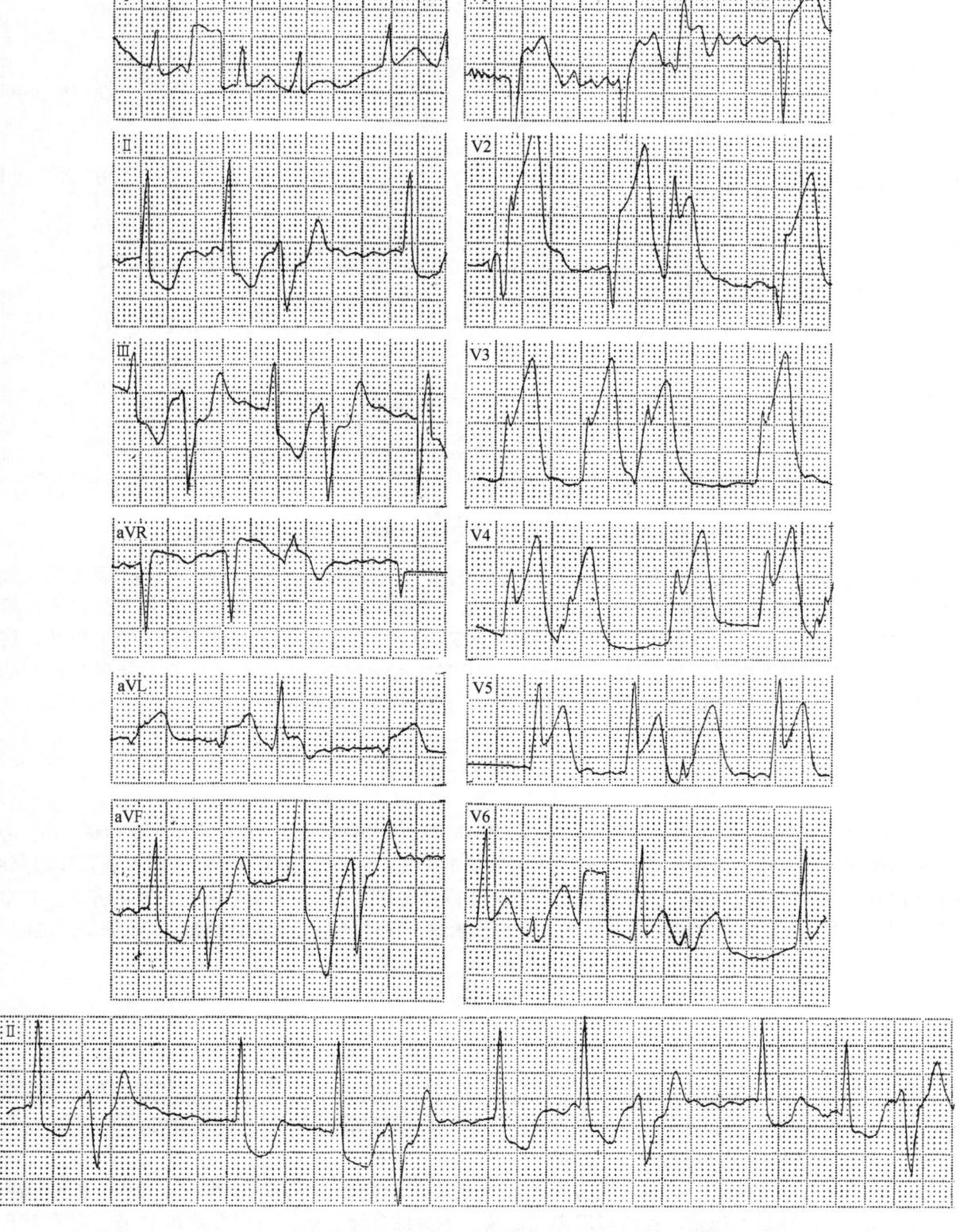

图 22-29　急性广泛前壁心肌梗死合并房颤，同时有多源频发室性早搏，部分呈二联律、三联律

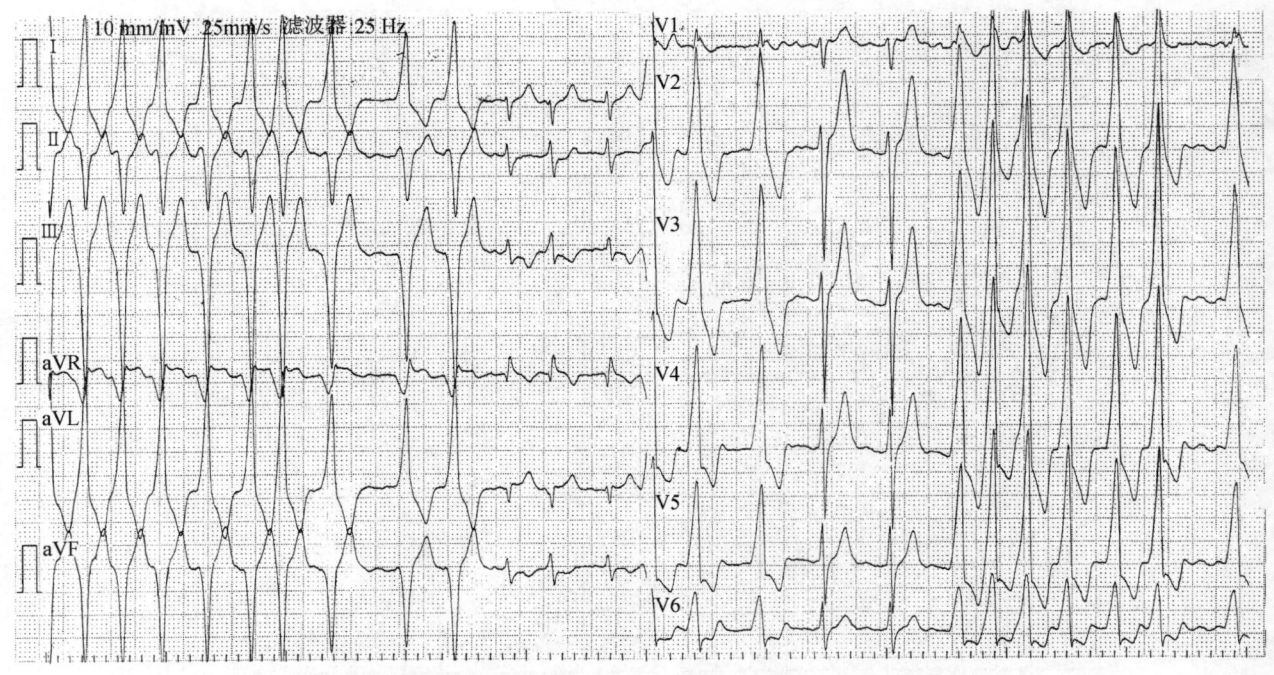

图 22-30 预激综合征（左后侧壁房室旁路）伴房颤，平均心室率 150bpm

密切相关，交感神经张力增高诱发的房颤称为交感神经介导的房颤，迷走神经张力增高时诱发的房颤称为迷走神经介导的房颤，心电图上有各自不同的特点。迷走神经介导的房颤 80% 左右为男性，年龄较轻，没有器质性心脏病，在夜间和休息时（吃冷饮、饮酒、饱餐、运动后）发作，清晨或活动后终止，房颤发作前窦性心律的频率减慢。而交感神经介导的房颤多发生于有心脏病的病人，没有年龄与性别的差异，经常在晨起后、应激或运动时诱发，发作前心率增快。

六、诊 断 标 准

心电图上 P 波消失，代之以一系列大小不等、形状不同、间隔不匀的 f 波，频率 450～600bpm，心室率完全不规则，即可作出房颤的诊断。若看不到明确的 f 波，便只能根据心室律绝对不规则作出判断。心室率快时粗看节律颇为规则，但是用分规测量，便很容易测出 RR 间期实际上是绝对不齐的。心室率大于 100bpm 的房颤为快心室率房颤。灶性房颤和预激综合征伴房颤根据各自的特点可以作出诊断。

七、鉴 别 诊 断

1. 心房扑动

当心房扑动伴不固定比例的房室传导，特别是锯齿波不清晰时，容易与房颤相混淆，但至少在某一导联上可以分辨出规律的扑动波，而且相同比例传导时的 RR 间期相同，FR 间期亦相同。

2. 多源性房速和阵发性房速伴房室阻滞

多源性或紊乱性房速时，由于心房内的异位起搏点不断变化，P'波的形态以及 P'P'、P'R、RR 间期不断变化，心室律也不规则，容易与房颤相混淆。多源性房速一般都可以分辨出 P'波，尽管 P'R 间期不等，QRS 波群前一般都可以分辨出对应的 P'波，P'R 间期大于 0.12s。

3. 室性早搏和室性心动过速与室内差异性传导

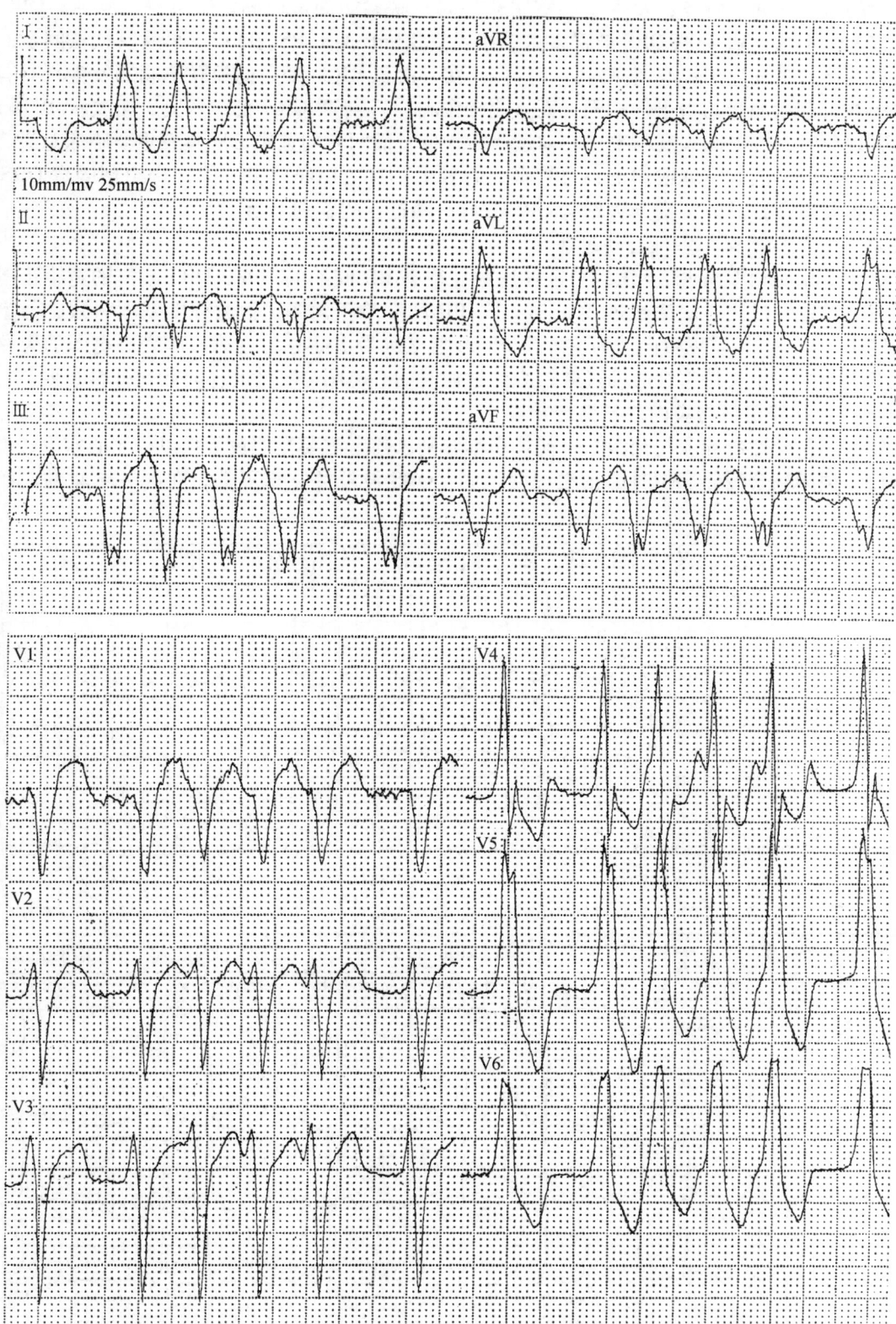

图 22-31 预激综合征(右后壁房室旁路)伴房颤，平均心室率130bpm

房颤时的室早有如下特点：发生于心室率较慢时；联律间期短而固定，可呈二联律；QRS 波群起始向量与室上性不同；V₁ 导联 QRS 波群多呈单相或双相（qR、QR、RS 形）；室早后有代偿间歇。房颤时的室内差异性传导多发生于快心室率时，而且往往在一次长 RR 间期后的短联律间期发生，具有 3 相依赖性，QRS 波群起始向量与室上性相同，而且比较锐利，V₁ 导联 QRS 波群多呈 3 相波（rSR′形）。当房颤伴发蝉联现象时，心电图表现与室性心动过速很相似，而两者的鉴别诊断具有重要临床意义，前者需应用洋地黄治疗以控制心室率或纠正心力衰竭，后者则不宜应用洋地黄。第一个出现的宽 QRS 波群对鉴别诊断有重要意义，具体鉴别方法见宽 QRS 波群心动过速的鉴别诊断。

4. 预激综合征伴房颤与室性心动过速

在心室率 240bpm 以下时，预激综合征伴房颤往往有 RR 间期的不齐，QRS 波群的宽窄不等，与室性心动过速不难鉴别，当心室率超过 240bpm 时，RR 间期趋于匀齐，预激程度基本一致，与室性心动过速不易鉴别，V₄-V₆ 导联以负向波为主或呈 qR 形则支持为室性心动过速，体表心电图的旁路定位流程图定位发生矛盾时也支持室性心动过速，心动过速时的心电图与窦性心律时相比非常重要。

5. 预激综合征伴房颤与室内差异性传导

房颤伴室内差异性传导应与预激综合征伴房颤鉴别，前者需要洋地黄治疗以控制心室率，而后者则禁用洋地黄。预激综合征伴房颤时因预激程度不同，QRS 波群的宽窄不等，在同一导联的起始向量一

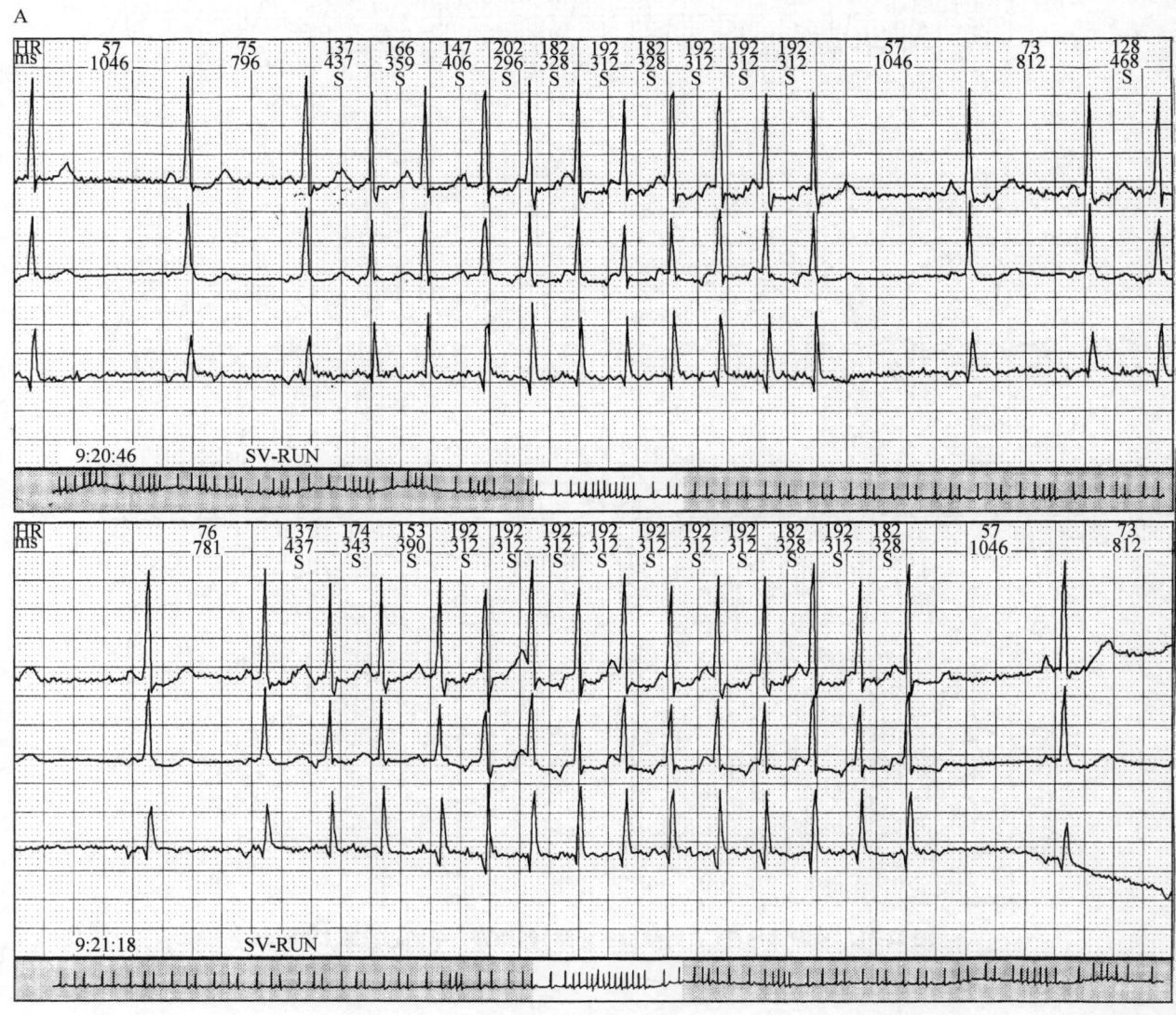

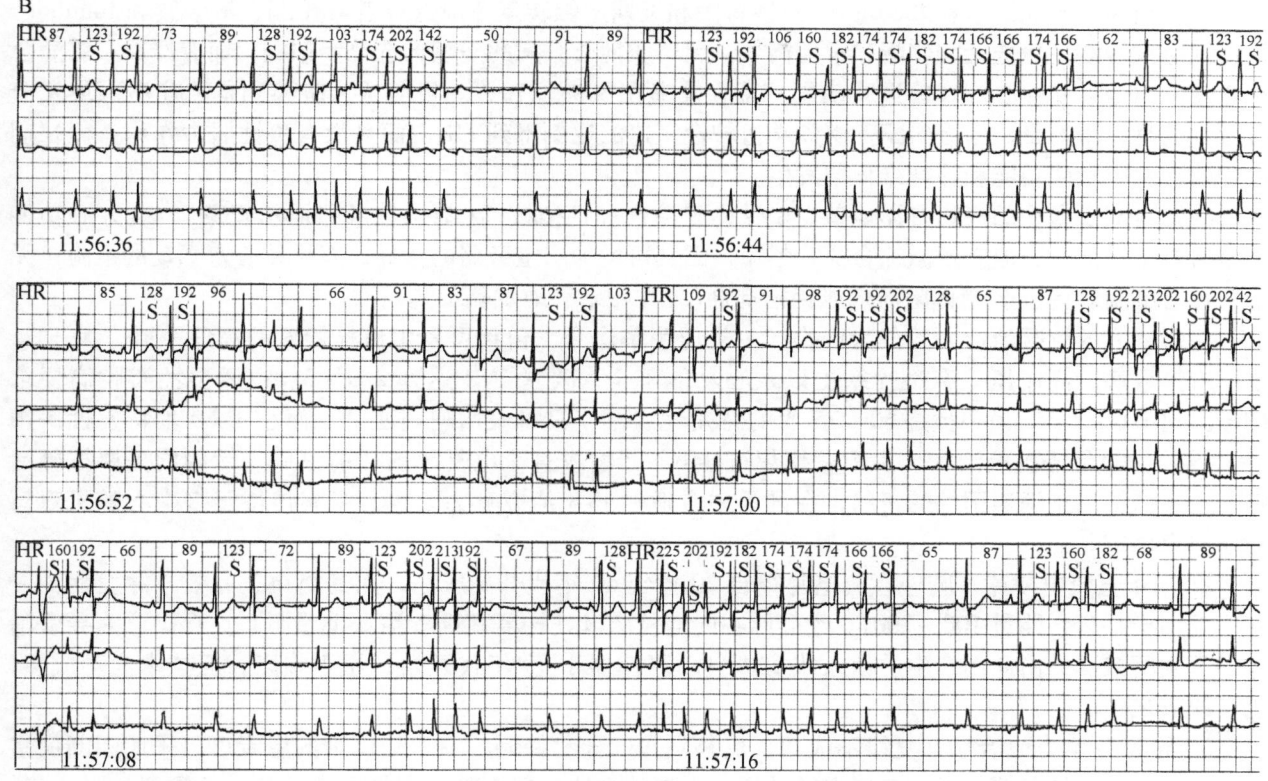

图 22-32　灶性房颤患者动态心电图记录，窦性心律与短暂房速、房颤交替出现，同时有频发房早，多数房早（诱发或没诱发房颤）呈 PonT 现象，联律间期固定

图 A：正常走纸速度记录（25mm/s）；图 B：连续 48s 记录（缩小 50%）

致，而且粗顿（δ波）；而室内差异性传导的 QRS 波群的宽窄差异不大，且起始向量锐利，宽的 QRS 见于长的 RR 间期之后的短周期。

八、临床意义和治疗

　　房颤往往发生于有器质性心脏病的病人，国人仍最常见于风湿性心脏病，而冠心病和高血压的比例呈上升趋势，还有心肌病、心肌炎、心包炎、先心病、心脏手术后、一些肺部疾病和甲状腺功能亢进症等，房颤与预激综合征和室上性心动过速有关。大约 8% ～20% 的房颤患者没有器质性心脏病和其它导致房颤的因素，称为特发性或孤立性房颤。有人报告一种家族性房颤，与染色体 10q22-24 异常有关。

　　流行病学研究表明，房颤患者的死亡率和致残率明显增高，其中死亡率为一般人群的 2 倍，主要与基础心脏病的加重、动脉栓塞及脑卒中有关。由于心房肌失去正常舒缩，影响心脏排血功能，故易形成附壁血栓，脑栓塞的发生率为无房颤者的 5 倍。正常心房收缩的排血量约占心室充盈量的 35%，房颤时心室充盈量及每搏量明显减少，使血压或脉压降低，在心室率增快时冠状动脉血流量可减少 40% 以上。房颤的临床表现取决于心室率的快慢及基础心脏病的情况，慢性房颤心率不快时，患者可无症状，阵发性房颤或心室率快的房颤常有心悸、胸闷、气短、不安、头晕，严重者可表现为休克、心力衰竭、心绞痛或晕厥等。

　　房颤的治疗包括如下几个方面：

　　1. 药物治疗　房颤的治疗仍以药物为主，包括复律，窦性心律的维持，控制心室率，以及抗凝等。用于房颤复律和维持窦性心律的抗心律失常药物有奎尼丁、普鲁卡因酰胺、丙吡胺，普罗帕酮，氟卡胺，胺碘酮、索他洛尔和 Ibutilide。急性房颤和近期房颤转复一般选择普罗帕酮、氟卡胺和 Ibutilide，持续性房颤转复一般选择胺碘酮和索他洛尔。无器质性心脏病的房颤首选普罗帕酮，而有严重心脏病合并心功能不全者和冠心病者首选胺碘酮。总有效率在 60% ~70%。目前认为胺碘酮是治疗房颤最安全有效的药物，小剂量应用胺碘酮发生尖端扭转性室速的比例不到 1%，而且没有负性肌力作用，但长期应用要注意甲状腺功能和肺纤维化的发生。

减慢房颤心室率的药物有洋地黄、β 受体阻滞剂和钙拮抗剂(维拉帕米和地尔硫䓬)。合并心功能不全者首选洋地黄，但有预激综合征者禁用，因其可增加房室旁路的传导，有导致心室颤动的危险；无器质性心脏病者首选 β 受体阻滞剂或钙拮抗剂(维拉帕米和地尔硫䓬)。

房颤病人的抗凝治疗大致分为两类：一类应用华法令，包括可发生血栓栓塞的高危人群，大于 75 岁、有糖尿病、高血压、有过栓塞史以及心功能不全，要求 INR 达到 2.0 ~3.0；风湿性瓣膜病要求 INR 达到 3.0 ~3.5。另一类是 60 ~75 岁的特发性房颤，只需服用阿司匹林。而小于 60 岁特发性房颤(阵发性发作)无需抗凝治疗。房颤发作超过 24h，药物或直流电复律前后前三周、后四周需要抗凝治疗。上述指标均来源于国外的资料，在国人中合适的 INR 值究竟为多少，尚有传待于多中心随机双盲对照研究确定。

2. 同步直流电复律 胸外直流电复律自 20 世纪 60 年代开始应用，因其简单、有效、并发症少一直广泛用于临床，能量 100 ~200J。经静脉心内电复律以其转复率高和需要能量低(小于 10J)为导管治疗的医生所接受，由此而产生的植入式房颤自动复律器于 90 年代开始试用于临床，但技术尚不成熟，仍在改进之中。

3. 导管射频消融治疗 复律不成功，反复发作，药物控制心室率较困难的患者可以采用阻断房室传导后植入永久性起搏器或改良房室结减慢心室率的方法，但未得到房颤本身治疗，仍需要抗凝治疗。线性消融和单点消融能够消除部分病人的房颤，达到根治目的。前者是基于房颤的折返机制，利用射频能量分割心内膜，使折返不能形成，消融线路复杂，消融时间长，成功率不高，具体方法仍在探讨；后者是治疗灶性房颤的消融方法，1996 年以来已有几千例报告，即刻成功率 90% 以上，但复发率高，肺静脉狭窄的发生率高，许多临床电生理资料已经证实灶性房颤来源于肺静脉内的异常激动，所以消融或使肺静脉口与心房形成电学隔离后理论上这种房颤就不应该发生，更合适的消融方法和消融能量的选择等仍在探讨之中。

4. 外科手术 主要适合于风湿性瓣膜病进行换瓣手术的病人，手术方法称为"迷宫术"，经过多次改良，方法基本成熟，成功率较高。

九、评 价

房颤的诊断一般要依据心电图或动态心电图，随着对其危害性的认识增加，对其机制的研究的不断深入，原有治疗措施不断改进与更新，新的治疗也不断出现，已经使越来越多的房颤病人得到治疗，延长了生命，生活质量亦明显改善。目前认为房颤的发生一般有如下趋势，先有阵发性房颤(绝大多数为灶性房颤)，然后演变成持续性房颤，最终发展成为永久性房颤，这样在较早的阶段进行治疗或预防，就能够避免房颤向下一阶段发展，因此可以预言，灶性房颤的治疗很有前途。

参 考 文 献

1. Scheinman MM, Cheng J, Yang Y. Mechanisms and clinical implications of atypical atrial flutter. J Cardiovasc Electrophysiol, 1999, 10(8): 1153-1157

2. Keane D, Ruskin JN. Mechanism of induction of atrial flutter. J Cardiovasc Electrophysiol, 1999, 10(10): 1432-1437

3. Gomes JA, Santoni-Rugiu F, Mehta D, et al. Uncommon atrial flutter: characteristics, mechanisms, and results of ablative therapy. Pacing Clin Electrophysiol, 1998, 21(11 Pt 1): 2029-2042

4. Cosio FG, Lopez-Gil M, Arribas F, et al. Mechanisms of induction of typical and reversed atrial flutter. J Cardiovasc Electrophysiol, 1998, 9(3): 281-291

5. Lin JL, Lai LP, Lin LJ, et al. Electrophysiological determinant for induction of isthmus dependent counterclockwise and clockwise atrial flutter in humans. Heart, 1999, 81(1): 73-81

6. Cheng J, Cabeen WR Jr, Scheinman MM. Right atrial flutter due to lower loop reentry: mechanism and anatomic substrates. Circulation, 1999, 99(13): 1700-1705

7. Shah DC, Haissaguerre M, Jais P, et al. Atrial flutter: contemporary electrophysiology and catheter ablation. Pacing Clin Electrophysiol, 1999, 22(2): 344-359

8. Coumel P. Autonomic influences in atrial tachyarrhythmias. J Cardiovasc Electrophysiol, 1996, 7: 999-1007

9. Saksena S, Giorgberidze I, Mehra R, et al. Electrophysiology and endocardial mapping of induced atrial fibrillation in patients with spontaneous atrial fibrillation. Am J Cardiol, 1999, 83: 187-193

10. Haissaguerre M, Jais P, Shah DC, et al. Spontaneous initiation of atrial fibrillation by ectopic beats originating in the pulmonary veins. N Engl J Med, 1998, 339(10): 659-666.

11. Hsieh MH, Chen SA, Tai CT, et al. Double multielectrode mapping catheters facilitate radiofrequency catheter ablation of focal atrial fibrillation originating from pulmonary veins. J Cardiovasc Electrophysiol, 1999, 10(2): 136-144

12. Haissaguerre M, Jais P, Shah DC, et al. High prevalence of pulmonary vein foci inpatients with common atrial flutter and atrial fibrillation. PACE, 1998, 21(Ⅱ): 803

13. Chen SA, Tai CT, Yu WC, et al. Right atrial focal atrial fibrillation: electrophysiologic characteristics and radiofrequency catheter ablation. J Cardiovasc Electrophysiol, 1999, 10(3): 328-335

14. Falk RH, Podrid PJ, eds. Atrial fibrillation-Mechanism and Management, 2nd ed. Philadelphia: Lippincott-Raven publishers, 1997, 133-205

15. 黄宛, 主编. 临床心电图学. 第 5 版. 人民卫生出版社, 1998. 349-370

16. 杨钧国, 李治安, 主编. 现代心电图学. 科学出版社, 北京, 1997, 489-505

17. Waldo AL. Atrial flutter: mechanisms, clinical features and management. In: Zipes DP, Jalife J, eds, Cardiac Electrophysiology - from Cell to Bedside. 3rd ed. Philadelphia: W B Saunders Company, 2000, 468-476

18. Janse MJ, Mechanism of atrial fibrillation. In: Zipes DP, Jalife J, eds. Cardiac Electrophysiology - from Cell to Bedside. 3rd ed. Philadelphia: W B Saunders Company, 2000, 476-481

19. Kastor JA, ed. Arrhythmias. 2nd edition. Philadelphia: W B Saunders Company, 2000, 1-163

第23章 室性心动过速

Ventricular Tachycardia

林 治 湖

内 容 提 要

室性心动过速（简称室速）具有重要临床意义，持续性室速既可自行终止，也可恶化蜕变为心室扑动和/或心室颤动而导致猝死。本章重点对室速的概念、分类、机制、心电图表现及不同类型室速的心电图特点进行阐述，简要地介绍室速的电生理特点。当然，有些类型室速的机制已明确，有些尚未完全阐明。室速是一种常见的宽 QRS 波群心动过速，但是宽 QRS 波群心动过速也可见于室上性心动过速，其鉴别诊断在临床上有很重要的价值，本章也将对这一问题进行介绍。近 10 余年来导管射频消融术对某些类型的室速，如特发性室速、束支折返型室速的治疗成功率达到了 95% 以上，对部分器质性心脏病室速的治疗也取得了可喜的成绩。本章简要介绍室速常见起源点的定位诊断，这对射频消融具有重要指导意义。

历 史 回 顾

室性心动过速(ventricular tachycardia)简称室速，是一种起源自希氏束分叉以下、左或右室，并至少连续 3 次，频率在 100～250bpm 的心动过速。持续性室速可产生血流动力学状态的恶化，蜕变为心室扑动和/或心室颤动，若不能及时终止，可导致猝死。

室速作为一种严重的心律失常，自发现以来一直是人们研究的重要课题。Thomas Lewis 于 1909 年发表了室速的第一份心电图，仅为 11 个室性搏动的非持续性室速。1912 年 Hart 发表了经心电图证实持续 3min 的持续性室速。此后不少美、法等国家的学者先后发表了关于室速的较详细的报道。早期报道中多数强调了洋地黄中毒性和急性心肌缺血在室速发生中的作用，室速心电图的诊断标准，以及合并有器质性心脏病的室速预后不佳等观点。

60 年代后，许多国内外学者致力于宽 QRS 波群心动过速的鉴别。自从经静脉希氏束电图记录技术和心脏刺激技术(即临床电生理检查技术)应用于临床以来，对宽 QRS 波群心动过速是室性心动过速还是室上性心动过速伴差异性传导的鉴别成为可能。1991 年 Wellens 等和 Brugada 等将宽 QRS 波群心动过速患者的心电生理检查结果与心动过速时的常规心电图进行对比研究，提出宽 QRS 波群心动过速的常规心电图鉴别方案。

在室速的治疗方面，Scott 于 1921 年报道了奎尼丁可终止和预防室速发作，1960 年以后利多卡因得到广泛应用，至今已有许多药物问世。1959 年 Cough 采用室壁瘤切除术治疗室速，以后又先后出现了心内膜环切术、心内膜下切除术等，治疗效果比较满意。1982 年开始应用导管消融术治疗室速，对有器质性心脏病的室速，尤其是冠心病合并的室速的导管消融近期成功率为 50%-80%，但尚需进一步研究。1990 年始应用射频能量进行导管消融治疗特发性室速，在短短几年时间里取得了十分可喜的成绩，成功率达 95%～100%；已成为特发性室速的首选的根治方法。1980 年始埋藏式心脏除颤器(ICD)首次应用于临床，现已发展到了第 4 代，它对室速/心室颤动尽管不是根治性的，但几乎 100% 可终止发作，挽救和延长了许多患者的生命。

室性心动过速的分类

目前，室速的分类方法很多，各种分类方法均有其优缺点，国内外缺乏统一的规定。

一、根据室速发作的持续时间和血流动力学改变分类

1. 非持续性室速：每次发作在 30s 之内自行终止者。
2. 持续性室速：每次发作持续 30s 以上；或虽未达到 30s，但伴有明显的血流动力学障碍，需立即电复律者。

3. 无休止性室速：室速不间断反复发作，其间可有窦性心律，但大部分时间为室速。

二、根据 QRS 波群特征分类

1. 单形性室速：心动过速时 QRS 波群形态一致，或几乎一致，但在反复性单形性室速时 QRS 波群可有些变化。

2. 多形性室速：心动过速时，QRS 波群呈多种不同形态。

3. 双向性室速：表现为 QRS 波群形和方向呈两种形态交替出现，肢体导联 QRS 波群主波方向正负交替变化，或胸前导联常呈左右束支阻滞图形交替变化，或电压交替改变。

三、根据室速患者有无器质性心脏病分类

1. 病理性室速：由器质性心脏病（如冠心病、心肌梗死、心肌病等）导致的室速。

2. 特发性室速：指发生于没有器质性心脏病（"结构正常"的心脏）患者的室速。

四、根据室速的发病机制分类

1. 折返性室速：是室速最常见的机制。

2. 触发活动性室速：主要见于长 QT 间期综合征的尖端扭转型室速，及洋地黄中毒所致的室速。

3. 自律性增高性室速：如加速性心室自主心律。

五、特殊命名分类

根据室速时的心电图特征、心脏电生理特点及临床特殊性，加以区分，给予特别的命名分类。

1. 儿茶酚胺敏感性室速；

2. 束支折返性室速；

3. 右室发育不良性室速；

4. 并行心律性室速；

5. 尖端扭转性室速

6. 双向性室速；

7. 反复性单形性室速；

8. 复发性持续性单形性室速。

六、根据治疗对策及预后分类

1. 良性室速：为非持续性的室速、特发性室速、无器质性心脏病、无血流动力学改变，预后良好。

2. 潜在恶性室速：非持续性室速反复发作、持续时间小于 15s、无血流动力学改变，多有器质性心脏病。

3. 恶性室速：发作性持续性室速、室率大于 230bpm、出现血流动力学障碍、射血分数小于 30%，如束支折返性室速、多形性室速、尖端扭转性室速等。

室性心动过速的心电图的表现

室速的心电图具有以下 5 个特点，但并不是在每例室速患者的心电图中都可以表现出来（图 23-1）。

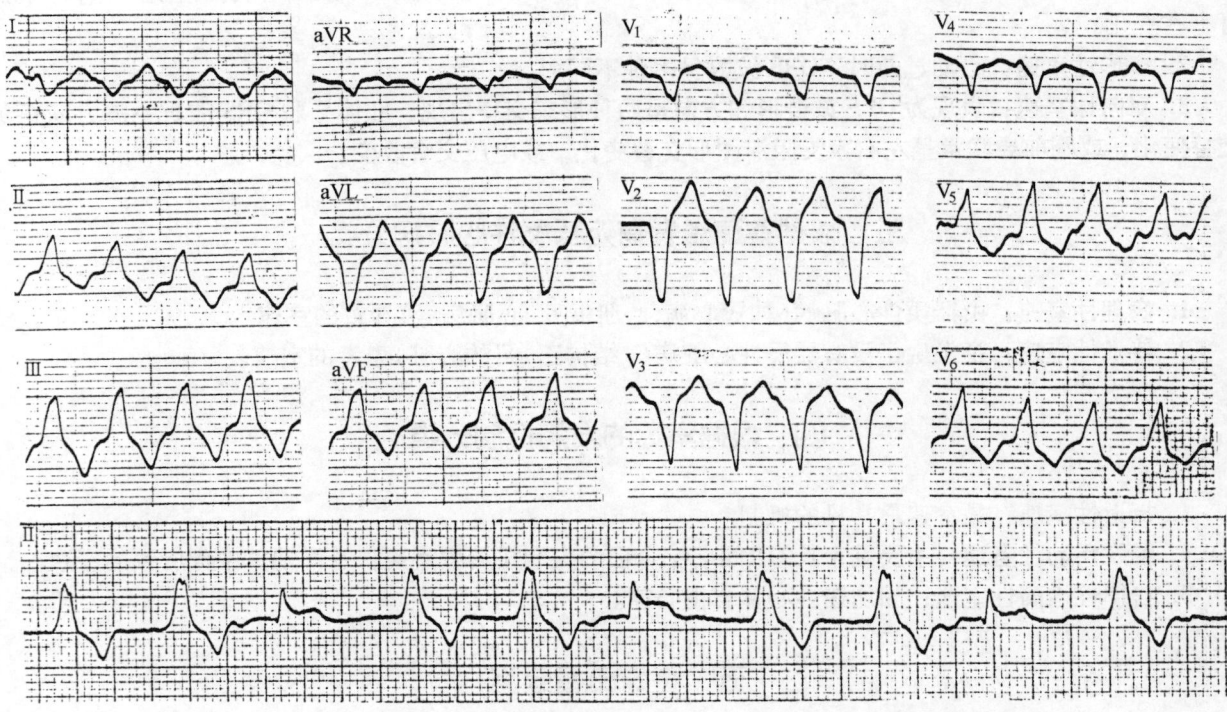

图 23-1 典型的室速心电图 患者男性，65 岁，冠心病，急性心肌梗死并发室性心动过速。QRS 波宽大畸形，Ⅰ、aVL、V$_1$ ~ V$_4$ 导联以 S 波为主，Ⅱ、Ⅲ、aVF、V$_5$、V$_6$ 导联为 R 波，电轴右偏，RR 间期 0.32s，QRS 波频率为 187bpm，V$_4$ 可见直立的 P 波，PP 间期 0.56s，P 波频率为 107bpm，房率 < 室率，房室分离。长Ⅱ导联为用药过程中的记录，可见室速频率减慢，第 3、6、9、12 波为心室夺获，夺获后可见心肌梗死 ST 段抬高改变

1. 频率

室速频率在 100 ~ 250bpm 之间。频率在 60 ~ 110bpm，称为加速的室性自主心律。持续性室速频率多在 180bpm 左右。无休止性室速的频率较快，在 190bpm 左右。非持续性室速频率较慢平均在 120bpm 左右。小儿室速频率较成人快，在 150 ~ 270bpm（平均 210bpm）。

2. 节律

持续性单形性室速 RR 间期一般是规则的或几乎规则的，RR 间期之差一般小于 20ms，仔细测量常可发现室速发作之初的 20 ~ 30 搏动多有轻微不齐。持续性多形室速的 RR 间期可相差较大。

3. QRS 波群时限和形态

QRS 波群宽大畸形，QRS 时限多 ≥0.12 s，约在三分之二的病例，QRS 时限 >0.14 s。大多数抗心律失常药物可使室速的 QRS 时限进一步增宽。起源于高位室间隔的室速，QRS 波群增宽可不明显，时限可不超过 0.12s，这种心律多起源于房室束支的分支，单个心搏称为分支性搏动（fascicular beat），属于心室范畴，形成的心动过速为室性心动过速。新生儿室速 QRS 时限在 0.06 ~ 0.11s。大于 3 岁的小孩室速 QRS 时限 >0.09s。

大约三分之二的室速 QRS 波群形态呈右束支阻滞（右束支阻滞）型（即 V$_1$ 导联呈 rsR′、Rsr′、qR、Rs、或单相的 R 形）；三分之一病例的 QRS 形态呈左束支阻滞（左束支阻滞）型（V$_1$ 导联的 QRS 以负性波为主，

而 V₆ 导联呈 rsR′、Rsr′、qR、Rs 或单相 R 形)。

4. 额面心电轴

单形室速中约有三分之二病例的额面心电轴左偏(-30°～-90°),其余的病例中约一半呈右偏(+90°～+270°),一半正常。

5. QRS 波群与 P 波关系

仅有 1/4 的室速心电图中可以见到 P 波,心率越快,越难以找到 P 波,因为 P 波隐藏在 QRS 波群和 T 波之中。如果心电图可看到 P 波,其形态(尤其在下壁导联上)对确诊室速有重要价值。

室速时 QRS 波群与 P 波关系可有四种表现:①房室分离(图 23-2):房室分离是指心房自成节律,心室自成节律,彼此无关,心房受窦房结或异位心房节律控制,心室受心室律控制,心房或心室均不能控制对方。室速的病例约有一半呈现房室分离,其 P 波形态多为窦性,与 QRS 波群无关,频率慢于 QRS 波群频率。心房节律也可以是异位心房律,如心房颤动、心房扑动或房性心动过速,房率快于室率。②1:1 室房逆传:在室速中每个 QRS 波群之后伴随有一个 P 波,在 Ⅱ、Ⅲ、aVF 导联是倒置的,此 P 波是心室激动逆传激动心房形成的逆行 P 波。室速中约有 25%～30% 病例呈现 1:1 室房逆传,应与阵发性室上速的房室 1:1 关系相鉴别。③心室夺获与室性融合波:室速时可有窦性或房性激动下传激动心室,呈现正常 QRS 波群,称为心室夺获;或部分夺获心室,呈室性融合波。这对室速诊断极有价值,但并不多见,仅约 5% 的病例可见到心室夺获或融合波,多见于频率较慢(<180bpm)的室速。④部分室房逆传:室速时部分室性冲动经房室传导系统逆传,部分出现不同程度的室房阻滞,P′波时有时无,此时房律难以诊断。

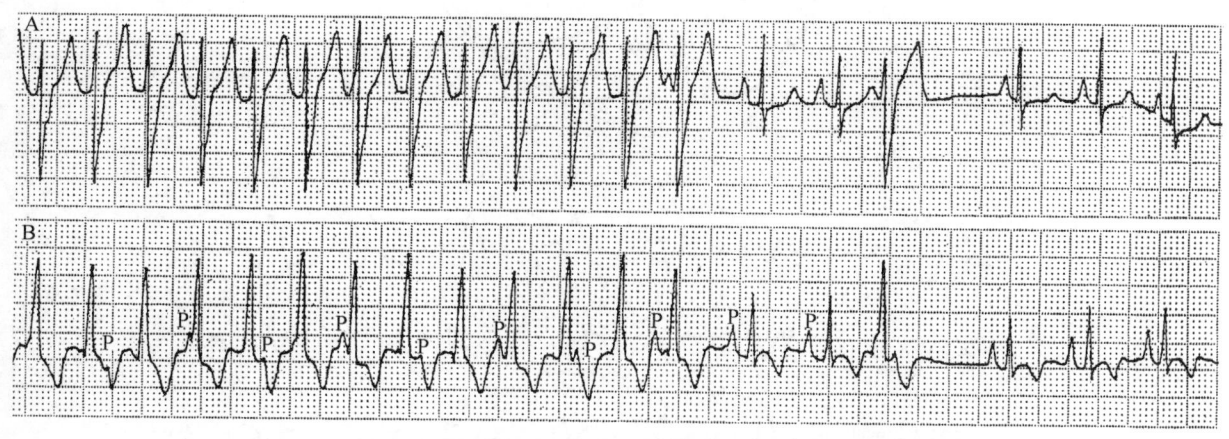

图 23-2　心电监护双通道同步显示的室速心电图,可见房室分离及心室夺获

A 通道 P 波不明显;B 通道 P 波清晰可见,前段示房室分离。第 13、14、15 个 QRS 波前有相关 P 波,PR 间期 0.18s,第 13 个 QRS 波为室性融合波,14、15 个为心室夺获,其后第 16 个 QRS 波为室性早搏

室性心动过速激动起源的体表心电图定位

一、冠心病室速起源的定位

以体表心电图 QRS 形态定位冠心病室速起源部位的可靠性较差。因为影响 QRS 形态的因素较多,如心肌梗死的部位、心肌纤维化的程度、心肌梗死区室速的起源部位、起源组织传导的不均一性、心肌缺血和/或电解质异常等。一般认为,心电图呈左束支阻滞图形室速起源于右室,右束支阻滞图形提示

室速起源于左室。但心内、外膜标测研究证实冠心病室速的心电图无论是呈现左或右束支阻滞图形，几乎均起源于左室。

  Josephson 等通过对 600 例冠心病室速的研究，得出以下几点结论：①如果 I、V_1、V_2 和 V_6 导联有 Q 波，无论呈左或右束支阻滞图形，室速均起源于心尖部附近而不是心底部；②若 I、V_1、V_2 和 V_6 导联有 R 波，无论心电图呈左、右束支阻滞图形，均特异性的提示室速起源于左室后壁；③左束支阻滞图

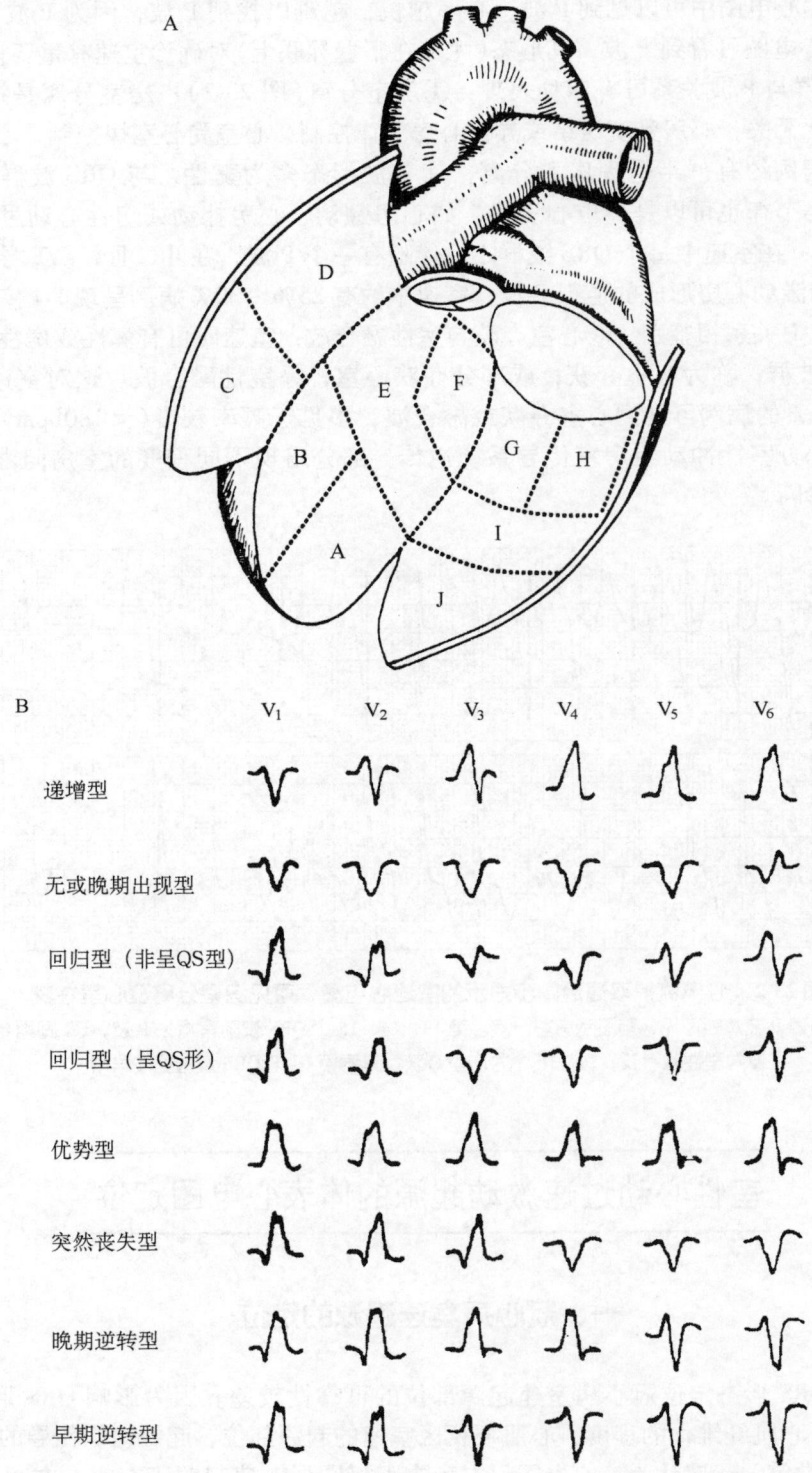

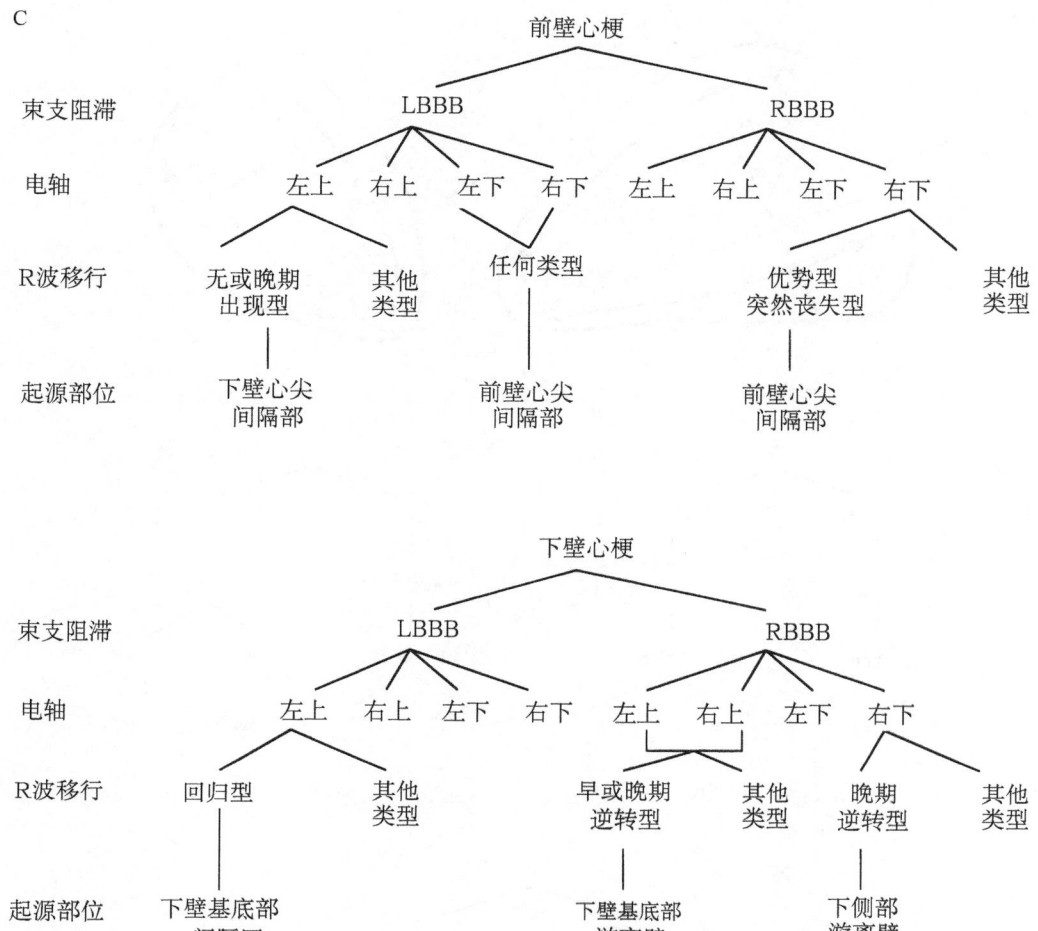

图 23-3　A 图为 Miller 左室分区图，从切开的左室前侧壁显示左室腔：A 心尖下间隔；B 心尖前间隔；C 心尖前游离壁；D 心底前游离壁；E 心底前和中间隔；F 心底下间隔；G 下中游离壁；H 下侧游离壁；I 心尖下游离壁；G 和 H 构成心底下游离壁；B 图示胸前 V1-V6 导联 8 种 R 波移形情况；C 图为 12 导联心电图判断室速起源的流程图（引自 Miller JM，et al. Circulation，1988）

形室速的病人中，Ⅰ 和 V₆ 导联出现 Q 波提示室速起源部位在室间隔的心尖部；Ⅰ、V₆ 导联存在 R 波提示起源于室间隔心底部。同时还认为梗塞部位越大，体表心电图定位室速起源部位的准确性越低；前壁心肌梗死的心电图定位室速起源部位的准确性比下壁心肌梗死要差。左束支阻滞图形（室速多起自室间隔或其临近部位）定位室速起源部位的准确性高于右束支阻滞图形（可能起自间隔部位或游离壁）。

　　Miller 等将左室分成 10 区（图 23-3A）进行详细的心内膜标测，结合室速时心电图 R 波的移行情况（图 23-3B），得出室速激动起源的判断流程图（图 23-3C），50% 的单灶心肌梗死患者可通过该流程图初步确定室速的起源部位。

　　Kuchar 等在心内膜标测的基础上，提出了 12 导联心电图 QRS 波群极性三步法定位冠心病室速起源部位的流程图。QRS 波群极性向上（+），向下为（-），上下相等为（0）。在右前斜位 30°，垂直于左室长轴，沿心尖到心底方向，将左心室内膜分为心尖区（1 区）、室中区（2 区）和心底区（3 区）；平行于左室长轴，从前壁到下壁分为前壁区（A）、室中区（M）和下壁区（I）（图 23-4A）。在左前斜位 60°，平行于间隔，将左室内膜分为间隔区（S）、室中区（C）和侧壁区（L）。按三个轴向分别进行第一、二、三步法定位，交叉区即为室速的起源部位（图 23-4）。

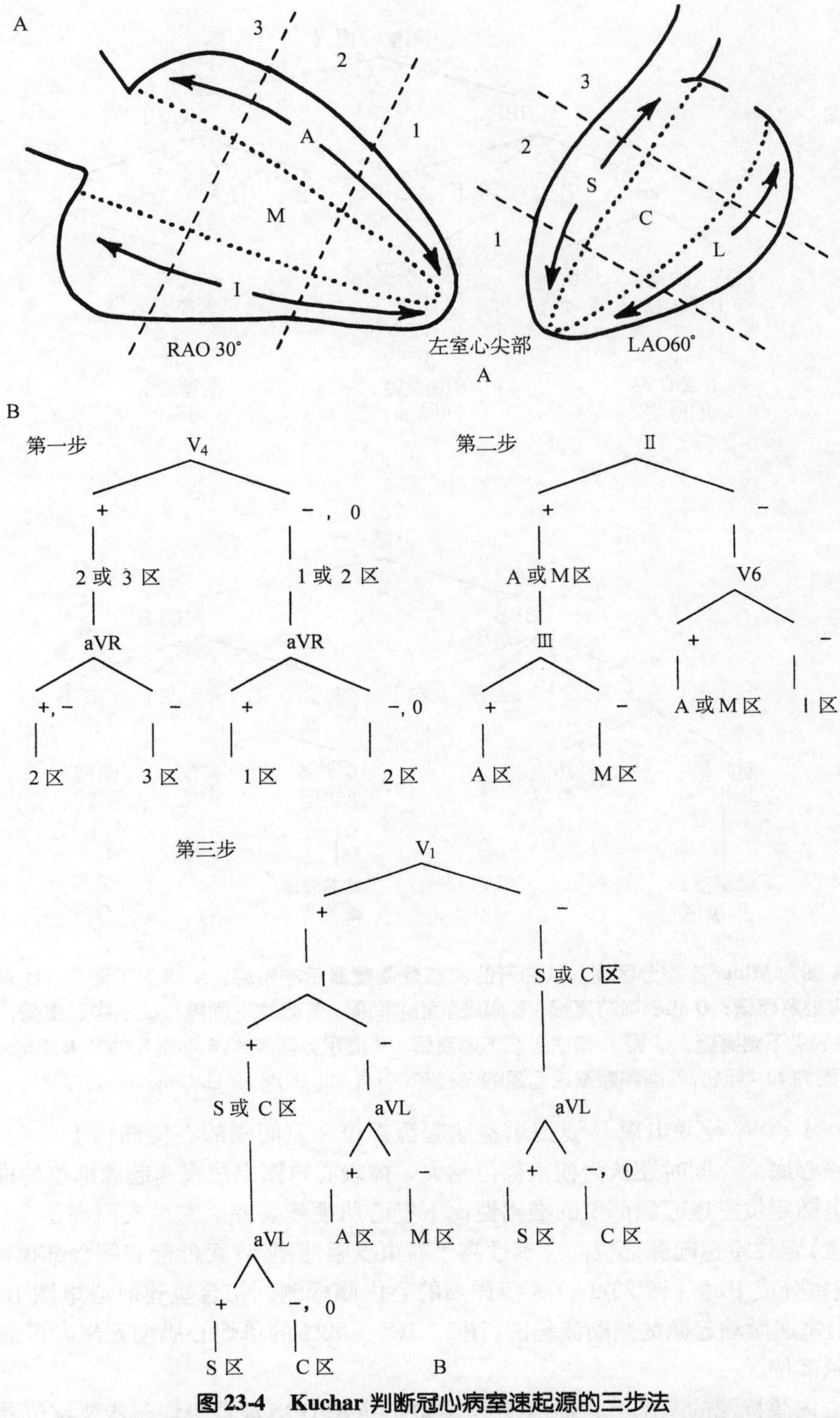

图 23-4　Kuchar 判断冠心病室速起源的三步法

A. 示左室内膜分区法：在右前斜位 30°，将左心室内膜垂直于左室长轴从心尖到心底分为心尖区（1 区）、室中区（2 区）和心底区（3 区），平行于左室长轴从前壁到下壁分为前壁区（A）、室中区（M）和下壁区（I），在左前斜位 60°将左心室内膜平行于间隔分为间隔区（S）、室中区（C）和侧壁区（L）；B. 应用体表心电图 QRS 波极性定位冠心病室速流程图：QRS 波群极性向上（＋），向下为（－），上下相等为（0）；按三个轴向分别进行第一步、第二步和第三步，第一步：定位 1区、2 区、3 区，第二步：定位 A 区、M 区、I 区，第三步：定位 S 区、C 区、L 区，三个轴向定位的交叉区就是室速起源点所在区域（引自 Kuchar DL, et al. J Am Coll Cardiol, 1989）

上述冠心病室速起源点定位的方法均较复杂，准确率为 50% 左右，对有经验的临床医生也只能达到 75%。临床上更简单、适用的大致定位方法为：如 $V_4 \sim V_6$ 导联主波向下，室速可能起源于近心尖部区域；如 $V_4 \sim V_6$ 导联主波向上，则室速起源于心底部区域。

二、特发性室速激动起源定位

特发性室速激动起源的体表心电图定位明显较冠心病室速结果可靠。根据室速时心电图的左束支阻滞图形和右束支阻滞图形首先可以大致判断室速起源于左室或右室，再根据心电图的 QRS 波群的具体特点进一步判定起源点所在的具体部位。综合国内外文献及我们的研究对临床上比较常见的特发性室速起源点的体表心电图定位总结如下（图 23-5）：

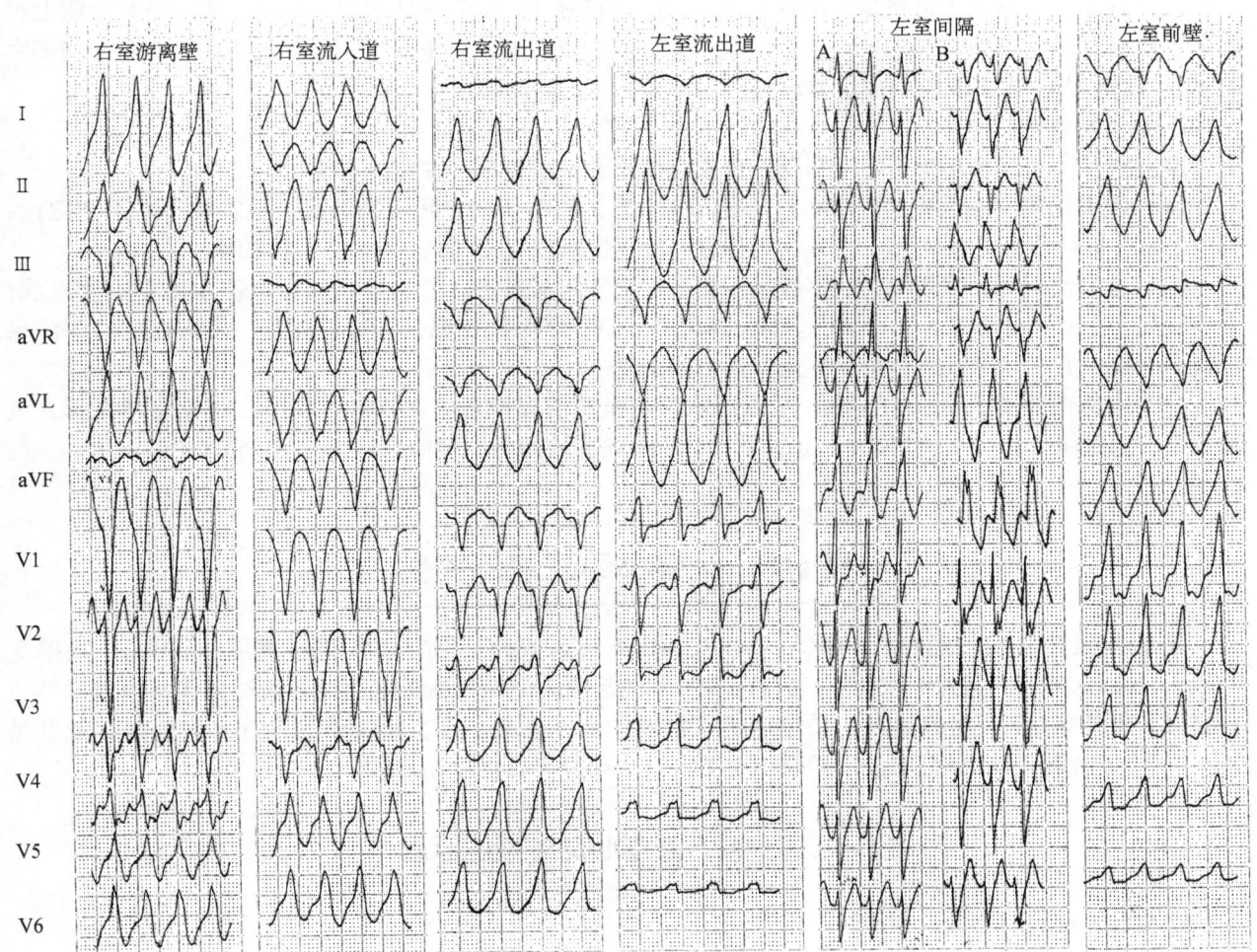

图 23-5　不同部位特发性室速的心电图特点

右室特发性室速均呈左束支阻滞型。右室游离壁室速：电轴左偏；QRS 波在I、aVL 及 V_4 导联呈 Rs 形，V_5、V_6 导联呈 R 形，V_1 导联呈 QS 形。右室流入道室速：电轴左偏，QRS 波在I、aVL 导联呈 R 形，II、III、aVF 导联主波向下或呈 QS 形，aVR 导联呈低振幅，V1 导联呈 QS 形，V_5、V_6 导联直立。右室流出道室速：电轴下垂，在II、III、aVF 导联 QRS 波主波直立高大，I 导联呈错综小波，V1 导联呈 QS（或 rS）形，V_5、V_6 呈 R 形；左室特发性室速均呈右束支阻滞型。左室流出道的室速：QRS 波在II、III、AVF 导联呈高直 R 波，I 导联呈低幅错综小波（M 或 W）形态，V1 导联呈 Rs，$V_4 \sim V_6$ 导联呈 R 型，且振幅较低。左室间隔特发性室速：A 图为起源于左室高位间隔的室速，额面电轴左偏（位于左上象限），QRS 波在 I 导联呈 RS 形，R/S > 1，II、III、aVF 导联主波向下。B 图为起源于低位间隔近心尖部的室速，额面电轴右偏（右上象限），I、II、III 导联 QRS 波主波均向下，呈 QS 形。左室前游离壁近基底部室速：电轴右偏（位于右上象限），在II、III、aVFQRS 波主波向上，胸前 $V_1 \sim V_6$ 导联主波均向上

1. 右室特发性室速

右室特发性室速多起源于右室流出道，又称为右室流出道室速，少数起源于右室流入道、心尖部、右室间隔等。

（1）右室流出道室速：典型的右室流出道室速心电图表现为 QRS 波群呈左束支阻滞型，Ⅰ 导联 QRS 波群波幅不超过 0.5mV，呈小"M"形、小"W"形，r 波、qr 或 qs 波，Ⅱ、Ⅲ、aVF 导联 QRS 波群直立高大，电轴在 +90°左右或下垂电轴。根据 Ⅰ 导联确定起源点在右室流出道间隔前后，胸前导联 QRS 波群的移行进一步确定上下方位。即 Ⅰ 导联 QRS 主波向上，室速起源于间隔部的后部；Ⅰ 导联 QRS 主波向下，室速起源于间隔部的前部。胸前导联 QRS 波群早期移行（V₃ 导联 R/S > 1）室速起源于间隔部的上部；晚期移行（V₃ 导联 R/S < 1）室速起源于间隔部的下部。

（2）右室其他部位特发性室速：右室其他部位特发性室速心电图也均呈左束支阻滞型，aVL 导联 QRS 波群直立。右室流入道室速，电轴左偏，QRS 波群在 Ⅰ、aVL 导联直立，在 Ⅱ、Ⅲ、aVF 导联上主波向下或呈 QS 形，aVR 导联呈低振幅，V₅、V₆ 导联主波向上；右室前壁室速电轴不偏；右室心尖部室速 V₁ ~ V₆ 的 QRS 为主波向下或呈 QS 形。

2. 左室特发性室速

左室特发性室速多起源于左室间隔，少数起源于左室游离壁和左室流出道（图 23-5）。

（1）左室间隔特发性室速：均呈右束支阻滞图形，起源于左室间隔偏上部，电轴位于左上象限内；起源于低位间隔靠近心尖，其 Ⅰ、Ⅱ、Ⅲ 导联 QRS 主波向下，额面电轴位于右上象限。

（2）左室流出道特发性室速：多数呈不典型右束支阻滞图形，Ⅱ、Ⅲ、aVF 导联 QRS 呈高直立状，Ⅰ 导联呈 qs、rs、rS 形态，V₁ 导联呈 Rs，qRs，V₄ ~ V₆ 导联呈 R 型，且振幅较低；或胸前导联 QRS 呈正向同向性；亦有与 RVOT 相似呈左束支阻滞图形者。

（3）左室前游离壁特发性室速：起源点位于左室前游离壁近基底部者，均呈右束支阻滞图形，电轴位于右上象限（ -90° ~ ±180°），Ⅱ、Ⅲ、aVF 导联主波向上，胸前导联 V₁ ~ V₆ 导联主波向上。

宽 QRS 波群心动过速的鉴别

宽 QRS 波群心动过速（wide QRS complex tachycardia；WCT）是指 QRS 波群宽度 ≥120ms、频率 > 100bpm 的心动过速。宽 QRS 波群心动过速多为室性起源，但也可见于室上性心动过速伴室内差异性传导或束支阻滞等。正确鉴别这种心动过速具有重要的临床意义，可直接关系到治疗方案的选择及其预后。对 WCT 患者，认真阅读其 12 导联心电图，绝大部分可以做出正确诊断。

一、宽 QRS 波群心动过速的原因

1. 室性心动过速

宽 QRS 波群心动过速中最多见的是室性心动过速，约占 80%。因此，遇到一位 WCT 的病人，应首先考虑是否为室速，不可轻易诊断室上速伴室内传导异常。

2. 室上性心动过速（室上速）伴室内传导异常：

阵发性室上速伴室内传导异常也呈宽 QRS 波群心动过速，约占 WCT 的 15% ~ 30%。其中包括：

（1）室上速伴束支阻滞（左束支或右束支阻滞）：窦性心律时已存在的束支阻滞，在室上速时依然存在。

（2）室上速伴室内差异性传导：窦性心律时无束支阻滞表现，QRS 波群时限正常，但室上速发作时，由于心室率加快，一侧束支希浦系统尚处于不应期，激动经另一侧束支下传，也可呈宽 QRS 波群

心动过速。

（3）室上速的折返激动通过房室旁路前传心室，呈宽 QRS 波群心动过速，其中最常见为经 Kent 束，少数经 Mahaim 束下传心室。房颤、房扑等通过房室旁路前传至心室也表现为宽 QRS 波群心动过速。

（4）室上速伴心室肌与心室肌间传导异常而呈现宽 QRS 波群心动过速：此组病例较少。窦性心律时即表现为室内阻滞的心电图，如法洛四联症修补术后患者，由于在右心室行切割手术，造成右室心肌间传导障碍而呈现右束支阻滞，故室上速时也呈右束支阻滞形心动过速；扩张型心肌病常表现为左束支阻滞，是由于左室心肌间传导障碍所致。

（5）室上速应用抗心律失常药物或电解质紊乱致室内传导异常：许多 IA 类、IC 类、胺碘酮或高血钾状态均可使 QRS 波群增宽。

3. 起搏器相关的心室起搏心律：

（1）起搏器介导的心动过速（Pacemaker mediated tachycardia；PMT）

（2）频率适应性心室起搏（VVIR）或双腔起搏（DDDR）：患者活动或有短阵房性心动过速时，有时可记录到心率较快的心室起搏心电图。

二、宽 QRS 波群心动过速的鉴别

（一）重视临床资料有助于鉴别诊断

1. 有无器质性心脏病：室速多见于器质性心脏病患者，而室上速患者多无器质性心脏病。心肌梗死后出现的宽 QRS 波群心动过速，室速可能性大，阳性预测值可达98%。心脏正常、心动过速多年反复发作的年轻人，甚至心动过速史可以追溯到幼年者，多为室上速。当然，室速也可见于无器质性心脏病患者即特发性室速；而有些室上速也可以伴有器质性心脏病。

2. 平时心电图与宽 QRS 波群心动过速：

平时心电图示预激综合征，发作时呈宽 QRS 波群心动过速者多为室上性心动过速经房室旁路下传。窦性心律时即呈束支阻滞图形者出现相同图形的宽 QRS 波群心动过速，多为室上性心动过速。平时心电图有频发室性早搏，与宽 QRS 波群心动过速同形，则室速的可能性较大。

3. 刺激方法的应用

通过迷走刺激方法能终止者，多为室上性心动过速，但右室流出道室速有时也可被终止。迷走刺激改变房室传导，可显示出房波以识别房室关系。迷走刺激改变室房传导由 1:1 转变为 2:1 时心动过速不终止者为室速。

4. 用药物

异搏定有效者多为室上性心动过速，少数为特发性室速；利多卡因有效者多为室速。

5. 血流动力学改变

血液动力学改变明显者多为室速或旁路前传的心动过速；不明显者多为室上性心动过速，少数也可为特发性室速。

（二）体表心电图

1. 心率

心率对宽 QRS 波群心动过速无鉴别意义，室上速与室速的速率有明显重叠。

2. QRS 宽度

QRS 宽度 >140ms 者69%为室速。左束支阻滞形室内差异传导的 QRS 波群时限往往大于右束支阻滞形室内差异传导，因此当宽 QRS 波群心动过速呈右束支阻滞型 QRS 波群时限 >140ms，左束支阻滞型

QRS 波群时限 >160ms 时，多为室速。特发性室速 QRS 波群时限一般在 120～140ms。

3. 额面电轴

一般认为电轴越左偏室速可能性越大。左前分支阻滞时电轴多在 -30°～-90°，左后分支阻滞时电轴在 +110°～+150°；分支阻滞、束支阻滞或复合阻滞时心电轴均不能达到 -90°～±180°。所以在宽 QRS 波群心动过速时心电轴在 -90°～±180°（右上象限）多为室速，而不是室上速。另有学者认为，宽 QRS 波群心动过速时与窦性心律时相比心电轴变化大于 40°时，提示室速。

4. 早搏形态

窦性心律时出现的早搏的性质和形态对宽 QRS 波群心动过速的鉴别有一定意义。心动过速时的 QRS 波群在 12 导联上与室性早搏形态相同，则为室速；与房性早搏形态相同，则为室上速伴室内差异性传导。

5. 宽 QRS 波群心动过速在 V_1、V_6 导联图形特征

（1）右束支阻滞形宽 QRS 波群心动过速

① V_1 导联形态：呈 rSr′、rR′、rsr′ 或 rSR′ 多为室上速伴室内差异传导；呈单相 R 波、RS 形其 R 波宽度大于 30ms，或呈 Rs 及 qR 形，提示为室速。

② V_6 导联形态：室上速伴右束支差异性传导在 V_6 导联形成 qRs、Rs 或 RS（R/S >1），反映激动是通过左束支下传的；而起源于左室的室速在 V_6 呈 rS、Qrs、QS、QR 或单相 R 波，如呈 RS 形，则 R/S <1。

（2）左束支阻滞形宽 QRS 波群心动过速

① V_1 导联 QRS 波群形态特点：正常窦性心律时心室除极初始向量由左束支传导形成，左束支阻滞或差异性传导时心室除极初始向量应发生改变。但由于激动可由右束支迅速传导至左室希浦系统，所以这一初始向量也可能保留。因而，在室上速伴左束支阻滞或差异性传导时，其 V_1 导联 QRS 波群呈 rS 或 QS 形，初始 r 波窄小，S 波迅速、平滑下行到波谷。如果 V_1 导联的 QRS 波群表现为较宽的初始 R 波（时限 >30ms）及较深 S 波、S 波下行支缓慢，则提示室速。以下几点更支持室速：①V_1 导联初始 R 波越宽或伴有切迹；②S 波下行支有切迹；③V_1 导联 R 波幅度比窦性心律时增高。

② V_6 导联 QRS 波群形态特征：室上速伴左束支差异性传导或阻滞时，V_6 导联 QRS 波群初始的 q 波消失，呈 RR′ 或单相 R 形；而室速时多为 QR、QS、QrS 或 Rr′ 形。

（3）束支阻滞图形与电轴的结合

① 宽 QRS 波群呈左束支阻滞图形伴电轴右偏，几乎均为室速；

② 宽 QRS 波群呈右束支阻滞伴正常心电轴（0°～+90°），很少为室速，多支持室上速。

6. 胸前导联 QRS 波群方向的一致性

胸前导联（V_1～V_6）均为正向 R（图 23-6）或优势负向波（图 23-7）者，支持室速。这种表现在室上速是少见的，旁路前传的室上性心动过速仅占 1%～5%。此项诊断室速的特异性超过 90%、但敏感性较低，为 20%。

7. 肢体导联 QRS 波群图形

若 I、II、III 导联 QRS 波群均为负向波（图 23-8），支持室速，其电轴在 -90°～±180°（指向右上方）也支持室速。

8. Q 波

当宽 QRS 波群心动过速有 Q 波时提示心肌梗死后室速，表明有陈旧性心肌梗死，因此窦性心律时也存在 Q 波。但应注意假性 q 波的存在，假 q 波可发生在房室结折返性室上速（AVNRT），逆行 P′波落在 QRS 波群初始部，形成假 q 波（尤其在 II、III、aVF 导联）。

9. 房室分离

房室分离是室性心动过速诊断最有用的心电图特征，室速中约有 20%～50% 可出现完全性房室分

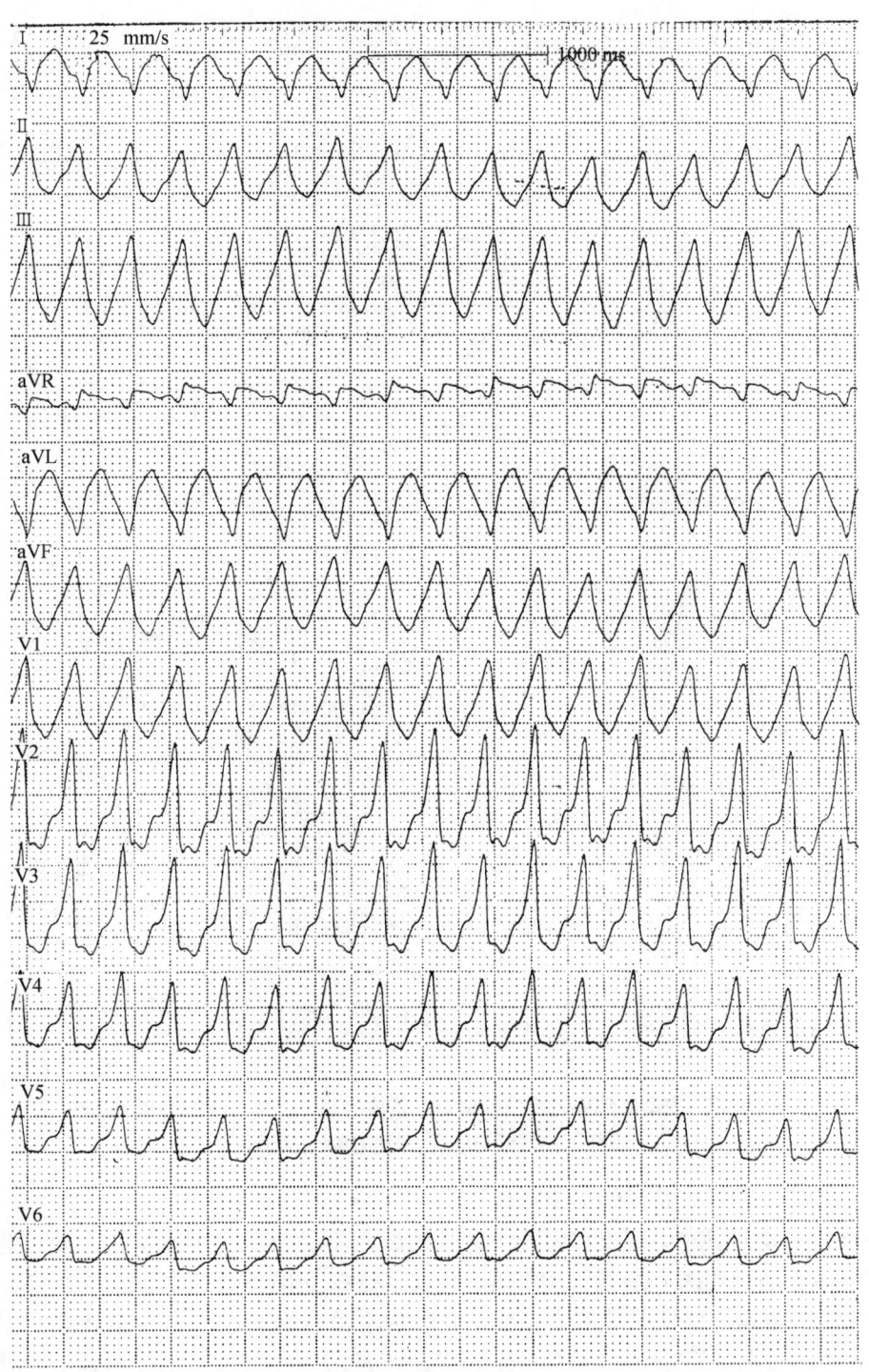

图 23-6　左室游离壁近基底部的特发性室速。Ⅰ、aVL 导联 QRS 波呈 QS 形，Ⅱ、Ⅲ、aVF 导联呈大 R 形，电轴右偏，胸前 V₁～V₆ 导联 QRS 主波均向上

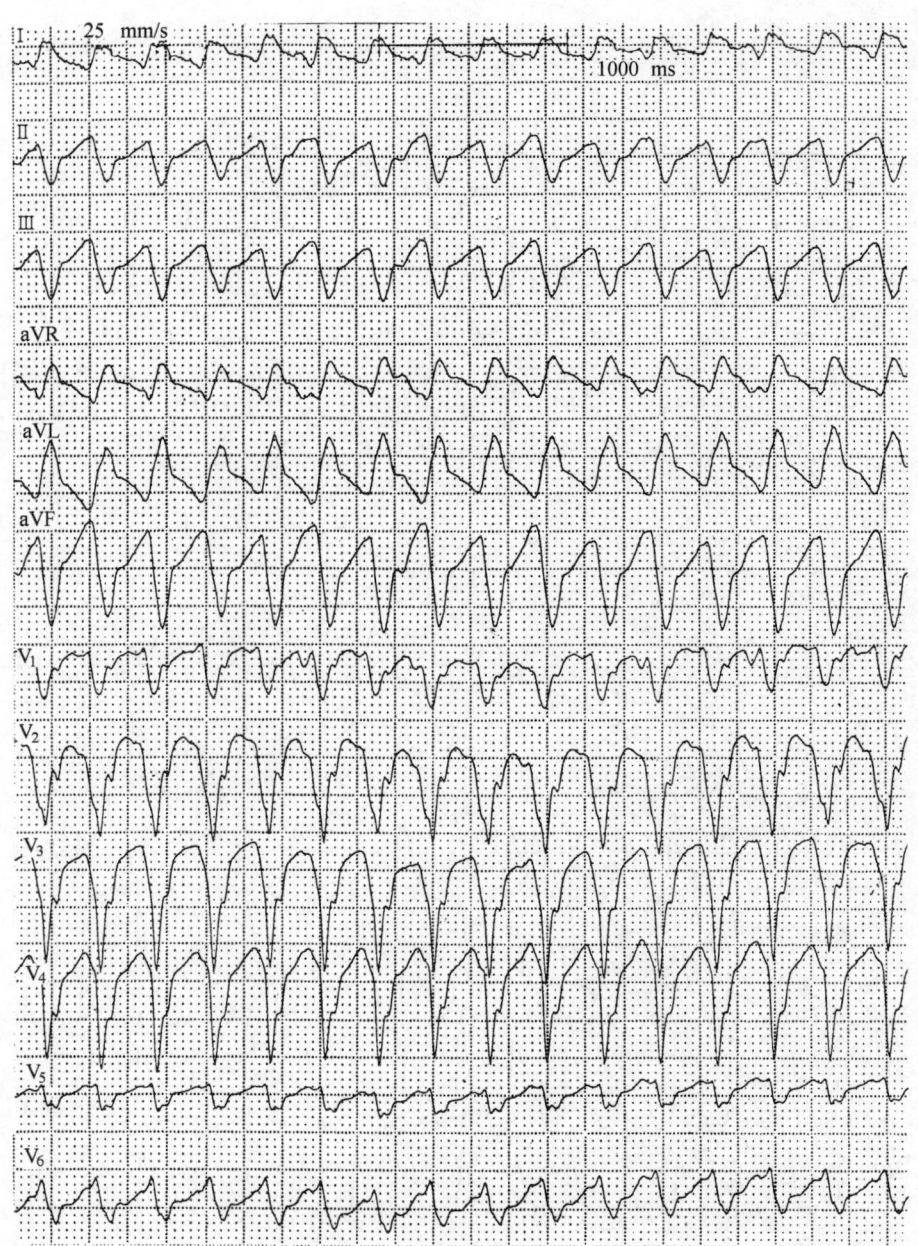

**图 23-7　左室间隔部的特发性室速。肢体导联 I、II、III的 QRS 主波
均向下，胸前导联 V₁～V₆ QRS 主波向下**

离，其敏感性为 20% ～50% 、特异性为 100% 。

　　但宽 QRS 波群心动过速中，P 波常因若干条件的影响不易辨认：①速率：心动过速频率越快，越难找到 P 波，因为心动过速时心室舒张期缩短，P 波重叠在 QRS 波群或 T 波之中。②记录心电图的长度：即使心率较慢的室速，仅仅记录数个心搏，有时也不易看到 P 波，因此临床上常需记录足够长的心电图分析有无房室分离。③临床经验与水平：经验丰富的医生，又能细心阅读心电图，则可发现 P 波。为清晰显示 P 波，可以改变肢体导联电极位置进行记录。如采取 "Lewis leads"，将左右上肢导联电极分别放置在胸骨旁两侧对应的不同水平面或胸骨前后记录心电图，此时 P 波易于看到，与同步记录的其它导联进行比较，有助于判断 P 波与 QRS 波群的关系。

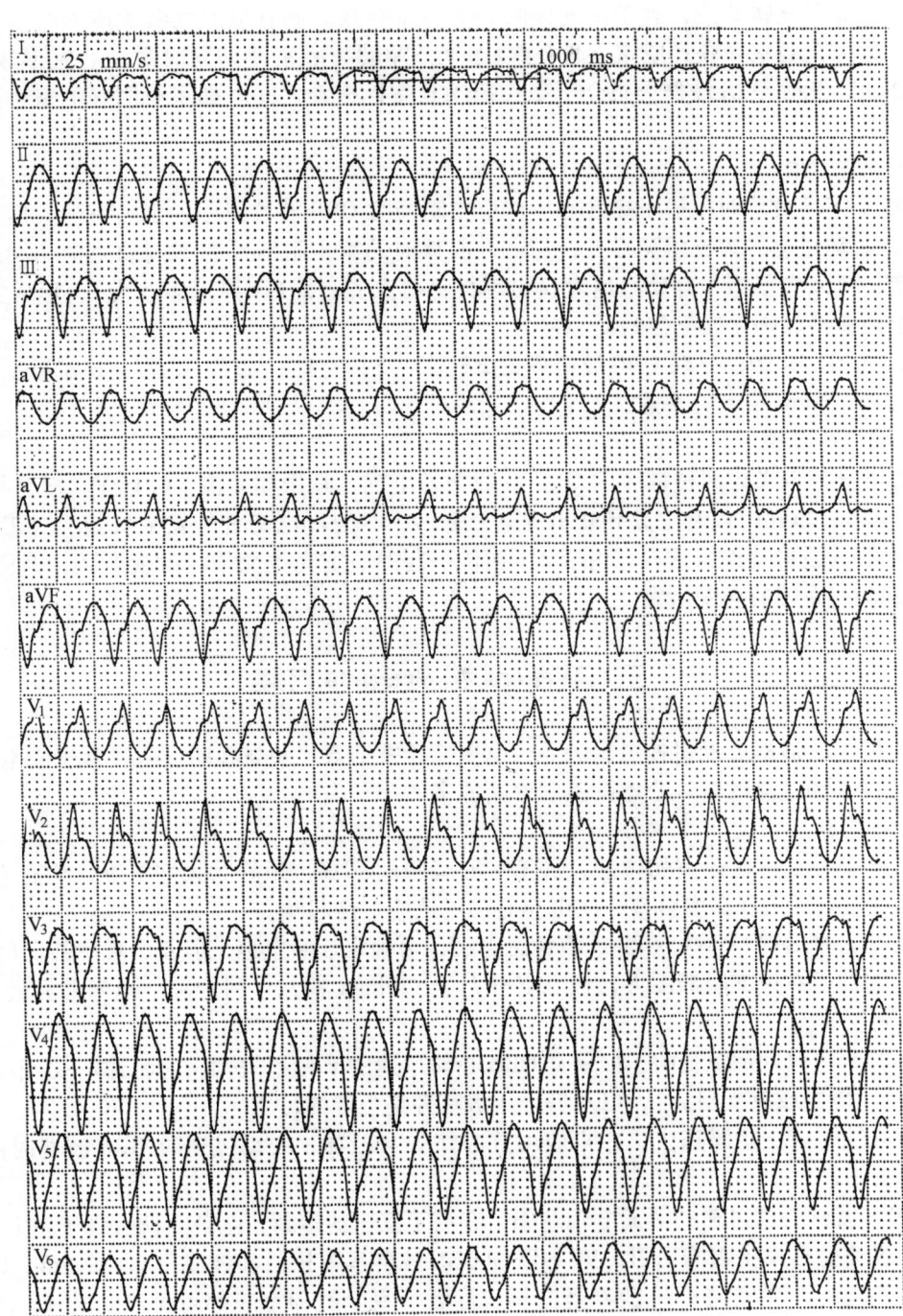

图 23-8　右室室速，Ⅰ、Ⅱ、Ⅲ导联 QRS 波主波均向下

　　宽 QRS 波群心动过速中，判断房室关系对鉴别诊断极为重要。室速时房室关系可有四种表现：①完全性房室分离（图 23-1，23-2）。P 波与 QRS 波群各自成节律，两者完全无关。多表现室率大于房率，室率由心室控制，房率由窦房结控制。但少数也可为房率大于室率，房率由心房控制（房扑、房颤等），室率由心室控制，在房室结形成干扰性房室分离。但室速与房颤并存时，房室分离难以判断，此时食管心房电图或心内电图有助鉴别。②室速中 15%～20% 有二度室房阻滞（2:1 室房传导或文氏型室房逆传）；③室速中约 30% 呈 1:1 室房逆传，心室率越快发生室房逆传的机会越少。应用迷走刺激或腺苷等措施造成房室阻滞可显露 P 波，利于室速诊断。④心室夺获。偶有室上性激动传入心室，QRS 波群变窄而正常化，为完全心室夺获；或室上性（多为窦性）冲动与心室冲动同时激动心室形成室性融合波，为部分心室夺获，此时 QRS 波群形态介于窦性搏动与室性搏动之间。如果有明确的室性融合波，可确定室速诊断。

10. QRS 波群时限

心动过速时 QRS 波群时限短于窦性心律伴束支阻滞时 QRS 波群时限，多为室速，但发生率＜1%。当宽 QRS 波群心动过速的束支阻滞形态，与窦性心律时的束支阻滞形态不同或完全相反，应诊断为室速。因为原有一侧束支阻滞，心动过速时又出现另一侧束支阻滞（阻滞形态改变），形成完全性房室阻滞，若为室上性激动，则无法下传激动心室。

11. Brugada 提出，胸前导联 QRS 波群均无 RS 形，支持室速；如呈 RS 形，R-S 间距（从 R 波起始部至 S 波谷底）＞100ms 也支持室速。

12. QRS 波群电交替

QRS 波群电交替定义为两种幅度的 QRS 波群交替出现，其振幅差值＞0.1mV。多个导联同时出现电交替常为 AVRT，室速时仅有少数导联出现电交替。QRS 波群电交替的发生机制为：①2:1 的室房逆传所致 P 波与 QRS 波群叠加所致；②由于 2:1 逆传引起的心室充盈交替性改变所致；③微小的 QRS 波群电交替可为希-浦系统的病变所致。

三、Wellens 和 Brugada 方案

他们根据宽 QRS 波群心动过速患者的心内电生理检查结果，并与心动过速时常规心电图对比研究，提出宽 QRS 波群心动过速的常规心电图鉴别诊断方案。

1. Wellens 方案

（1）体格检查发现房室分离的体征，如第一心音强弱不等，颈静脉大炮波等，均有力支持室速诊断。心动过速时心电图出现房室分离，应考虑心动过速为室性起源。

（2）心动过速时出现心室夺获和/或室性融合波，可确定诊断室速，但其出现率甚低（约5%）。

（3）QRS 波群呈右束支阻滞图形，且心室率大于 170bpm 者，有利于室上速伴差异性传导的诊断，不支持室速诊断。

（4）室速的节律通常是规则的，如果宽 QRS 心动过速的节律不规则，应考虑心房颤动伴室内传导障碍（室内差异性传导或束支阻滞），以及房颤从房室旁路下传的可能。

（5）患者既往无束支阻滞病史，亦未应用抗心律失常药物，心动过速时 QRS 波群时限大于 0.14s 者，高度提示室速。

（6）宽 QRS 波群心动过速的额面电轴左偏，有利于室速的诊断；电轴不偏有利于室上速的诊断。

（7）心动过速呈右束支阻滞图形，V₁ 导联的 QRS 波群呈单相的 R 波或呈双相的 qR、QR、RS 波形者，高度提示室速。V₁ 导联的 QRS 波群呈三相波形者，室上速和室速都可见到。若 V₁ 导联的三相波呈 rSR′ 或 M 型者，室上速的可能性大。若 V₁ 导联呈三相波，而 I、V₆ 导联的 QRS 波群初始部有 q 波（提示正常的室间隔激动），也提示室上速的可能性大。另外，V₁ 导联呈三相波，若伴有电轴左偏和 V₆ 导联 R/S 比例小于1，提示室速（若窦性心律时 QRS 电轴已是左偏，则心动过速是电轴左偏就没有判断意义了）。V₁ 导联 QRS 波群呈"兔耳形"（宽大的 QRS 波群顶峰有明显切迹）者见于室速。

（8）宽 QRS 波群心动过速呈左束支阻滞图形者，只有 V₆ 导联有助于鉴别，V₆ 导联呈 QR 或 QS 波，提示为室速。

（9）如果 V₁～V₆ 导联的 QRS 波群一致性的都向上的（图23-6），或者是一致性的都向下（图23-7），则高度提示室速。

2. Brugada 方案

（1）Brugada 四步法：其总的敏感性为 98.7%，特异性为 96.5%。

第一步：胸前导联 QRS 波群形态均无 RS 形，为室速；否则进行下一步。

第二步：胸前导联 QRS 波群形态有 RS 形，其中有一个导联的 RS 间期（R 始点至 S 波谷点）大于 100ms 者，为室速；否则进行下一步。

第三步：有 P 波与 QRS 波群分离者，为室速；否则进行下一步。

第四步：V$_1$ 和 V$_6$ 导联 QRS 波群形态符合室速图形者，即 QRS 呈右束支阻滞型时，V1 导联呈 R、QR 或 RS（单或双相），V$_6$ 导联 R/S < 1、呈 QS 或 QR；QRS 呈左束支阻滞型时，V$_1$ 或 V$_2$ 导联 R 波时限 > 30ms 或 RS 间期 >70ms，S 波有明显切迹，V$_6$ 导联呈 QS 或 QR 形。

胸前导联 QRS 形态均无 RS 形

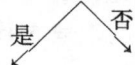
室速　　有一个胸前导联的 RS > 100ms

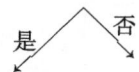
室速　　　房室分离

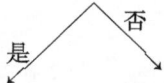
室速　　　V$_1$、V$_6$ 的 QRS 形态符合室速图形特征

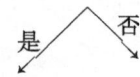
室速　　　室上速伴差传

如果上述四步法尚不能鉴别宽 QRS 波群心动过速为室速还是旁路前传的房室折返性心动过速，可进行下述 Brugada 三步法。

（2）Brugada 三步法

第一步：V$_1$~V$_6$ 导联以负向波为主者，为室速，否则进行下一步；

第二步：V$_2$~V$_6$ 导联有呈 QR 形者，为室速，否则进行下一步；

第三步：房室分离者，为室速，无房室分离者为旁路前传房室折返性心动过速。

V$_1$~V$_6$ 负向波为主

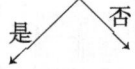
室速　　V$_2$~V$_6$ 有呈 QR 形

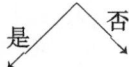
室速　　　房室分离

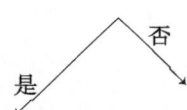
室速　　　旁路前传的房室折返性心动过速

四、电生理检查对宽 QRS 波群心动过速的鉴别

1. 食管电生理检查

（1）心动过速时食管导联心电图呈房室分离者为室速（图 23-9，图 23-10A、B）；

（2）宽 QRS 波群心动过速时食管导联示室房 1:1 传导者，可行心房刺激，若夺获心室的 QRS 波群变窄或变成另一种图形者为室速（图 23-11）；未变者为室上速（图 23-12）。

2. 心内电生理检查

（1）房（A）室（V）波分离，AH 与 AH 自成节律，V 与 V 自成节律，V 率大于 AH 率，或 AH 与 V 不分离，呈 V-H-A 顺序（即室房 1:1 逆传）者，为室速；

（2）以高于心动过速的速率行心房刺激夺获心室，呈 A-H-V 顺序，且 QRS 图形变窄或变为另一种图形者，为室速；

（3）可用起搏标测或激动标测确定室速及其起源点及激动顺序。

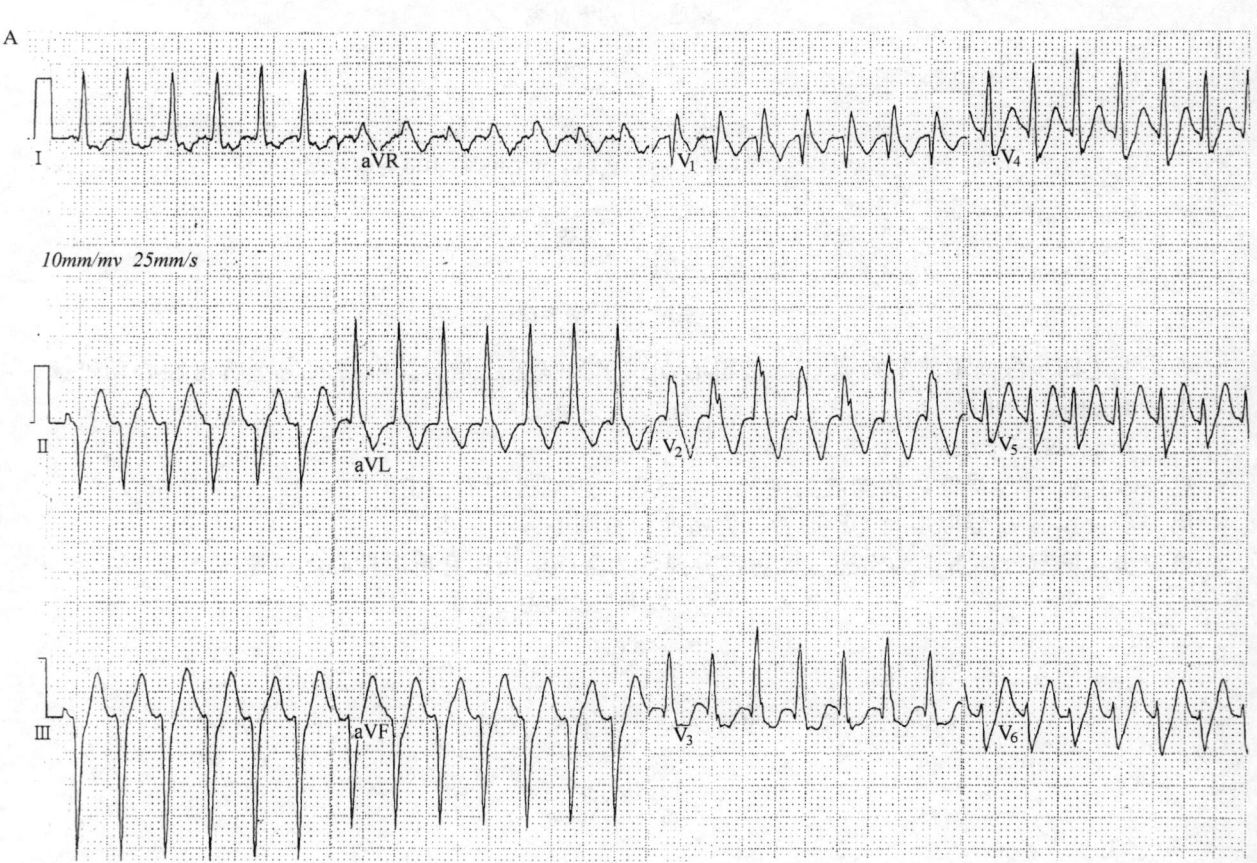

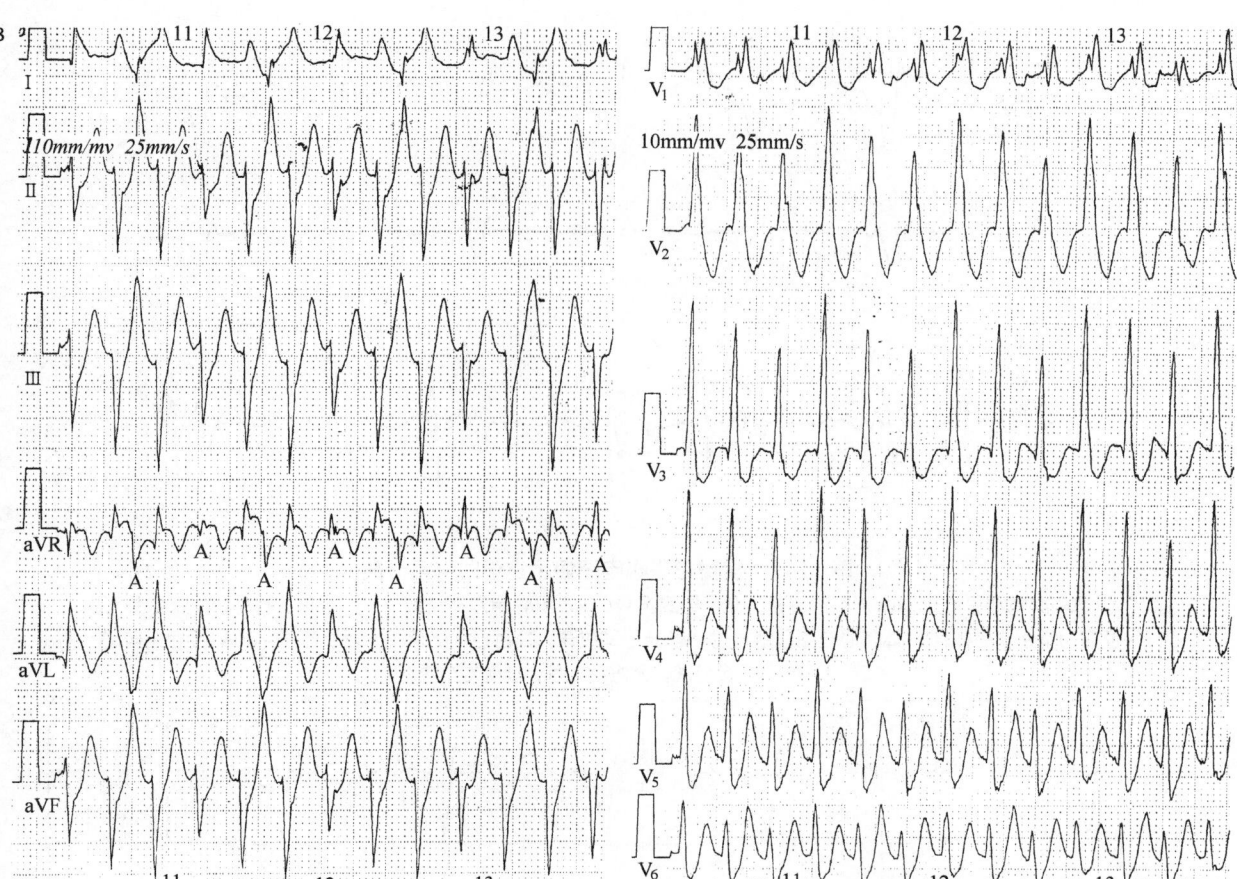

图23-9　食管双极记录图清晰显示房波，有助于心动过速的鉴别诊断

A. 心动过速频率217bpm，QRS波时限 < 0.12s,电轴 –70°；B. 食管双极记录（即左右上肢导联分别与食管电极尾端的两极相连）及同步记录的12导联心电图，在Ⅰ、Ⅱ、aVR、V₁导联均清晰显示出心房波（A），频率140bpm，房室分离，支持室速的诊断

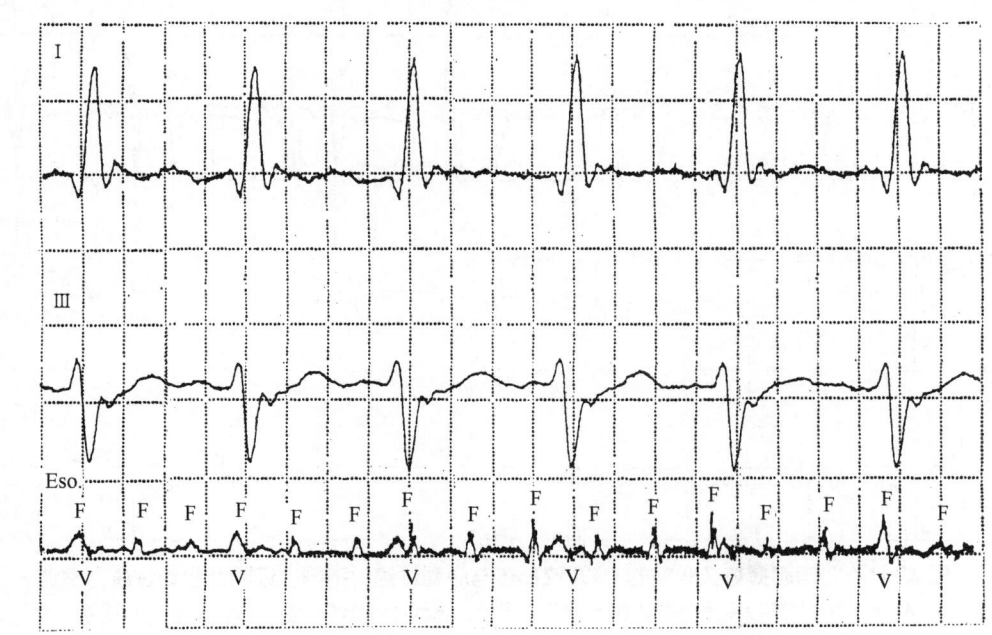

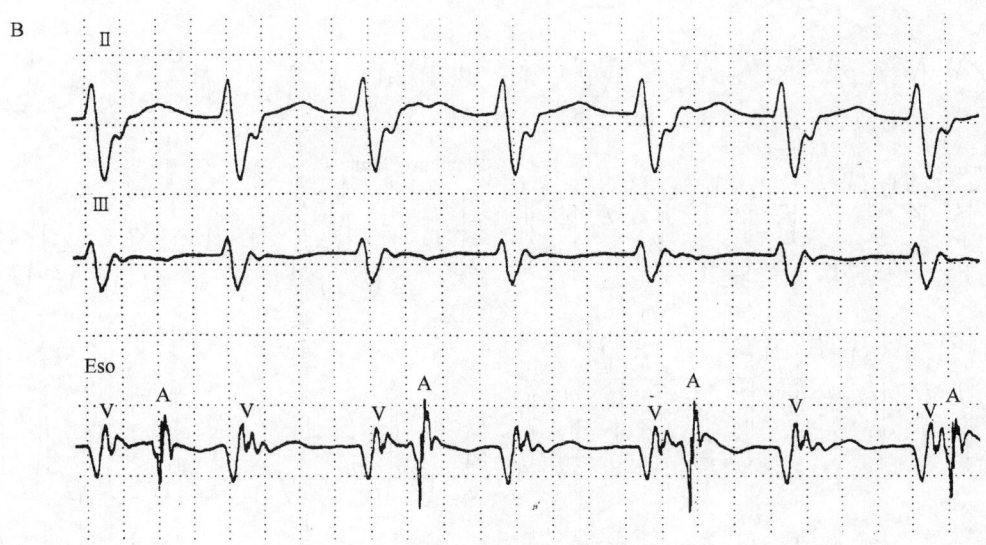

图 23-10　食管导联心电图显示室速时房室分离

A. 体表心电图显示宽 QRS 波心动过速，食管导联记录（Eso）示心房为扑动波（F），与心室搏动（V）完全分离，证实为室速伴房扑；B. 体表心电图显示为宽 QRS 波心动过速，食管导联记录（Eso）示心房搏动（A）与心室搏动（V）完全分离，无固定关系，证明为室速

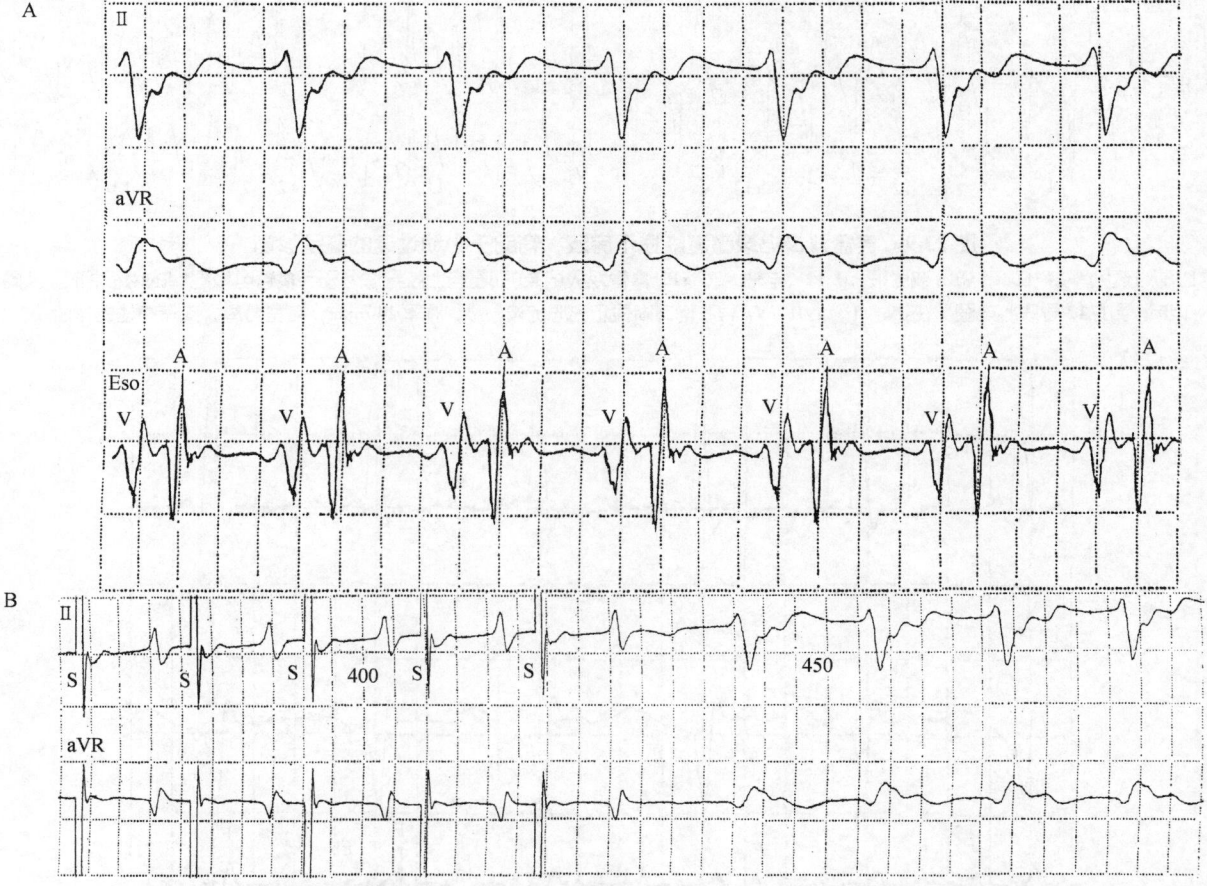

图 23-11　心房起搏夺获心室的 QRS 波形态与心动过速时不同，证明此心动过速为室速

A. Ⅱ、aVR 导联与食管导联电图（Eso）同步记录，显示心动过速时室（V）房（A）呈 1:1 传导。

B. 心房起搏夺获心室时 QRS 波与心动过速时不同，时限变窄，证明心动过速为室速

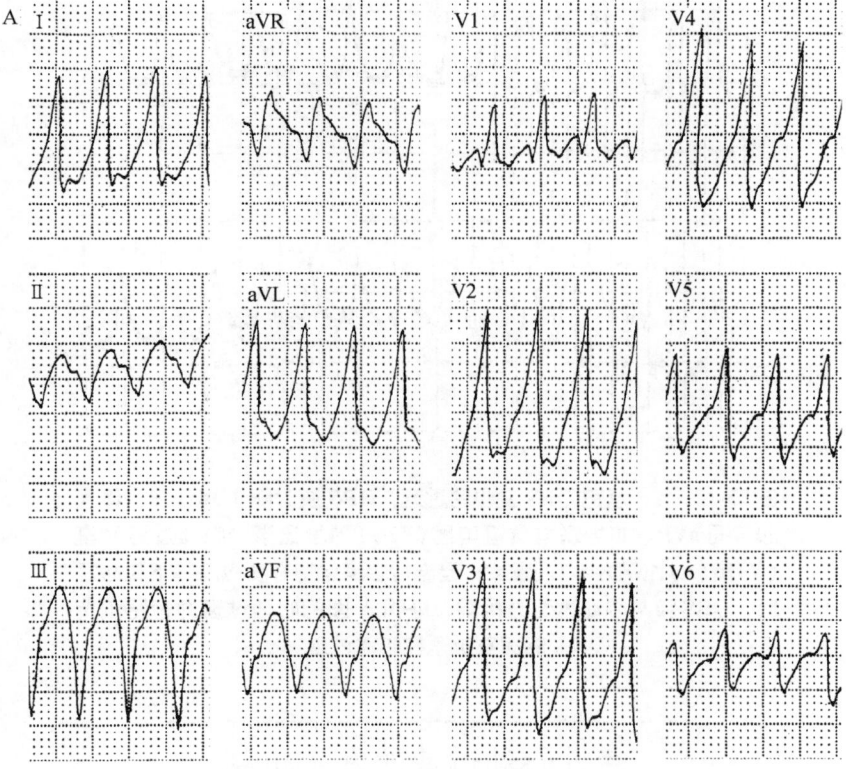

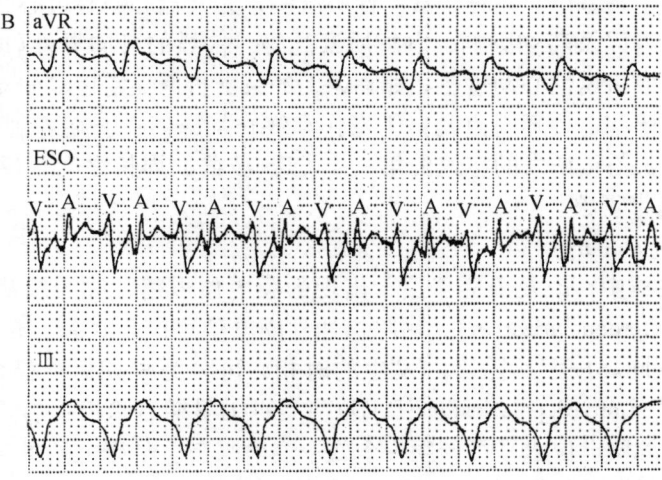

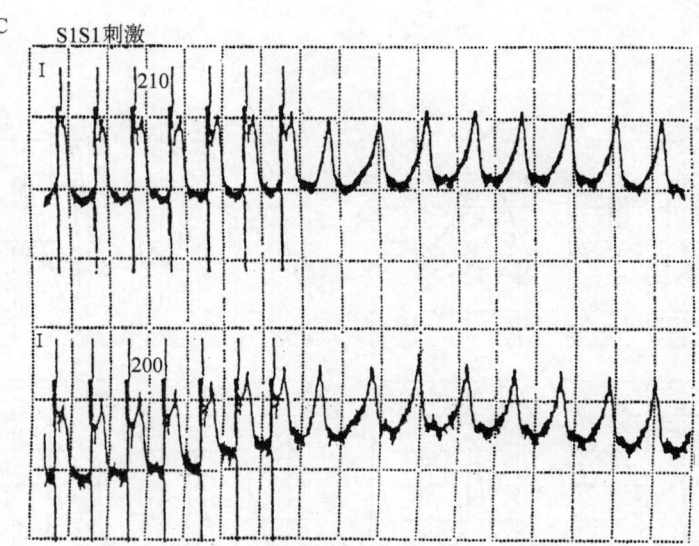

图 23-12 **A**：示宽 **QRS** 波心动过速，**QRS** 波时限 **0.16s**；**B**：体表
心电图 **aVR**、**Ⅲ** 导联与食管电图（**ESO**）同步记录。心动过速时室
（**V**）房（**A**）比例为 **1:1**。图 **C**：但当行心房起搏夺获心房并下传心室
时，**QRS** 波与心动过速时相同，证明 **A** 图的心动过速为旁路前传
的房室折返性心动过速

室性心动过速的发生机制

1. 折返（reentry）

折返机制是临床上所见大多数室速的发生机制。浦肯野纤维或局部心室肌的传导速度与不应期的差异是产生折返运动的病理生理基础。多见于器质性心脏病，尤其冠心病有过心肌梗死的患者，少数可见于其它心脏病或心脏正常者以及药物影响、电解质紊乱等，传导的各向异性（anisotropy），都可引起传导性和不应期的改变，形成折返性心动过速。如临床上的束支折返性室速、分支形室速、心室肌内折返性室速等。其最重要的临床和电生理特点是：①发作和终止均骤然；②期前刺激（或自发性早搏）的偶联间期，或超速起搏的周长与被诱发的室速的第一个 QRS 波群的周长之间呈反比关系；③室速时进行超速（连续）起搏可出现拖带现象。

2. 触发活动（triggered activity）

在动作电位的复极过程中，或复极完毕后，出现的膜电位震荡，称为震荡电位（oscillatory afterpotential），或称为后除极（afterdepolarization），后除极达到阈电位可产生兴奋，形成触发活动，它与正常和异常的自律性均完全不同。按照后除极的发生的时相，可分为早期后除极（early afterdepolarization；EAD）和延迟后除极（delayed afterdepolarization；DAD）两类：①早期后除极：后除极发生在动作电位的 2相或 3 相，此震荡电位达到阈电位水平可产生一个或一连串兴奋。临床上所见某些长 QT 间期综合征与尖端扭转性室速，可能为早期后除极所致。②延迟后除极：后除极发生在动作电位的 4 相，即膜电位复极完毕之后发生震荡电位，其振幅达到阈电位，也可产生一个或一连串兴奋。临床上洋地黄中毒时发生的室速，多为延迟后除极所致。

3. 心室异位灶的自律性增高

心室内异位起搏点可有两种情况。①心室内具有自律功能的浦肯野纤维，其固有频率约为 30 ～

40bpm，通常为频率较快的高位主导节律点所抑制，不表现起搏功能。当其自律性增高（4 相自动除极加速时），频率超过主导节律时，可控制整个心室节律，形成室速。②原来没有自律性的心室肌细胞，在病理情况下转变为慢反应细胞，具有自律性，如果其频率超过了主导节律，也可形成室速，称为异常的自律性增高。临床见到的加速性心室自主心律属于这种机制。

临床上几种重要的室速

一、持续性单形性室速

1. 定义

持续性单形性室速（sustained monomorphic ventricular tachycardia）是指室速发作时 QRS 波群形态一致，持续时间 >30s 或虽未达到 30s，但有明显血流动力学障碍，需紧急直流电转复的室速。

2. 病因

冠心病，尤其是陈旧性心肌梗死是持续性单形性室速的最常见病因（图 23-1）。约 5% 的急性心肌梗死的患者发生持续性单形性室速；在发生持续性单形性室速而无急性心肌梗死的患者中，约 70% 有陈旧性心肌梗死。急性心梗后的第一年中，约有 5% 的患者发生持续性单形性室速。其次为扩张型心肌病，约占 10% 左右。二尖瓣脱垂、肥厚型心肌病、致心律失常性右室心肌病（ARVC）、瓣膜病、酒精中毒性心肌病、急性心肌炎、先天性心脏病术后（图 23-13）等均可发生持续性单形性室速。另外，约 10% 的持续性单形性室速患者无明显的器质性心脏病，即所谓的特发性室速，这类室速将在另一节中介绍。

3. 机制

折返是持续性单形性室速的常见机制。陈旧性心肌梗死、致心律失常性右室心肌病（ARVC）和扩张型心肌病所并发的持续性单形性室速，大多数可被程序刺激诱发和终止。心肌内如果有激动传导的缓慢传导区域（亦即产生折返运动区域），在 QRS 波群之后仍有微弱的高频电活动，普通心电图不能记录到，但通过平均信号叠加心电图可记录到在 QRS 波群之后出现的时限 >30ms，振幅低于 $20\mu V$ 的电位，称为晚电位（late potentials）。80% ～90% 的持续性单形性室速患者晚电位阳性。在陈旧性心肌梗死和扩张型心肌病患者的持续性单形性室速均显示有拖带现象，也支持是折返机制。

冠心病尤其是陈旧性心肌梗死是持续性单形性室速最常见病因。通过对心肌梗死部位的心内、外膜外科手术标测证实，其发生通常是由折返引起。折返环路可有不同构形，但其共同的特征即在瘢痕区域内或疤痕边缘存在缓慢传导区（SCZ），其内有被纤维组织环绕的活心肌纤维束，由于细胞间隙的纤维化和细胞与细胞间连接疏松，导致传导缓慢。在折返环路中有些通道较窄，称峡部，有些则较宽。折返环路的全部或部分可位于心内膜下、室壁内或心外膜，后者约占 1/3。Stevenson 等根据心梗瘢痕内折返环路中各个部位与缓慢传导区的关系，设计了"8"字形环路图（图 23-14）。其中包括缓慢传导区、缓慢传导区的出口和入口，以及位于瘢痕内的内环和沿瘢痕边缘的外环。传出的激动离开出口后传入心室其他部位，导致这些部位去极化，产生 QRS 波群，继之折返激动可通过外环或内环回到缓慢传导区。激动在外环去极化可在体表心电图上表现出来。在内环激动不能使远处心肌去极化，内环也不能产生被体表心电图检测到的电活动。缓慢传导区的电生理特征为：①局部去极化时可产生异常或低振幅的碎裂电位；②在缓慢传导区内起搏可隐匿性拖带室速；③隐匿性拖带时伴有刺激（S）至 QRS 波群的时间（S-QRS）延长，表明起搏部位可能位于缓慢传导区。折返环可为单环，也可为多环。在折返环路附近常常存在所谓的"旁观者"，其可与环路相连有时可显示出异常电活动，产生碎裂电位，而被误认为缓慢传导区。

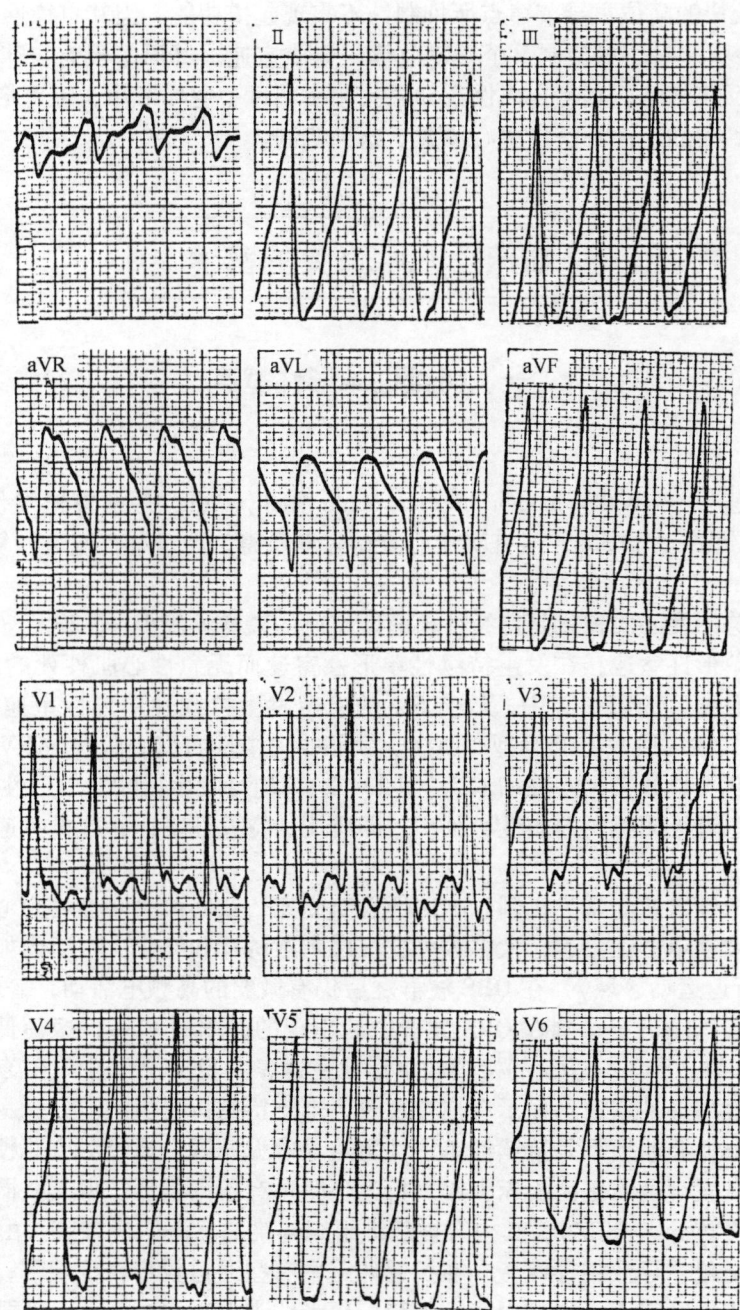

图 23-13　法洛四联症矫正术后室速。男性，13 岁，2 年前行法洛氏
四联症矫正术，术后出现持续性单形性室速，呈右束支阻滞图形

4. 临床表现及预后

持续性单形性室速患者大多数有临床症状，包括心悸、黑矇、近似晕厥或晕厥。这种室速可自行终止，也可演变成心室颤动而猝死。在演变成室颤之前常有心动过速频率的逐渐加快。

5. 治疗

（1）持续性室速的终止：①患者室速发作，无论何时出现血流动力学障碍，应立即进行经同步直流电复律。首次的能量建议为 100～200J，大多数患者有效。如果初次电击无效，可增加能量重复电击。

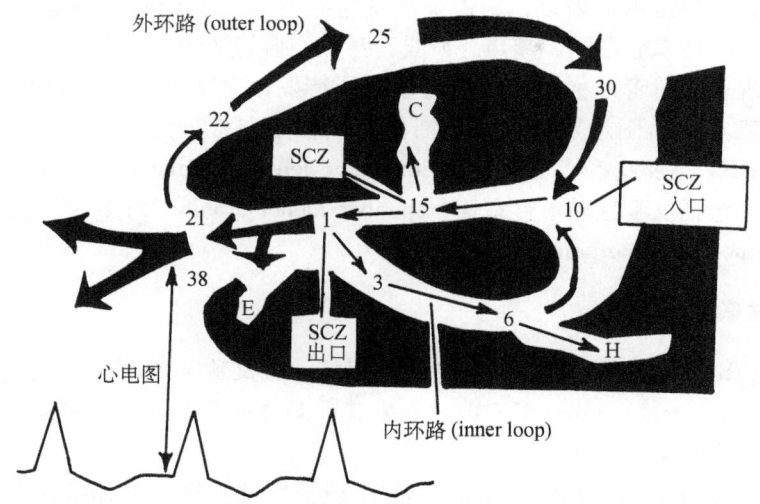

图 23-14 心肌梗死后瘢痕组织内 "8" 字形折返环路示意图

图中的黑色区域代表瘢痕组织，激动传导用黑色箭头表示，数字表示环路中的不同部位。折返环路由慢传导区（SCZ）、外环路（outer loop）和内环路（inner loop）组成。缓慢传导区有入口（部位 10）和出口（部位 1）。通过缓慢传导区的激动经内环路或外环路传导到缓慢传导区入口。体表心电图记录不到瘢痕组织内折返环路去极化变化，但外环路的电活动可在体表心电图 QRS 波上得到反映。此外，图中还显示一些 "旁观者" 环路或 "死胡同" 部位（C、E、H）（引自 Huang SKS. Radiofrequency catheter ablation of cardiac arrhythmias,1994）

②对于耐受较好的持续性室速，可行药物或干预性起搏治疗。可用的药物包括利多卡因、普鲁卡因酰胺、胺碘酮、β受体阻滞剂等。③心室起搏可终止室速：经静脉行右室程序刺激和/或短阵快速起搏，有时联合抗心律失常药物有助于室速的终止。

（2）持续性室速的长期药物治疗：少数患者有可纠正的可逆性诱发因素，如心肌缺血、低氧血症、药物中毒、酸碱失衡及电解质紊乱等，去除诱因室速可以不再发生。但有的室速会复发，因此需要长期治疗。需长期治疗的室速患者可分为两组：①频繁发作组：需使用多种抗心律失常药物，其治疗效果可从临床及电生理检查和/或动态心电图监测加以判断、证实。②偶尔发作组：其药物疗效可采用两种间接的方法来评价。一种方法是根据药物对电生理检查诱发室速的有效性；另一种为 24h 动态心电图监测，根据药物对自发的或运动所诱发的室性心律失常的抑制作用效果来判定，选择药物。

（3）非药物治疗：①导管消融：对难治性室速可进行导管消融加以根治（如特发性室速），或改变室速原来的性状增加其对药物的敏感性。对已行植入性心脏转复除颤器（ICD）治疗的患者也可行导管消融终止或减少室速发作，以减少放电次数，延长 ICD 的使用寿命。消融方法为根据心电图初步判断室速的起源部位，行心室内膜导管标测，进一步精确确定室速发生部位，实施射频电流消融。②ICD：对致命性的但偶尔发生的顽固性室速可植入 ICD，可有效终止心动过速的发作，预防猝死。③外科手术治疗：包括心内膜环形心室肌切除术、心内膜病灶切除术、室壁瘤切除术和心室隔离术等，目的在于切除产生室速的基质，根治室速，但其效果远未达到满意。

二、特发性室速（idopathic ventricular tachycardia；IVT）

室速多见于心脏结构异常的器质性心脏病患者，且主要起源于左室。但近 30 年来心脏结构正常，即无器质性心脏病室速的报道不断增多，约占全部室速的 10%。所谓心脏正常是指经过临床查体、平时心电图、运动心电图、动态心电图、超声、X 线，甚至心血管造影、核医学等手段均未发现心脏结构异常的证据，而只表现有室速者，称此为特发性室速。特发性室速的分类比较复杂，根据起源部位不同，心电图表现为左束支阻滞图形及右束支阻滞图形，临床上常分为右室特发性室速（idiopathic right ventricular tachycardia；IRVT）及左室特发性室速（idiopathic left ventricular tachycardia；ILVT）。其中前者主要为右室流出道室速，包括反复性单形性室速（repetitive monomorphic VT；RMVT）及阵发性持续性单形性室速（paroxysmal sustained monomorphic VT；PSMVT）。

（一）右室特发性室速

右室特发性室速（IRVT）主要起源于右室流出道部位，故又称为右室流出道特发性室速（idiopathic right ventricular outflow tract tachycardia；RVOT），右室其它部位也可发生，但较少见。

1. 右室流出道室速的心电图表现

（1）平时心电图：窦性心律时心电图正常，无 ST 段及 T 波异常，无 epsilon 波。平时心电图常可见与室速同形的频发室性早搏。

（2）心动过速的心电图表现（图 23-15）

1）QRS 波群较宽，多在 0.14～0.16s，呈左束支阻滞图形，其速率范围为 150～260bpm（室速周长范围为 230～400ms）。Ⅰ导联 QRS 波群较小，aVL 导联总为负向波，而Ⅱ、Ⅲ、aVF 导联呈正向大 R 波（下垂电轴）。

2）额面电轴与室速起源部位有关。起源于流出道近间隔时，Ⅰ导联 QRS 波群负向，额面电轴右偏；起源于流出道游离壁近三尖瓣环部位时，Ⅰ导联 QRS 波群向上正向波，电轴正常；起源于以上两个部位之间时，Ⅰ导联 QRS 波群阵幅小，电轴不偏或轻度右偏。

3）胸前 V₁～V₆ 导联 R 波振幅逐渐增大，多在 V₃～V₅ 导联 R/S＞1，室速起源点越高（离肺动脉瓣越近）或偏向流出道右侧游离壁，则胸前导联 R/S 移行越早，即在 V₃ 导联 R/S＞1；起源点越低或越接近流出道间隔部，R/S 移行越晚，至 V₄ 或 V₅ 导联才呈 R/S＞1。

（3）右室流出道室速发作形式：可表现两种形式，①阵发性持续性单形性室速（paroxysmal sustained monomorphic VT；PSMVT）持续时间大于 30s。②非持续性反复性单形性室速（repetitive monomorphic VT；RMVT），典型的 RMVT 可表现为无休止性室速，可在短阵室速之间夹有数个窦性搏动（图 23-16）。

（4）右室流出道特发性室速的频率依赖性

1）运动试验可使 1/4～1/2 的病人诱发出临床型室速，一种在运动过程中出现的室速，也可在运动后恢复期出现，表现为临界的窦性心律频率依赖性，即在一定窦性心律的频率范围内容易发生室速。

2）动态心电图监测也证明右室流出道特发性室速有窦性心律临界心率的依赖性。室速持续时间与室速发作前窦性心律速率呈正相关，室速发作前有窦性周期逐渐缩短表现，室速发作前一个周期长度明显短于其窦性周期。这些频率依赖性表明右室流出道特发性室速发生可能与交感迷走神经失衡，交感功能增强在右室流出道特发性室速发生机制中起作用。

2. 右室流出道特发性室速的诊断与鉴别诊断

（1）诊断

1）心动过速时其 QRS 波群在Ⅰ导联呈小 QRS 波群，Ⅱ、Ⅲ、aVF 导联为大 R 波，aVL 导联为 QS 波，胸前导联为左束支阻滞图形，排除器质性心脏病后可确诊。

2）平时心电图可见与室速同形的室早有助于诊断。

3）动态心电图有更多几率记录到持续性或非持续性右室流出道室速。

（2）鉴别诊断

右室流出道室速主要与有器质性心脏病的呈左束支阻滞形的室速鉴别。其鉴别主要有以下 5 条：

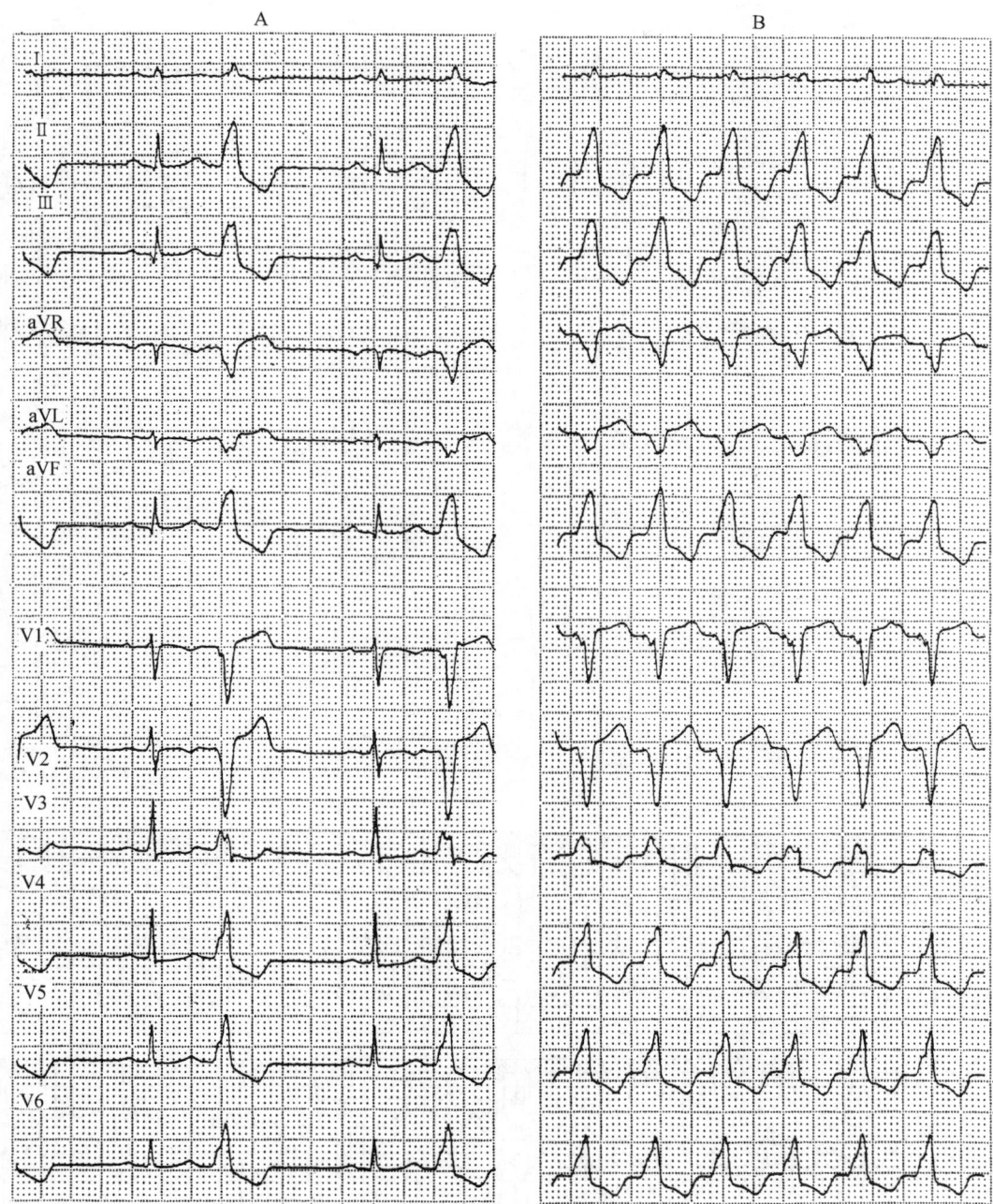

图 23-15　右室流出道室速

A. 平时心电图，可见与室速同形的频发室性早搏，呈二联律。B. 心动过速时心电图，QRS 波时限 0.14s，呈左束支
阻滞图形，速率 143bpm，Ⅰ 导联 QRS 波呈小"M"型，aVL 导联为负向波，Ⅱ、Ⅲ、aVF 导联呈正向
大 R 波（下垂电轴）

①右室流出道室速病人在窦性心律时心电图正常。②右室流出道室速的 Ⅱ、Ⅲ、aVF 及 V₅、V₆ 导联 R
波振幅较高，大于 1.5mV，而心肌梗死后或心肌病室速，虽可能呈左束支阻滞形室速，但其振幅较低。
③右室流出道室速的各肢体导联上的 R 波振幅之和多大于 4.0mV，而器质性心脏病室速则振幅多小于
4.0mV。④右室流出道室速的额面电轴向下（下垂电轴），可右偏但不会左偏；而器质性心脏病室速电
轴可左偏。⑤右室流出道室速除 aVR 导联外，只有 aVL 导联呈 QS 形，其它导联无 QS 形表现，而器质
性心脏病室速可呈 QS 形。

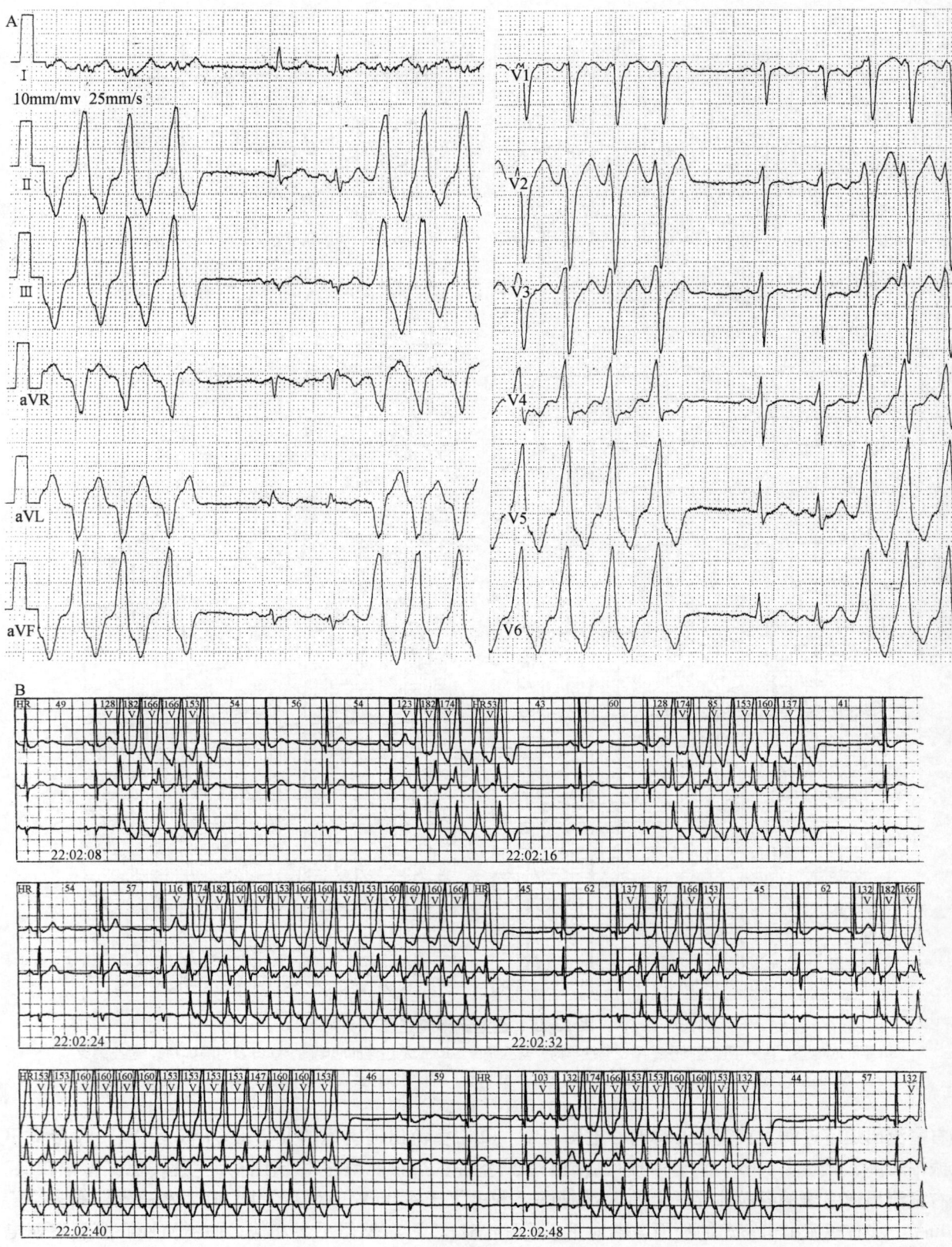

图 23-16 图 A 为常规 12 导联心电图，图 B 为三通道动态心电图。两份图均显示起源于右室流出道的非持续性、
重复性、单形性室速（RMVT），呈无休止性状态，在短阵室速之间夹有数个窦性搏动

　　另外，右室流出道室速应特别注意与致心律失常右室心肌病（ARVC）相鉴别，因为 ARVC 主要见于年轻人，其室速也可来源于右室流出道，呈左束支阻滞图形。

　　其主要鉴别点为：①右室流出道室速窦性心律时心电图正常，而 ARVD 窦性心律时心电图有右束支阻滞或不完全右束支阻滞，胸前导联 T 波倒置，可存在 epsilon 波。②右室流出道室速时其 aVL 导联多呈 QS 形，而 ARVC 室速时其 aVL 导联多不呈 QS 形。③右室流出道室速心室晚电位阴性，而 ARVC 心室晚电位常阳性。④磁共振检查可发现 ARVC 有特异的组织学异常（脂肪沉积和室壁运动异常）。

　　3. 发生机制

　　近年的研究结果表明，RVOT 的发生主要机制是触发活动（triggered activity）。Lerman 等经细致研究充分证明了大多数右室流出道室速是环化腺苷酸介导的延迟后除极（DAD）所致触发活动引起的，对腺苷敏感。环化腺苷（cAMP）的兴奋活动使肌浆网的钙呈振荡样释放，造成细胞内钙超载，从而介导了这一触发活动。腺苷是通过抑制 G 蛋白，降低细胞内的 cAMP 水平，从而减弱 cAMP 激活钙内向电流的作用而发挥作用的。腺苷还具有增加内源性乙酰胆碱，拮抗儿茶酚胺及其触发活动的作用。

　　4. 临床评价

　　右室流出道室速在临床上并非少见，虽然发作时症状多轻微，但 80% 有心悸，50% 有头晕，10% 可发生晕厥。女性发生率高于男性，大致为 8:1。其治疗取决于室速发作的频率及其症状轻重。发作不频且症状轻微或无症状，可不治疗而随诊观察；发作频或有黑蒙、晕厥者应选择导管射频消融治疗；处于中间状态者可用药物治疗，也可选择导管射频消融根治。

（二）左室特发性室速

　　左室特发性室速以往称为分支型室速，因其对异搏定敏感，又称为异搏定敏感性室速（verapamil sensitive VT）。左室特发性室速多起源于左室间隔部，极少数起源于左室游离壁，或折返环出口位于左室游离壁或左室流出道。

　　1. 特发性左室间隔室速（idiopathic left ventricular septum tachycardia）

　　（1）心电图特点（图 23-17A，图 23-18A）：

　　1）QRS 时限多在 0.12~0.14s。

　　2）呈右束支阻滞（右束支阻滞）形伴电轴左偏或极度右偏（额面电轴向上）。Ⅰ、Ⅱ、Ⅲ导联主波可一致向下（图 23-8）；或Ⅰ导联主波向上，Ⅱ、Ⅲ导联主波向下。V₁导联呈 R、Rr′、RsR′ 或 rsR′ 等形态。胸前导联 V₁~V₆导联的 S 波逐渐加深，通常 V₆导联的 R/S<1。

　　3）室速发作持续数小时、数日、数周或数月。

　　4）复律后有电张性 T 波，即在心动过速主波向下的导联复律后主波向上时，其 T 波倒置，可持续数日不等。

　　5）平时少见同形室性早搏。

　　6）另有一种（少见）右束支阻滞伴电轴右偏（起源于左室游离壁或折返环位于左室游离壁）。

　　（2）主要机制：目前认为是折返，表现在以下几个方面：①可被心房、心室程序刺激诱发。心室 S1S2 刺激时随配对间期的缩短，早搏刺激与室速第一个 QRS 波群的间期延长，提示有缓慢传导区参与室速的形成。②在心房或右室流出道刺激可产生拖带现象。③心动过速时在左室间隔部心内膜标测，可记录到比 QRS 波群提前的高频低幅电位，为左后分支的浦肯野纤维网激动的表现，又称之为浦肯野纤维电位即 P 电位（Purkinje potetial）（图 23-17B，图 23-18B、C）。但是这种电位是否代表左后分支参与折返活动，或者代表发生于浦肯野纤维的触发活动目前尚不清楚。

　　（3）评价与治疗：①药物治疗：异搏定终止特发性左室间隔室速的有效率很高。心律平静脉注射也可终止此类室速，其特点为室速的频率逐渐下降至出现窦性搏动，最后室速消失。Ⅲ类抗心律失常药物（胺碘酮、索他洛尔）可预防和减少发作。②射频消融治疗：心动过速时在左室间隔区标测到比 QRS 提前

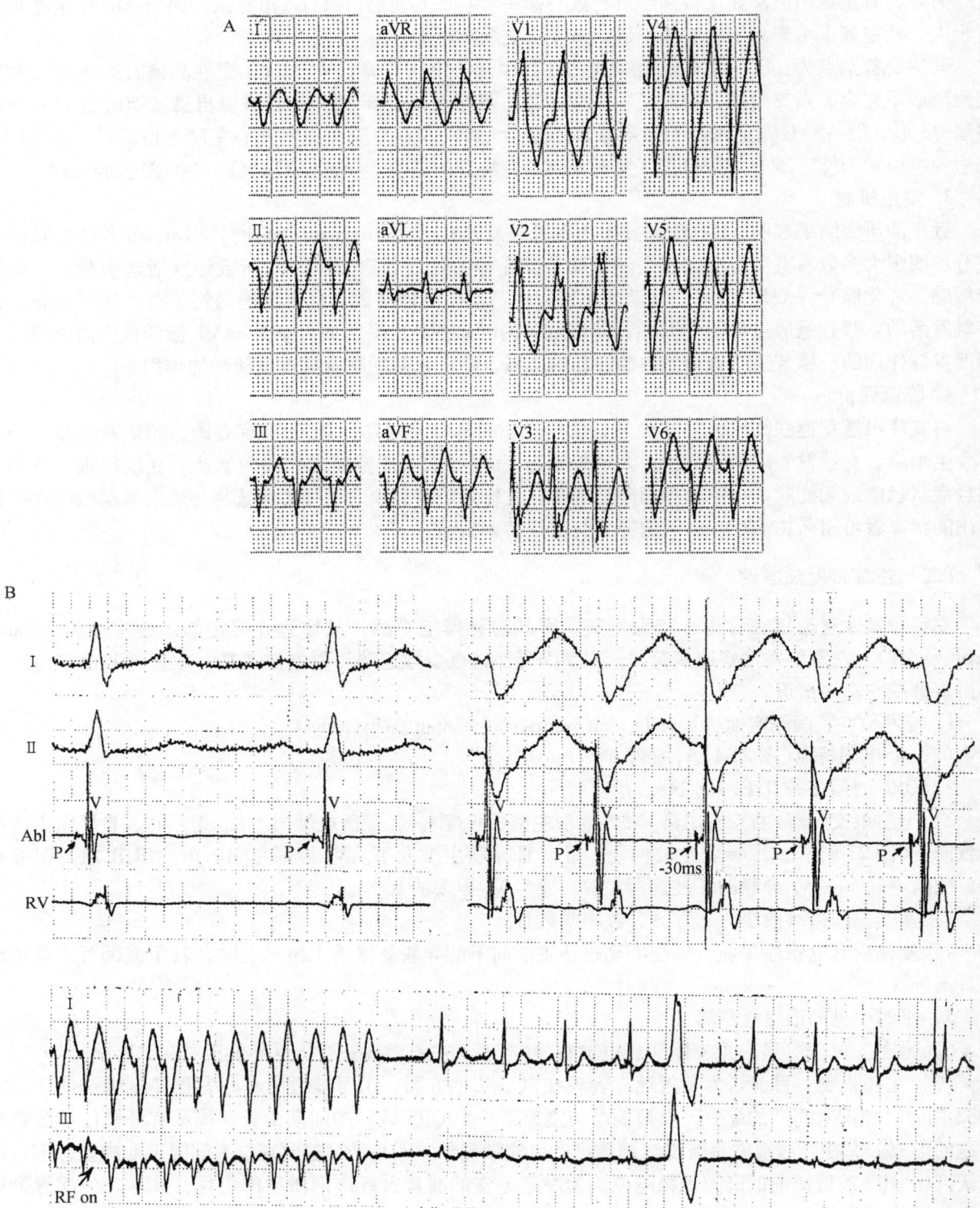

图 23-17　左室间隔室速

A. 典型的左室间隔室速，呈右束支阻滞图形，额面电轴右偏；B. 左上图示窦性心律下，在左室间隔偏后下部导管电极（Abl）记录到比体表心电图 QRS 波提前的高频低幅电位（P 电位）；右上图示在室速发作时亦能记录到 P 电位，在此处放电 1s 室速终止（下图）

A

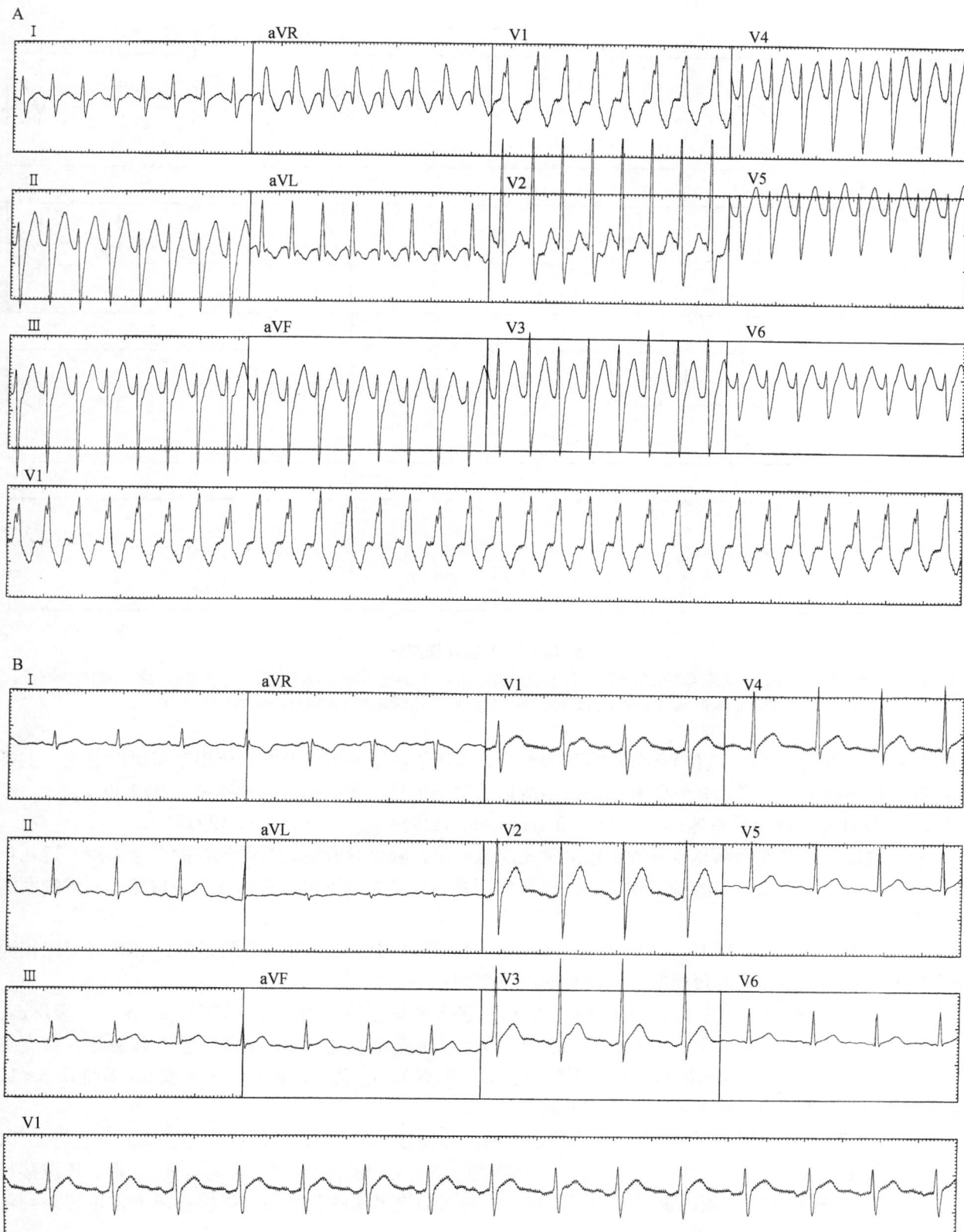

C

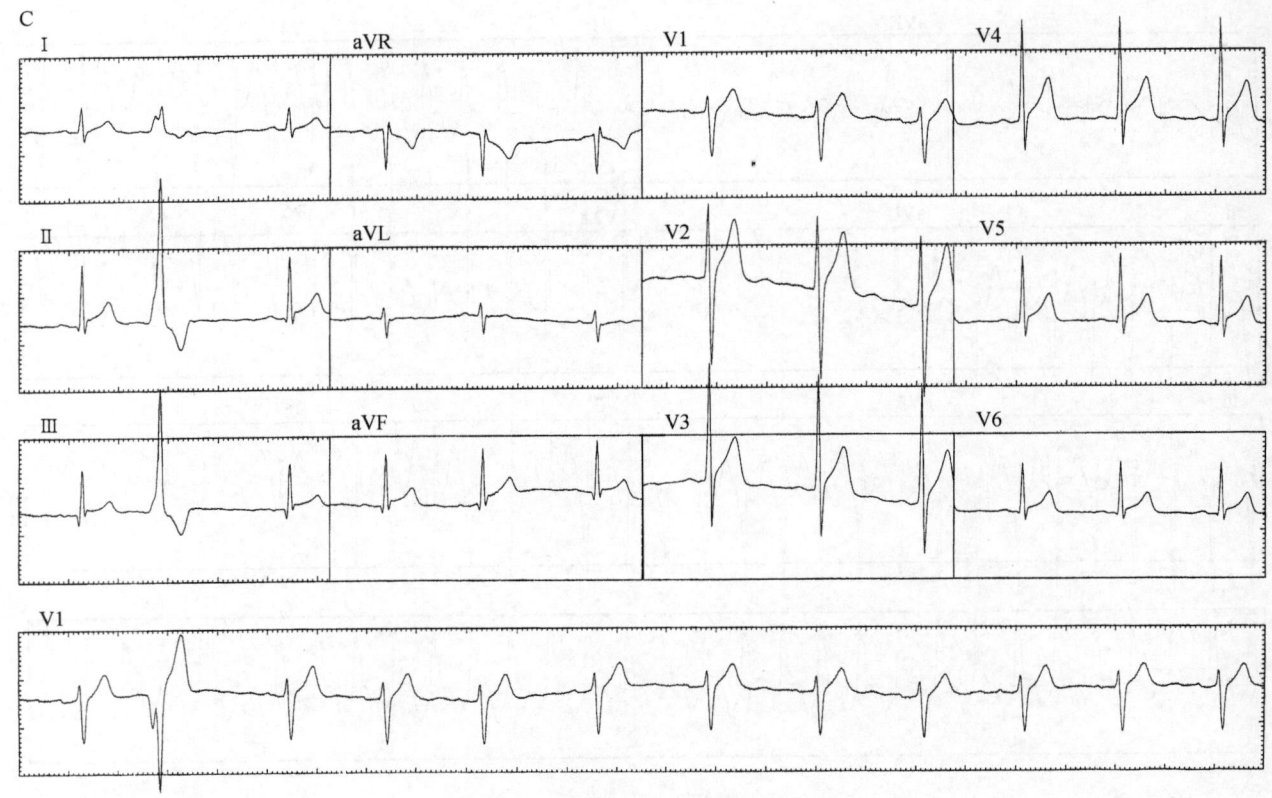

图 23-18 左室间隔室速

A. 为典型的左室间隔室速；B. 为射频消融前窦性心律时的心电图，Ⅱ、Ⅲ、aVF 导联 q 波不明显；C. 为射频消融后窦性心律时的
心电图，Ⅱ、Ⅲ、aVF 导联 q 波明显较消融前加深，为消融阻断了左后分支浦肯野纤维所致

的最早的高频低幅电位（P 电位）部位作为消融靶点。起源于左室游离壁及左室流出道室速的室速，主要
采用起搏标测的方法，激动标测的有效部位不能记录到 P 电位。射频消融的成功率为 95% 以上。

2. 特发性左室流出道室速（idiopathic left ventricular outflow tract tachycardia；LVOT）

右室流出道及左室间隔是特发性室速的常见起源部位，随着导管射频消融治疗的广泛应用，近几年
也有报道起源于左室流出道的特发性室速，但病数例尚不多。左室流出道室速发生率较低，具体的发病
率尚不详。

（1）心电图特点（图 23-19A、B）：窦性心律心电图：平时窦性心律时心电图正常，可有与室速相同
形态频发的室性早搏。心动过速时心电图可有以下表现：

1）QRS 波群增宽，多在 0.14～0.16s。Ⅰ 导联 QRS 波群振幅一般较小，可呈 qs、rs、rS 等形态，
aVL 导联总为负向波，Ⅱ、Ⅲ、aVF 导联呈正向大 R 波（下垂电轴）。胸前导联可呈不典型的右束支阻
滞图形，即 V₁ 呈 R、Rs 或 qRs 形；或呈不典型左束支阻滞图形，即 V₁ 导联可呈 rS 或 RS 形而 R/S ＜1，
这一形态与右室流出道室速的心电图基本相同。

2）不典型右束支阻滞图形伴电轴下垂的左室流出道室速，V₁ 导联呈 R 波，室速位于左室前上部，
即二尖瓣与主动脉瓣相连接处的左纤维三角。不典型的左束支阻滞图形，即 V₁ 导联呈 rS 形，R 波移行
在 V₂ 导联，室速位于左室流出道间隔侧，即左室间隔上部流出道的基底面，窦性心律下常可记录到希
氏束电位。

（2）左室流出道室速发作形式：与右室流出道室速相同，也可表现两种发作形式。①阵发性持续性
单形性室速；②非持续性重复性单形性室速，可表现为无休止性室速，在短阵室速之间夹有数个窦性搏动。

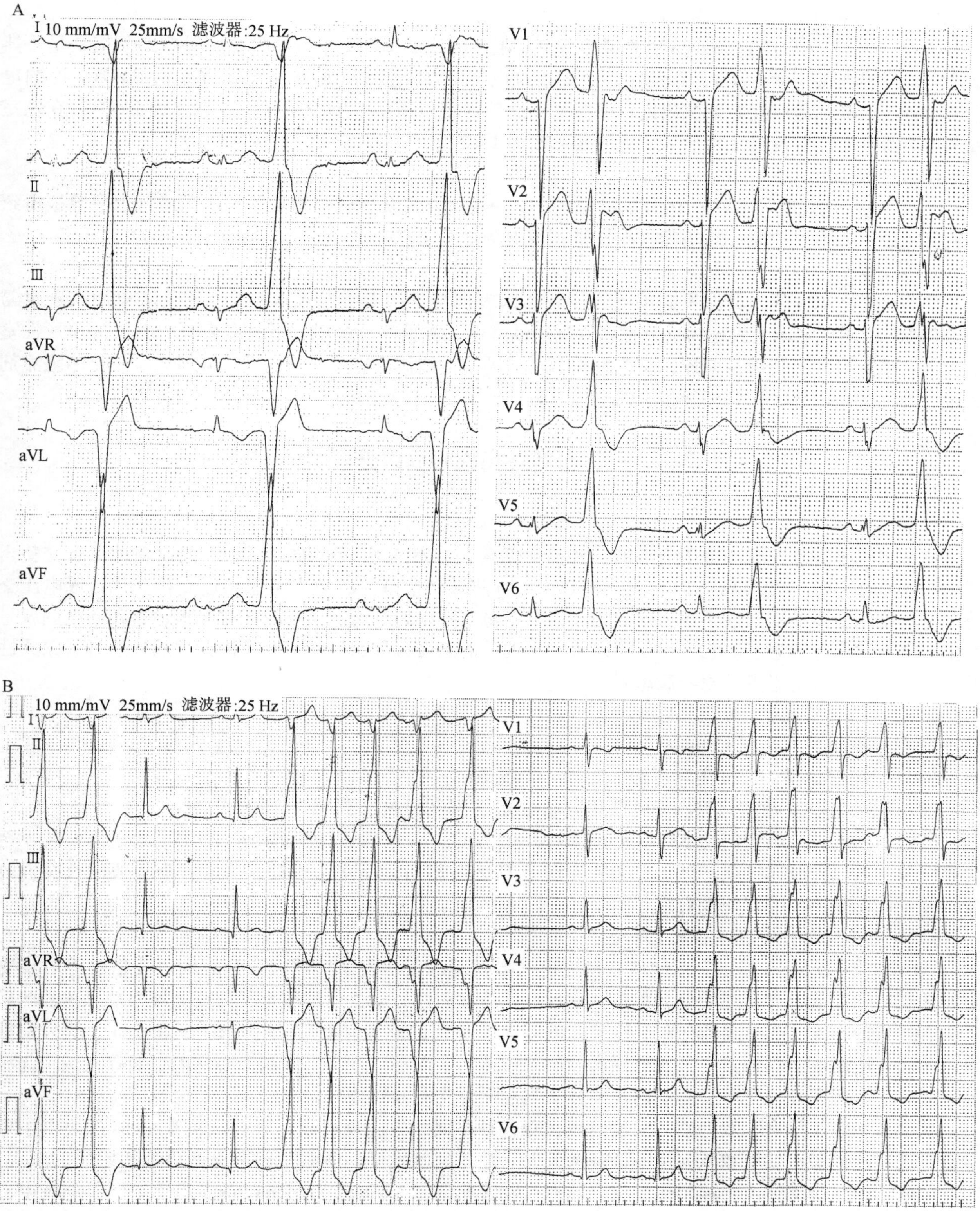

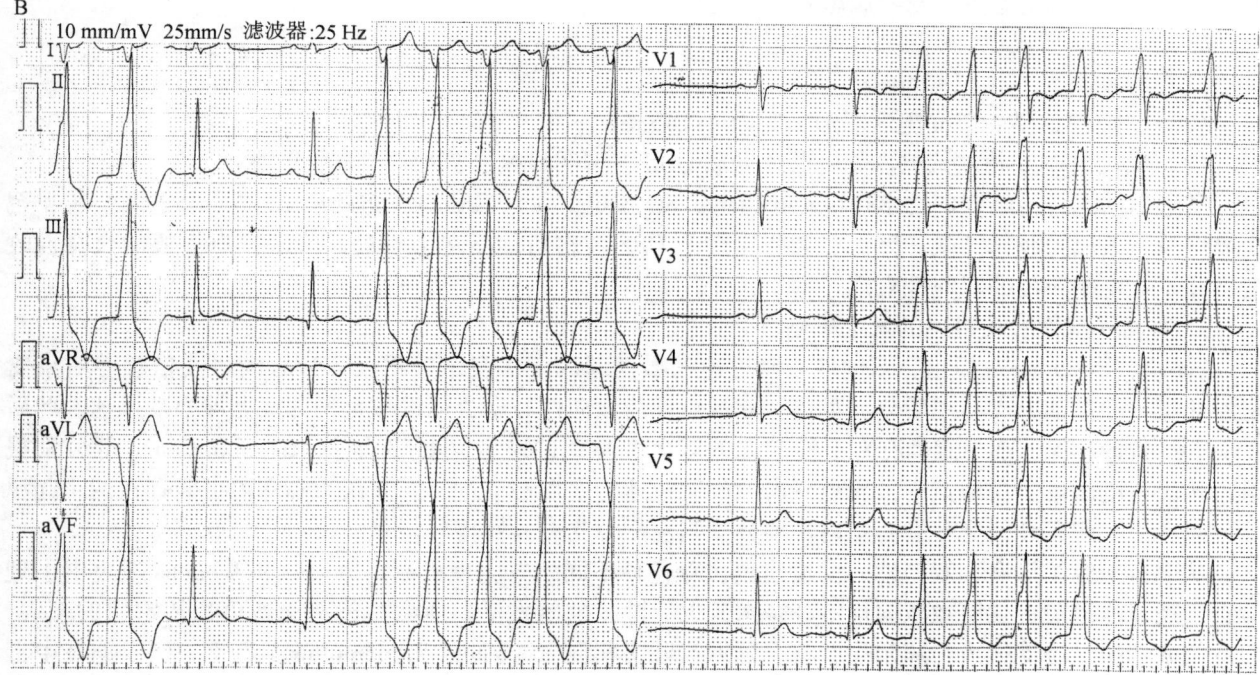

图 23-19　左室流出道室性早搏、室速

A. 女性，45 岁，心电图示 I 导联 QRS 波呈 qs 形，Ⅱ、Ⅲ、aVF 导联呈 R 形，aVL 导联呈 QS 形，V₁ 导联呈 RS 形，V₄ 导联呈 R 形，诊断为左室流出道室早二联律；B. 女性、19 岁，无器质性心脏病，心电图示宽 QRS 波心动过速，I 导联 QRS 波为 QS 形，Ⅱ、Ⅲ、aVF 导联呈 R 形，aVL 导联呈 QS 形，V₁ 呈 Rs 形，V₂ ~ V₆ 导联呈 R 形，诊断为左室流出道室速

3. 鉴别诊断

LVOT 主要与 RVOT 鉴别。呈不典型的右束支阻滞图形的 LVOT 与 RVOT 鉴别较容易。但是呈不典型的左束支阻滞图形的 LVOT，单纯在心电图上难以与 RVOT 鉴别，临床上也常误诊为 RVOT，心内电生理检查及射频消融时在右室流出道不能标测到理想的靶点或消融不成功时，才考虑为 LVOT；在左室流出道标测到靶点并消融成功后，方能确定诊断为 LVOT。

4. 发生机制

LVOT 电生理表现与 RVOT 有许多相近之处，一般认为其发生机制为自律性增高或延迟后除极所致的触发机制。心动过速时一般不能进行拖带，不支持是折返机制。

5. 治疗与评价

LVOT 发生率较低，具体发病率不详。其临床表现与 RVOT 室速基本一致，有的心电图表现也与 RVOT 基本相同。临床上表现为反复发作性单形性室速，常呈非持续性，平时多表现为频发的单形性室早，也有呈阵发性、持续性室速，室速发作常与活动及情绪波动有关。对腺苷、异搏定、β 受体阻滞剂及迷走神经刺激敏感，射频消融是有效的根治方法。

三、双向性室性心动过速

1. 概念

这一名称是对室速时心电图形态的一种描述性名词，室速时 QRS 波群形和方向以两种形态交替出现，肢体导联 QRS 波群主波方向上下交替变化，胸前导联常呈左右束支阻滞图形交替变化，或电压交替改变。临床所见的双向性室速大多数为洋地黄中毒所致，1922 年 Schwensen 首先报道这种心电图就是发生于洋地黄中毒的患者。它也可见于未服用洋地黄的患者，如服用含有乌头碱的草药的患者、家族性低血钾性周期性麻痹患者及冠心病患者。

2. 心电图典型表现(图 23-20)

(1) 心室率为 140~180bpm；

(2) QRS 波群呈右束支阻滞图形，时限 < 140ms；

(3) 额面电轴交替左偏或右偏，肢体导联 QRS 波群明显呈交替性、双向性改变。

需指出的是，诊断双向性室速(bidirectional ventricular tachycardia)一定阅读 12 导联心电图全貌，至少要记录一条以上肢体导联。因为在某些导联上 QRS 波群可能是单形性的，或者只有振幅的交替性改变，并不一定呈典型的双向性表现。

3. 双向性室性心动过速的发生机制

1969 年 Rosenbaum 提出，双向性心动过速的激动起源于房室结交界区，为心动过速依赖性右束支阻滞伴交替性左前分支与左后分支下传。此观点认为双向性心动过速看作是一种室上性心动过速。此后 Cohen 和 Voukydis 也曾报道确有室上性起源的双向性心动过速。但 1973 年 Morris 等和 Cohen 等分别报道，希氏束电图证实洋地黄中毒所致双向性心动过速为室性心动过速。并认为心室内可能存在两个起源灶，或者一个起源灶伴交替性心室内左前分支与左后分支差异性传导。

从现有研究结果看，双向性心动过速包含着各种不同的电生理机制。Vanagt 和 Wellens 通过电生理检查发现，洋地黄中毒所致双向性室速是由延迟后除极的触发活动所致：超速起搏可加快室速的频率，起搏频率越快，心动过速加速越快，符合延迟后除极机制。Wieland 和 Marchlinski 观察 2 例洋地黄中毒患者应用地高辛抗体治疗过程中心电图的演变，也支持触发活动机制：①心动过速减慢；②自发的室性早搏可重整心动过速，回归周期等于心动过速周长；③在一阵快速的短阵室速后原来的室速的频率加快；④无论有无自发的室性早搏，室速都可以自行发生与终止；⑤随着地高辛作用的减弱，双向性心动过速可转变为单一形态的室速，这种变化可能是心室内原有的两个室速起源灶在地高辛作用减弱后剩下一个。

　　Levy 和 Aliot 报道 1 例冠心病但无洋地黄中毒所致的双向性室性心动过速患者，首先显示交替出现两种单形性室性心动过速，然后出现双向性心动过速，两个方向的 QRS 波群，分别与两种单形性室性心动过速的 QRS 波群相同。用心室期前刺激可将双向性心动过速转变为单形性室速的一种，用另一个程序心室刺激可再度诱发出双向性室速。因此，他们认为心室内有两个折返环交替使用，形成双向性心动过速。

　　4. 双向性室速的治疗

　　洋地黄中毒的双向性室速预后险恶，必须迅速处理。一经确定，应立即停用洋地黄类药物，补钾和镁。抗心律失常药物选用利多卡因或苯妥英钠。目前对非洋地黄中毒的双向性室速认识较少，Martini 等报道 1 例无明确器质性心脏病而有双向性室速患者，用奎尼丁和心得安治疗有效。Tsukada 等报道 1 例乌头碱草药中毒所致双向性室速患者，注射利多卡因后终止。Tai 等也报道 1 例乌头碱草药中毒所致的无休止性双向性室速，注射氟卡胺终止。

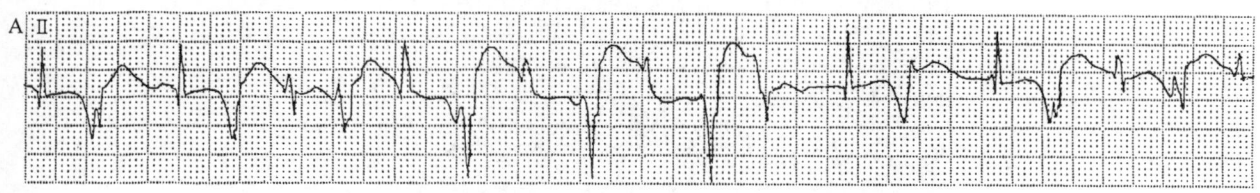

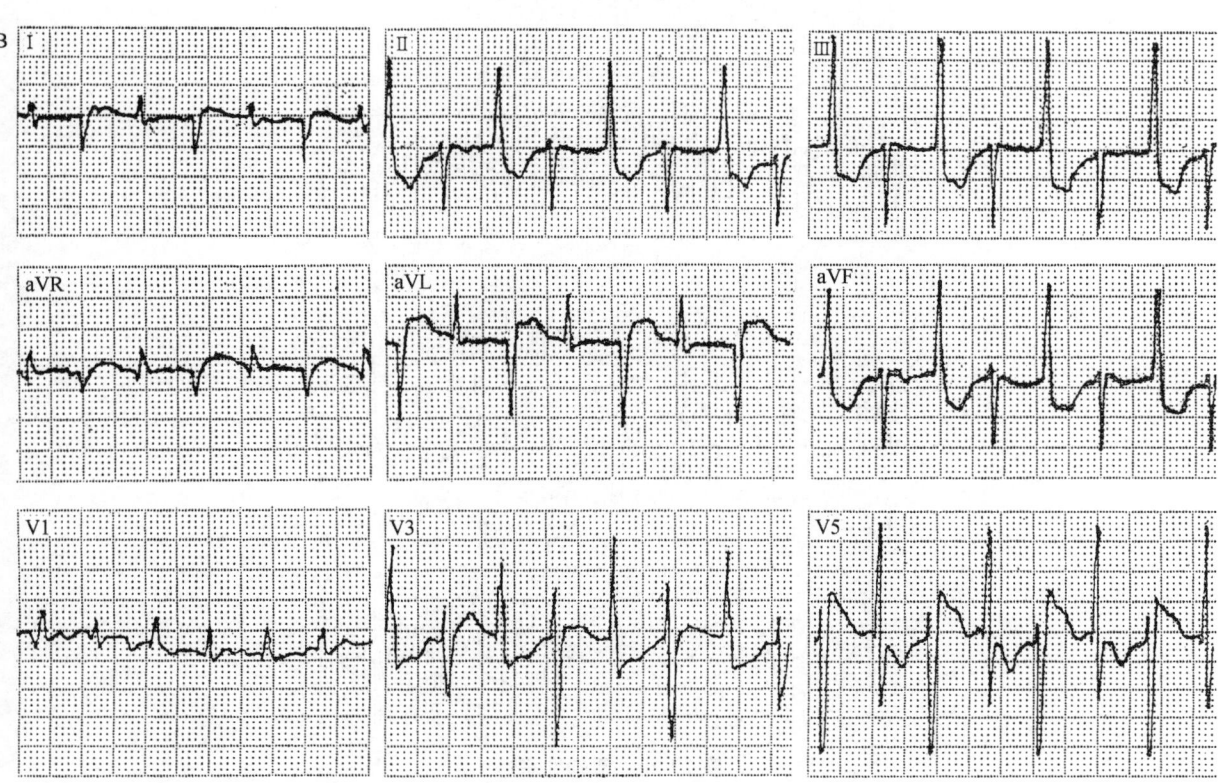

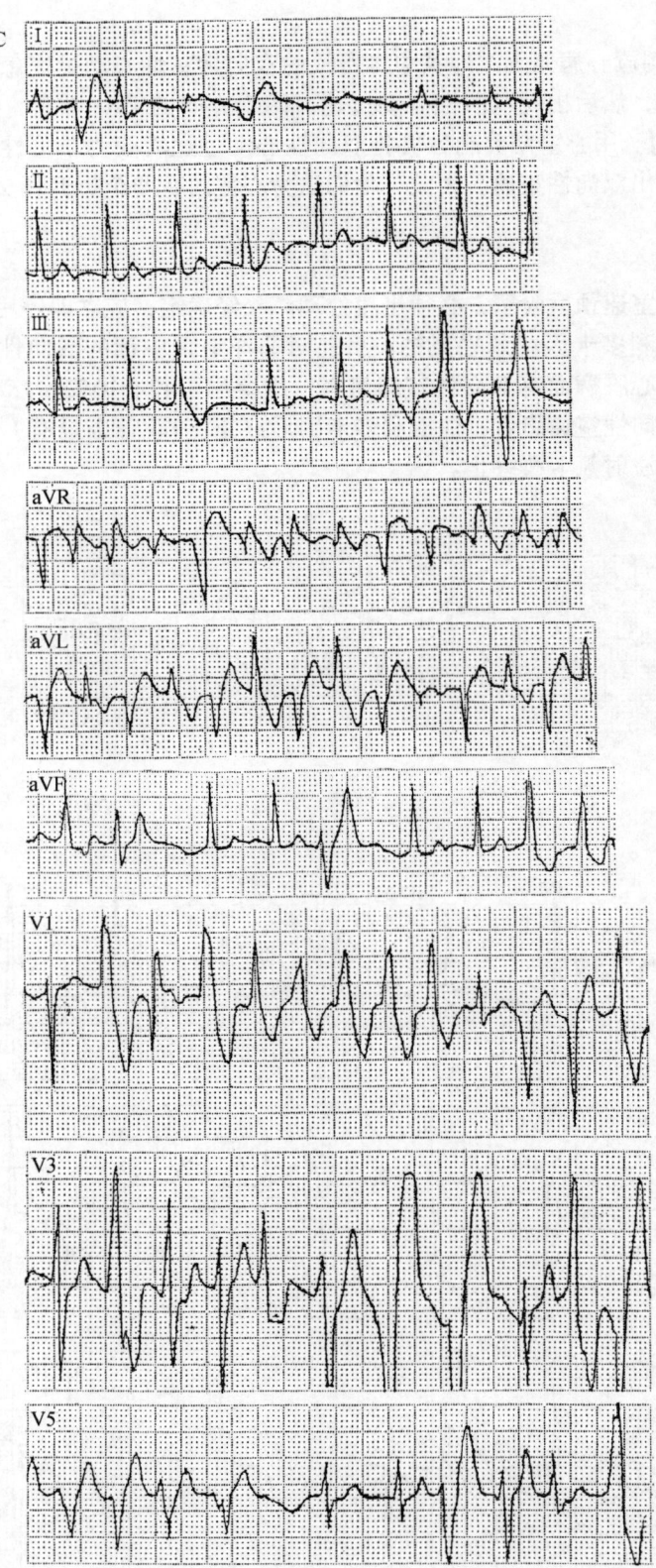

图 23-20　双向性室速

A. 心电图示多源性室性搏动，主要呈右束支阻滞图形；B. 双向性 QRS 波交替段连续的双向性室性搏动，形成双向性室速；
C. 心电图显示多源性室性搏动，但主要的是右束支阻滞型波群。在 aVL 导联出现一段双向性室性搏动，连续形成心动过速

四、并行心律性室性心动过速

1. 定义

并行心律性室速(parasystolic vetricular tachycardia)是心室内存在与窦性心律并行的异位起搏点形成的室速。

2. 机制

并行心律性室速的发生机制为异位自律性增强。当心室内某一部位的浦肯野纤维或心肌细胞因病理生理改变而产生舒张期自动除极，形成自律性增高异位兴奋灶，与窦房结发出的正常兴奋节律并行存在。并行异位兴奋灶周围有传入阻滞，无传出阻滞，因此不受主导节律的影响。当异位起搏灶的频率较快超过了窦性心律时，异位起搏节律便控制心室的节律，此时称为并行心律性室速。

3. 心电图表现

（1）异位心动过速以一组一组的间歇形式出现，每组心动过速的频率在 70 ~ 140bpm 之间；少数可达 140 ~ 200bpm。

（2）每组心动过速的第一个早搏的联律间期不等。

（3）每组心动过速发作之间的距离为心动过速 R-R 间期的整倍数。

（4）可出现室性融合波（图 23-21）。

4. 临床意义及评价：这种室速速率不太快，多为非持续性，很少引起血流动力学改变。可见于一般状况较稳定的各种器质性心脏病，预后佳，不需特殊处理。

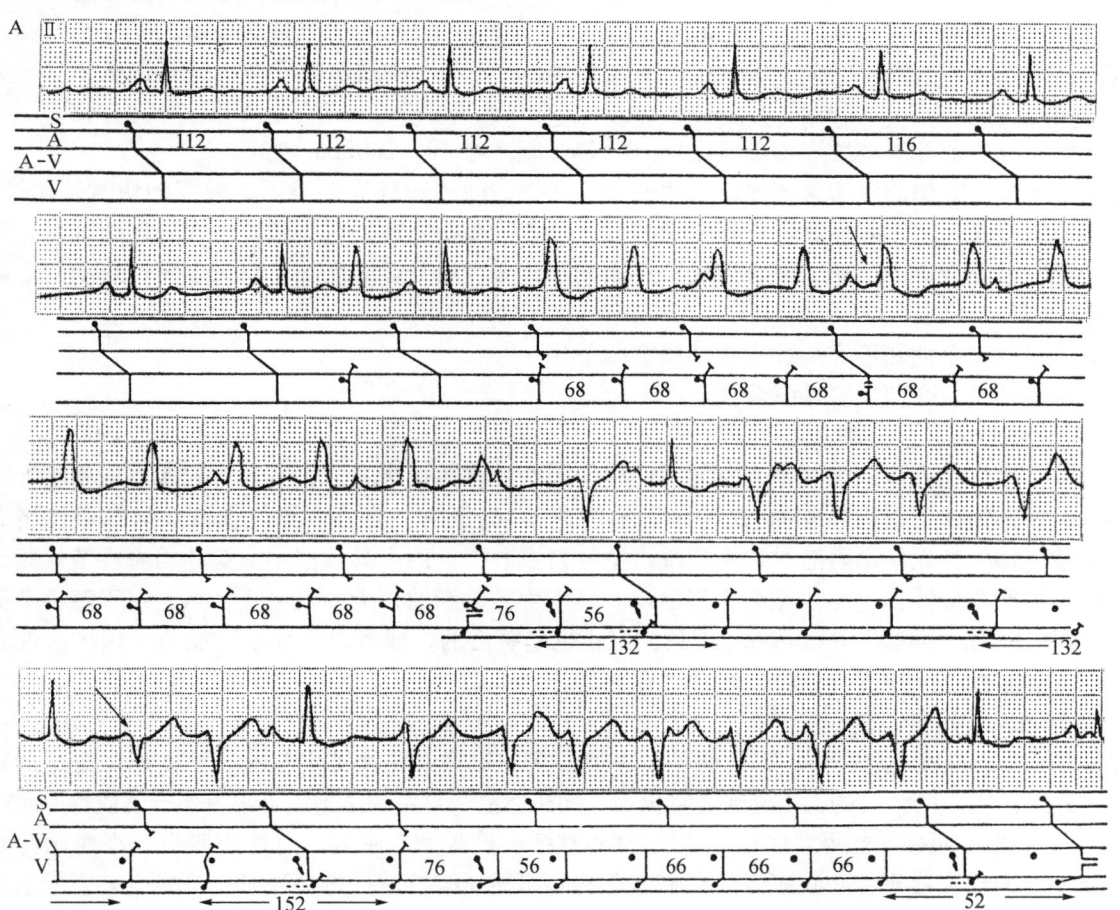

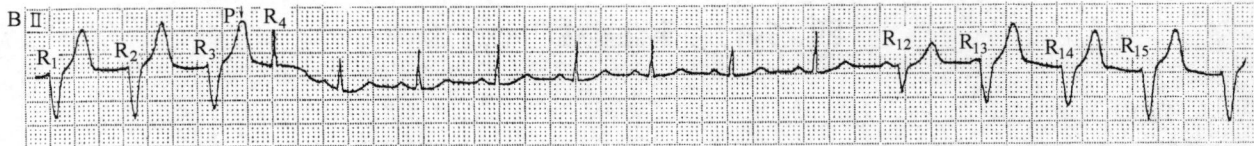

图 23-21　并行心律性室性心动过速

A. 为连续记录的 Ⅱ 导联，第一条为窦性心律，频率 54bpm；第二条及以后，出现两种宽 QRS 波（QRS 波时限 > 0. 12s），一种呈 R 型，周期 0. 68s；另一种为 rS 型，周期 0. 76s。两者的频率不受窦性激动干扰，说明异位起搏点周围有保护性传入阻滞，窦性的激动不能进入这两个异位节律点。实心箭头所指 QRS 波为室性融合波，有时因窦性 P 波与 QRS 波重叠，轻度影响了 QRS 波的形态，如空心箭头所指 QRS 波（黄宛，主编. 临床心电图学. 第 5 版. 1998）　B. 异位起搏点便控制了心房和/或心室，此种情况称为并行心动过速。心电图表现：①异位性心动过速以一组一组的间歇形式出现，每组心动过速的频率通常在 75 ~ 120bpm 之间（也有人认为在 70 ~ 140bpm；少数室率可快达 140 ~ 200bpm；②每组心动过速的第一个提早的异位搏动的联律间期不等；③每组心动过速发作间歇之间的距离为快速 R′-R′ 的整倍数；④可出现融合波。并行心律性心动过速根据异位起搏点的部位不同，可分为：房性并行心律性心动过速、交界性并行心律性心动过速、室性并行心律性心动过速三种。如图所示：$R_{1 \sim 3}$、$R_{12 \sim 16}$ 宽大、畸形的 QRS 波群，R′-R′ 间期均等 0. 66s，室率 91bpm；R_{12} 系室性融合波；发作间歇异位 R′-R′ 间距 5. 28s = 0. 66s × 8，恰为短的 R′-R′ 间期整倍数。（引自龚传斌. 王永权编. 临床心电图问答图谱,1993）

五、加速性室性自主心律

1. 定义

加速性室性自主心律（accelerated idioventricular rhythm）过去又称为心室自搏性心动过速、缓慢的室速、非阵发性室速等，为心室内的异位起搏点的自律性增高，发生至少连续 3 个以上的心室搏动，其频率超过心室的正常固有频率（30 ~ 40bpm），但慢于其它的室性心动过速的频率，一般在 60 ~ 130bpm。

2. 心电图表现

（1）宽大畸形的 QRS 波群，QRS 时限 > 0. 12s；频率在 60 ~ 130bpm 之间；

（2）由于这种节律的频率常与窦性心律的节律相近，故当窦性周期缩短，频率加快时呈窦性搏动，而当窦性周期延长，频率减慢时则出现室性搏动，二者可交替出现。可见到窦性成分逐渐减少，室性成分逐渐增加，呈完全室性搏动，或室性成分逐渐减少，窦性成分逐渐增加，呈完全窦性搏动的心电图表现。（图 23-22）

（3）可发生完全性和不完全性干扰性房室脱节；

（4）可出现心室夺获或室性融合波。

3. 加速性室性自主心律机制

加速性室性自主心律的机制是心室起源的异位兴奋灶自律性增高，但其异位起源点周围不存在保护性的传入阻滞，因此可受主导节律（窦房结发出的冲动）的影响。当心室异位兴奋灶的自律性增高，超过正常窦性节律，又无传出阻滞时，则表现出室性自主心律。由于其频率不很快，与窦性节律相近，故窦性节律与加速的室性自主心律就会交替出现。其发生是逐渐的，无突发突止特点，每于窦性节律过缓时出现，开始时有"温醒"（warm-up）现象，终止也是缓慢的，或者以窦性心律加速，超过室性心律而终止，也可能室性心律减慢，让位给窦性节律而终止。

4. 临床意义、评价及处理

1910 年 Lewis 就报道过这种心律的病例，1950 年 Harris 详细描述了实验性心肌梗死时发生的这种心律，并注意到它是"良性"的，不导致心室颤动。加速性室性自主心律绝大多数发生于器质性心脏病，如冠心病（包括急性心肌梗死的再灌注时）、风湿性心脏病、扩张型心脏病、急性心肌炎、高血压性心脏病等，少数发生于没有器质性心脏病者。在临床急性心肌梗死溶栓治疗再灌注时也可发生，它的出现可以反应溶栓治疗血管的再通。它与并行心律性室速的主要区别在于其异位起源点周围不存在保护性的传

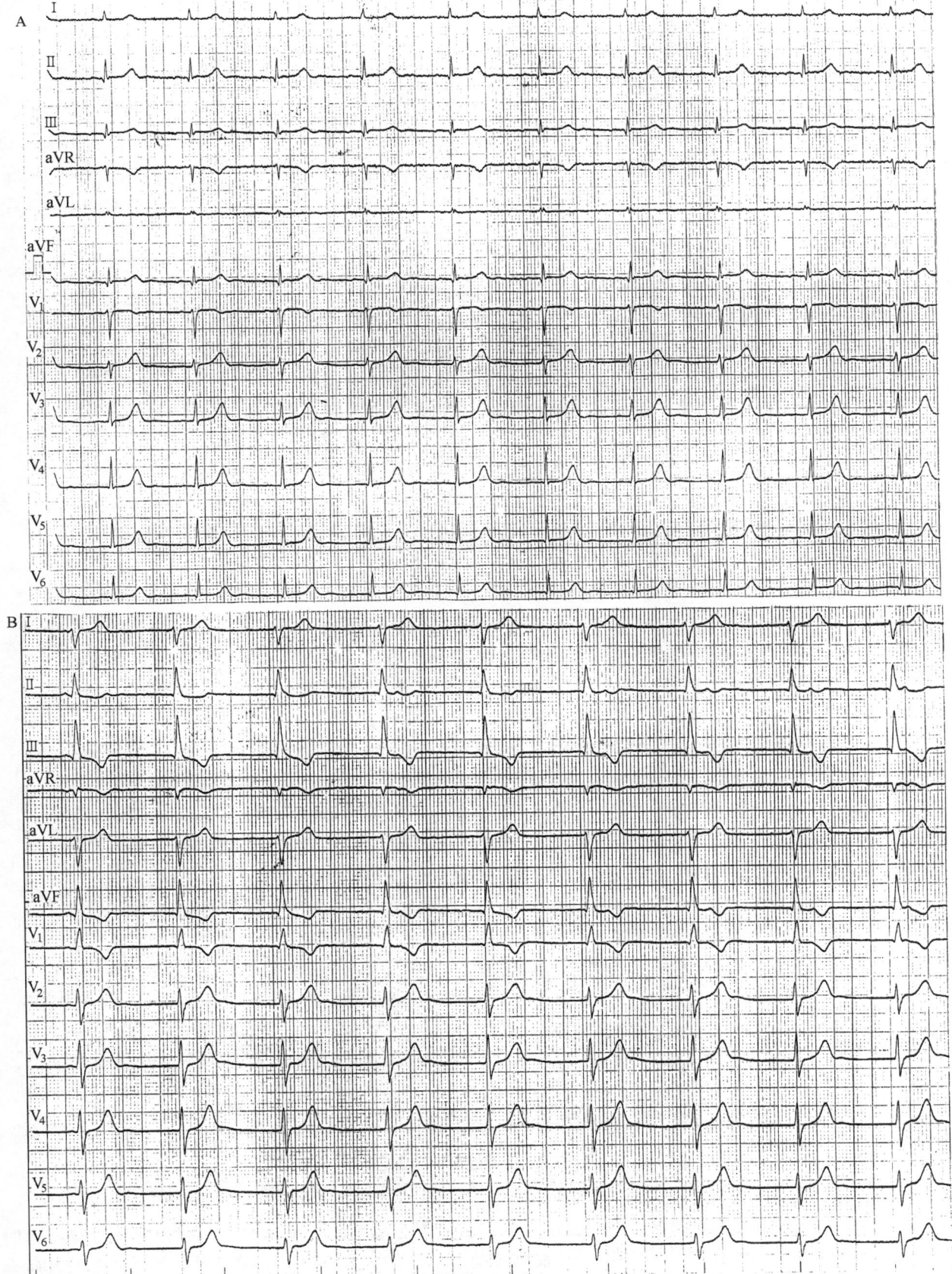

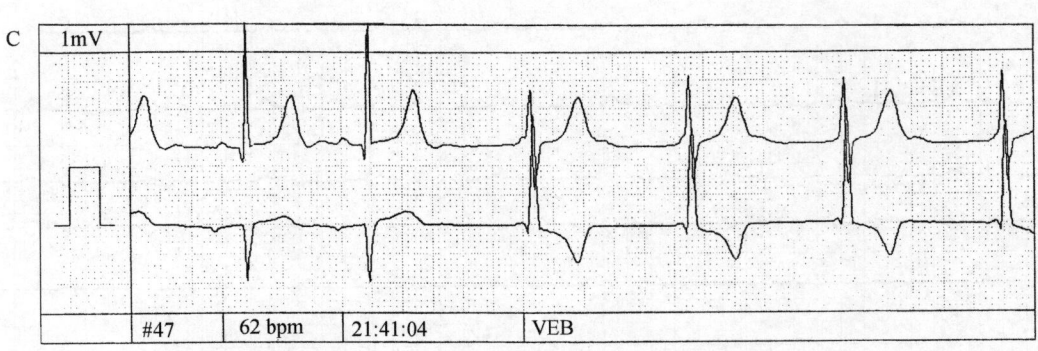

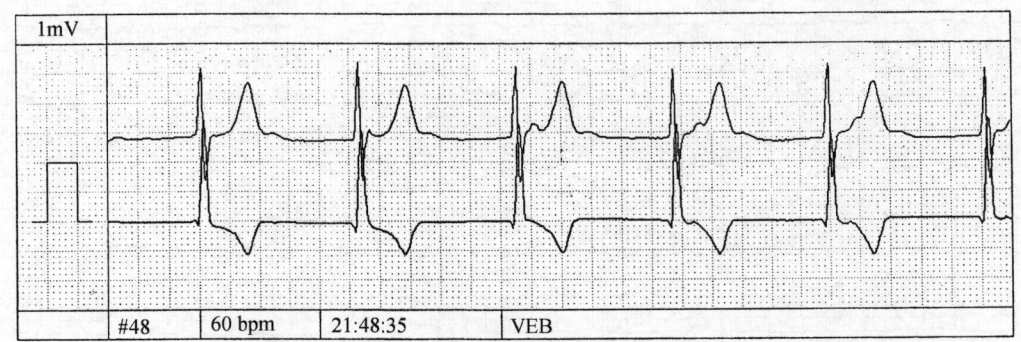

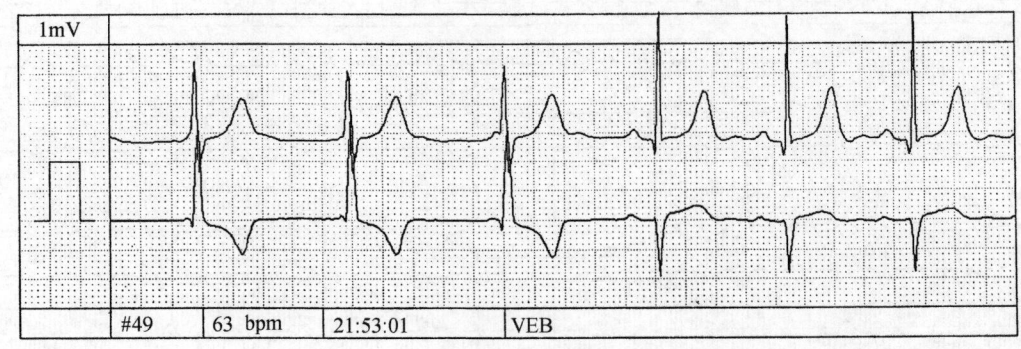

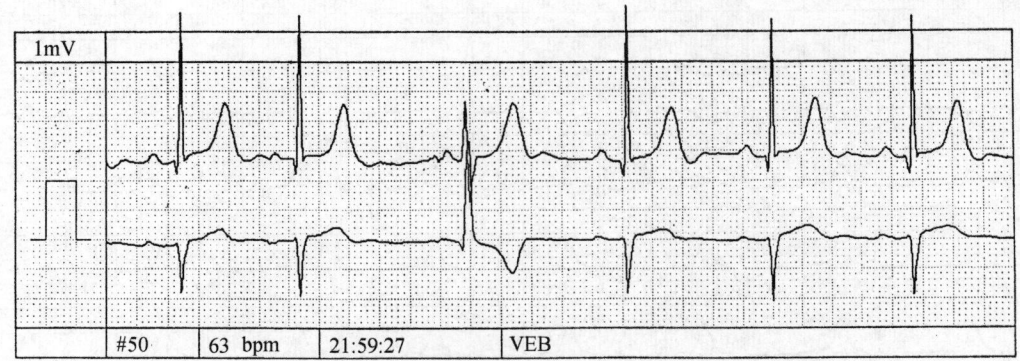

图 23-22　加速性室性自主心律

A. 窦性心率；B. 加速性室性自主心律，Ⅱ导可见 P 波；C. 动态心电图记录，窦性心律与室性自主心律交替出现

入阻滞。加速性室性自主心律的本身是"良性"的，虽然无心房辅助心室泵血，但因为室性心律持续时间不长，频率不快，心律失常本身一般不导致血流动力学障碍。治疗时应考虑患者的具体情况及其所合

并的器质性心脏病的严重程度,采取针对性的措施。终止加速性室性自主心律可采用加快窦性心律的方法,如阿托品类药物、心房起搏等。如果异位心率比较快,也可加用抗心律失常药物。

六、致心律失常性右室心肌病的室性心动过速

1. 概念

致心律失常性右室心肌病(arrythmogenic right ventricular cardiomyopathy;ARVC)也称为致心律失常性右室发育不良(arrhythmogenic right ventricular dysplasia;ARVD),其特征是室性心律失常和右室特异的病理改变。其病理改变常表现为右室扩大、室壁变薄、右室游离壁心肌被脂肪组织所代替。因为病变部位的传导减慢,容易引起折返,从而可导致室性心动过速发作。主要发生于年轻成年人,尤其男性,在40岁以前作出诊断的占80%以上。猝死可以是 ARVC 的第一临床症状。

2. 心电图表现(图 23-23A)

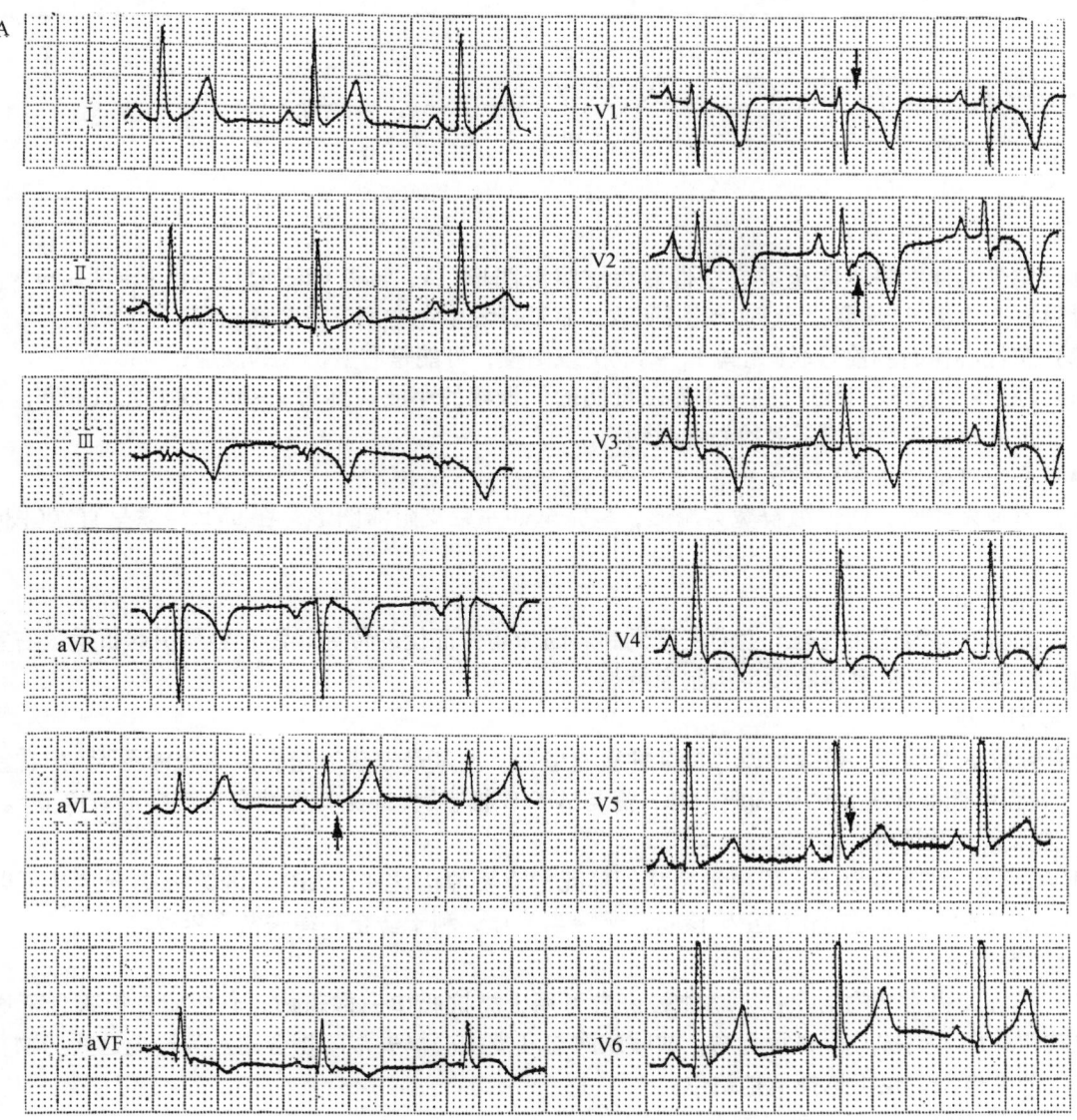

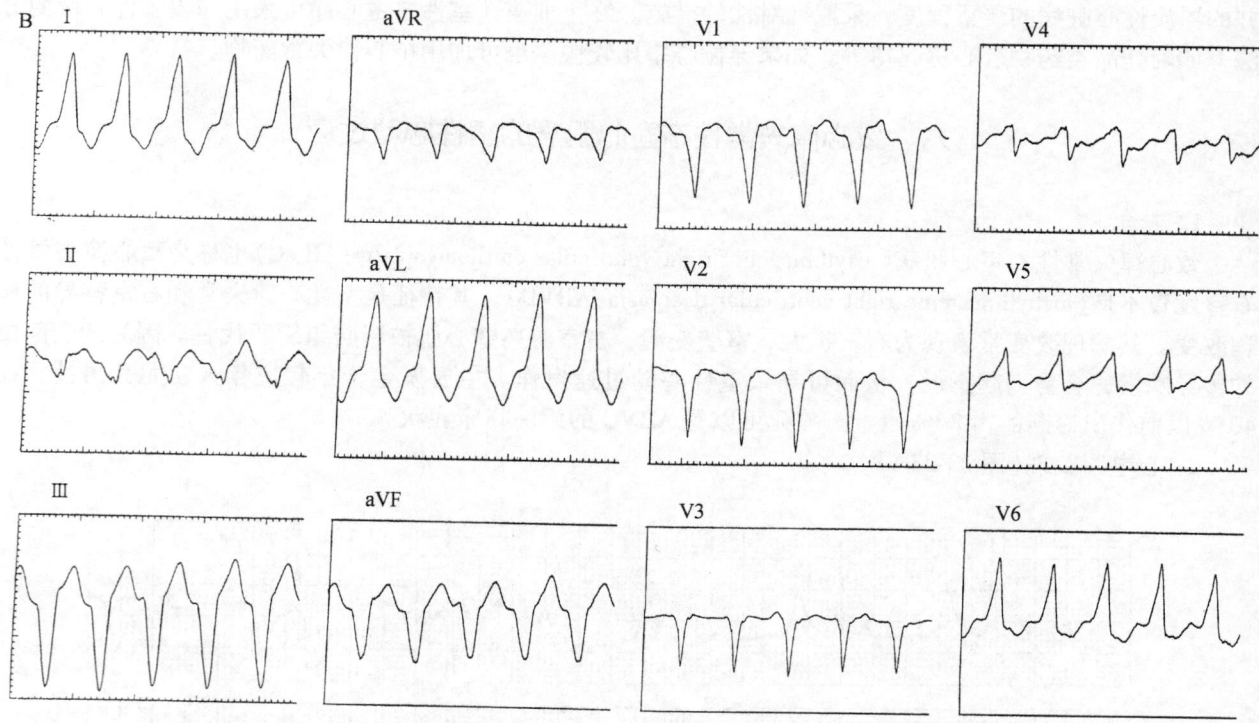

（1）窦性心律时呈不完全或完全性右束支阻滞图形，V_1 导联 QRS 时限 > 0.11s。一般 V_1 导联的 QRS 时限长于 I 和 V_6 导联，为室内阻滞所致，而不是发生在右束支系统的阻滞；

（2）窦性心律时胸前导联（尤其 $V_1 \sim V_3$）T 波倒置，可能是右室扩大的反应；

（3）在 QRS 波群之后可见到一个界限分明的低振幅的小波，称为 epsilon 波，尤其在 V_1、V_2 导联明显，可能是右室某些部位延迟的心室激动；

（4）心室晚电位可为阳性；

（5）室速发作时，QRS 波群宽大畸形，呈完全性左束支阻滞图形，在 aVL 导联呈直立（图 23-25B、C）。

3. 发生机制

折返机制可能为这种室速产生的主要机制。因为病变部位的传导减慢，容易引起折返。右室起搏可出现隐匿性拖带，提示室速的发生机制为折返。

4. 鉴别诊断

对有频发室性早搏、持续性或非持续性室速患者，尤其是室速时呈左束支阻滞图形（如右室流出道室速），又无引起心律失常的明确病因者，需与 ARVC 相鉴别（详见特发性右室流出道室速节）。

5. 临床意义及评价

ARVC 可能是 35 岁以下人群中发生意外猝死的重要原因之一。ARVC 的第一临床症状可以是心脏猝死，因此在症状出现之前作出正确诊断，予恰当治疗，利于防止心律失常性猝死。

6. 治疗

（1）抗心律失常药物治疗：心功能较好者可用 I 类抗心律失常药物。心功能有损害者可选用胺碘酮，或胺碘酮加 I 类抗心律失常药物，或胺碘酮与 II 类抗心律失常药物合用。为避免这些药物长期应用可能发生的副作用，也可选择索他洛尔。

（2）外科治疗：采用右室隔离术。

（3）导管消融治疗：法国学者 Fontaine 等在 1995 年曾对 23 例 ARVC 患者行直流电消融，成功率为

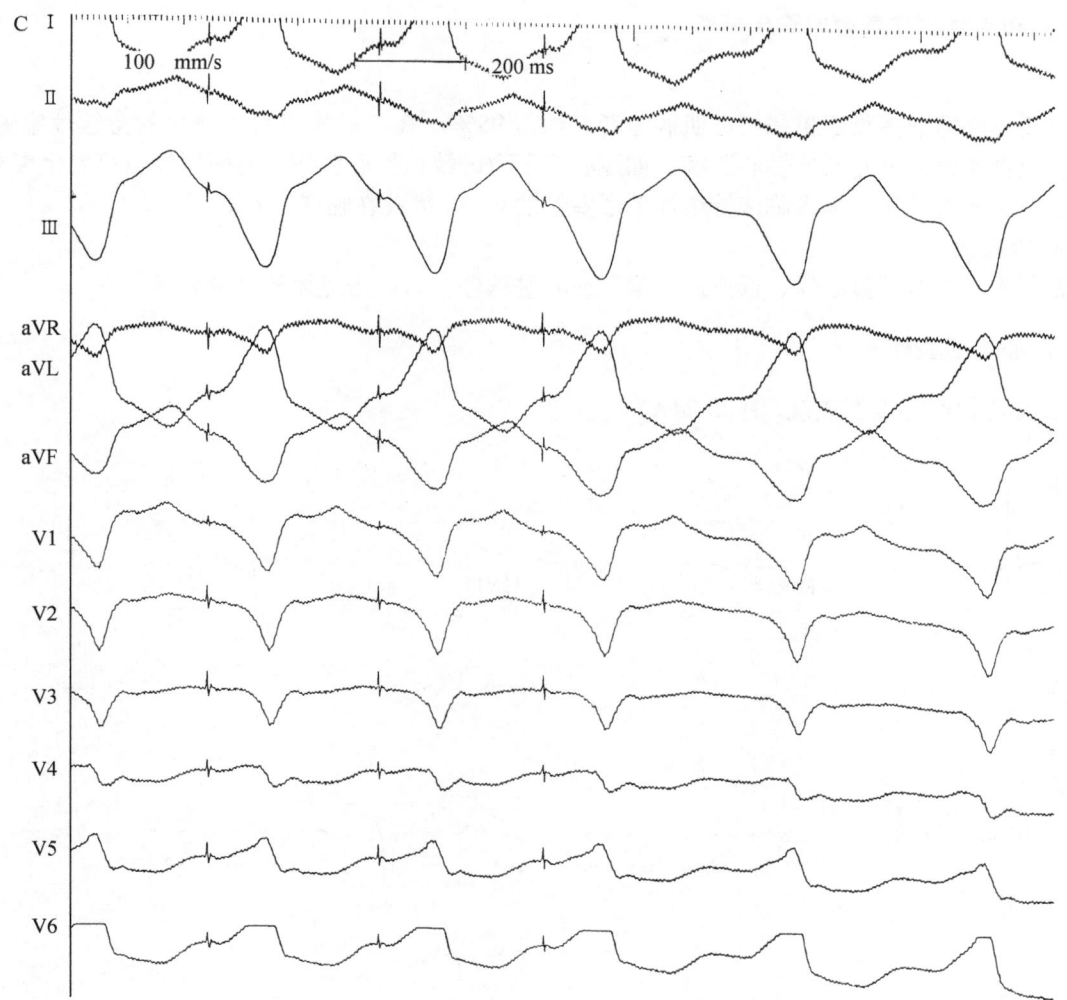

图 23-23 致心律失常性右室心肌病室速。男性，36 岁，有阵发性心悸病史

A. 窦性心律时 QRS 波时限 0.12s，右胸前导联 T 波倒置，aVL、V_1、V_2 导联均可见到 Epsilon 电位。B. 室速发作时电轴左偏，QRS 波在 I 、aVL 导联直立，II、III、aVF 导联主波向下或呈 QS 形，V1 导联呈 QS 形，V_5、V_6 导联为直立，支持右室流入道室速。C. 于右室流入道膈面基底部行 S1S1300ms 起搏，起搏的 12 导联心电图与室速发作时的 12 导联图形完全相同，且可隐匿性拖带室速，提示为折返性室速，以此为靶点成功消融室速

83%。射频消融也已应用于对该病的治疗，可能成为一种有希望的治疗手段。

（4）ICD 治疗：ARVC 合并有心脏骤停生还者、药物治疗无效或不能耐受药物治疗的高危患者，应植入 ICD，可改善 ARVC 高危患者的长期预后。

七、束支折返性心动过速

20 世纪 70 年代众多学者在研究房室传导系统不应期问题时陆续揭示了心脏希浦系统折返现象，其中最常见的形式是束支折返。80 年代初首次报道了以束支折返为机制的持续性单形室速，以后类似报道渐多，并提出导管射频消融术是治疗这一室速的有效方法。束支折返性室速（bundle branch reentrant ventricular tachycardia；BBRVT）是一种严重的恶性室性心律失常，有其独特的心电图、心电生理及临床特征。

（一）束支折返性室速的临床特点

1. 病因

束支折返性室速多见于扩张型心肌病患者，约占95%。在心肌病患者可诱发的持续性室速中41%为束支折返性室速。其它器质性心脏病，如冠心病所致的缺血性心肌病、瓣膜病等也可发生束支折返性心动过速。束支折返性室速占临床持续性单形室速的6%，因此在临床上并非罕见。

2. 临床症状

多较严重，可有明显心悸、低血压、晕厥或心脏骤停，需电击复律等紧急处理。

（二）心电图表现

1. 窦性心律时心电图表现（图23-24A）

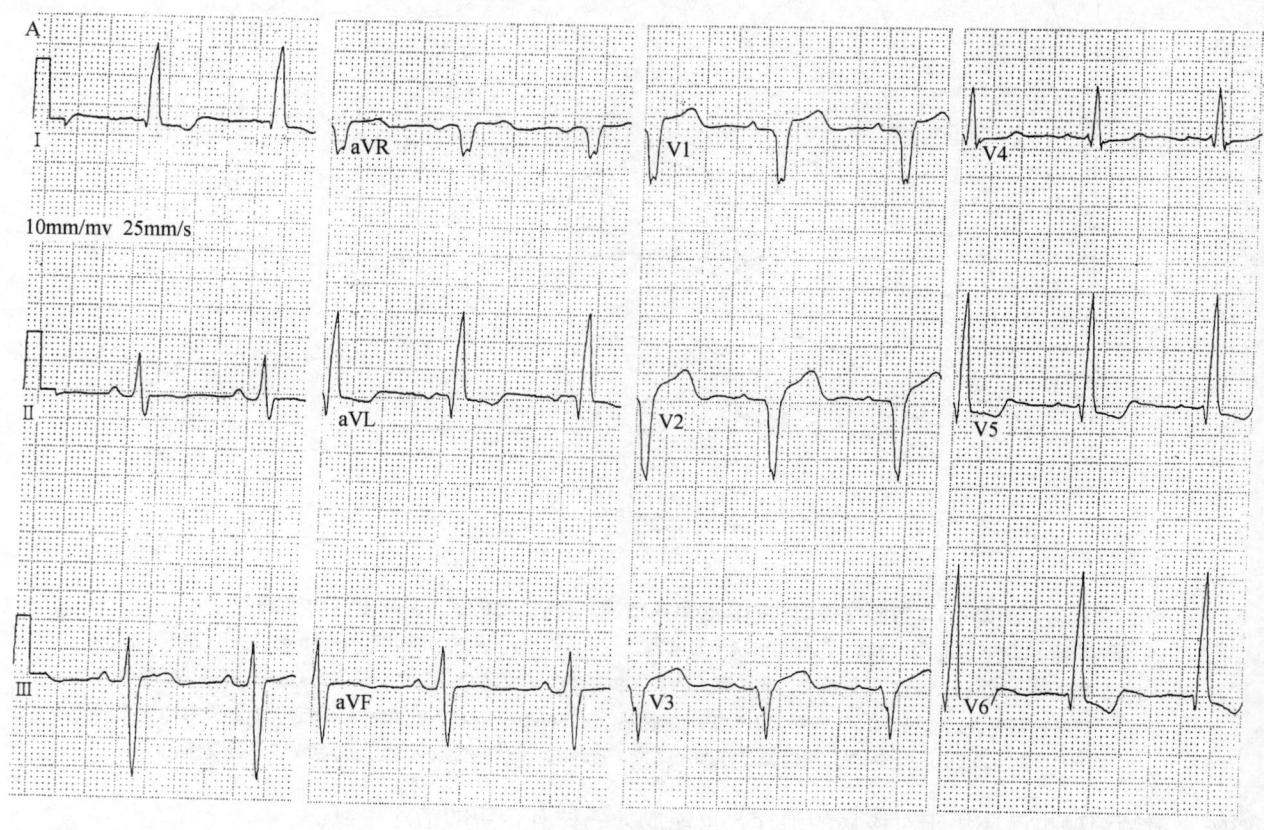

图 23-24A

（1）有PR间期轻度延长，表现为一度房室阻滞。

（2）QRS波群增宽，多呈类似左束支阻滞的室内阻滞图形，为左束支传导延迟所致，不是左束支完全阻滞的结果。

2. 心动过速心电图表现（图23-24B）

（1）QRS波群速率快，平均200bpm左右，范围在170~250bpm。

（2）QRS波群宽大畸形，时限大于0.14s，多呈完全左束支阻滞图形伴正常电轴或电轴左偏，少数病例可呈右束支阻滞图形。

（3）房室完全分离，室率快，房率慢（常为窦性激动控制）。

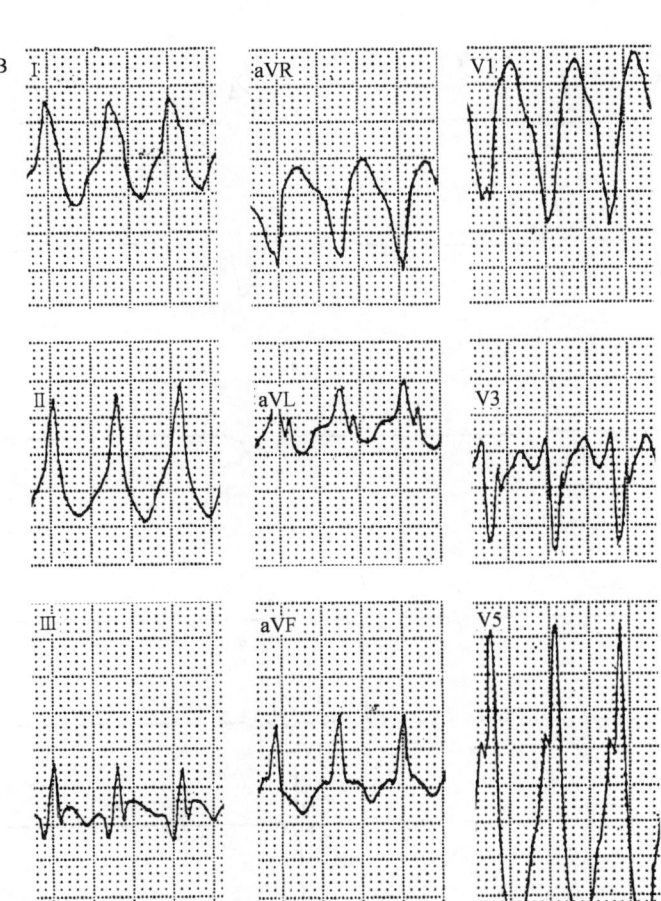

图 23-24B

（三）发生机制与电生理检查

1. 发生机制

此型室速发生机制经临床电生理检查已确切证实为希浦氏系统内的大折返，希氏束和左、右束支通过室间隔心肌相连，形成环路。由于左、右束支不应期的不同，在心动周期突然变化时早搏可以引起束支折返，形成束支折返性心动过速。最常见的折返激动顺序为沿右束支前传、左束支逆传，呈完全性左束支阻滞图形。由于逆传路径的不同（沿左前分支或左后分支或两者），可同时伴有电轴的变化。少数情况下折返方向相反，即左束支前传而右束支逆传，呈完全性右束支阻滞图形。

2. 电生理表现

窦性心律时电生理检查表现为 HV 间期延长，多大于 70ms。提示希浦系统传导障碍。束支折返性室速时的电生理表现如下（图 23-24C）：

（1）房室分离，房波（A 波）自成节律，室波（V 波）自成节律，两者之间无关。

（2）每一个 QRS 波群前可见到 His 束电位和/或右束支电位（RB）。

（3）心动过速开始时自发性 HH 间期和 RB-RB 间期变化先于室速周长变化。

（4）同窦性心律相比，HV 间期不变或稍长。

（5）在希氏束不应期时给予心室刺激可终止室速发作。

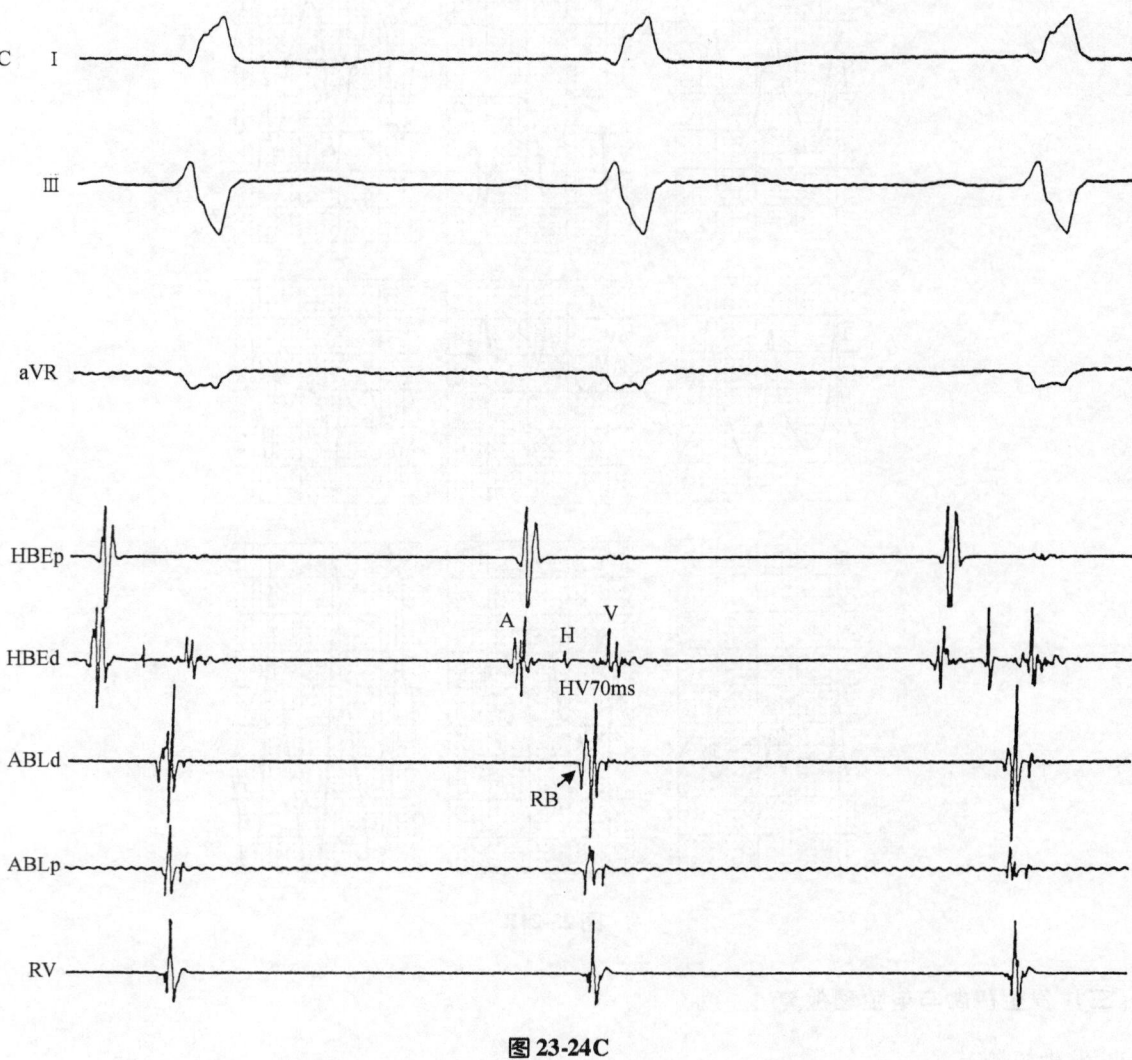

图 23-24C

束支折返性室速的正确诊断有赖于心动过速诱发后对上述电生理特点的识别。

（四）诊断与临床评价

1. 诊断

（1）临床表现为心脏扩大，尤其是扩张型心肌病的患者，平时心电图有类似左束支阻滞图形，心动过速时呈左束阻滞图形（少数可呈右束支阻滞图形），伴有严重血流动力学改变，甚至晕厥或心脏骤停者，可初步诊断，最后确定诊断尚需心内电生理检查。

（2）鉴别诊断：心内电生理检查有房室分离可排除各种室上速，根据其电生理特点可与其它类型室速相鉴别。

2. 治疗

各种药物治疗效果不佳，导管射频消融右束支可根治此类室速（图 23-24D）。

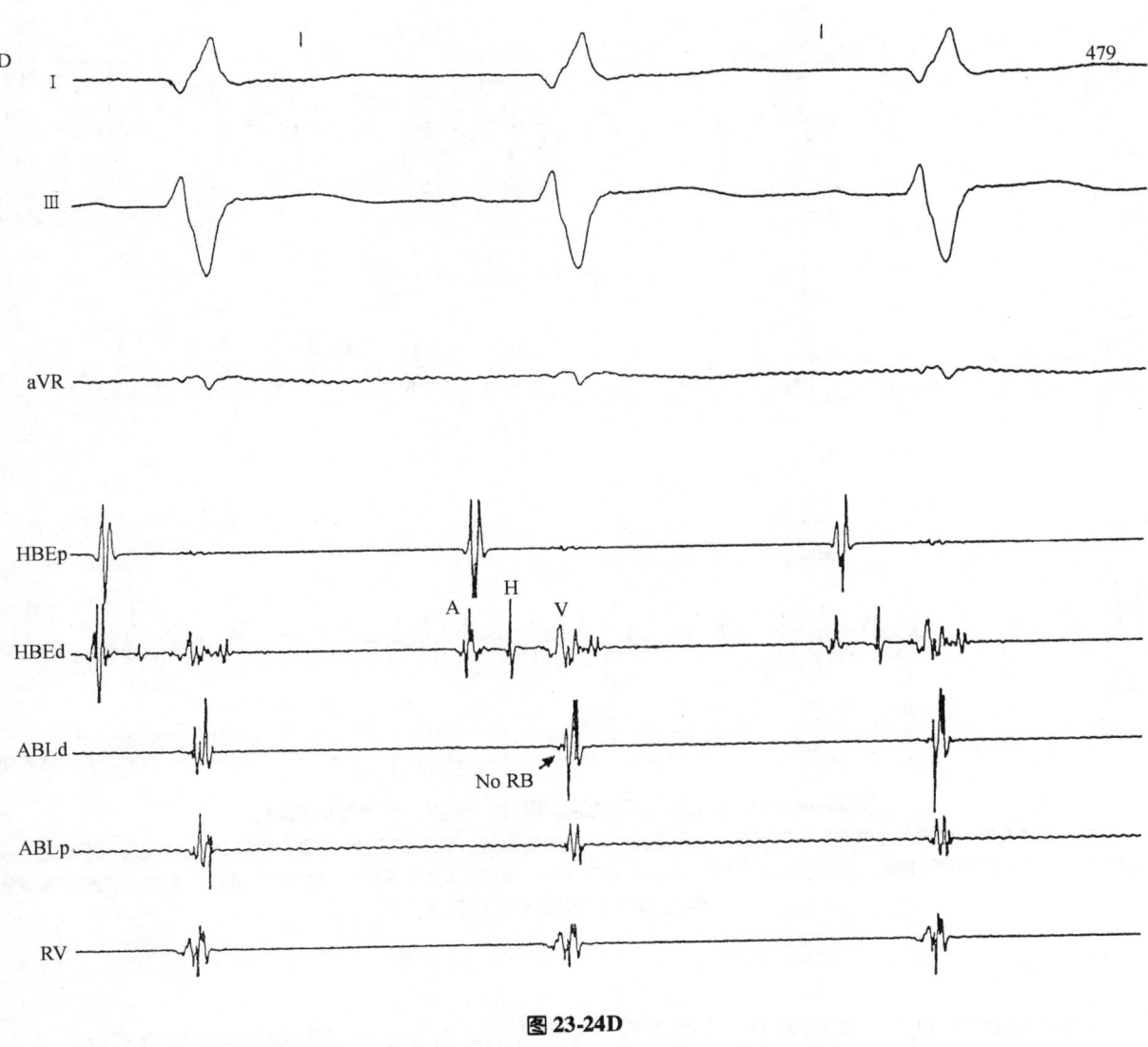

图 23-24D

八、多形性室速

(一) 定义

为连续变化的室性 QRS-T 波形态，心室率 >100bpm 的室速。多形性室速（polymophic 或 multiform VT）常蜕变为室颤，但也可自行终止。

(二) 分类

多形性室速包括两类：①窦性心律时 QT 间期正常；②窦性心律时 QT 间期延长。后者又分为先天性长 QT 综合征和获得性长 QT 综合征两型。由长 QT 综合征导致的多形性室速为尖端扭转性室速（torsades de pointes；TDP），将在另一章详述。

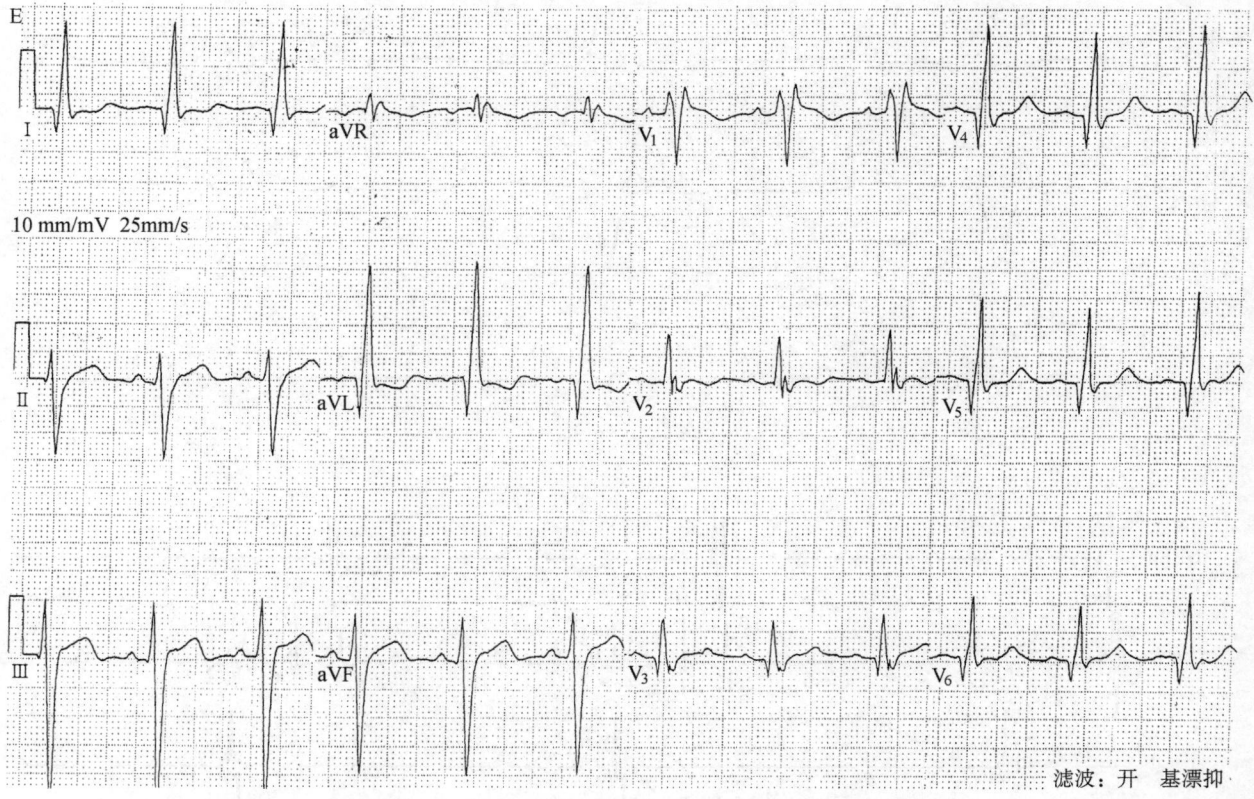

图 23-24　束支折返型心动过速。男性，35 岁，扩张型心肌病。

A. 导管消融术前窦性心律时心电图呈左束支传导阻滞图型；B. 室速发作时，呈左束支阻滞图型。C 和 D. 心内电图及靶点图，HV 间期 70ms，图 C 示消融导管电极尖端（ABLd）记录到右束支电位（RB），消融成功后，RB 电位消失（No RB）；E. 成功消融右束支后，窦性心律时呈右束支传导阻滞图型

（三）机制

窦性心律时 QT 间期正常的多形性室速最常见于冠心病。其发生机制为多发性的快速折返。

（四）心电图诊断标准（图23-25）

1. 频率 150～300bpm，一般在 250bpm 以上；

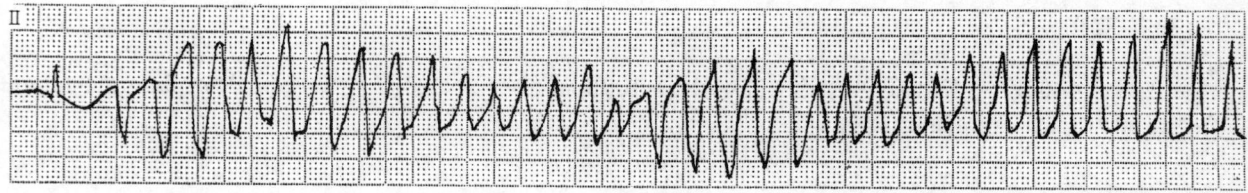

图 23-25　尖端扭转型室速

2. 连续 5 个以上 QRS 波群形态不恒定，且无明确的等电位线；

3. 在多个（3 个以上）同时记录的导联中 QRS 波群不是同步的；基本心律的 QT 间期可正常、缩短或延长；

4. 可转化成室颤；

5. QRS 波群极性扭转者称为尖端扭转性室速，为多形性室速中的一种类型。

（五）临床意义及评价

多形性室速为一种凶险的恶性室性心律失常，发作时血流动力学不稳定，常蜕变为室颤，引起晕厥，甚至猝死。发现后应紧急行电复律终止发作。有明确病因者，针对病因治疗。对于反复发作的病例应安装起搏器或 ICD。

参 考 文 献

1. 黄宛，主编. 临床心电图学. 第 5 版. 北京：人民卫生出版社，1998，371-400

2. Lewis T. Single and successive extrasystole. Lancet, 1909, 1：382

3. Ust CA, Levine SA. Ventricular tachycardia：A clinical electrocardio graphic study. Am Heart J, 1958, 57：166

4. Wellens HJ, Schuilenburg RM. Electrical stimulation of the heart in patients with ventricular tachycardia. Circulation, 1972, 46：216

5. Wood M, Ellenbogen K, StamblerB, et al. Radiofrequency catheter ablation for the management of cardiac tachyarrhythmias. Am J Med Sci, 1993, 306 (4)：241-247

6. Borggrefe M, Hondricks G, Haverkamp W, et al. Catheter ablation using radiofrequency energy. Clin Cardiol, 1990, 13127-13131

7. Klein LS, shin HT, et al. Radiofreqincycatheter ablation of ventricular tachycardia in patients without structural heart disease. Circulation, 1992, 85：1666-1674

8. Josephson ME, Horowitz LN, Waxman HL, et al. Susained ventricular tachycardia：role of the 12-lefd electrocardiogram in localizing site of origin. Circulation, 1981, 64：257

9. Miller JM, Marchlinski FE, Buxton AE, et al. Relationship between the 12-lead electrocardiogram during ventricular tachycardia and endocardial site of origin in patients with coronaryartery disease. Circulation, 1988, 77：759

10. Kuchar DL, Ruskin JN, Garan H. Electrocardiographic localization of the site of origin of ventricular tachycardia in patients with prior myocardial infarction. J Am Coll Cardiol, 1989, 13：893

11. Wellens HJJ, Rodiguez LM, Smeets JL. Ventricular tachycardia in structurally normal hearts. In：Zipes DP, Jalife J (eds). Cardiac Electrophysiology：from Cell to Bedside. Philadelphia：W B Sunders Co, 1995, 780-787

12. Nakagawa H, Beckman KJ, McClelland JH, et al. Radiofrequncy catheter ablation of idiopathic ventricular tachycardia guided by a purkinje potential. Circulation, 1993, 88：2607-2618

13. Jadonath RL, Schwartzman DS, Preminger MW, et al. Utility of 12-lead electrocardiogram in localizimg the origin of right ventricular outflow tract tachycardia. Am heart J, 1995, 130：1107-1113

14. Ohe T, Shimomura K, Aihara N, et al. Idiopathic sustained left ventricular tachycardia：clinical and electrophysiologic characteristics. Circulation, 1988, 77：560-568

15. Coggins DL, Lee RJ, Sweeney J, et al. Radiofrequency catheter ablation as a cure for idiopathic tachycardia of both left and right ventricular origin. J Am Coll Cardiol, 1994, 23：1333-1341

16. 杨新春，商丽华，胡大一，等. 特发性左室室性心动过速 QRS 波群电轴与射频消融成功靶点之间的关系. 中华心律失常学杂志，1998，2(增刊)：3-5

17. Shimoike E, Ohba Y, Yanagi N, et al. Radiofrequency catheter ablation ofleft ventricular outflow tract tachycardia. Report of two cases. J Cardilvasc Electrophysiol, 1998, 9：196-202

18. Callan DJ, Menz V, Schwartzman D, et al. Repetitive monomorphic tachycardia from the left ventricular outflow tract. Electrocardiographic patterns consistent with a left ventricular site of origin. J Am Coll Cardiol, 1997, 29：1023-1027

19. Friedman P, Stevenson WG, Bittl JA, et al. Left main coronary artery occlusion during radiofrequency catheter ablation of idiopathic outflow tract ventricular tachycardia. PACE, 1997, 20：1184-1192

20. Wart RB, Bardy GH, Greene HL. Wide complex tachycardia：Misdiagnosis and outcome after emergent therapy. Ann intern Med, 1986, 104：766-771

21. Akhtar M, Shenasa M, Jazayeri M, et al. Wide QRS complex tachycardia：Reappraisal of a common clinical problem. Ann intern

Med, 1988, 109: 905-912

22. Wellens HJJ, Bar FWHM, Lie K. The value of the electrocardiogram in the differential diagnosis of a tachycardia with a widened QRS complex. Am J Med, 1978, 64: 27-33

23. Criffith MJ, De Belder MA, Linker NJ, et al. Multivariate analysis to simplify the differential diagnosis of broad complex tachycardia. Br Heart J, 1991, 66: 166-174

24. Miller JM, Marchlinski FE, Buxton AE, et al. Relationship between the 12-lead electrocardiogram during ventricular tachycardia and endocardial site of origin in patients with coronary disease. Circulation, 1988, 77: 759-766

25. Remers MS, Black WH, Wells PJ, et al. Effect of preexisting bundle branch blok in the electrocardiographic diagnosis of ventricular tachycadia. Am J Cardiol, 1988, 62: 1208-1212

26. Brugada P, Brugada J, et al. A new approach to the differential diagnosis of a regular tachycardia with a wide QRS complex. Cirucaltion, 1991, 83: 1649-1659

27. Stevenson WG. Catheter mapping and ablation of ventricular tachycardia late after myocardial infarction. In: Huang SKS ed. Radiofrequency catheter ablation of cardiac arrhythmias: Basis concepts and clinical applications. Armonk, Now York: Futura Publishing Company Inc, 1994, 491-519

28. Wellens HJJ, Rodriguez LM, Smeets JL. Ventricular tachycardia in structurally normal hearts. In: Zipes DP, Jalife J(eds). Cardiac Electrophysiology: from Cell to Bedside. Philadelphia: W B Saunders Co, 1995, 780-787

29. McKenna WJ, Thiene G, Nava A, et al. Diagnosis of arrhythmogenic right ventricular dysplasia/cardiomypathy. Br Heart J, 1994, 71(3): 215-218

30. Nakagawa H, Beckman KJ, McClelland JH, et al. Radiofrequency catheter ablation of idiopathic left ventricular tachycardia guided by a purkinje potential. Circulation, 1993, 88: 2607

第24章　心室扑动与心室颤动

Ventricular Flutter and Ventricular Fibrillation

林　治　湖

　　心室扑动（简称室扑）和心室颤动（简称室颤）是最严重的心律失常。室扑发生后很快转为室颤，室颤是心脏性猝死的主要原因。统计资料表明心脏病导致的死亡 50% 以上死于院外，其中至少有 80% 的院外猝死是由室颤引起的，男性多于女性，超过 45 岁者猝死率明显增加，而且大多数室颤发生在器质性心脏病的基础上，但是少部分室颤患者经全面检查后没有发现心脏有器质性改变，这部分室颤称特发性室颤（idiopathic ventricular fibrillation）。近年来随着电生理技术的发展，特别是动态心电图监测（Holter monitoring）各种心电监护手段的广泛应用，特发性室颤的检出率不断提高，其临床表现和病史也随之受到重视，但特发性室颤的确切发病率很难准确地统计，因为猝死是多数患者的首发和致死表现，多数无任何诱因或前驱症状，也无心脏疾患的临床或实验室记录，所以特发性室颤的自然病史和发病情况难以确定，多数学者认为本病的发病率比过去人们认为的 1%-9% 要高，由于本病多发生在青壮年（<40 岁），而且易复发，故引起社会和医务界的高度重视，相关研究迅速展开。室颤发生时，心室失去收缩功能，可立即死亡，常是心脏疾患和周身疾患的临终心律，而且院外心脏骤停患者经成功的心肺复苏后，1 年以内室颤的复发率占 30%，因此室颤的研究倍受瞩目。近年来植入型心律转复除颤器（implantable cardioverter defibrillator;ICD）的植入使室颤的治疗有了突破性进展，明显降低了室颤患者的死亡率。

一、历 史 回 顾

1683 年荷兰医生 Pechlin 首次描述了一个开放性胸外伤患者濒死时心脏的最终运动状态。1749 年，法国医生 Senac 用经典单极电图方法证实 Pechlin 描述的现象与他在动物实验中见到的一样是心室颤动。1850 年 Ludwig 和他的学生 Hoffa 发现在动物实验中强电流刺激可以诱发室颤。1887 年曾从师于 Ludwig 的 WacWilliam 宣称室颤这种现象在哺乳动物心脏实验中非常常见，"颤动性收缩时心室处于连续、快速、不协调的蠕动状态"。他认为德国医生 See 曾报道过的阻断犬冠状动脉后发生的现象也是室颤，经过两年深入的动物实验研究，他认为室颤的机制是由于心室本身的某种改变，不是由于异常神经冲动引起的，也不是如 Kronecker 倡导的当时权威性的假说：室颤是由于室间隔中心的协调中心发生了紊乱。

1889 年 Macwilliam 指出猝死可能是室颤引起的，大多数心力衰竭引起的猝死是由于心脏营养代谢障碍引起的，有时与冠状动脉疾病相关。他还发现在动物实验中室颤往往是致命的，但有时可以用手压迫心室同时静脉注射 Pilocarpine 的方法转律。1911 年 Hoffmann 出版了心电图学，提出了室颤的心电图改变，但是经过回顾研究证实，前述所谓的室颤实为多形性室性心动过速，而不是室颤，因为患者自动转复为窦律没有死亡。次年 Robinson 报道了 7 例濒死患者的心电图，回顾性研究证实其中 2 例是室颤。至此，从人类开始描述这种现象到真正记录到人类室颤的心电图，经过了二百多年。1915 年 Lewis 认为之所以经过了这样长的时间，是因为室颤发生很快导致死亡，在人类多表现为猝死，很难有机会记录到这样的心电图。通常情况下，患者一出现室颤，立即意识丧失、抽搐、随之呼吸停止，如果不能在数分钟内恢复血流动力学，患者多不能挽救，除非室颤发生当时，患者正在住院并且有动态心电监护或者安装了 ICD，但这种情况还是非常少见的。我们目前拥有的关于室颤发生和预防的知识，主要来源于猝死患者的临床资料，现有的资料说明，大部分心脏性猝死的成人是由于室性心动过速最终引起室颤导致死亡。

二、分 类

临床上根据心室颤动的病因不同分为原发性室颤(primary ventricular fibrillation)、继发性室颤或并发室颤(secondary ventricular fibrillation or complicating ventricular fibrillation)和特发性室颤(idiopathic ventricular fibrillation)。

1. 原发性室颤：是由于心室存在具体的电生理异常所致，而且发作前不伴有严重的血流动力学紊乱，冠状动脉粥样硬化性心脏病是最常见的病因。

2. 继发性室颤：是由于心肌的严重损害导致充血性心力衰竭而引起的室颤。

3. 特发性室颤：是指经过临床详尽检查未能发现心脏有结构性异常的自发性心室颤动。

三、概念和心电图表现

室扑是介于室性心动过速与室颤之间的心律紊乱。心电图表现为连续、匀齐的波动，频率常超过 200bpm，其波形酷似心房扑动的 F 波，但振幅更高，无法分别 QRS 波群及 ST 段和 T 波(图 24-1)。其出现常甚短暂，或恢复为原心律，但更多的是迅速变化为室颤。

室颤为连续的、不规则但振幅较小的波动，其频率约为 250～500bpm，QRS 和 T 波完全消失。心房在室颤发生以后可以持续有序地收缩，但是在心电图上通常看不到 P 波。我们通常用粗颤(图 24-2)和细颤(图 24-3)来描述颤动波的大小，细颤的波幅小于 0.5mV，在室颤的初期波幅较大，以后幅度逐渐减小。鉴别粗颤和细颤很有意义，粗颤的患者很容易除颤成功。

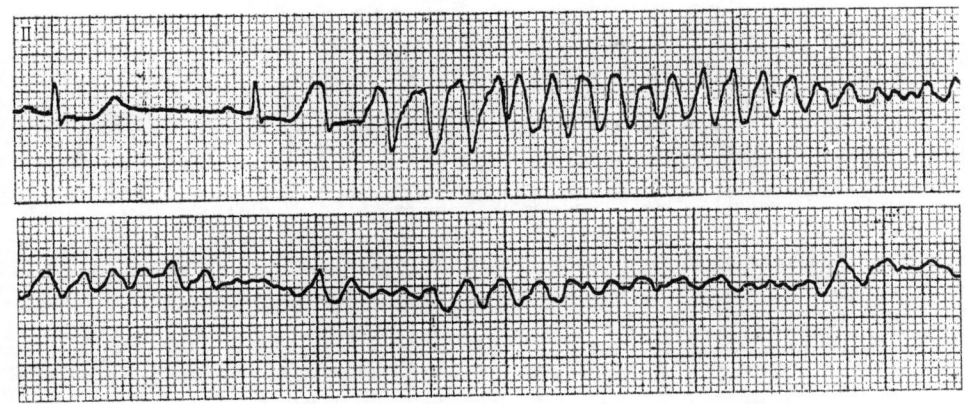

图 24-1　发作心室扑动后转为心室颤动，临终致死亡的心电图一例。本图为连续记录的 II 导联心电图，在窦性心律的基础上发作心室扑动，频率 300bpm，可见心室扑动逐渐演变为心室颤动

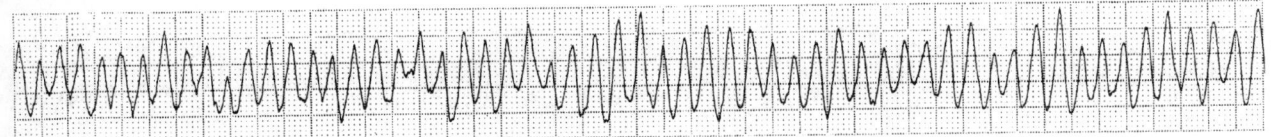

图 24-2　心电监护仪记录的室颤（粗颤）

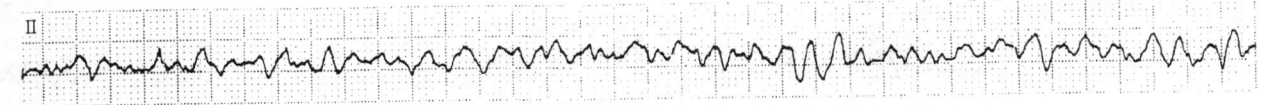

图 24-3　室颤（细颤）心电图，颤动波幅度小于 0.2mV

四、容易触发室颤的心电事件

1. 心率变化

一般指由慢变快，特别是在猝死发生前 1 个小时心率往往有由慢变快的表现，1982 年 Nicolic 等报道了 6 例心脏性猝死患者，其中 5 例为室颤，在室颤发生前先出现静息情况下心率加快。

2. 复杂性室性期前收缩

在猝死前 1 小时复杂室性期前收缩的频率增加，Nicolic 等在发现室颤前心率加快的同时也发现了复杂室性期前收缩数目的增加。1983 年 Pratt 等报道了 15 例患者在室颤发作前 2 小时出现室性期前收缩的数目增多和室性心动过速。

急性心肌梗死后，①频发室性期前收缩，分钟超过 5 个；②多形性室性期前收缩；③成对或者成串室性期前收缩；④室性期前收缩的 R 波落在前一个窦性激动的 T 波上（R-on-T）（图 24-4）。但是在非急性心肌梗死患者，运动中发作室颤前很少能记录到室性期前收缩。

3. 室性心动过速

室速与室颤发作的前提是不同的，室颤往往是由于急性心肌缺血引起的，而室速往往是由于慢性心肌缺血所致。既往有心脏骤停的患者再发心脏骤停是室速患者的 3 倍，但部分室速患者可以最终演变为室颤，这样的室速（图 24-5）多具备以下特点：①室速的频率超过 180bpm；②室速是由于 R-on-T 诱发的；③多形性室速；④室速持续存在超过 100 个心动周期。

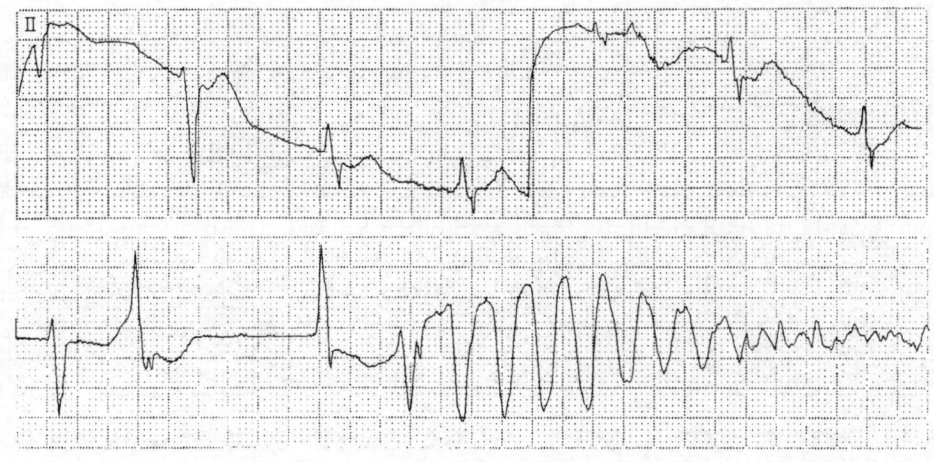

图 24-4   急性心肌梗死 R-on-T 室性期可收缩诱发室颤

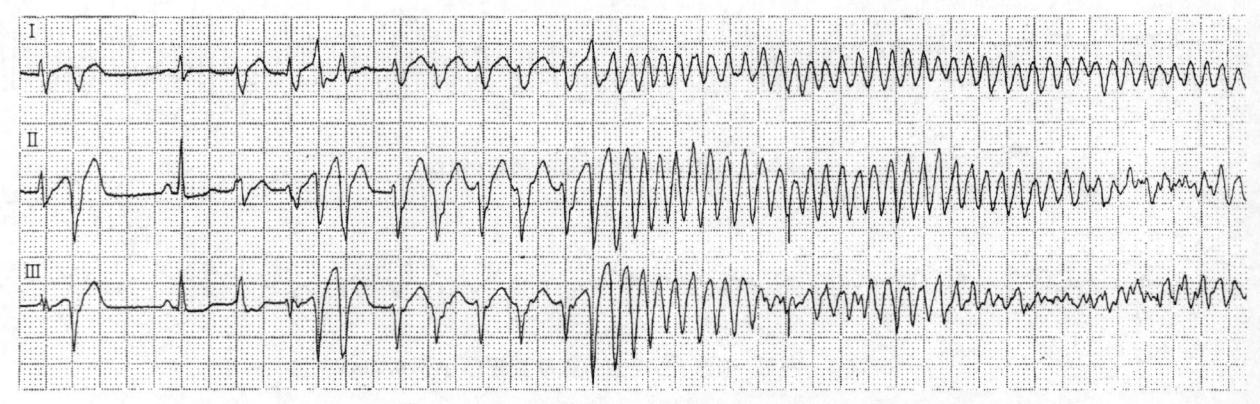

图 24-5   R-on-T 室性期可收缩诱发室速，室速诱发室颤，室速频率 190bpm

4. ST 段抬高和 QT 间期延长

在猝死前 ST 段抬高和 QT 间期延长可以持续几小时，临床并不少见，Brugada 综合征患者(图 24-6)是室颤的高危人群，其心电图 V$_1$ 呈右束支阻滞图形，V$_1$ ~ V$_3$ 导联 ST 段呈马鞍形或弓背形持续抬高。冠状动脉痉挛引起冠状动脉血流阻断可以诱发室颤，血管痉挛诱发室颤的机会比再灌注诱发室颤更多见。变异型心绞痛发作时，ST 段明显抬高、出现 ST 段或 T 波电交替后易诱发室颤。先天性 QT 间期延长综合征患者易发生尖端扭转性室速，最终死于室颤。

5. T 波电交替

动物实验和临床研究证实 T 波电交替与室性心律失常的发生密切相关，是预测室性心律失常和心脏性猝死独立的有统计学意义的指标。Platt 等报道了 1 例先天性 QT 间期延长综合征患者，有心脏骤停复苏病史，T 波电交替阳性，而她的母亲也是先天性 QT 间期延长综合征患者，没有心脏骤停的病史，T 波电交替的检测是阴性的。

6. QT 离散度增加

心肌梗死的患者，年龄大于 55 岁并伴有心电图 QT 离散度增加的患者比无 QT 间期离散度增加的患者易出现室颤导致猝死。发作多形性室速患者的 QT 离散度比单形性室速的患者大。

7. 其他的心电图改变

束支阻滞的患者比无束支阻滞的患者好发室颤，但是束支阻滞是否是室颤的独立危险因素还不清楚。高血压患者心电图表现为左心室肥厚、心肌劳损、QT 间期延长是心脏性猝死的高危人群。无心脏器质性病变的心脏骤停复苏的患者，大概半数患者有 ST 段和 T 波的改变。法洛四联症的儿童患者，伴有 QRS 波群和 T 波异常更容易猝死。冠心病患者既往有室颤者比无室颤者更容易再发室颤。

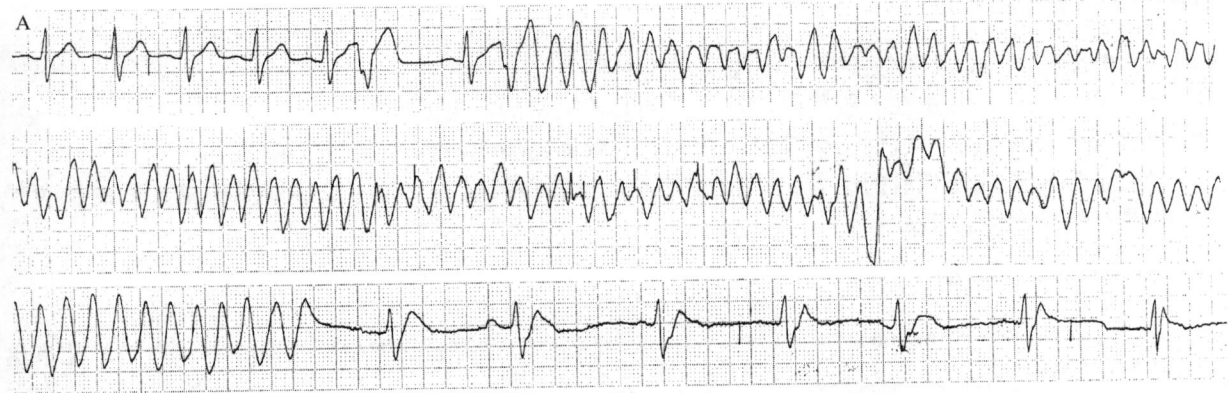

图 24-6A　图为室颤持续 2 分钟，自行终止

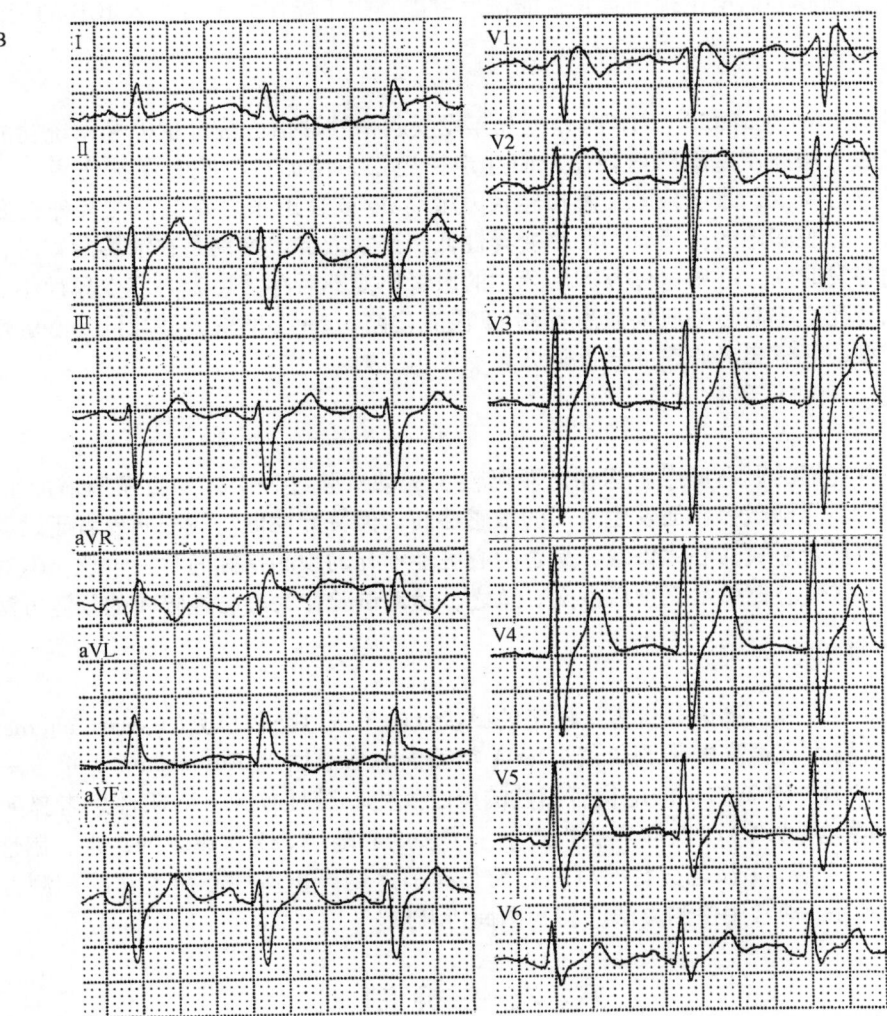

图 24-6B　图为室颤后的心电图，窦律，完全性右束支阻滞。V₁、V₂ST 段上抬，且 T 波倒置，符合 **Brugada** 综合征表现

五、其他心电图检查与室颤的关系

（一）动态心电图监测

动态心电图监测有以下发现要考虑可能会发生室颤：

1. 无论是成人还是儿童在心脏骤停前后记录到心律失常的心电图表现。

2. 心律失常的发生与一过性心肌缺血或变异型心绞痛（prinzmental's angina）有关。

3. 急性心肌梗死或梗死后的患者，扩张型或者肥厚型心肌病、或者心脏骤停成功复苏后的患者伴有严重的室上性或室性心律失常。

（二）信号平均心电图

大多数有确切记载的室颤的患者，晚电位阳性。晚电位阳性的患者发生恶性室性心律失常的几率比阴性的患者高，但是对于老年患者和左室射血分数大于 40% 的患者不适用，而且临床研究证明对于无器质性心脏病的晚电位阳性的老年患者，其心脏性猝死的发生率、心血管病死亡率和总死亡率并不升高。晚电位阳性不能预测心内电生理检查是否能诱发室颤，也不能作为是否植入 ICD 的指标。

（三）心率变异性

心率变异性（heart rate variability；HRV）是近几年发展起来的评估心脏自主神经系统功能的一项无创性技术。交感神经张力增高使室颤阈值降低，而迷走神经张力增加对心脏有保护作用，使室颤阈值增高。若患者心率变异性减低，表明患者交感神经张力增高和/或迷走张力减低，在某种程度上说明患者较易发生心律失常。心脏骤停的存活者的心率变异性低于正常人群，特别是在清晨醒来时，而这一时间正是心脏性猝死的好发时间，心脏骤停复苏后死亡的患者比复苏后存活患者心率变异性小。心肌梗死患者心率变异性降低者死亡率高。心肌缺血患者在 ST 段变化前 5min 心率变异性减低是心脏性猝死的预测因素。原发性扩张型心肌病患者心率变异性降低容易发生室颤。

（四）运动试验

半数以上合并有室颤的冠心病患者运动试验阳性。运动试验过程中，如收缩压增加小于 10mmHg，则预后差。运动试验预测预激综合征发生室颤的敏感性高，但特异性低。冠心病患者于运动试验中出现较多室性过早搏动和复杂形式的心律失常，是否为心脏性猝死的预测指标尚存在争议，但对于无冠心病的患者，运动中出现室性心律失常无预后意义。总之，运动试验作为心脏性猝死的预测方法价值有限。

（五）T 波电交替检测

随着计算机技术的发展，频谱分析方法测定的微伏级的 T 波电交替检测（T-wave alternans test；TAS）对于室性心律失常的发生有很高的预测价值。1994 年美国麻省总医院 Rosenbaum 等报告一组研究，66 例高危患者随访 20 个月，81% 的 T 波电交替阳性的患者发生心脏性猝死，而阴性患者猝死的发生率只有 6% 。美国心脏病学会（ACC）1999 年年会报告了一个多中心随访 337 例患者的结果，阳性组致命性心律失常的危险性增加 14 倍。T 波电交替检测是目前很有前途的严重室性心律失常的预测方法。目前在美国这种方法已经成为一种常用检测方法，在我国尚待开展。

六、发 生 机 制

目前对心室颤动机制的认识主要来自于动物实验和计算机模拟研究。高速摄影技术显示犬心脏室颤时的情况表明，室颤的过程如果不被打断，将经历四个连续过程，开始的两个阶段持续 1 ~ 2 分钟，激动非常快，心动周期 90 ~ 120ms，最后两个阶段激动逐渐减慢，这种减慢是由于缺血引起的，因为在颤动过程中这个阶段可以通过再灌注而终止。

人室颤时的频率比动物低，ICD 记录到室颤开始的 1 ~ 3s，心动周期约为 213 ± 27ms，室颤时右室心内膜单相动作电位记录显示，每次激动都发生在动作电位恢复到静息电位以前，说明室颤时心肌细胞在相对不应期就开始接受刺激产生兴奋，不存在可兴奋的间隙。

局部激动对室颤的触发起重要作用，而室颤的维持主要是折返机制，大多数折返是游走的子波引起的，折返通路随心搏不断变化，折返部位也在不断变化。有时在室颤早期可以见到规律的自旋波，自旋波理论认为传导过程中波阵被打碎后沿高曲率路径传导，出现不需伴有解剖障碍的自旋波折返激动。计算机模拟模型证实自旋波的产生同折返有关。由功能性阻滞形成的主导折返环以及结构性阻滞形成的折返均能产生自旋波，并形成自我维持的折返激动。自旋波形成后围绕着一个可兴奋，但未被激动的中心核运动。已经存在的自旋波在受激动后，可以产生新的自旋波，两者相互作用形成更复杂的局面。有人认为游走子波也可能是自旋波的一部分。

近几年来随着特发性室颤研究的深入和 M 细胞的发现，认为室颤的发生与 M 细胞和复极化的异常密切相关。1991 年 Sicouri 等在定量研究犬心内膜和心外膜心肌细胞动作电位梯度时，发现心外膜下室壁中层的细胞具有独特的电生理特性，提出了 M 细胞的概念，以后的发现认为人类心室肌中也存在 M 细胞，占心室肌构成的 30% 左右。M 细胞有多种电生理特性，M 细胞的动作电位时程比心外膜细胞明显长，复极早期 M 细胞动作电位呈典型的峰和圆顶(spike and dome)形态，与心外膜细胞相似，而不同于心内膜细胞。M 细胞的分布、数量及独特的电生理特性决定其在触发性和折返性心律失常中可能起的作用。Antzelevitch 等认为，心外膜层及 M 层心肌细胞有时可以表现为全或无的复极形式，可使动作电位的平台期(2 相)抑制或消失，3 相快速复极波提前出现，这种早复极可以使动作电位时程缩短40% ~ 70%，引起相应的 ST 段抬高。结果，动作电位的平台期丢失区和正常区之间的电异质性和不同区域心室肌细胞间的复极的差异和离散，导致了折返性室性心律失常的发生。多部位的室内微折返可引发室颤。另外，情绪应激可能在特发性室颤中起重要作用。

七、诊断标准

(一) 室扑和室颤的诊断

有经心电图记录证实的室扑和室颤的发生即可准确诊断(具体请参照室颤室扑的心电图表现)。如患者已经死亡，可根据基础心脏病做出死亡后推断，因为绝大多数心脏性猝死的原因是室颤。

(二) 特发性室颤的诊断

特发性室颤的诊断要除外以下病因：

1. 冠心病

冠心病是室颤的最主要病因，冠状动脉造影是诊断冠心病的金指标。如有 1 支或 1 支以上的血管管腔狭窄≥50%，或麦角新碱试验阳性，可以诊断冠心病；狭窄程度在 25% ~ 49% 范围的临床意义难以确定，因为此类病变可伴发血栓形成或导致血管痉挛，应随诊观察。

2. 扩张型心肌病

扩张型心肌病晚期诊断很容易。早期可无心力衰竭症状，而仅表现为射血分数降低(< 50%)或轻微心腔增大(容量增加 < 20%)。但必须注意心脏复苏过程超过 15min 者可有短暂性心肌顿抑，故心室功能测定应延迟至复苏 48h 后进行，以防将特发性室颤误诊为心肌病。

3. 肥厚型心肌病

本病为猝死的常见原因。不典型的病例可仅表现为轻度左室壁增厚、左室腔变小，二尖瓣轻度前向运动或左室舒张功能异常（可表现为心房轻度增大）。临床上应注意有无家族史、不典型症状（运动耐力下降）及心电图的轻度异常。近年对超声心动图无特征表现的不典型病例已可进行基因诊断识别。现知至少有4种收缩蛋白基因突变可致本病，并已分析鉴定出 β-肌凝蛋白重链、心脏肌钙蛋白 T、心脏 α 原肌球蛋白以及肌凝蛋白结合蛋白 C 基因的突变。大样本尸检研究显示，超级运动员猝死的最常见病因是不典型的肥厚型心肌病。

4. 高血压

高血压患者的猝死率随血压的升高而升高，收缩压 >160mmHg 的男性患比收缩压 <140mmHg 的男性患者猝死率高3倍，具有以下心电图特点的患者猝死率高：①左心室肥厚；② 心肌劳损的表现；③QT间期延长。

5. 充血性心力衰竭

40% ~50% 充血性心力衰竭患者发生猝死，猝死率是正常人的5倍，合并冠状动脉疾病死亡率更高，年龄越大死亡率越高，男性高于女性。

6. 二尖瓣脱垂

单纯二尖瓣脱垂并不是心脏性猝死的高危人群，只有合并心电图 ST-T 改变和超声心动图可见二尖瓣瓣叶冗长时猝死的发生率才会增加。

7. 先天性心脏病

先天性心脏病是年轻人心脏性猝死的高危因素，包括主动脉狭窄、冠状动脉起源异常、Ebstein's畸形、艾森曼格综合征、瓦氏窦瘤、法洛四联征、腔静脉和左房异常交通等。

8. 致心律失常性右室发育不良（arrhythmogenic right ventricular dysplasia；ARVD）

本病最常见的临床表现为起源于右心室的单形性室性心动过速，该室速常在运动时发作。亦有个别病例首发表现为心脏骤停。故原因不明心脏骤停复苏者应考虑本病的可能。为发现不典型病例者应注意以下几点：

（1）采用超声心动图多部位探查右心室，但超声心动图正常并不能排除此病。

（2）采用双投照角度心室造影（右前斜位30度、左前斜位60度）评价右心室活动。

（3）注意有无右心导联（$V_1 \sim V_3$）QRS 波群之后出现 epsilon 波或 V_2、V_3 导联 T 波倒置（年龄 >12岁）及 QRS 波群轻度增宽（>110ms）。

（4）磁共振成像（MRI）辨认右心室心肌被脂肪取代敏感性较高，只是 MRI 对诊断本病的敏感性、特异性仍有待验证。

（5）心内膜心肌活检证实右心室心肌为纤维脂肪取代，则诊断明确。但是心肌活检阴性并不能否定诊断，因为活检部位有很大的随机性。

（6）约30%的患者有家族史，为常染色体显性遗传疾病，异常基因位于14号和1号染色体。

9. 先天性 QT 间期延长综合征

典型病例有 QT 间期延长、应激诱发的晕厥及家族史，故诊断不难。不典型病例诊断应注意下述各点：

（1）反复多次记录心电图、测定 QT（校正 QT）间期及 QT 离散度。

（2）T 波形态改变（T 波电交替及 T 波切迹等）。

（3）运动负荷试验用以发现仅在运动中或运动刚结束时出现 QT 间期延长及 T 波、U 波异常者。

（4）对家族成员进行心电图等普查。

（5）基因检查。现已发现至少有6种基因异常，未来的基因诊断将成为诊断的金标准。

10. Brugada 综合征

Brugada 综合征的主要表现有：

（1）心电图呈完全或不完全右束支阻滞、$V_1 \sim V_3$ 导联 ST 段抬高，这些变化有动态改变，有时明显，有时不明显甚至消失。

（2）有反复晕厥或心脏骤停，但平时无任何症状和体征。

（3）部分患者有家族史或右心室结构异常。

（4）ICD 为最有效的防治措施。

11. 不典型心肌炎

可为心脏性猝死的原因。至今心肌活检仍是其惟一的临床确诊手段，心肌坏死或淋巴细胞浸润等是其特征的病理改变。由于心肌病变可呈散在性斑片状，故活检阴性并不能排除心肌炎。已有应用多聚酶链反应（PCR）基因扩增技术对心肌活检标本进行病毒基因组鉴定的报道。

12. 预激综合征

预激综合征的旁道不应期短（＜230ms）者，发生房颤时，有演变为室颤的危险。

13. 药物

对心脏骤停幸存者进行检查时，应详细采集病史，询问发病前几天是否用过可致严重心律失常的药物，如奎尼丁、酚噻嗪、大环内酯类抗生素、抗组胺或抗霉菌类药物。对疑有药物滥用者应进行毒理学相关药物检测。

如果能排除以上病因，可以诊断特发性室颤（图 24-7）。应当注意，做出特发性室颤的诊断前，必须全面而仔细地排除可能引起室颤的各种病因学的存在，但是另一方面，特发性室颤的诊断并不意味着，患者的心脏完全无器质性或功能性的异常，意思是说当心脏某些异常存在时，也可能不是引起室颤的病因，仍可做出特发性室颤的诊断。可以和特发性室颤共存的几种心脏异常如下：①二尖瓣脱垂，无瓣叶冗长、不伴有明显的二尖瓣返流；②QT 间期延长；③不伴有预激综合征的阵发性和慢性房颤；④不完全性房室阻滞；⑤高血压但不伴有左心室肥厚和右束支阻滞。

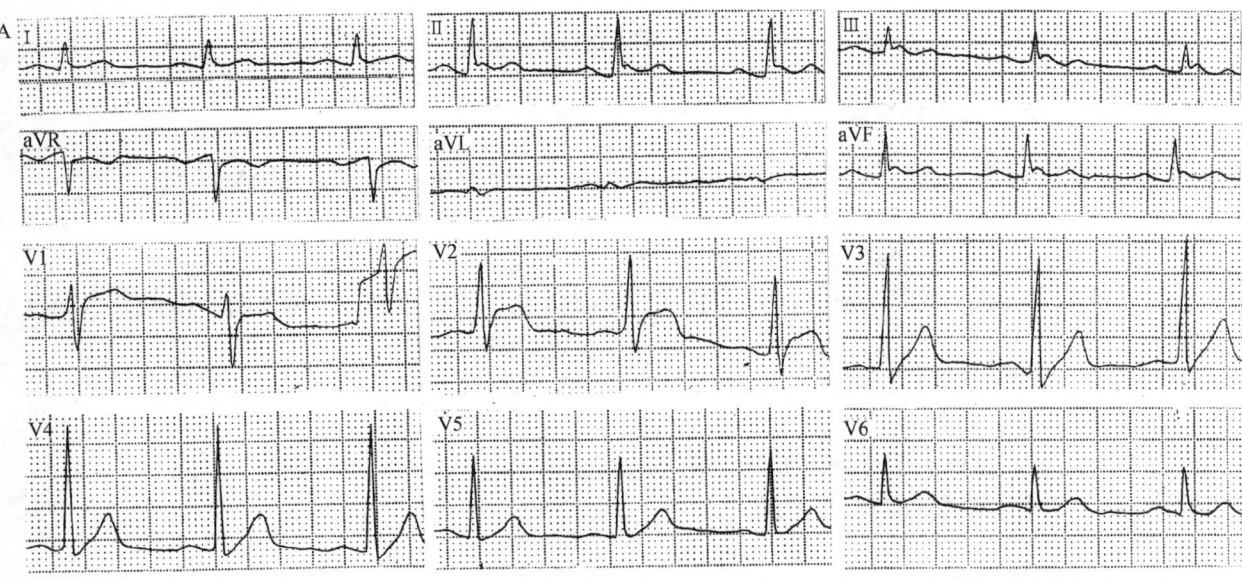

图 24-7A 特发性室颤患者的平时心电图。窦律，心率 73bpm，Ⅱ、Ⅲ、aVF 导联可见明显的 J 波。

V_2 导联 ST 段上抬 0.3mV

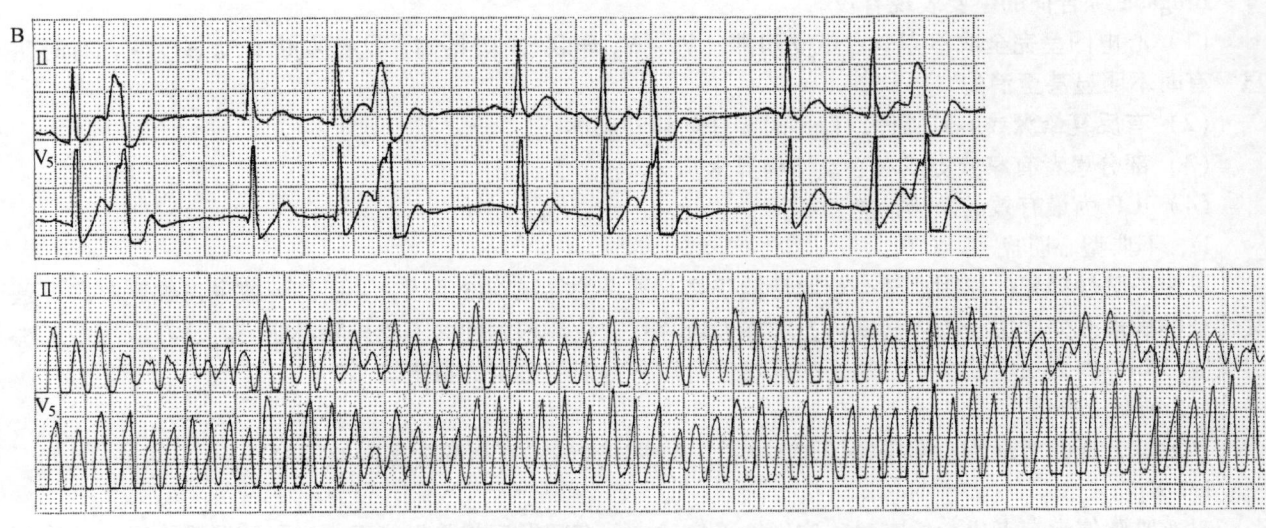

图 24-7B　频发室性期前收缩，R-on-T 室性期前收缩诱发室颤

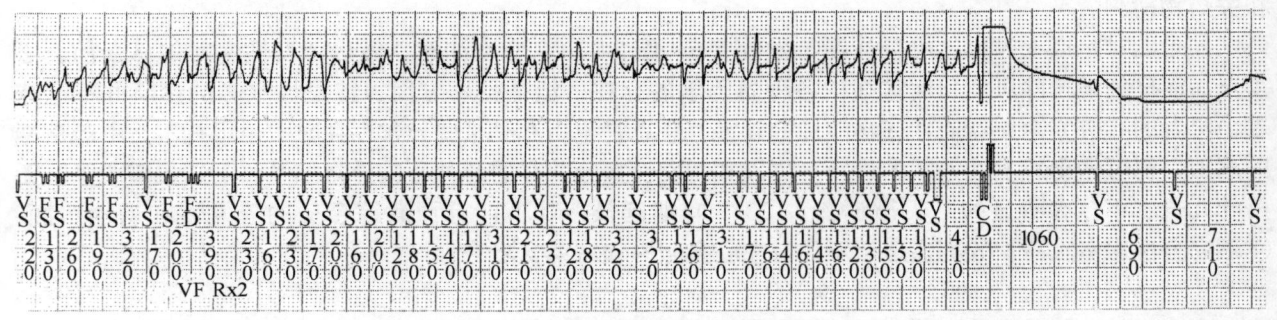

图 24-7C　ICD 放电终止室颤

（三）特殊类型的特发性室颤

1. 突发性原因不明夜间猝死综合征（sudden unexplain night death syndrome；SUNDS）

本症首先发现于泰国，其特点有：

（1）见于东南亚国家的健康青年男性。

（2）主要表现为夜间睡梦中抽搐、呼吸暂停，可反复发作或突然猝死。发作时心电图记录均显示为室颤。

（3）部分患者心电图可有不典型右束支阻滞伴右胸前导联 ST 段抬高。

（4）晚电位阳性。

约 60% 的患者心室电刺激可诱发多形性室速/室颤。

2. 运动或情绪刺激诱发的室速/室颤

其特点为：

（1）常见于青年或儿童，静息心电图可有窦性心动过缓。

（2）无器质性心脏病证据。

（3）QT 间期正常。

（4）运动或情绪刺激可促发室速/室颤。

（5）有猝死家族史者占 30%。

（6）β-受体阻断剂可有效地预防复发。

3. 不伴 QT 间期延长的多形性室速/室颤

特点为：

（1）大多为青年人。

（2）室速常由短联律间期（<300ms）的室性期前收缩触发。

（3）QT 间期正常。

（4）可有猝死家族史。

（5）大部分患者心室电刺激不能诱发室速/室颤。

（6）药物中仅维拉帕米有效，但不能完全预防猝死。多数学者认为它是特发性室颤的一种亚型。

八、临床意义

　　一般在室颤发作前没有前驱症状，室颤发作时心室不再有组织地收缩，如果不立即终止室颤，患者很快出现脑缺氧，意识丧失，呼吸停止死亡，室颤持续 4~6min，引起不可逆的大脑损害，8min 内若缺乏生命支持治疗措施，复苏和长时间存活几乎不可能，但也有延迟 16min 以上仍能成功复苏的个别报道，在这种状况下患者不可能始终处于室颤状态，更可能的是初发时是室速或缓慢心律失常，心排血量不足以维持意识清楚，大脑的血流量仅能防止中枢系统发生不可逆的损害。一般说缺乏基本的生命支持措施超过 8 分钟或先进的支持治疗 16min，几乎没有人能维持生物学的存活。冠心病是室颤最常见的病因，室颤复发与否与室颤首发的情况密切相关。由急性心肌梗死引起的室颤 1 年内复发率小于 2%。而非急性心机梗死的慢性心肌缺血引起的室颤，1 年复发率高达 30%，甚至更高。因此心脏骤停的存活者，应积极进行心内电生理检查，电生理检查对这些患者有十分重要的诊断和治疗价值，尤其是冠心病患者，存活者中 45%~98% 可经程序刺激诱发持续性或多形性室速、室颤。但是电生理检查对特发性室颤的诊断意义并不很大，多数诱发率不到 40%，其原因有待于进一步探讨。

　　室颤的治疗：急性期应立即非同步直流电除颤，同辅以有效的心肺复苏治疗，复苏后应积极进行病因治疗，即慢性期的治疗，如改善心肌缺血，停用致心律失常药物等等，如果病因不能逆转，应积极植入 ICD，尤其是特发性室颤患者。

　　目前，ICD 治疗已成为心脏骤停后患者，以及有危及生命的室颤或持续性室速的高危患者的首选治疗，能降低心脏性猝死的发生率和总死亡率，明显优于应用抗心律失常药物治疗。ICD 治疗在欧美一些国家被广泛采用，但在我国受经济条件限制，应用还不多，自 1996 年至 2000 年，全国大约安装了百余台。ICD 的疗效是肯定的，但也存在许多问题：使用年限短、体积大、价格昂贵、患者负担重。给所有高危人群（可能发病率 30%）都装上 ICD 显然是不合适的，但目前尚无更好更有效的治疗方法。

九、评　价

　　室颤是致命性的心律失常，二十世纪五十年代体外除颤器的诞生揭开了室颤现代治疗的序幕，以后随着心脏监护病房的出现，心脏复苏技术的成熟以及有效的心电图监护的应用，恶性心律失常可以早期发现和及时治疗，及早消除了发生室颤的隐患。特别是急救系统的发展和公众急救知识的提高，也使室颤患者有了更多的生存机会。二十世纪末期迅速发展的再灌注治疗和介入治疗开创了冠心病治疗的新局面，室颤的发生率显著下降，另外，对特殊病因的室颤和特发性室颤的认识逐渐深入，这些可能与遗传有关的家族性心电紊乱性疾病最终都会导致室颤，为研究室颤的机制提供了新的契机，国内国际已开始建立集中登记制度进行组织协作研究。集中世界上有限的家族性病例，开展基因诊断及治疗的研究，现已发现部分相关基因异常。人类可望通过对这些疾病的深入了解和认识，阐明心脏性猝死、室速、室颤的发生机制，实现真正有效的防治。

小 结

心室扑动(简称室扑)和心室颤动(简称室颤)是致命性的心律失常，一旦发生需要医务人员立即识别，迅速非同步直流电除颤，否则超过 4 ～ 6min，脑损害不可逆转。本章主要介绍了室扑、室颤的认识过程，室扑室颤的心电图表现、发生机制、诊断标准、临床意义和评价。心室扑动和心室颤动的心电图表现一目了然，但是室颤的机制还不十分清楚，局部激动对室颤的触发起重要作用，而室颤的维持主要是折返机制，其中自旋波理论是目前盛行的一种假说，M 细胞在室颤发生中可能起重要作用。冠心病是室颤的主要病因，九十年代后其他特殊病因的室颤逐渐被认识和重视，如 Brugada 综合征、致心律失常性右室心肌病、特发性室颤等。部分相关基因的发现，为人类研究室颤的确切机制和防治手段提供了新的思维。室颤的治疗和预防目前公认的是 ICD，虽然有很多缺点但是是目前惟一有确定疗效的手段，我们期待基因诊治技术和离子通道的研究为室颤的治疗带来新的希望。

参 考 文 献

1. 黄宛，主编. 临床心电图学. 第 5 版. 北京：人民卫生出版社，1998，298-319
2. 杨钧国，李治安，主编. 现代心电图学. 北京：科学出版社，1997，608-630
3. 郭继鸿，主编. 新概念心电图. 北京医科大学出版社，2000，46-52
4. 陈新，孙瑞龙，王方正，主编. 临床心电生理学和心脏起搏. 北京：人民卫生出版社，1997，660-694
5. 黄元铸. 特发性室颤的研究现状. 中国心脏起搏与电生理杂志，1998，12(4)：211-213
6. Zipes DP, Jalife J, eds. Cardiac Electrophysiology : from Cell to Bedside. 3rd ed. Philadelphia：WB Saunders, 2000, 677-682
7. Kastor JA. Arrhythmias. 2nd. ed. Philadelphia：WB Saunders Co, 2000, 446-477
8. Marcus FI. Idiopathic ventricular fibrillation. J Cardiovascul Electrophysiol, 1997, 8(9)：1075-1083
9. Adam DR, Smith JM. Fluctuations in T-wave morphology and susceptibility to ventricular fibrillation. J Electrocardiology, 1984, 17(3)：209-218
10. Nearing BD, Huang AH, Verrier RL. Dynamic tracking of cardiac vulnerability by complex demodulation of the T wave. Science, 1991, 252：437-440
11. Rosenbaum DS, Jackson LE, Smith JM, et al. Electrical alternans and vulnerability to ventricular arrhythmias. N Engl J Med, 1994, 330：235-241
12. Estes NAM, Michaud G, Zipes DP, et al. Electrical alternans during rest and exercise as predictors of vulnerability to ventricular arrhythmias. Am J Cardiol, 1997, 80：1314-1318
13. Moore EN, Spear JF. Ventricular fibrillation threshold. Arch Intern Med, 1975, 135：446-453
14. Richard DAB, Byth K, Ross DL, et al. What is the best predictor of spontaneous ventricular tachycardia and sudden death after myocardial infarction? Circulation, 1991, 83(3)：756-763
15. Liblau RS, Fugger L. alternating morphology of the QRST complex predicting sudden death. N Engl J Med, 1992, 324(4)：271-272
16. Schwartz PJ, Moss AJ, Vincent GM, et al. Diagnostic criteria for long QT syndrome An Update. Circulation, 1993, 88(2)：782-784
17. Vincent GM. The molecular genetics of the long QT syndrome：genes causing fainting and sudden death. Ann Rev Med, 1998, 49：243-274
18. Hochreiter C, Niles N, Devereux RB, et al. Mitral regurgitation relationship of noninvasive right and left ventricular performance descriptors to clinical and hemodynamic findings and to prognosis in medically and surgically treated patients. Circulation, 1986, 73：900-9112

第25章 房内阻滞

Intraatrial Conduction Block

马 向 荣

正常窦性激动沿着三条结间束下传至房室结，同时又沿房间束（Bachmann 氏束）从右房传至左房。当结间束及/或房间束发生传导障碍时，称为房内阻滞。按阻滞的程度可分为不完全性房内阻滞和完全性房内阻滞。前者是激动在右心房与左心房之间发生的传导延缓，诊断一般不困难。而后者为三结间束阻滞，这种阻滞若发生在靠近窦房结的部位，在体表心电图上便不能与三度窦房阻滞或窦性停搏相鉴别。若发生在靠近房室结的部位，则又难与完全性房室阻滞相鉴别。完全性房内阻滞在心电图上常表现为心房分离。此外，弥漫性完全性心房肌阻滞（窦-室传导）也属于房内阻滞的范畴。

激动在心房内的传导

对激动在心房内传导的认识经历了一个漫长而又曲折的过程，问题的焦点是心房内有无特殊的传导束。早在 1906~1907 年间，Wenckebach 等就描述过窦房结到房室结之间的特殊传导通路，后被命名为 Wenckebach 束，即现在所称的中结间束。1910 年 Lewis 首次提出窦房结是心脏自主电活动的起搏点，并提出心房内激动是呈放射状传播的概念，即左、右心房象是两个平静的水池，窦性激动就如同一个石头子，投进水池中以同心圆的方式向外传播。这一形象的比喻使得学术界对于心房内激动传导的认识在相当长的时间内一直受 Lewis 的影响，认为心房内无特殊的传导束存在。1910 年 Thorel 提出了心房内存在着特殊传导束，后被称为 Thorel 束，即现在所称的后结间束。1916 年 Bachmann 描述了上房间束，该束为前结间束的一个分支，沿房间沟向左房而散布于左房心肌，后被称为 Bachmann 束，它将窦房结的头部与左心房互相连接起来，是将激动从右心房传到左心房的优先房间传导径路。1948 年 Robb 证明了胎儿和猴心房中存在着特殊传导通路。1963 年 James 以及 Meridith 和 Titus 等报告了成人心脏中具有前、中、后三条结间束。

虽然一些学者对于心房中存在特殊传导束这一结论一直有不同意见，但许多学者从形态、生理、生化和临床等方面提出了许多证据，特别是电生理研究发现激动从窦房结到房室结的传导，较通过普通心房肌传导为快，因而证实了房内束的存在。值得指出的是，在窦房结和房室结之间有一些排列比较整齐的心肌纤维，且它们的心肌纤维方向是一致的，在某种程度上比其他心房肌更有利于传导，形成传导激动的优先径路。经电生理研究，Bachmann 束纵向传导速度为 1.0～1.3m/s，横向传导速度为 0.04～0.12m/s，这一各向异性传导使得 Bachmann 束成为激动从右心房快速传向左心房的优先传导径路，如该束损伤可引起 P 波增宽并有切迹。此外，前结间束是窦性激动下传的优先传导径路，而中、后结间束是逆行传导的重要途径，尤其是后结间束。凡临床上出现一过性 P 波变形而又无频率和节律改变者，可初步认为是由于一支或多支结间束或房间束阻滞所致。

不完全性房内阻滞

不完全性房内阻滞是房内阻滞的一个重要而又常见类型。当房内束发生传导延迟时即可成为不完全性房内阻滞，此时心房肌的传导速度是正常的。不完全性房内阻滞按部位可分为不完全性左房内阻滞和不完全性右房内阻滞，以前者多见。依照阻滞持续时间的不同可分为间歇性不完全性房内阻滞和固定性不完全性房内阻滞，以固定性房内阻滞多见。不完全性房内阻滞也可以分度，常见的多为二度Ⅰ型（文氏型）不完全性房内阻滞，而二度Ⅱ型不完全性房内阻滞较少见。

一、心电图特征

体表心电图诊断不完全性房内阻滞的先决条件必须是窦性 P 波，且 P 波形态和/或时限变动时其PP、RR 和 PR 间期恒定。因结间束在心房内的分布不象室内束支分支那样有规律，因而结间束的定位诊断通常较为困难。这是因为：P 波振幅较小，其细微的变化除易受记录的因素影响外，还易被干扰和伪差所掩盖而被忽略，加之三条结间束和房间束可以受到不同程度的损害，因而可有不同的心电图表现。此外，影响 P 波间歇性异常的因素甚多，故在诊断时应密切结合临床方能确诊。

（一）固定性不完全性左房内阻滞

亦称 Bachmann 束阻滞，是不完全性房内阻滞的常见类型。其发生多系 Bachmann 束缺血所致。实验证明，钳夹前结间束的 Bachmann 分支或供应该分支的康多瑞利动脉（the artery of Condorelli）可延长激动从右房到左房的传导时间，出现不完全性房内阻滞图形。值得指出的是，激动在两个心房间的传导时间增加也可能是双房体积增大引起，特别是左心房肥大。心房扩大时心房内压力增高，心房肌长期受机械性牵张而缺氧、缺血，是形成心房内阻滞的病理基础之一，因此心房肥大和不完全性房内阻滞常合并存在。

心电图特征

（1）P 波时限增宽（≥0.11s），呈双峰状，峰间时距≥0.04s，即 P 波呈二尖瓣型 P 波形态（图 25-1，图 25-2，图 25-3）；

（2）双峰 P 波常不表现为电压的增高，若 P 波电压增高常提示双房内阻滞；

（3）除非有由间歇性向固定性二尖瓣型 P 波的演变过程，否则难以与左心房肥大及/或心房负荷过

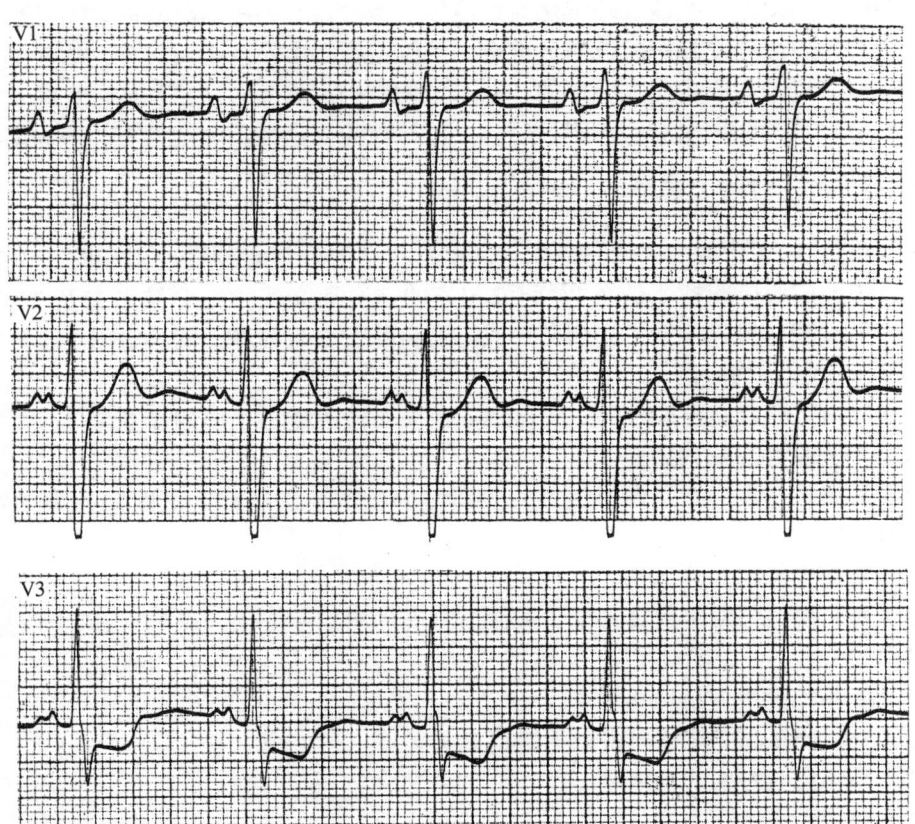

图 25-1　固定性不完全性左心房内阻滞

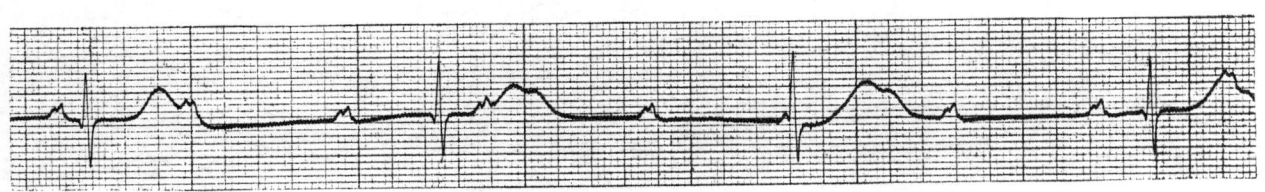

图 25-2　蛛网膜下腔出血患者心电图

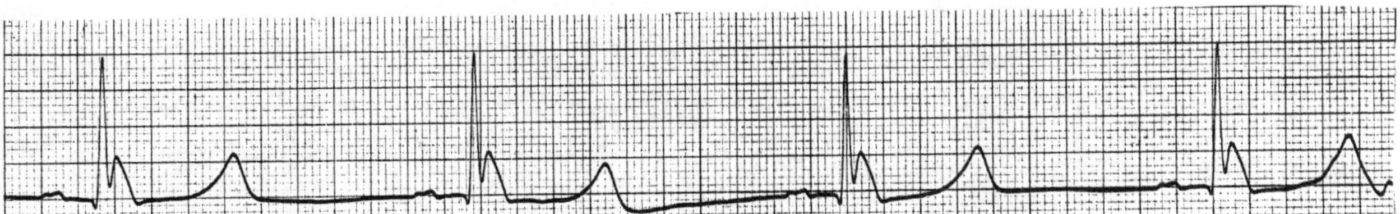

图 25-3　不完全性房内阻滞伴巨大 J 波

重相鉴别；

（4）须经临床、X 线和超声心动图等检查排除了左心房肥大及/或左心房负荷过重时方能诊断。

（二）固定性不完全性右心房内阻滞

以往认为肺型 P 波主要和右心房肥大有关，现认为，肺型 P 波的出现还与右房内结间束特别是后结间束的传导延缓有关。右心房内传导延缓时一般仅使 P 波变高尖，但很少导致 P 波时限的增宽。这是因为当右心房内结间束因缺血、变性或纤维化而致传导延缓时，右心房内除极的时间延长，使自上而下的除极向量增大，若与后继的左心房除极向量重叠，可使左右心房除极同向同步，致使Ⅱ、Ⅲ、aVF导联的P波高尖，此时难以与右心房肥大所致的肺型P波相鉴别。诊断时须经临床、X线及超声心动图等检查排除可引起肺型P波的病因及右心房肥大时，方可诊断为固定性不完全性右心房内阻滞。

（三）间歇性不完全性房内阻滞

当结间束及／或房间束中的一条或多条发生间歇性或暂时性传导延缓或阻滞时，称为间歇性不完全性房内阻滞。其主要的心电图特征是在PP间隔匀齐的情况下突然发生P波形态及／或时限的变化。这种瞬时间发生的P波变化显然不能用心房肥大或心房负荷过重来解释。其心电图表现形式如下：

1. 文氏型不完全性房内阻滞

即不完全性房内阻滞以文氏现象的形式出现，致使P波改变出现周期性变化。

（1）文氏型不完全性左房内阻滞

心电图表现P波从正常形态逐渐过渡到二尖瓣型P波的形态。即P波时限逐渐增宽，峰间时距逐渐增大，并呈周期性改变。

（2）文氏型不完全性右房内阻滞

心电图表现为P波振幅发生由高到低，或由低到高的周期性变化，而PP间隔无明显改变。

2. 二度Ⅱ型不完全性房内阻滞

（1）二度Ⅱ型不完全性左房内阻滞

心电图表现为间歇性或交替性出现二尖瓣型P波。

（2）二度Ⅱ型不完全性右房内阻滞

心电图表现为间歇性肺型P波（图25-4）

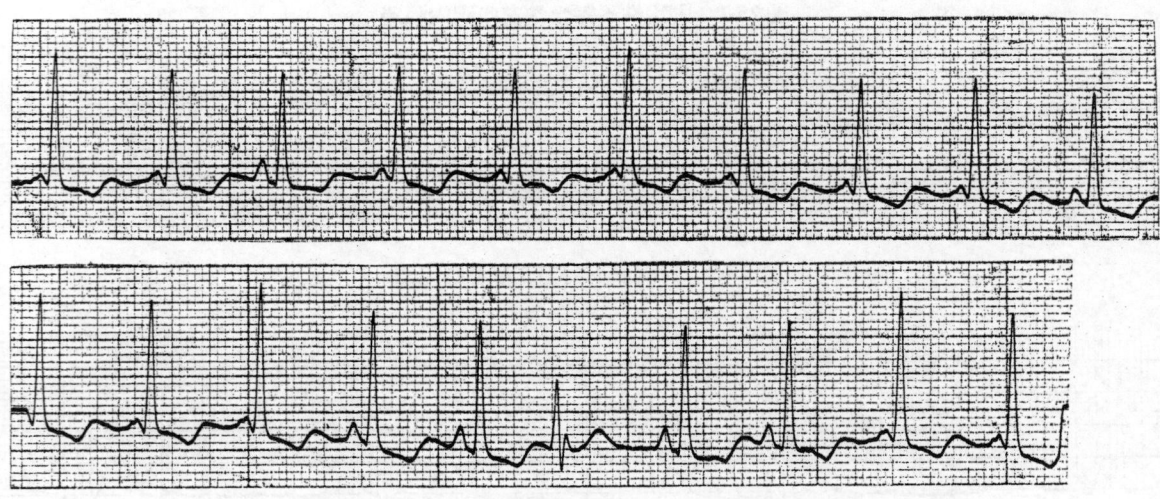

图25-4 间歇性不完全性右心房内阻滞

3. 频率依赖性不完全性房内阻滞

为间歇性不完全性房内阻滞的一种特殊类型，其诊断依据：

（1）同一导联的心电图中突然出现两种形态的P波；

（2）结间束阻滞的P波其初始除极向量多与窦性P波一致；

（3）P波时限往往增宽，多数≥0.10s；

（4）PR间期固定不变或稍延长；

（5）P波改变与频率变化密切相关。

间歇性不完全性房内阻滞的患者，尔后发生固定性房内传导阻较为多见。Legato 等观察到部分间歇性不完全性房内阻滞于数月、数年后发展为固定性房内阻滞。根据 Waldo 等的研究结果，间歇性房内阻滞的发生原因是继发于前结间束的间歇性阻滞。不论是左房还是右房出现的间歇性房内阻滞，都属于不完全性房内阻滞。

（四）心房内折返

折返的先决条件是激动传导延缓，不完全性房内阻滞约有半数患者伴有反复发作的阵发性房颤或房扑，40% 有房早及房速，甚至正常人中若有 P 波切迹亦有形成室上性心动过速的倾向。这说明心房内折返是产生房性快速心律失常的条件。Ogawa 等（1977）认为此与 Bachmann 束纵向传导分离有关，在纵向分离的一条径路出现了单向阻滞与单向传导，另一条径路发生缓慢传导，构成激动折返环路，倘若具备连续折返的条件便可发生房性快速心律失常。

二、鉴 别 诊 断

不完全性房内阻滞应和下列心电图异常相鉴别。

1. 窦房结内游走心律和间歇性不完全性右房内阻滞相鉴别。

（1）前者同一导联窦性 P 波有轻度变异，而后者窦性 P 波变异程度较明显，若是文氏型，则 P 波振幅由高到低，或由低到高的周期样改变。

（2）前者的 PR 间期随心率而略异，后者 PR 间期恒定。

（3）前者多有窦性心律不齐，后者 PP 间隔匀齐。

（4）前者尚可根据 P 波的变化而进一步辨别为：①窦房结头部心搏：P 波电压最高，PR 间期最长，PP 时间最短。②窦房结尾部心搏：P 波电压最低，PR 间期最短，PP 时间最长，而后者无此规律。

（5）前者多见于正常青少年，后者多见于有器质性心脏病患者。

2. 非时相性房内差异性传导与间歇性不完全性左房内阻滞（相鉴别）

前者是在窦性心律伴房性早搏或并行心律时，早搏后第一个或多个窦性 P 波畸形，即 P 波是在较长的代偿间歇之后出现 P 波形态改变，而后者 P 波形态和/或时限改变的同时 PP 匀齐。

3. 心房紊乱心律与间歇性不完全性右房内阻滞相鉴别

前者在同一导联至少有 3 种不同形态的异位 P′波，且 P′P′、RR、P′R 间期不等，而后者 P 波为窦性，在 P 波形态改变的同时 PP、RR 及 PR 间期恒定。

4. 左心房肥大与固定性不完全性左房内阻滞相鉴别

诊断时必须结合临床。前者多常见风心病二尖瓣狭窄，常合并有右室肥厚，后者无左心房肥大的病史。

5. 右心房肥大与固定性不完全性右房内阻滞相鉴别

诊断时必须结合临床。前者多见于慢性肺源性心脏病及某些先天性心脏病等，常有右室肥厚图形，后者无右心房肥大的病史。

三、临 床 意 义

实验证明，在下行传导中，三条结间束的传导不仅有先后、主次之分，亦有相互补偿作用，从而使房内传导功能尽可能得以保持正常。此外，三条结间束在邻近房室结处相互交织，故不易发生房内阻滞，一旦出现，多提示心房内传导束已有广泛性病变。引起不完全性房内阻滞的病因多见于器质性心脏病，如冠心病、心肌炎、心肌病、风心病、高血压病、病窦，药物（洋地黄、奎尼丁）、高血钾及迷走神经张力过高也可引起不完全性房内阻滞。Legato 提出老年人的房内阻滞可能与心脏传导组织的退行性变有关。不完全性房内阻滞的处理主要针对病因。

心 房 分 离

心房分离(atrial dissociation)亦称"心房脱节"、"完全性房内阻滞"或"局限性完全性房内阻滞"。一种必须依靠心电图来诊断的罕见型房性心律失常。心房分离是指心房的某一部分与心房的其余部分分别被两个独立的、互不干扰的起搏点所激动。一般说来，心房的某一部分被异位起搏点控制，而心房的其余部分则被窦房结所控制，且异位起搏点的激动绝不下传心室。

一、溯源与发展

心房分离是 Hering 在 1900 年一次实验研究中发现的。1906 年，Wenckebach 报告了这种心律失常在人类中也可发生。1920 年 Schrumpf 发表了第一例心房分离的心电图：患者男性，患有风湿性心脏病、充血性心力衰竭。当时 Schrumpf 用"双窦房结心律"这个术语命名这种心律失常，他认为心房分离发生于窦房结，但窦房结的组成是一部分在右房，而另一部分在左房，心房激动是以一侧为主并控制心室的。Bay 和 Adams 也推测双 P 波的发生是由于窦房结从解剖到生理上都分成了独立的两个 P 波所致，当时称为"结间阻滞"。Condorelli 在 1929 年结扎了狗的左冠状动脉心房内分支后产生了心房分离，这个心房分离是由同时存在的房颤和窦性心律组成的，他发现，用这种方法产生的两个心房间分离常常是窦性节律在右心房，而异位性房颤在左心房。Lewis 不同意 Scherumpf 对心房分离的解释，他认为两个心房在生理上是不可分开的，并认为心房分离常见于毒毛旋花子素中毒的动物身上。此后，又有许多作者陆续报告了心房分离的病例，包括 Bay 和 Adams(1932)、Geraudel(1935)、Dominguez 和 Bizzozero (1937)、Lian 和 Golbin(1938)和 Giraud(1943)等。

对于心房分离也有学者持不同意见，例如著名的 White 和 Katz 教授就怀疑心房分离的存在，他们认为是由于伪差造成的。但也有一些令人信服的心电图证实有心房分离的存在，象 lombardini 和 Aviles (1939)，Bellet(1953)发表的，除基本节律之外还附加有一个房扑的节律。Araujo Moreia(1951)发表的，除基本节律是房颤以外，还有一个不快的心房节律在胸前导联可以看到。Mussafia 和 Jacovella(1957)发表的，基本节律之外，还有一个阵发性房扑的附加节律等。1957 年，Deitz 和其他人广泛地复习了这些病例，同时还附了三个有意义的病例，在这三个病例中，可以看到和窦性节律并存的一组独立的、周期出现的房颤波。1958 年 Dimond 和 Hayes 报告了在较长心脏停搏过程中发生了心房分离。作者们发现，在已发表的病例中，好象心脏都有一个附加的电兴奋灶，且从图形来看似乎是起源于心房，在胸前导联、胸骨导联和食管各水平面的导联记录得最明显，这从另一个角度又证实了附加波来源于心房。无论是试验还是临床，所有的病例均为窦房结控制右心房，异位起搏点控制左心房。鉴于异位房性 P′波的电压都很低，他们推测 P′波过小是异位激动在心房一个有限的区域内发生除极所致。

对于心房分离发生机制，Deitz 等人认为，在心房内有两个或更多的兴奋点并行地发出冲动，对于有限心房区域的异位起搏点而言又同时伴有保护性传入传出阻滞，因而使仅局限于心房一部分的异位激动(无论是 P′波还是房颤)绝不下传心室。

国内对心房分离的研究大概始于 60 年代。1975 年作者和郭继鸿教授在内蒙古医学院学报发表了我们自己的病例，其中一例是在窦性心律的基础上还附加一阵发性房颤，且每一阵房颤之前均有一室性早搏。此后国内陆续发表了心房分离的病例，但诊断标准不一，认识也不同。1984 年心电学杂志在 3 卷 3 期发表题为"严格掌握心房分离的诊断"的编者按，认为心房分离是经 Hering、Lewis、Tait 和 Condorelli

等相继在动物实验中得到证实的，不能轻易否定人类心脏中有自然发生心房分离的可能性。但另一方面，在已发表的心房分离中确有部分病例难以排除伪差，尤其是呼吸辅助肌引起者，应引起重视。并提出"应该审慎严格地作出心房分离的诊断"。

二、心电图特征

心房分离的心电图特征是在基本节律（窦性或异位节律）的基础上还同时独立存在一个局限性单侧异位心房节律，而且没有一个单侧异位节律的激动可以下传至心室。单侧异位节律的频率较慢，但偶尔可以是一个房性心动过速、心房扑动或心房颤动。根据局限性单侧异位点的类型，可将心房分离分为如下四型：

1. 单侧缓慢的异位心房节律型（图 25-5）

是心房分离中最常见的类型。心电图表现为出现两组独立的 P 波。一组是基本节律、规律，和 QRS 波群有固定关系，常是窦房结激动心房而成（也可以是异位节律，如交界性心律，甚至基本节律可以是心房颤动）；另一组 P′波和基本节律 P 波无关，其形态和频率均和基本节律 P 波不同，也不下传心室，这组 P′波是心房异位起搏点发放的冲动激动心房的某一局限区域而形成。异位 P′波比窦性 P 波小，频率常在 30～50bpm，P′P′间隔不齐，也不使窦性激动发生节律重整，因而窦性心律的 PP 或 PR 间期不受单侧缓慢的房性异位节律的影响，本身是规则的。有时该型心电图可见一宽大畸形的 P 波，这是异位 P′波与基本节律的 P 波正好重叠在一起形成的"房性重叠波"，并非房性融合波，因为在心房分离中两种并存的心律所发出的冲动在心房中是无法相遇的。

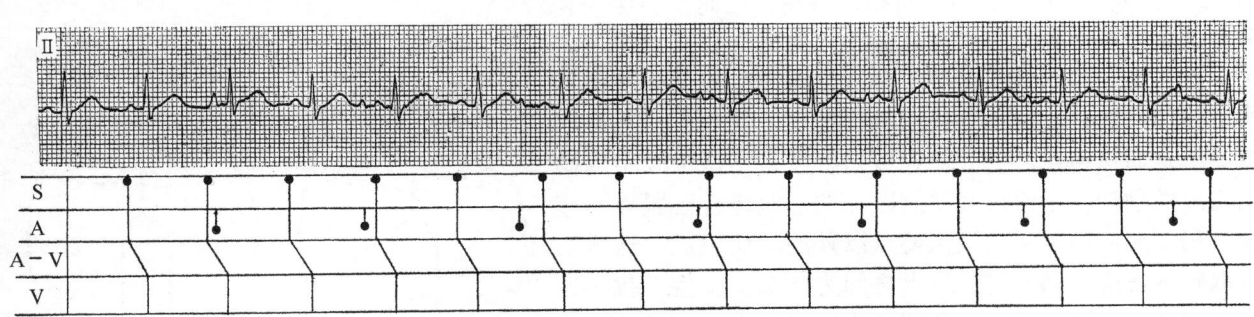

图 25-5 心房分离

2. 单侧心房颤动型

该型也比较常见。心电图表现为窦性 P 波与快速的房颤波同时存在。在这种情况下，基本节律的窦性 PP 或 RR 间隔不受房颤波的影响，本身是规则的。此型中的基本节律也可以不是窦性心律，而是异位房性心动过速、心房扑动或是交界性心律与一单侧的房颤并存，象这种两个异位心律组成的心房分离，其诊断难度较大。罕见的情况下，同一病人可表现为一过性心电图改变，即从窦性心律到单侧房颤（心房分离），又到房颤消失。

3. 单侧心房扑动型

该型少见。其基本节律常为窦性，异位心律为局限性心房扑动，但和一般房扑相比，F 波的波形要小，且不规律。

4. 单侧房性心动过速型

该型更少见。其基本节律常为窦性，也可以是异位的，异位节律为房性心动过速，但 P′P′间隔的变化较普通房性心动过速显著。单侧心动过速可以持续很长一段时间，甚至在窦房结停止发放冲动时仍可继续存在。所以在该型心房分离中，除非有低位起搏点发放逸搏，否则将易发生心室停搏（图 25-6）。一般单侧房性心动过速的频率要比普通的房性心动过速要慢一些。

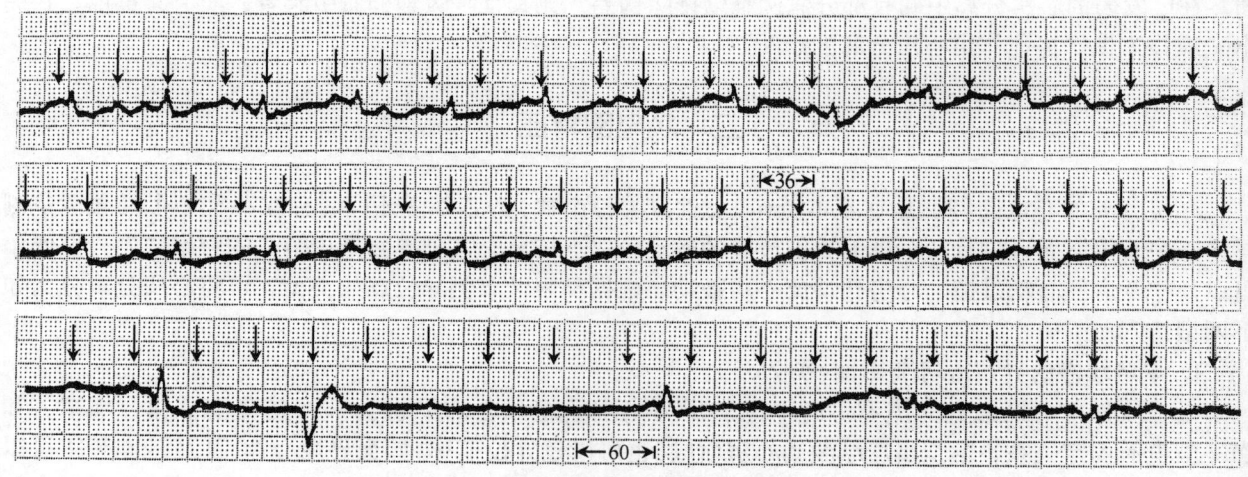

图 25-6　单侧房性心动过速型心房分离

三、发 生 机 制

　　心房分离的发生机制可能是：当缺血、缺氧、代谢障碍、心肌梗塞或洋地黄等药物中毒时，心房（可能是左房）的异位起搏点自律性增高，因而在心房内有两个或更多的并行起搏点发放激动，同时又在其周围建立了一圈传入与传出性阻滞区。传入阻滞是指窦性或其他基本节律的激动在此异位起搏点周围被阻，使其不受基本节律的干扰而保持自己的节律；传出阻滞是指这个异位起搏点发放的激动，不论该起搏点以外的心肌是否已脱离不应期，仍不能传出以激动该起搏点以外的心肌组织。这样既可以解释窦房结和异位起搏点之间为什么不发生干扰，也可以解释即使在交界区已脱离不应期时，为什么异位起搏点的激动一个也不下传心室(图 25-7)。

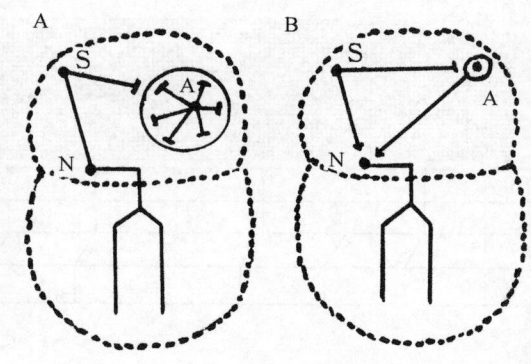

图 25-7　心房分离发生机制图解
A. 心房分离；B. 房性并行心律

四、鉴 别 诊 断

　　1. 房性并行心律

　　一般讲，房性并行心律的 P′波较窦性 P 波稍大或等大，心房分离的 P′波小而不易看清楚。房性并行心律的 P′P′间隔较恒定，常出现夺获、融合，而心房分离则无。压迫眼球等刺激迷走神经的方法可使房性并行心律的频率变慢，但对心房分离则无影响。

　　2. 呼吸肌电波

　　呼吸肌电波是指在肺心病患者常规心电图上见到的一种间歇性规律出现的与呼吸运动相关而与心电图无关的肌颤伪差。它的出现，反映了患者有较严重的呼吸困难。在体表心电图上，呼吸肌电波与一般肌颤伪差的区别在于：①有规律地间歇出现，持续约 0.40～1.20s(多为 0.60～0.80s)；②其出现与吸气或呼气发生的时相相吻合，频率与呼吸一致，可随呼吸快慢变化而周期相应缩短或延长，呼吸暂停时则不发生；③往往伴有 QRS 波群的变异。以Ⅱ、Ⅲ、aVF 导联为例，吸气性肌电波出现后不久(约在吸气中期），可见 R 波增高，S 波变浅。④当呼吸肌电波起始部粗大时，形态类似 P 波，亦被称为"P 样波"或"伪 P 波"。此时若忽视随后出现的微颤波，易误诊为心房分离。此种貌似 P 波的呼吸肌电波还有以下几点与心房除极的 P 波不同：一是其后总继有一段细小的肌颤波，而 P 波之后绝无此波；二是此波多为尖锐而狭窄（时限不超过 0.06s）的单相波，或为高尖正波后有一浅负波的双相波，不具有 P 波的圆钝形态；三是该波在 Ⅱ、Ⅲ、aVF 导联最清楚且为正向波，而 P 波可以是正向波，也可以是负向波。此外，若能及时准确地测定患者的呼吸频率，其与同时描记的呼吸肌电波频率基本一致也有助于鉴别。

　　3. 人工伪差

　　各种人工伪差，包括电极板联结松弛，周围节律性电干扰，如人工呼吸机，膈肌节律性收缩等，都可在心电图上出现类似心房分离的图形。鉴别的方法可由不同的心电图机，在不同的时间、不同的条件下反复核查，即可进一步鉴别。

五、临 床 意 义

　　心房分离可见于临床多种情况，包括风心病、心肌梗塞、心房梗塞、洋地黄等药物过量或中毒、肺部疾患及尿毒症等严重疾病，多在病情危重时出现，且常合并其他心律失常。

参 考 文 献

1. 吴祥. 房内阻滞与心房分离. 临床心血管病杂志，1998，14（1）：55-58
2. 赵成英，赵嫡生，李素英. 间歇性不完全性房内阻滞，心电学杂志，1987，6（3）：176-178
3. 黄峻. 心脏传导系统疾病. 南京：东南大学出版社，1993，180-189
4. 李卓，李正公，高振沅. 肺心病患者的呼吸肌电波，心电学杂志，1984，3（1）：43-46
5. Igarashi M，Katayama F，Hinohara S：Two cases of atrial dissociation. Amer J Cardiol，1963，11：267-271，
6. Marques MG：Atrial dissociation. Brit Heart J，1958，20：335-340
7. Sanghvi LM. Atrial dissociation and double arial arrhythmias. Brit Heart J，1962，24：249-252
8. Dimond EG，Hayes WL. An electrocardiographic demonstration of atrial dissociation. Amer Heart J，1958，56：929-932
9. Chung，Walsh TJ，Massie E. A review of atrial dissociation with illustrative cases and critical discussion. Amer J Med Sci，1965，250：72-78
10. Morgantown，West Virginia. A reappraisal of atrial dissociation. Amer J Cardiol，1971，28：111-117
11. Egil Sivertssen MD，Leif Jorgensen MD. Atrial dissociation. Amer Heart J，1973，85：103-107
12. Albino M，Perosio MD，Luis D. Atrial dissociation. Amer Heart J，1973，85：401-403
13. Cohen，J，and Scherf D. Complete interatrial and intra-atrial block（atrial dissociation），Amer Heart J，1965，70：23
14. Hayes，W. L，Kerby G. R. Atrial dissociation，Amer Heart J，1964，68：252-253

第26章 房室阻滞

Atrioventricular Block

杨 钧 国

近代的临床电生理研究业已证明，目前所称的房室阻滞，可发生在房室结、希氏束及束支的各个部位，可以是单一部位的，亦可是多层次的联合阻滞。病人的预后主要和阻滞部位有关。

阻滞一般是指病理性传导障碍，使心房激动不能下传至心室。所以单纯的传导延迟，从严格意义上不应称为阻滞，但习惯上仍将其归为房室阻滞的定义内。

房室阻滞的诊断主要依据体表心电图，由于心电图学的进展，目前绝大部分房室阻滞，都可通过心电图获得明确诊断。其中很重要的是房室阻滞和房室分离的区别。易引起混淆和误诊，也是本章所要重点讨论的问题。

房室阻滞习惯上分成 一度，二度和三度，这种经典的分类方法已为人们所熟知，且广泛用于临床。但这种分类方法过于简单，且容易引起概念的混淆和误解，并可能带来错误的处理，近年来亦曾有不少学者试图提出新的房室阻滞的分类方法，但尚未被公认。本章一些内容将讨论目前分类的不足，并介绍国外一些学者初步提出的房室阻滞新的分类方法。

一、一度房室阻滞

（一）PR 间期和一度房室阻滞

PR 间期是指从 P 波开始到 QRS 波群开始的时间间期，正常的范围在 0.12~0.20s 之间。如所有的房性激动都能下传到心室，在成人 PR 间期大于 0.20s，在儿童（<14 岁）大于 0.18s，则通常认为存在一度房室阻滞。一度房室阻滞仅是指在窦性 P 波时出现的 PR 间期延长，如在异位室上性节律时引起的 PR 间期延长不应认为是一度房室阻滞。

另外，个别情况下 PR 间期的延长并不一定反映存在着传导异常，在正常人群中心电图上 PR 间期长于 0.20s 或短于 0.12s 的约各占 1.3%，说明这只是反映了正常人群中 PR 间期常态分布曲线的两端的情况，并不意味着传导障碍。

PR 间期在正常窦律时一般稳定少变，但有时 PR 间期亦可明显改变，此时一度房室阻滞的诊断比较困难，常需和多种情况鉴别。

1. 窦律无明显改变时

（1）PR 间期出现长短交替改变，常因房室结双径路，有时亦可因房室旁路所致（图 26-1）；

（2）PR 间期明显延长，在短 RP 间期后，PR 间期缩短，则是房室交界区的超常传导所致；

（3）如无以上情况，且可除外预激，则 PR 间期明显改变，差别大于 0.04s，即或 PR 间期仍在正常范围，亦被认为是一度房室阻滞的表现。此种情况多见于风湿热和洋地黄中毒等患者。

2. 窦律明显改变时

（1）心率较快时 PR 间期较短，心率较慢时 PR 间期延长，大多因房室结双径路，偶尔可因房室交界区的超常传导所致。

（2）如在长 RP 间期后 PR 间期较短，短 RP 间期后 PR 间期较长，是典型的阿什曼现象（详见室内差异传导章），但 PR 间期的这种改变，认为亦是一度房室阻滞的表现，反映了房室交界区部位的病变。这是由于在长间歇后病变部位的传导得以改善，引起较快的房室传导所致。

图 26-1 为一例一度房室阻滞伴房室双径路的病例。在 Ⅱ 导联和 Ⅲ 导联上可见，窦性节律无明显改变，有长（Ⅱ 导联，PR=0.50s）、短（Ⅲ 导联，PR=0.24s）两种 PR 间期，有两种可能，一是激动分别经房室结双径路的快径（短 PR 间期）和慢径（长 PR 间期）下传；或是经正常房室结通道和房室旁路下传。此例因未见 δ 波，故以前者可能性大。

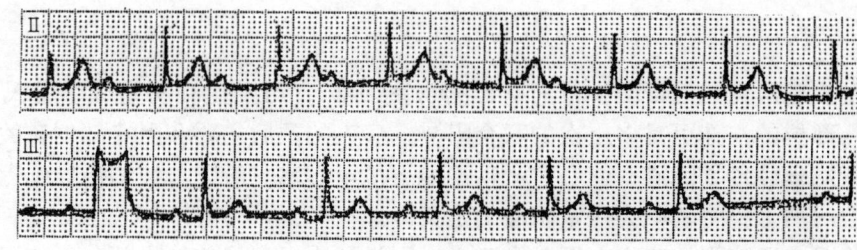

图 26-1 一度房室阻滞，伴房室双通道
Ⅱ导联示长 PR 间期(0.5s)，Ⅲ导联示短 PR 间期(0.24s)

(二) 一度房室阻滞的分类

电生理学的研究资料证明，体表心电图上的一度房室阻滞，实际上反映了从心房到心室不同部位的传导延迟，习惯上分为房内阻滞，房室结内、希氏束及束支的传导延迟，可以是单一部位的亦可是多部位的联合阻滞。Nalula 等报道 244 例一度房室阻滞，经希氏束电图检查发现，PA 延长（房内阻滞）占 3%，AH 延长（房室结内阻滞）占 19%，HV 延长（希氏束或束支阻滞）占 7%，而多部位联合阻滞占 71%。并且发现在严重的房内阻滞而引起的 PR 间期显著延长的病人，P 波明显变小，甚或有时在体表心电图上不能识别，而被误认为交界区心律伴心房静止，但在希氏束电图上 A 波可见。

不同部位传导延迟引起的一度房室阻滞，在体表心电图上难以区别。P 波的增宽且常伴有切迹可提示房内阻滞的存在，而 QRS 波群的宽窄并不能提示其传导延迟的部位。约 30% ~40% 的房内或房室结内传导延迟同样可伴有宽大的 QRS 波群，但如宽 QRS 波群呈左束支阻滞形态，则高度提示为希氏束及束支的传导延迟（75% ~90%）（图 26-2）。

(三) 一度房室阻滞的预后

一度房室阻滞大多发生在病变心脏，少数亦可在健康人中发生。尤其是在 60 岁以上的老人中，一度房室阻滞较常见，此时常无心脏病变，只是反映了传导系统的慢性老年性改变，并无重要的临床意义。但急性的一度房室阻滞常是由于心脏的病变或药物中毒所致，应予以处理，否则很快发展成二度或高度房室阻滞。慢性形式的一度房室阻滞的预后和阻滞发生的部位有关。房内和房室结内的传导延迟一般预后良好，且比较稳定，也很少发展成高度房室阻滞。但房内传

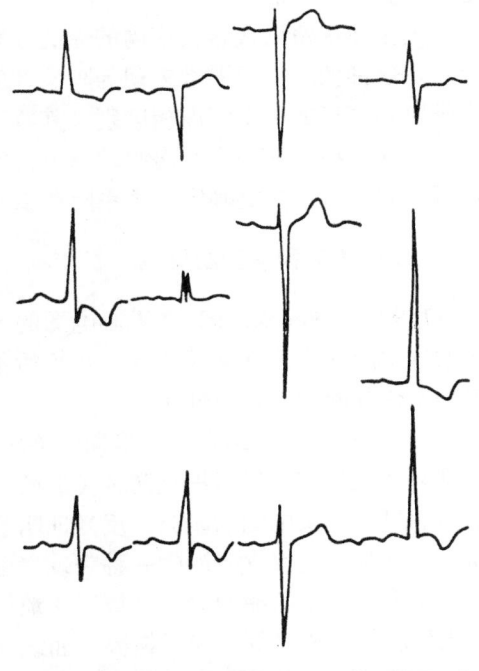

图 26-2　一度房室阻滞伴不完全左束支阻滞，
PR：0.24s，QRS 时限 0.12s，
伴继发性 ST-T 改变

导延迟常伴发多种房性心律失常，主要是房颤或房扑，亦可引起折返性房性心动过速等。发生在希氏束及束支的传导延迟常能较快地发展成高度或完全性房室阻滞。

慢性形式的一度房室阻滞常不需治疗，但应注意避免使用加重传导延迟的药物。急性一度房室阻滞常需针对病因治疗，应较快地控制病情的发展。

二、二度房室阻滞

(一) 未下传的心房激动

二度房室阻滞是指一个或多个心房激动，未能下传到心室，原因多种多样，临床意义也很不相同。一次心房激动不能下传到心室，称为一次"未下传"，此时必须分情况逐个加以考虑。如房性激动较早抵达房室交界区，正值交界处处于正常的不应期，而不能下传，则此时一般不能被称为"阻滞"，"阻滞"一般是指病理性的传导障碍。激动抵达房室交界区提前的程度显然和心房频率有关，当心房率显著加快，如房扑时，心房激动每间隔一次才能下传到心室。这种情况是正常的，房室结的正常功能就是保护心室避免被过快地激动。因此，因正常的不应期而引起的 2∶1 房室传导，不能称为 2∶1 传导阻滞。目前认为当心房率 >135bpm 时出现的未下传一般为生理不应期所致。在估计一个心房未下传的具体意义

时，必需首先考虑心房率及其相关的 PR 间期，落在 T 波后和落在 T 波起始部的 P 波未下传的意义是完全不同的。另外还必需注意其他原因引起 P 波不能下传的情况，如干扰与隐匿性传导等。

房室结和希氏束部位的隐匿性传导，亦是引起心房未下传或房室传导延迟的常见原因。如隐匿传导使 PR 间期异常延长，或在二度 I 型房室阻滞时，会因连续的隐匿性传导而引起连续多次心房激动未能下传，而类似阵发性房室阻滞。房颤时房室阻滞的诊断标准的争论，其实质亦是隐匿性传导抑或是传导阻滞的鉴别问题。

发生在房室结或希氏束内的隐匿性期前激动，以及房室结内的隐匿性折返，业已证明能引起伪房室阻滞。这种伪房室阻滞常表现为阵发性的，在一次期前激动后突然发生和突然中止的特点。希氏束电图亦难以和真正的房室阻滞相区别，其鉴别依赖于对长程心电图的推理分析。

因此，在判断一个心房激动未下传的意义时，应首先除外生理不应期、干扰、隐匿性传导、隐匿性折返等原因后，才能确定是否系阻滞引起。

（二） I 型和 II 型阻滞

1899 年 Wenckebach 在无心电图的情况下，仅借助颈部血管搏动的观察，发现了一种以他的名字命名的房室阻滞类型即文氏传导。几年后他和 Hay 同时发现了房室阻滞的第二种类型，在房室传导脱落前房室传导时间无进行性延长。

1924 年 Mobitz 结合这些早期的临床发现，在观察心电图的基础上把第一种和第二种类型分别称为 I 型和 II 型阻滞，以后把这两种类型的阻滞称为莫氏 I 型和 II 型，但亦有人仍称之为文氏 I 型和 II 型。以后通过希氏束电图的研究，反复证明了 I 型阻滞通常是房室结内阻滞的表现，而 II 型阻滞常为结下阻滞，且常是双侧束支阻滞的一种表现。

I 型和 II 型阻滞的分类，被广泛地采用。但不少作者常错误地应用这个术语，如提出文氏型阻滞和莫氏型阻滞的概念等，应予摒弃，而统一使用 I 型和 II 型阻滞。

希望能有一种分类方法能同时兼顾房室阻滞的解剖部位及病理生理表现，遗憾的是目前尚难有一种完善的方法。大多数作者在使用 I 型和 II 型阻滞这个术语时，只是按传统的概念指的是其病理生理的表现。对临床工作而言，则损伤水平有更重要的意义。如一侧束支存在阻滞，而对侧束支呈现文氏传导，则应是 I 型阻滞的病理生理表现，但从临床及预后看则考虑是 II 型阻滞更为合适。所以在房室阻滞时应该更多地考虑病变是侵犯了房室结内还是结外，远端还是近端。诚然，理想的是能从临床表现和心电图记录上可靠地鉴别是房室结阻滞（I 型阻滞），还是结下阻滞（II 型阻滞），遗憾的是还不可能。目前惟一能最可靠地估价阻滞部位的方法仍是心内电生理检查，而这是不理想的，许多情况下也是不必要的。

Marriott 等（1984，1986 年）基于目前对 I 型和 II 型阻滞特点的了解，提出了 I 型、II 型阻滞的鉴别方法（表 26-1）。另外还可借助颈动脉窦按摩和/或阿托品试验，作出较可靠的诊断。但在应用表 26-1 中所列鉴别点时要注意以下重要的例外：①许多文氏周期是不典型的，表中所显示的标准形态并不总是能出现。②偶尔典型的文氏传导能在希氏束内发生，而在体表心电图上很难和房室结的文氏传导鉴别。③如存在一侧束支阻滞时，出现在脱落的激动前 PR 间期进行性延长，约 25% 是因对侧束支传导进行性延迟所致而大多是因同时存在房室结 I 型阻滞引起的。④全或无的传导是束支的传导特点，但有时亦可在希氏束内发现。此时，II 型阻滞是伴窄的 QRS 波群，这种组合在老年妇女中多见。

尽管存在有以上的例外，但大多数情况仍易在体表心电图上作出鉴别。总之，这里提出的 I 型房室阻滞是指绝大多数为房室结水平，少数为希氏束的阻滞，且常是良性的；而 II 型阻滞则一定是结下的阻滞，且较肯定是恶性的。确切的 II 型阻滞是安装人工心脏起搏器的一个明确的指征，I 型阻滞很少需安置起搏器。

表 26-1 二度房室阻滞中 I 型和 II 型阻滞的区别

I 型	II 型
临床常是急性的	常是慢性的
下壁心肌梗死时多见	前侧壁心肌梗死时多见
风湿热	Lenegre's 病
洋地黄中毒	Lev's 病
心得安等药物作用	心肌病
解剖常是房室结，有时为希氏束水平的阻滞	总是结下阻滞，常为束支的阻滞
电生理主要是相对不应期延长	主要是有效不应期延长，很少或无相对不应期，呈全或无传导
心电图 PR/PR 成反比关系	固定的 PR 间期
PR 间期逐渐延长	PR 间期正常
正常的 QRS 波群	束支阻滞形态

(三) 文氏周期和RP/PR 的反比关系

1. 文氏周期的形成机制

房室传导的文氏周期的心电图表现已为人们所熟知，但其产生机制至今尚未有公认的解释。经典的概念认为 I 型阻滞的心电图表现，是由于房室传导产生递减传导这一假设，但这并未被近代的电生理实验所证明。目前已有不少学者提出各种假设，如 Levy 的正反馈理论，Watanabe 等在此基础上提出的电张力扩散学说，Rosenblueth 的一阶延迟学说等，都是基于 3 相阻滞的概念，并涉及下端纤维除极延迟，由于电张力的扩散，使上端纤维复极延迟等复杂的电生理现象。这几个假设都各有其实验支持，但房室传导的文氏周期的确切机制还未被完全解释，尚待进一步的证实。

2. PR/RP 的反比关系

I 型阻滞的心电图表现是由于相对不应期异常的延长所致，而 II 型阻滞则是因有效不应期延长或相对不应期短或无所致。这个传统的概念可能过于简单，但目前仍是较简便和实用的。在相对不应期延长时，传导的速度取决于激动抵达的时刻，激动抵达房室结越早则传导越慢，抵达越晚则传导越快（图 26-3）。显然，形成文氏传导的原因，就是连续的激动逐次越来越早地落在房室结相对不应期内，直至

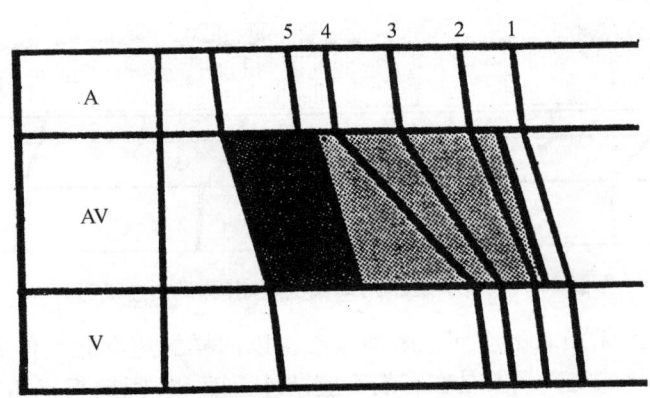

图 26-3 I型房室阻滞时房室传导图解，黑区代表房室交接区的绝对不应期，灰区代表相对不应期。如房性激动（1）在相对不应期后到达房室结，则正常地传导；如激动稍提前抵达（2），房室传导有轻度延迟；如激动越来越早（3、4）抵达，则传导延迟时间亦越来越长；最后激动在有效不应期内抵达（5）则不能传导

最后一次激动落在有效不应期内而不能下传。可以引进一个临床上实用的概念，来说明体表心电图上激动越来越早地抵达这一现象。如其他条件相同，激动从窦房结发出越早，则抵达房室结越早。而 RP 间期（QRS 波群起点到下一次 P 波的起点）可近似地，实际上是高度可信地提示激动抵达房室结的提前程度。所以，房室阻滞的文氏传导，在临床上可称为短 RP 间期后有一长的 PR 间期，而长 RP 间期后则有短的 PR 间期，也称为 RP/PR 的反比关系或"RP 决定 PR 间期"。在临床心电图中如能证明存在这种反比关系，则可以肯定在房室交界区的某个部位存在着文氏传导（Ⅰ型阻滞）。特别是如存在不典型的文氏传导，如反文氏周期等，这种反比关系的确立有助于明确诊断。

图 26-4 是这种 RP 和 PR 间期反比关系的很好的例证。最初的 3 次搏动其 PR 间期是正常传导的。最后的 4 次搏动是完全传导，但其 PR 间期进行性缩短，这是由于 RP 间期进行性延长所致，这是一种反文氏周期，反映了 RP 间期和 PR 间期的反比关系。

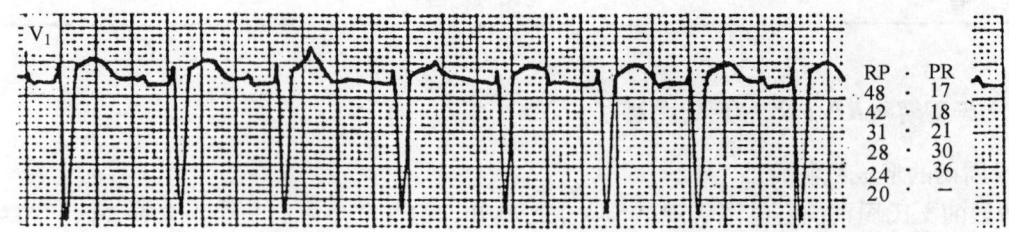

图 26-4　RP 间距和其后的 PR 间期之间的反比关系最后 4 次传导激动表现了反文氏传导，因为每次连续激动的 RP 间期进行性延长，而期后的 PR 间期进行性缩短。图右所列数字为对应的 RP 和 PR 间期（引自 Marriott）

在典型的文氏传导中（图 26-5），脱落的激动不能穿透房室结的病变层，引起一个相对长的静止（RP 间期为 1.19s），伴随其后的是一次较快的传导（PR 间期 0.21s）。当 RP 间期突然缩短（从 1.19s 到 0.54s），PR 则随之延长（0.12s 到 0.31s）。这就解释了在文氏周期中，第 2 个搏动的 PR 间期比以前的 PR 间期有最大的延长，因为在未下传后的 RP 间期总是突然地缩短，在病态的房室结相对不应期的早期抵达。

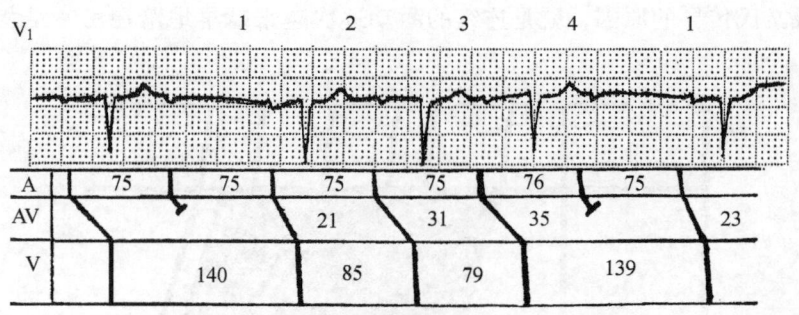

图 26-5　一例典型的 4:3 文氏周期（详见文内说明）

在Ⅱ型阻滞时，实际上无相对不应期，激动基本上以同样的速度逐次传导，因而有相等的 PR 间期。无论其落在舒张期的早或晚，只要是在有效不应期外，而 PR 间期都是相等的，而其前的 RP 间期是规律的，无 RP/PR 的反比关系。

图 26-5 一例典型的 4:3 文氏周期 4 次房性激动（1,2,3,4）只有 3 次下传到心室。文氏周期的典型特点包括：第 1 个 PR 间期只有轻微延长（0.21s）；最大的 PR 间期增值是在第 1 和第 2 个 PR 间期之间（由 0.21s 到 0.31s）；以后由于 PR 增值减少，心室周长逐渐缩短（由 0.85s 到 0.79s）；最长的心室周长（脱落的周长 1.39s）少于最短心室周长（0.79s）的两倍；无束支阻滞。当连续的心房激动为Ⅰ型阻滞传

导，就具有在激动完全不能传导前，其 PR 间期进行性延长，即 RP/PR 间期的反比关系。Ⅱ型阻滞则在连续激动时，其脱落的激动前 PR 间期固定，无 RP/PR 反比关系。因此，RP/PR 的反比关系能很好地说明Ⅰ型阻滞的传导特点。

(四) 2:1 房室阻滞

房性激动每间隔一次才能下传，即呈 2:1 比例传导时，则为 2:1 房室阻滞。这种比例的传导，既可能是Ⅰ型阻滞，也可是Ⅱ型阻滞。2:1 传导可能是Ⅱ型阻滞，因为符合Ⅱ型阻滞 PR 间期稳定的特点。但同样可以认为是Ⅰ型阻滞，因为此时房律是规则的，RP 间期亦是稳定的，仍是 RP 间期决定的 PR 间期Ⅰ型阻滞的特点。对这一概念的模糊常会引起诊断和治疗的错误。

2:1 传导不是一种典型文氏现象，但如典型文氏传导与 2:1 传导相交替（图 26-6），则可以肯定此时阻滞类型并无改变，仍是Ⅰ型阻滞。有时心房率的改变可引起传导比例的改变，这种改变也可是自发的，此时不必怀疑是否传导阻滞类型发生了改变。例如当文氏周期传导从 5:4 变为 4:3 或 4:3 变为 3:2 时，阻滞类型没有改变，对此，任何人都不会怀疑。因此，当这种传导比例进一步改变为 2:1 传导时，也同样不必认为是否传导类型发生了变化。在 2:1 房室阻滞时，有助于区别这两种类型阻滞另外的特点是，PR 间期延长和不伴束支阻滞是典型的Ⅰ型阻滞特点，而 PR 间期正常和伴束支阻滞则是Ⅱ型阻滞的特征（图 26-7）。

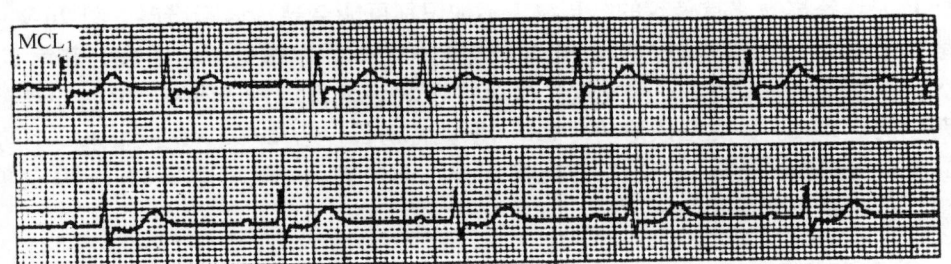

图 26-6　急性下壁伴正后壁心肌梗死，连续记录，上条为 3:2 文氏传导，下条变为 2:1 传导，PR 延长（0.25s），QRS 波是窄的，为Ⅰ型阻滞的特点

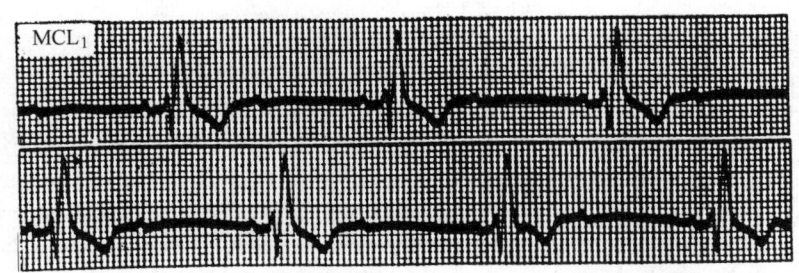

图 26-7　连续记录 2:1AVB 伴 RBBB，PR 间期是正常的
（0.15s），伴束支阻滞，可能是Ⅱ型 AVB

Puech 和 Narula 都发现在窦律时呈稳定性 2:1 房室阻滞时，约 33%～42% 阻滞在房室结内，但约有 50% 左右阻滞发生在希氏束部位，此时 PR 间期可延长或不延长，但 QRS 波群却常是宽的，这可能是未下传激动隐匿性侵入束支所致。

图 26-6 为一例急性下壁伴正后壁心肌梗死患者的心电图，上、下条为连续记录，可见开始时为典型的 3:2 文氏传导，系Ⅰ型房室阻滞。而在几秒钟后心房率未变（98bpm），而自发地转变为 2:1 房室阻滞。这种自发地由典型文氏传导转变为 2:1 的传导机制，可能和迷走张力增加有关，亦可能由于文氏传导时未下传的房性激动，隐匿性侵入房室结而引起房室结不应期的改变所致。在下条 2:1 传导时，PR

间期延长（0.25s），QRS 波群正常，均为 I 型阻滞的特点。

　　图 26-7 示 2:1 房室阻滞的另一种情况，PR 间期正常（0.15s），QRS 波群呈右束支阻滞图形，这是 II 型阻滞的特点。阻滞部位一般在希氏束中部或远侧部，少数可在束支内。

　　图 26-8 是一例急性病毒性心肌炎患者。在窦律不变时，发生 3:2 文氏传导和 2:1 传导的自发改变。开始为 3:2 文氏传导，为典型的二度 I 型房室阻滞，随后即为 2:1 传导，以后又呈 3:2 文氏传导。发生这种转变的原因和心率无关，推测是迷走张力改变所致。这种由二度 I 型文氏传导转变呈 2:1 房室阻滞，则可以较肯定是二度 I 型房室阻滞，阻滞部位多为房室结。

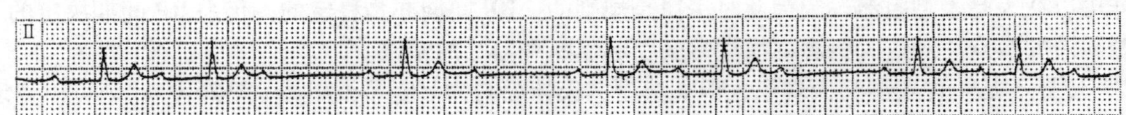

图 26-8　长程 II 导联记录，开始的 3 次 P 波以 3:2 下传，为典型的二度 I 型文氏传导，第 4，5 次 P 波以 2:1 下传，随后的 P 波又为 3:2 文氏传导，注意 PP 间期无改变

（五）"被跨越的" P 波

　　下传到心室的房性激动，其 P 波并非都是紧接着 QRS 波之前的，有时可在前一次搏动的 QRS 波之前出现，这种 P 波现象称为"被跨越的"P 波，不加识别可能会导致诊断错误。图 26-9 中，成组激动的传导显然是文氏传导，每组搏动的 PR 间期都是逐渐延长的。但每组搏动中第 1 和第 2 个搏动的 PR 间期对正常房室传导而言是太短了，因此这次搏动的 QRS 波群肯定是从前一次 P 波下传的，该次 P 波即称为"被跨越的"P 波。如此则该搏动的 PR 间期就特别长，达 0.69s。这就带来一个问题，PR 间期延长到什么程度，仍能表示是其下传的？对此尚无肯定的回答。一般可达 0.80s，PR 间期达到或超过 1s 的虽有报道，但这是非常可疑的。

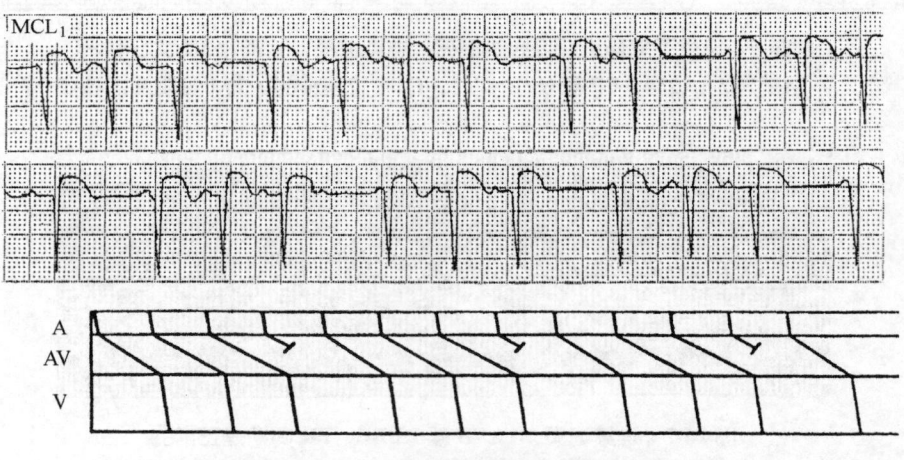

图 26-9　"被跨越的"P 波连续记录窦性心动过速（125bpm）伴 3:2、4:3 和 5:4 文氏传导。注意其 PR 间期长于 PP 间期

三、高度或严重的房室阻滞

　　高度房室阻滞是代表偶发的或交替脱落的心房激动和完全性阻滞之间的一个中间阶段。如存在以下情况则高度房室阻滞的诊断可以成立：在"合适"的心房率（一般应 ≤135bpm）时，有 2 次或 2 次以上的连续的房性激动不能下传，这种传导阻断必需是阻滞引起，而非因交接性或心室起搏点发放激动的干扰所致。高度房室阻滞同样可有Ⅰ型和Ⅱ型阻滞，其区别和二度房室阻滞时相同。

在解释以上定义时，有两种情况应该注意。首先如在房扑时，心房率高达 300bpm，此时如有每 3 个连续的房性激动未能下传，为 4:1 阻滞，而不能认为这是高度房室阻滞。此时心室率为 75bpm，正是所期望的正常的生理要求，而绝非病理改变。所以只有在心房率≤135bpm 时这个定义才适用。其次，交界性或室性异位心律的频率较快，亦可导致房性激动不能下传，这种房室干扰极易误诊为高度房室阻滞。只有当交接性或室性逸搏心律 <45bpm 时，有合适下传的条件而房性激动连续未能下传才能认为是高度房室阻滞。另外，交替性文氏传导亦应予除外（见下文）。

高度房室阻滞目前一般亦分为Ⅰ型和Ⅱ型。Ⅰ型和Ⅱ型的区分，主要依据阻滞的部位，Ⅰ型大多发生在房室结水平，少数在希氏束近端阻滞（图 26-10）。Ⅱ型则都为希氏束远端和束支部位阻滞。

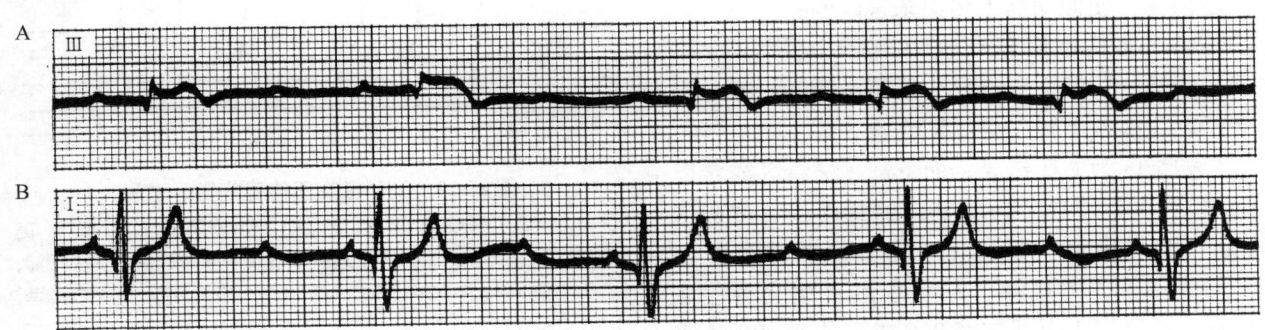

图 26-10　高度房室阻滞

A. 为一急性下壁心肌梗死患者之Ⅲ导联心电图。窦性心动过速伴 3:1 和 2:1AVB，可能为Ⅰ型阻滞；

B. 为一老年妇女伴晕厥病例之Ⅰ导联心电图，示窦性心动过速伴 3:1AVB。下传的心室激动呈完全性右束支阻滞，可能为Ⅱ型 AVB

四、房室传导中的分层阻滞

房室结习惯分成房结区、结区和结希区。房室阻滞可以在 2 个或 3 个层次同时形成，称为房室传导中的分层阻滞。一般最多见的是两个层次的阻滞，结区易形成文氏传导，而结希区和房结区则易形成 2:1 传导。这种房室结两个水平上存在不同类型二度房室阻滞而引起不规则的心室率，称为交替性文氏现象或交替性文氏传导。

（一）A 型和 B 型交替性文氏现象

Kosowky 研究房性心动过速时出现的交替性文氏现象，发现可有两种不同类型的交替性文氏现象。如房室结上部（房结区）为 2:1 传导，结区为文氏传导则称为 A 型交替性文氏传导。其传导遵循公式：

$$X = (n:2) - 1$$

X 为心室搏动数，n 为文氏周期内下传和未下传的心房搏动数之和。由于房室结上部为 2:1 传导，则形成 X = n:2 的房室比例，下部为文氏样传导而再脱落一次，形成 X = (n:2) - 1 的房室比例，最终由 3 个连续未下传的心房激动终止该文氏周期。

图 26-11 中，A 为 A 型交替性文氏传导的梯形图解。图 26-12 为一例房扑伴 A 型交替性文氏传导的心电图例，最终以 3 次连续未下传的心房激动终止文氏周期。如不注意其前的 FR 间期是逐渐延长的，则易误认为是 2:1 和 4:1 交替传导。

事实上，目前认为大多数房扑伴 2:1 和 4:1 交替传导，是由于交替性文氏传导所致，需在心电图上仔细辨别以免误诊。A 型交替性文氏传导在临床上较少见，因为一般房室结上部的不应期较短，不易形成 2:1 传导，所以一般需在较快的心房率时才出现。因此，如在较慢心房率时出现则多为病理性的。A 型交替性文氏周期的规律有以下例外，此时将以连续 2 个而不是 3 个心房激动终止。

（1）如 2 个水平的二度房室阻滞和单纯的二度 I 型阻滞同时存在；

（2）出现房室传导的"裂隙"现象，如在最长的房室结传导延迟后，房室传导有足够长的时间得以恢复，使冲动能下传而未被阻断；

（3）如房室结上部的 2:1 传导中脱落的一次激动，恰巧与下部文氏传导中脱落的激动一致，则最终是以 2 次未下传心房激动终止。

如结区为文氏传导，而下部（结希区或希氏束远端）为 2:1 传导，则房室结的文氏传导形成 X = (n - 1) 的房室关系，其下为 2:1 传导，所以有 X = (n - 1):2 的规律。此型称为 B 型交替性文氏传导，最终以 1 个或连续 2 个未下传心房激动终止文氏周期。

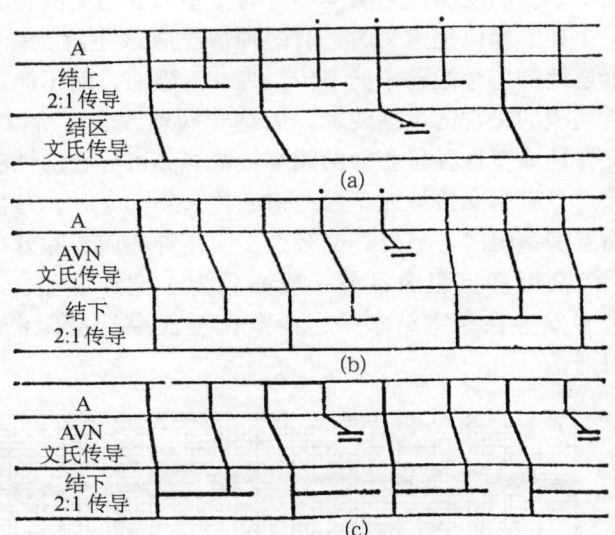

图 26-11　交替性文氏传导的梯形图解

图(a)为 A 型交替性文氏传导，房室结上部（房结区）为 2:1 传导，房室结为文氏传导，最终以 3 个连续未下传心房激动终止文氏周期，房室比例为 6:2。图(b)和图(c)均为 B 型阻滞，房室结为文氏传导，下部（结希区）为 2:1 传导，最终以 2 个图(b)或 1 个图(c)连续未下传心房激动终止。图(b)的房室比例为 5:2，图(c)为 4:2。注意图(c)似乎为 2:1 传导，但下传的 P 波之 PR 间期是进行性延长的

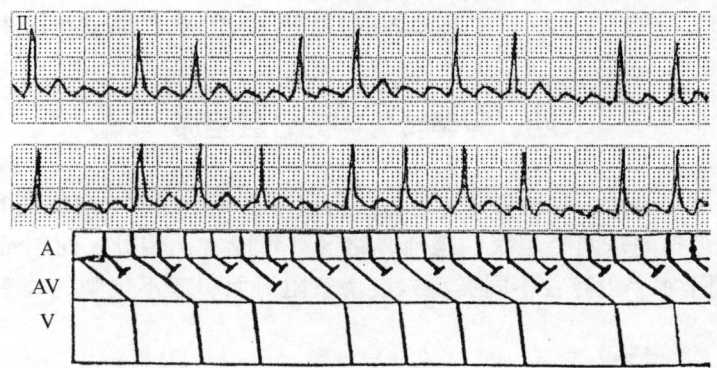

图 26-12　房扑伴 A 型交替性文氏传导　房扑的房室比例为 2:1 及 4:1 交替，但因为下传的 FR 间期进行性延长，最终以 3 个连续未下传的心房激动终止该文氏周期。所以是房室上部的 2:1、房室结下部的 3:2 文氏传导构成的 A 型交替性文氏周期，房室比例为 6:2。在梯形图解中注意有两个"被跨越"的心房激动

临床电生理研究资料证明 3:1 房室传导，实际上是由房室结水平的3:2文氏传导和结下的2:1传导形成的一种B型交替性文氏传导。因此，大多数的3:1房室传导都是由 2:1 传导因心房率稍加快衍变而来，在心房率减慢时即恢复为 2:1 房室传导。房室传导亦可发生 3 个层次的阻滞，即结希区的2:1，结区的文氏传导和结下 2:1 阻滞同时存在。这种情况多见于快速的异位房性心律，特别是房扑时，此时房室比例将更复杂多变。这种 3 个层次的阻滞是不稳定的，在心房率稍减后即衍变成 2 个层次的阻滞。

房室传导的分层阻滞还可有其他的联合形式，常见的房室结的一度房室阻滞和结下的二度房室阻滞

联合存在，三度房室阻滞和结下（希浦传导轴）的二度 I 型共存，偶尔亦有结和结下均为文氏传导（双文氏传导），使房室传导呈多样化的复杂的情况。

图 26-13 为复杂的 2 个水平的二度房室阻滞和简单的 3:2 文氏传导交替出现。开始为典型的 3:2 文氏传导，其后似乎为 2:1 传导，但下传 P 波后的 PR 间期是进行性延长的，最后以 2 次连续未下传 P 波终止文氏周期。所以这不是 2:1 传导，而是房室结的 7:6 文氏传导和下部的 2:1 传导构成的 B 型交替性文氏传导，其前则是典型的 3:2 文氏现象。这例简单的 3:2 文氏传导未干扰其后的交替性文氏周期，所以不是 A 型交替性文氏传导。

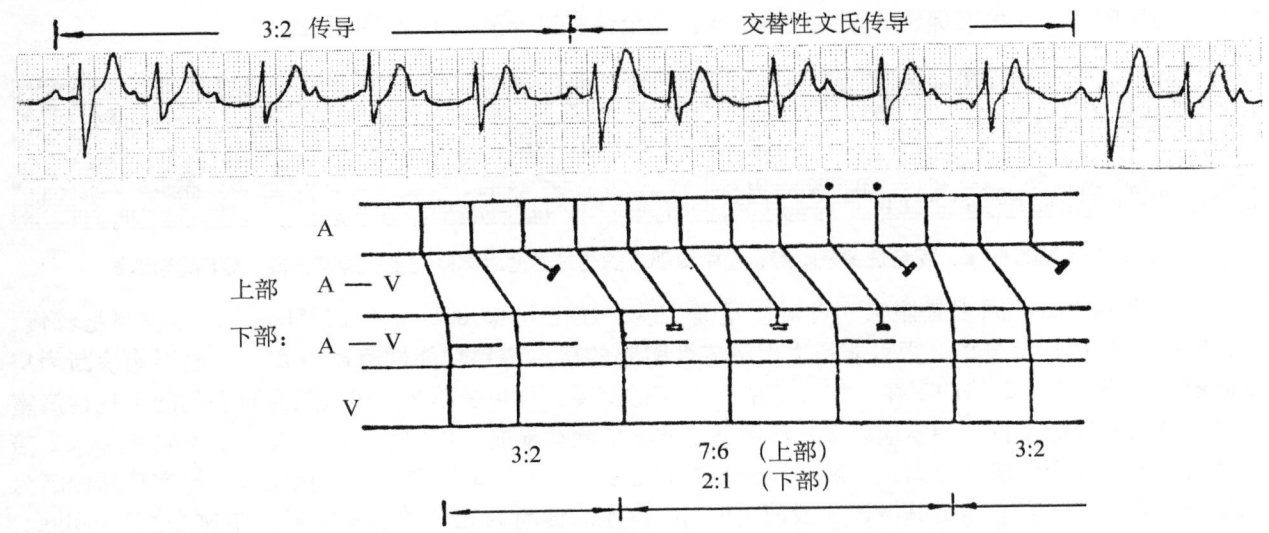

图 26-13　复杂的 2 个水平的二度房室阻滞和简单的 3:2 文氏传导交替出现（详见文内说明）

（二）临床意义

房室传导分层阻滞及交替性文氏传导概念，在临床上有重要意义。特别是由于能引起 2 个或 3 个连续未下传的心房激动，常可误诊为高度传导阻滞，引起错误的治疗。实际上此时仍是二度房室阻滞，不应认为是高度房室阻滞，且预后一般是较好的。所以，在诊断高度房室阻滞时，应注意除外交替性文氏传导的可能。两者的鉴别主要依据为：在下传的心房激动的心搏中有无文氏传导现象及房室比例是否符合以上规律。

房室交界区两个水平的房室阻滞一般是该区的一种生理反应，但如在心房率≤135bpm 时出现的交替性文氏传导，则认为是存在房室传导的病理性阻滞。

五、完全性房室阻滞

（一）诊断的先决条件

在房室交界区有适合传导的条件，而仍完全不能传导时才能称为完全性房室阻滞。这里关键的是传导条件，如无传导的条件就不能认为是传导功能不全。所以应该强调，在诊断三度房室阻滞时首先要判断是否存在传导的条件，这是诊断三度房室阻滞的先决条件和必需注意的问题。

如室律是规整的，则心室率必需足够慢（一般应<45bpm），才可根据 P 和 R 的关系是多变的及完全无关的来确定是否有适合传导的条件。此时 P 波落在 RP 间期的各个时相内，因而具有合适的传导条件

而不能传导，这时诊断完全性房室阻滞才是可信的。亦即在室律规整时，必需同时具备2个条件，即足够慢的心室率及完全性房室分离，才能认为具备有合适传导的条件这一诊断的先决条件。所以在此反复强调，是因为目前不少人甚或一些专科教科书中未能对此引起重视，特别是对心室率必需足够慢这个条件更易忽略，而常出现错误的诊断和处理。

图 26-14 为一例三度房室阻滞的病例，注意其诊断的条件。男，32 岁。临床诊断为急性病毒性心肌炎，晕厥待查。图示为急诊入院时记录之常规 Ⅱ 导联心电图。可见 PP 间期 0.68s，频率 80bpm。心室波群呈 RS 型。终末 S 波增宽，呈右束支阻滞图形（结合其他导联心电图），QRS 时限 0.16s，RR 间期 1.50~1.56s，频率 38~40 bpm。额面电轴 +102°，QT 间期 0.58s，QT$_c$ 0.49s。诊断为窦性心律，完全性房室阻滞，左束支部位的室性逸搏心律伴完全性房室分离，QT 间期延长。

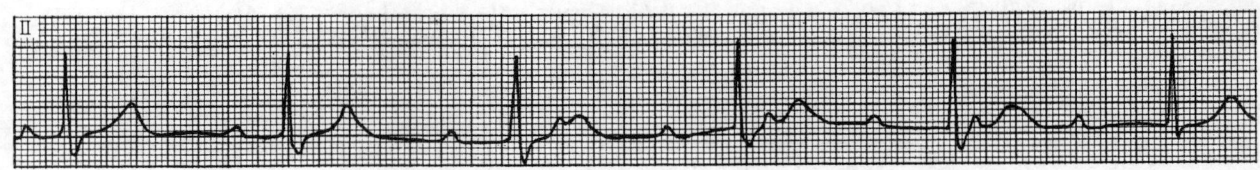

图 26-14　窦性心律，完全性房室阻滞，左束支部位的室性逸搏心律伴完全性房室分离，QT 间期延长

本例房室分离的原因是阻滞引起的。这是因为：①心房率 80bpm（<135bpm），心房率足够慢，>135bpm出现的房室分离，很可能是生理不应性引起的房室传导功能性障碍所致，一般不能诊断为房室阻滞。②心室率 >2 倍的窦律，如心室率 <2 倍的窦律，很可能是 2:1 房室阻滞时引起的干扰性房室分离，逸搏心律的干扰，使本应以 2:1 比例下传的心房激动未能下传（见下文）。因此，如心室率 <2 倍窦律时出现的完全性房室分离，一般需要仔细判断是否为 2:1 房室阻滞时的干扰脱节，不宜轻易诊断为三度房室阻滞。③心室率足够慢，一般应 <45bpm，才能诊断为完全性房室阻滞。本例心室率 40bpm，诊断三度房室阻滞是可以成立的。

综上所述，可见在完全性房室分离时，诊断三度房室阻滞必需具备以上 3 个条件。其次尚需除外隐匿传导，隐匿折返等因素。本例具备以上 3 项条件，也无产生隐匿传导及隐匿的折返的表现，因此三度房室阻滞的诊断是可信的。

本例还需和交替性文氏传导相鉴别。从图看似乎为 2:1 传导，下传的 PR 间期逐跳延长。因此需仔细鉴别，才能做出三度房室阻滞的诊断。本例连续 6 次下传激动尚未终止文氏周期，是很罕见的，且 RR 间期并无逐跳缩短的特点，因此不考虑交替性文氏传导的诊断。

本例心室波群呈右束支阻滞形，且宽 0.16s，考虑为左束支部位的室性逸搏。房室传导的阻滞区可能在双束支或希氏束远端。更确切部位可行临床电生理检查确定。本例房室阻滞部位较低，预后较差。心室的逸搏激动常是不稳定的，易因机械或电刺激，产生较长的心室间歇，而引起晕厥等严重的临床症状。本例在三度房室阻滞基础上伴发 QT 间期延长，常能诱发尖端扭转型室速等危险性心律失常，也是引起晕厥的可能原因。结合病史，本例可能为心肌炎病变累及希氏束或束支传导系统而致的后天性三度房室阻滞，有晕厥史，预后较差，应及时安置人工心脏起博器。

应强调房室分离和房室阻滞是不同的概念。房室阻滞仅是引起房室分离的原因之一，而干扰引起的生理不应期，则是房室分离更常见的原因。在一度或二度 Ⅰ 型的房室阻滞时，次级节律点兴奋性稍有增加，即易引起干扰性房室分离。对这类心室率快于交界区逸搏点自身节律（40~45bpm）的完全性房室分离，不宜轻易作出三度房室阻滞的诊断。对此，Marriott 等提出一个新的诊断术语，称为"房室阻滞/加速性交界区或室性心律伴房室分离"，因单依据此心电图，房室阻滞的程度常不能被确定。此时心电图记录必需足够长，才可能显示原先存在的一度或二度 Ⅰ 型房室阻滞。因此，长程心电图对房室分离的鉴别是十分必要的。

既往习用的在房室分离时，如心房率快于心室率为阻滞，心室率快于心房率为干扰的鉴别标准，过于简单且常是不准确的，建议应予以摒除。

(二) 2:1 房室阻滞酷似三度房室阻滞

在 2:1 房室阻滞时，极易形成干扰性房室分离，而酷似三度房室阻滞的心电图。当心房率稍变慢时，即 PP 间期延长，RR<2 倍的 PP 间期时，在房室交界区上部，房性激动以 2:1 下传。在交界区下部，因逸搏心律快于下传的心房激动，而呈干扰性房室分离。如心电图记录不够长，仅记录到房室分离时的图形，则极易误诊为三度房室阻滞。如心房率加快，PP 间期缩短，RR 间期≥2PP 间期时，下传的心房激动较逸搏心律快，故逸搏心律被抑制，而又呈现 2:1 房室阻滞图形。在 2:1 房室阻滞时，这种心电现象是常见的。如心电记录不够长，有时仅可记录到干扰性房室分离，酷似三度房室阻滞图形。因此，在存在完全性房室分离时，有必要测定 RR 和 PP 的关系。如 RR 间期<2PP 间期，则为完全性房室分离，很可能是因 2:1 房室阻滞而形成的干扰性房室分离，不宜轻易作出三度房室阻滞的诊断。近年来有学者通过临床电生理试验，经心房起搏证实了这种心电现象。他们提出对三度房室阻滞的诊断，长程心电图记录是必需的，否则易引起误诊。

图 26-15 为 2:1 房室阻滞时这一心电现象梯形图解。图 A 中 PP 间期较短，RR 间期≥2PP 间期，下传的心房激动较逸搏心律快，呈现 2:1 房室阻滞图形。图 B 中 PP 间期稍延长，RR 间期≤2PP 间期，下传的心房激动因逸搏心律的干扰而不能下传至心室，形成干扰性房室分离，酷似三度房室阻滞图形。

由此可见，在 2:1 房室阻滞时，因心房率稍变慢，因干扰而呈三度房室阻滞图形。而三度房室阻滞图形，亦可因心房率稍加快，而转变呈 2:1 房室阻滞图形。2:1 房室阻滞时这一多变的心电现象均是因心房率改变引起干扰性完全性房室分离和继发性房室传导比例的改变所致，并不反映房室阻滞病变程度的变化。测定 RR 间期和 PP 间期的关系，对确定诊断十分有用。

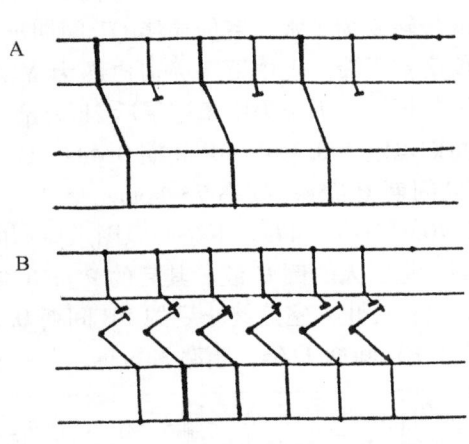

图 26-15 图 A 为 2:1 房室阻滞伴干扰性房室分离的梯形图解，图 B 为 PP 间距延长，逸搏的 RR 周长≤2PP 周长，呈干扰性房室分离，酷似三度房室阻滞

图 26-16 为 2:1 房室阻滞，因心房率减慢而呈完全性干扰性房室分离，酷似三度房室阻滞。该例女性，26 岁，临床诊断为急性病毒性心肌炎。上下两条心电图均为标准Ⅲ导联，非连续记录。上图示典型的 2:1 房室阻滞表现。QRS 波群时限为 0.10s，故阻滞部位可能位于房室结或希氏束近端，故可能系二度Ⅰ型房室阻滞。此时 RR 间期等于或大于 2 倍的窦性周长。下条心电图中窦律稍变慢，呈完全性房室分离图形。单从下条心电图常易诊

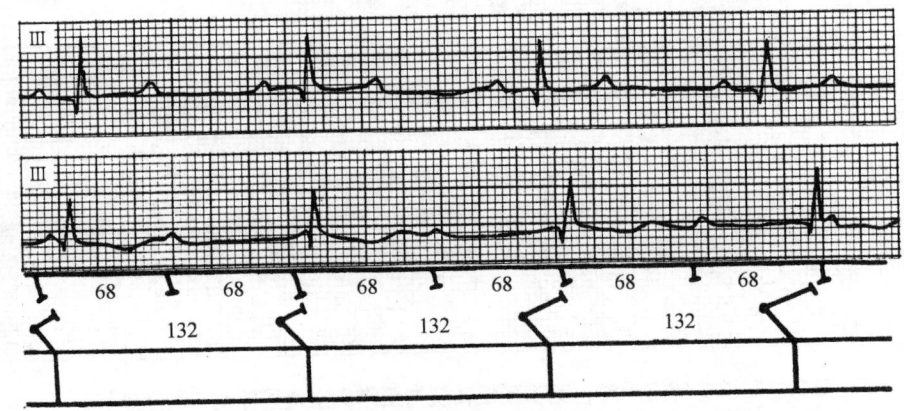

图 26-16 2:1 房室阻滞，因房率减慢而呈完全性干扰性房室分离，酷似三度房室阻滞

断为完全性房室阻滞，但如注意到此时心室率为 47bpm，故应考虑到有干扰性房室分离的可能。如再仔细测量 RR 间期和窦性周长的数值，此时因窦律变慢，RR 间期短于 2 倍的窦性周长，则更应考虑到在 2:1 房室阻滞基础上，出现的干扰性房室分离之可能，不应贸然作出三度房室阻滞的诊断。此时如结合上条心电图表现，则应可明确诊断，实际上只是在 2:1 房室阻滞基础上，因交界区逸搏心律引起的干扰性房室分离，并不是三度房室阻滞，亦不应误诊为慢频率依赖性房室阻滞，认为是心房率变慢引起的 4 相性房室阻滞。因为此时的房室分离并不是因阻滞引起，只是逸搏心律的干扰所致。

从以上分析可见，在 2:1 房室阻滞时，常可因窦律或心房率稍减慢，可引起干扰性房室分离，而酷似三度房室阻滞。因此，在分析一份完全性房室分离的心电图时，如 RR 间期小于 2 倍的 PP 间期时，诊断三度房室阻滞必须慎重。此时，长程心电图是必需的，必要时可稍活动后再记录心电图，使窦律加快且如 RR 间期大于两倍的 PP 间期时，则很可能显示 2:1 房室阻滞表现，即可证明房室分离是干扰性的，而不能诊断为三度房室阻滞。所以，只有在 RR 间期大于 2 倍心房率或窦率，心室率又足够慢时，完全性房室分离诊断为三度房室阻滞，才是较可信的。

图 26-17 为一例男性 62 岁高血压性心脏病，晕厥原因待查病人，其心电图为 2:1 房室阻滞，心房率减慢转变为正常房室传导伴 QT 间期延长，伴发尖端扭转型室速，室速终止后可能因电张力扩散出现三度房室阻滞。上中下 3 条心电图为 MCL1 导联，非连续记录。上条为入院当日上午记录，中条为同日下午记录，下条为中条记录后 2h 记录。上条可见，PP 间期 0.64s，频率 90bpm。呈 2:1 房室传导。PR 间期恒定为 0.18s，RP 间期 0.48s。QT 间期与 PT 融合不易准确测定，但至少 0.46s。中条心电图上，PP 间期 0.76s，频率 75 bpm。呈 1:1 下传，PR 间期 0.20s。ST 水平下移 0.05mm，T 波深倒，QT 0.40s，QTc 0.44s。下条心电图示典型的尖端扭转型室速发作。发作前 QT 长达 0.60 s。TU 波融合，深倒，呈巨大的倒 U 波。其后的 R on T 室性早搏诱发尖端扭转型室性心动过速，在一次长 RR 间期后室速自行终止。室速终止后的 PP 间期 0.68s，频率 85bpm 呈完全性房室分离，心室波群和其前的 P 波无关，RR 间期 1.6s，频率 38bpm，为三度房室阻滞。

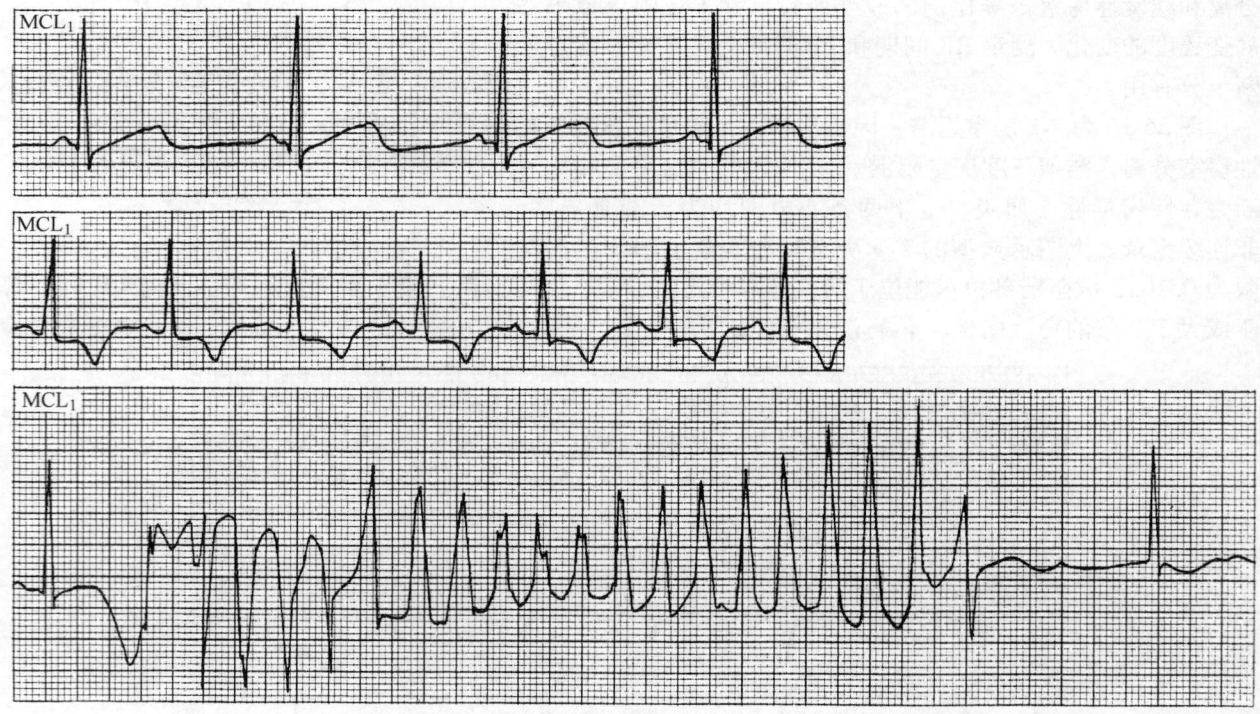

图 26-17　2:1 房室阻滞，房率减慢转变为正常房室传导伴 QT 间期延长，
伴发尖端扭转型室速，室速终止后可能因电张力扩散出现三度房室阻滞

　　本例房室传导比例由上条的 2:1 下传，转变为中条的 1:1 下传时，误认为房室传动障碍改善，病情好转。而未注意此时已出现的 TU 波改变和 QTc 延长，以至在 2h 后即发生尖端扭转型室性心动过速。在图示的这次发作后，又频繁发作尖端扭转型室性心动过速和室颤，经抢救后才恢复窦性心律。

　　本例上中 2 条心电图中房室传导比例的改变，如能注意到同时有心房率的改变，则不难发现因心房率改变引起房室传导比例改变的情况。当心房率由 90bpm 变慢为 75bpm 时，房室传导亦由 2:1 变为1:1下传。正如前述，此时房室传导比例的改变并不反映房室传导障碍病变的改善，不应因此延误了必要的治疗。

　　另外，在房室阻滞时，一定需时时注意 QT 间期及 TU 波的变化。因为在房室阻滞尤其是高度房室阻滞时，易诱发长间期依赖性尖端扭转型室性心动过速等危险性心律失常。本例在上条心电图中已显示2:1 房室阻滞伴 QT 延长，至中条心电图中 QTc 延长并出现了 TU 波改变，同时伴有 ST 段水平下移，故不应因房室传导比例改变，而忽略了必要的治疗措施。结合病史本例考虑系在高血压同时有冠心病可能，心肌缺血发作，引起 ST-T 波改变。在此基础上伴发 QT 延长，更易诱发尖端扭转型室性心动过速。本例从体表心电图分析，房室阻滞部位可能是在房室结部位，故可考虑应用阿托品类药物，以提高基础心室率。必要时尚可行食管心室起搏或安置临时心室人工心脏起搏器，以加快心室率，均可有效预防室速的发生。

　　本例存在完全性房室分离，心室率仅为 37bpm，RR 间期大于 2 倍的房性间期，故可较肯定的诊断为三度房室阻滞。之所以在尖端扭转型室速后出现房室阻滞的明显加重，可能和电张力的扩散有关。在室性心动过速终止后，心室复极改变可因电张力的扩散，使房室交界区复极延迟，有效不应期延长，而使房室阻滞程度加重，出现三度房室阻滞。亦可能是因室性心动过速终止后心肌供血不足加重，而导致房室传导病变加重。

　　本例 2:1 房室阻滞伴 QT 延长，诱发尖端扭转型室速发作，可能是入院前反复晕厥的原因。室速终止后出现 三度房室阻滞，亦可导致晕厥的发生。入院后频繁发作尖端扭转型室速，仍安置人工心脏起搏器后，恢复出院。

　　综上分析可见，如心室率规整，体表心电图上诊断三度房室阻滞，必需具备以下条件：①完全性房室分离；②心室率足够慢，一般认为应 ≤45bpm；③RR 间期 >2PP 间期。另外，心房率一般不宜超过135bpm， >135bpm 时，不易除外生理不应期。

(三) 房颤时的房室阻滞

　　房颤时房室阻滞的诊断是困难的，临床心电图上长 RR 间期，只是反映了房室交界区隐匿性传导对房室传导的影响，并不代表房室传导功能的病变程度。因此，依据房颤时的长 RR 间期，诊断二度房室阻滞是不可信的，房颤时二度房室阻滞的诊断几乎是不可能的。因此，目前房颤时二度房室阻滞的诊断标准应予以放弃，而强调房颤时的心室率或 RR 间期，将对临床有益。在房颤时只有三度房室阻滞的诊断是可信的，诊断主要依据心室律是否足够慢(<45bpm)及是否匀齐。

　　图 26-18 为一例房颤时的房室阻滞伴 QRS 波群形态改变的病例。本例房颤时心室节律匀齐，频率42bpm，三度房室阻滞的诊断是可信的。QRS 波群窄提示阻滞部位在房室结或希氏束近端。此例心电图

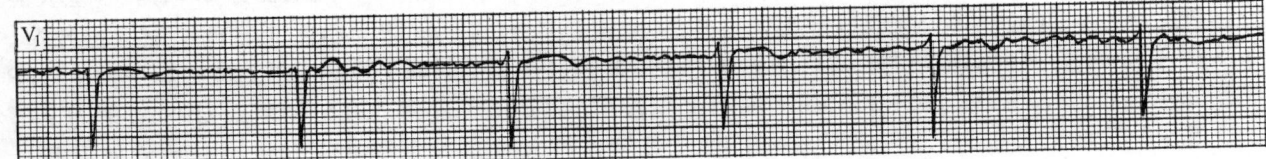

图 26-18　房颤时的房室传导阻滞伴 QRS 波群形态改变

V₁ 导联记录。图中可见 P 波消失代之为房颤律，室律匀齐，RR 间距 1.4s，
频率 42bpm，逸搏的 QRS 波群时限 0.12s，其形态和振幅逐跳有轻度变化

特点是心室波群形态逐跳有轻度变化，但 RR 间期不变，推测系房室交界区阻滞区下端的同一逸搏点，其传出途径受某种因素影响，呈现固定频率性差异传导，引起 QRS 波群形态多变。此时束支的差异传导形成机制和频率无关，在频率不变时出现差传。这种差异传导的机制尚无确切定论，推测和传导组织自发的膜电位异常改变有关，和 4 相性差传相似，亦大多见于传导组织的病理性改变。

高度或完全性房室阻滞时，引起心室波群形态改变的原因，常见的还有呼吸周期的影响，以及因心房排血时间和心室舒张期充盈时相的耦合，引起心室容积改变的影响，从而导致 QRS 波群形态改变。本例系房颤病例，且 RR 间期不变，故心室容积的影响当可排除。心室波群呈逐跳改变，亦和呼吸周期无关。

本例心电图诊断为：①房颤伴完全性房室阻滞。②交界区逸搏心律伴固定频率性差异传导，致心室波群形态多变。

（四）房室阻滞伴各种复杂的电生理现象

房室传导功能异常尤其是在完全性或高度房室阻滞时，常同时伴有各种复杂的电生理现象，如房室超常传导、伪超常传导、电张性扩散（见图 26-17）、3 相及 4 相阻滞隐匿性传导、隐匿性折返、分层阻滞等。这些心电现象的单独或联合出现，常使房室阻滞的心电图呈现多种复杂的表现，使诊断困难和复杂化。应强调的是，长程心电图的推理分析对房室传导的复杂心电图的诊断极其重要，有时是惟一的诊断方法。以下结合具体图例来讨论这些现象。

图 26-19 为一例二度 I 型房室阻滞呈 3:2 或 2:1 传导阵发性高度房室阻滞，室性逸搏心律，隐匿性传导引起房室交界区的超常传导，形成连续心室夺获的病例。

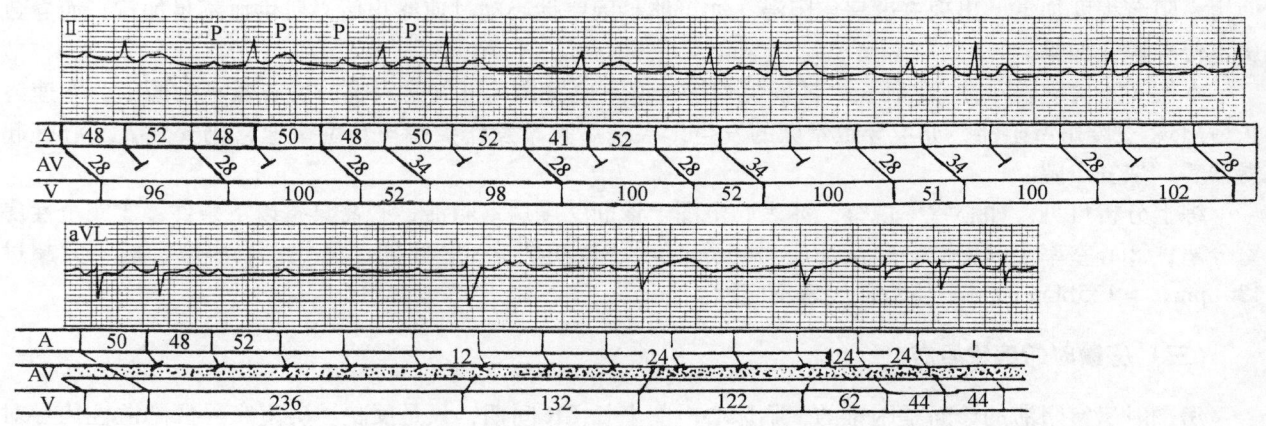

图 26-19　二度 I 型房室阻滞呈 3:2 或 2:1 传导阵发性高度房室阻滞，
室性逸搏心律，隐匿性传导引起房室交界区的超常传导，形成连续心室夺获

该例女，19 岁。临床诊断为急性风湿热，急性风湿性心肌炎。图 26-18 上下两条为入院时常规记录的 aVL 导联和II导联心电图。II导联心电图上可见 PP 间期 0.48～0.52s，频率 118-126bpm，夹有心室波群的 PP 间期略短，为室相性窦律不齐。呈 3:2 及 2:1 下传；3:2 传导时，第一个 PR 间期为 0.28s，第二个 PR 间期为 0.32s，其后一次未下传的 P 波终止该文氏周期；呈 2:1 传导时，PR 间期恒为 0.28s。心室波群有两种形态，长间歇后的心室波群异形，宽 0.12s，其前均有未下传的 P 波。正常的心室波群较窄，QRS 时限 0.08s，其前 RR 间期较短，亦无未下传的 P 波。在 aVL 导联上可见 P 波直立，顺序发生，PP 间期 0.44～0.52 s，频率 116～135bpm，夹有心室波群的 PP 间期略短。开始的两个 QRS 波群为下传的，其 PR 间期长达 0.52s，跨越了一个 P 波。其后连续 5 次心房激动未下传，引起心室间歇长达 2.36s。随后出现 3 次逸搏搏动，呈右束支阻滞形态（结合其他导联心电图），宽 0.16s。第一次逸搏搏动异形。在这 3 次逸搏搏动期间，各有 3 次未下传 P 波，引起 1.32s 及 1.22s 的心室间歇。在第 3 次逸搏搏动后，可见连续 3 次 1:1 下传的心室搏动，其前的 RP 间期 0.42s。下传的激动 PR 间期均为 0.24s，QRS 时限 0.10s。形态稍有差异。

Ⅱ导联心电图上呈 3:2 和 2:1 下传，呈 3:2 下传时，PR 间期逐跳延长，呈典型的文氏传导，故考虑为二度Ⅰ型房室阻滞，房室阻滞区应在房室交界区。异形的心室波群前均有一未下传的 P 波，且其前均有长 RR 间期。故可能未下传 P 波隐匿性传入束支，形成室内差异传导，也可能有长间隙依赖性的 4 相性差传的因素，但以前一种可能为主。在 aVL 导联上，有多次连续 5 次或 3 次 P 波未能下传，其前无长 PP 间期，故不能用 4 相性阻滞引起的阵发性房室阻滞来解释。考虑可能是迷走张力增加，导致的阵发性房室阻滞程度加重，引起的高度房室阻滞。这种类型的阵发性房室阻滞少见。本例在急性风湿活动的基础上出现的阵发性房室阻滞，不能除外病理性病灶的可能性。

3 次逸搏搏动呈右束支阻滞形态，时限为 0.16s，应考虑为来自左束支部位的室性逸搏。由此分析，房室阻滞区可能位于房室交界区的希氏束部位，故逸搏点部位在束支。第一次逸搏搏动有异形，其前的心室间歇最长达 2.36s，故可能为 4 相性差异传导所致。

由于房室交界区或希氏束部位存在有单向前向阻滞，但所有逸搏激动均能逆向传导经过单向阻滞区，由于下传的窦性激动干扰未能抵达心房。而其隐匿性逆向性传导所引起的超常期，使在 RP 间期 0.42s 左右抵达的 P 波，能通过阻滞区下传到心室，这是房室交界区的魏登斯基易化作用。在发生易化作用引起心室夺获后，连续多个窦性激动均以 1:1 下传到心室，这是魏登斯基的促进作用。逸搏、魏登斯基易化作用和促进作用，共同组成防止心室停搏的三种代偿机制。

故本例心电图诊断为：①窦性心动过速伴室相性窦律不齐；②二度Ⅰ型房室阻滞伴 3:2 或 2:1 下传，未下传 P 波隐匿传导，引起束支室内差异传导；③阵发性高度房室阻滞；④左束支部位的室性逸搏心律伴 4 相性室内差异传导；⑤魏登斯基易化和促进作用，引起持续的窦性激动以 1:1 夺获心室。

图 26-20 为一例 2:1 房室阻滞，干扰性房室分离，交界区逸搏心律，左束支 3 相性差异传导，房室交界区的超常传导的病例。为一男 15 岁的病人。临床诊断为急性病毒性心肌炎。心电图上下两条为常规Ⅱ导联连续记录之心电图。上条心电图可见 PP 间期为 0.76～0.92 s，频率 75～84bpm。心室波群有两种形态，第 1 种 QRS 时限 0.08s，RR 间期 1.60s，其前向 PR 间期相等，为 0.32s。第二种心室波群呈左束支阻滞图形（结合其它导联心电图），宽 0.11s，其前的 PR 间期亦相等，为 0.20s。房室比例为 2:1。

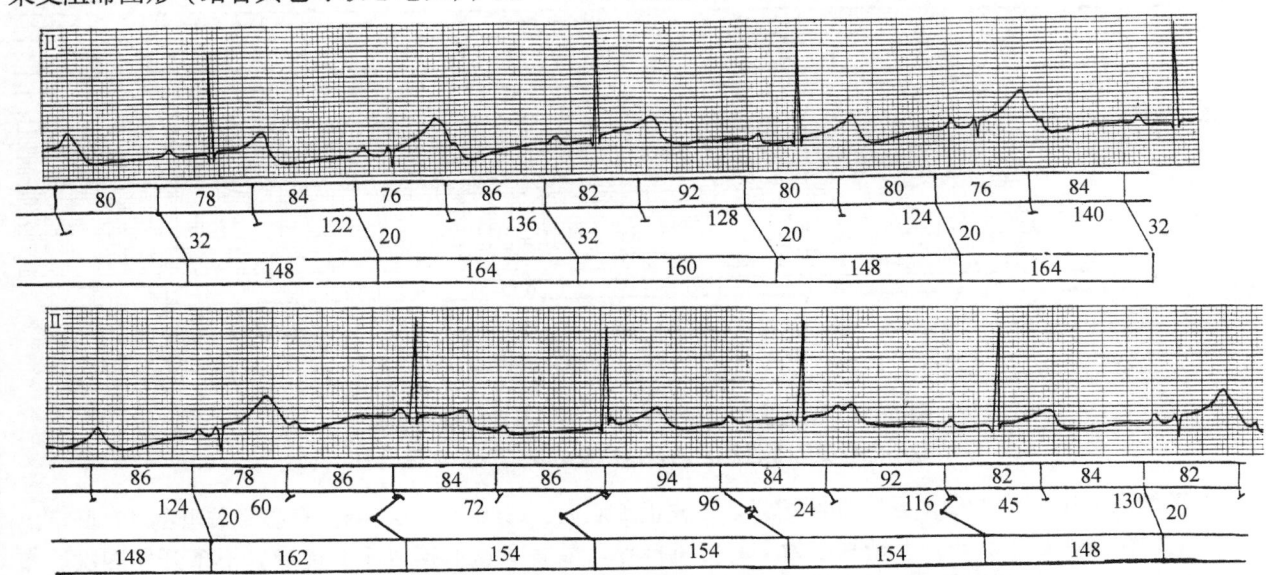

图 26-20 2:1 房室阻滞，干扰性房室分离交界区逸搏心律，
左束支 3 相性差异传导，房室交界区的超常传导

下条心电图中，PP 间期稍长于上条，为 0.78～0.94s，夹有异形心室波群的 PP 间期略短，其余的 PP 间期基本相等。第 1 种心室波群 RR 间期相等，为 1.54s，略短于上条。此时 RR 间期短于 2 倍的窦性周长，呈房室分离。第 2 种形态的心室波群前的 PR 间期相等，仍为 0.20s。

上条心电图中 RR 间期 1.60s，等于或大于 2 倍的窦性周长，房室传导呈 2:1 下传，为二度 I 型房室阻滞伴 2:1 下传。下条心电图中，PP 间期稍延长，此时 RR 间期短于 2 倍的窦性周长。因此，此时中间 4 次心室搏动显示的房室分离，系逸搏心律干扰所致，而并非三度房室阻滞。此时，房室传导仍是 2:1 阻滞，当 RP 间期小于 1.16 s 时，P 波均因干扰而不能下传。

本图例中出现两种心室波群，在两条心电图中均可见，在短 RR 间期后，心室波群异形，呈左束支阻滞形态。考虑系左束支部位的 3 相性室内差传所致。

本例另一特点是出现两种 PR 间期，上条心电图中，可见长 PR 间期（0.32s）后，心室波群正常，短 PR 间期后 QRS 异形。为什么在 2:1 房室阻滞时，下传的心室搏动其前出现 2 种 PR 间期？仔细分析短 PR 间期，均出现在短 RP 间期后。因此，可能是因为此次心房激动，正落在前一次未下 P 波所造成的房室交界区超常期，造成短 RP 间期后，出现短 PR 间期的异常现象。出现两种 PR 间期的另一种可能，是因为房室结存在纵向分离，形成快慢两个通道。但分析本例在两种 PR 间期前的 PP 周长无规律可循，故难以用双径路解释。较短的 PR 间期，也是引起束支 3 相性差传的原因。较快下传的激动，在束支尚未完全复极前抵达，而产生了 3 相性差传，造成短 RR 间期后，心室波群异形。

本例心电图诊断为：①窦性心律伴室相性窦律不齐。②交界处逸搏心律。③2:1 房室阻滞。④干扰性房室分离。⑤左束支 3 相性室内差异传导。⑥房室交界区的超常传导。

图 26-21 示二度房室阻滞伴右束支阻滞及室性逸搏心律，致不同程度的室性融合波及房室交界区的魏金斯基现象。女性，24 岁。临床诊断为病毒性心肌炎？

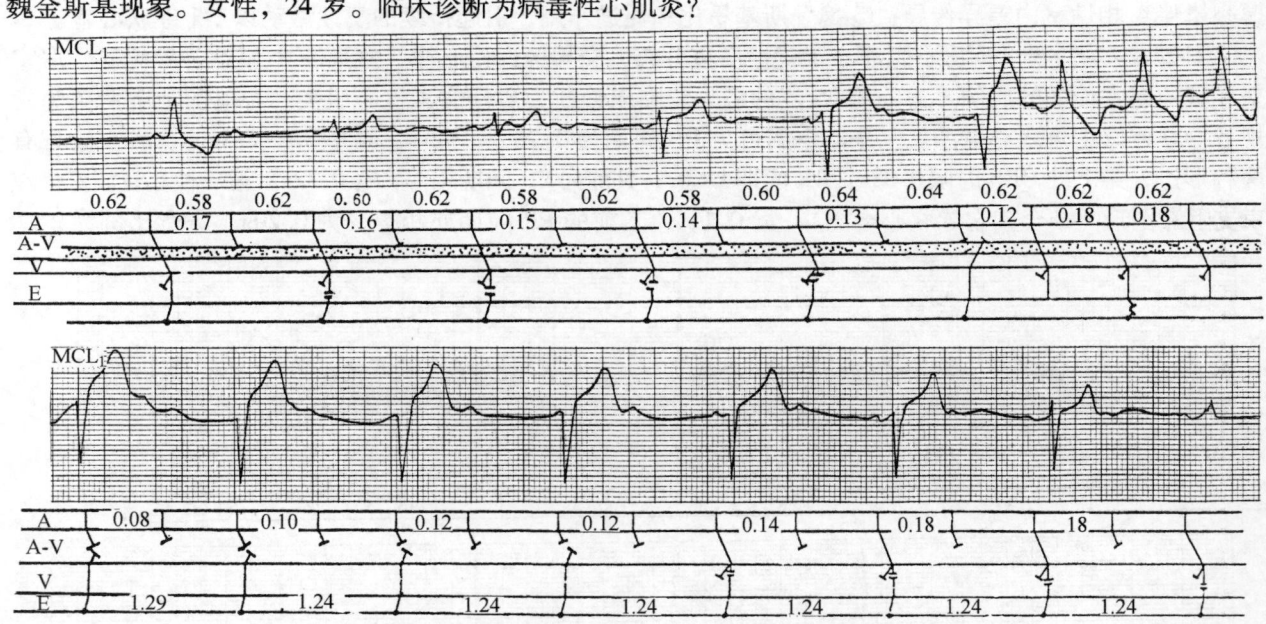

图 26-21 二度房室阻滞伴右束支阻滞及室性逸搏心律，致不同程度的室性融合波及房室交界区的魏金斯基现象

上下两条心电图为 MCL1 导联连续记录。P 波正负双向，PP 0.58～0.64s，有心室波群的 PP 间期略短，为室相性窦性心律不齐。上条基本为 2:1 房室传导，最后 3 次心搏以 1:1 传导。下条开始四次心室搏动为室性逸搏及房室分离，以后为窦性激动 2:1 下传。心室波群形态逐跳改变，上图开始为右束支阻滞形，宽 0.16s，以后逐跳转变为左束支阻滞形，直至最后几次以 1:1 下传的心室波群，呈右束支阻滞图形，随后又突然变为左束支阻滞图形，宽 0.12s。随后逐跳向右束支阻滞形转移，直至最后又成为完全性右束支阻滞形。各次 RR 间期较匀齐，为 1.24s，频率 48bpm。下传的激动前 PR 间期多变，呈完全性右束阻滞形时，PR 最长，为 0.18s，随着 QRS 间期变窄，类似"手风琴现象"，PR 间期亦变短。下条心电图中自左至右，左束支阻滞图形逐跳向右束支阻滞形改变，而 PR 间期由短逐跳变长，直至最后一次至完全性右束支阻滞形的心搏，QRS 时限最长，其前的 PR 间期亦最长，0.16s。

为便于分析和讨论，梯形图增加 E 级以便分析。上幅图下梯形图 AV 级内画点区为单向前向传导阻滞区。R 代表右束支，L 代表左束支。本例心电图的特点是心室波群形态在右束支阻滞形和左束支阻滞形之间，呈逐渐改变，且伴有 QRS 时限及 PR 间期的逐跳改变。首先需确定下传的心室波群之基本图形。上图中最后几次以 1:1 下传的图形为右束支阻滞形，结合下图开始四次心搏为房室分离时呈左束支阻滞形，则可确定下传的心室波群呈右束支阻滞形。左束支阻滞形的心室波群为逸搏心律，逸搏点应位于右束支阻滞区下端，2:1 阻滞区位于房室交界区。如此，则心室波群图形改变的机制为，室性逸搏点发放的激动和下传的窦性激动，发生等频钩拢现象，使两者频率逐跳接近，引起室性融合程度逐跳改变。QRS 时限和 PR 间期的逐跳改变，则是佐证。上条心电图中，开始为完全下传的激动控制心室，呈完全性右束支阻滞形，QRS 时限也最宽(0.16s)，PR 间期亦最长(0.18s)。随后的搏动为不同程度的室性融合波，随着室性逸搏点的激动支配心室部分逐跳增加，心室波群形态逐跳向左束支阻滞形转变，QRS 波群则逐跳变窄。PR 间期逐跳缩短，反映了逸搏点逐跳提前的程度。下条开始 4 次心搏，基本是室性逸搏点激动支配心室，引起了一过性房室分离，随后室性逸搏和窦性下传激动发生不同程度的室性融合。随着下传激动支配心室部分逐跳增加，心室波群形态逐跳变宽，向右束支阻滞形转变，直至最后一次心搏，完全由窦性下传的激动支配心室。PR 间期逐搏延长，反映室性逸搏点逐跳滞后。由此引起的心室波群形态、宽度和伴随的 PR 间期长度的逐跳改变，类似预激时的手风琴样效应。

本例心室波群的逐跳改变，也酷似双束支同步文氏传导的表现。右束支左束支的正文氏和反文氏传导同步交替，引起 QRS 波群图形从右束支或左束阻滞形逐跳向左束支和(或)右束支阻滞形改变，并伴随 PR 间期的逐跳改变。但下条开始四次房室分离时的搏动，则提示左束支阻滞形心室波群为室性逸搏搏动，并可否定双束支文氏传导的诊断。

上条最后几次心搏呈 1:1 房室传导。为何在 2:1 房室阻滞的基础上，突然发生传导改善的情况？如梯形图所示，此时倒数第 4 个搏动的心室均由室性逸搏所激活，心室波群呈完全性左束支阻滞形，其逆向传导经过了房室交界区的单相前向阻滞区，改变了该区的应激性，使随后到来的窦性激动能 1:1 下传到心室(魏金斯基现象)。但右束支仍是阻滞的。一般认为魏金斯基现象主要发生在高度房室阻滞时，本例发生在 2:1 房室阻滞时，较为少见。

心电图诊断为：①窦性心律伴室相性窦律不齐；②二度房室阻滞 伴 2:1 传导；③右束支传导阻滞(完全性)；④右束支阻滞区下端的室性逸搏心律和下传的心室激动发生等频钩拢现象，产生了不同程度的室性融合及不完全性房室分离；⑤房室交界区(以希氏束下端可能大)的魏登斯基现象，引起 1:1 房室传导。

(五) 阻滞的部位及预后的判断

完全性房室阻滞可以发生在房室结内(上、中、下部)、希氏束(近端、中部和远端)及双侧束支部位。双侧束支阻滞是引起三度房室阻滞的最主要原因。Marriott 等认为慢性的 三度房室阻滞约 90% 是因双侧束支阻滞引起的，Narula 等作者的资料约为 56%～72%，但如把希氏束远端的阻滞包括在内，则约占 74%～86%，和 Marriott 的报道相似。双侧束支或希氏束远端阻滞的逸搏心律，常呈宽的 QRS 波群，心室率较慢，大多为 30～50bpm，有时可达 20bpm 左右。这种次位起搏点不稳定，易由于心室的机械或电的刺激而形成长的心室间歇甚或心室静止。

希氏束内的阻滞首先由 Narula 等在 1969 年证实。在电生理研究中已经确定阻滞可发生在近端、中间和远端的任一部位。但在临床心电图上一般把希氏束阻滞简单分成近端和远端阻滞，区别主要是依赖于对阿托品或迷走刺激的反应。逸搏心律时心室波群的形态对两者的鉴别意义不大，近端阻滞亦有约32%～45%可呈宽的心室波群。

晚近的研究资料表明，房室结内、希氏束近端和远端阻滞其临床表现和预后，主要和阻滞的部位，逸搏心律产生的部位及心率的快慢，对阿托品及迷走刺激的反应有关。但最主要的是和逸搏心律在快速心室起搏后的抑制程度有关。即或是房室结内或希氏束近端的阻滞，如其逸搏心律在快速心室起搏后的抑制程度严重，则预后亦较差。

三度房室阻滞时逸搏心律在快速心室起搏后的抑制程度，一般以交界区恢复时间（JRT）或室性逸搏恢复时间（VRT）代表。J（V）RT 的测定方法类似于窦房结恢复时间的测定。在以不同频率（70～150bpm）的右室起搏后，测定最后一次起搏搏动至第 1 次逸搏的 QRS 波群的时间间期，校正的 J（V）RT 为实测的 J（V）RT 减去其前 10 次基础逸搏心律的平均 RR 间期。纠正的 J（V）RT > 200ms 则为抑制明显，常伴有明显的症状，预后也较差，常需安置心脏起搏器。

J（V）RT 反映逸搏起搏点自律性功能，J（V）RT 的过度延长则提示在传导系统中除了传导功能障碍外，起搏功能亦同时受损。此时，次级起搏点的代偿功能受损，故常易引起严重的临床表现及较差的预后。因此，J（V）RT 是一项重要的临床指标，在一定程度上能更具体地反映出存在 三度房室阻滞 时，病人可能出现的临床表现及预后。对 J（V）RT 的临床意义及阳性标准虽需进一步的临床资料证实，但其重要性则应予以肯定。

（六）病因

完全性房室阻滞可因先天性和获得性病变引起，两者的病变部位及预后各有特点。

1. 先天性的三度房室阻滞

有一部分三度房室阻滞 是先天性原因引起的。先天性病变大多在房室结内，少数亦可在希氏束内，主要在希氏束中部。大多数先天性三度房室阻滞 和其他心脏病变同时存在，多见为三尖瓣下移畸形、心内膜垫缺损及大的室间隔缺损等。个别的如无其他先天性心脏畸变，则可因心房肌和房室结的结合部或房室结和心室的结合部的病变引起。所以一般单纯先天性 三度房室阻滞的病变，大多是在房室结部位，很少发生在希氏束内。

先天性的完全性房室阻滞，常在出生早期即因病变严重而死亡。但存活的先天性完全性房室阻滞患者，预后较好。因其次级起搏点的代偿功能一般较好，一般较少有明显的临床症状，且进展缓慢，常不需特殊治疗。影响这部分患者的预后主要取决于伴存的其他心脏病变，而非因房室阻滞本身的情况。

2. 获得性病变引起的三度房室阻滞

获得性病变引起的完全性房室阻滞，可分为急性和慢性两类。

急性三度房室阻滞最常见的原因是急性心肌梗死及洋地黄中毒，我国近年来因急性心肌炎引起的三度房室阻滞亦时有报道，应引起重视。急性心肌梗死多见于下壁心肌梗死，此时病变大多在房室结内，亦有少数可在急性前壁心肌梗死时发生，此时病变范围较大，常是由于两侧束支或希氏束末端阻滞所致。

慢性三度房室阻滞则可因多种心脏疾患引起，常见的如心肌病、冠心病、高血压等，亦可见于 Lev's 及 Lenegre's 病。如上所述可发生在自房室结到双侧束支的各个部位，主要是双侧束支或希氏束远端的阻滞引起，大多有明显的症状，且需要安置人工心脏起搏器。

六、阿托品和迷走兴奋措施对房室阻滞的诊断意义

迷走神经通常仅影响房室结传导，对希浦传导系统一般无影响。因此，在房室阻滞时，如小心地采

用兴奋迷走神经的措施，如按压颈动脉窦等，可用于诊断阻滞部位。迷走神经兴奋使传导阻滞加重，提示为房室结部位的阻滞；如阻滞程度减轻，则提示为希氏束或双侧束支的阻滞，此时因迷走神经兴奋使进入异常的希浦传导系统的冲动数减少而改善了房室传导。

阿托品因增加心房频率和改善房室传导而使希浦系的传导抑制。所以使用阿托品有助于鉴别二度房室阻滞的 I 型和 II 型阻滞及一度房室阻滞的阻滞部位。对完全性房室阻滞，用阿托品后逸搏心律增加显著（≥72bpm），提示阻滞在房室结部位，而希浦系的逸搏心律则仅有轻度增加，且可出现 QRS 波群增宽。

兴奋迷走神经的措施和阿托品对确定房室阻滞的部位及预后有重要的临床意义，如再结合其他心电图表现，可对绝大部分房室阻滞的部位作出临床诊断。

七、心 室 静 止

当房室传导衰竭时，心脏交界区或心室的次级起搏点将会兴奋而形成代偿性的逸搏心律。如传导阻滞并伴有起搏功能的严重低下，则可引起心室静止，这是心室静止最主要的原因，如不迅速治疗，则会致命。这是 II 型阻滞最危险的后果，如在束支阻滞时发生，则常是对侧束支突然阻滞引起。

心室静止还可因高迷走神经张力如呕吐、颈动脉窦过敏等引起，阻滞发生在房室结内，心室静止常是暂时的且比较缓和（图 26-22）。

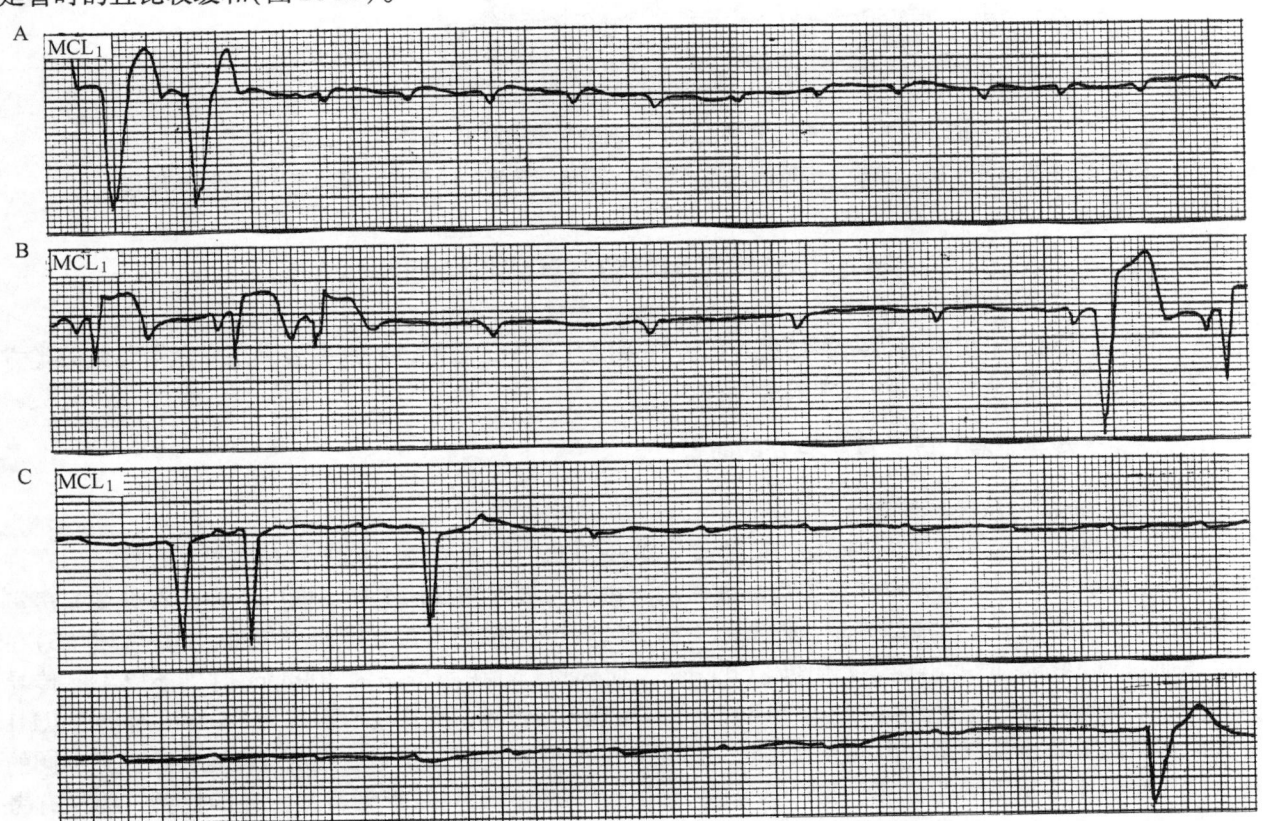

图 26-22　暂时性心室静止的 3 种发生机制

A. 在左束支阻滞时突然出现的心室静止，可能是希氏束远端的 II 型房室传导阻滞；B. 为一例急性前间壁心肌梗死病例，由于一次房性早搏而引起心室静止，房性早搏使其后的窦性周期延长，提示房室传导的衰竭可能是因 4 相阻滞；C. 是连续记录，急性下壁心肌梗死患者，因剧烈的呕吐引起的迷走性心室静止

心室静止的第三种机制可能是 4 相阻滞。这时在房室阻滞后心室静止只是在一次延长的心房周期后发生，提示房室传导系统某处可能自发的去极化，使膜电位降低到无反应水平。

图 26-23 是一例老年女性患者，有胸闷晕厥史及高血压病史。上、下两条心电图为 V₁ 导联连续记录。窦性下传的心室搏动呈完全性右束支阻滞图形。频发房性早搏，2 次房性早搏未下传。第 3 次房性早搏（箭头所示）下传，随后的窦性周长延长，形成 3.14s 的心室静止，被一次心室逸搏（×所示）所终止。随后的一次房性早搏下传，又引起一次 2.06s 的心室静止。该例患者虽有右束支阻滞病变，但心室静止均发生在房性早搏后，窦性周期延长时，故推测为 4 相性心室静止。室性逸搏呈左束支阻滞形，可能系起源于右束支阻滞部位下端。

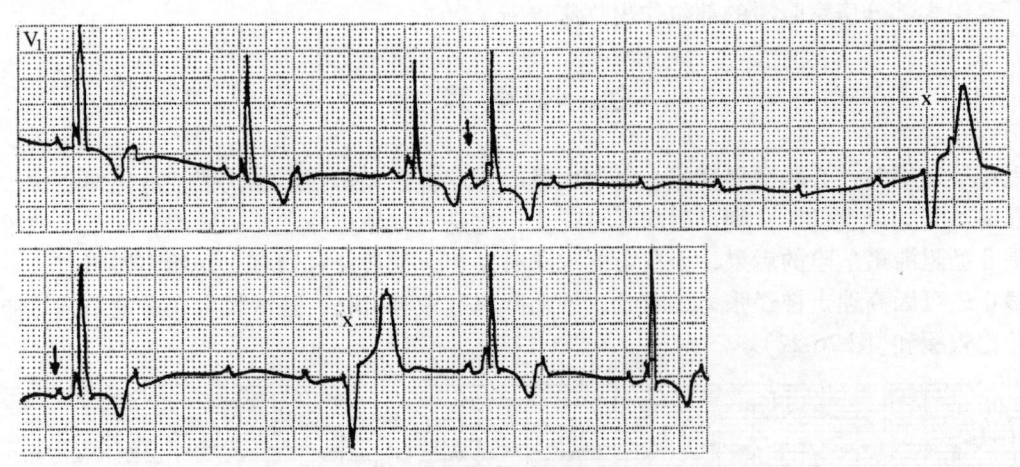

图 26-23　4 相性心室静止。上下两条心电图为 V₁ 导联连续记录。
在第 3，4 次房性早搏（↓）后，形成两次心室静止，被室性逸搏（×）终止，推测为 4 相性心室静止

八、诊断房室阻滞应注意的几个问题

应该承认目前房室阻滞的诊断和处理，仍有许多混乱和不足之处，而这主要和房室阻滞传统分类方法的不足，以及由此造成的一些概念模糊有关。

(一) 关于传导阻滞划分"度"存在的问题

1. "度"不能反映频率影响

在传导阻滞时，特别是在房室阻滞时，"度"这一概念传统地被用于代表阻滞的严重程度。但在许多情况下，"度"这一概念并不能反映传导障碍的严重性。如在图 26-24 中，图（a）完全符合 2∶1 房室阻滞，而图（b）则无房室阻滞的表现。但实际上病例（b）比（a）的房室传导障碍更严重，因为病例（b）在心房率加快到 84bpm 时就出现 2∶1 阻滞[（d）条]，而病例（a）在心房率为 100bpm 时仍能以 1∶1 传导[（c）条]。在这两例中，显然在心房率为 84 bpm 时出现 2∶1 传导，要比在心房率为 100bpm 时仍能以 1∶1 下传的房室阻滞程度更严重。因此，在估计房室阻滞的严重程度时，频率的因素是很重要的。但遗憾的是，往往在确定房室阻滞的"度"这一概念时，几十年来实际上只是依据房室传导的比例，而没有考虑到频率的因素。而且常常在传导的比例因心房率加快而改变时，一般亦会误认为是阻滞的程度加重了，而很少考虑到此时的心房率是否发生了改变。

对此，我们再用图解来着重说明一下。在图 26-25 中，在每次传导的激动后，都有一相等延长的不应期（以暗区表示），因此，如图所示其阻滞的严重程度是相同的。开始的激动房性周期为 1000ms（60bpm），以 1∶1 下传。而其后的激动房性周期减少到 760ms（79bpm），而形成 2∶1 传导。由此可见，虽然房室阻

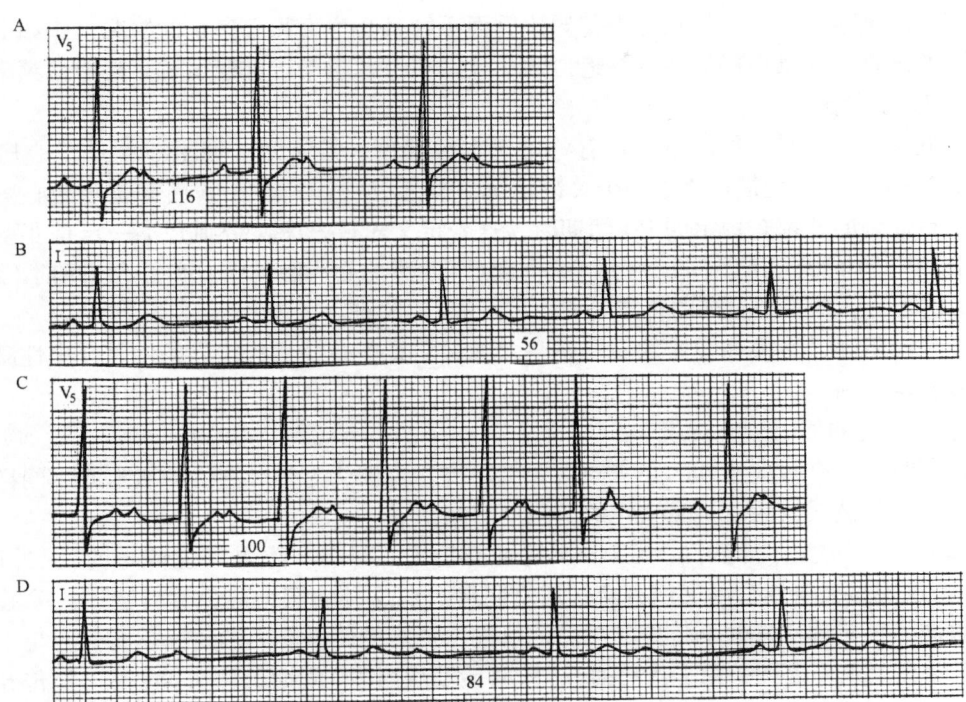

图 26-24　"度"不能反映频率的影响 A 和 C 为一个病例记录之心电图，B 和 D 为另一例病例的心电图。(A)图房率为 116bpm 时为 2:1AVB。而当房率为 100bpm 时，为 1:1 传导，(C)，而另一病例在(B)时，房率为 56bpm 时正常传导，而在(D)时，房率为 84bpm，出现 2:1AVB

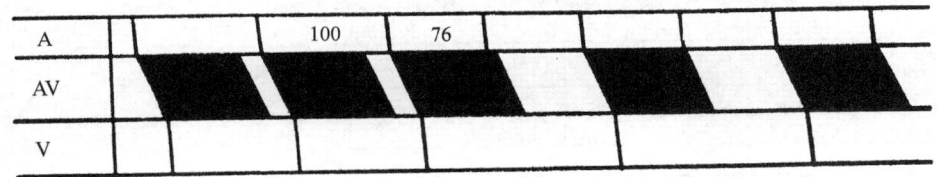

图 26-25　房率对房室传导比例的影响　注意异常长的不应期的长度在心房周期由 1000ms 减少到 760ms 时并无改变，但房室传导由 1:1 变为 2:1

滞的"度"改变了，但实际上传导阻滞的程度并无改变，只是由于原发性心房率改变，而引起继发性传导比例的改变。所以在评价房室阻滞的严重程度时，传统划分的"度"的概念是有缺陷的，应该同时把频率因素考虑在内。

　　2. "度"不能反映阻滞的部位

　　"度"不能反映阻滞部位，而临床上阻滞部位常常有更重要的意义。如一度房室阻滞如发生在房室结内则预后一般较好，不需特殊治疗。但如发生在希氏束远端或双侧束支内，则体表心电图上 PR 间期延长，常可能存在两个部位的阻滞，肯定有器质性病变且预后较差，有时还可引起晕厥等症状，类似的情况亦可见于其他类型的房室阻滞中。所以传导阻滞的部位往往有更重要的临床意义，而这正是传统的划分"度"这一概念的不足之处。

(二) 常见的概念错误

1. 忽略心房率的因素

许多作者考虑房室阻滞的程度时，往往忽略了心房率的因素，而总是只把房室传导比例作为评价严重程度的指征。应该强调指出，如只考虑传导比例而不管其心房率和心室率的情况，正如上面所述，甚至不能对阻滞的严重性提供准确的甚或是近似的估计。在考虑阻滞严重程度时必需考虑频率的因素。

2. 定义本身的模糊

在诊断Ⅱ型房室阻滞时，往往会发现有些定义本身模糊，如认为Ⅱ型阻滞就是"心房激动被阻滞而伴有稳定的 PR 间期"，就是忽略了一个关键情况，即连续性。只有在紧接着脱落的心房激动前，传导的心房激动是连续的并都有稳定的 PR 间期时，这个定义才被考虑，否则并不一定是Ⅱ型阻滞。更正确的定义是 PR 间期和 RP 间期无关，在短 RP 间期后（脱落的心房激动前）和长 RP 间期（脱落激动后）的 PR 间期是相等的。而Ⅰ型阻滞的特点是 RP/PR 的反比关系。

再如三度房室阻滞，必须在缓慢的心室率时，或必须具备有合适的传导条件时，房性激动不能传导到心室，才能确定诊断。

3. 对激动未下传的原因判断错误

在房室阻滞时，如有多次连续的心房激动未能下传，常被认为是严重的房室阻滞。同样当心房激动都不能下传时，则常被误认为就是完全性的或三度房室阻滞。

如图 26-26，示例房室阻滞病例，在 21 次房性激动中，只有一次是完全传导的（另外可能有 1 ~ 2 个融合激动），这很易被误诊为高度或完全的房室阻滞。对这种病例为避免诊断错误，关键在于要高度注意传导的激动，因其远比其他不传导的激动，能提供更多的传导能力的情况。此例应集中注意这次单独的夺获激动（在上条心电图中第 5 次心搏），此时能发现当 RP 间期长达 0.60s 时，能传导的心房激动之 PR 间期为 0.32s。据此推测，如 PP 间期和夺获间期相等（920ms，即 64bpm），能以 1:1 下传而伴 PR 间期延长，显然此例并无高度的或严重的房室阻滞。另外再考虑到此例是下壁急性心肌梗死，夺获激动无束支阻滞表现，则阻滞可肯定是在房室结内。

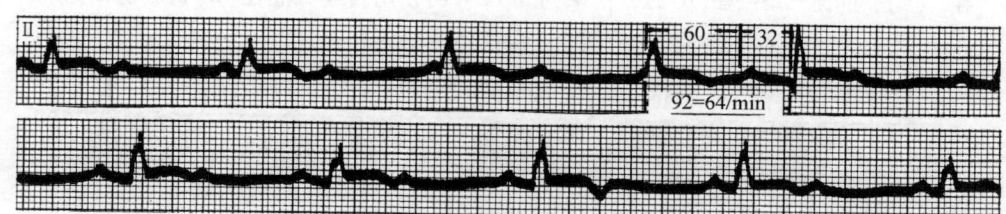

图 26-26 下壁心肌梗死患者心电图 Ⅱ导联连续记录，可能是二度Ⅰ型 房室阻滞（详见正文）

图 26-27（a）图中，可见 P 波的位置均能传导而未下传。但此例虽有房室分离和房室阻滞，但并不就是完全性房室阻滞，房室分离是因为有规整的交界区心律。该心电图可能应诊断为"一定程度的房室阻滞伴加速性交界区自主心律，形成完全性房室分离"，而不应误诊为完全性或三度房室阻滞。（b）为这种情况的又一病例。在Ⅰ导联上心室起搏频率为 62bpm，P 波落在整个 RR 间期内，但无有效的夺获，是完全性房室分离。在Ⅱ导联上，第 3 次心搏后，P 波恰在一适时的 RP 间期出现，心房激动能夺获心室并伴长的 PR 间期，此后的每次心房激动都控制心室并伴逐渐延长的 PR 间期，提示这并非是完全性房室阻滞，而只是二度Ⅰ型房室阻滞。这说明当一个二度Ⅰ型房室阻滞伴有 50 ~ 60bpm 的室性心律时，就可能引起间歇性的房室分离而酷似完全性房室阻滞，因此应牢记传导缺如并非必然是传导阻滞。

总之，在诊断有全部或大部分心房激动不能下传的房室阻滞的心电图时，必需注意以下影响房室传导的因素及其对房室传导的可能的影响：①房室交界区和束支的传导情况：生理不应性，病理不应性，隐匿性传导；②自主神经的影响；③心房率和心室率；④RP/ PR 关系；⑤交界区或心室逸搏点的位置。

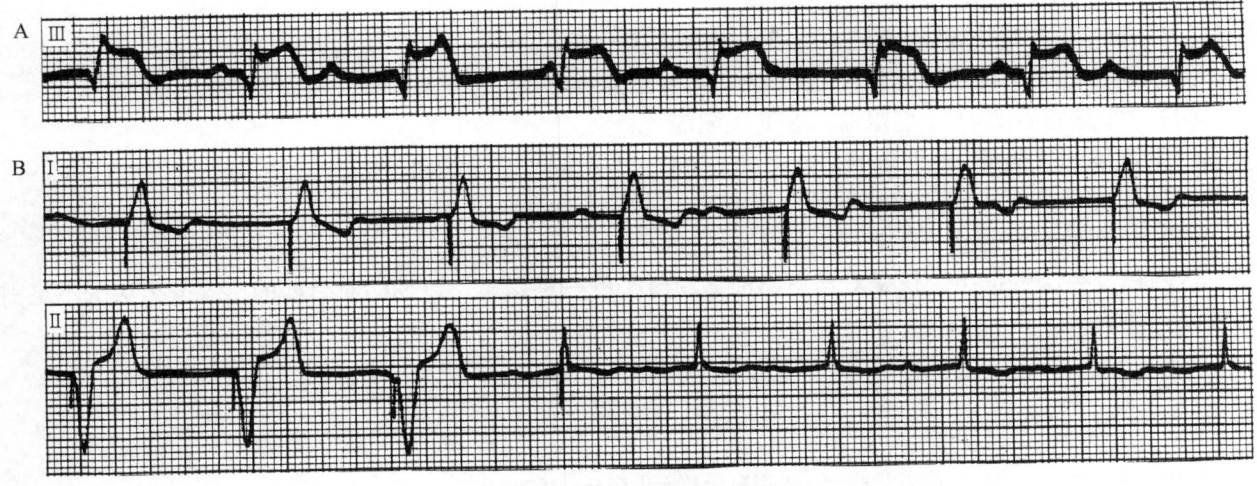

图 26-27　二度 I 型度房室阻滞

A. 为一定程度的房室阻滞，加速性交界性性自主心律伴房室分离。B. 为房室阻滞伴室性起搏心律，引起完全性房室分离。I 导联为起搏频率 62bpm 时形成完全性房室分离，II 导联为几秒钟后，心房夺获心室，PR 间期进行性延长，所以仅是二度 I 型的房室阻滞

九、房室阻滞的重新分类

为改善目前房室阻滞分类的缺点和一些概念的模糊，近年来国外一些作者提出了房室阻滞分类的新方法。这些分类虽各有其优点，亦有其电生理学的基础，但尚不够成熟，有待于被进一步认可。我们介绍两种分类如下。

由 Fox 等在 1982 年提出的房室阻滞分类法。

1. 房室结阻滞

（1）简单的或单部位阻滞

1）一度房室阻滞（PR 间期为 0.21～0.60s）

2）二度房室阻滞（文氏型传导或 I 型阻滞）

3）严重的（包括完全性的）房室阻滞

（2）复杂的或两个水平的阻滞

1）窦性心动过速或房速伴结上部文氏型传导和结下部 2:1 传导（交替性 B 型文氏传导）

2）房扑伴①3:1 传导（结上部的 3:2 文氏传导和结下部的 2:1 传导）；②交替性 2:1/4:1 传导（结上部的 2:1 和结内的 3:2 文氏传导）。

3）窦律或各种心房律（房颤、房速等）伴结内的折返性心动过速，引起完全性房室分离。

2. 结下（希氏束或双束支）阻滞

（1）一度（延迟 0.05s 或更少）。

（2）二度　①II 型阻滞（窦律时）；②单侧束支的文氏传导。

（3）严重的（包括完全的）房室阻滞。

3. 房室结和结下联合阻滞

（1）I 度房室结和二度 II 型或严重的结下阻滞。

（2）二度房室结的结下的 2:1 阻滞（A 型交替性文氏传导）。

（3）三度房室结和二度结下阻滞（加速性交接区心律伴 HV 文氏周期）。

4. Marriott 等在 1983 年和 1986 年提出的新的房室阻滞分类法：

（1）房室传导延迟（PR 间期 >0.20s）。

（2）房室阻滞/加速性交接区或室性心律伴房室分离。

（3）偶发的未下传：①Ⅰ型（文氏传导）；②Ⅱ型阻滞。

（4）2:1 房室阻滞:①Ⅰ型阻滞，②Ⅱ型阻滞。

（5）高度房室阻滞（或严重的房室阻滞）：①Ⅰ型阻滞；②Ⅱ型阻滞。

（6）完全性房室阻滞：伴交界区逸搏心律；伴室性逸搏心律。

（7）短暂的室性静止：①自发的；②4 相性（?）；③迷走性。

这两种分类法的提出，仅是对房室阻滞重新分类的一种探讨，以期能对目前的传统分类法的不足引起更多的注意。

参 考 文 献

1. 杨钧国，李治安. 心律失常的近代概念. 上海科学技术出版社，1990

2. 杨钧国，李治安. 现代心电图学. 北京，科学出版社，1997

3. Chung E K. Principle of cardiac arrhythmias. 3th ed. Baltimore：Willams & Wilkins pub, 1983，185-212

4. Fox W. Cardiac rhythm disturbance. philadelphia：Lea & Febiger Pub, 1983，176-188

5. Marriott H J L. Conover M H,, Advanced Concepts in Arrhythmias. St Louis：The CV. Mosby Co, 1983，268-290

6. Narula O S. Atrioventricular block. In：Narula O S, ed., Cardiac Arrhythmias. Baltimore：The Williams & Wilkins Co, 1979，85-113

7. Rosenbaum M, Lepeschkin E. The effect of ventricular systole on auricular rhythm in auriculoventricular block. Circulation, 1969，39:13-18

8. Zipes D P. Specific arrhythmias：atrioventricular dissociation. In：Braunwald E, ed. Heart Disease. Philadelphia：WB Saunders Co, 1997，707-708

9. Wagner G S. Marriott's practical electrocardiography. 9th ed. Baltimore：Williams & Wilkins Co, 1994，379-399

10. Chou T C. Electrocardiography in Clinical Practice. 3th ed, Phiadelphia：Saunders Co, 1991，240-265

第27章 室内阻滞

Intraventricular Block

卢永昕　杨钧国

总　　论

一、定　义

心室内阻滞，是指希氏束以下的室内传导系统或心室肌发生传导障碍，亦即在左、右束支，左束支分支，浦肯野纤维及心室肌，发生的前向传导延缓或中断。因心室周期长度改变而出现的暂时性室内传导异常，其发生机制与常见的室内阻滞发生机制不同，这部分内容将在室内差异传导章节里讨论。

二、细胞电生理机制

激动在心室内的传导受许多解剖与生理因素的影响，传导障碍常是多种电生理紊乱相互作用的结果。

1. 单个心肌细胞的传导性

束支、分支、浦肯野纤维及心室肌的跨膜电位均属快反应动作电位，其 0 相上升速率及振幅是决定传导速度的重重要因素。0 相除极速率和振幅受 Na 电流（Na$^+$通道）影响。已知心脏 Na$^+$通道是一个电压依赖性通道，由 α 亚单位和 β$_1$ 亚单位组成的复合体，目前至少有 6 种不同的 α 亚单位被克隆。只有足够多的钠通道开放才能产生可传扩布的除极电流。影响这些钠通道的主要因素是膜电位，膜电位与可利用钠通道数目之间的关系可通过稳态失活曲线表示（图 27-1）。从图中可以看到当膜电位在 -60mV 时，75% 以上的钠通道处于失活状态，余下的钠通道不足以产生可传导的动作电位。而膜电位在 -80 ~ -65mV 之间时，约 70% ~ 35% 钠通道可以利用，产生异常缓慢传导的动作电位。

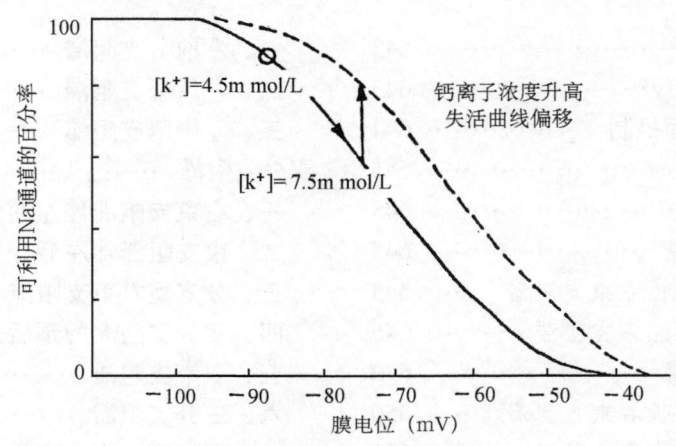

图 27-1　钠通道稳态失活曲线

实线表示随着膜电位的改变可利用的钠通道变化的百比率，虚线表示在任何膜电位水平，细胞外钙离子浓度增高将使更多的钠通道处于激活状态。高钾血症时，可利用钠通道数目减少，传导减慢（箭头所示）

因此，任何改变静息膜电位的因素，都可影响动作电位的传导。例如细胞外高钾、可利用的钠通道变少等使传导受损（如图 27-1 所示），心电图上产生宽的 QRS 波群。

心肌细胞外 Ca^{2+}浓度的增高，将抵消细胞膜表面部分负电荷，处于失活的钠通道较少，在任何膜电位水平，可利用的钠通道增多（如图 27-1 虚线所示）。因此，在高钾血症时提高血钙浓度将改善传导。

2. 心肌细胞间的传导性

单个心肌细胞动作电位的传导性由内向 Na 电流引起，细胞之间的传导则受"轴电流"（axle current）影响。轴电流主要取决于电容电流的大小，电容电流是动作电位传布时产生的一种内向电流，细胞间的传导速率取决于传布波阵面之电容电流的强度，以及电容电流引起膜电位达到阈值的能力。电容电流大，则触发未激活部位动作电位的速率快，轴电流也大，扩布范围广。轴电流受膜电阻（Rm）、细胞内电阻（Ra）、细胞外电阻及膜电容的影响，后二者相对恒定。Rm 则依赖于膜对离子的通透性或电导。静息 Rm 主要与 K$^+$ 电导成反比，乙酰胆碱或细胞外高钾可使 K$^+$ 电导变大，Rm 减小。Rm 与时间常数和空间常数成正比。当 Rm 高，则电容电流触发动作电位速率快，轴电流沿心肌纤维传布更广、更远。

胞内电阻（Ra）主要来自心肌细胞间闰盘的缝隙连接中的亲水离子通道。Ra 大，空间常数小，轴电流扩布受限。Ra 主要和细胞内 Ca^{2+} 浓度相关。细胞内 Ca^{2+} 浓度增高可降低亲水离子通道的通透性，使

Ra增大，兴奋传导减慢。因此，一般使细胞内 Ca^{2+} 浓度增加的因素可引起传导减慢或中断。

综上所述，可见细胞间的传导主要和细胞 K^+ 电导和细胞内 Ca^{2+} 浓度有关。细胞外高钾和细胞内高钙均可导致传导障碍。

三、解　剖

不同种族、不同个体间传导系统的分支分布存在较大的变异。通常认为，希氏束在室间隔肌部的顶端分成左、右束支。左束支分出左前分支、左后分支和左中隔支。束支和分支的末梢纤维组成浦肯野纤维。浦肯野纤维通过浦-肌联结与心室肌相连。束支、分支以及浦肯野纤维均有一薄层纤维鞘与邻近心肌相隔。此种解剖分布特点和室内传导系统的电生理特性使得心室肌同步收缩。

左束支扁宽，长1~2cm，宽约2~5mm，位于室间隔左侧面心内膜下。左束支主干由左前降支第1前穿支，右冠脉第1后穿支以及房室结动脉供血。左束支常分为三支。左前分支细小，由左束支主干分出后，向上向前，行走至左室前乳头肌基底部，其分支伸展到左室前侧壁及高侧壁，由左前降支前穿支供血。

左后分支较粗，似为左束支主干的延续，向后向下分支分布于后乳头肌、室间隔后部及左室后下壁。左后分支接收左前降支第2、3前穿支及右冠脉第3、4后穿支双重血供。

左中隔支可起自左束支主干，亦可从左前分支或左后分支分出，分布于室间隔中、下部并绕心尖至右室壁，系左前降支前穿支供血。

图27-2示室内传导系统示意图。左束支三分支间互有分支相连。右束支为希氏束的延续，细长，约50mm，直径1mm。沿间隔带及中间带前行至三尖瓣前乳头肌基底部向前、外、后分支分布于室间隔低位右前壁、右室游离壁及后乳头肌、室间隔右后下部。右束支由左前降支前穿支供血。近端尚接收房室结动脉血供，远端可有右冠状动脉右室前支参与供血。

浦肯野纤维在心内膜下及心肌内呈网状分布，其走向

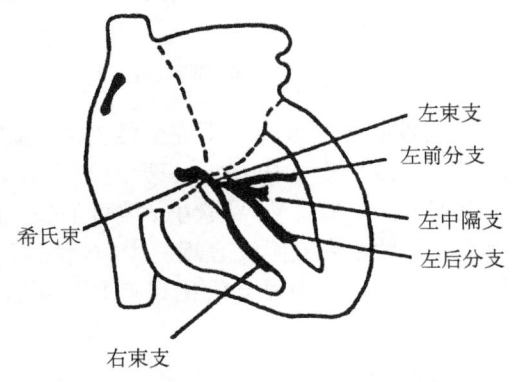

图 27-2　示室内传导系统示意图

与肌小梁的起始无关，可跨越肌脊间裂缝。在室间隔顶部及二尖瓣环下环状带无浦肯野纤维，这部分激动的传布由心肌传导. 曾有作者报道心室内假性腱索含有传导组织，可改变心室内激活顺序，是某些自然变异电轴偏移的原因之一。

单侧束支阻滞

单侧束支阻滞是指左或右束支发生传导延缓或传导中断，当受累束支传导较对侧束支慢0.04s（或0.06s）时，心电图显示不完全性束支阻滞图形；当两侧束支传导时间差大于0.04s（或0.06s）时，心电图表现为完全性束支阻滞图形。

一、左束支阻滞

(一) 不完全性左束支阻滞

1. **诊断标准**：目前通用的诊断标准由WHO/ISFC（世界卫生组织/国际心脏病学同盟会）推荐。不完

全性左束支阻滞的心电图表现：

(1) QRS 时限 >0.10s，且小于完全性左束支阻滞低限(0.12s)；

(2) 左胸导联 R 波峰时间延长到≥0.06s；

(3) I、V₅、V₆ 导联无正常室间隔性 q 波；

(4) 左胸导联 R 波升支切迹或顿挫(此条增加诊断的可能性)(图 27-3)。

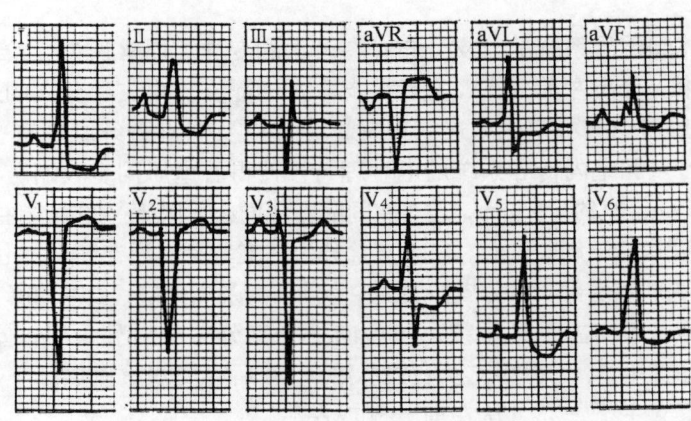

图 27-3　不完全性左束支阻滞

QRS 时限 0.11s，I、V₅、V₆ 导联 q 波消失，V₅、V₆ 导联 R 波峰时间 0.06 0.07s

2. **其他心电图改变**　不完全性左束支阻滞时 QRS 时限，有些作者采用 0.10～0.11s。少数学者认为，QRS 时限可小于 0.10s，只要左侧导联 R 波起始部存在顿挫或这些导联 q 波消失，即可诊断不完全性左束支阻滞。V₁、V₂ 导联小 r 波可消失，ST-T 极性可与 QRS 主波方向相反。V₅、V₆ 导联 q 波消失通常为不完全性左束支阻滞表现，少数情况下，V₅、V₆ 导联可有小 q 波。有人认为系左束支传导延缓发生部位较低，在左中隔支发出以后部位的左束支阻滞，左中隔支传导正常，故 V₅、V₆ 导联可有小 q 波。

3. **鉴别诊断**

(1) 不完全性左束支阻滞时，V₁、V₂ 导联 r 波消失，易与前间壁心肌梗死相混淆，急性心肌梗死常伴 ST-T 动态演变，而不完全性左束支阻滞的 ST-T 则相对固定不变，且左胸导联室壁激动时间延长。

(2) 不完全性左束支阻滞时左胸导联可出现 T 波倒置，与前侧壁缺血性 T 波倒置相似。通常，前者为继发性 T 波改变，其 T 波方向与 QRS 主波方向相反，常伴 ST 段压低，倒置 T 波升肢陡于降肢；后者则为缺血引起的原发性 T 波异常，可在其他 QRS 波群主波向下的导联观察到 T 波倒置，且倒置 T 波两肢对称。

4. **临床意义**　临床上不完全性左束支阻滞者多伴有左室肥大，是此种传导障碍与左室大共存，还是此心电图改变继发于单纯的左室大目前尚无定论。

不完全性左束支阻滞是发展为完全性左束支阻滞的过渡阶段，不完全性左束支阻滞伴发的心血管异常与完全性左束支阻滞相同，其预后与基础心脏病及其程度有关。

(二) 完全性左束支阻滞

1. **诊断标准**　完全性左束支阻滞的心电图表现：

(1) QRS 时限延长到≥0.12s；

(2) 左侧导联 (V₅、V₆、I、aVL 导联)出现宽而有切迹的 R 波；

(3) 左侧导联 (aVL 导联可除外)无 q 波；

（4）V_5、V_6 导联 R 波峰时间 >0.06s（V_1、V_2 导联室壁激动时间正常）；

（5）右胸导联呈非常小的 r 波后继一深而宽的 S 波（V_1、V_2 导联偶呈 QS 型，V_3 导联罕见 QS 型），胸前导联顺时针方向转位（图 27-4）。

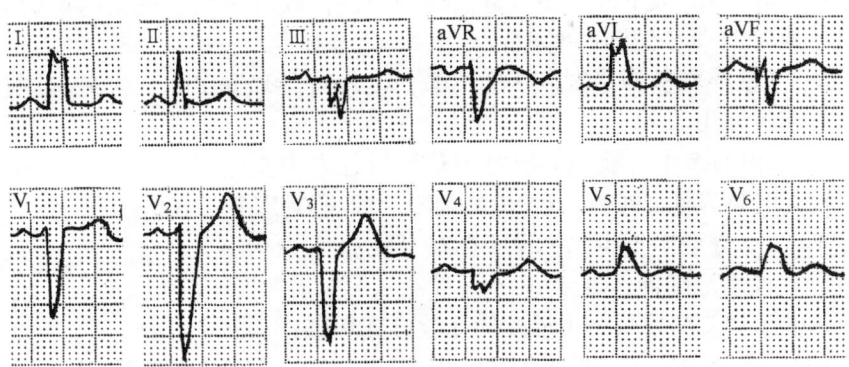

图 27-4 完全性左束支阻滞

QRS 时限≥0.12s；I、aVL、V_5、V_6 导联呈宽而有切迹的 R 波；

V_5、V_6 导联 R 波峰时间延长，V_1，V_2 呈 rS 型

2. 其他心电图改变

（1）胸前导联 R 波进展不良：由于完全性左束支阻滞，心电向量大部分向左向后，胸前导联右侧及中部 r 波通常比较小。S 波增宽伴有切迹和顿挫，右胸导联常伴 ST 段抬高。

（2）QRS 时限：通常完全性左束支阻滞 QRS 时限的低限为 0.12s。有些作者认为，真正左束支传导完全中断时，QRS 时间常大于 0.14s，很多达 0.17~0.18s，而 QRS 时限在 0.12~0.13s 时多属左束支分支阻滞，此说尚未被普遍接受。

（3）电轴偏移：单纯左束支阻滞是否出现电轴偏移有不同看法。一些作者认为完全性左束支阻滞时不伴电轴偏移，将 QRS 电轴正常作为诊断标准之一，提出若完全性左束支阻滞伴额面 QRS 电轴左偏，绝大多数是左束支主干伴左前分支阻滞。

Rosenbaum 以及 Swiryn 等的观察则证实左束支阻滞时可以出现电轴偏移，将此现象解释为在左束支传导完全中断后，激动经右束支激活右室，然后通过肌性传导到达左室面，激动最早到达左室的部位可有不同，若首先到达左后分支的浦肯野纤维，则左室前侧壁激活延迟，电轴可向左偏；而激动首先到达左前分支末梢时，情形则相反；如果双分支末梢同时到达，则电轴不变。

（4）左胸导联 RS 型：典型完全性左束支阻滞图形为 V_5、V_6 导联呈单相 R 波，偶尔可见完全性左束支阻滞时，左胸导联呈 RS 型，通常与左室巨大有关。若做 V_7、V_8 导联仍可记录到单相 R 波，且常伴电轴左偏。

（5）下壁导联 QS 型：经尸检证实无下壁心肌梗死的左束支阻滞患者偶可见下壁导联呈 QS 型。间歇性左束支阻滞时 Q 波出现，传导正常时下壁导联 Q 波消失。

3. 鉴别诊断

（1）心肌梗死：左束支阻滞时心肌梗死的诊断目前仍有不同看法。传统的观念认为左束支阻滞图形抵消了心肌梗死的某些心电图改变，此时诊断心肌梗死有一定困难。有些作者提出若出现下列改变应怀疑左束支阻滞伴心肌梗死。

1）I、V_5、V_6 导联 Q 波。通常完全性左束支阻滞时这些导联无 Q 波，若出现 Q 波常被认为是心肌梗死存在的可靠信息。也有作者认为，左束支阻滞时，V_5、V_6 导联可有窄的 Q 波，Q 波常小于 20ms。Scott 根据 85 例的尸检资料表明，这些导联上 Q 波的有无与心肌梗塞并无直接联系，但若这些导联上 Q 波≥40ms，则均有心肌梗死存在；

2) 胸前导联 R 波反常降低，一般左束支阻滞时 V₁ 导联如出现 r 波，V₂、V₃ 导联 r 波逐渐增高，若 V₃、V₄ 导联 r 波低于 V₁、V₂，则称为 R 波反常降低，是等位性 Q 波的一种表现，常与前间壁心肌梗死有关，但也存在假阳性；

3) V₃、V₄ 导联 S 波或 QS 波下降支出现宽而深的切迹，或终末部出现宽达 0.05s 以上的切迹，此标准与尸检对照真阳性率 25%，假阳性率 8%；

4) 其他标准如：下壁导联呈 W 型或 QS 型；I、V₅、V₆ 导联呈 rSR′；左胸导联呈 RS 型等，可信度不高目前临床上已不再使用。

MILIS（限制梗死面积的多中心研究）研究评价了以往左束支阻滞合并急性心肌梗死的诊断标准。认为如下标准具有较高的特异性（90% ~ 100%）和阳性预测值（85% ~ 100%）。

1) I、aVL、V₅、V₆ 导联中至少二个导联存在 Q 波；

2) V₁ ~ V₄ 导联 R 波逐渐降低；

3) V₃ ~ V₅ 导联中至少二个导联出现迟发的 S 波升支切迹；

4) 梗死区临近的导联至少二个或更多个导联出现原发的 ST-T 改变（图 27-5）。

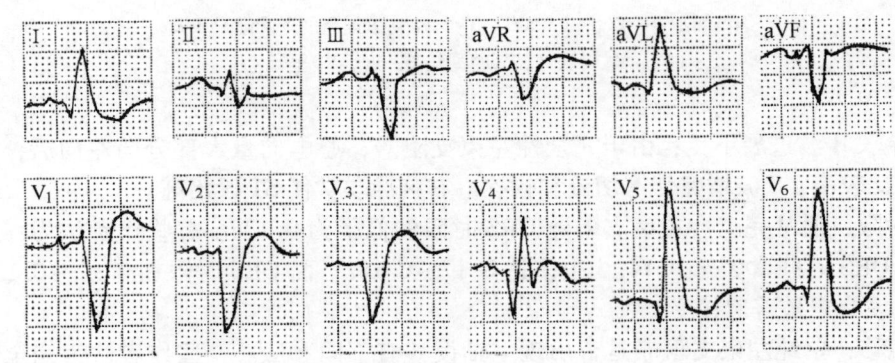

图 27-5　左束支阻滞伴前侧壁、下壁心肌梗死（详见文内说明）

图 27-5 为左束支阻滞伴前侧壁、下壁心肌梗死。QRS 时限约 0.20s。V₅、V₆ 导联 R 波峰时间 >0.06s，V₁ 导联呈 rS 型，I、aVL、V₅、V₆ 导联均有 Q 波，V₁ ~ V₄ 导联 R 波逐渐降低，V₃ 导联 S 波升支切迹。Hands 提出，梗死相关的导联局限性室内传导延迟伴 QRS 时限 ≥160ms，而其他导联 QRS 时限仅 110 ~ 120ms 时，是完全性左束支阻滞伴陈旧性心肌梗死的心电图改变。

随着对心室激动顺序，冠状动脉解剖和梗死大小及范围之间关系认识的深入，最近有作者认为，因冠脉病变引起左或右束支传导完全中断时，二侧心室除极时间不再匹配，分别先后除极，预测一侧心室除极顺序成为可能，当局部心肌梗死产生另外的心电异常时，从心电图上能够确认心肌梗死，在此意义上，完全性左束支阻滞较之正常传导的心电图似乎更易确认梗死部位，"左束支阻滞时不易确认心肌梗死"的看法不再正确。

完全性左束支阻滞时，心室最先激活的部位是右室前壁和室间隔右室面中、下部，其起始向量向前向左，右室前壁传播约 10ms。然后 QRS 综合向量迅速后偏，此后向向量是激动传播经室间隔及其左室面所致，当前间壁发生心肌梗死，早期后向向量消失，起始前向综合向量振幅加大，时限延长，表现为 V₁、V₂ 导联 R 波振幅加大，时限增宽；当心室激活面通过梗死边缘濒临坏死心肌与正常心肌交界部位时，QRS 波群起始部分切迹和顿挫明显增多。因此，胸前导联起始 40ms 内切迹均有一定意义；若梗死范围在前壁心尖部，将引起左向向量丧失，I、V₅、V₆ 导联 R′ 峰值减小，R′ < R。推荐临床上应用根据基础电生理和尸检制订的左束支阻滞存在时心肌梗死记分标准（详见心肌梗死章节）（图 27-6）。

图 27-6 示左束支阻滞伴前壁心梗。心电图符合完全性左束支阻滞特征，按照左束支阻滞心肌梗死

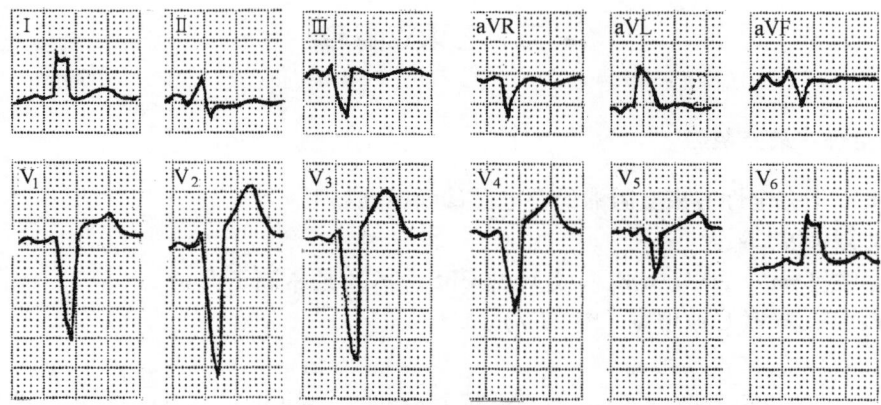

图27-6　左束支阻滞伴前壁心梗

48条标准/33点计分法，V_1导联R≥20ms（2分）；V_2导联R≥20ms（1分）；V_5导联R≤0.5mV（1分），R/S≤1（1分），QRS起始40ms内切迹（1分）；V_6导联R/R′>1（1分），共计7分，约21%左室面心梗，EF%约为44%。

　　（2）预激综合征：随着房束旁路概念的引入，给体表心电图鉴别诊断带来了新问题。房束旁路的心电图表现与完全性左束支阻滞极相似，呈左束支阻滞图形伴电轴左偏（一般≤-30°，其PR间期正常或延长，Q波很小或无。当伴有PR间期呈快频率依赖性传导延迟或文氏传导，或心动过速呈左束支阻滞图形伴电轴左偏时，应怀疑房束旁路的存在。心内电生理检查可记录到旁路电位（详见预激综合征章节）。另一种少见的情形是束支阻滞与旁路共存，当旁路位于束支阻滞同侧时，有可能替代阻滞侧束支功能，不显现束支阻滞图形；若旁路与束支阻滞分别位于心脏的两侧时，心室除极波有可能同时表现这两种异常。如左束支阻滞伴右侧旁路，右室通过旁路和右束支同时除极，左室侧通过室间隔肌性传导延迟除极，因此，心电图同时具有预激和束支阻滞特征，此时若预激和束支阻滞间歇出现，则诊断更确切。

　　（3）左束支阻滞伴左室肥大：完全性左束支阻滞时左室肥大的心电图诊断仍有争议。有些学者认为，此时电压增高的标准准确性较差。多数学者认为，电压增高的标准仍有实用性。左束支阻滞时，左室大的发生率非常高（约70%~90%）。Kafka推荐完全性左束支阻滞伴左室大的电压增高诊断标准是：

　　1）aVL导联R波>1.1mV；

　　2）QRS电轴<-40°（RⅡ≤RⅢ）；

　　3）S_{V3}>2.5mV（此标准特异性达90%）。

　　Klein认为，$S_Ⅱ$+R_{V6}>45mm，QRS时限>160ms伴有左房大，敏感性86%，特异性100%。以上标准仅供参考，其准确性尚待更多资料进一步证实。

　　4. 临床意义　心电图显示完全性左束支阻滞时，其病变可发生在不同水平，可以在希氏束、左束支主干，也可以在左束支双分支，浦肯野纤维与心肌连接处等，即不同类型、不同部位的阻滞可以出现相同的心电图图形，同一心电图改变亦可能系沿传导系统多种或弥漫性病变共存的结果。

　　完全性左束支阻滞最常见于高血压和冠心病，其次为心肌病、心肌炎、瓣膜性心脏病（尤其是主动脉瓣病变），罕见于高钾血症、细菌性心内膜炎、地高辛中毒等。老年人可能与左侧心脏纤维支架硬化或钙化有关，部分婴儿则为传导系统先天畸形。单纯性完全性左束支阻滞，有些与传导系统原发退行性病变有关。

　　急性心肌梗死时新出现完全性左束支阻滞，时间<12h，是静脉溶栓的心电图指征。急性心肌梗死时完全性左束支阻滞是非依赖于左室功能和冠脉病变的独立危险因子。

　　左束支阻滞的预后与基础心脏病有关。老年人新出现左束支阻滞，应仔细检查和追踪，很可能在近期内出现了新的心血管异常。

二、右束支阻滞

(一) 不完全性右束支阻滞

1. 诊断标准 不完全性右束支阻滞的心电图诊断标准如下：

(1) QRS 时限 <0.12s；

(2) 右胸导联呈 rsr′、rsR′、rSR′型或 M 型 QRS，其 R′通常高于 R 波；

(3) I、V_5、V_6 导联 S 波增宽（图 27-7）。

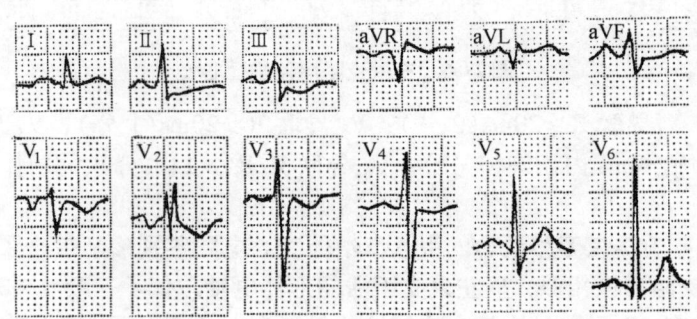

图 27-7 不完全性右束支阻滞

V_2 导联呈 rsR′型，V_5、V_6 导联 S 波稍宽，QRS <0.12s

2. 鉴别诊断

(1) 正常变异：正常人群出现不完全性右束支阻滞图形的心电图发生率约 2.4%，多与右室流出道生理性延迟除极有关，其 R′常小于 R 波，有时下一肋间记录 RSR′消失。Tapie 等提出以下几点可有助于鉴别，正常变异时：①V_1 导联 R 波小于 8mm；②V_1 导联 R′小于 6mm；③V_1 R′/S <1.0。其他导联若存在 P 波异常或 QRS 波群异常不考虑正常变异。自然变异的另一种心电图改变是：V_1、aVL 导联出现 r′，I、II、III、V_6 导联出现 S 波。这种 S_I、S_{II}、S_{III} 图形见于无心脏病者，且与室上嵴远端除极延迟有关。

(2) 右室肥大：右室肥大时，电轴明显右偏，R_{V1} 多无切迹和增宽，V_5、V_6 导联 S 波深而不增宽。心电向量图水平面显示右室肥大时 QRS 环呈顺时针方向旋转，而右束支阻滞则呈逆时针方向旋转。

(3) 正后壁心肌梗死：正后壁心肌梗死常表现为 V_1 导联 R 波增高，偶尔也可呈 rSr′型，与右室大及不完全性右束支阻滞相比，V_1 导联 T 波直立更为多见，T 波倒置仅见于急性正后壁心肌梗死早期，同时存在下壁导联病理性 Q 波也支持正后壁心肌梗死的诊断。

(4) 漏斗胸和直背综合征：此种情况胸廓前后径发生改变，心脏解剖位置发生相应变化，V_1 导联可呈 rSr′，r′通常较小，且 V_1 导联 P 波可倒置，很像左房大，若注意到胸廓畸形，则不难鉴别之。

(5) 记录伪差：当胸前导联电极放置位置不准确时，如将 V_1 导联放在第 3 肋间，可出现 rSr′，提示 V_1 导联电极位置过高的一个线索是该导联 P-QRS-T 图形与 aVR 导联很相似，此时，电极更接近右肩，若将 V_1 导联改放下一肋间，则 rSr′消失。

3. 临床意义 心电图显示不完全性右束支阻滞图形是否表明存在右束支传导延缓，对此仍有争议。有人认为这仅是右室肥大本身引起的心电图改变。但近年来，临床右心导管检查诱发右束支传导延缓的实验证实其存在，如对室间隔右室面加压和右心活检均可出现不完全性右束支阻滞图形。

不完全性右束支阻滞多见于先天性心脏病，尤以右室容量负荷过重的心脏病常见，如房间隔缺损、室间隔缺损伴双室大、肺静脉畸形引流，偶可见于婴儿期主动脉弓缩窄患者。风湿性心脏病，二尖瓣狭窄约 1/3 可出现不完全性右束支阻滞。不完全性右束支阻滞也可作为单纯的先天性心电异常的表现之一。

不完全性右束支阻滞发展为完全性右束支阻滞的发生率为 5% 左右。长期追踪表明此种传导障碍不影响预后。

（二）完全性右束支阻滞

1. 诊断标准　完全性右束支阻滞的心电图改变如下：

（1）QRS 时限 ≥0.12s；

（2）右胸导联呈 rSr′，rsR′，rSR′ 或 M 型 QRS，其 R′ 通常高于 R（偶可呈宽而有切迹的 R 波）；

（3）I、V_5、V_6 导联 S 波增宽，S 波宽于 R 波或 S 波 >40ms（成人标准）；

（4）V_1 导联呈有切迹的 R 波时，R 波峰时间 >0.05s，而 V_5、V_6 导联 R 波峰时间正常（图 27-8）。

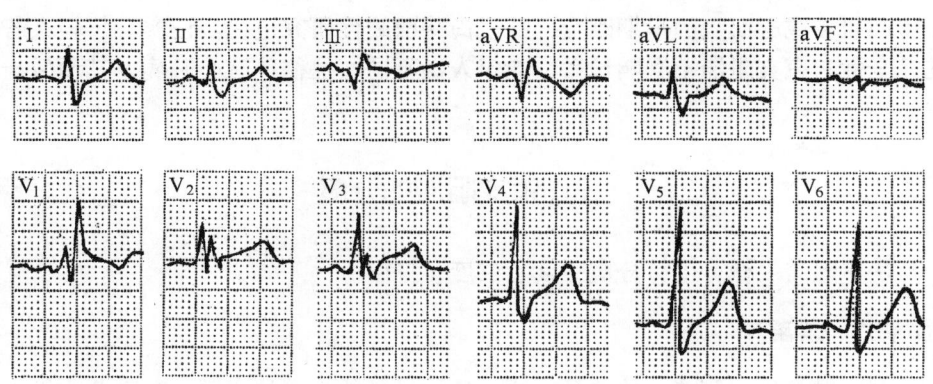

图 27-8　完全性右束支阻滞

V_1、V_2、V_3 导联呈 M 型 QRS；I、V_5、V_6 导联 S 波 >40ms；QRS 时限 >0.12s

2. 其他心电图改变　完全性右束支阻滞时，心电图 QRS 波群起始部分与正常传导相似，终末部分显示右束支阻滞特征。通常测定额面 QRS 电轴时，采用 QRS 波群未阻滞部分（初 0.06~0.08s）或 QRS 波群前 1/2 电压测定。额面 QRS 电轴常在正常范围，若存在明显的电轴偏移，应考虑合并分支的阻滞。

下壁导联 QRS 终末部可直立亦可倒置，但在 aVR 导联 QRS 终末部总是直立的，aVL 导联总是向下的。

右胸导联典型改变是 QRS 呈 rSR′ 型，除了诊断标准中描述的几种图形外，还存在一些变异。有些作者认为，V_1 导联 r 波可无，甚至可呈 qR 型，V_1 导联 R′ 可以小于 R 波，R′ 仍很宽。这些心电图改变均为少见情况，尚未被公认。

ST-T 改变通常不作为完全性右束支阻滞的诊断标准，在无伴发其他异常的单纯右束支阻滞中，ST 段偏移较小，ST 段可有轻度压低，V_1、V_2 导联 T 波常倒置或负正双向，而 I、V_5、V_6 导联 T 波常直立。

3. 鉴别诊断

（1）心肌梗死：通常完全性右束支阻滞不影响心肌梗死的诊断，尤其是前壁、前间壁。主要影响正后壁心肌梗死的心电图图形，下壁心肌梗死图形受到轻微影响，增加假阳性约 3%。当正后壁心肌梗死扩展到下壁和前侧壁时，I、V_4~V_6 导联及下壁导联 R 波异常丢失和病理性 Q 波是一可靠的心电图改变。肺心病伴完全性右束支阻滞者，右胸导联和下壁导联可出现 Q 波，可能与右室大有关，并非心肌梗死所致。

（2）左室大：完全性右束支阻滞时左室大的电压标准敏感性非常低，常规的电压标准如 Sokolow-lyon 指数敏感性下降。有些作者认为 Sokolow-lyon 指数与超声证实的右束支阻滞时左室大或左室肥厚不相关。

4. 临床意义　完全性右束支阻滞绝大多数有器质性心脏病，如冠心病、高血压性心脏病、风湿性心脏病、肺心病、心肌炎、心肌病、先天性心脏病、传导系统退行性病变以及高钾血症等。急性心肌梗死时完全性右束支阻滞发生率3%～7%，常系前壁心肌梗死，且多伴有左前分支阻滞。急性心肌梗死期间新出现完全性右束支阻滞，以前认为其死亡率低于急性心肌梗死伴左束支阻滞者。新近有学者提出，急性心肌梗死新出现右束支阻滞是一恶性预兆，常伴大面积心肌梗死，预后较差。将急性心肌梗死发病12h内新出现右束支阻滞也作为静脉溶栓指征。

心脏移植、冠脉搭桥及先心病手术矫正畸形后最常见的室内阻滞就是右束支阻滞，一部分呈二度Ⅱ型（详见下节），一部分则为完全性（三度）右束支传导中断。有些作者认为手术引起的右束支阻滞可以消退，且与预后有关。

少数单纯性完全性右束支阻滞，长期追踪其心血管发病率与正常人无明显差异。有些学者认为此乃轻型或亚临床型心肌炎或心肌病的早期改变，此说尚待前瞻性研究进一步证实。年轻人若心血管系统检查正常，单纯完全性右束支阻滞不影响预后。老年人则不同，往往伴有心脏病，其预后与基础心脏病及其严重度有关。

三、束支阻滞的分度

束支阻滞与房室阻滞一样，也可分成一度、二度、三度。

（一）单侧束支一度阻滞

单侧束支一度阻滞是指一侧束支的传导延缓，依传导延缓程度的不同，又可分成轻、中、重型。

1. 左束支传导延缓的早期心电图改变如下：
（1）左侧导联 q 波减小或消失，R 波升支模糊；
（2）V_1、V_2 导联 r 波逐渐减小乃至消失；
（3）V_5、V_6 导联室壁激动时间稍延长；
（4）QRS 时限稍延长。

2. 右束支传导延缓的早期心电图改变是：
（1）V_2 导联 S 波变浅，S 波上升支出现粗钝或切迹，随后渐出现 r'，r'逐渐升高；
（2）V_{4R}、V_1、V_2 导联出现 r'；
（3）Ⅰ、V_5、V_6 导联 S 波稍宽。

中型呈典型的不完全性左束支或右束支阻滞图形。重型则显示为完全性左或右束支阻滞图形，提示有二种可能。一是两束支传导时间差 >0.04～0.06s，系某束支重度传导延缓所致；二是一侧束支传导完全中断。心电图上仅能从动态观察中发现前者阻滞程度可有改变，后者则为固定永久的完全性左或右束支阻滞。

（二）单侧束支二度阻滞

1. 单侧束支二度Ⅰ型阻滞

束支二度Ⅰ型阻滞是指束支传导过程中发生文氏现象，其主要原因系束支相对不应期的延长，激动在相对不应期延长的束支中传导遵循 Levy 正反馈定律。新近实验表明，在异常缓慢的传导区，通过电张力的传播，下端纤维除极延迟将妨碍上端纤维的复极。因此，束支内不应期可发生进行性延长，相继而来的激动将越来越早进入相对不应期，使传导时间不断延迟，直至某个激动被阻滞在有效不应期内。

（1）心电图诊断标准：束支内文氏现象必须具备：①匀齐的窦律（或室上性心律）；②匀齐的房室传导时间；③具备下列三型中一种心电图改变。

直接显示型：周期性出现图形比较正常的 QRS 波群，相继的 QRS 波群显示某侧束支阻滞程度逐渐加重，直至 QRS 时限不再递增，达到完全性某侧束支阻滞（图 27-9）。

不完全隐匿型：指一组 QRS 波群除第一个心搏外，均显示完全性左或右束支阻滞图形，推测系不完全隐匿性文氏现象。

完全隐匿型：心电图显示完全性某侧束支阻滞图形，其文氏周期第一个心搏在受损束支内传导延迟已超过 0.04～0.06s。以后虽逐搏阻滞加重，心电图上变化不大，仅在同一病人动态观察短期内曾出现直接显示型或不完全隐匿型文氏现象时，推测有完全隐匿型文氏阻滞的可能。

（2）鉴别诊断：束支内文氏现象的诊断必须具备窦性（室上性）节律整齐，仅此才能排除室相性室内差异性传导的可能，任何因心室周期长度改变而引起的 QRS 形态和时限的改变均不包括在内；其次，房室传导时间必须固定不变，唯此才能除外间歇性预激和室性融合波，后 2 种情况其 PR 间期均缩短。

直接显示型束支传导文氏现象常较易辨认，不完全隐匿型文氏型束支阻滞则须注意有无其他因素引起束支阻滞的暂时改善。

（3）临床意义：左束支文氏阻滞常见于冠心病、高血压性心脏病、主动脉瓣病变、心肌病及心肌炎等。单纯的右束支文氏阻滞偶可见于正常人，更多见于器质性心脏病，如风心病、先心病、冠心病、心肌炎、心肌病等。

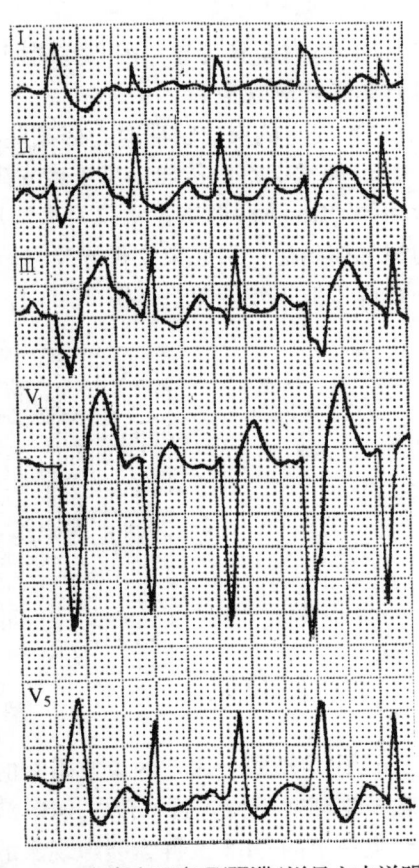

图 27-9 左束支二度I型阻滞（详见文内说明）

2. 单侧束支二度Ⅱ型阻滞

（1）诊断标准：完全性左或右束支阻滞图形与正常传导的心电图图形以某种比例交替或间歇性出现，不具有频率依赖现象，系束支全或无传导引起。

"间歇性束支阻滞"、"阵发性束支阻滞"、"一过性束支阻滞"、"不稳定性束支阻滞"等术语均不能准确反映束支阻滞的性质和其发生机制，且包括了一部分频率依赖性束支阻滞。事实上，快频率依赖性束支阻滞属三相阻滞范畴，慢频率依赖性束支阻滞则与四相阻滞有关。仅非频率依赖性束支阻滞是束支传导二度Ⅱ型阻滞引起（图 27-10）。须提及的是，有时快频率依赖性束支阻滞发生时的心率超过临界心率，而终止时心率慢于临界心率仍能维持几个心搏的"疲乏现象"，在判断是否属于频率依赖性束支阻滞时应加以注意。

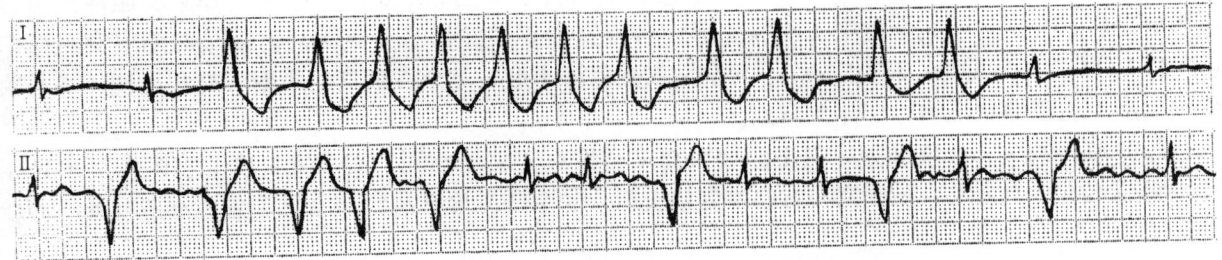

图 27-10 心房纤颤伴左束支二度Ⅱ型阻滞

（2）鉴别诊断

1）室内差异传导：因心室周期长度改变而引起 QRS 波群形态和时限的畸变，可呈束支阻滞图形，具有频率依赖现象。

2）固定的束支阻滞时，因某些特殊电生理现象引起室内阻滞的暂时缓解：

a. 超常期室内传导：见于束支阻滞时，出现室上性早搏 QRS 波群形态正常化；插入性早搏后窦性激动的 QRS 波群形态正常以及逸搏后窦性夺获 QRS 波群之形态正常，均系前向传导的激动在受累束支的超常期到达，引起束支传导反常改善。发生超常传导的心搏，通常其 PR 间期最后 0.04～0.08s 与前一心搏 T 波末端相重叠（图 27-11）。

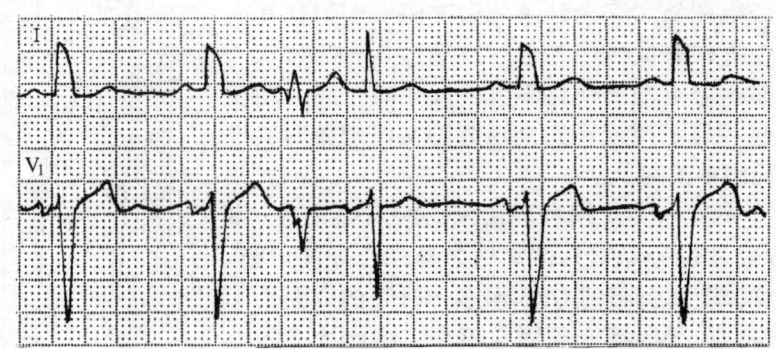

图 27-11　左束支阻滞伴插入性室性早搏

b. 裂隙现象：固定的束支阻滞时，一个室上性激动在心动周期某个时限不能下传心室，而较早或较晚发生却能下传，且下传时 QRS 波群形态正常化。如束支阻滞时，一个房性早搏伴明显房室传导延缓产生一窄的 QRS 波群为裂隙现象的常见表现。裂隙现象的发生机制主要以分层阻滞学说解释，提前出现的心搏恰逢房室结（近端延迟区）相对不应期，以较慢的速度下传，到达受损束支（远端阻滞区）时，束支已脱离了有效不应期，冲动得以下传，传导反而改善。

3）固定的束支阻滞伴 QRS 波群假性正常化，并非束支阻滞真正缓解。

a. 对侧束支功能性差传使双侧束支传导同步缓慢。当一侧束支传导延缓，恰逢一室上性激动终止于"长短周期"，在对侧束支内传导发生功能性差传，心室便可同步缓慢除极，引起一个窄的 QRS 波群。

b. 与束支阻滞同侧的室性异位搏动发生融合，一侧束支阻滞时，如果在束支阻滞同侧存在室性并行节奏点，可产生近似正常的 QRS 波群。这是因为在有前向阻滞的束支中或其周围，其心肌细胞可能存在异常四相除极加速而自主地释放激动，并同时形成单向传入阻滞，保护激动起源区免受外来激动的侵入，从而在阻滞远端维持其并行节奏点活动，规律地发放冲动，所引起的搏动呈对侧束支阻滞图形。这种情况下产生的室性融合波可呈不同形态。当室上性激动与并行节奏点分别激动大小相等的范围时，可产生近似正常的 QRS 波群；当室上性激动在心室除极中占主导地位时，QRS 呈原束支阻滞图形，程度可有减轻，显示为不完全性束支阻滞图形；若心室主要由并行节奏点激活，则呈对侧束支阻滞图形（图 27-12）。此时，QRS 波群正常，不完全性束支阻滞图形与完全性束支阻滞图形交替出现，易与束支传导二度 I 型阻滞相混淆，应注意辨别。

（3）临床意义：二度 II 型束支阻滞病因与完全性束支阻滞相同。右束支二度 II 型阻滞更多见于急性心肌梗死、心力衰竭、肺梗塞和右心导管检查时。左束支二度 II 型阻滞常见于急性心肌梗死、心绞痛发作及心衰加重时。

运动时出现束支阻滞，若与心率增高有关，可能属于快频率依赖性束支阻滞，也不排除运动诱发心肌缺血引起的可能。

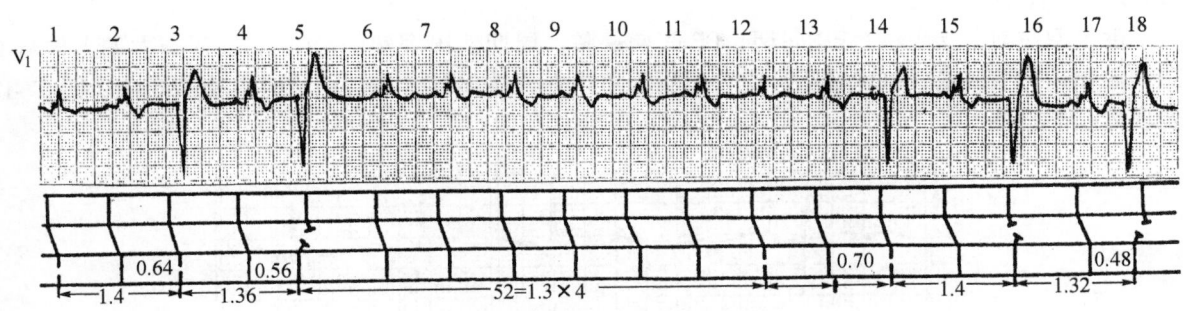

图 27-12　右束支阻滞伴室性并行心律

体位性束支阻滞，仅在体位变化时出现，可能与体位改变刺激迷走神经有关。

单侧分支阻滞

一、左前分支阻滞

1. 诊断标准

WHO/ISFC 推荐左前分支阻滞心电图诊断标准如下：

（1）额面 QRS 电轴左偏 $-45° \sim -90°$；

（2）aVL 导联呈 qR 型；

（3）aVL 导联 R 波峰时间 $\geqslant 45 \mathrm{ms}$；

（4）QRS 时限 $< 0.12 \mathrm{s}$。

符合以上标准，但电轴左偏仅 $-30° \sim -45°$，诊断为可能左前分支阻滞或不完全性左前分支阻滞。

2. 其他心电图改变

左前分支阻滞的心电图诊断至今虽仍有不同意见。但大部分作者已摒弃将额面 QRS 电轴 $-30° \sim -90°$作为诊断标准。Rosenbaum 认为，人为地将 $-45°$作为左前分支阻滞电轴左偏的低限，可排除其他原因引起的电轴左偏。同时他也认为电轴 $-30°$也可能由不完全性左前分支阻滞引起，尤其是间歇出现时。

肢体导联 QRS 波群形态也有不同看法。另外诊断标准包括 Ⅰ、aVL 导联出现 q 波，目前认为，Ⅰ、aVL 导联 q 波不是诊断左前分支阻滞的必要条件。因为左前分支阻滞时起始 10ms 向量 55% 向右下，45% 向左下，向左下的这部分病例，Ⅰ、aVL 导联可以无 q 波。

Medrano 在其左前分支阻滞心电图诊断标准中强调 aVL 导联 R 波降支顿挫，偶可见 aVR 导联终末 R 波顿挫，左胸导联 S 波顿挫，此标准可作参考。

左前分支阻滞时，下壁导联常呈 rS 型，$S_{Ⅲ} > S_{Ⅱ}$。若 $S_{Ⅱ} > S_{Ⅲ}$，应怀疑额面电轴假性左偏。左前分支阻滞可引起胸前导联顺时针方向转位，R 波振幅降低，S 波加深。右胸导联 q 波发生约 14%，常呈 qrS 型，下一肋间记录则 q 波消失，有时 V_1 导联可呈 QS 型。

QRS 时限虽仍在正常范围，较之未发生左前分支阻滞，QRS 轻度增宽约 0.02s。若无伴发的复极异常，ST-T 形态一般无明显改变，aVL 导联 T 波可倒置。

3. 左前分支阻滞的分度

一度左前分支阻滞轻型表现为不完全性左前分支阻滞，其电轴左偏（$-30° \sim -45°$），或动态观察电轴变化超过 60°。重型一度左前分支阻滞呈典型左前分支阻滞，连续观察电轴偏移程度可有变化。三度则为持续永久的左前分支阻滞。

二度 I 型左前分支阻滞，PR 间期、PP 间期规整，周期性出现额面 QRS 电轴逐渐左偏，伴有 QRS 形态和振幅进行性改变，排除呼吸性交替电压和室内差异性传导、心包积液时电交替现象（图 27-13）。常表现为以下三型：

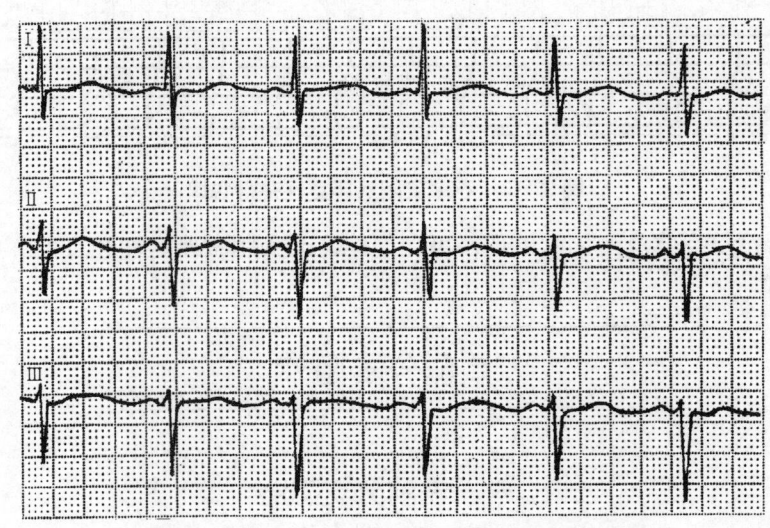

图 27-13　直接显示型左前分支二度 I 型阻滞

直接显示型：文氏周期开始的二个心搏呈正常或不完全性左前分支阻滞图形，相继的 QRS 波群逐搏左偏，直至出现完全性左前分支阻滞。

不完全隐匿型：一组 QRS 波群除第 1 个 QRS 波群形态和电轴正常或呈不完全性左前分支阻滞图形外，随后的 QRS 波群呈完全性左前分支阻滞改变。

完全隐匿型：与完全性左前分支阻滞不易区分，仅当同一心电图上，同时出现直接显示型或不完全隐匿型左前分支阻滞时，推测可能为完全隐匿型左前分支阻滞。

4. 鉴别诊断

（1）前间壁、前壁心肌梗死：左前分支阻滞时右胸导联乃至胸前导联中部可出现 q 波，且胸前导联 R 波进展不良，易与前间壁、前壁心肌梗死相混淆。下一肋间记录，V_1、V_2 导联 q 波消失，支持左前分支阻滞（图 27-14）。若为急性心肌梗死，同时具有 ST-T 动态改变。另一方面，在原前间壁心梗的基础上发生左前分支阻滞，右胸导联可由 QS 型转变为 rS 型，掩盖原心肌梗死图形。

（2）下壁心肌梗死：左前分支阻滞下壁导联 r 波很小时，易误认为 QS 型，与下壁心肌梗死相似，此时心电向量图有助于鉴别。下壁心肌梗死其额面 QRS 环呈顺时针方向转位，而左前分支阻滞则呈逆时针方向转位。若系三导同步记录心电图，R_{II} 出现在 R_{III} 之前，R_{aVL} 较 R_{aVR} 为先，为左前分支阻滞。反之，R_{III} 前于 R_{II}，R_{aVR} 先于 R_{aVL}，则系下壁心肌梗死。若在心肌梗死恢复期，下壁导联出现迟发的 R 波也排除左前分支阻滞（图 27-15）。

左前分支阻滞与下壁心肌梗死共存时心电图表现为具有以下三条中任何 1 条：①II 导联呈 QS 型；②II、aVF 导联呈 rS 型，r≤0.15mV，r 波有切迹或顿挫，顿挫可延至 S 波起始处，或 r 波呈双峰；③II 导联呈 qrS 型，以及 aVF 导联 T 波倒置，伴有左前分支阻滞心电图特征等。若为急性心肌梗死则可伴有 ST-T 动态改变（图 27-16，图 27-17）。

（3）侧壁心梗：左前分支阻滞时，I、aVL 导联可有 q 波，但 q 波 <40ms，且 R_{II} 不宽，I、aVL 导联可有 T 波倒置。若 $Q_{I,aVL}$≥40ms，仍应考虑高侧壁心肌梗塞（图 27-18）。

当侧壁心肌梗死与左前分支阻滞同时存在时，I、aVL 导联 q 波加宽，I、II、III 导联主波向下。

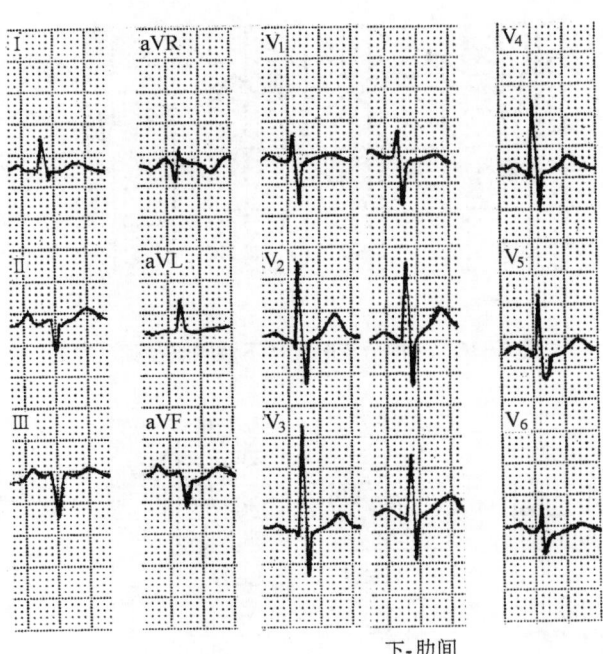

下-肋间

图 27-14 左前分支阻滞

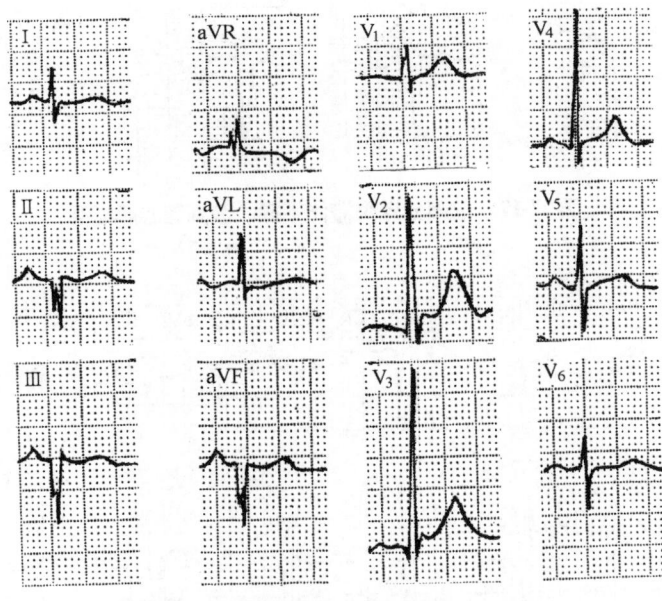

图 27-15 下壁心肌梗死与左前分支阻滞鉴别

Ⅰ导联呈QS型是典型侧壁心肌梗死伴左前分支阻滞表现。若Ⅰ导联终末部有一小r波时，其通常小于aVL导联R波。广泛侧壁心肌梗死，电轴右偏，不易确认左前分支阻滞。

（4）左室肥大：左前分支阻滞引起肢体导联 QRS 振幅加大，胸前导联 QRS 振幅常变小。R_I、R_{aVL}、S_{III}变大，R_{V5}、R_{V6}降低。因此，常用的左室肥大的电压标准不再适用，易引起假阳性。有些作者提出左前分支阻滞时左室肥大的诊断标准是：

① $S_{III} \geq 15mm$；

② $R_{aVL} \geq 13mm$；

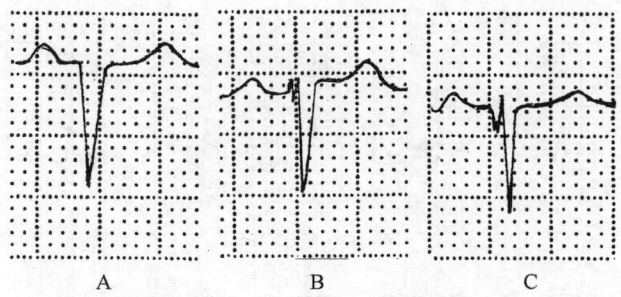

图 27-16　左前分支阻滞伴下壁心肌梗死示意图

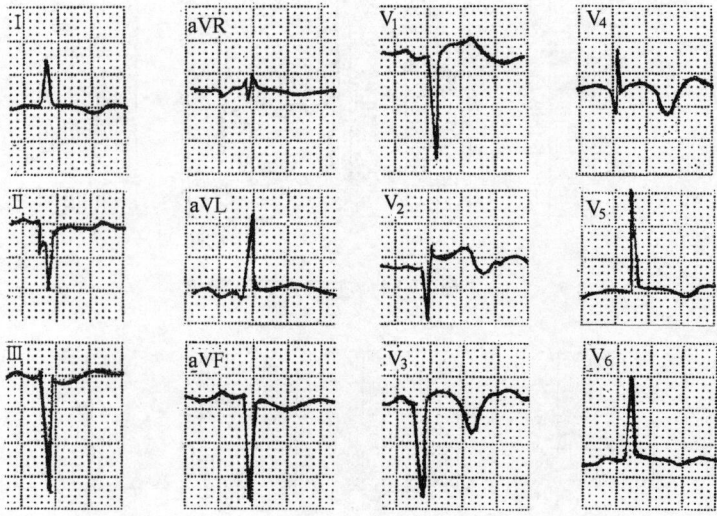

图 27-17　左前分支阻滞伴下壁、前间壁心肌梗死

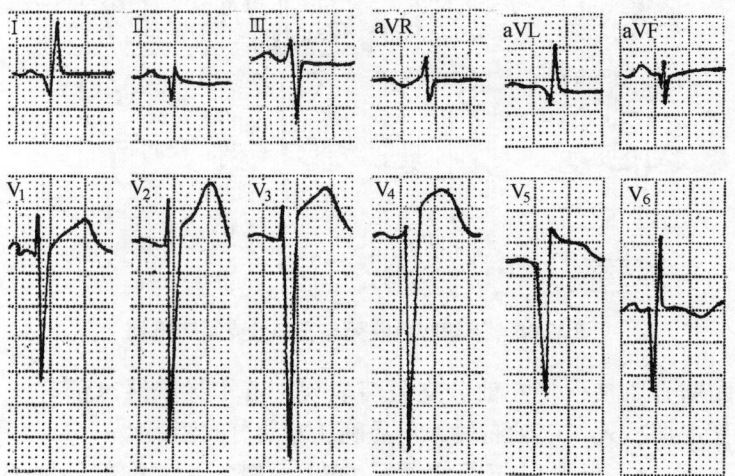

图 27-18　侧壁心肌梗死与左前分支阻滞鉴别

③ $S_{V1} + R_{V5} + S_{V5} > 25mm$

其敏感性及特异性尚待大样本资料证实。

（5）右室肥大：左前分支阻滞发生在右室增大的情况时，电轴左偏程度受到一定程度抵消，此时仅

能依胸前导联标准确定有无右室肥大。

（6）假性电轴左偏：肺气肿、肺心病患者部分心电图呈明显电轴左偏。其机制一般认为是由于肺气肿时肺组织电传导性能减弱，右侧肺组织较左侧更明显，心电从胸腔内向右侧胸廓传导较向左侧更弱，心脏周围电场发生变形。亦有人认为这种电轴左偏实际上系极度电轴右偏引起。其心电图特点是：①低电压；②$S_{II} > S_{III}$；③下壁导联 P 波高尖；④I 导联无 S 波。

（7）直背综合征和其他胸廓畸形时 $S_{II} > S_{III}$，若下壁导联无明显 P 波时更支持直背综合征。

5. 临床意义

左前分支阻滞最常见于冠心病。心绞痛发作时可呈二度 II 型左前分支阻滞，常系左前降支病变所致。左前分支阻滞发生在心绞痛患者时，三支血管病变的可能性明显加大。左前分支阻滞伴下壁心肌梗死时，提示存在多支血管病变的可能，除右冠脉病变外，左前降支也存在狭窄或病理改变。心肌病、心肌炎、先天性心脏病、传导系统退行性病变、高钾血症等均可出现左前分支阻滞。

单纯左前分支阻滞，无其他心血管异常，通常认为是良性室内阻滞，不影响预后，包括老年人。

二、左后分支阻滞

1. 诊断标准

左后分支阻滞心电图诊断标准如下：

（1）额面 QRS 电轴 +90° ~ +180°（排除其他原因引起的电轴右偏）；

（2）I、aVL 导联呈 rS 型，下壁导联呈 qR 型（III、aVF 导联必须有 q 波），Q 波≤0.04s。

（3）QRS 时限<0.12s。

2. 其他心电图表现

QRS 电轴在 +80° ~ +90° 可能为不完全性左后分支阻滞。QRS 时限大多仍在正常范围，较之未发生左后分支阻滞前可轻度延长（约0.02s），偶有报道单纯左后分支阻滞 QRS 时限达 0.12s。

胸前导联可呈顺时针方向转位，左胸导联 S 波加深，R 波减小，若发生左后分支阻滞前，左胸导联存在 q 波，则左后分支阻滞发生后，可使 q 波消失。

3. 左后分支阻滞的分度

左后分支阻滞也分成三度。一度轻型为不完全性左后分支阻滞，其电轴右偏（80°~90°），或动态观察电轴右偏在 60°以上，一度重型与三度均显示完全性左后分支阻滞图型，前者呈动态演变，即电轴右偏程度仍可发生变化，后者则为持续性左后分支阻滞，电轴右偏程度不再改变。

二度 I 型左后分支阻滞与左前分支二度 I 型相似，不同的仅在于周期性出现额面 QRS 电轴逐搏右偏，伴相应 QRS 形态和振幅改变，也分成直接显示型、不完全隐匿型和完全隐匿型。

二度 II 型左后分支阻滞间歇或交替出现左后分支阻滞图形，无频率依赖现象。

4. 鉴别诊断

左后分支阻滞的诊断比较困难，需结合临床，排除右室受累疾患（如肺心病、肺气肿）、极度垂位心、广泛侧壁心肌梗死等。当左心受累疾患出现电轴右偏，临床无右心病变征象时，高度怀疑左后分支阻滞。

（1）心肌梗死：下壁心梗伴有电轴右偏，Q_{II}、Q_{III}、Q_{aVF} >0.04s，是下壁心肌梗死合并左后分支阻滞改变。当广泛前侧壁心肌梗死伴电轴右偏时，左后分支阻滞的诊断应慎重。梗死可以引起电轴右偏，I、aVL 导联呈 QS 型，额面 QRS 环呈逆时针方向旋转。左后分支阻滞时 QRS 环呈顺时针方向旋转，心电向量图有助于鉴别。

（2）右室肥大：右胸导联呈 R 型或 RSR 型伴 T 波倒置，此种图形在左后分支阻滞中不常见。除非同时存在右束支阻滞或正后壁心肌梗死。若 P 波改变符合右房大，则电轴右偏可能由右室肥大引起。

（3）$S_I Q_{III} T_{III}$ 综合征：肺梗塞时可出现 $S_I Q_{III} T_{III}$ 图形，有人称之为"功能性左后分支阻滞"。

5. 临床意义

单纯左后分支阻滞发生率很低，因左后分支粗而短；具有前降支、后降支双重血供；位于左室流入道，血流动力学紊乱引起的损伤较左室流出道相对较小。

冠心病是左后分支阻滞的最常见的病因，高血压心脏病、心肌病、主动脉瓣病变、左侧心脏纤维支架严重钙化、主动脉弓缩窄、夹层动脉瘤、心肌炎、急性肺心病、高钾血症等均有过报道。急性心肌梗死时出现左后分支阻滞，预后差。二度Ⅱ型左后分支阻滞曾见于心绞痛发作及肺动脉栓塞。

三、左中膈支阻滞

左中膈支阻滞心电图诊断标准：

（1）QRS 时限正常；

（2）额面 QRS 电轴正常；

（3）右胸导联显示以 R 波为主的 QRS 波群，R_{V1} 或 $R_{V2} \geq R_{V6}$（或 $R_{V2} > S_{V2}$）；

（4）V_5 或 V_6 导联无 q 波或仅有很小的 q 波，q 波 <0.15mV（或 0.1mV）。

阵发性或与其他分支、束支阻滞交替出现时可考虑此诊断（图 27-19，图 27-20）。

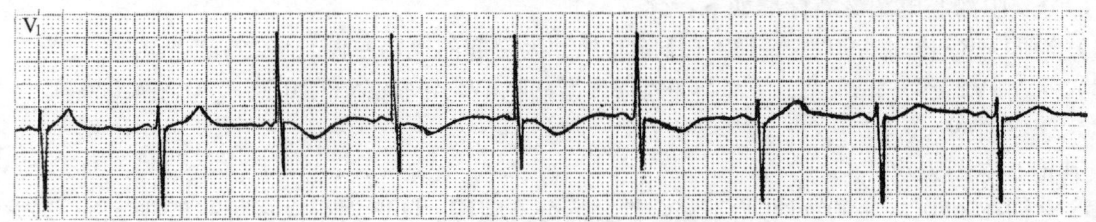

图 27-19　左中膈支二度Ⅱ型阻滞

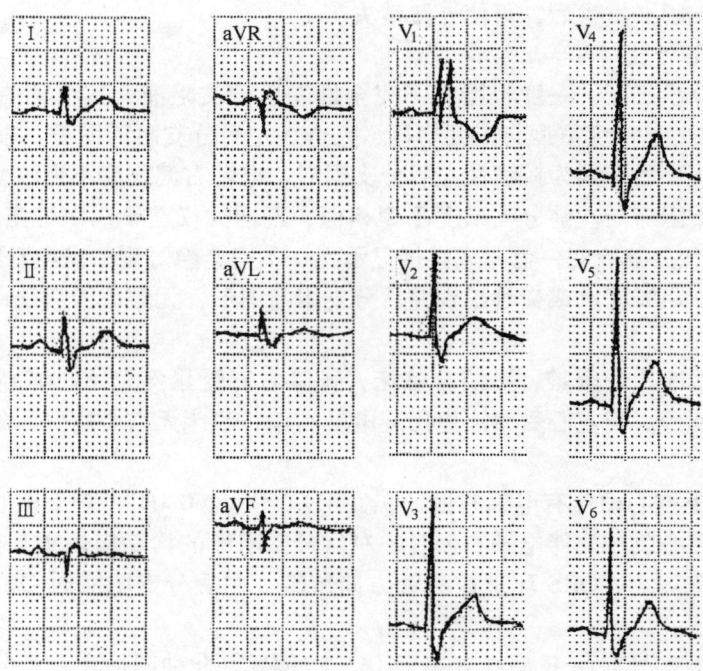

图 27-20　束支阻滞伴左中膈支阻滞

　　单独一份心电图较难与正后壁心梗、右室大、正常变异心电图相鉴别。诊断左中膈支阻滞时尚须排除预激综合征、肥厚性心肌病等。理论上左中膈支阻滞也可分成一度、二度、三度,二度Ⅱ型左中膈支阻滞较多见。左中膈支的诊断目前尚有争议。

　　左中膈支阻滞见于缺血性心肌病、传导系统退行性病变、糖尿病等。肥厚性心肌病出现左中膈支阻滞图形,是存在中膈支阻滞抑或心肌肥厚引起的心电图改变目前尚无定论。Hoffmann 报道 6 例左中膈支阻滞患者,5 例冠脉造影显示左前降支几乎完全闭塞,左室前壁功能异常。仅 2 例出现右冠状动脉或左回旋支受累,与正后壁心肌梗死不同。

双分支阻滞

　　通常认为室内传导系统为三分支系统,即右束支、左前分支、左后分支。此三支中任意二支传导异常的组合称之为双分支阻滞。以右束支阻滞伴左前分支阻滞最为常见,其次为右束支伴左后分支阻滞以及分支型左束支阻滞。

　　新近提出室内传导四分支系统尚未被普遍接受。间歇性出现左中膈支和三分支中任一支阻滞的组合,理论上也应属于双分支阻滞的范畴。

　　左束支主干合并一侧分支阻滞是否存在仍有争议,因此,尚未归属双分支阻滞分类之中。

一、右束支阻滞伴左前分支阻滞

1. 右束支阻滞伴左前分支阻滞心电图诊断标准
(1) QRS 时限≥0.12s;
(2) 电轴左偏 -45°~ -90°(-30°~ -45°可能伴有左前分支阻滞);
(3) aVL 导联呈 qR 型;
(4) 右胸导联呈 rsr′、rsR′、rSR′或 M 型 QRS 波群,R′通常高于 R(偶尔可呈宽而有切迹的 R 波);
(5) Ⅰ、V₅、V₆ 导联 S 波增宽(成人:S 波宽于 R 波,或 S >40ms)(图 27-21)

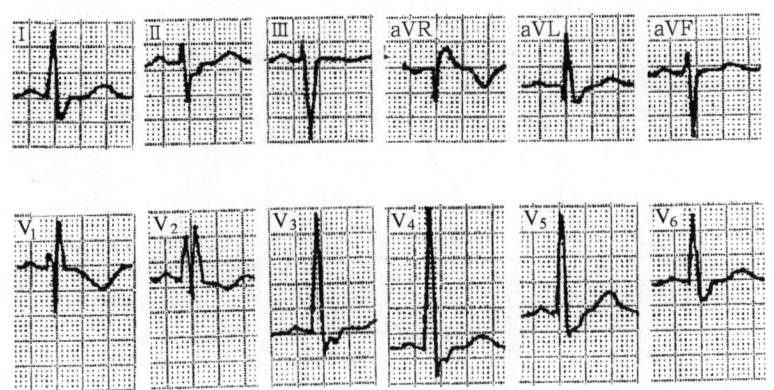

图 27-21　右束支阻滞伴左前分支阻滞

2. 其他心电图改变
　　通常将 QRS 前半部改变视为左前分支阻滞所致,后半部则为右束支阻滞引起。因此,有些学者计算 QRS 电轴时,测定 QRS 波群前 1/2(或初始 0.06s)电压。

3. 伪装性束支阻滞

右束支阻滞伴左前分支阻滞的不典型心电图改变可呈"伪装性(masquerading)束支阻滞"或"右束支阻滞伴伪装性左束支阻滞"。

伪装性束支阻滞用于描述与完全性右束支阻滞有关的不典型心电图改变，它是右束支阻滞与左前分支阻滞或室内终末传导延缓或左室肥大或前壁心肌梗死的多种组合。绝大多数伪装性束支阻滞由右束支和左前分支阻滞引起，因此，将其归属在双分支阻滞范畴。

通常伪装性束支阻滞表现为二种形式：标准伪装性束支阻滞和胸前导联伪装性束支阻滞。

标准伪装性束支阻滞的诊断标准是：

（1）胸前导联显示右束支阻滞图形；

（2）肢体导联呈左束支阻滞图形，具有左前分支阻滞的某些表现，如深的 S_{II}、S_{III}，III 导联无 R'，I 导联无 S 波或 S 波非常小，q 波可有可无；

（3）QRS 电轴常在 -60° ~ -75°（图 27-22，图 27-23）。

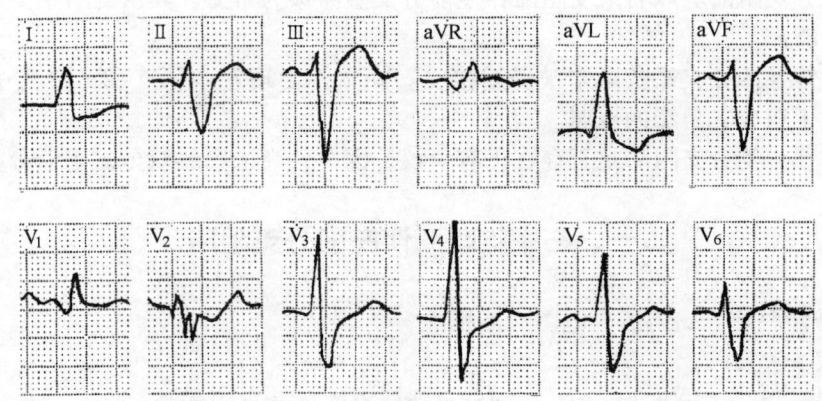

图 27-22　右束支伴左前分支阻滞合并前间壁心肌梗死

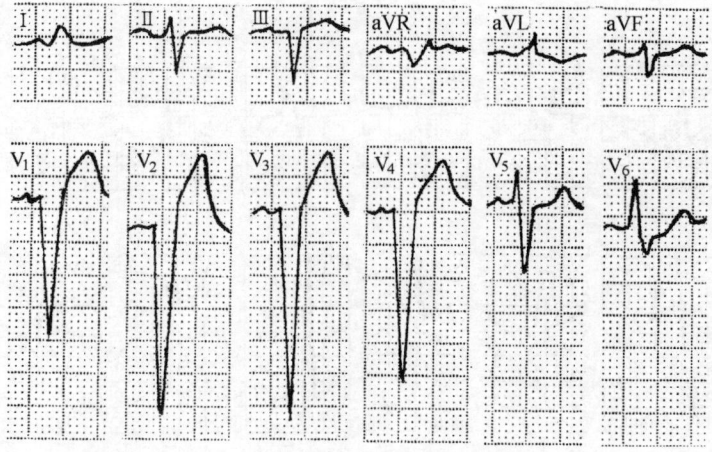

图 27-23　伪装性束支阻滞

胸前导联伪装性束支阻滞是指右胸导联呈右束支阻滞，左胸导联呈左束支阻滞图形。若胸前导联伪装性束支阻滞无左前分支阻滞参与，则 QRS 电轴无异常左偏。伪装性束支阻滞的两种表现形式可以存在同一份心电图上。

Rosenbaum 首先注意到右束支阻滞合并间歇性左前分支阻滞时，在 Ⅱ、Ⅲ 导联 S 波加深的同时，Ⅰ、aVL 导联 S 波消失。当 V_1 导联 R′ 落在 S 波之中时，V_5、V_6 导联无 S 波。认为局灶性室内阻滞、左室肥大、电极与心脏位置之间的改变可能与这种"伪装"现象有关。将胸前导联电极放高一些，可显示典型右束支阻滞图形。因而提出当左前分支阻滞伴 QRS 时限≥0.11s，尤其是 V_1 导联 S 波升支出现终末顿挫时应怀疑伪装性束支阻滞，此时右束支阻滞的某些信息被抵消。以后，其他学者也支持高度左前分支阻滞可以抵消右束支阻滞的部分改变这一观点。

4. 临床意义

右束支阻滞伴左前分支阻滞是最常见的双分支阻滞，其病因包括：冠心病、高血压性心脏病、主动脉瓣病变、心肌病、Lenegre 病、Lev 氏病、先天性心脏病、外科手术损伤、心脏移植、高钾血症、先天性传导异常伴或不伴进行性眼肌麻痹。

冠心病时，右束支伴左前分支阻滞的发生率为 40%~60%。急性心肌梗死时，此种双分支阻滞发生率为 5%~7%，部位以前壁、前间壁最多见，右束支和左前分支均由左前降支供血，所以常常同时受累。

约 20%~25% 高血压性心脏病出现右束支阻滞伴左前分支阻滞。主动脉瓣病变，尤其是主动脉瓣狭窄，此种传导异常的发生率较高，主动脉瓣纤维钙化可扩展到此双分支。心肌病无论是原发还是继发均可呈现此种心律失常。

单纯的右束支伴左前分支阻滞，无明显心脏病征象，没有症状，心脏大小正常，以后发展为完全性室内阻滞和发生阿斯氏综合征，病理检查显示局限于传导系统的硬化及退行性改变，称之为"Lenegre 病"。

Lev 氏病是指一种由心脏左侧纤维支架硬化引起的室内传导异常。随着年龄的增长，二尖瓣环、中心纤维体、室间隔膜部和肌部的顶端以及主动脉根部正常发生渐进性纤维化和钙化，而室内传导系统解剖位置邻近左侧纤维支架的某些结构，因此较易受累，出现传导异常。如室间隔肌部顶端纤维化损伤右束支和左前分支，便出现这两支的阻滞。此传导异常多见于老年人，且无其他心脏病征象。Lev 氏病和 Lenegre 病常属同一类疾患，称之为原发性传导系统疾病，原发性传导系统疾病的发生率约 16%，其中 23% 为右束支伴左前分支阻滞。

先天性心脏病中，右束支伴左前分支阻滞主要见于心内膜垫缺损、室间隔缺损、法洛四联症术后、冠脉搭桥术后以及二尖瓣换瓣术后。

二、束支阻滞伴左后分支阻滞

1. 右束支阻滞伴左后分支阻滞心电图诊断标准

(1) QRS 时限≥0.12s；

(2) 额面 QRS 电轴 +90°~+180°（排除其他原因引起的电轴右偏）；

(3) Ⅰ、aVL 导联呈 rS 型，下壁导联呈 qR 型（Ⅲ、aVF 导联 q 波为必要条件），且 q 波≤0.04s；

(4) 右胸导联呈 rsr′、rsR′、rSR′ 或 M 型 QRS 波群，R′ 通常高于 R（偶呈一宽而有切迹的 R 波）；

(5) Ⅰ、V_5、V_6 导联宽 S 波（成人：S 波宽于 R 波，或 S >40ms）；

(6) 当 V_1 导联呈宽而有切迹的 R 波时，R 波峰时间 >0.05s，V_5、V_6 导联室壁激动时间正常（图 27-24）。

2. 临床意义

束支阻滞伴左后分支阻滞是一少见的双分支阻滞，其病因与右束支伴左前分支阻滞相同，最常见于冠心病。急性心肌梗死时，右束支伴左后分支阻滞的发生率 <0.8%，尸检证实，这部分患者室间隔几乎全部或大部分均发生梗死，存在双支或三支冠脉病变，左前降支、右冠状动脉严重狭窄，预后较差。第二常见病因为高血压性心脏病。

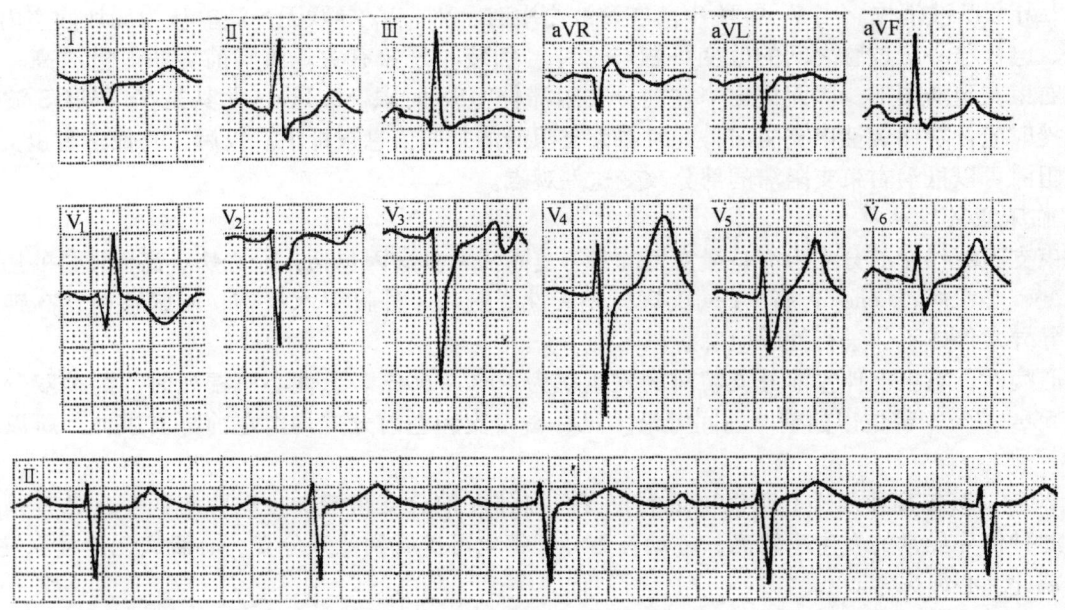

图 27-24　右束支伴左后分支阻滞及三分支阻滞

三、分支型左束支阻滞

间歇性或交替性出现左前分支阻滞和左后分支阻滞可诊断为分支型左束支阻滞。当左前分支、左后分支同时发生三度阻滞时，心电图呈完全性左束支阻滞图形，难以与左束支主干的三度阻滞相区别。有些学者认为，左束支主干传导完全中断时，QRS 常≥140ms，当 QRS 在 0.12 ～ 0.12s 之间时，多为分支型左束支阻滞，此说尚未被普遍接受。

左束支主干传导延缓伴一侧分支阻滞能否从心电图上诊断尚无定论，有些学者认为，当完全性右束支阻滞伴电轴左偏或右偏时，是左束支主干伴左前分支或左后分支阻滞的表现，其预后较单纯完全性左束支阻滞为差。持否定态度的学者认为，完全性左束支阻滞时，激动经右束支传导激活右室，然后通过室间隔肌性传导激活左室，这一过程中若首先遇到左前分支末梢的浦肯野纤维，则可出现电轴右偏，反之，若先激活左后分支的浦肯野纤维，则电轴左偏。

分支型左束支阻滞多有器质性心脏病，其病因与右束支伴左前分支阻滞相同，且更多见于左心受累疾患。有人认为完全性左束支阻滞伴电轴右偏，是心肌病一少见、特异的征象。

四、双分支阻滞的预后

双分支阻滞是否进展为完全性房室阻滞，取决于基础心脏病性质和病程进展速度。

当双分支阻滞呈慢性室内阻滞进程时，发展为完全性房室阻滞的比例相对较低，其发生率各家报道不一。早期资料表明，右束支阻滞伴左前分支阻滞发展为完全性房室阻滞的发生率约 10% ～ 16%，而右束支阻滞伴左后分支阻滞则在 21% ～ 76% 之间。完全性房室阻滞的患者约 59% 曾有双分支阻滞史。

近期大样本资料表明，双分支阻滞进展为完全性房室阻滞的发生率为每年 0 ～ 2%，绝大多数双分支阻滞患者死于室颤，而非完全性房室阻滞。McAnuity 报告 554 名各种类型双分支阻滞，追踪 5 年以上，进展为完全性房室阻滞每年仅 1%，死亡率每年达 7%。Dhingra 等对 517 名双分支阻滞的追踪表明，完全性房室阻滞的发生率每年2%，死亡率每年11%。双分支阻滞死亡率高的原因与基础心脏病严重程度有关。双分支阻滞伴 PR 间期延长，早期认为易进展为高度房室阻滞。近年来认识 PR 间期与 HV 间期并无统计学意义上的相关。HV 间期在 100ms 内时，高度房室阻滞的发生率与正常 HV 间期无异。仅在 HV 间期 >100ms，进展为完全性房室阻滞的比例明显增高。Josephson 等认为下列表现是发展为完全性房室阻滞的恶性预兆：①H 波分裂（双 HV 间期）；②HV 间期 >100ms；③忽然发生希氏束内高度阻滞。

有症状的双分支阻滞出现下列情况需安装永久起搏器：①HV 间期 >100ms；②希氏束阻滞伴希氏束波分裂；③心房调搏出现希氏束远端阻滞；④静注普鲁卡因酰胺后出现希氏束末端阻滞或 HV 间期 >80 ~ 100ms。此外，对双分支阻滞，HV 间期延长，反复发生晕厥，虽心内程序刺激未诱发室性心动过速者，也应预防性安置起搏器，以减少症状。急性心肌梗死期间双分支阻滞进展为完全性房室阻滞的发生率较高，右束支阻滞伴左前分支阻滞达 24% ~43%，且预后较差，常为大面积心肌梗死。死因多系泵衰竭和心源性休克，死亡率达 36% ~59%，预防性安置起搏器虽不能明显改善预后，但对某些病人仍是有益的，常推荐使用，甚至推及到急性心肌梗死期间新发生的束支阻滞。急性心肌梗塞时右束支阻滞伴左后分支阻滞均为多支血管病变，较易发展为完全性房室阻滞，应安装起搏器。外科手术引起的右束支阻滞伴左前分支阻滞，预后差，需安置起搏器。

五、双束支阻滞

束支阻滞是指左、右束支主干同时发生阻滞，根据阻滞程度（一度、二度、三度）、传导速度、传导比例以及同步与否可有很多不同的组合，其心电图改变较为复杂，确切诊断仍需希氏束电图定位。

（1）间期延长，QRS 波群形态正常，可能系两侧束支同时发生一度阻滞，且双侧传导减慢程度相等引起。

（2）2:1 漏搏，QRS 波群形正常，可能是双侧束支同时发生二度阻滞，且同步 2:1 下传所致。

（3）一侧束支阻滞伴 PR 间期延长，可因双侧束支同时发生一度阻滞，传导延缓程度不等，一侧轻度、一侧重度，亦可由一侧束支三度阻滞，另一侧束支一度阻滞造成。

（4）一侧束支阻滞伴心室波群漏搏（图 27-25）。若为 2:1 漏搏，从束支水平分析有两种可能：一是一侧束支三度阻滞，对侧束支二度阻滞，2:1 下传；二是双侧束支二度阻滞，且同步 2:1 下传，但下传速度不等，一侧传导延缓。

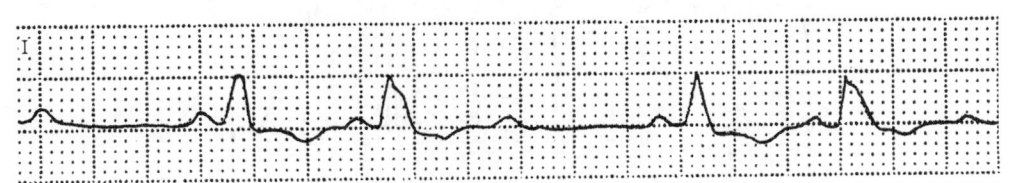

图 27-25 左束支二度 I 型阻滞伴右束支或房室交界处二度 II 型阻滞

综上所述，（1）、（2）两种心电图难以与房室交界处一度、二度阻滞相区别，理论上存在上述可能性，实际上双侧束支同时发生一度或二度阻滞，且传导速度相等，传导比例相同，同步的几率很小。（3）、（4）两种表现是在一侧束支阻滞的基础上，将 PR 间期的延长、心室波群的脱落归结为对侧束支传导延缓或阻断，事实上其阻滞不一定发生在对侧束支水平。PR 间期延长，尚可因房内阻滞、房室交界处一度阻滞、希氏束内阻滞、希浦系阻滞引起。仅第五种心电图改变可确诊为双束支阻滞。第六种双束支三度阻滞引起完全性房室阻滞，从心电图上难以确定阻滞水平，应经希氏束电图定位。双束支阻滞一般均有器质性心脏病（图 27-26）。

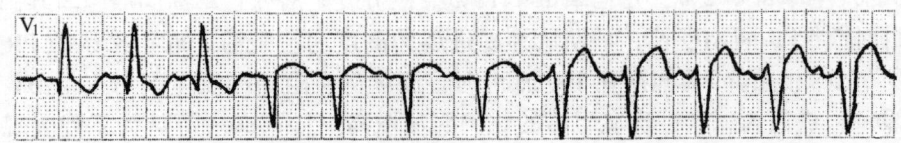

图 27-26 左、右束支交替性二度 II 型阻滞

六、三分支阻滞

三分支阻滞是指右束支、左前分支、左后分支均发生传导障碍，因阻滞程度不一可有多种组合。当三分支均为三度阻滞时，心电图呈完全性房室阻滞，室性逸搏心律，称为"完全性三分支阻滞"，其余统称为"不完全性三分支阻滞"。后者有以下 4 种心电图改变。

（1）右束支和左前分支阻滞伴有 PR 间期延长或间歇心室波群脱落；

（2）右束支和左后分支阻滞伴有 PR 间期延长或间歇心室波群脱落；

（3）分支型左束支阻滞伴有 PR 间期延长或间歇心室波群脱落；

（4）交替或间歇出现右束支阻滞，左前分支阻滞和左后分支阻滞。

仅最后一种心电图改变可确诊为三分支滞，其余 3 种有三分支阻滞的可能，但也不排除 PR 延长或心室波群脱落系房室交界处一度或二度阻滞或其他原因引起的可能，其确切诊断需希氏束电图定位（图27-27）。

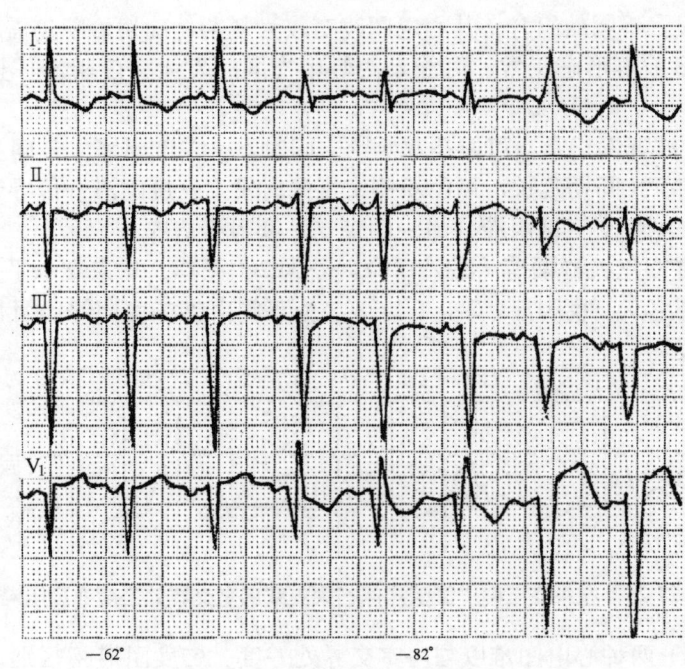

图 27-27 三分支阻滞

七、束支或分支内交替文氏周期

交替性文氏周期发生在房室交界处较为多见，其他部位，如房室旁路、束支、分支、异位、心室交界处、折返径路内则较少见。其发生机制是心脏传导系统发生不同水平相互分离的分层阻滞区，其阻滞

程度轻重不同，使传导速度、传导比例发生不同的组合，在心电图上表现为各种不同的多层阻滞现象。

由于室内四分支系统尚未被普遍接受，左束支三分支间歇发生阻滞，通常未列入三分支阻滞范围，但确实存在这种类型的心电图改变（图27-28）。

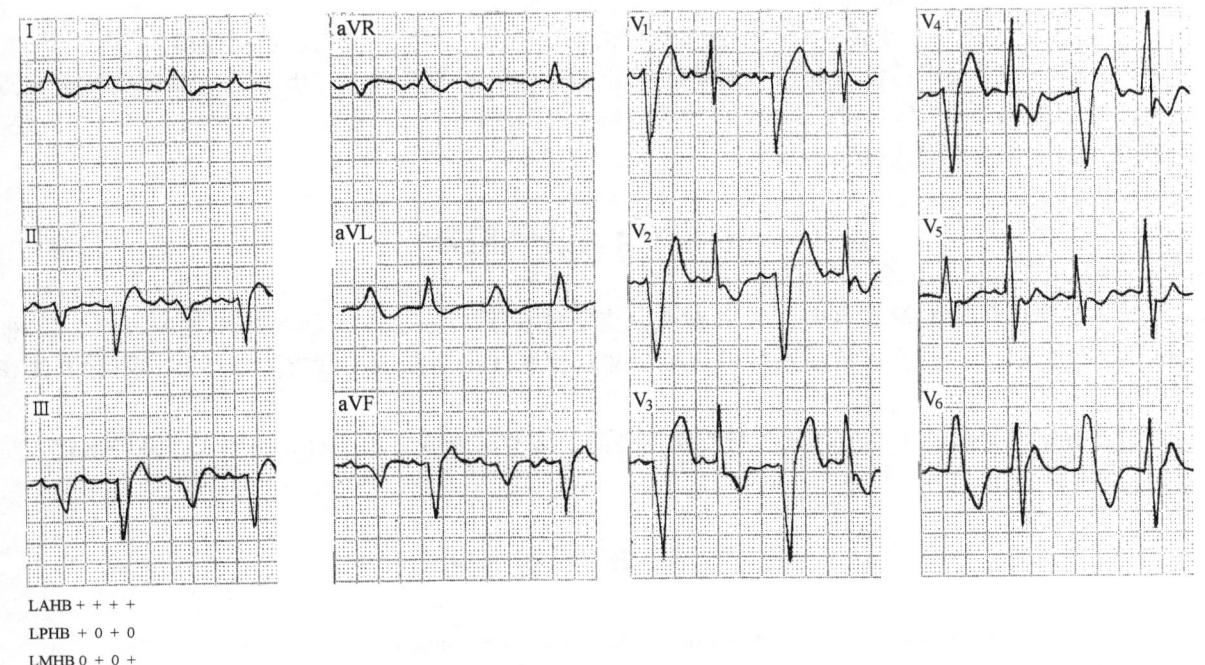

LAHB + + + +
LPHB + 0 + 0
LMHB 0 + 0 +

图 27-28　分支型左束支阻滞

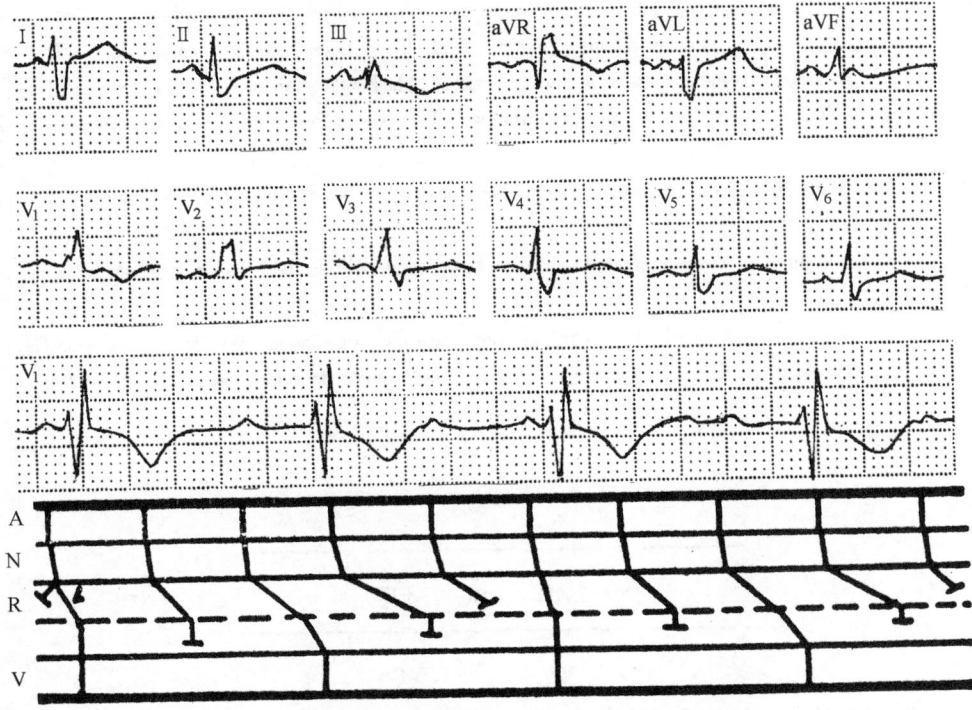

图 27-29　右束支阻滞伴左束支双层文氏型阻滞

Kosowky 将房室结交替性文氏周期分成两型。A 型：房室结上层为 2:1 阻滞，下层为文氏周期，以连续三个室上性激动未下传结束周期。B 型：房室结上层为文氏周期，下层为 2:1 阻滞，当上层文氏周期心动数为偶数时，以一个室上性激动未下传结束周期，而上层文氏周期心搏为奇数时，则以连续二个室上性激动不下传终止周期。

A、B 两型分类可延用于传导系统中任一部位的双层阻滞，束支、分支也包括在内。

束支或分支的双层阻滞常表现在一侧束支或分支完全阻滞的基础上，出现另一侧束支或分支近端 2:1 伴远端文氏型传导（A 型），或近端文氏传导远端 2:1 阻滞（B 型）。实际上是双束支（双分支）或三分支阻滞的一种特殊表现形式（图 27-29）。

八、非特异性室内阻滞

非特异性室内阻滞是指心电图上无束支或分支阻滞图形，各导联上 QRS 均增宽 $\geqslant 0.11s$，又称为"室内终末传导延缓"。由室内传导系统的末梢阻滞、梗塞周围阻滞及室壁内阻滞组成，阻滞发生在浦肯野纤维或心室肌细胞水平。

非特异性室内阻滞见于心肌坏死及纤维化、浸润性肉芽肿病变、心肌炎、心肌病、高钾血症、抗心律失常药物的毒副作用等。

参 考 文 献

1. Braunwald E. A Textbook of Cardiovascular Medicine. Philadelphia：W B Saunders Company，1992
2. Carl Lynch Clinical Electrophysiology, Perioperative Consideration. Philadelphia：J B Lippincott Company，1994
3. Chou. Electrocardiography in Clinical Practice. 3rd ed. Philadelphia：W B Saunders Company，1991
4. Fox W et al. Cardiac Rhythm Disturbance. Philadelphia：Lea 8：Febiger Pub，1983
5. Friedman H H. Diagnostic Electrocardiography and Vectorcardiography. 3rd ed. McGrawHill, Inc，1985
6. Giuliani E R, et al. Cardiology, Fundamentals and Practice. 2nd ed. St Louis：Mosby Year Book，1991
7. Jortega Carnicer et al. Left anterior hemiblock masking the diagnosis of right hundle branch block. J Electrocardiology，1986，19(1):97
8. Macfarlane P W, Lawrie T D. Comprehensive Electrocardiology, Theory and Practice in Health and Disease. New York：Pergamon Press，1989
9. Milliken J A. Isolated and complicated left anterior fascicular block：A review of suggested electrocardiographic criteria. J Electrocardiology，1983，16(2):199
10. Zipes D P. Specific arrhythmias：ventricular dissociation. In：Braunwald E, ed. Heart Disease. Philadelphia：WB Saunders, Co，1997，721-732
11. Wagner G S，1994，Marriott's Practical Electrocardiography. 9th ed. Baltimore：Williams & Wilkins Co，1994，403-412
12. Chou T C. Electrocardiography in Clinical Practice. 3th ed. Phiadelphia：Saunders Co，1991，269-282

［附］

Lev 氏 病

郭 继 鸿

随着社会人口的老龄化，Lev 氏病的发病率逐渐升高，目前 Lev 氏病并非少见。随着临床电生理技术的进展以及超声心动图等心血管病诊断方法的普遍应用，使 Lev 氏病生前诊断已成为可能。因此，提高对 Lev 氏病的临床特点的认识,对临床医生提高自身的心血管疾病的诊治水平,对 Lev 氏病患者及时的诊断和治疗,对这些患者猝死的预防,健康状态的改善,有着至关重要的意义。

一、Lev 氏病的定义

Lev 氏病由 Maurice Lev1964 年首次描述后得名。Lev 氏病是一种老年退行性疾病,是心脏左侧纤维支架硬化症(sclecosis of the left side of the cardiac skeleton)或老年心脏钙化综合征(senile cadiac calcification syndrome)进一步发展,累及到传导系统的双侧束支发生明显的纤维化或硬化,并发生双侧束支阻滞时称为 Lev 氏病。因此,Lev 氏病是伴有双侧束支传导阻滞的心脏左侧纤维支架硬化症。

二、Lev 氏病的病理学基础

1. 心脏的纤维支架

从心外膜到心内膜,从大静脉开口到主动脉根部,心脏到处都有结缔组织穿行于收缩成分与传导成分之间。心脏结缔组织的数量,质地和排列方式在心脏的不同部位完全不同。

心脏纤维支架是指围绕在心室底部、房室口(二、三尖瓣环)和主动脉口周围的一套致密结缔组织形成的复合支架。在这套完整的心脏纤维复合支架中,主动脉、二尖瓣和三尖瓣的连接处的心脏纤维支架最为坚实,被称为中心纤维体(central fibrous body)。

在主动脉瓣水平,主动脉的右冠瓣和无冠瓣两个瓣膜与二尖瓣前叶瓣之间互为连续,并有纤维组织相连,该纤维组织的相连部称主动脉下帘,主动脉下帘的两端纤维组织明显增厚形成左右纤维三角(27-30),纤维三角连同室间隔膜部一起构成中心纤维体(图 27-31)。可以看出中心纤维体相当于心脏纤维支架系统的核心。

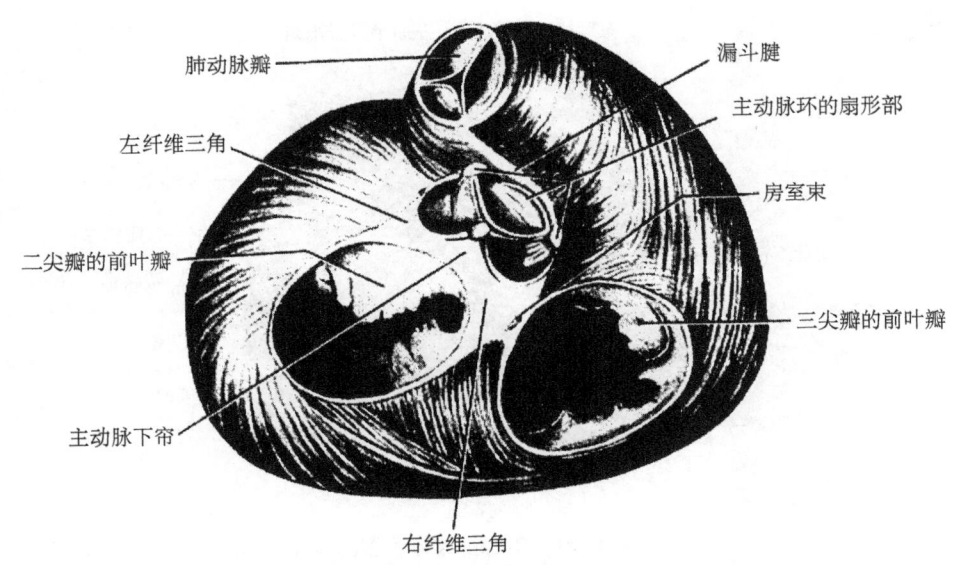

图 27-30 心脏纤维支架中左右纤维三角示意图

心脏纤维支架有着重要的生理功能:①房室之间的电绝缘作用:心脏纤维支架将心房肌和心室肌之间的电活动分割开,起到二者之间电活动的绝缘作用。而房室之间电活动的传导只能通过特殊传导系统在中心纤维体内的穿越部分(房室结和希氏束)。②协助将心脏的瓣膜固定在瓣环上:心脏纤维支架中的

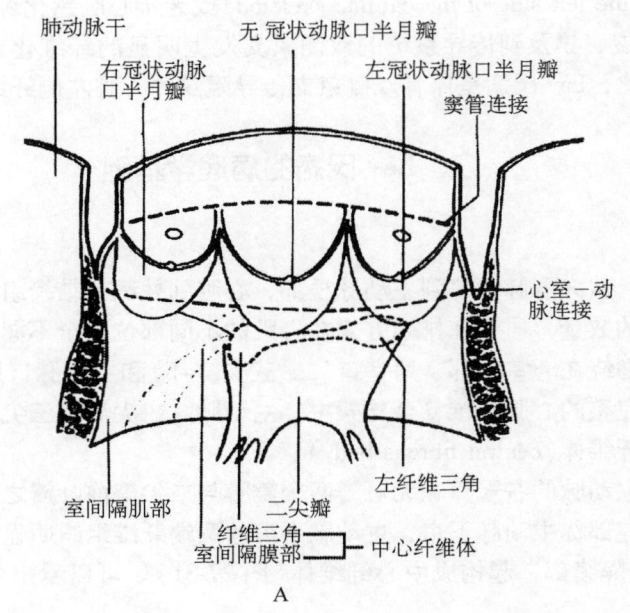

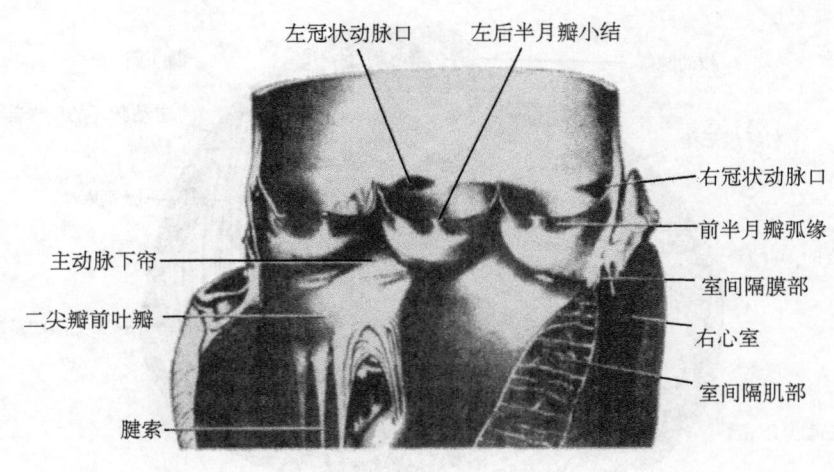

图 27-31 中心纤维体示意图

二尖瓣环和三尖瓣环以及瓣叶附着线等都为房室瓣的附着提供了稳定而形态可变化的基础,除此也为主动脉瓣及肺动脉瓣的附着提供了相同的基础。③它是普通心肌纤维的起始点和活动的支点:具有收缩功能的心房肌和心室肌的肌束是以房室纤维环为起始点和附着点。同时,心房肌与心室肌的机械活动各自以房室纤维环为支点,两者的机械活动互相"绝缘",各自有着独立的机械活动,使心房肌和心室肌不是收缩与舒张的"合胞体"。

心脏纤维支架容易发生硬化或钙化的原因：①与普通心肌不同，心脏纤维支架的血液供应差，易发生硬化或钙化。②承受的压力大：心脏纤维支架是心脏机械活动的中心，在心室收缩与舒张过程中，在主动脉的搏动中，心脏纤维支架常年累月地受到机械性牵拉与磨损，使其容易随年龄的增长（尤其是40岁以后）出现进行性纤维化和钙化。

2. 心脏左侧纤维支架硬化或钙化

心脏左侧纤维支架的主体包括中心纤维体以及从中心纤维体伸出并向左弯曲逐渐变细的胶原纤维角。与右胶原纤维角相比，左侧的胶原纤维角更为坚韧，部分包绕二尖瓣口和三尖瓣口，并向心尖倾斜（图27-32）。从广义的角度讲，心脏左侧纤维支架还包括室间隔的膜部、肌性室间隔顶部、主动脉瓣环及其基部等结构。心脏左侧纤维支架与心脏特殊传导系统的房室传导组织更加靠近，其病变使特殊的传导系统更易受累。与右侧纤维支架相比，心脏左侧纤维支架承受的压力负荷更高，使其随年龄的增长，发生老化、硬化、钙化的几率比右侧高。左侧纤维支架不断硬化和钙化的过程中，其可压迫、分割临近的房室传导组织，部分病例可能发生希氏束或束支起始部的短裂，引发 Lev 氏病。

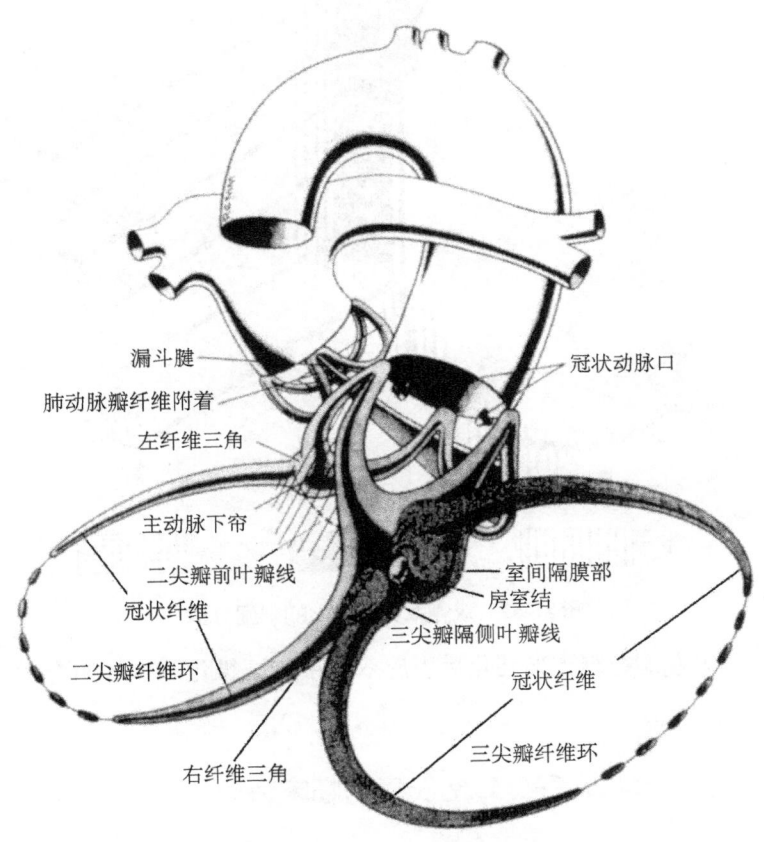

图 27-32　心脏纤维支架的组成

3. 双侧束支的纤维化

左侧纤维支架硬化症进一步发展时，由于其靠近心脏特殊传导系统，因此常可累及特殊传导系统，受累部位常选择性的损害传导系统的较远端，包括希氏束远端、双侧束支及其周围传导网。受累后的病理学特点包括传导细胞空泡变性、胶原纤维崩解、融合并形成细胞内透明的质块或胞浆、肌核的消失，仅残留含有吞噬细胞的空肌鞘等。这些病理学改变能够引起节段性、多发性特殊传导组织细胞的进行性减少，束支的轮廓萎缩，最终被纤维组织替代。双侧束支纤维化最终的结果将使患者心电图出现双侧束支阻滞。

　　Davies 和 Harris 的研究资料表明，根据病变累及传导系统的部位和范围，从病理学角度可将其分成三型：A 型：病变部位、传导纤维进行性丧失主要发生在左束支起始部位及右束支的第二段。B 型：传导纤维的进行性丧失发生在左右束支的起始部位。C 型：病变位于双侧束支的末端和周围传导网（图 27-33）。应当说明，这三种不同类型的病理学改变凭借临床表现和特征无法区别，同时上述三型病变在同一患者常同时交错存在。Lev 氏病的病理学改变常以 B 型病理改变为主。

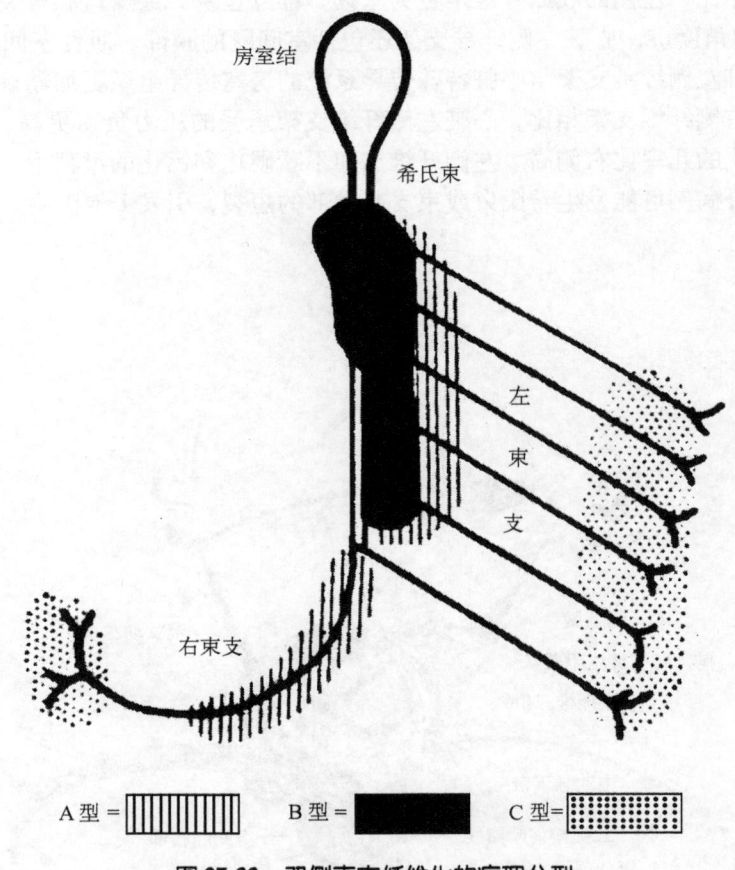

图 27-33　双侧束支纤维化的病理分型

　　总之，Lev 氏病是心脏左侧纤维支架硬化后引起双侧束支纤维化和传导阻滞的一种退行性、老年性疾病。

三、Lev 氏病的临床特点

　　Lev 氏病的临床特点可归纳为左侧纤维支架硬化症，双侧束支阻滞相关的表现，以及一般特征等三方面。

　　1. 与左侧纤维支架硬化症相关的临床表现

　　心脏左侧纤维支架的解剖学区域主要集中在中心纤维体，心脏底部的大血管和各心脏瓣膜。随着这些部位进行性纤维化及硬化症的发生，最重要的临床特征表现为老年退行性瓣膜病（senile degenerative valvular heart disease）。这是年龄增长，人体衰老的过程中，心脏纤维支架硬化引起的相关部位形态学与功能学改变的一组疾病。其中最常见的是原发性二尖瓣及主动脉瓣钙化。其好发部位依次为二尖瓣后叶、主动脉瓣叶，二尖瓣前叶、三尖瓣及左室乳头肌，腱索等。病变可以呈单一部位钙化，亦可二处以上同时钙化。由于二尖瓣环或主动脉瓣环的钙化可引起心脏几何形态学的改变，进而引起心脏瓣膜功能的改变，最后可引起心脏血流动力学的异常和障碍，严重时可引起心脏扩大和心功能不全。

以原发性二尖瓣环钙化为例，当二尖瓣环压力增加时，其可明显加速二尖瓣环纤维支架退行性变的进程，促进其老化和钙化。二尖瓣的前叶瓣与后叶瓣中，二尖瓣后叶瓣承受的压力大，使二尖瓣后叶钙化更常见。当二尖瓣环钙化而变得僵硬后，失去其括约肌作用，同时造成瓣叶的变形，加上腱索的松弛等因素可使二尖瓣环和二尖瓣叶在收缩时不能很好地闭合，引发二尖瓣关闭不全。二尖瓣环钙化约占老年退行性心脏瓣膜病的 75%，其中 60% 表现为关闭不全，15% 表现为二尖瓣的轻度狭窄。二尖瓣狭窄的发生是因钙化斑块延伸到左心房，或二尖瓣叶与钙化的瓣环粘连时造成二尖瓣口舒张期的狭窄。

老年退行性主动脉瓣病是另一型左侧纤维支架硬化症引起的老年心脏退行性瓣膜病，约占老年退行心脏瓣膜病的 30% 左右，其主要的病理改变是主动脉瓣叶的钙化，使瓣叶在心室舒张期不能完全闭合而引起主动脉瓣关闭不全，并能引起左房、左室的扩大。主动脉瓣关闭不全的老年患者中，约 50% 的病例是因老年退行性主动脉瓣病引起。主动脉瓣钙化引起主动脉瓣狭窄比关闭不全更常见，其在老年人主动脉瓣狭窄中约占 90%。

应当指出，左侧纤维支架硬化症的病人约 85% 同时伴有冠状动脉钙化，主动脉钙化，甚至左室乳头肌、腱索的钙化。当同一患者同时存在心脏及血管的多处钙化时，则构成老年心脏钙化综合征。

左侧纤维支架硬化症的临床表现及体征主要与相应瓣膜的病变有关，约 35% 的患者在心尖部或胸骨左缘下方有二级以上的收缩期吹风样杂音，5%~15% 的病人心尖部可闻及二尖瓣狭窄的舒张早中期杂音，在主动脉瓣听诊区也可闻及主动脉瓣狭窄与反流的相应杂音。这些患者的临床症状无特异性，与钙化部位，程度，范围等相关。①可有胸闷、气短、心悸等表现。②约 80% 的病人同时合并心律失常，包括病窦综合征、房性心律失常、房室阻滞等。③部分患者左房、左室的长期扩大可引起心功能下降（Ⅱ~Ⅲ级）及充血性心衰等。

2. 与双侧束支阻滞相关的临床表现

Lev 氏病是老年退化性疾病，病程常迁延多年而呈进行性加重，在双侧束支阻滞发展为二度或三度房室阻滞之前，很少引起相关症状。一旦进展到二~三度房室阻滞，病情常变为十分凶险，预后较差。病人临床表现主要与心脏阻滞后急性脑供血不足相关。可有黑矇、先兆晕厥、晕厥及阿斯综合征的反复发作，猝死的发生率较高。与房室结传导阻滞相比，Lev 氏病伴发的房室阻滞的部位低，逸搏点的部位更低，起搏点的功能常不稳定，发生急性心源性脑缺血综合征及猝死的危险度大大提高。

3. 其他临床特征

（1）发病年龄：发病年龄较晚，绝大多数在 40 岁以后发病，随着年龄的增长，发病率显著增高。

（2）基础心脏病：Lev 氏病的确切病因目前还不肯定，多数学者认为属于一种退行性、老年性疾病，故多数不伴有明显的、严重的器质性心脏病。与 1936 年 Yater 及 Cornell 描述的原发性心脏阻滞（primary heart block）的情况相仿，Lev 氏病的患者仅少数伴有冠心病，约 15% 的病人合并高血压。可能高血压病人较高的心腔内压力对心脏左侧纤维支架产生较高的压力，加速其纤维化及硬化，进而促进 Lev 氏病的发生。与冠心病相似，心肌病也很少与 Lev 氏病伴发，因而不能构成 Lev 氏病明显的病因。

（3）心功能受累程度轻：Lev 氏病的病程虽然呈进行性加重，但多数进程缓慢、病史迁延。心脏左侧纤维支架硬化的病变常单独发生，普通心肌不同时受累，但也有少数病例表现为纤维支架、特殊传导系统及心肌组织同时受累。少数病人可出现继发性左房、左室扩大，合并频发的心律失常时，心功能可能下降到 2-3 级，并可发生充血性心力衰竭。但多数患者心功能代偿情况良好，临床表现只以心电图异常为主。

四、Lev 氏病的心电图特点

双侧束支阻滞是指左、右束支同时发生阻滞，是 Lev 氏病的最基本、最重要的心电图表现。

双侧束支阻滞的心电图常有以下几种类型：①双侧束支存在程度相同的传导延迟：心电图仅有 PR 间期延长，QRS 波群正常。②单侧束支完全阻滞、对侧束支不完全阻滞：心电图表现为左或右束支的完全性、持续性阻滞，对侧束支有不同程度的不全阻滞。随之，心电图可间歇性出现一度或二度房室阻滞。③双侧束支完全阻滞：心电图表现为完全性房室阻滞，房室呈完全性分离状态、QRS 波宽大畸形，逸搏点位于束支的远端，心室率常在 40bpm 以下。④双侧束支阻滞交替出现：不同时间的心电图分别有左或右束支阻滞。

双侧束支阻滞除以上几种类型的心电图改变外，临床还有两种最常见的十分重要的心电图表现。

1. 右束支合并左前分支阻滞

（1）心电图表现：完全性右束支阻滞伴有 QRS 平均电轴明显左偏（ -60°）；

（2）发生率：本种双侧束支阻滞常见，发生率约为住院患者常规心电图检查总数的 1% ；

（3）发生率高的原因：①右束支及左前分支的近端紧邻室间隔膜部的下方，该区处于心脏纤维支架的四个瓣环相接的中央部位，由于心脏收缩时的牵张与压迫，是退行性变及纤维化最易发生的部位。②右束支及左前分支均由冠脉左前降支的间隔支供血，因此，冠状动脉左前降支的病变引发的急、慢性心肌缺血，前间隔的内膜下或透壁性心肌梗死易引起两者同时受损，却不累及左束支的主干及左后分支。与右束支和左前分支相反，房室结、希氏束、左束支主支和左后分支主要由右冠状动脉供血，少数情况下由左冠脉回旋支供血。③生理状态下，各束支及分支的不应期长短不一，右束支和左前分支的不应期相对长，左束支主支和左后分支的不应期相对短。因此，右束支、左前分支容易发生阻滞有其电生理学基础。

（4）病程及预后：相对而言，右束支合并左前分支阻滞的病程更为迁延，进程缓慢，预后相对要好。在未加选择的病例中，其发生完全性房室阻滞的危险性约 1%。其同时存在 H-V 间期延长的发生率低（约 50%）。因为左后分支的不应期相对较短，是传导功能比较稳定的分支，较少丧失传导功能，使房室阻滞的发生几率较低。

2. 完全性左束支阻滞

40 岁以上的人群中，右束支阻滞的发生率比左束支阻滞高 8 ~ 15 倍。双侧束支阻滞中，完全性左束支阻滞的发生率远远低于右束支合并左前分支阻滞的发生率。但必须了解，完全性左束支阻滞有着十分重要特殊的临床意义。

完全性左束支阻滞可以伴发严重的器质性心脏病，例如冠心病、心肌梗死、心肌病、严重的充血性心力衰竭等。这种情况出现时，严重的器质性心脏病常是左束支阻滞的病因，使左束支阻滞患者的自然病程及预后都与器质性心脏病密切相关。这些患者的预后主要取决于器质性心脏病的加重、突然恶化等。相比之下，这种完全性左束支阻滞引发三度房室阻滞，进而发生晕厥与猝死的几率相对要低。相反，完全性左束支阻滞可以发生在高龄、不伴或伴有轻度心血管疾病的患者，这种左束支阻滞可能因独立的特殊传导系统疾病引起，并提示特殊传导系统的疾病可能十分弥漫而严重，同时对侧右束支也可能有相同性质的病变，只是与左束支病变的程度不同而已。因此，这种完全性左束支阻滞多数归到双侧束支阻滞的范畴考虑。

完全性左束支阻滞时，室上性激动只能沿右束支下传，此时在希氏束电图上记录的 H-V 间期代表右束支的传导时间。希氏束电图中，H-V 间期是指 H 波起始到 V 波起始的间期，代表希浦系传导时间，表示希氏束激动开始到心室激动之前的传导时间。正常时 H-V 间期值 35 ~ 55ms，超过 60ms 则为延长（图 27-34）完全性左束支阻滞时，体表心电图的 PR 间期可以正常，也可能延长（一度房室阻滞），但是体表心电图的 PR 间期正常并不代表希氏束电图的 H-V 间期正常，因为 PR 间期相当于希氏束电图中的 A-H 间期与 H-V 间期之和，A-H 间期是从 A 波起始到 H 波起始的间期，代表房室结传导时间，正常值 60～140ms。H-V 间期正常时小于 55ms，只占 PR 间期的一小部分，有可能 H-V 间期延长并已超过 60ms 时，但 PR 间期仍在正常范围（＜200ms）。当完全性左束支阻滞伴有 H-V 间期延长时，表示右束支存在传导异常，只是体表心电图未能表现出来而已。完全性左束支阻滞伴 PR 间期正常，而 H-V 间期延长的情况可称为左束支阻滞伴隐匿性右束支阻滞，这种情况只有通过希氏束电图描记才能最后获得证实和诊断。

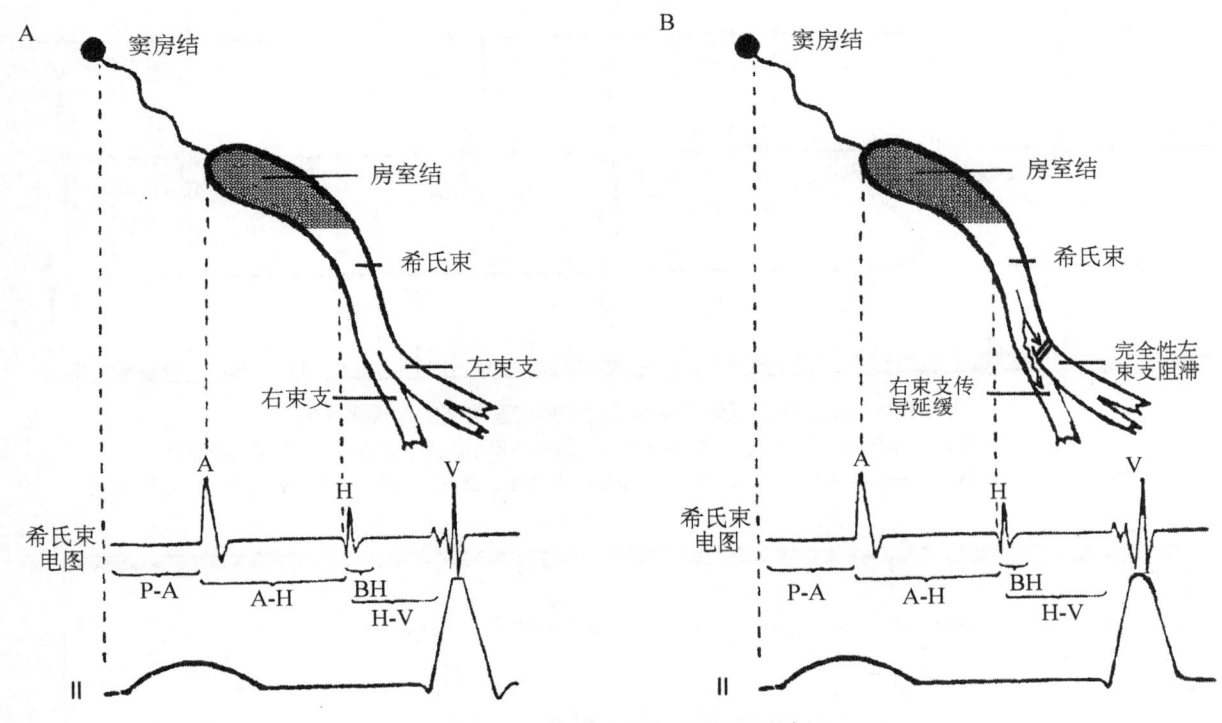

图 27-34　希氏束 H-V 间期延长示意图

A. 正常时希氏束电图各间期示意图，其中 H-V 间期代表激动经过希氏束及左右束支的时间；
B. 完全性左束支阻滞时，PR 间期正常时仍可能存在 H-V 间期的延长，代表右束支存在损伤及传导延缓

完全性左束支阻滞伴发一度或二度房室阻滞时，通过希氏束电图可以发现这些不同程度的房室阻滞几乎都发生在希浦系水平（H-V 间期），而不是房室结水平。在希氏束电图表现为 H-V 间期延长或 H-V 间期阻滞。甚至完全性左束支阻滞伴二度 I 型房室阻滞时都是发生在希浦系（图 27-35）。因此，完全性左束支阻滞伴发的一至三度房室阻滞时，其阻滞的部位常是希浦系，即阻滞在 H-V 间期，而不是房室结（A-H 间期）。单侧束支阻滞伴房室阻滞时，阻滞发生的水平多数位于同一层面，几乎都发生在束支水平，而不代表不同层面发生了阻滞，即不是束支阻滞＋房室结阻滞。这不仅牵涉到对传导系统病变范围的一种了解和认识，还与临床病情及预后有重要的关系。如果是不同层面发生阻滞，提示传导系统病变范围比较广泛，提示新近阻滞的发生位于房室结，传导阻滞的水平面较高，逸搏点的部位可能也高，自律性相对高而稳定，发生晕厥及猝死的几率相对低。如果是对侧束支的相同层面发生阻滞，即在左束支阻滞的基础上又发生右束支阻滞时，阻滞的平面较低，室性自搏性节律点的位置靠下，其自律性低而且不稳定，更易发生晕厥、阿斯综合征及猝死，显然上述两种情况的预后不同。

1978 年 Dhingra 的资料认为，左束支阻滞伴电轴正常时，H-V 间期延长的发生率达 50%～100%，合并电轴左偏时，H-V 间期延长的病例可能更多。而 Narula，Puech 及 Josephson 等认为不论心电图 PR 间期

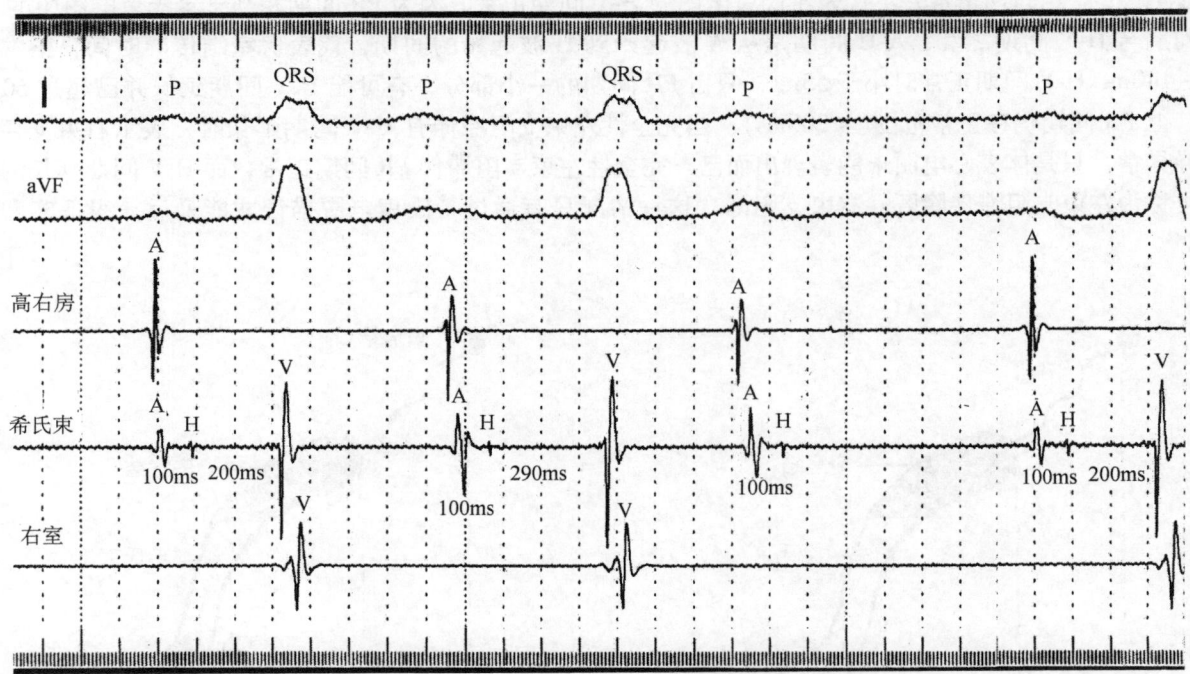

图 27-35 完全性左束支阻滞伴二度 I 型房室阻滞的希氏束电图

I 和 aVF 导联的体表心电图表现患者存在完全性左束支阻滞伴二度 I 型房室阻滞，经希氏束电图证实，

PR 间期逐渐延长及脱落发生在希浦系水平（即 H-V 间期），证实本例患者二度房室阻滞系右束支存在的二度阻滞所引发

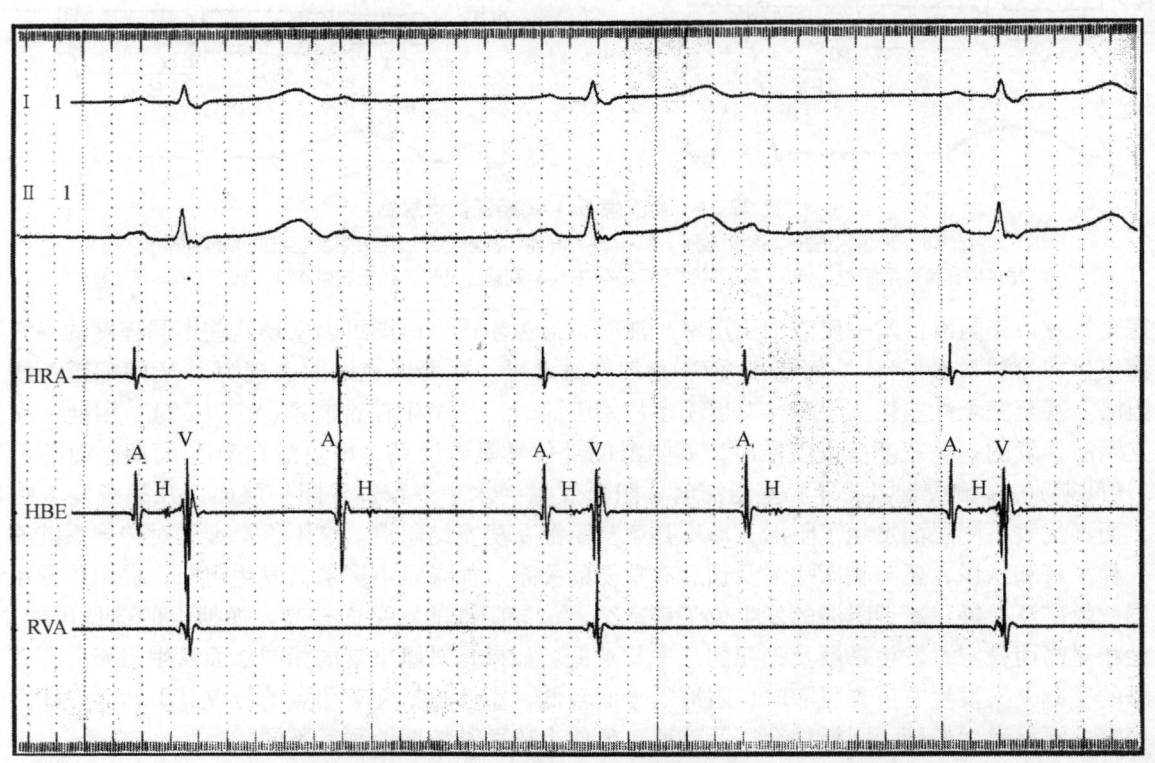

图 27-36 完全性右束支阻滞伴 2:1 房室阻滞的希氏束电图

I 和 II 导联体表心电图表明患者存在完全性右束支阻滞伴 2:1 房室阻滞，

经希氏束电图证实 2:1 房室阻滞发生在希浦系统（即 H-V 间期），证实患者存在双侧束支阻滞

是否延长,大多数左束支阻滞患者的 H-V 间期延长,提示这些病例本身存在双侧束支病变,存在着弥漫性,传导系统远端的病变。

以上资料说明:①完全性左束支阻滞时,常伴有 H-V 间期延长,提示右束支也同时存在着阻滞,对于高龄患者又无明显器质性心脏病时,这种双侧束支阻滞常是 Lev 氏病的表现。②房室阻滞的部位大体分成房室结阻滞和希浦系阻滞两种,房室阻滞不是房室结阻滞的同义语,在完全性房室阻滞中,55% 阻滞的部位在房室结,45% 的病例阻滞部位在希浦系,后者常伴有单侧或双侧完全性束支阻滞。而先有完全性单侧束支阻滞(尤其是左束支阻滞)后又发生房室阻滞时,最大可能是对侧束支又出现了完全性阻滞,双侧束支阻滞发生后常表现为完全性房室阻滞(图 27-36)。

应当说明,右束支伴左后分支阻滞也属于双侧束支阻滞的范畴,但这种情况少见。一旦发生,由于左前分支容易受累,故发展成完全性心脏阻滞较为常见。

五、Lev 氏病与 Lenegre 氏病

阻滞在希浦系的慢性房室阻滞的患者中,约 50% 左右的病例经临床及各种相关检查后仍然未能发现同时伴有的冠心病、心肌病、高血压病等明显的器质性心脏病,以及药物中毒等明显的发病病因,临床称之为原发性房室阻滞(primary atrio-ventricular block),其中多数病例属于双侧束支纤维化症(idio-pathic bilateral branch fibrosis)。而 Lev 氏病和 Lenegre 氏病均以双侧束支阻滞为主要的临床表现,但两者有所区别。

Maurice Lev 是美国芝加哥医学院及西北大学医学院病理学教授,从二十世纪六十年代致力于心脏阻滞的病理学研究。研究中 Lev 发现,房室阻滞及传导系统的其他病变可随年龄的增长而发生率明显增高。这种退行性病变常表现为心脏传导纤维变性的进行性加重,单位区域中传导纤维数量的下降,并被胶原纤维所替代。这些患者的冠脉受累不明显,一定比例的人伴有高血压病,这些传导系统病理改变可能是心脏左侧纤维支架硬化症的一部分。Lev 的文章发表在 1964 年美国心血管疾病进展杂志的第 4 期(Prog Cardiovasc Dis,1964,6(4):320),此后该病被命名为 Lev 氏病。

有趣的是,Lenegre 在同年的该杂志上(Prog Cardiovasc Dis,1964,(6)5:409,427)发表了题为"完全性心脏阻滞相关的双侧束支阻滞的病因及病理学"的文章,该文报告了 62 例有双侧束支阻滞的患者,其中 11 例患者仅有心脏特殊传导系统的孤立性病变,而不伴有心脏血管其他疾病,在普通心肌及血管未发现明显的病理学改变。11 例中 10 例患者有充足的心电图资料证实患者存在多年的双侧束支阻滞,逐步缓慢发展成三度房室阻滞。未发现明显的病因引发传导系统的这些病变。此后,这种孤立性双侧束支阻滞症被称为 Lenegre 氏病。显然,Lev 氏病是心脏左侧纤维支架硬化症伴发的双侧束支阻滞症,而 Lenegre 氏病是一种原因不明的心脏特殊传导系统束支水平的特发性疾病。因而 Lenegre 氏病又称原发性双侧束支硬化症、原发性双侧束支纤维化症、孤立性传导系统疾病、束支硬化性退行性疾病等。

与 Lev 氏病相比,Lenegre 氏病具有以下特征:①发病与年龄增长无关,不属于老年退行性疾病。Lenegre 氏病可发生在 40 岁以下的患者,甚至有儿童期发病的报告。②病变不局限在双侧束支,其累及心脏特殊传导系统较广的范围,包括窦房结、房室结、浦肯野纤维网等,可能是部分病窦患者的病因;③其双侧束支阻滞似乎多数表现为右束支伴左前分支阻滞,病程迁延,发展缓慢,可逐步发展为三度房室阻滞(Lev 氏病的双侧束支阻滞多数表现为左束支完全性阻滞伴右束支阻滞)。④传导系统的病变不限于纤维变性,还可能存在传导系统的脂肪变性、间质水肿、细胞的坏死、萎缩等多种病变。⑤不伴有心脏左侧纤维支架硬化症。Davies 报告 46 例尸检证实的双侧束支阻滞引起慢性心脏阻滞的患者中,2/3 系 Lenegre 氏病,1/3 系 Lev 氏病,该资料表明,Lenegre 氏病的发病率似乎高于 Lev 氏病。此外,病人发病时的年龄可能存在一定的差别,Lev 氏病发病年龄大,Lenegre 氏病发病年龄较轻。可以看出,结合患者不同的临床特点,Lev 氏病与 Lenegre 氏病的鉴别并非十分困难。

六、Lev 氏病的诊断

过去，Lev 氏病常是尸检时的病理学诊断。近年来，随着心血管病各种影像学诊断检查技术的进展，使 Lev 氏病成为生前可以确诊的一种并不少见的心血管疾病。

诊断依据来自两方面：一是双侧束支阻滞的诊断，二是心脏左侧纤维支架硬化症或心脏老年钙化综合征的诊断

Lev 氏病的双侧束支阻断的诊断：当患者出现慢性双侧束支阻滞又伴有以下特征时，应高度怀疑Lev 氏病。①发病年龄 >40 岁；②阻滞部位在希氏束以远的传导系统；③有双侧束支逐渐进展为房室阻滞的病史和心电图资料；④X 线或超声心动图示心脏大小正常或轻度增大、搏动良好；⑤不伴有明显或严重的心血管疾病，尤其能排除存在冠心病、心肌病等器质性心脏病，心脏功能尚好。

Lev 氏病的心脏老年钙化综合征的诊断：心脏左侧纤维支架硬化症属于病理学诊断，在临床上该综合征则表现为老年心脏钙化综合征。

1. 超声心动图

可发现二尖瓣下回声增强，二尖瓣叶钙化，主动脉瓣叶增厚，反射增强、钙化，左室乳头肌反射增强、钙化，冠状动脉的钙化等。以手术或尸解为对照的资料表明，超声心动图诊断和发现二尖瓣环、主动脉瓣等部位钙化，纤维化病灶的敏感性高达 70%，提示超声心动图是左侧纤维支架硬化症及老年钙化综合征诊断的最重要的方法。

2. X 线检查

心脏大血管的 X 线透视，造影、拍片等检查可发现主动脉弓有条状钙化影，冠状动脉的钙化，心脏瓣膜的钙化，心包腔的钙化等征象，而心脏大小及功能正常或基本正常。

3. 心电图

心电图除双侧束支阻滞或房室阻滞外，还可能同时存在各种心律失常，如房早、房颤、窦缓、病窦综合征等，以及非特异性 ST-T 的改变。

4. 临床症状

存在与左侧纤维支架硬化症或老年钙化综合征相关的胸闷、心悸、气短等非特异性症状，以及心脏瓣膜受累的相关杂音等体征。

显然，上述心电图表现及相关症状和体征属于非特异性诊断指标，而超声心动图及 X 线检查发现的心血管系统存在退行性变的影像学指标特异性强，诊断的价值大。

因此，Lev 氏病的诊断可归纳为一句话：发现双侧束支阻滞的心电图表现及老年心脏钙化综合征的影像学证据时就可诊断 Lev 氏病。

七、Lev 氏病的治疗

鉴于目前尚无有效的阻止本病进程的治疗方法，因而 Lev 氏病的治疗目前仍是对症治疗。

1. 易患因素的控制与治疗

某些疾病如高血压、主动脉瓣下狭窄、高脂血症等有可能加速心脏纤维支架硬化症的进程，尤其应当积极有效地控制患者的高血压病。

2. 双侧束支阻滞阶段的治疗

双侧束支阻滞阶段，尤其心电图表现为完全性左束支阻滞伴 H-V 间期延长的高龄患者，因发生晕厥、阿斯综合征及猝死的几率很高，除药物治疗外，应积极考虑人工心脏起搏器的植入，防止上述危险情况的发生。

3. 已经发生晕厥或阿斯综合征患者的治疗

已经发生晕厥或阿斯综合征的 Lev 氏病患者，短时期内晕厥或阿斯综合征再次发生的可能性很高，因此必须尽早植入心脏起搏器，预防阿斯综合征及猝死的再次发生。

资料表明，三度房室阻滞患者诊断后 1-2 年内死亡率高达 50%，而植入心脏起搏器后可使患者的寿命与对照组无异，提示心脏起搏器是 Lev 氏病患者十分理想、有效的治疗方法。

参 考 文 献

1. Podrid PJ, Kowey PR. Cardiac Arrhythmia；Mechanism, Diagnosis & Management. 2nd edition. Philadelphia：Lippincott Williams & Wilkins a Wolters Kluwer Company, 2001, 695

2. Bellet S. Clinical Disorders of the Heart Beat. 3rd edition. Philadelphia：Lea & Febiger Company 1971, 344

3. Lev M, Kinare SG, Pick A. The Pathogenesis of atrioventricular block in coronary disease. Circulation, 1970, 42：409-425

4. Lasser RP, Haft JI, Friedberc CK. Relationship of right bundle-branch block and marked left axis deviation(with left parietal or peri-infarction block)to Complete heart block and syncope. Circulation, 1968, 37：429-437

5. Lev M. Anatomic basis for atrioventricular block. Am J Med, 1964, 37：742-747

第28章 并行心律

Parasystole

杨 钧 国

内 容 提 要

    并行心律(parasystole)也称并行收缩,是由一个或多个,外周具有传入阻滞保护屏蔽的自律性病灶(并行节律点),规律地发放冲动引起的。并行节律点可位于心脏的各个部位:心房、心室、房室交界区、束支及房室旁路。最常见的是位于心室,其次是房室交界区,少见于心房。

    早在1912年由Fleming,Kaufmann等,以后由Rothberger等(1927)即就并行节律点的"保护性阻滞"概念作了详尽的描述。其后的几十年中,对并行心律的讨论越来越广,复杂程度亦越益增加。70年代后期,由于Moe和Jalife提出了一个全新的概念,调整(modulation)性并行心律,使并行心律的诊断更加复杂。1982 年 Rosenbaum 等提出并行心律的传入阻滞形成机制，是由 3 相阻滞和 4 相阻滞共同组成的。因此，并行心律的传入阻滞保护并不是绝对的，并提出传入阻滞重整是形成间歇性并行心律的原因。

近年来一般将并行心律分成典型的或单纯的，和不典型的或变异性的并行心律两大类。后者是指并行心律异位搏动间期存在公约数，这一主要特点产生变异或消失的一组并行心律，如调整性并行心律，间歇性并行心律等。

并行心律可能并不少见，往往由于心电图描记时间较短，误认为普通的早搏。其发生率各家报告不尽相同，约占心电图检查的 0.13%。男性中的发生率约是女性的两倍。不典型的并行心律诊断更加困难，诊断主要依据 24h 动态心电图记录，目前国内尚未见调整性并行心律的报道。

目前对典型的并行心律的诊断已为人们所熟知，但在异位搏动间期公约数的变异系数应为多少才合理的问题上国内却有较大争论。对变异性并行心律的诊断也尚无较多认识。本章将对此作较详尽的介绍。

发 生 机 制

并行心律的特点是存在一个或多个能规律地发放冲动的局部兴奋灶（或称起搏点、节律点），其外周有保护性阻滞屏蔽，同时存在不同程度的传出阻滞。近年来对并行心律的此三个特点形成机制，已有了较深入的了解，但还有一些问题仍存有争议。

一、规律地发放冲动

并行节律点规律地发放冲动，类似一个固定频率型心脏起搏器。其发生机制传统认为是由于该部位存在异常自律性，即该部位存在异常的 4 相自动除极。但目前的实验资料证明，正常自律性，异常自律性，早期后除极或晚期后除极引起的触发激动等，这些兴奋灶只要局部存在保护性传入阻滞，都能成为并行节律点。晚近 Masummi 等在临床上静脉注入维拉帕米，可使某些病例的并行心律消失，也证明并行心律的触发机制。折返机制能否形成并行节律点，目前尚有争议。Moe 和 Autzelevictch 等在实验研究中证明，心脏组织的二个冲动区，本身无冲动发放，如被一个高阻抗带隔离，引起冲动的反折（reflection）。反折性冲动可成为并行节律点，这是因为具有单向传入阻滞。和一般的折返机制不同，反折是冲动经同一通道反折，而折返一般是两个通道组成的环形运动。

正常自律性，异常自律性，触发激动和折返引起的并行心律，在体表心电图上难以区分，而自律性异常可能仍是并行心律最主要的原因。

二、"保护性" 传入阻滞

并行节律点传入阻滞称为 "保护性阻滞"（protect block），通常认为在并行节律点周围存在有单向阻滞带，凭借传入阻滞的保护，使并行节律点不受主导节律冲动的侵入及重整，解除主导节律的超速抑制效应，而使其能规律地发放冲动。"保护性阻滞" 可暂时丧失，形成间歇性并行节律点。

有人认为传入阻滞是并行节律点周围组织的兴奋性与窦性主导节律的冲动的强度之间不匹配造成的，而使异位起搏点受到保护。也有人认为，并行节律点之所以受到保护，是其快频率释放冲动的结果，一些并行节律点频率很快可达 300bpm，使其周围组织始终处于不应期，从而得到 "保护"，而表现出来的慢频率现象则是存在高比率的传出阻滞的结果。

Rosenbaum 等认为，传入阻滞由 3 相阻滞和 4 相阻滞共同组成，在这两种阻滞之间可以有或无一狭窄的正常传导窗。间歇性并行节律点则有一正常传导窗，通过此窗口，主导节律冲动可侵入并行节律点并使其重整,从而破坏其预定的规律。图 28-1 示计算的异位周期没能维持预定规律,图中 P 代表并行节律点冲动释放,X 点表示窦性冲动恰好通过 3 相和 4 相阻滞之间狭窄的正常传导窗,侵入并重建异位起搏点,从而使并行节律点的周期发生变化。根据这一解释,并行节律点存在的关键是 3 相和 4 相阻滞之间正常传导窗的有无或宽窄。若此窗口甚宽,则窦性冲动将反复侵入并重建异位起搏点,保护性阻滞间期缩短,并行心律则可能会消失。图 28-1 为主导节律激动侵入并重整并行节律点示意图。方格条块代表 3 相阻滞范围,散点条块代表 4 相阻滞范围,黑色条块代表并行节律点周围心室肌的正常不应期,P 代表并行节律点冲动的释放。当窦性冲动恰好通过 3 相和 4 相阻滞之间狭窄的正常传导窗口(X),侵入并重整异位起搏点,从而使并行节律点的周期发生变化,形成间歇性并行心律。

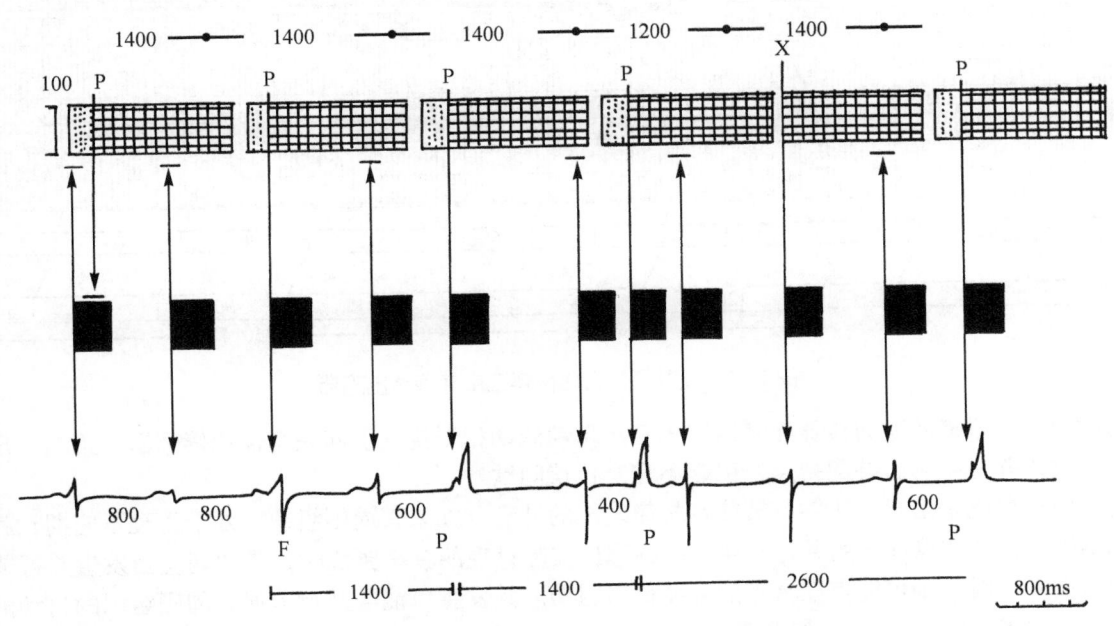

图 28-1　主导节律激动侵入并重建并行节律点示意图

传入阻滞有时可以是单侧性的,亦即有时室上性冲动不能传入和重整并行节律点,而室性异位冲动可侵入并重整并行节律点。并行心律保护性传入阻滞为何有时可呈单侧性现象的机制尚不清楚,Pick 等认为,可能与室性早搏冲动和传导的室上性冲动的电生理特点不同有关。

并行心律保护性传入阻滞是一种传导异常,其机制完全不同于正常的不应期或干扰,是因为和并行节律点连接的外周组织,兴奋性被抑制而引起的传导障碍。这种由三相和四相阻滞区形成的传入阻滞,其形成并不依赖于外来冲动,而是并行节律点所特有的。这是并行心律保护性传入阻滞的特点。

三、传 出 阻 滞

并行节律点的另一重要特征为传出阻滞(exit block),这也是一种单向阻滞。并行节律点的异位搏动虽然是规律地发放,但并不是每次冲动都引起心脏除极。这一方面是因为异位冲动可能正遇到心肌的不应期;另一方面按计算所得其异位冲动应当发生的时间并未遇到心肌的不应期,但从心电图上也没能观察到心肌的除极。这种情况是由于异位起搏点的周围发生阻滞使冲动不能传出所致,这就是传出阻滞,这在并行节律点并不少见。阻滞程度不等,可以是 2:1、3:1,也可高达 8:1、9:1。通过长的心电图记录,计算公约数,便可估计阻滞的程度。

图 28-2 是 1 例交界区并行心律伴二度 II 型传出阻滞。心电图为食管导联(E)和 II 导联同步记录。可

见频发的联律间期不等的早搏,早搏之间有公约数(0.86～087s),提示为并行心律。食管导联记录可见 QRS 波群终末部为倒置的 P 波,R P = 0.10s,故为交界区或心室上部的早搏,以前者的可能大。梯形图上可见并行心律存在二度Ⅱ型传出阻滞。

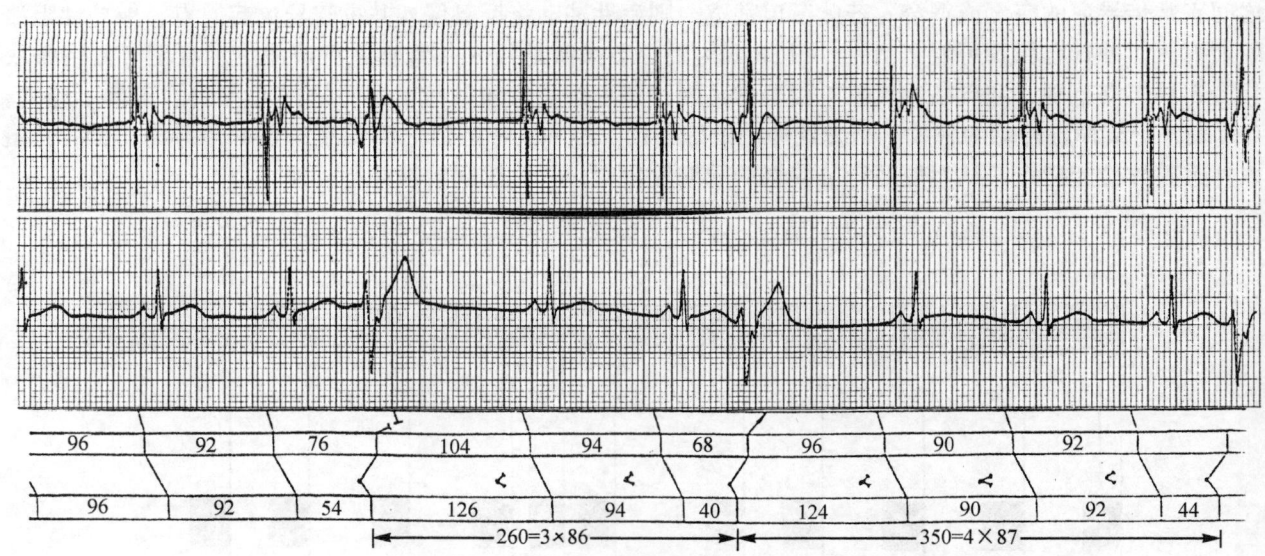

96	92	76	104	94	68	96	90	92
96	92	54	126	94	40	124	90	92	44

←————260=3×86————→ ←————350=4×87————→

图 28-2　交界区并行心律伴二度Ⅱ型传出阻滞

图中第一个早搏的逆向传导在窦房交界区与窦性激动相干扰,引起完全性代偿间歇。第二个早搏的逆向传导侵入并重整窦房结起搏点,引起不完全代偿间歇。

传出阻滞可能是由于:①并行节律点规律发放的冲动,如果其周围组织正处于生理不应期,就被阻滞(3 相阻滞);②如果计算的并行节律点的频率比实际显现的频率要快时,或预期应当发生并行节律点搏动而未能发生时,则可能存在真正的Ⅱ度传出阻滞。其发生可能与并行节律点周围组织的自动舒张期除极化,使膜电位降低有关(4 相阻滞)。

有人认为,传出阻滞的原因是隐匿性传导,即并行节律点周围组织可被来自主导节律和并行节律点本身的冲动不完全性侵入,使其周围组织的不应期延长,从而导致并行节律点冲动的传出阻滞。根据这一理论,传出阻滞可因局部儿茶酚胺增加,或局部灌流的改善或窦性心律变缓等作用而被解除。

若并行节律点周围组织较持久地同时存在传入阻滞和传出阻滞,即双向阻滞时,并行节律点则处于隐匿状态(隐匿性并行节律点)。

典型的并行心律

典型的并行心律是指并行心律最基本的特点,异位搏动间期仍存在公约数的一组并行心律。亦称单纯(pure)的并行心律。

一、基本心电图表现

典型的并行节律点的基本心电图表现是在主导节律之外,另有一个或多个独立的异位起搏点活动,具有以下特点。

（一）频发的联律间期不固定的异位早搏

"联律间期"是指主导心律（通常是窦性心律）的冲动与配对的异位早搏之间的间期。普通早搏联律间期往往是固定的，因为异位早搏是依赖于主导节律的冲动而存在的。而并行节律点的频率恒定，由于存在传入阻滞，所以与主导节律无依存关系而独立的异位起搏点，其冲动可以出现在主导心动周期的早或晚，因而联律间期不固定。严格地讲，并行节律点的异位早搏与其前的主导心动并无联律间期可言。因此，凡异位早搏，"联律间期"不固定，一般认为相差 0.06s 以上时，都应疑及并行节律点。但某些特殊情况下，其"联律间期"可以相等。

（二）异位搏动间的最短距离相等

这意味此异位起搏点规律地、独立地发放冲动。主导节律常为窦性，亦可为房扑、房颤。图 28-3 为房颤合并室性并行节律点。图中 X 为室性融合波。此外，异位冲动虽是规律地发出，但可能遇到心室或心房处于不应期而不能引起心室或心房除极，或由于存在传出阻滞，所以心电图上两个先后出现的异位心搏的间期是异位心搏间最短距离（即异位心动周期长度,ectopic cycle length）的倍数。后者指心电图上表现出来的两个最短的连续异位心搏的间期或者推算出来的公约数，换句话说，并行节律点时异位心搏的间期为同一公约数的倍数。但若此间期很长，求公约数则易发生错误，因为可以求得若干不同的公约数。最短的异位搏动间期允许存在多大的差异，各家意见不一，从 0.08s ~ 0.27s。有的作者认为应该绝对规整，相差不能超过 0.01s。实际上，完全恒定的最短异位搏动间期是很少见的，一般认为可以相差 0.04 ~ 0.12s。Chung 等人对 105 例并行节律点的研究显示大多数最短异位搏动间期差异范围在 0.04 ~ 0.12s 之间，或不应大于异位搏动的 QRS 时限。20 例相差超过 0.13s，仅 7 例相差小于 0.02s。在此需特别强调，造成最短异位搏动间期存在较大差异的原因，可能主要是由于并行节律点周期本身有变化，或有文氏型传出阻滞，或受主导节律的电张力调整所致（见变异性并行心律）。此外，直接测量的并行节律点周期比由长间期而推算的并行节律点周期有时可能稍长，这在临床和实验研究中均可观察到，但此现象尚未得到明确的解释，可能与二度 I 型传出阻滞有关。

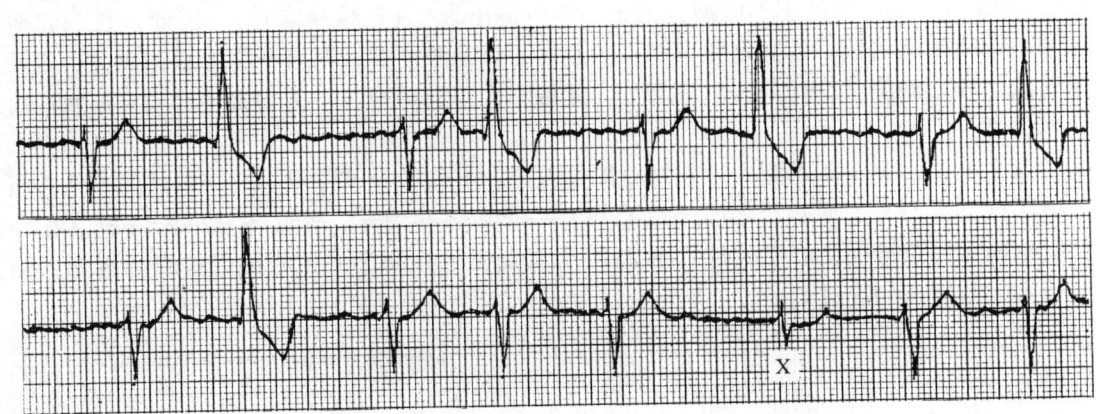

图 28-3　房颤合并室性并行节律点

（三）融合波

如果来自不同起搏点的两个冲动，在差不多相同的时间到达心脏某处，各自激动该心腔的一部分，产生中间型或复合型的波群称为融合波（fusion wave）。如果在心室内，称室性融合波；如果在房内称房性融合波。当在心电图中发现融合波，而未见其他心律失常时，应想到并行心律的可能性。应当提及的是，融合波对于并行心律的诊断并非特异性的，凡同时存在两个或多个独立的冲动源，就有可能产生融合波，如不完全性房室分离，双重室性异位心律或双重房性心动过速，人工心脏起搏心律。预激时的心室除极波实质上也是一种融合波，是同一室上性冲动，经不同的途径在心室内融合，融合波的形态可因不同途径传导的冲动，所激活的心腔的比例不同而有所变化。

室性融合波较房性融合波多见。一般来说室性异位冲动发生越晚，室性融合波的形态就越接近窦性下传的 QRS 波形态；反之，则越接近室性异位冲动所引起的 QRS 波形态。室性融合波的 QRS 波时限一般不应宽于室性异位搏动的 QRS 波时限。室性融合波的 PR 间期可以和窦性搏动的相同，亦可较短，但一般不应短于窦性搏动 PR 间期的 0.06s，因为任何室性异位冲动在 0.06s 内均可逆传到房室交界区。因此，如逆传冲动已抵达房室交界区，则室上性冲动便不能通过交界区，因而也就不会产生室性融合波。在房颤合并室性并行心律时，诊断室性融合波较为困难。因为房颤时难以确认一个房颤冲动何时下传心室。图 26-3 中第 2 条记录中倒数第 3 个 QRS 波（X）为室性融合波，因为此处恰是并行节律点的异位冲动应出现的地方，同时其 QRS 波形态又介于室性异位搏动和室上性搏动的 QRS 波之间，此心室波主要由房颤冲动下传，同时也含有一定的室性异位冲动的成分。

房性并行心律时，可产生房性融合波，但比房性融合波少见。因为此时房性并行节律点常可侵入并重整窦房结，从而使原来可以引起融合波的条件丧失。只有在房性并行节律点的异位冲动发生在窦性周期很晚期时，异位冲动到达窦房结之前，窦房结便发出冲动，才可能产生房性融合波。在房室交界区并行节律点或室性并行节律点时，异位冲动逆传至心房和窦性冲动在心房融合，房性融合波的形态介于窦性 P 波与异位 P 波之间。

不过事实上房性融合波在体表心电图上并不容易识别，这是因为首先窦性 P 波与异位 P 波的差异本来不大，中间形态的融合波不易辨认；其次窦性 P 波与异位逆传的 P 波有时互相抵消而呈等电位线。

（四）固定频率型心脏起搏器和室性并行节律点

正如上述，固定频率型人工起搏心律与室性并行心律比较，可以发现前者同样具备室性并行心律的心电图特征：①固定频率型人工起搏器规律地发放脉冲，由于无感知功能，所以不受主导自身心律的影响，具备类似"保护性传入阻滞"的特征。②固定频率型人工起搏脉冲如落在心室的兴奋期，则使心室除极产生 QRS 波；如心室处于不应期，则无心室波群出现（只有脉冲信号）。因此，长的起搏心动间距是短起搏心动间距的倍数。③固定频率型人工起搏心律是独立的，与自身主导心律无关，因此，起搏心动与其前的主导心动的"联律间期"不固定。④每当人工起搏恰与下传的窦性冲动在心室融合时，会产生室性融合波。

从某种意义上讲，固定频率型人工起搏心律是人工的室性并行节律点，它与自然的室性并行节律点惟一的心电图区别是所有起搏心动之前起始处都有一起搏脉冲信号。若起搏脉冲的发放落在心室不应期，则只有起搏脉冲信号而无心室波群。图 28-4 为 1 例固定频率型人工心脏起搏器心电图，相当于室性并行节律点，心电图为连续记录。

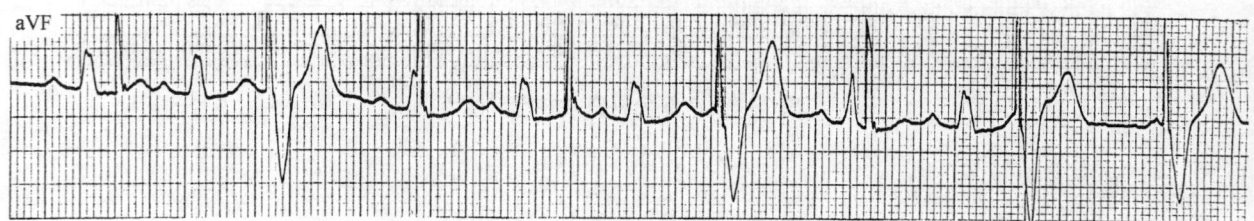

图 28-4　固率型人工心脏起搏器

(五) 频率

并行节律点的频率范围为 20~400bpm，一般室上性并行节律点的发放频率常较预期的为慢，室性并行节律点的发放频率常较预期的为快。通常所见的室性并行节律点的频率约为 30~60bpm。如 >60bpm，则为自律性加速；<30bpm，表示有传出阻滞。

二、典型并行心律引起的复杂心电图表现

并行心律有时可以引起复杂的心律失常心电图表现，了解这些复杂心电图表现，对正确诊断是很重要的。

(一) 并行心律性自主心律

如果并行节律点的频率快于主导节律，而又不存在传出阻滞时，则并行节律点可占主导地位，形成并行心律性自主心律。常呈加速性自主心律和发作型，历时几秒至几分钟，在下述情况下发作停止：①异位起搏点暂时不发出冲动；②主导心律频率超过并行节律点频率；③并行节律点发生传出阻滞。

并行心律性自主心律几乎总是起源于心室，偶尔可见房性或交界性并行节律点性自主心律。Chung等的研究表明室性并行心律性自主心律频率常为 70~145bpm。

室性并行心律性和非并行心律性自主心律的鉴别，是临床上需要注意的一个问题。只有在同一次记录的心电图中，表示出并行心律的特征，其中最主要的是室性自主心律和其前的联律间期不等，提示主导节律不能侵入并行节律点，这是并行心律最主要的特点；或在并行心律时，自主心律和并行心律的异位早搏的形态相同，才能肯定诊断室性并行心律性自主心律(图 28-5)。

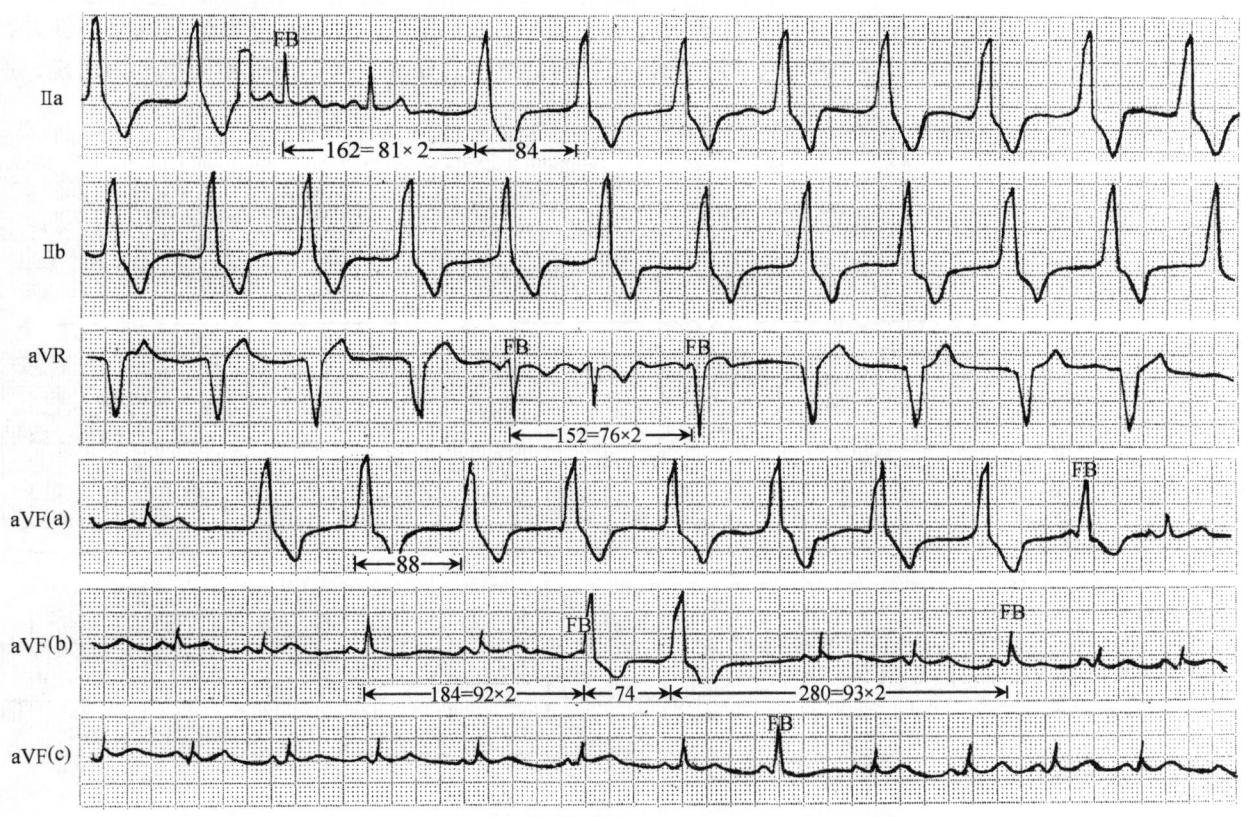

图 28-5 室性并行心律性心动过速伴间歇性窦律

（二）房性并行节律点的窦性回复周期

在房性并行节律点时，尽管基本的窦性周期是规整的，但因为早搏可以出现在窦性周期的不同时间，所以早搏后的窦性回复周期(sinus returning cycle)可极不一致。所谓窦性回复周期指房性并行节律点的早搏 P′波与其后一个正常窦性 P 波的间距。如果并行节律点为插入性的，则窦性回复周期短于主导的窦性周期，如并行节律点的激动逆向侵入窦房结，使之重整，则可以出现不完全性代偿间歇。这时的窦性回复周期常常是固定的，形成窦性搏动与其前的异位搏动配对(逆向配对)时间相等，而房性并行节律点的冲动与其前的窦性 P 波的配对(正向配对)时间可以不固定(图 28-6)。

图 28-6 为一例房性并行节律点伴反向配对及房性融合波。(a)房性并行节律点伴反向配对。房性并行节律点频率170bpm，房性 P 波(X)与其前的窦性 P 波。无一致关系，而与其后的窦性 P 波关系固定。(b)房性并行节律点伴房性融合波。

如果并行节律点的冲动逆向传导在窦房交界区与窦性激动相干扰，则可以出现完全性代偿间歇。如果并行节律点在窦房结附近，则窦性回复周期可以与基本窦性周期相等，亦称等周期代偿。如果原已存在房窦阻滞，则窦性节奏不被重整(图 28-7)。

图 28-7 为 1 例房性并行心律早搏。呈插入性及隐匿性房窦传导。V₆导联示未被打乱的窦性周期(0.84s)。Ⅲ导联示规整的窦性心律被房性并行心律扰乱。并行心律冲动 P2 及 P6，处于心房有效不应期。P1 未能下传心室，但使心房除极，窦性起搏点重整。P3 激动心房并下传心室，但与窦性冲动干扰，使早搏后间歇呈完全性。P4 呈插入性，隐匿性房窦传导使下一次窦房传导延迟，这与插入性室性早搏隐匿性室房传导使其后冲动的 PR 延长相似。

（三）多源性并行心律

在极为罕见的情况下，并行心律可以分别为房性、交界区性及室性。Chung 曾报道两例双室性并行心律，需要注意与室性并行心律引起的早搏、逸搏相区别。逸搏总是在早搏后的代偿间歇期内出现，逸

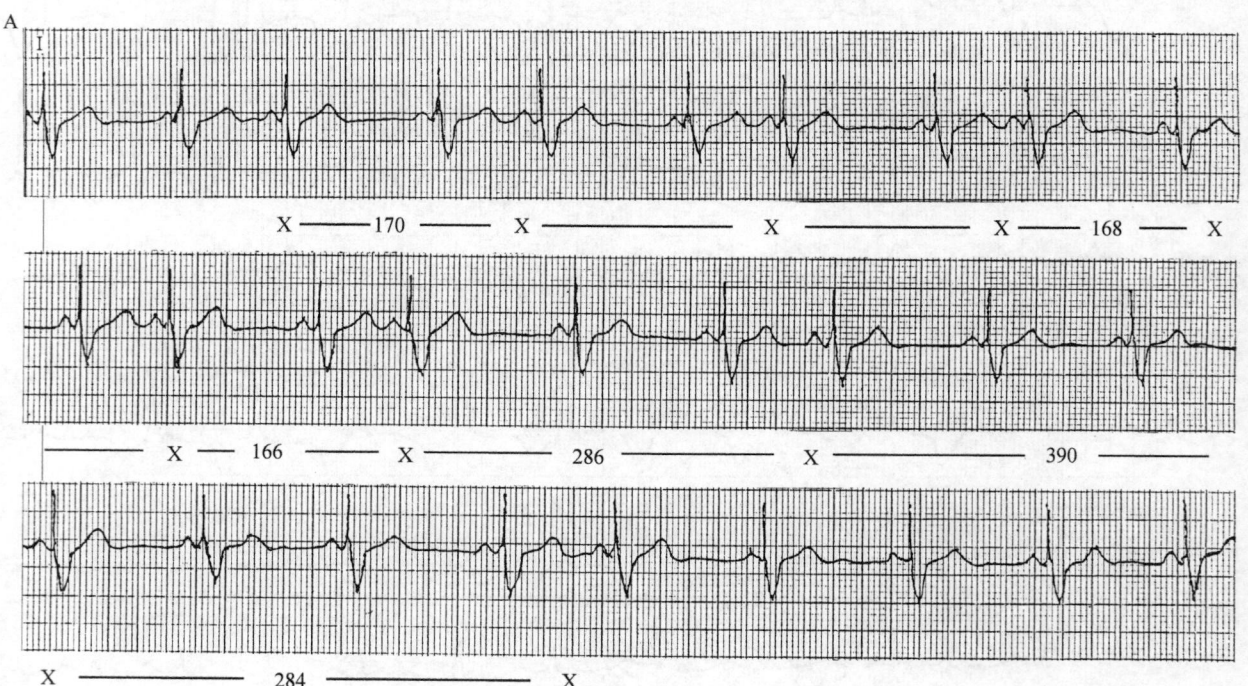

图28-6A　房性并行节律点伴反向配对及房性融合波

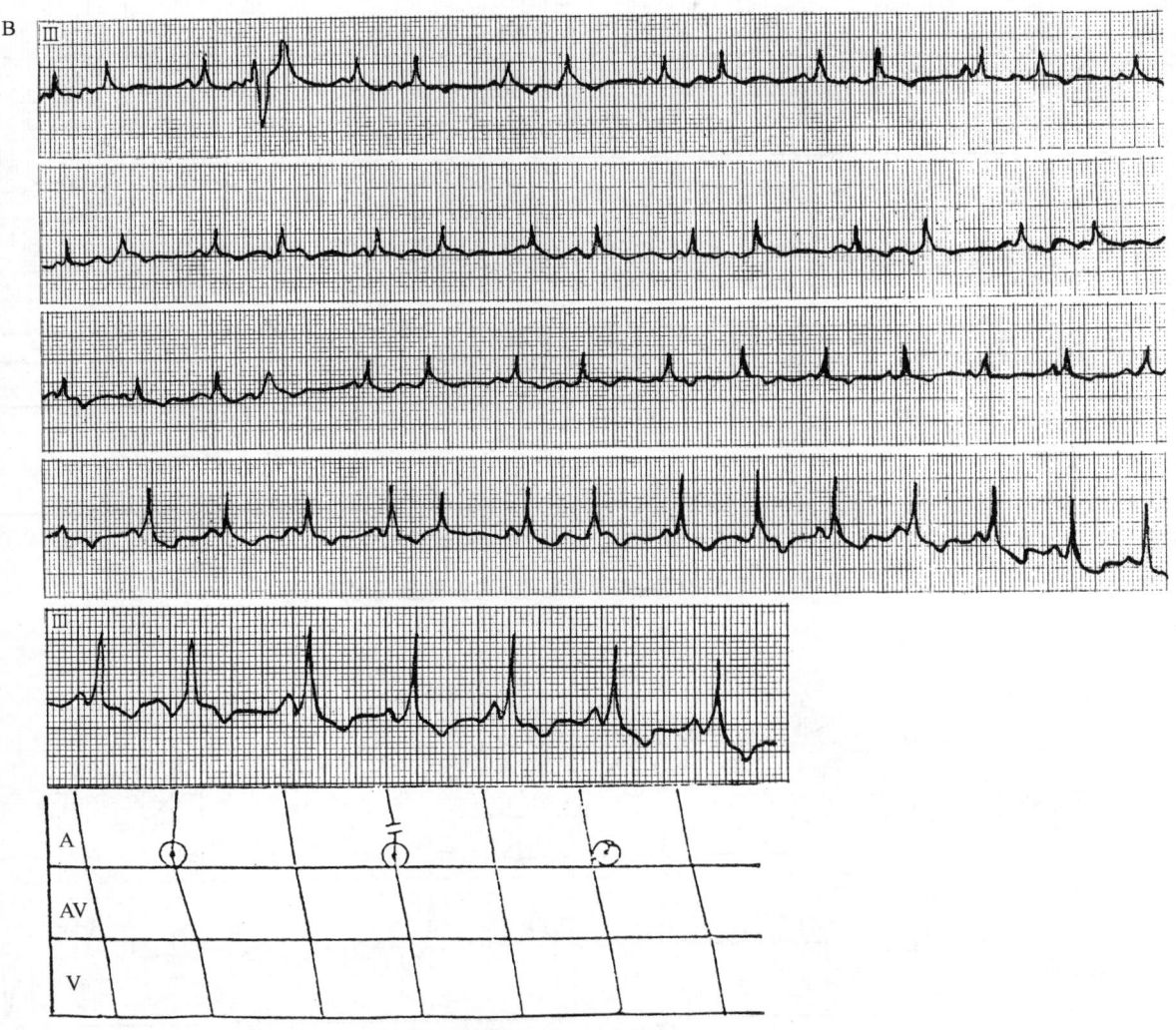

图 28-6B　房性并行节律点并房性融合波

搏间期恒定，而双室性并行心律彼此之间距互不相同。图 28-8，图 28-9，图 28-10，图 28-11 分别示双室性并行心律，房性及室性双并行心律，房性及交界性双并行心律，交界性及室性双并行心律。

（四）束支阻滞时的室性并行心律

束支阻滞时，如果同时在阻滞侧有室性并行心律，则其 QRS 波群常为对侧束支阻滞图形。实验研究证明，具有自律性的心肌纤维，其舒张期自动除极化不但能引起冲动发放，而且也可以妨碍冲动的传入及传出。因而在有前向阻滞的束支中或其周围，其心肌纤维可能存在异常的、加速的 4 相除极而自主地释放冲动，并同时单向地保护冲动起源区免受外来（窦性）冲动的侵入，从而在阻滞的远端维持其并行心律的活动，规律地发放冲动，所引起的搏动呈对侧束支阻滞图形（图 28-12）。这种情况下产生的融合波可呈不同形状，窦性搏动，或是并行心律搏动在心室除极中占主导地位；或者是它们在心室激动程序中分别控制大约相等的范围，并部分或完全地消除相反方向的复极向量，产生近似正常的窄的 QRS 波群，如图 28-12 中第 3 条记录中第 3 个 QRS 波（F）就是如此。

图 28-13 是 1 例更为复杂的束支阻滞伴室性并行心律的病例。为 II 导联记录，表现为双束支阻滞，完全性右束支阻滞及 2:1 左束支阻滞，而形成 2:1 房室阻滞。其中有两种室性早搏，一种联律间期固

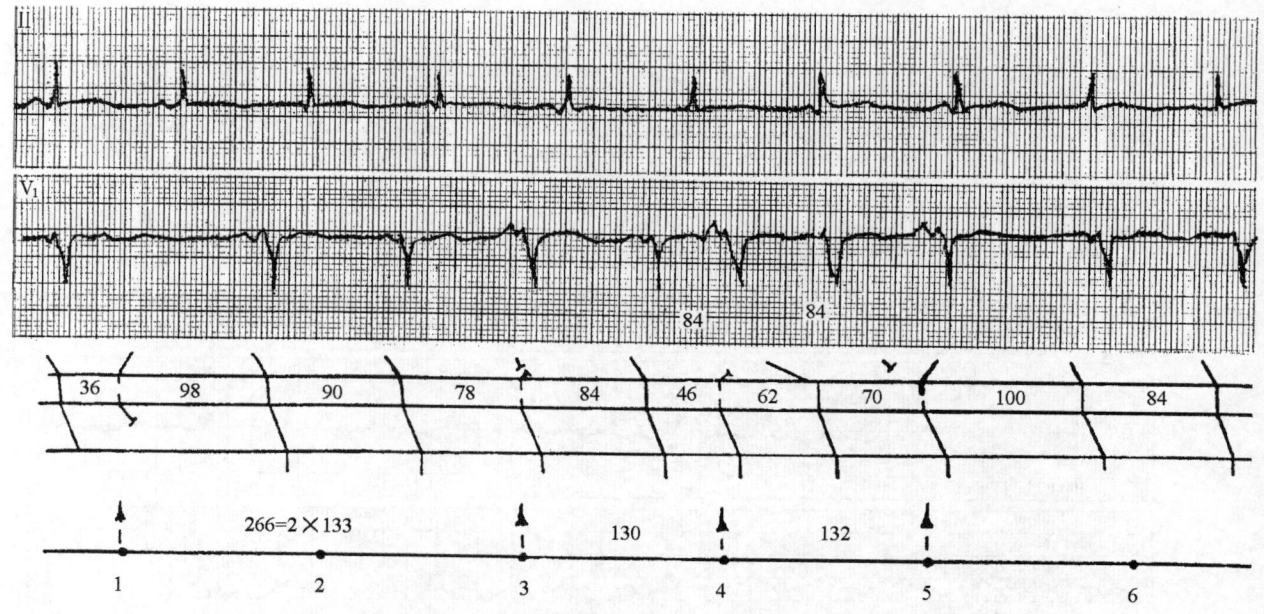

图 28-7　房性并行心律早搏呈插入性及隐匿性房窦传导

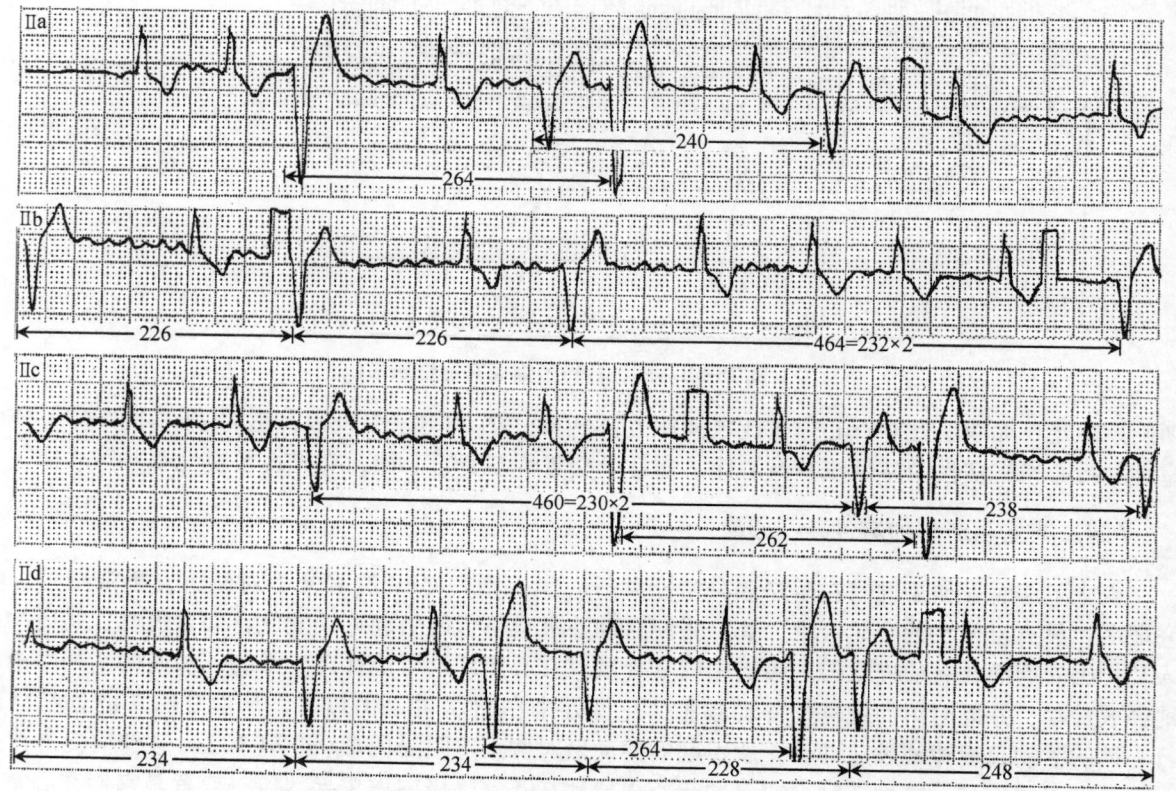

图 28-8　双室性并行心律。主导心律为房颤，室率 70bpm，
一组并行心律周期为 226 ~ 248ms，另一组为 262 ~ 264ms，FB 为室性融合波

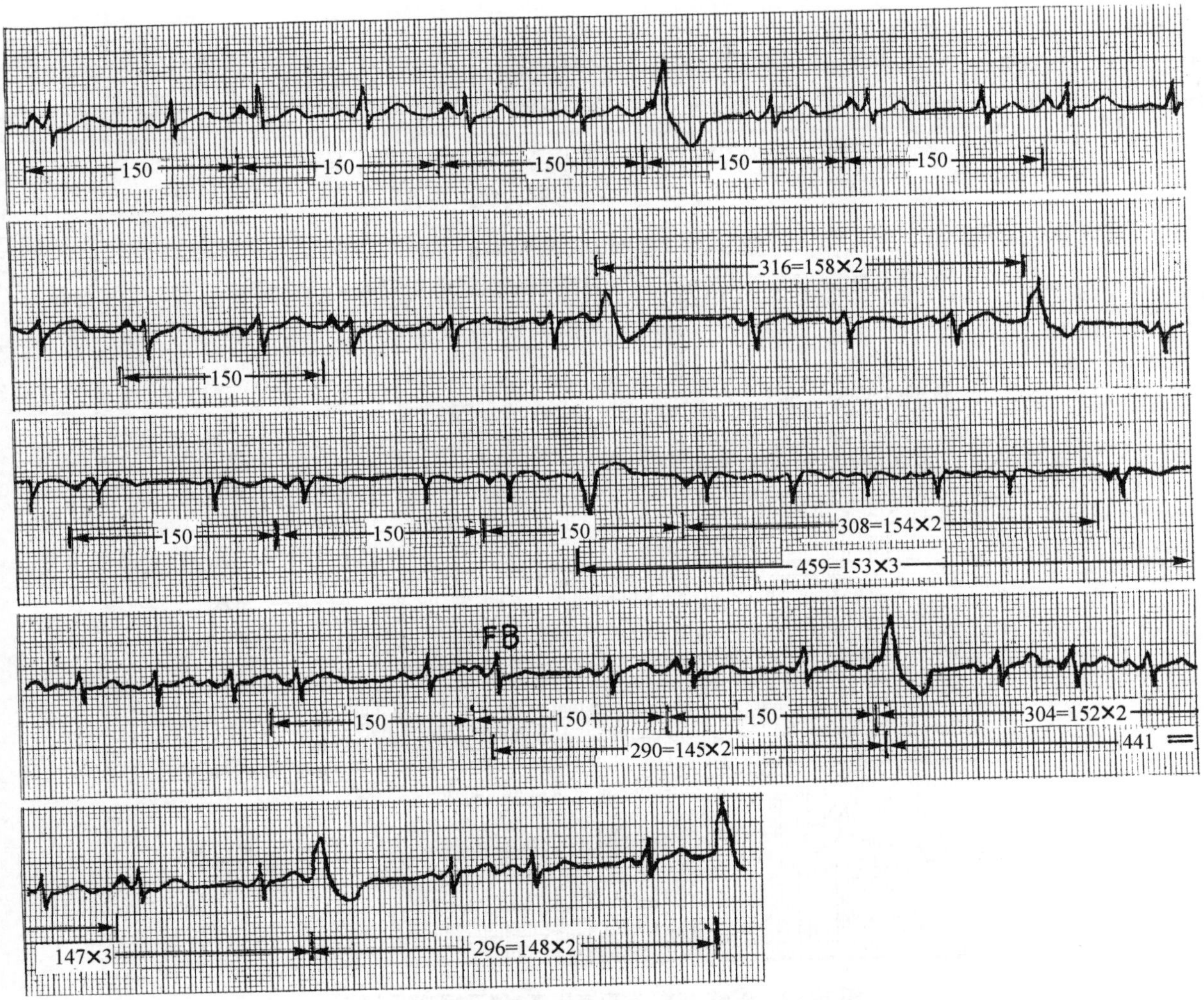

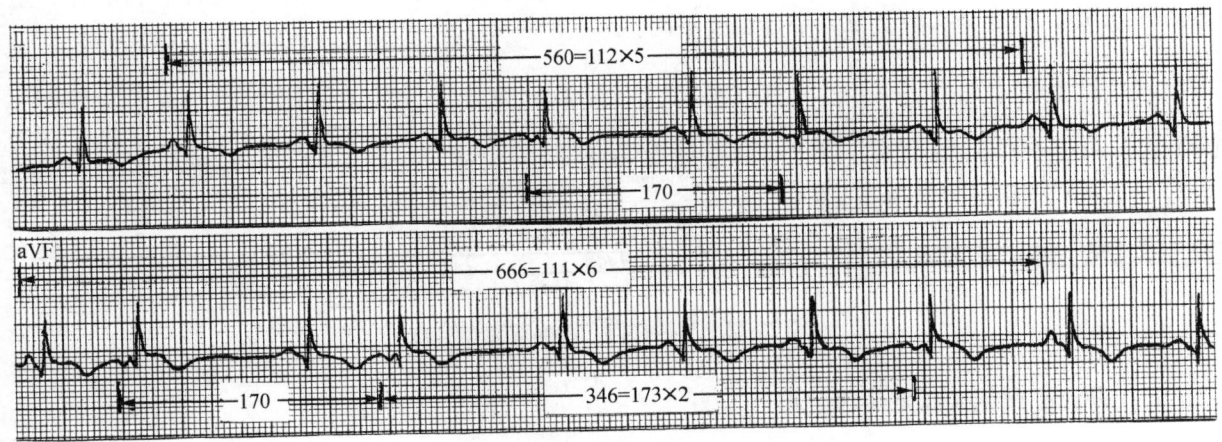

图 28-9　窦性心律伴房性及室性并行心律

图 28-10　窦性心律伴房性和交界区并行心律

房性及交界区并行心律的频率分别为 35bpm 和 54bpm。由于不同程度的传出阻滞，未能直接显示房性并行心律的最短异位间距

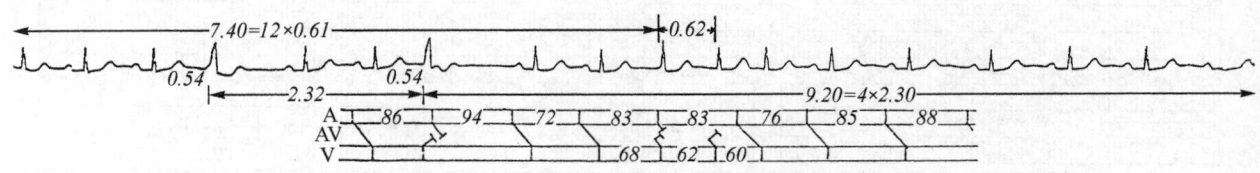

图 28-11　交界区及室性并行心律

交界区并行心律的周期为 620ms，室性并行心律的周期为（2320/4 = 580ms）

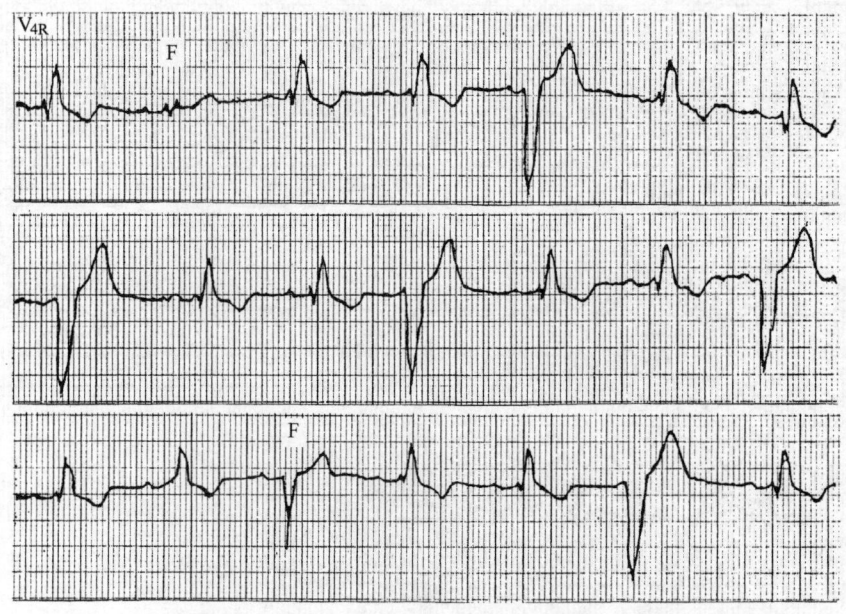

图 28-12　窦性心律（右束支阻滞）伴右室并行心律

定，呈右束支阻滞图形（结合其它导联），另一种联律间期不等，存在公约数，为室性并行心律，呈左束支阻滞图形，并有 2 次融合波，融合程度不同。

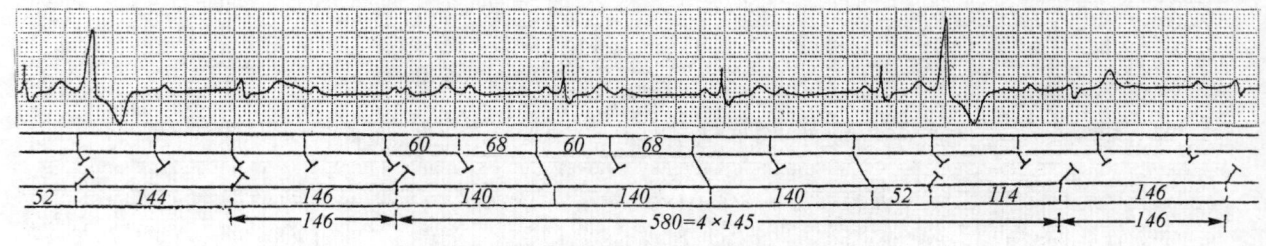

图 28-13　室性并行心律伴双束支阻滞

（五）并行心律伴文氏型传出阻滞

　　并行心律伴文氏型传出阻滞可以引起复杂的心律失常心电图表现，使异位搏动间期的倍数关系变得不明显，引起诊断困难。图 28-14 是 1 例室性并行心律伴二度 Ⅰ 型传出阻滞致间歇性二联律。2 次或 3 次室性二联律与两个连续的窦性搏动交替出现，早搏的联律间期不等。每组第一个早搏为室性融合波，两个连续异位搏动之间的长距离（2.14s 或 2.16s）较两个短距离之和为短，但融合波之间的距离有公约数

(1.14s)，用此数作为规律的异位室性心律的周期（图解中的圆点），可见各异位搏动间期，符合文氏型周期变化。

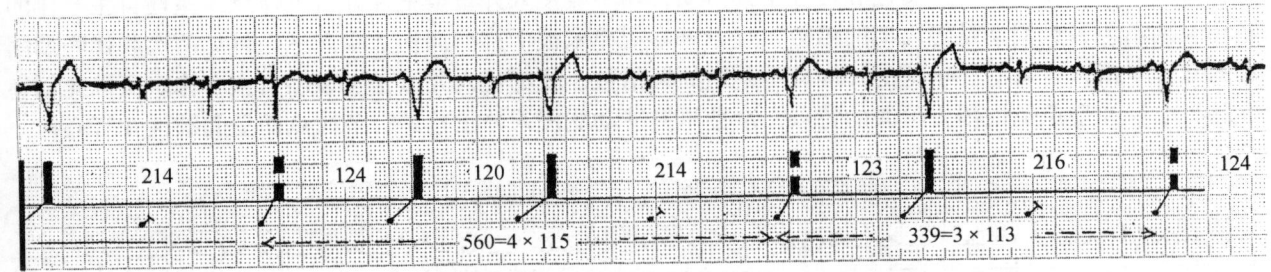

图 28-14　室性并行心律二度 I 型传出阻滞致间歇性二联律

（六）并行心律的单侧性保护性传入阻滞

如上所述，并行心律的保护性传入阻滞有时可呈单侧性的特点。目前一般认为只有室性早搏激动，有时可侵入并重整并行节律点。图 28-15 为 1 例房室交界区性并行心律时的单侧传入阻滞。患者女性，45 岁，临床诊断为"原发性扩张型心肌病"。长期服用强心药和利尿剂治疗。心电图为 II 导联非连续记录。基本心律为心房颤动和加速性房室交界性心律。箭头所示为三次夺获搏动，其后的交界性逸搏和其联律间期不等，分别为 112ms、108ms、120ms，但含有夺获的两个心室搏动之间的长距离为短距离的两倍。提示为交界性并行心律，三次房颤激动夺获心室时，未能侵入及重整并行节律点。

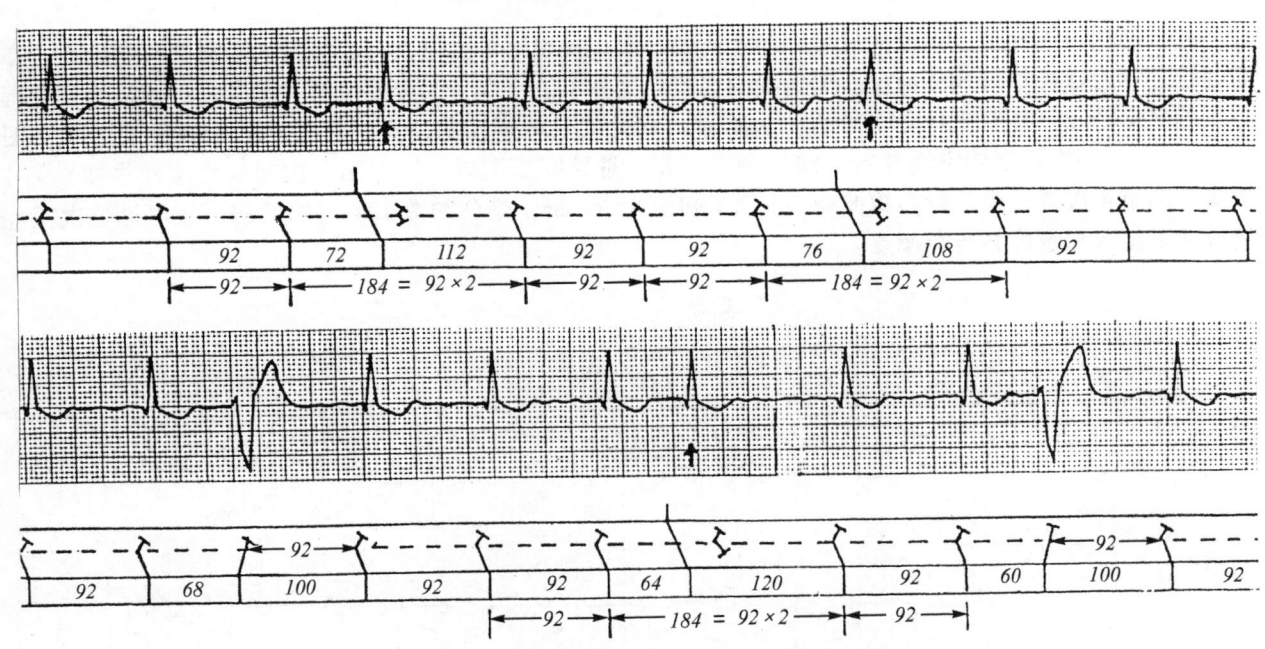

图 28-15　房室交界区并行心律时的单侧传入阻滞

在下图中，可见两次室性早搏，其后的交界性逸搏和其联律间期相等，均为 100ms，夹有这两次室性早搏的长 R R 间期，不是自主心律的两倍。提示这两次室性早搏冲动隐匿性逆向传导，均侵入并重整了房室交界区性异位起搏点，引起了不完全代偿。

该例房室交界区并行心律，仅对房颤的传导激动有传入阻滞保护，却可被室性早搏的隐匿性逆向传导所侵入，故该例并行心律的保护性传入阻滞是单侧性的。

　　图 28-16 是又 1 例单侧性保护性传入阻滞病例。该例患者系一男性 65 岁冠心病人，心电图为 Ⅱ 导联非连续记录。基本心律为窦性心律不齐及并行心律性加速性室性自主心律。黑点为室性融合波，圆圈为房性早搏。此图中亦可见窦性和房性早搏搏动，均不能侵入并重整室性并行节律点，室性自主心律的联律间期不等和长周期是短周期的倍数，这一基本规律未被干扰。而在下幅图中，可见两次联律间期固定的室性早搏，含有室性早搏的长周期不是短周期倍数，故都侵入并重整了室性自主心律。所以此例室性并行心律亦呈单侧性传入阻滞的特点，室性早搏冲动能侵入并重整并行节律点而呈间歇性并行心律。

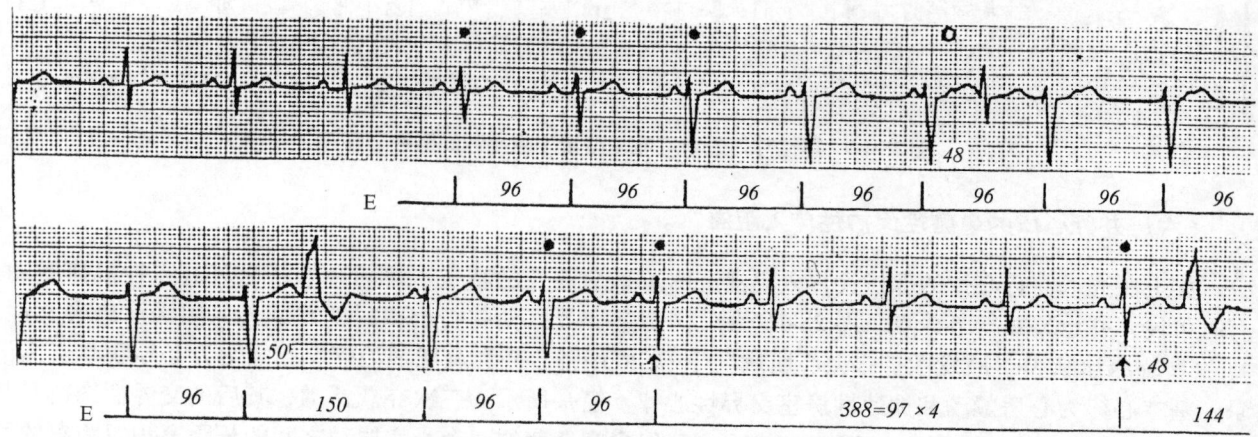

图 28-16　单侧性保护性传入阻滞
窦性心律不齐，伴并行心律性室性自主心律（说明见正文）

　　并行心律单侧性传入阻滞的发生率还不清楚，有人提出这可能是并行心律传入阻滞的共同特点，亦即并行心律对室性早搏均无保护。但据我们观察，这种单侧性保护阻滞发生率并不高，不能认为是并行心律的基本特点。但了解并行心律的传入阻滞，有时可呈单侧性的特点，对正确诊断有重要意义。图 26-17 是 1 例心室预激伴室性并行心律。系 Ⅰ、Ⅱ、Ⅲ 导同步记录。图中第 3 次搏动为室性早搏，第 1 次搏动和第 4 次搏动为并行心律搏动，其 XX 间距为 268ms，是公约数 134ms 的两倍，故可见这次室性早搏并未侵入和重建并行节律点。

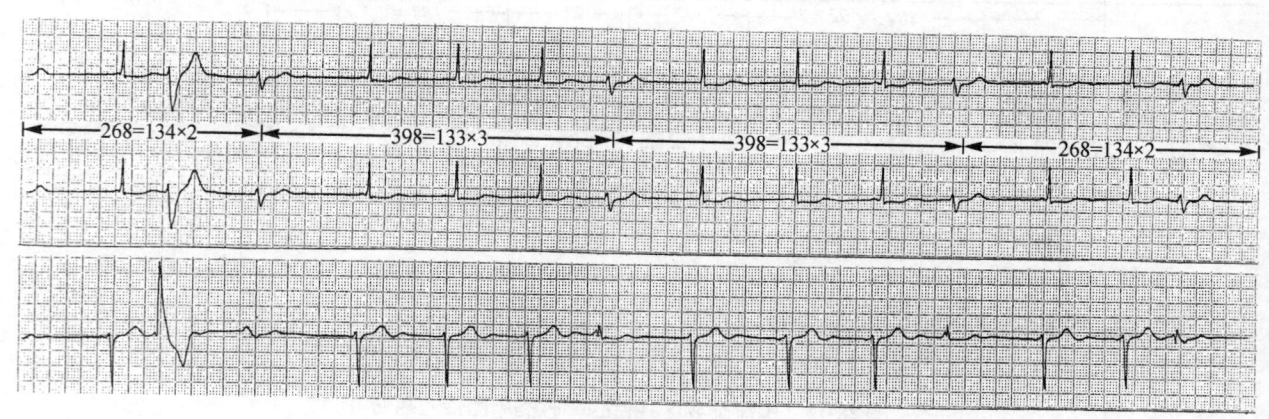

图 28-17　预激伴室性并行心律

（七）间歇性并行心律

　　并行心律可以是间歇性的，可能的机制是：①传出阻滞。有二度传出阻滞时，并行心律可以表现为间歇性，甚至成为潜伏性的；②保护性传入阻滞并不是绝对可靠，可以偶然丧失。在前面图 28-1 中就已阐明,当窦性冲动(X)恰好通过3相和4相阻滞之间的正常传导窗,侵入并重整异位起搏点,从而破坏了并行心律原有的规律,心电图表现为并行心律间歇性出现,间歇期间其公约数关系消失。③单侧性保护性传入阻滞。

图28-18是1例间歇性并行心律(intermittent parasystol)。该例为68岁男性冠心病病人。Ⅱ导联非连续记录。X为室性早搏,R为传导的窦性搏动(其中圆圈为侵入并行节律点,黑点为未侵入的),F为室性融合波。从图中可见室性早搏的联律间期不等(0.52s~0.84s)。异位搏动间的短距离恒等(1.70s),但长距离不是短距离的倍数,有室性融合波,以上都提示为间歇性室性并行心律。进一步分析可见,当XR间距大于或等于1.30s的窦性冲动(圆圈表示)均侵入并重整了并行节律点,XR间距小于1.30s则均不能侵入。提示并行心律是受3相阻滞保护,而且呈全或无的特点。因为侵入并行节律点的搏动之RX间距等于短XX间距(1.70s)。因此传入阻滞为二度Ⅱ型,即在3相阻滞区主要是有效不应期延长(下图中画点区)。本例诊断为:①窦性心律;②二度Ⅱ型传入阻滞引起的间歇性室性并行心律。

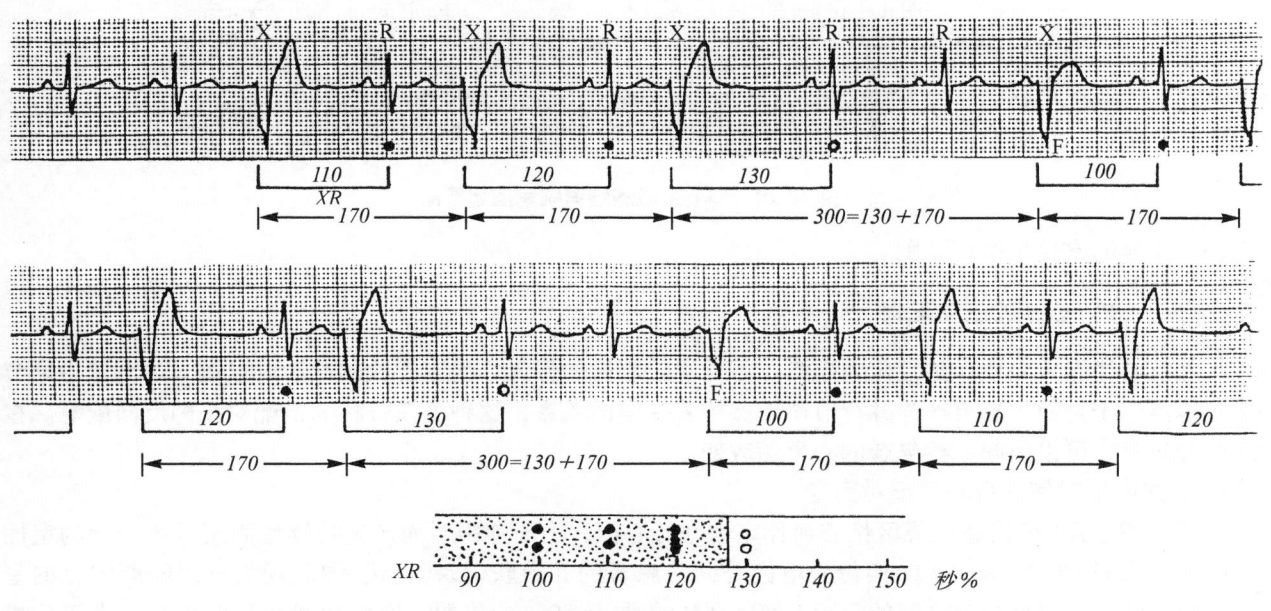

图28-18 间歇性并行心律(说明见正文)

(八)联律间期相等的并行心律

联律间期不固定,虽然是并行心律的基本特点之一,但这并不是绝对的。在下列情况时,并行心律的联律间期可以相等。

1. 并行心律与主导节律偶尔同步,成为简单的倍数关系,联律间期可以相当恒定。这时如果采取措施改变主导心律的频率,而并行心律的频率无明显改变,则可以显露出联律间期不固定这一并行心律的特征。

2. 超常期应激。当并行心律规律发放的冲动较弱,均为阈下刺激时,只有落在主导节律的超常期,才能引起兴奋,因此,可以表现为间歇性的、联律间期固定的早搏。图28-19显示一个阈下刺激的固定频率型起搏器规律地发放脉冲,但大部分只有脉冲信号而无心室除极的波群,只有当它落在室性逸搏搏动的超常期时,才引起心室除极,显示在脉冲信号后,同时有QRS波群,且与其前的QRS波群联律间期固定。

3. 逆配对也称反向配对,也是引起并行心律固定配对的原因。

联律间期固定的并行心律的诊断,仍依据心电图上有同时存在联律间期不等的并行心律搏动,否则

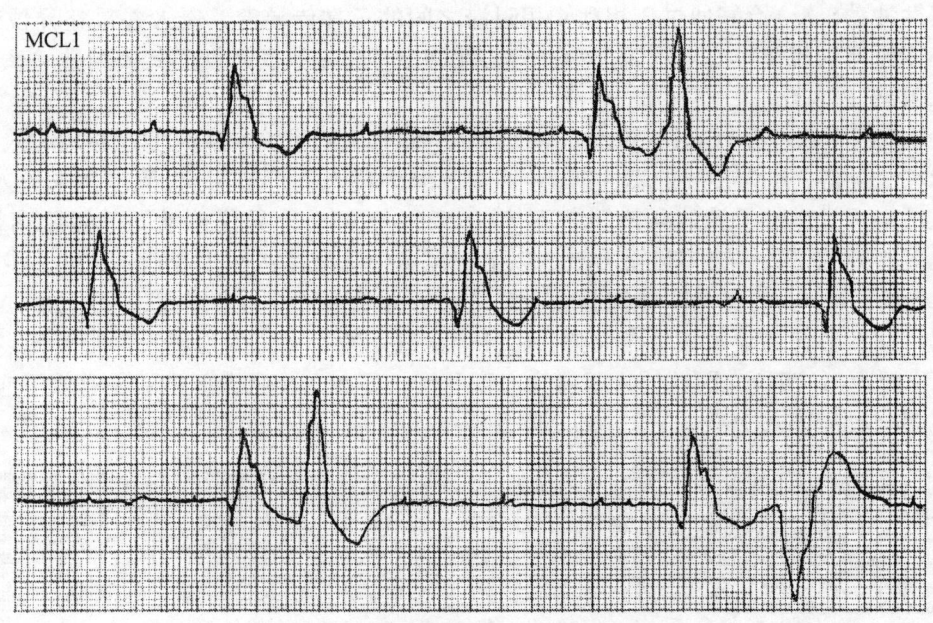

图 28-19 阈下刺激的固有频率型起搏器

无法与普通的室性早搏相区别。

（九）并行心律的逆向配对

并行心律有单向性保护性传入阻滞，不受主导心律的侵入，但它发放的冲动可以侵入并重整主导节律起搏点，于是使主导节律与并行节律点保持着一定的关系，这种关系被称为逆配对，即反向配对。在反向配对时，可以引起一些复杂的心电图改变。

1. 逆向配对使并行心律配对固定

图 28-20 示 1 例房室交界区性心律伴室性并行心律，由于逆配对而产生持续性固定联律间期的室性二联律。图 28-20 的（a）、（b）两份心电图是同一患者的 Ⅱ 导联记录。（b）图表现为联律间期固定的室性早搏二联律，室性早搏之间的间距 1.50s 是公约数（0.50s）的倍数，逆联律间期为 1.0s，其真正的机制在长记录的 a 图中才得以确定。图（a）中室性早搏的形态与图（b）中室性早搏完全相同，但联律间期不固定，为 0.50s～0.86s，室性早搏之间的长间距为 1.50s～4.50s，同样是公约数 0.50s 的倍数，其逆联律间期也是 1.0s。从而说明（b）图中联律间期固定的室性早搏二联律，实际上是逆配对引起的联律间期固定的室性并行心律。由于室性并行心律的单向保护性传入阻滞使其受到保护，但它发放的冲动却可以侵入及重整主导起搏点（房室交界区起搏点），使回复周期固定，形成逆向配对，从而使室性并行心律的联律间期暂时固定。

图 28-21 示逆向配对使房性并行心律的联律间期固定。房性并行心律被保护不受窦性冲动的干扰，但房性冲动却可逆向侵入并重整窦房结起搏点，好似窦性冲动"主动"与房性早搏配对，成为逆向配对，从而并行心律搏动与窦性搏动之间保持固定的联律间期。

2. 逆向配对使并行心律出现两种固定的联律间期

图 28-22 示主导心律为窦性心律和室性并行心律。图中可见室性早搏的联律间期不固定，在 0.52s～0.56s 及 0.88s 这两个范围间交替。这是由于室性并行心律冲动逆向传导，交替性地夺获心房并重整窦房结起搏点周期，形成交替性逆向配对，从而引起室性并行心律两种固定的联律间期。

3. 并行心律逆向联律间期逐渐延长 图 28-23 示基础心律为房颤，伴高度房室阻滞和房室交界区心律。由于室性并行心律的隐匿性逆向传导均侵入并重整交界区起搏点，但室性异位搏动的联律间期逐渐

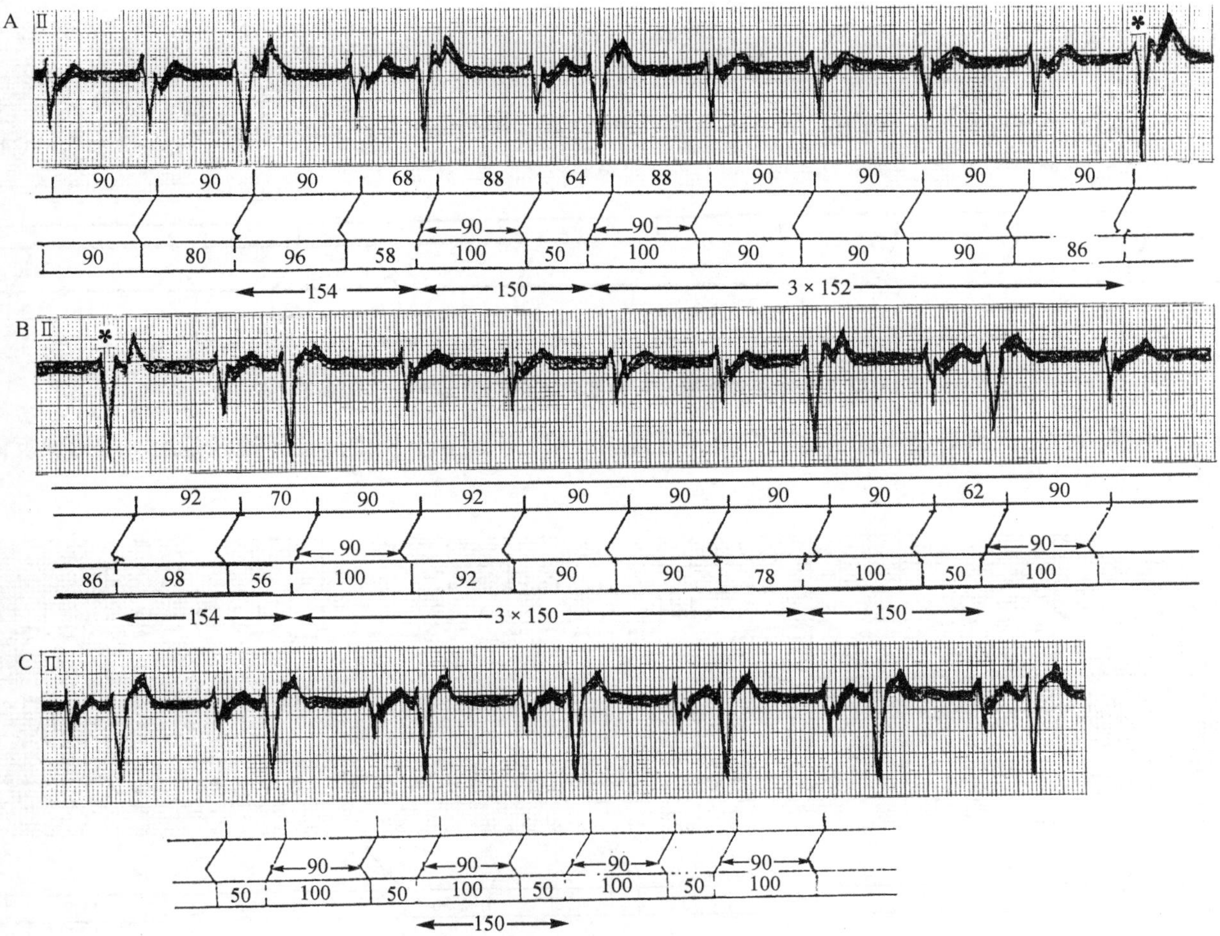

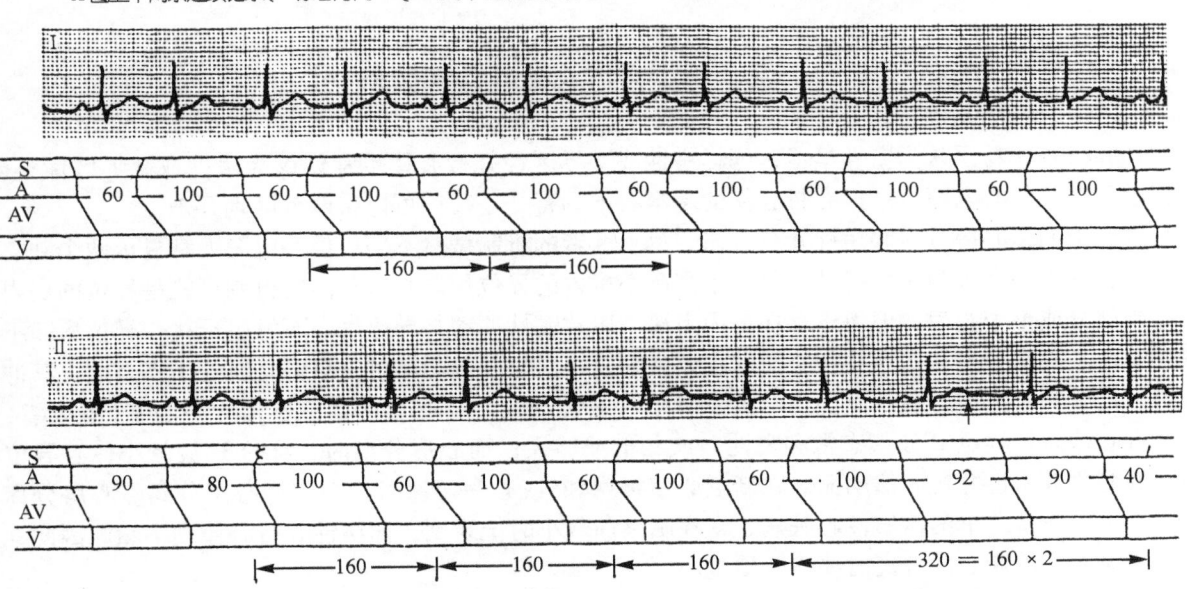

图 28-20　A、B 两图是同一患者的 II 导联记录

A 图上下两条连续记录（ ＊标者为同一 QRS 波），为房室交界区心律伴室性并行心律；B 图为逆向联律间期固定的室性二联律

图 28-21　反向配对使房性并行心律搏动的配对间期固定上幅图中配对间期固定的房性早搏二配对原因
在下幅图中得到解释，系房性早搏逆向传导侵入窦结并使之重建，形成反向配对造成的

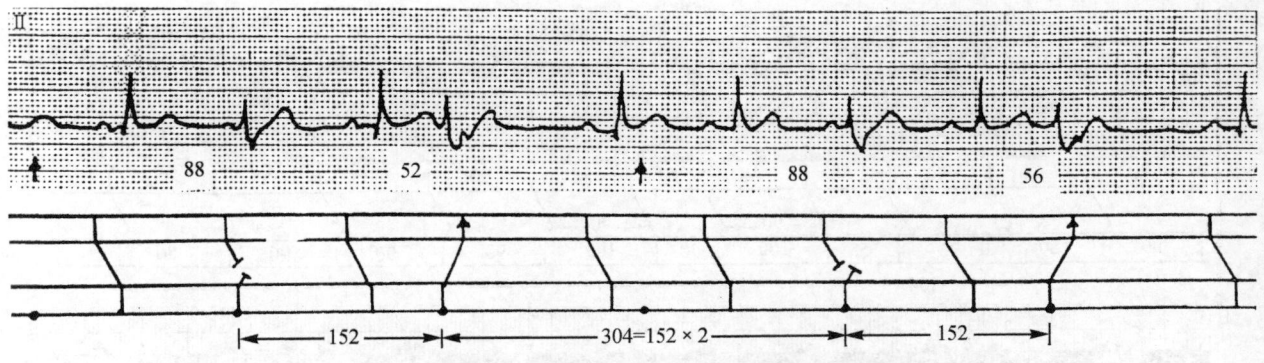

图 28-22　反向配对使室性并行心律出现两种固定的联律间期

缩短，其隐匿性逆向传导越来越早地落在交界区搏动的相对不应期，使逆向传导逐渐延迟，故形成反向联律间期逐渐延长。

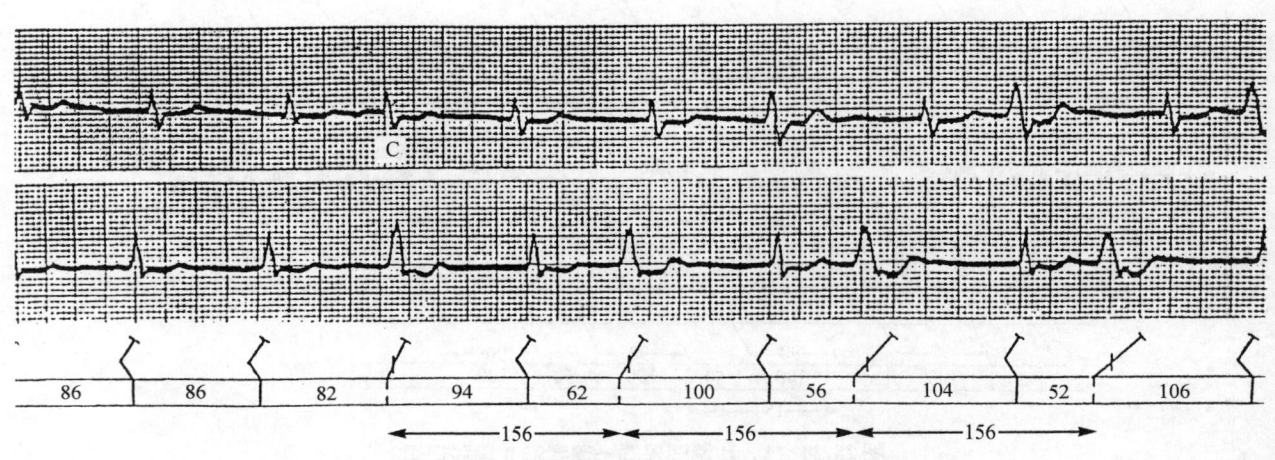

图 28-23　室性并行心律反向联律间期逐渐延长

三、典型并行心律的鉴别诊断

　　室性并行心律易误认为室性早搏，同样房性或交界区性并行心律也常误诊为房性或交界区性早搏。但如记录足够长的心电图，依据并行心律的基本心电图特征，往往可以将两者区别开来 。

　　难以鉴别的是心房分离和房性并行心律。尽管两者的机制截然不同，但心电图上都显示两个独立的心房搏动，其中一个多为窦性搏动，另一个则是心房内的异位灶。心房分离的机制可能是异位的房内起搏点控制部分或整个心房，但由于存在房内阻滞，以致窦性冲动与异位房律不发生干扰，异位房律不影响窦性节律。心房分离和房性并行心律的主要区别是，房性并行心律时，只要心肌处于兴奋期，其冲动大多可以传导到心房或心室；而心房分离，异位心房冲动只限于心房内而绝不传导到心室（图 26-24）。房性并行心律时，异位 P′波形态常和窦性 P 波相似或略大；而心房分离时，异位 P′波较小，且异位心搏间距的变化较房性并行心律明显。在新近心室梗塞和/或心房梗塞时，则支持心房分离。心房分离几乎总是发生于非常严重的器质性心脏病，常在临终前数小时记录到，而房性并行心律则不然。因此，对于一个健康人，诊断心房分离时要格外慎重。

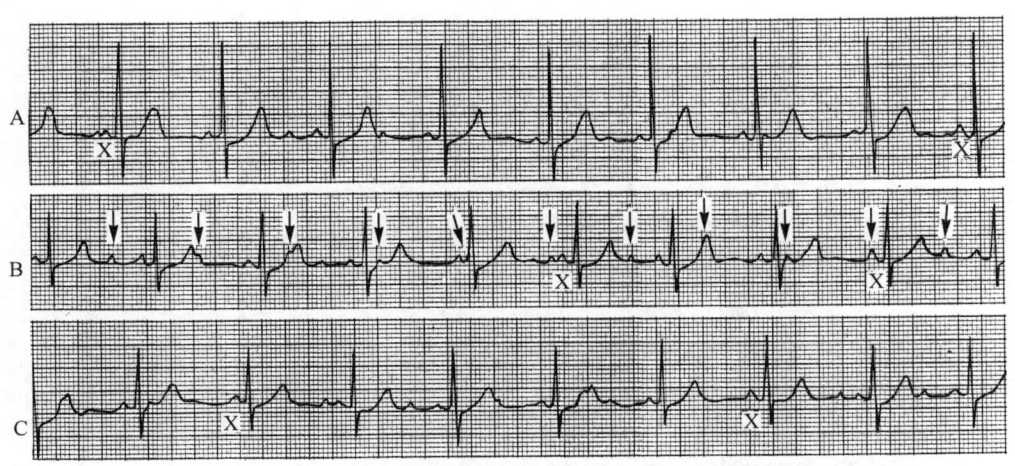

图 28-24　房性分离与房性并行心律的鉴别
A、B、C 为不连续的三条 Holter 监护心电图记录，箭头示异位 P 波，基础心律是窦性心律（68bpm），
与异位房性起搏点产生心房分离，均不能下传心室　X 为心房融合波

不典型的或变异性室性并行心律及其诊断

并行性搏动间期存在公约数，这是存在传入阻滞保护的特征性心电图表现，亦是上述典型的室性并行心律的主要诊断依据。近来发现不典型（intypical）的或变异性（variant）室性并行心律并不少见，并行性搏动间存在公约数这一主要特点常有变异或消失。这主要由以下几种原因引起：①并行心律节律自发性改变；②主导节律的电张力性效应，可使并行心律节律重整；③并行心律的传入阻滞并不是完全性的，可呈部分的或频率依赖性的。此时，主导节律可侵入并重整并行心律节律；④并行心律的传出通道可发生程度不同的阻滞，引起并行心律搏动的延迟发生或消失。

以上都能使经典的室性并行心律的诊断条件不存在，而使诊断困难或导致漏诊和误诊。并行心律和一般早搏有着不同的临床意义，因此，应提高对变异性并行心律的诊断水平。

变异性并行心律，目前主要依靠长程心电图的分析推理诊断。不同机制引起的变异性室性并行心律，各有其不同的心电图特点，以下通过图例作进一步阐述。

一、并行心律自律性自发性变异

室性并行心律的自身频率或固有频率并非固定不变，常受各种因素影响而改变，如血钾浓度、体温、药物作用、迷走和交感张力等，这些有明显诱因的自律性变化，一般都持续较长时间，在心电图上易于识别，不影响并行心律的诊断，仍属于典型的并行心律。

室性并行心律亦可无明显诱因，在较短时间内自发改变，常使早搏间期存在公约数这一主要特点变异，属于不典型性或变异性并行心律。一组病例报道，自发的并行心律频率变化，以频率变慢多见，个体频率变异范围在 4.7% ~31.3% 之间。图 28-25 示 1 例无已知原因，在最初 8min 内室性并行心律频率自发性增加，早搏间期由 2000ms 逐步减至 1760ms。

二、非并行心律搏动的电张力调整作用

并行心律的电张力调整作用，目前只在室性并行心律中发现。为介绍电张力调整作用，一般通用以

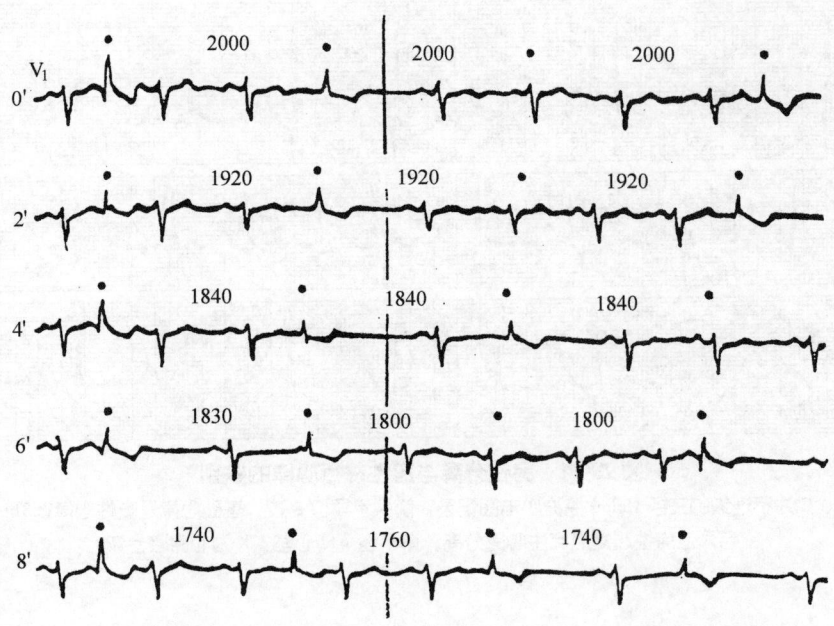

图 28-25　并行节律点节律在最初 8 分钟内自发性变化早搏周长
由 2000ms 逐渐缩短至 1740ms。●为并行节奏点搏动

下术语：

X 为室性并行性搏动（VPB），XX 为 2 个连续的 VPB 间距，中间无非并行性搏动，R 为非并行性搏动（NPB），XR 为 VPB 和随后的 NPB 间距，XRX 为伴有 NPB 的 XX 间距。

1976 年 Jalife 和 Moe 等发表了他们用微电极技术的研究报告后，其他研究者相继报导了在临床上观察到的病例。1982 年 Nau 等报道 71 例室性并行心律病例，15 例存在电张力调整作用。这组病例都有早搏间期无明确公约数，但联律间期不等的特点。长程心电图分析发现，如非并行心律激动落在并行心律早搏周长的前半部分时，并行心律早搏周长延长。如落在早搏周长的后半部分时，室性并行心律早搏周长缩短，呈双向性时相变化，亦即在异窦配对间距（早搏和其后窦性搏动的心室波群间距，XR）和并行心律的早搏间距（XX）之间，存在双相性时相关系，这是电张力性调整现象的最典型表现。

Moe 等的实验模型已证实，其机制系非并行心律搏动虽不能传入，但搏动波的电张力效应可通过阻滞区，影响并行节律点。落在室性并行心律周期早期的搏动，引起的电张力效应，使并行节律点处心肌细胞膜 K^+ 内流通道再激活，导致心肌细胞部分复极，而延迟下一次冲动的形成（延迟相）。在并行心律早搏周期的晚期，则促发 Na^+ 内流，使下次冲动提前形成（促进相）。

图 28-26 示这种双相性时相关系的典型表现，当窦性搏动落在早搏周长不同时相内，即异窦间距（XR）进行性延长（由 580ms 至 1020ms）时，早搏周长（XX 间距）自 A 至 C 进行性延长（由 1640ms 至 1800ms），在 D 则突然缩短至 1160ms，至 E 则有最大的缩短（1040ms）。XR 间距和 XX 间距之间存在的这种双相性时相关系，是电张力调整作用最典型的表现，常需要较长时间的心电记录才能发现，一般还需要窦律较慢时才显示。本例即是在颈动脉窦按压时，才出现这种典型的双相性时相关系。

电张力性调整作用的另一种表现是 XR 间距和 XX 间距成线性相关，而呈单相性反应。如图 28-27 所示，当 RX 由 800ms 逐步缩短至 620ms 或 XR 间距由 1040ms 逐步延长至 1200ms 时，XX 间距则由原来的 1920ms 逐步减至 1640ms。XX 间距和 XR 或 RX 间距呈线性相关，这是由于心电记录不够长，或窦性搏动因各种原因只落在早搏周长的晚期，或延迟相相对较窄，或并行节律点离阻滞区较远等原因，只表现为电张力调整的促进效应。因此，XX 间距和 XR 或 RX 间距呈单相性线性相关，亦是室性并行心律电张力调整作用的特征性表现。

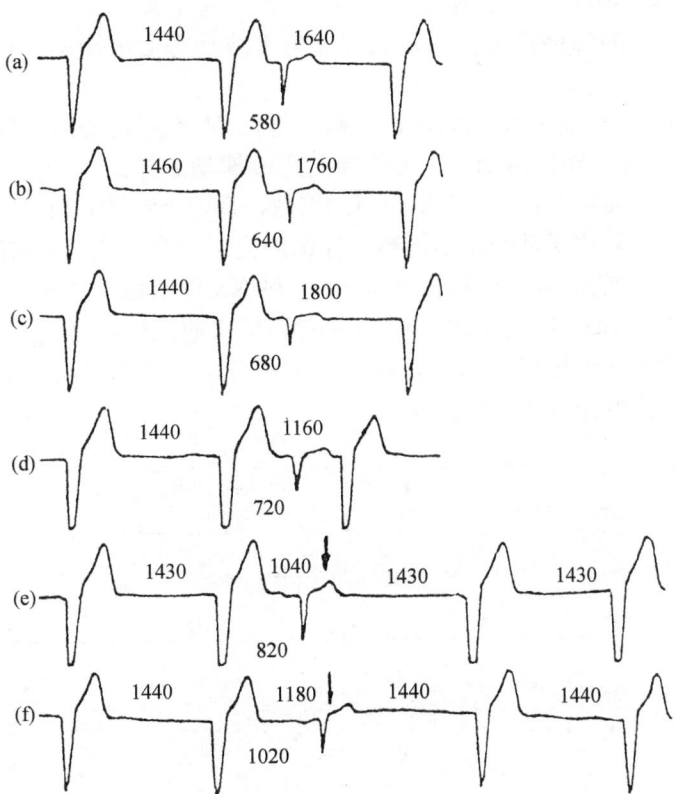

图 28-26 窦性激动对并行节律点节律的电紧张性调整作用

颈动脉窦按压时记录的 V₁ 导联非连续心电图，当 XR 间距（基线下的数字）

进行性延长，XX 周长（基线上的数字）自 A 至 C 为延长，在 D 则突然缩短，

在 E 则有最大的缩短。↓ 为落在不应期内的并行节奏点搏动

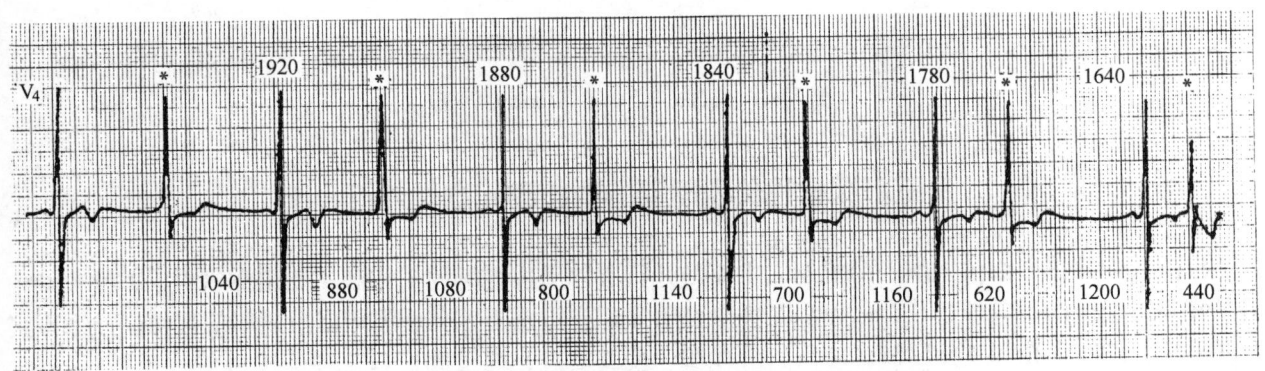

图 28-27 电紧张性调整作用的又一种表现

XX 周长和 XR 或 RX 间距呈线性相关。当 RX 间距由 880ms 逐步减至 440ms 时，

XX 周长则由 1920ms 逐步减至 1640ms。＊为并行节律点搏动

　　如 NPB 落在并行心律搏动的心动周期极早期（短的 RX 间距），即落在心室不应期结束后，而延迟相开始前，正值超常期时夺获并行节律点。此时在双相性曲线前，又形成一个反应曲线，而呈三相性曲线。最近，呈这种三相性反应曲线室性并行心律电张力调整的报导越来越多，可见这亦是一种常见现象。

　　室性并行心律的电张力调整作用，使并行心律的早搏间期公约数这一基本特征发生变异，但如注意分析 XX 间距和 XR 或 RX 间距存在线性相关或双相性时相关系，则诊断仍可成立。目前国内尚未见有关并行心律电张力调整现象的病例报道，注重长程心电图或动态心电图的分析，仍是十分必要的。图 26-28 是我们的 1 例病例。

图 28-28 是 1 例室性并行心律伴电张力调整。病人男性 70 岁"冠心病、房颤"病人。心电图选自 V1 导联非连续记录。X 为室性异位搏动，R 为传导的房颤搏动。异位搏动呈 RBBB 型，其短距离(XX 间期)恒等(1.20s)。长 XX 间距大致为短 XX 间距的倍数，提示为室性并行心律。但当两次异位搏动间夹有传导的房颤搏动时，则异位搏动间距不规整。仔细测量可发现，当 XR 间期≤0.6s 时，XX 间期和 XR 间期呈反比，即随 XR 间期由 400ms 延长至 600ms，则 XX 间期由 1600ms 缩短至 1440ms。如 XR 间期≥0.8s时，则 XX 间期和 XR 间期呈正比，XX 间期随 XR 间期延长而延长，XR 间期由 680ms 延长至 760ms，则 XX 间期由 1100ms 延长至 1140ms。从以上分析可见，该例呈典型的双相性反应。本例诊断为，房颤；室性并行心律伴电张力调整现象。

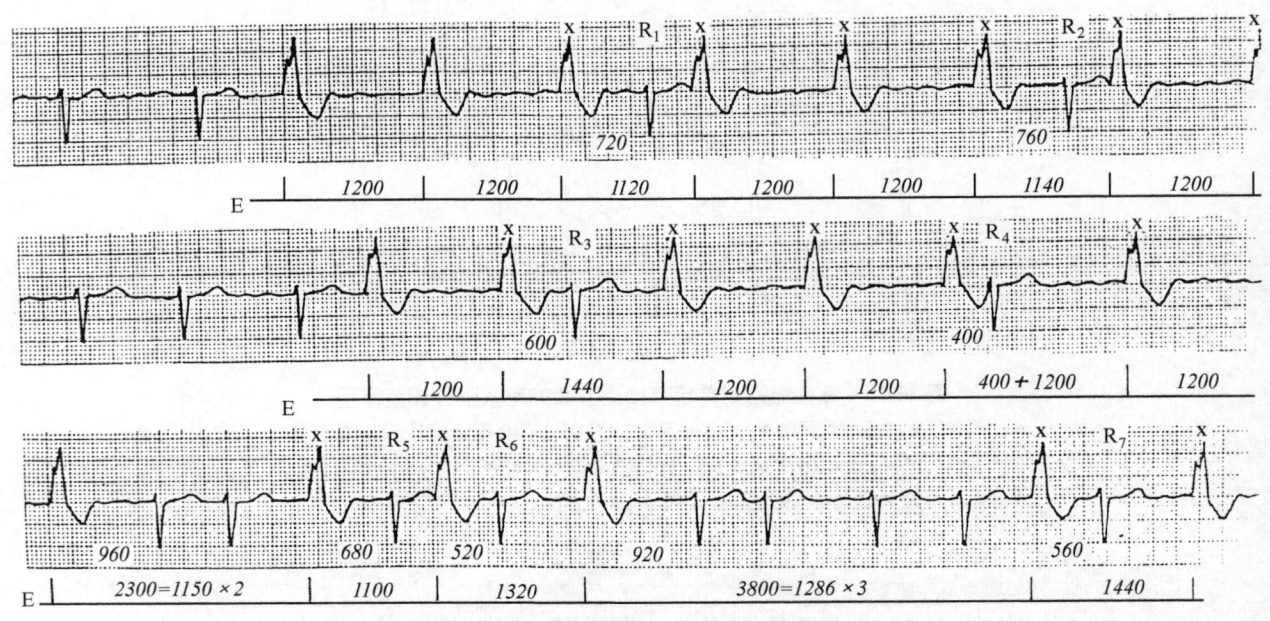

图 28-28　室性并行心律伴电张力调整

三、保护性传入阻滞的重整和间歇性并行心律

目前认为并行心律传入阻滞的机制，主要与并行心律周边组织的 3 相和 4 相阻滞有关。3 相和 4 相阻滞使周边组织的不应期延长，故可以是完全性阻滞，亦可是不完全性阻滞或呈频率依赖性。如系不完全性阻滞，则在 3 相和 4 相阻滞区之间，可存在一传导窗口，通过此窗口主导节律可传入至并行心律，使其节律重建，此时，并行心律消失呈间歇性并行心律。

通过对间歇性并行心律心电图的分析，可测定出周边组织的不应期(EnRp)长度，具有传入阻滞功能的最长的异窦间距(XR 间距)至引起并行心律重整的最短的 XR 间距，即为 EnRp 值。如 EnRp <窦性周长，则主导节律的每次冲动均能侵入，并行心律失去保护而被重整节律；如并行心律周长≤EnRp，而 EnRp >窦性周长，则并行心律的保护是完全的，每次主导节律均落在周边组织的不应期内而不能传入。如并行心律周长 > EnRp >窦性周长，亦即 EnRp 未占满整个并行心律周长，则并行心律的保护是部分性的。窦性冲动有时能进入并行心律，形成间歇性并行心律。此时因并行心律节律被重整，使早搏周长不存在公约数，常使诊断困难，但如能同时注意 XR 间距和节律重整的关系，则可避免误诊。

图 28-29 示一例室性并行心律传入阻滞重整现象并示 EnRp 值的测定方法。图中可见自 A 至 F，XR 间距进行性延长（由 780ms～1030ms），XX 周长恒定为 1560ms。窦性节律未能进入并行心律，自 G 至 J，XR 间距由 1200ms 延长至 1310ms，均使并行心律节律重整。箭头所示为并行心律搏动和窦性搏动融合。EnRp 为具有传入阻滞保护的最长的 XR 间距（1030ms），至引起节律重整的最短的 XR 间距（1200ms）。

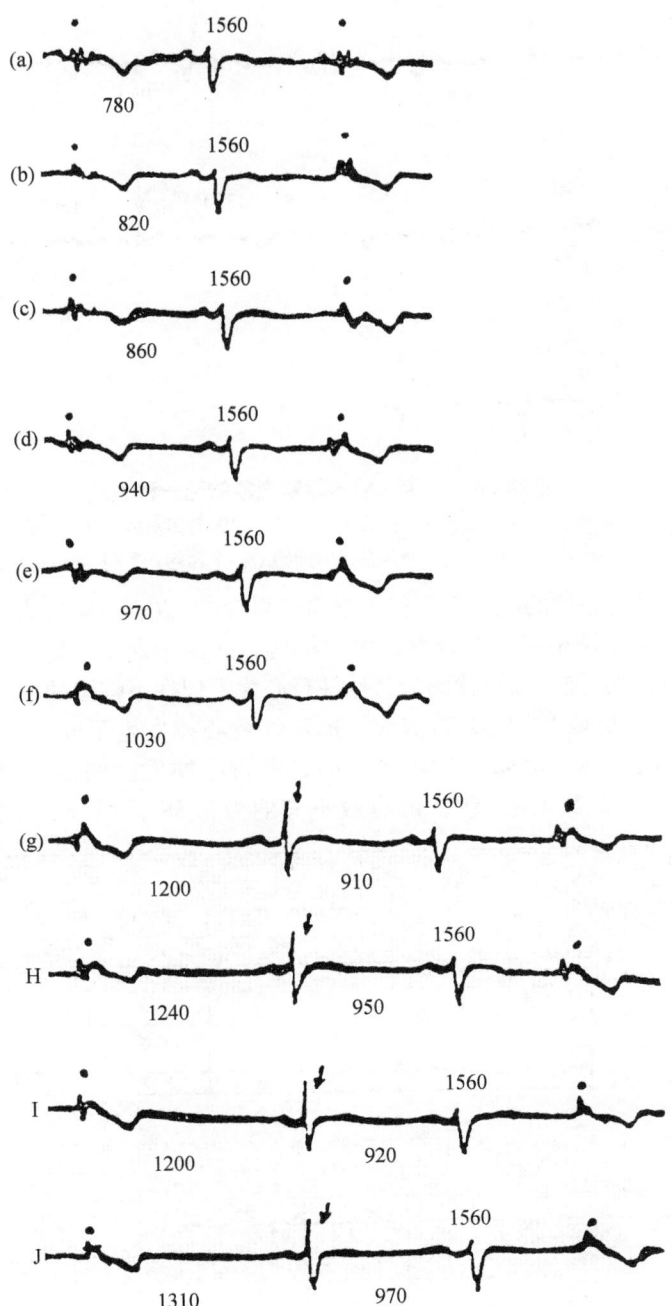

图 28-29　并行心律传入阻滞的重整现象。V₁ 导联非同步记录
●为并行心律搏动；↓为室性融合波

图 28-30 示传入阻滞重整现象的又一种表现。从图中可见，当 XR 间距小于 920ms 时，XX 周长恒定为 1560ms。当 XR 间距延长（940ms～980ms）时，并行心律节律重整，XX 周长多变，在 1210ms 至 1310ms

不等，EnRp 在 920ms ~ 940ms 之间。本例的特点是当 XR 间距大于 920ms 时，冲动侵入而影响下一次并行心律节律重整。这可能是窦性搏动虽能进入但传导速度缓慢，在随后的一次搏动形成后才抵达并行心律，影响下一次冲动形成使其节律重整，这种表现亦是常见的现象，在诊断时需注意。

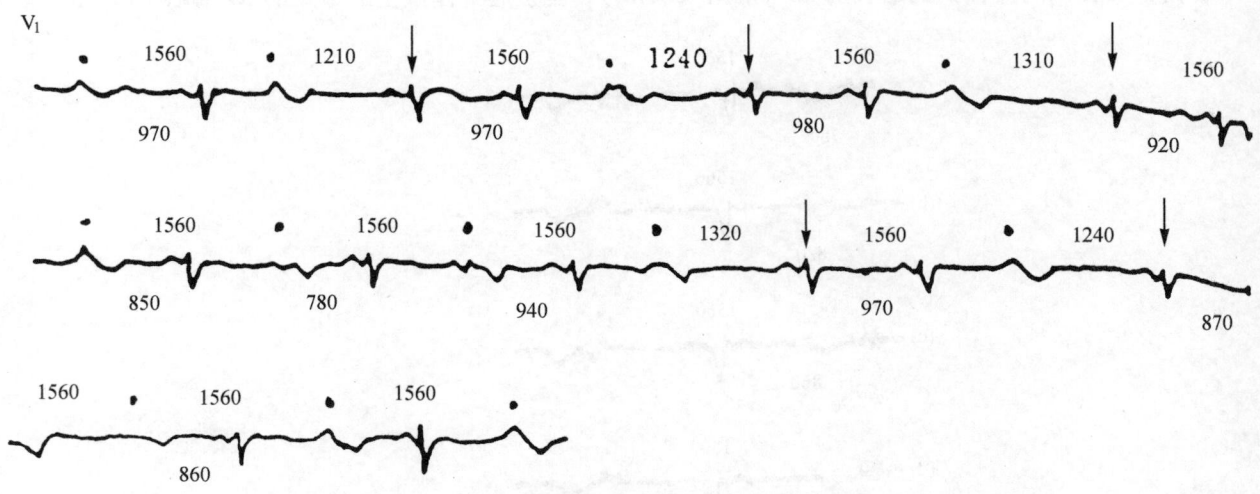

图 28-30　示传入阻滞重整现象的另一种表现

当 XR 间距大于 940ms 时，窦性激动侵入，引起下一次并行心律节律重整，使 XX 周长由原来的 1560ms

重整为 1210ms 至 1310ms 不等，●为并行心律搏动；↓为落入不应期间并行心律搏动

图 28-31 是 1 例室行并行心律的二度 I 型传入阻滞。男性 58 岁冠心病病人。心电图选自 II 导联非连续记录。基本心律为窦性，上幅图中可见有频发的室性早搏，联律间期不固定(0.44 ~ 0.72s)，异位搏动短距离相等(1.34s)，有室性融合波，故可诊断为室性并行心律。但在下幅图的中部可见，XX 中间夹有 2 个 R 波时，XRRX = 2.56s，不是短 XX 间期的倍数，提示并行心律发生了间歇。仔细测量可见，当 XR ≤ 0.88s 时，并行节律点按时发放，但如 XR ≥ 0.96s 时，并行心律发生间歇。当 XR 间期 ≤ 0.88s 时，都有传入阻滞保护，故并行心节律点周边组织的有效不应期为 0.88s。另外，本例 XRRX 中，RRX ≥ XX，

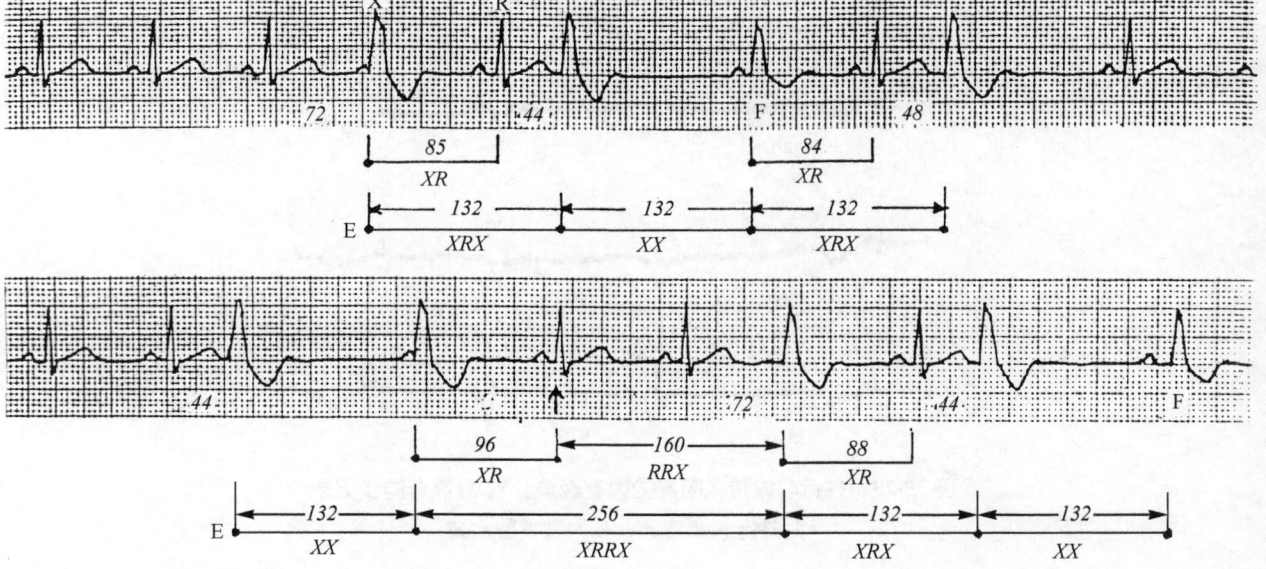

图 28-31　室性并行心律的二度 I 型传入阻滞。心电图选自 2 导非连续记录。X 为室性异位搏动，F 为室性融合波。

基线下的数字为早搏的配对并行心律间期。XR 为早搏后的回转周期，梯形图仅画出 E 级，数字的单位百分之一秒

和图 26-15 中 RRX = XX 不同，说明 R 侵入并行节律点，但传导延缓，是二度 I 型传入阻滞的特点。本例室性并行心律的特点是：①XRRX = XX；②当 XR≥0.96s 时，XRRX 不是 XX 的倍数；③RRX≥XX。诊断为窦性心律，室性并行心律二度 I 型传入阻滞引起间歇性室性并行心律。

综上所述，并行心律传入阻滞的重整现象均和其前的 XR 间距相关。XR 间距延长，使并行心律重整，此时虽然早搏间距间公约数这一基本特征消失，但依据 XR 间距和节律重整之间这一规律性现象，仍不难作出诊断。

四、室性并行心律传出阻滞的不同变异

并行心律周围组织从单向传入阻滞进展到双向，则可导致并行心律典型表现丧失或变异，并行心律传出通道阻滞亦可分成一度、二度和三度，各有其特殊表现。

三度传出阻滞系传出通道不应期（ExRp）大于 XX 周长，并行心律能如期发放冲动，但长时间内心电图上无并行心律搏动显现，即形成隐匿性并行心律。并行心律搏动在体表心电图上消失的另一常见原因是传出的并行心律冲动均落在心室的不应期内，这是生理性不应期，严格而言并非是传出通道的三度阻滞，但因两者在心电图上不易区分，临床上亦无区别之必要，故一般均包括在三度传出阻滞范围内。

一度传出阻滞仅在并行心律搏动产生不同程度延迟时才能被识别。当 RX 间距缩短至一临界值时，其后的 XX 周长延长，这次延迟被下一次并行心律搏动完全补偿，即下一次搏动仍按预期的节律出现，这和电张力调整现象中当 RX 间距缩短（XR 间距延长）时，XX 周长进行性延长不同。

此时，下一次并行心律的 XX 周长仍和其前的 RX 周长成线性相关，并无完全补偿作用。

图 28-32 为室性并行心律一度传出阻滞。并行心律的 XX 周长相对稳定，为 1400ms。但当其前的 RX 间距缩短至 320ms～380ms 时，XX 周长延迟至 1540ms，但随后的 XX 周长也补偿为 2660ms，而非原来的 2800ms，说明并行心律仍按预期的 1400ms 周长发放激动。XX 周长延长并非是并行心律节律重整，而仅是传出通道延迟所至。所以当 RX 间距分别为 520 至 740ms 时，其后的 XX 周长均恒为 1400ms。这些都可和电张力性调整现象鉴别。

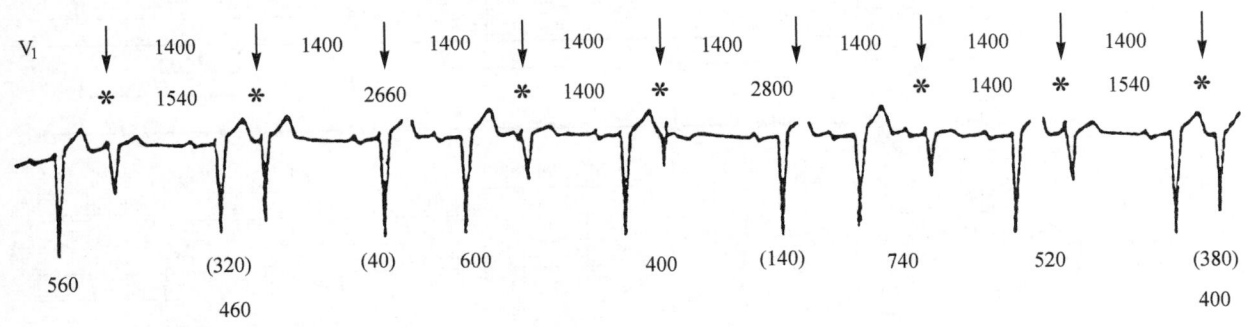

图 28-32　一度传出阻滞

↓间的数字为并行心律固有节律，✱间的数字为实际XX周长，（ ）内的数字为预期的 RX 间距，其下的数字为实际显示的 RX 间距

二度传出阻滞可引起室性并行心律搏动的脱落，引起脱落的临界 RX 间距即为并行心律传出通道的不应期，并行心律传出通道的文氏型传导较少见，但可引起复杂的心电图表现。

图 28-33 为颈动脉窦按压后，出现二度传出阻滞，当 RX 间距小于 620ms 时，并行心律搏动消失，RX 间距大于 700ms 时早搏搏动显现，该并行心律传出通道的不应期 ExRp 为 620～700ms。

图 28-34 为一室性并行心律的三相和四相阻滞，引起二度Ⅱ型传入阻滞的病例。本例为一女性 30 岁"风心病，二狭加漏"病人，长期服用强心药及利尿剂。心电图为 V1 导联连续记录。X 为室性异位搏动，R 为下传的房颤搏动。图中可见室性异位搏动频发，联律间期不固定（0.44～0.84s），短 XX 间期恒

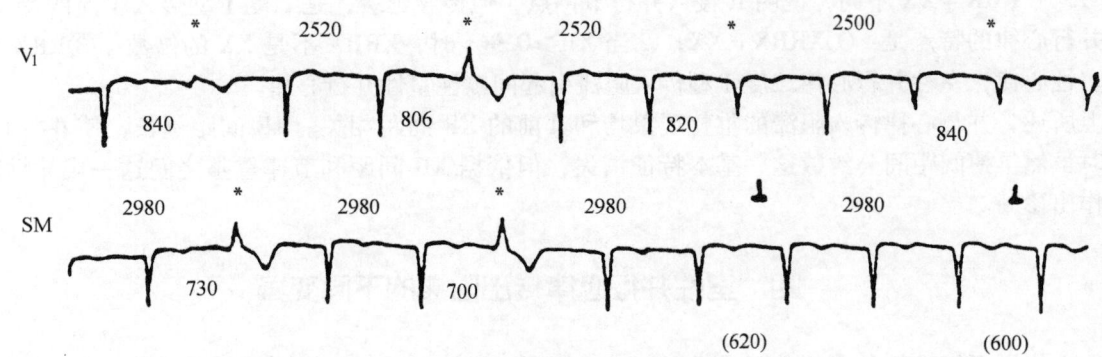

图 28-33　二度传出阻滞为 V₁ 导联非连续记录，下条为颈动脉窦按压（CSM）后记录。

当 RX 间期小于 620ms 时，并行心律激动传出阻滞。

*为并行心律搏动，⊥为被阻滞的并行心律搏动，（　）内的数字为预期的 RX 间距

等（1.54s），长XX间期不是短XX间期的倍数；可见室性融合波（F）。如示意图分析所示，当XR间期在 0.84 ~0.86s 之间时，R 搏动（箭头所示）才能侵入并重建并行节律点，其他 XR 间期长于 0.90s 或短于 0.80s 的 R 搏动，均不能侵入及重建并行节律点。表示本例并行节律点受到三相和四相阻滞的共同保护，其间有一可被其他外来激动侵入的窗口。3 相和 4 相阻滞区的有效不应期分别为 0.80s 及 0.64s（1.54 ~0.9 =0.64），分别占并行节律点周期（0.54s）的 52% 及 41%。本例XRRX 周期中，RRX 间期等于 XX 间期，提示主导节律的激动侵入并行节律点为"全或无"的传导方式，故保护性传入阻滞为Ⅱ度Ⅱ型。本例诊断为，房颤，3 相和 4 相阻滞所致的保护性传入性阻滞呈二度Ⅱ型，引起间歇性室性并行心律。

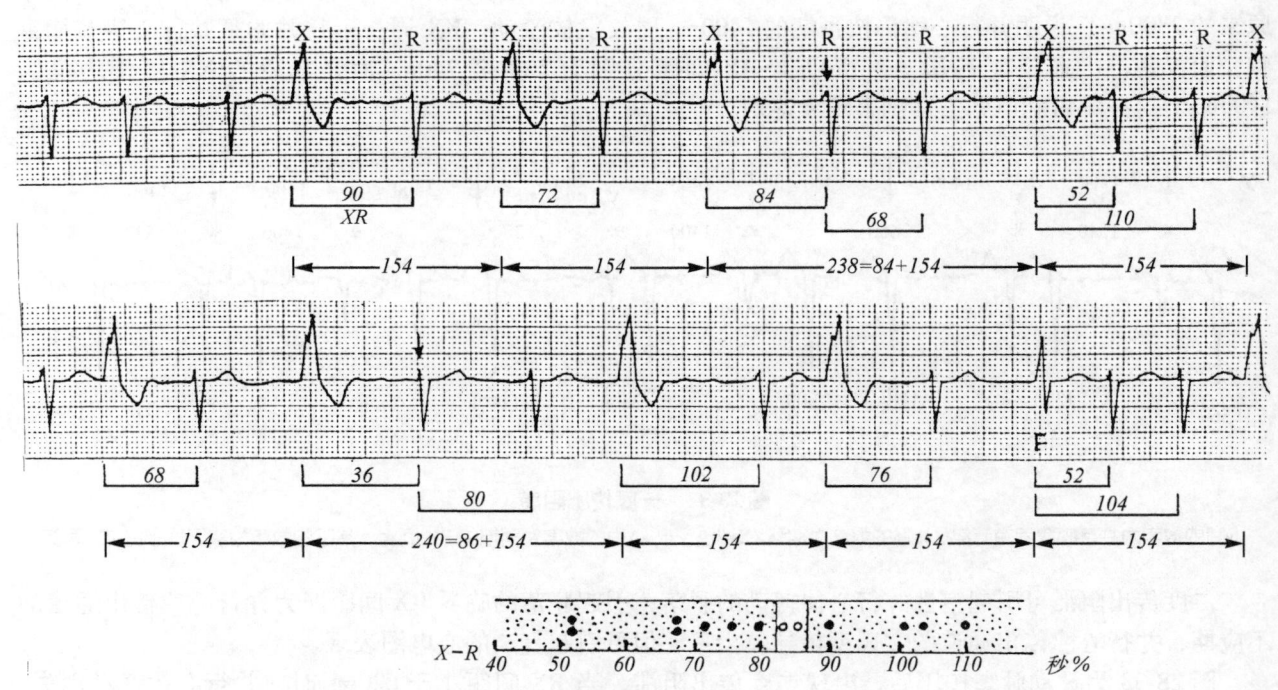

图 28-34　房颤

三相和四相阻滞所致的保护性传入性阻滞为二度Ⅱ型，引起间隙性室性并行心律

综上所述，多种原因可引起室性并行心律的基本心电图特征表现变异，导致诊断困难。尤其是目前

国内对并行心律诊断标准的争论，各说不一。主要也是对变异性并行心律的特殊表现了解不够。如能了解不同机制引起的变异性并行心律的特殊表现，一般均能作出正确诊断。除自发性节律变化外，变异性并行心律都和其前的 XR 间距或 RX 间距有关。XR 间距长，和并行心律早搏间距呈线性相关，或呈双相性改变，是电张力调整现象的特点。XR 间距延长，使并行心律节律重整，是周围组织传入阻滞的表现，其临界值即为 EnRp 值。RX 间距缩短，使 XX 间距延长，或使并行心律搏动消失，则是传出阻滞的表现。因此，对于联律间期不等的早搏，应注意分析其前的 XR 间距和 RX 间距与早搏间距的关系，否则不易识别不典型性并行心律，造成漏诊和误诊（见表 26-1）。

表 26-1 不典型的并行心律鉴别

并行心律	XR 间距	RX 间距	XX 间距
电张力调整	延长或缩短	—	缩短或延长双相反应
二度 I 型传入阻滞	延长	—	RRX ≥ XX
二度 II 型传入阻滞	延长	—	RRX = XX
二度传出阻滞	—	缩短	延长，RRX ≤ XX

五、并行心律的临床意义

并行心律常见于老年人及有器质性心脏病的患者，但亦可见于无明显心脏病者，例如房性并行心律多发生在无明显器质性心脏病者。据统计约 86% 的患者有器质性心脏病，65% 的病人年龄在 60 岁以上。心脏病人中室性并行心律的发生率明显高于室上性并行心律。伴发的心脏病最常见的是冠心病和高血压性心脏病，其中半数以上病人有急性充血性心力衰竭；其次是其他各种心脏病，如感染性心内膜炎、风湿性心脏病、慢性肺心病和先天性心脏病等；亦可见于低血压或患全身性疾病的非心脏病人，甚至健康人。急性心肌梗死的开始 72h 内常见室性并行心律性心动过速，但大多是自限性的。其预后决定于基础心脏病，无明显器质性心脏病者，可数月或数年间歇出现；心脏病人出现并行心律时，要密切观察。更为重要的临床意义是洋地黄治疗过程中室性早搏与室性并行心律的区别。前者往往是洋地黄中毒引起的，而后者则属于非洋地黄中毒性心律失常。应用洋地黄控制心力衰竭，心脏状况改善后，室性并行心律常消失。

因为并行心律常见于器质性心脏病人，因此，可以和其他各种心律失常共同存在，如房颤、房扑、室上性心动过速、房室或窦房阻滞、束支阻滞、一般的早搏以及预激综合征等。

并行心律本身大多无需使用抗心律失常药物治疗；如有明显的心悸或不适感（多发生于室性并行心律性心动过速）时，可应用奎尼丁、普鲁卡因酰胺等 I 类抗心律失常药治疗。但并行心律往往对上述药物耐药，因此，有人认为耐药性的早搏，尤其在老年人，常常提示并行心律。

参 考 文 献

1. 杨钧国，李治安. 现代心电图学，北京：科学出版社，1997，720-739

2. 杨钧国，李治安. 心律失常的近代概念，上海科学技术出版社，1990，162-172

3. 杨心田. 并行心律心律时的反向配对及其异常的心电图表现，医学临床与研究，1994，3：1-6

4. 杨心田，毛焕元，李彦三主编. 复杂心律失常的解释，北京：人民卫生出版社，1986，44

5. Edward K Chung, Principles of Cardiac Arrhythmias. 2nd ed, Baltimore：The William & Wilkins Company, 1977, 420

6. Marriott H J L, Advanced Concepts in Arrhythmias. St Louis：C V Company, 1980, 324

7. Moe GK, Jalife J, Mueller WJ, et al. A mathematical model of parasystoli and its application to clinical arrythmias. Circulation, 1977, 56：968-979

8. Oreto G, Satullo G, Luzza F, et al. Supernomal modulation of ventricular parasystole: The triphasic phase-response curve. Am J Cardiol , 1986, 58: 283-290

9. Swenne CA, Antzelevitch C. The characteristics of modulated parasystole under condition of constant and variable heart rate: A mathematical model. J Cardiovasc Electrophysiol, 1991, 2: 34-44

第 29 章　预激综合征

Preexcitation syndrome

林　治　湖

内 容 提 要

概　述

心房与心室间的联系，除了正常的房室结-希浦系统之外，还可以存在异常附加肌束或旁路，这是一种先天性异常。心房激动从二条途径同时下传，从旁路下传的激动先于房室结到达心室，引起该部心室预激。由于心室肌不单纯由正常的房室结-希浦系统传导所激动，因而这类疾病有着特殊的心电图表现（图29-1）。而且旁路的存在还可以引起折返性心律失常及其它快速性心律失常。这类房室间异常传导并与快速性心律失常密切相关的综合征，统称为预激综合征。临床上广义的预激综合征除包括心电图具有短PR间期、异常QRS波的经典型预激综合征（WPW综合征，Wolff-Parkinson-White syndrome）；还包括PR间期缩短、QRS波正常的短PR综合征（LGL综合征，Lown-Ganong-Levine syndrome）；以及PR间期正常、QRS波异常的变异型预激综合征。

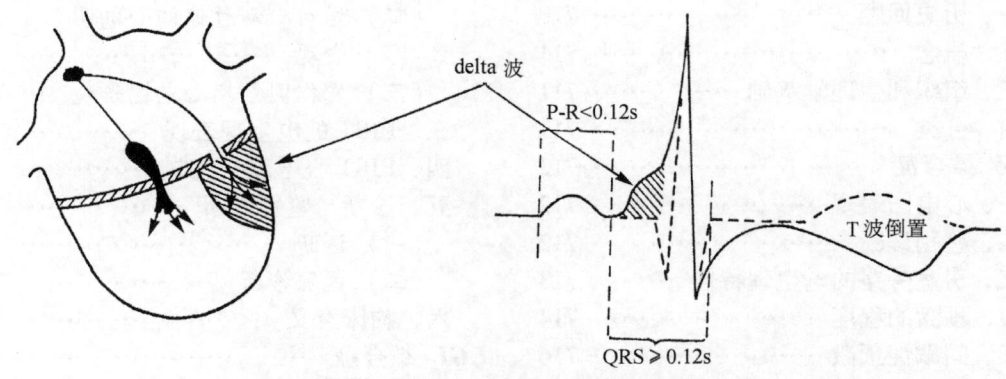

图 29-1　窦性心律时的房室旁路传导示意图

心房激动同时经房室结和旁路传导到心室，引起部分心室肌预激（左图）。如果旁路传导占优势，则心电图表现为PR间期缩短，QRS波时限增宽，可见明显delta波（右图）。如果激动很少或不经旁路传导，则PR间期正常，Δ波较小或没有

一、历 史 回 顾

对WPW综合征的认识经历了一个比较长的过程。1893年，希氏描述了房室间有一股肌束相连，后人称之为希氏束。正常激动经房室结-希浦系从心房传到心室。同年Kent报告了房室间另有一股肌束相连，并认为可能参与房室间电活动的传导，后来被称为Kent束，但当时未被广泛接受。1913年，Cohn和Fraster记录和发表了心电图学史上第一份预激综合征心电图，图中记录了心动过速及发作终止后恢复窦性心律的心电图，但未能肯定心电图的改变与心动过速间有一定关系。1930年，Wolff、Parkinson和White汇总了11例病例，报告了这一临床症候群。该组患者特点是：均为年轻人，体检健康，具有反复性心动过速，窦律心电图表现为PR间期短，QRS波增宽，当时被解释为功能性束支阻滞。1941年Levine和Beeson提议将此症候群命名为WPW综合征。1943年Wood和Wolferth及1944年Ohnell先后宣称找到房室附加肌束，并解释由于Kent束的参与，冲动由旁路下传导致上述心电图改变。而且后者首先把这类心电图现象称为预激综合征。1967年，Durrer和Roos对一例WPW综合征伴阵发性心动过速的患者进行心外膜标测，在右心室游离壁记录到提前的心室激动，认为该处是异常旁路从心房连接心室处，并阐述了心动过速的大折返途径。至此，Kent束才被认为是WPW综合征的解剖生理学基础。近年来的外科手术和射频消融成功阻断旁路，进一步证实了旁路存在的客观性，对WPW综合征的认识，也再无争议。

目前对 LGL 综合征的认识仍有分歧。1938 年 Clerc 等报告了一组心悸患者，其静息心电图表现为 PR 间期缩短而 QRS 波正常。1952 年 Lown、Ganong 和 Levine 研究 200 例具有短 PR 间期的患者，其中大多数 QRS 波正常，发现这些患者心悸发生率为 17%，明显高于 PR 间期正常的对照组（0.5%）。并把这类 PR 间期短、QRS 波正常，且伴有心动过速的疾病称为 LGL 综合征。后来学者们解释这种心电现象的生理基础可能是因为存在房室结旁路，即 James 提出的绕行至房室结下部的后结间束纤维（James 束），和 Brechenmaker 报道的连接心房与希氏束的房-希旁路。近来心脏电生理学者又提出"房室结加速传导"的概念，除此之外还提到房室结发育短小，房室结内部存在旁路等，认为这些因素可能都与 LGL 综合征有关。

关于变异型预激综合征的发生基础，以前认为与 Mahaim 纤维有关。即 1937 年 Mahaim 报告的连接房室结-房室束系统和室间隔顶部的传导束，统称 Mahaim 纤维。但近年来随着心脏电生理和射频消融技术的发展，对 Mahaim 纤维的认识已经有了全新的观点。

二、概　　念

预激综合征是指心房激动由异常传导束——旁路提前激动心室，使心电图上有心室预激表现，并且伴有阵发性心动过速的一组疾病。有学者认为，仅有心室预激而无症状，临床上没有心动过速发生者，最好仅称作"心室预激或 WPW 形式"。而有些发现心动过速的患者，虽然心电图上不表现心室预激，但电生理检查发现有能逆向传导的房室旁路，也属于预激综合征。

三、组织和生理学基础

目前认为，旁路是在胚胎发育过程中残存的房室间肌束连接未能完全退化所致。在胚胎早期，房、室心肌是相连的，发育过程中，心内膜垫和房室沟组织形成中央纤维体和房室环，替代了房、室间心肌相联（房室结-希浦系是发育中形成的正常房室间连接），但仍遗留一些散在心肌相连，出生后短期内继续发育，这些遗留的散在心肌则自动消失，但在少数人中并没有完全消失，则形成异常房室旁路。

绝大多数旁路纤维组织学特点不同于房室结组织，而与普通心肌类似，属于快反应纤维，传导速度较快，无明显的频率依赖性传导速度递减特征。但是非典型旁路也可以表现为与房室结组织类似的频率依赖或递减传导特性。这种递减传导仅仅体现在单向传导方向，或前向传导，或逆向传导，很少呈双向性。其组织学基础尚不清楚，有学者推测可能为异位的房室结组织。

四、分　　类

预激综合征包括下列几种类型：

1. 经典型预激综合征

又称 WPW 综合征，其解剖基础为房室旁路，即 Kent 束。心电图表现为 PR 间期 <0.12s；QRS 波时间 >0.10s，起始部粗钝，有预激波，又称作 Δ 波；PJ 间期正常；有继发性 ST-T 改变。

2. 短 PR 综合征

又称 LGL 综合征，心电图表现为 PR 间期 <0.12s，QRS 波时间正常，其起始部无 Δ 波。

3. 变异型预激综合征

心电图表现为 PR 间期正常，甚至可长于正常值，QRS 波时间延长，起始部有 Δ 波。

WPW 综合征

各型预激综合征中，WPW 综合征最常见。其人群中发生率约为 0.1% ~0.3%，每年新发生病例约为 0.04‰。这个数字也许低估，因为有些患者没有症状，有些患者预激图形间歇出现，影响发现机会。而有的患者预激心电图不够明显，难于准确判断。大多数患者在年轻时发病，男性多于女性。

WPW 综合征患者中有的房室旁路具有双向传导功能，前向传导导致窦律心电图呈现预激波，逆向传导使得折返性心动过速得以发生。而有的旁路完全不能前向传导，只能逆向传导，称隐匿性旁路。这样的患者平常心电图无任何异常表现，但在一定条件下，却可以参与发生房室折返性心动过速。这在临床上所见到的阵发性室上性心动过速患者中占很大一部分。由于旁路没有前向传导功能，故在心房颤动时不会出现快速的心室率反应。有些旁路不能连续前向传导，偶尔或当心率达到某一临界值时可不出现心室预激。这种间歇型预激暗示旁路的前向传导性能较弱。

具有 WPW 综合征心电图的患者，大多没有器质性心脏病。伴有器质性心脏病的患者之中，先天性心脏病较多见。如 Ebstein 畸形、二尖瓣脱垂、大血管转位的患者中 WPW 综合征发生率较高。尤其是 Ebstein 畸形，有人报告，Ebstein 畸形的患者中 WPW 综合征的发生率可达 5% ~25%，而且都是右侧房室旁路。预激综合征与先天性心脏畸形关系密切，更加说明旁路是在发育过程中形成的。

一、心电图表现

房室旁路的心电图表现是多种多样的。典型心电图表现是 PR 间期 <0.12s，QRS 波时间 >0.10s，起始部有 Δ 波（图 29-2）。

1. PR 间期 <0.12s

由于窦房结冲动通过旁路先于房室结快速下传到心室，没有经过房室结的生理性延迟，因而 PR 间期缩短。

2. QRS 波时间 >0.10s

旁路传导没有生理性延迟的特点，因而下传的心房激动经旁路首先抵达心室，使该部心室肌首先除极。但心肌之间的兴奋扩布速度远远慢于传导系统，反映在心电图上 QRS 波起始部粗钝，有切迹，即 Δ 波。Δ 波是 QRS 波增宽的原因。

3. ST-T 改变

由于通过旁路传导引起心室异常除极，使得反映复极的 ST 段和 T 波亦异常，这种改变是继发性的。

4. P-J 间期

P-J 间期一般是正常的，约 0.27s。

二、鉴 别 诊 断

预激综合征的体表心电图需与以下情况相鉴别：

1. 心肌梗死

预激时的负向 Δ 波在心电图上可以表现为异常 Q 波，容易误诊为心肌梗死。Ⅱ、Ⅲ、aVF 导联的负向 Δ 波貌似下壁心肌梗死（图 29-3）；异常 Q 波在 Ⅰ、aVL 导联则似高侧壁心肌梗死；V_1 ~ V_3 导联呈 QS 型貌似前间壁心肌梗死。鉴别时要注意 PR 间期是否缩短，某些导联是否可见到明确 Δ 波，QRS 波是否增宽。并且要仔细询问病史，有无诊断心肌梗死的确切依据。

另外值得注意的是，WPW 综合征的 QRS 波初始向量有改变，可以掩盖真正心肌梗死存在的异常 Q

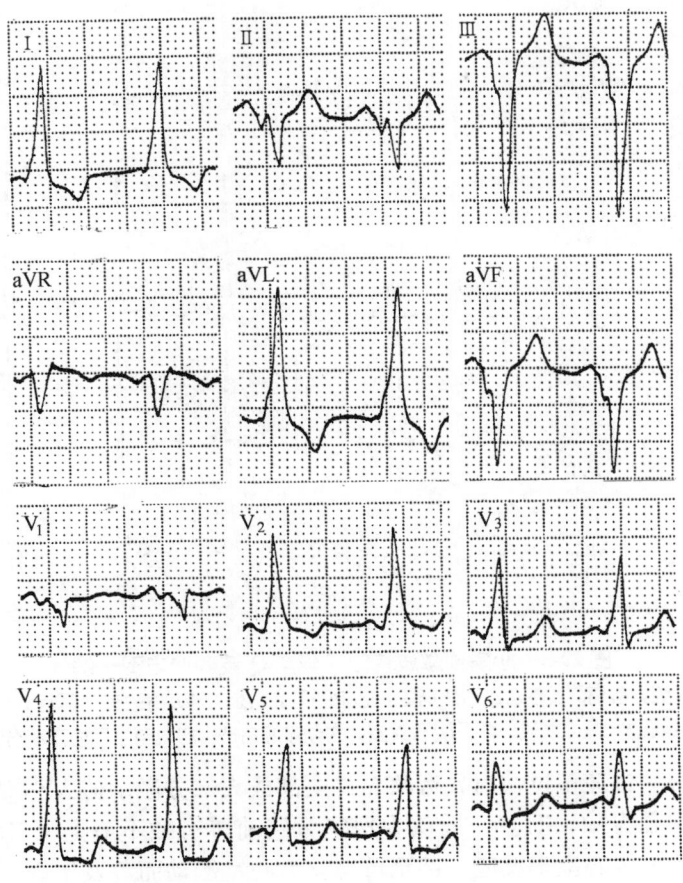

图 29-2　WPW 综合征心电图一例

患者女性，56 岁。心电图示窦性心律，PR 间期 0.10s，QRS 时间 0.14s，
QRS 起始部有 Δ 波，I、aVL、$V_2 \sim V_6$ 导联可见继发性 ST-T 改变。
射频消融术后证实为右后间隔旁路

波，应注意鉴别。

2. 右心室肥厚

A 型预激综合征需与右心室肥厚相鉴别。注意 PR 间期是否缩短，有无 Δ 波以及电轴的偏向，V_5、V_6 导联 S 波的深度等，另外还应注意临床上有无引起右心室肥厚的病因存在。

3. 束支阻滞

预激综合征患者有时可以合并束支阻滞，但也可能被误认为束支阻滞。特别是 B 型预激综合征容易误诊为左束支阻滞（图 29-4）。WPW 综合征 PR 间期短，仔细辨认可见 QRS 波起始部有 Δ 波，QRS 波增宽的程度不似左束支阻滞那样明显。左束支阻滞多存在器质性心脏病，不伴有阵发性心动过速。

三、房室旁路的电生理特性

房室旁路与正常房室结组织电生理特性不同。房室旁路的传导速度较快，传导通常表现为全或无的形式，而不出现递减传导或传导延缓。快速心房冲动要么传导而无延缓，要么突然阻断。在心率较快时，则可出现 2:1 阻滞，却不会出现传导延缓。大部分房室旁路的不应期较短，其不应期长度与心房肌不应期相近。且旁路的不应期随前一心动周期的缩短而缩短，即心率越快旁路不应期越短，缺乏心室保

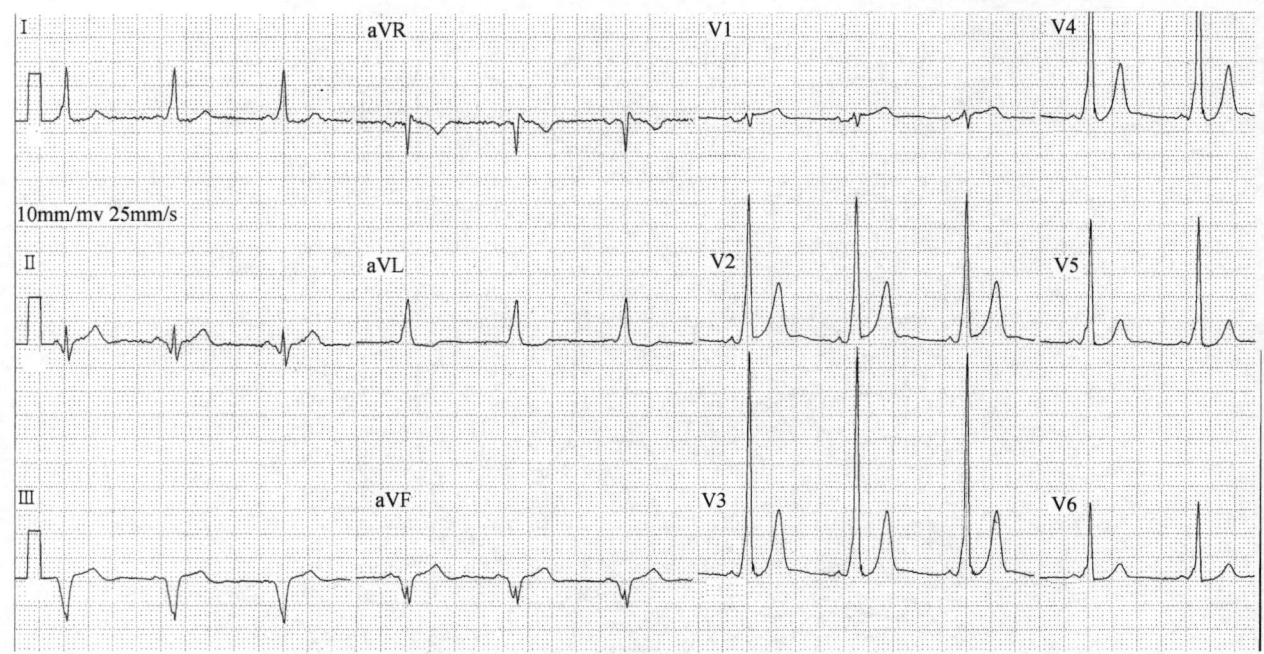

图 29-3　心室预激波貌似 "异常 Q 波" 心电图一例

患者男性，55 岁，平素体健，但有阵发性心动过速病史。心电图见 Ⅱ、Ⅲ、aVF 导联有 "异常 Q 波"，貌似下壁心肌梗死。
但各导联均表现 PR 间期缩短，可见明确 Δ 波，为预激综合征。心内电生理检查示右后间隔旁路

护作用。因此当心房性心动过速率过快时，旁路允许全部或大部分激动传入心室，可引起危险的快速心室率，尤其是在预激伴发心房颤动时。一般认为房室旁路前传有效不应期 <270ms 即为超短不应期旁路，在心房颤动时容易产生快心室率反应，甚至可恶化为心室颤动而危及生命。

尽管大部分房室旁路具有较短不应期，但 Rosenbaum 等发现有些具有房室旁路的患者，仅在心率较慢或甚缓时才出现预激的心电图表现，而在心率加快时预激图形消失。电生理研究发现，该组房室旁路具有相当长的不应期，其顺传的不应期长度可在 600～1000ms，甚至更长，因而提出长不应期房室旁路的概念。长不应期和短不应期的房室旁路在临床和电生理特征上有显著差别。长不应期的旁路虽亦呈全或无的传导，但可有 3 相和 4 相阻滞，并可有自律性，在一定条件下可形成起源于旁路的逸搏或逸搏心律。Rosenbaum 等认为这种长不应期的房室旁路可能与短不应期旁路具有不同的组织结构，是由希浦传导组织构成，其电生理特征类似受抑制的快反应动作电位细胞，但亦可能由短不应期旁路慢性退行性变或急性损伤演变而来。长不应期旁路的存在，可部分解释间歇性预激和隐匿性预激形成的原因。

四、预激的程度

预激的程度反映了通过房室旁路激动心室肌的数量，因此亦决定了预激时的 PR 间期和 QRS 波的形态和时限。预激的程度取决于激动从窦房结经旁路传导和经房室结传导到达心室的时间和距离之比。

1. 旁路的部位

房室旁路的起端离窦房结越近，则冲动抵达旁路束插入心房的部位越快。如右侧旁路一般比左侧的预激程度大；房性期前收缩时亦常具有较大程度的预激。

2. 房内的传导时间

冲动在房内的传导时间，即从窦房结到旁路和从窦房结到房室结的传导时间关系。如激动起源于窦房结，冲动抵达旁路束插入心房的部位比抵达房室结的时间早，则预激的程度较大，即冲动在房内正常

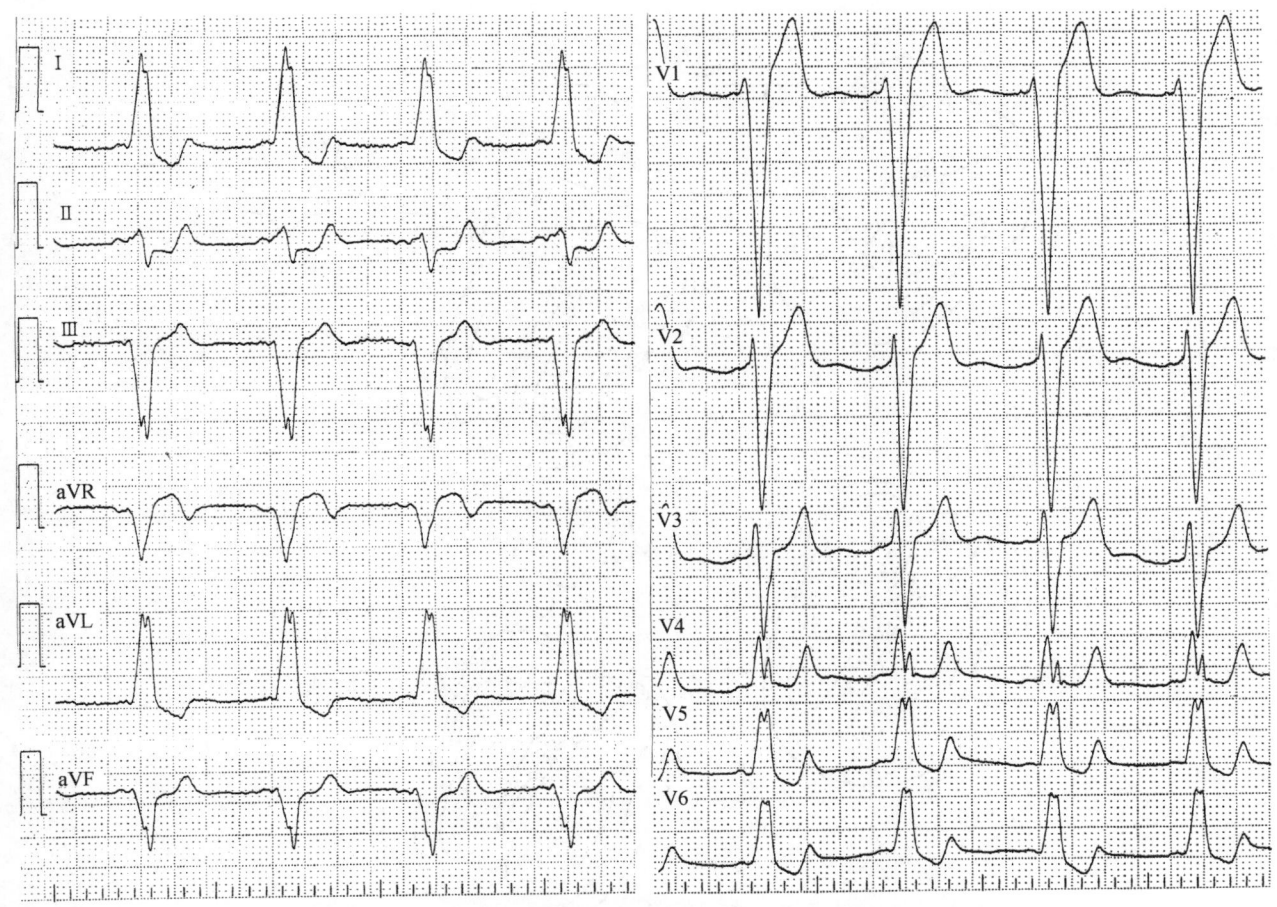

图 29-4　预激综合征似左束支阻滞心电图一例

患者男性，55 岁，有阵发性心动过速病史。心电图示 PR 间期 0.10s，QRS 波宽大畸型，诊断为 WPW 综合征。V₁ 导联呈 rS 型，

I、aVL、V₅、V₆ 导联呈宽阔 R 型，且顶端有挫折，似左束支阻滞

传导时间延长有利于预激的显现。

3. 旁路的传导时间

　旁路的传导时间取决于旁路的长度和传导速度，旁路越短或传导速度越快则预激的程度越大。在旁路传导不变时，如房室结的传导时间减慢则预激程度也越大。

4. 房室结-希浦系的传导时间

　如经房室结-希浦系的传导时间短，则预激程度较小。这种关系在左侧旁路时更明显，因此时旁路传导时间相对较长，故房室结传导加快就易于使预激程度变小。相反，减慢房室结传导时间，如兴奋迷走神经、应用地高辛、钙拮抗剂等可使预激程度增加。在基本心率加快时，由于房室结出现递减传导，这时的预激程度亦较大，易于预激的显现。

　预激的程度可以从零到最大。如房内和房室结的传导是正常的，房室旁路或接近窦房结，或传导较快，心室完全被旁路下传的冲动所激动，且逆传至希氏束处和正常下传的冲动相遇而互相抵消，这时产生最大程度的预激，心电图上 PR 段消失，P 波和 Δ 波重叠，QRS 波群亦最宽。反之，如经正常房室通道下传较快，且其逆传的冲动能和旁路下传的冲动于抵达心室前在旁路处相遇而互相抵消，此时则无预激表现，或呈现最小预激。经旁路下传和经正常传导途径下传的冲动，其抵达心室的时间关系不同，即形成了从零到最大的不同预激程度（图 29-5）。

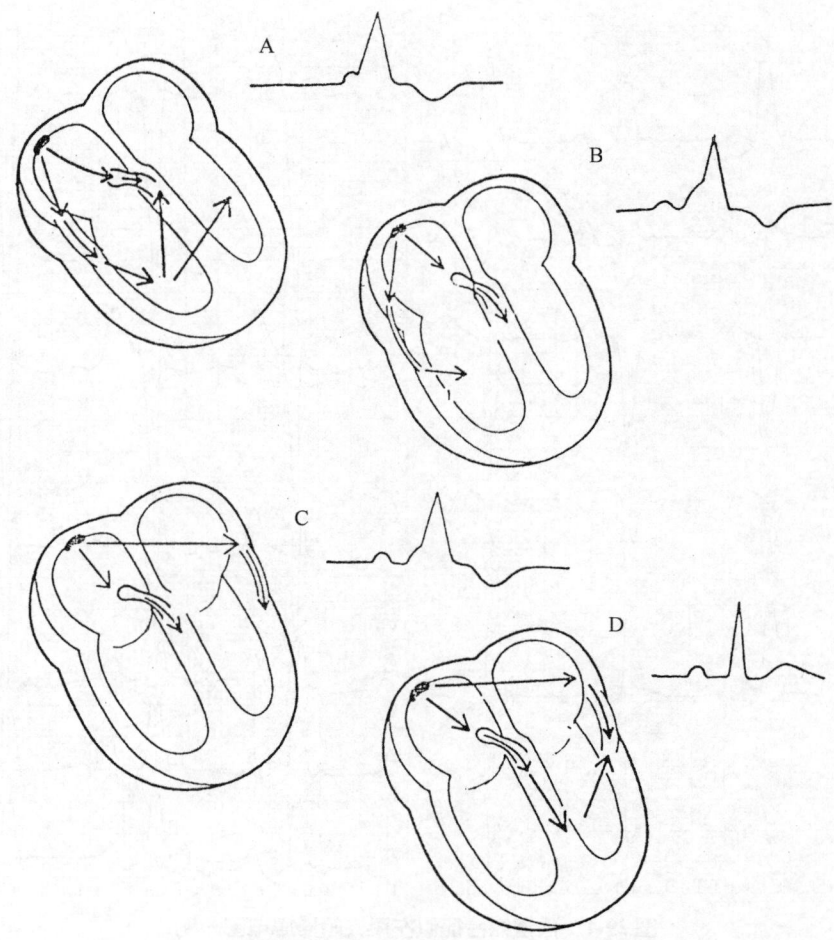

图 29-5 不同的心室预激程度示意图

A 示最大预激，D 示零预激，B、C 示不同程度的室性融合波，
自 A 至 D 预激程度逐渐减小（引自杨钧国，等. 现代心电图学，1997）

五、间歇性预激

间歇性预激（intermittent preexcitation）是指预激的心电图表现间歇性地存在及消失，即 Δ 波有时存在、有时消失，PR 间期有时缩短、有时正常（图 29-6）。间歇性预激的出现与预激的程度改变有关。心电图上不出现预激的图形，并不表示旁路不能前向传导，只是激动经旁路传导和正常房室传导的时间关系发生改变。间歇性预激的形成和以下因素有关。

1. 运动

运动试验可使 50% 的预激综合征患者的心电图表现正常化。运动引起间歇性预激的原因是由于交感神经张力增高而迷走神经张力减退所致。此时经正常房室传导加快而经旁路下传引起的预激程度减小，使 Δ 波消失和 PR 间期正常化。

2. 自主神经张力的变化

迷走神经张力增高对房室结的传导有显著的抑制作用，可使预激程度增大。反之，如迷走张力降低则呈现较小程度的预激或无预激表现。自主神经张力的变化是间歇性预激最常见的诱因。如睡眠时出现的预激，运动时呈现的间歇性预激，都可能由于自主神经张力改变所致。自主神经张力的波动有时可引

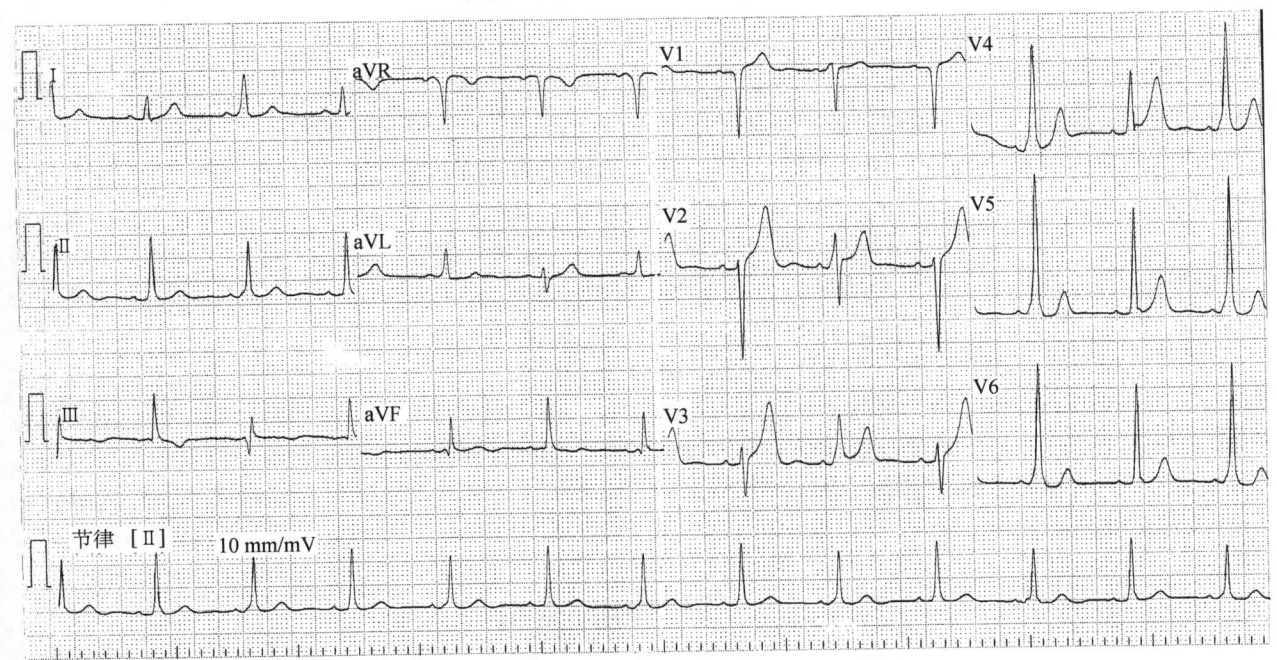

图 29-6　间歇性心室预激心电图一例

患者男性，27 岁，平素无心动过速发作。心电图可见每隔一个正常的 QRS 波群出现一个心室预激图形，
显示心房激动经房室结和旁路交替传导，心室预激间歇出现

起窦性心律时预激程度的逐渐变化，呈现典型的手风琴样效应。

3. 旁路的不应期较长

有些病例可因心率的改变而产生间歇性预激。在心率加快达到临界值时，预激图形可突然消失。这类患者一般具有长不应期的旁路，引起频率依赖性的阻滞，产生间歇性预激。短不应期的旁路不产生 3 相阻滞，亦不会出现这种频率依赖性间歇预激。

4. 旁路内的隐匿性传导

房性、室性期前收缩或房性快速性心律失常导致旁路内的前向或逆向隐匿性传导可致间歇性预激。这是预激伴心房颤动时表现为时而呈明显预激、时而预激图形消失的常见机制。

5. 起搏点位置改变

心房激动顺序改变，心房激动点位于距旁路的远侧，或心房冲动抵达旁路和房室结的相对时间关系发生变化都可能形成间歇性预激。此时在 QRS 波群发生改变的同时，常伴有 P 波形态和极性的改变。

6. 旁路的阻滞

旁路和其他传导系统一样，可以存在阻滞。如旁路存在 2:1 或 3:1 阻滞，则可见每隔一个或二个正常 QRS 波群后，规律地出现一个经旁路传导引起的宽大 QRS 波群。

六、隐匿性预激

隐匿性预激（concealed preexcitation）是指存在房室旁路，但无前向传导功能，冲动仅能循此逆向传导。旁路的前向传导被阻滞是因为前向传导不应期极长。隐匿性旁路虽在心电图上始终不出现预激图形，但却能引起室上性心动过速。由于旁路的前向阻滞，正常房室结传导又较慢，所以很易引起折返性心动过速。因经旁路逆传的传导速度较快，故心动过速的频率一般较快，易引起临床症状。

　　电生理研究发现隐匿性旁路存在"快传"和"慢传"的二种类型。二种类型的电生理特性、临床及细胞构成等均明显不同。"快传"型逆传旁路具有经典房室旁路的电生理特性，不应期短，传导速度快，无递减传导。"慢传"型逆传旁路则传导慢而不应期长，具有递减传导的特点。阿托品、异丙基肾上腺素和运动能加速"慢传"型逆向传导。"慢传"型逆传旁路是电生理性能上的"弱支"，在引起折返性心动过速后，常可自行终止，但又常能在几次心搏后，又引起心动过速。所以心动过速常呈慢性或持久性特点。"快传"型逆传旁路大多位于房室环周边，"慢传"型逆传旁路则均位于室间隔部。"慢传"型逆传旁路的特性，近年来已被大量电生理和射频消融研究结果所证实。持续性反复性交界性心动过速（PJRT）即是由此旁路引起的一种特殊类型心动过速（见后文）。

　　隐匿性预激和间歇性预激在心电图上虽然都可以没有预激表现，但其电生理特性和临床意义完全不同。间歇性预激的房室旁路具有前传功能，只是暂时被掩盖。因此发生心房颤动时，间歇性预激如伴短不应期旁路，则同样可出现危及生命的心室颤动或猝死。隐匿性预激的旁路则无前向传导功能，故在心房颤动时不会出现快速的心室率反应。二者的区别是重要的，鉴别主要是改变预激的程度，使间歇性预激转变成显性预激。

七、旁路的定位

（一）旁路的分布

　　旁路可以位于二尖瓣环和三尖瓣环的任何部位，但在二尖瓣和主动脉根部的移行区，因左房和左心室不直接接触，尚未发现旁路存在。按沿房室环分布的解剖位置可分为右侧游离壁、左侧游离壁和间隔部房室旁路。文献上对旁路的具体分区方法有几种，但临床上较为实用的是将其分为10区，即左前壁（左前侧壁）、左侧壁、左后壁（左后侧壁）、左后间隔、右前间隔、右中间隔、右后间隔、右后壁（右后侧壁）、右侧壁、右前壁（右前侧壁）等区（图29-7）。外科手术和导管射频消融术的结果表明，预激综合征患者的旁路位置最常见是在左游离壁，约占50%～60%，位于后间隔旁路占20%～30%，右游离壁占10%～20%，位于前间隔和中间隔的旁路最少见，约占10%。

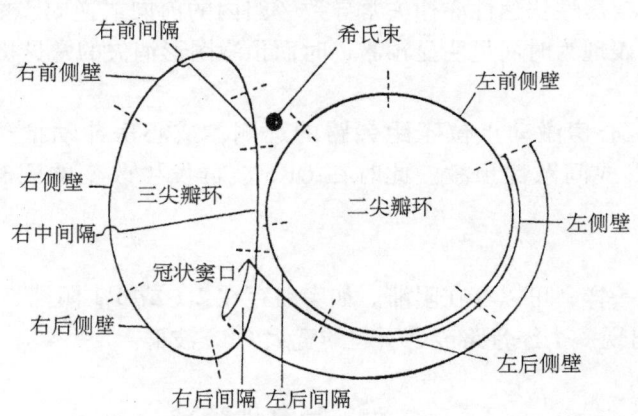

图29-7　自左前斜心脏投影旁路分区（10区）示意图

（二）定位

　　不同部位的显性旁路在体表心电图上表现不同，因此可以根据体表心电图确定旁路在瓣环上的位置。1945年Rosenbaum首先引出了旁路部位的概念，他按照胸前导联心电图，把WPW综合征分为A、B

二型。V_1 至 V_6 导联 Δ 波均向上，QRS 波以 R 波为主属 A 型预激，反映左房室旁路（图 29-8）。B 型预激是指 V_1 至 V_3 导联 Δ 波为负向或正向，QRS 波以 S 波为主，V_4 至 V_6 导联 Δ 波和 QRS 波都向上，反映右侧旁路（图 29-9）。此分型简单易行，且可粗略反映旁路部位，故仍沿用至今。但近年来随着治疗预激综合征的导管射频消融技术的广泛应用，对体表心电图旁路定位要求更加精确，即体表心电图应能有助于在术前筛选患者及对旁路进行大致定位。同时此项治疗措施的应用亦提供大量临床病例使常规心电图对 WPW 综合征的旁路定位方法得以不断改进和发展。目前敏感性和特异性可达到 85% ~ 90%。准确的术前定位对导管射频消融术的术前准备、术中预测及缩短手术时间有着重要的临床意义。

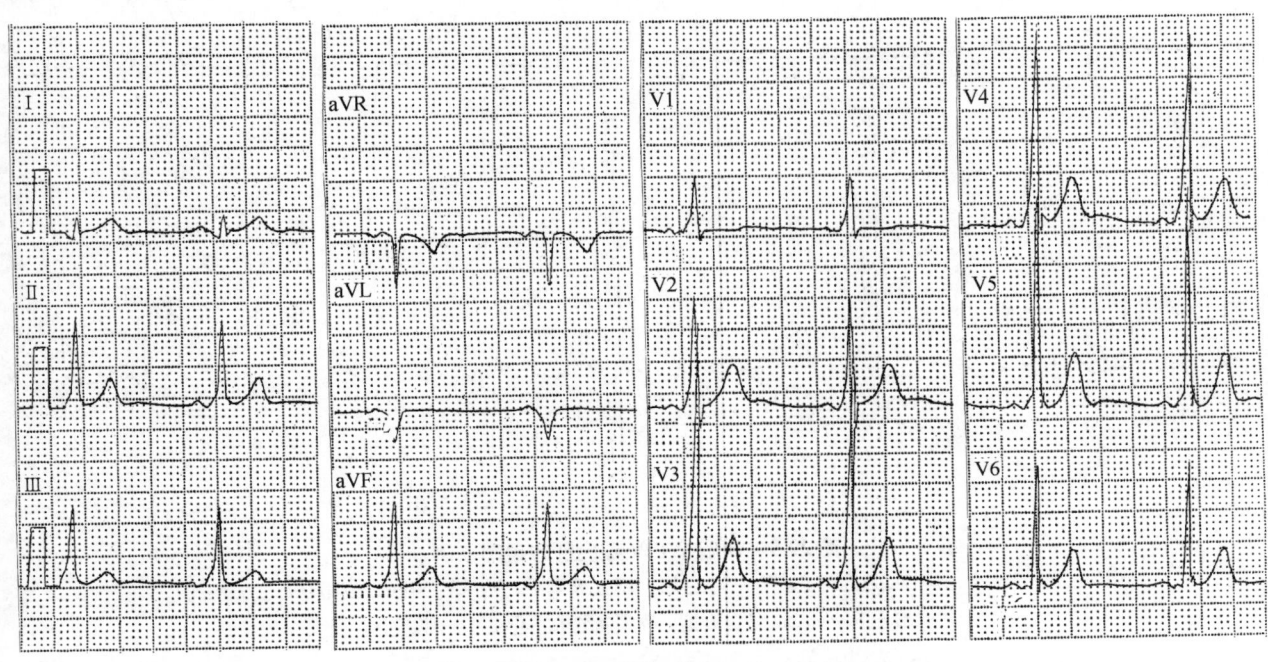

图 29-8　A 型 WPW 综合征心电图一例

患者男性，37 岁，有心动过速病史。心电图示 WPW 综合征，胸前导联 $V_1 \sim V_6$ Δ 波和 QRS 波主波均向上，

属于 Rosenbaum 分类 A 型，射频消融术后证实为左室侧壁旁路

　　判断房室旁路位置的主要指标有：①Δ 波的极性；②Δ 波的电轴；③QRS 波的主波方向或形态；④QRS 波电轴；⑤胸前导联 R/S >1 移行部位。其中最常用的是 Δ 波的极性，分为正向、负向和水平三种形态。测定心脏激动的前 40ms 向量作为 Δ 波的极性。如果在某导联初始 40ms 向量直立则为正向 Δ 波，表示为（+）；如果初始 40ms 向量倒置向下偏离基线则为负向 Δ 波，表示为（-）；水平 Δ 波表示为（±），指与有明确预激导联同步记录的某一导联 QRS 波，在预激时无可见 Δ 波（位于基线）或 Δ 波起始偏离基线，但在 QRS 开始之前又回到基线（图 29-10）。

　　1. 右侧房室旁路

　　判断右侧房室旁路的主要指标有：①V_1 导联 Δ 波正向，但 QRS 波 r < S；②Ⅰ 和 aVL 导联 Δ 波呈正向。Rosenbaum 提出的 A、B 型预激分类方法，对右侧旁路仅强调 V_1 导联呈 rS 型，使部分左侧旁路误判断为右侧。对于右侧旁路，其 Δ 波额面电轴在 -30° ~ -60° 之间，故表现在 Ⅰ、aVL 导联均呈正向，而左侧旁路往往在 Ⅰ 和/或 aVL 导联出现负向 Δ 波。结合这二项标准，使得右侧房室旁路的诊断敏感性可达到 86%，特异性达到 93%。

　　位于右侧游离壁的不同部位旁路体表心电图 V_1 导联相似，主要区别在胸前导联 QRS 波 R/S >1 移行部位和 aVF、Ⅱ 导联 Δ 波的极性。

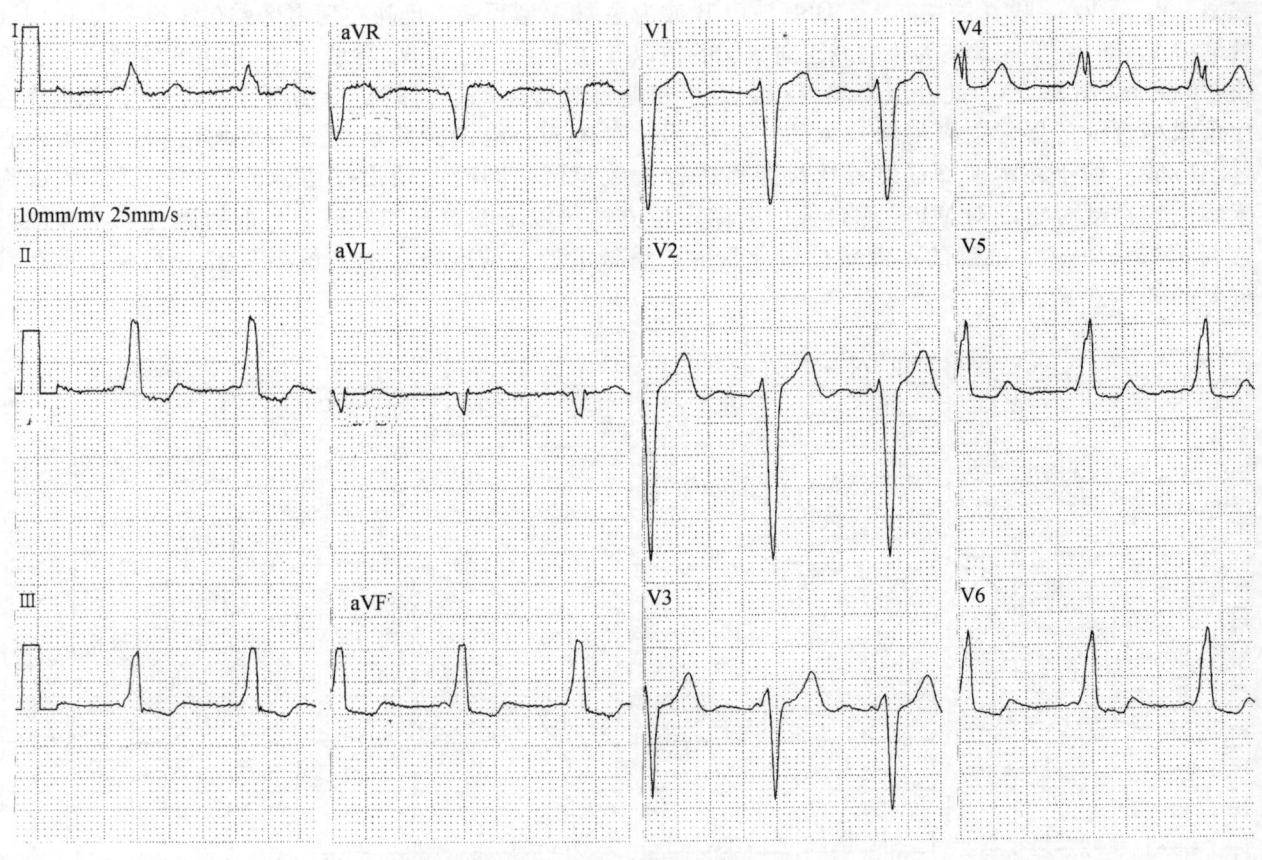

图 29-9 B 型 WPW 综合征心电图一例

患者女性，36 岁，有心动过速病史。$V_1 \sim V_3$ 导联 QRS 主波向下，$V_4 \sim V_6$ 导联 Δ 波和 QRS 主波都向上，

属于 Rosenbaum 分类 B 型，射频消融术后证实为右前壁旁路

（1）右前壁旁路：aVF 导联 Δ 波及 QRS 波呈正向，少数呈水平，Ⅱ 导联 Δ 波均呈正向，胸前导联 R/S > 1 移行在 V_3 导联之后（图 29-9）。

（2）右侧壁旁路：aVF 导联 Δ 波多数呈水平，也可呈负向，Ⅱ 导联 Δ 波呈正向，胸前导联 R/S > 1 在 V_3 导联。

（3）右后壁旁路：aVF 导联 Δ 波呈负向或水平，Ⅱ 导联 Δ 波呈水平，胸前导联 R/S > 1 在 V_2 导联（图 29-11）。

当旁路偏前或前侧壁时，Ⅱ、Ⅲ、aVF 导联 QRS 波向上成分增多。当旁路位于后或后侧壁时，Ⅱ、Ⅲ、aVF 导联 QRS 波负向成分增多。而胸前导联 R/S > 1 在旁路偏前时，表现在 V_3、V_4 导联。在旁路偏后时，表现在 V_2、V_3 导联。

2. 左侧房室旁路

判断左侧房室旁路的主要指标有：①Ⅰ和/或 aVL 导联 Δ 波呈负向或水平；②V1 导联 Δ 波呈正向，R > S 波。在左侧旁路预激程度较小时，虽 V_1 导联 Δ 波呈正向，但可 R < S 波，此时判断旁路在左侧还是右侧，Ⅰ和/或 aVL 导联 Δ 波的极性起着重要作用。

从左后侧壁到左前侧壁，Ⅰ、aVL 导联 Δ 波逐渐由水平变为负向，离冠状窦口越远，负向 Δ 波越明显。一般 aVL 导联出现负向 Δ 波早于 Ⅰ 导联。

（1）左前壁旁路：Ⅰ和 aVL 导联 Δ 波同时呈负向，同时 V_5、V_6 导联也可表现为负向 Δ 波，aVF 导联 Δ 波呈正向（图 29-12）。

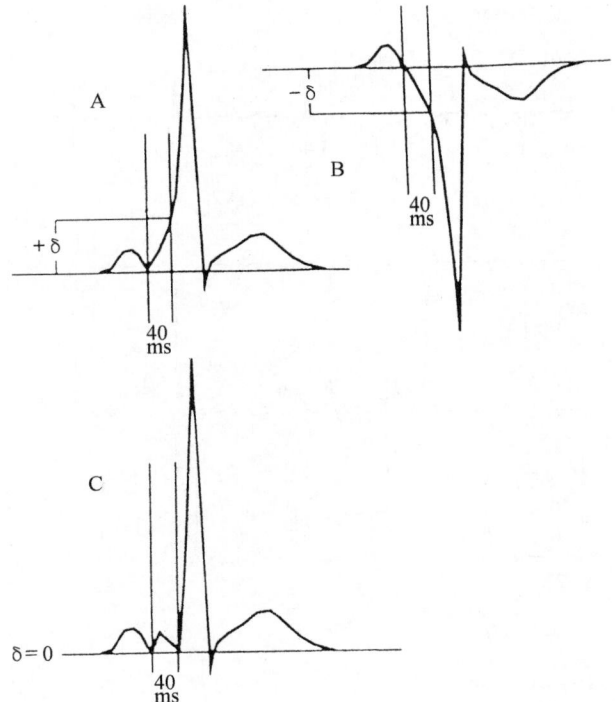

图 29-10   Δ波极性测定方法

以预激时的 QRS 波起始 40ms 向量为 Δ 波，

A、B、C. 分别代表正向 Δ 波、负向 Δ 波和水平 Δ 波

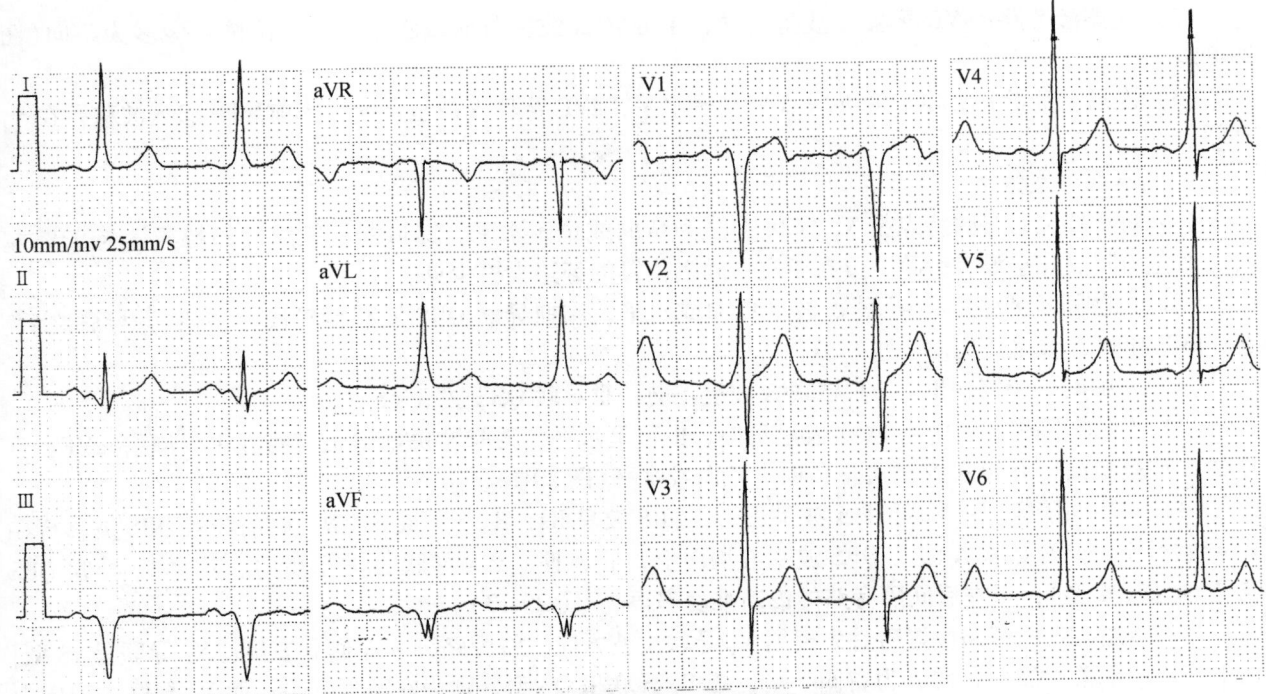

图 29-11   右心室后壁旁路心电图一例

患者男性，28 岁，有阵发性室上性心动过速病史，临床检查示 Ebstein 畸型。体表心电图示预激综合征。Ⅰ、aVL、V_1 导联 Δ 波正

向，V_1 导联 QRS 波主波向下，Ⅲ、aVF 导联 Δ 波呈负向，Ⅱ 导联 Δ 波呈水平，胸前导联 QRS 波移行在 V_2 和 V_3 导联之间。

心内电生理检查证实为右心室后壁旁路，并经射频消融治愈

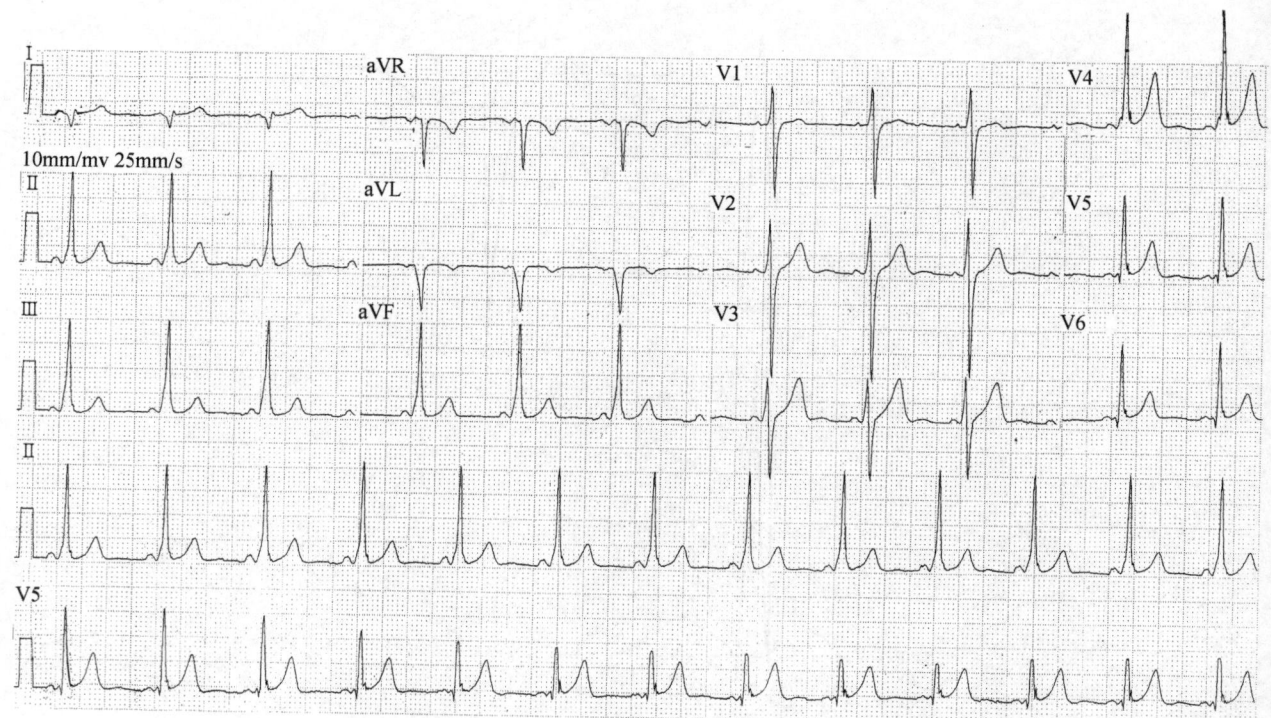

图 29-12　左心室前侧壁旁路心电图一例

患者男性，31 岁，有阵发性室上性心动过速病史。体表心电图示 WPW 综合征。I、aVL、V₅、V₆ 导联 Δ 波负向，

II、III、aVF 导联 Δ 波呈正向，心内电生理检查证实为左心室前侧壁旁路

（2）左侧壁旁路：aVL 导联 Δ 波呈负向，I 导联 Δ 波呈负向或水平，aVF 导联 Δ 波多为正向（图 29-8）。

（3）左后壁旁路：I 和 aVL 导联 Δ 波多呈水平，aVF 导联 Δ 波呈负向，胸前导联 QRS 波移行在 V₂ 导联。

3. 间隔部房室旁路

右侧间隔部位旁路的特点是 V₁ 导联 Δ 波为负向或位于水平，其诊断的敏感性和特异性为 93% 左右。而左前间隔几乎没有旁路，分布于左中间隔位置的旁路也极少见。

（1）右前间隔旁路：V₁ 导联 Δ 波呈负向或水平，胸前导联 QRS 波移行较慢，多在 V₃ 导联之后。II、aVF 导联 Δ 波呈正向。

（2）右中间隔旁路：II、aVF 导联 Δ 波呈正向，III 导联 QRS 波 R < S。

（3）右后间隔旁路：V₁ 导联 Δ 波呈负向，也可呈水平，胸前导联 QRS 波移行在 V₂ 导联，aVF、III 导联 Δ 波呈负向，II 导联 Δ 波可呈负向、正向或水平（图 29-2）。

（4）左后间隔旁路：V₁ 导联 Δ 波呈正向，QRS 波呈 Rs、R、rSr′ 或 rsr′ 型，胸前导联 QRS 波移行在 V₂ 导联，I、aVL 导联 Δ 波及 QRS 波主波均向上，II、III、aVF 导联 Δ 波呈负向。其中 V₁ 导联 QRS 波呈 rsr′ 型（M 型），对左后间隔旁路的诊断准确率很高（图 29-13）。

综上所述，判断旁路位置时首先根据 V₁ 导联主波方向，将旁路分为左侧和右侧。V₁ 导联呈 rS 型，且 I、aVL 导联 Δ 波呈正向者为右侧旁路；若 V₁ 导联呈 QS 型，则为右间隔旁路；而 V₁ 导联主波向上为左侧旁路，V₁ 导联主波向下、且 I、aVL 导联 Δ 波呈负向或水平，也为左侧旁路。对于初步确定为右侧旁路者，依据 aVF、II 导联 Δ 波的极性判断旁路在三尖瓣环的具体位置。胸前导联 R/S > 1 的移行部位也可辅助判断旁路的偏前或后，但与肢体导联 Δ 波极性发生矛盾时，应以肢体导联为主。对于左

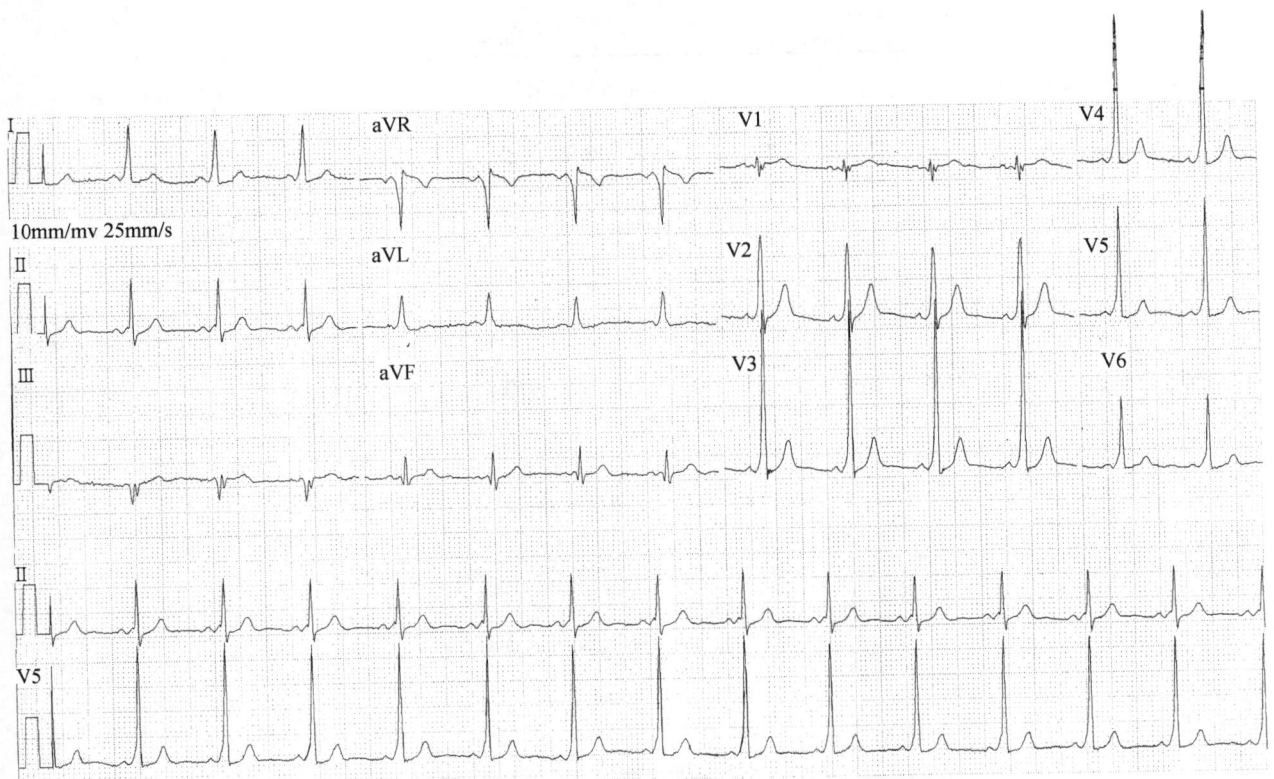

图 29-13　左心室后间隔旁路心电图一例

患者男性，38 岁。体表心电图示预激综合征。V_1 导联呈错综波，胸前导联 QRS 波移行在 V_2 导联，
I、aVL 导联 Δ 波及 QRS 波主波均向上，III、aVF 导联 Δ 波呈负向，射频消融术后证实为左后间隔旁路

侧旁路，依据 I、aVL 导联 Δ 波倒置的程度，判断旁路在二尖瓣环的偏前或偏后，即距冠状窦的远近。而 I、aVL 导联 Δ 波直立的左侧旁路在左侧间隔部位，同时 aVF 导联 Δ 波倒置或 V_1 导联 QRS 波呈 rsr′型可判断为左后间隔旁路。为了便于理解和应用，临床常用流程图方法判断旁路位置。许多不同的作者根据各自的临床资料总结出多种定位方法。近来同济医科大学附属同济医院总结本院 WPW 综合征患者资料并参考国内外标准，设计一种简便、实用且易记的旁路定位方法流程图，有较高的敏感性和特异性，能快速而简洁地判断旁路部位（图 29-14）。

（三）心动过速时的逆行 P 波帮助定位

在旁路作为逆传支的房室折返性心动过速中，心房激动必须在心室激动之后才发生，所以逆行 P 波总是在 QRS 波之后。逆行 P 波的极性可以帮助确定旁路位置，逆行 P 波的极性与同导联 Δ 波极性的意义相似。左侧房室旁路，逆传 P 波电轴指向右上，在 I 和/或 aVL 导联呈负向 P′波，II、III、aVF 导联 P′波也多呈负向，有时 P′电轴指向右下，I 和/或 aVL 导联 P′波仍呈负向，但 II、III、aVF 导联逆行 P 波可为正向，V_5、V_6 导联 P′波也多呈负向，此时旁路可能偏左前或左侧，而 V_1 导联逆行 P 波可呈正向或水平。右侧房室旁路时，额面 P′波电轴指向 -75°～ -90°左右，逆行 P 波在 I 导联呈正向或水平，在 II、III、aVF 及 aVL 导联多呈负向，在 V_1 导联呈轻度正向或水平。可见对判断左、右侧房室旁路，I 导联逆行 P 波方向最重要，V_1 导联 P′波形态有重叠，II、III、aVF 导联逆行 P 波可能帮助判断旁路偏前或偏后。

实际上，在心动过速时判断逆行 P 波的形态很困难，而此时逆行 P 波与前一 QRS 波的距离对判断旁路位置更有帮助，也可在心动过速时记录食管心电图，测量 VA 间期。如 RP间期（或 VA 间期）

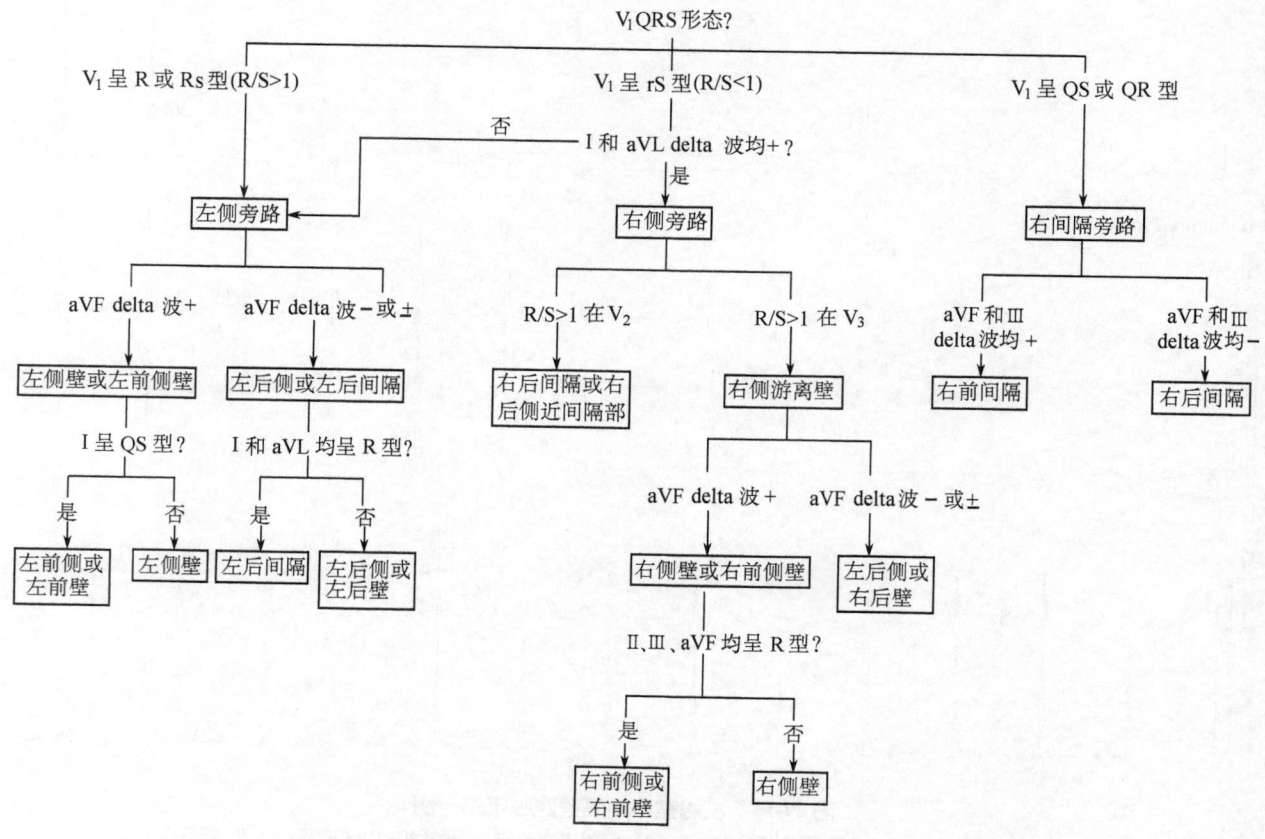

图 29-14　12 导联体表心电图房室旁路定位流程图

(引自吴杰,等. 实用心律失常诊断图谱. 2000)

≤150ms多为左侧旁路；而 RP间期(或 VA 间期) >150ms 则多为右侧或间隔部旁路(详见阵发性室上性心动过速一章)。

(四) 影响房室旁路定位的因素

根据体表心电图推测旁路位置可以为射频消融术提供初步向导,但仍有一定限度。在某些情况下旁路定位不准确。临床上有多种因素可以影响房室旁路的定位。其中预激的程度是最重要的影响因素,在预激程度较小时判断有困难,因此分型应以最大预激时的图形为准。采取兴奋迷走神经措施或加快心房调搏速率,可减慢房室结传导或延长房室结不应期,使预激程度增大,Δ 波明显,有助于旁路定位。另外当存在多条显性房室旁路时会相互影响,心电图表现常出现矛盾而无法用一条旁路解释,仅根据体表心电图难以判断。伴器质性心脏病时可能使心电图发生改变影响预激波和 QRS 波,如 Ebstein 畸形 (QRS 波在 $V_1 \sim V_3$ 导联常呈 QR 型)、束支阻滞、心肌梗死等。可见体表心电图的推测毕竟是初步的,精确的定位仍需采用心内多电极标测法。

八、预激综合征伴发的快速性心律失常

预激综合征患者可出现各种类型心动过速,大致可分为二大类:①旁路是折返环的必须部分。②旁路不参与心动过速或不是心动过速维持的必须部分。前者包括顺向型房室折返性心动过速,逆向型房室折返性心动过速,持续性交界性反复性心动过速,多旁路参与的折返性心动过速。后者包括房性心动过

速，房室结折返性心动过速和室性心动过速。由于持续性交界性反复性心动过速是由特殊的慢传导隐匿性旁路引起，且临床表现及治疗上均具有一定特殊性，将于后面单列一节讨论。

（一）房室折返性心动过速

房室旁路的存在是形成房室折返性心动过速（atrioventricular reciprocating tachycardia；AVRT）的常见原因。但不是所有心电图有心室预激表现者都发生阵发性室上性心动过速，有些旁路的电生理特性不适宜折返的形成。研究发现没有心动过速发作的患者旁路具有以下特点：①前向传导不应期较长，在有些患者中随年龄增长而延长。②心房颤动时很少出现快速传导。③无逆向传导功能。

具有房室旁路的患者一般可形成两种类型的房室折返性心动过速。顺传型是指激动经正常房室结前传经旁路逆传；逆传型是指经旁路前传而循房室结逆传。房室折返性心动过速是一种巨折返，折返环包括心房、房室结-希浦系、旁路和心室。

1. 顺向型房室折返性心动过速（orthodromic atrioventricular reciprocating tachycardia，ORT）

在有症状的预激综合征患者中最常见的就是 ORT，约占 90% ~ 95%。激动在环路中的传导方向为心房肌→房室结-希浦系→心室肌→房室旁路→心房肌。心动过速多由房性或室性期前收缩诱发，提前出现的房性期前收缩如果正好遇到旁路的有效不应期，便可造成激动在旁路中的单向阻滞，而由房室结下传心室，由于激动在房室结内的传导延缓，心室肌除极后旁路的传导性恢复，允许激动由旁路逆传心房，形成折返（图 29-15）。

心电图表现为：心室频率规则，约 150 ~ 250bpm。QRS 波群窄（伴有束支阻滞除外），无 Δ 波，如见到 P′波，则 R P′间期 < P′R 间期（图 29-16）。

（1）QRS 波电交替　心动过速中可见到 QRS 波电交替，其机制尚不清楚，可能是频率过快所致，非房室折返性心动过速特有。

（2）束支阻滞　心动过速时可以出现功能性束支阻滞，而此现象对旁路的定位有重要意义（图 29-17）。如果在一次心动过速发作中，出现束支阻滞后的 RR 间期较出现前 RR 间期延长 35ms 以上，即心动过速频率减慢，则提示旁路的位置与阻滞的束支同侧。而如果心率不变，则说明旁路在阻滞的束支另一侧。这一现象又称作 Coumel 定律。

（3）ST-T 改变　心动过速时常见 ST 段明显下移，T 波倒置。在大多数患者中这种改变的原因不是由于心肌缺血，与冠状动脉疾病无关。可能是由于心室内传导异常或与心动过速伴随的神经源性改变有关。倒置 T 波也可以出现在心动过速恢复为窦律时，而与患者有无器质性心脏病无关。WPW 综合征患者（隐匿性旁路除外）行旁路消融后，T 波异常仍可持续存在长达 5 周。这可能是一种"心脏记忆"现象。

ORT 需与房室结折返性心动过速相鉴别：①ORT 时，如果可见 P′波，因为冲动经旁路快速逆传激动心房，故在 QRS 波之后立即出现一个 P′波，且室房呈 1:1 传导。而在房室结折返性心动过速中，P′波和 QRS 波一般重叠，不能辨认。②鉴别困难时可记录食管心电图，测量心室波与心房波起始点的间距，即 V-A 间期。房室折返由于折返环路径较长，V-A 间期大于 70ms，而房室结内折返，心房和心室几乎同时被激动，V-A 间期一般小于 70ms，大多数情况下，V、A 融合似一个波（图请参见阵发性室上性心动过速一章）。③房室折返性心动过速时，心房和心室是折返环不可或缺的部分，故不会出现房室阻滞。而房室结折返性心动过速，心房和心室并不包含在折返环形途径中，心动过速时可以伴有房室结-心房

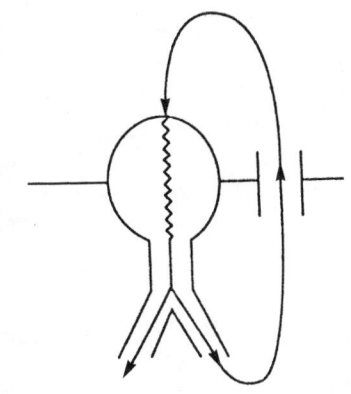

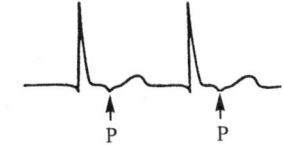

图 29-15　顺向型房室折返性心动过速示意图

激动由房室结缓慢下传心室，由旁路逆传心房，形成折返环路（上图）。逆传心房激动在下壁导联表现为逆行 p′波（下图），紧接 QRS 波之后，RP′ 间期 < P′R 间期

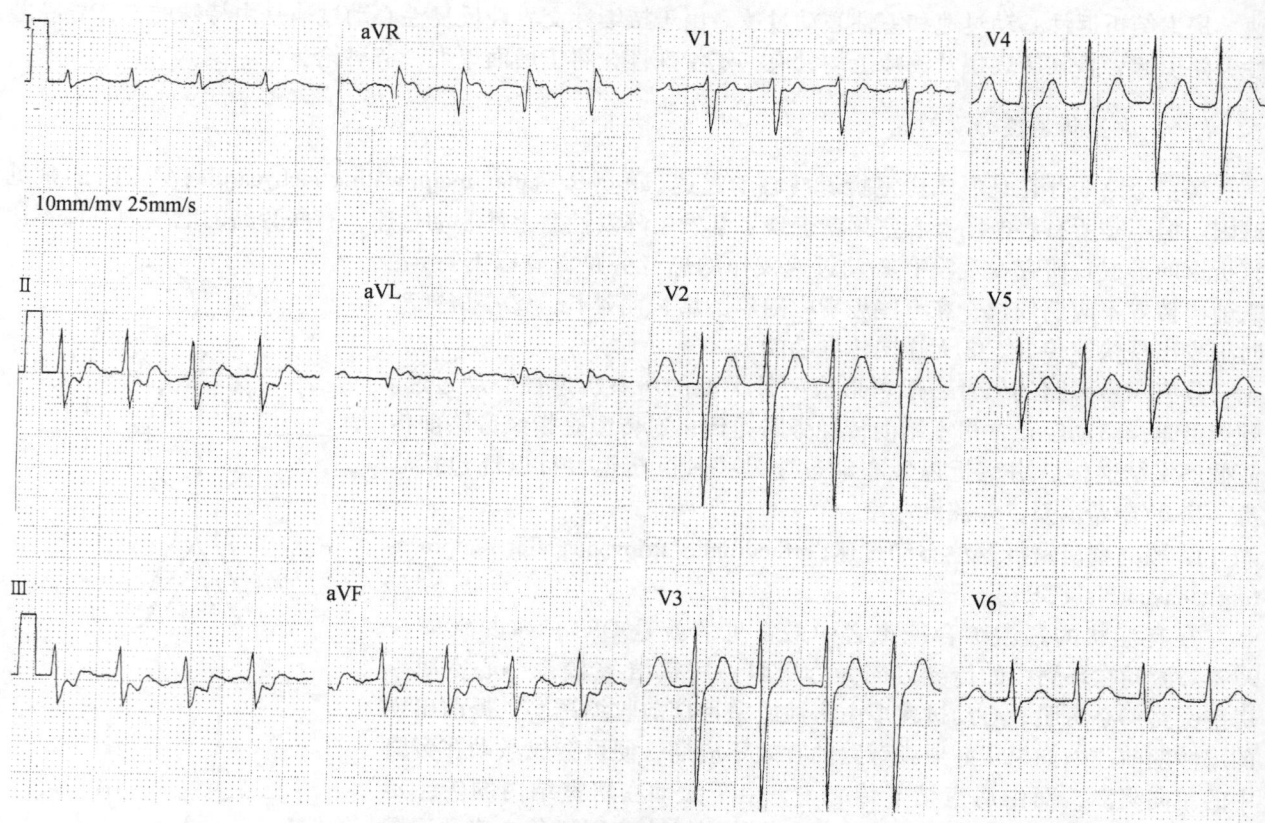

图 29-16 顺向型房室折返性心动过速心电图一例

患者男性，37 岁，心电图示顺向型房室折返性心动过速。心律整齐，频率 136bpm。QRS 时间正常，其后可见逆行 P' 波，
尤以 Ⅱ、Ⅲ、aVF 导联明显，射频消融术后证实为左心室后壁旁路

间或房室结-心室间的传导障碍。这点有一定鉴别诊断价值。

2. 逆向型房室折返性心动过速（antidromic atrioventricular reciprocating tachycardia；ART）

这种心动过速是旁路作为折返环的前传支，通过房室结逆传激动心房。激动在环路中的传导方向为
心室肌→希浦系-房室结→心房肌→房室旁路→心室肌（图 29-18）。这种心律失常很少见，据统计仅占
单旁路预激综合征患者的 6%。发作 ART 的患者中多旁路的发生率较高，约 33%～60%。间隔旁路很
少发生 ART，可能是旁路与房室结距离较近的缘故。

ART 可由房性或室性期前收缩诱发。与 ORT 的发生相反，房性期前收缩诱发 ART 需要满足下列条
件：①完整的旁路传导；②房室结或希浦系的前向阻滞；③完整的房室结和系浦系的逆向传导。电生理
研究发现，ART 的患者房室结逆传功能都非常好，绝大多数在起搏周长 300ms 时房室结逆传仍为 1:1。

ART 的心电图表现为：心动过速频率规则，约 150～250bpm。因为心室仅由旁路激动，QRS 波群呈现
最大程度预激，宽大畸形，起始部可能见到预激波。如见到 P' 波，则 P'R 间期 < R P'间期（图 29-19）。

ART 需与室性心动过速相鉴别。二者的鉴别十分困难。由于预激综合征患者自发产生室性心动过
速极为罕见，如果窦律时可见心室预激图形，则对鉴别很有帮助。如果心动过速时见到房室分离，则可
除外房室折返。因为房室折返性心动过速时，心房和心室都是折返环的一部分，不可能产生房室分离。
如果出现二度房室阻滞，也可除外房室折返性心动过速。

（二）多旁路参与的折返性心动过速

多旁路是指预激综合征患者存在二条或以上的房室传导附加通路。其发病率约占房室旁路患者的

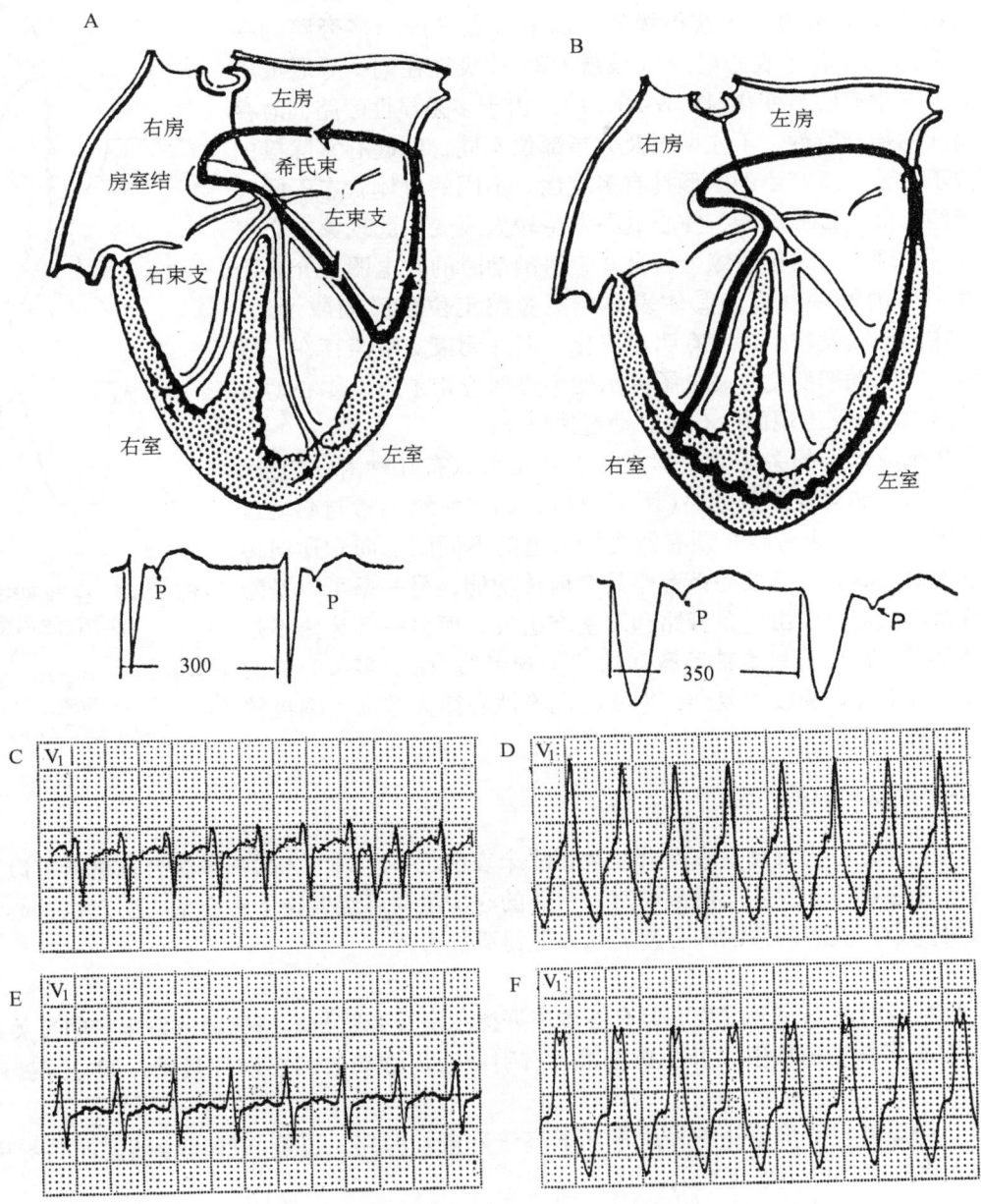

图 29-17 顺向型房室折返性心动过速合并束支阻滞影响示意图

图解显示左侧房室旁路参与的顺向型房室折返性心动过速。A 图示 QRS 波时间正常的心动过速；B 图示发生左束支（同侧）阻滞，激动从右束支下传到右心室，穿过室间隔到达左心室，再从旁路逆传回心房，折返周期延长，心动周期延长量为 50ms（引自郭继鸿. 新概念心电图. 2000）。C 图为一右游离壁旁路患者发生 ORT 时 V₁ 导联心电图，RR 间期 270ms（221bpm），D 图为 ORT 伴右束支阻滞，阻滞的束支位于旁路部位的同侧，RR 间期为 307ms（195bpm），心动周期延长 37ms。E 图为一左游离壁旁路患者发生 ORT 时的 V₁ 导联心电图，RR 间期 340ms，F 图为 ORT 伴右束支阻滞，阻滞的束支位于旁路部位的对侧，心动过速的周期不变，RR 间期仍为 340ms

5%～20%，在显性旁路中的发生率最高。多旁路的数量以双旁路最多见，占 80% 以上，三旁路占 15%。旁路在同一侧者居多。后间隔和右游离壁组合的双旁路最常见。右侧多旁路较多的原因可能是因为三尖瓣环的纤维进化较差，发育中存在的组织不连续性较多的缘故。另外，在某些患者中容易具有多旁路：①发生 ART 的患者；②Ebstein 畸形等先天性心脏病；③家族性预激。

绝大多数多旁路是在心内电生理检查发现的，但部分多旁路仍可通过仔细分析体表心电图的变化获得线索。以下特点常提示多旁路的存在：①显性旁路的患者体表心电图 Δ 波或 QRS 波极性在同一导联或不同次记录心电图中有明显变化（图 29-20,21）。由于多条显性旁路同时存在，各旁路间的传导特性、不应期以及分布部位不同，引起心室除极的时间及部位不一致，所产生的图形具有多变性。不同的机体状态不同程度地影响旁路的前向传导功能，使心电图发生较大改变。此现象在心房颤动时更容易出现。有时预激综合征合并心房颤动时的心电图是介入治疗前发现多旁路的惟一线索。②体表心电图旁路定位较模糊或矛盾。③心动过速在同一次发作中速率有明显变化，但并无束支阻滞存在，或发生束支阻滞时的频率变化与心电图提示的旁路部位相矛盾。④心动过速时 ART 与 ORT 交替出现而没有使心动过速终止。

当存在 2 条或以上的旁路时，房室折返环路可以有几种潜在组合。折返性心动过速可能包含 2 条旁路（图 29-22），而房室结不参与心动过速。在这种情况下，2 条旁路必须有能支持折返的不同的前向和逆向传导性能和不应期。此时仅需要一条旁路具有前传功能，另一条可以是隐匿旁路。折返环也可以仅由一条旁路和房室结组成，而另一条旁路不是折返环的必要组成部分，只是被动激动的"旁观者"。由于多条旁路的存在，导致其电生理现象较为复杂，伴发的危险性心律失常发生率也较高，治疗上也相应困难。

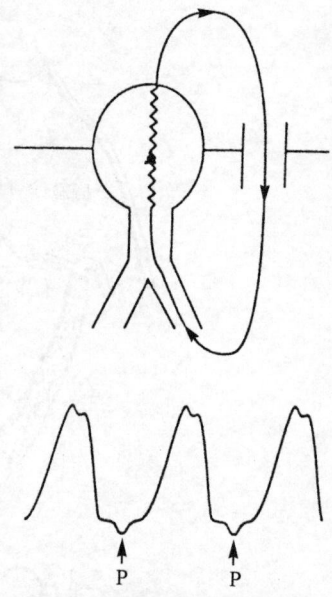

图 29-18　逆向型房室折返性心动过速示意图

激动由旁路快速下传到心室，由房室结缓慢逆传心房。QRS 波呈完全预激图形，逆传心房激动在 QRS 波之间，RP'间期 > P'R 间期

（三）心房颤动和心房扑动

预激综合征并发心房颤动是该综合征主要临床表现之一。约 1/3 的预激综合征患者可以发生心房颤动，明显高于普通群体。发生心房颤动时，快速的心房激动可经旁路下传心室，引起快速心室率而使其临床特点较为复杂，及时的诊断和合理的治疗显得更加重要。

1. 发生机制

其发生机制目前尚不完全清楚，但有不少依据提示房室旁路与心房颤动的发生有明显关系。

（1）并发心房颤动的预激综合征患者常没有引起心房颤动的其它病理基础，如心脏瓣膜病、高血压心脏病等。

（2）显性旁路并发心房颤动的发生率明显高于隐匿性旁路，可能与房室旁路前向传导引起心室预激所致心房压力升高和电不稳定有关。

（3）有资料表明心房颤动的发生与存在折返性心动过速明显相关。可能是因为心率过快引起心房压力升高，心肌相对缺血及心房激动顺序异常致心房易损性增加而引起心房颤动。电生理检查中曾观察到阵发性心动过速演变为心房颤动，多由房性期前收缩诱发。

尽管以上依据似乎说明旁路与心房颤动有一定关系，但在心房颤动的发生和维持中，旁路的特定作用并不清楚。电生理检查发现旁路的位置与心房颤动发动的部位无关。射频消融切断旁路后，仍可诱发出心房颤动，但在随访中心房颤动的发生率下降。这是由于旁路的消失还是心动过速的消失还不清楚。

2. 心电图表现

（1）具有心房颤动的特点：即 P 波消失，代之以 f 波，RR 间期绝对不齐。但当心室率过快也可似匀齐（图 29-23），此时连续记录长导联或加快走纸速度有助于鉴别。

（2）某些导联可见 Δ 波：但有时心室率太快，Δ 波可能难以辨认，仔细观察总可以发现 QRS 波起始部有顿挫表现。

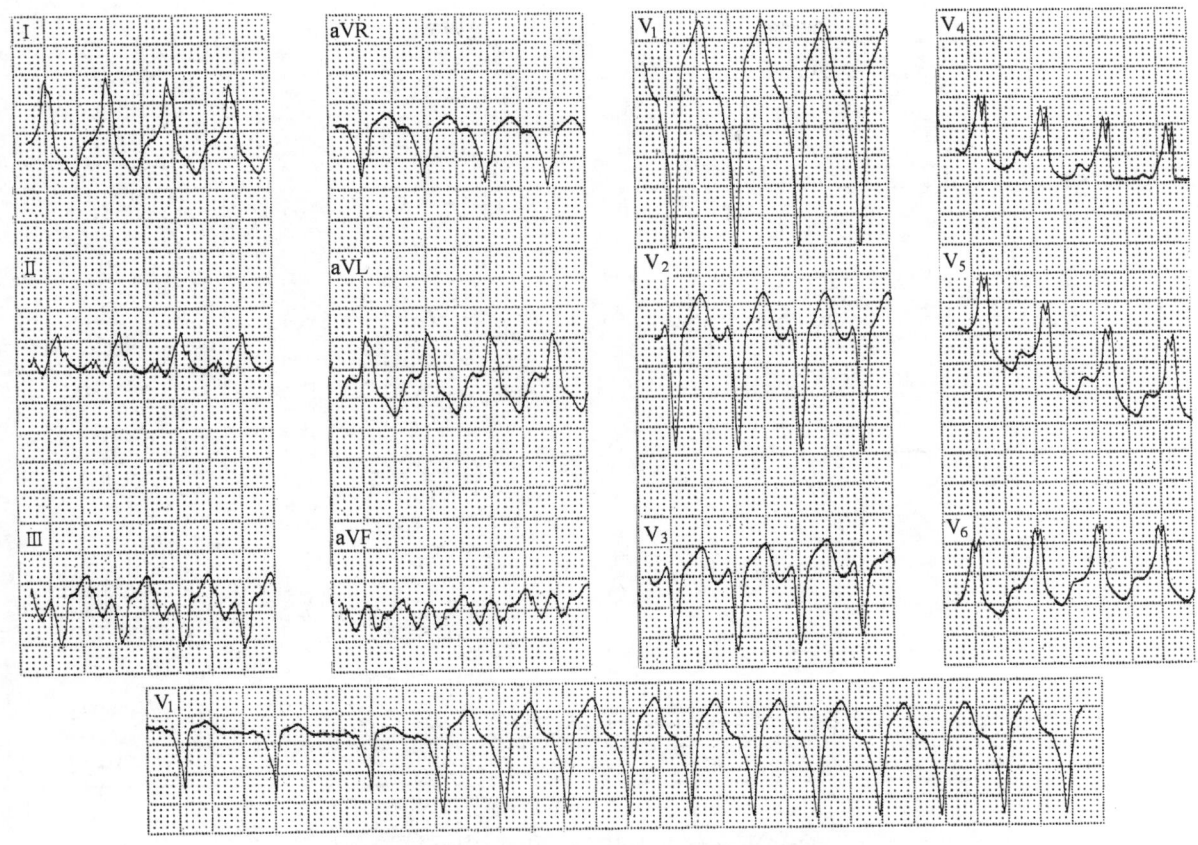

图 29-19　逆向型房室折返性心动过速心电图一例

患者男性，10 岁。心电图示逆向型房室折返性心动过速。心律规整，频率 150bpm。QRS 波宽大，起始部粗钝，呈现完全预激。
下图 V₁ 导联连续纪录示房早诱发 ART，可见发生 ART 时的 QRS 波形态与窦律时预激图形相似

（3）心室率快：由于心房颤动时，冲动多经传导速度快的旁路下行，而致心室率较快，其速率多在 180bpm 以上。因此在心房颤动时如果心室频率大于 180bpm，就应疑及是预激伴心房颤动。

（4）QRS 波群时限与形态的多样性：即宽大畸形的 QRS 波与正常形态的 QRS 波相互交错，这是预激伴心房颤动的一个重要特点。根据心房激动下传途径可出现不同形态的 QRS 波。如冲动经旁路下传到心室，整个 QRS 波呈现完全预激；当心房激动由房室结-希浦系下传，则 QRS 波正常，有时旁路内的反复隐匿性传导也可间断出现正常 QRS 波；如果冲动同时沿旁路和房室结二个并行的房室间通路传导，各使心室肌除极一部分，则构成一个典型的有 Δ 波的 QRS 波，但由于二个通路传导速度的差别，各下传激动心室的区域与大小不同，其 QRS 形态与时限各异。由此形成 QRS 波多样性（图 29-24）。

预激伴发心房颤动时的重要问题是，如果旁路的前向传导不应期过短，允许下传的冲动可以达到 300bpm，甚至 350bpm，影响血流动力学或转变为心室颤动，发生生命危险（图 29-25）。现已发现 WPW 综合征患者发生猝死的危险性与心房颤动时最短 RR 间期（SRR）有关。有一组资料表明在没有心脏疾病的 25 例发生心室颤动的 WPW 综合征患者中，SRR 均小于 250ms。

一般认为旁路的不应期与心房颤动时的最短 RR 间期基本相同，但不能根据安静状态时电生理检查旁路的不应期来判断预激综合征伴发心房颤动时的心室率，因为心房颤动时患者极度紧张，血中儿茶酚胺水平增高，可使旁路的不应期缩短。

预激综合征患者发生心房扑动的情况较少见。但伴发心房扑动时可呈现 1:1 或 2:1 房室传导（图 29-26），导致快心室率，应紧急处理。

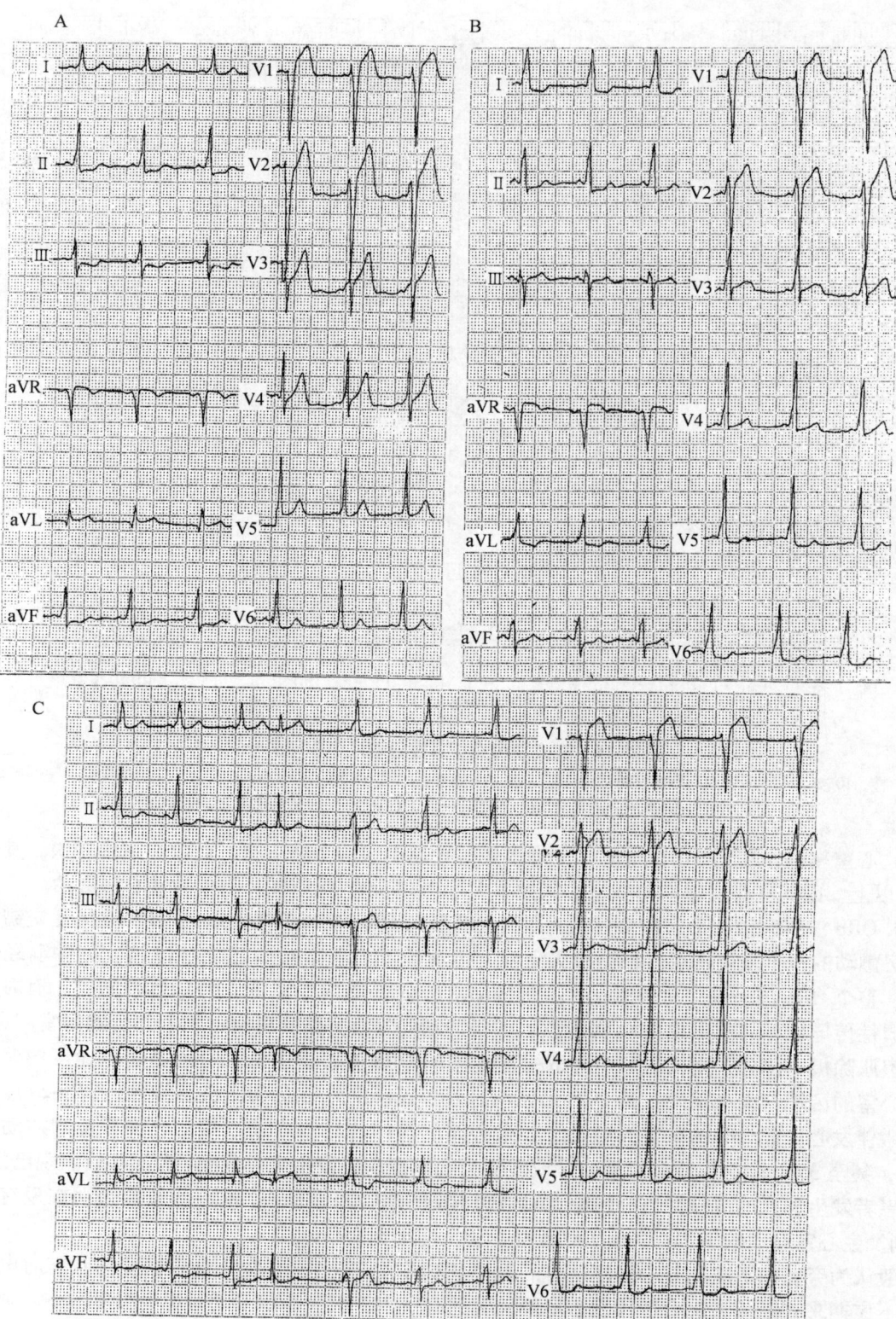

图 29-20 多旁路心电图一例

A 图与 B 图是同一预激综合征患者不同时刻记录的体表心电图，可见 QRS 波形态和 Δ 波极性
在 Ⅲ、aVL 导联有明显改变，提示多旁路存在；C 图示在同一份心电图上，房性早搏后预激图形发生显著变化。
射频消融结果证实为右侧三条旁路

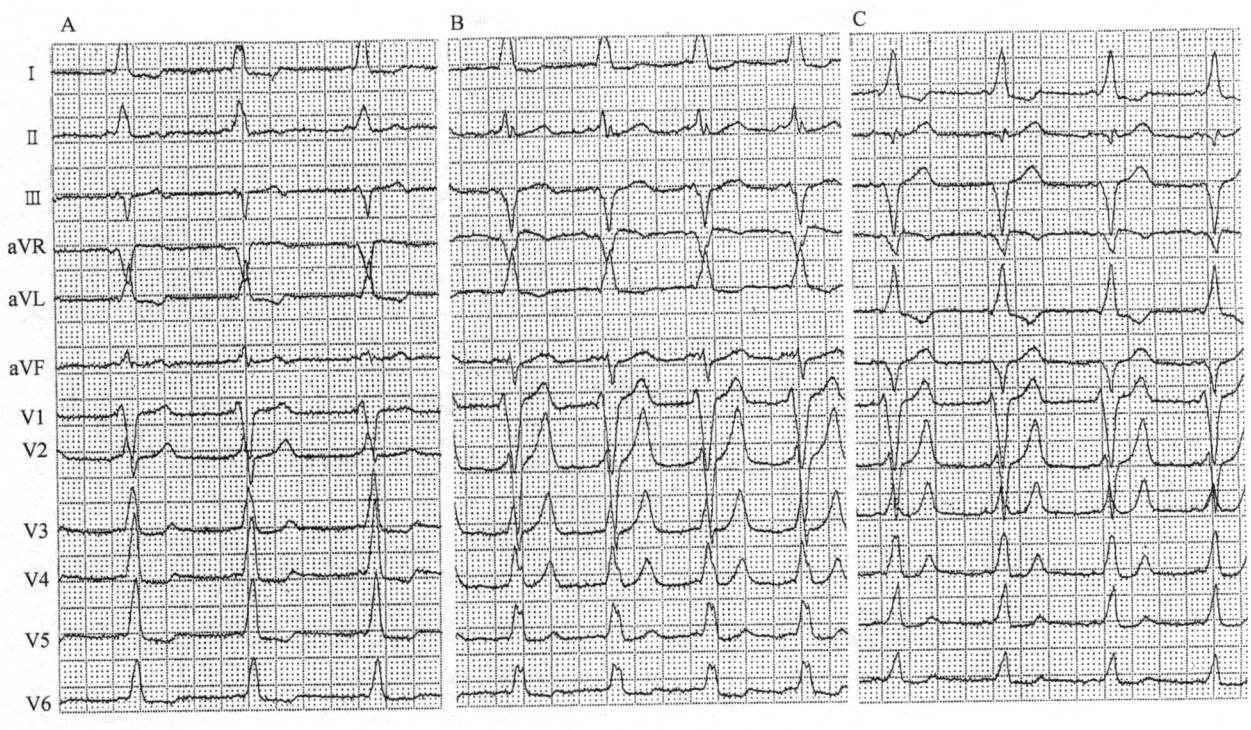

图 29-21　多旁路心电图一例

患者女性，20 岁。A、B、C 三份图为该患者不同时间记录，均为预激综合征。但 Ⅱ、aVF 导联和胸前导联 Δ 波极性和/或 QRS 波形
态发生显著变化。如 A 图中 Ⅱ、aVF 导联 Δ 波（＋）；B 图中 Ⅱ 导联 Δ 波（＋），aVF 导联 Δ 波（±），而 C 图中均为 Δ 波（－），
提示为多旁路。射频消融术后证实为右后侧壁、右前侧壁和左后间隔三条旁路，均成功阻断

（四）室性心动过速

WPW 综合征患者发生室性心动过速很少见，多与潜在心脏疾病有关。更常见的是，ART、ORT 伴
束支阻滞、QRS 波预激明显的预激心房颤动容易误诊为室性心动过速。在临床中它们的鉴别很重要（见
相关章节）。

（五）心室颤动和猝死

WPW 综合征伴发原发性心室颤动者极少见，多数是由伴极快心室率的心房颤动演变而来。在发展
为心室颤动的过程中，继发于快速性心室率的血流动力学和代谢变化可能起着重要的作用。并发心室颤
动是预激综合征患者猝死的主要直接原因，从体表心电图预测发生猝死的危险性尚无准确的方法。但发
生心房颤动时的最短 RR 间期可为临床提供参考。大多数作者认为 SRR 小于 250ms 的预激综合征患者
可能具有较高的危险性。也有作者将心房颤动时 SRR ≤220ms 作为极易发生心室颤动的标志。而
Bashore 回顾分析 135 例 WPW 综合征患者中有 16 例发生心室颤动，发现其共同特点是心房颤动时
SRR 均≤205ms。

另外，多旁路的存在可能与心室颤动的发生有一定关系。研究发现心室颤动复苏的患者中多
旁路的发生率较高；多旁路患者发生心房颤动时，即使延长最短 RR 间期，其发生心室颤动的危
险性仍高出 3 倍。多旁路发生心室颤动的危险性增加，可能与心室肌多点激动导致除极与复极离
散有关。

近来有学者提出，部分预激综合征患者合并的快速性心律失常发作停止时，可以出现极缓慢的心律

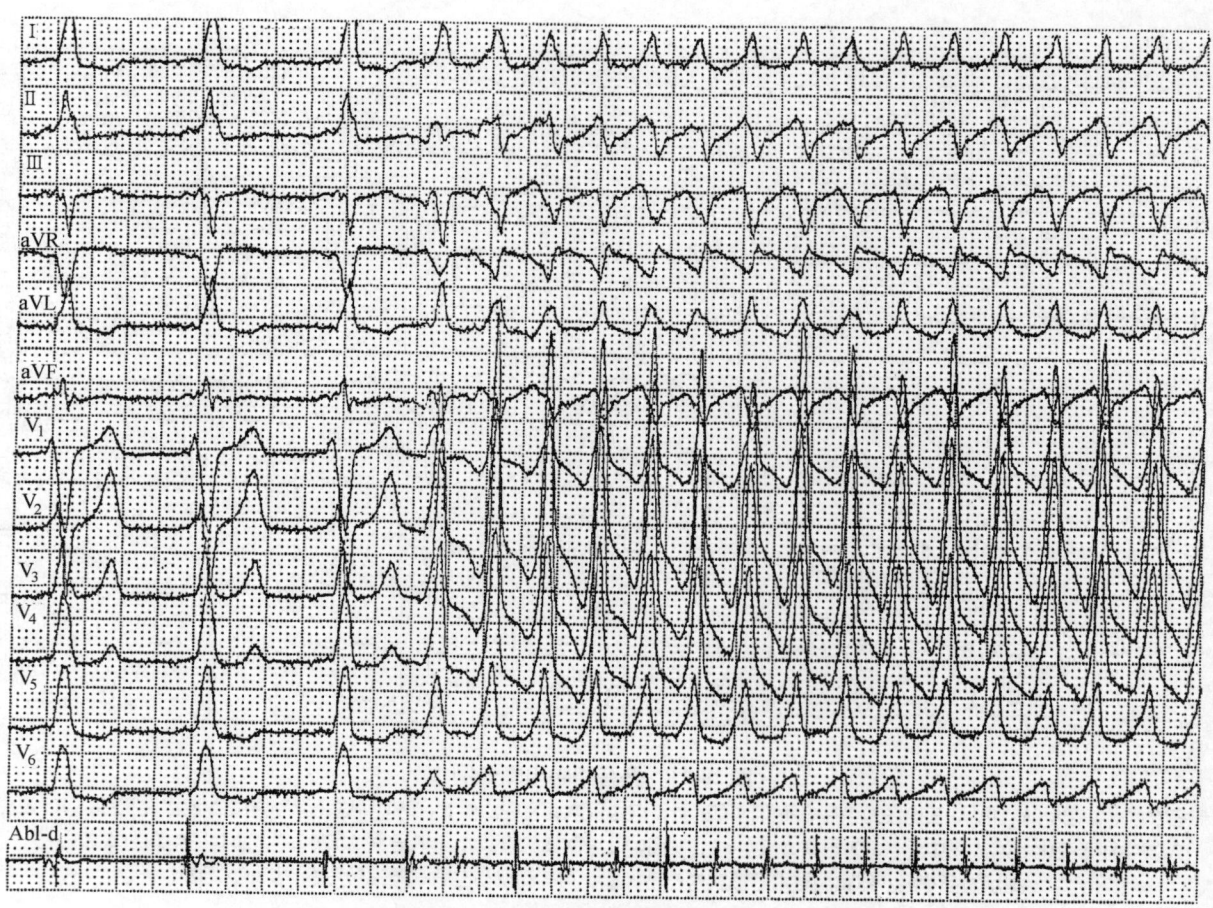

图 29-22　多旁路发生房室折返性心动过速心电图一例

与图 29-21 为同一患者。平时心电图显示右后侧壁显性旁路，房早诱发 ART，ART 时的 QRS 波形态与平时预激图形不同，
心内电生理检查证实 ART 为左后间隔旁路前传，经右游离壁旁路逆传

失常，也许是其发生晕厥猝死的另一个原因。其发生的确切机制尚不清楚，可能是过快的心率影响窦房
结的血液供应和自律性而导致急性功能不全所致。

（六）其它

据报道，WPW 综合征患者中房室结双径路的发生率约在 10%～20%，然而发生房室结折返性心动
过速的却很少见。但准备手术治疗的患者仍需常规除外房室结内折返的可能，以避免手术切断旁路却不
能阻止心动过速的发生。

WPW 综合征患者中，期前收缩的发生率高于健康人，且房性早搏是室性早搏的二倍，原因尚无圆
满解释。

九、临 床 意 义

临床上仅有心电图心室预激表现而无心动过速发作的患者并不需要治疗。对预激综合征的治疗仅限
于其并发的快速性心律失常。分为药物治疗和非药物治疗。

1. 药物治疗

药物治疗预激综合征的目的是终止快速性心律失常或降低快速性心律失常时的心室率，而对于预防

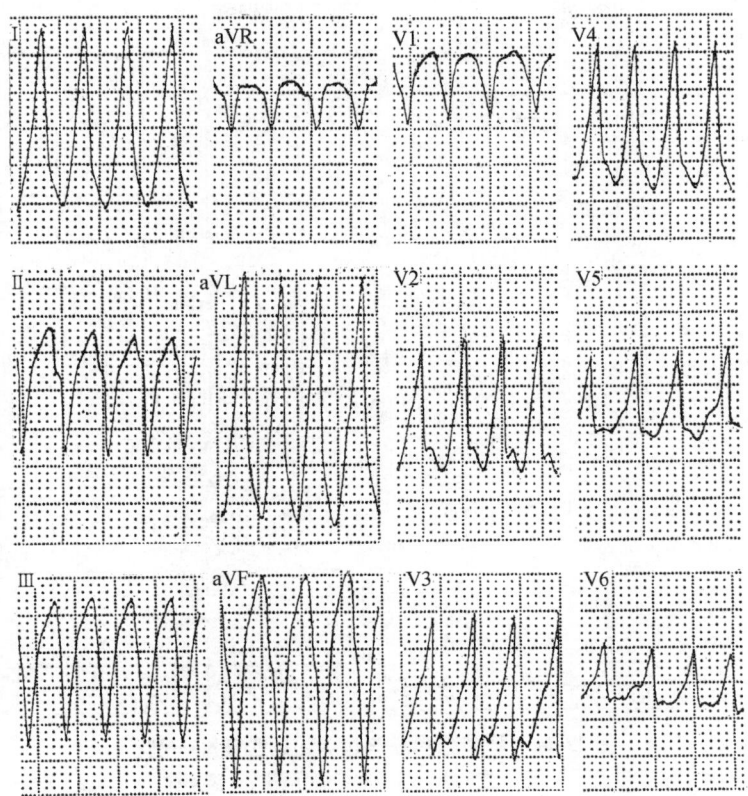

图 29-23 预激综合征伴心房颤动合并快速心室率心电图一例

图示宽 QRS 心动过速，初看节律基本匀齐，但仔细观察发现并非绝对匀齐，
如 V_6 导联可明显看出 RR 间期不等。心室率快速，最快频率超过 300bpm，
诊断为预激综合征伴心房颤动合并快速心室率。电转律后为显性预激综合征

发作则难有明显效果。并发室上性心动过速时应用药物通过阻断折返途径中的任何一部分均可达到终止其发作的目的。比如静脉注射维拉帕米或三磷酸腺苷等延缓或阻断房室结的药物对于终止 ORT 的发作有很好的疗效。预激综合征并发心房颤动时应选择延长旁路前向传导不应期的药物。表 29-1 列出了各种药物对房室结及旁路有效不应期的作用。洋地黄类及异搏定能加快旁路传导，在预激合并心房颤动时应属禁忌。

表 29-1 药物对房室结及旁路有效不应期的作用

药物	房室结	旁路	药物	房室结	旁路
洋地黄	↑	↓	心律平	↑	↑
异搏定	↑	—↓	胺碘酮		
普鲁卡因酰胺	↑	↑	心得安	↑	↑
奎尼丁	↑	↑	阿托品	↓	—
双异丙吡胺	↑	↑	异丙肾上腺素	↓	↓
氟卡胺	↑	↑	腺苷	↑	↓

注：↑延长；↓缩短；—无作用

2. 非药物治疗

关于非药物治疗的尝试最早是外科开胸切割旁路，80 年代中期应用直流电消融房室结或直接损毁

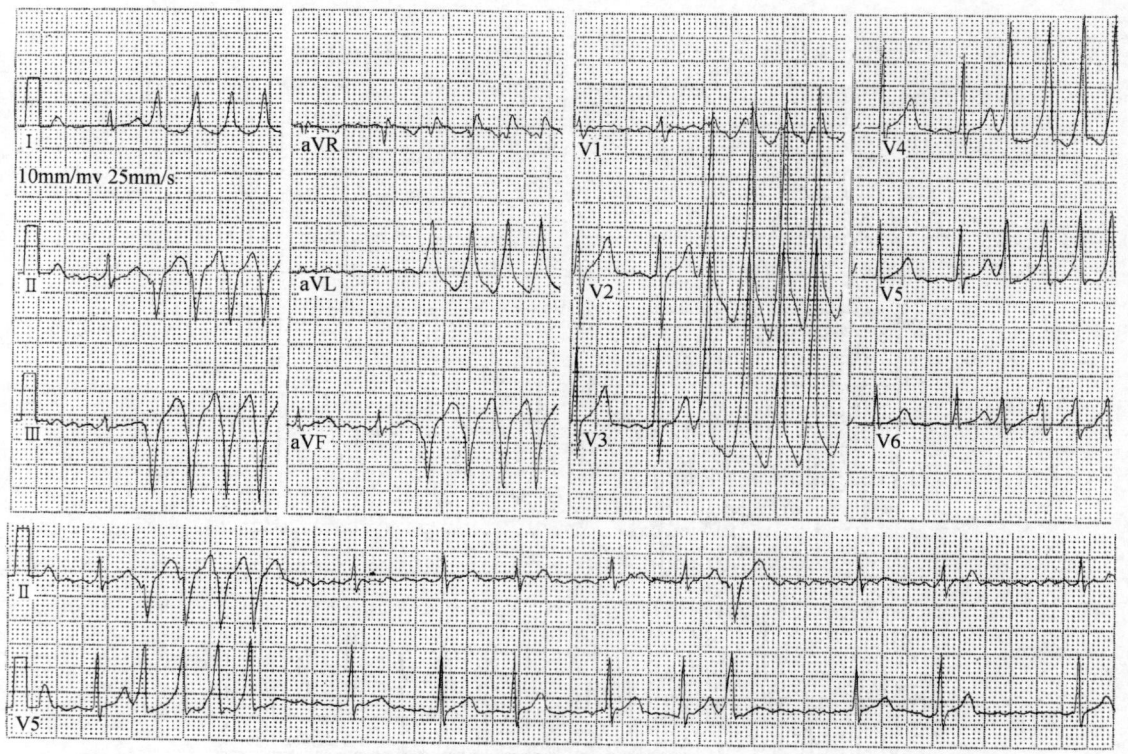

图 29-24　预激综合征伴心房颤动心电图一例

患者男性，54 岁，诉阵发性心悸。体表心电图示窦性 P 波消失，代之以 f 波，
心率快时出现宽大 QRS 波，起始部粗钝，有 Δ 波，为预激伴心房颤动，最短 RR 间期为 255ms

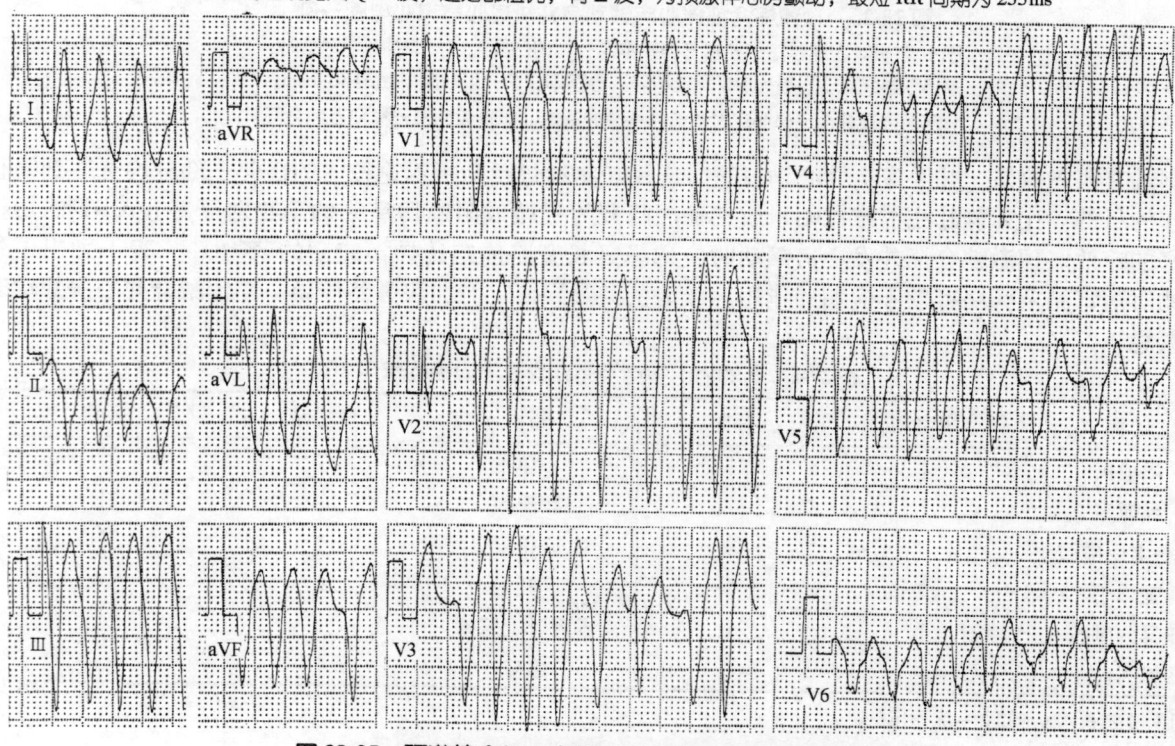

图 29-25　预激综合征心房颤动合并快速心室率心电图一例

心电图示 RR 间期绝对不等，QRS 波宽大畸形，形态多变，
平均心率为 233bpm 为预激综合征伴心房颤动合并快速心室率反应，最短 RR 间期 180ms

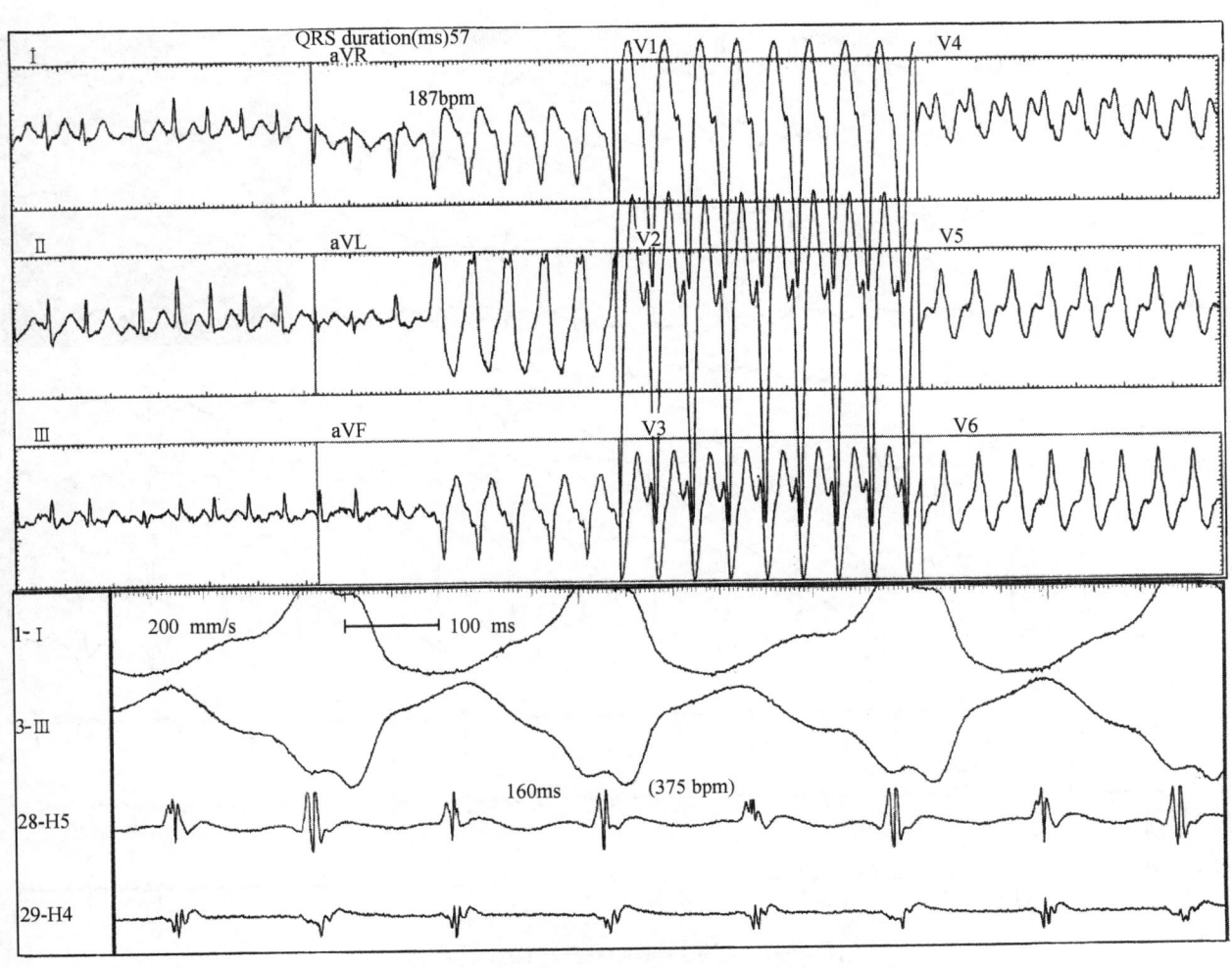

图 29-26 心房扑动伴间歇性旁路 2:1 传导心电图一例

患者男性，9 岁，射频消融证实为右前侧壁旁路。上图为 12 导联体表心电图，心室率 187bpm，可见 p 波消失，某些导联可辨认出锯齿状 F 波（Ⅲ导联明显），为房扑 2:1 房室传导。QRS 波由窄变宽，是心房激动由房室结传导转变为由旁路传导所致，宽 QRS 形态与平时预激图形相似。下图为心内电图，右房 Halo 电极可清楚显示频率为 375bpm 的规律房扑波。此图诊断为心房扑动伴间歇性旁路 2:1 传导

旁路，但效果并不令人满意且并发症较多。1985 年以后开展了导管射频消融术（radiofrequency catheter ablation；RFCA），应用射频电能阻断旁路，在有条件的医疗中心，已成为一项首选的治疗措施，替代了其他非药物治疗（图 29-27）。1991 年国内也开始开展这项技术。近年来随着心脏电生理检查技术的成熟，旁路的精确定位以及电极导管的改进，使得射频消融的技术愈趋成熟，目前已成为治疗预激综合征并发房室折返性心动过速及预激合并心房颤动的首选方法，其成功率可达到 95% 以上，并发症很低。

十、评 价

具有旁路的患者的临床表现是各不相同的，其预后也不同。对预激综合征患者的评价需了解其详细的病史，主要包括发生心动过速时的症状，发作频度，对兴奋迷走神经动作的反应以及抗心律失常药物应用情况等。预激综合征患者可以按危险性分为三类：①严重症状，包括曾经发生快速心房颤动或心室颤动，以及心动过速频繁发作或发作时症状严重的患者。②轻度到中度症状，指心动过速偶尔发生或发作时仅有轻度不适。③没有任何症状，仅心电图有心室预激表现。这类患者预后较好。

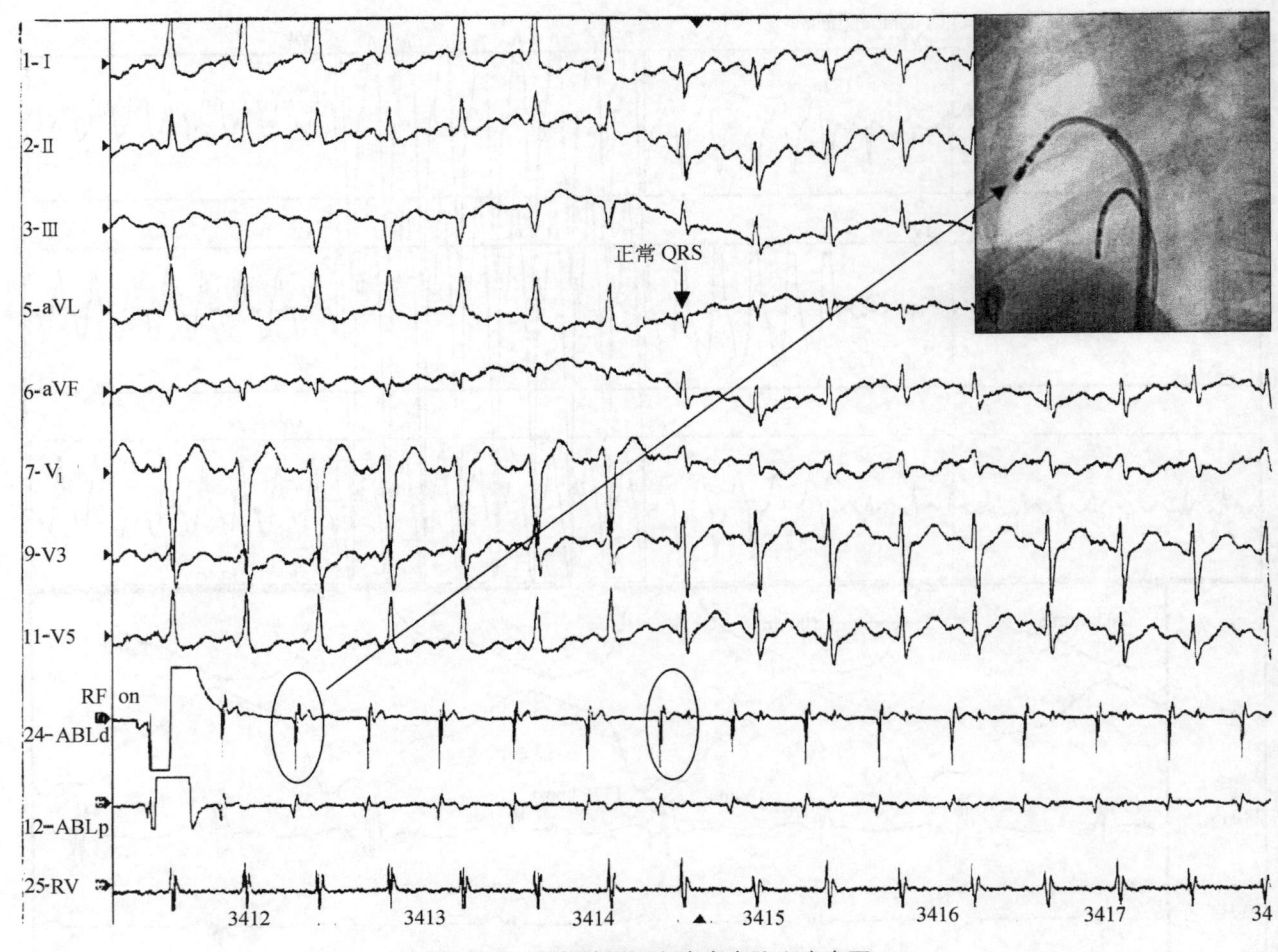

图 29-27　射频消融阻断房室旁路心内电图

图示消融电极（ABL）于三尖瓣环 10 点钟左右标测到靶点图，放电数秒后可见 A、V 分离（圆圈标示处），
同时体表心电图 PR 间期正常化，Δ 波消失，QRS 波变窄，证明旁路被阻断

　　曾经发生过快速心房颤动恶化为心室颤动的患者有猝死的危险，属高危患者，这样的患者应积极行导管消融术或手术切断旁路。发生心室颤动危险性最小的患者是隐匿性旁路和旁路前传不应期较长的间歇型预激。然而大多数患者介于这二种极端分类之间。在这些患者中猝死的危险性变异很大。其中鉴别高危性的因素有：多旁路；反复发生心动过速或心房颤动；在诱发的心房颤动中 SRR<250ms。这些患者也应采取治愈性措施阻断旁路。而其余低危患者可以采用其它方法，如发作心动过速时采用物理方法或药物终止。

　　另外，介入性电生理检查可以对旁路的数目、部位、传导性能给予较完整的评价，并且是评价预激综合征患者危险性的可靠标准。但没有症状的患者不需要行电生理检查。

无休止性交界区折返性心动过速

　　Coumel 等于 1967 年首先报道一种特殊的室上性心动过速，因有不间断连续无休止发作特点，称为无休止性交界区折返性心动过速（Permanent junctional reciprocating tachycadia，PJRT）。关于其发生机制长期存在争论，但现在已证明存在隐匿慢传导旁路是 PJRT 的电生理基础。

一、临 床 特 点

1. PJRT 是一种少见的心动过速，人群中的发生率不详，据一较大系列导管消融术结果报告，760 例室上速患者中有 363 例旁路参与的心动过速，其中 PJRT8 例，分别占室上性心动过速的 1.05% (8/760)和旁路参与的心动过速的 2.2%（8/363）。我们 490 例阵发性室上速中旁路参与者占 402 例，PJRT 发生率分别占室上性心动过速的 1.4%（7/490）和旁路参与的心动过速的 1.7%（7/402）。

2. PJRT 主要见于儿童及年轻人，甚至在胎儿期已明确诊断，也有在成年之后才确诊。

3. 心动过速呈连续不断无休止状态，故持续时间长。动态心电图记录证明 50%～90%的时间为心动过速。

4. 患者多无器质性心脏病，但可因长期心动过速而致心功能不全或心脏扩大或"心律失常型心肌病"。旁路消融后心动过速永远终止，心功能可恢复正常。

二、心电图表现

(一) 心动过速心电图特点（图29-28）

1. P′波在Ⅱ、Ⅲ、aVF 为负向波，而 aVR 为正向波，呈逆行 P 波的特点。

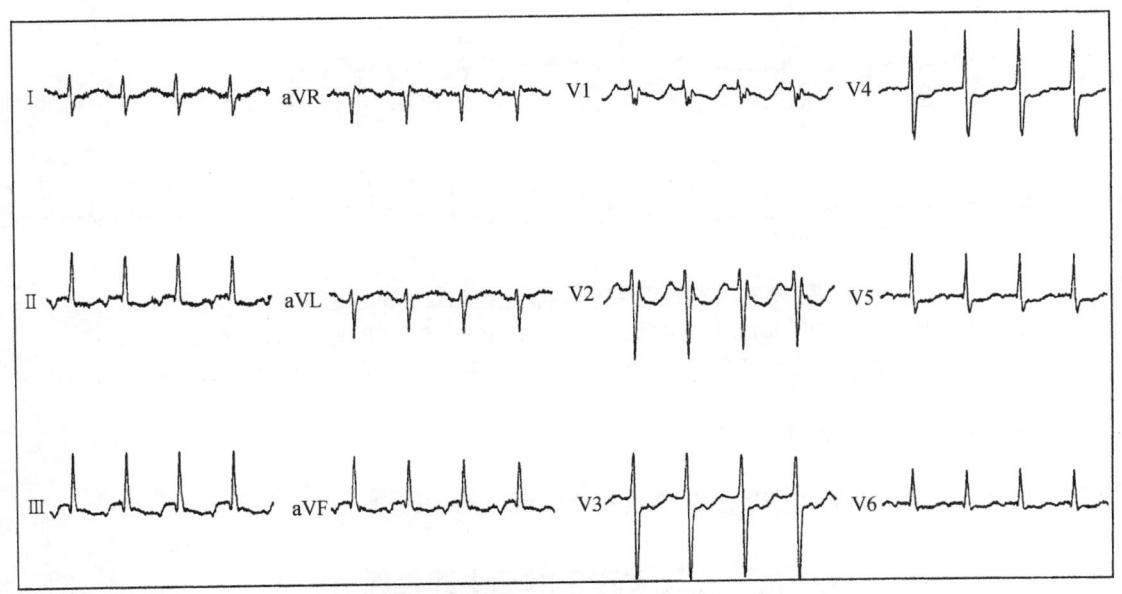

图 29-28 不间断型交界区折返性心动过速（PJRT）

女性，46 岁，心动过速史 22 年。图示 P′波在Ⅱ、Ⅲ、aVF 导联呈负向，aVR 呈正向，RP′>P′R，RP′/P′R>1。
导管射频心内标测证实为 PJRT，并阻断旁路，心动过速未再发作

2. QRS 波群窄，呈室上性特征。

3. QRS 波与 P波呈现 1:1 的关系。

4. P波位于 RR 间期的后半部，表现为长 R P′，短 P′R，R P′/P′R >1；个别 P′波可居中或稍偏左。

5. 心动过速具有不间断无休止特性，在短暂几个窦性周期之后又出现心动过速；心动过速时期心率范围在 120～240bpm，主要决定于患者当时体力活动与自主神经功能状态，体力活动增加或交感神经

兴奋，心动过速频率随之增加。

(二) 始动心动过速的心电图表现

1. 心动过速发作开始时无 PR 间期延长。
2. 心动过速常由窦性周期临界性缩短始动。
3. 心动过速可由房性期前收缩或室性期前收缩始动。
4. 心动过速也可由交界区逸搏或窦性周期逐渐延长引起。

总之心动过速极易发作(图 29-29)。

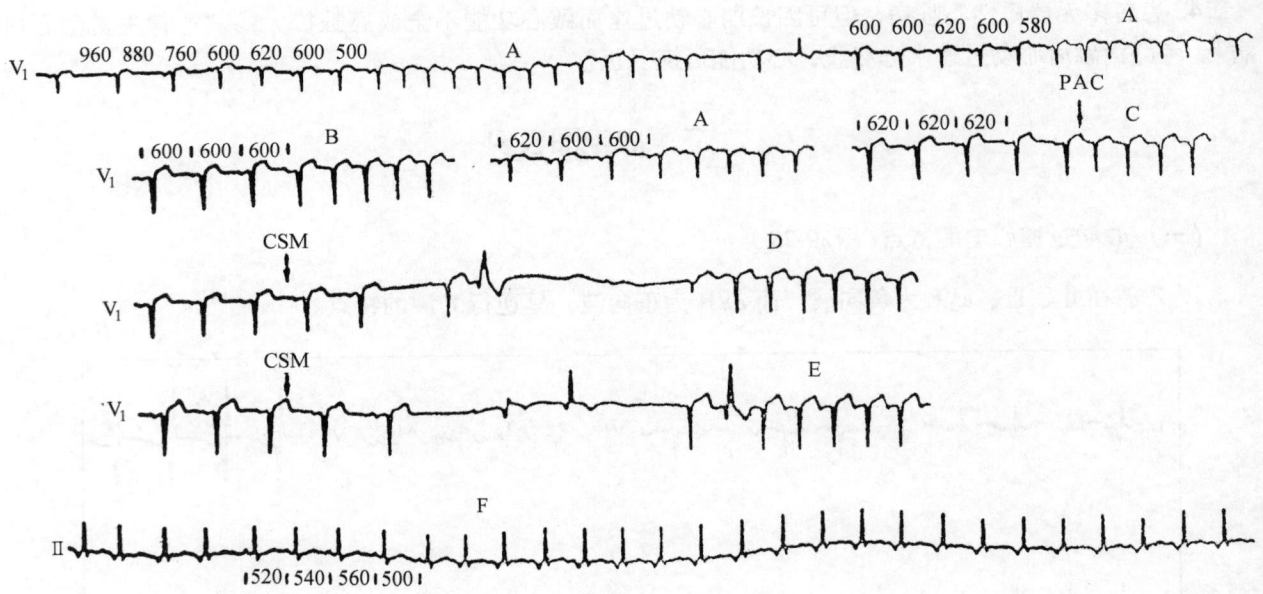

图 29-29　不间断型交界区折返性心动过速始动图

A 为 PP 间期临界性缩短至 580ms 时起动心动过速，无 PR 延长；B 为 PP 间期未变化。C 为房早始动；
D 为颈动脉窦按摩引起交界性逸搏始动；E 为室早发动；F 为 PP 间期延长发动心动过速

(三) 发作间歇期心电图表现

P 波形态与频率，PR 间期及 QRS 波形态均正常，无预激波表现。

三、PJRT 的电生理表现

近几年来的心电生理研究与导管射频消融的临床实践已经确定传导速度慢、具有递减传导特性的隐匿房室旁路是发生 PJRT 的电生理结构基础。Gritelli 和 Gallagher 对此很有贡献。其心房终端多位于右后间隔区。其主要电生理特点如下：

1. 旁路传导速度慢具有递减传导特性

在心动过速期间或起搏刺激心室，激动从心室沿旁路逆传心房的时间大约大于 100ms，VA 间期范围 100～370ms 不等。用增频刺激右心室心尖部时，VA 文氏点 160～230bpm。达 1:1 室房传导的最高刺激频率时，逆传最早心房激动 VA 传导时间较基础频率刺激的 VA 延长 46～109ms。心室程控刺激时旁路阻滞前最早心房激动部位 VA 时间较基础频率刺激时 VA 延长 107.6±41.8ms，表明旁路表现为传导速度慢及频率依赖性递减传导和文氏阻滞，应用 ATP 可延长或阻断旁路传导的作用。

2. 在希氏束不应期刺激心室提前夺获心房（图 29-30）

心动过速时，在希氏束不应期给予心室期前收缩刺激，可典型地提前激动心房，而不改变逆传心房激动顺序，这一现象证实冲动是经过旁路（而不是希氏束-房室结）逆传至心房；应用希氏束旁起搏方法（para-希氏 ian pacing），不夺获希氏束-右束支时其激动至逆传心房激动的间期（S-A）及心房激动顺序不变等，可肯定为经旁路逆传。

3. PJRT 旁路的前传功能

PJRT 的慢旁路一般不显示前传功能，但在阻断房室结或希氏束后，可揭示该房室旁路的存在。Critelli 应用电消融技术，阻断了 PJRT 患者的希氏束显示其传导时间长，具有递减传导特性的旁路前传功能，心电图上出现完全预激性宽 QRS 波群，伴有长 PR 间期，有时表现为二度文氏阻滞，证实旁路传导慢及递减传导特性。希氏束阻断后心室起搏，其激动只能从心室逆传心房，其 VA 间期长，可出现二度文氏阻滞，也证实旁路逆传也具有传导缓慢且有递减传导特点。

4. PJRT 旁路的位置

PJRT 的旁路的心房终端位于冠状窦口称为经典部位，但随着射频消融的广泛应用及心内标测，发现此种旁路也可位于其他部位，有报告 32 例 PJRT 患者根据逆传心房最早部位确定有 32 条旁路，其分布在后间隔 25 条（76%）占绝大多数、中间隔 4 条（10%）、右后 1 条、右侧壁 1 条、左后 1 条、左侧壁 1 条。Ticho 报告 19 例 PJRT，依其成功消融点确定旁路部位为（图 29-31）：位于冠状窦口内 7 条，口外后间隔 4 条，共 11 条。余 8 条位于其他部位，4 条在右心房室环（右后、右侧壁各 1 条，右前间隔 2 条），左房室环 4 条（2 条在左后间隔，1 条在左后，1 条在左侧壁）。因此逆传慢旁路以右后间隔为多发部位。PJRT 患者也可有多条慢旁路，也有一条慢旁路并存另一条隐匿快旁路，甚至有间歇性显性旁路与慢旁路并存的报告。

5. PJRT 慢旁路电生理特性机理

关于 PJRT 慢旁路的电生理机制未彻底阐明，这种旁路的纤维是比较纤细而且走行纡曲，认为此慢旁路可能为类同房室结样组织构成，因此有其传导速度慢且有递减传导的特点。成功的消融靶点及记录到旁路电位部位的 VA 间期，可以看出不同部位的 VA 间期不同，长者达 370ms，短者则为 100ms，即使同一部位（如冠状窦口内）其 VA 也不同（150～255ms），同在后间隔（冠状窦口外）其 VA 也不同，长者达 370ms，短者则为 130ms。可见旁路走行部位、纤细程度及纡曲程度不同，对其 VA 间期和传导速度的影响也不同。

四、PJRT 心电改变机制

1. 心动过速间歇期

房室慢旁路传导速度慢，因此在窦律时不能显现前传功能。窦性激动经过房室结、希氏束下传激动心室，因此心电图是正常的，无预激波，只有阻断房室结或希氏束时才显示前传功能。

2. 心动过速时

房室旁路是心动过速逆传支，且传导速度慢，故在心电图表现为长 RP 间期，P 波在 Ⅱ、Ⅲ、aVF 导联呈负向波，aVR 导联呈正向波。

五、诊断与鉴别诊断

（一）诊断

临床上具有不间断发作心动过速，其表现为长 RP 间期，P 波呈现逆行 P 波特点，窦律时心电图是

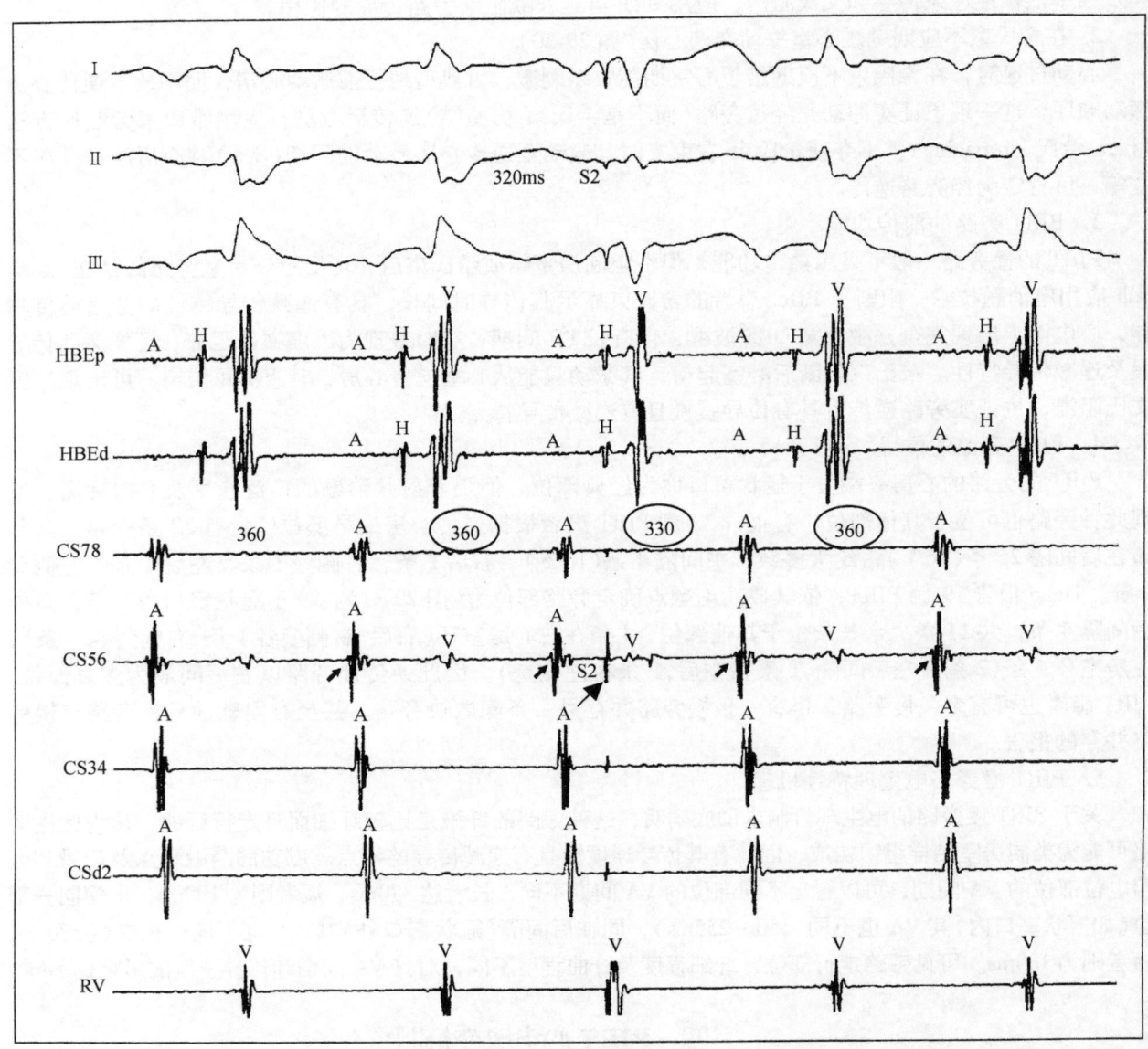

图 29-30　PJRT 过程中在希氏束不应期刺激心室提前激动心房

在希氏束不应期起搏心室，提前激动心房，使心房周期提前 30ms（从 360 减到 330ms）。I、II、III体表心电图，
CS_{d2} 冠状窦电极 1、2 极，CS_{3-4} 冠状窦电极 3、4 极，HBE 希氏束电图，A 为房波，H 为希氏束电位，V 为室波。S_2 为早搏刺激

正常的，无预激波，即可提示诊断。心内电生理检查在希氏束不应期刺激心室或希氏束旁起搏能提前夺获心房，其房波激动顺序不变，可以肯定诊断。

（二）鉴别诊断

PJRT 需要与后间隔房性心动过速及快慢型房室结折返性心动过速鉴别。

1. PJRT 与后间隔房性心动过速鉴别

后间隔房性心动过速心电图表现为 P′R 间期短，而 RP′间期长，P′波在 II、III、aVF 导联呈负向波，aVR 导联呈正向波，因此需与 PJRT 鉴别。

（1）房性心动过速时迷走兴奋法，可改变房室传导，使房室传导时间延长或发生房室传导阻断，从而明确房性心动过速的诊断。

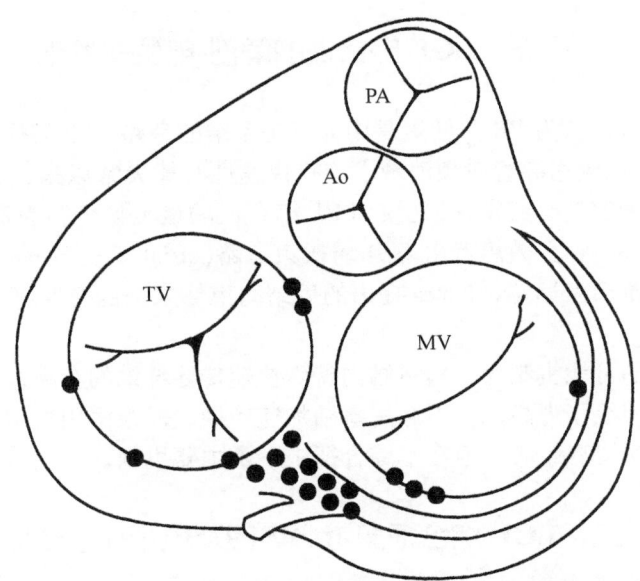

图 29-31　以导管射频成功点为旁路所在部位图解 19 例 PJRT 旁路的位置

冠状窦口内 7 个，冠状窦口外 4 个，4 个在三尖瓣环，4 个在二尖瓣环。PA 肺动脉口，AO 主动脉口，TV 三尖瓣，MV 二尖瓣，黑圈代表旁路（引自 Shoei K, et al. Radiofrequency catheter ablation of cardiac arrhythmias. 1995）

（2）房性心动过速多不表现为间断性心动过速。

2．PJRT 与快慢型房室结折返性心动过速鉴别

由于快慢型房室结折返性心动过速也表现为长 RP 间期及短 PR 间期，P 波在Ⅱ、Ⅲ、aVF 导联呈负向波，aVR 导联呈正向波的逆行 P 特点，因此需与 PJRT 鉴别。

（1）快慢型 AVNRT 不表现不间断性心动过速的临床特点，而且临床上极少见到。

（2）心内电生理检查，证明无房室旁路逆传，可排除 PJRT。

六、临床意义

PJRT 虽然少见，但因有不间断无休止心动过速，可致心脏扩大心功不全而成为"心律失常型心肌病"，正确诊断可用导管射频消融术阻断旁路，使心动过速得以根治，心功能可以恢复正常，因此射频消融是 PJRT 首选的安全有效的根治方法。

LGL 综合征

LGL 综合征是 Lown、Ganong 和 Levine 三位学者于 1952 年首先提出来的，主要诊断要点为心电图上 PR 间期短于 0.12s、QRS 波的宽度正常，临床上有反复发作心动过速。其心动过速可以是规整的阵发性室上性心动过速，也可以是心房扑动或心房颤动。

对 PR 间期不足 0.12s 的心电图，要注意鉴别某些心电学现象，例如：①异位的心房节律，靠近冠状静脉窦口处发出的冲动，其冲动较易进入房室结，故 PR 间期较短；②等律性房室脱节，这种心律，心房和心室的激动是分离而钩拢的，观察系列心电图演变，或用运动、药物、刺激迷走神经等改变窦房结的频率，可能有助于鉴别诊断。

一、LGL综合征的解剖-电生理基础

本综合征开始被提出时，认为PR间期短是因为有房室结的旁路。80年代以来随着心内电生理检查的广泛开展，特别是90年代应用导管射频消融术治疗快速性心律失常以来，其临床意义和病理生理基础逐渐被重新认识。电生理检查研究发现，引起LGL综合征的最常见机制为房室结加速传导（enhanced AV nodal conduction；EAVNC），少数患者由心房-希氏束旁路（atrial-希氏 bypass tract）引起，此旁路发自心房，绕过房室结，止于希氏束远端。James提出的后结间束终末部的旁路纤维，对它是否存在及其电生理意义，目前仍有争论。

引起房室结加速传导的可能机制为，房室结内特殊快速传导纤维的存在，其他可能的机制包括解剖结构短小的房室结。交感神经张力高也可引起房室结加速传导，但根据用自主神经阻滞剂的观察，自主神经虽然对房室结的传导功能有影响，但在本综合征中不是主要机制。

二、LGL综合征患者心电图及电生理检查特点

（一）心电图特点

LGL综合征的心电图特点为：①PR间期<0.12s；②QRS波的宽度正常；③临床上有反复发作心动过速，可以是阵发性室上性心动过速，或是心房扑动或心房颤动。

本综合征的核心是房室加速传导，其中约90%以上由房室结加速传导引起，所以以大多数患者表现为短AH间期，心房内（PA间期）和希氏束以下（HV间期）的传导正常。但在有心房内传导延迟和/或HV传导延长时，PR间期可以长于0.12s。同样，在伴有束支或室内阻滞时，QRS波也可以是增宽畸形的。

（二）电生理检查特点

房室结加速传导与心房-希氏束旁路引起临床心律失常的机制不同，因此鉴别房室传导加速的种类有重要的意义。可以通过心内或食管电生理检查，确定房室加速传导的解剖和电生理基础。

1. 房室结加速传导的电生理诊断标准为：①AH间期≤60ms；②心房搏动频率≥200bpm时，仍能保持1:1房室传导；③心房搏动频率增快时，AH间期可有所延长，但增加的幅度不大，增加幅度不超过100ms（图29-32）。

2. 心房-希氏束旁路时的电生理检查所见为：①AH间期短或正常；②HV间期短于正常（<35ms），H波可位于V波的开始处。这个H波是冲动经心房-希氏束旁路下传至希氏束下端后，逆行激动希氏束的电位。HV间期是希氏束下端旁路止点处冲动下传至心室与逆传至希氏束时间的差值。③保持1:1房室传导可至200bpm，偶可到300bpm；④在心房分级递增刺激过程中AH间期几乎不增加，HV间期短而固定。

房室结加速传导的临床意义，是这些患者在有房室结双径路现象时，易于发生房室结折返性心动过速；有阵发性室上性心动过速时，特别是由旁路参与的房室折返性心动过速时，心动过速的频率较快；在心房扑动或心房颤动时心室率较快。

三、LGL综合征患者对药物、生理措施的反应

用对房室结和旁路有不同作用的药物、生理措施，可观察到房室结加速传导和心房-希氏束旁路的不同反应，有利于两者的鉴别诊断。

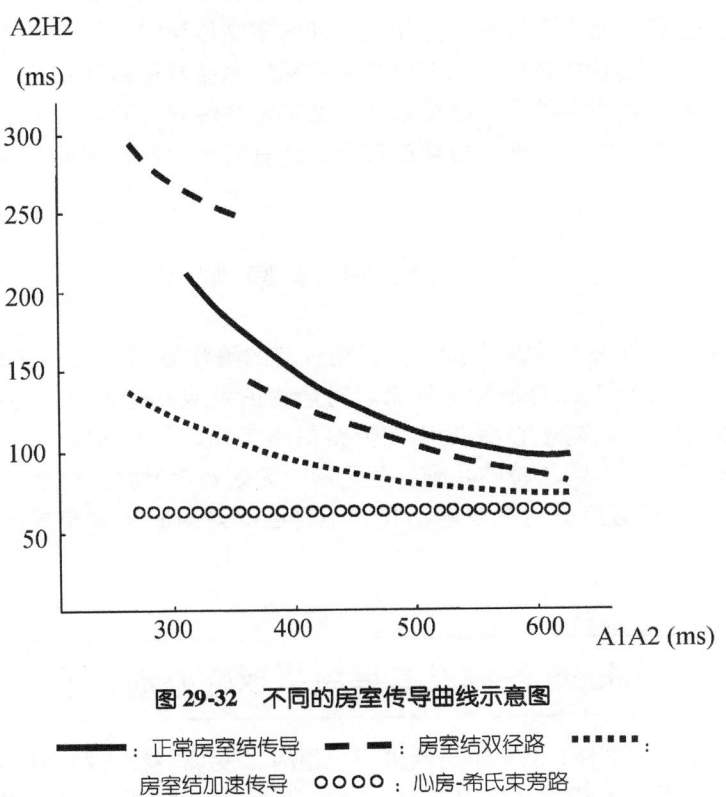

图 29-32　不同的房室传导曲线示意图

——：正常房室结传导　— —：房室结双径路　•••••••：
房室结加速传导　〇〇〇〇：心房-希氏束旁路

地高辛、β-阻滞剂、钙拮抗剂、腺苷可抑制房室结的传导，而对旁路无作用。压迫颈动脉窦，或其他刺激迷走神经的措施，也可抑制房室结的传导，使 PR、AH 间期延长。

I_A、I_C 类药物、乙胺碘呋酮能阻断旁路，使心房-希氏束旁路患者的 PR、HV 间期骤然延长、正常化。而房室结加速传导的患者，用药后 PR、HV 间期如有延长反应，是慢慢发生的。

Benditt 等观察自主神经阻滞剂对房室结加速传导患者的作用，阻滞后房室结的功能不应期延长，房室结的有效不应期变化不大，AH 间期稍延长，保持 1:1 下传的最短调搏周长有所延长。无房室结加速传导的患者，自主神经阻滞后房室结的功能不应期缩短，房室结的有效不应期变化不大，AH 间期稍缩短，保持 1:1 下传的最短调搏周长缩短。这些表现说明房室结加速传导的患者平时交感神经张力占优势，而没有房室结加速传导者以副交感神经张力占优势。尽管两组患者在自主神经阻滞前后的电生理参数有不同的改变，但在同一状态下，具有房室结加速传导的患者仍然呈现短 AH 间期，短房室结功能不应期，以及较短的保持 1:1 下传的最短调搏周长。说明神经因素不是房室结加速传导的主要机制。

四、LGL 综合征伴发快速性心律失常的机制

对于房室结加速传导引起的 LGL 综合征患者，其室上性心动过速的主要机制，为房室结折返性心动过速或由隐匿旁路所参与的房室折返性心动过速。不论是房室结加速传导，还是心房-希氏束旁路引起的短 PR 间期，在发生心房扑动或心房颤动时，均可伴有快速的心室率。并有可能诱发心室颤动，导致心脏性猝死，尤其是在心房-希氏束旁路伴心房颤动时。心房-希氏束旁路一般不参与折返性心动过速。

房室结传导较快、AH 和 PR 间期相对较短的患者易发生房室结折返性心动过速的可能机制包括：①房室结传导时间与房室结逆传文氏周期呈正相关，即房室结传导时间短的患者，房室结逆传文氏周期也较短，房室结快径路的逆传功能较好。已有研究表明除房室结双径路现象外，较短的房室结逆传文氏周期是房室结折返性心动过速发生的另一必要条件。②房室结传导时间与房室结有效不应期呈正比，房室结传导时间短的患者，其房室结有效不应期亦较短，这有利于期前收缩进入房室结，诱发房室结折返性心动过速。

五、治 疗 原 则

具有 LGL 综合征特点的房室结和房室折返性心动过速的治疗原则，与没有 LGL 综合征特点患者的治疗原则基本一致，只是有 LGL 综合征特点的患者对药物的发应一般较差，心动过速时频率较快，应更积极的选择导管射频消融术。对于心房-希氏束旁路使心房扑动、心房颤动时心室率过速者，药物治疗可选择 I 类抗心律失常药物，或乙胺碘呋酮。药物治疗无效者用射频消融消除心房扑动或局灶性心房颤动，也可选择心房-希氏束旁路的射频消融治疗，不得已只好阻断房室交界区形成完全性房室阻滞，安装起搏器支持心室率。

Mahaim 纤维及其房室折返性心动过速

1937 年 Mahaim 和 Benat 在对 1 例青年男性进行尸检时，发现一种心肌纤维从左束支穿过进入间隔部与心室肌相连。以后人们又发现在房室结直接与心室肌相连、房室结与束支连接的纤维等。1975 年 Anderson 把这些类似的连接纤维分成结室纤维（nodoventricular fibers）、结束纤维（nodofascicular fibers）和束室纤维（fasciculoventricular fibers），便形成了后来的 Mahaim 纤维的概念。

但是在 1982 年，Gillette 手术治疗室上性心动过速中发现具有典型 Mahaim 纤维传导特点的患者中，连接纤维都起源于三尖瓣环上方右心房侧壁，并与右束支末梢相连，该连接纤维有递减传导的特点。随后（1982 年）Sheiman 和 Gallagher 报告应用导管直流电消融阻断具有 Mahaim 纤维传导特点患者的房室结，然而患者仍然存在预激心电图图形。且此旁路具有递减传导的特征，从而进一步证实了此旁路是心房与心室之间存在着具有前向房室递减传导的特殊房室旁路。此后由于导管射频消融术广泛应用，陆续有不少报告均证明 Mahaim 纤维，其实为起源于右心房下行至右心室的旁路。目前已知 Mahaim 纤维并参与形成房室折返性心动过速的主要为右侧房束束旁路。个别报告有结室纤维参与形成房室折返性心动过速。本节主要介绍右心房束旁路及其心动过速。

一、右心房束束

现有资料已经证明 Mahaim 纤维在人类能形成房室折返性心动过速的主要是右心房束束（图 29-33）。它起始于三尖瓣环侧壁上方右心房，在三尖瓣环处沿右心室游离壁下行，行程较长，可长达 4.0cm 以上，行至右心室尖部直接与右束支末梢连通或止于右束支末梢附近心肌。有人认为在胚胎发育过程中，房室结发生分离的一种异常变异，一部分形成正常的房室结，房室束及其束支，另一部分形成右心房束束，因此右心房束束有类似房室结及右束支样细胞结构，故有递减传导特征。

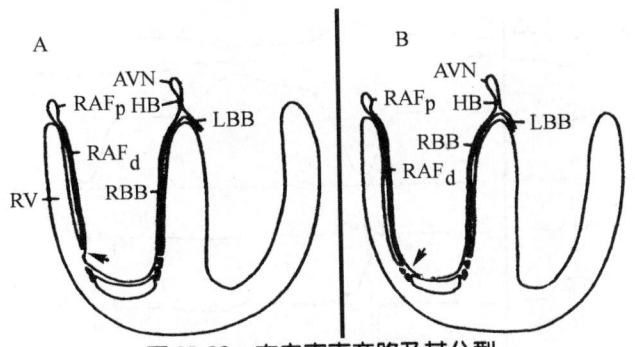

图 29-33 右房束束旁路及其分型

旁路位于三尖瓣膜部的起始(RAFp),沿右心室侧壁心内膜下分布。

A. 为典型右房束束旁路,终末部(RAFd)和右束支(RBB)末端相

连; B. 为典型右房束束旁路,末端在右束支附近插入右心室壁。

AVN 为房室结,LBB 为左束支,HB 为希氏束(引自杨均国,等. 现

代心电图学. 1997)

二、右心房束束及其心动过速电生理特性

1. 右心房起搏刺激

(1) 递增右心房起搏:右心房起搏频率逐渐递增(起搏周期逐渐缩短),可见 AH 及 AV 间期逐渐延长,而 HV 间期缩短,呈 H 波融入 V 波中;同时心电图上可见 QRS 波的预激波成分逐渐加大直至完全预激性 QRS 波,且呈左束支阻滞图形,伴有 PR 间期逐渐递减传导的特点。

(2) 右束支与希氏束呈逆传关系:在右心房递增起搏时,可显现右束支电位(RB)在希氏束电位之前,右束支先激动,而希氏束后激动,是右束支逆传激动希氏束。

(3) 右心室尖部激动早于心底部的激动:在心房起搏出现预激波图形时,心室内记录证明右心室尖部激动早于心底部。

(4) 起搏右心室尚未发现旁路有逆传功能。

(5) 起搏左心房不出现上述表征。

2. 心动过速时心电生理特点(图 29-34)

(1) 心动过速不出现房室分离,A 波与 V 波呈 1:1 关系,AV 长,VA 短。

(2) 在心动过速中于房室结不应期提前起搏右心房,可使心室提前激动,证明存在前传旁路。

(3) 右心房起搏可以拖带心动过速。

(4) 心动过速中右束支电位明显位于希氏束之前,希氏束电位与右心室尖部激动同时或稍后发生。

3. 旁路电位

右心房束束旁路有旁路电位(AP),它位于 A 波与 V 波之间,呈高频针样电位,类似于希氏束电位,在心房电位、旁路电位及心室电位之间有等电线。在窦性心律、右心房起搏或心动过速中均可记录到,心房电位与旁路电位间期在 60ms 左右,应用递增心房起搏或静注腺苷可阻断旁路(图 29-35)。一般在三尖瓣环与右心室心尖部之间右心室游离壁可标测到,在标测旁路电位处消融可成功消融右心房束束并能根治此种房室折返性心动过速。

4. 心动过速折返环

依上所述右心房束束旁路参与的房室折返性心动过速其旁路为前传支,而右束支、希氏束、房室结为逆传支(少数有另一旁路可为逆传支),折返环为心房→右心房束束旁路→心室→右束支→希氏束→房室结→心房(图 29-36)。

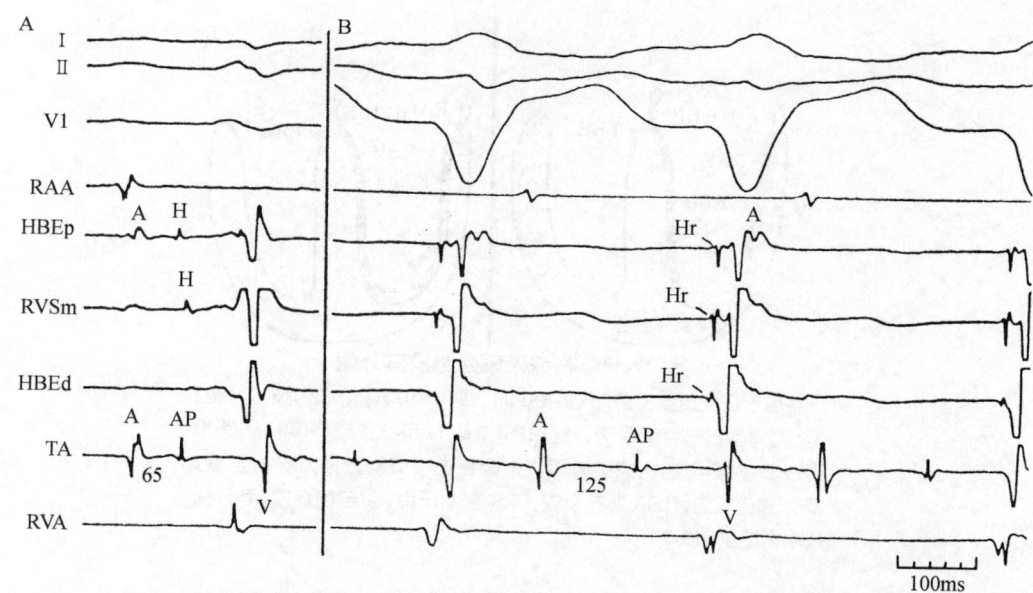

图 29-34　房束纤维在窦性心律及房室折返性心动过速时记录

A 示窦性心律时记录，在三尖瓣环上（TA）记录到明确的心房波（A）、房束纤维电位（AP）及心室波（V），A-AP、AP-V 之间均有等电位线，与在希氏束部位记录到的局部心内电图相似；B 示逆向型房室折返性心动过速时记录，AP 早于心室激动，A-AP 间期（125ms）比窦性心律时 A-AP 间期（65ms）明显延长。心动过速时心尖部心室激动早于基底部，逆行希氏束激动（Hr）与 QRS 起点相近（引自马长生，等．介入心脏病学．1998）

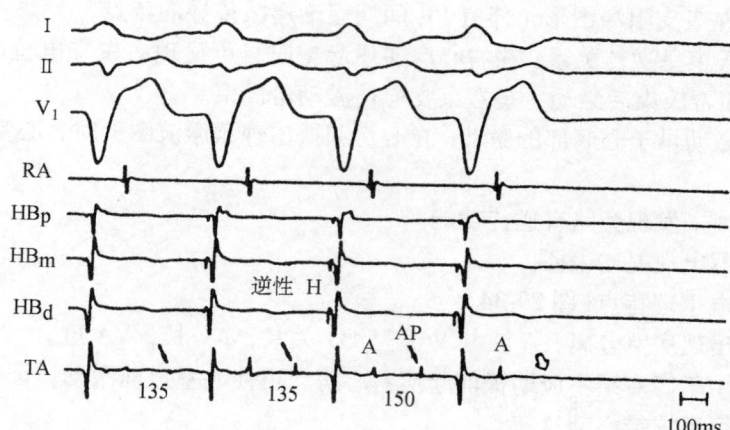

图 29-35　静注腺苷使旁路传导阻滞

静脉注射 12mg 腺苷，使 A-AP（心房-旁路）间期由 135ms 延长至 150ms（箭头所示），随后发生旁路传导阻滞，使 AP 电位消失（空心箭头所示）。
RA 右束支部位，HBp 希氏束起始部，HBm 为中部、HBd 为末端，
TA 三尖瓣膜部（引自杨均国，等．现代心电图学．1997）

三、心电图表现

1. 窦性心律

（1）P 波、QRS 波均正常，无预激波或有轻微预激表现。这是由于在一般窦律条件，窦性激动经过房室结—希氏束下传激动心室。

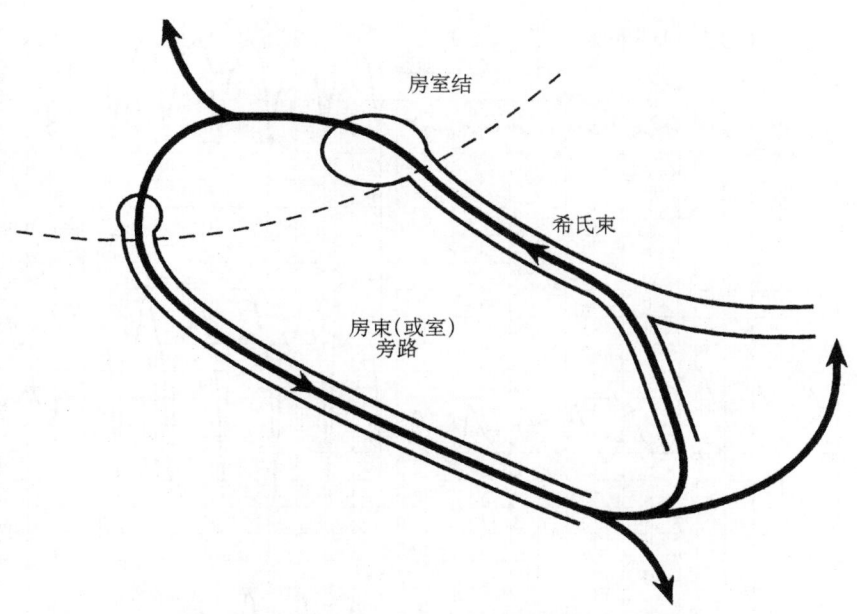

图 29-36 房束旁路参与的心动过速折返环示意图

折返环为房束旁路为前传支，右束支、希氏束-房室结为逆传支

（引自 Huang SKS. Radiofrequency Catheter Ablation of Carbiac Arrhythmias. 1995）

（2）若有适时房性期前收缩遇到房室结不应期，使激动经旁路下传心室显示预激波伴 PR 延长。

（3）增强迷走神经张力和递增性心房起搏会减慢房室结传导而有利于房束束传导，使从房室结下传逐渐移行到房束束下传，出现预激波程度加大至完全预激性 QRS 波，表现为左束支阻滞图形伴 P R 间期延长。

2. 心动过速心电图表现

（1）心动过速的 QRS 波呈现左束支阻滞图形。QRS 波在 Ⅰ 和 aVL 导联呈 R 形，Ⅱ、Ⅲ、aVF 导联以负向波为主；在 V₁ 导联呈 rS，但初始 r 短小而后突然快速下行的大 S 波。

（2）QRS 波时限大于 0.12s，但不超过 0.15s。

（3）QRS 波额面电轴在 0 ~ −75° 之间。

（4）胸前导联 QRS 波移行较晚，多在 V₄ 或 V₅、V₆ 导联且 R 波矮小，而 V₁ 到 V₃ 呈大的负向波。

（5）心动过速的 QRS 波周期长度为 220ms 至 450ms，其 QRS 波频率为 133 ~ 272bpm。

（6）若能看到 P 波，则房室比例呈 1:1，不存在房室分离。

如图 29-37 所示。

四、诊断与鉴别诊断

房束束及其折返性心动过速主要依据心电图和电生理特点进行诊断与鉴别诊断。

1. 诊断

（1）静息窦律心电图时无预激波，P 波和 QRS 波正常；窦律时减慢房室传导的措施，有利于激动经房束束下传出现预激图形（左束支阻滞图形）伴 PR 延长。

（2）心动过速时呈宽 QRS 波左束支阻滞形及其心电图特点。

2. 鉴别诊断

房束束参与房室折返性心动过速，呈左束支阻滞形，故需与束支折返性室性心动过速、右心室起源

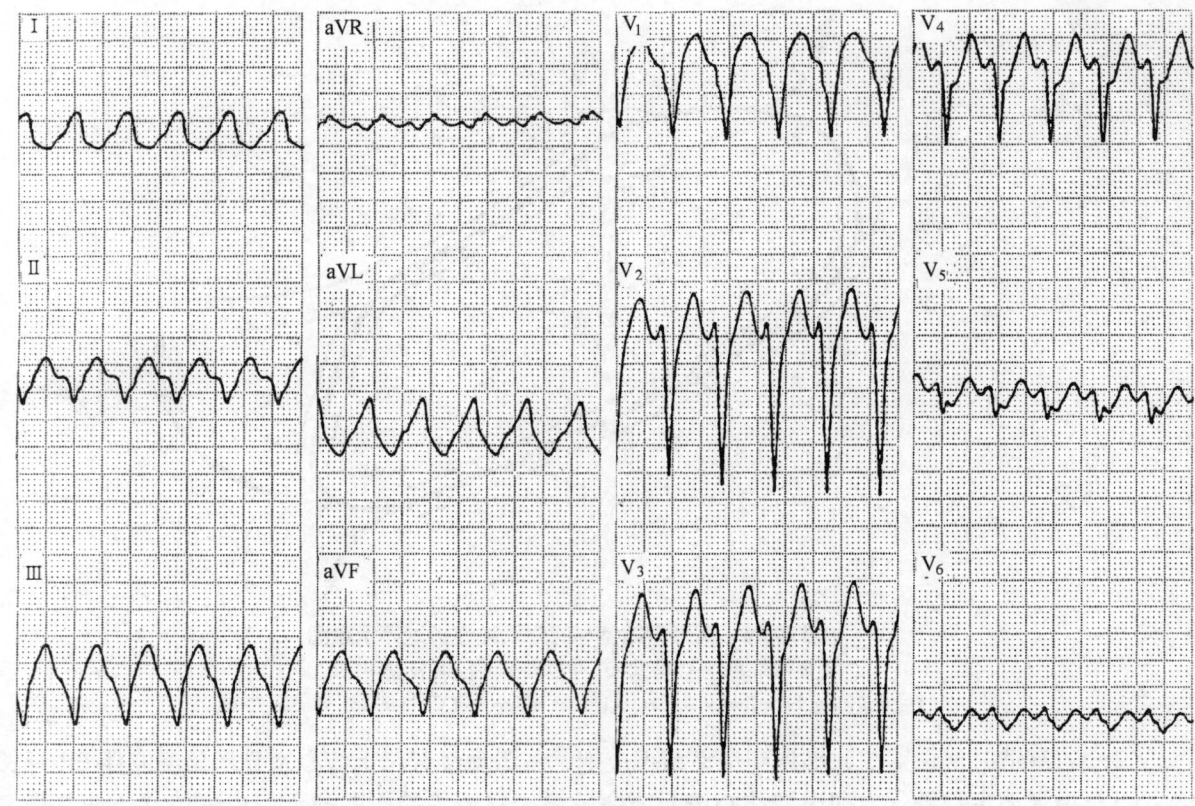

图 29-37　Mahaim 心动过速心电图

心动过速时的 QRS 波时限大于 0.12s，呈左束支阻滞图形。QRS 波在 I、aVL 导联呈 R 形，

Ⅱ、Ⅲ、aVF 导联以负向波为主，电轴明显左偏。V₁ 导联呈 rS，但初始 r 短小，快速下行形成大 S 波。V₁ 到 V₃ 呈较深负向波。

胸前导联 QRS 波移行较晚，V₅、V₆ 导联 R 波矮小（引自 Podric PJ，Cardiac arrhythmia：mechanisms，diagnosis and management. 1995）

室性心动过速及右侧 Kent 束形成的逆向房室折返性心动过速鉴别，因为这些心动过速均呈左束支阻滞形心动过速。

（1）与右侧 Kent 束参与的 ART 鉴别：①Kent 束为显性旁路，窦律时有明显预激波，而房束束静息心电图正常；②房束束形成的心动过速的 QRS 波更类似于左束支阻滞，其 V₁ 导联的 r 波小而短，其后 S 波急速下行，这一点与右侧 Kent 束形成 ART 有所不同；③Kent 束无递减传导特征且具有逆向传导功能，而房束束有前向递减传导特点无逆向传导功能。

（2）与束支折返性室性心动过速鉴别：束支折返性室性心动过速主要见于扩张性型心肌病，而房束束无器质性心脏病，前者不会出现预激波，而后者可出现；两者电生理特性不同可鉴别。

（3）与右心室起源室性心动过速鉴别：见宽 QRS 心动过速鉴别诊断一节。

五、临 床 评 价

右心房束束具前向递减传导的特征，目前尚未发现逆传功能，它是心动过速的前传支，而右束支、希氏束、房室结是逆传支。临床虽比较少见，却是一种特殊预激综合征，形成 ART，而导管消融可彻底阻断房束束，根治此类心动过速。

小　结

　　预激综合征是指房室间存在除房室结-希浦系以外的异常附加通路——旁路，使体表心电图呈现特殊表现，并与阵发性心动过速密切相关的一组疾病。其心电图类型包括：①经典型预激综合征，表现为PR 间期 <0.12s，QRS 波时间 >0.10s，起始部有预激波。②短 PR 综合征，PR 间期短，QRS 波时间正常。③变异型预激综合征，PR 间期正常，QRS 波时间延长，可有预激波。预激综合征可伴发各种类型快速性心律失常，主要有阵发性室上性心动过速、心房颤动等。阵发性室上性心动过速是旁路参与的房室折返性心动过速；心房颤动时如旁路不应期过短，可以导致心室频率过快，有进一步发展为心室颤动的危险。治疗预激综合征的目的主要是控制心动过速，近年来随着导管射频消融技术的发展，已经取代了药物治疗，成为治疗的首选方法。

参 考 文 献

1. 黄宛，主编. 临床心电图学. 第 5 版. 北京：人民卫生出版社，1998，298-319

2. 杨钧国，李治安，主编. 现代心电图学. 北京：科学出版社，1997，608-630

3. Munger TM, Packer DL, Hammill SC, et al. A population study of the natural 希氏 tory of Wolff-Parkinson-White syndrom in Olmsted County, Minnesota, 1953-1989. Circulation, 1993, 87：866

4. Zipes DP, Jalife J, eds. Cardiac Electrophysiology：from Cell to Bedside. 3rd ed. Philadelphia：WB Saunders, 2000, 500-501, 845-861

5. Murdock CJ, Leitch JW, Teo WS, et al. Characteristics of accessory pathways exhibiting decremental conduction. Am J Cardiol, 1991, 67：506

6. Calkin H, Langberg J, Sousa J, et al. Radiofrequency catheter ablation of accessory atriventricular connections in 250 patients. Circulation, 1992, 85：1337

7. 胡大一，杨新春. 预激综合征的体表心电图定位. 中华心律失常杂志，1998，2（2）：152-155

8. 马长生，董建增. 显性房室旁路的体表心电图定位. 见：马长生，主编. 介入心脏病学. 北京：人民卫生出版社，1998，644-652

9. Poole JE, Bardy GH. Further evidence supporting the concept of T-wave memory：observation in patients having undergone high-energy direct current catheter ablation of the Wolff-Parkinson-White syndrome. Eur Heart J, 1992, 13：801-807

10. 高连君，杨延宗. 多旁路的电生理特点与径导管射频消融. 见：马长生，主编. 介入心脏病学. 北京：人民卫生出版社，1998，749-759

11. Yeh SJ, Wang CC, Wen MS, et al. Radiofrequency ablation in multiple accessory pathways and the physiologic implications. Am J Cardiol, 1993, 71：1174-1180

12. Fananapazir L, German LD, Gallagher JJ, et al. Importance of preexcited QRS morphology during induced atrial fibrillation to the diagnosis and location of mmultiple accessory pathways. Circulation, 1990, 81：578

13. 黄从新. 预激综合征并发心房颤动. 中国心脏起搏与心电生理杂志，1999，13（4）：245-247

14. Rinne C, Klein GJ, Sharma AD, et al, Relation between clinical presentation and induced arrhythmias in the Wolff-Parkinson-White syndrom. Am J Cardiol, 1987, 60：576

15. Wathen M, Natale A, Wolfe K, et al. Initiation of atrial fibrillation in the Wolff-Parkinson-White syndrom：The importance of the accessory pathway. Am Heart J, 1993, 125：753

16. Montoya PT, Ventricular fibrillation in the Wolff-Parkinson-White syndrom [abstract]. Circulation, 1988, 78（suppl II）：II-22

17. 郭继鸿，主编. 新概念心电图. 北京医科大学出版社，2000，78-82，93-96，191-195

18. Kastor JA, Arrhythmias. 2nd ed. Philadelphia：WB Saunders, 2000, 198-233

19. Podric PJ, Kowey PR. Cardiac Arrhythmia：Mechanisms, Diagnosis and Management. Maryland：Williams & Wilkins 1995, 847-

891

20. 吴杰，张存泰，主编. 实用心律失常诊断图谱. 北京：人民卫生出版社，2000，363-373

21. Critelli G, Gallagher JJ, Thien G, et al. The permanent form of junctional reciprocating tachycardia. In: Benditt DG, Benson DW, eds. Cardiac Preexcitation Syndromes. Boston, Mass: Martinus Nijholl, 1986, 233-253

22. Lown B, Ganong WF, Levine SA. The syndrome of short P-R interval, normal QRS complex and paroxysmal rapid heart action. Circulation, 1952, 5: 693-706

23. Bauernfeind RA, Swiryn S, Strasberg B, et al. Analysis of anterograde and retrograde fast pathway properties in patients with dual atrioventricular nodal pathways: observations regarding the pathophysiology of the Lown-Ganong-Levine syndrome. *Am J Cardiol*, 1982, 49: 283-90.

24. Josephson ME. Atrioventricular Nodal "bypass tracts" —Lown-Ganong-Levine Syndrome. Clinical Cardiac Electrophysiology: Techniques and Interpretations. Pennsylvania: Lea & Febiger, 1993, 387-396

第30章　长QT间期综合征

Long QT Syndrome

崔　长　琮

　　长 QT 间期综合征(long QT syndrome;LQTS)是指心电图上 QT 间期延长、T 波和/或 U 波形态异常,临床多表现为晕厥、猝死的一组综合征。一般分为先天遗传性 LQTS 和后天获得性 LQTS 两大类。先天遗传性 LQTS 是由于编码心肌离子通道蛋白的基因发生突变等异常而造成心室复极的显著不均一性,目前已经找出 5 个 LQTS 的致病基因和 178 个基因突变点。它的主要心电图特点是 QT 间期延长且易变,T-U 波形态异常,心动过缓和多形性室速(尖端扭转性室速),患者易发作晕厥,甚至发生心性猝死,尤以儿童和年轻人多见,近年来引起了广泛的重视和研究。随着 LQTS 家系的不断发现和大量心电图的研究,人们逐渐对不同类型的 LQTS 患者的心电图特点有所认识,由此提高了对该病的检测、预防和治疗。后天获得性 LQTS 比较多见,常见的因素为电解质紊乱和药物影响,也见于饥饿、中枢神经系统损伤、严重心动过缓、心脏神经节炎和二尖瓣脱垂等。目前 LQTS 的治疗一方面要避免诱因;另一方面可采用 β 受体阻滞剂,左颈胸交感神经节切除术、起搏器植入术,必要时可考虑安装埋藏式自动复律除颤器(automatic implantable cardioverter defibrillator;AICD)。

LQTS 的发现和分类

一、历史回顾

Jervell 和 Nielsen 于 1957 年首先报道了 4 例先天性神经性耳聋的儿童，心电图有 QT 间期延长，其中 3 例发生心脏性猝死（sudden cardiac death；SCD），而家庭中另外两个和父母没有血缘关系的孩子则听力和心电图均正常。随后 Romano 和 Ward 于 1963 年和 1964 年又分别报道了不伴耳聋的 QT 间期延长、晕厥、猝死综合征。因此 LQTS 以前被分为以上两种，前者系常染色体隐性遗传，伴先天性耳聋；后者为常染色体显性遗传不伴耳聋，大约 80% 的先天性 LQTS 属于此型。1966 年 Yanowitz 和 Abildskov 等报告了 QT 间期受左右侧交感神经节的影响。1971 年 Moss 等报告了颈交感神经切除治疗 QT 间期延长综合征。随着越来越多的 QT 间期延长伴发晕厥、猝死的患者被发现，在 1985 年国际上正式将心电图上 QT 间期延长、T 波和/或 U 波形态变化、易发生晕厥、猝死的一组综合征命名为 LQTS。本病初次发作多见于幼年，尤其婴儿期，也可在 10 ~ 30 岁首次发作，为健康儿童和青年人猝死的主要原因之一。并且起病年龄愈小，病情愈凶险，常常是家族成员中发病的先证者。据统计，首次发作晕厥 15 年后的死亡率超过 50%。

二、LQTS 的分类

1. 根据有无继发因素将 LQTS 分为两类　先天遗传性 LQTS 和后天获得性 LQTS。先天性 LQTS 较少见，确切发生率尚无精确的流行病学资料。新近根据大系列家族基因谱调查，认为其发生率为 1/7000，即美国大约有 50000 例左右和全世界约 200000 例左右。美国大约每年有 3000 ~ 4000 心性猝死病例是由于 LQTS，尤其在儿童和年轻人，发生不明原因的晕厥和猝死病例均应考虑到 LQTS 的可能性。其中，根据临床症状有无家族倾向，又可将 LQTS 分为家族遗传性 LQTS 和散发性 LQTS。如按目前找到的突变基因可以分为 8 型（详见后文）。后天获得性 LQTS 比较多见，常见的因素为电解质紊乱和药物影响，也见于饥饿、中枢神经系统损伤、严重心动过缓、心脏神经节炎和二尖瓣脱垂等（见表 30-1）。

2. 根据尖端扭转性室速（torsade de Pointes；TdP）　发作的诱因将其分为间歇依赖性 LQTS、肾上腺素依赖性 LQTS 和中间型 LQTS（见表 30-2）。间歇依赖性 LQTS 多为获得性，常由于心动过缓或早搏后的长间歇而诱发 TdP；肾上腺素依赖性 LQTS 则在情绪激动、应激、运动等交感神经兴奋、儿茶酚胺释放增多时，QT 间期延长并触发 TdP；还有部分患者兼有二者的特点，称为中间型 LQTS。

表 30-1　引起 QT 延长的常用药物表

药 物 类 型	药 物 名 称	化 学 名 称	一 般 应 用
麻醉剂/哮喘	Adrenaline	Epinephrine（肾上腺素）	局麻药物/抗哮喘
抗组胺药	Seldane	Tenfenedine	抗过敏
	Hismanol	Asternizole	
	Benadryl	Dipnenhydramine	
抗生素	E-Mycin，EES，EryPeds，PCE. etc	Erythromycin（红霉素）	抗感染
	Bactrim. Septra	Trimethoprim &Sulfamethoxazole	
	Pentam intravenous	Pentamidine	

续表

药 物 类 型	药 物 名 称	化 学 名 称	一 般 应 用
抗心律失常药	Quinidine、Quinidex	Quinidine(奎尼丁)	抗心律失常
	Duraquin、Quiniqiute, etc	Procainamide(普鲁卡因酰胺)	
	Pronesty	Olsopyramide	
	Noroace	Sotalol(索他洛尔)	
	Betapace		
降脂药	Lorelco	Probucol	降低胆固醇、三酰甘油
抗心绞痛	Vascor	Bepridil	治疗心绞痛
利尿剂	Lozol	Indapamide(吲哒帕胺)	治疗水肿
胃肠动力药	Propulsid	Cisapride	治疗食管返流
抗真菌药	Nizoral	Ketoconazole	抗真菌感染
	Diflucan	Fluconazole	
	Sporanox	ltraconazole	
抗精神失常药	Elavil		抗抑郁和精神紊乱
	Norpramine, Viractil	Amitriptyline	
	Compazine		
	Stelazine	Phenoothiazine	
	Thorazine		
	Mellaril		
	Etrafon		
	Trilafon, etc		
	Haldol		
	Risperdal		
	ORAP	Haloperidol	
		Risperidone	
		Pimozide	

表 30-2 长 QT 综合征的分类

①间歇依赖性 LQTS	②肾上腺素依赖性 LQTS
药物导致	典型性(特发性 LQTS)
抗心律失常药物(Ia 类和Ⅲ类)	Jervell 和 Lang-Nielsen 综合征
酚噻嗪	Romano-Ward 综合征
三环类抗抑郁药	散发性
静注红霉素	非典型性
有机磷杀虫剂	休息时 T 和 U 波正常(有或无家族史)
非镇静抗组胺药(阿司米唑)	迟发性,无家族史
其它:丙丁酚	颅内病变(特别是蛛网膜下腔出血)
电解质紊乱	可能非典型性
低钾、镁血症	二尖瓣脱垂
营养状态改变	影响自主神经的手术
液体蛋白饮食	右颈神经根切除
饥饿(神经性厌食)	颈动脉内膜剥离
严重的心动过缓	经腹部迷走神经干切除
完全性房室阻滞	
窦房结功能减退	婴儿猝死综合征(SIDS)
特发性间歇性依赖性 LQTS	③中间型 LQTS

3. 先天性 LQTS 基因型分类　对 LQTS 的新认识是在 1991 年，Keating M 和 Vincent GM 等人首先发现了遗传性 LQTS 的第一个突变基因，揭开 LQTS 的机制是由于编码心肌离子通道蛋白的基因发生突变导致心室复极的显著不均一，开辟了 LQTS 基础和临床研究的新时期。目前，已经找出 5 个 LQTS 的致病基因和 178 个基因突变点，由此导致心室肌钾、钠等离子通道特性的异常改变，引起心室复极减慢，QT 间期延长。然而这些发现并没有囊括所有的 LQTS 患者，仍有一些 LQTS 家系不能用以上已知基因异常所解释，因此可以肯定 LQTS 至少还存在一种或多种基因异常类型，有待于进一步发现。

根据目前发现的异常基因类型，先天性 LQTS 被分为以下几种类型（见表 30-3）。其中 LQT1 约占 LQTS 家系基因型的 50%；LQT2 约占 45%，并且 HERG 也是药物引起 QT 延长、获得性 LQTS 和尖端扭转室速的主要作用部位，因此遗传性 LQT2 和药物导致的获得性 LQTS 有一定的病理关系；LQT3 约占 LQTS 基因家族的 5%；LQT4 的突变基因是 1995 年在一法国 LQTS 家庭中发现，但至今既未鉴别出其他 LQTS 家系与该基因有关，也未发现与该基因有关的其它 LQT4 病变家系；LQT5 仅占 LQTS 家系的一小部分；Jervell Lange-Nielsen 综合征（J，L-N）是因 KVLQT1 或 KCNE1 基因突变引起的常染色体隐性遗传，这两基因同时又是 LQTS 的常染色体显性遗传形式 LQT1 的病变基因，而且与内耳膜迷路的发生发育有关。按常染色体隐性遗传的规律，该型基因异常携带者应表现正常，但最近分子遗传学研究发现 J，L-N 型 LQTS 并没有完全遵随隐性遗传的规律，其基因携带者表现出常染色体显性遗传的特点，其 QT 间期轻、中度延长，并可有晕厥发作，但不伴耳聋。因此 J，L-N 型 LQTS 是一种常染色体隐性和显性遗传相结合的新型遗传类型。

表 30-3　LQTS 遗传学分类

LQTS 亚型	变异基因	染色体	通道蛋白质	基因突变点
LQT1	KVLQT1	11	I_{Ks}	76
LQT2	HERG	7	I_{Kr}	81
LQT3	SCN5A	3	I_{Na}	13
LQT4	不清楚	4	不清楚	
LQT5	KCNE1	21	I_{Ks}	5
LQT6	不清楚	不清楚	不清楚	3
Jervell-Lange-Nielsen	KVLQT1 或 KCNE1	11 或 12	I_{Ks}	

LQTS 的心电图表现

一、QT 间期延长

诊断 LQTS 的重要依据之一是 QT 间期和校正 QT 间期（QTc）的显著延长，并且延长程度的变异较大。LQTS 患者的 QT 间期为 0.41s～0.60s，平均 0.49s。LQT1、LQT2、LQT3 三型的 QTc 平均值分别为 0.49s、0.48s 和 0.52s，在三型中 LQT3 的 QT 和 QTc 最大。另外，QT 和 QTc 与性别有关，女性显著长于男性。

值得注意的是 QT 间期或 QTc 的延长仅占 LQTS 总数的 70% 左右，而 30% 左右的 QTc 为临界值（0.45s～0.46s），12% 的 LQTS 基因携带者的 QTc 正常（≤0.44s），其中 LQT1 占 17%，LQT2 占 12%，LQT3 占 5%。有些病人首次就诊的心电图的 QTc 完全正常，这种情况通过心电图明确诊断很困难，应当反复动态观察 QT 和 QTc 的变化。

此外，反映心室复极不均一性和电不稳定性的 QTd 在 LQTS 患者心电图上也明显延长。正常人 QTd 的范围是 46±18ms，而 LQTS 患者为 133±21ms，说明 LQTS 患者心室复极存在明显的复极异质性。

二、T 波形态学和 T 波电交替

T 波形态学（TWM）的诊断主要包括：①T 波电交替（TWA）；②T 波切迹；③T-U 波切迹等。T 波电交替（T wave alternans；TWA）包括 T 波电压高低的交替，T 波极性正负的交替和 T 波形态的交替。TWA 对 LQTS 的诊断和预后有重要意义。LQTS 病人的 T 波形态经常是多变的和不正常的，尤其在 TdP 发作前有 T 波电压或极性交替、U 波振幅增高、QTU 间期进一步延长。新近研究发现严重 T 波电交替（逐次心搏的 T 波极性呈双向变化）者年龄较轻，QTc 较长，TdP 发生率较高，晕厥或猝死发生率也高。

三、Holter 的异常表现

LQTS 患者 Holter 检查常发现窦性心动过缓或窦性停搏。并且因为正常人在 Holter 检测中 QT 间期变异达 0.50s，所以 Holter 检测中 LQTS 患者的 QTc 标准应 >0.50s，尤其同时伴有 T 波异常者方有诊断价值。

四、激发试验时 LQTS 的心电图变化

运动试验、Valsalva 动作和静脉点滴去甲肾上腺素、异丙肾上腺素等药物的激发试验可以诱发 LQTS 患者的 QT、T 波和 U 波的异常变化，甚至出现心律失常。LQTS 患者的 QT 间期不能随心动周期缩短而相应地缩短，且运动后恢复期当心动周期延长时 QT 间期延长加剧。但目前尚未形成统一的研究和诊断的标准方案，有人认为用药物诱发时 QTc 大于 0.50s 有诊断价值。

五、LQTS 基因分型的典型心电图特点

新近研究发现不同基因类型的 LQTS 病例的心电图 ST-T 波形态有其特点，与其基因类型有一定联系，由此能帮助先天性 LQTS 的基因分型诊断。

1. LQT1 的典型 ST-T 波形是 T 波高大、上升支缓慢无切迹且 T 波底宽大，又称"胖大 T 波"。LQT1 型的心电图又可分为四个亚型，如图 30-1，图 30-2 所示：①婴儿型：心率较快，ST 段短伴有 T 波上升支斜直向上，T 波底宽、顶尖且缓慢上升支顶点处可有切迹，多见于年龄在 2 月至 2 岁的婴幼儿，5 岁左右的儿童也可见到；②宽大的 T 波：在多数导联尤其胸前导联可见 T 波高大且波底宽大，ST 段短并与 T 波上升支融合为一体，形成光滑无切迹的胖大 T 波；③正常 T 波：除 QT 间期延长外，T 波形态正常；④长 ST 段伴有正常形态的 T 波。

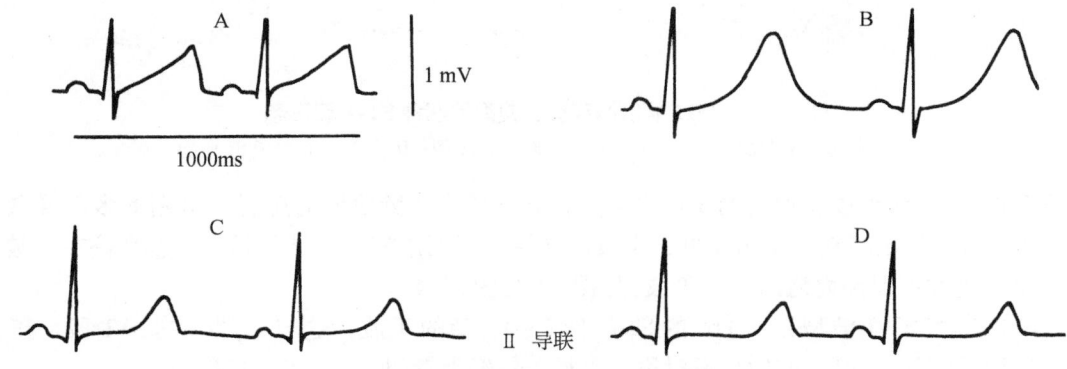

图 30-1　LQT1 典型的 ST-T 波形态

A. 婴儿型；B. 宽大 T 波型；C. 正常 T 波伴长 QT 型；D. 正常 T 波伴长 ST 段型

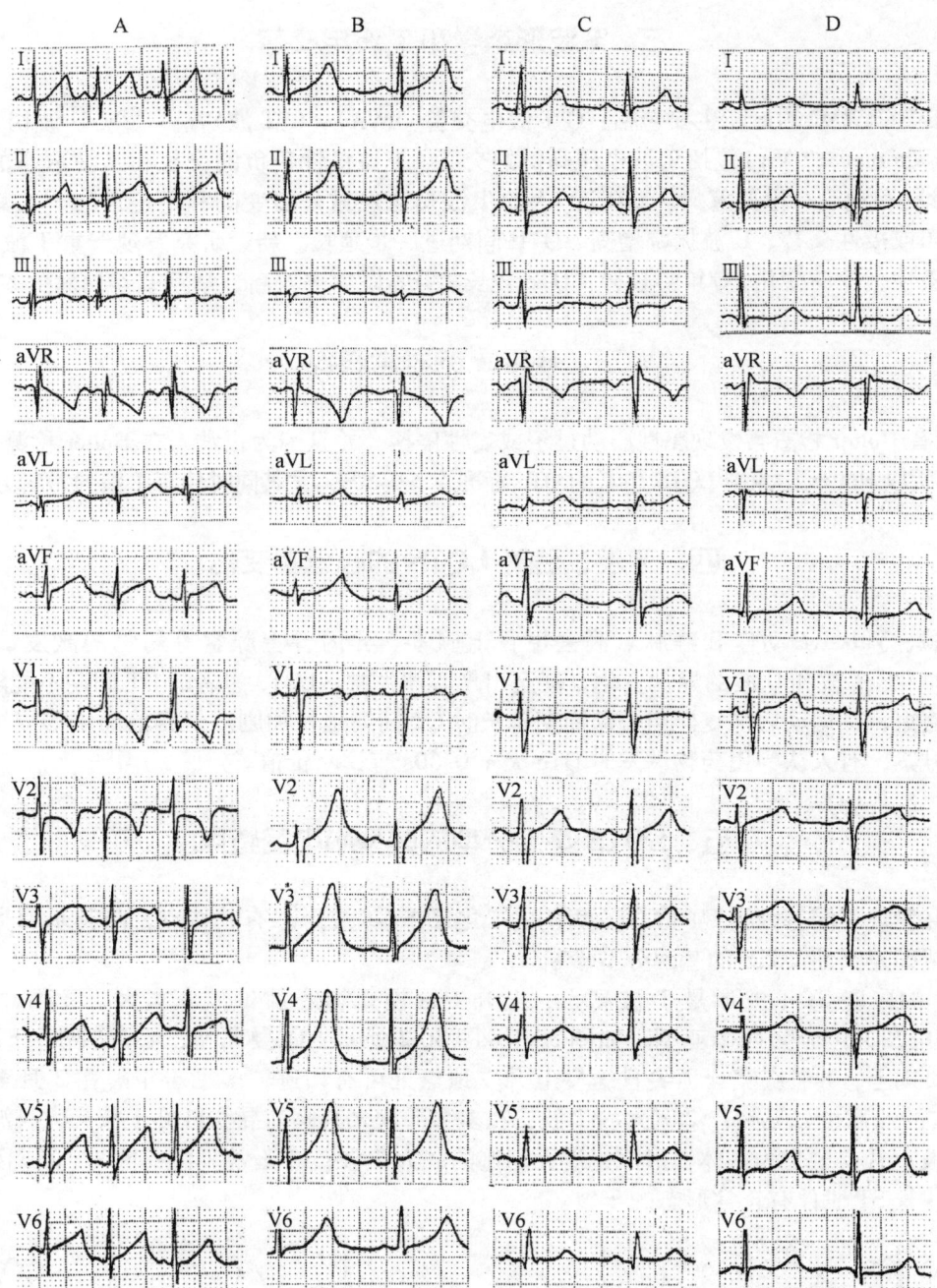

图 30-2 LQT1 病例心电图上典型的四种 ST-T 波形态

A. 婴儿型；B. 宽大 T 波型；C. 正常 T 波伴长 QT 型；D. 正常 T 波伴长 ST 段型

2. LQT2 的 ST-T 波形以有切迹的 T 波最常见，并在各个年龄阶段的患者心电图的多数导联上均可出现。T 波的切迹可以出现在：①明显见于 T 波的初始；②切迹靠近 T 波的顶点；③切迹在 T 波的下降支。另外也可见到类似低钾血症的低平 T 波(见图 30-3，图 30-4)。

3. LQT3 的典型 ST-T 波型为：①长的 ST 段伴有尖、窄的 T 波，这与 LQT1 的长 ST 段伴正常 T 波形态不同；②ST 段不长，但 T 波尖且不对称，常见于年轻患者(见图 30-5，图 30-6)。

但是，三种基因型的典型心电图表现之间有一定的重叠。LQT1 和 LQT2 之间重叠较小，大约 3% 的

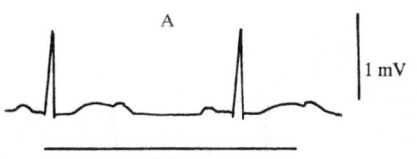

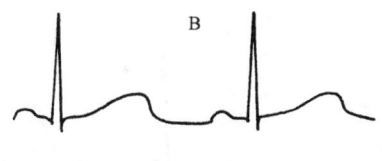

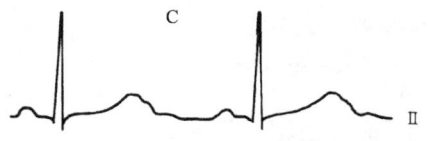

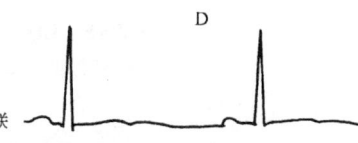

图 30-3 LQT2 典型的 ST-T 波形态

A. 明显 T 波切迹；B. T 波切迹靠近顶点；C. 切迹在 T 波下降支；D. T 波低平

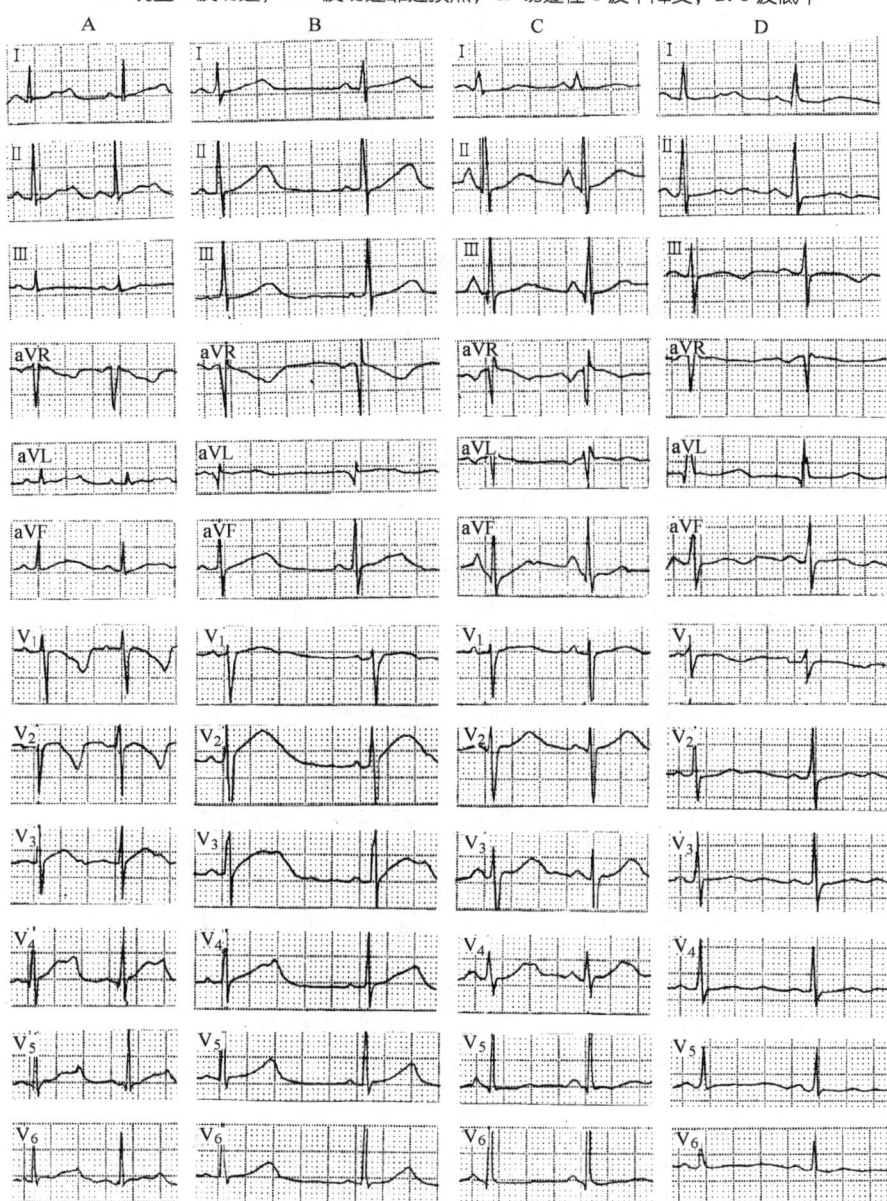

图 30-4 LQT2 病例心电图上典型的四种 ST-T 波形态

A. 明显 T 波切迹；B. T 波切迹靠近顶点；C. 切迹在 T 波下降支；D. T 波低平

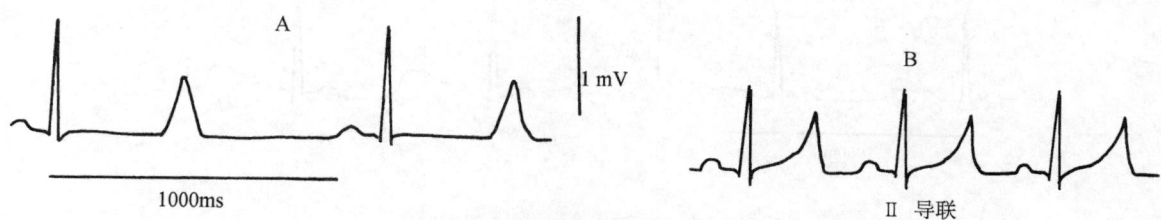

图 30-5　LQT3 典型的 ST-T 波形态

A. 长 ST 段伴尖窄 T 波；B. T 波尖且不对称

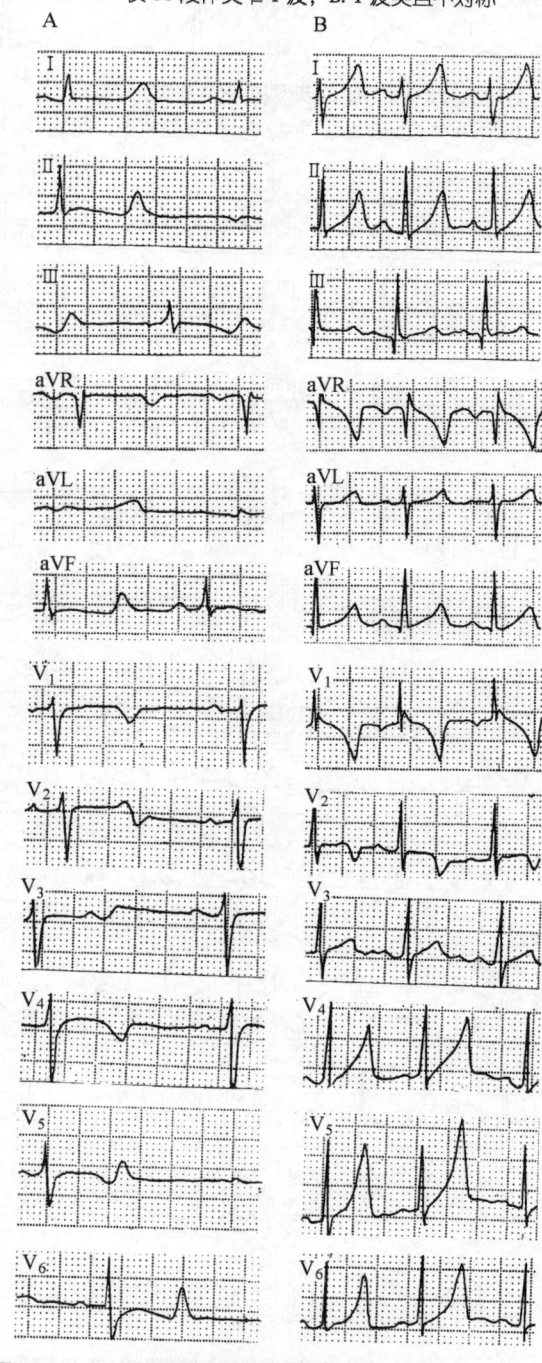

图 30-6　LQT3 病例心电图上典型的两种 ST-T 波形态

A. 长 ST 段伴尖窄 T 波；B. T 波尖且不对称

LQT1 有 LQT2 的典型 ST-T 波形；3% 的 LQT2 有 LQT1 的典型表现；而 33% 的 LQT3 有 LQT1 的 ST-T 波形表现。另外，比较三者的复极指标，发现：①LQT3 的 QTc 最长；②LQT2 的 QTc 最短；③LQT2 的 T 波最宽；④LQT2 的 T 波幅度最低。近来还有研究报道运动时 QT 的改变更能反映基因突变类型。LQT3 的患者运动时 QT 明显缩短，而且尖端扭转室速（Tdp）的发作常为心动过缓依赖性；LQT2 的患者运动时则表现出 QT 延长，Tdp 的发作是肾上腺素能依赖性的。

LQTS 的发病机制

一、发病学说

1. 交感不平衡学说　研究发现交感神经兴奋常常是 LQTS 患者心律失常性晕厥或猝死的诱因。动物实验中刺激左侧心交感神经可产生 QT 间期延长、T 波形态异常、室颤阈值降低等类似 LQTS 的临床表现。β-受体阻断剂和左侧心交感神经切除术都可以稳定心室复极，提高室颤阈，明显降低 LQTS 患者的发病率和病死率。因此 70 年代中期提出"交感不平衡"学说，并由此指导临床治疗。然而该学说尚有不足，不能解释 LQTS 的所有临床表现，比如有些患者猝死发生在睡眠中；有些患者对肾上腺素能阻断疗法效果不佳。而且解剖和功能学检查缺乏交感不平衡的客观证据。

2. 心肌内在异常学说　在 80 年代中期提出，该学说认为由于心肌细胞膜离子通道的遗传缺陷导致功能障碍而引起心室肌复极延长。近几年应用分子生物学技术和心脏电生理检查已初步确定 LQTS 心肌离子通道上有 5 个突变的遗传基因，178 个基因突变点。对 LQTS 的发病机制有了突破性的认识，从而推动了该病的诊断、治疗和研究。

二、基因突变与 LQTS 的 QT 延长

1. QT 间期形成的细胞电生理基础　心肌细胞的动作电位是心电图各个波形的形成基础，而它又是心肌细胞膜上的离子通道和离子泵活动的综合表现。分子克隆研究表明，离子通道是由许多亚基构成的蛋白质复合体，其中构成孔道部份的是 α 亚基。各种电压依赖性的离子通道的 α 亚基均在膜上形成四个跨膜区，每个跨膜区由 6 个呈 α 螺旋形式的跨膜肽段（S1-S6）及连接肽链组成，连接 S5-S6 的肽链部分贯穿于膜内，形成离子选择性通过的亲水性孔道，称为孔道区或 P 区。该区也是药物和毒素等从膜外侧和膜内侧影响通道功能的重要部位。另一个重要的肽段是 S4 含有一带正电的氨基酸残基（如精、赖氨酸），在膜电位变化时可在膜内移动，被认为是通道的电压感受器。

心电图的 QT 间期指心室的除、复极过程。但对一个心室肌细胞而言，动作电位的除极相只有 $1ms \sim 2ms$，随后为缓慢的复极过程，其中动作电位平台期是心室肌复极和动作电位时程的主要部分，由于该期膜电阻较高，任何离子成分的微小变化均有可能引起动作电位平台期时程和形态的显著改变，因而在整个动作电位过程中尤为重要。正常复极时该期存在着相互平衡的内向去极电流和外向复极电流，故膜电位保持平台状。形成该相的内向电流中有一部分是没有完全失活的电压依赖性的钠、钙通道，被称为背景电流，另外还有钠钙交换性电流等。在缺乏 β 肾上腺素能刺激时，平台期外向电流主要是通过钾通道，包括延迟整流钾电流（I_K）和内向整流钾电流（I_{K1}）。I_k 为电压、时间依赖性电流，包括慢激活成分（I_{Ks}）和快激活成分（I_{Kr}），是形成平台期的主要外向复极电流，也是Ⅲ类抗心律失常药的主要作用部位，同时又是 KVLQT1 和 KCNE1（包括 LQT1、LQT2、LQT5 和 J，L-N）型 LQTS 的主要病变部位（见图 30-7）。I_{K1} 是电压依赖性的背景钾电流，不论兴奋状态还是静息状态其通道都开放，其大小与膜电位呈线性关系，

表现内向整流作用，对心室复极起一定作用。

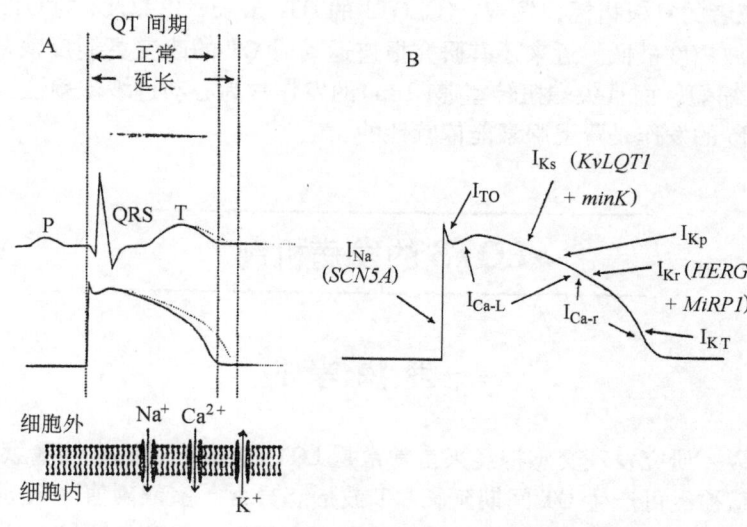

图 30-7　心电图 QT 间期和心室动作电位的离子流基础

A. 心电图 QT 间期延长和动作电位延长是由于动作电位的平台期的外向离子流（主要为钾电流）减小，或内向离子流（钠、钙电流）增加（实线代表正常，虚线代表异常）；B. 动作电位各时相的离子流基础和先天性 LQTS 五种突变基因影响的离子通道示意图

2. 先天性 LQTS 的 QT 延长的机制　LQT1 是由于第 11 对染色体 P15.5 的 KVLQT1（或称 KCNE1）基因突变，导致 I_{Ks} 的 α 亚单位的 676 氨基酸蛋白表达异常，使有功能的 I_{Ks} 数量明显减少。I_{Ks} 主要在动作电位的 2 相后期和 3 相开放起加速复极的作用。该通道基因突变导致 K^+ 外流减小，导致复极延长，动作电位时程（action potential duration；APD）延长产生早期后除极（early after deporlarization；EAD）和触发活动。

LQT5 的病变基因是第 21 对染色体的 KCNE1（或 minK），它编码 I_{Ks} 的 β 亚单位，与 KVLQT1 基因产物相结合形成完整的 I_{Ks} 通道。该型基因突变改变通道的电压依赖性，并加速通道的失活，因而减少 I_{Ks} 电流，延迟复极过程，使 APD 延长。

LQT2 的突变基因位于第 7 对染色体 q35-36 的 HERG 基因（human ether-a-go-go-related gene），其编码 I_{Kr}，该基因的错义突变和缺失可使有功能的通道减少 50% 左右，故 I_{Kr} 钾外流受阻，产生 APD 延长。

LQT3 的突变基因位于第 3 对染色体 3p21-24 的 SCN5A 基因，其编码心脏钠离子通道，与以上钾离子基因不同的是该基因突变不引起通道功能的缺失和减退，而引起通道功能的增加，主要原因是该基因突变改变了通道的失活，使突变通道反复开放，这样引起动作电位平台期的背景内向电流持续增加，使复极减慢和 APD 延长（见图 30-8）。

三、LQTS 心律失常的电生理学机制

1. 早期后除极　EAD 是指复极 2 相或 3 相发生的电位振荡使复极波畸形、APD 延长，达到阈值时可诱发触发活动引起心律失常。任何原因导致外向电流减小（如钾电流减小）和/或内向电流增加（如钠电流、钙电流、钠-钙交换内向增加）均可引发 EAD。已知 LQT1、LQT5 和 LQT2 的基因突变均使外向钾电流减小，LQT3 为内向钠电流增加，所以三者均可能发生 EAD。当 EAD 的振幅达到阈电位时会引发触发活动；并且 EAD 使 APD 延长，增大心室复极的不均一性，易于折返激动的形成，从而引起 TdP 的发生。

2. 折返激动　近年来 Antzerlevitch 等在心室肌电生理异质性研究方面有了突破性进展。他们在心外膜下的室壁中层发现了一类具有独特电生理特性的心室肌细胞——M 细胞。因此在心室存在心外膜、M

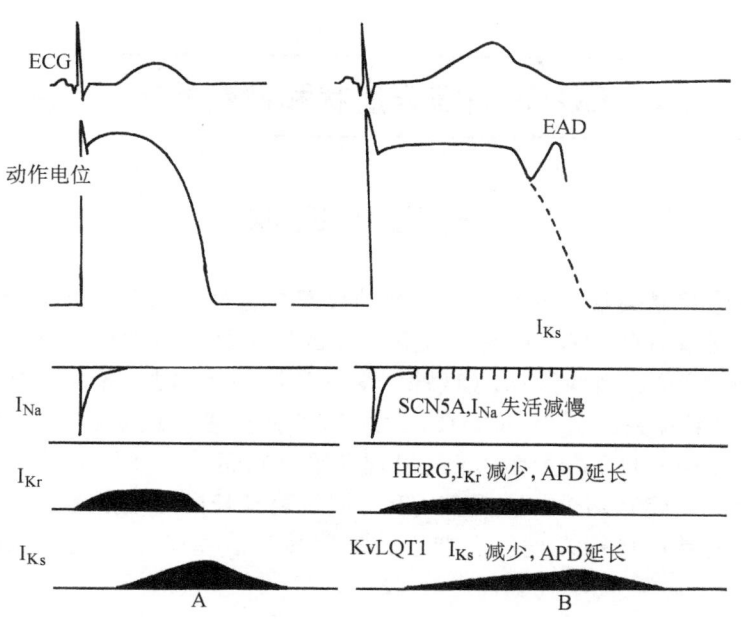

图30-8 正常和 LQTS 异常的心电图、动作电位以及膜离子流变化的示意图

A. 正常；B. LQTS

细胞、浦肯野纤维和心内膜四种细胞。由于不同心肌细胞膜上各种离子通道的密度不同，尤其 M 细胞的 I_{Ks} 明显小于心内、外膜，而慢钠电流却高于心外膜，I_{to} 高于心内膜，所以不同心肌细胞动作电位的形态、时程各异，对细胞外环境及药物的反应不同，形成心室复极的不均一性。但是，由于心肌是一种分化特异的合胞体细胞群，正常情况下细胞间耦联很好，各种细胞的复极趋于一致，心室离散度小。但在病理状态下，细胞间耦联削弱，心室复极离散度明显增大，其中 M 细胞尤为突出，由此形成折返环路。已有实验研究表明用 I_{Kr} 或 I_{Na} 的阻断剂来模拟 LQT2 或 LQT3 的模型中，阻断剂对 M 细胞的 APD 的延长均较心内、外膜均显著，从而导致 QT 延长、T 波形态异常和心律失常的发生。

3. **肾上腺素能刺激对心室复极的影响** 肾上腺素能刺激对心室复极的影响是双向的。由于 β-受体肾上腺素能兴奋可增加细胞内腺苷酸环化酶的活性，提高 cAMP 水平，从而激活蛋白激酶 A，使钙通道和钾通道磷酸化。磷酸化的钙通道可增加内向电流促进 EAD 的形成；而磷酸化的钾通道则增加外向钾电流，加速复极、缩短 APD 而抑制 EAD。另外，它还能促进钠-钾交换加速复极来抑制 EAD；但又引起静息电位超极化，降低自律性，减慢心率，利于 EAD 的形成；此外，它又能增加起搏电流 If 中的钙电流，加速起搏细胞的舒张期自动除极，增加自律性、加快心率抑制 EAD。因此肾上腺素能刺激对心室复极的影响要从其综合效应上判断。Abildskov 从动物实验中发现短暂刺激交感神经或快速注射肾上腺素可引起 QT 间期一过性延长，但是延长刺激交感神经时间或减慢注射肾上腺素的速度可引起 QT 间期缩短。肾上腺素可使正常人的 QTc 延长并为剂量依赖性。当其注射浓度 >80ng/kg·min 时，可出现血钾降低，低钾也可使复极延长。实验证实当外向电流受阻时，肾上腺素能刺激可诱发 EAD。LQT1 和 LQT2 患者存在外向电流障碍，因而肾上腺素能刺激有可能诱发 EAD。

4. **TdP 的发生机制** TdP 是一种多形性室速，一般可以自行终止，临床表现为一过性晕厥，也可引起室颤导致猝死。目前 TdP 的发生机制尚未明了，可能与 EAD 的触发活动和/或复极的不均一性增大引起折返激动有关。动物实验证实多源性 EAD 的触发活动可产生酷似 TdP 的心电图特征，而 EAD 易在浦肯野纤维和 M 细胞上诱发。另外，由于 M 细胞的 APD 明显长于其他心肌细胞，就存在 M 细胞层形成功能性单向阻滞区导致折返的发生。研究表明当折返激动沿着 M 区域的功能性屏障搏动式游走时，也会产生类似 Tdp 的心电图特征。

LQTS 的临床症状和诊断标准

一、临 床 症 状

LQTS 的典型临床症状是尖端扭转性室速引起的反复短暂性晕厥和心性猝死，可伴有或不伴有头昏、黑蒙、抽搐等。尽管有些 LQTS 患者晕厥和猝死的发生是在睡觉和休息时，但大多数病人是出现在运动（如跑步、游泳等）、情绪激动（如恐惧、生气和惊吓等）时，晕厥一般持续 1~2min。以上诱因与 LQTS 的基因类型有关，LQT1 和 LQT5 大约 90% 的患者在运动和情绪激动时诱发；LQT3 约 90% 的猝死发生在睡眠时；LQT2 患者症状的出现几乎均在运动、情绪激动、熟睡和唤醒之间。尖端扭转室速的诱发原因可能有两个，一是伴 QT 间期显著延长的心动过缓，二是窦性心动过速加上交感神经亢进，且后者常可自行终止。尖端扭转室速转变成室颤是心性猝死的主要原因，但转变的机制仍不清楚。

二、LQTS 的诊断标准

任何 40 岁以下的人出现发作性晕厥和意外性猝死均应怀疑 LQTS，尤其是儿童和年轻人，运动、情绪激动诱发的晕厥和猝死更提示 LQTS 的可能。LQTS 的晕厥常被误诊为神经源性晕厥，最易被误诊为癫痫。ECG 诊断标准为，女性 $QTc \geqslant 0.48s$ 或男性 $\geqslant 0.47s$ 即可作为独立的诊断标准；若女性 $QTc < 0.43s$ 或男性 $QTc < 0.41s$，即可排除 LQTS；若 QTc 介于 0.41 到 0.46s 之间，应进一步结合病史、临床表现和 ECG 改变。基因诊断 LQTS 目前未能普及，并且由于尚未找到所有的突变基因，因此基因诊断阴性并不能排除 LQTS。近年来由大量的心电图总结分析所得到的不同基因型的典型心电图表现，使大约 50%~60% 的 LQTS 患者可根据心电图的复极参数值、ST-T 波形、临床表现和激发试验推测出先天性 LQTS 的基因类型。

目前的诊断标准仍根据 1993 年国际 LQTS 协作组的建议（见表 30-4）。

表 30-4 LQTS 临床诊断标准

ECG 标准*	计分
1. QTc** >0.48	3
0.46-0.47（女性）	2
0.45 （男性）	1
2. 尖端扭转型室速（TdP）***	2
3. T 波交替	1
4. 3 个导联中有切迹型 T 波	1
5. 心率低于同龄正常值	0.5
临床病史	
1. 晕厥****与体力或精神压力有关	2
与体力或精神压力无关	1
2. 先天性耳聋	0.5
家族史+	1

续表

1. 家族中有确定的 LQTS 患者#	0.5
2. 直系亲属中有 30 岁以下发生的无解释的心性猝死	

评分：≤1 分，LQTS 的诊断可能性小；

　　2 ~ 3 分，LQTS 的诊断为临界型；

　　≥4 分，LQTS 的诊断可能性大。

* 排除药物或其他疾患对 ECG 指标的影响；

** QT 为采用 Bazett's 公式得出的 QT 计算值，即：$QTc = QT/R-R^{1/2}$；

*** 若 TdP 与晕厥同时存在，计分只取二者之一；

如果某一家族成员同时具备 A、B 二项，计分只取二者之一；

** LQTS 计分≥4 分

诊断和鉴别诊断

　　LQTS 的诊断按 1993 年国际标准(即表 30-4)，如计分≥4 分，可诊断为 LQTS；如计分为 2 ~ 3 分则为临界型，疑似病例，尚需进一步做运动试验、Holter 和药物刺激试验等，或随访观察。在诊断和鉴别诊断 LQTS 时特别注意以下几点：

　　1. 必须除外继发性 QT 间期延长：如 β 受体阻滞剂、胺碘酮等药物所致 QT 延长(见表 30-1)，电解质紊乱，颅内压过高等。如无常见的继发性 QT 延长的病因可询，尤其是幼儿或青少年则应考虑先天性 LQTS 的可能性，故应进一步详细询问家族史或家系调查；并结合患者晕厥或室速的特点；反复多次检查心电图，最后综合分析做出诊断。

　　2. QT 和 QTc 的延长　是诊断 LQTS 的重要依据之一。根据 Vincent 大系列家系病人长期随访并结合基因测定的资料，得出以下结论：①如 QTc≥0.47s(男性)或 0.48s(女性)则有十分重要的参考价值，可记 2 或 3 分；②QTc≥0.44s ~ 0.46s 为临界值，需结合其他诊断指标协助诊断；③QTc≤0.43s 为正常值，但不能完全排除先天性 LQTS，因为先天性 LQTS 的家系中有 12% 的基因携带者心电图 QTc 在 0.41s ~ 0.43s 之间；④QTc < 0.41s 时则可排除 LQTS 的诊断。

　　3. LQTS 心电图　诊断标准中必须是多次、反复检查的心电图，切勿以一次心电图做出肯定和否定的诊断。并且心电图中的 QTc 的延长，短阵室速尤其尖端扭转性室速，T 波极性和振幅的交替，T 波切迹或特征性改变均有重要意义，应当综合分析。

　　4. 临床症状　晕厥和病史对 LQTS 的诊断也很重要。因为 LQT1 占病人总数的 50%，LQT2 占 45%，而 LQT3 只占 5%；又因为 LQT1、LQT2 的晕厥多发生在体力活动(如跑步、游泳等)和精神压力增加(如激动、恐惧、生气等)时，因此体力活动和精神压力常为晕厥的主要诱因。

　　LQTS 晕厥的特点是突发突醒，常无明显先兆，多因尖端扭转性室速所致。历时数秒至 1 ~ 2min 后转为窦性心律，病人意识立即恢复。常没有明显意识模糊、头昏、乏力等症状，不同于神经源性和血管舒缩功能性晕厥，这是鉴别非心源性晕厥的重要点。

　　5. 从心电图的特征性表现预测可能基因突变的类型，和对首诊 LQTS 病人的家系调查、血清遗传学检测是随诊和确诊的重要内容。我国长 QT 间期综合征协作组已开始进行注册登记，必将为我国心律失常和心性猝死遗传学研究做出贡献。因此在实际工作中如遇 LQTS 病人，应进行认真的注册登记、家系调查和血清遗传学检测。

LQTS 的治疗

LQTS 的治疗目的是预防心律失常性晕厥和心脏性猝死。治疗方法包括使用 β 受体阻滞剂，左颈胸交感神经节切除术、起搏器植入术，必要时可考虑安装 AICD。

1. 对于无晕厥发作史、无复杂室性心律失常以及猝死家族史的先天性 LQTS 患者一般不需要用药。

2. 对有复杂室性心律失常或早发猝死家族史的无症状病人应接受能承受最大剂量的 β 受体阻滞剂。LQTS 发现后，β 受体阻滞剂一直为重要治疗方法。一项 11 年远期随访研究表明，对照组 0.84 次晕厥或 SCD/病人·年；而 β 受体阻滞剂治疗组 0.024 次/病人·年（P < 0.00001），并使其心性猝死率由 10% ~ 20% 下降为 5% 左右，提示 β 受体阻滞剂对 LQTS 有肯定的疗效。但对 SCN5A 基因型 LQTS 患者 β 受体阻滞剂效果不显著。

LQTS 病人 β 受体阻滞剂治疗时其剂量较大，每公斤体重 1 ~ 4mg。有效的临床指标是：症状缓解、发作次数减少、QT 间期缩短和 T 波形态改善。也可通过运动试验评估 β 受体阻滞剂的疗效，以最高心率不超过 130bpm 为目标。但如同时存在慢性阻塞性肺疾病、显著的心动过缓、低血压等，应慎用或禁用 β 受体阻滞剂。

3. 对于部分伴显著的心动过缓或窦性停搏的 LQTS 患者，可考虑植入心脏起搏器（双腔、心房或心室）。已有两组报道说明起搏器对 β 受体阻滞剂治疗无效的患者有一定的益处。一般将起搏器的频率保持在 75 ~ 90bpm，能减轻心率缓慢时存在的心室复极不均一性。

4. 对反复发作晕厥的患者除用最大耐受剂量的 β 受体阻滞剂外，可给予左侧颈胸交感神经节切除。自 1970 年首次报道对 1 例 LQTS 伴致命性室性心律失常患者行左颈胸交感神经节切除以来，已肯定了该方法的安全性和疗效。让人感兴趣的是左颈胸交感神经节的切除，并不一定缩短 QT 间期，EAD 可仍然存在，但其仅维持阈下水平，不能诱发触发活动，从而减少 TdP 的发生。选择性高位左颈胸交感神经节切除术（不累及颈交感神经节）可避免发生 Horner 综合征，并有同样疗效。术后如患者能耐受 β 受体阻滞剂，则应继续使用。

5. 对于部分反复发生 TdP 和心室颤动的 LQTS 患者，可考虑联合应用 β 受体阻滞剂、心脏起搏和左颈胸交感神经节切除术治疗。尽管如此，仍有 5% 的高危 LQTS 患者发生致命性心律失常，可考虑安装植入性心脏自动除颤器（AICD）。

6. 分子基因型诊断为基础的药物治疗：LQTS 的基因变机制的研究进展为该病的针对性治疗提供了可能。1995 年 Schwartz 等人报道了 6 例 SCN5A（LQT3）和 7 例 HERG 型（LQT2）LQTS 患者，经钠通道阻断剂 Mexiletine 治疗后，LQT3 组 QT、QTc 显著降低，而 LQT2 组无效。LQT2 的病人由于 IKr 钾通道功能受阻，故通过补钾增加细胞外钾离子浓度或钾通道开放剂也取得良好效果。

7. 先天性 LQTS 患者 TdP 发作时的处理 由于先天性 LQTS 的心律失常的触发因素多时交感神经活性增高，肾上腺素能抑制剂可获得最佳益处。如同长期应用 β 受体阻滞剂，急性发作时也应静脉给予大剂量的 β 受体阻滞剂。$MgSO_4$ 的静脉注射对某些患者也可产生良好的即刻效果。与获得性 LQTS 的 TdP 处理不同，异丙肾上腺素和阿托品对先天性 LQTS 患者产生有害效果。如果 TdP 的发生与心动过缓有关，应当给予心脏起搏治疗。

8. 对于获得性 LQTS 和 TdP 患者，主要是停用诱发 QT 间期延长的药物和去除其他原因。发作 TdP 时可静注硫酸镁或起搏治疗，也可用提高心率的药物，如阿托品、异丙肾上腺素等。并且避免应用诱发 TdP 的药物。另外，钾通道开放剂也许有效。

预　防

　　LQTS 患者在接受治疗后，如动态心电图检查和运动试验未检出心律失常，一般的日常活动不受限，但应避免参加竞技性的体育运动。同时应避免接触闹钟、门铃和电话等突然唤起听觉的刺激，也不要参加诸如摇滚音乐会等的突然大声喧闹的活动。另外，应当避免手术刺激，以免在围手术期出现心律失常。LQTS 的妊娠妇女在整个妊娠期不应停用 β 受体阻滞剂，尽管 β 受体阻滞剂能够通过胎盘，可造成新生儿暂时的心动过缓，但尚未发现 β 受体阻滞剂有致畸的作用。而且无迹象表明妊娠本身能加重 LQTS 病情。

　　LQTS 患者对儿茶酚胺类药物和延长 QT 间期的药物非常敏感，应避免使用。

参 考 文 献

1. 张莉，杨琳，崔长琮，等. 遗传性 QT 延长综合征的研究进展和分子生物学基础. 中国心脏起搏与心电生理杂志，1997，11：58-60
2. 马奕，郭映春，刘艳，等. QT 间期及其离散度测定的方法学研究和正常值. 心脏起搏与心电生理杂志，1995，9：130-132
3. 曹世平，崔长琮，杨琳. Romano-Ward 综合征的临床特点. 陕西医学，1998，27：15-17
4. Zhang Li（张莉），Vincent GM. Sympathetic modulation affects repolarization disparity in LQTS and normals：QTp/QTe changes during exercise and beta-blockade. JACC，1994，20：37A
5. 张莉，崔长琮. 特发性 QT 延长综合征发病机制现状. 临床心电学杂志，1992，1：172-175
6. 张莉，崔长琮. QT 延长综合征的临床研究进展. 心脏起搏与心电生理杂志，1993，7：104-106
7. Jervell A, Lange-Nielsen F. Congenital deaf-mutism, functional heart disease with prolongation of the Q-T interval and sudden death. Am Heart J, 1957, 54：59-68
8. Romano C, Gemme G, Pongiglione R. Aritmie cardiache rare dell' eta' pediatrica. Clin Pediatr , 1963, 45：656-837
9. Schwartz PJ. Idiopathic long QT syndrome：Progress and questions. Am Heart J, 1985, 109：399-411
10. Vincent GM, Timothy KW, Leppert M, et al. The spectrum of symptoms and QT intervals in the carriers of the gene for the long-QT syndrome. N Engl J Med, 1992, 327：846-852
11. Keating M, Atkinson D, Dunn C, et al. Linkage of a cardiac arrhythmia, the long QT syndrome and the Harvey ras-1 gene. Science, 1991, 252：704-706
12. Wang Q, Shen J, Splawski I, et al. SCN5A mutations associated with an inherited cardiac arrhythmia, long QT syndrome. Cell, 1995, 80：805-811
13. Vincent GM. The molecular genetics of the long QT syndrome：Genes causing fainting and sudden death. Ann Rev Med, 1998, 49：263-274
14. Curran ME, Splawski I, Timothy KW, et al. A molecular basis for cardiac arrhythmia：HERG mutations cause long QT syndrome. Cell , 1995, 80：795-803
15. Splawski I, Tristani-Firouzi M, Lehmann MH, et al. Mutations in the hmink gene cause long QT syndrome and suppress I_{Ks} function. Nat Genet, 1997, 17：338-340
16. Sanguinetti MC, Jiang C, Curran ME, et al. A mechanistic link between an inherited and an acquired cardiac arrhythmia：HERG encodes the I_{Kr} potassium channel. Cell, 1995, 81：299-307
17. Wollnik B, Schroeder BC, Kubisch C, et al. Pathophysiological mechanisms of dominant and recessive KVLQT1 K^+ channel mutations found in inherited cardiac arrhythmias. Hum Mol Genet, 1997, 6：1943-1949
18. Lehmann MH, Timothy KW, Frankovich D, et al. Age-gender influence on the rate-corrected QT interval and the QT-heart rate relation in families with genotypically characterized long QT syndrome. J Am Coll Cardiol , 1997, 29：93-99

19. Molnar J, Zhang F, Weiss J, et al. Diurnal pattern of QTc interval: How long is prolonged? J Am Coll Cardiol, 1996, 27: 76-83

20. Schwartz PJ, Moss AJ, Vincent GM, et al. Diagnostic criteria for the long QT syndrome: An update. Circulation, 1993, 88: 782-784

21. Guili LC, Zhang L, Timothy KW, et al. Long QT genotype can be identified by ECG phenotype (Abstract). J Am Coll Cardiol, 1998, 31: 192A

22. Moss AJ, Zareba W, Benhorin J, et al. ECG T-wave patterns in genetically distinct forms of the hereditary long QT syndrome. Circulation, 1995, 92: 2929-2934

23. Sicouri S, Antzelevitch C. A subpopulation of cells with unique electrophysiological properties in the deep subepicardium of the canine ventricle: The M cell. Circ Res, 1991, 68: 1729-1741

24. Liu DW, Gintant GA, Antzelevitch C. Ionic bases for electrophysiological distinctions among epicardial, midmyocardial, and endocardial myocytes from the free wall of the canine left ventricle. Circ Res, 1993, 72: 671-687

25. Antzelevitch C, Sun ZQ, Zhang ZQ, et al. Cellular and ionic mechanisms underlying erythromycin induced long QT and torsade de pointes. J Am Coll Cardiol, 1996, 28: 1836-1848

26. Weissenburger J, Nesterenko VV, Antzelevitch C. M cells contribute to transmural dispersion of repolarization and to the development of Torsade de Pointes in the canine heart in vivo. PACE, 1996, 19: II-707 (Abstract)

27. Shimizu W, Antzelevitch C. Sodium channel block with mexiletine is effective in reducing dispersion of repolarization and preventing torsade de pointes in LQT2 and LQT3 models of the long-QT syndrome. Circulation, 1997, 96: 2038-2047

28. Crampton RS. Preeminence of the left stellate ganglion in the long Q-T syndrome. Circulation, 1979, 59: 769-778

29. Schwartz PJ, Priori SG, Locati EH, et al. Long QT syndrome patients with mutations of SCN5A and HERG genes have differential responses to Na$^+$ channel blockade and to increases in heart rate. Implications for gene-specific therapy. Circulation, 1995, 92: 3381-3386

30. Compton SJ, Lux RL, Ramsey MR, et al. Genetically defined therapy of inherited long-QT syndrome: Correction of abnormal repolarization by potassium. Circulation, 1996, 94: 1018-1022

第 31 章　早期复极综合征

Early Repolarization Syndrome

郭　继　鸿

　　早期复极综合征是一种以 ST-T 改变为主要表现的心电综合征。1936 年 Shipley 及 Haellaran 首先注意到在接受心电图检查的患者中部分人 ST 段有特征性的抬高，而临床检查却没有器质性心脏病依据。后来 Meyers 和 Coldman 将这种特殊的心电图表现命名为"早期复极综合征"。1971 年 Parisi 等报道，成年人发生率为 1% ~ 2.5%。Kambara 在 1976 年总结了早期复极心电图特点，使人们对其认识更加深入。由于症状和心电图表现易与急性心肌梗死混淆，可能出现误诊而给患者带来不必要的精神负担和经济损失。因而识别早期复极综合征有着重要的临床意义。本章重点介绍早期复极综合征的发生机制、心电图特点及鉴别诊断等内容。

一、早期复极综合征的概念

　　早期复极综合征（early repolarization syndrome；ERS）也称提早（过早）复极综合征（Premature repolarization syndrome），主要表现为 ST 段自 J 点处抬高，运动可使 ST 段回降到基线，目前认为是部分心室肌提前复极，由于复极不均匀而形成的一种心电图综合征，属于良性的先天性心脏传导或电生理异常（图31-1）。

　　患者常无器质性心脏病征象，多数无任何症状，而在查体时被发现。部分患者可以伴有自主神经功能紊乱或迷走神经张力增高的表现，类似于心脏神经官能症。主要症状包括有头昏、心悸、胸闷、疲劳、心前区不适、刺痛或闷痛（甚至少数可向左肩胛区,腋部左胸部放射）等，与体力活动无关，服硝酸甘油不缓解，个别症状明显者服用安定、阿托品或谷维素可缓解。

二、早期复极综合征的发生机制

早期复极综合征的发生机制尚未完全明确，目前的解释主要有以下三种：

1. 心室复极顺序异常

由于某些心肌纤维动作电位的 3 相提前及时间缩短，在整个心室除极尚未完全结束时，部分心室肌提前开始复极。QRS 向量环未闭合，产生的 ST-T 向量向左、向下、向前，因而在相应的 II、III、aVF、$V_1 \sim V_6$ 导联出现 ST 段抬高及 T 波高耸变尖。大多数提前复极的部分位于心室前壁心外膜下，也可能位于心内膜。

2. 自主神经张力异常

早期复极综合征的患者多为运动员、健康青壮年，常伴有心动过缓，并且迷走神经张力增高时，心电图表现会更加典型。特别是午休、夜间睡眠时，窦性心律减慢 ST 段抬高更明显。但阿托品不能使

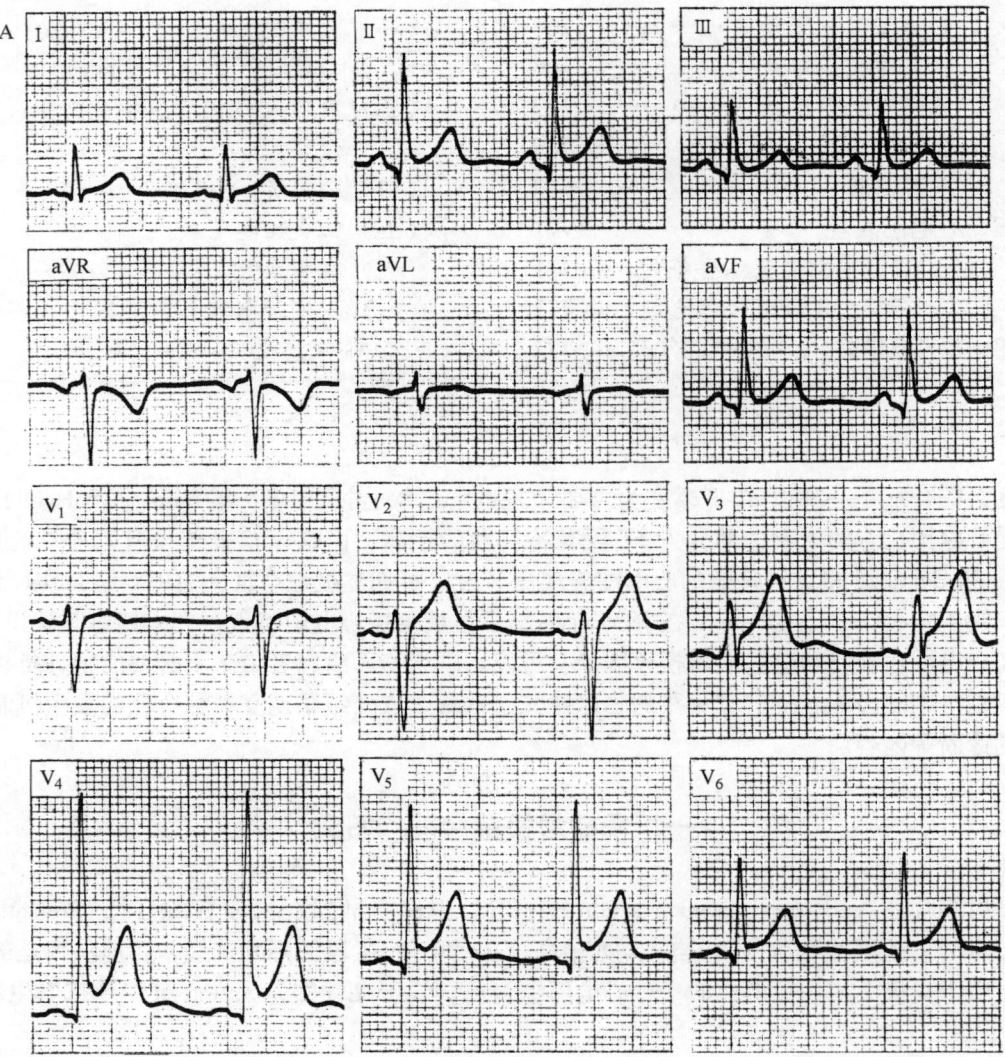

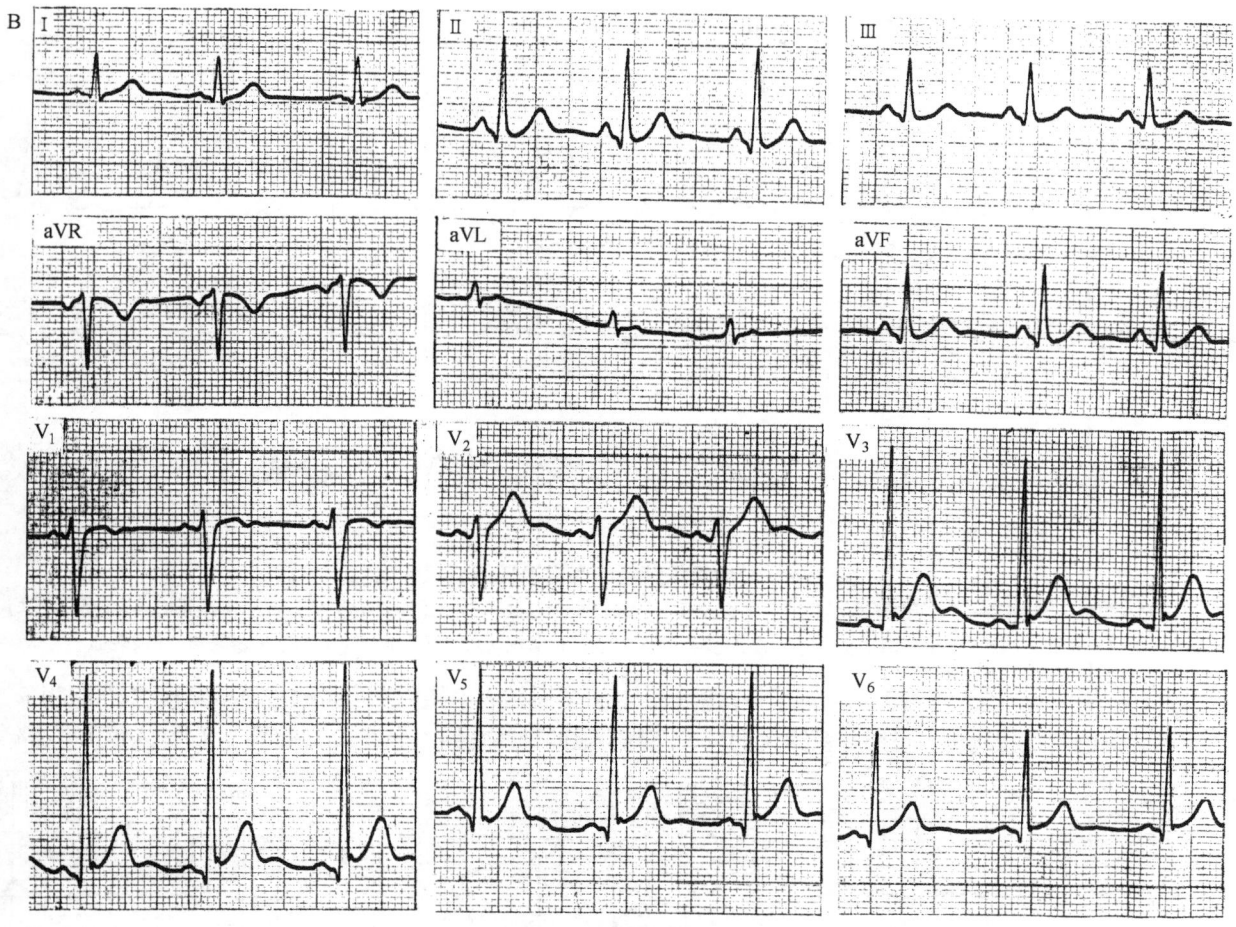

图 31-1　早期复极综合征

患者男性，42岁，A、B两图分别为其运动前后记录的心电图。A图心率 65 ~ 70bpm，V_2 ~ V_5 导联 ST 段弓背向下抬高，

可见小 J 波，T 波异常高耸，两肢不对称。B图运动后心率 80bpm，V_2 ~ V_5 导联 ST 段较运动前明显下降

ERS 特征心电图变化消失。运动或情绪激动等应激情况下，交感神经兴奋而迷走神经张力下降，心率增快，ST 段可以回降到基线，早期复极综合征图形特征可以部分或全部消失。因此提示早期复极综合征与迷走神经张力增高和交感神经张力下降有关（图 31-2，图 31-3）。

3. 旁路加速传导

有些学者认为部分早期复极综合征与房束旁路的电活动有关。房束旁路由心房下行绕过房室结与左前分支相连。窦性激动可经旁路直接下传到左前分支，虽然不经过房室结的生理延迟，但由于旁路本身较长，PR 间期缩短可不明显。左前分支支配的室间隔前半部及左室前壁心肌最先除极，复极也相应提先，而表现为典型的早期复极综合征。这种解释的依据包括：①PR 间期比正常人群短，一般 >0.12s 而 <0.14s；②部分患者合并室上性心动过速史；③广泛前壁心肌缺血、损伤或梗死时，ESR 图形可暂时消失（可能旁路受到缺血性损伤有关），以后可再度出现；④旁路发生间歇性阻滞时早期复极综合征图形特征消失。

4. 心外膜机械牵张作用

Kambara 报道了 71 例早期复极患者中 15 例存在膈疝、食管憩室或左侧膈肌顶部松弛，因而他认为 ERS 可能与心外膜受到刺激有关。

5. 遗传性因素

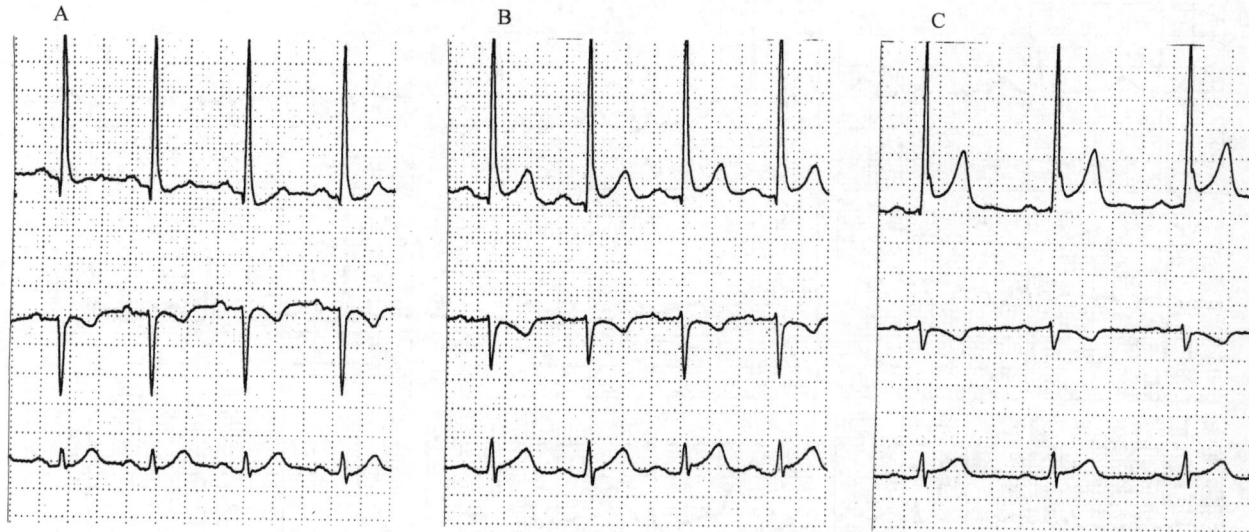

图 31-2 早期复极综合征心电表现的昼夜变化

A、B、C. 为同一患者在一天内不同时间的同步三导联 Holter 记录。A 图为上午 8:46 记录，心率 93bpm，ST 段无抬高；B 图为夜间 23:12 记录，心率 92bpm，ST 段抬高；C 图为凌晨 5:05 记录，心率 66bpm，ST 段抬高更明显，T 波高耸，J 波明显

1967 年 Saloman 等人报告了家族性早期复极病例。有学者认为家族性发病者约占早期复极综合征的1% ~ 3%，属常染色体显性遗传，可能与基因突变有关，有明显的种族差异，黑种人为 4.7%，白种人仅为 0.5%。

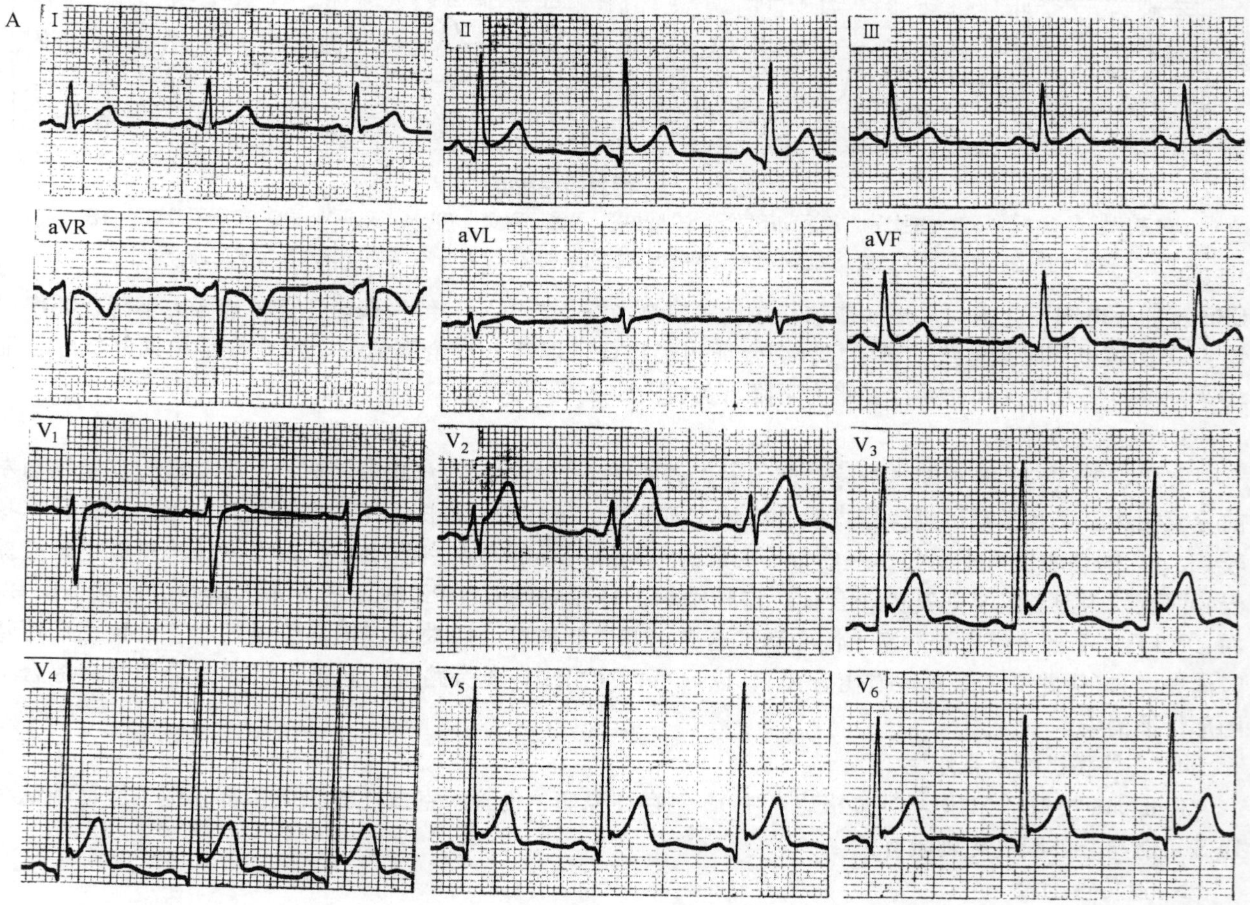

A I　　　　　Ⅱ　　　　　Ⅲ

　aVR　　　　　aVL　　　　　aVF

　V₁　　　　　V₂　　　　　V₃

　V₄　　　　　V₅　　　　　V₆

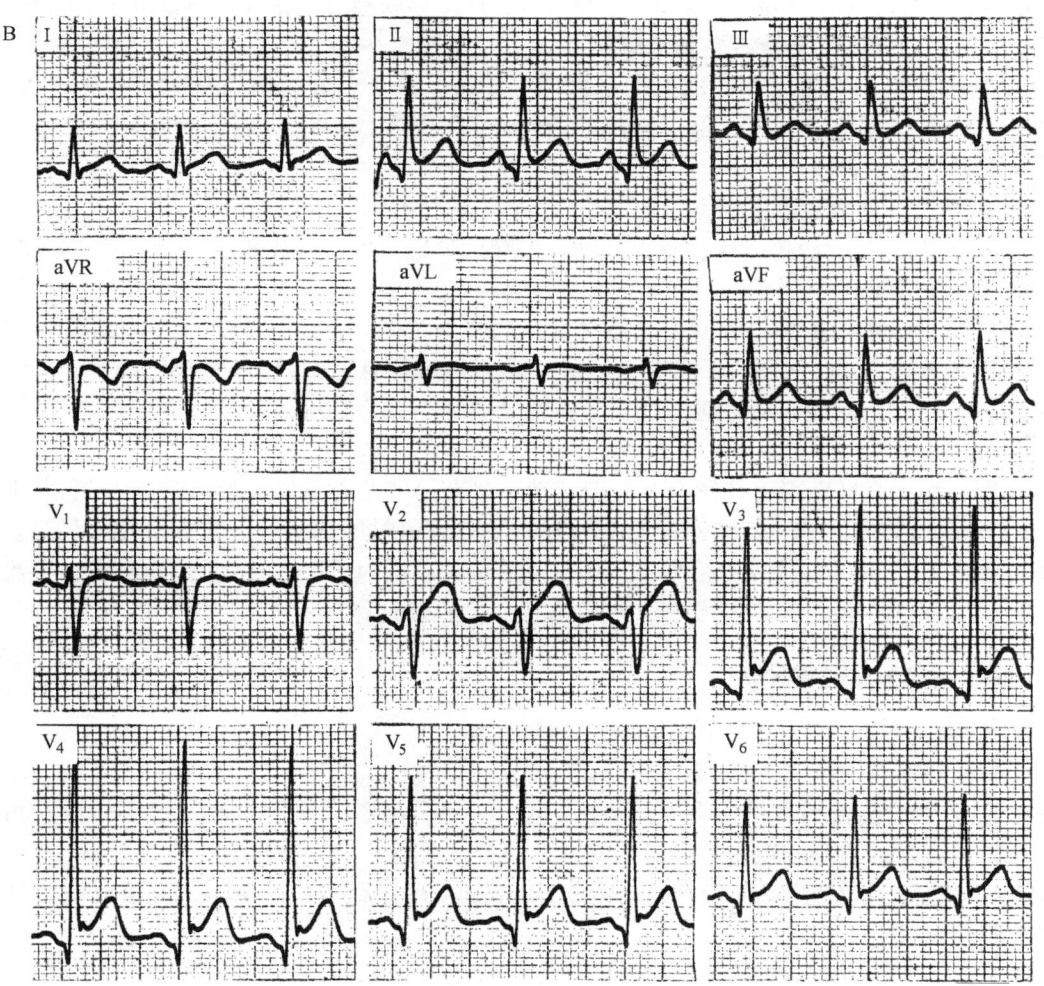

图 31-3　阿托品对早期复极综合征的心电图表现无明显影响

患者男性，32 岁。A. 图为静息心电图，心率 65bpm，$V_2 \sim V_5$ 导联 ST 段抬高；

B. 图为静脉推注阿托品 1.5mg 后，$V_2 \sim V_5$ 导联 ST 段抬高无明显下降

三、心电图表现

（一）典型早期复极综合征

1. J 点抬高，J 波明显　QRS 波群终点与 ST 段起点连接处的 J 点抬高，可见明显的 J 波。J 波在 $V_2 \sim V_5$ 或 Ⅱ、Ⅲ、aVF 导联最为明显。有时 V_1、V_2 导联出现 J 波，使 QRS 波群呈 rSr′ 型，而类似右束支阻滞改变，但 $V_4 \sim V_6$ 导联 S 波振幅明显降低或消失。在心向量图上，其水平面 QRS 终末向量向前或稍向左而不是向右，这是由于 QRS 波群终末部分和 J 点融合所致。

由于 J 波的出现，可使 QRS 波群的下行支有三种类型的改变：①"胚胎型" J 波；②R 波下行支出现切迹或粗钝；③明显 J 波表现为 QRS 波群远侧支出现切迹、粗钝，构成 ST 段起始部分。

2. ST 段斜型抬高

（1）出现导联：通常在 $V_2 \sim V_5$ 导联及Ⅱ、Ⅲ、aVF 导联表现明显。V_3、V_4 多见（各占 80%），其次

标准 I 导联（占 75%），V₂（占 66%）和 V₅（占 60%）。aVR 导联绝对不抬高。胸前导联 ST 段抬高可单独出现，而肢体导联抬高则一定伴有胸前导联抬高。

（2）形态及幅度：ST 段呈凹面向上即弓背向下抬高。从 J 点处可抬高 0.10 ~ 0.60mV，最高可达 1.0mV 以上。V₃ 导联抬高最明显，但 V₆ 导联很少超过 0.2mV（如果超过 0.2mV 提示为病理性改变），肢体导联一般不超过 0.2mV。

（3）ST 段抬高不伴对应导联的 ST 段压低。

（4）演变情况：ST 段抬高可持续多年，每次检查抬高程度可以变化较大。随着年龄增大，ST 段抬高的程度可以逐渐减轻。

3. T 波高耸　在 ST 段抬高的导联上 T 波高耸，两肢不对称，上升肢缓慢，下降肢陡直回到基线。

4. 胸前导联 R 波增高，S 波变浅或消失。在快速过渡区伴有逆钟向转位表现。

5. 基本节律　多为窦性心动过缓，也可为正常窦律，少数为心房扑动及心房颤动。

6. 心电图改变

（1）早期复极综合征图形可持续存在，但运动、过度换气及心率加快后，ST 段可暂时回到基线。

（2）合并冠心病者，在心绞痛发作时，抬高的 ST 段可暂时回到基线，在症状缓解后恢复原状。变异型心绞痛发作时，ST 段可进一步抬高，T 波也更加高耸。同时 QRS 时限增宽，半数以上患者伴发室性期前收缩，部分患者出现 ST-T 电交替甚至阵发性室性心动过速。

（二）变异型早期复极综合征

除典型的心电图表现外，也可出现以下心电图改变：

1. PR 间期缩短在 100 ~ 120ms 之间。

2. 部分患者 T 波倒置，常出现在 ST 段抬高的 V3 ~ V5 导联，倒置 T 波双肢不对称，可周期性变化，有时变浅或直立。口服心得安，静脉点滴或口服钾盐或运动后 T 波可转为直立。

3. P 波双峰型，多表现在 ST 段升高的导联，P 波的双峰间距不超过 40ms，P 波时限多≤110ms。

4. QT 间期延长。

四、早期复极综合征的心电图分型

近年来有学者主张将早期复极综合征分为以下三型：

I 型：早期复极综合征特征性心电图改变出现在 V₁ ~ V₃ 导联，一般不伴有器质性心脏病，属于良性改变。

II 型：早期复极综合征特征性心电图改变出现在 V₄ ~ V₆ 导联，常伴有器质性心脏病，如缺血性心脏病等。

III 型：此型改变可不典型，见于 V₁ ~ V₆ 导联，可合并或不合并器质性心脏病。

这种分型方法有无实际价值，还需要进一步研究观察。

五、诊 断 标 准

1. ST 段自 J 点处呈凹面向上抬高，以 V₃ ~ V₅ 导联为著，aVR 导联不抬高。

2. ST 段抬高可持续多年，随年龄增加抬高程度逐渐减轻，但不回到基线。

3. R 波降支模糊或有明显切迹，若 J 波明显类似于右束支阻滞，但 V₅、V₆ 无 S 波振幅明显降低或消失。

4. T 波高耸或倒置。

5. 运动可使 ST 段抬高恢复正常。静滴或口服钾盐，口服心得安后可使倒置 T 波直立，但 ST 段不变。

六、鉴 别 诊 断

患者多因胸闷、胸痛等不适就诊，进行心电图检查时才发现是早期复极综合征。早期复极综合征的心电图表现与某些器质性心脏病引起的心电图改变相似，有些患者甚至被误诊为心肌梗死，因此鉴别诊断至关重要。

（一）心绞痛

1. 变异型心绞痛发作的特征性心电图表现有：
（1）QRS 时限增宽，可由 <80ms 增加到 100 ~ 120ms；
（2）ST 段呈损伤型抬高 ≥0.30mV，有对应导联的 ST 段下降；
（3）伴有室性期前收缩，甚至出现室性心动过速或心室颤动；
（4）服用硝酸甘油或钙拮抗剂后症状缓解，QRS-ST-T 立即恢复原状。而早期复极综合征在症状消失后，ST-T 改变也不恢复。
2. 早期复极综合征合并变异型心绞痛的心电图表现：
（1）有早期复极综合征的特征性表现，胸痛发作时，扩冠药物效果显著。单纯早期复极综合征伴有胸痛者扩冠药物不会影响心电图表现；
（2）胸痛发作或加重时，ST 段进一步抬高，QRS 时限增宽，伴室性心律失常，症状缓解后，ST 段复原；
（3）ST 段抬高持续时间长者可能发展成为急性心肌梗死。
3. 早期复极综合征合并典型心绞痛的心电图表现：
（1）原有 ST 段抬高，心绞痛发作时 ST 段回到基线；
（2）原有 T 波倒置的在心绞痛发作时 T 波可转为直立；
（3）出现 U 波倒置。
4. 早期复极综合征合并无症状心肌缺血的心电图表现：
（1）ST 段暂时下降至基线；
（2）T 波倒置；
（3）ST-T 改变一般持续 20min 左右后，恢复为原早期复极综合征的心电图表现。

（二）心肌梗死超急性损伤期

1. 心肌梗死超急性损伤期的心电图表现：
（1）QRS 时限延长伴振幅改变；
（2）损伤型 ST 段抬高常达 0.5mV 以上；
（3）T 波高耸，两肢对称，波顶尖，基底窄；
（4）图形改变明显的导联有定位意义，并有对应导联的镜像变化。
2. 心肌梗死超急性损伤期的其它临床表现
（1）多数症状更严重，胸痛为持续性的剧痛；
（2）心肌酶学、心肌标志物改变。
3. 鉴别要点（参见表 31-1）：
动态观察数小时，仍无 QRS-ST-T 改变，则应考虑早期复极综合征。

表 31-1　早期复极综合征与急性心肌梗死心电图鉴别诊断

心电图特点	早期复极综合征	急性心肌梗死
抬高的 ST 段形态特点	凹面向上，伴 J 波，J 波（点）之后 ST 段抬高	凸面向上，无 J 波，紧接 R 波出现 ST 段抬高
程度	轻度抬高	明显抬高，可≥10mm
稳定性	相对稳定，可持续多年	变化快，一日内可明显变化，一周后可降至基线
对应性 ST 段降低	无	有
病理性 Q 波	无	大部分病例出现病理性 Q 波，在 ST 段尚未降至基线前出现
冠状 T 波	罕有，多在过度换气后出现	常可出现

（三）急性无 Q 波心肌梗死衍变过程

无 Q 波急性心肌梗死在 ST 段升高伴 T 波倒置时，需要与变异型早期复极综合征相鉴别。

1. 无 Q 波急性心肌梗死有 ST-T 衍变规律；
2. QT 间期延长；
3. 冠状动脉造影显示有冠脉病变；
4. 急性期有心肌酶升高。

（四）心包炎

急性心包炎患者可有窦性心动过速，ST 段普遍抬高等心电图表现。在大量心包积液时出现 QRS 低电压。结合其他临床资料，可以鉴别（参见表 31-2）。

表 31-2　早期复极综合征与急性心包炎心电图鉴别诊断

心电图特点		早期复极综合征	急性心包炎
ST 段改变特点	范围	$V_3 \sim V_5$ 导联最明显，部分肢体导联也可出现	广泛，除 aVR 和 V_1 导联外，其他导联均可出现
	稳定性	ST 段抬高相对稳定	变化快，发病 1 ~ 2 周后降至基线
	V_1 导联 ST 段压低	极少见	较多见
	V_6 导联 ST 段抬高	极少见	常见
P-R 段压低		少见	多见，ST 段抬高的导联多出现 P-R 段压低
J 波		明显	不明显
心率		可出现窦性心动过缓	常出现窦性心动过速

（五）二尖瓣型 T 波

某些风心病患者心电图上不仅有典型的二尖瓣型 P 波，有时可出现 T 波高尖而与早期复极综合征相似。结合病史及超声心动图检查等可以鉴别。

（六）高钾血症

高钾血压症患者的心电图特征主要有：

1. P 波振幅减小或消失；
2. T 波高尖呈"帐篷状"；
3. QRS 时限增宽。

鉴别要点：查血钾，当血钾 >5.5mmol/L 时，上述心电图改变应考虑与高钾血症有关。

（七）左室舒张期负荷过重

二尖瓣返流、主动脉瓣关闭不全等引起左室舒张期负荷过重的心电图表现有：
1. 左胸导联 q 波加深，R 波增高，S 波减小或消失；
2. 左胸导联 ST 段斜型抬高伴 T 波直立；
3. V5 的 R 波峰时间（即室壁激动时间）延长。

七、临 床 意 义

临床心电图检查时，早期复极综合征的检出率为 1.5% ～9.1% ，多见于男性青年及成年人。据文献报道黑人青年的发生率最高。地区差异大，欧美国家检出率为 2.2% ，亚洲为 2.6% ，非洲高达 9.1% 。早期复极综合征患者虽有胸闷、胸痛等不适，但大多不伴器质性心脏病，目前尚把它归为正常变异。不伴其它器质性病变的患者预后好，一般不需特殊治疗。如果合并冠心病、高血压病等，应予以积极治疗。注意与急性心肌梗死超急性损伤鉴别，避免不必要医疗资源的浪费和对患者的精神压力。

参 考 文 献

1. 黄宛主编. 临床心电图学. 第 5 版，北京：人民卫生出版社，1999
2. 郭继鸿主编. 新概念心电图. 北京医科大学出版社，2000
3. 陈灏珠主译. 心脏病学. 第 5 版，北京：人民卫生出版社，2000
4. 卢喜烈主编. 多导同步心电图分析大全. 北京：科学技术文献出版社，1999
5. 黄大显. 现代心电图学. 北京：人民军医出版社，1998
6. 杨钧国，李治安. 现代心电图学. 北京：科学出版社，1997

第32章 心脏起搏心电图

Cardiac Pacing Electrocardiogram

崔 长 琮

内 容 提 要

　　起搏心电图是临床心电图的重要组成部分，本章简述了心脏起搏心电图的历史和现状，详细介绍了常见各种起搏方式的心电图特点、程控参数应用和合并症的诊治，并附特殊起搏心电图分析，以提高起搏心电图的读图能力。不仅心血管内科医师应学习和熟悉，内科、外科、儿科、麻醉科等所有的临床医生、心电图技术人员和生物医学工程人员均需了解这方面的知识。

起搏器的历史和现状

一、人工心脏起搏器的历史和起搏心电图

18 世纪末，Vassali-Eandi 等就报道对断头尸体进行过心脏实验观察。1804 年 Aldini 用直流电刺激使断头尸体的心脏复跳，开始了人工电刺激心脏的历史。1887 年著名生理学家 Wallar（1856—1922）利用毛细管静电计在人体体表记录到人类历史上第一份体表心电图。1903 年伟大的生物学家和医学家 Einthoven（1860—1927）经过 7 年的不懈努力，试制成功了"弦线式"心电图机，开始了体表心电图记录的历史。1932 年美国胸科医生 Hyman 在纽约贝斯-大卫医院应用自行设计的一台由发条驱动的电脉冲发生器，刺激心跳停搏的动物心脏获得成功，他给这一机器命名为人工心脏起搏器（artificial pacemaker）。他用弦线式心电图机记录的人工电刺激心脏产生的心电图，就是起搏心电图。1952 年美国哈佛大学医学院 Zall 在临床上首次应用体外起搏器起搏心脏，挽救了 2 例濒死的三度房室阻滞伴阿斯综合征病人。1958 年，瑞典 Senning 医师首次制成和安置植入式镍-镉充电电池固定频率型起搏器。1959 年美国心脏病学家 Furman 等经静脉安置心内膜电极至右心室，起搏心脏获得成功，为人工心脏起搏器的真正临床应用奠定了基础。

二、现状和进展

几十年来，人工心脏起搏器技术经历了由简单至复杂，由体外佩带至植入体内（图 32-1），由非生理性起搏至生理性起搏，由早期治疗完全性房室阻滞至今天治疗包括病态窦房结综合征（SSS）在内的各种缓慢性心律失常和快速性心律失常的历程。

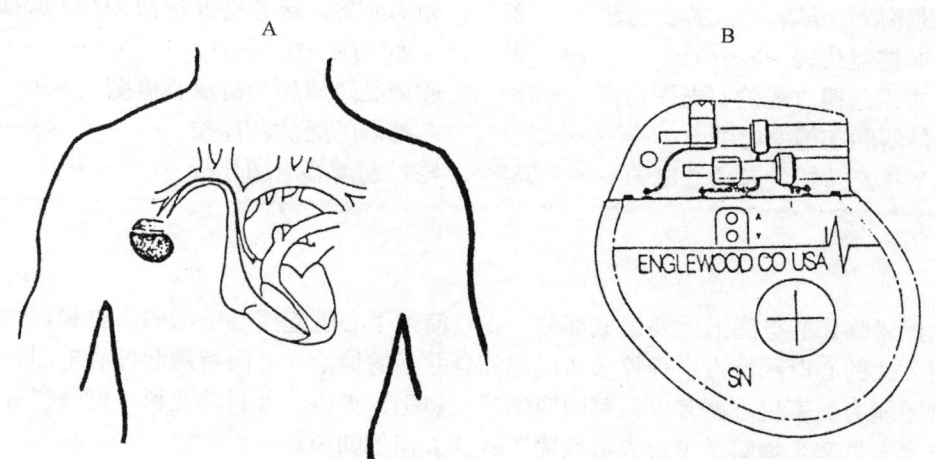

图 32-1 起搏器植入人体及其结构示意图
A. 起搏器在人体植入部位示意图。图示 DDD 起搏器植入右上胸皮下，电极导线经血管分别送入右心房和右心室；B. 起搏器结构示意图。上部为电极导线插孔，中为薄膜电路，下部为锂碘电池

人工心脏起搏和起搏心电图的现状和进展可概括如下：

1. 安装起搏器的病人越来越多，起搏心电图的临床重要性倍受重视。目前世界上已有 200 多万靠起搏器维持生命的患者，每年有 15～20 万患者需新植入起搏器。发达国家和地区的起搏器植入率高达

每年 400~460 人／100 万人口。据统计我国自 1973 年临床应用以来，近年来每年有 8，000~10，000 例病人植入起搏器。

2. 起搏器的种类和功能越来越复杂。据不完全统计，全世界约有 35 个起搏器主要生产厂家，生产 300 余种不同类型的起搏器。起搏器已发展到微型化（18~26g 左右）、长寿命（10~12 年）、多功能、智能化的水平。不仅起搏频率、脉宽、电压等参数可以体外程控，频率应答起搏器还可以根据病人的体力活动或代谢需要自动调节起搏频率。最新的多功能起搏器还具有 Holter 的心电监测功能和诊断功能。由于起搏器功能的多样化、智能化，使起搏心电图的多样性、复杂性也愈来愈突出。不仅心电图工作者和临床医生需要熟悉和学习，尤其心脏专科医生也急需了解这些新的起搏心电图知识，以利正确认识和处理病人。

3. 起搏器的适应证越来越广泛。早期起搏器只应用于抢救完全性房室阻滞伴阿斯综合征的病人，目前起搏器的适应范围已推广至临床各科的各个领域。诸如包括 SSS 在内的各种缓慢心律失常；慢-快型心律失常和起搏器可终止的折返性室上性心动过速和室性心动过速；各种重大手术的临时保护性起搏；心功能不全病人伴缓慢心率者等。新近报导起搏治疗梗阻性心肌病、充血性心功能不全、双心房和双心室起搏，起搏治疗房性心律失常也取得可喜效果。综合国内外学者的共同意见，当今起搏器适应证可归纳如表 32-1。

表 32-1 人工心脏起搏器的适应范围

	明确适应证临时起搏（T）永久起搏（P）	相对适应证	相对禁忌证	绝对禁忌证
完全性 AVB（三度）				
先天性三度 AVB：无症状		TP		
有症状	TP			
获得性三度 AVB（希氏束远端）				
无症状		TP		
有症状	TP			
外科术后三度 AVB（持续性）				
无症状		P		
有症状	TP			
二度 AVB				
二度 I 型（希氏束近端）				
无症状				×
有症状	TP			
二度 II 型（希氏束远端）：				
无症状		TP		
有症状	TP			
一度 AVB				
一度 AVB（希氏束近端）				
无症状				×
有症状				×
一度 AVB（希氏束远端）				
无症状				×
有症状		TP		
束支阻滞（BBB）				
无症状				×
有症状		P		
希氏束远端阻滞	P			
快速心房起搏后希氏束远端阻滞	P			

续表

	明确适应证临时起搏 (T)永久起搏(P)	相对适应证	相对禁忌证	绝对禁忌证
病窦综合征(SSS)				
无症状			×	
有症状	TP			
急性心肌梗死(AM)				
AMI 伴新发 BBB	T	P		
AMI 伴 BBB + AVB	T	P		
AMI 伴二度 AVB	T	P		
AMI 伴三度 AVB	TP			
心房颤动伴过慢室率,有症状	TP			
颈动脉窦过敏综合征,有症状	TP			
各种重大手术前后保护性起搏	T			

注：T. 临时起搏；×. 不需起搏；P. 永久起搏

起搏心电图基础

一、起搏脉冲信号

看一幅起搏心电图，首先要观察起搏脉冲信号。起搏脉冲信号又称起搏刺激信号，用 S 表示。由脉冲发生器发出，经导线连接系统传至心肌组织，刺激心肌收缩，在体表心电图上表现为一极短线状波的信号称为起搏器脉冲信号。

(一) 定义和心电图特点

起搏器脉冲刺激信号，在体表心电图上的特点是规律出现，占时极短(呈线状)，与心电图等电位线(基线)垂直，且在各导联上振幅有差异，呈直上直下的线状标志，也称钉样标志。起搏脉冲发生器按预置的频率，规律地发出电脉冲。标准状态的起搏脉冲宽度为 0.5ms，心电图纸速为 25mm/s，刺激脉冲信号为一极短的线状电信号，或称线状波，命名为 S 信号或 S 波。

S 波是识别起搏心电图的重要依据，根据 S 波出现的频率确定起搏频率；根据其刺激部位确定起搏心腔；根据 S 波后有无应激的心房或/和心室波而判定是否为有效起搏。

(二) 刺激信号的大小

在体表心电图上影响 S 波大小的因素有三：

1. 体表导联的探测方向和脉冲发生器与单极电极尖端，或双极电极的 2 个电极之间刺激电流方向之间的关系：凡体表导联的轴线与该电流平行者，其刺激信号最大，垂直者刺激信号最小(为零)。

2. 单极起搏时，刺激信号大，因为单极起搏时起搏电极尖端和起搏器外壳的阳极之间形成电流回路，电流范围大，与各探测电极之间角度也大。

3. 双极起搏时，刺激信号小，因为双极电极的正负极之间距离短，且均位于右心室腔内，电流范围小，故在体表测到的电信号也小。

(三) 刺激信号方向

决定于探测电极方向。如图 32-2 为一单极 VVI 起搏的病人心电图，图中 aVR 导联电信号方向为上，余均为下。

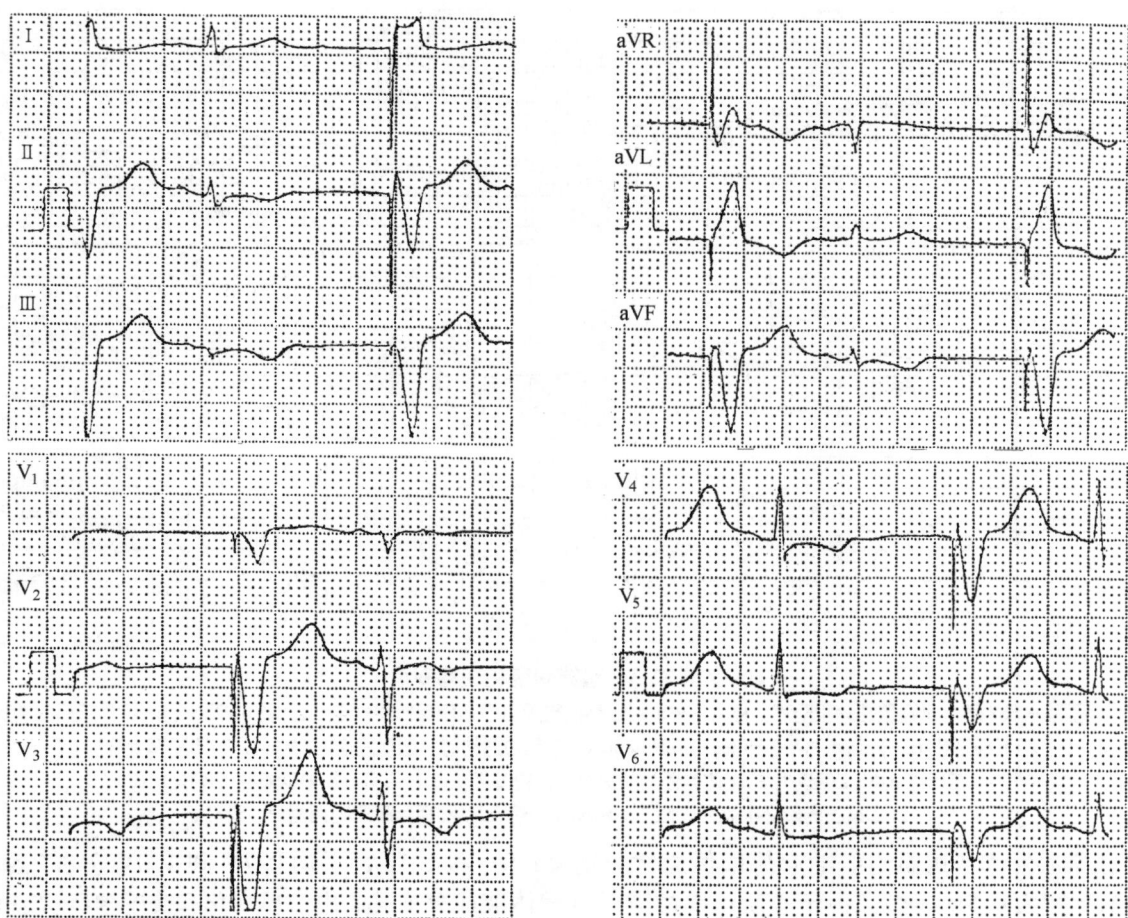

图32-2 起搏信号大小与方向

该图录自单极、VVI起搏病人。起搏信号的大小和方向随导联不同而有所差异。

图中除aVR导联信号向上外，余均向下，肢导联Ⅱ信号最大，Ⅲ最小

二、起搏频率与起搏间期

起搏频率指每分钟的起搏次数（ppm）；起搏间期指两个起搏刺激信号之间的间隔时间，用毫秒（ms）表示，见图32-3。

起搏频率（ppm）= 60 × 1000ms/起搏间期 = 60000ms/起搏间期

例如：起搏频率60ppm = 60000ms/起搏间期

则起搏间期（ms）= 60000ms/60ppm = 1000ms

同样，起搏频率为100ppm，则起搏间期为600ms。

三、起搏阈值和输出能量

起搏阈值指的是能引起心肌组织应激的最小刺激能量。不论植入式或体外式起搏器，其输出能量（E）与输出电压（V）、电流（I）、脉宽（T）和阻抗（Ω）有关。

$$E = V \times I \times T \rightarrow E = V \times V/\Omega \times T \rightarrow E = (V^2 \times T)/\Omega$$

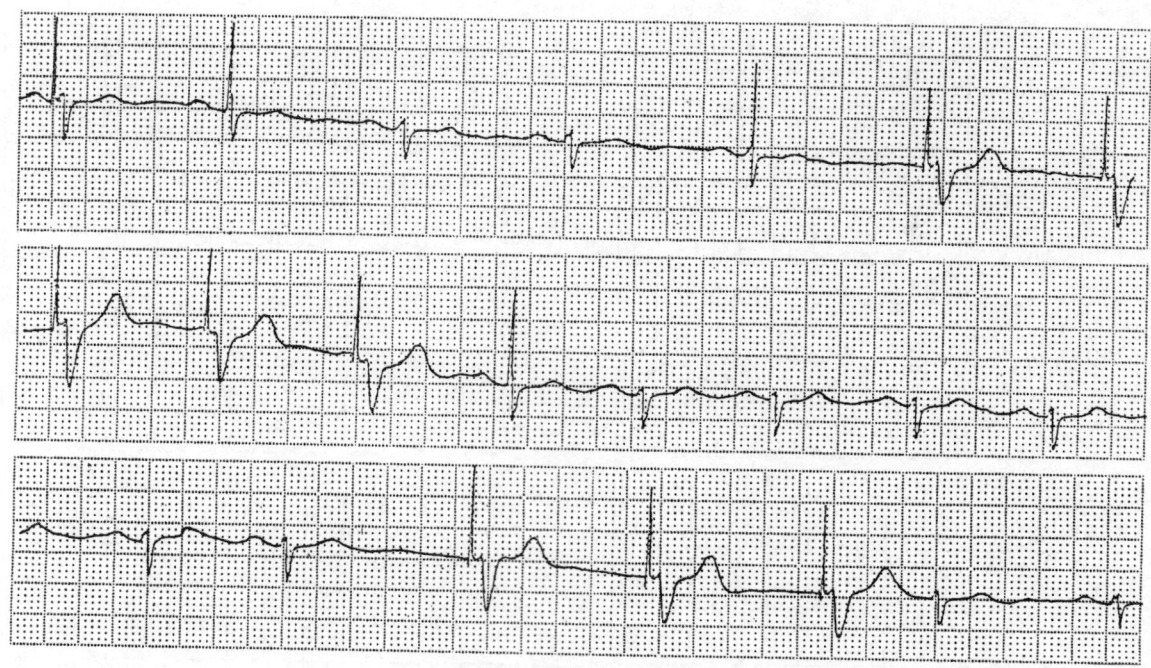

图 32-3　起搏间期和逸搏间期

图为一 SSS 病人伴间歇性房室阻滞,植入 VVIR 即心室按需频率自适应起搏器。连续起搏段的两信号间距为起搏间期。
上条和下条为卧床时,起搏间期 1040ms,频率 58ppm;中条为活动时,起搏间期为 900ms,起搏频率上升为 65ppm。
自身 P-QRS 波与其后的起搏信号间的距离为逸搏间期。此上条和下条中从窦性下传的 QRS
波与其后的起搏电信号间距为 1040ms,提示逸搏间期与起搏间期相等,无滞后

正常心室和心房肌组织的起搏阈值通常分别 <1.0V 和 1.5V,平均 0.7V 和 1.0V 左右(当电阻为 500Ω、脉宽为 0.5ms 时)。由于心肌组织的应激性随体液成分变化、电解质变化和交感神经状态而增减,所以起搏器的输出能量一般应相当于起搏阈值的 2 倍左右,以保证有效而安全地起搏。埋藏式起搏器的标准输出能量为电压 5V(如阻抗为 500Ω 则电流为 10mA),脉宽 0.5ms。因此,如果起搏器输出能量过低(如电池耗竭)或不适当的程控参数以及心肌组织的起搏阈值升高(如新植入后 5~10 天),都会引起起搏功能不良。

四、感知阈值和感知功能

起搏器的感知功能指当病人有正常的和提早出现的 P 波或 QRS 波群时,心腔内的电极将此心内电信号传入起搏器电路,起搏器做出相应的抑制(如 VVI 或 AAI)或触发(如 VVT 和 AAT)的反应。亦即有自身心搏时,起搏器就会自动地停止或无效发放其起搏电脉冲,故称按需型起搏。起搏器电路能感知经导线传入的心内电图的最小 P 波或 QRS 波群电信号的振幅(以 mV 为单位),称感知阈值。起搏器对心电信号感知能力称为起搏器感知灵敏度。感知灵敏度越高,表明所能感知的心电信号幅度越小,感知能力越强。反之,感知灵敏度越低表明所能感知的心电信号的幅度必须大。正常心房的感知阈值为 0.8~1.5mV,平均 1.0~1.2mV;心室的感知阈值为 2.0~3.5mV,平均为 2.2~2.8mV。如果起搏器的感知阈值调得过大(即灵敏度低,例如心房调至 2.0mV)或者心内电信号过小(尤其易见于心房的 P 波)时,则可出现感知不良。

五、逸搏间期和滞后

起搏器和起搏心电图的逸搏间期,指的是按需起搏器如 VVI,当有自身心搏时起搏电脉冲被抑制后

从自身心搏的 R 波至下一次起搏电脉冲之间的间期，称为逸搏间期。通常逸搏间期略长于起搏间期，原因有二：一是部分起搏器线路设计时有滞后功能；二是起搏器感知自身心搏 R 波是在 R 波上升至 2.5mV（如果感知值为 2.5mV）时，比 QRS 波群的起始部晚 40～60ms 左右。

滞后或称频率滞后，是指起搏器感知自身心搏（R 波）后，停滞一短时间后再按起搏间期发放下一次的电脉冲。滞后功能可以是固定不变的数值（多为 50～80ms），也可以是可程控的几个数值，如 50ms、100ms、150ms 等。故滞后时间 + 起搏间期 = 逸搏间期。见图 32-3。滞后功能的作用是当有自身心搏时，其逸搏间期比起搏间期适当延长，以利于尽可能多的发挥自身心律的主动作用。例如 SSS 病人起搏间期为 1000ms，起搏频率为 60ppm 时，如果滞后为 200ms，则出现窦性心律时，起搏器的逸搏间期为 1200ms，其起搏频率自动转变为 50ppm。故如窦性频率快于 50bpm，则多为窦性心律；只有当窦性心率慢于 50bpm，则起搏器按逸搏间期发放电脉冲起搏心脏。

六、反 拗 期

反拗期，或称不应期指脉冲发生器在发放一次电脉冲后或在感知一次自身心电 R 波后，感知放大器关闭，不感知任何心电信号的间期，通常为 300～400ms。

起搏器代码和常用起搏方式的心电图

一、起搏器代码

起搏器全称为人工心脏起搏系统，包括脉冲发生器——电池和电路，以及导线连接系统。起搏器的基本功能是起搏和感知。起搏功能是脉冲发生器按预置的频率、电压（或电流）和脉宽发放电脉冲，刺激心房或心室肌，产生相应的 P′和 QRS′波。感知功能是电极将心脏自身的心房或心室除极波 P 或 QRS 的电信号传入起搏器电路，并在感知后将原预置的电脉冲抑制或触发，使起搏器的电脉冲与病人自身心搏同步。

1974 年著名的起搏器专家，美国心脏病学家 Parsonnet，Furman 和 Smyth 倡用以 3 个英文字母为代表的 3 位起搏器代码，并经 ICHD(Inter-Society Commission for Heart Disease)通过，正式使用。第 1 位代码代表起搏心腔：心房(Atrial)为 A，心室(Ventricular)为 V，心房心室双腔(Double chamber)起搏为 D；第二位代码代表感知心腔：心房感知 A，心室感知为 V，心房心室均感知为 D；第 3 位代码代表起搏器感知自身心搏后的反应方式：I 代表抑制型(Inhibited)，T 代表触发型(Triggered)，D 代表心房感知后抑制心房放电并触发心室放电和心室感知后抑制心室放电并触发心房放电；这就是目前通用的 3 位起搏代码。如心房起搏—心房感知—抑制型起搏，简称为 AAI；心室起搏—心室感知—抑制型起搏，简称 VVI。此后由于起搏器程控功能的迅速发展和抗心动过速起搏器的出现，3 位代码不能满足实际需要，1987 年北美起搏和电生理协会(NASPE)和英国起搏电生理学会(BPEG)，在 1981 年 Parsonnet 等提出的 5 位代码基础上修改、补充，正式建议用下列 5 位代码，称 NBG 起搏器代码（表 32-2），例如 VVIMP 代表心室起搏—心室感知—抑制型—多功能可程控起搏器（可程控的功能包括频率、脉宽、输出电压、灵敏度（感知值）、不应期和滞后等）以及抗心动过速功能；DDDR 代表双腔起搏—双腔感知—感知后具有抑制和触发反应—频率自适应起搏器。

表32-2　NBG 5位起搏器代码

I 起搏心腔	II 感知心腔	III 反应类型	IV 可程控功能和频率应答	V 抗心动过速及除颤功能
A = 心房	A = 心房	I = 抑制型	P = 可程控心率和/或输出	P = 抗快速心律失常功能：又分
V = 心室	V = 心室	T = 触发型	M = 多功能程控	B = 猝发快速起搏
D = 心房和心室	D = 心房和心室	D = 触发和抑制型	C = 遥测功能	N = 正常频率竞争
O = 无	O = 无	O = 无	R = 频率自适应	E = 期前刺激
			O = 无	S = 电击
				D = 抗心动过速 + 电击
S = 单腔	S = 单腔			O = 无

二、常用起搏方式的心电图特点

常用的单腔起搏器的起搏方式有 VVI/VVT，VOO，AAI/AAT，AOO；双腔起搏器的起搏方式有 VAT，VDD，DVI，DDI 和 DDD。

（一）AOO 和 VOO 起搏

AOO 和 VOO 也称 SOO 或单腔非同步起搏，为心房（A）或心室（V）固定频率，无感知功能的一种起搏方式。由于电极在心房或心室无感知功能，因此可与心房或心室的自身心搏产生竞争心律，目前已极少应用。

（二）VVI/VVT 起搏

VVI/VVT 又称心室按需起搏，是临床上应用最多且简单易行的一种常用起搏方式。由于心室起搏失去了房室顺序收缩的生理功能，因此是一种非生理性起搏方式。起搏电极植入在右心室尖部，适用于完全性房室阻滞和/或经济条件不允许装 DDD 生理性起搏器的病人。VVI/VVT 起搏都在心室起搏和心室感知。感知功能是通过心室电极将心内自身激动的 QRS 电信号传入脉冲发生器的感知电路，并抑制或触发其发放电脉冲，防止了竞争心律。心室按需起搏器感知自身心搏后抑制其发放电脉冲，并重新安排下一次脉冲周期者，称抑制型（VVI）；而触发型是感知自身心搏的 QRS 电信号后立即发放电脉冲，并重新安排下一次脉冲周期，故该刺激脉冲在自身 QRS 波群的绝对不应期，不引起心室激动，是一次无效的电刺激，如图 32-4 所示。VVI 的起搏心电图，特征是自身心搏慢时，起搏器脉冲刺激信号（S）按起搏间期规律地发放，刺激信号（S）后伴应激的心室激动波 QRS′波群，由于心室激动顺序异常，右心室尖部起搏产生类似左束支阻滞的畸形 QRS′波，故 VVI 的有效起搏图形为 S-QRS′-T 型。当自身心搏稍快时，出现自身心搏的 R 波，按需起搏器通过心内电极将 R 波电信号传入感知电路，并立即抑制（I）发放该电脉冲。被感知并抑制了电脉冲的自身心搏 R 波后，如无频率较快的自身心搏，则从感知 R 波后计算逸搏间期。逸搏间期应从 R 波顶点测量，至其后的 S 信号之间的间距，如无滞后则应等于起搏间期，如有滞后则大于起搏间期。VVT 起搏与 VVI 起搏不同点是感知后立即触发电脉冲发放，使 S 刺激信号融于 QRS 波群之中。为了防止 VVI/VVT 误感知 T 波，在起搏器发放电脉冲和感知 R 波后，设计有一段不应期，不应期内起搏器对任何信号不感知，通常不应期为 300～400（平均 350）ms。

（三）AAI/AAT 起搏

AAI/AAT 又称心房按需起搏，是常用的一种简单有效的生理性起搏方式。起搏电极植入在右心耳，

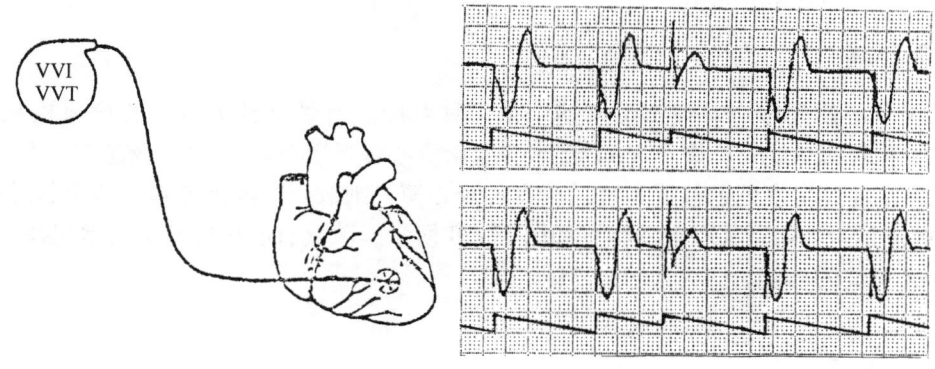

图 32-4　VVI 和 VVT 起搏方式

起搏感知均在心室。上图为抑制型（VVI），起搏间期 900ms，第 3 个 QRS 为自身心
搏，被起搏器感知后抑制了心室放电。下图为触发型（VVT），中间一个 QRS 波为自身
心搏，感知后立即触发心室放电。图内心电图下为梯形图。✱为刺激脉冲；〇为感知

起搏器为多功能可程控起搏器，要求感知灵敏度可调，且感知值范围为 0.6～2.0mV，通常为 1.0～
1.5mV 左右。AAI/AAT 起搏适用于病窦病人单纯窦缓型且房室传导功能正常者。其起搏心电图特点如
图 32-5 所示。当病人窦性心动过缓，PP 间期长于起搏间期或逸搏间期时，起搏器发放电刺激（S）引起
一个心房激动波（P′），然后经正常房室交界区下传激动心室（QRS），故 AAI/AAT 的起搏图形为 S-P′-
QRS 波群。当病人窦性心律快于起搏频率时，即 P′P 间期小于起搏间期时，起搏器感知 P 波并抑制
（AAI）或触发（AAT）其电脉冲发放。由于心房 P 波电压小，心房按需起搏容易出现感知功能不良（感知
低下）或过感知（感知度高）等问题，因此心房起搏的感知灵敏度应适当选择。

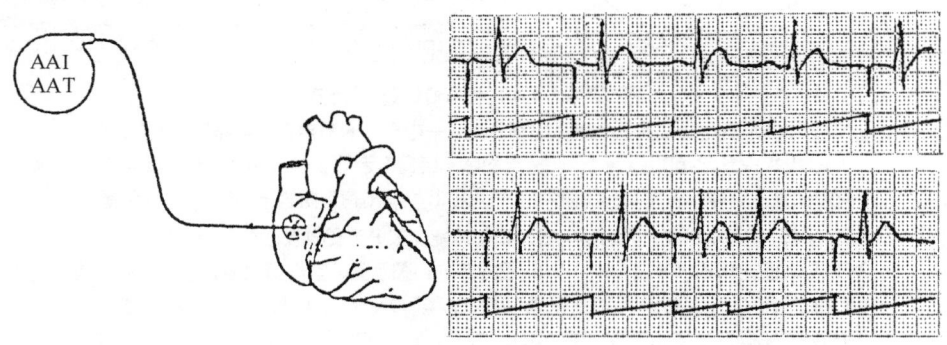

图 32-5　AAI 和 AAT 起搏方式

电极位于右房，兼起搏、感知功能。感知自身 P 波后抑制心房放电或立即触发心房放电。
上图第 3、4 个 P-QRS 为自身激动，心房放电被抑制（AAI）。1、2、5 等 3 个 P′-QRS 为
右房起搏心电图。下图为 AAT。图中 1、2、5 等 3 个 P′-QRS 为起搏心电图，3、4
为两次自身的 P-QRS 波，且 P 波被感知后立即触发心房放电，可见心房电脉冲信号

（四）VAT 起搏

VAT 又称心房同步起搏，是最早应用的一种双腔生理性起搏器。心房、心室各植入一条电极，心室电
极只有起搏功能而无感知功能，心房电极只有感知而无起搏功能。VAT 工作原理是心房感知 P 波触发心
室放电起搏。VAT 起搏只适应于窦房结功能正常的完全性房室阻滞的病人。由于 VAT 不能用于病窦综
合征、房扑、房颤的病人，且容易产生心室竞争心律，故目前已不生产这类起搏器，只在 DDD 起搏器
程控时，有时用这种起搏方式。如图 32-6A。VAT 起搏的心电图特点是 P 波感知后，经 AV 延迟触发

心室起搏，达到窦房结控制心室的目的，但是它不感知心室 R 波。

（五）VDD 起搏

VDD 起搏又称心房同步心室按需型起搏，是一种双腔生理性起搏方式。心房电极只有感知功能，心室电极有感知和起搏功能，克服了 VAT 起搏发生竞争心律的弊病。心房电极感知自身 P 波后，若无自身心搏出现，则经过房室延迟起搏心室；若有自身心搏，则被心室电极感知，抑制起搏脉冲发放，因此 VDD 等于 VAT 加上 VVI，其心电图特点如图 32-6B 所示，除具有心房感知、心室起搏的基本功能外，还具有感知心室 R 波的功能。

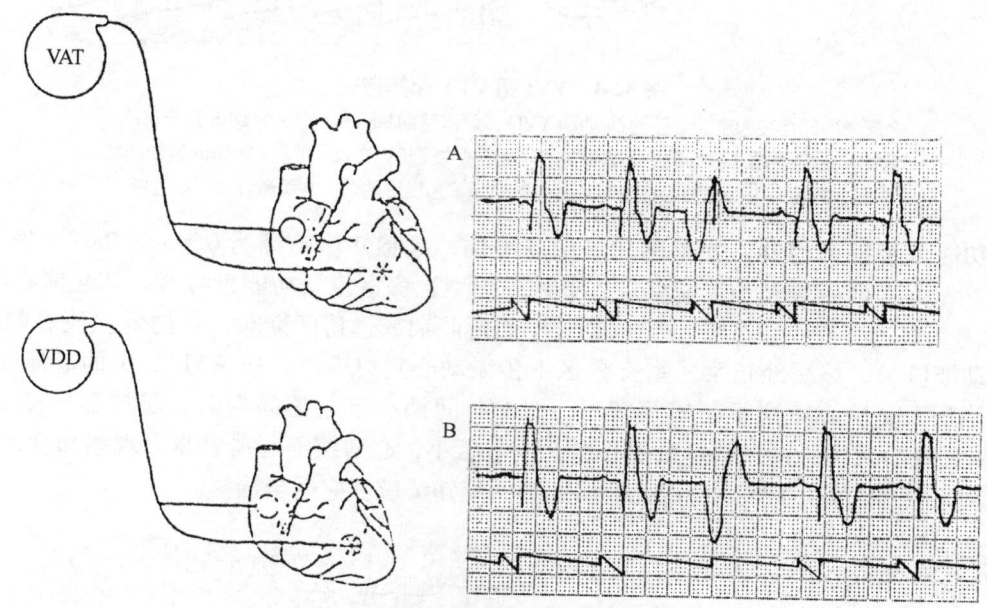

图 32-6　VAT 和 VDD 起搏方式

A 为 VAT 起搏方式：图示心房、心室各植入一电极，心房电极只具感知功能（○），
心室电极只具起搏功能（＊），心房电极感知自身 P 波后，触发心室放电。图中心
房激动源于自身，心室由起搏器控制，可见 $R_{1,2,4,5}$ 前有起搏信号。R_3 为室性早搏，
其内隐有一窦性 P 波，因心室电极无感知功能，故 P 波仍触发心室放电，但落在绝
对不应期而未引起 QRS 波；B 为 VDD 起搏方式：图示房、室均有电极，心房电极只具
有感知功能（○），心室电极兼有起搏和感知功能（○＋＊），电极对感知到的 P 或 R 波
可分别作出触发或抑制反应。图中第 1、2、4、5 个 QRS 为心房感知，心室起搏。R_3
为室性早搏，其内隐有一窦性 P 波，因心室电极有感知功能，所以该 P 波未能触发心室放电

（六）DVI/DDI 起搏

DVI/DDI 起搏又称房室顺序生理性起搏。心房心室都有起搏功能，DVI 只在心室感知，心房无感知功能，故心房可产生竞争心律，而 DDI 可在双腔感知，故无竞争现象。如图 32-7A，为 DVI 起搏心电图，心房电脉冲按预置频率发放，心房起搏后，经 AV 延迟使心室起搏（如第 1，第 4 个 P'-QRS 波群），保持房室同步顺序收缩的生理性功能。心房起搏后如果在 AV 延迟期间，房室下传快于 AV 间期，则先产生下传的 R 波，被心室感知并抑制心室起搏电脉冲，即心房起搏-心室下传（A_P-V_S，如第 5 个 P'-QRS 波群）。在起搏间期内如有室性早搏或窦性激动下传的 R 波，心室感知并抑制心室电脉冲（如图中第 2、3 个 R 波），但如有房性早搏或窦性 P 波，心房无感知，心房电极仍有电脉冲。

图 32-7B 为 DDI 起搏心电图，除保持 AV 顺序起搏、顺序收缩外，心房心室均有感知功能，但心房、心室感知后均抑制其电脉冲，即心房感知后不释放心房电脉冲，但也不触发提前发放心室电脉冲，如图

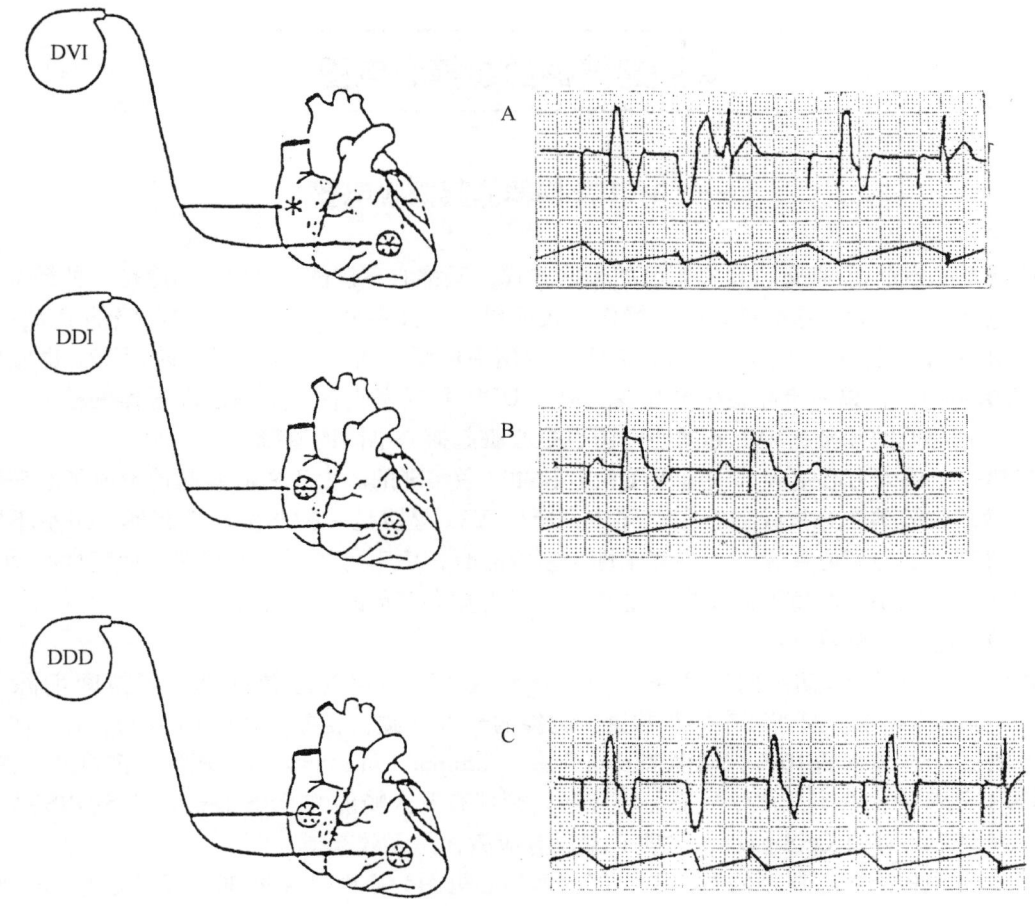

图 32-7　DVI、DDI 和 DDD 起搏方式

A 图为 DVI 起搏方式：起搏在心房、心室，感知只在心室。图中第 1、4 个 P'-QRS 为房室
顺序起搏，AV 延迟为 250ms，第 5 个 P'-QRS 为心房起搏，心室下传，P'R 间期为 200ms。
第 2 次为室性早搏。第 3 次 P'-QRS 为房性早搏，心室下传；B 图为 DDI 起搏方式：即双腔起
搏，双腔感知，抑制型。除保持房室顺序起搏外，房室均有感知功能，但心房心室感知后
均抑制其电脉冲，故图中第 3 个 P 波感知并抑制了心房电信号，但不按 AV 间期触发心室
放电。心室起搏由起搏间期限定；C 图为 DDD 起搏方式：又称全自动起搏，双腔起搏，
双腔感知。感知后具有触发和抑制双反应。图第 1、4 个 P'-R 为房室顺序起搏，第 2 个
室性早搏被感知并抑制了心室放电。第 3 个 PR' 为心房电极感知 P 波并抑制心房电脉冲，
而由 P 波按 AV 间期触发心室起搏。第 5 个 P'-R 波群为心房起搏，心室下传

中第 3 个 P 波感知并抑制了心房电信号，但其后无心室起搏。

(七) DDD 起搏

　　DDD 起搏又称全自动双腔起搏，心房-心室起搏，心房-心室感知后具有触发和抑制双反应，即心房
感知后抑制心房电脉冲并按 AV 间期触发心室电脉冲起搏心室。心室感知后抑制心室放电并按 VA 间期
触发心房电脉冲起搏心房。因此 DDD 起搏的频率是可变的，设有最低频率和最高频率 2 个参数。DDD
起搏心电图特点是：集 AAI、VVI、VDD 及 VAT 和 DVI 起搏之功能于一体，如图 32-7C，第 1，第 4 个
P'-QRS' 波群，为心房-心室顺序起搏(DVI)；第 2 个室性早搏被感知并抑制了心室电脉冲；第 3 个 P-
QRS' 波群，心房电极感知 P 波并抑制心房电脉冲，而由 P 波按 AV 间期触发心室起搏，呈 VAT 或 VDD
方式，第 5 个 P'-QRS 波群，为心房起搏-心室下传，呈 AAI 方式。

单腔起搏器的起搏心电图

一、VVI 起搏器的起搏心电图

VVI 起搏指心室起搏-心室感知抑制型的起搏方式，又称心室按需型。VVI 起搏是一种最常用的起搏方式，VVI 电极植入在右心室尖部，手术操作比较简单，电极容易固定。因心室除极的 R 波比较高大，故 VVI 起搏的感知功能也比较稳定，因此临床上应用最广泛。对一个医生或医院而言，也应先选择植入 VVI 的简单病例，积累一定经验后再开展 AAI、DDD 和频率应答等生理性起搏器的植入。因此 VVI 起搏是人工心脏起搏的基础，VVI 起搏心电图也是心脏起搏心电图的基础。

VVI 起搏是由植入右心室尖部的电极发放电脉冲刺激实现的。由于右心室起搏形成了心房和心室不同步、心室激动收缩顺序异常或称心室不同步，所以 VVI 起搏是一种非生理性起搏。房室不同步在起搏心电图上表现为心房和心室无关。当完全性房室阻滞时，房率可快于起搏室率，而窦性心动过缓时起搏室率常快于自身室率，心室不同步在心电图上表现为宽大畸形的 QRS′波。

VVI 起搏心电图分析要点：

1. 起搏频率/起搏间期：如图 32-8A，SS 间期或 RR 间期为起搏间期，起搏间期除以 60s 或 60000ms，即为起搏频率。起搏频率应与预置或程控的频率一致，相差小于 ±(1~2)ppm。如起搏频率下降超过程控或标准频率的 10%，如由 72ppm 下降为 65ppm，可诊断为电池耗竭，需更换起搏器。

2. 是否有效起搏：心室刺激信号后心室应激，则伴有宽大畸形的 QRS′波群，即 S-QRS′-T 为有效起搏；反之 S 信号后不伴有 QRS′波群，说明心室没有应激，是无效起搏。

3. 心电轴和电极定位：典型的右心室尖部起搏的心电图为心电轴左偏 30~60 度，Ⅰ呈 R 型，Ⅱ、Ⅲ、aVF 呈 QS 型，呈完全性左束支阻滞图形，如图 32-8B。首次植入 VVI 心脏起搏器时，在术中腔内心电图可记录到 rS 伴 ST 段抬高呈单向曲线的损伤电流，表示电极与心内膜接触良好。术中记录心电图电轴左偏，呈完全性左束支阻滞。术后定期每天做心电图，通过这种典型的心电图协助判定电极在心内的位置。

4. 起搏功能和感知功能：起搏功能指起搏器按时发放电脉冲并使心肌应激的功能；感知功能指起搏器遇到心脏自身搏动时能自动地抑制或触发电脉冲并重新安排发放下一次电脉冲的功能。

二、AAI 起搏器的起搏心电图

AAI 起搏指的是心房起搏—心房感知—抑制型单腔心房起搏方式，又称心房按需起搏。AAI 起搏，通常在右心房的右心耳内植入 J 形的心房电极，该电极起搏心房和感知心房。由于心房的起搏电压阈值比心室高，通常约为 0.7~1.2V 而心室的起搏阈值一般为 0.5~1.0V，所以植入后早期心房电极的阈值升高也比心室更明显。由于心房波比心室波小，心房的感知功能也容易出现问题。此外 AAI 只适用于窦率缓慢且房室传导功能正常的病人。AAI 是一种理想的、简单价廉的生理性起搏，但由于临床应用的适应证和技术要求都较高，因此临床实际应用的数量远比 VVI 少。目前国内各大医院 AAI 起搏约占起搏病人总数的 15%~25% 左右。

AAI 起搏心电图分析要点：

1. 分析前必须先对病人和起搏器的基本情况作一简要复习，包括植入前基础心脏病和心律失常的诊断，植入起搏器的型号、程控参数如输出电压、频率和感知值等。

2. 测量起搏频率和起搏间期。

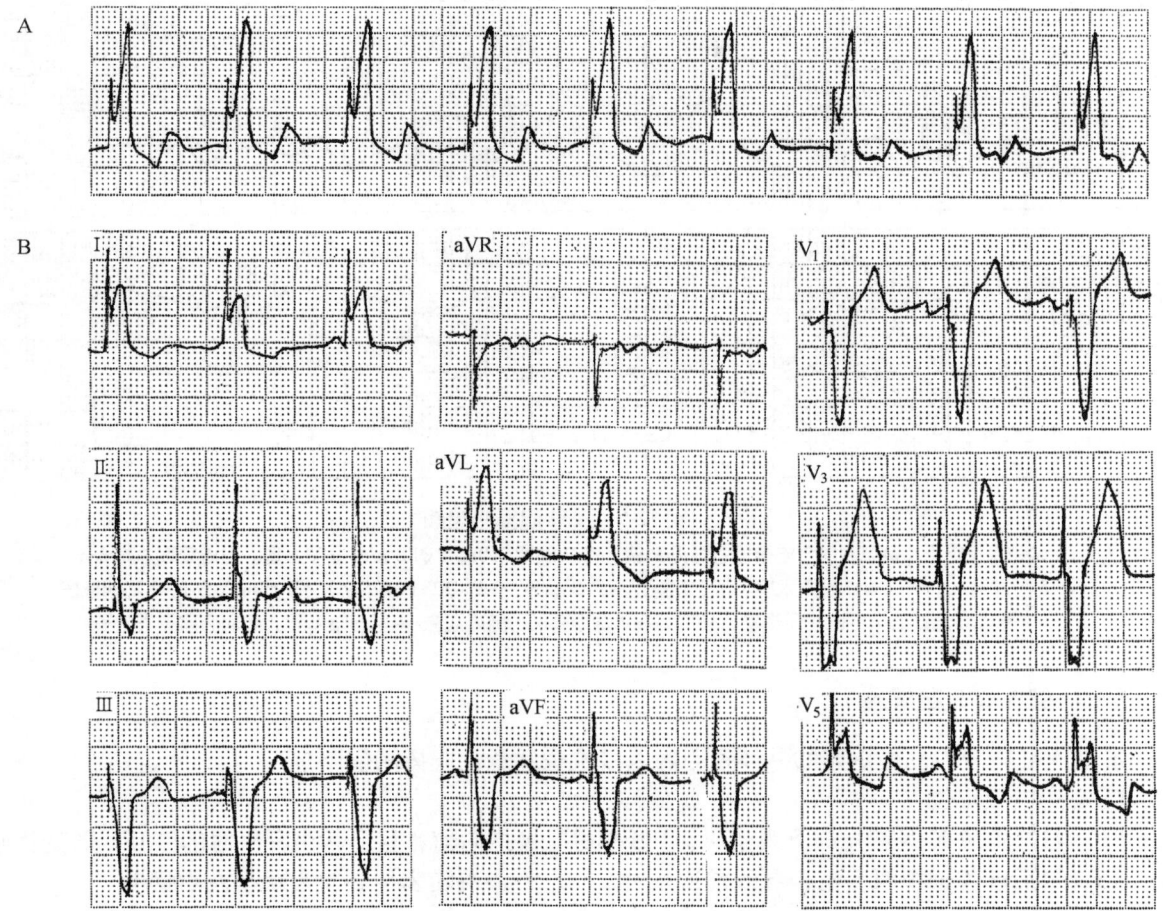

图 32-8 VVI 起搏心电图

A 为 I 导联连续记录，SS 间期为 840ms，起搏频率为 72ppm。每个脉冲信号 S 后可见有效的宽大畸形的 R 波，伴 ST 段下移
和 T 波负正双向，提示起搏功能正常；B 为 9 导联体表心电图，I 呈 R 型，II、III 呈 QS 型，
电轴左偏 −50°，呈 LBBB 型。这是常见的典型的右心室尖部起搏心电图

3. 判定起搏功能：有效起搏在电信号 S 后有形态略异的 P′ 波，然后经正常房室传导至心室产生窄的 QRS 波群，故心房有效起搏为 S-P′-QRS 型（图 32-9）。如只有 S 信号而无 P′ 波，说明该刺激为无效起搏。无效起搏早期多见于阈值升高或电极移位，晚期为电池耗竭或电极断裂等。

4. 判定感知功能：AAI 起搏时心房电极感知到比起搏频率快的窦性 P 波或房性早搏后，即抑制发放电信号，并从 P 或 P′ 感知后重新安排逸搏间期。

AAI 感知不良比较多见，多由于：①术后 1 个月内电极周围心房肌组织水肿；②感知灵敏度过低或称感知值过高。心房的感知值以 0.6 ~ 1.5mV 为宜；③起搏器选用不当（如起搏器设置感知值最低仅为 1.2 ~ 1.5mV）或电极接触不良。

三、起搏功能和起搏阈值测定

心脏起搏的目的就是由起搏器发放电脉冲，激动心房或心室，产生相应的 S-P′-QRS 波群或 S-QRS′ 波，称为有效起搏。有效起搏必须具备如下 3 个条件：①有效的电脉冲，其输出能量应大于起搏阈值的 2 倍；②连接完整的电极系统，将该电脉冲传至心室肌；③心肌应激性正常，即阈值在正常范围。

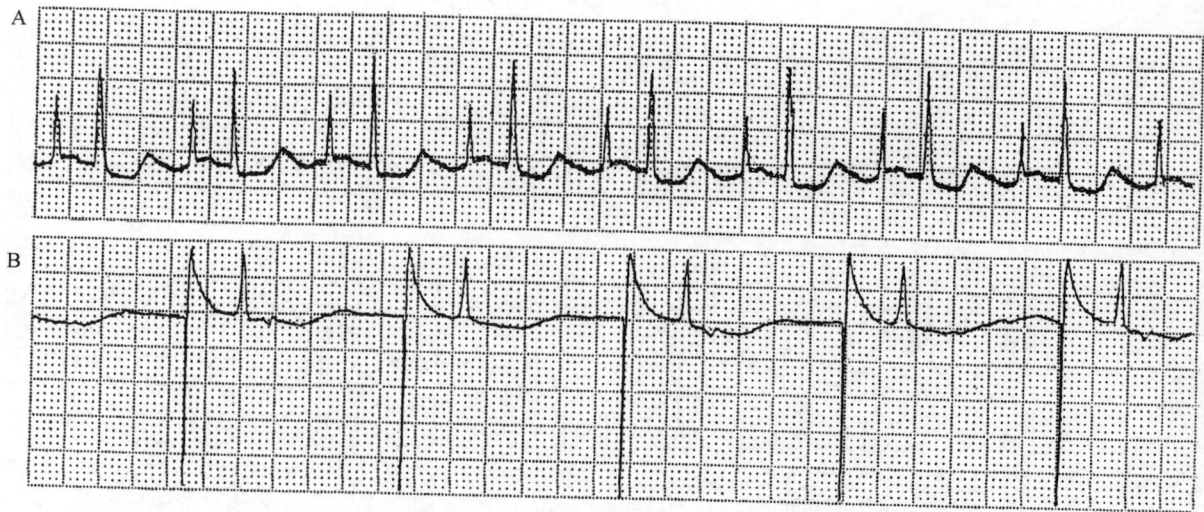

图 32-9 AAI 起搏心电图

A 图心房电脉冲规整，每个电信号后可见 P′波，P′-R 间期 210ms，QRS 波群呈室上型。起搏频率为 60ppm。

B 图为另一个病人 AAI 起搏术后 5 年。起搏频率为 50ppm，S-P′-QRS 间期延长，约 260ms。S-P′-R 间期延长

是 AAI 起搏心电图的常见现象，多数因 S-P′间期延长即房内应激/传导缓慢所致，而非房室传导延长

（一）植入 SSI 起搏器

不论 AAI 或 VVI，最重要的一环是心内电极定位和急性起搏阈值测定。

1. 心房电极定位

（1）右前斜位 X 线荧光屏下观察时，J 形心房电极指向前，且形状由呼气时的 "U" 形变为吸气时 "L" 形；再后前位透视时，电极导线前部呈 "U" 形，头端随窦性心律心跳呈左右摆动。

（2）起搏心房时腔内心电图可见 P′波并有损伤电流；

（3）起搏阈值 <1.5V/0.5ms。

2. 心室电极定位

（1）电极在右心室尖部的 X 线特点是正位指向右室尖，右前斜位指向正前方；

（2）心室腔内心电图为 RS 型，ST 段抬高呈单向曲线。ST 段抬高且呈单向曲线表明心室电极与心内膜接触良好；

（3）起搏阈值 <1.0V/0.5ms。

（二）体外起搏阈值测定及其价值

目前大多数起搏器具有体外起搏阈值自动测定的功能，称 Vario 功能。原理是用程控仪将起搏器程控在自动阈值测定功能后，起搏器以 VOO 方式共发放 32 次脉冲，前 16 次以 100ppm 频率检验电池状态（即磁频），后 16 次为阈值测试频率(通常 120ppm)逐渐等量递减输出电压或脉宽到 0V 或最小的预置脉宽。如图 32-10，原输出的电压为 2.5V，16 次测试脉冲逐次等量递减，每次递减量为 1/16 × 2.5V = 0.156V，第 6 次为有效起搏，第 5 次电脉冲未起搏，故起搏阈值为 0.156 × 6 = 0.94V。部分起搏器通过手动的方法测定阈值。如 Biotronik 公司的系列起搏器，其脉宽设置有 0.25ms，0.5ms，0.75ms 和 1.0ms 四档。通常固定脉宽后，根据程控仪设置的递减幅度人为逐渐降低测试电压，直至不能夺获心脏，则上一个能有效起搏心脏的测试电压即为该脉宽下的起搏电压阈值(见图 32-11)。图 32-12 也是用程控仪减低输出能量的方法测阈值，先将电压程控至最低档再逐渐降低脉宽直至不能起搏以判定脉宽阈值。

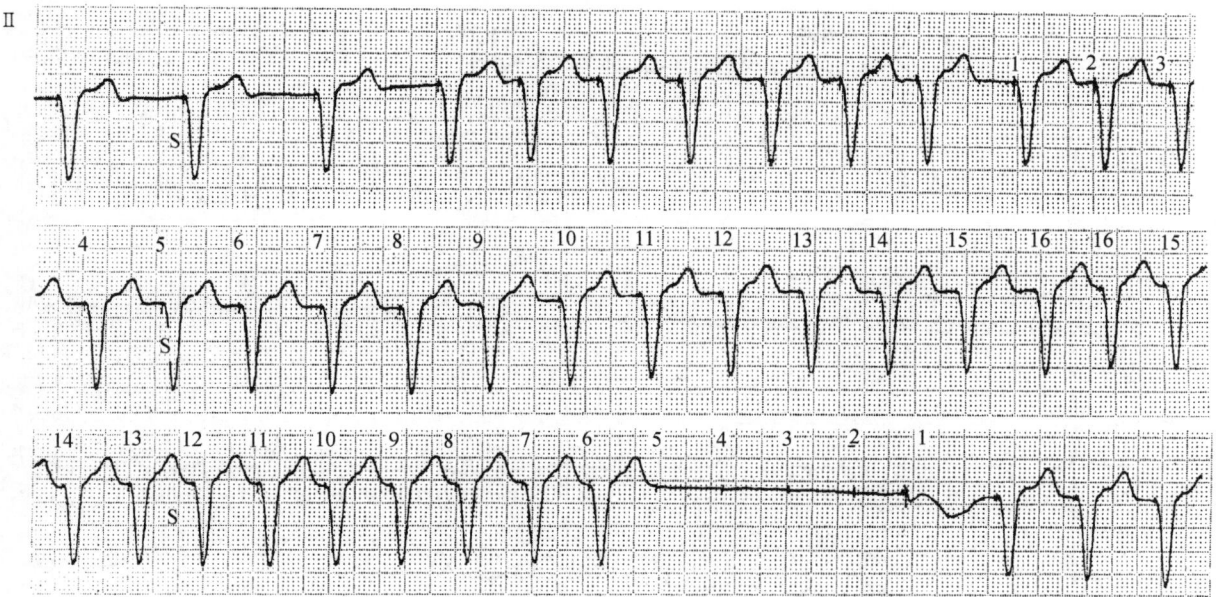

图 32-10 体外自动测阈值的心电图

该图录自 Telectronics 158C 起搏器的病人术后第 4 天。病人为三度房室阻滞，起搏频率为 60ppm，
术中急性阈值 0.5V（0.5ms 时）。当程控仪置于起搏器体外后，先测量起搏器的参数，其输出
电压为 2.5V。然后按自动测阈值钮（Vario），即出现磁铁频率（100ppm）连续 16 次，如上
图和中图。随后的 16 次以 120ppm 起搏，每次递减原电压的 1/16，直至不起搏。图中第
5 次不起搏，故能起搏的最小电压为第 6 次，即 1/16×2.5V×6＝0.94V

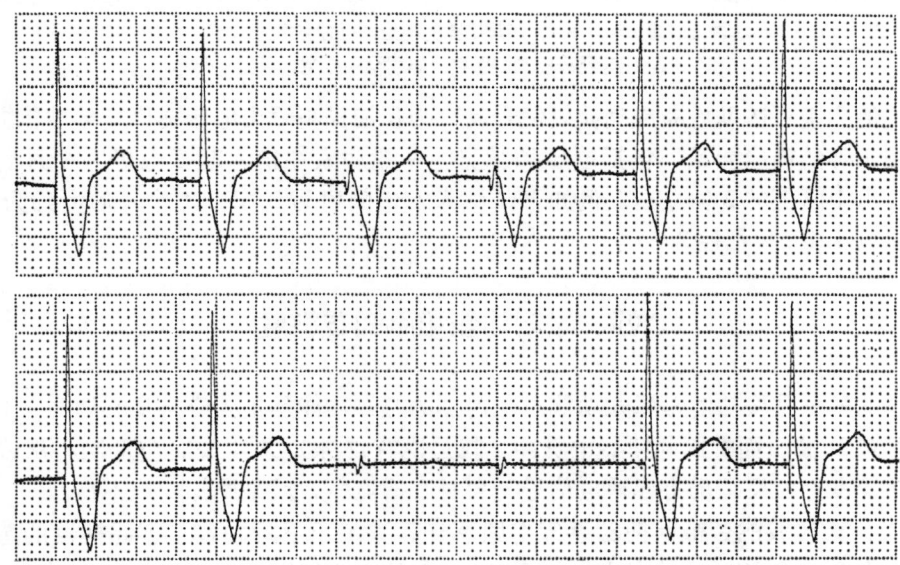

图 32-11 体外手控方法测阈值的心电图

图示用 Biotronik EPR1000 型程控仪以手控方法体外测定阈值。
在脉宽 0.5ms 时，逐渐降低测试电压至 0.3V 不能有效起搏，则上一个能
有效夺获心脏的测试电压 0.4V 即为该次测定的电压阈值（脉宽 0.5ms）

体外自动测阈值的价值是：①起搏器植入后 1 个月内，如有部分起搏功能不良，应首先考虑阈值升

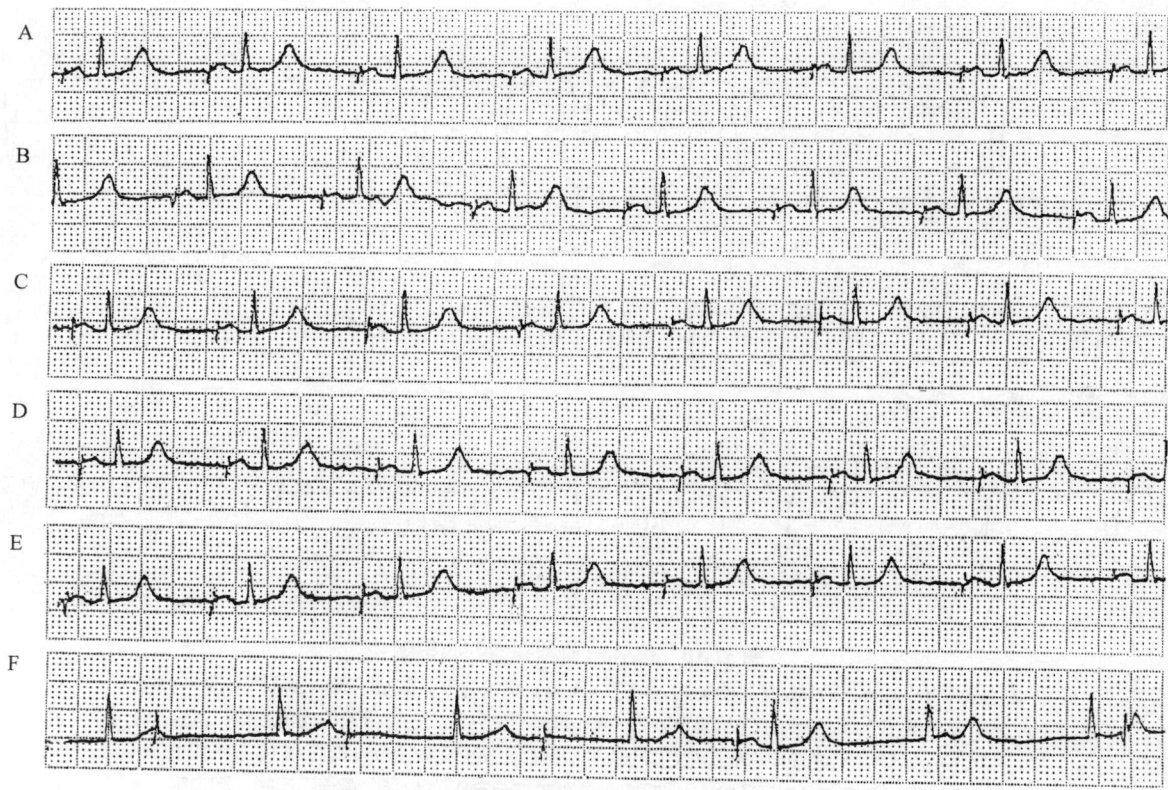

图 32-12 用程控仪减低输出能量，测定起搏阈值

图中 A、B、C、D、E、F 的输出能量分别为：A 2.5V/0.5ms，有效起搏；B 2.5V/0.4ms，有效起搏；C 2.5V/0.3ms，
有效起搏；D 2.5V/0.2ms，有效起搏；E 2.5V/0.1ms，有效起搏；F 2.5V/0.05ms，无效起搏。故起搏阈值
为 2.5V/0.1ms。输出能量 $E = V^2 \times T$，该起搏器的电压可程控参数为 7.5V、5.0V、2.5V 三档，
故先将输出电压程控为最低档，然后程控脉宽，直至不起搏

高。体外自动阈值测定可协助诊断或确认阈值升高，为程控提高输出电压提供指导性依据；②起搏阈值
测定可指导使用正确的输出能量，包括电压和脉宽。一般病人在植入起搏电极 1 个月后，阈值趋于稳
定，大约相当于术中阈值的 2 倍左右。例如 VVI 病人术中阈值为 0.6V，1 个月后大约为 1.2V，据此可
将起搏器的输出电压由 5V 程控 2.5V。

四、感知功能和感知灵敏度

按需起搏器的另一重要功能是感知功能。起搏器的感知功能是指当有自身心搏时，心腔内的电极感
知自身心搏的 P 或 R 波，而抑制起搏器电脉冲。就是说有自身 P 或 R 波时应抑制心房或心室的电脉冲
信号，称感知功能良好；反之仍有起搏电信号与自身心搏竞争，就是感知功能不良。

心房 P 波或心室 R 波能否被起搏器感知电路感知，决定于下列因素：①起搏器的感知灵敏度；②
心脏自身激动产生 P 或 R 波振幅的大小（图 32-13）；③从心肌组织经电极将此自身激动电信号传入至起
搏器感知电路。因此感知灵敏度是感知功能好坏的一个重要参数。

心室激动时腔内心电图记录到的 R 波幅度为 4 ~ 8mV。因此 VVI 起搏器的感知灵敏度一般选用
2.5mV 左右，可以有效地感知 R 波。而心房激动腔内心电图 P 波幅度仅 1 ~ 4mV，因此心房按需起搏的
感知灵敏度要高一些，通常为 0.6 ~ 1.5mV。感知灵敏度过高或感知值过小，起搏器感知外界或内部干
扰信号而抑制发放电脉冲，称感知过度；反之如果灵敏度过低或感知灵敏度过大，则可不感知或部分感

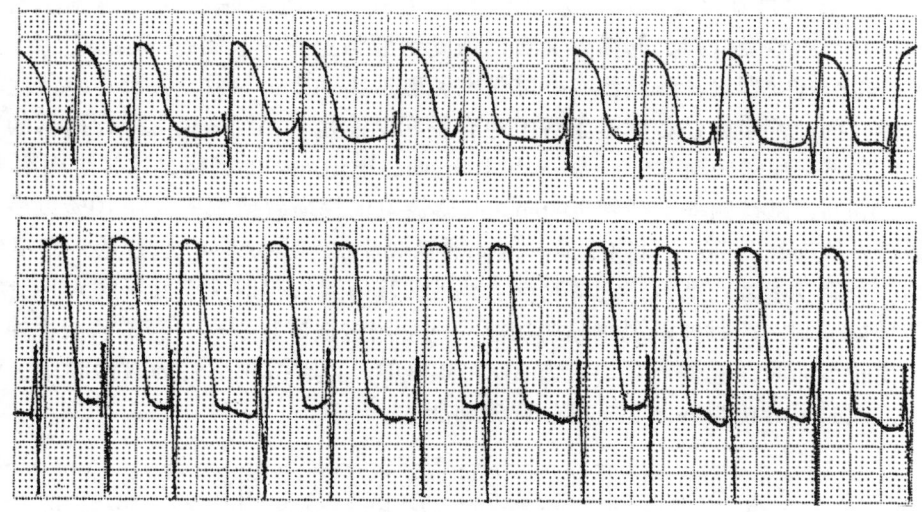

图 32-13 心腔内心室电图（V 波）的幅度

该图为植入 VVI 起搏器时记录到的典型右室尖部的腔内心电图，心室 V 波
呈正负双向，ST 段明显抬高呈单向曲线，说明心室电极与心内膜接触良好。
上图一小格 = 1mV，下图一小格 = 0.5mV。V 波正向幅度 5mV，负向幅度 7mV

知不良，称感知低下。

五、起搏参数及其选用

起搏参数包括起搏类型、频率、输出电压、脉宽、感知值、不应期等，其选用指南如表 32-3。

表 32-3 起搏器的可程控参数

程 控 参 数	可程控范围
起搏模式	DDD，DDI，DOO，VDD，VVI，VOO，DVI，DAT，VVT，AAI，AOO，VAT
频率范围	30-150ppm
心室上限频率	180ppm
脉宽	0.05 ~ 1.0ms
幅度	2.5V，5.0V，7.5V
滞后	0 ~ 500 ms
A-V 间期（延迟）	40 ~ 300ms
感知： 心房	0.3，0.5，0.7，1.0，1.4，2.0，2.8，4.0mV
心室	1.0，1.4，2.0，2.8，4.0，5.7，8.0，11.3mV
不应期： 心房	240 ~ 480ms
心室	200 ~ 440ms
心室后心房 不应期（PVARP）	120 ~ 600ms

六、磁铁试验和胸壁抑制试验

（一）磁铁试验

各种起搏器均设计有磁铁试验功能，即在距起搏器一定距离内（通常为 5cm）放置一特制的磁铁或程控仪的磁头时，起搏器即自动转为 AOO 或 VOO 起搏方式，多数起搏器的起搏频率自动转为 90 或 100PPm（图 32-14），当磁铁拿开时，起搏器又自动恢复到原预置频率。磁铁试验的应用指征和价值是：①测定磁铁频率：每个起搏器设计线路都有标准频率和磁铁频率 2 个参数，并都有电池耗竭时这一参数下降百分比的指标，因此测定磁铁频率是了解电池容量和电池是否耗竭需要更换起搏器的重要指标。例如 SSI 起搏器的标准频率和磁铁频率分别为 72 和 100ppm，电池耗竭的指标是这 2 个频率下降 10%，即标准频率下降到 65ppm，磁铁频率下降到 90ppm。起搏器电池耗竭起搏频率下降 10% 以后，应开始做更换起搏器的准备，一般应在 3~6 个月内更换。因此磁铁频率测定是观察电池容量，判定电池耗竭和决定更换起搏器的一个重要参数。②观察起搏功能：当 SSI 起搏器的起搏频率低于病人自身频率时，按需起搏器的起搏信号被抑制，此时如需观察起搏功能，则可用磁铁试验观察。当磁铁或程控仪的磁头放置在起搏器所在的皮肤表面时，起搏器自动转为 AOO 或 VOO，且起搏频率转为磁铁频率，而磁铁频率往往快于自身频率，此时可分析观察该起搏器的起搏功能。

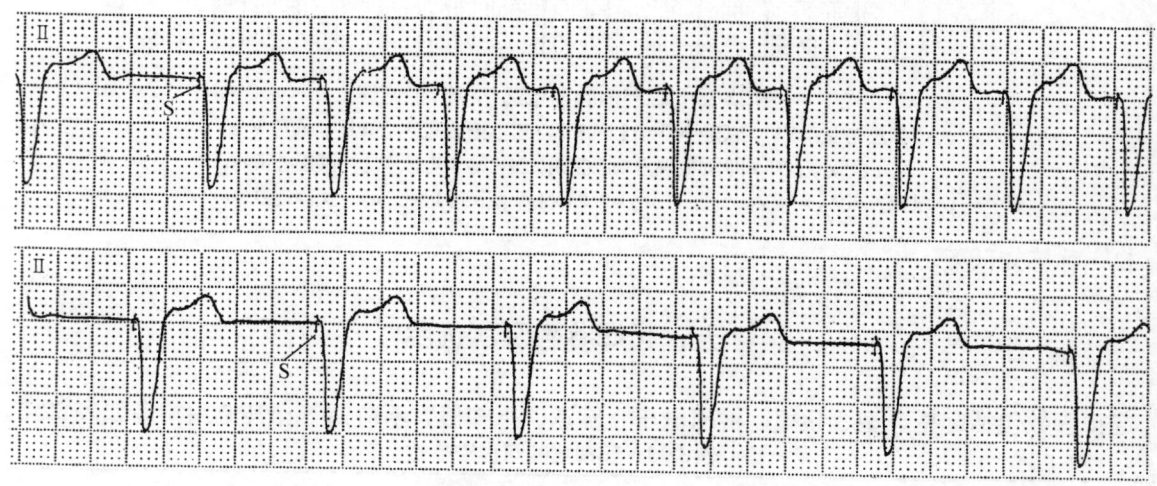

图 32-14　磁铁频率

此为一帧起搏器电池耗竭病人的心电图，上条为磁铁频率 90ppm，较之原磁铁频率 100ppm 下降了 10%。

下条为去除磁铁后的标准频率 60ppm，较之原起搏频率 70ppm 下降 > 10%

（二）胸壁抑制试验

通过胸壁快速的电刺激信号，将按需起搏器的电脉冲抑制以后，观察病人自身心脏搏动情况的一种测试方法。

1. 胸壁抑制试验的方法：用多功能程控刺激仪将输出接到胸壁，用比起搏频率快 20ppm 以上的刺激频率发放刺激脉冲，刺激强度为 4~6V，则该起搏器的输出脉冲抑制后，出现病人自身心律如缓慢的窦性心律或室性逸搏心律。为了防止病人因严重窦性静止或过缓的室性逸搏心律引起脑供血不足或晕厥，在胸壁抑制试验时通常先用快速的 4 个刺激，由 2~5s 逐渐延长，观察病人自身心律稳定时，再给连续刺激，完全抑制起搏电脉冲。例如先用 300ms 间期的 4 个连续刺激（总时间 1200ms），逐渐延长 400ms→500ms→600ms 间期的 4 个连续刺激，使起搏脉冲被抑制 1600ms→2000ms→2400ms，如果有稳定的缓慢窦性心律或比较稳定的结性或室性逸搏心律时，则可连续刺激观察 1s 或 20s，直至全部抑制达 1min 以上。

2. 胸壁抑制试验的意义：该试验的目的是观察起搏器被抑制后病人的自身心律，因此适用于下列情况：

（1）起搏器病人的随访观察，一般而言每 6~12 个月可复查一次，观察病人传导系统功能和治疗效果；

（2）更换起搏器时，根据胸壁抑制试验判定病人对起搏器的依赖程度，决定更换起搏器手术时，是否需要临时起搏保护。起搏器抑制后，如果出现持续的≥2s以上的窦性静止或三度房室阻滞（室性逸搏心率慢于40bpm），表示病人对起搏器完全依赖；如果仅出现窦性心动过缓或二度房室阻滞，表示病人可短时间脱离起搏器，但仍需临时起搏器维持心率。

双腔起搏器的起搏心电图

双腔起搏器，以其发展过程而言，最早是VAT，即心室起搏心房感知型起搏器，以后发展为VDD、DVI，目前临床使用的几乎均为全自动双腔起搏器，即DDD起搏器。因此本节集中讨论DDD起搏器的起搏心电图。

DDD起搏器就其功能而言，包括了单腔起搏器AAI/AOO，VVI/VOO，和双腔起搏器VAT/VDD、DVI、DDI、DDD等起搏方式，因此它的适用范围广，功能齐全，其起搏心电图表现也比较复杂。

DDD起搏器是较理想的生理性起搏。正常人心脏的起搏功能有3个生理特点：①随体力或代谢需要而频率自适应，频率的增加对心排量增加有重要价值，因此近年来多发展频率自适应起搏器；②心房-心室顺序收缩。正常心脏心房收缩后间隔150~200ms再激动心室收缩（即PR间期），其血流动力学效应较好，双腔起搏器就是根据房室顺序激动这一生理功能设计的；③心室同步，即正常心室激动收缩顺序。我国学者的研究表明，房室顺序收缩可增加心排血量9%左右，心室同步可增加心排血量10%左右。

一、DDD起搏器的工作原理和起搏方式

（一）工作原理

DDD起搏器称全自动万能起搏器，是目前国际上最完善的双腔生理起搏器。DDD起搏器是在DVI（即双腔起搏心室感知抑制型）起搏器的基础上进一步完善的。DVI由于心房无感知功能，有产生心房竞争心律的缺点。DDD起搏器的工作原理是心房和心室电极分别连接至脉冲发生器的2个感知放大器和2个输出电路。一个感知放大器和输出电路控制心房，另一个控制心室，同时有AV延迟及其他控制电路，如图32-15。心房放大器感知P波后，即抑制心房脉冲发放，并按AV间期触发心室起搏脉冲；如果无自身P波感知，则向心房发放脉冲。心房激动后（不论是自身的或起搏的）按预先程控的AV间期，经控制电路向心室发放脉冲。如果在AV间期内心房激动下传心室，则产生自身心室激动并经心室放大器感知R波而抑制心室电脉冲。因此心房心室双腔（D）起搏，双腔（D）感知和感知后具有抑制和触发两种（D）反应方式，即DDD。

（二）起搏方式

DDD起搏器可程控为AAI/AOO，VVI/VOO，VAT，VDD，DVI和DDD多种起搏类型，故称万能起搏。在DDD起搏时具有如下4种起搏心电图（图32-16）。

1. 心房起搏-心室起搏（AP/VP） 相当于AAI+VVI：病人的窦性心率慢于起搏频率，即窦性PP间期>起搏间期且病人房室传导慢于起搏器AV延迟时，即呈AP/VP起搏方式。常见于病窦伴PR间期延长或房室阻滞的病人（图32-16A）。

2. 心房起搏-心室感知（AP/VS） 类似于DVI、DDI：常见于窦性心动过缓而房室传导功能正常者。病人窦性心率慢于起搏心率，即PP间期>起搏间期。但房室传导功能正常，PR间期<AV间期，故心

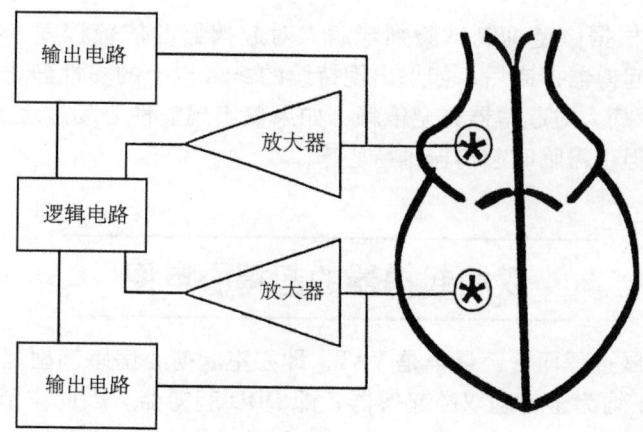

图 32-15   DDD 起搏器的工作原理图

图中 ✱ 标志代表起搏心腔；○代表感知心腔。右心电极具有起搏和感知功能：当感知自身 P 波后，经心房电极传入至脉冲发生器放大器，放大后传入逻辑电路。逻辑电路接收到感知器的感知信号后一方面向心房输出电路发放指令，抑制心房电脉冲信号的发放；同时向心室输出电路发出指令，按 AV 间期准备发放电脉冲。在 AV 间期内如果无心室下传，则发放电脉冲；如果心室下传，则心室电脉冲亦被抑制。同理心室感知后亦同样经放大器传至逻辑电路，由逻辑电路同时向心房和心室输出电路发放指令，抑制心室电脉冲并按 VA 间期触发心房电脉冲，故呈 DDD 工作状态

房起搏后在 AV 间期内出现了下传的 R 波，并被感知后抑制心室脉冲（图 32-16B）。

3. 心房感知-心室起搏（AS/VP） 相当于 VAT 或 VDD 双腔起搏：常见于正常窦性心律伴房室阻滞的病人。病人的窦性心率快于起搏心率，PP 间期 < 起搏间期，故心房电路感知 P 波而抑制心房脉冲，AV 间期内触发心室脉冲，起搏心室，此时起搏心率可大于预置的起搏心率（图 32-16C）。

4. 心房感知-心室感知（AS/VS） 心房-心室全被抑制，呈正常窦性心律，常见于病窦病人房室传导功能正常时起搏频率慢于窦性心率者（图 32-16D）。

二、DDD 起搏心电图的时间间期

（一）DDD 起搏心电图的特殊术语

DDD 起搏器的程控参数中有下列特殊术语，专用于反映 DDD 起搏器的功能状况。

1. 下限频率 也称基础频率，可通过程控仪，根据病人情况设定，例如 60ppm、55ppm 等。

2. 上限频率 也称最高频率。DDD 起搏器具有感知心房激动的功能。因此当心房率过快时，或感知外界电信号时，通过起搏器发放电脉冲激动心室，可引起心动过速，且药物治疗无效。为此 DDD 起搏器设计有上限频率，当快速心房率超过此上限频率时，起搏器便出现文氏传导或 2:1 传导，使起搏的心室率不超过上限。

3. 房室延迟 亦称 AV 间期。房室延迟反映心脏房室顺序收缩的生理特性，通常房室延迟为 140 ～ 200ms 时房室顺序收缩的协调功能和血流动力学效应最好。房室延迟始于心房起搏或感知心房搏动后至心室起搏，其数值可通过程控仪调节，需根据病人心房率，房室传导功能和起搏方式而具体选用。

4. 心房逸搏间期 又称 VA 间期，指心室激动（心室起搏或自搏）至下一次预置的心房输出脉冲之间的间期。VA 间期取决于下限频率（VV 间期）和 AV 间期：VA 间期 =（VV 间期）-（AV 间期）。例如下限频率 60ppm，VV 间期为 1000ms，如 AV 间期为 200ms，则 VA 间期为 800ms；如 AV 间期为 150ms；则 VA

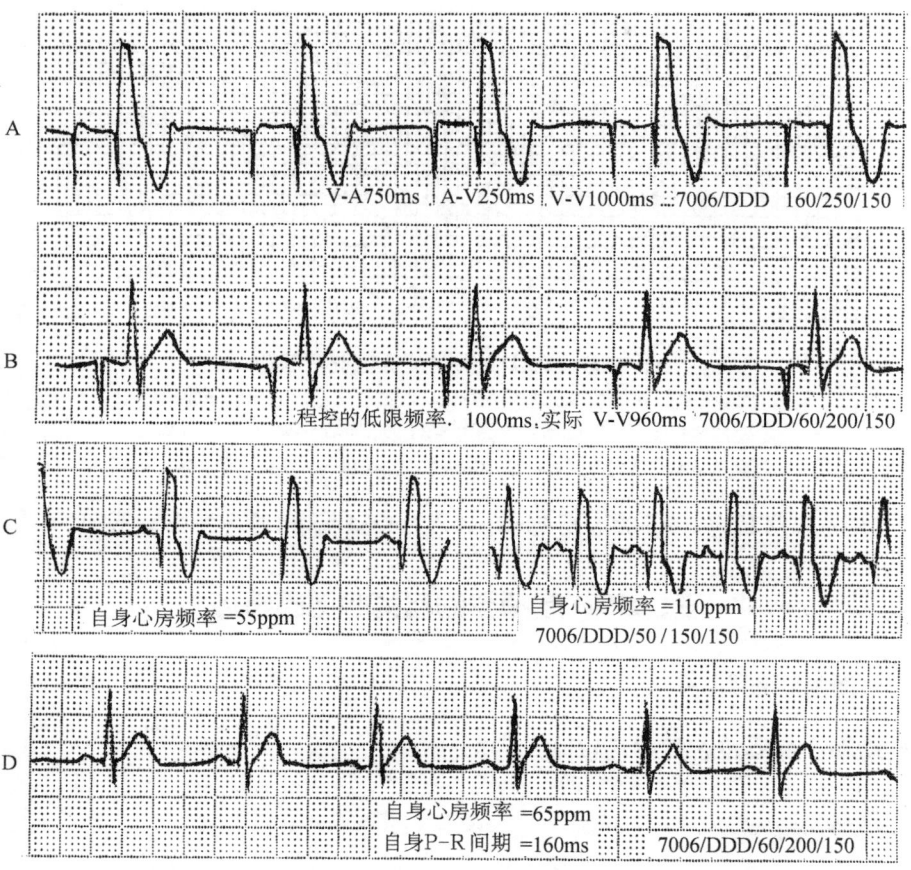

图 32-16　DDD（Medtromic 7006）等 4 种起搏心电图类型

A 为心房起搏/心室起搏（AP/VP）：这是一帧病窦伴房室阻滞病人的房室顺序起搏心电图。低限频率 60ppm，AV 间期为 250ms，高限频率 150ppm。当窦率慢于下限频率，则呈心房起搏，心房起搏后完全不能下传或下传时间大于 AV 间期，则心室起搏。故窦性心动过缓且房室阻滞时呈心房心室顺序起搏。B 为心房起搏/心室感知（AP/VS）：这是 1 例房室传导功能正常的病窦患者。安装 7006 型 DDD 起搏器后呈现出心房起搏/心室感知的心电图。图中心房起搏，心室下传。起搏器低限频率为 60ppm，AV 间期 200ms，由于自身 PR 间期（140ms）小于 AV 间期，出现自身 QRS 波。C 为心房感知/心室起搏（AS/VP）：D 为心房同步起搏心电图。低限频率 50ppm，AV 延迟 150ms，高限频率 150ppm。左半图示自身心房频率 55ppm，右半图示自身心房频率 110ppm。由于这两个频率均在预设下、上限频率范围内，且在 AV 延迟内激动末下传心室，故心室起搏随自身 P 波按 1:1 反应。D 为心房感知/心室感知（AS/VS）：此帧为窦性心律伴正常房室传导心电图。该例植入了 7006 型 DDD 起搏器。下限频率 60ppm，AV 延迟 200ms，上限频率 150ppm。由于自身 P 波频率（65ppm）快于下限频率，且自身 PR 间期（160ms）短于 AV 延迟，故心房心室起搏均被抑制，呈 AS/VS 正常窦性心律

　　间期为 850ms。如下限频率为 70ppm，VV 间期为 850ms，AV 间期为 200ms，则 VA 为 650ms（图 32-17）。
　　5. 心室后心房不应期　简称 PVARP，指在心室起搏或感知后心房对任何信号不感知的一段时间。PVARP 是可以程控调节的，其功能是防止误感知由心室逆传至心房的 P′ 而引起的心动过速。因此 PVARP 的设计是预防起搏器介入性心动过速的一个重要参数。为了便于 DDD 起搏心电图的识别和解释，通常在 DDD 起搏心电图下须注明必要的参数，习惯上使用如下心电图注释格式：起搏型号/起搏方式/下限频率/AV 延迟/上限频率/PVARP。例如图 32-17 的心电图注释 7005/DDD/60/250/125/155，代表 7005 型搏器/DDD 起搏方式/下限频率为 60ppm/AV 间期为 250ms/上限频率为 125ppm/PVARP 为 155ms。

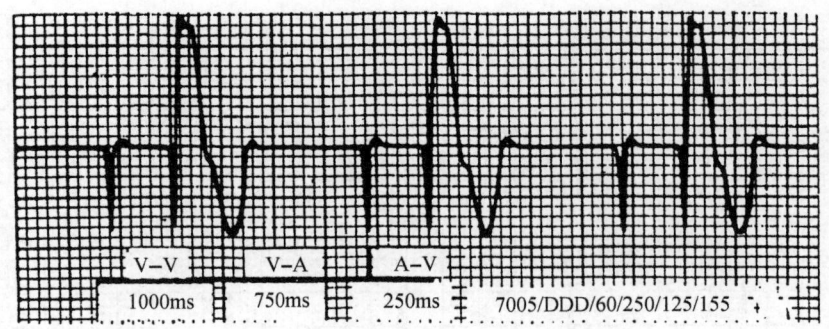

图 32-17 DDD 起搏心电图的时间间期
此为一例严重窦缓伴房室阻滞病人的起搏心电
图为 S-P'波，心室起搏心电图为 S-RT 波，起搏频率 60ppm，VV
间期或 AA 间期为 1000ms，其中 AV 间期=250ms，VA 间期=750ms

在心电图上标注 AP 为心房起搏，AS 为心房感知，VP 为心室起搏，VS 为心室感知。

三、DDD 起搏器的起搏心电图特点

DDD 起搏心电图的特点为：

(一) AV 间期和心房心室起搏(AP-VP)

(二) 起搏频率的可变性

起搏频率的变化规律可概括如图 32-18：①当心房率和/(或)心室率慢于下限频率，起搏频率为下限频率，可以为 AP/VP 或 AP/VS；②心房率和/或心室率快于下限频率但慢于上限频率时，呈心房跟踪状态，起搏频率变快，心率＞下限频率，而＜上限频率。例如房室阻滞的病人心房率快时，心室起搏也随之加快；③文氏或 2:1 阻滞(图 32-18)。

(三) 心房跟踪

这是常见的一种 DDD 起搏心电图，当心房率比下限频率快时，心房 P 波被感知，抑制了心房电脉冲发放，并按 AV 延迟触发心室电脉冲进行心室起搏。同理如遇室性早搏或室性心动过速也会按 VA 间期触发心房起搏。

(四) 文氏或 2:1 阻滞

首先需介绍另外 2 个术语：心房总不应期和 2:1 阻滞心率。心房总不应期(TARP)指心房激动后的全部不应激的时限，包括 AV 间期和心室后心房不应期(PVARP)。因此：TARP = AV 间期 + PVARP。例如 DDD 起搏器的参数如调为 AV 间期 250ms，PVARP 为 200ms，那么 TARP = 250 + 200 = 450ms，即在心房激动后的 450ms 内心房不再应激。

2:1 阻滞心率等于 TARP 除以 60000ms，即 1min。故 2:1 阻滞心率 = 60000ms/TARP(ms)。当心房率高于上限心率而小于 2:1 心率时，则 DDD 起搏器以文氏传导形式控制心率；当上限心率大于 2:1 心率时，则以 2:1 传导形式控制心率。

文氏传导的机制是心房率快于上限频率，但小于 2:1 心率(图 32-19)。此时由于上限频率限制了最大心室率，即快速的心房 P 波(PP 间期为 560ms)与由上限频率限定的心室起搏间期(600ms)之间形成了

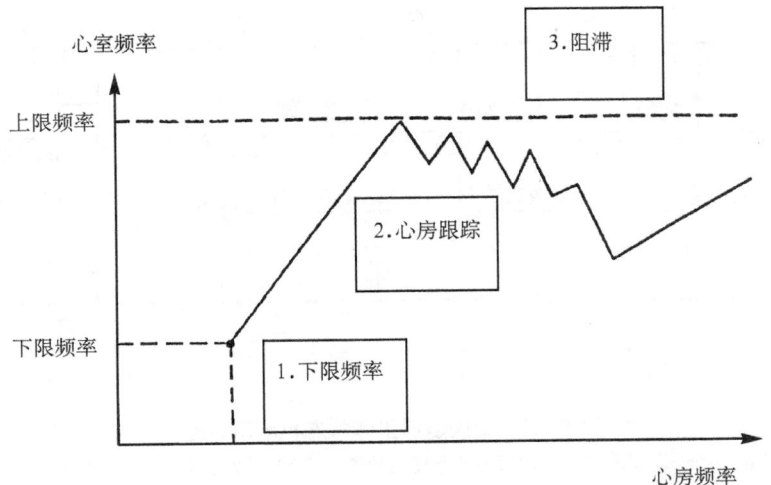

图 32-18　DDD 起搏的时间频率控制

本图以坐标形式说明 DDD 起搏器在不同自身心房频率时如何控制心室频率。横坐标示自身心房频率，纵坐标的上限频率与下限频率之间段为起搏器控制下的心室频率。当心房、心室频率低于下限频率时，起搏频率为下限频率。当心房频率快于下限频率，但小于心室上限频率时，心室起搏频率随心房频率增减呈 1:1 联系，称之为心房跟踪。但当心房频率超出上限频率时，受上限频率保护，心室频率不再增加，而出现文氏型或 2:1 的房室阻滞

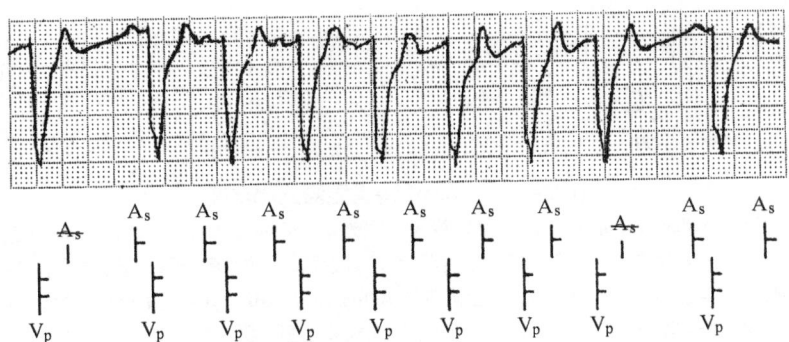

图 32-19　DDD 文氏阻滞工作状态的心电图

本例为一窦房结功能正常的房室阻滞病人。图中 P 波源于自身，心室由起搏器控制。当自身 P 波频率（PP = 560ms）快于上限频率时，起搏器通过逐渐延长 PV 间期，使心室率保持在上限频率以下。当自身 P 波落入 PVARP 时，心房电极将不感知这一 P 波，也不会触发起搏器向心室发放电脉冲而出现 V 波脱漏。图中两个长 RR 间期均缘于此机制。图中 AS 代表心房感知，PP 间期 560ms，心房率 107ppm。VP 代表心室起搏，由感知的 P 波触发心室电脉冲信号。上限频率 100ppm，AV 延迟 200ms，PVARP300ms，故 TARP = 200 + 300 = 500ms，即 2:1 阻滞频率为 120ppm。上限频率 < 2:1 阻滞频率，故按文氏阻滞机制工作，使快速（107ppm）心房率部分阻滞，心室率慢于上限频率的 100ppm

AV 间期逐渐延长，直至 P 波落在总心房不应期以内，脱漏 1 次。然后再呈文氏传导，AV 间期逐渐延长，详见图 32-20。

　　2:1 传导或 2:1 阻滞是心房率大于 2:1 心率时起搏器控制心率的方式，如图 32-21。此时房率极快，当第 1 个房性 P 波经 AV 间期触发心室脉冲后，第 2 个房性 P 波落入 PVARP，故不被感知也不触发心室脉冲，如此反复形成 2:1 阻滞（图 32-22）。

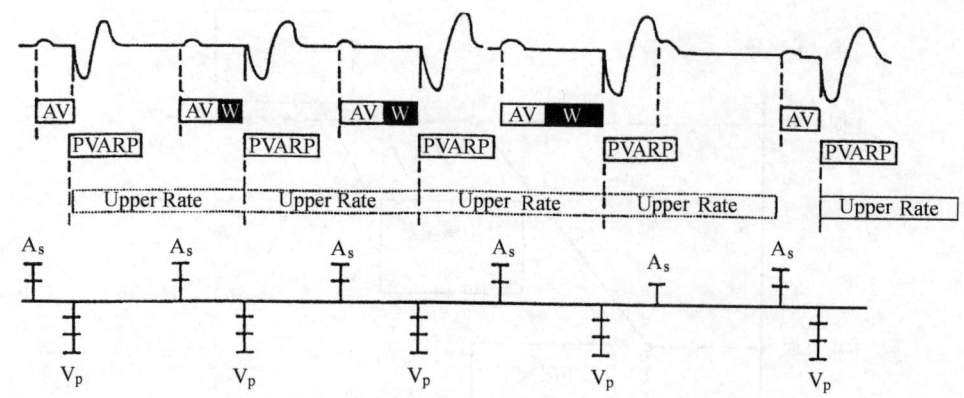

图 32-20　文氏阻滞工作状态机制示意图

图中自身 P 波规律出现，但 PP 间距短于起搏上限频率的 VV 间距。随着 VP 间期的逐渐缩短，
PV 间期逐渐延长，其逐次延长部分为文氏间期（W）。当 VP 完全重入心室激动后感知不应
期（PVARP）时（第 4 个 RR），心房感知（AS）消失，也不触发心室起搏（VP），出现一次心室脱漏

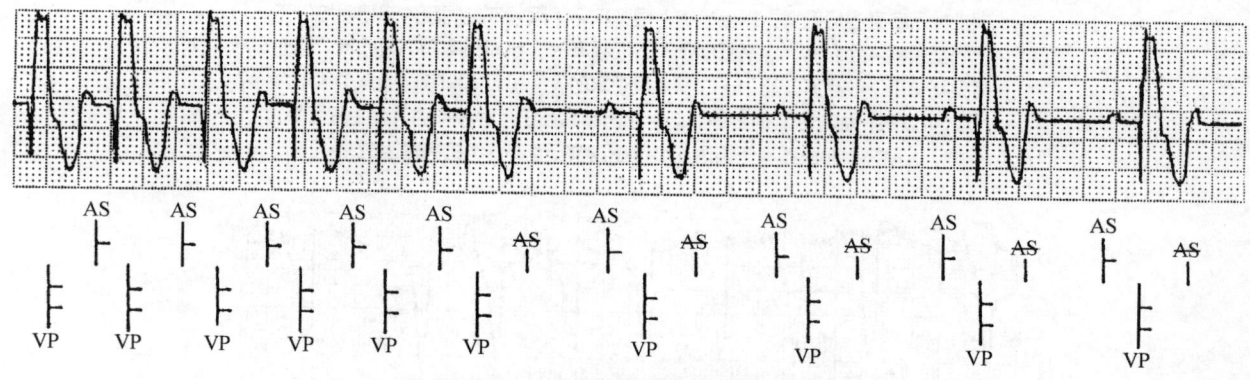

图 32-21　DDD2:1 房室阻滞的心电图

图中左半部为窦性心动过速（PP520ms，115ppm），起搏器参数为上限频率 120ppm，PVARP225ms，AV 延迟 200ms，TARP = 200 +
225 = 425ms，2:1 阻滞频率 141ppm。因为此时低限频率 < 自身频率 < 上限频率，故心房电脉冲全部抑制，并按 AV 延迟 200ms 触发
心室起搏，呈 1:1 心室起搏。图中右半是将起搏器程控为上限频率 100ppm，PVARP425ms，故 TARP = 200 + 425 = 625ms，2:1 阻滞频
率 96ppm。此时，自身频率 > 上限频率 > 2:1 阻滞频率，故每次心室起搏波后面的那一个 P 波因落入 PVARP 内，而不被起搏器感知，
亦不能触发向心室放电，出现 2:1 房室阻滞图式

对一个具体病人，究竟是发生 2:1 阻滞，还是文氏阻滞，取决于上限频率和 TARP 的关系。TARP
决定 2:1 频率。窦性心率加快时，如果上限频率 > 2:1 频率，即上限频率间期小于 TARP，则发生 2:1 阻
滞（表 32-4），反之如上限频率 < 2:1 频率，则发生文氏阻滞。

表 32-4　DDD 起搏器 2:1 阻滞和文氏阻滞

参　　数	例 1	例 2	例 3	例 4
上限频率	150ppm	125ppm	150ppm	125ppm
AV 间期	250ms	200ms	150ms	150ms
PVARP	225ms	400ms	225ms	325ms
TARP	475ms	600ms	375ms	475ms
2:1 频率	126ppm	100ppm	160ppm	126ppm
	2:1 阻滞	2:1 阻滞	文氏阻滞	文氏阻滞

2:1 频率为 100ppm，TARP 为 400ms 时，2:1 阻滞频率是由 TARP 决定的。例如 TARP 为 500ms 时，
2:1 频率为 120ppm；TARP 为 600ms 时，2:1 阻滞频率为 100ppm。为便于理解和推算，列表 32-5。

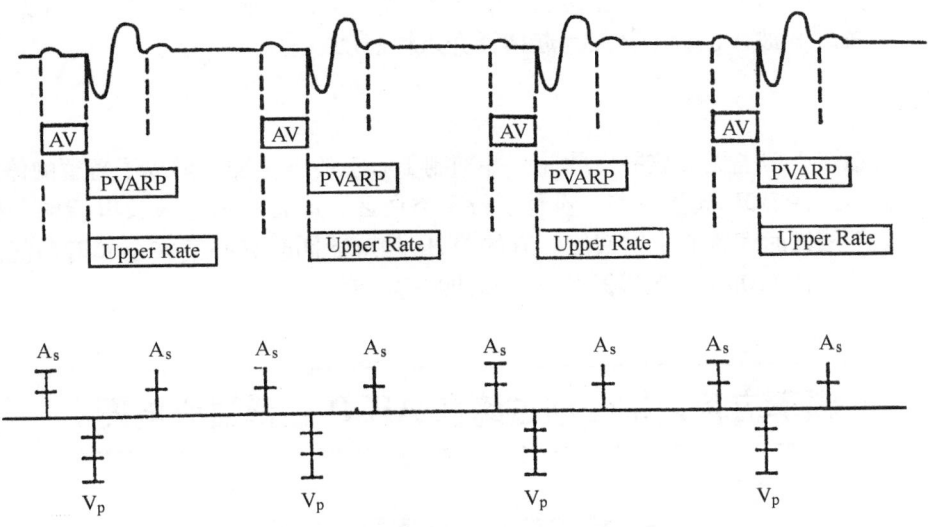

图 32-22　2:1 房室阻滞机制图

当自身 P 波频率明显快于起搏器的上限频率，且上限频率又 > 2:1 阻滞频率时，则呈 2:1 阻滞工作状态。如图中所示，P 波感知/心室起搏后第 2 个自身 P 波落在 PVARP 内不被感知，形成 2:1 房室阻滞图式。结合 32-21 图的后半部分 2:1 阻滞的心电图，PP 间期为 520ms，2:1 阻滞后的 RR 间期为 1040ms，上限频率为 100ppm，下限频率为 60ppm，AV 延迟 200ms，PVARP 为 425ms，故 2:1 阻滞频率为 96ppm。即上限频率大于 2:1 阻滞频率，或上限频率间期（600ms）小于 2:1 阻滞频率间期（即 TARP = AV + PVARP = 200 + 425 = 625ms），因此，P 波被感知后，其后的另一个 P 波必然落在 TARP 内不被感知，不产生心室电脉冲，呈 2:1 的起搏-脱漏关系

表 32-5　DDD 起搏器 2:1 阻滞频率（ppm）推算表

AV（ms）	PVARP			
	155ms	225ms	325ms	400ms
100	235	185	141	120
125	214	171	133	114
150	197	160	126	109
175	182	150	120	104
200	169	141	114	100
225	158	133	109	96
250	148	126	104	92

四、DDD 起搏心电图的特殊现象

（一）起搏器介导性心动过速

DDD 起搏器的心房电极感知心室激动的逆传 P′，经 AV 间期再次发放电脉冲激动心室，再次逆传 P′，再次被感知并经 AV 下传，如此反复，形成起搏器介导性心动过速。此时心动过速的前传支为 AV 间期，逆传支为 VP′ 间期。起搏器介入性心动过速的发生机制是心室激动的逆传功能（逆行 P′）和起搏器感知该逆行 P′ 波。如果心室起搏后经 280ms 的 VP′ 间期逆传至心房产生 P′ 波，该 P′ 被感知并按 AV 间期（200ms）触发心室脉冲激动心室，周而复始，形成心动过速。

新的 DDD 起搏器具有 PVARP 的程控功能，因此将 PVARP 间期延长至大于 VP′ 间期，使 P′ 落在不应期，起搏器不感知该 P′ 波，也就不会发生起搏器介入性心动过速。

（二）交叉感知

指心室电极误感知心房电极发放的电脉冲，并抑制了心室的电脉冲，形成了短暂的停搏。

为防止交叉感知，在 DDD 起搏电路上设计了心室空白区，即在心房电极放电后的一极短时间内心室电极不感知，该不感知时间称心室空白区。有的 DDD 起搏器同时有心室安全起搏功能。即一旦心室电极发生交叉感知后，在 110ms 内起搏器发放电脉冲起搏心室。

频率应答，抗心动过速和 AICD 起搏器心电图

一、频率应答型起搏器心电图

频率应答型起搏器，又称频率自适应（rate adaptive）起搏器，是近年来广泛应用的一类生理性起搏器。正常心律生理特点有三：一是频率自适应，即随人体活动或代谢需要而增减心率；二是房室顺序激动和收缩，如 DDD 起搏；三是心室同步起搏，保持正常的 QRS 波群型，如 AAI 起搏。

频率应答对血流动力学的重要性早有研究。正常人心排血量（CO）与每搏量（SV）和心率（HR）呈正比，即：

$$CO = SV \times HR$$

正常人剧烈活动时，CO 的增加主要通过心率增加而实现。心率增加可增加 CO 量 100% ～ 300%，而 SV 的增加只能增加 CO 约 30% ～ 50%。所以国际上推崇临床应用频率自适应起搏器。其中单腔频率应答起搏器可植入心房或心室，称 AAIR 或 VVIR；而双腔频率应答起搏器则称为 DDDR。

频率应答起搏器除具有普通单腔、双腔起搏器的功能外，还具有频率自适应的功能，即可根据病人体力和代谢的需要而自动调节起搏频率。该起搏器自动调节频率的机制是通过感知器实现的，如体动式感知器是在起搏器金属壳内装有可感知体动引起的压力变化的压力传感器。人体活动时，该传感器可感知身体活动的程度，经电路调节起搏频率的快慢，如 Medtronic 公司 8423 型起搏器（图 32-23）。代谢传感器中常用的是以呼吸通气量（MV）为感知参数的传感器，如 Telectronics 公司的 Meta MV。其它尚有以混合静脉血氧饱和度，QT 间期或加速计算器为传感器的频率适应性起搏器。

频率应答型 AAIR、VVIR 和 DDDR 的基本功能与 AAI、VVI 和 DDD 相同，且多一频率应答的功能。当启动频率应答功能时，通过程控仪程控频率反应阈值（分高、中、低 3 档）和频率上升坡度来实现频率反应的快慢。由于中国人植入起搏器后很少参加剧烈或重的体力活动，因此通常频率反应阈值多选用低档，上升坡度为低或偏小数值，以便病人活动时，频率变化不至太快。

频率应答起搏器心电图的特点：除了 AAI、VVI、和 DDD 的特点外，就是频率随体力或代谢的变化而增快或减慢。如图 32-23 所示，图 B 为病人室内活动时，起搏频率为 65ppm，比预置的起搏频率 60/min 稍有增快，而图 A 为病人上楼时，频率增加至 75ppm ～ 85ppm。

二、抗心动过速起搏心电图

抗心动过速起搏可以是临时起搏如食管调搏，高位右心房起搏或右心室起搏终止心动过速，也可以是植入抗心动过速起搏器终止和治疗心动过速。前者用于治疗阵发性室上性心动过速、心房扑动和室性

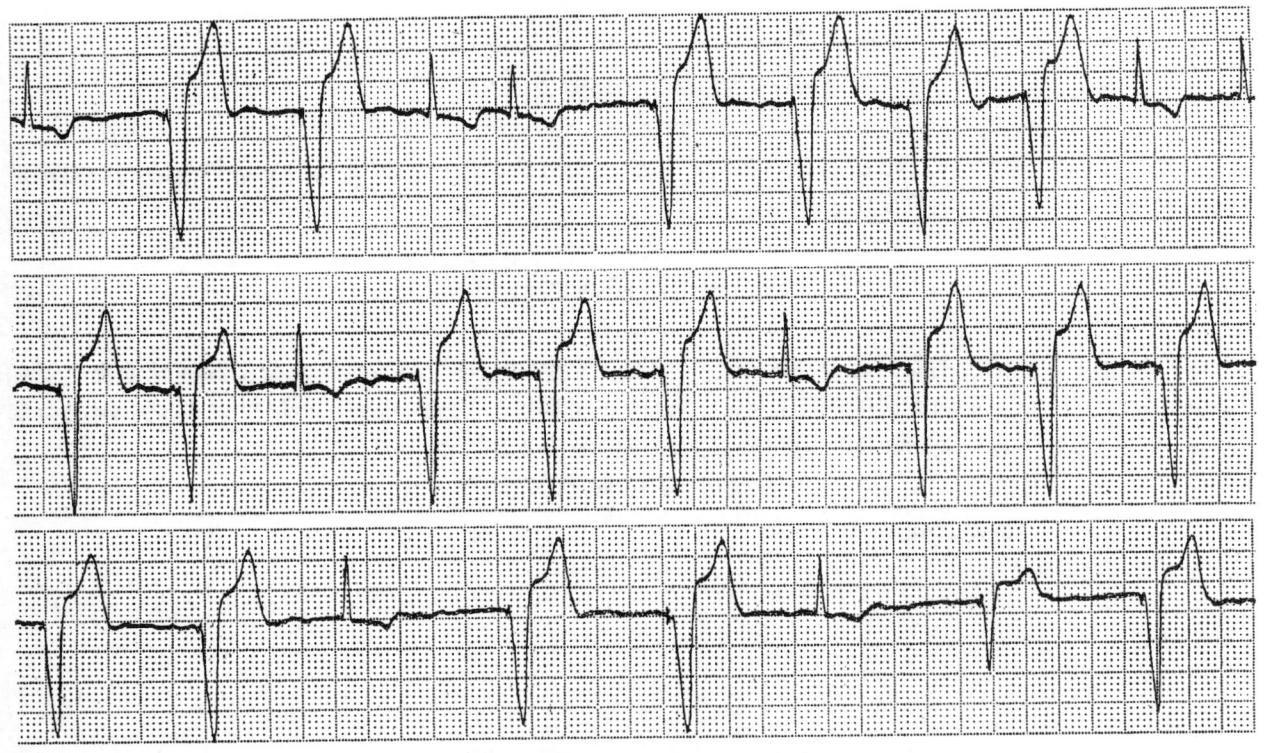

图 32-23　频率自适应起搏器心电图

病人，男，54 岁，因 SSS 伴 Af 和 AVB 而植入 VVIR 起搏器（medtronic 8423）。频率自适应起搏器的感知器为体动式。

程控参数：最低频率 60ppm，频率反应阈值为低档，频率上升坡度为低档

心动过速，后者主要用于治疗顽固性折返性室上性心动过速。

抗心动过速起搏器，如 Intermedics 公司的 Intertach，程控为 AAIT/AATT 时，即具有发现和终止心动过速、抗心动过缓的功能。这种起搏器对心动过速的判断标准是快速心率（可程控范围为 96 ～ 226ppm）以及快速心率的突然性、持续性和稳定性 4 个指标。当起搏器判定和诊断为阵发性心动过速后，即发放期前或短阵快速刺激终止心动过速。

由于近年来射频消融治疗心动过速效果显著，因此植入永久性抗心动过速起搏器应用明显减少，而临时性终止心动过速仍广泛应用此类方法。

三、植入性自动复律除颤器（AICD）

自 1980 年 2 月美国 Johns Hopkins 医院首次应用 AICD 以来，挽救了不少因室性心动过速和室颤而猝死的病人。AICD 的发展先后经历了 3 代，目前 AICD 起搏器既可放电复律室性心动过速、室颤，又有起搏功能而治疗缓慢心律失常。特别是由于心外膜电极改进为心内膜可放电的电极，使手术方法大为简化，至今已治疗 5 万余例病人。我国自 1991 年 4 月以来已植入百余例 AICD。

AICD 的适应证，应限于：①有明确室速和室颤造成的心脏停搏的幸存者；②具有临床上或可诱发的持续性室速，药物治疗无效者；③病人无明确的持续性室性心律失常，但电生理检查可诱发出认为将来有高危的危及生命的室性心律失常。

起搏故障原因分析及心电图

心电图是记录和分析人工心脏起搏器各种故障的主要方法和途径。因此起搏器各种故障的心电图的识别和分析是起搏心电图的重要组成部分。

一、起搏故障原因分类

起搏系统的正常功能主要是起搏功能和感知功能。完整而有效的起搏系统应包括起搏脉冲发生器和起搏电极导线，且需要正确无误的使用技术。结合西安医科大学附属一院 1974 年以来临床应用起搏器和会诊中遇到的各种起搏故障原因，可将起搏故障原因分为 4 类，如表 32-6。

表 32-6　起搏故障原因分类

起搏故障原因	起搏功能障碍	感知功能障碍
1. 起搏脉冲发生器故障		
（1）电路故障		
频率奔放	±	
脉冲过缓	±	
脉冲过速	±	
不感知	±	+
感知低下		+
感知过度	±	+
（2）电池故障		
电池早期耗竭	±	±
电池溢漏	±	±
2. 起搏电极故障		
电极移位	+	+
电极微移位	+	±
电极断裂	+	±
电极部分折裂	±	±
电极短路	±	±
电极与起搏器接触不良	±	±
3. 心肌组织原因		
生理性阈值升高	±	±
病理性阈值升高	±	±
传出、传入阻断	±	±
心肌应激性减低，如心肌梗塞区	±	±
心肌无应激性，如心房静止，临终状态	±	±
心肌穿孔	±	±
4. 其他（技术或医源性）原因		
术中误损伤电极硅胶管	±	±
起搏器储存过久致电池寿命缩短	±	
选用失误，如灵敏度低的起搏器 AAI		±
程控失误，如 DDD 或 AAIR	±	±
其他		

二、起搏脉冲发生器故障

随着起搏器质量的提高，目前应用的脉冲发生器的故障罕见。但早期应用的尤其 1988 年前国产或合资生产的起搏器中，起搏器故障并不少见。由于设计或电子元件质量不过关而引起的起搏电路障碍，如起搏频率奔放(150~250ppm)，起搏脉冲过速(100~150ppm)、过缓(低于标准或程控频率)和感知障碍如不感知，欠感知以及过感知。起搏器电池故障方面有电池早期耗竭(未达到预期或保险期的年限)和电池溢漏。

目前起搏器实际应用中，与脉冲发生器有关的故障最多见的是电池早期耗竭和由于程控参数失误而导致的起搏或感知功能障碍。起搏器电池耗竭的指标，每个起搏器的说明书中都有具体标准，不完全一样。多数起搏器的标准是起搏频率下降 10% 或以上，磁铁频率下降 10% 或以上。一般而言，起搏频率或磁铁频率开始下降至 10% 要大约 3 个月左右，而下降达 10% 以后，电池仍可维持正常起搏 3 个月左右。医生和病人在此 3 个月左右的时间内做好更换起搏器的准备工作并尽早更换起搏器。图 32-24 是 1 例三度房室阻滞的病人，起搏器植入后 8 年，出现起搏感知功能障碍，起搏频率下降超过 10% 以上，故需尽快急诊更换该脉冲发生器。

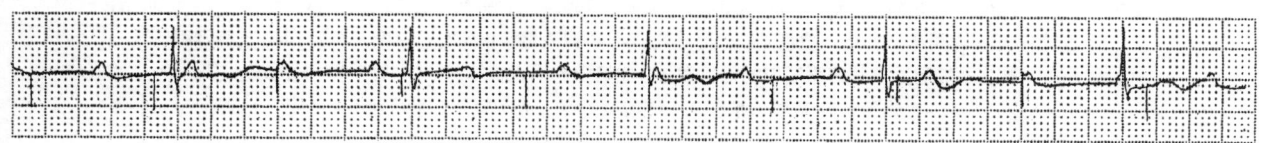

图 32-24　电池耗竭心电图
病人，女性，53 岁，1984 年因三度房室阻滞而植入 VVI 起搏器，1992 年 4 月频率下降超过 10%。
3 个月后出现完全不起搏和不感知。图为程控为 100ppm 后，其实际频率为 72ppm，
SS 间期仅为 840ms，提示电池耗竭。PP 间期为 600ms，自身心房率 1000ppm。
RR 间期为 1600ms，自身室率为 37.5ppm。图中可见全部起搏信号
均为无效起搏，且第 3、5、6、8、10 次起搏信号与其前面的
自身 QRS 波完全无关，不能被心室自搏心跳抑制，说明其
感知功能障碍。该病人更换脉冲发生器以后，情况良好

各起搏器的可程控参数各不相同，病人的情况尤其房性心律情况也随时在变化，因此如果这些参数使用不当也会产生起搏和感知功能障碍的心电图，特别是 AAI 或 DDD 起搏器的心房感知值需因人、因时、因起搏器的不同而选择最佳参数。

图 32-25A、B 分别是 2 例 DDD 起搏器病人心房感知值偏高(灵敏度偏低)而导致的部分感知不良，经程控感知值后心房感知障碍消失。

三、起搏电极导线故障

1. 电极移位和电极微移位是起搏电极导管多见的故障，电极移位多发生在术后 1 个月尤其术后 3 天内，多见于柱状电极，且心房电极移位多于心室电极。电极微移位指心内电极仍位于原部位但电极尖端与心内膜接触不良，当病人卧床或取合适体位时起搏感知良好，但活动后或特殊体位时出现起搏感知故障，这种情况多出现在术后 1 个月至 3 个月期间(图 32-26)。

2. 电极完全断裂和部分折裂

电极完全断裂和部分断裂因电极质量、硅胶管老化、弯曲度过大在或外力因素所致。完全断裂可完全无感知功能和无脉冲信号，但断裂后如外套硅胶管完整仍可部分感知和起搏。部分折裂则为间歇性部分性起搏感知故障。

A

B

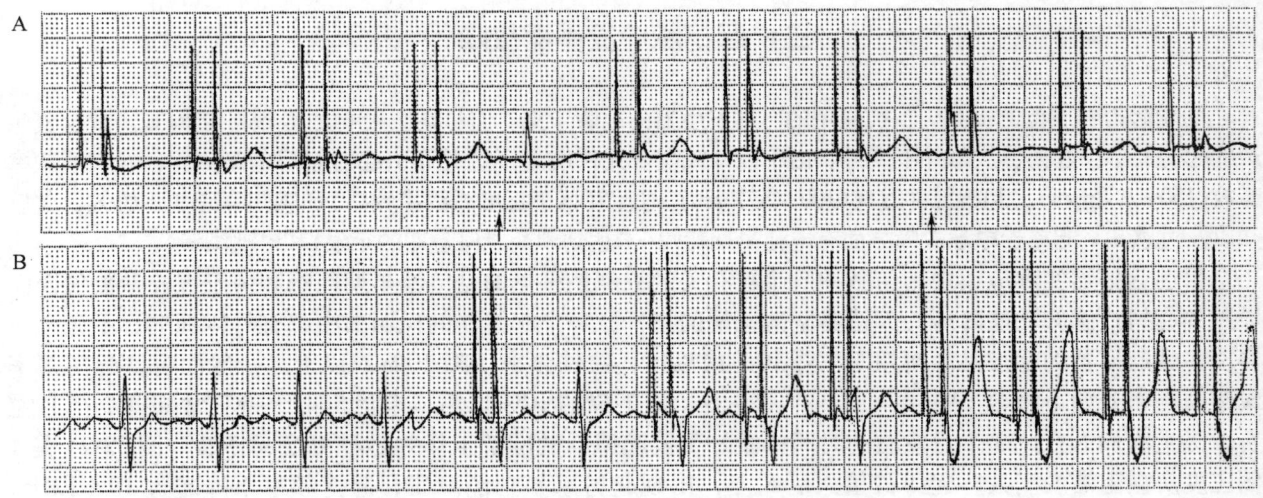

图 32-25　DDD 起搏器的感知和起搏功能

A 图为 SSS 病人植入 DDD 起搏器，起搏频率 70ppm，AV 延迟 160ms。心房感知功能部分障碍，第 5 个 P-QRS 心房、
心室均感知，而第 9 个 P 波末被感知，心房电信号与 R 波重叠；B 图为另一病人植入 DDD 起搏器后
发生不纯房颤，心房感知功能部分障碍，心房电信号未被抑制。将感知值由 1.5mV
调至 0.7mV 后，全部心房电信号抑制，心房感知功能正常

A　Ⅱ

B　Ⅱ

C　Ⅱ

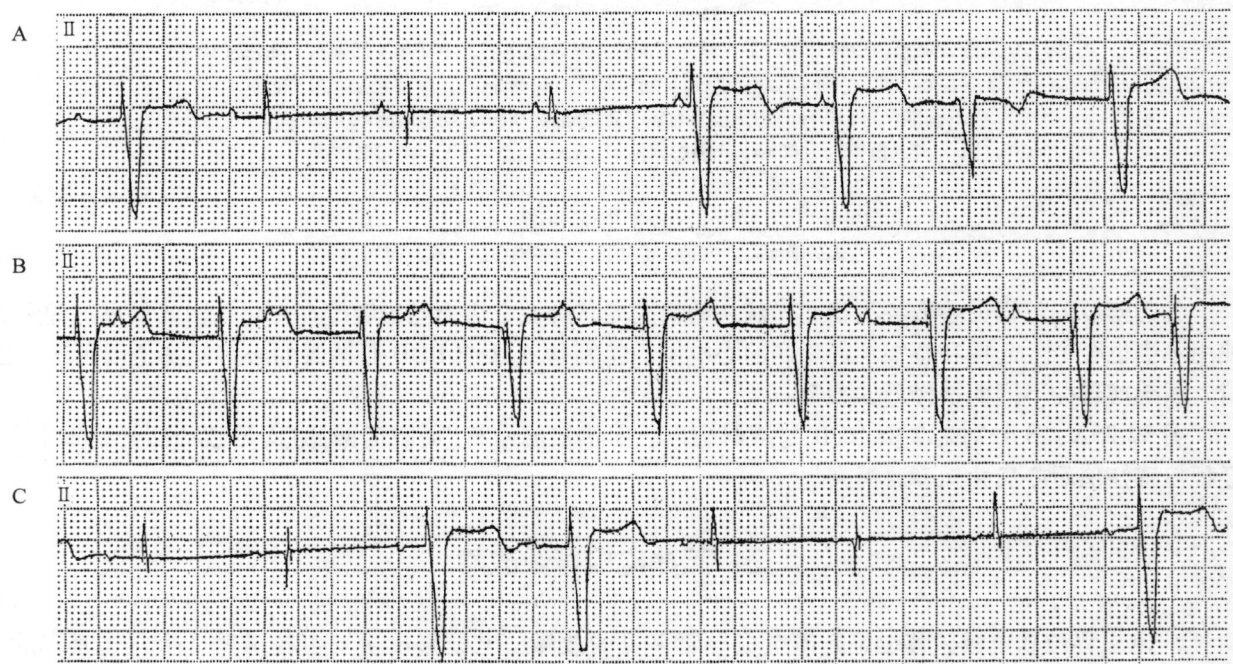

图 32-26　起搏电极微移位

病人，女性，64 岁，因冠心病三度房室阻滞阿斯综合征而于 1992 年 6 月植入 VVI 起搏器。手术中阈值 0.7v/0.5ms，术后起
搏功能感知功能良好。术后 3 月出现晕厥，且当弯腰或左侧卧时，监护导联上可见起搏功能障碍。（A）、（B）、（C）为Ⅱ
导联连续记录，图中 P 波规律，心房率 65bpm。脉冲电信号规律出现，起搏频率为 70bpm。（A）图中的第 2、3、4 次和
（C）图中的第 1、2、5、6、7 次脉冲为无效电脉冲信号。将输出电压升至 7.5V 仍有此现象，诊断为电极微移位

3. 电极导线短路

短路指由于导线任何部分的绝缘胶管破损或电极插头与起搏器插孔处渗液而形成。起搏器脉冲电流

同时流经破损处和电极尖端，使输出电流减半不能起搏。同样，感知心内电信号也分流，使电信号减弱不能感知。

4. 电极插头与脉冲发生器接触不良。这多因电极插头未完全插入或固定螺旋扭的不紧所致。少数因接头不配套而引起。

四、心肌组织的原因

心肌组织引起起搏故障的原因有：

1. 阈值升高。每例病人起搏器电极固定在心内膜以后，电极与心内膜接触处先出现组织水肿，继而纤维组织包绕电极，这种炎性水肿和纤维化使阈值比术中阈值升高 3~5 倍。我们曾遇到 1 例心房电极阈值升高达 10 倍的病例。阈值升高在术后 7~10 天达最高峰，14~30 天逐渐稳定为慢性阈值。阈值升高的心电图特点是起搏功能障碍和/或伴感知功能障碍。慢性阈值平均为术中阈值的 2 倍左右，平均为 1.0~2.0V/0.5ms. 这种阈值升高是生理性的，每个病人都有。如果在 1 个月后甚至 6 个月后阈值仍过高，则为病理性阈值升高。

2. 传出、传入阻滞。因心内膜-电极之间形成较严重的纤维化，致使电脉冲传入和心电信号传出发生阻滞，出现感知和起搏部分障碍或延缓。

3. 心肌组织应激性减低和消失。见于心室肌梗塞区、纤维化严重和心房静止的病人，此外心室肌因严重缺氧、缺血(如临终前)，严重黄疸，药物等引起应激性减低。

4. 心肌穿孔。

五、其他技术或医源性原因

1. 术中损伤电极绝缘硅胶管，致电极短路。

2. 起搏器存放过久致电池早期耗竭。一般而言存放期起搏器空载耗电大约为起搏器工作状态耗电的 1/2~1/3。因此植入前应注意使用日期和严格测试起搏器。

3. 起搏器程控失误，如 DDD 起搏器参数程控失误；频率应答起搏器的频率反应阈值和上升坡度过高；心房感知值程控得过高、过低致感知低下或感知过度，甚至全部脉冲被抑制；输出电压/脉宽过低致使部分或完全不起搏等。

4. 起搏器选用不当。例如选用感知值大于 1.0~1.8mV 的起搏器植入心房时常易出现部分感知不良；

5. 心室心内膜电极位置偏低刺激膈肌而产生呃逆或起搏囊袋偏深与胸大肌接触而产生局部肌肉抽动；

6. 起搏器插孔与电极插头不配套，尤其在更换起搏器时，应充分考虑插头连接问题。

起搏器的随访和程控

起搏器植入后要定期随访。术后 6 个月内每月随访一次，然后每年随访一次电池耗竭时每月或每半月随访一次。起搏器的程控功能是指植入起搏器的各项工作参数能在体外用程控器以无创的方法改变。经程控器指令改变了的参数是稳定的，直到再次调节。因此，起搏器的程控功能具有"无创、稳定、可逆"的特点。

（一）起搏器程控的目的及意义

1. 确保起搏器各项工作参数处于最佳工作状态，尽可能适合具体病人的病理生理要求。

2. 延长起搏器使用的寿命。即在保证病情需要的基础上，规定最合理的起搏方式，起搏频率及输出能量等，以节省能量。

3. 检查起搏器功能。

4. 诊断、处理起搏器故障及并发症，避免二次手术。例如：感知值的程控可有效的处理感知过度和感知低下现象。

5. 诊断及处理心脏并发症，改善心功能。如当患者发生心律失常，频发室性早搏时，加快起搏频率可抑制早搏。利用 DDD 起搏治疗肥厚型梗阻性心肌病时，程控短的房室延迟有利于左室流出道开放。

（二）程控器的构造及主要功能键

目前国内所用的众多起搏器公司生产的起搏器均配有各自专用程控器及软件。常用程控器如 Medtronic 9710 型、9710A 型、Intermedics R2000 型、Biotronik EPR1000 型、Telectronics 5603 型等等。程控器一般由主机、探头和打印机三个部分组成。主要功能键有：

1. 预置键：各种型号的起搏器出厂时预先都设置了一套起搏参数。程控按压此键，起搏器的工作方式和参数恢复到出厂时的预置状态。

2. 紧急键：其目的是避免起搏器依赖患者在程控中出现意外，无论何时按压此键，起搏器将以最大的能量输出夺获心脏。

3. 询问键：按压此键可显示当时起搏器的型号，系列号，工作方式及脉冲频率、脉宽、电压、灵敏度及不应期等。

4. 自动测定阈值键。

5. 程控键：调整好起搏器各项参数后按压此键，则设置的起搏参数输入起搏器，成功后显示确认。

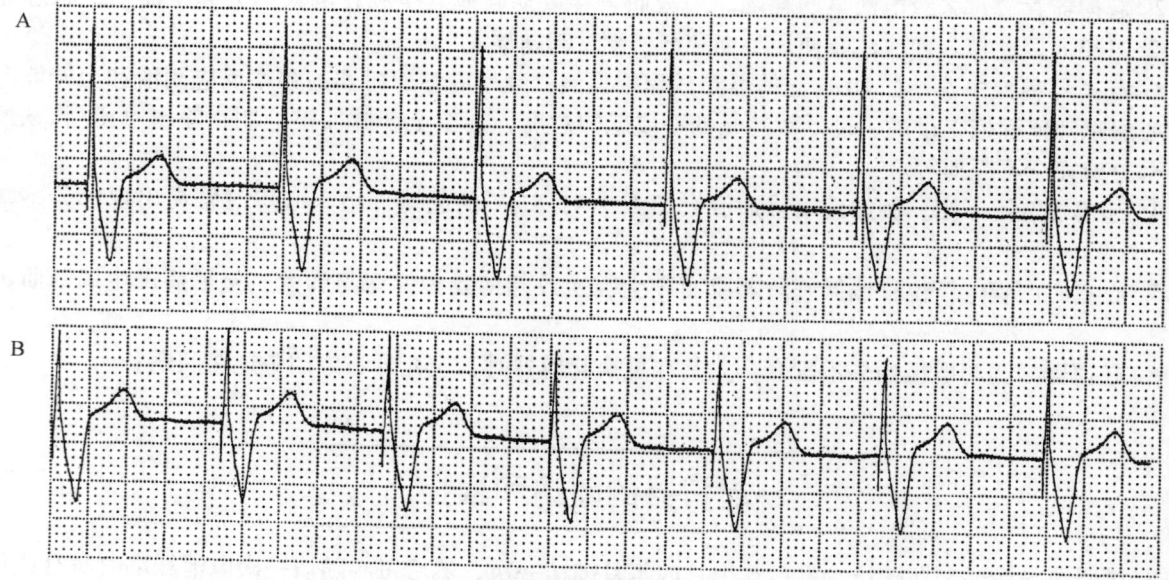

图 32-27 起搏程控心电图

图示为 VVI 起搏心电图。A 图起搏频率 60ppm，电压 4.8V；B 图起搏频率 70ppm，
电压 3.2V。可见由于程控起搏参数不同，起搏间期与 QRS 波幅度随之发生相应变化

（三）起搏器的程控方式

对于单腔起搏器，可程控参数包括起搏频率、起搏器的能量输出、感知灵敏度、不应期、滞后以及起搏方式和起搏极性等。而双腔起搏器，尚包括心房不应期、上限频率、房室延迟、空白期等。频率自适应起搏器增加的可程控参数有最低频率、最高频率、频率反应阈值、频率应答速度等。

总之，无论何种类型起搏器，其程控方式不尽相同，程控前务必仔细阅读说明书，按具体程控方式和步骤进行，所程控参数需根据患者具体情况而定，使起搏器各项参数更符合患者的实际需要（见图 32-27）。

特殊起搏心电图分析

一、图例 32-28 VVI 起搏心电图

该图录自 VVI 起搏器术后 86 天的一位病人，讨论该起搏心电图的目的是结合罕见的起搏电极微移

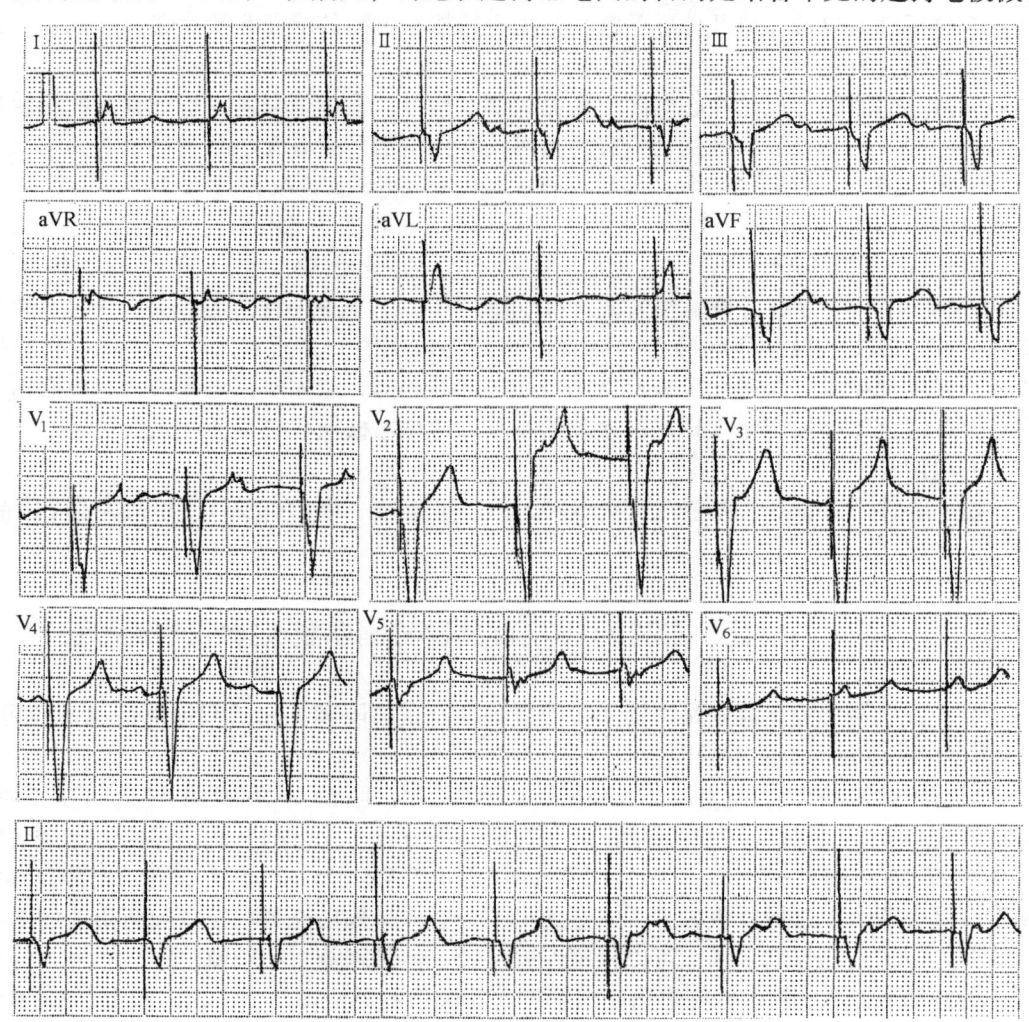

图 32-28 VVI 起搏心电图

位的病例，讨论和复习起搏心电图分析程序和要点。

临床资料

女性病人，67，晕厥，反复发作阿斯综合征 3 天，诊为三束支阻滞、完全性房室阻滞（三度 AVB），于 1993 年 9 月 30 日夜急诊植入 VVI 起搏器（Telectronics 158C）。术中起搏阈值 0.6V/0.5ms，电极阻抗510Ω，起搏频率 70ppm，脉宽 0.5ms，感知值 2.5mV，不应期 320ms。术后心电监护示起搏和感知功能良好，12 天后出院。出院后第 13 天和第 61 天于弯腰取物时出现晕厥，再次入院，查起搏心律 70ppm，但每于弯腰或左侧位时均出现不起搏，如持续此体位，则持续不起搏可长达 5 ~ 10s，伴晕厥，心脏常规 X 线片和透视见电极位于右心室尖部，连接良好，无折裂，起搏故障原因考虑为电极微移位。于术后 90 天再次手术，术中测起搏器各参数均正常，起搏阻抗 700Ω，起搏阈值 2.5V ~ 7.5V（平卧位）或不起搏（左侧卧位，）反复检查电极完好。病人左侧卧位时不起搏，用电极导丝将心内膜电极向前推进即可起搏，且阈值降为 1.8V。将导丝退出后又不起搏。因导线在三尖瓣环及乳突肌腱索处已牢固地粘连固定。透视下导线位置正常但其尖端与心肌接触不良，证明为电极微移位。病人更换电极后，起搏器感知功能正常，随访至今良好。

讨论阅读起搏心电图的目的是结合罕见电极微移位，总结和复习起搏心电图的基本知识。

起搏心电图的阅图程序和内容：①识别起搏电信号和确定起搏频率；②识别起搏心腔、起搏方式和是否为有效起搏；③如为有效起搏，进一步分析感知功能；④分析起搏心电图特征，观察有无起搏故障；⑤分析病人自身心律及传导系统；⑥提出起搏心电图的诊断和治疗建议。

起搏心电图分析：

起搏心电图的特点是在心电图上可见起搏电信号。该电信号是一直上直下的线状波，其大小和方向各导联不同。判断该电信号是否为有效起搏，看该电信号后有无心肌激动波，即 P′波或 QRS′波。

本图起搏电信号清楚且大，其后有宽大畸形的 QRS′波，故为有效起搏。但细阅全图，aVL 导联有一次电信号不伴 QRS′波，说明该次为无效起搏，S-S 间期为 850ms，起搏频率为 70ppm，Ⅰ、aVL、V₆呈 R′形，Ⅱ、Ⅲ、aVF、V₁ ~ V₄ 为 QS 形，aVR、V₅呈 rS′形，电轴 50°，呈左束支阻滞型。在Ⅱ、Ⅲ、aVF、V₁、V₂、V₄ 导联可见窦性 P 波，PP 间期 840ms，窦性心律 72bpm。P 波均不能下传，提示完全性房室阻滞。该图录自 VVI 起搏术后 86 天，故不考虑阈值升高所致的起搏故障。起搏频率与程控频率一致，不是电池耗竭。起搏图形呈典型的右心室尖部起搏，绝大多数电脉冲为有效起搏，故不符合电极移位。因此结合随体位变化出现起搏故障的特点，考虑电极微移位可能性最大。

心电图诊断：

窦性心律（72bpm），完全性房室阻滞，右心室起搏心律（70ppm），电轴左偏-50°间歇性起搏功能障碍。

二、图例 32-29 起搏器输出能量选择和阈值测定

脉冲发生器的输出能量是由锂碘电池提供的。目前国际上用的起搏器的电池容量多为 1.8 ~ 2.6 安时（Ah），寿命为 7 ~ 12 年。

起搏器脉冲输出能量（E）= 电压（V²）× 脉宽（T）/阻抗（为 500Ω 左右）。因此起搏器标准参数电压5V，脉宽 0.5ms，阻抗不变时其输出能量与电压平方成正比，与脉宽成正比。如果从标准状态将电压由5V 减至 2.5V，则 $E = (1/2 \times 5V)^2 \times 0.5ms = 1/4 \times 25V \times 0.5ms = 1/4$ 标准输出能量 ≈ 标准能量的 25%。输出能量必须大于起搏阈值，为了安全起见，一般应将输出能量程控至起搏阈值的 2 倍。因此对一个具体的病人，输出能量选多大，可以根据经验决定，但最好能根据阈值决定。

图例 32-29 是 1 例由程控输出能量测定起搏阈值的心电图。病人为一男性，56 岁的 SSS 病人，植入Medtronic5985 型 SSI 起搏器已 4 年余。病人因头昏乏力，心动过缓入院。经心电图和电生理检查诊断

SSS，窦缓型，房室传导功能正常（PR 间期 160ms，文氏点 >130bpm，AH 和 HV 间期正常）。故于 1990 年 3 月植入 AAI 起搏器。随访 4 年，头昏、乏力消失。

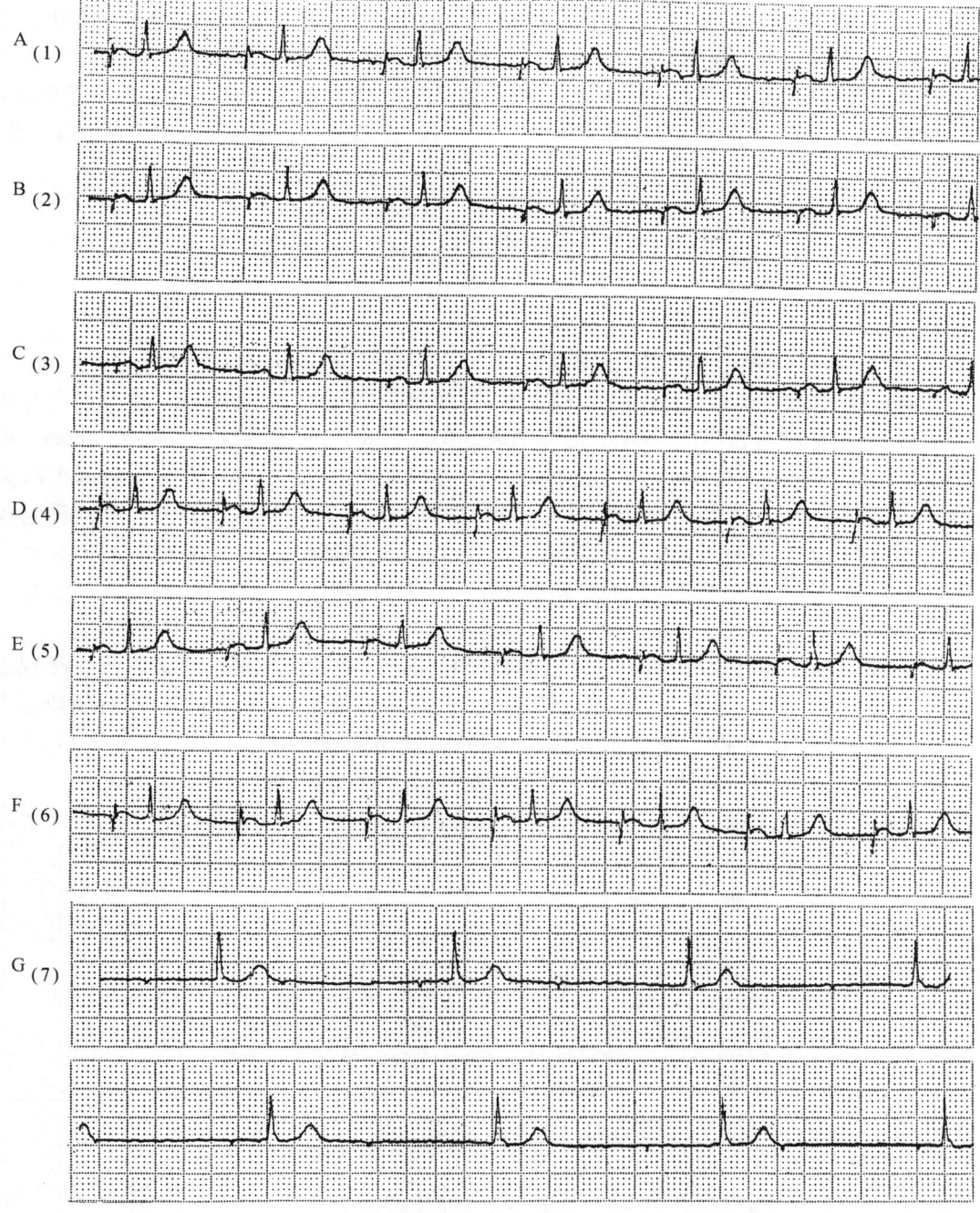

图 32-29　起搏器输出能量选择和阈值测定

图(1)、(2)、(3)、(4)、(5)、(6)、(7)分别为Ⅱ导联心电图记录，分别用程控仪将输出能量即电压和脉宽程控为 5V/0.5ms，2.5V/0.5ms，2.5V/0.4ms，2.5V/0.3ms，2.5V/0.2ms，2.5V/0.1ms 和 2.5V/0.05ms。如图所示(1)、(2)、(3)、(4)、(5)、(6)均为有效起搏。(7)图完全不起搏，仅见电脉冲信号。心室应激的 QRS 波群，呈结性逸搏心律，R-R 间期 1.6s，故测定的起搏阈值为 2.5V/0.1ms。根据这个阈值，将脉冲输出电压调至最低档 2.5V，脉宽调至 0.3ms，即输出能量约为原标准能量的 15%

左右。

体外测定起搏阈值，通常可用该起搏器程控仪的体外阈值自动测量功能。如正文图 32-29 所示，测阈值的方法是在 16 次脉冲将电压由原来的 2.5V 逐次递减 1/16 电压，即每次减 2.5V 的 1/16 = 0.156V。能起搏的最小输出电压就是起搏阈值。用体外自动测阈值的方法，可以动态观察阈值的变化。该病人连续测阈值的结果：术后当天，第 2、4、6、8、10、12、15、20、25 天，2 个月、3 个月、6 个月，1 年共 14 次，阈值分别为 0.5V，0.7V，0.94V，1.56V，2.35V（术后第 8 天阈值升高时，感知功能障碍，故将输出电压升为 5V）、2.79V，2.5V，1.86V，1.86V，1.55V，1.56V，1.56V，1.56V。提示术后8 ~ 12 天阈值最高，1 个月后稳定为慢性阈值。

三、图例 23-30　起搏故障心电图——超常期起搏

临床资料

病史：患者，女，68 岁。8 年前因反复头晕，晕厥，诊断为"病态窦房结综合征，慢-快型"行 VVI 心脏起搏器（秦明公司 Pinacal P 101 型）植入术。4 个月前原起搏器电池耗竭，更换国产 QBI 型起搏器（西安红旗厂）。术中测电极阻抗 560Ω，起搏阈值 2.0V/0.5ms。起搏器参数为频率 75ppm，输出电压 4.8V，脉宽 0.5ms，不应期 320ms。术后起搏器起搏、感知功能均正常。10 天前无诱因再次头晕、胸闷、伴一次短暂晕厥入院。体检 T 36.5C，P60ppm，BP20/11kPa。颈静脉不怒张。双肺呼吸音清，无干湿啰音，心界无扩大，心率 60bpm，律尚齐，S1 低钝，无病理性杂音，腹平软，肝不大，腹水征（一），双下肢不肿，X 线心脏常规片：心脏外形无扩大，起搏器电极位于右心室中，导线连续。

分析与讨论

本图系 1 例心室按需型起搏功能障碍的起搏心电图。图中：S 代表起搏电刺激信号，Vs 代表心室感知，Vp 代表心室起搏。图 32-30A、32-30B、32-30C、32-30D 均为 Ⅱ 导联心电图。可见清晰的 P-QRS-T 波群和起搏电脉冲信号 S，P 波直立，为 0.10s，1.5mV；P-R 间期 0.18s，QRS 波群呈 rs 型或 RS 型，波宽 0.08s，P-P 或 RR 间期为 0.96 ~ 1.06s，QT 间期 0.40s，提示窦性心律不齐，60ppm。

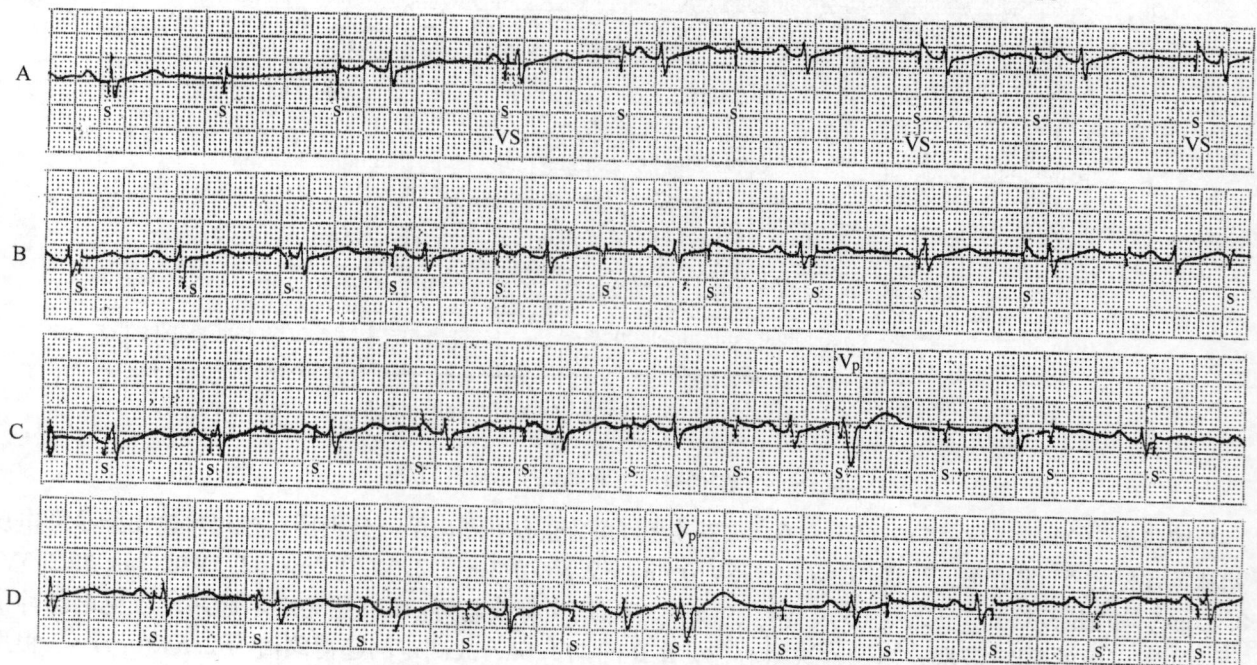

图 32-30　起搏故障心电图——超常期起搏

32-30A 图：第一个 P-QRS 波群与第 2 个之间间距为 2.1s。以后 P-P 间期大致相等，0.96～1.06s，提示有窦性停搏，符合 SSS 诊断。图中 S-S 间距 840ms，S_1 位于第 1 个 QRS 波群的起始部，但无有效 QRS′波，S_2、S_3 仅为起搏信号，表明起搏功能障碍。S_3-S_4，S_6-S_7 和 S_8-S_9 为 3 次长的 S-S 间距。每次长 S-S 间距的后一个 S 信号与其前的 QRS 波群间距均等于 840ms。即 S_4、S_7、S_9 感知了 QRS 波群的"R"波（用 V_S 表示），提示感知功能存在。S_5，S_6，S_8 均没有感知其前的"R"波。因其前的 R 波均出现在电脉冲 S 后的 320ms 以内，即该起搏器不应期内，故不感知亦属正常现象。因此该起搏心电图结论为：窦性心律，60bpm，窦性停搏。起搏频率 72ppm，起搏功能障碍。感知功能正常。起搏器电池早期耗竭。

32-30B 图为该病人的磁铁试验心电图。置磁铁于起搏器埋植处的皮肤表面，该起搏器即由 VVI 转为 VOO，无感知功能。窦性心率 65bpm。磁铁频率 76ppm。S-S 间距 780ms。该起搏器磁铁频率应该为 80ppm，下降 4 次。S 信号固定整齐，但均无有效 QRS 波群，提示磁铁频率下降，起搏功能障碍，符合电池早期耗竭。该例的特殊点或不典型处是起搏功能障碍，但感知功能正常，起搏频率和磁铁频率的下降未达 10%。

32-30C、32-30D 图为磁铁试验。Ⅱ导联连续记录。S 信号固定整齐，但图中仅有 2 次有效心室起搏（用 V_P 表示），其心室起搏电信号均在 QRS 综合波后 360msT 波的下降支处，即心室肌超常期。故两次有效起搏为超常期阈下起搏。电池耗竭时输出电压减低，低于起搏阈值，故出现无效起搏。但在超常期低于阈值的电脉冲也能应激心肌，称阈下起搏。该 2 次阈下起搏后的 T 波中重叠着 P 波，P-P 间期 880ms，窦性心率为 68bpm。

四、图例 32-31　DDD 起搏器伴心房扑动的心电图

起搏器功能分析和起搏类型选择

病人薛某，男，68 岁，因心慌气短 10 年，咳嗽咯痰 5 天，以慢支、肺部感染收入我院呼吸科。病人端坐位，轻度发绀，心界扩大，心律不齐，心率 66bpm，心音强弱不等，心尖区Ⅳ级收缩期杂音，A_2↑＞P_2，两肺界下移，散在性干湿啰音，肝大 3cm，腹水征（－），四肢指趾关节呈梭形，活动受限。初步诊断：慢性支气管炎并感染、冠心病、心功能Ⅳ级、类风湿性关节炎。经抗感染、扩血管药和利尿处理后心功能不见好转，心率时快时慢，心电图示窦性心律 90bpm，伴二度 AVB，心室率 40～60bpm，间歇性左束支阻滞。胸片示：左心室扩大，主动脉结增宽。考虑房室阻滞进行性加重，心衰不能纠正，故转心内科行保护性临时起搏。起搏术中顺利，临时起搏频率为 90ppm，术后病人心功能明显好转，但房室阻滞无改善，且窦房结功能也进一步损害，窦性频率波动在 38～70bpm，伴窦性静止，故植入 DDD 起搏器，术后 2 周出院。出院诊断：冠心病、不稳定心绞痛、心功能不全Ⅱ级、SSS＋二度房室阻滞、LBBB；慢支并感染、类风湿性关节炎、DDD 起搏器术后。

DDD 起搏器为 Telectronics 公司 8224 型，程控参数：最低频率 70ppm，最高频率 100ppm，AV 延长 200ms，输出电压心房 2.5V，心室 2.5V，脉宽心房 0.5ms，心室 0.5ms，感知值心房 1.0mV，心室 2.5mV，不应期心房 350ms，心室 300ms，PVARP400ms，出院后起搏感知功能良好，病人一般情况稳定，生活可自理。

于起搏器植入后 9 个月，病人又出现心慌气短。心电图示心房扑动，心率 79bpm，且无起搏电信号，拟诊为起搏故障，由该病人保健医生送来进行起搏器检查。

起搏器功能分析

1. 起搏心电图分析　图 32-31A 为 DDD（90ppm·5V）；图 32-31B 为 DDD（70ppm·2.5V）；图 32-31C 为 DDD（90ppm·2.5V）；图 32-31C 为 VVI（ppm·2.5V）。当 DDD 起搏器的参数为 DDD 型、最低/最高频率为 70/100ppm 时，心电图如 32-31B 图。心房波呈规律的锯齿状三角波，称 F 波。频率 316bpm，F-F 间距 190ms，R 波规律，R-R 间距 760ms，心室率 79bpm，房室比 4:1，故自身心律为心房扑动，4:1 下传，心

室率79bpm。全图完全看不到起搏器脉冲信号。其原因可能为：①心房心室频率快于起搏参数的频率而使电脉冲信号抑制；②起搏器脉冲发生器故障或电极断裂，无脉冲信号传至心肌。

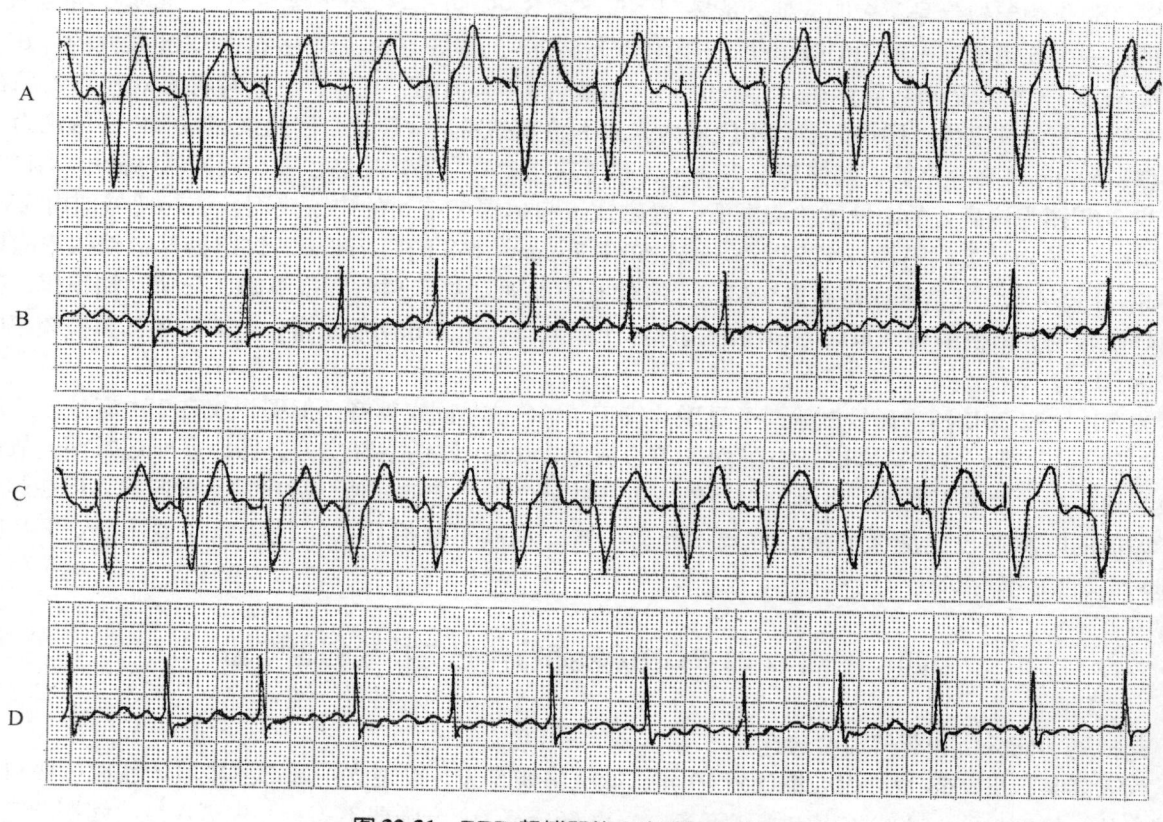

图 32-31　DDD 起搏器伴心房扑动的心电图

2. 程控起搏器参数　将起搏器的频率由原最低70ppm，程控为90ppm，并将输出电压由2.5V升至5.0V，即提高电压，频率快于自身的70ppm。如图（1），此时可见一典型的VVI起搏心电图，心室电脉冲信号后伴宽大畸形的QRS波群和倒置T波，频率90ppm。起搏频率与程控频率一致说明无电池耗竭，全部心室夺获说明为有效起搏。对于DDD型起搏器，当房扑或房颤时，由于心房的频率快于程控频率，故心房电脉冲抑制，说明心房感知功能良好。此时DDD型起搏器实际工作状态为VVI，且因316bpm的房扑按4:1下传时，室率为79bpm，自身心室率快于起搏频率70ppm，因此心室电脉冲全部抑制。这在（2）图上快速的心房率抑制了心房电脉冲，较快的心室率抑制了心室电脉冲，使（2）图完全看不到DDD双腔起搏电信号。结论是房扑4:1下传，DDD起搏器起搏和感知功能正常。

起搏参数选择

1. 起搏类型　DDD起搏器有DDD，DVI，DOO，AVT，AAI，AOO，VVI，VOO等多种起搏类型。基于病人目前的心房扑动，心房起搏和感知都不需要，因此选VVI为宜，如果DDD起搏器具有自动模式转换功能，可将这一功能打开，仍采用DDD模式转换。

2. 起搏频率　病人心功能不全，因此频率宜稍快，结合病人自身感觉，频率选70ppm。

3. 输出电压　起搏器植入1~3月以后，急性阈值经过一段升高后下降，稳定在一个低水平，称慢性阈值。该病人急性心房阈值0.8V，心室阈值0.6V，心室慢性阈值用Telectronics公司的5606程控仪测定为1.6V。该起搏器的输出电压共有3档，即2.5V，5.0V，7.5V；脉宽有0.05，0.1，0.2，0.3，0.4，0.5直到1.00ms共11档. 该病人选择电压2.5V，脉宽0.5ms.

4. 程控参数　该病人先程控为DDD(90ppm,2.5V)［(3)］，证明心室起搏良好，然后再程控为VVI

（70ppm·2.5V）〔（4）〕，此时起搏器电脉冲被抑制，起搏心电图上仅可见病人自身的房扑 F 波和下传的自身的 Rs 波，房率 316bpm，室率 79bpm。

五、图例 32-32　DDDR 起搏心电图

病人康某，男性，56 岁，因反复晕厥 1 年而入院。1 年来心跳缓慢，40～50bpm，头昏头晕，乏力、心悸气短，院外诊断为 SSS。多次心电图示窦性心动过缓，最慢心率 38bpm，最快心率 64bpm，窦性静止，最长 RR 间期 3.4s，一度房室阻滞，PR 间期 0.2～0.24s，间歇性 LBBB，希氏束电图 AH 和 HV 间期均延长，故于 1993 年 6 月植入 DDDR 起搏器。术后病人情况良好，一直参加日常工作。

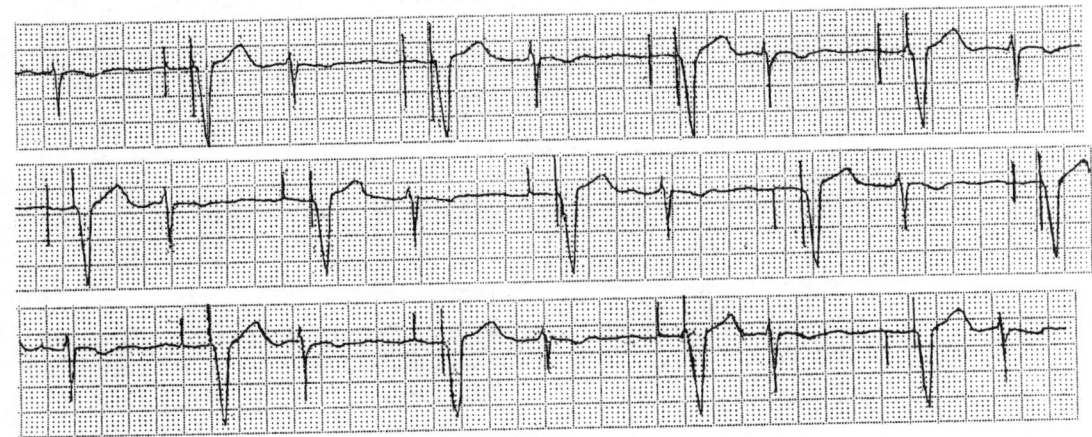

图 32-32　DDDR 起搏心电图

起搏参数

该起搏器为 TelectronicsMeta MV1250 型 DDDR 起搏器。出院时程控起搏参数为 DDDR 型，最低频率 55ppm，最高频率 100ppm，AV 延迟 200ms，输出电压心房 2.5V，心室 2.5V，脉宽心房、心室均为 0.5ms，感知值心房 0.8mV，心室 2.5mV，不应期心房为 350ms，心室 300ms，PVARP350ms。频率自适应参数调为频率反应阈值低档和上升坡度低档时，病人卧床时 55ppm，室内活动时 60ppm，自感舒适。如阈值和上升坡度调至中档，则病人活动时频率上升太快，自感不适，故出院时调为低档。

起搏心电图分析

该图为Ⅱ导联连续记录。上、中、下 3 条可见，房室顺序起搏的 P′-QS′-T′ 波群和自身 P-rS-T 波群 2 组图型交替出现。心房起搏 P′波不清甚或为融合波，心室起搏波呈 QS 型，T 波倒置，心房-心室脉冲信号间期或 AV 延长为 200ms。自身心搏的 P 波小而模糊，且 PR 间期不等，0.12s（上图第 4 次自搏）～0.2s（中图第 3 次自搏），心室自身搏动均呈 rS 型，0.09s，QT 间期 0.38s，T 波方向与 S 主波一致。该 rS 波与其后的起搏 QS′波联律间期 0.60～0.64s。因此该自身 P-rS-T 波可能为反复心律，即小而模糊的 P 波可能为起搏后心室逆传心房的异位 P 波，VP 间期 0.40～0.44s。故该起搏-自身心律交替应称为起搏反复二联律。每次心房-心室脉冲信号规律出现，其后伴起搏 P′和 QS′波，故起搏功能正常。rS 至起搏 QS′间期为 1060ms，起搏频率为 56ppm。每次自身 P-QRS（或 P′-rS）波出现后，心房心室脉冲信号均抑制，说明心房心室的感知功能良好。该起搏器为 DDDR，最低频率为 55ppm，但该图为 56.6ppm，提示起搏频率可随体力活动和代谢需要的增加而增加。

结论

DDDR 起搏心电图，起搏-反复心律二联律，起搏感知功能和频率自控功能正常。

六、图例 32-33 AAI 起搏心电图

AAI 起搏的适应证、感知值等程控参数选择和早期起搏故障处理：

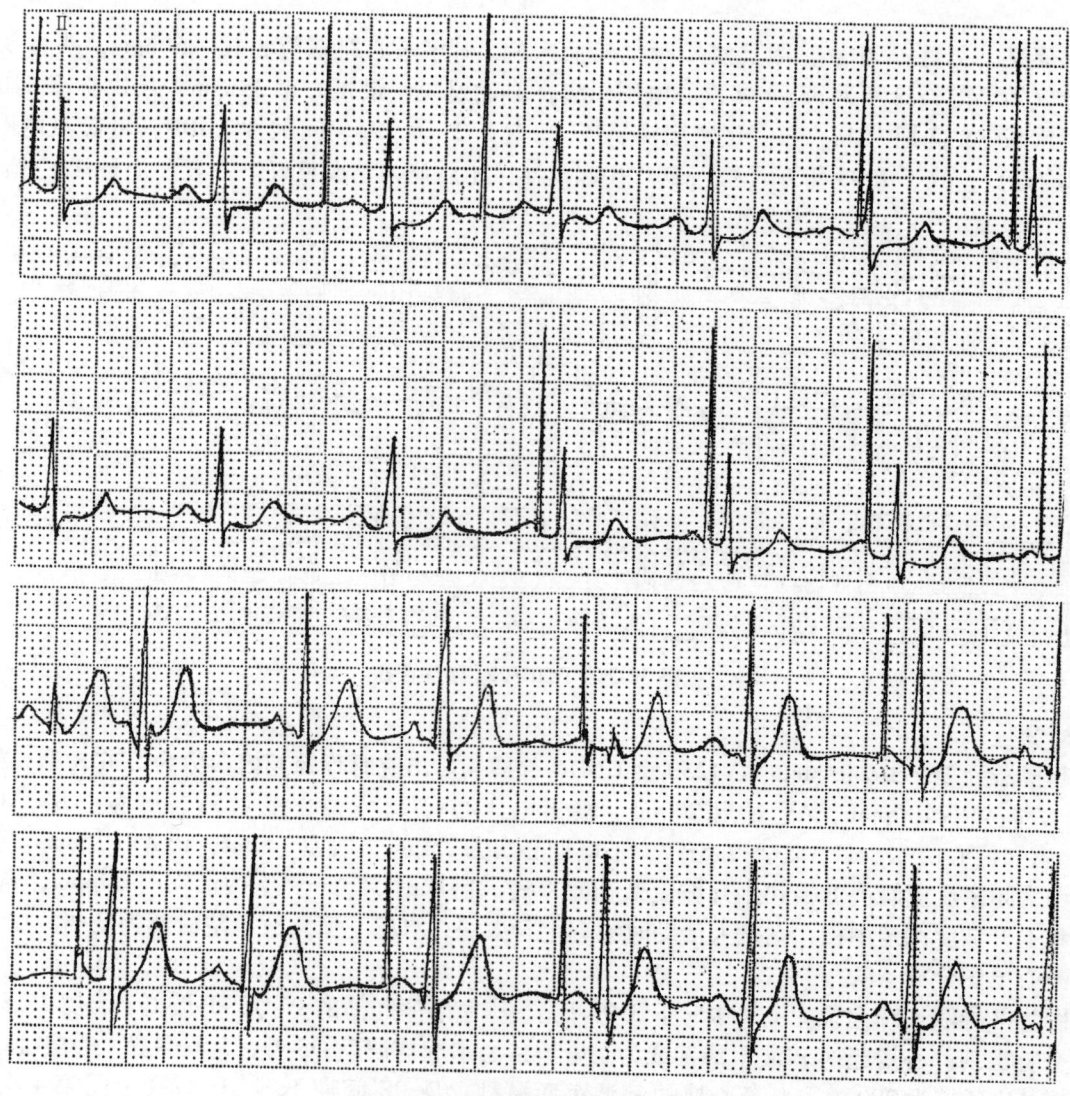

图 32-33 AAI 生理性起搏心电图

AAI 生理性起搏的适应证：该病人女性 54 岁，以头昏、乏力 5 年，黑蒙、晕厥 1 年的主诉于 1993 年 10 月 15 日入院。心率 38~96bpm，频发早搏，心电图示窦性心律 52bpm，伴窦性静止，最长 RR 间期 2.0s，伴房性早搏，PR 间期 0.16s，QRS 波群呈 qRs 型，0.10s。Holter 监护最长窦性静止 5s，最慢心率 34bpm，频发房性早搏，无 ST 改变。食管调搏 SNRT2100ms，文氏阻滞点 150bpm，希氏束电图示 AH90ms，HV40ms. 诊断为 SSS。房室传导功能正常。根据：①病人长期心动过缓、伴晕厥等症状，是心脏起搏器的治疗指征；②单纯以窦性心动过缓，窦性静止为主的 SSS；房室传导功能正常（PR 间期 0.16s，qRs0.10s，文氏阻滞点≥130bpm；AH 间期正常），且无慢性房颤、心房静止等禁忌证，是 AAI 生理性起搏的适应证。

起搏心电图分析讨论：上图录自术后第 3 天监护导联Ⅱ，可见清晰的心房电脉冲信号 S，SS 间期为

750ms 和 833ms，起搏频率 80ppm 和 72ppm。但图中全部电信号与 P 波无关，既不能感知窦性 P 波，也不能起搏心房，提示起搏、感知功能障碍。该病人术中电极定位良好，起搏阈值为 0.8V/0.5ms，术后第 1、2 天起搏感知功能良好，第 3 天出现感知、起搏功能障碍。初步分析可能原因为术后阈值升高所致起搏故障，但需排除电极移位。查询其起搏参数为频率 80ppm，电压 2.5V，脉宽 0.5ms，感知值 2.0mV，不应期 325ms，起搏方式 AAI。该起搏参数提示心房感知值过高，输出电压偏低，因此首先考虑术后阈值升高所致。

　　下图为起搏参数程控为 AAI，频率 70bpm，电压 5V，脉宽 0.5ms，感知值 1.0mV 后连续记录. 上条的 1，3，4，6，8 次 P-QRS 波群和下条的 2，5，6，7 次 P-QRS 波群均被心房电极感知其 P 波，并抑制了心房电脉冲，而上条的 5，7 次和下条的 1，2，3 次为 S-P′-QRS 波群，SS 间期或 PS 间期为 850ms。故提示起搏、感知功能正常（其中上条 5，7 次和下条 1 次可能为融合波）。该病人经透视证实无电极移位，起搏感知功能良好，出院后随访至今病人心功能和起搏器起搏感知功能良好。

　　AAI 起搏参数选用和早期起搏故障处理：

　　结合本病例，AAI 起搏的频率和输出能量包括电压和脉宽的选择，与 VVI 基本相同，在术后 3～10 天内最常见的问题是阈值升高，因此术后早期如出现起搏、感知故障，首先应将输出能量增大，按阈值升高处理。其次要考虑早期电极移位，特点是将电压升高后仍不能起搏，经透视或拍片可证实是否电极移位。如证实为电极移位应尽早再次手术，重新调整电极，力求良好的电极定位。最后要特别提出的是心房波的电位低小，因此 AAI 起搏器必须有足够的感知灵敏度，即感知值应在 0.8～1.5mV 之间。如感知值偏大（灵敏度低）极易出现感知功能不良，反之如感知值过小（灵敏度太高）又容易误感知外界电信号，将起搏电脉冲抑制。所以 AAI 起搏器的感知值程控是一个重要技术问题，对程控参数选择和起搏故障处理有重要意义。

参 考 文 献

1. 陈灏珠，主编. 心脏医学，中国医学百科全书，1981，235-241
2. 杨鼎颐，崔长琮，主编. 实用心导管诊疗学. 西安：西北大学出版社，1989，211-265
3. 崔长琮、傅文、王育本. 人工心脏起搏临床学. 见：杨鼎颐、黄治焯编. 人工心脏起搏和临床心脏电生理学，西安：西北大学出版社，1985，195-243
4. 崔长琮. AAI 生理性起搏研究进展——室壁激动收缩顺序对心功能的影响. 中华心血管病杂志，1992，20：256
5. 黄宛，主编. 临床心电图学. 北京：人民卫生出版社，1993，464-497
6. 童步高、江圣杨，陈灏珠. 心脏起搏和心脏电复律. 见：戴自英编. 实用内科学. 北京：人民卫生出版社，1993，1060-1071
7. Mond G H，Skoman J G. Artificial Cardial pacemarkers. In：Hurst J W ed. The Heart. 6th ed. New Yark：McGraw-Hill Book Co，1986，486-506
8. Zipes D P，Duffin E G. Cardial Pacemarkers. In：Brarnward ed. Heart Disease. Philadelphia：W B Saunders，1989，717-740

第33章 心律失常心电图梯形图解法

Electrocardiographic Ladder Diagram of Arrhythmias

吴 祥

内 容 提 要

　　简单的心律失常从体表心电图的表现特征就能容易得到正确诊断，而较复杂的心律失常则不然，如无精细、系统、全面的分析方法，其正确诊断往往相当困难，甚至是不可能的，常需要借助图解以明确诊断。房室梯形图(A－V ladder diagram)于1934年由Lewis首先提倡以线图形式表达心律失常特征，故又称Lewis线，它是分析心脏电活动的时间关系最简单而又精确的方法，可以阐明起搏点部位，传导途径和时间以及阻滞和干扰等。近年来有关复杂心律失常的诊断和治疗方法取得了重大进展，梯形图的内容也不断得到充说与完善，愈来愈成为人们分析复杂心律失常的一种必要手段。对正确掌握复杂心律失常的分析、理解，并阐明其发生机制很有价值。目前国内外对梯形图的内容、标记符号尚无统一规定，本章仅对惯例梯形图解法作一介绍。

常用符号与缩写

一、常用符号

应用符号应简便易懂便于推广，兹将公认习用的符号归纳如图33-1。

常用符号	代表意义
●	正位或异位起搏激动
○	正位或异位起搏的预期激动
◉	并行收缩的起搏激动
|	激动通过心房或心室
╲ ╱	激动通过交界区下传或逆传
╲ ╱	激动通过交界区下传或逆传延缓
┐ ┌	激动通过交界区下传或逆传中断
╲ ╱	激动通过交界区隐匿性下传或逆传
⊤	交界区干扰
⊤	房性或室性融合波
╲╲ ╱╱	激动通过异常旁道下传或逆传
R╲L R╲L	激动通过右束支（R）及右束支（L）
R╲L ╱L p a	激动通过左前分支（a）及左后分支（P）
⌇	心室内差异性传导
○（→）	
+（——→）	束支内正常传导及各种不同程度的传导
++（-→）	障碍（自上而下依次为正常传导和轻度、
+++（--→）	中度、高度及完全性传导阻滞）
⊣|	
⋰	激动在束支内传导延缓
⋯⋯ ⋯⋯	传导阻滞区

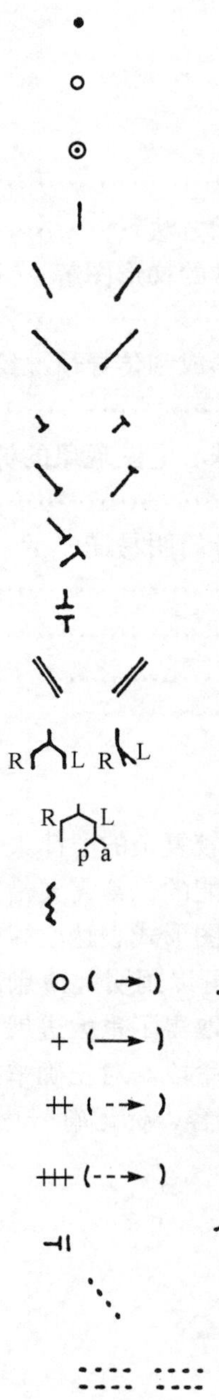

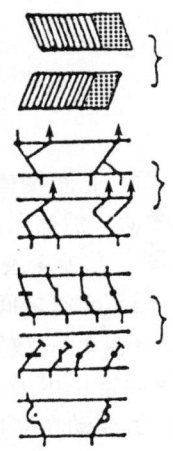

激动经交界区内下传或逆传所致的绝对与相对不应期

激动经交界区的反复传导

激动下传或逆传侵入交界区心律兴奋灶

激动下传或逆传不能侵入交界区并行收缩灶

图33-1 常用符号代表意义

二、常用缩写字母

APS（atrial permature beat） 房性早搏

JPS（junctional premature beat） 交界性早搏

VPS（ventricular premature beat） 室性早搏

P'（ectopic P wave） 异位性 P' 波

P^-（retrograde P wave） 逆行性 P^- 波

AFB（atrial fusion beat） 房性融合波

VFB（ventricular fusion beat） 室性融合波

RBB（right bundle branch） 右束支

LBB（left bundle branch） 左束支

LAF（left anterior fascicle） 左前分支

LPF（left posterior fascicle） 左后分支

AVC（aberrant ventricular conduction） 心室内差异性传导

ACB（atrial capture beat） 房性夺获搏动

VCB（ventricular capture beat） 室性夺获搏动

AF（atrial flutter） 心房扑动

f（fibrillation） 颤动波

JE（junctional escape beat） 交界性逸搏

VE（ventricular escape beat） 室性逸搏

HBE（his bundle electrogram） 希氏束图

RAE（right atrial electrogram） 右房电图

HRA（high right atrium） 高位右房

S-A（sino-atrial level1） 窦房水平

A（atrial level） 心房水平

A-V（A-V nodal level1） 房-室交界区水平

V（ventricular level） 心室水平

A-H（atrial-to-His） 心房至希氏束间期

H-V（His-to-ventricular activation） 希氏束至心室间期

梯形图的基本绘制方法

体表心电图上仅心房除极（P波）和心室除极（QRS波群）能直接显示，而其它间期诸如P-P、R-R及P-R间期均是据此推算出来的，故在绘制梯形图须先画出直接显示的可见激动，然后再绘制隐匿的推测部分。梯形图一般紧密附在相应心电图下方，以便对照分析。首先在心电图下方画4条横线构成3行图33-2A：A行表示心房除极（P波）；A-V行表示房室交界区激动或冲动在心房与心室之间的传导情况；V行表示心室除极（QRS）。由于房室交界区的激动与传导异常比较复杂，故A-V行应放宽大些，其余各行一般较窄，但可视需要而定。若遇到特殊情况如窦性激动和/或窦房传导异常，可另再加2条横线构成5行（图33-2B），除了A、A-V和V行外，S行表示窦房结激动，S-A表示冲动在窦房结与心房之间传导。同样如遇室性传导异常，则需在V行以下增加2条横线，构成E和E-V两行。E行表示室性异位激动点，E-V行表示室性异位激动与心室肌之间传导。

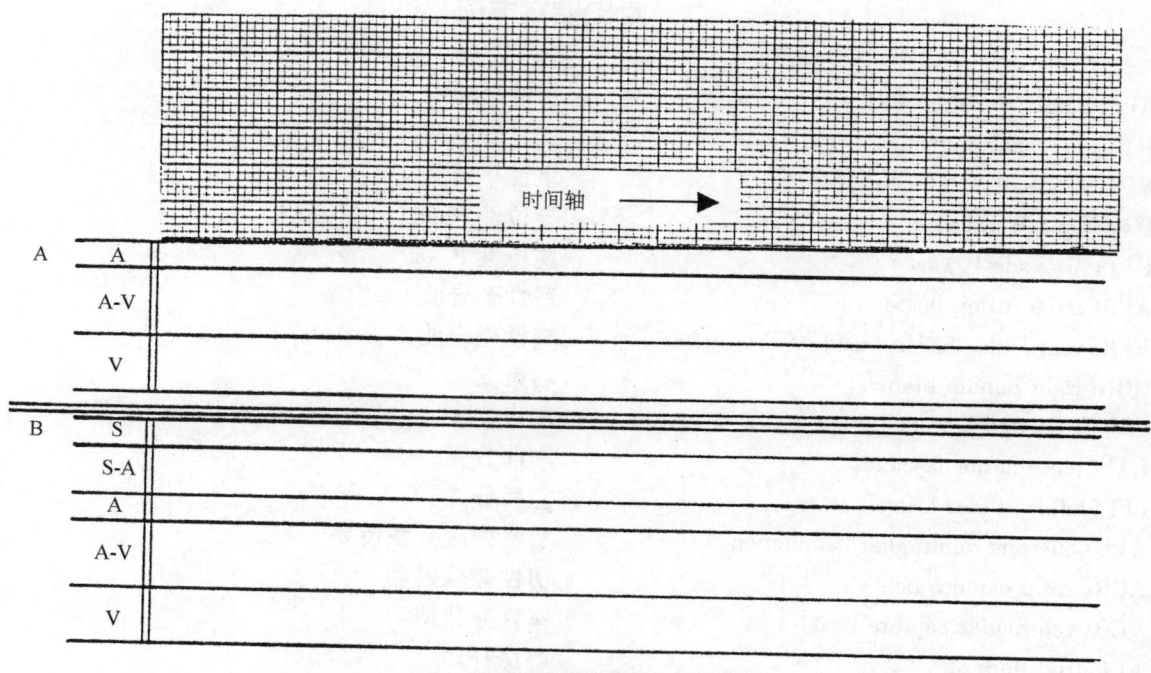

图33-2 梯形图的基本绘制法

一、P波梯形图绘制法

首先，在心电图上识别P波，如果心房除极程序正常（Ⅱ导联P波直立），从对准P波开始至P波终止在梯形图A水平的相应部位自上而下画一条连线，如果是逆行P⁻波（Ⅱ导联P波倒置），则从P波开始至P波终止画一条自下而上斜线。梯形图上这条斜线的水平间距即是P波时间，P波之间的间距即是P-P间期（图33-3A）。

二、QRS波群梯形图绘制法

同样，如果心室除极程序正常，自QRS波群起始至QRS波群终止在梯形图V水平的相应部位画一条自上而下斜线；如果是异位心室激动，则在V水平的相应处画一条自下而上斜线。斜线开始至终止的水平距离即为QRS时间，QRS波群之间的间距即是R-R间期（图33-3B）。

三、PR间期梯形图绘制法

在梯形图上画好心房除极和心室除极斜线，并标上P波和QRS之后连接P波斜线下端（远端）与QRS波群斜线上端（近端），即为A-V斜线，从P波斜线起始至QRS波斜线起始即是PR间期，表示房室传导时间，斜线角度表示传导速度，角度愈大表示传导速度愈快（图33-3C）。这一步骤最复杂，也是最重要的部分，它包括房室交界区的双向传导、干扰及阻滞等。

四、窦性激动梯形图绘制法

窦性本身激动在常规心电图上未能直接显示，需借助P波图解。以对准P波起始部稍前（通常P波前0.12s）在S行画一垂直线（或斜线）以表示窦性激动（S）起源部位，两条垂直线之间的水平间距代表S-S间期，借以测算窦性激动频率，连接S与P波起始部位的斜线即为S-A间期，代表窦房传导时间。假设的窦房传导时间常以X表示之（图33-4）。

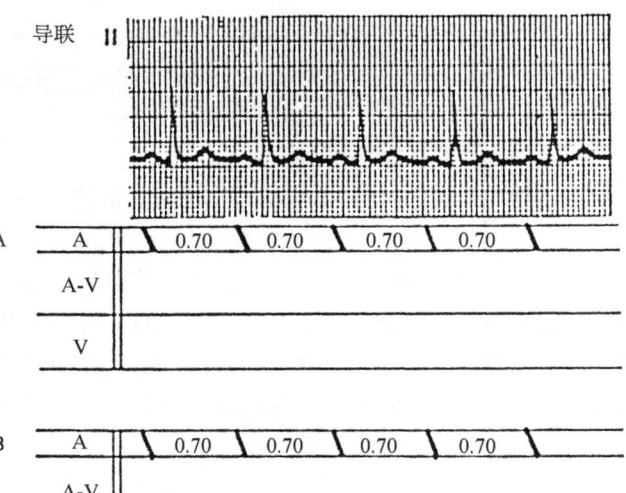
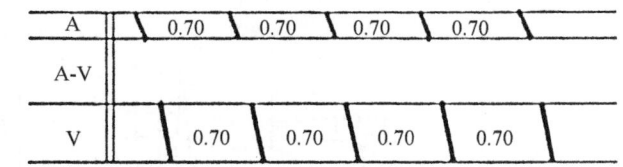
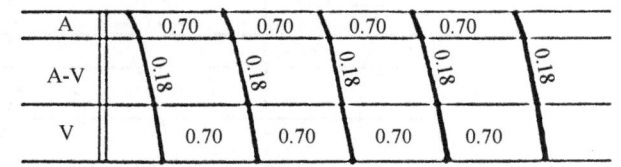

图33-3 P波、QRS波及PR间期绘制方法

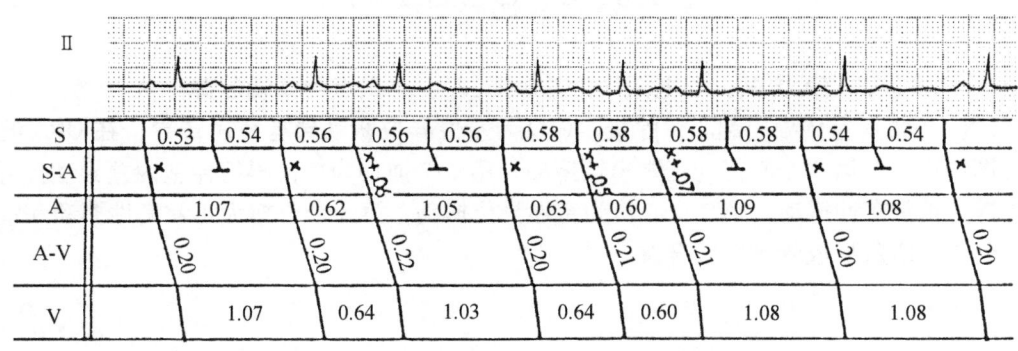

图33-4 窦性激动梯形图绘制法
图为窦-房与房-室双重性文氏型阻滞

另一种梯形图表示方法是采用垂直线方法，即在A行（心房除极）画垂直线。该线应精确对准P波起始处，两条直线的水平间距代表P-P间期；同样，在V行（心室除极）画垂直线，该垂直线应精确对准QRS波群起始处，两条垂直线的水平间距代表R-R间期。P波与QRS波群的连线表示PR或RP间期。这两种表示方法均可通用，如心房与心室激动在A行与V行以斜线标志，固然可分别表示P波和QRS的方向与时限，但却造成线多界限不清，观察不便，故我国作者多采用直线表示方法。

梯形图表示方法

一、P 波梯形图表示方法

图 33-5 示 P 波表示方法。本图均为体表Ⅱ导联。A 水平、A-V 水平和 V 水平均以斜线表示。小黑点表示激动起源部位，÷表示融合波。(A)P 波正向圆钝为正常窦性 P 波；(B)在Ⅱ导联上 P 波倒置表示逆行 P⁻ 波，系室性和交界性激动逆行传导激动心房所致；(C)第 1 个为正常窦性 P 波，第 2 个心搏 P 波略尖表示房性异位搏动，第 3 个心搏 P 波正负双向表示房性融合波，系由窦性搏动与房性异位搏动各激动一部位心房肌所致。

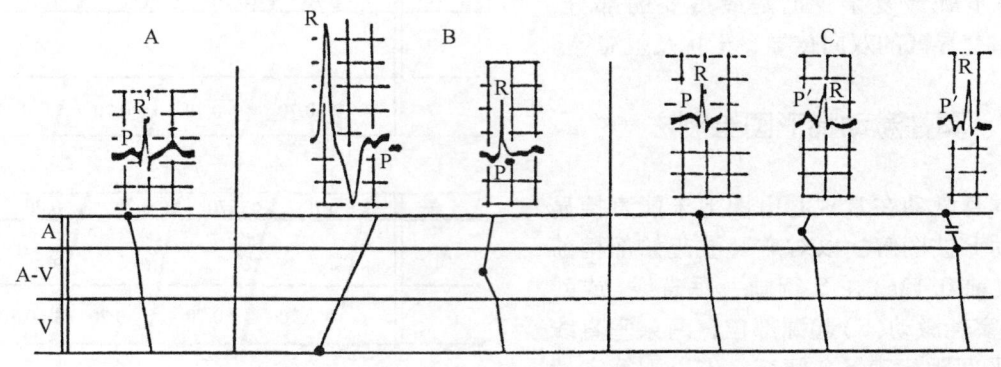

图 33-5　P 波梯形图表示法

二、QRS 波群梯形图表示方法

图 33-6 示 QRS 波群表示方法。心电图均为常规Ⅱ导联，小黑点为激动起源部位。(A)为室上性激动（窦性和交界性)正常房室传导引起心室除极；(B)为室性异位激动伴有室房传导，在 QRS 波群后可见 P⁻ 波；(C)图中第 1 和第 3 个心搏为正常窦性搏动，第 2 个搏动为房性早搏伴室内差异性传导；(D)图中第 1 个心搏为正常窦性搏动，第 2 个心搏为室性异位搏动，第 3 个心搏为正常窦性搏动和室性异位搏动各除极部分心室肌所形成的室性融合波。

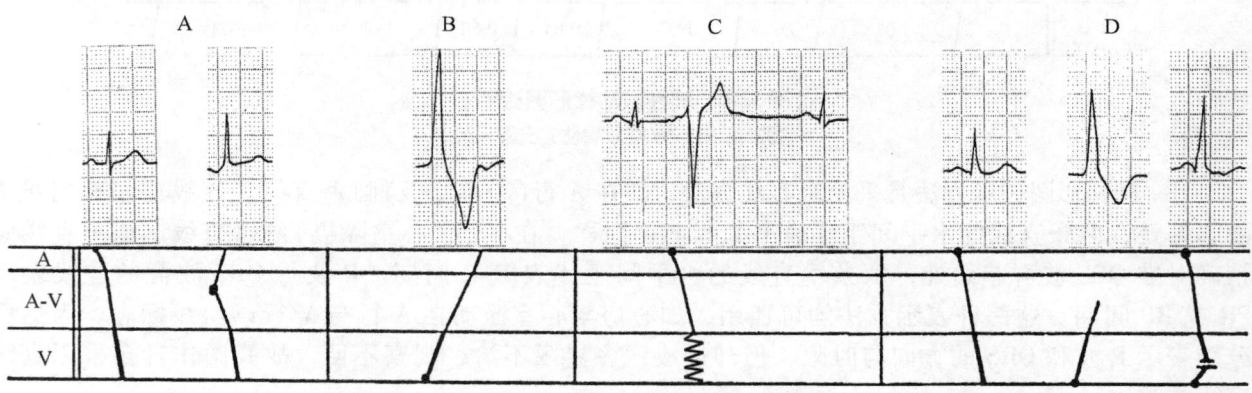

图 33-6　QRS 波梯形图表示法

三、A-V 水平激动与传导梯形图表示法

图 33-7 示 A-V 水平激动、传导的表示法，心电图均为 Ⅱ 导联，小黑点表示激动起源部位。A 为房室交界性搏动具有双向性传导功能，前向传导产生 QRS 波群，逆向传导产生 P⁻波，依据交界性搏动部位及前向、逆向传导速度的不同，P⁻波可在 QRS 波群之前、其后或重叠在 QRS 波群之中。但多数 P⁻波在 QRS 波群之前，具体绘制可在 A-V 水平的适当部位画上小黑点以示激动的起源部位。但此点必须画在 P⁻波及 QRS 波群之前。然后由此点与 QRS 波群和逆行 P⁻波画上连线表示双向传导功能。但此时P⁻R 或 RP⁻间期并不代表真正的前传或逆传的速度，只反映了前向和逆向传导的时间差。B 示房室结内干扰，来自不同部位的激动从相反方向传入房室交界区，可彼此发生干扰。第 1 个心搏系正常窦性搏动与交界性搏动发生干扰，第 2 个心搏系窦性搏动与室性异位激动在房室结内发生干扰。此种现象实质上也是融合波，但在常规心电图上不能显示，而希氏束图上可证实两者的激动。融合波表示方法以前向和逆向垂直线彼此靠近，各以短水平线间断表示。

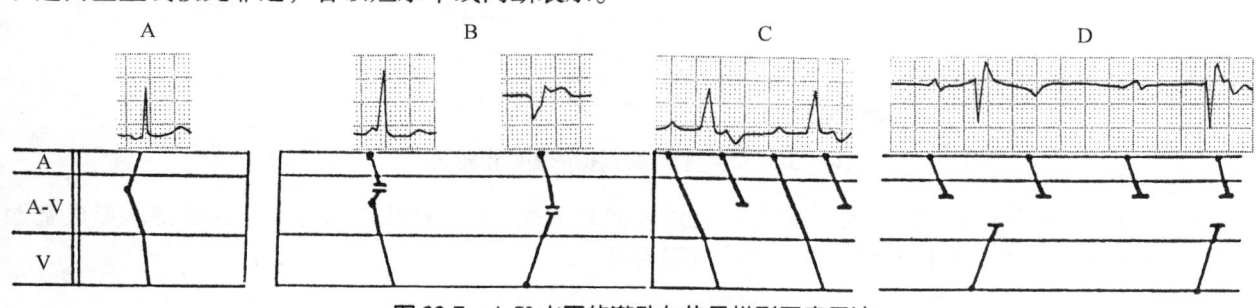

图 33-7　A-V 水平的激动与传导梯形图表示法

C 图与 D 图示房室阻滞。房室阻滞以横短线表示。C 图示窦性心律 2:1 下传，D 图示窦性心律完全性房室阻滞，室性逸搏心律。如果要说明具体阻滞部位，还可在 A-V 水平中间画一条横的虚线，将 A-V 水平分成上下两部分，水平虚线表示希氏束区，水平虚线以上表示希氏束以上阻滞，水平虚线以下表示希氏束远端阻滞。心脏阻滞常以心房-希氏束（希氏束近端）阻滞多见。

四、束支阻滞表示方法

如果表示束支阻滞，可在 A-V 水平中间加两条横线，将原来的 A-V 行分为 A-BB 与 BB 两行。A-BB 行为目前仍沿用A-V旧称，BB代表束支激动和传导情况。R 表示右束支，L 表示左束支（图 33-8）。

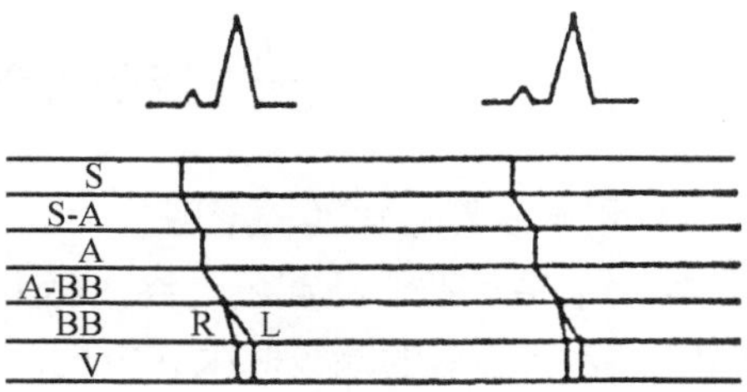

图 33-8　束支阻滞梯形图

五、常见心律失常的梯形图解

图 33-9 示常见的异位激动起源及其下传和逆传过程中所出现的各种障碍。

A. a 为正常窦性搏动，b 为窦性搏动伴房室传导延缓，c 为房性早搏伴房室传导延缓及室内差异性传导。

B. a 为房室交界性搏动伴双向传导，P⁻波在 QRS 波群之前，b 为房室交界性搏动伴双向传导，P⁻波在 QRS 波群之后，c 为房室交界性搏动逆向传导延缓及反复搏动。

C. a 为室性异位搏动无逆行传导，b 为室性异位搏动伴逆行传导进入房室交界区，但未深入心房，

c为室性异位搏动伴室房传导进入心房产生P⁻波。

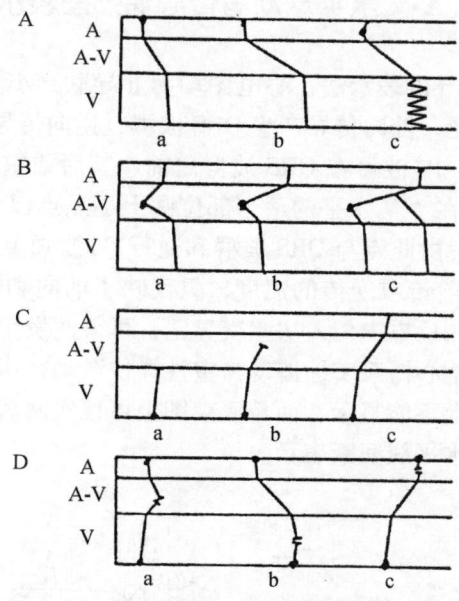

图33-9　常见心律失常梯形图解示意图

D. a为窦性搏动和室性异位搏动在房室交界区相互干扰，b为窦性搏动与室性异位搏动形成室性融合波，c为窦性搏动与室性异位搏动形成房性融合波。

实例梯形图

一、按心脏激动形成和传导情况绘制梯形图

（一）正常窦性心律的梯形图

先在 A 水平对准 P 波起始与终止画上一条斜线，测量斜线的水平间距，表示心房的除极时限和方向。另外测量 P-P 间期并标记之，以计算心房率，然后在 V 水平对准 QRS 波群起始与终止画上一条斜线，测量斜线的水平间距，表示心室除极的方向和时限。测量 R-R 间期并标志之，以计算心室率。最后连接 P 波终点与 QRS 波群起始点，表示房室之间的激动和传导关系（图33-10）。

（二）表达窦房结、房室交接区激动的形成和传导情况时，绘制梯形图只选用S、S-A 和 A 三行（图33-11），若还伴有房室交界区或室性异位激动，则仍需绘制 S、S-A、A、A-V 和 V 五行（图33-12）。

图33-11 连续记录Ⅱ导联，示窦性 P 波，ECG 表现为 2:1 窦房阻滞和 3：2 文氏型窦房阻滞，由于是单纯窦房传导障碍，故画出 S、S-A 和 A 三行即可表达之。

图33-12：Ⅰ联和Ⅱ导联心电图记录，示窦性 P 波，P-P 间距有规律性缩短，呈现不同程度窦房阻滞（5:4,4:3 和 3:1 文氏型窦

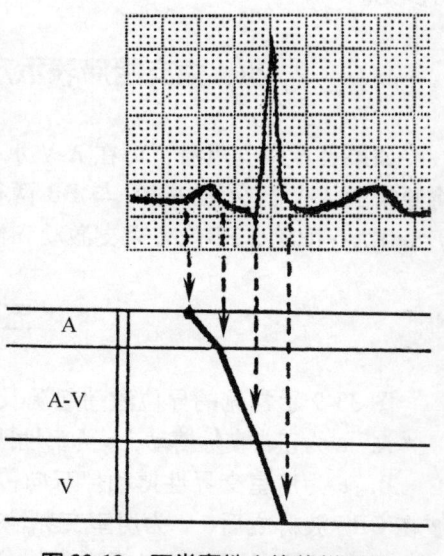

图33-10　正常窦性心律的梯形图

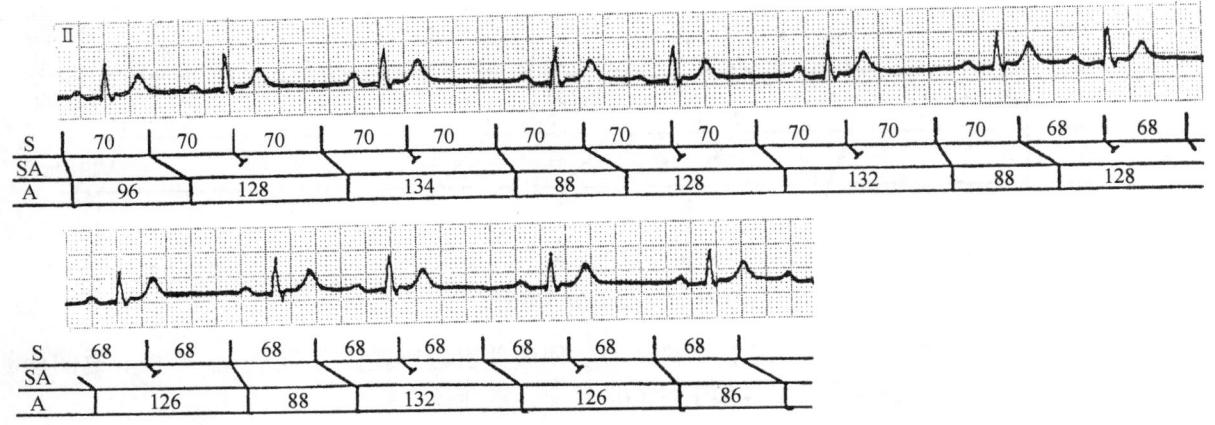

图33-11 窦-房传导障碍

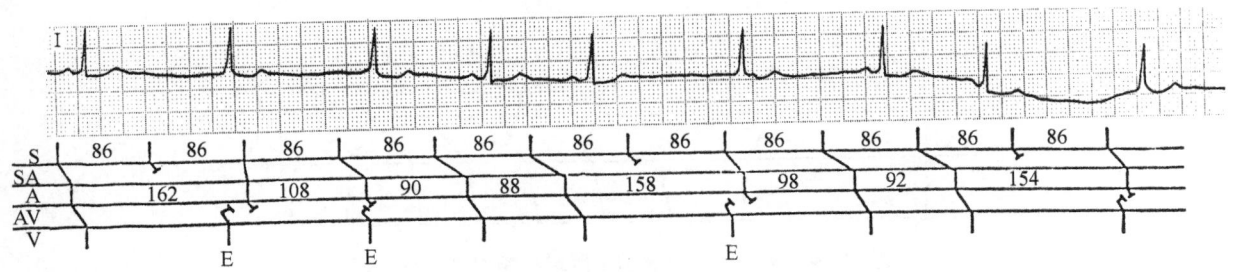

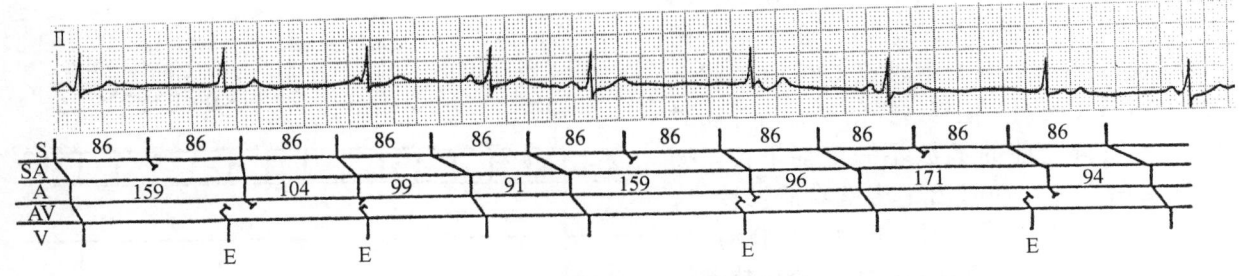

图33-12 不同程度文氏型窦房阻滞

房阻滞)伴房室交界性逸搏。由于除了窦房传导障碍之外还伴有房室交界性异位激动,故梯形图需绘制S、S-A、A、A-V和V五行以表达之。

(三) 表达心房、房室交界区及心室激动形成和传导情况,通常选用A、A-V及V三行(图33-13、14),也是梯形图中最习用的绘制方法,若房室交界区存在双层阻滞,则用虚线将A-V行一分为二(图33-15),若存在三层传导障碍,则用虚线将A-V行一分为三(图33-16),倘若能表达清楚不用虚线划分也行(图33-17)。但不管如何,A-V行是激动传导障碍最好发部位,故这一行必须要画宽一些,仔细画好。

图33-13: I 导联示窦性 P 波,PR 间期不固定,逐渐延长。以 $R_2 \sim R_6$ 为例,PR 间期分别为 0.17s ~ 0.28s ~ 0.31s ~ 0.34s ~ 0.35s,最后 P 波下传受阻出现长间歇(1.35s)。房室传导时间增量分别为0.11s ~ 0.03s ~ 0.03s ~ 0.01s。RR 间期由长渐短,分别为 0.86s ~ 0.80s ~ 0.80s ~ 0.77s。然后周而复始。本例心电图诊断:窦性心律,文氏型房室阻滞。

图33-14: I 导联心电图示开始 3 个心搏为窦性心律, $R_5 \sim R_8$ QRS 波群宽大畸形,T 波与 QRS 波群主波方向相反,考虑为室性心动过速。R_4 QRS 波群较狭小,介于窦性搏动与室性心动过速形态之间,为两者形成的室性融合波。室性激动伴有室房传导,$R_5 \sim R_7$ 的室房传导逐渐深入但均未激动心房,故未

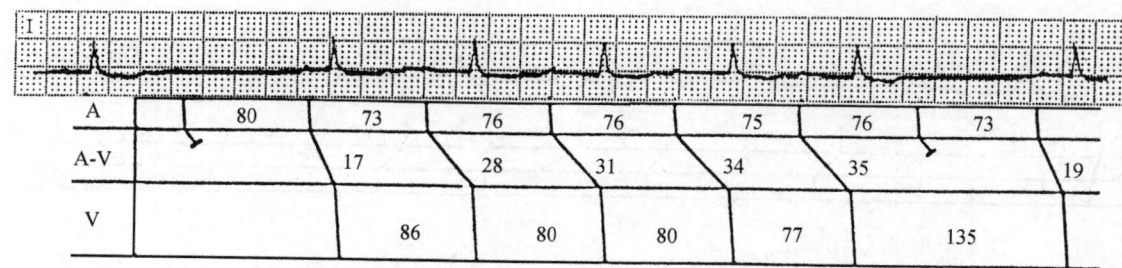

图 33-13 文氏型房室阻滞

见逆行 **P⁻** 波，而 R₈ 室房传导深入激动心房，产生心房回波并引起反复性心动过速。本例心电图诊断：窦性心律，短阵室性心动过速诱发反复性室上性心动过速，室性融合波。

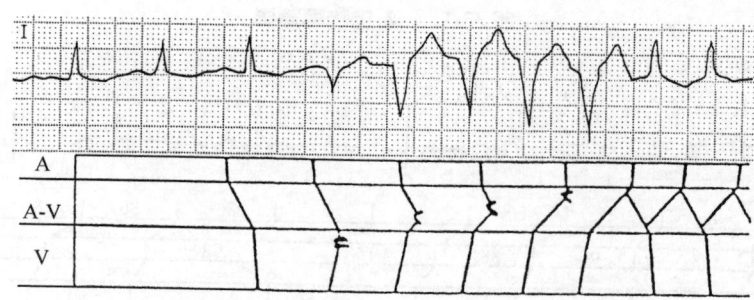

图 33-14 室性心动过速诱发反复性室上性心动过速

图 33-15 为 V₄ 导联示心房扑动在制梯形图时应首先在 A 水平画 F 波的斜线，在 V 水平画 QRS 波群的斜线，然后自 F 波至 QRS 波群画上连线，即为 FR 间期。值得一提的是心房扑动时紧靠 QRS 波群之前的 F 波不一定能下传。据 Pick 意见在心房扑动时由于房室隐匿性传导，可使房室传导时间显著延长，推测心房扑动 2:1 下传时的 PR 间期为 0.26s～0.45s。心房扑动的 F 波真正起点不太明确，故所有 FR 间期均为相对值，而不一定真正代表心房扑动波通过房室交界区的实际时间。FR 间期的测量应在下壁导联中，选择 F 波负值最低点量至 QRS 波群起始处，以表示 FR 间期和 F 波的房室传导情况，图中 a-A 间期标志 FR 间期。本例心房扑动的房室传导从梯形图解显示，上层 2:1 阻滞，下层文氏型传导，连续 2 个 P 波阻滞与 3 个 P 波交替阻滞，房室交界区呈现双层阻滞，故在 A-V 行以虚线划分为上下两层，本例心电图诊断心房扑动伴交替性文氏周期。

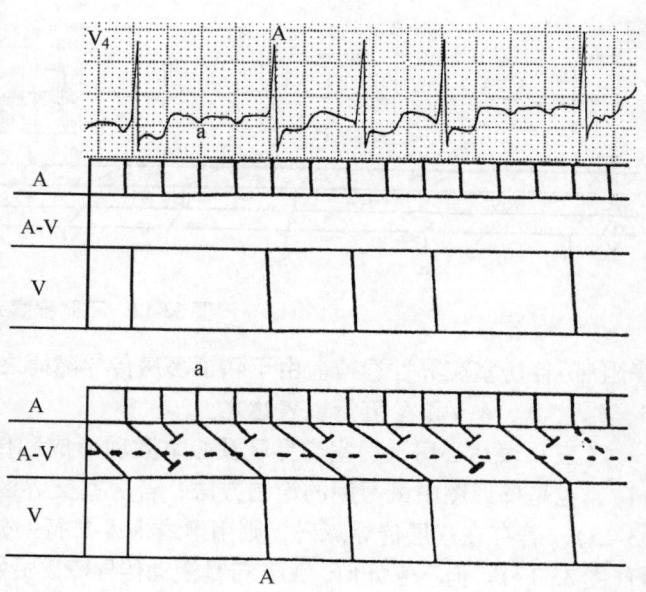

图 33-15 心房扑动伴交替性文氏周期

图 33-16：连续记录 V₁ 导联示窦性心律，心率 58～68bpm。QRS 波群多数呈 QS 型，ST 段凸面向上抬高及 T 波倒置，P 波正负双向，负波有切迹，PR 段略微弓背型抬高、凸面向上，提示急性前壁心肌梗死合并心房梗死。PR 间期不固定呈逐渐延长趋势，以下行为例，第 3 个心搏 PR 间期 0.34s，第 4 个为 0.51s，第 5 个为 0.53s，第 6 个心搏的 PR 间期为 0.55s，其后随以长 RR 间歇，然后周而复始，表明

是一例文氏型房室阻滞。所特殊的是每组文氏周期结尾心搏的 QRS 波群均由原来的 QS 形转为 rs 形。从梯形图解分析这个结尾心搏初始的 r 波实际上是窦性搏动在房室结内折返，逆行激动心房的 P⁻ 波重叠在 QS 波上所致。逆行 P⁻ 波在 V₁ 导联上的特征是狭、尖而直立，因而酷似 r 波，由于房室传导有三层传导关系，故以两条虚线将 A-V 行一分为三。本例心电图诊断：窦性心律，提示心房和心室前壁急性心肌梗死，不典型文氏型房室阻滞，提示房室结内双径路。

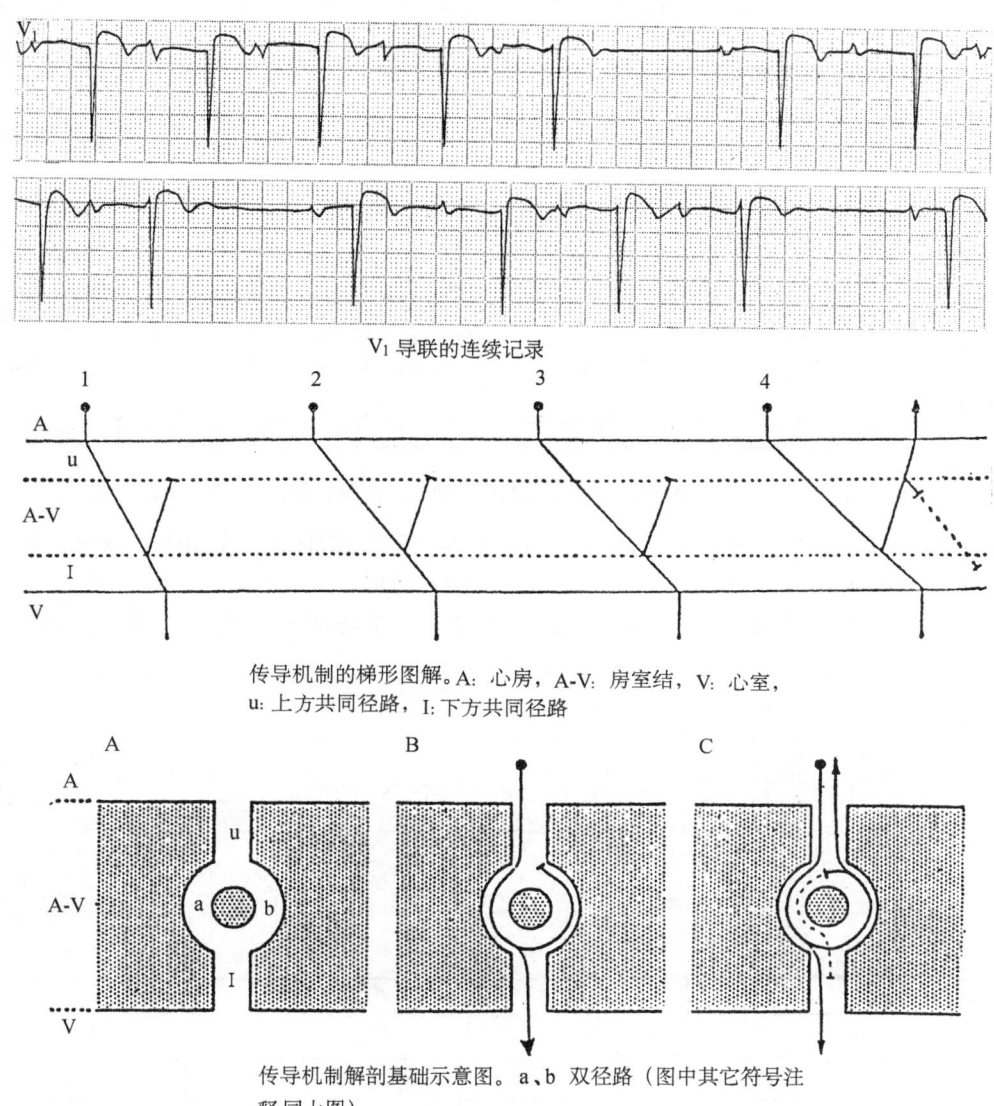

V₁ 导联的连续记录

传导机制的梯形图解。A: 心房，A-V: 房室结，V: 心室，
u: 上方共同径路，I: 下方共同径路

传导机制解剖基础示意图。a、b 双径路（图中其它符号注
释同上图）

图 33-16　不典型文氏现象

　　图 33-17：上、下两行为 Ⅱ 导联非连续记录，上行 Ⅱ 导联示房室交界性心动过速伴有结房传导文氏型传导延长，最终以反复搏动（R₅ 及 R₁₀）结束文氏周期。因此，心房律不甚规则，除了反复心搏外，心室律非常规则（R-R 间期为 0.70s）。下行 Ⅱ 导联示双重性房室交界性心动过速伴不完全性房室脱节，心房由高位房室起搏点所控制，P-P 间期为 0.80s，心房律规则，而大多数心室激动波则来自低位房室起搏点控制，呈现房室脱节，但 R₂、R₇ 及 R₁₁ 系房室交界性高位起搏点的激动下传所引起的心室夺获，故属不完全性房室脱节，心室夺获搏动伴有室内差异性传导。本例房室交界区存在双层激动异常，但梯形图已能表达清楚，也可不必以虚线划分为二，避免繁杂，本例心电图诊断：上行：窦性静止，房室交界

性心动过速，结房文氏型传导及反复搏动，提示房室结双径路；下行：窦性静止，双重性房室交界性心动过速，不完全性房室脱节。

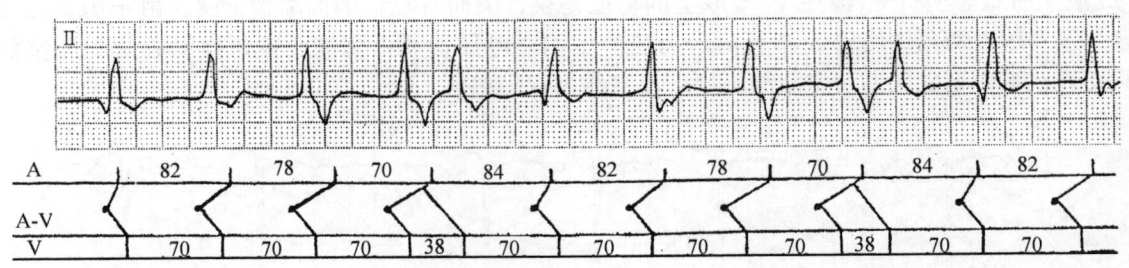

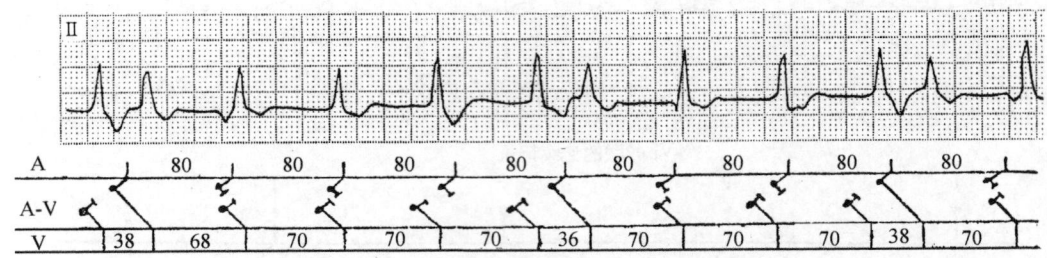

图33-17 房室交界性心动过速伴反复搏动，双重性房室交界性心动过速

（四）表达窦房结、窦房连接处，心房、房室交界区及心室激动形成和传导情况，则需画全传导系的梯形图包括S、S-A、A、A-V（A-BB、BB）及V行（图33-18）。

图33-18：V_1与Ⅱ导联记录，V_1导联P_1、P_3、P_5及P_7，Ⅱ导联P_1、P_3、P_4及P_6为窦性P波，V_1导

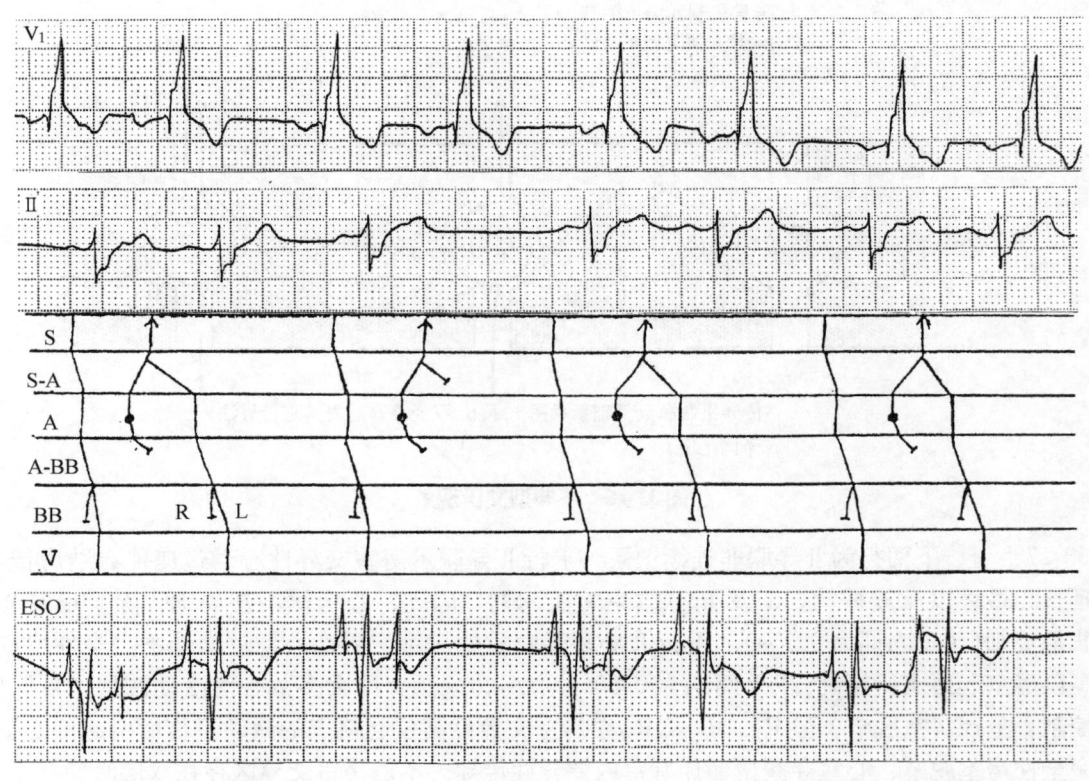

图33-18 窦性心律，完全性右束支阻滞，阻滞型房早诱发窦性折返性早搏二联律

联 P₂、P₄、P₆ 及 P₈ 形态与窦性 P 波相似，但倒置略宽深；Ⅱ 导联 P₂、P₅ 及 P₇ 与窦性 P 波相似，但提早出现。此外，可见频发出现 P′ 波，均重叠于窦性心搏的 ST-T 段上，致使 T 波上升支出现切迹。该异位 P′ 波由于 R-P′ 间距过短，均未能下传心室形成房性早搏未下传，但它具有房窦传导功能，能逆行传导至窦房结使其提前释放冲动，出现一组提前的 P′-QRS-T 波群，故 V₁ 导联 P₂、P₄、P₆ 及 P₈、Ⅱ 导联 P₂、P₅ 及 P₇ 与窦性 P 波相似，且略提早出现，考虑为未下传的房性早搏所诱发的窦性早搏。经食管导联证实窦性搏动后均见有未下传的房性早搏，除个别外均诱发窦性折返性早搏，形成间歇性窦性搏动与窦性早搏二联律。V₁QRS 波群呈 rSR′ 型，Ⅱ 导联呈 rS 型。s 波宽且明显切迹，QRS 波群时限 0.12s，提示完全性右束支阻滞。本例心电图诊断：窦性心搏，完全性右束支阻滞，频发未下传的房性早搏，部分未下传的房早诱发窦性折返性早搏，形成窦性早搏二联律。

（五）表达束支传导异常情况，可选用 A、A-V、BB 及 V 四行（图 33-19）。

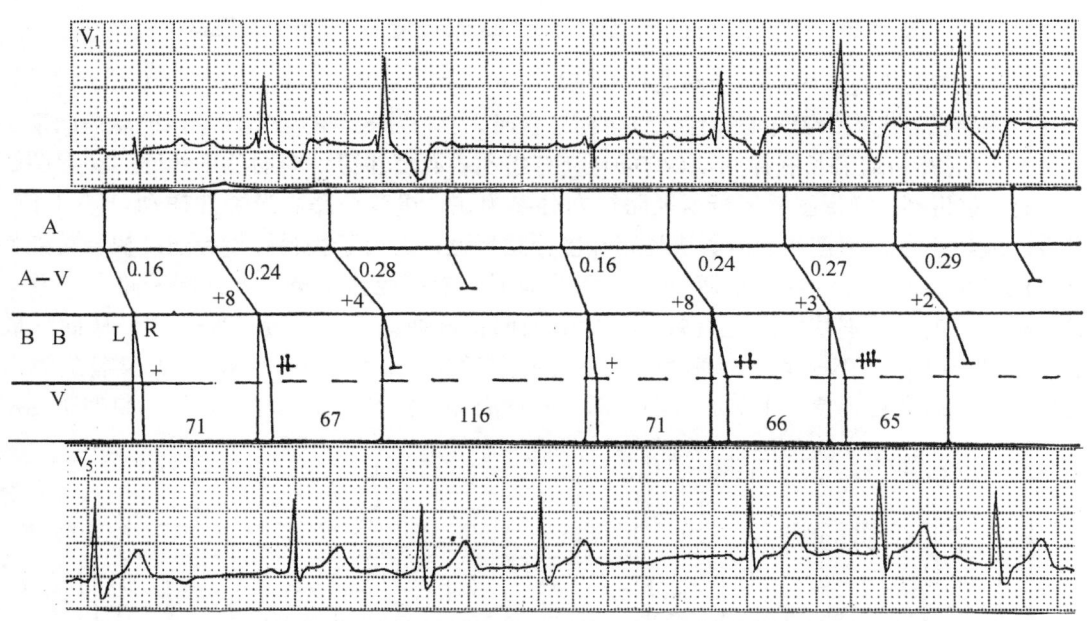

图33-19 文氏型房室阻滞伴直接显示型右束支文氏现象

图 33-19：V₁ 与 V₅ 导联示窦性心律，PR 间期逐渐延长，直至 P 波下传受阻，为 1 例典型房室传导文氏现象。本例心电图另一个特征是 QRS 波群形态呈逐渐变化。以 V₁ 导联为例，R₁～R₃ 为一组，R₄～R₇ 为另一组，除 R₁ 与 R₄ 的 QRS 波群呈 rsr′s′₁ 外，其余 QRS 波群均呈 rsR′ 型。每一组 QRS 波群的 R′ 波逐渐增高，时限逐渐增宽，T 波由直立转为倒置，而且倒置逐渐加深。V₅ 导联的 QRS 波群亦呈类似变化，S 波逐渐增宽加深。本例心电图诊断：窦性心律，文氏型房室阻滞伴右束支直接显示型文氏现象。

（六）表达心室内异位起搏点激动形成和异-室连接处传导情况，可选用 V、E-V 和 E 三行，亦可选用 A、A-V、V、E-V 及 E 五行（图 33-20）。

图 33-20：Ⅱ 导联示 P 波倒置，节律基本规则，约 60bpm，说明心房受房室交界区起搏点所控制。QRS 波群宽大畸形，除第 3 个 R-R 间期较长外，其他的心室率也较规则，约 60bpm。因为在心室已脱离了不应期时，房室交界性起搏点之激动仍始终未能传至心室，说明房室交界区存在阻滞。本例心室系受室性异位起搏点所控制。因其速率较快，故属于加速室性心动过速（idio-ventricular tachycardia）。图中可见长 R-R 间期（1.92s）约为短 R-R 间期（0.95s～1.08s）的两倍，说明其中必有一次心室激动未能传出。因此，本例除房室交界性心搏及加速室性心动过速外，尚存在着两个阻滞区，一个阻滞区位于房室交界组织内，导致完全性房室脱节，另一个阻滞区则位于室性起搏点与心室之间（图解中 E-V 行），引起了偶

尔出现的外出阻滞。本例心电图诊断：窦性静止，房室交界区心律，加速室性心动过速偶伴外出阻滞及完全性房室脱节。

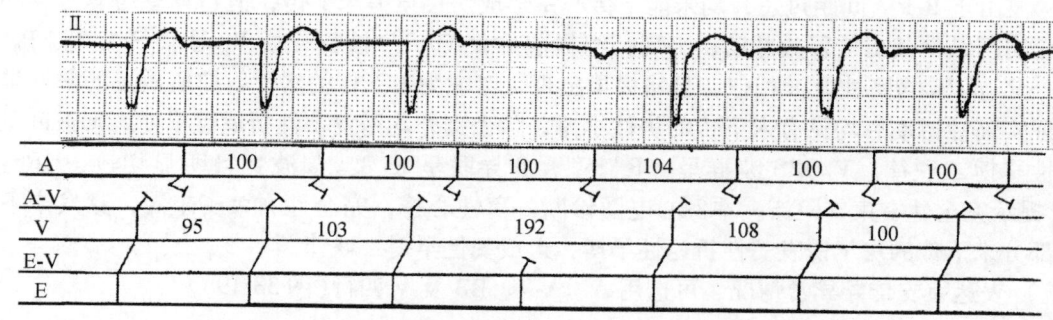

图 33-20　房室交界性心律，室性心动过速伴外出阻滞，完全性房室脱节

（七）表达心房内或心室内折返径路的传导情况，可选用 A、RP 或 V、RP 二行（图 33-21）。

图 33-21：Ⅱ导联心电图示窦性心律伴室性早搏二联律。所特殊表现的是室性早搏的联律间期呈两种类型，即短联律间期（350ms）和长联律间期（400ms）交替出现。而窦性搏动周期几乎相等。梯形图解说明联律间期长、短交替机制。梯形图解示折返径路纵向分离为快、慢双径路。当窦性搏动（S_1）下传心室时，快径路有效不应期已过，于是冲动沿着快径路和慢径路折返，但由于快径路传导速度快，首先传至上方共同径路形成联律间期较短的室性早搏（E_1）；而冲动不能沿慢径路传至上方共同径路。当第 2 个窦性搏动（S_2）下传心室时，恰遇快径路之有效不应期。因而，该冲动只能沿慢径路传导，从而形成联律间期较长之室性早搏（E_2）。第 3 个窦性搏动（S_3）下传心室后又沿着快径路折返。如此交替折返形成室早的联律间期呈长、短交替现象。本例心电图诊断：窦性心律、室性早搏二联律，提示早搏折返双径路。

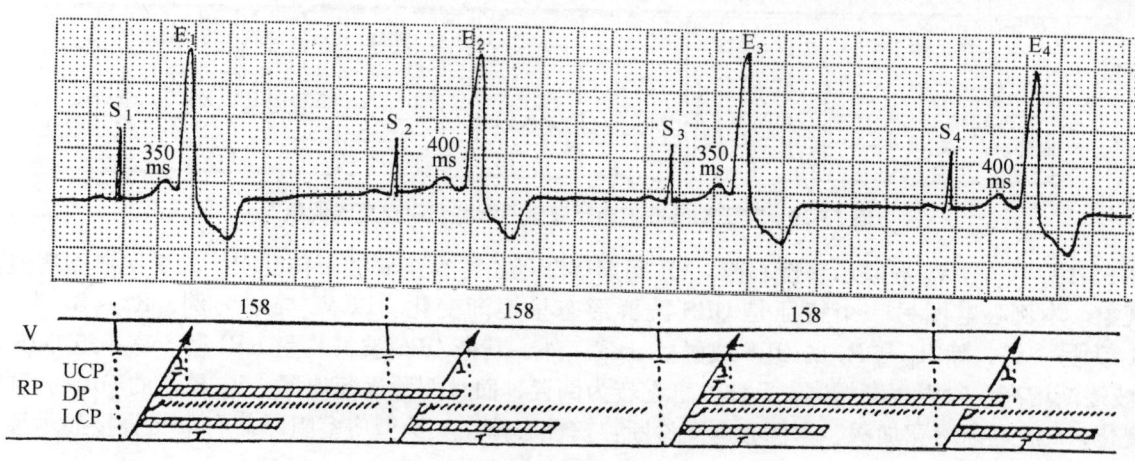

图 33-21　窦性心律伴室性早搏二联律

室性早搏二联律的联律间期长、短交替机制示意图。图下方梯形图解折返径路的双径路，细线示快径路，粗线示慢径路，横的阴影示有效不应期，虚线示窦性搏动的室内传导及早搏进入折返径路。S：窦性搏动，E：室性早搏，V：心室，RP：折返径路纵向分离，DP：双径路，UCP：上方共同径路，LCP：下方共同径路，时间单位：分秒（cs）

二、表达一些特殊心电图现象的梯形图解

（一）心房颤动的梯形图绘制也可选用 A、A-V、V 三行，但要在 A 和 A-V 两行绘制出房颤波不同程度隐匿性传导特性（图 33-22）。

图 33-22：本例为心房颤动患者在使用洋地黄过程中所记录的 aVF 导联。X 表示房室交界性逸搏，QRS 表示下传心搏。小黑点表示激动起源，V 行中锯齿状线表示心室内差异性传导。整行心房颤动波中仅选择一段图解以表示在房室交界区不同程度的隐匿性传导。本例显然是由于洋地黄过量引起的高度房室阻滞，致使大多数心房颤动波未能传至心室，于是房室交界性起搏点以 1.32 ～ 1.36s 的间期发出逸搏，逸搏 QRS 波群呈 R 型，波峰有挫折为非频率依赖性室内差异性传导所致，仅少数心房颤动波循房室传导途径下传。本例心电图诊断：心房颤动、房室交界性逸搏心律伴非频率依赖性室内差异性传导。

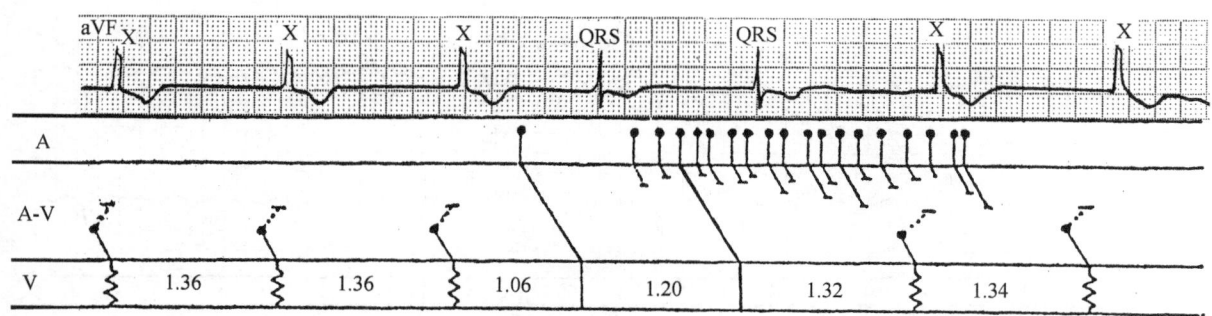

图 33-22 心房颤动，高度房室阻滞，房室交界性逸搏

（二）差异性传导可发生在房内，也可发生在心室的束支或分支内，但室内差异性传导远比房内多见，梯形图解应在相应水平画上锯齿状的垂线或斜线表示（图 33-23）。

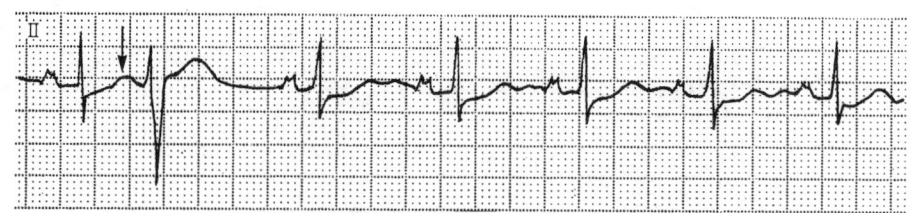

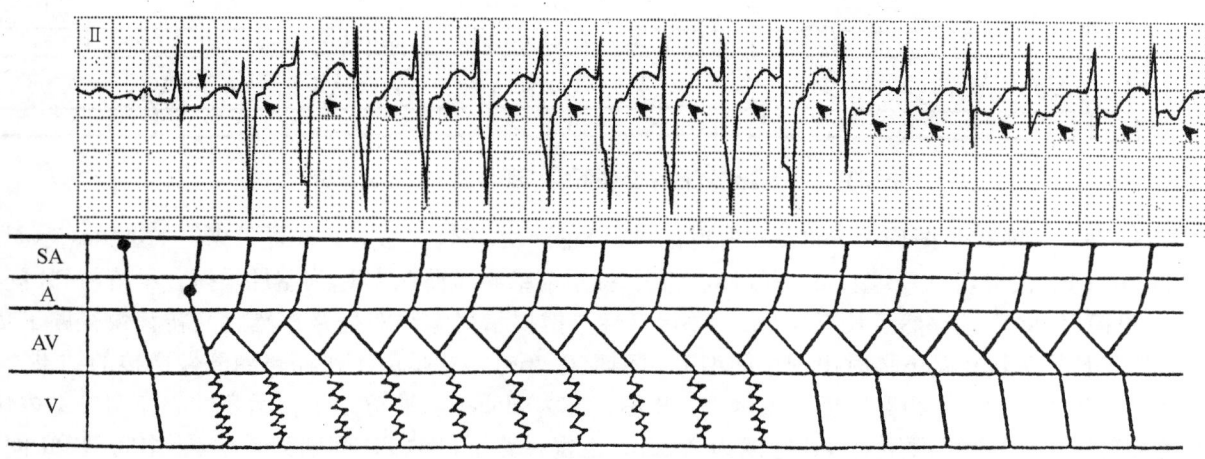

图 33-23 室上性心动过速伴室内差异性传导

图 33-23：Ⅱ导联心电图记录，上行示窦性心律，P 波负正双向，正相波有切迹，QRS 波群呈 RS 形，ST 段轻度压低，箭示房性早搏伴室内差异性传导，在一个相对长 R-R 间期后紧跟着一个相对短的 R-R 间期的心搏时容易发生相性差异性传导（Ashman 现象）。下行为房性早搏（箭示）诱发房室结折返性

心动过速。头 1～10 个心搏 QRS 波群增宽是由于伴有室内差异性传导之故，而 11～16 个心搏的室内传导正常，QRS 波群不增宽，但 R-R 间期始终一致。这是由于室上性心动过速突然发作时心动周期突然缩短，开始一个或数个心搏容易发生室内差异性传导。本例心电图诊断：窦性心律，房性早搏并诱发房室结折返性心动过速（慢-快型），提示房内阻滞及心肌缺血表现。

（三）心脏传导系统及折返径路均可纵向分离为快、慢双径路，无疑以房室结内双径路最为常见而重要，在具体绘制梯形图时需以实线（快径路）虚线（慢径路）表示（图 33-24）。

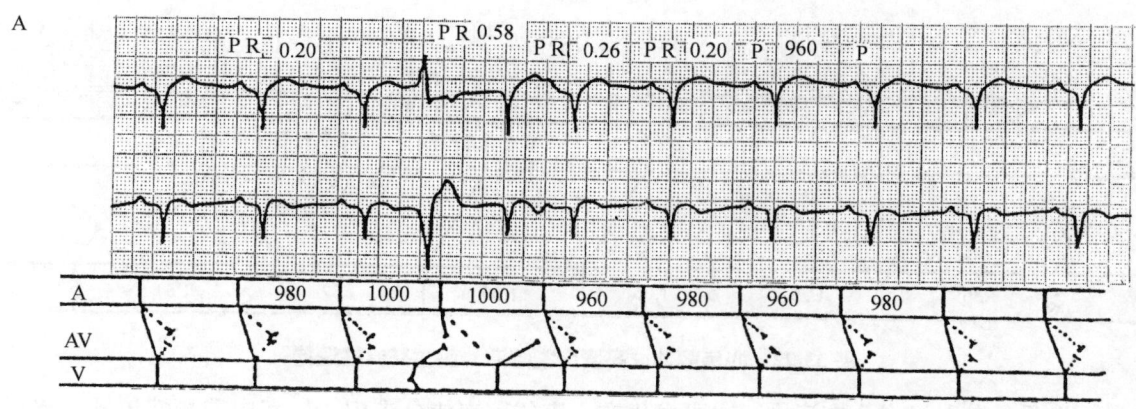

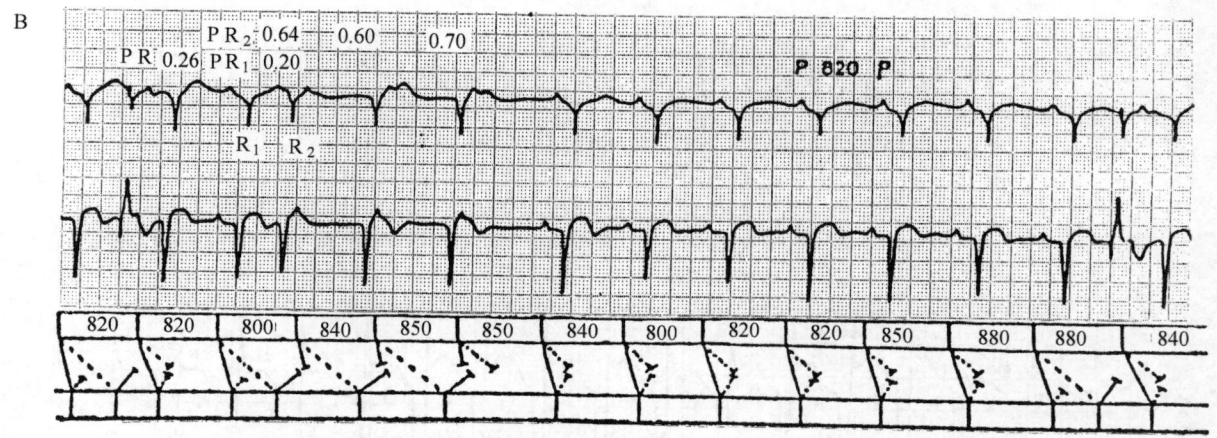

图 33-24　房室结双径路交替下传，部分呈 1:2 同步下传

图 33-24：A 图和 B 图均为 Holter 双通道记录，A 图：示窦性 P 波，P-P 间期 960～1000ms，CMV₁ 和 CMV₅ 的 QRS 波群均呈 QS 型，ST 段略微抬高，提示前壁心肌梗死，R₄ 为室性早搏，早搏前 PR 间期 0.20s，早搏后 PR 间期突然延长至 0.58s，提示室性早搏揭示房室结双径路，然后又转移快径路下传，在慢径路下传换为快径路下传时出现中间型 PR 间期（0.26s），这是由于快径路隐匿性逆传的结果。注意快径路以实线表示，慢径路以虚线表示之。B 图：亦为 Holter 双通道记录，示窦性心律房室结内快、慢径路交替下传。快径路下传的 PR 间期为 0.20s，由慢径路下传的 PR 间期为 0.64s，中间型 PR 间期为 0.26s，由于快径路隐匿性逆行性传导所致（见梯形图解）。慢径路下传尚伴有轻度文氏现象。本图更特殊表现是部分房室结双径路呈 1:2 同步下传（如果一个窦性搏动及末了第 2 个窦性搏动）。PR₁ 间期 0.20s，PR₂ 间期 0.64s，R₂ 伴有室内差异性传导。本例心电图诊断：窦性心律，前壁心肌梗死，偶见室性早搏，房室结内双径路交替下传，部分呈快、慢径路同步下传形成罕见 1:2 传导现象。

（四）隐匿性传导本身在体表心电图上并无直接显示传导异常现象，但可影响随后激动的传导和/或形成，且随隐匿性传导的深度不同，受其影响程度也不一样，从而构成复杂心电图表现，常须梯形图以阐明诊断（图33-25）。

图33-25：Ⅱ导联心电图记录为一例复杂的心律失常。其表现可分为a、b、c、d四组类型，结合梯形图解分别说明如下：

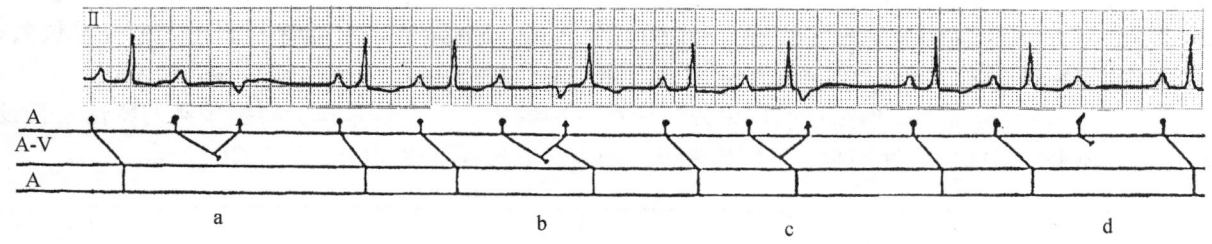

图33-25 二度房室阻滞伴前向隐匿性传导及心房和心室的反复搏动

先从简单的D组开始分析，d组中可见四次相继的窦性激动，第1及第2个窦性心搏的PR间期逐渐延长，第3个窦性P波受阻未下传，第4个窦性激动又恢复下传，因此为一组单纯的房室传导文氏现象。

a至c组中窦性激动的规律性均被一期前发生的倒置P波所打乱。a组中第2个窦性激动隐匿性下传，在房室交界组织的下部又折返向上激动心房，引起一个期前发生的倒置P波，形成房性反复心搏。b组中第1及第2个窦性心搏的PR间期逐渐延长，第3个窦性激动与a组中第2个窦性激动相同，在隐匿性下传过程中亦折返向上引起了一次房性反复心搏，该激动在逆传的过程中再度折返下传至心室，于是在第3个窦性P波后依次出现了一个倒置的P波和一个向上的QRS综合波，形成了房性和室性反复心搏。c组中第1个及第2个窦性心搏的PR间期也逐渐延长，其不同于a者，是第2个窦性激动下传至心室，但在房室交界组织的下部逆行上传，形成了房性反复心搏。

本例出现心房及心室反复心搏的原因，很可能是由于房室交界组织内存在着两条传导径路所造成

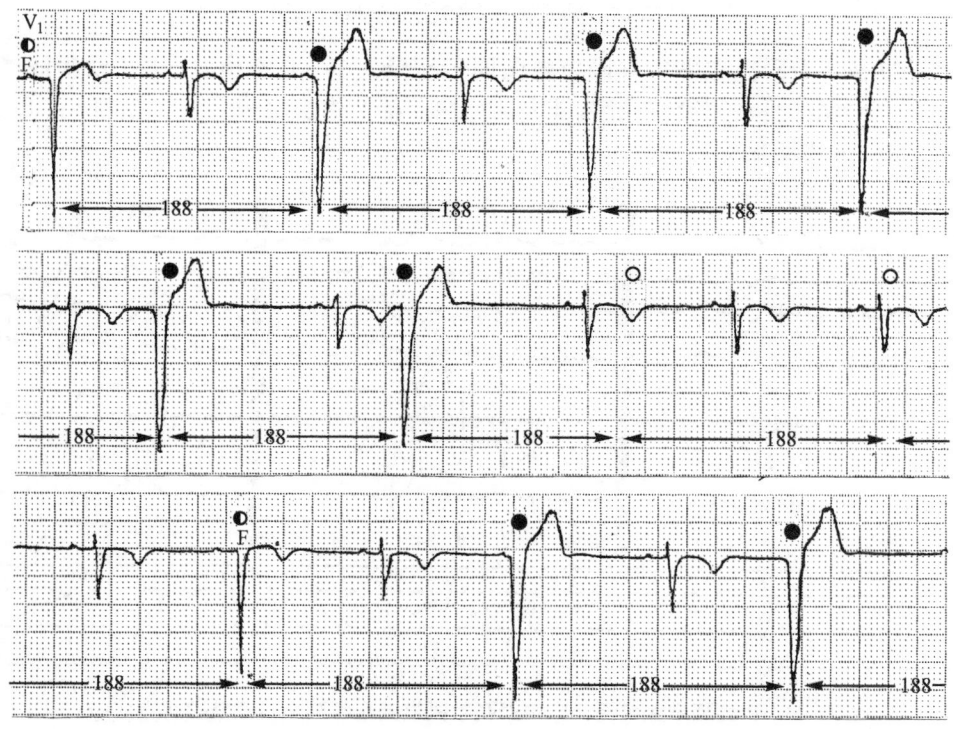

图33-26 窦性心律伴室性并行心律

的。本例心电图诊断：窦性心律，二度房室阻滞伴下行隐匿性传导及心房和心室的反复搏动。

（五）并行心律及并行性心动过速的梯形图与众多心律失常不同，不需要多条横线以绘制梯形图，只要紧靠心电图下方画一条水平横线，标上数字以表示并行心律的特性（图33-26）。

图33-26：上中下3行为 V_4 导联连续记录。示窦性心律及频发室性早搏。黑点表示显性的室性并行收缩，圆圈表示室性并行收缩外出阻滞。半空半圆点表示室性融合波。室性早搏的联律间期明显不等，异搏周期为1.88s，所有异搏长间歇是1.88s的倍数。上行 R_1 与底行 R_2 为窦性搏动与室性异位激动共同形成的室性融合波。本例心电图诊断：窦性心律，室性并行心律。

（六）预激综合征的梯形图目前国内外尚无统一图解方法，大多是作者根据预激的特性自行设计，故即使是典型预激或完全性预激，不同作者设计的表达方式各不相同（图33-27、28）。

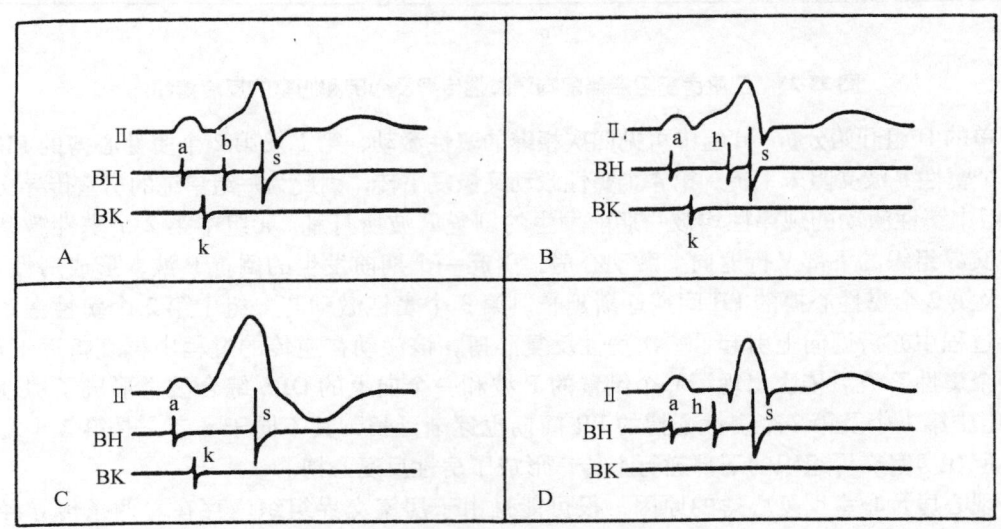

图33-27　典型预激与完全性预激示意图

图33-27：Ⅱ导联、希氏束电图、肯氏束电图同步记录。A：典型预激；B：预激征伴房室传导延缓；C：房室传导完全阻滞呈现完全性预激；D：肯氏束阻滞，由房室束下传。缩写a：心房，H：希氏束；K：肯氏束；s：室间隔激动。

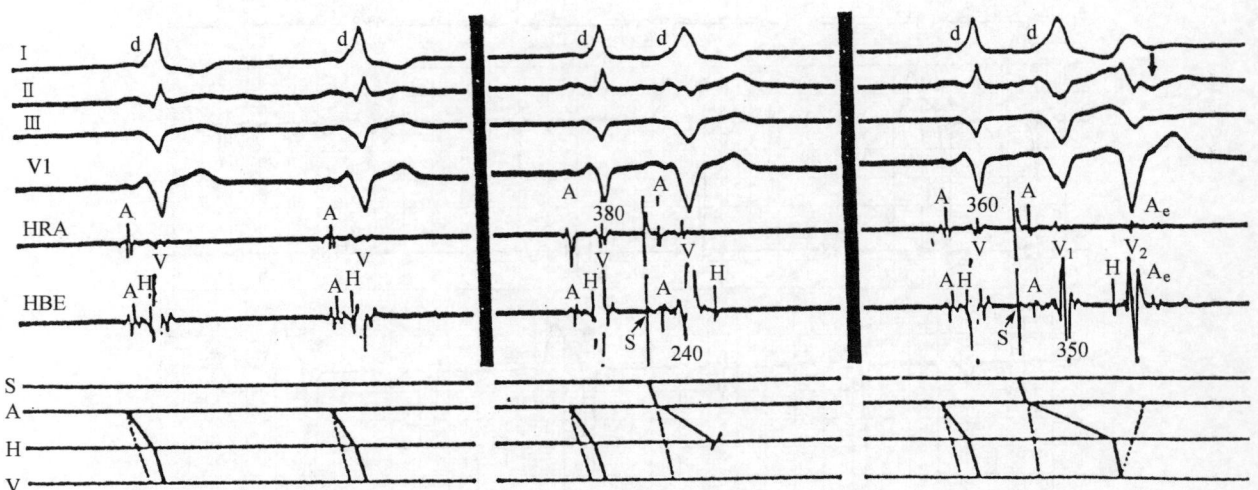

图33-28　B型预激综合征，电生理刺激诱发完全性预激及双重性心室反应

图 33-28：Ⅰ、Ⅱ、Ⅲ、V₁ 导联与高位右房和希氏束同步记录。s：额外刺激，A：心房波；H：希氏束电位；V：心室波；Ae：心房回波。心电图分为左列、中间和右列三段。左列：窦性激动通过房室通道（粗线）和旁道（细线）下传共同激动心室形成典型预激综合征；中间一段：第一个心搏与左列一样为典型预激综合征。第二个心搏为 380ms 房早刺激，引起房室传导明显延迟，S-H 间期 240ms，H 波落在 V 波之后，室上性冲动仅由旁道下传形成完全性预激；右列：第一个心搏亦为典型预激，第二个心搏为 360ms 房早刺激引起罕见的双重性心室反应，V₁ 为经旁路下传形成的完全性预激，，A-V₁ 之间无 H 波，

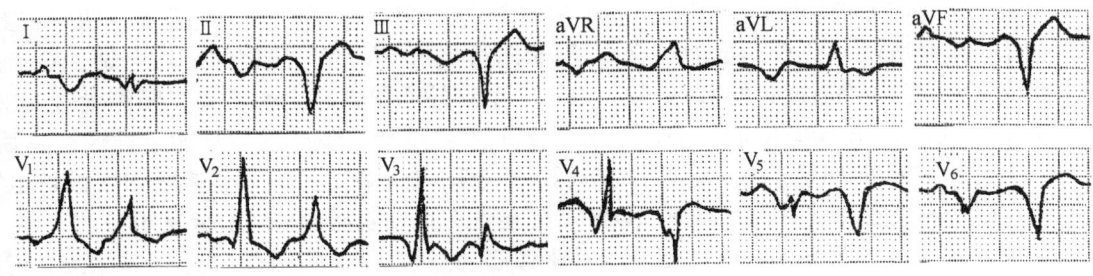

室壁瘤切除前描记的心电图

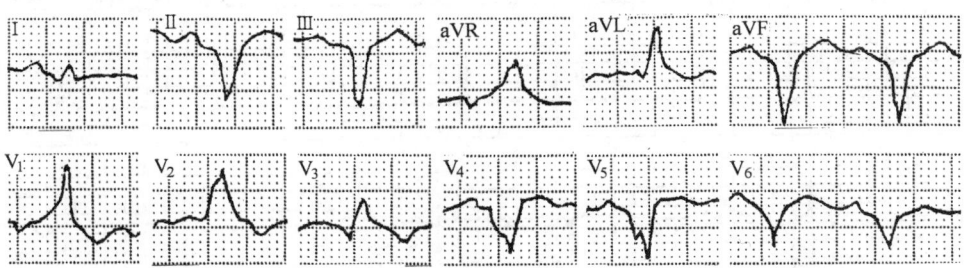

室壁瘤切除后描记的心电图

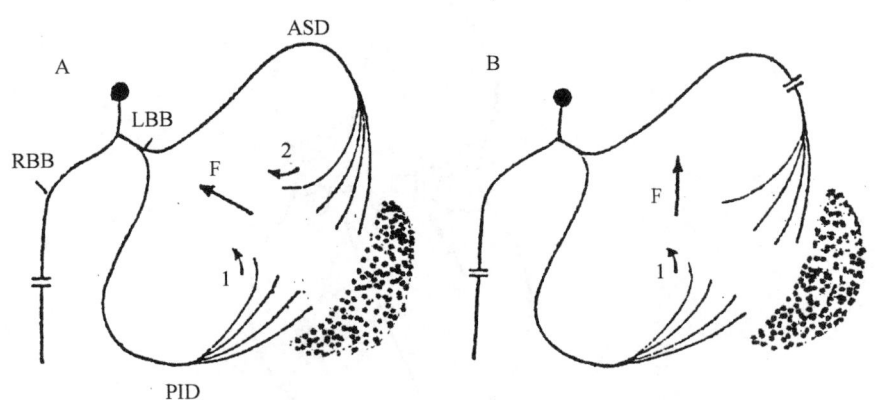

图 33-29　窦性心律，交界性早搏二联，完全性右束支阻滞，合并左前分支阻滞
A. 室壁瘤切除前窦性激动的室内传导示意图；B. 室壁瘤切除后窦性激动的室内传导示意图。
RBB：右束支，LBB：左束支，ASD：左前上分支，PID：左后下分支，暗区：室壁瘤无电活动的心肌组织

V_2 为经房室通道下传的 QRS 波群，A-V_2 之间有 H 波，A-H 间期 350ms。可见心房回波(Ae)。注意同是典型预激及完全性预激，不同作者所绘梯形图不同。

三、作者自行设计简明易懂的示意图

图 33-29：长期患冠心病伴室壁瘤心电图记录，上图为室壁瘤切除前 12 导联心电图记录示窦性心律伴早搏二联律。窦性心律的 QRS 波群宽大畸形，时限宽达 0.16s，平均电轴 -150°，左侧导联(Ⅰ、aVL、$V_4 \sim V_6$)QRS 波群向下，右胸导联 QRS 波群向上，左胸导联有深宽的 Q 波，QS 波有切迹。室壁瘤时的心室除极方向总是背离室壁瘤而行。因此，心尖部室壁瘤的 QRS 波群向量背离心尖，朝向右上，如图 33-29-A 中 1、2 向量所示，1、2 向量的综合向量(F 向量)，即为 QRS 波群的平均电轴，它指向右上。图 33-29 中图为室壁瘤切除后描记的 12 导联心电图，示窦性心律伴完全性右束支阻滞合并左前分支阻滞。如图 33-29-B 所示，由于室壁瘤切除，左前分支永久被阻断，窦性激动只能单独通过左后分支下传，结果平均电轴右偏(F 向量)。作者设计简单明了示意图表达束支、分支阻滞及 QRS 波群电轴变化。本例心电图诊断：窦性心律，交界性早搏二联律，完全性右束支阻滞合并左前分支阻滞。

图 33-30A：Ⅰ、Ⅱ、Ⅲ导联心电图记录，示窦性心动过缓，PR 间期 0.11s，有预激波，QRS 时限

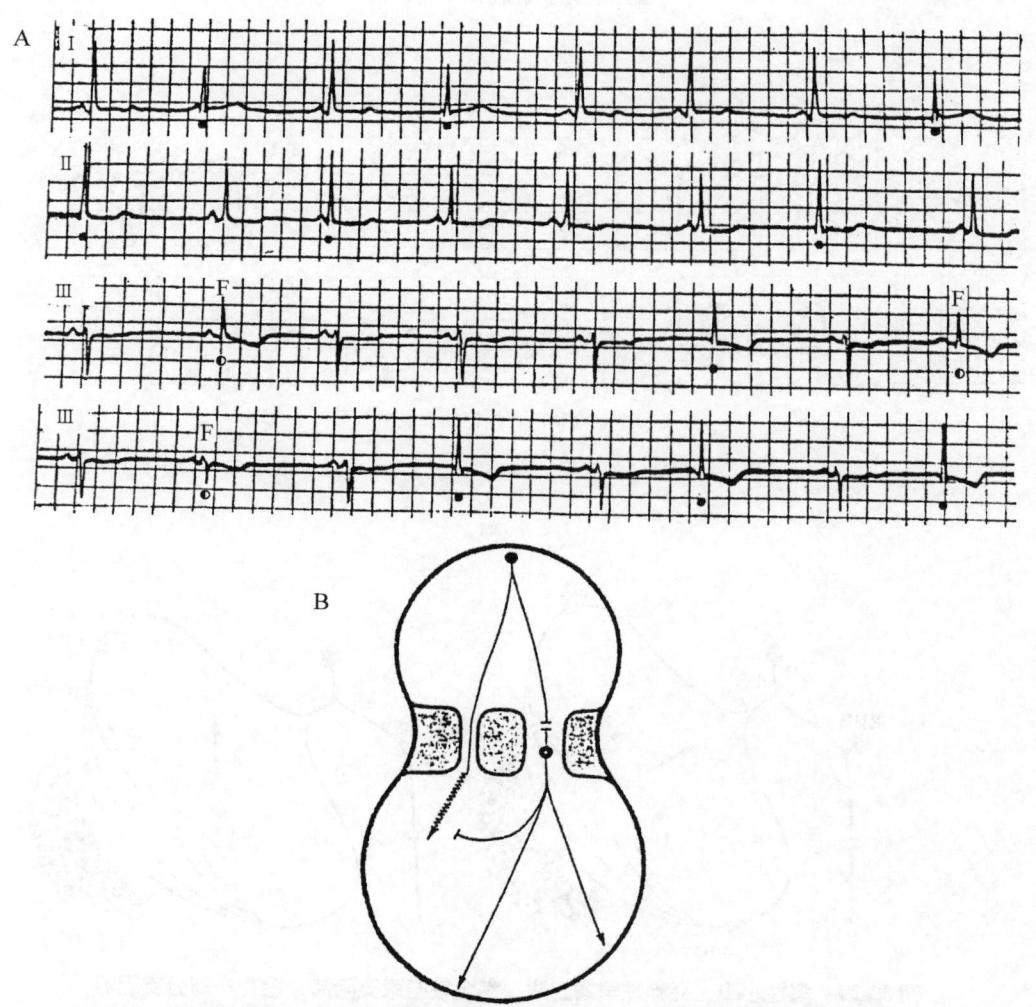

图 33-30 窦性心律，房室交界性并行心律，窦性心律与交界性心搏形成室性融合波

A. Ⅰ、Ⅱ、Ⅲ导联记录，Ⅲ导联为连续记录。F 示室性融合波；B. 窦性冲动与房室交界性并行心律形成室性融合波示意图

0.11s。此外，可见异位波群（圆点所示），其形态与窦性搏动迥异，无预激波，QRS 时限 0.09s，在 Ⅱ、Ⅲ 导联有微小 Q 波，Ⅰ 导联有微小 S 波，异位搏动与窦性 P 波无关，异搏的联律间距不等，为 1.03～1.42s，异搏间期存在着倍数关系，考虑房室交界性并行心律。Ⅲ 导联可见一些室性融合波，其形态介于异位与窦性搏动之间。图 33-30B 为自行设计室性融合波示意图。房室交界性并行心律一般不容易出现同向性的室性融合波，而容易出现房性融合波。本例在每次室性融合波之前均有紧邻窦性 P 波，因此，推测窦性冲动仅沿 Kent 束下传心室与房室交界性并行心律沿正常房室通道下传激动心室形成罕见的室性融合波（窦-交室融）。由于房室交界区存在功能性纵向分离，在窦性节律合并交界区激动时，亦有可能发生窦-交室融。这种融合波的发生是窦性冲动与交界区的冲动皆是循着交界区功能性纵行分离纤维并行地同时或几乎同时下传心室，各激动心室肌的一部分，从而形成"窦-交室融"，这是传统的窦-交室融形成的机制。而本图的"窦-交室融"虽亦是异源同向，但窦性冲动则是循着 Kent 氏束下传心室的。两者的鉴别是后者基本图形（窦性搏动）QRS 为预激型，融合波亦可能为预激型的，前者则皆不是预激型 QRS。本例心电图诊断：房室交界性并行心律，窦性心律与房室交界性并行心律形成罕见的异源性、同向性室性融合波（窦-交室融）。

心率与间距的关系

图 33-31：示心率与间距之间关系。图纸方格上方数字表示心率，图纸方格下方数字表示间距。熟记常用心率与间距之间的关系，很有实用价值。如熟记 P-P 间距 0.20s，那么心率为 300bpm；P-P 间距 0.40s，心率为 150bpm，P-P 间距 0.60s，心率为 100bpm，P-P 间距 1.00s，心率 60bpm。值得提出的是，

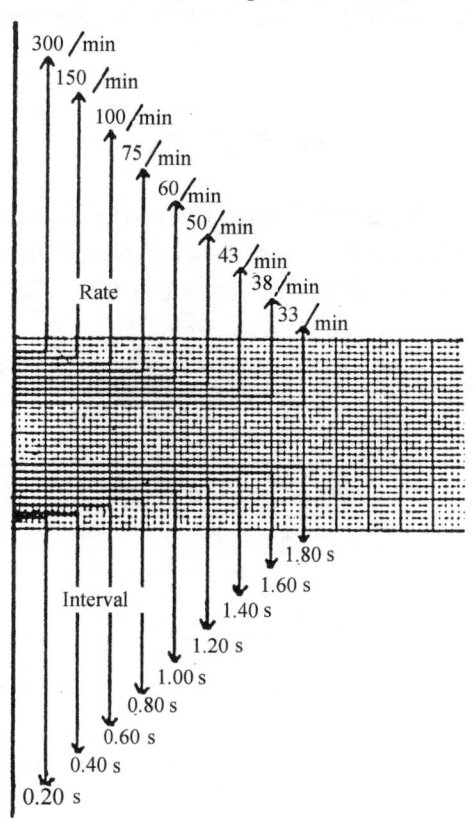

图 33-31　心率与间距关系

所有间期诸如 P-P、R-R 及 P-R 间期等均需仔细测量，并标在梯形图上的相应部位。时间测量规定从一个波开始至下一次同类波的开始（如 P-P 或 R-R 间期），或从一个波开始至非同类波开始（如 P-R 或 R-P 间期）。时间测量最好采用分规测量，所有时间数字均以分秒（cs,1/100s,10ms）为单位。

小 结

一、心律失常常掺杂着各种异常电生理现象，如文氏现象、隐匿性传导、超常与伪超常传导、折返现象及心室内差异性传导等，往往使之趋向复杂难解，而 Lewis 线是以图表形式表达心律失常性质，是分析心脏电活动的时间关系最简单而精确的方法。可简明表达这些复杂心律失常的激动形成和传导过程。

二、必须熟练掌握分析心律失常的基本方法，方能绘制梯形图。同时，在绘制梯形图的过程中又能启发和加深理解心律失常。

三、梯形图常用符号与缩写字母力求逐渐统一。符号与字母不宜过多，应简便易懂，避免繁琐，便于推广应用。否则反而影响理解。

四、具体绘制梯形图时，一般不必要画出全传导系统各层次梯形图，只要涉及本图中心律失常有关的主要层次标出即可。如室性阵速伴二度Ⅱ型传出阻滞，只需标出 E，E-V 及 V 等 3 行；交界性心律失常只需标出 A，A-V 及 V 等 3 行；窦房阻滞只需标出 S，S-A 及 A 等 3 行。

五、某些心律失常如扭转型室性心动过速、室扑、室颤等，心电图上已表现很清楚，不需要再绘制梯形图，而另一些特殊情况则需要自行设计示意图表示之。

总之，梯形图的绘制是心血管专科医师及心电图工作者所必须掌握的技术，应熟悉梯形图的制作及分析方法。

参 考 文 献

1. 吴祥. 心律失常心电图梯形图解法. 中华心律失常学杂志，1998，2（2）：144-151
2. 吴祥编译. 国外心电图案例分析. 北京医科大学　中国协和医科大学联合出版社，1992，29-30，92-93
3. 吴祥. 折返激动及折返性心律失常. 见：杨心田主编. 现代临床心电图图谱. 合肥：安徽科学技术出版社，1998，273-293

第34章 心电图临床与自动分析的标准化

Standardization of ECG Clinical Practice and Autoanalysis

郭 继 鸿

内 容 提 要

在临床医学的诊断中，心电图是应用最广泛的常规检查手段，更是心血管最重要的检测技术之一。随着心电图机工程和工艺的不断进步，特别是心电图计算机自动分析仪的逐步应用和推广，使心电图诊断以及自动化分析的标准化问题日益突出。世界卫生组织（WHO）、美国心脏协会（AHA）、美国心脏病学会（ACC）以及欧共体心电图标准化（CSE）工作小组等众多国际心电图学术机构正不断致力于仪器的技术性能、心电图术语、定义、测量和分类等方面标准化的建立。我国中华医学会心电生理和起搏分会心电图学学组也根据各个国际机构的相应文件制定了我国心电图工作中相关的标准化指南。心电图临床与自动分析的标准化包括常规心电图操作、心电图测量、计算机对心电信号分析处理及诊断分类等问题的标准化，本章将介绍和讨论相关内容。

常规心电图操作的标准化

为使记录的心电图真实可靠、具有可比性，除心电图机必须合格外，对于操作者、检查环境及检查步骤也应符合统一的要求。

一、环境要求

1. 室温要保持在18℃以上，避免受检者因寒冷产生肌电干扰。

2. 检查床宽度要大于80cm，避免检查床过窄使患者肢体紧张而产生肌电干扰。

3. 使用交流电电源的心电图机应连接好地线。

4. 心电图机的电源线尽可能远离检查床和导线电缆、床边不要放置其它电器，并避免电源线相互穿行。

二、准备工作

1. 对初次接受心电图检查的患者，要事先做好解释工作，消除患者的紧张情绪。

2. 每次进行常规心电图记录前，给受检者短时间静卧休息。检查时解开上衣，取仰卧位，并放松肢体、平静呼吸。

三、操作要求

（一）皮肤处理和电极安置

1. 对于电极放置部位的皮肤污垢或毛发过多的患者，检查前应预先清洁或处理皮肤，包括必要时的剃毛。

2. 连接电极的局部皮肤涂抹导电膏，不能用棉签或毛笔沾生理盐水、酒精或自来水等代替涂抹导电膏。否则会因皮肤接触阻抗增大，极化电位不稳定而引起基线漂移或其它偏差。

3. 严格按照国际统一标准，准确安放常规12导联心电图电极（图34-1）：红——右臂，黄——左臂，

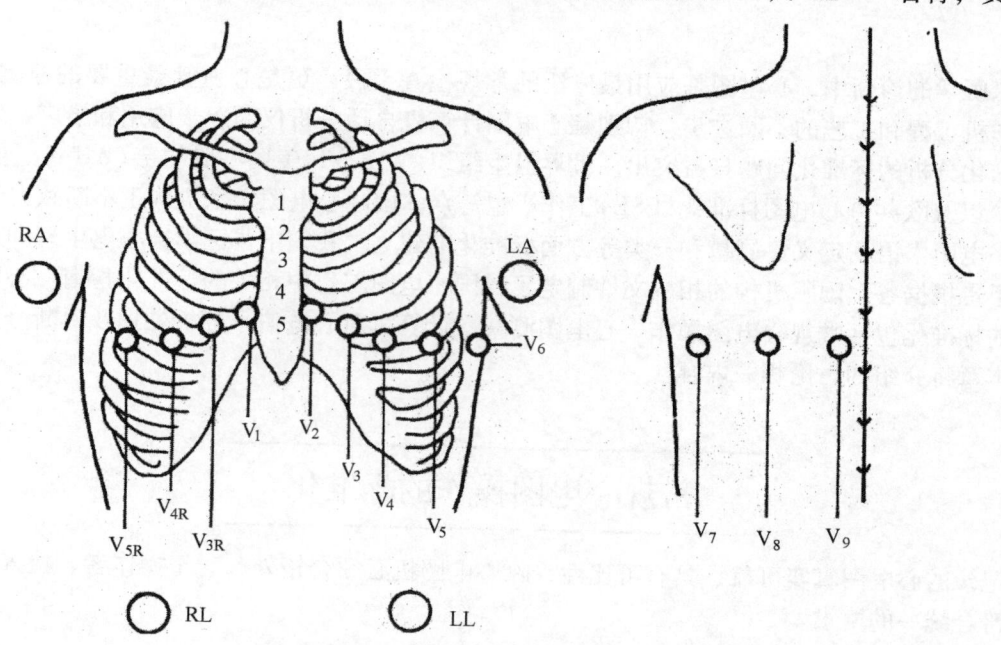

图34-1 心电图常规导联的电极放置部位示意图

RA—右上肢电极，LA—左上肢电极，RL—右下肢电极，LL—左下肢电极（详见正文）

绿——左腿，黑——右腿，V_1——胸骨右缘第 4 肋间，V_2——胸骨左缘第 4 肋间，V_3——V_2 和 V_4 连线中点，V_4——左锁骨中线第 5 肋间，V_5——左腋前线上与 V_4 同一水平，V_6——左腋中线上与 V_4 同一水平。必要时加作其它胸壁导联：V_7——左腋后线 V_4 水平，V_8——左肩胛下角线 V_4 水平，V_9——脊椎左缘 V_4 水平，V_{3R}——V_1 与 V_{4R} 连线中点，V_{4R}——右锁骨中线第 5 肋间，V_{5R}右腋前线 V_{4R} 水平。女性乳房下垂者，应托起乳房，将 V_3、V_4、V_5 电极安置在乳房下缘的胸壁上。

4. 描记 V_7、V_8、V_9 导联心电图时，应让患者仍然仰卧，而不应在侧卧位时描记心电图，因此背部需用扁平吸杯电极，或用一次性电极片连接导线进行记录。

5. 不要把左、右下肢的电极都接在同一侧下肢。目前临床应用的心电图机配有右下肢反驱动电路，可有效抑制交流电干扰，如果把两个下肢电极接在一侧下肢，将使该功能失效，降低心电图机抗交流电干扰的性能。

(二) 心电图描记要求

1. 心电图机性能及热笔式记录纸的热敏感性和耐储存性要符合标准。单通道记录纸可以记录的范围要大于 40mm。

2. 如果使用的热笔式心电图机没有自动记录 1mV 的定标方波功能，在记录心电图之前要先描记定标方波，检查各个导联的同步性、灵敏度、阻尼和热笔温度是否合适。如果上述性能不满足记录要求，应按照心电图机使用说明进行调整。记录过程中，每次调整增益后都应再次描记一次相应的定标方波。方波宽度以 0.16s 为宜，尽量避免与 P、QRS、T 波重叠。

3. 按照使用说明操作心电图机，常规心电图记录包括肢体导联 Ⅰ、Ⅱ、Ⅲ、aVR、aVL、aVF 和胸前导联的 V_1、V_2、V_3、V_4、V_5、V_6 十二个导联。

4. 对于怀疑或已确定有急性心肌梗死的患者首次常规描记心电图时，必须增加 V_{3R}、V_{4R}、V_{5R}、V_7、V_8、V_9 导联的心电图记录，并用色笔、龙胆紫或专用的皮肤墨水在胸前各导联的部位作皮肤标记，便于再次心电图记录时能在同一部位记录，以资比较。

5. 如果怀疑患者为右位心或右心梗死，增加描记 V_{3R}、V_{4R}、V_{5R} 导联的心电图。

6. 不论使用何种心电图机，为了减少心电图波形失真，尽量不要使用"交流电滤波"或"肌电滤波"功能。

7. 以手动方式描记心电图时，每次切换导联后要等到基线稳定后再开始走纸，每个导联记录的长度不应少于 3～4 个完整的心动周期。

8. 遇到下列情况应及时作出处理：

(1) 如果发现某个胸前导联有无法解释的异常 U 波或 T 波，应检查相应胸前电极是否松动脱落，若该电极恰好位于心尖搏动最强处并且固定良好，可以重新处理皮肤，更换较好质量的电极，重新描记。若异常仍然存在，可以将电极的位置稍作偏移，如果波形变为完全正常，可以认为异常的 T 或 U 波是由于心脏冲撞胸壁，使电极的极化电位变化而造成的伪差。

(2) 如果Ⅲ导联和/或 aVF 导联的 Q 波较深时，应让患者深吸气后屏气，重复描记这些导联的心电图。若 Q 波明显变浅或消失，可以考虑 Q 波系由横膈抬高所致，反之，若 Q 波仍较深而宽，则不能除外下壁心肌梗死。

(3) 如果患者心率超过 60bpm，而 PR >0.22s，可以让患者取坐位，再描记肢体导联心电图，以确定是否存在房室阻滞。

四、心电图机的维护

1. 每天作完心电图后应洗净电极。铜合金制成的电极如果有锈斑，用细砂纸擦掉锈斑后，再用生理盐水浸泡一夜，使电极表面形成电化性能稳定的薄膜。镀银的电极用水洗净即可，使用时要避免擦伤镀银层。

2. 导联电缆的芯线或屏蔽层容易折断损坏，尤其是靠近两端的插头处，因此使用时切忌用力牵拉或扭曲，收放时应盘成直径较大的圆环，或悬挂放置，避免扭转或锐角折叠。

3. 交直流两用的心电图机，应按使用说明书要求定期充电，以延长心电图机内的电池使用寿命。

4. 心电图机应避免高温、日晒、受潮、尘土、或撞击，用后用防尘罩遮盖。

5. 由医疗仪器维修部门定期检测心电图机的性能。热笔记录式心电图机应根据记录纸的热敏感性和走纸速度而调整热笔的压力和温度。

心电图测量的标准化

为使心电图的诊断准确，并且具有可比性，国际、国内都对心电图的测量进行了标准化规定，对各波及波段命名以及其起止点也进行了详尽的规定，目前心电图的手动及计算机自动分析均以此为准。心电图中各个波和波段的命名参见第 6 章，本节重点介绍规范的测量方法。

一、测 量 参 数

1. 基本测量参数

包括心率，P 波时限，PR(PQ) 间期，QRS 时限，QT(QTc) 间期，平均心电轴等。除特殊要求外，建议振幅测量单位统一用毫伏(mV)表示；时间测量单位用毫秒(ms)或者秒(s)表示。图 34-2 为常用测量参数。

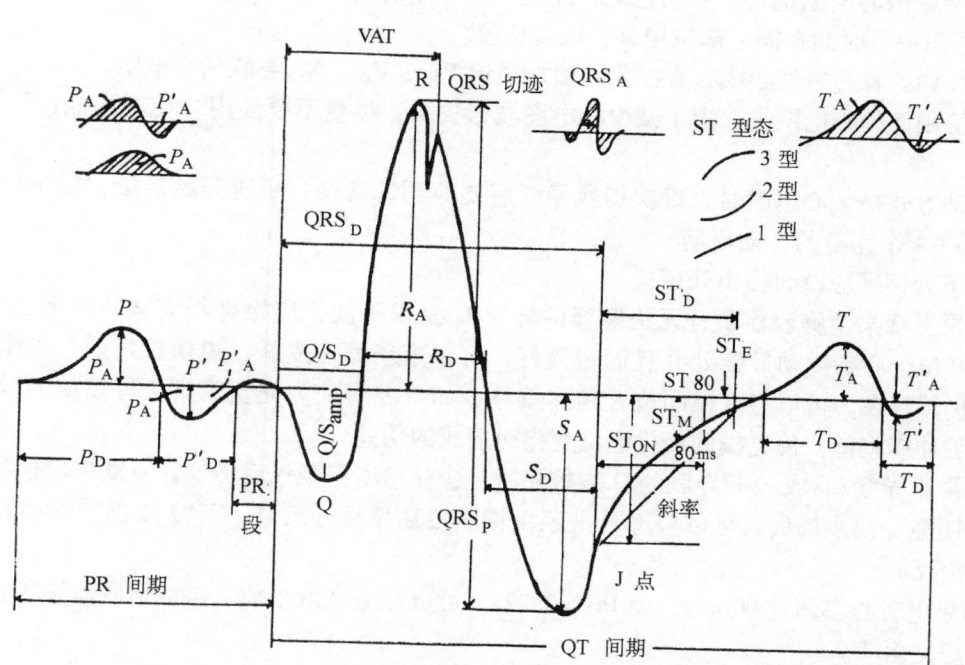

图 34-2　常规心电图基本参数的测量方法示意图

A—振幅；D—时限；QRS_P—QRS 峰-峰间距；ST_{ON}—ST 起点振幅；ST_{80}—J 点后 80ms 振幅；ST_E—ST 终点振幅；图上部阴影部分表示 P、QRS 和 T 波面积测量

2. 选择进行测量的心搏

由于受呼吸、噪声干扰等因素的影响，各心动周期的心电波形存在着差异，要选择记录中最具代表性的搏动，一般测量基线平稳、干扰最小的 P-QRS-T 波。如果所用心电图机能够同步描记各导联平均后的搏动，建议对平均后的搏动进行测量。尽可能不用滤波装置，避免引起心电波形失真。

二、振幅的测量

1. P 波振幅的测量　以 P 波起始前的水平线作为 P 波振幅测量的参考水平线。正向振幅从 P 波起始水平线的上缘垂直测量到 P 波的顶端上缘；负向振幅从 P 波起始水平线的下缘垂直测量到 P 波的底端下缘。

2. $Ptfv_1$ 的测量　$Ptfv_1$ 表示 V_1 导联的 P 波终末电势，是指 V_1 导联 P 波后部负向波的宽度(s)和深度(mm)的乘积。测量方法：沿 P 波起始线下缘水平延长与 P 波下降支相交，交点与 P 波终点之间的水平距离为 P 的负向波宽度，水平线与负向波底端的垂直距离为其深度，见图 34-3。由于是负向波，应在乘积前加负号，单位为 mm·s。如果 P 波终点偏离参考水平线，测量方法仍然相同，如图 34-3B，C 所示。$Ptfv_1$ 导常时，其绝对值增大，但因是负值，所以用 < 正常负值表示。

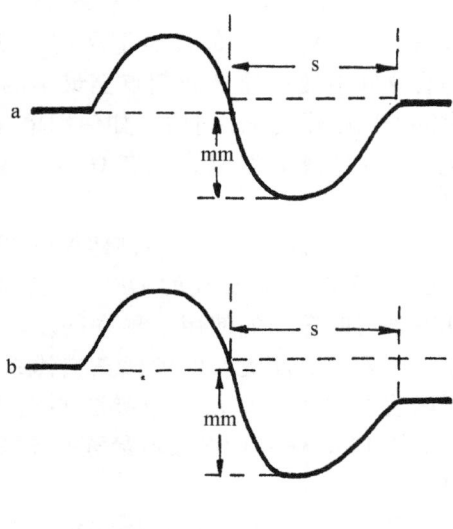

3. QRS、ST-T 幅度的测量　测量 QRS 波群、J 点、ST 段、T 波和 U 波振幅时，都统一以 QRS 波群起始部水平线为参考水平线。如果受心房复极波的影响或预激综合征等情况 QRS 波群起始部为一斜段时，要以 QRS 波群起点作为测量的参考点。

向上的 QRS 波群成为(R、R' 等)自 QRS 波群起始部上缘垂直地测量到波的顶端；向下的波(Q、S 等)自 QRS 波群起始部下缘垂直测量到波的底端。

ST 段偏移的测量点目前尚无统一标准。ST 段呈水平型下移时，测量 ST 段水平部与 QRS 起始部的垂直距离。ST 段呈非水平型移位时，测量 ST 段偏移程度，根据不同情况(例如心率快慢)可以在 J 点后 40ms、60ms、80ms 处测量。描述或报告 ST 段测量结果时，应说明 ST 段测量点及 ST 段移位的类型(水平型、下垂型、上斜型)。测量应在 QRS 起始部与 ST 段描记线同一缘(上缘或下缘)之间进行。

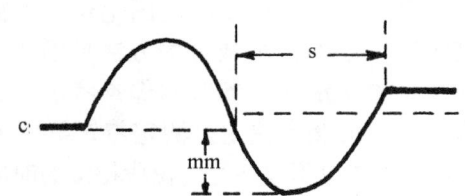

图 34-3　$Ptfv_1$ 的测量方法
A. P 波起始部与 PR 段在同一水平时的测量；
B. P 波起始部高于 PR 段时的测量；
C. P 波起始部低于 PR 段时的测量

4. T 波振幅的测量　除应以 QRS 起始部作为参考水平外，其测量方法与测量 P 波相同。

三、时间的测量

在多导联同步心电图仪记录中可以发现，某些导联 QRS 波群前或后存在等电位段，因而测量某一导联最宽的 QRS 时限并不能精确地反映真实的心室除极时间，如图 34-4 所示。近年来多导联(特别是12 导联)同步心电图仪逐步应用于临床，也对各波、段的时间测量作了如下定义：

1. P 波时限　不同导联的 P 波时限可以不同，目前认为通过同步多导联的心电图记录测量结果更为准确。推荐从 12 导联同步记录中最早的 P 波起点测量至最晚的 P 波终点。由于额面 P 环向量投影基

本与肢导联电轴平行，在没有条件同步记录 12
导联心电图时，可用同步记录的肢导联中最早的
P 波起点至最晚的 P 波终点的间距作为 P 波的时
限。如果应用单导联心电图仪，应选择 12 导联
中最宽的 P 波作为 P 波时限。

　　2. PR 间期　各导联的 PR 间期可以不等，
推荐以 12 导联同步心电图记录中最早的 P 波起
点至最早的 QRS 起点的间距作为 PR 间期。如使
用导联可以任意组合的 3 导联同步心电图仪时，
建议采用类似正交体系的组合导联，例如 I、
aVF、V_2；或 aVL、II、V_1；或 III、aVR、V_2；
或 III、V_1、V_4 导联的同步记录中仔细测量，以
组合导联中最早的 P 波起点至最早的 QRS 起点
之间的间距作为 PR 时限。如使用单导联心电图
记录，应选择 P 波宽大且有 Q 波的导联进行测
量。

　　3. QRS 波群时限　目前建议以 12 导联中最
早的 QRS 起点至最晚的 QRS 终点的间距作为
QRS 波群时限。如使用 3 导联同步心电图记
录，应采用上面提及的类似正交体系的组合
导联进行测量。如使用单导联心电图记录，
应选择 12 导联中 QRS 波群最宽的导联进行测
量。

　　采用多导联同步心电图记录和测量某一
特定导联 QRS 波群成分的方法见图 34-4。各
波成分的分界由 QRS 起始部参考水平延长线
和描记线的交点决定。测定特定导联 Q、R、
S 各波时限应不包括等电位段持续的时间。

　　4. QT 间期　指 12 导联同步心电图记录
中最早的 QRS 波群起点至最晚的 T 波终点的
间距。在临床实践中，为了降低测量的变异
性，建议测量 V_1、V_2、或 V_3 导联，取其中最
长的间距作为 QT 间期。测量 QT 间期时应排
除其内含 U 波。

　　5. R 峰时间（R peak time）　以前称为类
本位曲折时间或室壁激动时间（VAT），目前
认为应改用 R 峰时间命名更加确切。应在 12
导联同步心电图记录中测定最早的 QRS 波群
的起点至特定导联 R 波顶端垂直线的间距。
若用单导联心电图机记录时，则直接从各导

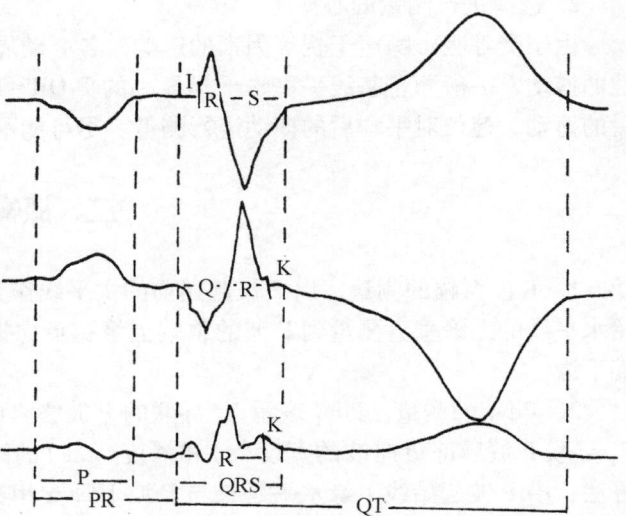

图 34-4　多导联同步 P、PR、QRS、QT
时限以及特定导联 Q、R、S 时限的测量方法
图中 I 和 K 分别表示特定导联 QRS 波群前及后的等电位段。
测量特定导联的 Q、R、S 波时限应去除等电位段时间

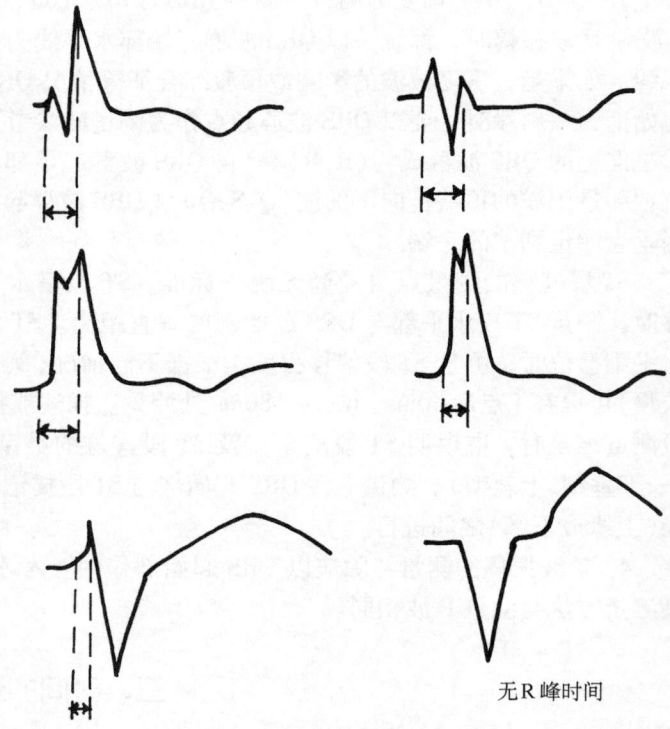

无 R 峰时间

图 34-5　各种波形的 R 峰时间测量方法
各导联的 R 峰时间应从 12 导联中最早的 QRS 波起
点开始测量，最好采用同步 12 导联体表心电图记录

联 QRS 波群的起点测量至 R 峰，一般测量 V_1、V_2 与 V_5、V_6 导联。如有 R′波，则测量至 R′峰。如 R
波呈切迹，应测量到切迹的第二个峰。图 34-5 为测量各种 R 峰时间的方法。

四、平均心电轴

通常指在肢体导联测得的额面 QRS 波群的平均电轴。计算机自动分析仪应采用面积法计算，以获得较高的测量精度。人工测量仍采用 I、III 导联 QRS 波群振幅代数和法。

心电图自动分析的标准化

心电图自动分析标准化涉及的内容较多，主要有心电信号采集、分析、心电图特征点的提取及诊断分类的标准等。

一、心电图自动分析标准化的内容

(一) 心电图信号的采集

1. 患者因素　包括患者的临床资料(年龄、性别、身高、体重等)、电极位置、皮肤准备(参见上文)。
2. 导联系统　常规 12 导联、Frank 导联、多极胸标测导联等(见第 4 章)。
3. 心电图机的标准　同步记录通道数目、频响范围、模/数转换采样率、记录长度、数据传送和储存。

(二) 心电信号的分析

1. 预处理：噪音的检测和抑制，噪音排除标准。
2. 心搏分类方案：时域的特征、相关系数、正交函数。
3. 选择性进行心搏的分析。
4. 波形及特征点的识别。

(三) 心电图诊断的分类标准

二、心电图自动分析时心电信号的采集和分析

对于心电图机的技术和性能要求，在第 5 章已详细讨论。下列几点需要注意：

1. 采样率(sampling rate)

以往心电图机的采样率一般为 250Hz。然而 500Hz 能够高保真的记录各波形的主要变化(包括心电波形切迹和顿挫变化)，研究表明 500Hz 与 250Hz 相比，两者 QRS 振幅差异可达 20% ~ 50%，可能明显影响心电图的临床诊断。因此，AHA、ACC 及 CSE 工作小组等推荐临床心电图机的采样标准至少 500Hz。

2. 模/数(A/D)转换和波形检测的阈值

计算机心电图自动分析仪的研究和应用已使心电图各种参数的测量精度大大超过人的目测水平。为了统一测量精度，CSE 工作小组推荐 A/D 转换的分辨率应至少达到 5μV(10 位 A/D)。为了确定各种小波(例如 q、r、s、r′波)至少应有 20μV 的电压偏转和 6ms 宽的时限，这个标准可避免检测到过多的细小波形而造成波形检测的差异性降低，以符合人工目测心电图的分辨率。有些心电图机采用面积 ≥160μV/ms 作为波形检测的阈值。

3. 波形振幅测量的参考点

测量参考点的判断容易受到不同噪声水平的影响，而参考点的变异必然引起振幅测量发生误差。为此，计算机自动测量程序一般不取 P 和 QRS 起始部的某一点作为振幅测量的参考水平，而常常取 P 和 QRS 起点前 16ms 或 20ms 加权平均值（不同时间窗取决于电源工频频率为 50Hz 还是 60Hz）。这个方法可明显降低由于噪声对参考水平的影响而引起的振幅测量误差。

4. 多导联同步心电图描记技术

12 导联同步记录心电图机取代单导联或 3 导联心电图机的国际趋势逐渐明显。12 导联同步心电图记录技术受到 WHO/ISFC、CSE 工作小组以及众多学者的极力推荐在于它有显著优点：

（1）同时在 12 导联描记同一心动周期的心电信号，对单源或多源早搏的识别及定位、心律失常的分型、预激的分型定位、宽 QRS 波群心动过速的鉴别诊断、室内传导阻滞的诊断等，而优于单导联心电图记录。

（2）从 12 导联上整体观察同一心动周期的波形，可能提高各种测量的准确性，降低目前存在的心电图测量中存在的变异性。

（3）有助于建立 P、QRS、T 波时限及 PR、QT 间期等基本测量参数的标准化。欧美学者以 12 导联心电图同步记录仪为基础，建立了正常值及某些新的诊断标准，有关文献的数据也多以 12 导联同步记录为标准。

三、心电图的诊断分类

美国 ACC 协会将把心电图诊断分为三个类型：

A 型：说明解剖学的损伤或病理生理状态，如肥大、梗死、缺血、肺部疾病、药物和代谢作用。这类诊断可以通过心电图以外的证据来证实。

B 型：说明心脏电生理功能状态，如心律失常和传导障碍。这类诊断可以通过心电图本身及心内电生理检查来证实。

C 型：单纯描述心电图的特征，如非特异性 ST-T 变化、电轴偏移和 QRS 波群的低电压等。应用其他方法难以验证，目前以医生判断为准。

A 型诊断的标准化常需要建立数据库以及国际间多中心的合作研究，任务艰巨，其实现尚需时日。

目前，WHO/ISFC 重点努力建立 B 型和 C 型诊断分类的标准化，旨在克服这两类心电图诊断中存在的混乱。例如 WHO/ISFC 所建立的室内阻滞的分类标准已得到公认，并已在相关文献中广泛使用。商业化的心电图自动分析程序也广泛采用这些标准对室内阻滞进行分类。

心电图数据储存和传送格式的标准化，需要相关的国际学术组织与生产心电图自动分析仪的公司协商，共同建立，但由于商业利益等复杂原因，至今未能建立一个标准方案。总之，心电图手动和自动分析技术的标准化是一项复杂而庞大的工作，需要国际间多中心的合作及系统性调查研究，还需今后的不懈努力才能完成。

参 考 文 献

1. 黄宛，主编. 临床心电图学. 第 5 版，北京：人民卫生出版社，1999
2. 郭继鸿，主编. 新概念心电图. 北京医科大学出版社，2000
3. 陈灏珠，主译. 心脏病学. 第 5 版，北京：人民卫生出版社，2000
4. 卢喜烈，主编. 多导同步心电图分析大全. 北京：科学技术文献出版社，1999
5. 黄大显. 现代心电图学. 北京：人民军医出版社，1998
6. 杨钧国，李治安，主编. 现代心电图学. 北京：科学出版社，1997

心电图学

第 2 篇

心电图电生理学

第35章　非缺血性 ST-T 改变

Non Ischemic ST Segment and T Wave Changes

张　文　博

内容提要

引起 ST-T 改变的病因繁多,据 Levine 不完全的统计约 67 种。心肌缺血是引起 ST-T 改变最常见也是最重要的病因。除心肌缺血外,许多心脏病变如心包炎、心肌炎、心肌病,心外病变如急腹症、内分泌疾患、脑血管意外、电解质代谢失常、药物作用,甚至功能性病变和正常变异均可引起 ST-T 改变,统称为非缺血性 ST-T 改变。少数病因引起的 ST-T 改变有较为特征的表现,多数病因引起的 ST-T 改变并无特征表现,心电图室医生经常将其诊断为非特异性 ST-T 改变。因此,ST-T 改变的诊断必须密切结合临床资料,再辅以必要的特殊检查,必要时进行系列心电图描记。这样才可能找出病因,作出比较正确的诊断。非缺血性 ST-T 改变包括 ST 段抬高、ST 段下移、T 波高耸和 T 波低平、倒置。

ST 段 抬 高

一、定 义

正常人 ST 段处于等电位线,但可轻度偏移(抬高或下移)。肢体导联 ST 段抬高的正常范围较窄,一般为 0.05 ~ 0.1mV(0.5 ~ 1mm),当 T 波直立时,ST 段抬高不应超过 0.1mV,当 T 波倒置时,ST 段抬高则不应超过 0.05mV。胸前导联 ST 段抬高的范围较宽,正常人 V_1 ~ V_2 导联 ST 段抬高有时可达 0.3 ~ 0.4mV,此种生理性 ST 段抬高多呈凹面向上或斜直形,决不会呈弓背向上。V_4 以左的导联 ST 段抬高则很少超过 0.1mV。当 ST 段抬高超过上述的正常范围时称为 ST 段抬高。

二、分 类

(一) 根据 ST 段抬高的形态分类

ST 段抬高根据其形态可分为凸面向上、凹面向上和斜直形三类(图 35-1)。

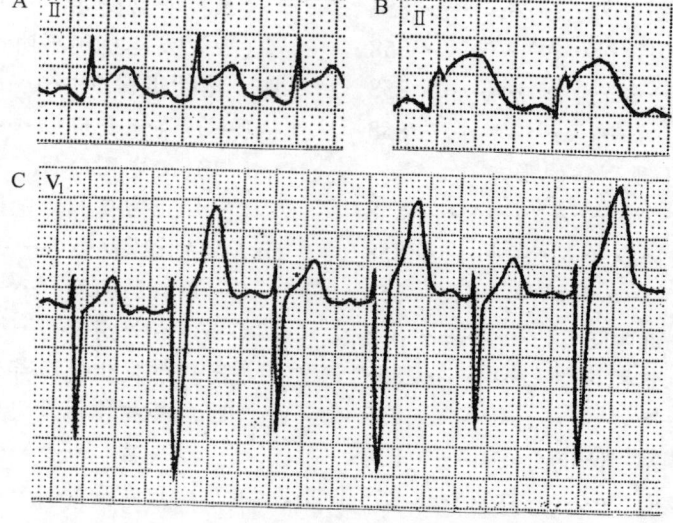

图 35-1 ST 抬高的类型

A. ST 段抬高凹面向上(急性心包炎);B. ST 段抬高弓背向上(急性心肌梗塞);
C. 窦性心律左束支阻滞与室内传导正常心搏交替出现。左束支阻滞时 ST 段呈斜直形抬高,T 波高耸

1. 凸面向上（弓背向上）抬高　多见于急性心肌梗死的进展期和演变期、高钾血症；Brugada 综合征、急性心肌炎有时也可出现弓背向上 ST 段抬高。

2. 凹面向上抬高　多见于急性心包炎、早期复极综合征等。

3. 斜直形抬高　多见于左束支阻滞、左室肥大引起的右胸前导联 ST 段抬高。

（二）根据ST 段抬高的病因分类

ST 段抬高根据其病因可分为原发性复极异常、继发性复极异常和功能性三类。

1. 原发性复极异常　心肌本身病变引起复极异常，除心肌缺血、梗死外，还可见于急性心包炎、急性心肌炎、恶性肿瘤转移至心脏、高钾血症等。

2. 继发性复极异常　由于心肌除极异常引起继发性复极异常，如左室肥大、左束支阻滞、预激综合征等。

3. 功能性　心肌本身无病变，也无明显心外病变可解释 ST 段抬高，如早期复极综合征（表 35-1）。

表 35-1　非缺血性 ST 段抬高的病因

1. 常见病因	急性心肌炎
早期复极综合征	低温
急性心包炎	Brugada 综合征
继发性复极异常	恶性肿瘤转移至心脏
2. 少见病因	脑血管意外
肺动脉栓塞	胸部外伤
高钾血症	

三、发 生 机 制

（一）损伤电流学说

原发性 ST 段抬高的发生机制，目前主要学说有损伤电流和除极波受阻等，这两种学说在第 8、9 章已介绍过。

（二）继发性ST 段抬高

左室肥大、左束支阻滞引起左胸前导联 ST 段下移、T 波倒置，右胸前导联的 ST 段抬高和 T 波直立为其对应性改变。至于左室肥大、左束支阻滞引起 ST 段下移和 T 波倒置的发生机制，一般认为是由于上述病变引起除极过程延长，心外膜下心肌除极尚未结束之时，心室内膜已开始复极，复极由心内膜向外膜进行，改变了正常的复极顺序，故引起 R 波为主的导联 ST 段下移和 T 波倒置。

（三）心外膜下心肌提早复极

目前认为，早期复极综合征、Brugada 综合征 ST 段抬高的发生机制可能由于心外膜下心肌复极较早，动作电位 2 相缩短，致使心外膜电位高于心内膜，形成透壁性复极电梯度，引起 ST 段抬高。早期复极综合征左室前壁心外膜下心肌提早复极，而 Brugada 综合征右室前壁心外膜下心肌提早复极，故前者 ST 段抬高见于左胸前导联，而后者 ST 段抬高见于右胸前导联。

四、诊断步骤和鉴别诊断

（一）诊断步骤

1. 临床资料　对 ST 段抬高者，首先应了解其临床资料，然后进行心电图分析。

（1）病史：了解患者的年龄、性别。有无胸痛、呼吸困难、晕厥发作；有无少尿、无尿史，有无胸部外伤史，有无全身性疾患，有无冠心病易患因素，近期有无病毒感染等。

（2）体检：应注意有无心脏扩大、心脏杂音、奔马律、喀喇音及心包摩擦音；下肢有无静脉血栓形成；血压有无增高。

（3）实验室检查：根据病情测定心肌酶、D-2 聚体、电解质，进行血清学检查及病毒分离等。

（4）器械检查：必要时采用超声心动图检查、心肌核素显像和（或）冠状动脉造影。

2. 心电图分析　对一份 ST 段抬高的心电图，首先应排除人工伪差，如基线漂浮、阻尼过度等，应重点观察以下问题：

（1）ST 段抬高的形态：不同病因引起的 ST 段抬高形态可有差异。例如，急性心肌梗死的 ST 段抬高呈弓背向上，而急性心包炎、早期复极综合征的 ST 段抬高呈凹面向上。

（2）ST 段抬高的程度：ST 段抬高的程度对鉴别诊断很有价值。急性心肌梗死的 ST 段抬高常可超逾 0.5mV，有时达 1.0mV 以上，而急性心包炎、早期复极综合征 ST 段抬高一般不超逾 0.5mV。

（3）ST 段抬高分布的导联：急性心肌梗死 ST 段抬高分布于数个相关的导联，如下壁导联、前壁导联；急性心包炎 ST 段抬高可见于 aVR 以外的多数导联；早期复极综合征则多见于 $V_3 \sim V_4$ 导联。

（4）持续时间及演变情况：不同病因引起的 ST 段抬高持续时间及演变情况也不相同。肺动脉栓塞引起的 ST 段抬高持续数小时至数日，早期复极综合征引起的 ST 段抬高可多年不变。急性心肌梗死引起的 ST 段抬高持续时间较短，且有一定的演变规律。

（5）其他心电图改变：除 ST 段抬高外，其他心电图改变常可提供诊断线索。例如，PR 段明显下移或抬高提示急性心包炎、心房梗塞；明显的 J 波提示早期复极综合征、低温。

（6）心电图改变对药物、运动试验的反应：变异型心绞痛吸入亚硝酸异戊酯或含化硝酸甘油后，胸痛可能缓解，抬高的 ST 段降至基线。早期复极综合征于运动试验、使用异丙肾上腺素等使心率增速后，抬高的 ST 段可降至基线。

（7）ST 电轴：根据 ST 电轴可鉴别急性心包炎和急性下壁心肌梗死。急性心包炎时心肌损伤部位主要位于心尖附近，额面 ST 电轴在 $+30° \sim +60°$，因此，Ⅱ 导联 ST 段抬高最明显，aVL 导联 ST 段呈等电位。急性下壁心肌梗死时，心肌损伤部位主要位于下壁，额面 ST 电轴在 $+120°$ 左右，Ⅲ 导联 ST 段抬高最明显，aVR 导联 ST 段呈等电位。

（8）V_6 导联 ST/T 的比值：根据 V_6 导联 ST/T 可鉴别急性心包炎和早期复极综合征。急性心包炎 V_6 导联 ST/T≥0.25，而早期复极综合征 V_6 导联 ST/T≤0.13±0.01。

（二）鉴别诊断

急性心肌梗死、心脏室壁瘤、变异型心绞痛是引起 ST 段抬高最重要的病因，在第 8、9 章已介绍过。此处重点讨论非缺血性 ST 段抬高的鉴别诊断。

1. 早期复极综合征

（1）出现 J 波：J 波位于 R 波降肢与 ST 段连接部位之间，在 $V_3 \sim V_5$ 导联最为明显。

（2）ST 段抬高：ST 段紧接 J 波之后呈凹面向上抬高，在 $V_3 \sim V_5$ 导联最明显，可达 $0.3 \sim 0.4mV$，在 V_6 导联很少超过 $0.2mV$，肢体导联一般也不超过 $0.2mV$。从不出现对应性 ST 段下移。

（3）T 波高大直立：胸前导联 T 波高大直立，常可高达 1mV，偶尔，$V_1 \sim V_3$ 导联 T 波倒置，反映持续性"幼稚型"T 波，过度换气、服用钾盐后，T 波可转为直立。

（4）上述的 J 波和 ST 段抬高可多年稳定不变，或仅有轻微变化。

（5）运动试验、使用阿托品、异丙肾上腺素使心率增速后，抬高的 ST 段可降至基线。

2. 急性心包炎

（1）ST 段抬高呈凹面向上，抬高程度较轻，一般不超过 0.5mV。

（2）ST 段抬高分布于 aVR、V_1 以外的多数导联，aVR 导联 ST 段常呈对应性下移。

（3）ST 段抬高的导联 PR 段下移。aVR 导联 PR 段可抬高。

（4）ST 段抬高持续一周左右降至基线，ST 段降至基线后，T 波转为倒置。

（5）无病理性 Q 波出现，心肌酶无明显升高。

3. 继发性复极异常　左室肥大、左束支阻滞右胸前导联常可出现 ST 段斜直形抬高和 T 波高耸，双肢不对称，可被误诊为前间壁心肌梗死。其特点如下：

（1）QRS 波群主波向下的导联出现 ST 段抬高和 T 波高耸，QRS 波群主波向上的导联则出现 ST 段下移和 T 波倒置。

（2）QRS 波群多有明显异常：左室肥大时左胸前导联 R 波电压增高；左束支阻滞时 QRS 间期增宽，$V_5 \sim V_6$ 导联无 q 波，R 波宽大，顶部出现切迹（图 35-2）。

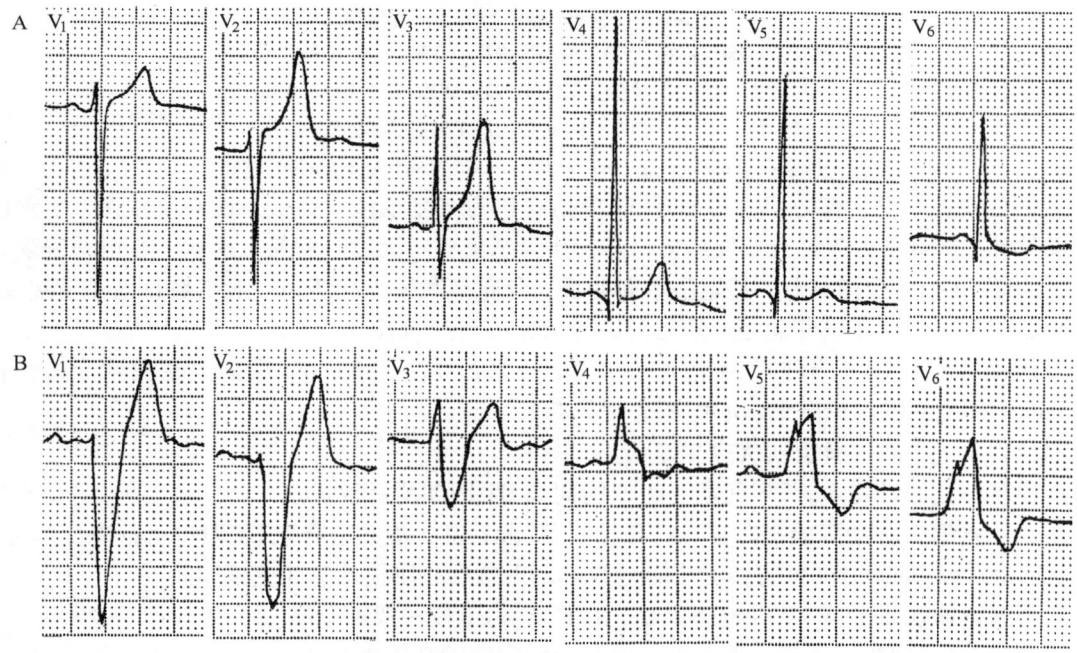

图 35-2　继发性复极异常

A. 左心室肥大，$V_1 \sim V_3$ 导联 ST 段斜直形抬高，T 波高耸，V_6 导联 ST 段下移，T 波倒置；B. 左束支阻滞，
$V_1 \sim V_3$ 导联 ST 段斜直形抬高，T 波增高直立。V_5、V_6 导联 ST 段明显下移，T 波倒置

4. 高钾血症　严重高钾血症有时可出现 ST 段弓背向上抬高，酷似急性心肌梗死。患者多有少尿、无尿，摄入大量钾盐或含钾药物史。

（1）ST 段抬高多见于右胸前导联，有时可见于 aVR 导联。

（2）血钾降至正常后，抬高的 ST 段很快降至基线。

（3）可能出现 P 波消失、QRS 间期增宽和 T 波高尖等改变（图 35-3）。

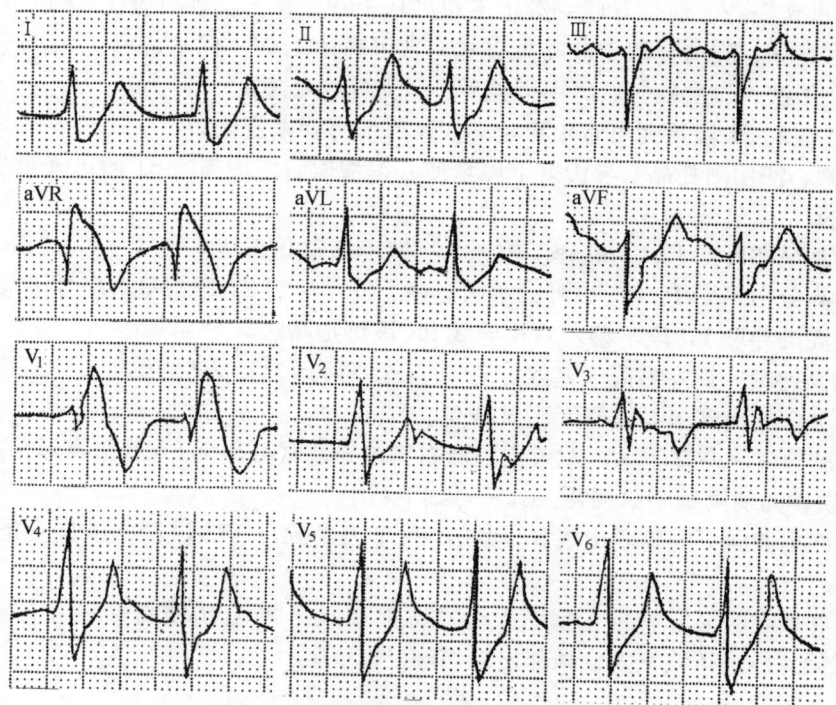

图 35-3　高钾血症引起的 ST 段抬高

各导联 P 波不明显，QRS 时间明显增宽，aVR、V₁ 导联呈 rSR′型，

Ⅰ、aVL、V₅、V₆ 导联出现明显 S 波。aVR、V₁ 导联 ST 段呈马

鞍状抬高，凸面向上。V₄ ～ V₆ 导联 T 波高耸，基底部狭窄

（引自 Goldschalager N. Principles of Clinical Electrocardiography. 1989）

　　5. 急性心肌炎　暴发型心肌炎可出现 ST 段抬高和病理性 Q 波，酷似急性心肌梗死，鉴别诊断主要依靠临床资料。患者多为年轻人，发病前可能有病毒感染史，无冠心病易患因素。心电图表现如下：

　　（1）ST 段可能呈弓背向上，甚至呈单向曲线，分布导联较为广泛，一般于数日内降至基线。

　　（2）心肌酶谱变化不同于急性心肌梗死，峰值持续时间较长。

　　6. 低温　低温时 QRS 降肢与 ST 段连接部位之间形成 J 波，造成 ST 段向上牵拉及抬高的表现。患者有处于低温环境或低温麻醉史。心电图表现具有以下特点：

　　（1）出现明显 J 波，呈圆顶状或驼峰状。

　　（2）出现窦性心动过缓，PR 间期、QRS 间期和 QT 间期均呈延长。

　　7. 肺动脉栓塞　肺动脉栓塞时Ⅲ、aVR 导联 ST 段抬高，右胸前导联 ST 段也可抬高，其特点如下：

　　（1）ST 段抬高持续时间短暂，数小时至数日，无急性心肌梗死的演变规律。

　　（2）下壁导联仅Ⅲ导联 ST 段抬高，Ⅱ、aVF 导联 ST 段一般不抬高。

　　（3）右胸前导联 ST 段抬高一般程度较轻，少数病例抬高较为显著。

　　（4）CK、和 CK-MB 同功酶升高不明显，D-2 聚体阳性。

　　8. 恶性肿瘤转移至心脏　恶性肿瘤转移至心脏可产生 ST 段抬高（弓背向上或凹面向上）及 T 波改变，与急性心肌梗死的鉴别主要依靠临床资料。心电图表现如下：

　　（1）ST-T 改变的范围与肿瘤浸润心肌的部位相关，可能局限，也可能比较广泛。

　　（2）ST-T 改变无急性心肌梗死的演变规律。

（3）较少出现病理性 Q 波（图 35-4）。

9. 胸部外伤　非贯穿性胸部钝伤有时可引起严重的心肌挫伤，引起 ST 段弓背向上抬高和病理性 Q 波，酷似急性心肌梗死。鉴别诊断主要依靠外伤史和冠状动脉造影（图 35-5）。

10. Brugada 综合征　患者可有晕厥发作史，心电图有以下特点：

（1）ST 段抬高见于 $V_1 \sim V_3$ 导联，呈弓背向上或下斜形，其后 T 波倒置。

（2）多合并右束支阻滞。

（3）$V_1 \sim V_3$ 导联可能出现 J 波（图 35-6）。

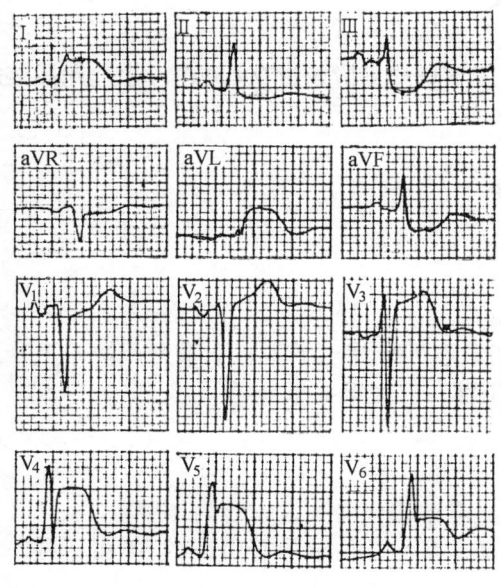

图 35-4　恶性肿瘤转移至心脏
I、aVL、$V_4 \sim V_6$ 导联 ST 段抬高，弓背向上，II、
III、aVF 导联 ST 段下移。患者为肺癌心肌转移

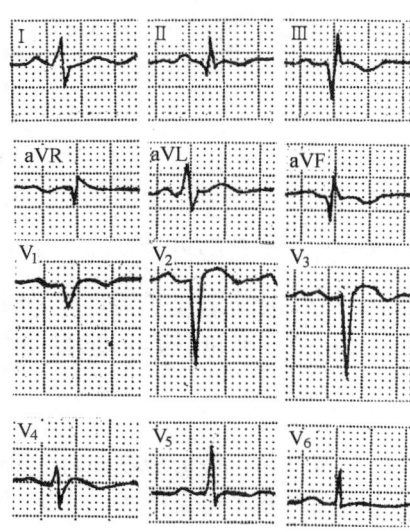

图 35-5　心肌挫伤引起 ST 段抬高
II、III、aVF 导联呈 QR 型，ST 段呈弓背向上，
$V_1 \sim V_3$ 导联呈 QS 型，ST 段抬高，弓背向上。
患者胸壁非贯穿性伤后出现胸痛、呼吸困难时描记
（引自 Te-Chun Chou. Electrocardiography in Clinical Practice. 1992）

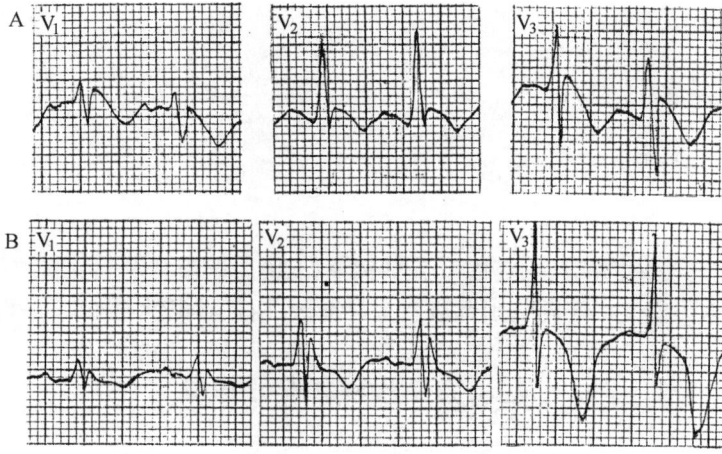

图 35-6　Brugada 综合征
A. 发作昏厥 2 日后描记，$V_1 \sim V_3$ 导联呈 rSR′型，ST 段呈马鞍状抬高，凸面向上，其后 T 波倒置；
B. 图 A 描记 3 日后描记，$V_1 \sim V_2$ 导联呈 rSR′型，ST 段已降至基线，V_3 导联 T 波深倒置

11. 脑血管意外（CVA）　CVA 心电图有时可出现 ST 段抬高，其特点及与急性心肌梗死的鉴别见第 12 章。

ST 段 下 移

一、定　义

正常人除Ⅲ导联 ST 段可下移 0.1mV 外，其他导联 ST 段下移均不应超过 0.05mV，超过此标准即为 ST 段下移。

二、分　类

（一）根据 ST 段下移的形态分类

ST 段下移的形态比其程度更为重要。ST 段下移根据其形态可分为水平型、下垂型、快速上升连接点型、缓慢上升连接点型和由于 Ta 向量加大引起的 ST 段下移。已在第 8 章介绍。

（二）根据病因分类

1. 原发性复极异常　除心肌缺血外，还可见于心肌炎、电解质代谢失常、药物作用等。
2. 继发性复极异常　心室肥大、束支阻滞、预激综合征、室性异位节律等引起的 ST 段下移，常与 T 波倒置并存。
3. 功能性　由于 Ta 向量加大引起的 ST 段下移。

三、发 生 机 制

（一）损伤电流学说

已在第 8 章介绍。

（二）继发性复极异常

见 ST 段抬高的发生机制。

（三）药物作用

洋地黄、奎尼丁、三环类抗抑郁药物等均可引起 ST 段下移。至于其发生机制，有的学者认为是由于损伤电流所致；也有学者认为可能是由于药物引起心室提早复极，而且其极性与 QRS 平均向量方向相反。

四、诊断步骤和鉴别诊断

（一）诊断步骤

1. 临床资料　对 ST 段下移的诊断，比 ST 段抬高更需要依靠临床资料和系列的心电图描记，因为各种病因引起的 ST 段下移比 ST 段抬高更缺乏特点。虽然下垂型、水平型 ST 段下移多见于心肌缺血，但也可见于其他情况；另外，心肌缺血特别是慢性冠状动脉供血不足的心电图改变多不典型。诊断 ST 段下移需要结合的临床资料大体与 ST 段抬高相同，病史询问要特别注意有无服用洋地黄、抗心律失常药物等。

2. 心电图分析　对 ST 段下移应注意以下问题：

（1）ST 段下移的形态：下垂型、水平型 ST 段下移多见于心肌缺血及其他病理情况，连接点型 ST 段下移特别是快速上升型多无病理意义。

（2）ST 段下移的程度：对鉴别诊断仅有参考价值。一般说非特异性 ST-T 改变 ST 段下移程度较轻，T 波浅倒置。

（3）ST 段下移的导联：局限于 Ⅱ、Ⅲ、aVF 导联的 ST 段下移多见于二尖瓣脱垂综合征、功能性改变。

（4）T 波形态及极性：T 波呈冠状 T 提示心肌缺血，T 波先负后正，与下垂的 ST 段形成鱼钩样见于洋地黄作用。

（5）QT 间期及 U 波：QT 间期延长及 U 波明显见于低钾血症、CVA。

（二）鉴别诊断

有关缺血性 ST 段下移（急性心内膜下心肌缺血、无 Q 波型心肌梗死、慢性冠状动脉供血不足）的心电图特点见第 8、9 章。以下重点讨论非缺血性 ST 段下移的鉴别诊断。

1. 洋地黄作用　服用洋地黄后常可出现明显的 ST 段下移，其特点如下：

（1）Ⅰ、Ⅱ、V_5、V_6 导联常出现下垂型 ST 段下移，下降坡度较长，伴以终末部急剧上升，呈鱼钩样。

（2）T 波可能完全倒置，与 ST 段融合，也可能呈双向，终末部分高于基线（图 35-7）。

（3）QT 间期缩短。

（4）QRS 主波向下的导联出现 ST 段下移及 T 波倒置，可能反映洋地黄中毒。

2. 奎尼丁类药物　其心电图改变酷似低钾血症。有以下表现：

（1）ST 段下移，多呈下垂型。

（2）U 波明显。

（3）QT 间期延长。

3. 左室肥大、劳损

（1）V_5~V_6 导联出现 ST 段下移，ST 段呈轻微的凸面向上。

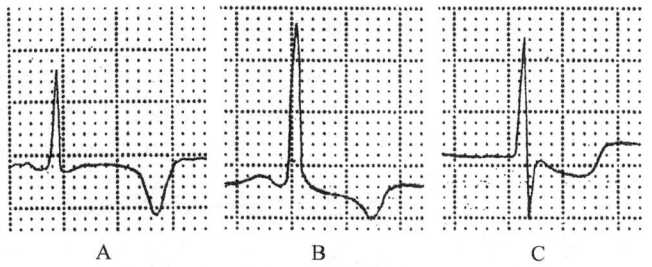

图 35-7　不同病因引起 ST 段下移的比较

A. 心肌缺血（冠状 T）；B. 心室肥大、劳损；C. 洋地黄作用

（2）ST 段下移导联 T 波倒置，倒置的 T 波双肢不对称，底部较钝。

（3）左胸前导联 R 波增高；有的病例仅出现 ST-T 改变而无 R 波增高，造成诊断困难。

4. 左束支阻滞　见 ST 段抬高的鉴别诊断。

5. 预激综合征　QRS 波群主波向上的导联常出现 ST 段下移，T 波倒置。当预激波形间歇出现时，容易被误诊为一过性心肌缺血，注意到预激综合征的心电图三联征，不难识别：

（1）PR 间期缩短，<0.12s。

（2）QRS 波群起始部位出现 δ 波。

（3）QRS 间期延长，>0.12s。

6. 低钾血症　血钾水平与心电图改变有相当程度相关性。当血钾<2.5mmol/L 时，心电图可出现以

下改变：

（1）U 波增高，在 Ⅱ、V₃ 导联最为明显，可高于 T 波。TU 融合，可形成驼峰状。

（2）Ⅰ、Ⅱ、胸前导联 ST 段下移，多呈下垂型。有时下移的 ST 段与融合的 TU 波形成一横卧的 "S" 字母。

（3）QTU 间期延长（图 35-8）。

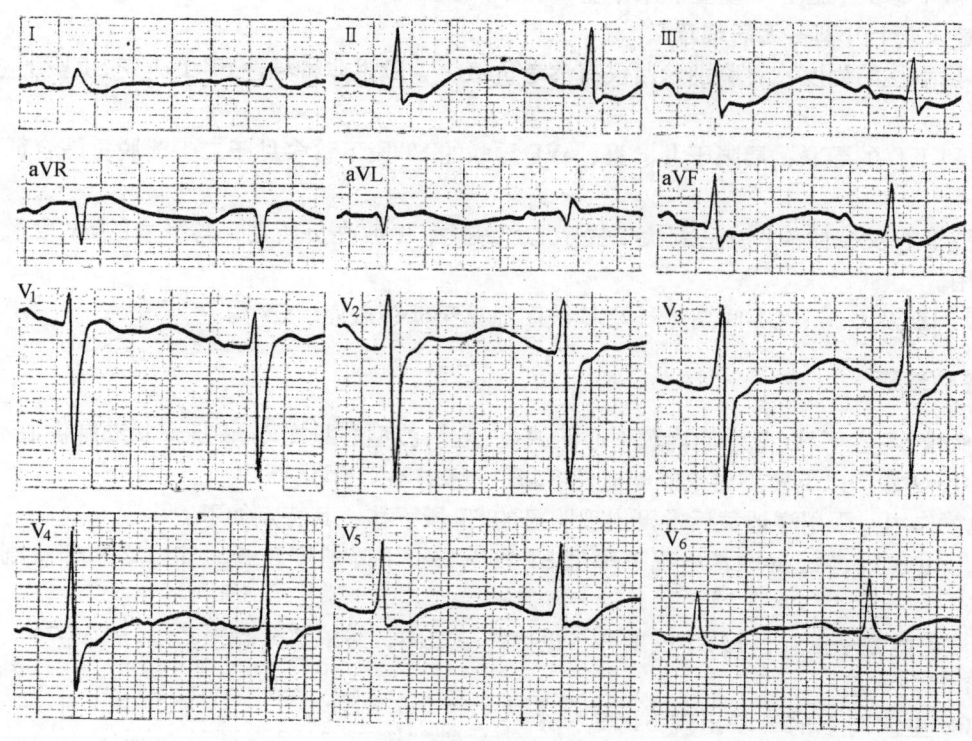

图 35-8 低钾血症

血钾 2.1mmol/L 时描记，Ⅱ、Ⅲ、aVF、V₄~V₆ 导联 ST 段均呈下移，

大部分导联可见到 TU 融合，QT(U) 间期明显延长

7. **急性心肌炎** 左胸前导联常可出现 ST 段下移，T 波低平或倒置，心电图改变无特点。鉴别诊断主要依考临床资料。

8. **肺动脉栓塞** Ⅰ、Ⅱ 导联、左胸前导联均可出现 ST 段下移，心电图改变常具有以下特点：

（1）肢体导联出现 $S_I Q_{III} T_{III}$，aVR 导联出现终末 R 波及 ST 段抬高。

（2）明显顺钟向转位。

（3）V₁~V₃ 导联 ST 段呈弓背向上抬高，T 波倒置。

9. **脑血管意外（CVA）** CVA 型心电图常可出现 ST 段轻度下移，具有以下特点：

（1）T 波深倒置，底部宽阔，U 波明显。

（2）QT 间期明显延长。

10. **二尖瓣脱垂综合征** Ⅱ、Ⅲ、aVF、左胸前导联常可出现 ST 段下移合并 T 波倒置，详见 T 波低平、倒置的鉴别诊断。

11. **休克** 任何类型的休克都可引起冠状动脉灌注不足和心内膜下心肌缺血，导致 ST 段下移。

T 波 高 耸

一、定　义

由于正常人 T 波振幅波动度很大，对 T 波增高的诊断标准很难确定。一般认为，肢体导联的 T 波电压超逾 0.5 ~ 0.7mV，胸前导联的 T 波电压超逾 1.0mV 称为 T 波增高或 T 波高耸（V_1 导联除外，其 T 波电压一般不超过 0.4mV）。T 波高耸往往伴有 T 波增宽，有的文献称为巨 T 波（giant T wave）。

二、分　类

（一）根据 T 波的形态分类

T 波增高的临床意义不仅取决于其增高程度，更重要的是 T 波增高的形态及伴随的其它心电图改变。例如，心肌缺血引起的 T 波增高常呈双肢对称，顶部尖锐，即所谓"冠状 T"；高钾血症引起的 T 波高而尖，基底部较窄，呈帐篷状；脑血管意外的 T 波高耸基底部宽阔。尽管如此，T 波高耸根据其形态分类并不切实可行。

（二）根据病因分类

T 波高耸如同 ST 段偏移一样，也可分为以下三类。

1. 原发性复极异常　由于心肌原发性复极异常所致，除见于急性心内膜下心肌缺血、超急期心肌梗死、后壁心外膜下心肌梗死的镜面像外，还可见于高钾血症等。

2. 继发性复极异常　由于心肌除极异常引起的继发性复极异常，T 波高耸通常与 ST 段抬高并存，为继发性 ST 段下移、T 波倒置的对应性改变。

3. 功能性　如早期复极综合征。

三、发 生 机 制

（一）心肌缺血

见第 8、9 章。

（二）心肌除极异常引起的继发性复极异常

见 ST 段抬高的发生机制。

（三）心肌提早复极

高钾血症、早期复极综合征引起的 T 波增高均与心肌提早复极有关。高钾血症时细胞膜对 K^+ 的通透性增加，动作电位 2 相缩短，3 相坡度变陡，致使 T 波高耸，QT 间期缩短。早期复极综合征也可引起动作电位 2 相缩短，3 相坡度变陡，具体机制不明，可能与迷走神经张力升高、交感神经作用减弱有关。

四、诊断步骤和鉴别诊断

(一) 诊断步骤

1. 临床资料　由于 T 波振幅正常变异很大，T 波高耸的临床诊断必须密切结合临床资料，特别要注意有无心肌缺血、心肌梗死、电解质代谢失常的可能。

2. 心电图分析　对 T 波高耸的心电图分析应注意以下问题：

(1) T 波高耸持续存在或突然发生：T 波高耸持续存在较长时间多无临床意义，若突然发生，特别是伴有症状者，多为病理性。例如 V_1 导联 T 波突然增高 >0.4mV，可能反映后壁心肌梗死。

(2) T 波高耸有无动态变化：急性心内膜下心肌缺血、超急期心肌梗死引起的 T 波高耸短时间内即有明显变化，而左室肥大、早期复极综合征引起的 T 波高耸长时间不变。当 T 波高耸诊断不十分明确时，进行系列心电图描记和动态观察十分必要。

(3) T 波与 R 波的比值：T 波的电压高于同导联的 R 波多为病理性，而且多见于超急期心肌梗死、严重的高钾血症。

(4) T 波高耸以外的心电图改变：单纯 T 波高耸多非病理性，病理性 T 波高耸多伴有一些其他心电图改变。例如，高钾血症多出现 P 波消失、QRS 波群增宽；超急期心肌梗死伴有 ST 段抬高。

(5) 高耸 T 波的形态：T 波的形态对鉴别诊断还是有相当价值的，前已述及。

(二) 鉴别诊断

急性心内膜下心肌缺血、超急期心肌梗死是引起 T 波高耸最重要的病因，其心电图特点已在第 8、9 章介绍。此处讨论非缺血性 T 波高耸的鉴别诊断。

1. 高钾血症

(1) T 波高尖，基底部变窄，只见于部分病例，可能反映高钾血症的早期变化；随着病情发展，T 波可能增宽。T 波高耸在下壁导联、左胸前导联最明显。

(2) ST 段大部分与 T 波升肢融合，致使其不易准确分辨。

(3) QRS 波群电压降低，间期增宽，血钾明显增高时，可与增高的 T 波形成"正弦波"。

(4) QT 间期正常或缩短。

(5) U 波不明显。

(6) P 波可能消失(图 35-9)。

2. 早期复极综合征　见 ST 段抬高鉴别诊断。

3. 左室舒张期负荷过重　患者患有室间隔缺损、动脉导管未闭、二尖瓣关闭不全等左室舒张期负荷过重的心脏病。心电图可有以下特点：

(1) 左胸前导联 T 波增高，但不一定达

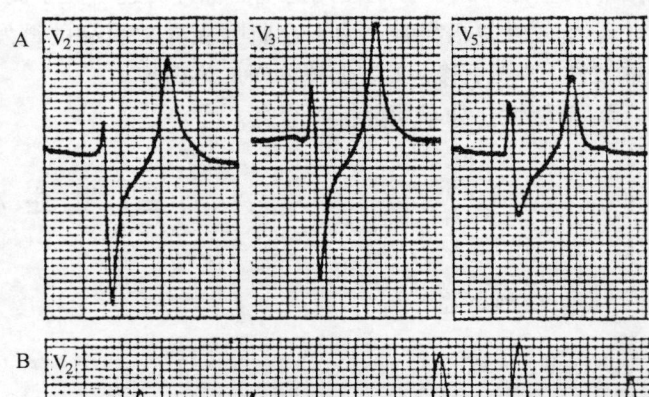
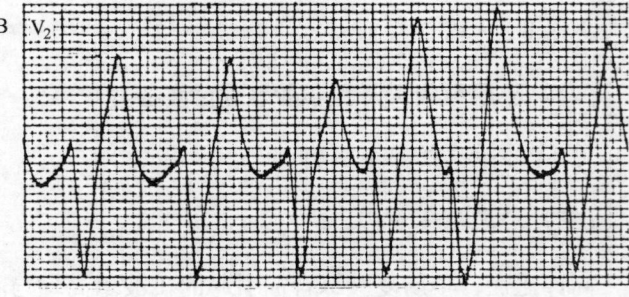

图 35-9　高钾血症引起 T 波高耸

A. 血钾 8mmol/L 时描记，T 波高耸，基底部变窄；

B. QRS 时间明显增宽，从 S 波底端至直立的 T 波升肢几乎呈直线

到诊断标准的高度。

（2）左胸前导联 ST 段轻度抬高，呈凹面向上。

（3）左胸前导联 R 波增高，q 波加深。

4. 左束支阻滞　右胸前导联常可出现 T 波高耸，双肢不对称。见 ST 段抬高的鉴别诊断。

5. 脑血管意外（CVA）

（1）T 波高耸可能只见于右胸前导联（其他导联 T 波倒置），也可能见于肢体导联及全部胸前导联。

（2）T 波宽阔，双肢对称或不对称。

（3）U 波明显，直立或倒置。

（4）QT 间期明显延长（图 35-10）。

6. 二尖瓣狭窄　一些二尖瓣狭窄患者胸前导联出现高而尖的 T 波，可能反映早期右室肥厚。

（1）T 波增高多见于 V_3、V_4 导联。

（2）Ⅰ、Ⅱ、aVL 及左胸前导联出现典型的"二尖瓣型 P 波"，$PtfV_1$ 绝对值超逾 $0.04mm \cdot s$。

7. 急性心包炎　急性心包炎早期可出现 T 波增高，由于其伴有多导联的 ST 段凹面向上轻度抬高，不难识别。

8. 急性心包积血　多由于急性心肌梗死并发的心脏破裂所引起。患者可出现昏迷、抽搐、急性心包填塞，甚至发生心脏骤停。

（1）胸前导联突然出现 T 波增高，或原来倒置的 T 波转为直立。

（2）出现窦性心动过缓、电-机械分离。

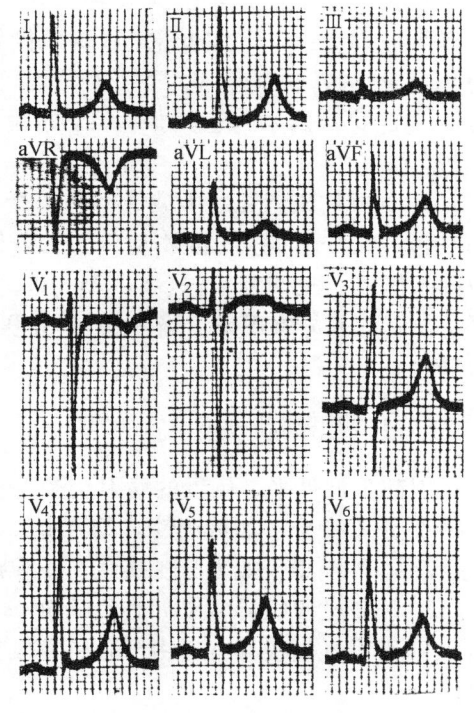

图 35-10　脑血管意外

Ⅰ、Ⅱ、Ⅲ、aVL、aVF、$V_3 \sim V_6$ 导联 T 波增高，基底部宽阔，QTc 0.48s。患者蛛网膜下腔出血

T 波低平、倒置

一、定　义

由于正常人 T 波振幅变异性很大，T 波低平、倒置的诊断标准也不易确定。一般认为，T 波的电压低于 0.2mV 以下时，或低于同导联 R 波（QRS 波群主波向上）1/10 时称为 T 波低平；低平的 T 波降至基线以下呈负向波时称为 T 波倒置。

二、分　类

（一）根据临床意义分类

正常人 T 波振幅在不同的导联有很大的差异，根据 T 波低平、倒置出现的导联，大体上可判断其临床意义。

1. 无明显临床意义的 T 波低平、倒置　T 波在 aVR 导联倒置属于正常现象，在Ⅲ导联倒置也多无临床意义。aVL 导联的 R 波 <0.5mV 时，T 波低平，甚至倒置也无临床意义。aVF 导联 QRS 波群主波向上时，T 波低平（只要不倒置）属于正常现象。胸前导联 T 波变化与年龄密切相关，婴幼儿时 $V_1 \sim V_3$，甚至 V_4 导联 T 波均可倒置，在成人，$V_1 \sim V_2$ 导联 T 波可以倒置，V_3 导联 T 波一般应该直立，偶尔，正常成人 V_3 导联 T 波倒置，但倒置的深度不应超过 0.2mV（男性）和 0.3mV（女性）。

2. 具有临床意义的 T 波低平、倒置   Ⅰ、Ⅱ 导联 R 波较高时，T 波低平、倒置属于异常现象。aVL 的 R 波 >0.5mV 时，T 波不应倒置，若倒置的 T 波深度 >0.3mV 时肯定为异常现象。Ⅲ、aVF 导联 T 波同时倒置，且倒置较深（>0.25~0.35mV）时肯定异常。$V_4 \sim V_6$ 导联 QRS 波群主波向上时，T 波低平、倒置均属异常现象。当 $V_1 \sim V_2$ 导联 T 波直立时，V_3 及其以左导联的 T 波则不应倒置，否则属于异常现象。

（二）根据病因分类

引起 T 波低平、倒置的病因众多，十分繁杂。Schamroth 将其分为以下五类：

1. 正常变异   如持续性"幼稚型" T 波，早期复极综合征等。
2. 心外疾患   如内分泌疾患、急腹症、脑血管意外等。
3. 原发性复极异常   如心肌缺血、心包炎、心肌炎、低温、电解质代谢失常、药物作用等。
4. 继发性复极异常   由于心肌除极异常引起的继发性 T 波低平、倒置，如束支阻滞、预激综合征等。
5. 心动过速后 T 波倒置。

三、发 生 机 制

（一）心肌缺血

心外膜下心肌缺血引起 T 波倒置，发生机制见第 8 章

（二）继发性复极异常

见 ST 段抬高的发生机制。

（三）正常变异

各种不同情况的发生机制也不相同。例如：

1. 持续性"幼稚型" T 波   可能由于心外膜局部电位通过未被肺脏遮盖的"心脏切迹"（相当于 $V_2 \sim V_4$ 导联的位置）传至体表所致。心外膜直接描记局部心电图，T 波通常倒置。
2. 过度换气后 T 波异常   可能由于交感神经兴奋早期，心室除极非同步缩短所致。

（四）发生机制不明

心动过速后 T 波倒置，人工起搏后 T 波倒置发生机制迄今尚不明确。

四、诊 断 步 骤

引起 T 波低平、倒置的病因众多，心电图缺乏特征性表现，必须密切结合临床资料进行诊断，否则很容易发生错误。笔者曾遇到过一例急腹症（急性胆囊炎、胆石症）因心电图出现 ST 段下移和 T 波倒置，

而被误诊为急性冠状动脉供血不足，忽略了腹部检查，延误了诊断和治疗。因此，对 T 波低平、倒置患者，必须进行全面的检查和分析，必要时进行系列心电图描记。

（一）临床资料

1. 病史　除心血管疾患有关的症状外，必须注意有无电解质代谢失常、内分泌疾患和脑血管意外等有关的症状，注意服用过的药物。

2. 体检　除心脏检查外，应注意全身检查，对主诉腹痛者必须详细检查腹部。

3. 器械检查和实验室检查　根据病情采用必要的器械检查和实验室检查。

（二）心电图分析

尽管 T 波低平、倒置的心电图缺乏特征性表现，仔细分析心电图有时可发现一些提供诊断的线索。

1. T 波低平、倒置出现的导联　前已述及，T 波低平、倒置出现于不同的导联，临床意义大相径庭。另外，T 波倒置局限于某些导联可能提示正常变异。例如，持续性"幼稚型" T 波者 T 波倒置见于 $V_1 \sim V_3$ 导联，"两点半综合征" T 波倒置出现于 Ⅱ、Ⅲ、aVF 导联。

2. T 波低平、倒置导联的 QRS 波群　额面导联 QRS-T 夹角 30° 左右，横面导联 QRS-T 夹角 60° 左右。这意味着 T 向量的方向大体上应该与 QRS 向量一致，因而 T 波低平、倒置出现于 QRS 波主波向上的导联多系异常现象。另外，QRS 波群若有明显的间期增宽和（或）波形异常，提示 T 波低平、倒置为继发性。

3. 倒置 T 波的形态　大多数倒置的 T 波形态无特殊性。如果 T 波倒置较深，双肢对称、底端尖锐，高度提示心肌缺血；如果 T 波深倒置，底部宽阔，双肢不对称，提示 CVA 型。

4. QT 间期是否延长　QT 间期是否延长对 T 波低平、倒置的鉴别诊断很有价值。低钾血症、CVA 等 QT 间期明显延长；心肌炎、心肌缺血等 QT 间期轻度延长；正常变异引起的 T 波低平、倒置，QT 间期一般不延长。

5. T 波双向意义的判断　T 波双向可先负后正，也可以先正后负，前者多见于洋地黄作用及其他病理情况，后者见于正常人的 $V_1 \sim V_2$ 导联。若负向波较深，其意义与 T 波倒置相同，若负向波较浅，特别见于 $V_1 \sim V_2$ 导联，多无临床意义。对先正后负的 T 波，必须与 U 波倒置相鉴别。

（三）正常变异心电图的诊断

对年轻人的"孤立性" T 波异常，排除心脏及心外病变后，可考虑为正常变异。以下方法有助于正常变异的诊断。

1. 空腹时描记心电图　可以纠正饱餐后 T 波异常。

2. 过度换气与平静呼吸时描记心电图　如果过度换气后 T 波恢复正常，可考虑持续性"幼稚型" T 波；若平静呼吸后心电图恢复正常，可考虑过度换气引起的 T 波异常。

3. 立位与卧位时各描记一次心电图　若立位时 T 波倒置加深，提示直立性 T 波异常。

4. 运动、应用阿托品等使心率增快后描记心电图　可以纠正一些正常变异和功能性 T 波异常。

5. 服用心得安等减慢心率后的药物描记心电图　可以纠正 β 受体高敏综合征（心血管神经官能症）和心动过速引起的 T 波异常。

6. 口服钾盐后描记心电图　可纠正由于过度换气、情绪紧张、心血管神经官能症等引起的 T 波异常；"两点半综合征"引起的 T 波异常于服用钾盐后也可能恢复正常，心肌梗死和心室肥大服用钾盐后 T 波无变化。钾盐的剂量 5 ~ 10g，可放在果汁里服下，以避免其对胃肠道刺激。服后 60min、90min 各描记一次心电图。器质性心脏病患者禁服钾盐，曾有报道口服 10g 钾盐诱发心室颤动，心室停搏。

五、鉴 别 诊 断

（一）心脏病变

1. 心尖肥厚型心肌病　患者可出现劳力性呼吸困难、胸痛，也可能无症状。心尖区可能闻及喷射性收缩期杂音和第四心音，也可能无体征。心电图常有以下改变：

（1）胸前导联出现深倒置的 T 波，以 $V_3 \sim V_5$ 导联为著，T 波倒置的深度有时可达 1mV 以上。

（2）ST 段呈下垂型或水平型下移，下移的程度常超逾 0.5mV。

（3）出现左室肥大、劳损。

2. 慢性缩窄性心包炎

（1）多数导联 T 波倒置，倒置的深度与心包和心肌粘连的程度相关。

（2）QRS 低电压。

（3）窦性心动过速。

（4）病程较长的患者有时可出现"二尖瓣型 P 波"合并右室肥大，反映心房受累、左房压力增高，可能被误诊为二尖瓣狭窄。

（5）偶可出现病理性 Q 波，反映冠状动脉受累。

3. 心肌炎　常出现多数导联 T 波浅倒置及 ST 段下移。鉴别诊断主要依靠临床资料。

4. 二尖瓣脱垂综合征　患者可出现不典型胸痛、心悸等症状。心脏听诊可闻及收缩中期喀喇音。心电图可有以下表现：

（1）T 波倒置多见于 Ⅱ、Ⅲ、aVF 导联，也可见于右胸前导联、中胸前导联或左胸前导联，但罕见于全部胸前导联。有时 T 波倒置仅见于 $V_3 \sim V_4$ 导联，称为"孤立性 T 波倒置综合征"。

（2）ST 段下移可表现为下垂型、水平型、ST-T 交接角变锐，多见于 Ⅱ、Ⅲ、aVF 导联，也可见于左胸前导联。ST 段下移可因劳力而诱发。

（3）上述的心电图改变可自发地变动，有时 30min 内可恢复正常。

（4）常可出现室性早搏，单源性或多源性。

（5）QT 间期可能延长。

5. 阿-斯综合征　多见于三度或高度房室阻滞。晕厥可能由于心脏停搏，也可能由于快速性室性心律失常如心室颤动所致。晕厥发作过后心电图可出现类似 CVA 型心电图改变。

（1）多数导联出现 T 波深倒置，以 $V_2 \sim V_4$ 导联最明显。T 波基底部宽阔，双肢不对称。

（2）QT 间期明显延长。

（3）T 波改变持续数日而恢复。

6. 其他病变　心肌挫伤、恶性肿瘤心脏转移、心脏外科手术等均可引起 T 波倒置，多与 ST 段偏移并存。

（二）心外病变

1. 急、慢性腹部疾患　急性胰腺炎、急性腹膜炎、急性阑尾炎、胆囊炎等急、慢性腹部疾患均可出现 T 波倒置，有时酷似冠状 T。对腹痛患者，切勿因为心电图出现类似心肌缺血改变，而忽略了腹部疾患的诊断和治疗。

2. 内分泌疾患　甲状腺功能减退症可引起 T 波倒置，已于第 12 章介绍过。除甲状腺功能减退症外，垂体功能减退症、肾上腺皮质功能减退症、嗜铬细胞瘤均可能引起 T 波倒置，QT 间期延长，伴有或不伴有 ST 段偏移。原发病治愈后，T 波和 QT 间期可恢复正常。

3. 脑血管意外（CVA）　见 ST 段抬高的鉴别诊断。

（三）继发性复极异常

束支阻滞、心室肥大、预激综合征等均可引起继发性复极异常，在 QRS 波群主波向上的导联出现 T 波倒置和 ST 段下移。由于 QRS 波群异常，诊断常无困难。值得注意的是，右室肥大有时在右胸前导联引起 T 波深倒置，双肢对称，酷似冠状 T，可能被误诊为心肌缺血。注意到 V_1 导联 R 波增高，QRS 电轴右偏等特点，不难识别。此型 T 波倒置局限于右胸前导联，T_{V1} 倒置的深度超逾 T_{V3}。

除上述情况外，室性异位搏动如室性早搏、心室自主心律和加速性心室自主心律等，在 QRS 波群主波向上的导联也可出现 T 波倒置和 ST 段下移。这也是由于心室除极异常引起的继发性复极异常。

（四）药物作用及电解质代谢失常

见 ST 段下移的鉴别诊断。

（五）正常变异

正常变异是年轻人 T 波倒置的重要原因。如同其他情况一样，要诊断功能性病变，必先排除器质性病变，特别对中、老年患者更应审慎。

1. 持续性"幼稚型"T 波　婴幼儿期 $V_1 \sim V_4$ 导联 T 波通常倒置。此种现象可持续到少数成人，发生率约为 1%。心电图表现有以下特点：

（1）T 波倒置局限于 $V_1 \sim V_4$ 导联，左胸前导联和肢体导联 T 波多无改变。

（2）深吸气、口服钾盐后倒置的 T 波可转为直立。

（3）除个别病例外，T 波倒置的深度一般不超过 0.5mV。

（4）漏斗胸患者容易出现此种心电图改变。

2. 惊恐、忧虑引起的 T 波倒置　无器质性心脏病者可因突然的惊恐、忧虑等引起情绪波动导致 T 波倒置，多见于 Ⅱ、Ⅲ、aVF 导联，为一过性。

3. 迷走神经张力过高　为早期复极综合征的一个亚型，比较少见。T 波倒置多见于胸前导联，伴有 ST 段抬高。

4. 直立性 T 波异常　多见于女性心血管神经官能症患者。立位时 T 波倒置或倒置加深，可能由于立位时交感神经兴奋，QRS-T 夹角加大之故。心电图表现如下：

（1）T 波倒置见于 Ⅱ 导联，其他导联少见。若卧位时 Ⅱ 导联 T 波倒置，则立位或深吸气时可使 T 波倒置加深；若立位时 Ⅱ 导联 T 波倒置，则卧位或深呼气时可使 T 波转为直立。

（2）服用心得安，可纠正直立性 T 波异常。

5. 餐后 T 波异常　正常人饱餐后常可出现 T 波电压降低，甚至倒置。有人调查了 2000 名年轻健康的飞行员，发现 3.9% 的人出现此型 T 波改变。其心电图特点如下：

（1）T 波倒置出现于 Ⅰ、Ⅱ、$V_2 \sim V_4$ 导联，多发生于高糖、高热量餐后。

（2）禁食描记心电图，T 波改变可消失。

（3）食物中加入钾盐 3g 可预防 T 波异常发生。

6. 过度换气后 T 波异常　正常人过度换气可引起胸前导联 T 波电压降低，甚至转为倒置，过度换气 20s 改变最为明显，正常人群发生率约为 11%。T 波倒置可能伴有 QTc 延长。少数人过度换气可使"潜隐"的持续性"幼稚型"T 波明朗化。运动试验后出现 T 波异常，应注意其是否为过度换气所致。事先服用心得安可预防过度换气后 T 波异常。

7. "两点半综合征"（the half past two syndrome）　少数正常人，特别是瘦长型者额面 QRS-T 夹角可增大至 120°。引起 T 波异常改变，额面 QRS 电轴位于 +90°（类似钟表的长针），T 电轴则位于 −30°（类似钟表的短针），从而形成"两点半综合征"。其心电图表现如下：

（1）Ⅱ、Ⅲ、aVF 导联 QRS 波群主波向上，T 波倒置。

（2）Ⅰ导联呈等相波，R 与 S 的代数和等于 0。这是因为 QRS 电轴与Ⅰ导联相垂直。

（3）运动或服用钾盐可使 T 波转为直立。

（4）部分患者可能合并二尖瓣脱垂综合征（图 35-11）。

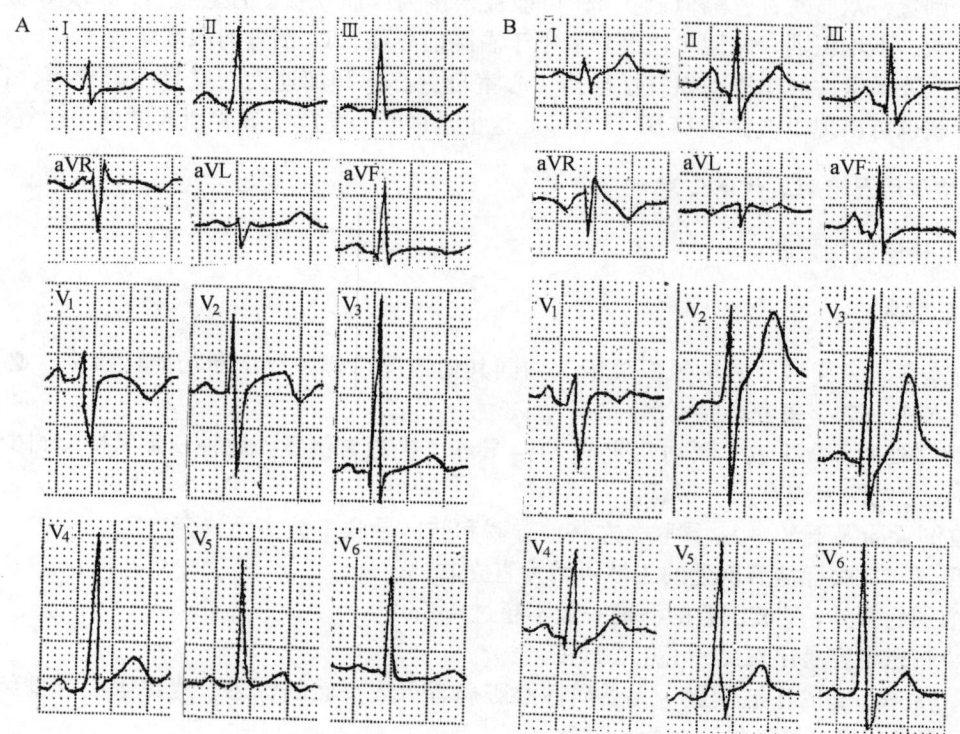

图 35-11　"两点半综合征"

A. 休息时描记，额面 QRS-T 夹角明显增大，QRS 平均电轴 +80°，T 平均电轴 −30°，Ⅱ、Ⅲ、aVF 导联 QRS 波群直立，T 波倒置，V₁、V₂ 导联 T 波也倒置；

B. 运动后描记。额面 QRS-T 夹角缩小，QRS 平均电轴仍为 +80°，T 平均电轴变为 +30°，Ⅱ、Ⅲ、aVF 导联 T 波恢复直立。两图均出现 $S_ⅠS_ⅡS_Ⅲ$ 综合征，为正常变异

8. β 受体高敏综合征　患者可出现胸痛、心悸等症状，心电图出现以下改变：

（1）多数导联出现 T 波倒置，伴有或不伴有 ST 段下移。

（2）口服心得安 20mg，服后 1h、2h 描记心电图，ST-T 改变可恢复正常。

（3）长期服用心得安，多可减轻症状和防止心电图出现 ST-T 改变。

（六）其他情况

1. 心动过速后综合征　本综合征以心动过速发作过后出现 T 波倒置为其特征，约见于 20% 的阵发性心动过速，室速与室上速均可发生。发生机制不十分明确。有人认为室速发作过后出现 T 波倒置属于电张调整性 T 波改变。对心动过速后出现持续性 T 波深倒置者，必须排除心肌缺血、心肌梗死的可能。心电图表现如下：

（1）T 波倒置的程度及形态：T 波倒置的程度不一，可深可浅，曾有人报道一例房性心动过速发作过后 T 波倒置深度达 2mV。倒置的 T 波通常双肢对称，类似"冠状 T"。

（2）T 波倒置分布的导联：多见于Ⅱ、Ⅲ、aVF 及左胸前导联。

（3）T 波倒置持续的时间：T 波倒置持续的时间也不一致，短者数小时内恢复正常，长者可持续数周至数月。T 波倒置持续的时间与心动过速发作持续时间无相关性。据观察，T 波深倒置者恢复较慢。

（4）其他改变：从不出现 Q 波，ST 段可轻度下移，而无抬高，QT 间期通常延长。

2. 过早搏动后 T 波异常　过早搏动（以室性早搏最为多见）后第一个窦性心搏，有时为第二、三个窦性心搏出现 T 波低平、倒置，反映潜在的心肌损害。有时早搏后第一、二个窦性心搏 U 波由直立转为倒置，与 T 波异常有同样的病理意义。

3. 人工起搏器后 T 波倒置　人工心室起搏后非起搏的窦性心搏可能出现 T 波深倒置，发生率不详，发生机制也不十分明确。有学者认为可能反映慢性可逆性心肌损害，大部分学者认为系电张调整性作用，由于心室除极顺序异常引起复极变化的一种特殊表现，并无明显临床意义。心电图表现如下：

（1）T 波深倒置，倒置的深度可达 1.5mV，T 波基底部宽阔，底端较钝。

（2）T 波倒置出现的导联与心室电刺激部位有关，当起搏器植入右室心内膜时，Ⅱ、Ⅲ、aVF 和 $V_5 \sim V_6$ 导联出现 T 波倒置；当起搏器植入右室流出道，$V_1 \sim V_2$ 导联出现 T 波倒置。

（3）T 波倒置持续的时限与起搏时间相关，起搏时间愈长者，T 波倒置持续的时限也愈长。

4. QT 间期延长综合征

（1）T 波有时深倒置，在长间歇后更加明显，T 波畸形，其内可能隐藏 U 波，形成"慢波"。

（2）"慢波"之后常可出现尖端扭转型室速发作。

（3）QT 间期明显延长，而且呈波动性（图 35-12）。

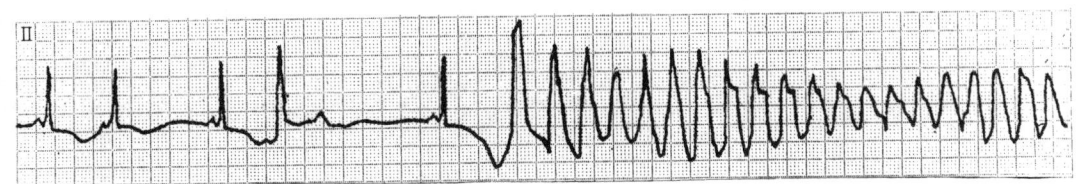

图 35-12　QT 间期延长综合征
T 波倒置，QT 间期延长，在长间歇之后更为明显，第 5 个心搏在长间歇之后，
T 波倒置加深，其内可能有隐藏的 U 波，其后出现尖端扭转型室性心动过速

5. 选择性冠状动脉造影　冠状动脉注入造影剂后 4～6s 内可出现 T 波深倒置，一般于 30～60s 内恢复正常。不构成临床诊断方面的问题。

（1）T 向量背离冠脉造影的部位。右冠脉造影时 T 向量向上向左（-60°）。引起 Ⅱ、Ⅲ、aVF 导联 T 波深倒置；左冠脉造影时 T 向量向下向右（+120°），引起 Ⅰ、aVL 导联 T 波深倒置。

（2）胸前导联也可出现 T 波深倒置。有时出现 ST 段下移，QT 间期延长。

（3）左冠脉造影可引起 QRS 向量环偏向左上，引起一过性左前分支阻滞，而右冠脉造影可引起 QRS 向量环偏向右下，引起一过性左后分支阻滞。

6. Brugada 综合征　见 ST 段抬高的鉴别诊断。

参 考 文 献

1. 黄宛，主编. 临床心电图学. 第 5 版. 北京：人民卫生出版社，1998，131-156
2. 黄大显，主编. 现代心电图学. 北京：人民军医出版社，1998，221-245
3. 张文博，主编. 心电图鉴别诊断学. 西安：陕西科学技术出版社，1987，99-122
4. 吴晔良，龚仁泰，主编. 临床心电图鉴别诊断. 南京：江苏科学技术出版社，1999，88-120
5. Blake, TM. The Practice of Electrocardiography. 5th ed. Totowa：Human Press Inc，1994，201-218
6. Wagner GS. Practical Electrocardiography. 9th ed. Baltimore：Williams & Wilikins，1994，174-198
7. Schawroth L. The Electrocardiography of Coronary Artery Disease. 2nd ed. Oxford：Blackwell Scientific Publications，1984，30-36，153-157
8. Te-chuan Chou. Electrocardiography in Clinical Practice. 3rd ed. Philadelphia：W B saunders Co，1992，517-524

第36章 U 波

U Wave

郭 继 鸿

    U 波是位于心电图 T 波之后的一个低平波，以往临床医生对其认识不充分。随着人们发现 U 波变化直接关系到对心肌缺血的识别，并且影响着 QT 间期及 QT 离散度的测定，而渐受重视。提高 U 波诊断水平已成为临床心电图学中一个十分重要的问题。本章介绍 U 波的心电图表现、发生机制、诊断标准、临床意义及评价。

一、历 史 回 顾

    1903 年，Einthoven 在心电图 T 波之后描记出另一个独立的抵振幅波，按英文字母的排序将其命名为 U 波。近百年来，U 波的研究进展甚微，临床医师对 U 波的了解和认识仍然十分肤浅。

    近年来的资料发现 U 波的改变对某些心血管疾病有着重要的诊断价值；此外，长 QT 间期及 QT 间期离散度有着重要的临床意义，而 U 波明显干扰，影响着 QT 间期及离散度的精确测量。这些原因使得 U 波重新受到重视。近 10 年来，人们对 U 波的发生机制、U 波倒置、振幅增高及 U 波电交替等意义进行了不断的研究，填补着相应的空白。

二、U 波的心电图特征

1. U 波的形态

U波是T波之后的一个低平而圆钝的波，常为单相波，直立或倒置，但也可能呈正负或负正双相波。U波的方向与T波方向一致，与T波不同的是T波的升支缓慢，降支相对陡直，U波却相反，其升支相对陡直，而降支缓慢。正常时U波在aVR导联倒置，偶尔在Ⅲ和aVF导联倒置，其他导联应为直立（图36-1）。

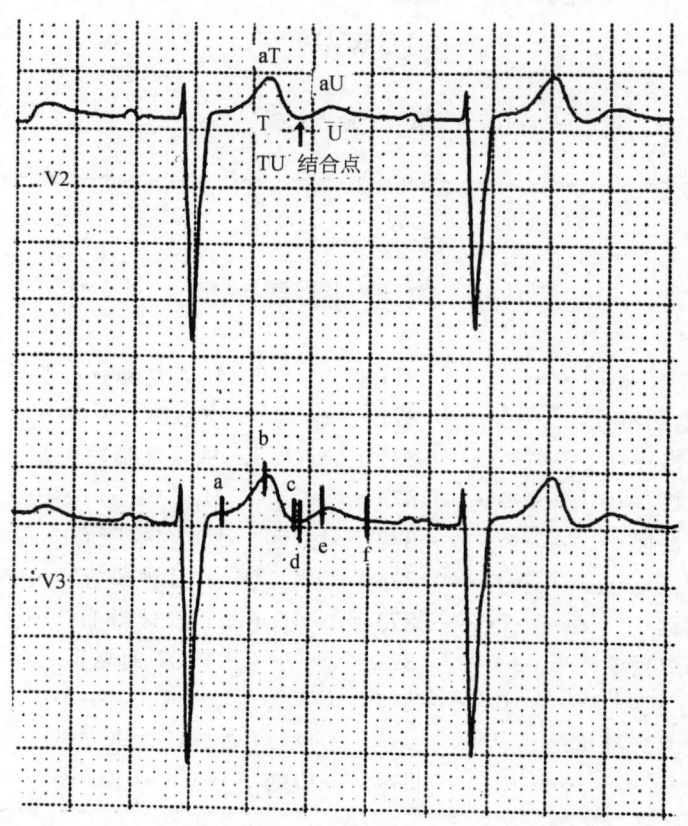

图36-1　正常心电图T波和U波图形的差别

V₃导联中a线：T波起始点；b线：T波波峰点（aT）；c线：T波终末点；

d线：U波起始点；e线：U波波峰点（aU）；f线：U波终末点。

显而易见，T波升支缓平，降支陡直，与心室及浦肯野纤维复极过程相似，而U波图形

特点恰与T波相反，其升支陡直，降支缓平。图中QT间期420ms，QU间期680ms

2. U波的振幅

正常U波的振幅范围0.5～2mm，一般不超过2mm，多数情况下U波振幅相当于同导联T波振幅的1/10，绝不超过同导联T波的1/2高度。U波向量方向与T波向量方向相似，U波的振幅随T波振幅变化而变化，与QRS波群振幅变化的相关性低。在98%的病例中U波振幅（V₃导联或V₂导联）是T波振幅的3%～24%（平均11%）。U波的振幅还与心率相关，心率慢时，U波较高，心率快时，U波振幅较低，并可能埋藏在其后的P波中。

3. U波持续时间

U波出现于T波之后0.02～0.04s，持续时间0.16～0.25s，平均0.20s。因U波振幅较低，观察和测量有时困难，因此有时测定aU点。aU是apex of U的缩写，可理解为U波峰顶的测定点。当心率在50～100bpm范围内时，T波终末点到aU点的间期多在90～110ms，该间期不随心率变化而变化。当RR间期突然延长（例如房颤时长RR间期，或室早后代偿间期）时，QT间期将延长，但aU点却保持不变，结果延长的T波进入U波，发生TU融合，一般认为U波常在半直接导联如胸导联、食管导联、冠状静脉窦

导联比非直接导联更好辨认，但是在所有导联上 U 波的时限是一致的。

4. U 波的辨认

U 波并不是在每一个导联中都明显易见，标准导联中 50% ~ 90% 可发现 U 波，而胸前导联上几乎 100% 可见 U 波。除此，U 波辨认的难易程度常与心率有关。在 Surawicz 报告的 500 例随机选择的 QT 间期正常的心电图中，心率低于 65bpm 时，90% 以上的病例 U 波可以辨认；心率 65 ~ 85bpm 时，75% 的病例 U 波可辨认；心率 85 ~ 95bpm 时仅 25% 的病例 U 波可辨认；当心率大于 95bpm 时，U 波很少能够清楚地被辨认。当心率较快，U 波振幅太低时，加大标准电压可提高 U 波的辨认率。

5. T 波和 U 波

U 波是一个舒张期波，常起始于第二心音之后，T 波的结束之后。U 波与 T 波常被 TU 结合点明确分开，TU 结合点位于或接近于等电位线的 TP 段。正常时的 TU 结合点也可以轻度的压低或抬高。心率 50 ~ 100bpm 时，T 波末到 U 波末的间期平均 160 ~ 230ms。

很多情况下，T 波和 U 波可发生融合，融合时因 TU 结合点不在基线而难以确认，形成双峰，此时是 T 波和 U 波共同形成的双峰，还是 T 波出现的双峰，而后峰又和 U 波融合，两者临床意义截然不同，需要鉴别。

6. U 波的影响因素

U 波振幅受多种因素的影响，引起 U 波振幅增高除低血钾外，还有正性变时作用的因素。例如奎尼丁、洋地黄、钙剂、儿茶酚胺类药物，室性早搏等。

U 波倒置可发生在运动试验、心力衰竭、高血压心脏病、冠心病、人工心脏刺激等情况。异常 U 波的发生与左室舒张期开始后心肌应激状态的增高密切相关（图 36-2）。

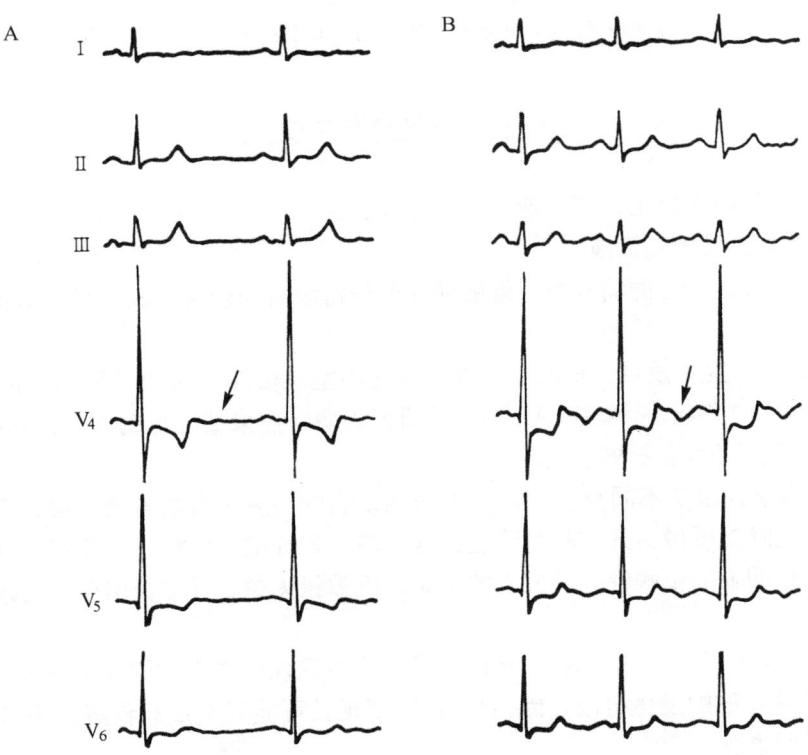

图 36-2 运动试验诱发 U 波倒置

本图为陈旧性心肌梗死患者运动试验结果。A 图为静息心电图，V₄ 导联有直
立的 U 波（箭头所示）；B 图：运动后 U 波倒置，同时伴有明显的 ST-T 改变

除影响振幅外，静注肾上腺素或异丙肾上腺素后，还可使 U 波的发生提前，使 U 波融合在 T 波的终末部分（图 36-3）。

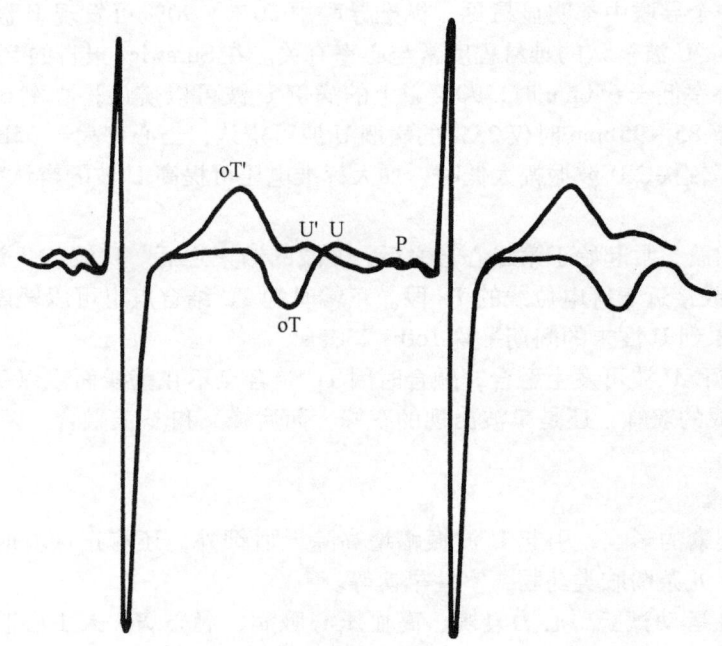

图 36-3　异丙肾上腺素对 T 波与 U 波的影响

患者 32 岁，有可疑心肌病，T 波倒置，静注异丙肾上腺素后，
T 波直立，Q-T 间期（aT'）提前出现，U 波峰（aU'）也提前出现

三、U 波的发生机制

U 波发生机制目前尚无定论，存在着三种理论和假说。

1. **U 波是浦肯野纤维的复极波**

该理论认为位于心腔深处的浦肯野纤维的动作电位持续时间较长，其复极波有可能在普通心肌复极波（T 波）后形成 U 波。

Kishida 在 U 波的研究中发现，U 波的时限明显受心室复极波总间期的影响，提示 U 波产生于浦肯野纤维的复极过程中。Watanabe 和 De Azevedo 的研究表明，左束支阻滞的病人，其 T-aU 间期的时间延长，支持 U 波的浦肯野纤维复极的假说。

Lepeschkin 列举下列事实不同意该理论：①两栖动物的心脏没有浦肯野纤维，但其心电图存在着 U 波。②U 波的形态呈降支缓慢，升支相对陡直，这与浦肯野纤维复极模式不相符。③U 波的时限与心脏周期性机械性运动呈明显的依赖性。除此，浦肯野纤维数量太少，其复极电位不易形成有一定振幅的 U 波。

Surawicz 也持相反的意见，他认为 Watanabe 等实验中发现的左束支阻滞时 T-aU 间期延长与心室复极的相关性不能说明 U 波的发生机制。因为 T-aU 间期延长可能因左室浦肯野纤维延迟复极引起，也可能是左室心肌延迟舒张造成。

Surawicz 还提出下列理由反对该理论：①U 波正常时其间期 160～230ms，尽管人类心脏的心室肌和希浦系的功能不应期不同，表现为动作电位持续的时限不同。但两者功能不应期的差别不会达到 160～230ms。②在一定的心率范围内，心室肌和浦肯野纤维动作电位持续时间的差异有变化，心率偏慢时差异增大，心率偏快时差异下降，而此时的 T 波终末点与 aU 点的间期却保持不变，不支持 U 波是浦肯野纤维的复极波。③右束支阻滞病人的心电图中，U 波时限与右室肥大的相关性比与室内传导的相关性强。④左束支或右束支阻滞时，U 波的方向与无束支阻滞时没有一致性差别。

2. U 波是部分心肌延迟发生的复极波

这个理论认为，T 波是大部心室复极波，而 U 波是部分心肌如乳头肌延迟复极或 M 细胞复极延迟而形成。

1991 年 Sicouri 在犬的心外膜下发现一种具有独特的电生理学特征的肌细胞，提出了 M 细胞（M cells）的概念。此后，Drouin 等人证实人类心肌中存在 M 细胞。M 细胞最显著的电生理特点是比心内膜、心外膜细胞的动作电位时程（APD）明显延长。1994 年 Antzelevitch 等人提出 U 波可能源于 M 细胞的复极，其依据：①M 细胞的 APD 长，具有较强的慢频率依赖性，与 U 波特征一致。②M 细胞含量较大，占心室肌构成的 30%~40%，更接近胸壁。③可解释正常人 U 波。此外，计算机程序控制的模拟研究也提示 U 波源于 M 细胞区。

但不少学者的观点及实验的结果不支持上述理论。Surawicz 认为，心室肌复极过程符合 T 波的特点，即升支慢，降支陡，而不符合 U 波升支陡，降支慢的特点。因此，U 波是部分心肌延迟复极形成的理论不可靠。他指出，部分心肌延迟复极可能引起 T 波增宽，或 T 波产生切迹，而不可能形成另一个全然不同的独立波。Lazzara 在讨论 M 细胞理论时指出，心肌复极延迟可使 T 波增宽，而不是产生独立的、完全不同的 U 波。

对于 M 细胞复极形成 U 波的看法，不少学者认为这个学说是建立在离体动物心脏组织片段的动作电位的实验基础上，而心室肌 M 细胞动作电位时间在组织标本中比在整体中长。

Drouin 发现，当 RR 间期 1000ms 时，M 细胞的动作电位时程在心肌标本测定的平均值 439±22ms，这一间期恰与此心率时的 QT 间期接近。晚近的 Sicouri 等人的研究结果与 M 细胞学说也不一致，他们在豚鼠心脏的研究中发现，T 波的终末部与 M 细胞的复极明显相关，在狗的心室肌标本也证实 M 细胞的复极和 T 波终末相关。

因此，M 细胞的存在可能不影响 U 波，却与有切迹的 T 波，QT 间期的延长相关。

3. 机械电耦联引起的后电位形成 U 波

机械电耦联引起后电位（afterpotentials caused by mechanoelectrical coupling）形成 U 波的理论认为，心室肌在舒张早期的机械活动时伸展（stretch）动作，可以作用在动作电位的终末，可以延长单侧心室肌纤维的终末复极。这种机械电的反馈概念最早由 Lab 和 Lerman 提出，它们用这种反馈概念解释某些室性早搏发生的原因，这一概念目前也用于解释 U 波的发生机制，认为心室伸展产生的电活动形成了 U 波。

（1）心室肌的伸展：心脏的每一个节律周期活动中，都是电活动在前，机械活动在后，两者相差 40~70ms，形成了兴奋与收缩的耦联，即电-机械间的耦联，心房和心室水平都遵循这一规律（图 36-4）。图 36-4 显示心房水平的电周期为除极和复极，机械活动周期为收缩期和舒张期，前者在先，后者紧随。心室水平也是一样，心室的电除极起始于 QRS 波，复极终止于 T 波末，心室的收缩期开始于 QRS 波之中，终止于 T 波末，舒张期从 T 波末到下一个 QRS 波开始。因此 T 波发生在心室收缩期，而 U 波发生在第二心音之后的心室舒张期。

心室的舒张期包括舒张前期、等容舒张期、快速充盈期、舒张期、房缩期（图 36-5）。舒张前期是指心室开始舒张，心室内压急速下降，压力下降到低于主动脉压和肺动脉压时，两侧半月瓣关闭，产生第二心音（S₂）。此后进入等容舒张期，即半月瓣已关闭，房室瓣尚未开放。此期心室肌伸展，舒张仍在继续，心内压迅速下降，但心室容积改变较小。当心室内压下降到低于心房内压时，房室瓣开放，进入快速充盈期。可以看出在舒张早期及等容舒张期，心室肌都在舒张及伸展。

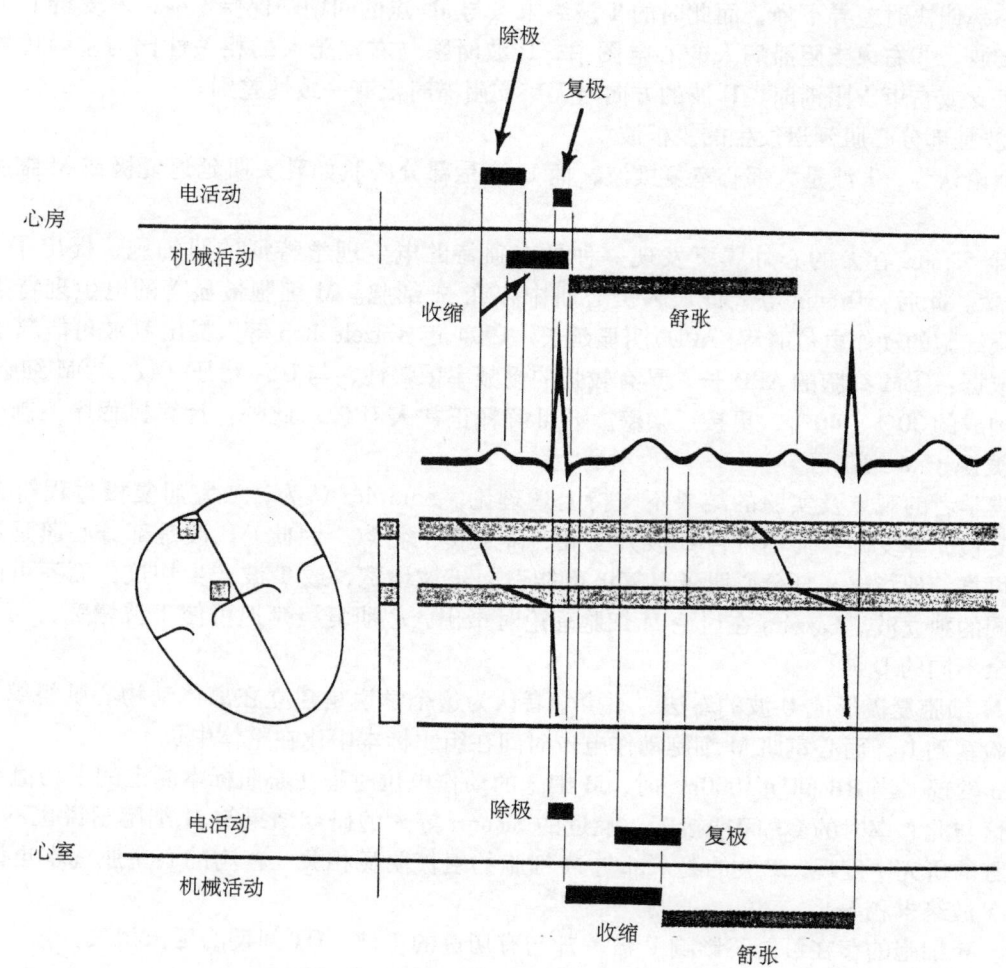

图 36-4　心房与心室的心电周期与心动周期的关系

可以看出 U 波位于心动周期的舒张期

　　（2）机械-电的反馈：心室肌的伸展能够激活心肌细胞膜的机械敏感的离子通道，已有实验结果证实人的心肌细胞膜存在这种离子通道。这种离子通道将心肌牵张并有伸展力的变化，转化成离子的跨膜扩散，引起的内向电流形成一个机械-电反馈性"后电位"，心电图上表现为 U 波。Zabel 等人的实验能够重复这种情况，并发现心肌伸展激活的离子通道形成的电位振幅为 −15 ～ −18mV。

　　（3）机械电反馈与 U 波：目前越来越多的资料证实机械电耦联的反馈作用是 U 波发生的最可能的机制。①不论心率如何变化，U 波都紧跟在第二心音之后，提示与心室舒张活动相关。②心室的舒张前期与等容舒张期的时间与 U 波的时限一致。③U 波的振幅随着舒张容积的增加而增加（例如心率缓慢时）。④肾上腺素刺激使心室舒张加快时，U 波也提前出现（图 36-3）。⑤U 波倒置与心室伸展（舒张期功能）的不同步或延长相关。

　　总之，心肌伸展形成的后电位引发 U 波的理论已引起学术界极大的兴趣和注目，需要进一步的研究验证，以发现心肌伸展和 U 波关系的最直接证据。进一步明确机械敏感性离子通道的激活与心电图 U 波的关系。超声心动图和多普勒技术能够较好地比较 U 波振幅和极向的变化，以及与心室伸展、舒张参数之间的相关性。

　　当伸展理论能进一步肯定后，则可能在 QT 间期延长时认识 U 波，以及从 T 波中分辨出 U 波的机械性标志。

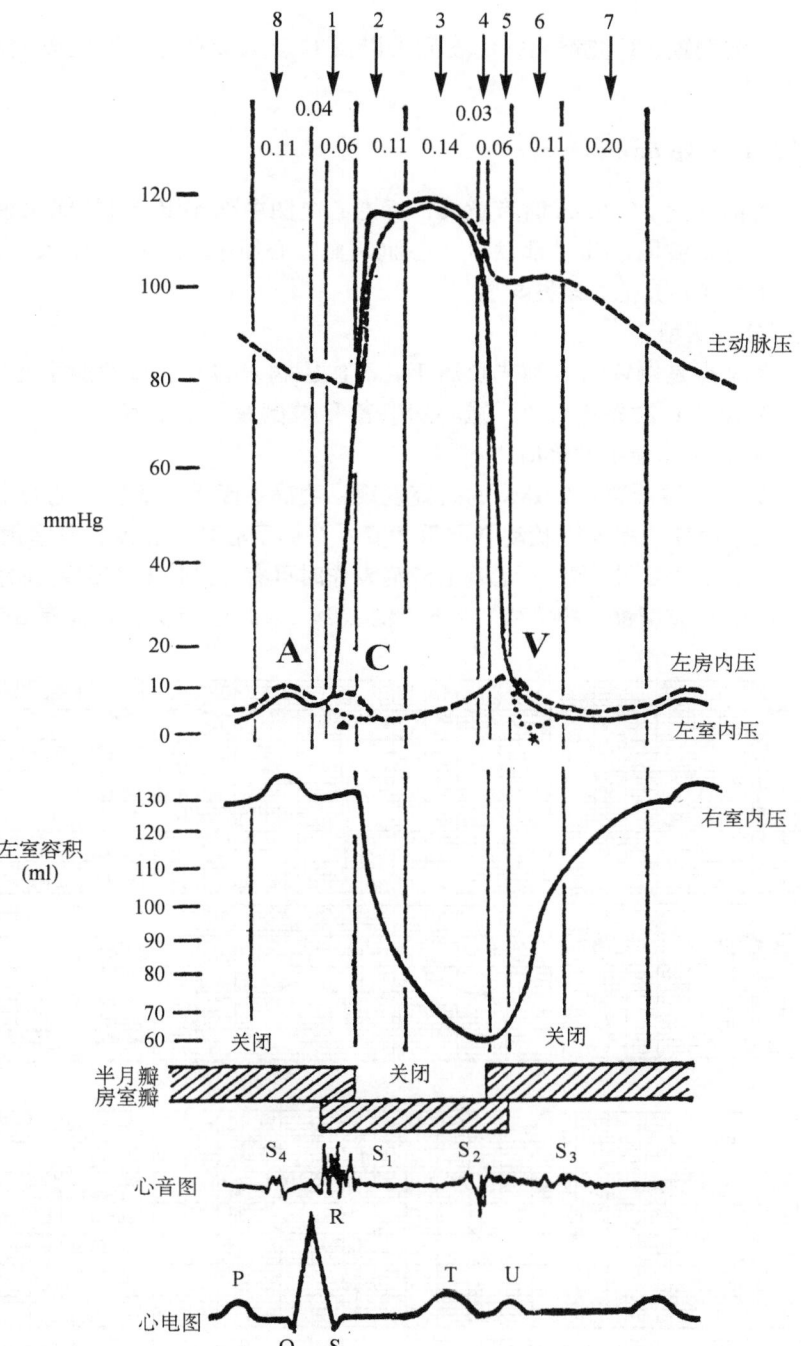

图 36-5 心动周期、心内压力、心音与心电图各波关系

可见 U 波与舒张前期及等容舒张期同步

1. 等容收缩期；2. 快速射血期；3. 减慢射血期；4. 舒张前期；

5. 等容舒张期；6. 快速充盈期；7. 减慢充盈期；8. 房缩期

四、U 波在临床心电图中的应用

U 波异常分成 U 波倒置、U 波增高、U 波低平以及 U 波电交替等。这些改变对某些心血管疾病的诊断有着重要意义。

（一）U 波倒置（U wave inversion）

心电图 U 波倒置的深度 >0.5mm 时有意义，标准心电图中除 aVR 导联（偶尔Ⅲ和 aVF 导联）U 波倒置外，其他导联出现的 U 波倒置几乎都发生在心肌缺血、心肌梗死、心室肥大、高血压、瓣膜性返流等心血管疾病中，并常伴有其他心电图异常。

1. 倒置 U 波可分为两型

（1）初始型：其特点是倒置的 U 波先负后正，高血压病人的 U 波倒置属于此型。

（2）终末型：倒置的 U 波先正后负，冠心病患者 U 波倒置呈终末型。

2. U 波倒置在冠心病诊断中的价值

（1）静息心电图的 U 波倒置：Gurlek 的研究发现，明确诊断冠心病患者的心电图出现 U 波倒置时，提示有冠状动脉左主干病变或多支冠状动脉严重病变，并提示心功能较差，左室射血分数降低明显。

（2）心绞痛时心电图的 U 波倒置：冠心病心绞痛发作时可有一过性 U 波倒置，而发作前没有，倒置 U 波随心绞痛的缓解而消失，U 波倒置一般持续 1 ~ 2h，偶尔持续 1 ~ 2 天，绝大多数伴有 ST-T 改变（图 36-6）。

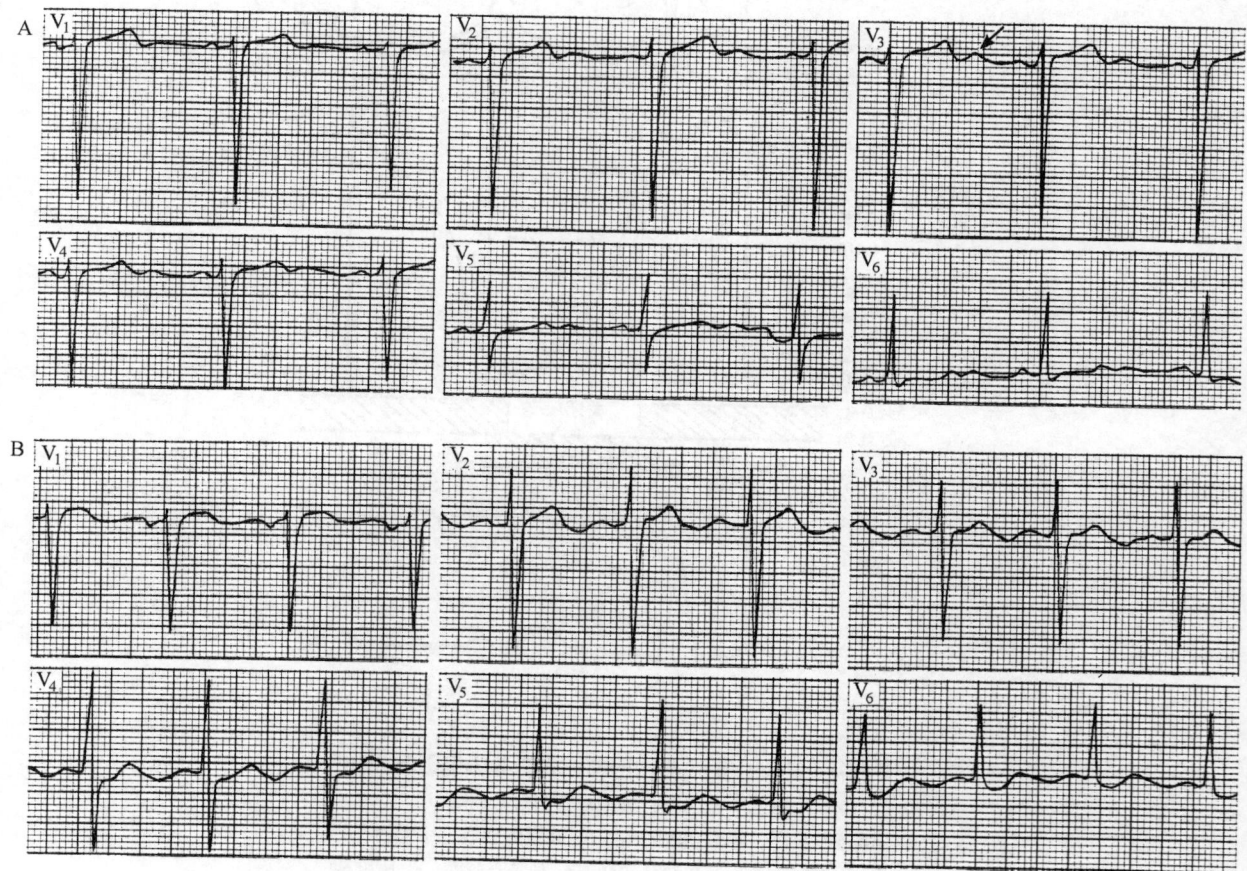

图 36-6　急性心肌缺血时 U 波倒置

A. 静息心电图；B. 心绞痛发作时心电图，除心率稍增快外，在 V_4、V_5 导联的 T-P 段出现明显 U 波倒置

（3）运动试验诱发U波倒置：运动试验可以诱发U波倒置，有时是运动心电图中惟一的异常改变，仅根据这一项指标就可判定运动试验阳性。U波倒置是运动试验心电图的重要的观察指标。U波倒置的发生原因与心室舒张功能障碍相关；Fu等记录冠心病和高血压病人的超声心动图时发现，病人握拳时可引发U波倒置，并伴有左室内径的不均匀增加，提示U波倒置的引发原因可能是心室向外伸展的延迟或不均衡。冠心病、高血压病人出现心室舒张功能障碍后，心室各部分舒张功能的不平衡、不同步引起等容舒张期时限的延长，进而使二尖瓣开放推迟，机械-电反馈机制的延迟发生，引起U波的倒置。

（二）U波增高

1. 标准　一般认为，U波振幅 >2mm 则为U波增高，当U波振幅 >5mm 则为明显增高。

2. U波增高的临床意义　可见于低钾血症、脑卒中、心动过速、完全性房室阻滞、高钙血症，以及有正性变时的因素影响后，如早搏、钙剂、洋地黄、儿茶酚胺类药物等，少数情况下U波增高见于健康人，尤其是训练有素的运动员。临床心电图中，U波增高最常见于低钾血症（图36-7）。

正常血清钾浓度为3.5～5.0mmol/L，当血钾浓度低于3.0mmol/L时，就可出现U波增高，T波低平和ST段下移，当血钾浓度低于2.5mmol/L，上述改变将更为显著，U波振幅可能超过同一导联的T波高

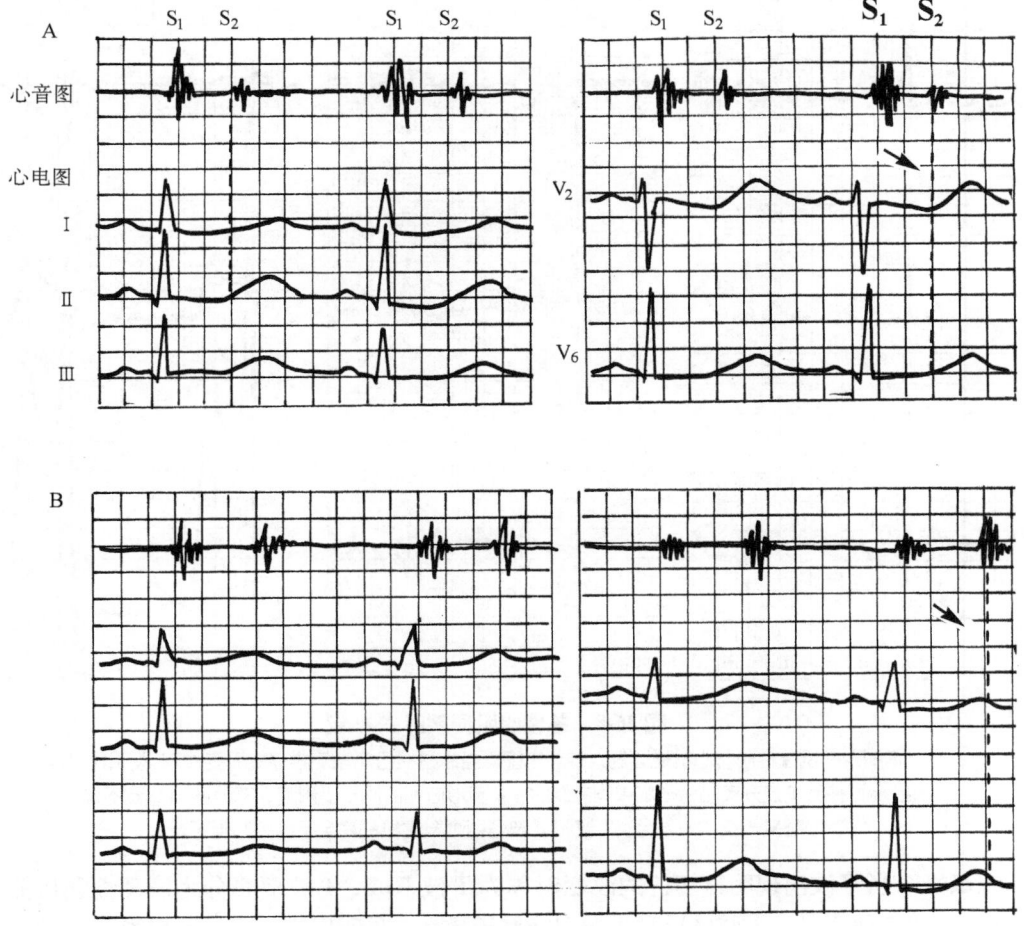

图36-7　低钾病人心电图

本图为心音图与心电图同步描记。A图：低钾血症时心电图（血钾2.23mmol/L）；竖直虚线示第二心音，此线后的T波平坦是QT间期延长，T波进入舒张期与增高的U波融合；B图：血钾恢复正常（血钾4.07mmol/L）之后记录，在竖直虚线后仅有U波，T波回到收缩期，QT间期也随之正常

度，T 波进一步低平或倒置，ST 段下移更为明显，与此同时低血钾可造成心肌代谢改变，引起应激性增加，因而可出现各种室性心律失常，甚至心室颤动而猝死。

应当指出：①低钾血症时的 U 波增高等心电图改变虽然与血钾浓度不是完全平行，但两者之间有一定的相关性，心电图改变的程度取决于血钾浓度、心肌细胞内钾的含量以及细胞内外钾浓度的比例变化。②U 波的增高受原来 T 波振幅的影响，若原来 T 波较低，则 U 波增高相对易于显现，反之亦然。③低钾血症时的 U 波增高，常伴有全胸导联 ST 段的下移，这与左室肥大伴劳损时的 U 波增高、伴有的 ST-T 改变不一样。总之，低血钾时的心电图 U 波增高有较高的特异性，是发现、监测低血钾发生的重要心电图指标。

（三）QT 间期延长时 U 波的辨认

QT 间期延长及 QT 间期离散度的增加与恶性室性心律失常的关系已受到重视，U 波常影响 QT 间期的精确测定。因此如何在延长的 QT 间期中辨认 U 波有着重要的心电图和临床意义。

当 T 波无切迹，QT 间期没有延长时，T 波与 U 波的区分并不困难（图 36-8），因此 U 波影响 QT 间期的测量主要发生在 T 波双峰和 QT 间期延长时。

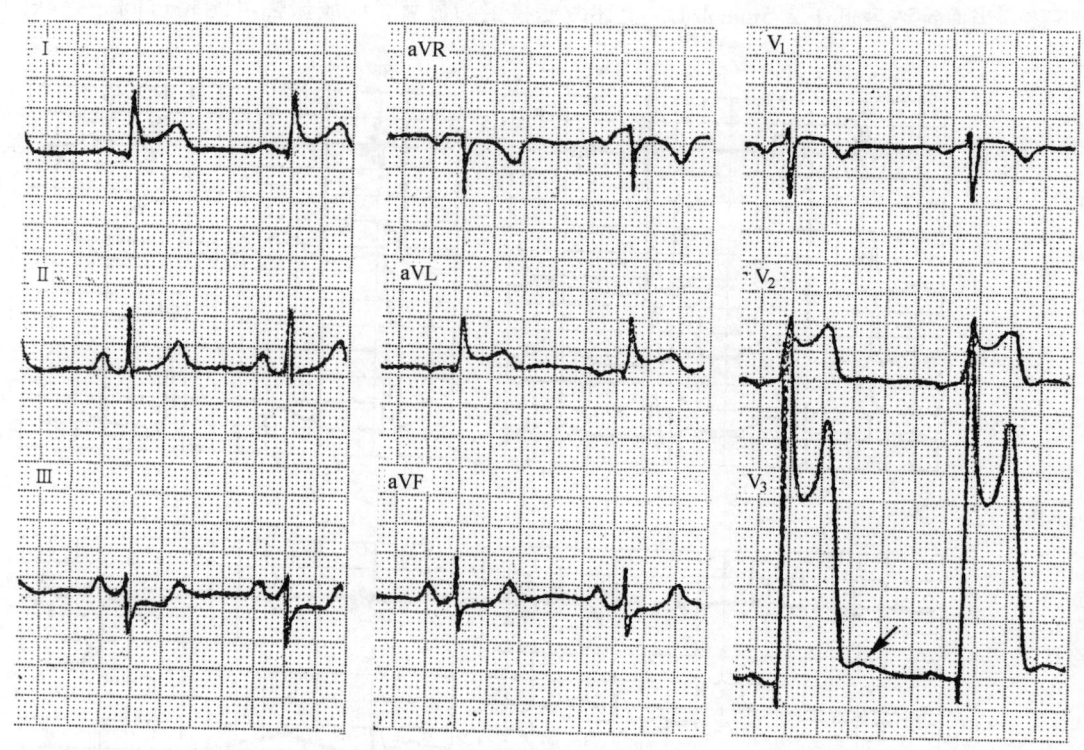

图 36-8　急性心肌梗塞时的 U 波

本图为一例急性前壁心肌梗死病人的心电图。当急性损伤电流使心室复极变为 ST 段明显
抬高，并与 T 波升支融合形成单向曲线时，U 波形态和时间不受影响，充分说明 U 波不是
心室复极波的一部分，T 波和 U 波是两个发生机制完全不同的心电图波

1. **T 波双峰**　当 T 波出现明显切迹的改变时称为 T 波双峰，T 波双峰分为病理性和机能性两类。病理性 T 波双峰分成三种情况：①肢体导联 T 波双峰属于异常，见于甲亢、急性心包炎等。②右胸导联出现 T 波双峰时，第一峰代表左室复极波，第二峰为右室复极波，系右室复极延迟引起，如右束支阻滞，右室负荷加重的先心病。③左胸导联 T 波双峰时，第一峰代表正常心肌复极，第二峰代表缺血心肌的延迟复极，见于心肌缺血等情况。机能性 T 波双峰常见于中枢神经系统疾病、甲亢、酒精中毒、风心病、

心包炎等情况。

T 波双峰时第二峰易被误认为 U 波,两者需要鉴别。具体方法为:①T 波很少在 12 导联都是双峰,因此可在无双峰的导联确定 T 波的终末,精确测定 QT 间期。②U 波不是每个导联都有,在 I 、aVL、aVR 导联几乎没有 U 波,因而可在这些导联精确测定 QT 间期。③T 波双峰间的切迹点常在基线 2mm 之上,而 TU 结合点的高度常在基线上方,但小于 2mm。④T 波双峰之间的间期常小于 170ms,并短于 aT(T 波峰顶点)与 aU(U 波峰顶点)间期。

2. QT 间期延长　当心率 50~100bpm,QT 间期延长小于 100ms 时,T 波与 U 波之间的 TU 结合点仍可辨认,aU 点仍可辨认。慢频率依赖性 QT 间期延长常不伴有 QTc 的改变,此时心室充盈增加,舒张期延长,U 波与第二心音同步开始,QT 与 U 波间关系保持不变,这种情况下测定 QT 间期不会遇到困难。当 QT 间期进一步延长超过 100ms 时,TU 结合点逐渐从基线向上偏移,使复极延长的 T 波可侵入 U 波范围,掩盖 U 波或与 U 波融合。

TU 发生融合后,如果通过某些方法能够确定 T 波的终末点时,则可测量延长的 QT 间期数值,如果不能清楚地分辨出 T 波终末点时,可以测量 U 波的终末点,称为 QT+U 间期或 Q(T+U)间期,此时不适宜应用 QT(U)间期的术语,因其没有表达出 T 波和 U 波的融合。也不适宜称为 QU 间期延长,因为 QU 间期延长未能说明正常的频率依赖性 QU 间期延长还是病理性 QU 间期延长。

Heglin 等研究了 T、U 两波融合后,QT 间期与 U 波之间的关系。Heglin 首先给 1000 例正常患者同步记录心电图和心音图,结果 50% 以上的受检者第二心音的发生与 T 波终点和 U 波的起点相一致。其次,在应用洋地黄治疗的患者 QT 间期缩短时,T 波末、U 波末、U 波的起点与第二心音的关系没有改变。各种因素引起 QT 间期延长时,应用同步心音图记录后发现,此时只是心室的电复极时间延长了,而心

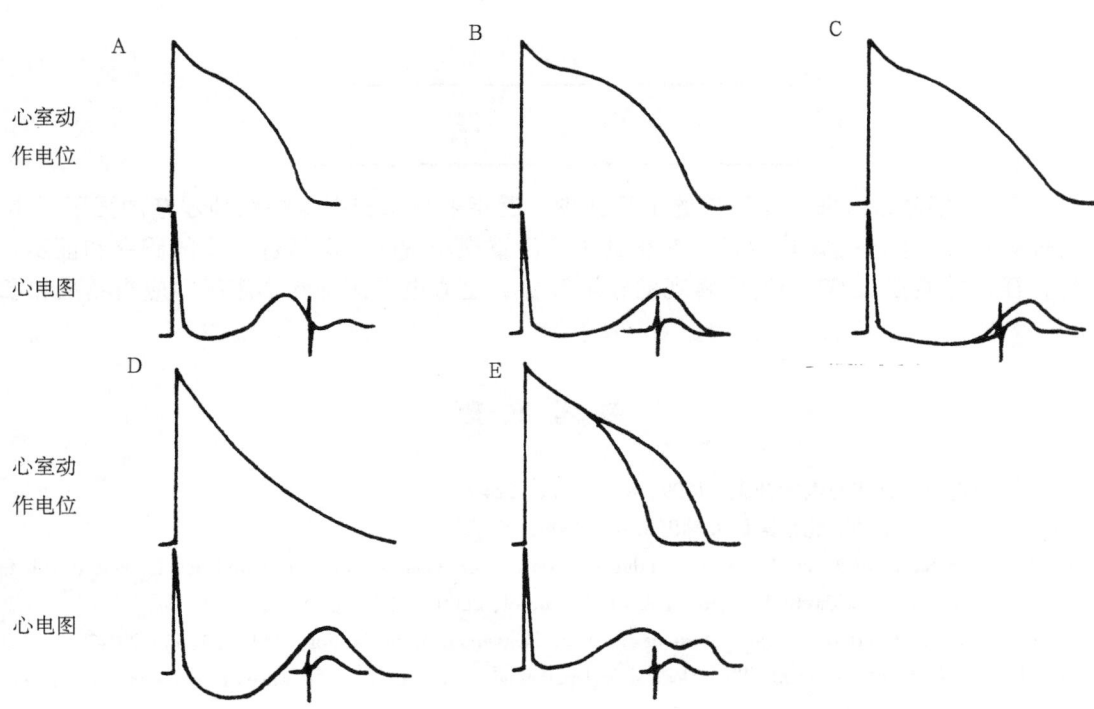

图 36-9　不同机制引起的 QT 间期延长及 TU 融合

图中竖线代表第二心音,其在 5 个图中保持不变,同样竖线后的 U 波时间也保持不变;A. QT 间期正常;B. 索他洛尔药物作用;C. 奎尼丁作用;D. 严重低血钾;E. 先天性长 Q-T 综合征中复极离散。从本图可看出,不同机制引起的 QT 间期延长超过 100ms 时(心率 60~100bpm)都可以引起 TU 融合,而 TU 融合的原因不是 U 波振幅的增高,而是 T 波延伸到舒张期的结果

室的舒张期没有或只有轻度延长，第二心音的位置未发生延迟。

第二心音是心动周期舒张期的开始，与心电图上 TU 结合点相对应，标志着 T 波终末、U 波的起始（图 36-9）。

临床中引起病理性 QT 间期延长的因素很多，例如：低钾血症、抗心律失常药物等。研究表明，不论在低钾或血钾浓度正常时，第二心音时限基本相同，这说明低钾时心室复极 T 波的一部分延迟到舒张期，也说明 U 波的振幅可能增高，但发生的时间却变化不大（图 36-9）。

这些资料提示，当 QT 间期病理性延长并发生 TU 波融合时，除应用上述双峰 T 波时 QT 间期的测量方法和 T、U 波鉴别方法外，还可通过同步记录心音图识别 U 波，进而精确地测定 QT 间期值，显然这有重要的临床和心电图的诊断价值。

（四）U 波电交替(U wave altenan)

U 波电交替是指 U 波振幅呈交替性变化的现象（图 36-10）。心电图特征：①多在心率缓慢或长间歇之后出现；②常伴有 Q-Tc 间期的延长。U 波电交替多见于低钾、低钙、低镁，常是心肌兴奋性增高的表现。

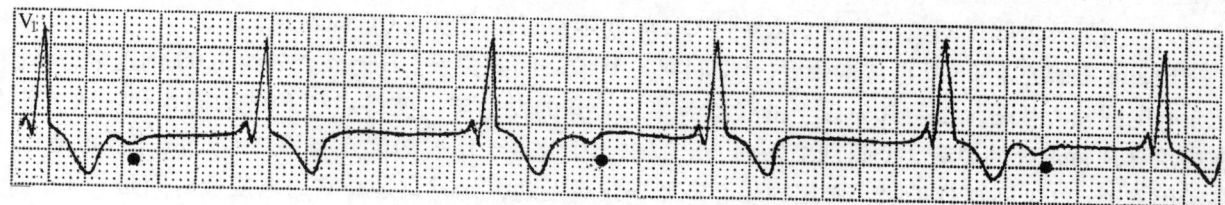

图 36-10　U 波电交替

小　结

自 U 波 1903 年命名以来，对 U 波的了解甚少。近年来临床和心电图医师逐渐加强了对 U 波的重视。U 波的发生机制中，机械-电反馈机制得到了广泛重视和赞同，但需进一步的研究和证实。了解 U 波的各种特征，并能在长 QT 间期中客观地分辨 U 波，是心电图医师和临床医师应当熟悉和掌握的技能。

参 考 文 献

1. 郭继鸿. U 波的现状. 临床心电学杂志, 1999, 8(2)：118-124
2. 郭继鸿主编. 新概念心电图. 北京医科大学出版社, 2000, 97-107
3. Miwa K, Nakagawa K, Hirai T, et al. Exercise-induced U wave alterations as a marker of well developed and well functioning collateral vessels in patients with effort angina. J Am Coll Cardiol, 2000 , 35(3)：757-63
4. Lefebvre P, Mantia M, Friart A. U wave alternans in severe ischaemia. Acta Cardiol, 1999, 54(5)：291-2
5. Maruyama T, Ohe T, Kurita T, et al. Physiological and pathological responses of TU waves to class Ia antiarrhythmic drugs. Eur Heart J, 1995, 16(5)：667-73
6. Gurlek A, Oral D, Pamir G, et al. Significance of resting U wave polarity in patients with atherosclerotic heart disease. J Electrocardiol, 1994, 27(2)：157-61
7. Choo MH, Gibson DG. U waves in ventricular hypertrophy：possible demonstration of mechano-electrical feedback. Br Heart J, 1986, 55(5)：428-33

8. Salmasi AM, Salmasi SN, Nicolaides AN, et al. The value of exercise-induced U-wave inversion on ECG chest wall mapping in the identification of individual coronary arterial lesions. Eur Heart J, 1985, 6(5): 437-43

9. Lee YC, Sutton FJ. Concomitant pulsus and U wave alternans after head trauma. Am J Cardiol, 1985, 55(6): 851-2

10. Watanabe Y, Toda H, Nishimura M. Clinical electrocardiographic studies of bifid T waves. Br Heart J, 1984, 52(2): 207-14

第37章　J 波（Osborn 波）

J Wave（Osborn Wave）

郭　继　鸿

近年来，随着 Brugada 综合征的提出，特发性室颤作为一个独立的临床病症而被重视，心电图 J 波（Osborn 波）及其临床意义也倍受关注。本章介绍 J 波（即 Osborn 波）的命名、J 波与 J 点的区别、J 波的发生机制、以及 J 波的临床意义。

一、历 史 回 顾

众所周知，J 波是指位于 QRS 波与 ST 段最早部位之间的一个十分缓慢的波，Osborn 波就是 J 波的另一个名称，近年来越来越多的学者将此波称为 Osborn 波（图 37-1）。

心电图 J 波的研究源远流长。1938 年 Tomashewski 首次报告低温性 J 波，在一个意外冻伤病人的心电图记录中，他注意到 ST 段初始部位这种缓慢的波。1940 年 Kassmann 也发现体温降低时，QRS 波终末部分可出现 J 波。1943 年 Grosse-Brockhoff 报告，在实验性低温的狗体，心室传导出现了一种特殊的障碍的同时 QRS 波终末部的 J 波形成了，并提出低温对体内不同器官有着不同影响。他也注意到，低温时随着体内二氧化碳的增加，QRS 波继发性增宽及室上性心律失常更为明显。1953 年 Osborn 在美国生理学杂志发表了题为"试验性低温：呼吸和血 pH 值变化与心功能的关系"

的论文，他将低温狗体心电图出现的 J 波称为 "电流损伤波"，并强调，当受试动物直肠温度低于 25℃ 时，电流损伤波则可出现。他发现，电流损伤性 J 波与酸中毒有关。1958 年 Emslie-Smith 发现，低温产生心电图 J 波时，心外膜导联比心内膜导联更明显。1959 年 West 证实，低温动物心外膜动作电位的尖峰圆顶形切迹呈频率依赖性，即心率增加时切迹（J）波消失。1991 年，Bruggada 兄弟报告 Bruggada 综合征病人心电图可间歇出现 J 波等心电图改变。1994 年 Bierregarrd 和日本学者 Aizawa 分别报告，特发性室颤患者体表心电图可有 J 波，并称之为特发性 J 波。

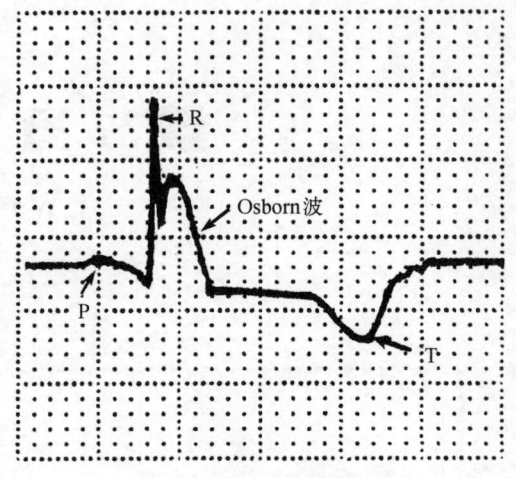

图 37-1　Osborn 波示意图

　　J 波有过多种不同的名称：包括驼峰征（camel-hump sign）、晚发 δ 波（late delta wave）、J 点波、电流损伤波、低温波、Osborn 波等。在这些众多的名称中 J 波和 Osborn 波应用最多、最普遍，而近年来 Osborn 波名称的应用逐渐增多。

二、概　　念

临床心电图应用中，稍不注意就容易把 J 点和 J 波混为一谈，但有时又难以确立两者的界限。

（一）J 点

　　J 点是指心电图 QRS 波与 ST 段的交点或称结合点（junction point），是心室除极的 QRS 波终末突然转化为 ST 段的转折点，标志着心室除极过程结束、复极过程开始的交点（图 37-2）。正常情况下，心室肌除极方向是从心内膜面辐射状地向心外膜除极，由于压力、温度等因素影响，复极方向与除极方向相反，由心外膜面向心内膜复极。结果，后除极的心肌反而先复极，最后除极和最早复极在某个区域可能同时发生，除极复极的重叠区大约 10ms，J 点是否明显决定于重叠区的宽窄。在早复极综合征中，复极提前，重叠区增宽，J 点就明显，甚至形成 J 波。

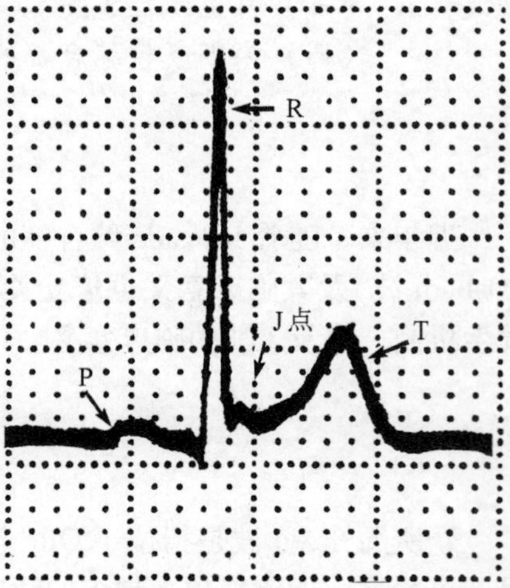

　　J 点在临床心电图学中十分重要，例如 PJ 间期，是从 P 波开始到 J 点，代表心房除极到心室除极结束之间的间期，正常时小于 270ms。当发生室内阻滞、束支阻滞时，心室除极时间延迟，PJ 间期便会大于 270ms。早期复极综合征时，中胸导联（V_3、V_4）可以特征性出现 J 点后 ST 段凹面向上的抬高（图 37-3），洋地黄作用或中毒时，心电图可出现 J 点后 ST 段的下移等。J 点偏移基线的情况还见于心包疾患、心肌炎急性期、心肌缺血、束支阻滞、心室肥大等情况。

图 37-2　J 点示意图

（二）J 波（Osborn 波）

　　当心电图 J 点从基线明显偏移后，形成一定的幅度，持续一定的时间，并呈圆顶状（dome）或驼峰（camel-hump）特殊形态称为 J 波或 Osborn 波。但 J 波的振幅、持续时限仍无明确的规定和标准。J 波有以下几个特点：

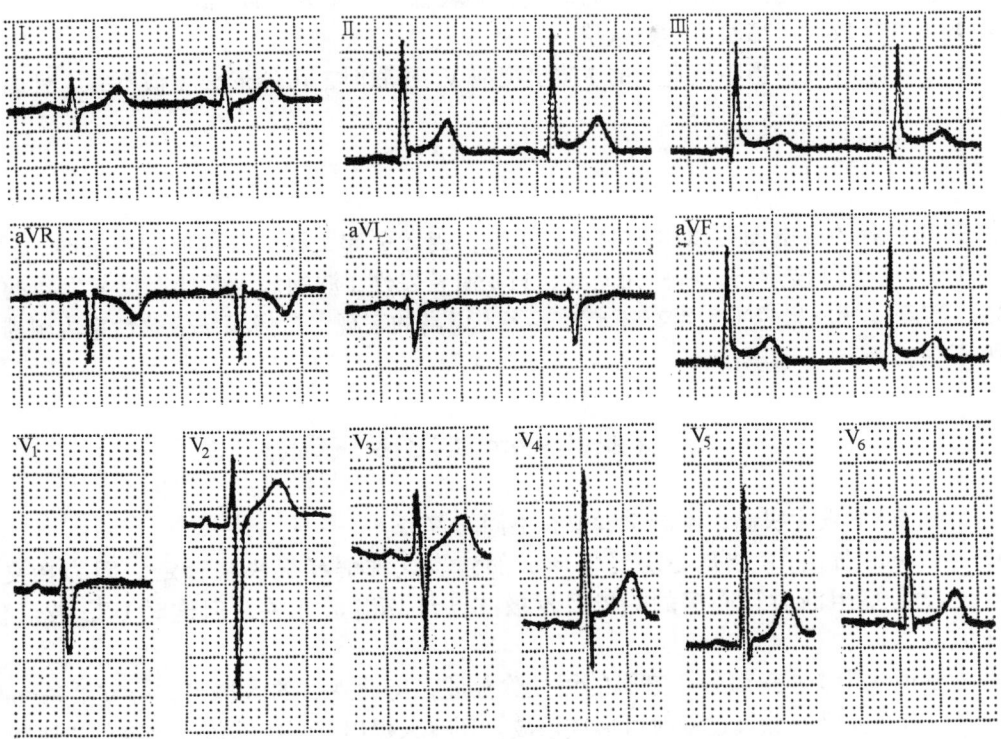

图 37-3　早期复极综合征患者心电图

V₄、V₅、Ⅱ、Ⅲ、aVF 导联 J 点后 ST-T 抬高

1.　J 波常起始于 QRS 波的 R 波降支部分，其前面的 R 波与其特有的顶部圆钝的波形成了尖峰-圆顶状波(spike and dome wave)。

2.　J 波形态呈多样化　不同的发生机制可引起 J 波的形态、幅度、持续时间等诸方面的变化。

3.　J 波呈频率依赖性　心率慢时 J 波明显，心率增快时，J 波可以消失。以早期复极综合征为例，运动后原来明显的 J 波可以变低或消失(图 37-4)。

4.　J 波受多种因素的影响　例如受体温的影响：温度越低，J 波越明显；并受体内 pH 影响：体液呈酸性时 J 波可能明显，由酸性转为正常时 J 波可能消失。

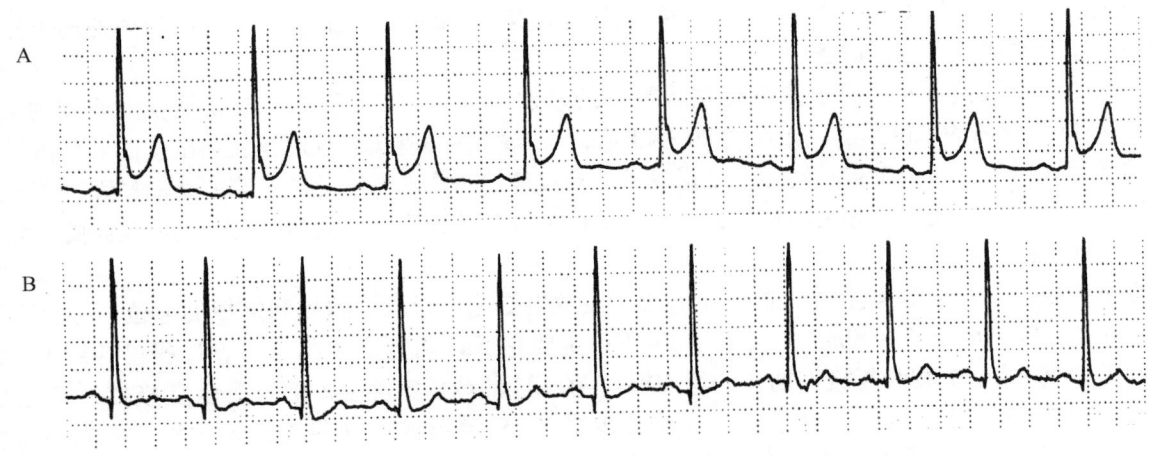

图 37-4　早期复极综合征患者心电图

A 条：R 波降支可见明显的 J 波，J 波后 ST-T 抬高；B 条：运动后心率增加，J 波消失，ST-T 抬高

5. J 波大多出现在心电图中胸导联，有时其它导联也可出现明显的 J 波。

6. J 波幅度变异较大，高时可达数毫伏。

7. V_1 导联常为 rS 波，当明显直立的 J 波出现在 V_1 导联时，可能形成类似不完全性右束支阻滞的 r' 波，易误诊为不完全性右束支阻滞。

（三）特发性 J 波

特发性室颤患者的心电图可以出现明显的 J 波，当无引起 J 波的其他原因存在时，称为特发性 J 波。特发性 J 波与一般 J 波形态、特性无差异，只是有特发性 J 波的病人常伴有反复发作的不明原因的室速、室颤，甚至猝死。患者平素常有迷走神经张力增高的表现，有慢频率依赖性室内阻滞等特点，而发生的原因不明。

三、J 波（Osborn 波）的发生机制

J 波（Osborn 波）的发生机制，不同学者曾有不同的解释。

1. 1955 年 Siems 提出，J 波是心房复极形成的波。这种解释很快被否定，因为在交界区心律、心房颤动、三度房室阻滞时，心房的除极及复极波已与 QRS 波无关，但这时 QRS 波后仍可以记录到明显的 J 波。

2. 另一种学说认为 J 波是部分心室肌的缓慢除极波，持此观点的人提出，心室某一部分能被不同方向传导来的兴奋而除极，除极过慢时可形成该波。还有人提出，当特殊传导系统与心肌间兴奋的传导突然在某一部分减慢，引起了室内传导障碍而导致 J 波的出现。这种学说不能满意地解释心电图的其他改变。J 波明显的心电图中常伴有 QT 间期的缩短，ST 段的缩短或消失，如果是心室除极延迟产生了 J 波，不应同时出现这些变化。

3. 更多的人认为，J 波是心室提前发生的复极波。正如上文所述，心室除极与复极过程有一重叠区，正常时该区持续时间约 10ms，形成 J 点。但在某些因素的作用下心室肌除极与复极过程速度减慢，但两者减慢的程度不同，除极减慢程度重，复极减慢程度轻，结果使更多的心肌在全部心肌除极尚未完成时就已复极，较多部位的心肌提前复极使除极与复极的重叠区增宽，形成 J 波。心室复极过程的提前形成 J 波的理论已被广泛接受、承认和应用。

心室提前复极形成 J 波的细胞学基础：

一切有生命的组织或器官，在静止或活动状态下都存在着生物电，将心脏的生物电放大并做记录后就描记出心电图。生物电的基础是细胞内外的电位差，其产生的基本条件是：①细胞膜内外离子分布的不均衡；②膜对离子有选择通透性。

正常心肌细胞膜内外的离子浓度存在着很大的差别，Na^+ 在细胞膜外的浓度是膜内浓度的 7~12 倍，K^+ 在细胞膜内的浓度是膜外浓度的 20~40 倍，而 Ca^{2+} 在细胞膜外浓度是膜内浓度的 1 万倍。离子跨膜的转运有两种形式：①被动转运：是指离子从高浓度的一侧向低浓度的一侧的移动过程，离子顺浓度梯度的扩散过程不耗能。②主动转运：是指离子由浓度低的细胞膜一侧跨膜转运到浓度高的一侧，是一种主动耗能的转运。

心肌细胞（组织）受到刺激时，膜对离子通透性发生变化，形成了除极和复极的电位，心肌除极过程称为 0 相，膜内电位从 -90mV 上升到 +30mV，主要是 Na^+ 内流产生的，除极过程仅持续 1~2ms，复极过程分成 4 相。1 相为复极初期，约为 10ms，系 Cl^- 的内流产生。2 相为缓慢复极期，所占时间约 100ms，是 Ca^{2+} 缓慢内流，少量 Na^+ 内流和少量 K^+ 外流形成，这些离子方向相反的流动可相互抵消，使跨膜电位水平保持在 0 电位水平，2 相形成了心电图上的 ST 段。3 相为快速复极期，是 K^+ 外流使膜内电位较快下降形成，相当于心电图的 T 波。4 相称为静息期，是少量 Na^+、Ca^{2+} 内流和

K^+ 外流产生。

J 波明显时，多数伴有 ST 段的缩短，ST 段的抬高，QT 间期的缩短，而 T 波多数正常存在，因此 QT 间期缩短，ST 的缩短或者缺失显然与缓慢 2 相复极期提前和缩短有关（动作电位的 1 相持续的时间短,影响较小）。

如上所述，2 相缓慢复极相的离子转运主要是 Ca^{2+} 的内流，Ca^{2+} 在细胞静息时，不能通过细胞膜，当膜去极化电位达 –55mV 以上时，膜的 Ca^{2+} 通道激活而开放，该通道激活、失活缓慢，称慢通道。平台相形成的主要原因是 Ca^{2+} 内流，从某种意义上说，缓慢复极期可看成 Ca^{2+} 内流的复极相。

当某种原因使细胞内 Ca^{2+} 增多时，细胞膜内电位升高，可使平坦的 ST 段形成一个向上的 J 波。应当指出，不同临床病况引起复极提前，引起 2 相细胞内 Ca^{2+} 增多的机制不同。一种是 Ca^{2+} 跨膜进入细胞内增多，以高钙血症为典型代表；一种是细胞内肌浆网从胞浆中重新摄取 Ca^{2+} 的速度减慢，以身体低温为典型代表。从心肌细胞的离子机制推导，J 波可以看成是细胞内 Ca^{2+} 在 2 相积聚过多产生。

四、J 波的临床分类及特点

（一）低温性 J 波

Wilson 和 Finch 的研究发现，饮冰水后可使心电图直立的 T 波变为倒置。因此不难推测，强烈的全身性低温可以减慢、延迟左室心肌的除极，并可影响到复极。早期的研究就已证实，实验性低温动物或意外长时间暴露于寒冷环境的病人，心电图可以出现特异性 J 波（图 37-5）。低温性 J 波有以下特点：

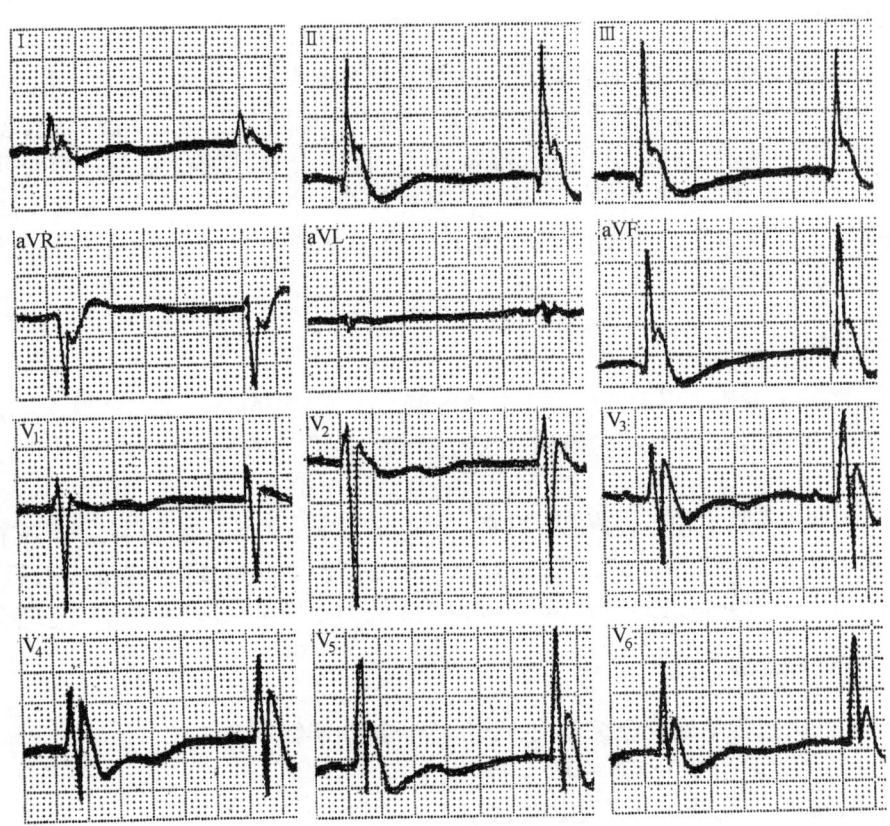

图 37-5　一位患者长时间暴露低温后的心电图

心电图记录时体温 36.5℃，除窦性心动过缓外，可见明显的 Osborn 波（J 波）

1. 不管主波方向如何，J 波均直立（aVR 导联除外）。

2. 低温 J 波的振幅、持续时间、出现 J 波的导联范围与低温程度相关。

3. 低温伴有酸中毒时，J 波更易出现，过度通气使 pH 值转为正常后 J 波可消失。

4. 低温性 J 波常伴有窦缓，QT 间期延长，QRS 波增宽，阻滞等。

5. 恶性室性心律失常，包括室颤的发生率高。

6. 低温性 J 波和心室率相关，心率加快时 J 波可消失。

7. 低温性 J 波主要发生在左胸导联，平均向量向左、向后，偶然向前，揭示左室左前部位的心肌对低温更敏感。除此，心外膜心肌细胞比心内膜下心肌细胞对低温更敏感。

细胞膜的 Ca^{2+} 通道与其他离子通道一样，开放和关闭的转换频率明显受到温度的影响。实验表明，温度下降 10℃，可使整个 Ca^{2+} 峰值下降 3~6 倍，从这一效应看，低温可使细胞外 Ca^{2+} 进入细胞内的数量减少。低温对细胞内离子浓度的耦联体同时有明显的影响，与 Ca^{2+} 浓度相关的重要的耦联体为肌浆网。当细胞内 Ca^{2+} 浓度经跨膜钙内流小幅度升高后，则触发肌浆网中 Ca^{2+} 的大量释放，这一过程称为"Ca^{2+} 诱发 Ca^{2+} 释放"，细胞内 Ca^{2+} 浓度迅速地升高，并与肌钙蛋白结合，引起心肌收缩，形成"兴奋-收缩"的耦联反应。舒张期肌钙蛋白解离出的 Ca^{2+} 重新集中在胞浆中，肌浆网重新摄取 Ca^{2+} 并使 Ca^{2+} 浓度下降，这是 ATP 水解提供能量的主动过程。低温时，Ca^{2+}-ATP 激酶活性下降，引起胞浆内 Ca^{2+} 浓度上升，造成细胞内 Ca^{2+} 积聚。

低温除了直接影响心脏的代谢及功能外，还可明显地损伤心外膜下的交感纤维，引起交感传入系统功能障碍，破坏了交感与迷走神经的平衡，而心内膜下的交感纤维受低温影响相对低，损伤小。交感神经的功能障碍对 J 波的形成及恶性心律失常的发生起了重要作用。

（二）高钙性 J 波

1920 年 Kraus 在实验狗造成高钙血症后，心电图出现了特异性很强的 J 波样改变，证实高钙血症时心电图可出现 J 波。1984 年 Dauglas 等人在高钙血症的病人心电图上发现了 J 波，或 J 点抬高的心电图变化。高钙血症的 J 波呈尖峰或驼峰状，而无圆顶形状，同时 QT 间期缩短，这两点与低温性 J 波不同。

正常时细胞外 Ca^{2+} 浓度是细胞内的 1 万倍，当细胞外 Ca^{2+} 浓度升高时，使复极 2 相的 Ca^{2+} 内流加快，2 相平台期缩短，复极加速，有效不应期和动作电位时间缩短，心电图相应出现明显 J 波，ST 段缩短，T 波增高，QT 间期缩短。

（三）神经源性 J 波

很多中枢或周围神经障碍可引发心电图 J 波的出现，这些疾病包括：①颅脑损伤；②蛛网膜下腔出血；③右颈根部外科手术时交感神经的损伤；④过量麻醉药物引起呼吸心跳停止，而又成功复苏者；⑤脑死亡等。

神经源性 J 波的发生与自主神经兴奋性不均衡，或是交感神经系统功能障碍相关。支持这个结论的事实有：①脑死亡者心电图可能出现 J 波；②J 波出现后经注射肾上腺素或间羟胺后 J 波振幅降低或消失；③这些病人常伴有自主系统异常的其他表现；④J 点或 J 波样改变可在活动（刺激交感神经）后消失。

（四）早期复极综合征的 J 波

1936 年 Shiplay 首次报告早期复极综合征，该综合征的临床特点是：

1. 多见于男性青年，发生率 1.5%~9%。

2. 常伴有心悸、胸痛，胸痛可向其他部位放射。

3. 各种检查未能发现心脏有器质性病变。

4. 有自主神经功能紊乱，迷走神经张力增高的其他临床表现。

其心电图特点如下：

1. R 波降支与 ST 段连接部位出现 J 波，胸前 $V_3 \sim V_5$ 导联尤其明显。

2. ST 段缩短，并在 J 点或 J 波后呈凹面向上，弓背向下性抬高 $0.1 \sim 0.6mV$。

3. T 波在 ST 段抬高的导联呈对称性增高，T 波升支常与缩短的 ST 段融合。

4. 胸前导联的 R 波升高，可误为左室高电压或肥厚。

5. J 点或 J 波及伴随的 ST 段抬高等心电图表现，可持续数年不变，也可在较短时间内明显变化。在运动后心率增快时，上述心电图表现可减轻或消失。

目前认为，早期复极综合征心电图的改变与下列因素有关：

1. 左室前壁心外膜下心肌复极较早，在整个心室除极尚未结束时，该部位的心肌复极已开始，使其动作电位 2 相（平台期）缩短，这是不同部位复极不均衡的表现。

2. 与自主神经功能紊乱有关，因为患者常伴有心动过缓，睡眠时 ST 段升高更明显，可能与迷走神经兴奋性升高，交感神经的作用减弱有关。多数学者认为，早期复极综合征的这些心电图表现属于正常变异。

（五）特发性J波

1994 年 Bierregarrd 和日本的 Aizawa 分别报告特发性室颤患者心电图可有 J 波，认为这些患者反复发生的室速、室颤，甚至猝死与这种特发性 J 波相关。

其临床特点如下：

1. 反复发作室速、室颤、晕厥，甚至猝死。

2. 心电图可证实室颤的发生。

3. 没有引起室颤相关的心脏或其他系统的明显病因学根据。

心电图特点：

1. QRS 波群可有明显的 J 波。

2. J 波在长间歇后的 QRS 波更明显。

3. J 波常出现在胸导联。

4. 可出现右束支阻滞的心电图其他表现。

5. 心内电生理检查 HV 间期延长。

6. 以心率变异性为指标的分析表明，HRV 值白天升高，说明迷走神经张力增高；夜间 HRV 下降，反映交感神经占优势。

目前认为，特发性 J 波与心外膜层和 M 层心肌细胞关系密切，心外膜层及 M 层心肌细胞有时可表现为全或无的复极形式，可使动作电位的平台期抑制或消失。3 相快速复极波提前出现，这种"早复极"可使动作电位时程缩短 $40\% \sim 70\%$，引起相应部位的 ST 段抬高。结果，动作电位平台期的丢失区和正常区之间的电的各向异性，不同区域心室肌细胞间复极的差异和离散，导致了折返性室性心律失常的发生。多部位的室内微折返可引起室颤。

（六）其他

还有一些临床病因可引起心电图的 J 波的出现，如心包疾患、心肌缺血、束支阻滞等。

五、J 波的临床意义

（一）J 波与恶性室性心律失常

J 波与恶性室性心律失常的关系早已引起关注，早年的动物实验资料表明，绝大多数低温受试动物都发生室颤死亡，临床有相当比例的低温性 J 波的病人发生室速、室颤。近年提出的特发性 J 波进一步证实 J 波与室颤、猝死的关系。过去一直认为早期复极综合征属于良性心电图改变，不提示任何险情，但近期国内已发现和报告家族性早期复极综合征者的猝死，该家族 3 例青年男性成员发生了夜间猝死，患者及亲属中有早期复极综合征的心电图表现，J 点或 J 波明显。这说明一小部分早期复极综合征的 J 波可能属于特发性 J 波范畴，预示有发生室颤的倾向。

（二）J 波与触发活动

触发是近年提出的心律失常发生的一种新机制。正常时跨膜动作电位上存在着高频低幅的震荡电位，在一些病理因素的作用下，这些震荡电位幅度异常增高，达到阈电位时则触发一次新的除极活动。这些病理因素包括：洋地黄中毒、低钾血症、高钙血症、运动或激动等，导致触发活动发生的基本因素是细胞内 Ca^{2+} 浓度升高或负荷过重。触发活动常发生在正常除极之后，又可分为早后除极和迟后除极。早后除极的触发发生在动作电位 2 相和 3 相初期，心电图表现为联律间期极短（<300ms）的室早或尖端扭转型室速，并可能转化为室颤。如上所述，J 波的发生基础是细胞内 Ca^{2+} 积聚过多形成，与触发和早后除极有共同的病理基础。

（三）J 波与 2 相折返

1993 年，Antzelevitch 提出 2 相折返的新概念。该理论认为，心外膜和 M 层心肌细胞复极过程中，2 相平台期缩短或消失，使复极提前，动作电位平台期丢失区和正常区出现显著的复极差力，或称复极离散，易形成折返和恶性室性心律失常，因为与 2 相复极期相关，故称 2 相折返。兴奋迷走神经和 I 类抗心律失常药物可引起相应部位 ST 段的缩短和抬高，可以诱发 2 相折返。J 波的发生基础是一部分心室肌 2 相复极提前、甚至消失，与 2 相折返的发生相似。因此除触发之外，明显 J 波伴发的恶性室性心律失常与 2 相折返相关。

（四）提高 J 波的细胞学基础的认识

临床有多种病症可引发 J 波，这些临床病症对细胞膜 Ca^{2+} 通道的影响有时又是相反的。举例而言，交感神经能够增加跨膜钙内流，而迷走神经相反，低温使 Ca^{2+} 通道活性下降，而高钙血症又使跨膜钙内流增加，但为什么这些截然相反作用的病症都能引发 J 波。因为，决定心肌细胞内 Ca^{2+} 浓度的除跨膜 Ca^{2+} 内流外，还决定肌浆网对 Ca^{2+} 重摄入的速度和程度，因此，这些临床病症最终都使 2 相细胞内 Ca^{2+} 浓度升高，复极提前，J 波出现。

（五）提高心电图 J 波的认识能力

J 波与恶性室性心律失常有一定的关系，有重要的价值，因而提高心电图 J 波的诊断能力格外重要。

1. 注意 J 点和 J 波的诊断与鉴别　心电图 QRS 波末 J 点明显时，尤其伴有 J 点后 ST 段凹面向上抬高时，诊断比较容易。但 J 点更为提前，落在 R 波降支，表现为 R 波顿挫时，诊断易被忽视。除此，需持续多少毫秒才能诊断 J 波尚无定论。什么时候诊断 J 点或 J 波需积累自己的经验。

2. 注意 J 波的多变性　不同病因引起的 J 波形态有差异，比较本章图 37-4 及图 37-5 可以看出，低温性 J 波振幅高、时限长、尖顶型，易被诊断，神经源性 J 波与之相象。早期复极综合征性 J 波振幅低、时限短、常与 R 波融合，形态多变。应当注意，有时 J 波仅出现在右胸导联，在 S 波后表现为一个振幅不高的直立波，容易误为右束支阻滞时的 r' 波。

3. 注意与 J 波相关的变化　J 波被诊断前，或诊断后都需注意相关变化，如 ST 段的抬高幅度，ST 段缩短的程度，T 波的变化，QT 间期的长短。还需注意 J 波对心血管药物的反应，J 波的频率依赖性，即慢频率时或在长间歇后 J 波更为明显。

4. 注意自主神经功能紊乱的其他临床表现　产生 J 波的患者多数伴有自主神经功能紊乱的其他临床表现，这些病人常有明显的窦性心动过缓，血压偏低等迷走神经张力增高的表现，甚至有心悸、头晕等症状。有些学者认为这种交感神经功能障碍，迷走神经优势的原因是患者心脏内交感神经网络的成熟有缺陷。

5. J 波伴发的恶性室性心律失常可用钙拮抗剂进行治疗和预防。β 受体阻滞对 J 波伴发的致命性室性心律失常的效果不肯定。Brugada 最近报告，β 受体阻滞剂不能预防 Brugada 综合征患者的猝死，从发生机制的角度推导应用 β 受体阻滞剂也有相悖之处。相反，应用钙拮抗剂能够有效地治疗和预防 J 波伴发的恶性室性心律失常。

6. 名称问题　J 波与 Osborn 波是同义语，国外将 J 波称为 Osborn 波较多。Osborn JJ 是美国心脏病学会最早的著名学者之一，其在 1953 年撰写的精彩论文，深刻精辟地论述了 J 波的相关问题，日后使 J 波冠为 Osborn 波的名称。本文认为 J 波与 J 点有较多相关，J 波名称简单、直率、易于读写，国内应倡导用之。

六、小　　结

恶性室性心律失常严重威胁着人类的健康和生命，是 20 世纪开始，持续到 21 世纪的医学领域面临的最大的挑战之一。无创性心电学为解决这个问题做出了巨大的努力，并出现了几个不同时期。40 年前，Holter 技术的问世为其诊断提供了有用的方法。80 年代，心室晚电位的概念对其病理生理的研究提出了新看法。90 年代，心率变异性概念的提出对解释自主神经与恶性室性心律失常的关系起了推动作用。现在对这一问题研究的热点已转移到心室的复极异常，因此，QT 间期离散度、T 波交替，J 波等问题已成为无创性心电学研究的新的热门题目。

J 波的诊断与临床意义已受到相当的重视，但还有许多的相关问题需要研究和探讨。还应当强调，J 波的临床意义被重视的同时还需避免"草木皆兵"，避免扩大特发性 J 波的范围，避免给病人造成医源性疾病。

参 考 文 献

1. 郭继鸿主编. 新概念心电图. 北京医科大学出版社，2000，112-120

2. Vassallo SU, Delaney KA, Hoffman RS, et al. A prospective evaluation of the electrocardiographic manifestations of hypothermia. Acad Emerg Med, 1999, 6(11): 1121-6

3. Yan GX, Antzelevitch C. Cellular basis for the electrocardiographic J wave. Circulation, 1996, 93(2): 372-9

4. Patel A, Getsos JP, Moussa G, et al. The Osborn wave of hypothermia in normothermic patients. Clin Cardiol, 1994, 17(5): 273-6

5. Burali A, Porciello P. Osborn wave in normothermic patients? G Ital Cardiol, 1991, 21(9): 1005-9

6. Pirenne B, Marchandise B. The electrocardiogram and hypothermia. Apropos of a case. Arch Mal Coeur Vaiss, 1988, 81(8): 1017-20

7. Gould L, Gopalaswamy C, Kim BS, et al. The Osborn wave in hypothermia. Angiology, 1985, 36(2): 125-9

第38章 Epsilon 波

Epsilon Wave

郭 继 鸿

　　Epsiolon 波位于 QRS 波之后，波幅很低，在临床时常受到忽视，但它具有特定意义，有必要在心电图中识别。本章主要介绍 Epsilon 波的命名、特点、记录方法、发生机制、临床意义等。

一、历 史 回 顾

　　1977 年 Fontaine 正式报告并命名了致心律失常性右室发育不良。最初他报告了 6 例病例，均有持续性室速，药物治疗效果差，无明显器质性心脏病，其中 3 例外科手术中发现右室明显扩张，有室壁的矛盾运动，右室游离壁脂肪化，揭示了这种室速不是特发性，而是因为存在右室发育不良引起。

　　致心律失常性右室发育不良的诊断主要依靠超声心动图，超声心动图的检查中，右室发育不良者可表现为右室弥漫性扩张，或局部瘤样扩张，受累的右室壁变薄、变形、肌小梁排列紊乱，右室的调制束异常，肥大，右室功能下降等。但某些病例这些超声心动图的征象可以不典型，使病人的右室发育不良漏诊，进而把其存在的恶性心律失常误诊为特发性室颤。

　　最初，Fontaine 在给一位致心律失常性右室发育不良并伴有持续性室速的病人施行心外科手术时进行心外膜标测，标测中在整个心室除极之后记录到延迟而来的电位，经过详细的标测记录及对照研究，Fontaine 证实，这些晚来的激动波是患者右室游离壁延迟除极产生，这是 Epsilon 波的首次被记录（图 38-1）。

　　后来 Fontaine 应用胸前双极导联，在致心律失常性右室发育不良患者的心电图中发现并命名了 Epsilon 波。目前认为，Epsilon 波的及时识别有助于右室发育不良患者的诊断，进而有助于与特发性室颤相鉴别，因而 Epsilon 波逐渐引起心电图和临床医师的重视。

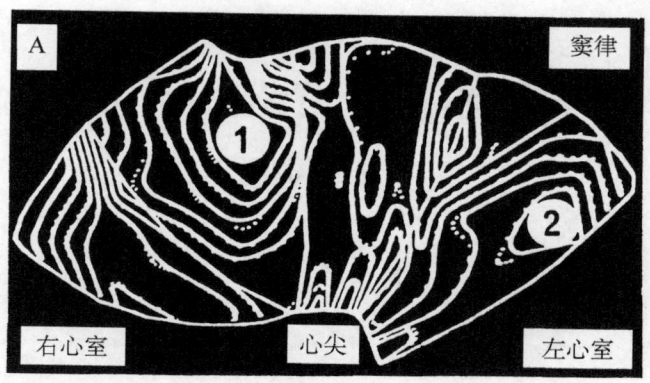

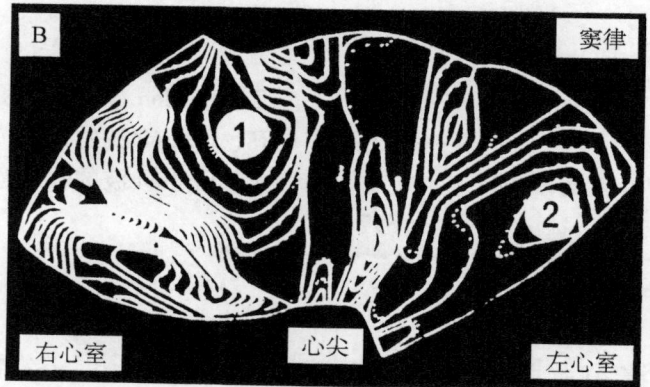

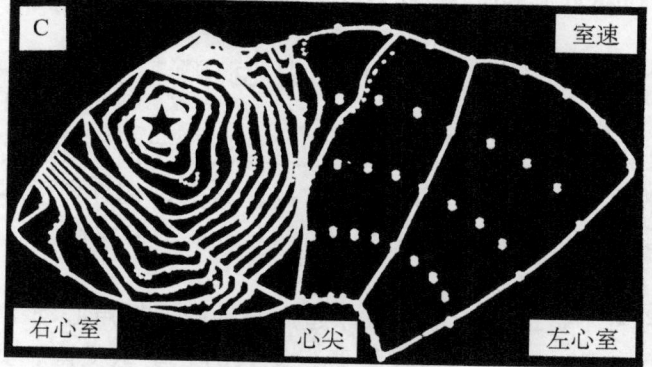

图 38-1　致心律失常性右室发育不良病人心外膜标测图

A. 窦性周期初始的标测图，图中①表示右室前游离壁，②表示左室隔面处；
B. 窦性周期后期的标测图，箭头所示最后的除极部位位于右室锐缘部位，
Epsilon 波系该部位延迟激动形成；C. 同一患者室速发作时的心外膜标测，
图中星号代表右室游离壁，其处于窦律时延迟激动部位的边缘，该部位
心室肌部位切除术后，长期反复性室速得以根治（等电位标测图中，
每相邻两条线时间相差 5ms）

二、定　义

　　Epsilon 波（Epsilon wave）位于 QRS 波之后，波幅很低，但能持续几十毫秒，常出现在右胸的 V_1、V_2 导联，是部分右室心肌细胞除极较晚而形成（图 38-2）。

Fontaine 将该波命名为 Epsilon 波恰到好处，希腊字母中Δ(δ)为第四个字母，E(ε)为第五个字母，预激综合征中 δ 波代表旁路下传预先激动的心室波，而 Epsilon 波代表部分右室延迟激动波。除此，在希腊文字中，E(Epsilon)表示小的意思，而 Epsilon 波确实很小。

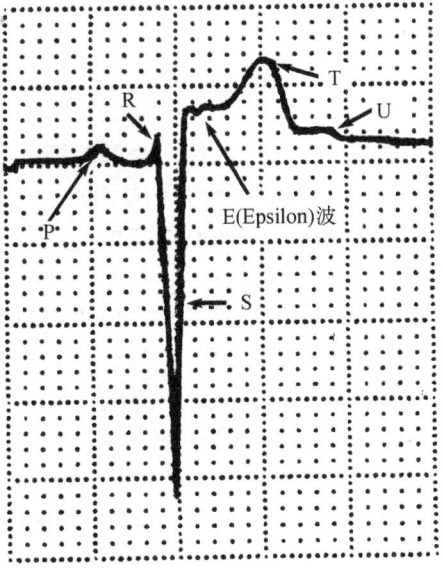

图 38-2　Epsilon 波示意图

三、Epsilon 波的特点及心电图表现

1. Epsilon 波可以通过常规体表心电图、心外科术中的心外膜电极、胸前双极导联、信号平均叠加等方法记录到。

2. 常规心电图记录 Epsilon 波时，在 V_1 和 V_2 导联的 QRS 波末(ST 段初)最清楚，但 Epsilon 波也可能出现在 $V_3 \sim V_4$ 导联。当 $V_1 \sim V_4$ 导联均可记录到 Epsilon 波时，V_1 和 V_2 导联的该波持续时间比 V_3 及 V_4 导联持续时间长。

3. Epsilon 波是紧跟 QRS 波的一种低幅的棘波或震荡波 (small wiggle)，在致心律失常性右室发育不良的病人中，约 30% 可记录到这种波(图 38-3)，Epsilon 波可使 QRS 波的时限增宽到 110ms 以上(敏感性 55%，特异性 100%)。

4. 记录到 Epsilon 波的病人可能同时合并不完全性或完全性右束支阻滞，但这不是右束支本身病变

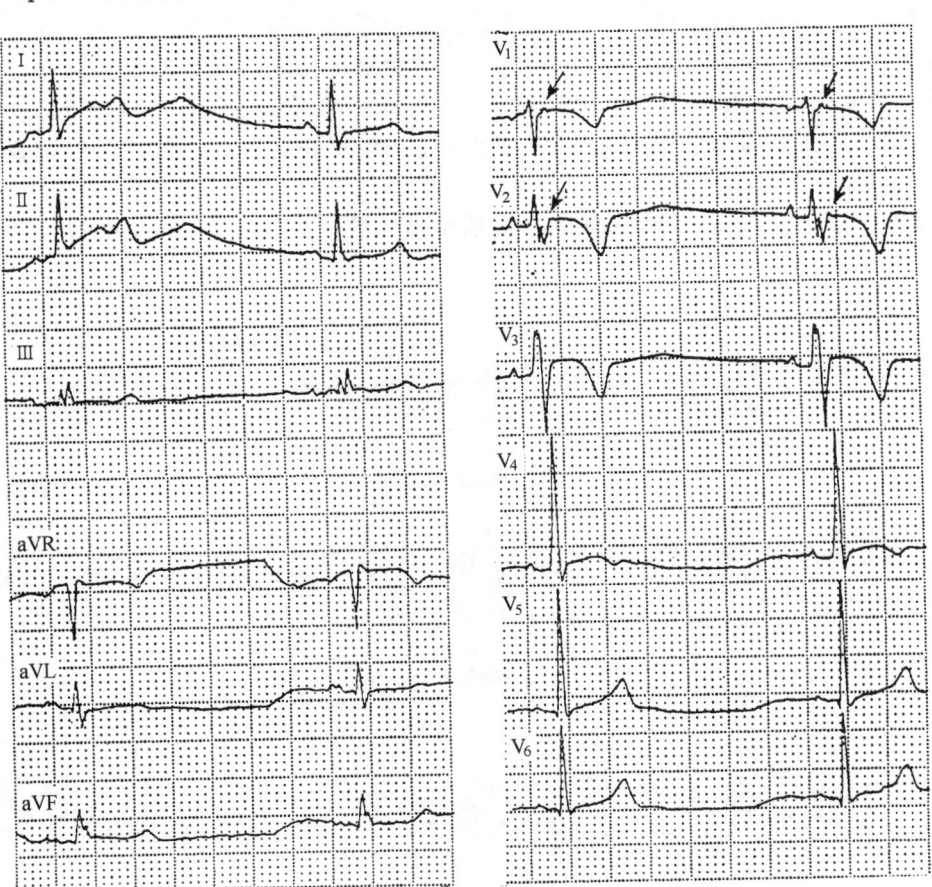

图 38-3　典型的致心律失常性右室发育不良患者的心电图

V_1-V_3 导联 T 波倒置，在 V_1、V_2 导联 QRS 波后可见一个小的向上波，即 Epsilon 波(箭头所示)

的结果，而是右心室部分心肌内传导阻滞的结果。

四、Epsilon 波的发生机制

最初 Fontaine 利用心外膜标测心电图记录到心室除极后的延迟电位，并证明是右室游离壁延迟除极所产生。后来应用信号平均叠加法也能记录到 Epsilon 波。

正常情况下，左右心室的心肌细胞除极迅速而几乎同步，除极产生的 QRS 波持续 60～100ms。在某些病理性情况存在时，右室的部分心肌细胞萎缩、退化，被纤维或脂肪组织替代，产生了脂肪组织包绕的岛样的存活心肌细胞，形成脂肪瘤样改变，使右室这部分病态的心肌细胞除极延迟，延迟到左室及右室大部分除极后出现，延迟的除极波（即 Epsilon 波）出现在 QRS 波后，ST 段的初始部分。由于右室部分病态的心肌细胞延迟除极产生了 Epsilon 波，因此该波在 V₁、V₂ 导联最清楚。

Epsilon 波又称后激电位(post excitation potential)或右室晚电位(right ventricular later potential)，应当注意与左室晚电位相区别。左室晚电位是左室部分缺血细胞延迟除极产生的，但其数量较少，形成的电位微弱并淹没在同级的噪音之中，常规体表心电图记录不到，需用信号平均法或心内膜、心外膜标测后方可记录到该电位。

五、Epsilon 波的记录

体表心电图上可记录到 Epsilon 波，应用 Fontaine 双极胸前导联更容易记录到该波。Fontaine 导联系 Fontaine 率先提出的 Epsilon 波记录导联，该导联系统应用常规导联系统的肢体导联线，红色肢体导联的电极放在胸骨柄(manubrium of sternum)作为阴极，黄色肢体导联线作为阳极放在剑突处，绿色肢体导联线的电极放在常规胸前 V₄ 导联的部位为阳极。上述三个电极组成了三个双极导联，分别称为 F_I、F_Ⅱ 和 F_Ⅲ 导联。导联电极放置好后，将心电图的记录方式设置在 Ⅰ、Ⅱ、Ⅲ 导联的位置，则可记录出 F_I、F_Ⅱ 和 F_Ⅲ 导联的心电图。

Fontaine 导联能够更特异地记录到右室部分心肌延迟除极产生的电位。将心电图机信号增益提高二

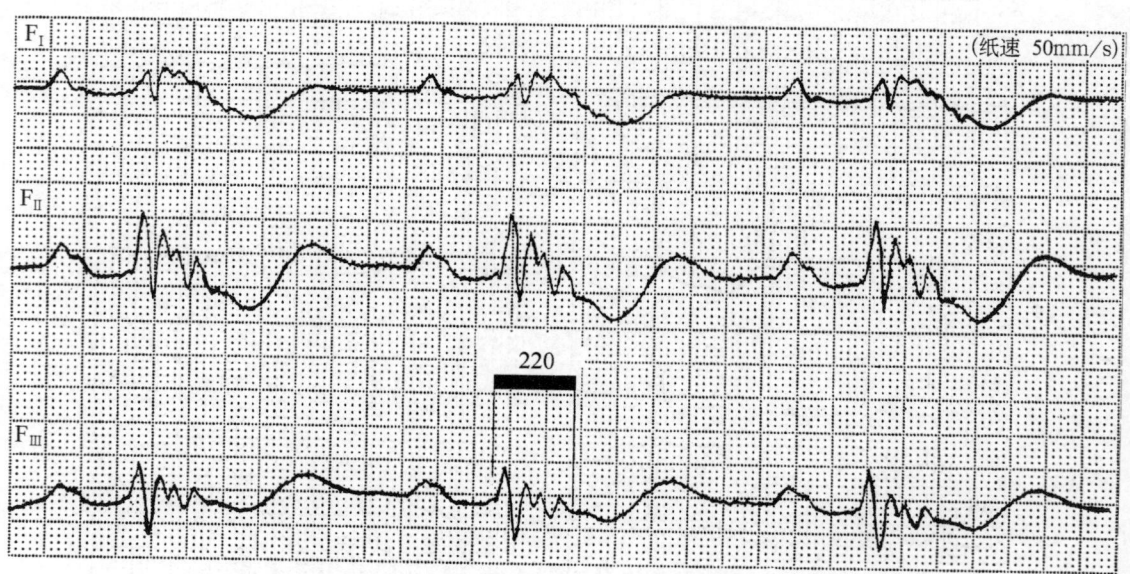

图 38-4　Fontaine 双极胸导联记录的 Epsilon 波

患者有弥漫性致心律失常性右室发育不良征，记录的心电图 QRS 波时限宽达 220ms，
并有多个右室晚电位形成 Epsilon 波，纸速 50mm/s

倍后，可使 Epsilon 波更为清楚（图 38-4）。

可以看出，含有 Epsilon 波的心室除极波明显增宽，与常规心电图记录的 Epsilon 波相比，Fontaine 双极胸前导联系统记录 Epsilon 波的敏感性提高了 2 ~ 3 倍。

六、Epsilon 波的临床意义

1. Epsilon 波由 Fontaine 发现及命名，是致心律失常性右室发育不良患者的心电图的一个特异性比较强的表现，仅常规心电图则有 30% 的病人可记录到该波，如用 Fontaine 双极胸前导联记录，敏感性还能明显提高 2 ~ 3 倍，因此，Epsilon 波是诊断该病的一个重要的心电图指标，当病人有反复室速室颤发生时，该心电图表现有重要的病因学诊断价值。

2. Fontaine 双极胸前导联记录系统是为记录 Epsilon 波而提出的，但该记录系统也能将心房电位（P 波）放大，使 P 波更易发现，房室分离的情况更易诊断，可用于室性心动过速的心电图诊断，可用于其他房性心律失常的诊断及鉴别诊断。

3. Epsilon 波除了见于致心律失常性右室发育不良病人的心电图外，在后壁、右室心肌梗死以及其他右室受累的疾病中，也可记录到 Epsilon 波。

总之，Epsilon 波是由右室部分病态心肌细胞延迟除极产生，出现在 QRS 波后，ST 段初始的一个小棘波，是致心律失常性右室发育不良的心电图较为特异的指标之一，临床医师及心电图医师应当熟悉。

参 考 文 献

1. 郭继鸿. Epsilon 波. 临床心电学杂志，1999，8(1)：52-54

2. 郭继鸿主编. 新概念心电图. 北京医科大学出版社，2000，108-112

3. Newman EA, Lettvin JY. Relation of the epsilon-wave to ganglion cell activity and rod responses in the frog. Vision Res, 1978, 18(9)：1181-8

4. Jaoude SA, Leclercq JF, Coumel P. Progressive ECG changes in arrhythmogenic right ventricular disease. Evidence for an evolving disease. Eur Heart J, 1996, 17(11)：1717-22

5. Wada Y, Kasanuki H, Ohnishi S, et al. Left ventricular lesions in arrhythmogenic right ventricular dysplasia and 12-lead electrocardiographic findings. J Cardiol, 1996, 28(6)：337-44

第39章 非梗死性Q波

Noninfarctional Q Wave

吴 祥

内 容 提 要

正常心脏，心室除极是从室间隔开始，其激动方向从左、后、上向右、前、下或上进行，故在左胸前导联或某些肢体导联可出现小 q 波，称为间隔 q 波。由于室间隔除极时间仅为 0.01s，故正常人间隔 q 波时间一般不会超过 0.03s，深度不会超过后继 R 波的 1/4，且光滑无切迹。倘若 q 波时间≥0.04s，深度≥后继 R 波的 1/4，或有切迹则为异常 Q 波。引起 Q 波异常的病因颇多，其中以反映心肌梗死主要指标的梗死性 Q 波最为多见，其它为急性冠状动脉功能不全、心肌病、心室肥大、心室内传导途径异常、先天性心血管畸形及急、慢性肺部疾患等引起的非梗死性 Q 波，还可有正常变异性 Q 波。本章节重点介绍各种病因引起非梗死性 Q 波的心电图表现、诊断要求与鉴别诊断，旨在提高对病理性 Q 波的分析识别能力。

一、历 史 回 顾

20 年代，Pardee 提出心电图上出现异常 Q 波是一种冠状动脉闭塞的征象，作为诊断心肌梗死的主要标准之一。近 20 年来，经大量病理与临床对照证明异常 Q 波的病因并非都是心肌梗死。如一组病理资料说明，在胸前导联有异常 Q 波的病例中，1/3 病例并无前壁心肌梗死，Ⅱ、Ⅲ、aVF 导联上有异常 Q 波的病例中，1/2 尸检时查不到下壁心肌梗死。Horan 指出反映前壁或下壁梗死的 Q 波，并不可靠地反映病理解剖上是否存在有心肌梗死，在他报道 339 例有异常 Q 波的病例中，25.4% 无心肌梗死。1971年 Horan 对 1184 例尸检资料分析，发现有梗死灶的 416 例中仅 253 例有异常 Q 波，敏感性为 61%，说明不少病例心肌梗死可无 Q 波；另一方面，在 768 例无梗死灶的病例中，682 例无异常 Q 波，其特异性为 89%，提示有 11% 无梗死的尸检患者可呈现非梗死性 Q 波异常。1980 年，Yuishi、Hiyoshi 等报道 39例 V_1、V_2 导联有异常 Q 波或呈 QS 波形，尸检无心肌坏死者 21 例。这些资料表明，异常 Q 波并非心肌梗死所特有，临床上有心肌梗死者心电图不一定均显示异常 Q 波，反之心电图上显示异常 Q 波者也决非均由心肌梗死所致。异常 Q 波的发生可能与多种因素有关，多种疾患也可出现异常 Q 波。

二、非梗死性 Q 波定义

正常 QRS 波群在某些导联可有 q 波，其 Q 波振幅不超过同导联 R 波的 1/4，宽度 <0.04s，且无切迹，但在 aVR 导联 QRS 波群可呈 Qr 或 QS 型，在 V_1、V_2 导联不应有 q 波，但可呈 QS 型。倘若 Q 波振幅≥后继 R 波的 1/4，时间≥0.04s，且有明显挫折或粗钝则称为异常 Q 波（abnormal Q wave）。临床上将在非心肌梗死疾患所见的异常 Q 波称为非梗死性 Q 波（noninfarctional Q wave）。

非梗死性 Q 波是最常见异常 Q 波之一，是指非心肌梗死疾病所出现的病理性 Q 波（pathological Q wave），多见于Ⅱ、Ⅲ、aVF、$V_1 \sim V_3$、Ⅰ和 aVL 导联。主要发生机制可能与电轴偏移、心脏移位、心脏激动传导途径异常、急性心肌缺血损伤、心肌局限性纤维化、室间隔肥厚及自主神经直接或间接刺激等有关。据临床报道有 20 多种疾病可以出现非梗死性 Q 波，包括：横位心、左/右心室肥大、完全性左束支阻滞、显著肺气肿、急性肺栓塞、肺心病并发急性呼吸道感染、左前分支阻滞、预激综合征、各种心肌炎、各型心肌病、严重心肌缺血损伤、心脏外伤、心脏肿瘤、急性胰腺炎、肺炎伴休克、胶原性疾病、中枢神经疾患及某些代谢性障碍等。临床上易将这些非梗死性 Q 波误诊为心肌梗死，造成治疗错误，因此，熟悉 Q 波形成机制及变化规律，认真鉴别梗死性 Q 波与非梗死性 Q 波甚为重要。

三、非梗死性 Q 波的常见病因

（一）急性心肌缺血

从临床实践及动物实验证实严重急性心肌缺血（acute myocardial ischemia）可产生一过性病理性 Q 波

（transient abnormal Q wave），如 Rubin 等报道 1 例冠状动脉功能不全患者，在典型胸痛发作 5min 后，心电图示窦性心动过速，V_2、V_3 导联出现 Q 波，经药物治疗 12h 后 Q 波消失。Bashour 等报道 2 例，一例为稳定型心绞痛，于一次白内障手术时出现心前区严重疼痛，心电图示 $V_1 \sim V_4$ 出现病理性 Q 波伴 ST 段抬高，经予硝酸甘油、心得安等处理后 36h 转为 rS 型，ST 段回到基线（图 39-1），另 1 例为变异型心绞痛患者，于一次恶心、呼吸困难发作时心电图描记示 $ST_{II、III、aVF}$ 抬高，随之出现异常 Q 波，经处理 48h 后 Q 波完全消失（图 39-2）。此 2 例血清酶均正常。从动物实验证实，结扎犬的冠状动脉后可出现异常 Q 波，松开冠状动脉 5min 后 Q 波即告消失。本人亦报道 2 例急性心肌缺血引起的异常 Q 波均于 87h 后完全消失，ST 段恢复正常。显然，从上述报道中这些短暂存在的异常 Q 波，不可能由于透壁性心肌坏死引起，因为坏死心肌不可能在如此短时间内修复，况且，这些病例心肌血清酶正常，亦不支持心肌坏死的存在。

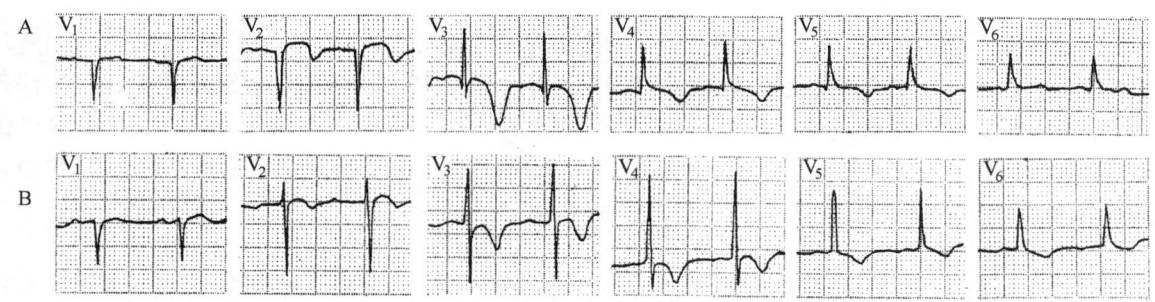

图 39-1　冠心病心绞痛一过性病理性 Q 波

A. 严重心绞痛发作时 $V_1 \sim V_4$ 出现病理性 Q 波伴 ST 段抬高；

B. 次日心电图记录，病理性 Q 波消失转为 rS 或 Rs 型，ST 段回到等电位线

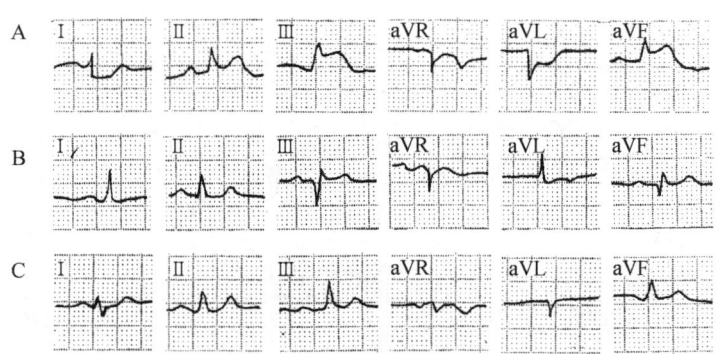

图 39-2　变异型心绞痛一过性病理性 Q 波

A. 心绞痛时 II、III、aVF 导联 ST 段抬高；B. 1 小时后，III 导联和 aVF 导联出现病理性 Q 波；C. 48 小时后 Q 波完全消失

　　心肌缺血产生一过性异常 Q 波之机制，尚未完全阐明。Bachour 等认为心肌严重缺血虽未坏死，但证实心肌细胞已有生化方面和超微结构改变，诸如细胞浆内有空泡形成、肌纤维水肿、糖原耗竭以及 ATP 浓度降低等，致使依赖于生化正常、超微结构完整的心肌电生理活动受到了干扰，丧失了固有的电激动能力，而不再有除极和复极功能，有人称之电静区（electrically inert area）。于是心室除极向量背向电静区，而对着电静区的探查电极便可记录到病理性 Q 波。但此种障碍是可逆性的，一旦缺血心肌恢复了血供，使心肌缺血较快地获得改善，那么，心肌电激动能力亦随之恢复，Q 波即告消失，故有人称之急性可逆性心肌梗死（acute reversible myocardial infarction）。但与真正心肌梗死的异常 Q 波，意义迥然不

同，后者在组织学上已有心肌坏死，血清酶升高，异常 Q 波多持续存在，预后较差；而前者心肌细胞虽已有生化方面和超微结构的改变，但尚未达到坏死程度，血清酶正常，异常 Q 波多呈一过性存在，常在 3~5 天内迅速消失。

一过性 Q 波又称为暂时性 Q 波(temporary Q wave)，持续时间短暂，一般不超过 7 天，为常见的非梗死性异常 Q 波，除出现于严重心肌缺血疾患诸如不稳定型心绞痛、变异型心绞痛、冠状动脉搭桥术后以及运动负荷试验过程中等，尚可由低血糖、贫血、休克、中毒、颅内出血、心肌炎、急性胰腺炎、高血钾症、血液黏稠度上升、红细胞压积增高、弥漫性血管内凝血或凝血功能亢进等引起，此外，也有一些作者认为浦肯野纤维发生可逆性水肿及一过性束支阻滞也可引起一过性病理性 Q 波。

(二) 非梗死性心肌损伤

一些非梗死性心肌损伤(noninfarctional myocardial injury)，诸如急性心肌炎、急性胰腺炎、心包炎、急性代谢性心肌损伤、心脏外伤及心脏肿瘤等可损伤心肌，使一部分心肌丧失电激动能力，产生局限性电静止区不再进行除极和复极过程，于是心室除极的瞬间综合向量便会背离这个部位，而面向这个部位的导联即可描记到异常 Q 波。但因这一部分心肌并未坏死，当上述因素去除之后又可恢复电动力，因此 Q 波是暂时性或称为可逆性 Q 波(reversible Q wave)。

1. 急性心肌炎

急性病毒性心肌炎(acute myocarditis)可出现异常 Q 波，一组资料 52 例病毒性心肌炎有 2 例出现 Q 波或 QS 波，另一组 64 例心肌炎有 5 例出现 Q 波或 QS 波，重症急性病毒性心肌炎不仅引起心肌弥散性损伤，还可累及冠状动脉炎，使冠状动脉某一分支严重缺血损伤，可致异常 Q 波形成，ST 段抬高及 T 波改变酷似急性心肌梗死。如图 39-3 为 1 例 14 岁男孩，患病毒性心肌炎心电图表现 I 、aVL 和 V₄ ~ V₆ 导联出现病理性 Q 波、ST 段抬高及终末 T 波倒置，类似前侧壁心肌梗死(anterolateral infarction)，尸检示心肌弥散性纤维性变，尤以左心室侧壁最为明显，但冠状动脉正常。

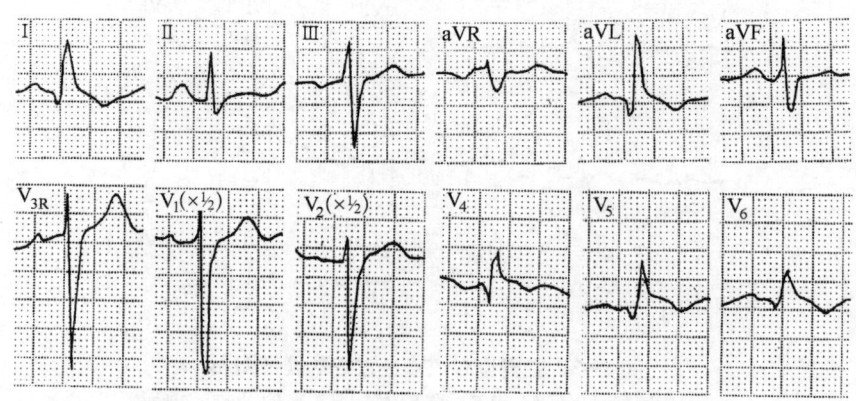

图 39-3　急性病毒性心肌炎酷似前侧壁心肌梗死
I 、aVL 及 V₆ ~ V₆ 导联呈现病理性 Q 波伴 ST 段抬高及终末 T 波倒置，QRS 略增宽。尸检心肌弥散性纤维化，以左心室侧壁最为明显，冠状动脉正常

急性危重型病毒性心肌炎心电图表现偶尔可类似急性心肌梗死，但经仔细分析却有所不同：①急性心肌炎时往往多个导联出现异常 Q 波，而急性心肌梗死则在梗死部位有关导联出现异常 Q 波；②心肌梗死的 Q 波往往为持久性，而急性心肌炎多为一过性；③伴随的 ST-T 改变，在急性心肌梗死随着病期呈现有规律演变过程，可有对应导联 ST 段改变，而急性心肌炎无此演变规律，甚至在 Q 波已充分形成，停止进展时才出现 ST 段抬高，且无对应导联 ST 段改变。

2. 心包炎

心包炎(Pericarditis)出现病理性 Q 波的病理生理仍未完全阐明,可能是心包积液时使电传导障碍,引起 QRS 波电压降低,初始的低小 r 波落在等电位线上,形成假性 Q 波;也可能是心包炎症波及心外膜下浅层心肌导致心肌纤维性变,而产生异常 Q 波,如图 39-4 为一位慢性缩窄性心包炎(chronic constrictive pericarditis)患者心电图示 $V_1 \sim V_3$ 导联呈 QS 型波,酷似前间隔心肌梗死(anteroseptal infarction),患者冠状动脉造影正常。

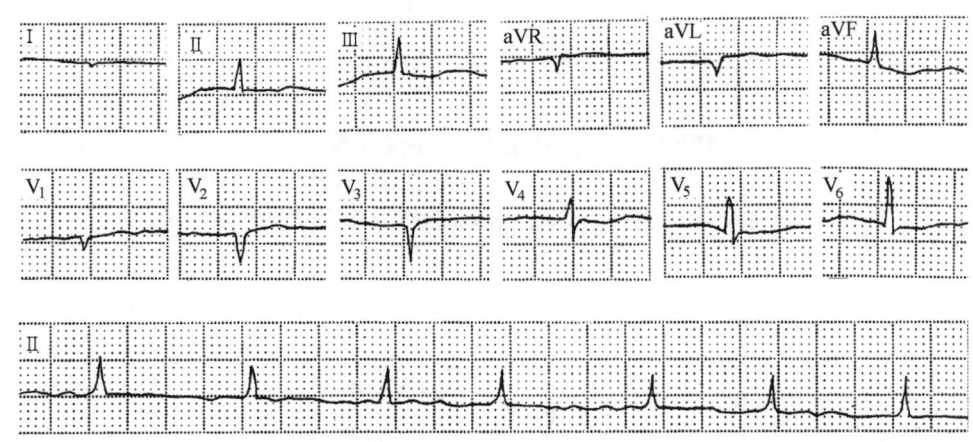

图 39-4　慢性缩窄性心包炎酷似前间壁心肌梗死
$V_1 \sim V_3$ 导联呈 QS 型,心房颤动,低电压,电轴右偏,冠脉造影正常

3. 急性胰腺炎

据文献报道急性胰腺炎(acute pancreatitis)患者有 60% 出现心电图改变,57% 有 ST-T 变化,重症急性胰腺炎约 10% 可呈典型心肌梗死图形,尸检证实心内膜有点状出血、附壁血栓形成以及散在的心肌梗死改变,因此认为急性胰腺炎的心电图改变是心内膜缺血所致。另有作者报道急性胰腺炎出现一过性 Q 波,尸检并未发现冠状动脉阻塞,推测是在原有冠状动脉硬化基础上,加上急性胰腺炎的疼痛,使交感神经兴奋反射地引起冠状动脉收缩,加重心肌缺血而出现电静止;或由于局部电解质紊乱,心肌细胞膜电位改变导致电静止,另有人认为是由于急性胰腺炎可能产生心肌抑制因素,造成心肌缺血或损伤。

4. 休克

任何原因(包括过敏性、中毒性、感染性、失血性等)引起的严重低血压或休克(shock),而导致心肌缺血或缺血加重出现电静止,可呈现酷似急性心肌梗死的心电图图形。此类 Q 波属一过性,病因纠治后缺血改善,Q 波消失。

此外,心肌淀粉样变性、进行性肌营养不良(duchenne muscular dystrophy)、强直性肌萎缩、硬皮病、结节病及心内膜弹力纤维增生病等心电图上亦可出现病理性 Q 波。

图 39-5 为 1 例 14 岁男孩,患有进行性肌营养不良,临床表现反复心力衰竭,心电图示 V_1、V_2 呈 qR 波型,提示右心室肥大和扩张,V_1 巨大倒置 P 波表明心房肥大。Ⅱ、Ⅲ、aVF 导联深 Q 波,类似下壁心肌梗死,尸检心脏明显肥大尤以左心室更明显,心脏重 860g,左右心室均扩张,冠状动脉完全正常。心肌弥散性纤维化以室间隔及心室尖最为明显,心电图异常表现是由于心肌纤维化合并心室肥大的结果。

图 39-6 为一例强直性肌萎缩(myotonia atrophica)患者,Ⅰ、aVL 和 $V_1 \sim V_4$ 导联呈现明显 Q 波,$V_2 \sim V_4$ 导联 ST 段明显抬高,酷似前壁侧壁心肌梗死。心电图还显示左心室内传导障碍及心电轴明显左偏,PR 间期延长。本例 $V_2 \sim V_4$ T 波高耸、ST 段明显抬高及 $V_1 \sim V_4$ 呈 QS 型可能为左束支阻滞结果,但 Ⅰ、aVL 呈 QR 波形则提示心肌损伤所致。

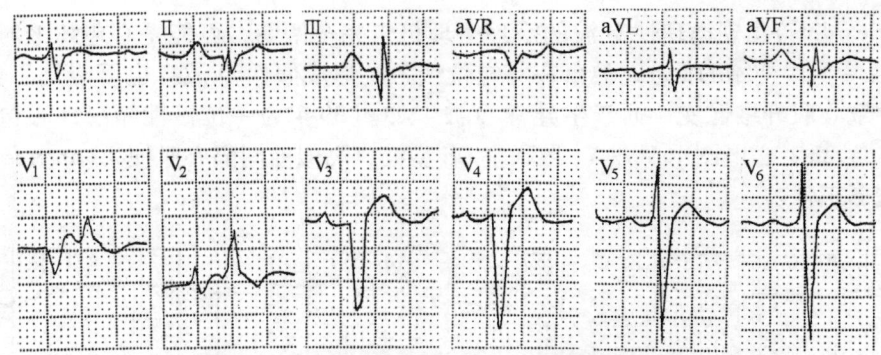

图 39-5　进行性肌营养不良酷似下壁心肌梗死

Ⅱ、Ⅲ、aVF 导联呈现深 Q 波，V₁、V₂ 呈 qR 型，V₃ 呈 QS 型，V₄ 呈 rS 型，

尸检示心脏明显肥大、扩张，心肌弥散性纤维化，冠状动脉完全正常

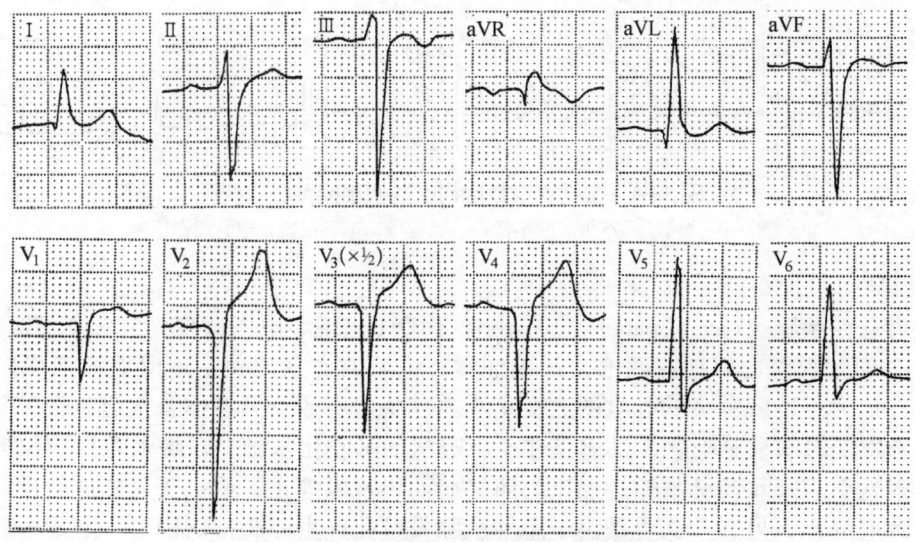

图 39-6　强直性肌萎缩酷似前侧壁心肌梗死

V₁ ~ V₄ 导联呈 QS 型伴 ST 段抬高，Ⅰ、aVL 导联呈 QR 型，PR 间期 0.24s，电轴明显左偏

（三）特发性心肌病

1. 肥厚型心肌病

特发性心肌病（idiopathic cardiomyopathy）是非梗死性 Q 波最常见的病因之一，尤以肥厚型心肌病（hypertrophic cardiomyopathy）为然，在肥厚型梗阻性心肌病中异常 Q 波的发生率达 41% ~ 56%，而非梗阻型心肌病者仅 24%，表明非梗死性 Q 波在梗阻型心肌病中更多见。肥厚型心肌病者经常在 Ⅰ、Ⅱ、Ⅲ、aVL、aVF 及 V₅、V₆ 导联产生异常 Q 波，而易被误为高侧壁、膈面和外侧壁心肌梗死，但与梗死性 Q 波有所不同：①肥厚型心肌病的 Q 波多数深而窄，时限不超过 0.04s，而梗死性 Q 波宽钝有切迹，以时间增宽更有意义；②肥厚型心肌病在呈 QS、QR 或 W 型的导联上 T 波常直立，Q 波与 T 波方向分离是其特点，而心肌梗死者相关导联 T 波深倒且降、升肢对称；③肥厚型心肌病个别有 ST 段抬高者，则抬高振幅长期稳定，缺乏心肌梗死特有的动态改变。

图 39-7 为一例 7 岁肥厚型心肌病患者，Ⅱ、Ⅲ、aVF 及 V₅、V₆ 导联出现明显异常 Q 波，酷似后侧壁心肌梗死，尸检发现室间隔高度肥厚及两侧心室肥大。图 39-8 为 1 例 13 岁肥厚型心肌病患者，于部

分室间隔切除术后次日心电图记录，Ⅰ、aVL 导联出现异常 Q 波酷似侧壁心肌梗死。

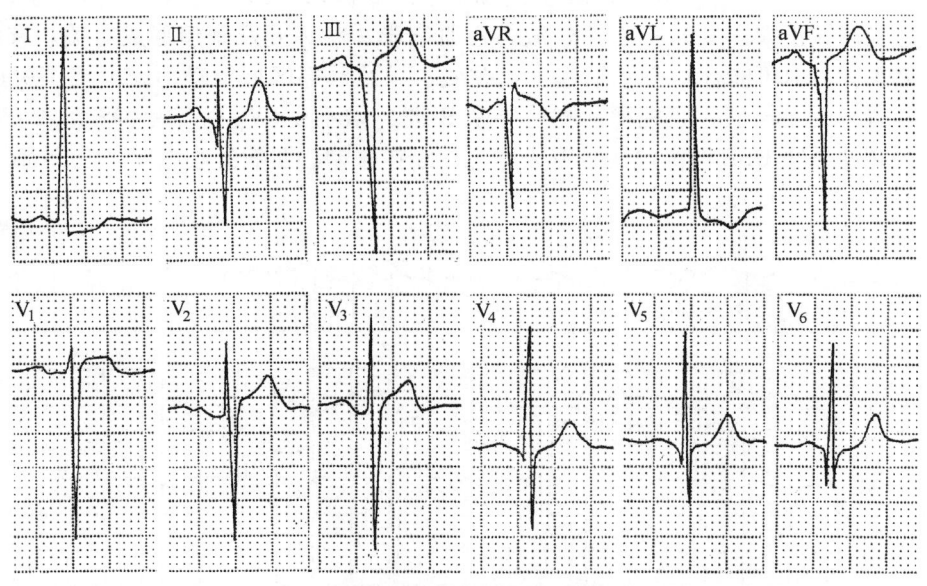

图 39-7　肥厚型心肌病酷似后侧壁心肌梗死

Ⅱ、Ⅲ、aVF、V₅ 和 V₆ 导联呈现病理性 Q 波（箭头示），冠状动脉造影正常

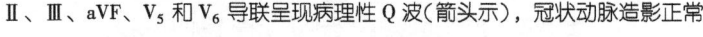

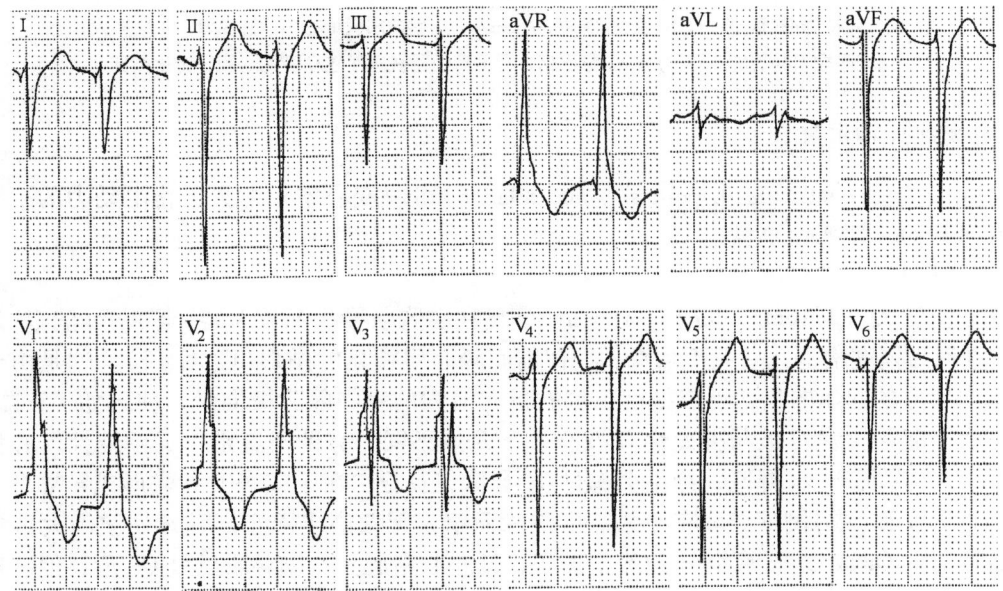

图 39-8　肥厚型心肌病酷似侧壁心肌梗死

患者男性，13 岁，患肥厚型心肌病部分室间隔切除术后心电图示 QRs 波宽大畸形，呈不典型右束支阻滞，
电轴极度偏移，并发室上性心动过速。Ⅰ 及 V₆ 导联呈 qrS 型，酷似侧壁心肌梗死

　　肥厚型心肌病产生病理性 Q 波的机制，可能有两个原因：①肥厚型心肌病为非对称性心肌增厚，由于室间隔肥厚致使自左向右向量增大，反映在 V₁、V₂ 导联的 R 波增高，而 V₄ ~ V₆Q 波增深，出现病理性 Q 波；②从病理解剖角度看，肥厚部位心肌纤维排列紊乱，呈非平行分布，其间可夹有心肌纤维化和坏死灶，致使心电活动减弱或消失。

　　2. 扩张型心肌病

扩张型心肌病(dilated cardiomyopathy)亦可出现病理性 Q 波,一组资料报道 219 例原发性扩张型心肌病(idiopathic dilated cardiomyopathy)中 24 例出现病理性 Q 波(11.0%),其中 5 例尸检,3 例经冠状动脉造影均证实冠状动脉正常,认为病理性 Q 波与心肌细胞片状坏死及瘢痕形成有关。有的心肌细胞虽无坏死或纤维化改变,但可能存在心肌细胞生化改变,导致局部区域电动力减弱或消失(图 39-9)。扩张型心肌病心电图表现迥异于心肌梗死:胸前导联 R 波递增不良(V₁ ~ V₆ 呈 QS 型或 rS 型);肢导联 QRS 波低电压;胸前导联 QRS 波高电压,有人称之诊断扩张型心肌病的心电图"三联征"。

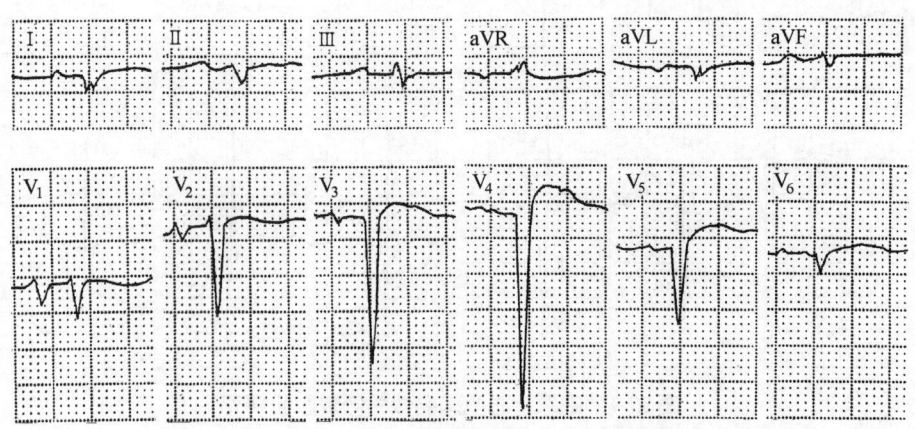

图 39-9 扩张型心肌病酷似广泛前壁心肌梗死

V₃、V₄ 导联呈 QS 型,V₅、V₆ 导联呈 rS 型,V₃ ~ V₆ 导联 ST 段呈弓背型抬高,电轴右偏,肢体导联低电压,Ptfv₁ 绝对值 > 0.03mm.s。心室造影显示左心室壁变薄,心室扩大,左心室收缩功能减弱,冠状动脉正常,提示胸前导联病理性 Q 波为心肌纤维化所致

(四) 心室肥大和扩张

心室肥大或扩张(ventricular hypertrophy and dilation)可改变心室正常去极化电动力的平衡,在某些病例可引起异常的非梗死性 Q 波。

1. 左心室肥大

部分左心室肥大(left ventricular hypertrophy)病例在右胸前导联 V₁、V₂ 甚至 V₃ 可呈 QS 形波,间隔 q 波明显,表现为幅度增深,一般不增宽。类似前间隔心肌梗死的图形(图 39-10)。这是由于肥厚的左心室出现指向后方的起始向量,可以抵消正常的指向前方的室间隔除极向量,使起始 r 波减弱或消失,但左心室肥大引起的异常 Q 波与梗死性 Q 波有以下几点不同,有助于鉴别:①单纯性左心室肥大在右胸导联呈 QS 型,罕见于 V₃ 导联,绝不会超过 V₄ 导联,且很少在 I 或 aVF 导联形成异常 Q 波;②左心室肥大在左胸导联和(或)侧壁导联有 Q 波,Q 波深而窄,无切迹或顿挫,后继 R 波高大,多呈 qR 型,迥异于心肌梗死的 Qr 或 QR,后继 R 波为低振幅;③左心室肥大右胸导联虽呈 QS 形,但一般不出现顿挫或切迹;④左心室肥大时右胸导联 ST 段呈 J 点抬高,且长期稳定,无急性心肌梗死特有的动态变化;⑤左心室肥大时右胸导联呈 QS 型,如低一肋间描记可呈 rS 型,心肌梗死仍为 QS 型。

2. 右心室肥大

右心室肥大(right ventricular hypertrophy)时右胸导联 V₁、V₂ 导联可出现 qR 型或 QR 型,有时 V₃ 导联 R 波振幅减低或呈 QS 型,酷似前间壁心肌梗死。这是由于心脏显著顺钟向转位,右胸导联反映了心脏背面的 QRS 电压变化;同时,室间隔除极方向由自左向右变为由右向左,额面 QRS 环体投影在 I、aVL 导联轴负侧出现 QS 波形,酷似侧壁心肌梗死(图 39-11)。但右心室肥大时电轴右偏,右胸导联(V₁、V₂)R 波电压增高、V₅、V₆ S 波增深可资鉴别。

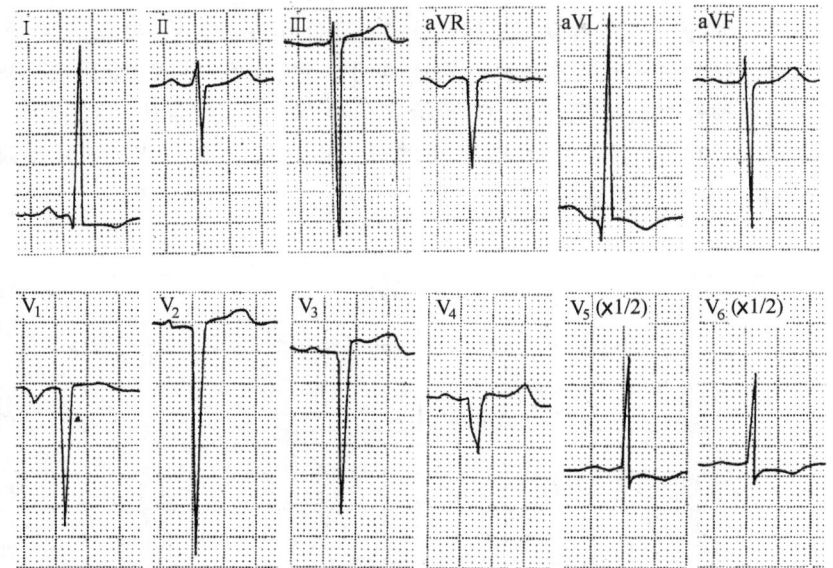

图 39-10　风湿性心脏病左心室肥大酷似前壁心肌梗死

I、aVL、V_5、V_6 导联电压明显增高，伴继发 ST-T 改变，V_1 导联 P 波倒置，V_1 ~ V_4 导联
呈 QS 型，V_2、V_3 导联呈 ST 段轻度抬高，ECG 表现酷似前壁心肌梗死，尸检无心肌梗死征象

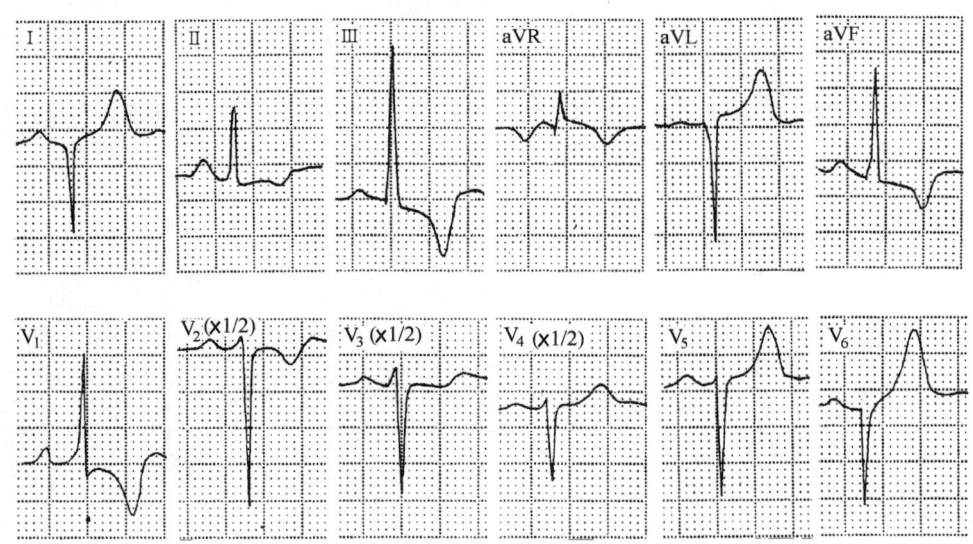

图 39-11　法洛四联症右心室肥大酷似前侧壁心肌梗死

V_1 导联呈高大 R 波，V_1 ~ V_3、II、III 和 aVF 导联 T 波倒置，表明右心室肥大伴劳
损，Pv_1 高尖提示右心房肥大，胸前导联 R 波递增不良，I、aVL 及 V_6 导联呈 QS
型，酷似前侧壁心肌梗死，但在法洛四联症纠正术中未发现心肌梗死征象

（五）心室内传导异常

心室内激动顺序改变致使初始除极向量方向发生变化，有时可引起非梗死性 Q 波。

1. 左束支阻滞

左束支阻滞(left bundle branch block)时室间隔除极方向与正常相反，不是指向右前而是指向左后，整个 QRS 环均偏左后方，投影在右胸导联负侧，使 V_1、V_2 甚至 V_3 导联出现 Q 波，并可伴有继发性 ST 段抬高，酷似前间壁心肌梗死，少数病例 QS 波可由 V_1 延伸至 V_5 或 V_6 导联，且 aVL 导联也可呈 QS 波，酷似广泛前壁心肌梗死的波形（图 39-12）。有时在 Ⅱ、Ⅲ、aVF 导联也能引起 QS 波，类似下壁心肌梗死心电图表现。但单纯性左束支阻滞时 ST 段抬高呈弓背向下型，QRS 波振幅与 ST 段抬高幅度的比值通常 >1，T 波高耸，如果注意到 QRS 波时间增宽，V_5、V_6、Ⅰ、aVL 导联出现高大而挫折的 R 波，并伴有继发性 ST-T 改变等可资鉴别。

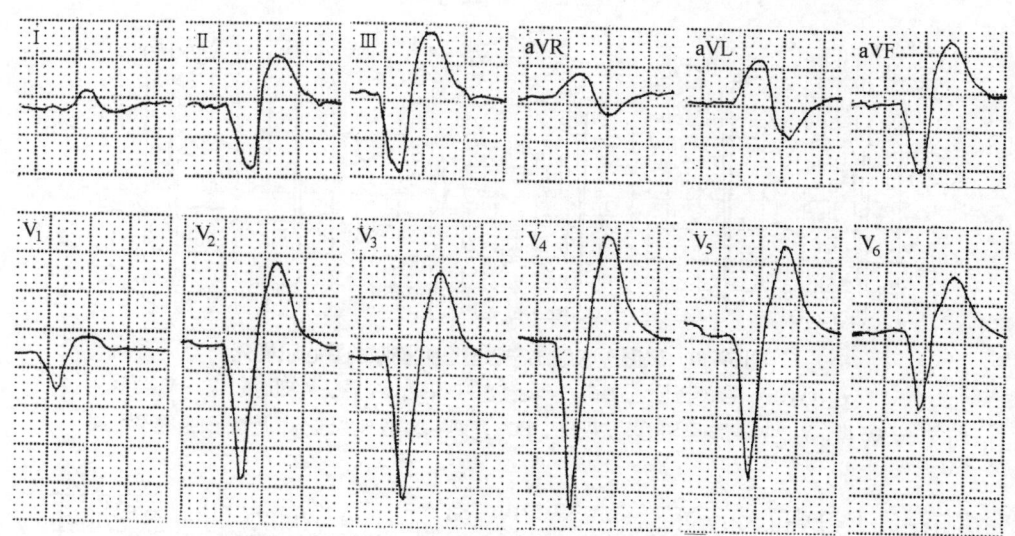

图 39-12 完全性左束支阻滞酷似广泛前壁及下壁心肌梗死

患者风湿性心脏病，主动脉瓣关闭不全。Ⅱ、Ⅲ、aVF 和 V_1～V_6 导联均现宽大畸形 QS 波伴 ST 段抬高，酷似广泛前壁及下壁心肌梗死，尸检心脏重 850g，左室高度肥大和扩张，无心肌梗死征象

2. 左前分支阻滞

左前分支阻滞（left anterior fascicular block）时，左心室后下壁首先激动，起始向量指向左后下方，在 V_1、V_2 导联可呈 qrs 型，酷似前间隔心肌梗死（图 39-13）。同时，由于起始向量向左下，在 Ⅰ、aVL 可致 q 波，或使原有存在的 q 波增大，导致类似侧壁心肌梗死的图形。左前分支阻滞时 V_1、V_2 导联虽然可呈 qrs 型或 qRS 型，但 T 波常直立，表明是非梗死性 Q 波，若伴有右心室肥大时电轴显著右偏、SV_5 增深。若将右胸导联在常规位置上移一个肋间（第 3 肋间）描记，则 q 波更明显，如自习用电极位置下移一个肋间（第 5 肋间）描记，则 q 波消失（图 39-13）。

3. 间隔支阻滞

左束支的间隔支阻滞（septal fascicular block）时，可使正常室间隔除极自左向右前

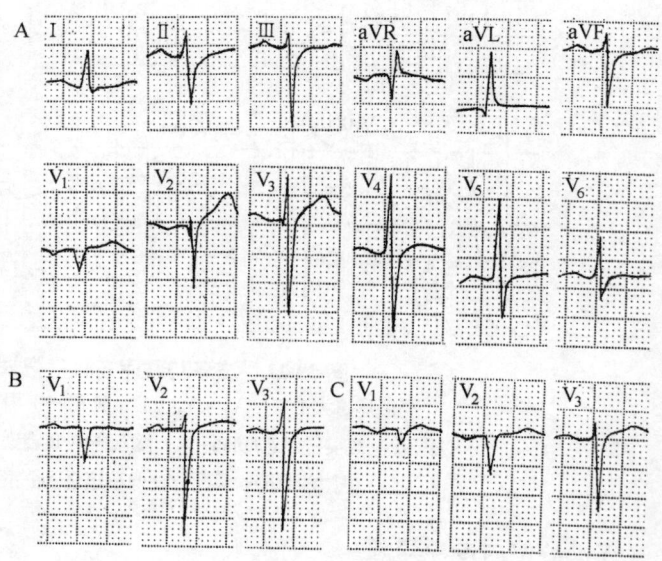

图 39-13 左前分支阻滞酷似前间壁心肌梗死

A. V_1 呈 QS 型，V_2、V_3 呈 qrS 型；B. 低-肋间记录，V_2、V_3 导联 q 波消失呈 rS 型，R 波递增正常；C 高-肋间记录，异常 Q 波更明显

的起始向量消失，在右胸前导联出现异常 Q 波，左胸导联正常的小 q 波消失，类似前间壁心肌梗死。如不进行动态观察则不易鉴别。

4. 右束支阻滞

完全性右束支阻滞（complete right bundle branch block）时，若初始室间隔除极向量垂直于右胸导联，初始 r 波可被掩盖，rsr′型被 Qr 型所取代，如间隔纤维化，也可在右胸导联出现异常 Q 波，有时在Ⅲ、aVF 导联呈 QR（qR）型。它与梗死性 Q 波鉴别要点为：①单纯性右束支阻滞时右胸导联呈 QR 型极少见于 V₂ 导联，决不会出现于 V₃ 导联。尽管在Ⅲ、aVF 导联出现非梗死性 Q 波，但一般不会在Ⅱ导联出现 Q(q) 波，若在Ⅱ、Ⅲ、aVF 导联均呈 QR 型，则提示下壁心肌梗死；②单纯性右束支阻滞的 q 波一般窄、锐、无切迹或粗钝，与心肌梗死的宽 Q 波、有切迹或呈 W 样不同；③右束支阻滞时终末向量延迟，而心肌梗死只影响起始向量，不累及终末向量。

5. 人工心脏起搏器

在装有人工心脏起搏器（artificial pacemaker）患者，起搏器电刺激于右心室产生类似完全性左束支阻滞的心电图表现，从而也可引起类似前壁或下后壁心肌梗死的图谱（图39-14），有时，还可掩盖急性心肌梗死，不过，此类心电图每个心搏前均有起搏信号易于识别。

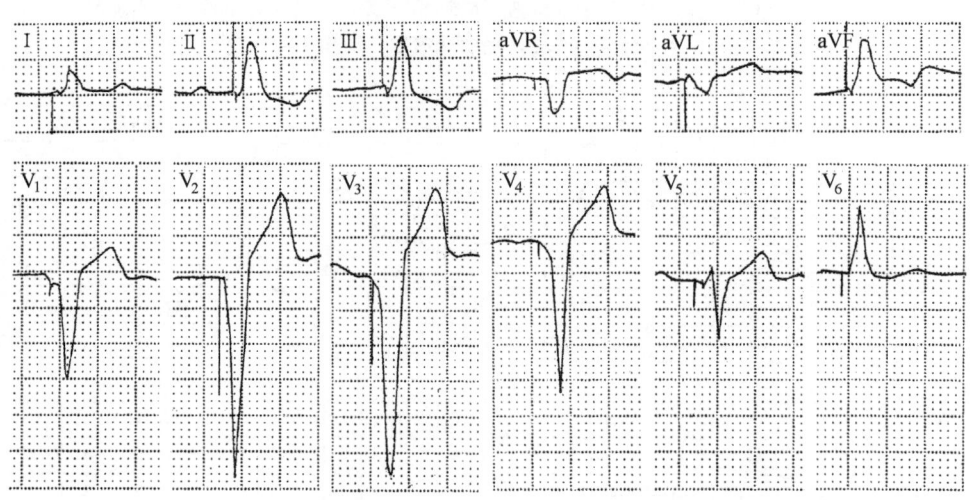

图 39-14　右心室起搏呈完全性左束支阻滞酷似前壁心肌梗死
V₁～V₄ 呈宽大 QS 型，ST 段抬高酷似前壁心肌梗死，不过，
每个心搏前均有正向或负向起搏信号，可明确诊断

6. 预激综合征

预激综合征（Wolff-Parkinson-White syndrome）由于旁路传导使相关心室提早激动，致使 QRS 波初始向量改变，由于心室预激向量的指向不同可产生不同类型的非梗死性 Q 波。例如 A 型预激旁路位于左心室后底部，预激向量由后指向前方，可产生下壁或正后壁心肌梗死的波形（图39-15）。B 型预激综合征旁路位于右侧壁，预激向量指向左侧，在 V₁、V₂ 导联可出现 QS 波或 qrs 型波，类似前间壁梗死性 Q 波（图39-16）。C 型预激综合征旁路位于左心室侧壁，激动从左向右传导，V₁、V₂ 导联的预激波向上，V₅、V₆ 导联的预激波向下，呈 Qr、QR 或 rs 型类似前侧壁心肌梗死（图39-17）。

从心电图上 PR 间期缩短、QRS 波增宽、某些导联正性 delta 波以及继发性 ST-T 改变，诊断预激综合征一般并无困难，但是要判断预激综合征是否同时合并心肌梗死，则是一件比较复杂的事。Kariv 曾提出在心室预激患者，采用算术的方法来鉴别究竟有否心肌梗死存在，即只要从 Q 波时限中减去负性 delta 波的宽度，如果剩余的 Q 波宽度超过 0.04s，则表示同时存在心肌梗死，反之，则表明没有心肌

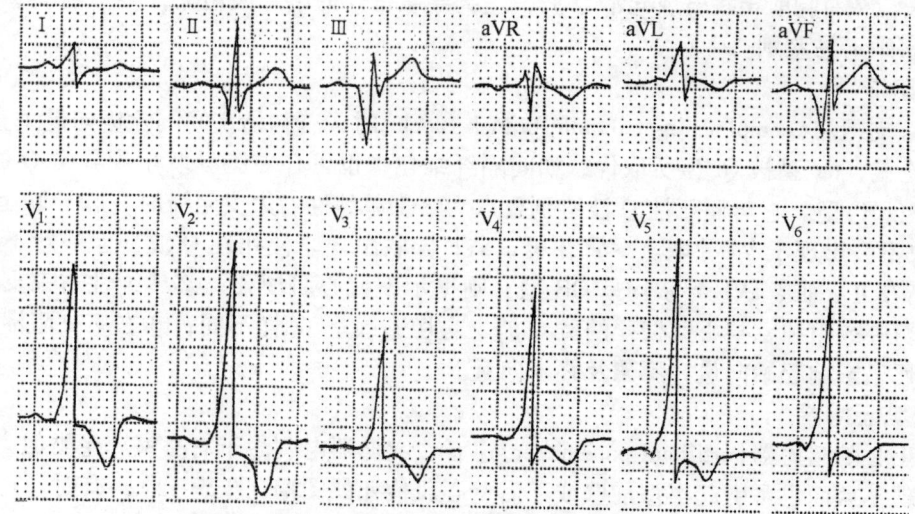

图 39-15 A 型预激综合征酷似下壁心肌梗死

Ⅱ、Ⅲ和 aVF 导联呈现宽大畸形 Q 波酷似下壁心肌梗死，但 V₁~V₆ 导联可见明显 Δ

波，PR 间期缩短，QRS 宽大畸形伴有继发 ST-T 改变，表明是一例预激综合征（A 型）

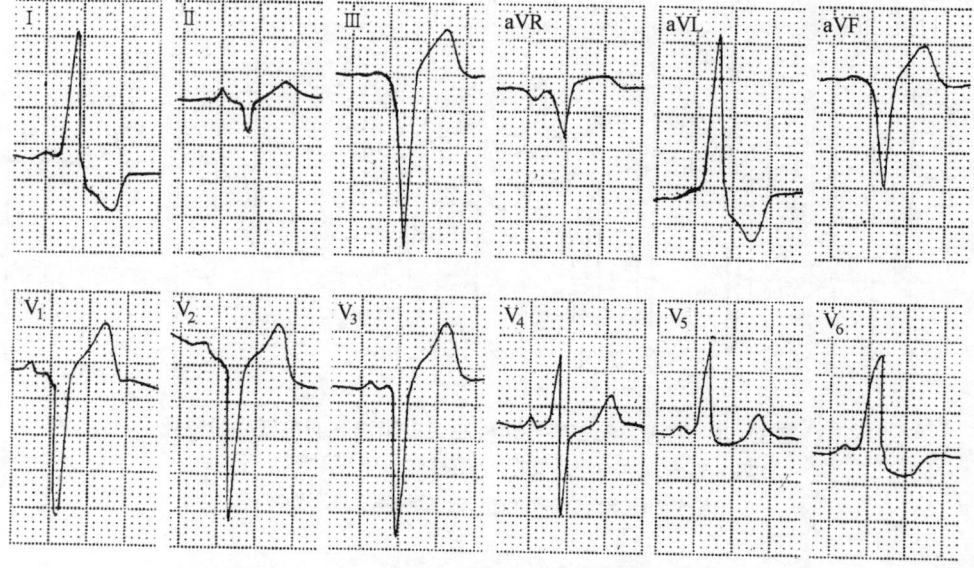

图 39-16 B 型预激综合征酷似前壁和下壁心肌梗死

Ⅱ、Ⅲ、aVF 和 V₁~V₃ 导联呈 QS 型，酷似前壁和下壁心肌梗死，但其他导联呈现明显 Δ 波，

PR 间期缩短，QRS 宽大畸形伴有继发 ST-T 改变，表明是一例预激综合征（B 型）

梗死。

心室预激向量不仅可产生类似心肌梗死的图形，还可掩盖或改变心肌梗死的异常起始向量，从而给心肌梗死的心电图诊断带来困难，例如 +91°~+100° 的 delta 向量可使Ⅱ、Ⅲ、aVF 导联中的病理性 Q 波消失；同理，−30°~−70° 的 delta 向量可使Ⅰ、aVL 导联中的病理性 Q 波消失。但是根据 ST 段弓背向上抬高和原发性 T 波改变（T 波与 QRS 主波同向），常可提示心肌梗死同时存在，而单纯预激综合征患者其继发性 T 波方向与 QRS 主波方向相反。

此外，如果预激综合征呈间歇性存在，则于预激消失时心电图将显示正常的形态。

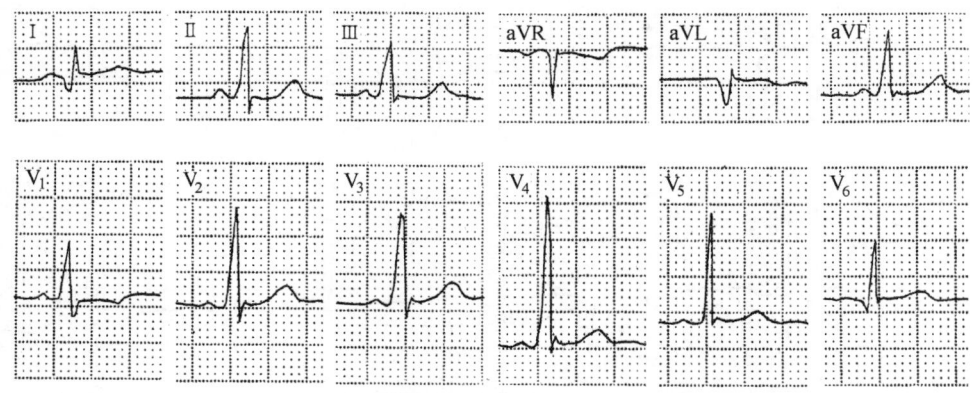

图 39-17　C 型预激综合征酷似前侧壁心肌梗死

Ⅰ、aVL 和 V₆ 导联 Δ 波向下，酷似前侧壁心肌梗死，但其他导联可见明显

Δ 波，PR 间期缩短，QRS 宽大畸形，可证明是一例预激综合征（C 型）

（六）药物影响与电解质紊乱

某些药物如氨茶碱也可产生异常 Q 波伴 ST-T 改变，可能为氨茶碱致冠状动脉痉挛及冠状动脉血栓形成而引起急性冠状动脉阻塞，使得相应心肌缺血、损伤甚或坏死出现异常 Q 波，随着氨茶碱浓度降低、毒性作用减弱或消失，缺血心肌较快地恢复血液供应，异常 Q 波及 ST-T 改变也随之消失。

高血钾引起室内传导延缓致使 QRS 波增宽，而且可使某些导联原先存在的 R 波振幅降低甚或消失，出现病理性 Q 波酷似心肌梗死图形，其机制不甚清楚，可能原因是由于细胞外血清钾浓度异常升高时对心肌细胞膜电位发生很大影响，使动作电位去极化上升速度减慢，最终抑制传导。

（七）先天性心血管畸形

1. 右位心

右位心（dextrocardia）的心电图表现为：①Ⅰ导联的 P 波与 T 波均倒置，QRS 波以向下为主，类似通常Ⅰ导联图形的倒影；②Ⅱ导联的图形呈正常Ⅲ导联的图形，Ⅲ导联的图形呈正常Ⅱ导联的图形；③aVR 导联的图形呈正常的 aVL 导联图形，aVL 导联图形呈正常 aVR 导联的图形；④aVF 导联图形的特点与正常情况下的 aVF 导联相同；⑤胸导联 V₅、V₄、V₃、V₂、V₁ 和 V₃R 分别相当于通常的 V₅R、V₄R、V₃R、V₁ 和 V₃ 导联（图 39-18）。诊断右位心时，要注意检查有无技术上的差错。因左、右手导联线接错时，也常误诊为右位心。

右旋心（dextroversion of heart）亦称"假性右位心"，指心脏大部分位于胸腔右侧，心尖指向右前方，但各心腔间的左右关系基本维持正常，未形成镜像倒转。在Ⅰ、aVL、Ⅱ、Ⅲ、aVF 导联可见较深 Q 波，心电图诊断时应与下侧壁心肌梗死相鉴别。

2. 先天性左侧心包缺如

先天性左侧心包缺如（congenital absence of left pericardium）是一种罕见的先天性心血管畸形。胸前导联 R 波递增不良，V₁～V₃ 导联可呈 QS 型，V₄ 有小 r 波，易误诊为前侧心肌梗死。但典型先天性左侧心包缺如 QRS 电轴多呈垂直位甚或右偏，胸部 X 线检查可见心影左移、左心缘延长、肺动脉段突出等，胸部 CT 或磁共振成像检查可以确诊。

3. 先天性校正型大动脉转位

先天性校正型大动脉转位（congenital corrected transposition of great vessels）解剖学畸形是左、右心室反

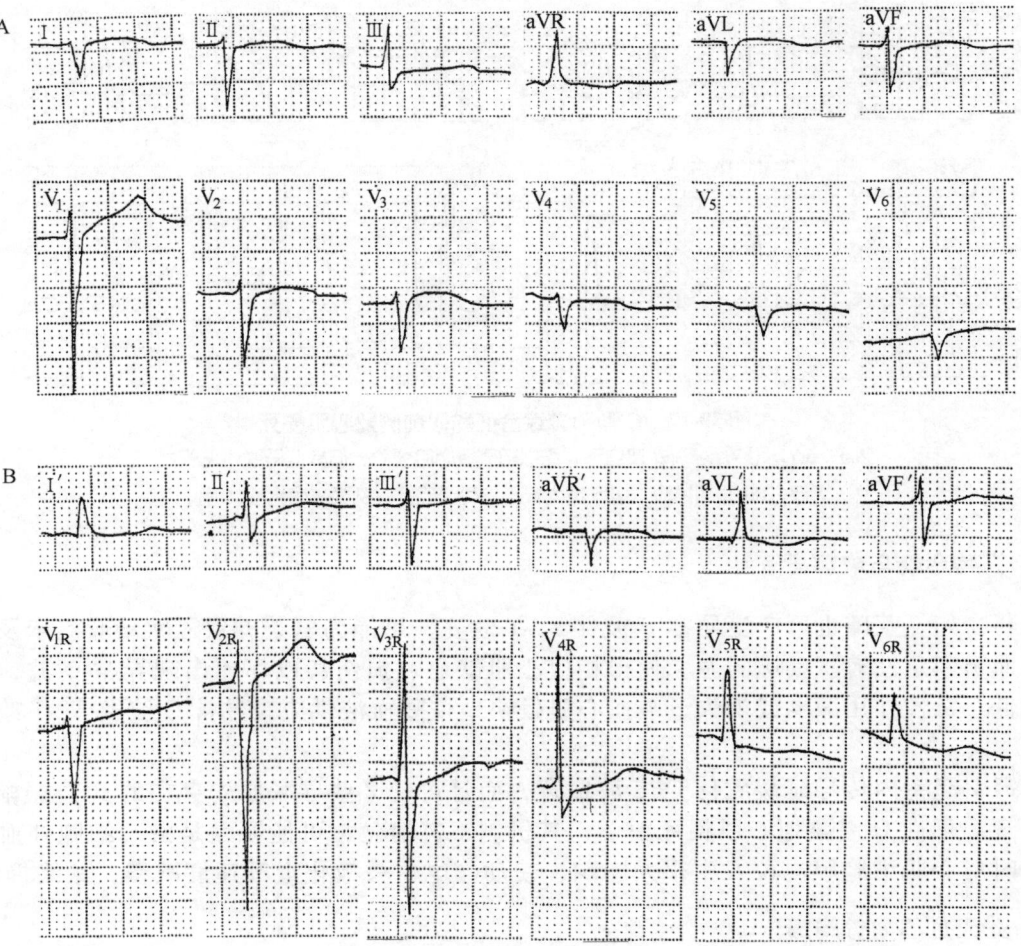

图 39-18　右位心酷似广泛前壁心肌梗死

A. 肢体导联形态与正常相反，aVR 呈 R 型，aVL 呈 QS 型，胸前导联 R 波振幅自右向左逐渐减小，左侧胸导联 QRS 波变小；B. 左右手对换连接，胸前电极安置在相应右胸前（$V_{1R} \sim V_{6R}$），胸前导联电压增高，非特异性 ST-T 改变

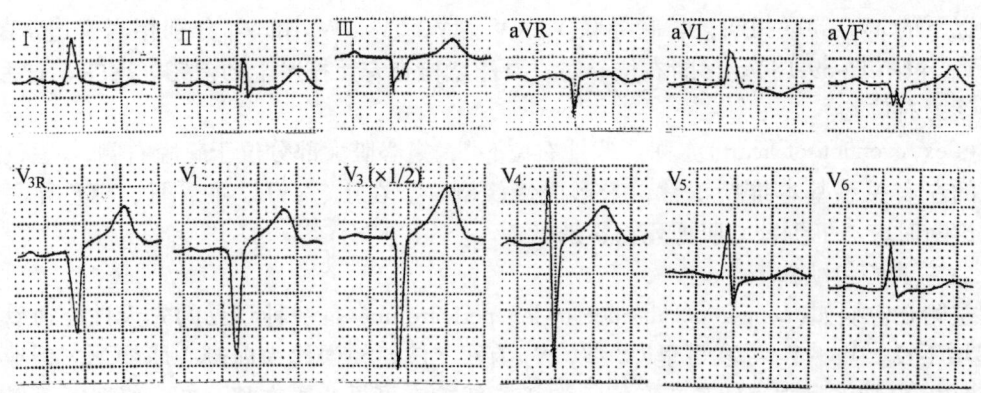

图 39-19　先天性校正型大动脉转位酷似前侧壁和下壁心肌梗死

Ⅱ导联呈 qRS 型，Ⅲ和 aVF 导联呈 QS 型伴波底切迹，V_{3R}、V_1 呈 QS 型，V_3 呈 rS 型，一度房室阻滞

位，但通过肺循环和体循环的血流方向正常，多合并其他先天性心血管畸形。由于左、右心室反位，致使心室间隔除极的起始向量与正常相反，不是自左向右，而是由右向左，右胸导联可呈 QS 型，一个或多个肢体导联也可出现异常 Q 波，类似前间壁和下壁心肌梗死的图形（图 39-19），但体检、X 线胸片检查可提供佐证。

（八）胸腔和肺部疾患

1. 左侧气胸

当发生气胸特别左侧气胸（left pneumothorax）时，由于胸腔内大量积气造成心脏位置改变和激动传导不良，心电图可表现为 QRS 电轴右偏，QRS 波低电压、胸前导联 R 波振幅降低或呈 QS 波形，类似前壁心肌梗死的心电图改变（图 39-20）。气胸一经治疗后，上述心电图改变可恢复正常。

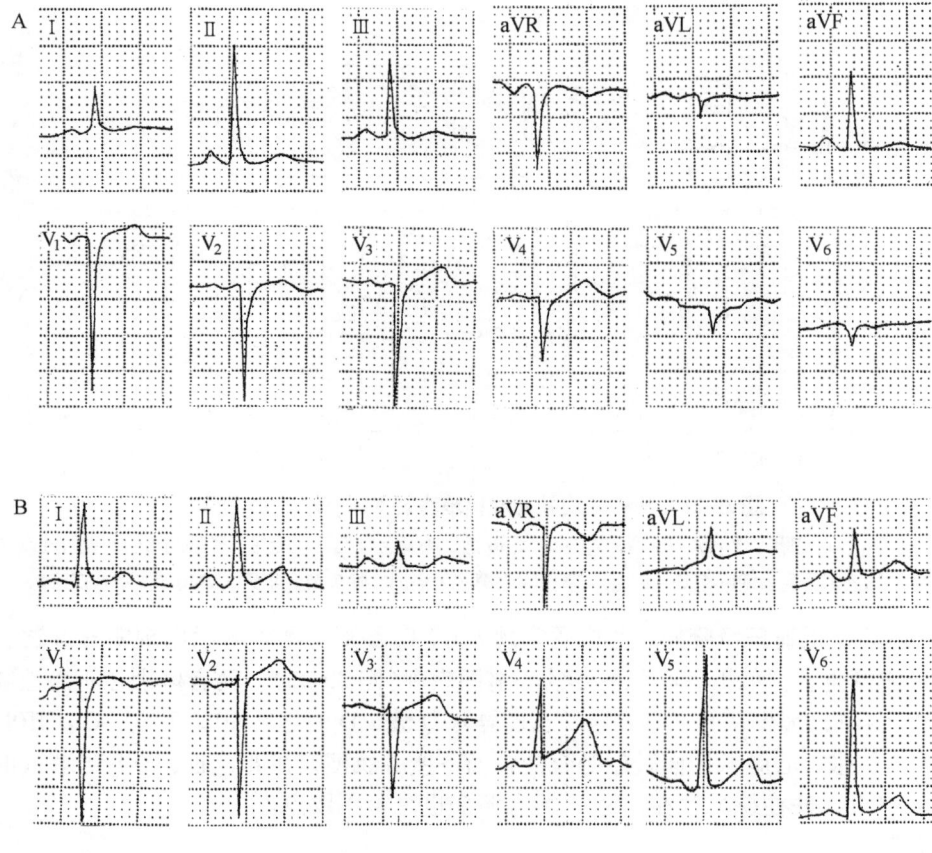

图 39-20　左侧气胸酷似前壁心肌梗死

A. 胸前导联 R 波逐渐降低，左胸导联 QRs 波电压缩小，电轴 +70°，aVL 导联呈 QS 型；B. 抽气后描记，$V_4 \sim V_6$ 及 Ⅰ 导联电压明显增大，aVL 呈 qR 型，电轴 +40°

图 39-20，为 1 例 73 岁患慢性阻塞性肺疾病并发急性左侧大量气胸。图 A 示 $V_4 \sim V_6$ 及 Ⅰ、aVL 导联 QRS 电压明显降低，aVL 呈 QS 型，V_1、V_2 及 V_3 导联 R 波递增不良，QRS 电轴 +70°。图 B 为抽气后 12 导联心电图，示 $V_4 \sim V_6$ 及 Ⅰ 导联 QRS 波电压明显增大，QRS 电轴转为 +40°，aVL 导联呈 qR 型。

2. 急性肺动脉栓塞

急性肺动脉栓塞（acute pulmonary embolism）的临床表现与急性心肌梗死有好多相似之处，可突然发生

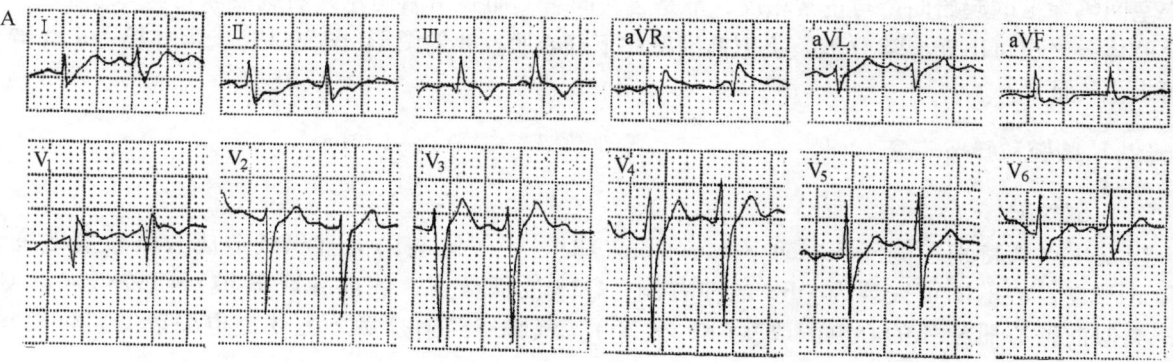

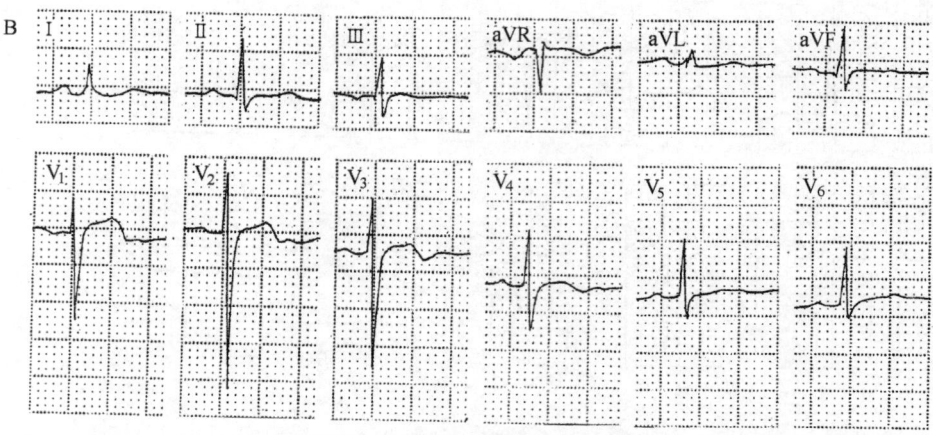

图 39-21 急性大块肺动脉栓塞表现 S_I、Q_{III}、T_{III} 图形

A. 呈 S_I、Q_{III}、T_{III} 图形，V_I 呈 rSR′型，$V_2 \sim V_6$ 呈 rS 型，不完全性右束支阻滞，顺钟向转位，窦性心动过速，肺动脉造影证实大块肺栓塞；B. 肺栓塞摘除后第四天描记，除 T 波低平外，心电图基本恢复正常

呼吸困难、大汗淋漓、低血压及胸痛、心电图表现 $S_I Q_{III} T_{III}$ 图形，即 Ⅰ 导联出现明显 S 波、Ⅲ 导联出现明显 Q 波并有 T 波倒置，类似下壁心肌梗死的心电图表现（图 39-21），两者区别在于急性肺栓塞引起异常 Q 波较窄［<0.04s］，很少在 Ⅱ、aVF 导联出现异常 Q 波，Q 波之后总有 R 波，Q 波历时短暂，同时可伴有急性肺动脉扩张、心脏顺钟向转位等改变，而下壁心肌梗死在 Ⅱ、Ⅲ、aVF 导联同时出现异常 Q 波，时限较宽 >0.04s，往往持久存在，ST-T 特有演变也是鉴别要点。

3. 慢性肺心病

慢性肺心病（chronic cor pulmonale）心电图表现出现类似陈旧性心肌梗死图形者占 3.5% ~ 4.6%，常发生于肺心病急性发作期及右心衰竭明显时，肺心病产生 Q 波的机制一般认为由于肺部感染及右心衰竭加重、肺部过度充气、横膈下降，加之右心室肥大，心脏顺钟向转位及沿横轴心尖向后转动，致使右胸前导联探查电极面向左心室腔，在 V_1、V_2 甚至 V_3、V_4 导联出现 QS 波，类似前间壁或前壁心肌梗死图形。罕见情况下，慢性肺源性心脏病可同时导致前壁和下壁心肌梗死的心电图表现（图 39-22），然而慢性肺心病还有其它表现如肺型 P 波、QRS 电轴重度右偏、S_I、S_{II}、S_{III} 综合征及低电压等，结合临床病史与心肌梗死不难鉴别，且随着症状缓解后 Q 波亦告消失。

4. 肺气肿

肺气肿（Pulmonary emphysema）患者右胸前导联亦可呈现 QS 波，其产生异常 Q 波的机制可能是横隔

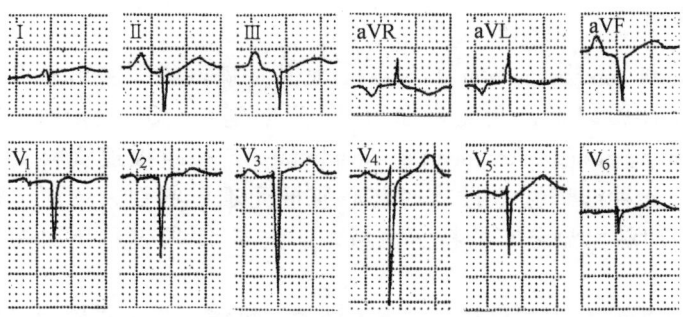

图 39-22　慢性肺源性心脏病酷似前壁和下壁心肌梗死

肺型 P 波，高度顺钟向转位，QRS 波电轴 -90°，Ⅲ 和 aVF 导联呈 QS 型，Ⅱ 导联呈 rS 型，
胸前导联 R 波递增不良，酷似前壁和下壁心肌梗死，尸检无心肌梗死证据

位置降低、心脏垂直位、使常规胸导联探查电极的位置相对偏于心脏上方，如果起始 QRS 向量朝下，便可与这些导联轴垂直或指向其负侧，致使 R 波降低，加上肺过度充气使 r 波更小而出现 QS 型，酷似前壁心肌梗死（图 39-23），但常规位置低一肋间重新描记胸前导联心电图，可清楚地显示 R（r）波，而前间壁或前壁心肌梗死者仍呈 QS 型。

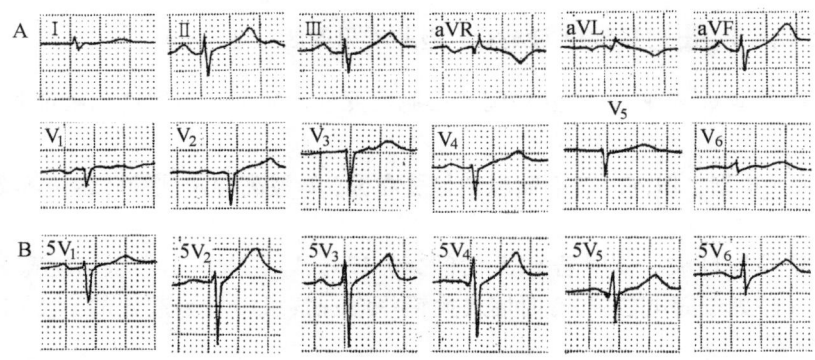

图 39-23　肺气肿酷似前壁心肌梗死

A. QRS 波低电压，胸前导联 R 波递增不良，V_1、V_2 呈 QS 型，酷似
前壁心肌梗死；B. 下一肋间描记 V_1、V_2 导联呈 rS 型，R 波递增正常

（九）Q 波型室性期前收缩的病理意义

动物实验证明，正常心脏的右心室或左心室源性室性期前收缩不出现 Q 波，如在反映心室外膜导联（aVL、aVF、$V_3 \sim V_6$）的室性期前收缩呈 QR、qR 或 qRS 型，且 QRS 主波向上，其 Q（q）波具有病理意义（pathological significance of Q wave ventricular premature beat）。如呈 QS 型或在 aVR、V_1 导联上出现 Q 波型室性期前收缩，则无诊断意义。这种心电图改变可早于窦性心搏出现病理性 Q 波，这可能是室性期前收缩时缺血加重之故，常在严重低血压、快速性心律失常及心绞痛时易于出现。既往认为 Q 波型室性期前收缩仅见于心肌梗死，近年来临床观察一些非梗死性心脏疾患，诸如心肌炎、心肌病、风湿性心脏病、先天性心脏病及甲状腺功能亢进等亦可出现此种室性期前收缩。可根据伴随的 ST-T 的形态和动态演变予以鉴别。若在原患冠心病基础上，尤其是当心绞痛发作时出现，有助于早期心肌梗死的诊断；而对原无冠心病史的年轻患者，应结合病史、详细临床检查，以揭示心肌炎、心肌病等非梗死心脏疾患。

（十）急性脑血管疾病

急性脑血管疾病(acute cerebrovascular disease)，尤其是蛛网膜下腔出血可引起类似心肌缺血、心肌梗死的心电图变化达90%以上，主要表现为QT间期延长、ST段抬高、T波高耸、U波增高及异常Q波，称之为脑-心综合征(cerebrocardiac syndrome)。一组报道资料112例急性脑血管意外中有7例出现异常Q波。此种病理性Q波有时与心肌梗死难于鉴别，然而本病心电图改变的导联比较广泛，不局限于冠状动脉血流分布的特定区域，Q波与ST段偏移历时短暂，随着脑卒中临床症状改善而很快地消失。

中枢神经病变出现病理性Q波的确切机制尚不清楚，可能由于脑交感神经中枢直接或间接受刺激，致使分布于心肌的交感神经末梢分泌过多的儿茶酚胺，引起心肌缺血、缺氧、损伤甚至坏死所致。此外，急性脑血管意外时的低血压、急性冠状动脉循环障碍、代谢紊乱、酸中毒等综合因素，参与病理性Q波的形成。

四、不同导联出现非梗死性Q波的常见原因

非梗死性Q波出现导联虽不如梗死性Q波(总是出现在冠状动脉血流障碍的相应导联)那么恒定，但也有一定分布规律。

（一）右胸导联V_1、V_2出现异常Q波或QS型的常见原因

V_1、V_2导联出现异常Q波或QS型除前间壁心肌梗死外，还可于下列情况出现非梗死性Q波。

1. 右心室肥大

V_1、V_2导联可呈qR型，但同时有额面电轴显著右偏，P波高尖及顺钟向转位等改变。

2. 右束支阻滞

V_1、V_2导联出现异常Q波，同时若QRS时间≥0.12s，V_5、V_6、Ⅰ导联出现宽S波，则可能为右束支阻滞(可能起始r波处于等电位线，有时用放大镜仔细观察可以看到起始的r波)。亦可能右束支阻滞合并前间壁心肌梗死。

3. 左心室肥大

由于起始向量偏向左后，则：①V_1~V_3导联均可能出现QS型，但V_4不会出现异常的Q波或QS型；②V_5、V_6的q波不会消失(在舒张期负荷过重型的左心室肥大，q波反而加深)；③V_5、V_6的R波电压增高；④右胸导联T波直立，ST段轻度抬高呈倾斜型或凹面向上，且稳定不变。

4. 左束支阻滞

V_1、V_2甚至V_3可能出现QS型，但V_4多呈RS或R型，V_5、V_6起始q波消失，出现宽大有切迹或平顶型R波，QRS时间明显增宽≥0.12s。右胸导联T波直立，出现继发性ST-T改变。

5. 左前分支阻滞

V_1、V_2可能出现QS型，但与V_1、V_2相应部位低一肋间描记，可出现正常的rS型。Ⅱ、Ⅲ、aVF呈现rS型，Ⅰ、aVL呈现qR型，额面电轴明显左偏。

6. B型预激综合征

V_1、V_2出现QS型，V_5、V_6呈R型或RS型，且有向上的预激波。出现预激征"三联征"，即：PR缩短，QRS时间增宽，有预激波。

7. 肺气肿、慢性肺心病

V_1、V_2甚至V_3可能出现QS型，但低一肋间与V_1~V_3相应的部位描记，可能出现rS型。同时可伴有低电压，额面QRS与P电轴均指向+90°。

(二) Ⅰ、aVL 导联出现异常 Q 波或 QS 型的常见原因

Ⅰ、aVL 导联出现异常 Q 波或 QS 型除高侧壁心肌梗死外，还可于下列情况出现非梗死性 Q 波。

1. 右位心

Ⅰ、aVL 导联可出现异常 Q 波或 QS 型波，同时 P 波与 T 波均倒置。胸导联自 V_1 到 V_5，R 波逐渐降低，S 波却逐渐加深。加作 V_{3R}、V_{5R} 图形显示正常人的 V_3、V_5 图形。

2. 右心室肥大

有时因 QRS 向量环大部或全部投影于Ⅰ、aVL 导联轴的负侧，故Ⅰ、aVL 导联可出现异常 Q 波或 QS 波，同时往往伴有二尖瓣型 P 波，额面电轴明显右偏及 V_1 出现高 R 波或 rSR' 型。

3. A 型预激综合征

当预激波向量指向额面 +120°左右时，投影于Ⅰ、aVL 导联轴的负侧，表现为异常 Q 波。但同时出现预激征的"三联征"，胸导联出现 A 型预激征的波形改变。ST-T 无心肌梗死所具有的特征性变化。

(三) Ⅱ、Ⅲ、aVF 导联出现异常 Q 波或呈 QS 型的常见原因

Ⅱ、Ⅲ、aVF 导联出现异常 Q 波或 QS 型除下壁心肌梗死外，还可于下列情况出现非梗死性 Q 波。

1. 预激综合征

当预激波向量指向左上，额面-60°左右时，Ⅱ、Ⅲ、aVF 的预激波向下，出现类似异常 Q 波。但同时出现预激综合征的"三联征"。缺乏心肌梗死所具有的特征性 ST-T 改变的变化规律。

2. 左束支阻滞合并左前分支阻滞

Ⅱ、Ⅲ、aVF 多出现 QS 型(因左束支阻滞时，QRS 向量多偏上，可使Ⅱ、Ⅲ、aVF 起始的 r 波消失，而呈 QS 型)。各导联 QRS 时间≥0.12s。Ⅰ、aVL、V_5、V_6 出现宽大而有切迹或平顶的 R 波。

3. 左后分支阻滞

Ⅱ、Ⅲ、aVF 出现 q 波，但极少达到异常 Q 波的诊断标准。额面电轴右偏。Ⅲ导联出现高大的 R 波。

(四) 左胸导联 V_4~V_6 出现异常 Q 波的常见原因

左胸导联出现异常 Q 波除前侧壁心肌梗死外，还可于下列情况出现非梗死性 Q 波。

1. 肥厚型心肌病

在左胸导联及Ⅰ、aVL 或Ⅱ、Ⅲ、aVF 出现深而窄的 Q 波，但后继 R 波高大。在以负性波为主(QS 型或 QR 型)的导联 T 波直立，不具有心肌梗死所特有的 ST-T 变化。

2. 右心室肥大

V_5、V_6 可出现 QS 型，但波形光滑锐利，无顿挫。V_1~V_3 呈 R 型、RS 型或 qR 型，电轴右偏，V_5、V_6 ST-T 明显变化。

3. 左心室肥大(舒张期负荷过重型)

左胸导联的 Q 波较深，但罕见 Q 波时间 >0.04s 者。且 R 波≥2.5mV，左胸导联的 ST 段轻度抬高，T 波高耸。

4. 心肌纤维化

多见于心肌病。左胸导联及Ⅰ、Ⅱ、Ⅲ均出现明显的 Q 波，R 波往往同时降低。不出现心肌梗死所具有的特征性的 ST-T 变化。

5. C 型预激征

左胸导联因预激波而出现 Qr 型或 QS 型。但右胸导联预激波正向，QRS 主波向上，出现预激综合征的"三联征"。

此外，中部胸导联 $V_3 \sim V_5$ 出现异常 Q 波除见于前壁心肌梗死外，右心室肥大 $V_3 \sim V_5$ 可出现 QS 型波，但 V_1、V_2 应为 qR 型或 RS 型，额面电轴右偏，无心肌梗死的 ST-T 改变的变化规律。QS 型不应该出现顿挫，如出现顿挫，则有可能为心肌梗死。

五、异常 Q 波的发生机制

异常 Q 波的产生机制是十分复杂的，不仅心肌坏死可产生异常 Q 波，由于严重缺血、缺氧、代谢紊乱致使某部心肌电活动能力严重降低甚至丧失而处于"电静止"状态时，也可产生异常 Q 波。同时，由于心电轴显著偏移、心脏位置改变、心室肥大、激动传导途径异常而出现异常 Q 波，但目前解释产生异常 Q 波形成的机制主要有腔内电位理论与心电向量理论两种假说。

（一）心电向量学说

正常心脏激动时，产生了无数大小、方向不同的瞬间向量（instantaneous vector）。处于心室对应部位（如前壁与后壁）的向量可以互相抵消，最后形成综合向量。Grant 在 1954 年提出，任何导联的 Q 波提示心室初始除极综合向量投影在该导联轴的负侧。当某部位心肌由于心肌坏死或处于电静止状态时，该部位心肌便不能产生心电向量，然而根据向量理论，1 个方向向量的丧失，相对侧部位心肌虽然正常除极，但因失去对抗或抵消向量，致使向量相对增大，例如前壁梗死引起胸前导联初始向量丢失，而背部或食管导联正向波增大（高 R 波），亦即心电综合向量指向梗死区相反的方向，这样在面向梗死部位的探查电极就可描记到异常 Q 波。

（二）腔内电位理论

1935 年，Wilson 等根据犬实验结扎冠状动脉并记录心腔内和心室壁电位，发现在透壁性心肌梗死时，梗死部位下面的心室腔电位通过电静止的梗死心肌传导到安放在梗死区外壁的电极，因此，心室外壁电极便记录到一个完全负性的 QS 波，这一理论将坏死心肌看作为心脏窗口，将负性腔内电位传到心外膜和体表电极（图 39-24）。

Wilson 还观察到在梗死区内若存在仍有电活动能力的心肌，则这些残存的电活动力可以形成 R 波，但振幅较正常时为低，有时呈胚胎型 r 波，或 QS 波出现切迹或顿挫，称为肌壁性 QS 波。但腔内电位理论不能解释后壁心肌梗死在胸前导联 R 波电压的增高。

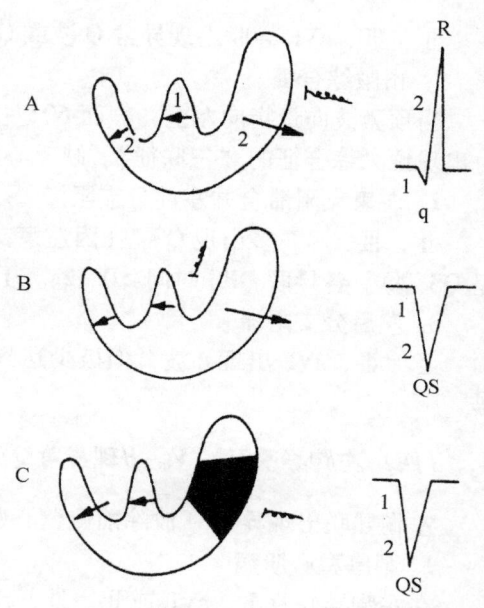

图 39-24 Q 波形成的腔内电位学说示意图
A. 正常心室除极顺序，在左心室心外膜面产生 qR 波；
B. 正常心室除极顺序，在左心室腔内产生 QS 波；
C. 穿壁性心肌梗死心室腔电位通过梗死部位传到左心室心外膜面产生 QS 波。
1. 室间隔向量；2. 左、右心室游离壁向量

七、异常 Q 波的诊断与鉴别诊断

（一）诊断标准

正常心室间隔的除极向量自左后指向右前上或下，故左胸导联 V_5、V_6 可描记到小 q 波，同样在某

些肢体导联 I 、aVL、II 、III 及 aVF 导联亦可出现小的起始负向波，称之室间隔 q 波 (ventricular septal q wave，图 39-25)，由于正常室间隔除极时间仅为 0.01s 不超过 0.03s，故间隔 q 波时间 <0.04s，其深度 <后继 R 波的 1/4。倘若在这些导联上呈显 Q 波，且时限 >0.04s，深度 >后继 R 波的 1/4，或出现在其它导联可视为异常 Q 波，临床及心电图表现如能排除心肌梗死，即可判断为非梗死性 Q 波，但尚需排除 Q 波的正常变异和伪性 Q 波。

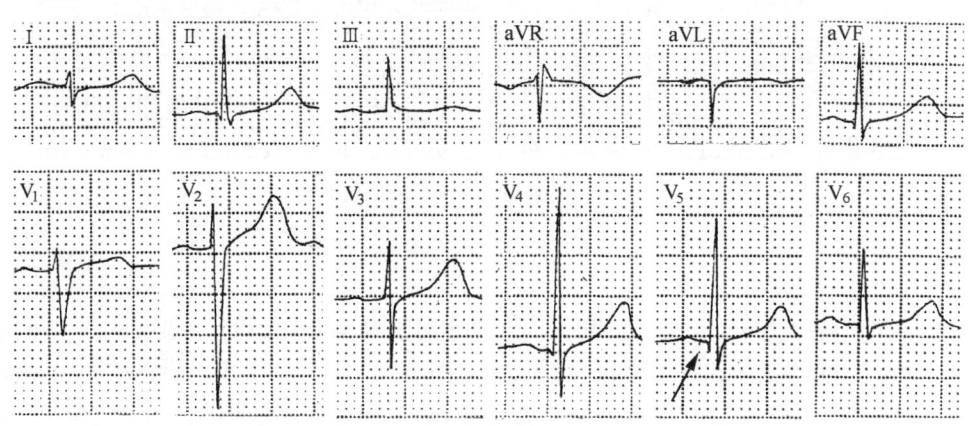

图 39-25　正常间隔 q 波

V₅ 导联箭头示为室间隔自左向右除极向量形成的生理性 q 波，

II 、III 、aVF、V₄ 至 V₆ 导联亦呈现小 q 波，而 aVL 呈正常变异 QS 型

(二) 鉴别诊断

1. 正常变异性 Q 波 (normal variant Q wave)

(1) V₁ 导联呈 QS 型

正常情况下 V₁ 导联可呈现 QS 型波，这是一种正常变异，但若 V₁、V₂ 导联同时出现异常 Q 波则属异常，可能是陈旧性前间壁心肌梗死的佐证。V₁ 导联呈 QS 型可能系室间隔解剖位置变异，使室间隔初始激动向量与右胸导联轴垂直有关，此类 QS 波一般不会出现在 V₂ 向左的导联，且无切迹或钝挫及室间隔缺血和右心室劳损的波形 (图 39-26)。

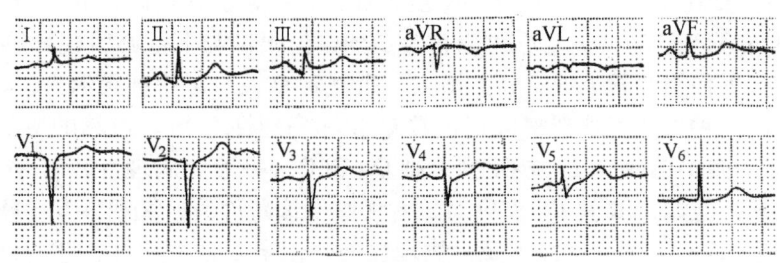

图 39-26　V₁ 导联 QRS 波正常变异

V₁ 导联呈 QS 型，V₂、V₃ 导联呈 rS 型，临床无心脏疾患，尸检心脏正常

(2) aVL 导联呈 QS 或 Qr 型

当 QRS 起始向量与额面电轴接近 +90°时，此时与 aVL 导联轴几乎垂直、起始向量投影在 aVL 的负侧，aVL 导联可呈 QS 型、偶呈 Qr 型 (图 39-27)，可作为一种正常变异，不过，此种情况总伴有 P 波和 T 波倒置，I 导联和 V₅、V₆ 导联无异常 Q 波，不伴有 ST 段改变。

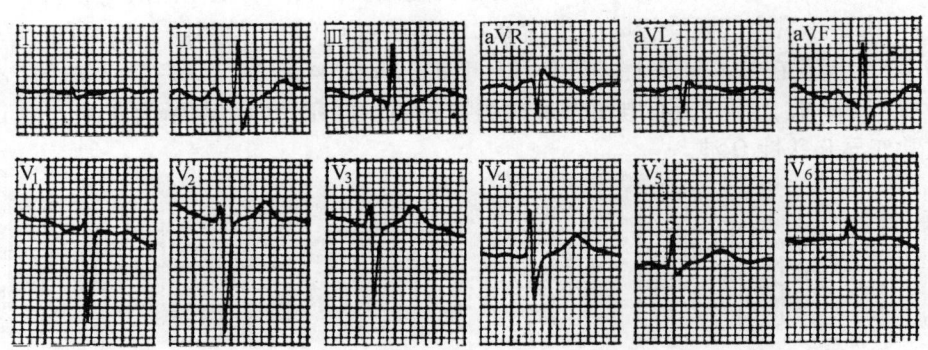

图 39-27 aVL 导联 QRS 波正常变异

aVL 导联呈 Qr 型，但 I 导联和侧胸导联无异常 Q 波

（3）孤立性 Q_{III} 征

当 QRS 波的额面电轴在 0°~ +30°之间时，若 QRS 向量环顺钟向运行，起始 0.04s 向量投影在 III 导联的负侧，II、aVF 导联的正侧，则 III 导联呈现 QS、QR 或 Qr 型，而 II 与 aVF 导联不出现 Q 波，称为孤立性 Q_{III} 征。这种仅在 III 导联上出现明显孤立性 Q 波的临床意义尚未明确，可见于正常变异，也可见于陈旧性下壁心肌梗死。在吸气时，异常 Q 波缩小或消失，提示可能为良性 Q 波（图 39-28），但要认识到这种附加试验方法对鉴别诊断并不太可靠，应结合 ST-T 变化，II、aVF 导联有否异常 Q 波综合分析。此外，心向量图有助于二者的鉴别。

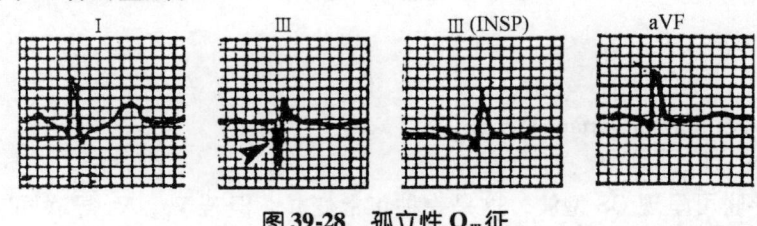

图 39-28 孤立性 Q_{III} 征

III 导联深 Q 波，深吸气（INSP）Q 波明显缩小，临床和超声心动图检查，运动负荷试验均无器质性心脏病证据，因而，其 III 导联深的 Q 波可视为良性 Q 波

（4）III 导联和 aVF 导联均有 Q 波

当 QRS 波的起始向量在 0°~ -30°之间，投影在 III、aVF 导联的负侧，II 导联的正侧，则 III、aVF 导联可出现 Q 波而 II 导联不出现 Q 波，亦可为正常变异，但很难与下壁心肌梗死鉴别。Q_{III} 或 Q_{aVF} 被认为与心脏位置有关，呼气使横膈抬高时，Q 波增大，吸气时 Q 波可减小甚至消失，Q_{aVF} 可能在卧位时较小，立位时增大，但此两种方法不能严格区别正常 Q 波和病理性 Q 波。可靠的鉴别诊断方法：①观察 aVR 导联 QRS 波形态，如 aVR 波为 rs 或 Qr 型，则 Q_{III} 和 Q_{aVF} 一般为病理性，若 aVR 呈 QR 型，则 Q_{III} 和 Q_{aVF} 可能为正常变异，但如 aVR 呈 QS 型则对二者无鉴别诊断价值；②观察 II 导联 QRS 波，如 II 导联也有明显 Q 波，则 III 和 aVF 导联的 Q 波无疑是病理性的，但未必是梗死性；③心向量图对两者鉴别有重要价值。

2. 伪性 Q 波（spurious Q waves）

在分析心电图上的任何异常时应排除技术误差。最常见是导联接错，或胸导联电极位置错误、导联标记错误均可产生伪性 Q 波。如左右壁导联互置产生类似侧壁梗死的图形（39-29），右壁与左腿电极互换则产生类似下壁心肌梗死的异常 Q 波。但一般易于识别，导联正确连接后重新描记即可显示正常图形（图 39-29）。

3. 梗死性 Q 波（infarctional Q wave）

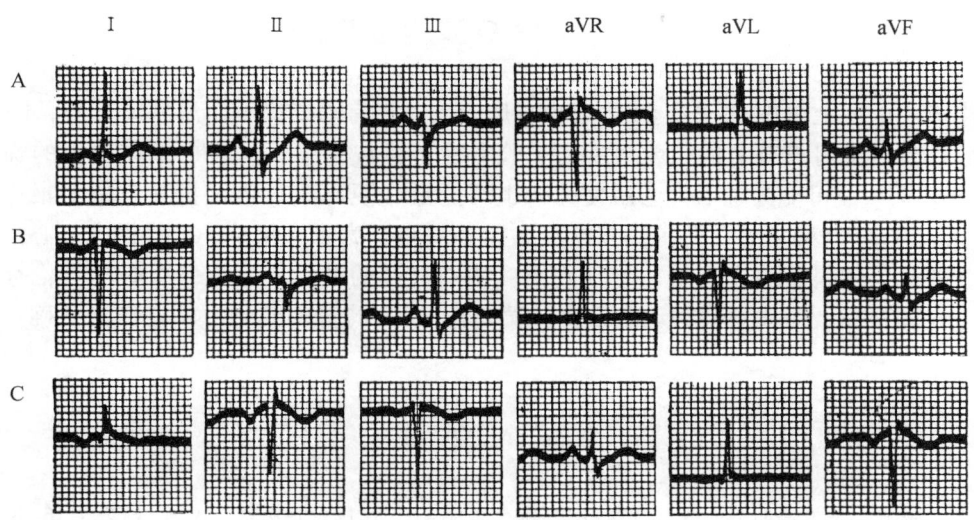

图 39-29　肢体导联接错引起伪性 Q 波
A. 肢体导联连接正常，QRS 波形正常；B. 左右臂接错致伪性侧
壁梗死图形；C. 右手左腿接错致伪性下壁梗死图形

　　梗死性 Q 波是一种最常见的异常 Q 波，它是反映心肌坏死的主要 ECG 指标，故又称为坏死性 Q 波（necrotic Q wave），系指具有急性心肌梗死典型的心电图改变及演变规律的心肌梗死。目前国内、外学者根据心电图上有无 Q 波，将心肌梗死分为 Q 波型心肌梗死（QMI）和无 Q 波心肌梗死（NQMI）。有 Q 波心肌梗死又根据其 ST-T 改变分为三种类型：①Ⅰ型心电图表现为除梗死部位的导联出现 ST 段抬高及梗死性 Q 波外，其对应导联存在有 ST 段下降，此型并发症多，多为严重冠状动脉病变，死亡率较高（28%）；②Ⅱ型心电图表现除出现梗死性 Q 波及 ST 抬高外，无对应导联的 ST 段下降，此型并发症少，死亡率低（3%）；③Ⅲ型心电图表现除梗死性 Q 波外，无 ST 段变化，仅表现为 T 波改变，此型预后良好几无死亡。

　　Ogawa 根据无 Q 波心肌梗死的心电图表现分为三型：Ⅰ型心电图表现为 ST 段压低，占 52.69%；Ⅱ型心电图表现为 ST 段抬高，占 37.63%；Ⅲ型心电图为 T 波改变，占 9.68%。值得指出的是在具体判断是否为梗死性 Q 波时，Q 波的时间比 Q 波的深度更为重要。如果 Q 波时间已超过 0.04s，而 Q 波振幅未超过标准深度也应考虑梗死性 Q 波；相反，Q 波已超过标准深度而时间 <0.04s，则诊断意义明显降低。但如梗死范围较小，如下壁心肌梗死时 Q 波达 0.03s，即具有诊断意义。

　　4. 等位性 Q 波（isopotential Q wave）

　　当心肌梗死面积较小，部位局限于基底部或心尖部等处，或在心肌梗死极早期，心肌坏死尚未充分形成，在体表心电图上便不出现典型的病理性 Q 波，称之等位性 Q 波。但可产生各种特征性 QRS 波群的改变，这些 QRS 波群的形态改变和病理性 Q 波一样可作为诊断心肌梗死的指标。

　　等位性 Q 波可有下列各种特征性 QRS 波群改变：①胸前导联小 q 波：胸前导联 q 波虽不够病理性 Q 波标准，但 Q 波宽于或深于下一个胸前导联的 Q 波，即 $Q_{V3} > Q_{V4} > Q_{V5} > Q_{V6}$；②QRS 波群起始 40ms 内出现切迹、钝挫；③存在 Q 波区，这是在体表等电位图上发展的新概念，是指面向梗死面的导联周围均可记录到 Q 波；④进展性 Q 波，指同一病人在相同记录条件下进行动态观察时，原有 Q 波导联上的 Q 波呈进行性增宽加深，或原先无 Q 波导联上新出现 q 波，并能除外间歇性束支阻滞或预激；⑤R 波丢失，是指由于心肌梗死使相应导联上的 R 波降低，可表现为 $RV_1 \sim RV_4$ 或 R_{V5} 递增顺序改变，不是递增反而递减；$R_{Ⅲ}$、$R_{aVF} \leq 0.25mV$，且伴有 $Q_{Ⅱ}$；两个相邻胸导联 R 波振幅差值 ≥50%；动态观察同一导联 R 波进行性丢失。等位性 Q 波的概念将有助于提高心电图对心肌梗死诊断符合率及早期诊断心肌梗死。

七、异常 Q 波的临床意义

一般说患者心电图上出现 Q 波及 ST-T 改变临床上同时伴有心绞痛及血清酶谱升高，则 Q 波形成为心肌梗死所致。倘若患者没有上述临床表现和实验室检查异常，那么要判断异常 Q 波的临床意义就比较困难，因为这种 Q 波可能为陈旧性心肌梗死，也可能是非梗死性 Q 波。据文献资料报道可引起非梗死性 Q 波的原因有 20 余种之多，要正确判断其病因必须结合病史、年龄、X 线检查、心向量图、超声心动图、酶学变化等资料，综合分析，鉴别判断。特别强调的是，不要凭一次心电图检查而冒然下结论，要反复心电图检查、对比观察其动态改变，尤其是 ST-T 的时相变化，才能作出正确的诊断，避免误诊。

参 考 文 献

1. 吴祥，张明敏，陈端. 急性心肌缺血的一过性 Q 波(附 2 例报告). 中国急救医学，1986，6(2)：15-18
2. Bashour TT, Kabbani SS, Brewster HP, et al. Transient Q waves and reversible cardiac failure during myocardial ischemia：Electrical and mechanical stunning of the heart. Am Heart J, 1983, 106(4)：780-783
3. Hiyoshi Y, Omae T, Hirota Y, et al. Clinicopathological study of the heart and coronary arteries of autopsied cases from the community of Hisayama during 10 year period, Part Ⅵ QS waves in the precordial leads. Am Heart J, 1980, 100(3)：424-429
4. Goldberger AL. Recognition of ECG pseudoinfarct patterns, modern concepts. Cardiovascular Diseas, 1980, 49(1)：13-16
5. Momiyama Y, Mitamura H and Kimura M. ECG characteristics of dilated cardiomyopathy. Electrocardiol, 1994, 27：323-328
6. Wang K, Asinger R, Hodges M, et al. Electrocardiograms of Wolff-Parkinson White syndrome simulating other conditions. Am Heart J, 1996, 132：152-155
7. Goldberger AL. ECG simulators of myocardial infarction. Part Ⅰ：Pathophysiology and differential diagnosis of pseudoinfarct Q wave patterns. PACE, 1982, 5：106-119
8. Bateman TM, Czer LS, Gray RI, et al. Transient Pathologic Q waves during acute ischemic events：An electrocardiographic correlate of stunned but viable myocardium. Am Heart J, 1983, 106(6)：1421-1426
9. 吴祥. 国外心电图案例分析第一辑. 北京医科大学中国协和医科大学联合出版社，1992，20-21
10. Hiyoshi Y, Omae T, Hirota Y, et al. Clinicopathological study of the heart and coronary arteries of autopsied cases from the community of Hisayama during a 10-year period. Part Ⅳ. QS wave in the precordial leads. Am Heart J, 1980, 100(4)：424-432
11. Robinsou BW, Anisman PC, Sandhu S, et al. Significance of a Q wave in lead I in the newborn. Am J Cardiol. 1999, 84(1)：615-617
12. 吴祥. 急性重症病毒性心肌炎 28 例临床分析. 临床医学，1993，3(2)：50-52

第40章 不应期与心电图

Refractory Period and Electrocardiogram

郭 继 鸿

不应期是临床心电图最常见的心电现象之一，也是心电图诊断中应用最多的概念。近年来，心电图的节律重整倍受重视，使一些疑难心电图得以恰当的诊断和解释。本章主要介绍不应期的定义、分类，易颤期与超常期，不应期的影响因素，不应期的测定，不应期与阻滞及心律失常的关系，以及阿什曼现象等。

一、不应期的定义

心肌细胞和心肌组织的兴奋性是其四大生理学特征之一，这是指心肌细胞或组织对邻近组织传导来的兴奋或外来的刺激能够发生反应而产生激动的特性。一旦心肌细胞或组织发生了激动反应，则立即在很短的一段时间内完全地或部分地丧失兴奋性，这一电生理特性称为不应性或乏兴奋性，激动后不应性所持续的时间称为不应期。从心肌的收缩性特点来说，一个心动周期由收缩期和舒张期两部分组成。从心肌的兴奋性特点考虑，一个心电周期是由兴奋期和不应期两部分组成。

具有兴奋性的不同组织的不应期不同，粗大的神经纤维，其有效不应期 0.3ms，相对不应期 3ms，超常期 12ms，而骨骼肌的兴奋与收缩的耦联间期约为 0.5ms，腓肠肌的不应期为 25～40ms，收缩次数 25～40 次/s，最高达 100 次/s，以至能够引起收缩的融合，形成强直性收缩。心肌的兴奋与收缩的耦联间期为 40～60ms，不应期长达几百毫秒，比神经纤维和骨骼肌明显延长，这可避免心肌发生强直收缩，引起循环的骤然终止，心肌的不应期较长具有重要的生理学意义。

二、不应期的分类

能够稳定引起激动反应的最低刺激强度称为阈刺激，阈刺激是衡量兴奋性的指标，阈刺激值越高，提示该组织的兴奋性低，阈刺激也是不应性程度的指标。

（一）绝对不应期(absolute refractory period ;ARP)

应用大于阈刺激值 1000 倍强度的刺激也不引起兴奋反应时，称为绝对不应期，临床电生理检查时，不可能应用这么强的电刺激检查病人，超高强度的刺激只能用于动物试验，称为生理学的绝对不应期。因此，临床心电图学和心电生理学中几乎不用绝对不应期这一术语。

（二）有效不应期(effective refractory Period ;ERP)

1. 定义　应用比阈刺激值高出 2 ~ 4 倍强度的刺激，尚不能引起兴奋反应的间期，称为有效不应期（图 40-1）。

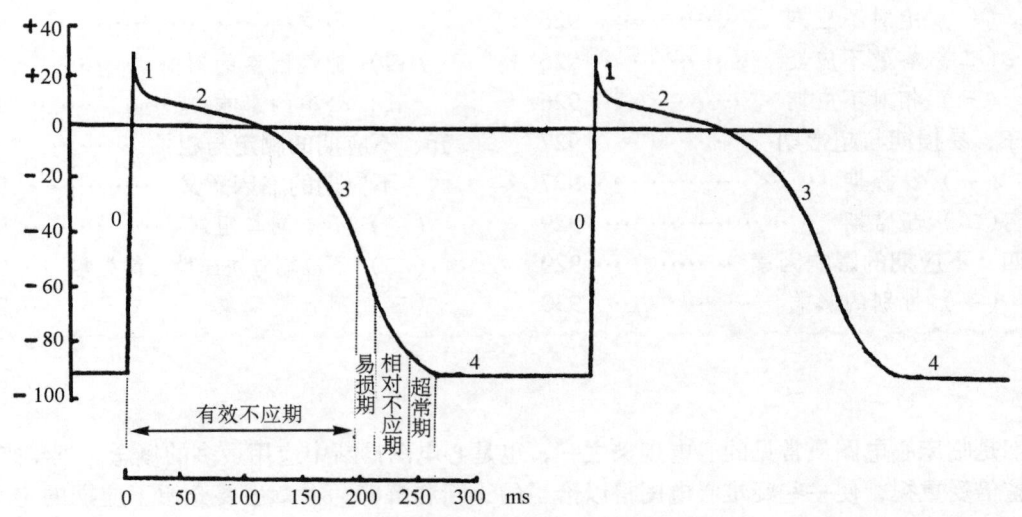

图 40-1　不应期示意图

2. 持续时间　有效不应期较长，约 200 ~ 300ms。在有效不应期中，可以认为一次兴奋反应刚刚发生后，兴奋性从 100% 降为零，完全丧失了兴奋性。

3. 与单细胞动作电位的关系　有效不应期相当于单细胞动作电位的 0 相、1 相、2 相、3 相的前部。

4. 与体表心电图的关系　以心室肌为例，QRS 波的起始标志着心室肌发生了激动反应，就在其起始点之后则完全丧失了兴奋性而进入有效不应期。相当于从 QRS 波开始一直持续到 T 波的前肢。

（三）相对不应期(relative refractory Period ;RRP)

1. 定义　应用比阈刺激值高出 2 ~ 4 倍强度的刺激,能够引发扩布性激动反应的间期称为相对不应期。

2. 持续时间　相对不应期持续时间较短，约 50 ~ 100ms。与有效不应期相比，相对不应期明显要短。在相对不应期中，兴奋性逐渐从 0 开始恢复，因此，时间越早兴奋性越低，引起激动反应需要的刺激强度则越高。

3. 与单细胞动作电位的关系　相对不应期相当于单细胞动作电位 3 相的后半部分。

4. 与体表心电图的关系　以心室肌为例，相对不应期相当于 T 波的降支，T 波的后半部分，即 T 波的顶峰到 T 波的结束。

上述有效不应期与相对不应期之和称为总不应期。以心室肌为例，QT 间期实际可以视为心室总不应期的同义语。对于先天性长 QT 综合征，可以看成是先天性心室不应期延长综合征。心室肌不应期过度延长时，各部分心室肌不应期之间则可能出现延长的不均衡，出现心室肌的兴奋性、不应期、传导性等电生理特性的明显差异和离散，而易发生恶性室性心律失常。临床中，通过同步记录的 12 导联心电图可以测定 QT 间期离散度，实际测定的也是各部位心室肌不应期的离散度。正常时，该离散度一般小于 30ms，大于 50ms 时可视为异常。因心肌缺血、心功能不全等病因，心室肌离散度可以增加到 100 ~ 200ms 以上。如上所述，各部分心室肌之间的离散度越大，恶性室性心律失常及猝死发生率越高。服用抗心律失常药物时，临床医生要经常记录患者的心电图，测定服药后心电图的 QT 间期，实际上是监测心室肌不应期的变化。所有抗快速心律失常药物都要延长心脏各部位不应期，这是其治疗心律失常的机制。不应期延长的初期，药物对各部分心室肌不应期延长是均衡的，因此，QT 间期能从原来的基础值逐渐延长到 500ms，如果 QT 间期进一步延长，则可能出现不同部位心室肌不应期延长的不均衡，进而出现不同部位心肌不应期的离散度加大。因此，用药后 QT 间期大于 500ms 时需考虑减少服药剂量，大于 550ms 时则应考虑停药。

临床电生理检查时（心内或食管），程序期前刺激 S_2 的联律间期常选择逐渐缩短，称为 S_2 刺激的逆（反）扫描。结果在整个扫描中，S_2 刺激的偶联间期开始较长可能落入兴奋期，然后偶联间期逐渐缩短，并进入相对不应期，最后进入有效不应期。多数情况下，相对不应期比有效不应期持续时间明显要短。

应当说明，功能不应期（FRP）是指心肌组织允许连续通过 2 次激动的最短间期。功能不应期在临床心电图及心脏电生理学中应用较少。

三、易损期与超常期

在总不应期的时间段内或之后，存在着易损期及超常期。

（一）易损期(vulnerable period)

1. 定义　心房肌和心室肌在相对不应期开始之初有一个短暂的间期，在此期间应用较强的阈上刺激容易引发心房或心室颤动，称为易损期。

2. 发生机制　心房或心室肌的兴奋性在相对不应期逐渐恢复，在其恢复之初，不同部位的心肌组织或细胞群之间兴奋性恢复的快慢及先后差别很大，使这一时间段内，不同部位心肌的兴奋性、不应期和传导性处于十分不均匀的电异步状态(electrical asynchrony)。此时如果给予一个额外电刺激，兴奋在某些部位易于通过，在另一些部位难以通过，发生传导延缓和单向阻滞，导致折返激动形成。如果许多折返同时出现，则心房或心室的兴奋和收缩失去协调一致而形成纤维性颤动。

3. 持续时间及心电图相应部位　心房肌的易颤期约为 10 ~ 30ms，其位于心电图 QRS 波的后半部，即 R 波的降支或 S 波的升支。心室肌易颤期约为 0 ~ 10ms，其位于心电图 T 波升支到达顶点前的 20 ~ 30ms 的时间段。当患者心房或心室的易损期病理性增宽时，易发生房颤或室颤。

4. 易损期的测定　应用程序刺激可以测定心房或心室的易损期。应用心房程序刺激（心内或食管）可以测定心房易损期。图 40-2 是应用食管电生理检查 S_1S_2 程序测定心房易损期。应用反扫描使 S_2 的联律间期逐步缩短。当缩短到 210ms 时，一次 S_2 刺激则诱发了房颤，而诱发的房颤有其自限性，可以自行终止，使检查能够继续进行。从图 40-2 可以看到，该患者的心房易颤期位于 S_1 刺激后的 230 ~ 110ms，与正常相比，其易损期明显增宽，这位患者很可能经常发生阵发性房颤。

应用心室程序刺激可以诱发和测定心室易损期，图 40-3 是应用 S_1S_2 刺激诱发室颤。其中，S_1S_1 间期为

400ms，S₂ 与前一个 S₁ 的联律间期为 300ms，S₂ 刺激后，室颤被诱发，这是 S₂ 刺激落入心室易损期而引起。

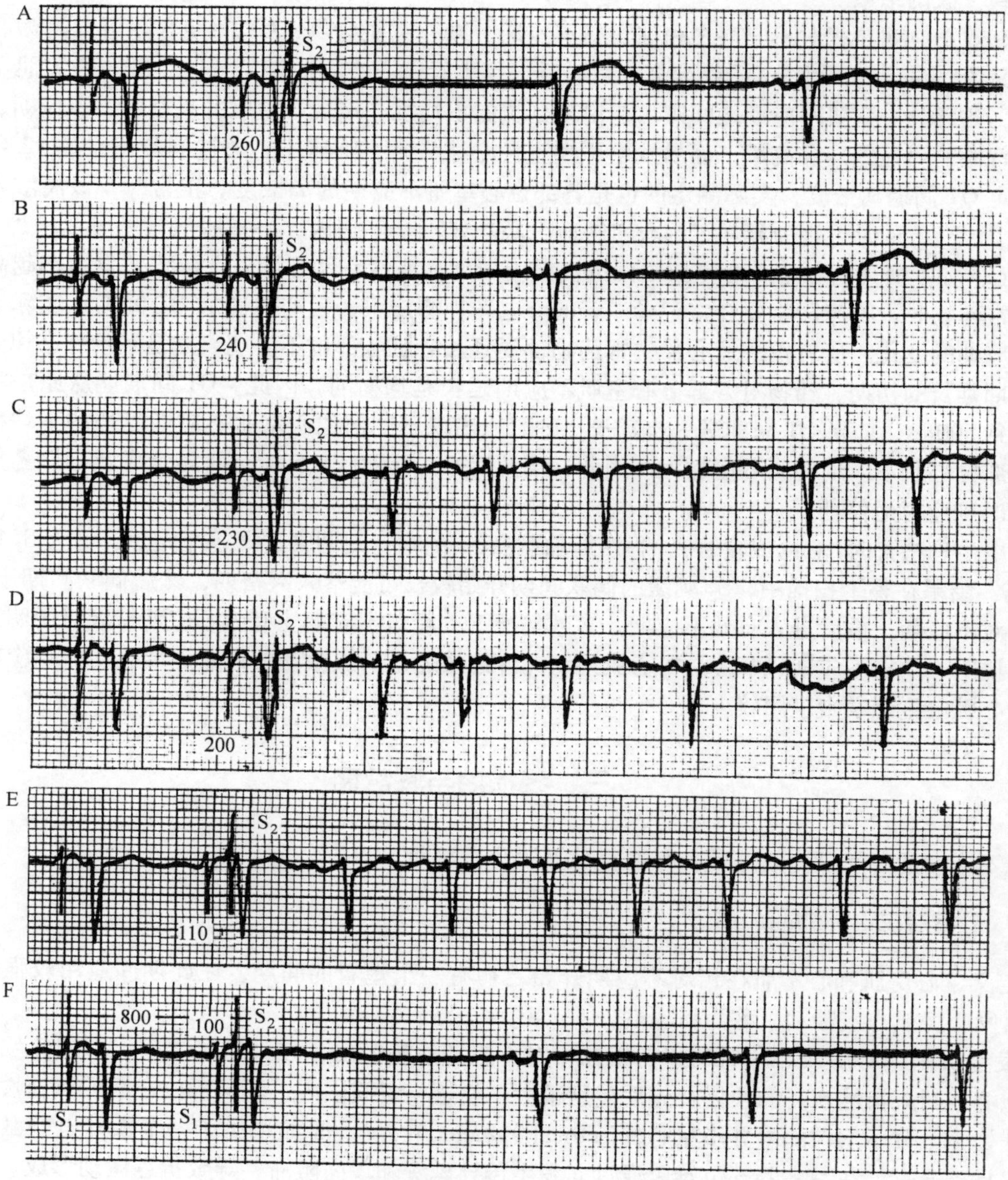

图 40-2　食管电生理检查测定心房易损期

应用 S₁S₂ 程序刺激测定心房易损期。S₁S₁ 间期 800ms，S₁S₂ 间期分别为 260ms、240ms、230ms、
200ms、110ms 及 100ms，在 C、D、E 条分别诱发了房颤，测定的心房易损期为 S₁
刺激后的 110-230ms 间期，落入此间期内的心房激动均可诱发房颤

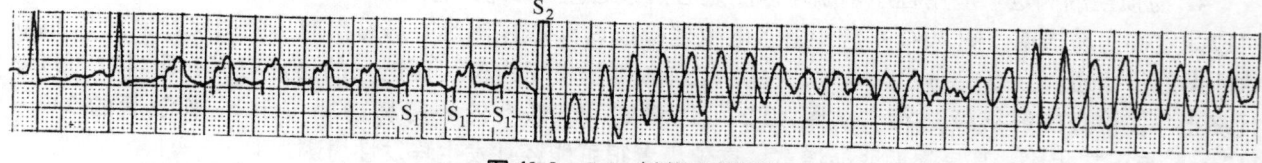

图 40-3　S₁S₂ 刺激诱发室颤

S₁S₁ 间期为 400ms、S₁S₂ 间期为 300ms，S₂ 刺激诱发了室颤，系 S₂ 刺激落入心室易损期的结果

(二) 超常期

1. 定义　在心肌组织的相对不应期之后，正值心肌复极化结束之前的一段时间，应用阈下刺激可引起心肌扩布性激动的兴奋反应。此期称为超常期。

2. 发生机制　在心肌组织复极之末，膜电位尚未完全恢复到静息膜电位水平，处于一种准极化、低极化电位的水平，而这时的膜电位与兴奋发生的阈电位更靠近，更易发生激动反应，兴奋性比正常要高。超常期后，膜电位达到静息电位，心肌兴奋性完全恢复。

3. 与体表心电图的关系　超常期可持续几十秒，其位于心电图 T 波之后的 U 波初期（图 40-4）。临床心电图超常传导的概念是指阻滞发生了意外的改善。以房扑为例，房扑的心房频率多数为 300-350 次/分左右，常伴有 F 波 2:1 下传心室。因为房室结生理性传导能力有一定限制，150 次/分以上可出现文氏下传，180 次/分以上可出现 2:1 下传，这是房室结保护心室安全的一种机制。少数情况下，房扑可以突然从 2:1 转化为 1:1 下传，300 次/分的 F 波经房室结 1:1 下传心室，使心室率也达到 300 次/分，这可引起急骤的血流动力学障碍。此时，在房室结肯定发生了超常传导。

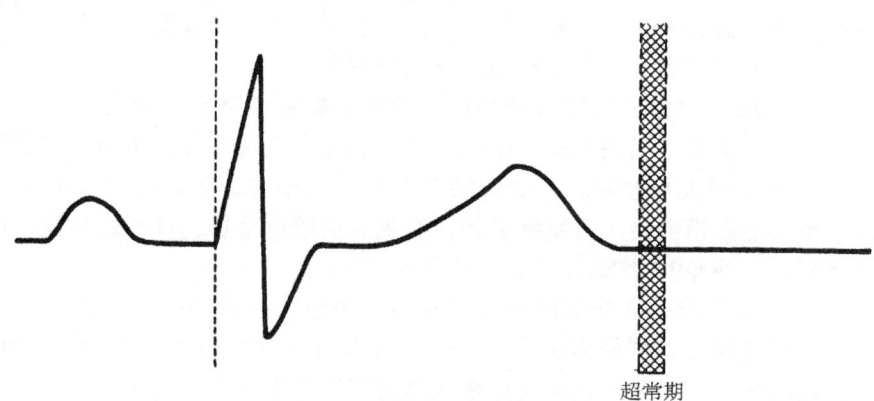

超常期

图 40-4　心室超常期位置示意图

四、不应期的影响因素

心脏组织的不应期受多种生理、病理因素的影响（图 40-5），例如膜电位的水平。以心室肌为例，心

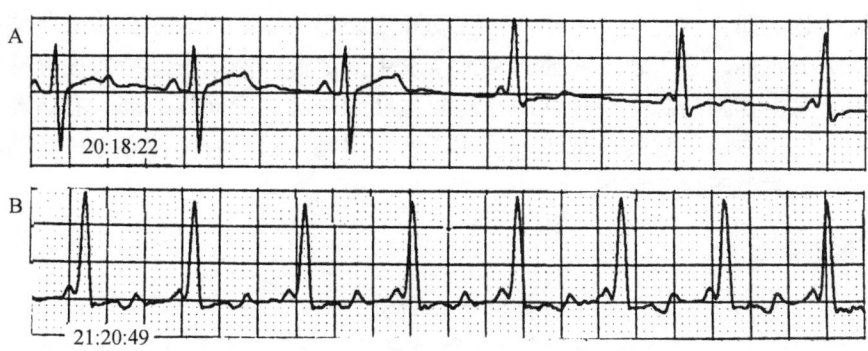

图 40-5　旁路不应期的变化

图为 1 例间歇性预激综合征患者旁道不应期的变化。A 条中，前 3 个心动周期均无旁路下传，提示旁路有效不应期此时大于 800ms；B 图中，旁路连续下传，提示此时旁路有效不应期小于 550ms，左下角数字为心电图记录时间，可见旁路不应期受多种因素的影响，一小时内旁路不应期值变化很大

室肌细胞为快反应心肌细胞，在钠内流的过程中，只有当膜电位达到 −60mV 时才有扩布性反应的发生，这一特点称为不应期的电压依赖性。除此，还有一些其他常见的影响因素。

（一）性别的影响

在其他因素等同的情况下，女性比男性的 QT 间期长，不应期长。

（二）年龄的影响

心脏组织的不应期随年龄的增长而增加，这意味着心肌的自律性、传导性都有明显的年龄依赖性。年龄低时，心率快，不应期短，反之亦然。

（三）心肌组织不同部位的影响

1. 不同心肌及传导组织　心房肌、心室肌和房室结的不应期差别较大，其中心房肌不应期最短，房室结不应期最长，心室肌居中。右束支与左束支相比，右束支不应期明显比左束支长，临床心电图中，右束支阻滞的发生率明显高于左束支阻滞与此有关。左束支的两个分支中，左前分支不应期比左后分支不应期长，使左前分支阻滞的心电图远比左后分支阻滞多见。

2. 旁道　预激综合征患者的旁道与房室结相比，90% 的患者旁道不应期比房室结不应期长。适时房早出现时，旁道先进入不应期，出现功能性单向阻滞，引发房室结前传，旁道逆传的顺向型房室折返性心动过速。而另外 10% 的情况与此相反，房室结有效不应期相对较长，易进入不应期而出现前传的功能性阻滞，使折返激动沿旁道前传、房室结逆传而发生逆向型房室折返性心动过速，此型心动过速发生时，心室激动顺序异常，使 QRS 波宽大畸形，时限 >120ms。

3. 房室结双径路　房室结内存在快径路和慢径路时，多数快径路传导速度快、不应期长，易发生前向阻滞，结果发生慢径路前传，快径路逆传的慢快型房室结折返性心动过速（约占 90%）。少数的情况下，快径路传导的速度快、不应期短，而发生快慢型房室结折返性心动过速。

4. 心肌连接处　不同心肌组织之间的连接处，不应期的差别较大。过去仅注意特殊传导系统与心肌组织的连接处，例如窦房结与心房肌之间、希浦系与心室肌之间、结束区与希氏束之间。这三个连接区的传导速度慢，不应期差别大，易发生阻滞，称为激动与兴奋传导的三个闸门。是阻滞、激动折返、心律失常最易发生的部位。近年来，这一观点已有发展。目前认为心肌组织与其他组织的连接处存在着移行区，这些移行区的传导速度变慢、不应期离散度加大，易发生折返和心律失常。例如右心房与上下腔静脉、右心耳、冠状窦、三尖瓣环、卵圆窝之间，左心房与左心耳、二尖瓣环、四支肺静脉之间，右室与三尖瓣环、肺动脉之间，左室与二尖瓣环、主动脉之间等。这些部位存在着心肌移行区，存在着心肌深入到这些部位中的肌袖，是折返及心律失常最常发生的部位。例如右室特发性室速易发生在右室流出道，局灶性房颤易发生在肺静脉，局灶性房速易发生在肺静脉、房间隔下部、右房界嵴等部位。心房扑动的慢传导区多数位于右房下部的峡部等都说明了这一问题。目前快速性心律失常的非药物治疗方法射频消融术的靶点区也常位于这些区域。

（四）神经因素的影响

神经因素尤其是自主神经，对心肌不应期的影响较大。

1. 迷走神经的作用　在心率及心动周期固定的情况下，迷走神经张力的增加可使房室结不应期增加，心房肌不应期缩短，心室不应期变化不大。卧位性房室阻滞是指站立时（交感兴奋）无房室阻滞，变为卧位时，迷走神经张力增加，因此可以出现二度Ⅰ型或Ⅱ型房室阻滞。例如迷走性房颤易多数发生在休息、夜间、晚餐后，这些时间段都有迷走神经张力增加、心房不应期缩短，因而容易发生房颤。而迷走神经末梢在心室的分布相对少，使迷走神经对心室不应期的影响较小。

2. **交感神经的作用** 与迷走神经相反，交感神经是心脏的加速神经，使心肌的自律性、传导性、收缩性均加强，使不应期缩短，尤其是房室结不应期明显缩短。动态心电图检查中经常可以发现，有些病人夜间心率40~50次/分时可能存在二度I型房室阻滞，而白天活动时，心率达140次/分以上时房室结仍能1:1下传。同一病人在不同时间房室结的功能出现如此之大的差别是自主神经影响的结果。

自主神经影响着心肌各组织的不应期，包括预激旁道的不应期(图40-5)。

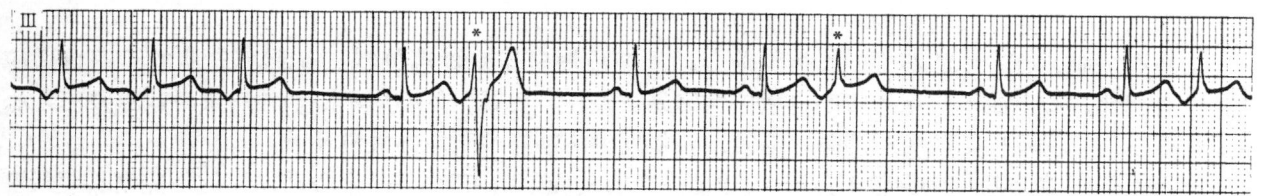

图40-6 前心动周期长度对心室不应期的影响
图中有＊符号的两个房早的形态与联律间期完全相同，但前一个房早下传引起了室内差传，
QRS 波宽大畸形，引起这一改变的原因是前心动周期较长

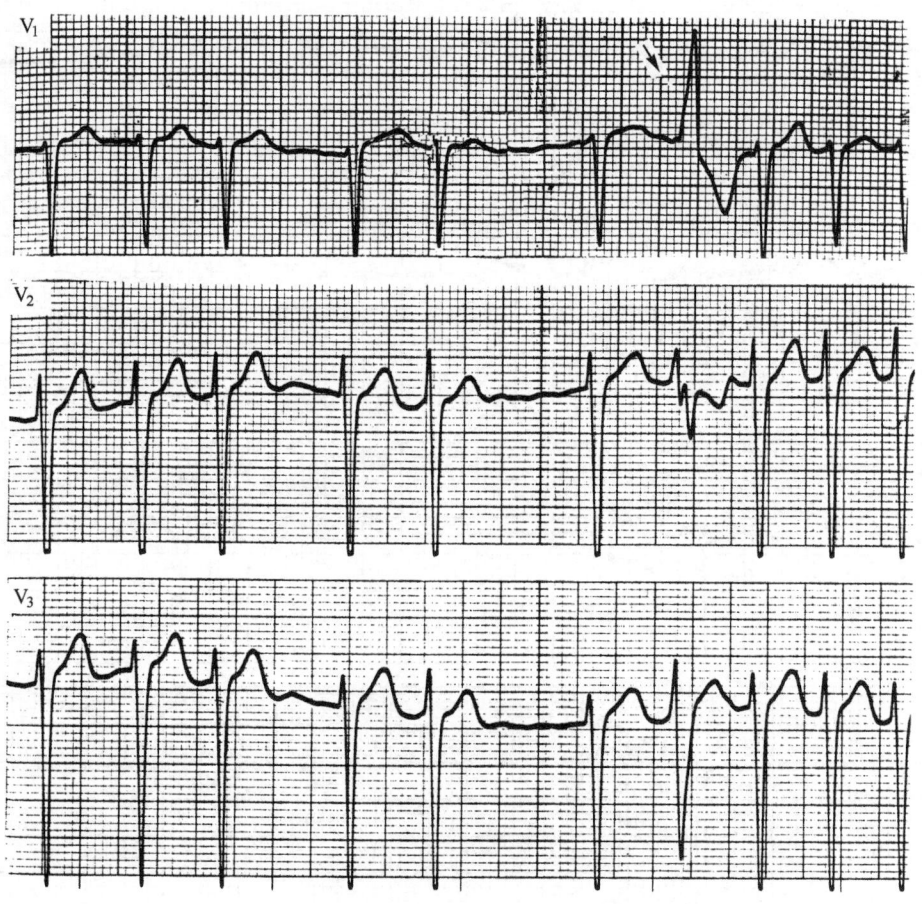

图40-7 阿什曼现象
本图为1例房颤患者 V₁~V₃ 同步记录的心电图，箭头所示的 QRS 波宽大畸形，出现了室内差传，
引起 QRS 波改变的原因是前一个心动周期的 RR 间期较长。这种心电图表现称为阿什曼现象

（五）心率的影响

心率或心动周期是不应期另一个重要的影响因素。心率增快、心动周期缩短时，心房肌、心室肌、预激旁道的不应期随之缩短，反之亦然，即心房肌、心室肌、旁道不应期与前心动周期长短呈正变规律。而房室结相反，房室结不应期在心率增快，心动周期缩短的情况下反而延长，使房室结不应期与前心动周期长短呈反变规律，这一特点使房室结能对过快的室上性激动起到"过筛"作用，避免过多的室上性激动下传心室，起到保护心室的作用。

上述心房肌、心室肌的不应期长短与前心动周期长短呈正变规律的特点又称不应期的频率自适应性。两者相比，心房肌不应期的频率自适应性容易被破坏、反转，使心房不应期在房颤时或恢复窦性心律后都很短，心房不应期较短时房颤容易复发，是发生房颤连缀现象的关键环节。

应当强调，心肌不应期的调整十分迅速，当前一个心动周期结束时，下一个心动周期的不应期长短及变化的调整已经完成。因此发现一个心动周期中不应期发生不寻常变化时，常与前心动周期的长短变化相关。图 40-6 心电图中同样形态、同样联律间期的房早却引出了不同形态的 QRS 波，显然，引起室内差传的原因是该房早的前心动周期较长。图 40-6 中室内差传的发生机制与房颤时出现的阿什曼现象相同（图 40-7）。

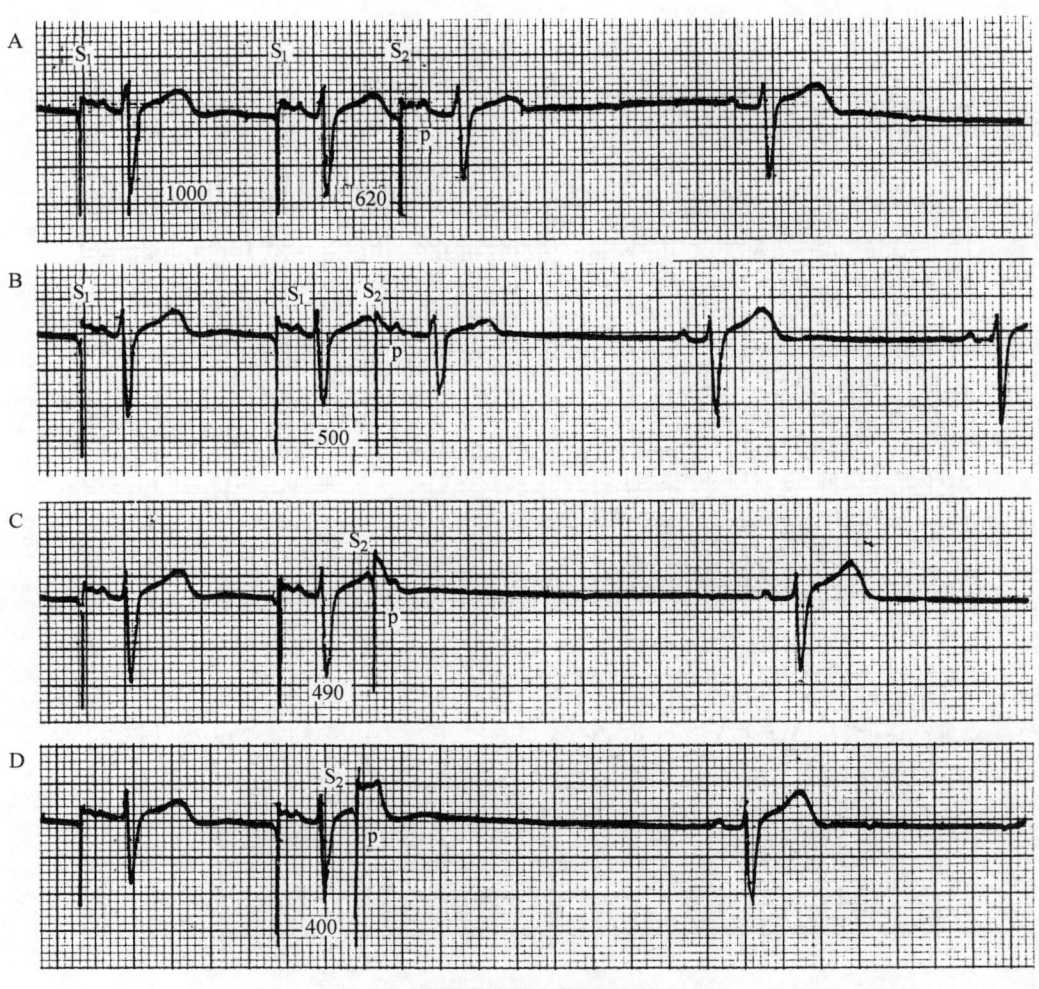

图 40-8　程序刺激测定房室结不应期

图为 S_1S_2 程序刺激，S_2 联律间期缩短为 490ms（C 条中）时，心房波未能下传，系 S_2 刺激引起的 P_2 下传时，落入房室结有效不应期内，此例患者的房室结有效不应期为 1000/490ms

五、不应期的测定与粗估

1. 利用程序刺激测定不应期

心脏程序刺激(心内或经食管)可以测定心房肌、心室肌及心脏全传导系统的不应期。测定时可应用 S_1S_2 程序，也可用 RS_2 程序，多数采用反扫描，即 S_2 联律间期逐渐缩短，图40-8，图40-9分别显示通过程序刺激测定房室结和预激旁道的不应期。应用心脏程序刺激法能够精确地测定不同部位心肌组织的不应期。

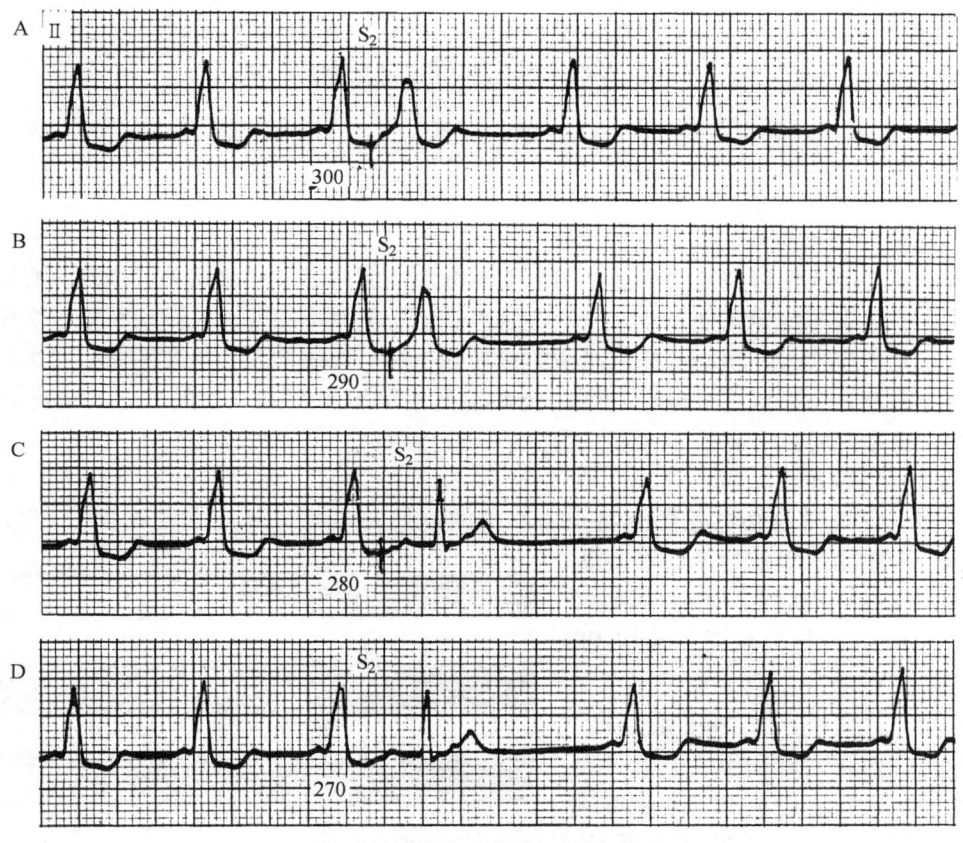

图40-9 程序刺激测定旁路有效不应期

图为 RS_2 心房程序刺激，当 RS_2 联律间期缩短为280ms(C条中)，S_2 刺激
引起的心房波落入旁路有效不应期而不能下传，测定结果旁路有效不应
期为280ms。该刺激沿房室结下传，δ波消失，PR间期变为正常

2. 利用体表心电图测定不应期

应用体表心电图可以粗略估计心脏各部位的不应期，以房室结不应期为例，房室结不应期大致与QT间期等同或略长。在心电图记录中，凡是引起后面PR间期延长的RP间期都可看成其落在房室结的相对不应期范围内，而引起PR间期延长的最短的RP间期与最长的RP间期值，可以看成房室结的相对不应期范围。二度Ⅰ型房室阻滞的文氏周期中，则可进行这种粗略估计。同样，能够引起P波下传中断的RP间期可以看成是在房室结有效不应期范围内，同样，这种不同的RP间期可以粗略估计房室结有效不应期的范围。

心房、心室不应期也能在体表心电图上进行粗估。

3. 成人心脏各部位的有效不应期参考值(见表40-1)

表40-1 成年人正常有效不应期(ms)

	心房有效不应期	房室结不应期	HPS-有效不应期	心室有效不应期
Denese 等	150~360	250~365		
Akhtar 等	230~330	280~430	340~430	190~290
Schuilenburg 等		230~390		
Josephson 等	170~300	230~425	330~450	170~290
陈新等	200~270	250~450	210~260	

注：HPS=希氏束-浦肯野系统

六、不应期的临床意义

(一) 不应期与阻滞

1. 心肌的兴奋性与传导性

心肌的兴奋性与传导性分别是两个独立的电生理特性，但两者又密切相关。当某一心肌组织处于兴奋期时，激动在该组织的传导完全正常，当该心肌组织处于相对不应期时，激动在该组织中的传导变为缓慢，而处于有效不应期时，激动在该组织中的传导则中断。根据体表心电图不同心肌组织的传导情况一目了然，心电图及临床医师则根据心电图的传导情况推测该组织兴奋性的状态。当房室结传导中断时，可以推断房室结此时处于有效不应期。房室结传导延缓时，其正处于相对不应期。

2. 房室阻滞与不应期

不同程度的房室阻滞的心电图各有特点。心电图这些特点是以不应期的不同改变为基础(图40-10)。一度房室阻滞时，其相对不应期明显延长，使窦性P波在任何时刻下传到房室结时都遇到相对不应期而传导延缓，形成PR间期延长。二度Ⅰ型房室阻滞主要是房室结相对不应期延长，使窦性P波容易落入房室结的相对不应期，而且会出现窦性P波"越陷越深"，即陷入房室结相对不应期越来越早，下传则越来越慢，PR间期逐渐延长，直到有P波落在房室结有效不应期而使房室传导中断，文氏周期完成。从图40-11可以看出，引起房室文氏下传的启动原因是：①房室结相对不应期明显延长，窦性心律稍快便落入其中，造成第一个PR间期延长；②窦性P波间期相对固定，其等于PR间期与RP间期之和。当第一个PR间期延长后，

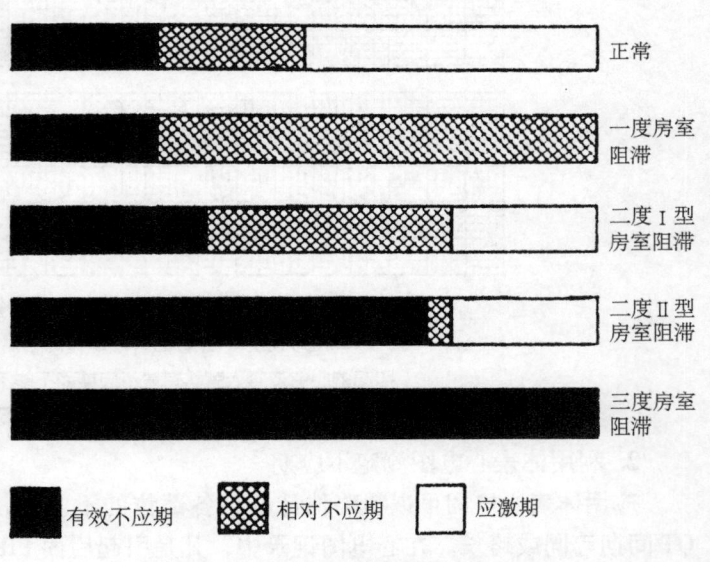

正常

一度房室阻滞

二度Ⅰ型房室阻滞

二度Ⅱ型房室阻滞

三度房室阻滞

■ 有效不应期　▨ 相对不应期　□ 应激期

图40-10 不同程度房室阻滞的不应期改变

随后的RP间期则缩短，使该P波落入房室结相对不应期更深，引起PR间期更长，形成"恶性循环"。在PR间期逐渐延长，RP间期逐渐缩短的过程中，最终使一个P波落入房室结有效不应期而致房室结传导中断，文氏周期结束(图40-11)。二度Ⅱ型房室阻滞时，房室结的有效不应期长，相对不应期没有延长。因此，窦性P波或者落在房室结的兴奋期而能够下传，或落入其有效不应期而不下传，而不伴有脱落前的PR间期逐渐延长。

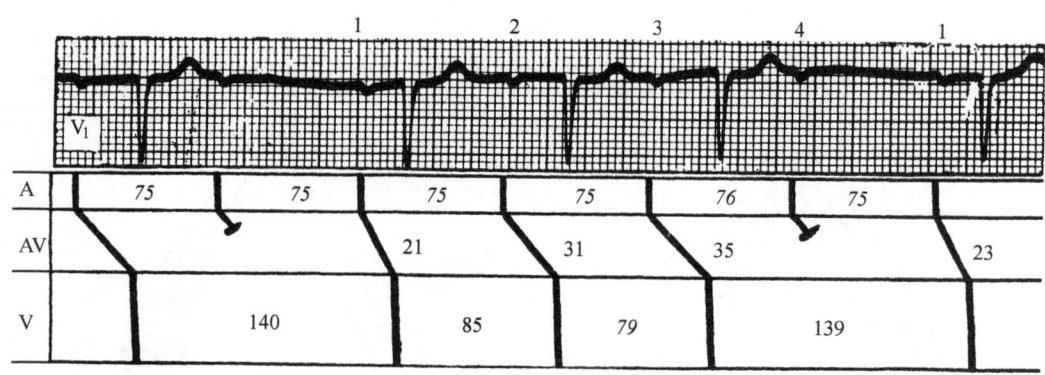

图 40-11　文氏现象

本图为 1 例二度 I 型房室阻滞，标有 2 的 P 波落入房室结相对不应期，引起 PR 间期延长，而 P_2P_3 间期没变，使 R-P_3 间期缩短，进而引起 P_3R 间期延长，并造成下一次的 RP_4 间期更为缩短，使 P_4 落入房室结有效不应期而未下传心室，形成 5:4 下传的文氏周期

3. 干扰性阻滞与传导性阻滞

根据不应期与传导的关系，还可区分房室传导中断是干扰性的，还是阻滞性的。当 P 波出现较早，下传到房室结遇到其生理性有效不应期不下传时称为干扰性阻滞。而二度房室阻滞伴房室 2:1 下传时，未下传的 P 波常位于 T 波后较远的位置，其下传到房室结时，可遇到房室结的有效不应期而未下传，显然，这种 2:1 下传的二度房室阻滞是房室结有效不应期病理性延长造成的房室阻滞，称为传导性阻滞。

（二）不应期与快速性心律失常

1. 不应期与快速性心律失常的发生

不应期与心律失常的关系直接而密切。一个心电周期可以看成由兴奋期和不应期两部分组成，不应期缩短时，则兴奋期延长，期前激动易于发生，激动的折返容易形成。相反，不应期延长时则期前激动不易发生，单向阻滞可形成双向阻滞而使折返中断。

2. 不应期与抗心律失常药物

抗心律失常药物有负性频率、负性传导作用，对于心肌组织的不应期都有延长作用，因而可使原有的折返环路中的单向阻滞变为双向阻滞，使折返不再发生（图 40-12）。除此，药物可抑制钠离子或钙离子的内流，因而可以减少异位激动的形成而达到心律失常的治疗目的。

（三）阿什曼现象

心动周期越长，可引起下一个心动周期的不应期越长。因此在心房颤动长的 R-R 间期后，或严重的窦性心律不齐时的长 R-R 间期之后，容易使下一个室上性激动经房室结下传到心室肌时，易遇到心室肌处于相对不应期中，使激动在心室内的传导发生延迟或阻断而出现室内差异性传导，这一心电现象称为阿什曼现象（Ashman Phenomenon）（图 40-7）。研究发现心动过缓时右束支的不应期明显长于房室结及希氏束，在心率突然加快或房性早搏出现时，经房室结下传到右束支时，常遇到右束支阻滞型的室内差异性传导，而前周期短则不易发生阿什曼现象。认识阿什曼现象有助于室性激动与室上性激动伴差异性传导的鉴别。

结束语

不应期的概念是临床心电图学的基石之一，是分析和诊断心律失常心电图的重要基础。为提高临床心电图诊断水平，必须深入、全面地理解不应期及其涵盖的相关知识。

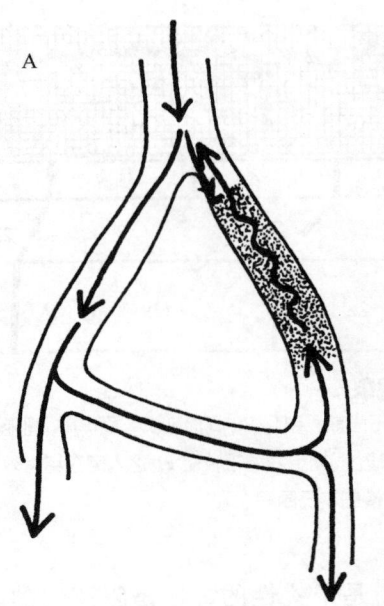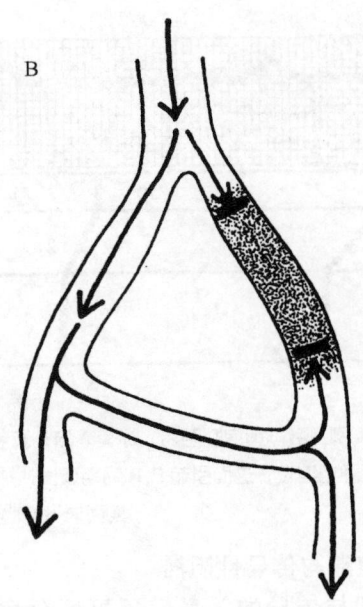

图 40-12 抗心律失常药物终止折返的示意图

图 A. 示折返形成，折返环路中深色部分为单向阻滞区；图 B. 示抗心律
失常药物应用后，单向阻滞区变为双向阻滞区，折返不能维持而中止

参 考 文 献

1. Burgess MJ. Relation of ventricular repolarization to electrocardiographic T wave-form and arrhythmia vulnerability. Am J Physiol, 1979, 236(3): H391-402

2. Luck JC, Engel TR. Dispersion of atrial refractoriness in patients with sinus node dysfunction. Circulation, 1979, 60(2): 404-12

3. Kasper W, Meinertz T, Kersting F, et al. Electrophysiological actions of lorcainide in patients with cardiac disease. J Cardiovasc Pharmacol, 1979, 1(3): 343-52

4. Amlie JP, Storstein L, Heldaas O. Correlation between pharmacokinetics and inotropic and electrophysiologic responses to digitoxin in the intact dog. J Cardiovasc Pharmacol, 1979, 1(5): 529-40

5. 郭继鸿. 不应期与心电图. 临床心电学杂志, 2000, 9: 184-190

6. Chiou CW, Zipes DP. Selective vagal denervation of the atria eliminates heart rate variability and baroreflex sensitivity while preserving ventricular innervation. Circulation, 1998, 98(4): 360-8

7. Lee SH, Chen SA, Yu WC, et al. Change of atrial refractory period after short duration of rapid atrial pacing: regional differences and possible mechanisms. Pacing Clin Electrophysiol, 1999, 22(6 Pt 1): 927-34

8. Samie FH, Mandapati R, Gray RA, et al. A mechanism of transition from ventricular fibrillation to tachycardia : effect of calcium channel blockade on the dynamics of rotating waves. Circ Res, 2000, 86(6): 684-91

9. Shinagawa K, Mitamura H, Takeshita A, et al. Determination of refractory periods and conduction velocity during atrial fibrillation using atrial capture in dogs: direct assessment of the wavelength and its modulation by a sodium channel blocker, pilsicainide. J Am Coll Cardiol, 2000, 35(1): 246-53

10. 郭继鸿主编. 新概念心电图学. 北京医科大学出版社, 2000

第41章 干扰、脱节与房室分离

Interference and Interference Atrioventricular Dissociation

马 向 荣

从广义上讲，干扰现象常有如下三种不同的解释：一是心脏同时被两个起搏点激动时，两个起搏点各自控制其周围的心肌并向外扩展，这样来自不同方向的两个激动必然在某个时期与迎面而来的激动在心脏某处相遇，由于各自控制区都刚刚除极而处于正常的不应期，致使它们发生传导中断或传导延缓，从而结束一次激动，这是经典的干扰现象；二是同一起搏点或不同起搏点的先后两次激动，后者落在前者正常不应期时所造成的传导中断和延缓也归入干扰现象，此种干扰的双方不是相对而行，而是同一方向，多发生于心动过速或期前收缩时，前两者不应期所造成的传导障碍称为干扰性传导障碍；三是当两个起搏点先后发生激动时，基本心律的起搏点在没有保护机制的条件下，受另一个起搏点提前发出的有效激动的影响而发出节律重新调整的情况，又称为节律重整。按多数学者的意见，干扰现象是指除节律重整以外的传导系统中的干扰，也即干扰性传导障碍。

干　扰

正常的心脏传导系统在发放激动或被其他部位的激动通过之后，在一定的时间内处于不应期。当这些组织处于生理性不应期之际，对于接踵而来的激动或表现出不能应激（发生在有效不应期，又称为完全性或绝对性干扰），或表现出应激能力异常缓慢（发生在相对不应期，又称为不完全性或相对性干扰），这种因生理性不应期而发生的生理性传导障碍，称为干扰性传导障碍，也是最常见的一类干扰。形成这一类干扰的条件有两个：一是心肌生理性不应期的存在；二是在生理性不应期内出现的第二次激动，且绝大多数是过早过快的激动（但也可以是不很快的激动，例如在加速的逸搏心律中发生的干扰）。此外，干扰的发生具有很强的时相性，即干扰都发生在收缩期或 QT 间期之中，这是与阻滞（又称阻滞性传导障碍，可发生于任何时相中，不论收缩期或舒张期，不论心率快慢，不论期前收缩或逸搏，均可发生传导延缓或中断）的主要区别点。

应当指出，正常情况下并不发生干扰性传导障碍，这是因为心脏传导系统具有频率适应规律，即随着心率加快，心肌的生理性不应期也相应缩短，心率减慢时不应期也随之延长。因此第二个窦性激动永远追不上第一个窦性激动所引起的生理性不应期，所以不会发生干扰性传导障碍，即使是出现明显的窦性心动过速这样的心律失常也是如此。

干扰如同阻滞一样，可以发生在窦房连接区、心房内、交界区、束支、分支、浦肯野纤维及心室肌等七个不同水平的三种程度（一、二、三度）的干扰（包括传导延缓或中断），有时也可同时发生于数个平面。干扰一般只限于一个或数个心搏，可以单次也可以间歇地发生。干扰的心电图表现有时是可见的，有时也可以是隐匿性的，后者又称为隐匿性传导。有时干扰现象又可引起新的干扰现象，而使心电图表现复杂化。干扰性传导障碍大致可分为如下四类：

一、窦 房 干 扰

亦称"窦房结性干扰"。发生在窦房结内和窦房间的干扰称为窦房干扰。其中以房性期前收缩发生的窦房干扰最常见。包括下列两种：

1. 窦房结内干扰

指异位激动侵入了窦房结并在窦房结内发生了干扰，心电图表现为房性期前收缩后有不完全性代偿间歇，此系异位激动打乱了窦房结的固有频率，因而发生了窦律周期重整所致。由于窦房结内干扰属于节律重整的范畴（见第 24 章），故窦房干扰主要是指窦房间干扰。

2. 窦房间干扰

指发生在窦房结周围或窦房结与心房肌连接处的干扰。心电图表现为舒张晚期房性期前收缩后具有完全性代偿间歇，这是由于异位激动未侵入窦房结，但可引起窦房结周围的心房肌产生新的不应期。此时窦房结的节律虽未被打乱，仍按其固有频率发出激动，但此激动因遇不应期而不能传入心房，也就不能引起窦性 P 波，故房性期前收缩前后的 PP 间期等于基本窦律 PP 间隔的两倍（图 41-1）。窦房间干扰通常发生在舒张晚期的房性期前收缩中，因为只有在窦性激动和房性激动几乎同时发生时才有机会相互发生干扰。

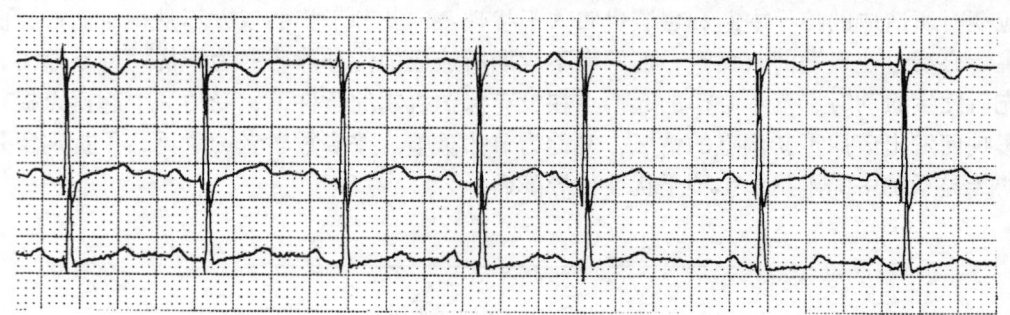

图 41-1 窦房间干扰

二、房 内 干 扰

指发生在心房内的干扰。根据干扰的时相，可分为房内相对干扰和房内绝对干扰两类。

1. 房内绝对干扰

亦称"完全性房内干扰"。当两个起搏点发生的激动从不同的方向同时到达心房并各自激动了心房的一部分时，则可共同组成一个房性P'波，此称为房性融合波。心电图表现为同一导联可见三种形态的P波，即窦性P波、异位P'波及介于两者之间的第三种形态的P波，且PP间隔也与附近的PP间隔相等。房性融合波多由窦性激动和房性异位激动(房性期前收缩、房性并行心律)引起，个别可由窦性激动和交界性激动形成，偶尔室性激动的逆向传导也可与窦性激动形成房性融合波。此外，在房性与交界性期前收缩性心动过速所形成的双重心律中，房性P'波与交界性逆行P'波可形成房性融合波。各种反复心律的逆行P'波与窦性P波也可形成房性融合波(图41-2)。

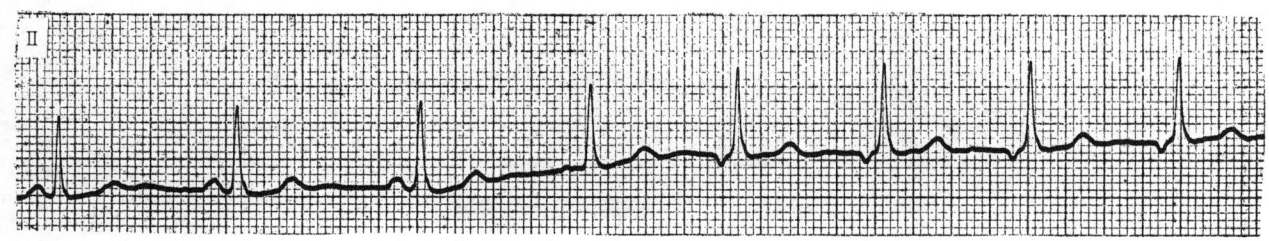

图41-2 房性融合波

房性融合波的绝对干扰部位是在两个心房除极波交界之处，即融合边界，而并不在窦-房或异-房连接处。因此，房性融合波可以视为完全性房内干扰，或房内绝对干扰。形成房性融合波的条件有四：一是双重心律的形成；二是室房(逆行)传导的畅通；三是心房肌内两个异源初激部分之间距离较远；四是两部分心房肌初激时间的同时性，也即两个不同源激动只有在融合范围(zone of fusion)0.22s以内，一般多在0.08s左右的时间内同时或几乎同时出现时，才能形成房性融合波。

诊断房性融合波时应注意下列问题：①可形成心房干扰的地带是逆行及顺行经过心房传导时间的总和，因此激动能在心房彼此干扰而形成房性融合波的地带很窄，故在干扰中出现房性融合波的机会较少；②房性融合波的P'波不象室性融合波那样大，那样清楚，因此P波稍微变化则很难诊断出来，特别是在窦性P波和异位性P'波的形态差异不大时要认出融合波非常困难；③房性融合波在同一导联中的形态，究系偏向窦性P波，抑或是偏向异位性P'波，主要取决于那一个起搏点所控制心房肌多少有关，因此在形态学上很难定出一个明确的概念，这样就增加了房性融合波的诊断难度。

2. 房内相对干扰

亦称"不完全性房内干扰"。即出现房内差异性传导的图形。房内差异性传导于1972年由Chung首先报道。根据心电图表现可分为如下两类：

(1) 非时相性房内差异性传导

是指在窦性心律伴发房性期前收缩或并行心律时，期前收缩后第一个或多个窦性P波的形状发生改变(即窦P畸形)。窦P畸形可表现为P波幅度增高、减小或平坦、或倒置或双相，P波时限可增宽或变窄，但P波出现的时间必须是窦性P波出现的时间。否则应与窦结内或心房内游走心律、房性融合波、多源性房性期前收缩、交界性逸搏、房性逸搏及各种人工伪差相鉴别。非时相性房内差异性传导的发生机制尚不完全明了。Chung于1972年首先提出这一诊断，故又称为"Chung氏现象"。现在认为，心房内传导束不应性的不协同性，以及异位激动在心房内传导束中的隐匿性传导，可能共同构成了非时相性房内差异性传导的基本原理。非时相性房内差异性传导是一种少见的心电图异常，其中最常见于房性期前收缩中。非时相性房内差异性传导绝大多数见于器质性心脏病(图41-3,图41-4)。

(2) 时相性房内差异性传导

房内差异性传导的一种，属房内相对干扰。心房内产生时相性差异传导的条件、原理与时相性室内差异性传导相类似。在临床上较少见。心电图表现为在较短的联律间期(PP'间期)，房性P'波的形态多变，与其他的房性P'不同。其原因可能是由于该房性P'波出现较早(P'波提前出现)，适逢前一房P'后的心房肌的相对不应期，以致形成干扰性房内传导延缓及差异性传导。

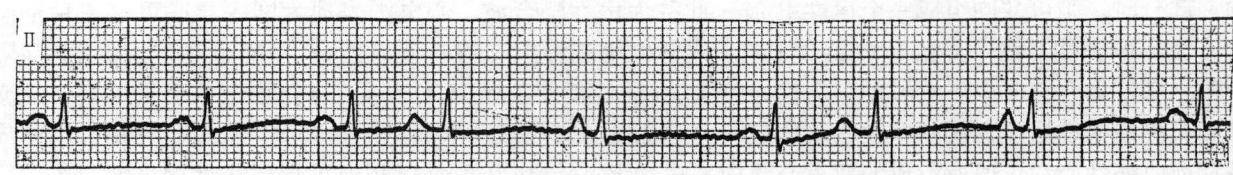

图 41-3 非时相性房内差异性传导

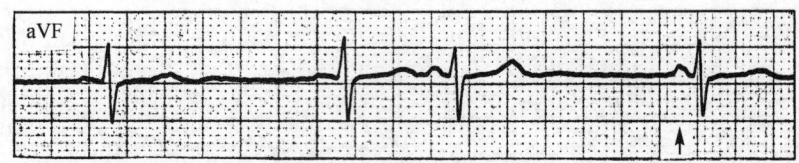

图 41-4 非时相性房内差异性传导

三、房 室 干 扰

房室干扰亦称"交界区干扰"，是指发生于交界区的干扰。交界区是房室传导的通路，室上性激动通过交界区下传，而室性激动与交界性激动亦可通过交界区逆传。当交界区处于前一个激动所造成的不应期时，可对任何方向传来的激动都不发生反应或反应迟缓，这种现象称为房室干扰。因此，房室干扰是各类干扰中最常见的一种类型。房室干扰可分为完全性房室干扰和不完全性房室干扰两大类。

1. 不完全性房室干扰

亦称"干扰性 PR 间期延长"。是指由于生理的干扰而出现的 PR 间期延长。它与房室传导延迟不同。常见于下列两种情况：

（1）房性期前收缩的 P′R 间期延长

当房性期前收缩到达交界区时，后者正处在前一（窦性）激动后的相对不应期，遭遇到相对干扰而致房室传导时间延缓，表现为有关的 P′R 间期延长，此称为房性期前收缩伴干扰性房室传导延缓。

（2）插入性室性期前收缩后的第一个窦性 PR 间期延长

指提前出现的宽大畸形的 QRST 波群插入一个窦性周期之中，其后无代偿间期，但插入性室性期前收缩之后的 PR 间期延长。心电图表现为插入性室性期前收缩前后的两个窦性 RR 间期比一个基本窦律同期略长，延长部分恰好等于窦性 PR 间期延长了的部分。

2. 完全性房室干扰

亦称"干扰性房室传导中断"。系指交界区的绝对干扰，表现为前一激动（在通过交界区而进行的可见的或隐匿的下行传导或逆行传导过程中）所产生的生理性有效不应期，干扰了后一激动的传导而产生的干扰性房室传导中断。

（1）房性期前收缩伴干扰性房室传导中断

房性期前收缩发生过早（落入前一个窦性激动 T 波顶峰之前），当其抵达交界区时，适逢后者处于窦性激动的绝对不应期中，因而期前收缩激动不能下传心室，心电图仅出现提早发生的房性 P′波，其后不继以 QRS 波群。

（2）室性及交界性期前收缩的完全性代偿间歇

室性或交界性期前收缩可因逆向阻滞而未侵入窦房结，窦房结仍按固有频率发生激动，通过心房后，在交界区内发生了干扰，即室性期前收缩仅在交界区干扰了窦性 P 波的下传，取代了一次窦性激动，故代偿间歇完全。

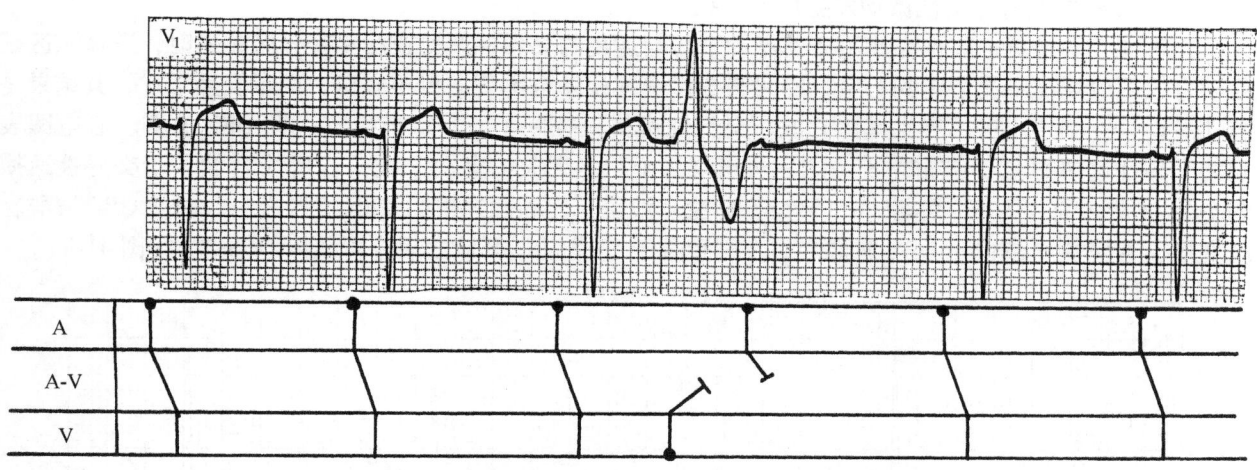

图 41-5 室性早搏伴完全性房室干扰

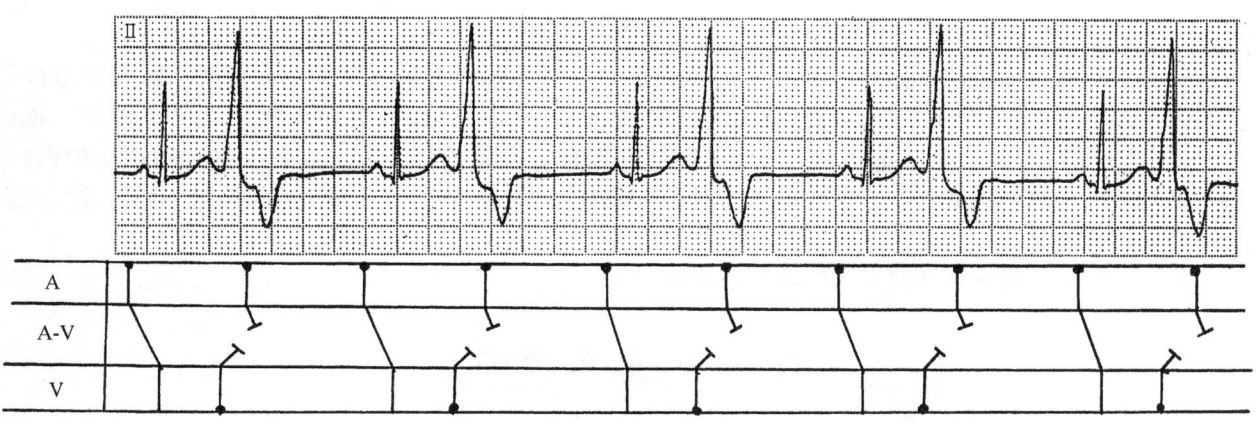

图 41-6 室性早搏二联律伴完全性房室干扰

（3）舒张晚期室性期前收缩伴完全性房室干扰

舒张晚期室性期前收缩的 QRS 波群前可见窦性 P 波，但 PR 间期<0.10s，说明此窦性 P 波与室性期前收缩无关。这是由于窦性激动下传至交界区时，室性期前收缩的激动也逆传至交界区，窦性激动与室性激动在交界区内相互干扰而阻止对方激动继续传导，窦性激动只控制了心房，而室性激动只控制了心室（图 41-7）。

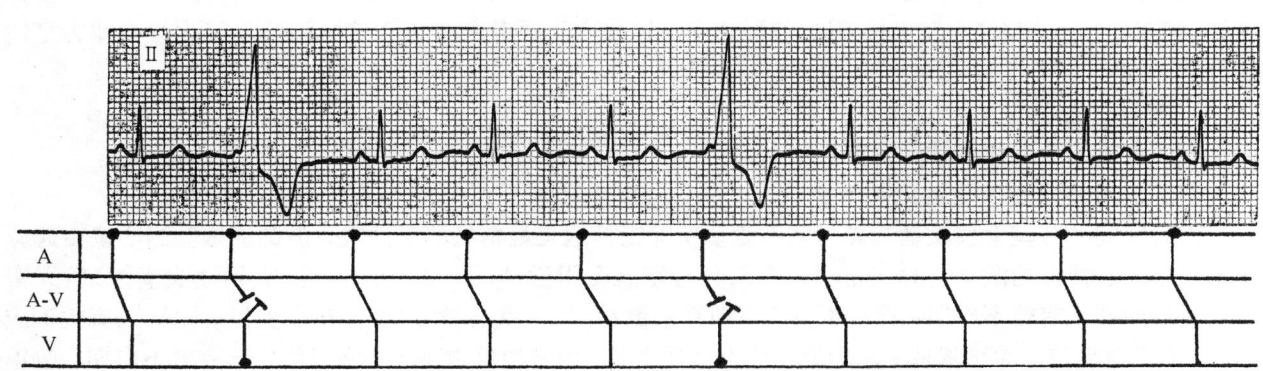

图 41-7 舒张晚期室性早搏伴完全性房室干扰

（4）交界性逸搏与窦性激动发生房室干扰

当窦性心动过缓、窦性心律不齐的激动下传与逆传的交界性逸搏在房室交界区相遇时，适逢该区正处于有效不应期而不能下传到心室，同时交界性逸搏激动也不能逆传至心房，两者发生干扰，其结果是窦性激动只控制了心房，产生窦性 P 波，交界性逸搏只控制了心室，产生室上性 QRS 波群。心电图表现为交界性逸搏的 QRS 波群之前或之后可出现一个与之无关的窦性 P 波，若窦性 P 波位于交界性逸搏的 QRS 波群之前，则 PR 间期 <0.10s；若窦性 P 波位于交界性逸搏的 QRS 波群之中，则使 QRS 波群轻度变形；若窦性 P 波位于 QRS 波群之后，则重叠于 ST 段上，P 波之后未再继以 QRS 波群（图 41-8）。

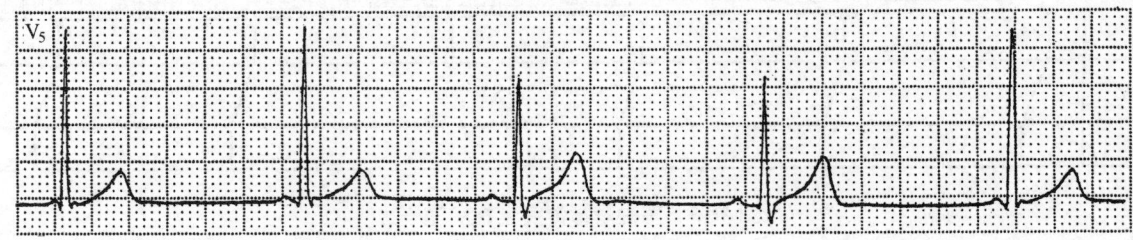

图 41-8　交界性逸搏与窦性心动过缓及不齐的激动发生完全性房室干扰

（5）在阵发性房性心动过速、心房扑动等快速的房性心律失常经过交界区下传时，因频率过快及交界区组织生理性不应期的影响，也常发生完全性房室干扰。例如心房扑动的 2:1 房室传导、超过 180bpm 的阵发性房性心动过速出现的二度 Ⅰ 型或 Ⅱ 型房室阻滞等。实际上这是一种生理性保护机制，以保护心脏免于频繁的搏动。上述心电图表现易与病理性阻滞相混淆，且其预后及治疗不同，故应注意鉴别。

此外，房室干扰常合并交界区的隐匿性传导。

四、室 内 干 扰

当心室正处于前一激动所致的不应期时，若第二个激动接踵而来，可在心室内发生干扰，此即为室内干扰。室内干扰有两种，一种是不完全性室内干扰，即室内差异性传导，将在第 45 章介绍。本节着重描述室内干扰的另一种类型——完全性室内干扰，即室性融合波。

1. 室性融合波的基本概念

室性融合波亦称"完全性室内干扰"或"室内绝对干扰"。

室性融合波是一种 QRS 波群的复合波，系由来自两个不同部位的激动同时各自激动心室的一部分所形成。在这两个激动中，每一个激动都同时激发心室的一部分，因而所形成的 QRS 波群形态，恰介于异位搏动的 QRS 波群和室上性 QRS 波群之间。这种介于两者之间的第三种形态的 QRS 波群即为室性融合波。

2. 室性融合波的发生机制

有两种机制会形成室性融合波：

（1）在心室水平发生的绝对干扰

即心室同时被室上性激动和异位室性激动所除极，这是最常见的室性融合波的成因。当心室由起源于两个不同起搏点的激动同时兴奋时，一部分心室肌受甲激动（可为窦性、房性、交界性或室性）所兴奋而除极后即转入有效不应期；另一部分心室肌受乙激动（另一室性激动）所兴奋而除极后也转入有效不应期。这两个激动在心室内形成一条边界，称为融合边界。由于边界两侧的心室肌均处于有效不应期，故甲激动因受绝对干扰而不能越过融合边界传入乙激动所兴奋的心室肌；同样，乙激动在融合边界因受绝对干扰也不能传入受甲激动所兴奋的心室肌，整个心室的除极波即由甲、乙两部融合而成，此称为室性融合波。

（2）不完全性预激综合征

经正常的房室传导系统和旁路同时下传的不完全性预激综合征的 QRS 波群实际上是一种单源性室性融合波。所谓"单源性"系指引起室性融合波的激动，是由发源于同一起搏点的一个激动的两个部分；而"室性融合波"是指同一激动因分路传导（旁路与正常交界区的正道并存，即双重房室传导）而在室内发生干扰，即 QRS 波群的前段由预激波构成，其中段与后段由正常室内传导所形成，这种室上性激动同时沿旁路与正道向心室传导的结果便产生了单源性室性融合波。不完全性预激综合征产生的单源性室性融合波与一般室性融合波不同，后者是由两个来源不同的激动（一个来自窦房结，另一个来自心室）在心室内发生干扰所致。

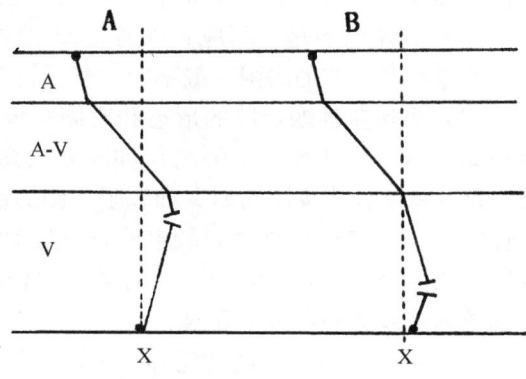

图 41-9　室性融合波对 QRS 波的初始向量和终末向量的影响（梯形示意图）

3. 室性融合波的心电图表现（图 41-9）

（1）同一导联中必须出现三种形态的 QRS 波群，诊断室性融合波才有可能，即纯的异位性 QRS 波群，纯的窦性 QRS 波群及介于两者之间的中间型 QRS 波群，此中间型的 QRS 波群即为室性融合波。

（2）在同一份心电图中，每个室性融合波的形态也不一致，这是因为室性融合波所形成的 QRS 波群形态是依据室上性激动和室性异位激动各自控制心室范围的不同而定，因此融合波的形态可能偏向室上性 QRS 波群，也可能偏向室性异位性 QRS 波群，假如窦性搏动控制心室的范围较大，则融合波的形态越接近正常，反之则越像室性异位搏动（图 41-9）。同时，往往伴有 PR 间期的改变，呈现 PR 间期越短则 QRS 波群越宽的图形，如为连续的室性融合波，即呈典型的"手风琴样效应"。

（3）室性融合波 QRS 波群的初始向量可能与窦性心搏一致，也可能与异位心搏一致，这主要取决于窦性激动谁先能激发心室除极，假如室性异位激动在窦性激动还没有到达心室之前就已经出现，则心室将由室性激动首先除极而融合波初始 QRS 向量与异位室性心搏一致，反之，室性异位起搏点尚未发出激动之前，窦性激动已先抵达心室，则室性融合波的初始向量与窦性者一致。

（4）室性融合波的终末向量不会与窦性心搏一致，存在着某种差异，这是因为室性异位起搏点的激动必须在窦性激动使整个心室完全除极之前发出，否则室性融合波也就无从产生，有时这种差异很小，以致在某些导联无法识别。

（5）融合波的 PR 间期与正常下传的窦性心搏的 PR 间期相等或缩短，但缩短的时间不应超过 0.06s，因为任何一种室性异位激动在 0.06s 之内，均可逆传到房室交界区，这样房室结通路就不能再被室上性激动通过，亦就不可能产生室性融合波。

（6）融合波的宽度大于窦性心搏的 QRS 波群宽度的差距不会超过 0.06s，因为理论上由最周边的异位心室起搏点的激动传到房室交界区需要 0.06s，一般窦性心搏的 QRS 时间不超过 0.10s，故室性融合波的时间一般不会超过 0.16s，但由于窦性与室性激动各自发出的时间不同，故每个融合波的 QRS 时间也不一致，室性激动发出越早，控制心室的范围越大，则融合波的 QRS 时间越延长，反之则延长不明显。

（7）室性融合波发生束支阻滞时可有两种情况：一是室性异位激动发源于束支阻滞的同侧，如左束支阻滞伴有发源于左室的异位激动时，则此异位激动将会激动束支阻滞部位的心室肌，而综合了束支阻滞的缺失，窦性激动和室性异位激动可使心室两侧同时除极，故融合波的 QRS 波群形态反而正常化（图 41-10）；二是室性异位激动起源于右心室时，可使室性融合波的形态仍呈畸形，其 QRS 波群的形态介于束支阻滞和异位室性波形之间。

4. 室性融合波的诊断

诊断室性融合波时应注意下列问题：

（1）必需有足够的理由能证明在某一瞬间同时存在有两个传播的激动时，才能作出诊断。亦即必需存在融合的条件，这是诊断融合波的最基本原则。

（2）应强调的是，不应只注意 QRS 波群的形态，还应注意其 QRS 波群的时限，即室性融合波的时限一般不应宽于异位心室激动的室性波群的时限。

（3）虽然室性融合波的形态和时限一般介于形成融合波的窦性激动和异位室性激动之间，即具有一定的畸形和时限较窦性激动增宽的特点，但有两点例外：①当窦性激动伴束支阻滞时，如和阻滞侧的室性异位激动发生融合，则由此产生的室性融合波，其 QRS 波群可较室性异位激动和窦性激动伴束支阻滞时的 QRS 波群都窄。②两个室性异位激动产生的室性融合波的 QRS 波群，亦较这两个室性异位搏动单独引起的心室波群要窄。

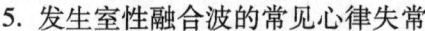

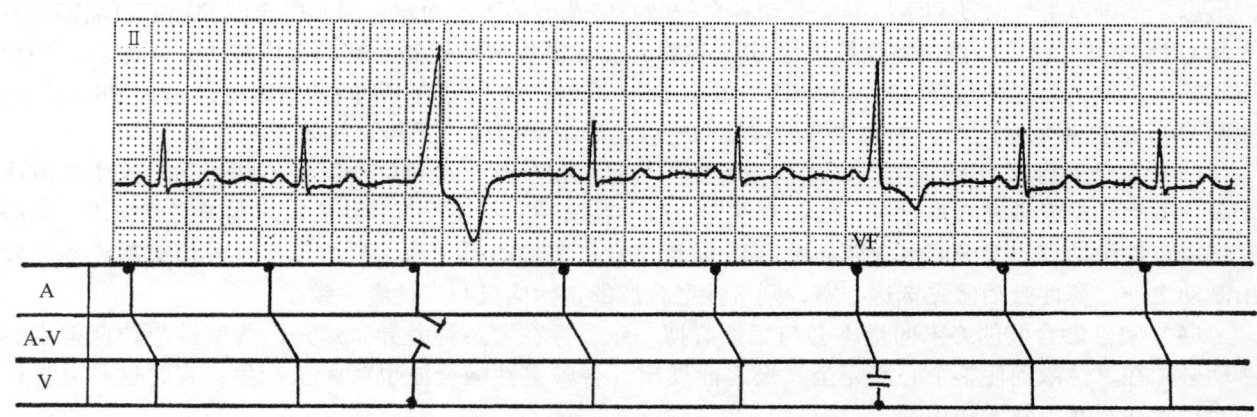

图 41-10　图示起源于束支阻滞同侧心室的室性异位激动使束支阻滞正常化的情形

5. 发生室性融合波的常见心律失常

（1）舒张晚期室性期前收缩与窦性心律形成的室性融合波

这是最常见的一种室性融合波。这种窦性周期末期的室性期前收缩与窦性心律同时激动心室肌而产生的室性融合波，可因窦性心律不齐而使窦性心律对心室激动的程度发生变化，从而产生不同程度的室性融合波，如不注意，可误诊为多源性室性期前收缩（图 41-11）。

图 41-11　舒张晚期室性早搏与窦性心律形成室性融合波（VF）

（2）窦性心律合并加速的室性逸搏心律时的室性融合波

窦性心律与加速的室性逸搏形成室性融合波的机会较多，因两者的心室率较为接近，因此这种介于窦性心律和加速的室性逸搏心律形态之间的室性融合波，实际上是一种不完全的窦室夺获。此时室性融合波的出现标志着双重心律的并存，在大多数情况下可以间接判断同导联出现的宽大畸形的 QRS 波群为室性心搏。由于窦性激动与室性异位激动各自激发心室的程度不同，因此室性融合波的波形也不一致（图 41-12）。

（3）窦性心律合并室性心动过速时的融合波（图 41-13）

Dressler 首先提出室性融合波对室性心动过速的诊断意义，故室性心动过速出现的室性融合波又称为 Dressler 心动过速。室性心动过速时可有不完全性干扰性房室脱节，当窦性激动与室性激动几乎同时出现而发生干扰时，便可形成室性融合波（不完全性心室夺获）。心电图表现为一系列宽大 QRS 波群中出现一个正常的或较窄的 QRS 波群，此即室性融合波。此时和窦性夺获（完全性心室夺获）的区别在于，窦性夺获是窦性激动完全夺获心室，QRS 波群形态和窦性心搏完全相同，而室性融合波则必须具备产生

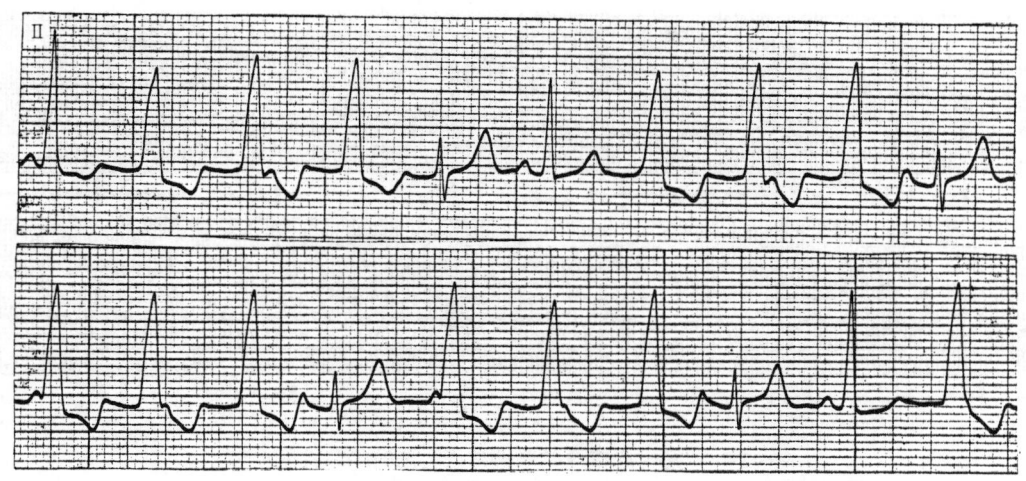

图 41-12 窦性心律合并加速的室性逸搏心律时的室性融合波

融合波的条件，其 QRS 波群与窦性心搏略有不同。当室性心动过速的频率超过 150bpm 时，一般不易形成融合波。因而发生室性融合波的机会较少，但其出现对室性心动过速的诊断常常是一个有力的佐证。为了创造融合的条件，常可采用改变室率或窦率的方法，以利于室性融合波的出现而有助于诊断。

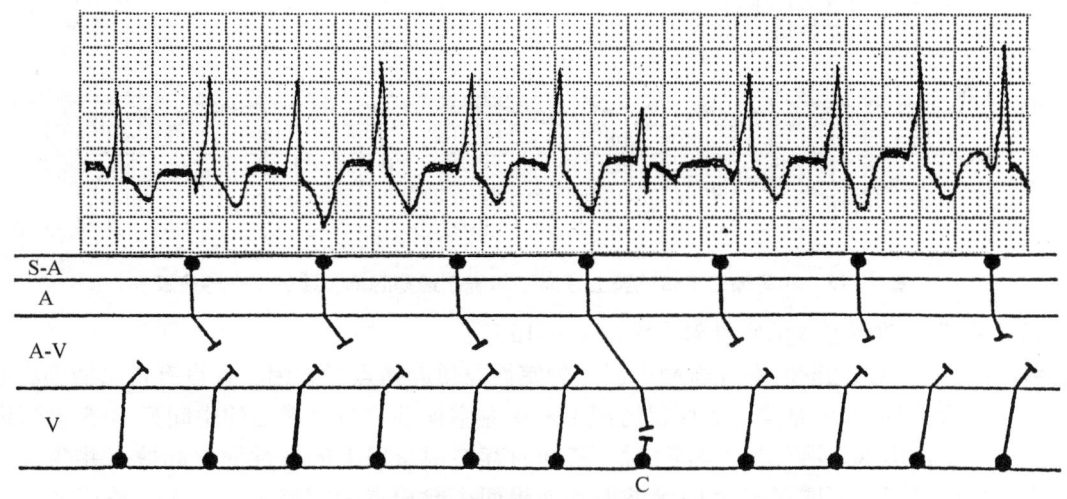

图 41-13 窦性心律合并室性心动过速时的融合波

（4）窦性心律合并室性并行心律时的室性融合波（图 41-14）

室性并行心律的频率与窦性心律的频率相近，因此频率较慢且又受到保护的异位心室起搏点的激动可以在窦性周期的任何时相，与窦性起搏点的激动同时到达心室而发生干扰，故形成室性融合波的机会较多。应当指出的是，室性融合波只是并行心律的伴发现象，其本身并不能对是否系室性并行心律作出肯定的诊断

（5）心房颤动下传的室上性激动与室性逸搏心律引起的室性融合波

如心房颤动伴高度房室阻滞时，其下传的激动常与室性逸搏心律的激动在心室内发生干扰而产生室性融合波（图 41-15）。但是这种室性融合波之前因无窦性 P 波或房性 P′波，无法根据 PR 间期的长短以辅助诊断。诊断该型室性融合波必须注意两点：一是须仔细分析 QRS 波群的形态，除必须在同一导联有三种形态的 QRS，即纯室上性 QRS 波群，纯室性 QRS 波群及介于两者之间的中间型（室性融合波）QRS 波群外，其融合波的 QRS 波群具有易变性较大的特点；二是要准确测量两种心律的室性频率，即必须

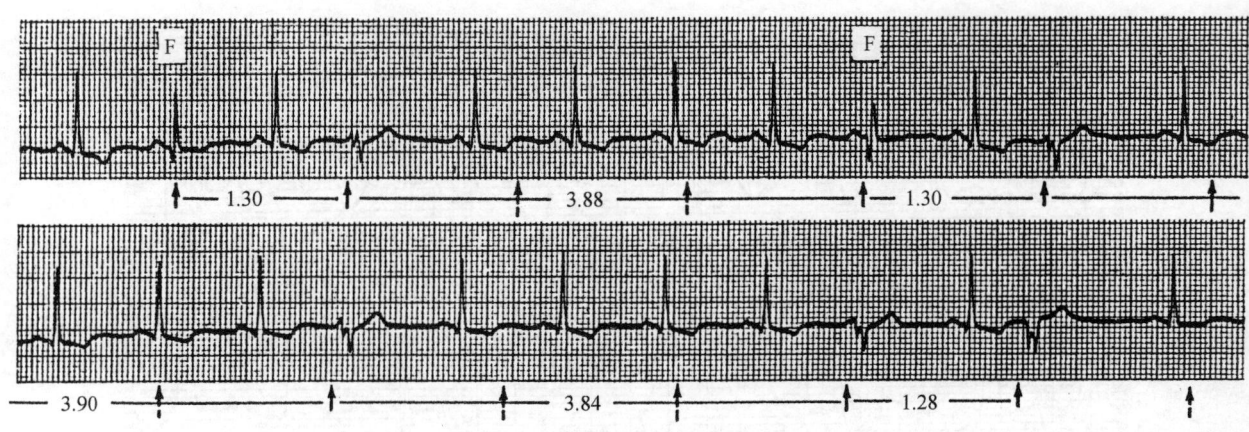

图 41-14 窦性心律合并室性并行心律时的室性融合波

证实二个激动出现的时间，恰巧均在产生融合波的时限之内。

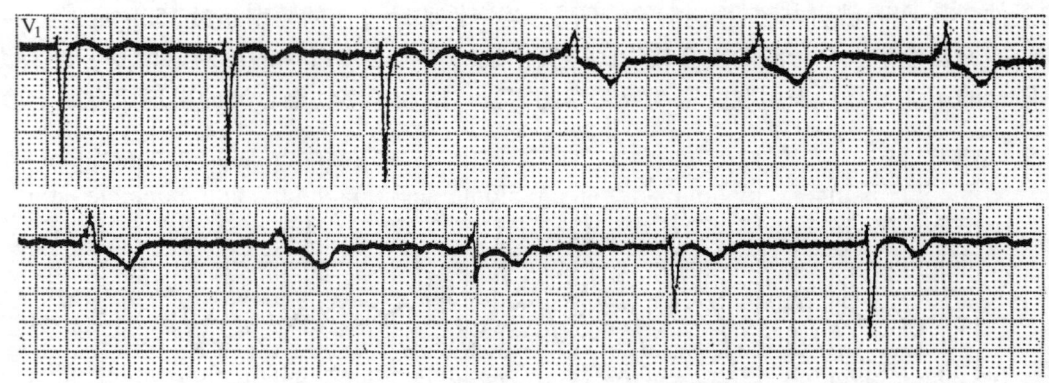

图 41-15 心房颤动下传的室上性激动与室性逸搏心律引起的室性融合波

（6）两个室性激动所形成的室性融合波（图 41-16）

当心室内由于某些原因同时存在着两个以上的室性异位起搏点时，因其各自有自己的固有频率，因而可表现为不同形态的 QRS 波群。例如扭转型室速中左室搏动与右室搏动的中间型 QRS 波群即为室性融合波。又如完全性房室阻滞（低位阻滞）时，若同时存在两个以上的室性异位起搏点并各自有其自己的固有频率，也可表现为不同形态的 QRS 波群，如果两个起搏点的频率相近，QRS 波群形态可从一种形态转变为另一种形态，并可出现中间波型的室性融合波。

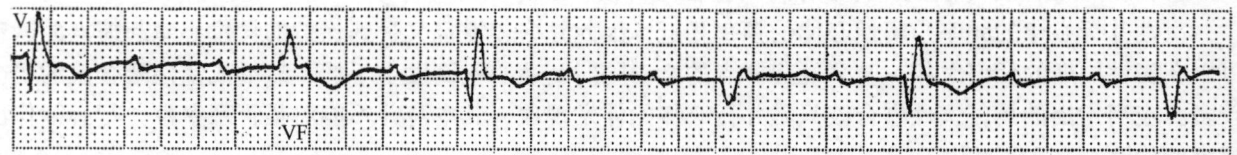

图 41-16 窦性心动过速，完全性房室传导阻滞，交替性双源性室性逸搏心律
及室性融合波（VF）

6. 室性融合波的临床意义

室性融合波的出现标志着双重心律并存，在大多数情况下可间接判断同导联宽大畸形的 QRS 波群为室性搏动。另有资料表明，当心室内传导组织过度牵拉伸展时，常引发舒张晚期的室性异位激动，故在器质性病变时，若出现室性融合波，常提示左心室舒张末压增高，很可能存在潜在的左心室功能不全。

干 扰 性 脱 节

亦称"干扰性分离"。当心脏两个独立的起搏点并行地产生激动时，若两个起搏点的频率较接近，可在双重心律间的一系列连续(3次以上)的搏动上都产生绝对干扰性传导中断，此称为干扰性脱节，简称脱节。若每次激动均发生干扰性传导中断，也即双重心律之间完全脱离关系者，称为完全性干扰脱节。若双重心律中有一次或一次以上的激动并不发生干扰性传导中断，即有一次或一次以上的夺获发生时，称为不完全性干扰性脱节。根据干扰的部位，可将干扰性脱节分为干扰性房内脱节、干扰性房室脱节、干扰性交界区内脱节和干扰性室内脱节四类。

一、干扰性房内脱节

亦称"干扰性房性脱节"。指双房单腔的两个不同部分分别由双重心律同时激动，是一种很少见的干扰性脱节。心电图表现：

1. 可见一系列(3次以上)的房性融合波，大多由窦性 P 波与逆行 P′波或房性 P′波融合，后者称为窦-房脱节。偶尔为一种房性 P′波与另一种房性 P′波融合，称为房-房脱节。由于融合程度不同而 PR 间期和 P 波形状互有差异。房性融合波较多由交界性或心房下部的逆行 P′波与窦性 P 波所构成，室性逆行 P′波很少参与。有时在一系列房性融合波的首尾可见到双重心律原有 P 波的真貌，而房性融合波的特征恰好介于这两种 P 波之间。房性融合波的存在，反映了双重心律的等频和钩拢现象，其频率范围不定，多在正常窦性心律及加速的逸搏心律的范围内。

2. QRS 波群多为室上性

3. 常伴有窦律竞争现象。干扰性房内脱节实质上是一种不完全性干扰性脱节，因为不同程度的房性融合波反映了双重心律互相夺获对方程度的不同。干扰性房内脱节的发生原理与房性融合波相似。诊断时须与心房脱节和房性并行心律(窦-房并行心律)相鉴别。

二、干扰性房室脱节

在讨论干扰性房室脱节之前必须首先明了房室脱节这样一个概念。

(一) 房室脱节的基本概念

房室脱节是指心房和心室同时分别为两个起搏点控制，即窦房结或房性异位起搏点控制心房，交界性或室性异位起搏点控制心室，致使心房和心室独立激动，但所产生的激动互不侵入对方，因而形成双节律。此时心电图表现为 P、f、F 波与 QRS 波群两者无关，出现房性节律和室性节律之间在交界区呈现脱节的状态。房室脱节不是一个原发性心律失常，而是继发于其他心律失常之后的一种现象，它仅仅表示有两个起搏点同时激发心脏而已。因而不能用来作为诊断。房室脱节的真正意义就在于是什么机制造成的房室脱节。

虽然广义上房室脱节可分为干扰性房室脱节和阻滞性房室脱节两种，但通常所谓的房室脱节是指干扰性房室脱节而言，即房室脱节必须与心房激动因完全性或高度房室阻滞不能下传所造成的房室独立激动相区别，因为此时心房和心室独立激动的原因不是由于生理性干扰，而是房室交界区不应期异常延长所造成的阻滞现象，属病理性阻滞的范畴。

（二）干扰性房室脱节的发生机制

1. 激动的形成障碍导致的干扰性房室脱节

有两种基本心律的变化可导致干扰性房室脱节，即激动延迟所致的干扰性房室脱节和激动提前或速度加快所致的干扰性房室脱节。

（1）激动延迟所致的干扰性房室脱节（图 41-17）

正常情况下，窦房结的频率较低位起搏点者为快，故能抑制低位起搏点，使其不能发出激动。但当窦房结的频率由于某些原因慢于低位起搏点的频率，例如在窦性心动过缓中，窦性周期变长，而接近低位起搏点的交界性或室性逸搏心律时，低位起搏点便有机会发出逸搏心律控制心室，并抢先使交界区处于生理性不应期中，此时窦房结的激动经心房下传至交界区时，正值该区处于有效不应期之际，因而发生干扰性房室传导中断。这种干扰性房室脱节很少会维持一段较长的时间，因为窦性心动过缓通常会合并窦性心律不齐，当窦性心律的频率超过次级起搏点的心率时，窦性心律将会重新控制心脏的活动。应当指出的是，先有窦性心动过缓才会导致干扰，然后再出现脱节，而不是先有干扰性脱节后再出现窦性心动过缓，所以干扰性房室脱节永远不是原发性障碍。这种机制的干扰性房室脱节也称为延迟引起的脱节。

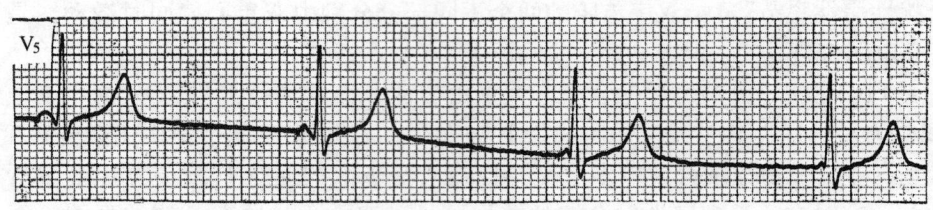

图 41-17 因窦性心动过缓而导致的干扰性房室脱节

（2）激动提前或速度加快所致的干扰性房室脱节

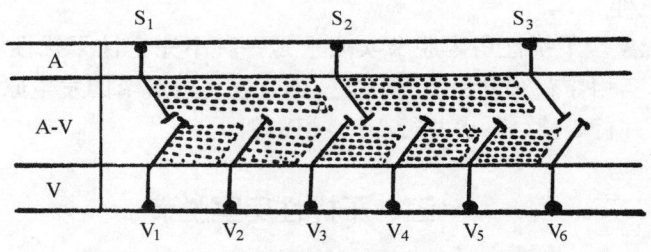

图 41-18 干扰性房室脱节的发生机制示意图

干扰性房室脱节可能是因为低位的交界性或室性异位起搏点提前或速度加快而形成的。在这种情况下，低位的交界性或室性周期缩短，以致于和窦性周期接近，因此窦性起搏点和低位起搏点同时或几乎同时发出激动，它们的激动在房室交界区相遇而彼此发生干扰，从而导致干扰性房室分离。应当指出的是，导致该种形态的干扰性房室脱节的原发障碍是低位起搏点的激动形成加速，这和前面提到的原发性障碍是窦性起搏点的激动形成变慢的情况不同。这种干扰性房室脱节又称为加速性的房室脱节，因为这种加速的心律剥夺了正常窦性心律控制心室搏动的权利。低位起搏点（交界性或室性）发出激动的频率虽超过窦房结的频率，亦常不能逆传入心房的原因有二：一是存在着逆行性的室房阻滞，低位起搏点的频率虽快，亦无法逆传到心房及窦房结，而窦房结则仍可按时发出激动控制心房；二是交界区上部的不应期比其下部的不应期为长，当窦房结的激动通过交界区的上部后使其处于不应期，而低位起搏点的激动逆传通过交界区下部而至交界区上部时，由于该部处于不应期，因而不能继续逆传到心房，故心房仍受窦房结控制（图 41-18）。

能够导致干扰性房室脱节的激动提前或速度加快的常见心律失常有：

① 阵发性室性心动过速：干扰性房室脱节也可以发生在阵发性室性心动过速中（图41-19）。

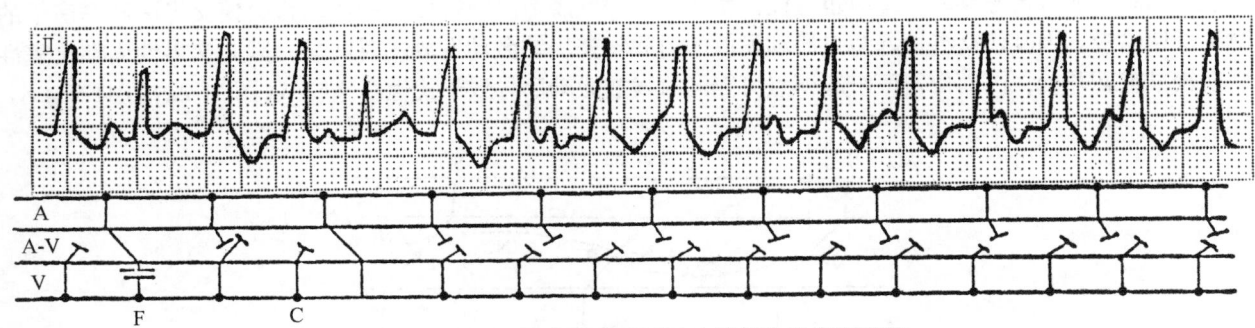

图41-19　阵发性室性心动过速中的干扰性房室脱节

② 加速的室性逸搏心律（非阵发性室性心动过速）：加速的室性逸搏心律的速率范围和一般的窦性心律相近，因此两种心律可能同时激动，很容易发生干扰性房室脱节。尤其是在加速的室性逸搏心律中常出现心室夺获或室性融合波，这是因为加速的室性逸搏心律的速率相当慢，它有相当长的周期，因而发生夺获性搏动的机会较多，不像在阵发性心动过速那样快的速率，整个周期都被不应期所占据，致使夺获性搏动没有机会出现（图41-20）。

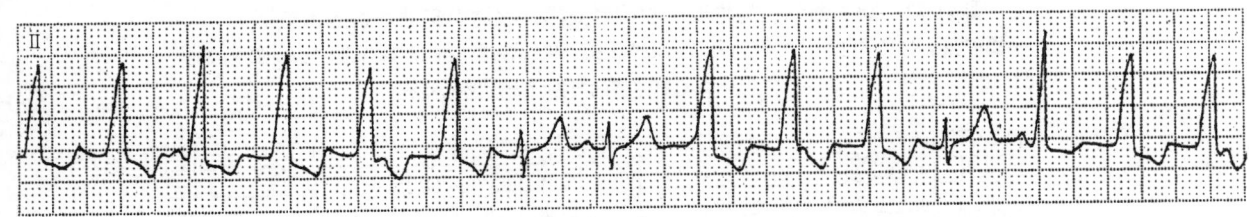

图41-20　加速的室性逸搏心律中的干扰性房室脱节

③ 加速的交界性逸搏心律（非阵发性交界性心动过速）：这种加速的交界性逸搏心律的速率范围和窦性心律接近，因此两者同时发出激动的情况时常发生，易在交界区导致干扰性房室脱节（图41-21）。

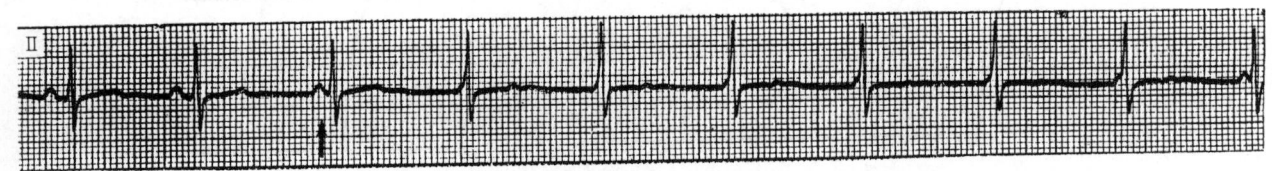

图41-21　加速的交界性逸搏心律中的干扰性房室脱节

2. 激动传导障碍导致的干扰性房室脱节

（1）二度房室阻滞导致的干扰性房室脱节

二度房室阻滞也可能导致干扰性房室脱节。这是因为二度房室阻滞可使部分室上性激动发生阻滞性房室传导中断，心电图表现为心室漏搏（即本应继以下传 QRST 波群的 P 波之后未能继以 QRST 波群），其造成的长 RR 间期可使窦房结对低位起搏点的频率抑制作用得以解除，因而逸搏心律有机会出现。若逸搏性心搏和下一个可传导过来的心搏同时出现时，这两个激动将会同时在交界区发生干扰而导致干扰性房室脱节。例如窦房阻滞或房室阻滞中发生的干扰性房室脱节就是如此。这是另一种因激动延迟出现而引起的干扰性房室脱节。这种脱节可能只发生在一个或二个心搏内，如果阻滞的程度较高，则脱节可能会持续一段时间。

（2）期前收缩重组交界性周期所致的干扰性房室脱节

正常时窦房结的固有心律最快，即窦性周期比其他低位起搏点周期要短，因此窦房结在正常情况下控制着心脏的活动。窦房结将在其他低位起搏点尚未成熟之际即被早期除极而发生节律重整。当一个室性期前收缩的激动逆行传导到窦房结时也可能产生干扰性房室脱节。逆行传导的激动将会使交界区和窦房结的激动早期除极。因其使交界性起搏点激动发放的时间比窦房结激动发放的时间早，因此交界性周期比窦性周期较早重新开始，因而使得两个起搏点可能同时发放激动而导致干扰性房室脱节（图 41-22，图 41-23）。

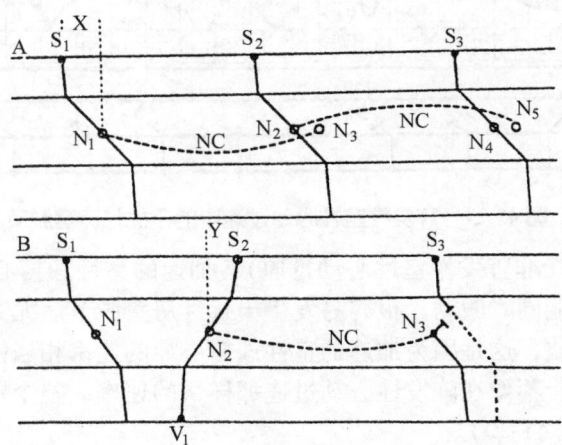

图 41-22　窦性激动和室性期前收缩对交界性起搏点激动影响的示意图

A. 示窦性激动对交界性起搏点实施一系列节律重整；B. 示当窦性心律中出现室性早搏（V₁）时
对交界性起搏点和窦性激动发生节律重整的情况

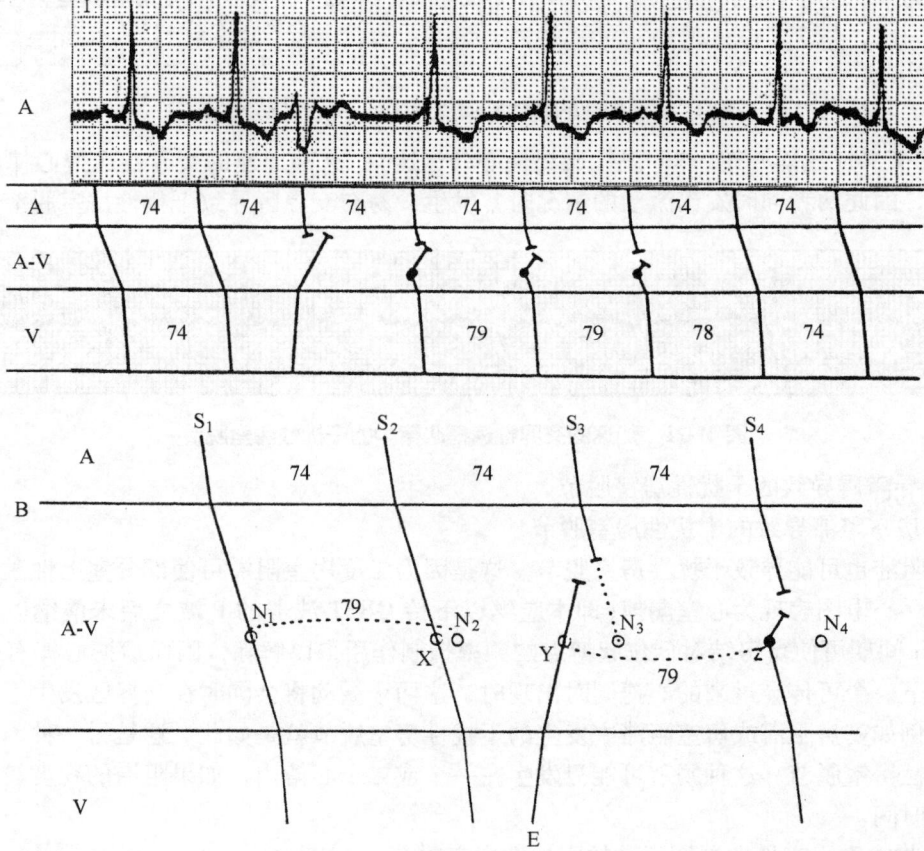

图 41-23　室性期前收缩的隐匿性逆行房室传导造成交界性逸搏心律合并干扰性房室脱节

（三）干扰性房室脱节的分类

干扰性房室脱节的分类有两种：一是根据脱节的程度分为不完全性干扰性房室脱节和完全性干扰性房室脱节两类；二是根据发生脱节的两种心律起搏点的不同，又将其分为干扰性窦-交界脱节、干扰性窦-室脱节和干扰性房-交界性脱节。

1. 完全性干扰性房室脱节

不伴有心室夺获或心房夺获的干扰性房室脱节称为完全性干扰性房室脱节。此时心房和心室一直分别由各自的起搏点控制，未发生脱节中断现象。

频率完全相等或几乎相等的双重心律并互相竞争形成的干扰性房室脱节称为等频性房室脱节（isorhythmic atrioventricular dissociation）。等频性房室脱节是两个起搏点恰巧以相同的频率激动，而产生的一种脱节性心律。这种相互关系并非是一种巧合，而是两个起搏点之间有着某种非电兴奋样的联系，使这两个起搏点彼此同相而维持着同步关系。在等频性房室脱节中，当两个起搏点的频率在短时间内偶然相等所致的同相（inphase）状态维持时间较长时，称为同步（synchronization）。同步与趋同（acchrochage）系同一概念，但两者又有区别，前者是指两个起搏点同相状态维持时间较长，而后者则同相状态时间短，可能仅为数个心搏。同步这一概念首先由 Segers 于 1946 年报道。他将两片青蛙心肌通过电解质溶液（Ringer 液）相联系，当两片心肌的频率趋向一致时，即可引起同相运动。两片心肌的频率相差愈小，愈容易发生同步现象（慢的频率逐渐增速而接近快的频率）。当两片心肌的频率相差超过 25% 时，则不可能出现同步现象。

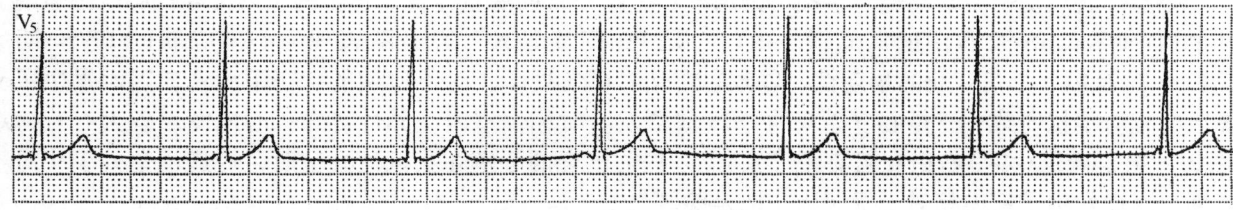

图 41-24　等频性房室脱节

引起干扰性等频性房室脱节的双重心律可见于窦性心动过速与阵发性交界性心动过速并存；窦性心律与加速的交界性逸搏心律并存；及窦性心动过缓与交界性逸搏心律或室性逸搏心律并存。等频性房室脱节的心电图表现为窦性 P 波在 QRS 波群前后周游，但始终不能控制心室，QRS 波群也始终不能逆传至心房（图 41-24）。其发生机制为：当窦性心率减慢时，P 波向 QRS 波群内移动，使心房收缩协调心室充盈的作用减小，心室搏出量或血压的影响使窦性心率加快，又使 P 波向 QRS 波群前移动，因而使心房辅助心室充盈的作用加强，再通过同样的机制的负反馈使窦性心率减慢，如此循环，可较长时间维持两者相同的频率和脱节。

2. 不完全性干扰性房室脱节

伴有心室夺获或心房夺获的干扰性房室脱节称为不完全性干扰性房室脱节。此时双重心律构成的房室脱节不时或偶尔被心室夺获或心房夺获所中断。

（1）心室夺获

指在干扰性房室脱节时，若窦性激动通过心房到达交界区时，适逢该区已脱离了不应期，因而窦性激动能下传心室，使心室获得了窦性激动而发生除极，称为心室夺获。心电图特征：①夺获的 QRS 波群提前出现，其前有相关的 P 波；②PR 间期应大于 0.12s；③夺获的 QRS 波群为室上性。

心室夺获本身也分为完全性心室夺获与不完全性心室夺获两种。完全性心室夺获即指通常所称的心室夺获。是指窦性激动激发了整个双心室腔的一种心室夺获。窦性激动早期侵入心室起搏点使其提前除极并重整了心室周期。心室周期将由窦性激动到达心室起搏点的那一刻重新开始，这种影响将会导致心室周期缩小，即心室夺获前的周期变短，而心室夺获后的周期长度恰等于基本的异位性心室周期，故心室夺获前后的 RR 间期之和小于 2 个连续的异位性心室周期之和。不完全性心室夺获是指窦性激动仅激发部分双心室腔的一种干扰，即房室脱节时，窦性激动同时与异位心室激动各自激动心室的一部分，两者在室内相互干扰而形成室性融合波。由于不完全性心室夺获的窦性激动仅仅激发心室的一部分，它不会侵入室性异位起搏点而使其发生节律重整（图 41-25）。

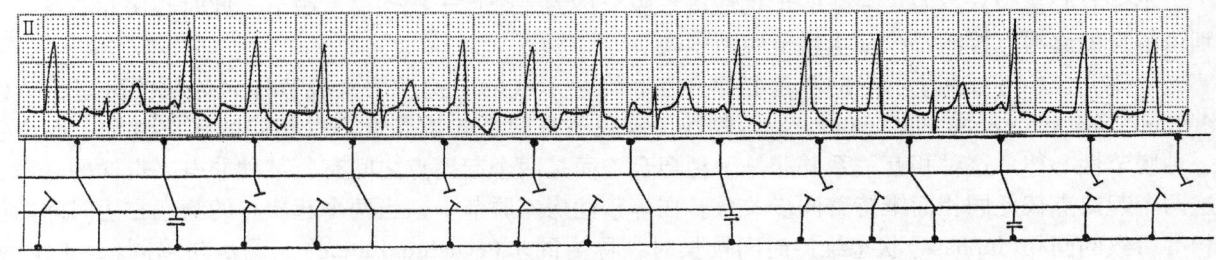

图 41-25　不完全性干扰性房室脱节、心室夺获、室性融合波

　　所有完全性心室夺获的 QRS 波群都是属于早期搏动，因为它必须发生在下一个异位性心室波群出来之前。一般讲，只有 P 波出现在 QRS 波群后面的某一临界时段时，窦性 P 波才能下传至心室。RP 较短的窦性心搏的传导都会被阻断。如果 RP 太长，窦性心搏也没有机会传到心室去，因为交界性心搏将会抢先一步出现。

　　心室夺获时窦性激动的传导包括下列情况：一是正常的房室传导和正常的室内传导：心电图表现为其 PR 间期和 QRS 波群在正常范围之内；二是 PR 间期延长：心电图表现为心室夺获的 PR 间期 > 0.20s，这是由于心室夺获的早期性，以致它在交界区还处于相对不应期的状态下到达，因而发生了交界区的相对干扰所致；三是心室夺获的 QRS 波群发生时相性室内差异性传导：心电图表现为夺获搏动的 QRS 波群畸形（多呈右束支阻滞图形），此系提前出现的心室夺获抵达心室时，恰逢心室处于相对不应期，因而发生了室内相对干扰所致；四是隐匿性交界区传导：在窦性心律与交界性心律形成干扰性房室脱节时，有时窦性激动可在交界区发生隐匿性传导，夺获性窦性心搏仅仅部分地穿透入房室交界区，提前兴奋了交界区起搏点的激动而重组交界性周期，心电图上此时并不出现可见的夺获搏动，而是表现为交界性 RR 间期的突然延长（图 41-26）。

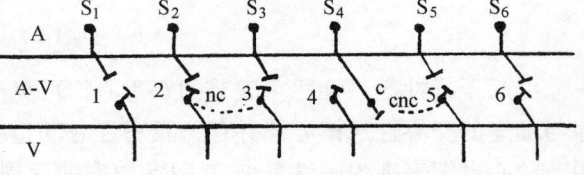

图 41-26　图示隐匿性交界区传导的机制

　　心室夺获可以发生一次或多次，如恢复了窦性节律，一般不称为心室夺获。若逸搏之后连续形成夺获，可形成逸搏-夺获二联律。心电图表现为逸搏与提前出现的夺获交替发生。

　　（2）心房夺获

　　引起房室脱节中断的除有心室夺获外，还可由心房夺获的方式中断。所谓心房夺获是指在干扰性房室脱节中，心房恢复不应期之后，交界性或室性激动逆传入心房而产生的逆行 P′波，前者又称为交界-房（或窦）夺获，表明交界性激动夺获心房起搏点或窦房结，心电图表现为室上性 QRS 波群前后有相关的（或逆传的）逆行 P′波；后者称室-房（或窦）夺获，表明室性激动夺获心房起搏点或窦房结，心电图表现为室性 QRS 波群后继以提前出现的逆行 P′波，且 R-P′间期较固定。这些逆行 P′波若不与其他 P 波融合，便称为"完全性心房夺获"，表示交界性或室性激动完全控制心房的电活动。这些逆行 P′波如与其他 P 波融合形成异腔源性房性融合波，就叫做"不完全性心房夺获"，反映交界性或室性激动不完全地控制心房电活动。心房夺获的逆行 P′波若再返回来激动心室，则形成反复搏动。心房夺获的出现，标志着室房（逆行）传导的畅通，这是形成异腔源性房性融合波的必要条件。此外，心房夺获常引起节律重整，因为交界性或室性激动，只有当伴有逆行传导至心房时，才能引起窦性 P 波或房性 P′波的节律重整，心电图表现为异位 QRS 波群后除有一提前出现的逆行 P′波外，代偿间歇也不完全。心房夺获比心室夺获少见，大部分是由心房起搏点减慢所引起。

3. 干扰性窦-交界脱节

系最常见的一种干扰性房室脱节。是指窦房结和交界区的两个起搏点并行发出激动而形成的一种双重心律，即指在交界区连续发生 3 次或 3 次以上的干扰性脱节而言，本身是一种生理现象。

干扰性窦-交界脱节的发生机制系由下列三个条件综合而成：一是自律性异常，即窦房结的自律性降低，出现明显的窦性心动过缓或窦性心律不齐，使窦房结的自律性稍低于交界区的自律性；而交界区的自律性又稍高于窦房结的自律性，因而能发出相对较快的激动，即形成交界性逸搏心律、过缓的或加速的交界性逸搏心律；二是生理性单向（逆行或室房）阻滞的存在，使频率相对较快的交界性起搏点不能逆传至心房去抑制窦房结的激动，使窦房结和交界区这两个起搏点可并行地发出激动，形成双重心律；三是生理性不应期造成双重心律绝对干扰性脱节（传导中断），使窦房结仅控制心房，交界性激动仅控制心室。

干扰性窦-交界脱节的心电图特征如下：

（1）窦性 P 波

可为正常窦性心律、窦性心动过缓或明显的窦性心律不齐，少数可为窦性心动过速。

（2）QRST 波群

其频率较 P 波稍快，或相对早于 P 波。QRST 波群为室上性，具有交界性逸搏心律、过缓的或加速的交界性逸搏的特点。

（3）窦性 P 波可与交界性 QRS 波群完全脱离关系

即 P 波可在 QRS 波群之前（PR＜0.12s）、之后或埋在 QRS 波群中，心室率缓慢而节律规则，此称为完全性干扰性窦-交界脱节。部分 P 波后面也可跟随有 QRS 波群，PR 间期≥0.12s，QRS 波群提前出现，此 QRS 波群即是心室夺获（窦-交界夺获），又称为不完全性干扰性窦-交界脱节（图41-27）。

一般讲，干扰性窦-交界脱节多是不完全性的，完全性很少见，若作较长时间的心电图连续描记，多能出现心室夺获（窦-室夺获）。

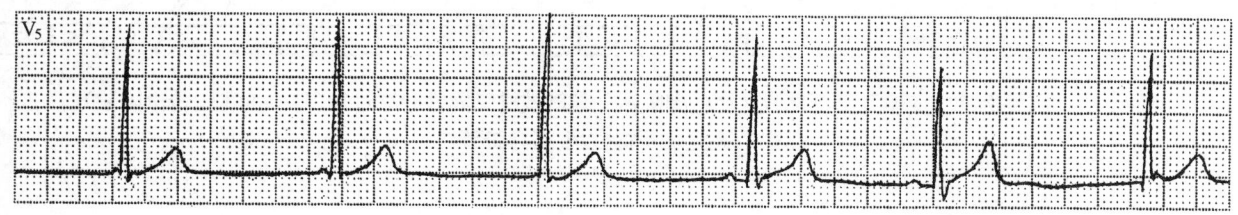

图41-27 干扰性窦-交界脱节

4. 干扰性窦-室脱节

亦称"窦-室脱节"。是发生率仅次于干扰性窦-交界脱节的一种干扰性房室脱节。干扰性窦-室脱节的心电图可有如下两种表现形式：

（1）完全性干扰性窦-室脱节

全部窦性激动均受室性激动的绝对干扰而未下传，常见于阵发性室性心动过速或加速的室性逸搏心律，或心室扑动伴窦性心律并存的情况。

（2）不完全性干扰性窦-室脱节（图41-28）

绝大部分窦性激动受室性激动的绝对干扰而未下传，少数下传形成心室夺获（窦-室夺获），常见于阵发性室性心动过速、加速的室性逸搏心律、室性并行心律性心动过速，其心室夺获（窦-室夺获）可以

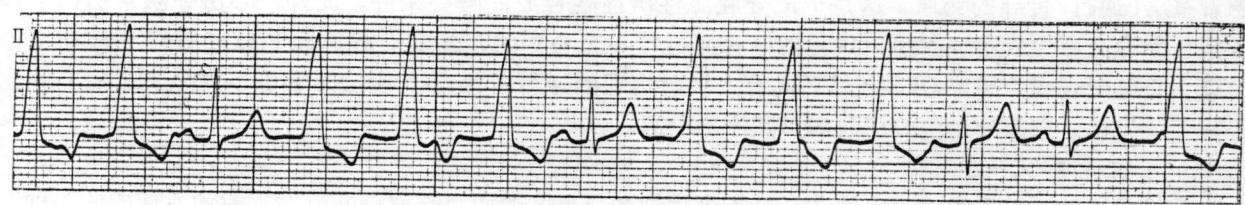

图 41-28 干扰性窦-室脱节

是完全性的，也可以是不完全性的，即室性融合波。

5. 干扰性房-交界脱节

较少见的一种干扰性房室脱节。心电图特征：

（1）完全性干扰性房-交界脱节

全部的房性激动受交界性激动的绝对干扰而未下传，见于：①房性逸搏心律（伴有传出阻滞）与阵发性交界性心动过速的双重心律（图 41-29）。②房性逸搏心律与交界性逸搏心律的双重心律。③阵发性房性心动过速的双重心动过速。④心房颤动伴加速的交界性逸搏心律，并有完全性干扰性房-交界脱节，此时除交界性激动对房颤波的逆行性异源性绝对干扰外，尚有前一房颤波对后一房颤波的同源性下行性绝对干扰并存。⑤心房颤动伴阵发性交界性心动过速。

（2）不完全性干扰性房-交界脱节

绝大部分房性激动受交界性激动的绝对干扰未下传，而少数房性激动能下传。见于阵发性房性心动过速伴阵发性交界性心动过速，以及房颤伴加速的交界性逸搏心律。

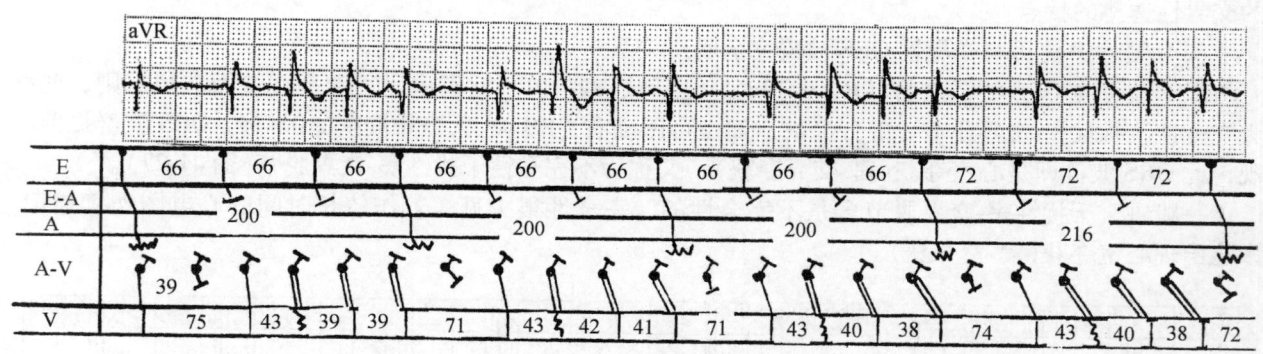

图 41-29 房性逸搏心律伴二度至高度 Ⅱ 型传出阻滞，与阵发性交界性心动过速（伴二度 Ⅰ 型传出阻滞）
形成完全性干扰性房-交界脱节

三、干扰性交界区内脱节

是指交界区内两个交界性起搏点发出的双重交界性心律，在交界区内互相发生的一系列（3 次以上）绝对干扰引起的交界-交界脱节。逆行 P′波由交界区上部起搏点发出的激动逆行传导至心房而产生，但两者由于交界区中部存在着绝对性干扰而使逆行 P′波不能下传至心室，而室上性 QRS 波群也不能逆传至心房。心电图表现为一系列逆行 P′波与一系列室上性 QRS 波群彼此完全脱离关系（图 41-30），或部分脱离关系（完全性或不完全性干扰性交界-交界脱节）。除非伴有文氏型传出阻滞、文氏型房室阻滞或文氏型室房阻滞，P′波和 QRST 波群的节律大多数规则，频率差别一般不悬殊。

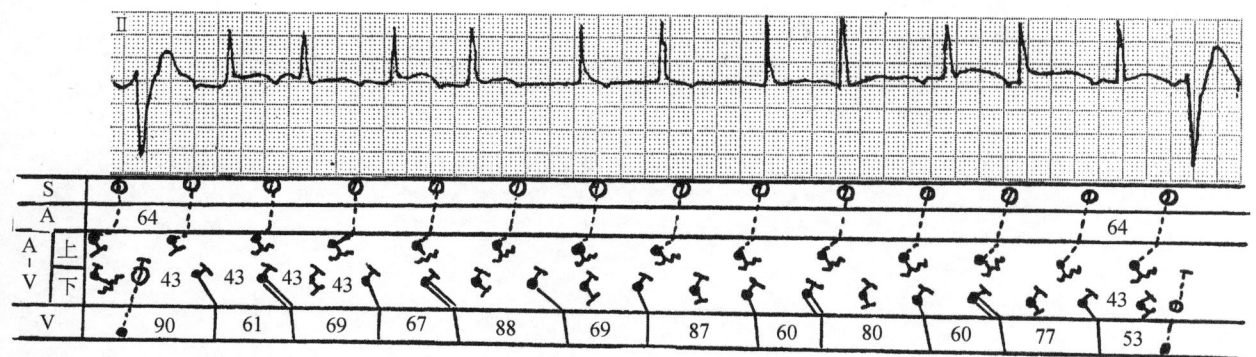

图41-30 双重性阵发性交界性心动过速，伴完全性干扰性交界上-交界下脱节

四、干扰性室内脱节

一系列窦性激动与一系列室性激动在心室内发生绝对干扰引起连续（3次或3次以上）的室性融合波，称为干扰性室内脱节。其发生机制是窦性心律和心室自主心律的频率近乎相等，室上性激动早于室性激动时才能发生，但室上性激动也不能过早或过迟，因为室上性激动过早出现，即明显快于室性异位心律的频率时，后者将被抑制而不能显现。若室上性激动发生过迟，将落于室性 QRS 波群之中或 ST 段或 T 波之中被干扰而不能下传心室。此外房室传导的畅通也是产生室性融合波和干扰性室内脱节的另一重要因素。诊断时需要仔细观察基础心律和心室自主心律时的 QRS 波群形态并加以比较，才能识别出干扰性室内脱节时的室性融合波。

参 考 文 献

1. 黄宛主编. 临床心电图学. 第5版. 北京：人民卫生出版社，1998，173-179

2. 马向荣编著. 临床心电图学词典. 第2版. 北京：军事医学科学出版社，1998，22-28

3. 杨钧国、李治安主编. 现代心电图学. 北京：科学出版社，1997，754-764

4. 黄大显主编. 现代心电图学. 北京：人民军医出版社，1998，308-324

5. 程树檠、林琦等编著. 心律失常的心电图与电生理. 成都：四川科技出版社，1979，778-826

第42章 文氏现象

Wenckebach Phenomenon

马 向 荣

内 容 提 要

　　文氏现象亦称"二度Ⅰ型阻滞"，是二度阻滞的一种特殊形式，可发生于心脏传导系统的任何部位。其特征是传导时间逐渐延长，直至发生一次完全性阻滞，发生阻滞后会有一段休止时间，使传导系统有机会恢复其传导功能，而后面接下来的传导再重新开始另一个周期，如此循环出现，即称为文氏现象。每完成一次循环，心室周期(RR间期)和心房周期(PP间期)可呈现特殊的规律性改变，又称为文氏周期。

溯 源 与 发 展

早在 1898 年，Wenckebach 就创用了以脉搏图进行心律失常的分析的方法。1899 年，在当时尚无心电图的情况下，Wenckebach 首次描述了心房波与心室波之间的一种特殊而有规律的传导异常现象，其特点为心房波与心室波之间的传导时间逐渐延长，而后伴有心室波的脱落，这种现象可以周期出现，他认为是房室间发生了阻滞，这是心电图史上首次提出了阻滞的概念。这一周期出现的房室阻滞现象被称为文氏现象（Wenckebach phenomenon）。随后，Wenckebach 和 Hay 于 1906 年又分别描述了第二种类型的脉搏图，发现心室波脱落前房室传导时间并无进行性延长。心电图技术应用于临床之后，1924 年 Mobitz 根据其心电图表现，分别将第一种类型和第二种类型称为莫氏 I 型和莫氏 II 型，并注意其临床意义。在此之后，很多学者相继发现在窦房阻滞、异位起搏点的传出阻滞等病例中均存在着文氏现象。70年代之后，文献报道文氏现象也可发生于分支阻滞中。

文氏现象的发生机制

文氏现象的发生机制一般认为是由于传导系统相对不应期异常地延长所致，随着每次心搏的发生，传导速度逐渐减慢，激动逐渐落于相对不应期的更早期。最后，激动落于有效不应期而发生阻滞，这样就结束了一个周期。之后，传导系统经过休息而恢复了传导能力，又开始了新的周期。文氏现象的电生理基础很可能是递减性传导。

文氏现象可以是传导系统病理性改变的反映，也可以是生理性干扰的一种表现形式，两者的临床意义不同。一般说来，当激动的频率在 180bpm 以下出现的文氏现象，应考虑是由于传导系统病变所引起的不应期明显延长；而当激动的频率超过 200bpm 以上时，如阵发性房性心动过速频率超过 200bpm 时出现的文氏现象，多应考虑系传导系统生理性不应期逐渐延长所致，这是由于过快频率的激动使传导系统得不到足够的时间恢复所致。

文氏现象的心电图表现

一、房室交界区的文氏现象

指发生在房室交界区的文氏现象。最为常见，约占 82%。可分为下行性房室交界区的文氏现象与逆行性房室交界区的文氏现象两种。

（一）下行性房室交界区的文氏现象

指室上性激动通过房室交界区下行（顺行）传导时所产生的文氏现象。可发生于窦性心律或房性、交界性心律的基础上，亦可发生于心房扑动和颤动时。若文氏现象出现于窦性心律时，常提示房室交界区存在着病理性改变；若出现于快速的室上性心律失常（如房扑、房颤）时，则可能属于生理性传导障碍。

1. 典型房室传导的文氏现象

亦称"PR 递增量递减型文氏现象"，由周而复始的文氏周期所构成。每个文氏周期具备下列 6 个心

电图特征

（1）PR 间期逐次递增后继以一次心室漏搏。

（2）PR 间期递增量逐次递减，这是典型文氏现象的特征性改变。

（3）每个文氏周期中的第二个 PR 间期递增量最大。

（4）RR 时间逐渐缩短后继以突然明显延长，即具有"渐短突长"的特征性表现。

（5）包含漏搏的长间歇（简称漏搏间歇）比两个窦性周期略短。

（6）漏搏间歇后的第一个 RR 时间长于该漏搏间歇的最后一个 RR 时间（图 42-1）

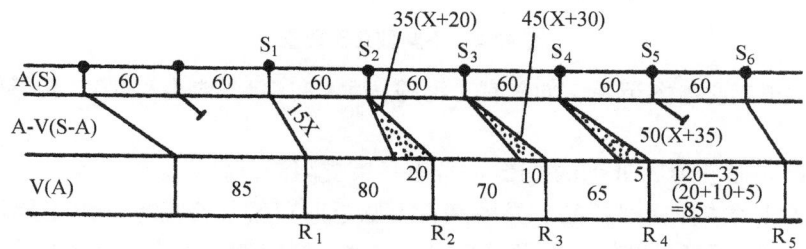

图 42-1 房室（或窦房）传导阻滞呈文氏现象图解

2. 不典型房室传导的文氏现象

亦称"不典型二度 I 型房室阻滞"。不典型文氏现象是指除 PR 间期逐搏延长外，其他的改变与典型的文氏现象差别较大，给该型文氏现象的诊断带来一定困难。

不典型文氏现象于 1927 年由 Wenckebach 等首次报告，1975 年 Rosen 分析 24 例自发性者的 98 个文氏周期中，有 86% 属不典型；128 例调搏引起的文氏周期有 66% 属不典型。在实际工作中亦发现不典型者反较典型者多见，特别是当房室传导比例超过 6:5 时，绝大多数是不典型的。此外，典型和不典型文氏现象并不是绝对的，它们之间是可以互相转化的。现将不典型文氏现象分述如下：

（1）文氏周期中第一个心搏的 PR 间期不缩短，文氏周期以 2 个 P 波连续受阻而结束一个文氏周期。这是由于前一个文氏周期中最后一个 P 波虽未能下传心室，但却进入交界区组织的深层，从而产生隐匿性传导而使交界区产生了新的不应期，致使下一个文氏周期中第一个心房激动在交界区中的传导延迟，因而出现了 PR 间期延长，若前者处于有效不应期，可出现 P 波下传再次受阻，则出现 2 个 P 波连续不能下传心室。

（2）PR 间期递增量不是逐次减少，而是逐次增大，从而打破了 RR 间期也逐搏缩短的规律。在文氏周期中，RR 间期之所以逐渐缩短是由于 PR 间期递增量逐渐减少造成的。如 PR 间期递增量不是逐次减少，则 RR 间期进行性缩短的规律势必被打破，故文氏周期中 RR 间期表现为"渐长突长"。PR 间期不典型改变有以下几种表现：

① 第一次 PR 间期递增量并不是最大的；

② PR 间期至少有一次重复不变；

③ PR 间期至少有一次较前缩短；

④ 最后一次 PR 间期增量加大或最后一次 PR 间期增量最大。

上述 PR 间期无规律的变化，可能与自主神经功能紊乱有关，多见于窦性心律不齐患者，特别是文氏周期过长，房室传导比例超过 6:5 时较易出现。此外，交界性逸搏、室性早搏或逸搏、合并有一度房室阻滞、房室结双径路、隐匿性房室传导、房室结折返及超常期传导等，都可影响到文氏现象的典型性（图 42-2）。

3. 持续性 2:1 房室阻滞

通常将 2:1 房室阻滞归入二度房室阻滞，但要确定为二度 I 型或二度 II 型有时并不容易。心电图上区别 2:1 房室阻滞是 I 型还是 II 型，可依据下列标准：

（1）记录一条长心电图，搜录从 2:1 向 3:2 或 4:3 的转变，此时脱落后第 2 个心搏的 PR 间期延长的为 I 型，固定者为 II 型。

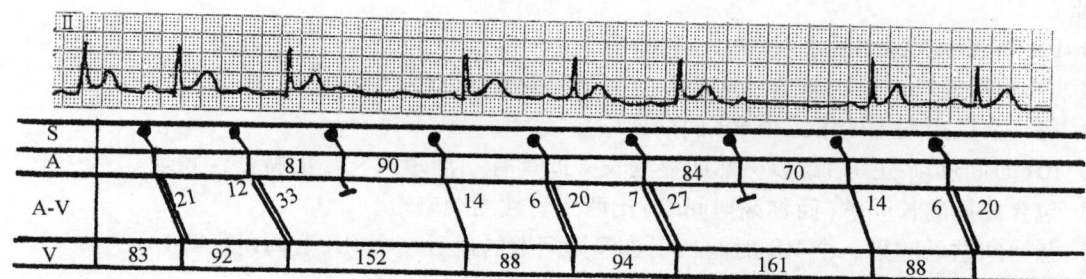

图42-2 不典型文氏现象

（2）追问既往病史或心电图记录，如曾有Ⅰ型的从5:4向4:3，或4:3向3:2传导转变，也是Ⅰ型阻滞。

（3）Ⅰ型的QRS波群正常，Ⅱ型的QRS波群多呈束支阻滞。

（4）Ⅰ型阻滞在活动或使用阿托品、异丙基肾上腺素时可增加心房率，由于异常延长的相对不应期缩短或接近正常，阻滞程度可减轻；Ⅱ型阻滞时，这些药物仅使心房率增加，异常延长的有效不应期不变，故阻滞程度不变甚至加重。压迫颈动脉窦可产生相反的变化，即Ⅰ型阻滞的程度加重，而Ⅱ型阻滞的程度不变或减轻。

（5）PR间期正常者大多为Ⅱ型，显著延长者多为Ⅰ型。

4. 交替性文氏现象

亦称"交替性文氏周期"、"交替下传心搏的文氏周期"或"交替性房室传导的文氏周期"。交替性文氏现象（alternating Wenckebach phenomenon）是指在2:1房室传导时，下传心搏的PR间期逐渐延长，最后脱漏，造成以2～3个P波连续下传受阻而结束一个文氏周期的现象。临床上首次报道交替性文氏现象的可能是Lewis（1912），正式提出交替性文氏现象名称的是Halpern（1973）。

交替性文氏现象可发生在交界区、希-浦氏系统，也可发生在心房内和心室内。它是文氏周期中一种少见的特殊类型。其临床意义主要取决于出现此现象的基础病变和并存的心律失常。交替性文氏现象由交界区分层阻滞和隐匿性传导所引起，其发生机制设想在交界区内存在两个功能与水平不同的阻滞区（图42-3）。

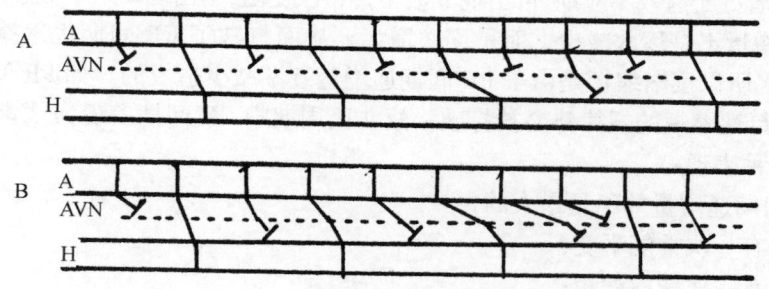

图42-3 交替性文氏现象的发生机制

A. 图为A型交替性文氏现象，交界区近侧为2:1阻滞，远侧发生文氏型阻滞，致使3个P波连续受阻；B. 图为B型交替性文氏现象，交界区近侧发生文氏型阻滞，远侧发生2:1阻滞，致使2个P波连续阻滞

在一定频率下每隔一个激动在下传过程中，适遇传导系统处在有效不应期，便导致2:1传导，其余的激动则逐渐落在相对不应期较早阶段和有效不应期，使传导时间逐渐延长以致传导中断而形成文氏周期。交替性文氏现象可见于心房扑动、伴有房室阻滞的房性心动过速、传导系统原发性疾患及下壁心肌梗死等情况中。经心房程序调搏的希氏束电图证明，交替性文氏现象可分为三型：

Ⅰ型：2:1阻滞发生在希氏束远端，文氏周期在近端，交替性文氏现象以2个房波连续受阻结束。

Ⅱ型：双平面阻滞均在希氏束远端，交替性文氏现象以3个房波连续受阻结束。

Ⅲ型：双平面阻滞均在希氏束近端，交替性文氏现象以2个房波连续受阻结束。

临床上见到的自发性交替性文氏现象多发生在房室结、希-浦氏系统。但在体表心电图上仅能分为如下两型：

（1）A型交替性文氏现象

系房室结上部（房结区）为2:1传导，房室结下部（结区）为文氏传导的交替性文氏现象。其传导遵循公式：X = (n:2) 或 X = n/2 - 1。式中X为心室搏动数，n为文氏周期内下传和未下传的心房搏动数之和。由于房室结上部为2:1传导，则形成X = n:2的房室比例，下部为文氏传导而再脱落一次，形成 X = (n:2) - 1 的房室比例，最终由3个连续未下传心房激动终止该文氏周期（图42-4）。

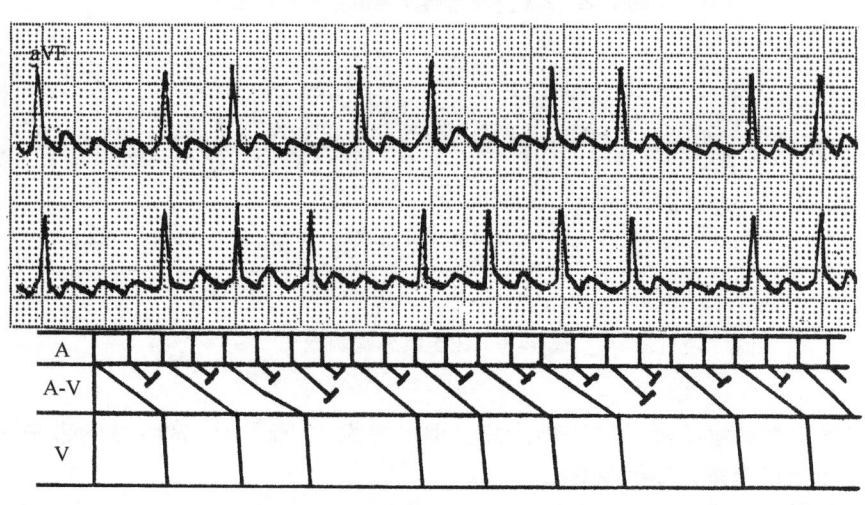

图42-4　房扑伴A型交替性文氏传导

（2）B型交替性文氏现象

指结区为文氏传导，而下部（结希区或希氏束远端）为2:1传导的交替性文氏现象。房室结的文氏传导形成 $x = (n-1)$ 的房室关系，其下为2:1传导，所以 $x = (n-1):2$ 的规律。此型称为B型交替性文氏传导，最终以一个或连续两个未下传的心房激动终止文氏周期。

5. 倒文氏现象

亦称"反向文氏周期"、"反文氏现象"。由Berman于1955年首次报道。较为罕见，以传导时间逐渐缩短为主要特征，最常见于房室传导。心电图表现有两种类型：

（1）在2:1房室阻滞中，下传心搏的PR间期呈进行性缩短，在最短的PR间期下传至心室之后，心房激动又以最长的PR间期接踵下传一次，使2:1房室阻滞暂时变为3:2房室阻滞，之后，又重复上述的周期性变化。倒文氏现象的发生机制，有人认为与典型的文氏现象相似，都是由于传导组织超负荷状态引起的传导能力降低。此种病例的阻滞程度比2:1为轻，但比3:2为重，在反复的2:1房室传导之后，交界区组织的传导能力逐渐恢复，表现为PR间期逐渐缩短，在传导能力恢复得最好的情况下，心房激动可连续下传两次，但连续下传两次可使房室传导能力降低，故第二次下传心搏的PR间期明显延长（图42-5）

（2）倒文氏现象也可能由单次或成对的室上性早搏下传后或室性早搏逆向隐匿性传导，引起其后的窦性PR间期突然延长，这种传导延迟会持续到后面数次窦性搏动，但程度逐渐减轻，表现为延迟的PR间期逐搏缩短，直至正常（图42-6）。

对于房室传导倒文氏现象一些学者持否定的态度。Schamroth认为：倒文氏现象实际上是2:1房室阻滞伴干扰性房室脱节，"受阻"的房性激动在交界区形成隐匿性传导，但其传入深度逐渐变浅，从而造成其后下传的PR间期逐搏缩短的现象。

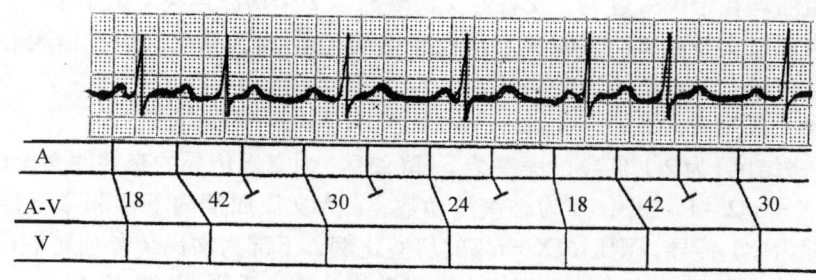

图 42-5　2:1 房室传导阻滞的倒文氏现象

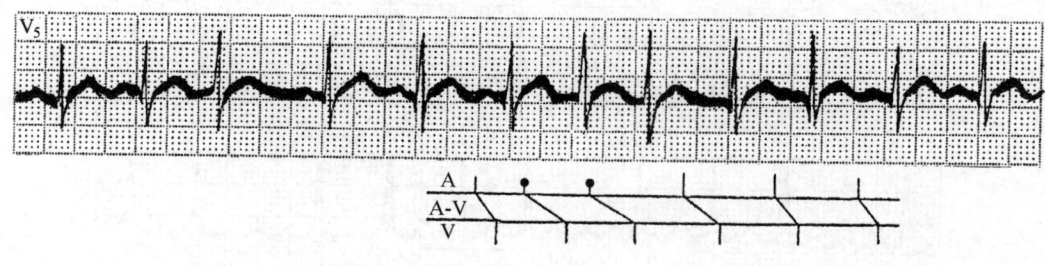

图 42-6　房室倒文氏现象

6. 并发现象

单纯典型的二度 I 型房室阻滞一般不难诊断，但如并发以下现象，常给诊断带来一定困难。因此，必须仔细分析其特殊变化规律，方能确诊。

（1）房室传导比例

文氏现象也与其他二度房室阻滞一样，也具有窦性搏动可传导过去的房室传导比例。例如图 42-1 即是一种 5:4 的房室传导比例。文氏传导可能会以一定的房室传导比例持续下去，因而形成一组一组的心律。在文氏现象中，固定的文氏型 3:2 房室传导比例将导致假性室性二联律（图 42-7）。

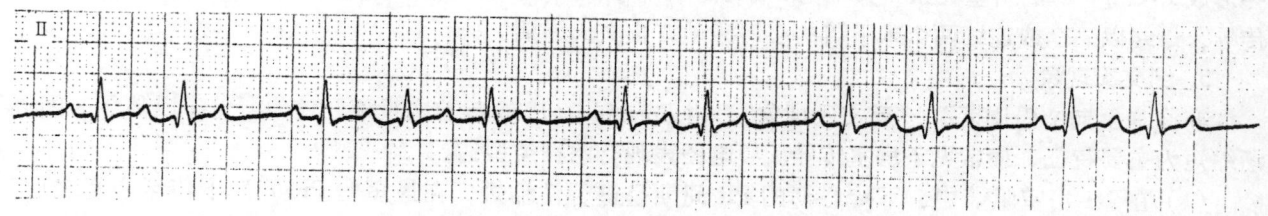

图 42-7　文氏型 3:2 房室传导阻滞

（2）时相性室内差异性传导

文氏周期中第二个心室激动最易发生时相性室内差异性传导而致 QRS 波群畸形，这是因为该心搏出现于前长周期之后，符合长短周期变化的条件。这种畸形的 QRS 波群易被误认为伴有室性早搏。而文氏周期最后一个心搏发生时相性室内差异性传导的机会较少，因为它的前面是一段较短的 RR 间期，因而差异性传导的程度较小（图 42-8）。

（3）逸搏

文氏周期中最后一个心房激动下传受阻，在心搏脱漏的长间歇中，由于窦性频率抑制作用的解除而使低位起搏点的激动得以成熟而发放或为有效激动，形成交界性或室性逸搏，此逸搏有时可与下一个文氏周期中的第一个 P 波在交界区相互干扰，使该 P 波不能下传，则掩盖了文氏序列，使其表现为不典型（图 42-9），若逸搏发生于 3:2 文氏序列中，则可酷似逸搏-夺获二联律。

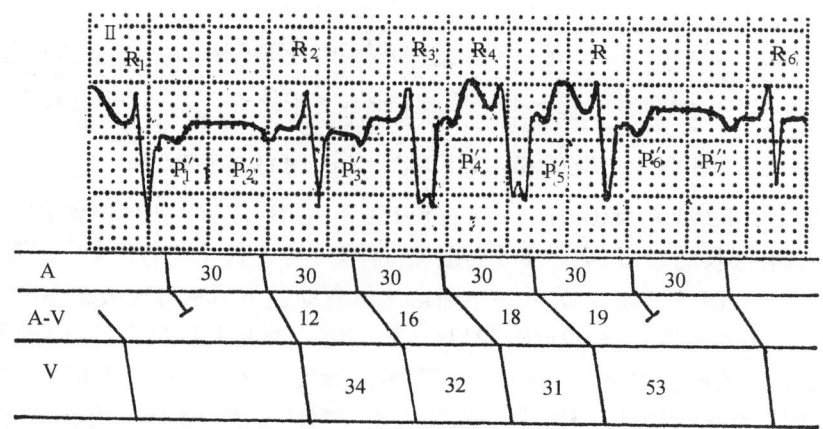

图 42-8　早搏性房性心动过速，文氏型二度房室阻滞，时相性室内差异性传导

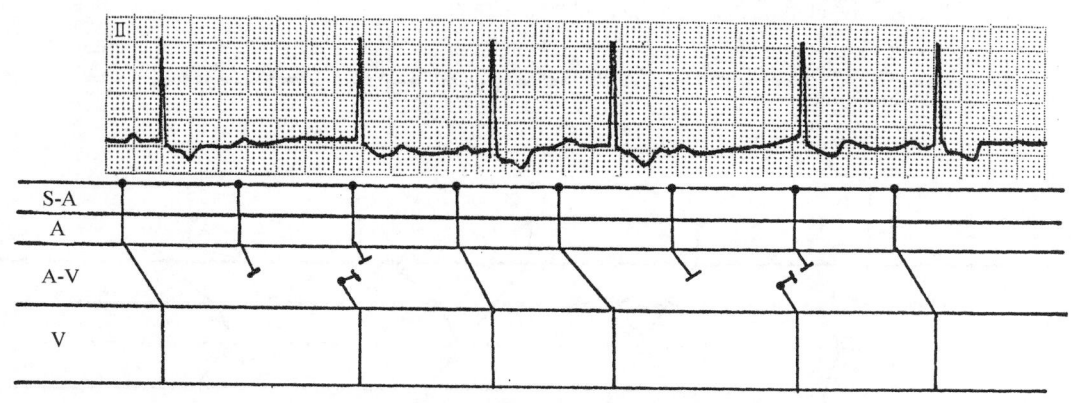

图 42-9　窦性心律，文氏型房室阻滞，交界性逸搏

（4）高度房室阻滞

文氏现象有下列情况时亦可出现高度房室阻滞：①由于一次或一次以上的隐匿性传导，致使在文氏传导序列中后面连续出现两个或两个以上的 P 波下传受阻，其图形类似 3:1 或更高度的阻滞，但实际上是 3:2 或更低比例的顿挫型文氏现象（图 42-10）。②快速房率（阵发性房性心动过速、心房扑动）激动传至交界区时出现两个阻滞区，较高区域是生理性 2:1 或 4:1 传导，而较低区的阻滞则为文氏现象，这种图形亦很像是高度房室阻滞。在这种情况下，希氏束电图检查可资鉴别：若显示 A-H 间期进行性延长，直至 A 波后的 H 波脱落，而 H-V 间期不变，则可诊断文氏现象。

（5）反复心律

典型的文氏周期应该以 P 波下传受阻发生心室漏搏而结束。但偶尔一个文氏传导的序列中会以一个心房回波（这是一种起源于心房的折返性心搏）来结束，这样，文氏周期就以反复心搏甚至折返性心动过速而结束。图 42-11 为正常的窦性心律，速率为 68bpm。图中出现二联律的组合。每一组合的第一个

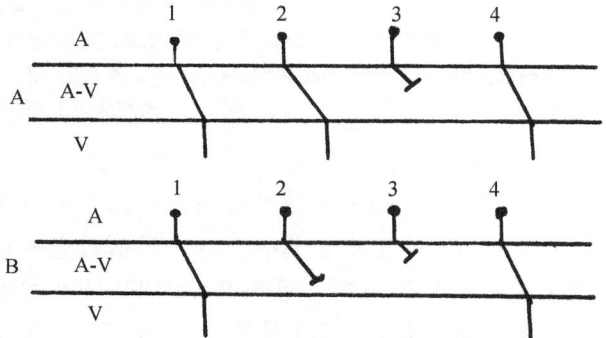

图 42-10　在文氏传导顺序中，后面连续出现两个传导受阻的激动

A. 示一个可显现出来的 3:2 文氏型房室传导阻滞；B. 表示隐匿性的 3:2 文氏型房室传导顺序，第二个窦性激动不完全地穿透入房室交界区，形成新的不应期而阻断第 3 个窦性激动的传导

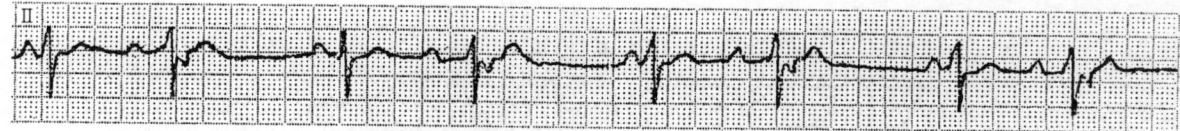

图 42-11　窦性心律，文氏现象，起源于心房的反复心律

PR 间期为 0.17s，第二个 PR 间期为 0.31s，具有较长 PR 间期的后面有一尖的倒置 P'波重叠在 ST 段上，RP'间期为 0.12s，只有在长的 PR 间期后面才会出现这种 P'波。这个逆行性 P'波是由折返机制造成。当窦性搏动通过房室交界区时，会进入另外一条通道使得激动逆传回来再次激动心房而形成 P'波。这种组合是一种起源于心房的反复心律（P-QRS-P'序列）。在二联律顺序中后面的长间歇并非心室漏搏，而是反复搏动在逆传心房的过程中侵入窦房结，使其提前除极并从此点以固有频率重整窦性周期所致。该长间期为 1.64s，比正常窦性周期 0.88s 长，这是由于在窦性节律重整中又发生了节律抑制所致。

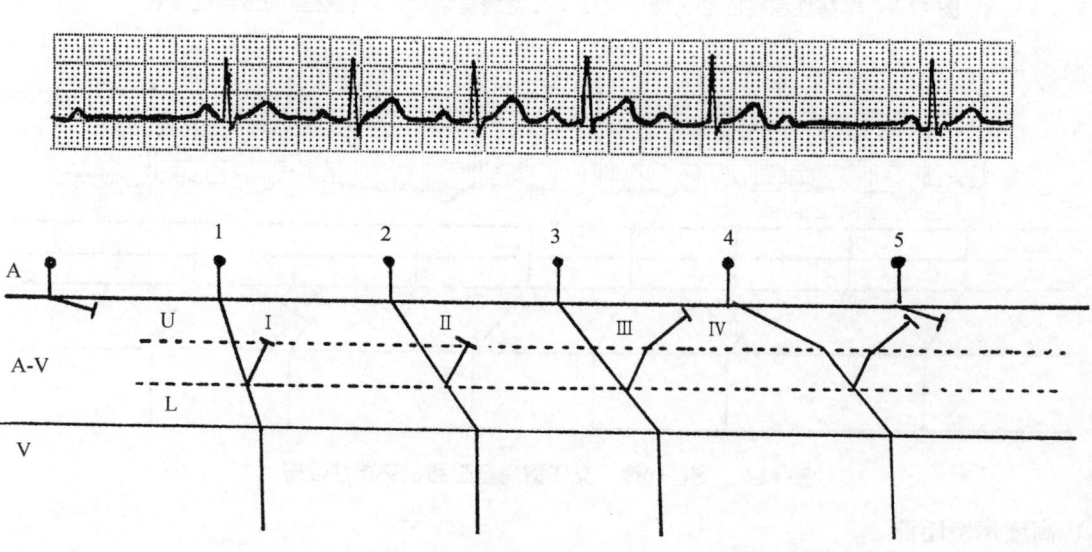

图 42-12　窦性心律，文氏型房室阻滞，隐匿性传导

上方的心电图为不典型文氏型房室传导阻滞，呈 6:5 房室传导，下方为不典型文氏周期伴隐匿性传导的梯形示意图。图中最后一个 PR 间期反常地变得相当长，其产生是由于在其前的一个心搏隐匿性折返至房室交界区上部（U）所致，同时改变了 RR 间期逐搏缩短的规律

（6）"被跨越"的 P 波

文氏周期中，如果 P 波被阻滞之前的最后一个 PR 间期过分延长而超过其后的 PP 间期时，则此 QRS 波群前有二个 P 波，其中距 QRS 波群较远的 P 波与其有关，而距 QRS 波群较近的 P 波因 PR 间期太短，则与其无关。此无关的 P 波（紧邻 QRS 波群之前的 P 波）称为"被跨越"的 P 波。

（7）隐匿性传导

文氏周期中，如房室交界区发生了隐匿性传导时，则将影响下一次激动通过，使其发生传导延缓或中止，从而改变了文氏周期的特征，使其变为不典型。如在文氏传导中，在原本 RR 间期逐渐缩小的特征中可能不寻常地出现长的 RR 间期。这种现象可能是因为出现一个

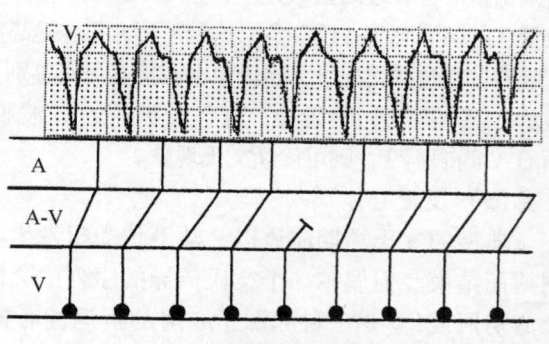

图 42-13　室性心动过速伴逆行性文氏现象

心房"回波"的隐匿性逆行传导引起(图 42-12)。有一个折返搏动部分地进入房室结上方的共同通路,从而使得下一个往下传的激动遇到相对不应期,而使传导发生延迟。

(二) 逆行性房室交界区的文氏现象

指心室或交界区异位起搏点的激动,在通过交界区逆行上传时所出现的文氏现象。心电图表现为逆行 P′波的 P′P′间期进行性缩短,RP′间期逐渐延长,最后发生心房漏搏,出现其长度小于任何两个短 P′P′间隔之和的长 P′P′间隔(图 42-13)。在房室交界性心律时,有时可同时出现逆行性及下行性文氏传导。

二、窦房阻滞的文氏现象

(一) 基本概念

窦房阻滞为窦房结的传出阻滞,即窦房结发出的激动仍正常,但在下传经窦房连接区时受阻或时间延长,因此窦房阻滞是窦房结与其周围心肌连接区之间的一种单向阻滞。二度窦房阻滞可分为二度Ⅰ型(文氏型)窦房阻滞和二度Ⅱ型窦房阻滞两种,后者较前者为常见。窦房阻滞的文氏现象(二度Ⅰ型窦房阻滞)亦称"SP 间期递增型二度窦房阻滞"。S 是指窦房结激动,P 是指窦房结激动传出至周围心房肌所引起的心房除极(P 波),SP 间期是指窦房结激动通过窦房连接区传出到周围心房肌并引起其除极的时间,即窦-房传导时间或称窦-房间期。窦房阻滞的文氏现象的窦-房传导时间逐渐延长,最后窦房结的激动完全受阻,不能传至心房。

应当指出的是:窦房结激动的本身及其传出过程,在常规体表心电图上是无法记录到的,只有当窦性激动引起心房除极而出现 P 波时,才能在心电图上表现出来。所以窦房阻滞的文氏现象的诊断是依据 P 波出现的规律加以分析和推断的。虽然窦房阻滞的文氏现象的窦-房传导时间是逐次递增的,但递增的幅度是逐次减少的,故在心电图上表现为 PP 间期逐渐缩短,直至出现一次心房漏搏而产生长间歇,在这个长间歇中虽有窦性激动,却无 P-QRS-T 波群。因此,窦-房传导时间的改变在心电图上虽无直接表现,但根据 PP 间期的变化可以间接推知,就象文氏型房室阻滞可根据 RR 间期的变化可推断出房室阻滞的情况一样。

窦房阻滞的文氏现象最早为 1906 年 Wenckebach、1908 年 Rihl 及 1927 年 Wenckebach 和 Winterberg 等报道。1927 年 Barlow 在摘要中共发现有 54 例,其病例数较少。1964 年 Greenwood 和 Finkelstein 使用严格的标准进行评估,发现以前报道过的 219 例窦房阻滞的病例中,有 38 个病例(17%)属于文氏传导。1966 年 Schamroth 和 Dove 进一步提出这种心律失常的诊断标准和计算窦性周期的公式。

(二) 等同传导间距整倍数规律

窦房结发出的激动向周围心房肌组织传布,前者称为起搏激动,后者称为传出激动。当出现文氏型传出阻滞时,起搏点的激动便不能如数地传出,因此,传出搏动的总数总是少于起搏点的激动数。而每一次传出搏动的心房漏搏可形成一长间歇,几个长间歇可将一系列传出搏动分隔成几组,每次心房漏搏后第一个 P 波之间的距离称为"等同传导间距"(iso-conduction interval)(也即文氏周期),它们之间相等或成倍数关系。在一切具有文氏现象的传导过程中,各组传出搏动的总时间总是该组起搏点周期长度的整倍数,故命名为等同传导间距整倍数规律。它的产生是由于传导延迟逐渐加重,以致终于出现漏搏。漏搏后,传导组织得到充分休息,传导能力得以恢复,这样就使漏搏后第一个激动都能按相同的传导时间顺利地传出。具体说,窦房传导呈文氏现象后,各组心房搏动的总时间为窦性周期长度(S-S)的整倍数。一般讲,窦房阻滞的文氏现象的诊断,至少要有二个完整的等同传导间距,记录和测量的愈多,诊断愈可靠(图 42-14)。

在临床心电图工作中,当遇到起搏点激动(P 或 F)不清楚,目测难以诊断传导障碍时,可借助于等

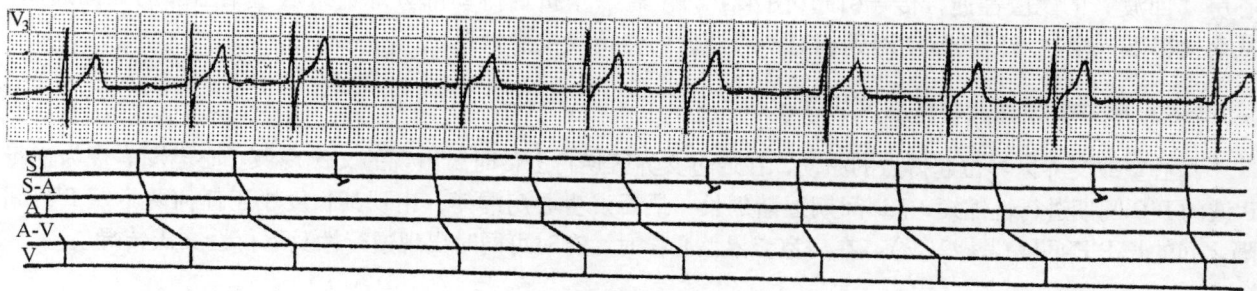

图 42-14 文氏型窦房传导阻滞

同传导间距整倍数规律，求得起搏点周期长度，从而确定心律失常类型。

（三）窦房文氏现象的心电图表现

1. 典型的文氏型窦房阻滞

（1）窦性 PP 间期进行性缩短，继而突然出现长 PP 间歇，该长 PP 间歇包含有窦房结的激动，但不能下传入心房以引起 P-QRS-T 波群，即心房漏搏，此长 PP 间歇之前的 PP 间期为周期中最短者；

（2）长 PP 间歇小于其前 2 个最短 PP 间期之和；

（3）长 PP 间期之后的第一个 PP 间期长于长间歇前任何一个 PP 间期；

（4）各相邻两长间歇后的第一个 P 波之间的距离相等或成倍数关系。

2. 不典型文氏型窦房阻滞

窦房文氏现象在窦律匀齐的情况下可出现上述典型的心电图表现；但在合并窦性心律不齐时则可出现下列几种不典型心电图表现：

（1）心房漏搏前的 PP 间期并不是文氏周期中最短的；

（2）PP 间期不呈进行性缩短；

（3）PP 间期缩短之后再延长或 PP 间期连续重复不变。

此外，文氏型窦房阻滞亦可合并房室阻滞或其他心律失常，而易被漏诊。

（四）窦性周期的计算

前已述及，窦房阻滞的诊断是依靠推算而间接测知的，而窦性周期是诊断文氏型窦房阻滞的一个重要方面，因窦性周期呈"渐短突长"常提示文氏型窦房阻滞。从诊断角度讲，要能清晰分析文氏型窦房阻滞的心电图表现，应尽可能计算出窦房结激动脱漏的次数及窦房结激动的周期。特别是不典型文氏型窦房阻滞与窦性心律不齐很难鉴别，若能计算出窦性周期和窦性搏动的次数，这对鉴别诊断是有帮助的。此外，从每一等同传导间距的每个 PP 间隔中减去求得的窦性周期长度，可得出每次窦-房传导的增量，这对于判断文氏型窦房阻滞是十分重要的。根据一个文氏周期中的窦性 PP 时间可以计算出窦性激动周期（S-S 时间），并通过梯形图解来证实文氏型窦房阻滞的存在。其计算公式如下：

1. 如等同传导间距的长 PP 间歇中只有一次心房脱漏时，则：

$$\text{窦性周期} = \frac{\text{等同传导间距（一个文氏周期中个 PP 时间之和）}}{\text{等同传导间距的 S-S 数（该等同间距中的 PP 间期数 +1）}} \quad\cdots\cdots\cdots\cdots (1)$$

在图 42-15 中，等同传导间距是 S_1-S_6 的经时，包括 4 个 PP 间期数及一次脱漏的 S_5，即 S-S 数 = PP 数 +1。从图 42-15 可以看出，等同传导间距 = 0.90 + 0.80 + 0.75 + 1.05 = 3.5s；S-S 数 = 4（PP）+1 = 5。代入（1）公式得：

$$\text{窦性周期} = 3.5/5 = 0.70（\text{S}）$$

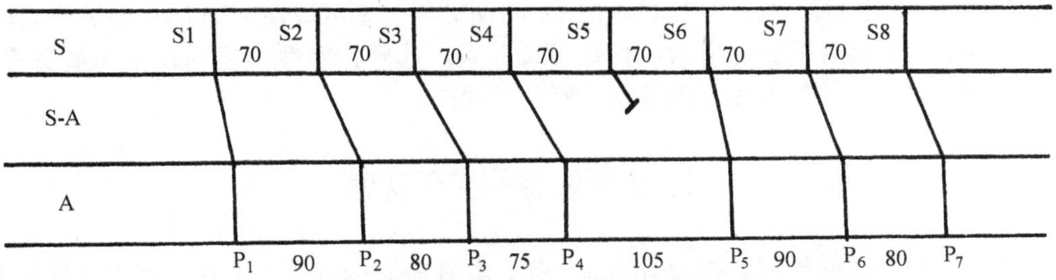

S
S1
S2
S3
S4
S5
S6
S7
S8
70
70
70
70
70
70
70
S-A
A
P1 90 P2 80 P3 75 P4 105 P5 90 P6 80 P7

图 42-15 窦房阻滞中的文氏现象梯形图解

2. 如果发生两次或多次心房脱漏，此时 PP 间期很长，则不能用公式(1)。因为此时心房脱漏前一个 PP 间距虽然是最短的，但它仍有增值，故其真正的窦性周期比这最短的 PP 间期为短，应改用下列公式，先求出等同传导间距内有多少个窦性周期数(若其结果非整数,则应向大值矫正到整数)，再进一步求出窦性周期：

$$窦性周期数=\frac{等同传导间距}{最短\ PP\ 间期} \cdots\cdots (2)$$

$$窦性周期=\frac{等同传导间距}{窦性周期数}$$

再将所求得的窦性周期数及窦性周期，在各段心电图中进行核实，如均能相符合时，则证明推算无误。

现以图 42-16 为例进行计算：等同传导间距 =0. 93 +0. 87 +2. 16 =3. 96s；应用公式(2)，先求得窦性周期数 =3. 96/0. 87 =4. 5，矫正后为 5。再以公式(1)求窦性周期数，即窦性周期 =3. 96/5 =0. 792s。因此，第一次窦 - 房传导时间增加量为 0. 93 - 0. 79 =0. 14(S)，第二次增加量为 0. 87 - 0. 79 =0. 08(S)，而长 PP 间歇(2. 16 + 窦房传导时间总增加量 0. 22) =2. 38，相当于 3 个窦性周期(0. 79 ×3 =2. 37)。因此，该例窦房阻滞是一例 5:3 窦房阻滞的文氏现象，有 2 次心房脱漏。

II
S
79
79
S-A
A
25
216
93
14
87
8
216
88
9
216+25=241=3×80.3X
14+8=22
216+22=238=3×79.3Y

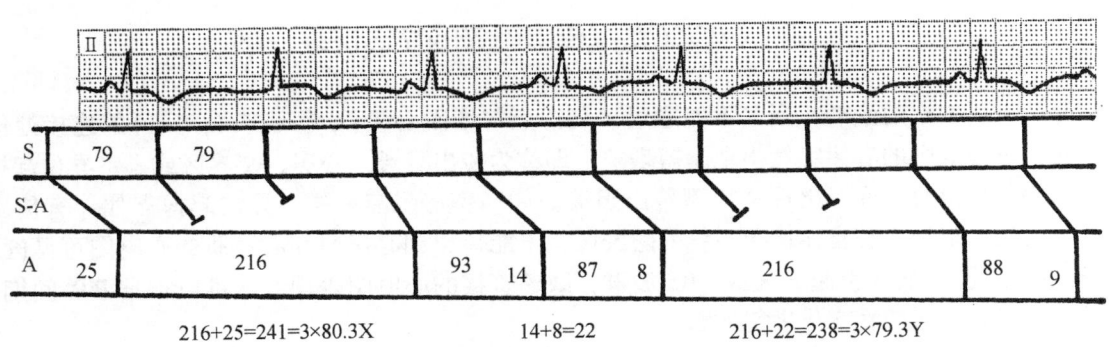

图 42-16 5:3 窦房阻滞的文氏现象

(五) 鉴别诊断

窦房阻滞的文氏现象应与下列情况相鉴别：

1. 窦性心律不齐

常见的是呼吸性窦性心律不齐，P 波的快慢随呼吸周期而逐渐改变；而不像文氏型窦房阻滞那样呈进行性缩短，继而又突然延长的规律。此外，窦性心律不齐亦无等同传导间距相等或呈倍数关系的规律。但是若窦性心律不齐与文氏型窦房阻滞共存，或文氏型规律不典型时，则诊断较为困难。

2. 窦性早搏二联律

3:2 文氏型窦房阻滞可造成长短 PP 间期交替出现的现象，这与窦性早搏二联律甚难鉴别，除非能同时记录到基本窦性心律。因为窦性早搏较长的 PP 间期恰等于基本窦性 PP 间期(即等周期代偿间歇),且窦性早搏亦同样无等同传导间距相等或成倍数可资鉴别。此外,窦性早搏远较文氏型窦房阻滞少见,一般在排除窦房阻滞之后,才能作出窦性早搏二联律的诊断。

三、折返径路的文氏现象

由基本激动折返而引起的早搏,称为折返性早搏,其在心脏内的折返途径,可以是在较大范围的心房或心室内的大折返。但近年的研究显示,用微折返代替大折返来解释折返性早搏的产生原理更合适。通常折返激动始终是沿着同样的途径,按同样的速度进行折返并到达同一终点的,因此早搏的联律间期固定,其形态也是一致的。有时折返途径和终点固定,但折返的时间表现为文氏现象,则早搏的波形相同。但联律间期逐渐延长,最终折返中断,折返性早搏消失,如此周而复始,此称为折返径路的文氏现象。折返径路的文氏现象须与并行心律相鉴别。前者文氏周期中第一个早搏的联律间距相等,异位搏动之间无精确的公约数或公约数与窦性周期相同。折返径路内的文氏现象可以发生在心房、交界区及心室,以心室最为常见,可以表现为典型的文氏现象,也可表现为交替性文氏现象。

(一) 心房内折返的文氏现象

心电图上主要表现为窦性心律呈现频发性房性早搏,其早搏的联律间期逐渐延长,以致早搏暂时消失,此种现象呈周期性改变。

(二) 心室内折返的文氏现象

指在窦性心律出现频发性室性早搏时,其联律间期呈文氏现象。心电图表现为室性早搏的联律间期逐渐延长,以致室性早搏暂时消失。并呈周期性改变。

四、异位起搏点传出阻滞的文氏现象

任何起搏点所发出的激动,当其不能通过该起搏点与周围心肌(心房肌或心室肌)的连接处传至心房或心室时,可使规则的心律突然出现漏搏现象,即称为传出阻滞。心房、交界区或心室异位起搏点的激动向周围心肌传出时,亦可出现文氏型传出阻滞。如同窦房阻滞一样,异位起搏点如伴有传出阻滞时,由于激动仅局限于心脏自律传导系统的隐匿区,未能传出到心房肌和心室肌的心电图可见区(其除极和复极是可见的),故未引起 P 波或 QRS 波群,缺乏直接的心电图表现,但可以根据 P'P' 间期或 RR 间期呈进行性缩短的周期性变化进行推断。

(一) 异位-心房节律传出阻滞的文氏现象

亦称"二度Ⅰ型异位-心房传出阻滞"或"异位-心房节律的文氏现象"。指阵发性房性心动过速与心房扑动等异位房性起搏点与周围心房肌之间的文氏型传出阻滞。心电图表现为心房 P' 构成典型的文氏现象,其 P'P' 时间逐渐缩短而突然延长(发生漏搏),形成 3:2、4:3、5:4……等异-房传导比例,即 P'P' 间期逐渐缩短而突然出现长的 P'P' 间期,长的 P'P' 间期小于两个短 P'P' 间期之和,并周而复始地出现。当房性异位 P' 波呈现不典型(P'P' 间期呈"逐渐延长继而突然显著延长")或变异型(P'P' 间期呈"渐短-渐长-最长")文氏现象时,则较难与房性心律不齐相鉴别。在确立诊断的过程中,可应用下列公式:

$$推算出的房性激动周期(E\text{-}E \text{时间}) = \frac{一个文氏周期中 X 个 P'P' 间期之和}{X+1}(秒)$$

然后可用这一推算出的激动周期来绘制梯形图解(见图 42-17)。

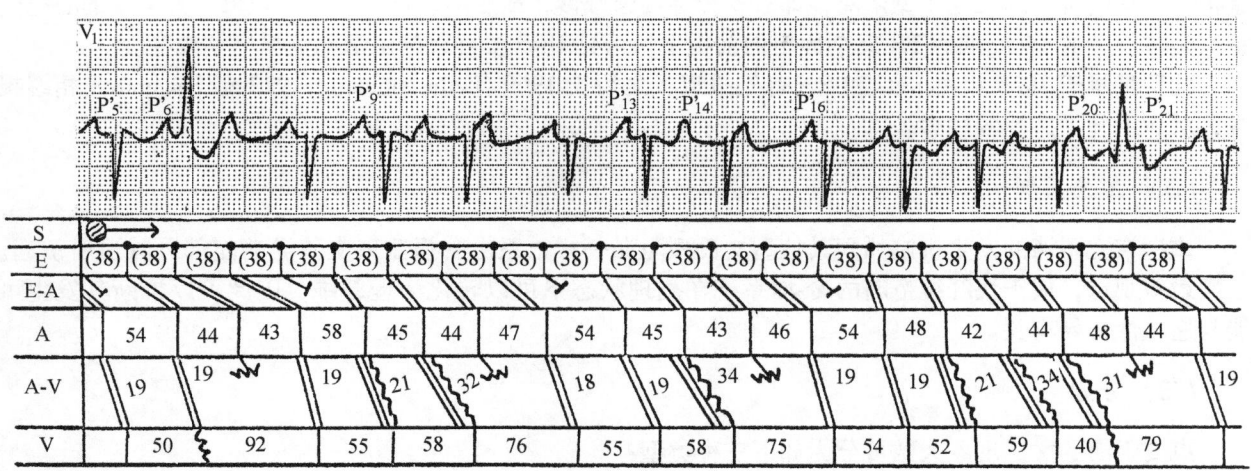

图 42-17 早搏性房速，伴文氏型传出阻滞和混合性（阻滞性加干扰性）
文氏型房室传导障碍，呈双水平的文氏现象

(二) 异位-交界区传出阻滞的文氏现象

亦称"交界性心律传出阻滞的文氏现象"。是指交界区起搏点与周围组织之间的文氏型传出阻滞。可见于交界性心动过速与交界性逸搏心律。常见于洋地黄过量的病人中。特别是心房颤动时应用洋地黄过量者。异位-交界区传出阻滞的文氏现象可分为前向性与逆向性两类。

1. 前向性交界区传出阻滞的文氏现象

心电图表现为 RR 间期逐渐缩短之后继以长 RR 间歇，该长 RR 间歇小于两个短 RR 间期之和，交界区与心室的传导比值常为 3:2、4:3 等。

特别应该指出的是，心房颤动合并交界性心动过速及文氏型前向传出阻滞时，可引起非阵发性交界性心动过速伴干扰性房室分离，交界区起搏点的激动向周围交界区组织传导时可出现文氏现象，心电图可表现为 RR 间期"渐短突长"，并呈周期改变。此种心电图表现粗看之下很像房颤本身引起的室律不齐，易造成误诊。此时若不及时停用洋地黄，可能引起极为严重的后果。

2. 逆向性交界区传出阻滞的文氏现象

此即交界性心律的逆行性 P′波呈文氏周期。心电图表现为长的 P′P′ 间期之前出现 P′P′ 间期逐渐缩短，同时伴有 RP′ 间期逐渐延长，室房传导比例常为 5:4、4:3 等。

(三) 异位-心室节律传出阻滞的文氏现象

亦称"二度 I 型异位-心室传出阻滞"，是指异位起搏点与周围心室肌之间的文氏型传出阻滞，可见于室性心动过速或室性逸搏心律及室性早搏等。心电图表现为在室性心动过速或室性逸搏心律中，一系列宽大畸形的 QRS 波群形成典型的文氏周期，在长的 R′R′ 间期之前出现 R′R′ 间期逐渐缩短，长的 R′R′ 间期小于两个短 R′R′ 间期之和，即 R′R′ 间期呈现"渐短突长"并周而复始地出现。

五、束支阻滞的文氏现象

(一) 定义

束支阻滞的文氏现象亦称"束支内的文氏现象"、"二度I型单侧束支阻滞"或"文氏型束支阻滞"。

是指在束支内发生的二度 I 型阻滞，即束支传导逐渐减慢，最后出现传导中止的现象。其主要的心电图特征是在规则的 PP 间期和 PR 间期固定的前提下，可见 QRS 波群逐渐由窄到宽呈周期改变。

此型最早于 1956 年由 Katz 和 Pic 首先报道，之后于 1969 年 Rosenbaum、1972 年 Schamroth 相继报告，从而引起了广泛的注意。

（二）发生机制

该型束支阻滞的发生机制如同其他型文氏型阻滞一样，系由受损侧束支传导功能部分减退所引起。根据最新观点，属于快纤维范畴的希-浦系统在病理状态下可以转化为慢纤维，因此可以推断其发生可能与递减性传导有关。

（三）分型

束支阻滞的文氏现象大致可分为如下三种类型：

1. 直接显示性束支内文氏现象

其产生系由于激动通过受损一侧束支时，传导逐搏延缓，直至完全受阻，之后又恢复新的周期。电生理研究证实，束支阻滞的程度取决于左、右两侧束支激动到达心室的时间差，如果该差小于 0.04 ~ 0.06s，则呈现 QRS 波群正常或不完全性束支阻滞图形，如果差达 0.04 ~ 0.06s 以上，即出现完全性束支阻滞图形。在直接显示性束支内文氏现象（以 3:2 阻滞为例）中，文氏周期的第一个心搏，其左、右束支传导时间相差 <0.025s，表现为 QRS 波群形态、时间正常；第二个心搏，其差介于 0.025 ~ 0.04s，表现为不完全性束支阻滞；第三个心搏是受损侧束支文氏周期的结尾心搏，其差大于 0.04 ~ 0.06s，是一次真正的完全性束支阻滞，由于在心电图上这几个 QRS 波群的时间逐渐增宽的现象可以从心电图上直观地显现出来，故称直接显示性束支内文氏现象（图 42-18，图 42-19）。

心电图上能出现直接显示性束支内文氏现象必须具备以下两个条件：

（1）文氏周期开始的两个心搏，其左右束支传导时间相差必须 <0.04 ~ 0.06s，否则开始的两个心搏可呈现完全性束支阻滞图形；

（2）文氏周期中最后一个激动必须不逆传至受损束支，这样受阻的束支才能恢复其应激性，开始新的周期变化。

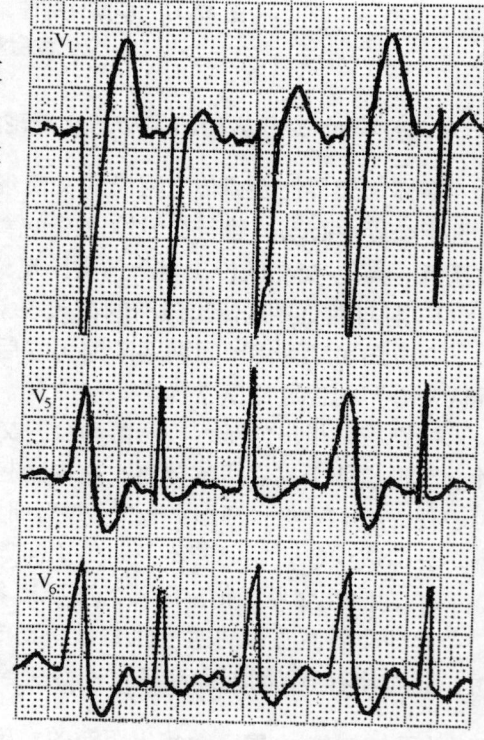

图 42-18 直接显示性左束支内文氏现象

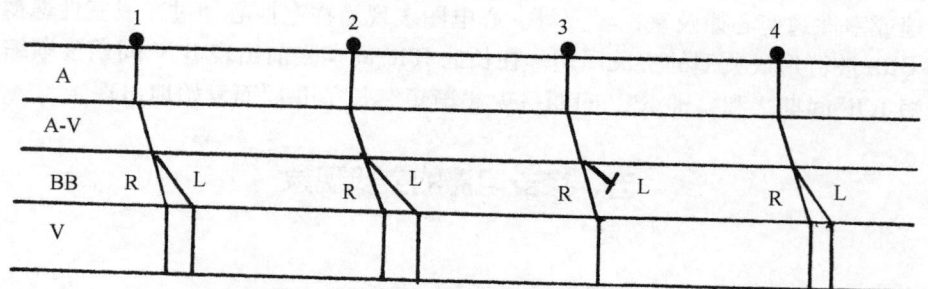

图 42-19 左束支内直接显示性文氏现象图解

2. 不完全隐匿性束支内文氏现象

在文氏周期中，只有第一个心搏其左、右束支传导时间相差 <0.04s，因而心电图表现 QRS 波群正常形态，或呈不完全性束支阻滞图形。而从第二个心搏开始，左、右束支传导时间相差 >0.04 ~ 0.06s，因而显示完全性束支阻滞图形，虽然从第二个心搏开始，激动在受损束支的传导时间逐次增加，但 QRS 波群时间、形态却不再发生变化，均呈完全性束支阻滞图形，直至再一次文氏周期开始，重复上述表现(图 42-20)。

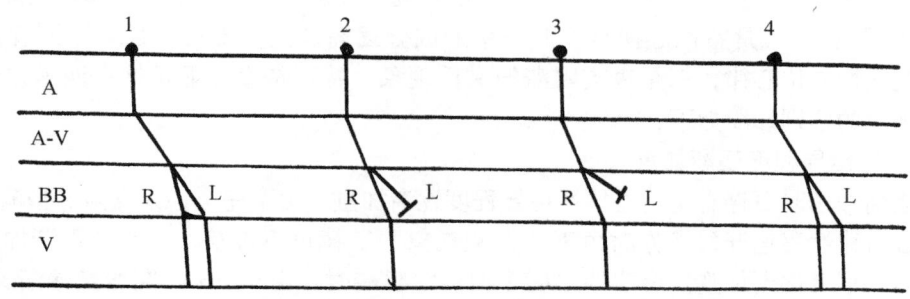

图 42-20　左束支内不完全隐匿性文氏现象图解

诊断不完全隐匿性束支内文氏现象时应注意下列几点：

（1）有时 5:1 左束支阻滞，实际上是一侧 5:4 不完全隐匿性左束支内文氏型阻滞。因在周期内第一个心搏，其左、右束支传导时间相差 <0.04 ~ 0.06s，第二个心搏以后相差的时间即 >0.04 ~ 0.06s，所以从第二个心搏后表现为完全性左束支阻滞图形。

（2）临床上可见到酷似 3:1、4:1 的右束支阻滞，有相当部分病例系束支内 4:3 或 3:2 不完全性隐匿性文氏现象。因为从发生的机会来看，任何类型的二度阻滞，其 4:3 或 3:2 的传导远比 4:1 或 3:1 多见。要确定束支传导的不完全隐匿性文氏现象，要求在同一份心电图内同时出现直接显示性文氏现象(图 42-21)。

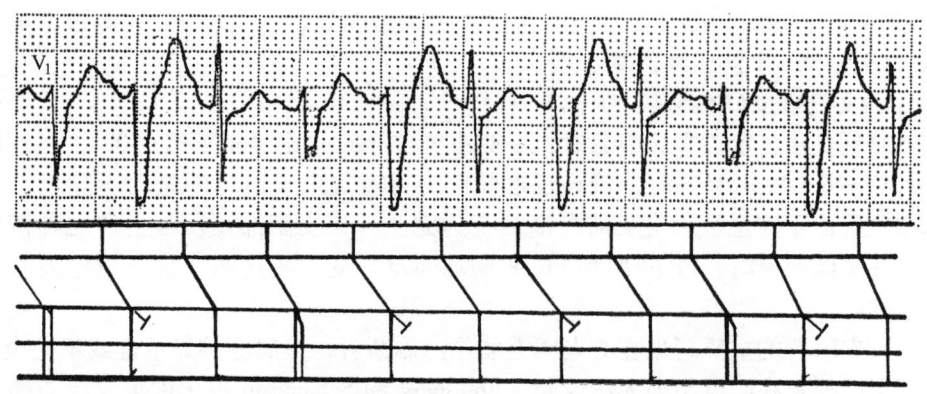

图 42-21　左束支直接显示性文氏现象(3:2 传导)及不完全隐匿性文氏现象

3. 完全隐匿性束支内文氏现象

在文氏型束支阻滞(以 3:2 阻滞为例)中，文氏周期开始的第一个心搏，其左、右束支传导时间相差即超过 0.04 ~ 0.06s，心电图表现为完全性束支阻滞图形，随后的第2、第3个心搏受损束支的传导延迟程度虽仍在逐次增加，但 QRS 波群的时间和形态却不再发生变化。由于在心电图上一开始便看不出受损束支传导时间的逐次延长，故称完全隐匿性束支内文氏现象。该种类型的文氏型束支阻滞很难与真正的完全性束支阻滞相鉴别，除非在同一导联中出现心率减慢到足以形成直接显示性或不完全隐匿性束支内文氏现象，才能诊断为完全隐匿性束支内文氏现象。

(四) 鉴别诊断

从狭义上讲，束支阻滞的文氏现象(直接显示性)应与QRS波群呈进行性加宽和进行性变窄的手风琴样效应相区别，因为前者QRS波群可以从宽大畸形逐搏加重突然变为正常并呈周期样改变，而后者QRS波群进行性加宽和进行性变窄是逐渐进行的。但仍有作者认为束支阻滞的文氏现象(直接显示性)应属于手风琴样效应的一个类型，在鉴别诊断上有重要意义。一般讲，QRS波群进行性加宽伴有畸形程度逐渐加重可见四种情况：一是室内差异性传导的程度逐渐加重，见于窦性心律逐渐加速或房性心动过速伴有"温醒现象"；二是室性起搏点控制心室的成分逐渐加大，出现一系列不同程度的室性融合波，最后出现纯室性异位心律；三是束支阻滞的文氏现象，特别是直接显示性；四是预激程度逐渐加重。上述四种情况的鉴别诊断如下：

1. 室内差异性传导程度逐渐加重

窦性节律逐渐加速时可伴有室内差异性传导程度逐渐加重，由不完全性束支阻滞型演变为完全性束支阻滞型。异位自律性房速开始发作时由于"温醒现象"节律可不规整，一般是逐渐加速，因而可伴有室内差异性传导程度逐渐加重。房速伴二度Ⅰ型房室阻滞时，由于PR间期增量逐渐递减，RR间期逐渐缩短，也可伴有室内差异性传导程度逐渐加重。

2. 室性异位起搏点逐渐控制心室

当室性异位起搏点与窦房结竞相控制心室，如非阵发性室速与窦性心动过缓共存时，可出现一系列的室性融合波。室性起搏点控制心室的成分逐渐加大，室性融合波的时间逐渐增宽，PR间期逐渐缩短，最后室性起搏点完全控制心室，出现纯室性异位心搏，此时QRS时限明显增宽，多呈完全性束支阻滞型，P波埋没于QRS波群，或出现逆行P′波(室性异位起搏点同时控制心房)。

3. 预激综合征的"手风琴样效应"

窦性激动常可通过房室旁路和正常房室传导途径下传心室形成单源性室性融合波。有时窦性激动通过旁路下传控制心室的范围逐渐增大(通过房室结、希-浦系统下传控制心室的范围逐渐缩小)，这样就表现为PR间期逐渐缩短，QRS时限逐渐增宽，预激波愈来愈明显，且随着P、QRS波群的改变，还可伴有继发性ST段逐渐压低，T波逐渐倒置。

4. 束支阻滞的文氏现象(直接显示性)

二度束支阻滞呈直接显示性文氏现象时，一侧束支传导时间比对侧延迟0.02s，且逐渐延长，当两侧束支传导时间相差0.04~0.06s时，传导延迟侧束支由对侧束支逆传的激动所除极，心电图表现为QRS时限逐渐加宽，由不完全性束支阻滞逐渐演变为完全性束支阻滞型。与上述三种情况不同，束支阻滞呈直接显示性文氏现象时，PP间期和PR间期均固定不变，故这两项指标也作为与上述情况的鉴别诊断的必须条件。

综上所述，束支阻滞的文氏现象在心电图上能作出诊断者，多属直接显示性或不完全隐匿性，而完全隐匿性束支内文氏现象在心电图上无法诊断。Freidberg和Schamroth提出的束支阻滞的文氏现象的心电图诊断标准如下：①极规律的窦性(或其他室上性)心律；②PR间期恒定；③周期性出现比较正常的QRS波群；④形态较正常。

六、分支传导阻滞的文氏现象

亦称"二度Ⅰ型单分支阻滞"。系指左前分支或左后分支发生二度阻滞时呈现的文氏现象。多见于左前分支阻滞。其发生机制与束支内文氏现象大致相同。心电图的主要特征是出现周期性电轴偏移程度的逐渐加重，而不是畸形QRS波群的时间增宽，也即QRS波群形态由正常逐渐变化为典型的左前分支阻滞图形。分支阻滞的文氏现象也分为直接显示性、不完全隐匿性及完全隐匿性,但心电图上仅能诊断出直接显示型和不完全隐匿型分支阻滞(图42-22)。

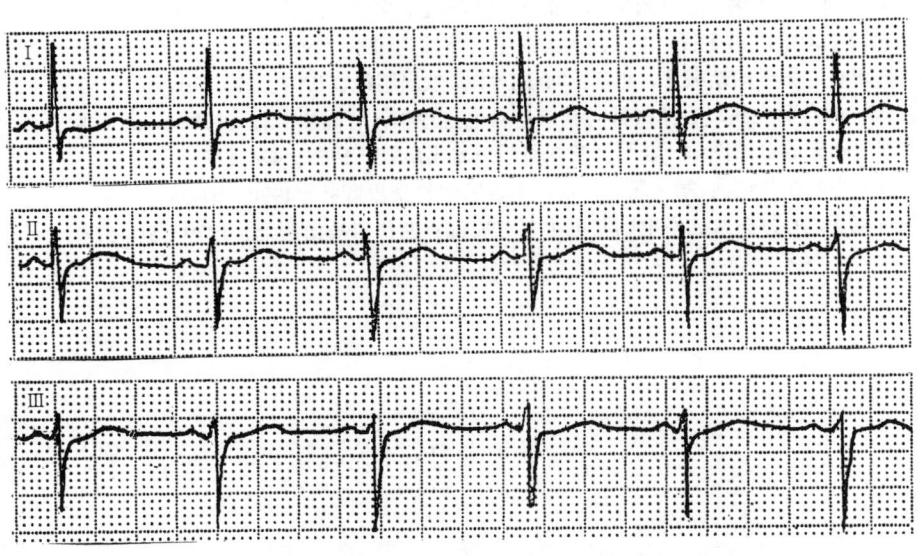

图42-22 直接显示性左前分支二度 I 型传导阻滞

心电图上识别直接显示性分支内文氏现象必须具备下列条件:

(1)文氏周期中的第1个心搏的电轴应相对正常,之后肢体导联电轴进行性偏移并呈周期性。

(2)文氏周期中开始的两个心搏,病侧分支传导与对侧分支传导的时间差不超过 0.02 ~ 0.03s(0.02s 为左前分支与左后分支的传导时间差),否则室上性激动将先通过对侧分支而传至心肌使其除极,使该分支内的文氏现象呈完全隐匿性。

(3)文氏周期的第2个心搏,病侧分支与对侧分支传导时间相差不能超过 0.02 ~ 0.03s,若超逾0.02s,则使分支内的文氏现象呈不完全性隐匿性。

(4)文氏周期最后一个心搏,其病侧分支不应被逆向传导所激动,否则文氏现象即被终止而仍继续产生完全性分支阻滞图形。

(5)PP 间期与 PR 间期要求恒定,这样才能排除由时相性室内差异性传导时间和间歇性预激所引起的 QRS 波群的形态改变。

七、临床意义

文氏现象可发生于心脏传导系统的任何部位,但以房室交界区最为多见。常发生于急性心肌炎、洋地黄中毒、急性心肌梗死时。亦可见于正常人,其发生系迷走神经张力增高所致,多为一过性,在病因控制后大多可完全恢复。若发生于希-浦系统者,多为病理性,预后较差,可发展为完全性房室阻滞及引起阿斯综合征,应予以高度重视。

窦房阻滞的文氏现象大多伴有器质性心脏病,如冠心病、高血压性心脏病、心肌病、心肌炎,此外亦可与应用洋地黄有关。亦可见于正常人,系与迷走神经张力增高有关,其预后与原发病及心率减慢的程度有关。

束支内的文氏现象若仅发生于右束支,多见于风湿性心脏病、冠心病、先天性心脏病,少数亦可见于正常人,其预后较佳。如累及左束支,则多为冠心病、风心病、心肌病等,预后较差。

参 考 文 献

1. 张文博，尹照粲，刘传木主编. 心电图精萃. 北京：科学技术文献出版社，1995，210-225
2. 黄宛主编. 临床心电图学. 第 5 版. 北京：人民卫生出版社，1998，199-209
3. 孟庆义主编. 临床心电图学的新概念. 北京：科学技术文献出版社，1997，223-230
4. 郑道生，鲍含诚，谭允西主编. 心律失常与临床心脏电生理学. 青岛出版社，1989，155-168
5. 杨心田主编. 现代临床心电图图谱. 合肥：安徽科学技术出版社，1998，424-425
6. 马向荣编著. 临床心电图学词典. 第 2 版. 北京：军事医学科学出版社，1998，57-58
7. 程树榮，林琦等编著. 心律失常的心电图与电生理. 成都：四川科技出版社，1979，518-578

第43章 节律重整

Rhythm Reset

郭 继 鸿

节律重整是临床心电图最常见的心电现象之一,也是心电图诊断中应用最多的法则。近年来,心电图的节律重整理论倍受重视,使一些疑难心电图得以恰当诊断和解释。本章介绍节律重整的概念。

一、节律重整的概念

心脏内常常同时存在两个节律点发放激动,没有传入保护机制时,频率较高或占主导地位的节律点(重整节律点)的电活动能被另一节律点(干扰节律点)发放的激动侵入,触发无效除极(隐匿性激动)并复位,即发生了一次干扰现象。重整节律点规律的电活动被干扰的同时,又以该干扰点为起点,以原有的节律间期重新安排自己的节律活动,这种心电现象称为节律重整。重整节律点常为窦性心律、起搏器心律、各种心动过速等。

二、发生节律重整的条件

1. 干扰节律点的激动提前出现

心内同时存在重整节律点和干扰节律点时,重整节律的频率常较快,或占主导地位,而干扰节律的频率较慢,或占辅助地位。当某个心电周期中,干扰节律点的一次激动比重整节律点的激动提前出现时，重整节律点的下一个激动还未积累成熟发出有效激动，就被干扰节律点的电活动侵入、触发其无效除极、提前复位。干扰节律点的侵入时间点相当于重整节律点的无效除极和提前复位的时间点，就是两个节律点之间的干扰点。干扰点后重整节律点又重新酝酿积累激动，经过 4 相自动除极的过程，激动积累成熟后再次发放。从干扰点到下一次激动发放的间期与其原来的节律间期相等，因而称为节律重整现象（图 43-1）。

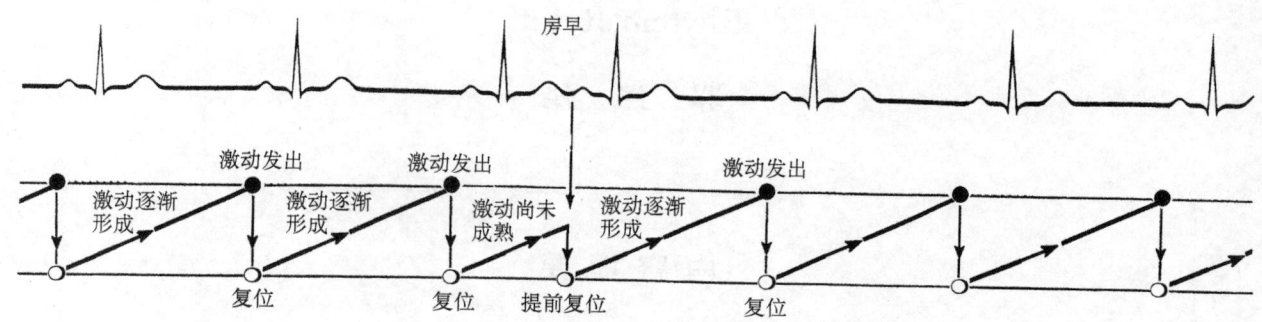

图 43-1　房早引起窦性心律节律重整

窦性激动经积聚、成熟后发出并同时复位，房性早搏的侵入，使窦房结未成熟的激动提前复位，
并重新开始积累激动，成熟后再次发出，发生一次窦性心律的节律重整

　　一般认为，干扰节律点提前激动发放的愈早，侵入重整节律点的机会愈多，发生节律重整的可能性愈大。但提前发放的激动适时性也十分重要，比之晚来的干扰节律的激动发放并传导到重整节律点时，重整节律点的激动可能已经成熟，因而不再被侵入、也不再触发无效除极、也不发生提前复位及节律重整。而比之更早的干扰节律的激动发放，到达重整节律点时，可能遇到重整节律点处于前次激动后的有效不应期，出现功能性的传入保护，因而未引发干扰和节律重整（图 43-2）。

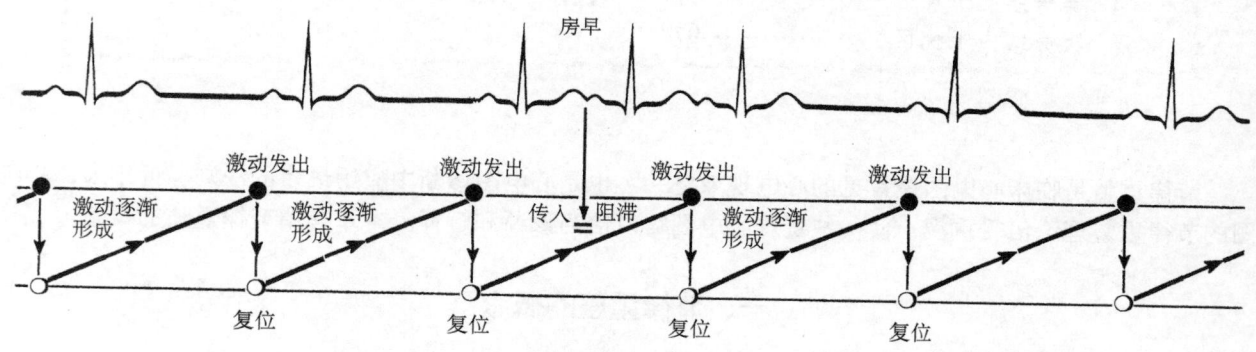

图 43-2　间位性房早的形成机制

房性早搏传到窦房结时，窦性激动可能处于前次激动后的有效不应期中，形成传入保护机制。正在积聚的窦房结
激动未受影响，激动正常发出，形成间位性房早，间位性房早不引发窦性节律重整

　　2. 重整节律点和干扰节律点相互邻近

　　一般情况下，两个节律点常在心脏的同一个"双房单腔"或同一"双室单腔"中，如果节律点不在同一单腔时，也是干扰节律点的电激动经传导到达重整节律点所在的心腔后才可能引发节律重整性干扰现象。两个节律点的电活动位于同一单腔时，干扰节律的激动将有侵入对方节律点内的更多机会。例如，房早易引起窦性心律的节律重整，因为两者都在同一个"双房单腔"中，而室早几乎不能引起窦性心律的节律重整，因为两者位于电活动的"房室两腔"中。

　　3. 重整节律点没有完全性传入保护机制

　　完全性传入保护机制是指该节律点在其心电周期中，均处于传入的保护机制中，不可能被其他节律点侵入和干扰。如果重整节律点具有完全性侵入保护机制，则干扰节律点的激动根本不能侵入之，节律重整现象肯定不会出现。当两个节律点处于电的"双腔"时，容易出现完全性传入保护，例如完全性三度房室阻滞，窦性激动根本不能穿过房室结侵入室性自搏性节律点，因此，两者总处于"并行节律"状态。此时，房室结传导的完全中断形成了室性自搏性节律点的完全性传入保护机制。而高度房室阻滞时，房室结阻滞尚不完全，因而室性自搏性节律点的传入保护机制也不完全，节律重整尚可出现（图43-3）。

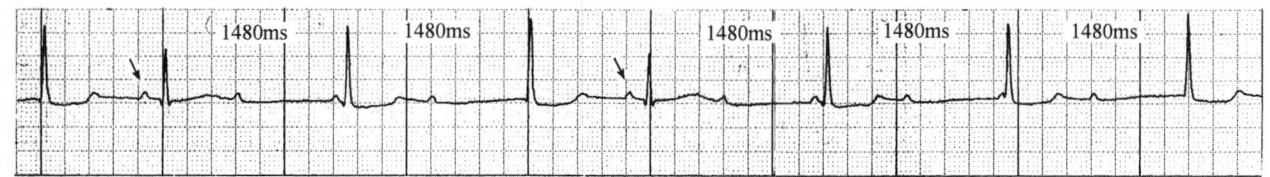

图43-3 高度房室传导阻滞时的节律重整

图为高度房室传导阻滞心电图，偶有窦性P波下传，夺获心室。夺获的QRS波距下一个QRS波间期与基本心动周期相等，
因出现等周期代偿间期，诊断节律重整

上述条件中，第1、3两条是产生节律重整的必须条件，第2条是重要条件。

三、窦性心律的节律重整

心电图节律重整现象中，窦性心律最常涉及到。一方面其作为干扰节律点，不断发出频率较快的激动，使心内其他潜在的节律点成为重整节律点，持续发生节律重整现象，其电活动总处于隐匿状态而保持统一的窦性心律。除此，窦性心律还可做为重整节律点，被心内同时存在的其他节律点（干扰节律点）干扰而发生重整。能使窦性心律发生重整的其他心律包括窦性早搏、房性早搏、房性心动过速及其他室上速等，其中房性早搏最为常见。

从节律重整的角度分析，窦房结对不同联律间期的单次房性早搏可有三种反应。

1. 窦房结周干扰区（I区）

当房性早搏发生较晚，联律间期较长时，房早传到窦房结时，窦性激动已积聚成熟并发出，两者在窦房结周相遇并发生干扰现象。窦房结周的干扰结果使该次窦性激动未能有效地使心房肌除极，只是窦性激动点本身除极并复位。复位的窦性激动将重新积聚并发放下一次激动。心电图则表现该房早引起完全性代偿间歇（代偿间歇=房早联律间期+代偿间期），完全性代偿间歇提示仅仅一次正常的窦性激动因干扰未能激动心房而成为"隐匿性激动"，但并未发生节律重整。应当指出，有些房早出现的并不晚，但距窦房结较远或房内传导缓慢，使其传导到窦房结时也可能发生窦房结周干扰。

2. 窦房结内干扰区（II区）

适时、联律间期短的房早可能较早地到达窦房结，此时窦性激动还未成熟，房早则可侵入到窦房结内，使未成熟的窦性激动无效除极，并提前复位。提前复位的窦性心律将再次积聚激动，激动成熟后发放下次窦性激动，即发生窦性心律的节律重整。此区又称为窦房结节律重整区。其心电图的特点是房早引起不完全性代偿间歇（图43-1）。

3. 窦房结不应区（III区）

当房早发放过早，到达窦房结时，窦房结仍处于上次激动的有效不应期中，形成暂时性、功能性传入保护机制，使之不被房早干扰，未被干扰的窦性激动成熟后正常发出下一次激动，形成两次窦性心律之间的间位房早（图43-2）。

上述I区和III区均为窦房结非重整区，其中窦房结不应区内的房早对窦房结根本未发生干扰现象，因此不可能发生节律重整，而窦房结周干扰区的房早对窦性心律发生了干扰，干扰发生在窦房结周，此时正常窦性激动已发出，还未能引起心房除极时则被房早干扰，窦性激动也未出现节律重整。窦房结对房早的另一种反应为窦房折返区，称为Ⅳ区反应，也属于窦性心律的非重整区。部分病人的窦房结不应期可能很短，因此窦房结出现功能性传入保护机制的机会少，因而在心房程序刺激中，这部分病人不出现窦房结不应区（Ⅲ区）反应。

连续的房早，或房性心动过速可使窦性心律出现连续的干扰和节律重整，直到最后一次房早发放后，才表现出完整的节律重整现象（图43-4）。频率较快的室上性心动过速发生时，窦性心律也常处于连续的节律重整的抑制中。

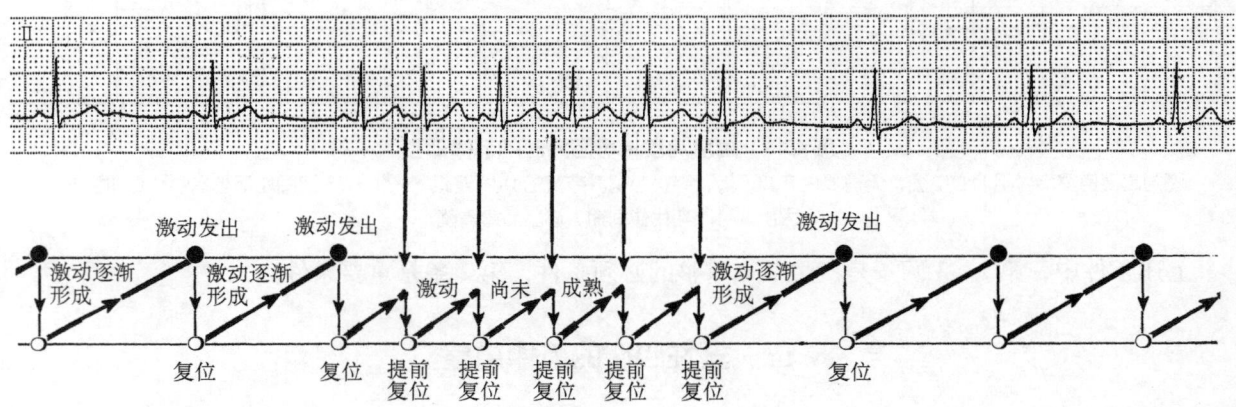

图 43-4 短阵房速引起的窦性心律节律重整

与图 43-1 相同，第一个房早出现时，未成熟的窦性激动提前复位，发生节律重整，在窦律激动积聚过程中，第二次房早使之流产，再次将未成熟的窦性激动提前除极复位，依次类推，使连续 4 个窦房结节律重整未完成。

第 5 个房性激动使窦性激动提前复位并重整，因无房性心律干扰，本次节律重整最终完成

四、按需型起搏器的节律重整

1958 年在瑞典斯德哥尔摩植入第一例全埋藏式起搏器时，起搏器只有起搏功能，没有感知功能，称为固律（率）型起搏器。这种起搏器植入后不管自主心律如何，一直以自己固有频率发放脉冲，与病人自主心律形成并行心律。因无感知功能，使起搏器具有完全性传入保护机制，这种类型起搏器永远不会出现节律重整。由于并行心律之间可能出现竞争，并可诱发恶性室性心律失常，引起严重后果。不久，此型起搏器则被按需型起搏器取代。

按需型起搏器具有起搏与感知双重功能，新增加的感知功能实际是将原来完全性传入保护机制去掉，使起搏心律具备发生节律重整的基本条件。当病人自主心律较慢时，起搏器则以设置的起搏间期积聚激动，发放起搏脉冲。如在两次起搏间期中出现了病人提前的自主心电活动时，则被导管电极感知，并传送回起搏器，相当于侵入起搏节律点，使尚未成熟的起搏器脉冲发生无效除极而提前复位。复位后的起搏节律重新积聚激动，并再以原起搏间期发放下一次起搏脉冲，显然发生了起搏心律的节律重整。自主心律相当于干扰节律，起搏心律为重整节律（图43-5）。此时心电图特点相当于一次早搏引起不完全代偿间歇。

如果自主心律在两次起搏心律间发放较晚，传导到起搏器时，起搏节律新的激动脉冲已经成熟并发放激动了心脏，此时可形成真性融合波。如果自主心律到达起搏器更早，抢在起搏器发出脉冲刺激前激动心脏，则可形成假性融合波。发生真性或假性融合波时都未发生起搏器节律重整，如将此次自主心律视为"早搏"，则该"早搏"引起了起搏心律的完全性代偿间歇。理解和熟悉按需型起搏器的节律重整对判断起搏器按需功能正常与否十分重要。

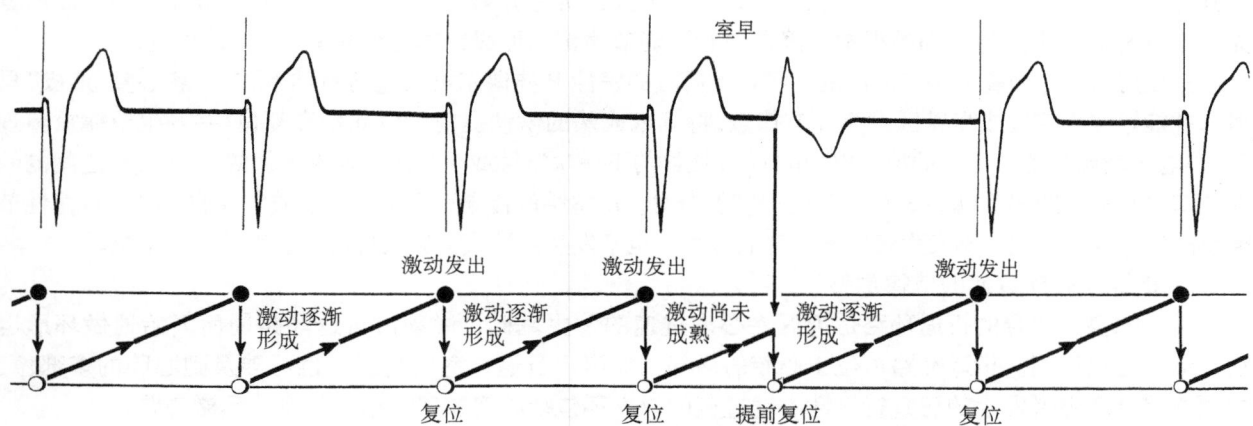

室早

激动发出　　激动发出　　　　　激动发出

激动逐渐　激动逐渐　激动尚未　激动逐渐
形成　　　形成　　　成熟　　　形成

复位　　　复位　　提前复位　　复位

图43-5　起搏器的节律重整

图示起搏器激动逐渐形成，成熟后发出，并同时复位。室性早搏发出后，侵入起搏器使其未成熟激动提前除极复位，

并发生起搏器节律重整

五、心动过速的节律重整

不论是室性或室上性，不论是自律性，还是折返性心动过速，在其发生的同时，心内肯定还存在其他节律点，如果心动过速节律不存在完全性传入保护机制，其他节律点的激动就可侵入心动过速，发生干扰及节律重整。此时，心动过速为重整节律点，其他节律为干扰节律点。

根据心动过速发生机制不同，可将心动过速的节律重整分为两种。

1. 自律性心动过速的节律重整

自律性心动过速十分常见，如非阵发性交界区心动过速，非阵发性室性心动过速等。以非阵发性交界区心动过速为例，当交界区节律点的自律性明显增高并高于窦性心律时，则与窦性P波形成干扰性房室分离（图43-6）。这种干扰性房室分离实际是在自律性交界区心动过速与频率较慢的窦P间形成。如果交界区心动过速不存在传入性保护机制，则可能被窦性P波侵入，侵入的窦性P波可使未成熟的交界区激动无效除极提前复位，并以原心动过速间期重整发放下一次激动。窦性P波穿过房室结夺获心室（图43-6中第3、7、11、14个QRS波群），使该QRS波群提前出现，窦P夺获的QRS波群与下一次QRS波群的间期等于心动过速的间期，形成不完全性干扰性房室分离，从本质看是频率较慢的窦性心律为干扰心律，使交界区心动过速发生了一次节律重整，心电图上QRS波群是交接区电活动下传的结果，间接反

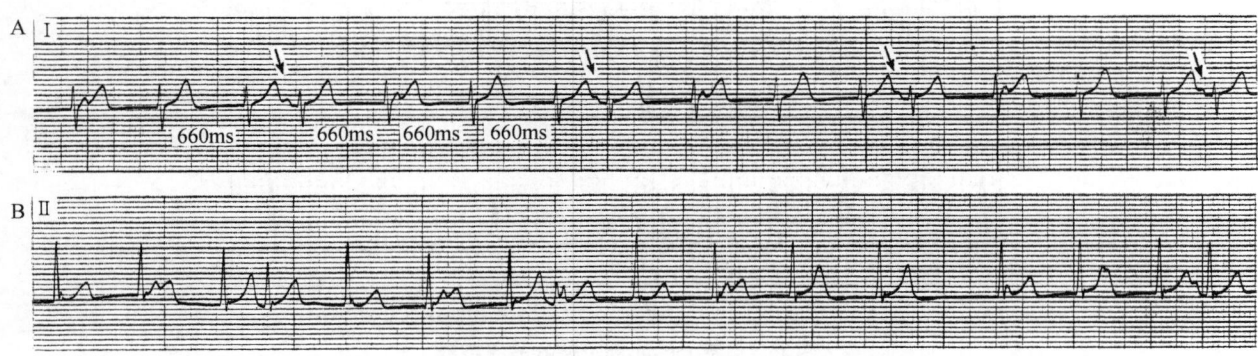

图43-6　不完全性干扰性房室分离的节律重整

图为非阵发性交界区心动过速（90bpm）形成的干扰性房室分离，箭头所示为窦性P下传夺获，形成不完全性房室分离，

窦P夺获下传的QRS波相对提前发出，夺获心室的同时，对交界区心动过速节律点产生侵入、干扰、引发节律重整

映其电活动情况。可以看出，完全性与不完全性干扰性房室分离的区别在于后者发生节律重整，而前者无节律重整。产生这种差别的根本原因是前者可能节律快，形成或本身就具有传入保护机制。

三度房室阻滞与高度房室阻滞的区别在于后者的窦性 P 波偶尔可通过房室结下传，夺获心室，形成"早搏"，并能够侵入室性或交界区自搏性节律点，将其未成熟的激动提前无效除极和复位，并发生节律重整现象，心电图表现为窦 P 夺获的提前出现的 QRS 波群与下一次室性或交界区自律性节律的 QRS 波群之间的间期与基本心动间期相等（图 43-3）。三度房室阻滞时，房室结的传导完全中断，形成室性或交界区自律性节律点的传入保护机制，不发生窦性 P 波夺获心室，也不发生室性或交界区自搏性心律的节律重整。

2. 折返性心动过速的节律重整

一个完整、闭合的折返环路是折返性心动过速的发生基础，激动沿折返环路周而复始地做环形运动，形成心动过速。折返环路可位于心腔的局部，如房内折返，室内折返，也可涉及到心腔的多部位，如预激综合征患者发生的房室折返性心动过速的折返环包括心房、房室结、心室、预激旁路。

折返性心动过速的节律重整机制与自律性心动过速节律重整迥然不同。折返性心动过速发生时，折返环路总存在可激动间隙（excitable gap），其他节律点的激动可以进入折返环使该间隙提前除极，除极后形成一个短时间内失去兴奋性的有效不应区，下次环形运动到达时被阻滞，环形运动终止，心动过速终止（图 43-7）。

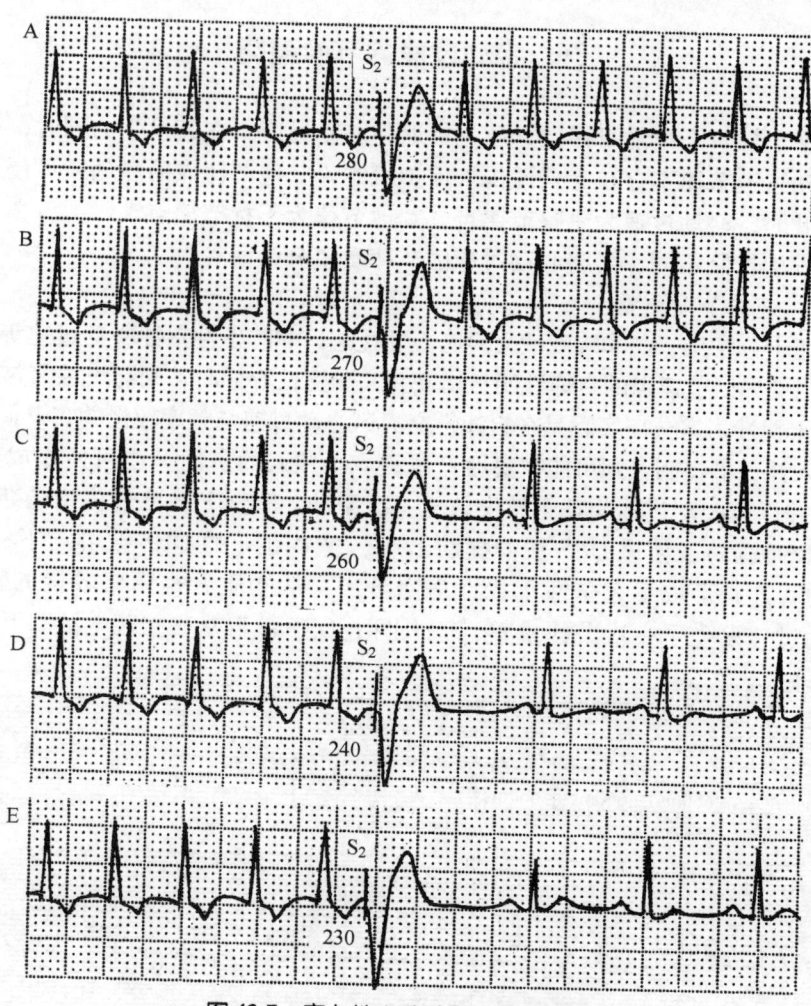

图 43-7 室上性心动过速的节律重整

本图为预激综合征患者伴发的房室折返性心动过速，图 C、D、E. 条中的心室刺激均有效地激动心室，进入折返环的可激动间隙，并终止了 PSVT，恢复窦律。在 A、B. 两条中，联律间期为 280ms，270ms 的 S₂ 刺激不仅使原室上速终止，而且以 S₂ 后的 QRS 波为起始点，重新引发新的室上速。A、B. 两条心电图出现了早搏+等周期代偿间期，证实 S₂ 刺激引发了室上速的节律重整

当联律间期更特殊的激动进入可激动间隙时，除了在环形运动的前方形成有效不应区阻滞其通过、终止心动过速外，在相反的方向，侵入的激动还可随环形激动的尾部形成新的除极波（如心室 QRS 波群），并沿原环路形成频率与前频率相同的折返性心动过速。如果进入可激动间期的激动为早搏，其后又引发等周期代偿间期，便可将其看成一次折返性心动过速的节律重整（图 43-7A、B 条）。可以看出，自律性心动过速被干扰节律终止后，经节律重整后又恢复了原心动过速，而折返性心动过速的节律重整是在干扰点发生了一次原心动过速的终止，此后又以该干扰点为起始，循原折返环路形成了新的折返性心动过速。实际是发生了一次"拖带"现象。心电图则表现为在规律的心动过速记录中，提前出现了一次心电激动，该激动使原心动过速终止，同时，其距下一次心动过速的除极波间期与心动过速周期相等或略长，提示心动过速又重新开始（图 43-7，图 43-8）。

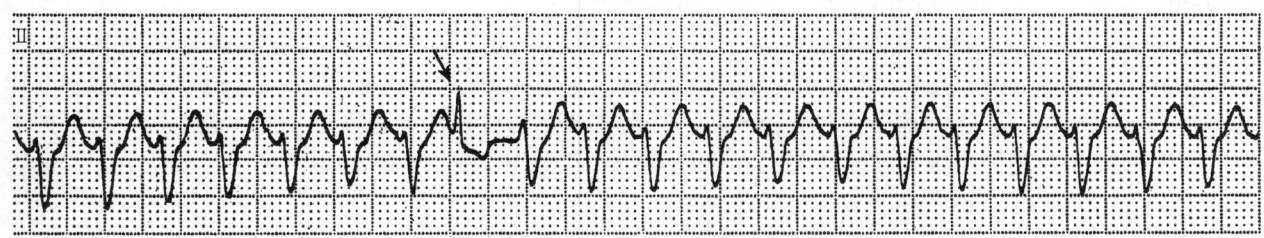

图 43-8 室上性夺获引起室速的节律重整

本图为节律整齐，宽 QRS 波的室速心电图（190bpm），箭头所示为一个窄 QRS 波，系室上性激动引起的 QRS 波，该波距下一个 QRS 波的间期等于室速的基本心律间期，这种"早搏＋等周期代偿"的心电图提示发生了心动过速节律重整

各种折返性心动过速均可发生节律重整，图 43-8 显示一例室性心动过速被室上性激动侵入后发生的室速节律重整。提前出现的 QRS 波群（箭头所示）为一窄 QRS 波群，属于室上性夺获，夺获的、提前的 QRS 波群与下一个 QRS 波群的间期与原心动过速间期相等或略长，证实发生了室速的节律重整。心电图诊断室速的标准包括出现室上性夺获，室速发生室上性夺获需具备以下几个条件：①房室结有正常前传功能，窦性激动可以下传；②房室结没有逆传功能，心室激动不干扰和抑制窦性 P 波的出现；③室速的频率相对较慢（140bpm 以下），使窦性 P 波有机会下传夺获心室，并发生室速的节律重整。

诊断室速的心电图标准还包括室速发生时出现室性融合波，从节律重整的概念两者有根本的不同。图 43-9 为一例室速心电图，B 条箭头所示的 QRS 波群与其他 QRS 波群形态明显不同，时限略短，但其距离前后 QRS 的间期相等，显然是室上性激动下传夺获心室与室速的心室波形成了室性融合波。可以看出本图中略窄的 QRS 波群未提前，未能引起室速的室律重整，室速一直在持续。

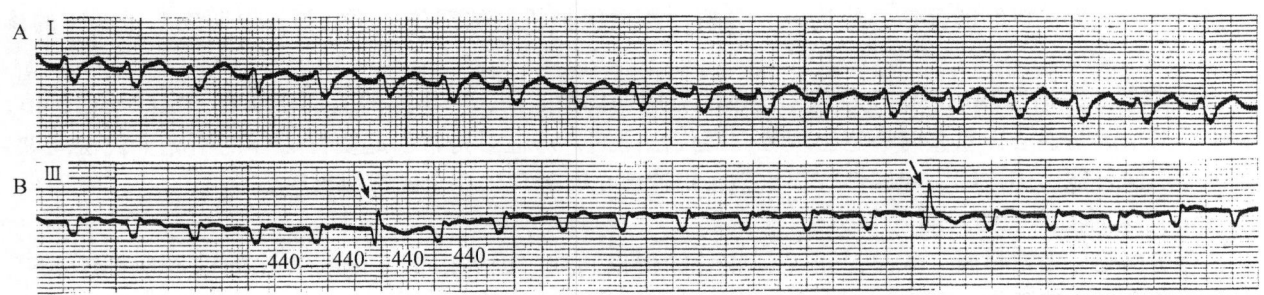

图 43-9 室速时的室性融合波

本图为一例室速发作时心电图，箭头所示为两个形态不同，略有变窄的 QRS 波，按发生时间看，正恰是室速的 QRS 波发生时间，因此可以推测是室性 QRS 波与室上性激动下传的 QRS 波形成的室性融合波。其发生前后的 R-R 间期相等，属于完全性代偿间期，提示未发生节律重整

六、节律重整的心电图特征与诊断

1. 心电图上可以确定心脏同时存在两种心律，两种心律位于双房或双室电活动的"单腔"内，或在电活动的"双腔"内。后者发生节律重整时需借助较好的房室结前传或逆传功能。

2. 在重整节律点规则的心电周期活动中，某个周期突然出现提前的干扰节律点的电活动，并对重整节律点发生干扰，使其未成熟的激动无效除极和提前复位。

3. 提前复位的重整节律点重新积聚激动，并以等周期代偿间期发放下一次激动。所谓等周期代偿间期是指早搏后间期与重整心律的基本周期相等者。因此，心电图早搏（提前发出的激动）+ 等周期代偿间期的出现，几乎可以立即诊断发生了节律重整现象。

4. 当早搏后代偿间期比重整节律的基本节律周期略长，同时其形成的代偿间歇短于两个基本心电周期时，称为早搏后的不完全代偿间期。此时是否发生了节律重整需要考虑以下几个问题：①重整节律的基本心电周期是否整齐，是否存在心律不齐；②重整节律的自律性是否稳定，提前激动能否对其产生一定程度的抑制；③提前激动的传导时间有否延缓；④不全代偿间期是否能够重复。一般认为，能够重复的不全代偿间期的出现多数由节律重整现象引起。

5. 早搏伴完全代偿间歇时可以排除节律重整的发生。凡提前激动（早搏）的联律间期与代偿间期之和等于基本心律周期的两倍时，称为完全性代偿间歇，其说明基本心律的起搏点具有传入保护机制，不受早搏的影响，没有发生节律重整。

可以看出，节律重整包括心动过速的节律重整的心电图表现特征性强，诊断容易。

七、节律重整的临床意义

1. 理解和认识频率优势控制规律：所谓频率优势控制规律是指没有保护机制的情况下，心脏频率占优势的起搏点发出的心律控制心电活动，形成单一心律，如窦性心律。窦性心律的节律性电活动频率高，其发出后，可以使潜在的、节律较慢的心房、房室结、心室的节律点持续不断地发生节律重整，使其还未成熟的激动不断"流产"。

2. 心脏两种节律同时存在时，干扰现象的发生是双方的，相互的，节律重整也是相互的。对某一电活动心腔，如双房或双室中，频率较快的心律对频率较慢的心律通过单一心律规律产生抑制，此时频率较慢的心律发生持续不断的节律重整是潜在的、属于隐匿性。而频率较慢的心律对频率较快的心律引起的节律重整是"显性"的，表现在心电图上一目了然。

3. 节律重整的发生和存在，意味着某起搏点缺乏保护机制。相反，可以发生但又未能发生的节律重整提示传入保护机制的存在，应进一步分析，探索保护机制的部位、原因等，以明确双重心律的诊断。

4. 节律重整时表现的不完全性代偿间歇或等周期代偿间期，对早搏的鉴别诊断有一定的辅助价值，窦性早搏引起窦性心律重整时一定出现等周期代偿间期，房性早搏常引起窦性心律的不完全代偿间歇，而短阵房速可能引起连续、隐匿性节律重整，房速停止时表现出完全的节律重整。

5. 房颤时的类代偿间期

心房颤动伴发室早时，室早后可见到较长的代偿间期。因为房颤下传的 R-R 间期本身长短不一，因此不象窦性心律那样，可以用窦性周期作标准判断代偿间歇是否完全，代偿间期是否是等周期性，为此，房颤发生的室早后间期称为类代偿间期，有无类代偿间期常用于鉴别房颤时出现的宽 QRS 波群是室早，还是室上性激动伴差传。

类代偿间期的本质是提前出现的室早隐匿性逆行侵入到房室结，使房室结内传导来的激动，隐匿性

激动等统统提前除极并复位，并干扰此后的若干个房颤波不能经房室结下传。类代偿间期的本质是室早引起了房室结的节律重整

6. 少见的节律重整的出现，尤其是心动过速的节律重整，常使心电图复杂化。准确识别节律重整有助于复杂心电图的分析和诊断。图43-10是一个典型病例。根据A条心电图房性心动过速可以诊断，但在B、C、D三条中出现了房性心动过速之外的一个心房波（箭头所示），该种房波提前出现。提前出现的心房波未能经房室结下传，并与下一个心房波的间期与心动过速间期相等，根据上述"早搏"加等周期代偿间期即可诊断节律重整的观点，本图则容易地诊断为房性心动过速并发另一个心房节律点侵入干扰，发生了心动过速的节律重整。推测该房速（160bpm）由折返机制引起，但根据本图不能完全排除自律性增高性房速。除此，另一种房波有可能是：①窦性P波，②房性早搏，③经房室结逆行激动引起的房波。根据图形及频率的特点，推论该波为窦性P波的可能性大。

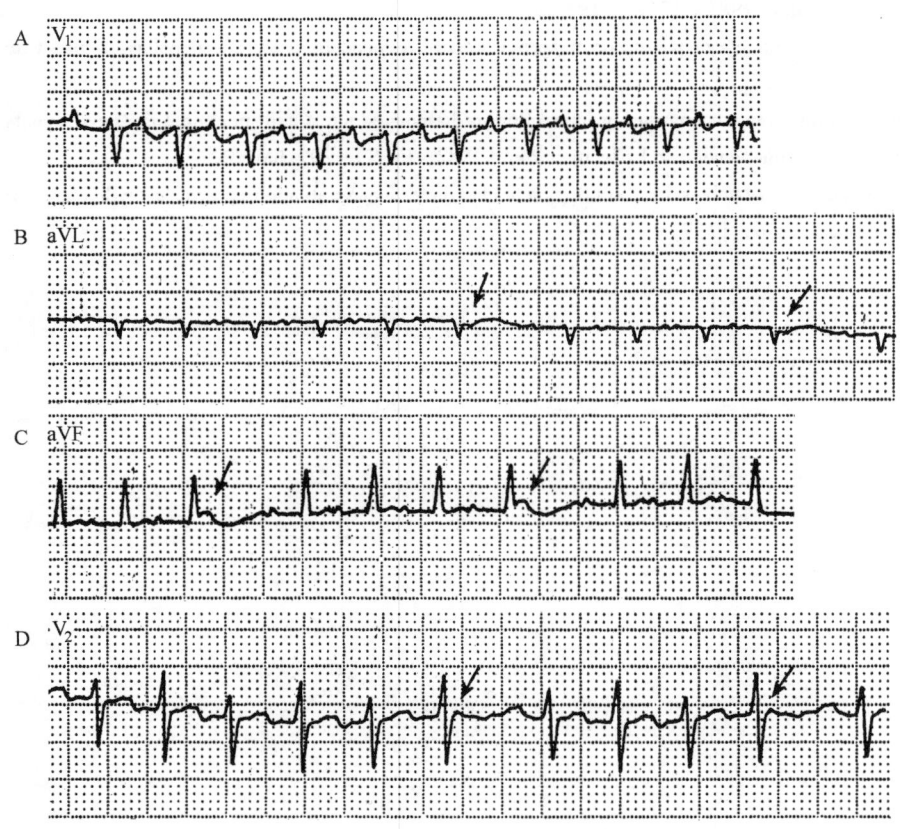

图43-10　房性心动过速的节律重整

A. 条心电图提示患者ECG为房速心电图，B、C、D. 三条的箭头所示为另一组P波，其形态、发生时间与房速的图形绝然不同，该房波未能下传，因其符合"早搏＋等周期代偿间期"的心电图特点，证实本图的房速被引发了心动过速节律重整现象

小　结

节律重整现象在临床心电图相当常见，深刻理解节律重整现象，了解其特点有助于提高对复杂心电图及起搏心电图的理解与分析能力。

参 考 文 献

1. 郭继鸿. 心电图节律重整现象. 临床心电学杂志, 1999, 8(4): 248-253

2. Oreto G, Satullo G, Luzza F, et al. Triple ventricular parasystole. J Electrocardiol, 1993, 26(2): 159-64

3. Ohta T, Iwata T, Kayukawa Y, et al. Daily activity and persistent sleep-wake schedule disorders. Prog Neuropsychopharmacol Biol Psychiatry, 1992, 16(4): 529-37

4. Izumi K. Bigeminal rhythm due to reentrant ventricular extrasystoles coupled to ventricular and A-V junctional escapes: comparison with ventricular parasystole associated with ventricular extrasystoles of bundle branch reentry. Mater Med Pol, 1989, 21 (3): 213-22

5. Izumi K. Atrio-ventricular junctional parasystole: modulation by sinus impulses. J Electrocardiol, 1987, 20(1): 45-50

6. Kinoshita S, Nakagawa K, Kato Y, et al. Second degree entrance block with supernormal conduction in intermittent ventricular parasystole. J Electrocardiol, 1984, 17(2): 199-203

7. Damiano BP, Rosen MR. Effects of pacing on triggered activity induced by early afterdepolarizations. Circulation, 1984, 69 (5): 1013-25

8. Ward DE. Unusual capture phenomena during interaction of dissociated sinus and junctional rhythms: spontaneous expression of intranodal duality and gap phenomenon. J Electrocardiol, 1982, 15(3): 299-306

9. Ellenbogen KA, Wood MA, Stambler BS. Acute effects of radiofrequency ablation of atrial arrhythmias on implanted permanent pacing systems. PACE, 1996, 19(9): 1287-95

第44章 隐匿性传导

Concealed Conduction

张 海 澄

一、定 义

隐匿性传导（concealed conduction）是指窦性或异位激动在心脏中或在心脏的特殊传导系统中传导时，已经传导到足够深处，但又不能"走毕全程"的一种传导受阻现象。亦即当任何一激动不完全地传导到心脏传导系统某一隐匿区，使之发生激动，并产生了新的不应期，这些动作电位太微小，未能使心房或心室除极，不足以在体表心电图上直接显示出来（即并未在心电图上形成 P 波和 QRS 波群）。但它可以影响下一个激动的传导或次一级起搏激动的形成，从而使我们能通过对下一激动的分析而获得间接的诊断依据。隐匿性传导最易发生在心动周期的绝对不应期和相对不应期过渡的极短时间内，此期常称为临界状态。

二、历 史 回 顾

早在 1894 年 Engleman 和 1905 年 Erlanger 就已作出对这种心电现象的推测。Engleman 在悬挂的心脏标本发现："每一个有效的心房收缩，即使不引起相应的心室收缩，也将使下一激动的房室间期延长"，并观察到了隐匿性传导的两个主要基本特征：①不完全传导；②冲动的不完全传导可引起下一激动的传导异常。

1925 年 Lewis 和 Master 在动物实验中观察到前一次被阻的房室传导冲动对下一次房室传导的影响。1948 年 Langendorf 发表"隐匿性传导：受阻滞的冲动对随后冲动的形成与传导的影响"一文，列举了隐匿性传导的多种心电图表现，并首先倡用这一名称。这些推测性的分析，陆续在微电极研究和临床电生理检查中得到证实。

嗣后，Ashman，Lewis 和 Master，Durry 等对这一现象进行了详细的动物实验，证实冲动在传导组织中传导可不完全穿过传导组织而到达目的地——心房或心室，这种部分传导（即隐匿性传导）只能通过其对下一冲动的后效应而从体表心电图上间接推测。Langendorf 和 Mehlman 于 1947 年首次提出了房室交界区隐匿性冲动可导致假性一度房室阻滞（AVB）或二度 AVB。1949 年 Lins 用微电极标测直接证实了隐匿性传导的存在。1950 年 Soderstrom 等证实，房颤中不规则的心室率与隐匿性传导密切有关。而后 Katz 等（1956 年）详细概括了隐匿性传导的机制。1961 年，Hoffman 在离体的 AVN-HB 标本中用微电极记录结合电刺激，发现隐匿性传导的实质是递减性传导，而非动作电位时限变化。1965 年 Langendorf 在一例安装心房起搏器的病人，发现 168bpm 心房起搏时，房室呈 2∶1 传导，PR 为 0.24s，起搏频率改为 84bpm，则房室呈 1∶1 传导，PR 为 0.19s，认为 2∶1 传导时 PR 延长是由于阻滞冲动的隐匿下传引起，首次用实验的方法证实了人类房室结的隐匿性传导。

三、隐匿性传导的发生机制

隐匿性传导的本质是心脏特殊传导组织中的阻滞，而阻滞前的隐匿性传导所产生的影响是认识隐匿性传导的基础。隐匿性传导所产生的影响是通过干扰、折返、重整、超常传导、韦金斯基现象来实现的。虽然阻滞前激动的传导并未能使心房或心室除极（未产生 P 波和 QRS 波群），但由于特殊传导系统已经除极，并产生了不应期；或冲动在进入特殊传导系统的起搏点后，使该起搏点产生节律重整而改变了原来的周期。这次心电图未显露的激动产生的不应期改变和节律点的重整，可以对下一次冲动的传导和形成造成影响，使心电图出现各种反常现象，即本应出现的搏动并未按时出现，按常理本应能传导的却不能传导。根据这些影响带来的心电图改变，可以推断发生了隐匿性传导。

四、隐匿性传导的心电图表现

隐匿性传导可发生于多种心律失常中，广义来说，大部分隐匿性传导常不能从心电图反映出来。本文中所介绍的隐匿性传导是指其中能改变下次冲动形成或传导的一部分。隐匿性传导使各种心律失常变得更加复杂：规则的自律性被打乱；轻度的阻滞突然变成严重的阻滞；产生与不应期规律不符的室内差异传导；持续的差异传导；超常传导现象；以及造成不典型文氏现象和并行心律等。因此，认识隐匿性传导，对分析复杂的心律失常有很大的帮助。

隐匿性传导的主要心电图表现见表44-1。

表44-1 隐匿性传导的主要心电图表现

A. 对随后激动传导的影响	5. 显性折返或隐匿性折返
1. 延缓	B. 对随后激动形成的影响
2. 阻滞	使主导或次级起搏点除极（节律重整）
3. 重复的隐匿性传导	C. 对随后激动的传导和形成的联合影响
4. 易化作用	A 与 B 的不同组合

　　隐匿性传导最常见的部位是房室交界区，但也可发生于窦房交界区、左右束支、浦肯野纤维或房室旁路等处。造成隐匿性传导的激动可来自于窦房结，也可来自于各种异位激动；受隐匿性传导影响的激动可与造成隐匿性传导的激动来源相同，也可以不同。隐匿性传导的方向与正常窦性激动传导方向相同者，称为前向性隐匿性传导；与正常传导方向相反者，称为逆向性隐匿性传导；先前向、后逆向，或先逆向后前向者，称为折返性隐匿性传导。隐匿性传导如连续发生，称为蝉联现象（参见第52章）。

五、房室交界区隐匿性传导

　　房室交界区隐匿性传导影响下一次冲动的传导，可以使其延迟、阻断或加速；也可影响下一次冲动的形成。

　　为方便临床应用，下面主要按照在不同心律状态下房室交界区隐匿性传导产生的影响进行阐述。

（一）对激动传导的影响

　　1. 室性早搏在房室交界区的隐匿性传导

　　室性早搏后窦性 P 波不能下传，造成完全性代偿间歇；插入性室性早搏后的窦性 PR 间期延长，这些都是临床常见的室性早搏在房室交界区的隐匿性传导的表现。室性早搏逆行上传，冲动在房室交界区重整不应期，其后的室上性冲动下传时，如恰遇到房室交界区的绝对不应期，则室上性冲动不能下传，造成完全代偿间歇。如果房室交界区已经渡过了绝对不应期，而正处于相对不应期，则室上性冲动下传减慢，PR 间期延长。少数情况下，这种传导减慢可以持续至后面数次冲动，但程度可逐渐减轻，形成反文氏现象（图44-1）。

　　2. 房性早搏在房室交界区的隐匿性传导

　　在一次未下传的房性早搏后，如紧接另一个房性冲动（少数情况下也可为窦性，例如较晚的房性早搏之后），后者会因房早在交界区的隐匿性传导，使其下传缓慢或者不能下传。发生机制与上述室性早搏在房室交界区的隐匿性传导相仿，只是隐匿性传导的方向相反。室性早搏是在房室交界区内自下而上发生隐匿性传导，与下一次室上性激动方向相反；而房性早搏是自上而下，与下一次室上性激动方向相同。

　　3. 房性心动过速、心房扑动在房室交界区的隐匿性传导

　　房性心动过速、心房扑动时，同样会在房室交界区产生类似的隐匿性传导。

　　（1）房性心动过速在房室交界区的隐匿性传导，可导致连续数个异位房性冲动不能下传，或阻滞的 P 波之后的第一个 P'R 间期意外地延长（图44-2）。

　　（2）如果房性心动过速或心房扑动时，房室传导比例呈 2:1 与 4:1 交替，常常提示 4:1 下传是由于房室交界区发生了隐匿性传导（图44-3）。

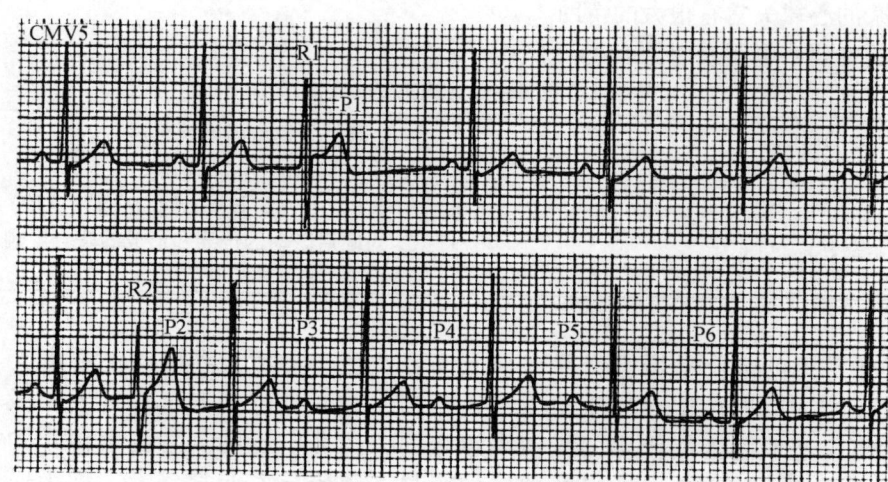

图 44-1 插入性室性早搏的隐匿性传导

图系模拟 V₅ 导联连续记录，早搏（R1,R2）的 QRS 波与窦性明显不同，QRS 时限比窦性稍宽，但仅 0.08s，无逆传能力。此类早搏称高位室性早搏或来自分支，称分支型室性早搏。R1 发生较晚，其逆行隐匿性传导使落在 ST 段上的窦性 P1 不能下传，造成完全性代偿间歇。R2 发生提前，其逆行隐匿性传导使落在 T 波顶端的窦性 P2 下传十分缓慢，PR 间期达 0.34s，而且使其后 4 个窦性（P3,P4,P5,P6）PR 间期也长于正常，但这种影响逐步减轻，形成 PR 逐搏缩短的反文氏现象。一次 PR 间期延长，要如此久才能恢复，提示房室结传导功能有潜在障碍。本例也可能被解释为房室交界区早搏伴非时相性室内差异传导，此后的反文氏现象可解释为隐匿性交界区早搏二联律，但是①如此配对间期不同的早搏，隐匿性传导怎能产生如此有规则的反文氏；②PR 间期逐搏缩短最多能持续 4 次心搏，使这种可能性变得很小

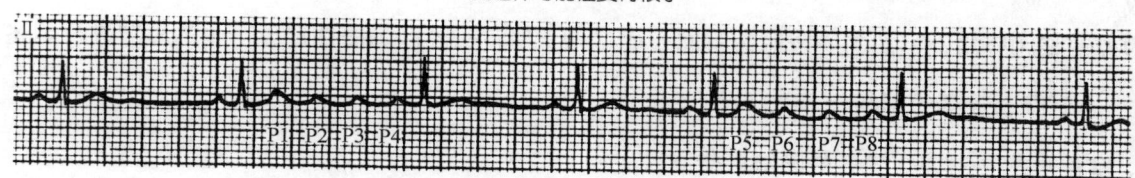

图 44-2 阵发性房性心动过速伴下行性隐匿性传导

窦性心律，有两次由四个异位 P′波（P′₁-P′₄，P′₅-P′₈）组成的心动过速，仅最后一个 P′波（P′₄,P′₈）能下传。第 3 个 P′波（P′₃,P′₇）距离其前的 QRS 波已相当远，RP′间期已达 0.68s，大于一些正常下传的窦性搏动的 RP′间期（0.60s）。提示可能第 2 个异位 P′波（P′₂,P′₆）在房室交界区产生了隐匿性前向传导，所以第 3 个 P′波（P′₃,P′₇）便不能下传

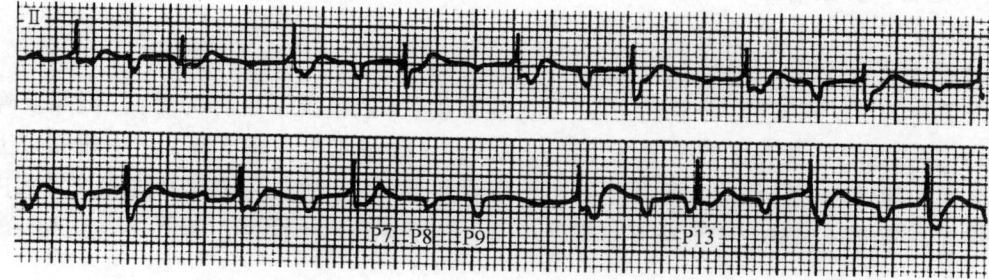

图 44-3 多源性房性心动过速伴房室前向性隐匿性传导

上下两行连续记录。P′波形态多样，频率快而不齐，平均 220bpm，为多源性房性心动过速，伴不规则房室传导，基本为 2:1，下传的 P′R 间期长短不一，最短者也大于 0.20s，最长者大于心房周期，造成被越过式 P 波（P′₁₃），偶然出现 4:1 房室传导。P′₈ 的 RP′为 0.41s，比前面下传的 RP′间期还长，但不能下传，可能系 P′₇ 隐匿性传导产生，但也可能是不应期变化造成。其后的 P′₉ 仍不能下传，RP′间期长达 0.64s，远大于前面下传的 RP′间期，说明 P′₈ 一定在房室交界区产生隐匿性传导，使 P′₉ 不能下传

（3）房性心动过速和房扑时伴交替性文氏现象，提示在房室交界区发生了双层阻滞并伴隐匿性传导，也是隐匿性传导的一种表现。阻滞于远端的冲动必然已经在近端产生不应期，从而影响了其后冲动的传导（参见第 41 章）。

4. 心房颤动在房室交界区的隐匿性传导

心房颤动时的心房率高达 350～600bpm，快速的房性冲动以高达每分钟数百次的频率向心室传导，必然有很多次下传激动落入房室交界区的相对不应期，表现为干扰性房室阻滞，因此，心房颤动时在房室交界区发生隐匿性传导的机会非常多。因为房室交界区的传导能力有一定的限度，正常时一般不超过 180～200bpm，但房颤时心室反应不可能达到这一水平，在多数情况下心室率只是在 100～120bpm 左右，其原因就在于发生了隐匿性传导。

快速的房性冲动有的进入房室交界区，有的被完全阻滞，也有少数得以通过交界区到达心室引起心室激动，产生 QRS 波群。进入交界区的冲动，贯穿房室结的程度不等，但都在交界区产生一个新的不应期，其后冲动的传导因而发生延缓或阻滞，即隐匿性传导。后者显著降低了交界区传导冲动的能力，其结果是通过交界区的房性冲动减少，仅有少数冲动得以兴奋心室，而且，从颤动的心房进入交界区的冲动愈多，交界区的隐匿性传导也愈多，心室率愈慢。

（1）心房颤动时的心室率极不规则，固然与心房率不规则有关，但房室交界区内产生的不同程度的和频繁的隐匿性传导也起一定的作用；

（2）当心房扑动突然转变为心房颤动时，心室率反而减慢，这是由于转为心房颤动时心房率几乎增快了一倍多，在房室交界区容易发生多次连续隐匿性传导，使随后的冲动连续不能下传所致。

（3）心房颤动时室性早搏之后的类代偿间歇，提示此室早冲动有可能逆行进入房室交界区产生不应期，使其后较长时间内的房颤波不能下传，此为在房室交界区内逆向型隐匿性传导，当然同时也有房室交界区内前向型隐匿性传导的协同作用；

（4）在心房颤动伴有房室交界区或室性逸搏心律时，有时可出现比逸搏周期更长的 RR 间期，这是由于隐匿性传导使逸搏点发生了周期重整，使逸搏推迟出现所引起的；

（5）心房颤动时出现与正常不应期规律不相符合的室内差异传导，也常提示发生了隐匿性传导。

5. 二度房室阻滞时房室交界区的隐匿性传导

二度房室阻滞时，房室交界区组织的传导障碍也易于造成隐匿性传导。

（1）传导比例的改变：如 2:1 房室阻滞突然变为 3:1 或 4:1 房室阻滞或更小的传导比，或 3:2、2:1 房室阻滞变为 3:1 或 4:1 房室阻滞，提示在房室交界区发生了前向性隐匿性传导；

（2）在文氏型二度房室阻滞时，心室脱漏之 P 波后的 PR 间期未能恢复至正常值，提示此 P 波虽未下传至心室，但已隐匿地传导至房室交界区深部，使其不应期发生改变，因此下一个心动周期的 PR 间期延长；

（3）在 2:1 房室阻滞时，下传的 PR 间期长短交替，可能是由于长 PR 间期之前被阻滞的冲动在房室交界区产生隐匿性传导所致。

（4）二度房室阻滞合并室性早搏时，室性早搏产生的逆向激动可在房室交界区产生隐匿性传导，使房室传导比例下降或传导时间延长（图 44-4，图 44-5）；

6. 房室交界区早搏在房室交界区的隐匿性传导

交界性早搏伴前向性和逆行性阻滞时，由于早搏冲动既未传至心室产生 QRS 波群，又未逆传至心房产生逆行性 P 波，故心电图上难以作出明确诊断，但由于该早搏在交界区处发生前向和（或）逆向隐匿性传导，使随后的窦性 P 波不能下传心室或以缓慢的速度传到心室，前者产生假性房室阻滞，后者产生突然的 PR 间期延长，据此推断发生了房室交界区早搏，因此也称为隐匿性房室交界区早搏。这一情况只有在同时伴有显性房室交界区早搏时或应用心内电生理检查才能明确诊断（图 44-6，图 44-7）。

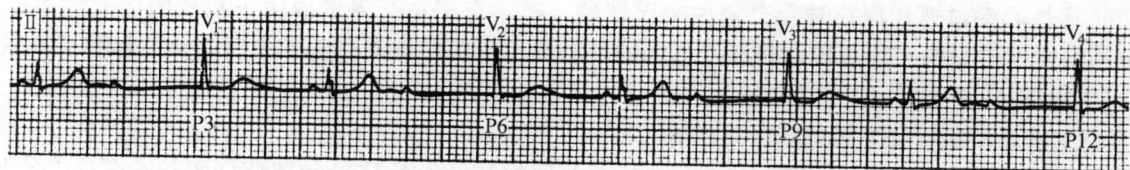

图 44-4　室性逸搏隐匿性传导使房室传导比被低估

图示二度房室传导阻滞，在 P 波阻滞后的长间歇中出现室性逸搏（V_1，V_2，V_3，V_4），室性逸搏的逆行隐匿性传导，使落在室性逸搏中的 P 波（P3，P6，P9，P12）再次不能下传，似乎连续脱漏了两个 P 波，呈 3:1 阻滞，但后一个 P 被脱漏，实际是干扰现象。如果逸搏不出现，该 P 波估计能正常下传，实际房室传导阻滞程度为 2:1。因为下传的 RP 为 0.44s，而该 P 的 RP 则已长达 0.92s，应该能够下传

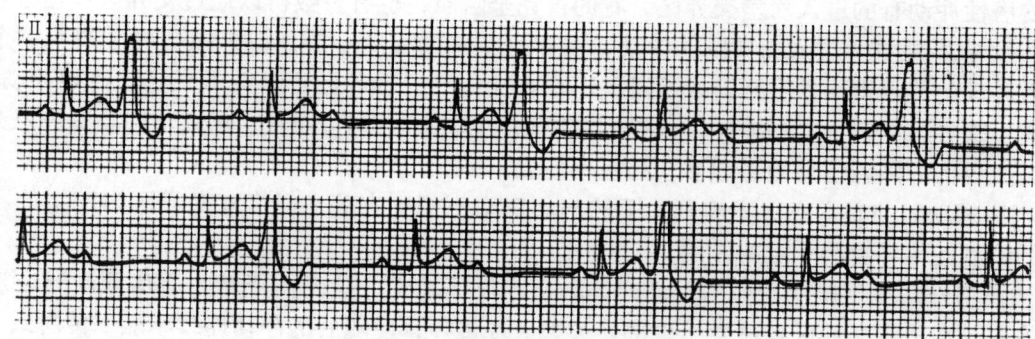

图 44-5　房室 2:1 传导阻滞伴室性早搏隐匿性传导

图为 Ⅱ 导联连续记录。在 2:1 房室阻滞的基础上，发生室性早搏，形成三联律，早搏与脱漏的 P 波重叠。无室早者，后面的 PR 间期为 0.12s，有室早者，后面的 PR 间期延长为 0.20s，形成下传的窦性 PR 间期长短交替，此乃室性早搏在房室交界区发生了逆向隐匿性传导所致

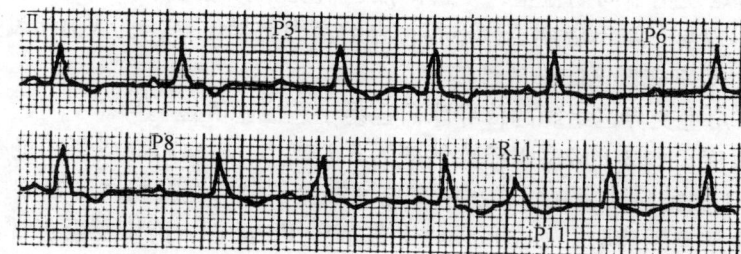

图 44-6　隐匿性交界区早搏

下幅图中后半部分可见一交界区早搏下传心室（R11），呈束支阻滞型，并引起其后两个窦性激动（P11 及其后）的 PR 间期延长，从而推断，上幅图中 2 个（P3，P6）及下幅图 1 个（P8）延长的 PR 间期及长的心室周期是隐匿性交界区早搏所致

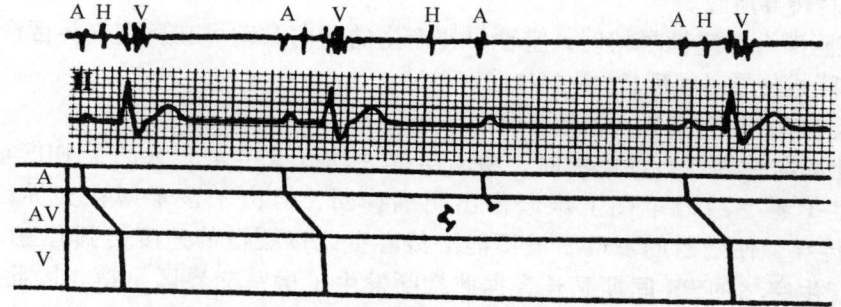

图 44-7　隐匿性交界区早搏使其后的窦性激动下传受阻

在心内电生理检查中，证实隐匿性交界区早搏使其后的窦性激动下传受阻，酷似莫氏二度 Ⅱ 型房室阻滞

尽管 Langendorf 在 1947 年就已描述了这种可能性，但直到 1975 年才由 Narula 等应用希氏束电图予以证实。倘若隐匿性交界性早搏呈二联律，PR 间期可逐渐延长直至漏搏，呈假性文氏周期，极易被误认为文氏型二度房室阻滞。倘若单个的隐匿性早搏突然阻滞了窦性冲动下传，或者早搏隐匿性贯穿入近端的希浦系统，就可以产生酷似二度 II 型房室阻滞的心电图表现。

临床上隐匿性交界区早搏值得引起重视，一则它的出现本身就是交界区存在病变的征兆，二则它可使心律失常的心电图表现更加复杂，并可误诊为 I 型或 II 型二度房室阻滞。误为二度 I 型房室阻滞并无特殊临床意义，如与 II 型阻滞相混淆，有可能导致治疗上的失误。因为二度 II 型房室阻滞绝大多数为交界区以下的低位阻滞，临床上被认为是永久起搏的适应证。

7. 房室结双径路的房室交界区隐匿性传导

在房室结双径路患者，窦性激动沿快径下传，快径下传后逆向隐匿性传导至慢径，故慢径路被掩盖，这类隐匿性传导称为隐匿性折返，心电图上并未表现出来。一旦快径传导中断，冲动仍可沿慢径缓慢下传，PR 间期突然延长，但不会出现心室脱漏。快径路经过一次休息后，理应恢复传导，下一个 PR 间期应该缩短，但实际上其后的 PR 间期常会保持多次甚至连续延长，原因在于冲动沿慢径下传时，到达共同通路后一方面下传心室，另一方面同时也向快径路逆向传导，在快径路连续产生逆向型隐匿性传导，使快径路不能恢复传导而出现慢径路连续下传，构成了隐匿性传导的蝉联现象（参见第 53 章）。

由于在自然状态下 PR 间期突然延长，并可持续数个心动周期，且 PR 间期恒定，临床上有时易误诊为一过性房室阻滞，这时一定要注意除外房室结双径路。

8. 房室传导的韦金斯基现象

少数情况下，隐匿性传导促进了随后激动的传导，即隐匿性传导使原本不能下传的冲动能够传导，这实际上是隐匿性传导在房室交界区引起超常传导的缘故。例如高度房室阻滞时的韦金斯基促进作用，以及在阵发性房室阻滞时，逸搏的隐匿性传导使房室恢复 1:1 传导（参见第 45 章）。

9. 单向性房室阻滞

单向性房室阻滞时，窦性冲动虽然不能下传到心室，但在房室交界区发生的前向性隐匿性传导，可间歇地阻碍房室交界区或室性冲动逆传心房。

（二）对激动形成的影响

主要是由于隐匿性传导经过并进入了房室交界区的异位节律点，使之除极并重建其发放周期，即发生了节律重整（参见第 42 章）。

1. 在高度房室阻滞时，P 波的隐匿性传导可使房室交界区逸搏节律点在 4 相自动除极到达起搏阈值之前提前除极，即重新开始 4 相自动除极，称为逸搏周期或节律重整，因此交界区逸搏未能按时发生，而代之以室性逸搏，或造成较长时间的心室停搏（图 44-8）。

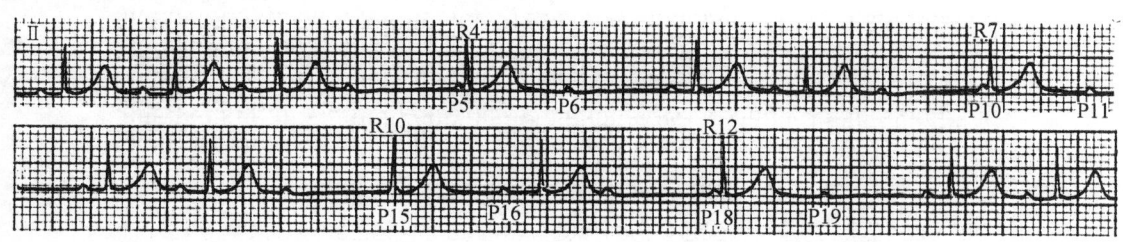

图 44-8　二度房室阻滞文氏现象，房室交界区逸搏及隐匿性传导

上下两行为 II 导联连续记录。可见 PR 间期逐渐延长，最后出现心室脱漏。脱漏后出现房室交界区逸搏，干扰了 R 波上的 P 波，使其再次脱漏。脱漏的 P15 的隐匿性传导，使其后的 P16 下传 PR 延长；P5，P10，P18 则使其后本该下传的 P6，P11，P19 均未下传，提示隐匿性传导较深。同时，这些 P 波的隐匿性传导已经到达房室交界区的逸搏节奏点，使其发生周期重整，逸搏向后移，所以 1.20s 的长间歇后也未出现交界性逸搏。本例隐匿性传导，既影响了冲动的传导，又影响了冲动的形成

2. 在不完全性房室分离时，偶尔心房冲动仅能夺获交界区逸搏点，引起逸搏周期重整安排，而不能夺获心室，逸搏便会延迟发生，该前向性房室交界区隐匿性传导，被称为隐匿性心室夺获，还可以成为等律性房室分离的一种机制。

3. 完全性及二度房室阻滞时，心房冲动可前向性隐匿传入阻滞区远端逸搏点，使其重新安排周期而延迟发生。

4. 完全性房室阻滞并发室性早搏时，如代偿间歇不完全，提示室性早搏已逆向隐匿地传入交界区逸搏节奏点，使其发生节律重整（见图44-9）。

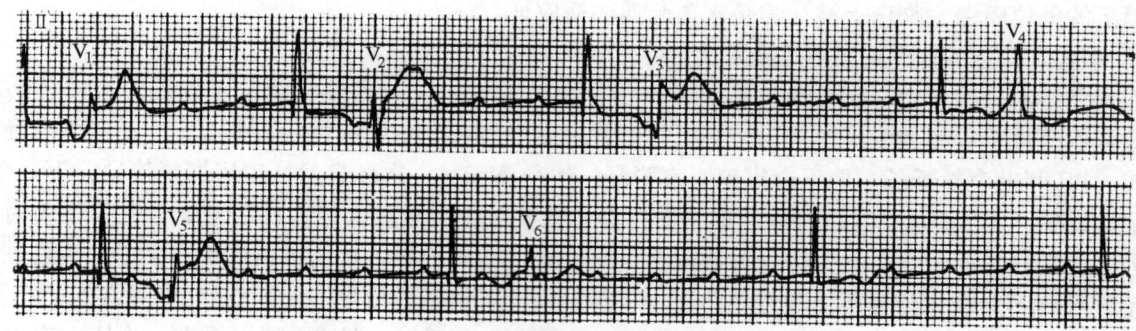

图44-9　完全性房室阻滞时室性早搏的隐匿性传导

完全性房室阻滞，房室交界区逸搏心律非常缓慢，基本逸搏周长为1.68s，伴有频发的室性早搏（V_1-V_6），早搏形态多样，但配对间期相等，故为多形性室早。V_1、V_2、V_4未能逆传进入交界区，表现为插入性室早，V_3、V_5、V_6逆行隐匿性传导至房室交界区，使逸搏周期发生重整，故早搏距下一次交界区逸搏的间期恰等于房室交界区的逸搏周长

5. 室性心动过速伴干扰性房室分离时，P波可隐匿地进入心动过速节律点，造成隐匿性夺获。

6. 房室分离伴房室交界区逸搏时，发生于交界区内的隐匿性折返，可使交界区逸搏延迟发生，或成长短交替，同时干扰了心室夺获的发生，使房室分离容易成完全性。

7. 并行心律节律点内的隐匿性折返，可使并行心律异位搏动间距失去倍数关系，而发现部分间距有一个等长的余数。

8. 少数情况下隐匿性传导也可使交界区逸搏提早出现（图44-10）。

由于隐匿性传导对其后激动的影响，可使得心律失常心电图异常复杂，如在较短的长间歇末是次级节律点的逸搏，而在相对较长的长间歇末却反而是窦性激动的下传。

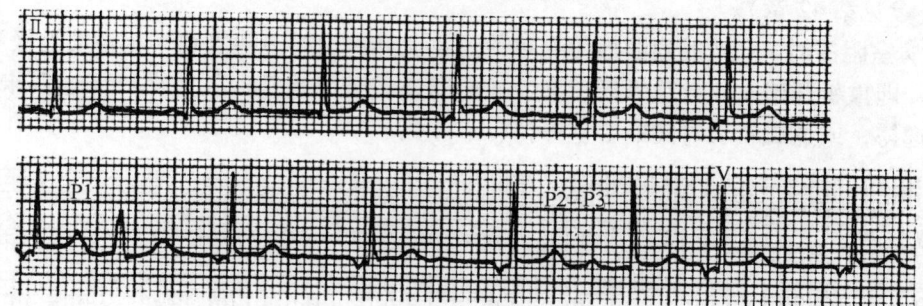

图44-10　隐匿性传导使房室交界区逸搏"提早出现"

上下两行为连续记录。可见心律逐步由窦性过度到逸搏心律。房早P_1'落在前一心动周期的T波顶上，下传的$P'R$间期延长，为0.23s；后段连发2次房性早搏（P_2',P_3'），P_2'未下传，P_3'虽然已经远离前一心动周期的T波，下传的$P'R$间期（0.25s）反比P_1'延长，提示是P_2'在房室交界区产生了前向性隐匿性传导所致。另可见P_3'下传之后的交界区逸搏（V）提早出现，这也是隐匿性传导造成，因为P_2'深入交界区，使逸搏周期重整，同时又在起搏点周围造成了不应期，使P3不能进入起搏点，表现为房室交界区逸搏"提早出现"

（三）同时影响冲动的传导和形成

这种情况可以在同一帧心电图上先后发生，也可为同一次隐匿性传导同时产生两种作用（图 44-9，44-10）。因此可使心律失常表现更为复杂，但经仔细分析心电图后，仍可推断出这种隐匿性传导的发生。

在房室交界区的隐匿性传导，可以引起多次房性冲动不能下传，称为重复的隐匿性传导。有些是生理性的，例如心房颤动时，重复的隐匿性传导可以引起长的 R-R 间歇。有些是病理性的，例如文氏型二度房室阻滞时，心室脱漏之 P 波隐匿性传导至交界区深部，使其后的窦性 P 波不下传，甚至第 2 个不下传的 P 波再次隐匿性传导至交界区深部，干扰其后窦性 P 波的下传，造成长的心室停搏。甚至一次室性早搏可因重复的隐匿性传导引起假性房室阻滞。

隐匿性传导可引起显性折返或隐匿性折返，因此也是心动过速的诱发因素之一。最常见的例子是，由于室性早搏或交界区早搏的隐匿性逆向传导，使随后一个窦性激动传导延缓，从而发生了房室折返或房室结折返。

综上所述，房室交界区内的隐匿性传导是颇为常见的，其产生的影响也是复杂多样的。在分析疑难心律失常心电图时，如遇以下情况，应考虑隐匿性传导的存在：①两个或多个 P 波连续在交界区内被阻滞；②过早搏动后，第一个窦性 P 波的房室传导时间延长，第二个窦性 P 波被阻滞；③不典型的文氏现象，例如心室漏搏后的第一个心搏 PR 间期不缩短、多个 P 波连续被阻滞，以及文氏周期中最后一个心搏的 PR 间期增量最大；④高度房室阻滞时，交界区逸搏的周期突然延长；⑤心房颤动时，突然出现长的间歇，或室性早搏后出现的类代偿间歇；⑥心房扑动时连续多个房扑波被阻滞；⑦折返性阵发性室上性心动过速时的心室节律突然不规整，或出现较长的心房或心室间歇；⑧高度房室阻滞时，或阵发性房室阻滞时，在室性逸搏后，突然出现房室传导的改善。

六、窦房交界区隐匿性传导

窦房结与心房之间的传导组织——窦房交界区也可产生类似房室交界区的前向性与逆向性隐匿性传导，从而引起类似的各种心电图表现。

1. 最常见的是房性早搏或房室交界区早搏逆行隐匿性传导至窦房结，使窦房结发生节律重整，形成不完全代偿间歇。如房性早搏来的稍晚，逆行隐匿性传导至窦房交界区，使窦性冲动未能下传心房，但又未能使窦房结重整周期，则可形成完全性代偿间歇。插入性房早之后的窦性 P 波可暂时延迟发生，称不完全插入性房早，是由于房性早搏冲动逆行传入窦房交界区一定深度，没有侵入窦房结，但该次隐匿性传导使其后的一次窦性冲动传到心房的时间延长，引起 P 波的暂时延迟发生。大多数的房性早搏均能逆向传入窦房结，使窦性周期重整，这种窦性周期重整在心电图上没有波形可见，但通过随后窦性心律节奏的改变，可以察觉逆向传导的存在。有时并无传导的受阻，是一种特殊类型的隐匿性传导。

2. 二度窦房阻滞时窦房传导比例突然改变，出现连续心房漏搏，例如 4:3、3:2 等突然变成 3:1、4:1，提示部分窦性冲动虽未传到心房，但已使窦房交界区组织除极，此种前向隐匿性传导产生了新的不应期，随后的窦性冲动可因落入有效不应期而不能下传心房出现再次脱漏。此时如果潜在起搏点不能及时发出逸搏，便可造成长时间的心脏停搏。

3. 在高度窦房阻滞时，如伴有房性逸搏或伴有逆行 P 波的房室交界区逸搏，这些异位冲动可以逆行传入窦房交界区（但不能传入窦房结，故窦房结的原始周期并未被打乱），这种隐匿性传导可以在窦房交界区造成魏金斯基现象，使随后适时的冲动能够传入心房（参见第 45 章）。

七、室内隐匿性传导

室内隐匿性传导可以发生于希氏束、束支及其分支，主要表现为下传激动受阻，造成其后室上性冲动下传产生的 QRS 呈束支或分支阻滞图形。双束支同等程度的隐匿性传导时 QRS 波群可无变化，主要表现为 PR 间期延长，但这种情况很少见。束支或分支内隐匿性传导产生的超常期，可使其后室上性激动产生意料之外的差异性传导，或使原来的阻滞得以改善或消失。

1. 前向性束支内隐匿性传导

在心房颤动时，由于室内前向性隐匿性传导进入束支或分支，使在长-短周期规律时本应出现的室内差异性传导未能出现，或不符合长-短周期规律地出现室内差异性传导。此外，心房颤动时长心动周期末的 QRS 波群异形，也可能与心房颤动时的前向性隐匿性传导进入该侧束支有关。

束支间的隐匿性传导可使房性早搏呈正常传导与室内差异传导交替（图44-11），或左、右束支型室内差异传导交替（图44-12）。房性心动过速伴文氏型传导也可以出现类似现象（图44-13）。

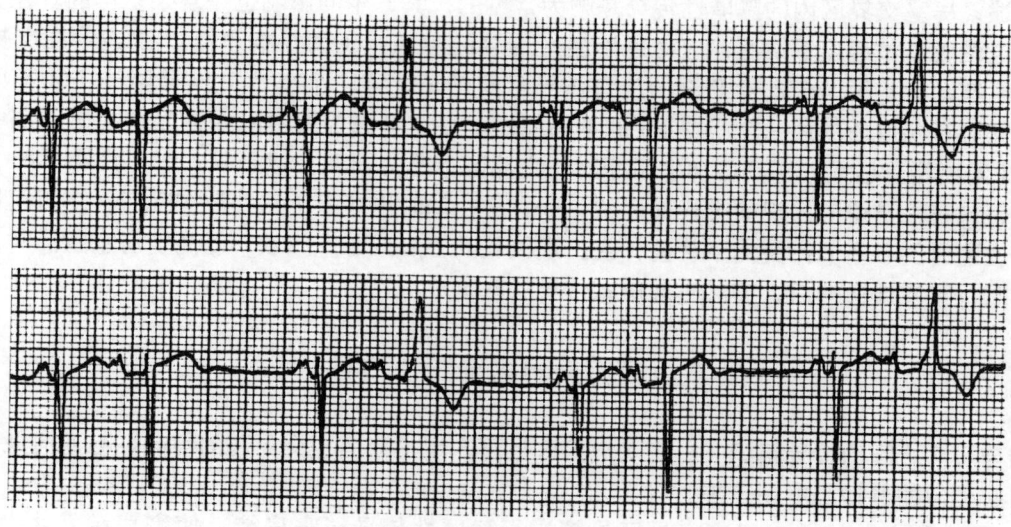

图44-11　房性早搏二联律伴交替性室内差异传导

房性早搏二联律，房早有相等的联律间期和 P'R 间期，但下传的 QRS 却呈正常与右束支传导阻滞交替。其机制为：当一个房早沿两侧束支下传，右束支恢复时间较长，窦性 P 传导正常，第二个房早虽然提前程度不变，但因为右束支前周期长，根据 Ashman 氏现象，窦性 P 下传时形成的不应期长，该房早便遇到右束支不应期而不能下传，经左束支下传的冲动可以逆行从右束支远端进入，产生隐匿性传导，因为这次隐匿性传导是延迟的，故可使下次房早的前周期缩短，从而恢复正常传导

2. 逆向性束支内隐匿性传导

在室上性心动过速时，可发生频率依赖性的束支阻滞而产生宽 QRS 波群心动过速，这时如出现一个室早，则可能终止室内差异性传导而恢复窄 QRS 心动过速。这是因为室性早搏在室上性激动下传之前，提前隐匿性逆向传导至双侧束支，由于双侧束支的反应性不同，逆传进入健侧较深，结果使双侧束支的不应期趋于一致，使下一次室上性激动可同时沿双侧束支下传，室内传导恢复正常。也可能该侧为单向阻滞，室性早搏的逆向隐匿性传导隐匿性地经过了阻滞区，产生易化作用，使随后的室上性激动得以沿双束支下传。

3. 室内差异传导蝉联现象

在一侧束支传导受阻后，另一侧束支的冲动可逆向进入受阻侧的束支产生隐匿性传导，使下一次冲

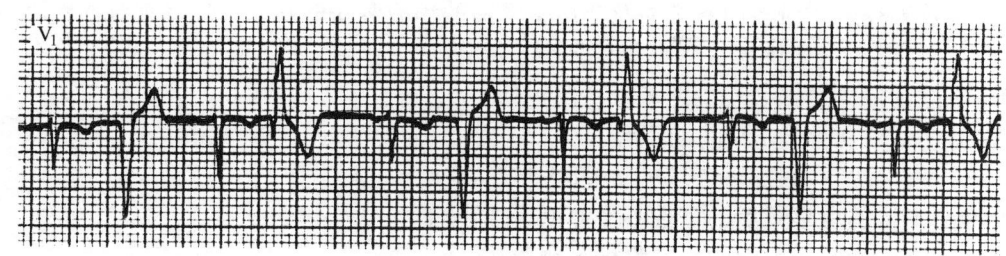

图 44-12　房性早搏二联律伴左右束支交替型室内差异传导

房性早搏具有相同的形态和联律间期，提示为单源性。但下传则呈左、右束支传导阻滞型交替，其机制可能系左束支阻滞后，发生了右束支经室间隔向左束支的逆向隐匿性传导，造成下次房早的左束支前周期缩短，使左束支传导恢复正常，从而出现右束支传导阻滞。这时又发生了左束支向右束支的隐匿性传导，使第 3 个房早右束支前周期缩短，左束支前周期延长，从而再次出现左束支型室内差异传导，如此周而复始，形成房性早搏二联律伴左右束支交替型室内差异传导 P'R 间期下传呈长短交替，可能与房室结双径路有关，也可能系双束支同时阻滞造成。左束支阻滞时，P'R 延长是由于这时右束支仍有传导缓慢造成。右束支传导缓慢不会影响隐匿性传导的发生，只会使右束支前周期缩短更加明显

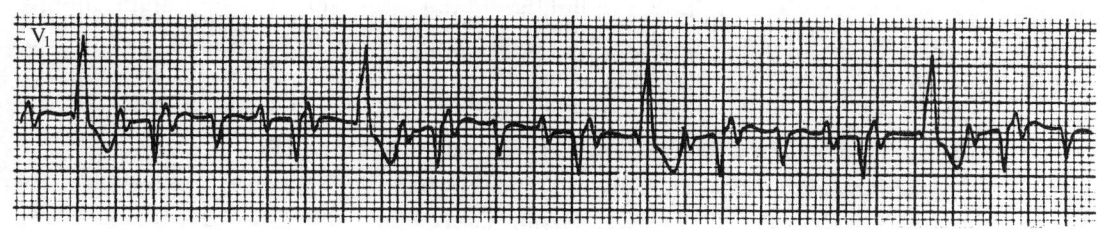

图 44-13　房性心动过速伴 3:2 房室传导及交替性室内阻滞

图示房性心动过速伴 3:2 房室传导，造成 QRS 长短交替二联律，提前的 QRS 虽然联律间期相等，但下传也呈右束支差异传导与正常交替，与图 44-11 类似

动更容易在受阻侧束支内受阻。当这种隐匿性传导连续发生时，即使心率减慢（这时本不应出现差异传导）也会连续出现受阻侧的差异传导，称为"蝉联现象"。房颤时的蝉联现象使室内差异传导酷似室性心动过速（参见第 52 章）。

房颤、房扑或室上性心动过速中产生与不应期规律相矛盾的室内差异传导，提示束支或分支内隐匿传导。例如室内差异传导的"蝉联现象"（linking phenomenon）。蝉联现象是指当冲动从一条径路下传，而在另一条径路受阻时，下传的冲动可以逆行传入原来受阻的径路，产生一个推迟的不应期，使第二次冲动更容易在受阻的那条径路再次受阻，但逆行隐匿性传导则可照常发生，使受阻持续，所以称蝉联现象，其本质是重复性逆向隐匿性传导。只有当下传的那条径路发生前向阻滞或者冲动发生特别晚使隐匿性传导的不应期已过，蝉联现象才能结束。

蝉联现象最常出现在左、右束支之间，产生持续的一侧束支阻滞或室内差异传导。另外尚可发生于房室结双径路之间或发生于房室结与 Kent 束之间（参见第 52 章）。

八、房室旁路的隐匿性传导

既往认为房室旁路的传导呈"全或无"现象，但临床上常用房室旁路的隐匿性传导来解释预激综合征并房颤时 RR 间期的不规则。1974 年 Zipes 用早搏刺激揭示了房室旁路的逆向隐匿性传导。随着临床心脏电生理学的进展，对房室旁路前向及逆向的隐匿性传导的刺激方法更趋完善。房室旁路前向隐匿性传导可应用 $A_1A_2A_3$ 刺激、A_1A_1 减半刺激法、$A_1V_2V_3$ 刺激等方法，房室旁路逆向隐匿性传导可应用 $A_1A_2A_3$ 刺激、$V_1V_2A_3$ 刺激、$V_1V_2V_3$ 刺激、V_1V_1 减半刺激等方法进行检查。以上方法对单房室旁路的隐

匿性传导的检测效果较好，对多房室旁路及非房室旁路的预激旁路的隐匿性传导观察尚缺乏较理想的方法。

房室旁路隐匿性传导的体表心电图表现主要包括：

1. WPW 并房颤或房扑时 RR 间期不等。
2. WPW 并房颤或房扑时出现连续的窄 QRS 波群。
3. 未经旁路下传的房早其后的窦性心律 QRS 波群正常。
4. 室早后，室上性激动引起的心室除极无预激波。
5. 上述情况如反复隐匿发生即为房室旁路的蝉联现象（图 44-14）。

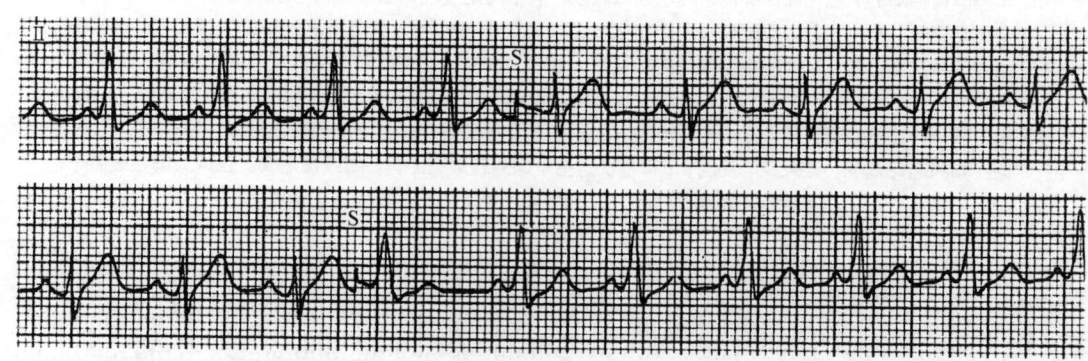

图 44-14　房室旁路的隐匿性传导、蝉联现象及超常传导

食管心房调搏中记录的体表心电图。上幅为显性预激，单次心房早搏刺激（S）即使预激波消失，QRS 恢复正常。下幅给予一个同样的心房早搏刺激，又使正常的 QRS 转为预激波形。这是因为提前的心房刺激遇到了房室旁路的不应期，冲动只能从正常房室传导系统下传，产生一个正常 QRS 波，再从心室端逆向进入房室旁路，但未逆传到心房端，即发生了一次隐匿性传导，使旁路的不应期拖后，因此下次的窦性心房激动又会遇到房室旁路的不应期而连续不能下传，预激波从此消失。此即房室旁路的隐匿性传导蝉联现象。下幅图中的心房早搏刺激（S）更加提前，正好落入隐匿性传导的超常传导期，但遇到房室正道前传的不应期，冲动完全由房室旁路下传，预激波更加明显，但代偿间歇后又恢复正道与旁路同时下传，表现为显性预激

九、其他部位的隐匿性传导

心房或心室内各种异位起搏点与心肌之间的交界区均可发生隐匿性传导，其发生方式及心电图表现与窦房交界区隐匿性传导相仿，为外出阻滞中的隐匿性传导，使外出阻滞突然成倍加重，从 2:1 变成 4:1，从 1:1 变成 3:1 或 4:1 等。

十、临床意义

隐匿性传导发生在各种各样的心律失常中，无心律失常便无隐匿性传导。由于隐匿性传导使各种心律失常变得更加复杂，规则的自律性被打乱，轻度的阻滞突然变成严重的阻滞，产生与不应期规律不符的室内差异性传导，持续的差异传导，超常传导现象及造成不典型文氏现象和并行节律。因此对隐匿性传导的认识，可以帮助分析复杂的心律失常。

从病因方面分析：①干扰现象中隐匿性传导不一定与器质性心脏病直接相关，在正常人中亦不少见；②器质性心脏病患者发生隐匿性传导可能是传导系统器质性损害，也可能系功能性变化；③药物作用，特别是洋地黄中毒时隐匿性传导相当多见的；④隐匿性传导也常由电解质紊乱引起。

隐匿性传导在临床上可有两种绝然不同的影响：①生理性代偿作用，对人体有利，如房颤时，使心

率不致过速，维护心功能；②可能产生病理生理变化，对人体有害，如使逸搏延迟出现，心率突然减慢引起晕厥，甚至发生阿-斯综合征。

十一、小 结

1. 隐匿性传导是许多心律失常中的常见现象，是造成复杂心律失常的重要原因之一。

2. 隐匿性传导可以发生在心脏传导组织的任何部位，包括窦房交界区，房室交界区，束支及其分支，浦肯野纤维以及房室间的各种附加束，但最常发生在房室交界区。

3. 窦性以及各种异位（房性、交界性、室性）心搏和心律（如逸搏、早搏、扑动、颤动）等自律性异常均可引起隐匿性传导。

4. 隐匿性传导可以是前向性或逆行性的。前向性是指窦性、房性或交界性激动通过房室交界区或束支系统下传时所形成的隐匿性传导。逆行性则是指室性激动逆行上传时形成的隐匿性传导。

5. 隐匿性传导亦可发生在激动从一侧束支传至另一侧束支的过程中，是左加右束支阻滞以及蝉联现象的基本电生理机制之一。

6. 某些超常传导常常也是前一激动隐匿性传导的结果。

7. 隐匿性传导最易发生于绝对不应期与相对不应期的过渡时期中，生理干扰导致的传导延缓或中断以及病理性阻滞所产生的传导延缓或中断是形成隐匿性传导的电生理基础，干扰现象尤为多见。

8. 从本质上看，隐匿性传导是一种递减性传导，是传导组织发生阻滞的一种特殊表现形式，其阻滞程度介于传导时间延长和传导完全阻滞之间。它引起下一次心脏激动的干扰性或阻滞性传导障碍，或引起另一异位起搏点的节律重整。它可以是传导系统功能性变化的一种表现，也可以是传导系统器质性损害的一种反映。

9. 隐匿性传导的原因是传导组织不应性的不均一。

总之，隐匿性传导可发生于心脏的任何部位，心电图表现形式十分广泛，既可发生于正常的心脏，也可发生于器质性心脏病的心脏。隐匿性传导本身并不引起症状或体征，但因可使心室率减慢和引起长时间的心室停搏，有时可造成严重的后果，影响治疗与预后。此外，洋地黄中毒也可引起隐匿性传导，应予注意。

一般临床上复杂的心律失常心电图多有隐匿性传导参与其中，易造成错误解释。因此，对隐匿性传导的认识，对于分析复杂的心律失常有极大的帮助。

参 考 文 献

1. 黄宛等. 临床心电图学. 第 5 版，北京：人民卫生出版社，1995

2. 杨钧国，李治安. 现代心电图学. 北京：科学出版社，1999

3. 石毓澍. 心律失常的诊断与治疗，河北人民出版社，1980

4. 杨钧国，李治安．杨心田. 心律失常的近代概念. 上海科学技术出版社，1990

5. 杨心田，毛焕元，李彦三. 复杂心律失常的解释. 人民卫生出版社，1980

6. 庄亚纯，张杰. 常见和少见的心电现象. 见：陈新，主编. 临床心律失常学，人民卫生出版社，2000

7. Chou T C. Electrocardiography in clinical practice. 3rd ed. Phiadelphia：Saunders Co, 1991

8. Fisch C. Electrocardiography. In：Braunwald E. Heart Disease. 5th. ed. Phliadephia：W B Saunders Company, 1997

9. Marriott H J L. Advanced Concepts in Arrhythmias. St Louis. C V Mosby Company, 1980

第45章　超常传导和韦金斯基现象

Supernormal Conduction and Wedensky Phenomenon

张　海　澄

　　1912 年 Adrian 和 Lucas 首先在神经组织中发现了超常应激现象。Lewis 和 Master 等在 1924 年首先报道一例高度房室阻滞时的超常传导，提出超常传导（supernormal conduction）的概念。在心肌纤维激动后，兴奋性会逐渐恢复，但在某些情况下，心肌兴奋性恢复时期中会出现一段时期，其兴奋性或传导性高于兴奋性完全复原的舒张期，称为超常期。在该期内，较小的刺激就能引起心肌兴奋，称为超常应激现象

（supernormal excitability）；传导能力和速度大于舒张末期，称为超常传导现象（supernormal conduction）。

但自 1968 年 Moe 对超常传导进行重新评价以来，很多研究认为，以前报道的大量超常传导的病例实际上属于伪超常传导（pseudo supernormal conduction）的范畴，即这些病例可以用更可靠的生理学与解剖学的理论来解释，比如高度房室阻滞时的韦金斯基现象、裂隙现象、双房室径路传导及房室传导系统的分层阻滞现象等。嗣后 Gallagher 等用多种其它机制来解释这些伪超常传导。目前认为，只有当其它机制不能解释时，才是真正的超常传导。

一、超 常 传 导

（一）超常传导的定义

超常传导是指心肌细胞受抑制时表现出的反常的传导改善现象。一般认为只有病变的组织才有超常传导，所谓超常，也不是真正的超常，仅是指病态心脏的传导抑制状态得到了暂时的改善，而不是比正常的心脏传导还要好。

（二）超常传导的机制

1. 超常期的时相

在心脏的动作电位中存在一个超常兴奋期，相当于体表心电图上 T 波的终末处，即动作电位 3 相复极在 −80 ~ −90mV 时，这时膜电位距离阈电位较近，一个阈下强度的刺激即可以引起可扩布的兴奋。尽管可以引起兴奋，但其 0 相除极速度慢、振幅低，因而传导是不正常的，传导速度慢，不应期亦短。

随着动作电位缩短和延长，超常期也跟着 3 相提前和延后。Levi 等研究 20 例束支的超常传导期，发现超常期与 T 波的位置关系比不应期更加密切，离 T 波结束点在 0 ~ 185ms 内，平均 84.2ms。他还发现超常期的位置为频率依赖性，随着基础周期的变化，位置也会发生移动。在基础 QRS 形态正常时，频率增加，超常期会出现左移（靠近 QRS）。当频率增加到出现束支阻滞时，超常期会向右移约 60 ~ 80ms，这是由于发生束支阻滞后，超常期需要由对侧束支逆行隐匿传导来产生。

正常的心脏，超常期的时间很短，只有几十毫秒，但可随病人的状况和药物应用而发生变化，短者数毫秒，最长者达近百毫秒。在受抑制的心脏，持续的时间很不一致，可以发生在有效不应期，也可以发生在相对不应期，如存在隐匿性传导，可以持续长达数百毫秒，甚至占心动周期的较广泛区域，且可随病人的状况和药物而变化。传导抑制剂往往对超常期有双相效应，小剂量可产生超常期，剂量增大时又可在进一步延长不应期的同时使超常期消失。提示超常传导性发生于应激性轻度和中度降低时，而重度应激性降低可使超常传导性消失。

也有学者认为超常传导性与超常兴奋性两者并不同步，超常传导是传导性的暂时改善，相当于心电图上 T 波之后 0.28s 左右，而超常兴奋性是兴奋性的暂时加强，常与早搏有关，相当于 T 波的降支。

2. 具有超常传导特性的组织部位

哺乳动物心脏具有超常传导特性的组织，大都分布在束支-浦肯野纤维和心房的某些特殊传导系统中，极少数发生在 Kent 束中。理论上，超常传导可发生于传导阻滞的任何部位。但有人认为房室结、希氏束和心房、心室肌本身并不具有超常传导的特性，而临床心电图上很多超常期房室传导实质上是在束支发生的超常传导，发生在房室结或希氏束者很少，但心房和心室的超常应激现象还是能看到。

3. 超常传导与病变的关系

超常传导现象并非该时间的传导性高于常人，或高于其它正常组织，而只是相对而言，高于同一组织的第 4 相。不过，超常现象常发生于有病变的组织，并常伴有快频率依赖性或 3 相阻滞及不应期延长，因此在超常期内的应激及传导性常低于正常。也有人认为完全正常的浦肯野纤维也具有超常传导特性。

4. 超常传导的发生机制

Spear 等指出阈电位随心动周期而变化，在细胞除极后阈电位最高，第3相时迅速下降，第4相时恢复到舒张期水平。在浦肯野纤维中，阈电位在第3相末下降得特别快，阈电位的恢复较动作电位的恢复更完全，造成动作电位与阈电位之间的差值反而小于第4相。在这间期内引起激动所需的刺激强度不仅低于第3相初，而且低于第4相，这就是超常兴奋性的由来。

激动的传导过程实际上就是一系列细胞顺序兴奋的过程。一系列细胞顺序超常兴奋，即构成了超常传导。低血钾等病理状态可使动作电位复极减慢，从而使超常兴奋期延长，超常传导亦较明显；高血钾时超常兴奋和超常传导现象均消失。

(三) 超常传导的心电图表现

超常传导的心电图表现的本质是发生了与正常规则相矛盾（即不符合常理）的传导改善，这一改善常在心动周期的很短时间内发生。

心电图表现可大致概括为：①PR 间期出现矛盾性变化；②原来本应脱落的 P 波反而意外下传；③异常的 QRS 波矛盾地正常化或异常的程度减轻。

(四) 超常期房室传导

1. 一度房室阻滞伴高度延长的 PR 间期

理论上来讲，一度房室阻滞时，如 PR 间期高度延长，则可能为超常期房室传导。例如在高度房室阻滞时，逸搏激动后出现的早期心室夺获，连续下传可呈一度房室阻滞伴高度延长的 PR 间期，这可能是逸搏的逆传造成的交界区超常期传导，使本不能下传的室上性激动得以缓慢下传夺获心室。还比如，在文氏型房室阻滞时，本该被阻滞的室上性激动，却因超常期传导得以下传而表现为突然出现伴极长 PR 间期的一度房室阻滞。在房性早搏时，也可出现一度房室阻滞伴高度延长的 PR 间期。

2. 二度房室阻滞时房室传导性的变化

(1) 使文氏周期不典型：在文氏型房室阻滞时，预期应该被阻滞的 P 波却出乎意外地下传，或本应逐渐延长的 PR 间期反而缩短，都会使文氏周期变得不典型（图 45-1）。

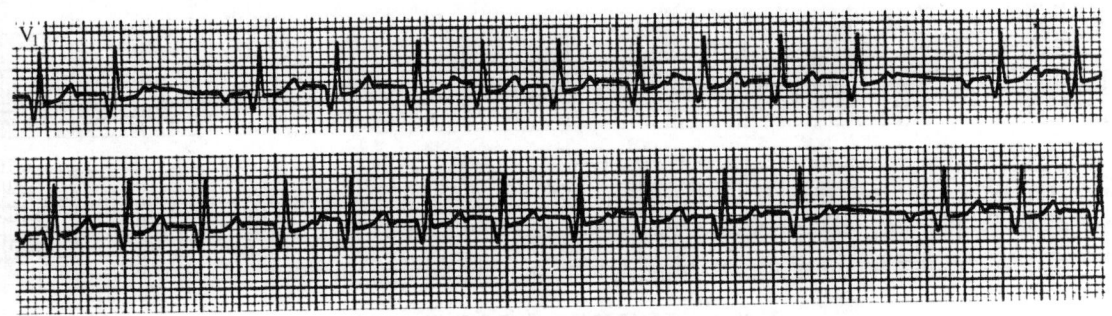

图 45-1　房室传导文氏现象中的超常传导

上下两条连续记录。患者为窦性心动过速，文氏型二度房室阻滞，心房律整齐，但房室传导比变化极大，4:3→10:9→4:3→12:11。分析长文氏周期中的 PR，显示 PR 逐渐延长，数次后突然缩短，然后再重复，提示 PR 逐渐延长，使其心搏落在前次心动周期的超常期，PR 突然缩短，如此重复，造成长时间不产生心室脱漏，房室传导比例特别大。如果在遇到超常期之前便脱漏，房室传导比便明显变小

(2) 莫氏二度 Ⅱ 型房室阻滞：例如 3:2 莫氏 Ⅱ 型二度房室阻滞，心室脱漏产生的长间歇使其后的第一个 P 波能正常传至心室，第 2 个 P 波具有长的前周期及短的联律间期，仍能以正常速度下传至心室，而第 3 个 P 波的前周期短一倍，联律间期相同，却不能下传，因此提示第 2 个的下传是一种超常期房室

传导现象(图45-2)。另外有时发现:①第2个P波的PR间期甚至比第1个P的PR间期更短;②当伴时相性窦性心律不齐时,含QRS波的第1、第2个P波之间的间距,小于第2、第3个P波之间的间距。造成第2个下传P波的RP间期短于阻滞的RP间期。这些情况更加说明有超常传导现象存在。这类超常期房室传导的部位不在房室结,而在希氏束内(图45-1)或束支内。

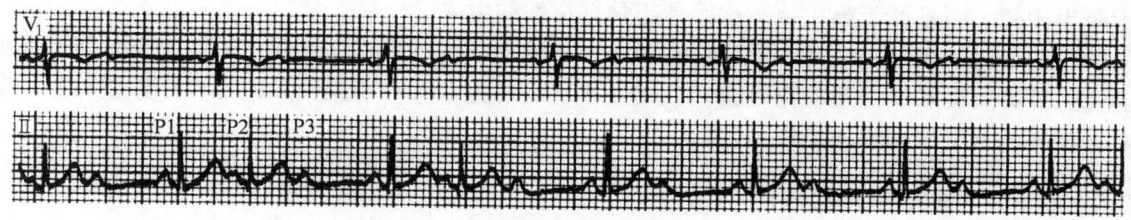

图45-2 二度Ⅱ型房室阻滞中的超常传导

上幅为 V_1 导联,心房率120bpm左右,示2:1房室阻滞,下传PR间期及QRS正常,下幅为Ⅱ导联,窦性心率增快至145bpm,反而呈莫氏Ⅱ型3:2及2:1阻滞,显示超常传导特性

(3)PR间期逐渐延长,最后固定于某一水平,或有长有短,但较长时间不产生心室脱漏,提示随着PR间期逐渐延长,P波下传正好碰到房室传导系统的超常传导相,使PR间期不再延长,或突然缩短后再逐渐延长。

(4)某些未下传的心房波,人工或自发地在其前插入一次心房搏动,其后反而出现了下传的QRS波。

3. 三度或高度房室阻滞的超常期传导

完全性或高度房室阻滞时,局限在心动周期早期较短一段时间内出现的室上性激动能下传夺获心室,而迟于或早于此段时间发生的室上性激动均被阻滞(图45-3)。按理逸搏激动的逆行传导应使交界区组织产生新的不应期,因而下一个激动的传导应受到阻滞。但由于逸搏激动逆行隐匿性传导到房室交界区,使该处发生超常期传导,前向传导改善,紧接逸搏之后的室上性激动发生意想不到的传导改善,形成心室夺获。由此可见,完全性或高度房室阻滞时,心室夺获的形成条件有两点:①逸搏激动逆传至交界区产生超常传导期;②室上性激动适时于超常期传到交界区。

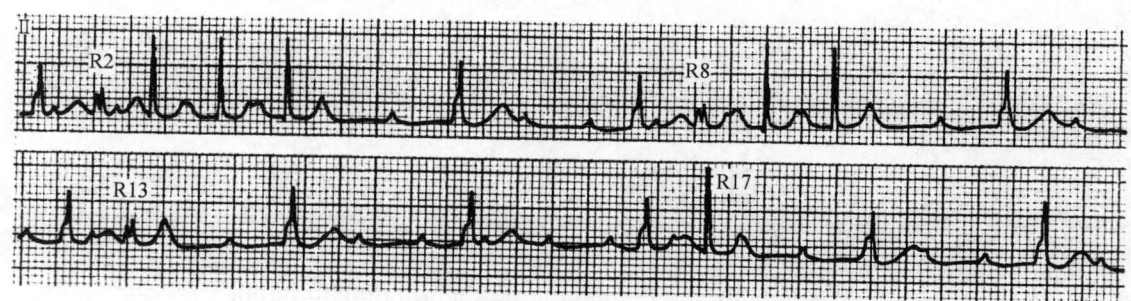

图45-3 高度房室阻滞伴房室超常传导现象

上下两行为连续记录,示阵发性三度房室阻滞,室性逸搏。当P波落在室性逸搏ST段上,RP在0.10~0.16s狭窄范围内P波才能下传(R2、8、13、17),部分伴室内差异传导,二个下传P之间的脱漏P数可成双,单数不能用Moe的双层阻滞解释,提示P波落在室性逸搏逆行产生的超常期内,使P波能下传。有时在一次传导恢复之后,可出现连续下传(R2、8后),下传的PR间期不延长,甚至稍缩短的情况下,又突然脱漏提示阻滞为莫氏Ⅱ型。受阻的RP间期比前面传导的RP更长,又提示超常传导特性。本例也可看作韦金斯基现象

在高度房室阻滞时,在交界性逸搏、室性逸搏或人工心室起搏后,出现连续的窦性心室夺获,这是由于隐匿性逆向传导引起重复的超常期前向传导所致,也有人以韦金斯基现象来解释。

4. 房性早搏后的PR间期异常变化

房性早搏也可因超常期传导使联律间期短的(RP'短的)房早P'R间期反而短;相反,联律间期长的

（RP′长的），P′R间期亦长。

5. 并行节律点的超常期传出

并行节律点发放的激动，如果落在主导节律搏动所造成的不应期，则被阻滞。但有时出现得更早的并行节律点的激动，正值前一激动所造成的超常期，则反而能下传。

6. 房室交界区的逆向超常期传导

在高度或完全性房室阻滞伴缓慢交界性逸搏心律时，室性早搏的逆向传导可以在较短的联律间期逆传到心房，或隐匿地使交界区逸搏除极。其原因可能是由于室性早搏发生逆向性超常期传导所致。

7. 房室或室房传导时间的变化

房室或室房传导时间的周期性交替，规则或不规则地交替可以在许多情况下发生，可由超常期传导引起，亦可由伪超常期传导引起。例如，①规整的窦性心律时的PR间期交替，如果由超常期传导所致，则表现为短RP间期后PR间期短，长RP间期后PR间期亦长。这是由于患者心肌有基础的传导障碍，其PR间期本就是延长的，当P波交替地落在超常传导期，则PR间期长短交替。②心率改变引起PR间期改变。在窦性心律不齐伴房室传导障碍时，常可见长RP间期后出现短的PR间期，这是由于长间歇后交界区的传导性恢复得较好所致。

（五）超常期室内传导

1. 束支阻滞时，房性早搏的QRS波形态反而出现正常，可能是早搏下传恰好遇到束支的超常期所致（图45-4，图45-5）。

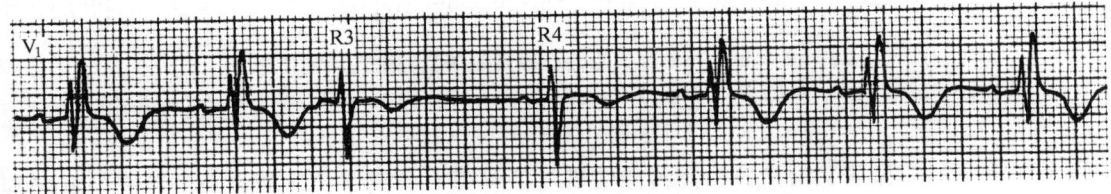

图45-4　右束支的超常传导

图示间歇性右束支传导阻滞，但房性早搏后QRS反而恢复正常（R3），P′R没有任何延长，可与裂隙现象、双束支阻滞等伪超常传导相鉴别。早搏代偿后QRS也恢复正常（R4），符合回剥现象，提示右束支阻滞为3相性

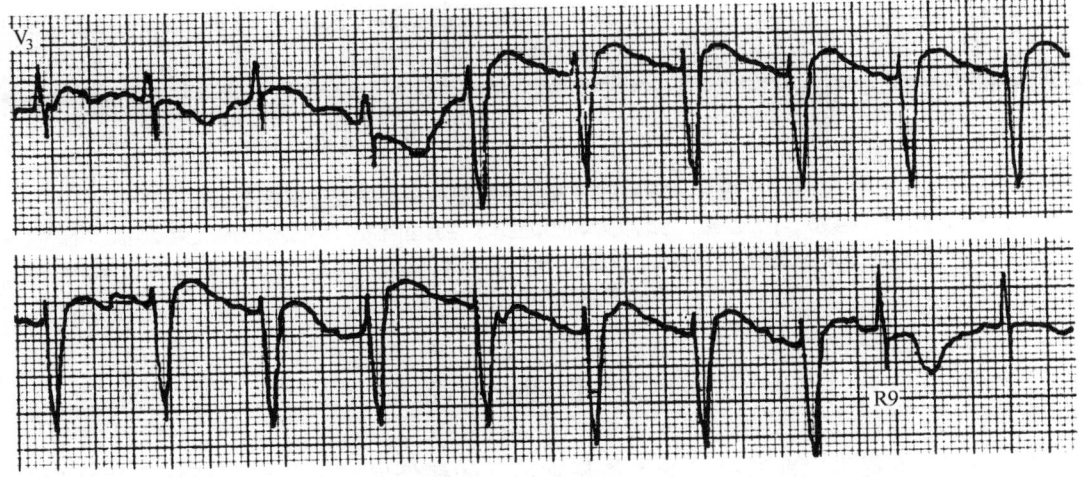

图45-5　左束支超常传导

上下两行为连续记录，心率稍微加快，出现完全性左束支阻滞，下行第9个心搏为房性早搏下传（R9），左束支阻滞反而消失。P′R间期无明显延长，提示房早冲动遇到了左束支的超常期，随后心率减慢，QRS波形维持正常

2. 高度房室阻滞伴束支阻滞，伴早期及晚期心室夺获，虽然心电图表现为超常房室传导，但实质是超常的束支传导。

3. 在心房颤动或扑动合并快频率依赖性室内传导障碍时，于频率快时 QRS 波群形态异常，频率慢时 QRS 形态正常，但有时提早出现的心搏，其 QRS 波群形态反而正常（图 45-6）。或者在房颤伴束支阻滞时，出现得较早的搏动的 QRS 波群形态正常化。上述情况，都可用超常期传导解释。但在确定其为超常期传导之前，应注意该心搏之前的心动周期的长度。因为在一短周期之后提早出现的心搏，当其抵达心室时，室内传导系统可能已脱离不应期，故其室内传导正常，这当然不属于超常传导。

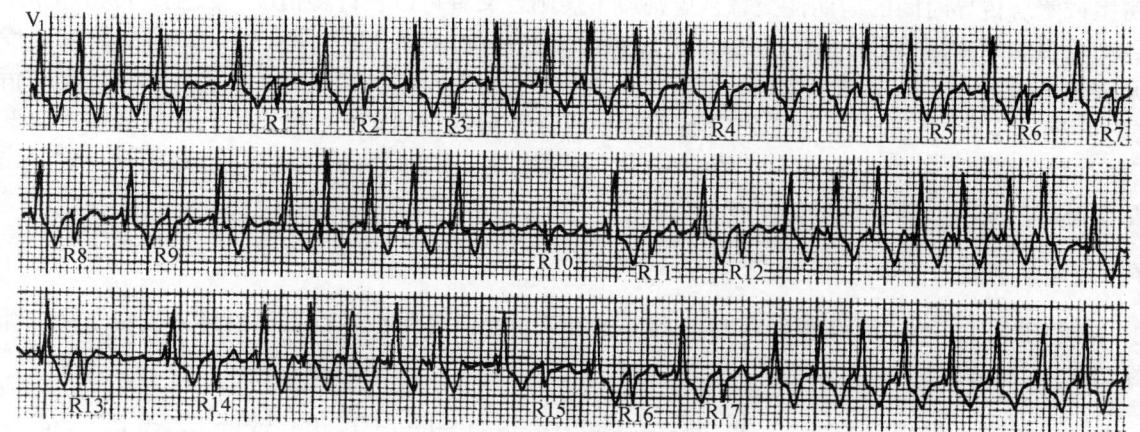

图 45-6　心房扑动伴 3 相性右束支阻滞及右束支超常传导

上下三行为连续记录，示心房扑动伴不规则房室传导。落在超常传导区中的 17 个 QRS 形态基本相同，
可排除双束支共同阻滞造成的正常化

4. 阵发性房室阻滞伴束支阻滞，房室传导的恢复依赖于 P 波离室性逸搏之间的距离（RP 间期）。属于一种类似于束支韦金斯基现象的超常传导（图 45-7）。

5. 束支或分支超常传导与 3 相阻滞同时存在，表现为异常增宽的 3 相阻滞带内有一个十分狭窄的正常传导区。

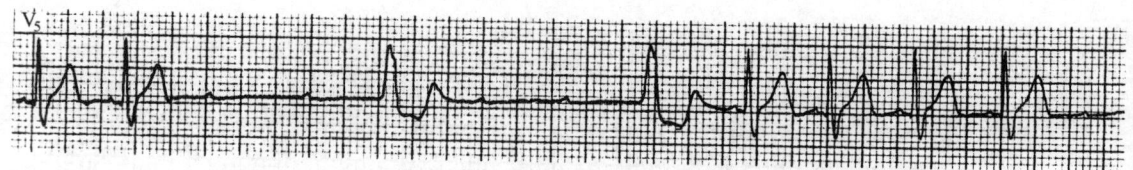

图 45-7　慢频率依赖性阵发性房室阻滞及左束支超常传导

当心率稍减慢时，就出现连续多个 P 波脱漏，形成慢频率依赖性阵发性房室阻滞，阻滞期间出现左束支阻滞型的室性逸搏。
P 波下传的恢复与室性逸搏的隐匿性传导有关，隐匿传导产生的作用可以使左束支阻滞区的膜电位恢复至应激水平，
类似于束支的韦金斯基现象

二、伪超常传导

自从 Moe 等的研究提出以前所报道的大量超常传导的病例实际上是属于伪超常传导的范畴以来，人们对超常传导的认识更为深入。Denes 和 Gallagher 等做了大量工作，对伪超常传导进行了详尽的解释。伪超常传导的发生机制可归纳为表 45-1。简述如下：

表 45-1 伪超常传导的发生机制

房 室 交 界 区	室 内 传 导
1. 裂隙现象	1. 裂隙现象
2. 回剥现象	2. 回剥现象
3. 文氏周期中显性或隐匿性折返	3. 束支内文氏现象
4. 房室结纵向分离	4. 双束支阻滞
5. 迷走张力变化	5. 慢频率依赖性或 4 相阻滞
6. 分层阻滞现象	6. 束支间隐匿性折返、蝉联现象
7. 室性融合波	7. 隐匿性传导
8. 房室干扰现象	8. 束支内纵向分离
9. 房室结双径路同时传导	
10. 单向阻滞	

1. 裂隙现象

房室传导的裂隙现象使比原本不能下传的冲动更早来的冲动反而能下传，束支的裂隙现象也可使心搏早期冲动下传的 QRS 波反比晚期下传者正常或差异传导消失，表面上均酷似超常传导。但下传的 PR 间期特别长，使产生的 RP 与心搏晚期下传者最短的 RR 相当，以此可与超常房室传导相鉴别(参见第 55 章)。

2. 回剥现象

室性早搏逆传使房室交界区的不应期提前，其后的搏动因代偿间歇长，有时渡过不应期而恢复正常房室传导。例如 2:1 房室阻滞在一次早搏后能暂时地转为 1:1 传导。或代偿间歇后束支传导恢复正常，此需要长代偿的要求可与超常传导相鉴别(参见第 59 章)。

3. 文氏周期中的折返

隐匿性折返可使 PR 间期延长，从而使文氏周期不典型。显性折返如果逆 P⁻ 重叠在 QRS 之中，可造成无心室脱漏而 PR 即缩短，但 PR 缩短的 P 波仍是晚出现的。

4. 房室结内纵向分离

可以引起 PR 间期长短交替，长 PR 不经脱漏变成短 PR，RR 长短交替。因 PR 长者使 R 波延迟，使后一个 P 落在前一心搏的超常期，造成 PR 缩短。缩短的 PR 使 R 波提前，后一个 P 脱离超常期，PR 延长。实际更可能为房室结内纵向分离成快慢径路甚至三径路，交替传导造成。可有折返性心动过速，此心动过速本身也提示有纵向分离。心动过速开始时 PR 间期的突然延长或房室传导曲线中断等可资鉴别(参见第 20 章)。

5. 迷走张力变化

迷走张力的周期性变化，在低张力相可使原本异常的房室传导改善，但迷走张力变化与心搏之间无精确的相位关系，因此改善不会固定在心动周期某十分狭窄的时相，或在该时刻上每次都能改善(图 45-8)。此外，迷走张力的变化常与心率的变化相一致，依此可与超常传导鉴别。

6. 分层阻滞现象

高度房室传导阻滞时，有类似超常期传导矛盾的 RP 与 PR 关系，或 RP 间期较长的 P 波未能下传，而 RP 间期较短的 P 波却能下传夺获心室，可用房室交界区的分层阻滞现象来解释(图 45-9)。其机制是房室交界区在传导方面可能存在水平分离，不同层次的组织的传导速度与应激时相均不相同。交界区上部的不应期比交界区下部的不应期长，故上部呈 2:1 传导，下部呈 1:1 传导，致使到达下部平面的有效窦性周期等于两个正常窦性周期，下部的交界区节律点便有机会发出逸搏。每隔一次下传的窦性激动大部分与交界区逸搏发生干扰形成房室脱节。因此，大多数窦性激动不是受阻于上部，便是受阻于下部。只有窦性激动的前向传导，正值上部及下部均在应激期时，即可下传夺获心室，从而出现一种矛盾性的传导现象。

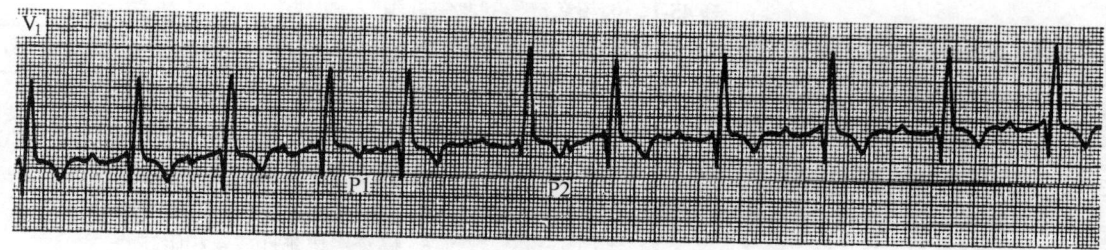

图 45-8　一度房室阻滞中提前搏动 PR 反而缩短

图示一度房室阻滞伴完全性右束支阻滞，绝大多数 PR 间期在 0.36s，但在第一个房性早搏（P1）之后，PR 缩短为 0.34s，显示超常传导特性；但第 2 个房早（P2）之后，PR 却延长为 0.38s。因为第一个房早之后 PR 间期的缩短与前面的 R 并无明确的时相关系，所以本例更可能是在传导功能降低的基础上，因迷走张力降低而造成伪超常传导

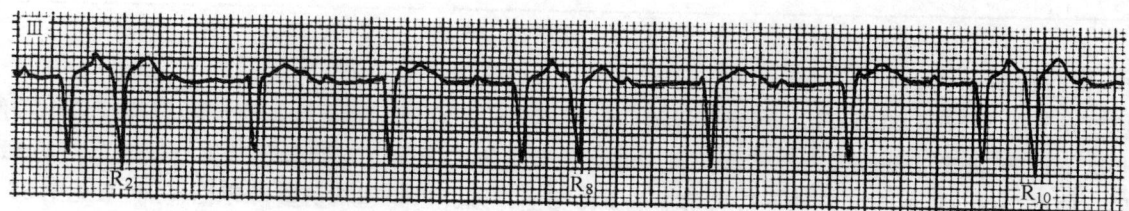

图 45-9　二度房室阻滞伴"伪超常期房室传导"

图示右束支伴左前分支阻滞，并有二度房室阻滞、房室交界区逸搏。只有落在逸搏 T 波顶端的 P 波能下传心室（R_2，R_6，R_{10}），PR 间期正常。按照 Moe 的解释，本例可能系房室结双层阻滞的伪超常传导，在房室交界区上部有一个长于 PP 的长不应期，产生 2:1 阻滞，交界区下部不应期正常，P 波只有在部分逸搏心搏的早期，才能避开二层不应期而下传心室，但仍有可能系真超常传导

7. 隐匿性传导

隐匿性传导包含多层阻滞，也会造成相似的伪超常传导现象。例如 2:1 心房扑动伴 FR 时间长短交替，FR 逐渐延长，但并不经过 3:1 阻滞，FR 突然缩短如初（图 45-10）。这种情况既可用隐匿性传导解释，也可以用分层传导来解释。由于房室结的隐匿性传导和分层阻滞比超常传导更多见，故一般能用上述两种机制解释者尽量不用超常传导来解释（参见第 44 章）。

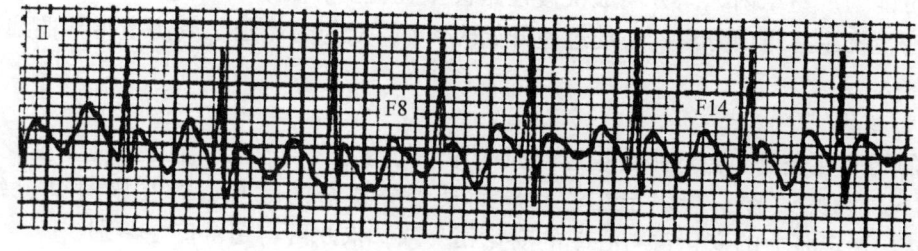

图 45-10　心房扑动 2:1 传导伴 FR 长短交替

2:1 心房扑动，FR 由短变长，但不经 3:1 又缩短如初，似乎发生了违反不应期规律的情况。但更合理的解释是双层阻滞。在房室交界区近端有文氏阻滞，而远端则为莫氏 II 型阻滞区，大部分 F 波冲动都受阻于远端，当 FR 延长至 0.15s（F8，F14），后一 F 波则在近端受阻。因此其后冲动就能以最快速度通过近端，上述情况也可看作是隐匿性传导现象，受阻于远端的 F 波在近端的隐匿性传导使近端文氏现象得以继续，最后引起近端脱漏，而出现伪超常传导现象

8. 单向阻滞

完全性房室阻滞伴室房逆传，可解释为逸搏遇到被阻 P 波隐匿性传导产生的超常期而逆传至心房。单向阻滞产生的原因，与传导系统不对称损伤或传导系统的多级分支状分布有关。

9. 房室干扰现象

二度房室阻滞合并一度房室阻滞，RP 间期过短时，P 波落在房室交界区的有效不应期内，不能下传；RP 过长时，因为下传的时间特别长，还没等冲动传到心室，室性逸搏已经发生，P 波被干扰。只有 RP 适当，满足 RP + PR < 逸搏周期者才能夺获心室，酷似超常传导。根据 PR 间期特别长，且 RP 与 PR 呈反变关系，可与超常传导相鉴别（图 45-11）。

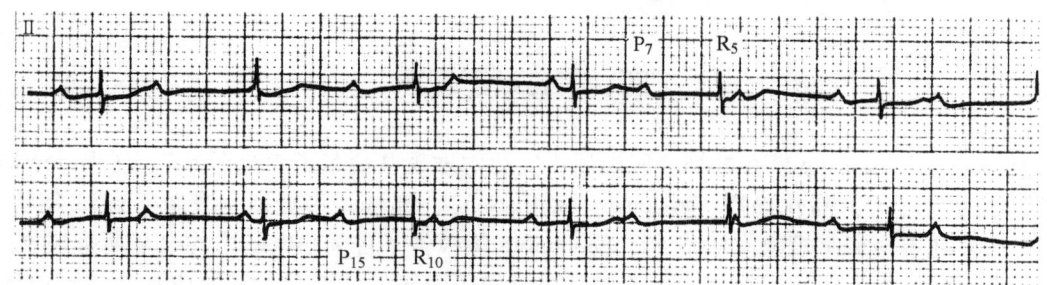

图 45-11　房室干扰现象及长 PR 间期造成的伪超常传导

图为 II 导联连续记录，RP 除 R_5、R_{10} 稍提前外，其它均慢而整齐，QRS 形态正常，提示房室阻滞，房室交界区逸搏心律。图中两个稍提前的 R_5、R_{10}，其前有固定关系的 P 波，虽然 PR 间期长达 0.60s 以上，仍高度提示分别由其前的 P_7、P_{15} 下传而成。这两个 P 与其它一些 P 相比，RP 更短，似乎具有超常传导特性。另一个可能的解释是，由于本例房室传导极度延长，当 RP 过短时，下传所需时间更长或落在有效不应期不能下传。当 RP 过长时，所需的 PR 虽然可能缩短，但其 RP 与预计的 PR 之和大于逸搏周期，所以也不能产生心室夺获。只有 RP 长短适中时，下传时间虽然比 RP 长者长些，但如果 RP 缩短量大于 PR 的延长量，就能在逸搏产生以后下传心室，这是一种房室干扰现象造成的伪超常传导现象。这种类型的伪超常传导，下传的 PR 总是较长的，心室夺获提前量小，其 PR 间期要比所有不能下传 P 波（RP 更长）距其后逸搏的距离更长

10. 束支内文氏现象

在完全性束支阻滞后 QRS 突然正常化，可用隐匿性束支文氏型阻滞来解释，但这种情况极少见，因此，在无额外证据时，仍应按常理诊断为间歇性束支阻滞。

11. 双束支阻滞

当一侧束支传导明显延迟，可呈完全性束支阻滞图形。如果心率加快，另一侧束支也出现传导延迟，则可得一正常 QRS，酷似束支的超常传导。但因为两束支延迟的程度不会始终一致，故正常化 QRS 的形态多变，可资鉴别。

12. 4 相阻滞

心率减慢时出现室内或房室阻滞，而心率快或心动周期早期反而正常。但阻滞的临界周期不在通常的超常传导区，而且正常传导区比超常期宽。

13. 束支间隐匿性折返、蝉联现象

可出现反常的束支阻滞或正常化。

14. 室性融合波

室性融合波可使畸形的 QRS 正常化，例如室性心律伴房室分离，不完全性心室夺获，可使提前的 QRS 正常化，但正常化的 QRS 与前面的 P 波相关，可与室内超常传导相区别。

三、超常与伪超常传导的临床意义

超常传导现象是确实存在的，它绝大部分发生于传导受抑制的心脏，而很少存在于正常情况，所以超常传导可使传导性降低或丧失的传导系统部分地恢复其功能，也是一种自身保护现象，借助于这一现象，可能使部分患者摆脱猝死的危境。

　　不过也应当认识到,真正的超常期传导并不多见,临床上遇到的一些意外的传导改善现象,应该先用常见的机制进行解释,只有在用常见机制不能解释时,才考虑超常期传导的可能性。应该将"超常期传导"与"伪超常传导"区别开来。分清哪些是超常传导,哪些是伪超常传导是非常重要的。因为多数伪超常传导发生于正常心脏。在大多数情况下,鉴别还是有可能的,因为伪超常传导的解释经常具有其特殊的要求和心电图表现,但是有时仅靠体表心电图难以鉴别。对超常传导及一些伪超常传导的解释在目前仍不十分圆满,还需作进一步研究。

四、韦金斯基现象

　　早在 1887 年,Wedensky 就在蛙神经肌肉标本实验中发现并命名了韦金斯基效应(Wedensky effect)。1903 年他又发现了相应的易化作用(Wedensky facilitation),通称为韦金斯基现象。1933 年首次发现在人类心脏中也存在韦金斯基现象。1969 年,Schamroth 等报告了首例心电图中的韦金斯基现象。

　　韦金斯基现象分为韦金斯基效应和韦金斯基易化作用两部分。韦金斯基效应是指如果前面的"强"刺激唤起了反应,那可使后面的阈下刺激变成阈上刺激。韦金斯基易化作用是指到达完全性传导阻滞区远端的阈下冲动可以使近端原来阻滞的冲动得以传导。韦金斯基现象的机制被解释为"强"刺激或阈下刺激可以使阈电位降低,使原来的阈下刺激变成阈上刺激。

　　韦金斯基现象是超常现象的一种特殊表现形式,心电图中的韦金斯基现象可以根据改善的是应激性还是传导性,分为应激性的韦金斯基现象及传导性的韦金斯基现象。根据现象发生的部位,应激性的韦金斯基现象分为心房应激的韦金斯基现象及心室应激的韦金斯基现象。落在心搏早期的阈下刺激成为阈上刺激,是因为该心搏作为一个强刺激,使心搏早期某时相的兴奋阈下降,而稍晚到来的原阈下刺激便能引起心肌激动,故称韦金斯基易化作用。一次心肌被激动以后,同样强度的阈下刺激可以连续多次激动心肌,此即为韦金斯基效应。韦金斯基传导现象则有窦房传导、房室传导(图 45-3)及束支传导的韦金斯基现象(图 45-7,图 45-12)。而以上各种韦金斯基现象,又可分韦金斯基效应及易化作用二种,两者经常同时存在。

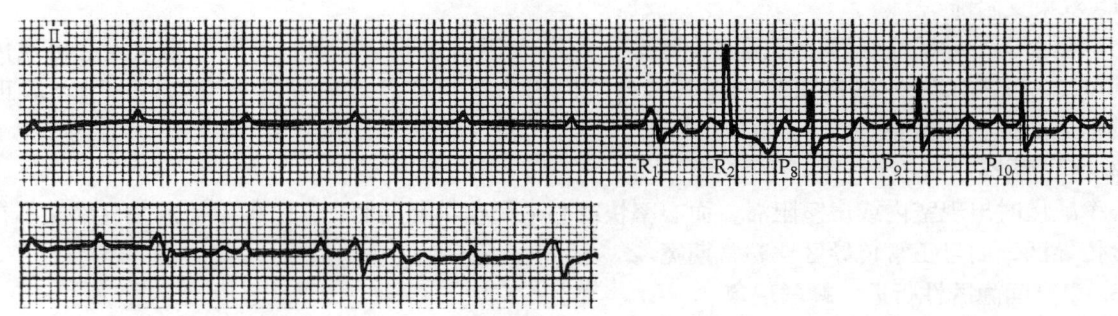

图 45-12　房室传导的韦金斯基现象

上幅开始 6 个 P 波不能下传,造成心室停搏。此后发生一次室性逸搏(R_1)和另一源的室性早搏(R_2),随后的一个窦性心房激动(P_8)便能以正常速度下传到心室,这是韦金斯基易化作用。以后连续几个窦性 P 波(P_9,P_{10})均能正常下传,可用韦金斯基效应解释。下幅为患者一天后的心电图记录,示完全性房室阻滞

　　在某些高度房室传导阻滞病例中,逸搏、韦金斯基易化作用及韦金斯基效应共同组成防止心室停搏的三种代偿机制。韦金斯基现象对原被阻滞的激动传导发挥了促进作用,故称为促进传导,韦金斯基易化作用可称为对侧促进传导,韦金斯基效应可称为同侧促进传导。

　　韦金斯基现象是心脏在传导性或自律性抑制状态下的保护性反应,如果心室停搏由高度房室阻滞造成,借助于韦金斯基易化作用可以使房室传导暂时恢复,并由韦金斯基效应维持。如果长期的心室停

顿，也可借助应激性韦金斯基现象促使心室产生并维持自律节奏点。这些对维持心率及有效心排出量，改善缺血都有重要意义，使部分患者得以摆脱猝死的危境。

参 考 文 献

1. 黄宛，等. 临床心电图学. 第5版. 北京：人民卫生出版社，1995

2. 杨钧国，李治安. 现代心电图学. 北京：科学出版社，1999

3. 石毓澍. 心律失常的诊断与治疗. 河北人民出版社，1980

4. 杨钧国，李治安，杨心田. 心律失常的近代概念. 上海科学技术出版社，1990

5. 杨心田，毛焕元，李彦三. 复杂心律失常的解释. 人民卫生出版社，1980

6. 庄亚纯，张杰. 常见和少见的心电现象. 见：陈新，主编. 临床心律失常学，人民卫生出版社，2000

7. Chou T C. Electrocardiography in Clinical Practice. 3rd ed, Phiadelphia：Saunders Co，1991

8. Fisch C. Electrocardiography. In：Braunwald E. Heart Disease. 5th. ed. Phliadephia：W B Saunders Company，1997

9. Marriott H J L. Advanced Concepts in Arrhythmias. St Louis C V Mosby Company，1980

第46章 差异性传导

Aberrant Conduction

张 文 博

　　差异性传导主要发生于心室内，偶尔可发生在心房内或交界区。本章重点讨论室内差异性传导。室内差异性传导可分为时相性和非时相性两种类型，前者远比后者多见。时相性室内差异性传导的心电图表现类似室性异位搏动，但两者的临床意义和治疗原则迥然不同，因此，深刻了解室内差异性传导的心电图特点，准确地与室性异位搏动鉴别开来，有着非常重要的临床意义。在个别的场合，两者的鉴别十分困难，甚至是不可能的。

室内差异性传导

一、历 史 回 顾

　　差异性传导是 Sir Thomas Lewis 在 1910 年首先提出的，他认为室上性激动未能按正常途径在室内传播即为差异性传导。按照 Lewis 的定义，持续性束支阻滞和预激综合征的旁路传导也应该包括在差异性传导的范畴内。以后 Bellet 对 Lewis 的定义进行了修正，指出差异性是一种暂时性室内传导异常，依赖于频率（心率加速或减慢），为可逆性功能性改变。

二、分　类

室内差异性传导(以下简称室内差传)可分为时相性和非时相性两类。时相性室内差传是指心率增快、心动周期缩短引起的暂时性室内传导异常,临床上可见于提早出现的心搏如室上性过早搏动、反复心律和心室夺获,各种类型的室上性心动过速。非时相性室内差传则为心率减慢、心动周期延长时出现的暂时性室内传导异常,临床上多见于交界性逸搏。时相性室内差传远比非时相性多见,而且临床意义也更为重要。

三、发 生 机 制

(一) 时相性室内差传

1. 3 相阻滞　3 相为终末复极期, -60mV 之前为有效不应期, -60mV ~ -80mV 之间为相对不应期,过早出现的激动抵达束支系统时,若落入一侧束支有效不应期,则产生完全性束支阻滞图形,若落入一侧束支相对不应期,则产生不完全性束支阻滞图形。心肌细胞的传导性能取决于激动前膜电位水平,若激动前膜电位水平低于 -60mV,则不能产生扩布性兴奋;若处于 -60mV ~ -80mV,则产生的动作电位 0 相上升速度慢,振幅低,传导较差。

2. 双侧束支和(或)分支不应期不一致　正常情况下,右束支不应期比左束支长,左前分支不应期又比左后分支长。过早发生的激动抵达心室时,右束支可能处于不应期,激动沿左束支下传,故产生右束支阻滞图型;左前分支若处于不应期,激动沿左后分支传导,又可产生左前分支阻滞图型。过早发生的激动常可呈现右束支阻滞并左前分支阻滞图型。当双侧束支传导时间相差 >0.025s 时即可出现一侧不完全性束支阻滞图型,当双侧束支传导时间相差 >0.04 ~0.06s 时可出现一侧完全性束支阻滞图型。

3. 长-短周期顺序(Ashman 现象)　心室传导系统的不应期与心动周期长度相关,长的心动周期后动作电位时间延长,复极延缓,故不应期随之延长,反之亦然。一个长周期后提早出现的激动最容易落入心室传导系统的不应期而发生室内差传,这就是所谓的 Ashman 现象。心房颤动发生的室内差传多与 Ashman 现象有关,长/短周期比值愈大,室内差传程度愈严重。房性心动过速发作时有时成组搏动中只有第2个搏动(心动过速第1个搏动)呈现宽大畸形,也是因为第2个搏动符合长-短周期顺序。

4. 蝉联现象(隐匿性穿隔逆传)　前已述及,心动过速成组搏动中只有第2个搏动符合长-短周期,最易发生室内差传,但临床上室上性心动过速发生持续性室内差传者颇不少见,这可能与蝉联现象有关。例如,室上性心动过速第1个激动抵达心室时,右束支处于不应期,激动只能沿左束支下传,故产生右束支阻滞图型。激动沿左束支下传后,又可穿过室间隔隐匿性逆传至右束支使其除极,由于右束支除极较晚,复极也延迟,室上性心动过速第2个激动抵达心室时,右束支又处于不应期,激动又只能沿左束支下传,仍呈右束支阻滞图型。这样心动过速可持续呈现室内差传,直至蝉联现象中止或心动过速停止发作(参见图 46-13)。

(二) 非时相性室内差传

1. 4 相阻滞　长心动周期后,舒张期延长,束支系统 4 相自动除极化坡度逐渐上升,膜电位负值逐渐降低。当交界性激动抵达束支系统时,由于膜电位负值降低程度不同,可出现完全性束支阻滞图型或不完全性束支阻滞图型。

2. 偏心学说　激动起源于交界区内周边部位比如说右侧,则激动沿交界区右侧下传速度快,而横向传至交界区左侧下传速度减慢,结果右束支比左束支提早除极,由于提早程度不同,可出现完全性或不完全性左束支阻滞图型。

　　3. 分支节律　Rosenbaum 认为逸搏不是起源于交界区，而是起源于心室内的分支水平。分支节律学说的根据是，逸搏多呈右束支阻滞合并电轴左偏（起源于左后分支）或右束支阻滞合并电轴右偏（起源于左前分支）。希氏束电图检查证实逸搏的 V 波与希氏束电图的 H 波几乎同时发生，反映其起源于心室。另外，此种逸搏还可能出现室性融合波。

　　对非时相性室内差传的解释约有 8 种假说，迄今尚无定论，很可能它的发生机制为多元论。

四、心电图表现

（一）时相性室内差传

　　1. 心电图基本特征

　　在正常人群，室内差传以右束支阻滞型居多，约占 80% ~ 85%，在非健康人群如冠心病监护病房，左束支阻滞图型可占 1/3 左右。Kulbertus 等应用人工起搏对 44 例患者诱发房性早搏，出现 116 次室内差传，右束支阻滞型只占 53%，详见表 46-1。

表 46-1　人工起搏诱发的室内差传

右束支阻滞	28	右束支阻滞，53%	
右束支阻滞 + 左前分支阻滞	21	左前分支阻滞，32%	
右束支阻滞 + 左后分支阻滞	12	左后分支阻滞，19%	
单纯左前分支阻滞	17	左束支阻滞，15%	
单纯左后分支阻滞	10	不定型室内阻滞，10%	
不完全性左束支阻滞	6		
完全性左束支阻滞	10		
不定型室内阻滞	12		

　　时相性室内差传属于 3 相阻滞，为快频率依赖性，其心电图基本特征如下：

　　（1）三相波：当室内差传呈右束支阻滞型，V_1 导联呈 rSR 型，V_6 导联呈 qRs 型。这一征象诊断室内差传的正确率几乎达 100%（图 46-1）。

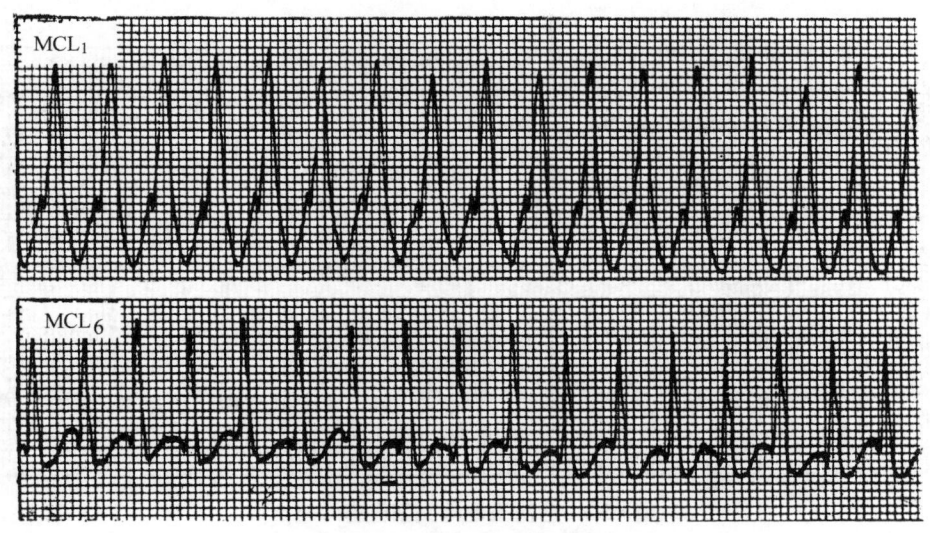

图 46-1　室上性心动过速伴室内差传

QRS 宽大畸形，心室率 210bpm。RR 间期匀齐，MCL_1 导联 QRS 波群似呈 rSR′型，MCL_6 导联 QRS 波群呈 qRs 型三相波

（2）畸形 QRS 波群前的心房活动：畸形 QRS 波群前若能发现与其相关的 P 波，则可肯定为室内差传（图46-2）。

（3）起始向量与正常下传心搏一致：当室内差传呈右束支阻滞型时，其起始向量往往与正常下传的心搏一致（参见图46-2）。

（4）成组搏动中第 2 个搏动呈现畸形：成组出现的心搏动中，第 2 个搏动符合长-短周期顺序，最易发生室内差传（参见图46-2）。

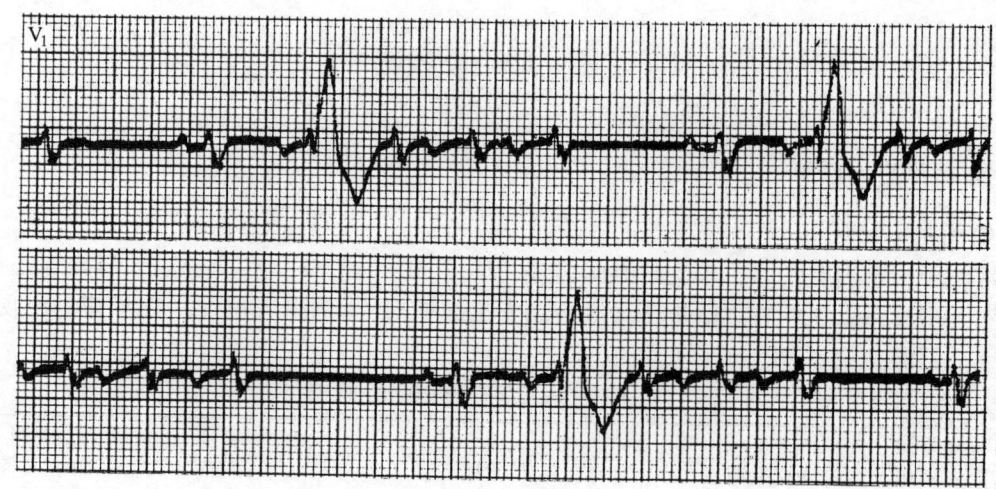

图 46-2　短阵性房速伴室内差传（连续描记）

上、下行心电图有三次短阵房速发作，心动过速第 1 个心搏（成组出现的第 2 个心搏）呈 rSR′型，

其余心搏室内传导正常

（5）两种不同的束支阻滞图型交替出现时，中间仅间隔一次正常心搏：此种现象也为诊断室内差传的有力佐证。如果左右心室交替发出激动竞相控制心室时，两种截然不同的 QRS 波形之间往往出现两个或两个以上的室性融合波（图46-3）。

（6）QRS 波形的易变性：室内差传的 QRS 波形易变性较大，从完全性束支阻滞型到不完全性阻滞型，中间还可能有不同程度变异。QRS 波形的畸变程度取决于过早搏动的偶联间期和过早搏动前周期：

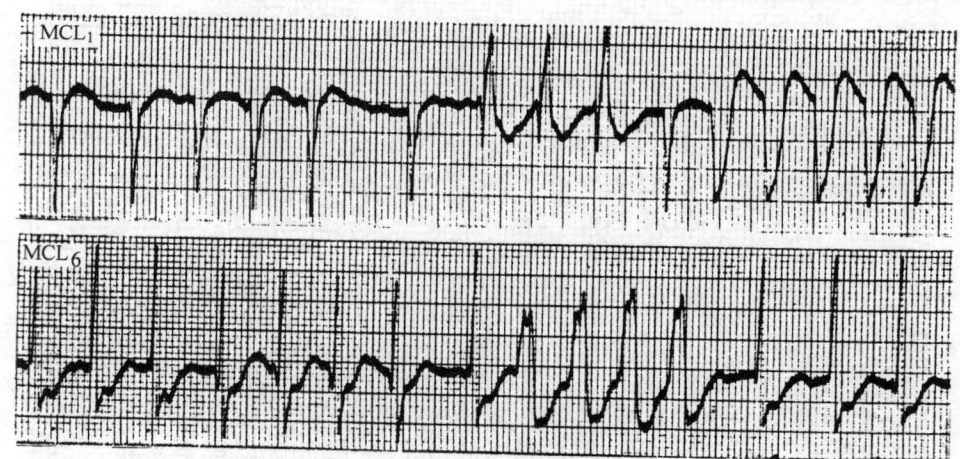

图 46-3　心房颤动伴交替性室内差传

基础心律为心房颤动。MCL₁ 导联第 7～9 个心搏呈右束支阻滞型，中间经过 1 次正常室内传导的心搏，

转为左束支阻滞型，MCL₆ 导联第 4～7 个心搏呈右束支阻滞型（qRs 型），中间经过 1 次正常室内传导的

心搏转为左束支阻滞型（引自 Wagner GS. Practical Electrocardiography. 1994）

偶联间期愈短，前周期愈长，QRS 波形畸变程度愈明显，反之，偶联间期愈长，前周期愈短，畸变程度愈轻（图 46-4）。

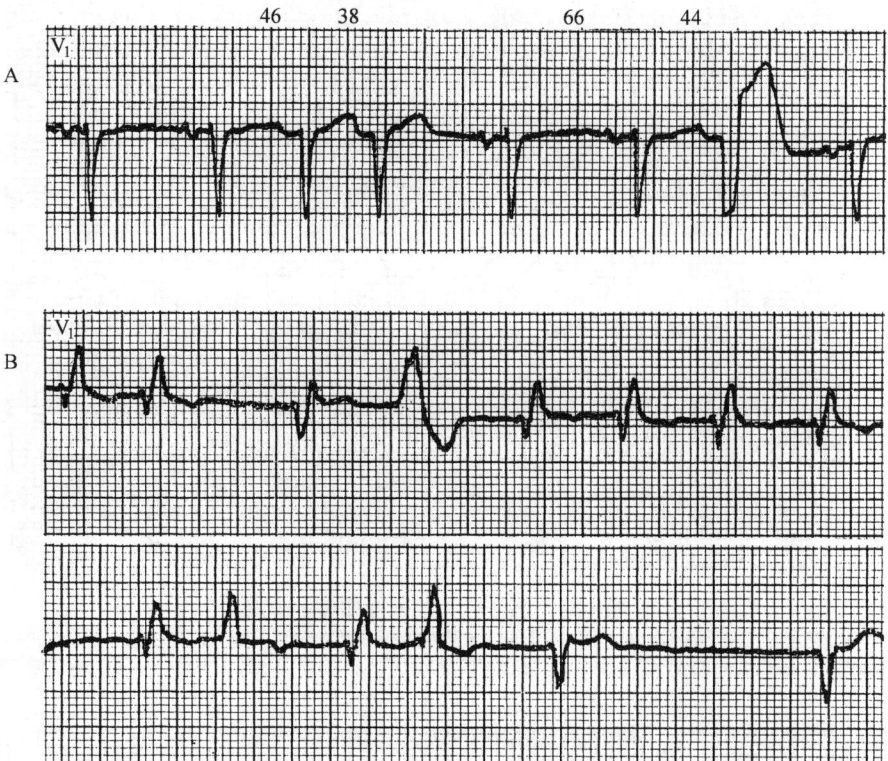

图 46-4　室内差传 QRS 波形的易变性

A. 房性早搏伴室内差传。第 4 个心搏（第 2 个房性早搏）呈轻度室内差传，第 8 个心搏（第 3 个房性早搏）呈典型的左束支阻滞型室内差传。这是因为第 8 个心搏偶联间期虽比第 4 个心搏长（44:38），但其前周期明显长于第 4 个心搏（66:46），故其室内差传程度更加明显；B. 心房颤动伴室内差传（连续纪录）。基础心律为心房颤动。除下行心电图最后 1 个心搏外，其余心搏均呈不同程度的右束支阻滞型室内差传。上行心电图第 4 个心搏室内差传程度最明显。这是因为该心搏长周期/短周期比值最大

（7）与以前的束支阻滞波形一致：如果发作心动过速时 QRS 波群的形态与以往束支阻滞形态一致，则可肯定为室上性心动过速伴室内差传（图 46-5）。

2. **房性早搏伴室内差传**　室内差传多呈右束支阻滞型，但也可呈左束支阻滞型、右束支阻滞并左前分支阻滞型或左后分支阻滞型，偶尔，可见到右束支阻滞型与左束支阻滞型室内差传交替出现。诊断的要点是，在畸形 QRS 波群之前有一个与其相关的提早出现的 P′波，有时房性早搏的 P′波隐藏于前一个搏动的 T 波内，应仔细辨认。由于偶联间期/前周期的比值不同，过早搏动的室内差传程度也不同（图 46-6，图 46-7）。

3. **心房颤动伴室内差传**　根据 24h 动态心电图观察，绝大多数的心房颤动出现室内差传。当心室率明显增速，心房激动抵达心室时，束支系统可能处于相对不应期，很容易发生室内差传。此外，长-短周期顺序的搏动常可出现室内差传。由于长/短周期比值不同，室内差传的程度也不同。心房颤动室内差传多呈右束支阻滞型，起始向量与正常下传的心搏一致；但也可呈左束支阻滞型，有时与室性异位搏动不易鉴别。室内差传无固定的偶联间期，其后无代偿间期，是其与室性异位搏动的鉴别要点（图 46-8，图 46-9）。

4. **心房扑动伴室内差传**　当心房扑动伴 1:1 房室传导时，毫无例外地均出现室内差传，QRS 波群

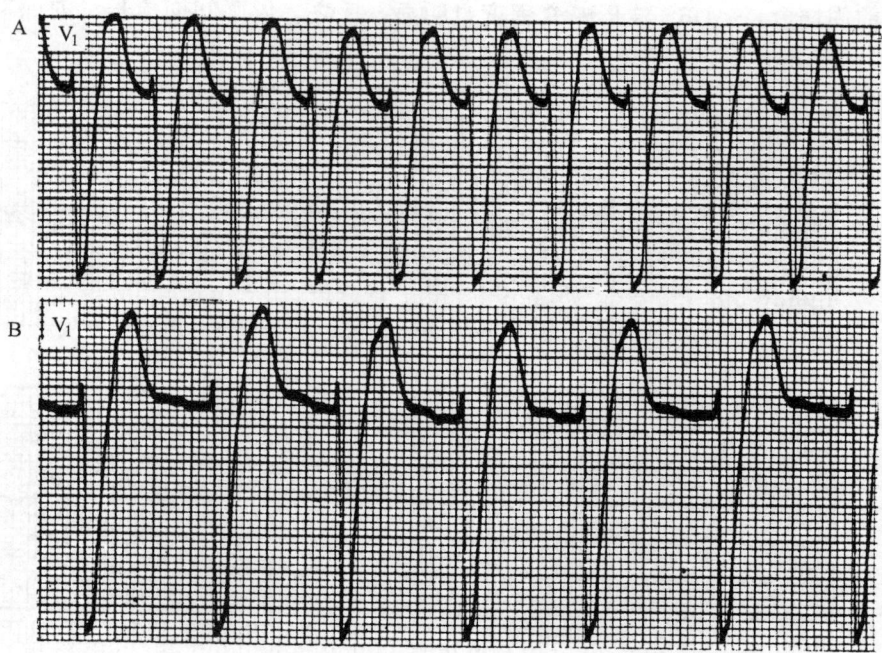

图 46-5 室上性心动过速伴束支阻滞

A. 宽 QRS 心动过速呈左束支阻滞型，心室率 150bpm，S 波升肢出现顿挫有利于室内差传的诊断，但右室源性心动过速
难以排除；B. 窦性心律时呈左束支阻滞，与心动过速的 QRS 波群形态一致。因此可肯定心动过速为室上性

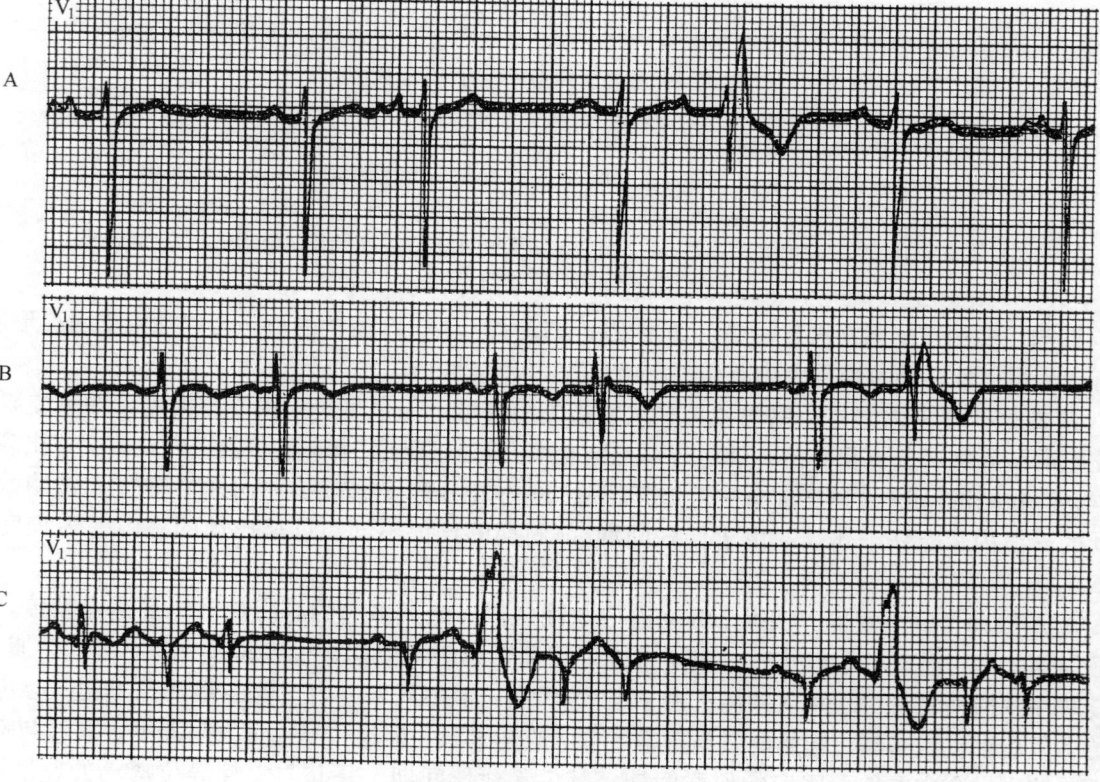

图 46-6 房性早搏伴室内差传

A. 第 5 个心搏为房性早搏伴室内差传，QRS 波群呈 rSR′ 三相波，其前有提早出现的 P′ 波；B. 第 6 个心搏为房性早搏伴室内差传，
QRS 波群呈 rSR′ 三相波，但其前提早出现的 P′ 波不明显；C. 第 6、10 个心搏为房性早搏伴室内差传，QRS 波群呈 qR 型，与室性早
搏不易鉴别，但其前有相关的提早出现的 P′ 波

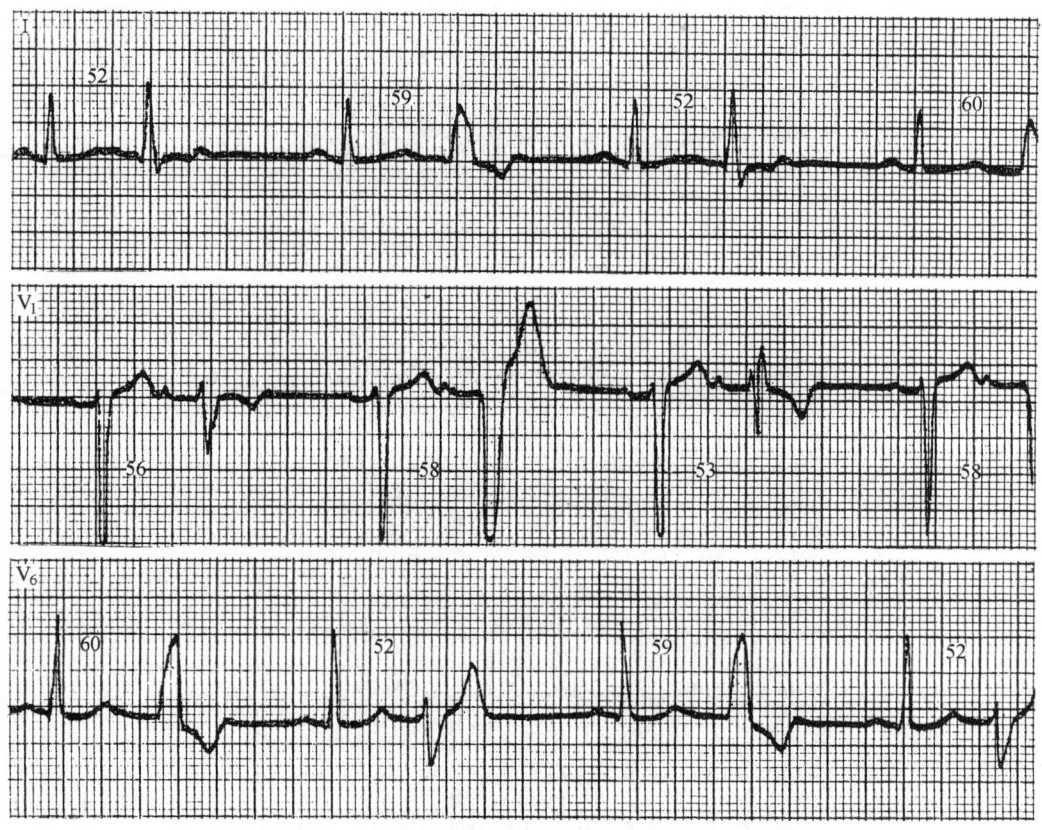

图 46-7　房性早搏二联律伴交替性右束支阻滞型或左束支阻滞型室内差传

基础心律为窦性，房性早搏交替出现呈二联律。偶联间期较短（52~56）的房性早搏呈右束支阻滞型室内差传，偶联间期较长（58~60）的房性早搏呈左束支阻滞型室内差传。I 导联右束支阻滞型室内差传 QRS 略宽，出现 S 波。V₁ 导联第 2 个心搏 S 波升肢出现顿挫，为右束支阻滞最早期的改变（引自 Wagner GS. Practical Electrocardiography. 1994）

宽大畸形，与室性心动过速难以鉴别。若病情允许，可按摩颈动脉窦，以显示心房活动的真相。若病情十分危急，应立即进行电击复律。心房扑动有时 2:1 与 4:1 房室传导交替出现（多见于服用洋地黄后），

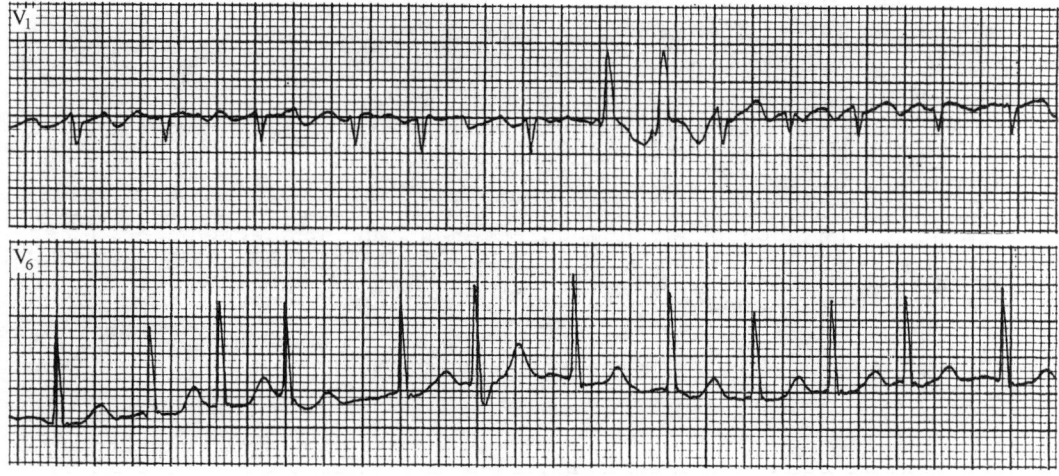

图 46-8　心房颤动伴室内差传

V₁ 导联中间长-短周期心搏连续出现两次室内差传，呈 rSR′型三相波；V₆ 导联长-短周期心搏出现 1 次室内差传，呈 qRs 型三相波

2:1 房室传导的心搏由于长-短周期顺序可呈室内差传，此时酷似室性早搏二联律（图 46-10）。

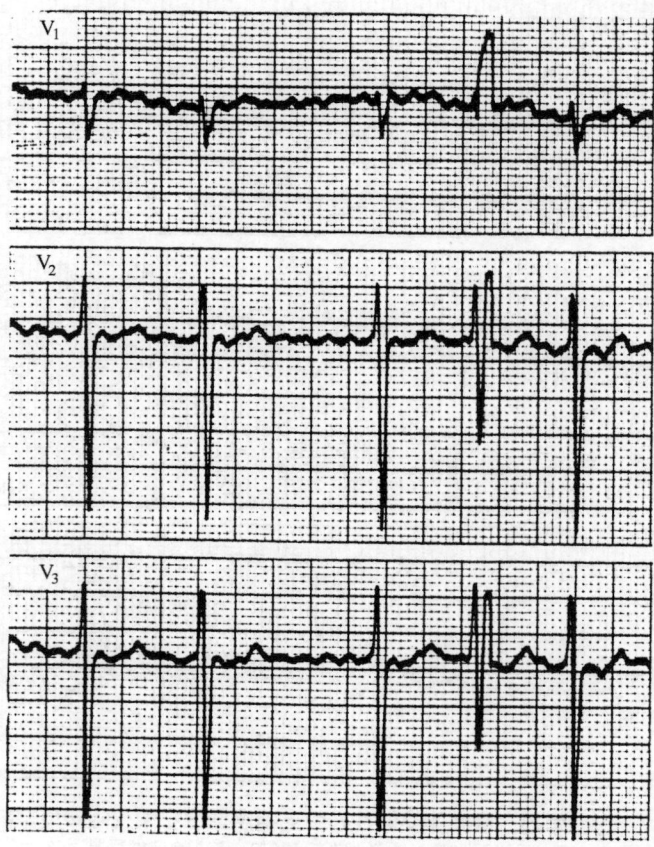

图 46-9　心房颤动伴室内差传

基础心律为心房颤动。V₁ ~ V₃ 导联第 4 个心搏均为室内差传，出现于长-短周期，呈 rSR′型三相波，其后无代偿间期

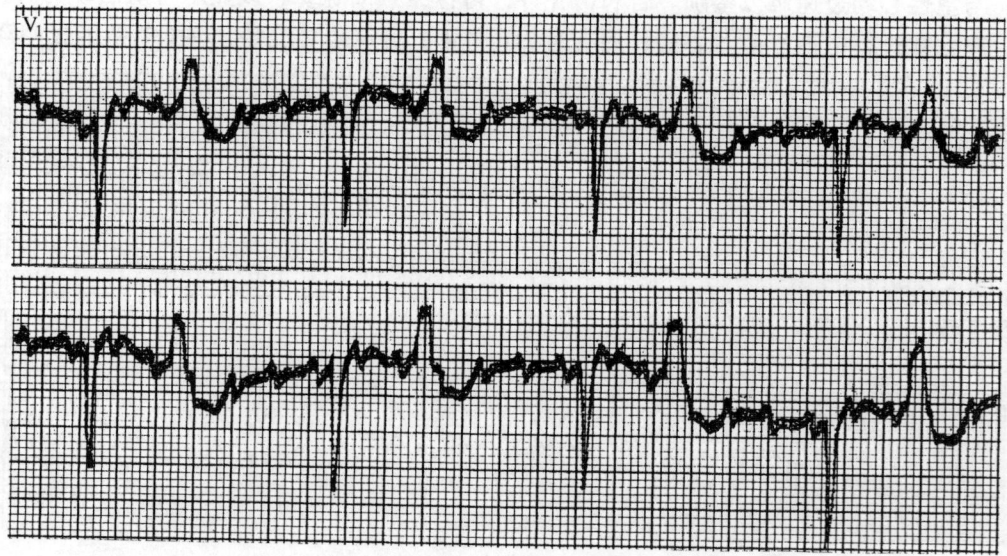

图 46-10　心房扑动 2:1 与 4:1 房室传导交替出现

基础心律为心房扑动，心房率 280bpm，房室传导 2:1 与 4:1 交替出现。房室传导 2:1 的心搏由于长-短周期而呈室内差传（引自 Marriot HJL. The Pearls and Pitfalls in Electrocardiography. 1990）

　　5. 室上性心动过速伴室内差传

　　房性心动过速、房室结折返性心动过速和房室折返性心动过速均可出现室内差传。室内差传有时只见于成组搏动中第 2 个搏动（心动过速第 1 个搏动），但室内差传呈持续性者也不少见，与室性心动过速不易鉴别。若能在心动过速开始发作时记录到心电图，发现畸形 QRS 波群之前有相关的 P 波，则可肯定为室上性心动过速。

　　6. 频率依赖性束支阻滞（rate-dependant BBB）

　　上面介绍过的室内差传发生于心动周期突然缩短时，临床上有时可见到心率逐渐增速如窦性心律不齐时出现室内差传。当心率逐渐增速达到"临界心率"时，心动周期短于一侧束支的不应期，则出现一侧束支阻滞图型，室内差传持续存在，直至心动周期逐渐延长超过束支不应期，室内传导转为正常。上述情况是室内差传的一个特殊类型，有的教科书将频率依赖性束支阻滞专指此类情况。图 46-11A 图：年轻女性，窦性心率增速至 73bpm 时，出现右束支阻滞型，随着心率增速，束支阻滞的程度更加完全；B 图：老年男性，窦性心率增速至 100bpm 时出现左束支阻滞图型。

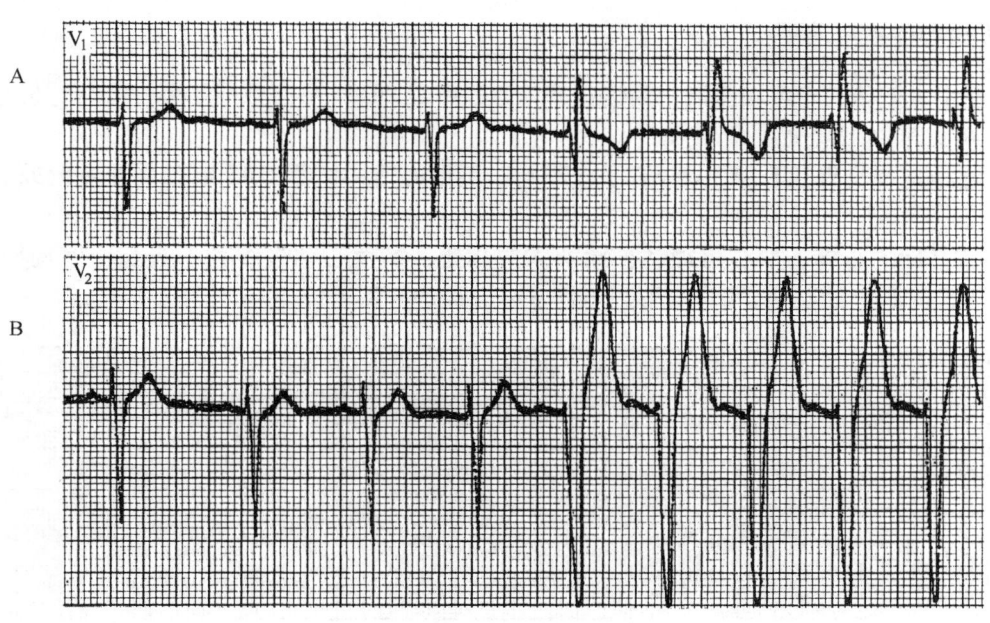

图 46-11　频率依赖性束支阻滞
图注见正文

　　频率依赖性束支阻滞心电图往往具有这样的特点，发生束支阻滞（加速期）的临界心率快于束支阻滞消失（减速期）的临界心率。如图 46-12，窦性心律 RR 间期 100（相当于 60bpm），室内传导正常，当 RR 间期缩短至 91 时出现左束支阻滞图型，RR 间期逐渐延长，当其延长至 100（相当于束支阻滞前的心率）时，束支阻滞持续存在，直至 RR 间期延长至 108 时，室内传导才恢复正常。对此种现象有两种可能的解释：①当心率逐渐加速时，不应期逐渐缩短，而当心率逐渐减慢时，不应期又逐渐延长。故发生频率依赖性束支阻滞时的临界心率必然较快，而恢复正常室内传导时的心率，必然慢于原来的临界心率；②更可能的机制是由于激动的穿隔逆传。如图 46-13 所示，暗影区为右束支不应期，当心率逐渐增速、心动周期短于右束支不应期时，激动抵达心室沿左束支下传后，又可穿隔逆传至右束支，右束支除极较晚，复极延缓，不应期随之滞后。激动沿左束支下传穿隔逆传至右束支的时间约为 0.06s，故右束支不应期比左束支延迟 0.06s。图 46-12，激动沿右束支下传，穿隔逆传至左束支，故左束支的不应期比右束支延迟 0.06s。因此，要恢复正常室内传导，减速过程中的心动周期必须比加速过程的临界心动周期延长 0.06s 以上（图 46-12 延长 0.08s）。

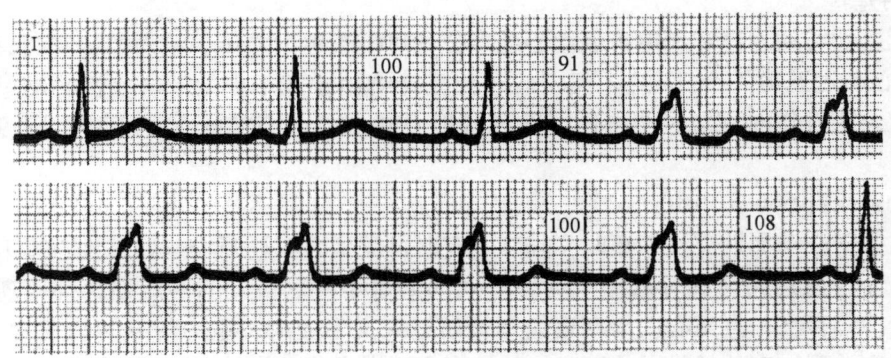

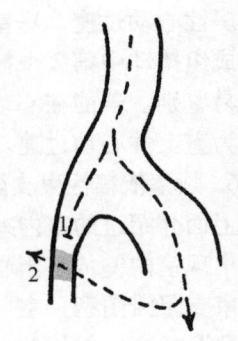

图 46-12　频率依赖性束支阻滞
图注见正文

图 46-13　激动穿隔逆传示意图
图注见正文

（二）非时相性室内差传

非时相性室内差传属于 4 相阻滞，为慢频率依赖性，其 QRST 形态不同于窦性心搏，但 QRS 时间一般 <0.11s，可见于以下情况：

1. 交界性逸搏或交界性心律，QRST 形态不同于窦性心搏，额面 QRS 电轴明显左偏或右偏（图 46-14）。

2. 长间歇之后的心搏，如心房颤动长周期末的心搏、窦性心动过缓和不齐长心室周期末的心搏、二度房室阻滞长间歇末的心搏，QRST 形态不同基础心律的心搏，但 QRS 时间 <0.11s。

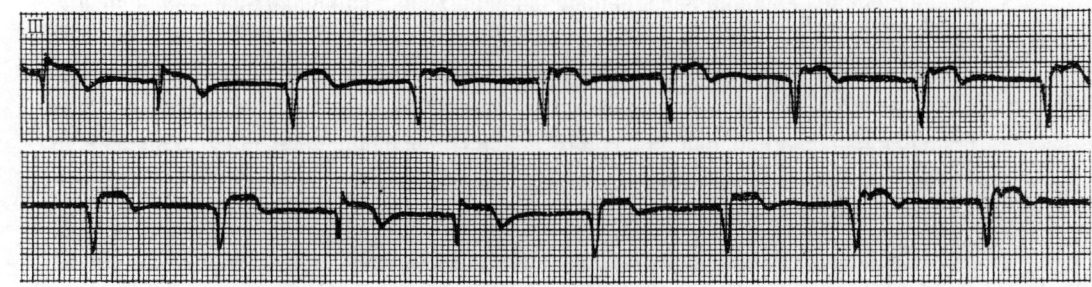

图 46-14　非时相性室内差传（连续描记）
窦性心动过缓和不齐与交界性心律形成干扰性房室脱节。上行心电图开始 2 个心搏为窦性心搏，其后出现交界性心律，
形成房室脱节。多数窦性 P 波位于交界性心搏的 ST 段上。下行心电图第 3、4 心搏窦性 P 波夺获心室，其后又出现交界
性心律。交界性心律的 QRS 波形不同于窦性心搏，为非时相性室内差传。患者急性下壁心肌梗塞

五、鉴 别 诊 断

（一）时相性室内差传与室性异位搏动的鉴别

1. 房性早搏与室性早搏的鉴别

（1）房性早搏的畸形 QRS 波群前可找到提早出现的 P′波，P′R 间期 >0.12s，室性早搏前无与其相关的 P′波。

（2）房性早搏多呈右束支阻滞型（也可能合并左前分支阻滞或左后分支阻滞），V₁ 导联呈 rSR 型三相波，V₆ 导联呈 qRs 型三相波；若呈左束支阻滞型，V₁ 导联 r 波小于窦性心搏，rS 间期 <70ms，S 波升肢

可能出现切迹。

（3）房性早搏伴室内差传因过早搏动的前周期/偶联间期不同，QRS 波形多变，而室性早搏（多源性除外）的 QRS 波形在同一导联通常是一致的。

（4）房性早搏的代偿间期多不完全，而室性早搏的代偿间期多半是完全的。

2. 心房颤动伴室内差传与室性早搏的鉴别

两者的鉴别见表 46-2。

表 46-2 心房颤动伴室内差传与室性早搏的鉴别

	房颤伴室内差传	房颤伴室性早搏
1. 偶联间期	不固定，往往符合长-短周期	通常固定
2. 类代偿间期	无	常有
3. 平均心室率	增快时出现	减慢时出现
4. 畸形 QRS 波群形态	70% 呈右束支阻滞型，起始向量与基础心律一致	右束支阻滞型或左束支阻滞型，起始向量与基础心律不一致
5. QRS 波群易变性	常有	无，除非为多源性室性早搏
6. 长周期/短周期对 QRS 波群形态的影响	比值愈大，QRS 波群畸形程度愈明显	无影响
7. 二联律、三联律	常无	常有
8. 成对出现的畸形 QRS 波群	常有	常无

（二）宽 QRS 心动过速的鉴别诊断

宽 QRS 心动过速包括室性心动过速、室上性心动过速伴室内传导异常（室内差传或原有束支阻滞）和预激性心动过速。预激性心动过速比较少见，所以宽 QRS 心动过速的鉴别主要是室性心动过速与室上性心动过合并室内差传的鉴别。既往心电图教科书过分强调诊断室性心动过速依靠心室夺获、室性融合波和房室脱节。心室夺获和室性融合波可作为室性心动过速的确诊依据，但只见于 10% 左右的病例；房室脱节约见于 20% 左右的病例，而且并非绝对特异（交界性心动过速偶尔可出现房室脱节）。如果依靠上述指标诊断室性心动过速和鉴别宽 QRS 心动过速，则漏诊和误诊者可达 80% 以上。Wellens 等（1978—1982）提出根据 QRS 波群的时间、形态和电轴等鉴别宽 QRS 心动过速，诊断正确率可达 90%，值得在临床推广使用。下面予以介绍。

1. QRS 时间 室上性心动过速伴室内差传的 QRS 时间一般 <0.14s。当 QRS 波群呈右束支阻滞型，QRS 时间 >0.14s 支持室性心动过速；当 QRS 波群呈左束支阻滞型，QRS 时间 >0.16s，支持室性心动过速（图 46-15）。

2. 额面 QRS 电轴 室上性心动过速伴室内差传的 QRS 电轴一般位于正常范围，室性心动过速的 QRS 电轴多位于 −90° ~ ±180°（右上方；"无人区"）。当 QRS 波群呈左束支阻滞型，QRS 电轴右偏也支持室性心动过速（图 46-16）。

3. QRS 波群形态 室上性心动过速伴右束支阻滞型室内差传，V₁、V₆ 导联多呈三相波，而室性心动过速多呈单相波或双相波。当室上性心动过速伴左束支阻滞型室内差传，其 QRS 波群形态也不同于室性心动过速（图 46-17）。两者的鉴别见表 46-3。

4. 胸前导联 QRS 波群形态一致性 胸前导联 QRS 波群均呈正向波或均呈负向波高度支持室性心动过速，罕见于室上性心动过速伴室内差传。

5. 心动过速的 QRS 波群形态与室性早搏一致 高度提示心动过速为室性。但不能仅凭一个导联确定。

6. 心率和节律 心率对宽 QRS 心动过速鉴别诊断价值不大，一般说室性心动过速的频率不超过

180bpm，但个别病例可≥220bpm。≥240bpm 的宽 QRS 心动多为预激性心动过速，心房激动沿旁路下传，若心室律规整，则为逆向传导型房室折返性心动过速（A-AVRT）；若心室律极不规整，则为预激伴心房颤动。室上性心动过速和室性心动过速节律多呈匀齐，室性心动过速有时稍不匀齐，但 RR 间期互差 <0.03s。心室律明显不整的宽 QRS 心动过速决非室性心动过速（多形性室性心动过速除外），很可能为预激伴心房颤动。

表 46-3　室性异位心搏与室内差传的鉴别

	室性异位心搏	室内差传
右束支阻滞型		
V₁ 导联	R 型、Rr′、qR 型	rSR 型
V₆ 导联	rS 型、QS 型	qRs 型
左束支阻滞型		
V₁ 导联	r 波"肥大" >30ms	r 波小于正常下传的心搏
	rS 间期 >100ms	rS 间期 <70ms
	S 波降肢出现顿挫	S 波升肢可出现顿挫
V₆ 导联	qR 型、QR 型	R 型

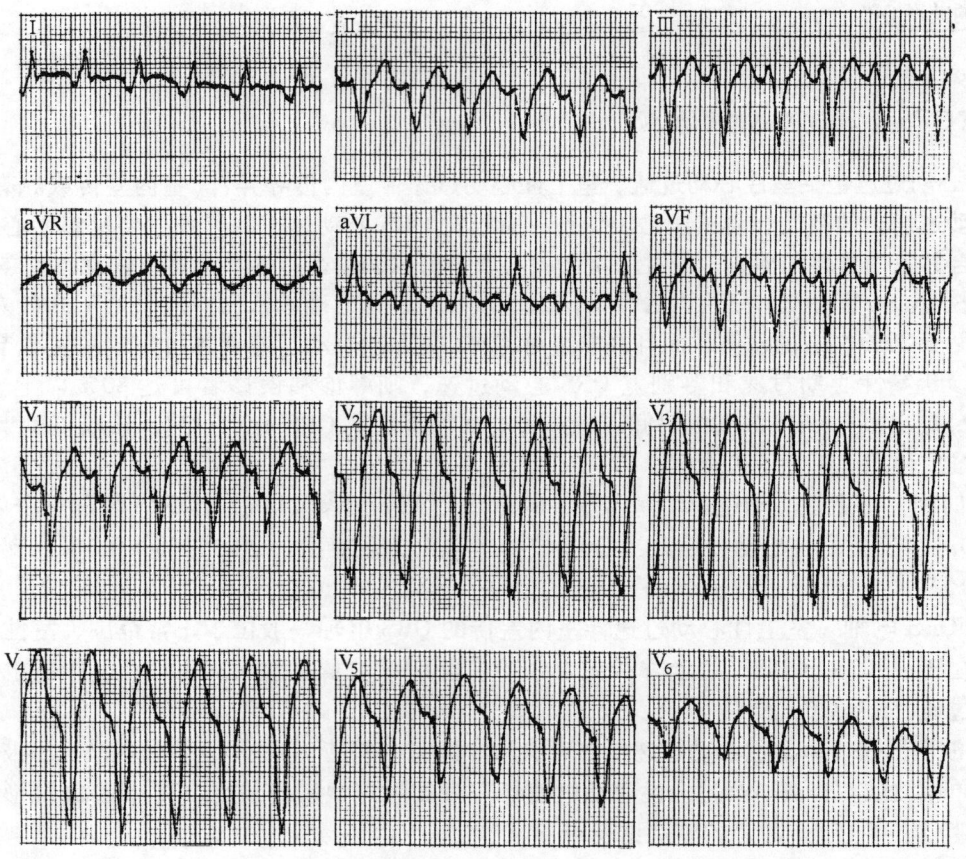

图 46-15　宽 QRS 心动过速

各导联 QRS 时间明显增宽（ >0.16s）。QRS 电轴明显左偏，V₁ ~ V₆ 导联均以负向波为主，V₁ 导联 r 波肥大（0.04s），S 波降肢出现顿挫，Ⅰ、aVL 导联呈 QR 型。综合以上特点，可肯定为室性心动过速

7. 两种类型不同的束支阻滞图型中间仅间隔一次正常心搏　室内差传有时可交替出现左束支阻滞

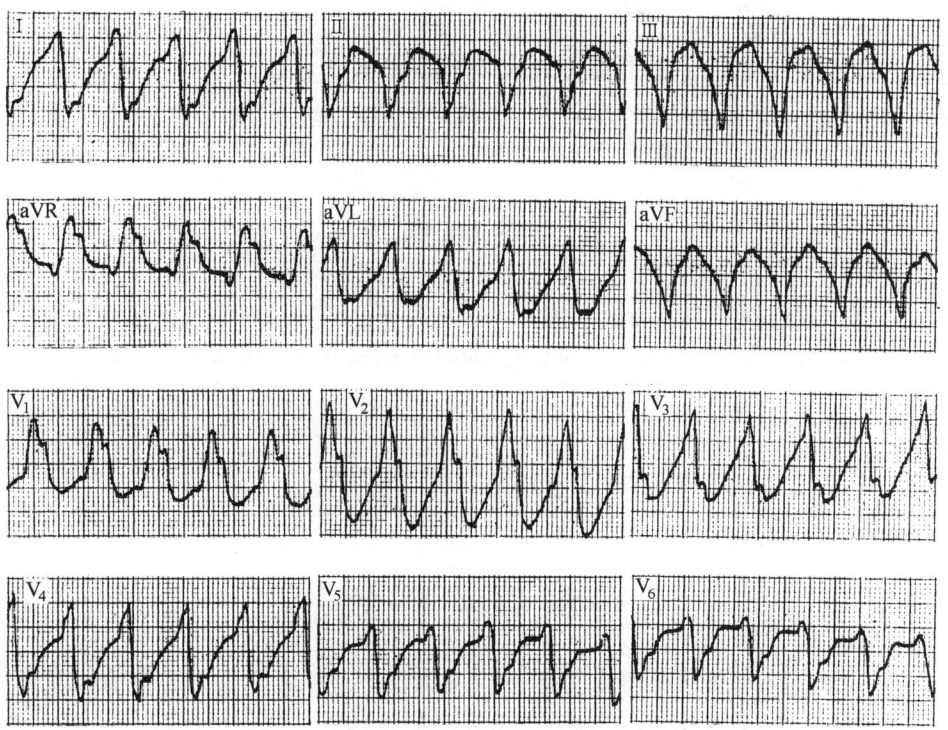

图 46-16 宽 QRS 心动过速

各导联 QRS 时间明显增宽(0.24s)，QRS 电轴明显左偏，V₁ 导联呈 Rr′ 型，V₅、V₆ 导联呈 rS 型。综合
以上特点，可肯定心动过速为室性

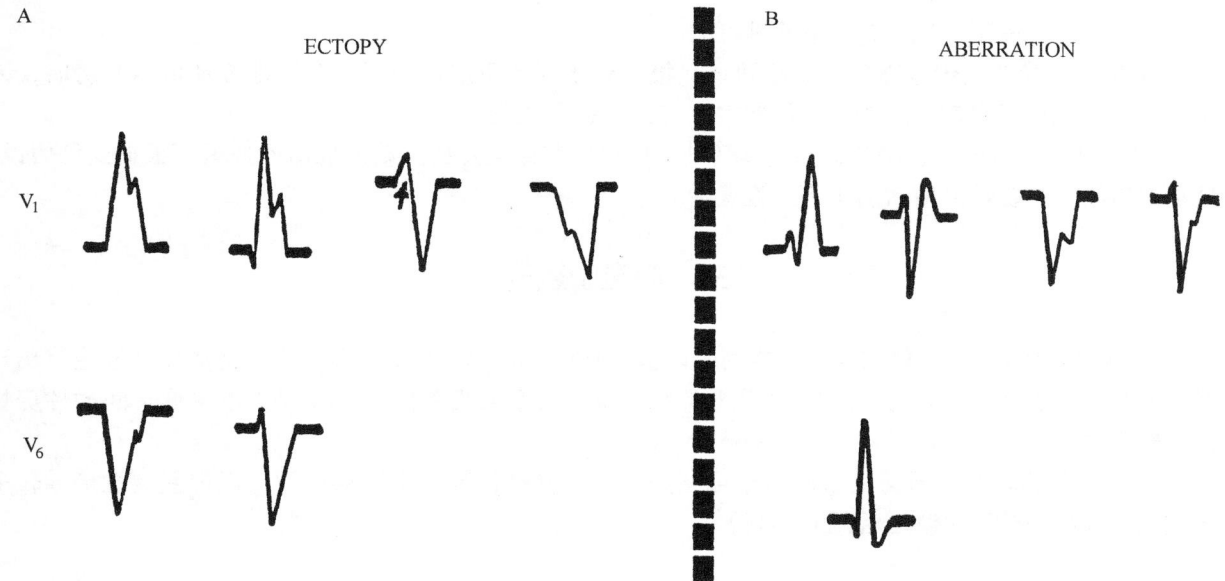

图 46-17 根据 QRS 波群形态鉴别室内差传与室性异位搏动

A. 室性异位搏动(ECTOPY)；B. 室内差传(ABBERATION)

型和右束支阻滞型，中间只间隔一次正常心搏。左右心室节律点竞相控制心室时，中间往往间隔两个或
两个以上的室性融合波。

8. 宽 QRS 心动过速伴 1:1 室房逆向传导时，可进行颈动脉窦按摩（CSM），若出现室房阻滞后，心动过速照常进行，高度提示其为室性心动过速，若心动过速停止发作，则可肯定为室上性心动过速。

综上所述，识别心室夺获、室性融合波和房室脱节虽是确诊室性心动过速的依据，也是鉴别宽 QRS 心动过速的重要指标，但在多数的场合，上述改变不易发现，故宽 QRS 心动过速的鉴别诊断主要依靠对 QRS 波群时间、电轴及形态特点等进行分析，其诊断正确率仅次于心脏电生理检查。

六、临 床 意 义

时相性室内差传一般反映室内生理性干扰，无病理意义。频率依赖性束支阻滞可能反映一侧束支不应期异常的延长，日后可能发生持久性束支阻滞。非时相性室内差传也多为病理性。

房内差异性传导

一、历 史 回 顾

1972 年 Chung 首先发现在房性早搏之后第一个（偶尔为两个）窦性心搏的 P 波呈现变形，以后发现此种现象偶尔见于交界性早搏、室性早搏或并行心律之后，故此种现象被称为 Chung 现象，属于非时相性房内差异性传导。

二、发 生 机 制

发生机制迄今尚不肯定，有以下几种可能：

1. 过早搏动隐匿性传至心房，使结间束除极，处于新的不应期，下一个窦性激动抵达心房时，因该结间束尚未脱离不应期，故传导途径发生改变，引起 P 波变形。

2. 房性早搏逆向传至窦房结，抑制其活动，由房性节律点发放激动形成房性逸搏。根据此种假说，房性早搏后第一个窦性 P 波实质上为房性逸搏。

三、心电图表现

1. 房性早搏后第一个（偶尔为两个或两个以上）窦性 P 波明显变形。该 P 波又是窦性 P 波应该出现的时间。窦性 P 波变形与房性早搏的偶联间期和前周期长度无相关性。此种现象很少见于间插性房性早搏，较多见于受到阻滞的房性早搏（图 46-18）。

2. 交界性早搏、室性早搏之后偶尔也可见到房内差异性传导。室性早搏后的房内差异性传导较多见于室性早搏的逆传型 P 波之后（图 46-19）。

四、临 床 意 义

绝大多数的房内差异性传导见于器质性心脏病如冠心病、高血压病、心肌病等，其中部分病例合并心力衰竭。

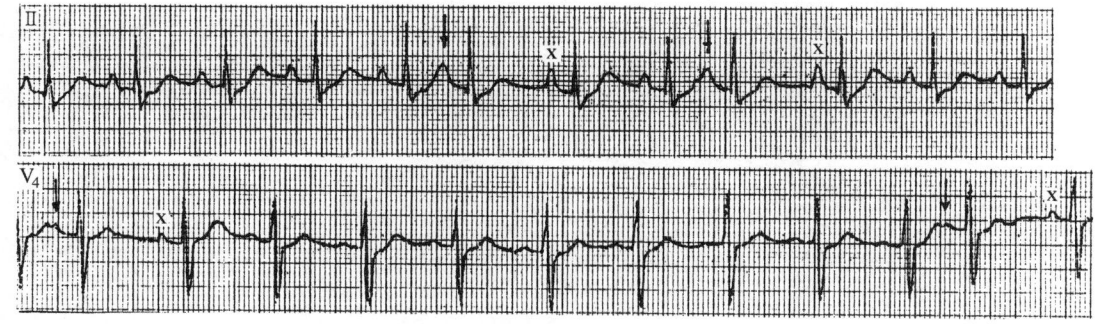

图 46-18 房性早搏引起房内差异性传导

Ⅱ导联第 6、9 个 P′波（箭头所指）为房性早搏，其后第 1 个窦性心搏（x）P 波明显变形，系房内差传。V₄ 导联第 1 个和最后第 2 个 P′波（箭头所指）为房性早搏，其后第 1 个窦性心搏（x）发生房内差传（引自 Edward K. Chung. Principle of Cardiac Arrhythmias. 1977）

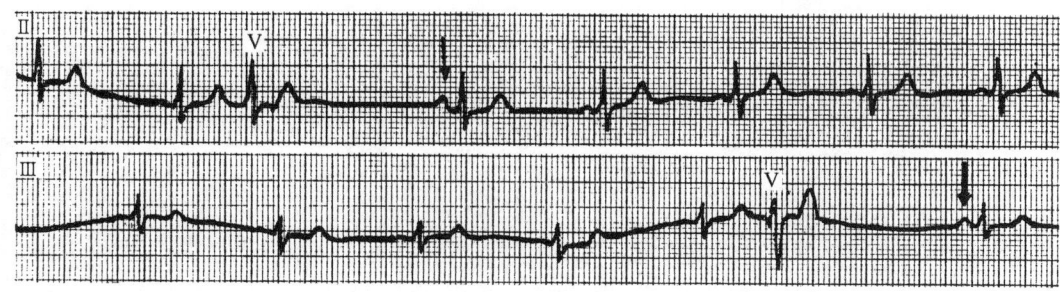

图 46-19 室性早搏引起房内差异性传导

Ⅱ导联第 3 个 QRS 波群、Ⅲ导联第 6 个 QRS 波群为室性早搏，其后第 1 个窦性心搏（箭头所指）P 波明显变形，系房内差传

参 考 文 献

1. 黄宛，主编. 临床心电图学. 第 5 版. 北京：人民卫生出版社，1998，196-199
2. 黄大显，主编. 现代心电图学. 北京：人民军医出版社，1998，284-291
3. 张文博，尹兆灿，刘传木，主编. 心电图精萃. 北京：科学技术文献出版社，1995，193-210
4. 杨钧国，李治安，编著. 心律失常的近代概念. 上海科学技术出版社，1990，154-167
5. 张文博，何随榕. 三相性室内差异性传导. 中国实用心电杂志，1994，2(1)：28-32
6. Chung Ek. Principle of Cardiac Arrhythmias. 2nd ed. Balitimore：The Williams & Wilikins Co，1977，481-496
7. Wagner GS. Practical Electrocardiography. 9th ed. Baltimore：Williams & Wilikins，1994，335-365
8. Fisch，C. Electrocardiography of Arrhythmias. Philadelphia：Lea & Febiger，1990，41-99

第 47 章　3 相阻滞和 4 相阻滞

Phase 3 block and Phase 4 Block

张　文　博

本章介绍 3 相阻滞和 4 相阻滞的概念、分类、电生理机制和心电图表现。3 相阻滞与许多心律失常的发生有密切关系。室上性过早搏动和室上性心动过速伴室内差传、窦房干扰现象、房室干扰现象、隐匿性传导、房室传导裂隙现象、文氏现象和折返激动的形成等无一不与 3 相阻滞有关。因此,了解 3 相阻滞有助于理解上述的一些心律失常现象。4 相阻滞相对少见,是近年来心电生理学研究的重大进展之一,可见于束支阻滞及房室阻滞等。

3 相 阻 滞

一、概　　念

3 相阻滞是指心率加快、心动周期缩短时出现的阻滞现象,又称为快频率依赖性阻滞。3 相阻滞可发生于心脏任何部位如窦房交界、房内、房室交界区和束支系统,与许多心律失常的形成有关。

二、分　类

（一）根据发生的机制分类

1．生理性　偶联间期极短的过早搏动、心率极快的心动过速发生 3 相阻滞多为生理性。Watanable 提出 U 波顶峰以前出现的过早搏动发生室内差传多为生理性；心率 >180bpm 的心动过速发生室内差传也多为生理性。

2．病理性　U 波顶峰以后的室上性过早搏动发生室内差传，心率 <150bpm 的心动过速发生室内差传多反映束支系统有病理性改变。

应强调的是，3 相阻滞的临床意义主要取决于基础心脏病及伴发的心律失常，而不在于 3 相阻滞本身为生理性或病理性。

（二）根据发生的部位分类

1．3 相窦房阻滞　常见的情况如窦房干扰现象导致过早搏动代偿间期完全；窦房结折返引起的窦性过早搏动和窦房结折返性心动过速。

2．3 相房内阻滞　如房性过早搏动、房性心动过速伴发的房内阻滞，窦性心率增速引起房内阻滞。

3．3 相房室阻滞　房室交界区是 3 相阻滞多发的部位，常见的情况如下：

（1）室上性过早搏动干扰性 PR 间期延长和干扰性传导阻滞。

（2）隐匿性交界性过早搏动引起假性房室阻滞。

（3）间插性室性过早搏动引起其后第 1 个窦性心搏 PR 间期延长。

（4）房室传导的裂隙现象。

（5）窦性心率加快后出现房室阻滞，减慢以后房室阻滞消失。

（6）隐匿性房室传导影响其后心搏的传导。

（7）房室结双径路引起的房室结内折返导致阵发性心动过速。

（8）预激综合征旁路折返形成的阵发性心动过速。

（9）反复心律的形成。

（10）文氏型二度房室阻滞。

4．3 相束支阻滞　束支系统也是 3 相阻滞的好发部位，常见的情况如下：

（1）室上性过早搏动、心室夺获、反复心律伴发室内差传。

（2）室上性心动过速伴发室内差传。

（3）快频率依赖性束支阻滞。

（4）心房颤动时的 Ashman 现象。

三、电生理机制

心肌细胞的传导性主要取决于激动前的膜电位水平，膜电位愈接近生理状态，激动时动作电位 0 相上升速度（dv/dt）愈快，振幅愈高，传导性愈好；反之，如激动前膜电位已降低（负值减小），则 0 相的上升速度愈慢，振幅愈低，传导性愈差，传导延缓，甚至发生传导阻滞。临床上见到的 3 相阻滞可能为生理性，也可能为病理性，其发生机制有所不同。

1．生理性 3 相阻滞　正常心肌细胞动作电位 3 相为复极过程，前半段（膜电位 -60mV 之前）为有效不应期。后半段（膜电位 -60mV ~ -80mV）为相对不应期。任何早期发生的室上性激动，若落入传导系统的有效不应期中，不能产生扩布性兴奋，便受到阻滞；若落入相对不应期中，其产生的动作电位0相上升速度慢，振幅低，传导延缓，如室上性过早搏动伴发干扰性PR间期延长或室内差传（图47-1）。

2. 病理性3相阻滞 心肌细胞缺血、缺氧或由于药物作用的影响，不应期异常的延长，不应期比动作电位时间更长，所谓复极后的不应期。此时再次传来的激动，虽落在复极过程之后一短时间，仍处于不应期中，故发生传导阻滞或传导延缓。

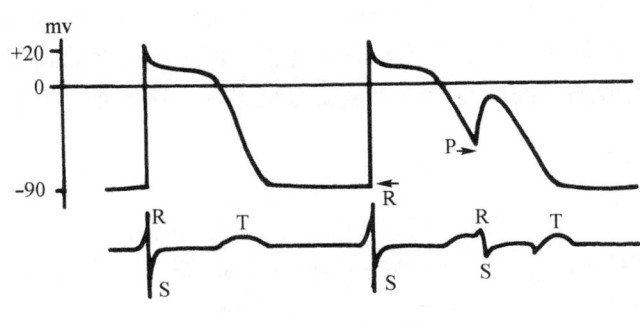

图47-1 3相阻滞

四、心电图表现

下面介绍一些常见的3相阻滞心电图表现。

（一）3相窦房阻滞

1. 窦房干扰现象 交界性过早搏动、室性过早搏动的代偿间期多半是完全的，即包含过早搏动的PP间期等于两个窦律周期之和；而房性过早搏动的代偿间期多半是不完全的，即包含过早搏动的PP间期不等于两个窦律周期之和。一些心电图教科书将代偿间期是否完全作为鉴别房性过早搏动与室性过早搏动的指标之一。事实上，房性过早搏动的代偿间期也可能是完全的。交界性、室性过早搏动的代偿间期所以多半完全，是因为过早搏动逆行传至窦房交界区时，窦房结已发出激动，窦房交界区处于动作电位3相，因而过早搏动未能进入窦房结使窦性节律重建（reset），而与窦性激动在窦房交界区发生干扰。如果房性过早搏动发生较晚或距离窦房结较远，当其逆行传至窦房交界区，窦房结已发出激动，窦房交界区处于动作电位3相，也可产生完全性代偿间期（图47-2）。

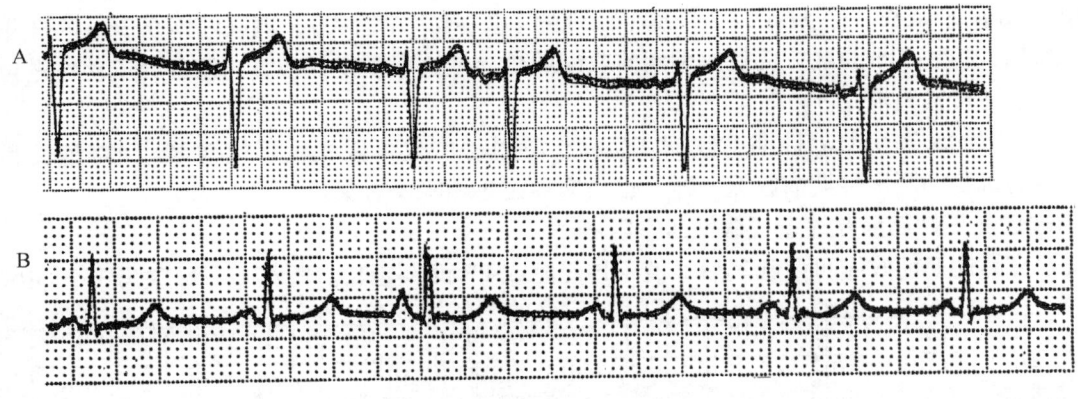

图47-2 房性早搏代偿间期完全

A. 房性早搏代偿间期不完全，包含早搏的PP间期短于两个窦律周期之和；B. 房性早搏代偿间期完全，包含早搏的PP间期等于两个窦律周期之和

2. 房性期前收缩其后第 1 个窦性心搏传出延缓

房性期前收缩与其后第 1 个窦性心搏的间距称为期前收缩后周期(回转周期)。回转周期与窦律周期大体相等,有时明显长于窦律周期。回转周期长度取决于期前收缩传至窦房结时间、期前收缩对窦房结的抑制作用和窦房结传出时间。图 47-3 第 3 个 P 波为房性期前收缩,其后继以 QRS 波群畸形(室内差传)。窦律 PP 间期为 0.88s,房性期前收缩与其后第 1 个窦性心搏的间距为 1.04s,回转周期明显长于窦性周期。房性期前收缩之后的窦性节律十分规律,反映房性期前收缩对窦房结并没有产生明显抑制作用,回转周期延长最可能的原因是窦房结传出时间延缓。由于房性期前收缩通过窦房交界区进入窦房结,使窦性节律重建。期前收缩后的窦性激动传至窦房交界区,该区处于动作电位 3 相的相对不应期,故传出时间延长。

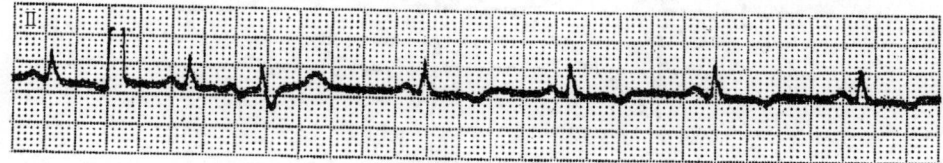

图 47-3   房性早搏回转周期延长

(二) 3 相房内阻滞

3 相房内阻滞十分少见,可见于以下情况。

1. 房性期前收缩、房性心动过速伴 3 相房内阻滞。

2. 交界性期前收缩、室性期前收缩、并行心律、反复心律逆向心房传导时发生 3 相阻滞。

3. 窦性心率加快时出现房内阻滞(参见图 7-5)。

(三) 3 相房室阻滞

1. 房性期前收缩干扰性 PR 间期延长及传导阻滞

房性期前收缩的房室传导有三种可能:①以等于或略长于窦律的 PR 间期下传至心室;②以明显长于窦律的 PR 间期下传至心室;③房性期前收缩下传受阻。后两种情况与 3 相阻滞有关。图 47-4 第 1 个提早出现P波(第 1 个箭头)的偶联间期 0.40s,其后继之以 QRS 波群,PR 间期 0.25s,明显长于窦律 PR 间期(0.20s),反映房性期前收缩的激动抵达房室交界区时,该区处于动作电位 3 相相对不应期,故传导延缓,PR 间期延长。图 47-4 第 2 个提早出现的 P 波(第 2 个箭头),偶联间期 0.36s(短于第 1 个房性期前收缩),其后 QRS 脱漏。反映房性期前收缩的激动抵达房室交界区时,该区处于动作电位 3 相有效不应期,故下传被阻滞。

窦性期前收缩和窦房交界性期前收缩在房室传导过程中也可以发生干扰性 PR 间期延长和传导阻滞,其产生的机制如同房性期前收缩一样,也与交界区 3 相阻滞有关。

2. 隐匿性交界性期前收缩造成假性房室阻滞

隐匿性交界性期前收缩可引起其后 P 波下传受阻或 PR 间期延长。图 47-5 Ⅱ 导联第 3 个 QRS 波群为

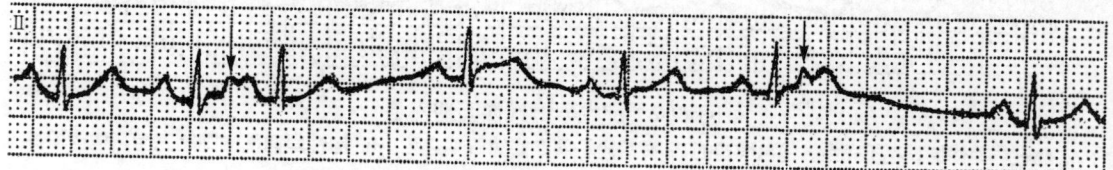

图 47-4   房性早搏 PR 间期延长和传导受阻

交界性期前收缩，逆传受阻，但在交界区上部形成新的不应期，其后心房激动抵达交界区上部，因落入动作电位 3 相相对不应期，故 PR 间期延长至 0.40s(基础心律 PR 间期 0.28s)。aVR 导联 R$_1$-R$_2$ 间期延长(1.24s)，第 2 个 QRS 波群的 PR 间期为 0.44s；aVL 导联 R$_2$-R$_3$ 间期也延长(1.24s)，第 3 个 QRS 波群的 PR 间期为 0.48s。aVR、aVL 的长 RR 间期与 II 导联包含交界性期前收缩的 RR 间期一致，长 RR 间期末的 PR 间期均呈延长。从 II 导联显性交界性期前收缩造成的长 RR 间期及其对下一个心房激动在交界区传导的影响，推测 aVR、aVL 导联的长 RR 间期包含隐匿性交界性期前收缩，其下传受到阻滞，但可隐匿性逆传至交界区上部形成新的不应期，下一个心房激动落入交界区动作电位 3 相相对不应期，故 PR 间期明显延长。

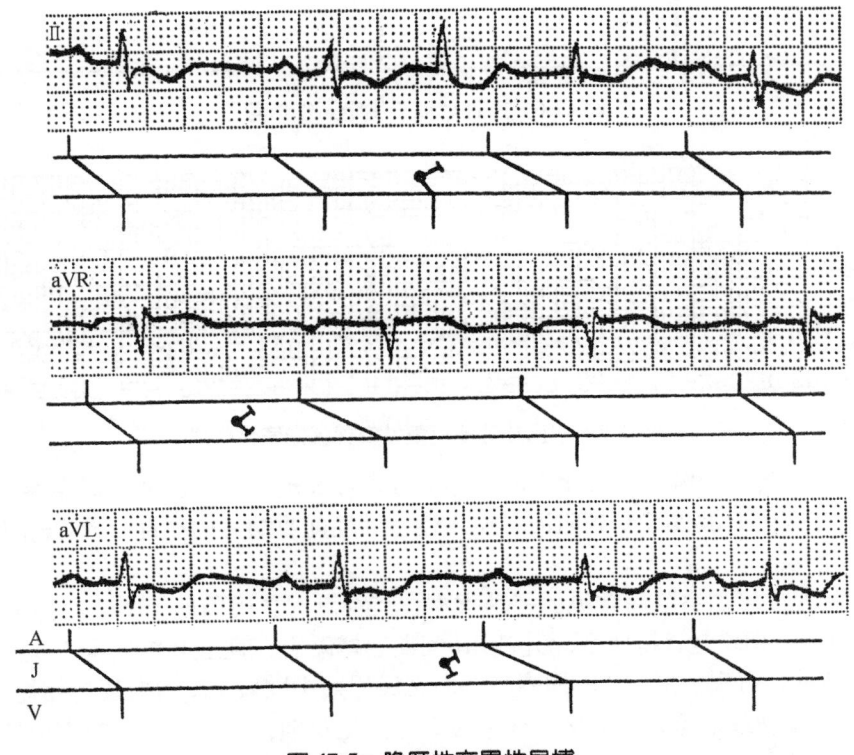

图 47-5　隐匿性交界性早搏

有时隐匿性交界性期前收缩交替发生，第 1 个交界性期前收缩之后的心搏 PR 间期延长，第 2 个交界性期前收缩之后的心搏下传受阻，其表现酷似文氏型二度房室阻滞。称为伪文氏现象。

3. 隐匿性传导影响激动的传导

隐匿性传导是一种不完全性传导，多发生于交界区。交界区隐匿性传导虽不能逆传至心房产生 P 波，也未能下传至心室产生 QRS 波群，但造成交界区新的不应期，影响下一个激动在交界区的传导。若下一个激动落入动作电位 3 相相对不应期，房室传导时间延长，若落入动作电位 3 相有效不应期，则下传受到阻滞。

图 47-6 第 4、5 个 P 波均提早出现，形态不同于窦性 P 波，为房性期前收缩。第 1 个房性期前收缩(a)落入 T 波顶峰，可能处于前一个激动形成的有效不应期中，故未获下传。第 2 个房性期前收缩(b)距离 T 波较远，按理应该下传，但也受到阻滞。这可能是由于第 1 个房性期前收缩在交界区内产生隐匿性传导，造成新的不应期，故第 2 个房性期前收缩抵达交界区时也落入有效不应期，故下传受阻。

图 47-7 开始为心房扑动，10 余个 F 波未获下传，RR 间期长达 5.0s，中间开始恢复窦性心律，心率 52bpm，PR 间期 0.30s，为一度房室阻滞。心房扑动时 10 余个 F 波未下传，并非高度房室阻滞造成的，很可能是由于心房激动在交界区产生反复性隐匿性传导所致，与 3 相阻滞有关。

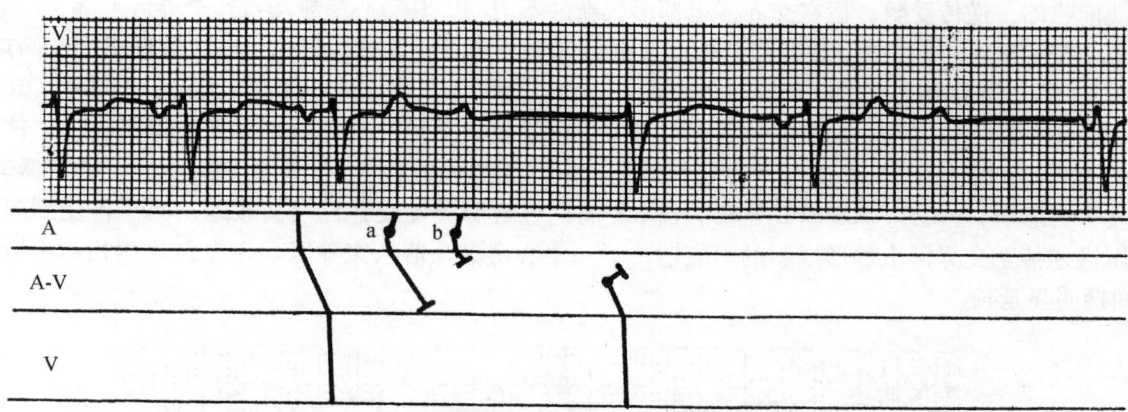

图 47-6　房性早搏产生隐匿性传导

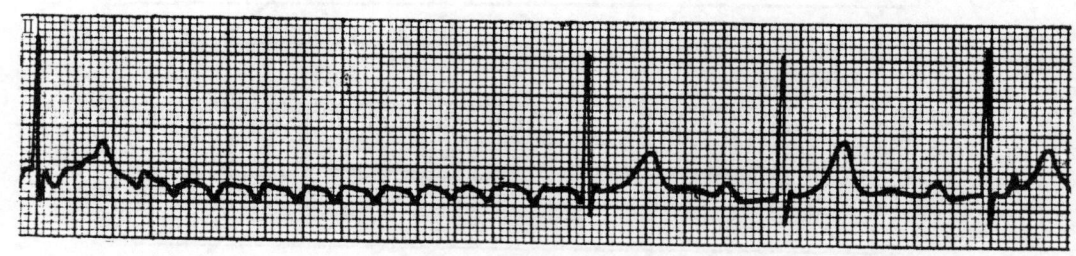

图 47-7　心房扑动伴反复性交界区隐匿性传导

交界区内的隐匿性传导影响下一个激动的传导可有多种表现，例如，文氏周期第 1 个 P 波 PR 间期不缩短，文氏周期有两个 P 波连续受到阻滞、插入性室性期前收缩后的窦性心搏 PR 间期延长等。

4. 文氏型房室阻滞

文氏型房室阻滞是二度房室阻滞常见的一种类型，其特点为文氏周期第 1 个心搏 PR 间期通常正常，以后 PR 间期逐搏延长，但增量逐搏减小，引起 RR 间期逐搏缩短，直至 R 波脱漏 1 次。有人认为此种现象系递减型传导造成的，事实上也与 3 相阻滞有关。文氏周期中随着 RR 间期逐搏缩短，RP 间期也逐搏缩短，也就是说心房激动逐渐落入交界区动作电位 3 相的更早期，最后落入有效不应期而受到阻滞。

5. 阵发性房室阻滞

窦性心率加速时出现房室阻滞，减慢时房室阻滞消失，也与 3 相阻滞有关。

图 47-8 为窦性心率加速引起的阵发性房室阻滞。上行图为正常窦性心律，PP 间期 0.64s，中行图窦性心率加速，PP 间期缩短至 0.52s，出现阵发性房室阻滞及逸搏（可能为室性）。在第 3、4、5、6 室性逸搏之后各有一次正常房室传导。下行图窦性心率减慢，PP 间期延长至 0.62s，又恢复正常房室传导。发生阵发性房室阻滞的机制可能由于 PP 间期突然缩短，P 波落入房室结有效不应期而受到阻滞，其后多个 P 波受到阻滞，则可能由于心房激动在交界区产生反复性隐匿性传导所致。至于距室性逸搏 0.64s 的 P 波所以能够下传，可能由于 P 波落入希-浦氏系统超常传导期，也可能由于室性逸搏逆传至交界区，使其复极完成较早，从而"剥去了不应性屏障"，故下一个窦性激动得以正常下传。

阵发性房室阻滞，临床上可见于迷走神经兴奋，心肌缺血等，但多数病例无明显病因。有的学者认为，阵发性房室阻滞为房室结下阻滞，阻滞的部位可能位于双侧束支系统。

6. 房室传导的裂隙现象（空隙现象）

房室传导的裂隙现象首先由 Moe 等在动物实验时发现。临床心电图也可观察到此种现象：一定长度 RP 间期的房性期前收缩可下传至心室，RP 间期缩短的房性期前收缩下传受到阻滞，RP 间期进一步缩短的房性期前收缩又可下传至心室。对于此种似乎矛盾的传导现象，可用分层阻滞来解释，即激动在

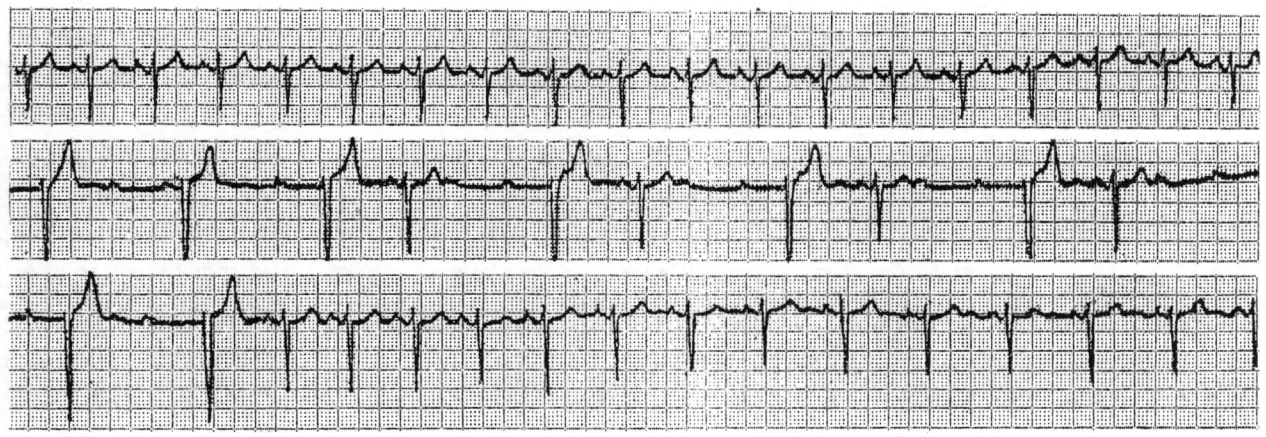

图47-8 窦性心率加速引起阵发性房室阻滞(连续描记)

(引自 Fisch C. Electrocardiography of Arrhythmias, 1990)

近段的传导速度可影响其在远段的传导情况。根据分层阻滞学说，房室传导系统存在两个传导速度和不应性均不相同的传导屏障区：近侧区多位于房室结水平，其不应期短但相对不应期较长，易于发生传导延迟，故称为近侧延迟区；远侧区位于希-浦系统，其不应期长，尤其是有效不应期长，易于发生传导阻滞，故称为远侧阻滞区。上述房性期前收缩的房室传导情况可以作如下的解释。一定长度RP间期的房性期前收缩发生稍晚，近侧区与远侧区均脱离不应期，故激动得以下传至心室；RP间期较短的房性期前收缩，落入近侧区的相对不应期，以稍慢的传导速度到达远侧区，落入有效不应期而受到阻滞；RP间期进一步缩短的房性期前收缩，落入近侧区相对不应期的更早期，以更慢的速度下传至远侧区，该区已脱离了有效不应期，故激动又得以下传至心室。

图47-9基础心律为窦性，PP间期1.2s，QRS波群为交界性节律，RR间期约1.04s，出现房室脱节。当RP间期为0.20s时，P波下传受阻。当RP间期为0.36s时，P波下传至心室，PR间期0.14s，RR间期0.50s，QRS正常。当RP间期0.26s时，P波下传至心室，PR间期0.22s，RR间期0.48s，QRS波群呈右束支阻滞型。当RP间期0.21s时，P波下传至心室，PR间期0.30s，RR间期0.51s，QRS正常。当RP间期为0.26s时，QRS波群呈右束支阻滞型，而当RP间期为0.21s时，QRS正常。这一似乎矛盾的传导现象也可用分层阻滞解释。当RP间期0.26s时，窦性激动在近侧区传导较快（PR间期为0.22s），在RR间期0.48s后抵达心室，右束支处于不应期；而当RP间期为0.21s时，窦性激动在近侧区传导较慢（PR间期为0.30s），在RR间期0.51s后抵达心室，右束支已脱离不应期，故QRS正常。近侧区传导延迟，使得远侧区（束支系统）有时间脱离不应期，故室内传导正常。决定束支传导的因素是RR间期（更准确地说是希氏电图的H-H间期），而不是RP间期。

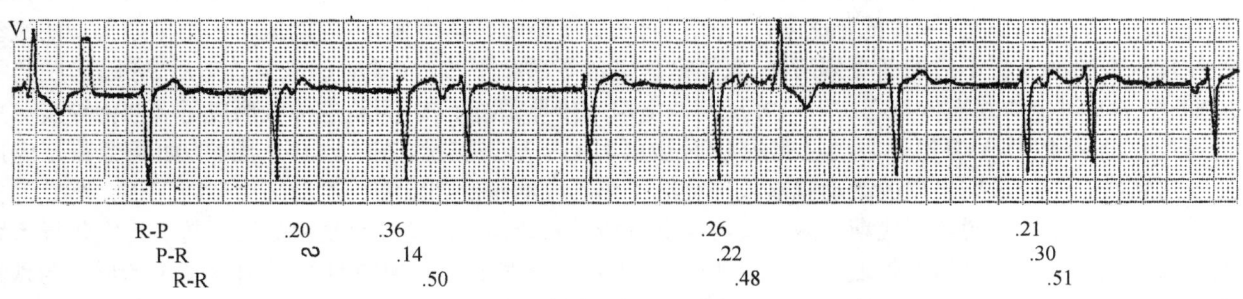

R-P	.20	.36		.26	.21
P-R	∞	.14		.22	.30
R-R		.50		.48	.51

图47-9 房室传导的裂隙现象

(引自 Fisch C. Electrocardiography of Arrhythmias, 1990)

7. 房室结折返性心动过速(AVNRT)

AVNRT 的发作和终止均与 3 相阻滞有关。房室结内存在两条传导速度和不应性均不相同的径路:快径路传导速度快,不应期长;慢径路传导速度慢,不应期短。图 47-10A 图的直线为快径路,波状线为慢径路,窦性激动沿快径路下传;B 图示期前收缩激动在快径路落入不应期中而受到阻滞,沿慢径路下传,当其抵达房室结远侧时,快径路脱离不应期,激动又可经快径路逆传;C 图示激动经快径路逆传至心房产生一心房回搏;D 图示激动抵达房室结近侧时,慢径路已脱离不应期,激动又可沿慢径路再次下传。这样反复沿慢径路下传,快径路逆传就形成了房室结折返性心动过速。从图 47-10 可以看出,折返激动的形成与 3 相阻滞有密切关系。当期前收缩激动抵达房室结时,如果快、慢径路均脱离不应期,不可能发生折返激动;快径路必须处于 3 相不应期,激动在快径路受到阻滞,才有可能沿慢径路缓慢下传,快径路逆传,形成折返激动。心动过速的终止也与 3 相阻滞有关。例如,按摩颈动脉窦,可抑制房室结传导,使快、慢径路均处于 3 相不应期,激动在快慢径路均下传受阻,折返激动终止,心动过速发作停止。

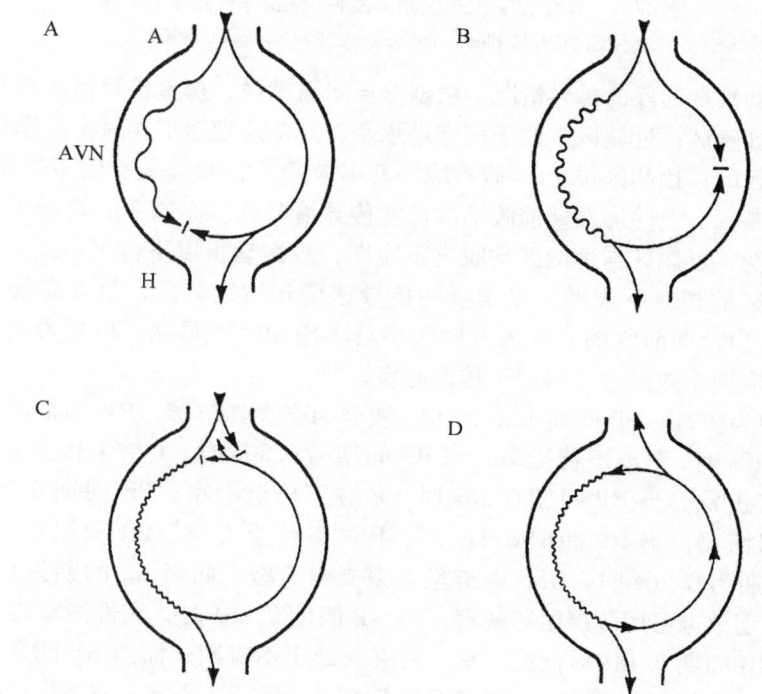

图 47-10　激动沿快、慢径路传导示意图

8. 预激综合征并发的房室折返性心动过速(AVRT)

预激综合征的旁路与房室结传导速度和不应性均不一致,两者之间很容易形成折返激动,也与 3 相阻滞有关。一般的规律是,旁路传导速度快,不应期长,房室结传导速度慢,不应期短。一个早期出现的激动往往落入旁路的 3 相不应期而受到阻滞,只能沿房室传导系统下传,当激动下传至心室后,旁路已脱离不应期,激动又可经旁路逆传至心房。这样反复地由房室传导系统下传,旁路逆传就形成了顺向传导型房室折返性心动过速(O-AVRT),心动过速的 QRS 波群时间、形态正常(图 47-11,A 图)。如果旁路不应期短于房室结,一个早期出现的激动就落入房室结 3 相不应期而受到阻滞,激动则由旁路下传,当其下传至心室后,房室结已脱离不应期,激动又可经房室传导系统逆传。这样反复由旁路下传、房室传导系统逆传就形成逆向传导型房室折返性心动过速(A-AVRT)。此型心动过速的 QRS 波群呈宽大畸形,与预激图形相似(图 47-11,B)。按摩颈动脉窦可抑制房室结传导,使折返环路中断,心动过速发作停止。

9. 心率加快时房室结快径路阻滞

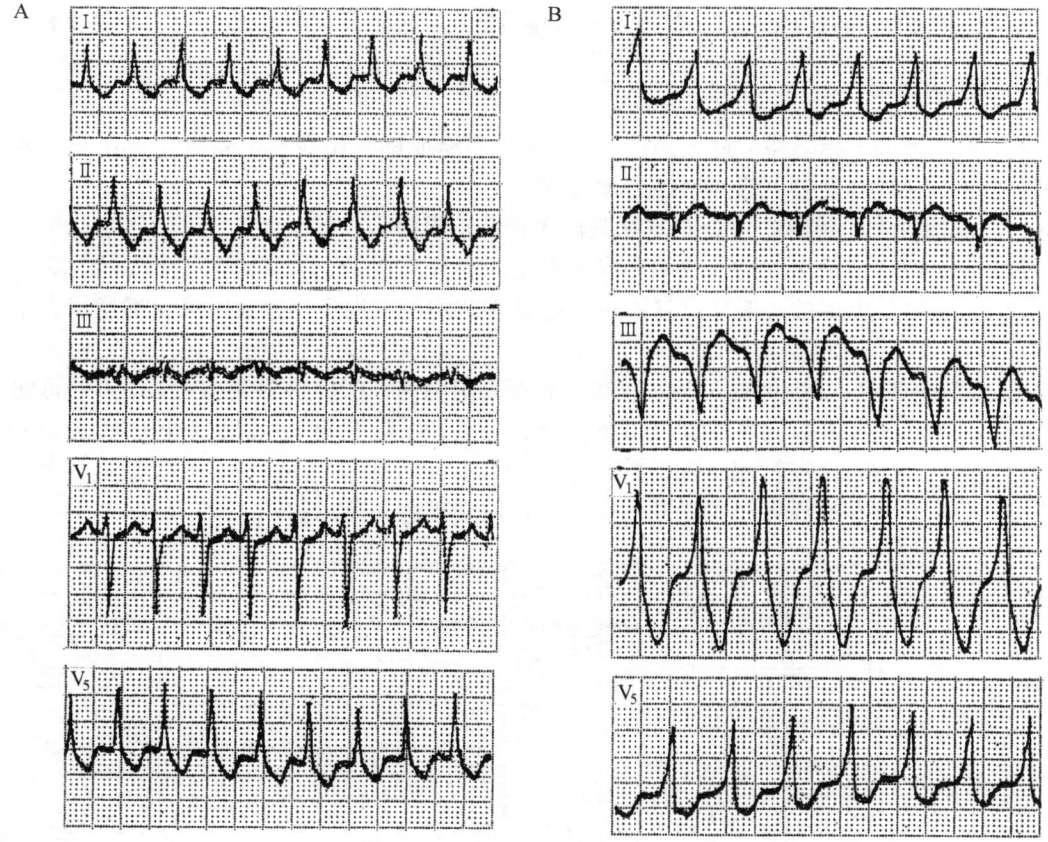

图 47-11 预激综合征并发的房室折返性心动过速

A. 顺向传导型房室折返性心动过速；B. 逆向传导型房室折返性心动过速

　　房室结内存在双径路，快、慢径路传导速度和不应性均不一致，但在频率正常的窦性心律时，激动沿快径路下传，心电图表现为 PR 间期正常。当心率突然加速时快径路可发生阻滞，激动改由慢径路下传，PR 间期突然延长。图 47-12 开始两个心搏为正常窦性心搏，PR 间期 0.18s。第 3 个 QRS 波群为间插性室性期前收缩，其后 PR 间期突然延长至 0.72s，反映室性期前收缩逆传至房室结使其除极，其后心房激动抵达房室结时，快径路处于 3 相不应期而发生阻滞，只能改由脱离不应期的慢径路下传，故 PR 间期延长。激动沿慢径路下传，又可反复逆传至快径路使其发生持续性功能性阻滞，故 PR 间期持续延长，直至下行图第 7 个 QRS 波群（间插性室性期前收缩）之后，PR 间期缩短至 0.18s，恢复正常房室传

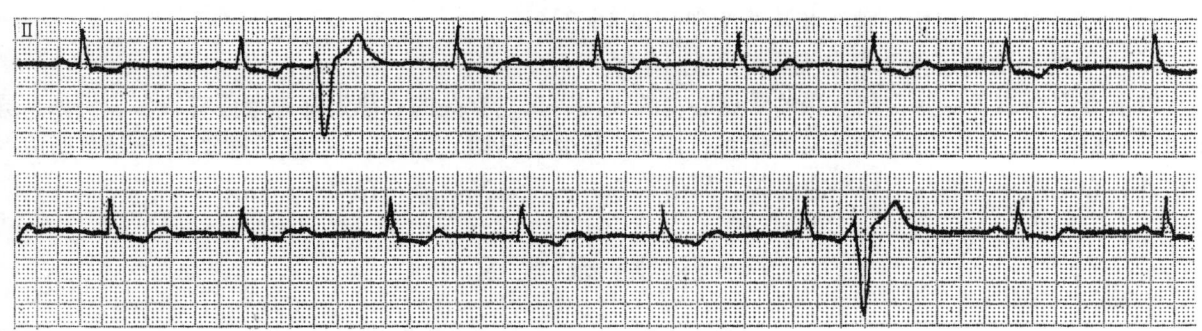

图 47-12 房室结双径路（连续描记）

（引自 Fisch C. Electrocardiography of Arrhythmias. 1990）

导。第 2 个间插性室性期前收缩之后，激动又改为快径路下传，推测可能由于室性期前收缩较早地逆传至交界区上部，使其提早完成复极，"剥去了不应性屏障"，因而下一个激动可由快径路下传。

(四) 3 相束支阻滞

室内束支系统也是 3 相阻滞的好发部位。3 相束支阻滞或称时相性室内差传，常伴发于各种室上性快速性心律失常，有时容易被误诊为室性心律失常。

1. 室上性期前收缩、反复心律、心室夺获伴 3 相束支阻滞

室上性期前收缩特别是房性期前收缩最容易发生 3 相束支阻滞，在 46 章已介绍过。除室上性期前收缩外，任何突然提早出现的心搏如反复心律、心室夺获均可发生 3 相束支阻滞，通常以右束支阻滞型多见（图 47-13）。

图 47-13 P 波为窦性，PP 间期 2.2s，反映有高度窦房阻滞，QRS 波群为室上性，RR 间期 0.9s，为加速性交界性心律。绝大多数的窦性 P 波可下传夺获心室（V_1 导联第 1、4、7、10 个 QRS 波群；V_2 导联第 3、6 个 QRS 波群）。心室夺获符合长-短周期顺序，均呈右束支阻滞图型。V_2 导联最后一个 RR 间期较长，可能由于窦性 P 波在交界区产生隐匿性夺获，致使交界性周期后移。

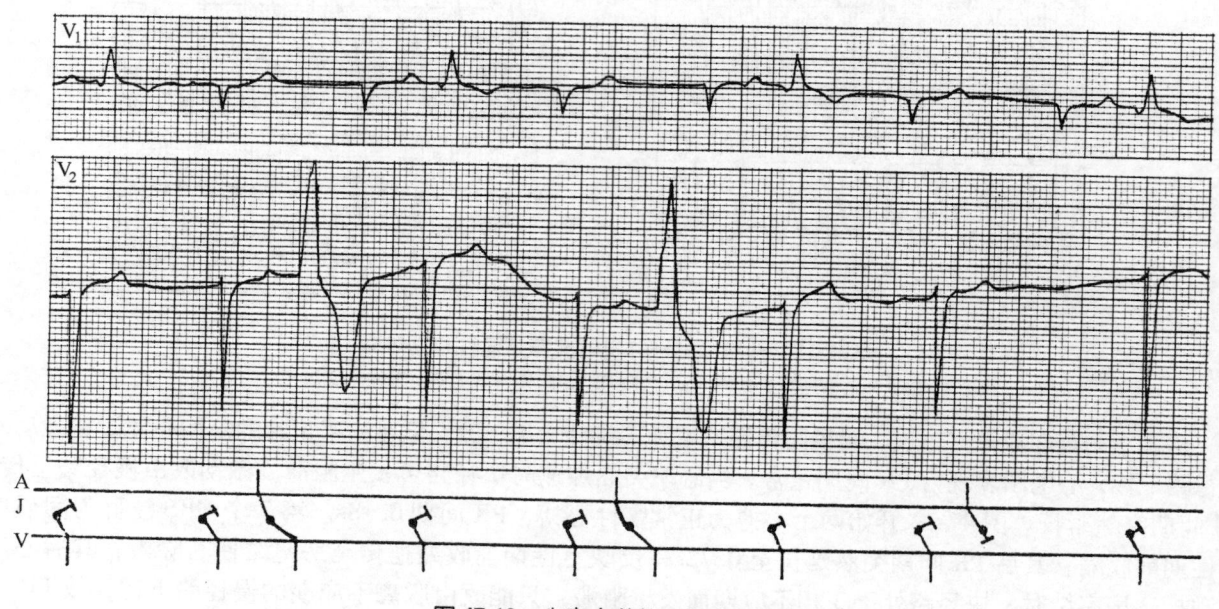

图 47-13　心室夺获伴 3 相束支阻滞

（引自 Fisch C. Electrocardiography of Arrhythmias. 1990）

2. 频率依赖性束支阻滞　见 46 章。

3. 心房扑动、心房颤动伴 3 相束支阻滞　见 46 章。

4. 室上性心动过速伴 3 相束支阻滞　见 46 章。

以上重点介绍了一些 3 相阻滞的常见心电图表现，其它有关的心律失常现象还有很多。例如，异位节律点传出阻滞，并行心律节律点的保护性阻滞（至少是早期），心房、心室易损期给予刺激形成的心房颤动、心室颤动等均与 3 相阻滞有关，限于篇幅和免于重复，就不在此一一列举了。

五、临 床 意 义

3 相阻滞可能为生理性，也可能为病理性，单纯从心电图表现难以确定其临床意义，更重要的是从临床检查确定有无器质性心脏病及分析其伴发的心律失常。室上性快速性心律失常并发 3 相束支阻滞酷

似室性心律失常，应注意鉴别。

4 相阻滞

一、概　念

4 相阻滞是指心率减慢、心动周期延长时出现的阻滞现象，又称为慢心率依赖性阻滞。4 相阻滞在临床上十分少见，较多见于束支系统，也可见于房室传导。从已报导的病例来看，绝大多数的 4 相阻滞伴发于器质性心脏病。因此，4 相阻滞多为病理性。

二、产 生 机 制

前已述及，心肌细胞的传导性取决于激动前的膜电位水平，长心动周期后出现的激动落在 4 相（舒张期）后期，因膜电位水平已明显降低（负值减小），故产生的 0 相上升速度慢，振幅低，传导性能较差，可能发生传导阻滞或传导延缓。产生 4 相阻滞的机制有以下几种可能（图 47-14）。

1. 舒张期自动除极速度过快（4 相自动除极化坡度过陡）　这是 4 相阻滞的常见原因。由于舒张期自动除极速度过快，短期内膜电位就明显降低，达到临界值，从而出现传导阻滞。

2. 膜电位普遍降低（负值减小）　由于膜电位降低，与 4 相阻滞临界电位之间差值缩小，因此较易发生 4 相阻滞。

3. 阈电位升高（向 0 电位偏移）　膜电位必须显著降低时才达到阈电位，由于激动时膜电位水平低，其 0 相上升速度慢，振幅低，容易发生传导阻滞。

4. 膜反应性降低　由于某些药物（抗心律失常药物）的影响，心肌细胞膜反应性降低，在同一膜电位水平产生的动作电位 0 相上升速度慢，振幅低，因而容易发生传导阻滞。

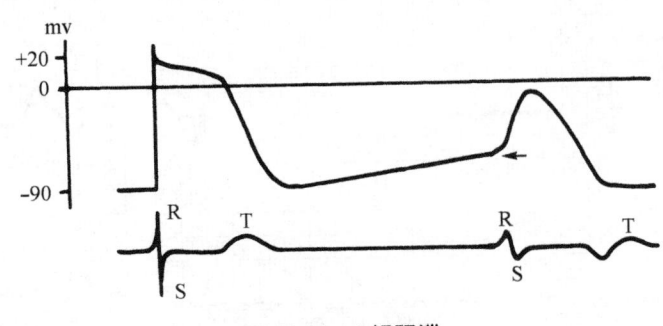

图 47-14　4 相阻滞

三、心电图表现

下面介绍一些常见的 4 相阻滞心电图表现。

1. 4 相束支阻滞　心室周期延长如室性期前收缩之后的代偿间期、二度房室阻滞 QRS 波脱漏引起的长 RR 间期、窦性停搏、窦房阻滞引起的长心动周期，甚至窦性心律不齐心率减慢时出现的束支阻滞均属于 4 相阻滞，心动周期缩短、心率增速时束支阻滞图型消失，室内传导转为正常。

图 47-15 基础心律为窦性。I 导联房室传导比率 2:1，RR 间期 1.28s，QRS 波群呈左束支阻滞图型。

Ⅱ、Ⅲ、V₁ 导联房室传导比率 3:2（文氏型），出现于长 RR 间期末（文氏周期第 1 个）的心搏呈左束支阻滞图型，文氏周期第 2 个心搏（RR 间期缩短至 0.70s），室内传导正常。本图系慢心率依赖性左束支阻滞。

图 47-16 左图基础心律为窦性，心动周期约为 1.30s，室内传导正常。第 3 个 QRS 波群为室性期前收缩，其后出现一代偿间期（RR 间期约为 1.84s），长心动周期末 QRS 波群呈左束支阻滞图型。右图窦性心率增速，心动周期缩短至 1.08s，QRS 波群也呈左束支阻滞图型。本图 4 相束支阻滞与 3 相束支阻滞同时存在，为慢心率依赖性并快心率依赖性左束支阻滞。

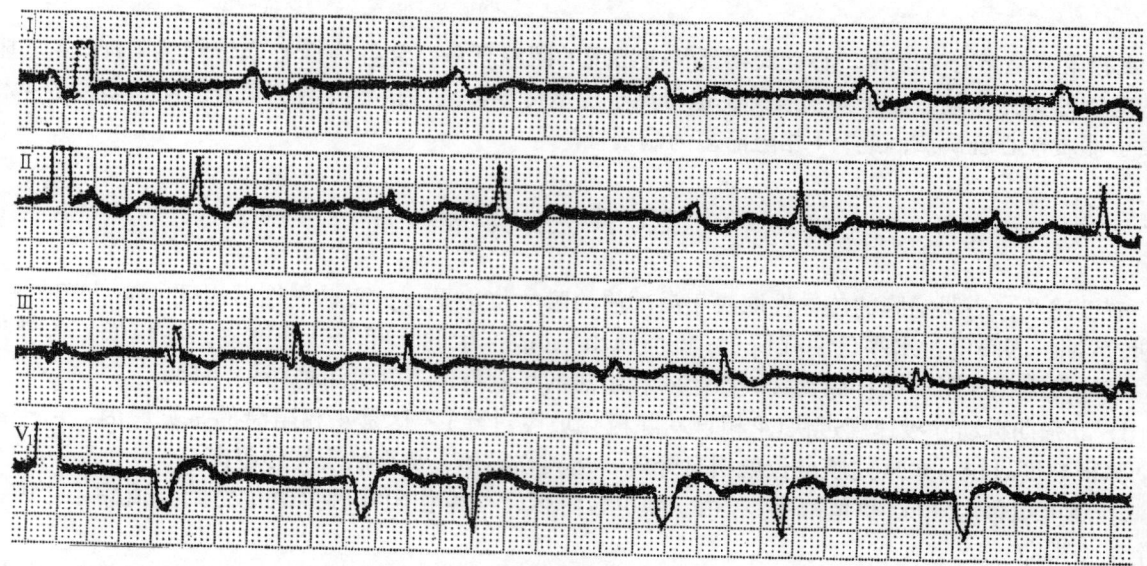

图 47-15 慢心率依赖性左束支阻滞（连续描记）

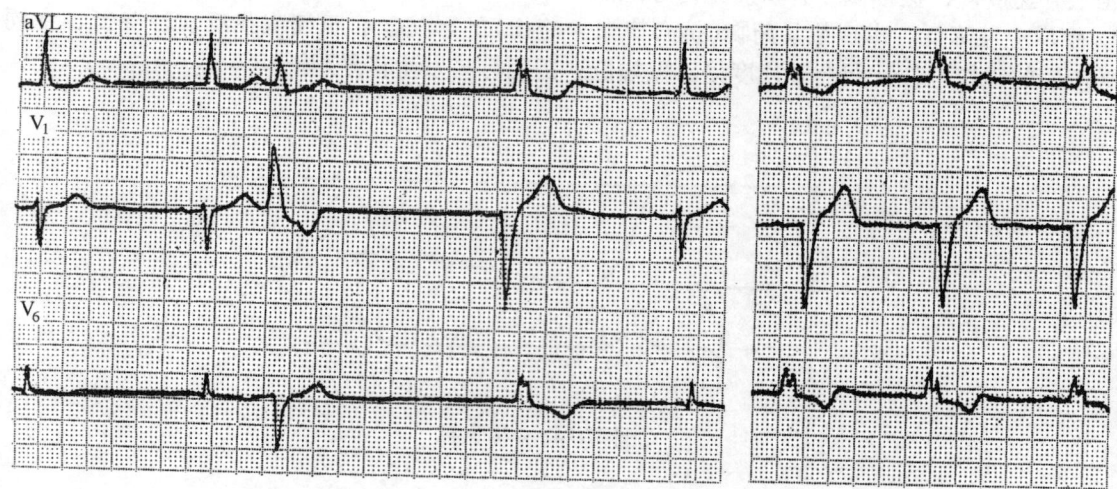

图 47-16 慢心率依赖性并快心率依赖性左束支阻滞（同步描记）

（引自 Fisch C. Electrocardiography of Arrhythmias. 1990）

2. 4 相房室阻滞　心率减慢时出现阵发性房室阻滞临床十分少见，可见于房性期前收缩、室性期前收缩之后，也可见于窦性心律不齐心率减慢时，心率增快后可恢复正常房室传导。发生 4 相房室阻滞患者多有一侧束支阻滞，房室阻滞的发生很可能是由于另一侧束支 4 相自动除极化所致。

图 47-17 上行心电图开始 4 个心搏为正常窦性心搏，PP 间期 0.72s，PR 间期 0.16s。第 5 个心搏为房

性期前收缩伴室内差传，PR 间期 0.12s。房性期前收缩之后 PP 间期延长，P 波下传受阻。PP 间期依次为 0.97s、0.76s、0.73s、0.69s 和 0.68s，最短的 PP 间期为 0.63s。房室阻滞持续存在直至下行心电图最后 3 个心搏，房室传导恢复正常。中间出现 4 次逸搏（可能为室性）。房室阻滞发生的机制很可能由于房性期前收缩的抑制作用造成窦性周期延长，房室交界区发生 4 相自动除极化，导致心房激动下传受阻。心房激动虽不能下传至心室，但在房室交界区反复产生隐匿性传导，PP 间期虽已缩短，心房激动下传仍然受到阻滞。直至第 4 个室性逸搏逆向隐匿性传至房室交界区，形成超常传导期和韦金斯基易化作用，才使其后的心房激动得以正常下传。

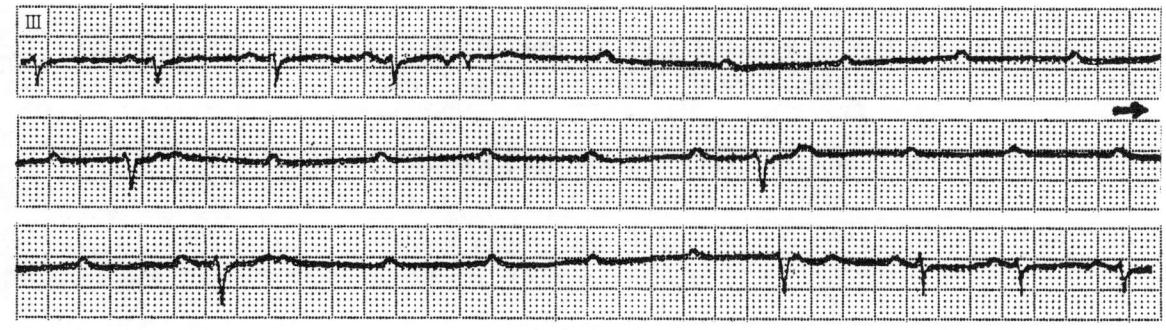

图 47-17　4 相房室阻滞（连续描记）

3. 二联律法则　在一次较长的心动周期之后容易发生偶联间期固定的室性期前收缩，一次室性期前收缩出现的代偿间期又易于产生另一次室性期前收缩。这种现象 Langendof 称之为"二联律法则"。二联律法则的产生与 4 相阻滞有关。长的心动周期后，浦肯野纤维某些部分可发生 4 相自动除极化而发生传导阻滞，另外一些纤维膜电位稳定不变。正常下传的激动使心室除极后，又可逆传至原来阻滞的部位，形成折返激动，再次使心室除极，产生室性期前收缩。由于阻滞部位固定，偶联间期固定，一旦开始，易于形成二联律。

图 47-18 基础心律为窦性，PP 间期不匀齐，波动于 0.80s～0.84s。Ⅱ导联第 2、9 个心搏为房性期前收缩，期前收缩后周期为 0.96s～1.0s。在长周期后出现室性期前收缩（第 4、11 个 QRS 波群）。第 2 个室性期前收缩（第 11 个 QRS 波群）回转周期（期前收缩后周期）为 1.2s，其后又出现一次室性期前收缩。Ⅲ导联第 2、9、13 个心搏均为房性期前收缩，第 1、2 个房性期前收缩回转周期较长（0.96～1.0s），其后均出现室性期前收缩。室性期前收缩偶联间期均是固定的。

4. 其他情况　并行心律节律点的保护性阻滞早期是由于不应期延长区予以保护（3 相阻滞），晚期则由于 4 相除极区保护（4 相阻滞）；异位节律点的传出阻滞也与 4 相阻滞有关。

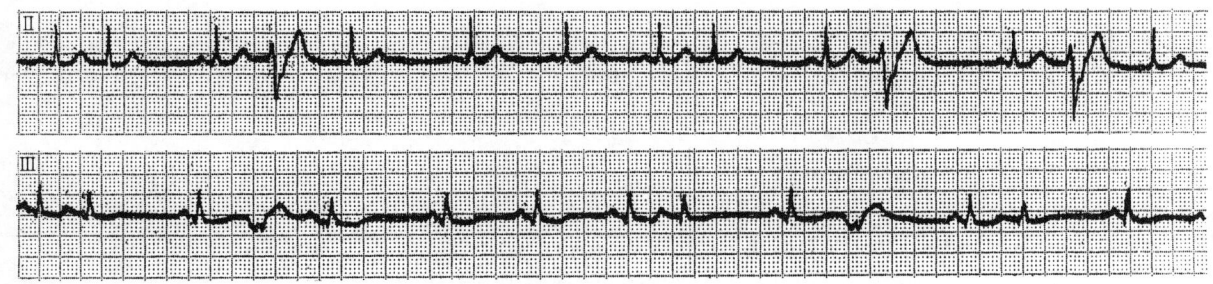

图 47-18　房性早搏及室性早搏（二联律法则）

（引自 Fisch C. Electrocardiography of Arrhythmias. 1990）

四、临床意义

4 相阻滞不论发生于房室交界区或束支系统，几乎均为病理性，反映房室传导系统有病理性改变，日后可能发生持续性传导阻滞。

参 考 文 献

1. 黄宛，主编. 临床心电图学. 第 5 版. 北京：人民卫生出版社，1998，179-187
2. 黄大显，主编. 现代心电图学. 北京：人民军医出版社，1998，257-265
3. 杨钧国，李治安，编著. 心律失常的近代概念. 上海科学技术出版社，1990，88-100
4. 张文博，徐成斌，强瑞春，编著. 如何分析心律失常. 北京：人民卫生出版社，1982，1-25
5. 张文博，尹兆灿，刘传木，主编. 心电图精萃. 北京：科学技术文献出版社，1995，184-210
6. Fisch C. Electrocardiography of Arrhythmias. Philadelphia：Lea & Febiqer，1990，44-99
7. Wagner GS. Practical Electrocardiography. 9th ed. Baltimore：Williams & Wilikins，1994，335-364

第48章　各向异性与心电图

Anisotropy and Electrocardiogram

马　向　荣

　　心肌纤维(心肌细胞)的组织学结构是决定心脏功能特点的重要因素,而这种结构对功能特点的影响可用各向异性来描述。心肌结构的各向异性是指心肌纤维的生物学特性,随心肌纤维的排列和走向的不同而有所不同的特性。心肌纤维的排列、走向不相同的非均质性(异向性)结构称为各向异性结构,心肌纤维是长圆柱形细胞,纤维末端沿长轴的方向分裂成一些分支,这些分支和相邻细胞呈螺旋状交织排列,形成了好象连续性的三度空间的细胞质网。在细胞两端之间有特化的一种横轴方向的接合,称为闰盘。细胞两端和两个互相靠近细胞的旁侧面膜上有缝隙连接。闰盘和缝隙连接均为低电阻区,有加速传导的作用。纵向上端对端和横向上细胞侧对侧之间的缝隙连接的疏密,决定着激动沿纵向传导或沿横向传导速度的快慢。各向异性结构可分为均一的各向异性结构和非均一的各向异性结构两大类。在各向异性结构中,垂直于心肌纤维长轴走向的横向传导显著慢于沿心肌长轴纤维走向的纵向传导,此种类型的传导称为各向异性传导。正常时心房和心室肌束的排列是各向异性的。在一定条件下激动不能沿纵向传导时,激动仍能沿横向缓慢传导,即可能再返回到原刺激点,从而引起由各向异性结构和各向异性传导参与的各向异性折返。

　　近年来,许多学者根据各自研究的结果认为正常人心肌结构并非均匀一致,而是存在着各向异性(anisotropy)。基本归纳为三点:

　　(1) 传统的概念认为整个心肌组织在活动偶联上被看成是一个合体细胞,其电活动尤如在均匀一致的介质中传导;是以全或无的形式存在;新近的观点认为,心肌结构存在着各向异性,即心肌纤维的生物学特性,随心肌纤维的排列和走向的不同而有所不同。这种各向异性可引起电传导次序的改变,并直接影响到心肌兴奋的传播,可导致折返性心律失常。

（2）依照传统概念，正常情况下动作电位大小及曲线的形态，不因传导距离和方向而改变，但事实上动作电位的形态却随着传导距离和传导方向的不同而有明显的改变。

（3）传统概念认为心肌细胞膜性质的改变是心肌电活动传导紊乱的先决条件，而现在多数数学者认为，心肌电活动传导紊乱并非必须以心肌细胞膜性质改变为基础，垂直于心肌纤维长轴走向的横向激动传导速度显著减慢，即使是在静息电位和动作电位正常情况下也是如此，激动传导缓慢时易发生折返而形成折返性心律失常。

心肌各向异性的定义

1. 各向异性

亦称"非均质性"、"异向性"。是指物体的全部或部分物理、化学等性质，随方向的不同而各表现出一定差异的特性。即在不同方向所测得的性能数值（如弹性模量、电导率、在酸中的溶解度等）不同。例如石墨单晶体的电导率在不同的方向上相差可达三个数量级。各向异性的物体又称为"非均质体"。

2. 心肌结构的各向异性

是指心肌纤维的生物学特性随心肌纤维的排列和走向不同而有所不同的特性。例如心室肌是由许多肌束片层重叠构成，从心底到心尖呈螺旋状排列，心肌纤维组成的这些心肌片层，可以看作是由一系列"球螺旋"肌和"窦螺旋"肌所组成（图48-1）。

左心室外膜肌纤维的排列趋向于与心底和心尖轴垂直，而心内膜纤维则更趋向于向四周放散（图48-2）。近年来 M 细胞成为研究的热点，其特征之一是解剖上心外膜细胞与 M 细胞排列呈相互垂直状，而 M 细胞与心内膜细胞则是渐渐过渡的。心肌纤维的这种非均质性排列、走向不同的结构称为各向异性结构（anisotropic structure）。在各向异性结构中，垂直于心肌纤维长轴走向的横向传导显著慢于沿心肌长纤维走向的纵向传导，这种类型的传导称为各向导性传导（anisotropic conduction）。

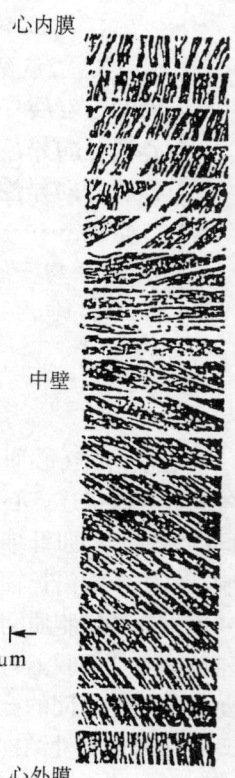

心内膜

中壁

100μm

心外膜

图48-2　左心室壁的重建

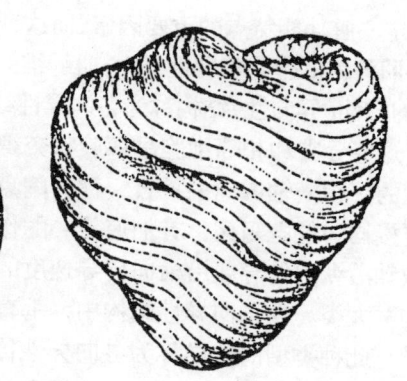

图48-1　心室壁的螺旋形肌肉组织，这些螺旋肌又分为球螺旋束和窦螺旋肌束

溯 源 与 发 展

近一个世纪以来，许多研究者都致力于律失常机制的探索。尽管本世纪初 Mines 和其他研究者就已

经发现了传导缓慢可以引起心律失常，但直到近 20 年才对此有了进一步了解，提出了折返是导致心律失常的一个直接原因。1976 年 Clere 分析了在不同方向上传导速度和相应的轴电阻之间的关系，发现纵横两个方向上激动的传导速度的差异是由电阻的差异造成的，即纵向电阻较小传导速度较快，横向电阻较大传导速度较慢。此后的研究者也证实了这一点，并指出传导的各向异性并非是由膜对离子的通透性所决定的。许多研究结果显示，细胞之间存在着电阻相对较低的电流通路——闰盘处的缝隙连接，这类缝隙连接的电阻明显低于细胞膜的电阻，这已由膜片钳技术所进一步证实。有实验表明，在界嵴处缝隙连接的 80% 位于细胞的端对端连接部位，致使该处心肌的纵向传导速度为横向的 10 倍。

80 年代以来，Spach 等对正常心肌细胞的跨膜电位、细胞外电流、电描记图以及传导的各向异性进行了详细的研究，发现尽管横向的激动传导速度较慢，但其 0 相最大除极速度比较快；而在纵向传导中，尽管传导速度较快但 0 相最大除极速度却较慢，因而描记的跨膜动作电位的除极过程的图形随着兴奋传导的方向不同而有所不同。

Saffitz 等学者通过研究发现，心肌细胞能表达多种构成缝隙连接的通道蛋白，对于功能不同的心肌组织的传导系统如心房、心室等，其缝隙连接的蛋白构成不同。沟通各细胞的缝隙连接在数量、大小及空间分布上均不相同，这表明不论从分子学角度还是从结构的角度来看，不同心肌组织各向异性的传导均与缝隙连接有关。由于缝隙连接对激动的传导具有重要作用，因此凡能改变缝隙连接电阻的因素均可对兴奋的传导产生影响。

各向异性的研究受到众多学者的极大关注。1994 年 7 月在日本横滨市召开的第 21 届心电学大会以兴奋在各向异性心肌中三维扩播的近代观点为题，将其列为 13 个主题讲座之一。对心肌各向异性的研究也受到与会者的重视。美国 Taccardi 对此作了中心发言，认为室壁心肌纤维的复杂构造以多种方式影响到兴奋的传播，尤其对心室壁中的兴奋波扩展速度的空间分布及三维形状的影响将是心肌各向异性研究的重点。Abe 等报道了各向异性对折返环慢传导的作用，表明与心肌纤维方向垂直或平行的兴奋经过传导减慢区（峡部）时，垂直方向的兴奋传导速度显著减慢，而平行方向的兴奋传导无明显影响。

心肌各向异性结构的解剖学基础

心肌纤维是长圆柱形的细胞，纤维末端沿长轴方向分裂成一些分支，这些分支和相邻细胞的分支紧靠在一起，形成好象连续性的三度空间的细胞质网。在细胞两端之间有特化的一种横轴方向的接合，称为闰盘（intercalated disc），心肌纤维间有低电压的裂隙，又称为缝隙连接（gap junction，GJ）。这种与心肌纤维的排列，走向关系密切的结构称为各向异性排列（anisotropic arrangement）。

1. 闰盘　闰盘由相邻心肌细胞两端的肌膜组成，呈阶梯状连接，是心肌细胞的接续处。单个心肌细胞由闰盘来限定界限，是真正的细胞和细胞之间的间隔（图 48-3）。闰盘将心肌细胞连接在一起，负责收缩力量的传递，且因此处为低电阻区，因而有加速相邻细胞之间激动传导的作用。心肌细胞间的闰盘处有三种特异结构，即桥粒、黏着小带和缝隙连接。

2. 缝隙连接　缝隙连接是闰盘处三种特异性结构的一种，在常规电镜下，缝隙连接处相邻细胞的质膜由一条宽 3nm 的狭缝隔开，故名。缝隙连接是细胞间隔最窄的区域，无肌丝附着。缝隙连接的电阻很低，动作电位可迅速传播过去，以保证心肌收缩的协调。缝隙连接一方面是闰盘的组成部分，可端对端传导；另一方面也是相邻心肌细胞间互相联系的渠道，可侧对侧传导。缝隙连接是跨膜蛋白分子以连结子（connexon）的结构形成的，每个连接子由 6 个连接蛋白（connexin，Cx）分子构成 6 聚体蛋白质，中间包绕水相孔道，形成一个在相邻细胞浆可进行离子和小分子物质交换的管道低电阻的电冲动通道。研究显示 Cx 普遍存在于心脏的工作细胞和传导系统的特化细胞中，只是在数量与分布形式上存在差异。迄今为止，已发现 Cx 家族至少有 13 个成员，心血管系统主要表达 Cx37、Cx40、Cx43、Cx45、Cx46。其中 Cx43 是心脏中最丰富的连接蛋白。当一个细胞的电位变化影响其相邻细胞而发生相应的电位变化时，称为电偶联（electrical coupling）。不论是化学偶联或电偶联均可使信息通过缝隙连接传到另一细胞，起到细胞间通讯（intercellular communication）作用。有加速传导扩布的作用。

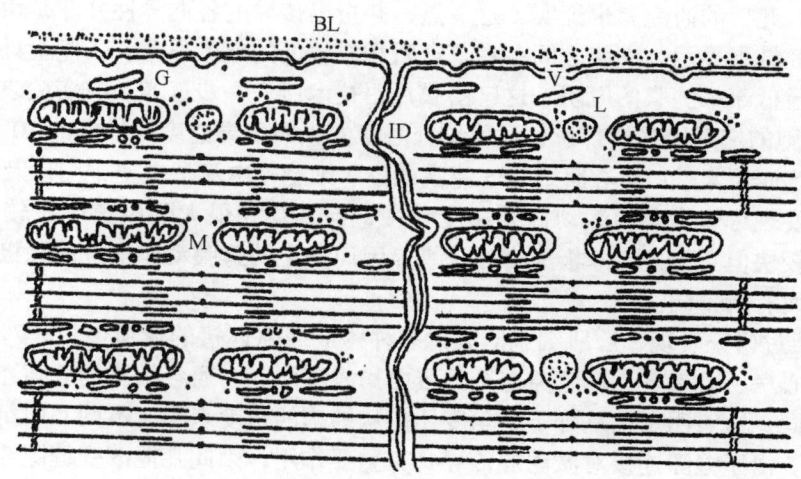

图 48-3 心肌工作细胞与细胞间闰盘模式图

纵向细胞端对端之间和横向细胞侧对侧之间缝隙连接的疏密，决定着激动沿纵向传导或沿横向传导速度的快慢。有实验表明，在界嵴处缝隙连接的 80% 位于细胞的端端连接部位，致使该处的心肌纵向传导速度均为横向的 10 倍，这种空间排列的特性限制了电流在相邻细胞间的横向传导，从而在纵横方向上增加了传导的各向异性。此外，Vorperian 对犬心室各向异性传导研究时发现，血中 CO 浓度升高引起的细胞内酸中毒，可使相邻细胞之间通过缝隙连接的侧对侧偶联解离，影响激动在横向上的传导，使传导减慢（图 48-4）。

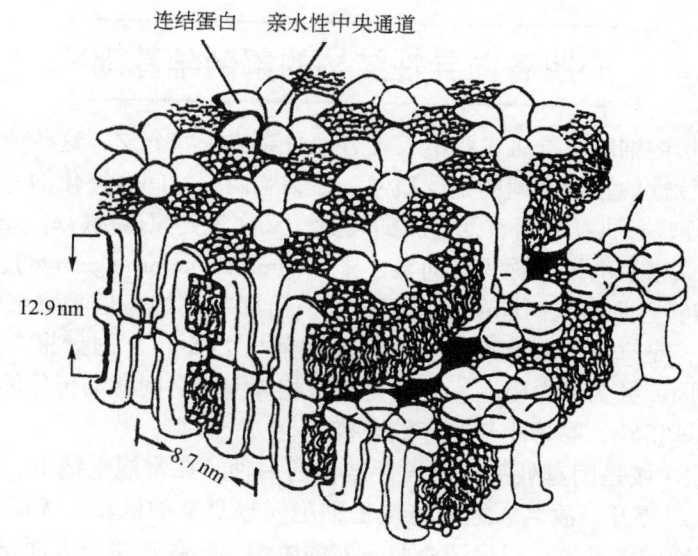

图 48-4 缝隙连接示意图

3. **心房肌工作细胞** 其结构与心室肌工作细胞基本相似。但直径较小，约 6~8μm，长 20~30μm，大部分无横小管。心房肌紧密排列由 2~3 个细胞组成的许多肌细胞束组成。心房肌平行排列，相邻肌细胞侧面的间隙逐渐变窄，并有一系列桥粒和缝隙连接。相邻的肌膜间隙在桥粒和缝隙连接处形成短而平行的闰盘，这是心房肌特有的侧对侧连接。细胞间两端也可有阶梯状的闰盘。这样，心房激动不但可以端对端，还可侧对侧传导，使心房组织接受并传递失常冲动及刺激的机会较多，冲动的叠加及传导抑制的机会也较多，因此心房组织比心室组织更容易形成折返机制，这有助于解释为何心房比心室组织更易发生颤动且持续多年（图48-5）。

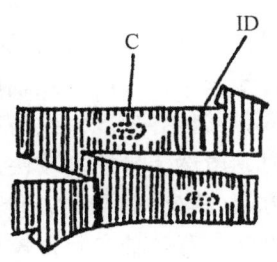

图 48-5 心房工作细胞

4. 心室肌工作细胞 是心脏中最长的细胞，偶达 $100\mu m$，直径一般 $10 \sim 15\mu m$，结构最为复杂。细胞内充满交替排列的肌节和成行的线粒体。肌小管系统特别是横小管系统高度发达，肌浆网丰富糖原含量高。肌纤维由端对端闰盘紧密联系，故传导性能良好。但因心室肌工作细胞具有极为发达的横小管系统，细胞膜上有较多的横小管开口小孔，容易发生漏电而减慢其传导速度，故心室肌工作细胞的传导速度较浦氏纤维为缓慢。

5. 房室结细胞

房室结细胞的传导功能与其形态结构有着密切关系，房室结细胞的传导功能与下列细胞结构特征相关：①房室结细胞直径：房室结细胞直径的大小与其传导速度正相关，细胞直径大则传导速度快，反之，细胞直径小则传导速度慢，细胞直径较大的心室肌细胞较直径小的心房肌细胞传导快。②房室结细胞超微结构特征与普通心肌细胞的相似程度：普通心肌细胞特别是心室肌细胞传导速度快与其超微结构特征可能有关，房室结细胞超微结构特征若与普通心肌特别是心室肌越相似，其传导速度可能越快，反之则可能较慢。普通心肌细胞胞浆内含有丰富的线粒体和肌丝，并有完整的肌节，光镜细胞染色着色深度实际上反映了胞浆内肌丝含量，染色着色越深表明细胞肌丝越多，与普通心肌细胞越接近，传导速度可能较快，Makishima 等即根据人房室交界区不同细胞束染色着色深度判断传导速度的快慢。③房室结细胞之间连接方式：细胞之间的连接方式对传导速度的影响较大，细胞之间特化的连接复合体及闰盘样结构与传导关系密切，其中的缝隙连接直接影响细胞的传导，因此，细胞间特化的连接复合体和闰盘样结构特别是缝隙连接越多，则传导速度越快，如果上述细胞的连接结构较少或缺乏，则传导速度较慢。④细胞束排列方式：细胞整齐且平行排列，则传导路径直，传导速度可能较快，反之，细胞排列紊乱，传导路径迂曲，传导速度可能较慢。

1999 年黄从新等在家兔房室结纵向平行面半薄切片标本上也观察到家兔房室结是由上、中、下 3 层细胞形态及排列不同的细胞束组成。该研究观察到家兔房室结下层细胞直径大，染色着色深，胞浆内肌丝含量高，可见肌节样结构，特别是靠近心室肌的房室结下层细胞甚至可观察到较完整的肌节，与心室肌细胞较相似，此外，下层细胞之间闰盘结构及缝隙连接较多见，而且细胞排列平行整齐，传导路径直，因此，下层细胞束的传导速度可能较快。上层细胞直径较小，染色着色较下层细胞浅，虽然胞浆内线粒体及肌丝较多，但肌丝排列杂乱，肌节样结构较少，与普通心肌细胞有一定差别，且细胞间闰盘样结构少见，细胞束排列不整齐，传导路径迂曲，因此，上层细胞束传导速度可能较慢。中层细胞短小，染色着色浅，胞浆内线粒体和肌丝均较少，无肌节样结构，特别是圆形细胞肌丝极少，与普通心肌细胞的超微结构有较大差别，中层细胞间闰盘样结构罕见，细胞束排列无序，推测中层细胞束传导最慢。家兔房室结这些显微及超微形态各异的细胞束为激动在房室结不同部位及层面的传导产生差异提供了条件。

心肌各向异性结构的分类及电生理学特性

按正常心肌水平及结构特征，可将各向异性分为均一的各向异性（uniform anisotropy）和非均一的各向异性（nonuniform anisortopy）两大类。

1. 均一的各向异性结构

所谓均一的各向异性结构是指各向异性排列发生在均匀一致的小肌束内。激动沿肌束的长轴纵向比横向传导快2～3倍，纵向和横向传导速度的不同与有效轴向阻力（effect axial resistance；EAP）有关，平行于长轴传导的有效轴向阻力较小，传导速度较快，垂直于长轴传导的有效轴向阻力较大，传导速度较慢，其传导速度大致与有效轴向阻力的平方根倒数正相关。此外研究发现：当激动沿细胞长轴方向传导时，虽然传导速度较快，但动作电位0相上升速率及上升幅度较小；反之，当激动沿垂直于细胞长轴的方向（横向）传导时，传导速度较慢，但动作电位0相上升速率及上升幅度反而增加。与横向传导相比，纵向上有效轴向阻力较小，传导速度较快，但其传导的"安全因素"（safe factor）较低，即在某种条件下，当刺激冲动沿纵向不能传导时，而沿横向仍能缓慢传导，这一特性为激动的折返提供了条件。

（1）有效轴向阻力：指电源在传播方向上的阻力，其大小取决于细胞内和细胞之间的阻力；细胞形态和大小；细胞束及其间阻力；细胞之间闰盘和缝隙连接的范围和分布。横向有效轴向阻力大于纵向，是由于纵向细胞端对端的联接点密集，数量多，总面积大，而横向细胞之间缝隙连接较少，总面积也较小，故纵/横传导在速度上差异较大。从心房肌 Bachmann 束观察到，纵向传导速度是1.0～1.3m/s，横向传导速度是0.04～0.12m/s。此时的细胞静息电位和动作电位等膜特性均是正常的。

（2）安全因素：亦称"安全比率"（safe ratio）。是指细胞所能产生的最大电流与能引起该细胞除极（由静息膜电位上升到阈电位）所需的电流之比。若比值＞1，激动传导就能发生；比值＜1，激动就被阻滞。心肌各方向上的轴向电流大小，取决于该部细胞膜上的特性（膜的通透性、平衡电位）和其周围组织的阻抗（或者说是加在该部位膜上的电负荷）。因此较低0相最大的除极速率（Vmax）和较低有效轴向阻力引起较大的膜电流负荷，从而使该方向的激动传导安全因素降低。因此不难理解，激动沿心肌纤维纵向传导时，其安全因素较横向传导时低，这对于各向异性传导是至关重要的。

2. 非均一的各向异性结构

根据发生机制和结构不同分为如下几种：

（1）肌束间非肌肉组织形成的各向异性：整个心肌包括心肌细胞和心肌间质。心肌细胞占据心肌结构的76%，心肌细胞的数量在心脏全部细胞中只占1/3。心肌间质包括血管、淋巴、血管内皮、平滑肌细胞、大量Ⅰ型和Ⅲ型纤维胶原、少量弹性蛋白纤维、神经末梢、组织液和无定形成分及大量结缔组织细胞。间质组织是形成非均一的各向异性结构的重要的解剖基础之一。心肌纤维束之间被非肌细胞组织如结缔组织隔开，可进一步降低冲动的横向传导速度，是由于心肌间质增加了细胞之间距离，减少了相邻细胞之间侧对侧的连接，使横向有效轴向阻力进一步增加的缘故。这种现象不会在胎儿标本上发生，因胎儿肌束之间几乎没有间质组织。

（2）肌束分支点的各向异性：系指肌束分支点（branchsite）纤维的方向和位置。与肌纤维分支的直径及束支内细胞的大小无关。如当刺激冲动沿肌束向远端分支传导时，如果主干与分支呈锐角分开时（＜90°），激动传导方向发生了急剧改变，与原来传导方向垂直或相反，此时激动传导速度明显减慢，但动作电位0相上升支的最大速度并不降低，反而增高；当主干与远端分支点呈钝角时，几乎与原传导方向平行，传导速度则不减慢。由肌束分支点形成的各向异性，是保证肌细胞静息电位和动作电位的特性均无异常状态下，故这些变化应归结于分支处有效轴向阻力的变化。

（3）两肌束交叉点的各向异性：当两肌束几乎成垂直交叉时，在交叉点细胞之间和肌束之间有一个传导方向上的迅速位移，使传导方向上的有效轴向阻力增加。当激动到达肌束叉点时，交叉点及其远端传导速度明显降低，激动幅度亦明显降低。当刺激到一定程度时，不能通过交叉点。传统观点认为，引起期前收缩刺激的传导阻滞，主要是心肌激动后不应期恢复不一致造成的。Spach 等观察到交叉点肌纤维不同点测定的不应期相差很小，不能说明期前收缩在交叉点的阻滞是由于不应期不一致造成的。主要还是由于心肌的各向异性结构造成的。

（4）浦肯野纤维与心室肌纤维之间的各向异性：浦肯野纤维互相交织成网，广泛分布于左、右心室的内膜面浅层，形成"浦肯野纤维网"。浦肯野纤维末端可直接与普通心肌纤维相连，称为"浦肯野纤

维心肌连接"（Purkinje muscular junction；PMJ）。其连接
方式可直接或借中间型的过渡细胞以多种形式（端对端、
侧对侧、分叉等）与普通心肌纤维相连。有时一个细胞前一
半是浦肯野纤维，后一半是心室肌（图48-6）。Bredikis 等
观察到，当激动从浦肯野纤维向心室肌传导时（P→M）亦
存在着各向异性。当激动顺向传导从 P→M 时，局部电
流从二维流向三维结构，而逆向传导从 M→P 时，电流
从三维流向二维结构。由于传导的维数不同，因此在逆
向传导中产生了较低的阈值，逆向传导与顺向传导相比

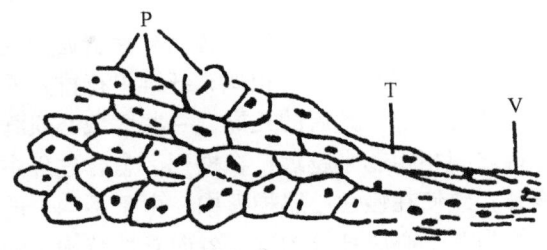

图48-6 浦肯野纤维（P）与心室工作细胞（V），
交界处示过渡细胞（T）

电流有较小的衰减，故在传导电流接近阈值的情况下，可导致顺向（P→M）传导单向阻滞。在一些病理
条件下，如高钾、低温、缺血、心肌缺血性损伤，更加重了浦肯野纤维与心室肌纤维之间的各向异性。

心肌各向异性对折返环慢传导的作用

传统观点认为形成折返三个基本条件：①一个有较完整的折返环路；②折返环的两支应激性不同，
环路中某一部位存在着单向阻滞；③另一部位有足够的缓慢传导。也就是说，引起折返的先决条件是心
肌内存在有影响心肌应激性的特殊非均一的细胞异常区域。但 Spach 等研究证明，在一定条件下，折返
可发生在上述存在的各向异性结构中任何部位，尽管该部位细胞特性是正常的。通常情况下，各向异性
折返可发生于下列各向异性结构中。

1. 正常心肌细胞、组织之间的各向异性结构

根据 Spach 等实验结果，认为传导紊乱不一定发生于有病变组织的区域，在一定条件下，正常细
胞、组织之间的各向异性结构亦可引起折返，从而形成折返性心律失常。例如在均一的各向异性结构
中，当刺激频率增加或提前出现刺激时，由于纵向传导的安全因素较低，横向传导的速率较慢，在一定
条件下激动不能沿纵向传导时，仍能沿横向传导，就有可能再回到原刺激点，从而引导起折返。同样，
这种各向异性传导的现象亦可发生在肌束分叉点，肌束之间的交叉点等部位，形成心肌内的微折返。

2. 梗死心肌中的各向异性结构

以往认为，室内折返只能在传导组织中发生。1977 年 EL Sherif 等实验首次证实在梗死缺血心肌中
也能引起折返。其情况与缺血或暂时抑制的浦肯野纤维
内发生者相似。Gardner 等在犬慢性心肌梗死模型中观
察到，梗死区边缘带中有存活的心肌纤维。存在着各向
异性结构（梗死模型是由结扎犬的冠状动脉左前降支所
致），并由此引起传导减慢和折返。主要是由于梗死后
肌束之间结缔组织增加的缘故，为激动折返提供了各向
异性排列的物质基础。Gardner 等证明梗死区尚有存活
的岛状肌束，与梗死无传导能力的心肌形成了网状通
道，可形成折返环（图48-7），成为室性心律失常的起
源点。Gardinal 等证明，此种折返可引起持续性室速。

在无传导功能的严重抑制区（点区）内存有抑制较轻
且可缓慢传导的心肌纤维网。激动从周围正常心肌经部
分"门户"进入，纡曲折返，缓慢传导，最后经由单向
阻滞的"门户"传出，再次激动周围心肌，引起期前收

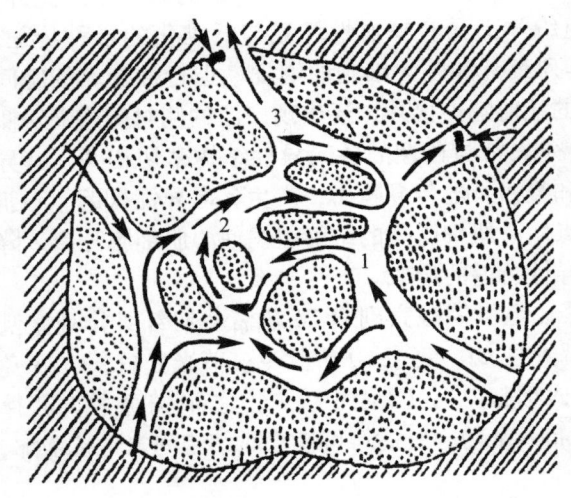

图48-7 图示梗死后 3～7 天的心肌内的折返

缩。

梗死区缺血心肌发生的各向异性折返与梗死发生的时间有关。在犬左前降支阻塞后的最初几周，存活的心肌纤维与正常时相似，纤维平行排列成束，其长轴方向垂直于左前降支，并且从冠状动脉趋向左心室和心尖部。此后的几周，一些区域心肌纤维素相对比较靠近，而另一些区域则由于水肿等原因心肌纤维之间相距越来越远；在梗死区愈合过程中，心肌纤维束之间结缔组织增生，使心肌纤维被不均匀地隔开，致使在慢性心肌梗死中，由于不均一的胶原瘢痕导致不均一的各向异性传导，进而可引起折返性心律失常。心肌纤维的这些各向异性结构影响着梗死区的传导特性，这比梗死区心肌的跨膜电位的异常更重要。

近来发现，导致折返性心律失常发生的单向阻滞和缓慢传导与缝隙连接（GJ）电偶联紊乱有关。Peter 等通过对犬心肌梗死愈合边缘带心外膜下存活心肌激动图与 CX43 免疫沉积相关性的研究，发现心肌愈合边缘带 GJ 排列率乱，CX43 免疫反应减弱，因传导减慢或不均一所致的折返环路亦存在此区，故认为与心肌梗死有关的心肌细胞间 GJ 偶联异常是致心律失常的一个重要因素，亦是梗死心肌早期重构的一部分。

3. 肥厚型心肌病各向异性结构

心肌各向异性折返与肥厚型心肌病（HCM）的室性心律失常及猝死有密切关系。典型的 HCM 在光学显微镜下有如下改变：

（1）肌纤维异常粗大：正常肌纤维直径约 $5 \sim 12 \mu m$，其他原因的心肌肥大可达 $13 \sim 25 \mu m$，而 HCM 可达 $30 \sim 90 \mu m$。但并非所有的肌纤维都如此肥大，肌纤维常粗细不等，互相混杂，有些部分同时可见肌纤维萎缩变细。肥大肌纤维常常显得较短，似为间质纤维组织所切断。

（2）肌束走向紊乱：正常肌束方向从大方面看虽有交叉，但在一个很小的范围内通常较为一致，方向改变逐步移行的。HCM 的心肌在一个视野内常见小肌束走向各异，相邻肌纤维常见失去正常时的平行排列，而呈互相垂直或斜向相连接，有时围绕间质毛细血管围成环形或形成小的漩涡。例如在外层纵走肌束间突然出现横行肌纤维或在中层环行肌束间有纵走肌纤维穿插。关于 HCM 肌纤维方向紊乱的特异性问题，如果孤立地看每个单项病变，的确也可见于先天性心脏病的心肌肥大、其他心脏病甚至是比较正常的心脏；但综合起来，从程度、数量来观察，则 HCM 要严重的多，远非其他心脏病所能比拟。

（3）间质性或替代性纤维化：在肥厚明显的部分可见显著的纤维化。纤维化部分是间质性的，即肌纤维为细的胶原纤维束所分割包绕，肌束间及小血管周围结缔组织成分增多；另一部分纤维化则是替代性的，系肌纤维破坏消失的结局。镜下往往能发现其中残存有与胶原纤维方向一致的肌纤维。此外，心壁内层、肉柱、乳头肌尖端常有较大的灶状瘢痕，组织学上具有缺血性坏死与纤维化的各种特征。HCM 在电镜下可观察到细胞间的联接异常、肌原纤维排列紊乱和肥大细胞的继发性退行性变。细胞间连接异常可表现为闰盘较正常更加纡曲，细胞间除通常的端对端连接外，还出现广泛的侧对侧或端对侧连接，即相邻细胞的侧面可见闰盘相连。HCM 患者的心律失常与典型的各向异性结构密切相关。其异常肥大、排列紊乱的心肌细胞可能导致心肌异常电除极和复极及电传导障碍，产生各向异性折返。心肌组织纤维化和瘢痕的形成可成为室性心律失常异位起搏点。心肌细胞间的结缔组织使心肌细胞分离，降低闰盘的连接，心肌细胞间的传导阻力增加，易致各向异性折返的形成。

Seep 等和 Peter 等用透射电镜、免疫荧光、激光共聚焦显微镜观察到 HCM 患者心肌纤维排列紊乱区的 GJ 在心肌表面随机分布，相邻细胞侧-侧面之间出现大量 GJ，每个 GJ 带状免疫荧光变短，Cx43 免疫染色减弱，存在 GJ 膜内老化现象（GJ 膜经入胞作用进入细胞内），GJ 面积减少，这种 GJ 重构与心律失常密切相关。由此可见，凡致 GJ 减少、功能受损、分布紊乱的心脏病均可使心肌细胞间电阻抗增加，传导速度减慢，产生快速性折返性心律失常。

心肌各向异性结构与碎裂电位之间的关系

晚电位是碎裂电位在体表的反映,提示存在心室非同步除极和传导缓慢,有产生折返性心律失常的潜在可能。实验性急性心肌梗死诱发室速时,采用特制的电极置于梗死区域的诱发搏动和折返搏动间,以及在连续折返搏动间的整个舒张期间,可记录到高频、低振幅、连续或多个分离的电活动,称为延迟的碎电位(delayed fragmented potential)。Gardner 等观察到,慢性梗死区连缘带存在碎裂电活动。进一步研究证明,碎裂电位的活动与梗死连缘带结缔组织增生相一致,即高度碎裂的电位仅见于陈旧性心肌梗死的标本或已发生纤维化的梗死组织、或出现于梗死的连缘区。电极下的碎裂电活动,反映了该区域各个肌束的传导减慢,但是各肌束细胞的静息电位、动作电位及细胞膜的特性均是正常的。该区传导减慢是由于结缔组织增加,心肌纤维之间的缝隙连接太少所致。碎裂电位的存在表示了传导不同步,其基础是由于局部心肌的各向异性结构。

心肌组织病理学业研究发现,产生碎电位的区域,既有小块散在分布的存活心肌组织团块,又有大量增生的纤维组织。存活心肌组织犹如小岛散布在纤维组织中。因此,梗死区及其边缘心肌组织的特点是岛状存活心肌与坏死和后来纤维化混杂交织。存活心肌纤维排列彼此间的连接,受到纤维组织的挤压、牵拉而扭曲变形,甚至破坏。小块心肌本身激动的产生和传导并未减慢,而纤维组织的绝缘分隔作用则给激动传导造成了障碍,致使激动传导缓慢,传导方向和传导速度很不一致。这种由存活心肌产生、经纡回曲折缓慢传导的非同步电活动出现时相较晚,位于 QRS 波群之后,表现为细小碎裂的小波。该波的各个组成部分,很可能是电极下的每个被分隔的存活心肌纤维束不同步电活动的反映。缓慢激动可能由于心肌纤维束被结缔组织所分隔,并失去其平行走向的结果。自这部位记录的波振幅微小,是由于电极下有大量纤维组织和少量存活的心肌细胞,而不是由于心肌细胞动作电位受抑制所致。实验结果证实,自这些部位记录到的动作电位相对正常。局部低振幅和碎裂的电活动可延伸到正常心室激动波以外,而进入到体表心电图上的 ST 段中,所以称为晚电位。晚电位是形成折返的基础,当心内膜下有岛状存活的心肌细胞时,常是室性心律失常的起源点。此与各向异性结构关系极为密切。能记录到心室晚电位的区域被认为是折返性室速的“致心律失常性电生理基质”,表现为区域性缓慢的心室激动,即缓慢传导。然而单纯的传导缓慢并不意味着必须发生室性心动过速,仅意味着有潜在各向异性折返的可能。这也可以解释为什么有时虽可记录到碎裂电位,却并无折返现象发生。折返室速的形成还需要有一个或多个触发因素(诸如室性期前收缩、心肌缺血、自主神经系统张力不平衡等)来激活这种致心律失常性电生理基质。Richards 等认为形成折返的病灶区应 $> 0.3mm^3$。倘若条件具备,折返性室速一旦发生便可持续存在。

展　　望

从上述实验结果可以看出:心肌各向异性与折返性心律失常有着密切联系。表明激动传导方向上的有效轴向阻力(细胞的几何形状、肌束、阻力、细胞之间的连接范围等)在折返性心律失常的形成中,有很重要的作用。目前,兴奋在各向异性心肌中扩布的近代观点,已成为临床上认识折返性心律失常的发生机理和评价药物疗效的理论依据。

参 考 文 献

1. 张存泰. 心肌结构的异向性与心律失常的关系. 国外医学心血管疾病分册,1990,17(2):79-82

2. 马向荣编著. 临床心电图学词典. 第2版. 北京：军事医学科学出版社，1998，231
3. 高天礼，刘泰槰译. 心脏生理学. 北京：科学出版社，1979
4. 鲁端. 心肌M细胞的电生理特性和临床意义. 中华心血管病杂志，1998，26(2)：151-153
5. 张存泰. 心室肌细胞电生理特性非均一性的研究，心血管病学进展，1998，19(6)：348
6. 蒋文平. 缺血和缺血后再灌注室性心律失常. 见：石毓澍，陈新，周金台主编. 心脏电生理学进展. 北京：中国科学技术出版社，1994，306
7. 王德胜. 心肌细胞的缝隙连接与心律失常. 中国心脏起搏与电生理杂志，1999，13(1)：48
8. 程树槃等编著. 心律失常的心电图与电生理. 四川科学技术出版社，1987
9. 刘泰槰. 心肌电生理学. 北京大学出版社，1988
10. 黄峻. 心脏传导系统疾病. 南京：东南大学出版社，1993
11. 李放. 醛固酮致心肌间质纤维化作用的临床意义. 中华心血管病杂志，1994，22：467
12. 陈新. 心室晚电位，见：石毓澍，陈新，周金台主编. 心脏电生理学进展. 中国科学技术出版社，1994，88
13. Vorperian VR，et al. Effect of hypercapnic acidemia on anisotropic propagation in the canine ventricle ，Circulation，1994，90(1):456-461
14. 张萍. 细胞间隙连接在心血管疾病中作用的研究进展，中国循环杂志，1998，13(4)：253
15. Saffitz JE，et al. Tissue-specific determinants of anisotropic conduction velocity in canine atrium and ventricule ，Circ Res，1994，24(6)：1605-70
16. Nassif G，et al. Reentrant circuits and the effect of heptano in a rabbit model of infarction with a uniform anisotropic epicardial border zone. J Cardiovasc Electrophysio，1993 ，4(2)：112-33
17. Schalij MJ，et al. Anisotropic conduction and reentry in perfused epicardium of rabbit left ventricle Am J physiol，1992 ，263 (5Pt2)：1466-72
18. Boeisma L，et al，Entrainment of reentant ventricular tachycardia in anisotropic J physiol rings of rabbit myocardium mechanisms of termination，changes in mophology and acceleration. Circulation，1993，88(4Pt)：1852-1865
19. 李广生，王凡主编. 心肌病理学. 上海科学技术出版社，1985
20. 包颖颖. 心肌结构和电生理的各向异性. 中国心脏起搏与心电生理杂志，1997，11(3)：159-161
21. 黄从新. 家兔房室结三层细胞超微结构的观察. 中华心律失常学杂志，1999，3(1)：33-36

第49章　折返现象与心电图

Reentry and Electrocardiogram

郭　继　鸿

折返是临床心电图学，临床心脏电生理学的最基本概念之一，绝大多数的心电学法则都与折返相关，几乎所有种类的心律失常都存在着折返机制。本章介绍了折返研究的历史、定义、折返的基本条件、分类、持续条件、折返的周期、可激动间隙、终止窗口，折返与各向异性，折返与拖带，折返与抗心律失常药物，及其临床应用意义。

一、历 史 回 顾

折返现象在 1887 年由苏格兰的生理学家 John MacWilliam 最早提出，他应用感应电刺激动物心房时诱发了心房扑动。他发现：心房快速的扑动十分规律，这些波似乎都起源于感应电刺激的部位，随后，又传播到其余的组织，就象一系列快速的收缩波传遍心房壁。1906 年，Mayer 在墨鱼的标本上用试验证实了折返现象（图49-1）。试验中，Mayer将墨鱼的伞状组织切成环状，应用电刺激组织环上的某一点，激动波则沿着环的两侧相反的方向运行，最后相互抵消，不形成折返。此后，压迫环状组织上刺激点旁的某一侧组织，结果电刺激引起的激动只沿着压迫点的反方向单向传导，压迫侧的激动波传导被阻滞。发生上述现象时，如及时解除压迫，激动波则在组织环上持续运动。Mayer的这一实验结果很有价值，并在人体心脏的心房、心室及希浦系等组织中得到证实。

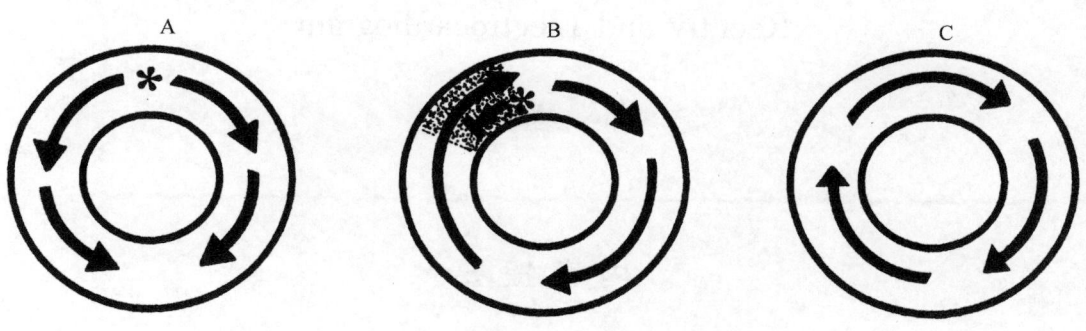

图 49-1　Mayer 的折返运动示意图

A. 未做干预的刺激不形成折返；B. 压迫刺激点一侧造成单向阻滞形成折返；C. 折返反复持续存在

1913 年，George Mines 在蛙的心房和心室标本进行的试验中，应用电射线（electric ray）刺激心脏，用烟鼓做记录，他发现冲动经过不同的径路进入并能再次进入抑制区。当时，Mines 称之为反复心律（reciprocating rhythm）。他认为，激动围绕着一个固定解剖学障碍可以发生折返，而在折返环上给予物理学干预后，折返可以中断（图49-2A）。1928 年，Schmitt V 和 Erlanger 在美国生理学报上发表"心肌激动传导的不同方向与室早的关系"一文证实了 Geroge Mines 的理论。

1915 年，White 首次记录并发表了心电图的折返现象。该心电图的折返表现为一个正常的 QRS 波，继之有逆向倒置的 P 波，随后经折返又产生了另一个正常的 QRS 波。此后，不断出现的缺血区 8 字形折返，各向异性折返等理论不断丰富着心电图学中这一重要的概念。

二、折返的定义

所谓折返是指心脏的一次激动经过传导再次激动心脏某一部位的现象。例如一次激动已使心房肌除极，经过房内的传导可使心房肌再次被激动，心电图上表现为两次心房除极波连续发生。

三、折返形成的基本条件

折返形成需要三个基本条件，称为折返发生的基质，包括：①激动传导的双径路；②一条径路单向阻滞；③另一条径路存在缓慢传导。这三个条件十分简单明了，但应深入理解其广泛的内涵。

（一）激动传导的双径路

双径路是指激动传导的方向上存在两条路径，两条传导路径都与心脏的某一节段心肌组织相通，一条是将激动从该节段心肌传出，称前传支，传到心脏其他部位或其他节段。显然，一次冲动经前传支传出后，在该径路脱离不应期之前不能从此传导途径返回，还必需有另一条径路作为回传支，沿回传支冲动可回传到心肌的原来节段，使之再次被激动，而形成折返。以心脏某一节段为基点，两条径路一支传出，一支回传，形成一个完整的折返环路。

激动传导方向的双径路可以是正常或异常的解剖结构。例如，窦性激动下传经过房室结、希氏束

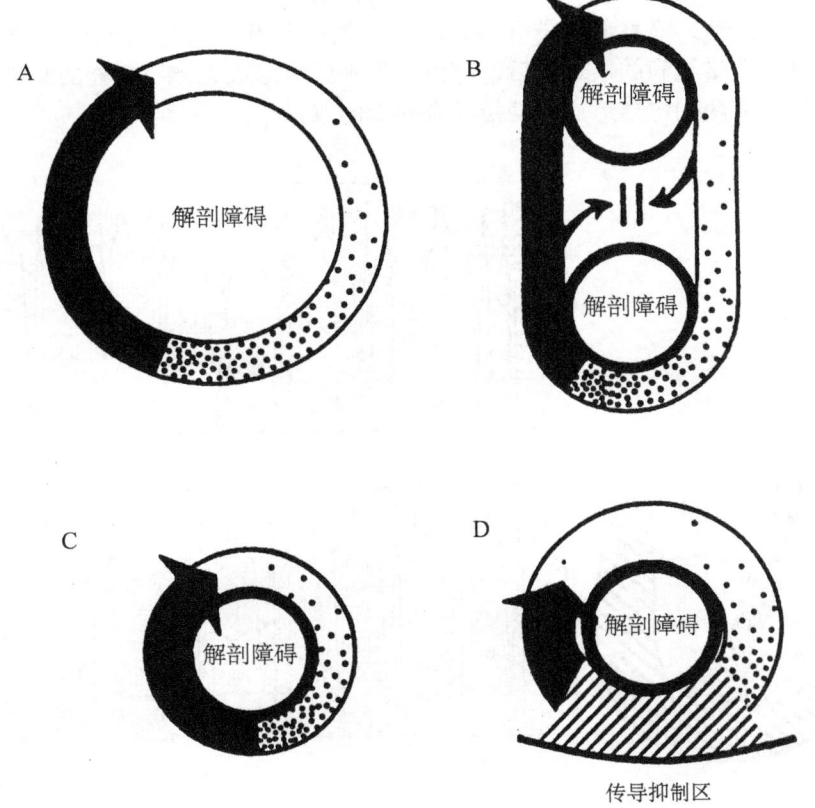

图 49-2 解剖障碍性折返示意图

A、B. 为不同种类的解剖障碍性折返，折返环中黑色部分代表折返波的有效不应期，点状部分为相对不应期，白色部分为可激动间隙。A. Mines 于 1913 年提出的模式；B. Lewis 于 1920 年提出的有 2 个解剖障碍区的折返模式；C. 为折返波长较短的折返；D. 折返环路有一明显的抑制区

后，则出现左束支和右束支两条径路，激动可沿着两条径路下传，也可在两条径路间折返，称为束支折返。预激综合征患者心房心室之间先天性存在着一条异常的传导径路。加上正常传导系统中的房室结，在心房和心室之间存在着两条传导径路，室上性激动可沿这两条径路下传，形成心室融合波，也可在两条径路中形成折返。

除解剖学上的双径路外，更多的是激动传导方向上存在功能性双径路。功能性双径路可见于多种情况：①在激动传导方向上，原来可以正常传导的组织，由于炎症、缺血或其他损伤，使这些组织电生理特性发生急剧严重的改变，并可能丧失传导性而变成传导方向上的"障碍"，冲动传导遇到障碍后沿其两侧前传，形成功能性双径路。②在激动传导方向上，原来传导速度均衡的组织中，部分组织的纵向因缺血或其他损伤而使其传导速度明显下降，结果与临近正常传导的组织形成了传导方向上传导速度不一致的快慢径路。

人工因素也可造成激动传导的双径路：①双腔心脏起搏器（DDD）除起搏心房、心室双腔外，还有房室传导功能。心房激动可经心房电极导线传到起搏器，起搏器经房室延迟后经心室电极导线起搏心室，三度房室阻滞的病人植入 DDD 起搏器后可使心房激动沿起搏器 1:1 下传，三度房室阻滞消失。对于没有三度房室阻滞如病窦综合征病人，DDD 起搏器植入后，则在病人心房与心室之间形成传导的双径路，一支是天然的房室结，另一支是人工的房室结——DDD 起搏器。在一定的条件下，心房激动经 DDD 起搏器下传，并起搏心室，而心室激动又沿天然房室结逆传激动心房，心房激动可经起搏器再次下传，周而复始形成折返性心动过速，又称起搏器介导性心动过速（图49-3）。②心脏的外科手术，如先天性心脏病的外科修补，风湿性瓣膜病的换瓣术后，都可在手术区域形成无传导功能的瘢痕组织。激动传导遇到瘢痕而受阻，再沿瘢痕两侧传导形成激动传导方向上的双径路。

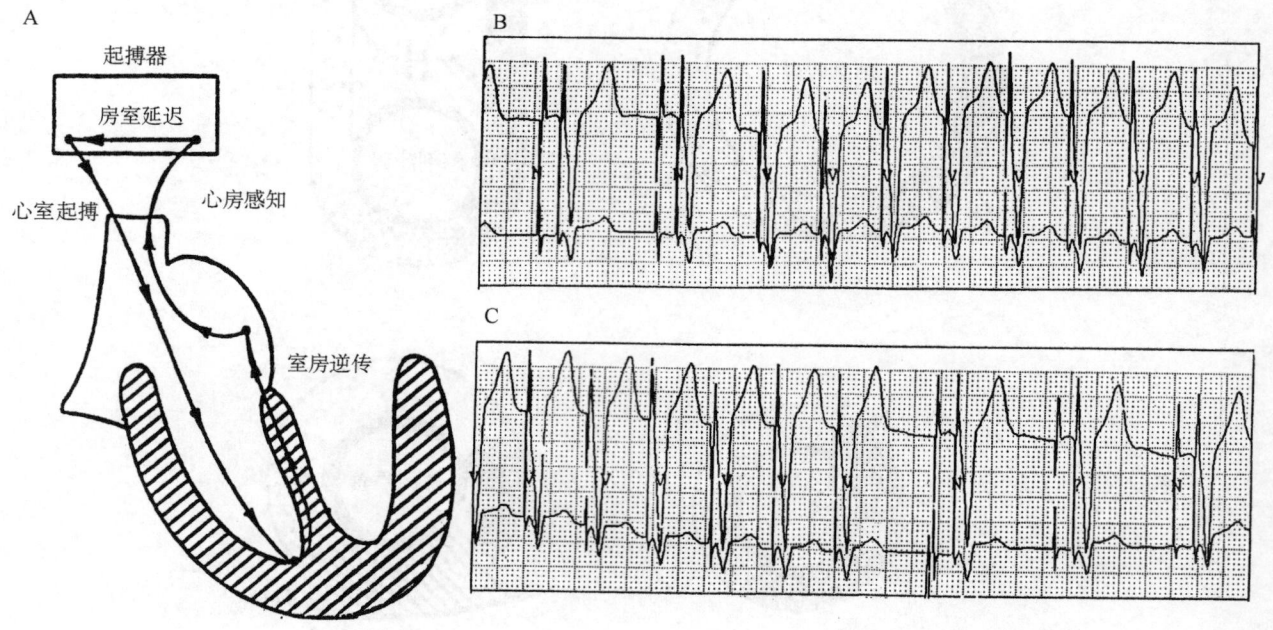

图 49-3　起搏器介导性心动过速发生机制示意图

A. 发生机制示意图；B. 双腔起搏时，因一个房早诱发心动过速；C. 起搏器介导性心动过速停止，恢复双腔起搏

（二）一条径路发生前向传导的单向阻滞

当一条传导径路在一个方向上能够传导，在相反方向上则完全不能传导时称为单向阻滞。如图49-1所示，激动传导的双径路均有前向传导时，与只有一条径路没有任何区别，冲动只有传导的去路而没有返回的通路。因此，传导的双径路中必需有一条径路前传发生单向阻滞，却可以反向逆传，形成冲动折返的回路，进而形成折返激动。单向阻滞是折返形成的另一个基本条件。

单向阻滞形成的原因：

1. 先天性单向阻滞

心内具有传导功能的组织先天性发生单向阻滞的情况并非少见。房室结的主要功能是传导，是房室之间冲动正常传导的惟一通路，但在一般人群中房室结先天性仅有前传而无逆传的情况约为20%～32%，而在预激综合征病人中房室结逆向阻滞的比例可能还要高。预激综合征旁道也是这样，旁道先天性单向阻滞约为40%，其中前传单向阻滞占30%，逆传单向阻滞占10%。可以看出，传导组织先天性单向阻滞相当常见，发生机制目前尚不清楚。

2. 获得性单向阻滞

心肌细胞的静息膜电位水平是传导速度的主要决定因素之一。静息膜电位水平越高，发生动作电位时，则有更多的钠通道被激活，钠离子进入细胞内的速度也越快，形成快反应动作电位。静息膜电位 $-80 \sim -90$ mV 时，发生快反应动作电位的传导速度约为 $1 \sim 4$ m/s。当静息膜电位在 $-60 \sim -70$ mV 时，动作电位发生时仅有50%的钠通道被激活，钠离子进入细胞内的速度明显减慢，使动作电位0位相峰值速度和振幅均低于正常，传导速度也就明显减慢。当静息膜电位进一步升高至 > -60 mV 时，可使去极化速度明显降低，甚至为零，传导性可能下降为零，并可引起单向传导极慢，而另一方向则完全不能传导，发生单向阻滞。引起膜电位水平下降的生理及病理因素很多：如高血钾、缺血、炎症、缺氧、洋地黄中毒等。获得性单向阻滞可以是病理性，也可能是功能性。

3. 激动相加法则引起单向阻滞

1971 年由 Cranefield 提出的激动相加法则（summation）是形成单向阻滞的又一原因（图49-4）。传导纤维的解剖结构由两支纤维汇集到一支纤维，汇合区又存在抑制区时，当两支纤维内的冲动同时抵达，则可相加形成较强激动通过汇合点，继续前传。相当于两个阈下刺激相加，使强度超过阈值而通过抑制区。当两支纤维内的冲动先后到达汇合点和抑制区时，激动未能相加，提前抵达的激动不能通过汇合点及抑制区。当激动反向传导到达汇合点及抑制区时，激动强度进一步分散而不是相加，结果可造成反方向的单向阻滞。心脏的许多部位都有这种心肌纤维汇合的结构，均可发生激动的相加及单向阻滞。

4. 激动的抑制引起单向阻滞

两个传导中的冲动相互作用的另一种形式为抑制（图49-5）。即两支传导纤维汇合成一支纤维处在抑制区时，一个较强的冲动可以通过该抑制区。但当其到达抑制区之前，已有一个弱的冲动提前抵达，其未通过抑制区，却扩大了该部位的不应期，结果随后而来的强刺激也不能通过该抑制区，形成冲动间的相互抑制，也是引发单向阻滞的一个原因。

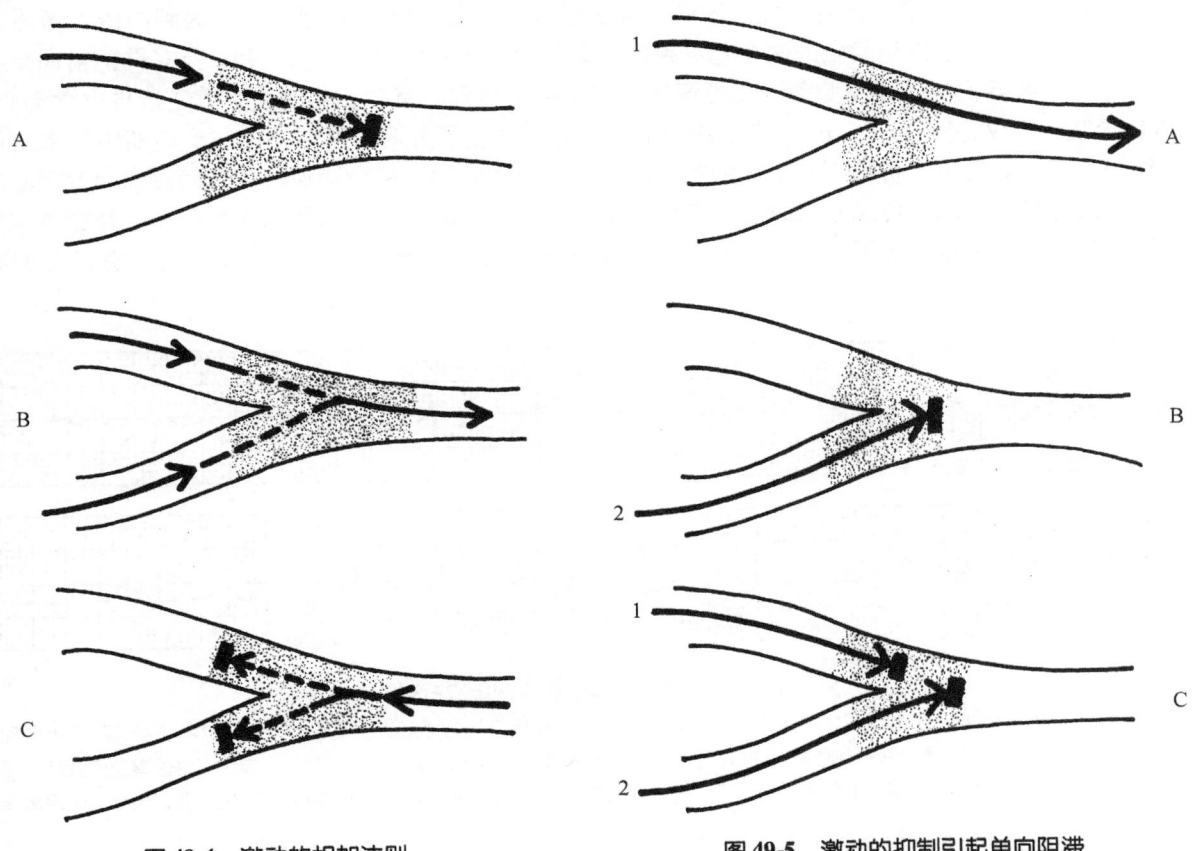

图49-4 激动的相加法则

A. 较弱的激动未能通过抑制区；B. 两个同时到达的较弱激动相加后通过抑制区；C. 反向传导时激动强度减弱而发生单向阻滞

图49-5 激动的抑制引起单向阻滞

A. 较强的刺激通过抑制区；B. 较弱的刺激提前到达抑制区使其不应期延长；C. 较强刺激在弱刺激后抵达该区使未能通过，引起单向阻滞

5. 功能性单向阻滞

临床心电图学中功能性单向阻滞常见。激动传导方向上的两条径路传导速度常不均衡，传导速度快

的径路为优势传导路,但其传导阻尼大,传导的安全系数低。较长的不应期使其比另一传导径路更易进入"传导的红灯区"——有效不应期,使传导功能暂时丧失而发生功能性单向阻滞。例如预激综合征旁道的传导速度比房室结快,但在90%以上的病例旁道的有效不应期长,较早的心房激动下传时则会遇到其不应期,发生功能性单向阻滞,使激动只能沿房室结下传。对于房室结双径路也是一样,房室结存在双径路时,快径路传导速度快,为优势传导路,但是90%以上的快径路其不应期比慢径路长,更易发生单向阻滞,产生房室结内慢快型折返。

(三)缓慢传导

发生折返的另一个重要因素是折返环路上存在缓慢传导,缓慢传导常发生在前传支。如上所述,优势传导径路常常较早地进入不应期,发生功能性单向阻滞。相反,传导速度慢的径路不应期短,在"快径路"发生单向阻滞后,前向传导只能沿慢传导径路传导。另外,"慢传导径路"不仅初始的传导速度缓慢,而且传导的递减性也十分明显,可使传导速度变的更为缓慢。缓慢传导对折返的发生十分重要,因为激动沿包括缓慢传导区在内的折返环回传到原激动发出区时,该区才可能脱离前一次激动后的不应期,恢复了兴奋性后可再次被激动,引起折返性激动。如果折返环中没有缓慢传导区,或者缓慢传导区不够缓慢时,激动返回到原激动发出区时,该区还处于前一次激动后的不应期而不能再次被激动。图49-6可以清楚地说明这一问题,此为预激综合征患者,有隐匿性右侧旁道。一提到隐匿性旁道,说明患者已经先天具备了折返发生的两个基本条件,即激动传导方向上的双径路和一条径路的前向传导阻滞。但是,图49-6心电图中不是每个窦性激动沿房室结下传到心室后,均沿着旁道逆传再次激动心房。在aVR导联中仅仅是第3、7、10个窦性激动下传心室后发生了折返。原因是这三个周期中房室结传导更加缓慢,下传后发生了折返,其下传的时间、与心室激动时间、沿旁道逆传的时间总和超过了心房不应期,结果经旁道反向逆传到心房时,心房脱离了前次激动后的不应期而能再次被激动。经旁道逆传的心房波,如同一次房早干扰了一次窦性激动,使典型的文氏周期夭折。图49-6是一份十分常见的心电图。

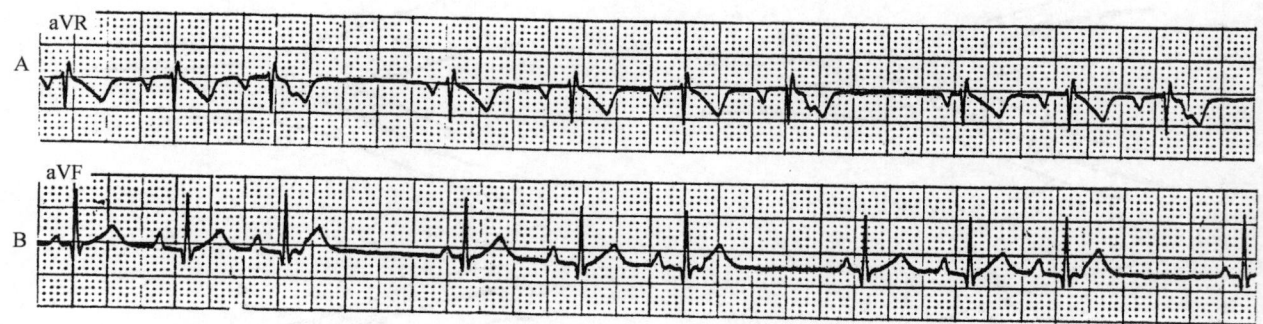

图 49-6 隐匿性预激患者的单次折返

A、B. 分别为aVR、aVF导联的心电图,在aVR导联中第3、7、11个QRS波后均可见联律间期、形态完全相同的P波,R-P间期约为80ms。经射频消融术证实患者有一条隐匿性旁道。当这3个心动周期中P-R间期达到一定程度时,发生了经旁道逆传激动心房的折返。折返的心房波未能下传,并对窦性激动产生干扰而使文氏周期夭折。本图中其它心动周期中未发生折返,充分说明缓慢传导在折返中的作用

应当指出,多数情况下,前传单向阻滞和缓慢传导分别发生在两条传导径路上。少数情况下,单向阻滞及缓慢传导发生在同一条径路。例如PJRT患者的慢旁道则属于这种情况。所谓PJRT是持续性交界区反复性心动过速的简称,心动过速表现为无休止,持续的或反复发作。这种患者存在着隐匿性旁道(前向阻滞),而且旁道逆传缓慢,所以这种患者天然具备了折返发生的三要素,使其心动过速呈先天性、无休止性的特点,常在幼儿或少年就发生心动过速性心肌病。

四、折返的三要素与心电图

应当强调，折返发生的三个基本要素不是一种纯理论的推断，其在临床心电图上都有具体的表现。应当了解，折返发生时三个基本条件必需具备，缺一不可，而心电图上折返一旦发生就说明这三个基本条件肯定已经具备，应当查找三个基本条件在心电图的表现。

图 49-7 是一位心动过速患者食管调搏的心电图。食管调搏应用的是 RS_2 程序，在窦性心律的基础上，加发联律间期不等的 S_2 刺激。A、B 两条，联律间期为 300ms 和 290ms 的 S_2 刺激均未诱发心动过

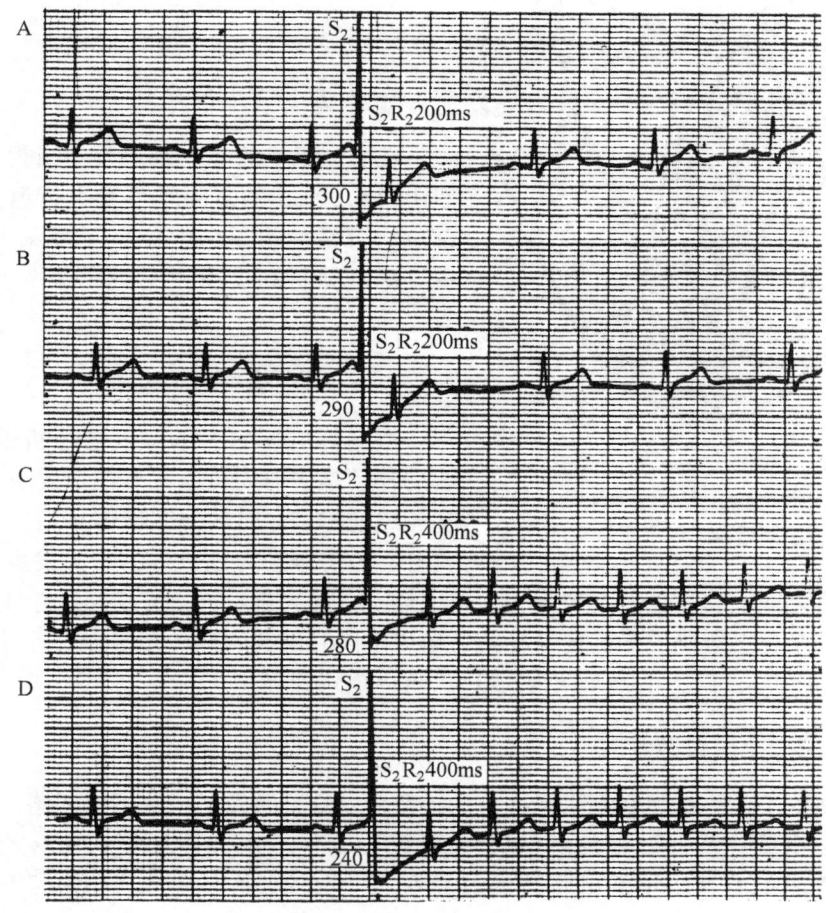

图 49-7 RS_2 程序刺激诱发房室结双径路患者心动过速

图 A ~ D. 条的 S_2 刺激联律间期分别为 300、290、280、240ms，但在 C、D. 二条
中发生了折返性心动过速，C 条与 B 条相比，出现了快径路的前传单向阻
滞，出现了慢径路的缓慢传导，加之原来就有的双径路，折返的三
个基本条件均已具备，因而发生了折返性心动过速

速，而 C、D 两条，S_2 联律间期变化为 280ms 和 240ms 时心动过速被诱发。为什么 C 条能够发生折返性心动过速，而 B 条不发生，应当寻找折返发生的三要素在 C 条心电图上的表现：①C 条与 B 条相比，S_2 联律间期缩短了 10ms，但其后的 P-R 间期却跳跃式延长了 200ms，当该值 >60ms 时提示房室结中存在快慢两条径路，本例心电图完全符合这一条件，说明存在房室结双径路。②B 条中快径路下传的时间为 200ms，但在 C 条中，S_2 刺激引起的房早又提前了 10ms，下传到房室结时，遇到快径路有效不应期而不

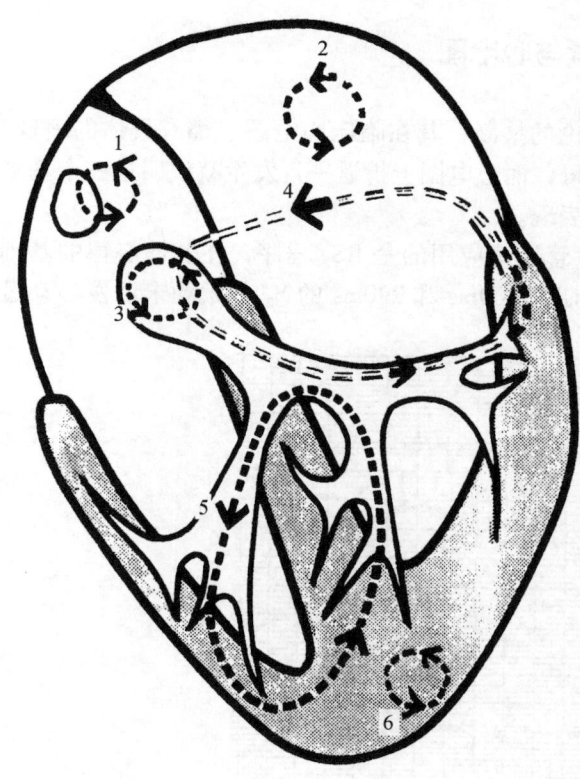

图49-8 折返按部位分类
1. 窦房折返；2. 房内折返；3. 房室结折返；
4. 房室折返；5. 束支折返；6. 室内折返

能下传，激动只能沿慢径路下传。C条中 S_2 刺激后 200ms 时不见 QRS 波，提示快径路发生了前向传导阻滞而不能下传。③C 条中 S_2 后的激动沿慢径路下传，其缓慢下传的时间（P-R 间期）达 400ms，满足了缓慢传导的条件。可以看出当折返的三个基本条件均出现在 C 条心电图后，折返立即发生。因此，C、D 两条发生了折返性心动过速，而 A、B 两条未能发生。

五、折返的分类

（一）按发生部位分类

在心肌很小的空间则可发生折返，实验表明，心肌中仅 0.3mm³ 的空间就可发生折返。因此心脏各个部位均可发生折返（图 49-8）。如窦房折返、房内折返、房室结折返、房室折返、束支折返、室内折返等。

（二）按折返环大小分类

根据折返环的大小可以进行折返的分类，例如，心房扑动是房内大折返，多数情况下，折返环沿右心房侧壁前传，经过峡部缓慢传导后，再沿房间隔逆向传导。心房颤动为微折返，房颤发生时，心房肌处于易损期，此时细胞群之间兴奋性恢复的快慢先后差别最大，使兴奋性、不应期和传导性处于十分不均匀的电异质状态，出现了极不规则的激动传导径路，形成了同时出现的杂乱无序的、折返环大小不等、方向多变的微折返（图 49-9），产生了频率约为 350-500bpm 的房颤波。

（三）按折返发生的不同机制分类

折返可在多种情况下发生，但必须满足折返的三要素：双径路及组成的折返环路，单向阻滞和缓慢传导。折返环路可以围绕正常或异常的解剖结构或障碍形成，也可以围绕心肌细胞及组织间电特性的差异形成的功能障碍区形成。根据折返环的两种不同性质，可将折返分成解剖性折返及功能性折返。

1. 解剖性折返

解剖性折返最早和最简单的模型早在 1906 年由 Mayer 提出（图 49-1），其后 Mines 于 1913 年将该概念完善（图 49-2A）。这类的折返环路常围绕着心脏某一解剖学结构形成。折返环的长度几乎等于其解剖学环路的长度，环路一般较长，而且长度固定，使折返发生时出现十分规律的心动过速。在折返环内传导的激动波波峰和波尾间有一宽窄不等的可激动间隙。激动的折返周期（环行一周所需时间）与传导速度成反比，而且环长大于波长（波长

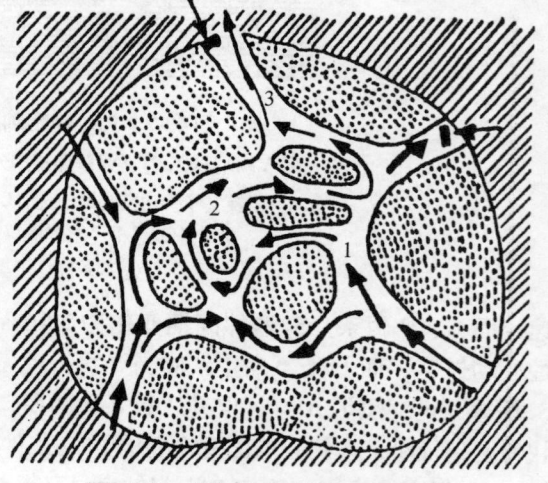

图49-9 心房颤动时微折返示意图

等于传导速度×不应期)。除此,折返环上常有缓慢传导区。

1920年,Lewis提出具有两个解剖学障碍的折返模式,该解剖环路更长(图49-2B)。此后,又有人提出一种折返波长较短的相对稳定的解剖性折返(图49-2C)。还有一种解剖性折返,在其折返环路中有一明显的抑制区,因而在正常心肌中则存在可激动间隙(图49-2D)。

预激综合征的房室折返,束支折返均属解剖性折返。解剖性折返环路上存在着可激动间隙,并具有以下特征。①折返波峰在其折返径路的前方总是遇到完全恢复、可被激动的组织,因而,可激动间隙的存在使折返运动变得更为稳定。②一个期外刺激能从可激动间隙侵入折返环,折返波波峰与适时的期外刺激碰撞后,可以终止折返运动。③延长不应期的药物可使不应期延长、湮没可激动间隙,使折返终止。

2. 功能性折返

1924年,Garrey第一次在海龟心脏上观察并描述了没有解剖障碍的折返激动。Garrey的发现提示,心房肌某点的刺激足以引发围绕该点规律的旋转波,这是最早的功能性折返的概念。与解剖性折返不同,功能性折返的环路是因心肌细胞电生理特性的差异所决定,因此环路的长度随环路及周围组织的电生理特征改变而变化,没有固定的长度,一般这种类型的折返环细小,激动波波锋与波尾间常无明显完整的可激动间隙,折返周期主要取决于折返环组织的不应期,并与平均不应期成正比。

(1) 主导环折返

主导环折返是最重要的一种功能性折返。1973年,Maurits Allessie与同事Bonke、Schopman等在荷兰Maastricht市的Limburg大学通过试验证实,某些形式的折返解剖学障碍并不重要。他们在小块游离的兔的心房肌进行心动过速机制的研究,经多电极标测证实,由期外刺激引发的旋转波中心的细胞仅有局部反应,而不被折返波除极。因而提出,在这种折返中,中心地带的某种形式的反应,使中心地带总处于功能性不应期,形成功能性障碍区,折返的主导环(leading cycle)则围绕着功能性障碍区做环形运动,形成主导环折返(图49-10B)。1980年,Mor Pastelin,Mendey也描述了这种折返,该折返环路以不同的速度经房间束和结间束传导激动心房(图49-10A),证实了主导环折返理论。主导环折返与解剖性折返有许多差别:①主导环折返没有固定的解剖学环路,因而不能通过打断折返环来终止心律失常。②由于没有完整的可激动间隙,心律失常不稳定。相关组织小的电生理变化,就会导致心律失常周期的变化,甚至终止之。同样,由于没有完整的可激动间隙,主导环折返对电刺激不敏感,通过期外刺激终止和诱发心

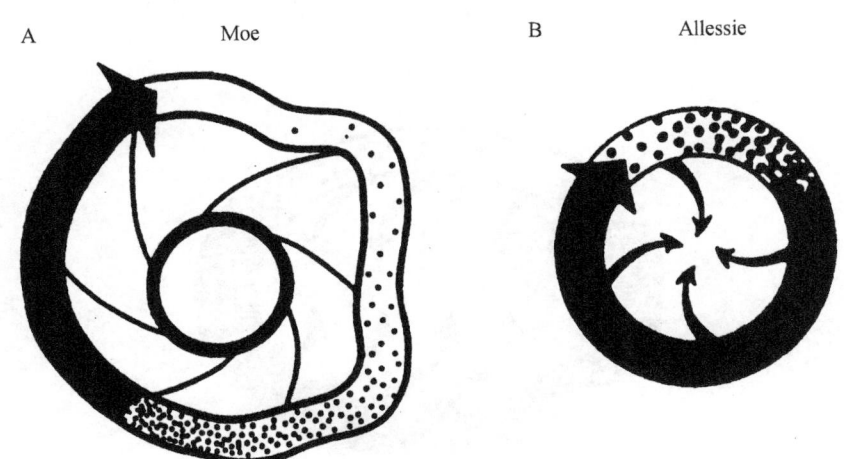

图49-10 主导环折返示意图

A、B. 两图分别为Moe及Allessie提出的主导环折返示意图,折返环路围绕着功能障碍区
形成,可激动间隙十分窄或"基本没有"

律失常的可能性极小。③与有固定解剖障碍区的折返相比，主导环折返的波长相对较短。临床心律失常中，心房颤动的微折返发生的特点与主导环折返的特点类似，其折返沿不应期短的纤维进行，中央区有一个功能不应期形成的核心，并伴有单向阻滞。

（2）各向异性折返

顾名思义，因心脏的各向异性结构及电特性的各向异性引起的折返称为各向异性折返，是晚近提出的一种功能性折返。

众所周知，心脏并非是一个均质的合胞体，其具有各向异性结构，这使其电特性方面存在各向异性，即不同方向特点不同。心肌细胞与细胞的缝隙（GAP）和闰盘连接的数量在心肌细胞纵向比横向明显增多，使心肌纤维长轴的传导速度比横轴传导速度高出 3~5 倍，甚至 10 倍以上，因此，心肌纤维束间的特有的平行排列和较低的电传导能力可以形成功能性的传导延缓区或线性阻滞区（图 49-11）。线性阻

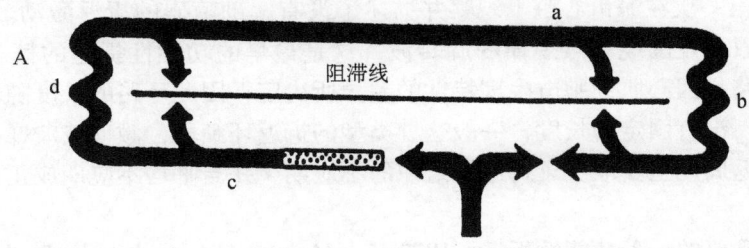

激动进入可激动间隙

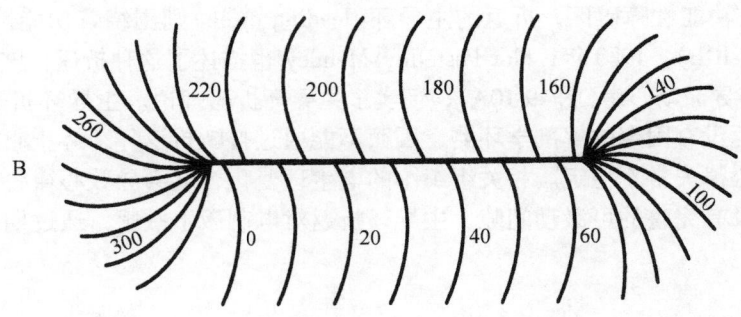

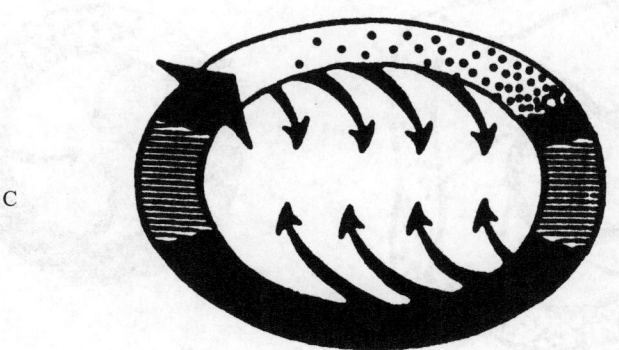

图 49-11　各向异性折返示意图

图 A~C. 均是各向异性折返的示意图，三者的共同点都是因心肌各向异性结构，在中心部分形成阻滞区。激动平行于阻滞线或围绕着阻滞区缓慢传导，形成折返

滞区及边缘组织的传导速度非常慢，形成一个功能障碍区，激动沿心肌其他方向传导，并围绕功能障碍区形成环形运动。

因此，心肌细胞动作电位的传导不仅依赖细胞的兴奋性和不应性，还依赖细胞与细胞连接的高度各向异性，以及心肌超微结构的复杂性。心肌组织学特点引发和维持的各向异性折返是心律失常发生机制研究中的新理论，根据这一理论，即使在正常心肌组织，其跨膜电位正常，不应期也均匀一致，但仍然可以在与心肌纤维平行的方向发生线性阻滞，激动沿纵轴方向缓慢扩布，形成各向异性折返。

心房与心室相比，心房的各向异性结构更为明显，各向异性折返、房性心律失常更为常见。心房内，右房下部的各向异性结构最为明显，其纵向与横向传导速度比可达 10:1 以上，因此临床中右房下部依赖性房性心律失常发生率高的现象不足奇怪。

（3）激动的反折

激动的反折（reflection）是指激动沿一条线性通路（如浦肯野纤维）传导，而激动能够再沿原传导通道返回的情况，文献中常把其单列为一种特殊形成的折返（图 49-12）。反折实际属于功能性折返的一种，只是其环行运动发生在很邻近的组织，或两条紧邻的心肌纤维间，容易误认为一条通道既做前传支又做回传支而形成激动的反折。

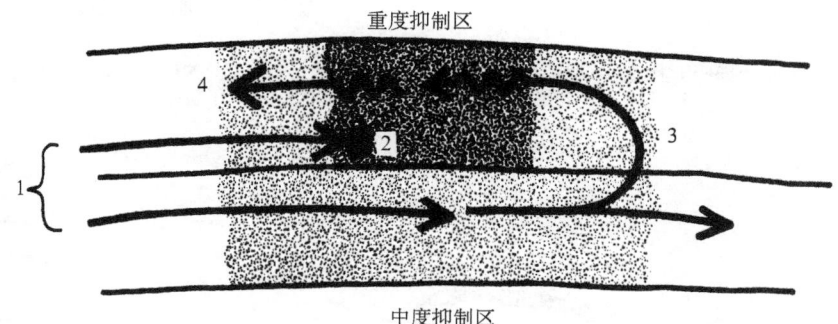

图 49-12 反折性折返示意图

激动从部位 1 处发出，沿上下两条纤维前传，在上面纤维中存在重度抑制区，前传在部
位 2 受阻形成单向阻滞，激动缓慢传导通过下面纤维的中度抑制区，
并在远端部位 3 处扩散到上面纤维，再反向穿过重度抑制区
到达部位 4，并可进一步到达部位 1，形成反折和折返

激动反折常发生在紧紧相邻的两条心肌纤维间，激动传导时，一条纤维存在重度抑制区，传导在该纤维的重度抑制区受阻，形成单向阻滞，而在另一条心肌纤维存在中度抑制区，使激动可以缓慢传导通过抑制区，继续前传的激动波峰有可能从抑制区的远侧扩散到另一条心肌纤维而返回。当返回到发出激动的正常心肌组织时，其可能已脱离有效不应期，则可再次被激动形成一次有效的折返，甚至由此而发生折返性心动过速。激动反折多见于心室内的浦肯野纤维中，或是梗塞区周围的心肌组织。

（4）螺旋波折返

螺旋波折返（sprial wave reentry）是新近提出的又一种功能性折返（图 49-13）。兴奋的螺旋波可发生在心肌，代表一种二维形式的折返。如果螺旋波波弧的形状、大小和位置都不改变，其可以是固定的，可以产生一个单形性心动过速，如果运动的波弧离开其起源部位，可以形成移动漂流的螺旋波，产生一个图形变化的节律；如尖端扭转性室速。

（5）8 字形折返

8 字形折返最早由 El Sherif 及同事于 1977 年在缺血心肌中发现并提出的一种特殊形式的折返，此后，又由 Stevenson 进一步论证及完善（图 49-14）。

8 字形折返由顺时针和逆时针两个方向运转的波组成，象单个折返环一样，8 字形折返中每个波沿

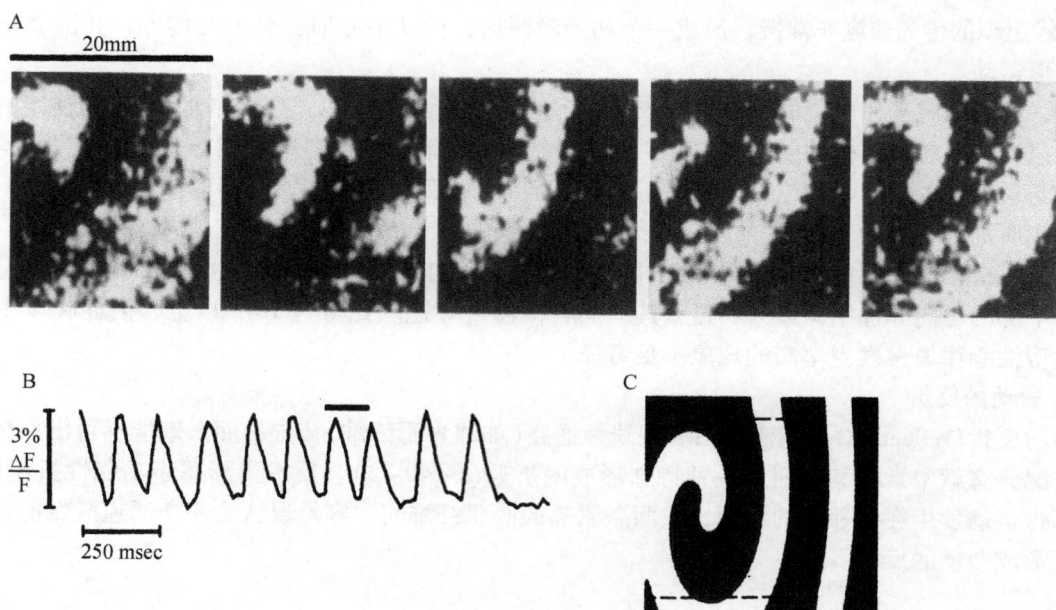

图 49-13　螺旋波折返
A. 为狗心外膜心肌上顺钟向旋转的螺旋波折返的连续记录，白色部分为螺旋转动的除极波；
B. 为相应的多形性室速心电图；C. 为螺旋波折返示意图

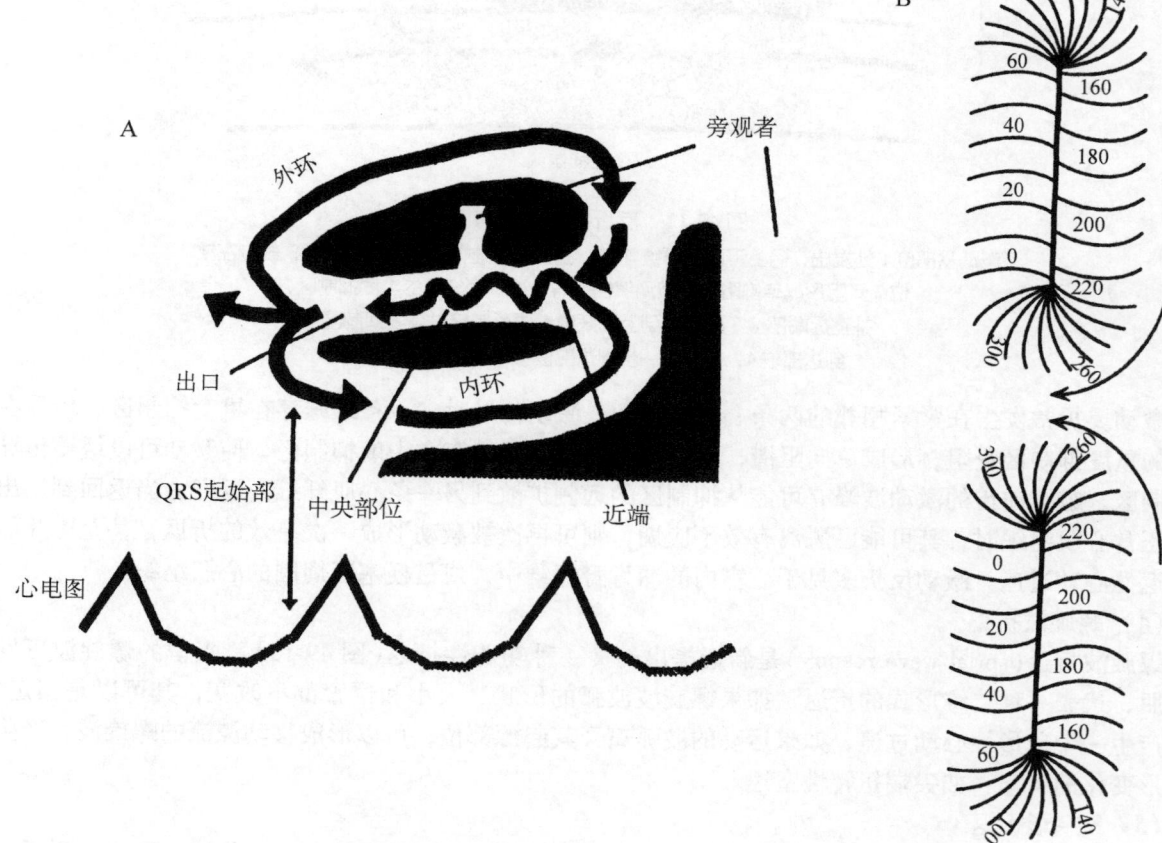

图 49-14　8 字形折返示意图
A. 为心肌梗塞后发生 8 字形折返示意图，黑色部分为无传导功能的坏死心肌组织，折返则围绕着这些解剖障碍区及存活
心肌区中的功能性障碍区而发生特殊形态的 8 字形折返；B. 为 8 字形折返的模拟图

自己环的方向运转，各自的环形运动环绕着功能性及解剖性两种障碍，在这两个折返波的聚合处有一线性阻滞区将两个环分开并形成一个传导缓慢的共同通道，共同通道的作用近似两个功能性障碍形成的峡部，代表折返环路的慢传导区。

应当注意，临床折返性心动过速的病例中，共同通道的传导速度受预先就有的局部组织异常的影响。而 8 字形折返中，共同通道的传导速度主要决定于两个折返环中折返波波峰的相互作用，因此在不同部位测定的传导速度可能较快或较慢，而且由共同通道通向折返波中心的损伤能导致折返的中断。除此，在心肌三维结构中的 8 字形折返实际代表了心脏中十分复杂结构的表面激动，其可能从心内膜到心外膜跨越整个心室壁。

8 字形折返具有解剖和功能性两种折返模式的特点。梗塞区严重缺血而坏死的心肌组织，修复后形成的瘢痕组织失去了传导性，形成了心肌中激动传导的"解剖学固定障碍"。同时瘢痕周围的心肌也有程度不同的缺血等病理改变，不同心肌处于轻到重度电特性的抑制状态，这些不应期不同或不应期较长的心肌可形成功能性障碍区。缺血心肌中特有的 8 字形折返的折返模式和特性，使心肌梗塞或缺血伴发的室速经常呈多形性或尖端扭转性。

六、折返的持续条件

折返的持续条件又称维持条件，是指折返发生后，使折返能够持续存在的条件。有时折返仅发生一次（图 49-15），表现为一次期前收缩；有时连续发生二次，表现为成对期前收缩，有时持续数个周期、数分钟而表现为短阵性或反复性心动过速，折返的每次终止都意味着折返的维持条件遭到破坏。

折返维持的最重要条件是折返环上各部分心脏组织的有效不应期均短于折返周期（有效不应期 < 折返周期）。折返发生时，被激动的心肌组织兴奋后立即进入有效不应期，随后激动沿折返环路传导后回

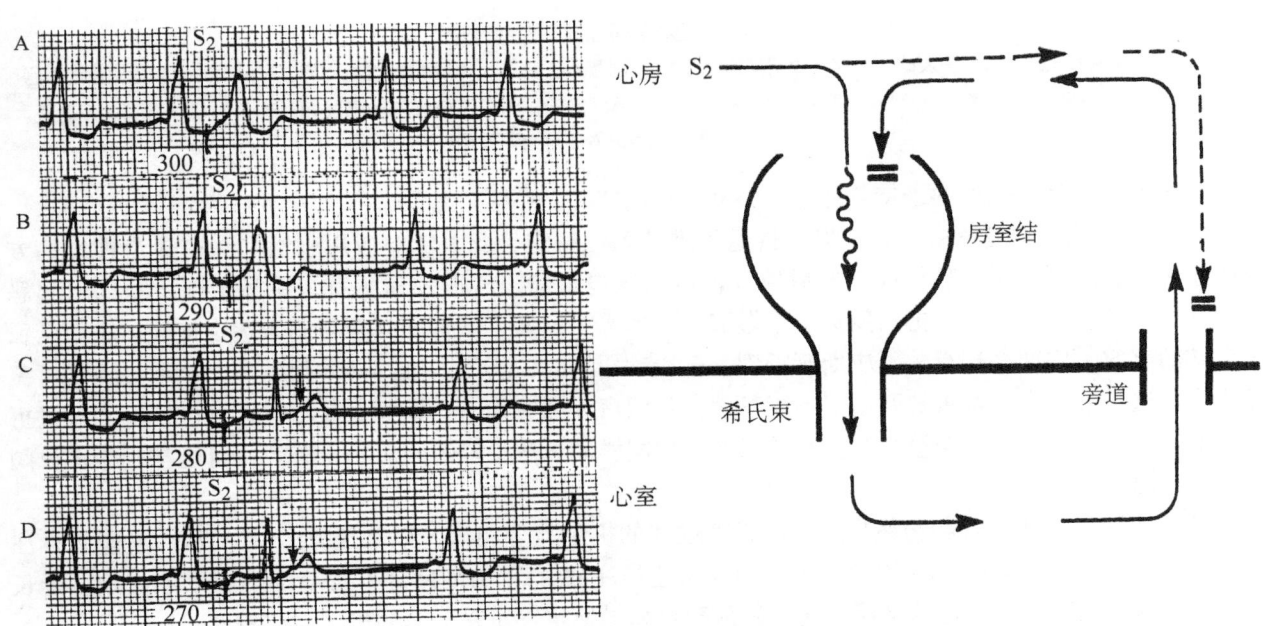

图 49-15　未能持续的折返激动

左图为一例预激综合征患者经 S_2 刺激引发单次折返。左图 C 条中 S_2 联律间期缩短为 280ms 时，S_2 刺激下传的 QRS 波变窄，P-R 间期变为正常，原来继发性 ST-T 改变消失。这是 S_2 刺激下传时旁道进入不应期，其沿房室结下传的结果。C、D 两条箭头指示的 T 波前支另有一波，系经旁道逆传再次激动的心房波，该波传到房室结时，房室结仍处于有效不应期不能再次下传，因此折返仅发生一次，因不具备折返的维持条件而不能持续。右图为左图的示意图

到该部位。如果该部位心肌有效不应期短于折返周期，折返回来的激动到达时，心肌已脱离前次激动后的有效不应期而恢复了兴奋性，并能再次被激动。因此，如果折返环上每部分心肌有效不应期均短于折返周期时，折返则持续存在（图49-16）。上述不等式相反时，意味着折返持续的条件遭到破坏，折返必然终止。可以肯定，折返性心动过速每发作一次，必然存在一次折返所需的三个基本条件具备齐全时心动过速的发生，以及折返维持条件被破坏时心动过速的终止。

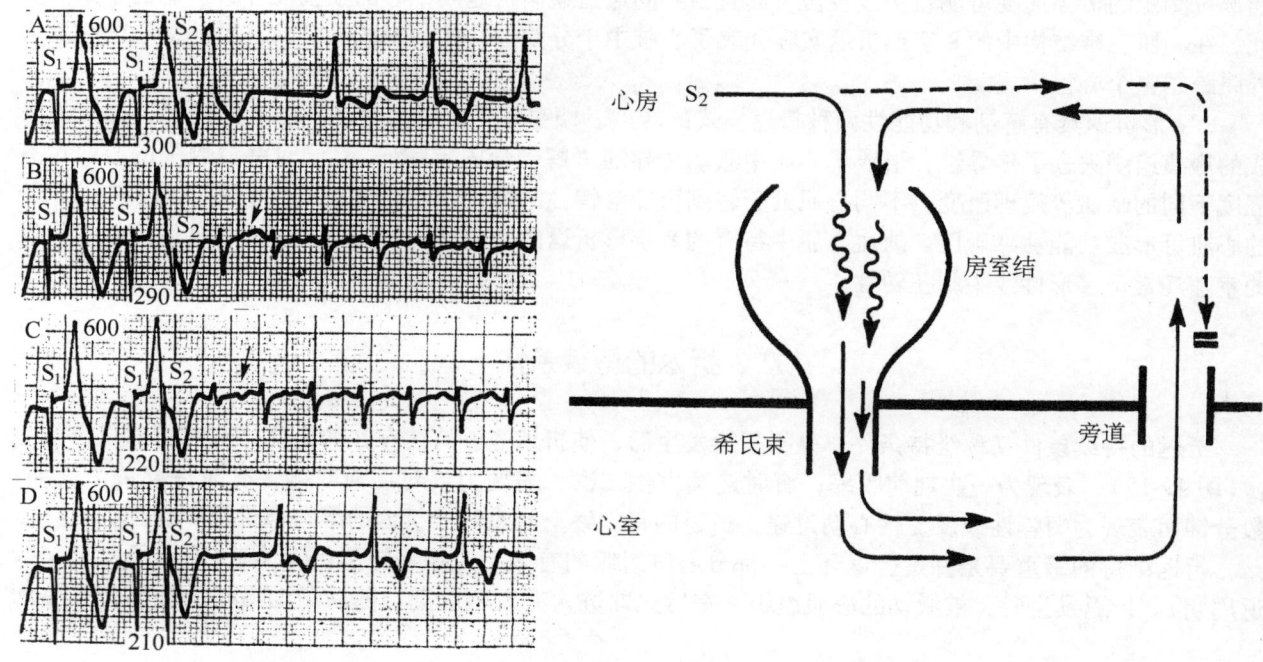

图49-16　折返持续而引发心动过速

左图是应用 S_2 刺激诱发折返，诱发是在起搏节律的基础上加发 S_2 刺激。在 B 条 S_2 刺激经房室结下传，并经旁道逆传再次激动心房时（箭头所示），房室结已脱离上一次激动后不应期而再次下传，周而复始，引发了持续的心动过速。右图为持续折返的示意图。左图 D 条 S_2 刺激未能下传，系进入房室结有效不应期的结果

　　临床上常用破坏折返的维持条件进行心动过速的终止：

　　（1）室上性心动过速持续时，提示折返的维持条件稳定，此时能够应用刺激和兴奋迷走神经的方法终止之。病人可以用力吸气或呼气后憋气，可以压迫眼球，压迫颈动脉窦，用筷子刺激咽部引起恶心、甚至呕吐动作，还可以把头闷进水中做潜水动作等。这些方法都能兴奋与刺激迷走神经，进而延长房室结的有效不应期。当有效不应期延长到长于心动周期时，折返的维持条件被破坏，心动过速则可突然终止。这一过程中，刺激的开始常不能奏效，是因房室结有效不应期延长量不够，一旦延长到超过折返周期时，心动过速肯定会被终止。有的患者应用同样的方法一段时间后不再有效，可能与刺激部位阈值上调等因素有关。

　　（2）应用抗心律失常药物终止折返性心动过速的机制与上相同。以 ATP 为例，ATP 快速静脉推注后终止室上速的有效率达90%以上，这是因为快速推注的 ATP 能迅速延长房室结的有效不应期，延长到大于折返周期时，心动过速迅速终止。其他药物如异搏定终止室上速的机制与此相同。

　　可以看出，刺激和兴奋迷走神经和抗心律失常药物主要作用于房室结，延长其不应期，慢旁道具有与房室结相似的电生理特性，因此这些方法终止的几乎都是房室结或慢旁道依赖性室上速。除此心动过速终止时，应当注意心律转复过程中的心电图，以便确定折返维持条件被破坏的环节，常常是房室结的前传或慢旁道的逆传（图49-17）。

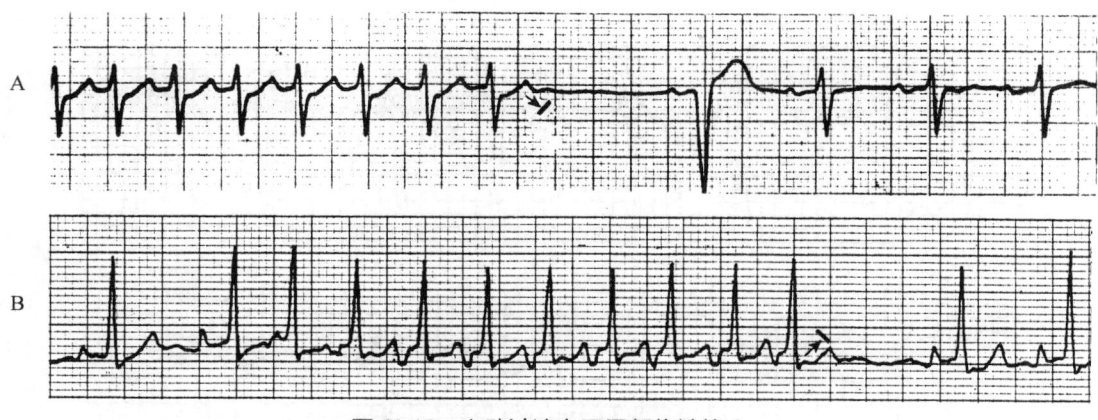

图 49-17 心动过速在不同部位被终止

图 A、B. 是两例顺向性房室折返性心动过速终止时的心电图。如箭头所示，A 图的心动过速终止在房室结前传，B
图的心动过速终止于室房之间的旁道逆传

七、折 返 周 期

折返周期等于折返经传导环路各部位传导时间的总和，与心动过速频率成反比，即心动周期（ms）
＝60000ms÷心动过速频率（次/分）。折返环各部位心脏组织的传导时间受多种因素的影响，尤其是房
室结的不应期和传导速度更易受神经、体液等众多因素的影响。因此，同一患者不同时间发作的心动过
速的折返周期可以长短不同，心动过速频率随之不同。心动过速折返周期的显著差别还可能是由不同折
返机制引起或同一机制经不同径路传导形成（图 49-18）。

八、折返的可激动间隙

可激动间隙（excitable gap）是指折返发生时折返波波峰（wave front）前的心肌组织处于兴奋期或相对
不应期，能够被传导中的折返波峰再次激动，或被外来的刺激侵入而引起该部位心肌发生兴奋反应。

图 49-19A 能够说明可激动间隙与折返周期的关系，图中白色部分代表折返环中的可激动间隙，黑
色部分表示折返环中处于有效不应期部分，这部分也称折返波波长，前部为波峰，尾部为波尾。显然，
图中两部分之和等于折返周期。因此，可激动间隙（ms）＝折返周期（ms）－波长（波长等于传导速度×
有效不应期）。如果处于可激动间隙的心肌组织完全处于兴奋期时，称为完全可激动间隙（fully excitable
gap）。凡能侵入该区的 S_2 刺激均能引起心动过速终止或重整。重整发生时，不同联律间期的 S_2 刺激引
起的重整周期长度不变。折返激动的种类不同，特征不同，可激动间隙也呈多样化，图 49-19B 中网格
部分代表相对不应期，其替代了图 49-19A 中的白色部分，说明这种折返周期中可激动间隙的组织处于
相对不应期，称为不完全可激动间隙（partially excitable gap）。折返波峰可进入该区，折返仍能维持。外
来的 S_2 刺激也能侵入该区，能引起心动过速的重整，只是重整周期随 S_2 刺激的联律间期缩短而变长，
提示 S_2 刺激侵入相对不应期深，兴奋性恢复的差，传导更慢。图 49-19C 为混合型可激动间隙，该区由
处于兴奋期与相对不应期的两部分心肌组织组成，能够进入该区的 S_2 刺激的联律间期逐渐缩短时，重
整周期先不变，以后逐渐延长。主导环型折返的可激动间隙多数属于不完全性。

可以肯定，当多个部位心肌组织参与折返时，如预激折返时心房、心室、房室结及旁道都参与，可
激动间隙在不同组织中宽窄不同。不应期短的心肌部位可激动间隙长，相反则短。不同部位心肌的可激
动间隙不同，使 S_2 刺激在不同心脏部位终止折返的能力也不相同。

目前认为，凡是折返性心动过速均存在可激动间隙，只是不同类型的折返或折返性心动过速的可激

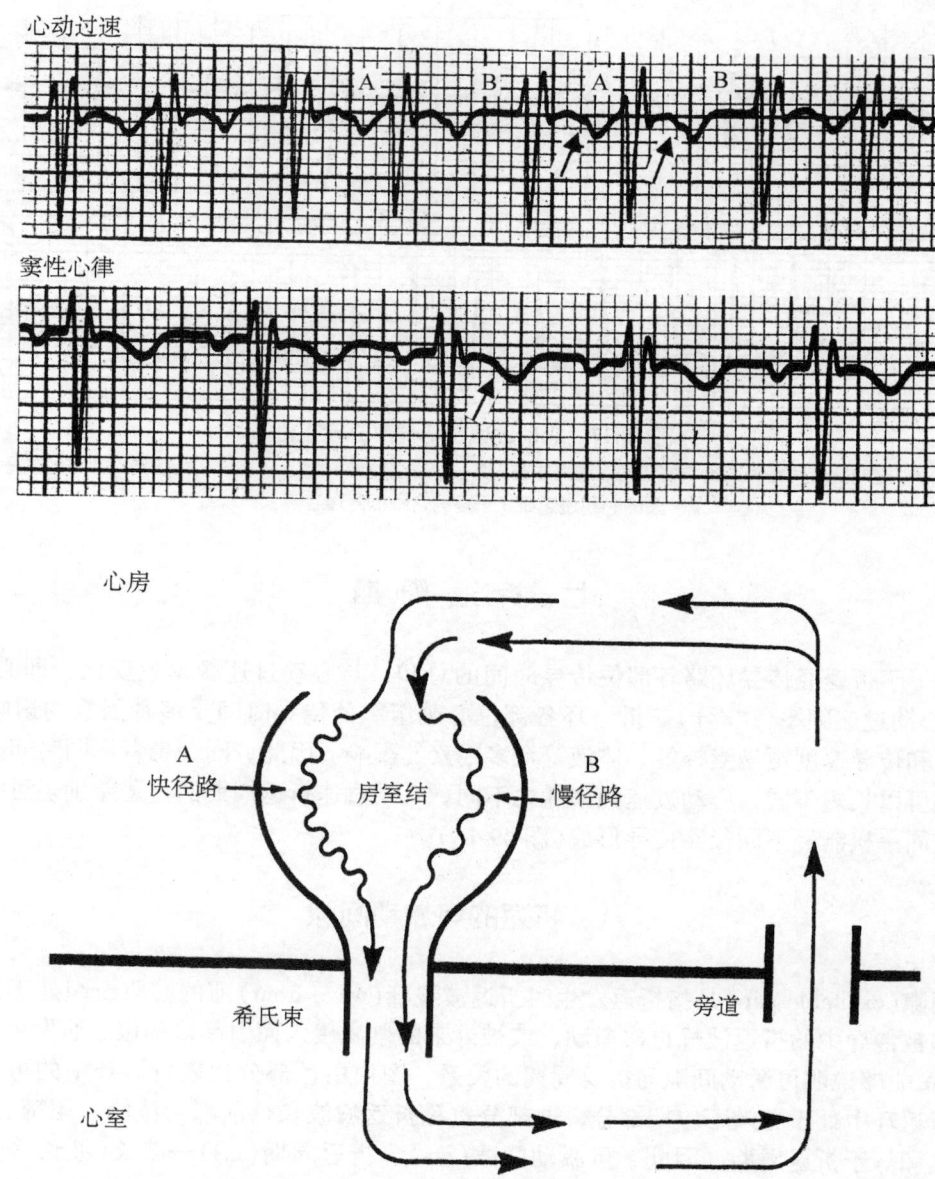

图 49-18　心动过速时心动周期的长短交替

本例为一例预激旁道及房室结双径路两种机制参与的心动过速，心动过速经房室结前传，经旁道逆传。
心动过速发作时，心动周期呈 300ms（A）与 400ms（B）交替，两种心动周期中 VA 逆传时间相等，约为
120ms，而前传时间 A 周期中约为 180ms，B 周期中约为 280ms。显然心动过速经房室结前传时交替经
快慢径路前传，引起了折返周期的交替。下图为示意图

动间隙宽窄不一，房颤时也有该间隙，只是太窄而已。

九、折返的诱发窗口

窦性心律或起搏心律时，应用不同联律间期的 S_2 刺激进行折返或心动过速的诱发，能够诱发折返
或心动过速的 S_2 刺激在基本心动周期中所处的位置，以及持续的时间称为折返的诱发窗口。

诱发折返的机制是适时的 S_2 刺激可以进入一条径路的有效不应期，出现功能性前传单相阻滞，而

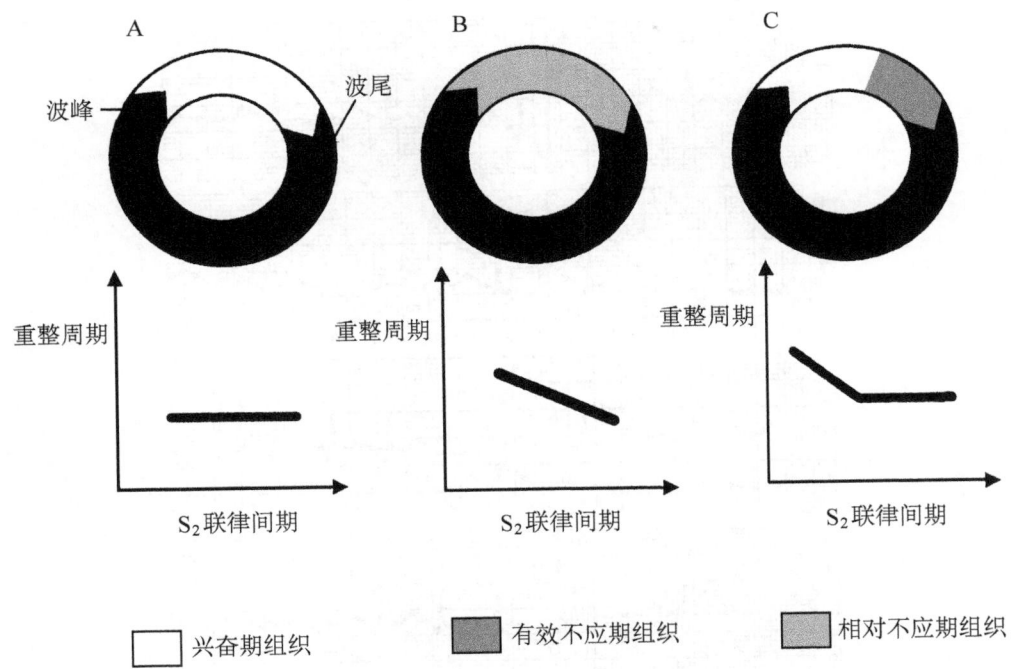

波峰 波尾

重整周期 重整周期 重整周期

S₂联律间期 S₂联律间期 S₂联律间期

□ 兴奋期组织   ▨ 有效不应期组织   ▨ 相对不应期组织

图 49-19　不同类型的可激动间隙
A. 完全性可激动间隙；B. 不完全性可激动间隙；C. 混合性可激动间隙

另一条径路处于相对不应期，呈现缓慢前传。单向阻滞和缓慢传导的出现使折返可能发生。折返的维持条件具备时，心动过速发生(图 49-16B、C)。显然，折返首次被诱发是两条径路中一条径路进入有效不应期，另一条径路能够缓慢下传，能够满足此条件的 S₂ 刺激都能诱发折返，一直到 S₂ 刺激联律间期太短而落入另一条径路的有效不应期，这时 S₂ 刺激在两条径路都不下传，折返不可能再诱发。总之，折返的诱发窗口大致等于"快径"的有效不应期(ms)减"慢径"的有效不应期(ms)。

　　图 49-20 是一例房室结双径路患者经 S₂ 刺激测定折返的诱发窗口。房室结双径路的快径传导速度快、不应期长，慢径传导速度慢、不应期短。图 49-20B 的 S₂ 联律间期 280ms，心动过速首次被诱发，此时，快径进入有效不应期(280ms)而不下传，S₂ 沿慢径缓慢下传，S₂R₂ 间期从 200ms 延长到 400ms。图 49-20D ~ E 中 S₂ 刺激均能诱发心动过速，图 49-20F 的 S₂ 刺激已不能诱发心动过速，系 S₂ 刺激落入慢径的有效不应期(70ms)。图 49-20 表明患者心动过速的诱发窗口位于 R 波后的 80 ~ 280ms，宽 210ms，从上述公式也可计算出折返诱发窗口 = 280ms − 70ms = 210ms。

　　图 49-16 也能验证这一算式。图 49-16 是一例顺向性房室折返性心动过速患者经 S₁S₂ 刺激测定心动过速的诱发窗口。与房室结相比，旁道为"快径"，其传导快而不应期长，房室结为"慢径"，传导慢但不应期短。当 S₂ 刺激的联律间期缩短时，肯定先进入旁道不应期(600/290ms)，S₂ 刺激经房室结下传，心动过速被诱发(图 49-16B)，当 S₂ 联律间期缩短到 210ms 时(图 49-16D)，进入了房室结有效不应期(600/210ms)后心动过速不能诱发。测定结果该诱发窗口位于 QRS 波后 220 ~ 290ms，宽 80ms。应用上述公式，折返窗口 = 290ms − 210ms = 80ms，两者一致。

　　对于折返性心动过速的患者，其折返的两条径路不应期差值越大，诱发窗口就越宽，心动过速越易发生。相反，心动过速则不易发生或诱发。影响两条传导径路不应期的因素很多，对同一影响因素，两条径路的反应也不一样，因此同一患者在某段时间内心动过速可能频繁发生，另一段时间内心动过速可能很少发生，这与诱发窗口宽窄的变化直接相关，也与期前收缩的多少密切相关。

　　抗心律失常药物通过抑制期前收缩，延长传导径路的不应期，缩小二条径路不应期的差值，能够治疗和预防心动过速的发生。

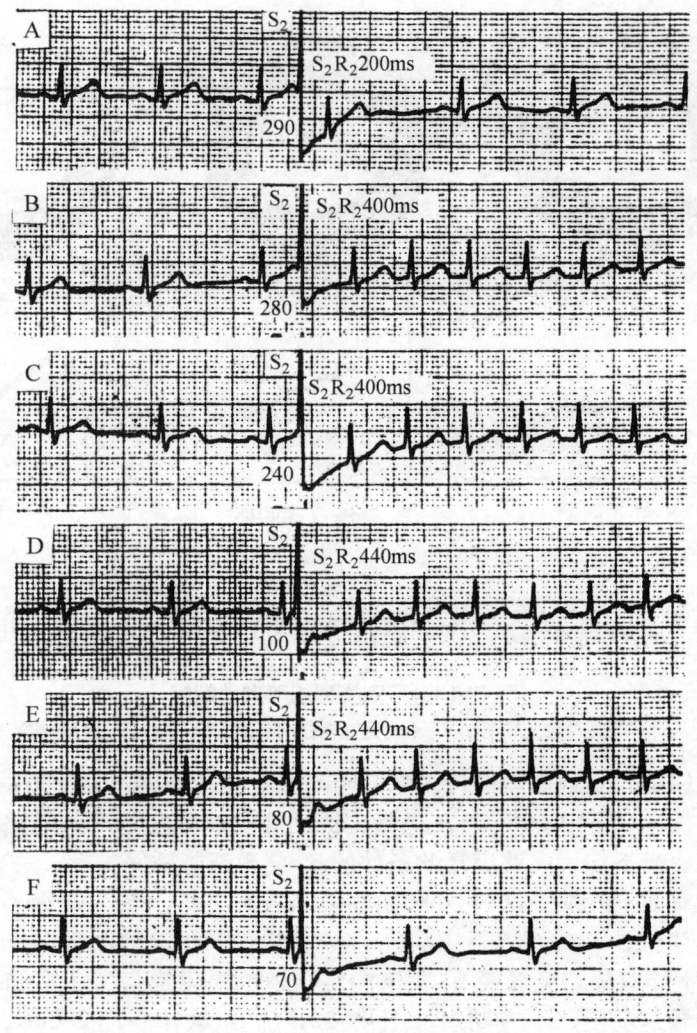

图 49-20 折返和心动过速诱发窗口的测定

本图为一例房室结双径路患者，经 S_2 刺激测定其折返和心动过速诱发

窗口，详见正文

电生理检查时，常需要诱发心动过速，以便进一步诊断及治疗。有时心动过速却不能诱发，有可能该时二条径路的不应期差值过小所致，此时，常给予异丙肾上腺素、阿托品等药物，药物使上述差值加大，心动过速则可诱发。

十、折返性心动过速的终止窗口

适时单次的 S_2 刺激可以终止心动过速(图 49-21)，终止的原因是 S_2 刺激落入心动过速的终止窗口。应用程序性 S_2 刺激可以测定心动过速终止窗口的位置及宽度。图 49-22 显示应用心室 S_2 刺激测定心动过速的终止窗口，结果终止窗口位于心动过速时 QRS 波后的 220～260ms，宽 50ms。

如前所述，折返性心动过速发作时，存在宽窄不同的可激动间隙。联律间期不同的 S_2 刺激对心动过速有三种作用：①心动过速无影响：S_2 刺激未进入可激动间隙(图 49-22 右 G)。②心动过速终止：适时的 S_2 刺激进入并使可激动间隙的心肌组织兴奋，并进入有效不应期，使随后的波峰遇到有效不应期，

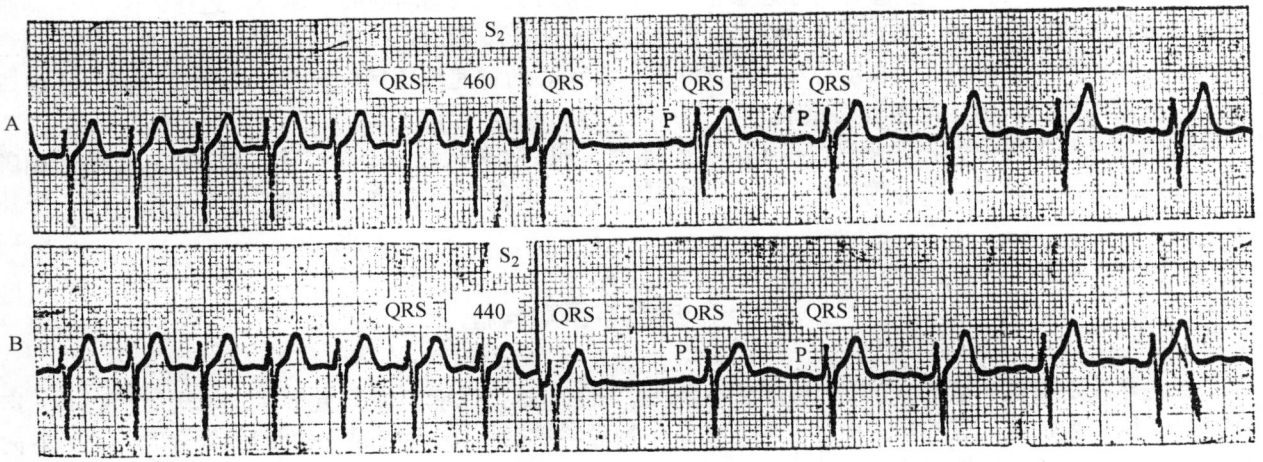

图49-21 S₂单刺激终止心动过速

图A、B. 两条中的心动过速分别被联律间期为460ms、440ms的S₂刺激终止

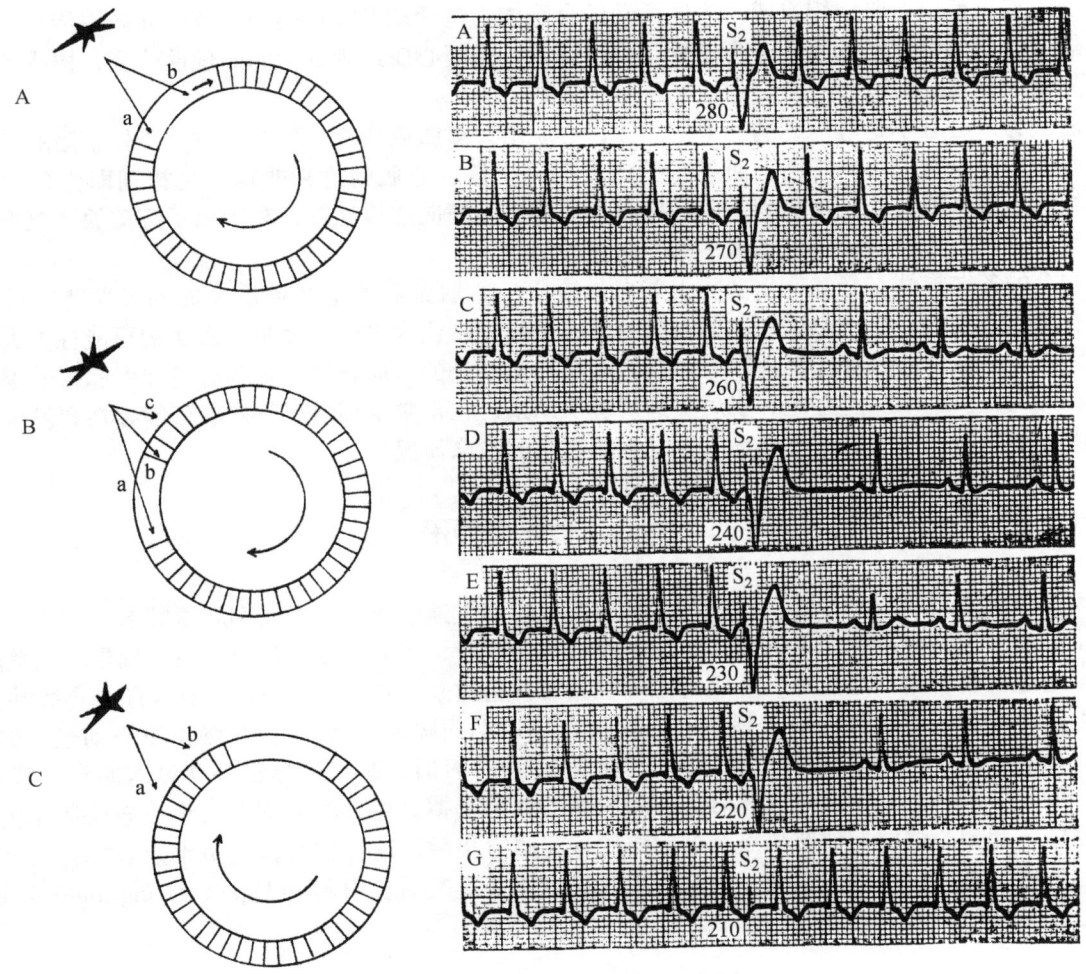

图49-22 心动过速终止窗口的测定

图为一例患者室上性心动过速发作时，应用心室S₂刺激测定其终止窗口。联律间期不同的S₂刺激引起①心动过速无反应（右图G），S₂刺激未进入可激动间隙（左图C）；②心动过速被终止（右图C-F），S₂刺激进入可激动间隙，并终止心动过速（左图B）；③心动过速重整（右图A、B），系S₂刺激进入可激动间隙终止了心动过速，并使心动过速重整（左图A）

折返中断（图49-22右C-F）。③心动过速重整：S_2刺激进入了可激动间隙终止原心动过速，同时S_2刺激又引发心动过速重新开始，使心动过速重整（图49-22右A、B）。图49-22左A-C是上述三种反应的示意图。C示心动过速无影响区，B示心动过速终止区，A示心动过速重整区。显然，心动过速的终止窗口位于可激动间隙内，但比可激动间隙窄。

临床常用频率很快的猝发刺激（burst pacing）连发3～15次刺激终止心动过速，其目的：①多个刺激可提高刺激进入心动过速终止窗口的几率，②提高终止窗口较窄的心动过速的终止率，如Ⅰ型心房扑动。

十一、折返与各向异性

各向异性是物理学概念，"向"是指空间方向，"性"是指性能，即测量指标，如光的折射率，声速及热的传导系数等。在不同方向上，测定的某一物理学数据不同，存在某一方向的优势时，称为各向异性，反之称为各向同性。

近年来，心脏电活动的研究中引入了各向异性的新概念。"向"则指心肌细胞的长轴（纵向）及短轴（横向），"性"是指电活动的传导速度、不应期等性质。

传统观点将整个心脏组织看成一个电活动的合胞体，电活动尤如在均匀一致的介质中传导，遵循各向同性规律。认为电活动的紊乱、折返等现象出现时，是因心肌细胞发生的病理性改变，构成了异常心电现象发生的基质。

目前认为，心脏不是电活动的一个均质体，心肌由许多肌束片旋转重叠构成，心外膜面的肌纤维的排列与心脏长轴垂直，心内膜面的肌纤维趋向于四周扩散，心肌的这种非均质性排列即为各向异性结构。从细胞水平来看，心肌细胞间纵向连接与心肌细胞间横向连接比较，利于离子流动的缝隙连接及闰盘，前者远多于后者，构成了细胞水平的各向异性结构。

结构上的各向异性，必然产生功能上的各向异性，心肌细胞的电活动沿纵向的传导速度远高于横向。以右房界嵴为例，该处心肌细胞的纵向与横向传导速度比为10∶1，使折返发生的可能性大大提高。

总之，目前认为心脏存在各向异性结构，以及心电活动的各向异性，这些有可能引起折返等异常心电现象。因此，折返不一定全是心肌病变的病理学结果，在正常生理情况下就有可能存在和发生。这一新观点可以解释特发性、折返性心动过速发生率较高的临床情况。

十二、折返与拖带

心动过速发作时，以高于心动过速的频率起搏，心动过速的频率能提高到起搏频率，起搏一定时间停止后，心动过速又恢复到原来的频率，这一过程称为拖带，实际是心动过速的拖带现象。凡是能被拖带的心动过速都是折返性心过速，心脏电生理检查时常据此来区别心动过速属折返性还是自律性。

如前述，心动过速重整现象是指落入心动过速可激动间隙的S_2刺激，在终止原心动过速的同时，又以S_2刺激为起点开始新的心动过速（图49-22右A、B）。有时，某些自律性心动过速的异位节律点的自律性，变时性较好，心动过速发作时，应用较高的频率起搏，可以有效夺获，形成较快频率的起搏。这一过程中，起搏心律对异位节律点有抑制作用，起搏停止后，因异位心律的节奏点自律性高而稳定，在停止起搏后及时发放自律性激动。当这一现象稳定而能重复时，引起PPI（post pacing interval）恒定伪似折返性心动过速。

十三、折返与抗心律失常药物

所有抗心律失常药物都有负性频率、负性传导、负性肌力作用，都有延长心肌组织不应期作用。折返或折返性心动过速发生时，都需要具备折返的三要素，包括一条传导径路存在单向阻滞。

抗心律失常药物终止心动过速的机制是药物破坏折返发生及持续的条件。药物治疗单次折返性期前收缩的机制是：药物能将单向阻滞变为双向阻滞，使折返不能发生。药物预防折返性心动过速的机制是：①抑制期前收缩，减少期前收缩触发心动过速。②延长不应期，破坏折返的维持条件。③将单向阻滞变为双向阻滞，去除折返发生的基质。

图49-23是一例起搏器植入术后出现频发室早，该室早特点：①形态一致；②联律间期一致；③不同频率起搏时，室早仍以相同联律间期发生；④起搏频率降到一定程度时，室早自然消失（图49-23D）。这些特点提示，患者的室早具有明显的起搏频率依赖性，属于折返性室早。起搏率45bpm时室早消失，说明该起搏频率不再引起室内折返，不引起折返性室早发生。经抗心律失常药物治疗后，同样频率起搏时，室早消失，这是药物使原单向阻滞变为双向阻滞。期前收缩的折返性基质消除的结果。

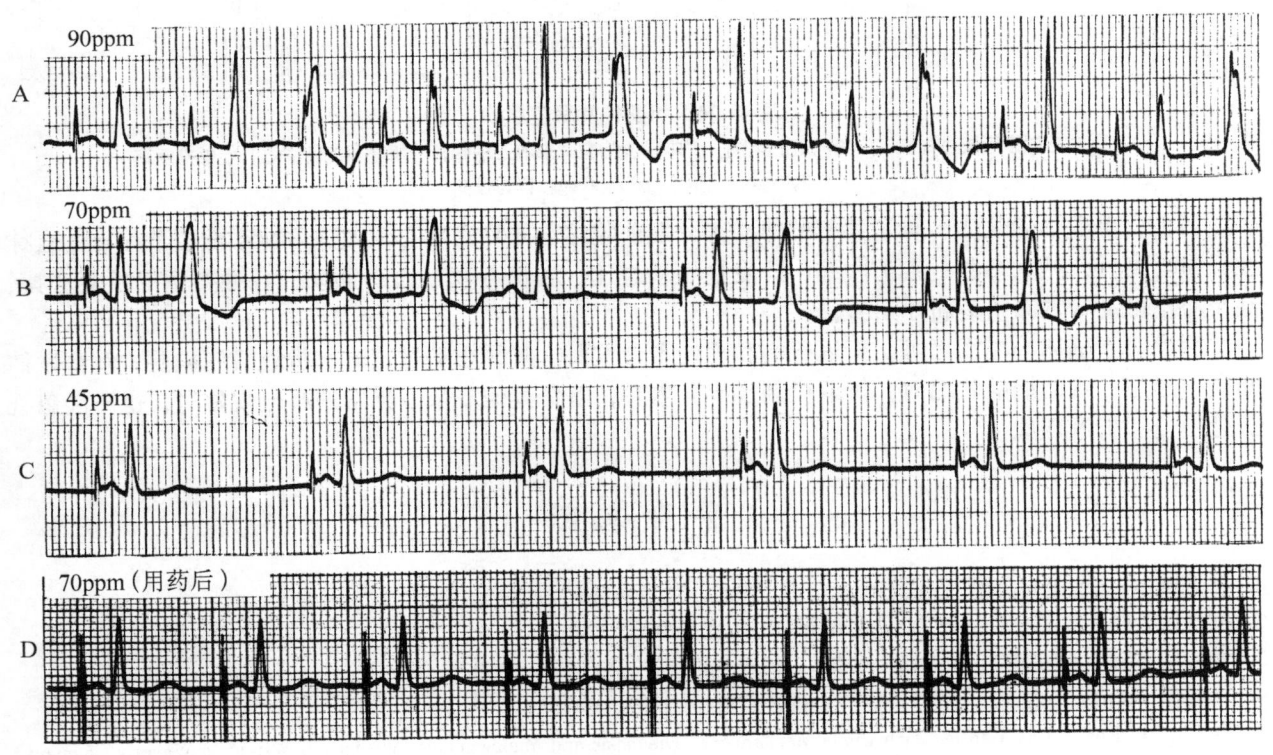

图49-23 起搏心律时折返性室早

本图为DDD起搏器植入后出现频发室早。该室早形态及联律间期均一致，并有起搏频率的依赖性，起搏频率为45ppm时，早搏自然消失，这些特点支持该早搏属折返性。口服心律平治疗后室早消失

十四、折返的临床意义

图49-24是一位房颤患者发生洋地黄中毒后的心电图。心电图基本心律为房颤，图中主波向上的窄QRS波，间期绝对不整，为房颤的基本心室律。另一组主波向下的宽大畸形的QRS波为一组频发室早，形成二联律。因伴有洋地黄中毒，自然认为属于自律性室早。观察和测量后可发现，室早的联律间期恒定为500ms，而且该间期不受前QRS波频率的影响。从这些特点看，室早与前QRS波有特殊的偶联关系，对前者有明显的依赖性。因此，这组室早属于折返性室早，是前一个窄QRS波下传心室后在室内发生了折返，引出了其后的室早，因室内折返路和传导速度一致，使折返性室早的联律间期恒定。图

49-23，图 49-24 提示折返并不少见。

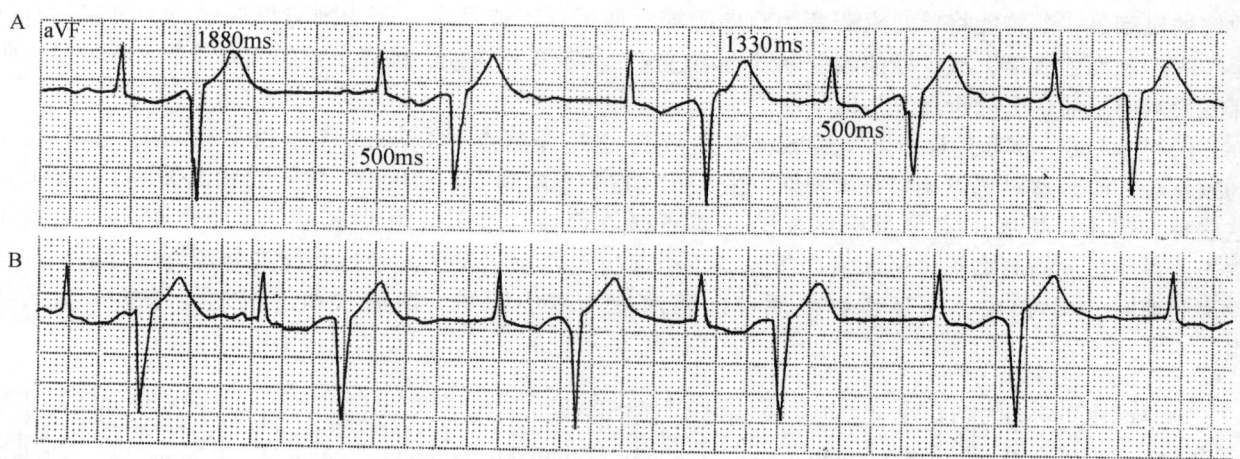

图 49-24　折返性室早二联律

本图为房颤患者发生洋地黄中毒时的心电图，图中频发的室早形成二联律，分析室早的特点后，能够推断其

为折返性室早形成的二联律，详见正文

　　目前，多数学者认为，除了并行节律、部分期前收缩与非阵发性心动过速可能系低位节律点的自律性异常增高外，绝大多数的期前收缩、阵发性心动过速、心房扑动、心房颤动、各种类型的反复心搏，甚至心室颤动等均系折返机制所致。

　　因此对于临床心电图医师，折返机制和理论十分重要。解释心动过速时，折返机制重要；解释联律间期、形态一致的期前收缩时，折返机制也十分重要；解释其他复杂、异常的心电现象时，也不能忽视折返理论和折返现象。

参 考 文 献

1. 郭继鸿. 折返性期前收缩. 临床心电学杂志，2000，9（2）：118-120

2. 郭继鸿主编. 新概念心电图. 北京医科大学出版社，2000，37-46

3. 陈灏珠 主译. 心脏病学. 第 5 版，北京：人民卫生出版社，2000，119-132

4. 杨钧国，李治安. 现代心电图学. 北京：科学出版社，1997，196-241

5. Podrid PJ, Kowey PR. Cardiac Arrhythmia Mechanisms, Diagnosis and Management. Willians & Wilkins a Waverly Company, 1995, 60-70

6. Chen PS, Athill CA, Wu TJ, et al. Mechanisms of atrial fibrillation and flutter and implications for management. Am J Cardiol, 1999, 84(9A): 125R-130R

7. Vincent GM, Timothy K, Fox J, et al. The inherited long QT syndrome: from ion channel to bedside. Cardiol Rev, 1999, 7(1): 44-55

8. Merino JL, Peinado R, Fernandez Lozano I, et al. Transient entrainment of bundle-branch reentry by atrial and ventricular stimulation: elucidation of the tachycardia mechanism through analysis of the surface ECG. Circulation, 1999, 100(17): 1784-90

9. Greenspon AJ, Hsu SS, Borge R, et al. Insights into the mechanism of sustained ventricular tachycardia after myocardial infarction in a closed chest porcine model using a multielectrode "basket" catheter. J Cardiovasc Electrophysiol, 1999, 10(11): 1501-16

10. Schweitzer P, Mark H. The values and limitations of deductive analysis and electrophysiological testing in patients with sinoatrial arrhythmias. Pacing Clin Electrophysiol, 1984, 7(3 Pt 1): 403-20

11. Olgin JE, Kalman JM, Lesh MD. Conduction barriers in human atrial flutter: correlation of electrophysiology and anatomy. J Cardiovasc Electrophysiol, 1996, 7(11): 1112-26

12. Oreto G，Consolo A，Scimone IM. Manifest and concealed AV nodal reentry in Wenckebach type of AV conduction with AV junctional escape rhythm. J Electrocardiol，1996，29（4）：333-6

13. Chen PS，Athill CA，Wu TJ，et al. Mechanisms of atrial fibrillation and flutter and implications for management. Am J Cardiol，1999，84（9A）：125R-130R

第50章 2 相 折 返

Phase 2 Reentry

杨 钧 国

折返是快速性心律失常的主要发生机制。经典的折返是指环路折返(circus movement),即冲动沿着固定的环形通路传导。它可以是在解剖学上存在明确的折返环路(如房室旁路参与形成的房室折返性心动过速),也可以是功能性的(如已发现的 8 字模式、主导环模式以及各向异性模式折返等),不依赖于解剖学结构。近些年来,人们又发现另一种折返方式——反折(reflection)。所谓反折就是冲动在同一通路上往返传导形成的折返激动。环路折返的冲动是单向传导,而反折为双向传导。既往一直以为,折返的产生及其激动的维持均系由于动作电位 0 相除极化电流沿着折返径路传导所致,相毗邻心肌细胞的除极化只能是由 0 相除极化电流介导,即所谓"0 相折返"。

Antzelevitch 等在对犬不同区域心室肌细胞的电生理特征研究中,发现折返的产生还可以由动作电位 2 相平台期电流所介导,并于 1993 年正式提出"2 相折返"概念。2 相折返的提出是建立在大量实验研究的基础上,包括对心室肌细胞的电学特性以及参与复极过程的钾离子通道等方面的研究。本章就与 2 相折返有关的研究作一概述。

一、心室肌工作细胞的电学异质性

1. 心室肌细胞的经典分类

传统概念认为，心室肌细胞是由两大类心肌细胞构成。一类是普通的心肌细胞，含有丰富的肌原纤维，执行收缩功能，故又称为工作细胞。工作细胞不具有自动节律性，属于非自律细胞；但它具有兴奋性，可以在外来刺激作用下产生兴奋；也具有一定的传导兴奋的能力，只是与特殊的传导组织相比较，传导性较低。另一类是一些特殊分化了的心肌细胞，即浦肯野细胞，构成希-浦系统，它们具有自动产生节律性兴奋的能力，也具有兴奋性和传导性，但因含肌原纤维甚少或完全缺乏，故收缩功能基本丧失。既往一直以为，所有的心室工作细胞几乎是同步收缩和舒张的，其电学特性也应该是均匀一致，无任何差异。

2. 心室工作细胞的现代分类

近年，许多学者对心室肌工作细胞的动作电位形态及其细胞膜离子通道的分布状况进行了研究，发现心室不同区域的工作细胞在电生理特性方面存在着极大的差异。比如心内膜下心肌与心外膜下心肌的动作电位形态就存在着明显的差异。根据心室工作细胞电生理特性的差异，目前已公认可以将其分为三个心肌细胞亚群，即心外膜层(epicardium)、中间层(median，M层)以及心内膜层(endocardium)细胞。各层细胞有各自不同的电生理特性以及不同的离子通道分布。

3. 心外膜层与心内膜层心肌动作电位特性差异

研究表明，心外膜层心肌与心内膜层心肌的动作电位存在着极大的差异，其中最显著的差异就是心外膜层心肌的动作电位较之心内膜层具有明显的复极1相和2相平台期(plateau phase)，而呈现出特征性的尖顶圆穹(spike and dome)形态(图50-1)。具体表现在，心外膜层心肌动作电位0相振幅较小，1相明显，2相电位超过0相峰电位，而且其动作电位时程(APD)在快频率刺激时会适当缩短。但两者的0相上升速率(Vmax)和静息电位水平差异并不明显。

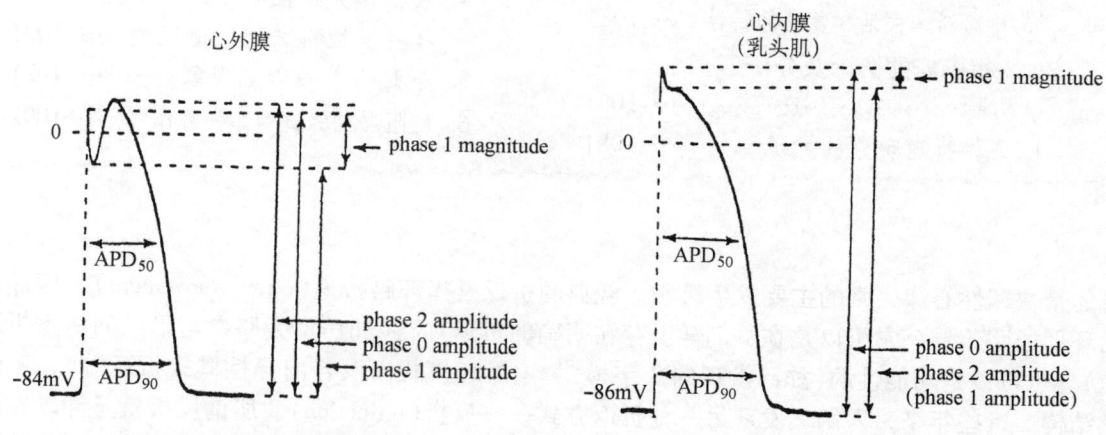

图50-1 心外膜层(epicardium)与心内膜层(endocardium)心肌细胞的动作电位比较

心室肌细胞的这种电生理差异可以在犬、猫、兔以及人类的离体或在体心脏发现。动物中以犬的心室肌最为显著，猫和兔次之，小牛和豚鼠则无明显差异。犬的右室心肌比左室更明显。

心外膜层心肌动作电位呈现典型的尖顶圆穹形态还与年龄相关。一般在刚出生时不甚明显，但在随后成长的数个月内逐渐出现并于成年时最为典型(图50-2)。这种与年龄相关的变化在人体的心房肌细胞、犬、猫、兔和鼠的心室肌细胞上都得到了证实。而心内膜层心肌动作电位形态却不呈现随年龄增长而变化的特征。

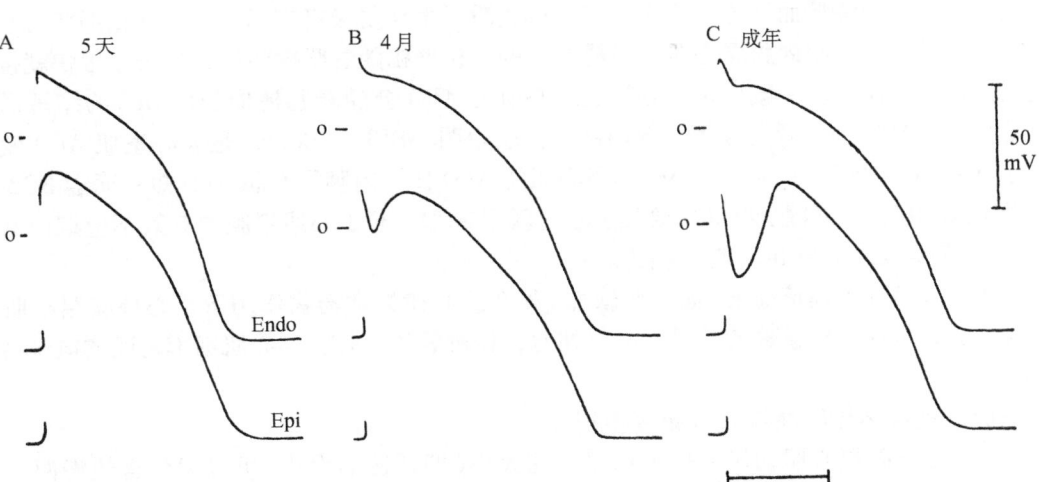

图 50-2 年龄对心内膜层（Endo）和心外膜层（Epi）心肌动作电位形态的影响。A、B、C 分别为新生犬（出生后 5 天），年轻犬（4 个月大小）以及成年犬 Endo 与 Epi 动作电位形态变化。本图例显示刚出生时 Epi 缺乏尖顶圆穹形态动作电位，但在随后的数个月内逐渐出现并于成年期最为典型。而年龄对 Endo 动作电位形态影响较小

　　此外，舒张早期的早搏刺激也可以影响心外膜层心肌动作电位的形态，使其尖顶圆穹形态变得不典型甚至完全消失，类似于心内膜层心肌动作电位形态（图 50-3）。此时其动作电位上的切迹（notch，位于尖顶与圆穹之间）减小或消失。这种改变还可以见于快频率起搏时。而心内膜层心肌的动作电位形态几乎不随起搏频率的改变而变化。无论是心外膜层还是心内膜层心肌，早搏刺激均可以使其动作电位 0 相振幅降低，但只有在心外膜层心肌，随着早搏刺激的不断提前出现（联律间期缩短），0 相振幅的变化是呈

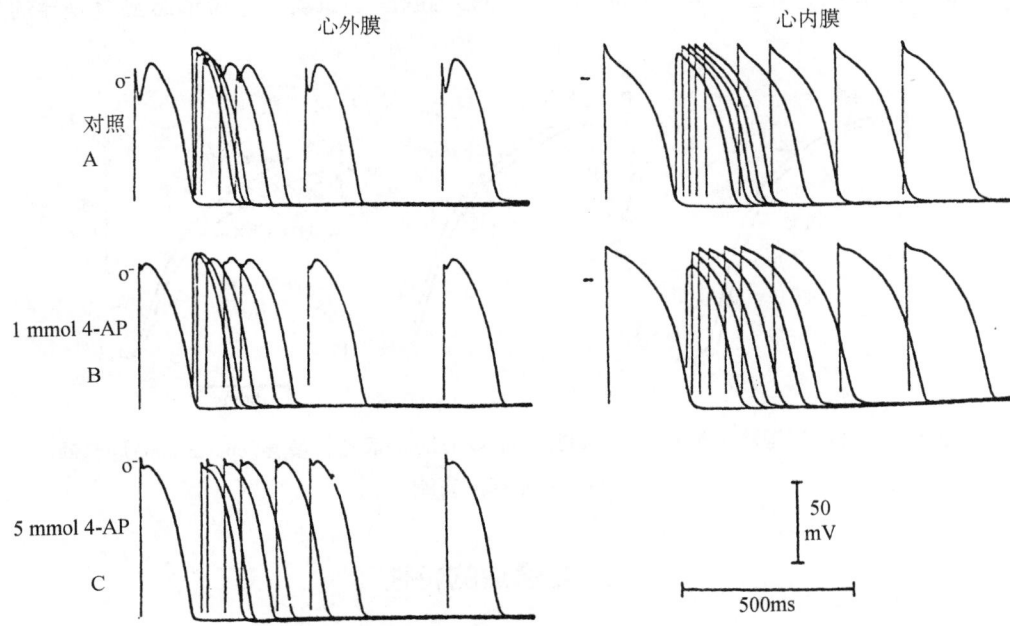

图 50-3 早搏刺激对心外膜层（epicardium）和心内膜层（endocardium）心肌动作电位形态的影响。本图例显示随着早搏刺激的提前发放（联律间期不断缩短），心外膜层心肌动作电位的尖顶圆穹形态变得不明显甚至消失。加用 Iₜₒ 阻滞剂 4-氨基吡啶（4-AP）后，早搏刺激对心外膜层心肌动作电位形态则无明显影响

双相性变化，即先逐渐降低而后逐渐增大。当早搏刺激发生在复极终末期时，其0相振幅将明显超过基础状态下的振幅值。而在心内膜层心肌，早搏刺激的0相振幅随着联律间期的延长，很快就接近于基础水平，呈现一种单一模式。一般说来，心外膜层心肌的APD会随着起搏周长（BCL）的缩短而缩短，而在心内膜层心肌，APD则表现为非频率依赖性。实验表明，BCL=1000ms是犬心室肌APD变化的一个交叉点。当BCL小于1000 ms时，犬心外膜层心肌的APD比心内膜层心肌APD短；而当BCL大于1000 ms时，情况恰好相反，心外膜层APD要长于心内膜层APD。至于心肌细胞的有效不应期（ERP），其变化与APD的改变类似，也与BCL直接相关。

　　另外，在许多病理生理情况下（如心肌缺血）和在抗心律失常药物作用下，心外膜层心肌的电学特性也与心内膜层心肌存在着显著的差异。不仅如此，相毗邻的心外膜层心肌细胞之间的电学特性亦可有明显的不同。

　　4. 心室肌细胞电学异质性与I_{to}分布直接相关

　　研究表明，心外膜层心肌动作电位1相振幅的大小（即切迹的大小）可以用包含快慢两成份的二幂次时间方程来表示。其中慢成份（$\tau=250 \sim 600$ ms）可以被瞬时外向钾离子流（transient outward potassium current，即I_{to}）阻断剂4-氨基吡啶（4-AP）阻断，而快成份（$\tau=35 \sim 85$ ms）只能被部分阻断，但却可以被Ryanodine（Ca^{2+}激活依赖外向电流阻断剂）阻断。相反，心内膜层心肌的动作电位形态却不受4-AP的影响（图50-4）。Tseng和Hoffman的研究进一步证实，心外膜层心肌动作电位的尖顶圆穹形态与I_{to}电流直接相关（图50-5）。因此认为I_{to}主要分布在心外膜层心肌，而心内膜层心肌则分布较少。Campbell等根据自己的实验研究建立了I_{to}门控方程式，并根据这一方程式利用计算机模拟I_{to}在雪貂心室肌细胞动作电位期间的工作模式（图50-6）。图中显示，当心外膜层心肌细胞0相除极化接近峰电位的一半时，I_{to}迅速激活，并在复极1相达到峰值，瞬间强大的外向电流导致1相快速复极；在2相平台期I_{to}活性锐减，此时钙离子流（I_{ca}）等内向电流占优势，使2相呈现圆穹状；而复极3相主要是由延迟整流钾离子流（I_k）参与形成的。最终动作电位呈现典型的尖顶圆穹形状。心内膜层心肌细胞I_{to}分布较少，因此其动作电位缺乏上述特征。故I_{to}的分布差异是造成心外膜层与心内膜层心肌动作电位形态显著差异的主要原因。

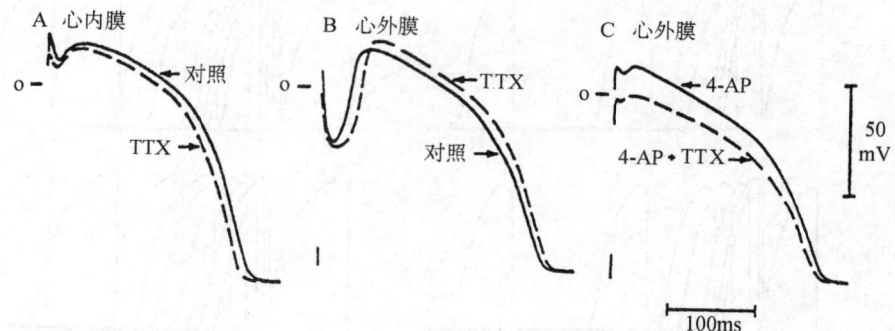

图50-4　显示I_{to}阻滞剂4-AP对心内膜层（endocardium）和心外膜层（epicardium）心肌动作电位形态的影响

二、I_{to}通道的特性

1. I_{to}通道的分布及名词规范

I_{to}可以在心脏或非心脏组织中发现。I_{to}几乎可以在所有哺乳动物心脏的主要解剖学区域中发现（表50-1）。但是也有例外，比如豚鼠的心室肌细胞就缺乏I_{to}。因此，I_{to}是哺乳动物心脏细胞普遍存在的钾离子电流。既往发现的所谓"主动离子流"（positive dynamic current）、"氯离子流"（chloride current）、"初始外向电流"（initial outward current）、"早期外向电流"（early outward current）以及 I_{qr}、IA、I_t 等离子流，现在均已证实其实就是 I_{to}。

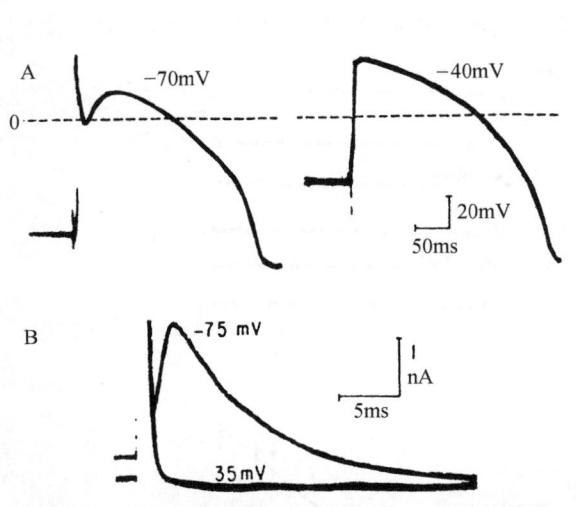

图 50-5　显示心室肌动作电位切迹（notch）与瞬间
外向电流（I_{to}）之间的关系

A. 为静息电位为 -70 或 -40mV 条件下诱发的动作电位，图中显示只有在静息电位 -70mV 时诱发的动作电位形态具有切迹（即尖顶圆弯形态），而在 -40mV 时诱发的动作电位缺乏切迹；B. 为利用膜片钳技术记录到的 I_{to} 电流，图中显示只有在静息电位为 -75mV 条件下诱发的动作电位可以记录到明显的 I_{to} 电流，而在 -35mV 条件下未记录到 I_{to} 电流，

实验条件：2mmol 的 Mn^{2+} 和 30μmol 河豚毒溶液

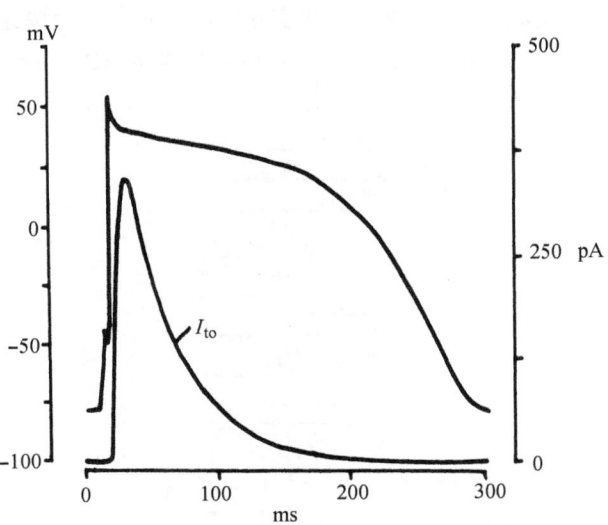

图 50-6　显示雪貂右室肌 I_{to} 在动作电位期间的行为模式

首先记录雪貂右室心肌的动作电位，经过计算机处理后得出如图所示的数字化的动作电位图，Campbell 利用 HH 模式 I_{to} 门控方程式使用计算机推导出 I_{to} 的动力学模式

表 50-1　I_{to} 的种属和心脏解剖区域分布

已发现有 I_{to} 分布的心脏组织细胞：		心房肌细胞	兔、犬和人类
组织		房室结细胞	兔
浦肯野纤维	绵羊、小牛和犬	界嵴细胞	兔
心室	鼠、兔、犬和人类	浦肯野细胞	犬、母牛
心房	兔、豚鼠、海象和人类	I_{to} 分布较少或缺乏：	
细胞		犬心室心内膜层心肌、绵羊、小牛、豚鼠和蛙心室肌	
心室肌细胞	鼠、雪貂、兔、猫、狗和人类		

2. I_{to} 通道的离子流特性及分型

I_{to} 主要运载 K^+ 离子。最初在羊浦肯野纤维上的研究误将 I_{to} 认为是 Cl^- 离子流，直到最近，在对从兔、狗、雪貂和人类分离心肌细胞的大量研究基础上，才证实 I_{to} 运载的是 K^+ 而非 Na^+ 和 Cl^-。I_{to} 不仅具有较高的 K^+ 选择性，而且在心肌细胞 I_{to} 还具有 K^+ 线性转移特性。在对雪貂 I_{to} 通道以及对克隆的人类 HK1 通道的研究表明，在生理性 K^+ 浓度条件下，通道的瞬时电流-电压（I-V）关系较为固定，具有线性规律。另外，在对雪貂心室肌和兔心房肌细胞单个 I_{to} 通道的研究证实，I_{to} 开放的 I-V 关系也具有线性

规律(图 50-7)。根据 I_{to} 的特性,可以将其分为两个亚型,即较大的具有电压依赖性的 I_{to1} 和较小的电压非依赖性激活的 I_{to2}。一般认为,I_{to1} 与 I_{to2} 具有不同的生理功能:I_{to1} 主要参与较慢心率时的复极活动;I_{to2} 则主要在正常心率时发挥主导作用;而在发生快速性心律失常时,I_{to2} 有可能保护心肌细胞防止 Ca^{2+} 超载。I_{to1} 可以被四乙胺(TEA)、4-氨基吡啶(4-AP)、奎尼丁以及某些无机阳离子(如 Cs^+、Ba^{2+} 等)阻断,

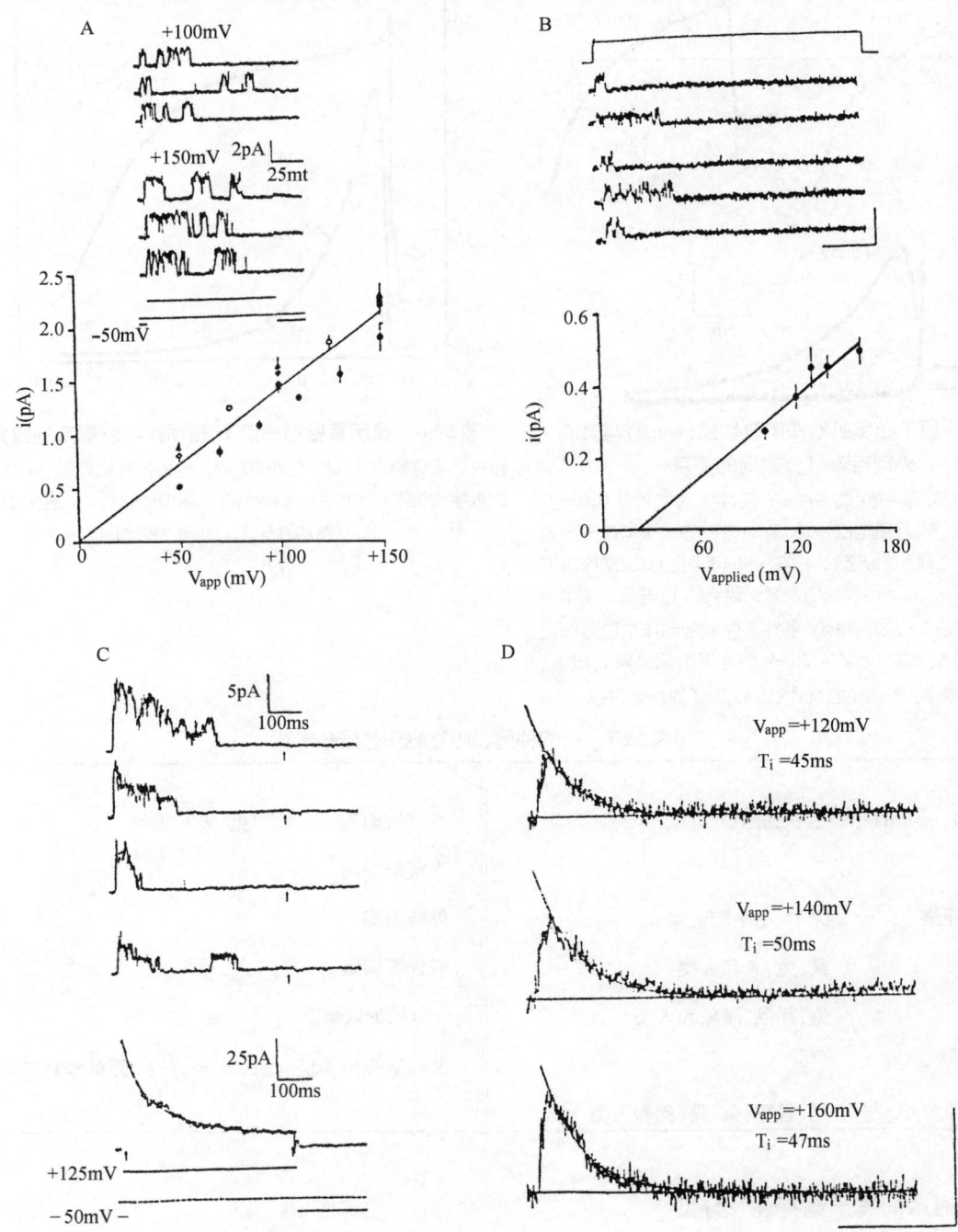

图 50-7　显示兔心房肌(A 和 C)和雪貂心室肌(B 和 D)I_{to} 单通道特性

A 和 B. 分别显示兔心房肌(+100 和 +150mV 时)和雪貂心室肌(+120mV 时)I_{to} 通道的特性,图示 I_{to} 单通道的 I-V 关系呈线性规律;C 和 D. 显示兔心房肌和雪貂心室肌 I_{to} 的失活特性:兔心房肌 I_{to} 的失活呈现二幂次方程特性($\tau_1 = 26.8$ms,$\tau_2 = 134.9$ms),而雪貂心室肌 I_{to} 的失活却呈现单幂次方程特性

而 I_{to2} 容易被干扰 Ca^{2+} 内流的化合物所阻断，比如钙通道阻断剂和乙烯乙二醇四乙酸（EGTA）可以阻断心肌细胞膜钙离子通道，咖啡因和 Ryanodine 可以抑制肌浆网钙离子释放。大多数文献上报道的 I_{to} 一般是指 I_{to1}。

3. I_{to} 激活、失活和复活的特性

I_{to} 的激活是一个相对较快具有电压依赖性的过程。研究发现，I_{to} 的激活峰值时间为数毫秒至数十毫秒不等，对心肌细胞内电压变化非常敏感，并且随着除极活动的不断进行其活性逐渐降低。至于 I_{to} 的其它激活特性，目前意见尚不一致，存在争议。一般认为，I_{to} 的激活阈值为 $-40 \sim 0$ mV，其稳态激活关系可以简单地用 Boltzmann 分布表示。

一般认为，心肌细胞 I_{to} 的失活仍然是一个电压依赖性过程，与除极化活动密切相关，但不依赖于心肌细胞内 Na^+ 或 Ca^{2+} 浓度的变化。研究表明，I_{to} 的电压依赖性稳态失活仍然呈现 Boltzmann 分布关系。其快速失活时间常数为数十毫秒，缓慢失活时间常数为数百毫秒。

从宏观上，I_{to} 门控特性波动最明显之处主要表现在其从失活至复活的动力学过程中。一般认为，I_{to} 从失活至复活可以是单幂次方程过程（比如人类心房肌和雪貂心室肌），也可以是二幂次方程的过程（比如兔心房肌）。而且实验测得的复活时间常数波动极大，从 5.4s（兔心房肌）至 25.3ms（鼠心室肌）不等。

表50-2 雪貂和人类单个心室肌细胞 I_{to} 的宏观门控特性

	雪　貂	人　类
动作电位阈值（mV）	$-5 \sim 0$	-10
稳态激活 $V_{1/2}$（mV）	$+22.5$	$+16.7$
稳态失活 $V_{1/2}K$（mV）	$-13.5/5.6$	$-34.5/5.5$
$+40$mV 时的失活常数（ms）	45.3	54.8
-80mV 时的复活常数（ms）	27	—

注：温度控制在 22℃ ~ 23℃

研究发现，雪貂心室肌 I_{to} 的电生理特性在许多方面与人类心室肌细胞 I_{to} 相似（表 50-2）。两者的失活都是单幂次方程过程，失活时间常数值近似，稳态激活和失活的斜率近似；虽然激活和失活半电位值有所差异，但这种差异值并不是很大，而且主要是由于溶液中二价阳离子含量不同所致；另外，人类心室肌 I_{to} 从失活至复活虽然是呈二幂次方程的过程，但其主要成份的复活速率仍较慢，与雪貂心肌相似。因此，雪貂心肌的 I_{to} 与人类心肌 I_{to} 具有极大的相似性。多数学者一般选择雪貂心肌细胞作为研究 I_{to} 的对象。

三、2 相折返的概念及分子机制

1. 2 相折返现象的发现

1991 年 Antzelevitch 在用钠通道（I_{Na}）阻滞剂做实验时发现，犬的心外膜层心肌细胞可以呈现出一些特殊的电生理现象。将制备好的犬心外膜层和心内膜层心肌块浸泡在含有不同浓度 I_{Na} 阻滞剂（tetrodotoxin、DL-propranolol 以及 flecainide acetate）的台氏液中，利用微电极技术记录其动作电位的特征性变化。发现 I_{Na} 阻滞剂均可以降低动作电位 0 相振幅和 0 相上升最大速率（Vmax），并呈现剂量和时间依赖性。I_{Na} 阻滞剂总是缩短心内膜层心肌动作电位时程（APD），但却使心外膜层心肌 APD 明显延长（图 50-8），而

APD 的延长则主要是与 2 相平台期峰电位振幅的明显增大以及 2 相峰电位的延迟出现直接相关。如果进一步加强 I_{Na} 的阻滞，则会出现完全不同的现象，由于 1 相振幅的进一步降低，导致心外膜层心肌动作电位 2 相平台期（圆穹）完全消失，表现为一种全新的复极方式，即全或无复极模式（all-or-none repolar-ization），此时其 APD 明显缩短（图 50-8），而心内膜层心肌动作电位形态和 APD 的变化却相对较小。上述结果表明，I_{Na} 阻滞剂抑制 Na^+ 内向电流，引起了一系列链锁反应，最终导致心外膜层心肌 APD 和 2 相平台期的显著变化。由于 I_{Na} 阻滞剂抑制 Na^+ 内流，导致 0 相激活的 I_{to} 外向电流比例相对加大，使 0 相终止于相对较负的电位水平，1 相则同样起始于较负的电位水平；而正是由于 1 相发生于相对较负的电位水平，以及内向净电流的减少，致使 1 相亦终止于相对较负的电位水平；此时 I_{to} 迅速失活，导致 2 相平台期时限延长，峰电位振幅增大，而且 2 相平台期峰电位的大小与 1 相振幅大小呈正相关；由于 I_k 的激活亦延迟，致使 2 相平台期更加明显，复极 3 相也延迟发生，最终使 APD 明显延长。如果增加 I_{Na} 阻滞剂的浓度或延长其作用时间，I_{Na} 阻滞剂的影响将会增强，外向电流的作用将会进一步加强，导致 0 相和 1 相终止于更负的电位水平，而此电位水平低于 I_{ca} 激活的阈电位值，因此外向电流完全抑制了可能出现的内向电流（包括 I_{ca} 和 Na^+ 背景电流），结果导致"全或无"的复极模式发生，动作电位的圆穹形态消失，APD 明显缩短。

更深入的研究表明，I_{Na} 阻滞剂对心外膜层不同部位动作电位的影响也并不一致，在某些部位使 APD 明显缩短，而在其他部位则使其显著延长。其结果相毗邻的心外膜层细胞间由于在 2 相平台期电压梯度显著增大而产生局部电流并引起折返激动（图 50-9）。Antzelevitch 等在反复大量实验研究的基础上证实这种形式的折返确实不同于经典的 0 相折返并将其定义为"2 相折返"。

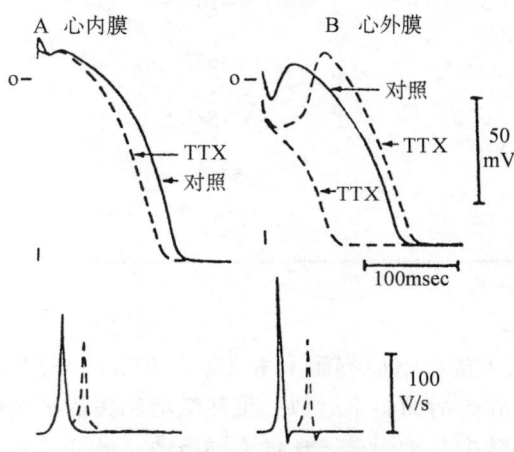

图 50-8 显示 TTX 对犬心内膜层（A）和心外膜层（B）心肌动作电位和 Vmax 的影响

TTX 浓度 3μmol，BCL = 300ms。TTX 可以降低心内膜层与心外膜层心肌 0 相上升的速率和振幅。在心内膜层心肌，TTX 可以缩短 APD，而在心外膜层心肌，TTX 则由于降低了 0 相和 1 相振幅引起动作电位延迟出现第二个峰电位，APD 明显延长。如果延长心肌块浸泡时间，TTX 可以引起 1 相终止于更负的电位水平，导致心外膜层心肌 2 相平台期丢失，APD 明显缩短

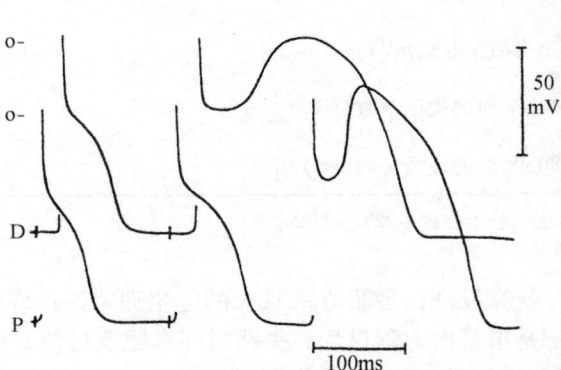

图 50-9 显示在心外膜层心肌两个不同位点同步记录到的动作电位形态变化

P 为距离起搏电极较近的位点，D 为距离起搏电极较远的位点。当引入早搏刺激时 P 点的动作电位形态无变化，但 D 点的动作电位形态变化明显，原来丢失的 2 相平台现又复出现并显著增大。由于 D 点与 P 点复极时相电位的显著差异，导致在两点之间产生较强的局部电流，最终导致 P 点发生一次新的兴奋

2. 2 相折返的基本概念

经典的折返系由 0 相电流介导，即 0 相折返；而 2 相折返则是由 2 相平台期电流介导。所谓"2 相折返"就是指在药物作用或缺血等病理生理情况下，心室肌复极离散，部分心外膜层心肌细胞呈现全或无的复极模式，具体表现为动作电位 2 相平台期丢失，动作电位 APD 因此缩短 40% ~70%；而其它心

外膜层心肌细胞的动作电位却呈现明显的 2 相平台期，APD 甚至延长；心外膜层心肌的 2 相平台区与平台丢失区之间存在着显著的电压梯度，引起了较强的电紧张性扩布，最终导致折返兴奋的发生。其实，2 相折返并非一种新的折返方式，它只是相对于 0 相折返而言，仍属于功能性折返的范畴。其折返径路可以和 0 相折返一样为环路折返，也可以是反折，但肯定是非解剖依赖性的。2 相折返也可以是 0 相折返的始发机制。

现在已知复极的异质性（heterogeneity of repolarization）是心律失常发生的重要原因，但其与 2 相折返并非是等同概念。复极的异质性至少有 3 种表现形式：①冲动通过传导显著延缓的心肌时，近端组织先复极，远端组织后复极并明显延迟，这种复极离散可以通过反折再次兴奋近端组织。②复极延迟继发于局部心肌发生的早期后除极活动（EAD），即触发机制引起。③相毗邻心肌细胞的 APD 存在着显著的差异。2 相折返只是第 3 种形式复极异常引起折返激动的机制。轻微的 APD 差异不足以产生折返，而只有当 2 相平台期电压梯度足够增大时，局部电流方能引起一次新的兴奋。

3. 2 相折返发生的分子机制

2 相折返发生的细胞机制是心外膜层心肌细胞之间复极显著离散，APD 存在着明显的差异。由于使用 Ito 阻滞剂 4-AP 可以消除心外膜层心肌细胞之间的复极离散（图 50 - 10），防止了由于复极离散造成的新的折返兴奋的发生，由此证明心外膜层心肌细胞 I_{to} 离子流的异质性是 2 相折返发生的基础。从分子水平或离子通道水平上看，一般认为 2 相折返的发生机制为在药物作用或某些病理生理状态下，心外膜层心肌细胞的 I_{to} 电流绝对或相对增加，使心外膜层某些心肌细胞 1 相复极终止于较负的电位水平。此时 I_{to} 迅速失活而 I_{ca} 缓慢激活，使 2 相平台期延迟和缓慢出现，I_{k} 依次延迟激活，导致 2 相平台期振幅显著增大，顶部后移，复极 3 相相继延迟发生，因此 APD 明显延长。而在心外膜层的另一些细胞，由于 I_{to} 电流更为强大，使 1 相复极终止于更负的电位水平。而此时细胞膜电位低于 I_{ca} 的阈电位，外向电流（I_{to} 和 I_{k}）远远超过了内向电流，导致 2 相平台期丢失，并呈现出全或无的复极模式，APD 明显缩短。上述相毗邻的 2 相平台区与平台丢失区之间的电压梯度如果足够强大，足以达到引起兴奋的阈值水平，就可以产生局部电流并引起一次新的兴奋。

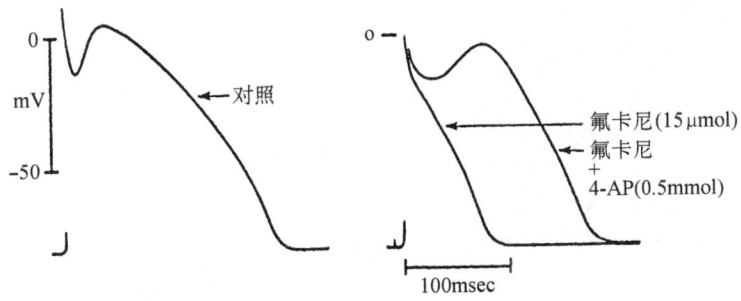

图 50-10 显示了 I_{to} 阻滞剂 4-AP 可以消除心外膜层心肌的复极离散，消除了心外膜层心肌不同位点之间动作电位形态的差异。氟卡尼浓度 15μmol，BCL=500ms

4. 2 相折返发生的时间和频率依赖性

研究表明，起搏周长（频率）的变化可以明显影响心外膜层心肌的动作电位形态（图 50-11）。不仅如此，对心外膜层心肌不同位点的影响也不尽一致（图 50-13 和图 50-15）。此外，早搏刺激亦可以引起心内膜层与心外膜层心肌以及心外膜层心肌不同位点之间的复极离散（图 50-12 和图 50-13）。因此，心外膜层与心内膜层心肌以及心外膜层心肌不同位点之间的复极离散具有时间和频率依赖性。

已有研究证实，只要引入单个早搏刺激就可以引起单个甚至是多个折返兴奋的发生（图 50-14）。不仅早搏刺激可以引起新的折返兴奋，适当提高起搏频率亦可以引起新的折返兴奋（图 50-15）。

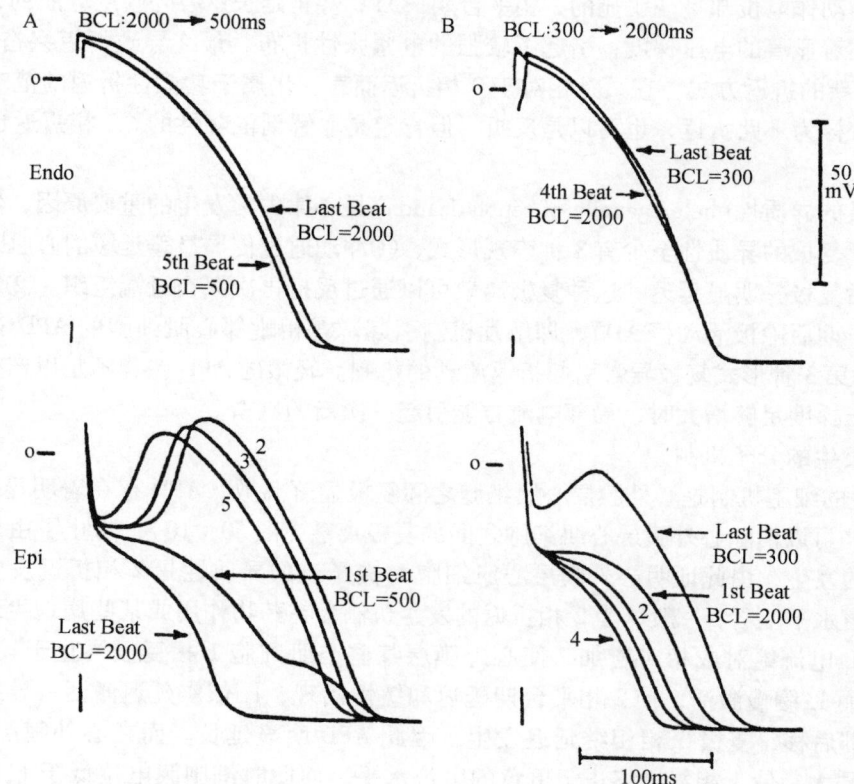

图 50-11 显示突然改变起搏周长对心内膜层(Endo)和心外膜层(Epi)心肌动作电位形态的影响

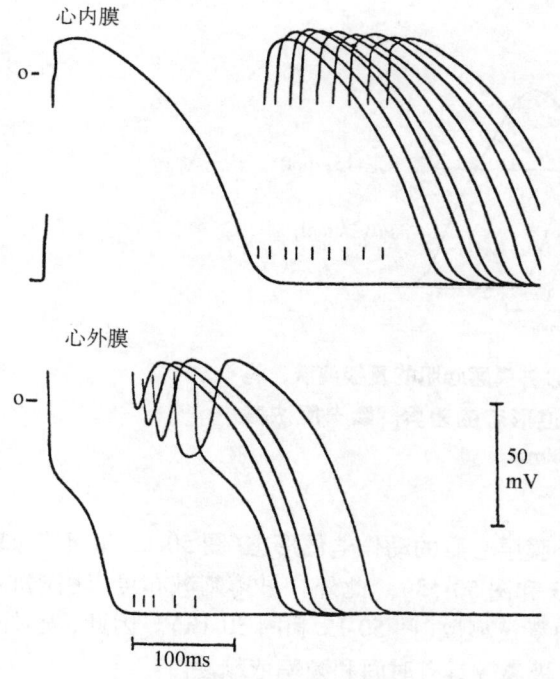

图 50-12 显示舒张期早搏刺激对心内膜层和心外膜层心肌动作电位形态的影响(浸泡在 15μmol 氟卡尼 45min), BCL = 1000ms

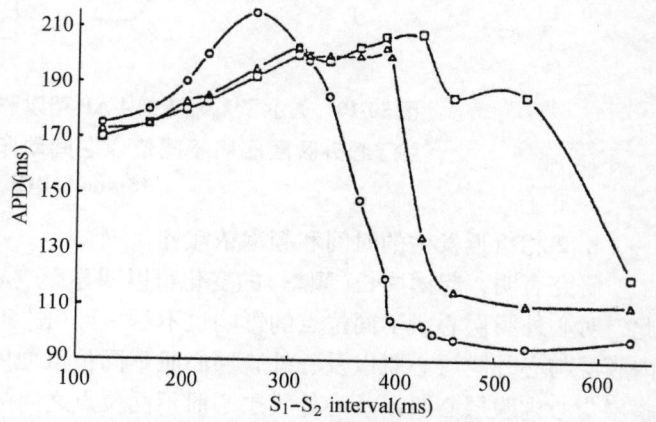

图 50-13 显示了早搏刺激对同一块犬心外膜层心肌三个不同位点 APD 的影响。氟卡尼浓度 15μmol, BCL = 2000ms, S_1-S_2 interval 为早搏联律间期

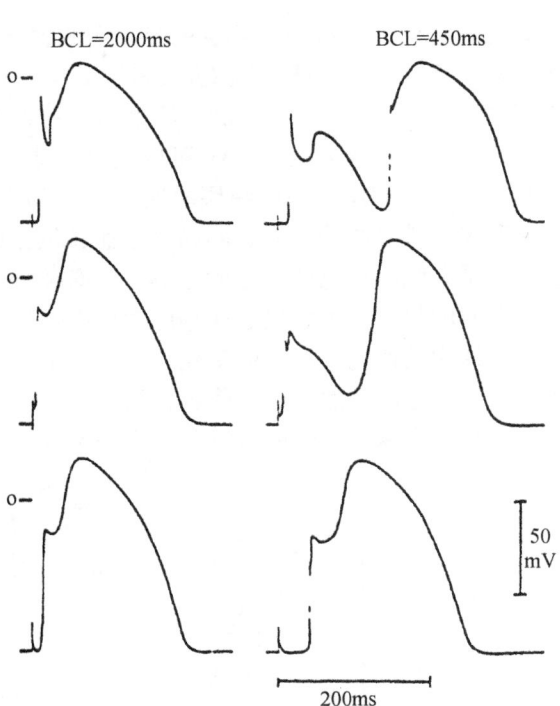

BCL=2000ms　　　　BCL=450ms

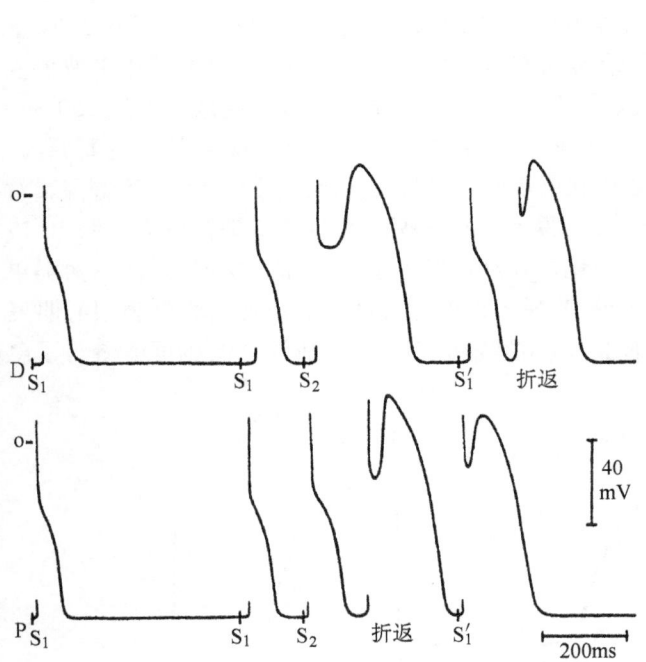

图 50-14　显示了引入单个早搏刺激可以引发多个新的折返兴奋的发生。P 为距离起搏电极较近的心外膜层心肌位点，D 为距离起搏电极较远的心外膜层心肌位点。氟卡尼浓度 15μmol，BCL=500ms，S_1-S_2 联律间期 150ms

图 50-15　显示了增加起搏频率亦可以引起心外膜层心肌发生一次新的折返兴奋。氟卡尼浓度 20μmol，增加起搏频率前 BCL=2000ms，增加起搏频率后 BCL=450ms

四、2 相折返的临床意义

研究表明，临床上一些心律失常的发生和某些电生理现象的出现可能与 2 相折返、I_{to} 的动力学特性有关。

1. 缺血与再灌注性心律失常

（1）急性缺血心肌电生理紊乱的传统观念

众所周知，急性心肌缺血可以引起心室肌明显的电生理紊乱。而这种电生理紊乱现象并非均匀地发生在整个心室肌层。研究已证实，心外膜层心肌的电生理紊乱现象远比心内膜层心肌明显。在急性心肌缺血期间，心外膜层心肌在单向动作电位形态的变化、传导时间以及不应期的显著延长等方面与心内膜层心肌均有明显的差异。一般认为，心内膜层心肌邻近心腔、心内膜面微小血管血流作用、心内膜的无血代谢作用（anerobic metabolism）、以及心内膜层心肌与心内膜下浦肯野纤维的电紧张性相互作用等因素是导致心内膜层与心外膜层心肌电生理存在显著差异的主要原因。

（2）急性缺血心肌电生理紊乱的现代概念

近年的研究表明，无论是在离体心脏还是在从犬心室肌分离得到的心肌细胞，心外膜层心肌细胞对缺血和代谢紊乱的反应总是比心内膜层心肌更为明显。因此，心外膜层与心内膜层心肌对急性缺血的不同反应更可能是由于二者自身的电生理特性不同所决定的。图 50-16 显示了在模拟急性缺血条件下（6 mmol KCl、P_{O_2} <45mmHg、pH6.8），犬心内膜层与心外膜层心肌动作电位形态以及模拟心电图（ECG）的变化。从图中可见，在基础状态下，心外膜心肌动作电位的 0 相和 1 相振幅相对较小，但 2 相明显，切迹较大，其动作电位时程比心内膜层心肌短，结果导致 ECG 上 T 波直立。但在模拟缺血条件下，心外膜层心肌的 0 相振幅进一步减低，2 相平台期发生了显著的变化：缺血 28min 时，尖顶圆穹形态的动作电

位尚比较明显，1min 后却不甚明显；至缺血 30min 时，原来的尖顶圆穹形态完全消失，复极呈现全或无模式，结果 APD 明显缩短（从 204.2 ± 14.2ms 缩短至 90.4 ± 23.3ms），显著的复极离散导致 ECG 上 ST 段抬高。但当加入 4-AP 后，原来消失的尖顶圆穹形态动作电位再度出现，ECG 上 ST 段和 T 波也恢复接近正常。由此可见，4-AP 可以显著地减轻心外膜层与心内膜层心肌之间的复极离散（参见表 50-3）。因此 I_{to} 在心外膜层与心内膜层心肌细胞上的不同分布可能是急性缺血时心室肌复极离散的主要原因。如果要完全排除心腔压力、心内膜小血管供血以及心内膜层心肌与浦肯野纤维之间的相互作用等因素对心内膜层心肌动作电位形态的影响，就必须分离单个心内膜层和心外膜层心肌细胞进行研究。图 50-17 显示分离的单个心内膜层心肌细胞动作电位形态没有变化，并且在模拟缺血和加入 4-AP 条件下两类单个心肌细胞动作电位形态的变化与图 50-16 一致。图 50-18 显示在模拟急性缺血条件下心外膜层心肌发生了 2 相折返。诚然，亦有作者认为心外膜层心肌细胞 I_{K-ATP} 活性增加以及 I_{ca} 活性降低也可能参与了急性缺血和代谢紊乱引起的心室肌电生理紊乱。

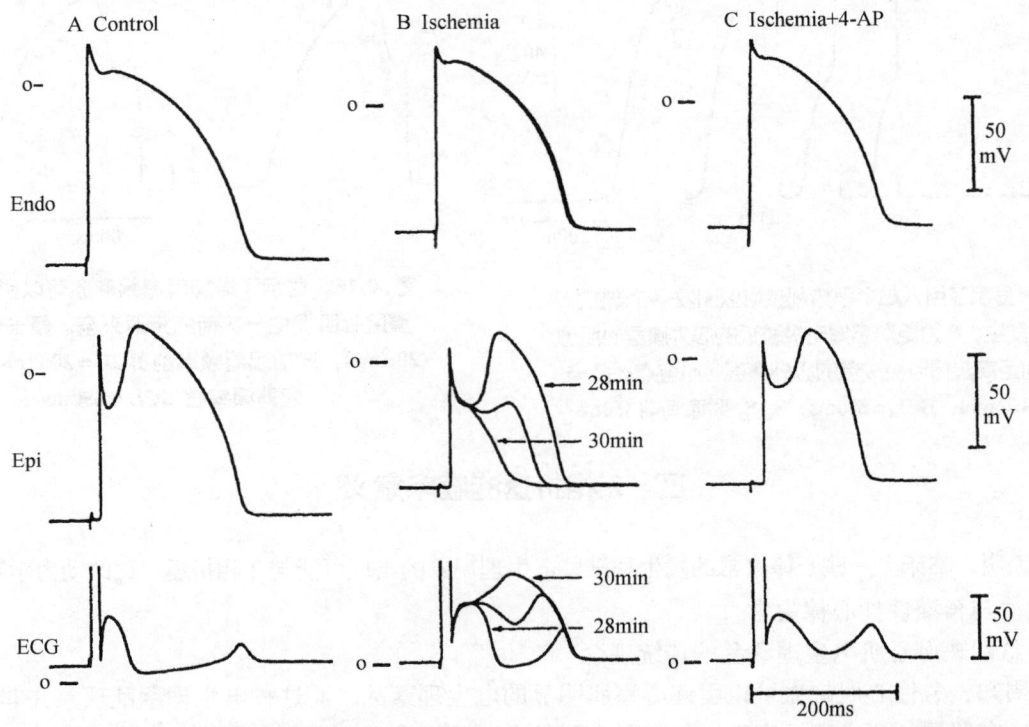

图 50-16　显示了在模拟急性缺血条件下（6mmol KCl、$PO_2 < 45mmHg$、pH = 6.8），犬心内膜层（endo）与心外膜层（epi）心肌动作电位形态及模拟心电图（ECG）的变化。"Control" 为基础对照组，BCL = 800ms；"Ischemia" 为模拟缺血组，"Ischemia + 4-AP" 为心肌块浸泡在 4-AP（1mmol/L）5min 后再暴露在模拟缺血环境下的一组

表 50-3　在模拟缺血条件下，4-AP 对心内膜层与心外膜层心肌动作电位各项参数的影响

心肌块	例数	分组	0 相振幅（mV）	1 相振幅（mV）	切迹（mV）	2 相振幅（mV）	APD₉₀（ms）	MDP（mV）
心外膜层心肌	20	对照组	98.4 ± 5.2	62.6 ± 5.4	35.7 ± 7.2	107.7 ± 3.3	204.2 ± 14.2	-84.8 ± 1.1
	20	缺血组	76.4 ± 7.9*				90.4 ± 23.3*	-67.9 ± 1.1*
	11	缺血 +4-AP 组	78.1 ± 4.9*	73.3 ± 3.8*	6.9 ± 3.3*	74.6 ± 3.1*	133.2 ± 11.7*+	-67.8 ± 1.0*
心内膜层心肌	20	对照组	115.5 ± 3.4	102.2 ± 4.1	8.7 ± 3.9	102.7 ± 4.6	213.4 ± 16.1	-82.4 ± 1.6
	20	缺血组	97.8 ± 3.4*	89.9 ± 2.2*	3.6 ± 2.8*	88.9 ± 2.3*	174.5 ± 14.6*	-67.2 ± 1.2*
	11	缺血 +4-AP 组	97.4 ± 4.8*	91.9 ± 3.7*	2.2 ± 2.2*	89.2 ± 3.7*	191.7 ± 21.2*	-67.1 ± 1.7*

注：APD_{90} 为复极 90% 时的动作电位时程，MDP 为最大舒张期电位，BCL = 800ms；* 为与同一心肌块对照组比较，$P < 0.05$；+ 为与同一心肌块缺血组比较，$P < 0.05$

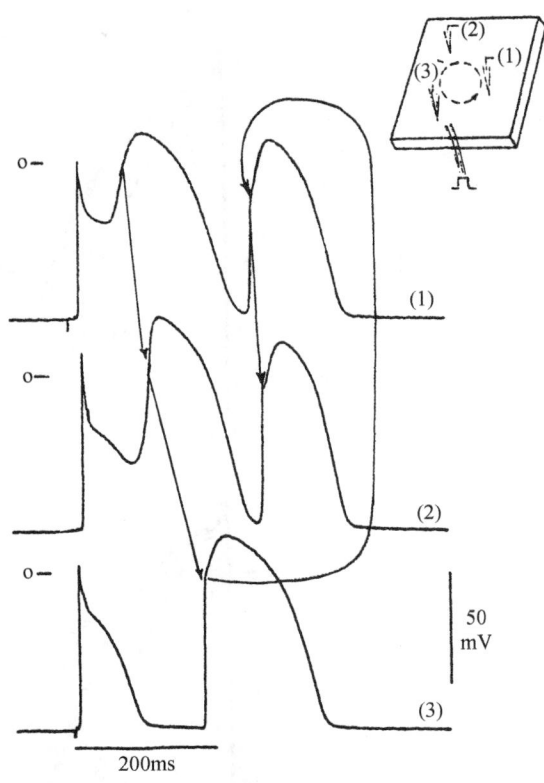

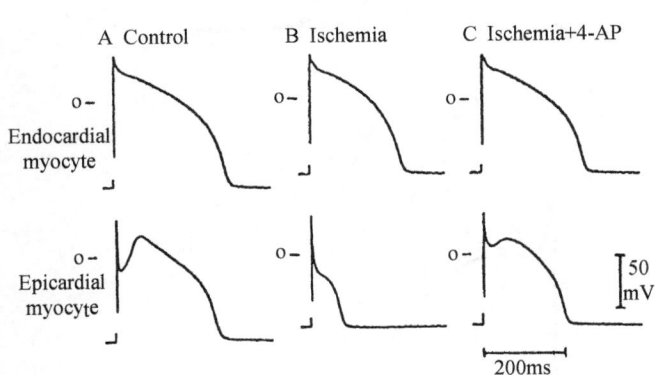

图 50-17 显示了在基础对照，缺血以及缺血加 4-AP 等条件下单个心内膜层（endocadial）和心外膜层（epicardial）心肌细胞（myocyte）动作电位形态的变化。**BCL = 800ms。无论是心外膜层还是心内膜层单个细胞动作电位形态的变化与图 50-16 都是相符合的**

图 50-18 显示了在模拟急性缺血条件下，心外膜层心肌发生 2 相折返

（1）、（2）、（3）分别为在同一心外膜层心肌块上的三个不同记录位点。在模拟缺血 30min 后，位点（2）、（3）动作电位的圆顶消失，而位点（1）的圆顶仍十分明显，结果位点（1）与位点（2）、（3）之间存在明显的电压梯度，引起一次新的折返兴奋。此时位点（1）的圆顶似乎移向了位点（3），在位点（3）新兴奋的联律期间为 175ms，此后在位点（3）的新的兴奋再度向位点（1）、（2）传导，形成持续的折返激动

（3）缺血-再灌注性心律失常的发生机制

已知缺血再灌注期间可以出现严重的室性心律失常。既往认为，这些致命性心律失常发生的细胞机制是：①缺血-再灌注期间细胞内钙活性增加，产生延迟后除极（DAD），心室传导系统和心室中层 M 细胞发生 DAD 诱导的触发活动；②细胞内信息传递障碍及显著的传导延缓。

近年研究显示，心肌细胞内钙活性增加时心外膜层心肌细胞极易发生复极离散并由此产生 2 相折返（图 50-19 和图 50-20）。整个过程中未发现 DAD 以及由 DAD 诱导的触发活动。而当加入 4-AP 后，2 相折返现象消失；将 4-AP 洗脱后 2 相折返再次发生（图 50-21），因此 2 相折返很可能是临床上急性心肌缺血与再灌注时室性心律失常的主要发生机制。

模拟缺血再灌注条件的实验方法有：①将心肌浸泡在 3-丁基过氧化物溶液中，发生氧自由基损伤；②使用钾离子通道开放剂（吡那地尔 Pinacidil）激活 $I_{k\text{-}ATP}$；③增加细胞内钙活性的方法，如提高细胞外钙离子浓度及快速起搏刺激或者降低细胞外 Na^+ 浓度等；④抑制心肌细胞代谢，如氰化物。研究证实，在上述模拟条件下均可以发生心室肌电生理紊乱并导致 2 相折返的发生。

2. Ic 类药物的致心律失常作用

CAST 前瞻试验表明，心肌梗死后使用 Ic 类药物（恩卡胺和氟卡胺），治疗组致命性心律失常和非致

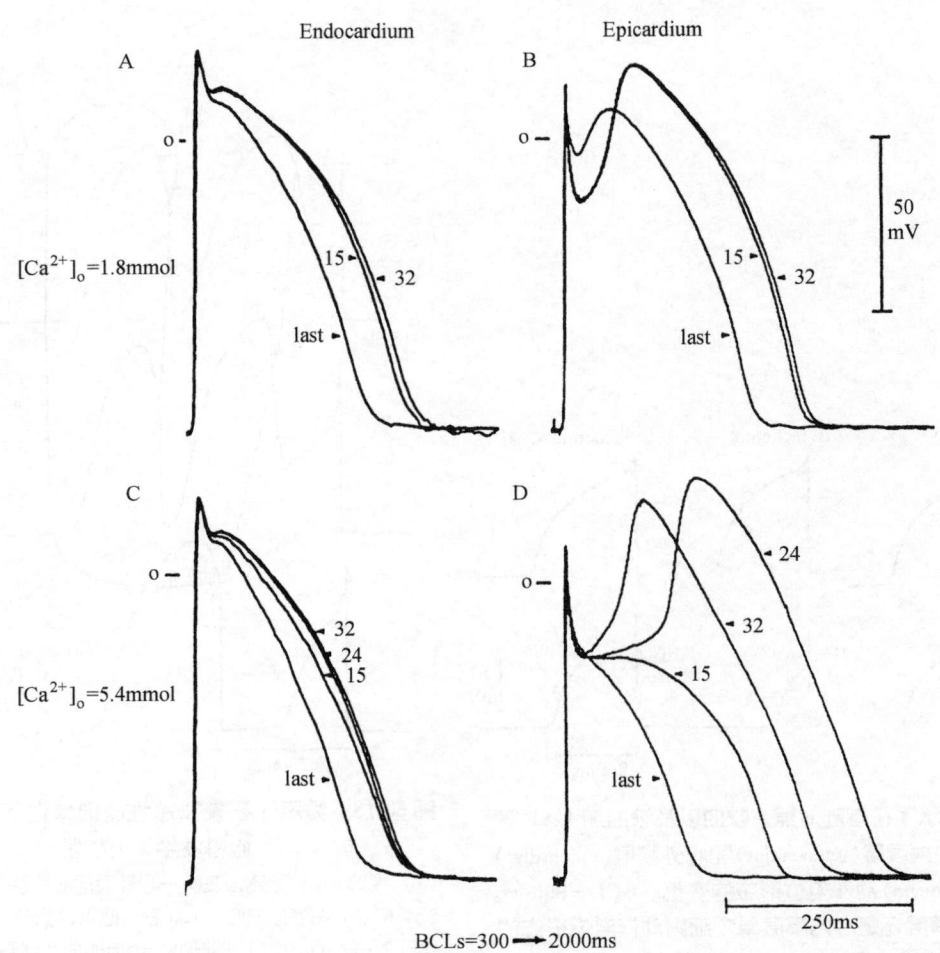

图 50-19 显示了浸泡在不同浓度 Ca^{2+} 溶液中心内膜层（endocardium）和心外膜层（epi-cardium）心肌动作电位形态与突然减慢起搏频率之间的关系。A、B、C、D. 四组图中的 last 图均为 BCL = 300ms 时的动作电位图形，其余图形为起搏频率突然减慢至 BCL = 2000ms 后的动作电位图形，图形上的数字代表频率减慢以后的第几次起搏

死性心脏骤停的发生率明显高于安慰剂对照组。恩卡胺和氟卡胺的致心律失常作用被认为是其直接原因。但致心律失常作用的发生机制却一直不太清楚。

I 类药物的抗心律失常作用机制主要是抑制心肌细胞膜上的 I_{Na} 电流。其中 Ic 类药物因与 I_{Na} 结合后的分离速率最慢，故具有较强的阻滞 I_{Na} 能力。最近的系列研究表明，I_{Na} 阻滞剂对犬心内膜层与心外膜层心肌的 APD 和不应期会产生截然相反的作用。I_{Na} 阻滞剂能够缩短心内膜层心肌 APD 但却使心外膜层心肌的 APD 延长。如果加强 I_{Na} 的阻滞，使用 Ic 类药物氟卡胺则可以使部分心外膜层心肌细胞动作电位的 dome 消失，ADP 明显缩短，而心内膜层心肌的动作电位形态却无明显变化。使用 4-AP 则可以阻断氟卡胺的上述作用。而且氟卡胺对不同位点心外膜层心肌细胞动作电位的作用也并非是均匀一致的，在某些位点可以使 APD 明显缩短而在其它位点则使 APD 明显延长。心外膜层心肌复极和不应期的显著离散为折返性心律失常的发生奠定了良好的基础。有学者在实验中成功地诱发出由 2 相平台期电流介导的折返兴奋，尤其是在快频率或引入早搏刺激时更易引起 2 相折返。因此，2 相折返很可能是这类药物发生致心律失常作用的主要原因。

亦有学者认为，实验中所用氟卡胺的浓度（5~15μmol）要远远高于临床用药病人血浆中的药物浓度，因此实验所得结论不能用于解释临床现象。但晚近的研究证实，低浓度的氟卡胺虽然起效缓慢，但约需

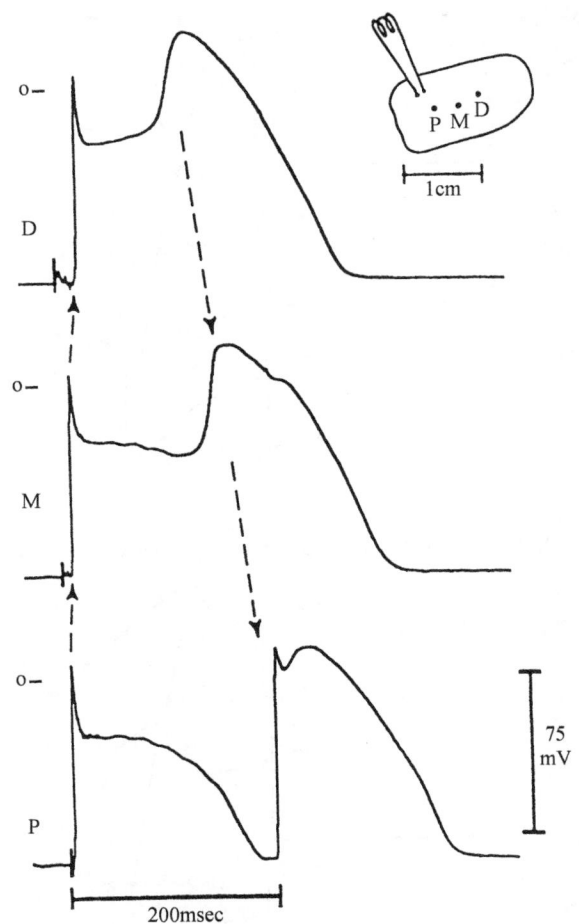

图 50-20　显示高［Ca²⁺］₀诱导的 2 相折返。P、M、D 分别为在同一心外膜层心肌块上距离起搏电极最近、较近和较远的三个位点。［Ca²⁺］₀ = 5.4mmol/L。图中显示为将起搏周长由 BCL = 300ms 迅速增加至 BCL = 2000ms 一分钟后的动作电位记录。在位点 D 的动作电位圆顶明显，而在 M 和 P 位点却不明显，其结果导致圆顶逆向传导至 P 位点，致使 P 位点发生一次新的兴奋

经过数小时甚至数天时间，仍能产生高浓度氟卡胺所产生的效果。还有学者研究证实，氟卡胺对人类心房肌的作用强度要远远大于对犬和豚鼠心房肌的作用强度。而且心室肌发生复极离散、呈现电生理异质性并非是高浓度氟卡胺所独有的电生理现象，而是具有普遍规律，在许多情况下（如使用乙酰胆碱、钙拮抗剂以及缺血缺氧等）心室肌均可呈现电生理异质性。因此，上述研究结果具有临床指导意义。

　　另外，临床研究证实，Ic 类药物的致心律失常作用具有频率依赖性，易发生于运动或快速心房心室起搏等引起心率增快的情况下。而实验研究发现，氟卡胺在快频率或引入早搏刺激时更易诱发 2 相折返。实验研究与临床研究具有高度的一致性。

　　3. 特发性 J 波和 Brugada 综合征

　　特发性 J 波和 Brugada 综合征共同的临床特征是患者无明显器质性心脏病，但却有心脏性猝死或心室颤动史。前者心电图呈现特征性 J 波（即 Osborn 波），后者表现为右束支阻滞伴 V₁～V₃ 导联 ST 段呈尖峰状抬高。人们已认识到上述特殊表现的心电图是预测恶性室性心律失常的指标。

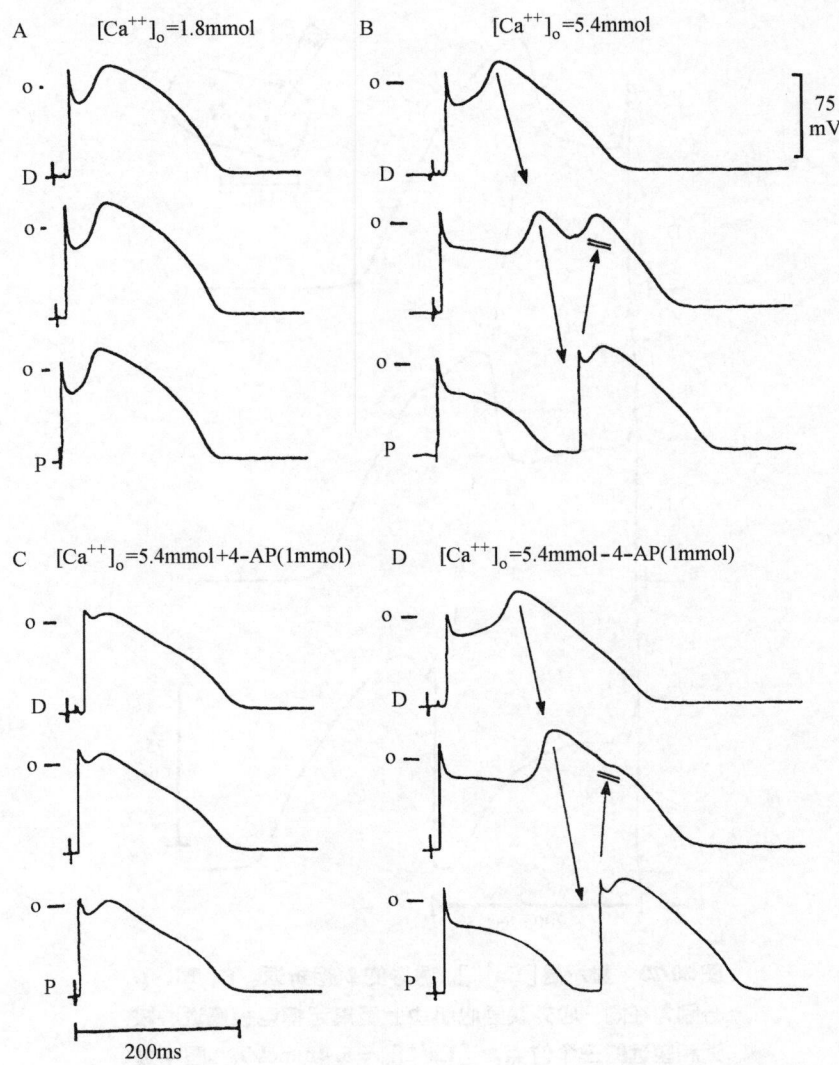

A $[Ca^{++}]_o=1.8mmol$ B $[Ca^{++}]_o=5.4mmol$

75 mV

C $[Ca^{++}]_o=5.4mmol+4-AP(1mmol)$ D $[Ca^{++}]_o=5.4mmol-4-AP(1mmol)$

200ms

图 50-21 显示 I to 阻滞剂 4-AP 的抗心律失常作用。本图的三个记录位点与图 50-20 相同，是图 50-20 的延续，与图 50-20 不同的是加用了 I to 阻滞剂 4-AP。A. 为基础对照，$[Ca^{2+}]_o=1.8mmol$。B. 图实际上与图 50-20 类似，发生了 2 相折返，C. 为加入 4-AP（1mmol/L）20min 后的记录，图中显示加入 4-AP 后心外膜层心肌的复极离散消失，2 相折返终止。D. 为将 4-AP 洗脱后的记录，图中显示原本消失的复极离散再度发生，并再度诱发 2 相折返

已知 J 波在低温和高血钙时明显（J 波是体温过低和高钙血症时 ECG 上最显著的特征性改变）。此时心外膜层心肌动作电位的尖顶圆穹形态更加明显，1 相终末切迹明显加深。切迹与 J 波图形相似，振幅也密切相关（图 50-22）。使用 4-AP 或改变心室壁激动顺序（先激动心外膜层心肌），切迹变小，J 波亦减小或消失。而低温和高血钙对心内膜层心肌动作电位形态的影响却很小。提示 J 波的形成与心外膜心肌复极异常密切相关。一般认为，低温和高血钙时心外膜层心肌动作电位呈现明显的尖顶圆穹形态，并由此在心室激动时在心室壁产生一定的电压梯度是 ECG 上 J 波发生的主要原因。

Brugada 综合征 $V_1 \sim V_3$ 导联 ST 段呈尖峰状抬高，提示局部心肌复极异常，同样是由于部分心外膜层心肌细胞 2 相平台期丢失所致。

4. 致心律失常性右室发育不良和特发性右室流出道室速

研究发现，绝大多数右室流出道室速（RVOT）患者的右室流出道心肌存在微结构异常，有作者将RV-OT归结为致心律失常性右室发育不良（ARVD）的一种特殊类型。Fontaine 等在研究 ARVD 患者猝死前 2 天常规心电图时发现，V_2 导联 ST 段呈现明显的"鞍背"状抬高，类似 Brugada 综合征 V_1-V_3 导联 ST 段的变化。而且致命性室速常常发生在夜间，此时副交感神经张力增高。后者张力增高可以引起部分心肌 APD 和不应期延长，导致 2 相折返的发生。

因此，复极异常并发生 2 相折返可能是 ARVD 包括 RVOT 以及 Brugada 综合征室性心律失常发生的共同机制。

5. 与 I_{to} 有关的心电现象

（1）心外膜层心肌发生超常传导

已知 I_{to} 主要分布于心外膜层心肌，其缓慢复活特性使心外膜层心肌动作电位的复极呈现双相性变化特征，这一特征又使心外膜层心肌发生超常传导成为可能。

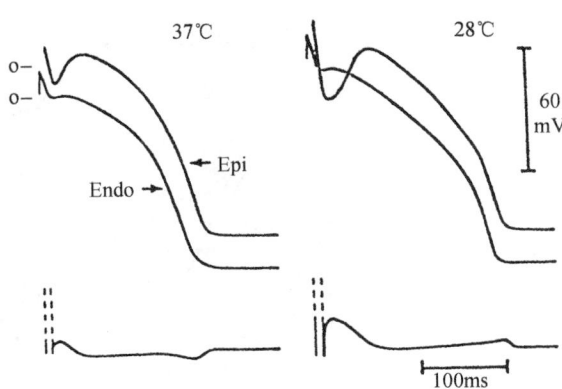

图 50-22　显示低温时心电图（下图）上 J 波与心内膜层（Endo）和心外膜层（Epi）心肌动作电位形态（上图）之间的关系。

图中显示，当温度从 37℃ 降低至 28℃ 时，Endo 动作电位形态无明显变化，而 Epi 的动作电位形态变化却十分明显，尖顶圆穹形态更加明显，切迹加深，致使 APD 延长 175%。与此同时，心电图上的 J 波亦更加明显，振幅增加约 78%，J 波下面积增加 32%。BCL = 2000ms

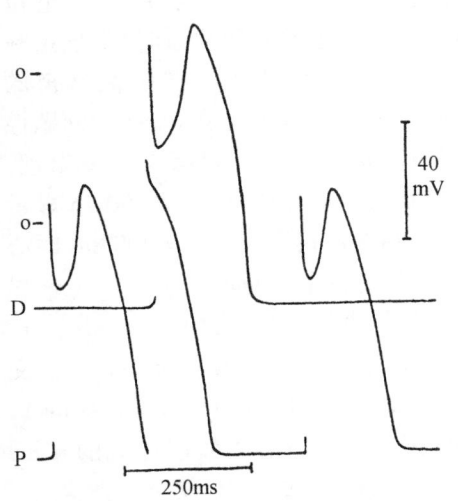

图 50-23　显示了在心外膜层心肌发生的超常传导。心外膜层心肌条块由不具有导电功能的蔗糖液间隙隔开，并分成近端部分（P）和远端部分（D）。首先在近端部分起搏（BCL = 500ms，图中第 1 和第 3 次起搏），起搏兴奋的传导无法跨越蔗糖液间隙，因此对侧远端部分没有产生兴奋（无动作电位）。而发放的另一个舒张早期起搏具有较大的动作电位振幅，其兴奋成功地跨越了蔗糖液间隙，传导到对侧近端部分并引起了兴奋

由于心内膜层心肌 I_{to} 分布较少，因此由 I_{to} 特性决定的超常传导现象就不可能在这一层心肌中发生。在犬心外膜层心肌，只有舒张早期发生的冲动方可成功地沿着传导边缘区域传导，其原因是由于 I_{to} 缓慢复活导致动作电位复极 2 相平台期振幅增大，后者为组织兴奋提供了充足的源电流（图 50-23）。与其它组织的超常传导不同（比如浦肯野纤维），犬心外膜层心肌没有产生兴奋的超常时相。

在某些病理生理或药物干预（导致动作电位 dome 消失）情况下，传导的超常时相可能更加明显。在上述情况下，早搏时的动作电位 dome 恢复，复极 2 相振幅明显增大，时限延长。使用 I_{to} 阻滞剂，无论是在正常生理还是病理情况下，都可以消除动作电位形态的时间和频率依赖性变化，阻止心外膜层心肌发生超常传导。

（2）血钾浓度变化对心电图 T 波的影响

细胞外 K^+ 浓度（$[K^+]_o$）的变化对心外膜层与心内膜层心肌动作电位 0 相振幅以及静息膜电位水平的作用是相似的，但对两者 APD 的影响却不相同。一般说来，$[K^+]_o$ 的变化可以引起心外膜层心肌 APD 的显著变化而对心内膜层心肌 APD 的影响较小。但是使用 I_{to} 阻滞剂 4-AP 后就可以减轻或消除 $[K^+]_o$ 对心外膜层心肌 APD 的影响。当 $[K^+]_o$ 增加时，两层心肌 APD-频率关系曲线的交叉点将会移向 BCL 更长的位点。因此临床上血浆 K^+ 浓度改变引起心电图上 T 波的变化很可能是由于心外膜层与心内膜层心肌对 $[K^+]_o$ 变化的不同反应所致。与心内膜层心肌相比较，$[K^+]_o$ 降低时心外膜层心肌 APD 会明显延长，而当 $[K^+]_o$ 增加

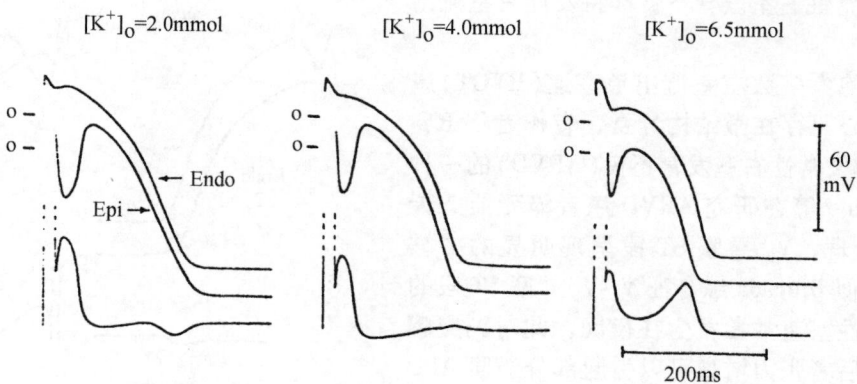

[K$^+$]$_O$=2.0mmol　　　[K$^+$]$_O$=4.0mmol　　　[K$^+$]$_O$=6.5mmol

60 mV

200ms

图 50-24 显示了[K$^+$]$_O$对心内膜层(endo)和心外膜层(epi)心肌动作电位形态(上图)以及模拟心电图(下图)的影响, **BCD =1000ms**

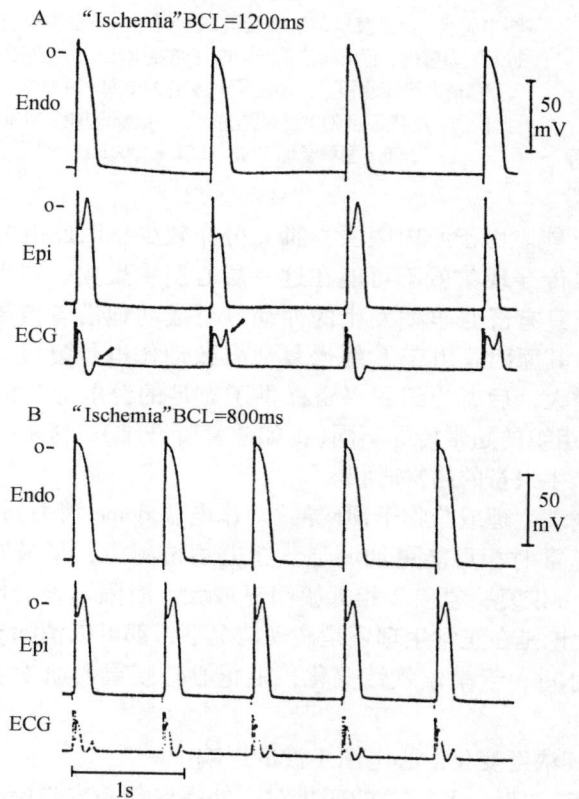

A　"Ischemia"BCL=1200ms

50 mV

Endo

Epi

ECG

B　"Ischemia"BCL=800ms

50 mV

Endo

Epi

ECG

1s

图 50-25 显示了急性心肌缺血时心电图(ECG)上 T 波电交替与心内膜层(Endo)和心外膜层(Epi)心肌动作电位形态变化之间的关系

图 A 显示起搏周长 BCL =1200ms 时 ECG 上 T 波呈现 2:1 型电交替, Epi 的动作电位形态亦呈现交替性变化, 圆穹形态交替性出现和消失, 致使其 APD 发生长短交替性变化。而 Endo 的动作电位形态和 APD 则几乎无变化。T 波电交替与 Epi 的圆穹形态存在已否直接相关。而当缩短起搏周长(BCL =800ms)后(图 B), 由于每一心搏时 Epi 的圆穹形态均出现, 致使 ECG 上 T 波电交替现象消失。其实, 在急性心肌缺血期间, 任何细微的变化都有可能引起电交替的发生, 或改变电交替的类型, 或使电交替终止

时心外膜层心肌 APD 会明显缩短。心外膜层心肌 APD 的变化与其动作电位 notch 变化直接有关。由于两层心肌对[K$^+$]$_O$变化的反应不同, 导致低钾血症时 ECG 上表现为 T 波低平或倒置, 高钾血症时 T 波高尖(图 50-24)。

(3) ST 段变化和 T 波电交替

许多研究表明, 心外膜层心肌动作电位 dome 的消失很可能是急性心肌缺血时 ST 段抬高以及 T 波电交替的主要原因。在每次兴奋的 dome 完全消失之前, 常常是先有 dome 的间歇性消失, 即兴奋时 dome 的存在和消失交替出现, 并由此导致 APD 长短的交替出现。图 50-25 显示模拟缺血 30min 后在起搏周长 BCL =2000ms 时心外膜层心肌动作电位的 dome 完全消失(未显示)。而当加快起搏频率时(BCL =1200ms), dome 又复交替出现, 模拟 ECG 显示 ST 段电交替。当进一步加快起搏频率时(BCL =800ms), 由于 I$_{to}$的活性减低, 导致心外膜层心肌的 dome 又复出现并完全恢复, 此时 ECG 又复正常化。

有许多学者认为, T 波电交替是室性心律失常(包括心室颤动)发生的先兆信号。Nearing 等的研究证实了 T 波电交替与心室颤动发生之间的直接关系。

诚然, T 波电交替的发生机制亦有不同的看法。Smith 和 Cohen 认为, 部分心室肌细胞在间隔一次心搏后才会产生动作电位是 T 波电交替发生的原因。还有学者认为, 交替发生的早期后除极或触发活动呈 2:1 传导是其发生的原因。

6. I$_{to}$阻滞剂的抗心律失常作用

已知心内膜层与心外膜层心肌对 I_{to} 阻滞剂会呈现不同的反应。低浓度(0.5～1.0 mmol)4-AP 仅仅选择性完全阻断 I_{to}，而高浓度 4-AP 还可以阻断 I_K 和 I_{K1}。低浓度 4-AP 可以有效地消除由缺血或药物引起的心室肌电学异质性，消除心室肌的复极离散以及由此引起的 2 相折返性心律失常。虽然某些抗心律失常药物可以有效地抑制缺血和药物诱发的心律失常，但 4-AP 的作用似乎更为有效。当然这与 I_{to} 在心室肌不同区域的分布差异并由此导致的心室肌电学异质性以及产生 2 相折返密切相关。实际上，某些传统抗心律失常药物也具有阻滞 I_{to} 的作用。Imaizumi 和 Giles 发现奎尼丁可以通过阻滞 I_{to} 发挥药物的抗心律失常作用。优降糖(Glyburide 或 Glibenclamide)可以阻滞 I_{K-ATP}，也被认为具有抑制心室肌电学异质性、消除折返性心律失常的作用。

参 考 文 献

1. 陈志坚，杨钧国. 2 相折返及其临床意义. 临床心血管病杂志，1999，15(4)：190

2. Krishnan SC, Antzelevitch C. Sodium channel block produces opposite electrophysiological effects in canine ventricular epicardium and endocardium. Circulation, 1991, 69: 277

3. Krishnan SC, Antzelevitch C. Flecainide-induced arrhythmia in canine ventricular epicardium: Phase 2 reentry? Circulation, 1993, 87: 562

4. Lukas A, Antzelevitch C. Differences in the electrophysiological response of canin ventricular epicardium and endocardium to ischemia: role of the transient outward current. Cinculation, 1993, 88: 2903

5. Di Diego JM, Antzelevitch C. High [Ca^{2+}]-induced electrical heterogeneity and extrasystolic activity in isolated canine ventricular epicardium: phase2 reentry. Circulation, 1994, 89: 1839

6. Antzelevitch C, Sicouri S, Litovsky SH, et al. Heterogeneity within the ventricular wall: electrophysiology and pharmacology of epicardial, endocardial and M cells. Circ Res, 1991, 69: 1427

7. Campbell DL, Rasmusson PL, Comer MB, et al. The cardiac calcium-independent transient outward potssium current: Kinetics, molecular properties and role in ventricular repolarization. In: Zipes D, Jalife J(eds). Cardiac Electrophysiology: from Cell to Bedside. 2th ed. Philadelphia: WB Saunders, 1995, 83-96

8. Antzelevitch C, Sicouri S, Lukas A, et al. Regional differences in the electrophysiology of ventricular cells: physiological and clinical implications. In: Zipes D, Jalife J(eds). Cardiac Electrophysiology: from Cell to Bedside. 2thed. Philadelphia: WB Saunders, 1995, 228-244

9. Litovsky SH, Antzelevitch C. Transient outward current prominent in canine ventricular epicardium but not endocardium. Circ Res, 1988, 62: 116

10. Liu DW, Gintant GA, Antzelevitch C. Ionic bases for electrophysiologic distinctions among epicardial, midmyocardial and endocardial myocytes fromthe free wall of the canine left ventricle. Circ Res, 1993, 72: 671

11. CAST Investigators. Preliminary report: effect of encainide and flecainide on mortality in a randomized trial of arrhythmia suppressionafter myocardial infarction. N Engl J Med, 1989, 321: 406

12. Yan GX, Antzelevitch C. Cellular basis for the electrocardiographic J Wave. Circulation, 1996, 93: 372

13. Fontaine G, Aouate P, Fontaliran F. Repolarization and the genesis of cardiac arrhythmias: role of body surface mapping. Circulation, 1997, 95: 2600

14. Imaizumi Y, Giles R. Quinidine-induced inhibition of transient outward current in cardiac muscle. Am J Physiol, 1987, 253: H704

15. West T, Frederickson E, Amory D. Single fiber recording of the ventricular response to induced hypothermia in the anesthetized dog: Correlation with multicellular parameters. Circ Res, 1959, 7: 880

16. Sridharan MR, Horan LG. Electrocardiographic J wave of hypercalcemia. Am J Cardiol, 1984, 54: 672

17. Nearing BD, Huang AH, Verrier RL. Dynamic tracking of cardiac vulnerability by complex demodulation of the T wave. Science, 1991, 252: 437

第51章 心肌 M 细胞的电生理特性和临床意义

M cell's Electrophysiological Characteristics and Clinical Implication

崔 长 琮

内 容 提 要

M 细胞是 90 年代初发现的位于心室肌心外膜下深层具有独特的电生理学特性的一群细胞，与心内、外膜肌细胞相比具有明显长的动作电位时程、显著的慢频率依赖性、对Ⅲ类抗心律失常药物优先反应及易产生早期后除极及晚期后除极等特性。它之所以具有独特的电生理学特性是由于其较小的延迟整流钾电流的缓慢激活成分(I_{Ks})及较大的延迟钠电流(I_{Na}-L)决定的。1996 年 Antzelevitch 应用动脉灌注左室肌楔形组织块同步记录心室各层的跨膜动作电位和跨壁心电图的模型成功的将基础的组织细胞电生理活动与临床心电图学有机联系起来，一系列的研究结果表明：M 细胞是 T 波的形态、幅度，QT 离散度，U 波，QT 间期等形成的重要基础，M 细胞与 T 波交替、尖端扭转室速及近年来倍受重视的 Brugada 综合征、获得性长 QT 综合征的发生直接相关。M 细胞在各种病理生理状态下的电生理学特性变化及药物对其的影响已成为目前世界电生理学界研究的热点之一。

M 细胞的历史回顾

1969—1989 年，预激综合征（WPWS）折返机制的阐明，外科手术切除旁道的成功（1969—1979），直流电（D C shock，1979—1989）和射频消融（RF ablation）相继问世，成功地解决了阵发性室上性心动过速、房室结内折返、房室折返（PSVT-AVNRT、AVRT）的诊断和治疗问题。

1991 年，Zipes 预言：如果说通过对 WPWS 的研究已解决了室上性心动过速（SVT）的发生机制和治疗的话，那么我们有可能通过对长 QT 综合征（LQTS）的研究阐明心性猝死（SCD）、室性心动过速（VT）、室颤（Vf）的发生机制并实现其真正有效的防治。

1991 年，美国 Utah 大学 G. Michael Vincent 和 Keating M 为首的 LQTS 研究组（包括 Wang Qin，Zhang LI，Cui Changcong 等中国学者），首先发现并阐述了 LQTS 的遗传基因。

1991 年，美国 New York 州中部 Utica 城的 Masonic Medical Researh Lab. 以 Charles Antzelevitch 为首的研究组（包括中国学者 Yan Ganxin 等）首先发现并报告了 M 细胞。

1991—1999 年，Antzelevitch 的研究室一直为世界范围内的 M 细胞和心律失常细胞电生理研究的中心，他本人近年来一直为世界性会议和有关这方面专题的主席。

1994—1996 年，我国西安医科大学在多年来心脏细胞电生理和临床心电生理研究的基础上，开展了长 QT 综合征（long QT syndrome；LQTS）、QT 离散度（QT Dispersion；QTd）和 M 细胞及其离子机制的研究。

M 细胞的电生理特性

一、M 细胞的概念和分布

（一）M 细胞的概念

1991 年 Sicouri 和 Antzelevitch 在研究犬心室肌细胞动作电位跨壁梯度时，由心内膜至心外膜每 1～2mm 切取组织片分离细胞，发现了在心外膜下深层（外膜下 2～6mm 之间）的细胞具有独特的电生理特性，故将这些位于内外层之间的细胞称为心室肌中层细胞（mid-myocardial cell），简称 M 细胞。

M 细胞的电生理学特性：①M 细胞具有较负的静息电位，与浦肯野纤维相似；②M 细胞有较大的动作电位 0 相最大上升速率，尤其与心内、外膜层表面肌细胞相比更明显；③复极早期，M 细胞的动作电位呈典型的"峰和圆顶"（spike and dome）形态，与心外膜层肌细胞类似，不同于心内膜层肌细胞；④最显著的是 M 细胞具有明显长的动作电位时程，主要是复极 3 相不同，在刺激频率慢时动作电位时程明显延长，即具有明显的慢频率依赖性；⑤无 4 相自动除极，即使在儿茶酚胺存在及细胞外低钾时也不发生，这与浦肯野纤维明显不同。

（二）M 细胞的分布

近 10 年的研究表明，M 细胞广泛存在于犬、兔等多种动物和人类的心室肌内，分布于犬心外膜下 1~2mm 至心室中间及心内膜肌小梁和乳头肌、室间隔的深层中（胚胎来源相同），约占心室肌构成的 40% 左右。研究 M 细胞电生理特性的关键性技术是高素质的动物实验技能和膜片钳技术，影响实验结果的因素包括组织块的制备，麻醉药物的影响等。动脉灌注犬心室肌块（图 51-1）同步记录了跨壁心电图，跨膜外、中、内单极电图和浮置式玻璃微电极技术记录的动作电位图，此模型使基础组织细胞电生理与临床心电图学有机联系起来，为 M 细胞研究及 M 细胞与心电图上长 QT 间期、QTd、T 波、U 波的关系及各种恶性室性心律失常的发生提供了十分重要的实验方法。

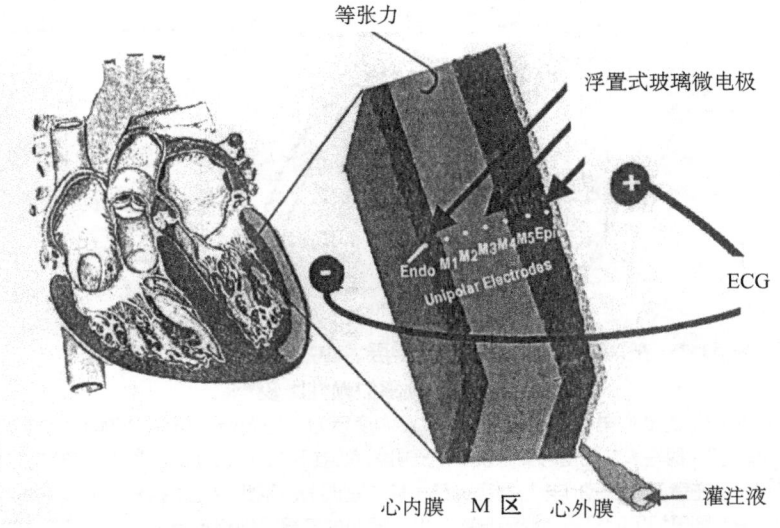

图 51-1　动脉灌注犬左室肌组织块的制备及内中外层记录方法示意图
通过左冠状动脉主干插入左前降支的第一个小分支中灌流台氏液，从心内膜表面刺激，在心室肌内、外膜及中层各用一浮置式微电极记录跨膜动作电位图，同时同步记录跨壁心电图（引自 Sicouri，et al. Circulation，1991）

二、M 细胞的电生理特征

传统概念和实验结果是：心内膜先除极后复极，心外膜后除极先复极。这也就是说，心内膜的动作电位时程（action potential duration；APD）长于心外膜的 APD。然而 M 细胞的发现及对其独特的电生理特性的认识改变了上述传统概念。M 细胞主要特性如下：

（一）M 细胞具有长动作电位时程

与心内膜和心外膜比较，M 细胞的 APD 较长（图 51-2）。其离子流基础是缓慢激活延迟整流钾电流（I_{Ks}）小（电流密度为 0.92，比心内膜和心外膜的 1.99 和 1.83 PA/PF 小一倍），而后期钠电流（Late-I_{Na} 或 I_{Na}-L）大。这一特性决定了 M 细胞在心律失常发生中的重要性并要求我们对心脏电生理现象重新认识和理解。

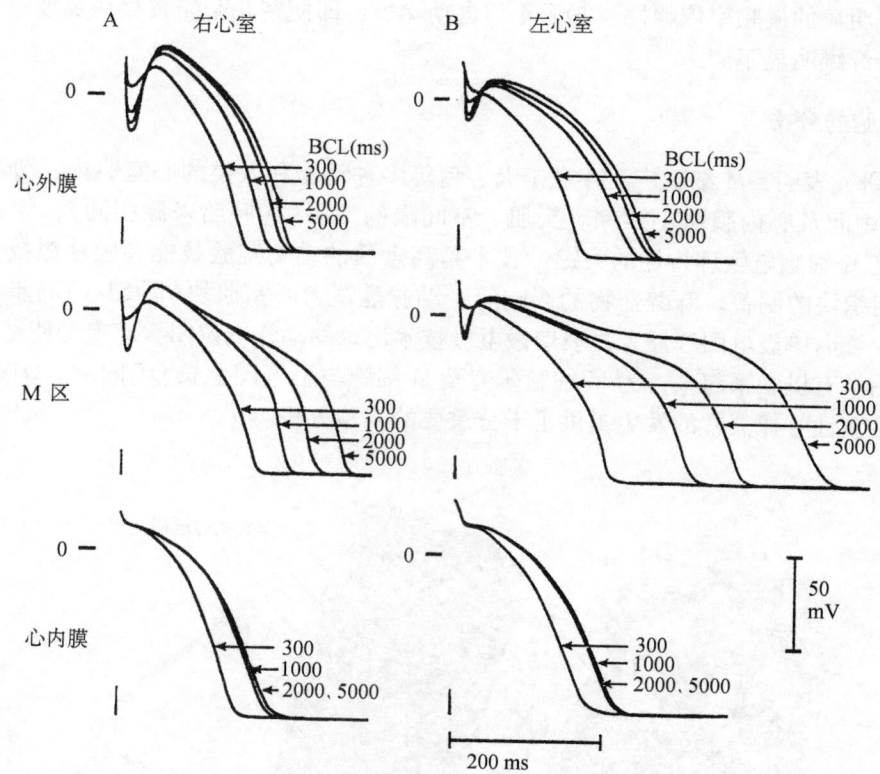

图 51-2 左、右室心外膜、心肌中层、心内膜三层心室肌细胞动作电位时程的频率依赖性比较

对慢刺激频率 M 细胞的动作电位时程优先延长，图中所示为基础周长 300ms、1000ms、2000ms、5000ms（稳态情况下）时在犬左右室心内外膜及中层肌细胞组织块上记录到的跨膜动作电位。减慢刺激频率所引起的左室 M 细胞动作电位时程的延长较右室明显。从此图还可看到心外膜、心肌中层肌细胞动作电位图复极呈明显的"峰和圆顶"形态而心内膜层肌细胞不具有这一特征，说明犬心内膜缺乏瞬时外向钾电流 I_{to}，右室中层及心外膜肌细胞动作电位复极"峰和圆顶"形态较左室肌明显说明 I_{to} 右室 > 左室。BCL：基础周长（引自 Sicouri S, et al. Circ Res, 1991）

（二）M 细胞对基础周长及药物的反应独特

M 细胞的 APD 具独特而显著的慢频率依赖性和对药物的特殊反应性，即在缓慢心率下许多药物极易诱发 APD 延长而产生早期后除极→产生触发活动→引起室速、室颤（图 51-3，图 51-4，表 51-1）。

（三）M 细胞动作电位早期复极具有特殊形态

M 细胞动作电位复极 1 相的特殊切迹形态——复极早期由于 M 细胞较强的瞬时外向钾电流（I_{to}）明显大于心内膜，而产生与心外膜类似的峰-圆顶形状，这是 J 波形成和 ST 段抬高的重要离子基础（图 51-2）。

三、M 细胞的细胞电生理和离子通道研究进展对临床心电图学和心律失常的贡献

（一）心室肌异质性的概念

近年研究发现心内、外膜层及不同区域的心室肌电生理特性有很大差别，主要表现在动作电位形

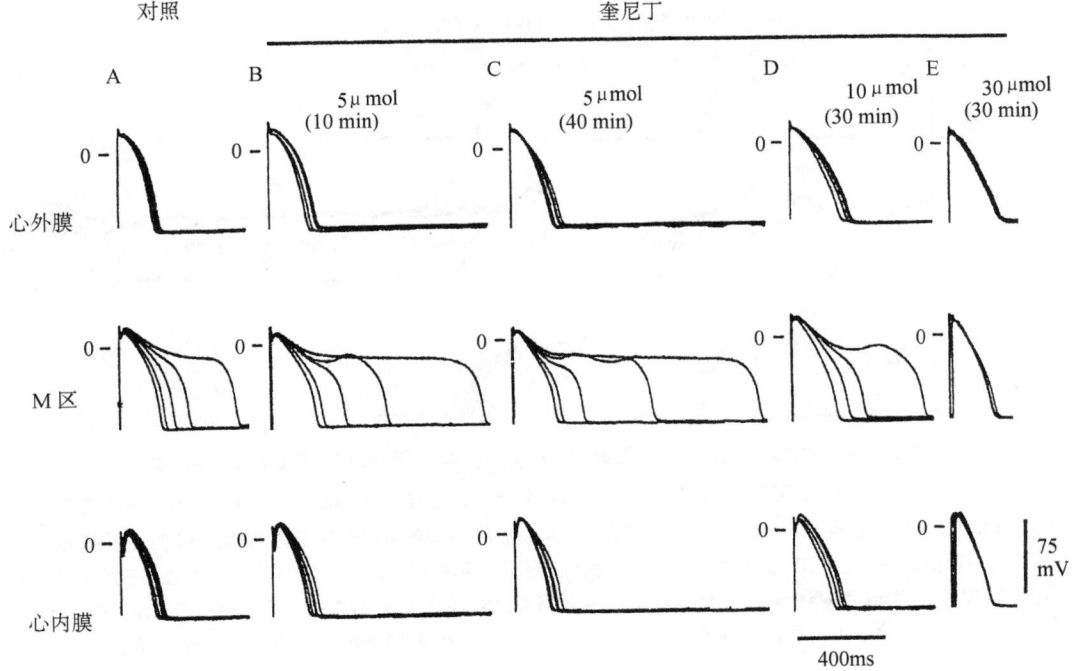

图 51-3   奎尼丁对 M 细胞、内、外膜心室肌 AP 的影响

基础周长为 300ms、500ms、1000ms、2000ms、5000ms、8000ms。A. 正常对照组；B. 加 5μmol/L 奎尼丁 10min 后记录，M 区的动作电位优先延长；C. 5μmol/L 奎尼丁作用 40min 后，心外膜、M 区和心内膜肌细胞动作电位时程进一步延长；D. 10μmol/L 奎尼丁作用 30min 后 M 细胞动作电位时程缩短但心外膜、心内膜的动作电位时程却进一步延 长；E. 30μmol/L 奎尼丁作用 30min 后记录（引自 Antzelevitch C, et al. J Cardiovasc Electrophysiol, 1999）

态、离子通道特性以及对各种病理、生理因素的反应，称为心室肌异质性。M 细胞的发现进一步阐明了心室肌异质性和心室除极、复极的细胞电生理和离子流基础，明确了代表除极、复极全过程、但主要是复极过程的 QT 间期在心律失常发生中的重要性。

表 51-1   各种离子阻滞剂使不同心肌组织产生早期后除极诱发触发活动情况的比较

	心外膜	心内膜	M 细胞
奎尼丁(3~5μmol)	-	-	+ + +
4-Aminopyridine(2.5~5mmol)	-	-	+ + +
阿米洛利(1~10μmol)	-	-	+ +
Clofilium(1μmol)	-	-	+ + +
Bay K 8644(1μmol)	-	-	+ +
铯(5~10mmol)	-	-	+ +
索他洛尔(100μmol)	-	-	+ + +
红霉素(10~100μg/ml)	-	-	+ + +
E-4301(1~5μmol)	-	-	+ + +
ATX-Ⅱ(10~20nmol)	+ + +	+ +	+ + + +
奎尼丁(>10μmol)	+	+ +	+ +
Azimilide(5~10μmol)	+	+ +	+ + +
Chromanol 293B(10~100μmol)	+ + +	+ + +	+ + +

+/-很小或没有反应　+ + + +特别容易发生早期后除极

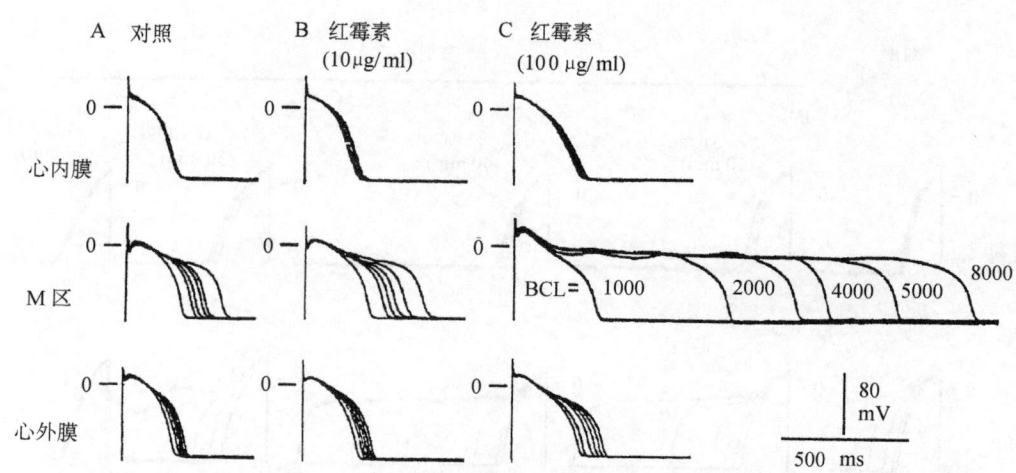

图 51-4　特异性的 I_{Kr} 阻滞剂红霉素对 M 细胞、内、外膜心室肌动作电位的影响

I_{Kr} 是复极时一个重要的内向电流，红霉素阻滞 I_{Kr} 使复极延长。M 细胞的一个重要特征就是在延长复极的药物存在时其动作电位时程明显延长。本图说明红霉素可使 M 细胞的动作电位时程在不同基础周长时均较心内外膜明显延长，基础周长越长，动作电位时程延长越长，即具有明显的慢频率依赖性，每个图所记录的叠加的动作电位是在基础周长 1000ms 至 8000ms 时记录的。A. 正常对照组；B. 10μ g/ml 红霉素作用 30min 后记录，C. 红霉素浓度加至 100μ g/ml 30min 后记录（引自 Antzelevitch C,et al. J Cardiovasc Electrophysiol,1999）

（二）M 细胞与临床心电图 QT 离散度及 T 波形态密切相关

M 细胞是影响 QT 间期和 QTd 的最重要的因素，而 QTd 和 QT 间期延长与心律失常有关；M 细胞是影响正常 T 波形态和异常 T 波的重要因素，T 波交替的基本细胞和离子机制是通过 M 细胞实现的，并且 T 波交替对心律失常有一定的预测价值。

（三）长 QT 综合征和 Brugada 综合征的基础电生理研究与临床药物的影响

长 QT 综合征（long QT syndrome;LQTS）和 Brugada 综合征的细胞电生理研究和离子流与临床室速、室颤之间的相关性好，相关机制进一步阐明；药物电生理和抗心律失常药物的作用机制得到进一步阐明；心脏性猝死（sudden cardiac death;SCD）和室速、室颤的发生机制和临床防治进一步阐明。

M 细胞的电生理特性和离子流与临床心电图进展

一、M 细胞与临床心电图

（一）心电图基础理论——除极、复极概念的认识

在体表心电图上 QRS 波代表心室除极的概念是对的，但就细胞电生理而言，心肌细胞动作电位 0 相只有 1~2ms，即进入复极，因此就一条肌纤维或一个肌细胞而言，QRS 波的 80~100ms 中只有 1-2ms 为除极时间，剩余 78~98ms 为复极时间。因此可认为 QT 间期主要代表复极过程。

（二）除极、复极顺序

1972 年，Abildskov 在其著名的心室肌除极、复极顺序一文中提出并被公认的心内膜→心外膜除极

和心外膜→心内膜复极顺序，但 M 细胞的发现使这一传统概念受到冲击。M 细胞研究的结果：除极顺序应为心内膜→M 细胞→心外膜，而动作电位(AP)复极结束顺序则为心外膜→心内膜→M 细胞。

(三) ST 段和 T 波

取决于心室复极过程中各离子流和相应动作电位的变化，尤其瞬时外向钾电流(I_{to})、延迟整流钾电流(I_{Kr}、I_{Ks})、内向整流钾电流(I_{k1})等起重要作用。M 细胞的研究表明：J 点和 ST 段起始部取决于 I_{to} 的大小；ST 段相当于动作电位 2 相，取决于内向钙电流(I_{Ca-L})和外向 I_{Kr} 和 I_{k1}；T 波相当于 3 位相，取决于 I_{Ks} 和 I_{k1}。

(四) QT 间期和 QT 离散度

QT 间期和 QTd(QT dispersion;QTd)的形成与 M 细胞有关，尤其 M 细胞受某些药物影响和 LQTS 时其动作电位时程显著延长导致了 QT 间期延长和 QTd 增加。

(五) T 波的形态

取决于 M 细胞与心外膜和心内膜的动作电位复极过程电压梯度的差异。在正常情况下，M 细胞的动作电位最后复极，M 细胞与心外膜的电压梯度形成 T 波上升支，而 M 细胞与心内膜的电压梯度限制了 T 波幅度，形成了 T 波的下降支，此时 T 波直立。当 QT 间期延长时，M 细胞最先复极，M 细胞和心外膜细胞、心内膜细胞和 M 细胞之间的电压梯度逆转则 T 波倒置为负相(图 51-5,图 51-6)。

(六) U 波

U 波产生曾证明是与希氏束-浦氏纤维延迟复极有关，但微弱的传导系统电位很难在心电图上记录出来，尤其 LQTS 患者。M 细胞研究证明其 APD 与浦肯野纤维一样长，且 M 细胞占心室构成 40%，故也可能由于 M 细胞 APD 延长所致。当低钾或用钾通道阻滞剂右旋索他洛尔时，M 细胞 APD 延长，产生 U 波或 TU 复合波。病理性 U 波实际上是 T 波的一部分，呈驼形 T 波或 T_2 波(图 51-5,图 51-6)；但是生理性很小的 U 波，也有可能是希氏束—浦肯野纤维系统产生特殊大的复极电流所致。

(七) M 细胞的细胞电生理和离子流关系

M 细胞的细胞电生理和离子流关系总结如下(表 51-2,表 51-3)。

二、M 细胞的功能和急性心肌梗死

(一) 心室肌异质性

M 细胞的存在和研究进展表明正常或异常心脏的心室肌存在着心电不同步性或心电异质性(electrical Heterogeneity)。离体和在体研究表明 M 细胞存在于犬、兔和人的心室肌中，且心室的电生理异质性不仅表现为 APD 长短之差(M 细胞最长，心外膜最短)；也表现为振幅之差(由于 M 细胞的延迟内向钠电流(I_{Na-L})较大导致 M 细胞的动作电位 0 相最大上升速率大于心外膜和心内膜)；三层心室肌细胞动作电位图形差异(由于 M 细胞具有较大的瞬时外向钾电流产生动作电位复极 1 相峰-圆顶形态)导致跨壁动作电位图的 1 相切迹，产生正常心电图的 J 波或称 Oshorn 波，如瞬时外向钾电流过大可产生异常 J 波、ST 段抬高，类似急性心肌缺血的 ST 改变或 Brugada 综合征并诱发室速、室颤。

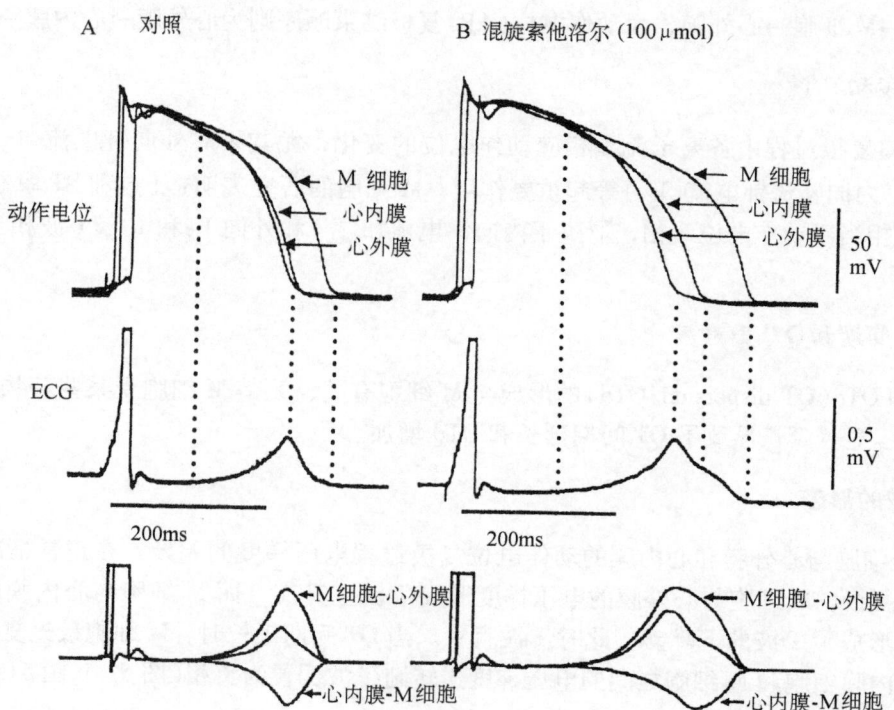

图 51-5 **动脉灌注犬左室肌跨壁标本同步记录三层细胞的 AP、ECG 及 △Endo-M、**
△Epi-M 比较和 IKr 阻断剂混旋索他洛尔（100μmol）对其影响

每个图上线所示的动作电位分别是从心外膜、心内膜及 M 区记录的，中线为跨膜心电图，下线表示心外膜和
M 细胞之间及 M 细胞和心内膜之间微机所测得的电压梯度是不同的，下线的中间一条线是两个电压梯度的综
合波，这是从动脉灌注犬左室肌楔形模型上同步记录的。A. 正常对照组；B. 用 100μmol/L 混旋索他洛尔
30min 后记录的，叠加线提示 T 波起始是由于 M 细胞动作电位平台期与心内膜及心外膜细胞的平台期分离所
致。混旋索他洛尔使 M 细胞动作电位时程优先延长，出现了心电图上可见的 T 波切迹及长 QT 间期（引自 Yan
GX,et al. Circulation,1998）

表 51-2 **心室肌四种细胞除极、复极和 APD 的比较**

	除极	复极	动作电位时程	APD$_{90}$（ms）	
				BCL1000ms	BCL2000ms
心外膜	晚	早	最短	207±20	217±24
心内膜	最早	较晚	较长	249±21	266±21
M 细胞	中	晚	长	260±21	281±25
心内膜下	中早	更晚	更长	299±17	326±19

表 51-3 **心室壁各层离子流的比较**

离子流		心外膜	心内膜	M 细胞
内向整流钾电流	I_{K1}	同	同	无差别
瞬时外向钾电流	I_{to}	较大	小	显著大[△]
缓慢激活延迟整流钾电流	I_{Ks}	大	大	小[△]
快速激活延迟整流钾电流	I_{Kr}		不详	
L 型钙电流	I_{Ca-L}		不详	
延迟内向钠电流	I_{Na-L}	大	小	大[△]

注：[△] 为 M 细胞的电生理特性

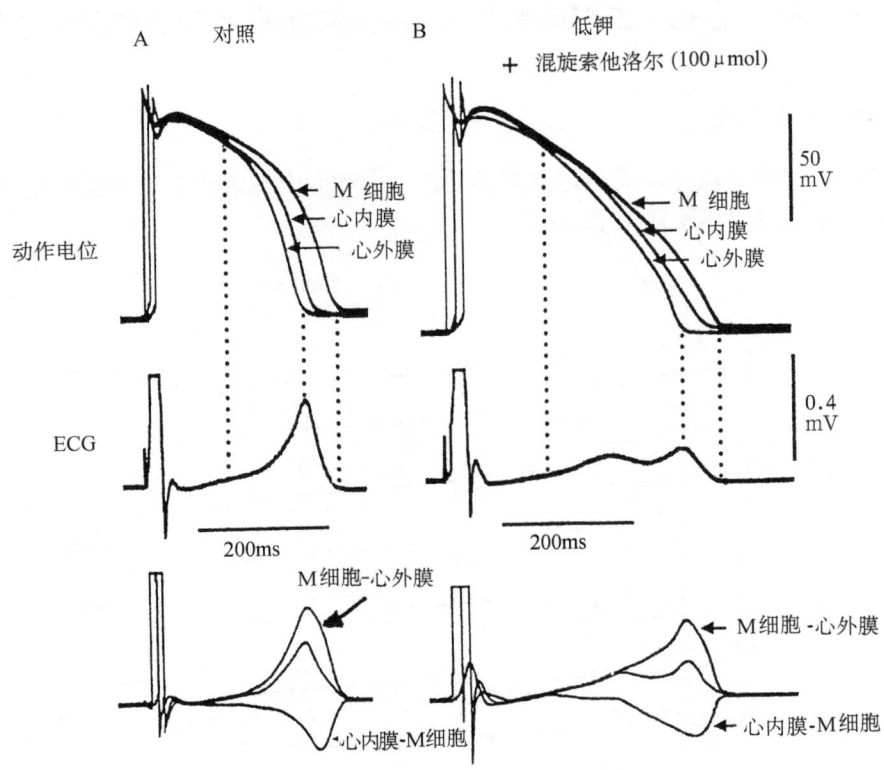

图 51-6　动脉灌注犬左室肌跨壁标本同步记录三层细胞的 AP、ECG 和 △Endo-M、
△Epi-M 比较和低钾（[K⁺]ₒ = 1.5mmol）+ 混旋索他洛尔（100μmol）对其影响

叠加的动作电位分别是心内膜、心外膜及 M 细胞的动作电位图形，心电图为跨壁心电图，最下面的为微机计算的 M 细胞与心外膜及心内膜与 M 细胞电压梯度的不同，中间的一条线为两者不同电压梯度的综合，所有均为同步记录。A. 正常对照组，B. 100μmol/L 混旋索他洛尔和低钾时出现了 T 波宽阔低平，且出现了 T-U 复合波（引自 Yan GX, et al. Circulation, 1998）

(二) M 细胞的功能

目前迷惑的问题是：M 细胞存在于心室肌中的功能是什么？基本作用是什么？是利还是弊？Antzeleviteh 等心电生理学家最近在复习 150 余篇文献的基础上，提出一个假说：M 细胞较长的心室肌复极时程可能具有改善心室肌收缩功能和稳定内、外膜电活动的保护作用，但异常延长时可促发早期后除极、晚期后除极产生触发激动，诱发室速、室颤和心脏性猝死。这个假说可以解释为了增加心肌收缩力，改善收缩功能，而适当延长舒张期，保障心肌供血、供氧和能量转换；同时由于 M 细胞的动作电位时程最长，超过了心外膜和心内膜的 APD，对内、外膜心电稳定有保护作用。但是当 M 细胞 APD 过长，诱发早期后除极、晚期后除极则是产生室速、室颤的电生理基础。

(三) 急性心肌梗死的变化

急性心肌梗死，尤其非 Q 波急性心肌梗死，一些病人在梗塞后第二天、第三天出现长 QT 和 QTd 增加，表明心内膜下梗塞或小范围梗塞产生跨壁 APD 时程离散度轻度增加，是具有保护作用或代偿作用的；但这种离散度过大时，或同时有抗心律失常药物作用使 QT 延长，则极易诱发多形或单形性室速、室颤。

三、M 细胞在 T 波形成和 T 波电交替中的作用和及其临床应用

（一）T 波的方向和幅度

用动脉灌流心室肌组织块分层同步记录跨膜动作电位和心电图表明 T 波形成取决于 3 层心肌细胞 3 相的离子流流向的电压梯度（图 51-1,图 51-5～7）。

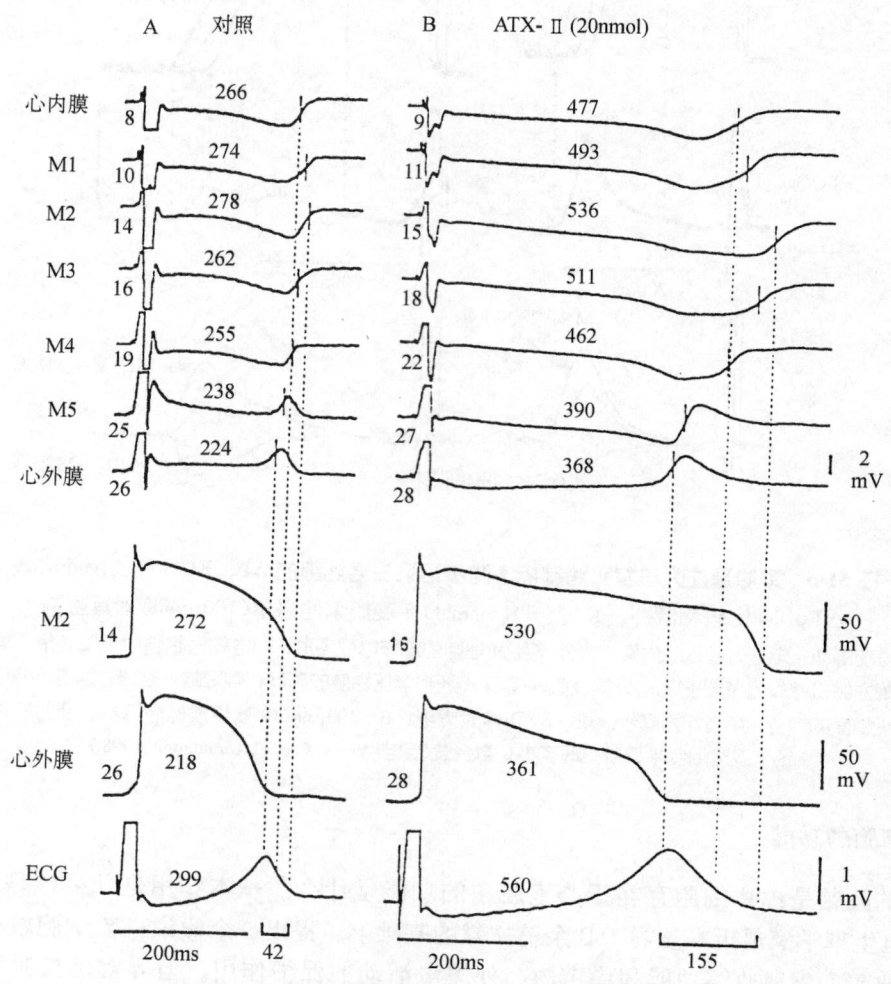

图 51-7 在 **ATX-Ⅱ**（20nmol/L）存在与不存在情况下同步记录跨膜动作电位、单极电图及心电图

每个图表明周长 2000ms 时，分别从心内膜、M 区（五个不同位置；M1-M5）和心外膜记录七个跨膜单极电图，心外膜和 M 区（M2 代表 M 区）的跨膜动作电位及跨壁心电图，每个单极电图除极前后的数字表示激动时间和兴奋恢复时间，每个动作电位出现前后的数字表示激动时间和动作电位复极至 90% 时的时程，每个心电图上的数字表示 QT 间期，在心电图底部的数字表示跨壁的复极离散度，每个单极电图上的垂直线表示 T 波波形变化最明显的时间（引自 Shimizu W,et al. Circulation,1999）

（二）Tp-Te 的电生理基础和价值

Tp(peak of T wave) 代表 T 波顶点，Te(end of T wave) 是代表 T 波终点。Tp 反映了心室复极结束最早

点——通常为心外膜 APD 之结束点，而 Te 反映心室复极结束最晚点——通常为 M 细胞动作电位的结束点，心内膜 APD 通常居中，因此 Tp-Te 反映了 M 细胞 APD 时程至心外膜动作电位时程差距，也是跨壁心肌 QTd 产生的细胞电生理基础（见图 51-5 ~ 7）。

(三) T 波电交替的细胞电生理和离子基础

1. T 波电交替概念和历史

早在 1975 年 Schwartz 等报告了 LQTS 的 T 波电交替（T wave Alternans；TWA）的重要性和对临床的价值。此后更多的文献观察到 LQTS 病例中 T 波形态各异、正负高低不一和极性交替现象，将心电图中每搏间 T 波形态、幅度和（或）极性的改变，称为 T 波电交替，还有报道在心肌缺血、代谢和电解质紊乱中可见，而实验和临床观察表明 T 波电交替与严重室性心律失常特别是室速、室颤发生的危险性增加有关，而室速、室颤是心脏性猝死的主要原因。体表心电图上 T 波电交替非常微小以致常无法用肉眼识别，近年来数字化信号处理技术使其变化有统计学上的差异，而且易于识别，此技术可以识别微伏级的电交替。

2. T 波电交替的发生机制

研究结果表明长 QT 时快速起搏或期前收缩或因各种药物如右旋索他洛尔、奎尼丁、红霉素、ATX-Ⅱ、Ryanodine 和水电解质紊乱时，易引起 APD 延长→早期后除极或/和晚期后除极→触发活动→直接引发尖端扭转性室速或再引起折返活动→与严重室性心律失常特别是室速、室颤发生的危险性增加有关，而且常先出现 T 波电交替。它发生的基本机制是 M 细胞的 APD 交替导致心室复极离散度增大从而诱发室速、室颤（图 51-8 ~ 10）。

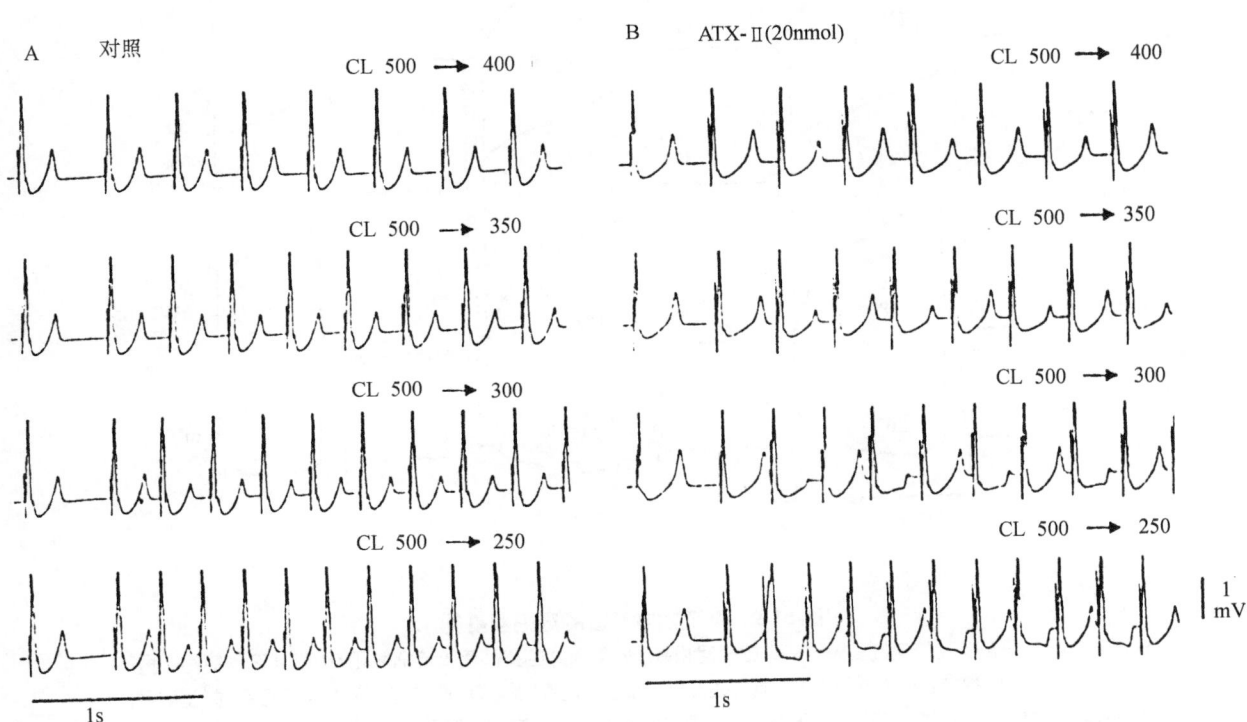

图 51-8   LQT3 综合征模型组织块上突然加速 BCL 和 ATX-Ⅱ（20nmol）对 TWA 影响

每条线的前两个激动均是在稳态情况下，基础周长为 500ms 时记录的图形，其后的各波是在如图所示的基础周长情况下记录的波形。A. 正常对照组；B. 在灌流液中加 ATX-Ⅱ（20nmol/L）。在基础状态下未见 TWA 出现，而在 ATX-Ⅱ 存在的情况下，很容易诱发 TWA（引自 Shimizu W, et al. Circulation, 1999）

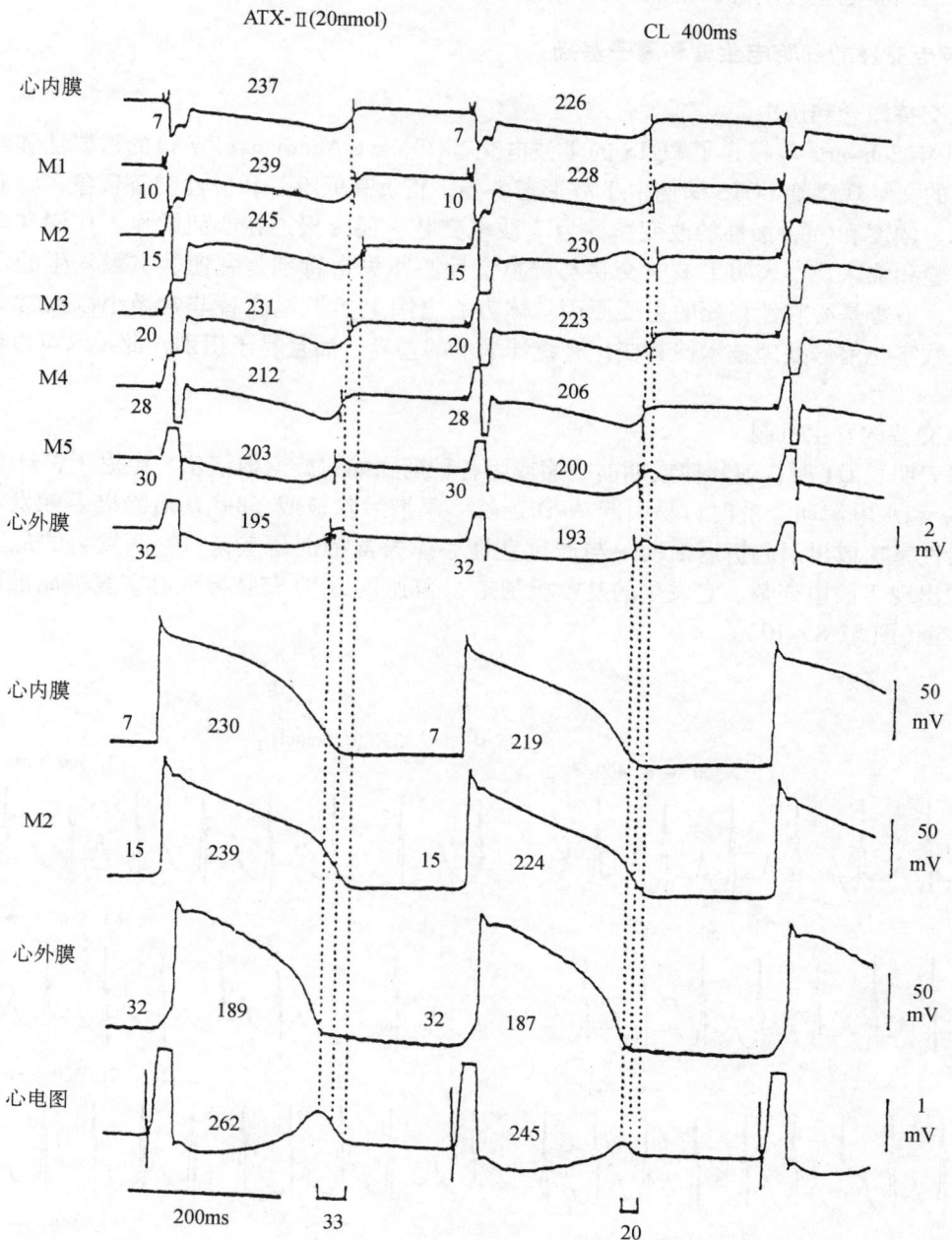

ATX-Ⅱ(20nmol)　　　　　　CL 400ms

图 51-9　T 波幅度交替的细胞学基础

由于每搏间 M 细胞的动作电位复极至 90％ 的时程和激动恢复时间的交替使 T 波幅度和 QT 间期在每搏间明显不同。图中所记录的数据和缩略词与图 7 相同，还同步记录了心内膜的跨膜动作电位。在 ATX-Ⅱ 存在时（基础周长为 400ms），M 细胞的动作电位时程明显缩短，而心内、外膜的动作电位时程无明显的变化，故 M 细胞与心外膜的电位差减小，T 波上升支幅度减小出现了 T 波幅度的交替，所记录的图形均是在稳定状态下记录的（基础周长从 500ms 减少为 400ms，15s 后记录的）（引自 Shimizu W，et al. Circulation，1999）

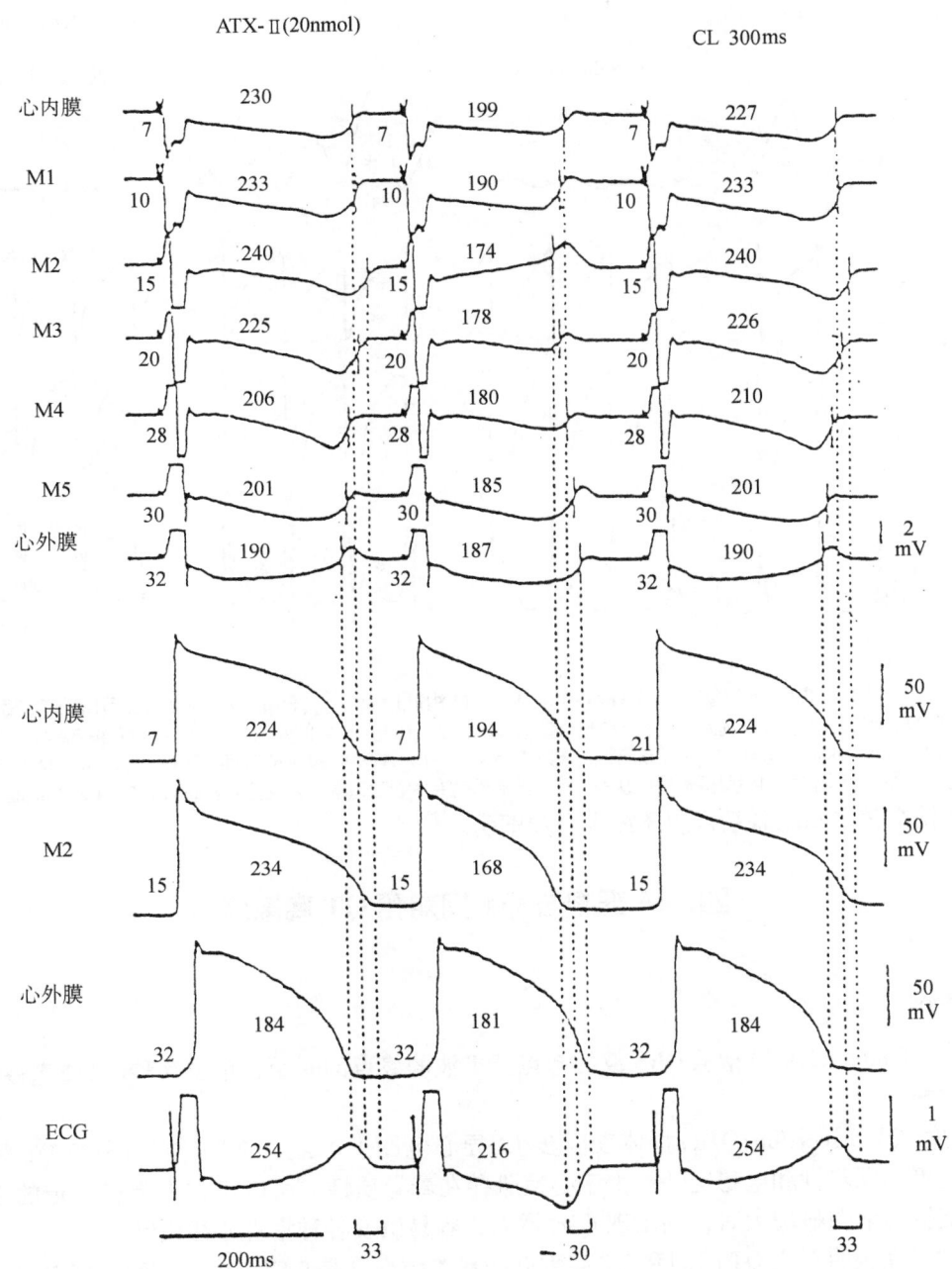

图 51-10 T 波极性交替的细胞学基础

当 T 波直立时（第一个和第三个激动）跨膜复极时间是心外膜最先复极，M 区最后复极。当下一个激动复极
梯度相反时，即 M 区最先复极，心外膜最后复极时，T 波倒置（第二个激动），所记录的图形是在稳定状态
下记录的（基础周长从 500ms 变为 300ms 后记录的）（引自 Shimizu W, et al. Circulation, 1999）

T 波电交替产生的细胞电生理基础与 M 细胞有关，其离子基础可能与细胞内钙离子浓度波动有关。心室肌细胞内低 Ca^{2+} 和用 Ca^{2+} 阻滞剂如 Ryanodine 可抑制 T 波电交替的发生（见图 51-11）。有不同机制解释 TWA 的离子基础包括每搏间细胞内钙离子水平的改变、I_K 的变化及细胞外钾离子的堆积、Na^+/Ca^{2+} 交换电流的变化。目前有更多的研究表明动作电位的交替与机械交替相耦联，肌浆网释放细胞内钙离子占重要作用。当起搏周长短于钙离子释放、再摄取、转移到邻近肌浆网所需时间时产生机械交替，

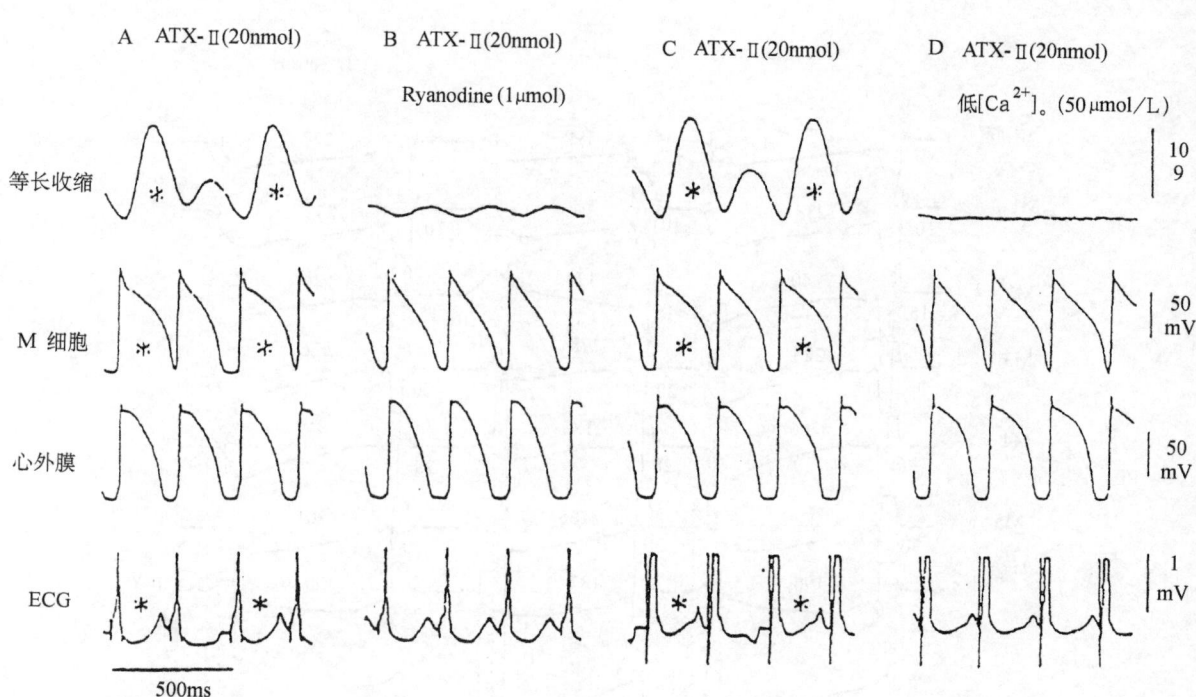

A ATX-Ⅱ(20nmol)   B ATX-Ⅱ(20nmol)   C ATX-Ⅱ(20nmol)   D ATX-Ⅱ(20nmol)

Ryanodine(1μmol)   低[Ca²⁺]。(50μmol/L)

等长收缩   10/9

M 细胞   50 mV

心外膜   50 mV

ECG   1 mV

500ms

图 51-11   在 ATX-Ⅱ (20ml) 灌流下 Ryanodine(1μmol)和低[Ca²⁺]。(50μmol)对 TWA 和机械交替的影响
同步记录等长收缩、跨壁心电图及 M 细胞、心外膜的跨膜动作电位。A、C. 在 ATX-Ⅱ(20nmol/L)存在时可见明显的 T 波交替；B. 在 ATX-Ⅱ(20nmol/L)和 Ryanodine(1μmol/L)共同灌流时，未见 T 波交替；D. ATX-Ⅱ(20nmol/L)和低[Ca²⁺]。(50μmol/L)共同灌流时也未见 T 波交替，提示 T 波交替和机械交替是相耦联的，其与细胞外钙离子浓度有密切关系(引自 Shimizu W,et al. Circulation,1999)
但 TWA 与机械交替之间的联系机制还需进一步阐明。

四、M 细胞与 QT 间期和 QT 离散度

（一）概念

QT 间期（QT interval；QT）指从 QRS 波的起点至 T 波的终点的间距，单位为秒(s)或毫秒(ms)，它主要代表心室复极。

QT 离散度（QT dispersion；QTd）指体表同步 12 导心电图上的最长 QT 间期与最短 QT 间期的差值，它代表心室复极的同步性和电稳定性。由于心室肌存在着异质性，所以正常人都有一定的复极离散度，但是当心室复极离散明显增大时，则出现 QTd 增大，容易诱发各种室性心律失常。

M 细胞的研究表明形成 QT 间期和 QT 离散度的最关键部分是心室肌中层细胞，即 M 细胞。

QT $\approx$ APD$_{mc}$，即 M 细胞的 APD 最长，是形成 QT 关键成份；

QTd = QTmax － QTmin $\approx$ APDmax － APDmin = APD$_{mc}$ － APD$_{epi}$；

$\because$ APDmax = APD$_{mc}$，APDmin = APD$_{epi}$

注：（APD:动作电位时程;mc:M 细胞;max:最大;min:最小;epi:心外膜)

（二）临床正常参考值及临床意义

QT 间期的正常参考值为小于 0.44s，临界值为 0.44～0.46s，LQTS 的诊断值为 QT≥0.47s(男性)，0.48s(女性)。QTd 的正常参考值为 <50ms，临界值为 50ms～65ms，>65ms 或 75ms 以上有重要参考价值。众多报道表明长 QT 综合征不论先天性或获得性 QT 离散度 >75ms 易发生尖端扭转性室速→室颤；

急性心梗、充血性心衰和肥厚性心肌病等 QT 离散度延长时有一定的诊断和影响预后的价值。

（三）电生理基础

QT 离散度在体表心电图上的存在与否？曾在 80 年代有过长时间争议，在 90 年代随着心肌内、中、外 APD 和激动恢复间期（ARI）及激动时间（AT）与心电图的同步记录实验资料的反复验证而逐步肯定下来，并提出了心肌异质性或不同步性的概念，承认心肌异质性是心脏电生理的基本特性之一。

图 51-5，6 所示，体表心电图综合电势的 Tp 代表了心外膜完全复极，而 Te 代表了 M 细胞的完全复极，因此 Tp-Te 代表心外膜动作电位时程与 M 细胞动作电位时程之差距，可反映心室跨壁复极离散度。

（四）药物细胞电生理研究

凡增加校正 QT 离散度和 QT 离散度的药物，如 I 类和 Ⅲ 类抗心律失常药物奎尼丁，索他洛尔都是显著延长了 M 细胞的 APD 而增大了跨心室肌内、中、外层的复极离散度（图 51-4，图 51-5，图 51-6），而适量的胺碘酮虽然也延长 QT 间期和校正 QT 间期，但不延长 QT 离散度，是因为它对 M 细胞的影响较小且对三层心肌的 APD 电生理作用同步，因此 QT 离散度增加不大甚至相对缩小。

（五）QT 离散度的细胞电生理基础

跨心室肌尤其是 M 细胞与内、外膜的动作电位时程的离散程度，或者是心室不同部位间的离散程度是 QTd 的细胞电生理基础。如果 QT 离散度增大是由于跨心室内、中、外层离散度增加，其作为危险因子对临床预后有重要相关性；而如果 QT 离散度是因心室不同部位之间的离散度增加，则对预后的估计价值受更多因素的影响。QT 离散度的细胞电生理研究表明 QT 离散度与 Tp-Te 有一定相关性，并且 QT 离散度增加与 T 波交替之间相关性好，二者常同时并存。因此重视 T 波的顶点-终点时距和 T 波下降支等 T 波形态学变化具有非常重要的临床意义。

五、M 细胞与尖端扭转性室速和 Brugada 综合征

（一）M 细胞与尖端扭转性室速

尖端扭转性室速（Torsade de Pointes，TdP）是一种非典型的多形性室性心动过速，常与先天性或获得性长 QT 综合征合并存在，也可见于各种原因的心脏性猝死之前。尖端扭转性室速也常见于奎尼丁过量，尤其合并低血钾、缓慢心率如三度房室阻滞和窦性停搏。新近研究报告应用延迟整流钾电流的快速激活成分阻滞剂如 d-Sotalol 抗心律失常治疗时，当药物浓度达到一定高水平时也可引起尖端扭转性室速，其根本机制是由于这些药物影响 M 细胞的动作电位时程，使动作电位时程显著延长，当其延长到一定时候诱发早期后除极并引起触发活动。此时，如有期前收缩，更易引起折返活动形成尖端扭转性室速，并根据此机制预防尖端扭转性室速。在同步动作电位记录动脉灌注的犬心室肌组织块的心内膜、M 细胞和心外膜研究中，在延长 M 细胞动作电位时程的药物的基础上可以由一个提前刺激诱发早期后除极，诱发尖端扭转性室速。

（二）M 细胞与 Brugada 综合征

Brugada 综合征是 1991—1992 年由 Brugada 首先报告，以特发性室速、猝死为主要症状和心电图特征性的 ST 段（特别是 $V_1 \sim V_3$）抬高和右束支阻滞为特征的一组综合征。由于 Brugada 综合征与其后 Nademanee 所报告的东南亚地区的不可解释的猝死综合征类似，所以又称为 Nademanee 综合征。

心肌梗死后特发性室速的发生率约 3% ~ 9%，而 Brugada 综合征尚无确切的流行病学调查资料，但

在亚太地区是心脏性猝死的常见原因之一。男性显著多于女性,泰国为 400 人/百万人口,年龄见于 2~77 岁,平均 35~41 岁,可有家族倾向。

有关 Brugada 综合征的机制研究正在越来越被重视。新近有人报告,Brugada 综合征与钠通道基因 SCN5A 有关,该基因也是引起长 QT 综合征 3 型的基因,但二者的突变部位不同,由于 Brugada 综合征室速发生前常有 ST 段抬高和巨大的 J 波,因此有人设计研究了瞬时外向钾电流(I_{to}),表明 I_{to} 增大可产生巨大 J 波和 J 点抬高,是 Brugada 综合征的重要细胞和离子流基础。

现有资料证明室速、室颤、尖端扭转性室速发生的基本机制是心室肌电活动异质性增大,跨壁复极离散度增加,诱发早期后除极和尖端扭转性室速。其离子基础是延迟整流钾电流 I_{Kr} 或 I_{Ks} 减少,或者 L 型钙电流(I_{Ca-L})或延迟钠电流(I_{Na-L})增加。而上述离子流的异常减少或增加可能由于各种遗传基因控制的离子通道突变或者后天因素如药物、心肌缺血等导致。临床上也常观察到尖端扭转性室速可被加速起搏或者快速刺激引发。新近报告突然加速刺激可使原心室率缓慢的病人发生动作电位时程显著延长并诱发早期后除极和尖端扭转性室速,同样也可以被短-长-短刺激诱发动作电位时程延长和尖端扭转性室速。上述室速发生的基本机制是动作电位时程延长,而动作电位时程延长在心室肌细胞中以 M 细胞最为突出,因此 M 细胞对发生室速和心脏性猝死有着重要的意义。

六、M 细胞与长 QT 综合征

(一) 长 QT 综合征研究的历史和现状

1957 年,Jervell 和 Lange-Nielsen 首先报告了以长 QT(LQTS)、猝死伴有耳聋为主要症状的一组病人,日后被称为 Jervell-Lange-Nielsen 综合征;

1963—1964 年,Romano 和 Ward 分别报告了具有家族倾向的长 QT 和猝死不伴耳聋的综合征,日后被称为 Romano - Ward 综合征;

1966 年,Yanowitz 和 Abildskov 等报告了 QT 间期受左右侧交感神经节的影响;1971 年,Moss 等报告了颈交感神经切除治疗长 QT 综合征。

Vincent(1971 年),Schwartz(1975 年)分别报告了长 QT 综合征,直至 1985 年正式统一命名为长 QT 综合征。

1991 年,Keating 和 Vincent 等人首先发现了长 QT 综合征的第一个基因,为长 QT 综合征分子生物学遗传机制和遗传与临床的关系奠定了基础,开辟了长 QT 综合征基础和临床研究的新时期。至今已发现有 8 个与长 QT 综合征有关的遗传基因和与长 QT 综合征有关的钠、钾、钙等离子通道。

1991—1999 年,在基因与临床研究的同时,长 QT 综合征的细胞电生理和离子流基础研究与临床的关系有了许多重要的进展,成为当今心性猝死和室速、室颤研究的热点。

(二) 长 QT 综合征的流行病学

长 QT 综合征被分为两类:先天遗传性长 QT 综合征较少见,后天获得性长 QT 综合征较多见。其临床表现以 QT 间期延长和晕厥、猝死为特征。先天性 LQTS 的确切发生率尚无精确的流行病学资料,新近根据大系列家族基因谱调查,认为其发生率为 1/7000,即美国大约有 50000 例左右和全世界约 200000 例左右。美国大约每年有心性猝死 3000~4000 例是由于长 QT 综合征,尤其在小儿和年轻人,或者任何不明原因的晕厥和猝死病例均应考虑到长 QT 综合征的可能性。

(三) 长 QT 综合征的临床表现和诊断

1. 症状和分类 典型的长 QT 综合征是以晕厥和猝死为主要临床特征,心电图有长 QT、T 波改变和尖端扭转性室速。但是不典型病例长 QT 而无临床症状、或者有临床症状而 QT 不延长，这些不典型的病例约占 QT 延长综合征总数的 30% ~ 40% 以上。新近基因家谱分析发现，长 QT 综合征家系成员有典型的基因突变，而无任何临床和心电图表现，这些病例可称为隐性长 QT 综合征。根据临床症状有无家族倾向，又可将长 QT 综合征区分为家族遗传性长 QT 综合征和散发性长 QT 综合征。根据有无继发因素将长 QT 综合征区分为先天遗传性和后天获得性。后天获得性最常见的因素为电解质紊乱和药物影响。

2. 诊断标准　诊断标准按 1994 国际标准（表 51-4），计分达 4 分时可诊断。在病史中对任何一个不可解释的年龄在 40 岁以下，特别是儿童和年轻人的心脏性猝死都应该考虑到长 QT 综合征的诊断。尤其要重视晕厥和猝死的发生是否与运动和精神紧张有关，多数长 QT 综合征病例的症状发生在运动和精神刺激时（多为长 QT 综合征 1 型，长 QT 综合征 2 型），少数病人可以发生于睡眠和休息时（多为长 QT 综合征 3 型）。但是长 QT 综合征诊断中更重要的是心电图表现和家系调查。

表 51-4　长 QT 综合征临床诊断标准

ECG 标准*	计分
A. QTc** > 0.48s	3
0.46 ~ 0.47s	2
0.45s（男性）	1
B. 尖端扭转型室速（TdP）***	2
C. T 波电交替	1
D. 3 个导联中有切迹型 T 波	1
E. 心率低于同龄正常值	0.5
临床病史	
A. 晕厥**** 与体力或精神压力有关	2
与体力或精神压力无关	1
B. 先天性耳聋	0.5
家族史+	
A. 家族中有确定的长 QT 综合征患者	1
B. 直系亲属中有 30 岁以下发生的无解释的心性猝死	0.5

评分：≤1 分，长 QT 综合征的诊断可能性小；2 ~ 3 分，长 QT 综合征的诊断为临界型；≥4 分，长 QT 综合征的诊断可能性大

---

*排除药物或其他疾患对心电图指标的影响；**QT 为采用 Bazett 公式得出的 QT 计算值，即：$QTc = QT/RR^{1/2}$；***若尖端扭转性室速与晕厥同时存在，计分只取二者之一；****如果某一家族成员同时具备 A、B 二项，计分只取二者之一

（四）长 QT 综合征的临床和细胞电生理学

1. QT 间期　长 QT 综合征的诊断重要依据之一是 QT 间期延长，长 QT 约占长 QT 综合征总数的 70% 左右，而另外 30% 左右的病例无显性的长 QT。长 QT 的程度也有非常大的变异，其范围变异为 0.41 ~ 0.60s，平均 0.49s。在 QTc 也有很大的变异，LQT_1 平均 0.49s，LQT_2 0.48s 且与性别有关，女性显著长于男性。$LQTS_3$ QT 间期最长，平均 QTc 为 0.52(0.43 ~ 0.60)s。

重要的是大约有 12% 的长 QT 综合征基因携带者其 QTc 正常（≤0.44s），其中长 QT 综合征 1 型占 17%，长 QT 综合征 2 型占 12%，长 QT 综合征 3 型占 5%，因此 QTc 正常并不能除外长 QT 综合征。相反，30% 左右的 QTc 临界（0.45 ~ 0.46s）患者首次 ECGQTc 完全正常，这种情况心电图诊断是很困难的，其 QTc 正常和临界状态的病例大约占总数的 35% ~ 40%。

2. T 波形态学和 T 波电交替　长 QT 综合征病人的 T 波形态经常是多变的和不正常的，新近研究已

经发现不同基因类型的长 QT 综合征病例的 ST 形态学有其特性，与其基因类型有直接联系，因此，T 波形态学对诊断长 QT 综合征是非常重要的。

T 波形态学的诊断主要包括：①T 波交替；②T 波切迹；③TU 波切迹等。

T 波电交替包括 T 波电压高低的交替，T 波极性正负的交替和 T 波形态的交替。TWA 对长 QT 综合征的诊断和预后有重要意义。

3. T 波形态与基因的联系　长 QT 综合征 1 型病人的 T 波常表现为缓慢上升，T 波顶点圆钝，下降支缓慢的特点，因此形成特征性的临界状。长 QT 综合征 2 型病人的 T 波常成为双峰状，伴切迹而且低振幅的特点。长 QT 综合征 3 型病人的 T 波特点是 ST 段长而平直，T 波高尖。Utah 大学长 QT 综合征研究组分析国际长 QT 综合征协作组大系列心电图资料显示：根据 ST、T 波形态可以预测其基因类型，其特异性达 70% ~ 85%。因此，心电图的表现对诊断长 QT 综合征是十分重要的，对基因分析并参考其心电图基因类型来缩短时间和节省经费是必要的，而且对我们心脏科医生熟悉其特殊形态也是十分重要的。

4. Holter 检测对长 QT 综合征的诊断是有用的，但特别需要注意 QT 间期的矫正，因为正常人在 Holter 检测中 QT 间期变异达 0.50s。所以，在 Holter 检测中的 QTc 标准应 >0.5s，尤其同时伴有 T 波异常者方有诊断价值。

5. 去甲肾上腺素和异丙肾上腺素药物诱发性试验　目前尚未形成统一的研究和诊断的标准方案，但该试验是有用的，其 QTc 大于 0.5s 有诊断价值。

6. 电生理检查　食管和腔内电生理检查，程控期前刺激诱发等电生理研究方法对长 QT 综合征的实用价值不大，故原则上不用。

7. 倾斜试验和其它交感神经试验有参考价值。

8. QT/QS_2 间期比值测定有价值，大于 1.3 支持长 QT 综合征的诊断。

小　结

M 细胞自 1991 年发现以来已经进行了大量的深入的细胞电生理学和离子机制的研究，我国 1996 年的研究也获得同样结论，但目前关于它的研究才刚刚开始，还有待于更系统和深入的探讨它的意义。首先，有关 M 细胞的功能、作用及其生理意义仍需阐明和丰富。其次，了解在各种病理状态下，如缺血性心肌病、肥厚性心肌病、扩张性心肌病和心力衰竭等，M 细胞相对与心内外膜层肌细胞形态、功能的改变以及膜离子流的变化也将对临床疾病的深入认识和治疗有所启迪和帮助。最后，可以针对 M 细胞进行药物研究和开发。与基因遗传学和临床诊断治疗相结合，使我们对临床心电图和许多临床心律失常和疾病的诊断和治疗有了提高，因此，我们进行 M 细胞研究和临床应用是很有益的。

参 考 文 献

1. 丁国良，崔长琮. 心室肌 M 细胞的研究进展. 中华心律失常杂志，1998，2：156-158
2. 张莉，杨琳，崔长琮，等. 遗传性长 QT 综合征的研究进展和分子生物学基础. 中国心脏起搏与心电生理杂志，1997，11：58-60
3. 刘艳，杜克莘，丁国良，等. 犬心外膜除极复极离散度与体表 QT 离散度相关性的实验研究. 陕西医学，1998，27：61
4. Li Zhang(张莉)，Vincent GM. Sympathetic modulation affects repolarization disparity in LQTS and normals：QTp/QTe changes during exercise and beta-blockade. JACC，1994，20：37A
5. 曹世平，杨琳，陈前，等. 降钙素基因相关肽对犬心室肌 M 细胞延迟整流钾电流的作用. 中国病理生理杂志，1998，14：900

6. 丁国良，崔长琼，陈前，等. 犬心室肌 M 细胞动作电位特性及其瞬时外向钾电流研究. 中国病理生理杂志，1998，14：898

7. Wang Q, Chen Q, Li H, et al. Molecular genetics of long QT syndrome from genes to patients. Curr Opin Cardiol, 1997, 12: 310-320

8. Sicouri S, Antzelevitch C. A subpopulation of cells with unique electrophysiological properties in the deep subepicardium of the canine ventricle: The M cell. Circ Res, 1991, 68: 1729-1741

9. Antzelevitch C, Sicouri S. Clinical relevance of cardiac arrhythmias generated by afterdepolarizations: The role of M cells in the generation of U waves, triggered activity and torsade de pointes. J Am Coll Cardiol, 1994, 23: 259-277

10. Antzelevitch C. The M cell. Invited Editorial Comment. Journal of Cardiovascular Pharmacology and Therapeutics, 1997, 2: 73-76

11. Liu DW, Gintant GA, Antzelevitch C. Ionic bases for electrophysiological distinctions among epicardial, midmyocardial, and endocardial myocytes from the free wall of the canine left ventricle. Circ Res, 1993, 72: 671-687

12. Sicouri S, Antzelevitch C. Drug-induced afterdepolarizations and triggered activity occur in a discrete subpopulation of ventricular muscle cell(M cells) in the canine heart: Quinidine and Digitalis. J Cardiovasc Electrophysiol, 1993, 4: 48-58

13. Sicouri S, Fish J, Antzelevitch C. Distribution of M cells in the canine ventricle. J Cardiovasc Electrophysiol, 1994, 5: 824-837

14. Liu DW, Antzelevitch C. Characteristics of the delayed rectifier current (Ikr and Iks) in canine ventricular epicardial, midmyocardial and endocardial myocytes: A weaker Iks contributes to the longer action potential of the M cell. Circ Res, 1995, 76: 351-365

15. Shimizu W, Antzelevitch C. Sodium channel block with mexiletine is effective in reducing dispersion of repolarization and preventing torsade de pointes in LQT2 and LQT3 models of the long-QT syndrome. Circulation, 1997, 96: 2038-2047

16. Yan GX, Shimizu W, Antzelevitch C. Characteristics and distribution of M cells in arterially-perfused canine left ventricular wedge preparations. Circulation, 1998, 98: 1921-1927

17. Yan GX, Antzelevitch C. Cellular basis for the normal T wave and the electrocardiographic manifestations of the long QT syndrome. Circulation, 1998, 98: 1928-1936

18. Antzelevitch C, Shimizu W, Yan GX, et al. The M Cell. Its contribution to the ECG and to normal and abnormal electrical function of the heart. J Cardiovasc Electrophysiol, 1999, 10(8): 1124-1152

19. Yan GX, Antzelevitch C. Cellular basis for the electrocardiographic J wave. Circulation, 1996, 93: 372-379

20. Gussak I, Antzelevitch C, Bjerregaard P, et al. The Brugada syndrome: clinical, electrophysiological and genetic aspects. J Am Coll Cardiol, 1999, 33: 5-15

21. Eddlestone GT, Zygmunt AC, Antzelevitch C. Larger late sodium current contributes to the longer action potential of the M cell in canine ventricular myocardium. PACE, 1996, 19: II-569(Abstract)

22. Bryant SM, Wan X, Shipsey SJ, et al. Regional differences in the delayed rectifier current (Ikr and Iks) contribute to the differences in action potential duration in basal left ventricular myocytes in guinea-pig. Cardiovasc Res, 1998, 40: 322-331

23. El-Sherif N, Chinushi M, Caref EB, et al. Electrophysiological mechanism of characteristic electrocardiographic morphology of torsade de pointes tachyarrhythmias in the long-QT syndrome. Detailed analysis of ventricular tridimensional activation patterns. Circulation, 1997, 96: 4392-4399

24. Anyukhovsky EP, Sosunov EA, Feinmark SJ, et al. Effects of quinidine on repolarization in canine epicardium, midmyocardium, and endocardium. II. In vivo study. Circulation, 1997, 96: 4019-4026

25. Antzelevitch C, Nesterenko VV, Yan GX. The role of M cells in acquired long QT syndrome, U waves and torsade de pointes. J Electrocardiol, 1996, 28(suppl.): 131-138

26. Schwartz PJ, Malliani A. Electrical alteration of the T-wave: clinical and experimental evidence of its relationship with the sympathetic nervous system and with long Q-T syndrome. Am Heart J, 1975, 89: 45-50

27. Hohnloser SH, Klingenheben T, Li Y, et al. T-wave alternans as a predictor of recurrent ventricular tachyarrhythmias in ICD recipients: prospective comparson with conventional risk markers. J Cardiovasc Electrophysiol, 1998, 9: 1258-1268

28. Estes NAM, Michaud G, Zip DP, et al. T-wave alternans during rest and exercise as predictors of vulnerability to ventricular arrhythmias. Am J Cardiol, 1997, 80: 1314-1318

29. Kavesh NG, Shorofsky SR, Sarang SE, et al. Effect of heart rate T wave alternans. J Cardiovasc Electrophysiol, 1998, 9: 703-708

30. Antzelevitch C, Shimizu W, Yan GX, et al. Cellular basis for QT dispersion. J Electrocardiol, 1998, 30(Suppl): 168-175

31. Shimizu W, Antzelevitch C. Cellular and ionic basisfor T wave alternans under Long QT condition. Circulation, 1999, 99: 1499-1507

第52章 拖带现象

Entrainment Phenomenon

郭 继 鸿

　　1977 年 Waldo 首次提出拖带现象（entrainment phenomenon）的概念。在心外科开胸手术的患者，其用快速的心房起搏拖带并终止了典型的 I 型心房扑动。但当时对这一现象的认识还不十分清楚。随后在心房扑动、室性心动过速、有旁路参与的房室折返性心动过速、房室结折返性心动过速、房内折返性心动过速等一系列的研究中，对拖带现象的机制有了不断深入的理解和认识，并对这一现象的发生提出了三种假设。目前已得到这样一个共识，能够被拖带的心动过速是折返机制引起，并存在着可激动间隙。晚近 Waldo 又提出了拖带现象诊断的四条标准，使拖带的研究又迈进了一步。目前拖带现象已成为心律失常诊断与治疗领域中的一个重要线索，是现代临床电生理检查和射频消融术治疗中的十分重要的基本概念和基础理论。除此，重整与拖带现象还是在不断深化认识，不断完善和发展中的理论。

一、拖带现象的定义

　　拖带现象又称心动过速的暂时性拖带现象，是指心动过速发生时，用高于心动过速的频率进行超速起搏，心动过速不存在保护性传入阻滞时，心动过速的频率升高到起搏频率，当超速起搏停止或起搏频率降低到原心动过速频率以下时，心动过速的频率回降到原来频率的现象称为拖带现象。

　　根据上述定义我们可以分析图 52-1 出现的三种情况，这三种情况都是在心动过速发生的过程中，给予较高的频率起搏或刺激，A 条中起搏频率低于心动过速频率，对心动过速无影响；B、C 两条中起搏频率高于心动过速频率，起搏后心动过速的频率提高到起搏频率，起搏停止后 C 条中心动过速也随之终止；B 条中起搏停止后心动过速还在发作，并且频率降回到原来频率。因此，根据上述定义可以判定图 52-1 中仅 B 条发生了拖带现象。

拖带现象被认为是折返性心动过速特有的心电现象。折返性心动过速的特征是有一个解剖学或功能学的折返环路,折返环路有入口和出口,循环激动经过出口传出可引起折返环之外的心肌组织的除极,产生心电图记录到的相应的除极波。心动过速持续发作时,无其他激动从入口进入折返环时,折返激动则在折返环内循环不止,并通过出口传出,引起心肌激动。进行超速起搏时,快速刺激经入口连续进入折返环,并夺获折返环,进而通过出口激动外周的心肌组织,心电图表现为心动过速的频率提高到起搏频率。起搏停止后,原来折返环中的折返激动恢复原状,心动过速的频率也就降回到原来的频率(图52-2)。

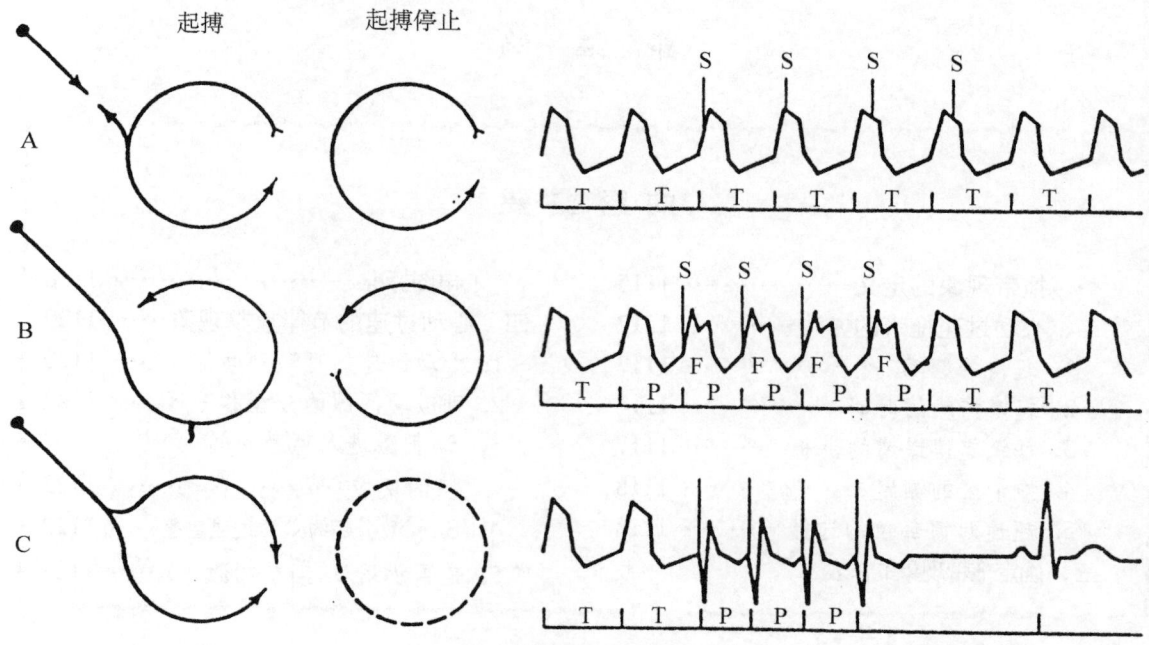

图 52-1 心动过速拖带的示意图
A. 起搏频率低于心动过速频率使起搏刺激未打入折返环,心动过速的频率保持不变;
B. 心动过速频率跟随较高的起搏频率,起搏停止后回降至初始频率; C. 心动过速频率跟随较高的起搏频率,停止起搏后心动过速终止

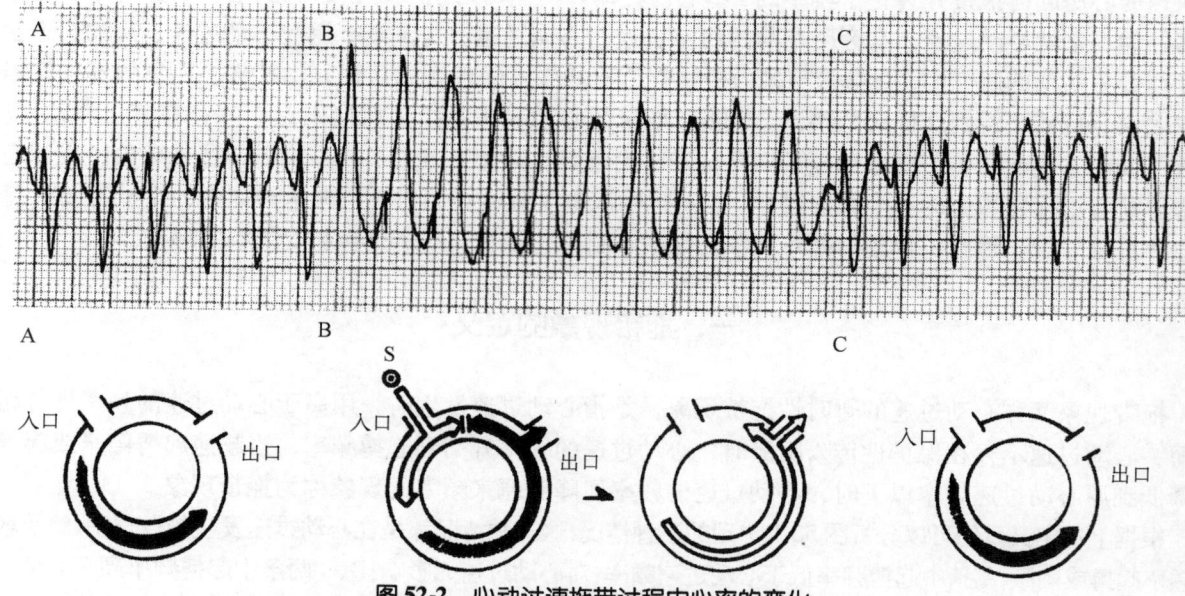

图 52-2 心动过速拖带过程中心率的变化
上面心电图中:A. 室速发作;B. 心室超速起搏后,室速频率增快;C. 起搏停止后,室速频率回降到原来频率。
下面分别为 A、B、C 三种情况的示意图因此,拖带现象发生时,需要存在超速起搏刺激(overdrive pacing)以及一个正在发生的折返性心动过速和其依赖的折返环路。

二、心动过速拖带的方法

应用连续超速起搏的方法可以进行心动过速的拖带,并能测定拖带区。

1. 起搏的频率

选择起搏频率时,存在选择起搏间期或起搏频率的两种方法。

(1)选择起搏间期:先确定心动过速的间期(ms),再选择比心动过速间期短10ms 的起搏间期进行起搏,起搏后观察能否拖带心动过速,拖带成功后,可将起搏间期再减10ms 进行起搏及再次拖带(图52-3)。

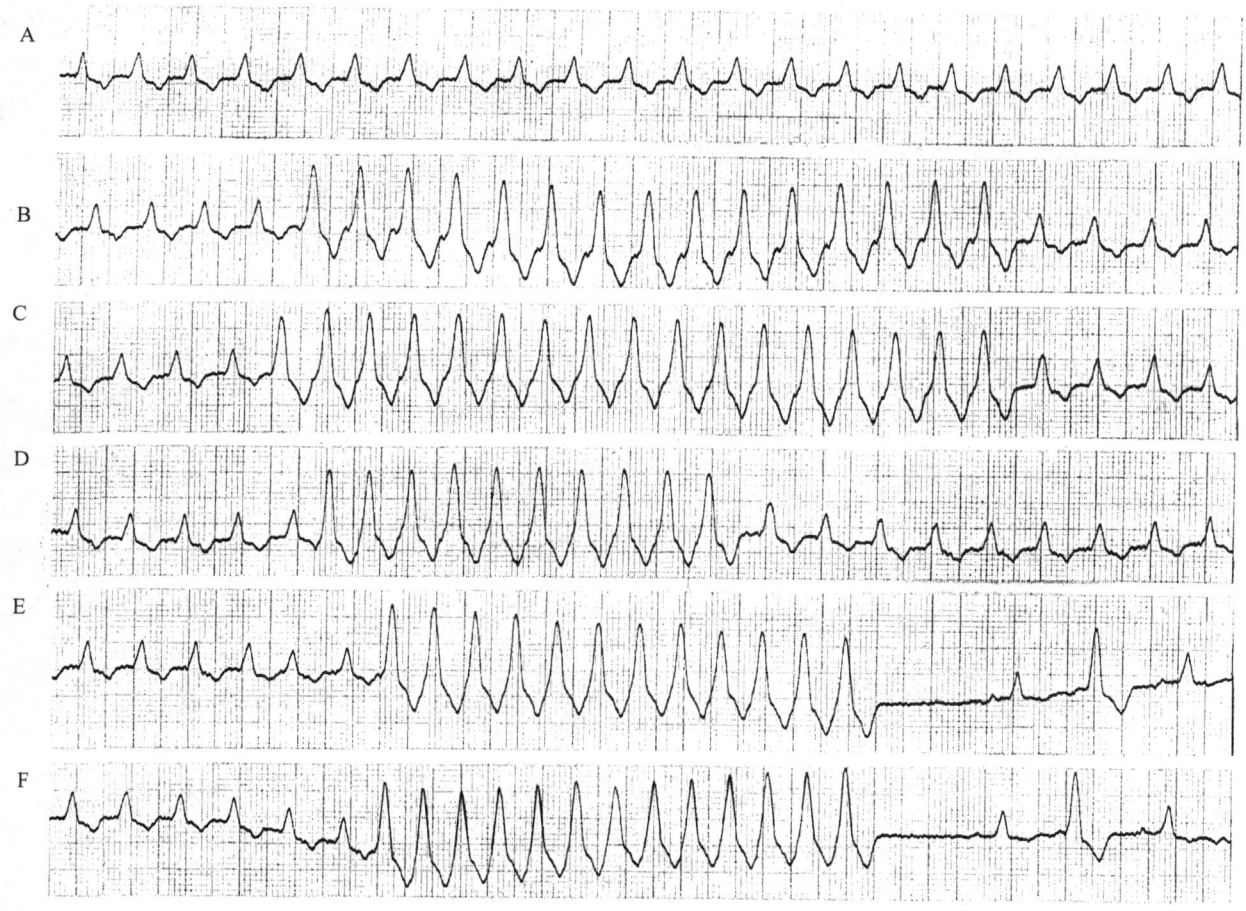

图52-3 心室超速起搏后拖带

本图为预激综合征伴发的房室折返性心动过速,心动过速频率150bpm,心动过速周期400ms。A、B、C. 三条分别用340ms,320ms,310ms 的起搏间期起搏心室,D. 并拖带了心动过速,E、F. 二条分别用300ms、290ms 的起搏间期起搏心室,停止起搏后心动过速终止,说明拖带区已过

(2)选择起搏频率:心动过速频率确定后,选择比心动过速频率高5ppm 的频率作为起搏频率,起搏后观察有无拖带现象发生,有效拖带后可把起搏频率再提高5ppm 进行起搏及拖带。

2. 起搏持续的时间

每级超速起搏持续时间2~60s。

3. 每级起搏递增的步长

当一级超速起搏有效拖带后,起搏频率升级后可再次做拖带,升级的步长常选用 + 5ppm,或 – 10ms(起搏间期递减)。

4. 拖带区的测定

为证实有无拖带现象,可进行 1~2 级的超速起搏,心动过速确实能被拖带时,检查则可终止。测定拖带区时,应进行逐级超速起搏,直到超速起搏停止心动过速也同时被终止时,说明拖带区已过(图 52-3)。

5. 超速起搏部位的选择

进行拖带的起搏部位越靠近心动过速的折返环,引发拖带的几率越大。多数情况下,起搏部位与折返环部位在一个电心腔中(指双房单腔或双室单腔)。如心房起搏可以拖带房速、房扑,心室起搏可以拖带室速。少数情况时,应用心房起搏也可拖带室速。房室折返性心动过速的折返环包括心房及心室,因此,心房或心室超速起搏均可能拖带旁路参与的心动过速。食管调搏直接刺激的是食管壁,但可间接起搏左房,因此,折返性房速、房扑、房室折返性心动过速均可经食管调搏拖带。房室结双径路引发的房室结折返性心动过速的拖带有些特殊,其折返环位于房室结内,心房肌和心室肌都不是折返的必需成分,但折返环有心房逆向传导路径,或心室顺向传导路径,因此,经心房或心室均能拖带之。

对于同一折返性心动过速,不同起搏部位拖带心动过速时,除拖带形成的融合波形态不同以外,停止拖带的最后拖带间期(last entrained interval)等多方面也有不同(图 52-4)。

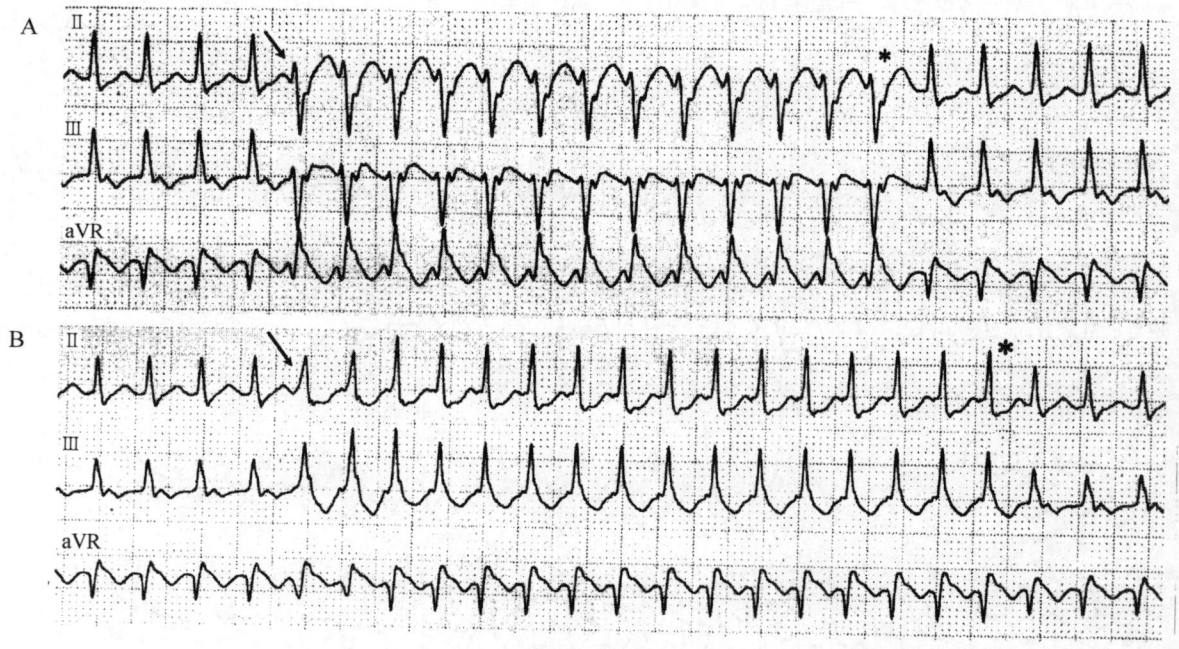

图 52-4 起搏部位对拖带的影响

本图为一例预激综合征伴发房室折返性心动过速时,应用相同的起搏频率(230bpm),经左室不同部位进行拖带时的心电图。
A 图. 起搏部位位于左室心尖部;B 图. 起搏部位位于左室心底部,靠近二尖瓣环处,A 图与 B 图比较,拖带时形成的融合波及最后拖带间期(*所示)均不相同

三、确定拖带现象的体表心电图标准

多数情况下,通过体表心电图观察心动过速的频率在超速起搏时有否变化而判断是否发生了拖带。但是仅凭心率的变化有时很难除外超速起搏确实夺获了心房或心室,但与折返环路中的折返激动呈完全分离的情况。为此,Waldo 等 1986 年提出了诊断拖带的四个标准,对拖带现象是否发生的判定有一定的

帮助。其中三条与体表心电图直接相关。

1. 同一部位应用同一频率超速起搏进行拖带时，体表心电图的融合波。仅仅最后一次起搏夺获折返环并从出口引起的心肌除极波不是融合波，但其仍在被拖带。为理解这一标准，首先需理解拖带过程中融合波产生的机制。

在折返环附近的一次适时的起搏刺激能够通过入口进入折返激动的可激动间隙，并夺获折返激动，产生第一次拖带。在其进入折返环入口前，先要夺获起搏部位的心肌组织，使之除极并扩布。与此同时从折返环路出口处传出的心动过速的最后一次激动也会使心肌除极并扩布。结果两者在除极与扩布的过程相遇，形成第一次融合波。这次的融合波是由拖带前心动过速的最后一个激动与第一次起搏刺激引发的起搏部位心肌除极波两者共同形成（图52-5A）。此后第一个起搏刺激从入口进入折返环并经折返环路到出口传出，得出后使心肌除极并扩布，这一除极及扩布波将与第二个起搏刺激引起起搏部位的心肌除

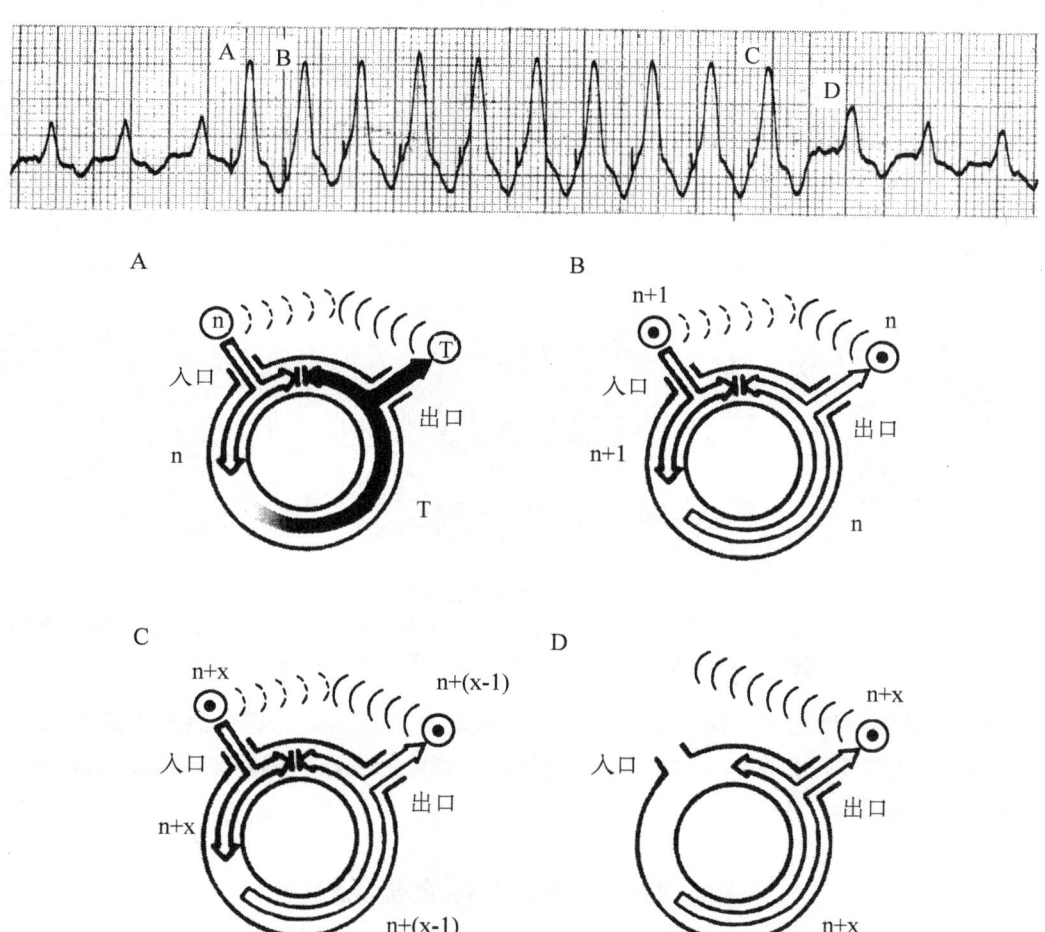

图52-5 心动过速拖带时融合波形成机制示意图

A. 发生拖带的第一个起搏刺激（n）使起搏部位的心肌除极并扩布，并与最后一次心动过速（T）从出口传出的激动引起的心肌除极波相遇并形成第一个融合波（心电图中标为A）；B. 发生拖带的第一个起搏刺激（n）首次夺获折返环，并沿折返环路的出口传出产生心肌除极波，几乎同时，第二个有效拖带的起搏刺激（n+1）使起搏部位的心肌除极并扩布，两者相遇形成第二个融合波（心电图中标为B）。以此类推形成相同频率拖带时恒定的融合波；C. 发生拖带的最后一个起搏刺激（n+x）夺获周围心肌并引起除极波和扩布，与前次起搏刺激夺获折返环并从出口传出引起的心肌除极波形成拖带过程中最后一次融合波（心电图中标为C）；D. 最后一个起搏刺激（n+x）从入口进入并夺获折返环后，沿出口传出时引起心肌除极及扩布。这次心肌除极没有起搏刺激引起的心肌除极波与之融合，因此形成与心动过速除极波形态相同的除极波（心电图中标为D）

极并扩布的激动形成第二个融合波,以此类推,则形成了拖带过程中的恒定的融合波(图52-5B)。

对于最后一次起搏刺激,其开始先使起搏周围的心肌除极及扩布,并与前一个起搏刺激夺获折返激动并经折返环路出口传出后引起的除极波与扩布形成最后一个融合波(图52-5C)。随后经入口进入折返环路,再经过传导从出口传出,引起心肌除极并扩布。由于这是最后一个起搏,因而没有另外的起搏刺激引发起搏部位的心肌除极与扩布,因此该波不是融合波,而与原心动过速从折返出口传出引起的心肌除极及扩布完全相同,因此该除极波的心电图表现与心动过速时的除极波完全一致。但距起搏信号的间期却与起搏周期一致或略有延长,因为该波是最后一次起搏夺取折返环路并夺获心脏形成的(图52-5D)。

2. 在同一部位用不同超速起搏频率拖带心动过速时,所形成的融合波形态不同,起搏频率越快,形成的融合波程度越大,这一现象称为拖带的进行性融合。因为起搏频率加快时,起搏刺激夺获周围部位心肌的面积越来越大,占融合波的比例越高,形成进行性融合波(图52-6)。

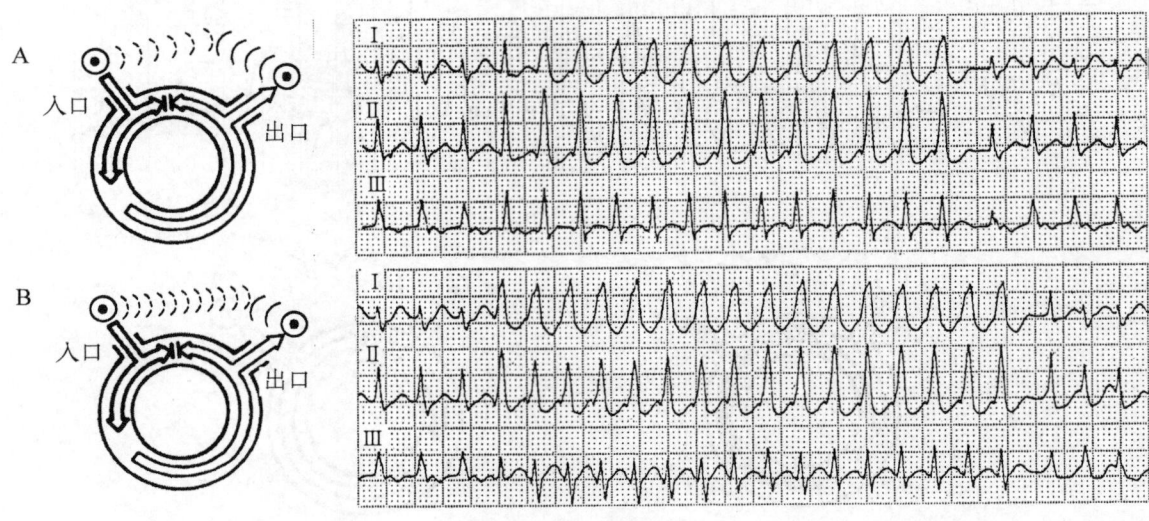

图 52-6 拖带时进行性融合波

同一部位不同起搏频率拖带时(A:230bpm;B:260bpm)可形成不同形态的融合波,起搏频率较快时融合波形态更为明显,原因与起搏部位心肌除极所占融合波的比例增大或局部差异性传导的成份增大有关

3. 当超速起搏的频率增加到一定程度时,可以进入心动过速的终止区,表现为超速起搏停止后心动过速也同时被终止(图52-3E、F)。心动过速能被终止的现象能反证起搏心律与心动过速心律不呈分离状态,而是能够互相影响。

四、心动过速的节律重整现象

不少作者明确指出,心动过速的反复连续的节律重整构成了心动过速的拖带现象。因此深入理解心动过速的重整现象有助于对拖带现象的理解和认识。

1. 心动过速的可激动间隙

顾名思义,可激动间隙是指折返性心动过速的环形运动中,在折返波的波锋(wave front)与波尾(wave tail)之间有一个总处于兴奋期或相对不应期,并且随时可以被激动的区域(图52-7)。在经典的解剖决定性折返中,可激动间隙的时限宽而固定,而在功能决定性折返中(尤其在主导环折返时),可激动间隙较窄,或多为相对不应期。因此,凡是折返机制引起的心动过速,如室上速、室速、房速、房扑及房颤都存在着可激动间隙,只是不同的心动过速可激动间隙的时限宽窄不同。心动过速的频率越快，心动周期越短，可激动间隙就越窄。可激动间隙越窄的心动过速，被电刺激终止的成功率相对越低。

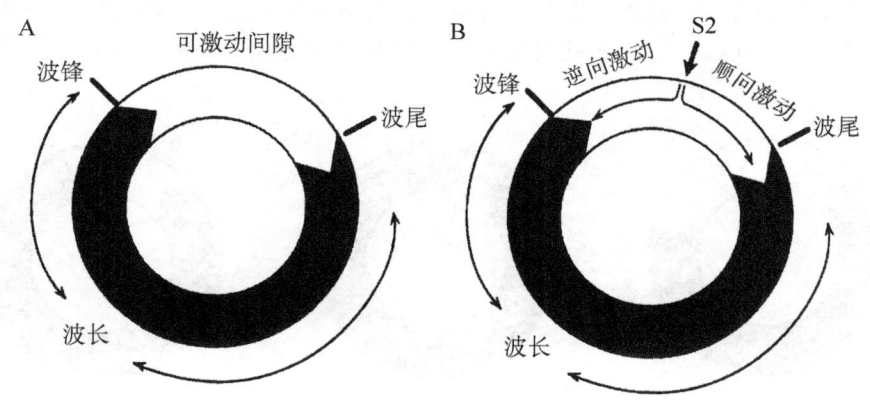

图 52-7　可激动间隙示意图

A. 整个圆环代表折返环路，黑色部分代表折返波长，波长两头分别称波峰（wave front）和波尾（wave tail），波峰波尾之间的白色部分代表可激动间隙；B 中，侵入可激动间隙的 S_2 刺激产生了逆向和顺向的二个方向激动

从图 52-7A 可以看出，可激动间隙＝折返环路－折返波长。折返环路大致可看成心动过速周期的长度，而折返的波长大致相当于该处心肌组织的不应期。因此，折返激动经过不同部位的心肌组织时，由于各部分组织的不应期不一致，因此可激动间隙的宽窄在不同部位的心肌组织中也不相同。例如，房室折返性心动过速发作时，其在心房部位的可激动间隙大致等于折返周期－心房的不应期（图 52-8A）。而心室部位的可激动间隙＝折返周期－心室不应期（图 52-8B）。多数情况时，心房不应期比心室不应期短，因此对同一心动过速的心房肌部位可激动间隙更宽，外来心房激动相对容易打入折返环终止心动过速。相反，在心室肌部位可激动间隙相对较窄。

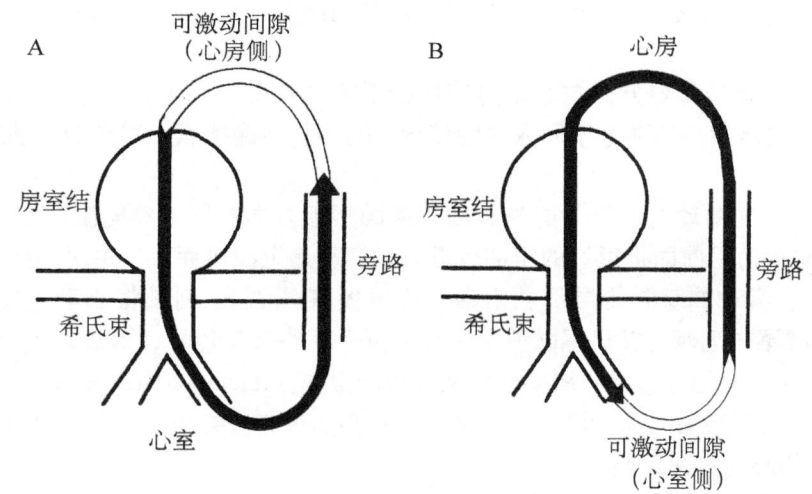

图 52-8　不同部位的可激动间隙示意图

房室折返性心动过速的折返环经过心房肌及心室肌，具有宽窄不同的可激动间隙，因此来源于心房侧或心室侧的 S_2 刺激均可拖带或终止心动过速

可激动间隙总位于折返波波峰的前方，使折返激动的波峰随时可使前方组织激动，折返才能继续下去。如果可激动间隙被某些刺激侵入，使可激动间隙的心肌除极后处于不应期，进而使波峰向前运动遇

到不应期而使心动过速和折返激动均停止。

2. 可激动间隙的分型和分区

根据处于可激动间隙部位心肌的即时电生理特点,可激动间隙分成三种类型:①可激动间隙区域的心肌均处于兴奋期(图52-9A);②可激动间隙均处于相对不应期(图52-9B);③两者兼有(图52-9C)。

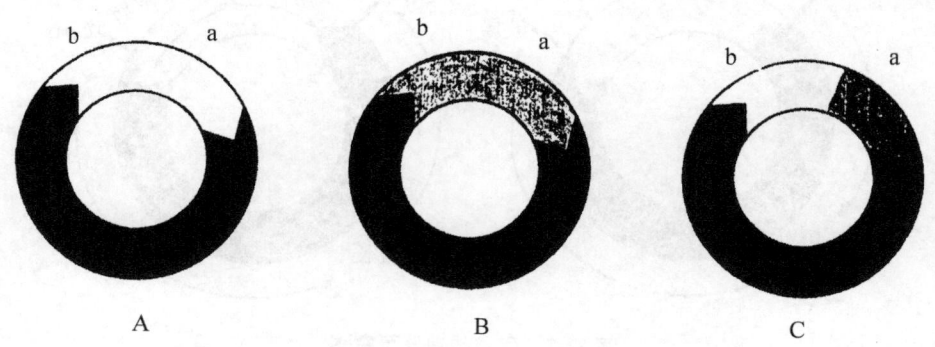

图 52-9 可激动间隙的不同类型

有三种类型的可激动间隙:①均处于兴奋期(图A);②均处于相对不应期(图B);③部分处于兴奋期,部分处于相对不应期(图C)。三种类型的可激动间隙又可分成两个亚区:a. 心动过速的终止区,b. 心动过速的重整区

但上述不论哪一型,可激动间隙大致都可以分成二部分:A区和B区。A区距波尾近,称为心动过速的终止区,B区距波峰近,称为心动过速的重整区。对体表心电图而言,A区与前次心动过速的除极波近,落入该区的早搏刺激(S_2)的联律间期较短,能有效终止心动过速,又称心动过速的终止区。相反,B区距前次心动过速的除极波近,落入该区的早搏刺激(S_2)的联律间期较长,能够引起心动过速重整,又称心动过速的重整区(图52-10)。

3. S_2 刺激进入可激动间隙的反应

适时的 S_2 早搏刺激可以侵入折返性心动过速的可激动间隙,然后可沿折返环产生两个传导方向相反的激动传导(图52-7)。

(1)逆向激动:激动的传导方向与心动过速的折返方向相反,结果,逆向的激动经过传导必将与折返波的波锋发生反向碰撞,使两个不同方向的传导同时停止在碰撞点,原来的心动过速的折返激动在碰撞部位停止。

(2)顺向激动:顺向激动的传导方向与心动过速的折返方向相同,顺向激动实际是尾随折返波的波尾而运动。当顺向激动距前面折返波的尾部较近时,容易追上波尾而发生追尾的同向碰撞,使顺向激动被"阻滞"。这时,激动的双向传导都被阻滞,心电图表现为 S_2 刺激将心动过速终止(图52-10C、D)。当顺向激动距波尾较远时,其可尾随波尾一直沿折返环路顺向传导,形成以 S_2 刺激为起点的心动过速的节律重整(图52-10A、B)。这一重整现象又称顺向重整(orthodromic resetting)。

因此,S_2 刺激进入可激动间隙后可产生二种反应:心动过速被终止,或心动过速被重整(图52-1)。

4. S_2 刺激引起的心动过速重整

如上所述,进入可激动间隙的 S_2 刺激可能引起心动过速的终止或心动过速的重整。S_2 刺激引起心动过速重整时,心电图上表现为 S_2 刺激引起的心肌除极波形成一次早搏,该早搏后心动过速仍然按照原来的节律和频率持续(图52-11)。S_2 刺激形成了一次 $R_1 - R_3 < 2 \times (R_1 - R_1)$ 的"不全代偿"。如果 S_2 刺激产生完全性代偿间期,则可排除 S_2 刺激引起了心动过速的重整。

体表心电图中 S_2 刺激引起心动过速的节律重整时,可出现以下几个间期。

(1)S_2 刺激的联律间期:心动过速最后一个心室波(或心房波)与 S_2 刺激间的间期称为 S_2 刺激的联

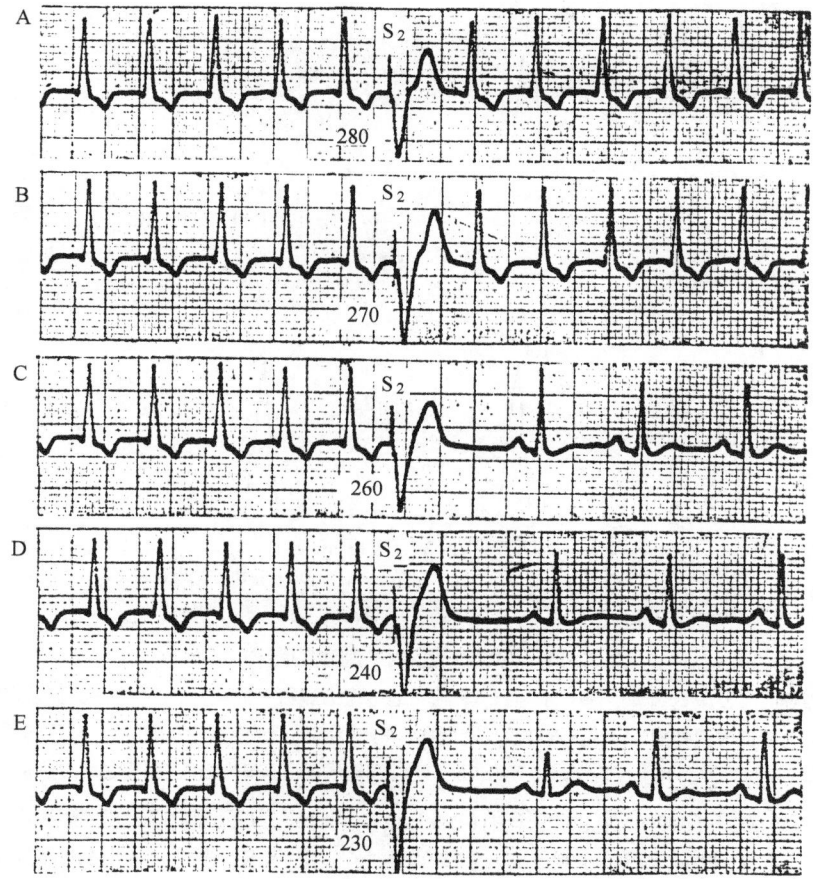

图 52-10　心动过速终止与重整心电图

心动过速发作过程中，适时的 S_2 刺激侵入心动过速的可激动间隙。本图 A～E. 5 条中 S_2 刺激的联律间期依次递减。A、B. 两条中 S_2 刺激引起心动过速重整，即落入可激动间隙中心动过速的重整区，C～E. 条中 S_2 刺激引起心动过速的终止，即落入可激动间隙中心动过速的终止区

律间期，或称 S_2 刺激的配对间期、偶联间期等。

（2）回复间期：引起心动过速发生节律重整的电刺激（S_2 或 S_3）与此后心动过速第一个心室（心房）波间的距离称为回复间期（return cycle），又称第一个起搏后间期（the first postpacing interval）。回复间期包含以下几个时间：①期前刺激（S_2 或 S_3）从刺激部位到心动过速折返环入口处的传导时间；②进入折返环后在入口与出口间的传导时间；③自折返环出口到刺激部位的传导时间。回复间期等于或长于心动过速的周期。

（3）S_2 刺激的代偿间期：S_2 刺激的联律间期与回复间期之和称为 S_2 刺激的代偿间期，当代偿间期比 2 倍的心动过速周期值短 20ms 以上时，则可诊断发生了心动过速的重整。心动过速重整后的第一个心室（心房）波的图形与原心动过速的图形应当一致。

5. 是否加用 S_3 期前刺激

应当了解，大约 60% 的折返性心动过速能被 S_2 刺激重整。能被 S_2 期前刺激重整的心动过速周期相对较长，可激动间隙相对较宽。相比之下，频率较快，周期较短的心动过速有时难于被 S_2 期前刺激重整。为了提高心动过速的重整成功率，可应用连发的 S_2、S_3 两个期前刺激诱发心动过速的重整。选用两个期前刺激时，S_2 期前刺激的联律间期不宜设置过短，设置的原则是其不会影响心动过速，但能改

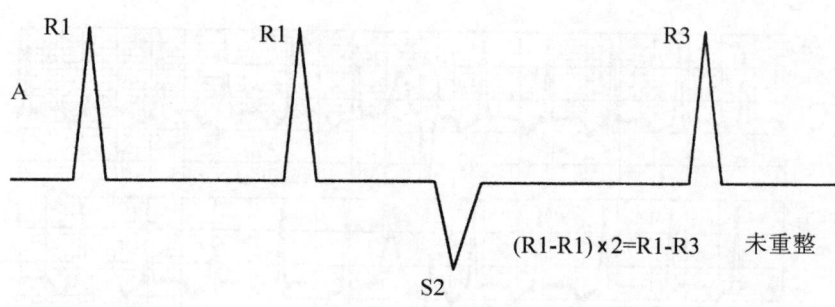

$(R1-R1)×2=R1-R3$ 未重整

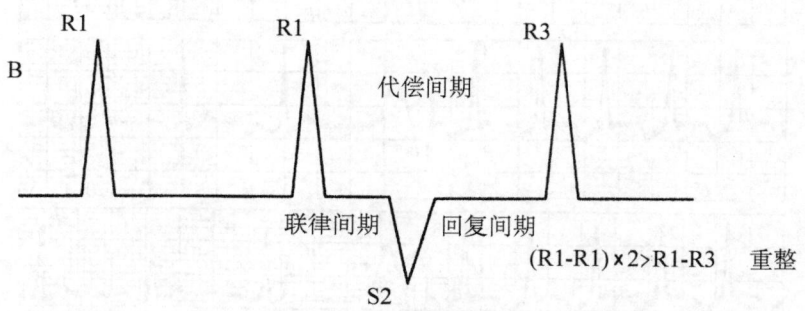

代偿间期

联律间期   回复间期

$(R1-R1)×2>R1-R3$ 重整

图 52-11   心动过速对 S_2 刺激的两种反应

心动过速时，发放 S_2 单次刺激。A. 当 S_2 之前心动过速的最后一个波与 S_2 后第一次回波之间的
间期等于心动过速间期 2 倍时，这种回复间期提示 S_2 未引起心动过速重整；B. 当 S_2 后的回复间
期较短时，形成 R_1R_3 间期 $\leqslant 2 × R_1R_1$ 时，这种回复周期证实 S_2 刺激已引起心动过速重整

变其电生理参数，可能对不应期产生回剥作用（peeling back），为 S_3 期前刺激能够进入折返环的可激动间隙提供有利条件，使 S_3 期前刺激引发心动过速的重整。选用 S_2 或 S_3 两个期前刺激能使心动过速节律重整发生率从 S_2 期前刺激的 60% 提高到 85%。选用 S_2 和 S_3 两个期前刺激诱发心动过速重整时，心电图的 $R_1-R_3 < 3 × (R_1-R_1)$ 时，则可判定已诱发了重整现象。

参 考 文 献

1. Inoue H, Matsuo H, Kawahara T, et al. Entrainment phenomenon during reciprocating tachycardia in the Wolff-Parkinson-White syndrome. Jpn Heart J, 1982, 23(1): 129-35

2. Shibagaki M, Kiyono S, Kawashima T, et al. Non-linearity of visual evoked potentials in cerveau isole and midpontine pretrigeminal cats. Electroencephalogr Clin Neurophysiol, 1985, 62(1): 65-73

3. Nozaki A, Matsuo H, Inoue HA, et al. Study on entrainment in various forms of tachycardias. Jpn Circ J, 1986, 50(1): 91-8

4. Lehmann MH, Steinman RT. Linking by collision initiated in the absence of preexisting reentrant tachycardia. Electrophysiology Laboratory, Wayne State University, Detroit, Michigan. Am J Cardiol, 1988, 61(4): 354-60

5. Touboul P, Saoudi N, Atallah G, et al. Electrophysiologic basis of catheter ablation in atrial flutter. Am J Cardiol, 1989, 64 (20): 79J-82J

6. Shumaker JM, Clark JW, Giles WR. A model of the phase-sensitivity of the pacemaking cell in the bullfrog heart. J Theor Biol. 1991, 151(2): 193-230

7. Baconnier PF, Benchetrit G, Pachot P, et al. Entrainment of the respiratory rhythm: a new approach. J Theor Biol, 1993, 164 (2): 149-62

8. 郭继鸿. 拖带现象. 临床心电学杂志, 2001, 10(4): 239-246

第53章 蝉联现象

Linking Phenomenon

郭 继 鸿

    蝉联现象(linking phenomenon)是临床心电图学常见的一种心电现象,1947 年 Gouaux 和 Ashman 首次报告至今已有 50 余年。近年来的研究表明,蝉联现象的类型趋向增多,发生率明显增加,应当引起足够重视。

一、历 史 回 顾

    1947 年 Gouaux 和 Ashman 在美国心脏病学杂志发表了题为"心房颤动伴差异性传导伪似室性心动过速"的文章,首次提出房颤心律中出现的连续宽大畸形的 QRS 波群可以是室内差异性传导造成,而不是室速。Gouaux 和 Ashman 认为,这种连续性差传可能是室上性激动经房室结下传到束支时,一侧束支因不应期长或其它原因发生功能性阻滞不能下传,激动沿另一侧束支下传的同时发生了跨室间隔向对侧束支的隐匿性传导。当随后的室上性激动再次下传到束支时,依然沿着前次能够下传的束支下传,而对侧束支此时处于前一次激动跨室间隔隐匿性传导后的不应期中,继续出现功能性传导阻滞。以此类推,可以解释连续出现的宽大畸形的 QRS 波群的发生机制(图 53-1)。

    1965 年 Moe 在狗的电生理研究中证实了 Gouaux 和 Ashman 提出的观点,1969 年 Cohen 在人体电生理检查中也发现和证实了上述现象。应用电生理检查的方法,给予适时的心房刺激,激动经房室结、希氏束下传到束支时,可遇到一侧束支处于不应期而不下传,激动沿对侧束支下传,引起宽大畸形的 QRS 波群,激动下传的同时可经室间隔向另一侧束支发生隐匿性传导,逆行激动该侧束支,该侧束支逆行激动后还可向上逆行激动希氏束,甚至心房,心内电图可以记录到逆行激动的希氏束波和心房回波,使先前的最初设想得以确认。连续的心房刺激可使这种现象持续出现,Moe 等人心内电图的资料验证了

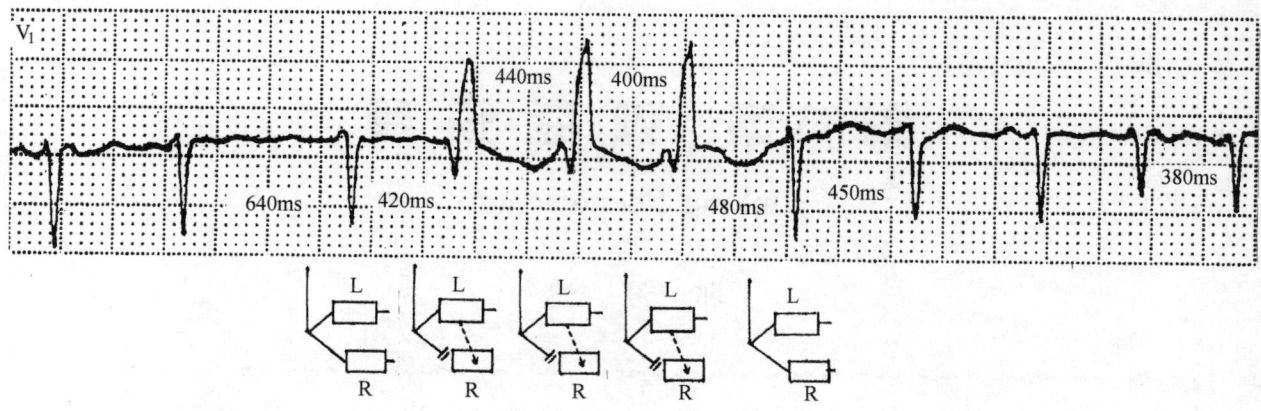

图 53-1 心房颤动时的蝉联现象

V₁ 导联记录的心电图中,第 2 和第 3 个心动周期的 R-R 间期分别为 640ms 和 420ms,符合产生 Ashman 现象的条件,引起了第 4 个 QRS 波的右束支阻滞型室内差异性传导。当激动沿左束支下传的同时向右束支产生隐匿性传导,引起右束支再次功能性阻滞,即发生了蝉联现象。第 6 个心动周期延长到 480ms,蝉联自行终止。第 10 个心动周期长 380ms,短于蝉联发生时的心动周期值。示意图中 L 代表左束支,R 代表右束支

Gouaux 早年的设想。

1972 年,Rosenbaum 首次将束支间连续的跨室间隔发生的隐匿性传导,并引起一侧束支持续的功能性阻滞的心电现象命名为蝉联现象。在很长一段时间内蝉联现象的经典研究一直局限在左右束支之间。束支间蝉联现象可分成两型:①左束支下传型:即蝉联发生时 QRS 波群呈右束支阻滞型;②右束支下传型:即蝉联发生时 QRS 波群呈左束支阻滞型。两型中,左束支下传型多见,约占 70% 左右,右束支下传型少见,约占 30% 左右。

二、蝉联现象的现代概念

随着心脏电生理检查的广泛开展,对蝉联现象的认识不断深化和拓宽。

1. 蝉联现象的现代概念

目前认为,在激动传导的方向上出现两条传导径路时都可能发生蝉联现象,传导的径路可以是解剖学的或是功能性的。蝉联现象常见于左右束支之间、房室结慢快径路之间、预激旁路与正常的房室传导系之间。不同部位发生的蝉联现象机制相同,即激动前传时,一条径路处于不应期而发生功能性阻滞,激动沿另一条径路下传,激动下传的同时向阻滞的径路产生隐匿性传导,引起该径路在下次激动到达时再一次发生功能性阻滞,当心电图出现这种一侧传导径路下传并向对侧径路连续隐匿性传导,使之发生持续功能性阻滞时,蝉联现象的诊断则可确立。

蝉联现象发生的条件中需两条传导径路间的不应期或传导速度相差 40~60ms 以上,房室结的慢快径路间,预激旁路与房室传导系之间不应期及传导速度有较大的差别(多数 >40~60ms),因此比左右束支更易发生蝉联现象,这与临床心电图所见一致。

2. 预激综合征的蝉联现象

1985 年,Lehmann 应用心内电生理检查的方法研究并首次证实,预激综合征的旁路与正常房室传导系之间可发生蝉联现象。

预激综合征的蝉联现象有两型:

(1) 房室传导系下传型:此型中旁路的不应期比房室结的不应期长,较快的窦性或房性激动下传时

旁路处于不应期不能下传，发生旁路功能性阻滞，则激动沿房室传导系下传，原来旁路下传的室性融合波消失，正常时限的 QRS 波群取而代之。激动沿房室结下传心室的同时，又向旁路产生逆向隐匿性传导，这种连续的隐匿性传导，可产生旁路持续的功能性阻滞（图 53-2）。

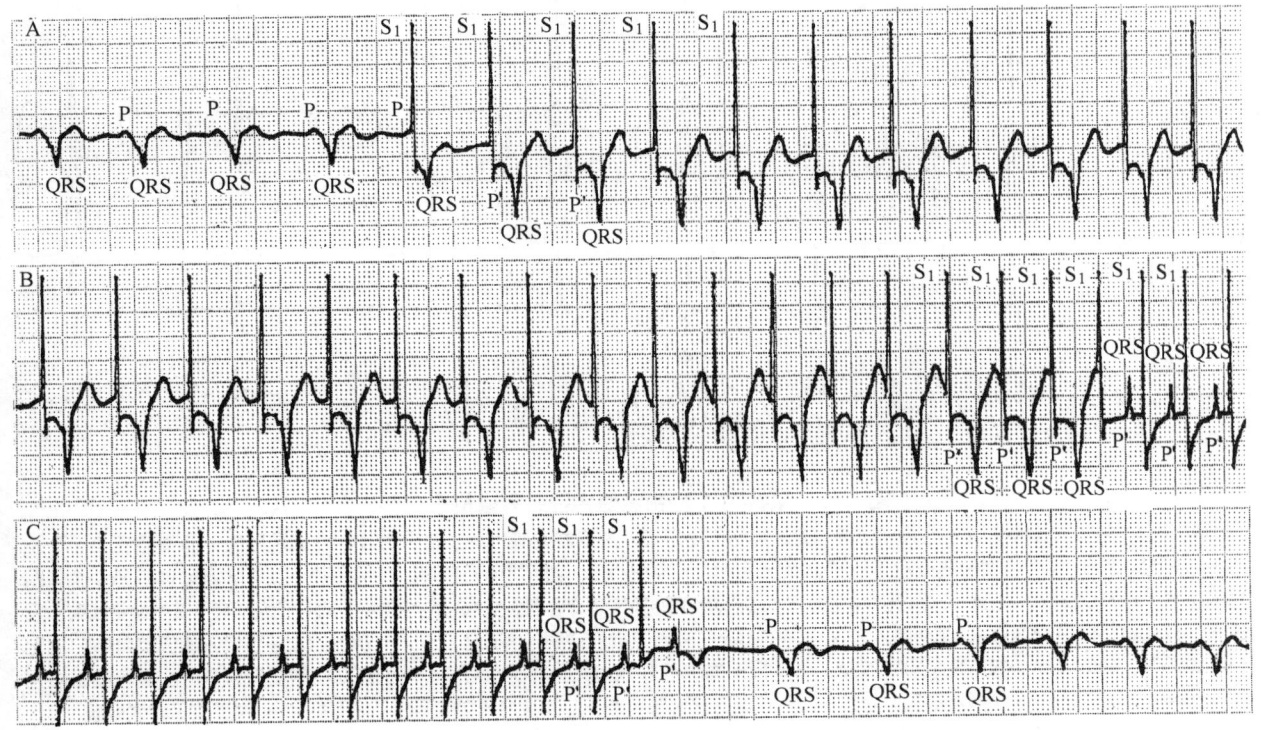

图 53-2　预激综合征房室传导系下传型蝉联现象

图为预激患者进行的 S_1S_1 连续递增刺激，进行到 B 条倒数第三个周期时，下传的 QRS 波群突然由宽变窄，主波
方向由向下变为向上，系旁道进入不应期，刺激沿正常房室传导系下传，并对旁道产生逆向隐匿性传导，使其
处于持续性功能阻滞。C 条刺激停止后，蝉联现象消失，旁道恢复了前传功能

　　（2）旁路下传型：此型中房室传导系的不应期长，旁路的不应期短，当较快的心房激动下传时，遇到房室传导系的不应期出现房室传导系功能性阻滞，激动沿旁路下传，并产生更加宽大畸形的完全性预激的 QRS 波，同时向房室传导系产生逆向隐匿性传导，引起持续性房室传导系功能性传导阻滞。此型蝉联现象发生时，原来就已宽大畸形的 QRS 波突然增宽并持续，这是室性融合波变为完全性预激而引起。由于体表心电图很难判定 QRS 波是两条传导径路共同下传引起的室性融合波，还是仅由旁路下传引起的完全性预激图形，因此这型蝉联现象只能经心内电图得以证实（图 53-3）。

　　应当指出，隐匿性预激综合征的旁路无正向传导功能，仅有逆传功能，因此不存在旁路与房室传导系之间的蝉联现象。

　　3. 房室结慢快径路间的蝉联现象

　　房室结双径路是指房室结内存在两条传导速度及不应期截然不同的两条传导径路。房室结双径路存在时，心房激动经房室结下传时容易发生慢快径路间的蝉联现象。房室结双径路间的蝉联现象也分成二型。

　　（1）慢道下传型：此型中快径路传导速度快而不应期长，易先进入不应期，慢径传导速度慢但不应期短。适时的心房激动常可遇到快径不应期发生功能性阻滞，激动沿慢径下传，使心电图 PR 间期突然跳跃式延长，慢径下传的同时还向快径产生连续的隐匿性传导，使之出现持续的功能性阻滞（图 53-4，图 53-5）。

　　（2）快道下传型：此型中慢径路传导速度慢，不应期长，快径传导速度快，不应期短，因此适时的心房激动首先遇到慢径不应期，激动沿快径下传，同时向慢径产生隐匿性传导而引起蝉联现象。但是由

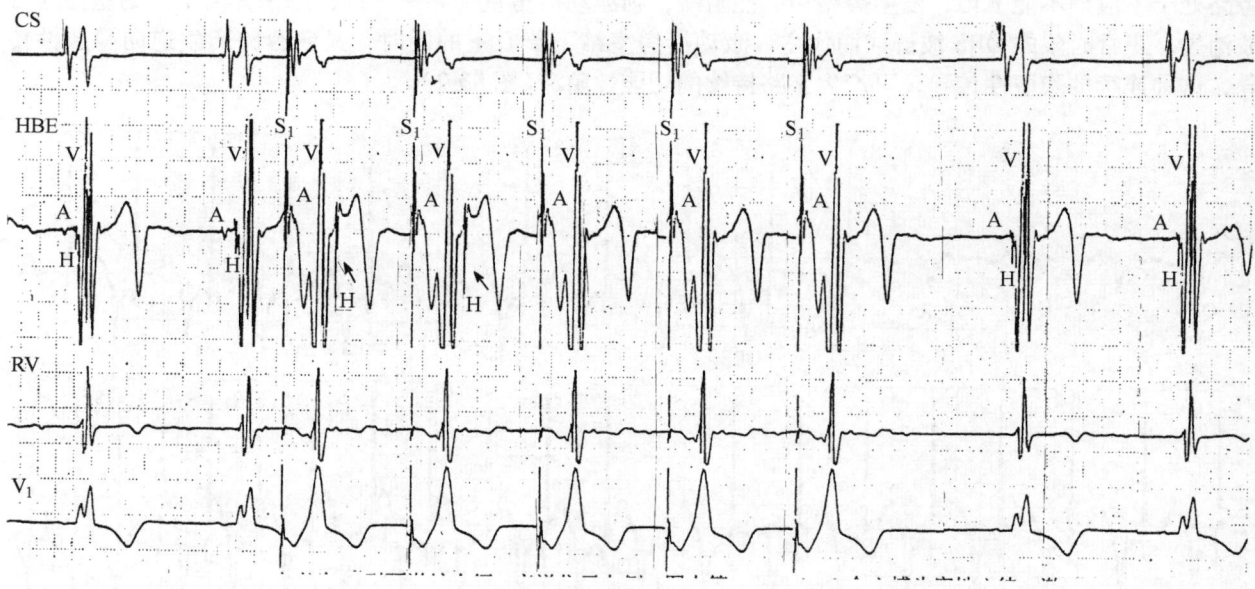

图 53-3　患者为 A 型预激综合征，旁道位于左侧

图中第 1、2、8、9 个心搏为窦性心律，激动沿旁道与房室结下传，形成室性融合波，希氏束（HBE）记录可见 A-H 间期正常，H 波与 V 波融合。第 3、4 个心搏为高位右房 S1S1 电刺激引起，在 V1 导联心电图可见 P-R 间期更短，下传的 QRS 波宽 0.20 秒以上，图形与窦性下传的 QRS 波不一致，经希氏束电图证实 S1 刺激经旁道下传激动心室，变为完全性预激，同时经房室结下传激动希氏束引起 H 波，但 H 波已位于 QRS 波后（箭头所示），由于心室尚处于旁道下传激动后的有效不应期内，所以房室结下传到希氏束（H 波）后无 QRS 波跟随。第 5~7 个心搏与第 3、4 个心搏一样，所不同的是 H 波消失，说明由旁道下传的激动向房室传导系产生逆向的隐匿性传导，使第 5~7 个心搏激动只沿旁道下传，正常房室传导系处于持续性传导功能阻滞，第 5~7 个心搏发生了蝉联现象

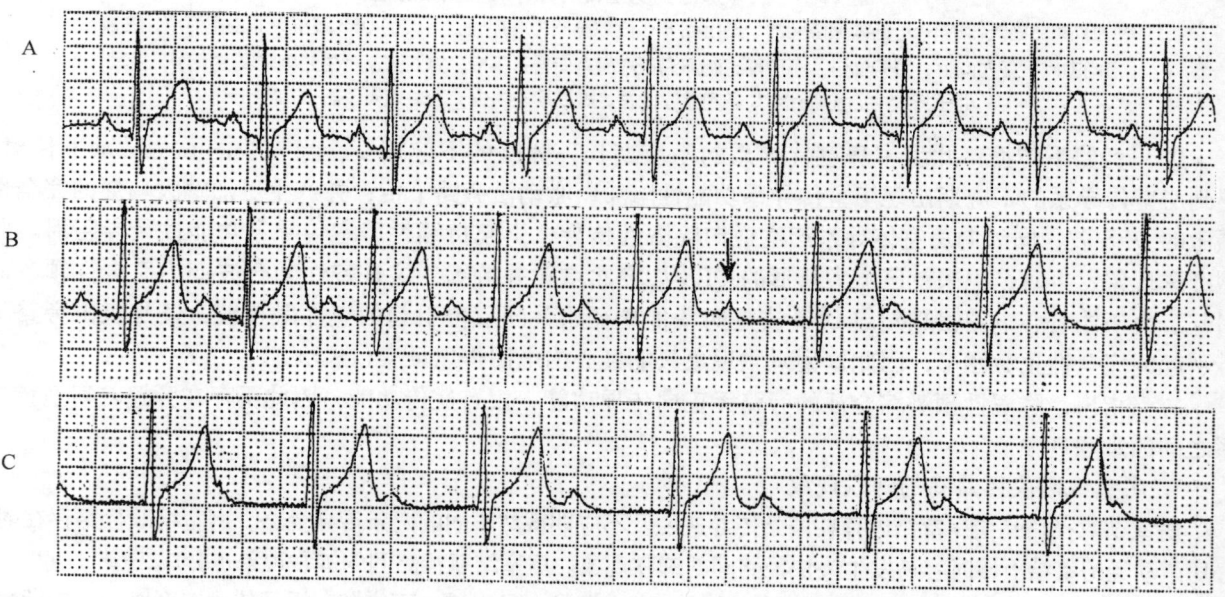

图 53-4　房室结双径路慢径下传型蝉联现象

A. 条位窦性激动沿房室结快径路下传；B. 条中，快径路下传出现了文氏型延缓并阻滞，在箭头处变为慢径路下传；
C. 条中也是慢径下传。可以看出，慢径连续下传时，向快径路发生了隐匿性传导，使快径路出现持续性功能性传导阻滞，蝉联现象出现

于慢径未进入不应期时，心房激动沿快慢径同时下传，但快径为优势传导路而下传，慢径传导的情况被

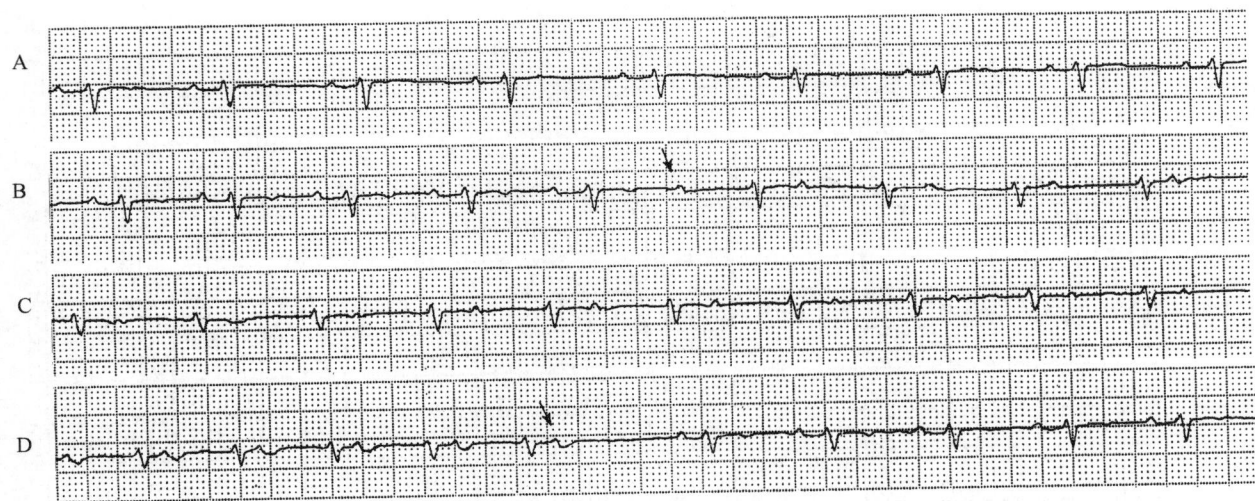

图53-5 房室结双经路慢径下传型蝉联现象

A条. 窦性激动沿快径路下传；B条. 快径路出现了轻度递减传导，并在箭头处发生阻滞变为慢径下传；C条. 快径传导处于持续性功能阻滞，系蝉联现象所致。D条. 蝉联现象因发生了一次房室阻滞（箭头所示）而使蝉联现象自行终止

掩盖，当慢径进入不应期发生蝉联现象后，激动仍然沿快径下传，与慢径未进入不应期前的心电图表现没有区别，因此体表心电图不能诊断此型蝉联现象。

三、发生蝉联现象的基本条件

1. 激动传导方向上出现传导速度与不应期不均衡的两条径路。

2. 基础心率在原来基础上常有突然增快的现象或发生早搏。

3. 基础心率增快或早搏发生时，一条径路的有效不应期长，提前的室上性激动下传时遇到其有效不应期而发生功能性阻滞。或两条径路的不应期与传导速度相差40～60ms以上，激动通过二条径路传导的时间相差40～60ms以上，心电图则可出现一侧径路功能性阻滞的表现。

4. 室上性激动沿不应期短的径路下传时，同时还存在向对侧径路发生的隐匿性传导。不同部位、不同类型的蝉联现象都需具备以上基本条件时才可能发生。

四、可能发生蝉联现象的心律

理论上各种室上性心律都可能引起前传蝉联现象。

1. 窦性心律，伴有心率突然增快或变化时（图53-4,图53-5）。

2. 房性心律及心动过速（包括自律性房速、折返性房速,窦房折返性心动过速）。

3. 交界区心律和心动过速。

4. 心房扑动（图53-6）。

5. 心房颤动（图53-1）。

6. 房室结内折返性心动过速。

7. 房室折返性心动过速（图53-7）。

8. 电生理检查时诱发。

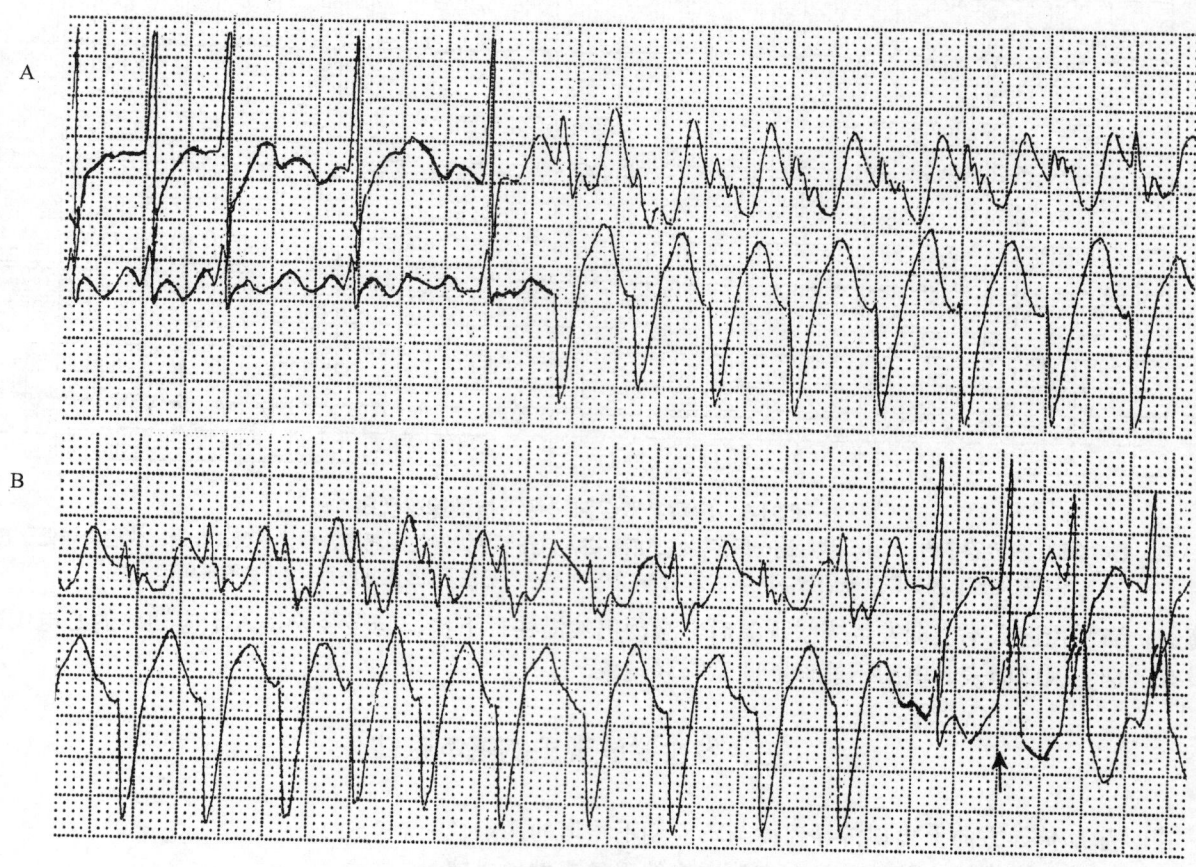

图 53-6　心房扑动伴发的蝉联现象

A 条. 心房扑动 2:1 或 3:1 下传，第 5 个心动周期中，房扑下传比例从 3:1 变为 2:1，下传的 QRS 波群呈
左束支阻滞并持续存在。这是因下传的 F 波沿右束支下传时，发生向左束支的跨隔隐匿性传导，
束支间蝉联现象发生；B 条. A 条中发生的蝉联现象持续过程中，突然 QRS 波变窄一次，
随后转变为右束支阻滞的图形，系蝉联现象发生了转向

五、蝉联现象的终止

蝉联现象每发生一次肯定伴有一次蝉联现象的终止。出现下列情况时，蝉联现象能够自行终止。

1. 蝉联过程中心率减慢，功能性阻滞的径路传导性或不应期改善（图 53-1）。

2. 蝉联过程中因心率的变化（加快或减慢）或期前收缩等原因使两条径路的传导速度或不应期差值减小（＜40ms）时，蝉联可能终止（图 53-8）。

3. 蝉联过程中，下传的径路出现递减传导或进入不应期，使一次室上性激动被阻滞（图 53-5）。

4. 蝉联过程中阻滞的径路因意外传导使传导阻滞得到改善，此机制也可逆转蝉联方向（图 53-6）。

5. 蝉联过程中，发生二度房室传导阻滞或二度同步双束支阻滞（图 53-5）。

6. 影响传导径路不应期的因素繁多，包括各种生理因素，如咳嗽、刺激迷走神经的方法等都能终止蝉联现象。

7. 药物或心脏电刺激等非药物方法。

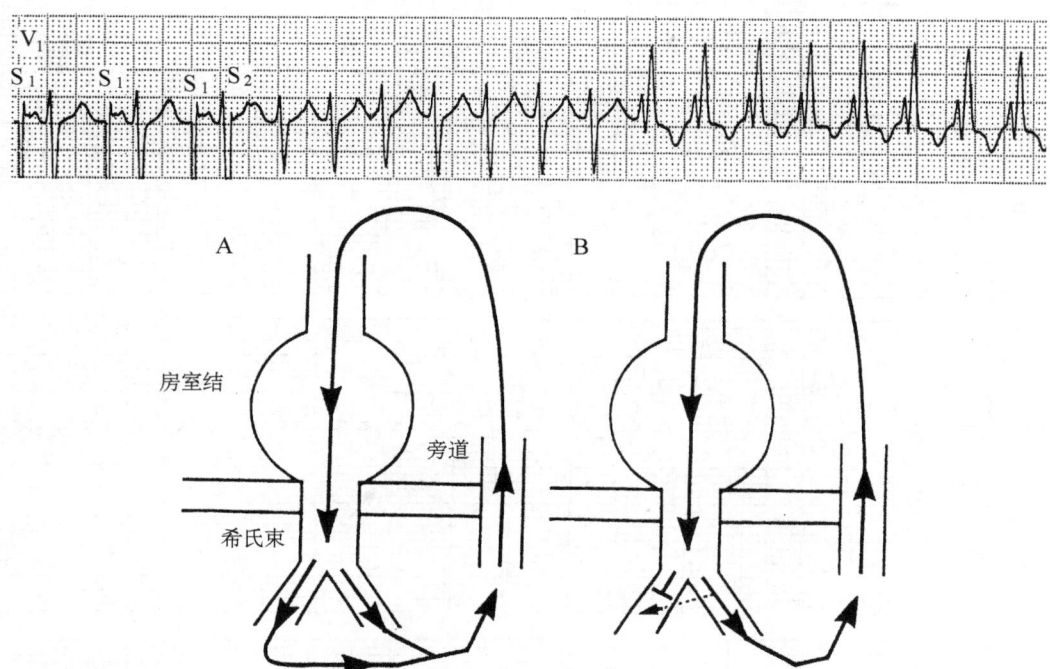

图 53-7 房室折返性心动过速时的束支蝉联现象

图为 1 例预激左侧旁道患者食管电生理检查诱发室上速时的记录。S_1S_2 程序刺激后诱发窄 QRS 波群的室上速，在连续 8 个心动周期后 QRS 波群突然变宽，出现右束支阻滞的图形，提示发生了束支间蝉联现象。示意图 A. 表示室上速发生时折返沿房室结前传，旁道逆传；图 B. 表示右束支发生阻滞，激动沿左束支下传，并向右束支产生隐匿性传导，发生束支间蝉联现象

六、蝉联窗口

1. 蝉联窗口的概念

1991 年，Gonzalez 首次提出蝉联窗口的概念。他应用右心房 S_1S_1 递增-递减性刺激研究预激综合征电生理特点时发现，当 S_1S_1 刺激频率逐渐增高时（即 S_1S_1 周期逐渐缩短），旁路可能突然进入有效不应期发生前向功能性传导阻滞，刺激沿正常房室系下传，同时发生蝉联现象，此时右心房 S_1S_1 刺激不终止而将刺激频率减慢（即 S_1S_1 周期逐渐延长），当延长到一定程度时，蝉联现象终止，旁路重新恢复正向传导功能（图 53-9），Gonzalez 将这种递增-递减性刺激过程中蝉联现象持续存在的时间段称为蝉联窗口，从图 53-9 可看到该例预激患者的蝉联窗口宽 110ms。

所谓蝉联窗口，是指能够引发蝉联现象并能使之维持存在的不同心动周期间的最大差值。有人报告，平均蝉联窗口范围为 185 ± 68ms。

2. 测定方法

可用右心房 S_1S_1 递增-递减的刺激方法测定，或直接测量蝉联发生时心动周期值，如房颤发生蝉联现象时，最长的 RR 间期与最短的 RR 间期差值可视为蝉联窗口值。

3. 影响因素

影响蝉联现象的因素很多，同样影响蝉联窗口值和测量的因素也很多，例如心房刺激部位不同，测定的蝉联窗口值不同。

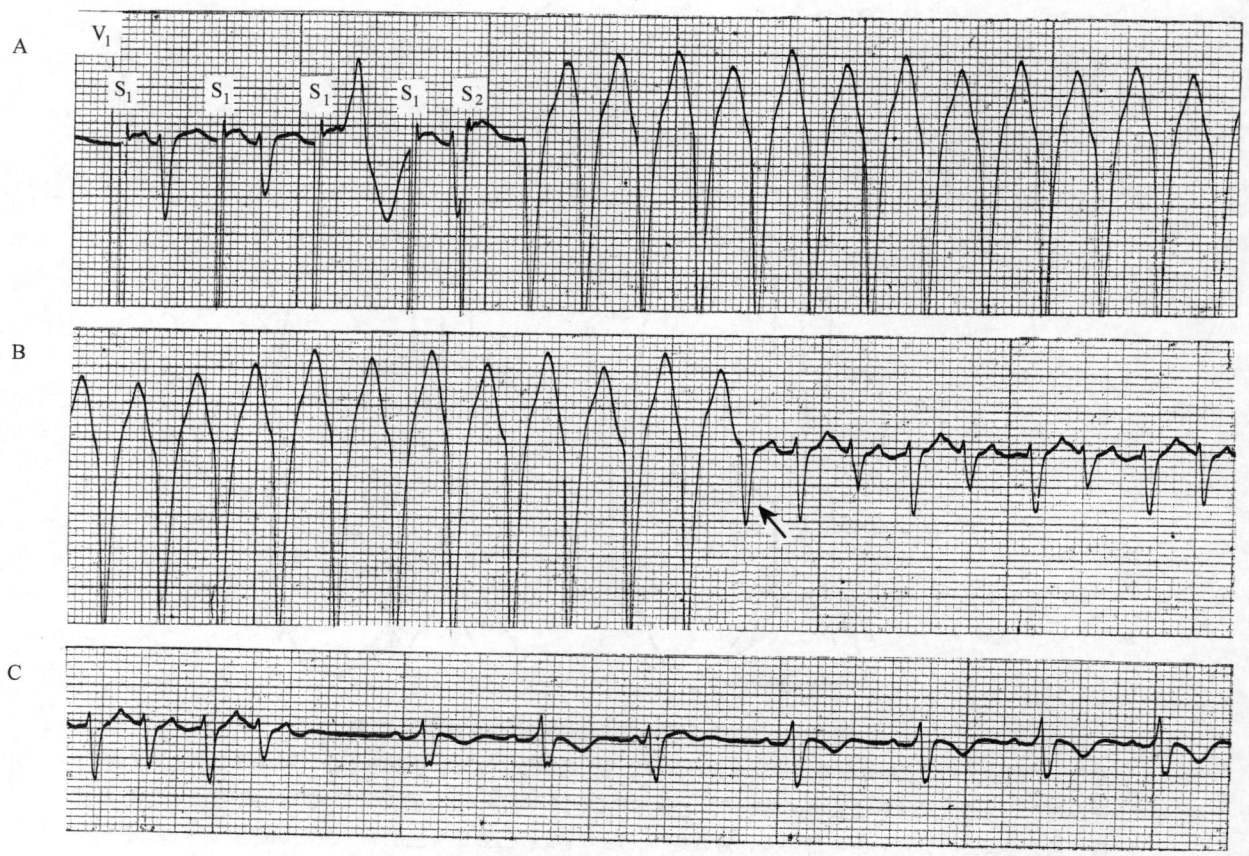

图 53-8　蝉联现象的发生和终止

图为预激综合征伴房室结双经路患者食管电生理检查诱发室上速时心电图。A、B、C. 为连续记录。应用 S_1S_2 刺激诱发了室上性心动过速，QRS 波呈左束支阻滞图形，系右束支下传型蝉联现象。B 条中，持续性左束支功能阻滞情况发生改善，左束支功能性阻滞逐渐减轻（箭头所示），与右束支传导同步化，蝉联终止，使 QRS 波群由宽变窄

七、鉴 别 诊 断

1. 房颤伴发的束支间蝉联现象需与连发的室早或室速鉴别，这不仅与诊断有关，还影响着治疗和预后的估计。

室早或室速的 QRS 波群在 V_1 导联 94% 以上呈单相（R）或双相（qR、RS 或 QR），在 V_6 导联 85% 的 QRS 波有深 S 波。除此，室早或室速后有代偿间期，有室性融合波等特点。房颤伴有束支间蝉联现象时，出现持续性功能性阻滞的束支 85% 为右束支，这与右束支不应期比左束支不应期较长有关，也与右室内膜开始激动的时间正常时就比左室内膜晚 5 ~ 10ms 的生理现象有关。右束支功能性阻滞时，在 V_1 导联 QRS 波群 70% 显示为三相波（rsR′、rSR、RsR′），仅 30% QRS 波群为单相或双相波，向量与激动正常下传时 QRS 波初始向量相同。而连发的室早、室速的 QRS 波群的初始向量 96% 与房室结正常下传的 QRS 波群起始向量不同。

除心电图鉴别外，有时还需结合临床，房颤伴心衰的病人，洋地黄过量时易出现连发室早或室速，洋地黄不足时易发生蝉联现象。

2. 房颤时发生的蝉联现象需与一般性单侧束支持续功能性阻滞的情况鉴别

一般性单侧束支持续性功能性阻滞是因过快的激动下传时，连续遇到其有效不应期而发生，其不伴跨室间隔的束支间隐匿性传导。鉴别时可用连续发生束支阻滞的最短 RR 间期与较长时间记录的正常形

S_1S_1 递增到　340ms

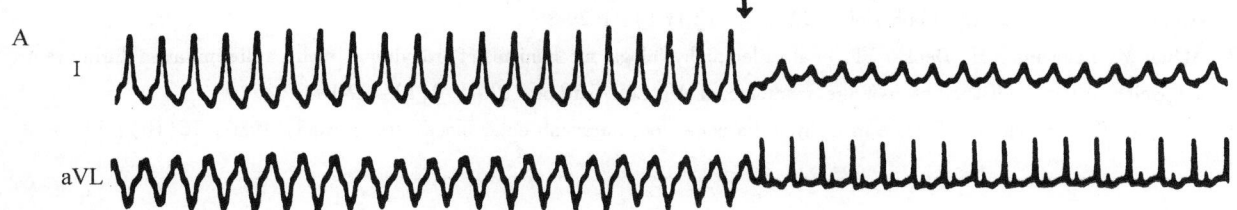

S_1S_1 递减到　450ms

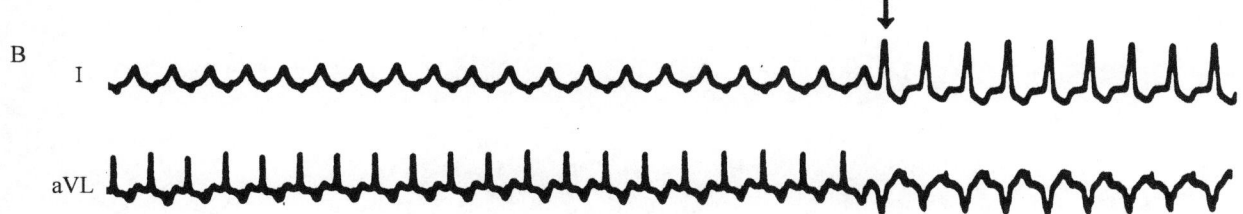

图 53-9　蝉联窗口的测定

应用右房 S_1S_1 递增-递减刺激测定蝉联窗口。A 条. 中 S_1S_1 刺激递增到340ms 时旁道前传阻滞(箭头所示); B 条. 中 S_1S_1 刺激递减到450ms 时旁道前传功能恢复(箭头所示)。蝉联现象持续的窗口为110ms(450~350ms)。(描记纸速 10mm/s)

态的 RR 间期比较，前者比后者长时则可能为蝉联现象，相反时，有可能为不伴隐匿性传导的一般性束支功能性阻滞(图 53-1)。

3. 阵发性心动过速伴有束支间蝉联现象时，QRS 波宽大畸形而整齐，须与阵发性室速鉴别。

结　束　语

蝉联现象在临床心电图较为常见，其影响因素多，变化大，可能使心电图复杂化。而且每次发生都伴一次终止，不同的原因可诱发蝉联，也可使蝉联终止，答案一定会在仔细分析发生或终止时的心电图时发现。

参　考　文　献

1. 郭继鸿. 蝉联现象. 临床心电学杂志. 1999，8(3)：183-188

2. 郭继鸿. 新概念心电图. 北京医科大学出版社，2000，54-62

3. Vitale P, Santangelo L, Nave C, et al. Linking in a phase-3 branch block：the electrocardiographic manifestations. Cardiologia，1993，38(6)：403-6

4. Luzza F, Oreto G, Donato A, et al. Supernormal conduction in the left bundle branch unmasked by the linking phenomenon. Pacing

Clin Electrophysiol, 1992, 15(9): 1248-52

5. Oreto G, Donato A, SatulloG, et al. A-V conduction in atrial fibrillation and flutter. Cardiologia, 1991, 36(8 Suppl): 25-35

6. Middlekauff HR, Stevenson WG, Klitzner T. Linking: a mechanism of intermittent preexcitation in the Wolff-Parkinson-White syndrome. Pacing Clin Electrophysiol, 1990, 13(12 Pt 1): 1629-36

7. Akhtar M, Lehmann MH, Denker ST, et al. Electrophysiologic mechanisms of orthodromic tachycardia initiation during ventricular pacing in the Wolff-Parkinson-White syndrome. J Am Coll Cardiol, 1987, 9(1): 89-100

8. Oreto G. The linking phenomenon in tachycardia-dependent intraventricular block. Ital Cardiol, 1986, 16(10): 822-5

第54章 连 缀 现 象

Beget Phenomenon

郭 继 鸿

　　心律失常有许多独具的特性。近年来，心律失常的自限性和"连缀"的特征已引起注意。所谓自限性，是指某一心律失常发生后处于一种极不稳定状态，结果仅持续很短的时间而自行终止。自限性是指心律失常有自我限定而终止的倾向。心律失常的连缀现象与其相反，该现象曾称为促进作用（promotes effect），例如心房颤动促进心房颤动的发生（atrial fibrillation promotes atrial fibrillation），近年将促进作用改称为连缀作用，或称连缀现象。例如窦律连缀窦律（sinus rhythm begets sinus rhythm），房颤连缀房颤（atrial fibrillation begetsatrial fibrillation），这是指心律失常发生后，可为其持续稳定的存在提供条件。

一、连缀现象的定义

　　连缀现象（beget phenomenon）是指一种心律失常发生的同时，已为其再次、反复发生，持续稳定的存在，或演化成慢性型提供重要条件。判断连缀现象时，应排除心律失常的这种逐渐进展与器质性心脏病的发展及其他因素的作用无关。英文 beget 原意为生、产生、派生等意思，国内不同学者有各种译法，戚文航教授首先将之译为"连缀"，由于这种译法十分贴切及形象，故被学术界接受和采用。

二、临床几种常见的心律失常连缀现象

心律失常的连缀现象并非少见。

1. 心电图二联律法则中的连缀现象

心电图上，因窦性心动过缓、窦性静止、窦房阻滞、房颤时的长 RR 间期等出现长的心动周期时，则易引起房性、室性或房室交界区的早搏，这些早搏后长的代偿间期又易于下一个早搏的出现，如此重复可形成各种早搏的二联律（图 54-1）。可以看出，二联律法则中蕴含着连缀现象。

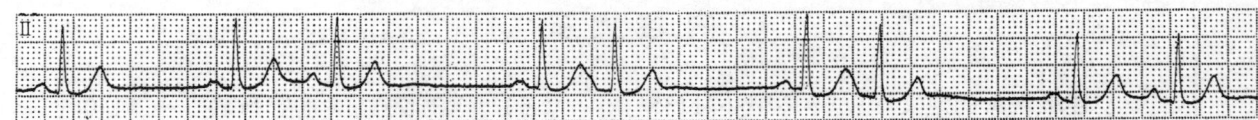

图 54-1 房早二联律

本图为标准 II 导联记录的心电图，当窦性心律缓慢 P-P 间期较长时，引起第一个房早，房早后的代偿间期相对较长，又引发了下一次房早，并形成了房早二联律

2. 心室颤动发生时的连缀现象

室颤是致命的恶性室性心律失常，发生时心输出量几乎为零，与心脏停搏的临床意义相同，应当分秒必争地进行抢救。室颤引起的严重的血流动力学作用，可使心肌进一步缺血、损伤，还能引起心室肌电生理特点的急剧恶化，使室颤可能持续下去而难以复律，或使所需的电击除颤的功率越来越高，复律需要的药物剂量越来越大，复律的成功率却越来越低。总之，室颤发生后，其持续时间的长短与其恢复窦律的可能性成反比。说明室颤发生后，本身为其持续存在提供了一定的条件，属于室颤的连缀作用。

含有连缀作用的心律失常相当多见，蝉联现象中连缀作用也十分明显。近年来提及最多、研究最深的要属心房颤动的连缀现象。

三、心房颤动的连缀现象

（一）心房颤动时连缀现象的提出与证实

人们早已注意到房颤的发生与房颤的持续有密切关系。

1. 临床资料发现，相当数量的阵发性房颤的病人，随着病程迁延，房颤发作频率逐渐增加，最终发展成持续性或慢性房颤。这些人中，一部分病人房颤发作的加重与其基础心脏病的进展相关，但相当一部分与心脏病无关。在无器质性心脏病的特发性房颤病人中，约 18% 的患者阵发性房颤将发展为慢性房颤，明显高于一般人群中慢性房颤的发生率。

2. 早在 70 年代的临床研究表明，阵发性房颤的持续时间直接影响房颤病程的进展。Peter 等复习分析了 1822 例阵发性房颤病人的资料后证实，阵发性房颤持续时间越短，越容易自动复律，相反则易发展成持续性房颤。Godtfredsen 的资料表明，房颤持续时间短于 2 天时，31% 的人转为慢性房颤，房颤持续时间超过 2 天时，46% 的患者转为慢性房颤。

3. 房颤的化学及电学转复的资料证实，房颤持续的时间越长，转复成功率越低，转复后维持窦律越困难，静注胺碘酮对房颤持续时间不到一年者转复成功率 85%，而房颤长于一年者转复成功率仅

5%。

4. 根据大量的观察资料。Allese 等率先提出房颤引发房颤的假说。认为房颤的发生可导致心房肌及其电学特征的变化，可引起心房肌的电重构，使慢性房颤更容易发生。

5. 人们在长期临床观察到房颤转归的上述倾向，以及 Allessie 的假说终于由 Wijffels 等在 1994 年完成的动物试验中首次得到证实。

（二）房颤发生率较高的基质

临床中房颤比室颤的发生率增加了数十倍，房颤发生率较高有其特殊的解剖学和电生理学基础。

1. 心房肌的解剖学特点

（1）心房内解剖障碍：与心室肌相比，心房肌固定的解剖学障碍更多，例如上腔静脉、下腔静脉、肺静脉、房室瓣、冠状静脉窦等，这些特殊部位的传导延缓，是引起心房肌非均质性传导的原因，也是心房肌的各向导性比心室肌表现更明显的原因之一。

（2）心房内缺乏完整的传导系统：与心室肌相比，心房内主要是单一心房肌细胞，心房内的纵行传导，缺乏类似心室内的希氏束—浦肯野纤维传导系统。因此，心房内激动传导速度缓慢，除极时间较长，在体表心电图中 P 波时限比 QRS 波时限更长。这使心房肌除极及复极的同步性降低。

（3）心房肌壁薄：心房肌不但壁薄，不同部位心房肌厚度相差较多。心房内压力低，易在病理或生理因素的影响下，发生几何形状的改变、扩张及表面积的增大，使心房可以同时容纳更多的子波。

（4）心房肌血供差：心房肌的血液供应不丰富，心房肌发生缺血时，易引起心房肌纤维化加重。

（5）心房超微结构的各向异性结构明显：在超微结构方面，心房肌细胞的形态学与心室肌细胞不同，心房肌细胞较小，心房肌纤维排列相对混乱，肌纤维间侧侧连接较多，使心房超微结构的各向异性明显。

2. 心房肌电生理方面的特点

（1）心房内传导速度相对较慢：心房内无完整的特殊传导系统，因此心房内传导速度缓慢是心房肌的电生理特性之一。这种传导速度缓慢具有部位依从性，即不同部位传导速度明显不同。例如 Koch 三角后方的心房肌传导速度十分缓慢而称右心房生理性缓慢传导区，该部位的缓慢传导具有方向依从性，即高右房刺激时传导缓慢明显，而低位右房（冠状窦口）刺激时稍差。

（2）心房肌不应期相对较短：与心室肌不应期相比，心房肌不应期较短，不同部位的心房肌不应期也不同。应用 100ppm 的心房刺激时，高右房的不应期比冠状窦口处的心房肌不应期长。除此，心房肌不应期还有频率自适应性，即随着刺激频率的增加，不应期缩短，反之亦然。在一些病理因素作用下，心房不应期的频率自适应性可能下降或反向变化，表现为低频率刺激时，心房肌不应期反而更短。

（3）心房肌静息膜电位在一些病理因素作用下明显降低，使除极容易达到阈电位而表现为心房肌的自律性增强，有利于折返形成及自律性激动的发生。

（4）心房肌细胞除极复极动力学差异大：在一定的病理因素影响下，心房肌除极复极延长，使除极复极不全的细胞增多。有人统计：房颤患者处于除极或复极不全的细胞占 93%，非房颤者，这种细胞仅占 23%。这种现象心房肌不应期离散度增大，为多灶性子波的形成创造了条件。

（5）心房肌的各向异性更为明显：心房肌的解剖组织学的各向异性明显，使其电生理特性也具有明显的各向异性，表现在激动沿心房肌纤维长轴传导速度快，有递减传导，沿心房肌纤维短轴传导速度慢，传导强度大，传导的安全系数高。激动沿长轴传导时，被阻滞的激动可沿短轴方向缓慢传导，再沿长轴反向传导形成折返。

（6）自主神经的影响：心房肌中自主神经的末梢分布十分丰富，使心房肌电生理特性受自主神经影响很大。交感神经使心房肌自律性升高，触发活动增加，易引起病变心肌的自律性增强。副交感神经兴奋时，可明显缩短心房有效不应期，缩短房内折返波的波长，利于健康心脏中折返的形成。

（三）房颤发生后的维持

房颤是心房肌内同时存在着多灶性、杂乱无序的微折返的结果。这种情况下为什么能在一瞬间微折返可同时被停止，房颤律转复为窦律，而变为窦律之前房颤靠哪些因素来维持其存在？

1959 年，Moe 等提出"多个小折返环"学说，认为是多个独立激动波进入心房肌后形成房颤，并以这种方式使房颤稳定、持续。如果心房内同时存在的子波数目太少时，这些子波同时被停止的可能性就高，房颤则不能持续。1985 年 Allessie 在离体灌注的犬心脏上用乙酰胆碱诱发房颤后进行心房电活动的标测，证实了 Moe 的假说，并提出房颤存在的维持条件需同时在房内存在 4~6 个折返性子波。

是否能在心房内同时存在数量充足的子波，取决于心房的大小及子波的波长。房颤的维持需在心房内同时存在 4~6 个以上的子波，对这一概念可以做这样比喻，为了使房颤能够维持，需要有足够大的篮子（心房）装有一定数量的鸡蛋（子波），这一目的可以通过加大篮子的容积（心房扩张）或减少鸡蛋的体积（子波波长变短）而实现。

心房的容积：哺乳动物心房表面积的大小决定房内可容纳的子波数量。兔、人、马、象、鲸鱼的心房表面积分别为 $3cm^2$、$60cm^2$、$300cm^2$、$1000cm^2$、$3000cm^2$，其可容纳的子波数目分别为 3 个、6 个、10 个、30 个及 45 个。可以看出，子波的大小（波长）并不与心房的大小成比例的增大。因此，心脏越大的动物（马、象、鲸鱼）房颤越易诱发，越易维持。相反，动物中的兔和婴幼儿不易发生房颤也是这个道理。成人心房的表面积可同时容纳 6 个左右的子波，使房颤可以发生和维持，当心房扩张时，房颤则更易发生和维持。

波长：房颤时子波的折返波长与一般的折返波相同（图 54-2），折返的周径长于折返波长，折返周径 = 折返波长 + 可激动间隙。波长是指波峰（wavefront）与波尾（wavetail）之间相隔的距离。波长即折返波长度（或折返子波长度），大致等于传导速度（cm/s）×不应期（s）。这一粗略的计算公式可以这样理解：距离 = 传导速度×传导时间。这里的距离为折返波长，相当于图 54-2 中的黑色部分，而图 54-2 中波长的传导时间可理解为心肌组织不应期的持续时间，因而可推导出折返波长大致等于传导速度×不应期的公式。从上面公式可知，不应期长短与传导速度的快慢都与波长成正比，较长的波长不利于房颤的诱发与维持，而较短的波长有利于房颤的诱发与维持。临床资料表明，刺激迷走神经或注射乙酰胆碱、腺苷等药物都能缩短心房肌的不应期，可诱发房颤，而阿托品、奎尼丁、索他洛尔都有延长心房不应期作用，因而有抗房颤作用。普罗帕酮、利多卡因等药物延长心房不应期的同时，又减慢房内传导速度，最终使波长变化不大，不是最理想的治疗心房颤动的药物。应当指出，波长是诱发心律失常（包括房颤）的最敏感指标（88%~100%），同时也是最特异的指标（80%~96%）。

综上，可以得出这样的结论，房颤发生后是否能维持取决于心房内同时存在的子波数量，子波数量与心房大小及子波波长直接相关。子波波长越短、心房越大，房颤越易维持，也就是说，心房不应期越短，房内传导速度越慢，房颤越稳定而容易维持。相反，当用强心、利尿将心房容积减小，或用抗心律失常药物将心房不应期延长时，房内同时存在的子波数量将减少，使折返的子波同时停止的可能性增大，房颤则不稳定而能被终止。

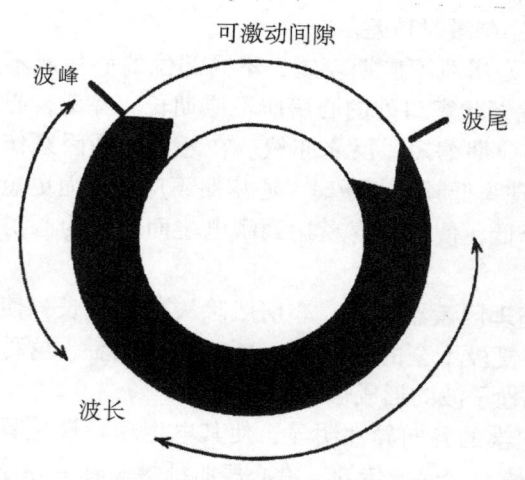

可激动间隙

波峰

波尾

波长

图 54-2 折返波长计算示意图

图中黑色部分代表折返波的波峰与波尾间的波长，又代表折返环路所在心肌的有效不应期持续的时间。在有效不应期时限内折返运动的距离（即传导速度×有效不应期）为实际波长。从图还可看出：折返周长 = 折返波长 + 可激动间隙

（四）房颤发生后的连缀作用

房颤发生后，使房颤能进一步持续存在的连缀作用表现在心房形态学重构和心房肌电重构两方面。

1. 心房形态学的重构

在人和动物试验的观察中都已证实，房颤发生后，原来规律而有节律的心房收缩被不规则的、混乱的、心房纤维性颤动替代，心房的收缩质量下降，心房对心输出量的辅助泵作用消失，结果心房排空下降，心房腔内压力升高，心房扩张。Sanfilippo 研究了 15 例阵发性、孤立性房颤患者，房颤发生 20.6 个月后，左房和右房的直径增加 10%～15%，而右房和左房的容量分别增加 35% 和 42%。这些结果说明房颤的发生能引起心房明显扩张，扩张的心房可容纳更多数量的子波，有利于房颤的稳定存在。

除此，反复发生的房颤还能引起房内压的升高，心房肌血供的减少，心房肌纤维化的程度加重。心房纤维化程度的加重可引起一系列继发作用，其可能波及到窦房结，使窦房结功能下降。长期反复房颤的病人易合并病窦综合征就是这一连锁反应的结果。病窦综合征时缓慢心率又可增加房颤发生的机会。心房纤维化的加重必然降低房内传导性能，还使心房激动传导过程中容易发生碎裂而形成微折返，触发房颤。

2. 心房肌的电重构

Wijffels 著名的山羊房颤动物模型建立时，首先经外科手术将多个标测电极及刺激电极缝合固定在心房不同部位。2～3 周后，经体外心房颤动刺激器发放舒张期阈值 4 倍强度的 50 Hz 的电刺激反复诱发房颤。体外心房颤动刺激器除发放电刺激外，还可连续记录心房电图，并鉴别受试山羊的基本心律。当心房电图出现明显平段时则认为房颤已停止窦律恢复，便再次发放电刺激诱发房颤（图 54-3）。

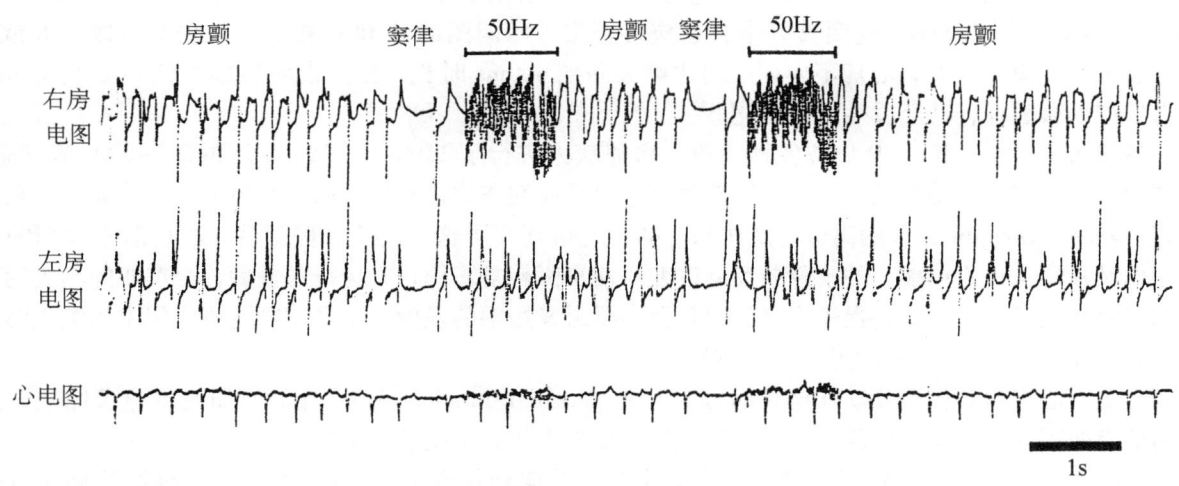

图 54-3　体外心房颤动刺激器工作示意图
图为同步记录的右房、左房及体表心电图。刺激器发放 50Hz 的电刺激，每阵刺激持续 1s 后停止。窦律一旦恢复，刺激器再次发放 1s 的电刺激

应用上述山羊房颤模型，Wijffels 发现，心房颤动刺激器诱发短时间的房颤后，房颤总在 10s 内自动终止恢复窦律。诱发房颤持续 1 天后，停止刺激后房颤平均持续约 1min；诱发的房颤持续 2 天后，房颤持续时间超过 1h；诱发的房颤持续 7 天后，停止刺激后房颤可持续 24h 以上；诱发的房颤持续 3 周后，绝大多数房颤变成慢性房颤。Wijffels 的山羊试验首次证实房颤本身有促进房颤的持续和稳定的连缀作用。

(五) 房颤连缀作用的电生理机制

Wijffels 的动物试验及随后的临床研究探讨了房颤连缀作用的电生理机制。

1. 房颤可引起心房不应期明显缩短

文献报告房颤发生后 2 天，可使心房不应期缩短 31% 到 45%，刺激间期的不同与缩短率不同相关。根据前述波长的计算公式，如果房内传导速度不发生重要变化时，则意味着房颤持续 2 天后，折返子波的波长将缩短 31% 到 45%。这对扩张或不扩张的心房来说，将大大有利于同时存在 4～6 个子波，使房颤稳定而持续下去。

图 54-4 显示，受试山羊窦性心律时心房不应期 165ms，房颤持续 24h 及 48h 后心房不应期分别缩短到 120ms 及 110ms。当心房刺激间期 200ms 时（图 54-5），窦律时心房不应期 132ms，房颤持续 24h 及 48h 后，心房不应期缩短到 129ms 及 116ms。Dauod 分别对 20 例心脏电生理检查或射频消融术后病人进行了观察，经快速起搏诱发房颤持续 7.3±1.9 天后，心房不应期分别从 206±23ms 缩短到 175±30ms，或从 216±17ms 缩短到 191±30ms。

心房不应期的明显缩短可使心房肌的自律性增高，使房早容易发生，并进一步触发房颤。房颤发生后，心房不应期的缩短可使子波波长缩短，有利于房内稳定存在一定数目的子波。

2. 心房不应期频率自适应性下降、消失或反向变化

心房不应期的自适应性是指心房不应期随心率，随心动周期长短的变化而变化。心率较快、心动周期较短时，心房不应期随之缩短。反之，心房不应期延长。但在房颤发生和持续时，不仅使心房不应期明显缩短，而且使心房不应期的频率自适应性下降、消失或发生反向改变。

比较图 54-4 与图 54-5 后可以看出，心房不应期的自适应性发生了反向转变。两图中的 A 条分别显示窦律时心房不应期，图 54-5 中心房不应期（200ms 刺激周期）132ms 明显短于图 54-4 中心房不应期（400ms 刺激周期）165ms，说明其频率自适应性正常。而两图的 B 和 C 相比，当房颤持续 24h 或 48h 后，刺激间期 200ms 时，心房不应期反而比刺激间期 400ms 时长，充分说明房颤可使心房不应期的频率自适应性被破坏，甚至发生反向变化。

1982 年，Attuel 等对 39 例阵发性房颤、房速病人进行了 1500ms～280ms 不同间期的心房刺激后，再测定心房不应期，结果发现心房不应期的频率自适应性在快速心房刺激后明显下降、消失，甚至反向变化。随后，Boutjdir 在人的离体心房肌条上的研究也证实了这一现象。房颤后，心房肌不应期的明显缩短以及频率自适应性能力的下降或反向改变可使房颤转复窦律，心房率变慢后，心房肌的不应期仍处于明显缩短的状态中，这将促进房早的出现及房早触发房颤的发生，这是房颤连缀作用中的关键因素。

3. 对心房肌细胞动作电位时程的影响

正常时心房肌细胞跨膜动作电位时程（action potential duration；APD）比心室肌细胞显著缩短，这是心房肌有效不应期较短的原因，也是心房肌能长期接受快频率激动的重要条件。

Olsson 等测定了房颤转复窦律后的右心房肌的单向动作电位时程（一群心房肌细胞的动作电位时程）的变化，结果：①房颤的持续可使单向动作电位时程明显缩短。②缩短程度与房颤再次复发的趋势相关。Cotoi 的资料证实，房颤转为窦律后的动作电位时程与窦律维持时间明显相关。Kamalvand 研究了慢性房颤患者心房肌单向动作电位时程的变化，证实单向动作电位时程在房颤发生后明显缩短。Boutjdri 应用微电极技术的研究发现，慢性房颤时右心耳心房肌细胞的动作电位时程明显缩短外，还发生了频率自适应性的下降，表现为动作电位时程不因房率的减慢而延长。可以看出，房颤的持续对心房肌细胞动作电位时程的影响，与对心房肌有效不应期的影响平行、一致。

4. 对房内传导速度的影响

传导速度与兴奋性是心肌两个不同的生理特性，但两者又密切相关。激动在处于兴奋期的心肌中扩布，传导速度正常，在处于相对不应期的心肌中传导，传导速度下降，在处于有效不应期的心肌中传导

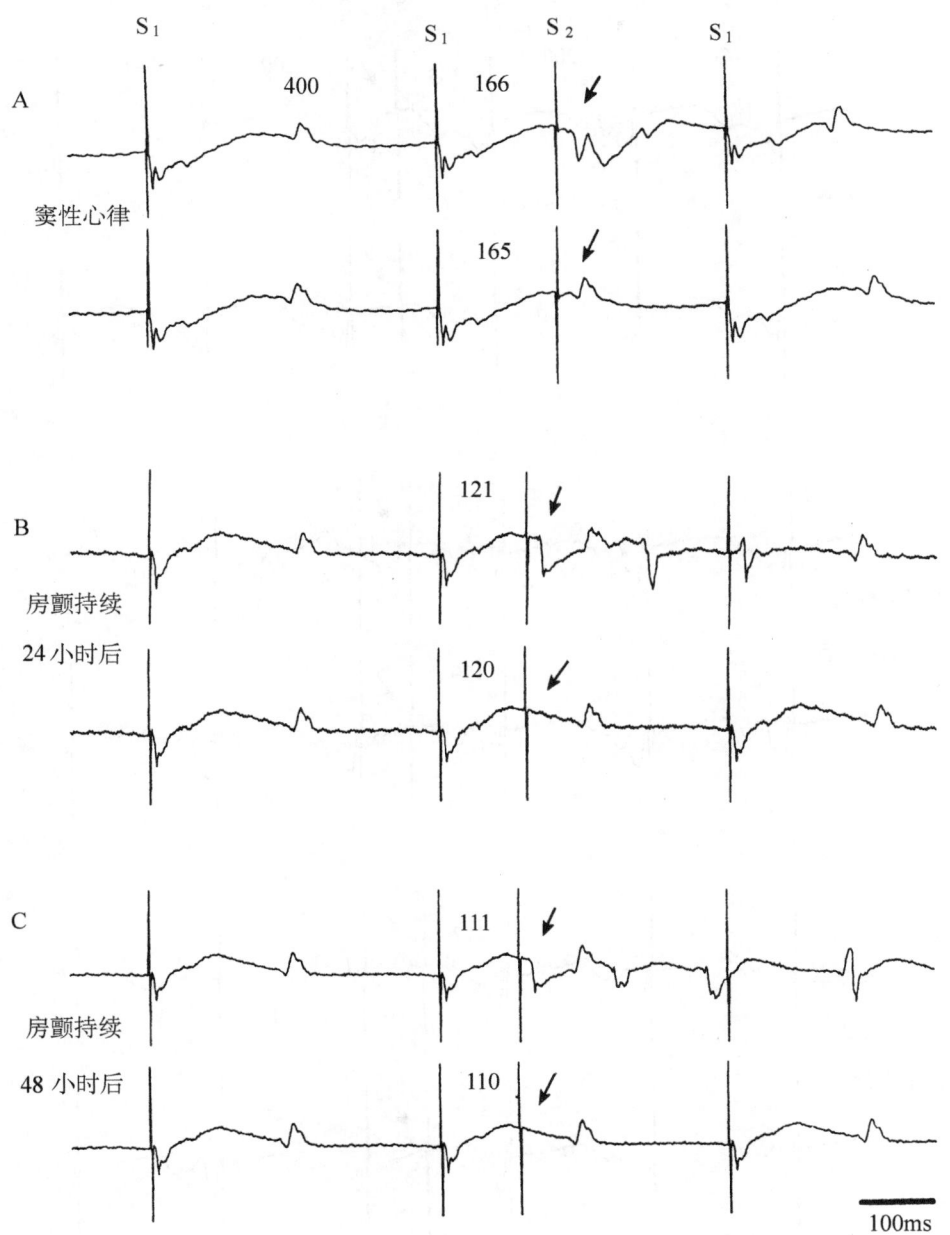

图 54-4 房颤持续后心房有效不应期明显缩短

如图所示，S_1S_1 刺激间期 400ms，应用联律间期不同的插入性 S_2 刺激测定心房有效不应期。A 对照组，心房有效不应期 165ms；B 房颤持续 24h 窦律恢复后测定的心房不应期值缩短到 120ms；C 房颤持续 48h 后，心房有效不应期缩短到 110ms。显然，随着房颤持续时间的延长，心房有效不应期明显缩短

时，表现为传导中断。从理论上推导，房颤持续发生时由于心房肌不应期明显缩短，则意味着对心房内的激动传导速度应当有加快的影响。但是，文献中不同的研究存在不同的结果。Buxton 应用心房 S_2 刺激的电生理研究发现，阵发性房颤患者房内传导速度显著下降。Elvan 的研究证实，对试验犬进行 2～6 周的快速心房刺激后，房内传导时间延长。Rania 的研究中，将刺激电极固定在狗的右心耳，并以 400ppm 的快速频率进行心房刺激，6 周后，房内传导速度明显减慢。但 Wijffels 的研究结果与上述不同，Wijffels 的试验中，记录电极沿右房至左房的 Bachmann 氏束排列，两端电极距离 7.8cm，刺激电极位于

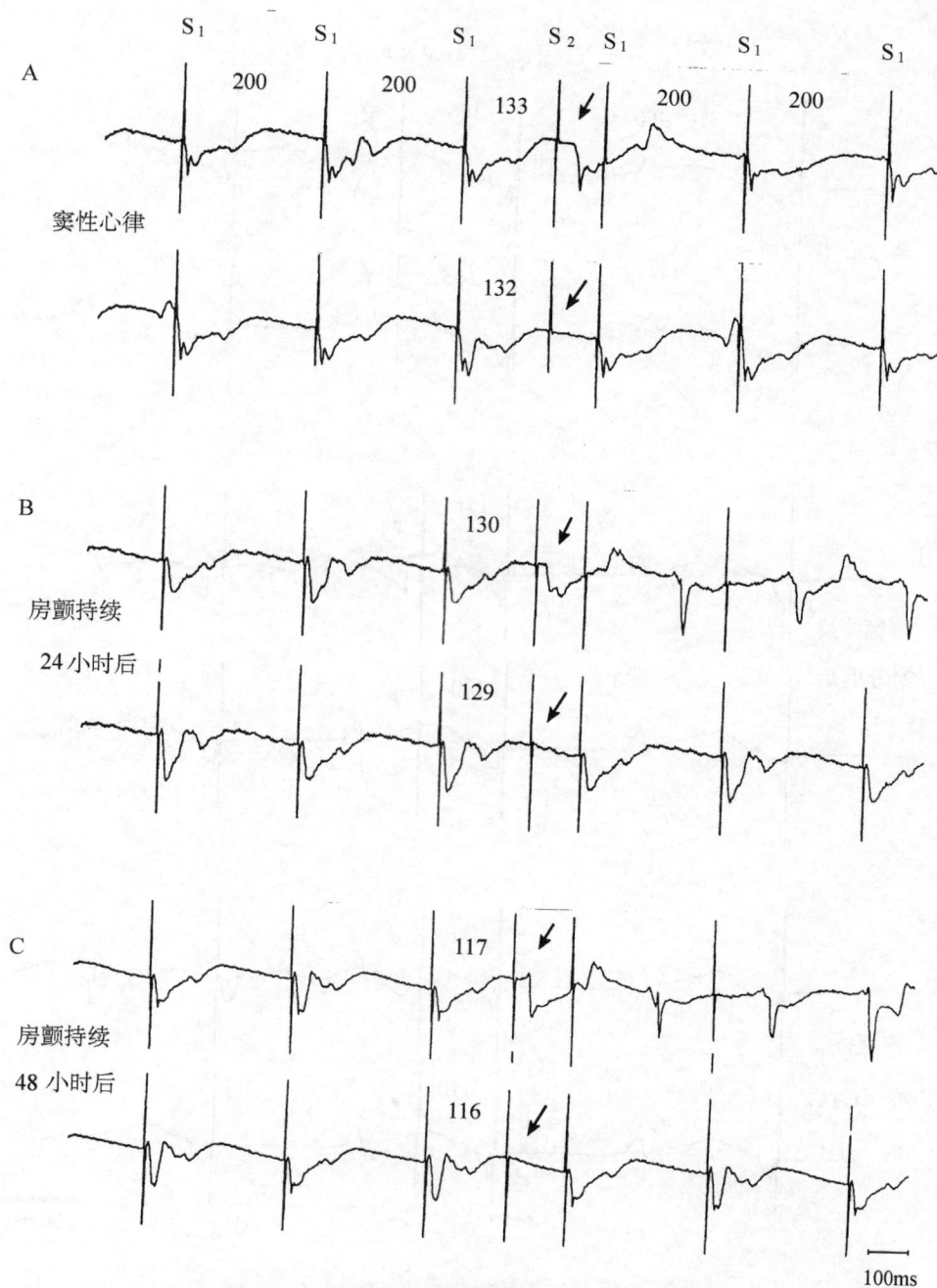

图54-5 房颤持续后心房有效不应期明显缩短

本图与图54-4基本相同，仅是S_1S_1刺激间期缩短为200ms。与图54-4相同，随房颤持续时间的延长，心房不应期进行性缩短，从窦律对照值132ms缩短到129ms及116ms。与图54-4相比，可以看到本图200ms间期的刺激中，房颤发生后的同等条件下，心房不应期的频率自适应性出现了反向转变。当刺激间期从400ms缩短到200ms时，房颤持续24小时和48小时后，心房有效不应期却从120ms和110ms分别延长到129ms和116ms，说明心房不应期对频率变化的正常自适应性发生反向变化

右心耳，距最近的记录电极6mm。心房刺激的频率150ppm（图54-6）和300ppm时（图54-7），分别测定窦律，房颤持续24h和48h后的房内传导速度。结果发现，150ppm的刺激时（图54-6），房内传导速度110cm/s，300ppm刺激时，传导速度下降到103cm/s（图54-7），房颤持续24h和48h后，传导速度都表现为轻度加快，但无统计学差异。

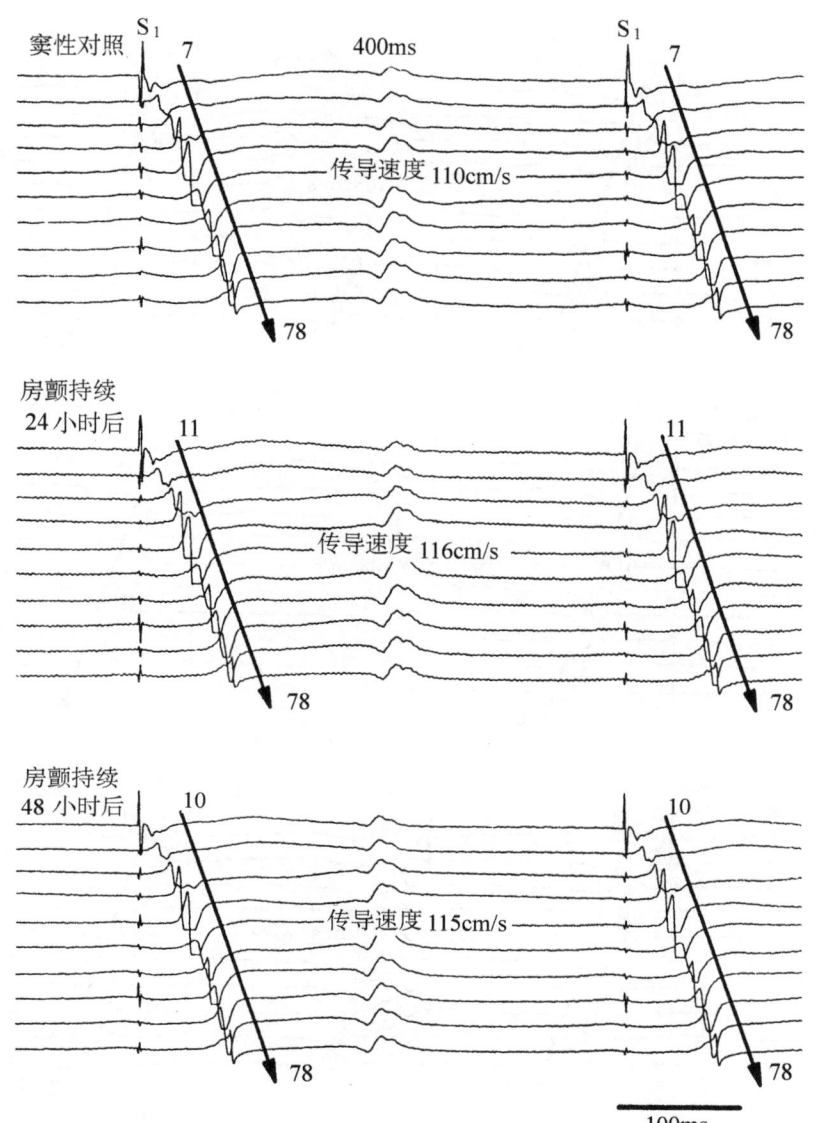

图54-6 房颤对房内传导速度的影响

本图 S_1S_1 刺激间期400ms（相当于150ppm 的刺激），记录电极沿 Bachman 束走向排列，并记录心房内激动传导时间。窦性对照的房内传导速度110cm/s，房颤持续 24h 及 48h 后，房内传导速度分别增快到116cm/s 和115cm/s，这种传导速度轻度增快无统计学意义

　　上述房颤对房内传导速度影响的矛盾结果，是否可以这样解释，Wijffels 的结果是急性结果，是房颤对房内传导速度的直接作用，而其他研究者的结果是慢性结果，是房颤对房内传导速度的直接与间接作用的综合结果，包括长时间房颤引起的心房肌纤维化的加重，进而间接使房内传导速度减慢。这种解释可能与临床所见更为贴近。

　　5. 对房颤波间期的影响

　　房颤波间期是指在心房某一位置测定的心房颤动波的间期长度。该长度大致代表了房颤在局部折返或称微折返的折返环路长度，相当于一个折返周期的长度。折返环路的长度可用房颤波间期 × 传导速度的公式计算。从图54-2 可以看出，折返波长 + 可激动间隙则相当于折返环路长度，该长度肯定大于折返波长。也可以看出两者的关系密切，同时消长，呈正变规律。一般认为，房颤波的间期可作为心房不

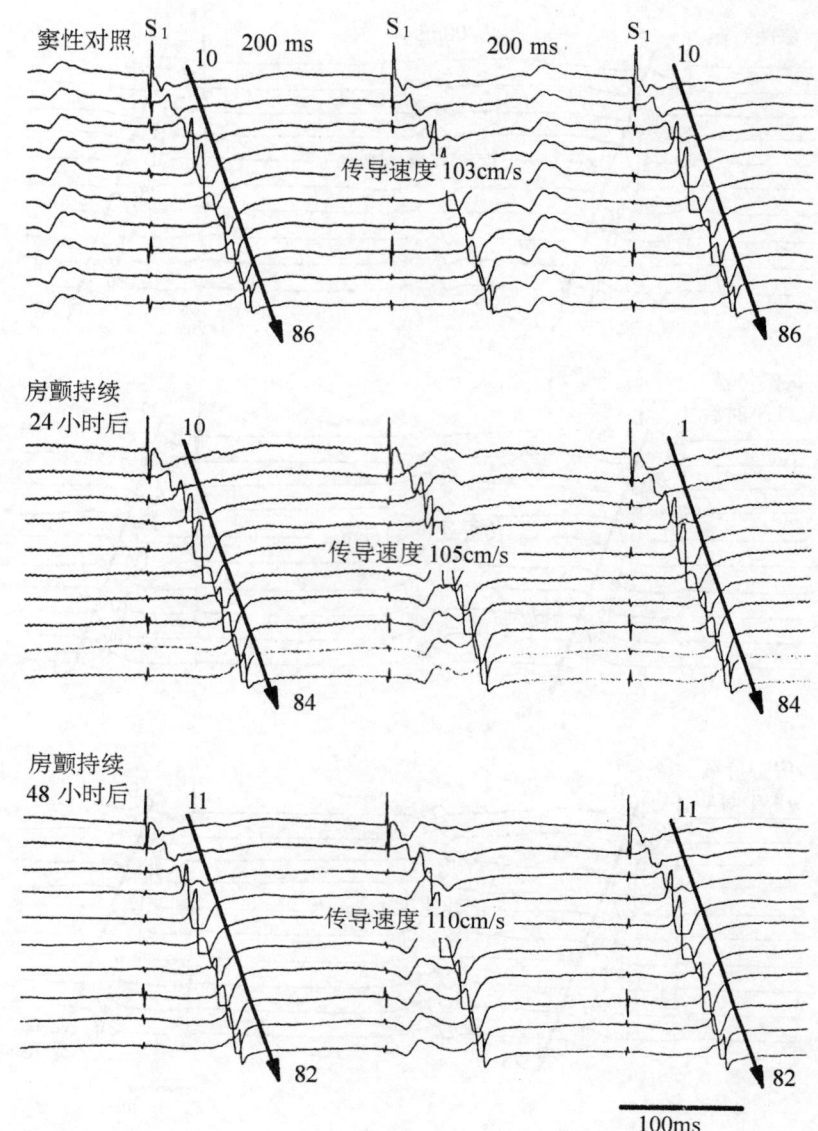

图 54-7　房颤对房内传导速度的影响

本图与图 54-6 相同，只是 S_1S_1 间期 200ms（相当于 300ppm 的刺激），房颤持续 24h 及 48h 后，
房内传导时间从 103cm/s 分别增快到 105cm/s 和 110cm/s，传导速度的轻度增快无统计学意义

应期的指数。Wijffels 的试验表明，房颤持续后，随心房不应期的缩短，房颤波间期也明显缩短（图 54-8），这两个指标的缩短都提示房颤波长的缩短，以及折返环路的缩短。与心房不应期一样，房颤波间期的明显缩短，增加了房颤持续存在的稳定性。

总之，房颤的持续可产生上述 5 方面心房肌电生理特性重构，其中最重要的是心房不应期的明显缩短，心房不应期的频率自适应性的改变。

综上所述，房颤反复、持续的发作可引起心房形态学重构，使心房增大及心房肌纤维化加重，可引起心房肌电生理特性重构，使心房有效不应期下降，进而使房颤子波波长明显缩短。如同前面的比喻，因篮子加大，鸡蛋变小，因而篮子中同时存在一定数量鸡蛋的情况得到稳定，这使房颤进一步持续稳定的存在，表现出房颤明显的连缀现象和作用。

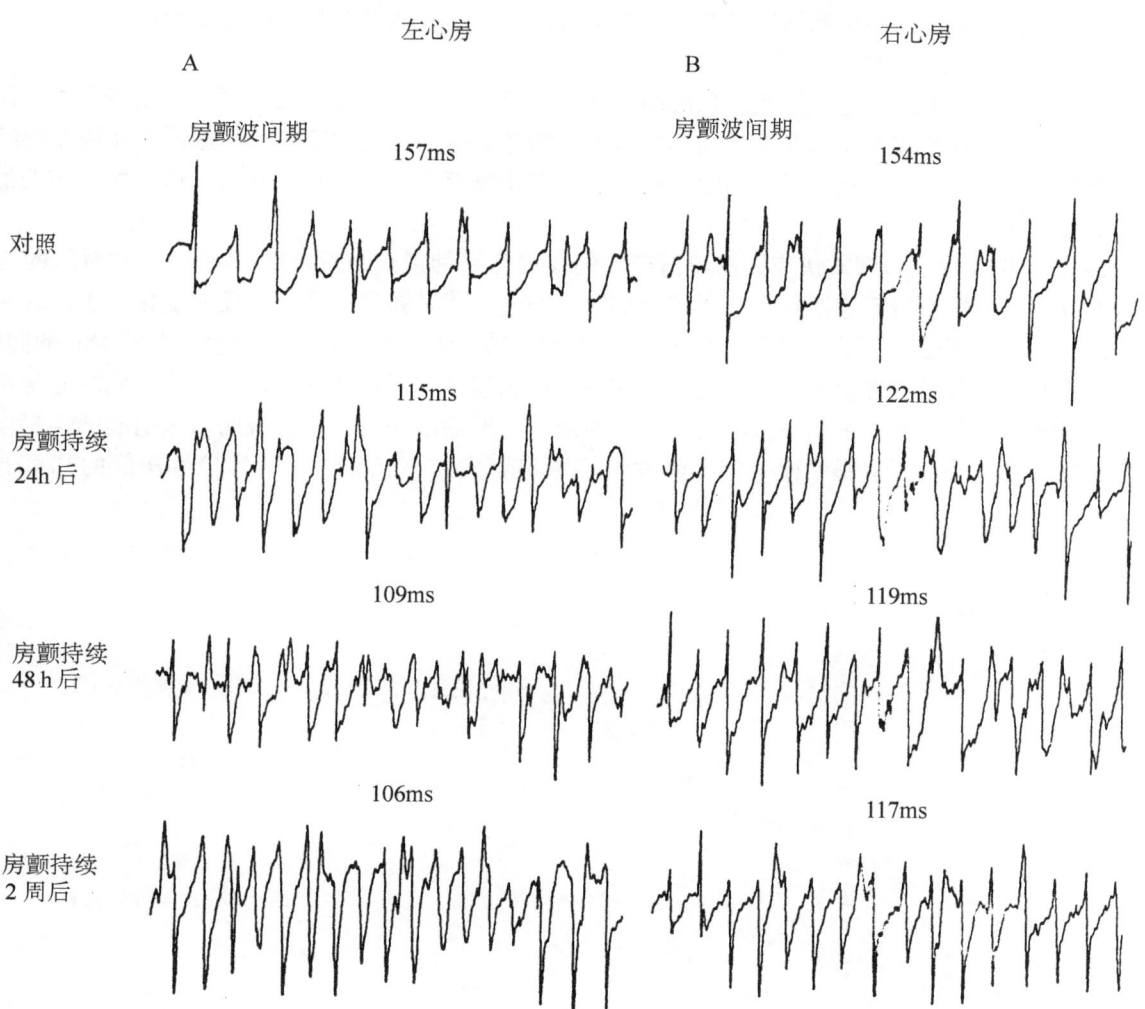

图 54-8 房颤持续后对房颤波间期的影响

图中 A、B 分别为左心耳及右心耳记录的单极左心房和右心房电图，房颤持续 24h、48h 和 2 周后，
左右心房的房颤波间期均比对照值明显缩短

（六）房颤连缀现象的几个特点

1. 房颤连缀作用出现的时间

房颤的连缀作用中，以心房有效不应期显著缩短最重要，房颤开始几分钟后，这一作用则可出现，而房颤发作几分钟停止后，应用心脏程序刺激将比以前更易诱发房颤。Rania 的研究认为，心房不应期的缩短程度随房颤的持续而进行性加重。持续 7 天时，心房不应期的缩短可达到最大程度。但是，房颤持续 42 天后，再次诱发房颤并持续的比例（100％）明显高于持续 7 天后的诱发率（67％），提示房颤的持续过程中，其他的连缀作用也在加重，使房颤更易诱发和持续。

2. 房颤连缀作用的离子机制

目前认为，房颤持续使心房不应期缩短的机制是心房快速的电活动对心房肌细胞的直接影响。主要作用在细胞膜的钙离子通道，使大量的钙离子内流，在细胞内堆积。支持这一结论的根据包括：①高钙血症可加重房颤的连缀作用。② 钙拮抗剂维拉帕米能够减轻、逆转房颤引起的心房电重构作用。③快速心房起搏后，电镜检查发现的线粒体肿胀与细胞内钙负荷过重时的变化一样，其他因素，如自主神经系统、细胞膜的钾通道、心房利钠因子等对房颤引起的心房不应期缩短都无明显作用。

3. 房颤连缀作用的逆转

房颤连缀作用出现后，能够持续多长时间，什么情况下这种连缀作用属于可逆而逐渐消失，什么情况下属于不可逆而持续存在，这些问题目前尚未完全清楚。但在一定程度内，房颤连缀作用的持续时间似乎与连缀作用发生的时间相平行。引发的时间长，其持续存在的时间相对延长，这一特点与心脏的 T 波记忆现象雷同。

图 54-9，10 说明了房颤或快速心房起搏产生的连缀作用的逆转情况。图 54-9 中，与对照的曲线相比，房颤持续 4 天的心房不应期特点：①不应期明显缩短，②其频率自适应性反向变化，表现为起搏间期越短，心房不应期反而延长。窦律恢复 6h 后上述两个特点无变化，在窦律恢复 24h 和 48h 的曲线中，心房不应期的频率自适应性部分恢复，在较快频率段已出现了与对照曲线相同的反应，同时心房不应期值也有逐渐恢复。窦律恢复 1 周后，心房不应期曲线与对照曲线完全一致。说明房颤引起的连缀作用已经全部逆转。这一特点可解释临床中部分阵发性房颤患者发作不频繁时，转为慢性房颤的几率低的情况。

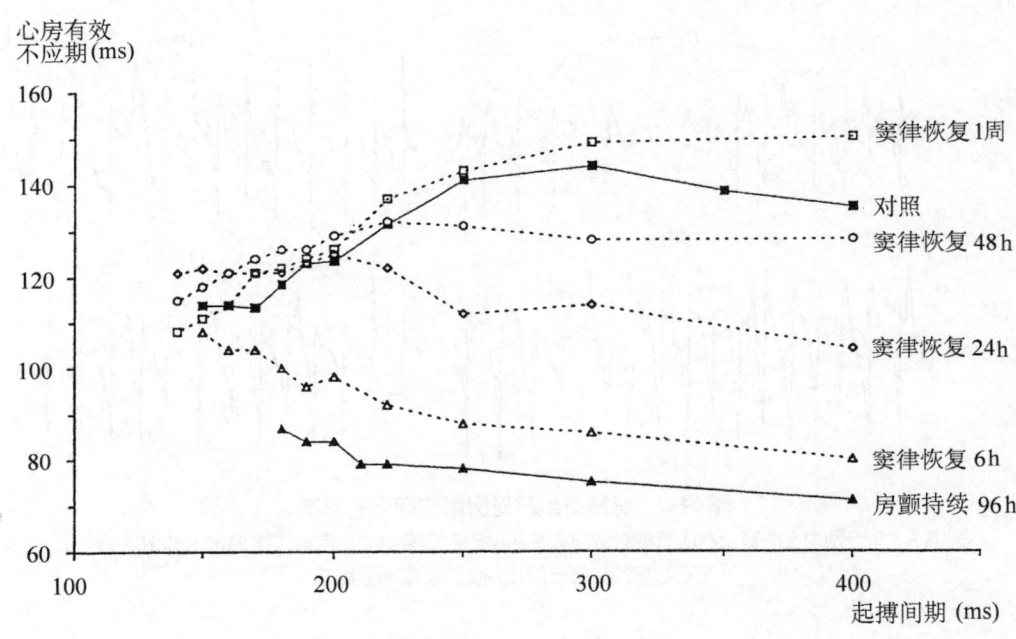

图 54-9　房颤连缀作用的逆转

本图中对照曲线表示心房不应期在不同起搏间期时的不同值，以及正常的生理性频率自适应性引起的相应改变。房颤持续 96h 后，心房不应期值均明显缩短，频率自适应性出现反向改变，当起搏间期变短时心房不应期反而延长。窦律恢复 6h 后该情况无明显变化，窦律恢复 24h 及 48h 后，缩短的心房不应期值明显恢复，心房不应期对较快频率刺激的自适应性已恢复，但对较慢频率刺激的自适应性恢复较差。窦律恢复 1 周后，房颤持续 96h 引起的连缀现象的改变完全逆传，全部恢复到对照情况

4. 房颤连缀现象中各因素的相互作用

房颤能引起心房形态学重构及心房肌电生理特性重构，两者间的相互促进作用十分重要。房颤发生时，快速的心房活动使心房肌的血供需求增加 2～3 倍，心脏无充足的代偿能力时，心房缺血就会发生，心房收缩功能下降，心房纤维化加重，这使房内折返更易发生，使房颤趋向持续。在房颤持续中，心房不应期与频率自适应性发生的进行性变化，也会增加房颤的稳定性，又可使形态学重构加重。这种恶性

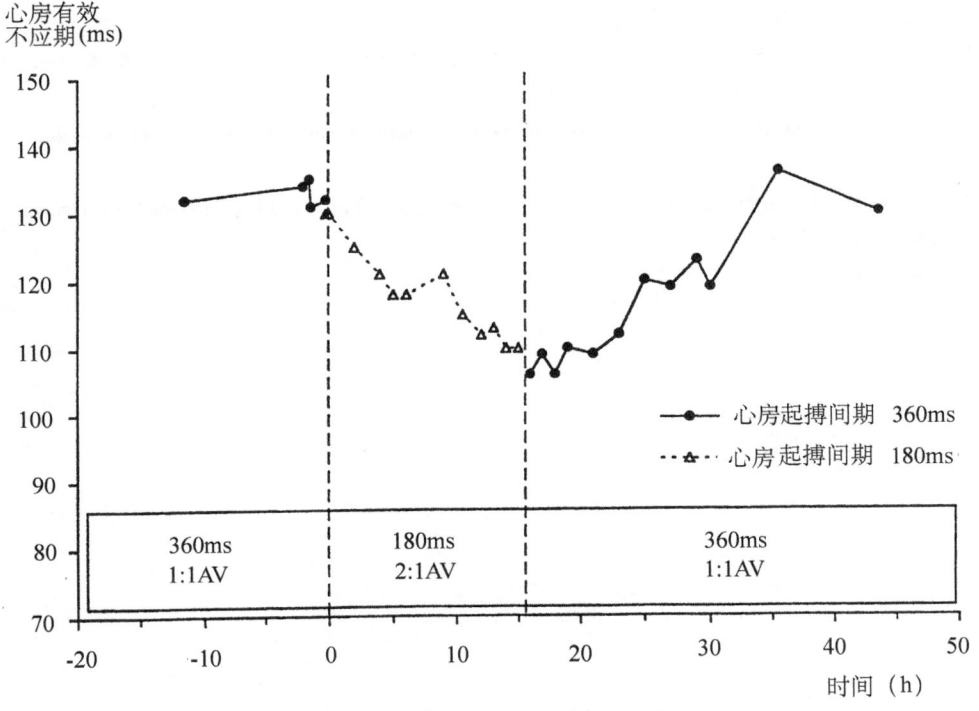

图 54-10 心房不应期的缩短与恢复

图中用虚线分成的三个阶段的心房起搏间期分别为 360ms、180ms 和 360ms。心房起搏间期从 360ms 突然缩
短到 180ms 时，心房不应期每小时缩短 1~2ms，起搏 16h 后心房不应期已明显缩短。此后，心房起搏间期
变回 360ms，35~36h 后缩短的心房不应期值逐渐恢复到对照值

AV：房室传导

循环的结果最终使房颤变为慢性而永久存在。

5. 其他

晚近资料证实，其他快速性房性心律失常，如房速或房扑也能引起类似房颤的连缀作用，随着病程
进展，也能使房颤更易发生，促进慢性房颤的发生。

结　束　语

心律失常的连缀现象十分常见，尤以房颤明显，研究最多。房颤的连缀现象包括形态学重构及心房
肌电生理特性重构两部分。这两种连缀作用的结果是使心房扩张、心房纤维化加重，又使心房肌有效不
应期明显缩短及频率自适应性下降，甚至反向变化。这些改变是在房颤发生几分钟就会产生，可使房颤
容易再次发作并持续，形成恶性循环，最终使房颤永久存在，而不断损害人体的健康甚至危及生命，连
缀作用在一定程度上可以逆转。房颤的连缀现象理论有助于临床和心电图医师对房颤病人自然病程的认
识和发展特点的理解，有助于对房颤病人心电图及变化的认识，组织对房颤房人和其他心律失常病人的
积极有效的干预与治疗。

参 考 文 献

1. 郭继鸿. 连缀现象. 临床心电学杂志，2000，9（1）：52－59

2. Wijffels MC, Kirchhof CJ, Dorland R, et al. Atrial fibrillation begets atrial fibrillation. a study in awake chronically instrumented goats. Circulation, 1995, 92: 1954-1968

3. Huang SK, Willber DJ. Radiofrequency Catheter Ablation of Cardiac Arrhythmias-basic Consepts and Clinical. 2nd edition. Armonk, NY, Futura Publishing Company Inc, 2000, 445-579

4. Josephson ME. Clinical Cardiac Electrophysiology Techniques and Interpretations. 2nd edition. Philadelphia: Lead & Febiger company, 1993, 275-311

5. Chen. PS, Athill CA, Wu TJ, et al. Mechanisms of atrial fibrillation and flutter and implications for management. Am J Cardiol, 1999, 84(9A): 125R-130R

第55章 裂隙现象

Gap Phenomenon

张 海 澄

　　早在 1965 年，Moe 在研究狗的房室传导特征时发现了一个新的现象，他注意到，在心动周期的某一段间期中，心房的期前刺激不能经房室结下传到心室，引起心室激动。但是在这个周期之前或之后的心房期前刺激，却都能经房室结下传激动心室。Moe 将这个周期称为房室结传导的裂隙带，并首次提出了心脏电活动的裂隙现象(gap phenomenon)这一概念。

　　1968 年 Durrer 等在人的房室传导中描述了这种现象。1969 年 Scherlag 创用经皮穿刺电极导管记录希氏束电图技术后，裂隙现象的研究有了较大发展，1973 年 Gallagher 确定了房室前向传导中有两种类型的裂隙现象，1974 年 Akhtai 证实心脏电活动在室房逆向传导时也可出现裂隙现象，并认为逆向裂隙现象比正向传导的裂隙现象常见。1976 年 Damato 归纳总结了有关裂隙现象的文献，将房室前向传导的裂隙现象分成 6 类，逆向传导的裂隙现象分成 2 类。1987 年郭继鸿等发现并提出变异性裂隙现象、预激旁道的裂隙现象等，进一步丰富了裂隙现象的研究成果。

一、裂隙现象的定义

　　在激动或兴奋传导的方向上(正向或逆向)，心脏特殊传导系统中存在着不应期及传导性显著不同的区域，当远侧端水平面有效不应期长，而近侧端水平面相对不应期较长时，激动传导就可能出现一种伪超常传导的现象，即在心动周期的某时限内到达的冲动不能传导，而较早或较晚的冲动却都能传导，这一现象称为裂隙现象，这段时限称为裂隙带或裂隙区。

二、裂隙现象的机制

　　裂隙现象的发生是以分层阻滞为基础的。在冲动传导的通路中(心房、房室结、希氏束及希氏-浦肯野系统),各部分有各自的有效不应期(ERP)、相对不应期(RRP)及功能不应期(FRP)。距离冲动较近的区域有效不应期短,但相对不应期长,易于发生传导延迟,称为近端延迟区;距离冲动较远区域有效不应期长,易于发生传导阻滞,称为远端阻滞区。

心动周期中较晚发生的过早搏动,近端与远端的不应期均已脱离,因而可以传导通过;当过早搏动稍提前时,落在远端的有效不应期而不能传导通过;当过早搏动来得更早时,首先遭遇到近端的相对不应期而传导延迟,缓慢传导至远端时,该区的不应期已过,因而能够传导通过。这样就产生了一种伪超常传导,在这段时间到达的冲动不能传导,而之前和之后的冲动却都能传导,即这段时间成了传导的裂隙区,而表现出裂隙现象。部分裂隙现象与房室结双径路传导有关。

三、裂隙现象形成的三要素

冲动顺序传导的各部分有不同的 ERP、RRP 及 FRP 是产生裂隙现象的基础,ERP 决定接受上端组织冲动将其下传的能力,FRP 表示能够给予下部组织的最快冲动周期。但只有远端和近端组织的这些不应期有机的配合时才有可能产生裂隙现象。

裂隙现象的发生需具有以下三个基本条件:

(1)心脏特殊传导系统中沿激动传导的方向存在不应期或传导性显著不均衡的两个水平面,这与折返现象绝然不同,折返现象发生时沿激动传导的方向上特殊传导系统的纵向传导路径不应期或传导性不均衡。

(2)激动传导的远侧端水平面有效不应期长于近侧端水平面,因而在此平面较早地出现传导阻滞,使传导中断。

(3)近侧端相对不应期较长,在远侧端进入有效不应期出现传导阻滞后的一定间期时,近侧端水平面也进入相对不应期,表现为传导发生延缓,近端的传导延缓如果能够改善远端阻滞的情况,裂隙现象则可发生,传导可再次恢复。

裂隙现象形成的三要素能够解释其发生的机制。

显著加快心房率常可使希氏-浦肯野系统的 ERP 明显缩短而房室结的 FRP 增加,裂隙现象会消失,少量的阿托品在窦性心律无明显加速的情况下,可恒定地缩短心房、房室结的 ERP 和 FRP,但对希氏-浦肯野系统无直接改良,所以诱致裂隙现象,或使裂隙现象移向希氏-浦肯野系统。

四、裂隙现象的分型

1976 年 Damato 等总结归纳大量文献后,提出了裂隙现象的分类法,其后多位学者进行了补充。综合诸文献中裂隙现象的分型,列于表 55-1。

表 55-1 裂隙现象的分型

类　　型	远端阻滞部位	近端传导延迟部位
房室传导		
Ⅰ型	希浦系	房室结
Ⅱ型	希浦系远端	希浦系近端
Ⅲ型	希浦系	希氏束
Ⅳ型	希浦系或房室结	心房
Ⅴ型	房室结远端	房室结近端
Ⅵ型	希浦系	无(真正超常传导)

续表

类 型	远端阻滞部位	近端传导延迟部位
室房传导		
Ⅰ型	房室结	希浦系
Ⅱ型	希浦系(近端)	希浦系(远端)
束支传导		
Ⅰ型	房室束支	房室结
Ⅱ型	房室束支	希浦系近端
Ⅲ型	房室束支	无(真正超常传导)

五、心电图和电生理中的裂隙现象

作为一种异常的心电现象,临床心电图和电生理检查中均可以出现裂隙现象,在提高对其认识的水平后,可以及时做出诊断。

1. 心电图裂隙现象

因为临床心电图记录不到希氏束电图,所以不能记录出表 55-1 中所细分的各种裂隙现象。常见的有:房室传导的裂隙、束支传导的裂隙以及室房传导的裂隙现象,食管心房调搏心电图还可见到房内传导的裂隙现象。

为了更好理解相关心电图,需要复习心脏的不应性和传导性,心肌组织和细胞有对外来刺激和周围传导来的兴奋能够发生反应的生理特性,称为兴奋性,兴奋之后,心肌组织或细胞在一段时间内全部(有效不应期)或部分(相对不应期)丧失了兴奋性,这一特性称为不应性,不应性所持续的时间称为不应期。传导性是指心肌组织能对周围的激动或兴奋发生扩布传导的特性。不应性和传导性是心肌组织的两大生理特性,但两者又有一定关系,心肌组织处在兴奋期内,其传导表现为正常,处在相对不应期内其传导表现为延缓,处在有效不应期内,则表现为传导中断。医生做心电图和电生理检查时,常通过观察传导情况推测其处于兴奋性或不应期中。

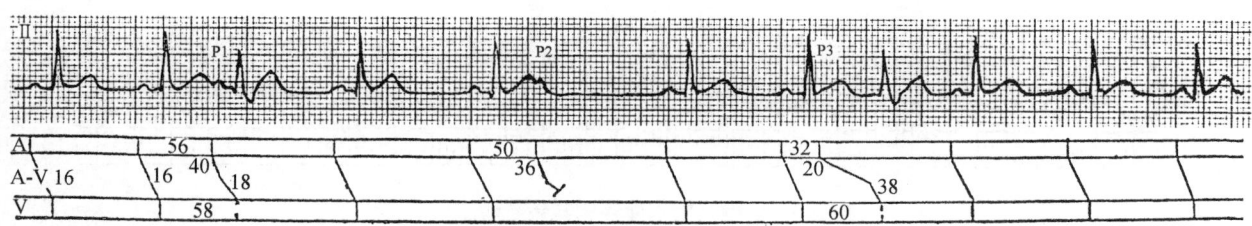

图 55-1 心电图中的裂隙现象

图 55-1 是一幅频发房早的心电图,图中 3 个房性早搏的联律间期分别为 560ms(P1)、500ms(P2)、320ms(P3),P1 正常下传,下传的 QRS 波有些差异性传导。P2 的联律间期短于第一个房早的联律间期,结果遇到房室结有效不应期而不能下传,属于正常现象。P3 的联律间期为 320ms,明显短于 P2 的联律间期,照理推论,这个来的更早的房早更应当落入房室结有效不应期而不能下传,但 P3 却出乎意料地下传了,这种传导得到意外改善的现象,临床心电图称为超常传导,此处似乎发生了一次超常传导。

图 55-2 是一幅示意图,解释图 1 心电图发生的机制。图 55-2A 所示为第一个来的较晚的房早(P1),激动下传时传导系统均在兴奋期内,正常下传。图 55-2B 示图 55-1 的第 2 个房早(P2),该房早来的较早,下传到房室结远端时,因其有效不应期长,因此房早传导在此处受阻,使房早未能下传。图 55-2C

示图 55-1 的第 3 个房早(P3)，该房早来的更早，其下传房室结近端时，近端已进入相对不应期，房早在此处传导明显延缓，房早延缓传导后到达房室结远端时，远端已脱离了上一次激动后的不应期，结果反而能够下传。图 55-1 的第 3 个房早(P3)引起的干扰性 P-R 延长正是房室结近端缓慢传导所致。可以看出，P3 的下传不是真正的超常传导，在房室结远端阻滞情况并未发生意外改善，而是近端传导延缓，使激动延迟到达远端的结果，这是一种伪超常传导，是心电图记录中出现的裂隙现象。

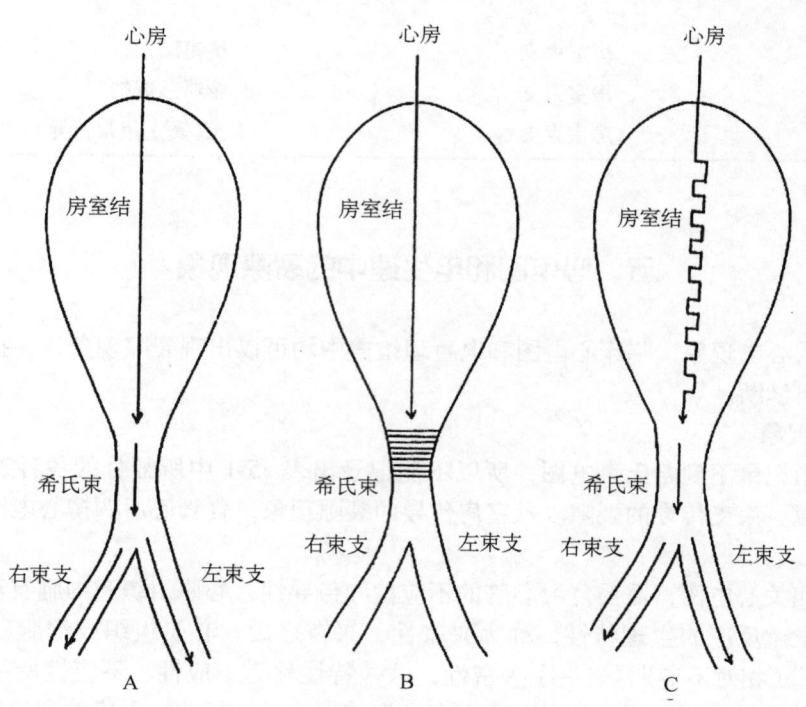

图 55-2 上图心电现象的示意图

在房性并行心律时也可见到房室传导的裂隙现象(图 55-3)。频发室性早搏时还可见到室房传导的裂隙现象(图 55-4)。

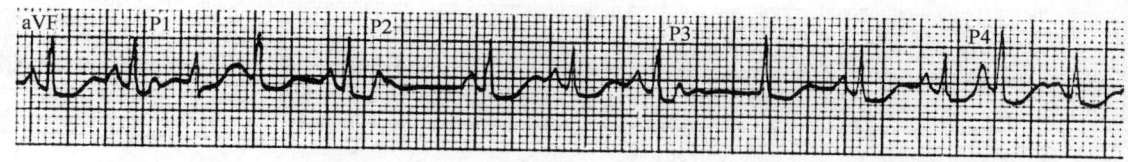

图 55-3 房性并行心律伴房室传导裂隙现象

图为一例房性并行心律，并行心律的心房波(P'_1,P'_2,P'_3,P'_4)与前一个心房波的联律间期变化在 0.24～0.32s 之间。并行心律的原始周期为 0.43s。从图中可以看到：①房性异位搏动发生得迟(P'_4，联律间期最长，为 0.32s)，则可以下传，P'R 时间为 0.12s；②当联律间期缩短为 0.26s(P'_3)及 0.28s(P'_2)，便不能下传；③但联律间期更加缩短时(P'_1，联律间期为 0.22s)，反而能下传心室，P'R 延长为 0.21s，使 R 比前述下传者出现得更晚，此为典型的裂隙现象

2. 电生理检查中的裂隙现象

图 55-5 是食管电生理检查中记录的心电图，该程序是在病人自主窦性心律的基础上，加发一个心房期外刺激 S_2，观察 S_2 期外刺激后的反应。每条心电图的第一个数字表示 S_2 的联律间期，图中 A、B 两条联律间期分别为 600ms 和 300ms，心房 S_2 刺激正常下传，下传的 QRS 波也正常。C、D 条中 S_2 联律间期分别为 280ms、240ms，S_2 下传后，遇到右束支的有效不应期而不能下传，使 QRS 波出现了完全性

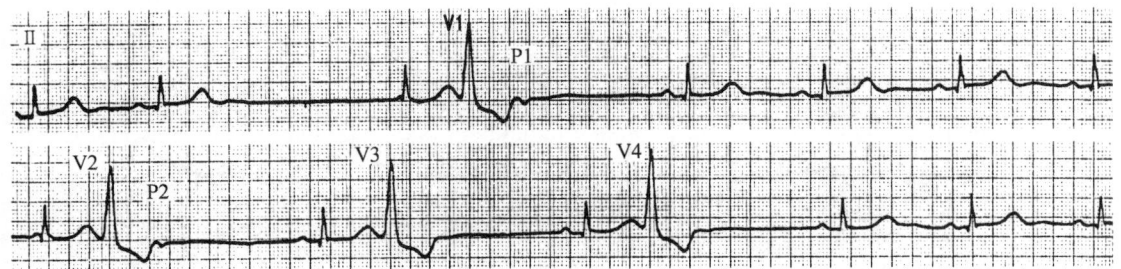

图 55-4　室性早搏伴室房传导裂隙现象一例

图为 Ⅱ 导联连续记录。图中多次发生莫氏 Ⅱ 型二度窦房传导阻滞。在阻滞期间规则地出现房室交界区逸搏。逸搏后有频繁的室性早搏，早搏均发生在长间歇之后，无一发生于窦性心搏后。图中四次早搏，联律间期有细微变化，两次（V_1，V_2）有室房传导产生逆传心房波（P_1'，P_2'），另两次（V_3，V_4）无逆传 P 波。室房传导的成败与室早的联律间期有以下关系：1. 联律间期最长者（V_3），室房传导受阻；2. 稍早发生者（V_2），室房传导恢复；3. 更早者（V_4），室房传导再次受阻；4. 最早者（V_1），室房传导再次恢复，但 RP′ 比 V_2 逆传延长。本例有两个室房传导裂隙，可能位于两个不同水平的室房传导径路中

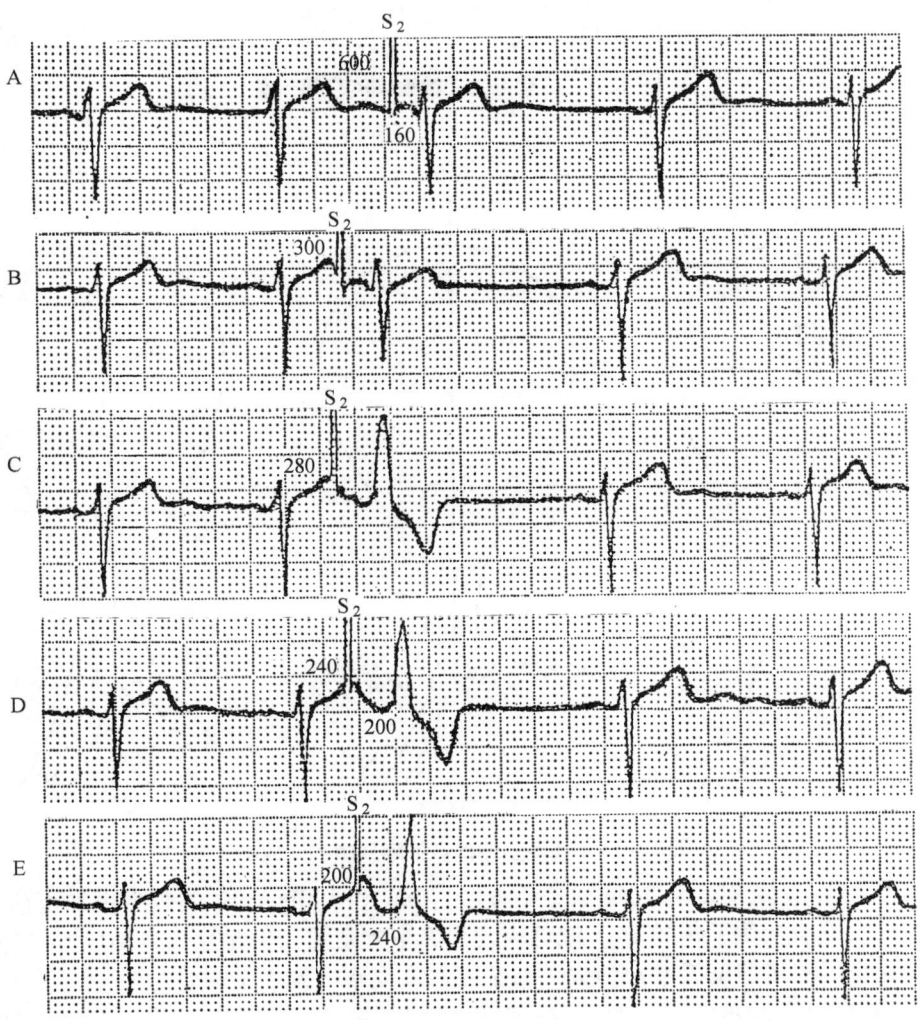

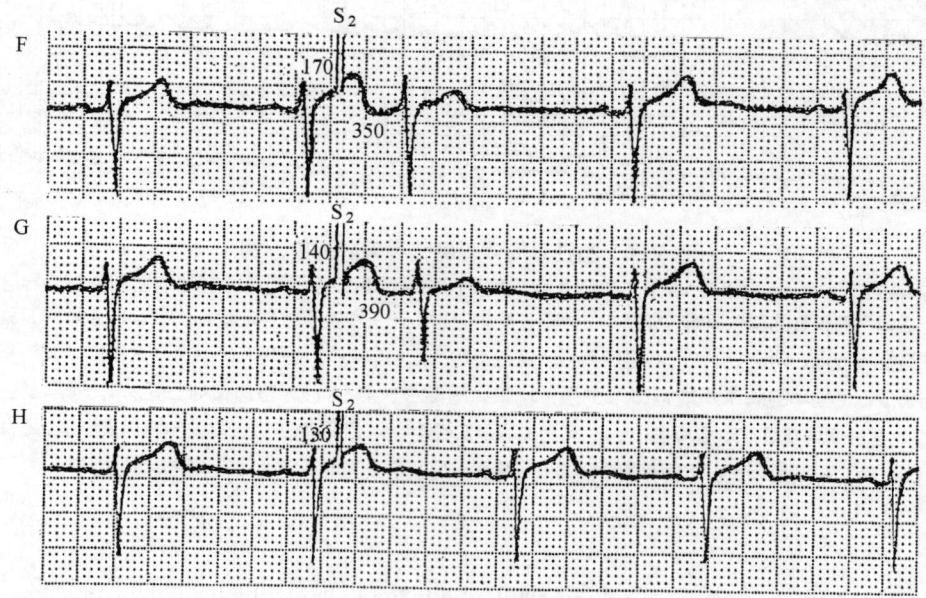

图 55-5 食管电生理检查中的裂隙现象

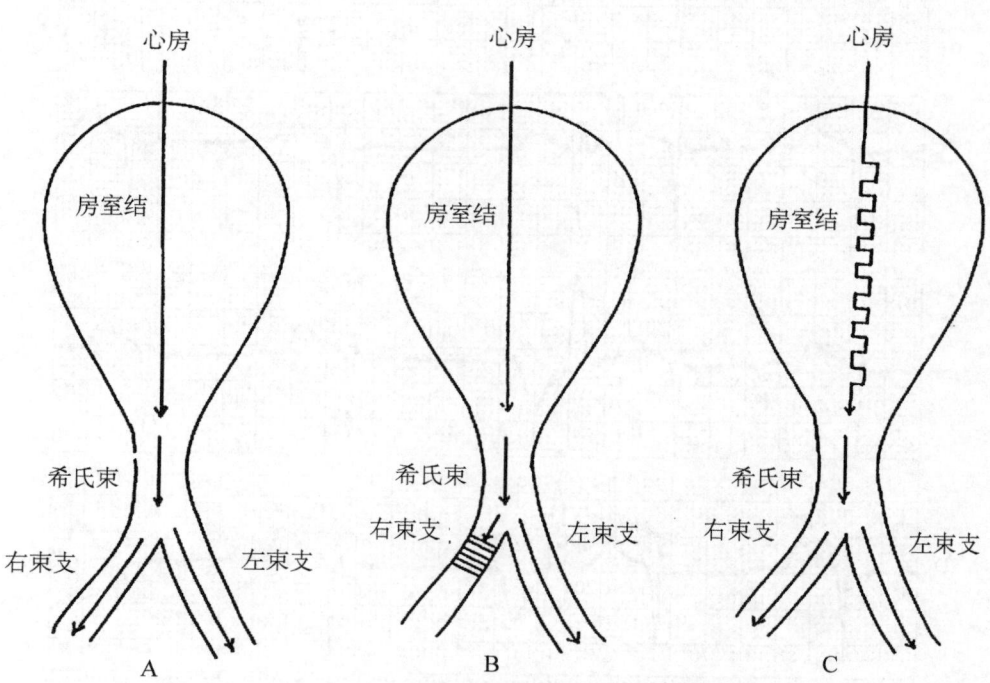

图 55-6 上图电生理检查裂隙现象的示意图

右束支阻滞的图形。F、G 条中，S₂ 联律间期分别为 170ms 和 140ms，S₂ 的刺激更加提前，下传时更应当遇到右束支的有效不应期使下传的 QRS 波仍表现为右束支阻滞，但是这两条中的 S₂ 下传的 QRS 波反而正常，右束支完全阻滞的情况反常地消失，似乎在右束支水平发生了超常传导。

图 55-6 是解释图 55-5 的示意图。图 55-4A 表示图 55-5 的 A、B 两条 S₂ 正常下传，图 55-4B 表示图 55-3 的 C、D 两条的 S₂ 在右束支遇到其有效不应期不能下传，图 55-4C 表示图 55-5 的 F、G 两条，F、G

两条中 S₂ 刺激更加提前，遇到了房室结的相对不应期，传导明显延缓，使激动较晚到达右束支，激动传到右束支时，其已脱离了上一次激动的有效不应期，正常下传，因此发生的是裂隙现象，属于一种伪超常传导。

图 55-1、3~5 都属于裂隙现象，只是不应期不均衡的水平面不同而已。

六、裂隙现象的诊断要点

临床心电图诊断裂隙现象时有几点需注意：

（1）心电图中心脏特殊传导系统的某一部分在某一条件时出现了传导中断，而在这种大致相同的条件时，该处传导阻滞出现了意外的改善，传导阻滞消失，再次传导，此时应注意有否裂隙现象。

（2）诊断裂隙现象时，心电图一定会有近侧端水平在相对不应期时的缓慢传导的表现，如图 55-1 的第 3 个房早的 P'R 延长，没有这种心电图表现，裂隙现象则不能诊断。

（3）注意和假性裂隙现象区别。

七、裂隙现象的临床意义

（1）裂隙现象是一种少见而不罕见的异常心电现象，裂隙现象的概念一经提出，使过去大部分心电图超常传导现象都归于裂隙现象的范畴中，应用裂隙现象理论可以使某些心电图和电生理检查结果得到更好的解释和诊断。

（2）裂隙现象受多种因素的影响，心动周期长短可影响之，心动周期长则易发生裂隙现象，短时则不易发生；药物可影响之，服用洋地黄或 β 受体阻滞剂可促进裂隙现象发生，服用阿托品时，则裂隙现象不易发生；神经体液因素也可影响裂隙现象的产生。

总之，裂隙现象是一种异常心电现象，受到多种因素的影响，对同一个人来说裂隙现象可以从无到有，或从有到无，时而出现，时而消失，所以，需紧密结合临床才能确定其实际意义。

参 考 文 献

1. 黄宛等. 临床心电图学. 第 5 版，北京：人民卫生出版社，1995
2. 杨钧国，李治安. 现代心电图学. 北京：科学出版社，1999
3. 石毓澍. 心律失常的诊断与治疗. 河北人民出版社，1980
4. 杨钧国，李治安，杨心田. 心律失常的近代概念. 上海科学技术出版社，1990
5. 杨心田，毛焕元，李彦三. 复杂心律失常的解释. 人民卫生出版社，1980
6. 庄亚纯，张杰. 常见和少见的心电现象. 见：陈新，主编. 临床心律失常学. 人民卫生出版社，2000
7. Chou T C. Electrocardiography in Clinical Practice. 3rd ed. Phiadelphia：Saunders Co，1991
8. Fisch C, Electrocardiography. In：Braunwald E. Heart Disease. 5th. ed. Phliadephia：W B Saunders Company，1997
9. Marriott H J L. Advanced Concepts in Arrhythmias. St Louis：C V Mosby Company，1980

第56章 钩拢现象

Acchrochage Phenomenon

郭 继 鸿

钩拢现象(acchrochage phenomenon)是一种特殊的心电图干扰现象,临床心电图中并不少见。钩拢现象连续发生时可引起等频心律(isorhythmic)、等频脱节,两种心律的同步现象(synchronization phenomenon)等,应当注意它们之间的联系与区别。

一、钩拢现象的概念

各自独立的不同心肌或心腔彼此接触靠放在一起时,通过相互之间的机械作用、电的作用或两者兼而有之的作用,使原来各自不同频率的心电活动,出现暂时的同步化水平。据此,Segers 最早提出钩拢现象的概念。

一般情况下,心脏内存在两个节律点时可能发生干扰现象,干扰现象通常表现为暂时出现的副节律点对一直存在的主节律点的负性变时作用、负性传导作用,使主导节律点的自律性下降,传导减慢。例如,早搏后的超代偿间期、干扰性传导阻滞等。钩拢现象与此相反,其表现为暂时出现的副节律点对主导节律点产生了正性变时作用的干扰,使其频率出现增快的现象,甚至在一段时间时,主导节律点的频率与副节律点的频率接近或同步化。所以说钩拢现象是一种正性变时作用的干扰现象。

二、几种常见的钩拢现象及心电图表现

1. 三度房室阻滞时的钩拢现象

完全性或高度房室阻滞时，心房在窦房结控制下节律较快，约 70 ~ 80bpm，心室在自主节律点控制下节律较慢，约 40 ~ 50bpm。但是心房心室的两个频率不同的节律点间可发生明显的正性变时性干扰，即心室激动发生时可使窦性心律的频率暂时增加，产生窦性心律不齐，心电图表现为含有 QRS 波的 PP 间期比不含 QRS 波的 PP 间期短，发生在 QRS 波后的 P 波常来的较早。过去有人将此现象称为时相性窦性心律不齐，实际这种正性变时性作用属于钩拢现象（图 56-1）。

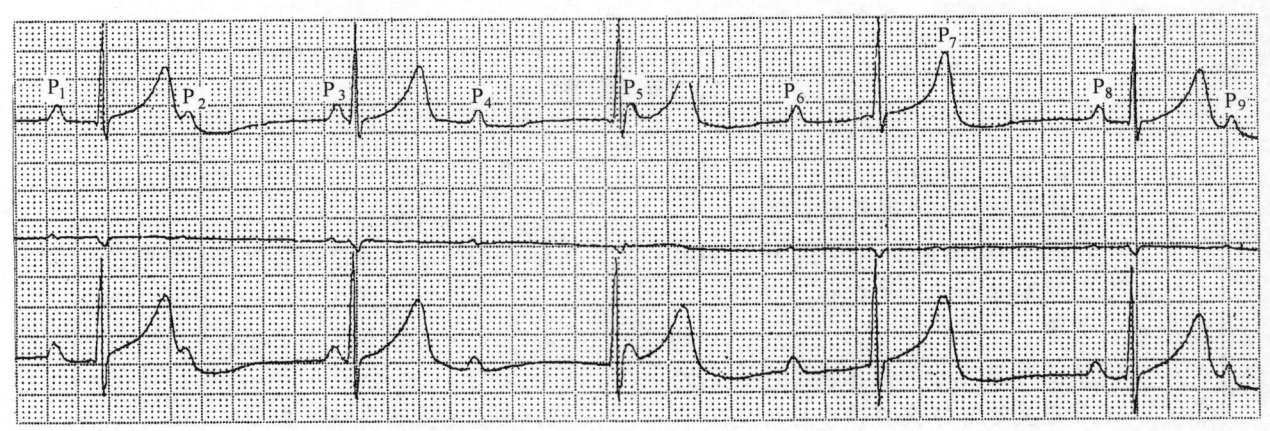

图 56-1 三度房室传导阻滞时的钩拢现象

三度房室传导阻滞的动态心电图记录，其中 P_1-P_2、P_3-P_4、P_6-P_7、P_8-P_9 间期因都含有 QRS 波，间期为 800 ~ 840ms，而不含有 QRS 波的 P_2-P_3、P_7-P_8 间期为 920 ~ 1000ms，前者 P-P 间期明显缩短，因发生了钩拢现象所致。而图中 P5 与前 QRS 重叠，即还未产生正性变时作用时，窦性 P 波已发出，其间期未受影响

三度房室传导阻滞时，约 42% 的心室波可使随后的窦性 P 波明显提前，54.5% 的心室波使其后的 P 波轻度或不恒定的提前，而有 3.5% 的心室波可使其后的 P 波推迟出现。以 PP 间期为纵坐标，RP 间期为横坐标描记的曲线可以清楚地证实两者的变时性关系。Rosenbaum 的研究表明，最明显的正性变时作用常发生在 QRS 波后 0.3 ~ 0.4s 出现的 P 波，此时曲线处于最低水平，产生的 PP 间期最短。而心室波后 0.6 ~ 1.0s 出现的窦性 P 波常被推后，使 PP 间期反而延长。

2. 室性早搏时的钩拢现象

绝大多数的室性早搏在房室结逆传方向上发生隐匿性传导，使随后的窦性 P 波下传到房室结时发生阻滞，不能下传，结果引起完全代偿期。但部分室性早搏对其后的窦性 P 波产生正性变时作用，使其稍提前出现（图 56-2），发生钩拢现象。做这种诊断时，一定要确定室早后的 P 波是窦性 P 波，而不是室早引起的逆传 P′波。因室早后的 P 波常与 T 波有不同程度的融合，使 P 波极向的判断有时困难。

3. 非阵发性房室交界区心动过速时的钩拢现象

非阵发性房室交界区心动过速是房室交界区自律性异常升高引起，发生时的频率常在 50 ~ 130bpm。心动过速发生时，该节律点的电活动，以及下传后引起的心室机械性收缩都可能对窦房结产生正性变时作用，使窦性心率增快，甚至发生等频心律或等频脱节的情况（图 56-3）。

非阵发性房室交界区心动过速伴有钩拢现象在临床心电图中相对常见，诊断时应当注意：①心电图应当有钩拢发生前的窦性心电图表现（一般较慢）；②有非阵发性房室交界区心动过速发生时的心电图记录；③有心动过速发生后，经过正性变时作用窦率变快的心电图变化；④心动过速发生后出现的 P 波是窦率变快的直立的 P 波，而不是交界性心律引起的逆传 P′波。图 56-3 均具备上述几个特点，诊断比较

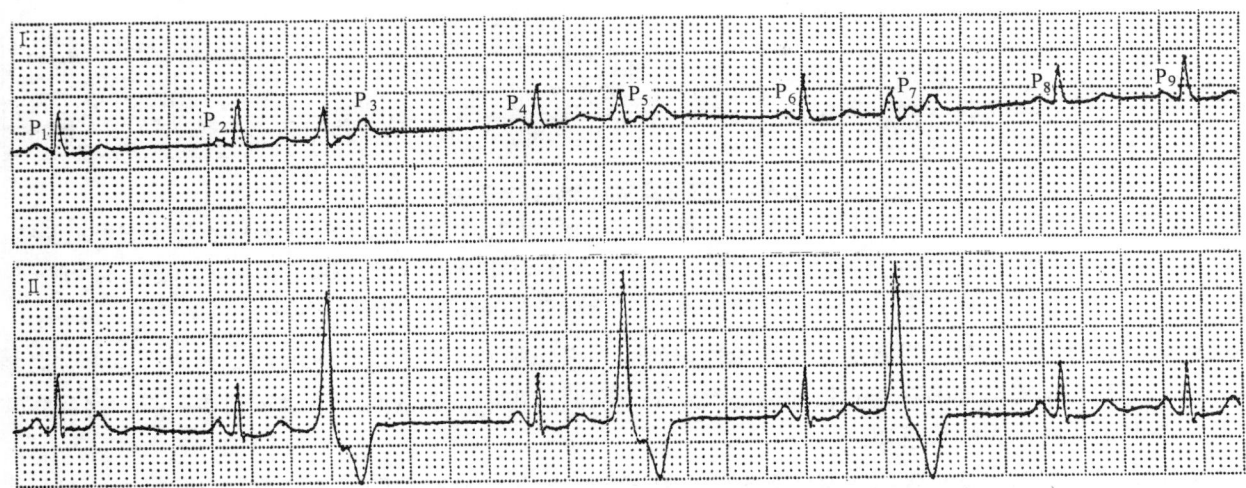

图 56-2 室性早搏引起的钩拢现象

本图为 I 和 II 导联的同步描记心电图，第一个室早后的 P_3 为直立 P 波，P_2-P_3 间期为 640ms，明显短于 P_1-P_2 间期（1000ms），系室早引起的钩拢现象，此后的第 2、第 3 个室早均引起了同样现象，而 P_7-P_8、P_8-P_9 间期都缩短到 660ms，窦性心率增快是正性变时作用的结果

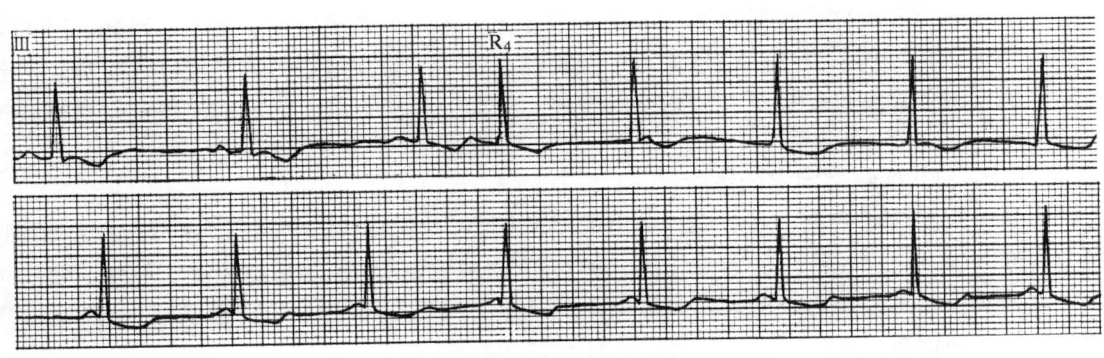

图 56-3 交接区心动过速引起的钩拢现象

本图窦性心率开始为 55～60bpm 之间，R_4 为交接性早搏，并引起交接区心动过速，频率为 75～80bpm，交接区心动过速发生后，对窦性频率的正性变时作用使窦性心率提高到 75～80bpm，并形成等率脱节（上下两条连续描记）

可靠。

4. 心室起搏时的钩拢

完全性房室阻滞心室起搏时，当心室起搏率稍高于窦性心率时，可产生房室同步现象，即窦性心率被动性提高，接近或等于心室起搏频率。没有心脏阻滞的病人，心室起搏时也可能发生钩拢现象，窦性心率可随心室起搏率的增高而提高。这种正性变时作用与拖带现象的概念迥然不同，不能混淆。

5. 其他

钩拢现象最常见于房室双腔心律时（图 56-4），此时两种心率之间的影响是心电和机械两种作用的共同结果。有学者报告单腔内的两种心律间也可以发生钩拢现象，例如房内钩拢现象，室内钩拢现象等，临床心电图中这些情况较为少见。

三、钩拢现象发生的机制

Segers 最早在两栖动物的心脏观察了节律不同的心肌组织或心脏之间的相互影响，他发现两个心率

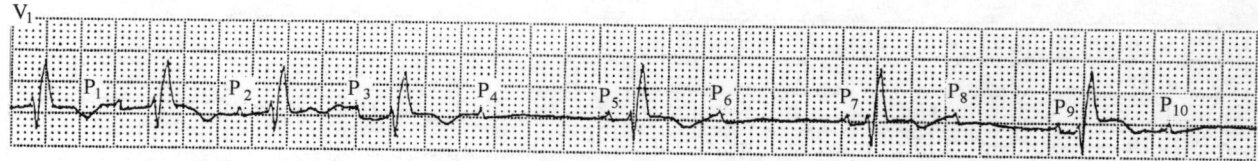

图 56-4　二度房室阻滞时钩拢现象

本图记录的 1 例心电图从房室 1:1 下传到 2:1 下传的动态过程。1:1 下传时，窦性心率为 86bpm（P-P 间期 700ms），P₄ 后发生 2:1 房室
传导阻滞，此后的 P₅-P₆ 间期 660ms，明显短于 P₆-P₇ 间期（740ms），发生了钩拢现象。P₇-P₈ 间期也为 660ms，也属于钩拢现象，
P₈-P₉、P₉-P₁₀ 间期均为 660ms，此时因正性变时作用窦性心率已提高到 90bpm

不同的蛙心贴靠在一起时，没有真正解剖学连接的心脏之间却发生了心电频率的相互影响，原来较慢频率的蛙心，其心率提高到另一蛙心较高的心率水平。在此过程中，似乎两个心律牵钩在一起，这种特殊形式的心电干扰被称为钩拢现象。

如上所述，绝大多数钩拢现象发生在双腔心律之间，主要是心室腔的电活动通过电和机械的双重作用对窦性心律产生正性变时作用。这种正性变时作用的产生与窦房结"伺服机构"的性质密切相关。

有人将窦房结比喻为伺服机构，所谓伺服机构（servomechanism）是自动控制系统，应用反馈来的信息控制另一系统的误差。窦房结作为一个伺服机构可从以下几个方面体现。

1. 神经系统和血液循环对窦房结的反馈

心脏的每一次收缩和舒张，血管内的压力高低的变化，都通过颈动脉窦、主动脉弓和心腔内存在的压力感受器，经迷走神经传入纤维将信息输入中枢神经系统，大脑立即经传出神经纤维将冲动传到窦房结，窦房结根据反馈信息立即调整下一次激动的发放。例如，血压下降时，反射性提高了窦性心律的频率。

2. 血流动力学和其他物理因素的影响

窦房结动脉位于窦房结中央，窦房结动脉内的搏动压力，搏动的频率都能产生节律性的物理运动，牵拉窦房结内的胶原纤维网，产生协调性作用，影响窦房结内自律细胞的放电频率。除此，窦房结动脉距主动脉很近，对主动脉内压力的变化及其舒缩活动是十分精确和敏感的"晴雨表"，使反馈信息十分及时地变为再控制的信息。

3. 房室结对窦房结的影响

房室结的电活动对窦房结有明显的影响，影响的机制不清楚，有人将房室结和窦房结称为偶合弛张震荡器（coupled relaxation oscillators）。

从以上窦房结的"伺服机构"的性质和特点可以解释钩拢现象的发生机制。窦房结的电脉冲影响着心房的电活动和机械活动，而心房的电活动和机械活动影响着心室心搏量及主动脉的血压。主动脉内压为作为反馈信息传到窦房结，窦房结进行及时的调整，进而控制已出现的偏差。以室早为例，室早时心室未充分充盈，收缩后使动脉血压比正常为低，结果作用于窦房结，使其频率提高，借此可以提高心房对心室充盈的影响，起到纠正和控制主动脉压力变低的偏差。从这个角度分析，钩拢现象实际是体内生理调节的一个结果，有着重要的生理意义。

四、钩拢现象与等频心律

心电图中的等频心律或等频现象，是指任何原因引起的窦性心律频率与另一种异位心律频率或两种异位心律频率相等的情况。因此，心电图上出现两种心律，频率又相等，则可诊断为等频心律或等频现象。根据持续的时间又分成短暂性：等频现象持续小于 3s；较久性：持续时间大于 3s；持久性：一次心电图记录中一直存在着等频现象。等频心律间互相形成的干扰性或阻滞性脱节称为等频性脱节。

钩拢现象与等频现象不同，它是频率不同的两种心律之间形成的正性变时作用。钩拢现象的发生常需要几个条件：①两种共存节律的频率不同，但又需要有一定程度的相近。以三度房室阻滞的心室起搏为例，只是当起搏频率略高于窦性心律时，钩拢现象才出现。②两种节律所在的心腔靠近在一起，使一个心腔的电和机械活动可以影响另一心腔，已经证明，机械性牵张可以影响自律性组织的自律性。③两种节律所在的心腔有压力的差别、压力的波动，当两个心腔的血压恢复到一个相对恒定的水平时，钩拢现象可以消失。

钩拢现象持续时，同时存在的两种心律有可能形成等频心律，但这并不意味着钩拢现象的发生一定会出现等频心律。

参 考 文 献

1. 郭继鸿. 钩拢现象. 临床心电学杂志，1998，7(2)：88-91

2. 郭继鸿主编. 新概念心电图. 北京医科大学出版社，2000，70-74

3. Marriott HJ, Conover MB. Advanced Concepts in Arrhythmias. 3rd edition. St Louis Missouri. Mosby Inc, 1998, 166-175

4. de Luna AB. Clinical Electrocardiography, a Textbook. 2nd edition. Armok NY：Futura Publishing Company Inc, 1997, 344-369

第57章 二联律法则与长短周期现象

Rule of Bigeminy and Long-Cycle-Short-Cycle Phenomenon

郭 继 鸿

内 容 提 要

    在临床心电图中可以发现室性或房性期前收缩经常出现在长的心动周期之后，而期前收缩后形成的代偿间期又有利下一个期前收缩的出现，周而复始形成期前收缩二联律。而且一些恶性室性心律失常或快速性房性心律失常也易发生于较长的间期之后。人们通过对这些现象的总结提出了二联律法则和长短周期现象的概念。深刻了解其含义及机制，有助于认识某些心律失常的发生原因并指导治疗。本章主要介绍二联律法则及长短周期现象的概念、机制、心电图表现及临床意义等。

二 联 律 法 则

一、历 史 回 顾

    早在1955年，Langendorf注意到心房颤动病人间期性室性期前收缩二联律的出现与室性期前收缩前的心动周期密切相关，室性期前收缩仅出现在超过600ms的心动周期之后，此后这一现象被称为二联律法则（rule of bigeminy）。1965年Schmroth对多源性室性期前收缩进行长时间记录，发现室性期前收缩可分为二类：一种期前收缩经常单独发生并不服从二联律法则，之前的RR间期可以是任何长度，称为原发性期前收缩（primary extrasystoles）；另一种期前收缩不单独发生，经常跟随在原发性期前收缩代偿间期后，符合二联律法则，称为继发性期前收缩（secondary extrasystoles）。后来人们逐渐发现不仅室性期前收缩会遵循此法则，其它类型期前收缩如房性期前收缩、交界区期前收缩等。

二、二联律法则的定义

二联律法则是指某些期前收缩（房性、房室交界区、室性）容易出现于长的心动周期后，这些期前收缩引起的长代偿间期又有利于下一个期前收缩的出现，如此重复下去，可形成期前收缩二联律（图 57-1）。

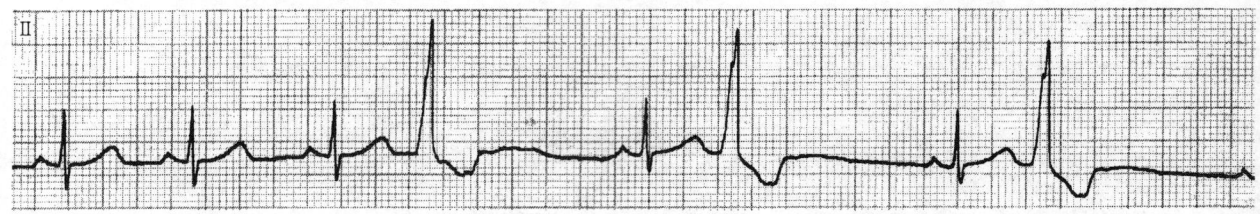

图 57-1 二联律法则

本图前三个心搏为窦性心律，第 3 个心搏出现较晚，而随后发生室性早搏，室性早搏后的失代偿间期又利于
下一个早搏出现，如此重复即二联律法则

三、二联律法则的心电图表现

心电图中符合二联法则的原发性期前收缩的前一个心动周期一般都是长周期。造成较长心动周期的原因很多，包括显著的窦性心律不齐、心房颤动的长 R-R 间期、窦房阻滞、窦性静止、房室阻滞、原发性期前收缩（包括房性、房室交界区性及室性）引起的代偿间期等（图 57-2）。

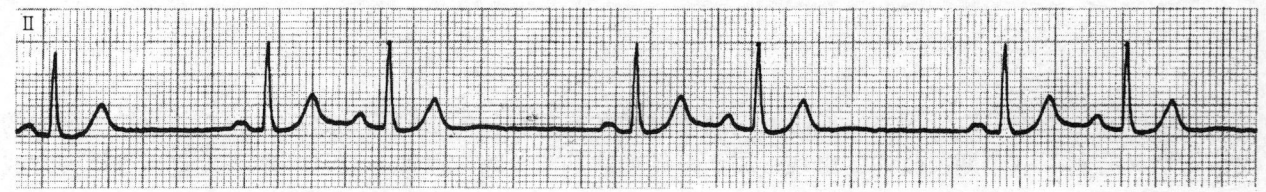

图 57-2 房早二联律

原发性期前收缩与前周期的关系通常不固定，并可引发继发性期前收缩形成二联律。原发性期前收缩常以隐匿性二联律或三联律或三联律形式出现。继发性期前收缩很少无规则的单独出现，通常在原发性期前收缩之后产生二联律。

四、二联律法则的机制

1. 4 相阻滞学说   二联律法则的机制实质是一种慢频率依赖性期前收缩，可应用 4 相阻滞来解释。异位节奏点有自发的舒张期除极，在较长的周期后，膜电位降低到不能产生传导的临界点，而出现了缓慢传导及单向阻滞，从而容易出现折返性期前收缩。由于阻滞部位固定，配对时间相对固定。并且一旦开始了期前收缩二联律，就趋向于持续不断地存在。

2. 局部电流学说   Han 等证明，在较长的心动周期后，细胞与细胞之间的动作电位时限和不应期差异增大。如果相邻的组织之间动作电位时限显著不同，复极末期时会产生明显的电位差，产生局部电流，使较早复极的组织再兴奋，从而发生期前收缩。

3．超速抑制学说　正常时，主导节律点的自律性高于潜在的节奏点的自律性，并出现抑制后者的情况，称为超速抑制。主导节律点自律性下降时，超速抑制作用下降，低位节奏点的电活动显现，形成期前收缩。

4．其他学说　有人认为，心动周期突然延长时传导系统的不应性改变，增加了心肌各部分的不应期的离散度，使某一区域的双向阻滞，暂时变为单向阻滞，而有利于折返的发生。

此外，有人认为在长间期中异位节奏点的自发舒张期除极使膜电位下降到"保护阈"，而使长间期末的窦性冲动不能进入异位节奏点。异位节奏点继续自动除极发生冲动，产生一个期前收缩。根据这个理论，期前收缩应当和长周期起始的心搏有固定关系，而与其前的心搏无固定关系，即配对间期不等。因此，这个理论不能解释临床所见到的多数配对间期基本相等的情况。

目前认为前三种学说都有充分的理论和实验依据，可能某些病例属于一种机制，而某些属于另一机制。

五、二联律法则的意义

理解二联律法则，有助于了解期前收缩发生的频率依赖特性和发生的机制，以及各种心律失常之间的关系。可以根据其发生机制，通过起搏提高基础心率而抑制其发生。

长短周期现象

近年来临床与电生理资料发现并证明，某些恶性室性心律失常以及快速性房性心律失常的发生也与"二联律法则"密切相关（图57-3），并称之为长短周期现象（long-cycle-short-cycle phenomenon）。

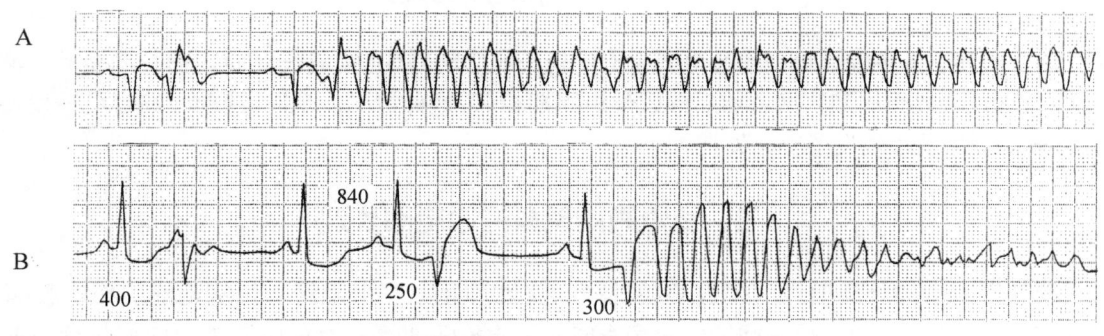

图57-3　符合长短周期现象的室早诱发了恶性室性心律失常
A条．一个室早的代偿间歇形成了长的心动周期，以后的室早诱发了心室扑动；B条．三个室早的联律间期分别为
400ms、250ms、300ms，结果联律间期为300ms的室早诱发了心室颤动，其前一个心动周期最长

一、历　史　回　顾

1985年，Denker首先应用动物试验的方法证实了长短周期现象在室速诱发中的作用，当S_1的基础起搏周期长度从400ms延长到600ms时，用期外刺激诱发室速的阳性率提高了。Rosenfeld进一步在人体的实验也证实了这一结论，他给一位心肌梗塞伴有慢性房颤的病人用联律间期固定为310ms的心室S_2刺激进行诱发，病人的R-R间期随机并且不等，结果持续性或非持续性多形性室速，只能在大于700ms的心动周期后被诱发（图57-4）。近年来长短周期现象与恶性室性心律失常的关系倍受关注，这一理论已

有效地用于恶性室性心律失常的预防性起搏治疗中。随之，人们注意到长短周期现象在房颤、房扑的启动中也起到重要作用。

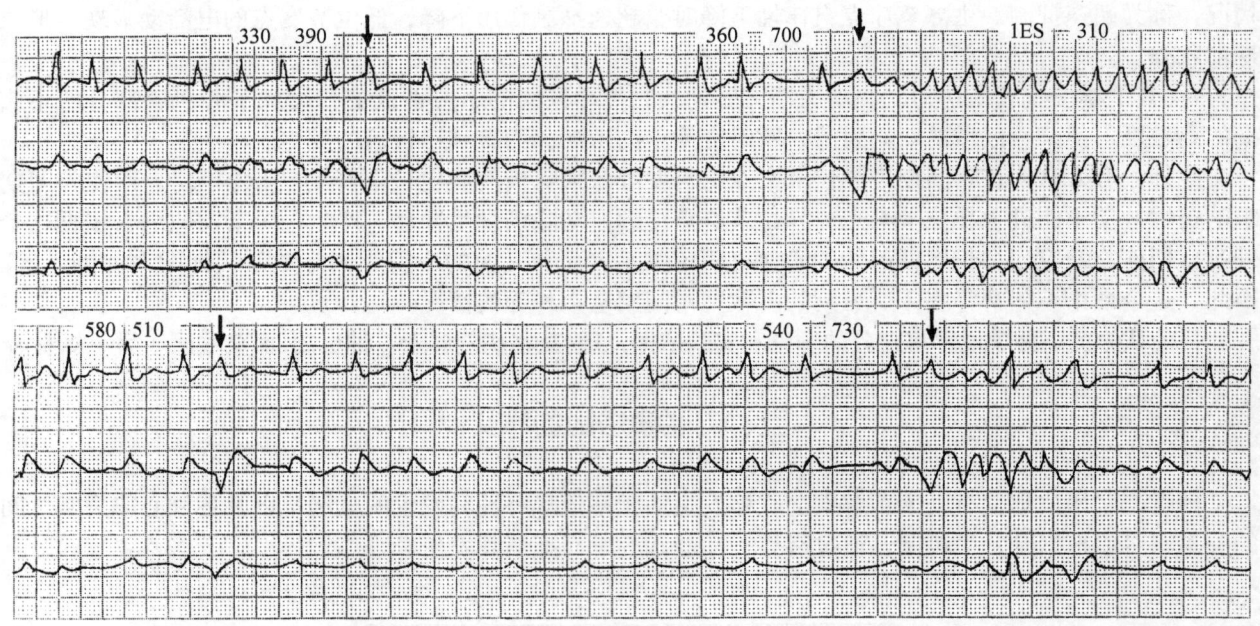

图 57-4 Rosenfeld 证明长短周期现象的实验：受试者为一位心肌梗塞后慢性心房颤动的患者，给予的心室 S2 刺激（箭头所指）与前面 QRS 的联律间期固定为 310ms，因基本心律为房颤，故 R-R 间期不等。可以看出，当 S2 刺激前的心动周期长度超过 700ms 时，则可诱发持续性或非持续性多形性室速，符合长短周期现象

二、长短周期现象的定义

正如前文所述，多种原因可引发心电图中出现较长的心动周期（构成长周期），而长周期后的期前收缩的联律间期较短（构成短周期），两者前后形成长短周期相邻，这种情况出现时，期前收缩容易诱发快速性心律失常，即长短周期现象诱发了心律失常。

三、长短周期现象的心电图表现

长短周期现象中的长周期可为窦性心动过缓、窦性静止、窦房阻滞、房室阻滞、期前收缩（房性、交界区性或室性）所造成的长代偿间期以及房颤时长的 RR 间期等。而短周期是指期前收缩与前面的心动周期（如窦性周期）之间的偶联间期。

长短周期现象发生在心房表现为长 PP 间期后的房性期前收缩可引发心房扑动或心房颤动，而在心室则表现为长 RR 间期后的室性期前收缩可引发室性心动过速、心室扑动甚至心室颤动。

长短周期现象不仅可在自然情况下发生，并且可以通过电生理检查复制（图 57-4，图 57-5）S_1S_1 基础刺激间期较长时心房颤动、心房扑动的诱发率较高。

四、长短周期现象的发生机制

（一）长短周期现象引发心房颤动、心房扑动的机制

心房肌的不定期具有生理性频率自适应性。这个特性表现为心房肌每个周期的不应期值与前一个心

动周期的长短呈正变规律，即前一个心动周期长则后面周期中心房不应期则长，反之亦然。长短周期现象中前一个心动周期长，决定了后面心动周期中心房不应期较长。心房不应期延长时，可能会出现以下几种情况：

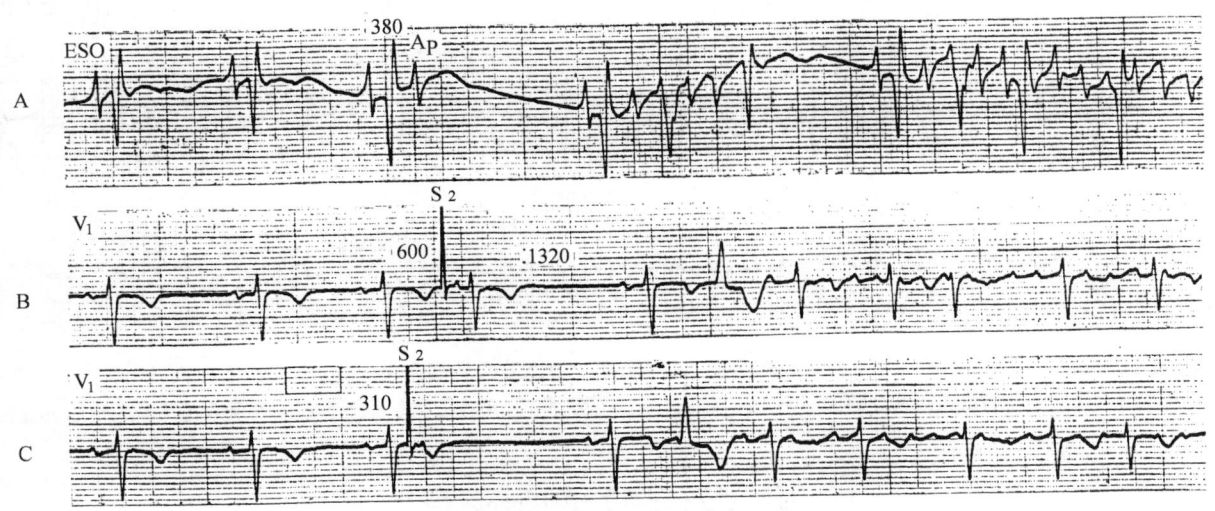

图 57-5 长短周期现象诱发的心房扑动

A 条. 为食道心电图记录的长短周期现象并诱发的心房扑动，第一次房早的代偿间期与其后的房早组成长短
周期现象并诱发短阵房扑；B、C. 二条为 V_1 导联心电图，心房 S_2 刺激的联律间期分别为 600ms、310ms，
其后引起的不全代偿间期与之后的房早组成长短周期现象并诱发房扑

　　1. 不同部位的心房肌不应期的延长程度可能出现不均衡，因而出现心房不应期的离散度增大，表现为心房肌复极的离散和不同步。当房性期前收缩出现并在心房肌中扩布时，心房肌正处于这种电活动的非均质状态中，容易形成折返或一定数量的微折返而诱发心房颤动或心房扑动。心房不应期的延长时，组成心房不应期的有效不应期、易颤期都要相应延长，而易颤期的延长增加了房性期前收缩诱发心房颤动的机会。

　　2. 心房不应期的长短与心房肌的兴奋性相关，其对心房的传导性有重要影响，不应期延长的同时传导性能也相应下降，心房肌传导性的下降时容易发生传导延缓和单向阻滞，也增加了心房颤动和心房扑动发生的机会。

　　长短周期现象中的短周期是指房性期前收缩与前面的心动周期（如窦性周期）的 P 波间的偶联间期。该间期较短时，提示房性期前收缩来得较早，因而易落入心房肌的易颤期诱发房颤，或落入折返窗口中而诱发了心房颤动、心房扑动等（图 57-6）。

（二）长短周期现象诱发恶性室性心律失常的机制

　　其发生机制仍不肯定，但与下列因素有关：

　　1. 心动周期延长时，对不同部位的心室肌纤维的电生理特性影响不同，并随心动周期长度的增加，这种离散程度相应增加，心室肌除极的不同步及复极的离散是折返性心律失常的促发因素。

　　2. 浦肯野纤维与心室肌的不应期的长短均受心动周期的明显影响，但两者相比，对浦肯野纤维的影响更大，结果造成了局部组织间不应期的离散，有易于折返和心律失常的形成。

　　3. 心动周期延长时，心肌细胞舒张期自动除极化时间延长，膜电位可降低到临界水平，易引起单向阻滞和传导障碍，为折返的形成提供了条件。

　　4. 1987 年 Herre 和 Thames 提出，当心动周期（R-R 间期）延长时，血流动力学也同样出现"长间歇"，引起动脉血压的降低，增加了心交感神经的活性，交感神经张力的增加，促进了心律失常的诱发。

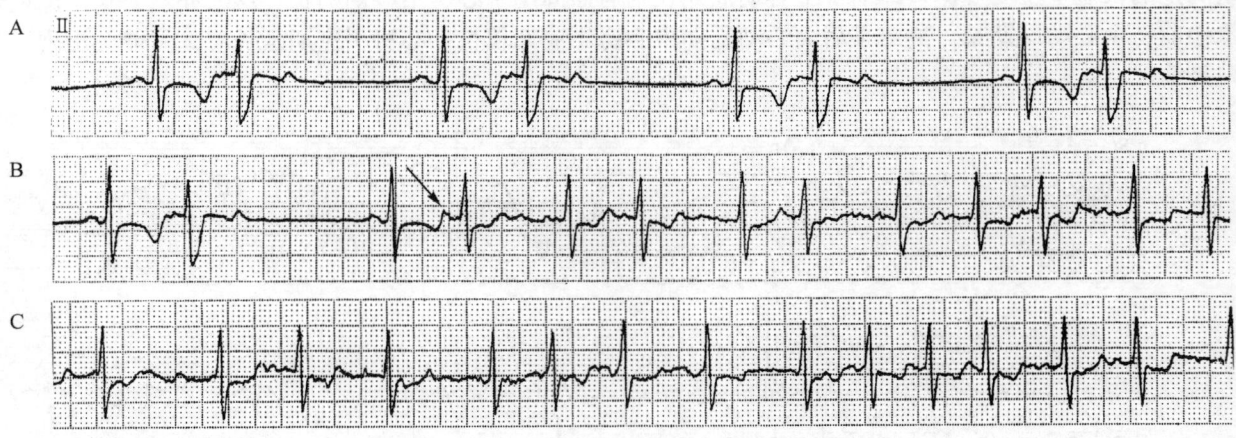

图 57-6　长短周期现象诱发心房颤动

A、B、C. 三条为同一患者连续记录的 II 导联心电图。A 图为房性早搏二联律。B 条显示房早长间歇后一个更早的房早诱发出心房颤动

五、长短周期现象的临床意义

1. 动态心电图及临床心脏电生理资料表明，房颤、室速与室颤的发生常与长短周期现象相关。进而有人估计一半以上的心性猝死与该现象有关。除此，在长短周期现象发生前，常有平均心率的增快现象。

2. 长短周期现象中诱发的恶性室性心律失常多为多形性室速、尖端扭转型室速，很少诱发单形型室速。

3. 运动诱发的室速与此现象有关。

4. 起搏器治疗时，稍快的心室起搏可以消除这种长短周期现象，因而可能预防恶性室性心律失常的发生。同样，心房起搏可以治疗和预防长短周期现象启动的心房颤动。

参 考 文 献

1. 郭继鸿主编. 新概念心电图. 北京医科大学出版社，2000，46-50

2. Wagner GS. Marriott's Practical Electrocardiograghy. 10th ed. Lippincott williams & Wilkins company, Amonk NY, 2000, 274-278

3. Izumi K. Bigeminal rhythm due to reentrant ventricular extrasystoles coupled to ventricular and A-V junctional escapes：comparison with ventricular parasystole associated with ventricular extrasystoles of bundle branch reentry. Mater Med Pol, 1989, 21 (3)：213-22

4. 郭继鸿. 二联律法则与长短周期现象. 临床心电学杂志，1998，7(1)：38-39

第58章 触发激动

Triggered Activity

郭 继 鸿

心律失常的发生机制一直被分成自律性和传导性两大类型，并以此解释着临床所遇到的绝大多数的心律失常。1973年，Granefield首次提出心律失常的触发机制，并描述了由前一个动作电位的触发激动而产生的心动过速和期外收缩。此后，触发性机制得到了较为广泛而深入的研究，并与自律性与传导性并列为心律失常发生的三大机制。触发激动的新理论已解决了传统理论不易解释的许多心电现象和心律失常。

一、触发激动的概念

从广义的角度说，触发激动（triggered activity）引起的触发性心律失常属于自律性机制的心律失常，这是指心肌细胞或心脏特殊传导系统的细胞在其动作电位的复极过程中，动作电位上的振荡性后电位（oscillatory afterpotential）或称后除极（afterdepolarization）达到除极的阈电位时，发生了一次新的除极和兴奋反应，这一新的除极称为触发激动。

通过单细胞动作电位技术记录的触发激动都是细胞一次正常的除极在前，后除极形成的触发激动在后（图58-1）。正常的除极及同时存在的后电位或后除极是触发激动发生的基础，引起后除极电位的幅度升高并达到阈电位的因素是其发生条件，而触发激动是结果。

与传统的心脏自律性激动的特点相比较，触发激动与之有以下几点不同：①机制不同：传统的自律性激动是指有自律性功能的心脏细胞能够自动而有节律的形成和发放激动的特征，其中自动是指没有外来刺激的情况下，自动形成激动，而节律是指激动的自动形成有一定周期性规律。而触发激动没有上述激动自动形成的过程，相反，是由前面存在的一个或多个自然存在的激动引发的后继性起搏活动，是一种"被动性"的自律性。②发生的时间不同：传统的自律性激动发生在动作电位的4位相，此期间内的跨膜的离子运动使4位相的跨膜电压逐渐达到除极的阈电位而发生除极，称为自律细胞4相的自动化除极，而触发激动可以发生在动作电位的2相、3相或4相，并分别称为早期后除极及延迟后除极。③跨膜流动的离子机制不同：传统的自律性4位相自动化除极的离子电流基础是：慢反应纤维的前2/3部分

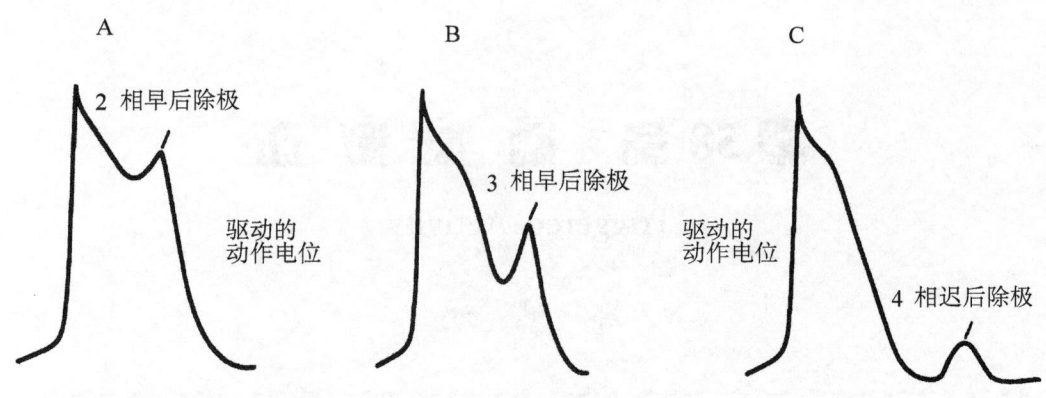

图 58-1 触发活动示意图

A. 驱动的动作电位与2相早后除极；B. 驱动的动作电位与3相早后除极；C. 驱动的动作电位与4相迟后除极

是延迟钾电流的衰减，而后1/3部分是慢钙内流引起，而快反应纤维4位相自动化除极是钠内向起搏电流增大(时间依从性)的结果。而触发激动是在相应的位相中钙内向流动增多的结果。总之，传统的自律性是一种自动的、主动的自律性，而触发性自律性是一种被动的、后继性的自律性，是由前面的心脏细胞动作电位触发而来。

二、触发激动的特点

触发激动是单细胞异常的电活动，属于细胞电生理范畴的概念，其显著的特点包括：

1. 触发激动发生的前面总有或必需有驱动性(driven)或称自发性动作电位的存在。

2. 触发激动的动作电位又可能成为下一次触发激动前必需具有的驱动性动作电位，因此能够触发新的触发激动，并能导致自身持续的触发激动。

3. 触发激动可以表现为单次的动作电位，也可以是多次的、自身持续的触发激动，在多次连续性的触发激动中，是一次驱动性动作电位引发了多次触发激动，还是驱动作为动作电位仅引起一次性触发激动，而后又发生了自身触发和自身持续，两者不易区分。

4. 延迟后除极的驱动电位有频率依赖性：触发激动的幅度和数量与前面必需存在的驱动电位的频率和数量直接相关，即刺激(或称驱动性动作电位)的频率越高，数量越大(即刺激的持续时间延长)引发的触发激动的数量及频率越增加(图58-2)。

5. 触发激动的自限性：在触发反应被诱发及持续的过程中，有逐渐减速，并有最终自行终止的倾向，可视为触发激动的自限性，这与传统的自律性增高引起的心律失常相反，后者发生后，倾向于逐渐加速，直到频率稳定或被超速抑制所终止。

6. 触发反应与驱动电位之间的偶联间期与其后的触发激动的间期有直接的相关性，即第一个触发激动的联律间期越短，其可能产生的连续触发反应的可能性越大，使其后的触发激动的间期越短，简单地说两者呈正相关，这与折返性心律失常发生的情况恰恰相反。

7. 后除极幅度受多种因素的影响：除刺激频率及持续时间外，后除极的幅度还受多种因素的影响(表58-1)。

从表58-1可以看出，动作电位的时程、钙通道阻滞剂、儿茶酚胺三个因素对早期后除极及延迟后除极的幅值影响一致，而长的心动周期对膜电位有相反的作用。

表58-1　后除极幅值的影响因素

影 响 因 素	对幅值的影响	
	早期后除极	延迟后除极
长的周期(基础和期前收缩)	↑	↓
长的动作电位时程	↑	↑
膜电位降低	↑	↓
钠通道阻滞剂	无作用	↓
钙通道阻滞剂	↓	↓
儿茶酚胺	↑	↑

↑增加幅值；↓减少幅值；

三、触发激动的分型及机制

根据触发激动发生的动作电位时相，可分成早期后除极(2、3 相)和延迟后除极(4 相)二型：

1. 早期后除极

早期后除极(early afterdepolarization；EAD)可能出现在前次动作电位的 2 位相，相应之下可以引起 2 位相的触发激动，称为一型早期后除极。早期后除极还可能出现在前次动作电位的 3 相(图 58-2)，并可引起相应的 3 相的触发激动，也可称为二型早期后除极。

正常情况下，细胞跨膜动作电位的各个时相上常存在一些低振幅的振荡电位，这些振荡电位并不产生任何的影响(图 58-2A、B)。在一些因素的作用下，例如内源性或外源性高浓度的儿茶酚胺存在时，以及心肌细胞缺氧、洋地黄中毒和细胞外钾离子浓度降低时，这些因素都可能使振荡电位或称后除极电位

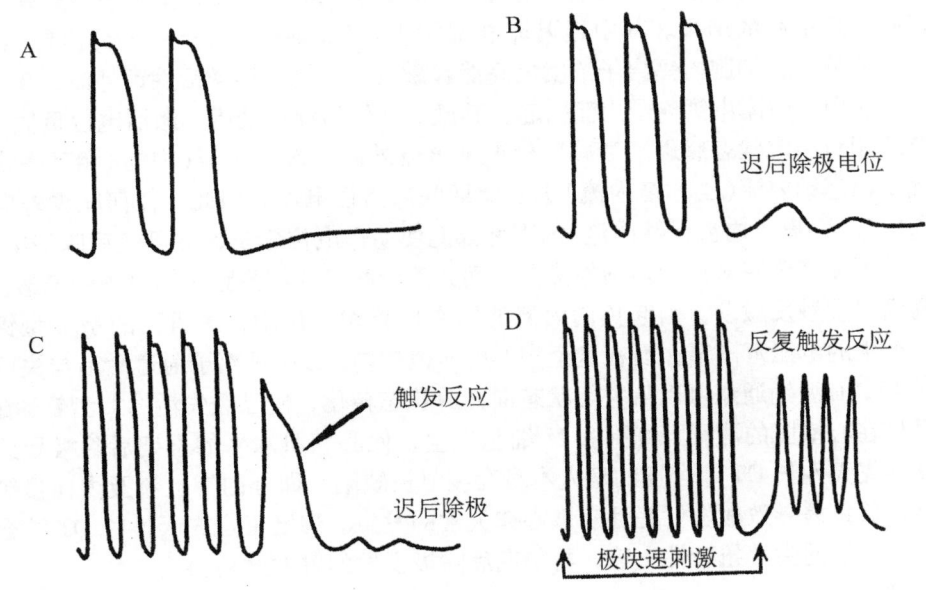

图 58-2　迟后除极的频率依赖性示意图

A. 低频的刺激之后存在正常的 4 相除极，无触发反应；B. 高频的刺激之后出现 2 个舒张期的低振幅的震荡电位；C. 更快频率的刺激之后第 1 个迟后除极达到了除极阈值，产生了 1 次触发反应；D. 极快频率的刺激之后引起反复性触发反应

幅度增高，当增高的后除极电位达到除极阈电位时（即局部膜电位的负值减小到 $-60mV \sim -70mV$），钠通道被激活开放，细胞膜对钠离子的通透性骤然增加，此时细胞内外钠离子浓度差以及跨膜电位差两者都促进钠离子从细胞外向细胞内运转，形成"快钠内向电流"，使细胞内电位迅速上升，膜电位曲线迅速上移，形成 0 相，从而形成一次触发激动。达到 0 电位后，还继续上移，直到达到 $+20mV \sim +30mV$ 水平，形成超射现象，从而形成一次新的动作电位的 0 相，并形成一次新的激动（图 58-2C、D）。

除上述常引起后除极电位幅度升高的因素后，使早期后除极电位的幅度升高的另一个常见原因是较长的心动周期，例如心率缓慢、传导阻滞引起的长间期、期前收缩后代偿间期等形成的较长心动周期等。除此，动作电位的时程或复极时间的延长等，均可使早期后除极电位的幅度升高，进而引起触发激动。临床心电图中凡存在长短周期现象能引起恶性室性心律失常的情况大多与触发激动相关（图 58-3）。

常见的能引发早期后除极触发激动的药物及其他因素总汇在表 58-2。

表 58-2　引发早期后除极的可能因素

1. 心率减缓（窦性心动过缓、完全性房室阻滞等）	11. ⅠC 类抗心律失常药物（氟卡尼，英卡尼）
2. 精神紧张	12. Ⅲ类抗心律失常药物（胺碘酮，索他洛尔，Clofidium，溴苄胺）
3. 低钾血症	13. 吩噻嗪
4. 低氧血症	14. 三环及四环抗抑郁剂
5. 酸中毒	15. 红霉素
6. 外向钾电流降低	16. 抗组织胺剂
7. 外向钙电流降低	17. 铯
8. 外向镁电流降低	18. 阿米洛利
9. ⅠA 类抗心律失常药物（奎尼丁，普鲁卡因胺，丙吡胺）	19. 钡剂
10. ⅠB 类抗心律失常药物（利多卡因，美西律，妥卡胺）	

这些早期后除极的影响因素，均是通过影响跨膜离子流而增加后除极电位幅度的。尽管早期后除极的离子基础尚不完全清楚，但常与以下几个离子流的改变相关。正常时，动作电位的 2 相复极进行缓慢、时间延长呈平台状。跨膜电位约在 0 电位附近，历时约 100ms，形成 2 相的平台期是内向电流和外向电流的电学影响大致平衡的结果。其中延迟钾电流（delayed potassium current；I_k）由钾离子外流形成，其具有电压和时间依从性，细胞内钙离子浓度增高能够激活之，属于钙激活性钾外流，激活阈值约在跨膜电位-55mV 时，而慢钙内流由钙离子内流引起，其激活和失活都很缓慢，激活电位负值大、上升速度慢、峰值低、持续相对稳定状态后逐渐衰减。延迟钾电流外向与慢钙内流（内向）相互平衡形成 2 相平台期。在此过程中稳态钠内流（也称窗内流）也是此期的内向性电流。因此，任何减少外向钾电流的因素或者增加内向电流（钙离子内流或钠内流）的因素都能使动作电位延长，并可使后除极电位幅度升高，例如低钾血症，其可使细胞膜对钾的通透性降低，而儿茶酚胺可使细胞膜对钙离子的通透性增加，结果后除极电位升高而引发触发激动。引起负向内流的因素也有相同作用，最重要的是 L 型钙窗流，这是一种稳定电流，产生的电压范围窄，而在这个窄的电压范围内，L 型钙离子通道激活与失活之间存在着交叉重叠（图 58-4），L 型钙通道可以从关闭状态向开放状态转化，使已经失活的 L 型钙通道再次开放。

这些情况最易在心室肌的浦肯野细胞和 M 细胞发生，使心室肌水平的早期后除极导致的触发激动最易发生。特发性先天性长 QT 综合征的病人本身存在复极缺陷，即外向钾电流及内向慢钙流均受到影响，使复极明显延长，易导致触发性恶性室性心律失常的发生。现已肯定先天性长 QT 综合征及药物奎尼丁、普鲁卡因胺引发的尖端扭转性室速，与早期后除极引发的触发激动相关。

2. 延迟后除极

延迟后除极（delayed afterdepolarization；DAD）的电位发生在动作电位的 4 相，即膜电位复极完毕之后发生，当延迟后除极电位振幅达到除极阈电位时，则可产生一次或多次的触发激动。

与早期后除极不同，延迟后除极发生的离子机制较为明确，即跨膜的钙内流增加，与细胞内钙超载

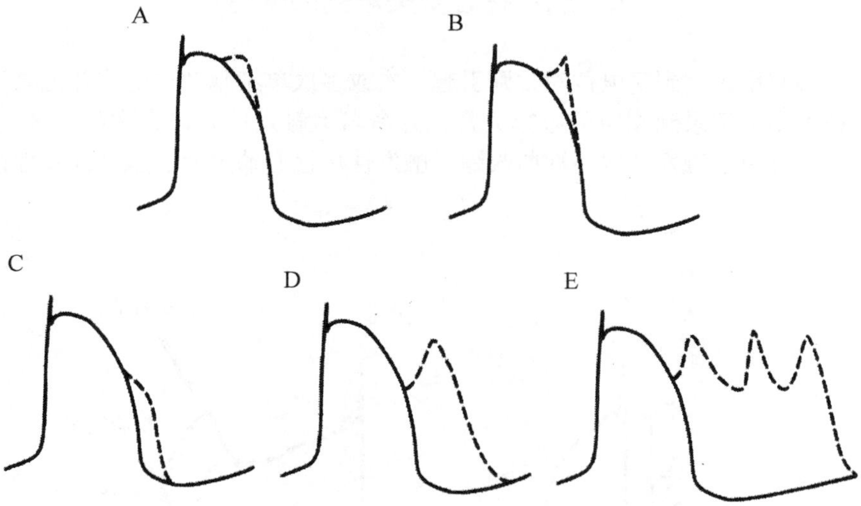

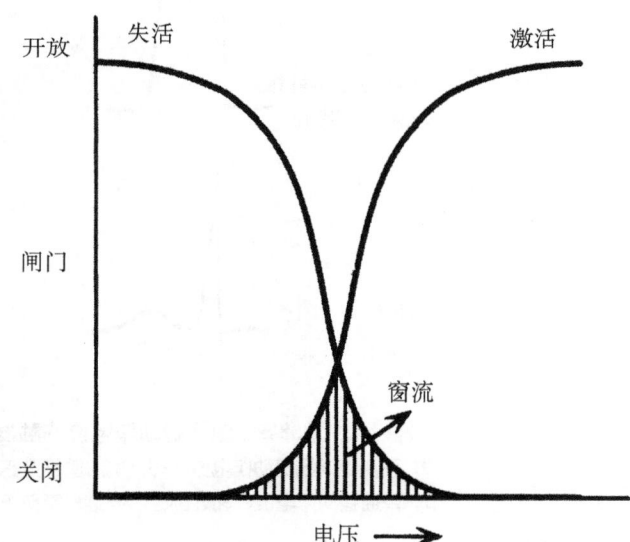

图 58-3　早后除极电位及触发激动示意图

A. 2 相早后除极电位；B. 2 相触发激动；C. 3 相早后除极电位；D. 3 相触发激动；E. 单次动作
电位后的持续性触发激动

有关。临床上凡是能够增加细胞内钙超载的情况都能促进延迟后除极性触发激动。

洋地黄中毒时，过量的洋地黄过度抑制了细胞膜的 Na^+-K^+-ATP 酶，引起钠钾交换的抑制，使细胞内钠离子增多，进而加强了钠钙泵的活动，使钙离子较多地进入细胞内，使钙超载。临床上，洋地黄中毒时常可引发延迟后除极。

延迟后除极可以发生的范围较广，即可发生在心房、心室和浦肯野纤维。运动和情绪变化可加速内源性儿茶酚胺的释放，而儿茶酚胺使细胞膜对钙离子的通透性增加而使细胞内钙超载。低钾和高钙血症也能使细胞内钙超载。钙离子内流的增多可导致延迟后除极电位振幅的增高，并达到阈电位而引起触发激动。

延迟后除极的幅度与起搏周期成反比，即起搏的频率较快、起搏的周期比较短时，延迟后除极的电位相对高，而易发生延迟后除极性触发激动。

运动、情绪激动、洋地黄中毒、低钾血症、高钙血症等伴发的室性心律失常都与延迟后除极性触发激动相关，因此钙通道阻滞剂治疗有效。

图 58-4　产生稳定钙内流（窗流）的钙通道闸门

钙通道闸门激活和失活的开放与关闭的电压依从性（竖线部分），当钙通道不全打开或关闭时都可产生窗流

四、触发性心律失常的临床特点

后除极电位的振幅增高达到阈电位时，则引起一次或多次单细胞动作电位并记录到触发激动，应用同步心电图记录技术则可记录到相应的心律失常，并命名为触发性心律失常（图58-5）。触发激动发生在心脏不同部位，则可引起触发性房性期前收缩、触发性房性心动过速、触发性室性期前收缩以及触发性室性心动过速等。

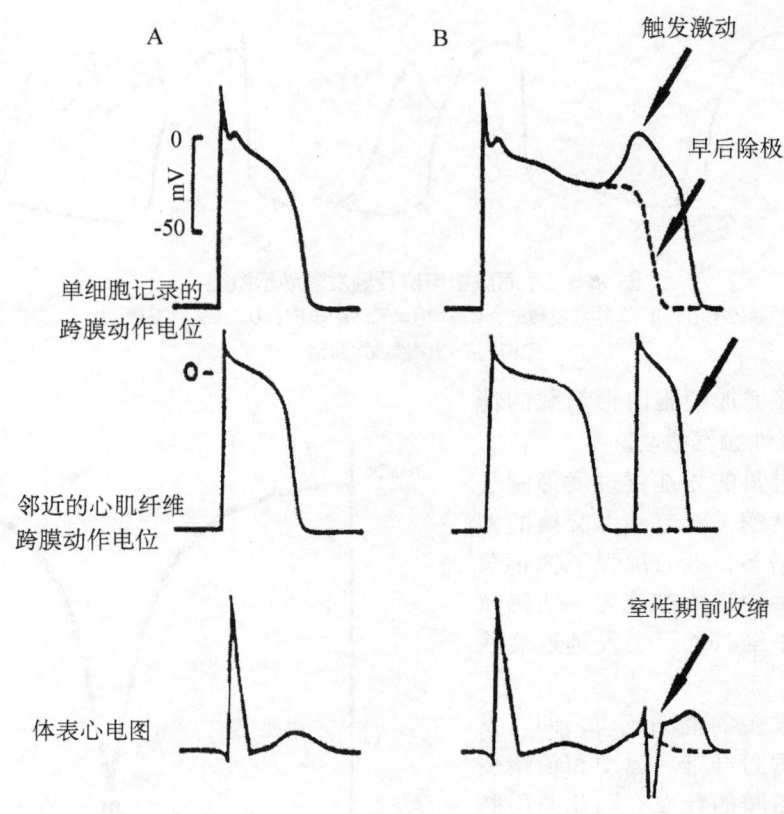

图58-5 单细胞动作电位的触发激动与体表心电图同步记录
A. 正常的单细胞动作电位、邻近的心肌纤维跨膜动作电位与体表心电图的同步记录；
B. 单细胞动作电位、邻近的心肌纤维跨膜动作电位与体表心电图记录的单次触发激动

触发性心律失常有较多的临床特点：

1. 触发性心律失常对交感神经十分敏感

从表58-1可以看出，儿茶酚胺可使后除极电位的幅度增高，因此触发性心律失常的发生与能否被诱发，常与自主神经状态的变化密切相关。临床上心律失常的发生包括房性或室性，白天发作多于夜间，运动及情绪变化时的发作多于安静状态。在电生理检查中必需静注异丙肾上腺素才能被诱发的心律失常多提示由触发机制引起。其发作前常有窦性心律增快的情况，超过临界心率（常 >100bpm）时，提示交感神经兴奋性已达到一定的程度。

2. 触发性心律失常有自限性

触发性心律失常一旦被诱发并持续时，其有逐渐减速自行终止的倾向，被称为心律失常的自限性。大部分尖端扭转性室性心动过速都表现为自行终止，仅少数发作可蜕化成持续性室速或室颤。

3. 触发性心律失常能被电刺激诱发及终止

触发性心律失常常能被心脏刺激诱发或终止，这在一段时间内被看成令人失望的发现，因为在此之前，凡能被电刺激诱发或终止的心律失常都被认为是折返机制引起，这曾是折返性心律失常的"专利"。这种"专利"被触发性心律失常打破，使目前这两种不同机制的区分变得越来越困难。

4. 部分触发性心律失常有特发性倾向

触发性心律失常可见于有器质性心脏病患者，如急性心肌梗死病人伴发的多形性室性心动过速。但相当数量的触发性心律失常无明显器质性心脏病，而仅存在心电疾病，临床上常称为特发性心律失常，如发生于右室流出道的特发性室速、触发性房速等。

5. 触发性心律失常对钙通道阻滞剂敏感

从表58-3可以看出，不论是早期后除极还是延迟后除极，钙通道阻滞剂都降低后除极的电位幅度降低，使其终止。以特发性室性心动过速为例，传统的观点认为利多卡因、普罗帕酮等一类抗心律失常药物对所有的室性心动过速均有较好的治疗作用，但实践发现，利多卡因等药物对折返性室性心动过速有较好的治疗作用。药物可将折返环路中的单向阻滞变为双向阻滞而使心动过速终止，而部分特发性室速对利多卡因等治疗无反应，而对维拉帕米十分敏感，介于当时认识的局限性，而被称为"维拉帕米敏感性室速"，实际这种室速是细胞内钙超载后引发的触发机制所致。此后出现的儿茶酚胺敏感性室速、腺苷敏感性室速都是指触发性室速，只是前者指出该室速的发生有儿茶酚胺依从性，后者是指该室速的终止对腺苷敏感。

表58-3　不同发生机制的房性心动过速的电生理学特点和药物终止的效果

	折返激动 （n=27）	触发激动 （n=7）	自律性 （n=9）
电生理学特点			
起搏可诱发	100%	100%	0%
起搏可终止	100%	100%	0%
重整现象	100%	100%	0%
拖带现象	100%	0%	0%
单相动作电位导管检查时的延迟后除极	0%	100%	0%
药物终止的效果			
腺苷	87%	100%	0%
维拉帕米	96%	100%	0%
普萘洛尔	68%	100%	100%
迷走神经刺激法	7%	100%	0%

6. 触发的心动过速间期与诱发的期前刺激联律间期呈正比

某些情况下，一次适时的期前刺激可诱发触发性心动过速。诱发时，适时的期前收缩的联律间期常与心动过速发作时的第一个心动周期长度呈正比规律，即联律间期越短，心动过速诱发时的第一个回波的间期也就越短，这是因为较短的心动周期可能使后除极电位的幅度增高，尤其是延迟后除极。偶然情况下，诱发时较早的刺激可引起一个矛盾性延长，这是由诱发的外向电流所致。而折返性心动过速被单刺激诱发时与之相反，即室性期前收缩的联律间期与被诱发的心动过速发作的第一个回波间期呈反比规律，而且室性期前收缩的联律间期越短，心动过速的第一个回波间期越长，这是因诱发折返的室性期前收缩越早，其进入折返环路的时间越早，使折返发生时的缓慢传导更加缓慢。

7. 触发性心律失常的温醒与冷却现象

与其他类型的自律性心律失常相似，触发性心律失常的发生及终止过程中，可能存在温醒现象（warm up），表现为前几个心动周期有逐渐加快的趋向，而在自行终止的过程中可能存在心动周期有逐渐减速的倾向（cool down）。而折返性心律失常的发生与终止时常表现为全或无现象或称"开关"现象，即折返突然，节律均齐的发生，或者突然节律均各状态下停止。而应用抗心律失常药物终止折返性心动过速的过程中出现的继发性"cool down"，与自然存在的 cool down 现象不同。

参 考 文 献

1. Antzelevitch C, Bernstein MJ, Feldman H, et al. Parasystole, reentry and tachycardia: A canine preparation of cardiac arrythymias occurring across inexcitable segments of tissue. Circulation, 1983, 68: 1101-1115
2. Antzelevitch C, Jalife J, Moe GK. Characteristics of reflection as a mechanism of reentrant arrythymias and its relationship to parasystole. Circulation, 1980, 61: 182-191
3. Boinean JP, Cox JL. Slow ventricular activation in acute myocardial infarction. A source of reentrant premature ventricular contractions. Circulation, 1973, 48: 702-713
4. Brachmann J, Scherlag RJ, Rosenshtraukh LV, et al. Bradycardia-dependent triggered Activity: Relevance to drug-induced multiform ventricular tachycardia. Circulation, 1983, 68: 846-856
5. Dangman KH, Dresdner KP Jr, Zaim S. Automatic and triggered impulse initiation in canine subepicardial ventricular muscle cells from border zones of 24-hour transmural infarcts. New mechanisms for malignant cardiac arrhythmias? Circulation, 1988, 78: 1020-1029
6. Lerman BB, Stein K, Engelstein EF, et al. Mechanisms of repetitive monomorphic ventricular tachycardia. Circulation, 1995, 92: 421-429
7. Rosen MR, Anyukhovsky EP. Arrythmias triggered by afterdepolarization. In: Fisch C, Surawicz B, eds. Cardiac Electrophysiology and Arrythmias. New York: Elsevier; 1991, 67-75
8. Shibata J. The effects of barium on the action potential and the membrane current of sheep heart Purkinje fibers. J Pharmacol Exp Ther, 1973, 183: 418-426

第59章 其它心电现象

Other Electrocardiac Phenomenon

郭 继 鸿

自从 1887 年 Waller 在人体记录到心脏周期产生的电活动以来，人们对心电活动的记录和分析方法不断进步，并在这些记录和分析中发现了各种各样的心电现象如文氏现象、节律重整现象、蝉联现象、连缀现象、裂隙现象、钩拢现象等等，已在本书的有关章节分别讨论过，本章重点介绍混沌现象及回剥现象这两种平时提及相对较少的心电现象。

混 沌 现 象

一、历 史 回 顾

混沌理论是继量子理论和相对论之后，本世纪科学再次出现的革命性变化，能使人们对许多杂乱无序的貌似随机的现象认识其内在有序机制。该理论的提出对某些疾病发病机制的再认识有着重要的价值。早在 1964 年 Katz 在其主编的第 2 版"心电图学"一书中，记述某些心律失常时就应用了混沌性心脏活动（chaotic heart action）的描述，此后，Glass 在鸡胚和幼鸡心脏进行程序性电刺激效应的实验研究中发现，实验中出现的异常心律失常与临床所见一致，都存在着混沌现象（chaos phenomenon）。

二、混沌理论的概念

行为方式常可分成随机和周期两种，随机行为是绝对不能重复的行为，是内在特有的，不可预测和非组织的。周期行为是高度可预测的行为，以一个有限的时间间隔重复自己。混沌现象不同于随机和周期行为，又兼有两者的特点。看上去毫无组织貌似随机行为，实际上在某种范围内可以确定。

混沌现象具有以下几个特点：

A

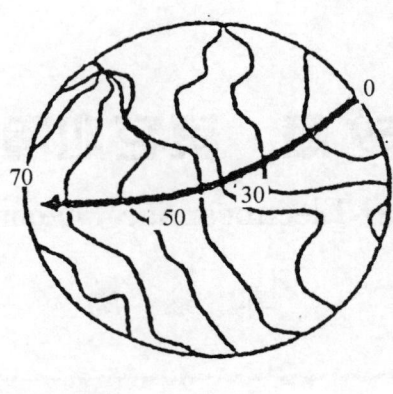

I

B

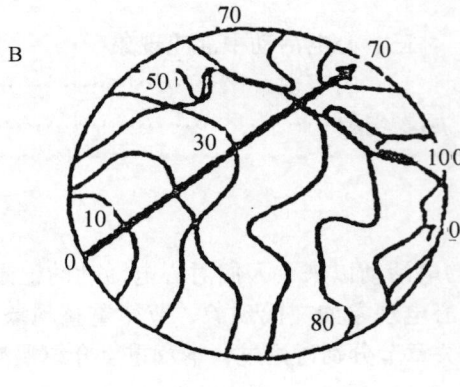

II a

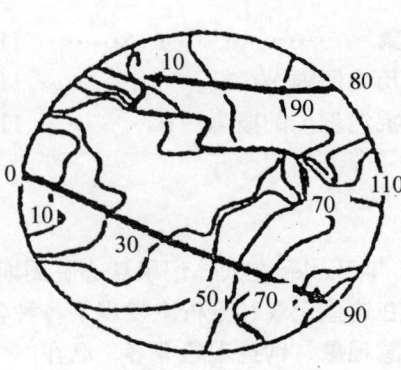

II b

C

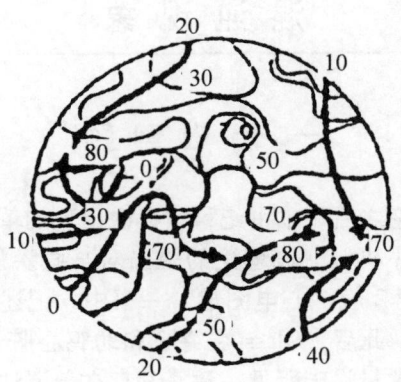

III

图 59-1 根据混沌理论房颤的分型

A. 图示 I 型房颤：右心房被一个单一的前传波激动；

B. 图示 II 型房颤 II a 为右心房被单一前传波激动，但局部有明显传导延缓，II b 为右心房被
两个不同前传波激动，两者间存在功能性传导阻滞带；

C. 图示 III 型房颤，右心房被多个小波激动，其间存在多条阻滞线或缓慢传导区

1. 确定性：混沌行为不仅受到一定程度的约束，而且有特定的行为模式。

2. 非周期性：混沌行为永远不准确地重复自己，没有可辨别的周期使之在规律的间期重复。

3. 运动范围有限性：貌似随机行为的混沌现象并非无界限的漫游，而是被约束在比较窄的范围内。

4. 不稳定性：混沌现象敏感地依赖其初始状态，初始状态小的差别将导致较大的结果差别。这种对初始状态极度的敏感使之表现为不稳定性和某种程度上的不可预测性。

三、心电活动中混沌现象的表现

以心房颤动为例，经典现象认为心房颤动是心房肌无组织，无规律，随机杂乱的微折返活动，近年来研究表明，心房颤动常存在有序可循的混沌现象。

1. 心房颤动的心内电图和体表心电图的频谱分析表明，其主导峰属于 $4 \sim 9Hz$ 的窄带频谱，而不是随机型的无主导峰的宽带频谱，表明心肌兴奋过程受一个内在主导节律的控制。

2. 心房肌主体结构复杂，厚薄不均，排列有一定规律，存在各向异性结构，心房肌的兴奋波的传导也存在着各向异性的特点，即心肌纤维的纵轴方向传导速度比横向传导明显快几倍，相邻的两次兴奋波常有头尾相随的关系。

3. 尽管心房肌内各处激动的同步性差，使心房电活动貌似杂乱无章，但经过激光扫描成像技术的研究发现，其内部仍然存在着主导的自旋波，这种自旋波是房颤持续存在的源泉。

4. 房颤形成的重要电生理基础是极缓慢传导及不应期缩短，两者的乘积等于折返波长（wave length）。房颤时发生的临界折返波长 $<8cm$，比其他房性心律失常的波长明显短，房颤发生后，可使心房肌的电特性重构，主要表现为不应期缩短、折返波长缩短、使房颤更易持续。

根据上述理论，有作者将房颤分成3个类型：

Ⅰ型：右心房被一个单一的前传波激动，激动常起源于右心耳，传导时间 $50 \sim 90ms$，可能同时存在影响较小的局部传导延缓。

Ⅱ型：右心房被单一的前传波激动，伴有较大的局部传导延缓（Ⅱa），或者由两个不同的波激动，两者之前存在一条功能性传导阻滞带（Ⅱb）。

Ⅲ型：右心房被3个或3个以上的多个小波激动，在多个小波之间有多条传导阻滞线或缓慢传导区（见图59-1）。很多心房颤动的病人上述三种形式的除极混合存在，当某型激动的心房波数量高于心房波总数的50%时，则将其划为该型。

上述Ⅰ～Ⅲ型的房颤发生率约为40%、32%、28%。应用混沌现象的理论对房颤发生机制的新认识为房颤的最后根治打下了良好基础。

除此，心率变异性、心室颤动等心律失常及现象也正在用混沌理论给予新的评价和探讨。

回 剥 现 象

回剥现象（Peeling Phenomenon），即不应期的剥除现象，在程序刺激过程中出现较多。

程序刺激是在病人自身窦性心律或起搏心律的基础上，利用程序刺激仪，输入一个或多个程序期前刺激，以观察心脏电活动的变化。程序刺激中基础刺激称为 S_1 刺激，第一个期前刺激称为 S_2，第二个期前刺激称为 S_3，如此类推第三、四个刺激分别称为 S_4、S_5。当 S_2 不能诱发及/或终止心动过速时，S_2 落入心脏的不应期而不能进入折返环是其可能原因之一。

心动过速的频率越慢（心动周期越长）、折返环越大，S_2 进入折返环的机会越多，越可能中断（或诱发）心动过速。反之亦然，在快速型折返性心动过速心动周期短、折返环较小时，单发 S_2 常不易成功。

这种情况下需要加发 S_3、S_4 甚至 S_5 刺激，每个程控的期前刺激均可缩短刺激部位到折返环之间组织的不应期，使随后到来的期前刺激避开心肌组织的不应期而更容易、更快、更及时地进入折返环，这种现象即"回剥现象"（图 59-2）。

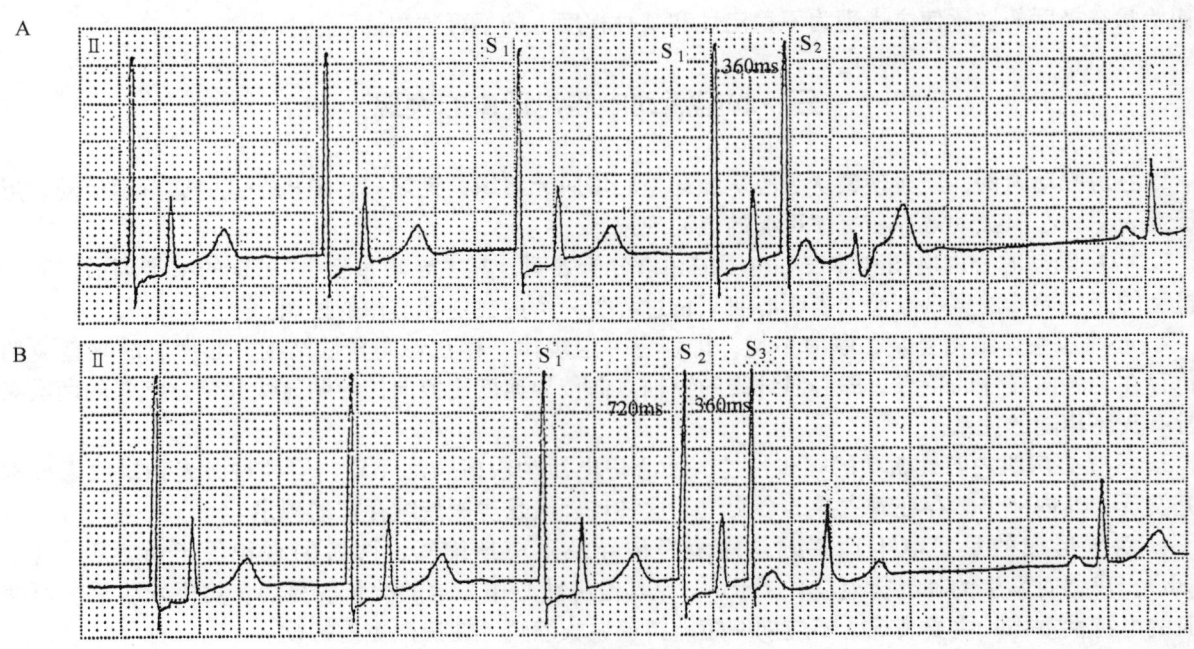

图 59-2 回剥现象

A. 图示食管调搏 S_1S_2 刺激，（S_1S_1 间期为 1000ms，S_1S_2 间期为 360ms）。S_2 落入房室结相对不应期，

PR 延长为 360ms 下传心室后落入右束支的有效不应期，心电图表现为完全性右束支阻滞；

B. 图示食管调搏 $S_1S_2S_3$ 刺激（S_1S_1 间期 1000ms，S_1S_2 间期为 720ms，S_2S_3 间期为 360ms），S_3 刺激后，PR 仍为 360ms，

而由于其前加发的 S_2 使右束支的不应期缩短，虽然 S_2S_3 间期 360ms，而其经过房室结下传到心室时右束支

已脱离不应期，心电图上表现为窄 QRS 波群

　　回剥现象实质上反映了心率（心动周期）对不应期的影响。心率增快、心动周期缩短时，心房肌、心室肌、预激旁道的不应期随之缩短，反之亦然，即心房肌、心室肌、旁道的不应期与前心动周期长短呈正变规律。而房室结相反，房室结不应期在心率增快，心动周期缩短的情况下反而延长，使房室结不应期与前心动周期长短呈反变规律。心房肌、心室肌的不应期长短与前心动周期长短呈正变规律的特点又称不应期的频率自适应性。心肌不应期的调整十分迅速，当前一个心动周期结束时，下一个心动周期的不应期长短及变化的调整已经完成。

　　根据不应期的频率自适应性，在对心房肌或心室肌进行连续频率递增的期前刺激时，随着期前刺激的配对间期逐渐缩短，心房肌或心室肌的不应期逐渐缩短，而出现了回剥现象。

　　认识回剥现象有助于对心脏电生理检查的理解。在单发期前刺激不能打入折返环时，可利用回剥现象给予二或多个程序期前刺激，使后来的 S_3 或 S_4 刺激更容易而及时抵达折返环部位，以获得成功。

参 考 文 献

1. Weber KT, Spach MS, Starmer CF. Chaos in the Hall of Mirrors. Cardiovasc Res, 1995, 30(3)：336-44

2. Hoekstra BP, Diks CG, Allessie MA, et al. Nonlinear analysis of epicardial atrial electrograms of electrically induced atrial fibrillation in man. J Cardiovasc Electrophysiol, 1995, 6(6)：419-40

3. Janse MJ. Chaos in the prediction of sudden death. Eur Heart J, 1995, 16(3)：299-301

4. Karagueuzian HS, Khan SS, Peters W, et al. Nonhomogeneous local atrial activity during acute atrial fibrillation: spectral and dynamic analysis. Pacing Clin Electrophysiol, 1990, 13(12 Pt 2): 1937-42

5. Lab MJ. Fibrillation, chaos and clinical control. Nat Med, 1997, 3(4): 385-6

6. 郭继鸿主编. 新概念心电图. 北京医科大学出版社, 2000, 68-70

第60章 Brugada 综合征

Brugada Syndrome

吴 祥

特发性心室颤动（idiopathic ventricular fibrillation；IVF）是指无器质性心脏疾患存在下发作的室颤，约占院外 Vf 复苏患者的 1%，占院外非心肌梗死性室颤的 3%～9%，占所有心律失常性猝死的 5%～10%。1992 年西班牙 Brugada P 和 Brugada J 两兄弟在特发性室颤中，发现一群有特殊心电图表现的患者，以区别心电图正常的特发性室颤，并提出了一个新的临床病征。此后，世界各国不断有类似病例报道和研究，迄今这类病例报道已不下数百例。至 1996 年日本 Miyazaki 等首次将此独特的临床电生理病征称之为 Brugada 综合征。近年来国内亦不断有零星病例报道，本章拟就本综合征加以叙述。

一、历 史 回 顾

早在 1989 年 Martini 等就报道 6 例室颤而不伴有明显器质性心脏病的患者，其中 3 例具有 Brugada 综合征的特征，1 例尸检发现存在右心室心肌病。1991 年西班牙学者 Brugada J 和 Brugada P 两兄弟在北美起搏与电生理大会上报道了 4 例具有特殊临床表现和心电图特征的病例，又于 1992 年报道另外 4 例，8 例中有 3 例为儿童，其中 2 例儿童为同胞兄妹，于 2 岁时均发生心脏性猝死，另 1 例儿童患者于 8 岁时发生猝死。追溯此 8 例家族史证实 2 例家族中有不明原因猝死者。通过对此 8 例的 5 年随访观察，作者提出为一独特的临床电生理病征，后被人们称为 Brugada 综合征。其特征为右胸导联 ST 段抬高，伴或不伴右束支阻滞（RBBB）及心脏性猝死。1996 年 Corrado 等报道一家系 16 人中 8 人患此病征，1998 年 Brugada 又报道 63 例中 27 例有猝死家族史。该征在日本称之为 Pokkari 病，在菲律宾叫 Bangungut 或 "arise and moan"，在泰国叫 "Laitai"，都是夜间睡眠猝死的意思，提示它们彼此之间有密切内在关系，或者本身即是同一种疾病。

Brugada 综合征发生率概况不详，世界各地均有报道，主要分布在亚洲，尤以东南亚国家发病率最高，它是东南亚地区年轻男性意外死亡的主要原因，在心脏正常每年猝死患者中约半数是由于该综合征所引起。如泰国该病年死亡率达 40 人/10 万人口，仅次于意外交通事故的死亡率，在日本也是年轻人猝死的主要原因。在菲律宾、老挝、柬埔寨、越南等国也很常见。我国从 1998 年熊凯宁首次报道 1 例后，陆续有少数病例报道。

二、临 床 表 现

该病征男女发病率差异明显，男女之比一般为 10:1，远高于特发性室颤（2:1）。如 Brugada 报道 63 例，其中男性 56 例，女性仅 7 例。日本报道 76 例均为男性。发病年龄以中轻年为主，从 2 岁～77 岁，报道的平均年龄为 35 岁～41 岁。如日本 Atarashi 等报道 63 例有典型 Brugada 心电图表现患者，其室性心动过速（室速）/室颤发作年龄大多数 <50 岁，发病高峰年龄 40 岁左右。本病常有家族史。患者平素无心绞痛、胸闷、呼吸困难等症状，往往以晕厥或猝死为首发表现，发作时无先兆症状，多发生在夜间睡眠状态（10:00pm～8:00am）。故有东南亚夜间猝死综合征（The syndrome of nocturnal sudden death in South East Asia），或夜间意外猝死综合征（sudden unexpected nocturnal death syndrome，SUNDS）之称，开始表现在睡眠中痛苦呼吸，伴有呻吟，有时心脏病突然发作或晕厥，发作时心电图监测几乎均为多形性室速或室颤。发作前未见心率、QT 间期和心肌缺血改变。患者经体检、实验室检查、心肌酶谱、X 线胸片、超声心动图、放射性核素显像、心脏运动负荷、信号平均心电图以及心血管造影，甚至心肌活检均无异常，故有人称之为无器质性心脏病的室性心律失常或心脏电疾病（electrical heart disease），病理检查未发现冠状动脉病变，更无右心室发育不良征象。但心脏电生理检查 80% 可诱发多形性室速或室颤。如 1992 年西班牙学者首先报道 8 例 Brugada 综合征，其中 7 例接受心脏电生理检查，7 例均诱发多形性室速，4 例还同时诱发室颤，4 例 HV 间期延长，但延长不十分显著，很少超过 70ms，说明房室传导有一定程度异常。

Brugada 综合征临床表现可为两种形式：

（一）隐匿性形式

患者无任何症状，但具有典型心电图表现，多由体检或猝死者家系调查中发现此种异常心电图。

（二）间歇性形式

患者具有典型心电图表现，在长期随访中可发现多源性室性期前收缩、多形性室速，甚或室颤。心电图常呈现异常→正常→再异常变化过程。

三、心电图表现

(一) 典型心电图改变

典型心电表现为 $V_1 \sim V_3$ 导联 ST 段抬高、T 波倒置、伴或不伴有 RBBB(终末 r′波)。ST 段抬高呈下斜型或马鞍状两种形态,一般 V_1、V_2 导联呈下斜型抬高为主,而 V_3 导联则常呈马鞍状(图 60-1)。偶尔 V_4 导联 ST 段亦呈马鞍状抬高,但抬高幅度较小且 T 波亦不倒置(图 60-2)。同一导联在不同时间 ST 段抬高程度及形态可不相同(图 60-3)。有时心电图改变十分微小,临床上很容易被忽视而漏诊,或误认为心电图改变是由于患者经心肺复苏后酸中毒或电解质紊乱所致。

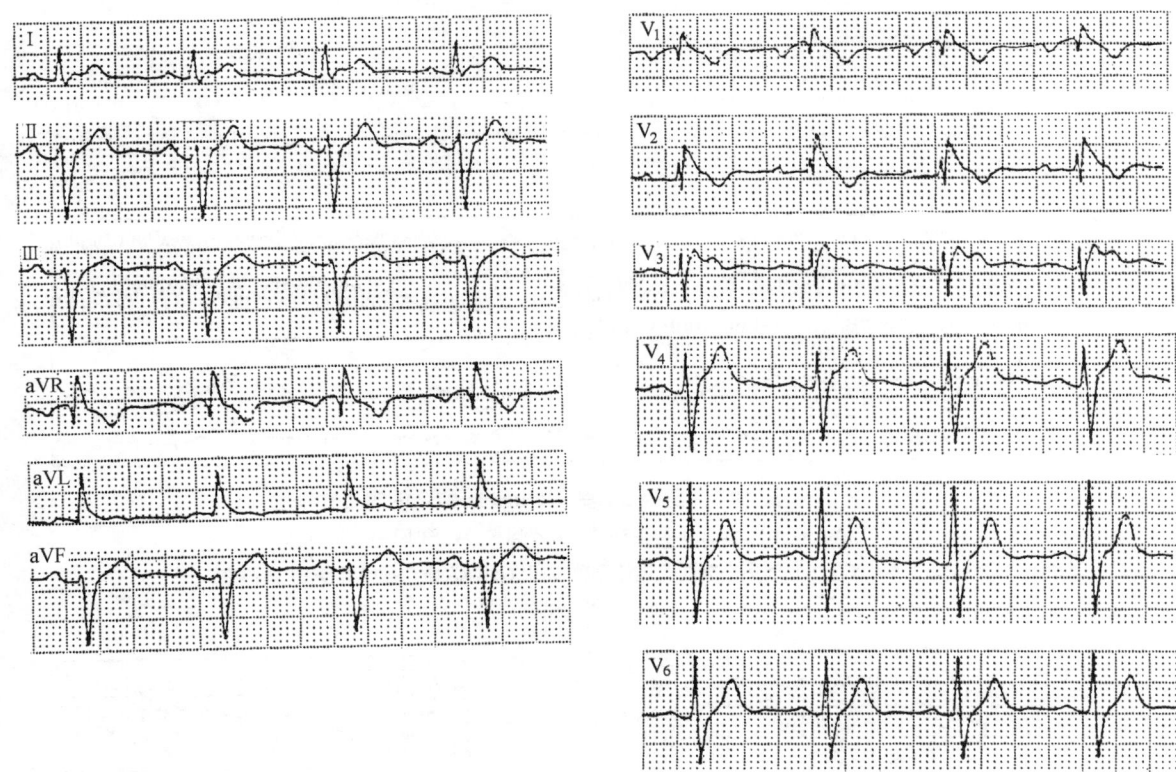

图 60-1　男性 32 岁,患 Brugada 综合征

12 导联 ECG 示,$V_1 V_2$ ST 段下斜型抬高,V_3 ST 段马鞍状抬高

(二) 一过性正常

特征性心电图改变可一过性正常,呈现异常→正常→再异常变化过程(图 60-4)。给予 I 类抗心律失常药如氟卡胺后可使正常心电图再次出现典型心电图表现(图 60-5)。

(三) ST 段抬高的程度与心动周期的长度有关

患者当并发心房颤动时,短周期的心搏 ST 段抬高较轻,而长周期的心搏 ST 段抬高明显,且 RR 间期越长,ST 段抬高幅度越大(图 60-6)。往往在室颤发作前后抬高更为明显,故 ST_{V1-V3} 抬高程度与发生多形性室速、室颤密切相关,是猝死的高危信号。

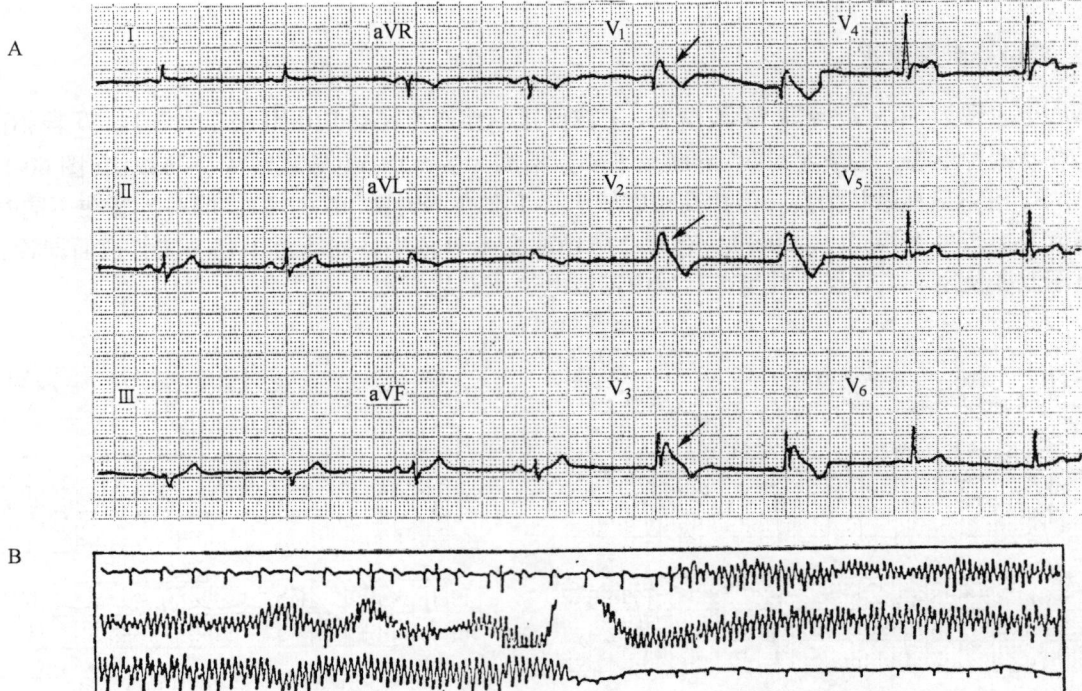

图 60-2 男性 32 岁，Brugada 综合征患者

A. V₁～V₃ ST 段下斜型抬高，T 波倒置，V₄ ST 段马鞍状抬高；

B. DCG 示：多形性室速，发作前频发室性期前收缩，窦性搏动 ST 段抬高

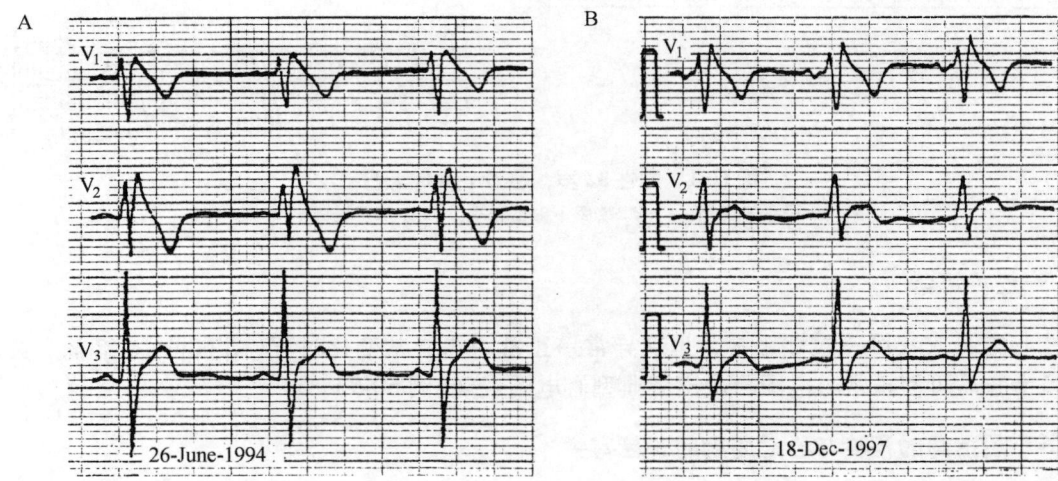

图 60-3 Brugada 综合征患者

同一导联在不同时间 ST 段抬高形态和幅度不同

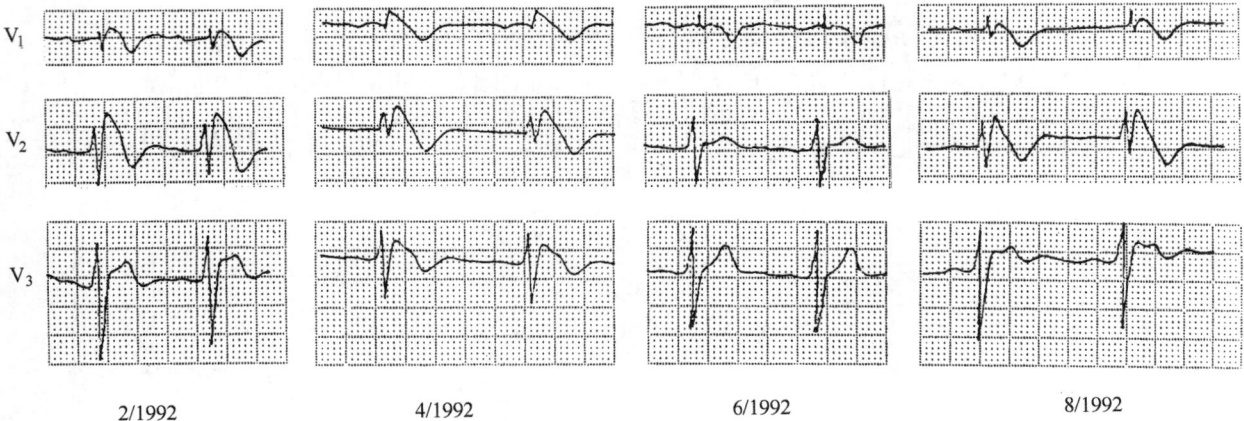

2/1992　　　　　4/1992　　　　　6/1992　　　　　8/1992

图 60-4　男性 38 岁，Brugada 综合征患者
随访过程中一度 ECG 正常

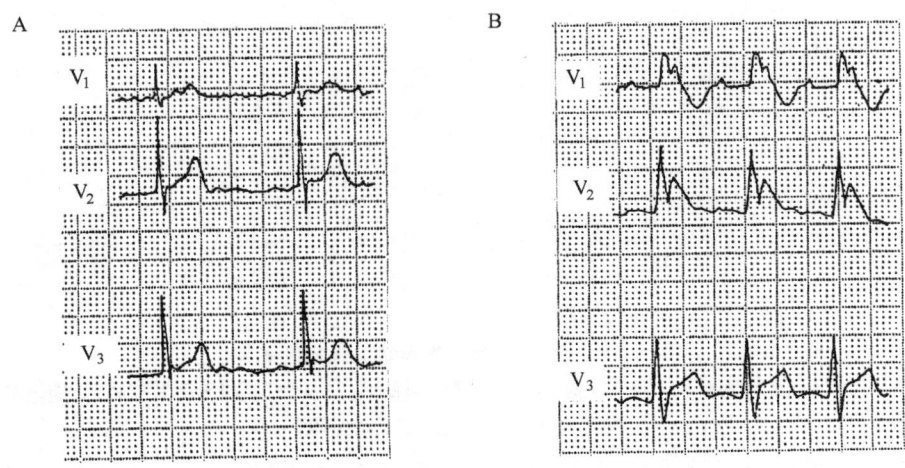

图 60-5　男性 28 岁，Brugada 综合征患者
A. ST-T 正常；
B. 服用氟卡胺后 ST 段抬高，TV_1 倒置

(四) QT 间期正常

四、诊　断

(一) 典型心电图改变

典型心电图改变最具有诊断价值，故对反复发作性晕厥或猝死者及时心电图检测及随访，以便早期发现可疑患者。

(二) 并发多形性室速或室颤

患者突然晕厥或抽搐时心电图描记几乎均发现为多形性室速或室颤。多形性室速常为偶联间期极短

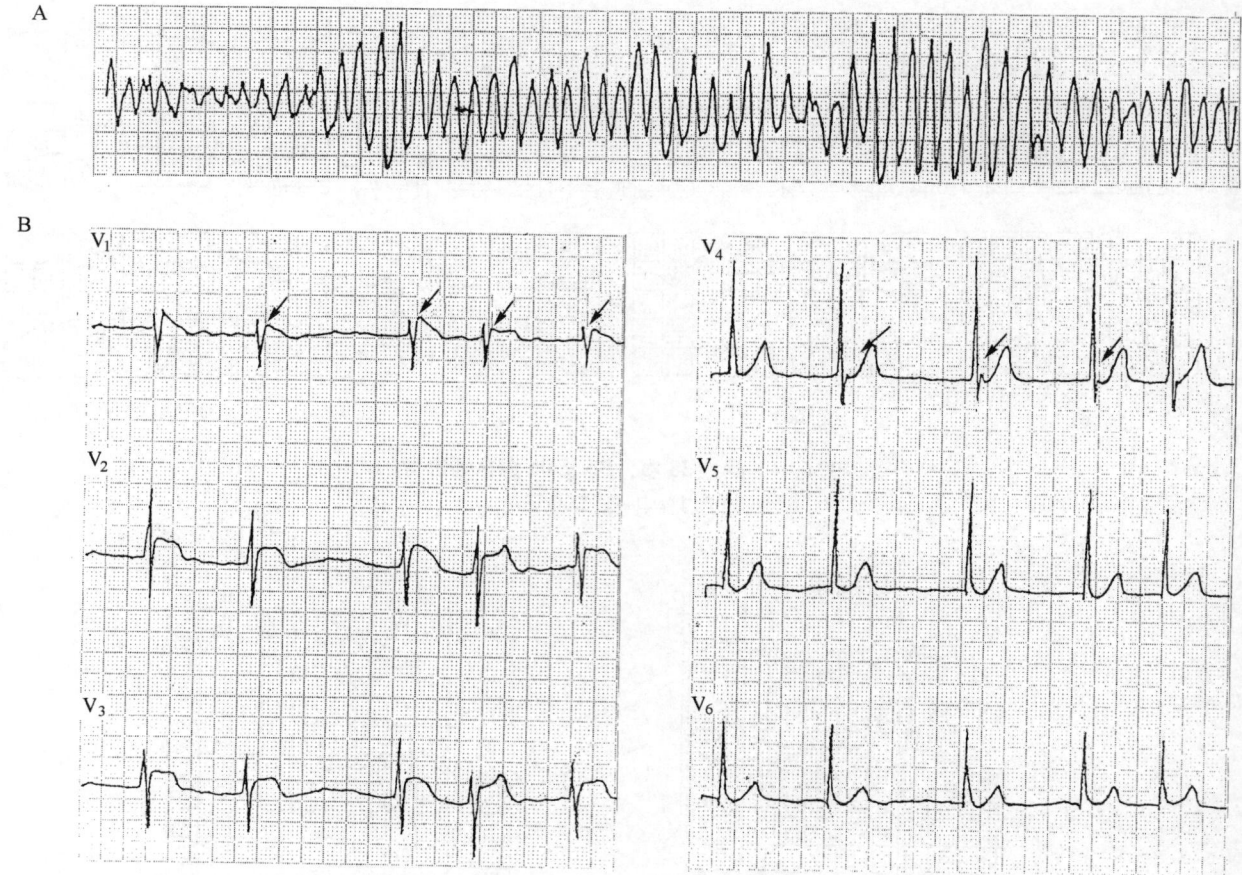

图 60-6 男性 28 岁，Brugada 综合征患者

A. 室颤；B. 心房颤动，V₁~V₃ ST 段抬高，V4 示 J 波（箭头粗细表示程度）。ST 段抬高及 J 波与其前 RR 间期呈正比关系，RR 间期越长，ST 段抬高越大，J 波越明显

（170~230ms）的室性期前收缩所诱发（图 60-2），但在发作前未见心率、QT 间期和心肌缺血改变。Brugada 综合征约 10% 合并有阵发性心房颤动（图 60-6），两者之间关系有待阐明。

（三）排除器质性心脏疾患

最后确诊必须排除器质性心脏疾患、心肌炎、心肌缺血及电解质紊乱等。

五、鉴 别 诊 断

（一）特发性室颤

既往认为右胸导联 ST 段抬高伴终末 r′波可能是一种正常心电图变异，然而 1992 年 Brugada 等报道 V₁~V₃ 导联 ST 段抬高及 RBBB 与心脏性猝死有关，并提出此种心电图特征属特发性室颤的一个亚群，在西班牙该征约占特发性室颤 40%~60%，且有家族遗传倾向，属于常染色体显性遗传，但两者也不尽相同。特发性室颤静息心电图正常，或 QT 间期延长，发作时呈尖端扭转型室速，男女发病率为 2:1，无家族史等这些表现不同于 Brugada 综合征。特发性多形性室性心律失常鉴别见表 60-1。

表 60-1　特发性多形性室性心律失常的鉴别

类　型	患者特征		心律失常诱因			
	a) 年龄(岁) b) 性别 c) 晕厥或猝死家族史	基础 ECG	应激相关性	发作方式	治　疗	
Ⅰ 多形性室速						
先天性 LQTS	a) 21 ± 15 b) 男 > 女 c) 常见	QT 延长 TU 形态异常	常常	间歇依赖性 长偶联间期	β-阻滞剂, 起搏器, ICD, 其它	
交感性多形性室速	a) 8 ± 4 b) 男/女 = 1.3/1 c) 常见	正常 窦性心动过速	总是	典型	β-阻滞剂	
短偶联间期 TDP	a) 35 ± 10 b) 男/女 = 1/1 c) 常见	正常	罕见	非间歇依赖性 短偶联间期	ICD	
Ⅱ 室颤						
特发性室颤伴正常心电图	a) 36 ± 16 b) 男/女 = 1.4/1 c) 无	正常	无	非间歇依赖性 短偶联间期	ICD	
特发性室颤伴 RBBB 和 ST↑	a) 46 ± 7 b) 男/女 = 10/1 c) 常见	RBBB + ST↑	罕见	非间歇依赖性 短偶联间期	ICD, IA 类	
SUNDS	a) 35 ± 10 b) 男/女 = 10/1 c) 少见	RBBB + ST↑	睡眠	非间歇依赖性 短偶联间期	ICD	

(二) 急性前间壁心肌梗死

急性前间壁心肌梗死(acute anteroseptal myocardial infarction)$V_1 \sim V_3$ 导联亦呈现 ST 段抬高,但其 ST 段与 T 波上升支融合一起形成单向曲线弓背向上抬高,常有对应导联 ST 段压低,且随着病程发展呈典型 ST-T 演变过程,患者多有缺血性心前区疼痛及血清酶谱升高,既往有冠心病史可资鉴别。

(三) 急性心包炎

急性心包炎(acute pericarditis)除 V_1 和 aVR 导联外呈普遍导联 ST 段凹面向上抬高,患者倦怠、发热、心前区疼痛、气促、紫绀、颈静脉怒张、肝脏肿大、奇脉等心脏压塞表现,二维超声心动可探及积液对明确诊断很有价值。

(四) 长QT 间期综合征

长 QT 间期综合征(long QT syndrome;LQTS)亦病因未明,发病年龄较轻,常易猝死及有猝死家族史。但该征静息心电图呈 QT 间期延长,不伴 RBBB 及 $V_1 \sim V_3$ 导联 ST 段抬高,猝死发作时多表现为尖端扭转型室速（TDP）而非快速的多形性室速（rapid polymorphic ventricular tachycardia），有别于 Brugada 综合征。

（五）早期复极综合征

早期复极综合征（early repolarization syndrome；ERS）亦常发生于男青年，但是 ST 段抬高属于正常心电图变异，不出现心律失常。在 V$_2$ ~ V$_4$ 导联呈凹面向上抬高、T 波正向，常伴有 J 点明显上抬，患者经适当活动后 ST 段及 J 点可恢复至正常，这些表现与 Brugada 综合征明显不同。

（六）特发性 J 波

特发性 J 波（idiopathic J wave）与 Brugada 综合征的共同临床特征是患者均无明显器质性心脏病，都有室颤史及猝死的危险性。但前者呈特征性 J 波，12 导联均可出现，以下壁导联及左侧胸导联最为明显不伴有 ST 段抬高，V$_1$ ~ V$_2$ 导联 J 波极性常向下，后者 V$_1$ ~ V$_3$ 导联 ST 段抬高伴或不伴 RBBB。

（七）致心律失常性右室发育不良

致心律失常性右室发育不良（arrhythmogenic right ventricular dysplasia；ARVD）经心电图、UCG 及 MRI 可容易获得诊断，组织学检查右心室心肌被纤维组织或脂肪组织所取代，临床多表现为单形性室速，而非多形性室速；而 Brudaga 综合征多发生在健康男性，往往在深夜睡眠突然猝死，尸检无异常发现，故一些作者称为心脏电活动的功能异常或原发性电疾病。但另有作者认为 Brugada 综合征与 ARVD 有相同的病理表现，右心室心肌明显萎缩被脂肪组织浸润、右心室扩张或肥厚，认为 Brugada 综合征是 ARVD 心肌病的早期亚临床表现，如 Tada 等报道 6 例 Brugada 综合征的组织病理检查，结果 5 例有右心室形态或组织病理学异常，提示 ARVD 可能是 Brugada 综合征的潜在表现。看来对 Brugada 综合征是否为不典型 ARVD 或 ARVD 的早期表现，现在下结论显然为时过早，但也有可能本征开始为一个原发性电疾病，然而慢慢地发展为器质性心脏病。

此外，引起 V$_1$ ~ V$_3$ 导联 ST 段抬高原因（表 60-2）应予鉴别。

表 60-2　引起右胸导联 ST 段抬高的各种情况

左束支阻滞、左心室肥大	Duchenne's 肌营养不良症
左心室室壁瘤	Friedreich's 运动失调病
运动负荷试验诱发	维生素 B 缺乏症
急性心肌炎	高钙血症
右心室梗死	高钾血症
夹层动脉瘤	转移性肿瘤压迫右心室流出道
急性肺栓塞	可卡因中毒
各种中枢或自主神经系统异常	右心室发育不良
杂环类抗抑郁药过量	浸润性心肌病

六、发 病 机 制

（一）ST 段抬高的机制

有关 ST 段抬高有多种解释：心室局部过早复极（early repolarization）、心肌存在局部去极化区（local depolarized area）、心室内传导延迟及自主神经张力不平衡等，但目前倾向与动作电位 2 相平台期丢失有关。

自主神经功能紊乱对 ST 段有影响作用，Brugada 综合征心电图存在间歇性正常形式，可能受着自主神经调节之故。本征猝死发作多发生在深夜睡眠时，推测与迷走神经张力增高有关。日本学者 Miyazaki 等发现自主神经活性药物可影响这类患者的 ST 段抬高，如 β-受体激动剂（异丙肾上腺素）和 α-受体阻滞剂（酚妥拉明）可使抬高的 ST 段降低；而 β-受体阻滞剂（心得安）和 α-受体激动剂（甲氧胺）可使 ST 段抬高。Washizuka 等报道一例 Brugada 综合征患者，当给予异丙肾上腺素时出现 T 波双峰并伴随有单相动作电位时程变化，认为心室复极不同步似为 T 波双峰的产生机制，亦可部分解释 Brugada 综合征 ST 段抬高原因。Nomura 等报道 1 例 Brugada 综合征患者的动态心电图观察，ST 段呈周期性变化，当迷走神经张力增高（经心率变异分析高频成分增高）时出现 ST 段抬高，提示交感神经张力减弱。

　　目前众多研究认为产生 ST 段抬高机制与一过性显著外向电流（I_{to}）、内向钙电流（I_{Ca}）减少以及 Na^+ 电流（I_{Na}）恢复加速有关，在动作电位形成过程中，一过性外向电流（I_{to}）产生动作电位 1 相，反映为动作电位尖峰和平台之间的切迹，在体表心电图显示 J 波（图 60-7A）。但经研究心内膜与心外膜动作电位形态略有差异，心外膜动作电位尖峰与圆顶状更为明显，而心内膜动作电位较为平坦。这种微小复极差异构成体表心电图的 ST-T 波段（图 60-7B）。动作电位平台期形态和时程取决于瞬间外向 K^+ 电流和内向 I_{Ca} 及 I_{Na} 的平衡状态，当 I_{to} 明显增加而 I_{Ca} 及 I_{Na} 减低时，心内外膜动作电位时程差异增大（图 60-7C），导致 ST 段抬高（图 60-7D）。

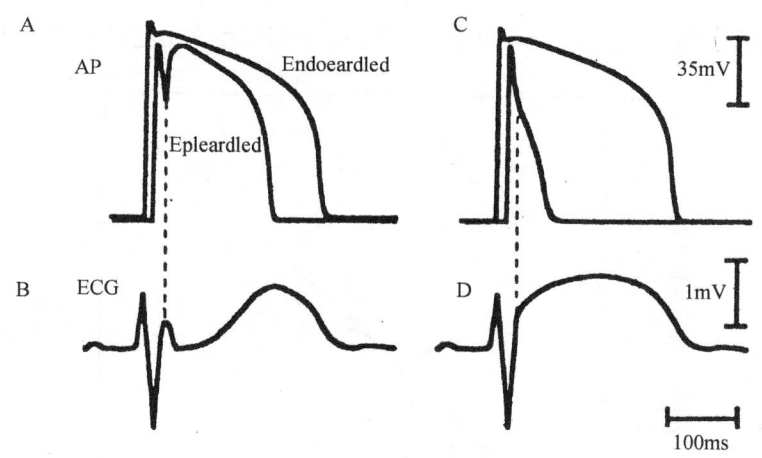

图 60-7　动作电位示意图
A. 正常心外膜动作电位；C. 心外膜动作电位平台期丢失；
B. 体表正常 ECG；D. 体表 ECG ST 段抬高

（二）多形性室速的发生机制

　　Brugada 综合征是一个可致心脏性猝死的一个独立临床病征，其恶性心律失常发作多呈快速性多形性室速而无尖端扭转现象，亦无 Q-T 间期延长，室速均发生于短偶联间期或短偶联间期室性期前收缩诱发。故 Brugada 认为室速系心室内功能性折返（functional reentry）所致，而不是心室内异常兴奋灶增高伴单个折返环（single reentry loop）形成诱发。目前倾向 2 相折返（phase 2 reentry）导致室速。

　　经典的折返概念认为在折返环路上传导的电流只能是 0 相去极化电流，相毗邻细胞之间的去极化亦只能由 0 相电流介导，即通常所称的 0 相折返。晚近，Antzelevitch 等发现动作电位复极 2 相平台期电流亦可引起折返激动，并于 1993 年提出 2 相折返（Phase 2 reentry）概念。所谓 2 相折返是指缺血或药物作用等情况下造成复极离散。80 年代以来，人们相继在犬、猫、兔及人类的离体或在体心脏研究中发现，心室外膜层心肌（epicardium;Epi）与心内膜层心肌（endocardium;Endo）动作电位的特征存在很大差异，Epi 的动作电位具有明显的复极 1 相和 2 相平台期，呈现特征性的尖峰-圆顶状（spike and dome），1991 年，Antzelevitch 用钠通道阻滞剂做动物实验，发现犬的 Epi 细胞呈现一种特殊的电生理现象，可使 2 相平台期丢失，表现一种全或无的复极模式（all-or-none repolarization），导致 Epi 动作电位时程明显缩短（缩短 40% ~70%），甚至完全丢失（图 60-7C）。右心室流出道心肌相对薄，更能反映心外膜心肌细胞特征，故心电图改变多表现在右胸导联。而其它 Epi 细胞动作电位呈现明显的 2 相平台期，其动作电位时程不缩短甚至延长，这种 Epi 2 相平台存在区与平台丢失区之间电压梯度显著增大产生局部电流，较强的电紧张性扩布从平台存在区向平台消失区心肌传播，产生 2 相折返性心律失常。大量研究还证实 I_{to} 主要分布在 Epi，而 Endo 细胞分布较少，Endo 动作电位不具有全或无的复极模式，故其动作电位平台期不丢失，从而心内膜与心外膜动作电位时程亦明显差异，亦可导致 2 相折返。该折返形成偶联间距短的室性期前收缩，并引发多形性室速和室颤发作，这可能为 Brugada 综合征并发室速和室颤的发生机制或促发因素。

Matsuo 等报道 1 例 Brugada 综合征患者的动态心电图监测，ST 段逐渐抬高，室颤发生于 ST 段抬高的最高峰，且 ST 段抬高程度和发作前 RR 间期密切相关（图 60-8）。室颤发作经心脏按摩室颤终止转为心房颤动，$V_1 \sim V_3$ST 段抬高及 V_4J 波（表 60-2 箭头所示）于长 RR 间期后最为明显（表 60-2 粗箭头所示）。图 60-8 散点图示 ST 抬高与其前 RR 间期呈正比关系，RR 间期越长，ST 抬高越明显，亦即 ST 段抬高和发生室颤依赖于右室外膜一过性显著外向电流（I_{to}），于期前收缩或心率较快时 RR 间期较短由于 I_{to} 不完全复活致使 ST 段正常，同时还观察到室颤发作前 ST 段抬高从弓背向下型逐渐变为弓背向上型抬高，T 波极性从正相变为负相，提示心肌动作电位存在着动态变化。已有报道 ST 段弓背向上抬高室颤发生率明显高于 ST 段弓背向下型抬高。

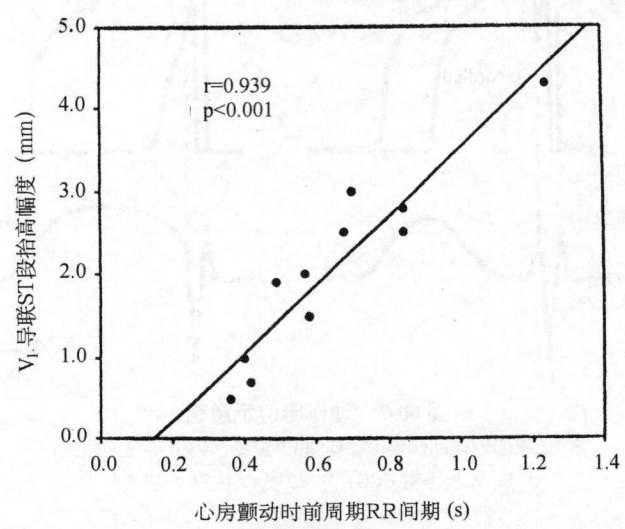

图 60-8　Brugada 综合征并发心房颤动
散点图示 V_1ST 段抬高与其前 RR 间期呈正比关系

本病病因仍尚未阐明，部分患者有晕厥或心脏性猝死家族史，猝死事件发生率达 74.6%。Corrado 报道常染色体显性遗传家族性心肌病是该病征的基础疾病。在一家 6 人中 5 人显示右心室形态/或组织学异常。但不同于获得性 LQTS。LQTS 多见于女性，且心脏骤停获救后 QT 间期延长却无 $V_1 \sim V_3$ ST 段抬高。现认为 Brugada 综合征是常染色体显性遗传伴变异性表达形式。其基因研究已取得重大结果。Chen 等从 6 个 Brugada 综合征家族中研究，发现 3 个家族存在 3 号染色体上心脏 Na^+ 通道基因——SCN5A 的突变，这个基因异常不同于 ARVD、LQTS 的基因异常，这个基因缺陷导致 Na^+ 通道恢复加速——错义突变（missense mutation）或 Na^+ 通道无功能——缺失突变（deletion mutation）被认为是主要原因。还可能导致传导障碍（RBBB、HV 间期延长、右室流出道传导延搁等）。但是，并非所有患者都发现与 SCN5A 有关，提示该病征与 LQTS 一样存在基因异质性。此外改变 I_{to} 或 I_{Ca} 密度或动力学的突变基因、调节自主神经受体表达的基因以及 I_{K-ATP} 调节基因也是研究方向。有关基因突变与心电图改变及产生多形性室速和室颤倾向的因果关系亦尚待进一步研究。

七、临床意义与治疗

关于 Brugada 综合征是否为特发性疾病仍有很大争议，一些作者持有器质性疾病的理由是：受到检查技术的限度，按目前检查技术，特别是无症状患者不能完全排除心脏器质性疾病：一些冠状动脉痉挛、轻微肥厚型心肌病往往难以发现，如 Corrada 等报道一家系 16 例 RBBB 伴 ST$_{V1-V3}$ 抬高，3 例猝死经尸检发现右室前壁脂肪沉积，右束支硬化性中断，而诊断致心律失常型心肌病；Martini 报道 6 例 RBBB 伴 V$_1$ ~ V$_3$ST 段抬高及心脏性猝死，其中 5 例为右心室心肌病，且 1 例经尸检证实。Corrada 等最近分析 248 例于 35 岁以前猝死患者，其中 192 例归因心脏病理改变，而这当中 78 例心电图表现右胸导联 ST 抬高和/或 RBBB，8 例有右胸导联持续性抬高者最后证实为右室心肌病。另有作者对特发性室颤猝死分析发现 80% 患者有心脏器质性异常，主要为动脉粥样硬化、心肌炎及右心室发育不良。最近调查发现特发性室颤 12% 患者有此特殊心电图表现。Nademanee 等随访 27 名泰国 SUNDS 患者（心脏骤停幸存者或者有 SUNDS 症状），发现 16 例有心电图异常及 HV 间期延长，电生理检查诱发室颤发生率比心电图正常组高，信号平均心电图阳性率亦高，提示 SUNDS 患者显示 Brugada 心电图异常可作为致心律失常的标志，有高度发作室颤或猝死危险性，故所谓正常心脏性猝死者，其实心脏并不正常，只要有更好的检测手段或方法，终会发现其心脏结构或功能异常。

　　关于 Brugada 综合征的治疗，一般认为对有症状的 Brugada 综合征患者应予积极有效处理，至于对无症状者是否亦应予治疗，给予什么治疗，向临床工作者提出了问题。Brugada 等随访发现无器质性心脏疾病而有 Brugada 心电图表现者，也存在猝死的危险性，其恶性心律失常发生率为 27%，与有症状患者恶性心律失常复发率（34%）相似，在随访过程中一过性心电图正常的患者与持续心电图异常的患者预后是相同的。故认为不论患者有无症状均需治疗。

（一）药物治疗

　　显著 I$_{to}$ 导致平台期不均等丢失是产生 ST 段抬高和 2 相折返性心律失常的关键。故减少这种电流似乎是最直接的药物治疗，犬离体灌注楔型组织标本研究，I$_{to}$ 抑制剂（4-氨基吡啶和奎尼丁）可恢复动作电位平台期，恢复动作电位同质性，从而使 ST 段恢复及抑制心律失常发生，但临床应用 IA 抗心律失常药可阻断 I$_{Na}$ 而不阻断 I$_{to}$，反而加重 Brugada 症状，使隐匿型心电图得以显露，IB 抗心律失常药如利多卡因对本征治疗也无效。至于 IC 类抗心律失常药对本征作用如何尚不清楚。Fujiki 等报道 2 例阵发性心房颤动，既往无晕厥及室颤史，而给予 IC 类抗心律失常药（Flecainide 和 pilsicainide）治疗后，V$_1$ ~ V$_3$ 导联出现 ST 段抬高及 RBBB。Roden DM 等报道 5 例（4 例无器质性心脏病、1 例为扩张型心肌病）因阵发性心房颤动、房室折返性心动过速或特发性室颤，接受 Encainide 治疗后出现 Brugada 综合征特征性心电图改变，作者们提出强的钠通道阻滞剂可诱发 Brugada 综合征类似心电图变化，甚至促发室颤发作。

　　β 受体阻滞剂可用于治疗特发性室颤，但大多数临床应用结果表明 β 受体阻滞剂和/或胺碘酮用于 Brugada 综合征治疗无效。甚至有人报道应用 β 受体阻滞剂可能会加重心律失常发生，Brugada 等报道药物治疗组与无药物治疗组在心律失常发生率方面无差异，故目前尚无证据支持抗心律失常药物治疗该病的有效性。心脏特异性 I$_{to}$ 阻滞剂用于治疗该征是最为理想的，遗憾的是目前尚未研制出来。

（二）介入治疗

　　射频消融用于治疗特发性室速长期效果良好，但消融不能阻止室颤发作，反而可促进室颤发生，故不宜采用。植入型心脏复律除颤器（implantable cardioverter defibrillator；ICD）是惟一防治本征患者猝死最有效的治疗方法，有症状患者以及电生理检查中可诱发室速和/或室颤的无症状患者都是植入 ICD 指征，如 Brugada 等报道 63 例综合征患者，随访 34 ± 32 个月，发现 28 例未植入 ICD 治疗者，已有 8 例死亡，且观察到 β 受体阻滞剂、胺碘酮等药物治疗对这类患者心律失常发作及死亡率无降低作用；而 35 例经 ICD 治疗者无 1 例死亡。近来将此综合征分为 4 个不同的亚组：①患有此综合征且有症状的患者，需要植入 ICD；②有猝死家族史而无症状的患者，电生理检查 HV 间期延长，可诱发出多形性室速或室颤，也需要植入 ICD；③没有猝死家族史，但电生理检查可诱发持续性多形性室速的无症状患者，同样需要植入 ICD；④没有猝死家族史，电生理检查也不能诱发室性心律失常的无症状患者，可暂不要植入 ICD，但应仔细随访观察是否出现与心律失常有关症状，特别是晕厥。

本征预后很差，随访 1~3 年有 30% 患者发生猝死、室颤或 ICD 除颤。如日本 34 个医疗中心共观察 63 例（男 60 例、女 3 例）V₁~V₃ST 段持续性抬高伴 RBBB、QT 正常患者，至今已有 12 例出现晕厥、17 例发生室颤，有室颤发作患者大多数 <50 岁，而无症状组大部分 ≥50 岁，发病高峰年龄在 40 岁左右。因患者无器质性病变，故患者若能避免室颤发生，则预后如同正常人。此外，精神压力和酗酒可能为促发因素，亦应避免。

参 考 文 献

1. Brugada J, Brugada P. What to do in patients with no structural heart disease and sudden arrhythmic death? Am J Cardiol, 1996, 78(Suppl 5A)：69-75

2. Brugada P, Brugada J. Right bundle branch block, persistent ST segment elevation and sudden cardiac death: a distinct clinical and electrocardiographic syndrome: a multicentre report. J Am Coll Cardiol, 1992, 20：1391-1396

3. Nademanee K. Sudden unexplained death syndrome in Southeast Asia. Am Cardiol, 1997, 79(6A)：1-10

4. Brugada J, Brugada R, Brugada P. Right bundle branch block and ST-segment elevation in lead V₁ through V₃: a marker for sudden death in patients without demonstrable structural heart disease. Circulation, 1998, 97：457-460

5. Corrado D, Nava A, Buja G, et al. Familial cardiomyopathy underlies syndrome of right bundle branch block, ST segment elevation and sudden death. J Am Coll Cardiol, 1996, 27：443-448

6. Martini B, Nava A, Thiene G, et al. Ventricular fibrillation without apparent heart disease: description of six cases. Am Heart J, 1989, 118：1203-1209

7. Corrado D, Basso C, Nava A, et al. Right bundle branch block, persistant right precordial ST segment elevation, and sudden arrhythmic death in young people (Abstract). PACE, 1996, 19：669

8. Atarashi H, Ogawa S, Harumi K, et al. Characteristics of patients with right bundle branch block and ST-segment elevation in right precordial leads. Am J Cardiol, 1996, 78：581-583

9. Tada H, Aihara N, Ohe T, et al. Arrhythmogenic right ventricular cardiomyopathy underlies syndrome of right bundle branch block, STsegment elevation and sudden death. Am J Cardiol, 1998, 81：519-522

10. Miyazaki T, Mitamura H, Miyoshi S, et al. Autonomic and antiarrythmic drug modulation of ST segment elevation in patients with Brugada syndrome. J Am Coll Cardiol, 1996, 27：1061-1070

11. Washizuka T, Chimushi M, Niwano S, et al. Bifid T waves induced by isoprenaline in a patient with Brugada synthdrome. Heart, 1998, 79：305-307

12. Nomura M, Nado T, Endo J, et al. Brugada syndrome associated with an autonomic disorder. Heart, 1998, 80：194-196

13. Gussak I, Antzelevitch C, Bjerregaard FP, et al. The Brugada syndrome: clinic electrophysiologic and genetic aspects. J Am Coll Cardiol, 1999, 33：5-15

14. Krichnan SC, Antzelevitch C. Flecainide-induced arrhythmia in canine ventricular epicardium: Phase 2 reentry? Circulation, 1993, 87：562-572

15. Antzelevitch C. The Brugada syndrome. J Cardiovasc Electrophysiol, 1998, 9：513-516

16. Matsuo K, Shimizu W, Kurita T, et al. Dynamic changes of 12-lead electrocardiograms in a patient with Brugada syndrome. J Cardiovasc Electrophysiol, 1998, 9：508-512

17. Chen Q, Kirsch CE, Zhang D, et al. Genetic basis and molecular mechanism for idiopathic ventricular fibrillation. Nature, 1998, 392：293-296

18. Fujiki A, Usui M, Nagawa H, et al. ST segment elevation in the right precordial leads induced with class IC antiarrhythmia drugs: Insight into the mechanism of Brugada syndrome. J Cardiovasc Electrophysiol, 1999, 10：214-218

19. Roden DM, Wilde A. Drug-induced J point elevation: A marker for genetic risk of sudden death or ECG curiosity? J Cardiovasc Electrophysiol, 1999, 10：219-223

心电图学

第 3 篇

心电检查学

第61章　QT 间期离散度

QT Dispersion，QTd

黄　永　麟

　　QT 间期包括整个心室除极和复极的总时间，QT 间期的测定是自 QRS 波开始至 T 波终结的总时间。长期以来人们就发现同份 12 导联体表心电图各导联间的 QT 间期值存在差异，原因不甚明了。有人认为是记录伪差或是随机测量误差所致。直至 1985 年，Campbell 等对急性心肌梗死存活者的心电图进行分析，发现在同一次心电图描记中，从不同导联测得的 QT 间期互存差异，这一差异是有规律性的，可能具有特殊意义；并提出 QT 间期离散度这一概念；其后有越来越多的学者关注这一现象。QT 间期离散度（QT dispersion；QTd）也称 QT 离散度，是指体表 12 导联心电图各导联间最大 QT 间期与最小 QT 间期的差值。近年的基础和临床研究表明：QT 间期离散度代表心室肌复极不同步性和电不稳定性，可代表心室肌兴奋性恢复时间不一致的程度，或心肌不应期差异的程度。最大 QT 值一般存在于病变区域，而非病变区 QT 值较小，这种区域性复极化不均匀是折返形成的重要条件，折返可引起包括室性心动过速、心室扑动、心室颤动等多种严重心律失常。由于 QT 间期离散度的测量无创、简便、易行，且与多种心脏疾病有关，因而日益受到人们的广泛关注。

一、历 史 回 顾

早在 19 世纪末，首先自动物，以后在人体都发现在心脏搏动时，伴有微弱的电活动，人们认识到心肌的生物电现象。经过详细勘察发现电活动略先于机械性搏动。但是直到 1902 年，才由荷兰的 Einthoven 自体表描记出这种电活动；并提出了 Einthoven 等边三角形假说，创立了反映额面心电向量的标准导联，奠定了心电图学的基础。

1934 年 Wilson 完善体表标准 12 导联心电记录体系时，就曾推测导联间 QT 间期的差异可能反映心室局部心肌复极的不一致，但因常规心电图上 T 波终点的确认受到许多因素如电压过低、U 波干扰、基线漂移、肌电干扰等的影响，导联间存在的 QT 间期差异一直被认为是记录伪差或测量误差所致，而长期未被重视。

多电极标测技术的兴起，单相动作电位检测方法的建立，使人们对心肌复极离散度有更深入的认识。直到 1985 年，Campbell 通过对常规心电图导联间 QT 间期的深入研究，首先否定了导联间 QT 间期的差异是记录伪差和测量误差的观点，认为其是心肌复极不均一在常规心电图上的反映，明确提出 QT 间期离散度这一概念。1990 年 Day 与 Campbell 等观察到 QT 间期延长综合征患者经 Sotalol 治疗后，QTd 减少者无致命性心律失常发生，而 QTd 无减少者，严重心律失常的发生率仍较高，从而首次从临床证实 QTd 与严重心律失常事件密切相关。

Higham 和 Campbell 等于 1992 年对 10 例开胸心脏手术患者行心外膜单相动作电位记录，同时记录 12 导联心电图，分别于窦性心律和左室起搏时探测和记录。结果发现心室兴奋性恢复时间的平均离散度与心电图记录的 QT 离散度呈正相关；此结果表明 QT 离散度可以反映心室肌复极不均一性。从此，开始了 QT 离散度的广泛研究和临床应用。

二、定　　义

QT 间期离散度（QT dispersion；QTd）是标准 12 导联心电图各导联间最大 QT 间期（QTmax）与最小 QT 间期（QTmin）之差值（图 61-1）。它反映了心室肌复极的不均一性和电不稳定性。

三、发 生 机 制

正常心电图一组波形构成的 QT 间期包括心室除极和复极所需的总时程，心脏由窦房结发出冲动，经心房、房室交界区、房室束、左右束支，而后达浦肯野纤维激动心室肌。心室激动正常顺序是冲动经左束支，首先激动室间隔的左侧中部，穿过室间隔到达其右侧面，以后经右束支传来的激动使心尖部右侧间隔及小梁肌除极，继而激动通过浦肯野纤维到达左右心室内膜面，从内膜面向外膜面除极激动两侧心室。右室壁除极结束先于左室。最后除极的是左心室后底部或心室的肺动脉根部。整个心室肌的除极非常迅速，仅占 QT 间期中的少部分，约 60ms。而心室肌复极则相对缓慢，复极由外膜面向内膜面进行。

心肌细胞电生理学中，用细胞微电极或膜片钳记录心肌单细胞动作电位，其静息电位为 -90mV，由 K^+ 平衡电流形成；除极时 Na^+ 内流电位形成 0 相，由 -90mV 急速上升至 $+20\text{mV}$；除极 0 相仅 1ms，然后进入复极；分别称为 1、2、3、4 相。成千上万心肌细胞的除极电活动的综合向量在体表的投影为体表心电图；QRS 波对每个心肌细胞而言，在 1ms 除极后即进入复极。因此，QT 间期虽为心肌细胞除极和复极的总过程，是心肌细胞兴奋和恢复的总时程；但其主要代表心肌复极过程。因为，实际心肌动作电位中除极相非常短暂，QRS 极早期心肌已经开始复极，要将复极相从除极相中绝然分开是不可能的。

　　常规心电图 QT 间期与心肌电生理、心肌几何学和生物电信号传导等因素相互关联；而局部心肌动作电位时程和传导对 QT 间期的改变起重要作用。已知心室肌的除极复极不是完全同步的，室间隔中下部最先除极，心底部最后除极；而且心室壁先除极的心内膜后复极，而后除极的心外膜先复极，表明不同部位心室肌之间存在着除极和复极的时程差异，由此而产生的综合心电向量在不同导联轴上的投影，其时程必然会有所不同，故正常心电图也存在一定的 QT 间期离散度。

　　QT 间期离散度增大反映心肌复极不均一性增加，心肌复极离散度增加的确切机制目前有不同看法，诸多研究证实其受很多因素影响。动物实验表明交感神经系统兴奋通过缩短和延长不同部位心室的不应期而增加缺血边缘区域心肌的不应期离散度，使 QT 间期离散度增加；从而导致局部传导阻滞及折返性心律失常；苏州医学院测量了 86 例正常人食管心房调博，7 种起博频率的 QT 间期在静注普萘洛尔和阿托品阻滞自主神经后，相同起博频率的 QT 间期较用药前明显缩短；说明自主神经张力变化影响局部心肌不应期变化。也有研究认为 QT 间期离散度变化可能与局部心肌缺血所致局部低温、传导延迟、神经体液变化及局部细胞外低钙等有关。

　　我们已经知道恢复时间的离散度增加有致心律失常的作用。因此，当发现在心室恢复时间离散度增加的疾病中 QTd 也增加时，很自然被解释为 QTd 是心室恢复时间离散度在心电图上的标志。象 Day 等报道的那样，似乎只是缺少对此概念最后的证实。单相动作电位（MAP）是研究 QTd 机制的一种方法。MAP 的记录最开始是应用在一个完整的人心脏。后来这种方法被吸引导管简化和改进，特别是当 Franz 等改进为接触电极后，目前这种方法已是实验和临床直接测量局部兴奋时间和动作电位间期测量的金标准。

　　Zabel 等研制了一种定制的 Langendorff 灌注兔心。配置有接触电极的 MAP 记录技术，在一个组织槽中刺激兔的胸腔，同步测量 10 个 MAP 和容器引导的 12 导联心电图。结果显示 QTd 和 JT 离散度与 90% 的 APD 明显相关，即 APD_{90}（代表复极终点，因为由于远距离信号的影响它的测量比实际的终点更容易）。同样，QTd 和 JT 离散度与恢复时间的离散度也相关（$r = 0.64, p < 0.001$）、与 APD_{90} 和恢复时间的离散度有更好的相关性的心电图指标还有 T 波下的总面积（$r = 0.81, p < 0.0001$）、T 波顶点到 T 波终点与基线间的面积（$r = 0.81, p < 0.0001$）、T 波顶点到 T 波终点间的间期（$r = 0.81, p < 0.0001$）。

　　Higham 等在 10 例心脏外科手术中记录左心室 10 个位置、右心室 2 个位置的心外 MAP。恢复时间离散度的直接测量在窦性心律中的均值是（61 ± 6）ms，在心室起搏时是（95 ± 10）ms。而在窦性心律时的平均 QTd 是（52 ± 6）ms，心室起搏时为（97 ± 8）ms。在窦性节律（$r = 0.84, p < 0.001$）和心室起搏（$r = 0.62, p = 0.03$）时 MAPs 和 QTd 均有较好的相关性。

　　Zabel 等对比了 17 例患者的 MAP（11 例记录心内膜，6 例记录心外膜）和 12 导联心电图。患者被分为两组：7 例被彩超和心电图诊断为左心室肥大；10 例为冠状动脉疾病，但无心室肥大的正常心电图。心

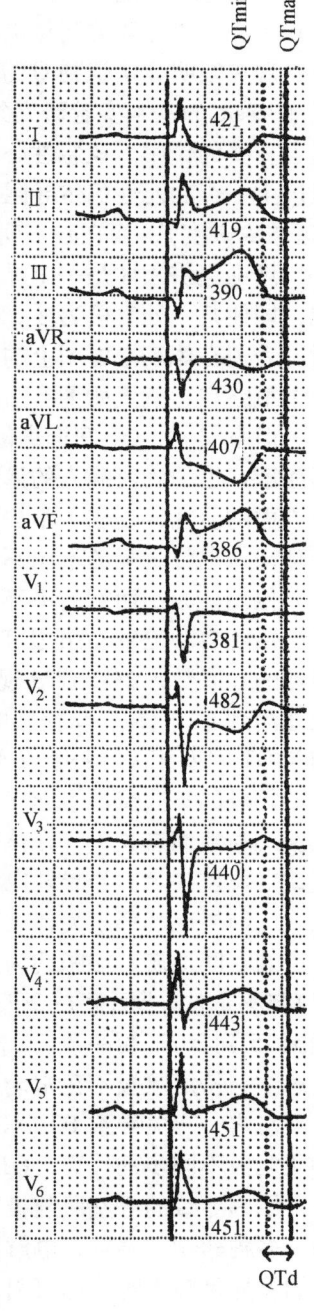

图 61-1　示 12 导联同步记录测定 QTd。注意 QRS 的起点是一致的，以 QRS 波最早的起点为标准；QTd 是指同一 QRS 波的 QTmax-QTmin

内膜的恢复时间离散度 QTd(r＝0.76,p〈0.01〉、APD$_{90}$ 离散度〔r＝0.69,p＜0.01〕呈现高度相关。还与 JT 离散度、T 波下的总面积、T 波顶点到 T 波终点间的间期相关。所有的心电离散度指标在 12 导联心电图和 6 个心外膜导联的测量也产生同样的结果。

现在很明显认识到 QT 离散度和心室恢复时间离散度直接或间接地代表复极异常。从 20 世纪 70 年代 Allessie 的基本实验研究到最近的临床观察,已经重复地验证了恢复时间是离散的,对心律失常的发生起着重要的作用。亚急性心肌梗死的实验研究显示在间隔 1mm 的区域,有效不应期有 10ms 的差异,这足以产生一个功能性的传导阻滞和折返。同样可以推出在相邻区域的恢复时间离散度经常是极其细微的(区域离散度),而在心室间的大范围的离散度(整体离散度)较大。

理论上讲人体是一个导电体,任何一处心肌电活动都可以在身体的任一部位用双极导联描记到。因此,即使某一处复极迟缓,在体表导联上的电活动都不应终止;只有全部心肌复极完全,电位降到零点时,表现在体表心电图上的 T 波才算终了。就是说就一个整体心脏来说,所有导联复极过程最后共有一个最终点,就无所谓有 QT 间期离散度的存在。

但事实上,QT 间期离散度的最大意义在于大量的研究工作中证实病变的心脏确实存在着 QT 间期的离散,也的确对病人的诊断、预后都有着无可争辩的临床意义;也促使学者们对这种困惑的现象进行多方面的研究,发表了不少有价值的观点。其中颇有代表性的是 Kors 等近来发表的论文。Kors 等认为局部动作电位时程的不同不足以解释 QTd 变化的某些机制,并认为 QTd 与 T 波形态学相关。

他们认为小而宽的 T 环较高而窄的 T 环引起的 QTd 大。其研究了 1220 份标准 12 导联心电图,以计算机系统自动测量 QTd 及 T 环参数。依据 T 环幅度、宽度及在心电图中因 T 波幅度太低而测不清 T 波终点的导联数来解释 QTd 现象。T 波的宽度和幅度也决定着在全部 12 导联或小于 12 导联中是否可以清楚地测到 QT 间期;从而影响 QTd 值,因而其认为 QTd 应是 T 环形态学的一个属性。他们同时证明了 T 轴与 QT 间期相关:终点 T 轴越垂直于导联轴,QT 间期越短;相反 T 轴与导联轴越平行,则 QT 间期越长。复极的不同步性引起 T 环形态学较大变异性,较大的 T 环宽度增加 QTd,T 环幅度高低是次要因素。这与他们有关不存在体表局部复极电位持续时间变化的原则并不矛盾,在心电图中 T 波终点是由测量电位差决定,当导联电位相等时测量电位差为零。

此结果也解释了为什么 QTd 增加与一系列病理情况相关。在临床心电记录中,正常 T 环常呈伸长、狭窄的空间形态,振幅约为 500μV。宽阔而振幅小的 T 环是多种病理学形式的一个信号。正常(长而窄)与不正常(小而宽)T 环间平均 QTd 值为 15.3ms,与比较心肌梗死病人和对照组间 QTd 差异的平均范围 15 到 26ms 相一致。T 环参数至少有同样的鉴别和预测价值,而且 T 环较 QTd 测量更清晰。对 T 环形态学与特定复极不正常病理生理学间关系的认识还有待深入。

总之,有关导致 QT 间期离散度增加的确切机制,至今尚有不同看法;无论认为是 T 环的属性还是心肌复极不同步的代表,QTd 都是某些心肌病理变化的反映。目前普遍认为 QT 间期离散度增加是由于各种原因导致的心室肌复极不均一性增加所致;它受多种因素影响。自主神经张力变化、心肌缺血损伤、多种药物、温度、电解质及各种内环境改变都可引起心肌不应期变化。当不应期的变化在不同心肌间的差异足够大时,即可引起不应期离散度改变。应用心内膜单相动作电位标测技术,在临床和动物实验中均已证实,心室肌复极的离散度增大(或不应期离散)是引起某些室性心律失常的基础。有研究证实 QT 间期离散度与心内膜及心外膜单向动作电位时间离散正相关,并标志着心肌的电不稳定性。

四、诊断标准: 方法学及正常值

(一) 记录方法

QT 间期离散度是标准 12 导联心电图中最大 QT 间期与最小 QT 间期之差。QRS 波对每个心肌细胞而言，在 1ms 除极后即进入复极。QT 间期离散度主要反映心肌兴奋性恢复时间的不均一性，所以能记录到心肌除极、复极的技术都可用来分析心肌兴奋性恢复时间的不均一程度，用以计算 QT 间期离散度。目前 QT 间期及其离散度的记录方法主要有以下几种：即常规体表心电图记录、体表心脏标测、同步体表标准 12 导联心电图记录等无创法及单向动作电位标测（MAP）和心腔标测心电图等有创法。

1. 常规体表心电图记录

可采用单导联或 3 导心电图仪，按规定位置放置常规 12 导联电极。记录纸速和增益振幅

一般采用 25mm/s 和 10mm/mV，必要时记录纸速可采用 50mm/s，增益亦可根据 QRS-T 波幅高低调整为 5mm/mV 或 20mm/mV，但同次记录必须采用相同的纸速和增益。每一导联要记录 3 个心动周期以上。常规心电图虽在临床应用广泛，操作简便，但因系 12 导联非同步记录，QTd 受心动周期变化影响。

2. 同步体表 12 导联心电图记录

采用 12 导联同步心电记录仪或多导（12 导 ~ 23 导）生理记录仪，电极放置、记录纸速和增益振幅与常规心电记录相同。它记录的心电图是同一心动周期综合心电向量在体表 12 导联的投影，克服了心动周期不同造成的 QT 间期变化。并可通过调节滤波频带、时间常数及放大系数等记录参数，取得清晰的 12 导联同步心电图，避免因图形模糊而舍弃记录导联（图 61-1）。

3. 心电图体表标测

采用 32 个 ~ 256 个标记电极，以矩形或背心形固定于受检者前胸和后背，以特制的记录仪记录各标测点的心电信号，经模/数转换，输入计算机处理，绘制出心动周期各瞬间等电位图、心动周期积分图、差电位图、等时图及极值轨迹图等。可获得心肌复极不均一性的信息。该方法可获得比 12 导联心电图更多的心电信息，但操作复杂、设备昂贵，尚未广泛应用于临床。

（二）测量方法

在得到 QT 间期离散度前须先准确地测量各导联的 QT 间期。间期的测量有目测法和计算机自动测量法。目测法测量者可借助分规、刻度尺及放大镜等工具对间期精确度量。一般需测量连续 3 个或 3 个以上心动周期之各间期，取其平均值，使测量尽可能提高精确度，减少误差。也可通过计算机对记录到的图像进行识别和计算。要尽力测得最大限度导联数的 QT 间期，作到取得计算 QT 间期离散度的导联数至少为 8 ~ 10 个，其中胸导不少于 3 个。

1. QT 间期及校正的 QT 间期的测量

QT 间期是 QRS 波群起点至 T 波终点的时程，准确地测量 QT 间期是计算 QT 间期离散度的基础，而在 QT 间期测量中主要是 T 波终点的确定，有时确定 T 波终点可能比较困难，所引起的误差可达数十毫秒；特别是 T 波呈双峰时、T 波倒置时、T 波低平时或有明显 U 波时。不能精确判定 QRS 综合波起点所引起的误差则很小，一般不超过 10ms。目测法中一般采用 TP 段或 QRS 波起点水平线作为等电位参考基线，但也有以 PR 段作为等电位参考基线。T 波终点应是：①T 波下降支与等电位线（TP 线）的交点；②如 U 波干扰 T 波终点的测量时则取 T 波与 U 波之间的转折点，或 T 波下降支切线与等电位线的交点。如 T 波过于低平，伪差严重，测量有困难者，则放弃该导联。

因 QT 间期受心率的影响，有人主张需根据心率对 QT 间期进行校正，计算校正的 QT 间期（QTc），进而得到校正的 QT 间期离散度（QTcd）。校正 QT 间期的方法很多，现举例如下：

（1）平方根校正（Bazett's）法：$QTc = QT/RR^{1/2}$

（2）修正的平方根校正（Modified Bazett's）法：$QTc = QT + A(1 - RR^{1/2})$

（3）立方根校正（Fridercia's）法：$QTc = QT/RR^{1/3}$

（4）直 11 线回归校正（Sagie's）法：$QTc = QT + A(1 - RR) = QT + 0.154(1 - RR)$

（5）指数校正（Sarma's）法：$QTc = QT - B(EXP(-K \times 1000) - EXP(-K \times RR))$

其中 A、B、K 是回归系数，EXP 是指数，RR、QT、QTc 单位为 s。Molnar 等研究表明后几种校正方

法较 Bazett's 法无明显优势。故 Bazett's 法仍是目前最常用的方法，运算也比较简单。然而，有作者认为大部分公式并不能准确地校正 QT 间期，虽然在分析和计算 QTd 时，很多临床研究应用 Bazett's 心率校正公式；但 QTd 的心率依赖性还无充分地临床评估。此外，不同心率时 QT 间期的正常值图显示，RR 间期与 QT 间期不是呈完全直线关系，而是呈轻度弧形曲线，心率快时尤为明显。对照不同心率时 QT 间期正常值，经 Bazett'S 公式校正的 QT 值在心率较快和较慢时有较大的偏差。故此，Umetani 等研究了 16 例因患有病态窦房结综合征而植入 AAI 心脏起搏器的门诊病人，他们无缺血性心脏病、心肌病或心力衰竭。仰卧位休息 5min 后，逐渐调整心率，并记录 12 导联心电图，走纸速度为 50mm/s，增益振幅为 0.5mV/cm，测量 QT 间期，舍弃 T 波不能准确测量的导联；但可测量的导联至少有 8 到全部 12 个导联，其中 5 到 6 个胸前导联。其他测量标准基本同前，并以 Bazett's 校正或 Framingham 公式校正 QT 间期。Bazett's 公式校正的 QTd 以 B—QTd 表示，Framingham 公式校正的 QTd 因呈线性，而且 0.154(1 - RR) 在相同的心率下是不变的，故以 QTd 表示。采用连续心率的配对 T 检验，QT 间期和 B—QTc 与心率相关，QT 间期随心率增加下降，B—QTc 随心率增加而增加。B—QTc 在心率每分钟 50 到 120 次之间的差为 89ms。F—QTc 与心率呈恒定值，在所有心率中 F—QTc 差为 20ms 以内，当比较 B—QTc 与 F—QTc 时，在除 60bpm 以外的所有心率中 B—QTc 与 F—QTc 明显不同。在 70~120bpm 间，前者明显高于后者。

虽然 QTd 受心率影响，但 QTd 与心率间未表现为一个简单的线性相关。当把 QTd 与 B—QTd 相比较时，在心率为 70~80bpm 之间时，QTd 明显下降。心率 100~110bpm 时，QTd 明显升高。当心率为 80bpm 时，QTd 值最低，B—QTd 有相似的心率依赖性，心率为 80bpm 时它出现最低值(B—QTd = 37ms)。心率超过 90bpm 时，其明显增加，当心率为 110bpm 时，其达到 61ms。虽然，当心率在 50~90bpm 之间时 QTd 与 B—QTd 间的差是 5ms 以内。当心率超过 90bpm 时，差值就大于 10ms；当心率在 110 和 120bpm 时，B—QTd 大于 5ms；而在同样心率时，QTd 小于 50ms。

他们认为心率影响 QTd，随心率增加其逐渐下降，当心率为 80bpm 时，出现最低值，此后下降。QTd 与 QT 间期的心率依赖性不同。Zareba 和 Moss 也报道在健康人、冠状动脉疾病及长 QT 间期综合征的病人，复极离散数量大小与心率间无明显关系。而 Karjalainen 认为 Bazett 公式的不足是在心率快时，它过高地调节了 QT 间期；而在心率慢时，过低地调节 QT 间期。他认为 Framingham 公式更合适些。Zabel 等用离体兔心脏研究认为心室复极的离散不随起搏频率明显变化。

由以上研究可见，因为 QTd 与心率的关系不同于 QT 间期与心率的关系。如用 Bazett 公式调节 QTd，在高心率时 QTd 被过高调整，而在低心率时又过低调节。所以有学者主张评估复极离散度 QTd 时，可不必心率校正。此外，有人发现正常人 12 导联心电图中，QT 间期最长的导联顺序多见于 V_2、V_4、和 V_3，最短的导联顺序多见于 I 、aVL 和 V_1，难以测定的导联顺序多见于 aVL 和 V_1，在实际测定时，应予以重点分析。

2. QT 间期离散度的计算

QT 间期离散度是常规体表 12 导联心电图中最大 QT 间期(QTmax)与最小 QT 间期(QTmin)之差。心率校正的 QT 离散度(QTcd)是经心率校正的最大 QT 间期(QTcmax)与最小 QT 间期(QTcmin)之差。它们的计算公式如下：

$$QTd = QTmax - QTmin$$

$$QTcd = QTcmax - QTcmin = QTmax/R - R^{1/2}max - QTmin/R - R^{1/2}min$$

当采用 12 导联同步记录时，所测 QT 间期为同一心动周期或非同步记录 12 导联，但 R - R 间期相等时，则 $QTcd = (QTmax - QTmin)/R - R^{1/2} = QTd/R - R^{1/2}$

在研究心肌梗死患者 QT 间期离散度时，有学者在有右心室或左室正后壁心肌梗死时，增加记录 V_{3R}、V_{4R}、V_{5R} 及 V_7、V_8、V_9 共 18 个导联，计算 18 导联中 QTmax 与 QTmin 差值，这样更能反映这些患者的心肌复极的不均一性。

3. JT 离散度的测算

JT 离散度(JTd)是常规心电图中 QRS 波群终点至 T 波终点的时程(JT)的最大值与最小值之差。心率校正的 JT 离散度为经心率校正后的最大 JT 与最小 JT 之差。提出该指标者认为 JT 间期能排除心室除极时程对 QT 间期的影响,JTd 更能代表心室复极的差异程度。但持反对意见者认为,就每个心肌细胞而言除极相仅占 1ms 左右,很快即进入复极相,要将复极相与除极相绝对分开是不可能的。J 点并不是心肌除极与复极的分界点,故不主张采用这一指标。实践表明 JTd、JTcd 与 QTd、QTcd 之间呈显著正相关,两者用一便可,目前仍以 QTd 应用为主。

(三) 记录与测量的精确性、重复性和稳定性

QT 间期离散度的精确性、重复性和稳定性直接关系到其临床应用的可行性,是测量应用的基础。QTd 测量的重复性与心电图的质量、测量方法及测量者对波形的识别能力有很大的关系。只有高质量的记录才能作到准确的测量,对记录和测量等环节要严格控制和筛选,以提高临床应用的可行性。

记录速度、增益幅度、电磁波等都会影响图形质量。国内有作者研究心电图非同步和同步记录测量正常人 QTd 的重复性,比较同步 25、50mm/s 纸速和非同步 25mm/s 纸速,认为同步 12 导联 50mm/s 纸速的重复性最好;而同步记录心肌梗死患者心电图测量 QTd 的重复性发现以同步 12 导联 25mm/s 纸速为好。同步与非同步心电记录所测量的 QTd、QTcd 比较,发现非同步、25mm/s 纸速心电记录测量的 QTd、QTcd 均显著大于同步相同纸速条件下的测量值;两种纸速同步心电记录测量的 QTd、QTcd 无显著差异。同步 12 导联心电图记录测量 QTd 具有可排除心率干扰及以 Q 波最早起点为共同起点、T 波终末处于同一直线视野而易于判定的优点;QTd 的测量与 T 波终点的判定有直接关系。正常心电图 T 波的波形、振幅比较规则,采用本方法学中的 T 波判断方法便于识别。纸速 50mm/s 可以使每小格代表 20ms,较纸速 25mm/s 减小一倍,肉眼可以判断至 5ms,有利于减少系统误差,提高重复性。异常心电图 T 波变化大,低平 T 波、双向 T 波等使 T 波终点判断困难,故其测量的绝对误差较正常心电图增大。此时纸速为 50mm/s 可使 T 波判断不清,用纸速 25mm/s 则有助于使波形分界清楚,减少变异。

有作者分析 200 例正常成人 QTd(纸速 25mm/s,增益 10mm/mV)测定重复性显示,检测者之间及检测者自身重复测量的相关系数分别为 0.69 和 0.74,P 均小于 0.001,平均测量误差分别为 5ms 和 6ms。Kautzner 等比较 12 例正常人在 1、7、30 天不同时间记录的常规心电图,发现 QTd 的重复性明显较 QT 间期差,不同时间记录的相对误差为 25% ~35%,不同检测者分别检测的相对误差为 28% ~33%,表明正常人在不同时间记录的 QTd 稳定性相对较差。

关于计算机测量可否提高 QTd 的重复性、精确性存在不同看法。Joel 等认为由于计算机以形态学为基础,从 T 波与 U 波相连处区分 T 波终点不够精确,所以在不正常心电图,计算机所确定的 QT 间期,由于异常心电图波形多变而产生假阳性的 QT 间期延长。如果是正常心电图,自动的间期测量可能相当准确。目前认为精确性和重复性较好的心电间期测量方法是以数字化衬垫放大心电图,并用计算机分析。

总之,研究表明 QT 间期和 QTd 的测量存在一定的误差,但随着对记录技术、测量方法的改进及规范,误差会减少到最低,作到正确评估其临床意义。此外,QTd 测量的病例中应剔除电解质紊乱、束支阻滞、心房颤动和应用影响心肌复极的药物;所有病人应在安静状态下记录同步 12 导联心电图。

(四) 正常值

目前国外虽有较多 QT 间期离散度正常值的研究报道,但尚无一个统一的数值。国内有研究测量 300 例 18 ~70 岁健康成人常规体表 12 导联心电图,QTd 范围为 10 ~40ms、QTcd 及 JTd 为 10 ~50ms;JTcd 为 10 ~60ms。随着年龄增大,QTd、JTd、QTcd、JTcd 有增大趋势,但各年龄组间无显著性差异,QTd 及 JTd 值在不同性别间无显著性差异。国外有报道观察 501 个健康儿童,年龄 6 ~17 岁,男 243 例,

女258例，平均QTd为34ms，QTd和QTcd与年龄、体重、身高及体表面积呈负相关，认为QTd和QTcd主要受年龄影响，但也不排除受体重、身高及体表面积影响。由于各家报道有所不同，QTd的正常值及相关因素有待明确。

最近湖北医科大学采用12导联同步体表心电图，研究1～87岁的2078例健康国人QTd，心电图记录纸速为25mm/s、增益为1mV＝10mm，存入计算机。在计算机显示器上回放，显示12导联同步体表心电图波形，振幅放大2～4倍，使增益达1mV＝20～40mm，时间放大2～4倍，使纸速达50～100mm/s。选择波形清晰的3个心动周期，在人工干预下自动测量RR间期、QTmax、QTmin。结果显示QTmax、QTmin、QTcmax、QTcmin及QTd、QTcd平均值随增龄呈增大趋势，年龄组间及男女亚组间比较差异无显著性（$P > 0.05$）。将2078例合为一组后，计算值分别为QTmax（399.39 ± 32.93）ms、QTmin（364.99 ± 31.06）ms、QTcmax（445.87 ± 28.21）ms、QTcmin（406.60 ± 29.84）ms、QTd（33.97 ± 11.15）ms、QTcd（38.14 ± 12.84）ms。QTmax、QTmin在各导联出现高峰多在胸前导联，其出现率QTmax在$V_2 \sim V_6$导联占80.5%，QTmin在V1导联占54.98%。在97.5%区间确定健康国人参考值范围，QTd为12～50ms、QTcd为13～60ms。以年龄、心率为自变量，在$\alpha = 0.05$、0.01水平分别建立逐步回归方程：

QTd（ms）＝31.308 + 0.070 × 年龄（岁）（$\alpha = 0.05$）

QTcd（ms）＝19.239 + 0.214 × 心率（bpm）+ 0.073 × 年龄（岁）

此组资料表明QTd与年龄、心率、性别的相关性均不密切。

总结目前国内研究结果，现可采用全国专题研讨会提出的QTd < 50ms为正常，50～60ms为可疑，> 65ms为异常。

五、临床意义

（一）急性心肌梗死的QTd变化

QTd代表心室肌复极不均一性和电不稳定性的程度，QTd增大对预测急性心肌梗死（AMI）后恶性心律失常和心脏性猝死的发生已有较多报道。AMI近期死亡率较高，其主要死亡原因是发生恶性心律失常。急性心肌梗死部位与正常心肌之间存在缺血区域，缺血区心肌细胞膜动作电位复极化延缓；AMI时QTmax和JTmax多发生在梗死或缺血导联，而QTmin和JTmin均存在于非梗死或非缺血导联。各部位心肌细胞复极的不均一性表现为心室复极的离散度。QT间期不固定则室性异位激动极易落在心肌的"易损期"上，从而引起室速或室颤；仅QT延长，QTcd无明显延长者，不易发生室性心律失常。

已有研究证实QTd增加在AMI患者中有易发生持续室性心动过速的危险，心室颤动的危险。AMI时QTd从48ms可增加到70ms，当QTd增加到120ms就易发生持续室性心动过速。国内报道AMI时持续性和非持续性室性心动过速之间的QTd差异有非常显著意义，提示QTd可以识别AMI患者是否有发生持续或非持续室性心动过速的危险性；并发现绝大多数QTd是在两相邻导联之间QTd增大。AMI伴持续室性心动过速患者的最大QT间期，显著长于非持续室性心动过速患者的最大QT间期，致使QTd增大；QTd越大，心室复极就越不一致，并在心室内形成多个折返灶，而引发持续室性心动过速。QTd ≥ 110ms可以识别AMI伴持续室性心动过速危险的患者，80～110ms的QTd可以为识别伴非持续室性心动过速患者的指标。可见AMI时室性心律失常严重程度与QTd长短有关，当QTd在20～50ms时未发现心律失常；当QTd逐渐延长超过正常范围时，室性心律失常发生率及严重程度也随之增加，当QTd ≥ 100ms即可能发生恶性心律失常。

急性心肌梗死组与陈旧性心肌梗死组的QTd，JTd和QTcd也有显著性差异，急性和陈旧性心肌梗死病人的QTd，JTd和QTcd均高于正常人。也有资料表明陈旧性心肌梗死者QTd较急性心肌梗死者缩短，心律失常发生率降低；这是由于陈旧性心肌梗死时，梗死区内的存活心肌，其跨膜电位和动作电位已有所恢复，心肌复极不均一性减少所致。目前有研究认为QTd与心肌梗死后梗死部位存活心肌程度有关，国内研究者对81例Q波型陈旧性心肌梗死患者行^{18}F-脱氧葡萄糖(FDG)正电子发射型计算机断层心肌葡萄糖代谢与^{99m}Tc-甲氧基异基异腈心肌灌注法显像，以检测梗死部位存活心肌程度。检测前1~4天内记录静态12导联同步心电图，计算QTd。结果显示坏死心肌程度与QTd呈正相关，梗死部位存活心肌程度与QTd呈负相关，相关系数分别为0.45($P<0.001$)和-0.43($P<0.001$)，即坏死心肌越少，梗死部位存活心肌百分比越高，QTd越低。以所测梗死部位存活心肌结果为对照，用QTd≤70ms判断梗死部位存活心肌时，敏感性为82.8%，特异性为91.3%，准确性为85.2%。如果QTd≤70ms，说明梗死部位有大量存活心肌，有必要进行血运重建，且效果较好。提示QTd有可能作为初步估测Q波型心肌梗死部位存活心肌程度的一种简便方法。

AMI时QTd的演变过程为：AMI发病1天QTd(57.90±29.80)，JTd(50.95±30.59)与正常组QTd(26.34±18.34)，JTd(26.90±17.33)有显著性差异。AMI后QTd、JTd呈动态变化，在第2~3天达峰值，第2天QTd(65.43±34.08)、JTd(59.24±32.18)，第3天QTd(63.18±28.51)、JTd(60.57±26.82)，然后迅速下降，至第5天后呈缓慢下降，第4周接近正常。所以对AMI早期QTd、JTd明显增大者，应严密监护心电变化2周，特别是AMI后第2~3天更应严密观察。但也有研究表明AMI早期QTd增加既不能预示早期室颤的发生，也不能作为AMI后5年内死亡的评价指标，但AMI 4周后的QTd增加可能与死亡率上升有关。

AMI时溶栓治疗QTd也有变化，Moren等报道244例接受溶栓治疗的AMI患者，溶栓后行冠状动脉造影，其中184例显示冠状动脉再灌注，梗死后9±5天记录心电图显示QTd在不同灌注程度间有显著性差异，再灌注程度越高，则QTd越小。而Endoh等对72例AMI溶栓后QTd研究显示，在急性期中，早期再灌注组、恢复期再灌注组及无再灌注组的QTd无显著性差异；恢复期时3组有显著性差异。早期再灌注组的恢复期QTd较急性期明显下降。所以AMI成功再灌注可使QTd下降；因此，QTd一方面可以预测溶栓疗效，另一方面QTd下降说明心室肌复极均一程度增大，使发生严重室性心律失常的危险性减小，这可能是成功的溶栓治疗能改善预后的一个重要电生理机制。

关于QTd与心肌梗死部位的关系目前尚有不同看法。国外有报道陈旧性心肌梗死者QTd增大，但前壁与下壁梗死比较差异无显著性。国内有作者研究70例AMI病人发现QTd大小与梗死部位无关；而Moreno等报道急性前壁心肌梗死QTd增大程度大于下壁梗死。Michal研究有Q波心肌梗死及无Q波心肌梗死，发现二者QTd与肌酸激酶最高水平间无关，并认为QTd不依赖于心肌梗死类型，也不依赖于梗死面积。可见关于QTd与AMI梗死部位及面积关系的看法尚待统一。

急性心肌梗死时QTd与心功能改变的关系也有较广泛的研究；有人观察到AMI后心源性死亡组、EF≤45%组和A/E≥1组的QTd分别与未死亡组、EF>45%及A/E<1组的QTd相比较差异无显著意义。虽然有人观察到AMI时QTd增大同时心功减退，但未确定是否心功能的损害程度影响QTd的变化范围，或QTd增大伴有的严重心律失常加重了心功能不全的程度。最近Tamio报道QTd与室壁运动改变有关，其研究34例AMI发现，AMI再灌注后T波倒置幅度增加，梗死后3天内及3天后T波倒置幅度与相应时间的QTd相关，而此两时间室壁运动不协调改变与T波倒置幅度相关。心肌梗死后48h左右QTd增加预示左室局部室壁运动功能恢复。这一发现似乎与以往研究所显示的QTd增加有不良预后的结论相矛盾；但此文作者所分析的是QTd与室壁运动的关系，并非心律失常；且QTd的测量是在急性心肌梗死发病后48h左右，梗死发病后前几天和此后QT间期变化的机制不同。此研究提示测量前壁心肌梗死发病48h左右QTd是估计这类病人左室运动改善的简便方法。

有关老年AMI患者QTd变化特点，最近也见报道，认为老年AMI患者QTd值明显高于健康老年组与健康非老年组。QTmin无明显异常，而QTmax有显著异常。另有报道观察60例60岁以上老年AMI，其中心室颤动组心室颤动发生前的QTcd(74.0±30.3)ms显著延长，比非心室颤动组及对照组患者差异有非常显著意义(43.8±26.7ms、27.5±14.8ms，$P<0.01$)。认为QTcd对老年AMI心室颤动发生有预示作

用。且认为急性心肌梗死部位越多，泵功能越差，则 QTd 越长；心室颤动发生率越高，预后越差。

此外，国外有学者认为 QTd 可作为心电图正常、心肌酶谱正常的胸痛患者诊断有无 AMI 的一个有用的辅助检测指标。AMI 组 QTd 为 44.6±18.5ms，无 AMI 有冠心病组 QTd 为 10.0±13.8ms，无 AMI 也无冠心病组 QTd 为 10.5±10.0ms。以上可见 AMI 组与无 AMI 组间 QTd 有显著性差异，具有临床价值。

由上述可见在有关 QTd 的研究中，涉及了其与心肌梗死多项相关指标的关系，动态观察 QTd 可获得疾病的转归信息，对判断疾病预后有一定作用。

（二）冠心病心肌缺血的QTd变化

研究冠状动脉造影确诊为冠心病病人的 QTd、JTd 变化情况，发现其异常与冠状动脉病变程度密切相关。按 1988 年 Acc/AHA，PTCA 专家将冠脉病变特征分为 A、B、C 三型，结果 A 型病变 6 例 QTd 均小于 50ms，其中 4 例 JTd>40ms；B 型病变 10 例，2 例 QTd>50ms，8 例 QTd<50ms，10 例 JTd 均大于40ms；C 型病变 5 例 QTd>50ms、JTd>40ms。说明冠脉病变越严重，心肌复极异常越明显；同时此文作者认为因 JTd 去除了心室肌复极时限的影响，JTd 较 QTd 能更好地反映心室肌复极状态变化。但此研究病例较少，故这一观点尚有待于进一步证实。但此研究提示通过 QTd、JTd 的测量，可以间接判断冠状动脉病变程度；例如 JTd 异常而 QTd 正常者，可能冠脉病变程度较轻；QTd、JTd 均异常者，可能冠脉病变较重。在冠脉造影的基础上，对 QTd 与心肌缺血和冠脉病变程度的关系研究中发现，冠心病患者 QTd 较正常对照显著增加，不稳定型心绞痛 QTd 明显大于稳定型心绞痛者，双支病变 QTd 较单支病变者显著增加，三支病变又较双支病变者 QTd 显著增大。有人强调不稳定型心绞痛病人和无 Q 波心肌梗死病人，如同有 Q 波心肌梗死病人一样，QTd 增大同样可发生恶性心律失常，故应严密监护。

冠心病心肌缺血时，缺血区域和正常心肌之间复极不同步，造成电不稳定，易发生心律失常。Zabeba 等研究死于心律失常的 17 例冠心病患者，发现 QTd 增加是独立的冠心病心律失常性死亡的危险因素；冠心病非持续型室性心动过速的患者 QTd 明显增加。国内有研究 100 例冠心病患者常规心电图 QTd 及 24h 动态心电图记录的快速型心律失常进行分析，发现冠心病患者 QTd 延长与快速型心律失常严重程度呈正相关。冠心病患者急性心肌缺血时发生室速、室颤者 QTd、QTcd 显著大于无室速、室颤者，表明此类恶性心律失常与冠心病患者急性心肌缺血时 QTd、QTcd 显著增大密切相关。由于室速、室颤多发生在急性心肌缺血时，因此，急性心肌缺血时 QTd、QTcd 增加可能对预测室速、室颤的发生更具价值。研究证实以冠心病急性心肌缺血期 QTd≥100ms 为标准，则预测室速、室颤发生的敏感性为92.3%、特异性为 84.5%、准确性为 85.9%。

另外自发性心绞痛发作心肌缺血也可使 QTd 增加。经冠脉造影证实的冠心病病人，以数字计算机心电系统记录心电，发现 QTd 和 QTcd 在心绞痛发作时明显增加。这主要是由于心绞痛发作时 QTmin 较无心绞痛的基础状态明显下降所致；而此时 QTmax 无明显增加。其中 57 例有心肌梗死病史的病人 QTd 和 QTcd 在心绞痛发作时明显高于无症状阶段；而 38 例无心肌梗死病史者，心绞痛发作时的 QTd 和QTcd 增高较对照组有显著差异，其虽也高于未发作时，但无显著意义。这可能是由于有心肌梗死病史者新的缺血心肌与从前的梗死、顿抑、冬眠心肌混合存在，导致心室复极离散度增加。心绞痛发作时前壁心肌梗死病史者的 QTd 明显高于前壁+下壁心肌梗死病史者，这可能是由于前者存有更多未梗死且易受缺血影响的心肌。此研究还发现在心绞痛发作时，病变血管支数、ST 段变化及射血分数≤45% 和≥45% 间的 QTd、QTcd 变化无明显不同。无心肌梗死的冠心病患者基础状态 QTd、QTcd 值增加，并与有心肌梗死病史者在此状态下相似；这可能是由于慢性缺血引起心肌纤维化及出现冬眠或顿抑心肌所致。总之，被证实的冠心病和心肌梗死病史者自发性心绞痛发作急性心肌缺血可导致 QTd、QTcd 明显增加。国内有研究同样观察到心绞痛发作时 QTd、QTcd 均显著大于心绞痛发作前和发作后，而心绞痛发作前和发作后比较，QTd、QTcd 则无显著性差异；表明冠心病患者急性心肌缺血期 QTd、QTcd 较慢性心肌缺血期显著增大；而慢性缺血期前后比较二者则无明显差异。

还有实验研究了不同负荷诱导对冠心病病人 QTd 变化的影响发现，在体力锻炼最大心率时冠心病病人的 QTd 明显增加。而在药物诱导负荷时，无论在休息或在最大心率时此类病人 QTd 都明显高于正常对照组。表明药物负荷诱导可引起更显著的 QTd 增加，可见在确定冠心病病人负荷状态下心肌复极不均一性时药物负荷诱导优于体力锻炼。但无论负荷诱导方法如何，冠心病病人在最大负荷时 QTd 明显高于正常对照组，心肌梗死病史的冠心病人在休息时 QTd 也高于其他组病人，说明 QTd 增加不仅是由于缺血也可能是瘢痕组织所致。还有作者证明运动诱导心肌缺血时 QTd 增大，运动后无心肌缺血者 QTd、QTcd 显著缩短，而 QTd/R-R 无明显变化，提示运动引起的单纯交感神经兴奋并不是增加而是使整个心脏的心肌复极过程均匀同步地缩短；相反运动试验阳性者较运动后无心肌缺血者 QTd 显著延长，QT/R-R 亦明显延长，并有显著性差异，提示运动诱发的心肌缺血可增加不同部位心肌复极过程的差异程度，这是因为缺血部位心肌复极时间较非缺血部位延长所致。运动后心脏处于负荷状态，心脏氧耗增大，心肌血液灌注相对不足，表现出原缺血的区域性差异由不明显变得明显，从而导致心肌各部位复极不均匀性增加。

国内有报道平板运动诱导的心肌缺血病人运动后 2min、4min 时 QTmax、QTmin 显著延长，QTd 增大，与非缺血病人比较有极显著差异；提示心肌缺血不仅造成 QTd 延长，而且使心肌复极不均一性明显增加，为折返激动形成提供了条件。说明运动试验中 QTd 增大与心肌缺血有密切关系。由于传统的 ST 段压低标准的敏感性和预测意义欠佳，因而限制了心电图运动试验对冠心病检测和治疗评价的临床应用。运动诱发的心肌缺血可延长 QTD 和 QTcd，这可能与运动时心肌的机械牵张或扩大改变了心脏的电生理特性有关。最近有人结合冠脉造影证实冠心病运动试验中 QTd 进一步增加，QTd 是运动试验中诊断冠心病敏感而特异的指标，QTd 可作为冠心病运动试验的判定指标。有关多巴酚丁胺负荷试验对劳力型心绞痛 QTd 影响的研究发现，劳力型心绞痛静息时即存在无显著差异的心肌细胞复极不一致，多巴酚丁胺负荷作用下，心肌细胞复极不一致性明显，是判断冠状动脉功能的无创性方法。另有研究发现多巴酚丁胺心电图试验中 QTcd 异常的持续时间明显长于 ST 段下移大于或等于 1mm 持续的时间，表明 QTcd 能更好地反映出心肌缺血。如排除其他因素所致的 QTd 增大，QTd 可作为此试验阳性指标之一。

国外有学者研究了 55 个单支冠脉病变及无心肌梗死病史的冠心病人，测得经皮冠状动脉腔内成形术（PTCA），前 24h，PTCA 后 24～72h，PTCA 后 3 个月时 QTd。再狭窄发生于 15 例病人，QTd 于 PTCA 后 24h 时的 29±14ms 升至 3 个月时的 48±11ms（P＜0.01）；而无再狭窄组的 QTd 从 PTCA 前异常升高于 PTCA 后降至正常，后再无回升。Yunus 等发现 PTCA 后 QTd 迅速下降，以后保持一低水平，发生再狭窄时 QTd 上升，再次 PTCA 后 QTd 下降。以上说明 QTd 可预测 PTCA 后有无再狭窄发生。最近国内学者研究 PTCA 及再狭窄后 QTd 变化与以上结果相似，认为 PTCA 既能减少最大 QT 间期，也能增大最小 QT 间期，可降低冠心病患者 QTd，在狭窄时 QTd 增高，再狭窄组第二次 PTCA 术后，QTd 下降到第一次 PTCA 术后的水平。

冠心病心肌缺血时 QTd 增大虽与冠脉病变支数无关，但经比较有侧支循环与无侧支循环的 QTcd 有非常显著性差异。提示侧循环的建立并开放改善了心肌缺血，从而使心肌复极趋于均一，缩小 QTcd。所以 AMI 患者积极采取有效的康复锻炼，促进侧支循环的建立开放，改善心肌缺血，缩小 QTcd，有利于保持心肌电活动的一致和稳定。这可能改变发生室性折返性心律失常的病理基础，进而减少冠心病患者发生心脏猝死的可能。

（三）心力衰竭的 QTd 变化

在心力衰竭时，QTd 受多种因素的影响，如自身紧张、电解质紊乱、循环中神经激素变化、心钠素的增加等都参与心功能不全；但主要还在于心脏本质性变化、局部代谢状态、心肌电不稳定性等使心肌复极异常，导致 QTd 增大，心肌斑片状纤维化也可能是 QTd 增大的原因之一。Barr 等随访慢性充血性心力衰竭患者发现猝死者的左室射血分数低于存活者，心房肽浓度高于存活者，但差异没有显著意义；而

QTd 则明显高于存活者。说明心力衰竭患者的猝死与 QTd 增加有关，且可能是由于恶性室性心律失常导致猝死。

Pye 等报道扩张型心肌病伴恶性心律失常患者 EF <40% 者比 EF >40% 者的 QTd 明显延长。认为与心力衰竭时收缩-兴奋反馈现象有关，即心肌的机械伸展和心脏扩张可改变心肌的电生理特征。国内有关扩张型心肌病心功能不全患者 QTd 变化的研究发现，扩张型心肌病不论其心功能状态如何，QTd、QTcd 均较对照组明显增大；而不同心功能的 QTd、QTcd 并无差异，伴或不伴心律失常的不同心功能组的 QTd、QTcd 均无差异；生存组与猝死组比较 QTd、QTcd 差异均有非常显著意义。提示 QTd 不反映扩张型心肌病心功能程度，但可作为慢性心功能不全患者猝死的一个重要预测指标。这与另一研究发现的扩张型心肌病恶性心律失常组 QTd(92 ±31ms)与非恶性室性心律失常组 QTd(62 ±19ms)差异显著，QTd 越大恶性室性心律失常发生率越高的研究结果相一致。

另有研究发现二尖瓣球囊成形术后 QTd 显著缩短($P \leqslant 0.01$)与临床心脏功能的改善呈正比。QTd 与二维超声所测 EF、心脏指数、每博输出量、每分输出量均呈负相关，与 V_1 导联 P 波终末向量值呈正相关，说明 QTd 的变化与心功能状态密切相关。而二尖瓣球囊成形术后二尖瓣狭窄口阻力减少，左房压力迅速下降，右心阻力负荷和容量负荷均随着下降，心功能改善，纠正了心肌细胞电不稳定性，QTd 值趋于稳定。

晚近有人研究依那普利改善心功能机制时发现，缺血性心脏病患者心功能改善伴随 QTd 下降。与此相似有作者发现充血性心力衰竭患者随心衰程度加重，QTd 延长更加显著，血镁浓度也减低，并观察到血镁水平与 QTd 呈负相关。治疗后随着血镁浓度的恢复，QTd 明显缩短，加镁者较不加镁剂治疗者 QTd 缩短更为显著。提示此类患者 QTd 的延长可能与镁缺乏有关。但 Kautzner 等报道不伴恶性心律失常的心功能不全患者不同心功能程度之间 QTd 没有显著性差异。Fei 等和 Glance 等分别对继发于扩张型心肌病和心肌梗死的心力衰竭患者的研究揭示，生存者与死亡者之间 QTd 也并无显著差异。由此可见 QTd 与充血性心力衰竭的关系有待进一步研究统一看法。

（四）高血压病与 QTd 变化

Clarkson 研究 QTd 与高血压病关系发现 QTd 与收缩压高低及左室重量指数相关，最近国内学者研究证实高血压并左室肥厚者与无左室肥厚者相比 QTcd 增加，高血压用依那普利有效控制后左室重量指数和 QTcd 减少，停药两周后血压回升到治疗前的水平，但 QTcd 和左室重量指数仍保持较低水平，说明高血压只有合并左室肥厚才能引起 QTcd 的变化；左室肥厚和 QTcd 的改变始终平行，单纯降压而无逆转左室肥厚时，QTcd 的增加不会减少。另一国外研究观察高血压左室肥厚患者口服依那普利 7 年内 QTd 的变化，发现治疗前 QTd 与 QTcd 明显高于对照组，治疗 5 年内逐渐下降，停药 8 周后血压恢复到治疗前的水平，但 QTd、QTcd 无明显改变；治疗 7 年后 QTd、QTcd 明显下降；QTd 为(61 ±21ms) ~ (37 ±14)ms、QTcd(67 ±27)ms ~ (41 ±16)ms。可见高血压左室肥厚患者 QTd、QTcd 下降与依那普利导致左室重塑有关。因此 QTcd 不但可以作为评估高血压伴左室肥厚的指标，而且也可以用来判断血管紧张素转换酶抑制剂等治疗后左室肥厚的逆转程度；高血压患者可从左室重量下降及 QTd 降低中获益。

（五）QT 间期延长综合征的 QTd 变化

特发性或继发性 QT 间期延长综合征病人，QTc $\geqslant$0.44 ~ 0.46s，有参考价值；QTcd >0.47s（女性 >0.48s）有肯定诊断价值。特发性长 QT 间期综合征是先天性疾患，特点是发作威胁生命的快速室性心律失常，死亡率甚高。1994 年 Priori 等证实 QTd 对判断 QT 间期延长综合征病人的预后和治疗效果均有重要价值，他们分析 28 例 QT 间期延长综合征患者，发现未治疗组 QTd 大于正常对照组；β 受体阻滞剂治疗后仍有晕厥或心脏停博的无效组 QTd 显著大于有效组。两组 QTd 分界值定为 100ms，其敏感性、特异性为 80% 以上。β 受体阻滞剂治疗无效者经左侧星状神经节切除后 QTd 显著降低到治疗有效者水平。

表明此类患者的晕厥发作与 QTd 延长有关，对此类病人 QTd 在诊断、判断预后和治疗效果上均有重要价值。

（六）QTd 与其他心脏疾病的关系

Dritsas 等发现肥厚型心肌病的 QTd 明显高于继发性左室肥厚者，也有人发现 QTd 明显增加可预示肥厚型心肌病易伴室性心律失常及猝死，也有证据表明扩张型心肌病患者 QTd 较正常对照组明显延长。

已证实高血压病人左室肥厚与 QTd 延长和死亡率增加相关，而左室肥厚是运动员心脏的特征，故国外有研究运动员心脏心电图 QTd 的变化情况。他们对比研究了不服用药物的耐力型运动员与服用大剂量合成类固醇药物的力量型运动员 QT 间期及 QTd 变化，前者是生理适应的左室肥大，而后者以病理性肥大为特征。以心脏超声的方法记录左室重量、E/A 比值及左室舒张末直径。结果发现力量型运动员 QTd 最大而耐力型的 QTd 最小。组间差异明显，左室重量与 QTd 无明显相关；QTd 与 E/A 比值和左室舒张末直径明显正相关。由此可见生理适应性左室肥大的耐力型运动员，虽然 QT 间期延长但 QTd 无增加；力量型运动员 QT 间期短，但 QTd 增加。耐力型运动员 QT 间期延长可能是迷走神经活性增强及左室肥大改变了心肌结构而使 QTd 增加。总之，生理适应性左室肥大由于迷走神经兴奋性增加而致 QT 间期增加，但 QTd 并未增加。而用大量人工合成类固醇的力量型运动员 QT 间期缩短，但 QTd 增加；这可能反映此类肥大心脏心肌结构改变，发生恶性心律失常的危险增加。

二尖瓣脱垂患者室性心律失常发生率高，但机制尚不清楚，Tieleman 测定 32 例二尖瓣脱垂伴室性心律失常者的 QTd 及 QTcd，比正常配对组明显增加（60 对 39ms，64 对 43ms）。该结果说明部分心肌复极时间改变在伴室性心律失常的二尖瓣脱垂病人中起重要作用。

急性高原病也与 QT 变化有关，60 例健康青年在海拔 1300 米地区心电图的 QTd 及 JTd 值分别为 53.50±16.40ms；42.50±14.90ms，与对照组数据接近，但急进高海拔地区发生急性高原病者心电图 QTd 及 JTd 值均明显高于未发病者。这可能是由于高原病者进入高海拔地区后，因大气压，大气氧分压急骤下降，造成急性缺氧，心肌细胞复极不均有关。

低血钾病人易发生室性心律失常，有人测量低血钾病人补钾前后的 QTd 变化，并与血钾正常者对照，结果显示低血钾组的 QTd 及心律失常发生率显著高于补钾后和对照组。提示血钾降低使细胞内外浓度差增大，故动作电位时限延长，复极延缓，复极总时间延长，心肌不同部位的复极时间差别得以放大，复极不均一性增大。

此外，有研究者把 41 例甲状腺功能亢进性心脏病患者的体表 12 导联心电图与 42 例单纯甲状腺亢进及 42 例正常人对照。结果甲亢心脏病组 QTd、QTcd 均显著高于其余两组（P＜0.01）。这可能是由于甲亢心脏病患者心肌肥大、缺血及心肌病变导致心肌复极不一致，肥大缺血及病变心肌的复极时间延长，推测某些甲亢心脏病患者猝死的发生与 QT 离散度增加有关；QTd、QTcd 可作为诊断甲亢心脏病的参考依据。特发性右室流出道的心律失常病人和右室发育不全病人的 QTd 有明显延长。有人发现完全性右束支传导阻滞病人 QTd 明显延长，特别是法洛四联症病人纠正术后伴有完全性右束支传导阻滞病人 QTd 延长其发生猝死的危险性增加。另有研究表明主动脉瓣狭窄病人 QTd 延长，在有效的球囊主动脉瓣膜成形术后 QTd 下降，并且 QTd 与主动脉瓣压力阶差正相关；再狭窄病人其 QTd 再延长，认为 QTd 可作为主动脉瓣狭窄球囊成形术后是否有再狭窄可能的预测指标。最近还有研究发现 QTd 可作为 Kawasaki 病患者冠脉受累诊断和随访的简便、适用的方法；QTd≥60ms 确定冠脉严重受累，并具有较高敏感性。

有关 QT 间期延长和 QTd 增加多变而不确定的预测价值，部分原因是由于标准心电图测量的精确性、重复性及测量技术难以提高。故有人用计算机数字化心电图测定 T 波终点，而大大提高了 QTd 的精确性和重复性；并用此种方法前瞻性研究 QT 间期及 QTd 对各种原因所致死亡的预测价值。在一个以 1839 个基础人群为样本的无创危险分层研究中，历时 3.7±0.9 年，其间 188 人死亡，其中 55 人死于心血管系统疾病。死亡者较存活者 QTc 间期明显延长，QTd 明显增加。死于心血管疾病者的 QTd 增加最

大，经统计学分析 QTc 增加是各种疾病包括心血管疾病死亡的一个具有重要意义的预测指标；QTc >
460ms 与心血管疾病死亡增加明显相关，即心血管病死亡危险增加 2.3 倍。认为 QTc 是一个持续变化且
有重要意义的各种疾病导致死亡的预测指标，是一个重要但统计学上意义较弱的心血管疾病导致死亡的
预测指标；而 QTd 是包括心血管疾病的所有疾病导致死亡的重要预测指标，QTd >58ms 死于各种疾病
的危险为 2 倍，死于心血管疾病的危险增加 3.4 倍。此外，QTd 还能预测可诱发的室性心律失常，66
例病人接受程序电刺激，3 个期外电刺激后 33 例病人出现可诱导的室速，这些病人 QTd（79 ± 30ms）较
未诱发室速的病人的 QTd（50 ± 20ms）明显延长，QTd ≥70ms 敏感性 67%，特异性 94%，正预测值
92%，负预测值 74%。QTd 是一个容易测量在可诱导室速病人增高的心电指标。QTd >70ms 是对室速
诱导能力有高预测性 。结合左室射血分数 QTd 对于出现晕厥或不危及生命的室性心律失常病人危险分
层具有潜在作用。

（七）抗心律失常药物对QTd 的影响

抗心律失常药物的致心律失常作用日益受到关注，Hii 等报道 I_A 类抗心律失常药物如奎尼丁易致尖
端扭转型室性心动过速，主要是由于其使 QT 间期不均匀延长而致 QTd 明显延长；而胺碘酮虽可致 QT、
QTc 均延长，但 QTd、QTcd 无明显延长，故发生该型室性心律失常率明显低于奎尼丁。另有实验表明
胺碘酮明显减少 QTd 和 QTcd。普罗帕酮可减少 QTd，而 QTcd 减少不明显。索他洛尔使 QT 间期明显延
长，同时 QTd 降低。异丙吡胺增加 QTd 主要在心率较慢的病人、曾有心肌梗死的病人、运动时有缺血
发作和基础 QT >440ms 的病人。Maria 等也证实 β 受体阻滞剂降低 QTd，特别是对心率 >75bpm 和运动
时有心肌缺血的病人。另外最近有研究发现不同的 β 受体阻滞剂对充血性心力衰竭病人猝死有不同影
响。β 受体阻滞剂由于选择性和亲水性不同，而具有不同的减少猝死的能力。冠脉造影排除冠心病的非
缺血性扩张型心肌病，正常窦性心率，服药 3 个月；接受非选择性 β 受体阻滞剂者 QTd 减少，选择性
β_1 受体阻滞剂减少趋势更强。而 β_1 受体阻滞剂与非选择性 β 受体阻滞剂对心率校正的 QTd（QTcd）减
少相同，并与安慰剂组相同。理论上选择性和非选择性 β 受体阻滞剂对猝死具有不同影响；但本实验
证明对于扩张型心肌病选择性和非选择性 β 受体阻滞剂对 QTcd 具有相等的减少作用。另有两个前瞻性
研究认为 β 受体阻滞剂可减少轻中度充血性心力衰竭病人所有原因所致的猝死。

国内有研究对比索他洛尔和可达龙对 QTd 影响认为索他洛尔和可达龙治疗后 QT 间期较治疗前有显
著延长；前者对 QTc 无明显作用，后者可明显延长 QTc，但两药物对 QTd 均无明显影响。总之，QTd
是目前评价抗心律失常药物疗效的手段之一；具有预测抗心律失常药物致心律失常作用功能。

六、评　价

在多种心血管疾病中，心律失常是最常见的并发症；也是导致死亡的主要原因。分析世界上佩带动
态心电记录仪过程中发生猝死者的资料发现，致死原因 90% 以上是室性快速心律失常。

目前用于预测严重心律失常的方法主要有：心脏电生理检查、体表信号平均心电图检测心室晚电
位、动态心电图监测及心率变异性分析。有创性导管电生理检查时诱发出持续性室性心动过速可预测日
后将发生心律失常事件的高危者；体表信号平均心电图记录到心室晚电位阳性者的心律失常事件发生率
较阴性者高八倍以上；动态心电图监测到非持续性室性心动过速与日后心脏性猝死之间关系密切；心率
变异性在预测与自主神经调节障碍有关的心律失常事件有一定价值。以上有创、无创的检测方法虽有一
定的实用价值，但还有不足之处。

QT 间期离散度作为近年来提出的反映心室复极不均一性和电不稳定性的指标受到广泛关注，国内
外研究者从其机制、正常值及与诸多心血管疾病的关系等方面对其进行了深入研究。QT 间期离散度预
测心律失常事件准确性较高，评估抗心律失常药物的致心律失常作用方面具有优势；并可辅助评价心肌

缺血及某些特殊心血管疾病及判断预后。其具有操作方便、测量简单、价廉无创及易于推广普及的优点；因其有明确的细胞电生理基础，主要反映心肌复极的不均一性，因而能比较特异地预测严重心律失常；联合应用心电监测技术可望筛选出重点防治人群、减少猝死率。

虽然 QTd 在临床的应用价值已成为无创研究的热点，但至今在 QTd 测量方法标准化、正常值及临床应用的敏感性、特异性和重复性等均存在需要统一和解决的问题。

（一）QTd 测量方法的标准化

使用普通心电图（单导或三导）记录的 QTd 无法克服 QT 间期在不同心动周期受 R-R 间期长短的影响，误差可能较大。因此应采用同步描记 12 导联心电图记录用于 QTd 的研究；另外心电图记录的走纸速度也影响 QTd 测量，研究发现走纸速度为 25mm/s 的心电图测得 QTd 的误差为 25% ～35%，而采用 50mm/s 的走纸速度则误差在 15% 以下；但有研究认为在正常或患某些疾病的心电图相同的纸速精确性并不相同，故可根据具体情况采用 25mm/s 或 50mm/s 心电图走纸速度。一般认为加快走纸速度可减少测量误差，增加放大倍数，并可暴露 U 波，从而更准确地决定 T 波终点，较准确测定 QT 间期及 QTd。目前较多用的方法是以 50mm/s 走纸速度同步描记 12 导联心电图为 QTd 测量的标准记录方法。然而也应注意纸速快虽可使目测周期长度精度提高，但波形转折点变模糊、定点困难；增益振幅也同样关系到测量精度，故有待确定其最适纸速和增益。计算机自动测量可克服目测法的主观性，但尚需完善对复杂 T 波的识别功能等。方法的统一有利相互对比，是得以在临床应用和普及的前提。

（二）测量参数的标准化和统一

大多数报告采用 QTd、QTcd 作为主要参数，但 Zareba 在研究 QTd 对冠心病心律失常性死亡的预测价值时发现，JTd、JTcd 更能反映心肌复极的离散程度，认为他们排除了 QRS 时相在各导联的不同对复极过程影响；但有作者否定此观点。Malik 认为 Bazetts 公式校正心率对 QT 间期的影响是必要的；但用以校正 QTd 可能导致偏差，因为有些研究发现 QTd 不受 R-R 变化影响。另有作者认为 6 个胸前导联得出的 QTd 就可以反映心肌复极的离散度。另外 T 波顶峰与终点（TpTe）间期有人认为不受心率影响，并 TpTe 离散度被提议可以检测心室复极；但有人依据可靠的测量方法认为 TpTe 与传统 QTd 相比未显优越性。可见全面评价各种指标及校正方法，并将之统一有重要意义；目前我国较一致意见认为应使用 QTd 作为统一指标。

（三）正常值的确定

目前手工测量的 QTd 正常值一般在 39 ～50ms 之间，而通过计算机数字转换得出的 QTd 的正常值则在 20 ～50ms，故暂定正常值为 <50ms，50 ～65ms 可疑，>65ms 异常。各研究的正常值范围还存在很大的差异。但若正常人的 QTd 范围太大而与病理状态下的 QTd 范围重叠过多，则其临床应用的准确性将受到极大影响。另外 QTd 是否受年龄性别的影响也有不一致的看法。因此有必要建立多中心研究，对不同人群进行大规模调查，建立我国自己的正常值，包括 QT 离散度指标正常范围，QTd 的变化范围如性别、年龄、昼夜节律及正常生理活动造成的变异和 QT 间期在各导联中的正常分布规律等。

（四）QTd 的动态变化

在某些病人 QTd 存在动态变化，如 AMI 病人急性期 QTd 较慢性期增加更明显，并有研究发现 AMI 恢复期 QTd 也呈动态变化，心肌梗死 5 年存活者心肌梗死后 4 周的 QTd 较心肌梗死 1 周的 QTd 平均下降 2.6ms，肥厚型心肌病每次出现心室颤动前 QTd 均增至 100ms 以上。QTd 还有昼夜差异，当夜间迷走神经活性增高及交感神经活性相对减少时，虽然 QT 间期延长，但 QT 变异度较小；而在白天迷走神经活性降低及交感神经活性亢进时，尽管 QT 间期缩短，QT 变异度却明显变大；QT 变异在上午尤为显著，于 7.00~8.00 时间段内达 24h 最高值。以上这些变化在 QTd 测量中均应参考。

此外，QTd 主要应是前瞻性研究，QT 间期测量条件必须标准化。QT 间期受多种因素影响，故 QTd 的测量条件应该标准化；测量前应不服用影响 QT 间期的药物，并至少休息 15min，两次的测量条件基本相同，才有可比性；所以应用回顾性资料作对比研究可信度低。器质性心脏病患者常伴有心动过速、心动过缓、严重窦性心律不齐、心房颤动、束支阻滞等，因无法测量 QTd 而放弃的病例很多；而此类病人发生猝死的可能性同样较多。所以建立对心律失常等特殊情况下的 QTd 测量和评价具有现实意义。

总之，QT 间期离散度检测方法简单，明确反映病理基础，预测严重心律失常事件准确度较高；虽然尚有待于深入全面研究来解决现存问题；但其可望成为有高度临床使用价值的新指标，并有可能扩大临床应用范围。QTd 作为反映心肌复极离散的无创检查方法已被大多数临床学者所接受，为临床心电生理疾病进展、预后判定等方面提供了一种无创监测的手段，相信随着问题的解决，经过对体表心电描记技术的改进及计算机软件完善，QTd 最终会更加广泛地应用于临床。

参 考 文 献

1. Campbell RWF, Cardiner P, Amos PA, et al. Measurement of the QT interval. Eur Heart J, 1958, 6：81-85

2. Stetters DJ, Malik M, Ward DE, et al. QT dispersion：problems of methodology and clinical significance. J Cardiovasc Electrophysiol, 1994, 5：672-681

3. Cowan JC, Yusoffk, Moore M, et al. Importance of lead selection in QT interval measurement. Am J Cardiol, 1988, 61：83-90

4. Day CP, Mccomb JM, Campbell RWF. QT dispersion：an indication of arrhythmia risk in patients with long QT intervals. Br Heart J, 1990, 63：342-344

5. kors JA, Herpen GV, Bemmel JH. QT dispersion as an attribute of T-loop morphology. Circulation, 1999, 99：1458-1463

6. Higham PD, Campell RWF. QT dispersion. Br Heart J, 1994, 71：508-510

7. Umetani k, Komori S, Ishihara T, et al. Relation between QT interval dispersion and heart rate. Am J Cardiol, 1999, 84：1135-1137

8. Karjalainen J, Viitasalo M, Manttari M, et al. Relation between QT intervals and heart rates from 40 to 120 beats/min in rest electrocardiograms of men and a simple method to adjust QT interval values. J Am Coll Cardiol, 1994, 23：1547-1553

9. 黄颖，王周碧，陈远贞. QT 离散度测定的重复性和正常值的研究. 中国心脏起博与心电生理杂志, 1999, 13：23-25

10. 陈礼平，吴芝仙，叶海琴. 健康成人 QT 及 QT 离散度测定的正常值. 心电学杂志, 1997, 16：2-3

11. Niu Zhang, Tingfer HO, William CY, QT dispersion in healthy children influence of age gender anthropometry. Noninvasive Electrocardiology, 1998, 3：12

12. 王成，谢振武，曹闽享. 健康国人 QT 间期离散度的检测及其相关因素分析. 中华心血管病杂志, 1999, 5：360-362

13. Day CP, Mccomb JM, Matlews J, et al. Reduction in QT dispersion by sotalol following myocardial infarction. Eur Heart J, 1991, 12：423-427

14. 宋潜英，张晓丽，吴维力，等. 陈旧性心肌梗死患者梗死部位存活心肌对 QT 离散度的影响. 中华心血管病杂志, 2000, 1：30-32

15. 梁国芬，方玉珍，徐桂艳，等. 急性心肌梗死 QT 离散度、JT 离散度的演变. 心电学杂志, 1997, 16：6-7

16. Nakajima T, Shinichi F, Shirov. Does increased QT dispersion in the acute phase of anteior myocardial infarction predict recovery of left ventricular wall motion？ J of Electrocardiology, 1998, 1：1-8

17. Shan CP, Thakur RK, Reisdorff EJ, et al. QT dispersion may be a useful adjunct for detection of myocardial infarction in the chest pain center. Am Heart J, 1998, 136(3)：496-498

18. Ozerkan F, Kayikcioglu M, Zoghi M, et al. QT dispersion in patients with different clinical situa-tions of coronary artery disease. Noininvasive Electrocardiology, 1998, 3：12

19. Gialafos E, Michaclides A, Toutouzas P, et al. Effect of ishemia on QT dispersion during spontaneous anginal episodes. J of Electrocardiology, 1999, 32(3)：199-206

20. Hailer b, Vanleeuwen P, Sallner D, et al. Changes of QT dispersion in patients with coronary artery disease dependent on different

methods of stress induction. Clin Cardiol, 2000, 23: 181-186

21. Barr CS, Nass A, Freman M, et al. QT dispersion and sudden unexpected death in chronic heart failure. Lancet, 1994, 343: 327-329

22. Priori SG, Napolitano C, Dichl L, et al. Dispersion of the QT interval a maker of therapeutic efficacy in the idiopathic long QT syndrome. Circulation, 1994, 89: 1681-1689

23. Stolt A, Karila T, Viitasalo M, et al. QT interval and QT dispersion in endurance athletes and in power athletes using large doses of anabolic steroids. Am J Cardio, 1999, 84: 364-366

24. 杨良端, 王丽娟, 缪澄宇. QT 离散度增加与急性高原病的关系. 心电学杂志. 1997, 16: 144-145

25. Osada M, Tanaka Y, Komai T, et al. Coroary arterial involvement and QT dispersion in kawasaki disease. Am J Cardio, 1999, 84: 466-468

26. Okin PM, Devereuk RB, Howard BV, et al. Assessment of QT interval and QT dispersion for prediction of all-cause and cardiovascular mortality in American Indians the strong heart study. Circulation, 2000, 101: 61-66

27. Fesmire SI, Marcoux LG, Lyyski DS, et al. Effect of selective versus nonselective beta blockade on QT dispersion in patients with nonischemic dilated cardiomyopathy. Am J Cardio, 1999, 84: 350-354

28. Stoletniy LN, Pai SM, Platt ML, et al. QT dispersion as a noninvasive predictor of inducible ventricular tachycardia. J Electrocardiology, 1999, 32: 173-177

第62章 P 波离散度

P Wave Dispersion

郭 继 鸿

严重或恶性室性心律失常的体表心电图预测指标已有较多的研究，如心室晚电位、心率变异性、QT 离散度、复极离散度、长短周期现象、T 波电交替等。相比之下，房性心律失常的体表心电图预测指标的研究较少。最大 P 波时限(P_{max})常与房内和房间阻滞有关，近年来研究较多，是预测房颤价值比较肯定的指标。该指标认为正常时房内传导时间正向或逆向传导时间均在 50ms 左右（图 62-1）。当有房内或房间阻滞时，体表心电图出现最大 P 波时限增加（ >110ms）或 P 波双峰，峰间距离 >40ms。有房内或房间阻滞时，激动容易发生折返并引发房性心律失常（图 62-2），该指标对预测房性心律失常及房颤发生的敏感度高达 85%。而 P 波离散度（P wave dispersion）是近年发现和提出的预测房性心律失常、阵发性房颤的体表心电图的一个新指标。

一、P 波离散度的概念

P 波离散度是指同步记录的 12 导联心电图中，不同导联中测定的 P 波最大时限与 P 波最短时限间的差值。多数人该值 <40ms，当其 >40ms 时，提示心房内不同部位存在各向异性电活动，进而能够引发房颤等房性心律失常，是预测房颤的体表心电图的一个新指标。

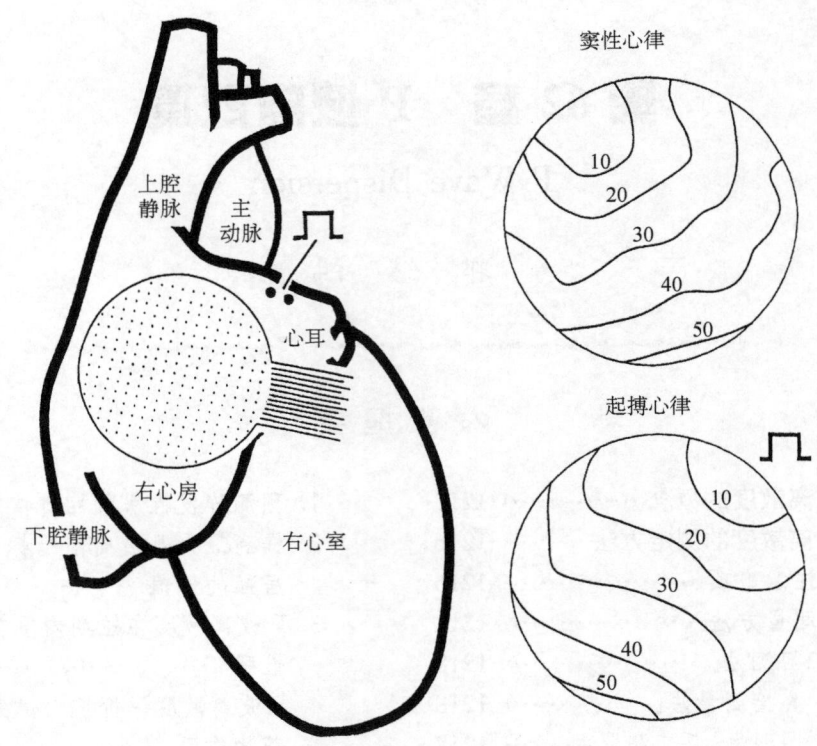

图 62-1 房内传导时间测定

在窦性及起搏心律时，经心房密集多标测点的心内电图记录，再
经计算机处理，结果房内正向或逆向传导时间均为 50ms 左右

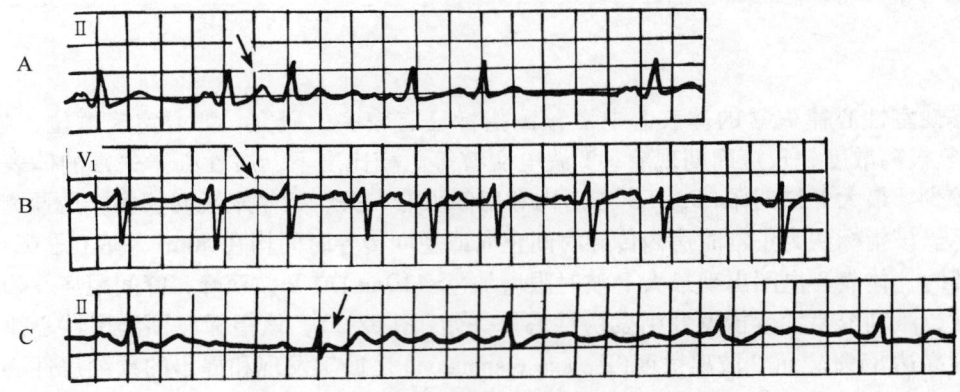

图 62-2 房内和房间阻滞引起阵发性房性心律失常

A. 引起阵发性房颤；B. 引起阵发性房速；C. 引起阵发性房扑

二、P 波离散度的测定方法

（一）注意事项

1. 心电图记录和采样时，病人取仰卧位，自由平稳呼吸，避免讲话，周围环境安静，当病人的呼吸频率、心率、P-Q 间期等值都与平素相近时方可采样，避免心电图记录时受自主神经明显的影响。因

为交感神经的紧张兴奋度，既影响激动在心房肌中的传导速度，也影响受检者的心率，心率的变化对心房的大小和心房腔内的压力有直接影响。

2. 心电图体表导联部位应擦洗干净，减少肌电干扰和伪差，心电图记录和采样需要 12 导联心电图同步记录，记录纸速最好 50mm/s，为提高 P 波各点测定的精确度，心电图增益可适当提高。

3. 取基线平稳，图形清晰的心动周期进行测量点的采样。测定中最重要的是各导联 P 波起点和终点的确定。可分别测定各导联 P 波时限值，并进行比较。P 波起点与等电位线交点或称结合点处为 P 波测量起点，其终点与等电位线交点为 P 波测量终点。12 导联 P 波值测量后，可找出最大 P 波时限（P_{max}）及最小 P 波时限（P_{min}），二者差值为 P 波离散度（P_{disp}）。

4. 还可以根据多个导联采样点的比较，确定 P 波起始线（A 线），最大 P 波时限的示意线（B 线），以及最小 P 波时限的示意线（C 线），三条线确定后则可测定 P_{max} 值及 P_{disp} 值（图 62-3）。

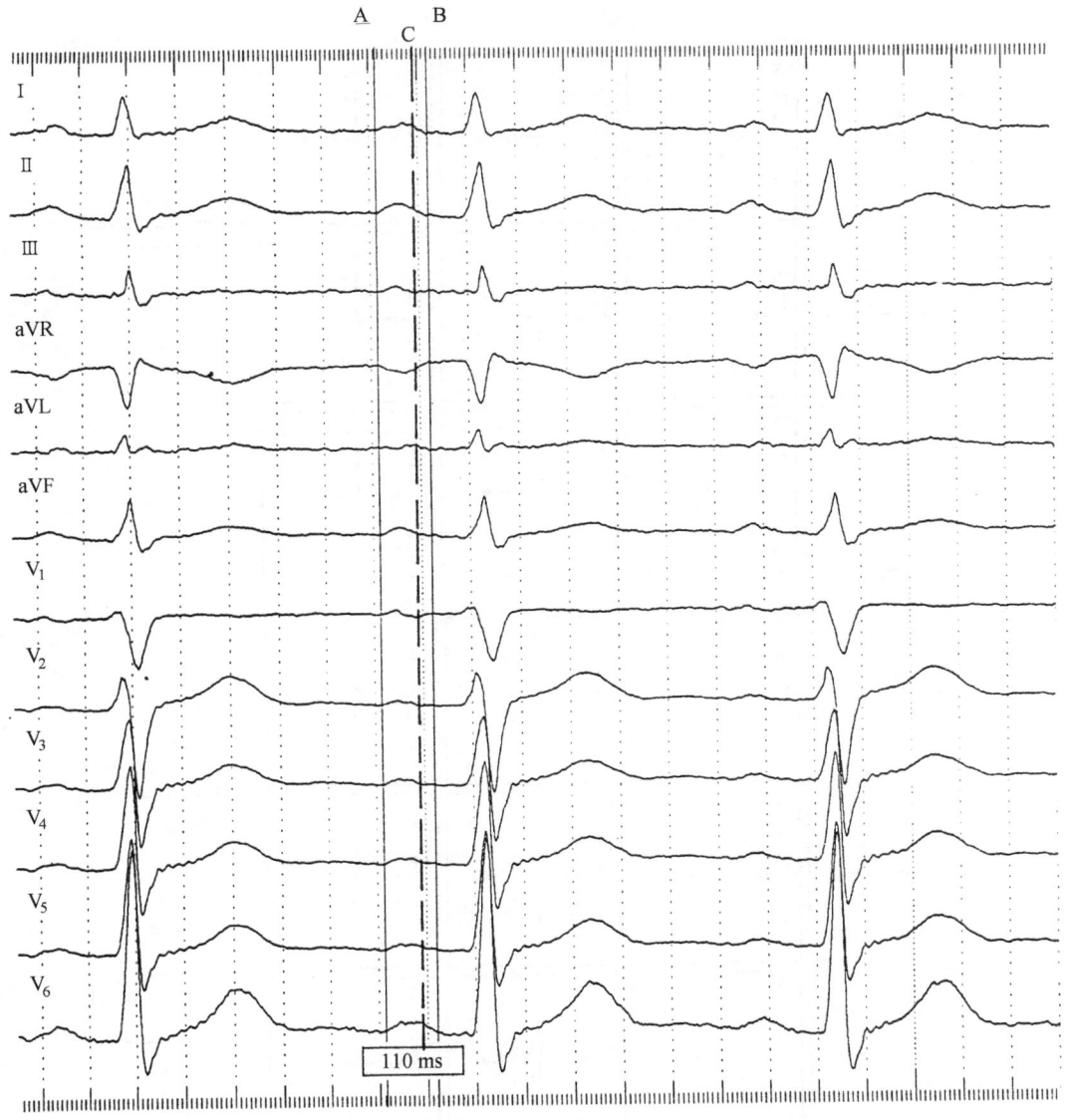

图 62-3　P 波离散度测定示意图

A. 线为 P 波起始点，B. 线为最大 P 波时限值示意线（Pmax），C. 线（虚线）为最小 P 波时限值示意线（Pmin）。图中 A、B 线距离为最大 P 波时限值，本例该值 110ms，C、B 距离为最大 P 波与最小 P 波时限差值，即为 P 波离散度（P_{disp}），本例该值 30ms

（二）测量方法

与 QT 间期离散度的测定相似，P 波离散度的测量有二种：

1. 手工目测法

（1）直接测量法：即测量者用分规直接测定 P 波时限，是临床心电图中比较简单易行的方法，但测定值随不同测量者有一定差异，准确度即精确性略差。

（2）图形放大手工测量法：为减少测量者人为因素造成的测量值的误差，需测定者自身重复测定而取均值，或者取不同测量者测量结果的均值。

2. 计算机自动测量法

使用计算机对各导联 P 波时限进行测量计算，这种方法采样标准一致，避免目测的误差，比手工法

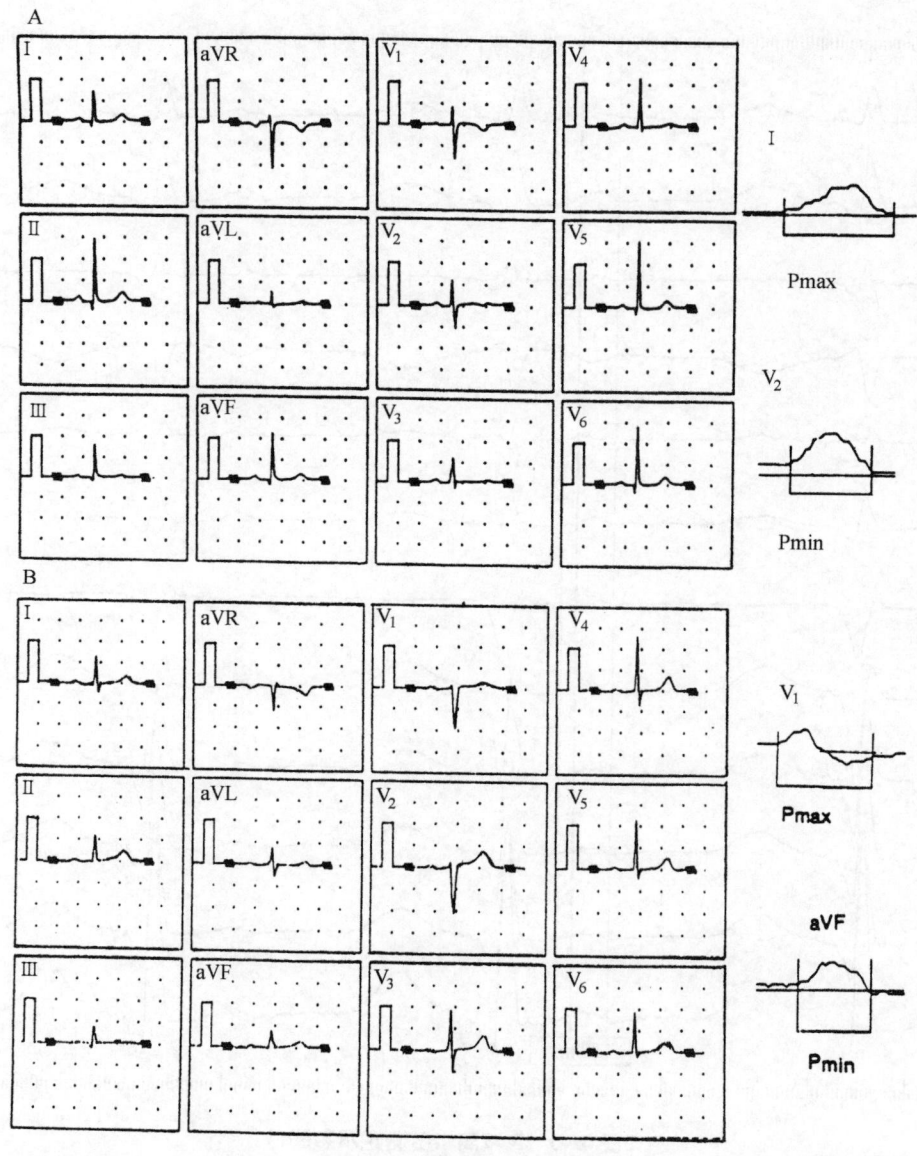

图 62-4 P 波离散度测定

A. 最大 P 波时限 120ms，P 波离散度 50ms； B. 最大 P 波时限 100ms，P 波离散度 20ms

更为精确，图 62-4 则是采用数字 PC-Based 心电图系统描记、测量、计算的结果。

在 P 波离散度测量中无论采用何种方法，都必须始终用同一测量标准。

三、P 波离散度预测房颤的机制

（一）房颤容易发生的解剖和生理学基础

与室颤相比，房颤的发生率增加了几十倍，房颤容易发生有其特殊的解剖学和生理学基础。

1. 与心室肌相比，心房肌固定的解剖学障碍更多，如上腔静脉、下腔静脉、肺静脉、冠状静脉窦、房室瓣等，这些特殊部位与心房肌连接区域传导缓慢，是心房存在各向异性电传导的重要原因。

2. 与心室肌相比，心房几乎都是单一心房肌细胞组成，缺乏类似心室内相对完整的希浦系传导系统，因此心房肌内传导速度慢，除极时间长。

3. 室上性激动沿希氏束及左右束支下传后激动左右心室，尽管两者的电活动起始时间相差 5 ～ 10ms，但大致可以认为左右心室的除极是同步进行的。而左右心房却不一样，窦房结在右心房，右心房激动后将电活动传导给左心房，这使右左心房间的电活动存在着生理性不同步。

4. 心房肌的血液供应不丰富，易发生心房肌的缺血，及不同程度的纤维化。

5. 心房肌壁薄，不同部位心房肌厚度差别较大，同时心房内压力低，容易在病理或生理因素的影响下，发生几何形状的变化、扩张（表面积增大），使其能容纳更多的折返环路。

6. 超微结构方面，心房肌细胞的形态学与心室肌细胞不同，其细胞较小，心房肌纤维排列相对紊乱，肌纤维间侧侧连接较多，这些解剖学的各向异性使得心房肌电活动的各向异性更为明显，致使心房肌的电生理特性和激动的空间弥散度等更为不均衡。这种电活动的各向异性不仅有部位依从性，如在 Koch 三角的后侧面有生理性缓慢传导区，还有方向依从性，如高位右房刺激与低位右房刺激后房内传导速度有一定的差别。

7. 心房肌中自主神经的末梢分布更为丰富，因此其电生理特性受自主神经影响更大，交感神经兴奋可使心房肌自律性升高，触发活动增加，引起病态心脏的房性自律性心律失常增加，副交感神经兴奋时容易引起心房电活动的折返形成。

（二）心房在正常的解剖学和生理学方面的特点

已经具备了发生房性心律失常及房颤的基础，这可解释临床特发性房颤发生率较高的原因。而在病理因素的作用下，如冠心病病人的心肌缺血，高血压病人左室舒张功能不全引起的继发性心房受累，随年龄增长出现的心房肌纤维化的加重，这些都使心房肌内电活动的各向异性程度加重，使心房的除极复极的速度不仅减慢，而且不同心房部位间的自律性和兴奋性的差别加大，使不同部位心房电活动的空间向量及离散度出现显著差异，这些差异反映到 12 导联心电图上，形成了不同导联 P 波持续时间较大的差异，造成了 P 波离散度加大。

因此，最大 P 波时限延长是房内或房间传导延缓的标志，而 P 波离散度是心房内存在部位依从性各向异性电活动的标志，是引起房颤的重要的电生理学基础。

四、P 波离散度的评价

临床几个研究结果表明，心电图 P 波离散度是一个可靠的心电图预测房颤或房性心律失常的指标，这一新的非创伤性心电图指标测定方法简单、适用、实用性强。

1. 预测阵发性房颤的价值

应用心电图 P 波离散度能有效地预测患者阵发性房颤发生的几率及危险度，P 波离散度≥40ms 时，预测房颤的敏感性达 81%，特异性 80%，阳性预测值达 85%。

随访期中，P 波离散度≥40ms 者，其房颤的复发危险度是对照组的 2 倍。

2. 提高最大 P 波时限指标预测房颤的价值

资料表明单独应用最大 P 波时限这一心电图指标时，预测房颤的敏感性 85%，特异性 72%，阳性预测值 82%。当其联合应用 P 波离散度指标时，虽然房颤预测的敏感性降低到 75%，但特异性提高到 90%，阳性预测值提高到 92%（图 62-5）。

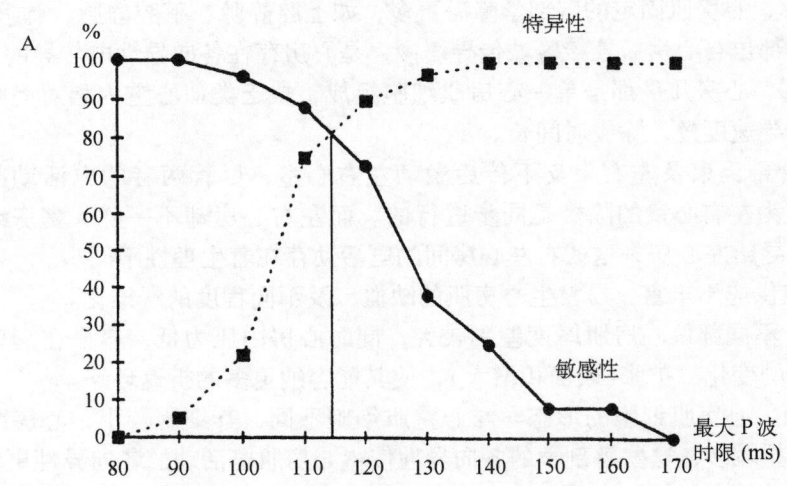

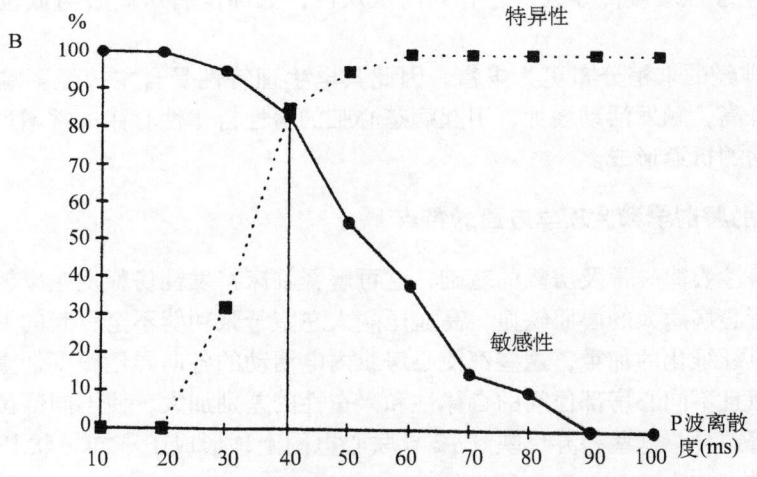

图 62-5 最大 P 波时限（A）及 P 波离散度（B）预测房颤的价值

3. P 波离散度在短期内重复性强

已有的资料表明，P 波离散度在几天内的重复性预测结果与原结果的相关性高，相关系数可达 0.80，最大 P 波时限短期内的重复性预测结果与原结果的相关系数达 0.78。提示 P 波离散度与 P 波最大时限这两个指标可靠性强。

4. P 波离散度评价抗心律失常药物作用

P 波离散度还可用于抗房性心律失常药物的筛选和评价，特别是对房颤的疗效及预防作用的评价。用药后的 P 波离散度比用药前降低时，提示其有较好的治疗和预防房颤或其他房性心律失常的作用。

5. 提示

应当指出，目前 P 波离散度的临床资料有限，多数是在有选择的人群中进行，还需做更大样本的前瞻性的研究，还需在非选择性的一般人群中进行研究，更为客观地评价其预测房颤和房性心律失常的价值。

小　结

P 波离散度是近年提出的预测房颤和房性心律失常的新的体表心电图指标，已有的资料表明其预测房颤的发生有较高的敏感性和特异性，其临床应用价值需积累更多的资料进一步验证。

参 考 文 献

1. 郭继鸿. P 波离散度. 临床心电学杂志，1999，8（3）：189-192

2. 郭继鸿主编. 新概念心电图. 北京医科大学出版社，152-157

3. Dilaveris PE, Gialafos EJ, Chrissos D, et al. Detection of hypertensive patients at risk for paroxysmal atrial fibrillation during sinus rhythm by computer-assisted P wave analysis. J Hypertens, 1999, 17(10)：1463-70

4. Tukek T, Akkaya V, Demirel S, et al. Effect of Valsalva maneuver on surface electrocardiographic P-wave dispersion in paroxysmal atrial fibrillation. Am J Cardiol, 2000, 85(7)：896-9, A10

5. Dilaveris P, Batchvarov V, Gialafos J, et al. Comparison of different methods for manual P wave duration measurement in 12 lead electrocardiograms. Pacing Clin Electrophysiol, 1999, 22(10)：1532-8

6. Dilaveris PE, Andrikopoulos GK, Metaxas G, et al. Effects of ischemia on P wave dispersion and maximum P wave duration during spontaneous anginal episodes. Pacing Clin Electrophysiol, 1999, 22(11)：1640-7

7. Villani GQ, Piepoli M, Rosi A, et al. P wave dispersion index：a marker of patients with paroxysmal atrial fibrillation. Int J Cardiol, 1996, 26；55(2)：169-75

第63章 T波电交替

T Wave Alternans

杨 钧 国

　　心脏电交替是心电图QRS波群、ST段或T波振幅的逐搏交替，一般分为两种基本类型：一是去极化波交替，亦即QRS波群电交替（如图63-1）；一是复极化波交替，主要包括ST段电交替与T波电交替（如图63-2所示，为T波以ab-ab形式逐搏交替变化的T波电交替）。大量研究表明，T波电交替与室性心律失常、特别是恶性室性心律失常之间有着密切的关系，T波电交替，特别是运动引起的T波电交替是预测多种情况下发生恶性室性心律失常与心脏性猝死危险性的独立的、具有统计学意义的指标。

流行病学调查资料显示，猝死占自然死亡人数的10%～30%，并以心脏性猝死为多数，约占50%以上，而绝大多数的心脏性猝死是由恶性快速室性心律失常，包括致低血压的室性心动过速和心室颤动所致。心脏性猝死已经成为一个关键性的社会健康问题，如何发现高危人群并加以防治是当今医学研究的重点。研究表明，T波电交替在无创评定发生恶性室性心律失常及心脏性猝死危险性方面，优于其它无创性心电信息检查技术如动态心电图、心室晚电位、QT离散度及心率变异性等，并具有与有创性心电生理检查同等的预测价值。

随着T波电交替测定技术的不断发展，有关T波电交替的研究亦不断深入。目前，在美国、英国、日本等许多国家的医院、医疗中心均已广泛开展了T波电交替的检测及大规模、多中心临床研究。T波电交替已逐渐发展成为一种无创评定发生恶性室性心律失常及猝死危险性的极有用的技术，对提高恶性室性心律失常的防治水平、降低猝死率具有重要意义。

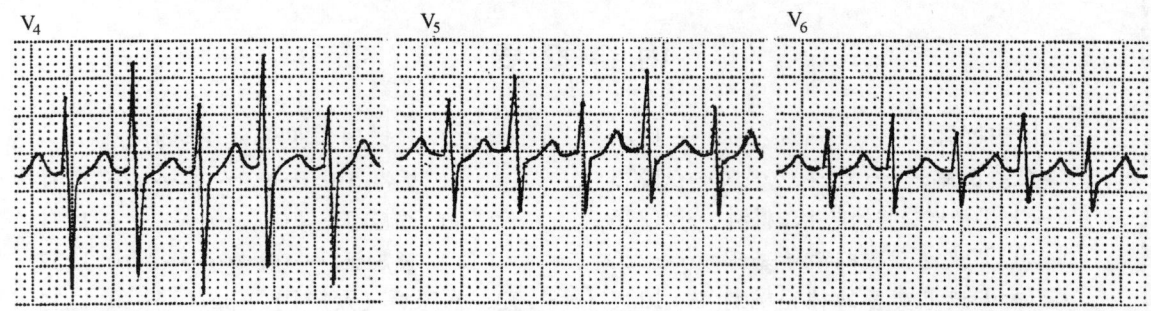

图63-1 为一房速患者的心电图，可见QRS波群电交替

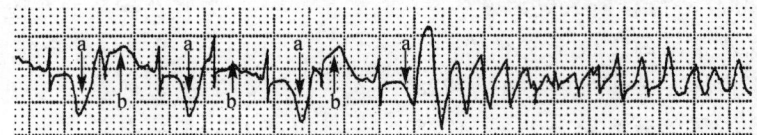

图63-2 T波电交替，表现为T波以AB-AB形式的逐搏交替变化，与恶性室性心律失常及猝死有密切关系

一、历史回顾

电交替首先是在1872年由Traube发现，当时观察到心律规则时强弱心搏的交替，称之为"脉搏交替"。1909年Herring报导了这一心电现象。1913年Mine首先记录到了T波电交替，"是窦性心律时不伴随QRS波群变化的T波形态、振幅和/或极性的逐搏交替变化"。之后，Taussig于1928年也记录到T波电交替。也就是在心电图应用于临床后不久，就有数百篇关于电交替的实验及临床研究文献陆续报导。研究者们开始认识到了复极化波交替、而非去极化波交替，与许多互不相关的独立临床情况下的室性心律失常的发生有着密切关系。1981年开始出现一系列关于T波电交替的文献报导，有关T波电交替的研究引起人们极大的兴趣。最早关于电交替与电活动不稳定性关系的研究是在犬的缺血-再灌注实验模型上进行的。119次重复实验均显示，结扎犬冠状动脉左前降支造成急性心肌缺血时，T波电交替立即增加，再灌注时，T波电交替亦增加，伴随室颤阈值降低。Nearing和Verrier在犬的缺血-再灌注实验研究中也证实T波电交替与自发的室速和室颤之间具有显著相关性。缺血时，T波电交替显示单向，再灌注时则呈双向，即在等电位线的上下振荡（如图63-3）。并提出在心肌缺血-再灌注时，T波电交替是心脏电活动不稳定性的标志，能够预测心律失常的发生。而ST段压低不能预测发生心律失常的危险性。室性期前收缩在预测发生室速、室颤危险性方面亦不可靠。大量的动物实验表明，T波电交替是实验性心肌缺血动物发生室速、室颤的标志。临床研究发现T波电交替这种异常心电现象与室速和室颤的发生

关系密切,是室性心律失常的前兆。在先天性长 QT 间期综合征及由心肌缺血、代谢紊乱、药物等引起 QT 间期延长的情况下往往出现 T 波电交替。在变异型心绞痛、心肌梗死、血管旁路术、心肺移植术等发生心肌缺血的情况下均观察到了 T 波电交替,并发现在缺血性心脏病、儿茶酚胺增多症及多种电解质紊乱的情况下 T 波电交替促进恶性室性心律失常的发生。

　　最初的研究是直接观察体表心电图上的 T 波电交替,存在不少局限性,因为 T 波电交替非常微小,许多 T 波电交替不能在常规心电图上显示出来,因而极大地限制了 T 波电交替的深入研究。1988 年 Smith 等报告应用频谱分析方法检测微伏级水平的 T 波电交替,具有很高的敏感性和可靠性。Smith 等进行了 27 次重复动物实验,以室颤阈值(ventricular fibrillation threshold;VFT)做为评定发生室颤危险性的指标。在分别造成犬低温、缺血和心动过速三种实验条件下均观察到了特征性的 T 波电交替。20 次实验发现,当 VFT 降低时,T 波电交替水平显著增高,而 VFT 升高时,T 波电交替水平显著降低。从而得出结论:T 波电交替是预测室颤发生的一个很有意义的指标。但这些研究中 T 波电交替的测量均是应用心房或心室起搏的方法来控制心率,以消除心率或逐搏心率间的差异对电交替的影响。为了使 T 波电交替的检测能够在临床工作中常规应用,1993 年,研究者们开始致力于不使用起搏而采用生理运

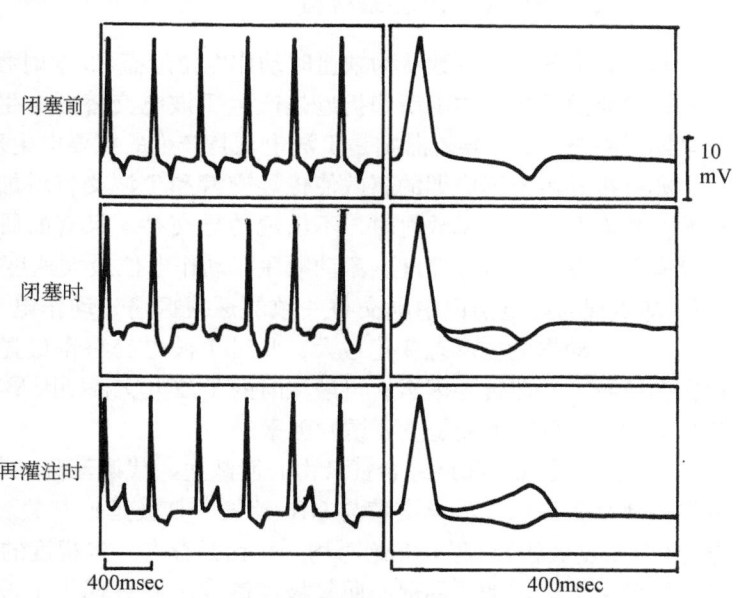

图 63-3　为实验动物于冠状动脉闭塞前、闭塞时及再灌注时记录的左心室心电图
图左侧为记录的 6 个连续的心搏,图右侧为 6 个连续心搏的叠加
上图:闭塞前,连续的每个心搏 T 波相同,箭头指示 T 波的顶点
中图:闭塞 4min,T 波的前半,心脏的易颤期,出现显著的交替,
T 波的后半保持不变。下图:再灌注时,T 波交替呈双向,
在等电位线的上下振荡

动负荷的方法检测 T 波电交替的技术的研制工作。1994 年,由美国马萨诸塞州技术研究所(Massachusetts Institute of Technology;MIT)和剑桥心脏中心(Cambridge Heart)改进频谱分析方法及信号平均技术,联合研制出 CH2000 心脏诊断系统,是目前惟一通过美国食品与药物管理局(FDA)认证的用于检测 T 波电交替的仪器设备,可检测活动平板或踏车运动试验中、药物负荷试验及心房起搏时微伏级水平的 T 波电交替。

　　1999 年 4 月美国 FDA 批准 MIT 的研究者们继续进行 T 波电交替预测心脏性猝死方面的临床研究。CH2000 心脏诊断系统的研制者之一、MIT 教授 Cohen 博士说:“从临床的角度考虑,这项研究也是针对那些有猝死危险性的人群的一种挑战,目的是确定哪些是确实有着猝死的危险并可能从治疗中获益”。目前,在美国、英国、法国、德国、日本、澳大利亚、比利时、意大利、芬兰、希腊等许多国家均已广泛开展了 T 波电交替的检测及大规模研究。国内关于 T 波电交替的研究尚在起步阶段。

　　人们认识 T 波电交替现象迄今已有 90 年了,学者们从心电图的演绎推理到动物实验和临床研究,做了大量的工作。T 波电交替的测定技术不断改进和发展,人们对 T 波电交替的认识也在不断深入,并在继续研究如何使用 T 波电交替作为对心脏性猝死具有强有力的预测价值的无创检查技术,这同时亦将带来临床医师对心脏病患者处理方式的改变,降低心脏性猝死率。

二、发 生 机 制

　　人们对 T 波电交替的兴趣也是源于这样的假设:即 T 波电交替反映了心室复极的离散度,而后者是

公认的折返性室速的电生理基础。在有或无器质性心脏病的广泛的人群中，T波电交替与室性心律失常有着密切关系，这也提示人们认识T波电交替的发生机制将有助于对心脏性猝死病理生理机制的理解。T波电交替可能有多种发生机制，目前比较集中的观点有以下几个方面。

（一）T波电交替的电生理机制

目前较多的学者一致认为缺血时动作电位形态和/或时程改变，复极不一致的增加以及由此引起的不应期的离散导致单向阻滞和折返是产生T波电交替的电生理基础。而再灌注时，加剧的复极不一致及早期后除极2:1传导阻滞则是T波电交替产生的重要电生理机制。

亦有报导由于不应期的离散使传导交替和T波交替增加，因而认为T波电交替的产生继发于传导交替。然而在局部心肌缺血时，不出现传导交替。且有的研究发现，缺氧引起T波电交替时，所有与传导有关的参数如传导速度、激动顺序、动作电位最大速度均保持恒定，而在动作电位复极相（2相和3相）却表现与心电描记中电交替一致的逐搏振荡，动作电位时程也显示极不均一性。复极相早期、T波的前半，动作电位形态变化最大，此时T波电交替也最显著。所以缺血时T波电交替是细胞的复极化振荡所致，并非传导因素；再灌注时的T波电交替则因早期后除极2:1传导所致；而细胞释放的代谢产物如腺苷、CO_2 可能是重要诱发因素。

在先天性长QT间期综合征及由心肌缺血、代谢紊乱、药物等引起QT间期延长的患者中T波电交替发生率高，提示T波电交替与QTc延长、复极延迟有关。组成心脏的无数心肌细胞间，细胞的动作电位（包括复极相）时程并非绝对均一，而是存在一定程度的复极不一致（复极离散度）。动作电位延长，则复极的离散度增加。局部心肌复极离散度不同表现为T波电交替的强弱，呈双相的T波电交替反映局部心肌离散度的增加。Abildskou等根据从左右星状神经节传达至心脏的交感神经激动不平衡而引起QTc间期延长，心肌复极离散度加剧，导致T波电交替和室性心律失常的发生。Pastore等研究认为，T波电交替是由单一细胞水平上的复极化波交替产生，由于复极离散度增加，导致单相阻滞和折返，引起室颤。

（二）T波电交替的离子基础

关于T波电交替产生的离子基础亦有各种不同的观点。胞内钙水平、胞浆钾、Na^+/K^+ 交换的逐搏变化，其中从肌浆网释放入胞内的 Ca^{2+} 可能在T波电交替的产生中起主要作用。Ca^{2+} 水平的逐搏变化调节着心脏的复极化电流产生T波电交替。钙通道阻滞剂如维拉帕米、地尔硫䓬可抑制T波电交替的发生。研究也证实，缺血区心肌的T波电交替与一过性钙离子流变化有关，跨膜动作电位2相时由钙离子穿膜能力交替改变所致。由于离子化钙减少，使钙离子、钾离子的膜转运率改变引起T波电交替，在造成实验犬低血钙的情况下，可产生T波电交替，同时有单相动作电位时程的交替。同时，低血钾、低血镁亦可引起T波电交替。临床上由低血钙、低血镁引起T波电交替，经输入钙、镁得以纠正的现象，也证明了上述观点。酗酒者往往有低血镁，并常发生恶性室性心律失常及猝死。早期静脉补镁治疗有助于消除室性心律失常及T波电交替。Reddy等曾报告1例57岁男性冠心病、高血压病患者，因酒精中毒、晕厥而入院。反复发作12次室速、室颤，经起搏器超速抑制并增大抗心律失常药物剂量效果均不佳，当时患者血清镁0.8mg/dl，经静脉补充50%硫酸镁60ml后，T波电交替消失，室性心律失常得到控制。图63-4为该患者补镁治疗前后的心电图。

病理情况下离子通道异常亦可能降低诱发T波电交替的心率阈值。可部分解释为什么在低温条件下T波电交替往往增加，以及有心脏猝死危险的患者在相对较慢的心率下即可出现T波电交替。而在正常心脏，心率很快时方可诱发出T波电交替。至于疾病状态如何使出现T波电交替的心率阈值降低从而增加心律失常危险性，需要进一步研究。

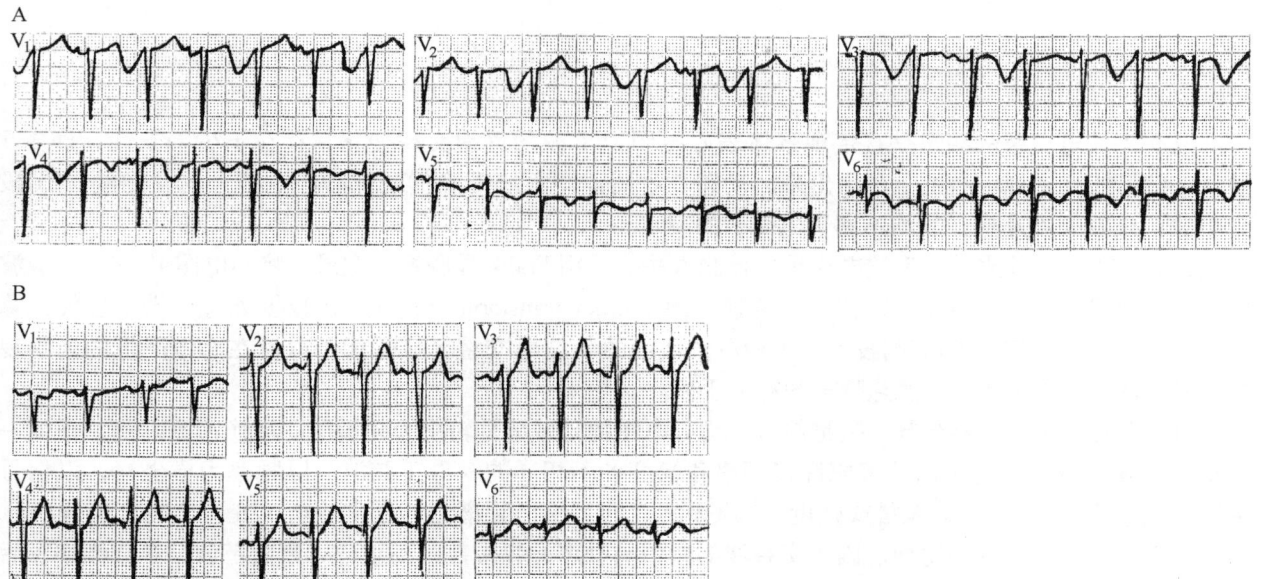

图 63-4　为一酒精中毒、晕厥患者补镁治疗前后的心电图

A. 血清 Mg^{2+} 0.8mg/dl，心电图上可见 TU 波电交替；B. 补镁治疗后，TU 波电交替消失

（三）T 波电交替的神经机制

一些学者认为交感及副交感神经系统对 T 波电交替的发生亦产生重要影响。缺血时肾上腺素能系统起主要作用，再灌注时细胞释放的代谢产物对 T 波电交替的发生起重要作用。动物实验发现，犬冠状动脉闭塞前刺激星状神经节可引起 T 波电交替增加。冠状动脉闭塞时 T 波电交替亦显著增加，此时切除星状神经节，则 T 波电交替的发生显著减少。而冠状动脉再通时，由于切除星状神经节反射性引起细胞释放物增加，T 波电交替亦明显增加。实验性电刺激猫心脏交感神经可诱发 T 波电交替，认为与心脏交感神经介质释放突然失调有关。Verrier 等在犬冠状动脉左前降支闭塞前及闭塞时激怒犬也诱发 T 波电交替，并可被静脉给予美多洛尔所抑制。Schwartz 等总结发现某些长 QT 间期综合征患者的晕厥发作与精神创伤和体力活动有密切关系，先天性长 QT 间期综合征系由于先天性左右交感神经分布不平衡（左侧占优势）所致。应用 β-受体阻滞剂和切除左侧星状神经节能有效防止心律失常的发生并降低猝死率，亦提示交感神经系统在室颤的发生中起重要作用。至于交感神经活性增高如何引起 T 波电交替及心律失常危险性增高，其机制较复杂，可能由于交感神经活性增高使儿茶酚胺增多，通过瀑布反应引起胞内钙水平变化，使心肌复极不一致增加，从而增加发生心律失常的危险性。

但亦有不同意见，认为交感神经系统对 T 波电交替的产生并无影响，Euler 等通过动物实验发现，在严格控制心率的情况下，刺激交感神经实则降低 T 波电交替的发生。Mackall 等采用静脉给予异丙肾上腺素的方法研究肾上腺素能刺激对人类 T 波电交替的影响。27 例患者，在给予异丙肾上腺素时 T 波电交替并未增加；Mackall 据此得出结论：肾上腺素能刺激并不介导 T 波电交替的发生。T 波电交替作为心律失常危险性的标志，是独立于交感活性增高这一机制的。

研究尚发现，迷走神经兴奋在心肌缺血时可抑制 T 波电交替，具有抗室颤作用，但不能抑制再灌注时的 T 波电交替及室颤。

近年的研究更倾向认为。T 波电交替的发生机制，可能是由于心外膜心肌 I_{to} 电流引起的尖顶圆穹形态间歇性消失有关（详见第 50 章）。

T 波电交替的确切发生机制尚有待深入探讨。

三、测 定 方 法

以前 T 波电交替的测定是直接观察体表心电图上 T 波的逐搏交替变化，存在不少局限性，许多 T 波电交替不能在常规心电图上显示出来。动态心电图监测系统准确重现低频心电信号的性能差，ST 段和 T 波记录效果不理想，故均不利于电交替的测定。

1988 年 Smith 等改进了 T 波电交替的检测方法。采用 Frank 导联系统记录，将心电图上 ST 段、T 波的变化转变成能量谱，应用快速傅立叶变换（fast Fourier transform，FFT）进行数据处理，借助现代计算机技术发展而成频谱-时间标测技术，可检测微伏级的 T 波电交替，显著优于以前在心电图上的肉眼观察。FFT 是从电交替信号中滤除噪声的有力手段。

FFT 是心电图的完整绘制，是将信号平均心电图的时域信号转换为频谱图。转换的原理是，任何一组复杂的波形（信号）都可以分解成许多频率和幅度各不相同的一群正弦波。以频率为横坐标，以信号中不同频率成分的多少（即能量或强度）为纵坐标，即可绘出频谱图。通常分析 128 次心搏，若噪声水平低，则可减少分析的心搏数。因为交替波的频带与噪声的频带范围不重叠，将交替波分解成频率图后较易滤除噪声，提取电交替信号。且应用正交导联系统记录亦减少肌肉噪声及基线漂移的干扰。Smith 的频谱分析方法经临床应用证实，具有很高的敏感性和可靠性，能够从噪声或呼吸产生的大量波动中高选择性地分辨出电交替波动。但该技术也有潜在的局限，即采用 FFT 计算 T 波振幅的振荡时，前提是假定在一定时间内其数据固定不变，因此若电交替水平变化很快时则可能影响其测定结果的可靠性。此外，该方法是采用有创性心房或心室起搏以消除 RR 间距对 T 波形态的影响，很大程度上限制了 T 波电交替在临床上的广泛应用，同时亦会影响 T 波电交替测定的准确性。

1994 年，美国 MIT 和 Cambridge Heart 对频谱分析及信号平均技术进行改良，研制出 CH2000 型心脏诊断系统，能够进行静息、运动负荷、药物负荷试验及心脏起搏时微伏级水平 T 波电交替的测定，成为目前惟一通过美国 FDA 认证的用于检测 T 波电交替的仪器，并被各国普遍使用。

（一）CH2000 心脏诊断系统的设备组成及常用的 T 波电交替的分析指标

1. CH2000 心脏诊断系统

以检测运动时 T 波电交替为特色，其设备组成如图 63-5 所示，包括可移动微机，内存完整的心电图系统、独特的降低噪声软件和信号平均软件；键盘操作、显示和打印输出系统；可控制活动平板及踏车。

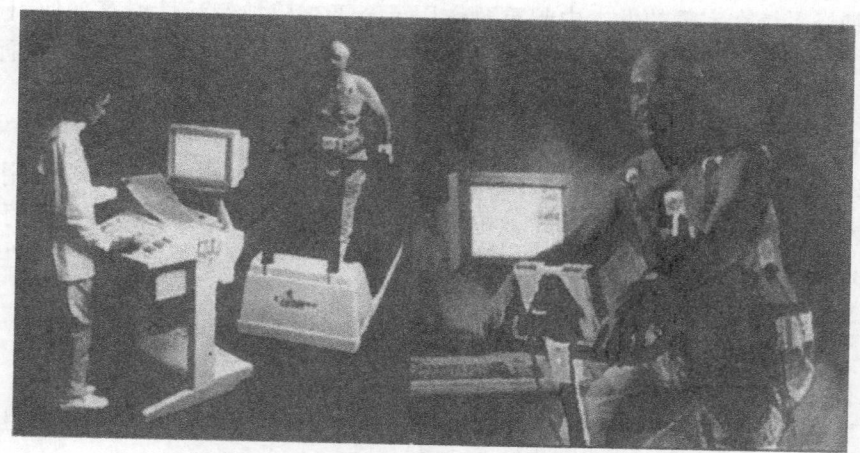

图 63-5　CH2000 心脏诊断系统

　　记录电极包括 7 个普通电极及 7 个银-氯化银高分辨多段频谱感知电极，可降低肌肉噪声及基线漂移对检测结果的影响，从而使运动时的噪声水平进一步降低。按常规心电图 12 导联位置及 Frank 导联位置放置电极，如图 63-6 所示。

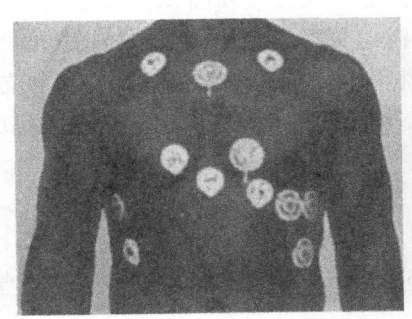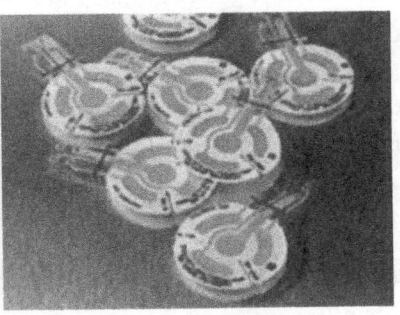

图 63-6　CH2000 心脏诊断系统的电极

　　2. T 波电交替的常用的分析指标

　　用于分析 T 波电交替检测结果的常用指标有交替波电压（alternans voltage，以 V_{alt} 表示）和交替比（alternans ratio，以 k 表示）。图 63-7 为 T 波电交替的频谱图，频率 0.5 的频谱以 $S_{0.5}$ 表示，在频带 0.44 ~ 0.49 的噪声的能量的平均水平以 S_{NB} 表示。

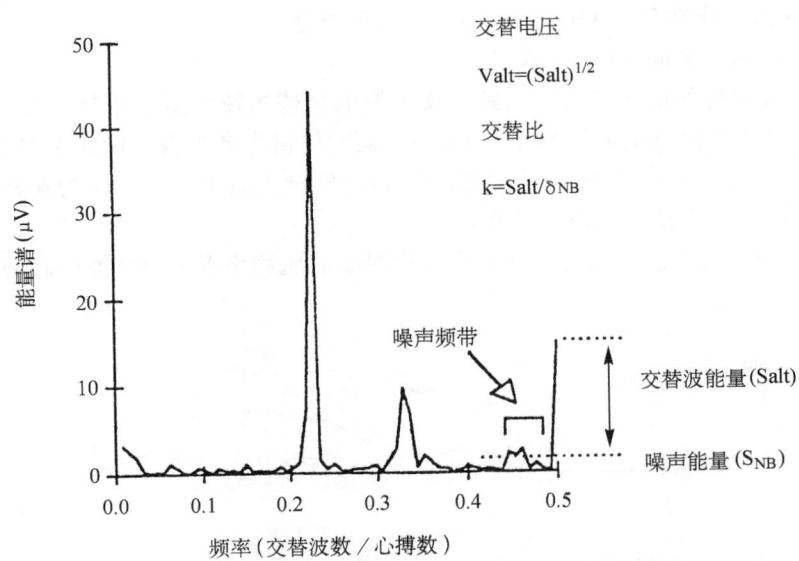

交替电压

$V_{alt} = (S_{alt})^{1/2}$

交替比

$k = S_{alt}/\delta_{NB}$

噪声频带

交替波能量（S_{alt}）

噪声能量（S_{NB}）

图 63-7　图示如何从 T 波电交替的频谱图计算交替波电压（V_{alt}）和交替比（k）

电交替波能量（S_{alt}）为 $S_{0.5}$ 和 S_{NB} 之差。

（1）$S_{alt} = S_{0.5} - S_{NB}$

交替波电压定义为交替波能量的平方根。交替波电压的单位为微伏。当 S_{alt} 为负值时，V_{alt} 计为 0。

（2）$V_{alt} = (S_{alt})^{1/2}$

交替比反映电交替波能量超出邻近频带噪声能量的显著性水平，是表示交替电压的显著性意义的指标。

（3）$K = S_{alt}/\sigma_{NB}$

其中 σ_{NB} 为噪声能量的标准差。$K \geq 3$ 为交替电压有显著性意义。

(二) CH2000 T 波电交替分析方法的评价

CH2000 是采用多段频谱标测的方法分析 T 波电交替，是时域、频域、幅值(时间、频率、振幅)三结合的三维立体频谱图。通过对 T 波的多点分析，即使在 T 波振幅或面积保持稳定不变时亦可检测到 T 波形态的微小变化。CH2000 尤以敏感检测运动时 T 波电交替为特色。其独特的降低噪声软件克服了运动时噪声水平增高对 T 波电交替测定结果的影响。此时对于那些不能运动的患者则静息 T 波电交替的检测是十分重要的，但阴性结果不能排除患者发生心律失常的危险性。应用交替波电压、交替比的分析方法，极大地降低了噪声对 T 波电交替结果的影响。

(三) 运动负荷时 T 波电交替的检测

采用踏车或活动平板运动试验使患者心率增快至 105bpm 检测 T 波电交替，与通常的运动负荷试验一样，需要 30~45min。

1. 首先描记 5min 坐位静息时的心电图。

2. 然后开始运动，患者踩踏的频率用节拍器控制，节拍器的频率控制在患者实际心率的 1/3 左右，从而使由运动引起的干扰的频带与交替波所在 0.5 的频段区分开来以利 T 波电交替的检测，避免以患者实际心率 1/2 的频率踩踏，因此时能使 T 波电交替测定时噪声增加。以 20W 运动负荷开始，每 2min 递增 20W 运动负荷，直至达到预期心率 105bpm。对于老年患者或正在使用 β-受体阻滞剂的患者，其心率难以达到 105bpm，可以其心率的 2/3 的频率踩踏，亦不致影响 T 波电交替的检测。达预期心率后，继续运动至少 3min 并保持心率在 95~110bpm，检测 T 波电交替。

3. 运动结束后，再采集 3min 坐位心电图。

4. 计算机分析，显示打印电交替波的趋势图及 T 波电交替的频谱图，并提供心率-时间图，以便确定患者在何心率开始出现 T 波电交替(Valt > 1.9μV)。同时提供患者呼吸、期前收缩等干扰波频谱图。

通常取 X、Y、Z 导联、胸前导联 V$_4$ 及向量图(VCG)分析 T 波电交替。认为在期前收缩数 < 10%、VM 上噪声不超过 1.5μV 时的分析结果是有效的。

图 63-8，图 63-9 分别为 T 波电交替阳性和阴性肥厚型心肌病患者电交替波的趋势图。

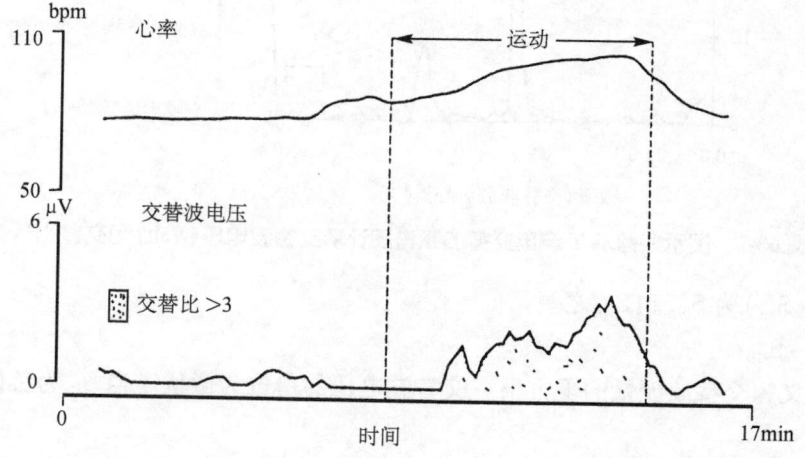

图 63-8 为一 T 波电交替阳性肥厚型心肌病患者运动时的交替波趋势图
及心率-时间图，在心率 > 95bpm 时开始出现 T 波电交替(Valt > 1.9μV, k > 3)

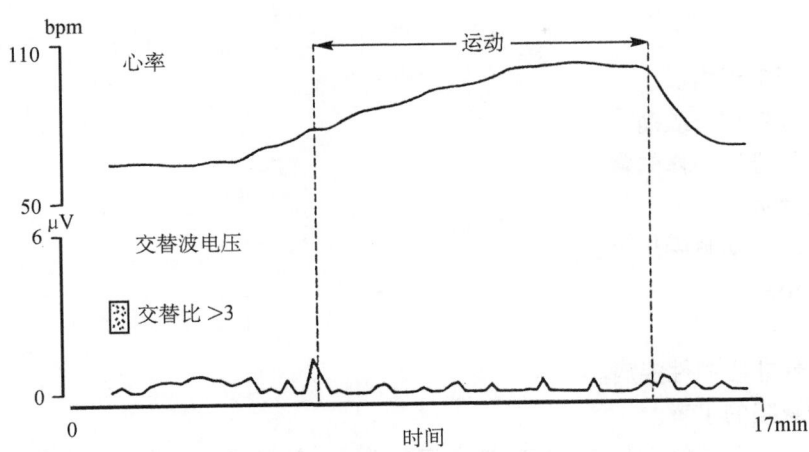

图 63-9　为—T 波电交替阴性肥厚型心肌病患者的交替波趋势图及
心率-时间图，随心率增快未出现 Valt > 1.9μV 的 T 波电交替

四、诊断标准及适应证、禁忌证

（一）体表心电图上 T 波电交替的诊断标准

体表心电图上同一导联 T 波形态、振幅、极性出现逐搏交替变化，其中逐搏 T 波振幅相差 ≥1mm 者即可视为 T 波电交替，但须排除心外因素的影响，诸如仪器因素、呼吸性变化、电源不稳定和基线漂移所致的振幅改变等。

心电图上出现 T 波电交替的同时，可伴或不伴有左胸前导联巨大倒置 T 波、QTc 间期延长，其中 QTc 间期可达 0.62 ~ 1.09s，平均 0.76s，QTc 间期长短交替的变化范围为 0.05 ~ 0.28s 之间，平均 0.10s。

（二）频谱图上 T 波电交替的诊断标准

1. 静息时心率 ≤110bpm 时，X、Y、Z、V_4 导联或向量图（VCG）上 Valt ≥1.0μV，K ≥3 且持续 ≥1min 为 T 波电交替阳性；或运动时心率 105bpm 左右时 Valt ≥1.9μV，K ≥3 且持续 ≥1min 为 T 波电交替阳性。

2. 心率 ≥105bpm 时，运动负荷试验中无持续 ≥1min 的 Valt > 1.9μV 的 T 波电交替为阴性。

3. 未达到上述阳性或阴性诊断标准者为不确定型。

（三）适应证

在已知或可疑有发生室性心律失常及猝死危险性的患者均可检测 T 波电交替。T 波电交替检测适用于以下临床情况：

1. 协助诊断 LQTS，并发现 LQTS 的高危患者。
2. 发现冠状动脉疾病患者中的高危患者，为陈旧性心肌梗死患者进行危险分层。
3. 识别心肌病患者中发生室速和猝死的高危患者。
4. 追踪抗心律失常药物疗效。
5. 为晕厥患者提供诊断线索和预后评估。
6. 预测接受 ICD 治疗患者再发心律失常的危险性。
7. 对拟做电生理检查患者预测电生理检查结果。
8. 血管旁路术术中监测及预后评估。

(四) 禁忌证

1. 急性心肌梗死 7 天内。
2. 未控制的不稳定型心绞痛。
3. 未控制的严重进展心律失常。
4. 感染性心内膜炎。
5. 重度二尖瓣或主动脉瓣狭窄。
6. 严重心功能不全。
7. 急性肺栓塞。
8. 任何严重急性非心源性疾病。
9. 有严重生理缺陷的患者。

对于停用 β-受体阻滞剂仅 24h 或者持续性心房颤动或心房扑动的患者，T 波电交替的检测结果可能不可靠。

检查中可能出现的严重不良反应有严重心律失常、心肌梗死和死亡，但发生率非常低，分别是为 48/10000，3.5/10000 和 0.5/10000。但仍需要做好检查时的安全保证，其措施和运动试验相同，可参阅本书有关章节。

五、临床意义及应用

在许多临床情况下如缺血性心脏病、先天性长 QT 间期综合征、儿茶酚胺增多症及多种电解质紊乱的情况下 T 波电交替发生率高。研究表明，T 波电交替，特别是通过运动负荷的方法使心率控制在大约 105bpm 时所检测的 T 波电交替是多数临床情况下患者发生室性心律失常及猝死的强有力的预测指标（如图 63-10 和表 63-1）。因而，检测 T 波电交替对识别具有发生恶性室性心律失常及猝死高危险性的患者，加强猝死的一级预防及二级预防，降低心脏性猝死率具有重要的临床意义。目前，世界各国组织大规模

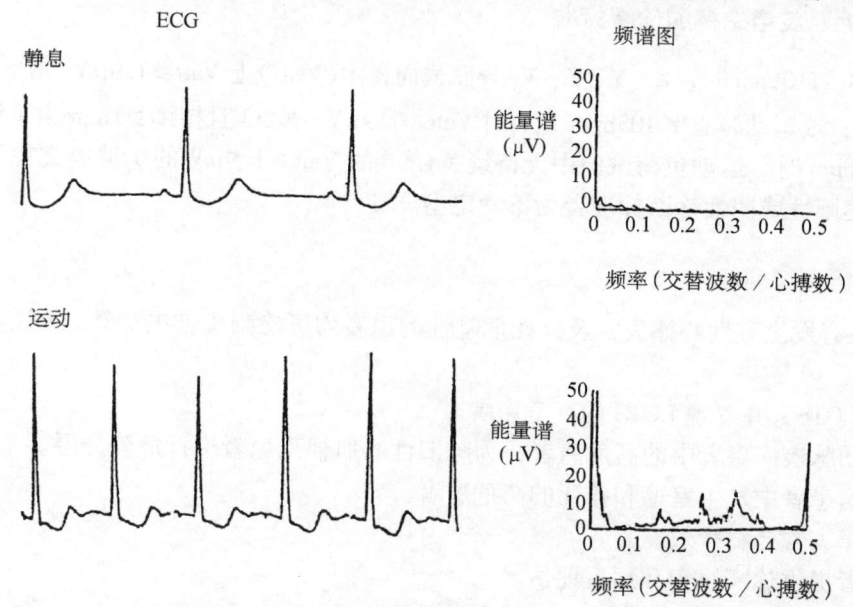

图 63-10　为一有持续性室速发作史的患者静息及运动时
的心电图及 T 波电交替频谱图，静息时心电图及频谱图上均无
可见的 T 波电交替，运动时频谱图上显示清晰的 T 波电交替

多中心临床研究以期对心肌梗死后患者、非缺血性扩张型心肌病患者、器质性心脏病晕厥患者、伴射血分数降低和非持续性室速的冠状动脉疾病患者、充血性心力衰竭患者中 T 波电交替的意义以及药物对 T 波电交替的效应进行更深入的研究。

表 63-1　T 波电交替对室性心律失常的预测价值

	敏感度(%)	特异度(%)	阳性预测值(%)	阴性预测值(%)	相对危险度
静息时 T 波电交替	50	91	80	71	2.8
运动时 T 波电交替	80	91	89	84	5.3
静息和运动时 T 波电交替-联合应用	100	91	91	100	>10

（一）预测患者发生恶性室性心律失常及猝死的危险性

电生理检查对临床心律失常事件有很高的预测价值，但毕竟是一个有创性检查方法，受到观念的限制和技术设备上的要求；且迄今尚无被普遍认可的标准程序刺激方案。对于心肌病及可能出现室颤的患者，电生理检查并非"金标准"，价值不大，用其来预测猝死意见尚有分歧。

大规模临床试验表明，T 波电交替是预测发生恶性室性心律失常的具有统计学意义的指标。Cambridge Heart 新近完成的一项研究统计亦表明，有 T 波电交替的患者发生致命性室性心律失常及猝死的危险性是无 T 波电交替者的 11 倍之多。在一个包括 337 例拟行电生理检查患者的多中心临床试验中，研究结果显示 T 波电交替（相对危险度 10.92）比电生理检查（相对危险度 7.07）对患者发生室性心律失常及猝死危险具有更高的预测价值。图 63-11 为一脑梗塞患者的心电图，出现 T-U 波电交替，之后患者发生了尖端扭转型室速及室颤，救治无效，死亡。

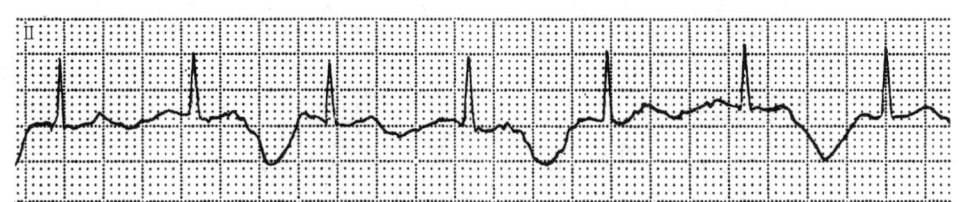

图 63-11　为一脑梗塞患者的心电图，可见巨大 T 波伴 T-U 波电交替，
患者随后发生了室速和室颤，救治无效、死亡

Rosenbaum 等观察 83 例行诊断性电生理检查的患者，包括冠状动脉疾病患者及无器质性心脏病者。32 例在电生理检查中诱发出持续性室速或室颤，其中 85% 在 95~150bpm 的较宽的心率范围内均用频谱法记录到了低幅 T 波电交替，其大小以交替比（alternans ratio）表示，交替比 > 3.0 为电交替阳性，交替比 ≤3.0 为电交替阴性。83 例患者中，20 例无器质性心脏病，电生理检查结果均为阴性（未诱发出室性心律失常）；其余 63 例有器质性心脏病，电生理检查结果 31 例阴性，32 例阳性，但仅电生理检查结果阳性的患者 T 波电交替阳性。对其中 66 例随访 20 个月，无心律失常 20 个月生存率在 T 波电交替阳性组与电生理检查结果阳性组均为 19%，明显低于 T 波电交替阴性组与电生理检查结果阴性组（均为 94%）。二者的预测值完全相同。多元分析显示 T 波电交替的阳性率与电生理试验结果相关，而与心脏器质性病变无直接相关。

在接受植入型心律转复除颤器（implantable cardioverter defibrillators;ICD）治疗的患者中的研究（研究的终点是 ICD 的首次适时放电并心电图有明确的室速或室颤发作）亦显示，在有创性电生理检查与 T 波电交替及其它无创性检查方法中，T 波电交替是接受 ICD 治疗患者再发心律失常的惟一的独立预测因子。

研究提示 T 波电交替可望被临床普及用于对患者进行危险分层的首选的检查方法，较心室晚电位、

QT 离散度等无创性检查方法优越。

心室晚电位(ventricular late potential;VLP)因束支阻滞及抗心律失常药物影响其测定结果,故其应用有许多局限性。异常的 VLP 的特异性不高。患者的年龄、心肌梗死后的记录时间不同均影响 VLP 检查的阳性率和预后评估。且在室性心律失常和心脏性猝死发生率和死亡率都很高的心肌病,VLP 阳性率较低,预测价值不高,远不及 T 波电交替。一些抗心律失常药物可能并不能使 VLP 消除,反而可使原本无 VLP 者出现阳性结果。因而药物治疗过程中评价 VLP 并无实际临床价值。T 波电交替则较 VLP 优越,束支阻滞及抗心律失常药物均不影响其阳性预测值。

QT 离散度也是一种无创性评定心肌复极电活动功能的检测方法,诸如记录和测量方法的标准化等实际问题尚有待解决。T 波电交替与 QT 离散度的对比研究显示,T 波电交替而非 QT 离散度,是预测患者电生理检查结果及无心律失常生存率的具有统计学显著性意义的指标。

因 VLP、QT 离散度与 T 波电交替可能是通过独立的电生理机制来预测心律失常事件,所以推测不同检测方法的联合应用可能比单独使用更显优越。

(二) 长 QT 间期综合征与 T 波电交替

先天性 LQTS 是一种遗传性疾病,主要特征为 QT 间期延长,部分患者体力活动及情绪应激易诱发致命性心律失常。在未治病例,首次晕厥发生后一年内的死亡率为 20%,10 年死亡率 50%。因此及早发现 LQTS 中的高危患者并采取适当的治疗,对于降低猝死率极为重要。在先天性及由药物、电解质紊乱、心肌缺血引起的获得性 LQTS 中 T 波电交替发生率非常高,T 波电交替已被证明是 LQTS 患者发生尖端扭转型室速及室颤的前兆。图 63-12 为一先天性 LQTS 伴耳聋的 5 岁男孩受惊吓时的心电图连续记录,可见明显的 T 波电交替,在短阵室速发作前后均可见 T 波电交替。

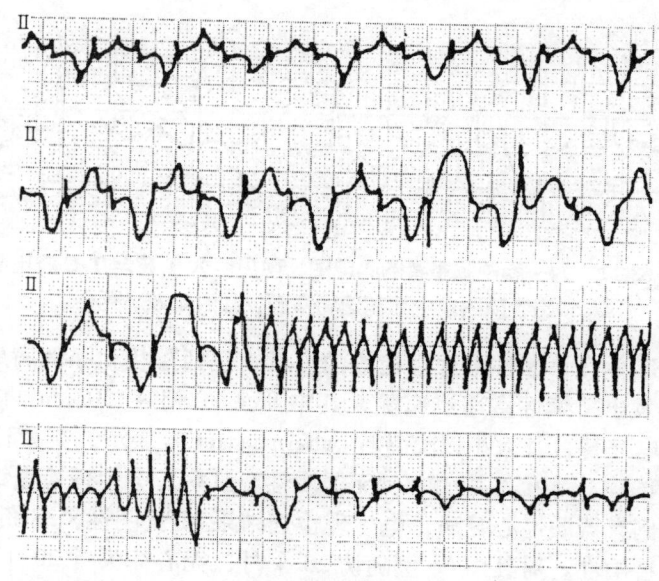

图 63-12 为一先天性 LQTS 伴耳聋的 5 岁男孩受惊吓时的心电图,在短阵室速发作前后均可见到 T 波电交替

Zareba 等分析总结了国际 LQTS 登记处 2442 例患者的 4656 条心电图记录,研究在大样本中 LQTS 病例中 T 波电交替与发生心脏事件危险性之间的关系。结果表明,LQTS 中 T 波电交替的发生可能主要与 QTc 延长有关,是局部心肌电活动不稳定、复极不一致的表现。T 波电交替阳性患者发生心脏事件的危险性增高,可用于识别 LQTS 中的高危患者。

在 1985 年的 LQTS 诊断标准中，T 波电交替仅仅作为一项次要的诊断依据。随着对 LQTS 中 T 波电交替认识的不断深化，Schwartz 等许多学者提出 T 波电交替是 LQTS 的重要诊断依据之一。继后，在 1993 年的 LQTS 诊断标准中，T 波电交替已被作为 LQTS 的一个主要诊断标准。

总之，T 波电交替可用于 LQTS 的诊断并可对 LQTS 患者发生心脏性猝死作危险分层，应成为临床医师发现 LQTS 中高危患者的最简捷的方法之一。此外，T 波电交替检查对于不明原因晕厥患者亦可作危险分层并为下一步的诊疗提供有益的提示。

(三) 心肌病与 T 波电交替

心肌病患者室性心律失常和猝死的发生率和死亡率都很高。如何早期发现心肌病患者中的高危患者、预防猝死仍是当前心肌病治疗中的一个主要目标。T 波电交替、特别是运动引起的 T 波电交替可用于识别心肌病患者中具有发生室性心律失常及猝死危险的高危患者。左心室功能对扩张型心肌病患者的预后评估是十分重要的，但射血分数与病死率之间并无良好的相关关系。动态心电图和 VLP 对预示肥厚型心肌病患者发生心律失常危险性的准确性均不高。电生理检查因为其有创性，并不适宜常规应用。T 波电交替作为一种安全、无创伤性检查方法，同时具有很高的预测价值。

Adachi 等首次对非缺血性扩张型心肌病患者中 T 波电交替的意义进行了深入研究，应用 CH2000 心脏诊断系统检测 48 例非缺血性扩张型心肌病患者踏车运动时的 T 波电交替，23 例阳性，25 例阴性。单因素分析显示，室速发生率及左心室舒张末期内径在 T 波电交替阳性组均显著高于 T 波电交替阴性组（分别为 61% 和 8%，P < 0.001 及 65 ± 11mm 和 58 ± 8mm，P < 0.05）。T 波电交替预测室速的敏感性、特异性和阳性预测值分别为 88%、72% 和 77%。多元分析显示，室速是 T 波电交替的主要的独立的决定因子。因而认为 T 波电交替是扩张型心肌病患者发生室速危险的有意义的预测指标。

有报导在肥厚型心肌病患者，T 波电交替与猝死家族史、再发的不易解释的晕厥、动态心电图监测中的非持续性室速以及运动试验中的低血压反应有密切关系。Momiyama 等观察 14 例正在接受药物治疗的肥厚型心肌病患者，其中 7 例为曾发作室速、室颤的高危患者，7 例为低危患者，7 例高危患者中 5 例 T 波电交替阳性，而低危患者及 9 例正常人 T 波电交替均为阴性（见图 63-8、图 63-9）。运动试验中无一例患者发生低血压及严重的心律失常。亦说明该检查是安全的，运动引起的 T 波电交替可以做为肥厚型心肌病患者发生室性心律失常的预测指标。

有关 T 波电交替在心肌病患者中的意义仍在进一步研究中。

(四) 缺血性心脏病与 T 波电交替

据统计，心脏性猝死和恶性室性心律失常的患者，约有 50% 为心肌梗死。急性心肌缺血与梗塞时均可引起显著的 T 波电交替。因而急性心肌缺血、心肌梗死时 T 波电交替与发生心律失常事件的关系的研究非常有意义，但目前尚无系统化。已有研究表明，T 波电交替可用于冠心病、心肌梗死患者的危险分层，及时识别高危患者并及时给予适当的治疗。对于冠状动脉旁路移植术患者，T 波电交替可作为术中及术后心律失常的监测指标。关于心肌梗死后患者及伴射血分数降低和非持续性室速的冠状动脉疾病患者中的 T 波电交替的研究仍在继续。

临床上在许多变异型心绞痛发作时均记录到了 T 波电交替。Salerno 等观察 86 例变异型心绞痛患者，心肌缺血发作时出现室性心律失常的 46 例患者中 16 例观察到了可见的 T 波电交替，未发生心律失常的其余 40 例中始终未观察到 T 波电交替。临床尚发现，心绞痛发作次数增多，持续时间明显延长，ST 段抬高显著的患者，常伴有可见的 T 波电交替。对变异型心绞痛患者预防性应用钙拮抗剂，可减少 T 波电交替及心律失常的发生，提示离子基础也是缺血引起 T 波电交替的一个重要机制。Pantridge 观察一例超急性前壁心肌梗死患者，其出现 T 波电交替与室性期前收缩的发生有显著相关性，静脉注射阿托品 0.6mg 后，电交替显著增加，最后发生室颤。推测是药物致心率增快，也可能是阿托品阻断毒蕈碱受体，使迷走介导的交感拮抗作用减弱，促发心律失常。

　　血管旁路术也为研究人类冠状动脉缺血-再灌注时电交替与心律失常之间的关系提供了很好的试验条件。研究发现，T波电交替在缺血区胸前导联最为显著，显示局部区域特性。并发现，T波电交替主要集中在T波的前半，亦即心脏易颤期。T波电交替在冠状动脉闭塞后2-3min及再通后20～30s达峰值，与实验动物缺血-再灌注及临床变异型心绞痛患者缺血发作时室性心律失常的发生时间一致。图63-13为1例冠状动脉左前降支完全闭塞患者心绞痛发作时的心电图，在心绞痛发作3min时胸前导联V_2～V_5出现明显的T波电交替。

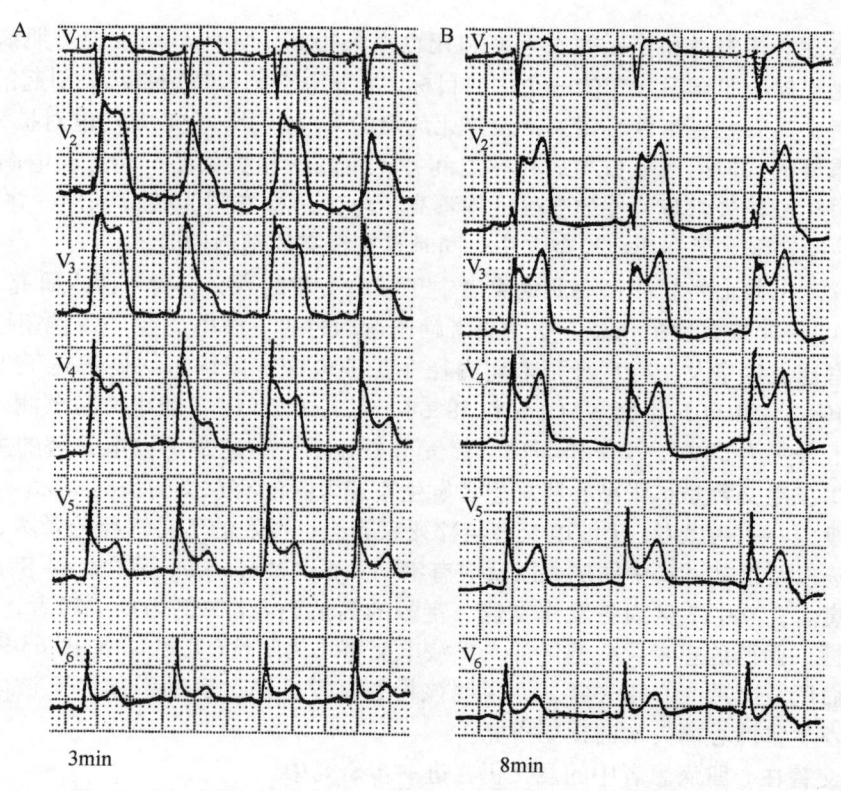

3min　　　　　　　　　　　　8min

图63-13　为一冠状动脉左前降支完全闭塞患者心绞痛发作时的心电图

A. 胸痛发作3min后，胸前前导联V_2～V_5出现T波

电交替；B. 8min后，心电图上T波电交替消失

　　临床尚发现不少曾行冠状动脉旁路移植术的患者，T波电交替及电生理检查均为阳性者，经植入ICD治疗，及时终止了随后发生的室速，避免了心脏性猝死。

　　陈旧性心肌梗死患者亦应随访检查T波电交替并据此采取适当的治疗，因为许多T波电交替阳性患者在以后的不同时间均发生了室性心律失常事件。

（五）充血性心力衰竭与T波电交替

　　据统计，每13例充血性心力衰竭患者中就有1例在不到一年的时间里发生猝死。最新公布的数据已经肯定了T波电交替可用于识别充血性心力衰竭患者发生恶性室性快速心律失常的高危患者，对充血性心力衰竭患者进行危险分层。充血性心力衰竭患者若T波电交替阳性，即使电生理检查结果阴性，亦应高度重视，因为这些患者随时会发生心律失常事件。

　　充血性心力衰竭中T波电交替尚有许多值得深入探讨的方面，比如在程度不同心功能不全患者中的应用价值如何等，需要进一步研究。

（六）抗心律失常药物治疗与 T 波电交替

抗心律失常药物并不影响 T 波电交替的测定，T 波电交替可用于临床追踪抗心律失常药物疗效，并有助于人们进一步认识抗心律失常药物的作用机制。

临床观察发现，接受系列抗心律失常药物试验的患者，电生理检查中诱发出持续性室速时，T 波电交替水平显著升高。给予普鲁卡因酰胺后，T 波电交替水平仍高，并可再次诱发出室速，而当给予索他洛尔后，T 波电交替水平显著降低，室速被成功地抑制。提示 T 波电交替可用于追踪抗心律失常药物疗效。

已进行的一些抗心律失常药物对 T 波电交替的效应的研究表明，胺碘酮可显著降低有明确室速患者的 T 波电交替水平，急性静脉普鲁卡因酰胺负荷可减少 T 波电交替的发生。Nexopamil 这种兼具钙通道阻滞作用和 5-HT$_2$ 受体阻滞作用的新型药物对冠状动脉闭塞及再灌注时的 T 波电交替均有显著抑制作用，具有强力的抗室颤作用，而仅具钙通道阻滞作用的地尔硫草抑制冠状动脉闭塞时的 T 波电交替及室性心律失常的发生，不能有效抑制再灌注时的 T 波电交替及心律失常。

（七）心肺移植术中单相动作电位交替的研究

心肺移植术中单相动作电位交替的研究，提示动作电位交替是缺血引起 T 波电交替的一个重要机制，并具有局部区域特征。Sutton 及同事观察 36 例心肺移植术患者，记录左室心外膜单相动作电位，36 例患者中，冠状动脉闭塞超过 2min 的 14 例出现了动作电位形态和时程的交替（39%），其余 22 例因冠脉闭塞不足 1min，且记录电极位置不当，未记录到动作电位交替，14 例出现动作电位交替的患者，当其记录电极被移出缺血区约 1cm 时，7 例的动作电位交替消失，显示局部区域特征。

六、治　　疗

T 波电交替是由包括器质性心脏病和非器质性心脏病等多种原因引起的反映心肌电活动不稳定性的一种表现。T 波电交替阳性患者多数有严重的冠心病、心肌病和充血性心力衰竭等。T 波电交替预示着患者具有发生恶性室性心律失常及猝死的高度危险。故临床医师对 T 波电交替阳性患者宜加警惕，加强原发病的治疗，消除各种诱发因素，加强猝死的一级预防和二级预防，从而降低恶性室性心律失常及心脏性猝死的发生率和死亡率。目前认为恶性室性心律失常的治疗可以首选 ICD，如果不适宜或没有条件埋置 ICD，则药物治疗也不失为有效的方法。胺碘酮是促心律失常作用最小的抗心律失常药物，也是对心功能不全患者相对最安全的药物。近年来索他洛尔在我国也已应用于临床，为治疗恶性室性心律失常增加了一种可供选择的药物，尤其对因脏器不良反应而不能耐受胺碘酮治疗的患者可能有益。心肌梗死后患者要重视合理使用 β-受体阻滞剂。对心肌缺血引起的 T 波电交替应用扩张冠状动脉药物可能使其恢复。由电解质紊乱引起者应纠正电解质紊乱。而对于 LQTS 中易发 TdP 的患者应选用患者可耐受的足够剂量的 β-受体阻滞剂治疗。

参 考 文 献

1. 黄芸，杨钧国. T 波电交替与恶性室性心律失常. 中华心律失常学杂志，1998，2（4）：312-315

2. Smith J, Clancy E, Valeri R, et al. Electrical alternans and cardiac electrical instability. Circulation, 1988, 77: 110-121

3. Rosenbaum DS, He B, Cohen RJ. New approaches for evaluating cardiac electrical activity: repolarization alternans and body surface laplacian imaging. In: Zipes DP, Jalife J. Cardiac Electrophysiology: from Cell to Bedside. 2nd Ed. Philadelphia: W B Saunders Company, 1995, 1187-1192

4. Schwartz PJ, Moss AJ, Vincent GM, et al. Diagnostic criteria for the long QT syndrome: an update. Circulation, 1993, 88: 782-784

5. Shimizu W, Antzelevitch C. Cellular and ionic basis for T wave alternans under long-QT conditions. Circulation, 1999, 99 (11): 1499-1507

6. Verrier RL, Nearing BD. Electrophysiologic basis for T wave alternans as an index of vulnerability to ventricular fibrillation. J Cardiovasc Electrophysiol, 1994, 5(5): 445-461

7. Estes NAM, Michaud G, Zipes DP, et al. Electrical alternans during rest and exercise as predictors of vulnerability to ventricular arrhythmias. Am J Cardiol, 1997, 80(10): 1314-1318

8. Momiyama Y, Hartikainen J, Nagayoshi H, et al. Exercise-induced T wave alternans as a marker of high risk in patients with hypertrophic cardiomyopathy. Jpn Circ J, 1997, 61(8): 650-656

9. Adachi K, Ohnishi Y, Shima T, et al. Determinant of microvolt-level T wave alternans in patients with dilated cardiomyopathy. J Am Coll Cardiol, 1999, 34: 374-380

10. Groh WJ, Shinn TS, Engelstein EE. Amiodarone reduces the prevalence of T wave alternans in a population with ventricular tachyarrhythmias. J Cardiovasc Electrophysiol, 1999, 10(10): 1335-1339

11. Kavesh NG, Shorofsky SR, Sarang SE, et al. The effect of procainamide on T wave alternans. J Cardiovasc Electrophysiol, 1999, 10(5): 649-654

12. Hohnloser SH, Klingenheben T, Li YG, et al. T wave alternans as a predictor of recurrent ventricular tachyarrhythmias in ICD recipients: prospective comparison with conventional risk markers. J Cardiovasc Electrophysiol, 1998, 9(12): 1258-1268

13. Armoundas AA, Osaka M, Mela T, et al. T wave alternans and dispersion of the QT interval as risk stratification markers in patients susceptible to sustained ventricular arrhythmias. Am J Cardiol 1998, 82(9): 1127-1129

第64章 运动负荷试验和运动心电图

Exercise stress testing and exercise electrocardiogram

杨　钧　国

内 容 提 要

运动负荷试验简介

　　运动负荷试验（exercise stress testing）简称运动试验，是各种负荷试验中最重要的一种，因其最符合生理负荷的情况且具有安全方便的特点，所以临床上应用亦最广泛。

　　运动试验是通过一定负荷量的生理运动，了解病人生理及病理变化的技术。是目前对已知或可疑心血管病，尤其是冠心病，进行临床评估的最重要的最有价值的无创性诊断试验，亦可用于对健康人进行罹患冠心病危险性的预测。

　　运动试验技术近年来有了较大的发展，目前已用于临床的除了运动心电图外，还有运动超声心动图、运动核素心肌显像、运动门控血池扫描（gated blood pool scintigraphy）、运动心功能测定等。另外，还形成了运动心导管等创伤性检查方法，主要用于实验研究。表 64-1 列出各种运动试验目前主要的临床及实验室用途。

表 64-1　运动试验的应用

临床应用

1. 检出和估价心肌缺血

　应用运动心电图、^{201}Tl 扫描、超声心动图等

2. 评估冠心病预后

　运动心电图，^{201}Tl 扫描、运动心功能测定等

3. 了解左室功能

　运动心功能测定、超声心动图、门控血池扫描或其他间接方法

4. 评估先心病和冠心病外科治疗的效果

　应用运动心电图、超声心动图、运动心功能测定等

5. 制订病人或正常人运动方案

用于导管室研究

1. 评价在高血流速度（运动诱发）时，瓣膜压力梯度

2. 测定运动对以下各项的影响

　心脏分流情况，室内和心内压力，整体和局部的心室功能，冠脉血流，心肌代谢

　　在各种运动试验中，运动心电图仍是重要的。本章主要阐述运动心电图的有关情况。

运 动 生 理 学

一、等长运动和等张运动

人体运动一般有两种类型，即等长运动(isometric exercise)和等张运动(isotonic exercise)。在日常情况下，常是两种运动的混合而以某种运动为主。

（一）等长运动

等长运动是肌肉作功时，肌肉长度保持基本不变，而肌肉张力明显增高。典型的等长运动如举重、搬运重物、握拳等。等长运动时肌肉张力明显增高，可显著增加外周血管阻力，而引起血压明显升高，心脏后负荷增加，使冠脉和骨骼肌血管阻力增加，冠脉灌注减少。因此，等长运动对心血管病人不利，是应力图避免的运动形式。

（二）等张运动

等张运动即肌肉作功时，肌肉张力保持相对恒定，肌肉长度呈有规则地舒缩。步行、跑步、游泳等是典型的等张运动。等张运动时，骨骼肌及冠状血管是扩张的，血压轻度升高是因心排出量增加，冠脉血流量和流速是增加的。等张运动最符合人体的生理条件，是健康人和心血管病人宜采用的运动形式。运动试验时的运动形式应主要以等张运动为主，尽量避免等长运动，这对提高运动试验的安全性及正确性是十分重要的。

二、冠 脉 储 备

机体的所有系统，包括心血管系统，都具有巨大的储备能力。因此，许多心脏功能异常，在静止时很难检出，而在运动时尤其是极量运动时能发现心脏轻微的异常。运动是目前应用最广泛也是最安全的，兴奋心肌达到最大心肌氧耗量(MVO_2)的方法，也是惟一的能使机体达到最大氧摄入的方法，这时冠脉血流的轻度异常亦能检出。其他一些心血管异常亦能在运动时被发现。如在心脏有分流的病人，休息时左向右分流，运动时能逆转为右向左分流。静止时肺动脉压力和跨瓣压力差可以是正常或临界值的，而运动时则可增高而被检出。有冠状动脉进行性狭窄者，静止时亦常可无心肌缺血表现，但有时轻微运动即能检出其存在严重缺血。

三、运动时心排出量增加

成人在极量运动时，心排出量能从 5L/min 增加到 25L/min。骨骼肌血管床的扩张促使心排出量增加。由于心排出量增加，随之平均动脉压亦可升高，一般可升高 50%。这相应地引起心肌收缩力增加。运动时每搏最大搏出量是不同的，取决于运动量及运动时的体位。由于每搏搏出量的增加是有一定限度的，因此运动时心排出量的增加主要是由于心率加快所致。当心率加快时，每次心搏的收缩期射血时间缩短，而在较短时间内需排出较多的血量，则必需增加心肌张力形成的速率和心肌纤维缩短率，亦即心肌的收缩性增加。故运动时由于心率加快、心肌收缩力增强、外周血管阻力降低而使心排血量增加。

四、运动时心肌氧耗

每搏心肌氧耗主要取决于心肌张力及心肌收缩性。心肌收缩性反映为心肌张力形成的速度和心肌的缩短率。正如上述，在运动时这两者均是增强的，故每搏心肌氧耗亦增加。每分心肌氧耗为心率和每搏氧耗的乘积。运动时更有明显增加。在临床实际中不可能测定心肌张力及缩短率，而以心率和收缩血压的乘积代表每分钟心肌氧耗。在血压正常的个体，运动引起血压轻度升高且较稳定，因此可用心率值反映心肌氧耗。达到最大心率时亦即反映了最大的心肌氧耗。在剧烈运动时，心肌氧耗可从安静时每搏 $1.2 \times 10^3 ml/100g$ 心肌组织增加到每搏 $1.9 \times 10^3 ml/100g$ 心肌组织。正常动脉血氧浓度约 19ml/dl，而心肌氧摄入率在稳定运动时基本不变。剧烈运动时则冠脉血流量必需从静止时的 60ml/100g 心肌组织增加到 240ml/100g 心肌组织。在冠脉狭窄时，即或狭窄程度较轻，冠脉储备已不足或丧失，则不能使冠脉血流量有如此大量的增加。心肌氧耗增加而冠脉血流量不能随之相应增加，导致狭窄区心肌缺血。运动试验即基于运动能引起心肌缺血而能作为对心肌缺血最有用的一种诊断方法。

五、运动引起的非冠脉粥样硬化性心肌缺血

冠状动脉粥样硬化是引起心肌缺血最重要的原因，但其他病变也能引起心肌缺血。理论上，肺功能不全由于降低血氧浓度亦可能引起缺血，但由于正常冠脉循环强大的代偿能力，降低冠脉阻力使冠脉血流明显增加以及心肌组织摄氧能力提高，所以实际上肺功能不全不会导致心肌缺血。血流携氧能力降低，如贫血、一氧化碳中毒等，有时可引起心肌缺血。非粥样动脉硬化性运动性心肌缺血更多见于慢性心脏负荷增加和继发性心肌肥厚，如严重的主动脉瓣或瓣下狭窄，或长期的高血压等，如运动量增加是"跳跃式"的，即或在正常冠脉亦能引起氧需超过其血流灌注能力而导致心肌缺血。如同时伴有冠脉粥样硬化，则使血流灌注能力更为恶化。

如心脏和冠脉是正常的，且无血液携氧障碍，则目前所用的极量或亚极量运动试验不会引起心肌缺血。因为目前采用的运动试验方案，运动量的增加是渐进的，且在每一级运动量时都有一"温醒"（warming）过程。这样，由于冠脉具有巨大的储备能力，不仅在正常人不会引起心肌缺血，即或存在轻度冠脉粥样硬化时，亦不致引起缺血。但如运动量是"跳跃"型增加，无相应的"温醒"过程，则在极量或亚极量运动时个别正常人亦会引起心肌缺血。

六、因冠脉供血不足所致的心肌缺血

在非重症心绞痛病人，在运动试验时通常有一由正常到缺血的转折点，亦即在运动量增加到某一级时会出现心肌缺血，因为达到该级时心率和血压乘积一般可增加近40%，该级运动量即为心肌缺血的阈值。为了解心肌缺血的阈值，采用的运动试验方案不宜过大地增加运动量。过大地增加运动量将降低确定缺血阈值的准确性。缺血阈值对判断冠心病的严重程度是一重要指征。临床和动物实验都证明，正常的冠脉具有甚大的储备能力，在冠脉粥样硬化使狭窄达冠脉直径的50%时，一般的运动量（非极量运动）不会引起心肌缺血。一般的生理运动对检出心肌缺血的敏感性是相对低的。因此，为增加运动试验的敏感性需要增加运动量，并应用多种观察指标和高性能的多导电极记录心电图。采用目前的运动试验技术和冠脉造影的多组对照研究表明，在存在中等程度（冠脉狭窄达50%~70%）的冠脉粥样硬化，运动试验时即出现心肌缺血。

七、运动性心肌缺血的表现

（一）胸部不适

胸部不适并不是心肌缺血敏感的症状。在运动引起 ST 段压低的病人中，仅约 1/2 病人有此病状。但如运动试验时出现典型心绞痛则是一有价值的发现，很可能存在显著的冠脉病变。正确地区分运动时的心绞痛抑或其他原因引起的胸痛，有赖于仔细地分析症状。心绞痛是一种深部内脏性不适。病人常用"压迫感"、"胸部憋闷"、"撕裂感"等来形容。病人有时否认这是一种急性的剧烈疼痛，而只是一种不适感或不易描述的难受感。相反，如果是一种锐痛，一种较剧烈的明确的疼痛感，则常可能并非是心绞痛而只是位于浅表的局部性疼痛。运动试验时心绞痛的典型部位是在胸骨后，肋间隙和前颈部包括咽喉部。疼痛可放射至肩部、前臂、肘部、颈上部至下颌。非心绞痛性疼痛常是局限的，一般位于左胸、左锁骨中线第 4 到第 6 肋处，疼痛一般不发生在中轴线部位。疼痛的时间-强度曲线亦有助于两者的鉴别。运动引起的心绞痛常随运动负荷增加而加重，除非终止运动才能缓解。"步行缓解性心绞痛"（walk throgh angina）只发生在稳定和轻度活动时，在运动负荷试验时则一般不会发生。而非心绞痛性胸痛常随运动量增加而减轻，甚至在继续运动时消失。胸骨后的发热或发冷感是和时间-强度曲线有相同鉴别价值，是运动试验引起心绞痛的典型表现。在每次运动试验中都应记录下病人胸部不适的症状及其特点。

（二）ST 段偏移

有无 ST 段偏移是运动试验是否引起心肌缺血的主要指征。ST 段抬高常是因心外膜下或透壁缺血所致。ST 段下移则可能是心内膜下缺血引起的。如 ST 段抬高，抬高的 ST 段凹面向上，且常出现在除 aVR 和 V$_1$ 以外的所有胸导联，休息时已有，运动时并无改变的则是急性心包炎所致。冠脉粥样硬化并不是引起心内膜下心肌缺血的惟一原因，任何原因引起的携氧障碍、冠脉痉挛和任何原因引起的左室高电压都能在运动时引起心内膜下心肌缺血和 ST 段压低。但这些原因一般均较易发现。另外，药物和洋地黄类亦能引起 ST 段压低。还有一些 ST 段偏移，其原因尚不清楚。

（三）心律失常

运动试验时引起的心律失常，尤其是室性早搏，其发生原因尚不清楚，但心肌缺血是诱发原因之一。如无其他明确的心肌缺血依据，则运动试验时出现的心律失常不一定是因心肌缺血所致。在冠心病人中运动性心律失常的发生率 3 倍于正常健康者，但对每个病人其确切意义尚不清楚。如运动性心律失常同时伴 ST 段压低或在心肌梗死后的病人中出现的，则较单呈 ST 段改变的病人有更为严重的冠脉病变。

（四）心脏最大泵功能降低

在无限制运动能力的残疾或无贫血、严重肺气肿等其他系统病变的病人，也无瓣膜性病变、心肌炎、心肌病等其他心血管疾病，而不能达到稳定的心脏作功的正常水平，则表明存在严重的冠脉病变。同样，在轻度运动时出现血压下降，亦即出现暂时性泵衰竭，通常反映存在进行性冠脉狭窄。如运动引起左室全部或大部缺血则会引起心脏的多方面功能受损，但如缺血仅是局部的，则仅影响左室个别部位。在这种情况下，正常部位心肌收缩性加强以代偿缺血受损心肌功能，此时外周血压、心率和能忍受的运动量都不能对此异常作出反映，这种情况一般是发生在冠脉轻度狭窄或分支狭窄或局灶性的心肌梗死病人。

运动试验的方法学

一、运动试验的类型

自从 Master 和 Goldhammer 等首先创建运动试验用以诊断冠心病至今，运动负荷试验的方式已发展成多种类型。最早应用于临床的二级梯试验，以后广泛应用的活动平板（moto-driven treadmill）试验和自行车测力计（bicycle ergometer）试验、卧位运动试验（含卧位自行车及卧位双臂运动）、握力试验、导管运动试验等。其中临床应用最广泛的是活动平板和自行车测力计运动试验。

（一）活动平板运动试验

活动平板运动是所有目前常用的器械运动中引起心肌氧耗最高的运动方式，因其参与作功的肌群多，包括双下肢、躯干部及双臂。活动平板运动是最接近理想的生理运动形式，等长运动的成分可降至最小。在平板运动中，病人主观的干扰作用亦最小，在每级增加运动量过程中，有一充分的"温醒"阶段。目前，为各种特殊检查需要，还发展了坐位平板或双臂平板，即或不活动双腿及膝部亦能达到最大心肌氧耗，且由于平板运动时前胸可保持不动，因此在运动后即刻可进行超声心动图、心导管和核素扫描等检查。

活动平板的缺点，主要是由于肌肉活动及软组织的弹性作用使心电图记录有一定的干扰，另外，平板运动时噪声较大，并需要一定的空间。

（二）自行车测力计（又称踏车运动试验）

坐位自行车测力计运动最大的优点在于心电图记录干扰小。因此，自行车测力计运动在运动时即可进行心导管术、心脏超声和核素的扫描检查。本试验噪声很小且只需较小的空间。自行车测力计试验的最大缺点是需要病人主观的配合，当病人较累时不易保持稳定的工作量。另外，在每一阶段开始增加负荷量时，易形成等长运动，而负荷量易呈"跳跃"式增加，无充分的"温醒"过程。这是此试验中最需注意避免的情况。

（三）二级梯运动试验

二级梯运动试验是最简便安全的运动方式，故早期曾被广泛用于临床，但后来发现二级梯运动试验很难达到最大心肌氧耗量，因此阳性率常偏低，且不能在运动中录得满意的心电图，且运动量增加缺少足够的"温醒"作用，故现已很少被采用。

二、运动试验的方案

目前已有多种运动试验方案可供选择。其主要区别在作功量递增方式（变速变斜率、恒速变斜率、恒定斜率变速等）、递增量、每一级持续时间（温醒过程）和作功总量等方面。运动试验时作功量用梅脱（Met）来代表生理活动时的能量消耗。1Met 相当于坐位基础状态时的能量消耗值，约为 3.5ml/kg·min 氧摄入量。

目前应用最广泛的平板运动试验方案是 Bruce 方案、Naughton 方案和 ACIP 方案，见图 64-1。Bruce

方案为变速变斜率运动，是目前最常应用的方案。其一级能耗值为 5 梅脱，即相当于 17.5ml/kg·min 氧耗。此作功负荷相当于纽约心脏协会心功能分级的 Ⅱ~Ⅲ级。二级相当于 7~8 梅脱，三级相当于 10 梅脱，四级相当于 14 梅脱。可见 Bruce 方案氧耗量值及作功递增量较大，较易达到预定心率。但对心功能差或病重病人则运动递增速度过快，病人不易耐受，亦不易精确测定缺血阈值。

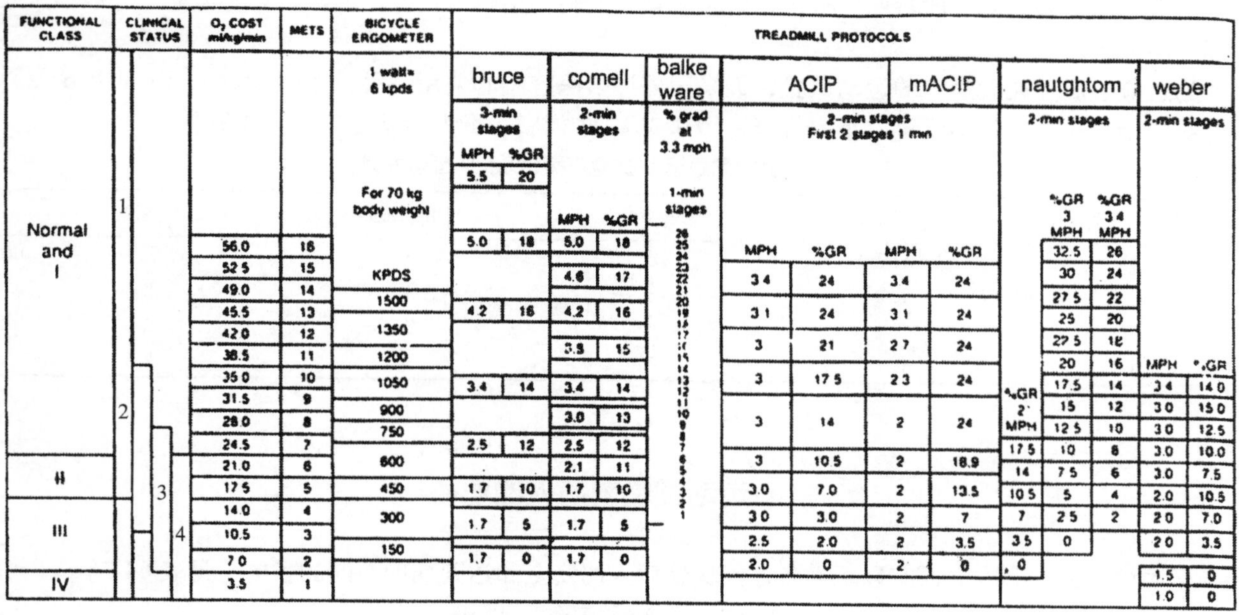

FUNCTIONAL CLASS	CLINICAL STATUS	O2 COST ml/kg/min	METS	BICYCLE ERGOMETER (1 watt = 6 kpds) For 70 kg body weight	bruce (3-min stages) MPH %GR	comell (2-min stages) MPH %GR	balke ware (% grad at 3.3 mph)	ACIP (2-min stages First 2 stages 1 min) MPH %GR	mACIP MPH %GR	nautghtom (2-min stages)	weber (2-min stages) MPH %GR
					5.5 20					%GR 3 MPH / %GR 3.4 MPH	
Normal and I (1)					5.0 18	5.0 18 (1-min stages)	26 24	MPH %GR	MPH %GR	32.5 26	
		56.0	16				24			30 24	
		52.5	15	KPDS		4.6 17	22	3.4 24	3.4 24	27.5 22	
		49.0	14	1500			20	3.1 24	3.1 24	25 20	
		45.5	13		4.2 16	4.2 16	19		2.7 24	27.5 18	
		42.0	12	1350			18	3 21		20 16	MPH %GR
		38.5	11	1200		3.3 15	17		2.3 24		
	(2)	35.0	10	1050	3.4 14	3.4 14	16	3 17.5	2 24	%GR 2 MPH 17.5 14	3.4 14.0
		31.5	9	900			15			15 12	3.0 15.0
		28.0	8	750		3.0 13	14	3 14	2 24	12.5 10	3.0 12.5
		24.5	7	600	2.5 12	2.5 12	13			17.5 10	3.0 10.0
Ⅱ	(3)	21.0	6			2.1 11	12	3 10.5	2 18.9	14 7.5 6	3.0 7.5
		17.5	5	450	1.7 10	1.7 10	11	3.0 7.0	2 13.5	10.5 5 4	3.0 5.0
Ⅲ	(4)	14.0	4	300	1.7 5	1.7 5	10	3.0 3.0	2 7	%GR 2 MPH 2.5 0	2.0 10.5
		10.5	3	150			9	2.5 2.0	2 3.5	3.5 0	2.0 7.0
		7.0	2		1.7 0	1.7 0	8	2.0 0	2 0	0	2.0 3.5
Ⅳ		3.5	1								1.5 0
											1.0 0

图 64-1　运动试验的方案和氧耗，心功能对照

mph 是平板运动速度（英里/小时，1 英里/小时 = 1.609km/h）；从 VO$_2$
值可算出运动的 METS 值[1METS = 3.5ml O$_2$/kg·min]；GR 为坡度%
FUNCTIONAL CLASS—心功能分级　　CLINICAL STATUS 临床情况
O$_2$ COST—氧耗 ml/kg·min　　BICVCLEERGOMETER 踏车试验方案
TREADMILLPROTOCOLS 平板运动方案
临床情况中：1 为健康人，2 为可疑心衰病人，3 为运动时有症状者，4 为静息时有症状者

　　Naughton 方案为恒速变斜率试验，每一级斜度增加 2.5%，其耗能增加 1 梅脱，故总作功量较小，对健康人或可疑病人显然运动量较轻，需较长时间才能达到预期心率。但对病重患者则较适宜，病人易耐受，也能较精确地测定缺血阈值。从表 64-2 中可以看到，对重病人和恢复期病人采用此方案较合适。

　　Web 方案近似恒速变斜，每级斜率增加 3.5%，其耗能增加 1 梅脱和 Naughtou 方案类似。ACIP 和其改良方案（mACIP）每 2min 一级，每级耗能 1.5 梅脱。此方案的特点是运动负荷增加较平缓，心率和氧耗增加成线性相关。因此发生 ST 段压低的时间和心率范围测定较准确，可较其他方案更精确的测定缺血阈值。此方案对已知冠心病人，了解其病情进展情况有独特的优点。mACIP 则更适用于老年和体弱病人，不能耐受每级增加 3mph 速度者。

　　对于平板运动的各种方案，其每级的氧耗值可用以下公式计算。

　　氧耗 VO$_2$（mlO$_2$/kg·min）= mph × 2.68 + 1.8 × 26.82 × mph × 斜率% ÷ 100 + 3.5

　　mph 是平板运动速度（英里/小时，1 英里/小时 = 1.609 公里/小时）；从 VO$_2$ 值可算出运动的 Mets 值（1Mets = 3.5mlO$_2$/Kg·min）

　　国内目前已有一些单位在试用适合于国人的平板运动方案，但其氧耗值无法确定，现在可通过此公式求得。并可从图 64-1 中查到各级运动相应的能耗值（梅脱）。

　　图 64-1 中同时列出了病情不同的病人宜采用的运动量。安静时即有心肌缺血症状或恢复期病人，

一般宜在 7 梅脱运动量以内即 Bruce 方案Ⅱ级,如安静时无症状病人则可增加到 10 梅脱即 Bruce 方案Ⅲ级,正常人或可疑冠心病人,一般可采用较大运动量。

图中同时列出了运动试验对纽约心脏协会心功能分级的判断方法。能忍受 5~6 梅脱运动量的为Ⅱ级心功能,2~4 梅脱的为Ⅲ级,1.6 梅脱以下的为Ⅳ级心功能。

踏车运动试验目前一般参照平板运动试验方案,变斜率用阻力代替,为防止等长运动,一般多采用恒速变斜方案。

为适应心肌梗死后病人的运动试验,近来国外许多医疗中心使用一种低水平运动方案(见表64-2),该方案运动量较低,且递增量亦小,每级递增 0.3~0.7 梅脱,最大运动能耗为 3.3 梅脱。

表64-2 心肌梗死后运动试验方案(低水平运动方案)

级　别	速度(mph)	斜率(%)	时间(min)	梅脱
1	1.2	0	3	2.1
2	1.2	3	3	2.3
3	1.2	6	3	3.0
4	1.7	6	3	3.3

三、运动试验前病人的准备

运动试验前,病人必需有以下准备才能保证病人的安全和达到准确诊断的目的,见表64-3。

表64-3 运动试验前病人的准备

1. 病史
2. 体检
3. 12 导联心电图
4. X 胸片及心脏二位片
5. 心脏 B 超(必要时)
6. 血脂、血糖检查(必要时)
7. 停服抗洋地黄及抗心绞痛(必要时)类药物至少 3~4 个半衰期
8. 运动前 2h 禁食并禁烟酒

病人进行运动试验的目的不同,所需的准备亦不尽相同。对未知冠心病人为能准确的诊断,必需停用一切抗心绞痛药物及洋地黄类制剂至少 3~4 个半衰期。另外,一般需要有血脂及血糖检查,以确定罹患冠心病危险程度。但对已知冠心病人为了解治疗效果及判断预后,则不宜停用抗心绞痛药物,这些病人停药后常会引起症状加重。

运动试验前必需有详细的病史及体检,以了解病人症状发作情况。有无高血压史,心衰表现,有无急性疾病及炎症感染情况,以及内分泌和电解质紊乱情况。试验前心脏详细的听诊是必需的,应注意有无心脏杂音和附加心音,运动试验后再次听诊能发现运动中出现的杂音及附加心音。试验前除记录 12 导联常规心电图外,还必需记录坐位或站立位 12 导心电图以了解体位对心电图图形及 ST 段的影响。

四、运动试验时的监测

运动试验时必需对病人一般情况、症状、体征进行监测,另外必需对病人心电图,血流动力学情况进行监测。

(一) 心电监测

1. 皮肤电极的准备　运动试验前皮肤电极的准备十分重要,否则录得的心电图将有较大的干扰和不稳定的基线。为减少皮肤电极间的边界电流,皮肤应仔细用电极所附的小砂轮轻轻磨光,并用乙醚或无水酒精仔细清洁。电极部位一般宜用导电糊涂满,然后黏贴,造成一局部封闭小区,汗水等不易进入。电极宜安置在皮下组织少的部位而不易移动。

2. 导联选择　运动试验的监护导联选择,对准确的诊断有极其重要意义(表 64-4)。目前强调多导记录的重要性,单导 V_5 或 CM_5 导联记录,常有约 1/3 下壁心肌缺血漏诊,对前壁心肌缺血的阳性检出率亦仅为 12 导联心电图的 89% 左右。6 导联心电记录 II、aVF、V4 ~ V6 几乎可检出 12 导心电图录得的全部心肌缺血的心电异常。为了全面了解病人在运动试验中出现的心肌缺血和心律失常情况,现普遍采用的仍是 12 导联心电图记录。肢体导联部位可采用 Mason-Likar 改进肢导系统(见图 64-2)。该导联系统已被美国心脏病学会所承认。该改良导联系统可引起电轴右偏,下壁导联电压增高和 Q 波丢失,aVL导联出现新的 Q 波。所以和 12 导静息心电图尚有一定区别。

V5 导联有多种双极导联的改良,阳极都在 V5 导联部位,阴极在前额部位为 CH5 导联,在右锁骨下部位为 CS5 导联,在胸骨上部为 CM5 导联,在右 V5 导联部位为 CC5 导联,在背部为 CB5 导(见图64-3)。其中,CM5 导联的敏感性最高,亦最常被采用。

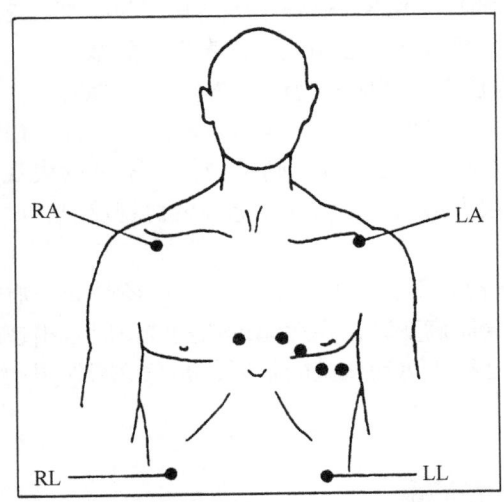

图 64-2　运动试验 12 导联心电监护及
Mason Liker 改良导联左右上肢导联应
放在锁骨下凹的外侧面,心前导联部位不变

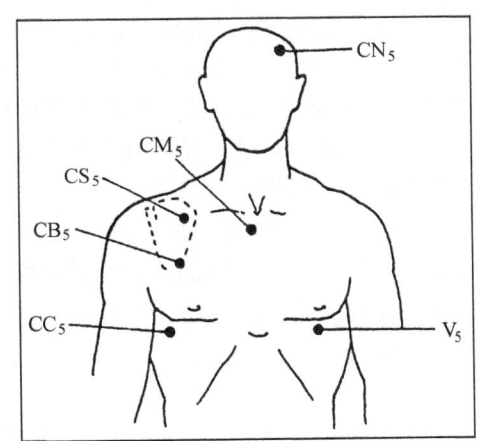

图 64-3　常用的双极心电
图导联电极的位置

表 64-4　运动试验的导联系统

单导联记录:改良的 V5 导联(CM5 或 CH5 导联)

三导联记录:CM5、V3 及 II(或 aVF)导联

六导联记录:II、aVF 及 V4 ~ 6

其他多导联记录:x、y、z 导联

改良的 12 导联

I、aVF、CM3

在有条件的医疗单位，运动试验中在监护仪上可常规持续监护 V2、V5 及 Ⅱ 导联，并每分钟或每 3min 记录 12 导联心电图一次。运动试验后，可每 2min 记录一次 12 导联心电图，至 6~10min。

（二）血流动力学监护

1. 血压监护　运动试验前，应测定病人卧位及坐位（或站立位）右上肢血压各三次，取其平均值。运动试验期间和运动后，每 2~3min 测定一次血压，直至运动后 6~10min。如运动中出现血压下降，则应每分钟测定血压。如配有自动血压监护仪，则在运动中持续血压监护的同时，仍需按上述方法进行人工测量血压值。

2. 体检　如病人有心功能不全表现，在运动中宜及时进行体检，注意发现心脏有无新发现的杂音及第 3、第 4 心音或喀喇音。另外需进行肺部听诊，了解有无心力衰竭的其他表现。

（三）病人临床情况的监护

1. 心绞痛　如前所述，在运动试验中出现的胸闷不适等症状需和真正的心绞痛相鉴别。只有确定是心绞痛发作，才需要停止运动试验。依据前述的鉴别点以及心电监护中 ST 段改变不难对两者作出明确的鉴别。

2. 呼吸困难和疲劳　在大运动量时，在达到峰值心率及作功量时，伴有呼吸困难及疲劳是常见的，亦是正常反应。如在低负荷量或低心率时出现明显的疲劳和呼吸困难，需仔细区别是因为心脏功能不良所致还是病人因平时缺少锻炼发生的正常运动反应。前者常伴有其他心功能不良表现，如紫绀、皮肤湿冷、血压下降或心电图 ST 段偏移等，则宜终止运动。如为后者，则应鼓励病人继续进行试验。

3. 苍白、皮肤湿冷　运动中出现皮肤湿冷、苍白常是循环功能不良的早期表现，如伴有血压下降及其 ST 改变，则更需密切注意。如出现神态淡漠，意识混乱，步态蹒跚，则是脑供血不足的表现，宜终止运动，并平卧观察。这种情况在严密监护血压的情况很少出现。也需注意除外低血糖反应，试验前的血糖检查及病史可提供诊断依据。

4. 跛行、下肢关节疼痛　这亦是运动试验中重要的情况，需要鉴别其是心血管性还是非心血管性的。存在外周循环病变，常见的为粥样硬化性动脉硬化或糖尿病变时，在运动量达到峰值时常出现跛行或下肢关节疼痛等症状，伴下肢末端皮肤苍白，变冷等，是终止运动试验的指征，亦对诊断外周动脉病变提供重要依据。

五、运动试验的终止指标

终止运动试验的绝对指标是当病人在运动中出现不宜继续进行运动的情况，如继续运动将对病人有害，此时应立即终止运动试验。目前普遍采用的终止运动试验的标准一般有两类，即达到预期心率或预期作功量为指标的心率或负荷限制性，和出现特定症状为指标的症状限制性。这适用于包括极量、亚极量和低水平运动试验等。

（一）症状限制性运动试验

一般病人在出现如表 64-5，心肌梗死后的病人如出现表 64-6 中所列的表现之一项，即为终止运动的指征。

（二）极量运动试验和亚极量运动试验

预期最大心率反映病人能达到的最大氧耗，不同年龄组的预期最大心率如表 64-7 所示。近年研究发现，预期最大心率在同一年龄组各个体之间有较大差异，同性别同龄组的标准误约 10bpm，运动员比同年龄组普通人平均低 7bpm，同年龄组性别之间差异较小，女性约比男性平均低 5bpm。

表 64-5　终止运动试验的指标

绝对指标

1. 病人要求
2. 增加运动负荷时出现血压及（或）心率降低，收缩压下降≥10mmHg
3. 明显的症状和体征：极度体力衰竭、皮肤湿冷、苍白、紫绀、剧烈的心绞痛或胸痛、意识混乱、眩晕、黑蒙、缺血性跛行等
4. 严重的心律失常：室速、室扑或室颤
5. 重度 ST 段压低（下垂型或水平型压低≥3mm），ST 段抬高≥1mm
6. 急性心肌梗死
7. 仪器故障

相对指标

1. 较显著的症状和体征：明显胸痛（可疑心绞痛）、头晕、显著疲劳、极度紧张等
2. 显著的 ST 段改变：水平型或下垂型压低≥2mm，上斜型下移 >3mm
3. 显著的高血压，血压≥220/110mmHg
4. 运动负荷增加时，血压无相应增加：在达 Bruce 方案 3 级时，收缩压升高少于 20mmHg
5. 引起频发室性早搏（较运动前增加 25%）或多源性和成串室早
6. 阵发性室上性心律失常
7. 运动引起任何室内传导阻滞

表 64-6　心肌梗死后运动试验的终止指标

1. 病人要求
2. 显著的症状和体征：胸痛、疲劳、头晕、呼吸困难、咳嗽、中枢神经系统症状等
3. 最大心率≥120bpm（用 β 阻滞剂者≥110bpm）
4. 运动时血压低于静息时血压
5. 严重的室性心律失常：频发的、多源的或成对的室早、室速等
6. 室上性心动过速、房颤及（或）房扑
7. 心率对运动反应不良
8. ST 段压低≥2mm，ST 段抬高≥1mm
9. 运动引起任何室内传导阻滞

表 64-7　国外预期最大心率表

1. 美国心脏协会（1979 年）最大预期心率										
年龄	20	25	30	35	40	45	50	55	60	65	70
预期最大心率	197	195	193	191	189	187	184	182	180	178	176
85% 最大心率	167	166	164	162	161	160	156	155	153	151	150

2. 10 家美国和西欧研究单位的最大预期心率的平均范围					
年龄	20～29	30～39	40～49	50～59	60～69
预期最大心率	190	182	179	171	164
85% 最大心率	162	155	152	145	139

　　国内目前普遍采用的是简化的修正标准，即最大心率≈220 - 年龄；亚极量（85%）最大心率≈195 - 年龄（见表 64-8）。

　　亚极量运动试验是一人为的指标，一般取平均预期最大心率的 85% 或 90% 为其预期心率。一部分病人不易达到最大预期心率，则可按此心率为终点。应强调的是，国内目前尚有不少单位采用亚极量运动作为运动试验的常规方案，我们认为是不合适的。对于诊断和预后的判断都应尽量采用亚极量运动，

亚极量运动的结果常不能作为肯定的诊断依据，尤其是其阴性结果，更无诊断意义。亚极量运动只是对某些患有周围血管病变，肺疾患等特殊病人一种替代方案。

表64-8　国内通用的最大心率表

年龄（岁）	25	30	35	40	45	50	55	60	65
平均最大心率	200	194	188	182	176	171	165	159	153
85%最大心率	170	165	160	155	150	145	140	135	130

（三）预期最大运动负荷试验

　　除上述两种运动终止指征外，国外近年还推荐应用预期最大负荷试验，即以达到预期最大负荷量为运动试验终止指征。不同性别、年龄的自行车测力计试验及平板运动试验时的预期最大负荷值可分别从表64-9，图64-4中查得。以运动负荷值作为运动试验终止指征可弥补以预期心率为指征的不足，尤其在低负荷量时即出现较高心率，或心率不能随运动量增加而相应增加的病人更为适宜。

表64-9　自行车测力计试验时各年龄、性别身高组运动负荷值（W）

年　龄	女性身高（cm）					男性身高（cm）				
	160	170	180	190	200	160	170	180	190	200
20	176	192	208	225	241	220	240	261	281	301
25	167	183	199	215	232	209	229	249	269	290
30	158	174	190	206	222	197	217	238	258	278
35	149	165	181	197	213	186	206	226	246	267
40	139	156	172	188	204	174	195	215	235	255
45	130	146	163	179	195	163	183	203	223	244
50	121	137	153	170	186	151	172	192	212	232
55	112	128	144	160	177	140	160	180	201	221
60	103	119	135	151	167	129	149	169	189	209
65	94	110	126	142	158	117	137	157	178	198
70	84	101	117	133	149	106	126	146	166	186

　　注：每级增加20w/min运动负荷值的正常范围为85%～115%。如45岁女性身高170cm，则正常最大运动负荷值应为146瓦（W），
　　　　范围为124瓦到168瓦之间

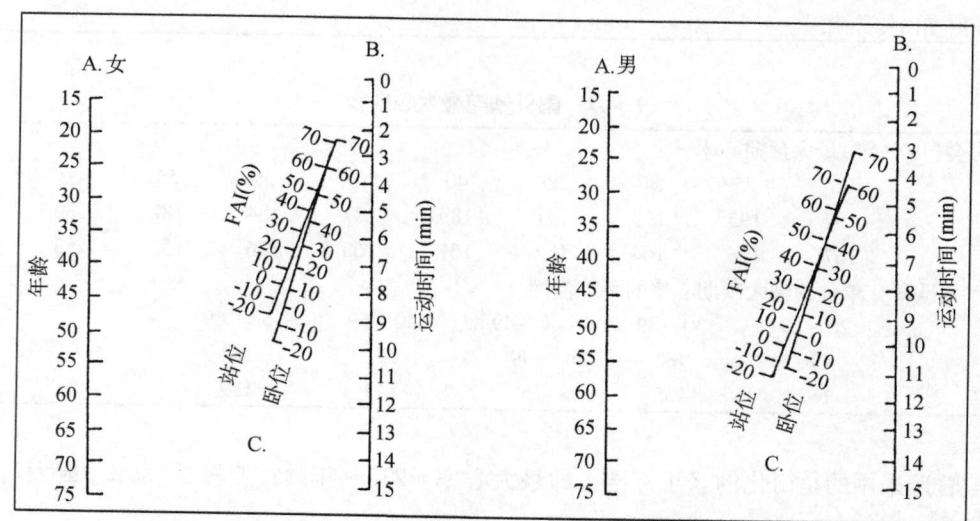

图64-4　Bruce方案平板运动时功能性氧摄入缺陷（FAI）

从该表中能查得平板运动Bruce方案时预期最大运动负荷值，因正常人FAI<20%，
则从性别、年龄、FAI20%处，以一直尺即可从表中求得该性别、年龄
组的预期最大运动时间，再从图64-1中可得到相应的最大工作负荷值

运动试验的结果判断

一、运动心电图

（一）运动试验引起的心电图正常改变

在正常人运动试验引起的心电图改变已有许多报导，都发现这些心电图改变均与运动引起的心率改变有关。

1. P 波　运动试验时 P 波振幅增大，但 P 波形态无明显改变。心率超过 120pm/min 时，即会引起 T-P 波融合；≥160bpm 时，P 波振幅可达静息时的 2 倍，有些病人可达 5 倍。但 P 波间期无明显改变。

2. PQ 间期　运动试验时 PQ（PR）间期正常的反应是缩短，反映运动时交感兴奋增加。在下壁导联上，运动时由于心房复极波（Ta 波）重叠在 PQ 上，引起 PQ 段上移，故可在下壁导联引起假性 ST 段下移反应。

3. QRS 波群　运动试验不引起 QRS 间期的显著改变。有几组小例数研究报导，运动引起 QRS 间期缩短。运动试验引起 QRS 间期延长，则肯定是异常的。关于运动试验引起 QRS 波群的形态改变，将在后面讨论。

4. QT 间期　QT 间期在运动时缩短。但在心率较快时，由于 T 波与 P 波融合，实验上很难精确测定 QT 间期。

5. ST 段　运动一般引起 J 点下移并随之形成 ST 段上斜性下移，且其斜度很大。在心率为 140bpm 左右时，正常人一般在 J 点后 60ms 处，ST 段是正常的并无压低。正常女性在运动时引起的其他心电图改变和男性一样，但 ST 段可异常压低，呈水平性甚或呈轻度下垂性。

6. T 波　运动试验时，T 波振幅的变化个体差异很大，但大部分是增加的。许多健康年轻人可随运动量增加，T 波振幅进行性增高，反映 T 波振幅和心率的相关性。许多健康人运动时可出现 T 波倒置或低平，这可能是由于血循环中儿茶酚胺增高，或其他非心脏原因所致。在健康人群中亦可出现 T 波由安静时倒置而运动时变为直立的情况。

在开展运动试验的早期曾把运动出现的这些 T 波改变认为是诊断心肌缺血的重要指征，目前已经明确，运动试验时出现的这些单独的 T 波变化都无诊断意义，不应作为冠心病的诊断依据。

（二）ST 段改变及其临床意义

1. ST 段压低　运动时，当心肌灌注不能适应氧需时，首先引起心内膜下心肌缺血，因该区心肌灌注受损发生最早亦较严重。心肌缺血引起在该区产生舒张期损伤电流，其向量和 QRS 波群主波方向相反，造成以 R 波为主的导联上 ST 段压低。运动引起的 ST 段压低，和静息时心绞痛发作时产生的 ST 段压低相似。都可见一发展过程。首先是以 QRS-T 波连接点（J 点）下移，随之 ST 段上斜型下移而逐渐隐没在 T 波中。随着运动进行，缺血进一步加重，J 点下移程度加深，ST 段逐渐由上斜型下移变成水平型或下垂型下移，此时的一个主要特点为，在 J 点后 80ms 段呈水平型或负型（下垂型）下移。之所以在 J 点后 60ms 或 80ms 处测定 ST 段下移程度，是因为在运动引起心率加快时，心房复极波（Ta）可重叠在 ST 段起始处，而影响 ST 段的测定。J 点后 60ms 或 80ms 处才反映 ST 段的实际改变。ST 段的斜率一般以 mV/s 为代表，≤1mV/s 为下斜型或水平型下移，>1mV/s 为上斜性下移。

（1）ST 段下移的诊断标准：目前公认的 ST 段下移诊断标准为，运动试验时在标准导联以 R 波为主的导联上，ST 段水平型或下垂型下移，在 J 点后 80ms 处压低≥1mm(0.1mV)，至少持续 1min，则认为是心肌缺血的指征，即为运动试验阳性标准。如静息心电图上已有 ST 段压低，则运动后在原压低水平上，再增加≥0.10mV 为阳性。早期复极的病人和静息时 ST 段上移的病人，运动时 ST 段恢复到 PQ 段水平是正常的。ST 段压低应从 PQ 段水平测定，而不应从原上移的 ST 段水平(J 点)处测定。约 10% 的冠心病病人，心肌缺血的反应仅仅出现在运动恢复期。所以仅有运动恢复期的 ST 段压低，也反映心肌缺血。此时 ST 段压低达到 0.1mV 或更多(J 点后 80ms 处)亦为运动试验阳性标准。下壁导联由于 Ta 波的影响易引起假阳性，故目前有学者建仪下壁导联水平型或下垂型下移≥0.15～0.2mV(J 点后 80ms 处)为阳性标准。该标准兼顾了敏感性和特异性(敏感 63%，特异性为 94%)。如以压低 0.05mV 为标准，则敏感性提高而特异性降低(敏感性 68%，特异性仅为 80%)。而如以压低 0.20mV 为阳性，则特异性提高而敏感性偏低(特异性为 99%，敏感性仅为 28%)。

另外，该标准是适用于标准导联上，如 CM5 导联(或其他双极导联)，则心肌缺血的标准不同。因这些导联 ST 段和 QRS 波群振幅和标准导联不同，ST 段压低更敏感。故一些实验室采用压低 0.2mV 为阳性标准。如采用的是 Frank 导联系统(x、y、z 导联)，则 ST 段压低敏感性较低，有人建议用 0.05～0.1mV(0.08mV)为阳性标准，但目前尚未被广泛采用。

近年来 ST 段上斜性下移亦被重视，提出其上升斜度越小，越能反映心肌缺血。目前公认 ST 段缓慢上升，在 J 点后 60ms 处≥1.5mm 可作为心肌缺血的可疑阳性标准。

(2) ST 段压低的类型　在运动试验中，ST 段压低可表现多种类型。除上述从 ST 段下移形态可区分为上斜性、水平性及下垂性下移外，ST 段下移还有以下几种情况：

① 短暂性 ST 段压低。运动前正常，运动达峰值时出现 ST 段压低，但运动后几乎立即恢复正常。在运动中出现的 ST 段压低程度一般亦较轻，持续时间有时可达 1min，但大多几乎在停止运动后几秒钟即恢复正常。

② 持久的缺血 ST 段压低常出现在中等运动量或约 70% 预期最大心率时，ST 段压低程度一般较重，运动量增加，压低程度常随之加重，运动后 ST 段压低更明显或更为下垂且可伴 T 波倒置，此时还常伴胸痛。停止运动后常需 5～20min 先是 T 波然后 ST 段才完全恢复正常。运动后 ST 段压低，运动前或运动时均正常，运动后出现 ST 段压低。这种 ST 段压低有时可呈现假阳性结果。如 ST 段压低是轻度下垂性下移(<0.1mV)，而并不伴有其他心肌缺血表现，亦无胸痛等症状，病人常能忍受极量或近极量运动则这种病人常无冠脉病变，而呈假阳性结果。而如病人仅在运动后出现水平型或下垂型 ST 段压低，但压低≥0.1mV，且常伴有胸痛及/或低血压等缺血反应，则常为冠脉梗阻性病变的表现。其所以在运动后出现心肌缺血，可能是由于运动后静脉回心血量减少，使心排出量突然下降所致。

③ 交替性 ST 段压低，有时心电交替只涉及 ST-T 波段，运动时或运动后出现 ST 段交替性改变，有时呈逐跳改变现象。这是电交替的一种，常可发展为典型的心电交替现象，并不一定反映冠脉本身的病变，而是心肌受损的表现。因呼吸引起的 ST 段交替改变，亦可出现随呼吸运动有关的 ST 段压低和正常的交替，常是左室顺应性降低的表现，亦不一定反映冠脉本身病变。血管调节无力性 ST 段压低及 Reynold 综合征。许多健康人在安静时，可表现为非特异性 ST 段压低并伴有 T 波改变，在站立位及过度通气时加重，这种现象称为"血管调节性无力"(vasoregulatory asthenia)。这种情况可在不同性别的任何年龄组发生，但多见于中轻年女性，常有过强的情感活动，同时常伴有胸前及阳性家族史。静息时 ST 段异常，在运动开始 3～6min 内加重，但运动量再进一步增加或达亚极量心率时或在运动终止的即刻，反可使 ST 段及 T 波正常，这类病人并无冠脉病变，其 ST-T 改变可能系血管调节功能降低所致。在另一些健康人，静息时 12 导联心电图完全正常，在站立及过度呼吸时出现 ST 段压低，在运动时 ST 段压低加重，但达到运动终点时却又恢复正常。这种情况首先在一名叫 Reynold 的患者中发现，故 Ellestad 等，称此现象为 Reynold 综合征。他们报导的该综合征患者，常有交感张力过高，但冠脉造影均正常。心导管检查发现，心排血量高于常人，而动静脉氧差较小，心率易变，常因站立或轻度活动引起过度的窦性

心动过速。ST-T 改变的原因亦为血管调节无力，是其一种变异型，且常可在多个导联上出现 ST 段压低及 T 波改变(见图 64-5)。

2. 非冠心病引起的 ST 段下移　缺血性心脏病仅是引起 ST 段压低的原因之一。心内膜下冠脉血管由于经受末端组织的压力最大，因而冠脉灌注压较低。因此，任何引起心肌需氧和灌注的失调或短暂主动脉阻塞等情况，都首先且主要影响心内膜下区，而出现灌注不足的种种表现，包括 ST 段压低。另外，其他如药物、代谢等因素亦会引起 ST 段下移。以下是常见的 ST 段下移的原因。

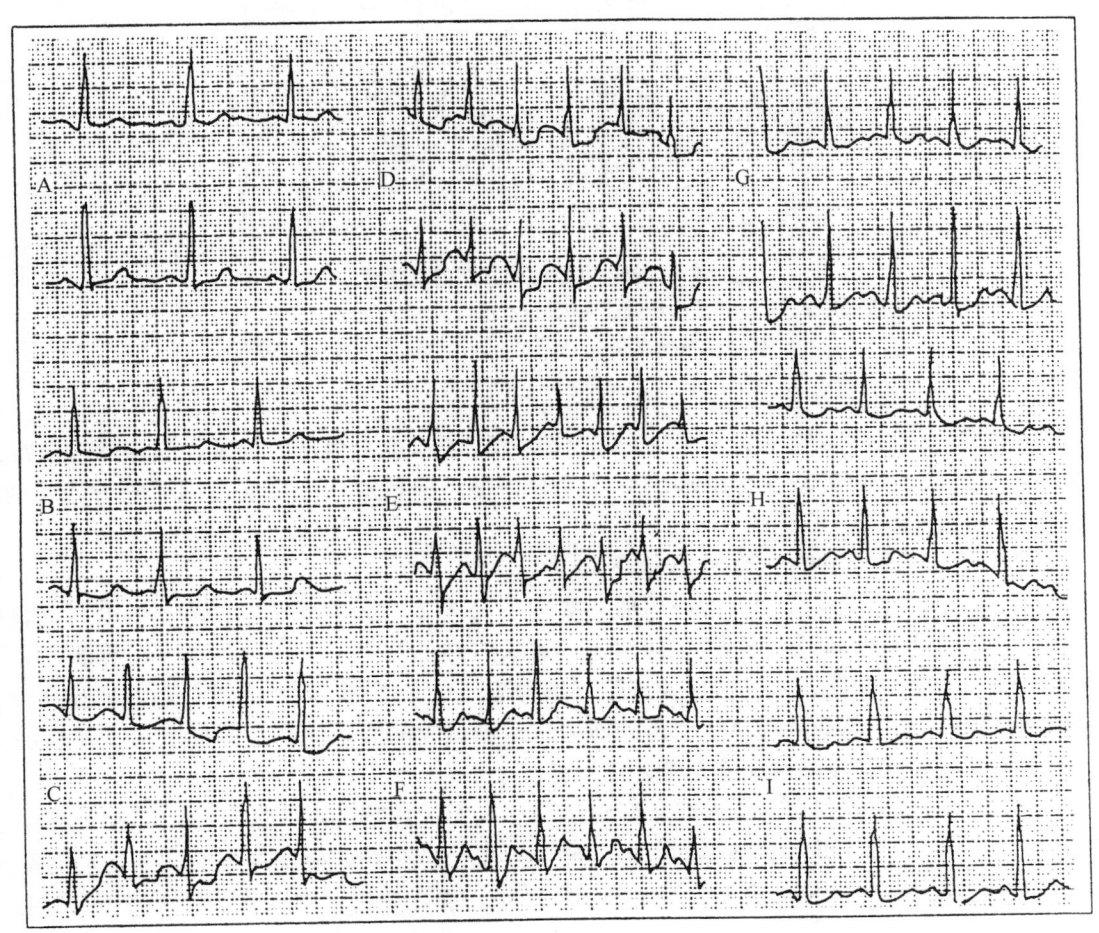

图 64-5　为一 30 岁男性焦虑患者的运动心电图

上条为 CM5，下条为 II 导联。A. 为卧位，B. 为站立位静息心电图；C ~ E. 为运动时记录，F ~ I 为运动后记录；A. 是正常的，B. 中开始出现 ST 段压低，在运动时 C、D. 中则更压低；而当运动峰值时，E. 及运动后 F ~ I 中则逐渐恢复正常。最大心率 200bpm，能完成 16 梅脱的能量负荷，为 Reynold 综合征表现，注意其 ST 段压低亦可呈水平性或下垂性

(1) 心室激动顺序异常　心室，尤其是左室的激动顺序异常可引起复极异常，导致 ST 段改变。如左束支传导阻滞、左前分支阻滞、预激综合征等。预激综合征如是间歇性的，则常可引起运动试验呈假阳性结果，需注意识别(见图 64-6)。

(2) 右束支阻滞时，运动试验能检出左室心肌缺血，但敏感性稍低。

(3) 左室压力负荷增加　由高血压或左室流出道梗阻引起左室压力负荷增加，使心内膜下冠脉血管灌注减少到一度程度，而不能适应心肌氧耗的增加，即或无冠脉病变，亦能引起 ST 段压低，仍反映心内膜下心肌缺血。故在有左室压力负荷增加，安静时即有心电图上左室肥厚或压力负荷过重表现者，在运动试验时，可引起 ST 段进一步明显压低，反映左室心内膜下心肌缺血加重或左室功能不全，但不反

映冠脉本身病变，而呈假阳性结果。有压力负荷增加病变，而如静息时心电图尚正常者，如冠脉无病变时，运动试验期间则一般不引起 ST 段改变。

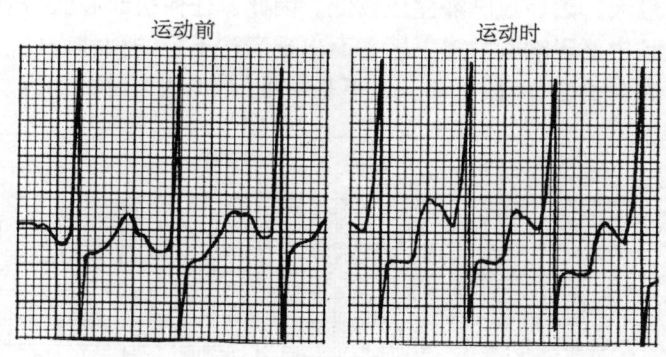

运动前　　　　　　　　　　运动时

图 64-6　为一间歇性预激综合征患者
左侧为运动前心电图，无明显预激表现；右侧为运动试验时记录，可见
△波及 PR 间期缩短等预激表现，但如未仔细识别，则很易误认为严重
ST 段压低

（4）二尖瓣脱垂　二尖瓣脱垂病人可在安静时出现 ST 段压低，运动时加重，或安静时正常，运动时出现 ST 段压低。其引起 ST 段压低的原因尚不完全清楚，但目前认为可能是因"冠脉小血管病变"或细胞代谢异常所致。

（5）药物作用　许多药物能引起 ST 段改变。

① 洋地黄类制剂　洋地黄类制剂的作用部位即是在 ST 段部位。在安静时尚未在心电图上表现出洋地黄效应时，在运动试验时即可引起 ST 段压低。洋地黄的这种效应长于药物在血中半衰期。故保守的方案需停用洋地黄制剂一周后，才进行运动试验，如病情不允许停用，则不宜进行运动试验。

② 精神病药物　三环类或其他抗忧郁药物能引起运动试验的假阳性和假阴性反应，其机制尚不清楚。此类药引起的运动试验假阳性反应女性多于男性。

③ 降血压药物和血管扩张剂　许多降压药对运动心电图的影响还不了解。目前已知甲基多巴和排钾利尿剂能引起运动 ST 段压低。硝酸酯制剂，心痛定等血管扩张剂，能增加冠心病人运动耐受量，而不能预防运动引起心肌缺血，故一般不会产生假阴性结果，而能通过运动试验了解该类药物对心肌保护之程度。

④ β 阻滞剂　β 阻滞剂能降低运动任一工作负荷时心肌氧耗，使运动耐受量增加，ST 段压低程度减轻。因此，β 阻滞剂能引起运动试验的假阴性结果。另外，由于其负时性反应，使运动试验时难以达到预期心率。所以如为诊断冠心病进行运动试验，则应至少停用 β 阻滞剂二天，在停药期间可用短时性硝酸酯制剂，另外需注意 β 阻滞剂在完全停药前，应逐步减量而不宜突然停药，以免症状"反跳"。

⑤ 代谢因素　代谢因素是影响 ST 段改变的又一重要原因，目前已知以血 K^+ 浓度的影响最大。慢性低血钾，导致细胞内低钾时，即出现疲劳，虚弱，心电图上出现静止时缺血样 ST 压低，在过度呼吸及运动时加深。β 阻滞剂可显著改善低钾所致的缺血样 ST 段改变，故不能用以鉴别是否系真性缺血反应。因此，低钾引起的心电图运动试验假阳性结果，目前尚较难以鉴别，需在运动试验前予以注意，在长期应用排钾利尿剂病人中尤需注意低钾的可能。甲状腺素是目前已知的另一影响 ST 段改变的代谢因素。甲状腺素作为一种神经递质，使儿茶酚胺样效应增加，应用甲状腺素或甲亢病人可加重心绞痛发作，及运动早期即引起明显 ST 段压低。而甲状腺功能低下者，心室收缩力减弱，引起运动能力降低，同时亦引起静息和运动时 ST 段压低或呈明显下垂，伴 T 波非特异性改变。

3. ST 段抬高 运动引起 ST 段异常抬高的发生率约 3% ~ 5% 。运动引起 ST 段抬高已知至少有两种表现，反映不同的机制。

（1）透壁心肌缺血所致 ST 段抬高：这种类型的 ST 段抬高，常是由运动引起了严重的局部透壁性缺血所致，亦包括由运动激发冠脉主干的严重痉挛，引起典型的 Prinzmental 型变异性心绞痛。虽然典型的该型心绞痛是发生在安静时，但同样能由运动诱发。该型 ST 段抬高常伴 QRS 波群形态改变及振幅变小，ST 段呈显著的弓背向上型抬高，QRST 成单向曲线形态。随后，随着 T 波逐渐正常，QRS 波群及 ST 段亦随之逐渐恢复正常，在整个 QRST 改变过程中，一般可无 T 波倒置（见图 64-7）。

（2）节段性心肌收缩功能障碍所致 ST 段抬高 此类 ST 段抬高主要是发生在原先有心梗或病理性 Q 波的病人中，和原先存在的局部心肌瘢痕形成或收缩无力而引起节段运动异常有关，少数亦可因运动引起较大面积心肌缺血，导致缺血区大块心肌收缩无力，而出现类似室壁瘤形成引起 ST 段抬高。这种类型的运动试验引起的 ST 段抬高常发生在 Ⅱ、Ⅲ、aVF 导联，反映左室下壁部位。ST 段抬高不伴 QRS 波群形态改变，ST 段抬高程度较轻，QRST 波群亦不呈单向曲线型。运动后 ST 段恢复正常，但 T 波倒置仍可存在（见图 64-7）。

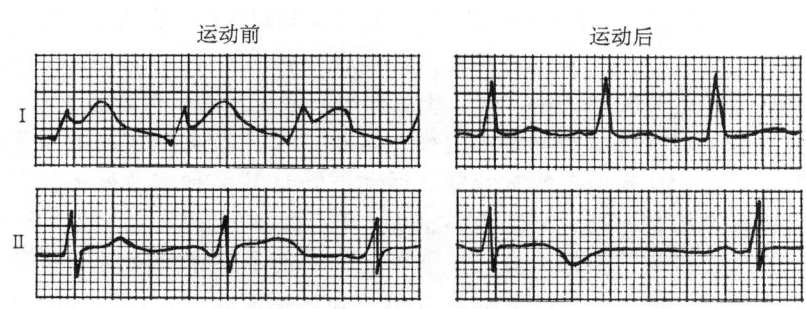

图 64-7 运动引起的 ST 段抬高
Ⅰ. 为变异型心绞痛患者心电图；Ⅱ. 为轻度 ST 段抬高，
常见于左室瘢痕形成或运动失调所致

如安静时在 12 导联心电图上普遍存在 ST 段抬高，而运动后 ST 段恢复到等电位线，则常是"早期复极"的表现。另外，在运动试验中，右胸导联上轻度的 ST 段抬高（≤3mm）常是正常反应，并无诊断意义。左胸导联及下壁导联 ST 段在 J 点后 60ms 或 80ms 处凸面向上抬高≥1mm（0.1mV）即认为是心肌缺血的表现，为运动试验的阳性诊断标准。

4. 缺血阈值的测定 发生心肌缺血时心脏的工作负荷值对临床有重要意义。该工作负荷称心脏缺血负荷阈（work threshold of ischemia）。运动试验采用近代的标准方案均能较准确地确定运动时的工作负荷。为了测定准确，需注意采用正规的运动试验方案及操作方法，运动中尽量减少病人的等长运动成分（如平板运动时双手紧握扶手，自行车测力计运动时增加运动阻力的启动阶段。运动前病人不宜用咖啡因兴奋剂等。

如仅在峰值运动时出现心肌缺血，说明冠脉血流能适应静止到近极量的工作负荷。病人缺血负荷阈值越高，一般反映冠脉病变程度较轻。而如在低水平时（<6min）出现的心肌缺血，则反映冠脉狭窄严重及进行性病变过程。

心肌缺血阈值亦能用发生缺血时的心率值代表。虽然目前认为，以年龄相关的预期最大心率，作为运动试验终止指标，因其个体差异大且病人和健康人均应用同一预期心率的不合理性等原因，而有较多异议。但作为缺血负荷指标，缺血时达到的心率仍能较好的反映引起心肌缺血的心肌氧耗阈值，在临床上应用亦较简便，故现仍被广泛采用。

5. 运动引起 ST 段改变的定位意义 运动引起的 ST 段压低并无定位意义，不能依据 ST 段压低发生的导联，判断冠脉病变的部位。如经常可见到运动引起单纯的右冠状动脉缺血，常引起 $V_4 \sim V_6$ 导联的 ST 段压低，而不是下壁导联 ST 段压低。因此，运动时 $V_4 \sim V_6$ 导联 ST 压低并不能预测存在前降支病变。

运动引起的 ST 段抬高则有较高的定位意义，常能特异性地预测 ST 段抬高的导联部位心肌缺血及相关冠脉病变。

(三) 运动试验中其他心电图异常改变及其临床意义

1. QRS 波群改变　运动试验能引起 QRS 波群的改变：

(1) 室内传导阻滞：运动试验能引起多种室内传导阻滞，包括左束支阻滞、右束支阻滞和分支（主要是左前分支）阻滞等。运动引起的室内传导阻滞，同样亦可在健康人的运动试验中出现。因此，运动引起孤立的室内阻滞，并不能作为心脏病变包括冠心病的诊断指标。但如在已知冠心病人中，运动引起左前分支阻滞，则常反映左前降支近端病变或三支血管病变。有时，在严重透壁性心肌缺血时，如上所述可出现 ST 段明显抬高伴 QRS 形态改变。

(2) R 波振幅改变　1978 年 Bonoris 和 Greenbeg 等曾提出运动试验时，R 波振幅明显增加是冠心病的又一指征。认为 R 波振幅增高和 ST 段改变联合应用，可明显提高运动试验诊断冠心病的可靠性。以后亦有一组报导支持这一观点。但近来研究发现，在健康人和病人中，运动试验时 R 波振幅呈现多样性改变。在运动试验时心率达 120 ~ 150bpm 时，R 波振幅一般均升高，而超过 150bpm 时，则 R 波振幅降低，而病人一般均在 120 ~ 150bpm 心率范围内终止试验，故 R 波振幅增高的发生率亦高，而健康人则常在更高心率时终止试验，故 R 波振幅常降低。运动试验时 R 波振幅改变的机制尚不清楚，曾有人提出冠心病人运动引起 R 波振幅增高，是因为心肌缺血引起左室容积增加所致。但近年不少研究指出，运动试验时左室容积的改变和 R 波振幅改变无关。因此，目前不少作者反对应用 R 波振幅改变，作为运动试验时心肌缺血的指征。总之，对运动试验引起的 R 波振幅改变，目前认为对冠心病的诊断并无价值。

2. U 波和 QT 间期改变　在静息时心电图正常者，如在运动试验时尤其是当心率 <120bpm 时，出现 U 波倒置（相对于 PR 段），则高度提示心肌缺血，有很高的特异性。但因其发生率低（仅 2% 左右），故易被忽视。但如原有左室肥厚及服用抗心律失常药物者，运动引起的 U 波倒置不一定反映冠脉本身的病变。另外，运动时心率增加使 QT 间期不能准确测定时，由于 T 波 U 波难以区分，此时 U 波倒置不作诊断指标。

运动试验时，U 波增高是心肌组织局部低钾的表现，不是心肌缺血的反应。在运动试验时，QT 间期随心率加快 QT 间期缩短。如心率校正的 QT 间期延长，曾被认为是心脏病变包括冠心病的指征。其他如 QX/QT ≥1:2，亦曾被认为能高度提示冠心病。但随后的研究并不支持这些观点：且因为心率加快时，QT 间期很难测定，故目前这些指标已未再被应用于临床（注："X"点即在 ST 段回升到两个 QRS 波起点的连线上。Q 波起点至"X"点为 QX 间期）。

3. ST/HR 斜率的意义　ST/HR 斜率是测定某个导联上运动开始到终止的每个阶段的 ST 段压低程度和当时的心率的比值。一般取各导联上各个运动阶段的最大 ST/HR 值，最大 ST/HR ≥2.4mV/次·min 认为是阳性结果，≥6mV/次·min 则强烈提示存在三支血管病变，有不少研究认为 ST/HR 斜率指标能提高运动试验的敏感性，尤其能提高对多支血管病变预测价值。

由于 ST/HR 斜率和运动试验类型，监护电极的部位和数量，ST 段压低的测定方法等有关，其影响因素较多。还要求运动时心率的改变是渐进的，所以如 Bruce 方案等由于每级运动时心率改变是突然的，而不适用于 ST/HR 测定，一般采用 ACIP 方案测定 ST/HR 值。为改进 ST/HR 的测定，近来还提出了 ΔST/HR 斜率，即测定某个导联上运动试验时 ST 段和心率的改变值，ΔST/HR ≥1.6mV/次·min 为阳性结果。此方法亦未被公认，尚需进一步研究证明其可靠性。总之，ST/HR 斜率虽有众多的研究和临床分析报道，但由于其测定技术的繁琐和不可靠性，尚未被公认为运动试验的指标。

二、运动试验和心律失常

已知运动试验时健康人及病人均能引起各种心律失常。其中运动引起的各种室性心律失常及其和心脏病变与猝死的关系被广泛地注意。运动试验已成为心律失常的诊断和预后判断的重要方法。

(一) 运动的电生理效应

运动能改变心肌组织的电性能，促发或抑制异位激动，亦能改善或抑制房室和室内传导。这取决于运动试验的情况（心率增加程度，运动负荷等）和心脏的功能，其净效应常呈多样性变化。运动能引起交感兴奋，交感张力增加导致心肌细胞4相除极加速，而增加自律性，加快传导速度，缩短心肌不应期。运动如引起局部心肌的缺氧，使心肌细胞的去极化过程和复极化过程抑制，并改变传导速度，可由此引起自律性增加及折返机制。如前所述，运动引起的局部心肌缺氧不但发生在运动峰值时，亦可发生在运动后。运动亦能使安静时存在的一些心律失常消失。其原因可能是因运动导致窦性心率加快而产生的超速抑制作用，或因迷走张力降低而交感兴奋所致。或由于原先的心律失常是慢频率依赖性，或是4相性阻滞所引起的，故运动引起原有的心律失常消失，并不反映原有心律失常系功能性的，抑或是病理性的，其本身并无诊断意义。

近年来对运动诱发的触发性心律失常引起广泛重视。由于运动能导致延迟后除极的振幅增加，故一部分运动引起的室性心动过速，其机制可能是由于诱发了触发机制所致。

(二) 运动和各种心律失常

1. 窦性心律失常 运动能引起窦性心率加快。正常时，在运动试验开始，即引起心率加快，并随运动负荷增加而进行性加速。在运动试验中，心排出量和运动负荷呈线性相关，而心率则是决定心排出量的主要因素。在最大运动量时，所达到的心率恰相当于氧耗量。运动试验时，各年龄组男女正常应达到的氧耗至少应为最大氧耗的80%（站位）或90%（坐位）（见图64-1）。依次可推测出男女不同年龄组达最大心率或亚极量心率时所需的工作负荷，如男性45岁，则达到最大氧耗的80%应为Bruce方案运动9min，此为正常的心率反应。

运动试验时引起的异常心率反应有两种类型：①为每级运动试验时，心率增加均低于正常。极量或亚极量运动时心率≤120bpm，或Bruce方案运动6min，心率≤166～0.66×年龄，均为运动试验心率变时性反应阳性，是窦结功能不全的表现，但需除外运动员或药物的作用。其阳性结果对诊断窦结功能不全的特异性较高，但阴性结果不能除外病窦。②为在低水平运动时即引起很快的心率。其原因较复杂，既可能是因为过度的生理反应，如精神过度紧张，缺乏体力活动锻炼等，亦可能是由于存在潜在心功能不全而引起的代偿作用。

运动试验偶尔能引起窦房阻滞或窦性静止，常是窦结功能不良的反映。

2. 房性心律失常 运动试验时引起房早和房速，在健康人和病人中均不多见。此时，房早伴差传和室性早搏的鉴别较困难。因此时基础心律很快，房早的不完全代偿间期和室早的完全代偿间期几乎都等于基础心律。室性融合波更易误诊为房早伴差传，应注意区分。

运动引起持久性房速极少见，一组报导3000例次中，仅有5例次发生持久性房速。另一组报道认为，运动引起的持久性房速主要是发生在伴有预激综合征患者中。运动引起短暂的房颤或房扑少见。能发生在风心病、高心病、甲亢、预激综合征、心肌病及正常人中。

3. 交界性心律失常 运动引起交界性早搏和交界性心动过速。由于在运动心电图上很难与房早和房速相鉴别，有时统称为"室上性早搏"或"室上性心动过速"。运动引起的交界处性逸搏心律常是窦结功能不良的表现。

4. 室性心律失常　运动引起的心律失常，最常见的是室性心律失常，主要是室性早搏。在健康人和病人间，运动引起的室性早搏发生率相近，均为约 50% 左右。室性早搏本身不能作为心肌缺血的诊断指标，但在已知冠心病病人及其他心脏病变病人中，运动诱发的室早级别越高(lown 分级)，出现室早时间越早，提示预后较差或病变严重。

运动试验时引起的室性心动过速同样不是冠心病的诊断标准。除冠心病外，尚可发生在多种器质性心脏病人及健康人中。目前，一些由运动诱发的特异性室速引起人们重视，如分支型室速、右室源性室速及一些多形性室速等。其机制可能是交感张力增高所致，或由触发机制引起。这类由运动诱发的室速常可发生在心脏正常的青年人中，且可致猝死。运动试验对检出这部分高危病人有特殊意义。

运动诱发的室颤发生率很低，Chung 报导 55000 例次运动试验未发生室颤，Fox 报导 30000 例次也未发生室颤。我院自 1976 年以来作平板和自行车测力计运动试验 9000 多例次也未发生室颤。已报导的几例运动诱发室颤病人，大多数发生于多支血管病变的病人，但亦可发生于正常人。室颤大多发生在运动后，但亦可在运动早期(2min)或运动峰值时发生。

晚近，Saini 等报导，28 例有恶性心律失常病人，其中 1/2 有临床的持久性室速及室颤史。

以 Bruce 方案进行平板运动试验，在第一次试验后间隔二天重复试验一次，在试验期间均未用抗心律失常药物。运动时，有 27 例室性心律失常增加，主导心律的心率增加 >80%，除频发室早外，运动试验阳性结果的重复性为 76%，室性心律失常在试验之间的重复性 >74%，提示运动引起的室性心律失常有较好的重复性，因此，运用运动试验来指导恶性心律失常的治疗和判断其预后是值得推广的。Faris 等报告 543 例男子先后二次重复运动试验(平均间隔 2.9 年)，健康组(426 例)，室性早搏的重复性为 55% ~62%，差异较大，随年龄增高重复性提高；在 81 例伴心脏病变病人中，室早的重复性为 74% 左右，示重复性较高，在极量运动时，其他恶性室性心律失常，包括室速均有较高的重复性。运动试验和 Holter 监测心电图的比较 24h 动态心电图是临床检出心律失常的最好方法。Holter 监测虽能检出静止时和轻度运动(日常生理活动)诱发的心律失常，以及了解心律失常和生理活动的关系。但如极量或近极量运动时才激发的心律失常，则运动试验是最好的诊断方法。另外，运动试验能判断药物治疗效果及指导抗心律失常药物剂量的选择。服用 IA 类抗心律失常药物病人运动时 QTc 增加 10ms，或服 Ic 类病人运动时 QRS 波群增宽，均是药物引起室速的可靠预测指标。故目前推荐应用 24hHolter 监测，运动试验及电生理检查结合，用于诊断心律失常和判断其预后。

5. 房室传导阻滞　运动试验对判断房室传导阻滞的部位很有帮助。由于运动改善房室结传导，故运动引起房室传导阻滞程度减轻或消失的，则常提示房室交界区上部的阻滞。而如引起房室阻滞程度加重，则反映了结希区及希氏束部位的阻滞。这是由于房室结传导改善，使下传的激动提前或激动数增加所致。运动试验对判断房室传导阻滞病人，是否需要安装人工心脏起搏器及选择起搏器种类有特殊意义。运动时，心率缓慢并发生有症状的快速性交界区心律失常者，则需要安装房室顺序型起搏器，不宜安装心室按需型起搏器。运动诱发的多型性室速，则是安装埋藏式自动心脏转复除颤器(AICD)的指征。

6. 束支阻滞　运动引起右束支阻滞发生率较低，约 0.1% 左右。右束支阻滞使运动试验的敏感性降低。静息心电图存在右束支阻滞常可伴有 V1~3 导联 ST 段压低及 T 波倒置，而运动引起右束支阻滞者 V1~4 导 ST 段压低亦是很常见的，并无诊断意义。但右束支阻滞病人运动时引起 V5~6 导联 ST 段压低，则具有重要的临床意义。此时常伴有病人收缩压的异常升高或运动能力的减少，这常是冠心病人高危预测指标。运动引起的左束支阻滞发生率约 0.4% 左右，常和心率增加有关。运动引起左束支阻滞病人的 ST 段压低是常见的，并无诊断及预后判断价值。对一组运动时引起左束支阻滞病人的为期 6.6 年随访研究发现，这些病人中并无形成高度房室传导阻滞的危险。

三、运动试验的血流动力学变化

(一) 血压反应

1. **血压的正常反应** 运动试验时，正常的血压反应为收缩压随运动量增加而进行性增加，舒张压的改变相对很小。收缩压的一般反应过程为，在健康人开始3min运动时常有轻度下降；随后，随运动负荷增加而进行性增加，直至接近极量运动时达到峰值，然后缓慢下降。而在运动终止的即刻至1min内，收缩压又轻度上升，随后，随心排出量降低而恢复至运动前水平。大多数健康人的峰值平均动脉压不超过160～170mmHg，峰值收缩压的范围为162～216mmHg。健康人运动试验时收缩压超过220mmHg是异常反应。

舒张压在运动试验期间波动较小，正常年轻人，在最初2min运动期间舒张压可有轻度抬高，但<10mmHg，随后则进行性降低，在运动后即刻亦可有轻度升高，随后逐渐恢复。中老年人在运动试验期间，舒张压可有轻度升高而无下降趋势。但正常人在运动试验中及运动后舒张压上升或下降均不超过10mmHg。正常人平均动脉压在极量运动时一般平均增高约20mmHg。运动时平均动脉压增高程度小于心排出量增加，故总血管阻力(平均动脉压/心排出量)是降低的在目前临床应用的运动试验方案中，每增加1梅脱则收缩压正常增加7～10mmHg。

2. **低血压反应** 收缩压较运动前或前一级运动试验时降低≥10mmHg，即为异常。这时有以下情况需考虑：正常女性，尤其是精神焦虑有过高交感张力者，在运动初期3min内，常有短暂的收缩压下降，同时可伴有心率减慢，随后的运动期间收缩压即开始上升呈正常血压反应。健康人，在高运动负荷及近极量心率时，有的亦可出现短暂收缩压下降，有时可≥10mmHg，如不伴其他心肌缺血的反应，则仍可能是正常反应。另外，在应用β-阻滞剂、钙拮抗剂或其他血管扩张剂者，运动期间的低血压反应是较普遍的，无诊断意义。如无以上情况，在运动早期出现的低血压反应，收缩压比静止时或前一级运动时降低≥10mmHg，如能除外心肌病、瓣膜病及高血压病，则是冠心病的重要诊断依据。如同时伴有心绞痛，则特异性更高。Zohman等进一步证明，如收缩压随运动负荷增加时呈进行性降低，即或无胸痛或心电图缺血表现，亦高度提示心肌缺血。

综上所述，目前认为收缩压在运动试验时异常降低，如能除外一些个别的正常变异、药物反应及其他引起心功能不全的心脏病变如心肌病、瓣膜病和高血压病等，则是冠心病的特异性很高而敏感性较低的指征。在无心肌梗死史的病人，收缩压降低常反映左主干或三支病变；在有心肌梗死病史者，则反映存在大块心肌缺血性损伤而引起的左室功能不全。出现异常低血压反应的工作负荷越低，反映病变越严重。

运动试验的血压指标，在存在各种假阳性心电图指标(如预激、左束支阻滞等)时，对冠心病诊断有特殊的价值，但需注意除外上述例外情况。

3. **显著血压升高** 运动期间收缩压>220mmHg，则认为是异常的血压反应。

正常人有时在运动试验时亦可有血压异常增高，这常是因精神过度紧张或在运动中的等长运动所致，如能避免以上情况，则血压呈正常升高反应。

异常的血压升高反应其临床意义尚不确定，但不少学者认为，这是不稳定性高血压的表现，可用以检出潜在高血压患者，但仍有异议。然而，运动试验中收缩压>220mmHg应是终止运动的指标，过高的血压肯定是有害的。虽然迄今为止，还没有运动试验中因血压异常升高导致各种并发症的报道。

(二) 最大运动负荷和最大氧耗

1. 运动的最大负荷运动试验时所达到的最大运动负荷可从图64-1中查得。在运动心电图试验时，一般以梅脱或氧耗量为代表。在踏车试验时，每级作功量有的以 kpm/min（或 kgm/min）为代表，1 瓦（w）≈6.1kpm/min（或 kgm/min）。各组正常人预期最大运动负荷可从表 64-9 及图 64-4 中查到。

如运动试验时达到的最大负荷显著低于正常，则从图 64-1 中可查到相应的纽约心脏协会的心功能分级。仅达到 1 梅脱为心功能分级Ⅳ级，低于 4.5 梅脱为Ⅲ级，低于 7 梅脱为Ⅱ级，≥7 梅脱为Ⅰ级。

运动试验时，由于心绞痛、心电图改变等心肌缺血表现而终止运动，则此时达到最大运动负荷值，不代表心功能状况，而反映冠脉病变程度，也称心肌缺血负荷（见前述）。该值在判断冠心病程度及预后有很大价值。一组研究指出，如缺血是在运动 7min 后（约 10 Mets）发生，5 年预后和无缺血表现的相同，而如病人是在运动 3min（约 5Mets）或更早发生缺血，则 5 年内病变恶化发生率及心血管死亡率 4 倍于 7min 组。有的病人是由于过度紧张，或不熟悉运动试验方法，或平素缺乏体力活动等原因，不能达到预期最大或近极量负荷的，则需使病人解除顾虑、熟悉运动试验方案、增加试验开始无负荷运动的温醒时间等，这些病人中大部分能达到预期负荷。为保证运动负荷的正确性，运动中应尽量减少病人的等长运动，采用正确的运动方法进行试验。如平板运动时，病人不能维持体位，而完全依靠扶手，踏车运动时，不能按要求速度进行，则应停止运动。因此时运动负荷值已不能正确测定，且进一步运动对病人不利。

2. 最大耗氧量（VO_2max） 近年来运动试验期间 VO_2max 的测定受到重视，认为是了解心功能情况较好的客观指标，可作为纽约心脏协会心功能分级的定量指标。

VO_2max 反映机体氧运载系统的总体功能，包括心血管系统、呼吸系统及血红蛋白的功能。在运动试验期间，随运动负荷增加，VO_2 进行性增加直至峰值，即为 VO_2max。健康人一般在亚极量运动时的 VO_2 值即为 VO_2max。病人的 VO_2max 可因各种原因异常降低。

多种因素可影响 VO_2max，其中最主要的是肺功能、循环功能和血红蛋白功能。在肺功能障碍中，通气功能除非严重受损，一般均有较大的代偿能力保证运动时氧的摄入。肺血流缺损及通气/血流比的损害则对运动时氧运输能有很大影响，从而使 VO_2max 有明显降低。血红蛋白异常，包括碳氧血红蛋白浓度增加的影响最显著。晚近报导，在运动试验时，低水平的 CO 浓度（$117 \pm 4.4ppm$）产生低水平的碳氧血红蛋白（2%），即对 VO_2max 和心肌缺血阈值有明显影响，冠心病人尤为明显。因此，保证运动试验室内良好通气对准确测定 VO_2max 很为重要。一般吸烟患者的碳氧血红蛋白量较高，在测定 VO_2max 时也需注意。血红蛋白量轻度或中度下降一般不影响 VO_2max，当下降 >30% 时，VO_2max 可明显降低。VO_2max 值还与运动时参与的肌群量、运动方案、性别、年龄及体重有关。

预期 VO_2max – 实测 VO_2max/预测 VO_2max = 功能性氧摄入缺陷（functional aerobic impairment；FAI）

不同年龄，性别，Bruce 方案平板运动的预期 VO_2max 及 FAI 值可从图 64-4 中查得（正常人的 FAI 一般 ≤20%。

VO_2max 亦可用测定呼出气中的 O_2 或 CO_2 浓度来直接测定，可作为了解心功能情况的指标。但在多数情况下，亦可从所达到的运动负荷中间接测定 VO_2max。

四、运动试验的诊断标准

（一）阳性标准

1. ST 段水平性或下垂性下移　至少连续 3 次心搏 J 点后 80ms 处压低 ≥0.1mV（1mm），下壁导联压低 ≥0.15mV（1.5mm）。

2. ST 段凸面向上型抬高　至少连续 3 次搏动 J 点后 80ms 处 ≥1.0mV（1mm）。

以上标准适用于标准 12 导联心电图记录中以 R 波为主的导联。双极胸导联（CM5）建议应用 ST

段水平性或下垂性下移，0.15~0.20mV为标准。Frank导联(x、y、z)建议应用0.05~0.1或0.08mV标准。

(二) 可疑阳性标准

1. ST段水平或下垂性下移　J点后80ms处压低在0.05~0.1mV之间，持续≥1min。

2. ST段上斜性下移　J点后60ms处压低≥0.15mV(1.5mm)或ST段斜率<1mV/s(25mm/s走纸速度)持续至少1min。

3. 孤立性u波倒置。

4. 运动时收缩压较安静时或前一级运动时下降10mmHg。

5. 运动期间出现心绞痛。

(三) 引起假阳性和假阴性结果的原因

以上运动试验的诊断标准应除外各种可能引起假阳性或假阴性的原因，表64-10中列出常见的各种原因。

表64-10　引起运动试验假阳性和假阴性的原因

引起假阳性的原因
1. 药物　洋地黄类、排钾利尿剂、降压药、镇静剂、雌激素
2. 心脏病变　二尖瓣脱垂、预激、心肌病、主动脉及瓣下狭窄、心包炎、风心病、高心病
3. 电解质紊乱　低血钾
4. 心电图原有异常　左室肥厚、左束支传导阻滞、右束支传导阻滞、非特异性ST段异常、预激、右室肥厚
5. 其他　育龄妇女、过度通气、糖摄入、漏斗胸
引起假阴性的原因
1. 药物　心得安、硝酸盐及其他抗心绞痛药、普卡胺、奎尼丁、吩噻嗪
2. 心电图异常　电轴左偏或左前分支阻滞
3. 冠心病　陈旧性心肌梗死、单支血管病
4. 运动方法不当　过早结速运动试验、运动员
5. 导联错误　单导联记录、导联部位不当

五、运动试验的临床诊断意义

(一) 运动试验用于检出冠心病的可靠性

Bayes等论证了临床试验阳性结果的预测可靠性，不仅取决于该试验本身的敏感性和特异性，而且和受试验对象的流行病学特点，亦即罹患该病的危险程度有关。

已知美国人群有胸痛的成人中患冠心病的危险性约为50%，不典型胸痛者约为13%，无症状者约为3%。我国目前尚无类似流行病学统计资料，但从我国冠心病发病率显著低于北美和西欧国家情况分析，我国运动试验对高危病人的阳性预测可靠性可能低于85%，对低危人群的阳性可靠性则更低亦更无意义。

近年来，采用多变量分析方法，如年龄、性别、危险因子，胸痛类型和ST段改变情况等，判断对受试病人患冠心病可能性(见表64-11)。

表 64-11　运动试验多变量分析判断冠心病可能性(%)

年　龄	ST 段压低(mv)	典型心绞痛		不典型心绞痛		胸闷		无症状	
		男	女	男	女	男	女	男	女
30~39	0.00~0.04	25	7	6	1	1	<1	<1	<1
	0.05~0.09	68	24	21	4	5	1	2	4
	0.10~0.14	83	42	38	9	10	2	4	<1
	0.15~0.19	91	59	55	15	19	3	7	1
	0.20~0.24	96	79	76	33	39	8	18	3
	>0.25	99	93	92	63	68	24	43	11
40~49	0.00~0.04	61	22	16	3	4	1	1	<1
	0.05~0.09	86	53	44	12	13	3	5	1
	0.10~0.14	94	72	64	25	26	6	11	2
	0.15~0.19	97	84	78	39	41	11	20	4
	0.20~0.24	99	93	91	63	65	24	39	10
	>0.25	>99	98	97	86	87	53	69	28
50~59	0.00~0.04	73	47	25	10	6	2	2	1
	0.05~0.09	91	78	57	31	20	8	9	3
	0.10~0.14	96	89	75	50	37	16	19	7
	0.15~0.19	98	94	86	67	53	28	31	12
	0.20~0.24	99	98	94	84	75	50	54	27
	>0.25	>99	99	98	95	91	78	81	56
60~69	0.00~0.04	79	69	32	21	8	5	3	2
	0.05~0.09	94	90	65	52	26	17	11	7
	0.10~0.14	97	95	81	72	45	33	23	15
	0.15~0.19	99	98	89	83	62	49	37	25
	0.20~0.24	99	99	96	93	81	72	61	47
	>0.25	>99	>99	99	98	94	90	85	76

如有一男性 64 岁,伴典型心绞痛者,从表 64-11 中可看到,运动试验对判断此患者患冠心病可能用处不大,因为即或运动试验心电图无改变,也已有 79% 可能患有冠心病。但运动试验可了解病人的预后,心功能改变及测定试验时血压反应等。同样,如在一无症状的男性或女性个体,运动试验对检出冠心病的意义也是很低的。由此可见,运动试验对检出冠心病最大意义的是在试验前已知有 20% ~ 80% 患冠心病可能性的个体。但如运动试验后,可信性仍为 20% ~ 80%。则应建议用其他无创性方法如 ^{201}Tl 扫描等检查。

晚近有报导,如能再结合运动试验时峰值心率,ST 段压低程度出现心绞痛与否,峰值负荷及 ST 段斜率等变量分析,可进一步提高诊断准确性。

(二) 运动试验对确定冠脉病变部位的意义

几组研究均提出,运动试验引起的 ST 段改变,在单支血管病变时,ST 段改变的导联不能正确地反映冠脉病变部位,尤其在右冠脉病变或左前降支病变时。运动试验时,ST 段的向量和 ^{201}Tl 测定的心肌缺血部位之向量并无确切的相关性。因此,在单支血管病变,运动试验 ST 段改变的导联,不能用于确定冠脉的病变部位。

但对多支血管病变，运动试验能引起多导联 ST 段显著改变，能较准确地反映多支冠脉病变，如结合多变量分析，亦能较好反映冠脉病变的严重程度。

(三) 运动试验用于判断冠心病预后的意义

运动试验对检出冠心病及确定病变冠脉部位均不是十分理想的方法，但对判断冠心病预后却有很好的预测价值。

Ellestad 等在一组 2700 例 4 年的随访研究中发现，在 1067 例运动试验正常者中，4 年内发展为心绞痛、心肌梗死或心脏死亡的仅为 7%；而在 609 例阳性病人中，则为 46%。Gohlke 等对 1034 例已知正常，轻度左室功能损害及冠心病人 5 年随访表明，运动试验能力较好的其 5 年存活率均高。如在双支血管病变病人中，如运动试验能达到 110W 以上的，5 年存活率为 95 ± 2%；少于 90W 的，为 81% ~ 15%。在单支血管病人，达到 110W 以上，5 年生存率 97 ± 2%。可见运动试验对已知冠心病人预后判断，有良好的预测性，并可用以指导病人治疗方法案的选择。

运动试验的临床应用

一、运动试验的指征和禁忌证

(一) 运动试验的指征

综上所述，运动试验能提示三种主要的异常：①心肌缺血；②左室功能不全；③心律失常，主要是室性心律失常。而近年研究还表明，①运动试验心电图异常和冠脉造影之间相关性较差，而对已知冠心病的预后有较好判断意义；②流行病学的概念被用于解释为何运动试验在无症状的及低危人群中的可靠性远不如在伴胸痛的及高危人群；③运动试验的观察项目，已包括心率、血压、运动耐受力和心电图等内容，用于对结果进行多变量分析。

有鉴于此，目前运动试验的临床适应证详细列在表 64-12 中，其最主要用于：①对已知冠心病，尤其是在急性发作后，如心绞痛或心肌梗死后、冠脉成形术或冠脉搭桥术后判断其预后；②了解功能情况，包括对各种治疗措施的效果，如抗心绞痛治疗、抗心律失常药物和冠脉成形术及搭桥术的效果；③对病人适宜进行的体力活动和日常活动的工作负荷量作出个体化的定量指导。

(二) 运动试验的禁忌证

运动试验的禁忌证目前尚未完全统一，视各试验室的经验及条件而异，但表 64-13 中所列为目前所公认的。

表 64-12　运动试验的指征

评价目的
　了解冠心病的预后、检出高危病人
　了解心肌梗死病人的预后
　了解冠心病治疗效果
　了解冠心病缺血阈值、冠脉储备及心功能情况，帮助检出和了解无痛性缺血发作
诊断目的
　帮助诊断不明原因的胸痛原因

续表

早期检出高危病人中隐性冠心病

了解各种和运动有关的症状(如晕厥、心悸、胸闷等)的病因

了解运动引起的心律失常

早期检出不稳定性高血压

研究目的

评估抗心律失常药物

了解各种心血管病变对运动的反应

康复治疗目的

指导心肌梗死后病人的康复治疗

指导有心肌缺血病人的康复治疗

指导其他心血管病人的康复治疗

表64-13 运动试验的禁忌症

绝对禁忌证

急性心肌梗死

不稳定性心绞痛

急性心肌炎、心包炎、风湿热、感染性心内膜炎

严重的主动脉瓣或瓣下狭窄

急性或严重的充血性心力衰竭，心源性休克

严重的高血压和低血压

严重的未被控制的心律失常(室性心动过速,进行性或完全性房室传导阻滞)

肺栓塞

任何急性或严重疾病

运动能力障碍

病人不愿意

相对禁忌证

高龄(>70 岁)或体弱老人

严重贫血

肺动脉高压

较轻的主动脉及瓣下狭窄

其他严重的心脏病

显著的心律失常(频发多源性室早、成串室早、持久的室上速、预激综合征、显著的缓慢性心律失常等)

洋地黄用药期或中毒，电解质紊乱

酒后、止痛药、镇静药、雌激素等药物作用

活动受限

二、运动试验对几种冠心病急性情况的应用

(一) 心肌梗死后的运动试验

心肌梗死后的运动试验自 1971 年 Sweden 等首先开展以来，已在国内外广泛开展，被用于了解心肌梗死后病人预后及心脏功能。目前分两个阶段进行，急性期(心肌梗死后 7 ~ 10 天)和恢复期(心肌梗死后 3 ~ 6 周)。由于严格掌握禁忌证及应用低负荷运动方案，心肌梗死后运动试验还是相当安全的。心肌梗死后，运动试验的禁忌证见表 64-14，运动试验的终止指标见表 64-15。

表 64-14　心肌梗死后运动试验的禁忌证

急性期(7~10 天)	恢复期(3~6 周)
室速和室颤	病情不需要或病人不能活动
窦性心动过速	室速或室颤
低血压(≤90mmHg)	二度或三度房室阻滞
持久性 ST 段抬高 >0.2mV	5 天内有心绞痛发作
新出现的束支阻滞	5 天内有心力衰竭表现
前壁心肌梗死伴二度或三度房室阻滞	明显的瓣膜病史
心力衰竭表现(包括第三心音)	持久 ST 段抬高 >0.2mV
梗死后综合征	心胸比 >0.55
运动试验的其他禁忌证	>70 岁的高龄老人
病人不同意	急性期运动试验正常

表 64-15　心肌梗死后运动试验终止的指标

病人要求

显著的症状：胸痛、疲劳、头晕、呼吸困难、咳嗽、中枢神经系统症状等

最大心率≥120bpm(应用 β-阻滞剂者≥110bpm)

收缩压较静止时降低

严重的室性心律失常(频发、多源、成串室早、室速)

ST 段抬高≥1mm 或 ST 段下移≥2mm

心率对运动反应异常

　　心梗后病人的运动方案可采用 Naughton 方案或表 64-3 所列改良方案。踏车试验一般用 10w/min 递增方案。

　　1. **急性期运动试验**　在急性心肌梗死后 1~5 天，临床上有充血性心力衰竭、心源性低血压、心肌梗死后心绞痛在住院期间持续≥24h、肺淤血表现、ST 段抬高以及血清酶升高显著且持续时间长，既往有心肌梗死史者均高危组，第一年病死率在 25%~30%，是运动试验的禁忌证，在急性期能进行运动试验者，据运动试验结果进一步区别高、中、低危病人。

　　低危组能耐受≥4 梅脱运动量，收缩压能达到≥110mmHg，最大心率能达到 120~130bpm，而无心绞痛和 ST 段异常者则为低危组，一年存活率≥95%。

　　中危组指心肌梗死后 1~5 天内临床上有严重心肌缺血表现，包括运动试验时运动量≤4 梅脱而出现心绞痛或 ST 段下移≥0.2mV。该组病人常需在心肌梗死后 3 周，再进行一次症状限制性运动试验，进一步鉴别。

　　高危组为运动引起左室功能不全或运动量少于 4 梅脱，运动时收缩压 <110mmHg。

　　2. **恢复期运动试验**　一般在心肌梗死后 3~6 周进行，可对急性期运动试验除外高危组的病人，进一步区分为高、中低危组(图 64-8)。

　　低危组指运动能达到≥6 梅脱而无心绞痛或 ST 段改变。该组危险性很低，进一步的诊断试验并无必要。治疗主要是药物治疗，尤其强调减少危险因素如戒烟及调节饮食等。搭桥术和成形术不可能对预后有进一步改善。

　　中危组为运动能达到≤5 梅脱，运动时收缩压 <110mmHg 或出现严重的心肌缺血表现，如心绞痛或 ST 段下移≥0.2mV，最大心率 <130bpm。

　　心肌梗死后运动试验还能对心肌梗死病人的心脏功能作出判断，以指导病人恢复正常活动能力，病人心脏能耐受的各种刺激程度及心肌梗死后病人的康复治疗。图 64-8 列出急性心肌梗死后病人危险程度分级。病人依据心肌缺血和心功能情况可分为低、中、高危组。

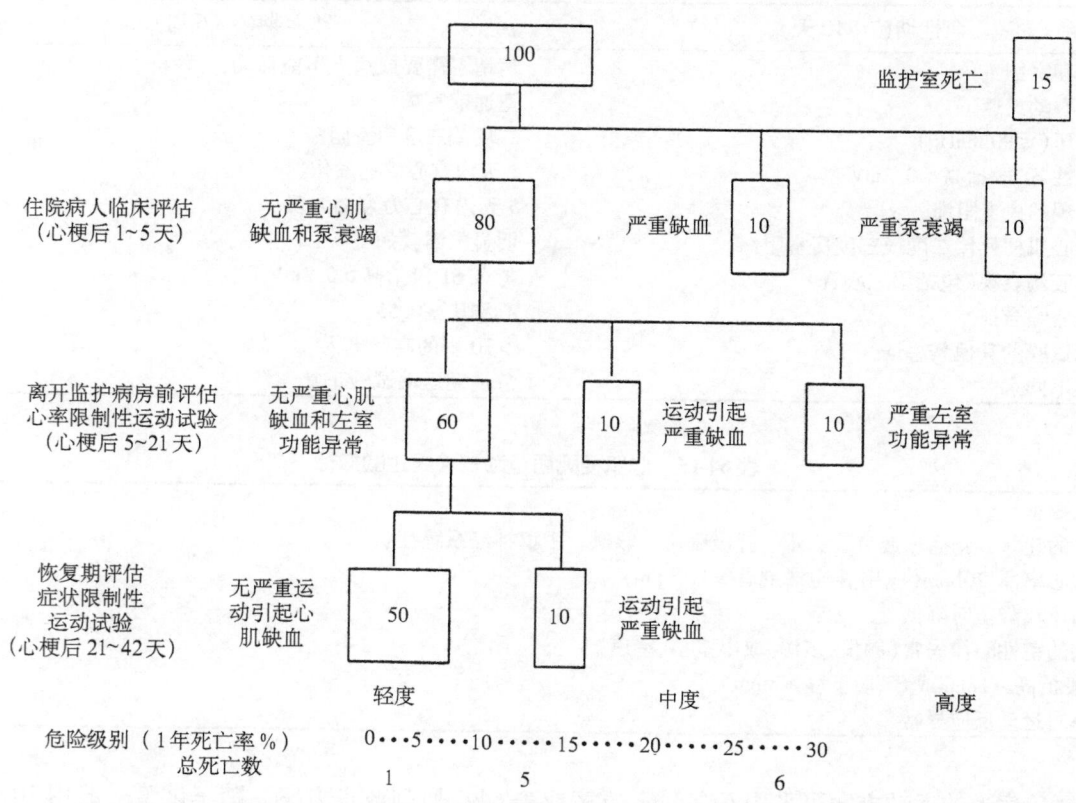

图64-8 急性心肌梗死后病人预后分级，依据病人存在严重心肌缺血及/或左室功能异常，
分成高危组、中危组及低危组(引自 Debusk RF)

(二) 不稳定性心绞痛后运动试验

Butaman 等报道，不稳定性心绞痛病人有用硝酸酯制剂和 β-阻滞剂后，用 Naughton 方案进行亚极量(70% 最大心率)平板运动试验。如无症状限制或缺血反应(ST 段下移≥0.2mV,显著室性心律失常、收缩压降低、心绞痛等)者，则一年内严重心绞痛的发生率仅为 29% ，心梗发生率为 3% ，心脏性死亡 1% 。而运动试验中有上述缺血反应的则总发生率为 87% 。证明运动试验能从治疗后的不稳定性心绞痛病人中检出低危组，并指导今后应采取的治疗。

(三) 冠脉搭桥术后的运动试验

运动试验能帮助选择冠脉搭桥术(CAS)合适的病人及了解他们对 CAS 的反应。运动试验引起严重心肌缺血者，进行 CAS 一般是有益的。严重心肌缺血的指征为：①ST 段缺血性压低 >0.2mV，尤在低负荷时发生的；②ST 段压低恢复时间超过 5min；③ST 段压低发生在 >5 个导联上；④在无 Q 波导联上，ST 段抬高；⑤运动能力 <5 梅脱；⑥运动时收缩压 <130mmHg；⑦收缩压随运动量增加而降低；⑧在低负荷时发生的复杂性室性心律失常。

静止时的左室功能不全和运动时的峰值负荷是判断 CAS 预后最重要的指征。因为这不仅反映静止时左室功能不全的程度，而且还反映由运动引起的心肌缺血所致的左室功能不全的程度。在随机对照试验中，伴有三支血管病变而有静息时左室功能不全及运动引起心绞痛的病人，采用 CAS 比药物治疗有较好的预后。

运动试验还有助于确定 CAS 后血管再通的程度。大多数病人在 CAS 后 4~5 周能安全地进行症状限制性运动试验。CAS 后运动试验结果与冠脉造影显示的冠脉再通程度相平行，在造影显示完全再通的病人，在术后 2~12 个月进行运动试验时亦有显著改善。表现为运动能力和无心绞痛运动负荷增加；一般可增加两倍；运动引起的 ST 段压低消失，心绞痛减少。而如造影示植人血管阻塞则运动试验亦无改善。

运动试验还能确定 CAS 术后发生心绞痛病人，是否系因植入血管再堵塞或原有血管病变进展所致。如运动试验较术后恶化，则常系植入血管再堵塞或原有血管病变进展，则需进行冠脉造影。而如运动试验未恶化，则常不是因植入失败或原有血管病变进展所致，而一般不需冠脉造影。

(四) 经皮冠状动脉成形术(PTCA)后运动试验

运动试验常被用于确定 PTCA 后血管再通程度，现已作为 PTCA 术前后的常规必检项目。一般在 PTCA 后 1~2 周能安全进行症状限制性运动试验。单支血管病变行 PTCA 后如运动引起的心肌缺血消失，常伴良好的冠脉造影结果。运动试验的改善一般能在 PTCA 后维持 4 年。但如反复出现运动引起的心肌缺血，则很可能发生了再狭窄，PTCA 后再狭窄的一年发生率约为 25%~30%。

对多支血管的 PTCA 病人，运动试验的结果解释就困难得多。除了少数运动引起 ST 段抬高的病人，运动心电图不能反映引起心肌缺血的血管部位。多支血管 PTCA 后，再狭窄发生率远高于单支血管，对多支血管病变推荐应用运动铊[201]来确定缺血血管部位。

在无症状的病人，如运动引起的心肌缺血发生在术前相同的运动负荷或心率血压乘积时，则常伴有再狭窄。大部分有症状的病人常有运动引起的心肌缺血。运动心电图和运动[201]Tl 扫描有助于决定是否需进行再次 PTCA 或 CAS。

三、运动试验在已知冠心病人中的应用

(一) 运动试验判断无痛性心肌缺血的预后

无痛性心肌缺血是一种常见的心肌缺血类型，可发生在所有冠心病病人中，包括运动试验时有心肌缺血而无症状者。有心绞痛史的病人，24h 动态心电图中最大有 75% 的 ST 段压低者可不伴有症状。

运动试验有助于检出无痛性心肌缺血及指导其治疗。运动试验引起的 ST 段压低的病人，无论其是否伴有胸痛，其预后和冠脉病变程度是相同的，且和运动引起心绞痛而无 ST 段压低的病人亦相同。可见，临床上只要有心肌缺血的表现，不论其是只有心绞痛或只有 ST 段改变，或两者皆有，均有相似的病变程度和预后，均需药物或手术治疗。近来一组多中心无症状性心肌缺血临床试验(ACIP)表明，冠脉再通术对运动引起的缺血改变的疗效较药物治疗效果更优。

(二) 运动试验检出已知冠心病人中的高危者

运动试验可以在冠脉造影证实已有冠心病病人检出高危、中危及低危者。

据美国心脏学会 1992 年提出的标准，如在运动中和运动后有以下情况者提示有严重冠脉病变，系高危组：①不能完成 Bruce 方案二级或运动负荷≤6.5 梅脱；②在症状限制性运动试验时，最大心率 < 120bpm(未用 β-阻滞剂)；③在心率 < 120bpm 或运动负荷≤6.5 梅脱时，≥5 个导联上出现水平型或下垂型 ST 段压低≥2.0mm，且持续时间≥6min；④运动中或运动后，收缩压较安静时或前一组运动时下降≥10mmHg；⑤其他可能的尚不确切的情况，除 aVR 导联外，ST 段抬高、U 波倒置，室速或出现严重心绞痛。

四、运动试验对可疑冠心病人的应用

运动试验阳性结果本身是成人男性罹患冠心病的危险因素。依据脂类多中心临床随访研究（LRC），在 3000 例年龄在 30～79 岁的健康男性中，约 6% 呈运动试验阳性，其中约 1/2 呈强阳性反应（缺血性 ST 段压低≥0.2mV，持续时间 >6min 或峰值心率≤120bpm）。阳性反应者 8 年随访期心血管病死亡率增加 4.6 倍，强阳性者增加 5.1 倍。运动试验的阳性结果较吸烟、高血脂、高血糖、高血压等危险因素发生心血管病死亡的危险性更高。

表 64-16　无症状病人运动试验后随访研究

报告者	病人数	年龄	随访（年）	随访（例数×年）	阳性结果			阴性结果	
					例数	发病率（%）	相对危险性	例数	发病率（%）
LRC	3640	30～79	8.4	30576	185	18	5.6	2993	3.2
Mchenry	916	27～55	14	12824	23	39	7.4	833	5.3
Bruce	2365	>25	5	14190	260	18	3.0	2105	2.0
Milan	10723	18～65	10	5040	135	16	5.6	369	3.5
Allen	356	≥40	5	1780	82	14	2	274	7
Cummig	510	40～65	3	1530	66	22	10	444	2
Froeliche	1390	20～54	6.3	8758	179	12	14	1211	0.9
Doyle	2437	40～69	5	12185	28	61	20	1928	3
总计	22337			86882			平均8.3		

注：第 1，2，8 项研究中除去了确定病例，故阳性＋阴性结果总数不等于总例数。10588 例阴性病人，随访 369 例。故 Milan 组仅随访 504 例。除去 Doyle 的研究，则平均危险因素为 6.3。

表 64-16 示 8 组研究的结果，共 12118 例随访 3～14 年，以了解运动试验在冠心病、心绞痛、心肌梗死和猝死发生率的关系。所有这些研究均显示，运动试验阳性者冠心病的发生率均显著增加。从这些研究中可得出两个重要结论，首先，运动试验能从无症状人群中明确地检出发展成冠心病的高危组，应予减少危险因素的治疗；其次，亦有约 1/6 形成冠心病者运动试验是正常的。因此，运动试验既对高危组有良好的检出率，也需进一步改进。

以上是运动试验在冠心病各种情况下的应用情况。综上所述可见，运动试验主要用于冠心病预后的判断及检出高危病人。在可疑冠心病病人中有助于检出冠心病病人。运动试验阳性反应本身亦是冠心病的危险因素，这些病人以后发生冠心病的危险性明显高于正常人。

运动试验除用于冠心病外，还可用于抗心绞痛药物疗效判断、心律失常的诊断及预后判断、抗心律失常药物疗效的判断、左心功能的评估、指导冠心病病人的康复治疗及正常人体育锻炼方案等（见表 64-1）。

运动试验的安全性

一、运动试验的并发症

运动试验已被证明是一种安全的无创性检查。从 80 个医疗中心总结近 26 万人次试验资料分析，运动试验的死亡率约为 10/10 万，并发症发生率约为 24/10 万。在 9 万例次试验中发生非致命性心肌梗死 13 例、死亡 3 例。脂类多中心临床随访研究 3600 例次运动试验，既无死亡亦无明显并发症。我院自 1976 年开展平板运动试验和踏车运动试验至今已有 10000 余例次，亦未发生死亡、心肌梗死和室颤等较重的并发症。

有极少数情况，如发生冠脉小粥样斑块脱落或心内膜下出血，导致冠脉血管堵塞、心肌梗死或死亡，是难以预测和预防的。除此以外，大多数危险情况均能通过严格选择病人，掌握终止运动的指征，严密的心电及血压监护以及严密注意病人的主观症状和表现，包括运动后心脏听诊和触诊，对颈静脉、皮肤和一般情况的观察等能预防并发症的发生。

二、必需的急救设备

为保证病人安全，运动试验室必需有如表 64-17 所示的急救设备和熟悉抢救心脏病人的医护人员。

表 64-17　急救设备及药物

设　　备	药　　物
除颤器及临时起搏器	硝酸甘油
氧气，气管插管血压表	利多卡因、普鲁卡因酰胺、奎尼丁，溴苄铵、胺碘酮
静脉输液装置	肾上腺素、异丙肾上腺素
心内注射器	阿拉明
听诊器	心得安　碳酸氢钠液　葡萄糖液
喉镜（可能时）	西地兰、多巴胺、速尿
人工呼吸机（可能时）	硝苯吡啶、维拉帕米　阿托品

参 考 文 献

1. Ellestad MH. Stress Testing：Principles and Practice. 3rd ed. Philadelphia：FA Davis Co, 1986, 76-80

2. Singh BN, A symposium：Detection, quantification and clinical significance of silent myocardial ischemia in coronary artery disease. Am J Cardiol, 1986, 58：IB

3. Amsterdam EA, et al. Symptomatic and silent myocardial ischemia during exercise testing in coronary artery disease. Am J Cardiol, 1986, 58：43B

4. Varnauskas E. The ECG and exercise testing. In：Julian DG. Angina Pectoris. 2nd ed. New York：Churchill Livingstone, 1985, 96-127

5. Singh BN, et al. Hemodynamic and electrocardiographic correlates of symptomatic and silent myocardial ischemia：Pathophysiologic and therapeutic implications. Am J Cardiol, 1986, 58：3B

6. Ellestad MH. Stress Testing：Principles and Practice. 3rd ed. Philadelphia：F A Davis Co, 1986

7. Allred EN, et al. Short term efffects of carbon monoxide exposure on the exercise performance of subjects with coronary artery disease. N Engl J Med, 1989, 321：1426

8. Ellestad MH. Stess Testing：Principles and Practice. 3rd ed. Philadelphia：F A Davis Co, 1986, 233-5

9. Saini V, et al. Reproducibility of exercise-induced ventricular arrhythmia. Am J Cardiol, 1989, 63：696

10. Gohlke H, et al. Exercise testing provides additional prognostic information in angiographieally defined subgroups of patients with coronary artery disease. Circulation, 1983, 68：979

11. Pina IL, Balady GJ, Hanson P, et al. Guidelines for clinical exercies testing laboratories. A statement for healthcare professionals from the committee on exercise cardiac rehabilitation, American heart association. Circulation, 1995, 91：912

12. Froelicher VF. Manual of exercise testing. 2nd ed. St. Louis：Mosby-Year Book, 1994, 13

13. Froelicher VF, Myers J, Follansbee WP, et al. Exercise and the Heart. 3rd ed. St Louis Mosby-Year Book, 1993

14. ESC working group on exercise physiology, Physiopathology and electrocardiography: Gudelines for cardiac exercise testing. Eur Heart J 1993, 14: 969

15. Fletcher GF, Balady G, Froelicher VF, et al. Exercise standards. A statement for healthcare professionals from the America Heart Association. Circulation, 1995, 91: 580

16. 杨钧国，李治安主编. 现代心电图学. 北京：科技出版社，1997，845-877

第65章 动态心电图
Ambulatory Electrocardiogram

黄 永 麟

　　50 年代后期，Holter NJ 发展一种新的心电图记录方法，即在较长时间内动态记录心电图，在动态情况下研究心电图的变化，开创了一个心电图诊断方法的新领域。

　　Holter 于 1962 年在 Science 杂志上发表其研究成果，提出长期持续地记录活动状态下的心电图，可以了解"外界因素对心脏的影响"、"新药的研究"、"日常生活时正常心脏的可能变化"，以及饱餐、运动、性生活、和其他精神紧张、疲劳、睡眠等时的心电图变化等。

动态心电图可以实时记录到正常或病变心脏自发的心率及心律变化，心肌梗塞后的室性心律失常，以及某些抗心律失常药物的致心律失常作用。当时，在 60 年代及 70 年代早期引起了医生们的极大兴趣。随之，研究日常生活中的 ST 段变化，由此而认识到"无症状心肌缺血"的存在，发展了一个临床上重要的诊断学新概念。

80 年代及 90 年代早期，无创记录心电信号的研究更加突飞猛进，连续 24h 记录心电信息，不但记录到疼痛的和无痛的心肌缺血、其发作的昼夜规律，还可以确定缺血的阈值、QT 间期及心电波型的动态变化，这些变化十分有助于了解心脏病发作时心脏骤停的发病机制，对预防心脏病发作极有帮助。1980 年起应用植入性心脏起搏器就采用了类似 Holter 功能的软件，拓宽了 Holter 技术的应用范围。

近年来应用数码记录及分析系统，使磁带记录的分辨率高，应用信号平均叠加记录到心室晚电位可进一步分层分析心肌梗塞后室性心律失常的危险性；从昼夜心率的变异中分析时域、频域的心率变异性，以定量地分析自主神经对心脏的影响，以及分析 QT 间期的离散度，T 波的交替变化，光谱心电图分析 ST 段变化等，这些在 90 年代中期兴起的 Holter 描记技术更加丰富了医生对心脏电活动在生理、病理变化的认识，提高了临床的诊断水平。

动态心电图的记录和分析系统

1957 年，Norman J Holter 应用无线电遥测技术记录到动态情况下的心电信号之后，笨重的仪器很快被磁带记录及小型分析仪所代替。随着技术进步，记录部分改进为微型记录仪，大容量硬盘存储，（100Mbyle），这些系统不需压缩就能存储 3 导 24 小时的心电信息，电脑软件可进行自动分析已获得的心电信息。

记录信号处理分析等必须要符合临床的要求，尤其是记录和分析心律异常的要求，例如室性异位搏动波形特征的判定，发作的频度，要根据其高频高振幅特征，制成各种分析模块，以确定描记到的波形是否正常或异常。近年来又发展了能监测分析各种类型的房性异位搏动。房性异位搏动为低振幅低频，信号噪音比值小，技术难度高，但已逐步得到解决。

非心律失常的心电信息是 Holter 电脑软件分析的重要内容，如：QRS 宽度、振幅、频率、RR 间期、ST 段和 T 波的变化等，用 3 导数字叠加以及高频 1000Hz，可以记录到平均信号心电图即晚电位，时域、频域分析 RR 间期，但判定 ST 段移位较为困难，因其极低的频率很难与基线的漂移相区别。一般来说，T 波的分析应用 250Hz 足够，但研究 T 波的交替现象必须用更高频率。

一、记 录 系 统

记录系统由导联线记录器组成。记录器主要有磁带式和固态式（闪光片）两种。无论何种类型的记录系统，均应达到以下技术性能要求：导联线质地、性能良好，安全可靠。导联采用国际标准的彩色标识。

能实时、准确地连续同步记录 2 个或 2 个以上导联的心电信号。

磁带式记录器一次不更换磁带、固态式记录具有足够的存贮容量（30～40MB），一次不更换电池至少能连续记录 24h 2 个或 3 个导联的心电信号。

记录器具有良好的耐用、防水及安全性能，以保证在患者日常活动状态下连续、可靠地记录心电信号。

记录系统的时间精度、频响、阻抗、灵敏度、保真度、抗干扰性能、安全性等技术指标均应达到国家或国际标准（参见附录）。

间断式记录器只能分段记录心电信号，可在出现心律失常或心率超过预先设置的限值时启动记录器，或在患者有自觉症状时(心悸、气促、胸痛等)开启记录器分段记录心电信号，但分段记录的心电信号可能会遗漏无症状时的异常心电信息。

电话传输动态心电图记录器能通过电话线路将记录的心电信号回放传输至分析处理中心。

二、回放分析系统

主机采用性能良好的计算机或心电工作站，其硬件设施能支持动态心电图分析软件的运行；以14~19英寸高分辨率彩色显示器显示心电信号及有关数据、图表；采用鼠标或键盘输入参数和指令，进行动态心电图分析和编辑。

磁带记录器能通过磁带读入器经 A/D 转换将心电信号输入主机，固态记录器经专用接口用电缆或光缆输入心电信号。信号传输的保真度、回放系统及主机的技术性能、噪声控制、安全性均应符合国家及国际标准。

软件系统对心电信号的分析处理功能须经过大系列临床试验或美国心脏协会数据库(AHA database)检验证实具有可靠性和可信性，同时应具有优良的操作、编辑、图表、报告、显示等性能，能进行以下分析处理并经人机对话修改编辑后打印出书面报告。

(1) 检测不同时间、不同状态下的心率变化，作出最大、最小、平均心率及24h 心率变化趋势的数字及图表分析；

(2) 能正确识别室上性、室性早搏并进行早搏的分类统计、变化趋势的数字及图表分析；

(3) 能正确检查出室上性及室性心动过速、心房颤动、心室颤动等心律失常，并对其发生阵次、持续时间、频率变化等作出数字及图表分析；

(4) 可根据预先设计的心脏停搏间期(如 >2s)检出心脏停搏阵次并检测停搏间期及发生时间；

(5) 能准确、可靠地检测 ST 段改变，作出 ST 段异常改变阵次、持续时间、发生变化的数字及图表分析；

(6) 能准确、可靠地检测 QT 间期并对 QT 间期的变化作出数字及图表分析；

(7) 可进行心率变异性的时域和频域分析；

(8) 能正确识别和显示起搏信号，统计起搏心搏占心搏总数的百分比，为起搏器功能分析提供重要信息。

以上 1~5 项一般的动态心电图分析软件均应具备，部分动态心电图分析软件系统已具备 1~8 项分析功能，各项检测分析通过人机对话确认、修改、编辑等处理，方可作出报告。

打印机　采用激光打印机快速、清晰地打印出编辑好的动态心电图文字、数据、图表、报告及附图。

动态心电图的检查方法

1. 技术员素质要求

应具备心血管系统解剖、生理、心血管疾病及心电图知识；应具有心电图记录、超声心动图、运动试验等无创心脏实验室的工作经验，或具有监护室急重症患者的心电监护、心脏手术后心电监护方面的经验。具有安全用电知识，能进行一般的计算机操作。

应熟悉所采用的动态心电图仪及基本操作方法，掌握动态心电图记录的基本操作技术。能正确进行皮肤处理、电极安置、记录器准备(磁带磁卡安装和取出,电池检测、安放和取出,记录器启动、关闭及清洁、保养等)、导线连接、检测登计统计及向患者介绍检测注意事项和日志记录等工作。能识别和处理电极安置及皮肤准备不当时出现的伪差、肌电干扰和电源干扰,保证良好的动态心电图记录。

2. 临床资料的了解和记录

记录患者的年龄、性别、地址、电话、病案号等一般情况。

了解患者的病史、症状及此次检查的目的,估计病情,判断药物疗效,评定起搏器的起搏功能等。

了解以往重要的心脏检查结果,如心电图,动态心电图,超声心动图等。

了解患者的药物及非药物(包括心脏及非心脏)治疗情况。

如植入心脏起搏器,应了解植入时间、类型及设定的有关参数。

3. 导联选择

根据原有心电图记录及检查目的,选择合适的导联。一般采用 2~3 个导联同步记录,以减少单一导联可能出现的误差;并可使 P 波及 ST 段在不同导联上清晰显示,QRS 波形变化容易判断;也可确定暂时性分支阻滞引起的心电轴变化,有助于鉴别室性或室上性搏动。

动态心电图记录采用双极导联,其导联均为标准导联的模拟导联,所记录的结果以标准导联心电图直接比较。各常用模拟导联解剖定位如下:

模拟 V_1(CM1):正极-右第 4 肋间胸骨旁 2.5cm 处;负极-右锁骨下窝中 1/3 处。

模拟 V_2(CM2):正极-左第 4 肋间胸骨旁 2.5cm 处;负极-右锁骨下窝中 1/3 处。

模拟 V_5(CM5):正极-左第 5 肋间腋前线;负极-左锁骨下窝中 1/3 处。

模拟 V_a(MaVF):正极-左腋前线肋缘;负极-左锁骨下窝内 1/3 处。

无干电极:右锁骨下窝处 1/3 处,或右胸第 5 肋间腋前线或胸骨下段中部。

一般首选 CM1、CM5,采用 CM2 或 CM3 + CM5、CM2 + CM5 + MaVF 更能获得阳性结果,怀疑冠脉痉挛或变异性心绞痛时,最好选用 CM3、MaVF。

4. 皮肤处理及电极安置

患者取卧位或坐位,解开上衣,暴露胸部,确定导联电极安置部位,胸毛多者应剃除局部胸毛。

75%酒精棉球涂擦电极安置部位局部皮肤表面,并用小砂片轻磨皮面,以清洁皮肤,降低皮肤电阻。

选用优质的动态心电图专用电极牢固黏在选定的导联位置上(最好贴于所选部位的胸骨或肋骨骨面上,以减少呼吸运动影响及肌电干扰),并将导联线正确地连接在电极上,妥贴处理好导线。

导线连接后作短时记录(1~2min),观察深呼吸、卧位、坐位、立位、侧位时心电记录无基线飘移和伪差,记录器运转无异常。

5. 记录时间

一般须连续记录 24h,包括日常活动及睡眠状态的心电变化,根据病情需要可延长至 48~72h 或复查,以增加心律失常的检出率。

剔除伪差和干扰的 24h 心电连续记录的有效记录一般不应少于 22h,对起搏器功能评价,有效记录应达到 100%。

6. 患者日记

应向患者介绍记录过程中的注意事项,如记录器的正确使用、导联线的保护等,取得患者的合作,做好以下内容的日记。

记录日常活动情况(工作、休息、活动、进餐、服药、激动事件、睡眠等)及时间。

出现症状时应详细记录症状起始、结束时间及感受。

要使患者日常活动与心电记录密切结合获得有症状时是否伴有心电变化及无症状时心电有无异常的重要信息。

动态心电图检查的一般适应范围

1. 与心律失常有关症状的评价

心律失常可产生心悸、眩晕、气促、胸痛、晕厥、抽搐等症状，动态心电图检测可连续记录此类症状发生时的心电图变化，作出症状发生是否与心律失常有关的初步判断。实际上只有约50%患者在检测时再现相关症状，没有症状的患者也可能记录到显著的心律失常。

由于心律失常既可有明显症状，也可以无症状，而眩晕、晕厥等症状也并不一定是心源性的，因此，如果检测时无症状发生，又未记录到心律失常，一般需结合临床综合评价，必要时做动态心电图复查及进一步检查，如运动试验、心电生理检查等。

动态心电图对于常规心电图正常但有心脏症状，或者心律变化与症状并不相符时，可作为首选的无创检查方法，以获得有意义的诊断资料。

2. 心肌缺血的诊断和评价

近年来，动态心电图对 ST 段变化的检测方法已有很大改进，如增加导联数以了解更为广泛的心壁供血情况，分段数字分析以判定 ST 段下降形态、幅度，记录并计算 ST 段下移阵次、总时间、总面积，并已注意到睡眠呼吸暂停综合征发生时出现的心率过快及体位发迹所造成的假阳性发迹，使动态心电图诊断心肌缺血成为可能。但动态心电图不能作为诊断心肌缺血的首选方法。对于不能做运动试验者，在休息或情绪激动时有心脏症状者以及怀疑有心绞痛者，动态心电图是最简便的无创诊断方法。

动态心电图是发现无痛性心肌缺血的最重要手段，但无痛性心肌缺血的诊断，须在确诊为冠心病的前提下，动态心电图记录到 ST 段异常改变而无胸痛症状时才能成立。

3. 心脏病患者预后的评价

心脏病患者的室性早搏，尤其是复杂的室性心律失常，是发生心脏性猝死的独立预测指标。一些高危的室性心律失常可见于冠心病、二尖瓣脱垂、先天性心脏病术后、心力衰竭及 QT 间期延长综合征等，对这类患者进行动态心电图检查，可对病情和预后作出有价值的估计，心率变异性是预测心肌梗塞患者发生心脏事件危险及评价糖尿病患者自主神经病变的重要指标，对这类患者应做动态心电图检查和心率变异性分析，以评估其预后；缓慢心律失常，如病态窦房结综合征、传导障碍等，对心脏病患者预后的影响和治疗方案的确定具有重要意义，动态心电图对这类心律失常的诊断和评价具有重要价值；冠心病患者可发生无症状性心肌缺血，它与有症状心肌缺血一样，是决定预后及指导治疗的重要指标。尚未确诊为冠心病的患者，动态心电图发现其有无症状的 ST 段改变，解释为心肌缺血应当慎重，一些非缺血因素也能引起 ST 段改变。

上述心肌缺血及各类心律失常经过治疗后消失或改善，可能会但不一定会改善患者的预后。即使动态心电图检查表明心肌缺血及心律失常已得到控制，但对于某些高危患者，动态心电图不是判断预后的惟一方法，必要时可进一步做心电生理检查。

4. 评定心脏病患者日常生活能力

日常活动、劳累、健身活动、情绪激动等，对一些心脏病患者可能会诱发心肌缺血和/或心律失常，动态心电图可对其进行检测和评价，以使医师对患者的日常活动、运动方式及运动量和情绪活动作出正确指导，或给予适当的预防性治疗。

5. 心肌缺血及心律失常的药物疗效评价

以消除心肌缺血（包括无症状和有症状的）为目的的药物治疗，可以动态心电图检测的 ST 段改变定量分析进行疗效评价；动态心电图对于心律失常的药物疗效评价亦具有重要价值。心律失常具有一定的自发变异性，药物疗效及药物的致心律失常作用的判定，均应按照已有的严格规定（见诊断评价标准）进行，最好能结合血液药物浓度测定。

6. 起搏器功能评定

动态心电图检测能在患者自然生活状况下，连续记录患者自身及起搏的心电信号，获得起搏器工作状况、故障及引起心律失常的详实信息，对起搏器功能评定、故障发现及自理提供重要依据。

7. 流行病学调查

动态心电图可作为一种简单可靠的方法用于特定人群中研究某些药物对心电图的影响。

动态心电图不宜用于对无任何心脏病征象的正常人去发现心律失常或无症状性心肌缺血的常规检查，亦不宜用作人群中某些疾病的初次筛选以及了解某些疾病发病率为目的的大面积人群普查。

动态心电图的常用诊断标准

动态心电图对于心律失常 ST 段改变的诊断一般应根据心电图的诊断方法及标准进行。由于动态心电图具有长时程连续记录、计算机定量检测分析等特点，对于心律失常、心肌缺血、药物疗效评价、心率变异性分析等可参照以下标准作出诊断和评价：

1. 心律失常诊断评价标准

正常人室性早搏≤100 次/24h，或 5 次/小时，超过此数只能说明有心脏电活动异常，是否属病理性应综合临床资料判断。

室性早搏以 Lown 法分级，3 级及 3 级以上，即成对室性早搏、多形性室性早搏、短阵室性心动过速(3 个以上，持续时间<30s)、多形性室性心动过速、持续性室性心动过速(持续时间≥30s)均有病理意义。

室性心律失常药物疗效评价，可采用 ESVEN 标准，即患者治疗前后自身对照，达到以下标准才能判定治疗有效：

室性过早搏动减少≥70%；

成对室性早搏减少≥80%；

短阵室性心动过速消失≥90%，15 次以上室性心动过速及运动时≥5 次的室性心动过速完全消失。

抗心律失常药物治疗经动态心电图复查，若室性早搏增加数倍以上或出现新的快速心律失常抑或由非持续性室性心动过速转变为持续性室性心动过速，出现明显的房室阻滞及 QT 间期延长等，应注意药物的致心律失常作用。

窦房结功能障碍诊断标准：

窦性心动过缓≤40bpm，持续 1min；

二度Ⅱ型窦房阻滞；

窦性停搏>3.0s，窦性心动过缓伴短阵心房颤动、心房扑动或室上性心动过速，发作停止时窦性搏动恢复时间>2s。

要注意药物引起的一过性窦房结功能异常。

2. 心肌缺血诊断及评价标准

应密切结合临床资料，诊断心肌缺血标准：

ST 段呈水平或下垂型压低≥1.0mV(1.0mm)，持续≥1.0min，2 次发作间隔时间≥1.0min。

对于这个标准，目前尚有不同意见。

心率对 ST 段变化的影响及校正：

正常心率时，ST 段下移点(L 点)在 J 点之后 80ms，如心率增快 120bpm 以上 L 点应自动转点 J 点之后 5ms；

可以 ST/HR 消除心率的影响，ST 段为 μV(1mm=100μV)，HR 为 bpm，ST/HR≥1.2μV/bpm 为异常。

心肌缺血负荷测算：

根据 ST 段异常改变幅度、阵次、持续时间计算：

ST 段下降幅度×发作阵次×持续时间

在描记 ST 段趋势曲线的基础上，计算 ST 段下移的面积(mm×min)

根据心肌缺血及缺血负荷检测，可评价冠心病心肌缺血情况及疗效。

3. 心率变异性分析

心率变异性时域分析评价标准：

以 24h 动态心电图连续记录作心率变异性时域分析，主要诊断指标有：

24hRR 间期标准差(SDNN)<50ms，三角指数<15，心率变异性明显降低；

SDNN<100ms，三角指数<20，心率变异性轻度降低。

心率变异性频域分析评价标准：

以 500 次心搏、5min 短程记录或 24h 动态心电图连续记录作心率变异性频域分析，以下指标提示心率变异性降低：

所有频带均有功率下降；

站立时无低频率成分增加，提示交感神经反应性减弱或压力感受器敏感性降低；

频谱总功率下降，低频/高频比值可不变；但低频下降时，此比值可减小，高频下降时，比值可增大；

低频中心频率左移。

心率变异性降低提示心肌梗塞患者发生心脏事件的危险性较大，糖尿病患者合并有糖尿病性自主神经病变且预后不良。

心律失常的 Holter 监测

应用 Holter 监测心律失常的适应证为：

(1) 晕厥、心悸及其他症状疑及由心律失常引起者；

(2) 了解已有的心律失常的性质、频度及伴有的其他心律失常；

(3) 有高危因素的心脏病人，估计其有无发生恶性心律失常或猝死的可能性；

(4) 评估抗心律失常药物的疗效；

(5) 评估心脏起搏器、植入性除颤器、射频消融等介入性治疗的安全和疗效。

1. 室上性心律失常

动态心电图监测是诊断室上性心律失常估计其治疗效果的重要手段，大部分持续性室上速可用体表心电图来诊断，但不少短暂发作的室上速来不及到医院就诊。其他方法如：食管调搏诱发、电话载波及时将心电图传至诊疗中心等都可应用。但食管调搏法有的病人不愿接受，且诱发成功与否有不少限制；而电话载波更受发作时间，病人发作时的症状很严重或极轻微而无法及时操作电话载波等影响。动态心电图是一种无创的连续描记，可避免上述很多限制因素，当然其发作的时机正好要在记录的 24h 内。

2. 病态窦房结综合征

连续心电图记录对病态窦房结综合征的诊断极有帮助，因为对病窦病人的心电图记录要有足够长度，以避免漏掉瞬间发作的病例。诊断窦性停搏或窦性心动过缓不一定需要伴有相应的症状。相反，一些明显认为有窦房结功能障碍的指征又可见于某些正常状态，例如：久经训练的运动员，窦性停搏即使超过三秒以上也不是窦房结功能障碍。此外，有时一些窦房结功能障碍的指标只在昼间出现而睡眠时却正常，而且，睡眠时哪些现象是窦房结功能障碍的指标也还未明确。因此，昼间出现的窦房结功能异常最有意义，尤其当伴有症状时。

动态心电图窦房结功能障碍的诊断标准：

（1）持续24h的窦性心动过缓，心室率50bpm或以下；

（2）窦性停搏达6s，3~6s为可疑病窦；

（3）暂时或间歇出现的伴有症状的房室结性节律；

（4）记录到心动过缓及心动过速，心动过速发作停止后3s仍未恢复窦性心律。此类病窦常伴有房室传导阻滞及房室结逸搏心律，导致病人出现一时性黑蒙、晕厥，心室亦可随之停顿片刻。

3. 心房颤动、扑动

持续性心房颤动用12导体表心电图即可记录到，但阵发性房颤有时则必须用动态心电图或瞬时记录仪，阵发性房颤发作时通常都伴有心悸症状，也常有以往发作的病史。动态心电图如能记录到房颤发作前有无心室率的变化，则可判断此房颤发作与交感神经有关或与迷走神经有关。

由迷走神经介导的房颤，男多于女，约为4:1。第一次有症状发作的年龄通常在40~50岁（25~60岁），病史可只有数周也可长达15~20年。特发性房颤无器质性心脏病也无明确病因，发作的次数因人而异，每周发作数次，持续数分钟至数小时，常在夜间发作，晨起恢复。饮食尤其是晚餐后、饮酒后最易发作，休息时也可发作，在动态心电图记录上可发现其发作前有逐渐减慢的心动过缓，即迷走神经张力有逐渐增强的趋势，而在进一步减慢心率后诱发房颤，此时，房颤的心室率也很少超过100bpm。因此。要与病窦综合征的快慢型相区别。

交感神经介导的房颤并不少见，可见于甲状腺功能亢进、嗜铬细胞瘤、心肌病、心力衰竭等，或可见于心脏神经症。症状常出现于昼间，尤其在早晨运动或精神紧张时，房颤发作前常有窦性心动过速，心率至少达90bpm或先有房性心动过速与窦性心动过速交替出现。

一旦确诊房颤，动态心电图可监测病人在休息或运动时药物对控制心室率的效果，而且，还可发现某些药物致心律失常的副作用。对房颤进行非药物治疗后，如射频消融改良房室结以控制心室率，或完全阻断后致完全性房室传导阻滞，安置心脏起搏器等，均需用动态心电图以了解心室、心房的频率，判断其治疗效果及当时的频率。

心房扑动在诊断与治疗的过程中也需要动态心电图监测。抗心律失常Ic类药可减慢心房扑动的频率至180~200bpm，并可为1:1传导，此时心室率反可加速。房扑常可复发，射频消融后常有后期复发，并可转变为房颤，动态心电图特别有用于监测此种心律失常。

一种新的综合征称为"异常的窦性心动过速"。病人的窦性心率增快，24h内平均达100bpm以上。与折返性窦性心动过速鉴别的要点是：后者为突然发作突然终止，而窦性心动过速为逐渐加快心率，频率变化较大，此类病人如突然发作终止，可发生房扑或房颤，亦可因长期的心动过速而诱发心肌病，因此，用β-受体阻滞剂以控制心率极为重要。

4. 室性心律失常

室性过早搏动及短阵室速，可见于无症状的正常人，10~30岁人群中短阵室速（3个室早以上）的发病率为1%~3%，随年龄增长患病率逐渐增加。一组年龄在60~80岁的健康老年人，在24h动态心电图监测中，发现有11%有成对室早，连续3~13个室早的短阵室速有4%。阵发的室速在老年人群中的患病率在男性为4.3%，女性为10.3%。从多因素分析中发现，左室射血分数降低是发生室速及每小时室早达15个以上者的危险因素。

心肌梗死后的室性心律失常

自从60年代发展动态心电图以后，才有可能对心梗后复杂室性心失常的发生率及随后所致的病死率有正确的估计。6h的心电监测比36s的心电图记录到的室性早搏要高出18倍，心肌梗死10天后大约有10%~15%病人每小时有10个或以上的早搏，其病死率要比10个/小时以下室早要高出2~4倍。短阵室速（至少3个连续室早、频率>100bpm）发生率为12%，与之后的病死率有密切的相关（odds=4.2），伴有左室功能障碍者更易出现室性心律失常，是病死危险的一个独立预测指标。

为此认为抑制室早可以降低心梗后数年内的死亡率，但是，临床随机试验却未能证实抗心律失常药物减少梗死后室早可以降低其病死率。

1987 年进行的 CAPS 试验(Cardiac Arrhythmia Pilot Study)，以及随后的 CAST 试验应用双盲、随机、多中心、安慰剂对照，以确定对心梗后应用抗心律失常药抑制室性心律失常是否能降低其病死率。CAST 试验观察对象为 80 岁以下存活的心梗病人，在 24h 动态心电图监测中发现每小时有 6 个以上室早，观察终点为两年后心律失常性死亡及猝死。1989 年 4 月，应用英卡因及氟卡因组因死亡率增加而被迫终止试验。

另外设计的 CAST Ⅱ 试验，选择有左室功能障碍病人 EF≤40% 。在心梗后 6～90 天内室早 >15 个，频率为 120bpm，持续发作不到 30s，症状有无均可药物选用莫雷西嗪(Moricizine)，此为一有 Ⅰc 特性的抗心律失常药，结果也被迫提前终止。因为，病死率与安慰剂相比并无不同。从而，CAST 试验提示应用 Ⅰc 抗心律失常药，虽可以抑制心梗后室性心律失常，但并不改善预后，甚而增加了心律失常所致的死亡率。

CAST 试验也对 Holter 监测的意义提出挑战。因为，虽然 Holter 监测发现药物已能控制心律失常，但却不能预测病人在控制心律失常后有良好的预后。不过，CAST 实验中，药物如氟卡因、英卡因对无心梗，EF 不低的年轻室早病人有良好的疗效。

CAMIT 试验应用胺碘酮，对心梗后频发的复杂室早及心脏停搏病死率有良效。BASIS 对 198 例心梗病人应用胺碘酮，心律失常事件减少存活率显著增加。EMIAT 也观察胺碘酮对心梗后室早有明显抑制作用，以上试验均使用 Holter 来判断用药的疗效，Holter 也用以估计心梗溶栓治疗后非持续室速是否减少，但结果认为溶栓疗法不能减少室早的发生。

5. 其他心脏疾患的 Holter 监测

(1) 心力衰竭

心衰时不但室早增加且常有短暂室速发作，Holter 监测发现 28%～80% 的心衰病人有短暂发作室速。虽然，室早对心衰的预后意义还不肯定，但短阵室速是明确的危险因素，增加心脏性死亡率及猝死。心衰时应用 ACEI 制剂，可使室早减少而降低心脏猝死的发生率。而 Ⅰc 类药物抑制室性早搏但并不降低心性猝死率，用 Holter 监测胺碘酮对心衰的疗效多种试验有所不一致。至少，胺碘酮并不增加心衰的病死率，对有选择的病例有降低病死率的可能性，但应该说，胺碘酮抑制室性早搏并不是心衰的本质性治疗措施。

(2) 肥厚型心肌病

对肥厚型心肌病(HCM)尚无明显指标对其预后进行预测，心脏性死亡已假定是由心律失常所致，年发生率在 2%～4% ，儿童及 10～35 岁患本病易猝死，年轻的运动员意外死亡中肥厚型心肌病是很常见的病因，但在 Holter 监测上很少发现短暂室速，即使猝死者亦是如此。因此，Holter 监测在肥厚型心肌病的儿童及青年人中不是有用的预后指标。

对成年人 HCM，频率较慢的短暂室速可见于 25% 的病人，Holter 监测发现短暂室速是高危因素，其心性猝死率增加 7 倍，但其阳性预测值较低为 22% ，而室速阴性的阴性精确率为 97% 。实际上，Holter 的结果对有高危因素的 HCM 尚不足以用作进一步治疗和预防猝死的依据。

(3) 其他

如二尖瓣脱垂很少有复杂的室性心律失常，显著的二尖瓣关闭不全常有多发室早及短暂室速，其病死原因多与心功能不全有关。主动脉瓣狭窄、关闭不全出现的室性心律失常多数与左心功能不全有关，因此也不是猝死的独立指标。

6. 动态心电图判断抗心律失常药物的疗效

1982 年，Graboys 首次报道用动态心电图来评估抗心律失常药物的疗效，认为用动态心电图判断室速或心脏骤停后复发病人在药物控制室性心律失常后，可以预防猝死的发生，其有效的标准为室速及RonT室早完全消失，成对室早减少90%，室早减少50%，其报道中有98例对抗心律失常药有效，观察29.6个月，有6例猝死，年死亡率为2.3%，而另25例对药物无效，观察期内有17例死亡，其所以不能控制心律失常，是由于存在左室功能不全之故。之后，有报道认为左室功能不全是存活与否的重要指标，EF<30%，即使控制室性心律失常，也不能降低病死率。

1985年10月至1991年2月，ESVEM试验(Electrophysiology Study vesus Electrocardiographic Monitoring)，其目的是要比较有创电生理检查(EPS)及无创心电图(Holter)何者更能有效地预测药物的疗效。有2103例持续性室速，心脏骤停后成活者，以及晕厥而能诱发室速者入选，经过EPS能诱发室速及48h心电图监测有>10室早/小时后，有486例随机进入分组，242例为EPS组，244例为Holter组，病人用一种直至6种抗心律失常药，EPS不能诱发室速，Holter证实室早已被控制，来判何种方法预测率最高。

观察6年后结果发现，一旦药物有效则两种方法对预测之后是否发生心律失常事件及猝死的意义相同。但Holter对预测药物有效比EPS要好，药物中的Sotalol有效后发生心律失常时间要比其他药物要少。

上述结果要注意的是：入选病人EPS要能诱发室速，Holter要有10个以上室早/小时，但实际上一些病人EPS能诱发室速，而Holter无10个以上室早/小时，另些病人Holter有10个室早/小时，但EPS却不能诱发室速，这样对药物疗效就无法作出对等的正确判断，可能会影响到试验结果。而且，此试验未设安慰剂组，EPS只用2个室早而不用3个室早来诱发室速，室性心律失常的再发率太高，6年内达37±3%，则只按照经验不用检测方法，不引起致心律失常，也能达到此效果。再Sotalol可能只是其Ⅱ类药的作用而没有发挥Ⅲ类药作用，一些病例再发心律失常率低，可能入选就对药物有效，相反，左室功能减退可能是再发心律失常的主要因素。因此，无论是Holter还是EPS，重要的是再发心律失常及死亡可能不单纯依赖于室性心律失常是否被抑制，而是与其他变化的因素有关。

ESVEM试验可以认为，应用Holter是指导抗心律失常药物的一种好方法，近年来，迅速发展起来的植入型除颤起搏器(ICD)可有效预防心律失常性猝死。Lamperl认为控制心律失常并不能改善EF<30%病人的预后，而只有植入ICD才是最好的治疗方法。现在的问题不是在Holter和EPS之间选择以预测何种药物有效，而是要认识何种病例应植入ICD。持续性室速、EPS能诱发的室速是安置ICD的绝对指征，而Holter既不能诱发室速，也很少能记录到持续性室速的发作，其临床意义显然已不同于ESVEM发表后当时的认识。

Holter 监测冠心病的心肌缺血

1963年Normal Holter首次用连续记录心电图来发现心肌缺血的ST段变化以后的大量研究发现，暂时性心肌缺血多数为无症状，有不良预后，而且即使药物治疗控制心绞痛，但无症状心肌缺血仍可在Holter(AECG)监测中发现。

无症状心肌缺血是指有心肌缺血征象但无胸通或类似心绞痛的症状，心肌缺血的存在可根据暂时性心电图ST段变化、局部心肌运动异常、运动试验、核素及强化超声心动图等方法，其中动态心电图最为广泛应用。Holter记录到的AECG与运动试验不同，而是在日常生活、活动、精神紧张，环境因素等条件下惟一能判定其是否有心肌缺血及缺血程度的检查方法。

一、导联选择及导联数

Holter通常在胸前应用5~7个电极，记录2~3个导联。常用$V_5(CM_5)$及$V_3(CM_3)$或$V_2(CM_2)$并加

以 VF(CMF)以显示下壁病变。上述 3 个电极能否正确反映出心肌缺血的存在，最近一项研究用 3 导 Holter 在运动试验同时记录常规 12 导体表心电图得出非常有意义的结果，单用 CM$_5$ 对心肌缺血检出的敏感性为 89%，加上 CM$_3$ 增加敏感性为 96%，CM$_5$ 加下壁导联的敏感性为 94%。三个导联联合应用敏感性为 96%，3 导只比 2 导增加敏感性 2%。有报道应用 Nehb J 导联阳极置于左后腋缘，近年来还有应用 12 导联作 Holter，或用 3 导记录测算成 12 导，其临床价值有待确定。

二、AECG 监测前的体表测试及指导病人须知

病人连接 Holter 电极后，应用另一导联线连接常规心电图仪以测定不同体位时心率、波幅和波形有无变化。观察站立、左侧、右侧卧位、平卧位时有无异常，尤其是 ST 段、T 波有无异常，用常规心电图仪作出记录，与动态记录后出现的心电异常作出比较，以判定 AECG 记录出现 ST 段、T 波变化不是由体位变化所引起（图 65-1，图 65-2）。

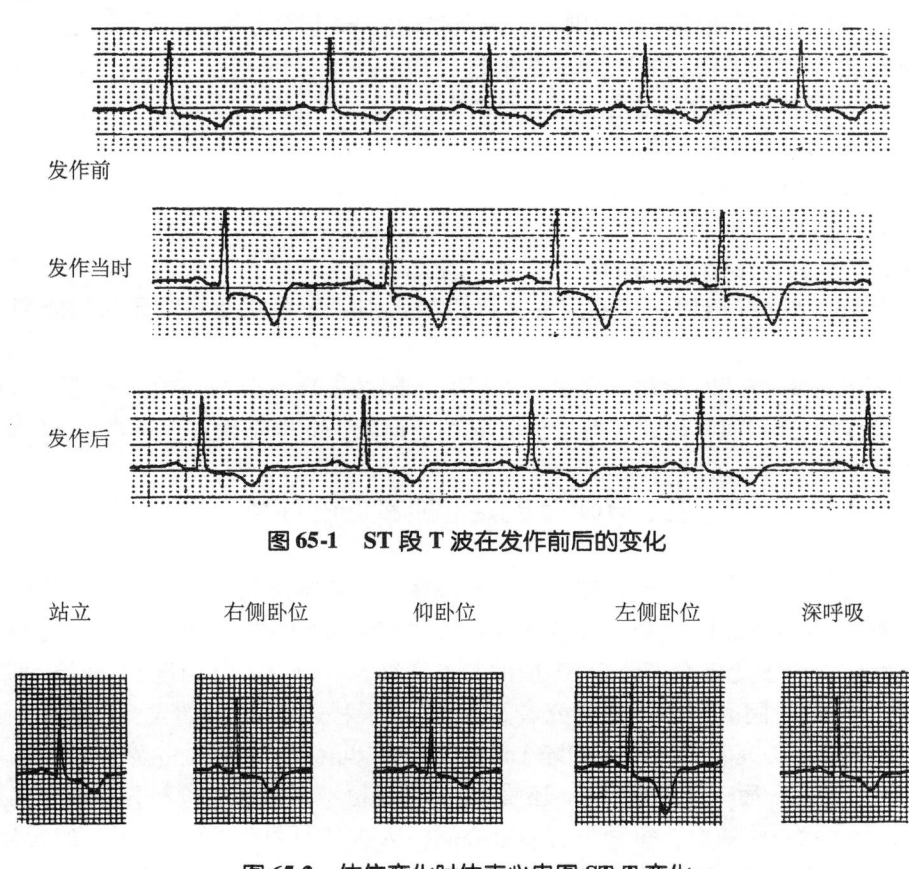

发作前

发作当时

发作后

图 65-1　ST 段 T 波在发作前后的变化

站立　　右侧卧位　　仰卧位　　左侧卧位　　深呼吸

图 65-2　体位变化时体表心电图 ST-T 变化

证实图 65-1 中 Holter 记录的发作是体位变化所至，同时，记录时心率无增快，不支持真正的心肌缺血

由体位变化出现的 ST-T 波变化，应有下列特点：
（1）ST 段 T 波变化突然发生、突然消失；
（2）不伴有心率的变化；
（3）事先已记录到体位变化引起的 ST-T 波变化。
指导病人须知：
应鼓励病人尽量按日常生活习惯、工作活动及社会活动等，记录时间不要选择周末休息时间，应在

周中的工作时间，最好记录 48h。记录期间不要洗澡、冲澡、游泳，不要穿尼龙衣及不传导衣物，不要去强磁场地点及接触电毯等。一旦有症状要及时按下记录钮，记录其时间、性质、强度，以决定如发现 ST 段变异时是属于有症状或无症状。

三、Holter 记录的 QRS-T 波形的要求

QRS-T 波必须符合下列特点才能作出缺血性 ST 段是否存在的判断。

（1）节律，必须是正常的窦性心律；

（2）QRS 时限，QRS 时限必须 ≤0.10s；

（3）R 波波幅：胸前及侧胸导联的 R 波必须 ≥15mm，下壁导联必须要 ≥10mm；

（4）ST 段基线：静息时 J 点不得高于基线的 1.0mm 或低于基线的 1.0mm，基线的标准点为 PQ 段的中点，ST 段逐渐抬高与直立的 T 波连接，ST 段呈水平线时如伴 T 波倒置，可视作与缺血 ST 段比较的正常 ST 段。但如 ST 段呈下斜型或钩型则不能与所描记的 ST 段作正常与否的比较。

（5）体位变化时，ST 段不能有 ≥1.0mm 的偏移。

下列情况时不能判定 ST 段的变化是否为心肌缺血：

（1）12 导心电图诊断为左室肥厚；

（2）某一导联出现 ≥0.04s 的 Q 波；

（3）心房颤动或心房扑动；

（4）应用地高辛及其他影响 ST 段的药物，如抗抑郁药；

（5）心电图有左束支传导阻滞；但右束支传导阻滞，则额面导联及侧壁导联仍能判定有无心肌缺血。

缺血性 ST 段的程度和持续时间在日常生活中可有不同的表现，但同一种活动量、活动方式，其产生的 ST 段变化可能会十分相似，因此，有条件时应尽量记录 48h 以发现更多存在的 ST 段变化。

四、Holter 判定心肌缺血的标准

Holter 判定心肌缺血的标准，目前仍按美国国家健康研究所制定的标准，即：$1 \times 1 \times 1$ 规则。Holter 有水平或下斜型 ST 段下移 ≥0.1mv（以 J 点后 60~80ms 与 P-Q 段中点为监测点），持续 1min，两次至少 1min 为再次缺血发作。由于此标准未确定 ST 段的起点和终点，研究者又确定 ST 开始下降及 ST 段回到基线为 ST 段下降的持续时间。但另一些研究者又以 ST 段下移达 1mm 开始至 ST 段恢复下移不到 1mm 为持续的缺血时间。还有研究者提出不是间隔 1min，而是要间隔 5min 以上才算是另一次发作。前二种为对 $1 \times 1 \times 1$ 规则的补充，后一种间隔 1min 还是 5min 可按每个实验室的资料为基础来确定。

Holter 可发现无症状心肌缺血，每种类型的冠心病病人大约可发生 25%~50% 的无症状心肌缺血，粗略估计，无症状缺血与有症状缺血的比例大约为 20:1。

为什么出现无症状心肌缺血：

1. 缺血程度较轻没有达到痛阈；

2. 糖尿病人损害周围自主神经，使中枢不感受缺血所至的痛觉；

3. β 内啡肽增加，降低中枢对疼痛的敏感性；

4. 一些非心脏因素：如精神紧张、个性特点，使脑皮层易损信号的调节障碍，以及心脏的传入痛觉有异常所致。

五、Holter 发现冠心病病人的心肌缺血

日常生活发生心肌缺血的机制并不十分明了，心肌缺血发作时其心率通常要比运动试验发生心肌缺血时的心率要低 10% ~ 20% 。有学者认为，日常生活中的心肌缺血多数是发生间歇性冠脉痉挛所致。研究证明发作前 5 ~ 15min 大部分病人（80%）有心率增快，可能有某些因素是心肌耗氧量增加，因而用 β 阻滞剂后无症状心肌缺血发作次数减少。

病情稳定的冠心病病人在日常生活中大约有 40% ~ 60% 出现无症状心肌缺血，这些病人通常有较严重的外膜下血管阻塞，近端病变，复杂的斑块形成血栓或溃疡，冠脉内腔的病变不规则等。

Holter 48h 内发作的次数与 1 年后心血管事件的发生呈线性相关，≥6 次/48h 中 1 年的心血管事件发生率为 35% ，2 ~ 5 次/48h 为 25% ，<2 次/48h 为 13% 。

有报道在 107 例冠心病伴运动后心绞痛病人，在 2 年随访中有无症状心肌缺血者有 24% 心性猝死及致命性心梗，而无此征象的只有 8% ，差距有 3 倍。一组 204 例心梗后病人 Holter 发现，有无症状心肌缺血者发生心脏事件 51% ，而运动试验阳性但无 Holter 阳性者只有 20%（P < 0.001）。另有一组 86 例冠心病运动试验阳性病例观察 2 年，伴有 Holter 缺血者 23% 死亡，而 Holter 阴性者为 4%（P < 0.008）。

无症状心肌缺血者为何预后差，一些资料发现反复发作暂时性心肌缺血会导致小灶性内膜下心肌坏死。进行搭桥术的冠心病活体标本显示，在心内膜下有不正常的核内线粒体，液性物质减少，尚未形成心肌梗死，但已致心肌细胞减少并致纤维化细胞间质增多，已有运动不良。因此，长期反复发生短暂性心肌缺血可导致左室功能障碍，也可发生严重的心律失常。

在 80 年代早中期，Holter 得到快速发展并广泛应用于临床，从而了解到即使应用硝酸盐、β 受体阻滞剂、钙拮抗剂、对不稳定心绞痛的心绞痛症状得到控制，但仍有 50% ~ 70% 病人显示有短暂性无症状的心肌缺血发作。但近年来随着对不稳定心绞痛病人应用抗凝治疗，使用肝素、阿司匹林以及 Ⅱb/Ⅲa 糖蛋白血小板抑制剂等，无症状心肌缺血的发生已显著下降为 10% ~ 20% 。近来 TIMI-Ⅲb 的研究认为 Holter 并不能确定不稳定心绞痛病人的危险程度，但前后对照可用以估计抗缺血治疗的疗效。Gill 等研究 406 例急性心梗 5 ~ 7 天的 Holter 认为对预后的判断极有帮助，虽然对心性猝死的预测率较低只有 12% ，但对非致死性心梗及不稳定心绞痛的事件预测率达到 44% 。

总之，Holter 发现短暂的 ST 段压低是心肌缺血的依据，但要注意其他生理状态及体位变化所致的伪差，其假阳性率到底有多少，尚不清楚。

Holter ST 段的诊断标准与运动试验的阳性标准应该有所不同，因为两者的状态影响的条件不尽相同，新的有意义的诊断标准在发展过程中将进一步完善和确定。

ST 段压低重复性分析是确定 Holter 临床意义的重要依据，新的技术已能达到重复性好。并能分析 ST 段压低的类型，能实时数字化记录，增加了 Holter 的实用性和判定心肌缺血的可靠性。

ST 段压低的程度部分与冠心病的严重程度相关，但对低危病人的诊断不甚敏感。因此目前还不能推荐在健康人群中或在低危病人中去发现无症状心肌缺血，对 ST 段压低的临床意义，还要结合病人的疾病状态及以往发生过的事件而综合判定。

Holter 发现的 ST 段压低只是一种辅助的诊断手段，它不能反映疾病是否活跃，是否有血栓形成，只是其无创、实用、病人乐于采用是其重要的优点。

参 考 文 献

1. Zareba W, Blanche PM, Locati EH, Stone PH, MacCallum BS. ST Segment Analysis in Ambulatory ECG (Holter) Monitoring. Future publishing Co Inc 2001, 257-304

2. Yanaga T, Arrhythmia monitoring. In: Moss AJ, Stern S (eds). Noninvasive Electrocardiology. W B Saunders Co, 1996, 39-57

3. Deedwania P, Carbajal E. Ambulatory electrocardiographic evolution of asymptomatic unstable and stable coronary artery disease patients for myocardial ischemia. Carbiol Clin, 1992, 10: 417

4. Stone PH, Thompson B, Zaret BL, et al. Factors associated with failure of medical therapy in patients with unstable angina and non-Q-wave MI in TIMI-ⅢB. Eur Heart J, 1999, 20: 1084-1093

5. Seeberger MD, Moerlen J, Skarven K, et al. The inverse NEHBJ lead increases the sensitivity of Holter electrocardiographic monitoring for detecting myocardial ischemia. Am J Cardiol, 1997, 80: 1-50

6. Davies RF, Goldberg AD, Forman S, et al. Asymptomatic cardiac ischemia pilot(ACIP) Study: Two-year follow-up. Circulation, 1997, 95: 2037-2043

7. 中华医学会心电生理与起搏分会(黄永麟,翟彪,卢喜烈执笔). 动态心电图工作指南. 中华心律失常学杂志, 1998, 2 (2): 125-127

第66章　心率变异性

Heart Rate Variability

黄　永　麟

　　在生理状态下，心跳的节律受着窦房结自律性的控制，而窦房结又接受交感神经和迷走神经的双重支配。交感神经末梢释放去甲肾上腺素兴奋细胞膜上肾上腺素能受体，使窦房结自律性升高，心率加快。迷走神经末梢释放乙酰胆碱作用于细胞膜的 M 型胆碱能受体，使窦房结自律性下降、心率变慢。由于心脏窦房结自律性活动通过交感神经和迷走神经不断受到中枢、压力反射和呼吸活动等调节作用的影响，致正常心脏每搏间期在一定范围内变动。

　　心率变异性(heart rate variability;HRV)系指逐次心跳周期差异的变化情况，它含有神经体液因素对心血管系统调节的信息。

　　HRV 的大小实质上是反映神经体液因素对窦房结的调节作用，也就是反映自主神经系统交感神经活性与迷走神经活性及其平衡协调的关系。已经证实：在迷走神经活性增高和/或交感神经活性减低时，HRV 增高，反之相反。而且其中迷走神经活性的强弱尤为重要。电刺激迷走神经时 HRV 增高，切断迷走神经后 HRV 即消失，刺激交感神经使血中儿茶酚胺升高时，HRV 则相应减小。

交感神经与迷走神经互相协调才能维持正常的心脏活动及正常的心率变化。一旦两者协调作用失衡，将导致心血管系统功能紊乱，以至发生严重心律失常。故 HRV 可作为反映自主神经功能及其对心血管的调控作用和反映心脏活动正常与否的重要指标。检测 HRV 可以了解自主神经对心血管调节功能，并可预测心脏病的病情和判断预后等。同时也可用于研究与自主神经活性有关的疾病如冠心病、心力衰竭、高血压、糖尿病、甲亢、心脏移植等的自主神经变化。

一、历 史 回 顾

追溯 HRV 的研究史，在很久以前人们就知道并且逐渐掌握了记录及分析的方法——心电图（ECG）。特别是随着现代医疗科技的不断进步，动态心电图（Holter）的应用为人们提供了长程监测的手段。就在这种发展过程中，人们注意观察到一些有意义的现象，即每博心跳之间的时间间期不一致，其中蕴含着一定的生理信息。远在 1933 年即有人注意到呼吸困难、血压变化与瞬间心率变化相关。1963 年更有人发现产妇产程中胎儿 HRV 变小时反映宫内窘迫。1965 年 Hon 和 Lee 最先在临床上证实了窦性心律不齐或心率变异性的重要性，他们发现胎儿存活率降低与心率变异减少有关。Sayers 等（1973）研究了精神负荷对 RR 间期变异的作用，Ewing 等（1976）和李之源等（1983）对糖尿病患者测试 RR 间期差异以检测自主神经受损情况。1977 年 Wolf 等首先发现了 HRV 降低与心梗死亡高危性有联系。1978 年 Wolf 等报道了心肌梗死后 HRV 减小与严重心律失常事件和心源性猝死密切相关。1981 年 Akselrod 等使用功率谱分析方法来定量评价心脏逐跳之间的心血管调控情况。到 80 年代末，HRV 开始在临床医学上受到重视，1987 年，Kleiger 发表了有关急性心肌梗死病人心率变异指标 SD <50ms 者其猝死率比 SD >100ms 者高 5 倍之多的文章后，引起了医学界的极大关注，被认为是判断急性心梗预后的有效和独立指标。90 年代以来，国内相继开始了 HRV 的广泛研究。

近年来随着计算机技术和数字信号处理等技术的应用，实现了对连续 R-R 间期的分析，HRV 的研究进展很快，并由于其简便、无创，被日益广泛的应用和发展。

二、定 义

人体在正常的状态下，交感神经与迷走神经的活动处于一种协调的动态平衡过程，以适应机体的各种病理生理需要，不同水平的应激状态使交感神经与迷走神经的活动产生相应的强弱变化并相互抑制。这种交感神经、迷走神经间兴奋与抑制的相互作用在心脏所产生的效应首先表现在心率快慢的变化上，对正常机体而言，心率的快慢变化应有相当程度的差异，HRV 分析的实质就是分析这种差异性的大小及变化规律，即逐跳心动周期之间的时间变异数。

三、机 制

尽管心脏的自主活动性与各种起搏组织有关，但心率及其节律是受自主神经系统（autonomic nervous system；ANS）即副交感神经系统（parasympathetic nervous system；PNS）和交感神经系统（sympathetic nervous system；SNS）共同控制。副交感神经系统对心率的作用是通过迷走神经释放的乙酰胆碱而产生的，导致心率、传导减慢等抑制性效应。交感神经对心率的影响是由释放的去甲肾上腺素所调节的。在安静的情况下，迷走神经兴奋占优势，心率的变化主要受到迷走神经调节；而在运动、情绪紧张、疼痛等情况下，交感神经兴奋占优势。

HRV 反映了窦性心律不齐的程度，它的产生主要是由于神经体液因素对心血管系统精细调节的结果，反映神经体液因素与窦房结相互作用的平衡关系，体现神经调节变化程度，而不代表神经紧张性。如临床研究发现安装有心脏起搏器的患者 HRV 消失，表现为心率完全脱离了自主神经与体液调节。以往研究认为 HRV 主要与三个生理因素有关：呼吸、血压和温度控制。自主神经系统按日常生理活动调节心血管功能，使心率昼夜不断变化。肾脏-血管紧张素及其他体液因素按新陈代谢的需要调节心血管功能，使心率的变化呈现更长周期的规律性。

窦房结是心脏的主要起搏点，窦房结内起搏细胞的固有的自动激动能力受自主神经系统的调节，交感神经系统增加其自发激动，副交感神经系统则降低其激动。因此，在交感神经和副交感神经活动之间的平衡决定了它的实际心率。交感神经及其所释放的递质儿茶酚胺对心脏的作用主要表现为使心肌收缩加强（正性变力作用）与心率加快（正性变时作用），在一定情况下可产生致心律失常作用。迷走神经与其所释放的递质乙酰胆碱使心肌的兴奋阈值增大，心室致颤阈降低，故迷走神经具有保护性抗室颤作用。人的固有心率（intrinsic heart rate；IHR）即不受自主神经影响时的心率约为 $100 \sim 120$bpm。在安静条件下，迷走及交感神经均参与对心率的影响，而以迷走神经作用占优势。为此，安静时心率常较固有心率为慢。

许多研究表明，交感与迷走神经同时对心脏的效应具有复杂的相互关系。这种相互关系可表现于两种神经对心率、心房与心室的收缩，P-R 间期以及窦房结、房室结、心室的特性、室颤易感性等方面。提高交感神经活动水平可加强迷走冲动-抑制效应，而提高迷走神经活动水平则使交感冲动的兴奋效应削弱。心动周期间的变化是受迷走神经而不是受交感神经的调节，因为迷走神经对心率的应变调节快。窦房结对迷走刺激的反应延迟时限很短，单个迷走刺激脉冲的最大效应出现在刺激后 400ms 之内。人体迷走神经受刺激时，在第一次或第二次心跳时即出现高峰反应，停止刺激后，反应的恢复略慢，但也在 5s 之内。对迷走神经刺激频率的增加，增强其降低心率的作用。这是 HRV 频域分析中，高频部分代表迷走神经张力的生理基础。交感神经节后纤维支配整个心脏，包括窦房结、房室交界区、心房肌及心室肌。刺激交感神经可使心率加快及心肌收缩力增强，同时脉冲传导速度加快，传导时间缩短。与迷走神经效应不同，刺激交感神经后，起效延迟约 5s，此后，心率逐渐增加达到稳态持续 $20 \sim 30$s，在 HRV 的频域功率谱中处于低频段。

四、方　法　学

HRV 分析主要可分为时域（time domain）和频域（frequency domain）两种。实际上多数都是对心动周期（heart period）进行统计分析，极少用心率。HRV 分析的心电信号长短不一。短期的只有 5min，最长 lh；长期的可达 24h，甚至几天。记录可以用规定的时间、体位（如仰卧位、直立位、倾斜位等）和动作（如平静呼吸、深呼吸、Valsalva 动作、运动等），也可作动态心电记录。近年来国外文献以 24h 动态心电记录最为普遍。记录由电脑自动分析加人工校正编辑或用人机对话方式，剔除全部异位搏动（房性、结性及室性早搏、逸搏及心动过速）及伪差，对窦性搏动进行分析。

（一）时域分析法

时域分析法（time domain analysis methods）利用统计学离散趋势分析法，分析心率或 RR 的变异，称 HRV 的时域分析法。

1. 推荐使用的统计法指标及其定义

（1）简单指标：测量某段时间内的平均正常心动周期，最大、最小正常心动周期及其比值或差值。也可以测量白天（7:30 至 21:30）及夜间（00:00 至 05:00）的平均正常心动周期及其比值或差值。这是一种反映 HRV 的最简便的方法。白天和夜间心动周期缩小（心率增快）或两者差别变小是 HRV 异常的表现。白天与夜间平均正常心动周期差 <40ms 视为异常。

（2）SDNN（SD、SDRR），24h 内全部正常心动周期的标准差：这是最常用的 HRV 指标，反映 24h 内 HRV 的总和，包括心率变异中各种频率成份，此值 <50ms 为异常，>100ms 为正常。

（3）SDANN：全程按 5min 分成连续的时间段，先计算每 5min 的 NN 间期平均值，再计算均值的标准差，单位：ms。

（4）RMSSD：全程相邻 NN 间期之差的均方根植，单位：ms。

（5）SDSD：全部相邻 NN 间期之差的标准差，单位：ms。

（6）NN50：全部 NN 间期中，相邻的 NN 间期之差大于 50ms 的心搏数，单位：个。

（7）$SDANN_{index}$，24h 内 5min 节段平均正常心动周期的标准差。因为先将 5min 内的心动周期加以平均，去除其快变化成分，再求 5min 节段与 5min 节段之间的心率变化大小，所以反映 HRV 中缓慢变化的成分，与频谱中的超低频成分相关。报告的异常分界点为 40ms。

（8）$SDNN_{index}$，24h 内 5min 节段正常心动周期标准差的平均值。计算的是 5min 之内的心率变异性大小，所以可以反映 HRV 中较缓慢变化的成分，与频域中低频及极低频相关。正常值 $81 \pm 24ms$，报告的异常分界点为 20ms。

（9）pNN_{50}，在一定时间内相邻两正常心动周期差值大于 50ms 的个数所占的百分比。也是反映心动周期的逐博变异，是 HRV 中的高频成份。报告的异常分界点为 0.75%。

（10）CV 变异数（coefficient of variance）。上述 SDNN 等指数大小除受 HRV 大小的影响外，尚受基础心动周期长短的影响。基础周期长，周期变化值易偏大些。如以心率来计算则相反变化值会相对小些。因此有人建议将这些指数除以该时期的平均心动周期，得相应的 SD-CV、MSDCV、MSDDCV 等，有利于不同基础心率时刻及个体之间作对比。

（11）HRV_{index}，称心率变异指数。指在 R-R 间距频数直方图中，心动周期总数与频数最大的组段中心动周期个数（直方图上最高的那一组段）之比。在以每秒取样 128 点的电脑分析中，每一个组段宽约 7.8ms。HRV 指数与 HRV 成正比，正常值 >25。该指标受伪差的干扰甚小。

（12）心率骤增次数。指心率突然增加 ≥10bpm、持续 5~15min 的次数。次数减少提示 HRV 降低。

以上 12 项指标中以 SDNN、RMSSD 及 PNN50 最为常用。

2. 推荐使用的图解法指标及其定义

（1）三角指数：NN 间期的总个数除以 NN 间期直方图的高度（在计算 NN 间期直方图时，横的时间单位为 1/128s，相当于 7.8125ms），无量纲。

（2）TINN：使用最小方差法，求出全部 NN 间期的直方图近似三角形底边的宽度，单位：ms。

上述指标中，SDNN 和三角指数适用于对 24h 长程的 HRV 总体分析；SDANN 反映 HR 慢变化成分（相当于频域分析中的超低频成分，ULF）；RMSSD 反映 HRV 中快变化成分（相当于频域分析高频成分，HF）。

3. 使用时域指标的注意事项

（1）HRV 时域分析以长时程 24h 为宜；特别对急性心肌梗塞（AMI）的预后判断，不宜取任何段分析。

如有特殊需要，如观察药物反应或心律失常发作前后变化，则可根据需要取不同时段。计算法指标，采样时间不得少于 20min。

（2）各项指标不能相互取代，如 SDNN 与 SDANN 或 RMSSD 的变化代表不同的意义，不能比较，还应该区分所用的指标是直接测定 RR 间期，还是测定 RR 间期的差值，各自所得的结果也不能直接比较。

（3）HRV 三角指数的计算结果与时间单位（bins）直接相关。目前国际通用的时间单位为 1/12（7.8125ms）。如果时间单位不同，即使同一份资料其计算出来的三角指数也不相同，为此不同间隔的三角指数不能进行比较。

（4）任何情况下，任何指标，不同时程的 HRV 分析结果不能直接比较。

（二）频域分析法

心动周期是非连续性变量，但运用频域分析法（frequency domain analysis methods）仍可将 HRV 中不同频率成份所占功率进行分解，得到 HRV 的频谱。最常用的方法有快速傅立叶变换（FFT）及自回归参数模型法（AR）运算。可以得到以频率（Hz）为横坐标，功率谱密度（power spectral density；PSD）为纵坐标的功率谱图，纵坐标单位为 ms^2/Hz。从功率谱线可以知道各频率的功率密度的分布及变化情况（见图 66-1，图 66-2）。研究结果表明人的 HRV 功率谱频率范围一般在 0～0.5Hz（<1Hz）。一般将频谱分成 4 个区域将心搏间期变化转变为频谱计算功率谱密度（power spectral density；PSD），常用的方法有回归法（AR 法，见图 66-1）和快速 Fourier 转换法（FFT 法，见图 66-2）。两种方法所绘制的图形不同，但其结果高度相关。FFT 法简单快速；AR 法较为精确且各频段曲线平滑，目测效果好，目前推荐使用 AR 法。

1. 频谱成分和频段划分

（1）总功率（TP）：频段≤0.4Hz。

（2）超低频功率（ULF）：频段≤0.003Hz。

（3）极低频功率（VLF）：频段 0.003～0.04Hz。

（4）低频功率（L）：频段 0.04～0.15Hz。

（5）高频功率（HF）：频段 0.15～0.4Hz。

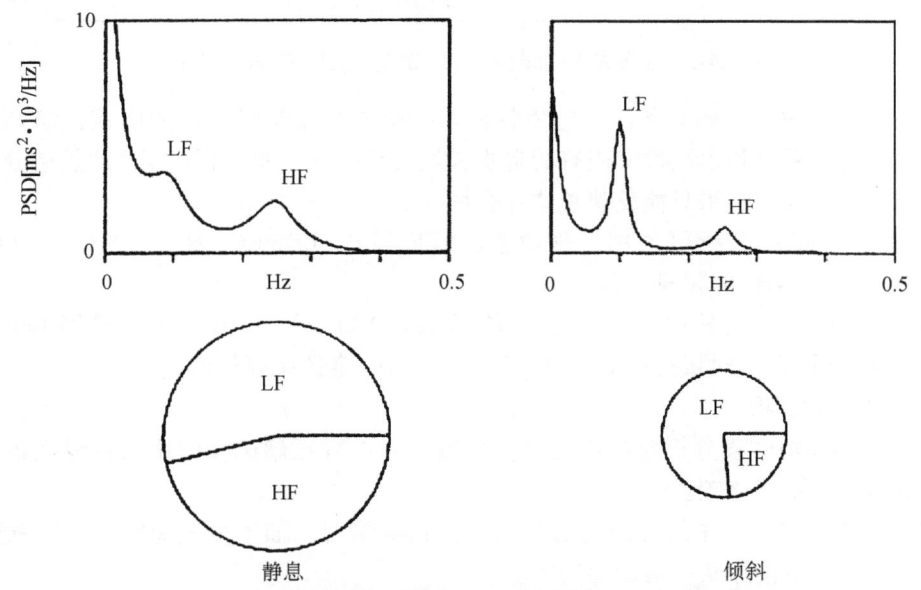

图 66-1　健康人在静息与倾斜时的心率变异的频谱分析（AR 法）

2. 功率谱密度（PSD）、单位及相关指标

LF 及 HF 的归一化（normalized）：由于 LF 及 HF 等各频段的数值直接受总功率的影响，特别在短时程分析时，不同状态下的总功率及 LF、HF 值各不相同，如果直接以绝对值进行比较，易出错误的结论。应分别进行归一化后再行比较，作者研究显示，HRV 功率谱的两种计算单位绝对面积（ms）和归一化值各有优点，前者较直观，后者既能做个体化分析，又能全面反映整体变化，能更客观全面地反映交感、迷走神经活动的消长，其计算方法如下：

LF（或 HF）norm＝100×LF（或 HF）/（总功率－VLF），单位：nU

3. 推荐使用的指标

与时域分析不同，频域分析对短时程和长时程分析结果的意义有很大差别。短时程（5min）分析应取

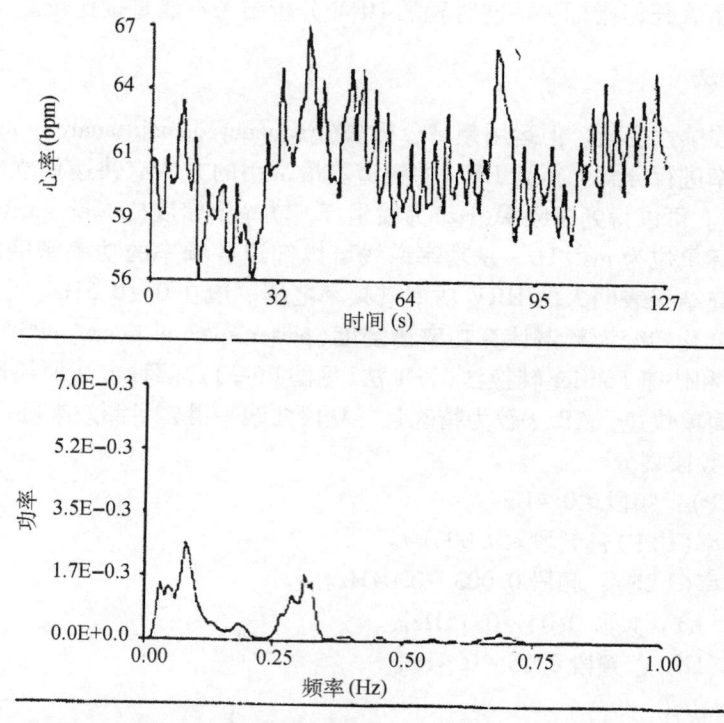

图 66-2 健康成人在仰卧位的心率变化及功率谱（FFT 法）

平卧休息状态，控制好病人及环境条件，避免各种暂时影响自主神经活动的因素，诸如深大呼吸、吸烟、饮酒等，使所得结果反映出被检者固有的自主神经活动情况。而长程（24h）的频域分析不可能做到控制上述各种因素，因而其结果只能反映总体综合情况。

（1）对短时程（5min）分析可采用：总功率、VLF、LF、LFnorm、HF、HFnorm、LF/HF（分析中 VLF 包括了 ULF 即 ≤0.04Hz 的频段均属之）。

（2）对长时程（24h）分析建议采用：总功率、ULF、VLF、LF、HF。不宜采用 LFnorm、HFnorm、及 HF/LF 等指标；而 ULF 与时域指标的 SDANN 相当，有一定的研究价值。

4. 频域分析的注意事项

（1）对于长时程和短时程分析应严格区分，根据研究内容正确选择使用长程或短程分析，不能相互取代，两者所得结果不能比较。

（2）短时程分析采样过程中最好避免有早搏、漏搏等情况，如不可避免时，应在软件设计中设自动判别并可选择性插入或消除某一搏动的功能。

（3）采用 FFT 方法除应提供频谱曲线及各频段的具体数据外，应说明所分析的样本数及所采用的平滑窗函数。采用 AR 法则应标以所使用的模型、计算时使用的数据个数、LF 和 HF 等的中心频率以及相应的测试要求。

分析时也可对上述频带内的功率密度进行积分得到每频带的功率成份。也就是求曲线在频带范围下包含的面积来反映各成份的大小及比例，积分所得功率单位为 ms^2。可以用来作定量分析。也可求各频率功率占总功率的百分比，称标准化功率，来作指标。实验表明 HRV 频谱的低频成份与血压变化密切相关。HRV 低频曲线与血压变异频谱十分一致，在运动、硝酸甘油冠脉灌注及冠状动脉结扎后两者频谱的改变也十分一致。低频成份代表交感神经活动，0~0.05Hz 受血管舒缩张力及肾素-血管紧张素系统的影响较大；0.05~0.15Hz 与压力感受器反射系统活动有关。而高频成份与呼吸性窦性心律不齐有关，代表迷走神经活动。低、高频成份比率（LF/HF）则可以作为交感、迷走神经平衡的指标，正常值为

3.6±0.7。比值增大常为异常表现。

（三）时域与频域分析的比较

时域与频域在某种程度上存在互相替代的关系，这是因为它们都是基于相同的信号与生理过程。与时域变量 SDNN，SDANN，rMSSD，PNN$_{50}$ 和 SDSD 相关的频域成分分别为 TP，ULF 和 HF。早期文献认为时域指标反映迷走神经活动，而频域指标还能提供交感神经活动的信息。近期 Bigger 等在 HRV 的时域及频域分析对比中说明两者之间关系相当密切（r＞0.90），甚至数值也几乎相等：SDNN 与频谱总功率的平方根几乎相等。超低频功率与 SDNN 和 SDANN$_{index}$；极低频功率和低频功率与 SDNN$_{index}$，高频功率与 rMSSD 和 PNN$_{50}$ 都密切相关。两者之间几乎可以相互替代。但是尚未有与低、高频比强力相关的时域指标。因此频域分析在反映交感、迷走神经活动平衡上有独到之处，对自主神经系统活动分析的定量性也强于时域指标。

HRV 的频域分析法敏感、精确、定量性强。不但可用来评价个体交感神经和迷走神经的生理变异及交感神经和迷走神经对心脏的影响，也可特异地分析病人自主神经某一成份的损伤情况（例如可选择性的分析交感神经张力的改变），即定量地分析自主神经功能，特别是在反映交感神经与迷走神经活动平衡上较时域指标有独到之处。目前国外已普遍用之代替其他方法用于评定自主神经功能、压力感受器功能及肾素-血管紧张素系统对心血管的快速调节机能等。

缺点是：频域法分析系用数百次心动周期心电信号的叠加，易受多种因素干扰、噪音干扰以及计算机识别错误对分析的影响，应用时要排除或减少其影响。

两种功率谱分析方法的优缺点见表 66-1。

表 66-1　HRV 频谱分析方法比较

方　　法	优　　点	缺　　点
FFT 法（傅立叶变换）	①算法简单 ②速度快	①分辨率低 ②平滑程度低
AR 法（回归模型）	①平滑程度高 ②后期处理容易 ③可靠性高	①模型定阶较难 ②需检验模型的合适性 ③需要较高的信噪比

（四）Poincare 标绘图及改良 Poincare 标绘图

心率的调控是非线性的浑钝（chaos）过程，因此可用非线性方法对其进行分析。Poincare 图是最常用的方法之一，利用 Poincare 图的形态可反映时域及频域分析均难以表达的心率变异情况。绘制方法是以相邻心动周期的前一个为横坐标，后一个为纵坐标得一点；再以后一个周期为横坐标，再后一相邻心动周期为纵坐标给另一点，如此继续。绘制成多个散点组成的分布图。正常人多呈慧星状，HR 异常时可表现为短棒形、鱼雷形或复杂形，改良 Poincare 图是以两相邻心动周期之差代表 Poincare 图的心动周期作类似的散点图。根据差值的正负，散点分布于直角坐标的 4 个象限，分布于纵横坐标符号相反两象限内百分比少者 HRV 降低。

五、注 意 事 项

1. 影响 HRV 分析的因素　做为反映神经体液因素对心血管调节的灵敏指标，HRV 必然受到许多因素的影响。具体地说，凡能影响交感神经与迷走神经兴奋的因素，都可影响 HRV 的检测。诸如：①年龄、性别、体温、呼吸、血压、心率、饮食、睡眠、烟酒咖啡嗜好等一般因素（据研究，在心率能谱图中,老年人的总功率谱密度及低、高频段功率谱密度均较年轻人为低。老年人高频成份降低较年轻人更明显,提示老年人迷走神经活性降低更显著,而交感神经活性相对增加。另外,长期吸烟者可导致心脏交感神经活性增高,迷走神经活性降低,致迷走神经对心脏的调节功能严重减弱);②体力活动、心理因素与情绪变化和体位改变;③昼夜节律:正常人白天交感神经活动即低频成份占优势,夜间迷走神经活动即高额成份占优势。而且高频成份昼夜有一定变化,而低频成份变化不大。为使此昼夜节律变化能得到反映,强调分析应以24h(长程)资料为好;④环境因素(如外界环境突变、检测环境不安静等);⑤影响自主神经的药物;⑥心律失常,尤其是早搏多少直接影响 HRV 的检测。同时由于 HRV 分析系用 R-R 间期代替 P-P 间期,故文氏型房室传导阻滞亦影响检测;⑦其他因素。

2. HRV 检测时注意点 ①检测前夜应睡眠充足;②检测前不做剧烈运动,无情绪波动;③检测前8h 内不使用心血管活性药物,禁烟、酒、茶和咖啡;④检测时应保持环境安静,病人精神放松,并先平卧半小时;⑤检测时定好指示器,指导以 5bpm 的节律均匀呼吸;⑥评价迷走神经功能时应用 β 阻滞剂消除交感神经的影响,评价交感神经功能时应用阿托品消除迷走神经的影响;⑦在长程资料分析中应注意保持对比条件的一致。

六、正常参考值

1. HRV 的标准 1996 年由欧洲心脏学会和北美起搏与电生理学会共同组成的任务专家组对 HRV 的一些指标确定了试用标准值。

由于缺乏大样本的正常人群实验结果,因此本标准值只是针对一些小样本的实验对象。它还要受到诸如性别、年龄及环境等因素的影响,仅供参考。HRV 标准方法的正常值如下:①24h 时域分析的 SDNN,SDANN,RMSSD 分别为 $141 \pm 39ms$,$127 \pm 35ms$ 和 $27 \pm 12ms$。②静态仰卧位 5min 记录的功率谱分析,TP,LF,HF 分别为 $3466 \pm 1018ms^2$,$1170 \pm 416ms^2$ 和 $975 \pm 203ms^2$;LFnorm,HFnorm,LF/HF 分别为 $54 \pm 4nu$,$29 \pm 3nu$ 和 $1.5 \sim 2.0$。

基于国内目前尚无大系列正常人群的 HRV 研究,由中华医学会心电生理与起搏分会组织全国八所有 HRV 研究基础的医科大学,在统一设计、统一仪器、统一方法的前提下对中国不同年龄的 HRV 参考值进行研究,共 1468 例,结果如表 66-2 ~ 9。

表 66-2 各年龄组 5min 时域正常参考范围

	SDNN(ms)	RMSSD(ms)	PNN50	SDANN(ms)	SDNNindex	NN50
小于 20 岁男性	30.41 ~ 154.69	16.14 ~ 130.46	1.73 ~ 57.50	96.09 ~ 250.58	49.88 ~ 138.5	7.73 ~ 153.32
女性	44.20 ~ 85.27	19.41 ~ 58.70	1.99 ~ 28.68	69.23 ~ 170.96	20.75 ~ 84.29	9.25 ~ 95.81
20 ~ 29 岁男性	18.07 ~ 105.52	9.44 ~ 77.45	0.24 ~ 49.78	75.24 ~ 240.28	41.9 ~ 123.58	1 ~ 159.43
女性	23.37 ~ 120.38	12.61 ~ 92.74	0.24 ~ 54.31	62.25 ~ 223.01	36.62 ~ 110.76	1.25 ~ 164.1
30 ~ 39 岁男性	16.51 ~ 111.87	9.34 ~ 67	0.23 ~ 42.57	220.13 ~ 54.37	31.07 ~ 116.21	1 ~ 125.13
女性	22.79 ~ 106.03	10.91 ~ 78.83	0.24 ~ 45.96	43.67 ~ 197.19	34.8 ~ 107.00	1 ~ 184.43
40 ~ 49 岁男性	22.00 ~ 106.70	11.11 ~ 68.27	0.22 ~ 34.97	55.12 ~ 209.06	32.43 ~ 120.58	1 ~ 113.88
女性	20.52 ~ 88.41	10.76 ~ 88.15	0.21 ~ 52.31	59.89 ~ 177.10	29.95 ~ 109.15	1 ~ 132.33
50 ~ 59 岁男性	17.10 ~ 89.04	9.96 ~ 104.42	0.26 ~ 25.98	62.92 ~ 185.69	24.53 ~ 87.31	1 ~ 76
女性	17.39 ~ 71.81	9.24 ~ 70.70	0.23 ~ 25.41	70.02 ~ 165.49	28.02 ~ 101.15	1 ~ 97.55
60 ~ 69 岁男性	14.90 ~ 89.67	8.46 ~ 64.16	0.24 ~ 36.36	54.78 ~ 178.77	29.17 ~ 130.95	1 ~ 108.46
女性	19.62 ~ 89.12	9.73 ~ 93.55	0.25 ~ 28.38	40.74 ~ 172.50	24.91 ~ 119.41	1 ~ 86.81
大于 70 岁男性	12.05 ~ 83.44	12.95 ~ 53.41	2.05 ~ 32.8	106.24 ~ 163.99	36.92 ~ 65.95	0.98 ~ 3.08

表 66-3　各年龄组 5min 时域各项参数比较

	SDNN(ms)	RMSSD(ms)	PNN$_{50}$	SDANN(ms)	SDNN$_{index}$	NN$_{50}$
小于 20 岁男性	71.36 ± 40.99	51.35 ± 37.96	22.75 ± 19.02	158.68 ± 54.78	87.56 ± 29.99	68.96 ± 46.59
女性	65.91 ± 16.94	38.98 ± 14.65	15.56 ± 10.45	116.39 ± 37.63	60.65 ± 24.33	55.58 ± 33.84
20~29 岁男性	53.77 ± 25.42	34.48 ± 22.10	13.36 ± 15.38	156.26 ± 40.99	73.94 ± 23.32	48.13 ± 43.89
女性	54.20 ± 25.71	39.29 ± 23.49	17.48 ± 16.59	134.41 ± 37.04	64.36 ± 19.89	61.13 ± 52.47
30~39 岁男性	51.62 ± 23.82	29.60 ± 17.12	9.28 ± 11.6	133.35 ± 48.03	64.04 ± 21.48	29.86 ± 34.94
女性	49.39 ± 21.11	36.03 ± 67.63	10.69 ± 13.02	122.60 ± 48.43	58.83 ± 18.16	99.40 ± 542.79
40~49 岁男性	48.65 ± 21.13	27.14 ± 16.12	6.88 ± 9.25	123.99 ± 33.82	58.57 ± 21.26	23.89 ± 29.32
女性	44.27 ± 18.28	29.40 ± 20.17	11.40 ± 32.05	115.35 ± 32.22	87.66 ± 447.97	29.79 ± 38.02
50~59 岁男性	44.23 ± 18.27	34.19 ± 93.78	5.73 ± 7.79	124.68 ± 58.38	50.11 ± 15.52	20.14 ± 25.06
女性	42.78 ± 19.32	26.05 ± 16.11	6.41 ± 8.93	115.60 ± 84.05	48.26 ± 15.20	22.97 ± 30.76
60~69 岁男性	40.31 ± 18.26	26.61 ± 16.13	6.83 ± 9.22	114.02 ± 33.78	52.92 ± 22.82	22.35 ± 28.75
女性	40.91 ± 19.96	29.22 ± 21.23	5.70 ± 8.49	108.12 ± 34.14	88.84 ± 361.13	19.73 ± 24.88
大于 70 岁男性	48.53 ± 32.27	31.50 ± 19.80	17.46 ± 16.19	136.2 ± 28.03	55.13 ± 14.08	61.5 ± 86.97

表 66-4　各年龄组 24h 时域正常参考范围

	SDNN(ms)	RMSSD(ms)	PNN50	SDANN(ms)	SDNNindex	NN50
小于 20 岁男性	111.66~286.05	38.83~120.57	12.25~51.39	96.26~250.96	49.94~137.52	1556.63~37707.2
女性	119.49~187.9	30.99~60.84	7.81~25.85	67.23~170.96	20.75~84.3	1127.15~22994.38
20~29 岁男性	91.12~258.65	22.67~126.64	1.69~40.6	75.53~238.09	41.93~120.73	1654~36816
女性	90.48~229.98	20.66~135.55	1.81~47.72	65.91~222.86	36.72~109.78	1993.88~36333.85
30~39 岁男性	76.83~213.42	18.63~108.17	1.34~30.81	47.97~216.74	32.16~111.39	567.05~28321.18
女性	91.95~211.59	18.79~129.49	1.17~31.08	47.26~194.98	35.44~104.53	60.48~28422
40~49 岁男性	87.67~220.89	16.40~370.19	0.62~28.22	65.28~202.09	33.23~113.69	197~20526
女性	84.8~200.76	17.42~181.53	0.63~32.45	60.04~178.74	30.6~107.02	692.75~27969.5
50~59 岁男性	74.74~199.23	13.70~218.63	0.25~28.01	63.64~183.31	24.62~86.8	327.4~22092
女性	81.96~177.270	15.17~138.54	0.31~21.81	70.91~165.15	28.11~95.69	272.13~14861.03
60~69 岁男性	83.08~220.8	15.65~143.02	0.41~29.63	55.4~192.1	28.65~130.91	354.6~2552.2
女性	68.2~170.7	16.87~101.03	0.41~26.96	41.13~167.42	24.97~110.94	64.03~21105.23
大于 70 岁男性	127.70~169.88	27.10~54.39	4.74~25.45	106.24~163.99	36.92~65.95	264.49~23546.18

表 66-5　各年龄组 24h 时域各项参数比较

	SDNN(ms)	RMSSD(ms)	PNN50	SDANN(ms)	SDNNindex	NN50
小于 20 岁男性	188.24 ± 59.81	68.09 ± 27.12	29.59 ± 13.36	266.11 ± 56.74	87.99 ± 28.31	27050 ± 8113.05
女性	143.54 ± 27.07	43.28 ± 12.09	16.56 ± 7.53	116.39 ± 37.63	60.65 ± 24.33	13101.86 ± 8205.04
20~29 岁男性	173.80 ± 41.47	53.96 ± 29.64	17.85 ± 10.36	157.57 ± 41.63	74.30 ± 23.13	16588.76 ± 8838.19
女性	164.78 ± 126.71	54.49 ± 35.45	18.54 ± 12.40	136.24 ± 37.17	64.94 ± 19.95	18039.18 ± 10103.99
30~39 岁男性	148.42 ± 34.97	41.94 ± 25.04	11.55 ± 9.01	132.75 ± 47.78	64.43 ± 20.90	10886.92 ± 8456.01
女性	139.99 ± 29.44	46.26 ± 34.60	10.98 ± 8.07	121.60 ± 33.95	59.39 ± 17.43	10340.90 ± 7363.77
40~49 岁男性	140.84 ± 33.12	53.63 ± 114.47	17.89 ± 143.34	124.30 ± 33.02	58.23 ± 20.14	7111.01 ± 5990.74
女性	132.63 ± 29.95	53.41 ± 80.99	9.59 ± 9.28	115.74 ± 28.83	83.82 ± 417.10	8622.03 ± 7285.52
50~59 岁男性	134.53 ± 30.16	48.96 ± 81.78	6.93 ± 9.70	124.68 ± 55.22	50.49 ± 15.30	5869.98 ± 5598.17
女性	121.30 ± 26.83	41.22 ± 38.51	6.32 ± 7.45	114.70 ± 79.63	48.08 ± 14.76	5290.19 ± 4967.77
60~69 岁男性	142.86 ± 105.66	42.18 ± 41.84	7.04 ± 7.39	115.05 ± 35.81	53.43 ± 23.19	6224.27 ± 6126.65
女性	124.05 ± 25.39	46.84 ± 32.05	8.35 ± 7.83	107.52 ± 30.22	50.67 ± 19.71	6739.33 ± 5895.61
大于 70 岁男性	149.91 ± 21.13	42.88 ± 12.37	15.87 ± 9.19	136.20 ± 28.03	55.13 ± 14.08	11263.32 ± 1147.05

表66-6　各年龄组 5min 频域正常参考范围

	TP（ms²）	VLF（ms²）	LF（ms²）	LFnu	HF	HFnu	LF/HF
小于20岁男性	581.59~9264.75	278.28~3402.38	220.25~3691.28	32.84~87.61	38.15~6600.23	12.39~100	0.49~7.07
女性	1075.77~6615.7	597.05~4979	248.8~834.63	36.31~82.99	92.18~800.38	19.83~63.69	0.58~5.16
20~29岁男性	202.6~8543.42	101.95~7210.89	38.78~1755.93	12.63~96.54	10~2621	7.38~87.39	0.15~15.14
女性	44.98~7365.95	167.38~6407.83	35~1862.73	93.09~6.08	20.98~4402.68	6.73~97.4	0.06~13.92
30~39岁男性	164.77~6680.71	74~6459.4	17.95~1720.7	12.39~93.81	10.7~1690.1	5.11~100	0.14~16.46
女性	26.05~5945.67	111.16~4272.3	45.7~1173	7.93~91.76	14.1~1947.2	7.08~97.68	0.09~11.23
40~49岁男性	20.04~823.03	57.5~5473.75	23.5~2049	15.64~94.33	10.78~1747.33	6.15~88.57	0.19~12.99
女性	24.38~6417.82	71.25~5406.24	14.3~1241.4	9.41~92.83	12~1234.13	5.11~90.58	0.1~12.7
50~59岁男性	24.38~5383.91	63.73~5190.06	3.63~942.72	16.82~93.36	6.71~637.1	3.9~99.14	0.17~14.04
女性	13.04~4134.78	4669.43~24.08	10.15~782.8	8.26~91.27	5.1~786.3	4.69~93.85	0.12~19.82
60~69岁男性	14.63~9756.39	62.5~8098.88	5.35~1187.35	8.24~89.3	6.13~1485.25	4.06~91.76	0.16~8.76
女性	5.24~6729.40	80.25~5986.88	6.23~1259.48	6.56~88.30	7.45~1719.48	10.78~93.44	0.07~7.57
大于70岁男性	171.4~7568.68	91.68~6443.88	13.9~526.75	35.88~73.25	6.13~682	26.75~64.12	0.56~2.85

表66-7　各年龄组 5 分钟频域各项参数比较

	TP	VLF	LF	LFnu	HF	HFnu	LF/HF
小于20岁男性	3580.85±3381.95	1752.5±1305.29	1127.8±1315.16	50.93±33.28	1224.9±2453.90	49.04±33.29	2.48±2.75
女性	2865.87±2195.87	1888.82±1784.98	551.4±250.46	58.96±17.32	425.08±278.55	41.58±16.38	2.02±1.84
20~29岁男性	2872.39±2272.81	1793.20±1763.07	573.17±590.90	141.71±838.44	537.11±742.51	40.45±23.31	20.56±134.67
女性	2735.50±2246.59	1891.87±3834.06	595.05±911.36	55.98±25.39	707.43±1176.63	123.50±859.27	4.78±20.27
30~39岁男性	2345.40±2031.61	1471.38±1804.53	525.07±480.96	63.52±21.88	406.95±1251.47	134.80±1316.70	3.45±4.09
女性	2018.72±2173.89	1332.76±1567.95	371.69±360.33	58.51±22.91	357.49±729.33	45.44±45.84	2.66±3.20
40~49岁男性	2316.33±2543.5	1501.29±1652.80	467.76±732.74	64.94±24.54	309.32±669.83	36.95±23.41	3.55±4.19
女性	1642.08±1684.97	1140.12±1342.71	285.23±325.5	55.88±23.63	258.95±413.46	41.76±24.83	2.55±3.27
50~59岁男性	1596.05±1510.82	1266.97±1353.44	255.47±264.25	61.51±21.35	152.01±191.06	37.74±25.70	3.11±4.91
女性	1317.76±1228.31	1099.65±1319.54	229.15±354.60	55.96±24.16	176.98±272.86	44.09±26.27	6.72±42.68
60~69岁男性	1804.48±3005.64	1367.82±2485.71	337.40±1160.31	53.71±24.27	244.14±524.04	44.88±25.52	2.85±6.49
女性	1546.03±2072.76	1190.22±1535.48	251.83±284.77	53.84±25.62	293.43±812.57	47.04±25.95	2.20±2.22
大于70岁男性	3166.94±3392.70	2552.5±2993.52	300.5±256.63	50.93±17.38	313.25±338.41	49.08±17.38	1.33±1.13

表 66-8　各年龄组 24h 频域正常参考范围

	TP (ms²)	VLF (ms²)	LF (ms²)	LFnu	HF	HFnu	LF/HF
小于 20 岁男性	3547.61~20491.35	707.1~2788.4	259.5~1700.4	3.61~38.44	719.3~4455	61.56~96.39	0.04~0.63
女性	888.26~2145.65	226.28~862.75	274.71~635.75	29.19~47.98	372.95~901.25	52.15~70.81	0.41~0.92
20~29 岁男性	257.96~23494.77	110.85~16373.7	15.2~3206.38	4.49~85.71	68.7~9187.88	14.26~97.45	0.05~6.35
女性	329.43~15905.26	130.75~5934.08	16.58~2918.3	1.59~66.76	53.35~6772.58	21.97~269.57	0.02~1.79
30~39 岁男性	258.67~16707.48	95.66~11002.5	18.04~3025	3.2~90.21	29.45~6136	4.57~6136	0.03~8.87
女性	460.39~7946.16	103.89~5036.18	19.4~1193.08	3.94~78.62	69.8~4802.35	13.16~99.12	0.04~2.84
40~49 岁男性	153.86~12293.39	43.56~10791.2	34.85~1164.4	7.45~93.61	21.8~2622.2	7.09~95.04	0.08~10.18
女性	273.97~7069.2	71.11~4629.88	16~758.5	5.5~84.7	41.31~2862.25	9.85~96.23	0.06~4.1
50~59 岁男性	117.34~10181.03	46.47~9668.55	9.18~1674	4.18~84.66	18.55~3448.2	7.69~119.82	0.04~5.52
女性	153.47~5445.79	43.5~5228.44	10~844.75	2.4~72.55	29.39~1577.75	10.46~97.6	0.02~2.71
60~69 岁男性	151.11~7116.95	65.5~6105.08	9.53~1508	4.88~83.88	39.05~2703.08	7.81~97.16	0.06~5.95
女性	172.77~5217.42	49.1~3956.58	7.1~868.85	4.4~82.27	24.93~2733.33	17.73~95.6	0.05~3.08
大于 70 岁男性	2334.39~4597.27	332.2~4098.95	58.6~836.65	7.66~49.46	429.35~1333.75	50.55~92.35	0.09~0.98

表 66-9　各年龄组 24h 频域各项参数比较

	TP	VLF	LF	LFnu	HF	Hfnu	LF/HF
小于 20 岁男性	9256.56±7391.82	1900.40±990.29	835.8±618.55	20.00±15.67	1943.4±1631.51	79.99±15.67	0.29±0.26
女性	1575.26±672.37	470.68±352.49	428.32±197.77	39.94±10.27	654.96±280.43	60.91±9.89	0.70±0.27
20~29 岁男性	4706.50±5758.62	2136.56±4417.62	674.62±791.73	30.86±22.69	1883.77±2294.08	75.56±46.53	0.88±1.69
女性	4024.06±4729.41	1236.92±1748.76	467.14±751.02	23.86±19.19	1950.18±2189.14	92.87±100.43	0.46±0.89
30~39 岁男性	3935.10±4420.75	2027.31±3226.92	660.49±1142.54	55.54±175.94	1304.73±2250.22	56.09±36.58	1.53±2.51
女性	2429.26±2168.42	1443.11±2407.17	297.02±295.4	151.85±203.03	879.79±1148.31	71.70±47.27	0.67±0.85
40~49 岁男性	2551.80±3047.97	1742.73±2577.52	358.84±320.00	86.02±479.52	597.92±772.50	53.04±28.30	7.45±65.97
女性	2027.13±1872.49	1138.47±1490.14	264.32±262.14	56.81±176.54	686.99±1035.98	127.42±764.12	0.88±1.27
50~59 岁男性	2315.39±2463.89	1760.08±2368.13	332.84±486.60	43.39±26.11	520.19±882.89	54.39±33.11	1.37±1.56
女性	1464.64±1453.83	937.11±1421.61	165.03±234.84	29.99±20.81	453.32±519.35	65.62±26.75	0.62±0.71
60~69 岁男性	1888.05±3009.88	1208.47±2768.79	240.52±390.68	31.16±21.78	550.72±711.06	68.31±28.42	2.37±12.29
女性	1726.28±2994.84	752.70±1031.31	189.38±263.53	28.46±20.09	842.89±2746.16	70.84±21.46	1.14±5.16
大于 70 岁男性	3175.9±1329.47	1796.67±2158.46	510.67±429.18	29.77±22.14	867.67±476.84	70.23±22.14	0.52±0.47

本次多中心研究为中国人不同年龄的正常值提供参考依据。表明 HRV 不同参数在正常情况下的变化趋势及可靠程度，为国内进一步开展 HRV 的研究奠定了基础。

七、适 应 证

根据国内外近年来各方面研究的分析结果，提供以下的应用和研究范围。

（一）已有肯定应用价值的领域

1. AMI：AMI 后 1~3 周内测定 HRV，如仍明显低于正常则远期的猝死率明显增加，这已得到公认。但 HRV 的预测正确率并不是很高，如果与其它预测指标(如 EF 值、心室晚电位等)联合应用将明显提高其预测价值。AMI 后跟踪复查 HRV，根据 HRV 恢复的快慢可对病人死亡危险性进行评估。

AMI 后 2~3 天内 HRV 降低是否对急性期预后有预测价值目前尚无定论。

2. 糖尿病：目前已公认 HRV 是判断糖尿病病人是否伴有自主神经系统损害最准确、最敏感的指标，其价值已大大超过既往使用的 Valsalva 试验、直立试验及深呼吸试验等。

（二）有研究前途的心血管疾病领域

已知以下心血管疾病或综合征的发生，或在病程进展中，可能与自主神经的失衡有关，但其具体机制有待阐明。

1. 有猝死倾向的各种心脏病：如二尖瓣脱垂综合征、肥厚型心肌病、长 QT 间期综合征等。
2. 阵发性心律失常：包括室性、室上性心动过速及房扑、房颤等的发作与否，自主神经系统起着重要作用。
3. 扩张型心肌病是所有心脏病中 HRV 降低最明显的，其与预后的关系有待探讨。
4. 心力衰竭：不同类型、不同阶段的心力衰竭病程中，自主神经失衡起着明显的作用。
5. 高血压病：自主神经系统在原发性高血压发病机制中的地位一直是一个研究的热点。
6. 心脏移植：心脏移植后去神经状态及神经再生、甚至早期排斥反应时 HRV 均有不同程度的反应，有关机制不清楚。

（三）有研究前途的非心血管疾病领域

以下疾病或综合征常伴有自主神经功能障碍的表现，其因果关系尚待进一步研究。
1. 胎儿宫内窒息。
2. Parkinson's 病、多发性硬化、Guillain—Barre 综合征等。
3. 血管迷走性晕厥及体位性低血压。
4. 药物对 HRV 的影响。

八、临 床 应 用

HRV 检测反映自主神经功能，可用于各种与自主神经功能改变有关的情况。HRV 降低为自主神经张力改变的结果，与许多疾病特别是心血管疾病、神经内分泌疾病的病理机制相关，可用以研究有关疾病的发病机制、判断自主神经功能，评估病情和预后以及指导治疗、监护等各个方面。

HRV 最多应用于各种心血管疾病，如冠心病、慢性充血性心力衰竭及心律失常。预测冠心病患者的猝死及心律失常。1987 年 Kleiger 等对 808 例急性心肌梗塞成活者进行了 24h 动态 HRV 分析及平均 31 个月的长期随访：发现 SDNN <50ms 者比 >100ms 者，死亡的相对危险性大 5.3 倍。随后很多研究者均提出了相似的报告。结果说明 HRV 预测急性心梗后相对危险性的敏感性及特异性方面均优于晚电位阳性、EF <40%、室早 >10/h、多源性室早等指标。在对病人的其它危险因素，例如年龄、心功能级别、肺啰音、左室 EF、及 Holter 室性心律失常等进行多因素分析及校正后，HRV 的 SDNN、ULF 和 VLF 仍与死亡率保持显著正相关。Rich 等对 100 名无近期心梗的冠心病患者作 HRV 分析及一年随访，结果 $SDANN_{index}$ <50ms 患者的死亡率为 >50ms 者的 18 倍（36% 对 2%，P = 0.001）。所以目前普遍认为 HRV 是预测心源性猝死最有价值的独立指标。如果将 SDNN <50ms 与不能进行运动试验两指标结合，长期随访死亡率高达 54%，而 SDNN >50ms 且顺利完成运动者仅为 3.5%，前者比后者死亡率高 15.4 倍。

一般认为 HRV 对猝死的预测与恶性心律失常有关。作者曾做实验表明，犬去迷走神经和压力感受器后，室性心动过速诱发率明显增加。Zipes 等在实验性急性心梗中用迷走神经刺激法直接证明迷走神经张力降低有致心室颤动的作用，HRV 降低者的猝死原因绝大多数是由室速演化成室颤。其主要病理生理机制是损伤心肌生物电不稳定性。其中心脏自主神经活动的平衡失调有着重要作用。急性心梗可导致 HRV 频谱中 LF 成份明显增加。HF 成分的减低。LF 成份仅在多支冠状动脉病变时才有明显降低。有些作者还发现心室停顿的存活者，HRV 也比无心室停顿者明显降低。

自 1978 年 WOlf 等首次报道心率变异（HRV）检测可以作为急性心肌梗死后死亡率的一个预测指标以来，这一无创性检测心脏自主神经张力的技术，在临床上得到了广泛的应用，其涉及的范围包括心肌梗死的预后、猝死危险的判定、充血性心力衰竭治疗的监测、原发性高血压的评价、糖尿病性心脏病和神经病的检测、心脏移植疗效的观察、晕厥原因的分析、作用于心脏药物的作用评定等等。更由于测定方法的改进和计算机功能的开发，使心率变异在临床的应用更为广泛和细致。现就其近几年的临床应用进展情况，简述如下。

（一）在冠心病中的应用

评估急性心肌梗塞的预后研究认为：HRV 减小是急性心肌梗死预后不良的一个独立良好指标。HRV 减小与左室功能不全、射血分数降低、心室晚电位阳性、恶性心律失常发生率及猝死率有很好的相关性，而且其对不良预后的价值优于晚电位阳性、Killip Ⅱ 级、EF 值小于 40%、频发室早、心梗早期并发症和运动试验等指标。急性心梗无论在 CCU 监护或动态心电图检测中，当其检测指标提示 HRV 降低或昼夜节律紊乱时，预后均不良。心梗后出院随访中，HRV 减小者死亡率也高于对照组。Kleiger 等根据多中心研究结果指出，急性心肌梗死后 4 年间心率变异的降低与死亡率的增高存在密切相关，认为心率变异降低是独立于左心室射血分数、频发室性早搏和 KilliP 分级等已知危险因素之外的预测死亡因素，且更具预测价值。Bigger 等发现急性心肌梗死后处于死亡危险中的病人的副交感神经活性显著降低，认为心率变异降低不仅可以预测总的心脏性死亡，而且可鉴别出有持续交感性心动过速危险的患者。Odemuyiwa 等指出左心室射血分数较多反映出心力衰竭，进而可鉴别出非猝死危险的病人；相反，心率变异的降低反映出自主神经对抗心室颤动的防卫能力的缺失，对鉴别出那些处于猝死和心律失常并发症高度危险中的病人更为有用。在心率变异记录时间的长短方面，Malik 等认为随意的短程记录是不够的，只有观察一昼夜的自主神经活性变化，才易于显现出它的敏感性和特异性价值。他们还发现超低频成分对心肌梗死后的死亡率最具预后价值。有学者认为如能将心率变异和晚电位、室性早搏频率结合起来，对心肌梗死后的危险分级可能更为有用。

急性心梗者 HRV 降低的原因为心脏迷走神经活动降低或伴交感神经张力增高。其原因可能有：①心脏的器质性或功能性因素导致自主神经纤维或神经受体或化学感受器受损，使心脏对交感神经或迷走神经的反应性降低；②急性心梗时机体处于应激状态，交感神经反射性兴奋增强，致 HRV 减小（据研究心梗后 4h 血中儿茶酚胺水平与 HRV 呈负相关）；③急性心梗时存在压力感受器功能受损。

HRV 与心肌缺血 冠状动脉狭窄在劳力负荷下可引起心肌缺血，冠状动脉痉挛也可在安静状态下诱发心肌缺血，这些应该与自主神经有关。据研究，在变异型心绞痛发作前 HRV 中低频成分有明显变化。动态心电图检测中，也发现心肌缺血出现前数分钟心率即增快和 HRV 缩小。另外，无论有无症状的心肌缺血也与 HRV 的昼夜节律有关。此外，研究表明：冠心病患者 HRV 中的 HF 降低与冠状动脉粥样硬化程度密切相关。HRV 的高频段呈现与冠状动脉病变程度相平行的递减性降低（即呈正相关）。证实低 HRV 患者冠脉病变重，预后差，说明冠脉病变程度与自主神经功能损害有关。因此，检测 HRV 可以反映和预测心肌缺血。

（二）心脏性猝死

一般认为心肌的电稳定依赖于迷走神经、交感神经和体液调节之间的精确平衡，一旦迷走神经活性降低，可致心室颤动阈值变低，易引起心室颤动和心脏性猝死。关于心率变异对心脏性猝死的意义，既往的报道多受心肌梗死和心力衰竭本身因素的影响，较难肯定其确切的预测价值。Vanoli 等比较了健康人和心肌梗死后患者不同睡眠时期的心率变异变化，发现后者在非快速眼运动期心率变异的低频/高频比率不是降低，反趋升高，且在快速眼运动期进一步增加，说明心肌梗死患者睡眠期间迷走神经的活性呈持续性降低，交感神经的活性相对占优势，是引起猝死的一个原因。据认为，心室晚电位反映了心律失常的潜在折返机制，程序刺激和动态心电图检出复杂心律失常反映了恶性心律失常的触发机制，HRV 评估自主神经功能从另一个侧面反映猝死的易发倾向。

交感神经兴奋可降低室颤阈，迷走神经兴奋提高室颤阈，具有保护作用。一旦自主神经对心脏的调节能力降低，特别是迷走神经活性降低，则心肌细胞电不稳定性增强，室颤阈降低，易发生猝死，已在实验研究中得到证实。因此，反映自主神经活性变化的 HRV 可作为显示心脏性猝死高危因素的独立指标，还能提示心血管病的预后。

HRV 降低者的猝死原因，绝大多数是由室速演变成室颤而致命的。但室速并不总是有 HRV 改变和发展为室颤，而且猝死者也不总是先有室速。有人对室速发作时伴或不伴有心肌缺血者的 HRV 进行了对照研究，结果是仅有非持续性室速者，HRV 并不低于对照组，而持续室速伴有心肌缺血者，HRV 则明显下降。因而表明其 HRV 变化还可能与心肌缺血有关。进一步研究认为：心肌缺血对室壁机械、化学感受器是一种强有力的刺激，它可通过"心-心反射"活动改变心脏自主神经调节的均衡性致交感神经张力增强，迷走神经张力减弱致心肌应激性增高，心肌电不稳，室颤阈降低导致恶性心律失常、猝死的发生。

（三）充血性心力衰竭

充血性心衰时，由于心输出量下降，血流动力学发生相应变化，必然有自主神经系统参与调节。研究表明：充血性心衰者 HRV 的低、中、高频成份功率均比正常人明显减小，尤以 HF 减小最明显。提示交感神经及迷走神经均受损，迷走神经受损更重，交感神经张力则相对占优势。同时 HRV 异常程度与心功能损害程度相一致，可预测心衰程度及预后。

对急性心梗病人的研究也显示，大面积心梗时，左室功能减退，反射性的交感神经活性增高，心率增快，HRV 亦可减小。而且 HRV 下降与左室射血分数呈显著的正相关，故可以 HRV 作为评定心功能的指标。

另有人研究了 HRV 与左室肥厚的关系，发现有左室肥厚者 HRV 降低，而且与左室重量指数呈显著的负相关，并认为 HRV 降低对左室肥厚者发生猝死有预测价值。

现已证实心力衰竭患者确有交感神经系统的激活，而且无论是急性或慢性期、早期或晚期均如此。增高的交感神经张力可增强其它神经体液系统的效应，进一步增加前、后负荷，促进病情的恶化。在不同病因引起的慢性心力衰竭患者，支配心脏的迷走神经和交感神经均受损，且以迷走神经更为严重。与正常人相比，慢性心力衰竭病人的心率变异的时域和频域值均有明显下降，表现为 24hR-R 间期标准差（SDNN）明显低于正常人；低频和高频比率（LF/HF）明显增大；心率变异的昼夜变异消失；心率变异减低的程度与心功能分级呈负相关。Frey 等对 50 例进行性慢性心力衰竭患者进行了研究，发现SDNN < 70ms，SDANN < 55ms 二项指标对于病人 6 个月的死亡预测的敏感性分别为 100%、88%，特异性均为 87%，而幸存者与死亡者的血流动力学无明显差异，认为心率变异具有强烈的预示价值。在慢性充血性心力衰竭者，心率变异的变化是否与左室射血分数相关目前尚无统一意见，多数认为与其密切相关，而与室性心律失常无相关。

（四）原发性高血压

自主神经参与调节高血压的发病过程，检测 HRV 可研究高血压的发病机制，也可以评估病情。研究表明，原发性高血压的 HRV 中 LF 成份明显增大，HF 成份则减少，LF/HF 比值也增大，表明交感神经活性增高，迷走神经活性降低，也就是其促发因素增加，保护机制减少。而且此 HRV 变化与高血压程度呈正相关。与正常对照者相比，高血压患者的心率变异低频成分较大，而高频成分较少。由被动斜位引起的 LF/HF 的相关变化，高血压组小于对照组。而且低频成分的意义和体位对心率变异组成的影响程度都与高血压程度密切相关。Mandawat 等调查了 154 例左心室肥厚者（高血压 94 例、主动脉瓣病变 60 例）发现有心率变异的明显降低，且这种降低与左心室重量指数之间存在负相关。另有报道，心率变异下降也可作为进行冠状血管造影病人的死亡危险预测因素。Rich 等报道对 100 例 4 周内无心肌梗死、无缺血性心脏病或瓣膜病的稳定病人进行选择性冠状动脉造影，结果 SDNN < 50ms 与 > 50ms 组相比，前者 1 年的死亡率为后者的 18 倍。

（五）糖尿病

神经、眼、肾脏病变是糖尿病最常见的三大并发症，均以微血管病变为病理基础。心率变异的应用为糖尿病性神经病变的早期诊断提供了一个有效的检测手段。糖尿病患者常并发自主神经损害。研究表明，糖尿病者低、中、高频段能量均低于正常。而且心率功率谱图异常与自主神经损害一致，而与高血糖的程度和糖尿病性微血管病变程度无肯定关系。故认为心率功率谱分析是早期诊断糖尿病性自主神经病损的敏感方法。

另外，糖尿病者合并冠心病的几率大，且多无痛。其原因可能是心脏感觉神经传入纤维严重受损，致对缺血、缺氧刺激的敏感性降低。故进一步借助 HRV 研究心脏自主神经损害与糖尿病合并冠心病的关系具有重要意义。

Jaffe 等研究了 24 例 I 型糖尿病患者，他们用心率变异的 0.10 ~ 0.50Hz（高频）测定副交感神经活性，应用 0.055 ~ 0.098Hz/0.004 ~ 0.5Hz 比值测定交感神经指数，结果糖尿病病人二者均有显著降低，还证实这种降低与糖化血红蛋白值升高无关，与糖尿病性视网膜病变、男性、糖尿病时间和年龄的增加有关。Yoshioka 等调查了糖尿病性自主神经和周围神经之间的相关性，指出糖尿病的心率变异功率谱和震动觉阈值均有降低，提示心率变异的功率谱，尤其是 LF/HF 比值的变化对糖尿病的自主神经病变诊断具有实用意义。有学者证实，在心脏自主神经症状发生之前，糖尿病患者即有心率变异的交感神经活性降低的证据。Akinci 等报道了心率变异的变化与治疗之间的关系，在血糖控制差的糖尿病儿童，SDNN、PNN_{50}、rMSSD、LF、HF 和总功率均较血糖控制较好的显著为低。无症状性心肌缺血较常见于有微血管并发症的糖尿病患者，故有人应用心率变异来检测糖尿病患者有无亚临床性神经病。Marchant 等发现糖尿病患者心率变异降低，无症状性心肌缺血常见，且运动试验时缺血时间延长，提示亚临床神经病变是糖尿病患者发生无症状性心肌缺血的一个重要原因。

（六）晕厥

新近，Morillo 等报道了神经性晕厥患者直立位时，心率变异的时域和频域分析结果。研究的 15 例均为新近有 ≥2 次晕厥，且对 60°直立位反应阳性者。发现在直立位的第 1 个 5min 时正常连续 R-R 间期差异〉50ms 的百分率,伴有直立试验阳性者要明显高于对照组;晕厥组直立时低频功率没有象对照组有相对的增加,而高频成分则增加显著;并提出直立试验第一个 5min 期间 LF/HF≤6 强烈预示晕厥的发生,多发生在直立试验的 15±6min 内(敏感性 88%,特异性和阳性预示意义 100%)。提示心率变异在晕厥的诊断和预示发作上也有实用意义。

血管迷走性晕厥的机制是通过 BezOld-larisch 反射,心脏对交感神经刺激的强烈收缩,反射性引起低血压、心率减慢和血管扩张而导致的脑缺血。研究表明,易发生晕厥者心率总功率谱密度及 LF 成份显著增高,提示交感神经活性增大。检测研究 HRV 变化有助于阐明晕厥的病因学、诊断及防治。

(七) 心脏移植

心脏移植时,被移植的心脏短期内可被看做为与自主神经调节无关的(去神经状态)离体心脏,此时它完全不受自主神经控制,致 HRV 明显降低或消失。当(移植成功)一旦出现排斥反应,HRV 则又可升高。在心脏移植恢复期,HRV 的增加及其谱分布日益接近健康人,表示移植心脏已重新获得了神经再生和自主神经的支配。因此,HRV 谱分析可作为判断去神经状态及再生过程,观察心脏移植是否成功、有无排斥反应及移植心脏神经调节状态的重要方法。

新近移植的心脏均无神经支配,因此接受移植者的心率变异降低。Sands 等发现接受移植者的心率变异不仅总功率谱低,且没有任何可以辨认的峰值;还发现发生异体排斥反应的接受移植者的心率变异总功率谱增高,而心肌内膜活检无排斥者则不增高。Bernardi 等观察到心脏移植者休息时的心率变异降低,但在运动时心率变异的高频与呼吸率直接相关,提示一个非自主神经机制的存在,可能与情绪或体内某种因素对心肌的作用有关。Smith 等研究了心脏移植者神经恢复所引起的心率变异改变,发现移植后第一个月心率变异的副交感神经张力没有升高,而在 3~6 个月间显著升高,提示副交感系统的神经张力恢复较早。Binder 等的研究证实,SDANN <55ms 的病人不宜心脏移植,因为此类病人进行心脏移植术后死亡率较 >55ms 者高 20 倍。

(八) 心肌病

研究发现,无心衰的心肌病也存在自主神经功能损害,提示自主神经可能参与了心肌病的发病机制。而心肌病并发心衰者 HRV 的低频成份较非心肌病并发心衰者减少更显著,充分说明自主神经系统在扩张型心肌病发病机制中可能也有一定作用。

另外还发现,心肌病病人随着收缩功能的减退,迷走神经损害越来越严重,而交感神经则明显亢进。同时心肌病者夜间交感神经张力增高,迷走神经张力降低,而白天则无此变化,故临床上常见心肌病者于夜间猝死。

(九) Q-T 延长综合征

对 Q-T 延长综合征发生室速与自主神经张力改变已有认识。研究也表明,先天性 Q-T 延长者 HRV 显著降低。因此,HRV 可作为评价 Q-T 延长治疗效果的评定指标。

(十) 胎儿监测

据研究,妊娠 36 周时子宫内胎儿的 HRV 功率谱图与成人相似,在呼吸暂停时 HRV 功率谱图的高频部分消失。胎儿 HRV 减小与新生儿猝死综合征相关,在产程中发现胎儿 HRV 减小时,提示宫内胎儿窘迫,死亡率高,应加速分娩。因而 HRV 检测在胎儿发育及产程监测中起重要作用。

(十一) 脑死亡诊断

HRV 分析对脑死亡的判断、脑外伤病人手术前后的评估及监护均有重要价值。据研究,注射阿托品观察 HRV 变化可作为诊断脑死亡的一个方法。

(十二) 其他

其他可用于各种与自主神经调节有关的病理生理情况,如慢性酒精中毒性神经病变、家族性淀粉样变性所致多发性神经病变以及甲亢、睡眠呼吸暂停综合征、更年期综合征等,以及治疗药物的研究和疗效评价等。

九、心血管药物对心率变异性的影响

近年来认为心率变异性(heart rate variability;HRV)是预测心血管疾病尤其是冠心病预后及猝死的独立预报因子,因而应用有效药物人工干预自主神经功能以改善患者 HRV 及预后的研究日益增多。

1. 胆碱能和抗胆碱能药物 小剂量东莨菪碱和哌仑西平均可增加正常人、急性心肌梗死和心力衰竭患者的 HRV。急性心肌梗死后用东莨菪碱可增加迷走神经张力和迷走神经反射,增加 HRV 的呼吸成分,有利于 HRV 恢复。注射东莨菪碱可预防急性心肌梗死后恶性心律失常的发生。Hull 等报告东莨菪碱虽可显著增加 HRV,但不能减少与交感神经活动有关的急性心肌缺血时心室颤动的危险性。

2. β 受体阻滞剂 β 受体阻滞剂可降低心血管传入交感神经对血流动力学及机械刺激的反应能力,并增加中枢及心脏传出迷走神经的张力,从而调整交感-迷走神经系统的平衡,增加 HRV。β 受体阻滞剂治疗冠心病可增加 HRV,且不随 β 受体阻滞剂亲脂性和亲水性的不同而改变。对原 HRV 明显降低者疗效较好,对原 HRV 相对较高者则无明显疗效。导致 HRV 的增加是仅由于心率的降低还是增加了迷走神经对心率的调节,作用尚不清楚。但证实口服普萘洛尔可明显增加正常人和心肌梗死患者的 HRV,是有效预防心肌梗死后发生心脏性猝死的重要机制之一。可能是基于迷走神经张力的增加,交感神经张力的抑制或主动脉与压力感受器敏感性增强。对 10 例美托洛尔治疗稳定性心绞痛患者的观察,发现服药后平均 R-R 间期、SDNN、PNN_{50} 均明显高于服药前。作者对 AMI 后服用美托洛尔组的病人随访显示,HRV 较非用药组明显增高,心律失常、心力衰竭及死亡均下降。Niemela 对无并发症的冠心病进行 2 周的美托洛尔和阿替洛尔随机双盲交叉试验,发现均使 HRV 明显增加,但两者无明显差异。两者均使睡醒后 HF 突然降低,昼夜节律幅度均无明显影响。冠状动脉阻塞时常发生反射性心交感传出活动的增强,因心肌各部分交感冲动与电生理特性不均衡而引起心律失常。β 受体阻滞剂对这种急性冠脉阻塞所致的心律失常有治疗效果。但在缓慢性心律失常导致室性心律失常的时候,交感神经兴奋增加心率常能改善心血管动力学而消除室性心律失常。因此纠正自主神经失衡是治疗心律失常的一个重要的途径。

3. α 受体阻滞剂 研究表明非选择性 α 受体阻滞剂可降低迷走神经张力,降低 HRV,故认为心肌梗死患者不宜使用。Dabrowska 对一组 22 例嗜铬细胞瘤患者使用苯苄明,发现 SDNN、RMSSD、PNN_{50} 在用药后均明显降低。

4. 血管紧张素转换酶抑制剂(ACEI) 能抑制中枢及外周的交感神经张力,增加迷走神经张力,改善 HRV 特别是与预后明显相关的参数,如极低频功率(VLF)、超低频功率(ULF)等。Binkely 等报道心力衰竭患者用佐芬普利 12 周后 HRV 明显好转,HF 增加 2 倍以上,并能使迷走神经张力持续改善。已证实卡托普利、依那普利和喹那普利均可显著改善心力衰竭患者的 HRV,它们对 HRV 的影响是通过增加心力衰竭患者迷走神经张力来实现的,对健康人 HRV 无影响。认为 ACEI 对 HRV 影响与其对心力衰竭患者神经激素的调节作用有关。Cohn 指出 ACEI 对神经激素活性较高的患者生存率具有有利影响。ACEI 可改善急性心肌梗死患者的预后,可使急性心肌梗死的时域和频域指标改善,但改善程度较低,SDNN 和 HF 明显低于 β 受体阻滞剂治疗组,而心肌梗死伴心力衰竭者则 HRV 增加明显。心肌梗死后 VLF 和 ULF 的降低可能与肾素-血管紧张素系统兴奋有关,ACEI 通过阻断 RAS 而改善 HRV。一般认为,近年应用于临床的血管紧张素II受体拮抗剂具有增加心脏迷走神经张力的作用,但其对 HRV 的影响鲜有报道。

5. 钙离子拮抗剂(CCB) 可抑制交感神经张力,增加迷走神经张力及改善 HRV,但各类 CCB 对 HRV 的影响不同。地尔硫䓬可使稳定性心绞痛患者平均 R-R 间期增高,并可影响 HRV 昼夜节律,但对健康人 HRV 无影响,而使心肌梗死后 HRV 的 LF 成分明显下降。地尔硫䓬和维拉帕米阻滞交感神经末梢释放介质,抑制交感神经张力,并增加迷走神经张力而使 HRV 增高。硝苯地平因能反射性增加交感神经张力,而使 LF 成分增加,HRV 降低,并无改善心脏自主神经系统的作用。Bonaduce 等评估了维拉帕米和非洛地平对急性心肌梗死后 HRV 的影响,维拉帕米组 SDNN、RMMSD、PNN_{50}、TP、VLF、LF、HF 均增高,而 LF/HF 下降,用非洛地平组则仅有 SDNN、TP、VLF 增高,其余无明显改变,且频域变化中维拉帕米组与非洛地平组 HF 增高与 LF/HF 下降有显著差异。表明在急性心肌梗死中,维拉帕米增高迷走神经张力,改善早期 HRV;而非洛地平则无此作用。CCB 在心力衰竭患者中对 HRV 的影响尚未明了。

6. 洋地黄类药物 洋地黄类药可提高迷走神经张力,升高 HF 和 PNN_{50},降低 LF 和 LF/HF。HRV 的改善与血浆去甲肾上腺素浓度的降低平行。地高辛治疗心力衰竭患者除正性肌力作用外,还有抑制过度激活的交感神经系统作用,恢复压力感受器敏感性及增高迷走神经张力的作用,也可能通过 β 肾上腺素受体的上调及提高迷走神经张力等作用而防止心力衰竭患者 HRV 的下降。地高辛能使紊乱的 HRV 昼夜节律得到部分恢复。地高辛在不影响平均 R-R 间期情况下,可使 HRV 的 HF 成分增加。尚无充分证据表明地高辛通过改善左心室功能而影响 HRV,因为改善左心室功能的多巴胺受体激动剂如伊波巴胺等不伴有 HRV 的改善。

7. 抗心律失常药 Ic 类的氟卡胺与普罗帕酮都有明显降低 HRV 成分作用,这与长期使用这类药物的副作用有关。用氟卡胺治疗室性心律失常不能使患者的存活率提高,反而比安慰剂对照组下降。英卡胺、氟卡胺与乙吗噻嗪均可使急性心肌梗死后 R-R 间期变异性降低,但前两者可致急性心肌梗死后患者死亡率明显增加,后者及安慰剂组则不明显。因此,基础 R-R 间期变异性测定可用于急性心肌梗死后死亡率的预测,而抗心律失常药引起的 R-R 间期变异性降低不能用来预测随访期间病死率。Ⅲ类的胺碘酮却可轻度增加心力衰竭患者的 HRV,并提高治疗组的生存率。索他洛尔是一种同时具有延长动作电位和 β 受体阻滞作用的抗心律失常药,证实使用索地洛尔可使 HRV 明显改善,表现为 SDNN、PNN_{50}、RMSSD 及 HF 成分明显提高,因而该药可降低猝死及预防致命性心律失常的发生。

8. 溶栓药物 溶栓治疗可改善迷走神经功能,提高 HRV,降低急性心肌梗死者心室颤动发生,提高生存率,可能与其使梗塞相关动脉开通限制梗死面积、增高心肌电稳定性有关。Pedretti 等观察急性心肌梗死 6h 内入院接受链激酶或重组组织型纤维蛋白酶原激活剂(rt-PA)溶栓治疗 30 例(A 组)和 21 例传统治疗(B)组患者,结果程序心室刺激室性心动过速诱发率 A 组为 20%,B 组为 67%。19 例前壁心肌梗死溶栓治疗后 SDNN 明显高于 16 例接受传统治疗者。随访 23 ± 11 个月,心律失常发生率 A 组(13%)明显低于 B 组(43%)。因此认为在急性心肌梗死后高危患者中行溶栓治疗可明显降低与左心室功能无关的心律失常发生率,很可能与其改善心电稳定性和对心脏交感-迷走神经平衡调节作用有关。

HRV 分析是评价心脏自主神经功能的一种敏感的、非侵入性方法。具有改善 HRV 作用的药物,如 ACEI、β 受体阻滞剂、索他洛尔及地尔硫䓬等可能有利于延缓病情,改善预后,而某些正性肌力药物与抗心律失常药对 HRV 存在不利影响。药物引起的 HRV 改变,对患者尤其是高危患者的预后有着不可忽视的影响。HRV 受到各种药物的影响,在解释 HRV 时必须加以考虑。检测 HRV 将作为寻找和筛选更有效的长期治疗心血管疾病药物的手段之一,同时选择合适药物改善 HRV 也将成为常规选择的治疗方案之一,尤其是对高危患者。

参 考 文 献

1. Hon EH, Lee ST. Electronic evaluation of the fetal heart rate patterns preceding fetal death: further observations. Am J Obste Gynecol, 1965, 87: 814

2. 李之源,臧益民,唐桂芬,等. 糖尿病患者心血管系统植物神经功能检查的意义. 天津医学, 1983, 11(3): 144

3. Wolf MM, Varigos GA, Hunt D, et al. Sinus arrhythmia in acute myocardial infarction. Med J Aust, 1978, 2：52

4. Akselord S, Gordon D, Ubel FA, et al. Power spectrum analysis of heart rate fluctuation：a quantitative probe of beat to beat cardiovascular control. Science, 1981, 213：22

5. Kleiger RE, Miler JP, Bigger JT, et al. Decreased heart rate variability and its association with increased mortality after acute myocardial infarction. Am J Cardiol, 1987, 59：256

6. Malik M, Farrell T, Camm AJ. HRV from 24 hour ECG and 2 year risk for sudden death. Circulation, l993, 88：180

7. 曲秀芬, 黄永麟, 朴晶燕, 等. 正常人群的心率变异性分析. 心脏起搏与心电生理杂志, 1995, 2：65

8. Frey B, Binder T, Teufelsbauer H, et al. HRV and patient outcome in advanced heart failure. J Am Coll Cardiol, 1993, 21：286

9. Fei L, Keeling PJ, Gill JS, et al. HRV and its relation to ventricular arrhythmia in CHF. Br Heart J, 1997, 71：322

10. Mandawat MK, Wallbridge DR, Pringle SD, et al. HRV in left ventricular hypertrophy. Br Heart J, 1995, 73：139

11. Rich MW, Saini JS, Kleiger RE, et al. Correlation of HRV with clinical and angiographic variables and late mortality after coronary angiography. Am J Cardiol, 1998, 62：59.

12. 曲秀芬, 黄永麟, 谷宏越, 等. 去迷走神经和压力感受器对犬心率变异性和室性心动过速诱发率的影响。中华心血管杂志, 1996, 1：52

13. Yoshioka K, Terasaki J. Relationship between diabetic autonomic neuropathy and peripheral neuropathy as assessed by PSA of HRV and vibratory perception thresholds. Diabetes Res Clin Pract, 1999, 24：9.

14. Akinci A, Celiker A, Baykal E, et al. HRV in diabetic children：sensitivity of the time and frequency domain methods. Pediatr Cardiol, l993, 14：140.

15. 黄永麟, 曲秀芬. 心率变异性的临床应用评价. 中华心律失常杂志, 1999, 3：71

16. 曲秀芬, 黄永麟, 宋丽云. 心率变异功率谱不同计算方法及其某些成分临床意义的探讨. 中华心律失常杂志, 1998, 2：104-106

17. MorillO CA, Klein GJ, Jones DL, et al. Time and frequency domain analysis of HRV during orthostatic stress in patients with neurally mediated syncope. Am J Cardiol, 1994, 74：1258

18. Sands KE, Appel ML, Lilly LS, et al. Power spectrum analysis of HRV in human cardiac transplant recipients. Circulation, 1989, 79：76

19. Binder T, Frey B, Porenta G, et al. Prognostic value of HRV in patients awaiting cardiac transplantation. PACE, 1992, 15：2215

20. Stein DK, Bosner MS, Kleiger RE, et al. HRV：A measure of cardiac autonomic tone. Am Heart J, 1994, 127：1376

21. Sodrone G, motara A, Torzillo P, et al. Effects of beta-blockers（atenolol or metoprolol）on heart rate variability after acute myocardial infarction. Am J Cardiol, l994, 74(2)：340

22. VanDooren BTH, Casadei B. Effects of metoprolol and diltiazem on spectal and non - spectral heart rate variability parameters in patients with stable angina pectoris using 24 hour holter. J Am ColI Cardiol, 1993, 21（Suppl A）：159A

23. Dabareska B, Pruszczyk P, Dabrowski A, et al. Influence of adrenergic blockade on ventricular arrhythmias, QTc interval and heart rate variability in Phaeochromocytoma. J Hum Hypertens, 1995, 9(11)：925

24. Stein DK, Bosner MS, Kleiger RE, et al. HRV：A measure of cardiac autonomic tone. Am Heart J, 1994, 127(10)：1376

25. Bonaduce D, Petretta M, Ianniciello A, et al. Comparison of verapamil versus feledipine on heart rate variability after myocardial infarction. Am J Cardiol, 1997, 79(5)：564

26. Brouwer J, Velduisen DJ, Caxnm AJ, et al. HRV in patients with mild to moderate heart failure：Effects of neurohormonal modulation by digoxin and ibopamine. J Am Coll Cardiol, 1995, 26(4)：983

27. Znanetti G, Molgaard MJ, Flapan AD, et al. Heart rate variability in patients with ventricular arrhythmias：effects of antiarrhythmic drugs. J Am Coll Cardiol, l991, I7(5)：604

28. Bigger JT, Kleiger RE, Fleisis JL, et al. Predicting mortality after myocardial infarction from the response of RR variability to antiarrhythmic drug therapy. J Am Coll Cardiol, l994, 23(7)：733

29. Hohnloser SH, Mortare A, Pantaleo P, et al. Effect Of sotalol on heart rate variability assessed by Holter monitoring in patients with ventricular arrhythmias. Am J Cardiol, l993, 72(Suppl A)：67A

30. Pedretti RF, Colornbo E, Bop SS, et al. Effect of thromblysis on heart rate variability and lifethreatening ventricular arrhythmias in survivors Of acute myocardial infarction. J Am Coll Cardiol, l994, 23(1)：19

31. 黄永麟, 曲秀芬, 朴晶燕, 等. 心率变异性正常值及其重复性的多中心研究. 中华心律失常学杂志, 2000, 4(3)：165-170

第67章 食管心电图

Transesophageal Electrocardiogram

许 原

内容提要

自从在食管记录到心房电活动以来，至今已有近百年历史。百年来，心电图学和电生理学的大师们经过艰辛的努力，不断改进、完善心电图与食管心电图的记录方法，随食管心房调搏的进一步开展，食

管心电图的记录与临床应用也在不断创新。使得现在的食管心电图更清晰，更实用。心脏电生理的迅猛发展，赋予了食管心电图新的生命，使其成为今天心律失常学中不可缺少的辅助诊断工具之一。

一、历 史 回 顾

1906 年 Cremer 通过一根放置在食管内的银制电极成功地记录到了心房电活动。此后，1936 年 Brown 应用改进了的食管电极在 142 例正常人和有房性心律失常的患者中记录到了详细的食管心电图。从此，食管心电图走进了对心律失常的诊断领域。

二、定 义

食管心电图是利用在食管内放置的电极导管记录的心电图。其与常规心电图的不同之处在于 P 波更加清楚，更加有利于心律失常的诊断，同时还能应用食管心房调搏终止某些心律失常。

三、机 制

食管位于心脏的后方与心脏相邻，食管的上段与左心房后壁紧贴，下段靠近左心室。经鼻腔或口腔将食管电极导管放置于食管内，电极导管的尾端与心电图机的肢体导联或胸导联相连接，就可记录到双极或单极食管心电图（图 67-1）。

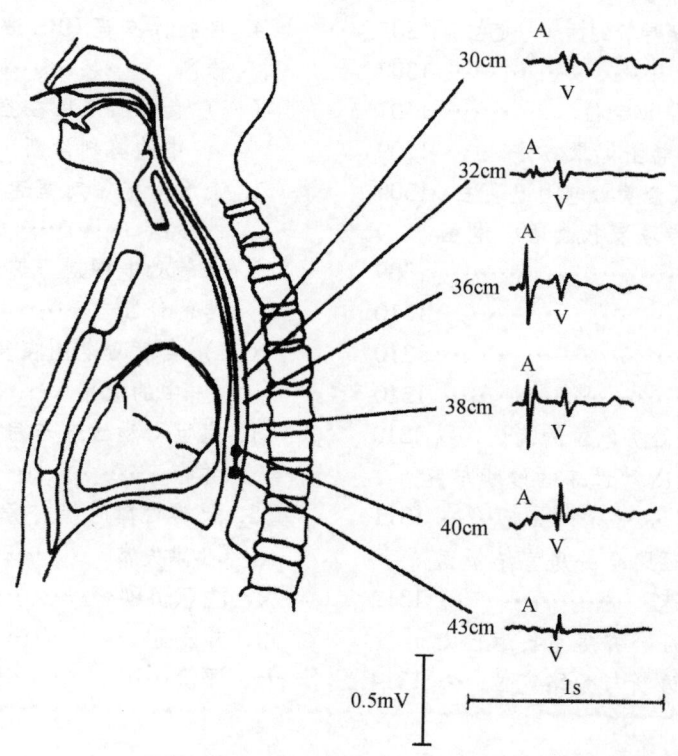

图 67-1　食管电极导线位置与心脏的解剖关系

食管电极导线位于不同深度时，由于与心脏的距离不一致，记录出的食管
心电图 P 波的图形也有相应的变化，从倒置变为直立

四、方 法 学

(一) 设备

食管心电图所需设备简单,即需普通心电图机与食管电极导管。

1. 普通心电图机

单导联心电图机即可记录食管心电图。如果需要同步记录食管与胸导联心电图,则需要三导联心电图机。

2. 食管电极导管

食管电极导管的种类较多,不同的电极导管有各自的使用范围,记录食管心电图可以根据患者的情况进行选择。

(1) 常用的普通食管电极导管的直径:成年人的食管电极导管的直径2.1mm(7F),婴幼儿食管电极导管的直径1.5mm(5F)。

(2) 食管电极导管的极数:常用的电极导管有2极和4极二种,2极电极导管的极间距30mm,4极电极导管的极间距1~2极间距30mm,2、3、4极间距10mm。

(3) 食管心房调搏和检测专用电极导管:这种电极导管可在进行心房调搏的同时,同步记录二个导联双极心电图。导管直径9F,长120cm,在远端10.5cm内镶嵌8个腰鼓形电极,每个电极长0.5cm,极间距0.5、1.0和1.5cm三种。可选择1~2(或2~3)和6~7(或7~8)电极记录二个导联双极食管心电图,选3~5(或4~6)极作心房调搏。

(二) 食管电极导管的插管与定位

记录食管心电图最重要的步骤是将食管电极送入食管内与心房对应的位置,再根据食管心电图中P波的形态确定电极导管的深度与位置。

1. 插管方法

插管前向患者做明确的解释,缓解病人紧张情绪,取得患者配合,有利于电极导管的顺利插入。

(1) 插管前的准备:患者不必禁食,婴幼儿可适当禁食。

(2) 插管的体位:一般采取卧位,也可采取坐位。

(3) 食管电极导管的消毒:检查前将食管电极导管用75%酒精浸泡30min,澳抗阳性患者所用的电极导管用0.2%浓度的891消毒液浸泡30min,生理盐水冲洗后,在导线前端1~2极的部位涂无菌液体石蜡。

(4) 插送食管电极导管的方法与步骤:①先将电极导管前端略弯曲成弧度,②为避免经口腔咬损电极导管,一般经鼻孔送入电极导管,③电极导管经上腭部生理弯曲时,可将鼻孔外的电极导管向头顶方向上抬,即能顺利通过。④电极导管送经咽部时,可出现轻微的阻力,此时让患者做吞咽动作,随阻力消失迅速将电极导管送入食管,⑤对一些咽部敏感的患者,插管前可让患者口里含一口水,电极导管经咽部出现阻力时,令患者将水吞下的同时,检查者迅速将电极导管送入食管,到达预期的深度。或用吸管连续喝水,同时送入食管电极导管,也能很好的避免电极导管误送入气管。⑥电极导管插入后连接心电图机并根据食管心电图中P波的形态调整食管电极导管的深度直到满意为止。

(5) 插管注意事项:①插管手法要轻柔。②插管中出现明显阻力时,不可用力猛插,应立即拔出重插;③插管中患者出现呛咳,可能是电极导管误入气管,应立即拔出重插;④为避免反复刺激咽部引起患者紧张,最好一次插管成功。

2. 食管电极导管定位

食管电极在不同深度可以记录到形态各异的食管心电图,为了使食管心电图更清晰、好辨认,应该选择食管心电图 P 波最大的位置进行描记。

不同的身高记录到最大的食管心电图时,食管电极导管的深度也不同,同一患者食管电极导管不同的深度能够描记出不同形态的食管导联 P 波。

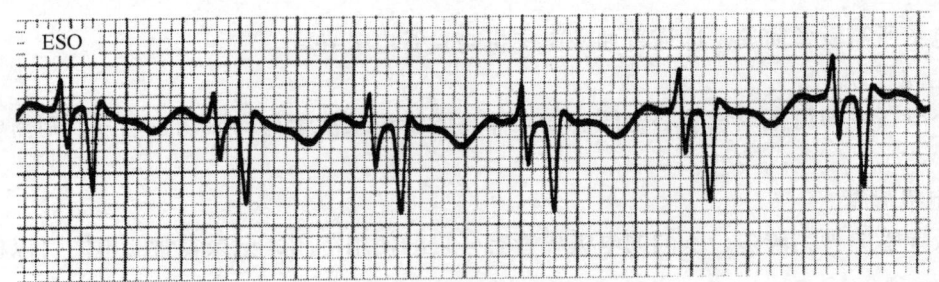

图 67-2　经胸导联记录的单极食管心电图

最佳食管心电图的特点:①最高的 P 波振幅;②P 波呈正负双相,正相波略高于负相波(图 67-2)。

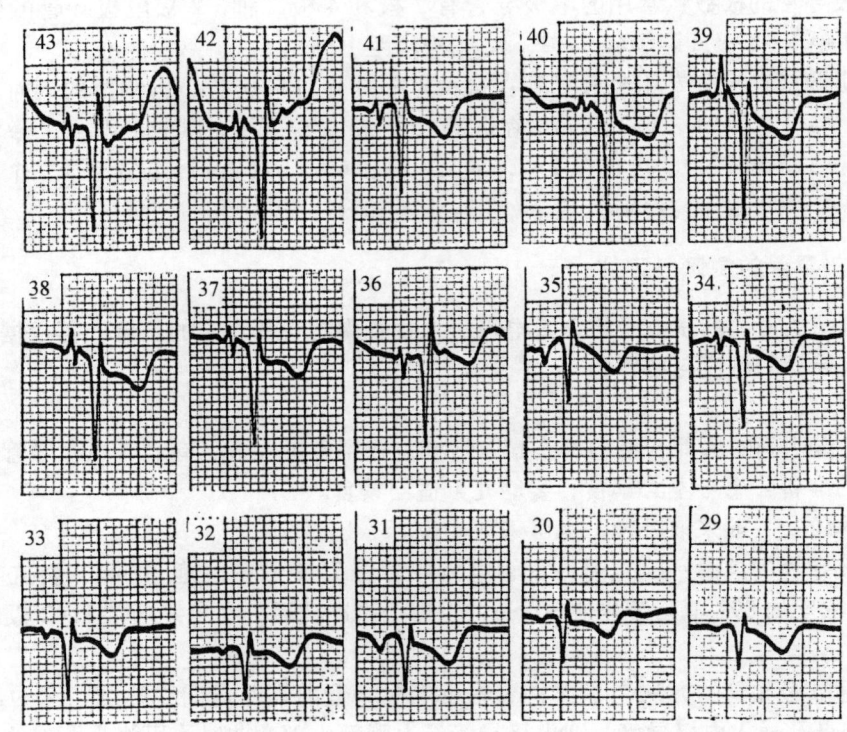

图 67-3　食管电极导管在不同深度时记录到食管心电图不同形态的 P 波
从本图可以看出随电极导管从较深的部位向外撤出食管过程中,P 波的形态也从直
立、双相、倒置,发生了改变

根据上述食管心电图的特点,进行描记食管心电图前的食管电极导管定位,具体方法:

(1)经验值定位:根据患者的身高进行定位。一般男性电极导管深度从鼻孔外端到心房水平约为 35 ~ 40cm,平均 37cm;女性约 33 ~ 37cm,平均 35cm。食管电极导管到达相应的深度后,再根据食管心电图确定最佳部位。

(2)食管心电图定位:电极导管送入食管后,根据描记的食管心电图图形将食管心电图划分为 4 个区:即心房上区、心房区、过渡区(心房下区)和心室区。各区食管心电图 P 波的特点各不相同(表 67-

1）。从表中不难看出，随电极导管在食管内位置从浅到深位置的改变，P 波的形态也随电极导管的变化出现倒置、双相和直立（图 67-3）。

表 67-1　不同部位记录的食管心电图特点

电极导管的部位	P 波形态	QRS 波形态
心房上区	倒置	QR
心房区	正负双相，振幅高	QR
过渡区	正负双相，振幅低	QR/QR
心室区	直立、振幅低	QR/RS

（三）食管心电图记录方法

记录食管心电图前，先将心电图机与患者相连接，此时，应该特别注意清除局部皮肤的汗渍、皮屑等不清洁的物质，夏天最好用 75% 的酒精擦拭皮肤后，涂导电糊再与心电图机连接。描记食管心电图时也要注意心电图机的滤波状况，应用交流电描记心电图时，心电图机务必连接地线，一方面避免干扰对食管心电图清晰度产生影响，另一方面保证安全。这样才能记录出清晰的食管心电图，更有利于做出正确的临床诊断。

根据不同的连接方式，食管心电图记录的方法有二种：

1. 胸导联单极食管心电图记录法

该方法是记录食管心电图最常用的连接方式。选择普通单导联心电图机。记录食管心电图时，用 1 根两端均为鳄鱼夹的连线，一端与食管电极导管 1 极相连接，另一端接胸导联，并描记与之连接的相应胸导联心电图，即可获得单极的食管心电图（图 67-2）。

目前常使用的普通 2 极食管电极导管中，有一种尾端呈直接插入式，即 1 极与 2 极不是独立存在，2 个电极共同构成插头状，2 个电极之间仅有一个黑色的绝缘片将 2 个电极分开。食管心房调搏时可直接插入食管心房调搏仪。使用这种电极导管记录食管心电图应注意区分 1 极与 2 极的位置，鳄鱼夹与之连接时应注意只与其中的一个电极连接即可。

2. 肢体标准导联双极食管心电图记录法

与单极食管心电图记录法相似，应用 2 根两端均为鳄鱼夹的连线与肢体导联连接，食管电极导管的 1 极夹住某一标准导联的正极，2 极与相应的负极连接，即能描记出双极食管心电图（图 67-4）。同样如

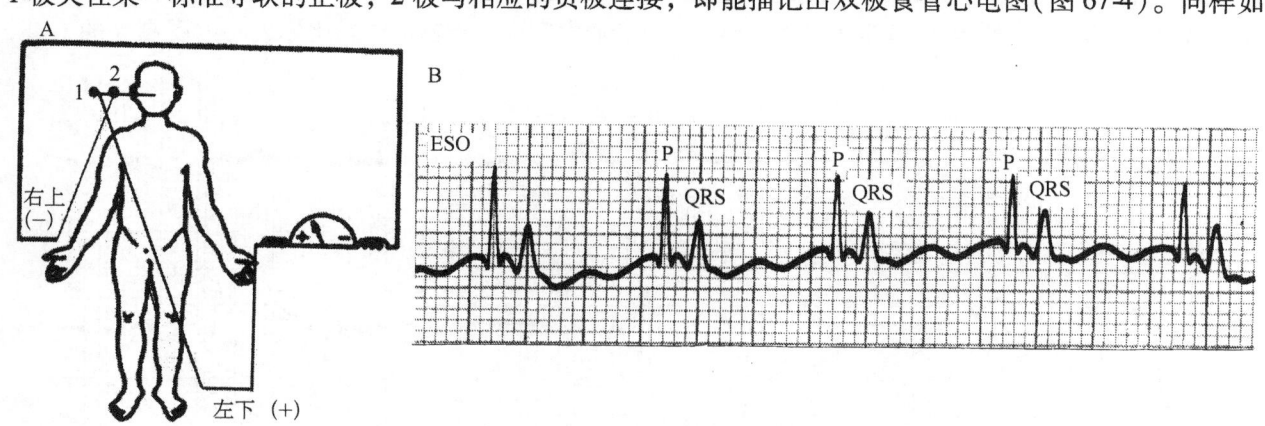

图 67-4　双极食管心电图记录方法

A. 图为应用 II 导联记录双极食管心电图时的连接方法，B. 图为实际记录的心电图

果将正、负极反接便可以得到类似镜像改变的双极食管心电图，此时，P 波与 QRS 波的极向可能相反，有时能更好地协助辨认 P 波与 QRS 波（图 67-5）。

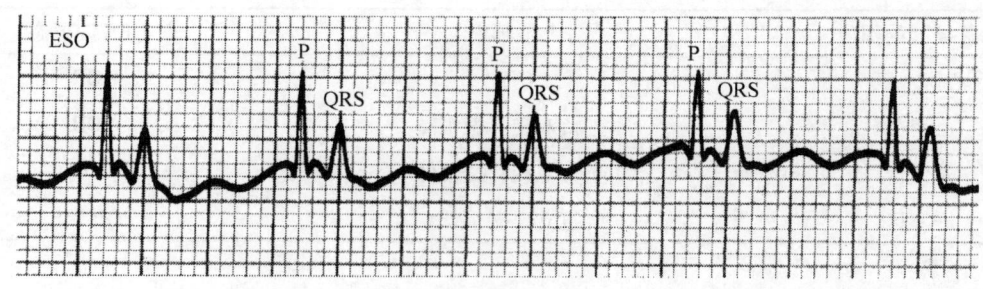

图 67-5　利用肢体导联记录的双极食管心电图

五、适 应 证

食管心电图可以应用于所有患者，尤其适用于心律失常和复杂心律失常的患者。

六、禁 忌 证

除食管癌、严重食管静脉曲张者外，均可描记食管心电图。

七、临 床 应 用

食管心电图不仅是食管心房调搏最佳起搏点判定的可靠依据，能有效降低食管心房调搏的电压，减轻受试者的食管刺激；更能在心律失常的诊断与鉴别诊断方面起到特殊而独道的作用。

（一）对过低心房电位的确认

P 波代表心房的除极活动，心电图有无 P 波是临床判定心房有否激动以及心脏节律起源点位置重要的依据。有时患者因各种病变，特别是心房肌的纤维化引起心房除极电位过低，导致体表心电图 P 波辨认困难，会给临床诊断与治疗带来极大的影响。食管心电图由于能够记录到比体表心电图高大的 P 波，

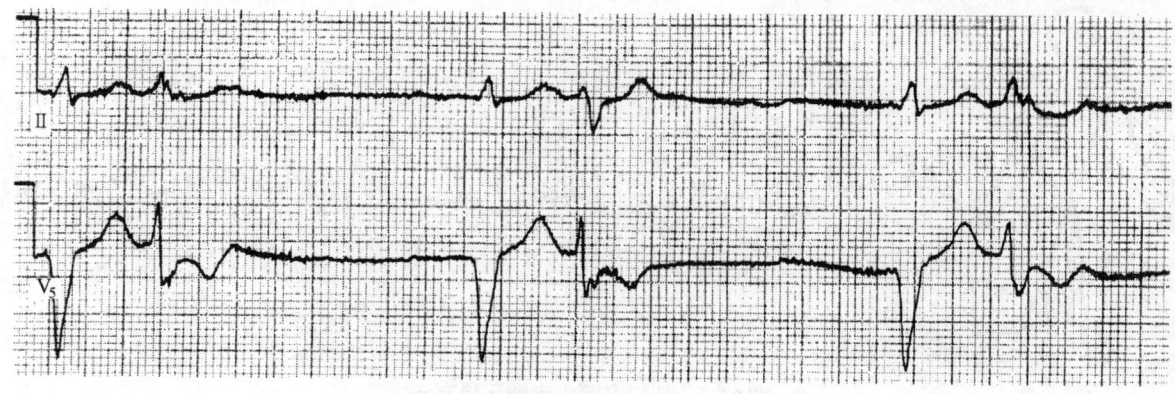

图 67-6　体表心电图诊断为房颤

患者女 59 岁，因心慌、气短、双下肢浮肿入院。心电图未见 P 波，诊断为三度房室阻滞伴室性逸搏，室早二联律

因而克服了体表心电图难于辨认的过于低平 P 波的弱点，使临床对这类患者能够作出正确诊断，有着极为重要的指导意义。

图 67-6 为女性患者，59 岁，因心慌、气短、双下肢浮肿入院，体表心电图诊断：房颤、三度房室阻滞、室性逸搏、室性早搏二联律。房颤的诊断完全来自于 P 波低平难以辨认，因无法确定心房节律，而诊断为心房颤动。因患者心室率过于缓慢，为改善循环状态，决定植入永久心脏起搏器。为确定房颤的诊断而描记食管心电图时，发现 P 波规律出现，心房率 100bpm，但不能下传心室。因而排除了心房颤动的心电图诊断，并确诊为窦性心律伴三度房室阻滞（图 67-7）。此后，在植入永久起搏器时，记录的心内心电图证实心房节律为窦性心律，高位右房和低位右房按窦性心律顺序除极，并下传希氏束，在希氏束电图可见 H 波，嗣后，希氏束以下部位没有自身的心室波，仅为规律出现的由起搏器刺激引起的心室除极波（V 波），心房与心室之间没有传导关系。心内电图诊断：三度房室阻滞，阻滞部位位于希浦系（图 67-8）。

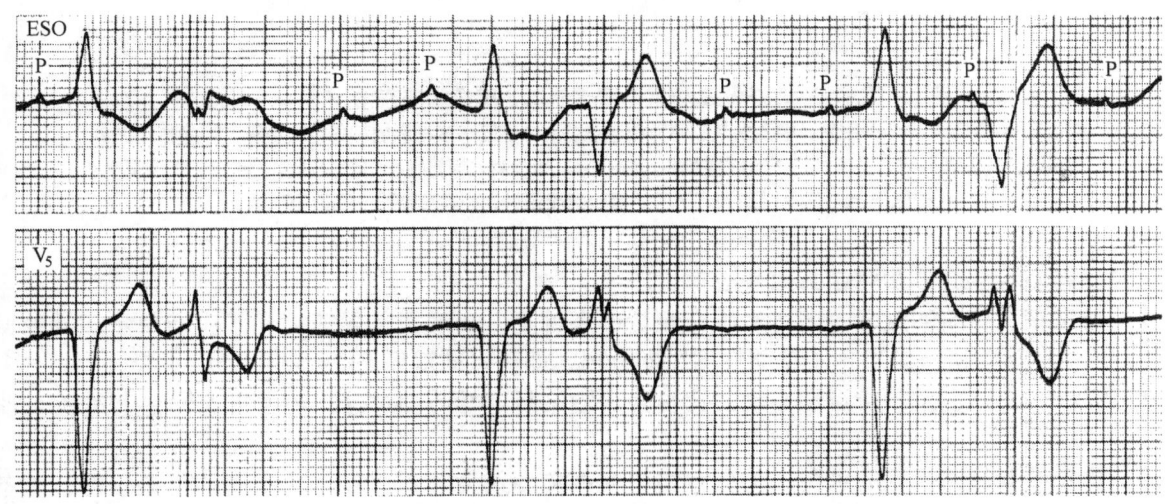

图 67-7　经食管心电图排除房颤的诊断

本图与图 67-6 为同一患者，食管与 V$_5$ 导联同步描记，食管导联在 V$_5$ 导联记录不到 P 波的位置可以记录到清晰而规整的 P 波，虽然不能立即诊断窦性心律，但完全排除了房颤的诊断

（二）室上性心动过速的诊断与鉴别诊断

在室上性心动过速中，房室结双径路和预激综合征是最常见的原因。约占室上性心动过速 90% 左右。心动过速时，由于逆传 P'波与 QRS 波重叠，或与 ST 段、T 波重叠，或同时伴有束支阻滞时，体表心电图有时也难以区分哪一部分是逆传 P'波，哪一部分是 QRS 波。为了更好的区分心动过速时 QRS 波与 P'波，此时可以使用心电图"相减法"。心电图的"相减法"需要有患者心动过速发作及窦性心律的两份心电图。然后应用某个导联的心动过速的一个 QRS-T 波减去相同导联的体表心电图中的 QRS-T 波。相减过程中，先用 QRS 波减 QRS 波（振幅高低不重要），再用 T 波减 T 波（T 波精确的宽度不重要），相减之后观察心动过速心电图的一个心动周期，或观察其 QRS-T 波减去窦性心律 QRS-T 波后有无明确的另一个余留波（主要在 ST 段中）。如果有明显的余留波即为 P'波，R-P'间期 >70ms 时，符合预激合并室上速的特点，如果未余留下明显的 P'波，或仅仅在 QRS 波之后或之前显露半个 P'波，则符合房室结双径路伴室上速的特点。虽然这些鉴别诊断的方法极为有效，但对于初学者或某些疑难病例寻找逆传 P'波仍然是诊断与鉴别诊断的难点之一，应用食管心电图能够解决逆传 P'波不清楚的问题，为临床特别是射频消融术前的诊断提供准确的信息。

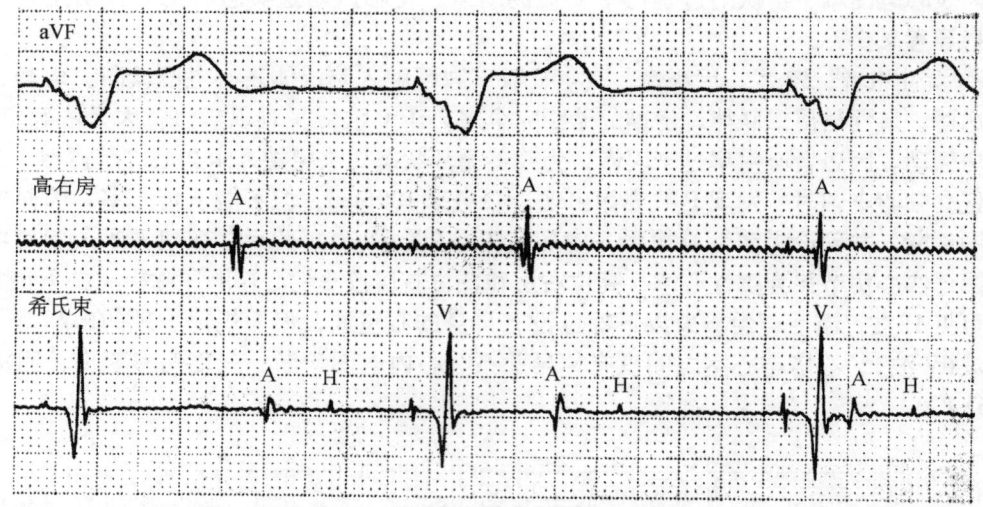

图 67-8　心内电图证实为窦性心律，房室阻滞在希-浦系

本图与图 67-6、7 为同一患者，植入永久起搏器时记录的心内电图，高右房电极导管放置于上腔静脉与右房
交界处，邻近窦房结，图中可见 A 波除极顺序为高右房、希氏束，与窦性心律除极顺序一致，每个 A 波后
都伴随 H 波。心室节律为起搏心律与心房律无关，证实食管心电图记录到的 P
波确实为心房电位，而房室阻滞在希-浦系

1. 房室结双径路合并房室结折返性心动过速

（1）房室结双径路的定义：当房室结在相近的条件下，出现了传导速度和不应期截然不同的两种
状态时，就可以认为房室结出现了功能性的纵向分离，即房室结双径路。

由房室结双径路引发的折返性心动过速称为房室结折返性心动过速，约占折返性室上速的 45% 左
右。

（2）房室结双径路折返的机制：①房室结内存在传导速度和不应期截然不同的两条径路，一条称
为快径路，其传导速度快，不应期长；另一条称为慢径路，其传导速度慢，不应期短。因此，绝大多数
情况下心电图表现为 PR 间期正常；②适当的早搏刺激使心房除极后，房室结快径路首先进入有效不应
期，而不能传导；激动只能沿慢径路下传，一方面经共同通道下传心室；同时又沿快径路逆传回慢径
路；③此时，如果慢径路脱离前传不应期，经快径路逆传的激动一方面逆传激动心房，另一方面又能沿
慢径路下传，再次激动心室，折返就形成了（图 67-9）。

无论在心脏的哪个部位，只要具备上述三个条件时，都能够诱发折返性心动过速，因此，又将这三
个条件称为折返三要素。

（3）房室结折返性心动过速的心电图表现：房室结折返性心动过速的折返环路位于房室结，且结
周组织在折返过程中，激动可以分别向心房和心室方向传导，向上逆行激动心房，向下顺传可激动心
室。然而心房和心室都不是折返的必须参与成分。激动逆传和前传的速度可能相同，也可能不同，但
RP'间期均 <70ms。体表心电图的 QRS 与 P'波之间可有三种表现：①体表心电图上只有 QRS 波而无逆
传 P'波，此时提示折返激动的前传速度与逆传速度一致，引起心房和心室同时除极（图 67-10）；②体表
心电图出现假性"q"波：所谓假性"q"波是指折返激动逆传回心房的速度快于前传到心室的速度，
心房略领先于心室除极，心电图出现逆传 P'波与前传 QRS 波重叠，逆传 P'波的前一部分露在 QRS 波之
前，恰好形成"q"波；③体表心电图出现假性"S"波时，提示激动前传慢于逆传的速度，心房落后
于心室除极，逆传 P'波的后半部分露在 QRS 波之后，恰好形成"S"波。但无论哪种情况 QRS 波与 P'
波绝大部分都会重叠在一起，且 RP 间期 <70ms。

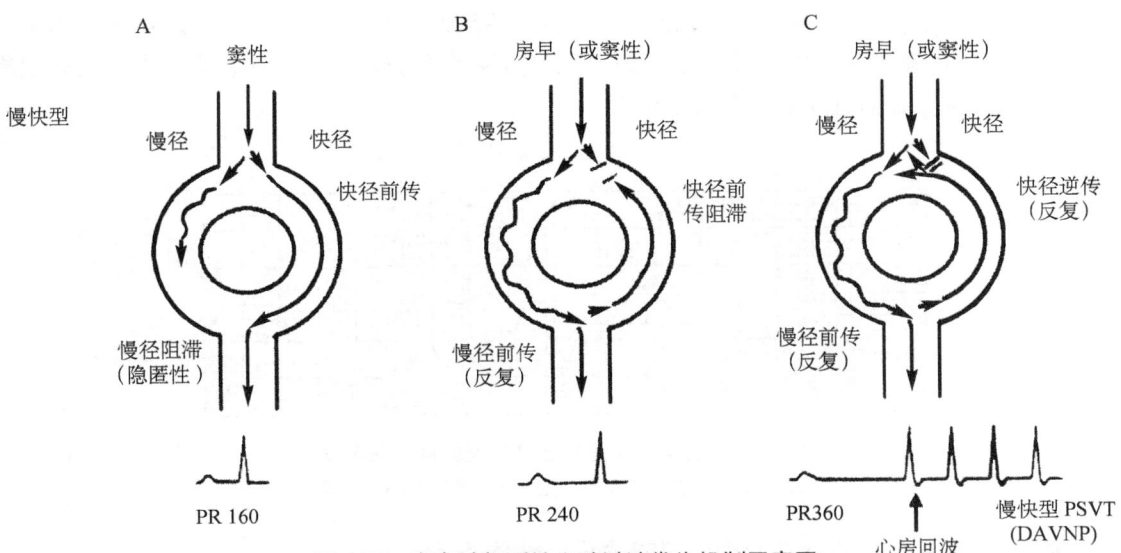

图 67-9　房室结折返性心动过速发生机制示意图

A. 房室结内存在传导速度和不应期截然不同的二条径路，正常情况下心电图表现为 PR 间期正常；B. 适当的早搏刺激使心房除极后，房室结快径路首先进入不应期，激动沿慢径路下传心室，同时又沿快径路逆传；C. 慢径路脱离不应期，激动再经慢径路下传后，又沿快径路逆传心房，再又沿慢径路下传，形成了折返

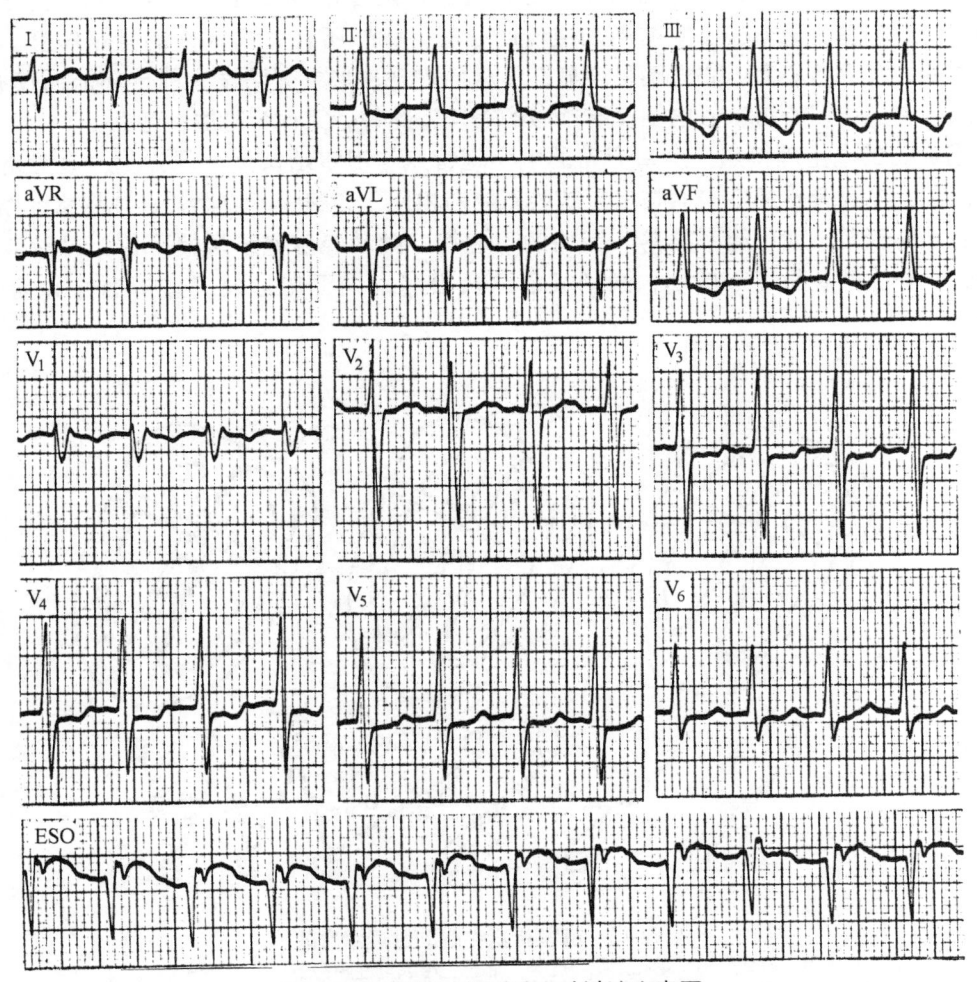

图 67-10　房室结折返性心动过速心电图

心动过速时体表心电图看不到明显的逆传 P' 波，食管心电图可见逆传 P' 波与 QRS 波重叠

当房室结折返性心动过速而应用相减的方法也不能诊断时,食管心电图可以弥补这一不足,可在QRS波起点的70ms内看到高尖的逆传P'波,或完全没有逆传P'波。根据这些食管心电图的表现都可以确切作出房室结折返性心动过速的诊断(图67-11)。

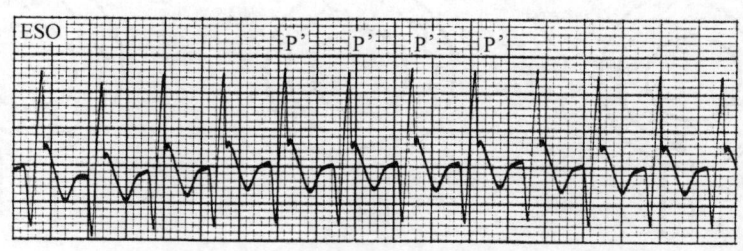

图 67-11　房室结折返性心动过速时食管心电图

心动过速发作时,食管心电图可见 P' 波与 QRS 波重叠

2. 预激综合征合并房室折返性心动过速的诊断与旁路定位

预激综合征合并房室折返性动过速也是最常见的室上性心动过速之一。

预激综合征引发房室折返性心动过速最直接的原因是房室之间有一条称为房室旁路的附加传导束,其在心房与心室之间构成房室结以外的第二条传导通道。大约有80%的旁路具有双向传导能力,即能将心房激动下传到心室,又能使心室的激动逆传回心房,此外还有大约20%的旁路仅有单向传导的能力,激动只能从心房下传心室,心电图呈现显性预激的表现;如果旁路没有前传功能而仅有逆传功能,则激动只能从心室逆传回心房,心电图没有预激的表现,此种旁路称为隐匿性旁路。

(1) 典型旁路的电生理特点:房室旁路的电生理特点与房室结截然不同:①房室旁路比房室结的传导速度快;②大多数旁路的不应期与房室结的不应期相比,旁路的不应期长;③房室旁路没有递减性传导。适时的早搏刺激,就可能率先落入旁路的不应期,激动经房室结缓慢下传,再沿旁路逆传回心房,如果,此时心房已经脱离不应期,激动又能再次沿房室结下传形成房室折返性心动过速(图67-12)。

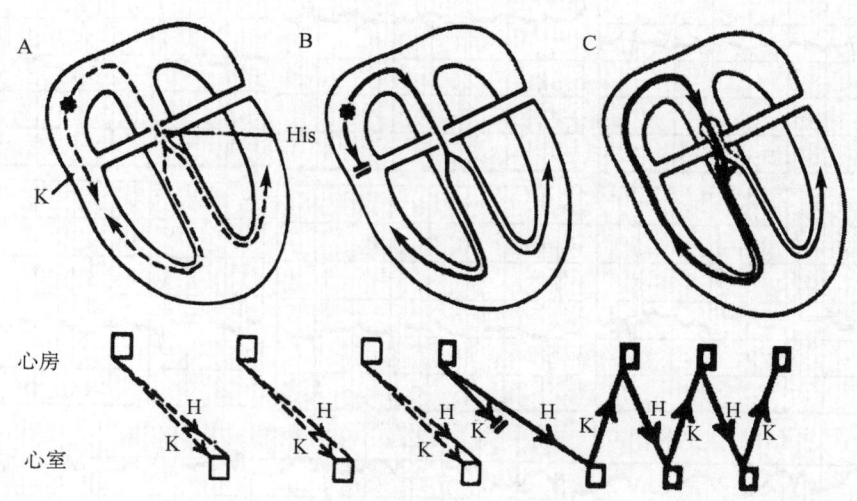

图 67-12　房室折返性心动过速示意图

A. 窦性心律时,激动经房室结和旁路同时下传心室,形成室性融合波; B. 适时的房性早搏刺激落入旁路有效不应期,激动经房室结下传心室,在沿旁路逆传回心房; C. 此时房室结已脱离了不应期,激动再次经房室结下传心室,形成了房室折返性心动过速

（2）食管心电图对逆向型房室折返性心动过速的鉴别诊断：由于典型旁路的电生理特性所限，房室折返性心动过速中近 90% 是顺向型折返性心动过速，即房室结前传，旁路逆传。因此，大多数体表心电图呈窄 QRS 心动过速。这种心动过速是房室之间的大折返。心房和心室都是折返的必须参与成分，心动过速时的 RP′ 间期 >70ms。应用体表心电图就不难对房室结折返性心动过速和房室折返性心动过速作出鉴别诊断（图 67-13）。但是，仍有近 10% 的患者旁路的前传不应期短于房室结的不应期，心动过速发生时，呈现旁路前传，房室结逆传，称之为逆向型房室折返性心动过速，体表心电图表现为宽 QRS 波心动过速。如果没有以往的 12 导联心电图做对照，心动过速时则难以和室速鉴别。此时，应用食管心电图能够记录到较大的 P 波的特点，并可在宽 QRS 波前发现经房室结逆传的 P′ 波（图 67-14），该心动过速就能够确定诊断，同时还可以利用食管心房调搏终止心动过速。

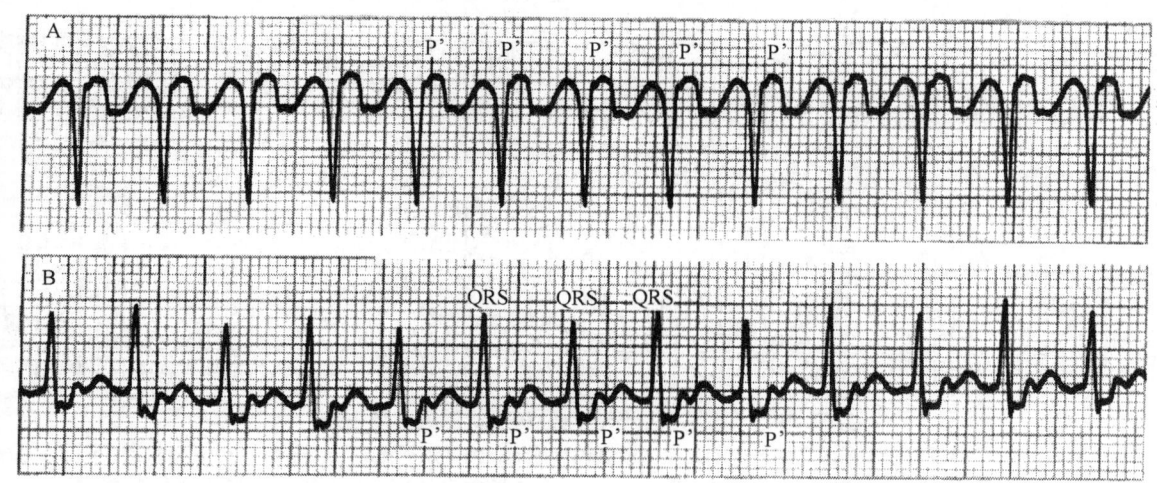

图 67-13　肢导联单极记录房室折返性心动过速心电图

A. 应用 II 导联记录单极心动过速食管心电图，探察电极位于右上肢，无关电极位于左下肢；B. 为上图的反接探察电极位于左下肢，无关电极位于右上肢；A. B. 的 QRS 波之后都可以看见清楚的 P′ 波，RP′ 间期 >70ms，诊断：房室折返性心动过速

体表心电图对于显性旁路的定位诊断经验已经十分成熟，但对于隐匿性旁路定位还有一定的困难，有人应用观察心电图 I 和 aVL 导联 P′ 波极相的改变判定旁路的位置，该方法的缺点是有时 P′ 波振幅过低或初始部分不清楚，都会使旁路的定位受到影响。利用食管心电图和 V₁ 导联心电图 P′ 波振幅比较高大，心动过速时 P′ 波出现时间的先后，应用食管心电图与体表心电图 V₁ 导联同步描记，则能去除 P′ 波振幅过低的影响，也能通过比较两个导联记录的不同顺序的心房除极波，确定旁路的基本位置。

（3）左侧旁路定位：当旁路位于左侧房室之间的二尖瓣环，房室折返性心动过速发生时，室上性的激动经房室结下传引起心室除极后，又沿左侧旁路逆传，首先使左心房除极，此时位于左房后壁的食管电极能够较早的记录到心房激动，表现在食管心电图上逆传 P′ 波最早出现，在此之后激动传导到右房，使距右房最近的 V₁ 导联能够记录到心房电位。因此，食管心电图 P′ 波领先于 V₁ 导联的 P′ 波（图 67-15），形成心电图的左侧偏心现象。根据这个特点旁路的位置可确定在左侧二尖瓣环的房室之间。

（4）右侧旁路定位：当旁路位于右侧三尖瓣环，旁路参与的房室折返性心动过速发作时，右心房首先除极，左心房随后除极。同步记录的食管导联和 V₁ 导联的 P′ 波与左侧旁路心动过速的心电图特征截然不同，心电图表现为 V₁ 导联 P′ 波最早出现，食管导联的 P′ 波落在其后（图 67-16），形成右侧偏心现象，心电图定位：旁路位于右侧三尖瓣环。

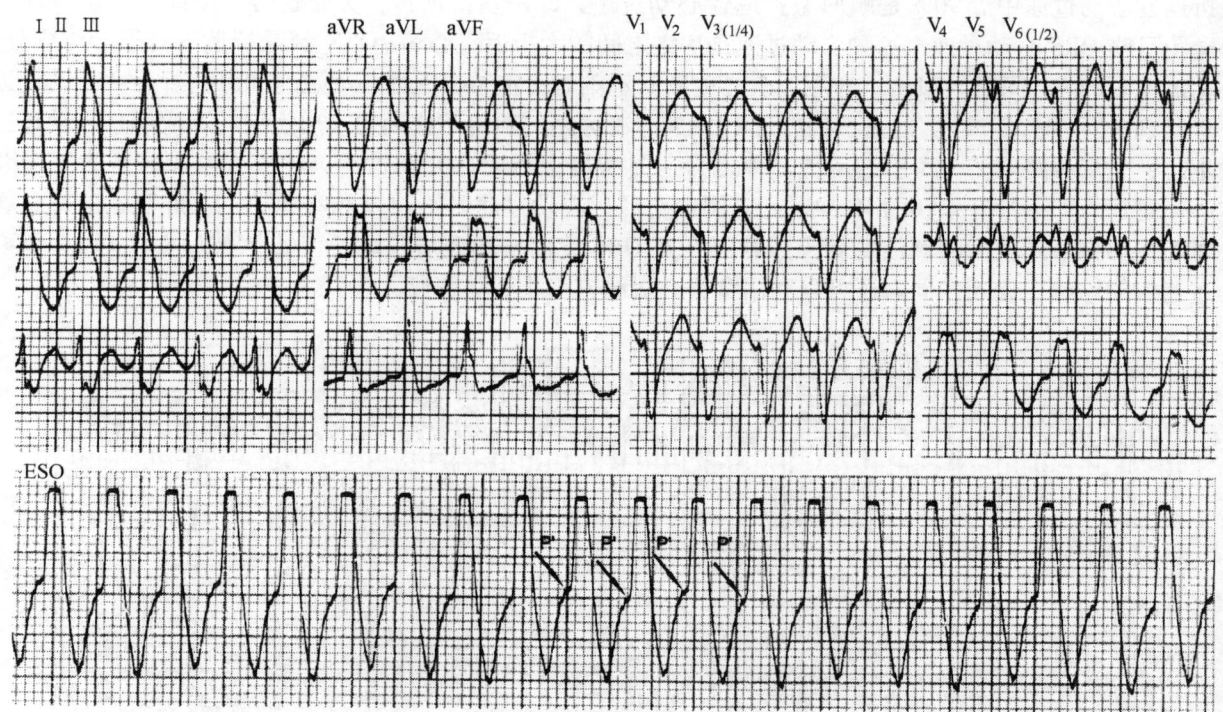

图 67-14 预激综合征伴逆向性房室折返性心动过速

患者男 35 岁，突发心悸就诊，心电图示宽 QRS 心动过速，心室率 220bpm，因 P 波不清楚无法确定心动过速的性质，记录食管心
电图，在每个 QRS 波前均可见逆传 P′波，RP′间期 <0.12s，心电图诊断预激综合征伴逆向性房室折返性心动过速

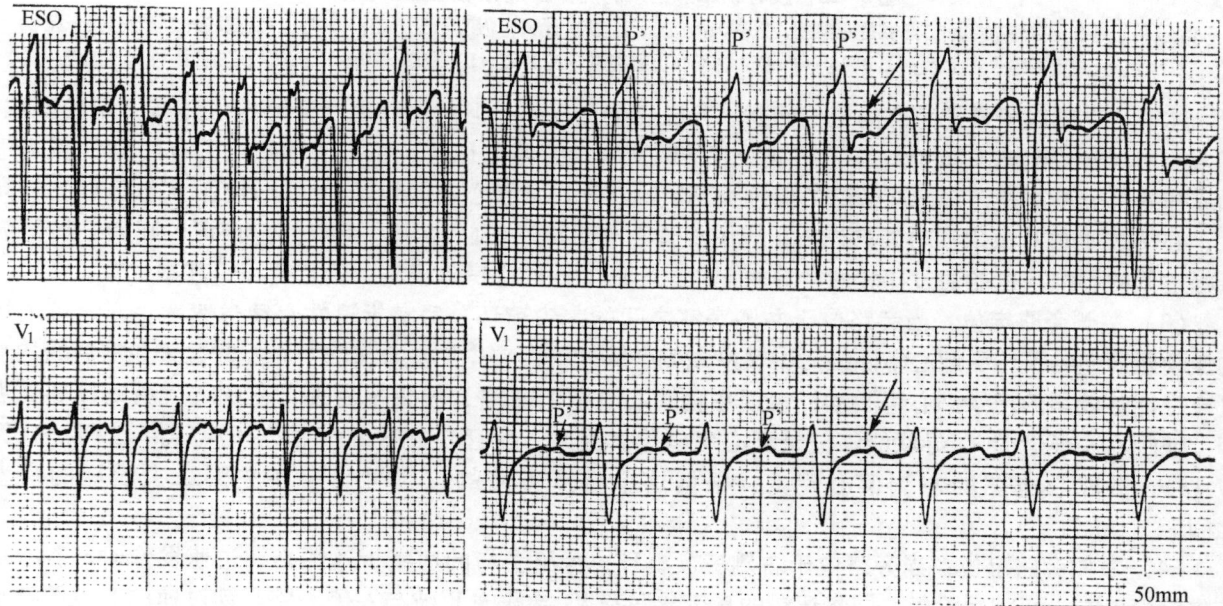

图 67-15 食管心电图对隐匿性左侧旁路的定位

心动过速时，食管心电图与 V$_1$ 导联同步记录的心电图，有 P′波标记的描记纸速为 50mm/s。图中竖线为食管电极记录的左房除极的
起点，箭头所指处为主要代表右房除极的 V$_1$ 导联 P′的位置，明显落后于左房，因此诊断左侧旁路

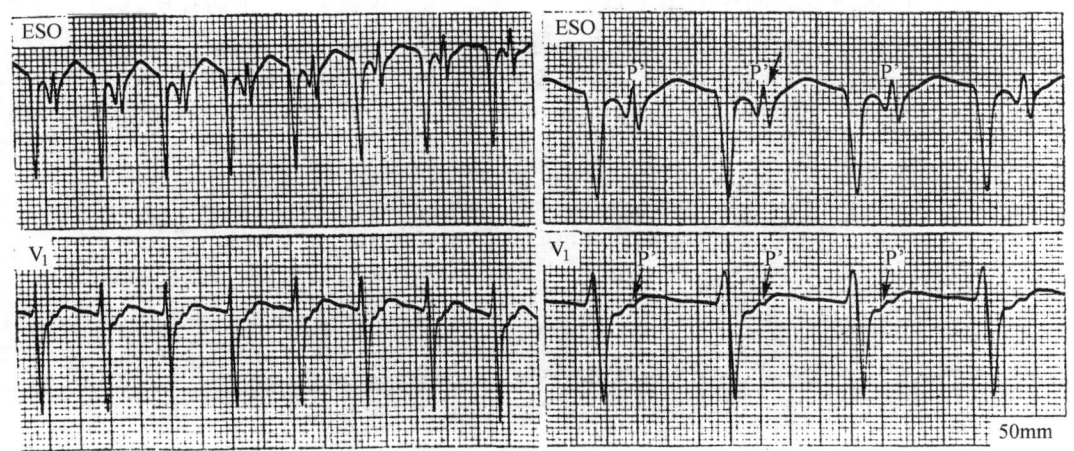

图 67-16　食管心电图对隐匿性右侧旁路的定位

心动过速时，食管心电图与 V_1 导联同步记录的心电图，有 P'波标记的

描记纸速为 50mm/s。图中竖线为食管电极记录的左房除极的起点，箭头所指处为主

要代表右房除极的 V_1 导联 P'的位置，提前于左房，因此，诊断右侧旁路

（三）心房扑动的鉴别诊断

心房扑动（房扑）是临床较常见的心律失常，与心房颤动的发生比率约为 1:25；心房扑动的病人多数合并器质性心脏病，少数为特发性心房扑动。心房扑动经常伴房室 2:1 下传，使心室率较快并伴有明显的血流动力学改变。能使器质性心病患者合并的心衰加重，致使心功能恶化而死亡。

1. 典型 I 型心房扑动的体表心电图特点

（1）F 波呈三角形，升支与降支多数对称，少数不对称；

（2）F 波的极向呈负向，即在 II、III、aVF 导联 F 波倒置；

（3）F 波的频率相对缓慢，约 250～350bpm；

（4）F 波多当数呈 2:1 下传，形成 RR 间期、FR 间期、F 波下传比率三均匀。部分病例的 F 波也可以 3:1 或 4:1 下传；

（5）F 波之间多无等电位线；

（6）心房扑动经心房程序刺激容易诱发和终止；

（7）aVF 导联的 F 波振幅较高，常 >0.2mV，I 导联 F 波较低，二者比值 >2.5；

（8）同步记录 12 导联心电图，aVF 导联 F 波的峰顶与 V_1 导联 F 波的升支对应。

2. II 型心房扑动的体表心电图特点

（1）F 波的形态与 I 型房扑相同；

（2）F 波的极向与 I 型房扑相反；

（3）F 波的频率约为 350～450bpm；

（4）F 波下传比率与 I 型房扑相似；

（5）F 波之间多无等电位线；

（6）心房扑动经程序刺激不易诱发和终止；

（7）aVF 导联 F 波振幅常 <0.2mV，而 I 导联 F 波振幅相对较高，两者比值 <2.5；

（8）同步记录 12 导联时，aVF 导联 F 波的峰顶与 V_1 导联 F 波的降支对应。

3. 食管心电图对房扑伴 2:1 下传心室的鉴别诊断

由于有上述鲜明的心电图特点，房扑在一般情况下容易诊断，但是当房扑 2:1 下传心室时，有可能出现前后的 F 波与 QRS 波重叠，而中间的 F 波介于二者之间（Bix 法则），则房扑的诊断不易与其他室上性心动过速相鉴别。借助食管导联心房波高大、清晰的特点，在食管心电图中 F 波能与 QRS 波很容易的区分，进而能轻易地排除室上速的诊断，而确诊为房扑伴 2:1 下传心室（图 67-17）。

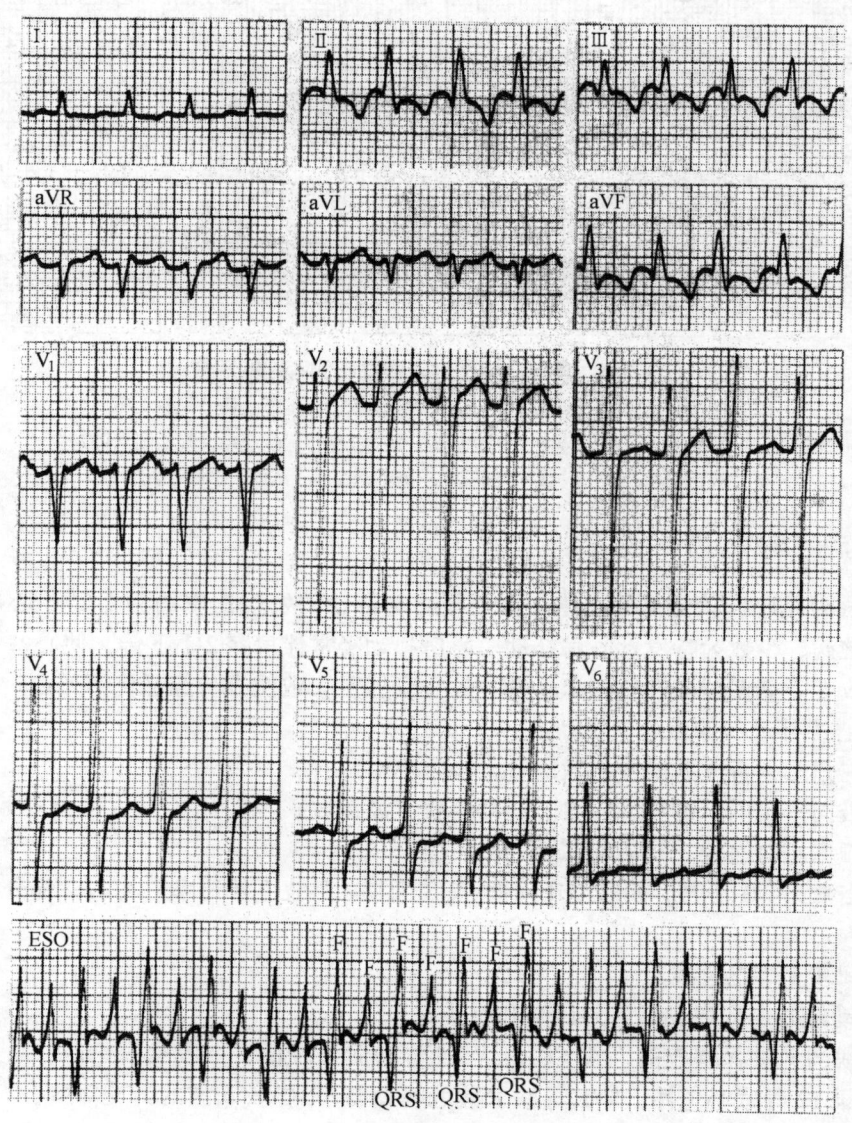

图 67-17　I 型房扑伴 Bix 法则心电图

体表 12 导联心电图的 F 波难以辨认，心动过速无法与其他室上速鉴别。记录食管心电图可
见 QRS 波中的 R 波过于高大，原因为 QRS 波与 F 波重叠所致，心电图诊断房扑伴 2:1 下传

4. 房扑伴有宽 QRS 波时的鉴别诊断

房扑伴有束支阻滞时，QRS 波增宽，体表心电图的 F 波被 QRS 波掩盖，会给诊断带来极大的困难。应用食管心电图除能将被宽 QRS 波及 ST-T 掩盖的 F 波显露，确诊房扑外，还能立即给予猝发刺激终止房扑，同时达到治疗目的。

图 67-18 为 74 岁的男性患者，心悸 1 周就诊，体表心电图显示呈右束支阻滞样宽 QRS 心动过速，看不到心房波，心室率 150bpm，心电图无法明确诊确。经同步记录 V₁ 与食管心电图，在 V₁ 导联 QRS 波之前和其后的位置上，食管心电图都能够看到明显的 F 波。F 波的频率 300bpm，呈 2:1 下传心室，因而明确诊断该心动过速为房扑（图 67-19）伴右束支阻滞。经食管心房调搏将房扑转为房颤，心室率明显

降低(图 67-20),患者的临床症状也随之改善。

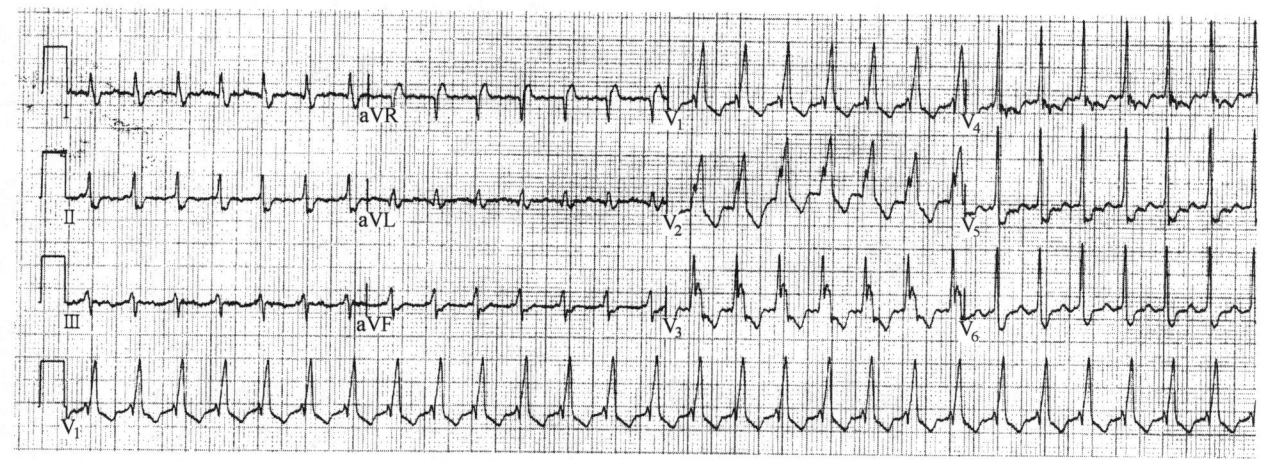

图 67-18　体表心电图无法明确诊断的宽 QRS 心动过速

患者男,74 岁,心悸 1 周就诊。12 导联心电图看不到 P 波,基本节律无法判定,心电图诊断:室上性心动过速

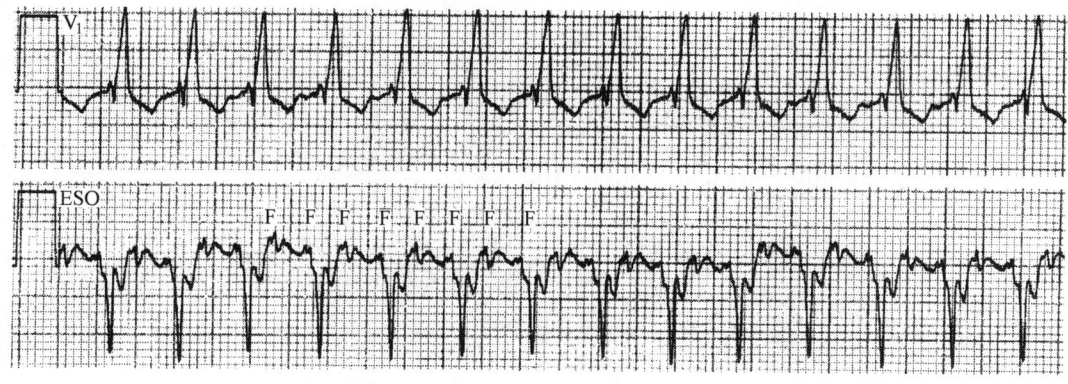

图 67-19　食管心电图可见匀齐的 F 波

本图与图 67-18 为同一患者心电图,同步记录 V$_1$ 和食管心电图后,QRS 波的前、后都可以见到匀齐而清晰的 F 波,

心电图诊断:心房扑动,2:1 下传心室,右束支阻滞

(四)　食管心电图在室性心动过速中的鉴别诊断

1. 食管心电图对室速伴房室分离的诊断

宽 QRS 波心动过速的病例中,室性心动过速约占 70% ~ 80%。除了有严重器质性心脏病病史、年龄等主要临床参考因素外,心电图诊断室速最重要的特征是房室分离,大约有 70% 室速的患者存在不同程度的房室分离,其中 50% 为完全分离,20% 为不完全分离。其他诊断特点依次为 QRS 波的宽度、室上性夺获、室性融合波、心电轴、胸前导联 QRS 波同向性和 QRS 波的图形等。有时由于室速的频率较快,QRS 波宽大畸形,使体表心电图不易辨认房室分离的现象,也就难以立即确诊。应用食管心电图可以记录到高大 P 波的特点,能较好的观察到室速时的房室分离(图 67-21,图 67-22)

2. 食管心电图对室速伴 1:1 室房逆传的诊断

室速发生时除 70% 的患者有不同程度的房室分离外,还有 30% 的患者室房呈 1:1 逆传,此时,体表心电图做出正确的诊断就更加困难。可以应用连续记录食管心电图,观察 QRS 波与 P 波之间联律间期的变化有无规律性,或是否有暂时的房室分离及其他室速特点判断宽 QRS 心动过速是否为室速(图

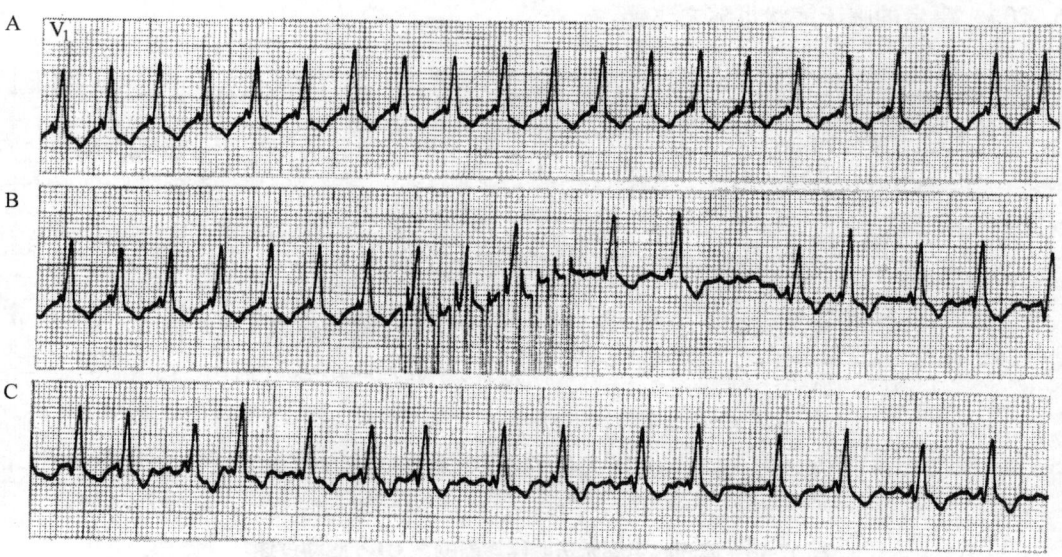

图 67-20 经食管心房调搏将房扑转为房颤

本图与图 67-18、19 为同一患者，A、B、C. 为连续记录，给予 S_1S_1 刺激，频率 500ppm，电压 35V，房扑转为房颤
并有效降低了心室率

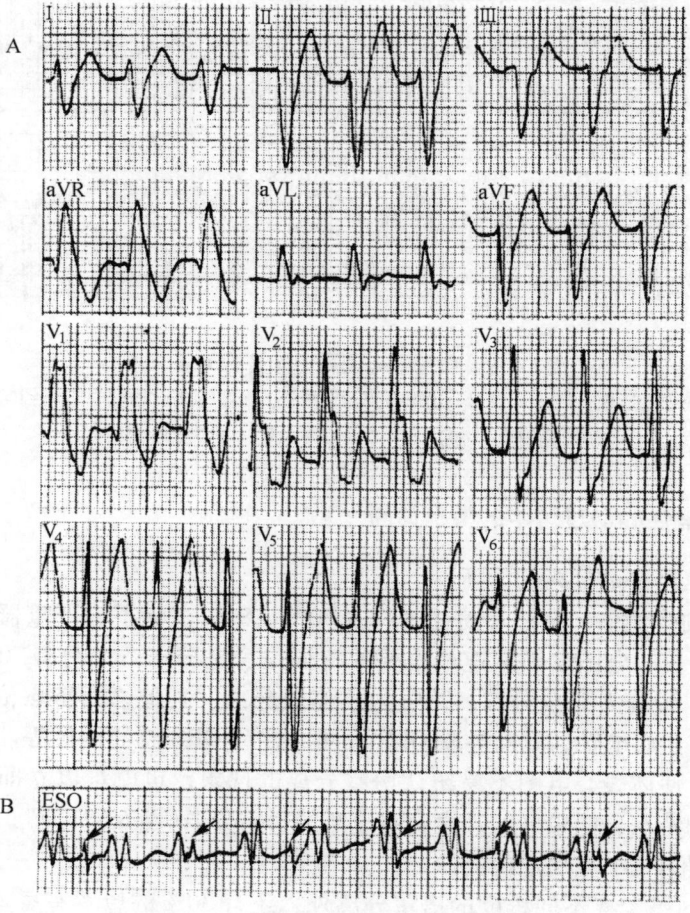

图 67-21 食管心电图在室速诊断中的作用

A. 为室速时 12 导联心电图，QRS 波宽大，不易看到房室分离；

B. 食管心电图箭头所指处为窦性 P 波

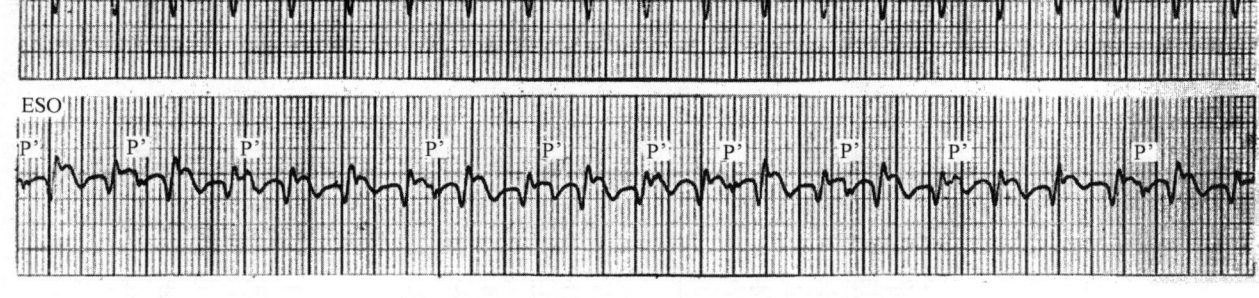

图 67-22 食管心电图记录室速时的房室分离

患者女 14 岁,反复心动过速 3 年。体表心电图记录 QRS 波宽 100ms,间断可见 RP 间期基本一致的 P 波,心电图不能肯定诊断。经食管心电图描记可见明确的房室分离,诊断特发性室性心动过速,经射频消融术根治

67-23)。如果多次记录中 QRS 波与 P 波之间联律间期恒定,也没有房室分离等室速的证据,应结合其他条件进行诊断。如果多次食管心电图记录到 QRS 波与 P 波之间的联律间期不恒定,这种现象应与以下三种心动过速鉴别,即房性心动过速、房室结折返性心动过速和室性心动过速。同时也能给予食管心房调搏观察该心动过速能否被心房刺激所终止。不能终止时多数支持室速的诊断。

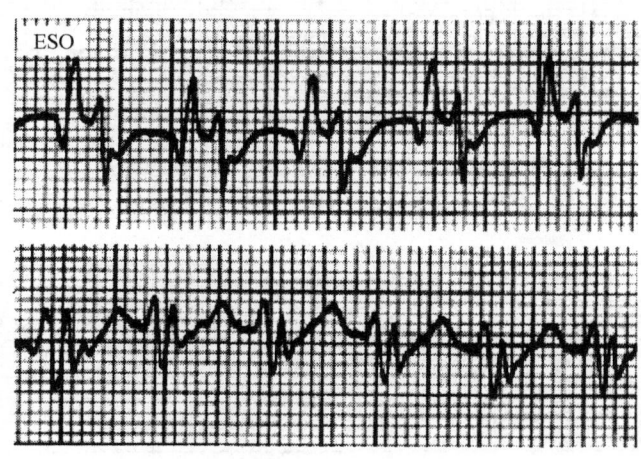

图 67-23 室速心房 1:1 逆传

连续食管心电图记录中,可见 RR 间期规整 RP' 间期不恒定,QRS 波宽度 >0.12s,心电图诊断室性心动过速

(五) 食管心电图在复杂心律失常中的应用

复杂心律失常体表心电图的诊断常受多种因素的影响,最常见的原因是心房波低平或埋藏于宽 QRS、T 波内而不易识别。如果同时有两种心律失常并存,诊断就更加困难。

当心电图仅记录到宽 QRS 波,P 波不清或根本见不到 P 波,其节律又符合室速的特点时,往往容易将这种心电图简单地诊断为室性心动过速,而忽视了 P 波的节律对于心电图诊断的重要性。

1. 室性心动过速与房性心律失常并存

室性心动过速时,宽 QRS 波代表心室的节律,P 波仅代表心房的节律,此时,如果心房被窦性节律所控制表现为房室分离(室速 + 窦性 P 波),如果心房也被异位节律点所控制,则表现为房扑、房颤等房

性心律失常与室速共存。

　　图 67-24 为男性患者，69 岁，心悸 2 周，曾多次到不同的医院就诊，心电图均诊断为室性心动过速？因各导联心房波不清而未发现房性心律失常。经记录食管心电图（图 67-25），可见均匀出现的 F 波，心房率 250bpm，心室率 120bpm，F 波与 QRS 波之间无固定关系，提示心房与心室激动相互没有传导与被传导的关系，形成了各自独立的心律失常，最后心电图诊断：①室性心动过速，②心房扑动。

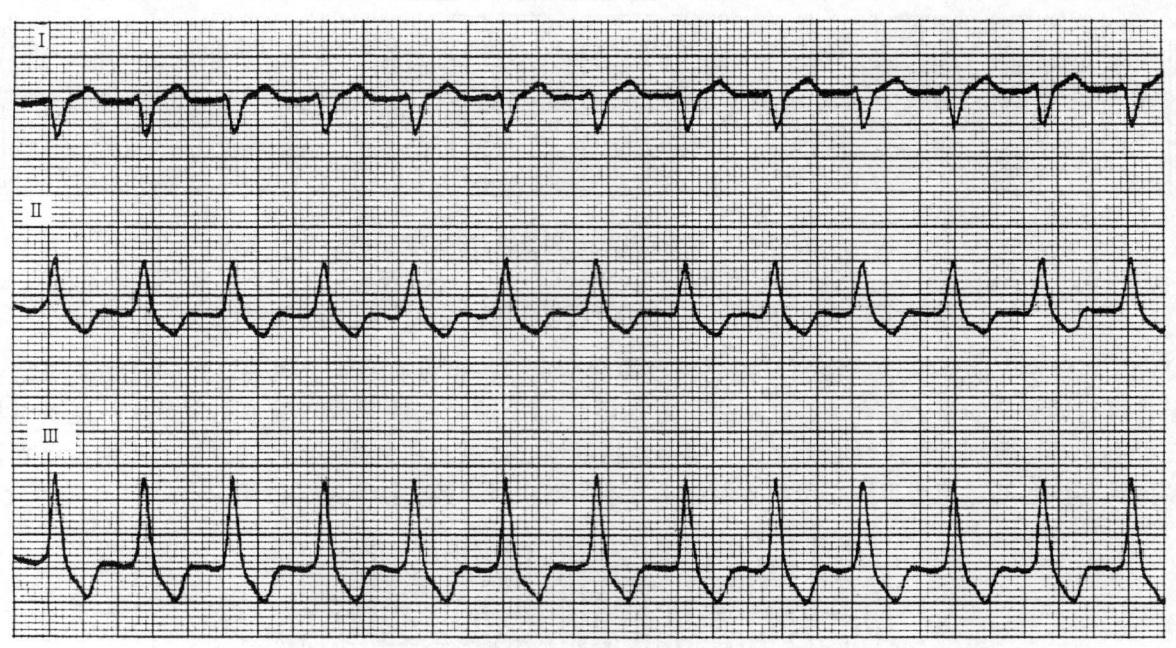

图 67-24　宽 QRS 心动过速时看不到心房波

患者男，74 岁，心悸 1 周。体表心电图无 P 波，QRS 波宽大，时限 0.16s，心电图诊断：室性心动过速

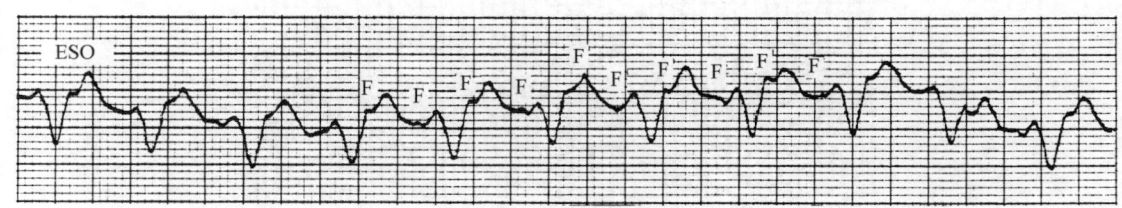

图 67-25　食管心电图提示室速与房扑 2 种心律失常并存

本图与图 67-24 为同一患者，记录的食管心电图可见频率 250bpm，节律整齐的 F 波，心电图诊断：室性心动过速，心房扑动

2. 起搏心律时伴有房性心律失常

　　植入双腔起搏器的患者伴发房性快速心律失常后，带有自动模式转换功能的起搏器的心房感知器能够自动鉴别房性快速心律失常，并进行自动模式转换，不会因快速心房率导致心室率过快。但对于那些不具有自动模式转换功能的起搏器，当发生房性快速心律失常后，起搏器的心房感知器感知了快速房性心率后，只能按照规定的上限心室起搏频率跟踪快速心房率，而不能限制跟踪快速心房率的心室起搏，因此出现心室率过快的表现，此时，应该人工改变起搏模式，将 DDD 模式改变为 VVI 模式，以便有效减慢心室率。其中一些患者由于 P 波低平，体表心电图有时难以进行鉴别诊断，以致于给临床处理带来困难。

　　图 67-26 患者植入双腔起搏器后突发心悸，经食管心电图可以看到心房率 200bpm，大部分 P 波 1:1 下传心室，偶有 QRS 波脱落，证实为房速。用药后症状缓解。次日描记的心电图为心室跟随心房起搏，

心室起搏频率100ppm，很象窦性心动过速时的VAT起搏模式。但由于体表心电图P波不清，再次记录食管心电图可见房速伴心室2:1起搏（图67-27）。经食管心房超速抑制终止房速后，恢复心房、心室双腔起搏（图67-28）。

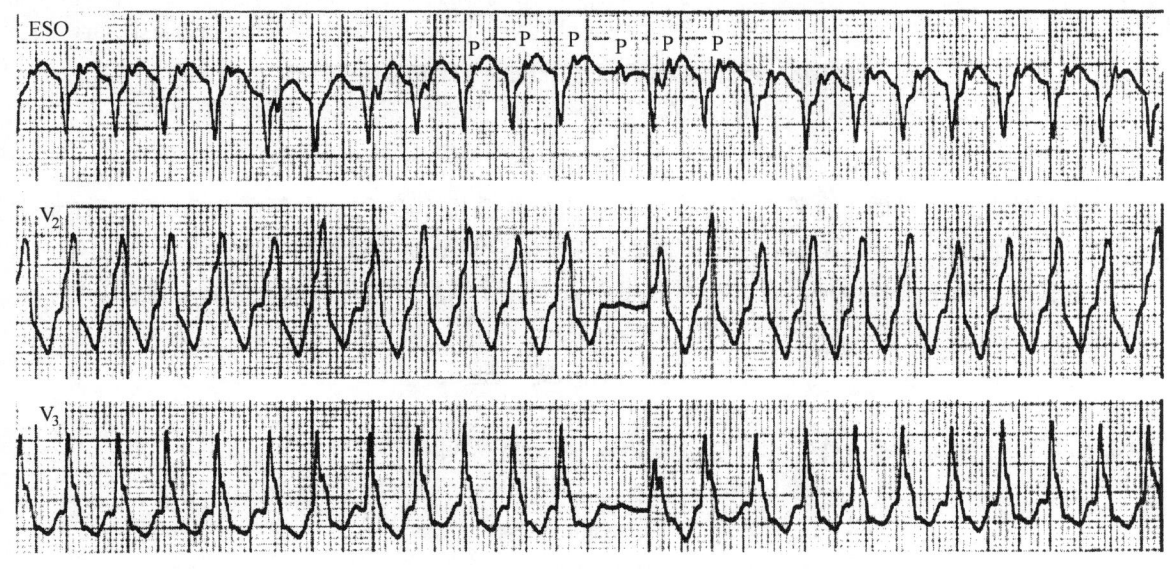

图67-26 房速时记录食管心电图

患者女，65岁，植入双腔起搏器后突感心悸，同步记录体表和食管心电图，体表心电图P波不清楚，但食管心电图可见明确的P波，心电图证实：房速，文氏型下传心室，右束支阻滞

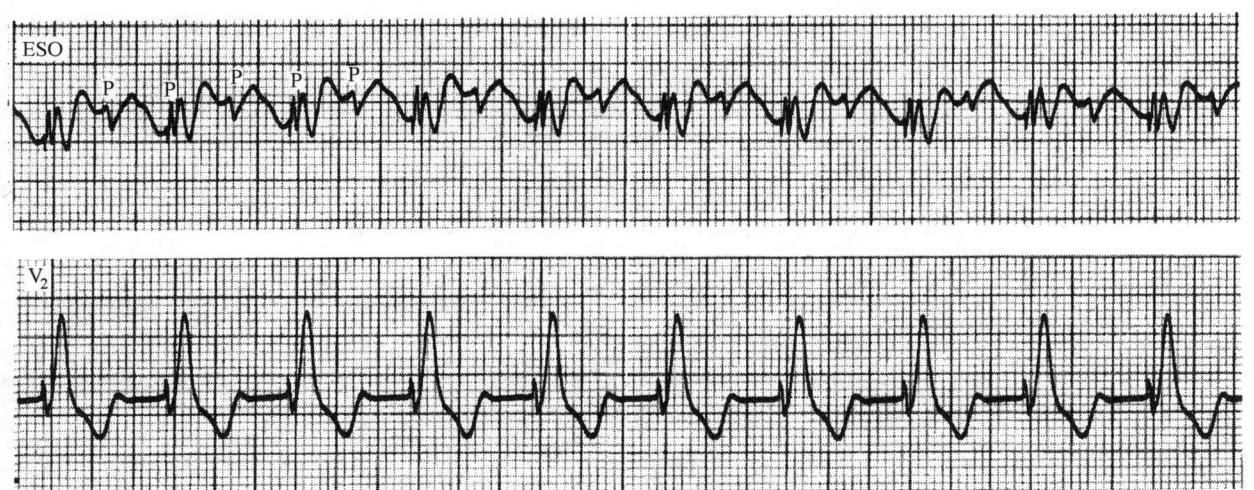

图67-27 经食管心电图证实房速伴2:1心室起搏

本图与图67-26为同一患者，次日患者心悸消失再次同步描记食管与体表心电图时，V₂导联仍无P波，食管导联可见刺激信号处与RR间期之间有均匀的P波，心电图诊断：起搏心律，房性心动过速伴2:1心室起搏

八、注意事项

1. 食管电极导管插入前，先应对导线进行测试，保证电极导管通顺。
2. 对于有鼻、咽部和食管病变（溃疡、恶性肿瘤）以及凝血机制不良的患者，在插入食管电极导管时

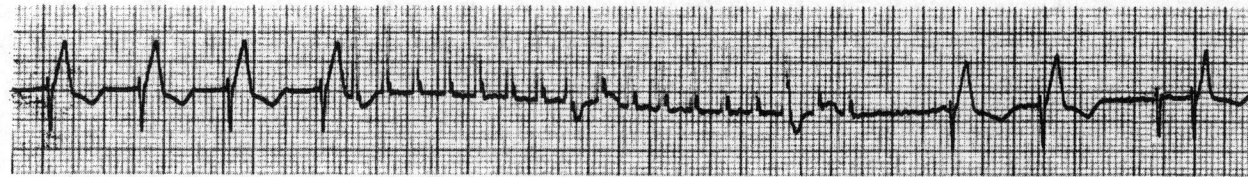

图 67-28　经食管心房调搏房速终止，恢复房室顺序起搏
本图与图 67-26、27 为同一患者，给予频率 300ppm 的 S_1S_1 刺激后，终止房速，恢复房室顺序起搏

应格外细心，动作应当尽可能的轻柔，防止引起溃疡创面、肿瘤与破损部位出血。

3. 对于婴幼儿患者，插入食管电极导管前，先给患儿服用 10% 的水合氯醛 0.5ml/kg 后（最大量不超过 10ml），再行插管，防止因患儿哭闹、躁动致使电极导管摩擦引起局部出血。

4. 记录食管心电图基线漂移严重时，可令患者吸气、呼气后屏气时再描记食管心电图。

九、并 发 症

只要插管操作规范，描记食管心电图没有并发症。

十、评 价

食管心电图是一种较为重要的临床心电图辅助诊断方法，因其能够描记到高大的 P 波，在心律失常诊断方面有其独到之处。还应该指出的是，食管心电图由于记录部位的局限，对于激动的起源部位尚不能作出准确的判断，仍应该结合常规体表心电图才能更好的发挥其特点。此外，食管心电图描记后，根据心动过速的发生原因还可以立即给予有效的治疗，因此，应该进一步发挥和拓宽食管心电图的临床作用。

参 考 文 献

1. Brody DA, Copeland GG. The principles of esophageal electrocardiography. Am Heart J, 1959, 57: 3-18

2. Gallaghe JJ. The Preexitation syndrome. Prog Cardiovasc Dis, 1978, 20: 285-327

3. Josephson ME. Superventricular tachycardias. In: Josephson ME. Clinical Cardiac Electrophysiology Techniques and Interpretations. 2nd edition. Philadelphia: Lea & Febiger, 1993, 181-274

4. Gritelli G, Grassi G, Perticone F, et al. Transesophageal pacing for prognostic evaluation of preexcitation syndrome and assessmeut of protective therapy. Am J Cardiol, 1983, 51: 513-518

5. Grallagher JJ, Smith WM, Kerr CR, et al. Esophageal Pacing: A diagnostic and terapeutic tool. Circulation, 1982, 65: 336-341

6. Volkmamm H, Kuhnert H, Dannberg G. Electrophysiological evaluation of techycardias using transesophageal pacing and record. PACE, 1990, 13: 2044-2051

7. Tritto M, Calabrese P, Maccari V, et al. Intraatrial and atrioventricular nodal reeutrant tachycardia in the same subject diagnosed at transesophageal electrophysiologic study. Cardiology, 1994, 39: 137-146

8. Cai YC, Fan SL, Feng DX, et al. Transesophageal low-energy cardioversion in an animal modal of life-threatening tachyarrhythmias. Circulation, 1989, 80: 1354-1359

9. Kantharia BK, Mookherjee S. Clicical utility and predictors of outcome of overdrive transesophageal atrial pacing in the treatment of atrial flutter. Am J Cardiol, 1995, 76: 144-147

10. Katz A, Knilans TK, Prystowsky EN, et al. Bedside termination of sustained ventricular tachycardia by transesophageal atrial pacing. PACE, 1992, 15: 849-853

11. Mckeown PP, Croal S, Allen D, et al. Transesophageal cardioversion. Am Heart J, 1993, 125(2,part 1)：396-404

12. 郭继鸿. 室速的体表心电图诊断. 临床心电学杂志, 2000, 9(2)：121-125

13. 郭继鸿. 折返与心电图(一). 临床心电学杂志, 2000, 9(4)：238-245

14. 郭继鸿. 折返与心电图(二). 临床心电学杂志, 2001, 10(1)：43-48

15. 许原, 易铁敏. 心房扑动的体表心电图分型. 临床心电学杂志, 2001, 10(1)：56-60

第68章 经食管心房调搏

Transesophageal atrial pacing

许 原

内 容 提 要

　　经食管心房调搏作为一种非创性心脏电生理检查方法在我国应用已经 30 年，至今仍然方兴未艾，依然在普及和深入进程之中。与国外相比，国内经食管心房调搏应用的范围，积累的经验，使用的普遍性都远远超过了国外，形成了具有我国特色的非创性电生理检查技术。

一、历 史 回 顾

　　早在 1906 年 Cremer 通过在食管放置的银制电极导管，第一次成功地记录到心房电位，开创了食管心电图的记录技术。1936 年 Brown 应用改进了的食管电极导管，记录到详细的食管心电图。1952 年 Zoll 首先发现经食管可以间接起搏心脏，奠定了经食管心脏起搏的基础。1957 年 Shafiroff 等将这项技术成功地应用于临床。1969 年 Burack 将食管心室起搏技术应用于临床。1972 年 Stopczyk 经食管对心房进行调搏刺激，测定了心房不应期。1973 年 Monotoyo 应用食管心房调搏术进行了心脏电生理检查，并用于各种快速性心律失常的治疗。

食管心房调搏真正应用于临床却迟于20余年后的70年代,食管调搏技术的产生与应用时间间隔了20余年之久的原因在于人们对于电压与脉宽公式的误解:当心内膜刺激的脉宽小于2ms时,随脉宽的增加刺激阈值也相应增高,进而推算经食管起搏心房的阈值会极高,病人不能耐受,因此,这项技术被放置。直到70年代才证实:在食管与心房之间的组织与腔隙可起到电容器的功效,能有效的降低起搏阈值,实验证明:经食管心房调搏脉宽小于9.8ms时,阈值随脉宽的增宽而增高;当脉宽到达9.8ms后,阈值不再随脉宽的增宽而增加,而是形成平台状的曲线。从此,打开了食管心房调搏广泛应用于临床的大门。

我国的食管心房起搏技术最早应用于1978年,蒋文平等率先应用食管心房起搏术进行了心脏电生理检查。1982年首次报道了经食管心房起搏测定窦房结功能。此后, 这项技术在我国迅速展开,临床应用范围也不断扩大。1987年, 周德麟等报道了经食管心室起搏的临床应用,进一步扩大了食管电极法进行心脏电生理的研究内容和范围。在我国心内电生理开展之前,食管起搏作为一种非创性的电生理检查技术开拓了我国电生理检查的先河,为现在的心内电生理的发展奠定了稳固的基础,起到了不可磨灭的作用。食管心房起搏目前已成为我国具有特色的非创性电生理检查技术。

二、定　　义

经食管心房调搏是应用程序刺激的方法, 在食管内间接起搏心脏,达到检查、研究、治疗心律失常目的的一种非创性心脏电生理检查技术。

三、机　　制

食管位于心脏的后方, 其下段的前壁与左心房和左心室紧邻,将一支食管电极导管经鼻腔或口腔送入食管内靠近心脏的位置,经食管心脏调搏仪发放电脉冲起搏心房或心室。并通过预先设定、编排的程序进行心脏电生理检查及治疗快速心律失常。

四、方　法　学

(一) 设备

1. 心脏程序刺激仪

心脏程序刺激仪应具备以下条件:

(1) 具有P波或R波同步的功能;

(2) 具有完整的程序刺激功能;

(3) 发放的电信号为直流电方波;

(4) 刺激脉宽10ms;

(5) 脉冲输出电压0～40mV。

2. 食管电极导管的种类

研究证明, 起搏阈值与食管电极的面积和极间距成反比, 电极面积越大, 起搏阈值越低;极间距越大, 起搏阈值也就越低。因此, 目前国内使用的食管电极导管的电极面积为5mm, 极间距30mm。

(1) 常用的普通食管电极导管的直径:成年人的食管电极导管的直径2.1mm(7F), 婴幼儿食管电极导管的直径1.5mm(5F);

(2) 食管电极导管的极数:有2极和4极二种, 2极电极导管的极间距30mm, 4极电极导管的极间距1～2极间距30mm, 2、3、4极间距10mm。

此外还有一种三极经食管心脏起搏电极导管,1 和 3 电极呈腰鼓状,凸出导管表面 0.5cm,与食管内壁接触良好。电极长度为 1cm,两极间距为 3.5cm,为一对正负起搏电极。1、3 电极之中间为电极 2,电极长度为 0.5cm,供调搏时记录单极食管心电图之用。起搏心房和心室阈值分别为 10.3 ± 2.6(5.0 ~ 15.0)V 和 20.3 ± 4.9(12.5 ~ 30.0)V,较普通食管电极导管的起搏阈值明显下降。

(3) 食管心房调搏和检测专用电极导管:这种电极导管可在进行心房调搏的同时,同步记录二个导联双极心电图。主要是为了降低食管心房调搏的阈值,提高检查成功率,提高无创性电生理诊断的准确性。导管为 9F,长 120cm,在远端 10.5cm 内镶嵌 8 个腰鼓形电极,每个电极长 0.5cm,极间距 0.5、1.0 和 1.5cm 三种。可选择 1 ~ 2(或 2 ~ 3)和 6 ~ 7(或 7 ~ 8)电极记录二个导联双极食管心电图,选 3 ~ 5(或 4 ~ 6)作心房调搏。应用这种导管起搏阈值可降至 8 ~ 16V。

(4) 双极食管球囊电极导管:自 1973 年应用于临床,当双极食管电极导管的球囊膨胀后,使食管内电极导管紧靠心脏,有效地降低了起搏阈值。

(5) 单极食管球囊电极导管:1977 年德国进一步改进了双极球囊电极导管,使用单极食管球囊电极导管,将单极球囊送入食管,另一极用针头置于胸前皮下,也能有效地降低起搏阈值。

(6) 可调式胃食管电极导管:新近研制的一种食管电极导管,在导线的一端为一手柄,另一端是食管电极的阴极,阳极贴在胸壁,形成刺激的回路。当旋转手柄时,即可调节电极导管顶端的弯曲度,使顶端电极能够更好的贴靠心脏,降低起搏阈值;此外,还可以将电极导管送入胃底部,并在体外旋转手柄将电极导管顶端弯曲贴靠到胃底部,进而靠近心室,能够有效的起搏心室(图 68-1)。

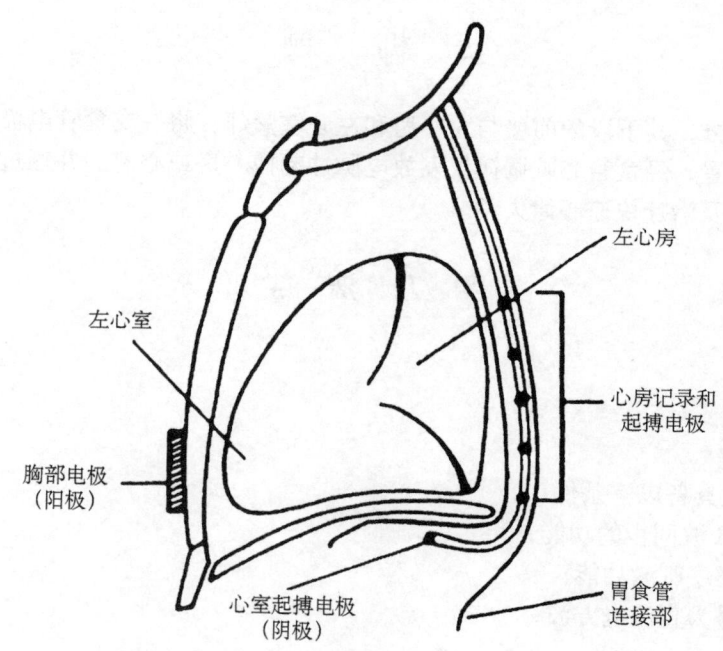

图 68-1　可调式胃食管电极导线示意图(说明见正文)

3. 记录仪

普通单导联心电图机,如带有示波仪更好。

(二) 操作方法

1. 患者准备

(1) 检查前详细询问病史,进行有关的体检和辅助检查,选择适应证,明确检查目的。

（2）检查前停用抗心律失常药物至少 48h（应注意抗心律失常药物的半衰期），如果为了终止心动过速，则不受限制。向患者说明此项检查的必要性和安全性，以及可能出现的轻微反应，以取得患者的配合。

2. 检查设备状态

检查心电图机和示波仪功能是否正常；测试食管电极导管有无短路；检查心脏程序刺激仪电池是否充足，能否正常工作。

3. 插管方法

（1）受检者不必禁食。

（2）插管时，受检者一般采取仰卧位，也可采取坐位。

（3）检查前将食管电极导管用 75% 酒精浸泡 30min，澳抗阳性患者所用的电极导管用 0.2% 浓度的 891 消毒液浸泡 30min，生理盐水冲洗后，在导线前端 1~2 极的部位涂无菌液体石蜡。

（4）将电极导管前端略弯曲成弧度，从鼻孔送入，经鼻腔到上腭部时的生理弯曲时，将鼻孔外的电极导管向头顶方向上抬，即可顺利通过。

（5）继续送入电极导管经咽部时，可出现轻微的阻力，此时，让患者做吞咽动作，随阻力消失迅速将电极导管送入食管。对一些咽部敏感的患者，插管前可让患者口里含一口水，电极导管经咽部出现阻力时，令患者将水吞下的同时，检查者迅速将电极导管送入食管，到达与心脏最近的位置。或用吸管连续喝水，同时送入食管电极导管也能很好的避免电极导管误送入气管。

（6）插管注意事项：①插管中患者出现呛咳，可能是电极导管误入气管，应立即拔出从插；②插管中出现明显阻力，不可用力猛插，应立即拔出重插；③为避免反复刺激咽部引起患者紧张，最好一次插管成功。

4. 连接并记录心电图

（1）检查前，常规记录 12 导联心电图和食管导联心电图；

（2）检查中，由于刺激后肢体导联的 P 波不易与刺激脉冲区分，应常规记录 V_1 导联心电图。但在 V_1 导联局部长时间碗状电极吸嗽，可损伤皮肤，应选用一次性电极片贴在 V_1 导联的位置，再用鳄鱼夹将电极片与胸前导联任意的一支电缆金属端相连，记录时选择相应的导联便可记录出 V_1 导联心电图。

（3）记录纸速一般选用 25mm/s，1mV 标准电压。如果为更准确地测量某些周期可将记录纸速从 25mm/s 变为 50mm/s 或 100mm/s；P 波不清晰时，为明确诊断可将电压从 1mV 增加到 2mV。

5. 食管心电图记录方法

（1）胸导联单极食管心电图记录法：该方法是记录食管心电图最常用的连接方式。记录时，用 1 根两端均为鳄鱼夹的连线，一端与食管电极导管 1 极相连接，另一端接胸导联，并描记连接的相应胸导联，即可获得单极食管心电图。

（2）肢导联双极食管心电图记录法：与单极食管心电图记录法相似，应用 2 根两端均为鳄鱼夹的连线与标准导联相连接，食管电极导管的 1 电极夹住某一标准导联的正极，2 极与相应的负极连接，即能描记出双极食管心电图。同样如果将正负极反接便可以得到类似镜像的双极食管心电图，此时，P 波与 QRS 波的极向可能相反，有利于在心动过速时 P 波与 QRS 波辨认。

6. 食管电极定位

将心电图机任意的一个胸导联用鳄鱼夹与食管电极导管的任意一极相连接，即可描记出该极所在位置的食管导联心电图。最佳起搏部位食管导联心电图的特点：

（1）P 波呈正负双相，正相波略高于负相波（图 68-2）；

（2）最高的 P 波振幅。

根据上述食管导联心电图的特点进行食管电极导管定位，具体方法：

（1）经验值定位：根据患者的身高，进行定位。一般男性电极导管深度从鼻孔到心房水平为 35 ~

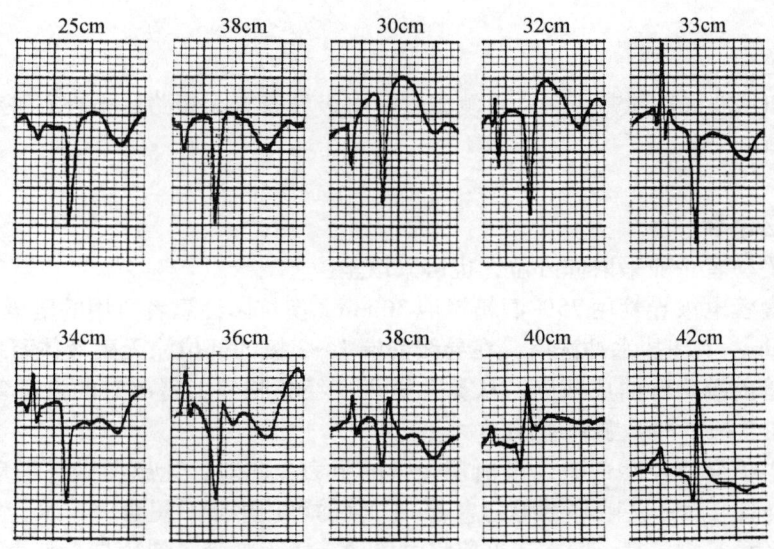

图 68-2　不同深度电极记录的食管心电图

本图为一女性患者不同深度的食管心电图，食管 P 波的形态随电极的深度而变化，从倒置变
为直立。通过最大食管导联 P 波的深度 33cm，也可以间接了解到该患者身材比较矮小

40cm，平均 37cm；女性 33 ~ 37cm，平均 35cm。到达相应的深度后，再根据食管导联心电图准确定位。

（2）心电图定位：电极导管送入食管后，在心脏的不同水平位置可以记录到不同的食管导联心电图。可将其分为 4 个区，即心房上区、心房区、过渡区（心房下区）和心室区。各区食管心电图特点见表 68-1。选择记录最佳食管导联心电图的位置为起搏部位。

表 68-1　不同部位记录的食管心电图特点

电极导管的部位	P 波形态	QRS 波形态
心房上区	倒置	Qr
心房区	正负双相，振幅高	Qr
过渡区	正负双相，振幅低	Qr/QR
心室区	直立，振幅低	qr/rS

（3）起搏定位：以高于自身心率 10 ~ 20ppm 的频率用 S₁S₁ 程序刺激，全部夺获心房后，边起搏边降低起搏电压并移动起搏电极导管，寻找可以全部夺获心房最低起搏电压的部位为最佳起搏位置。

7. 调整感知灵敏度

（1）感知的定义：起搏器或刺激仪对一定幅度的电信号加以感应、察觉并引起反应称为感知。

（2）感知的种类：感知可以根据感知的部位分为心房感知（P 波感知）和心室感知（R 波感知）。

（3）感知的反应方式：有三种：①感知后抑制：起搏器或刺激仪一旦感知到心电信号，起搏状态立即进入抑制状态（图 68-3）。②感知后触发：起搏器或刺激仪感知到心电信号后，立即触发起搏器或刺激仪发出刺激脉冲（图 68-4）。③感知后延迟触发：起搏器或刺激仪感知到心电信号后，触发起搏器或刺激仪延迟发出刺激脉冲（图 68-5）。

（4）调节感知灵敏度：感知灵敏度是刺激仪中的感知器对其所感知的心电信号的灵敏程度。感知灵敏度可以分为：感知灵敏度过高、感知灵敏度良好、感知灵敏度低下和无感知（图 68-6）。适当的感知灵敏度是安全起搏的保证，感知灵敏度过高或过低都会引起起搏功能障碍。因此，电生理检查（包括食管

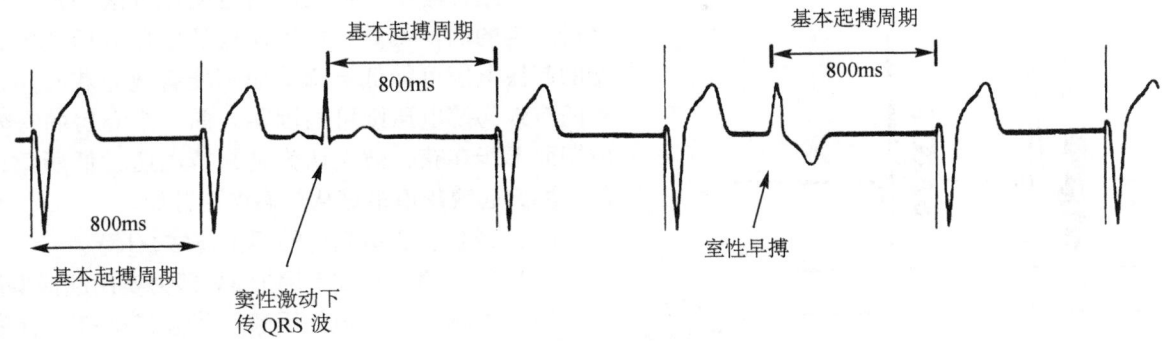

图68-3 感知后抑制

本图以心室感知，感知后抑制为例。心室起搏间期800ms，当感知器感知了自主的心室波后，
立即抑制下一次的起搏，再以自身的QRS波为新的起点，800ms后感知器未感知QRS波，随即发放心室刺激

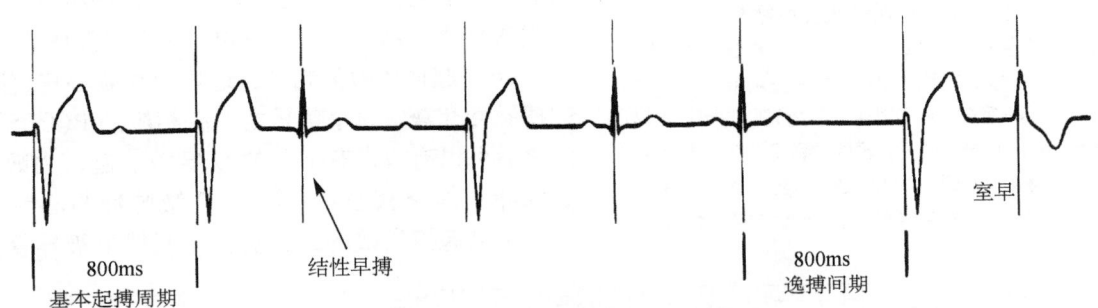

图68-4 感知后触发

本图以心室感知、心室触发为例。心室起搏间期800ms，当感知器感知了自主的心室波后，立即触发心室起搏，如果没
有自身心室激动，则再以前一个QRS波为新的起点，800ms后发放心室刺激

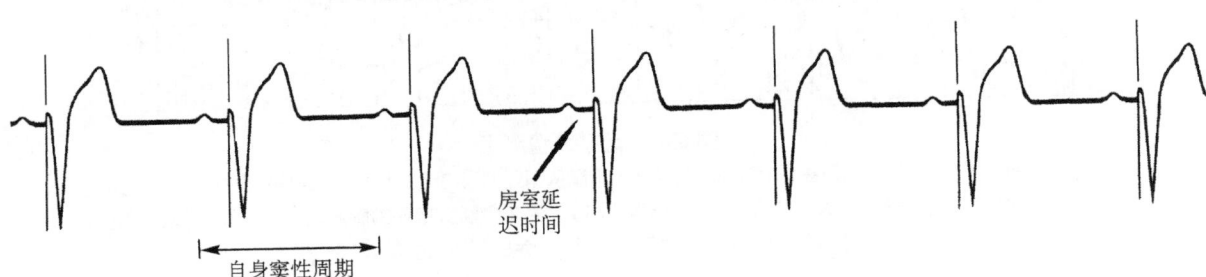

图68-5 感知后延迟触发

本图以心房感知、心室触发为例。当感知器感知了自主的心房波后，延迟一段时间后触发心室起搏

调搏）都应选择合适的感知灵敏度，即感知灵敏度良好，即可以感知全部心电信号，又不感心电信号
以外的信号，以保证电生理检查的安全和结果可靠。

8. 测定起搏阈值

食管调搏时为避免起搏电压过高对食管的刺激，应选用尽可能低的起搏电压，因而需要测定起搏阈
值。

（1）起搏阈值的定义：起搏阈值是指引起心肌稳定、连续除极所需的最小的起搏电功率。

（2）测定方法：①采用连续刺激法（S_1S_1法）；②刺激频率高于自身心率10~20ppm，刺激脉宽10ms；
③开始刺激时的电压可选择从高到低，即边起搏，边降低起搏电压，同时观察起搏心电图，直到全部
可以起搏心房的最低电压（图68-7）。或起搏电压从低到高，连续起搏时升高起搏电压，直到全部夺

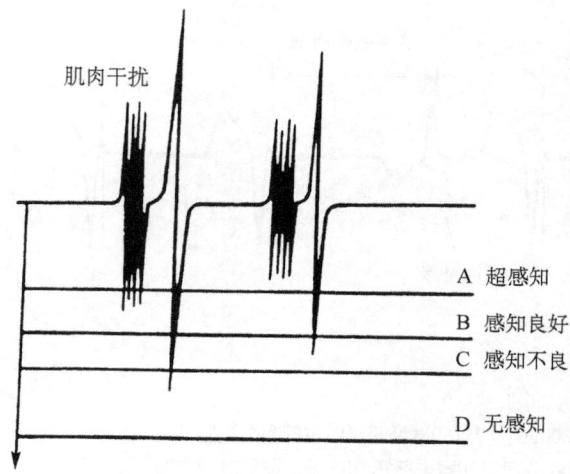

图68-6 感知灵敏度示意图

人体心电信号的振幅是固定的，操作者需要调节刺激仪的感知灵敏度，以适当对某些信号的正常感知，本图所示：将感知灵敏度调到 D 水平：无感知；调到 C 水平：仅有部分心电信号被感知，表现为感知不良；调到 B 水平：正常感知，表现为感知良好；调到 A 水平：感知过度，将肌电干扰信号也感知，表现为感知过度

获心房。这种电压从低到高测定阈值方法的最大缺点是所测定的阈值偏高，由于从较低电压开始测定，最低的起搏电压可能低于阈值而不能有效夺获心房，再次的有效起搏电压则可能因落入前一个心房的有效不应期而不能夺获，被误认为是起搏电压过低所致，因此，测定起搏阈值最好从较高电压开始。

（3）经食管心房起搏的阈值通常≥15V。

（4）起搏阈值基础上增加 3V 即为实用起搏电压。

（5）影响起搏阈值的因素：①起搏电极导管放置的位置不适当，可使起搏阈值增高。②在一定条件下，起搏脉宽与起搏电压呈反比关系，脉宽越窄起搏电压越高，否则相反。③一些药物可影响起搏阈值，例如：氯化钾可使起搏阈值明显下降；④某些生理因素可降低起搏阈值，例如：直立体位、进食以及体力劳动等。

（6）起搏成败的判定：起搏成功是心房（室）能被起搏脉冲夺获，每个信号之后有相应的 P（QRS）波，P波之后可以有或没有下传的 QRS 波。起搏失败是指刺激脉冲不能夺获心房（室），刺激脉冲与心脏激动无关。常见起搏失败的原因有：①起搏电极导管放置的

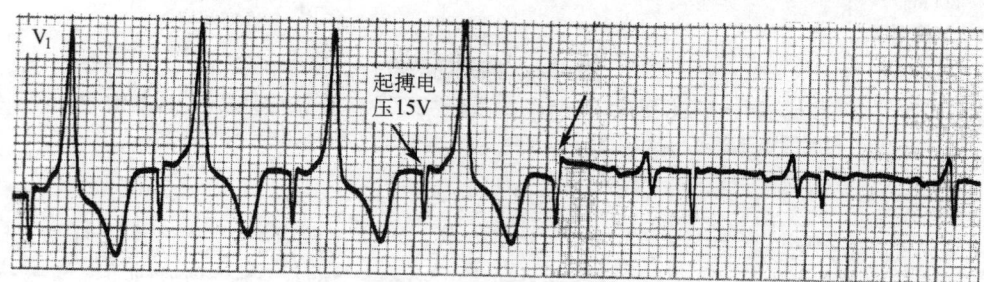

图68-7 起搏阈值测定

测定起搏阈值时，起搏电压从高逐渐降低，图中第 1 个箭头指处的起搏电压 15V，刺激信号后可见 P 波及宽大、经旁路下传的 QRS 波，为有效起搏。将电压降低 1V，第 2 个箭头指处的刺激信号后即无 P 波，也无下传的 QRS 波，视为无效起搏。测定的起搏阈值为 15V

位置不适当，②起搏频率不适，③起搏电压过低，④起搏电极导管内断裂，⑤导线联接错误。

（三）心脏程序刺激

1. 概念：心脏程序刺激是在患者自身窦性心律或心房调搏的基础上，利用心脏程序刺激器，程序地输入一个或多个刺激，刺激心房或心室，观察心脏活动的变化，研究、诊断和治疗心律失常，这种方法称为心脏程序刺激法。

2. 刺激部位：心房或心室。

3. 刺激种类：可以分为三类。

（1）期前刺激：又称为早搏刺激，刺激发出的时间比患者自身心动周期提前，因此称为早搏刺激。第一个早搏刺激用 S_2 代表，S_3 是第二个早搏刺激，依次类推即：S_{N-1} 是所发放早搏刺激的个数。

（2）连续刺激：以固定或不固定的频率不间断的进行起搏。可以分为：①亚速刺激：这种刺激的频

率小于患者心动过速时的心率，是一种非同步的起搏频率。②超速抑制又称为猝发刺激（burst pacing）：是一种猝发的、快速的连续刺激。刺激频率通常大于患者心动过速时心率的20%～30%或30ppm，或患者心动过速时心率低于200ppm时，给予的连续刺激大于200ppm。

（3）扫描刺激：在自身心律或起搏心律下，程控发放的不同联律间期的单个、双个或成串的早搏刺激。

（四）基本程序刺激

基本的程序刺激有三种：

1. A 程序

又称为人工固定频率刺激法或 S_1S_1 刺激（图68-8）。

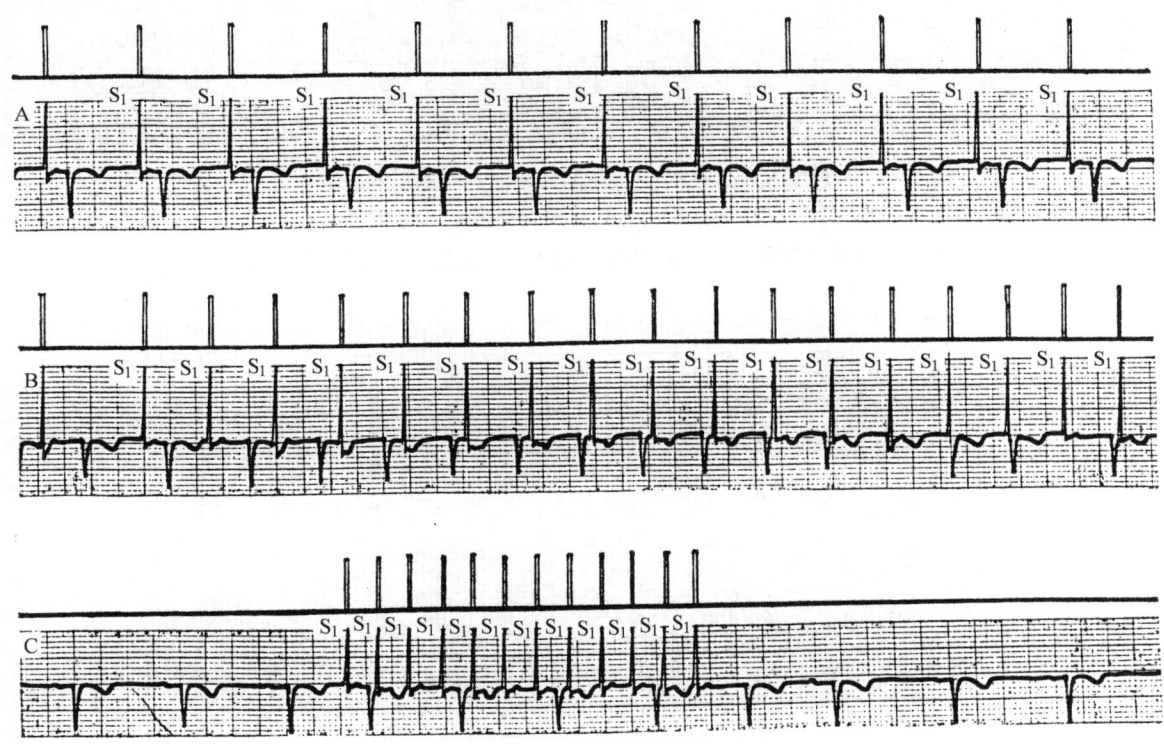

图68-8　A 程序 S_1S_1 刺激

A 程序是一种连续发放的刺激，其特点：

（1）整个程序中的刺激都叫做 S_1 刺激，不论发放多少个都是 S_1 刺激，该程序又称为基础刺激。

（2）刺激频率的设定：基本刺激频率应高于自身心率10%或在自身心率的基础上增加10ppm。

（3）刺激种类：根据刺激频率的变化又可分为：①固定频率刺激（固率刺激）：指在发放一次的刺激中给予的起搏频率一致。例如：窦房结恢复时间测定（SNRT）。②变化频率刺激（变率刺激）：是在不间断刺激的情况下，有规律的逐渐增加起搏频率。通常用于房室结前传功能或房室旁路不应期的测定（图68-9）。③超速抑制：特指刺激频率＞200bpm或比心动过速时的心率高20%～30%的刺激频率称为超速抑制，这也是 S_1S_1 刺激，用于终止心动过速（图68-10）。

2. B 程序

又称为自主心律下的程序刺激或 RS_2 刺激（图68-11）。

该程序为扫描刺激，其特点：

（1）基本心律为自主心律。

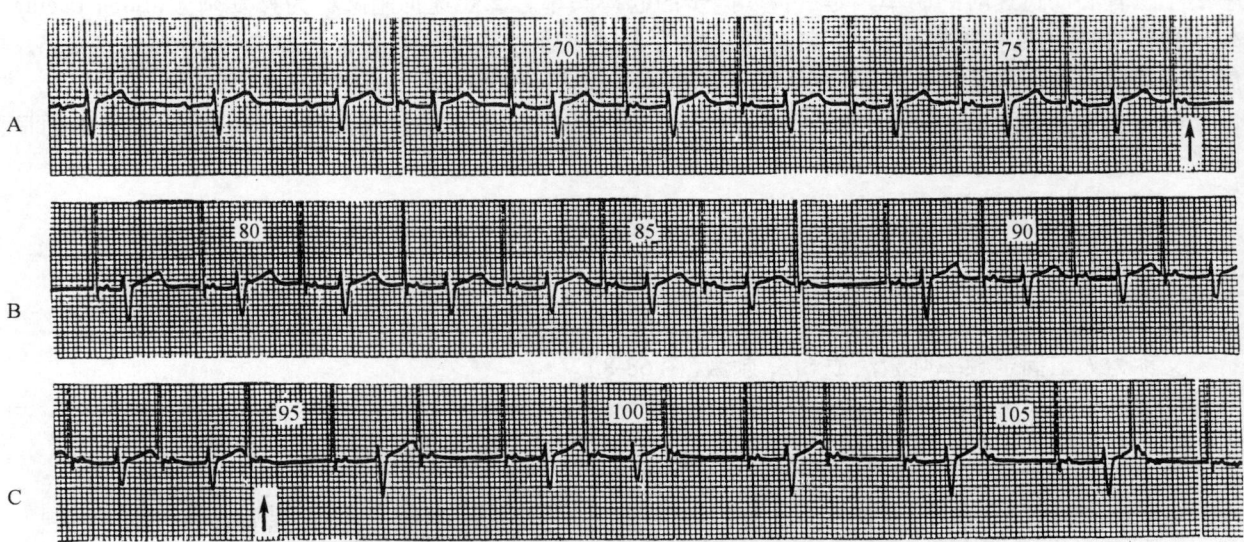

图 68-9 A 程序 S₁S₁ 刺激中的变化频率刺激方法测定房室结前传文氏点

应用 S₁S₁ 刺激测定房室结前传功能,第 1 个箭头指处 S₁ 刺激前的 PR 间期延长,刺激后有 P 波但无 QRS 波,提示房室结发生文氏传导阻滞,此时的刺激频率 80ppm 即为房室结前传文氏点,提示房室结前传功能低下

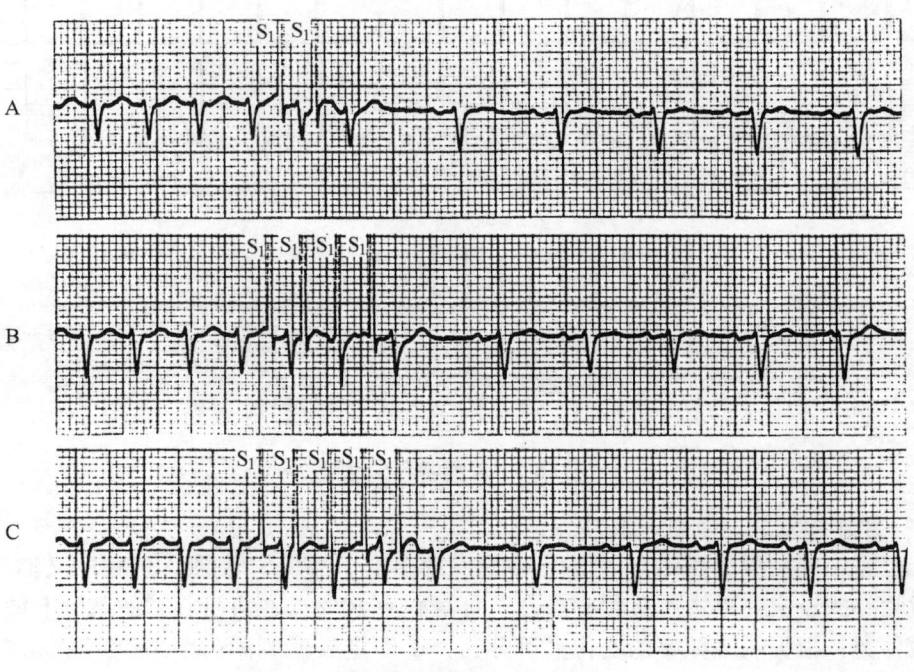

图 68-10 超速抑制终止心动过速

用高于自身心率的起搏频率进行超速抑制。A、B、C. 三条心电图分别发放不同数量的刺激终止心动过速,每次超速抑制均使心动过速终止

（2）该程序中只有 S₂ 一种刺激,即早搏刺激。在自身 8 个心动周期后发放一个 S₂ 刺激,并逐渐缩短 S₂ 与其前面的心动周期的距离,以达到扫描的目的。

（3）RS₂ 刺激中,S₂ 前的 R 特指被感知的部位是 QRS 波。如果感知的部位是 P 波则称为 PS₂ 刺激。应用 RS₂ 刺激进行检查时,应该预先在程序中设定 QRS 波至 S₂ 刺激脉冲的间期,该间期长度应小于 RR

间期减去 PR 间期的长度或 PP 间期×80% ~85% 的长度(ms),才能保证 S$_2$ 刺激有效夺获心房。由于 R 波感知,在窦性心律与感知部位之间缺少了 PR 间期,因此,B 程序不应期的计算,应包括 2 个方面:①扫描进入不应期时 S$_2$ 刺激与 QRS 波的联律间期;②该次刺激信号前的 PR 间期(图 68-12)。而 P 波感知时,扫描进入不应期的 PS$_2$ 间期即是实际不应期。

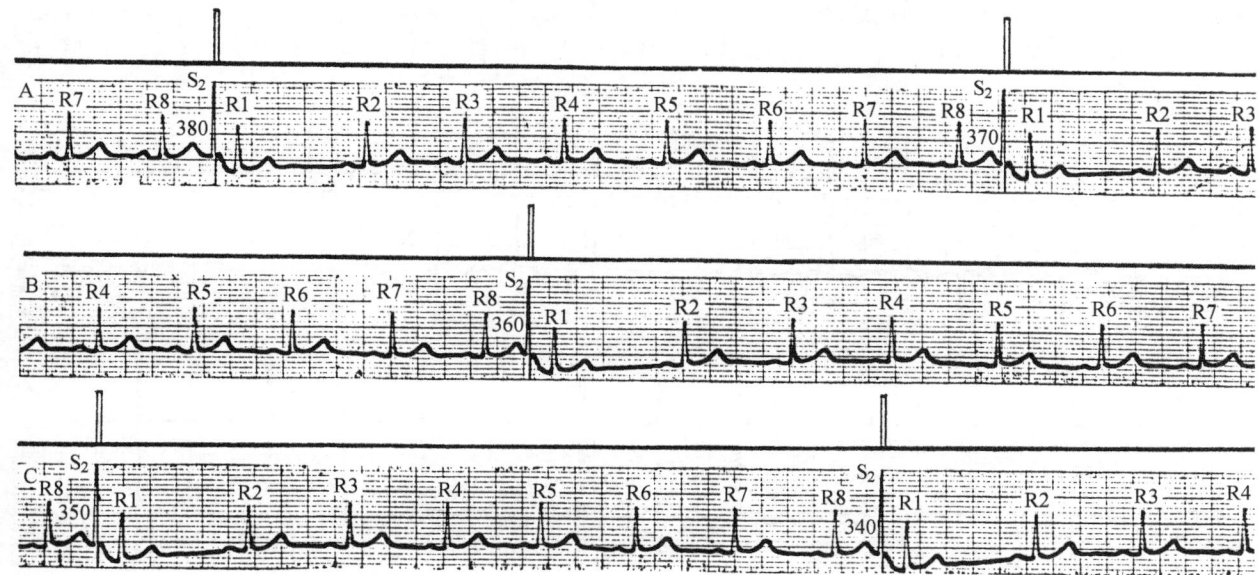

图 68-11 B 程序 RS$_2$ 刺激

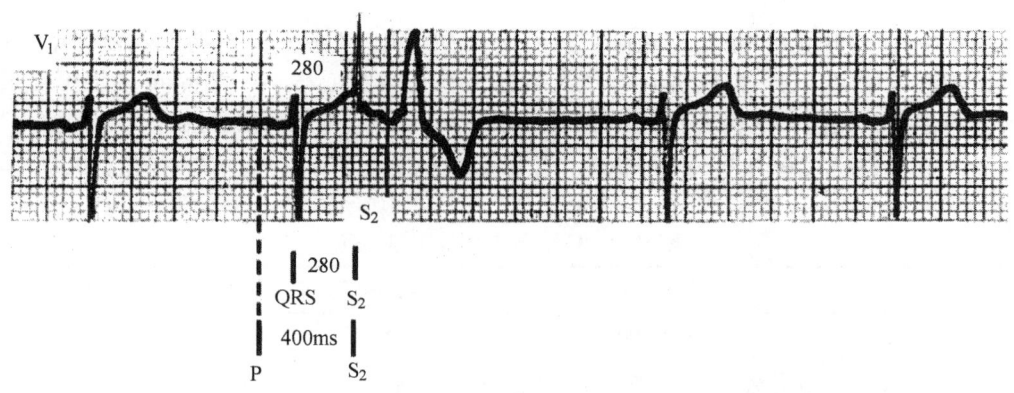

图 68-12 应用 B 程序测定不应期的计算方法

本图为应用 B 程序测定不应期,RS$_2$ 间期 280ms 出现右束支阻滞,提示刺激进入右束支不应期,但 280ms 不是实际的右束支不应期,而实际右束支应从 P 波的起点测量,最后测量结果:右束支不应期 400ms

(4)本程序涉及二个概念:①逆扫描刺激:扫描刺激是指逐渐改变 RS$_2$ 间期的早搏刺激。逆扫描指 S$_2$ 与 R 波的联律间期逐渐缩短的扫描刺激。②步长:紧邻的二个 S$_2$ 与 R 波的联律间期之差称为步长。心房调搏时,步长多选用 10ms,当选用 20ms 步长时,应注意在测定不应期和诊断时应将步长改为 10ms。

(5)扫描刺激的终点:心房不应期。

3.C 程序

又称为起搏心律下的程序刺激或 S$_1$S$_2$ 刺激(图 68-13)。

该程序将 A 程序和 B 程序有机的结合在一起,其特点:

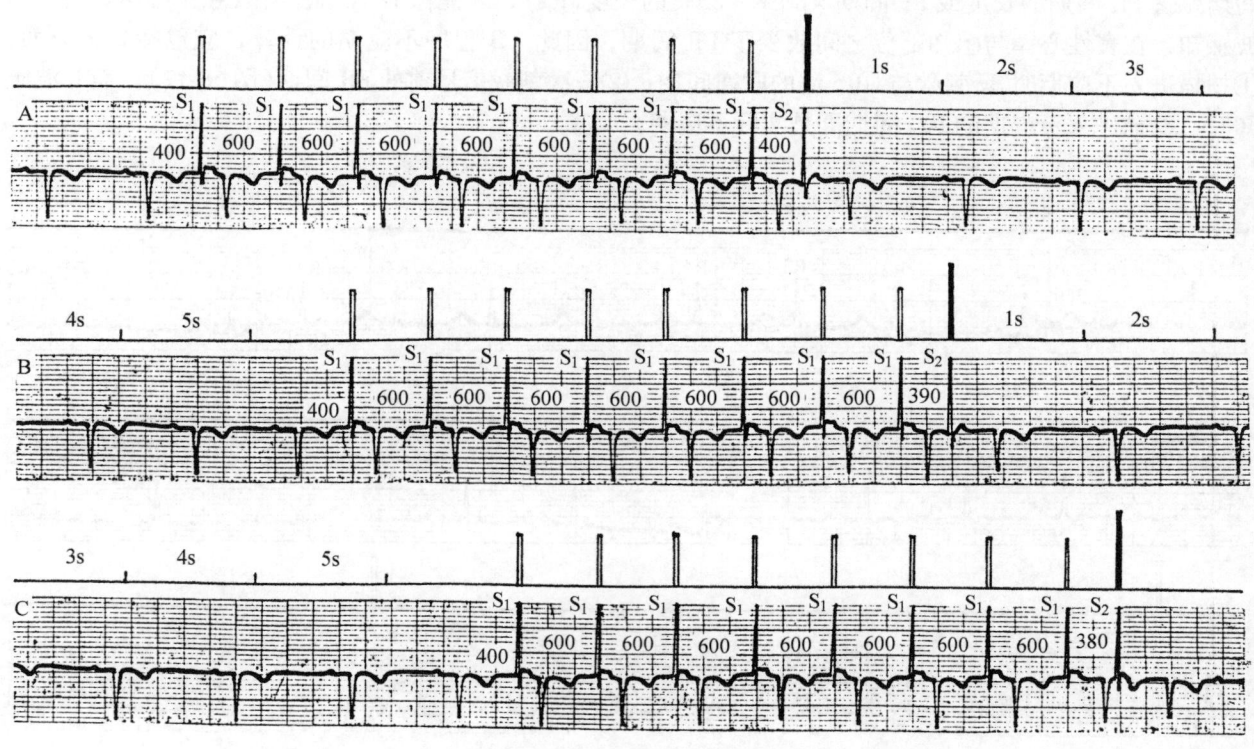

图 68-13 C 程序 S₁S₂ 刺激

（1）基本心律是起搏节律。

（2）该程序中有二种刺激，即 S_1S_1 基础刺激和 S_2 早搏刺激，8 个 S_1S_1 起搏周期后发放一个 S_2 刺激。

（3）刺激频率的设定：①8 个 S_1S_1 起搏周期的频率高于自身心率 10～20ppm 或根据需要提高刺激频率（缩短起搏间期的长度）。②S_1S_2 间期的长度短于 S_1S_1 起搏周期的长度。

（4）C 程序和 B 程序均含有 S_2 早搏刺激，由于基础心律不同，C 程序较 B 程序有更多的优点（表 68-2）。

表 68-2 C 程序与 B 程序的比较

程序	基本心律	临床研究	稳定性	重复性	比较性	敏感性
RS₂	自主心律	接近自然状态	差	差	差	低
S₁S₂	起搏心律	可变化频率，易暴露异常心电现象	强	好	好	高

（5）当 A、B、C 程序的检查未能达到诊断目的时，可以加发 S_3 刺激。S_3 刺激可以在自主心律或起搏心律的基础上给予。需要加发 S_3 刺激时，先将 S_1S_2 刺激或 RS_2 刺激扫描到心房不应期后，在心房不应期长度的基础上增加 50ms，做为加发刺激时的 S_1S_2 间期或 RS_2 间期的长度，然后取同等长度为 S_2S_3 间期的长度。或选择 S_1S_2 间期短于 S_1S_1 间期，S_2S_3 间期等于或短于 S_1S_2 间期，进行 S_2 或 S_3 的逆扫描（图 68-14）。增加 S_3 刺激的目的，主要是诱发室上性心动过速。

五、适 应 证

1. 疑有病态窦房结综合征；
2. 需要测定传导系统不应期；

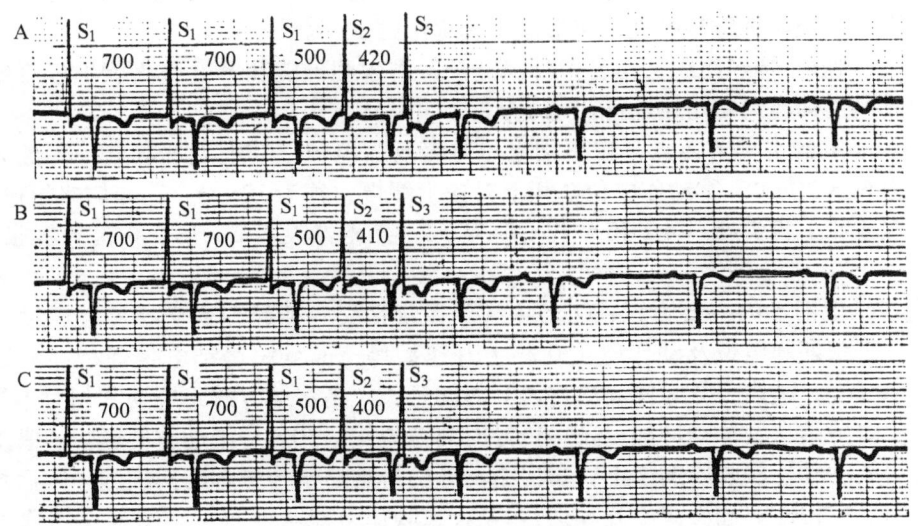

图 68-14　加发 S₃ 刺激示意图

当 A、B、C 程序的检查为能达到诊断目的时，少数情况下可以加发 S₃ 刺激。S₃ 刺激可以在自主
心律或起搏心律的基础上给予，本图显示的是在起搏心律的基础上的 S₃ 刺激，即 S₁S₂S₃ 刺激

3. 预激综合征或隐匿性旁路；
4. 室上性心动过速发作；
5. 心房扑动；
6. 冠心病或可疑冠心病。

六、禁　忌　证

1. 食管病变
插入食管电极导管容易引起局部出血的病例。例如：食管癌、食管炎、严重食管静脉曲张等。
2. 心房颤动。

七、临床应用

经食管心房调搏的应用范围较广泛，最常用的依次为窦房结功能测定、测定房室结前传功能、测定传导系统不应期等。

（一）窦房结功能测定

窦房结功能测定的内容包括：窦房结恢复时间（sinus nodal recover time；SNRT）；窦房传导时间（sinus atrial conduction time；SACT）；窦房结有效不应期（sinus nodal effective refractory period；SNERP）；心脏固有心率（intrinsic heart rate；IHR）。

1. 窦房结的解剖生理特点

（1）窦房结位于右心房的上腔静脉入口界嵴上方，椭圆形，有时呈逗点状或马蹄形，环绕于上腔静脉。分头、体、尾三部，大小约 1.2cm × 0.4cm × 0.3cm。其头部位于心外膜下约 0.1cm 处，体、尾部靠近心内膜。

（2）窦房结内有三种细胞，即起搏细胞，移行（过渡）细胞和少量的浦肯野细胞。大量的起搏细胞使窦房结成为心脏起搏的司令部。移行细胞具有慢速电传导的能力。浦肯野细胞在移行细胞与心房肌细胞之间构成桥梁。大量的胶原纤维和弹性纤维形成了窦房结的支架。

（3）窦房结为一肌性-神经组织，由自主神经支配，富含胆碱能和肾上腺素能神经纤维，以胆碱酯酶更为丰富，因此迷走神经对窦房结功能影响更大。

（4）窦房结为心脏的主导节律点，窦房结电位是慢反应电位，其电生理特点：①最大舒张期膜电位的负值较小，为 $60 \sim 70mV$。②动作电位 0 相上升速度缓慢，约为 $10V/s$。③峰值略超过电位水平线，没有明显的超射现象和 1 相尖峰。④2 相平台不明显，2、3 相界限不清。⑤4 相具有舒张期自动除极、其速率较快。

（5）影响窦房结电活动的主要因素：①自主神经系统：交感神经和副交感神经通过影响 4 相舒张期自动除极速率、舒张期膜电位及动作电位 0 相上升速率等，改变窦房结电生理特性。如迷走神经兴奋，可使窦性频率减慢，结内传导时间和窦房传导时间延长，窦房结有效不应期和相对不应期延长。而交感神经兴奋可使窦房结自发冲动增加，窦房传导时间缩短等。②窦房结动脉的影响：窦房结内起搏细胞大多分布在窦房结动脉外层胶原网架上，窦房结动脉的搏动易于传导到起搏细胞，因而具有调节和改变起搏频率的作用。室相性窦性心律不齐和逸搏-夺获二联律可能与此有关。这种作用称为窦房结动脉的"伺服机构"（servomechanism）样作用。③其他：药物、电解质、内分泌激素及温度对窦房结的电活动都有不同程度的影响。

2. 窦房结恢复时间测定

（1）原理：基于下述两个心脏的基本电生理特性：①频率优势控制规律：在没有保护机制的情况下，心脏是在频率占优势的起搏点发放冲动的控制之下，形成单一心律的心电活动。②节律重整规律中的"超速抑制"即频率高的起搏点对频率低的起搏点有抑制作用。

窦房结恢复时间测定（SNRT）应用刺激仪发放较高频率的脉冲夺获心房，使窦房结自律性完全受到抑制。超速刺激停止后，窦房结需要经过一段"苏醒"时间后才能恢复其自律性。窦房结自律性受超速抑制的机制与下列因素有关：①快速刺激使心脏内神经末梢释放以乙酰胆碱为主的介质，乙酰胆碱的增多和积聚，使心肌细胞对钾离子通透性增加，心肌细胞外钾离子浓度增多，起搏细胞的舒张期自动除极速率减小，自律性降低。②快速刺激使细胞膜的离子交换泵功能增强，心肌细胞每次激动，有大量钠离子进入细胞内，大量钾离子渗出细胞外。通过细胞膜的钠-钾离子交换泵维持细胞内外离子的正常分布。钠-钾泵的功能由细胞内钠离子的积聚量控制。受到快速刺激后，细胞内钠离子积聚增多，其钠-钾交换泵内功能逐渐加强，经钠-钾交换的离子交换量并不相等，泵出的钠离子要比泵入的钾离子多一些。这样，钠-钾交换泵的功能越加强，细胞内的负电位值就越大，它与阈电位的距离也越大，其自律性激动的周期就越长。

（2）方法：选择 S_1S_1 刺激，做分级递增起搏，每一级刺激的频率相差 $10 \sim 20$ppm，刺激持续时间 30s。例如：第一级选用高于自身心率 $10 \sim 20$ppm 的频率起搏，持续 30s，之后再提高刺激频率 20ppm，刺激 30s。如果临床诊断怀疑病窦综合征，而测定结果正常，应将刺激时间延长到 60s，以减少假阴性的结果。

（3）检查的终点：①刺激时房室结出现文氏下传；②SNRT 不再延长。

（4）测量：从最后一个 S_1 刺激脉冲的起点测量到第一个恢复的窦性 P 波的起点为窦房结恢复时间（图 68-15），在几次分级递增刺激所得的结果中，选择其中最长者，为最大窦房结恢复时间（SNRT-max），即最后的窦房结恢复时间检查结果，所使用的刺激频率为最适起搏频率。

此外，在窦房结恢复时间试验中，还有其他辅助检测指标，例如：窦房结总恢复时间、校正窦房结恢复时间、窦房结恢复时间指数等外，还可能出现其他表现，如：继发性停搏等。

（5）窦房结总恢复时间（TSNRT）：窦房结恢复时间测定过程中，频率较高的起搏频率暂时抑制了窦房结功能，调搏停止后窦房结功能从抑制状态中恢复，出现窦性激动，第 1 个窦性激动的出现，标志着

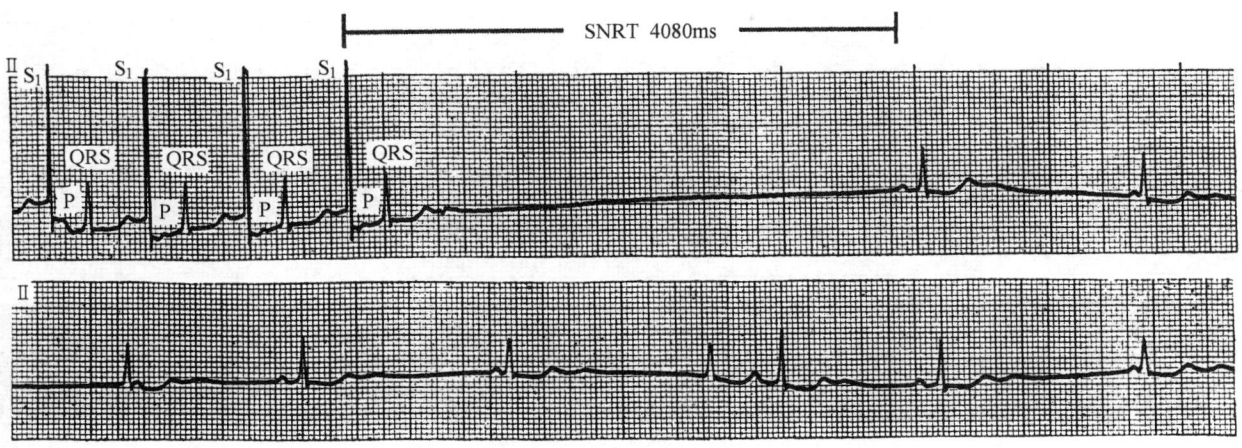

图 68-15　测定窦房结恢复时间

应用 S₁S₁ 刺激，以 86ppm 的频率测定窦房结恢复时间，刺激持续时间 30s，停止刺激后 SNRT 长达 4080ms

窦房结功能的恢复。但多数情况下，此时窦房结的自律性还受到不同程度的抑制，有待完全恢复。因而有人提出窦房结总恢复时间。总恢复时间的测定从最后一个 S₁ 刺激脉冲的起点计算到窦性激动频率恢复到与试验前相等为止（图 68-16），正常时常在 3~5 个心动周期，4~5s 内恢复。

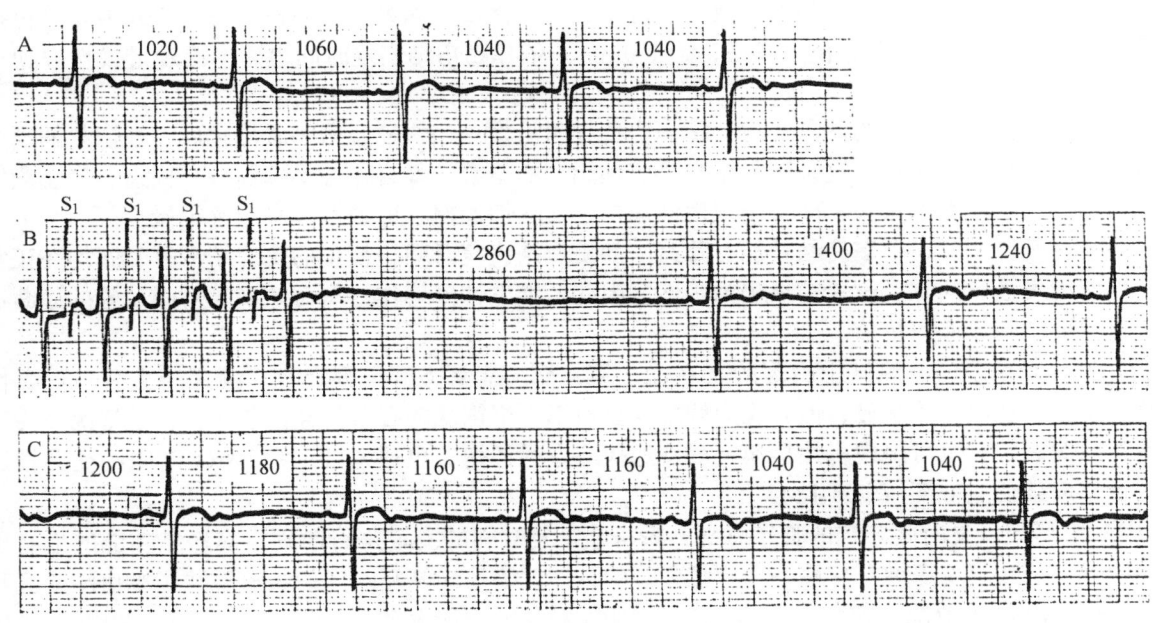

图 68-16　窦房结总恢复时间

本图为总窦房结恢复时间测定，停止刺激后的第 7 个心动周期窦房结自律性才恢复，时限已达 10s。SNRT 测定为 2860ms，二者均为异常，提示窦房结功能低下

　　（6）校正窦房结恢复时间（CSNRT）：用所测出的最长窦房结恢复时间减去该次刺激前的窦性周期长度，所得结果即为校正窦房结恢复时间。

　　（7）窦房结恢复时间指数（SNRTi）：用所测出的最长窦房结恢复时间除以该次刺激前的窦性周期数值，所得结果即为窦房结恢复时间指数。

　　（8）继发性停搏（second pause）：是测定窦房结恢复时间刺激停止后，第一个窦性激动恢复之后出现的长间歇或交界区逸搏称为继发性停搏（图 68-17）。

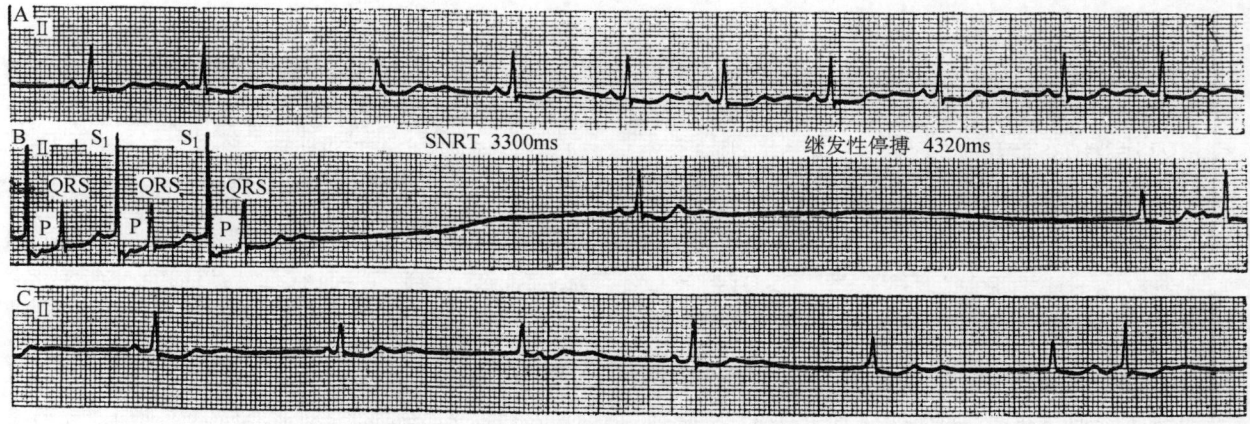

图 68-17　测定 SNRT 时继发性停搏

本图为 1 例患者 SNRT 测定的结果。A. 是测定前描记的窦性心律;图 B、C. 为连续记录,其中 SNRT3300ms,停止调搏后的第 1 个窦性激动后出现了长达 4320ms 的继发性窦性停搏,并出现交界性逸搏,该患者测定中 2 项指标均为阳性,食管调搏诊断病窦综合征

　　继发性停搏系 Benditt 提出。他在研究中发现,病窦综合征患者心房调搏后,常常可出现调搏后的继发性停搏,这些人常有窦性停搏、窦房阻滞的病史,12 例患者的研究中应用继发性停搏的标准,使 SNRT 试验的诊断率从 33.3%,提高到 41%。国内 1 组 11 例病窦综合征患者的 SNRT 测定中,3 例患者出现了继发性停搏,其中 1 例受检之前有窦性静止,另 2 例仅有病窦病史而没有窦性静止或窦性停搏的心电图或 Holter 记录,SNRT 检测值正常(≤1400ms)。依靠窦房结恢复时间检测中出现继发性停搏而肯定了阳性诊断。

　　有人将继发性长间歇分为两种类型:①窦房传导阻滞型:当快速心房刺激停止后,在恢复的窦性周期中有的窦性周期突然延长,这种延长是自身窦性周期的倍数。②自律性受抑制型:快速心房刺激停止后三个以上的窦性周期都很长,间或出现房性逸搏、交界性逸搏、即窦性自身频率很慢。

　　出现这种情况同样说明窦房结功能有障碍。如窦房结恢复时间,校正的窦房结恢复时间均在正常范围内,但有继发性长间歇,试验结果仍为阳性。因此,继发性停搏作为窦房结恢复时间试验的诊断标准之一,有重要的临床应用价值。

　　(9) 窦房结恢复时间测试中出现的交界性逸搏:病窦患者 SNRT 测定时,调搏停止后出现窦性停搏,有的患者窦性停搏不明显,但表现为调搏停止后第 1 个恢复的心搏是异位节律,多数情况下为交界性逸搏,除此之外,也可出现房性早搏、房性逸搏或室性逸搏。出现超过正常 SNRT 时限的交界性逸搏时,提示窦房结功能低下(图 68-18)。

　　(10) 窦房结恢复时间测定的临床意义:窦房结恢复时间的测定是目前判定窦房结功能的最有价值的一项检查,是测定窦房结自律性一项比较客观的指标。窦房结恢复时间的长短反映了窦房结受到超速抑制后自律性恢复的情况。窦房结恢复时间对判断窦房结功能障碍的敏感性达 80% ~90% ,特异性 85% ~95% ,且重复性好。窦房结恢复时间大于 2000ms 时,可以诊断病窦综合征。此外,窦房结总恢复时间、校正窦房结恢复时间及窦房结恢复时间指数的延长均提示窦房结功能低下。测定中出现继发性停搏或交界性逸搏的时限超过正常 SNRT 值时,也提示窦房结功能低下。

　　测定窦房结恢复时间是病窦综合征的一项敏感及特异性强的指标,但仍有一定的局限性,例如,心房颤动的患者不能测定 SNRT;频发房性早搏及其他心律失常患者也不能测定 SNRT。此外,约有 20% ~30% 的病态窦房结综合征患者在测定窦房结恢复时间时出现假阴性。产生假阴性的原因常见于:①受检时患者紧张和应激状态,使体内儿茶酚胺分泌过多,缩短了 SNRT;②患者本身存在窦房传入阻滞;③起搏频率或起搏时间不够长,对窦房结抑制程度降低;④测定窦房结恢复时间时,最后 1 个刺激停止后引起单次窦房折返;⑤患者仅有窦房传导阻滞而没有窦房结自律性下降。

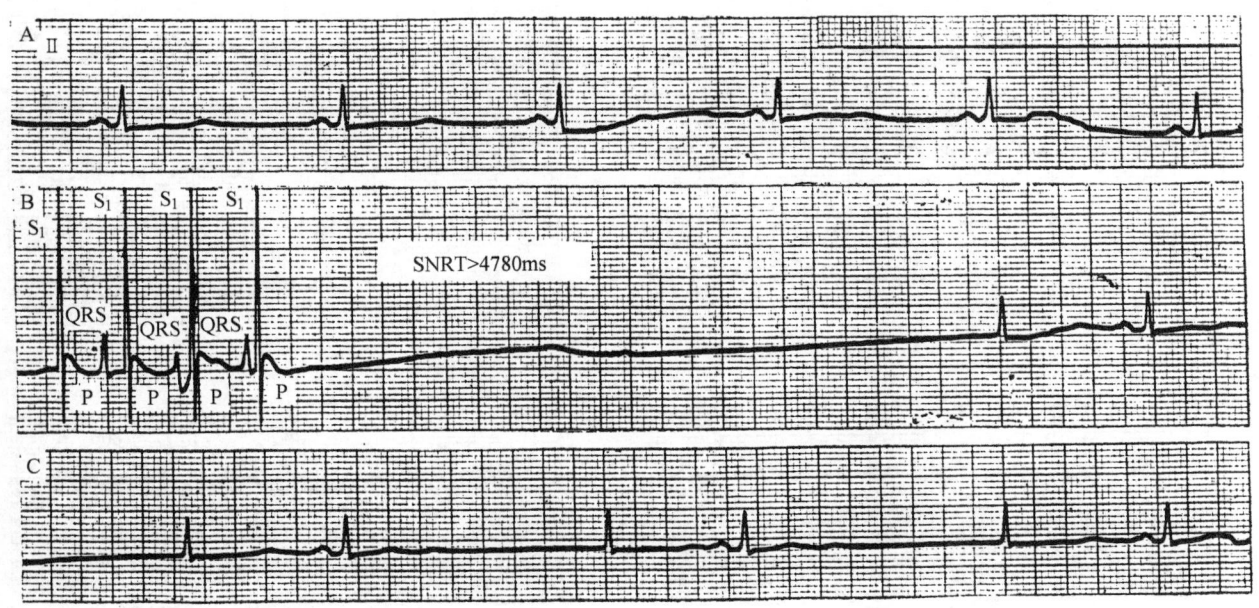

图 68-18 超过正常 SNRT 时限的结性逸搏

A. 是测定前描记的窦性心律；图 B、C 为连续记录，本例患者调搏停止后的 4780ms 后出现的第 1 次交界性逸搏，其后为逸搏夺获二联律

因此，应该特别提醒注意，窦房结恢复时间测定在诊断病窦综合征中仅有肯定诊断的意义，而没有排除诊断的意义。高度怀疑病窦综合征的患者，而测定窦房结恢复时间正常时，应结合其他辅助检查（例如：Holter 等），以便做出正确诊断。

3. 窦房传导时间测定

在整个心脏舒张期中，给予从长到短不同联律间期的房性早搏刺激，该刺激逆行传入窦房结的程度不同，窦房结重新开始 4 相自动除极的时间也不一致，因此出现 4 个不同的窦性回归周期，又称窦房结对房性早搏刺激的 4 个反应区（图 68-19）。

（1）窦房结周干扰区（Ⅰ区）：S_2 刺激发出后，在其逆传至窦房结的过程中与窦房结发出的激动在窦房结周围产生干扰，因此不影响窦房结的自律周期。该区特点为 S_2 刺激后的代偿间期完全。用公式表示：$A_1 \sim A_3 = 2(A_1 \sim A_1)$。公式中的 A_1 代表 S_2 刺激前的窦性 P 波，$A_1 \sim A_1$ 代表 S_2 刺激前一个窦性周期的长度，A_3 代表 S_2 刺激后的窦性 P 波，$A_1 \sim A_3$ 表示 S_2 刺激前的窦性 P 波至刺激后的窦性 P 波之间的距离。

（2）窦房结内干扰区（Ⅱ区）：此区的 S_2 刺激在窦房结自身激动发放之前已传入窦房结，干扰了窦房结的自律周期，使窦房结重建新的窦性周期。其特点：①S_2 刺激的代偿间期不完全；②S_2 刺激到 A_3 之间的距离恒定。用公式表示：$A_1 \sim A_3 < 2(A_1 \sim A_1)$。

（3）窦房结有效不应期（Ⅲ区）：S_2 刺激进一步提前发出，落入前一个窦性激动的有效不应期，出现功能性的房窦传入阻滞。其特点：S_2 刺激成为插入性房早。用公式表示：$A_1 \sim A_3 = A_1 \sim A_1$。

（4）窦房折返区（Ⅳ区）：S_2 刺激进入窦房结周围组织时，在窦房结周发生了一次折返。如果折返激动连续不断，就形成了窦房折返性心动过速。约有 11% 的受检者存在该区。公式表示：$A_1 \sim A_3 < A_1 \sim A_1$。

（5）测定方法：①房性早搏刺激法（SACTp 法）：该方法是 Strauss 在 1973 年提出，刺激模式选用 RS₂ 刺激，随刺激步长逐渐缩短，代偿间期从完全（Ⅰ区）到不完全（Ⅱ区）。进入Ⅱ区后连续测量 5 个以上的 S_2 刺激的起点到 A_3 起点之间的距离（$A_2 \sim A_3$），并用公式计算，取所得结果的平均值即是窦房传导时间。

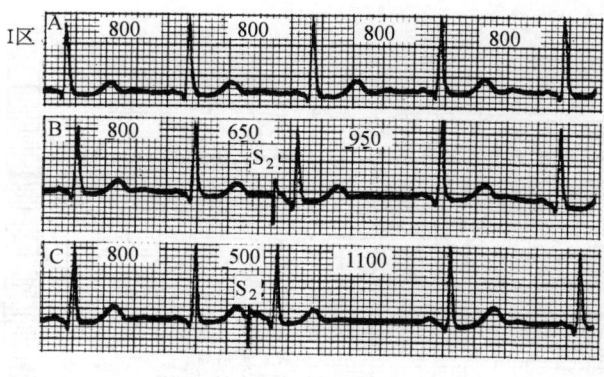
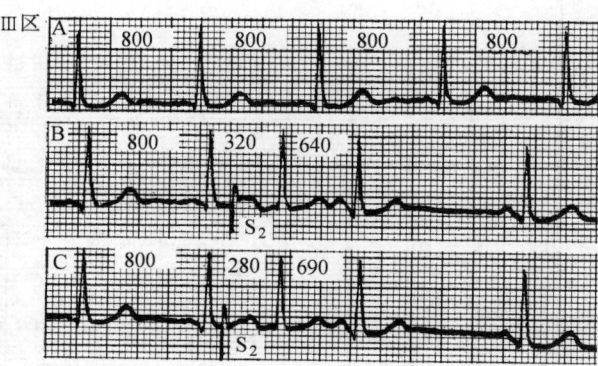
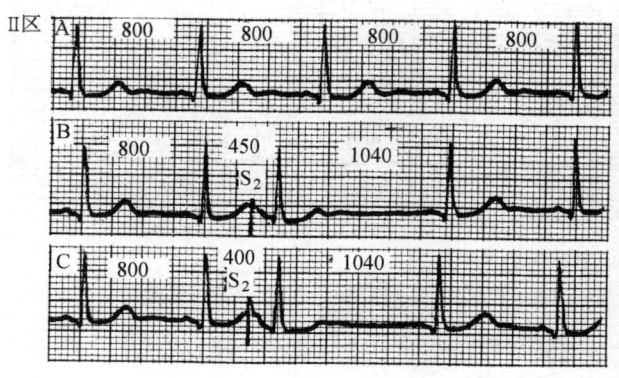
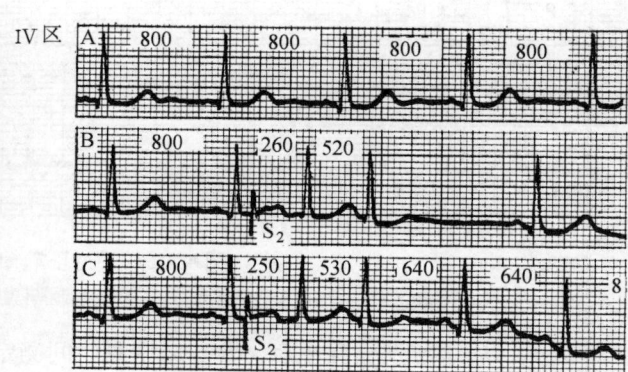

图 68-19　窦房结对房性早搏刺激的 4 个反应区

应用早搏刺激负扫描时，可出现窦房结对房早的 4 个不同的反应区

计算公式：$SACTp = \dfrac{(A_2 \sim A_3) - (A_1 \sim A_1)}{2}$公式中的 A_2 为 S_2 脉冲刺激引起的 P 波，$A_2 \sim A_3$ 表示 S_2 脉冲后的 P 波到第一个恢复的窦性 P 波的之间距离。②连续刺激法（SACTc 法）：该法由 Narular 于 1978 年首先提出。选用 $S_1 S_1$ 刺激模式，以高于患者自身心率 10ppm 的频率起搏，每次发放 8～10 个刺激脉冲，停止起搏后记录 8～10 个窦性周期，再次发放 8～10 个刺激脉冲，如此重复 3 次，取 3 次测定的平均值为最后结果。计算公式：$SACTc = \dfrac{(A_2 \sim A_3) - (A_1 \sim A_1)}{2}$该公式中的 A_2 为最后一个 S_1 脉冲刺激引起的 P 波，$A_2 \sim A_3$ 表示最后一个 S_1 脉冲后的 P 波到第一个恢复的窦性 P 波之间的距离（图 68-20）。

（6）影响测定窦房传导时间的因素：食管调搏测定窦房传导时间的方法为间接测定法，受多种因素的影响，而这些因素又影响了窦房传导时间测定（SACT）的临床价值。因此，所得结果应为临床参考值。影响因素包括：①超速刺激本身可造成窦房结自律性改变，直接影响测试结果。②房内传导时间对 SACT 值的影响：正常情况下，房内传导时间小于 60ms。如果因心房病变引起房内传导时间延长，会影响所测定的 SACT 的值。③房内正向与逆向传导时间不一致对 SACT 值的影响：正常房内的正向与逆向的传导时间不同，食管调搏测定窦房传导时间的方法本身就存在心房传入窦房结与窦房结传出到心房的 2 段时间，因此，单独计算窦房传导时间（窦房结激动传出到心房的时间）显然是不准确的。因此，计算窦房传导总时间（包括：传入和传出时间）相对合理一些，即 SACT =（$A_2 \sim A_3$）-（$A_1 \sim A_1$）。④由于房内正向与逆向传导时间不一致，刺激电极导管与窦房结之间的距离越长，所得结果的偏差就越大。

（7）临床意义：鉴于以上各种影响窦房结传导时间的因素，食管心房调搏测定的窦房传导时间显然不能反映真正窦房传导的情况，有时还容易使临床作出错误诊断，因此，建议食管心房调搏不再进行该项测定。

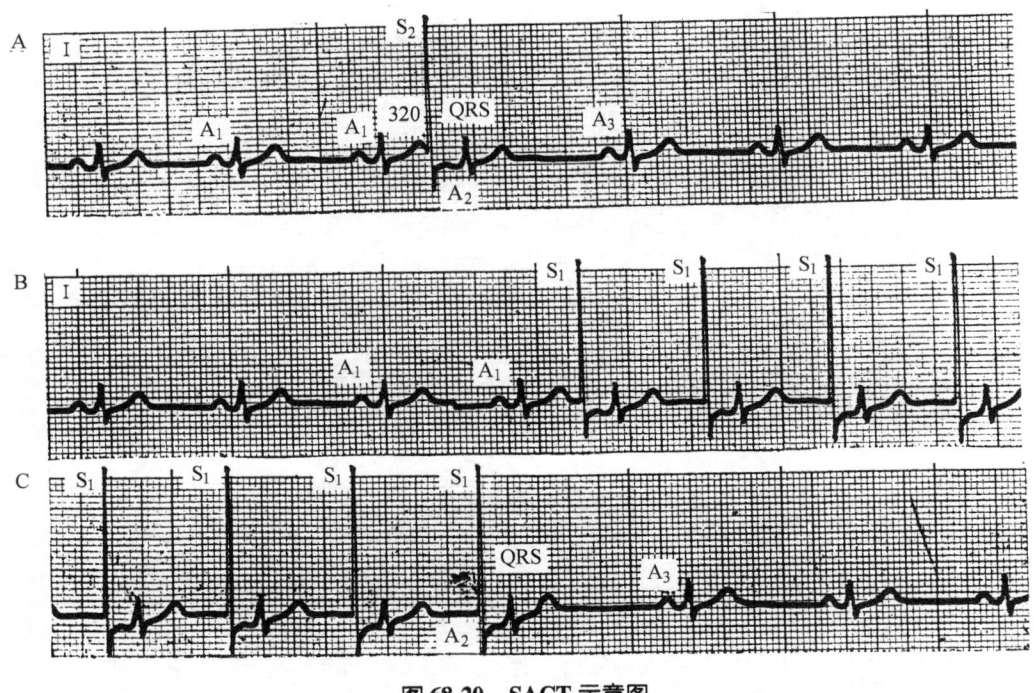

图 68-20　SACT 示意图

A. 为 SACTp 法测定 SACT；B、C. 是连续记录，应用 SACTc 法测定 SACT

4. 窦房结有效不应期

测定窦房结不应期(SNERP)，是评估窦房结功能的一种方法。

(1) 机制：应用 B 程序或 C 程序进行逆扫描时，随 RS_2 和 S_1S_2 联律间期的缩短，S_2 落入前一个窦性激动的有效不应期，出现功能性的房窦传入阻滞。此时的 S_2 刺激引起的房早成为插入性房早，即为窦房结不应期。

(2) 方法：用 B 程序或 C 程序进行逆扫描，RS_2 和 S_1S_2 联律间期的设计如方法学中所述。

(3) 测定：第一个出现插入性房早，并呈 $A_1 \sim A_3 = A_1 \sim A_1$ 的距离的 PS_2 或 S_1S_2 间期长度即为测定的窦房结不应期值。心房调搏中仅有 19% ~46% 的人可以测到窦房结有效不应期(图 68-21)。

(4) 影响窦房结不应期的因素：①心房肌有效不应期长于窦房结有效不应期，S_2 刺激先进入心房肌有效不应期，因而不能测到窦房结有效不应期。②起搏频率越快，窦房结有效不应期越长。起搏间期继续缩短，对窦房结的抑制加重，窦房结有效不应期也随之进行性延长。当起搏周长接近窦性周长时，起搏刺激轻度抑制或不抑制窦房结，此时窦房结有效不应期随起搏周长延长而变化较小或无变化。研究表明，起搏周长和窦房结有效不应期呈二次多项式曲线。起搏周长/窦房结有效不应期集中在 0.90 左右，而且此点附近窦房结有效不应期较稳定。在正常人，单纯窦缓者和病窦综合征三组中观察的结果一致，因此，建议窦性周期长度×90% = 起搏周期长度作为测定窦房结有效不应期的最适起搏周期。③有明显窦性心律不齐、房窦传导裂隙现象，窦房阻滞或房内传导障碍，均可影响窦房结有效不应期，使结果不可靠。

5. 心脏固有心率测定

窦房结的外显功能决定于三个方面的因素：①窦房结的自律性；②窦房传导功能；③其他因素。在其他因素中，以自主神经对窦房结外显功能影响最大。

心脏固有心率(IHR)指应用阻断交感神经和迷走神经的药物，祛除交感神经和迷走神经对窦性心率的影响后，记录的安静状态下的窦性心率。固有心率反映了窦房结自律性的初始状态。测定心脏固有心

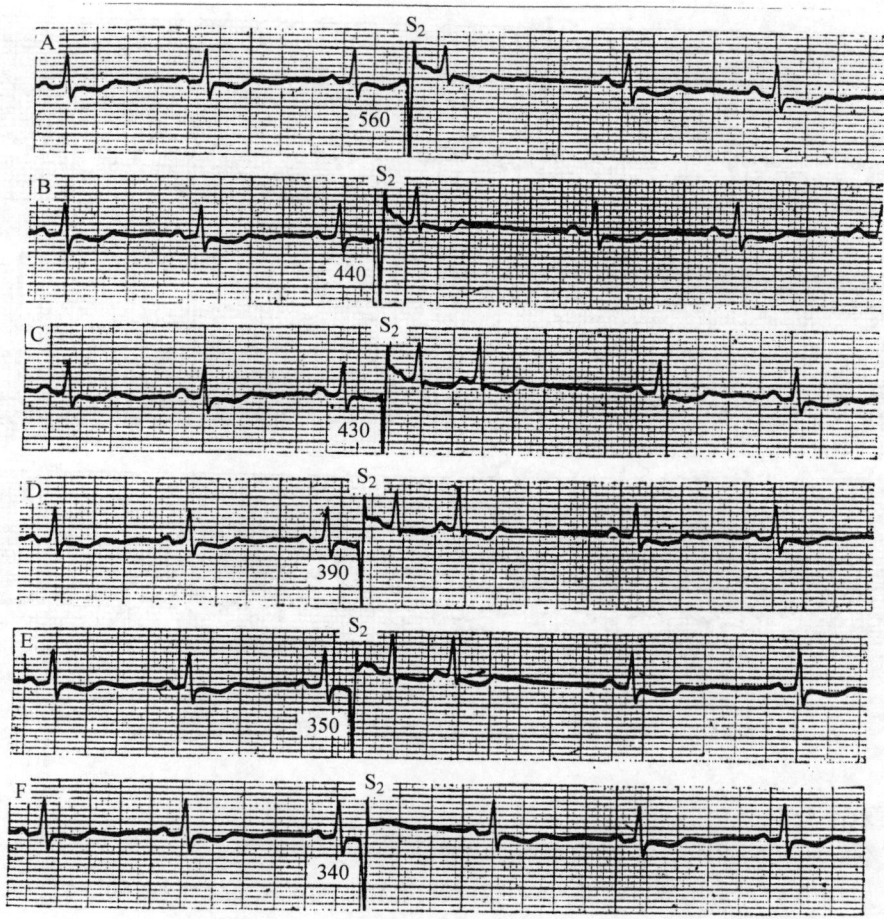

图 68-21　窦房结有效不应期测定

本图示窦房结不应期测定 B 条中 P 波至 S_2 间期 440ms，A_3 的回归周期 1200ms；$A_1 \sim A_3$ 距离 1600ms 相当于 Ⅱ 区。C 图中 PS_2 间期缩短 10ms 后，A_3 的回归周期突然缩短到 460ms；此时，P 波至 A_3 的间期为 900ms，等于 $A_1 \sim A_1$ 间期，称为一个插入性房早，此时窦房结进入有效不应期，窦房结有效不应期 430ms

率可以评价自主神经对于窦房结自律性的影响。

（1）方法：实验和临床资料表明，心得安 0.2mg/kg 可有效阻断交感神经对窦房结的影响。阿托品 0.04mg/kg 可有效阻断迷走神经对窦房结的影响。具体试验方法如下：①试验前，记录安静状态下的 12 导联心电图。②心得安 0.2mg/kg，稀释后以 1mg/min 的速度静脉推注，推注后记录心电图并注明此时的窦性心率。③10min 后，静脉推注阿托品 0.04mg/kg，2min 推注完毕。④记录阿托品用药后的 5 ~ 10min 内的最高心率，即为实测固有心率（IHRo）。

（2）固有心率的计算方法与正常值：①预测固有心率（IHRp）：预测固有心率的公式：IHRp = 118.1 − 0.57 × 年龄）。预测固有心率的可信限，小于 45 岁者，可信限的范围 ±14%；大于 45 岁者，可信限的范围 ±18%。②正常值：实测固有心率大于预测固有心率，同时实测固有心率大于 80bpm。③自主神经张力计算：

$$自主神经张力 = \left(\frac{RHR（用药前心率）}{IHRo（实测固有心率）} - 1 \right) \times 100\%$$

（3）结果评定：①当实测固有心率小于预测固有心率或实测固有心率小于 80bpm 时，提示窦房结功能低下。②自主神经张力测定为负值时（RHR ＜ IHRo），提示迷走神经占优势；自主神经张力测定为正值时(RHR > IHRo)，提示交感神经占优势。约有25%的病窦综合征患者测定自主神经张力为正值，提示该部分患者迷走神经张力下降或有代偿性交感神经亢进。③此外，还可以在交感和迷走神经双阻滞时，进行窦房结功能测定，又称为固有窦房结功能测定，有人认为，双阻滞后测定窦房结功能更能反映出患者窦房结功能的初始状态。

6. 窦房结功能检查的各项正常值见表68-3。

表68-3 窦房结功能测定正常值

测定内容	正常值	计算方法
窦房结恢复时间(SNRT)	≤1400ms	最后1个刺激的起点测量到第1个窦性P波的起点
窦房结总恢复时间(TSNRT)	<5000ms	最后1个刺激的起点测量到恢复刺激前的第1个窦性频率的P波的起点
校正窦房结恢复时间(CSNRT)	<550ms	SNRT-SCL(刺激前的窦性周期)
窦房结恢复时间指数(SNRTi)	1.6	SNRT÷SCL(刺激前的窦性周期)
窦房传导时间(SACTp)	150ms	$[(A_2 - A_3) - (A_1 - A_1)] \div 2$(B程序)
窦房传导时间(SACTc)	120ms	$[(A_2 - A_3) - (A_1 - A_1)] \div 2$(A程序)
窦房结不应期	330~430ms	SACT测定中，第1个进入三区的PS$_2$间期

7. 窦房结功能测定的临床意义

(1) 在窦房结功能测定中临床意义最大的是窦房结恢复时间。当SNRT > 2000ms时，即可确诊为病窦综合征。

(2) 固有心率的测定有助于进一步了解窦房结功能。

(3) 窦房传导时间测定由于其局限性和过多的影响因素，临床意义不大，建议在食管心房调搏中不再作为常规检查项目。

(二) 测定房室结前传功能

房室交界区连接于心房和心室，是激动自心房向心室或心室向心房传导的必经之路。房室交界区复杂的结构和功能，是产生多种复杂电生理现象的重要原因。

1. 房室交界区的解剖生理特点

房室交界区包括：结间束接近房室结的终末部(即房室心房扩展部)，房室结部和房室束起始部。也可分成五个区：房(A)区、房结(AN)区、结(N)区、结束(NH)区、束(H)区。其中，房室结是房室交界区最重要的部位。

(1) 房室结呈卵圆形，约0.7cm×0.4cm×0.1cm大小。房室结位于房间隔下部，冠状窦口的前上方。左侧与中央纤维体(右纤维三角)相依附，右侧盖有薄层心肌，于心内膜下0.1cm。

(2) 房室结由四种不同的细胞组成：①P细胞，主要位于结内，量少，具有起搏功能。②移行细胞，房室结内最多的一种细胞，内部结构介于P细胞和普通心肌细胞之间，故称为移行细胞(或过渡细胞)。③浦肯野细胞，胶原纤维较少，主要位于结周。④普通心肌细胞。

房室结的纤维较细小，纵、横、斜行的纤维相互交织成网状，形成迷路样结构，行至房室结下部后排列趋于平行，与希氏束相连。

(3) 房室结主要受左侧迷走神经与交感神经的支配，两者基本保持平衡，但迷走神经略占优势。刺激左侧交感神经时，可使房室结传导加速或出现交界性自主节律；当刺激左侧迷走神经时，可使房室结传导减慢或不应期延长。

(4) 房室结传导的三个特点：①双向传导：房室结即可将心房的激动顺向传至心室，也可将心室的激动逆向传入心房，具有逆向传导者约为60%~90%，逆向传导与顺向传导不呈简单的镜影关系。研究表明，房室结上部至少有两个入口，一个是终嵴，另一个是房间隔下部。顺向传导时激动主要是从嵴部传入，而逆向传导时激动则可传向房间隔下部。②单径传导：正常情况下，心房的激动进入房室结终嵴，依次通过房室结的房结区，结区和结希区，经希氏束传入心室。激动在房室结内缓慢地沿多条径路纡迴下传，经房室结的过滤和整合形成一致的激动传入希氏束。由于激动在房室结内的传导基本是同步的，故可看作是单径传导。当各组传导纤维的传导速度明显不等，使激动波传导不同步明显加大时才称为双径或多径传导。③延迟传导：由于房室结内结构的特点，激动在房室结内的传导是缓慢的。房室结的传导速度仅为 0.02 ~ 0.2m/s，激动在此约发生 0.04 ~ 0.05s 的时间延搁。这一延搁具有重要的生理意义，保证了房室顺序收缩，心房的收缩起了辅助泵的作用，从而增加每搏量和每分输出量。

（5）房室结应激性的特点：房室结应激性是指房室结对于来自心房、心室或其本身的刺激可产生应激反应的性能。①绝对不应期和有效不应期：房室结在绝对不应期时，对任何强度的刺激均不产生反应，即无应激性，表现为不传导。在绝对不应期之后的短时间内，对于较强的刺激虽可产生局部反应，但不向周围扩布及传导，其作用与绝对不应期相同。两者统称为有效不应期。房室结有效不应期大约相当于心电图 P 波波峰至 T 波波峰，在这段时间内，对刺激无反应，也不传导。②相对不应期：房室结在相对不应期时，对较强的刺激可产生应激并产生全面去极化，形成扩布性兴奋。但由于此阶段复极不完全，膜电位较高，0 相去极化速率和幅度也较正常为小，因而扩布传导性较慢，越靠近相对不应期的早期，其传导越慢，即所谓频率依赖性递减性传导。房室结相对不应期大约相当于 T 波顶峰或末尾。③超常期：房室交界区的超常期传导是指在心动周期的早期很短时间内，房室传导功能发生矛盾性改善。房室交界区超常期传导几乎都发生于心脏受抑制的情况，正常情况下很少出现。因此，它其实仅指此时的房室传导功能暂时比原有的抑制状态好些，而并非比正常的传导功能更好。发生超常期传导的位置尚无定论，有人认为在异常延长的相对不应期或绝对不应期内；有人则认为在相对不应期与正常反应期的交界处，可因人因时而异。④正常反应期：房室结在正常反应期完全脱离了不应期，恢复正常的应激性，产生的动作电位正常，故其应激性和传导性均正常。房室结正常反应期相当于 U 波结束至下一个 P 波波峰的时间。

由此可见，房室结在正常反应期内对激动的反应是"全传导"，在有效不应期内是"无传导"，在相对不应期内是"递减性传导"。

2. 测定房室结前传功能的目的

了解房室结的前传功能和房室结有效不应期。

3. 测定方法

选用 S_1S_1 刺激，测定房室结前传功能，应用 S_1S_2 和 RS_2 程序测定房室结有效不应期（房室结不应期的测定参考传导系统不应期的测定）。在测定房室结前传功能的实际应用中可以选择 2 种方法：

（1）分级递增法：以高于自身心率 10 ~ 20ppm 的频率起搏，连续 10 ~ 15 刺激，停止刺激后观察刺激时房室结是否 1:1 下传，如果房室结 1:1 下传，则提高刺激频率 5ppm 重复上述刺激，直到房室结传导出现文氏下传现象（文氏点）和 2:1 下传（2:1 点）为止。该方法应用分段记录心电图。

（2）连续递增法：以高于自身心率 10 ~ 20ppm 的频率起搏，在不停止刺激的基础上，每 10 个刺激后，提高起搏频率 5ppm，直到房室结传导出现文氏下传和 2:1 下传为止。该方法为连续记录心电图，记录心电图时应注意每次提高起搏频率时，及时在心电图相应的位置注明当时的起搏频率。

4. 正常值

房室结前传文氏点：150ppm；2:1 点：170ppm。

5. 临床意义

（1）文氏点低于 130ppm，2:1 点低于 170ppm，常见以下几种原因：①房室阻滞：窦性心律时就有房室阻滞，用高于自身心率起搏后，房室阻滞情况加重。②隐匿性房室结传导功能低下：房室结本身传导功能低下，但在正常或较慢的窦性心律时，表现为房室结的传导正常，一旦心率增快，即使心率仍在正常范围内，也可出现房室阻滞。③迷走神经张力增高；④如果同时存在房室结双径路时，文氏点的下降可能由于房室结双径路慢径路传导所致。房室结双径路经射频消融术消除后，绝大部分文氏点和 2:

1 点可以恢复正常。⑤药物影响：影响房室结传导的药物均可以使房室结文氏点下降。

（2）起搏频率在 200ppm 以上，房室传导仍然保持 1:1 下传。有人将这种情况称为"房室结加速传导"，将其归为一种电生理现象。

（三）测定心脏传导系统不应期

测定心脏各部位的不应期，是了解心脏各个部位组织的传导性和应激功能的重要方法。对于研究心律失常的发生机制和抗心律失常药物作用的机制都具有十分重要的意义。

1. 不应期的种类

（1）相对不应期（relative refractroy period；RRP）是可以使心脏某部分组织传导延缓的最长联律间期。应用早搏刺激（RS_2 或 S_1S_2）的方法，逐渐缩短 S_2 的联律间期，某部分组织的传导出现延缓的第 1 个 S_1S_2 间期或 RS_2 刺激时的 P 波到 S_2 的间期的时限即为该部分组织相对不应期的数值。

（2）有效不应期（effective refractroy period；ERP）指激动不能通过心脏某部分组织（或该处组织不能应激）的最长联律间期。应用早搏刺激（RS_2 或 S_1S_2）的方法，逐渐缩短 S_2 的联律间期，刺激不能引起某部分组织发生任何反应时的第 1 个 S_1S_2 间期或 RS_2 刺激时的 P 波到 S_2 的间期的就是该部分组织有效不应期的数值。

（3）功能不应期（functional refractroy period；FRP）指允许连续 2 次激动通过心脏某部组织的最短间期。其反映了该组织连续激动的最佳状态。换言之，刺激过程中一旦 S_2 的联律间期再缩短，该部位的组织就进入有效不应期。因此，功能不应期在程序刺激中出现的位置是有效不应期前 1 个的 S_2 的联律间期，其数值就是该部位功能不应期的长度。

2. 影响不应期测定的因素

（1）预测组织的不应期应长于上一级组织的不应期，否则，不能测出该组织的不应期。例如：心房的不应期短于房室结不应期时就能够测定房室结不应期。然而部分患者心房不应期比房室结不应期长，心房首先进入不应期，此时房室结不应期不能显露，也就不能测定出房室结的不应期。

（2）自身或基础刺激频率的快慢对不应期的影响很大。例如，房室结的不应期随刺激的频率增快，表现为不应期延长。而心房不应期则随刺激频率的增快表现为不应期相对缩短。因此，在观察药物对不应期的影响时，用药前后应采用同一基础刺激频率，避免将频率改变引起的不应期变化误认为药物作用。

（3）刺激强度也可影响不应期的长短，刺激强度越大所测得的不应期越短。因此，同一次检查中刺激强度应保持一致。

3. 心脏传导系统不应期的测定方法

选用 RS_2 和 S_1S_2 程序进行逆扫描，随 S_2 刺激联律间期的缩短，依次出现窦房结、房室结、束支及心房的有效不应期。此外，房室结双径路的患者可以测定快径路和慢径路的不应期，预激综合征的患者可测定旁路前传不应期。测定不应期时，19%~46% 的患者检测不到窦房结不应期；还有一些患者可以仅显露右束支不应期，而另一些患者可以仅显露左束支不应期。

4. 不应期的测量

（1）窦房结有效不应期：随 S_1S_2 刺激或 RS_2 刺激联律间期的缩短，第 1 个进入三区（S_2 刺激形成插入性房早）的 S_1S_2 间期或 RS_2 刺激时的 P 波到 S_2 的间期（PS_2 间期），即是窦房结有效不应期（见图 68-21）。

（2）心房有效不应期：随 S_1S_2 刺激或 RS_2 刺激联律间期的缩短，第 1 个不能使心房除极的 S_1S_2 间期或 PS_2 间期，为心房有效不应期（图 68-22）。

心房的相对不应期和功能不应期由于体表心电图 P 波的变化有时不明显，食管心房调搏一般不进行测量，测量的方法详见不应期的种类。

（3）房室结不应期：①有效不应期：随 S_1S_2 刺激或 RS_2 刺激联律间期的缩短，第 1 个房室结不能下传到心室的 S_1S_2 间期或 PS_2 间期，为房室结有效不应期（图 68-23）。该间期也是负扫描中进入房室结有

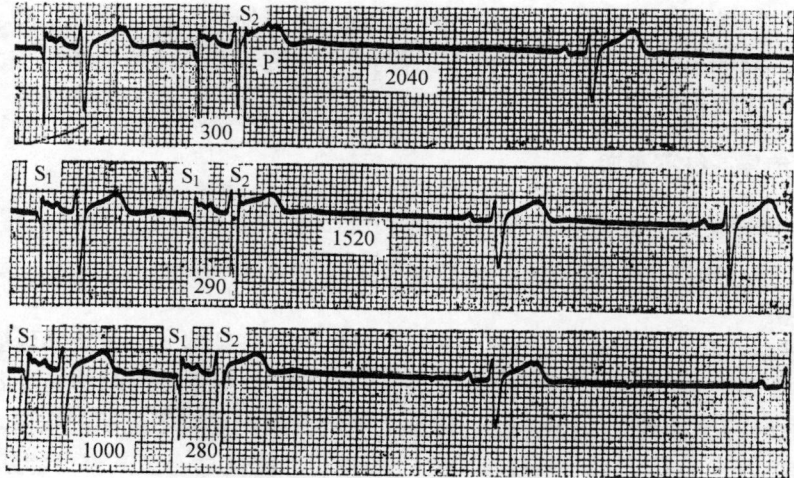

图 68-22 心房有效不应期的测定

本图 S_1S_2 刺激 300ms 时，S_2 刺激后仅有 P 波而无 QRS 波，提示房室结已进入有效不应期，心房依然可以激动。S_1S_2 刺激缩短到 290ms 时，刺激信号后没有 P 波，提示心房进入有效不应期

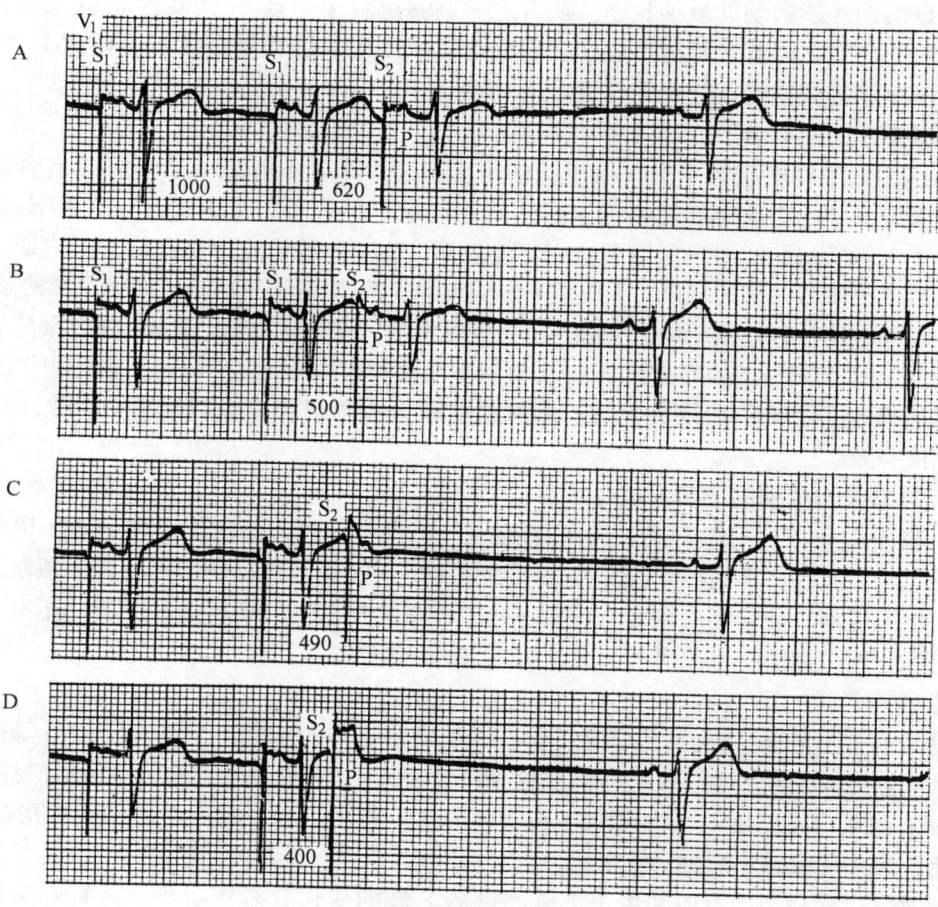

图 68-23 房室结有效不应期的测定

应用 S_1S_2 刺激测定房室结有效不应期，S_1S_1 间期 1000ms，S_1S_2 间期 500ms 时，S_2 刺激后可见 P 波及 QRS 波，提示激动经房室结下传心室。将 S_1S_2 间期缩短 10ms，到 490ms 时，S_2 刺激信号后只有 P 波而没有 QRS 波，提示激动阻滞在房室结，房室结有效不应期为 1000/490ms

效不应期时 S_1S_2 数值最长的间期长度（ms）。②相对不应期：指 S_2 刺激后第一个出现 PR 间期延长的 S_1S_2 间期的长度。③功能不应期：是 S_2 刺激进入房室结有效不应期前的最后一个心房激动可以下传心室的 S_1S_2 间期的长度，也是激动可以通过房室结下传心室的最短的 S_1S_2 间期。

（4）左束支有效不应期：随 S_1S_2 刺激或 RS_2 刺激联律间期的缩短，第 1 个出现左束支阻滞 S_1S_2 间期 PS_2 间期，为左束支有效不应期（图68-24）。

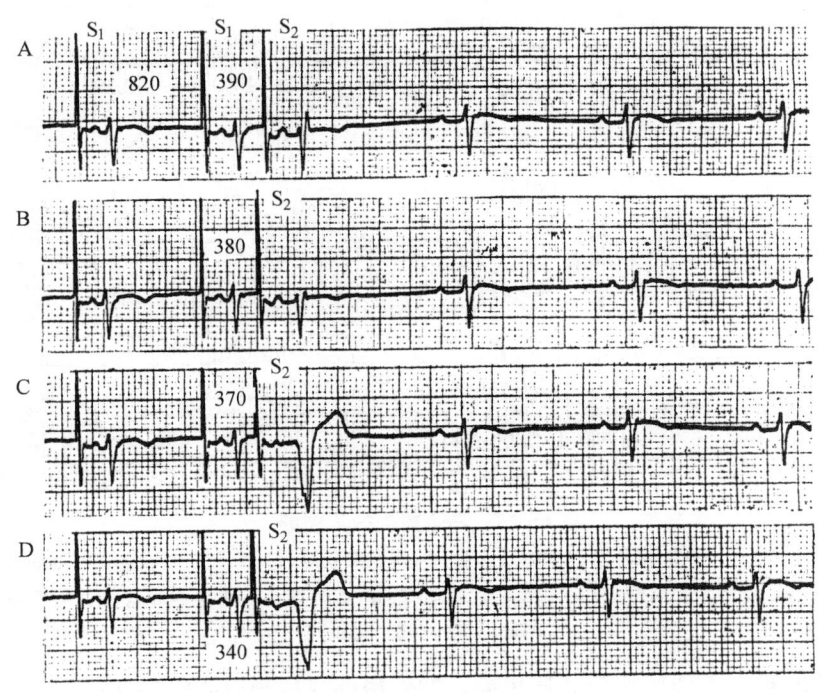

图68-24　左束支有效不应期

图中 A、B 二条 S_2 下传的 QRS 波为不完全左束支阻滞，当 S_1S_2 间期缩短到 370ms 时，
QRS 波为完全性左束支阻滞图形，左束支有效不应期为 820/370ms

（5）右束支有效不应期：随 S_1S_2 刺激或 RS_2 刺激联律间期的缩短，第 1 个出现左束支阻滞 S_1S_2 间期 PS_2 间期，为右束支有效不应期（图68-25）。

（6）心室有效不应期：S_2 刺激后，第 1 个不能使心室除极的 S_1S_2 间期或 PS_2 间期，为心室有效不应期（图68-26）。

（7）不应期的测量中的注意事项：①首先注意本次测定不应期时所选用的程序，如果应用 S_1S_2 刺激，测量不应期时，要在读出的不应期前注明所应用程序中 S_1S_1 间期的数值。例如：S_1S_2 程序中 S_1S_1 间期600ms，S_1S_2 间期350ms 时房室结进入有效不应期，在报告中应注明房室结有效不应期：600/350ms。提示房室结的有效不应期350ms，仅仅在前题为 S_1S_1 间期600ms 时测定的数值，有特指的含义。②如果应用 RS_2 程序，由于该程序是心室感知，心房起搏，感知与起搏为二个不同的心腔，因此，在感知和起搏中漏掉了心房激动和房室结传导的时间，即 P 波和 PR 间期。所以测量时，应该在进入有效不应期的 QRS-S_2 间期的基础上，加上此时的 P 波与 PR 间期的时限。

5. 传导系统不应期正常值见表68-4。

6. 临床意义

（1）研究心律失常的发生机制：①窦房结不应期延长，提示病窦综合征；②心房不应期延长，易造成心房复极不同步而形成房内折返，引起早搏或房性心动过速。心房不应期缩短，在发生房性心动过速、房扑或房颤时，则心房率较快；③房室结不应期延长，提示房室结传导能力降低，易造成房室传导

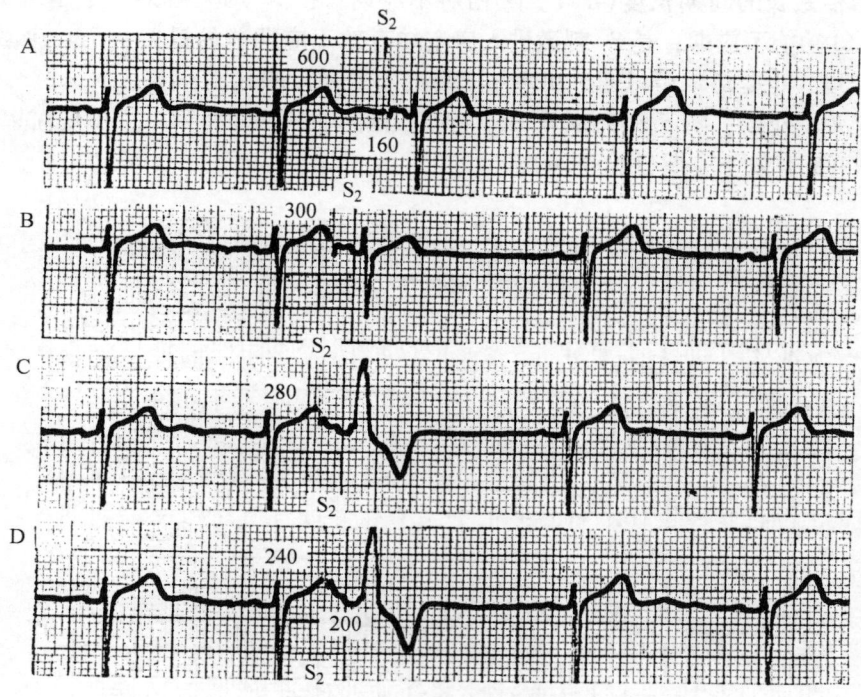

图68-25 右束支有效不应期

本图示 A、B 二条 S_2 刺激后的 QRS 波正常，没有右束支阻滞，C 条的 RS_2 缩短的 280ms，

S_2 刺激后 QRS 波出现完全性右束支阻滞。本例右束支有效不应期为 440ms（即：PR 间期

160ms + RS_2 间期 280ms）

阻滞。房室结不应期缩短，类似房室结加速传导，发生房扑或房颤时心室率往往较快。④束支不应期延长，易导致传导阻滞。束支不应期不一致，房早时易出现室内差异性传导。⑤房室结双径路的患者，快径路不应期延长，易诱发房室结折返性心动过速。⑥预激综合征时旁路不应期长者，房颤的发生率低，房颤或心动过速时心室率不太快。旁路不应期过短（<270ms）时，房颤发生率高，心室率较快，且多呈旁路下传，QRS 波增宽与窦性心律时的图形一致。

表68-4 传导系统不应期正常范围(ms)

部位	相对不应期	有效不应期	功能不应期
窦房结		330 ~ 430	
心房	240 ~ 370	170 ~ 360	240 ~ 270
房室结	400 ~ 630	230 ~ 430	330 ~ 500
右束支		230 ~ 480	
左束支		200 ~ 450	
心室		170 ~ 290	

（2）观察药物对不应期的影响：将用药前测定的不应期作为对照，根据药物进入峰值的时间再用相同的基础刺激频率测定其不应期，根据不应期是否发生变化以及变化的部位来判断该种药物的电药理作用。

（四）房室结双径路中的应用

Moe 于 1956 年首先引入房室结双径路的概念以来，人们对此进行了深入的研究，证实了房室结双径路为阵发性室上速心动过速的常见重要机制之一。房室结双径路的检出率成人为 4% ~ 10%，儿童则

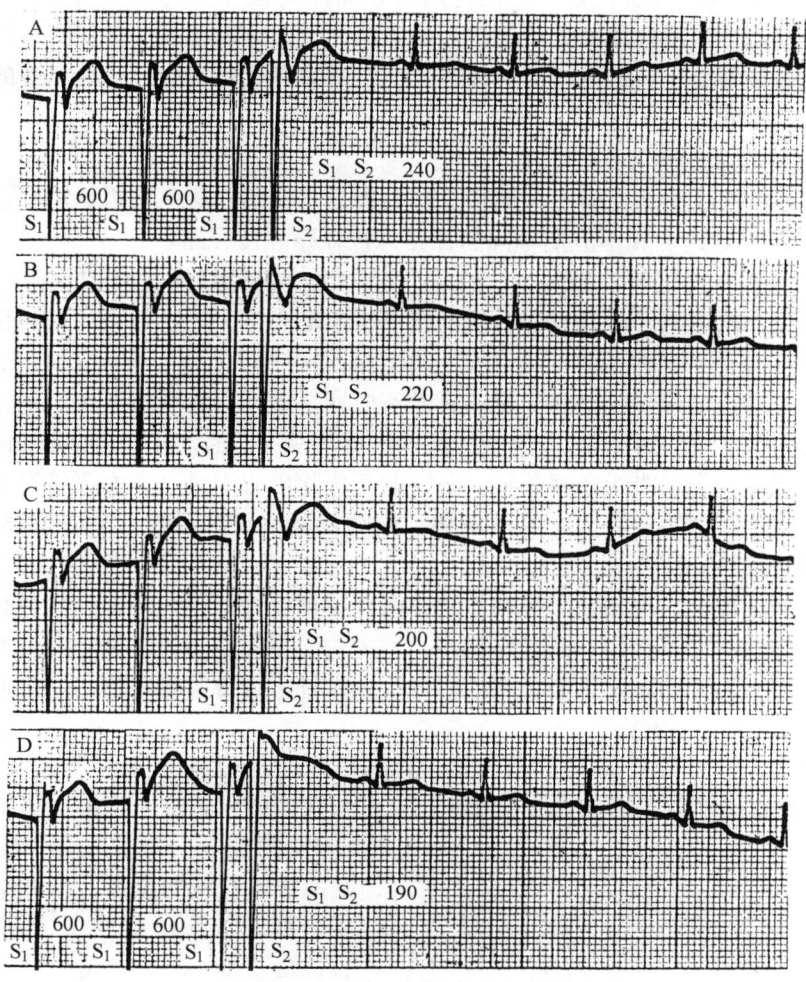

图 68-26　心室有效不应期的测定

本图为经食管调搏测定的心室有效不应期。图中 S_1S_1 刺激间期 600ms，S_1S_2 间期从 240ms 递减到 190ms，其中 A ~ C 条的 S_2 刺激后均可见 QRS 波跟随，D 条的 S_2 后没有 QRS 波，提示进入刺激心室有效不应期

高达 35% ~ 46%。房室结折返性心动过速的发生率约占阵发性室上性心动过速的 45%。

1. 房室结双径路形成的机制

1956 年 Moe 等首先设想房室结折返性心动过速可能是由于在房室结内纵向分离为两条径路而产生。1966 年 Menfez Moe 应用兔心活体实验证实房室结内存在纵向分离的两条径路。1971 年 Janse 应用兔心房室结微电极标测资料支持了这一观点。

多年来在房室结组织中始终没有找到狭义的解剖学"传导途径"作为双径路的根据，房室结组织的结构与电生理具有不均匀传导的特征，Spach 等在心房肌中显示了各向异性传导(anisotropic conduction)的特征。作为房室交界区纵向分离的可能理论根据。所谓各向异性传导，是指细胞间的传导有方向性，沿细胞排列的长轴("纵向")传导性好，垂直于长轴方向("横向")的传导性差。当细胞膜的除极电流减弱时，"纵向"传导性减弱而保持横向传导；当细胞间偶合障碍时，"横向"传导易发生阻滞。

人体中房室结双径路的概念，与动物实验所引伸的设想一样，在人体的房室结存在传导速度和不应期截然不同的两条径路，一条径路传导速度快，不应期长，称快径路，是房室结的优势传导径路；另一条径路传导速度慢，不应期短，称为慢径路，正常情况下不显露。窦性心律时，心房激动一方面从快径路下传激动心室，产生 QRS 波群；另一方面也从慢径路同时缓慢下传，但由于慢径路的传导速度慢，经慢径路下传的激动到达快慢径路的共同通道希氏束时，希氏束因已被从快径路下传的激动除极尚处于有效不应期而不能被慢径路下传的激动所除极，因此，绝大多数房室结双径路患者的心电图在窦性心律时无法看到慢径路的传导。

2. 房室结折返性心动过速的发生机制

折返性心动过速的发生必须伴有三个条件，称为折返三要素，房室结折返性心动过速也不例外。

（1）必须有二条传导速度和不应期不同的径路，快径路和慢径路。

（2）其中一条出现单向阻滞。当发生房性早搏时，由于快径路不应期长，房性早搏落入快径路的有效不应期内而发生单向阻滞，激动只能沿慢径路下传激动心室，产生延长的 PR 间期。

（3）发生传导阻滞的一条具有逆传功能。当激动沿慢径路下传后，同时又沿发生单向阻滞的快径路逆传激动心房，此时，如果慢径路尚未脱离有效不应期，激动不能再次下传心室，体表心电图仅表现为经慢径路下传的 QRS 波群之后伴有一个心房回波。如有更早发生的房性早搏，前传也会落入快径路不应期而发生单向阻滞，激动沿慢径路下传，一方面下传除极心室另一方面再沿发生单向阻滞的快径路逆传激动心房，此时，如果慢径路已脱离不应期，激动就能够再次下传，形成持续的心动过速（图 68-27），称为慢快型房室结折返性心动过速。

还有另外两种少见情况，房室结双径路的快径路传导速度快，不应期长；慢径路传导速度慢，不应期短，心动过速发生后快径路前传，慢径路逆传，称为快慢型房室结折返性心动过速。如果房室结存在多径路，则可能形成折返激动在两条慢径路之间进行，这种折返称为慢慢型房室折返性心动过速。

3. 检查方法

（1）RS₂ 刺激法：以步长 10ms 进行负扫描，直到至 S₂ 达心房有效不应期。以 RS_2 间期为横坐标，S_2R 为纵坐标，将负扫描所得各点在相应位置标出，即为房室传导曲线。正常人随刺激的联律间期缩短 S_2R 逐渐延长，该曲线为一圆滑的连续曲线，而房室结双径路的患者，当 RS_2 进入快径路的有效不应期时，激动则由慢径路下传，S_2R 突然延长，延长量 >60ms，传导曲线呈现不连续的反应曲线（图 68-28）。

（2）S₁S₂ 刺激法：先以高于自身心率10%的频率设置 S₁S₁ 的起搏间期，之后加入一个早搏刺激，并以 10ms 步长进行负扫描，直到心房有效不应期，该刺激 S_2R 的反应与 RS₂ 法相同（图 68-29）。在设定 S₁S₁ 起搏间期时应注意 S₁ 之后的 PR 间期应该属于快径路传导的范围，如果此时出现快慢径路交替出现，即 PR 间期长短交替出现，则要延长 S₁S₁ 的起搏间期，保证激动经快径路下传。

（3）S₁S₁ 刺激法：以稍快于自身心率的频率起搏，观察 S₁R 间期有否改变，无变化时可提高起搏频率 10～20ppm，至不能夺获心房为止。房室结双径路的患者可出现：①S₁R 跳跃式延长，S₁S₁ 频率增加 10ppm，S₁R 延长≥60ms；②在同一起搏频率时，出现两种 S₁R₁ 间期，但无 QRS 波的脱落，且两个 S₁R₁ 之差≥60ms；③在某一起

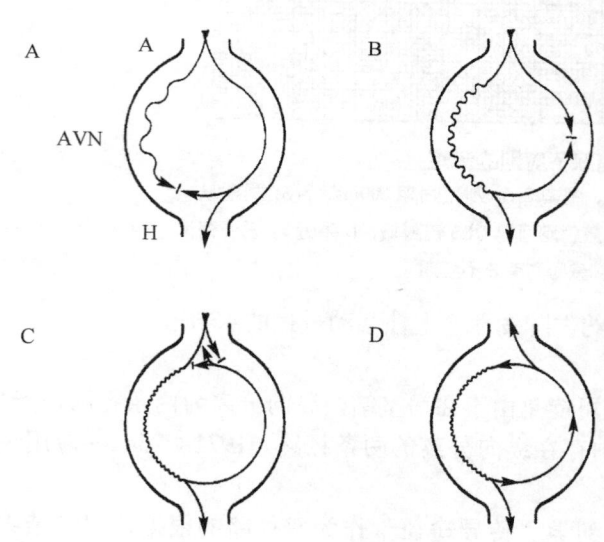

图 68-27 慢快型房室结折返性心动过速示意图

A. 房室结存在传导速度和不应期截然不同的两条径路，快径路是房室结的优势传导径路，慢径路正常情况下不显露；
B. 房性早搏落入快径路的有效不应期内而发生单向阻滞，激动只能沿慢径路下传激动心室，产生延长的 PR 间期；
C. 激动又沿发生单向阻滞的快径路逆传激动心房；D. 同时激动又再次下传，形成持续的房室结折返性心动过速

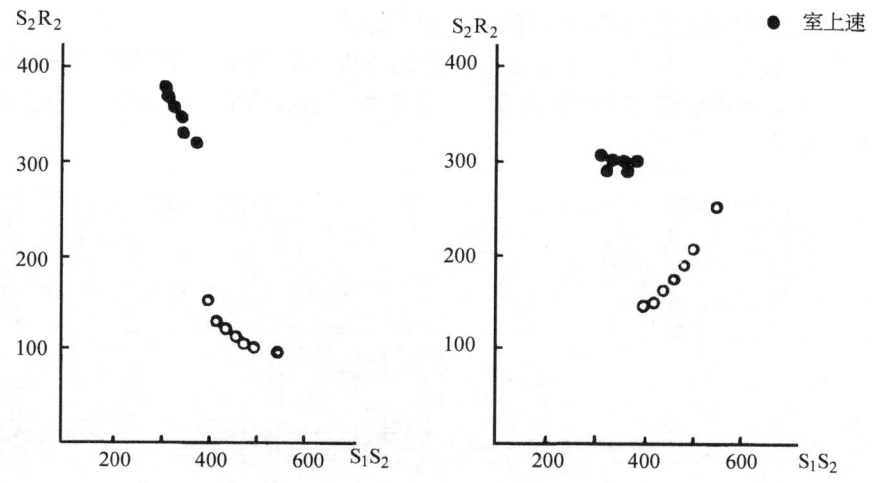

图 68-28　房室结双径路的传导曲线

S_1S_2 刺激时，房室结双径路的传导有不同的表现形式，主要为传导曲线断裂，圆圈代表不同 S_1S_2

间期时的房室结传导时间，黑点表示室上速发作

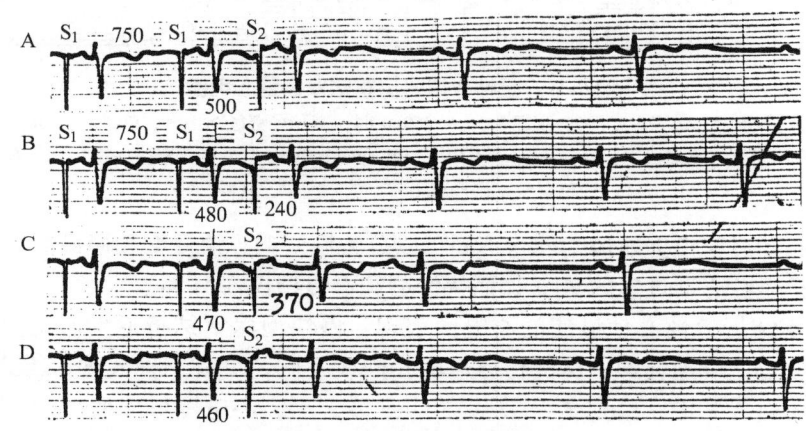

图 68-29　S_1S_2 刺激检出房室结双径路

A、B. 二条 S_2 刺激后的 S_2R_2 时限 240ms；C. 条 S_1S_2 联律间期缩短 10ms 后，S_2R_2

时限突然延长为 370ms，发生了快慢径路的跳跃

搏频率时，可见跳跃式延长的文氏现象，多为 4:3 或 3:2 传导（图 68-30）。

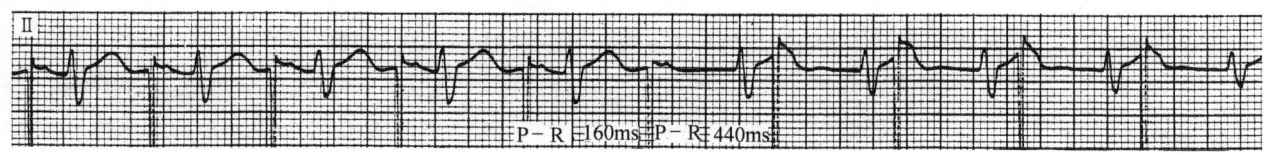

图 68-30　S_1S_1 刺激检出房室结双径路

图中 S_1S_1 刺激后的 PR 间期最初为 160ms，心房激动经快径路下传心室。随刺激时间的延长，S_1 刺激

后的 PR 间期从 160ms 突然跳跃延长到 440ms，激动从快径路下传变为经慢径路下传心室

　　应当注意的是房室结双径路前向传导的外显必须具备 2 个条件：①快径路有效不应期长于慢径路的有效不应期，如果快径路有效不应期短，则房室结传导均在优势的快径路下传，慢径路隐匿而不显露。②心房有效不应期应当短于慢径路有效不应期，否则心房先进入不应期，慢径路也会被掩盖。部分受检

者心房不应期较长，因此，这些患者应用 RS₂ 刺激不能检出双径路。

4. 房室结双径路及房室结折返性心动过速的心电图表现

（1）一过性一度房室阻滞。部分患者窦性心律时的心电图就有房室结双径路的传导表现为：一过性一度房室阻滞或二度 I 型房室阻滞图（图 68-31）。这些患者后经食管心房调搏、心内电生理检查和射频消融术得到证实与根治。

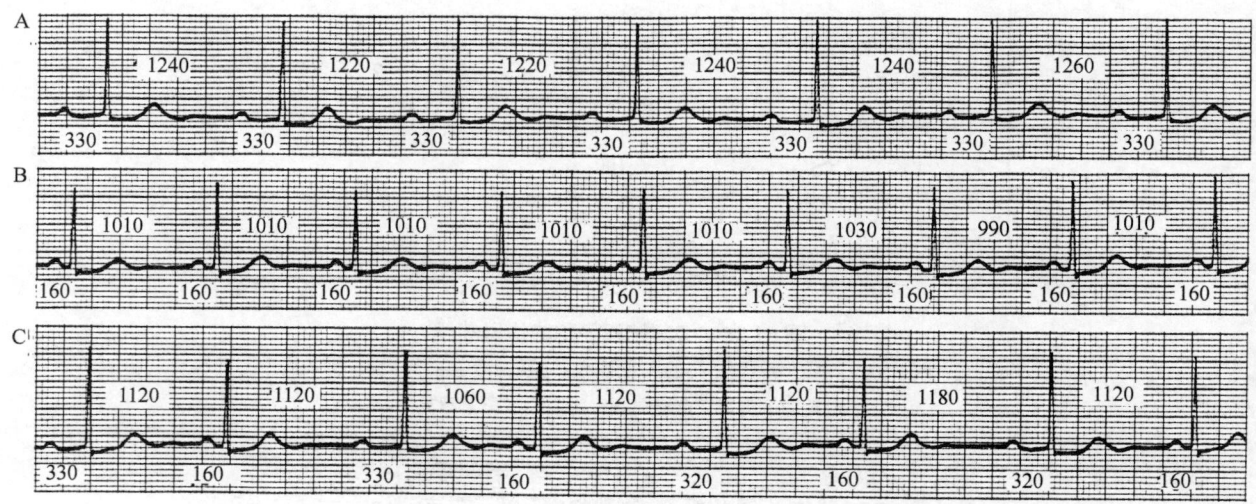

图 68-31　窦性心律时房室结双径路心电图

图 A、B、C 为同一患者心电图。A 条 PP 间期 1220~1260ms 时，激动经慢径路下传，PR 间期 330ms，呈一过性一度房室阻滞；B 条窦性心率增快后，激动从快径路下传，PR 间期 160ms；C 条时的窦性心率介于二者之间时，激动交替从快、慢径路下传，伪似房早二联律

房室结折返性心动过速根据前传的径路不同可以分为慢快型、快慢型和慢慢型。其中以慢快型最为常见，约占房室结折返性心动过速的 90%，而快慢型和慢慢型仅占 10%。

（2）慢快型房室结折返性心动过速的心电图表现：慢快型房室结折返性心动过速时，RP′间期 <70ms；因激动前传至心室和逆传回心房的传导速度相同或不同，可有三种表现，①逆传 P′波与 QRS 波重叠，体表心电图无逆传 P′波；②逆传 P′波落在 QRS 波之后，心电图形成假性 "S" 波；③逆传 P′落在 QRS 波之前心电图表现为假 "q" 波。国外文献报告三种情况的发生率分别为 48%~56%、35%~36% 及 4%；国内统计情况与之略有区别，发生率分别是 20.5%、77.4% 和 2.1%。

（3）快慢型和慢慢型房室结折返性心动过速发生率低，约占 10% 左右，RP′间期 >70ms，因此，食管心房调搏对此两种房室结折返性心动过速难以鉴别，需要进一步行心内电生理检查。

5. 诊断标准

根据电生理检查时的特点，房室结双径路可分为典型双径路和不典型双径路。

（1）典型房室结双径路诊断标准：①S₂ 与其前面的联律间期缩短 10ms，S₂R 突然延长 ≥60ms，且可以重复（图 68-32）；②S₁S₁ 刺激时可见两种 S₁R₁，两者之差 ≥60ms；③跳跃式延长的文氏现象，延长量 ≥60ms，且多为 3:2 传导；④可诱发房室结折返性心动过速。

（2）不典型房室结双径路诊断标准：①S₂ 与其前的联律间期缩短 10ms，S₂R 延长量 ≤40ms；②心动过速发作的心电图为不典型房室结折返性心动过速（图 68-33）。

（五）预激综合征中的应用

预激综合征是指房室之间存在着附加的传导组织（旁路），使部分心室肌在室上性激动通过正常房室传导组织之时已提前激动，造成心室激动顺序异常，因此，预激综合征是一种房室间传导加快的综合

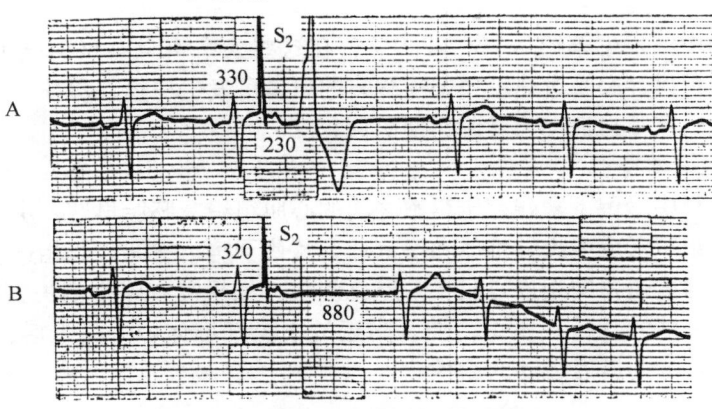

图 68-32　典型房室结双径路食管调搏

A 条中 S_2 联律间期 330ms 时，下传的 S_2R_2 间期 230ms；B 条中 S_2 联律间期缩短到 320ms 时，下传的 S_2R_2 间期跳跃延长到 880ms，延长量达 650ms，为典型房室结双径路，并诱发房室结折返性心动过速

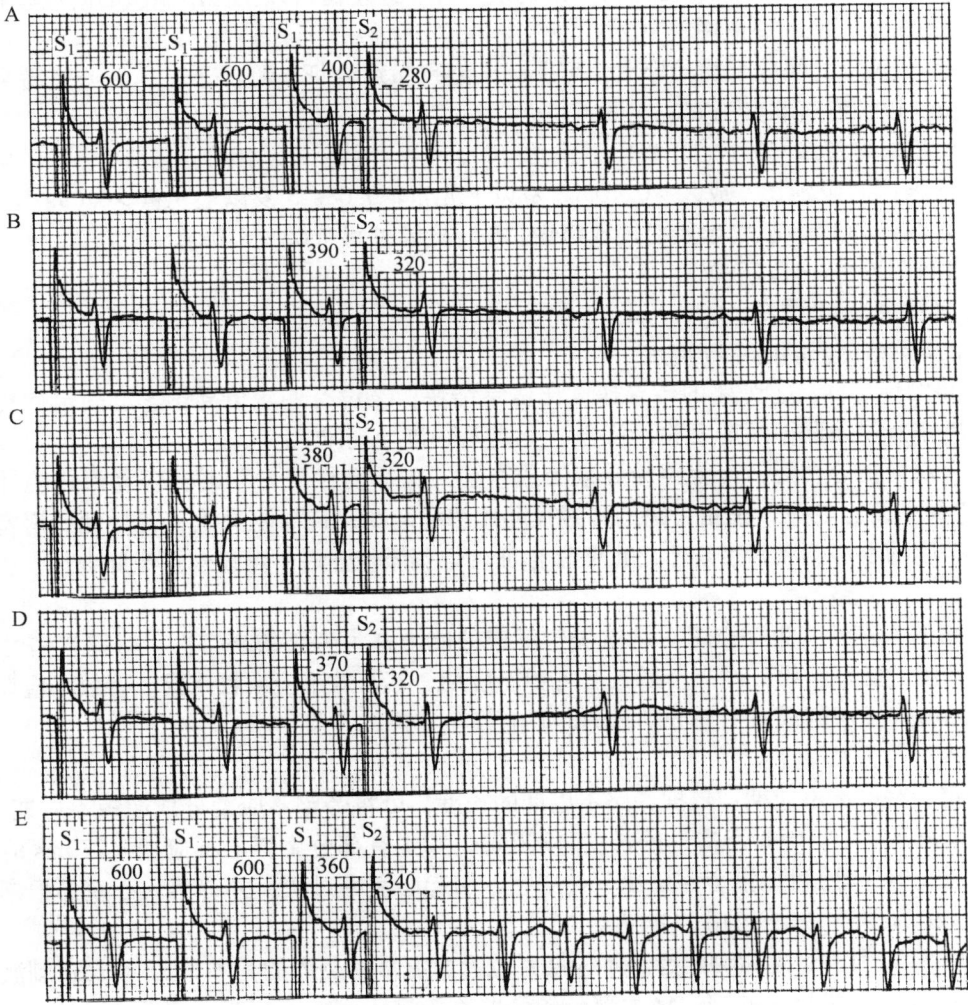

图 68-33　不典型房室结双径路食管调搏

应用 S_1S_2 刺激进行负扫描，随 S_1S_2 间期的缩短 S_2R 联律间期末见跳跃性延长，但诱发的心动过速为典型房室结折返性心动过速

征。

预激综合征在人群中的发生率约0.1%~3.9%，在这些人中40%~80%合并有各种心律失常。约50%~70%可发生房室折返性心动过速。15%~39%的患者可发生房颤、房扑。房颤时，QRS波多宽大畸形、心室率快，可导致严重血流动力学障碍而引起猝死。

1. 旁路的形成与组织学特点

旁路是心脏发育过程中遗留下来残存于房室之间的心肌组织。胚胎早期，房室心肌相连。胚胎发育期，心内膜垫和房室结组织形成中央纤维体和房室环，替代了房、室间心肌相连。在发育过程中，会遗留一些散在心肌相连，这些遗留的相连心肌自动退化消失，如果没有完全消失，则形成异常房室旁路。房室结和希氏束附近的一些叶状传导组织，伸入附近的中央纤维体中。出生后，这些岛状组织自动退化。如果没有退化，则可成为折返运动的途径。

2. 检查目的

应用食管心房起搏可以研究旁路的电生理特点；明确房室折返性心动过速的发生机制、特点和折返的类型；利用旁路与房室结不同的电生理特性检出不完全显性预激，从而可以对不完全显性预激进行诊断与旁路定位；测量旁路不应期，测定折返的诱发条件、终止窗口以及检出预激的高危患者等。

3. Kent 预激综合征的心电图

Kent 束是指房-室之间的附加传导束，可引起典型预激综合征。可位于左、右心室游离壁和房室间隔的许多部位，以预激五联症为其心电图特征。

（1）P-R 间期缩短，<0.12s(3 岁以下小儿 <0.05s,3 岁以上 <0.10s)。

（2）QRS 波群时限延长，成人 >0.10s(5 岁以下儿童 >0.08s,5 岁以上儿童 >0.09s)。

（3）有 δ 波，即 QRS 波群起始粗钝或模糊，δ 波持续时间 0.02~0.08s。

（4）P-J 间期正常（<0.27s）。

（5）有继发性 ST-T 改变。

4. Kent 预激综合征的电生理特点

（1）旁路的传导性：①旁路的传导速度比房室结快；②没有递减传导；③呈固定性传导，即房室传导时间与频率及早搏联律间期无关，符合"全或无"传导规律。

旁路具有双向传导功能，当旁路传导减慢或存在"失平衡性阻力"时，容易形成隐性预激，间歇性预激等。"失平衡性阻力"是指旁路的传导径路比房室结窄，传导阻力大，传导性比房室结弱，窦性心律或较小强度的心房刺激常表现不出预激综合征，但刺激较强时，可显现预激综合征。仅有逆传功能的旁路称为隐匿性旁路。

（2）旁路的兴奋性：旁路组织对刺激发生反应的能力称为旁路的兴奋性。旁路兴奋性因人因旁路类型不同而不同。旁路组织一次兴奋后具有各种不应期，其有效不应期较重要。有效不应期长短差异较大。短不应期者并发房颤或室上性心动过速时，有发生室颤的危险。

5. 检查内容与方法

（1）测定旁路前传不应期：依据旁路不应期的长度，可将旁路不应期分成超短不应期、短不应期、长不应期和超长不应期。超短不应期的长度 <300ms，其中有部分患者的不应期 <270ms 时，快速室上性的激动（房颤、房扑等）可以沿旁路迅速下传心室，引起心室率过快，并有落入心室易损期的危险，因此，这些患者称为预激综合征的高危病人。

（2）应用 S_1S_2 和 RS_2 刺激测定旁路不应期：选择含有早搏刺激的程序 S_1S_2 和 RS_2 刺激，进行逆扫描，随 S_1S_2 或 RS_2 联律间期的缩短绝大部分的旁路首先进入有效不应期，表现为：①S_2 刺激后的 PR 间期突然延长；②δ 波消失，QRS 波时限变为正常。最早出现这一变化的 S_1S_2 联律间期，即是旁路前传的有效不应期（图 68-34）。

当旁路不应期短于房室结不应期时，心房调搏时 S_2 后不会出现上述变化，而表现为随 S_1S_2 刺激的联律间期的缩短，预激成分逐渐增加，QRS 波增宽。当 QRS 时限 > 0.20s 时，提示房室结进入有效不应期，心房激动完全经旁路下传心室。此时，再继续缩短 S_1S_2 刺激的联律间期可出现三种情况：①旁路进入有效不应期，表现为 S_2 刺激后仅有 P 波而没有 QRS 波；②S_2 刺激后既无 P 波也没有 QRS 波，提示旁路不应期与心房不应期一致或短于心房不应期；③诱发宽 QRS 心动过速。

（3）应用 S_1S_1 程序测定旁路不应期：应用 S_1S_1 程序测定旁路不应期时，当刺激的联律间期缩短到一定长度后，即会出现因旁路进入不应期而不下传的表现：①旁路与房室结交替下传心室，食管心房调搏表现为刺激信号后带有 δ 波的宽 QRS 波和正常的窄 QRS 波交替下传心室。②仅有旁路下传心室，房室结传导阻滞，表现为刺激信号后带有 δ 波的宽 QRS 波 2:1 下传心室（图 68-35）。

（4）解释房室折返性心动过速的发生机制：与房室结折返性心动过速的发生机制一样，旁路参与的房室折返性心动过速也必须具备折返三要素：①房室之间存在两条通道，一条是房室结，另一条为旁路；②其中一条先进入不应期发生单向阻滞；③另一条下传心室，并沿着单向阻滞的通道逆传回心房，如果前传的通道已脱离不应期，就可以形成房室折返性心动过速。

（5）诱发房室折返性心动过速：典型预激应用食管调搏可以诱发房室折返性心动过速。选择 S_1S_2 或 RS_2 刺激，随 S_1S_2 刺激的联律间期缩短，旁路首先进入有效不应期，表现为 S_2 之后的 PR 间期恢复正常，QRS 波变窄，此时，如果心房已脱离不应期，QRS 波之后可见逆传 P^- 波或诱发房室顺向型折返性心动过速。如果旁路不应期

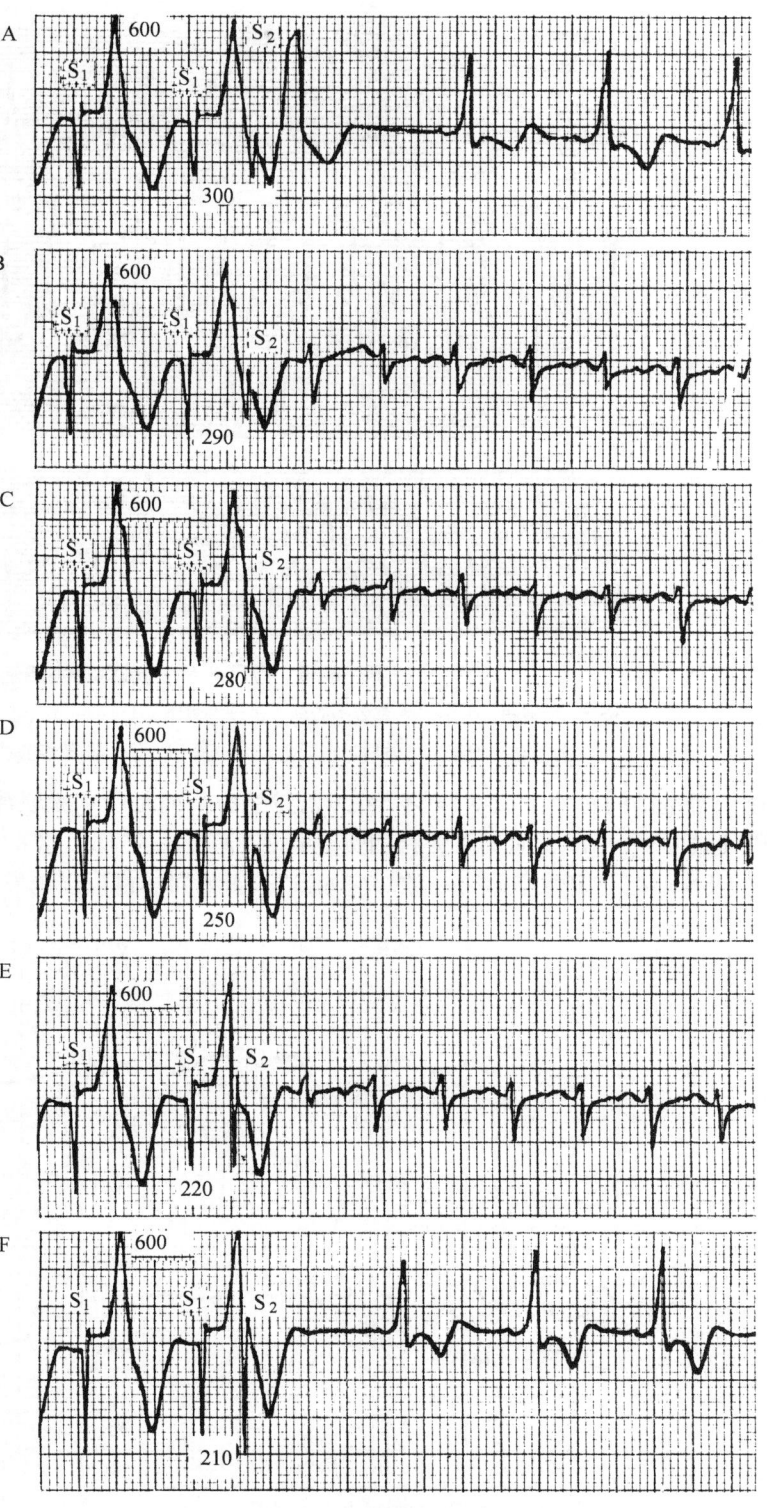

图 68-34　S_1S_2 刺激旁路不应期并诱发房室折返性心动过速

图中 S_1S_1 联律间期 600ms，S_1S_2 间期 300ms 时（A），激动经旁路和房室结同时下传心室可见短 PR 间期和宽 QRS 波，S_1S_2 间期缩短到 290～220ms 后（B～E），PR 间期延长而 QRS 波正常，并诱发房室折返性心动过速。从本图可以得出旁路有效不应期 600/290ms，心动过速诱发窗口 600/290～220ms

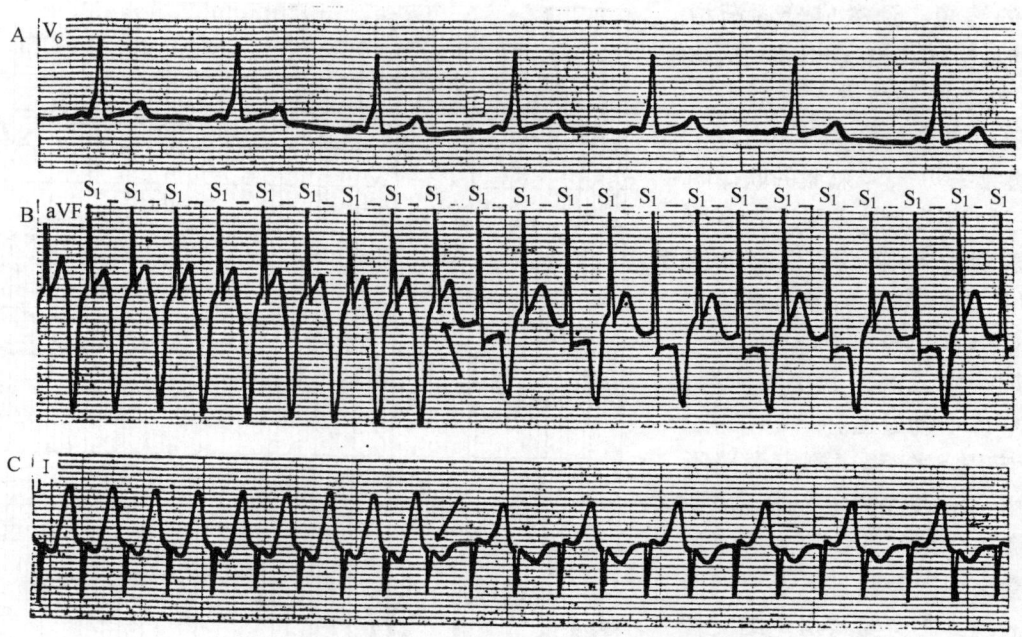

图 68-35 应用 S₁S₂ 刺激测定旁路前传不应期

给予 S₁S₁ 刺激后, 旁路进入有效不应期, 表现为旁路 2:1 下传心室, 此时, 房室结也已经进入不应期而不能下
传心室, 刺激信号后间断出现 P 波而没有 QRS 波, 此图也显示了旁路的 "全" 或 "无" 现象

短于房室结的有效不应期, 则不会出现上述变化, 而是随刺激联律间期的缩短 QRS 波逐渐增宽, S₂ 之后的
PR 间期不发生改变而诱发旁路前传, 房室结逆传的宽 QRS 波的房室逆向型折返性心动过速。心动过速
时 QRS 形态与窦性心律时一致。应用 S₁S₁ 刺激同样也可以诱发上述的心动过速。

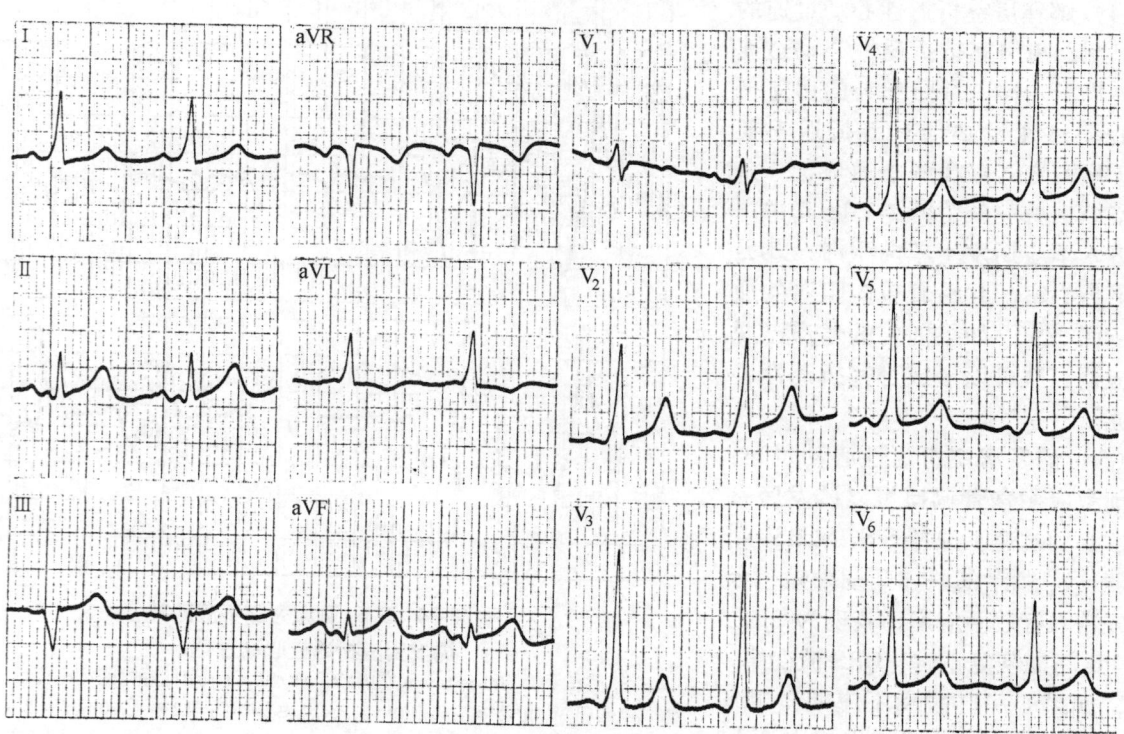

图 68-36 不完全显性预激

本图 12 导联的 δ 波较小, 有些导联不清楚, 心电图诊断为不完全显性预激, 这类体表心电图给旁路的定位带来一定难度

　　对于隐匿性旁路而言,由于旁路不具有前传功能,折返三要素中的前二条已经具备,只要有适时的早搏刺激即能诱发房室折返性心动过速。食管心房调搏表现为:随 S_1S_2 刺激联律间期缩短,PR 间期不发生跳跃延长就能诱发心动过速,且心动过速时的 RP′间期 >70ms。

　　(6) 不完全隐匿性旁路中的应用:一些典型预激的患者,由于房室结前传较快,或旁路远离窦房结而房间传导比较缓慢等原因,使得窦性心律时的体表心电图 δ 波不明显,甚至不能诊断为预激综合征。应用高于窦性心律的同一种频率起搏心房,并记录 12 导联体表心电图,可以使原来波不清楚心电图变成明确的典型预激,进而对旁路进行定位诊断(图 68-36,图 68-37)。该方法可以同样应用于左、右侧旁路,应用于右侧旁路时应注意提高起搏频率,使房室结传导延缓后,δ 波才能、显露的更加清晰。

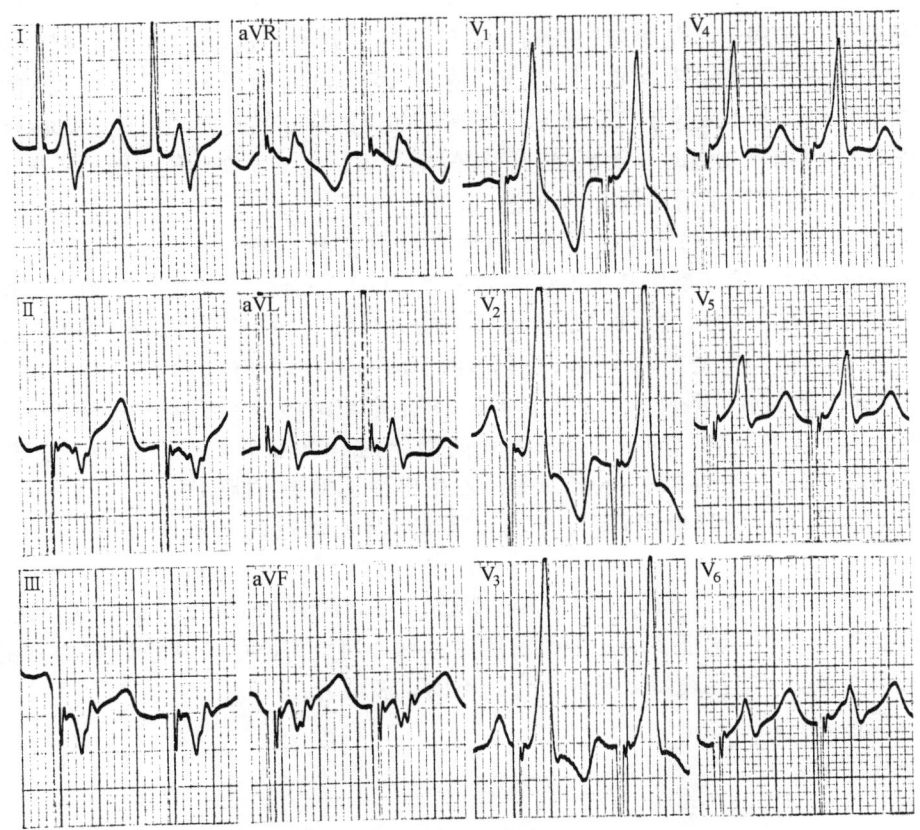

图 68-37　不完全显性预激经食管调搏后变为典型预激

应用食管调搏的方法,在连续起搏时记录 12 导联体表心电图,可见预激成分明显增加,甚至有些
导联的 QRS 极向完全不同,根据本图旁路定位于左后壁,经射频消融证实术前定位准确

　　(7) 观察药物对旁路不应期的影响

　　预激患者反复发作室上性心动过速或房颤,应给予药物治疗,终止或预防发作。通过食管心房起搏可观察药物对旁路不应期的影响,以选择合适的药物。通过静脉或口服给药,根据药代动力学的特点,测定给药前后旁路,房室结和心房肌不应期等电生理指标。根据这些电生理指标的变化,判定药物的作用。

　　6. LGL 综合征的诊断

　　心电图上 PR 间期短于 0.12s，QRS 波群正常，临床上有反复发作室上性心动过速，称为 LGL 综合征。对 LGL 综合征的机制目前有三种意见:

　　(1) 房室结内特殊的传导快速的纤维，即房室结内旁路。

　　(2) 心房-希氏束旁路。

（3）Jame's 纤维，即后结间束的延续或分支纤维。

对于 Jame's 纤维是否真的存在，目前尚有争论。已经明确，心房-希氏束旁路并不参与折返性心动过速。因此，大多数患者折返性心动过速是由房室结内旁路参与所致。其电生理特点：

（1）有房室结双径路传导表现者的阵发性心动过速，可能是房室结折返性的。随着早搏联律间期的缩短，开始 S_2R_2 间期仅轻度延长，但达某一联律间期值时，S_2R_2 间期突然跳跃式延长，呈房室结双径路传导反应，并诱发心动过速，心动过速也可由心房程序刺激所终止。这种具有房室结加速传导的快径路同样具有房室结组织的特征，它对 β 受体阻滞剂，钙通道阻滞剂，腺苷的反应也与正常房室结组织相似，只是此类患者的快径路传导速度更"快"，不应期更短。因此，目前认为这种加速的房室结传导是快径路的极端而已。

（2）大多数患者是由房室旁路参与的折返性心动过速，此种折返性心动过速是以加速传导的房室结下传，具有正常房室结递减传导性质，但心房调搏周期为300ms 时仍能保持 1:1 房室传导。因此，房室折返性心动过速的周长小于或等于250ms 时要考虑有加速的房室结传导之可能。Jame's 预激又称为变异型预激。应用 S_1S_2 负扫描刺激时，随刺激的联律间期缩短，S_2 之后的 PR 间期延长量不大于100ms。

7. Mahaim 纤维参与的房室折返性心动过速

结-室纤维和结-束纤维参与的折返性心动过速构成 QRS 波群增宽的室上性心动过速。它常见于慢快型房室结折返性心动过速，顺向型房室折返性心动过速，LGL 综合征。在这些心动过速中，结-室或结-束纤维可以是折返环路的一部分，也可以是折返环路的旁观者，即折返环路是房室结双径路，结-室或结-束纤维不参与折返环路，只是把冲动传入心室。由于前向传导都经过房室结，房室结传导时间延长，为结-室或结-束纤维传导创造了条件，在前向传导时经结-室或结-束纤维预激了心室，构成宽 QRS 波群室上性心动过速。因此，它们的共同特点是长 P-R 间期伴宽 QRS 波群的室上性心动过速。鉴别这些心动过速，食管心房起搏有一定的限制，需作细致的心内电生理检查方能明确。

束-室旁路仅仅是个心电学现象的表现，它并不构成临床心动过速。

8. 诊断房束旁路

房束旁路又称为 Mahaim 束，也是一种变异型预激。其与经典的 Mahaim 束不同，是近年来发现并经心内电生理检查和射频消融术证实的一种新的房室旁路。房束旁路的心房端联接心房的侧壁、后壁，心室端联接右束支的终端。电生理特点与典型旁路不同，表现为：

（1）传导速度慢；

（2）有递减性传导；

（3）仅有前向传导而无逆传；

（4）绝大多数位于右侧房室之间，极少数存在于左侧。

应用带有早搏刺激的程序，RS_2 或 S_1S_2 刺激时，随 S_2 负扫描到房室结传导速度慢于旁路的传导速度时，或房室结进入有效不应期后，则出现以下的表现，有助于房束旁路的诊断：

（1）S_2 刺激后 P-R 间期延长大于200ms；

（2）下传的 QRS 波增宽大于120ms 并出现类左束支阻滞图形；

（3）QRS 电轴左偏；

（4）可诱发宽 QRS 心动过速，心动过速时 12 导联心电图与 S_2 刺激后引起的类左束支样改变的图形一致（图68-38，图68-39）。

（六）在诊断与治疗室上性心动过速中的应用

室上性心动过速是指起源于希氏束分叉以上的连续 3 个或 3 个以上的自发的心动过速或程序心房刺激诱发的连续 6 个或 6 个以上的心动过速，因房室旁路引起的房室折返性心动过速发作时为窄 QRS 波，也归为室上性心动过速（室上速）的范畴。

　　经食管心房调搏对于诊断和治疗室上速有其独到之处，不仅可以检测出心动过速的诱发窗口，确定室上速的折返机制，还可以在终止室上速时检测出心动过速的终止窗口，为进一步根治奠定了基础。

　　1. 诱发心动过速并检测的心动过速的诱发窗口

　　窦性心律或起搏节律时，应用不同联律间期的 S_2 刺激进行折返与心动过速的诱发，能够诱发折返或心动过速的 S_2 刺激在基本心动周期中所处的位置，以及持续的时间称为折返的诱发窗口。

　　诱发折返的机制是折返三要素。能够满足三要素条件的 S_2 刺激都能诱发折返。折返的诱发窗口大致等于"快径"的有效不应期(ms)减"慢径"的有效不应期(ms)。

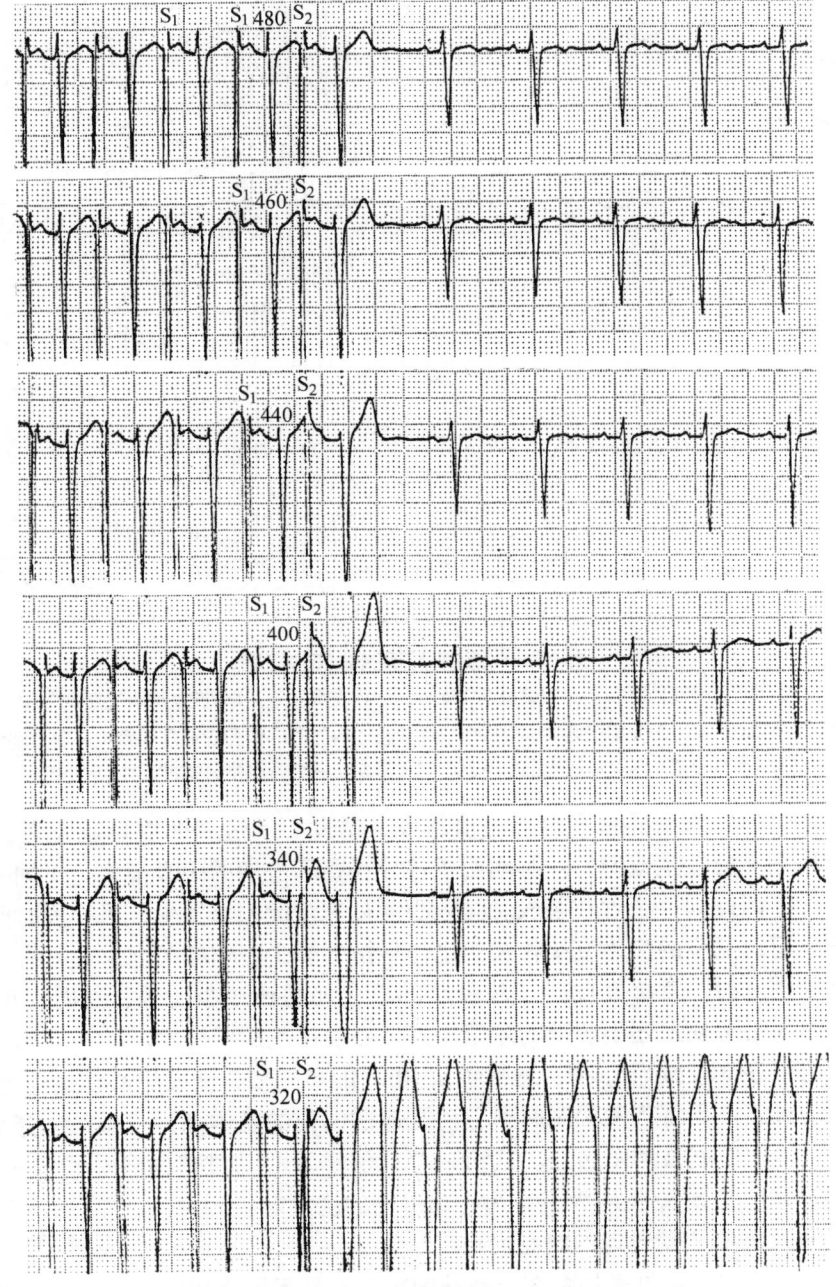

图 68-38　食管调搏检出房束旁路

本图示食管心房调搏诊断 Mahaim 旁路。图中均为 V_1 导联描记，随 S_1S_2 刺激的联律间期
缩短到 400ms 以后，QRS 波逐渐变宽并出现类左束支阻滞的图形，并于 320ms 诱发类左束
支阻滞图形的 QRS 心动过速

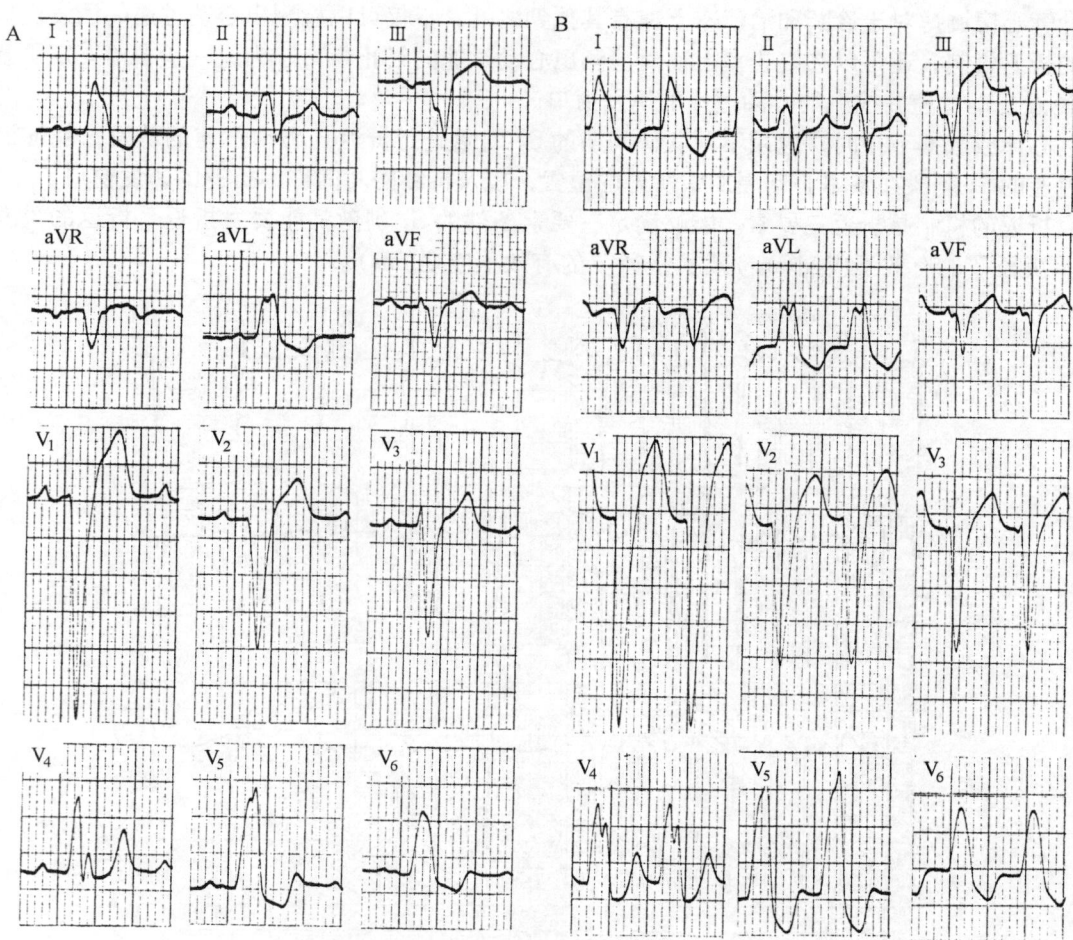

图 68-39 房束旁路的体表心电图

A. 为窦性心律时心电图，PR 间期 0.22s，QRS 波 0.15s 导联，V_1 导联 rS 呈类似左束支阻滞图形，电轴 –30°符合房束旁路心电图的诊断标准；B. 为心动过速发作时心电图与窦性心律时的心电图图形几乎完全一致，提示激动经房束旁路下传心室，房室结逆传回心房。心电图诊断：房束旁路伴房室折返性心动过速

引起折返性心动过速的两条径路不应期差值越大，诱发心动过速的窗口就越宽，心动过速越易发生。相反，心动过速则不易发生或诱发。影响两条传导径路不应期的因素很多，对同一影响因素，两条径路的反应也不一样，因此同一患者在某段时间内心动过速可能频繁发生，另一段时间内心动过速可能很少发生，这与诱发窗口宽窄的变化直接相关，也与早搏的多少密切相关。

当心动过速不能诱发时，有可能此时二条径路的不应期差值过小所致，这时，可给予异丙肾上腺素、阿托品等药物，药物可使上述不应期的差值加大，心动过速则可诱发。

应用早搏刺激的程序 RS_2 或 S_1S_2 法，进行步长 10ms 的负扫描，诱发出心动过速后，用 S_1S_1 或早搏刺激的程序终止心动过速，再将刺激程序回到心动过速诱发前的基本条件，继续按递减 10ms 的原则进行负扫描，直到心动过速不能被诱发为止。从第一个能够诱发心动过速的 RS_2 或 S_1S_2 间期起，到最后一个诱发心动过速的 RS_2 或 S_1S_2 间期为止称为心动过速的诱发窗口。

2. 终止心动过速及测定心动过速的终止窗口

目前认为，凡是折返性心动过速均存在可激动间隙，只是不同类型的折返或折返性心动过速的可激动间隙宽窄不一，适时单次的 S_2 刺激可以终止心动过速，终止的原因是 S_2 刺激落入心动过速的终止窗口（图 68-40）。

图 68-40 是一例房室结双径路患者经 S_2 刺激测定折返的诱发窗口。房室结双径路的快径传导速度快、不应期长，慢径传导速度慢、不应期短。图 68-40C 的 S_2 联律间期 280ms，心动过速首次被诱发，此时，快径进入有效不应期（280ms）而不下传，S_2 沿慢径缓慢下传使，S_2-R_2 间期从 200ms 延长到 400ms。图 68-40D ~ I 中 S_2 刺激均能诱发心动过速，图 68-40J 的 S_2 刺激已不能诱发心动过速，系 S_2 刺激落入慢径的有效不应期（70ms）。图 68-40 表明患者心动过速的诱发窗口位于 R 波后的 80 ~ 280ms，宽 210ms，从上述公式也可计算出折返诱发窗口 = 280ms − 70ms = 210ms。

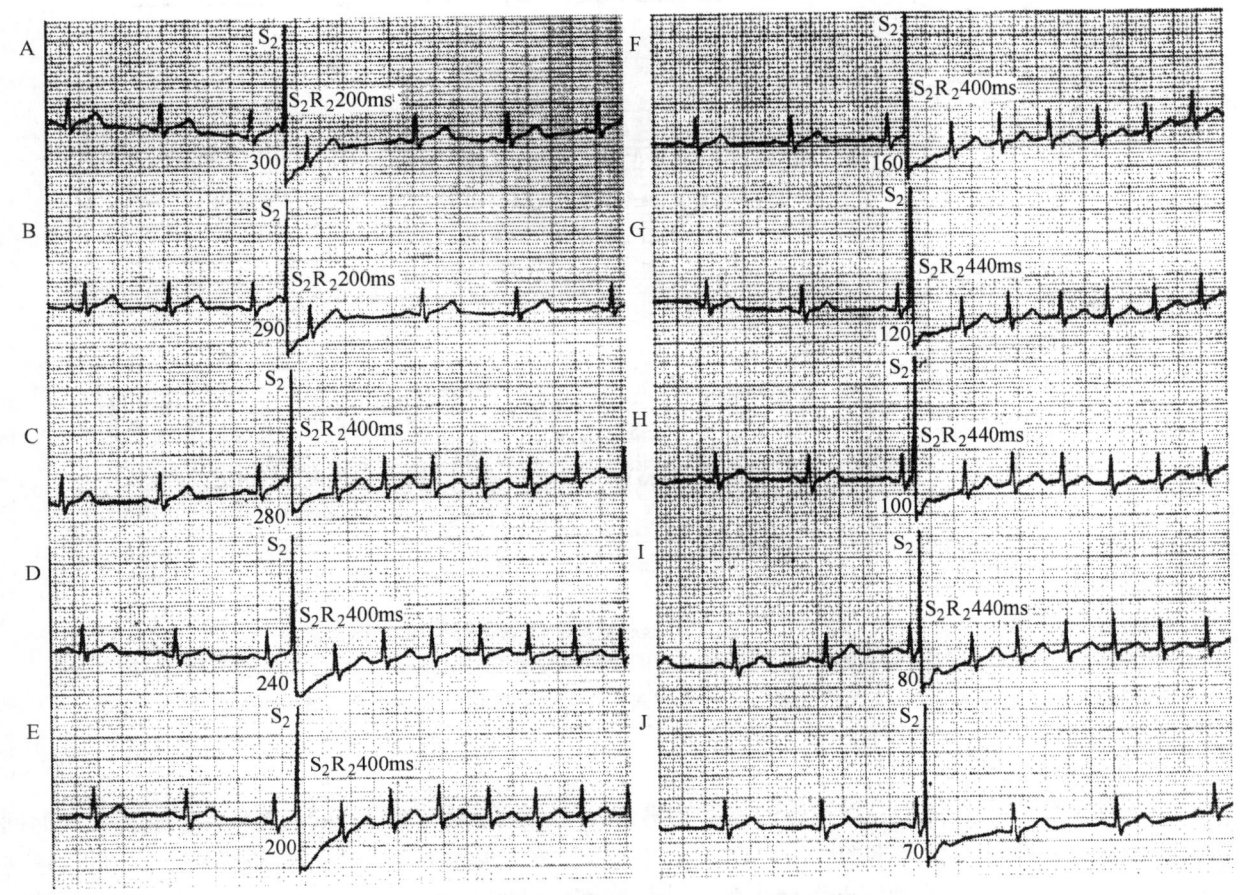

图 68-40　应用 S_2 刺激测定折返的诱发窗口

（1）心动过速对早搏刺激的反应：联律间期不同的 S_2 刺激对心动过速有三种作用：①对心动过速无影响：S_2 刺激未进入可激动间隙。②心动过速终止：适时的 S_2 刺激进入并使可激动间隙的心肌组织兴奋，并进入有效不应期，使随后的波峰遇到有效不应期，折返中断。③心动过速重整：S_2 刺激进入了可激动间隙终止原心动过速，同时 S_2 刺激又引发心动过速重新开始，使心动过速重整（图 68-41）。

（2）测定心动过速终止窗口的方法：①应用程序性 S_2 刺激并进行 10ms 的逆扫描可以测定心动过速终止窗口的位置及宽度。每次终止心动过速后都应再次诱发心动过速，递减 10ms 后再终止，直至心动过速不能终止。②短阵猝发刺激是终止室上性心动过速十分有效的非药物治疗方法之一。常用的终止程序是刺激频率高于心动过速 20% ~ 30% 或 300ppm 的 S_1S_1 猝发刺激。猝发刺激终止心动过速的机制：①多个刺激可提高刺激进入心动过速终止窗口的几率，②可以提高终止窗口较窄的心动过速的成功率（图 68-42）。刺激电压 >30V，刺激发放脉冲 3 ~ 15 次，持续时间 0.6 ~ 1s。一次不成功者，隔数秒或数十秒再次发放，直到室上速被终止。少数刺激停止后可能发生房颤，房颤发生后多可以自行转为窦性心律，称为"自限性"，少数需推注西地兰 0.4 ~ 0.6mg，几小时后可转为窦性心律。

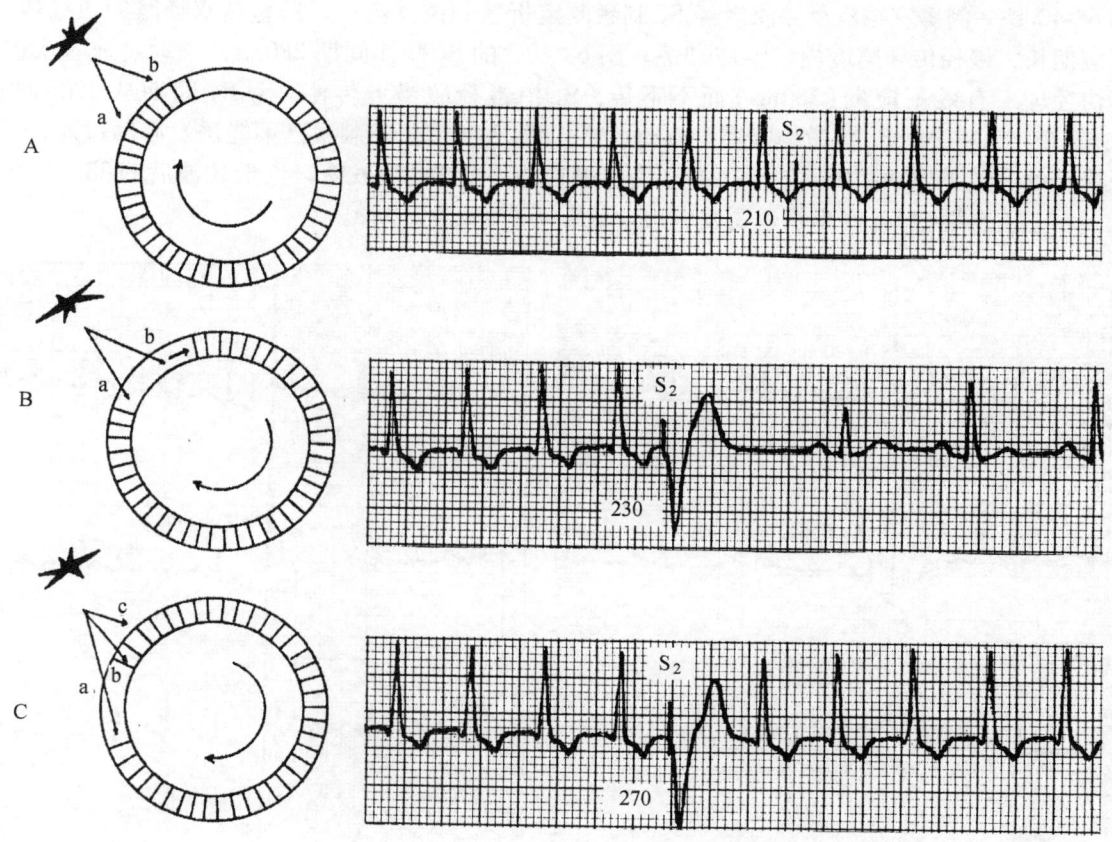

图 68-41　心动过速对早搏刺激的不同反应

A. S₂ 刺激未进入可激动间隙，S₂ 刺激对心动过速无影响；B. 适时的 S₂ 刺激进入可激动间隙，使随后的波峰遇到有效不应期，折返终止；C. S₂ 刺激进入了可激动间隙终止原心动过速，同时 S₂ 刺激又引发心动过速重新开始，使心动过速重整

3. 心动过速的拖带

心动过速发作时，以高于心动过速的频率起搏，心动过速的频率能提高到起搏频率，起搏一定时间停止后，心动过速又恢复到原来的频率，这一过程称为拖带，实际是心动过速的拖带现象。心动过速拖带的实质是用 S_1S_1 刺激引起连续的节律重整。凡是能被拖带的心动过速都是折返性心动过速，心脏电生理检查时常据此来区别心动过速属折返性还是自律性。

有时，某些自律性心动过速的异位节律点的自律性，变时性较好，心动过速发作时，应用较高的频率起搏，可以有效夺获，形成较快频率的起搏。这一过程中，起搏频律对异位节律点有抑制作用，起搏停止后，因异位心律的节奏点自律性高而稳定，在停止起搏后及时发放自律性激动。当这一现象稳定而能重复时，引起起搏后间期（post Pacing interval）恒定，伪似折返性心动过速。

应用食管心房调搏对宽 QRS 的心动过速进行拖带有助于鉴别心动过速的发生机制（图 68-43）。当宽 QRS 心动过速时的 P 波难以辨认时，应用心房起搏进行拖带，能够被心房拖带的心动过速可以除外室性心动过速。反之，应考虑为室性心动过速。

（七）超速抑制终止心房扑动

心房扑动是临床较常见的心律失常，与心房颤动的发生比率约为 1:15～25；心房扑动的病人多数合并器质性心脏病，少数为特发性心房扑动。心房扑动经常伴房室 2:1 下传，使心室率较快并伴有明显的血流动力学改变，能使器质性心脏病患者合并的心衰加重，心功能恶化而导致死亡。心房扑动对药物

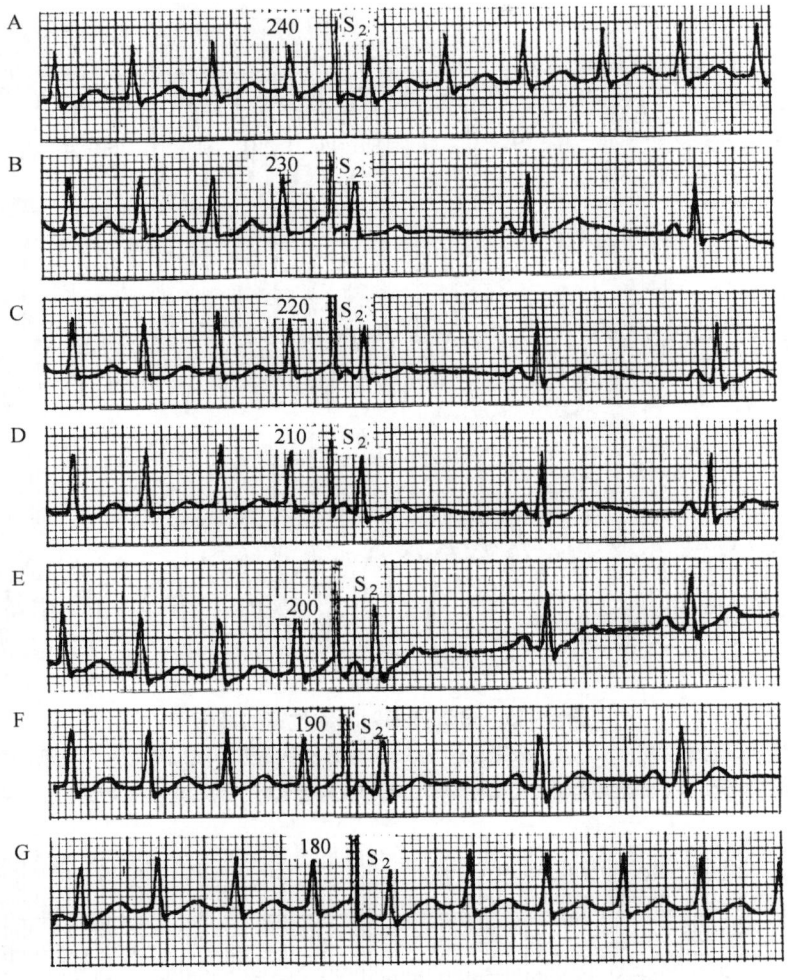

图 68-42　心动过速的终止窗口

应用心房 S_2 刺激测定心动过速的终止窗口，终止窗口位于心动过速时 RS_2 间期 230 ~

190ms，宽 40ms

治疗反应差，是常见的内科急症，需要紧急处理。

现已证实心房扑动是房内大折返，其在房内的折返环路径长，涉及到大部分右心房。应用食管心房调搏可有效地终止心房扑动。

1. 终止的方法

选用 S_1S_1 程序，刺激频率 400 ~ 500ppm，每阵刺激个数 5 ~ 15 个，持续时 1 ~ 2s，电压 > 35V。终止房扑最重要的是起搏电压和刺激频率。

2. 房扑终止的成功率与反应

（1）Ⅰ型心房扑动终止的成功率高达 70% ~ 80%。

（2）心房扑动终止后可出现三种情况：①心房扑动直接转为窦性心律（图 68-44）；②心房扑动先被转为心房颤动再自行恢复为窦性心律；③心房扑动终止后成为心室率缓慢的房颤。值得注意的是，当心房扑动持续时间较长，直接恢复窦性心律时，由于对窦房结的抑制可能造成窦性停搏，此时注意随时紧急起搏，之后逐渐降低起搏频率等待窦房结功能完全恢复后停止起搏。

3. 食管调搏终止房扑的评价

方法简单、易行，无副作用，不需要麻醉，可反复进行。

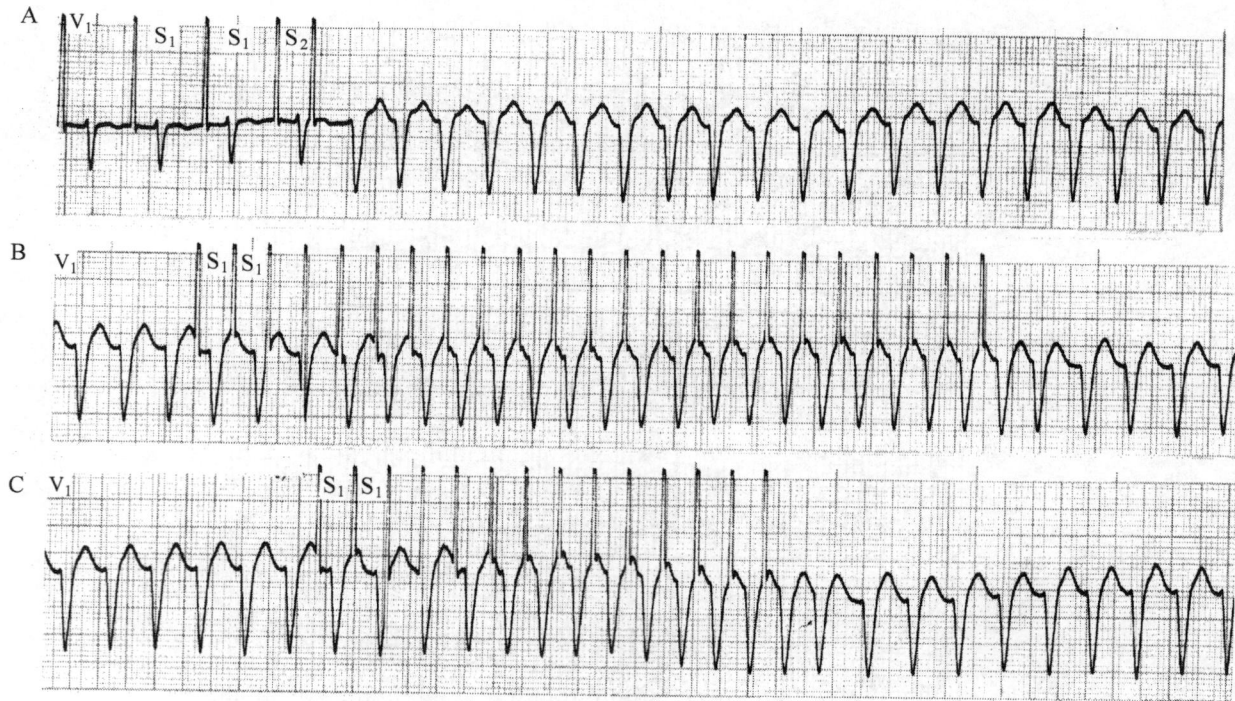

图 68-43 食管调搏对心动过速的拖带

A. 应用 S$_1$S$_2$ 刺激诱发宽 QRS 心动过速；B、C. 经食管给予 S$_1$S$_1$ 心房调搏示刺激可以拖带心房，提示：①该心动过速为折返性；
②心房是折返的必须成分。心电图诊断：隐匿性旁道引起的房室折返性心动过速伴左束支阻滞，经射频消融根治

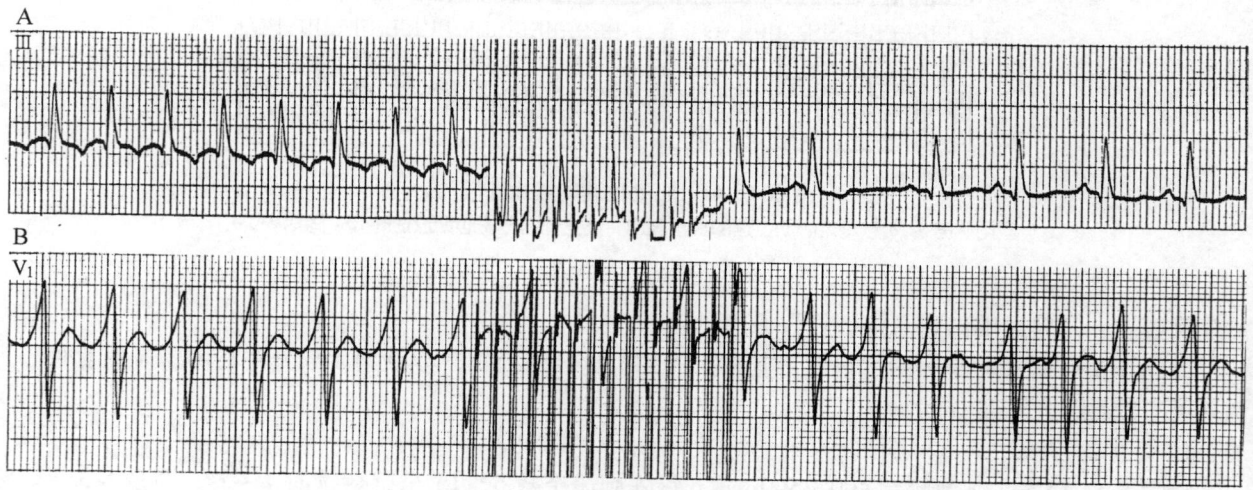

图 68-44 食管心房调搏终止心房扑动的不同表现

A、B. 分别为不同患者应用刺激频率为 500bpm 的 S$_1$S$_1$ 刺激终止房扑的心电图；A 条刺激停
止后立即恢复窦性心律，B 条可见刺激停止后房扑转为房颤

（八）研究和诊断特殊的心电现象

1. 房室传导间的裂隙现象

裂隙现象是指在激动或兴奋传导的方向上（正向或逆向），心脏特殊传导系统中存在着不应期及传导性显著不同的区域，当远侧端水平面有效不应期长，而近侧端水平面相对不应期较长时，激动传导就可能出现一种伪超常传导的现象，称为裂隙现象。

　　裂隙现象形成的三要素：①心脏特殊传导系统中沿激动传导的方向存在不应期或传导性显著不均衡的两个水平面；②激动传导的远侧端水平面有效不应期长于近侧端水平面，因而在此平面较早地出现传导阻滞，使传导中断。③近侧端相对不应期较长，在远侧端进入有效不应期出现传导阻滞后的一定间期时，近侧端水平面也进入相对不应期，表现为传导发生延缓，近端的传导延缓如果能够改善远端阻滞的情况，裂隙现象则可发生。

　　在房室传导系统中，各部位之间可以任意组合，组成许多类型裂隙现象。但应用食管心房起搏和体表心电图记录能够检出的裂隙现象种类有限，主要有以下几种。

　　（1）食管电极周围组织与心房肌间裂隙现象　研究证明，在心外膜进行程控刺激可使心房肌应激阈值增加及传导延缓。因此，存在着起搏信号 S 到心房激动 P 波间的传导时间 SP 间期。这种情况在左房

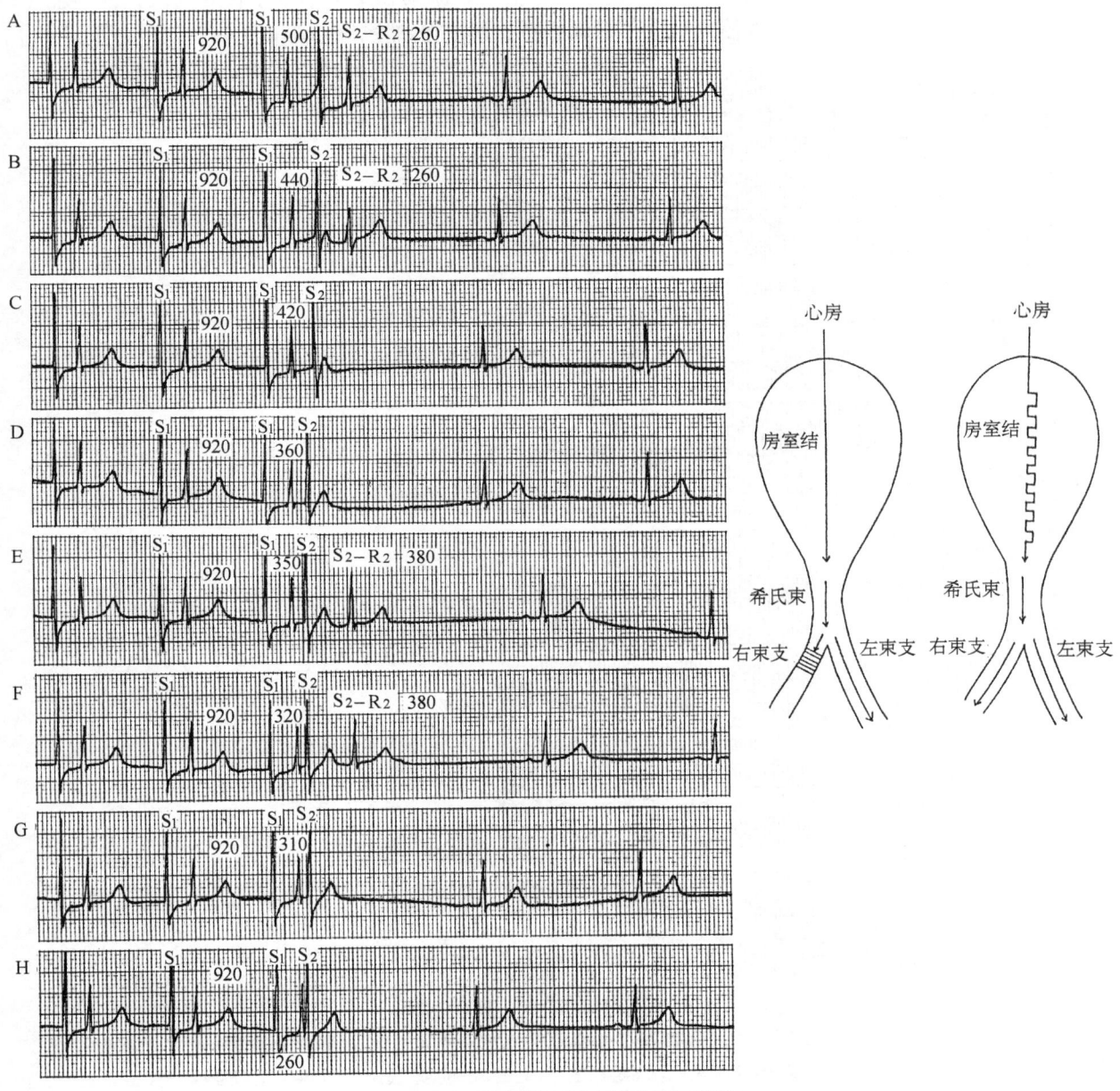

图 68-45　房室结与希-浦系统裂隙现象

本图示房室结（远端）与希氏束之间发生的裂隙现象，当房早联律间期适当时，希氏束进入不应期，出现房室传导阻滞。随后，房室结进入相对不应期，传导延缓，使已出现的希氏束部位阻滞的情况意外改善，裂隙现象发生了

外膜尤为明显。食管电极靠近左心房，电刺激时左心房先激动，故在食管电极周围组织和左心房肌间可产生一传导延缓区域。用 S_1S_1 或 S_1S_2 方法起搏心房，当 S_1S_1 或 S_1S_2 间期缩短至等于心房肌有效不应期时，则 S_1 或 S_2 不能下传激动心房，S_1 或 S_2 后无心房除极波。当 S_1S_1 或 S_1S_2 间期继续缩短，S_1 或 S_2 反可下传激动心房，但下传的 S_1P_1 或 S_2P_2 时间延长，表明此时食管电极周围组织发生传导延缓，使心房肌有足够的时间脱离有效不应期，遂使 S_1 或 S_2 下传激动心房，形成食管电极周围组织与心房肌间裂隙现象。

（2）希浦系与房室结间裂隙现象

用 S_1S_1 或 S_1S_2 方法起搏心房。当 S_1S_1 或 S_1S_2 间期逐渐缩短至等于希浦系有效不应期时，则心房激动 P 不能下传激动心室，P 波后无心室除极波 QRS。当 S_1S_1 或 S_1S_2 间期继续缩短，心房激动波 P 反可下传激动心室，形成长联律心房刺激不能下传心室，短联律的心房刺激下传心室的反常现象。但下传的 S_1R_1 或 S_2R_2 时间延长，表明此时进入房室结的功能不应期，激动在房室结发生传导延缓，使希浦系统有足够的时间脱离有效不应期，遂使 P 波下传激动心室，形成希-浦系统与房室结裂隙现象（图 68-45）。

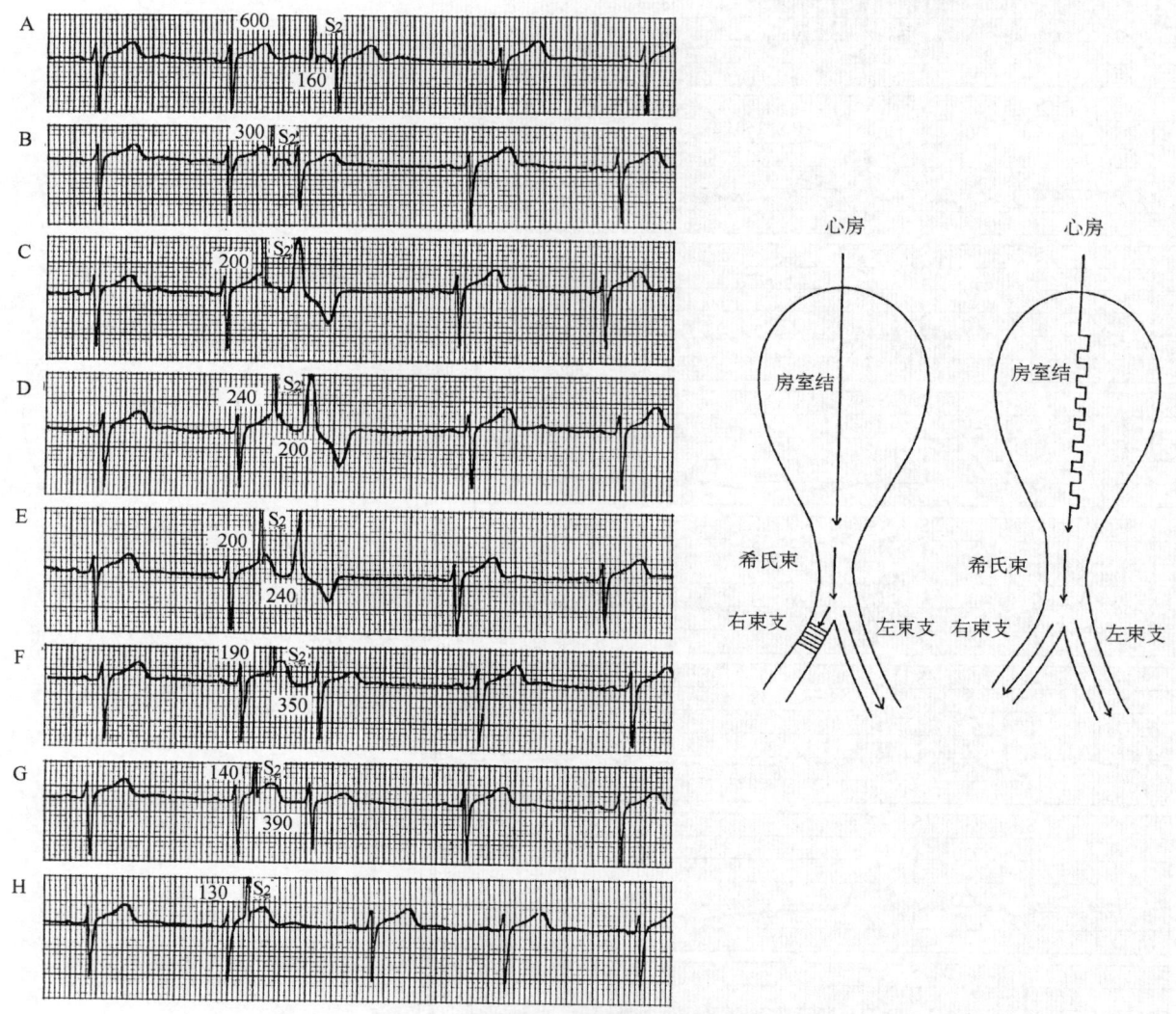

图 68-46　房室结右束支裂隙现象

本图示房室结（近端）与右束支（远端）之间发生的裂隙现象。食管调搏心电图中可见在 RS₂ 刺激联律间期 280ms 时，右束支进入有效不应期（如右图），出现右束支阻滞。随 RS₂ 刺激的联律间期缩短，S₂ 后的 PR 间期明显延长后右束支阻滞意外改善，QRS 波恢复正常（如右图所示）

（3）束支与房室结间的裂隙现象

用 S_1S_2 递减扫描起搏心房。当 S_1S_2 联律间期较长时，S_2 下传激动心室的 QRS 波呈束支阻滞图形，表明此时进入了一侧束支的有效不应期。当 S_1S_2 联律间期继续缩短，S_2 下传激动心室的 QRS 波又恢复正常图形，但 S_2R_2 间期延长，表明此时进入房室结功能不应期，冲动在房室结发生传导延缓，使一侧束支有足够的时间脱离不应期，遂使下传心室的 QRS 波恢复正常，形成束支与房室结间裂隙现象（图68-46）。

（4）临床意义　一般认为房室传导的裂隙现象是一种生理现象，这与相关组织的不应期长短，应激性不一致有关，是一种"伪超常传导"。食管心房起搏诊断裂隙现象的关键是近端的传导延缓，检出率可达 22.5% ~ 38.9%。目前尚不了解裂隙现象的病理意义。呈现裂隙现象的受检者，其相关组织的不应期长短是否与某种内在的病理情况有关，有待进一步深入研究，提高认识。

2. 房室结双径路现象（见房室结双径路）

3. 房室结双径路的重叠现象

在检查房室结双径路时，应用 RS2、S1S2 刺激有时可遇到快慢径路交替出现的情况，这种快慢径路交替下传称为重叠现象，系快径路不应期不稳定，而且与慢径路下传的间期有重叠区，因而快径路传导可以反复消失，反复再现（图68-47）。

（九）经食管心室起搏

1969 年 Burack 最早将经食管心室起搏应用于临床，嗣后许多年来，国内外许多学者对此进行了反复研究，但由于缺乏一种合适的稳定的食管电极系统，起搏成功率低，起搏能量高，病人不能耐受。因此，经食管心室起搏一直未能广泛应用于临床。1984 年我国学者应用自行设计的六极食管电极导管，在临床上成功地进行了食管心室起搏，开展了多项诊断和治疗方法。目前，国内外许多学者也分别研制了多种食管电极导管，用于食管心室起搏。

1. 心室起搏食管电极导管的种类

（1）7F 或 8F 六极食管电极导管，远端三个电极各长 10mm，近端三个电极各长 5mm。极间距自远端起分别为 30、30、20、15 和 20mm，任选两个电极，组成极间距为 15 ~ 70mm 的一对电极进行食管心室起搏。

（2）食管电极导管的一个电极置于食管左室后壁处，作为阴极，另用一大面积贴敷电极（$50cm^2$）黏贴在心电图 V_3 导联处，作为阳极。

（3）可膨胀的食管导电球囊电极。

（4）可弯曲的多极食管电极导管。

2. 操作步骤

（1）插管方法同食管心房起搏。

（2）插入导管一般距前鼻孔 $45 \pm 5cm$，观察单极食管导联心电图 QRS 波群呈 qR 或 QR 型，P 波小而直立时，固定食管电极导管。

（3）发放 S_1S_1 刺激，频率较心室率快 10 ~ 20ppm，输出电压从 15V 开始，逐渐增加，直至有效起搏心室为止，其有效心室起搏标志为起搏脉冲信号后紧跟宽大 QRS 波，呈完全性右束支传导阻滞图形。

（4）如采用多极电极导管，不能满意起搏时，改变电极组合，变换电极极性，大多数患者均能获得成功。

3. 临床应用

（1）测定心室有效不应期　测定方法可用 S_1S_2 刺激方法，步长 10ms，递减反扫，直至 S_2 不能引起 R_2，此时 S_1S_2 间期即为心室有效不应期。国内报告一组正常成年人经食管心室起搏测定的心室有效不应期为 $230 \pm 21.5ms$（190ms ~ 270ms），与有创电生理检查的结果一致（170ms ~ 270ms），而有心脏病的患

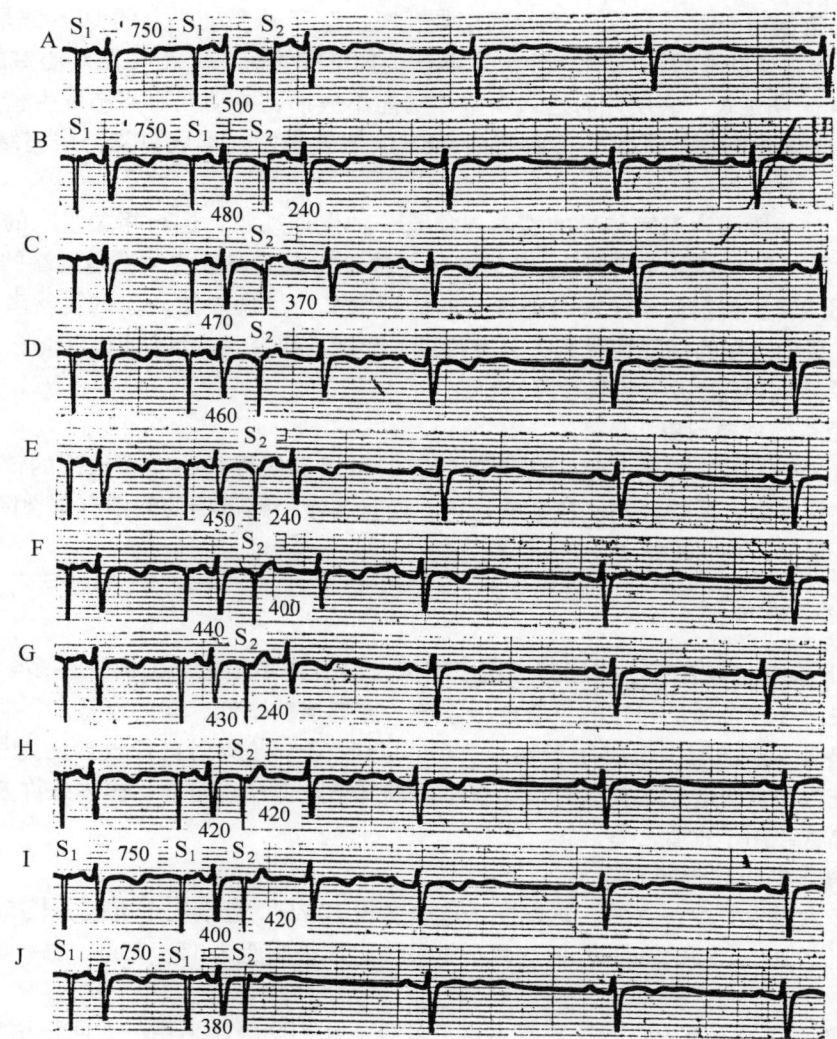

图 68-47 房室结双径路的重叠现象

本图应用 S_1S_2 程序刺激，S_1S_1 间期 750ms，A、B. 条 S_2 刺激的联律间期 500、480m 时，经快径路下传；S_2R_2 240ms，C. 条 S_1S_2 间期 470ms，S_2R_2 延长到 370ms，经慢径路下传；E. 条 S_1S_2 450ms 时，S_2R_2 又回到 240ms，经快径路下传；F. 条又经慢径路下传，G. 条又沿快径路下传，快慢径路的传导反复停止，反复出现

者为 277.9±43.5ms(220ms~380ms)；另一组有心律失常的患者心室有效不应期为 279.9±45.4ms。

（2）诱发和终止阵发性室性心动过速　经食管心室起搏可用来诱发折返性心动过速，一般采用 S_1S_2 刺激。如该法不能诱发室性心动过速，也可采用递增起搏法。如能诱发室性心动过速，也可用同样的刺激方法终止室性心动过速，可用此种方法来鉴别室性心动过速的电生理机制及筛选有效的抗心律失常药物。

（3）抢救心脏停搏　经食管心室起搏可在 3~5min 时间内完成，可用于抢救心脏骤停或高度或三度房室阻滞的患者，也可用于抢救在过缓性心律失常基础上发生的尖端扭转性室性心动过速。

（4）诱发和终止阵发性室上性心动过速　经食管心室起搏采用 S_1S_2 早搏刺激法，或 S_1S_1 递增刺激法，可诱发房室结折返性心动过速，但不如心房刺激容易诱发。无论哪种刺激方法，心室刺激必须在慢径中阻滞(隐匿性)而从快径逆传，慢径又及时恢复而接受顺传产生的心室回波和心动过速，S_1S_1 递增刺

激较 S_1S_2 早搏刺激法更易诱发房室结折返性心动过速,同样的方法也能终止房室结折返性心动过速。

经食管心室起搏采用上述同样的刺激方法,也可诱发和终止房室折返性心动过速,心室刺激从旁路逆传,当逆传心房的冲动经房室结系统下传时,心室的不应期已消逝,而产生心室回波和心动过速。

（5）室房逆传功能的检查

可用于诊断隐匿性预激,随访射频消融隐匿性旁路后的室房传导情况等。

4. 评价

左室后壁虽与食管相邻,但食管电极到心室壁间尚有一段距离。因此,食管心室起搏成功率较低,起搏电压较高,在起搏过程中,患者常有心悸,膈肌收缩,或上腹部搏动,食管内烧灼感等不适,通常勿需特殊处理。

随着食管心室起搏导管的不断改进,可降低刺激电能,减少刺激,使患者易于耐受,提高心室起搏成功率。六极食管电极导管心室起搏总的成功率为 91.7%,其中正常对照组为 88.7%,心脏扩大组为 100%,所需输出电压为 20~47.5V,平均为 38.4±7.3V;食管导电球囊电极心室起搏成功率为 91.3%,所需输出电压为 20~30V,平均为 25.9±3.6V。可见,后两种改进的食管电极导管明显降低了输出电压,保持了较高的起搏成功率。

经食管心室起搏偶尔有发生室颤的报道,在检查过程中要有除颤等抢救措施,以确保安全。

（十）心脏负荷试验

应用食管心房调搏进行心脏负荷试验诊断冠心病,仅用于不能运动者,因操作方便、安全有效而在国内应用。

1. 基本原理

经食管起搏心房,使心率加快,增加心脏负荷借以增加心脏心肌氧耗量而诱发心肌缺血,从而达到与运动试验相类似的效果（图 68-48）。

2. 操作方法

按食管心房起搏常规进行,将食管电极导管送到位,并可有效起搏心房后开始检查。

（1）检查前描记卧位 12 导联心电图,测量血压,连续心电监护,每 2min 测量一次血压。

（2）以 S_1S_1 分级递增法起搏心房,以高于基础心率 10~20ppm 的频率起搏,每 2min 增加 10ppm,直至 150ppm,或达到按年龄预计的最大心率的 85%~90%（或 195ppm-年龄）,如病人不能耐受,则每个心率级起搏维持 3min,两个心率级之间休息 3~5min。如心房起搏频率不到 150ppm,即出现房室传导阻滞,可静注阿托品 0.02mg/kg 改善房室传导,再行起搏,直至达到目标频率。

（3）目标频率达到后,维持起搏 3min,停止起搏,描记停止起搏后即刻、2、4、6、8 和 10min 时的 12 导联心电图。

（4）试验过程中出现明显的心绞痛,或心电图 ST 段缺血型压低大于或等于 0.2mV,或收缩压下降大于或等于 20mmHg,或出现严重心律失常时,应停止试验。

3. 结果判定

（1）试验过程中出现明显心绞痛;

（2）起搏中心电图 ST 段水平或下斜型压低大于或等于 0.1mV;

（3）停止起搏后心电图 ST 段水平或下斜型压低大于或等于 0.05mV,持续时间大于或等于 2min。

凡符合以上一条者为试验阳性。

4. 评价

（1）运动负荷试验广泛用于诊断冠心病,但也有其局限性,如高龄老人,有生理缺陷或病残者（肢残或盲人）不能作运动试验。有创性心房调搏,使用不便,临床应用受限。本试验为非创伤性方法,适用于上述不能作运动试验者,操作方便、安全、可靠、易于推广。

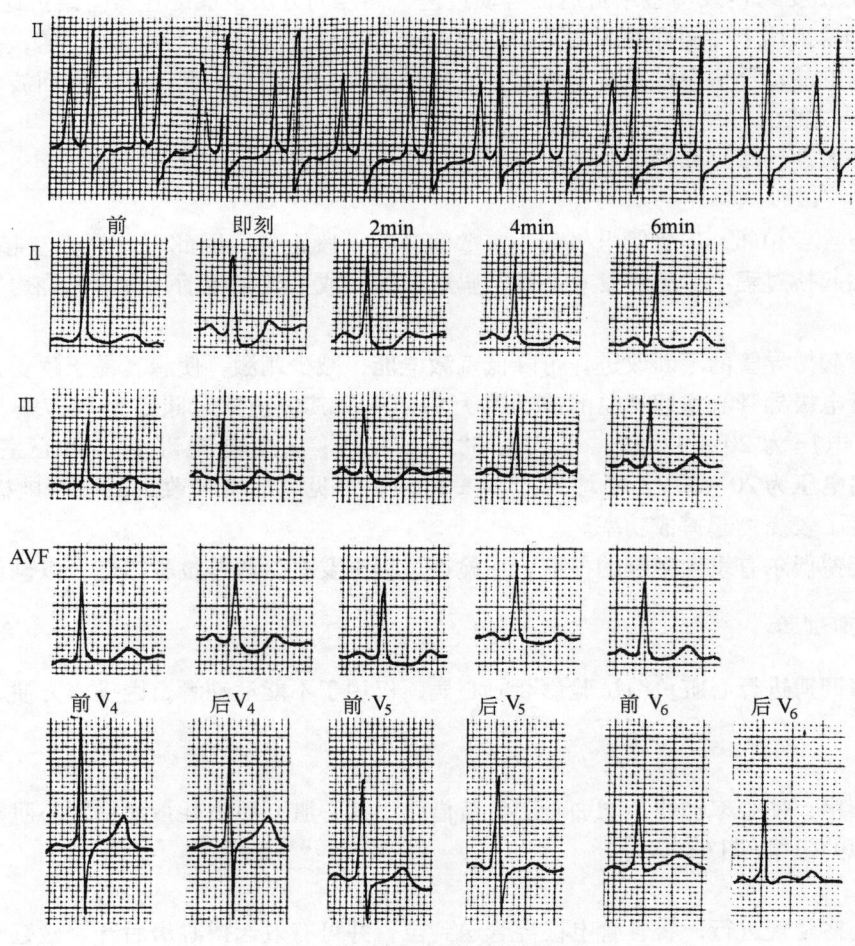

图 68-48　心脏负荷试验

本图为食管调搏进行心脏负荷试验的结果。图示调搏前、调搏后即刻、2min、4min 及 6min 心
电图。ST 段下移大于 0.1mV，试验结果阳性

（2）心率负荷心电图试验诊断冠心病敏感性不高，只有 50% ~ 60%，但特异性较高，可达 90% ~ 100%，这主要与心率负荷不提高血压，心肌耗氧量不高有关。为解决这一问题，有人在心房起搏频率达到目标频率时，同时进行等容握力试验，以提高血压，使心率血压乘积增大，以提高阳性率。

（3）将食管心房起搏负荷与双密达莫试验，核素心肌灌注断层显像，核素心脏血池显像等结合应用，可用于冠心病的诊断。

双密达莫试验与食管心房起搏结合诊断冠心病，可明显提高敏感性（85.8%），特异性仍保持 100%。

食管心房起搏与核素心肌灌注断层显象结合，对冠心病诊断的敏感性和特异性分别达到 86.9% 和 93.3%，提示食管心房起搏核素心肌灌注断层显像对不能耐受运动试验的早期冠心病和可疑冠心病患者具有较大的实用价值。

（十一）药物研究中的应用

食管心房调搏与心内电生理相比，虽然是一种比较粗糙的电生理检查，但因其具有无创性的特点，也可以用于临床药物试验。例如：药物对于旁路不应期的影响；记录食管心电图观察用药后心律的变化等。

八、注 意 事 项

经食管心房起搏是以 P 波定位发放，脉冲刺激间接起搏心房，从而保证了该项技术的安全，也保证了该项技术的推广和普及，越来越多的人接受该项检查，也表明了该项技术的安全和有效。

在检查过程中，插管时少数受检者有较明显的恶心反应；少数人对脉冲刺激难以忍受；电极导管插入过浅，在食管上段时可引起臂丛神经刺激症；过深则在心室水平，可诱发室性心律失常，如特发性室速等。为确保受检者安全，在进行食管心房起搏检查时，仍应采取一定的安全措施。

1. 检查前停用抗心律失常药物 48h；
2. 准备好除颤器和急救药品；
3. 提前将心脏刺激仪充电，不可边充电边进行检查。
4. 病窦综合征患者伴有晕厥者，诊断过程中，应密切观察，如发现有长间歇窦性停搏者，随时按起搏键，行保护性起搏，以防发生阿-斯综合征。
5. 在检查过程中，有可能诱发房颤，正常房室传导者可不必处理，一般经数分钟可自行复律。持续时间较长者可静注西地兰。预激综合征患者检查时诱发房颤，如心室率超过 180bpm，QRS 波群宽大畸形，临床症状恶化，应立即电复律。
6. 旁路电生理检查时，可检出多条旁路。偶可诱发旁路与旁路之间的房室折返性心动过速，其血流动力学影响类似室性心动过速。旁路有时可与快径路形成房室折返性心动过速，心室率极快，均应采取措施，立即终止。
7. 偶有心房调搏时可诱发特发性室性心动过速，因此，食管心房起搏时应备有必要的抗室性快速性心律失常药物。
8. 罕见的情况下因静脉注射阿托品、普萘洛尔而引起心脏意外事件。

总之，食管心房起搏时，应采取一定的安全措施，应常规备有各种抗心律失常药物，静脉输液准备，除颤复律仪、氧气等、以策安全。

九、并 发 症

（1）下管时引起鼻腔黏膜损伤、出血。
（2）食管痉挛：较强刺激时（>30V）或刺激器漏电可引起食管痉挛，患者出现胸骨后剧痛，此时心电图正常，做食管镜可见食管黏膜充血、水肿。发生几率极低。应注意与冠脉痉挛相鉴别，后者伴有心电图改变。

十、评 价

经食管心房调搏是一种安全、有效、简单、快捷、经济的无创性电生理检查手段，也是一种治疗方法。在我国有广泛的应用空间，不仅适用于临床还应该进一步拓宽与发展食管心房调搏的领域与适应证，其不仅适用于基层医院，同样适用于各种级别的医院；不仅适用于心内科，还适用于手术科室，更适用于急诊科。

近年来，随心内电生理技术的普及与临床应用方面的拓展，射频消融术的飞速发展，经食管心房调搏是否已过时，可以用心内电生理取代食管调搏，针对这一问题我们认为：由于心内电生理的开展昂贵的设备和一定的导管技术，有很大的局限性，在我国的中或基层医院还不能广泛开展，单纯为诊断而进行心内电生理检查的费用较高与国人现有的经济实力尚有一定的差距。在我国现阶段心内电生理检查尚不能完全取代食管心房调搏。后者还起到重要的临床应用的价值。

1. 食管心房起搏的临床应用的价值

（1）急诊科的作用：用于急诊病人的心脏紧急起搏与快速心律失常的终止：例如：室上性心动过速、心房扑动等。

（2）外科手术中的作用：伴有室上性心动过速而又急需进行外科手术患者术中心动过速的终止。以及心动过缓患者的保护性起搏。

（3）为射频消融术筛选病人和经射频消融术根治后患者的复查。

（4）食管导联心电图还可进行复杂心律失常的心电图诊断；分析心律失常发生机制。

2. 食管心房起搏的安全性

（1）食管心房起搏术在许多心律失常的电生理检查方面与经静脉心房起搏术所测得的结果有良好的相关性，但本法属非创伤性，患者易于接受。

（2）食管心房起搏所需设备简单，无需 X 线定位，凡有心电图机的单位均可开展。

（3）操作简便易行，经较短时间训练即可熟练掌握。

（4）可多次重复检查，重复性好，便于对照随访。

（5）安全性较高，只要操作得当，很少发生严重并发症。

（6）对折返性室上性心动过速的治疗，作用迅速、安全、无副作用，对心脏收缩，心肌传导系统无抑制作用，效果优于一般抗心律失常药物。

3. 食管心房起搏的局限性

（1）插入食管电极导管时，部分患者可有恶心，呕吐等反应，检查时可有烧灼感或刺痛感。

（2）食管心房起搏术只能笼统地测定房室传导系统不应期，而无法区别房室结和希-浦系统不应期。

（3）食管心房起搏术可测定旁路的电生理特征，但难以对旁路进行准确定位。

（4）食管心房起搏电刺激部位在左房后壁食管内，电脉冲需越过食管壁，经左房才能到达房室结，电阻抗较高，距离房室结折返性心动过速的折返环路远，电脉冲不易进入折返环路。因此，不易诱发和终止室上性心动过速。而心内电生理检查时，刺激电极可位于左、右心房或心室内的不同部位，距离房室结折返环路近，电极直接接触心内膜，电阻抗小，易诱发和终止室上性心动过速。

（5）食管心房起搏术在少数情况下，也可发生严重的不良临床后果，如在测定窦房结恢复时间时偶可发生阿-斯综合征。在旁路电生理检查时，发生旁路与旁路之间的折返性心动过速，或旁路与快径路之间的折返性心动过速，或预激合并房颤，此时心室率极快，血流动力学影响类似室性心动过速，导致临床情况恶化。有时刺激心房也可引起特发性室性心动过速等，注射阿托品、普萘洛尔、异丙肾上腺素等也有引起心脏意外事件者。因此，提高安全意识，十分重要。

经过 30 年的发展，食管心脏调搏技术已成为临床心脏电生理一种重要的诊疗方法，在全国各级医院普及推广。随着临床心脏电生理的不断进展，食管电极导管的不断改进，经食管各项心脏电生理的检查方法，会更加完善和标准化，食管心脏起搏仍具有广阔的发展前景。

参 考 文 献

1. Brody DA, Copeland GG. The principles of esophageal electrocardiography. Am Heart J, 1959, 57：3-18

2. Zipes DP, De Joseph RL, Rothbum D. Unusual properties of accessory pathways. Circulation, 1974, 49：1200-1211

3. Gallaghe JJ. The Preexitation syndrome. Prog Cardiovasc Dis, 1978, 20：285-327

4. Josephson ME. Superventricular tachycardias. In：Josephson ME. Clinical Cardiac Electrophysiology Techniques and Interpretations. 2nd edition. Philadelphia：Lea & Febiger, 1993, 181-274

5. Gritelli G, Grassi G, Perticone F, et al. Transesophageal pacing for prognostic evaluation of preexcitation syndrome and

assessmeut of protective therapy. Am J Cardiol, 1983, 51: 513-518

6. Grallagher JJ, Smith WM, Kerr CR, et al. Esophageal Pacing: A diagnostic and terapeutic tool. Circulation, 1982, 65: 336-341

7. Volkmamm H, Kuhnert H, Dannberg G. Electrophysiological evaluation of techycardias using transesophageal pacing and record. PACE, 1990, 13: 2044-2051

8. Wellens HJJ, Durrer D. Effect of procainamide, quinidine in the Wolff-Parkinson-white syndrome. Cirulation, 1974, 50: 114-120

9. Tritto M, Calabrese P, Maccari V, et al. Intraatrial and atrioventricular nodal reeutrant tachycardia in the same subject diagnosed at transesophageal electrophysiologic study. Cardiology, 1994, 39: 137-146

10. Cai YC, Fan SL, Feng DX, et al. Transesophageal low-energy cardioversion in an animal modal of life-threatening tachyarrhythmias. Circulation, 1989, 80: 1354-1359

11. Kantharia BK, Mookherjee S. Clicical utility and predictors of outcome of overdrive transesophageal atrial pacing in the treatment of atrial flutter. Am J Cardiol, 1995, 76: 144-147

12. Katz A, Knilans TK, Prystowsky EN, et al. Bedside termination of sustained ventricular tachycardia by transesophageal atrial pacing. PACE, 1992, 15: 849-853

13. Mckeown PP, Croal S, Allen D, et al. Transesophageal cardioversion. Am Heart J, 1993, 125(2, part 1): 396-404

14. 郭继鸿. 室速的体表心电图诊断. 临床心电学杂志, 2000, 9(2): 121-125

15. 郭继鸿. 折返与心电图(一). 临床心电学杂志, 2000, 9(4): 238-245

16. 郭继鸿. 折返与心电图(二). 临床心电学杂志, 2001, 10(1): 43-48

17. 许原, 郭继鸿, 刘肆仁, 等. 室上性心动过速时 V_1 导联 rSr′波的诊断价值. 中国实用内科杂志, 2001, 21 (3): 168-169

第69章 临床心脏电生理检查
Clinical Electrophysiologic Study

郭 继 鸿

内 容 提 要

心脏电生理检查是将多根电极导管经静脉和/或动脉途径送到心脏的不同部位，在自身心律或起搏心律下，同步记录窦性心律和程序刺激等情况下的心腔内局部电活动，分析其表现和特征，作出综合判断，为心律失常的正确诊断、发生机制的研究提供了重要手段，也为临床医师对心律失常治疗方法的选择和预后的判断提供了重要的或决定性的依据。

一、历 史 回 顾

本世纪初发明了心电图导联系统，建立了临床心电图学。1929 年，德国的 Fossmann 在 X 线透视下首先进行了心脏插管技术，从而开创了人类的心导管技术。1969 年，出现了经静脉记录希氏束电图的导管技术，成为心脏电生理检查的里程碑。1971 年，Wellens 完善了心脏程序刺激方法并与心内电图记录技术结合起来，奠定了现代心脏电生理检查的基础。

临床心脏电生理检查包括两项关键技术：心内电图的记录和程序刺激。心脏电生理检查对心律失常发生机制的认识、心律失常的诊断具有重要意义。近代导管消融技术，特别是射频消融术的发展在很大程度上依赖于心脏电生理检查。

二、电生理检查室

临床心电生理检查属有创性方法，为了保证检查的成功和病人的安全，电生理检查室的设备应该齐全，有关人员应受过专业训练，技术熟练。

（一）要求

由于临床心电生理检查是一项复杂的有创性技术，需要一定的专业人员和仪器设备条件，为此，北美心脏起搏和电生理学会（North American Society of Pacing & Electrophysiology；NASPE）于 1992 年制订了关于导管消融术人员和设备配置的基本要求（表 69-1）。

表 69-1 消融心导管室设置的基本要求（NASPE）

1. 设备	
房间	（1）为了有创性电生理研究之目的
	（2）处理急性冠状动脉并发症（血栓、冠脉痉挛、心包填塞）的仪器和装备
支援	（1）随时可供支援的心外科班子
	（2）进行 PTCA 必需设备和器材
	（3）临时性和永久性心脏起搏器植入的必要条件
2. 人员	
医生	（1）经过导管消融术训练的合格医生 1 名
	（2）经过心导管术训练的操纵导管医生或专科进修医生 1 名
实验室人员	（1）护士或助理医生，监护患者，给予镇静药
	（2）护士或技术员，进行与消融术有关的工作
3. 仪器装备	
X 线	（1）最低要求是可转动的 C 形臂，但并非必需
	（2）荧光影像的录像系统
	（3）质量先进的 X 线系统，减少 X 线曝光时间
一般性	为了电生理检查和导管消融治疗所用的各种仪器和器材

（二）人员及设备

1. 人员

为安全地进行心脏电生理检查，需要一个经过专业训练、配合默契的小组。这个小组应包括两位医生、1～2 位护士和技术人员，还要有一位麻醉医生随时能够提供帮助。小组中负责全面工作的医生必须先在心内科受过专业临床训练，然后在心导管术和电生理检查的实际操作方面受过严格的培训，能独立地进行心导管及电生理检查操作。另一位医生主要协助主要医师工作，负责放置和操纵各种心导管和/或电极导管，进行心内膜标测和程序刺激。护士和技术人员应熟悉电生理检查室的所有仪器和设备，在检查过程中记录和测量资料和数据，能熟练地进行心电监护，并在检查过程中及时给予各种药物以及心肺复苏术，包括除颤器的使用。

2. 设备

（1）导管室

应该宽敞，明亮，能容纳相应的仪器设备，同时还应留有一定的抢救空间。配备紫外线消毒灯及其它相应的配套措施。

（2）X 线机

至少是 500mA 以上的 X 线机和图像质量较好的影像增强系统。最好是可旋转的 C 形臂 X 线机，可以在不同体位指导电极导管的放置。

（3）多导生理记录仪

多导生理记录仪是临床电生理检查的主要设备，要求 8 导或更多的通道，以进行心电信号的即时记录、打印。

心内电图必须与 3~4 个体表心电图导联同步记录，以便定时准确，确定电轴和评定 P 波的时限和形状。因此，体表心电图导联至少应相当于 X、Y 和 Z 导联，通常采用 Ⅰ、aVF（Ⅱ）和 V₁ 导联。用来记录心内电图的放大器必须具有调节增益以及高通和低通滤波的性能。当信号经过 30Hz 或 40Hz（高通）和 400Hz 或 500Hz（低通）滤波后，希氏束电图和大多数心内电图记录最为清晰。

记录器必须记录准确和同步性高，频响在 500Hz 以上，有不同档次的走纸速度（纸速），最高能达到 200mm/s。应该配备记录仪或打印机。

多导电生理仪大多采用浮地式的隔离电路以防止泄漏电流进入人体引起危险。美国心脏协会（AHA）规定泄漏电流必须 <10μA。

目前，越来越多的心脏电生理检查采用心电工作站。它能够存储、编辑、测量和处理腔内和体表的心电资料，为更适合于科研资料的保存和处理。

（4）电极导管

电极导管有多种类型。导管管身大多由可以绝缘的涤纶（聚酯纤维）或聚氨酯制成，内有金属导丝，远端与电极相连，近端为导管插头，可接插于多导生理仪的连接转换器中。要求导管经久耐用，导管进入心腔后既能保持造形又有弹性，操作简便，且可以反复使用。

导管的型号用其外径表示，通常表示为 F，其与毫米的换算为 3F = 1mm。导管的外径自 3F 至 8F 不等，成年人常用的是 5F、6F、7F、8F，小号的为儿童用。导管长度一般为 125cm。

导管上环状电极一般由铂制成，环宽 2mm。电极的数目和电极间距有多种类型。为常规的起搏和记录，一般用普通的双极导管（电极间距 10mm）已足够，但最好采用四极导管（两对电极）。若为了对心脏激动方式作细致研究或多处心内膜面进行起搏，则需要更多的电极（六极或更多）导管。

电极间距常用的是 5mm 或 10mm，一般能满足精确测定局部组织的激动时间。电极间距更窄（2mm，或 <1mm）的电极导管有助于对心内电图的多个成分进行更精确的了解。

有一些特殊用途的电极导管。一种是带腔的电极导管，在电生理检查的同时可记录心腔内压力、取血和注入液体等。另一种是专为记录冠状静脉窦电活动而设计的电极导管（Jackman 导管）。还有专门设计的尖端可偏转的电极导管等，用于冠状静脉窦、房室环或心室的标测。

射频消融术导管顶端较大，常为 4mm，也有 6mm、8mm，因此，又称为"大头导管"（RF 导管）。大头导管顶端后的 8~10cm 部分可通过导管的手柄操纵向一个方向弯曲，有的还可向两个相反的方向弯曲。这种特性有助于导管头端在心腔内对不同部位心内膜的接触。

（5）心脏刺激器

程序刺激器为心脏电生理检查所必须，至少应当具有以下的性能：①恒定的电流；②泄漏电流低于10μA；③起搏的周长范围广(10~2000ms)，并至少能同时进行两处；④至少能发放 3 个期前刺激，程控精确度在 1ms 内；⑤在自身心律或起搏心律时，程序刺激器能与心电信号同步；⑥能任意选择释放刺激脉冲的方式，并能根据要求即时开始或停止发放脉冲。

（6）除颤器

在整个心电生理检查过程中，心律转复除颤器(除颤器)应随时处于待命状态，这在有恶性室性心律失常的患者进行心电生理检查时尤其重要，因为 20%~50% 的患者在检查中需要心律转复和/或除颤。

（7）临时心脏起搏器及电极导管。

（8）急救药品及设备

急救用品、氧气、简易呼吸器以及气管插管等都是必备的，并随时可用。

（9）手术器械

心脏电生理检查的手术器械与其它心导管术相同。

三、心导管操作技术

（一）经皮穿刺技术

经皮穿刺法的优点是快速，疼痛轻，可随时更换电极导管，被穿刺过的血管(静脉，有时为动脉)经几天可修复，在近期内愈合后血管仍可利用。因此经皮穿刺方法已广泛用于包括心脏电生理检查在内的心导管术。用于心脏电生理检查的常见血管包括颈内静脉、锁骨下静脉、股静脉和股动脉。电生理检查一般在患者清醒时进行，仅需在穿刺部位用 1% 普鲁卡因或 1%~2% 利多卡因做局部浸润麻醉，一般不需用全身麻醉药物。必要时可以用安定或其性质类同的药。

穿刺术采用 Seldinger 改良法。穿刺成功后送入钢丝，沿钢丝送入带扩张管的鞘管，然后撤出扩张管和钢丝，用生理盐水冲洗鞘管，也可给予肝素抗凝。经过鞘管可送入各种导管到右心系统。在心脏电生理检查中，如仅穿刺静脉可不进行抗凝，但也有人主张抗凝，先给予 2000 单位的冲击量肝素，然后每小时追加 1000 单位。在左心进行电生理检查有时需要经动脉插管。动脉穿刺的方法同静脉，但穿刺成功后先给予肝素 3000 单位，然后每小时追加 1000 单位。

1. 股静脉途径

股静脉穿刺具有很高的安全性和成功率。左、右股静脉都可利用，在腹股沟韧带下方 2cm、动脉搏动内 0.5cm 处作为穿刺点。经皮穿刺股静脉插入导管的禁忌证：①严重的外周血管病变；②局部有皮肤病或外伤。

2. 锁骨下静脉途径

锁骨下静脉是另一个常用的穿刺和送入导管的静脉途径。锁骨下静脉穿刺术较容易，成功率也高，但可能会引起严重并发症，如血胸、气胸、致死等。

3. 颈内静脉穿刺插管

经皮穿刺颈内静脉插管是安全可行的，最大的优点是电极导管较易进入冠状静脉窦，已为日常的心脏电生理检查所采用。

少数情况下还使用其它插管途径，包括上肢静脉途径。

（二）心内电极导管的放置

电极导管放置的先后顺序，一般无关紧要。有人主张，应当首先放置右室(心尖部)的电极导管以备必要时行心室起搏。

心腔内任何部位都可记录到电活动。心电生理检查时通常把电极导管分别放置在右房侧壁上部和下部、右室心尖部、冠状静脉窦和希氏束区域(图 69-1)，分别记录右房电图、右室电图、左室和左房电图以及希氏束电图(图 69-2)，有时需要记录房室结电位、分支电位、房室旁路(Kent 束)电位甚至浦肯野纤维电位。右室心尖部起搏未能诱发出室性心动过速，需将电极导管置于右室流出道进行程序刺激；如仍不能诱发，可经动脉插管到左室记录心电图或进行刺激。

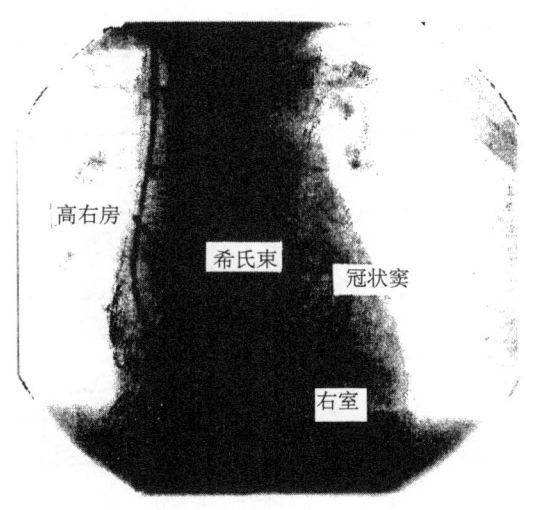

图 69-1　常规心内电极导管的 X 线影像
常规心内电生理检查时，需要在高右房、希氏束、冠状窦和右室放置四根电极导管，记录局部电位。本图为四个心内电极的 X 线图

1. 右房

电极导管自任何静脉均能容易地进入右房。其中高右房，即右房后侧壁上部与上腔静脉交界处(窦房结区域)是最常用的记录和刺激部位。

2. 右室

电极导管通过任何静脉途径都可达到右室。右室心尖部是使用最多的部位，在此处进行记录和刺激，重复性最高。有时，需要将导管送到右室流出道。

3. 左房

左房电活动的记录和起搏较难。最常采用的方法是通过置于冠状静脉窦内的电极导管，间接地记录或起搏左房。也可采用右侧股静脉插管将电极导管通过未闭的卵圆孔、房间隔缺损或穿刺房间隔直接到达左房。也可经动脉插入电极导管，逆向进入左室，然后越过二尖瓣再逆向地进入左房。若电极导管无法进入左房或冠状静脉窦，可把电极导管置于主肺动脉，可记录到左房前部的电位；或自食管插入电极导管，可记录到左房后部的电位。

4. 左室

进行左室刺激(或起搏)和记录左室电图一般要经过动脉途径插管，少数可经过冠状静脉窦途径，或可经未闭的卵圆孔、房间隔缺损或房间隔穿刺进入左房，再跨过二尖瓣进入左室。在左室内，除了可以记录到心肌电位外，在室间隔左侧面可以记录到浦肯野纤维电位，在室间隔的左侧底部主动脉瓣下区域可记录到左束支电位。常规心电生理检查不必进行左室导管术。

5. 希氏束

准确判定房室传导(尤其是希-浦系统内的传导)时间以希氏束电图波为准。希氏束位于房间隔的右房侧下部，冠状静脉窦的左上方，卵圆窝的左下方，靠近三尖瓣口的头侧。在 X 线透视下，将电极导管送入三尖瓣口上部，使其顶端(远端电极)向三尖瓣口间隔面的右房壁贴靠，当 A 波和 V 波都较显著、A 波<V 波时，常能发现希氏束波(H 波)。它是一个双相或三相的尖波，其正常时限一般在 20～25ms 内(图 69-3)。有时在心室波(V 波)前可记录到右束支电位，貌似希氏束电位，但与 V 波的间距短于 30ms。此时再徐徐后撤导管往往可记录到真正的希氏束电位。

(三) 心脏电生理检查的并发症

Josephson 等对约 6500 例患者进行了电生理检查，并发症的总发生率不到 2%，仅一例死亡。国内报告的心脏电生理检查的并发症发生率约 3%。较严重的并发症有股动脉和股静脉血栓形成、肺动脉栓塞、左心衰竭、心房心室壁穿孔引起的心包填塞等。

1. 心律失常

心电生理刺激过程中发生心律失常是必然的,心脏起搏或刺激本身就是一种心律失常(非正常心律)；另一方面，诱发心律失常往往是电生理检查的目的。心房和/或心室刺激可诱发多种折返性心律失常，

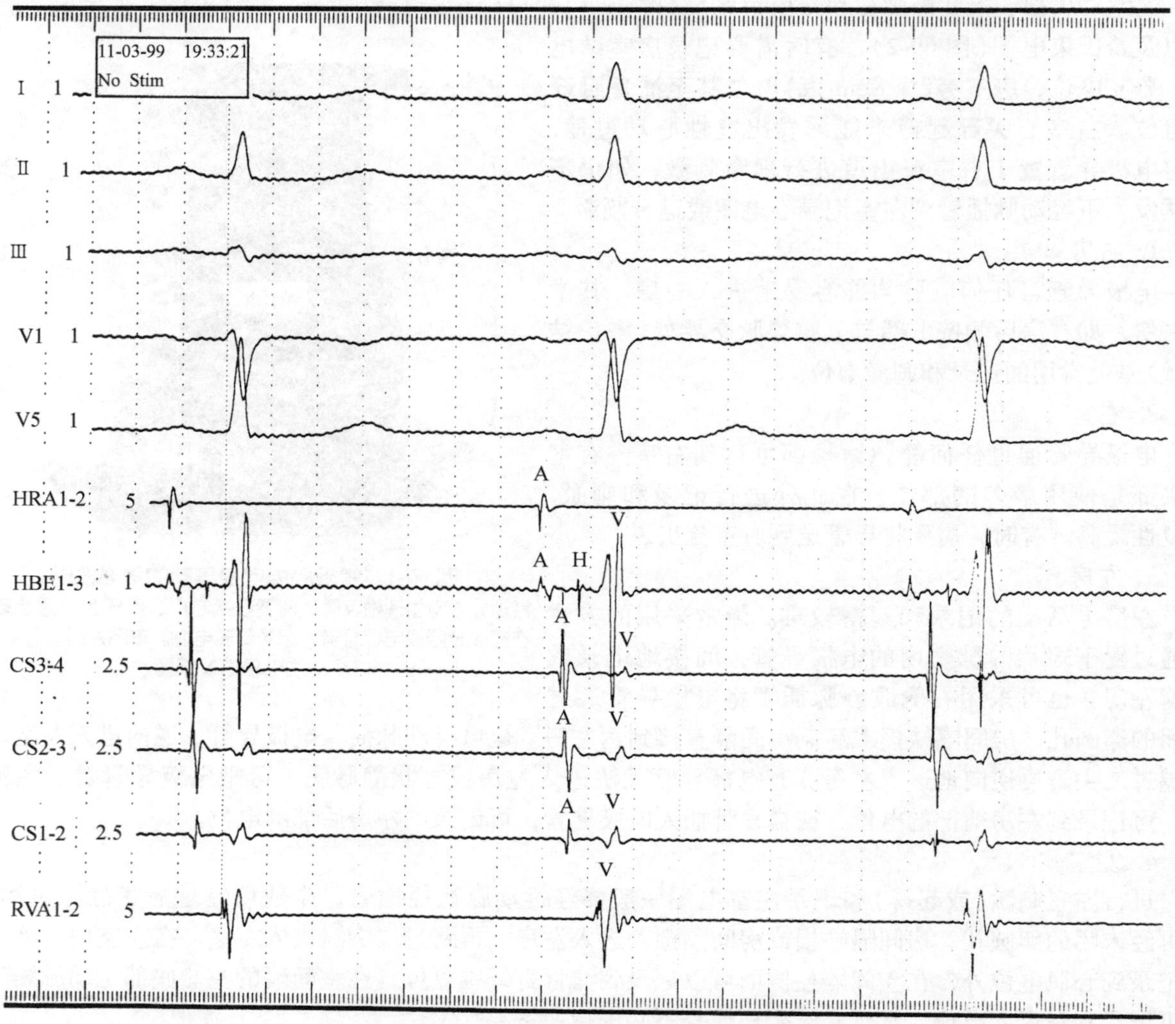

图 69-2　体表及心内电图

从上到下依次为体表的 Ⅰ、Ⅱ、Ⅲ、V₁ 和 V₅ 导联心电图和心内的高右房（HRA）、希氏束（HBE）、冠状窦近端（CS3-4）、冠状窦中部（CS2-3）、冠状窦远端（CS1-2）和右室心尖部（RVA）电图。心内电图中，A = 心房电图，V = 心室电图，H = 希氏束电图。从心内电图上可以看出，窦性激动首先使靠近窦房结的高位右房除极，然后依次激动希氏束、冠状静脉窦近端（CS3-4）和远端（CS1-2）

也能终止心律失常。联律间期短的期前心房/心室刺激可引发心房/心室颤动，可能需要电转复或除颤。反复发作的房颤可能无法完成检查。

此外，在心脏电生理检查中药物的致心律失常作用也不容忽视，特别是室性心律失常。Horowitz 等在 3977 例患者进行的室上性心律失常的电生理检查中，3% 发生治疗心律失常药物引起严重的心律失常。

2. 严重出血

大多发生在动脉或股静脉穿刺处，以腹股沟部位多见。如发生在颈内静脉或锁骨下静脉，则后果较严重，甚至可引起病人的死亡。

3. 血栓栓塞

右侧心导管术时间较长者较易发生，穿刺动脉作左心导管术者发生率较高。对左心电生理检查者应给予全身性肝素化，持续时间较长的右心电生理检查也应考虑给予。静脉穿刺者，仅用纱布覆盖穿刺部

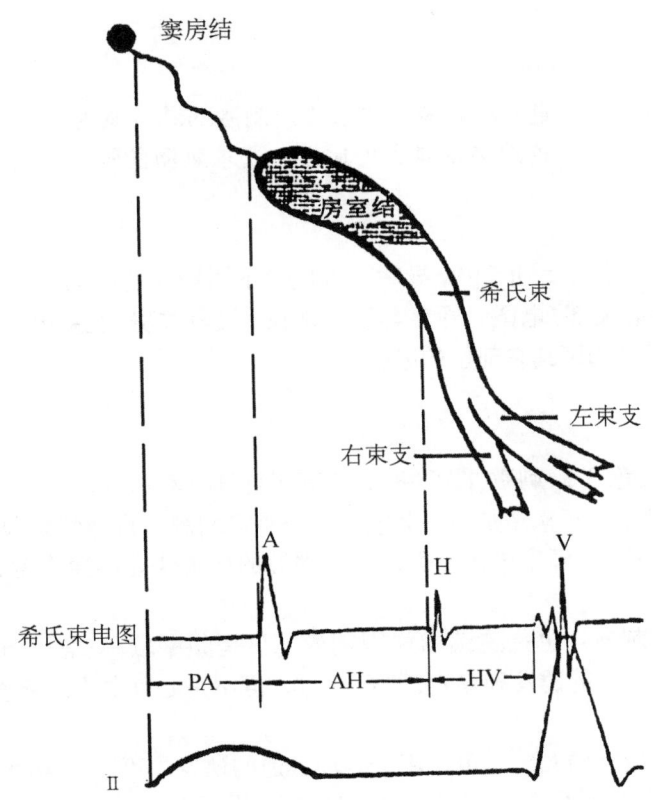

图 69-3　希氏束电图的示意图

希氏束电图（HBE）应与体表心电图同步记录，与 P 波对应者为 A 波，与 QRS
波对应者为 V 波，与 PR 段对应的为 H 波。结果可形成 PA 间期（房内传导时
间）、AH 间期（房室结传导时间）及 HV 间期（希-浦系传导时间）

位即可，不必加压包扎。股动脉穿刺点压迫的力量要适中，加压包扎不宜过紧，时间不宜过长，卧床期间定期观察足背动脉，必要时在卧床期间可给予适当的抗凝治疗。体形消瘦者更容易发生血栓栓塞，尤应注意。

一旦发生血栓栓塞，应立即给予抗凝及溶栓治疗。如果是动脉血栓，还应考虑外科切开取栓。

4. 心包填塞

由于电极导管相对较硬，在操作时可引起心室、心房或冠状静脉窦穿孔，发生率约 0.05% ~ 0.07%。心脏穿孔的直接后果是心包填塞，严重者需心包穿刺引流减压。如果引流效果不好，需及时开胸行外科手术修补。心房和右室壁较薄，尤其是冠状静脉窦，较易发生穿孔，在操作时务必小心。

四、程序刺激技术

程序刺激是心电生理检查的基本手段，通过事先设定的刺激程序对心脏进行刺激，通过与体表心电图和心腔内电图记录技术相结合，达到了解心肌和心脏传导系统的电生理特性、诱发和分析心律失常以及研究药物和非药物治疗心律失常的效果等目的。开胸手术时直接进行的心外膜标测以及食管电生理检查方法不在本章内讨论。

（一）方法

1. 刺激参数的设置

刺激仪发出的脉冲信号为一直流电方波。要求心内刺激的脉冲宽度为 2ms，电流/电压的刺激强度为舒张期阈值的 2 倍。为了使检查的结果具有可比性，要求刺激的强度、时间、部位和程序尽可能一致。

2. 导联的选择

体表心电图通常至少选择 I、II 和 V_1 导联，以代表不同轴向的心电图。心内心电图通常选择高右房（HRA）电图、右心室（心尖部）电图、冠状静脉窦电图（代表左房、左室电图）和希氏束电图。根据检查的目的和要求不同，还可选用其它部位的电图。

3. 刺激方式

（1）连续规则刺激

1）分级递增刺激：又称 S_1S_1 刺激（图 68-8），用高于自身心率 10~20ppm 的频率开始连续刺激，时间 10~60s，然后逐渐增加频率，每次增加 10~20ppm，再重复刺激，直到刺激频率达到 170~250 ppm（依据检查的目的和刺激的部位）。频率过快可引起非生理性的严重快速心律失常，如心房纤颤，影响病人的检查结果。

2）短阵猝发（burst）刺激：也是连续的规则刺激，只是频率较高（常 > 200 bpm）、持续时间较短（6~12 次）。多用于心动过速的诱发和终止（图 68-10），但不是心脏电生理检查的常规手段。

（2）程序期前刺激

主要用于心脏组织不应期的测定，也可用于心动过速的诱发。可以分为两种类型。

1）S_1S_2 刺激：S_1S_2 刺激采用两种刺激周期，即 S_1S_1 周期和 S_1S_2 周期，前者又称基础周期，一般均用毫秒（ms）表示。S_1S_1 周期通常比自身基础周期短 20~30ms，以 500~600ms 应用较多，连续发放 8 个。然后发放单个的 S_1S_2 周期，常比 S_1S_1 周期短 20~50ms。此后，间隔 8~10 个正常的周期，再重复进行 S_1S_2 刺激扫描，再次刺激的 S_1S_2 周期比上一次缩短 10~20ms，而 S_1S_1 周期不变（图 68-13）。

根据检查的情况，还可以加发 S_3 刺激，成为 $S_1S_2S_3$，而更多的期前刺激 $S_1S_2S_3S_4$、$S_1S_2S_3S_4S_5$ 等应用的较少，因引起的非生理性心律失常较多。一般在 S_1S_2 检查的基础上加 S_3 刺激，S_2S_3 刺激的起始周期同 S_1S_2 周期，一般等于心脏组织的不应期 +50ms，以后周期性重复刺激时，S_2S_3 周期逐渐缩短，而 S_1S_2 和 S_1S_1 周期保持不变。根据需要，可改变 S_1S_1、S_1S_2 周期再重复上述检查过程。

2）S_2 刺激

这种刺激方式与 S_1S_2 刺激相似，只是基础周期为自身节律周期，通过感知 8~10 个自身的心脏电活动周期（S_1S_1）触发 S_2 刺激（图 68-11）。同样，也可增加 S_3 甚至更多的刺激。

（二）程序刺激的应用

1. 测定不应期

（1）不应期的定义和类型

心脏组织对刺激反应的不应性可用不应期来表示。在临床心脏电生理学中，不应期可分为三种：相对不应期（RRP）、有效不应期（ERP）和功能不应期（FRP）。

1）相对不应期：以较长联律间期进行期前刺激时，期前刺激和基本刺激两者引起的搏动（早搏和基本搏动）的传导时间相等。随着联律间期的逐渐缩短，早搏的传导时间逐渐延长。开始比基本搏动传导时间延长的最长联律间期为相对不应期，它标志心脏组织应激性/兴奋性未完全恢复。

2）有效不应期：将期前刺激与基本刺激间的联律间期继续缩短，直到期前刺激不能下传。有效不应期是指期前刺激不能传导时的最长联律间期。有效不应期应当在该组织的近端（冲动传入端）进行测定。

3) 功能不应期：心脏组织的功能不应期是经过其传导的连续两个冲动间的最短联律间期。因为 FRP 是自该组织传出的一个指标，应当在该组织的远端来测定。当测定某一段组织的有效不应期时，其近段组织的功能不应期必须短于该段组织的有效不应期。例如，当测定房室结的有效不应期时，心房的功能不应期必须短于房室结有效不应期才能测定，否则由于心房先进入不应期而无法再显示房室结的不应期。房室结的功能不应期可以用下式计算：

$$FRP = H_1H_2 = A_1A_2 + A_2H_2 - A_1H_1$$

可以看出，期前心房刺激的联律间期（A_1A_2）、房室结传导时间及房室结传导递增时间（A_1H_1-A_2H_2）都是影响功能不应期的因素。

部分人的房室结除具有前向传导功能外还有逆向传导（VA）功能。VA 传导的不应期可采用心室期前刺激法测定。房室传导系统各部分的前向和逆向不应期的定义见表69-2和表69-3。

表69-2 房室传导系统的前向不应期

部　位	有效不应期（ERP）	功能不应期（FRP）	相对不应期（RRP）
心房	不引起心房除极的最长 S_1S_2 间期	由任何 S_1S_2 间期引起的最短 A_1A_2 间期	当 S_2A_2 间期开始延长（超逾 S_1A_1）时的最长 S_1S_2 间期
房室结	在希氏束电图上不能传导希氏束的最长 A_1A_2 间期	由任何 A_1A_2 间期下传引起的最短 H_1H_2 间期	当 A_2H_2 间期开始延长（超逾 A_1H_1 间期）时的最长 A_1A_2 间期
希-浦系	不能引起心室除极的最长 S_1S_2 间期	由任何 H_1H_2 间期下传引起的最短 V_1V_2 间期	当 H_2V_2 间期开始延长（超逾 H_1V_1 间期）或开始出现差异传导 QRS 波时的最长 H_1H_2 间期

注：S_1、A_1、H_1 和 V_1 分别代表基础刺激和由其引起的心房、希氏束和心室电位图；S_2、A_2、H_2 和 V_2 分别代表程序期前刺激和由其引起的心房、希氏束和心室电位图

表69-3 房室传导系统的逆向不应期

部　位	有效不应期（ERP）	功能不应期（FRP）	相对不应期（RRP）
心室	不引起心室除极的最长 S_1S_2 间期	任何 S_1S_2 间期引起的最短 V_1V_2 间期	当 S_2V_2 间期长逾 S_1V_1 间期时引起最长 S_1S_2 间期
希浦系	当 S_2 或 V_2 被阻滞在希氏束以下时引起最长的 S_1S_2 或 V_1V_2 间期	任何 V_1V_2 间期逆传引起的最短 S_1H_2 或 H_1H_2 间期	
房室结	H_2 未能逆传至心房时引起的最长 S_1S_2 或 H_1H_2 间期	由任何 H_1H_2 间期逆传引起的最短 A_1A_2 间期	

注：S_1、S_2、A_1、A_2、H_1、H_2、V_1 和 V_2 的意义同表69-2

（2）不应期的测定方法

测定不应期的方法是期前刺激技术。一般于 8～10 个基本刺激波后引进一个舒张晚期的期前刺激，逐步缩短其联律间期，观察其下传或逆传的反应，直到不再发生反应。引进期前心房刺激是为房室传导系统各部分前向不应期的测定和旁道不应期测定（图69-4，图69-5），而引进期前心室刺激是测定其逆向传导功能和不应期。

由于心脏组织的不应期取决于其前一个周期的长度（周长），因此测定不应期是在固定基本刺激周长的情况下引进期前刺激，基本刺激的周长应在生理范围内（1000～600ms）。这样，可避免继发于窦性心

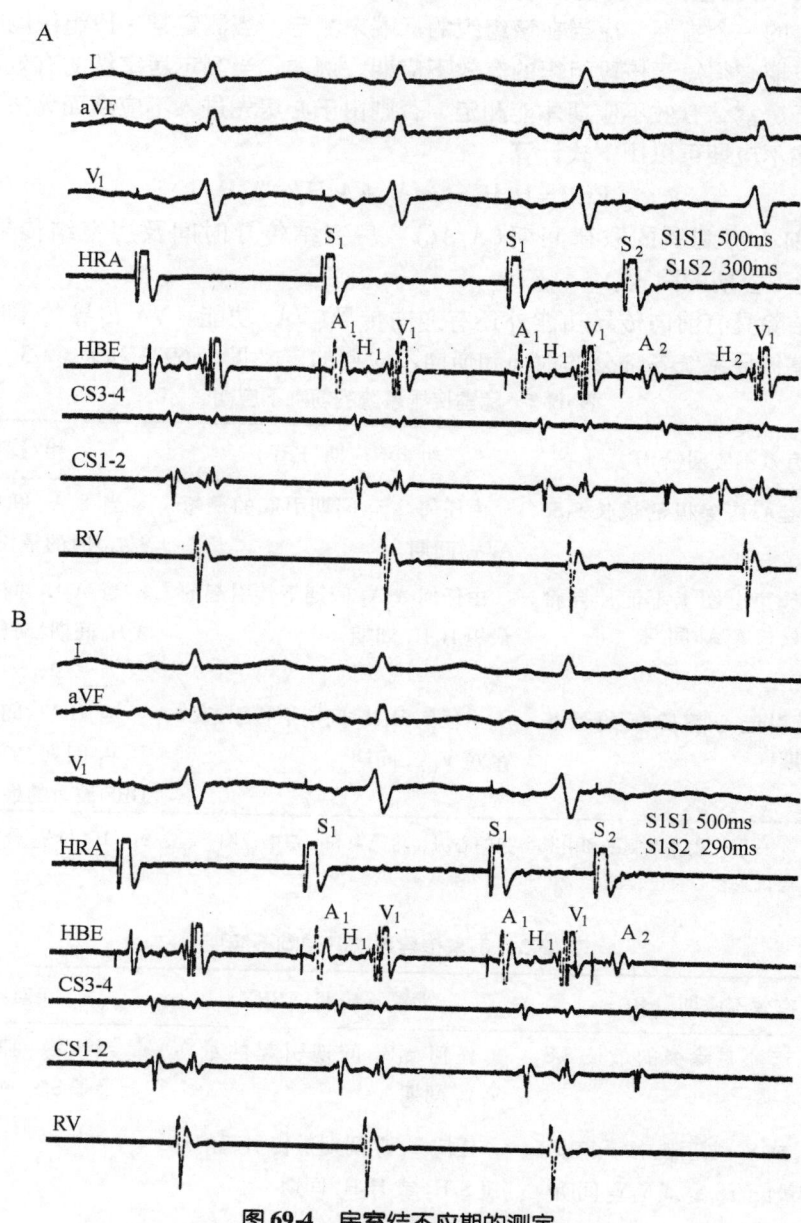

图 69-4　房室结不应期的测定

A. S_1S_1 为 500ms，S_1S_2 为 300ms 时，A_2 能下传激动希氏束和心室产生 H_2 和 V_2；

B. S_1S_2 为 290ms 时，A_2 不能下传，说明房室结进入不应期，房室结的不应期为 500/290ms

律不齐或自发的早搏后的周长改变而可能导致的不应期改变。

（3）影响不应期的因素

有两个重要的因素影响心脏组织不应期的测定。

1）刺激电流强度和脉宽：在心肌组织测定的不应期与所用的电流呈反比关系。所用的刺激电流越强，测得的有效不应期将缩短。刺激的脉宽越大，测得的有效不应期也将缩短。为了比较干预前后心房和／或心室不应性的变化，必须对刺激强度标准化。大多数心电生理实验室标准化的刺激电流规定为舒张期阈值的两倍，但也有学者主张用更高的电流。

2）基本刺激周长：一般选定两个或两个以上的基本刺激（驱动）频率，一个较窦性心律略快而又能

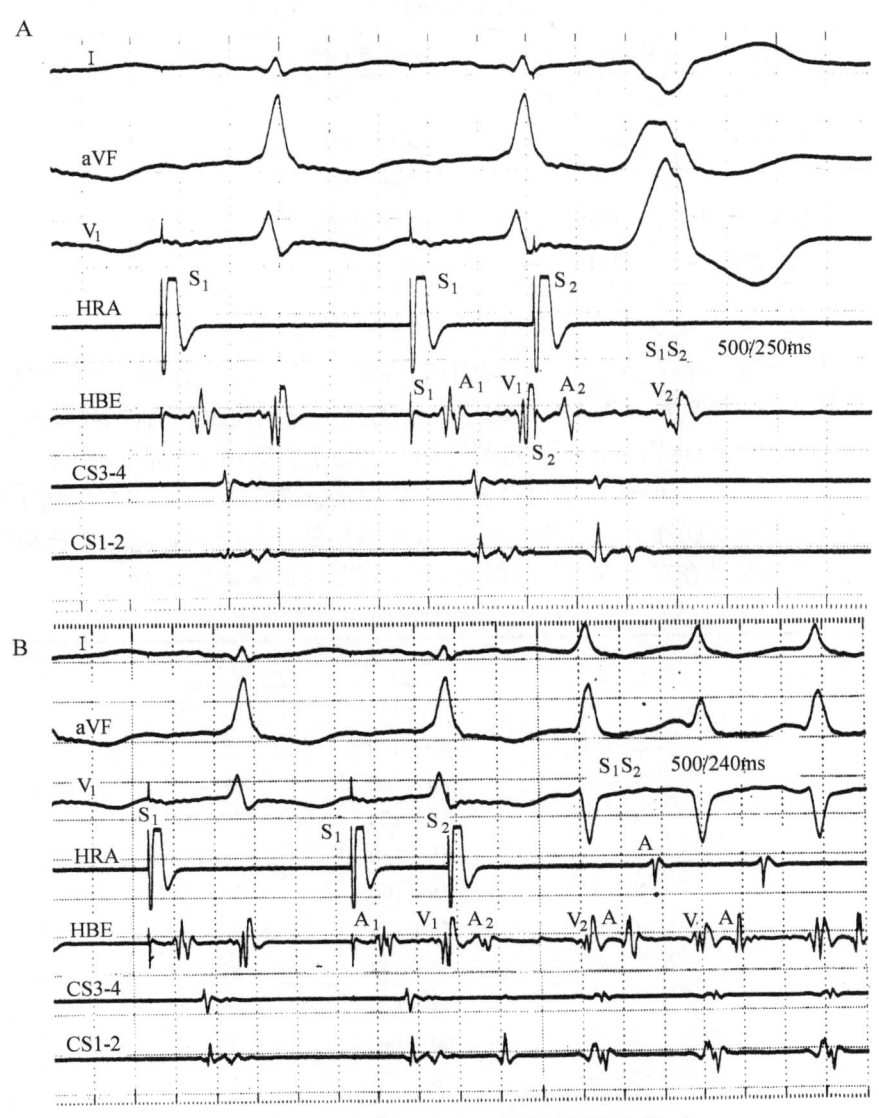

图 69-5　心房 S_1S_2 刺激测定旁道不应期

在基础心房起搏周长（S_1S_1）的基础上加 S_2 刺激。A. 当 S_1S_2 为 250ms 时，激动经房室结和旁道
下传，由于经旁道下传的成分多，故体表心电图的预激波明显；B. 当 S_1S_2 缩短至 240ms 时，
激动仅从房室结下传，说明旁道开始进入不应期，因此旁道的不应期为 500/240ms

夺获窦性（或自身）心律的频率（S_1S_1 刺激），另一个较快的频率（S_1S_2 刺激）重复进行测定。有时还需要再选择第三个频率进行基本起搏。正常情况下，心房、希氏束-浦肯野系统和心室的不应期与基本驱动（起搏）周长直接相关，就是说基本驱动周长缩短，有效不应期缩短。这个现象在希-浦系统表现得最明显。房室结恰好相反，当基本驱动周长缩短时，ERP 延长。周长改变时房室结的功能不应期的反应不恒定，但趋于随周长减短而缩短。这是因为功能不应期并不是期前心房冲动（A_2）所遇到的房室结不应性的真正量度。

前一个周长对不应性的明显影响（显著缩短或延长），可用来解释长、短-长或长-短顺序对前向或逆向传导所产生的矛盾反应。这些发现也可用来解释取决于前面一个周长的心动过速诱发的某些变异。

（4）不应期的正常值：表 69-4 列举了正常成年人心脏组织的不应期。由于影响不应期的因素较多，且各家采用的测定条件也不尽相同，故报告的不应期正常值的范围也不太一致。

表69-4　正常成年人心脏组织的不应期（ms）

研　究　者	心房 ERP	房室结 ERP	房室结 FRP	希-浦系 ERP	心室 ERP
Denes 等	150～360	250～365	350～495		
Akhtar 等	230～330	280～430	320～680	340～430	190～290
Schuilenberg 等		230～390	330～500		
Josephson 等	170～300	230～425	330～525	330～450	170～290
陈新等	200～270	250～450	420～500	210～260	

2. 传导时间的测定

房室传导包括从心房激动到心室激动这一段间期，在体表心电图上表现为 PR 间期，但是同步记录的希氏束电图可将其分为三个间期，即 PA、AH 和 HV 间期，分别代表房内传导时间、房室结传导时间和希-浦系传导时间。通过心内电图可以测量这些间期，有助于明确房室阻滞的部位。

（1）心房内传导时间：Josephson 等的资料表明，正常心房激动可开始于右房的上部或中侧部，由该处向右房下部和房室交界区扩布，然后传至左房。PA 间期是自 P 波起始点至希氏束电图上 A 波的起始点之间的时距，它代表激动在右房内的传导时间。PA 间期的正常值见表69-5。

表69-5　房室传导系统各间期的正常参考值（ms）

研　究　者	PA 间期	AH 间期	HV 间期	H 间期
Josephson		60～125	35～55	10～25
Narula	25～60	50～120	35～45	25
Damato	24～45	60～140	30～55	10～15
Castellanos	20～50	50～120	25～55	
Schuilengerg		85～150	35～55	
Peuch	30～55	45～100	35～55	
Bekheit	10～50	50～125	35～45	15～25
Rosen	9～45	54～130	31～55	
孙瑞龙		72～128	30～70	
吴宁	24～55	60～140	30～55	10～15
上海心血管病研究所	15～60	60～130	30～60	

然而，PA 间期测量的影响因素较多，重复性较差，因此不能完全代表心房内、甚至右心房的传导时间。有些学者主张以高右房至到低右房间期（HRA-LRA）作为右房的传导时间，比 PA 间期准确。

前向和逆向心房激动顺序对室上性心律失常的准确诊断至关重要。心室期前搏动（或刺激）和交界性心律时，逆向的心房激动在房室交界区开始，继而辐射状地同时扩布至左、右心房。因而，最早的逆向心房除极在希氏束电图上记录到，然后是邻近的右房和冠状静脉窦，最后在右房上部和左房，我们称这种激动形式为"离心型"激动（图69-6）。

（2）AH 间期

AH 间期在希氏束电图上自 A 波起始至希氏束电位（H 波）起始的时间间期。AH 间期代表自房间隔下部通过房室结至希氏束的传导时间，因而代表房室结传导时间。患者的自主神经状态可以明显地影响 AH 间期。因此，不应当把 AH 间期的绝对值作为评估房室结功能的一个肯定指标。房室结功能无任何异常时，交感神经张力增高使 AH 间期缩短，而迷走神经张力增高使之延长。

由于测定的方法不同、患者的基础状态不同，各家报告的 AH 间期测量正常值也有较大差别（表69-5）。有人认为，用阿托品（0.04mg/kg）和心得安（0.2mg/kg）分别阻断迷走和交感神经后，测量的 AH 间期能较好地反映房室结自身的传导功能。

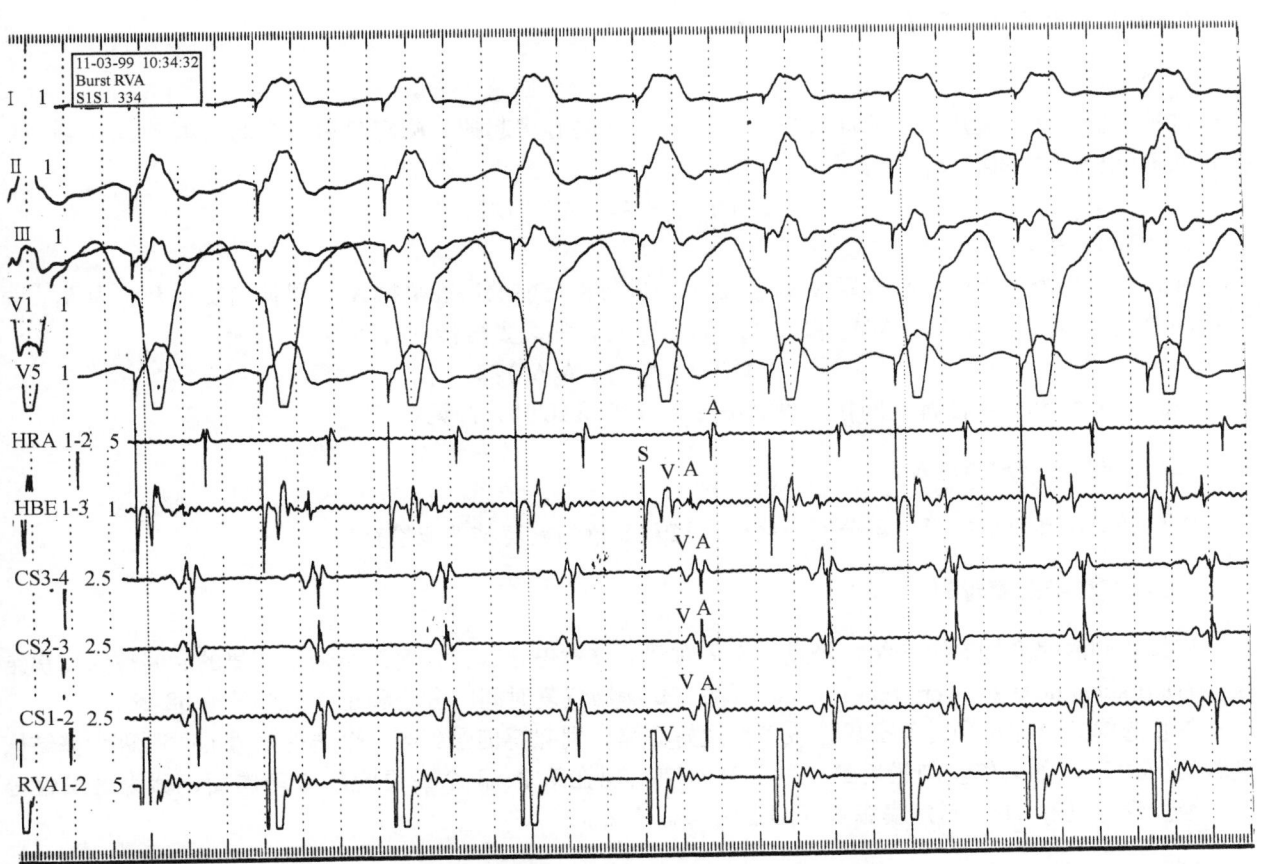

图 69-6 心室起搏经房室结逆传的心房激动顺序

心室起搏时心房（A 波）的最早激动点在希氏束，然后以希氏束为中心向周围扩布，激动冠状窦电极近端（CS3-4）、冠状窦中部（CS2-3）、冠状窦电极远端（CS1-2）和高位右房。这种激动形式又叫"离心型"激动，提示心室激动经希氏束和房室结逆向传导

（3）H 波时限

又叫 HH' 波时限，代表激动在希氏束内的传导时间，正常为 10~25ms。如 >25~30ms，提示希氏束内阻滞。

（4）HV 间期

表示自希氏束近段至心室肌的传导时间，其测量是自希氏束波（H 波）的起始处测至任何导联上心室波的最早起始处，包括同步记录的心内导联上的 V 波或体表导联上的 QRS 波。HV 间期较恒定，受药物及自主神经的影响较小。但奎尼丁和普鲁卡因胺能延长 HV 间期，而异丙肾上腺素可缩短之。儿童的 HV 间期较短些。

HV 间期的正常值为 35~55ms，但各组学者报告数值有差异（见表 69-5）。可能的原因是未能准确判定心室的最早电活动，或把其它电位图如右束支电位图当成希氏束电位。

五、窦房结功能检查

窦房结功能紊乱是心源性晕厥的一个重要原因。临床上窦房结功能障碍是以自律性或传导异常或两者均异常为特征的。窦房结功能的评价应该包括判断窦房结的自律性（利用体表心电图记录方法测定窦房结恢复时间）和测定窦房传导时间。现将临床广泛使用的电生理检查方法介绍如下。

（一）窦房传导时间测定

1. Nurula 法

这种评价方法是利用一个比原有心率约快 10ppm 的心房起搏，测定最后一个起搏搏动（S_1）到下一个窦性 P 波（A_3）的间期（S_1A_3）：

$$SACT = (S_1A_3 - A_1A_1)/2$$

2. Strauss 法

在每 8～10 个稳定窦性心搏后 A_1A_1 发放一个进行性提前的房性早搏 A_2，早搏前窦性 P 波为 A_1，早搏后的 P 波为 A_3。当 $A_2A_3 > A_1A_1$ 和 $A_1A_3 < 2A_1A_1$ 时，那么窦房传导时间为：

$$SACT = (A_2A_3 - A_1A_1)/2$$

Narula 法和 Strouss 法都是间接测量窦房传导时间（SACT），详见 68 章。

（二）窦房结对房早的反应

窦房结对房性早搏的反应可分四个区（详见第 68 章的窦房结功能检查）。

（三）窦房结恢复时间

用超速刺激完全抑制窦房结，经过一定的时间后突然停止起搏，窦房结恢复节律的时间称为窦房结恢复时间（sinus node recovery time；SNRT）。测定窦房结恢复时间的方法和正常值详见第 68 章。

停止起搏后首先出现的是交界性或房性逸搏心律，则起搏信号到第一个逸搏信号的时距称为窦结恢复时间（SJRT）。如果停止刺激后最长的 P-P 间期出现在第 2、3 个或更晚的心动周期，称为继发性停搏。继发性停搏和 SJRT 对病窦综合征的诊断均有意义。

（四）窦房结电图

直接记录窦房结电图对窦房结功能的评价具有重要意义。然而，由于窦房结位于心外膜，分布较广，其电位是一种慢电位，因此用心腔内电极很难记录到，限制了其临床应用。

六、房室传导及室内传导障碍

从理论上讲，房室传导异常可以发生在心脏传导通路中的任何部位，由于常常出现交叠现象，故单凭体表心电图不能确定阻滞部位，均表现为 PR 间期延长或房室传导比例的改变。但通过腔内电图记录和心房刺激技术能够明确阻滞部位和机制。房室阻滞病人的预后主要取决于阻滞发生的部位和程度。此外，心脏电生理研究对心室内传导障碍患者发生完全性心脏阻滞具有一定的预测价值。对传导系统病变的电生理检查有助于医师制定正确的治疗措施。

（一）房室阻滞的类型

根据心房冲动通过房室结下传的能力，房室阻滞可分为三度。

1. 一度房室阻滞：一度房室阻滞指激动通过传导系统的某一部分延缓，但传入冲动（心房激动）和传出冲动（心室激动）的比例为 1∶1（图 69-7，图 69-8）。

2. 二度房室阻滞：二度房室阻滞的共同特点是心房的激动部分下传心室。根据阻滞的程度可分为 5 型：I 型又称莫氏 I 型或文氏型阻滞，其特征为在下传的心搏中，房室传导时间（PR 间期或 AV 间期）逐渐延长，直至出现一次阻滞而不能下传。II 型又称莫氏 II 型，心房激动按比例（>2∶1）下传（图 69-9），但下传的 PR 间期或 AV 间期正常。III 型为 2∶1 型，即心房激动以 2∶1 的比例下传。IV 型为高度房室阻

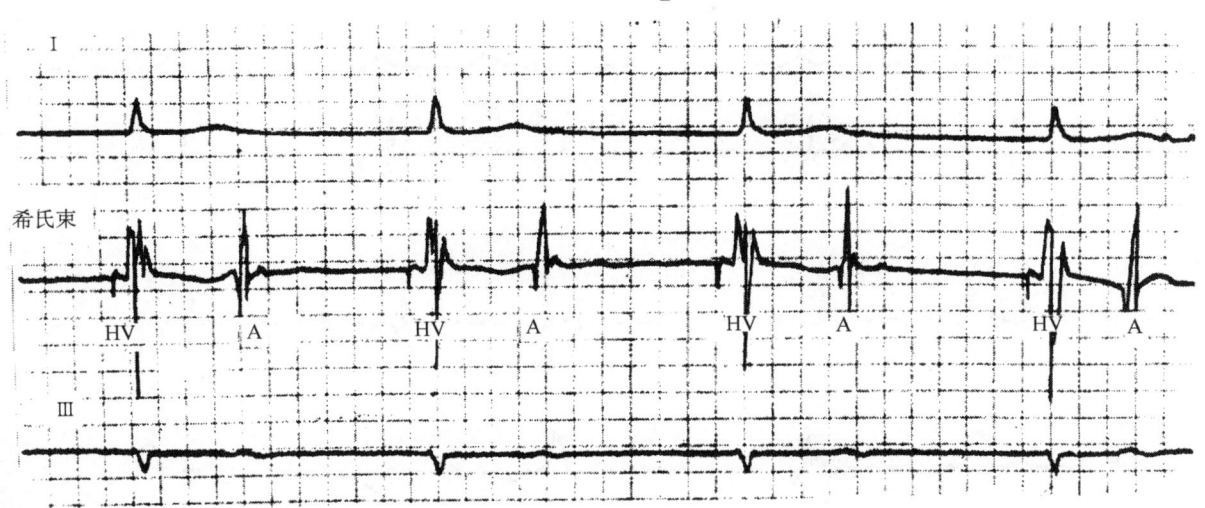

图 69-7　房室结内阻滞引起一度房室阻滞

图中的体表心电图可见窦性心律伴一度房室阻滞，经同步记录的希氏束电图证实，AH 间期明显延长为 330ms，
HV 间期正常（40ms）。造成本例一度房室阻滞的原因是房室结内阻滞

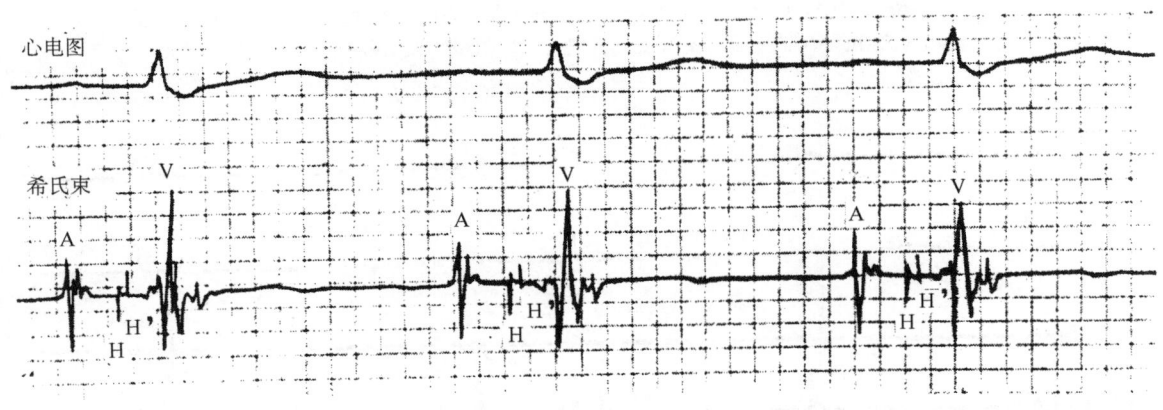

图 69-8　希氏束内阻滞引起一度房室阻滞

图中心电图示窦性心律伴一度房室阻滞，同步记录的希氏束电图可见分裂的 H 波及 H' 波，两者间期 >25ms（正常 <25ms），
诊断为希氏束内阻滞引起了一度房室阻滞

滞，心房激动能够下传，但下传的比例低于 3:1。V 型为几乎完全阻滞型，即偶尔出现一次心房激动的
下传。

3. 三度房室阻滞

三度房室阻滞指任何激动均不能下传心室，多数情况下伴逸搏心律，体表及腔内电图均显示逸搏心
律伴房室分离（图 69-10,11）。

（二）房室阻滞的定位

1. 心房内传导延缓

起源于窦房结的冲动必须穿过右心房才能到达房室结，一般用 PA 间期代表心房内的传导时间，正
常值为 10～60ms（见表 69-5），如 >60ms，则提示房内传导延缓。若要准确测定心房内传导，至少需记
录靠近窦房结的高位右房电图 A 波和希氏束电图 A 波，两者的起始部的时间间距为右房的传导时间。

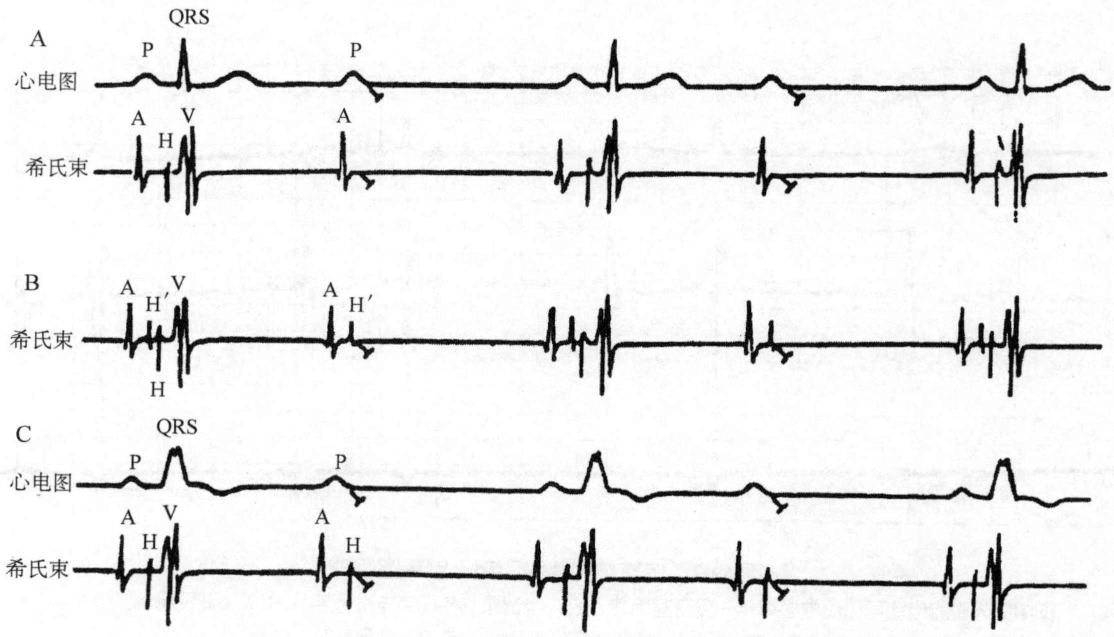

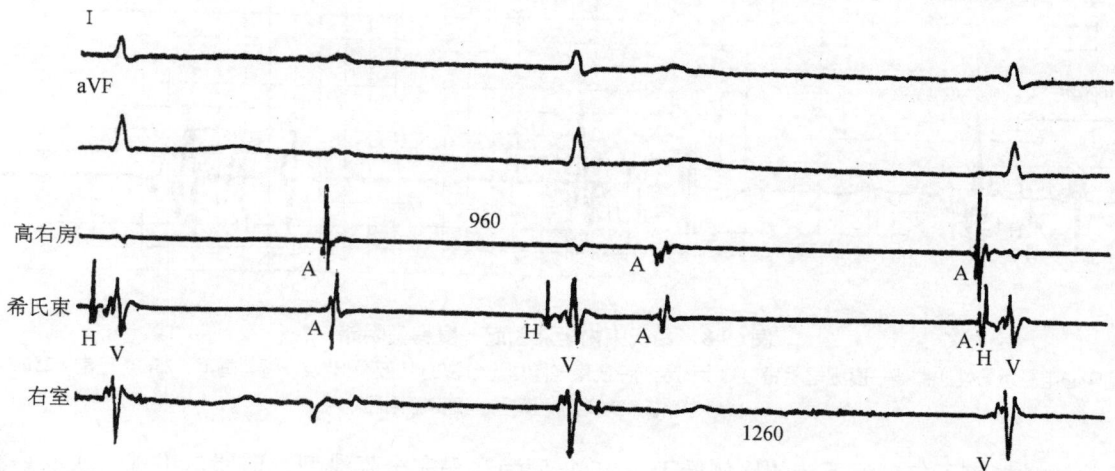

图 69-9　二度房室阻滞部位的示意图

图中心电图可看出，在 A、B、C 三条中都存在二度房室阻滞伴 2:1 下传，但不能确定阻滞的水平面，
经同步记录的希氏束电图证实：A. 阻滞在房室结；B. 阻滞在希氏束内；C. 阻滞在希-浦系

图 69-10　房室结阻滞引起三度房室阻滞

图中体表心电图可见三度房室阻滞，在同步记录的希氏束电图中，每个 A 波后无 H 波，而每个室波前有 H 波，证实本例三度
阻滞发生在房室结，每个 P 波都阻滞在房室结不能下传，同时希氏束区域有自律性较高的节律点发放激动形成心室律

2. 房室结水平阻滞

房室结是决定房室传导时间的主要部位。窦律时 AH 间期正常范围约 60 ~ 125ms。在房室阻滞中，
由于房室结阻滞（AH 间期）引起的一度房室阻滞最为常见。PR 间期延缓的幅度差异很大。如果患者 PR
间期大于 300ms，而 QRS 综合波又是窄的情况下，可以肯定有某种程度的房室结传导阻滞。但一度房
室阻滞伴有宽 QRS 综合波时，提示希氏束水平或以下部位的传导阻滞（HV 间期延长）。在心内电图上，
一度房室结阻滞表现为 AH 间期 >130ms（图 69-7）。

因房室结间歇性传导而引起的伴窄 QRS 综合波的二度阻滞极为常见，如二度 I 型房室阻滞的部位

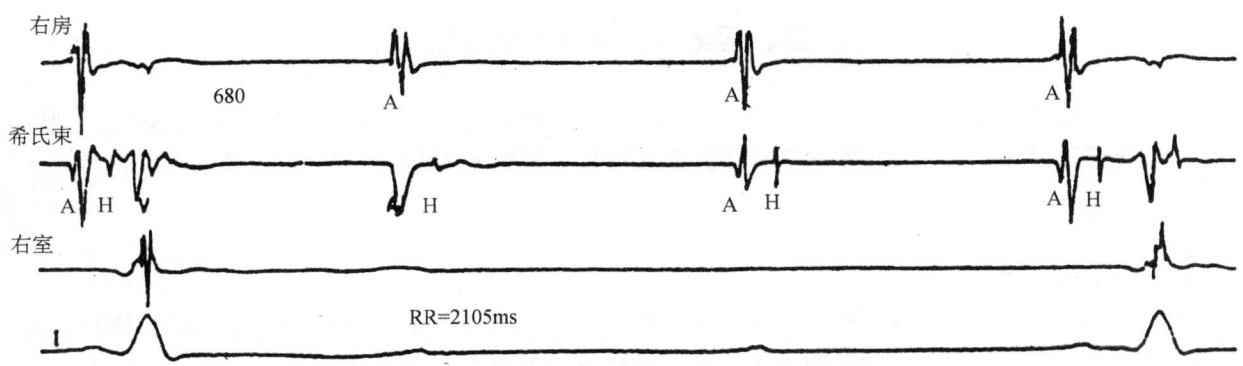

图69-11 希-浦系阻滞引起三度房室阻滞

图中心电图表现为三度房室阻滞,同步记录的希氏束电图中每个A波后均有H波,而V波前无H波,证实每个P波均下传,
下传经房室结、希氏束后被阻滞,阻滞部位为室内的束支或浦氏纤维系统内,简称希-浦系阻滞

几乎都在房室结水平。在心内电图上,二度Ⅰ型房室阻滞的表现是AH间期的逐渐延长,直至H、V波脱落一次。

房室结发生二度Ⅱ型房室阻滞者也有报道。但在所报道的这些病例中,阻滞部位其实并不发生在房室结而是发生在希氏束;或者其本身就是一种不典型的二度Ⅰ型房室阻滞,因停搏后的AH间期是缩短的。目前还没有证实房室结发生真性二度Ⅱ型房室阻滞。

发生于房室结的三度房室阻滞相对常见。许多下壁心肌梗塞可出现一过性完全性心脏阻滞。最常见到的逸搏节律来源于希氏束,QRS波为窄型,其前方有希氏束电位,HV间期正常(图69-10)。

3. 希氏束内及下部传导阻滞

又称希氏束内阻滞,在体表心电图上无法直接诊断,因为其表现与房室传导系统其它部位的阻滞表现相同。当希氏束内总的传导时间>25ms,尤其是希氏束电图出现切迹或分裂时一般诊断为一度希氏束阻滞(图69-8)。由于激动在希氏束内传导的时间很短,因此即使希氏束内有明显的传导延缓,体表心电图上的PR间期也不一定延长。

希氏束内二度阻滞的定义是激动从希氏束近端向远端的间歇性传导。在每个心房除极波后均有近端希氏束电位,而远端希氏束电位则间歇性出现(图69-9)。

希氏束下部阻滞主要表现为HV延长。由于没能记录到希氏束波分裂,许多希氏束内阻滞被认为是希氏束下部阻滞。

4. 心室内传导障碍

人们常将束支分为三个主要分支:右束支、左前分支和左后分支。束支阻滞可以是其中的一支,也可是两支或三支阻滞。阻滞可以是功能性的,也可以是病理性的。当出现三分支阻滞时,在体表心电图无法完全将其与房室结阻滞或希氏束阻滞鉴别开来。在心内电图上表现HV间期延长。

心内电生理检查

1)单束支或分支阻滞:完全性左束支阻滞(CLBBB)时,约50%~80%为HV间期延长;而完全性右束支阻滞(CRBBB)时,70% HV间期正常;有左前分支阻滞(LAH)时,HV间期正常;而左后分支阻滞(LPH)时46%的HV间期延长。

2)双支阻滞:RBBB+LAH者,HV间期平均为59ms,62%有HV间期延长;RBBB+LPH者,HV间期平均67ms,HV间期延长者占80%。

3)三支阻滞:一度AVB+RBBB+LAH的HV间期长者占88%;一度AVB+RBBB+LPH的HV间期长者为100%;一度AVB+LBBB的HV间期长者占90%。

七、房室结折返性心动过速

房室结折返性心动过速是室上性心动过速(室上速)最常见的一种形式。患者通常无器质性心脏病,临床特征为突发突止,发作时症状的轻重取决于发作时心室率快慢及持续时间的长短。

(一) 发生机制

1. 房室结双径路

房室结内或房室结周存在纵向分离的两个径路,一个不应期短、传导缓慢的径路称为慢径路或 α 径路,另一个不应期长、传导较快的径路称为快径路或 β 径路。一般来说,慢径路的不应期短,传导速度慢,而快径路的不应期长,传导速度快,这种电生理特性的差异构成了折返的基础。

2. 房室结双径路的折返

窦性心律时,心房激动通过快径路传导,产生一个 QRS 波。心房激动同时也经过慢径路缓慢下传,当到达房室结下部的共同通道时,适逢激动经快径路下传通过后的不应期,因而传导终止而不能产生 QRS 波(图 67-9)。当发生房性早搏时,由于快径路仍处于不应期中,激动只能沿慢径路下传,从而产生一个较长的 PR 间期。如果冲动在慢径路内传导得足够慢,当到达快慢径路的共同通道时快径路已经恢复传导,这样激动就可从快径路逆传产生一个房性回波。如果顺传时间足够长,慢径路有足够时间恢复应激状态,就可产生连续的折返即慢快型房室结折返性心动过速(图 67-9)。还有另一种较少见的快慢型折返。在这种情况下,快径路的不应期可以短于慢径路,激动从快径路顺传而从慢径路逆传,产生少见型房室结折返性心动过速(图 67-9)。

当房性期前刺激遇到快径路不应期时,冲动顺慢道下传激动心室,使 AH 间期突然延长,产生一个明显的 AV 间期跳跃,使房室结的传导曲线不连续(图 68-28)。

(二) 电生理检查方法

1. 房室结双径路的检查

双径路的电生理特征是跳跃现象,因此如能显示跳跃现象,则能证实双径路的存在。当给予心房 S_1S_2 刺激时,房性期前刺激的联律间期(S_1S_2 间期)逐渐减少(每次 10 ~ 20ms),而 AH 间期突然增加至少 50ms,称为跳跃现象(图 69-12)。AH 间期增加的范围通常是 70 ~ 100ms,偶尔可达数百 ms。

2. 不显示跳跃的机制

有些病人有典型房室结折返性心动过速的发作,但电生理检查不能显示双径路的前传跳跃现象,其机制为:

(1) 双径路的不应期相近:双径路出现跳跃的机制是其不应期的差异。当双径路的不应期接近或快径路的相对不应期较长时,心房的期前刺激可能就不会出现跳跃现象。如采用快速起搏、增加期前刺激的数目或使用延缓房室结传导的药物可能会显示出双径路的跳跃现象。

(2) 心房的功能不应期较长:心房的功能不应期较长时,心房的期前刺激首先使心房进入有效不应期,无法再显示房室结的不应期,故不能显示双径路的跳跃现象。可通过以下两种方式加以解决:①缩短刺激的基础周长(S_1S_1 间期),减少心房功能不应期(FRP),然后以一个较短的联律(S_1S_2)间期刺激可能到达房室结;②应用两个心房期前刺激,即 $S_1S_2S_3$ 刺激,第一个期前刺激(S_2)用以缩短心房的不应期,允许第二个期前刺激 S_3 能较早地传至房室结。

(3) 基础刺激时心房激动沿慢径路下传:由于快径路的不应期长,在基础刺激时已经进入不应期,故激动都从慢径路下传,不能显示跳跃现象。可使用加速房室结传导的药物,如阿托品、异丙肾上腺素,有可能缩短快径路的不应期,使双径路显现出来。

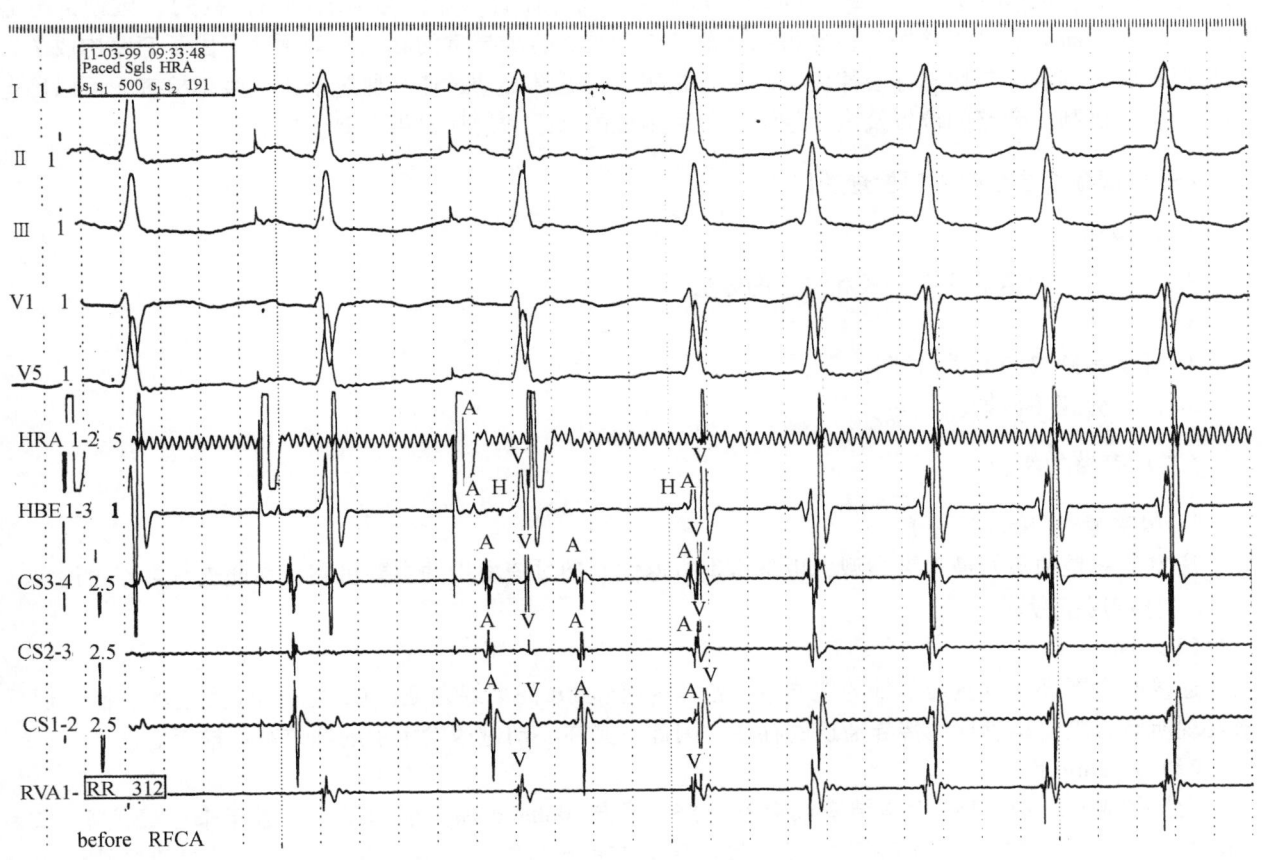

图 69-12 心房 S_1S_2 刺激诱发房室结快慢径跳跃和心动过速

用 S_1S_2 500/200ms 刺激时,AH 间期为 200ms,当 S_1S_2 缩短至 190ms 时,AH 间期突然延长至 320ms,增幅为 110ms,大于 50ms,提示房室结快慢径的跳跃。同时,诱发了房室结折返性心动过速。心动过速发作时,A 波与 V 波几乎同时激动,没有传导与被传导的关系

3. 房室结折返性心动过速的诱发

(1) 心房刺激诱发:典型房室结折返的自发性发生,几乎都是由房性早搏所诱发的,它引起一个长 PR 间期或长 AH 间期及心动过速的发作(图 69-12)。

房性期前刺激是产生房室结折返的最常见的诱发方式。对于典型的双径路,一般期前刺激先引起 PR 和 AH 间期的显著延长,同时或随后引起房室结折返性回波或房室结折返性心动过速(图 69-12)。

如果常用的 S_1S_2 程序刺激不能诱发心动过速甚至跳跃现象,可用 $S_1S_2S_3$ 的程序刺激和较短 S_1S_1 周期的 S_1S_2 程序刺激进行诱发,其机制如上所述。

(2) 心室刺激诱发

心室期前刺激或心室早搏也能诱发出典型的房室结折返性心动过速,但这些方法不如心房起搏刺激有效。由于慢径路的逆向有效不应期长,心室刺激经快径路逆传,而慢径路发生隐匿性阻滞,随后如慢径路有足够的时间恢复传导,可顺传冲动产生室性回波或持续性心动过速。更为多见的是,如果快通道逆向不应期大于慢通道不应期,则室性期前刺激可产生逆向性房室结双径路传导,从而引起不常见型(快慢型)房室结折返性心动过速。

八、房室折返性心动过速

房室折返性心动过速是由旁路(或旁道)、心房、心室等参与的心动过速,其临床特点为突发突止,病人无器质性心脏病。旁路又分显性旁路和隐匿性旁路,是除房室结以外的异常房室传导通路。显性旁

路又称预激综合征(preexcitation syndrome),指房室之间存在着附加旁路组织(简称旁路),致使部分心室肌在室上性激动通过正常房室传导组织之前已先激动,造成异常的心室激动顺序。由于旁路构成了天然折返径路,容易引起快速性心律失常,主要是房室折返性心动过速。通过临床电生理检查,可以确定心动过速的机制、旁路的位置及电生理特性,为本征的诊断和治疗提供重要依据。

(一) 预激综合征电生理检查的目的

1. 明确诊断;
2. 探究心动过速的诱发方式和终止的方法;
3. 旁路定位;
4. 证实旁路参与心动过速;
5. 测定旁路不应期。

(二) 旁路的类型

1. 房室旁路(Kent 氏束)

房室旁路是预激的最常见类型,也是房室折返性心动过速发生的主要机制。在此进行重点讨论。

2. 特殊房室旁路

(1) James 束

连接心房下部和房室结下部的传导束,曾认为是短 PR 间期综合征(LGL 综合征)发生的机制。但后来发现所有心脏中均有这些传导通道的存在,因此,其在心动过速发生中的地位基本被否定。

(2) Mahaim 束

最早的 Mahaim 束被认为是结室或束室旁路,参与 Mahaim 综合征的发生。近年来已经证实,Mahaim 束实际上是起源于右房游离壁跨过三尖瓣环与右束支远端或右室肌相连的具有递减传导特性的特殊纤维。因此,现在的 Mahaim 束与以前的概念有所不同。

3. 多发性旁路

指在一个心脏中存在两条或两条以上的旁路。这两条旁路可以是一种,如两条 Kent 束,也可是两种旁路,如 Kent 束与 Mahaim 束共存。

(三) 旁路的电生理特性

1. 传导功能

旁路的传导具有速度快、无递减的特点,即"全或无"的特点。但近年来,已发现少数旁路传导缓慢甚至具有递减性传导的特点。

80% 的旁路具有双向传导功能;15% 呈单纯的逆向传导,又称"隐匿性旁路",只有正向传导的旁路仅占 5%。

2. 旁路的兴奋性

旁路的兴奋性低于正常心脏组织,不应期长于房室结,但变异很大,范围 200～3000ms,大多数旁路的不应期≤350ms。短不应期旁路(<220ms)在伴发房颤、房扑或室上性心动过速时可引起过快的心室率,有致室颤的危险。

(四) 旁路的心内电图表现

1. Kent 束预激综合征

(1) 窦性心律时

房室旁路存在时,部分心室肌激动比预期的要早,因此 AH 间期正常,AV 间期缩短,HV 间期短甚至 H 与 V 波重叠。因为 QRS 综合波是由旁路激动和房室结激动的融合波，而旁路传导是全或无表现，如减慢房室传导或提高心房刺激频率，预激程度会更明显。

（2）心房刺激时

窦性心律而预激不显著时，通过心房起搏或心房期前刺激，可以使房室结传导延缓。由于 AV 间期或 A-δ 间期不变，但 AH 间期延长，导致由正常房室结下传激动成分减少，HV 间期逐渐缩短甚至 HV 间期为 0 或负值，V 波明显变宽。由于旁路激动心室成分的增加，使预激更加显著（图 69-13）。心房刺激的联律间期进一步缩短，由于旁路进入不应期使激动沿房室结下传，AH 间期明显延长，δ 波消失。

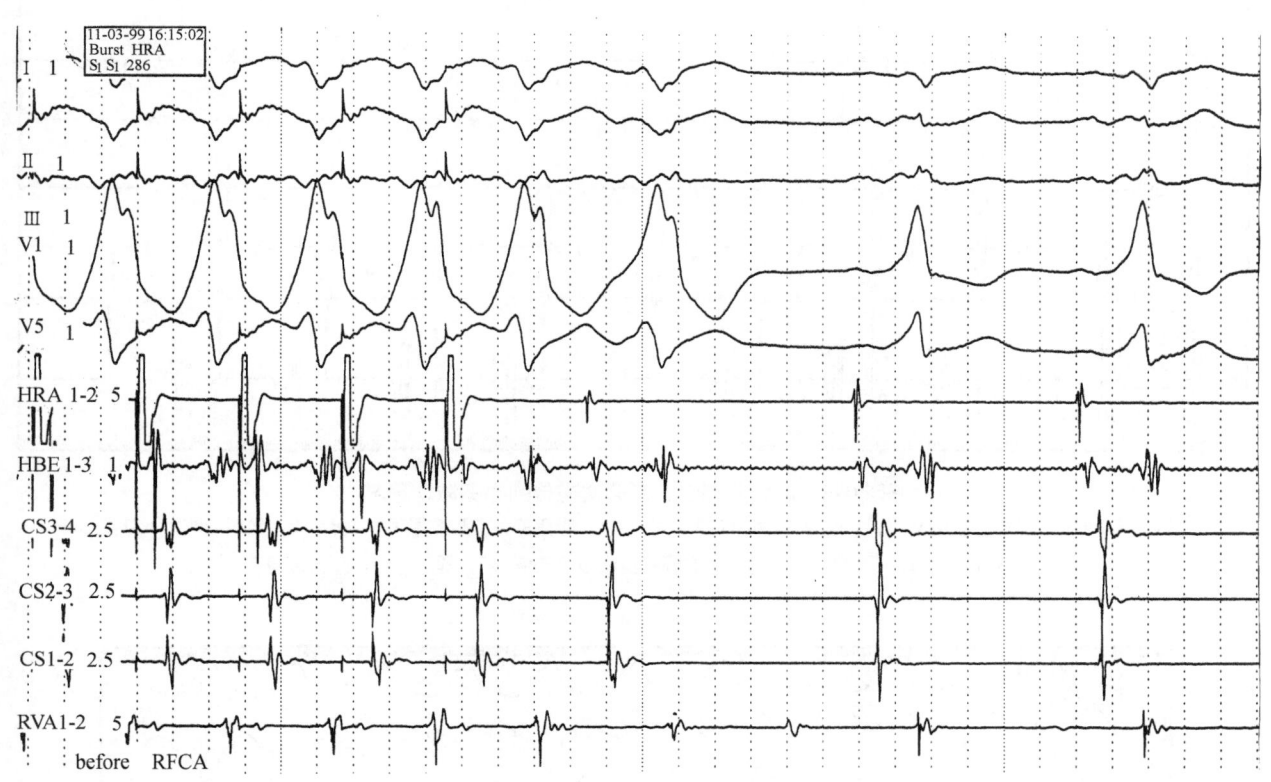

图 69-13　心房 S₁S₁ 刺激使预激波更加明显

用 S₁S₁210ppm 刺激时，体表 V₁ 导联的第 1 至第 5 个 QRS 波变得较后 2 个 QRS 波更宽大，第 6 个 QRS 波也宽大畸形，
为停止心房起搏后发生窦房折返（相当于房性早搏）经旁道下传所致

（3）心室刺激时

旁路逆传的顺序和时间（VA 间期）恒定不变，与刺激周期的缩短程度无关。根据旁路所处的位置不同，心房的激动顺序可以呈"右偏心"或"左偏心"（图 69-14，图 69-15）。

（4）隐匿性 Kent 束

窦性心律时，HBE 正常，没有 δ 波；心室刺激时，VA 间期缩短，且不随调搏周期的缩短而延长，心房的激动顺序也呈"左偏心"或"右偏心"，与显性预激的逆传相同。

2. Mahaim 束

（1）正常情况下，心电图可完全正常，即 Mahaim 束不表现出来。

（2）心房调搏或迷走神经兴奋时，可以凸显 Mahaim 束，表现为 AV 间期延长（一部分病人可出现房室传导的跳跃，即从房室结到 Mahaim 束）伴预激出现，主要表现为左束支阻滞。心动过速发作时呈左束支阻滞的特点（图 69-16，图 69-17）。

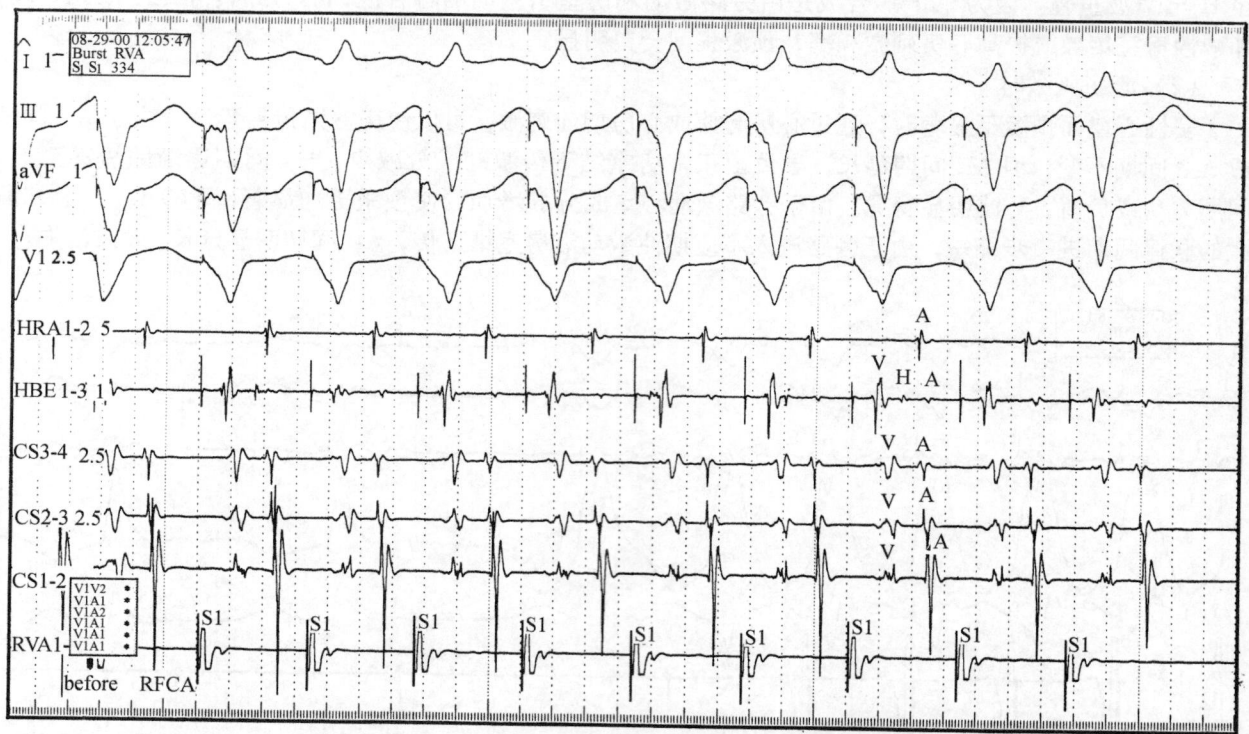

图 69-14　心室起搏经右侧旁道逆传的心房激动顺序

用 S_1S_1 180ppm 进行心室刺激时，V 波与 A 波的传导比例为 1:1，心房的激动顺序最早为 HRA1-2，然后依次为 CS3-4、
HBE1-3、CS2-3、CS1-2。心房激动的顺序表现为"右偏心"，提示为经右侧旁道逆传

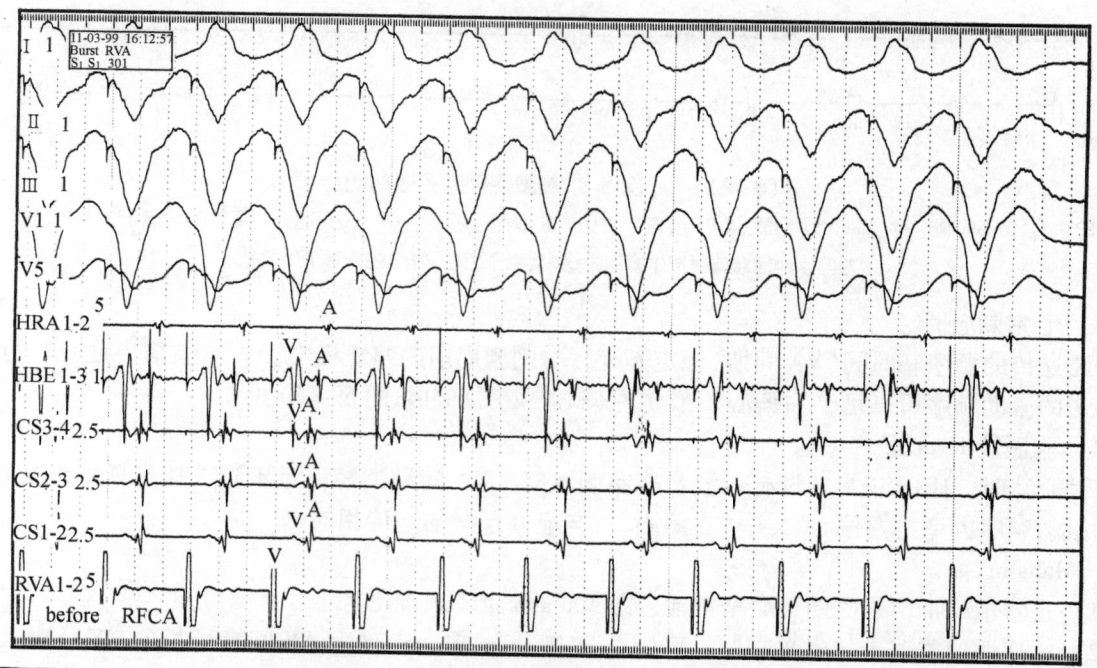

图 69-15　心室起搏经左侧旁道逆传的心房激动顺序

心室起搏时心房的最早激动点（A 波）在左心房（冠状窦电极远端 CS1-2 极），依次为冠状窦中部（CS2-3）、冠状窦电极
近端（CS3-4）、希氏束和高位右房。这种激动形式以左心房提前，又叫"左偏心"型激动，提示旁道位于左心

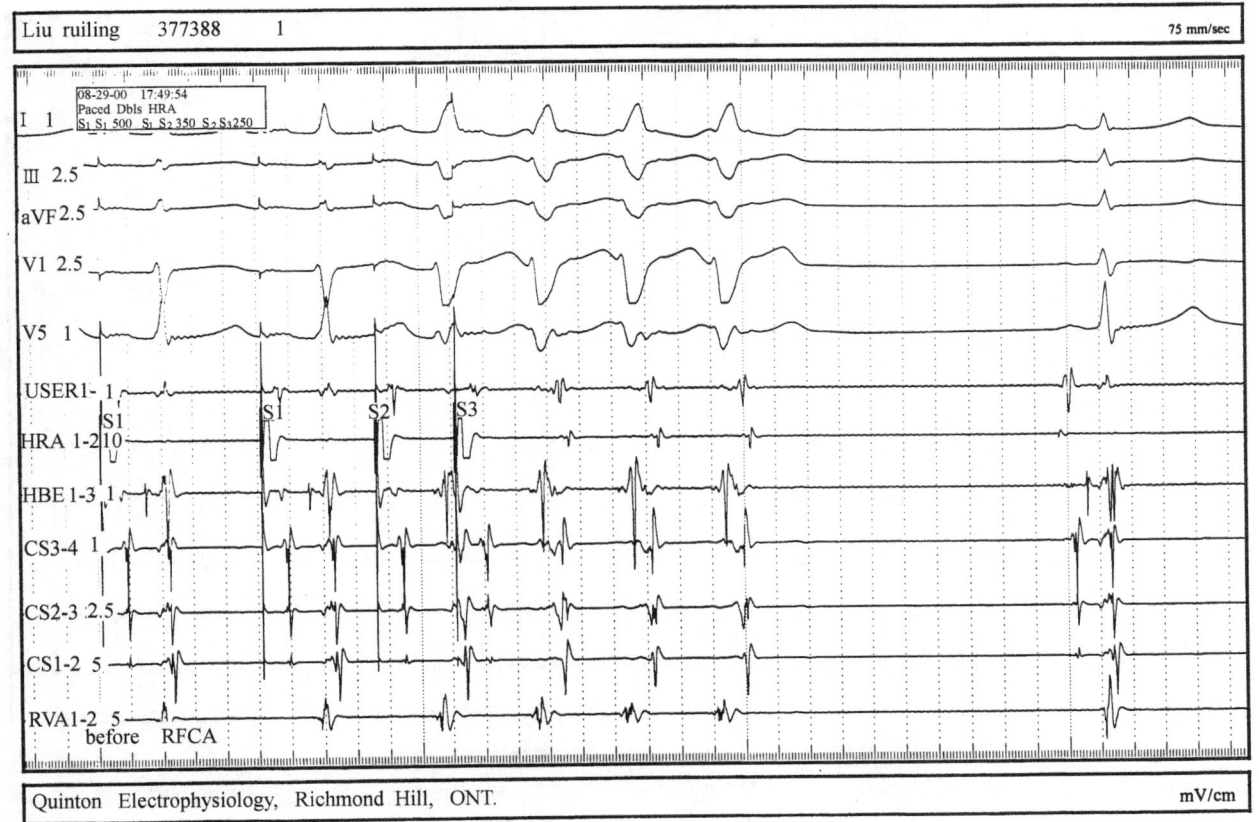

图 69-16 Mahaim 束参与的房室折返

心房 $S_1S_2S_3$ 程序刺激的间期为 500/350/250ms，S_2S_3 刺激时引起宽的 QRS 波，并引起 3 次房室折返。宽 QRS 波对应的 V 波前无 H 波，心室最早激动点在 RVA1-2，心房的最早激动点在 HBE1-3，说明心室激动经房室结逆传

（3）心室起搏无 Mahaim 束的逆传，但有极个别例外的报道。

（五）旁路的定位诊断

1. 心电图定位

根据体表 12 导联心电图的 δ 波和 QRS 波的极性和方向可以对显性预激旁路进行定位。详见有关章节。

2. 心内膜标测定位法

用多导生理记录仪同步记录 Ⅰ、Ⅱ、aVF、V_1 等导联的心电图和 HRA、LRA、HBE、LA 及 RV 的电位。

（1）窦性心律标测

有显性预激时，因 AV 间期 < AH 间期，致使 HV 间期很短。在标测图上，哪个导联 AV 间期最短，该导联即在旁路的位置或旁路附近。

（2）心房刺激标测

在心房不同部位以相同频率进行起搏并同步记录各部位心腔内电图，其判断与窦性心律的标测相似。起搏部位越靠近旁路时，V 波越提前，AV 间期越短甚至消失，预激波越明显，说明该部位就是旁路的位置或附近。如果 HRA 导联的 V 波提前，提示旁路位于右心前壁，CS 近端导联的 V 波提前，提示旁路在间隔或右后壁，如果 CS 导远端的 V 波提前，提示旁路在左心。

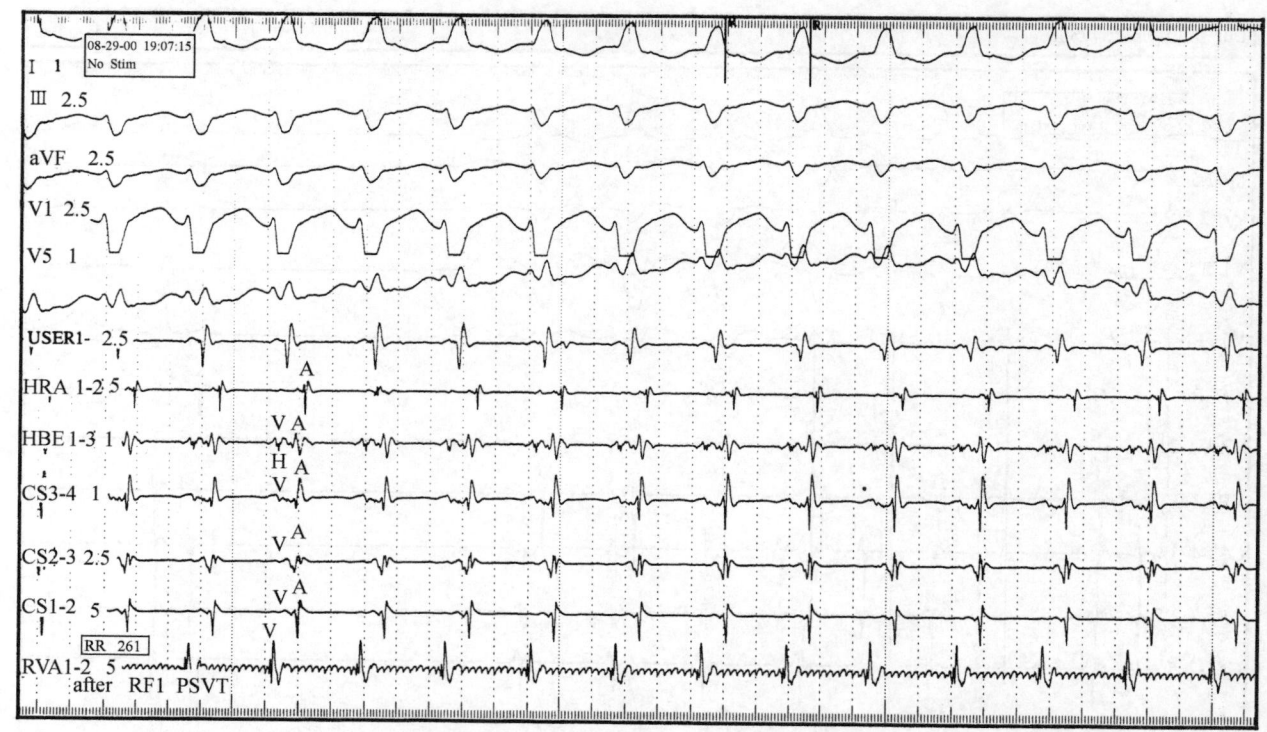

图 69-17　Mahaim 束参与折返的心动过速

心动过速的频率 230bpm，体表胸导联 QRS 波呈完全性左束支阻滞的图形。在心内电图上，HBE 电图上 H 波重叠在 V 波中，
心室的最早激动点为 RVA1-2 和 HBE1-3，心房的最早激动点 A 波在 HBE1-3，提示经房室结逆传

（3）心室起搏时标测

在右室起搏时，记录 HBE 及房内不同部位电位，观察逆向心房激动顺序，并寻找心房最早激动的部位（EAA），该部位就是旁路部位。例如，激动经房室结逆传时，HBE 导联的 A 波最提前，其它心房导联的 A 波落后，说明为离心型激动传导；HRA 导的 A 波提前，提示旁路位于右心前壁，又称右侧偏心型激动；CS 导近端导联的 A 波提前，提示旁路在间隔或右后壁；如果 CS 导远端的 A 波提前，提示旁路在左心，又称左侧偏心型激动（图 69-18）。这种方法是隐匿性预激综合征的重要诊断方法。

（4）室上速发作时标测

当预激伴室上速发作时，若 QRS 波正常，提示房室结前传、旁路逆传，即顺向型房室折返性心动过速。此时应进行房内标测，寻找最早的心房回波（AE）对旁路进行定位，判定方法同右室起搏标测（图 69-18，图 69-19）。

3. 心外膜标测定位

在直视下开胸将电极置于心外膜上标测。目前发展出网套式电极，标测点可多达 256 个，而且用计算机分析迅速、可靠。但是由于心内膜标测技术和导管消融技术的推广应用，很少单独因预激综合征而进行开胸及心外膜标测。

（六）旁路的传导速度与不应期测定

一般旁路的传导速度比房室结的前向传导速度快，传导时间短。用程控刺激，使 S_1S_2 逐渐缩短，AH 间期逐渐延长，而 S_2V 间期不变，HV 间期缩短。在心室预激范围最大时，V 波最宽，HV 间期缩小到 0 甚至负值，此时的 S_2V 间期即为旁路的前传时间（速度）。当 S_1S_2 缩短到某一临界值时，旁路下传阻滞，仅经房室结下传，预激波消失，QRS 波正常，PR 延长，此时最长的 S_1S_2 间期即为旁路的有效不应期（图 69-5）。

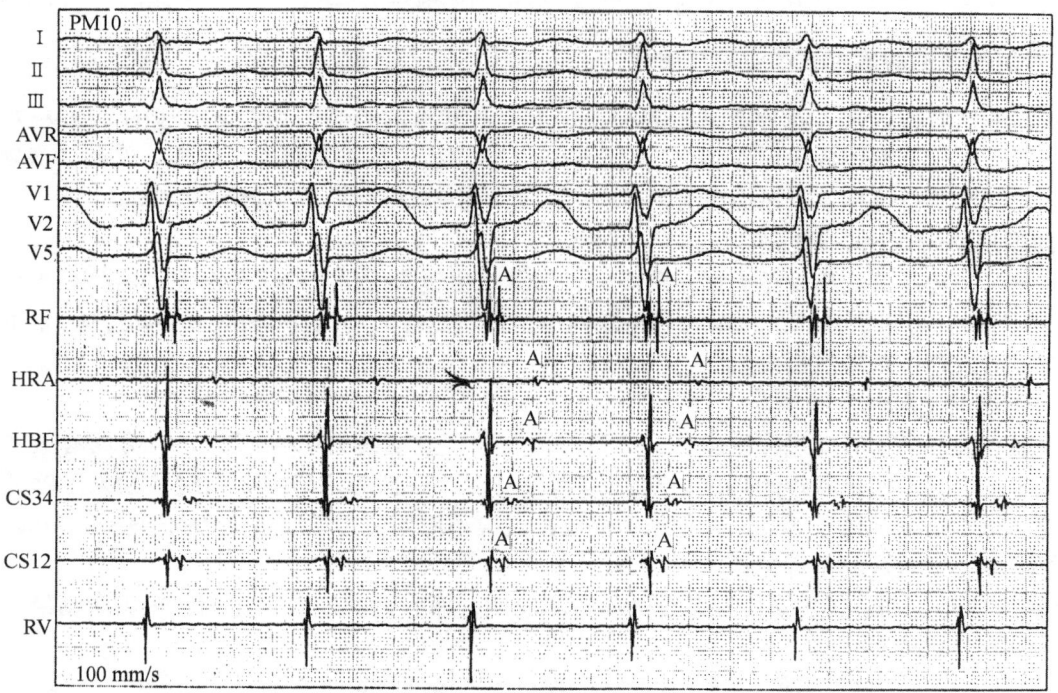

图69-18 左侧旁道参与折返时的心房逆向激动顺序

本图为 A 型预激病人发生顺向型房室折返性心动过速时的体表及心内电图的同步记录。心房逆向激动顺序为:
左房(CS)→低右房(HBE)→高右房(HRA),最早心房激动点为 CS$_{12}$

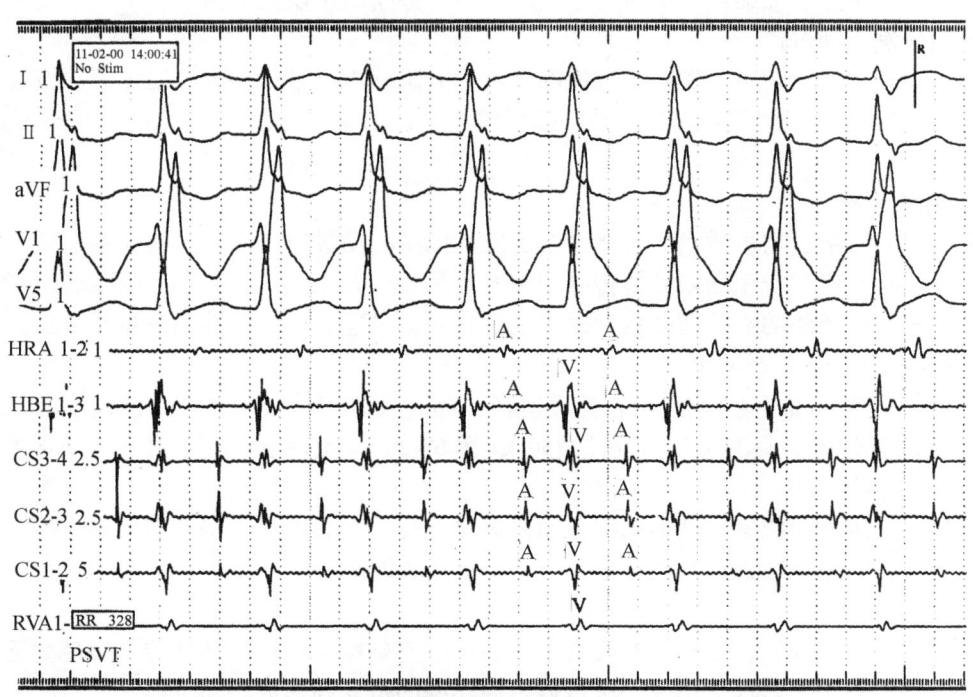

图69-19 右侧旁道参与折返时的心房逆向激动

本图为 1 例右侧旁道病人发生顺向型房室折返性心动过速时的心房逆向激动顺序为:
高右房→低右房→左房,此时最早心房激动点为高右房

当显性预激合并房颤时,记录较长时间的心电图,心电图上最短的 RR 间期代表旁路的有效不应期。

(七) 旁路参与的房室折返性心动过速

旁路参与的房室折返性心动过速是预激合并室上速最常见的机制,约占室上速的 20% 左右。但预激患者发生室上速时,其机制也可能是房室结内折返、窦房折返甚至是房速,而旁路仅是"旁观者"。

旁路参与的房室折返性心动过速可分两种类型:顺向型和逆向型,前者约占 95%。

1. 顺向型房室折返性心动过速

旁路参与的心动过速的最常见类型是顺向型,即激动由正常的房室结下传,激动心室后再由旁路逆传激动心房(图 69-18,图 69-19)。预激患者的顺向型房室折返性心动过速(顺向型心动过速)常由自发性的房性早搏或心房期前刺激所诱发。

(1) 心房期前刺激诱发的条件

大多数表现为顺向型心动过速的患者,旁路前传有效不应期约 250ms ~ 300ms。旁路有效不应期较长时,心动过速容易由较长联律间期的心房早搏刺激诱发。一旦房性期前刺激时,如果旁路处于不应期,则激动经正常房室结传导到心室,如果旁路已经脱离不应期,则激动可经旁路逆传至心房。诱发顺向型房室折返性心动过速的条件包括:

1) 旁路前传不应期长于房室传导系统的前传不应期,而旁路的逆向不应期应短于激动经过房室传导系统和心室肌的总传导时间。

2) 心动过速持续的条件是构成折返环的任何部分的不应期均短于心动过速的周长。

(2) 心房期前刺激诱发的机制

顺向型心动过速的诱发需要某种程度的房室传导延缓,以使旁路及周围组织有时间恢复应激性。房室结的传导延缓特性正好符合这一要求。通常,发生旁路前向阻滞刺激的联律间期能够使房室结产生足够的延缓而诱发心动过速。如果这时房室传导延缓不够,旁路尚未恢复应激性,须进一步缩短心房刺激的联律间期方能诱发心动过速。

在隐匿性预激给予心房刺激诱发心动过速的机制和方法基本同显性预激,但由于隐匿性旁路本身没有前传,故心房刺激只要经过房室结的传导时间足够长,使心室、旁路(逆传)和心房适时脱离不应期即可诱发心动过速。

(3) 心室刺激诱发

一般情况下,80% 患者均可诱发。心室刺激诱发顺向型心动过速,必须仅有旁路逆传至心房,而房室结和希浦系能从心室刺激产生的隐匿性传导中恢复应激性,从而构成心房顺传至心室的条件。因此,房室结逆传功能不好而旁路的逆传功能较好时容易诱发心动过速。在隐匿性预激也是如此。

2. 逆向型房室折返性心动过速

逆向型房室折返性心动过速(逆向型心动过速)很少见,发生率仅 5% 左右。逆向型心动过速发作时表现为宽 QRS 波心动过速,只发生于显性预激病人(图 69-20)。应注意与室速和室上速伴差传鉴别。

(1) 心房期前刺激诱发

由一个心房期前刺激导致房室结前向阻滞而由旁路前传,然后由正常房室传导系逆传,诱发逆向型心动过速。这类患者的房室结逆传功能很好,不应期可 <300ms。

(2) 心室刺激诱发

如果旁路的逆传不应期长,或根本就没有逆传,则心室刺激可经房室结逆传,表现为延长的 V-H-A 激动顺序,然后再经过旁路前传,形成一次折返,而连续的折返则形成心动过速。

(八) 多旁路的电生理特征

在窦性心律时,可能出现预激形式的改变。如果发作的室上速频率有两种或更多,应考虑多旁路或

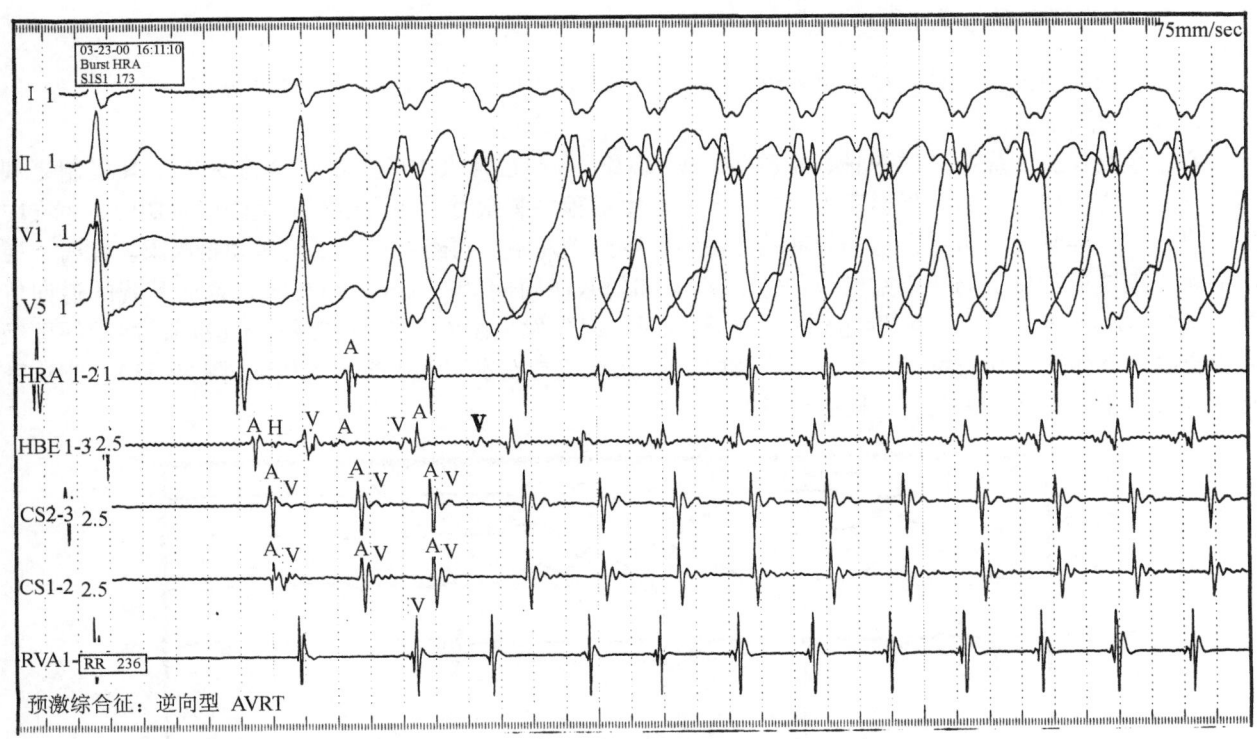

图 69-20 房性期前刺激诱发的逆向型房室折返性心动过速

一个房性期前刺激经旁道下传而未经房室结下传，故出现更宽大畸形的 QRS 波，心内电图上以 CS1-2 导联的 V 波最提前。V 波再经房室结逆传激动心房，表现为希氏束的 A 波最早出现。心房激动再次经旁道下传，如此反复形成逆向型房室折返性心动过速

多机制。室上性心动过速或心室起搏时，逆传心房激动多线路的表现是多旁路的重要线索。顺向型心动过速时，虽有两条旁路或多条旁路，但往往表现为单一固定的逆向心房激动。此时多个心房提早激动点提示多旁路的存在。为了更好地显示多旁路，可以在多部位以不同的频率进行起搏。

如果同时进行射频消融术，那么在一条旁路消融后，另一条旁路可能显示得更充分。

九、室性心动过速

室性心动过速（室速）是发生在希氏束分叉以下的心动过速。心脏电生理检查主要适用于那些持续性单形性室速，因为这一部分病人在血流动力学上能够耐受检查。

(一) 室速的机制

室速的发生机制主要有三种：折返、触发机制和自律性增高。

1. 折返

折返是室速的常见机制。局部心肌传导速度与不应期的差异是产生折返激动的电生理学基础。心肌的纤维化和缺血是心肌缓慢传导及不应期离散的病理基础，从而易形成持续折返而致室速。

2. 触发

一些室速是由触发机制产生。触发的机制是心肌细胞的后除极。临床上，一些特发性室速可能是由触发机制引起。触发机制也可由程序刺激诱发和终止，对儿茶酚胺敏感，异搏定可以终止发作。

3. 异常的自律性增高

局部心室肌自律性增高可以引起室速，儿茶酚胺或运动可以诱发，但程序刺激不能诱发或终止。

（二）心室对刺激的反应

心室刺激时可发生三种类型的重复反应（心室回波）。它们是正常心室反应的变异型。

1. 束支折返激动

心室重复反应中最常见的一种，也称为"V_3 现象"，在正常人中的发生率约为 50%。其机制是利用希浦系和心室肌形成的大折返激动。在给予右心室的程序刺激时，如果逐渐缩短联律间期使右束支内发生进行性传导延缓和阻滞，这样激动就会沿室间隔激动左室，再经左束支逆向激动希氏束。此时，逆向的希氏束波通常见于局部心室电位（V_2）之后。如果联律间期（S_1S_2）继续缩短时，希浦系统的逆向传导时间（S_2H_2）延长，当延长程度达到一个临界点时，起先发生阻滞的右束支脱离不应期，冲动便可经右束支再次下传而激动心室，产生一个回波（V_3），其形状与右室刺激所产生的相似（图 69-21）。当这种折返连续发生时就形成束支折返性心动过速。

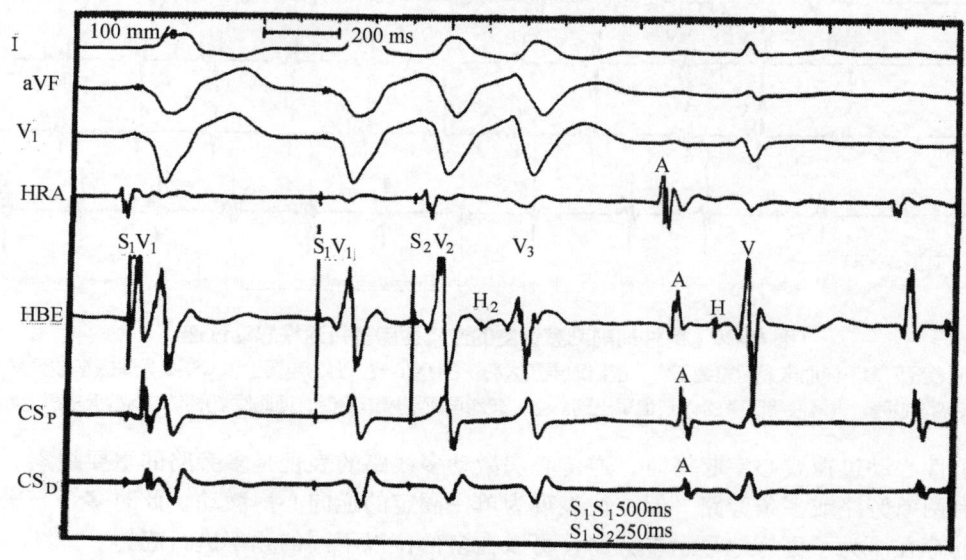

图 69-21　心室 S_1S_2 起搏引起束支折返激动

心室 S_2 起搏时激动心室产生 V_2，然后再逆向激动希氏束产生 H_2，最后重新激动心室产生 V_3

（HRA＝高位右房；MRA＝中位右房；LRA＝低位右房；HBE＝希氏束；CSp＝冠状窦近端；CSd＝冠状窦远端）

2. 心室内折返激动引起的心室回波

这类心室重复反应是指给予心室期前刺激后出现一个心室回波（图 69-22），最常见于有心脏病的患者，尤其是冠心病以前有过心肌梗塞者。期前刺激的数目、基本驱动周长数目和刺激部位增多时，心室重复反应的发生率增高。在正常人用阈值的两倍进行单个心室期前刺激，发生这类心室回波的不到15%，用两个期前刺激（S_2S_3）时，发生率增高到 24%。在有室性心动过速和心室颤动史者，对单个或两个心室期前刺激引起的心室回波发生率高达 70%～75%。如果诱发出持续性单形室速就有临床意义，它只见于曾经有过持续性单形室速，或有心肌梗塞的患者。

3. 房室结内折返引起的心室回波

约发生于 15% 的患者。这些患者有房室结双径路存在，心室回波的产生是经由慢径逆向向上传导，而通过快径下传至心室。当发生房室结内折返性回波时，在回波出现前希氏束激动两次（H_2 和 H_3）。如果希浦系统内存在逆向阻滞，或房室结内存在阻滞时就不可能发生这种心室回波。

（三）单形性持续性室速的诱发

单形性持续性室速可以重复诱发。能够被诱发和终止的室速是由折返或触发活动的机制引起。

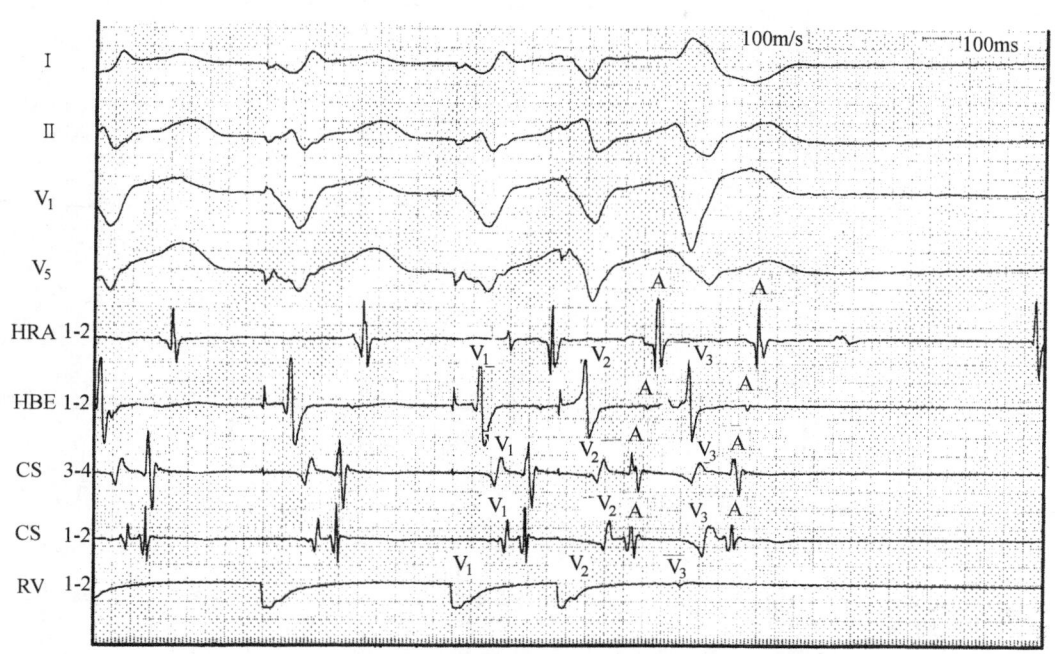

图 69-22　心室 S_1S_2 刺激诱发心室回波

心室 S_1S_2 500/270ms 时诱发出心室回波（V_3）。注意，每个起搏心室的激动经左侧旁道逆传心房，
表现为"左侧偏心"，心房的最早激动点在 CS1-2 电极

1. 刺激的部位

心房刺激诱发室速的成功率较低，仅 15% 左右。一般在心室诱发。心室刺激一般使用右室心尖部，如果无效可使用右室流出道刺激。如果仍不能诱发，或认为室速起源于左室，则可给予左室刺激。折返机制的室速的诱发对刺激部位要求较高，刺激点越接近折返环，诱发的成功率越高。而触发机制室速的诱发对刺激部位没有严格的要求。

2. 刺激的方法

可采用递增性的 S_1S_1 刺激或 S_1S_2 程序刺激，必要时还可将期前刺激的数目增加到 S_3、S_4、S_5 甚至 S_6。详见程序刺激部分。要注意的是，心室刺激的频率不宜过快（一般 <230bpm），持续时间不宜过长（<30s）。图 69-23 中，心室 S_1S_2 刺激诱发了室速。

如果上述方法仍不能诱发室速，可考虑静脉点滴异丙肾上腺素。然后再重复程序刺激或/和递增性刺激，对触发活动机制引起的室速能提高诱发率。

3. 联律间期与回归周期的关系

不同机制的室速，诱发时联律间期与回归周期的关系也不同，这也是鉴别室速机制的方法之一。折返性室速，诱发心动过速期前刺激的联律间期和从刺激到心动过速第一个波群的间期（回归周期）成反比关系（图 69-24），或者用 S_1S_1 刺激能诱发心动过速的基础周期长度和回归周期也成反比关系。但触发机制的室速，诱发时联律间期与回归周期的关系呈正比。

4. 影响室速诱发的因素

影响室速诱发的因素较多，下面主要讨论一下程序刺激参数设置对诱发的影响。

（1）期前刺激的联律间期

联律间期较短者，诱发的成功率相对较高。当期前刺激的联律间期 <180ms 时，诱发出的多形性室速明显增加，甚至正常人也能诱发出来。所以，在无持续性心律失常病史的患者，尽量避免用联律间期

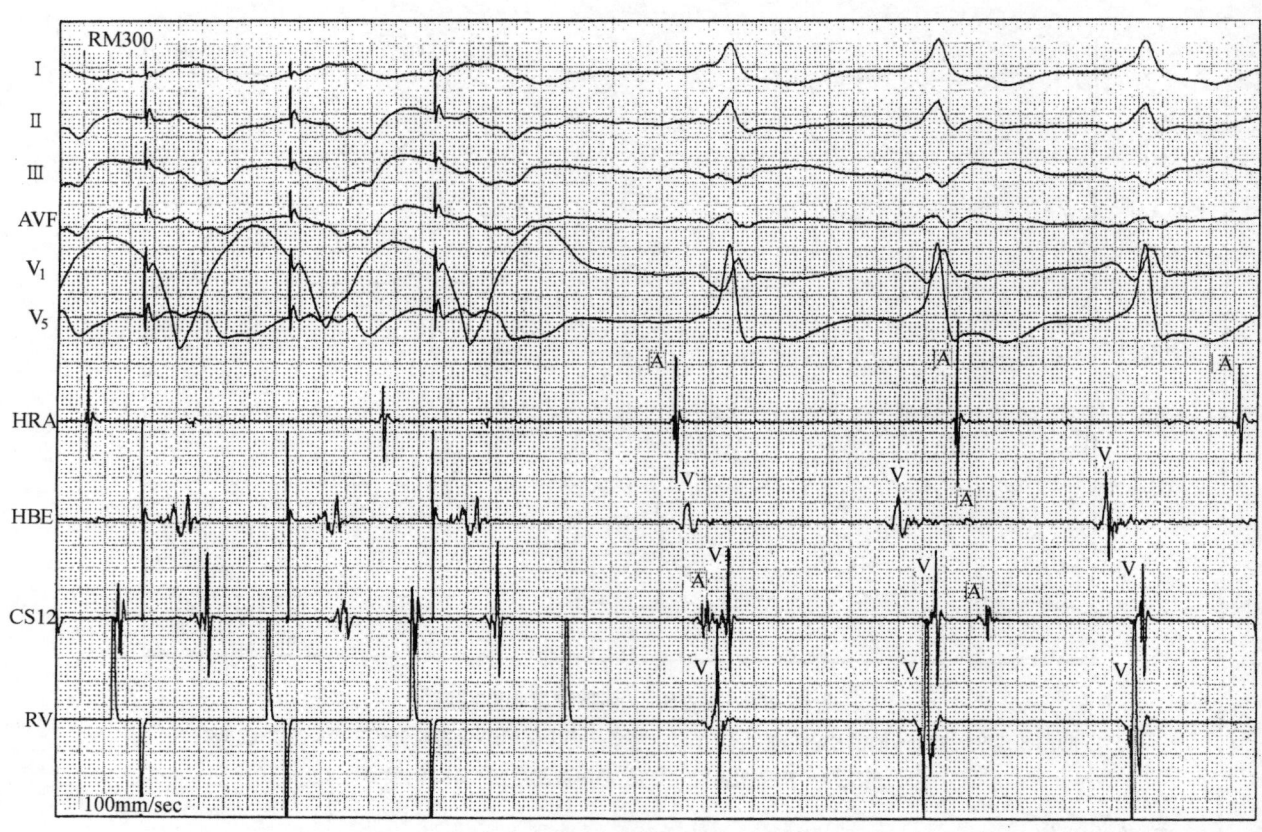

图 69-23　程序刺激诱发室性心律失常

图中心室 S_1S_1 刺激（频率 200ppm）诱发出室性心动过速，心内电图清晰记录到心房 A 波与 V 波（或 QRS 波）完全无关的室速

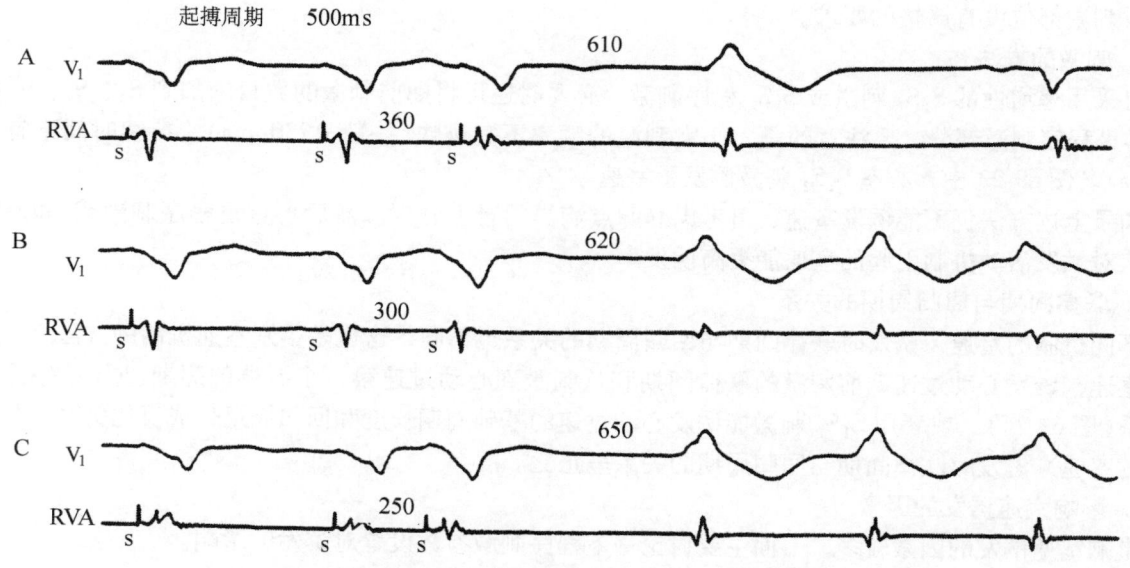

图 69-24　联律间期与心动过速起始前周期成相反关系并诱发室速

三张图均为心电图 V_1 导联和右室心尖电图。A. 为在期前刺激联律间期为 360ms 时，可见到一周期为 610ms 的单个反复性心室反应；B. 为在较短的联律间期 300ms 时，620ms 的周期后开始了室速；C. 为在更短的联律间期 250ms 时，伴有更长的周期 650ms，并再次引发室速。这一相反的关系符合折返机制

<180ms 的刺激。

（2）期前刺激的数目

期前刺激的数目越多，诱发出心律失常的机会就越大，但非特异性心律失常的发生也随之增加。因为程序刺激的主要目的是在实验室条件中复制临床自发的心律失常，以保证程序刺激的特异性。因此，为了增加诱发心律失常的成功率，过多增加期前刺激的数目是不可取的。

（3）基础刺激周长

多数研究认为，为提高单形持续性室速患者或有心脏骤停史患者诱发持续性室速的敏感性，至少需用2个周期长度的基础刺激（如600ms 和400ms）。在窦性心律时可诱发出来的室速，一般在心室起搏时都可诱发出来。所用周期长度能影响诱发室速所需的期前刺激数目。理论上讲，如果知道最少的期前刺激的数目能诱发持续室速的基础周期长度，应尽可能将利用这一长度，因为这可以降低诱发非特异性心律失常的发生率。

（4）刺激部位

刺激部位的不同诱发室速的敏感性是不同的，大约60%患者，右室心尖和右室流出道刺激可诱发相同的单形持续室速。一般采用的刺激诱发方案是每一特殊周期长度和期前刺激数目，轮换刺激右室心尖和流出道。如果尽管采用了多个起搏周期长度，直至三个期前刺激，右室心尖和流出道刺激仍不能诱发出室速，可在左室刺激。必要时再在静脉点滴异丙肾上腺素的情况下诱发。

（四）单形性持续性室速对电刺激的反应

室速对心室刺激的反应只能在单形性持续性室速进行研究，非持续性心律失常持续时间太短，难以完成检查及评价。多形性持续性室速多伴随快速血流动力学障碍，不宜于进行反复的评价。因此单形性持续性室速是目前能用程序刺激表现其机制和可能进行非药物治疗的室性心律失常。

1. 期前刺激对室速的影响

室速发作时，单个的期前刺激可期产生以下影响。

（1）对室速没有影响

期前刺激对室速没有影响可分两种情况。第一种情况，期前刺激没有引起心室（部分）除极，当然也没有打入折返环，与期前刺激时该部位的心肌组织正处于不应期有关。在心电图上，仅表现为出现一个刺激信号，而对心动过速没有任何影响。第二种情况是，期前刺激部分激动心室，但激动未打入室速的折返环，故对室速的节律没有影响（图69-25）。例如，左室室速发作时，在右室给予期前刺激，虽然可以激动右室，但没有打入左室室速的折返环。第二种情况的代偿间期是完全的。

（2）使室速节律重整

当期前刺激适时地进入室速的折返环，使心室提前激动，造成一个不完全的代偿间歇时，即室速发生了节律的重整（图69-26）。第一个恢复的 QRS 波必须具有与刺激前具有相同的形态和周长。当折返性心律失常时，在心动过速波峰和波尾之间存在一个可激动间隙。出现在可激动间隙的期前刺激可进入折返环路，使其室速重整。

触发活动所致的室速也可被重整，其产生的平坦回归周期占触发激动周长100%～110%或递减的回归周期。

（3）终止室速（图69-27）

2. 连续刺激对室速的影响

连续刺激对室速的影响与单个的期前刺激的影响相似，也具有三种结果。当连续的刺激产生连续的节律重整，而且停止刺激后室速仍继续发作，这种现象称为拖带现象（图69-28）。值得注意的是，连续的刺激可以终止室速，如果刺激没有即时的停止又可诱发室速，这种现象不要与拖带混淆。

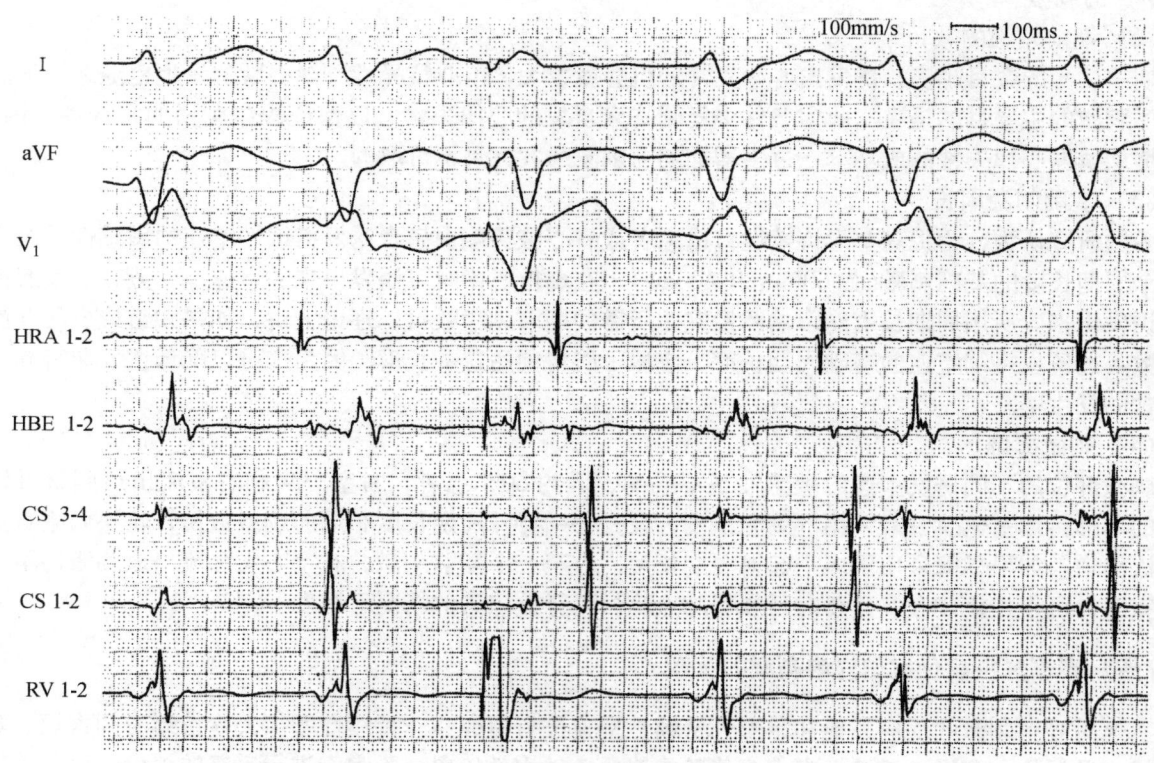

图 69-25 室性期前刺激对室性心动过速无影响

室性心动过速的周期为 400ms(150bpm)，室性期前刺激联律间期为 350ms，期前刺激的回复周期为 550ms，两者加
起来刚好是心动过速周期的 2 倍，因此属完全代偿，即期前刺激对室性心动过速未发生重整

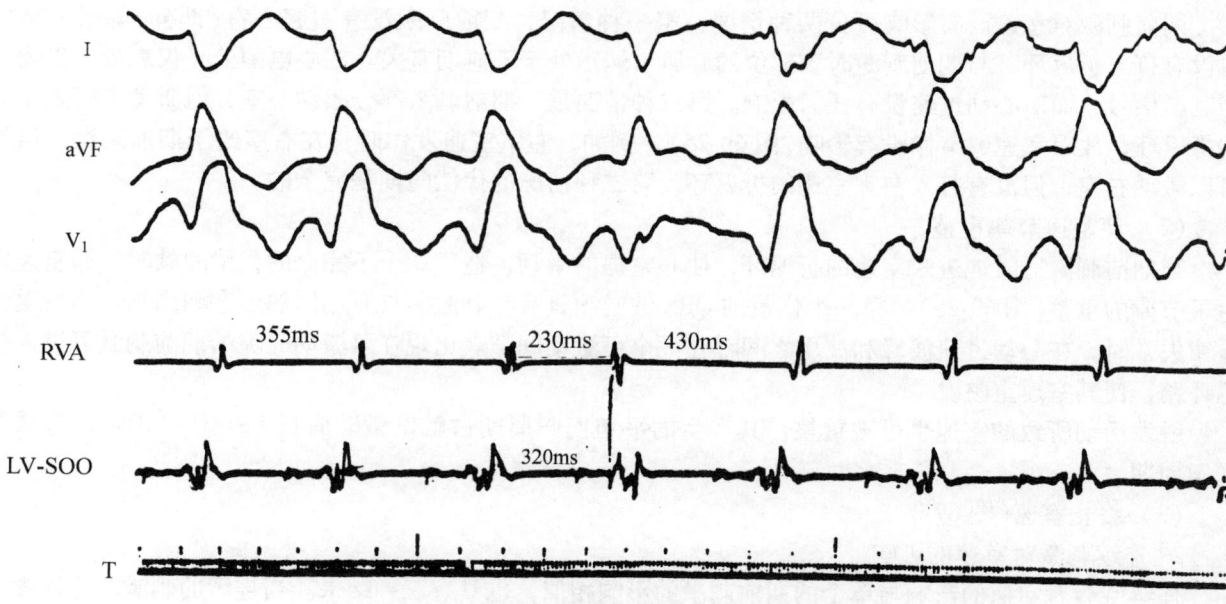

图 69-26 室性期前刺激对室性心动过速的重整

室性心动过速的周期为 355ms，给予右室期前刺激联律间期为 260ms，该激动打入左室的折返环，使左室提前激动，左室提前激动的
回复周期也为 350ms，提示期前刺激对心动过速进行了重整(RVA = 右室心尖部，LV - SOO = 左室心动过速起源部位，T = 时间标记)

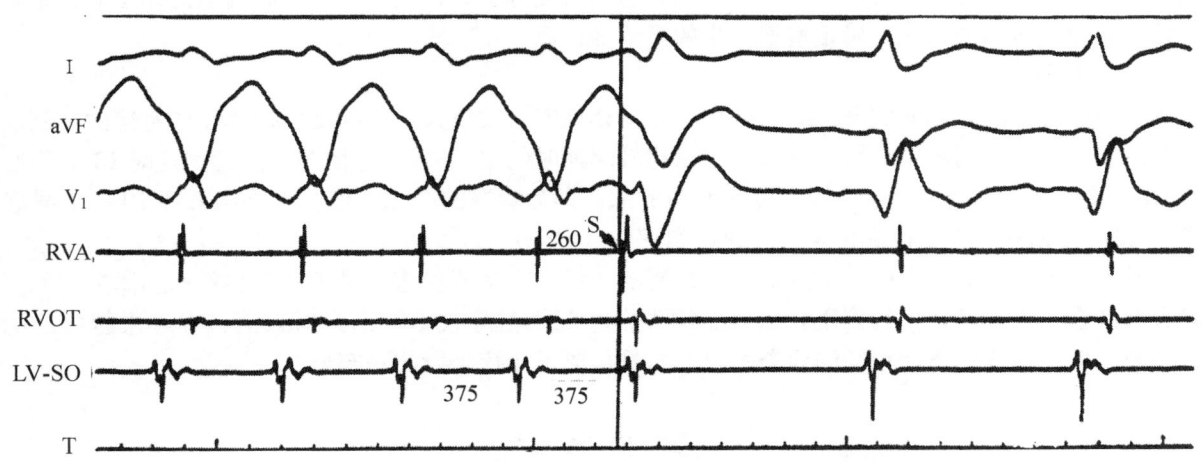

图 69-27　室速被 1 个室性期前刺激所终止并伴以局部融合

导联 I、aVF 和 V₁ 与自右室心尖部（RVA）、流出道（RVOT）和左室心动过速起源处（LV-SO）记录的电图，自上而下顺序排列。室性心动过速存在，周长为 375ms。当 1 个期前刺激较早地释出（联律间期 260ms），心动过速在顺传方向骤然终止。注意在 LV-SO 导联上有适时出现的局部电图，因此，期前刺激顺向夺获了局部电图而使室速终止（自 Josephson. 1993）

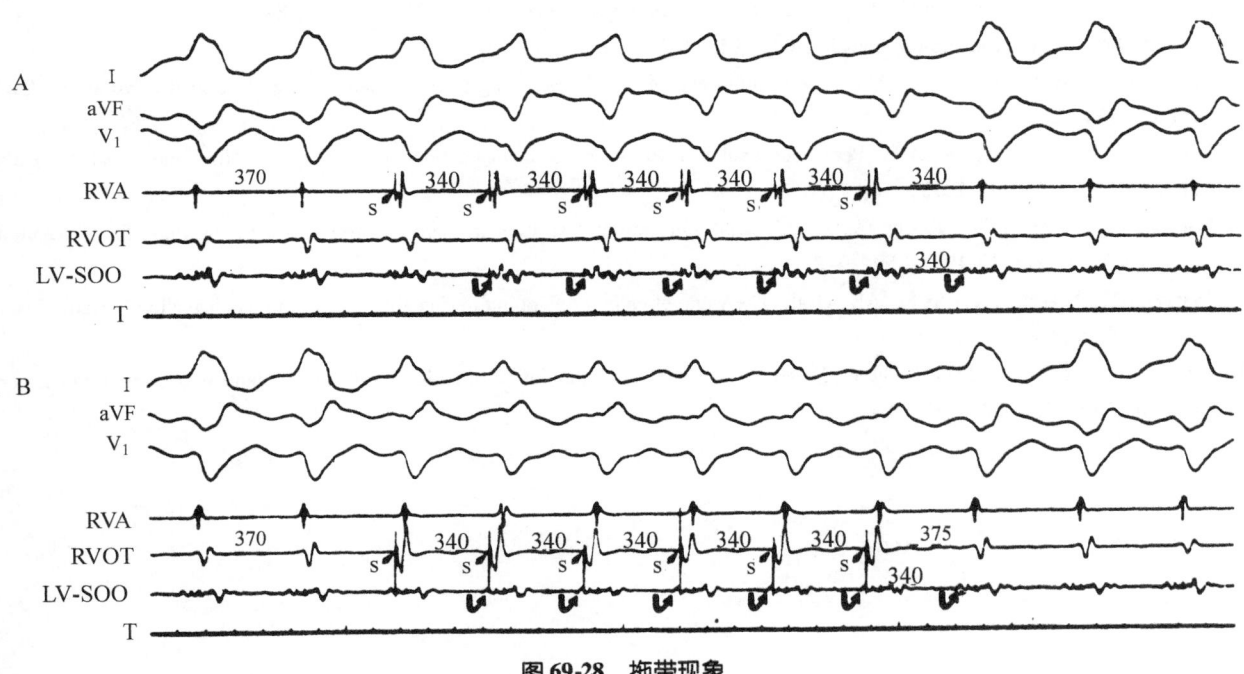

图 69-28　拖带现象

A. 在右室心尖部以 340ms 超速起搏拖带室速；B. 在右室流出道对室速连续性重整，即拖带

（五）室速起源点的标测

室速的部位或起源可以通过体表心电图进行初步判定，例如，室速的 QRS 波呈右束支阻滞图形时，提示左室室速。更精确的标测有赖于心脏电生理检查。

1. 最早激动顺序标测

室速时最早激动点代表着室速折返环路中慢传导区的出口，或室速的起源点。因此，在室速发作时，只要标测出室速的最早激动点即可。室速的最早激动点标测应在室速发作的情况下进行。通过放置

多根导管在左心或右心，也可使用一个导管在心室内反复标测，以其它电极的心内电图作参照，记录室速时该部位激动时间的早晚，确定室速发生的最早部位。

2. 起搏标测

在心内膜进行的起搏或刺激标测，适用于非持续性室速或病人不能耐受的持续发作室速的标测。起搏标测的方法是在不同部位进行心室起搏，以比较起搏时的 12 导联心电图与自发性室速时 12 导联心电图的 QRS 波形态，如两者完全一致，提示起搏的部位即为室速的起源部位；如果两者在 10～11 导联上的 QRS 波形态相同，提示该部位邻近室速起源部位。

心脏电生理检查对于心律失常的诊断、机制的认识具有重要价值，对于晕厥和猝死心律失常原因的确定有着其它检查不可替代的作用。随着心律失常非药物治疗技术特别是射频消融术越来越广泛的应用，心脏电生理检查已不是单纯的检查手段，而是构成了治疗手段的一部分。

参 考 文 献

1. 陈新. 临床心律失常学——电生理和治疗. 北京：人民卫生出版社，2000，295-360

2. 石毓澍，陈新，周金台. 心脏电生理进展. 北京：中国科学技术出版社，1994，12-38

3. NASPE Ad Hoc Committee on Catheter Ablation. Catheter ablation for cardiac arrythmias, personnel and facilitis. PACE, 1992, 15：715

4. NASPE Ad Hoc Committee on Guidelines for cardiac electrophysiological studie. PACE, 1985, 8：611

5. Horowitz LN. Safety of electrophysiologic study. Circulation, 1986 , 7：11

6. Castellanos A Jr, Castillo C, Agha A. Contribution of His bundle recording to the understanding of clinical arrythmias. Am J Cardiol, 1971, 28：499

7. Narula OS, Scherlag BJ, Samet P. Pervenous pacing of the specialized conduction system in man：His bundle and AV nodal stimulation. Circulation, 1970, 41：77

8. Josephson ME, Scharf DL, Kastor JA, et al. Atrial endocardial activation in man：electrode catheter techique for endocardial mapping. Am J Cardiol, 1977, 39：972

9. Cassidy DM, Vassallo JA, Buxton AE, et al. The value of catheter mapping during sinus rhythm to localize site of origin of ventricular tachycardia. Circulation, 1984, 68：1103

10. Morady F, Shapiro W, Shen E, et al. Programmed ventricular stimulation in patients without spontaneous ventricular tachycardia. Am Heart J, 1984, 107：875

第70章 心向量图

Vectorcardiogram

谢 振 武

内 容 提 要

　　心向量图是诊断心血管疾病常用的无创性检测方法之一，是由心动周期中循序出现的瞬时综合向量构成的环形轨迹，称为空间心向量环（spatial vectorcardiogram；VCGs）。通过平行光线投影原理，形成额面（frontal plane；F 面）、横面（horizontal plane；H 面）及侧面（sagittal plane；S 面）平面心向量图（plane vectorcardiogram），为空间心向量环的第一次投影，即一般所称的心向量图（vectorcardiogram；VCG）。

　　心向量图和心电图都是从体表研究心电活动的手段，只是检测方法不同而已。心向量图能真实地表达心脏电流的立体图象，形象地阐明心电图的产生原理和解释某些疑难心电图波形，特别能表达从新生儿到儿童的心电学演变过程。心向量图和心电图联合应用，相辅相成，能提高临床诊断水平和教学效果。现在一般公认心向量图在诊断心脏肥大、传导阻滞、心肌梗死、心肌供血不足、肺心病及预激综合征等方面较常规心电图敏感、诊断准确性高。

　　心向量图研究始于 20 世纪 20 年代，40 年代末国外曾有专著出版，50 年代和 60 年代心向量图研究和应用在国外非常流行，自 60 年代之后我国亦有不少关于心向量图的著作出版，从新生儿到成年人正常心向量图的系统研究，我国学者曾作出了贡献。随着电子技术的发展，心向量图检测仪器不断更新的自动化，将更促进心向量图的临床应用和研究。

一、概　述

（一）向量概念及心向量环形成

心脏在激动过程中，产生连续不断的瞬间电动势，从空间角度观察，心脏在每一瞬间内，其电动势变化都表现出不同的方向和大小，因此瞬间电动势具有向量性质，称瞬间向量。向量可用一箭矢表示，箭矢的长度表示电动势的大小，箭矢的方向表示电动势在空间的方向（图70-1）。按力学原理，把几个同时存在的瞬间向量叠加起来所得的向量，称为综合向量。

如果将每个心动周期内的除极或复极所产生的无数个瞬间向量的顶端按发生的顺序连接起来则形成环形，称为空间向量环。它能完整地表达一个心动周期内各个瞬间向量的方向、大小、运行方向和运行速度。图70-2 为一简化模式图，

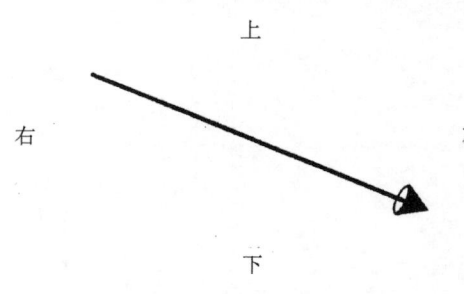

图70-1　向量模式图

任意画出 12 个瞬间向量为代表，连接每个瞬间向量的末端，即构成模拟空间心向量环。该向量环起始时向右向前，环的离心支转向下，在运行中，向量的振幅加大，同时方向发生变化；从向右逐渐转为向左，从向前逐渐转为向后。环的向心支转向左后，振幅逐渐减小，同时方向发生改变，逐渐由向下转向向上，最后回到原点。

（二）心向量图标记方法

空间心向量图是处于三维空间的立体图形，目前尚不能将其理想地显示在一个平面上，但可根据光学投影原理，将空间向量环投影在三个互相垂直的平面上，即额面、横面和侧面。三个平面是由交互于一点的三个互相垂直的轴所组成，即左右轴（X 轴）与上下轴（Y 轴）组成额面（F 面）；上下轴（Y 轴）与前后轴（Z 轴）组成侧面（S 面）；左右轴（X 轴）与前后轴（Z 轴）组成横面（H 面）。观察受检者心向量图时，额面是从前胸向后观察，横面相当于受检者俯卧，从其头侧观察；侧面是受检者直立、从其左侧面（LS 面）或右侧面（RS面）观察。各平面上的向量定位座标，是以水平座标的左侧（即读者的右手侧）为 0°，依顺钟向旋转0°～360°，或顺钟向 0°～180°为正，逆钟向 0°～－180°为负（图70-3）。仰角用于说明空间向量环最大向量向上和向下方位倾斜的程度。

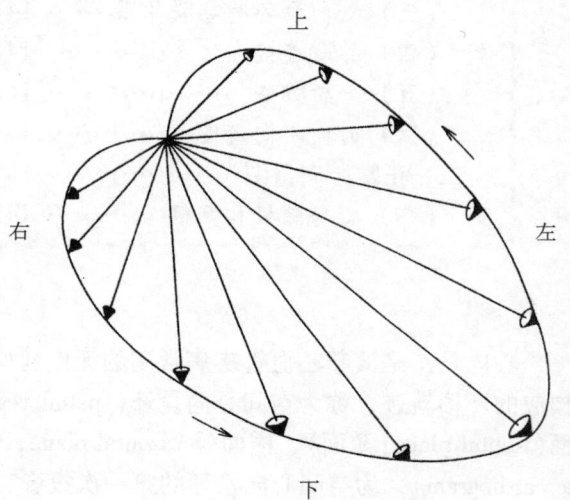

图70-2　空间向量环模式图

关于左侧面和右侧面向量环相互转换的方法：

1. 如左侧面（LS）向量环转换为右侧面（RS）向量环，将图左右翻转，从背面观即为右侧面向量环；同样方法，将右侧面图左、右翻转即为左侧面图。

2. 左侧面和右侧面向量环相互转换后，环的运行方向随之改变，即原为顺钟向（CW）现为逆钟向（CCW），原为逆钟向现为顺钟向。

3. 图纸翻转后，向量环的前、后方位随读者的左右手方向而改变，如左侧面向量环，在读者的左手侧为前，右手侧为后，如转为右侧面图后，则读者右手侧为向量环的前方，左手侧为后方。反之亦然。

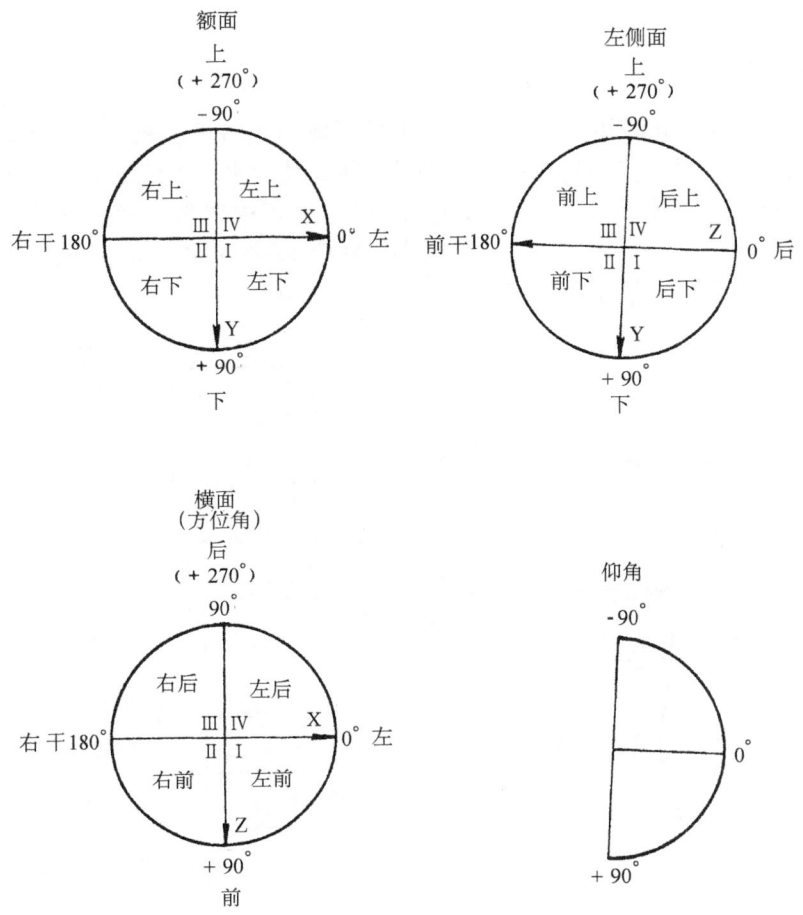

图70-3 心向量图坐标的标记方法

4. 向量方位角度改变方法　举例讲，180°减左侧面的45°即为右侧面向量环的135°，反之，180°减右侧面的45°，即为左侧面向量环的135°。

(三) 心向量环的导联体系

从体表描记心向量图需特定的连接导联的方法，称之为导联体系。因为心向量环是一个三维空间立体向量环，所以导联体系应以能获得三个相互垂直的面为设计目的。理想的导联体系应具备下列三个特点：①三个导联应相互垂直，并且各个导联均与身体直线座标轴相平行，如横轴(左右轴，亦称 X 轴)、纵轴(上下轴，亦称 Y 轴)、矢状轴(前后轴，亦称 Z 轴)，三个轴互相垂直，并中心相交于心脏中心。②从向量的观点，这三个导联的幅度大小应是相等的。③三个导联的导联向量不仅必须在心脏的某一点上都互相垂直，幅度相同，而且在产生心脏电动力的各点上其振幅和方向都要维持不变。心向量图的导联若同时符合以上三项原则，则称为校正直交导联(corrected orthogonal leads)，简称正交导联。

在 20 世纪 50 年代多采用的为立方体导联体系(Grishman)和四面体导联体系(Wilson)。这些导联体系主要根据心脏在胸腔的解剖概念所设计，仅符合上述原则中的一项或两项，其设计是不完善的，仅大致符合直交导联(orthogonal leads)。后来一些研究人员应用 Burger 等(1945)的导联向量概念对心电向量导联进行校正，尽量使其符合上述三原则，如 Frank、Schmitt 和 Simonson、McFee 和 Parungao 等学者设计的导联。其中以 Frank(1956)所创建的 X、Y、Z 校正直交导联体系较为理想，由于其设计合理，确实有校正心脏位置向左前方偏离的情况，且电极数目最少(7个)等优点，故为国内外多数心向量图工作者采纳，并沿用至今。

(四) 导联连接方法

目前国内外多采用 Frank 导联体系，因其为同类导联体系中较简便的一种。Frank 导联体系包括 7 个电极，其放置方法见图 70-4，受检者仰卧，以胸骨旁第 5 肋间水平为依据，7 个电极分别置于前正中线(E)、背正中线(M)、右腋中线(Ⅰ)、左腋中线(A)、前正中线与左腋中线间的 45°处(C)、左腿(F)和颈后偏右 1cm 处(H)。AC 联合和 Ⅰ 构成 X 轴，ACEI 联合和 M 构成 Z 轴，MF 联合和 H 构成 Y 轴。婴儿颈部短小，H 电极可放置于前额部。

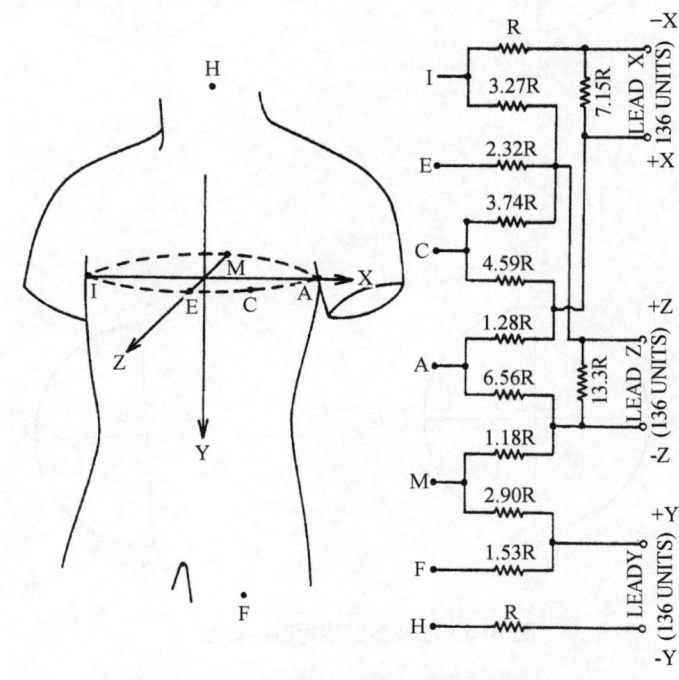

图 70-4　Frank 导联体系电极位置与电阻网络

(五) 分析方法

心向量图分析包括定性分析和定量分析，两者结合作出诊断。若图形具有特征性，则定性分析就可作出诊断。

定性分析包括：①QRS、T 和 P 环在三个面上的形状、大小、环形轨迹是否光滑；②环体的运行方向和速度；③环体方位；④QRS 环初始向量和终末向量方位；⑤QRS 环各部分的运行速度；⑥T 环和 QRS 环运行方向是否一致；⑦有无 S-T 向量。

定量分析包括：①P 环、QRS 环及 T 环的最大向量方位和振幅；②QRS 环各瞬时向量、一般测初始 5、10、20、30 和 40ms 向量方位和振幅；③QRS 环右向力/左向力、前向力/后向力、上向力/下向力各项比值。各项比值可直接从 X、Y、Z 导联的正向波和负向波的振幅进行测量；④P 环和 QRS 环总时间及最大向量出现时间；⑤QRS 环在四个象限内各占总面积的百分比；⑥T 环长/宽比值；⑦T 环最大向量振幅/QRS 环最大向量振幅比；⑧QRS 环最大向量与 T 环最大向量的夹角，并标明正、负(T 环最大向量在 QRS 环最大向量顺钟向侧为正，记为"＋"，在其逆钟向侧为负，记为"—")；⑨空间心向量环有关参数。临床应用一般不需每例心向量图都测这些项目，可根据实际需要而取舍。近年来电子技术发展迅速，心向量图电脑自动分析，只需几分钟即可完成一份心向量图检查，并打印出完整的心向量图和多个参数的报告。

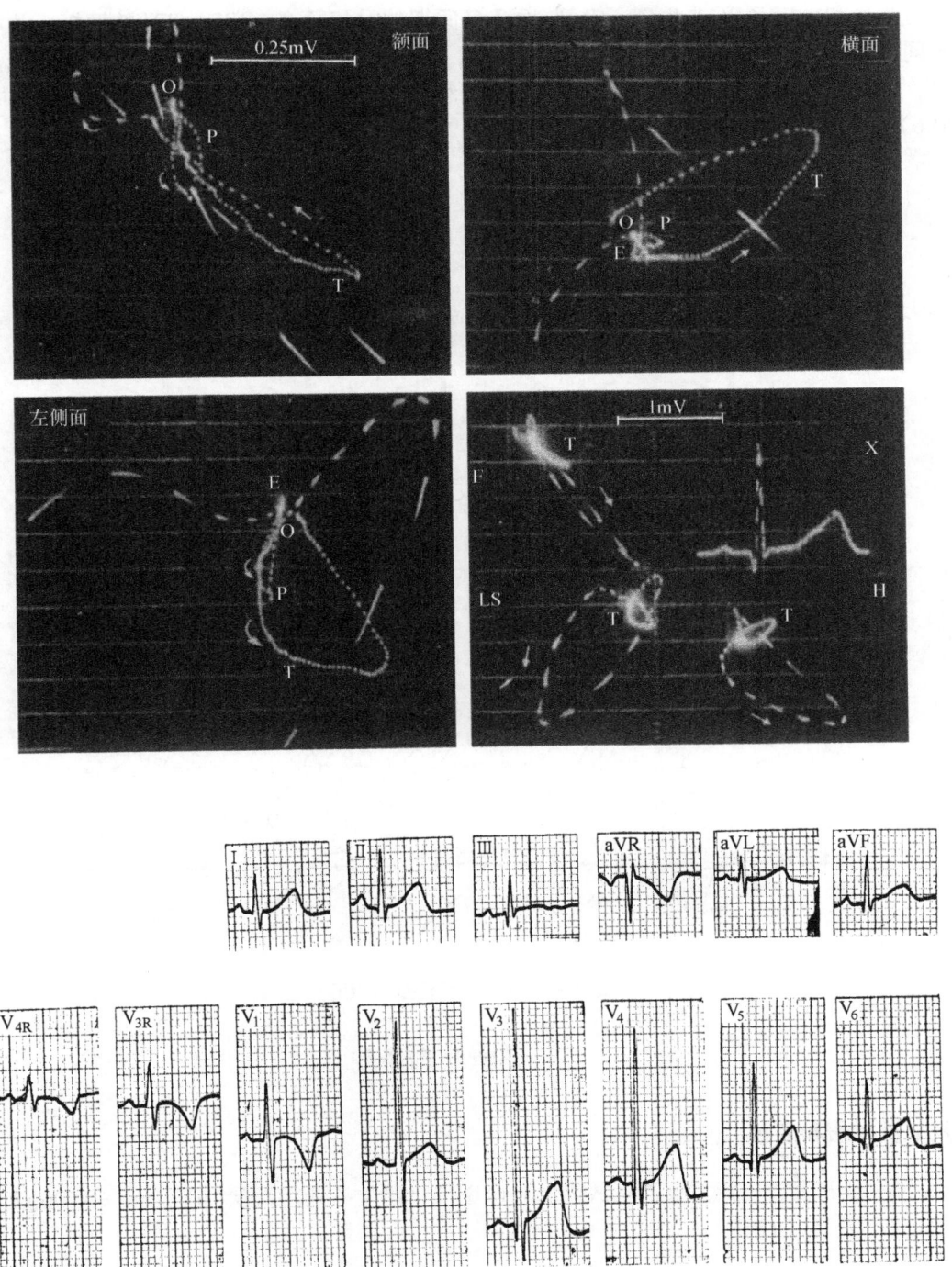

图70-5 心向量环中心放大图

分析 P 环、QRS 环及 T 环三者起始和终末成分的关系，需将心向量图中心高度放大进行观测（图 70-5）。

（六）时间心向量图

时间心向量图（time vectorcardiogram；TVCG）是与心电图同步直接连续描记多个心动周期的 P-QRS-T 向

量环。F 面、S 面和 H 面向量环同步描记，P 环、QRS 环和 T 环按时间顺序展开，可清楚地观察各环的起始点，可测量和分析 P-P（或 R-R）、P-R、Q-T 各间期的时相及 P、QRS、T 环的振幅，并可比较这些成分在不同心动周期中的变化，而且和心电图一样，可诊断心律失常，并对某些心律失常能获得更多的心电信息，但对心律失常不如心电图描记方法简便和图象对比简明，临床应用价值如何，尚待实践验证（图 70-6）。

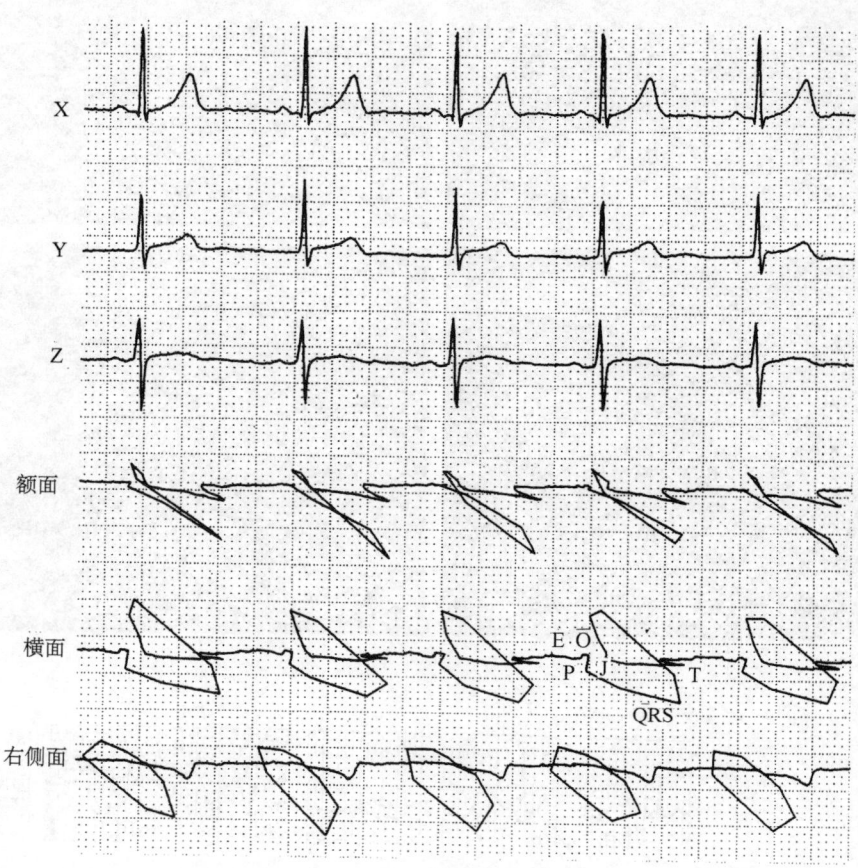

图 70-6　时间心向量图（TVCG）

二、正常心向量图

（一）心房除极和复极

描记心房除极和复极电流需要高度放大的心电图仪，单位一般用微伏（μV，$1mV = 1000\mu V$）

1. P 向量环及 Ta 向量环

空间 P 向量环（Ps$\hat{E}$环）位于 O 点左下方，偏前或偏后。投影在各平面上，在 F 面和 S 面呈狭长形；H 面 P 环较小，呈长宽近似的不规则形。P 环离心支和向心支可有扭曲，F 面、H 面及 LS 面 P 环呈逆钟向运转（RS 面为顺钟向），因心房除极未完而复极已开始，故环体不闭合（图 70-7）。P 环平均最大向量振幅/方位，F 面为 $110 \pm 32\mu V/65° \pm 18°$，LS 面 $110 \pm 35\mu V/98° \pm 18°$，H 面 P 环最大向量振幅/方位随增龄变化，出生时 P 环最大向量指向前，平均 $38° \pm 42°$，1 天后逐渐向后偏，出生 1 周至 2 岁，P 环最大向量指向 Z 轴后方，平均 $-10° \pm 32°$，随后又指向 Z 轴前方，3～17 岁平均 $5° \pm 25°$。婴儿和儿童阶段 P 环方位的变化，可能由于胸腔脏器发育过程中，心房某种程度的位移所致。成人一般位于 $-1° \pm 30°$。P

环最大向量振幅随增龄降低，新生儿期平均 90 ±25μV，成人 50 ±16μV。

心房复极电势可形成 Ta 向量环，但只有在房室传导阻滞、P 波后不出现 QRS 波时方能描记到 Ta 向量环。在正常情况下，由于心房复极电势的后半部与 QRS 及 ST 段重叠而未形成 Ta 环的向心支，但 Ta 环的最远点重合在 QRS 环的 O 点，可藉 E - O 距离测量 Ta 环的最大向量振幅和方位（图 70-7）。F、LS 及 H 各平面 Ta 环最大向量振幅/方位分别为 35 ±20μV/ - 115° ±36°、35 ±20μV/ - 64° ±32° 及 26 ± 16μV/ - 127° ±44°。新生儿及婴儿三个平面的 E - O 振幅均大于儿童和成人。

各平面心房复极向量振幅均为同导联 P 环最大向量振幅（EO/P 振幅比）的 30% ~ 40%。

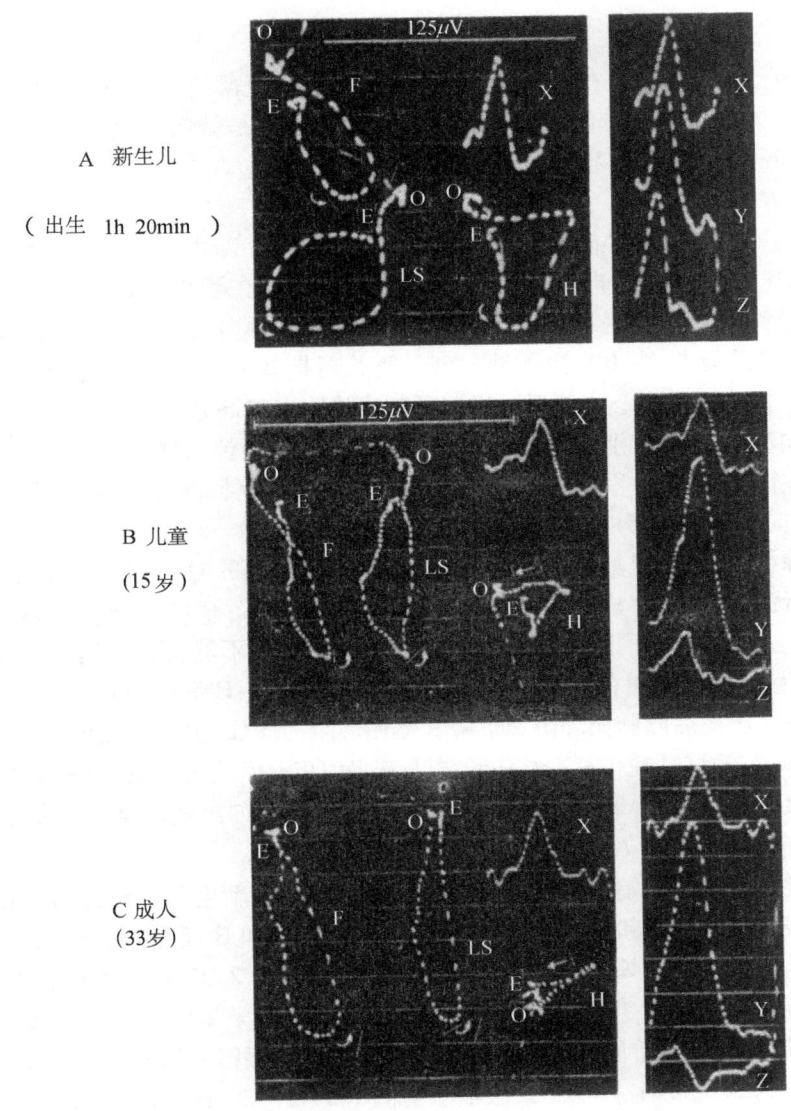

A 新生儿

（出生 1h 20min）

B 儿童

（15岁）

C 成人

（33岁）

图 70-7　高度放大的 P 向量环及正交导联 P 波

2. 正交导联 P 波和 Ta 波

正交导联 P 波是空间 P 向量环在正交 X、Y、Z 导联轴上的投影。各导联 P 波振幅平均值 X 导联为 62 ±22μV，Y 导联 105 ±37μV，Z 导联 P 波多为双向，出现率 80%，前半部为正向（P_{z+}）称前向力，平均振幅 33 ±17μV，后半部为负向（P_{z-}）称后向力，平均振幅 -23 ±15μV。Z 导联 P_{z-}/P_{z+} 比值结合 P_{z-} 的实测值对诊断左房肥大有价值，单用比值时诊断意义不大。单相直立的高振幅 P 波对诊断右房肥大有价值。高大的前向力伴深的后向力可诊断左、右双侧心房肥大。新生儿 P_X、P_Y 及 P_Z 振幅均大于儿童和成人。

正交导联 Ta 波出现在 P 波终末后基线下的负向部分,高度放大和快速扫描的心向量图能清晰的看到 Ta 波(图 70-7)。测量方法:沿 P 波起点水平划线,与 P 波降支相交后,水平线下(即基线下)至 P 波拖尾的距离即 Ta 波振幅。X、Y 及 Z 导联 Ta 波振幅分别为 $-17 \pm 20\mu V$、$-30 \pm 20\mu V$ 及 $-18 \pm 15\mu V$。新生儿及婴幼儿 Ta 振幅大于儿童及成人。各导联 Ta 振幅为 P 波振幅的 30% ~ 40%。

3. 正交心电图 P 波时间

P 波时间随年龄增长而增宽。成人 P 波时间 $P_{97.5}$ 位值为 101 ~ 104ms,实测最大值为 110ms。儿童 $P_{97.5}$ 位值为 88 ~ 96ms,实测最大值亦为 96ms。

(二) 心室除极

激动经交界区传抵心室,左、右心室同时进行除极,心室壁薄的一侧除极先结束,心室壁厚的一侧最后结束,QRS 环主体偏于心室占优势的一侧。成人无例外地是偏向左侧,新生儿则偏向右侧。QRS 环是检测心脏生理和病理的重要内容。

1. QRS 环运行方向

F 面 QRS 环可呈顺钟向或逆钟向运行,少数为"8"字形,新生儿及婴儿主要为顺钟向型。LS 面几乎全部为逆钟向型(RS 面为顺钟向型),偶见"8"字形,而在婴儿中偶尔出现顺钟向型。H 面 QRS 环在儿童及成人为逆钟向型,偶见"8"字形,但绝不出现顺钟向型 QRS 环;而在新生儿则 70% 呈顺钟向运转,在 <3 个月的婴儿中 20% 为顺钟向型。婴儿后期偶尔见到 H 面 QRS 环呈顺钟向,但这类 QRS 环多呈狭长形,向心支与离心支接近,当深吸气或将胸电极高置一肋间水平时,则可转为逆钟向,此可与病理性顺钟向型 QRS 环鉴别。从围产新生儿期后,H 面顺钟向型 QRS 环随增龄而减少,"8"字形 QRS 环随增龄而增多,约在 2 岁左右 H 面 QRS 环 90% 均呈逆钟向(图 70-8 ~ 图 70-11)。

2. QRS 环最大向量方位

左右心室同时除极,大部分电势互相抵消,标志心室除极过程的 QRS 环最大向量代表未被抵消的除极电势,指向心室占优势的一侧。成人左室占优势,故 F 面及 H 面 QRS 环最大向量均指向左室侧,F 面 QRS 环最大向量指向左下方,H 面指向左,偏后或偏前。新生儿则不然,出生时右心室特别是右室流出道占优势,F 面 QRS 环最大向量指向右下象限,甚至指向右而略偏上;H 面指向右,其中 45% 指向右后象限,其余指向右前或前方。出生后随肺循环阻力下降和体循环阻力增加,由右室优势逐渐过渡到左室优势,空间 QRS 环由右逐渐向左偏移。在 1 ~ 2 个月的婴儿,F 面 QRS 环最大向量 90% 集中在左下象限,H 面 97% 集中在左前象限,但在出生后最初 2 个月决不指向左后象限,如出现则提示为病理性左室肥大。

3. QRS 环最大向量振幅(图 70-12 ~ 图 70-14)

QRS 环最大向量(QRS_{max})振幅有明显的性别和年龄差异。在新生儿及婴儿期,心室前后电势较大,此阶段 S 面 QRS_{max} 振幅高于儿童和成人,$P_{97.5}$ 位值 >2mV。F 面和 H 面 QRS_{max} 振幅有两次高峰,在婴幼儿阶段以 3 ~ 12 个月时 QRS_{max} 振幅最高:F-QRS_{max} 振幅平均值为 $2.02 \pm 0.49mV$、$P_{97.5}$ 位值为 3.07mV、实测最大值为 3.50mV;H-QRS_{max} 振幅 $1.90 \pm 0.42mV$、$P_{97.5}$ 位值为 2.98mV、实测最大值为 3.2mV。在 3 ~ 60 岁各年龄中,以 7 ~ 13 岁阶段 QRS_{max} 振幅最大:F-QRS_{max} 振幅平均值 $1.91 \pm 0.48mV$、$P_{97.5}$ 位值为 3.09mV、实测最大值为 3.60mV;H-QRS_{max} 振幅平均值 $1.54 \pm 0.39mV$、$P_{97.5}$ 位值为 2.75mV、实测最大值为 3.00mV。自 13 岁以后,QRS_{max} 振幅随增龄递减,至 50 ~ 60 岁时,F 面、LS 面及 H 面 QRS_{max} 振幅平均值分别为 $1.49 \pm 0.33mV$、$0.94 \pm 0.28mV$ 及 $1.27 \pm 0.32mV$,三个平面分别降低了 22.0%、30.4% 及 17.5%(见心向量图正常标准参考值)。

QRS_{max} 振幅的性别差异在幼小儿童中差异不明显,进入青春期则出现明显的差异。10 岁后,在 F 面、LS 面及 H 面,男性 QRS_{max} 振幅与前比无明显变化,而女性 QRS_{max} 振幅开始下降;在 14 ~ 29 岁阶段,男性 QRS_{max} 振幅出现随增龄轻微下降,而女性则呈显著下降,此阶段男性和女性 QRS_{max} 振幅出现显著差别。从青春期到成人,QRS_{max} 振幅均表现为男性 > 女性。

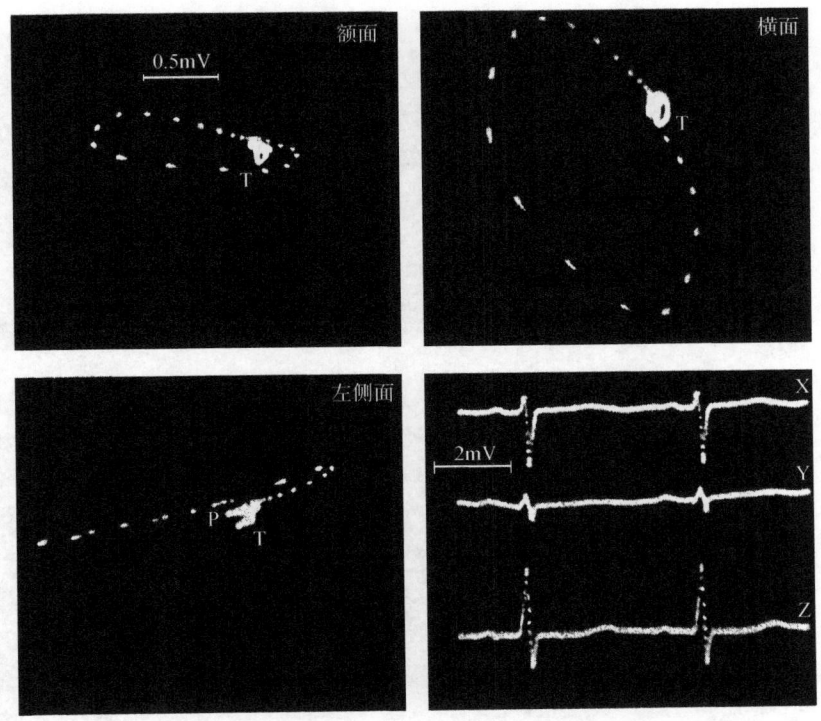

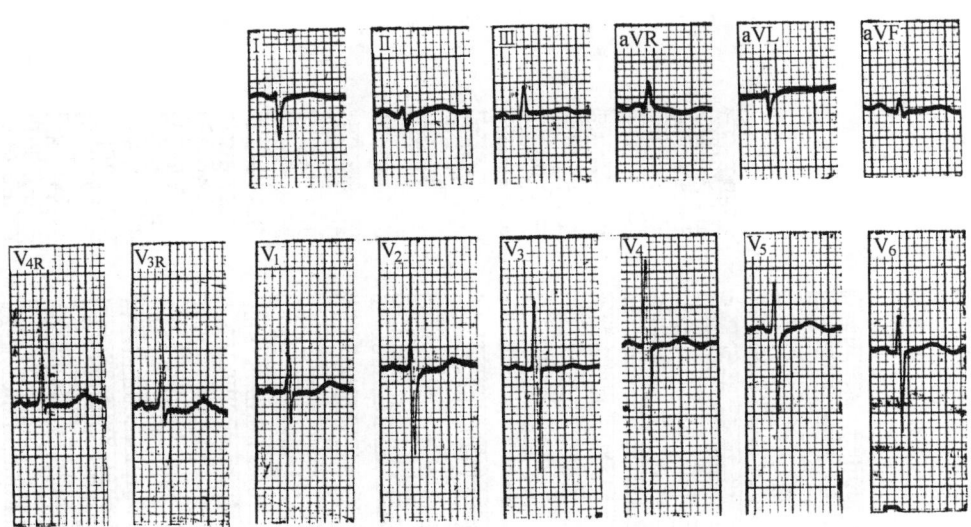

图70-8 正常新生儿心向量图（男婴，4h 16min）

（图70-8～图70-10为同一小儿在不同年龄时分别描记的心向量图及心电图）

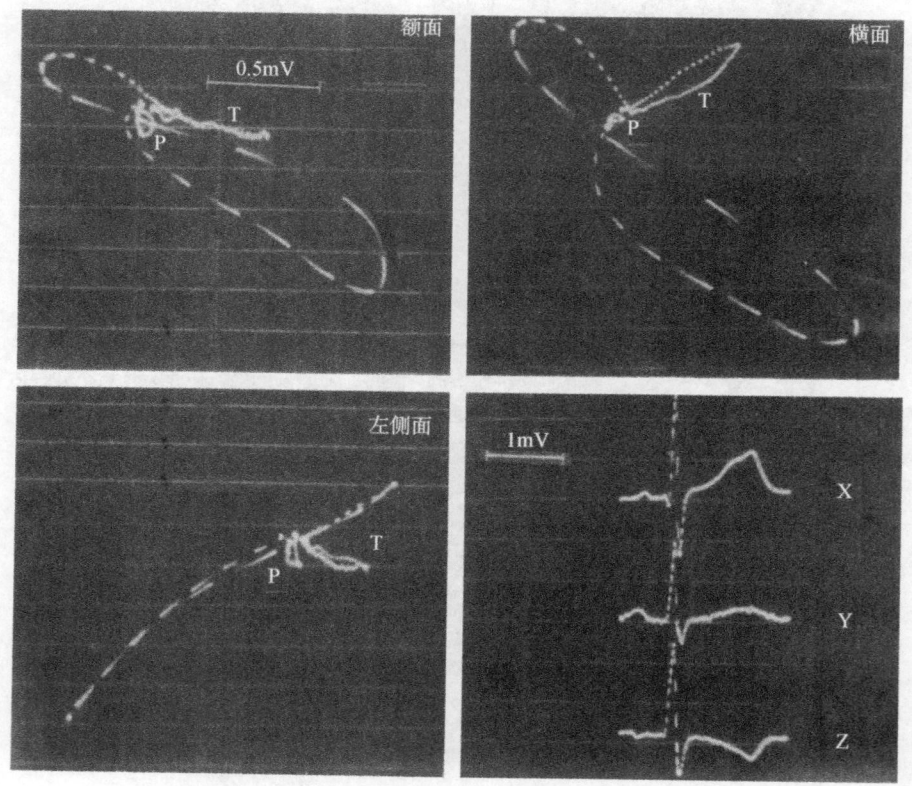

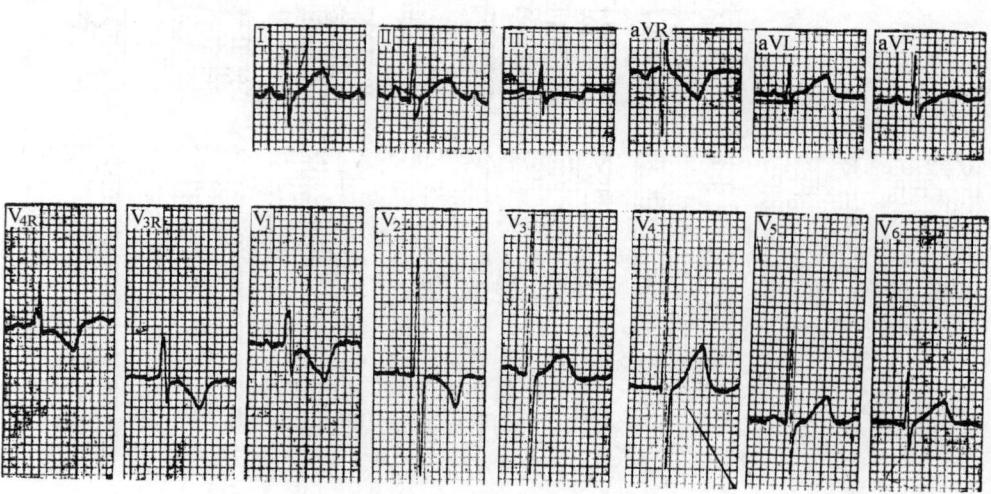

图 70-9 正常婴儿心向量图(男婴,8 月 8 天)

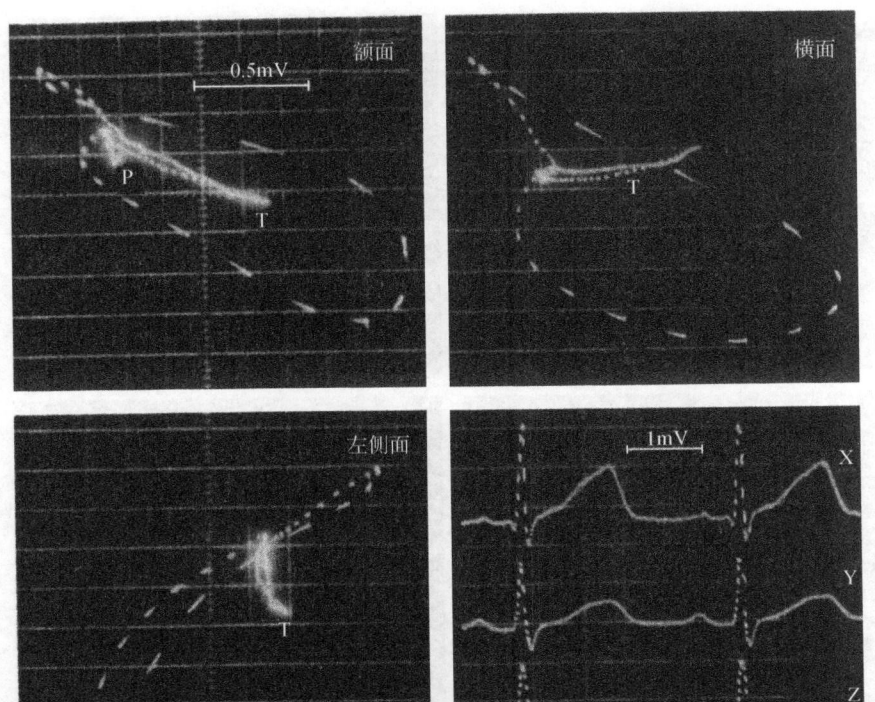

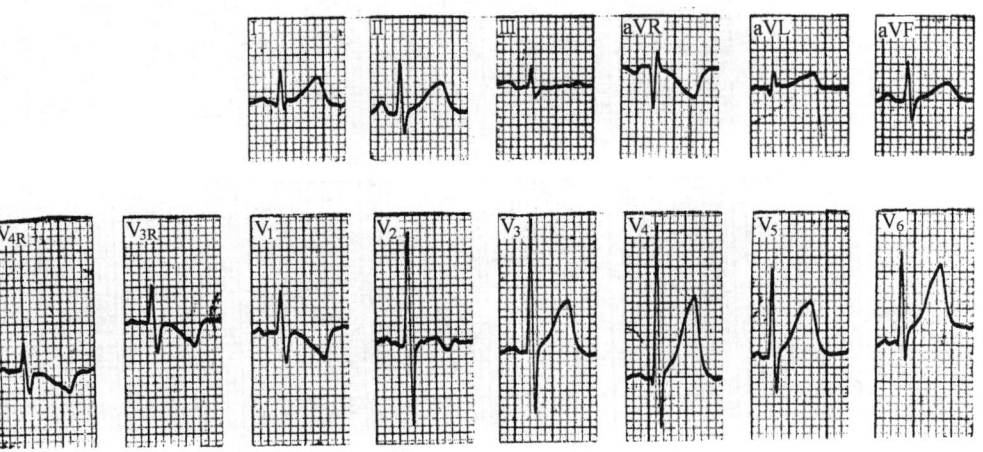

图70-10 正常儿童心向量图(男,2 岁)

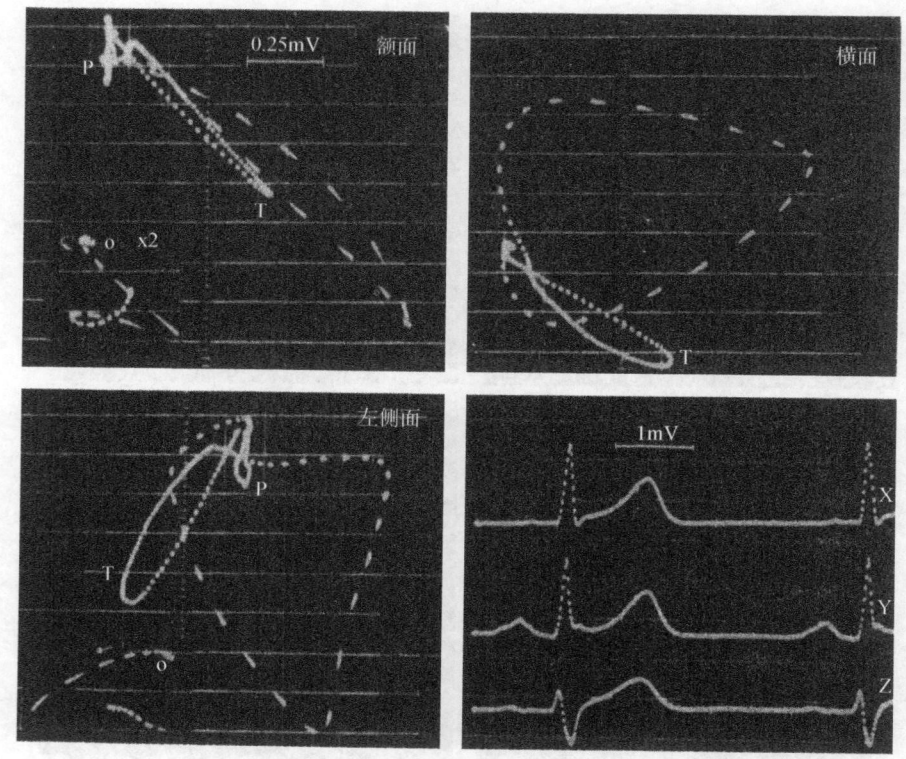

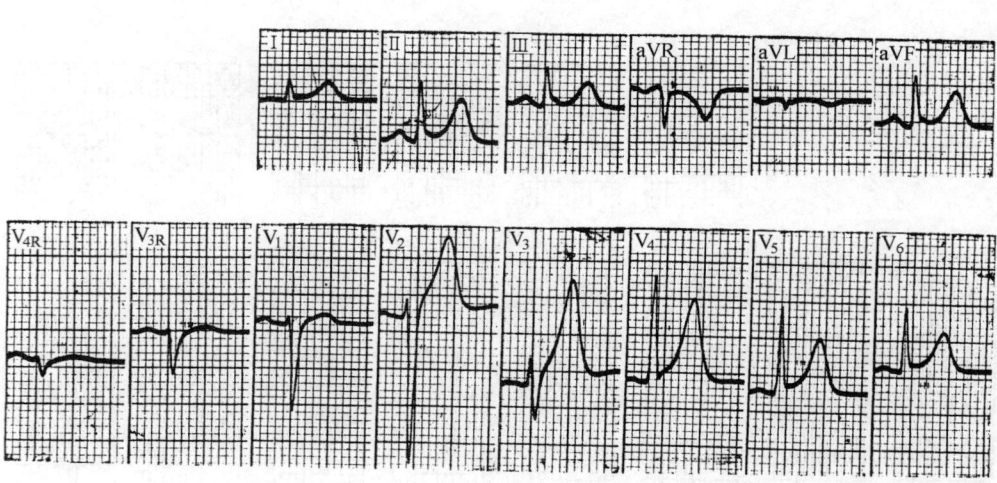

图 70-11　正常成人心向量图(男,46岁)

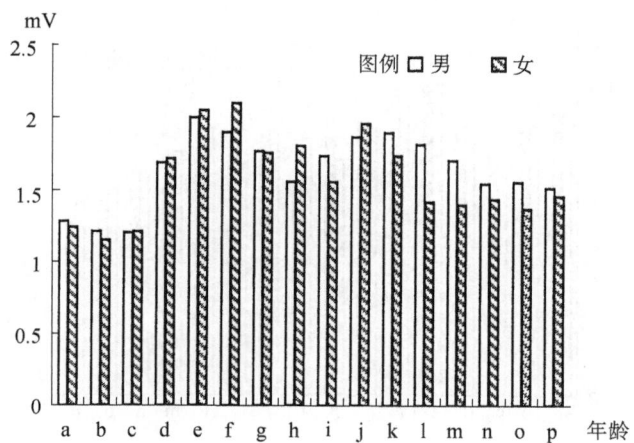

图70-12 额面QRS环最大向量振幅平均值(mV)
(年龄间和性别间的比较)

a=出生~ b=1天~ c=7天~ d=1月~ e=3月~ f=6月~ g=1岁~ h=3岁~
i=5岁~ j=7岁~ k=10岁~ l=14岁~ m=18岁~ n=30岁~ o=40岁~ p=50~60岁

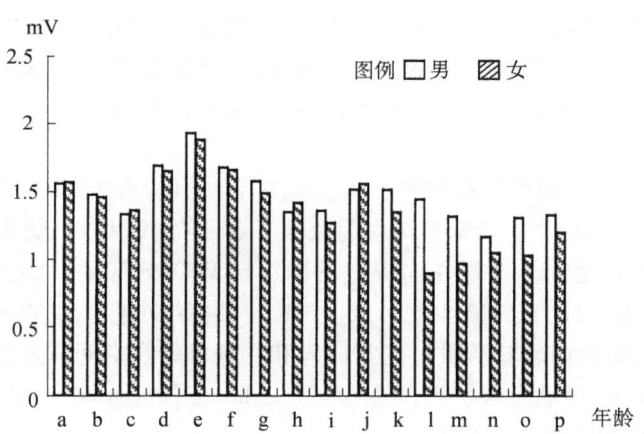

图70-13 横面QRS环最大向量振幅平均值(mV)
(年龄间和性别间的比较)

a=出生~ b=1天~ c=7天~ d=1月~ e=3月~ f=6月~ g=1岁~ h=3岁~
i=5岁~ j=7岁~ k=10岁~ l=14岁~ m=18岁~ n=30岁~ o=40岁~ p=50~60岁

QRS_{max}方位和振幅的随增龄变化,除由于心脏质量随增龄增长而变化外,内分泌和体型(如体脂和胸廓)变化可能为最重要的原因之一。男性40岁$H-QRS_{max}$及女性50岁后$F-QRS_{max}$和$H-QRS_{max}$振幅不仅未继续下降,且略有增高,可能与老年前期血压增高导致心肌质量增加有关。

4. QRS环时间

QRS环时间随年龄增长而延长,男性>女性。即使在成年人中亦表现随增龄而逐渐增加。$P_{97.5}$位值婴儿为68ms,儿童为80ms,少年儿童为88ms,成年人为102ms。

5. QRS瞬时向量及终末向量

心室激动沿传导系统迅速除极,瞬时向量的方位和振幅可反映不同部位除极电势状况和心室除极是否正常。如心肌肥厚部位的除极电势增强,心肌梗死部位除极电势减弱或消失,传导障碍时心室除极顺发生改变,异常传导束使部分心室肌提前除极等等,都会使QRS环变形,使瞬时向量的方位和振幅

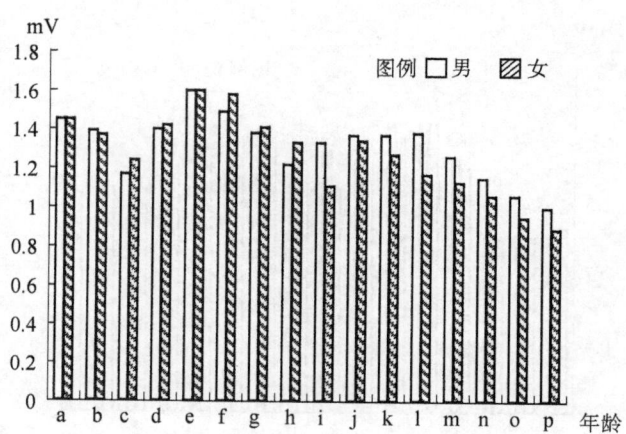

图 70-14　左侧面 QRS 环最大向量振幅平均值（mV）
（年龄间和性别间的比较）

a＝出生～　b＝1天～　c＝7天～　d＝1月～　e＝3月～　f＝6月～　g＝1岁～　h＝3岁～
i＝5岁～　j＝7岁～　k＝10岁～　l＝14岁～　m＝18岁～　n＝30岁～　o＝40岁～　p＝50～60岁

发生改变，或运行速度发生异常。

　　临床最常用的是 QRS 环初始 5ms、10ms、20ms、30ms、40ms 向量及终末向量。因不同年龄，特别是新生儿及婴幼儿空间 QRS 环方位的差异，各瞬时向量的方位和振幅在不同年龄间可有明显的不同。此外，还需注意到婴儿心室除极总时限短于成人，其相同的瞬时向量所代表的心室部位可有差异。

　　正常成人 QRS 初始 5ms 向量指向右前方，偏上或偏下；但约有 12.5% 的人指向左前方，女性多于男性。新生儿 H-QRS 初始 5ms 向量 52% 指向左前象限，婴儿有 30.4%，幼儿有 16% 指向左前象限，儿童与成人无差别。H-QRS 初始 5ms 向量左向率在不同运转型 QRS 环中，顺钟向＞"8"字型＞逆钟向（顺钟向只见于新生儿和婴儿）。正常新生儿与成人 QRS 环初始向量指向左前的机制不相同，前者可能由于右室优势，使心室呈顺钟向旋转所致；正常成人和儿童可能在室间隔左侧开始激动时，由于前间隔旁区（anterior parasepter wall）激动电势较后间隔旁区（posterior parasepter wall）占优势，而改变瞬时综合向量的方向，而使 QRS 初始向量指向左前。

　　心室最后除极部位是左、右心室的后壁基底部和室间隔的基底部。此处浦肯野纤维分布稀疏，除极缓慢，QRS 环终末泪点（即除极顺序的时标）密集，但一般不超过 30ms。QRS 终末向量指向右（或左）、后、上（或下）方；新生儿及婴儿由于右室优势，QRS 终末向量几乎全指向右、后、上（或下），而不指向左方。

　　6. QRS 环运行时间的局部变异

　　QRS 环不同部位的运行时间在临床诊断上有重要意义，如不同部位的心肌梗死、各类束支传导阻滞、左、右心室肥厚及预激综合征等都会在 QRSsÊ环不同部位的运行时限、向量方位和振幅的变化上反映出来。QRS 环在不同部位的运行时间，因年龄和 QRS 环运行方向的不同而异。

　　7. QRS 环面积在各象限的分布比率

　　QRS 环面积由 QRS 瞬时向量振幅与运行时相组成，对了解正常图形变异有帮助，主要用于右室肥大的诊断。

　　8. 正交导联 QRS 波

　　正交 X、Y、Z 导联 QRS 波是空间 QRS 环的二次投影。正交导联的设计是将导联轴垂直相交于心脏中心，不受胸部形状和心脏位置的影响，且三个导联轴的导联向量单位相等，即等长等值，故正交导联心电图 QRS 波能正确反映三维空间心室的除极电势，显著优于以 Einthoven 等边三角为理论基础的常规 12 导联心电图。但后者临床应用已百年，积累了丰富的资料和经验，仍然是临床最重要的诊断手段，正交导联心电图能补充常规 12 导联心电图之不足，两者联合应用能提高临床诊断效果。正交导联的 R 波和 S 波有显著的年龄差异和性别差异。新生儿 Rz 及 Sx 波在 X 导联的 S/R 比值及在 Z 导联的 R/S 比值均明显增大，呈现显著的右室优势，在新生儿期后逐渐过渡到左室优势。当进入青春期后，QRS 波振幅出现性别差异，各导联均表现为男性 > 女性，以青年人和中年人男女的 R_x 及 R_z 振幅相差较大。

(三) 心室复极(ST-T 环)

心室复极包括动作电位 2 相和 3 相，前者对应于心电图 ST 段，后者对应于心电图 T 波。ST-T 在时间心向量图(图 70-6)上可以显示，但在静态心向量图上仅能显示 ST 偏移的方向和振幅，不能显示其时相。心室复极如出现 ST 向量，则 QRS 环不闭合，QRS 环的终点(即 J 点)与 O 点的连线可测得 ST 向量方位和振幅，正常人空间 ST 向量方位，新生儿及婴儿主要朝左、后、下方，儿童及成人主要朝左、前、下方。投影在 F 面左、下方，H 面左、前或左、后方，S 面在前、下方或后、下方。小儿 ST 向量振幅 > 成人，男性 > 女性。成人 ST 振幅 P_{90} 位值男性 < 0.15mV，女性 < 0.10mV。

在心室复极 2 相之后，心肌细胞的延迟整流钾电流(I_K)、瞬时外向钾电流(I_{to})外流，以及内向整流钾电流(I_{k1})外流(复极末 1/3)使动作电位由 2 相转入 3 相。由于心外膜下心肌细胞动作电位时程(或有效不应期)较心内膜下短；心外膜下较心内膜下有优势的 I_{to1} 复极电流(心外膜下为 10.6 ±1.08PA/PF，心内膜下为 2.63 ±0.31PA/PF)，形成显著的跨壁电位差，导致心外膜下心肌后除极而先复极，使 T 环最大向量与 QRS 环最大向量同相。T 向量环异常常见于心肌缺血、心肌代谢异常、药物影响、或由于心脏除极程序异常。临床诊断常检测如下指标：

1. T 环形态和运行方向

成人和儿童各平面 T 环多呈狭长形，似香蕉样或柳叶样(图 70-9 ~ 图 70-11)，少数向心支与离心支靠拢或重叠而呈线形，或交叉呈 "8" 字形。多数与 QRS 环运行方向一致，如 T 环增宽且与 QRS 环呈异向运转则属异常；但如 T 环最大向量增大，而 T 长/T 宽 >10.0 者可不计较 T 环运行方向。

2. T 环方位和振幅

儿童空间 T 向量环较成人偏后，H 面 QRS 环最大向量方位(即 TsÊ环方位角)一般在 -10° ~ -26° 范围，成人在 6° ~34° 范围。女性较男性偏后 20° 左右。

T 环最大向量振幅因年龄而异，新生儿最低，5 ~9 岁阶段儿童最高，青少年及成人略有降低。F 面三个年龄组分别为 0.23 ±0.10mV、0.60 ±0.16mV 和 0.50 ±0.16mV；S 面分别为 0.18 ±0.06mV、0.41 ±0.11mV 和 0.37 ±0.13mV；H 面分别为 0.23 ±0.09mV、0.48 ±0.11mV 和 0.41 ±0.15mV。

T 环最大向量振幅男性高于女性 20% ~25%。

判断 T 环最大向量振幅是否正常，一般将 T_{max} 振幅与同导联 QRS_{max} 振幅比，一般正常 T_{max} 振幅不低于同导联 QRS_{max} 振幅的 15% ~20%。正常标准参见 VCG 正常参数标准值。

3. 各平面 QRS 夹角

正常情况下，QRS 最大向量与 T 最大向量接近，如离散增大，往往提示心室复极异常。在三个平面中，F 面 QRS-T 夹角最小，一般最大不超过 30°，男性与女性无差别。自青年期，QRS 向量环趋向于随增龄渐向后移，而 T 向量环则随增龄向前移，导致 S 面和 H 面 QRS-T 夹角随增龄而增大。10 ~ 17 岁、18 ~39 岁及 40 ~60 岁三个年龄组 LS 面 QRS-T 角 $P_{97.5}$ 位值分别为 90°、112° 和 145°；H 面分别为 64°、109° 和 94°。在成人中，一般男性较女性大 30° ~70°。

4. T 环长/宽比

正常 T 环为窄长形，T 环增宽而使 T 长/宽比值变小可能由于心室复极界面分散，提示心室复极异常。临床诊断应用下限值，比值 <2.5 时可能提示心室复极异常。在成人中，女性 T 长/宽比值略大于

男性。如 T 环太小，则比值无参考价值；如 T 环过长，可见于电极对侧心肌梗死和穿壁性心肌缺血，此时测比值亦无意义。

5. 正交导联心电图 T 波

正交导联 T 波是空间 T 向量环的二次投影，其振幅即相当于空间 T 向量环在 X、Y、Z 导联轴上的投影长度。正交导联 T 波有明显的年龄和性别差异。儿童及中、青年 X 导联和 Y 导联 T 波振幅较高，平均值分别为 0.38 ± 0.15mV 和 0.33 ± 0.13mV。40 岁后振幅略有降低。Z 导联 T 波在 14 岁前 40% ~ 94% 为负向，14 岁后，63% ~72% 为直立。X 导联和 Y 导联 T/R 振幅比值一般不应小于同导联 R 波振幅的 15%（即正常 T/R > 0.15）。

各导联 T 波振幅均表现男性 > 女性。

6. 新生儿及婴儿 T 向量环特点　新生儿出生时，空间 T 向量环(TsÊ环)朝前、下方，偏右或偏左，投影于 V₁ 导联 T 波常为正向 T 波。T 环振幅很小，多呈椭圆形（图 70-8）。向心支于离心支呈等速运行。随日龄增长，H 面 T 环渐向左前象限偏移。各平面 T 环振幅逐渐增大，且呈狭长形。约在一周后，空间 T 向量环基本定位于左、下、后象限，H 面 T 环最大向量指向左、后象限，投影于 V₁ 导联的 T 波呈负相，直至 7 ~ 8 岁后，H 面 T 环又开始逐渐向左前象限偏移（关于婴幼儿心室复极的生理机制参看第 14 章相关部分），而呈成人型的 T 波方位。

（四）空间心向量图

空间心向量图是描述心向量环在三维空间的状态和方位，主要用于 QRS 环和 T 环，包括空间向量环最大向量振幅、方位角、仰角及 R-T 夹角等 7 个参数。

获得空间心向量图立体参数的方法，早年用勾股弦公式和查表法计算 QRS 环和 T 环的空间向量环的参数，手续繁杂，故临床很少应用空间向量图参数进行临床诊断；在 80 年代首先由笔者采用安九贤教授的座标绘图法，系统地绘制了国人不同年龄空间向量环的有关参数。该方法简便易行，利用 F 和 H 平面心向量图，只需 12 笔即可测算出最大空间 QRS 向量（QRSsÊ）振幅、仰角和最大空间 T 向量（TsÊ）振幅、仰角，以及空间 R-T 角，再从 H 面 QRS 环和 T 环测出最大空间方位角，即获得空间心向量图的 7 个参数。现代利用心向量图自动分析仪更为方便，可直接报告空间心向量环的有关参数。

空间心向量环的最大向量振幅≥三个平面中最大的 QRSmax 振幅和 Tmax 振幅。QRSsÊ环最大向量振幅及 TsÊ环最大向量振幅均表现男性 > 女性。在各年龄中，青春期（10 ~ 17 岁）男性及婴儿和儿童 QRSsÊ环最大向量振幅较高，成年人及新生儿较低。

空间向量环应用最广的参数是空间 R-T 角及 QRS 和 T 空间最大向量振幅，这些参数对诊断心肌缺血和心室肥大较平面向量环更优。QRSsÊ环及 TsÊ环最大向量方位角与平面心向量图的横面 QRS 环和 T 环相同，藉此可更进一步理解平面向量环的图形和方位。

三、异常心向量图

在熟悉正常心向量图特点和有关参数的基础上进行临床诊断，一般都可运用自如。下面介绍临床常见的异常心向量图，并附 12 导联心电图，以便理解心向量图和二者进行比较。

（一）心房肥大的心向量图诊断

心房肥大主要根据 P 环最大向量方位、振幅、形态和运行时间作诊断。正常右心房位于心脏的右前方，左心房位于左后方。心房激动从窦房结开始，右心房先除极，左心房后除极。大约在 P 环运行经过总时间的 45% ~50% 时，右房还在继续除极而左房已出现较大的除极波前（wave fronts），在心房除极总时间的 61% 左右时，右房完成除极，由于无右房除极电势的牵制，P 向量环则转向后。故心房除极早期为右房单独除极，除极向量朝前、下而偏左方，后期为左房单独除极，除极向量朝左、后、下方，中间部分为左、右心房共同除极。所以右房肥大时，向前向量增大，P环时间无改变；左房肥大时，向后向量增大，P环时间延长；左、右心房同时肥大时，P环前、后向量均增大，H面在X轴前、后的面积均增大，同时P环时间延长（图70-15～图70-17）。心房肥大的诊断标准如下：

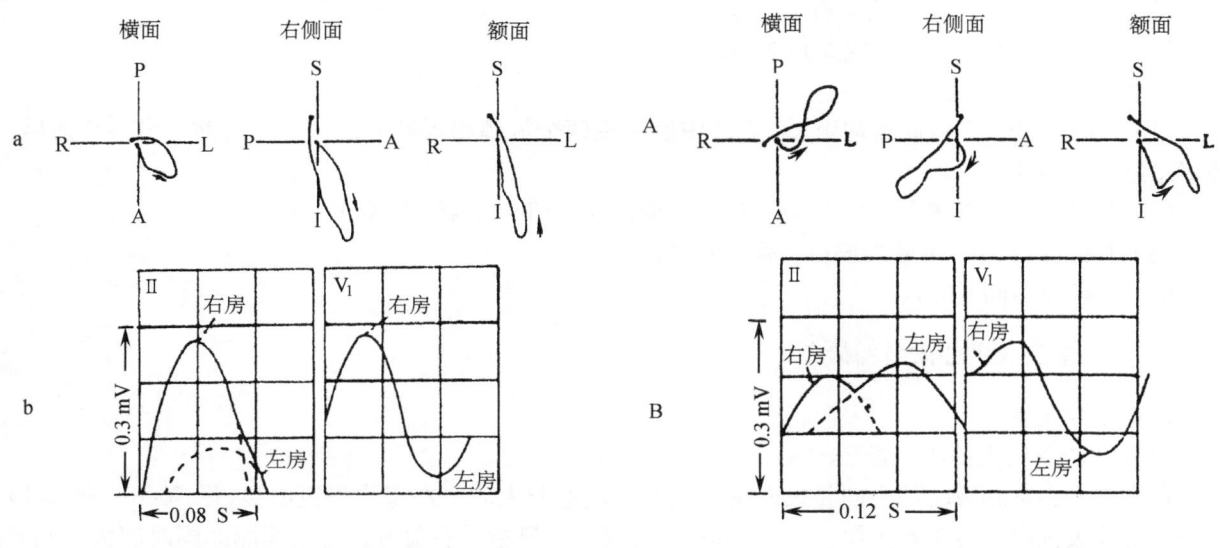

图70-15　右心房肥大示意图

图70-16　左心房肥大示意图

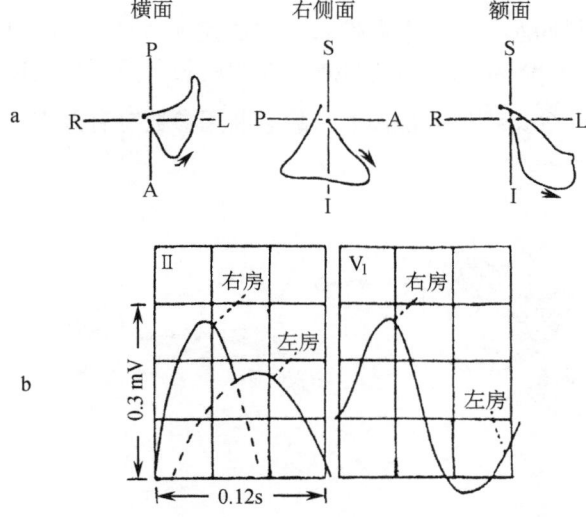

图70-17　右、左心房肥大示意图

1. 右心房肥大

（1）空间P环最大向量指向前、左、下方。横面P环面积主要在X轴前方。P环前向力（相当于正交导联心电图P_{z+}振幅）>0.06mV（成人）、0.08mV（儿童）及0.12mV（新生儿）。

（2）侧面和额面P环狭长、下垂、接近Y轴。最大向量>0.18mV。

（3）P环不闭合，出现指向右、后、上的T_a向量。

（4）P环总时间在正常范围。

2. 左心房肥大

（1）空间 P 环最大向量指向左、后、下方。横面 P 环面积主要在 X 轴后方，最大向量 >0.1mV。P 环后向力（相当于正交导联 P_{z-} 振幅）>0.06mV（成人及儿童）及 0.08mV（新生儿及婴幼儿）。在后向力增大的条件下，横面 P 环 P_{z-}/P_{z+} >2 对左心房肥大的诊断有价值（单靠比值增大诊断无意义）。

（2）侧面和额面 P 环向后、向左向量增大，额面 >0.2mV，侧面 >0.18mV，环体增宽，可有分叉或切迹，向心支与离心支之间的夹角 ≥36°。

（3）P 环开放，T_a 向量位于右、上方。

（4）P 环总时间 ≥0.11s（成人）和 0.09s（儿童）。

3. 左、右心房肥大

（1）P 环向前、向后向量均增大。P 环中段出现两个振幅相等的向量，一个向前，另一个向后，P 环形态近似三角形。

（2）P 环最大向量增大，额面 >0.20mV，侧面 >0.18mV，横面 >0.10mV。

（3）P 环开放，T_a 向量位于右、后、上方。

（4）P 环总时间 >0.11s。

（二）心室肥大的心向量图诊断

1. 左心室肥大

（1）左心室肥大的心向量环改变

正常成人心室除极的综合向量以左室占优势，左室肥大时，左室优势更明显（图 70-18，图 70-19），而心室的除极程序仍与正常相似，初始 10ms 室间隔向量仍指向右前方，若室间隔亦同时肥大，则此向量可增大；若伴有间隔支或左束支因肥厚心肌的牵拉而出现轻度传导障碍，则此向量可减小、消失或指向左、前方。QRS 环总时间及 QRS_{max} 时间均较正常延长。增厚的左室基底部除极较正常晚，由于无右室除极电势拮抗，故终末向量向左、后、上方偏移。左心室肥大时，QRSsÊ环的重要变化是环体向左、后方移位，QRS_{max} 振幅增大，QRS 环总时间及 QRS_{max} 时间延长。重要特征以横面向量环最明显。中国人较欧美白人 QRS_{max} 振幅略大，QRSsÊ环方位偏前，故诊断用参数略有差别。

正常

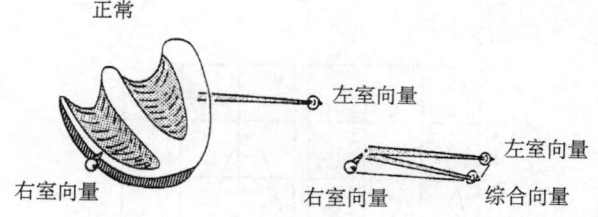

左室肥大

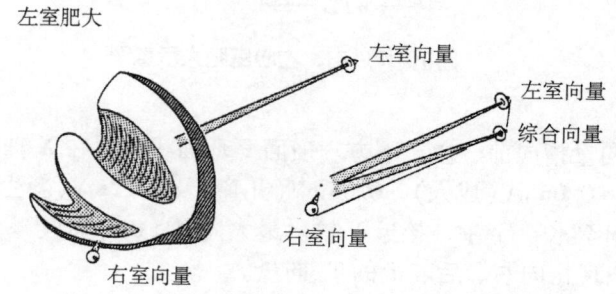

图 70-18 左心室肥大及左、右心室除极向量合力示意图

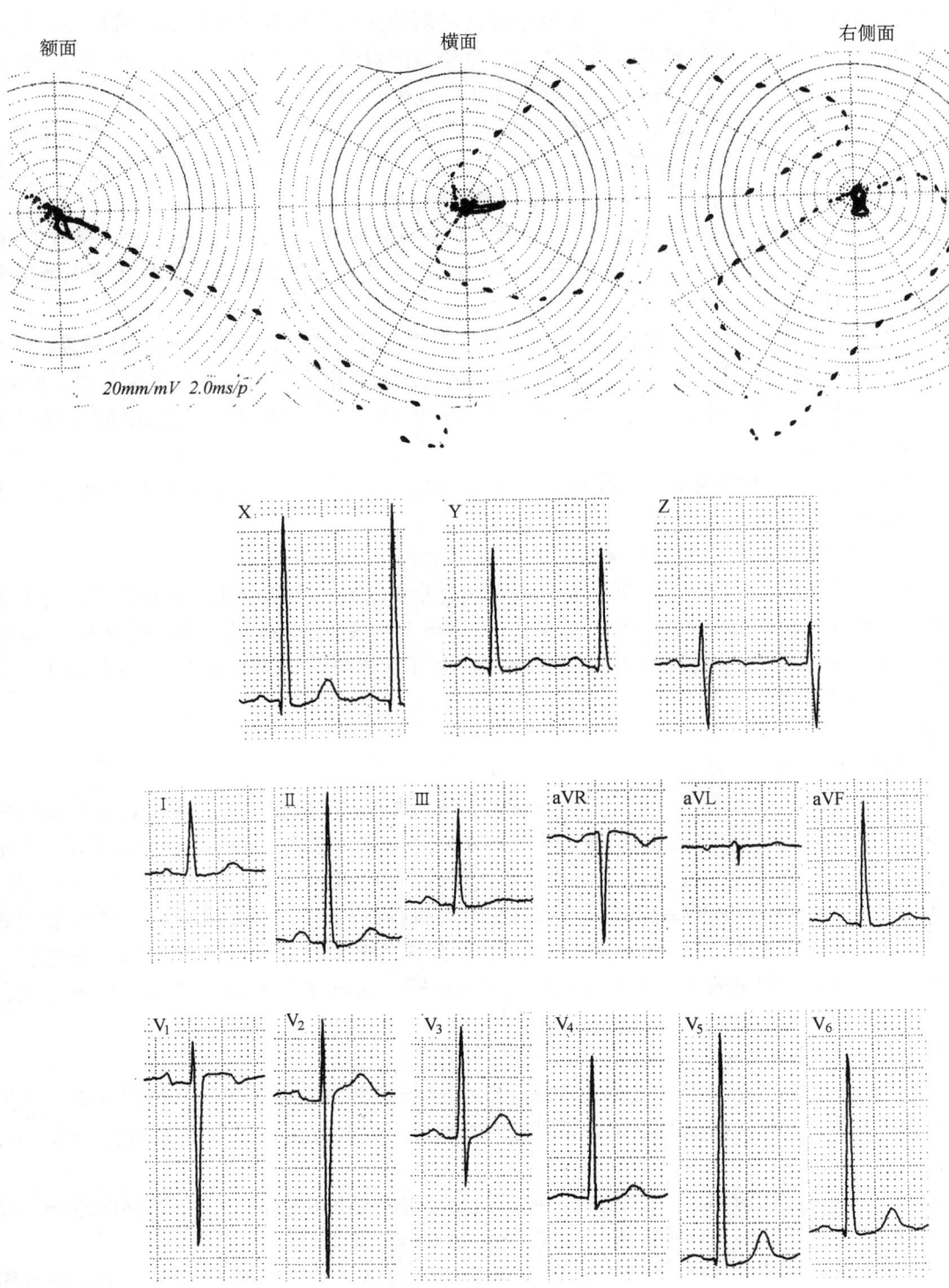

额面　　　　　　　横面　　　　　　　右侧面

20mm/mV 2.0ms/p

图 70-19　左心室肥大

（2）各平面 QRS 环特征与诊断标准

横面　因左室肥大的除极顺序多无改变，故 QRS 环以逆钟向运转最多见。初始向量向前、偏右或偏左。环形与正常相似，但较狭长。"8"字形或顺钟向环表明室内除极程序有改变，可因室内传导障碍所致。不论环形如何，20ms 向量应位于 X 轴前方。QRS$_{max}$向量较正常后移，多在 $-30°$ 的逆钟向侧。振幅超出正常高值，成人 $>1.90mV$（男）和 $1.70mV$（女），儿童诊断值参见 VCG 参数表。

额面　初始向量常指向右、下或左、下方，QRS 环常呈逆钟向，位置较水平，环体较正常宽。最大向量方位 $-20°\sim+60°$，振幅超过正常上限，男 $>2.4mV$，女 $>2.2mV$（儿童见 VCG 正常标准参考值）。最大 QRS 向量时间偶可延迟（$>46ms$）。终末向量常指向左、上方。

左侧面　QRS 环常呈逆钟向运行，偶呈"8"字形，远端为逆钟向，有 15% 的左室肥大患者 LS 面呈顺钟向运行（RS 面则呈逆钟向）。QRS 环主体位于后、下象限，终末向量向上移位。最大 QRS 向量增大。

（3）T 环及 ST 向量

由于左心室肥大，左室后基底部除极未完，左室壁、心尖部及室间隔内膜下心肌已开始复极，故 T 环与 QRS 环方位的差异增大，甚至方向相反，导致 R-T 夹角比正常增大。横面 T 环多位于右、前或左、前方，额面 T 环多在左、下方；少数在右、下或右、上方；侧面 T 环多在前方，偏上或偏下。各平面 T 环运转方向仍同 QRS 环。

ST 向量指向右、前，偏上或偏下，大致与 T 环方向一致。ST-T 环主要改变为 R-T 夹角增大，T 环和 ST 向量方位与 QRS 方向相反。

（4）新生儿及幼婴（<3 个月）左室肥大诊断

新生儿及 <3 个月婴儿心向量图有下列表现之一可认为左室肥大：①新生儿心向量图过早过渡到成人型心向量图。②横面和额面 QRS 环呈逆钟向运行，且 QRS 环向左向量 $>$ 向右向量（$R_X>S_X$）。③横面 QRS 环最大向量指向左后象限。④横面 QRS 环逆钟向运行，合并向左向量 $>1.2mV$（$R_X>1.2mV$），$S_X/R_X<1.0$ 和 $R_Z/S_Z<1.0$。

2. 右心室肥大

（1）右心室肥大的心向量环改变

正常右心室位于左心室的右前方，厚度仅为左室的 1/3，故向右前除极的电势远较向左后除极的电势为小，所以右室轻度肥大时增加的电势仍被占优势的左心室电势所掩盖，此时心向量图仍在正常范围内。当右心室肥大到一定程度时，左侧心室所构成的 QRS 综合向量即可改变方向朝向右前方（图 70-20）。右心室肥大时，空间 QRS 环的方位和形状的改变因引起右心室肥大的病因、血流动力学改变的类型不同而异，故较左心室肥大的图形变化复杂，不少学者将右室肥大的 QRS 环图形分为许多类型以利诊断。左室肥大主要靠最大向量的方位和振幅改变的定量诊断，而右室肥大多数靠 QRS 环形态变化的定性诊断。

（2）平面 QRS 环特征

横面　右心室肥大时横面 QRS 环改变最为明显，QRS 环运转方向及最大向量方位因右室肥大的病因和肥大程度不同而异。一般根据横面心向量环运行方式和最大向量方位将 QRS 向量环分为 A、B、C 三型：

A 型（右前型）为右室肥大重型。A 型的主要特征是横面 QRS 环位于右前方，呈顺钟向运转，环体可呈各种形态，可增宽呈卵圆形，亦可狭窄扭曲或"8"字形（图 70-21）。

B 型（左前型）为成人右室肥大中等型。主要为 QRS 环体前移，位于左前方，约占 QRS 环总面积 70% 以上，仍呈逆钟向运行，振幅多在正常范围内（图 70-22）。正常儿童心向量图多与此型 QRS 环类似，但前者 QRS 环最大向量振幅较大。

C 型（右后型）环体移向右后方（$>$总面积 20%），多偏下，偶可偏上，环体呈逆钟向运转（图 70-23）。本型多见于慢性肺心病的不同阶段。

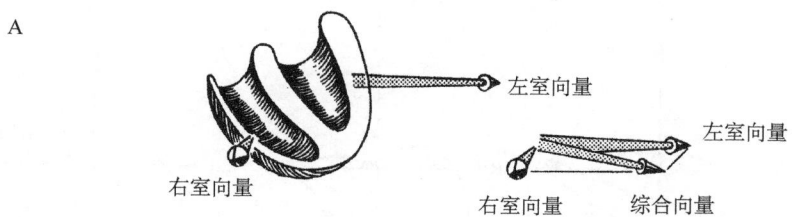

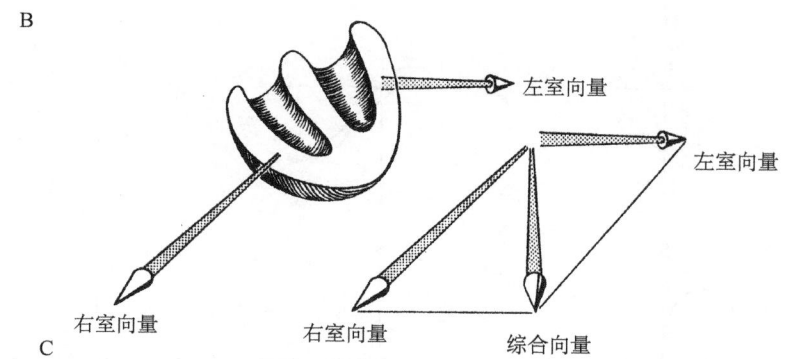

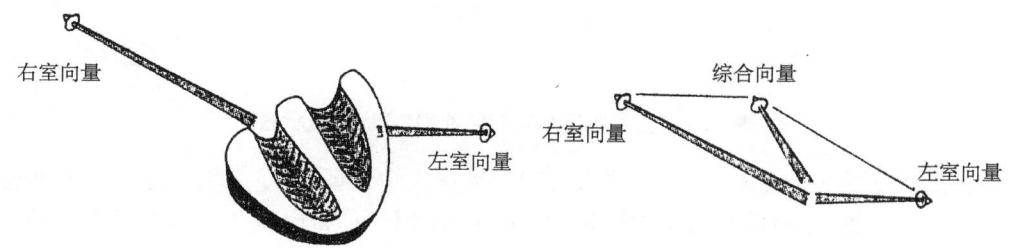

图70-20 右心室肥大及左、右心室向量合力示意图
A. 正常心脏；B. 右室肥大，右前向量增大；C. 右室肥大，右后向量增大

QRS环的初始向量一般指向右、前方，高度肥厚时可指向前或左、前方，甚至左、后方。终末向量偏向右、前或右、后方，少数轻型病例有时可位于左、后方。终末向量的异常改变为右室肥大的早期现象。QRS环最大向量方位因QRS环类型不同而异：A型指向右、前或左、前，B型指向左、前方，C型指向右、后方（图70-24，图70-25）。

侧面 右室肥大时，左侧面QRS环常呈顺钟向（正常为逆钟向），右侧面常呈逆钟向（正常为顺钟向），两个面也可呈"8"字形，或保持正常转向。右室肥大严重者，初始向量异常向前，甚至整个QRS环体均位于前方。

额面 QRS环呈顺钟向运转，环体偏下增宽，QRS环最大向量指向左、下方或右、下方，甚至指向右方。

（3）QRS环面积诊断法

右心室肥大改变QRS环形状，QRS环各象限面积比率随之改变，主要表现为横面和额面的右侧象限面积和前方象限面积增大。笔者一组先心病儿童手术证实的右室肥大，其H_2面积$\geqslant$QRS环总面积15%，F_2面积$\geqslant$QRS环总面积30%，其中任何一项都可诊断右室肥大。如同时F_1面积$\leqslant$QRS环总面积

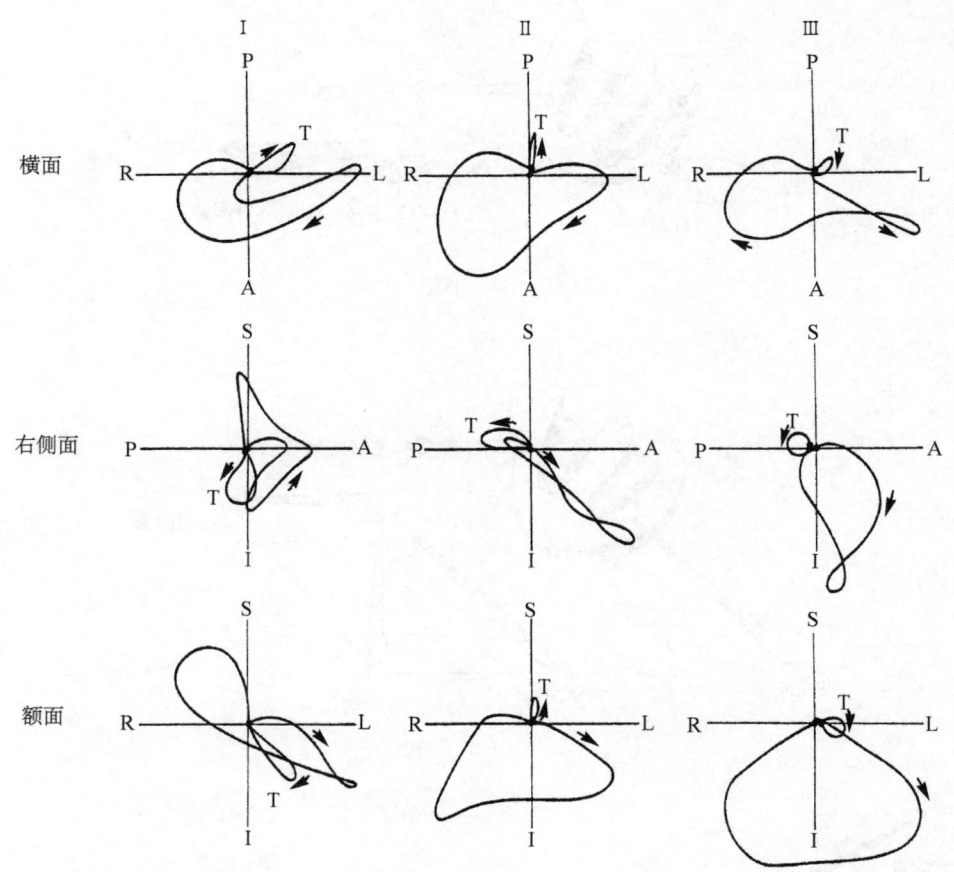

图 70-21 A 型右心室肥大的各种 QRS 环形状示意图

50% 则诊断右室肥大更为肯定。Chou 一组成人右室肥大病人中，证明 F4 面积 < 总面积的 30%（即向右、向前面积 >70%）、H3 面积 > QRS 环总面积 20%，或 F2 面积 > 总面积 20%，符合任何一条或一条以上均可诊断右室肥大。QRS 环面积法可作为右室肥大 QRS 环定性诊断不能肯定时的辅助诊断（F、H 为平面向量环，数字为象限）。

（4）T 环及 ST 向量

右心室肥大时，右室壁的激动时间延长，复极开始于右室除极完成之前，且自心尖及间隔心内膜下向心外膜下进行，故右室复极方向与正常相反。一般 T 环指向左侧。R-T 夹角增大。重度右心室肥大或容量负荷过重患者，T 环多与 QRS 环相反，而指向左后方。ST 向量与 T 波方向一致。

3. 双侧心室肥大（图 70-26）

双侧心室肥大可因左、右心室除极电势相互抵消而呈现正常心向量图。但在多数情况下，心向量图可提供双侧心室肥大的依据。下面几点可供诊断参考：

（1）横面 QRS 环左向力增大，呈现左室肥大的特征，而右后（H3）面积增大，超过横面 QRS 环总面积的 20%，应考虑同时合并右室肥大。

（2）横面 QRS 环有左室肥大的特征，而同时合并向前向量增大，向前向量 >0.6mV，此时有三个可能：合并右室肥大；或合并右室前向传导延缓；或为儿童横面 QRS 环正常的前向向量。

（3）横面 QRS 环出现向前电势增大而提示右心室肥大（B 型），或 QRS 环前移，且呈顺钟向运转（A 型），而额面 QRS 呈逆钟向运转，应考虑合并左心室肥大。如有前述右心室肥大征象，而额面 QRS 呈逆钟向伴心电轴显著左偏，则可能为右心室肥大合并左前分支阻滞。

(三) 束支阻滞

心脏激动在传导过程的某个阶段发生阻滞，心向量环即出现相应改变，束支阻滞是临床常见的征候之一。临床最常见的有如下几类：

1. 右束支阻滞

根据右束支阻滞的程度，可分为完全性和不完全性两种。后者可见于健康人，一般无临床症状。前者系器质性心脏病，但因右束支细长，容易受损，其临床意义不如左束支阻滞严重。完全性和不完全性右束支阻滞的心向量图往往相似，但前者除极时间明显延长（>120ms），后者则在正常范围（<110ms）。

（1）完全性右束支阻滞

右束支传导阻滞时，左束支及其间隔支仍保持健全，故 QRS 环的起始向量和中部向量表现正常。由于右束支发生阻滞，右室的激动必须由左室通过室间隔传过来，因右室内的激动传导是通过心肌进行，故速度缓慢（表现为泪点密集），QRS 环的终末向量发生异常，出现与左室向量相反的突向右前的终末延缓的附加环。因左室先除极完毕而先复极。构成 T 环的离心支，故整个 T 环偏向左后下方，与 QRS 附加环方向相反（图70-27）。

完全性右束支阻滞的心向量图诊断要点如下：①QRS 环终末部出现突向右前且运行延缓的附加环，以横面 QRS 环最为典型。②QRS 环时间超过正常。一般根据 QRS 环运行时间 >120ms 称为完全性右束支阻滞，<120ms 则称为不完全性右束支阻滞，但小儿完全性右束支阻滞 QRS 环运行时间可小于 120ms。③T 环方位与 QRS 环终末附加环的方向相反。④右束支阻滞的分型：Bayder 根据横面 QRS 环运行方向不同分为三型：Ⅰ型：环体正常，仍呈正常的逆钟向运转，有指向右前的终末附加环，可有轻度异常的 ST-T 向量，此类型多不伴有器质性心脏病（图70-27）。Ⅱ型：环主体多呈 8 字形运转，环体大部分位于 X 轴前方，并有指向左后的 ST-T 向量。常伴有右室肥大的心脏病。Ⅲ型：全环几乎全在 X 轴前方，呈顺钟向运转，有明显的指向左后的 ST-T 向量。常伴有严重右室肥大的心脏病。

（2）不完全性右束支阻滞

不完全性右束支阻滞时，只是传导延缓，但未完全阻断，传导速度显著落后于左侧，故左室除极完毕右室仍然继续除极，可见运行缓慢大小不等的附加环。横面 QRS 环仍呈正常的逆钟向运转，终末附加环不如完全性明显，且较小，多位于右后方。额面和侧面也可见 QRS 环终末运行缓慢，但可无附加环。QRS 时限 100～110ms。

不完全性右束支阻滞诊断要点：①图形与完全性右束支阻滞Ⅰ型相似，终末附加环位于右后，运行缓慢曲折较轻。②QRS 环运行时间 <110ms（图70-28）。

2. 左束支阻滞

左束支阻滞的预后较右束支阻滞严重。左束支阻滞时，左室激动只能由右室通过室间隔传到左室，因此起始向量方向即有改变。由于左室壁厚于右室壁，又由于左室除极时间明显落后于右室，故 QRS 环更移向左、后方。由于左室的激动是经心肌细胞传导，故中部及终末向量运行延缓（表现为泪点密集）。

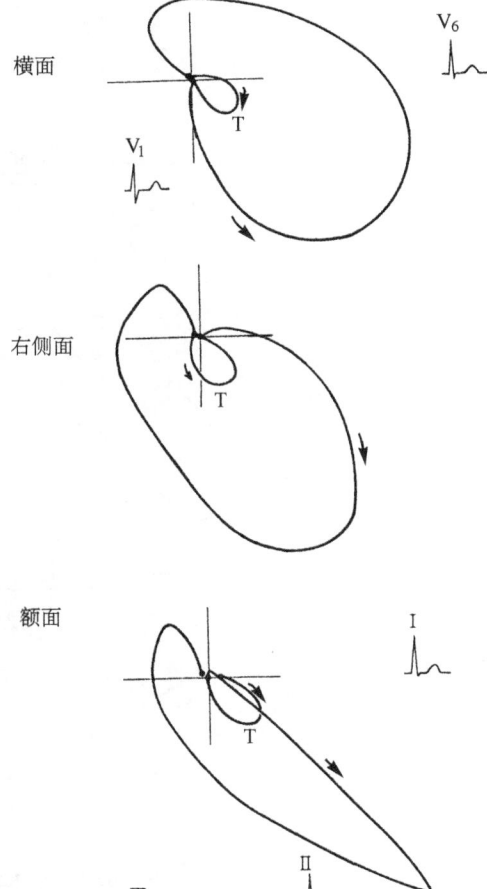

图70-22 B 型右心室肥大的 QRS 环示意图

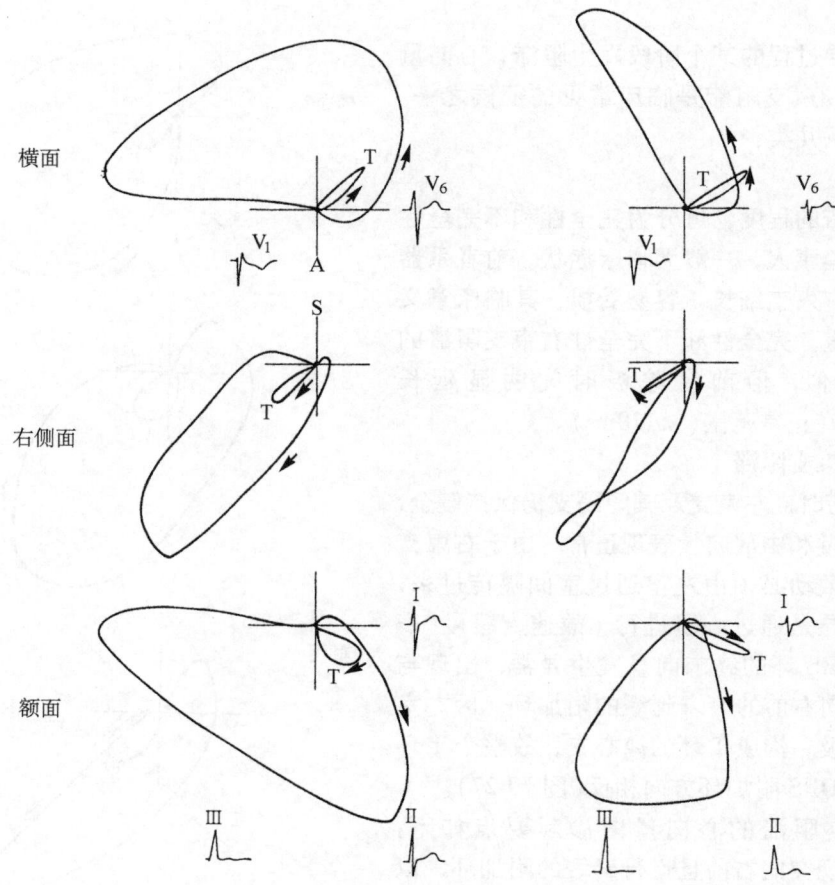

图 70-23 C 型右心室肥大的 QRS 环示意图

（1）完全性左束支阻滞（简称左束支阻滞） 左束支阻滞时心室的除极顺序可分为三期：

第一期：初始向量 激动沿右束支达右室前乳头肌和右室心尖部。前乳头肌基底部发出右间隔支，分布于室间隔右侧面心内膜下，并走向左、后、下方。激动传导右束支，首先激动室间隔右侧面和右心室尖部，室间隔右侧面的除极方向是指向左、后、下方；右室心尖部的除极方向是指向右、前、下方；二者的综合向量指向左、前、下方。根据向量力优势程度的差异，横面 QRS 环的初始向量可有不同的指向。起始向量指向右、前、下者称为 I 型，指向左、前、下者称为 II 型，指向左、后、下者称为 III 型。I 型、II 型 QRS 环的初始向量呈逆钟向运转，而 III 型呈顺钟向运转。

第二期：中部向量 在右室除极的同时，右室的激动通过室间隔传至左室，此时左室也开始除极，左、右室同时除极的综合向量形成中部向量的前半部。因左室壁厚，又由于心肌传导速度缓慢，故中部向量的后半部完全由左室除极向量完成，且运行速度缓慢。中部向量环（即 QRS 环离心支与向心支部分）在横面呈顺钟向或 8 字形运转。QRS 环最大向量角度多在 -45° ~ -80°。

第三期：终末向量 由左室前侧壁完成。即左束支阻滞时，左室除极激动由右室通过室间隔传导而来，激动在左室传导由右向左，通过心室肌进行，左室前侧壁在左侧，待左室基底部除极完了后才最后除极（与右束支传导顺序不同），故终末向量指向左、前、上方，且运行缓慢。

左束支阻滞时，复极向量可分为两阶段。右室先除极完毕而先复极，其复极向量指向右前方，构成 T 环离心支。随后，左室除极完毕，开始复极至复极完了，构成 T 环向心支。故整个 T 环偏向右前方，与 QRS 环方向相反（图 70-29）。

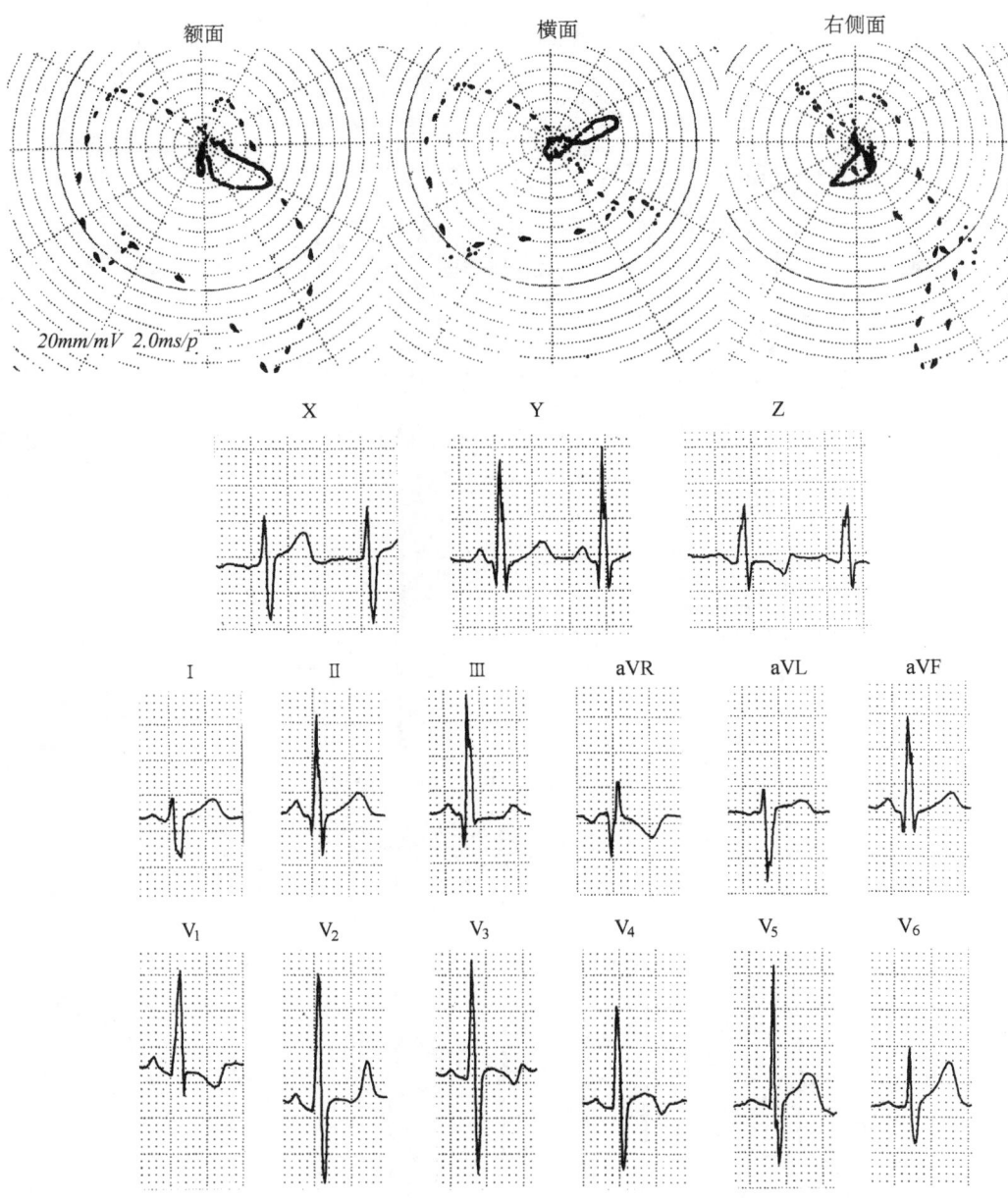

图 70-24 右心室肥大(右前向量增大)

左束支阻滞的心向量图诊断要点如下：①横面及侧面 QRS 环呈狭长形或不规则形，额面 QRS 环可短小。从 QRS 环离心支远端开始运行缓慢。②横面 QRS 环在左后方，呈顺钟向或 8 字形运转。最大QRS 向量振幅增大。额面 QRS 环呈逆钟向或 8 字形运转，最大 QRS 向量方位在 30°～ -30°之间。③QRS环运行时间一般≥120ms。但根据临床经验，某些具有典型左束支阻滞图形的心向量图，其 QRS环时间不一定达到 120ms。此外，儿童完全性左束支阻滞可 <120ms。④有继发性的向右、前、下的 ST-T 向量改变。

（2）不完全性左束支阻滞　如心向量图 QRS 环形态符合左束支阻滞，但 QRS 环时间 <120ms，称为不完全性左束支阻滞(图 70-30)。其主要异常表现在起始 30ms 向量指向左前，激动由右向左，而左室壁的激动顺序及时间仍属正常，故 QRS 环及其最大向量振幅和方向均无明显改变。只是形状类似左束支传导阻滞图形。其诊断要点为：①图形类似完全性或介于正常与完全性传导阻滞之间。②QRS环时间在

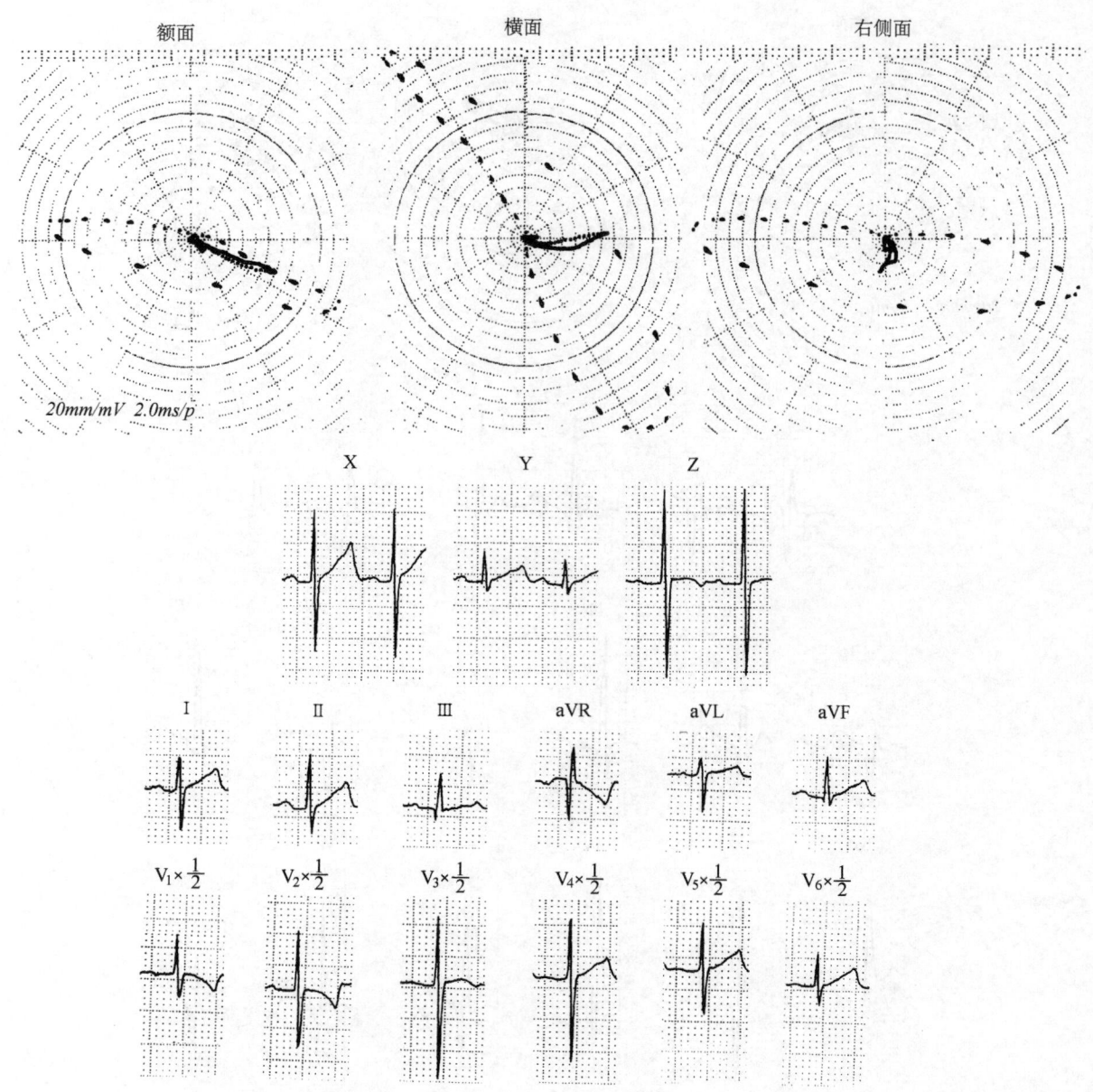

额面　　　　　　　横面　　　　　　　右侧面

20mm/mV 2.0ms/p

X　　　Y　　　Z

I　　II　　III　　aVR　　aVL　　aVF

$V_1 \times \frac{1}{2}$　$V_2 \times \frac{1}{2}$　$V_3 \times \frac{1}{2}$　$V_4 \times \frac{1}{2}$　$V_5 \times \frac{1}{2}$　$V_6 \times \frac{1}{2}$

图 70-25　右心室肥大（右后向量增大）

正常范围。③QRS 环多无明显畸形和振幅增大。

不完全性左束支阻滞是发展为完全性左束支阻滞的过渡阶段，其伴发的心血管异常与完全性左束支阻滞相同。其预后与基础心脏病及其程度有关。

3. 左束支分支阻滞

左束支分支阻滞的心向量图特征因类型不同而异，左前分支及左后分支阻滞时主要表现在额面，而间隔支阻滞时主要在横面。

（1）左前分支阻滞：因本分支分布在左室前上壁，故又称左前上支阻滞，或左前半阻滞。左前分支阻滞时，间隔支的除极无改变，仍指向右前方，偏上或偏下，左后分支除极的方向仍指向右、后、下方。室间隔除极完，紧接着便是左后分支所支配的左室下壁及后壁的心肌除极，同时右束支支配的右室也正处于除极状态，二者的综合向量指向右、后、下方。然后激动经左后分支与左前分支的浦肯野纤维

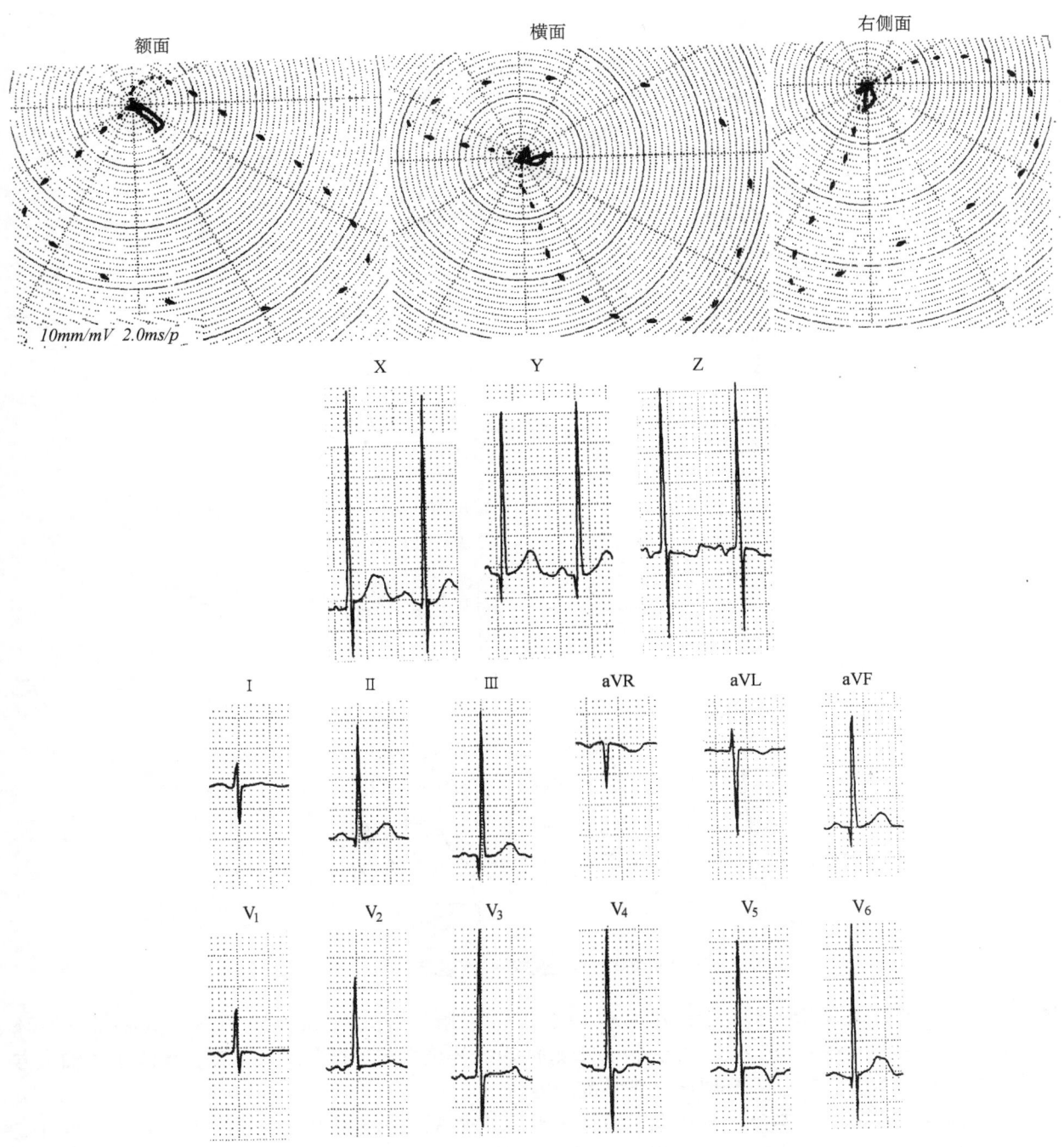

图70-26 双侧心室肥大（向前、向左、右后及右下向量增大）

（定标电压 X、Y、Z导联心电图 10mm/mV，12导联心电图 5mm/mV）

吻合支传到左前分支，此时已无右室除极向量的抵消，仅有左前分支所支配的左室前、侧、上壁心肌除极，故中部以后的除极向量指向左上方而偏后。最后为左室基底部心肌除极，致使终末向量指向上后方，偏左或偏右。左前分支阻滞时，整个心室的激动传导均经传导系统，只是左束支的前、后分支未能同时除极，左前分支落后与左后分支的激动，故较正常的心室除极时间略有延长，但不超过正常心室除极时间。心向量图特点表现在额面和侧面（图70-31），但主要为前者，而横面无特异性。

左前分支阻滞的诊断要点如下：①额面QRS环的起始向量正常。②额面QRS环呈逆钟向运行，环

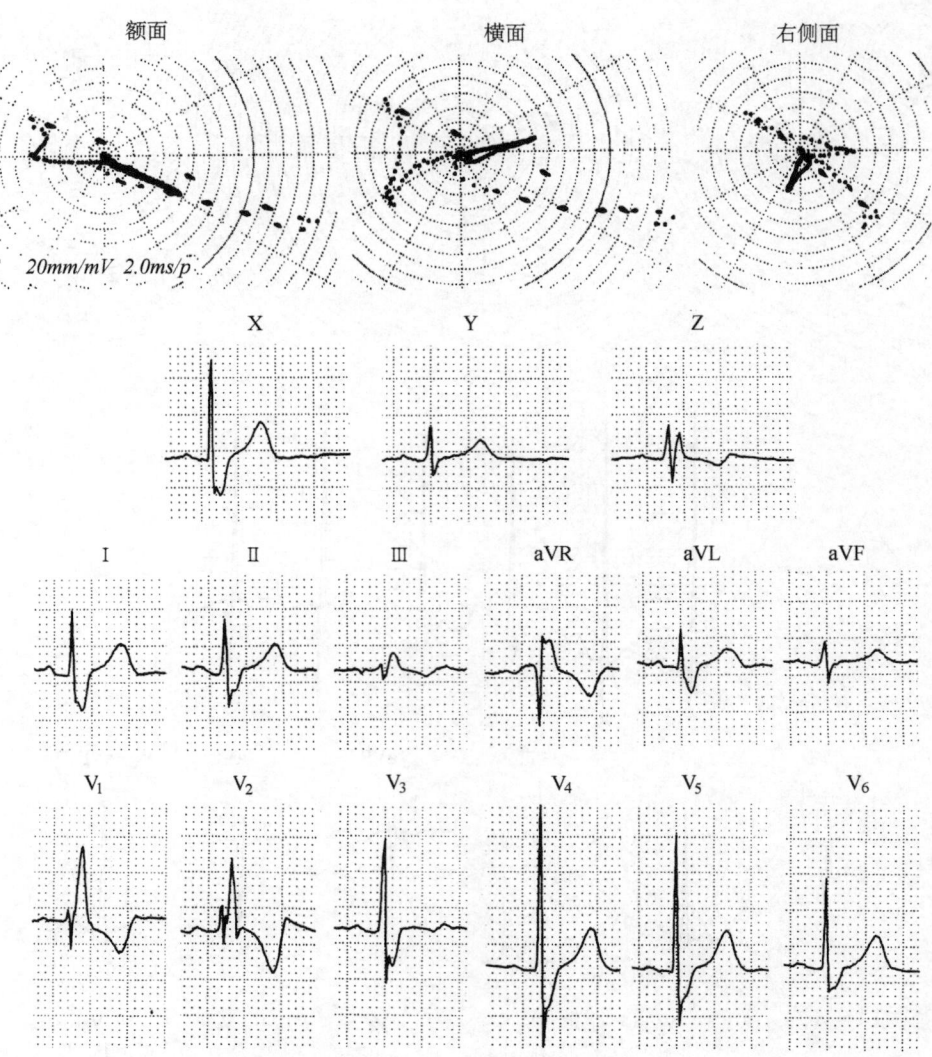

额面　　　　　　　横面　　　　　　　右侧面

20mm/mV 2.0ms/p

X　　　　　　　Y　　　　　　　Z

I　　　　Ⅱ　　　　Ⅲ　　　　aVR　　　aVL　　　aVF

V₁　　　　V₂　　　　V₃　　　　V₄　　　　V₅　　　　V₆

图 70-27　完全性右束支阻滞

主体向左上方展开，最大 QRS 向量指向左上方，位于左上象限的面积≥总面积的70%。③额面 QRS 环最大向量方位 < −30°（在 −30° ～ −90° 之间）。④侧面 QRS 环最大向量指向后、上方。环体在 Z 轴上方的面积 > 总面积的50%。⑤QRS 环时间在正常范围内。

（2）左后分支阻滞：因本分支分布在左室后下壁，故又称左下支阻滞，或左后半阻滞。左后分支阻滞时，心肌激动机制与左前分支阻滞相同，但与后者的激动传导顺序相反，即来自室上的冲动沿左束支的间隔分支和左前分支下传，首先使室间隔中下部和前旁区除极，起始的综合向量指向左、前、上方。随后左室前侧壁及右室游离壁除极，其综合向量朝向左、后、下方。最后激动经左前分支与左后分支的浦肯野纤维吻合支传至左后分支，而使左室下壁和后壁最后除极，除极向量指向右、后、下方，环体向右、后、下展开。因此时无右室除极向量对抗，故终末除极向量较大。由于左后分支未和左前分支同时除极而延迟（比正常延迟约20ms），故 QRS 环终末部运行缓慢，但整个 QRS 环运行时间仍在正常范围内。左后分支阻滞的特异性主要表现在额面向量环上（图 70-32）。

左后分支阻滞的诊断要点如下：①额面 QRS 环起始向量指向左、上方。②额面 QRS 环呈顺钟向运转，环体在右前和左前象限展开，最大QRS向量方位 >110°。有时在 Ⅱ、Ⅰ 象限各出现一个最大向量。

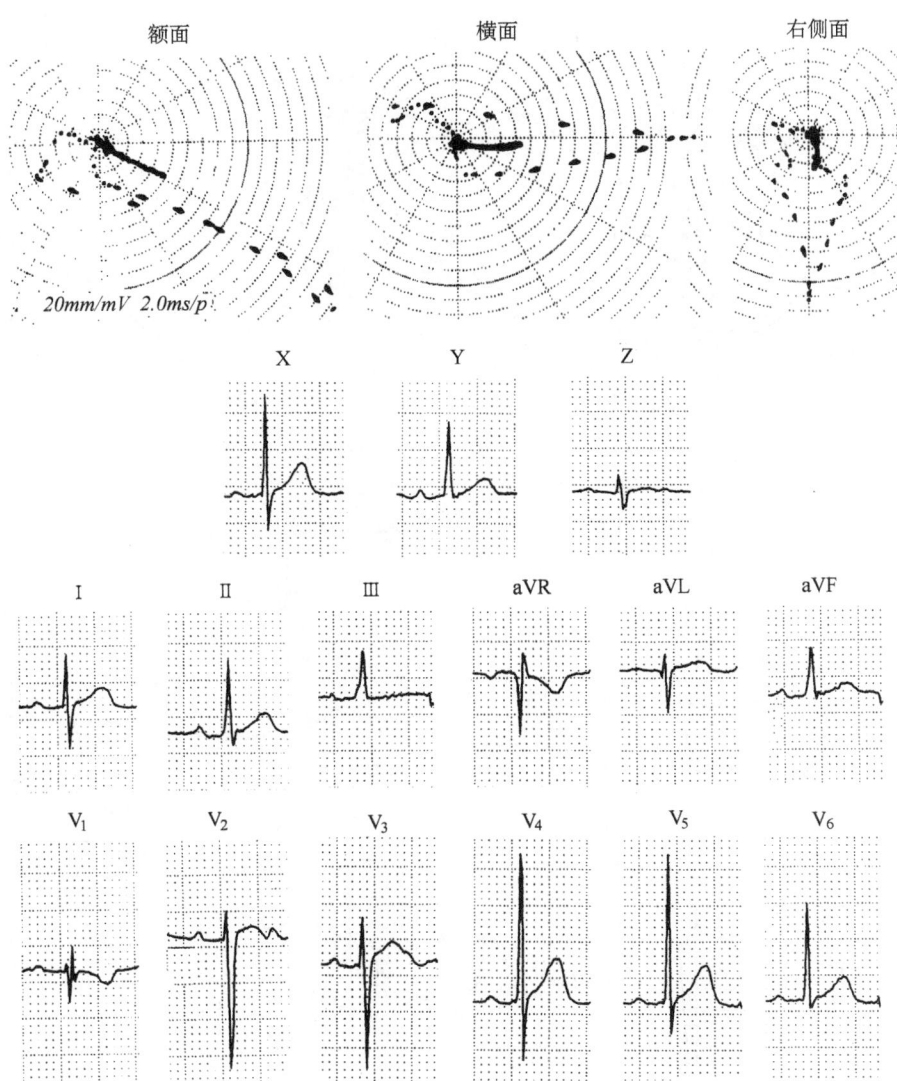

额面　　　横面　　　右侧面

20mm/mV 2.0ms/p

X　　　Y　　　Z

I　　II　　III　　aVR　　aVL　　aVF

V₁　　V₂　　V₃　　V₄　　V₅　　V₆

图70-28　不完全性右束支阻滞

③QRS环位于右下象限的面积 > 总面积的20%。少数可出现终末传导延缓。④QRS环时间 < 110ms。

左后分支阻滞的横面心向量图特点与 C 型右室肥大类似，仅从心向量图和心电图上区分较为困难。必须结合临床，在临床上排除右室肥厚、肺气肿及垂直型心脏后才能诊断左后分支阻滞。

（3）左间隔分支阻滞：简称左间隔支阻滞，又称前向性传导阻滞或前向性传导延缓。该症见于缺血性心脏病、传导系统退行性变、糖尿病等。关于该病的发病机制目前尚无定论。

心向量图诊断指标：①横面 QRS 环最大向量方位 > 45°。②横面 QRS 环最大向量方位 > 30°而不到45°时，前向面积需 > 总面积的2/3。③横面左前象限 QRS 环面积 ≥ 总面积的80%。④QRS 环在 X 轴前运行时间 > 50ms。

诊断需除外右心室肥大、右束支阻滞、正后壁心肌梗死、A 型预激综合征、原发性心肌病及正常变异（尤可见于扁平胸及直背综合征者）。上述诊断标准不宜用于儿童。

4. 双侧束支阻滞

双侧束支阻滞多半是完全性房室传导阻滞的前奏和原因。双束支阻滞通常系指右束支阻滞合并左前分支阻滞或合并左后分支阻滞。

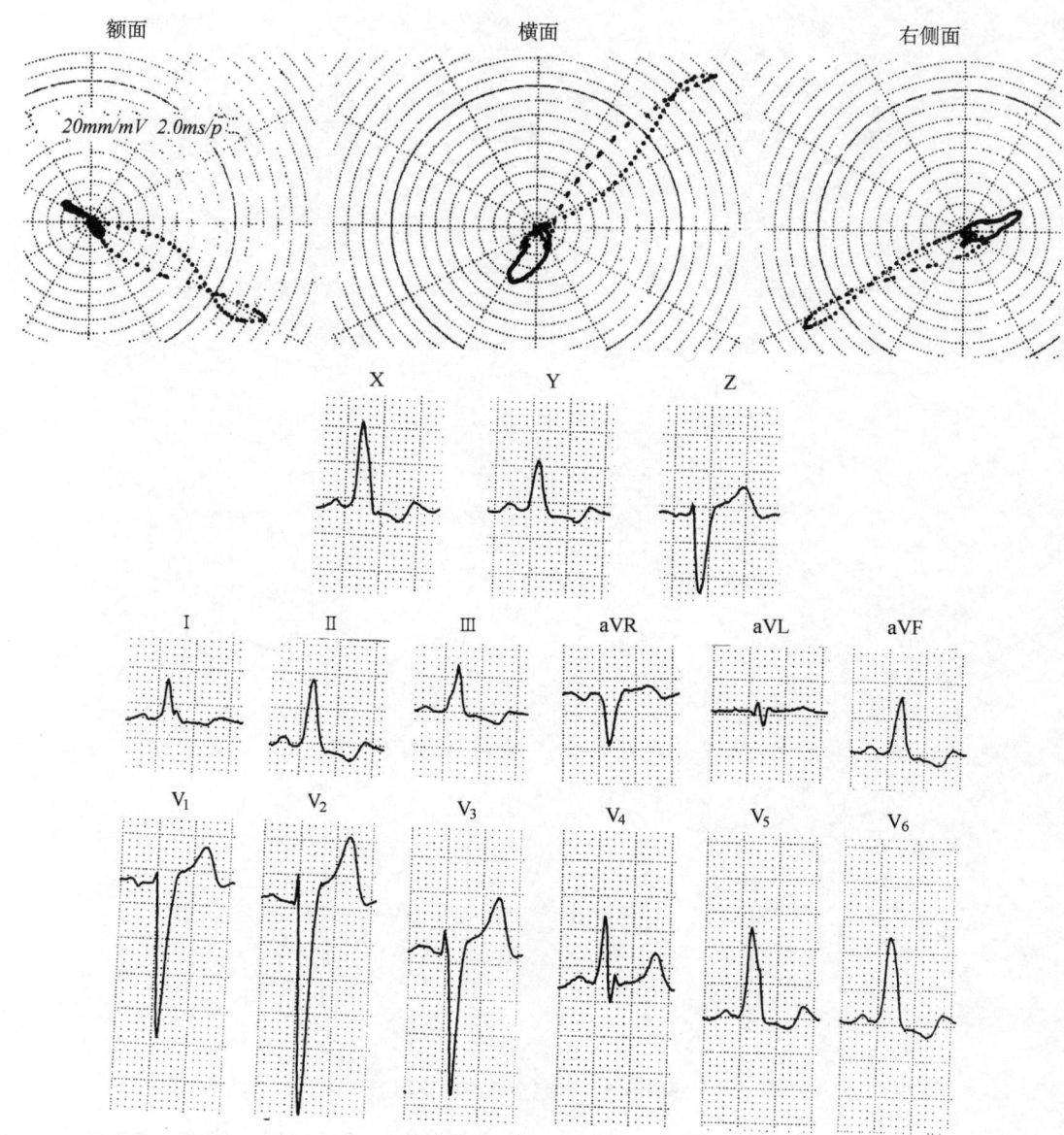

图 70-29　完全性左束支阻滞

　　（1）右束支阻滞合并左前分支阻滞：此型在冠心病病人中较多见。激动先经左后分支传导，心室除极最早部位发生在左室的后间隔旁区，同时或许还有左侧室间隔中部，心向量图特点是横面表现为右束支传导阻滞，额面表现为左前分支阻滞（图 70-33），互不掩盖。

　　（2）右束支阻滞合并左后分支阻滞：右束支阻滞合并左后分支阻滞较合并左前分支阻滞少见。激动先从左前分支分布的心肌开始，早期和中期的除极顺序和单纯的左后分支相似，即除极向量由左前上转向右后；晚期除极向量朝向右前和单纯右束支传导阻滞相似。横面心向量图表现右束支传导阻滞的特征，额面表现左后分支阻滞的特征（图 70-34，本例超声心动图检查显示左房及左室增大，右房及右室不大）。

（四）预激综合征

　　预激综合征的心电图表现已在 29 章中叙述。静态心向量图不能显示 P-R 间期，故对 James 型不能诊

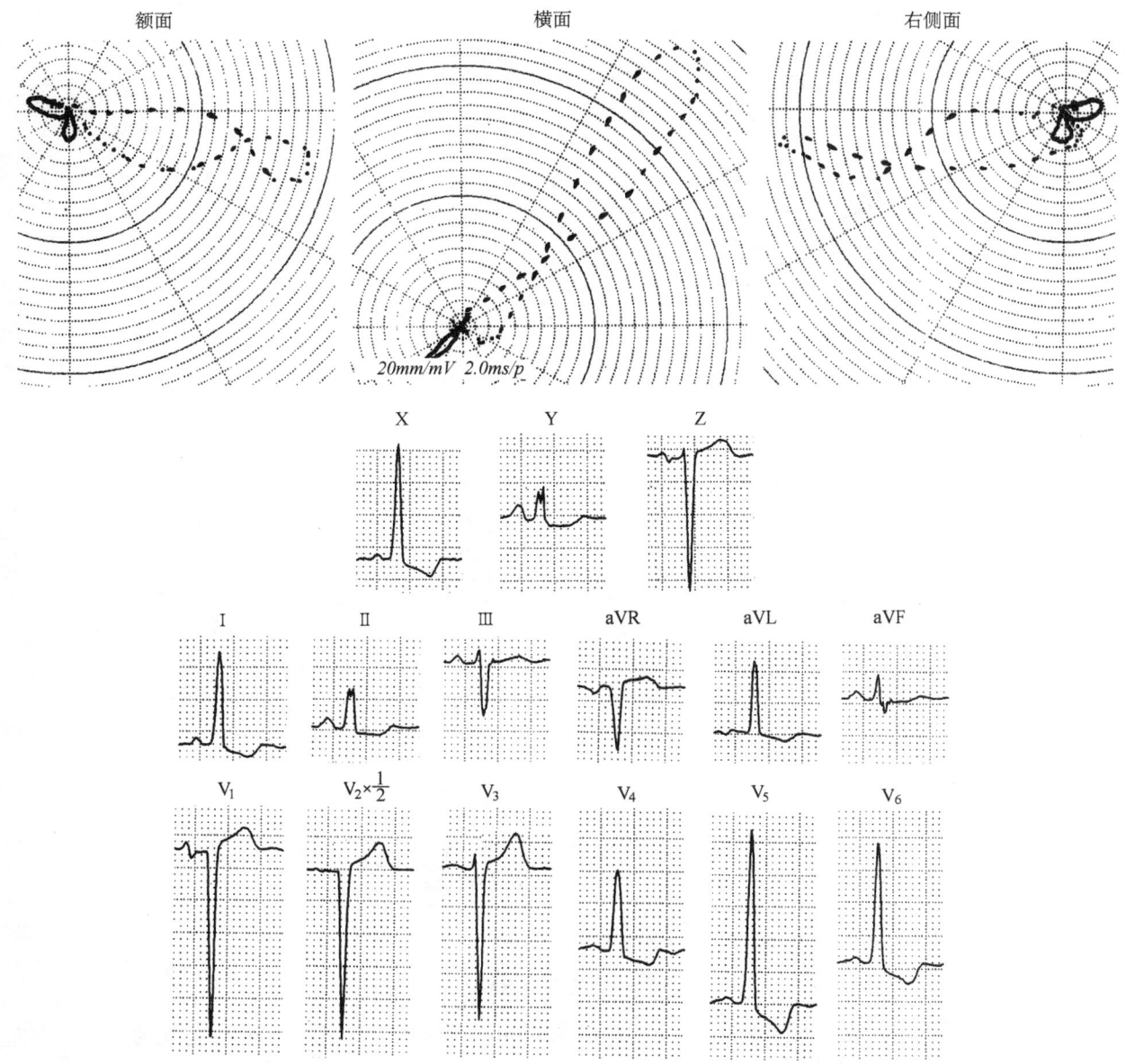

图70-30 不完全性左束支阻滞伴左室肥大

断，不如心电图，但对典型预激综合征，特别是合并其他疾病，如束支阻滞、心室肥大、心肌梗死等心电图诊断困难时，心向量图有助于鉴别。

典型预激综合征向量环的特征：预激综合征的 QRS 环开始传导延缓，表现泪点密集，甚至连成线状，即预激向量（delta 向量，或简写为 Δ 向量，或 δ 向量）。预激向量持续时间的长短取决于心室预激范围的大小。预激向量和 QRS 环形改变比心电图明确，二者结合应用有助于诊断和鉴别诊断。

横面 QRS 环多呈逆钟向运转，少数呈顺钟向或 8 字形。预激向量的方向与 QRS 向量基本一致。当从 QRS 环起始部预激向量转向心室正常除极时，出现突然转变方向和速度，此后即为心室正常除极。

由于预激发起的部位不同，而导致心室除极方向及 QRS 环的方位亦异，根据 QRS 环的方位将典型预激综合征分为 A、B、C 三型。

A 型预激综合征

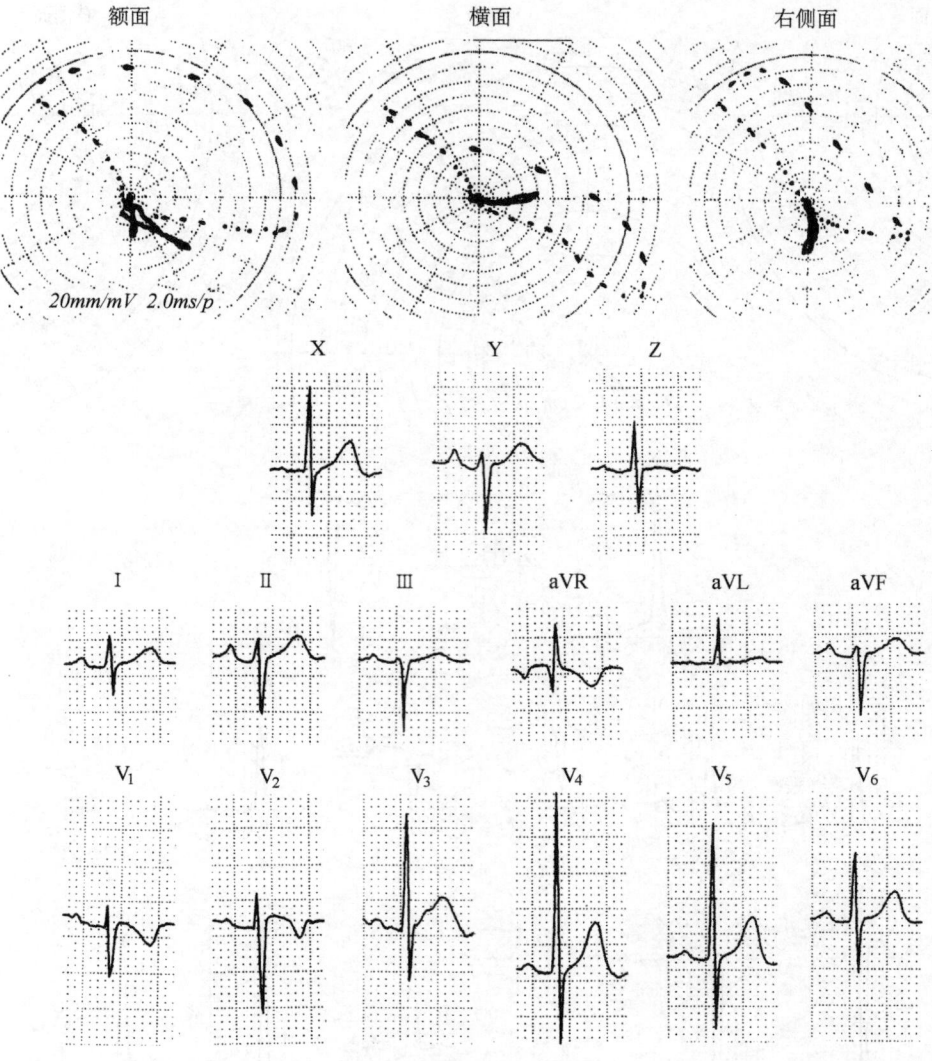

图 70-31 左前分支阻滞

A 型又名一型，为三型中最常见者（占 54%）。由于 Kent 氏束位于左房室或右房室间的后壁，左室或右室的后基底部心肌先激动，心室除极的方向由右后向前、向左。心向量图表现如下（图 70-35）：

横面 起始的预激向量（δ 向量）指向前、左方，QRS 环绝大多数仍呈逆钟向运转，少数可呈 8 字形或顺钟向运转。QRS 环最大向量与预激向量基本一致，即位于前、左方，常在 30°~90°之间。QRS 环不平滑、畸形，时限延长（>110ms），ST-T 呈继发性改变，ST 向量多指向后，T 环多位于左后或右后方（图 70-35）。

右侧面 预激向量指向前上或前下方，QRS 环大部分位于前方，多呈顺钟向或 8 字形，最大 QRS 向量位于前方。T 环指向后下方。

额面 预激向量常指向左下或左上，QRS 环转向不变，但多为顺钟向，环体位于左下或左上方。T 环多指向下方。

B 型预激综合征（图 70-36）

B 型又称二型，约占预激综合征总数的 31%。由于 Kent 氏束位于右心房室间的后壁或前壁中，右室心肌先激动，心室的除极方向由右向左。心向量图表现如下：

横面 预激向量多指向左、后方（30°~-60°之间），少数可偏前。QRS 环多数呈逆钟向运转，少数

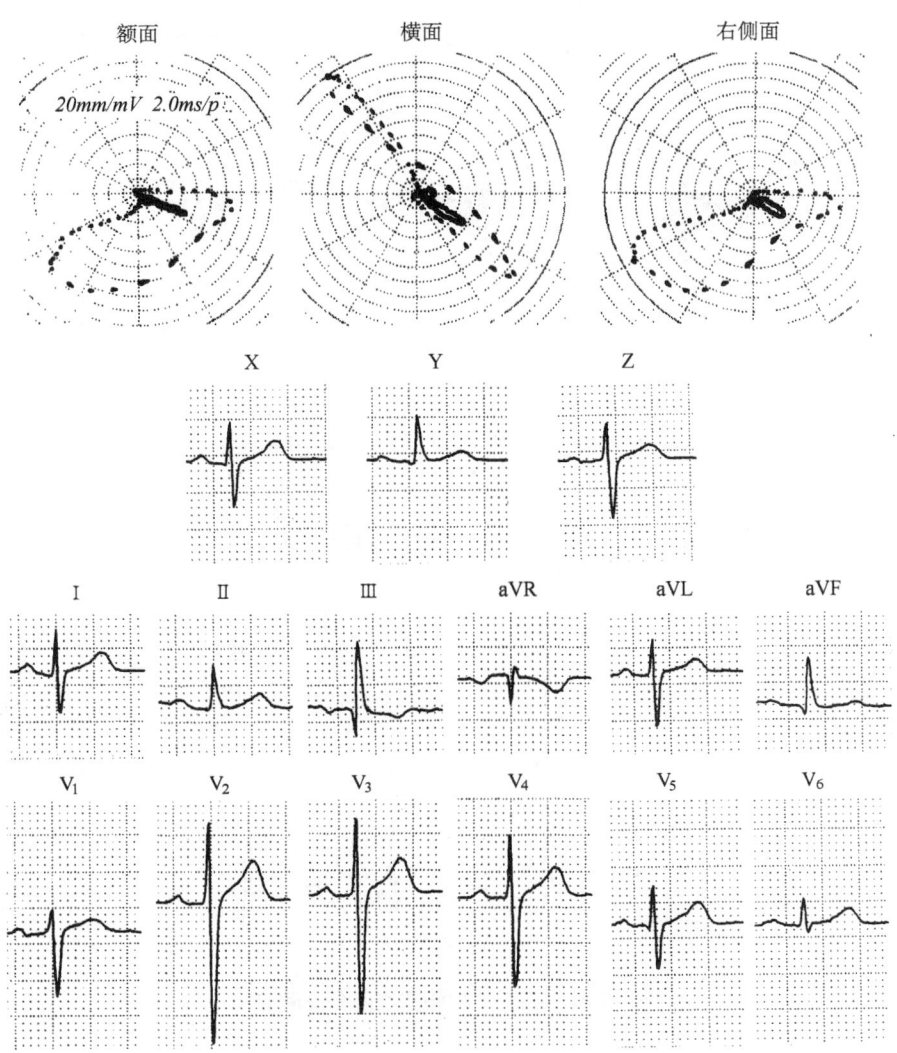

图 70-32 左后分支阻滞

呈 8 字形或顺钟向，环体大部分位于左后象限，最大向量位于左后方，QRS 环多呈显著畸形，时限延长（＞110ms），ST 向量指向右后。T 环位于右前方（图 70-36，本例 T 环位于左、前方）。

右侧面 预激向量指向后，偏上或偏下，QRS 环转向不变，最大向量位于后方，偏上或偏下。T 环位于前、下方。

额面 预激向量指向左、上或左、下，QRS 环多呈逆钟向运转，环体大部分位于左下象限，最大向量在左方（多数在 30°～45°之间）。T 环位于右、下或右、上方。

C 型预激综合征

C 型又称中间型，为三型中最少见的一型（占 15%）。由于 Kent 氏束位于左房室间的前侧壁，左室基底侧部先激动，心室的除极方向由左后向右前。心向量图表现如下：

横面 QRS 环预激向量指向右前（90°～180°间），QRS 环呈逆钟向运行，主体部在右前方，最大 QRS 向量多在 120°～150°间，终末向量在右后或左后方。T 环指向左后或左前方。

右侧面 QRS 环起始预激向量指向前下方，QRS 环体比正常偏前，呈顺钟向运转。

额面 QRS 环起始预激向量指向右下方，最大 QRS 向量可＞120°，环体狭窄（与左后分支阻滞不同），环常呈顺钟向运转。T 环多指向左上方。

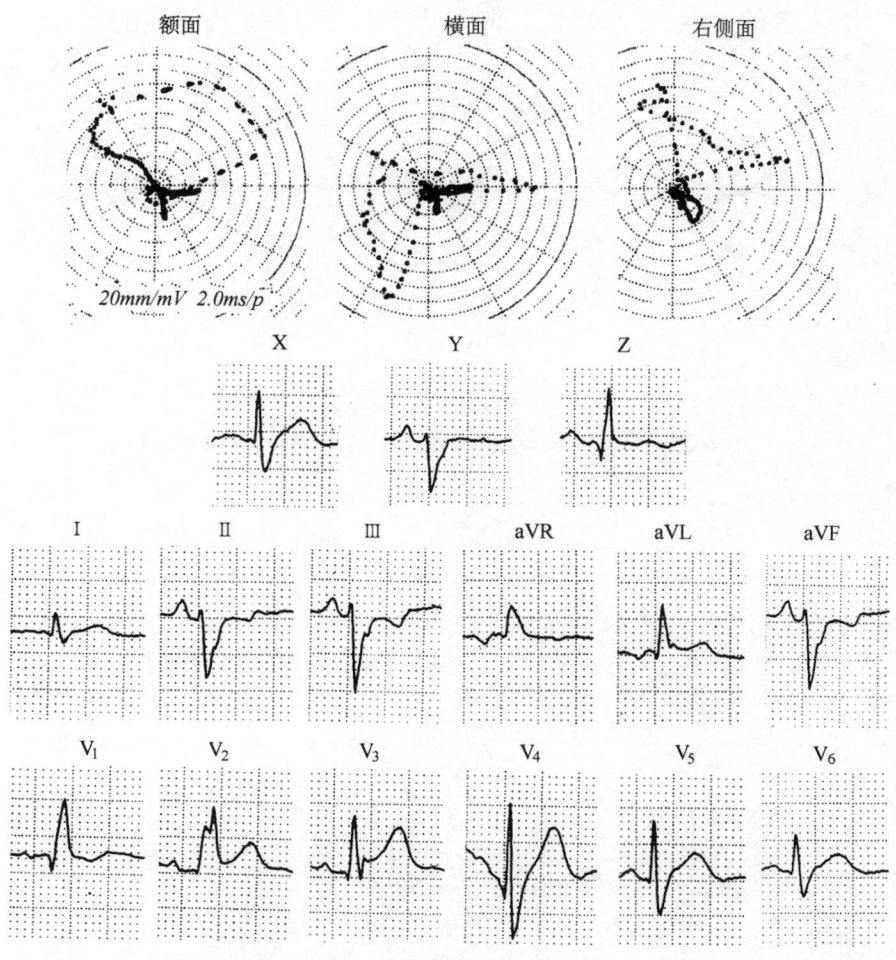

图70-33 右束支阻滞并左前分支阻滞

（五）心肌梗死

1. 心肌梗死心向量图的产生机制

心肌梗死的局部可见三种病理变化，即中心坏死区、周围损伤区及外周缺血区。此三区域的特征变化均同时见于急性心肌梗死。

（1）坏死区改变：由于坏死区不能除极，无电动力（无除极向量）与相对应区域的电动力（除极向量）对抗，则该段的瞬时综合向量指向正常心肌部分，而与坏死区方向相反，即背离梗死区。故在心向量环中相当于坏死区这段时程内的心电向量出现方位和转向异常。投影在相关导联心电图上即为梗死性Q波（深可 >1/4R，宽可 ≥0.04s）。

（2）损伤区改变：心肌坏死区周围为损伤区，由于损伤区存在着损伤电流，使除极受阻，导致QRS环不闭合，而终止于J点，自心向量环O点至J点的轴线即为ST向量。此ST向量指向心肌损伤区（即梗死区）。

关于ST向量形成的原理尚不清楚，目前有几种理论：①舒张期损伤电流：由于心肌梗死损伤区心肌细胞复极能力受损，在心脏舒张期（TQ段）正常心肌呈极化状态，而损伤心肌则呈部分极化状态，二者之间出现电位差，心电向量指向正常心肌区。但在心脏舒张期末除极之前，部分极化状态的损伤心肌所产生的舒张电流已被方向相反、大小相等的诊断仪外加的补偿电流所抵消。当心室除极完毕之后，包

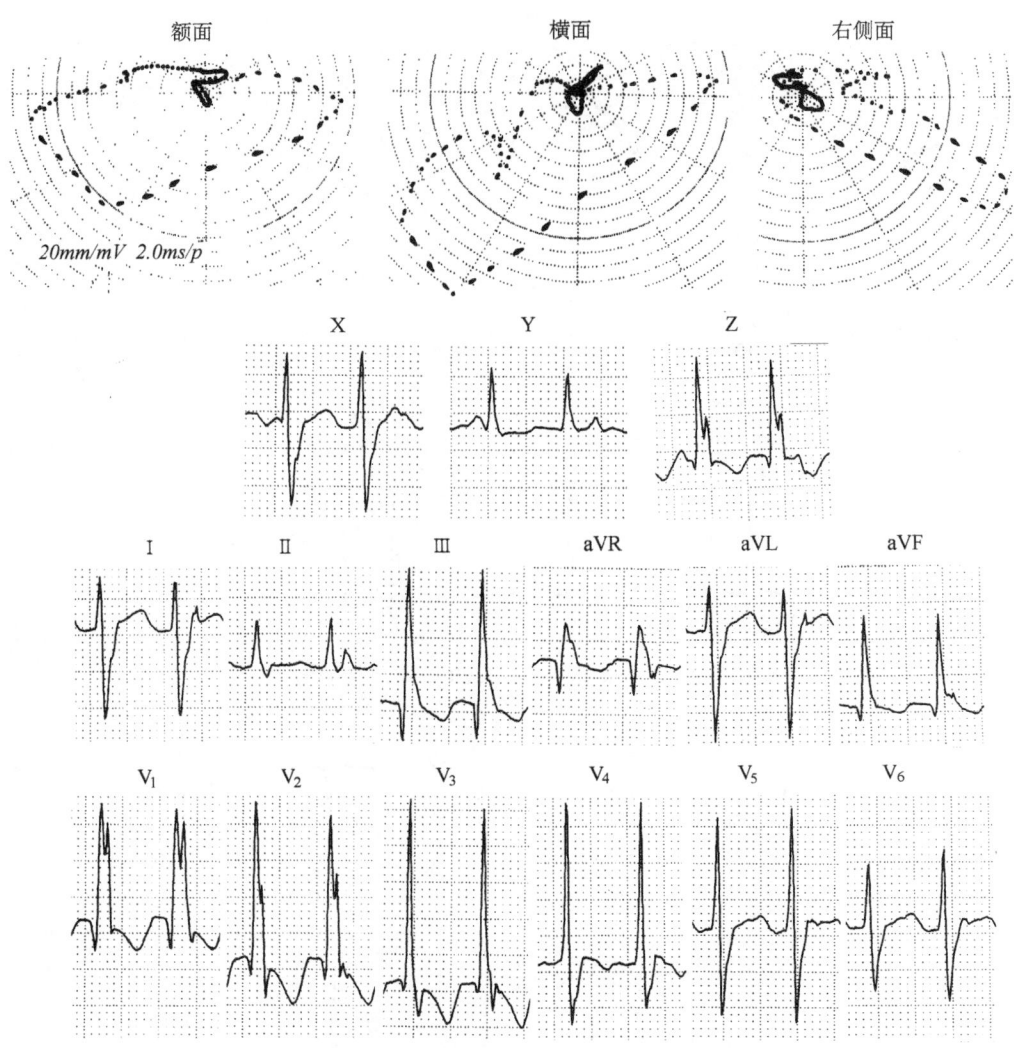

额面　　　　　横面　　　　　右侧面

20mm/mV 2.0ms/p

图70-34 右束支阻滞并左后分支阻滞

括损伤心肌已被除极，损伤电流亦随之消失，此时补偿电流便表现出来，呈现抬高的ST段，其大小与损伤电流相等，而方向相反，向量指向损伤区。②收缩期损伤电流：由于缺血心肌不能完全除极，当正常心肌已完全除极，而损伤区心肌仍带有正电荷，二者之间产生电流，即收缩期损伤电流。此电流向量指向损伤区。故心外膜一侧损伤时，在体表心电图上记录出抬高的ST段。③除极波受阻：损伤区除极缓慢，以至完全不能除极，便在损伤区边缘产生阻滞带。当正常心肌已完全除极，而损伤区仍为正电区。导致面对心外膜下心肌损伤区导联记录出抬高的ST段。

以上虽然学说不同，但说明的现象却一致，即损伤心肌所产生的损伤电流使ST向量指向损伤区，而背离正常心肌部位（与Q波和T波方向相反）。在QRS向量环上，环体不闭合，J点或ST向量总是指向损伤部位的方面。

（3）缺血区改变：损伤区的外周为缺血区。由于缺血区的心肌比正常心肌除极延缓，则正常心肌先复极，缺血心肌后复极，因此复极方向是从正常心肌处向缺血区进行，心室复极时，电穴在前，电源在后，故复极向量（T向量）指向正常心肌部分，与缺血区相反，即背离心肌梗死区。

2. 心肌梗死的区域划分和定时向量

（1）区域划分：心肌梗死主要发生在左室，整个左室包括室间隔，形似一个斜置于胸腔内的中空锥

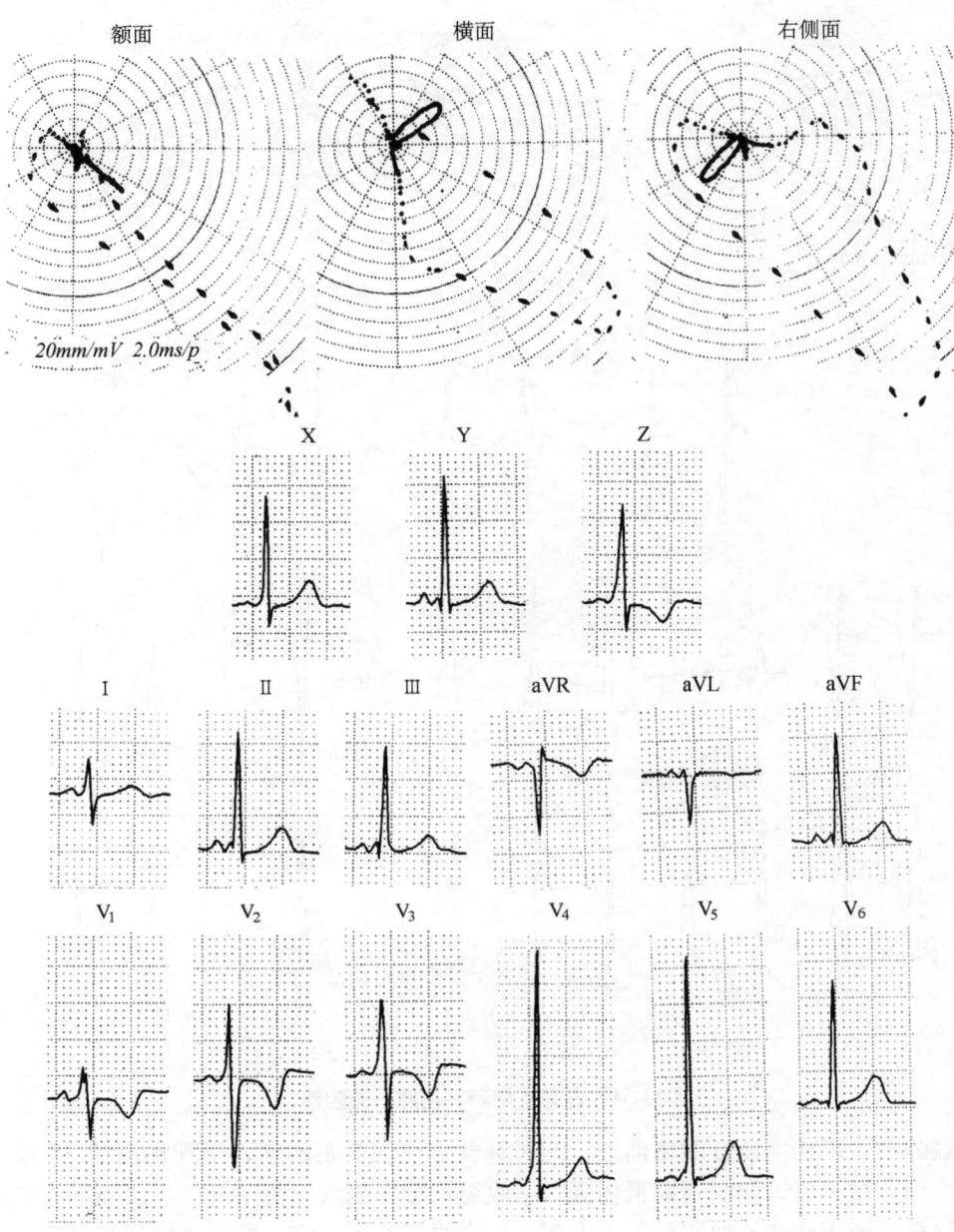

图 70-35　A 型预激综合征(男,8 岁)

形体。将梗死区划分为六个区及每个区发生心肌梗死时产生的异常初始向量在三轴系统上的投影如图 70-37。

（2）定时划分：心室不同部位的激动时间及梗死后定时向量关系是：0.01s 向量改变主要见于前间隔梗死，0.02s 向量改变主要见于前壁或下壁梗死，0.02s～0.04s 向量改变主要见于侧壁或下壁梗死，而 0.06s～0.08s 向量改变主要见于后壁梗死。如合并室内传导阻滞，则上述的时间关系因受影响而有所改变。

3. 心肌梗死的分期

心肌梗死的分期尚未完全统一。根据心电图的变化一般分为超急期、急性期（急性充分发展期）、亚急性期（恢复期）及陈旧梗死期。超急期是急性心肌梗死最早阶段，持续时间短暂，一般仅数分钟或几十分钟，其特征是心肌受损部位导联 T 波高耸和 ST 段抬高。急性期指 ST 段升高一直存在的时期，处于演

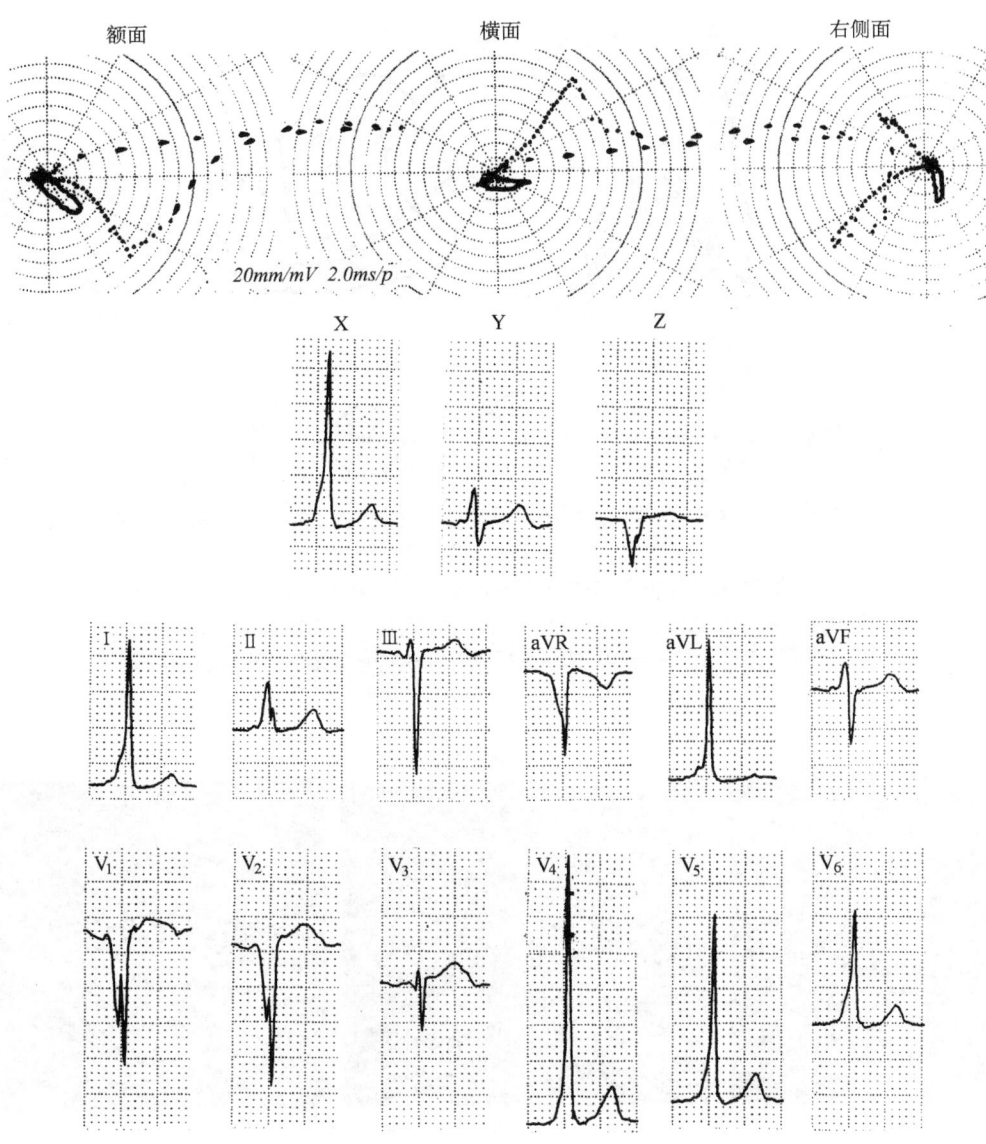

图70-36 B型预激综合征(男,8岁)

变阶段。亚急性期指 ST 段恢复到等电位线的时间,即恢复期。陈旧性梗死期是指无 ST 段偏移,仅有坏死性 Q 波,T 波正常或倒置。少数 ST 段长时间持续升高如在 6 个月以上应考虑为室壁瘤的表现。

4. 心肌梗死的心向量图表现

各类型心肌梗死主要根据不同部位的心肌梗死导致的空间 QRS 环(QRSs Ê环)改变的特征来诊断,心肌梗死的分期主要根据是否有 ST 向量及 T 向量环(Ts Ê环)的异常作诊断。本节将择要描述各型心肌梗死 QRSs Ê环的典型特征。

(1) 前间壁心肌梗死

前间壁心肌梗死亦名前间隔心肌梗死。因左冠状动脉前降支的室间隔分支供血障碍,导致室间隔前半部及其附近的左室前壁梗死区不能除极,因而正常向右、前的 0.01s ~ 0.02s 起始向量消失,而异常的指向左、后方。横面 QRS 环投影在心电图胸前导联 V_1、V_2 呈现异常 Q 波。心向量图特征性改变主要在横面,如图70-38。

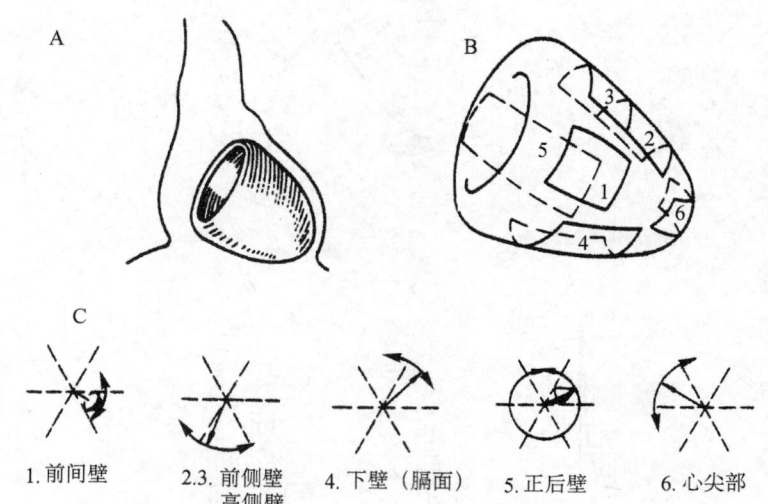

A   B

C

1. 前间壁   2.3. 前侧壁   4. 下壁（膈面）   5. 正后壁   6. 心尖部
              高侧壁

图 70-37　不同部位心肌梗塞的定位及综合向量的指向

A. 左心室位于胸腔的位置（自前向后观）；B. 将左室划分为六个可能发生心肌梗塞的部位；C. 每个部位发生心肌梗塞时产生的异常初始 0.02～0.04s 向量在三轴系统上的投影

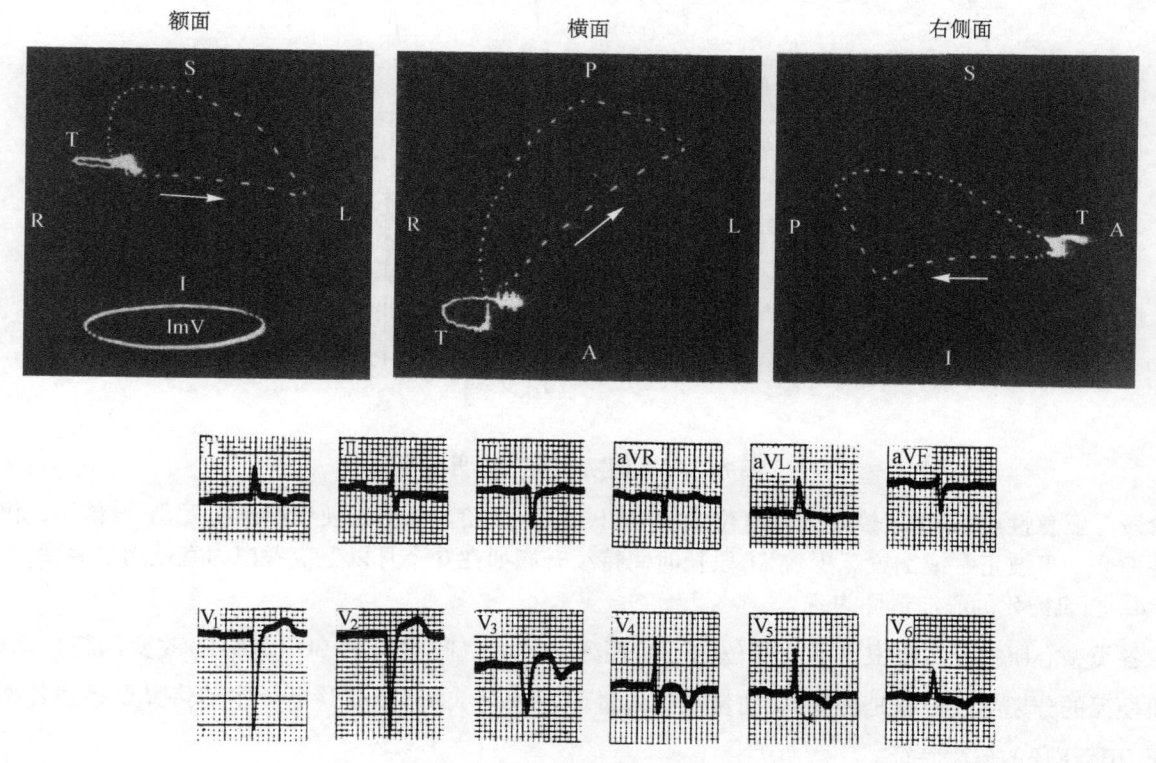

图 70-38　陈旧性前间壁心肌梗塞

　　急性期有指向右前的 ST 向量（即指向梗死区）。投影在心电图 $V_{1\sim3}$ 导联的正侧，故 ST 段呈上移的单相曲线。同时 T 环发生改变，T 环最大向量指向左、后（与梗死区方向相反）。投影在心电图 $V_{1\sim3}$ 导联的负侧，故 T 波倒置。投影在 V_5、V_6 的正侧，T 波直立。

陈旧性心肌梗死，坏死区由于机化或瘢痕形成，可留下背离梗死区的 Q 向量。如缺血区持续存在可留下与 Q 向量基本同向的 T 向量。投影在心电图胸前 $V_{1\sim3}$ 导联的负侧，呈现 Q 波及倒置的 T 波。若坏死区疤痕很小，缺血区很轻或消失，可无 Q 波，T 波低平或直立。

前间壁心肌梗死的心向量图诊断标准：

1）横面 QRS 环起始向右、前的向量消失。

2）横面 QRS 环 0.02s 向量指向左、后方，QRS 环逆钟向运转。

3）横面 QRS 环初段至中段出现凹面向前的中等或大蚀缺。

（2）前壁心肌梗死

左冠状动脉前降支的前壁分支供血障碍，导致左室前壁心肌梗死，但前间壁未被波及，故 QRS 环 0.01s 的起始向量仍正常的指向右、前，但起始向前力多减小到 0.1mV 以下，持续时间 ＜0.02s。0.02s 向量位 O 点之后，此为前壁心肌梗死主要改变之一。0.02~0.04s 向量异常的移向左、后方，其后移的程度决定于前壁心肌梗死范围的大小，范围小者呈局限性蚀缺，范围大者可使 QRS 环呈 8 字形，甚则呈顺钟向运转。但后者应考虑梗死范围累及侧壁，可根据起始向右前向量的大小作鉴别，如侧壁被侵犯则向右前向量应增大，否则应减小。向量图的特征性改变主要在横面，如图 70-39。

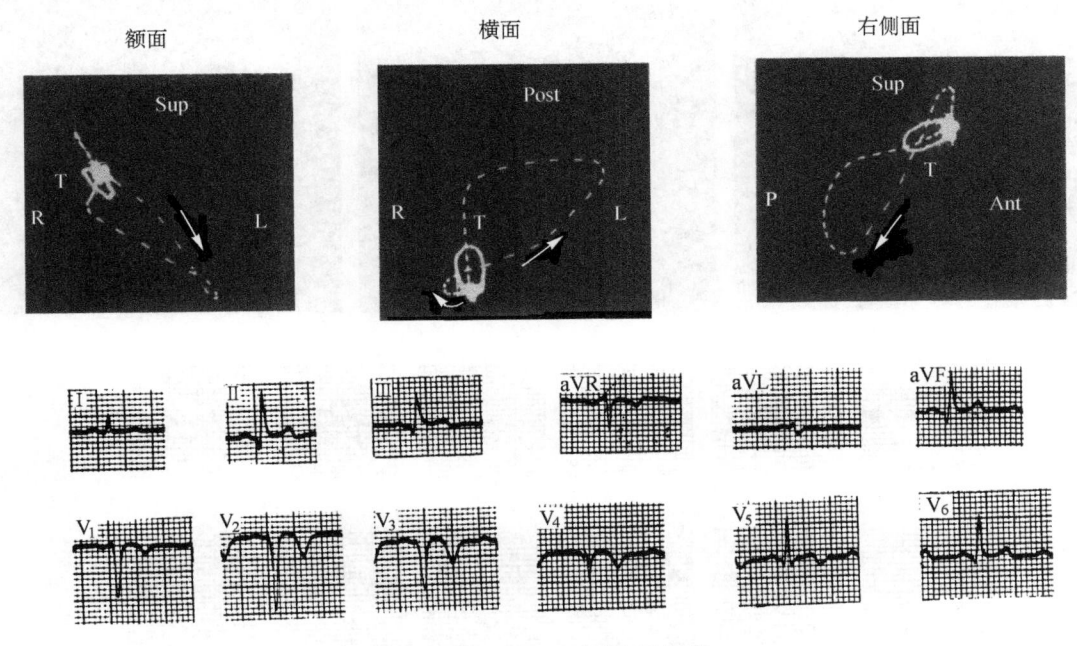

图 70-39 陈旧性前壁心肌梗塞

ST-T 环在急性期及陈旧性梗死期的改变同前间壁心肌梗死。

心电图改变 横面 QRS 环初始向量仍正常的指向右、前方，故投影在心电图 V_1、V_2 导联仍有起始的小 r 波而呈 rS 或 rSr' 波型，V_5、V_6 仍有起始的小 q 波。由于 0.02~0.04s 向量后移，故 V_3、V_4 呈 QS 波或异常 Q 波。其宽度可 ≥0.04s，深度 ≥1/4R 波。

范围较小的梗死可无异常 Q 波，但自 V_1 以左各导联有 r 波逐渐减小的趋势，到 V_5、V_6 时 R 波可能再增高。此现象相当于横面 QRS 环有局限性蚀缺。肢导联 QRS 波多无变化。

急性期，$V_3 \sim V_5$ 导联的 ST 段抬高与 T 波融合成单相曲线。恢复期，ST 段回到等电位线，T 波可倒置。

前壁心肌梗死的心向量图诊断标准：

1）QRS 环起始向右、前的室间隔向量存在。

2）QRS 环 0.02s 向量指向（左）后方。

3）不具备诊断左室肥大的电压增高标准。

（3）前侧壁心肌梗死

冠状动脉前降支供血障碍而导致前侧壁心肌梗死，一般涉及范围较大，可影响到 0.03～0.04s 向量。前侧壁心肌由于坏死不能除极，故向前、向左及向上的向量消失，QRS 环的 0.02～0.04s 向量异常的向右、后、下移位。由于室间隔未被涉及，故向右、前的 0.01s 向量仍正常地存在。在横面形成异常的呈右前→右后→左后顺钟向运转的 QRS 环。横面 QRS 环投影在心电图胸前导联，V_1、V_2 呈 rS 波型，V_5 和 V_6 或 V_3～V_6 可出现异常 Q 波。额面 QRS 环呈逆钟向运转，aVL、Ⅰ 导联可出现异常 Q 波。侧面 0.02～0.03s 向量移向后，0.04s 也比正常偏后。QRS 向量环异常主要表现在横面，但额面和侧面也有变化。

急性期 ST 向量在左前（面向梗死区），投影在 V_3～V_6 导联的正侧，故 ST 段抬高。恢复期伴 QRS 环闭合，ST 向量消失，T 环移向左、后方，而演变为陈旧性（图 70-40）。

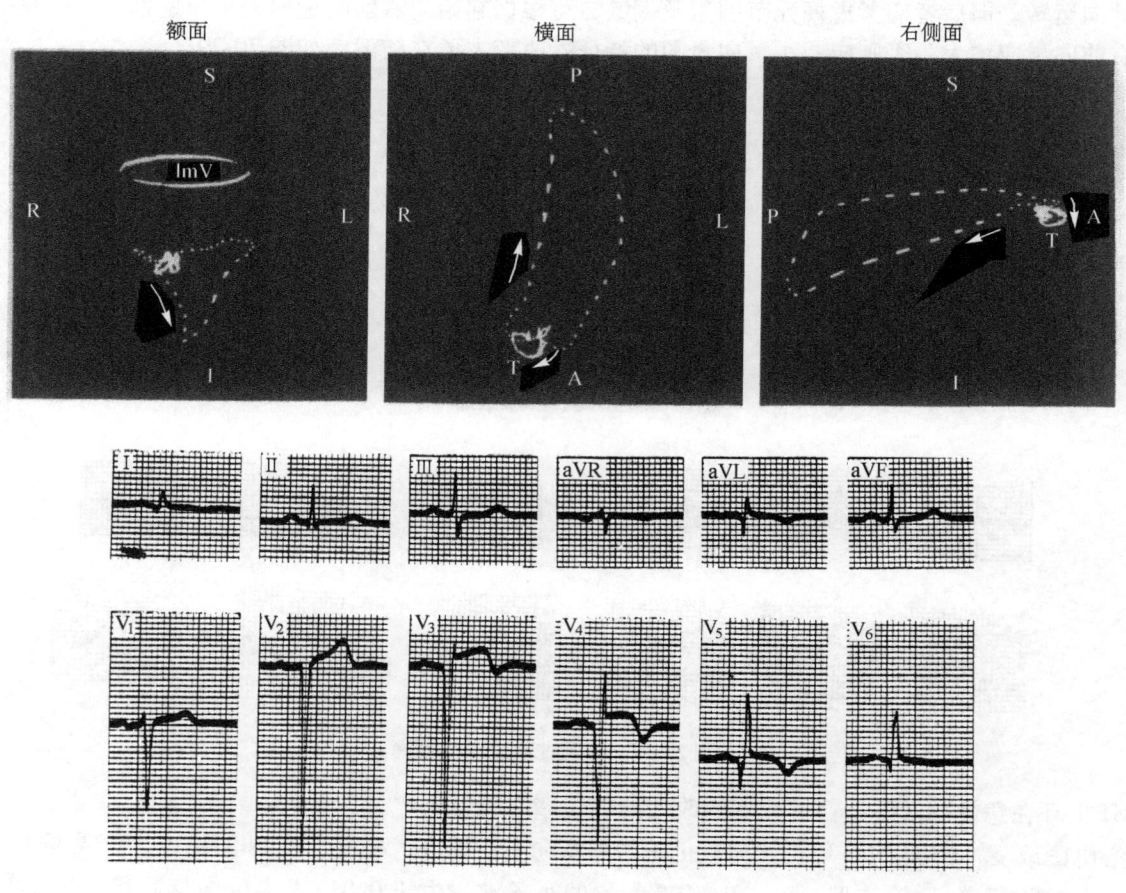

图 70-40　陈旧性前侧壁心肌梗塞

前侧壁心肌梗死的心向量图诊断标准：

1）室间隔起始向前向量正常。

2）QRS 环起始向右向量 >0.022s。

3）横面 QRS 环离心支呈顺钟向运行。

4）QRS 环起始向右向量 >0.16mV（国内正常资料统计 95% 区间概率上限男 0.24mV，女 0.18mV，故习用的 >0.16mV 值偏低）。

5）额面 QRS 环最大向量 >40°，环呈逆钟向运行。

（4）广泛性前壁心肌梗死

由于左冠状动脉前降支供血障碍，导致梗死累及前间隔、前壁及侧壁一部分心肌坏死不能除极，自 0.01～0.04s 向量均明显后移，向前的 QRS 向量消失，致整个 QRS 环移向后方。典型改变在横面，最大向量接近 -90°，环可呈顺钟向或 8 字形运转。由于起始向量和离心支均向右移位，故额面起始向右向量增大，右向力的振幅和时间均明显增加，环呈逆钟向运转（图 70-41）。

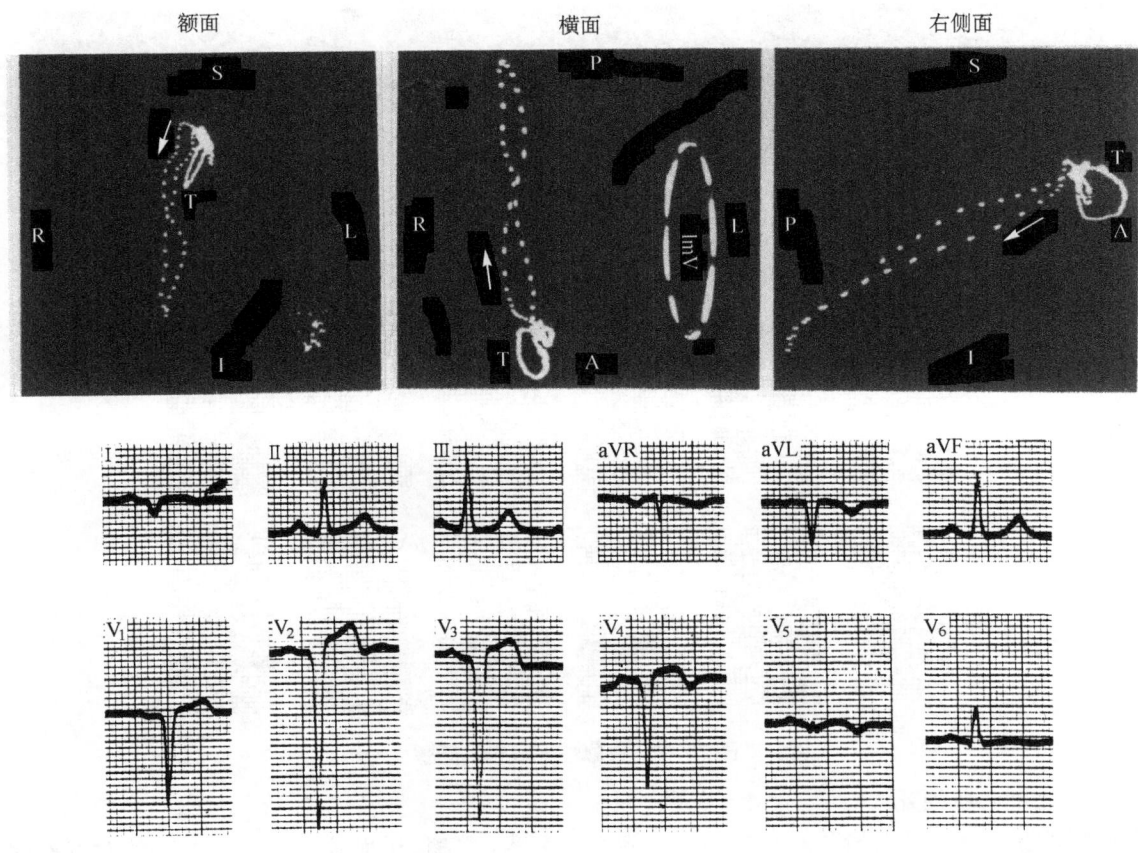

图 70-41 广泛前壁心肌梗塞（急性期）

急性期 ST 向量指向心前区，T 环也拉向前方。恢复期 ST 向量消失，T 波多倒置。

广泛前壁心肌梗死的心向量图诊断标准

1）起始右前向量消失。

2）横面 QRS 环顺钟向运行。

3）横面 QRS 环最大向量角度 -90°左右。

4）额面 QRS 环逆钟向运转，初始向量及离心支右移。

（5）下壁心肌梗死

下壁即室间隔的膈面和室间隔的后下部。右冠状动脉后降支供血障碍而发生梗死，则引起向下的除极电力消失。致使 QRS 环 0.02～0.04s 向量异常的向上方移位，故其特征性改变主要在额面，其次为侧面，横面无明显改变。额面 QRS 环呈顺钟向运转，起始 0.01s 向量向右、上，0.02s 向量在左、上。QRS 环在 X 轴上方运行时间 >0.025～0.030s，左上向力 >0.25mV。QRS 环 0.03～0.04s 向量在左侧稍偏上方，最大向量 <30°。若起始向量呈顺钟向，而最大向量 <10°时则有诊断意义。

急性期的 ST、T 向量指向下方梗死区。恢复期伴随 ST 向量的消失，T 波渐指向上方。

下壁心肌梗死的心向量图诊断标准（图 70-42）

1）额面 QRS 环起始向上向量 >0.025s。

2）额面 QRS 环起始向量≥0.02s，而最大左上向量（从 O 点沿 X 轴测量）≥0.25mV。

3）额面最大 QRS 向量 <10°，离心支呈顺钟向运行。

4）额面 QRS 环归心支可有蚀缺。

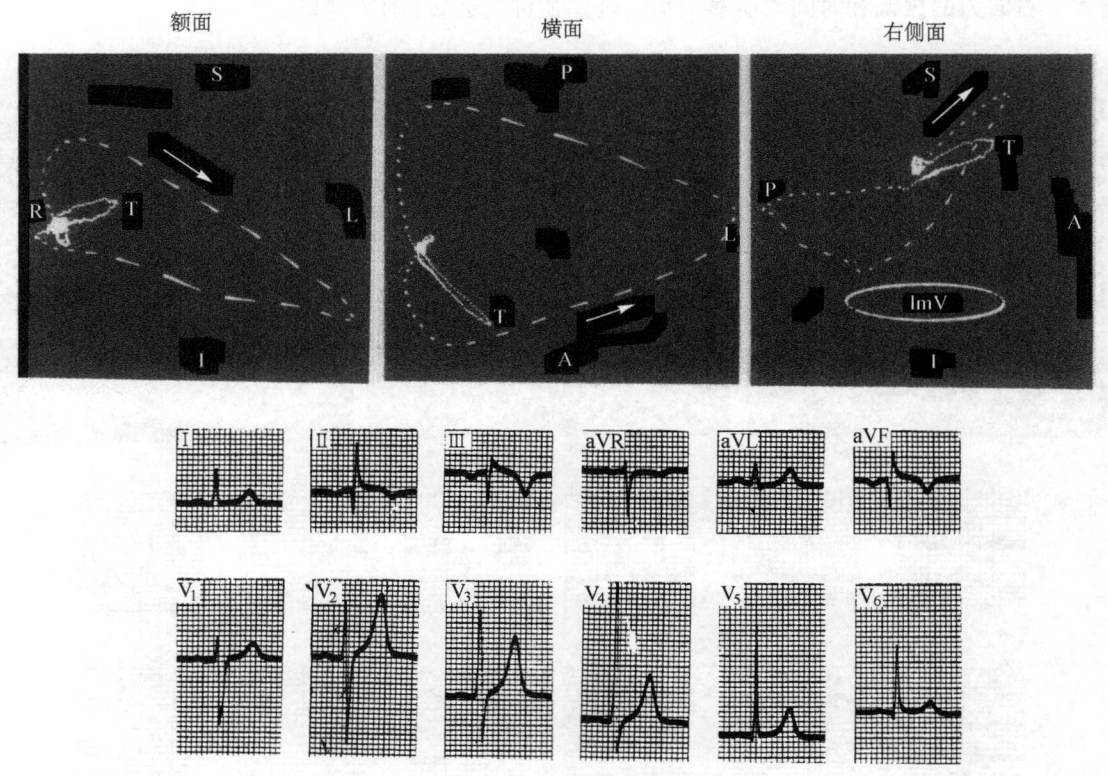

图 70-42　亚急性下壁心肌梗塞

（6）下侧壁心肌梗死

左冠状动脉前降支及右冠状动脉后降支二者心尖分支（末梢）供血障碍，导致左室的左下部即左室的部分前壁及部分下壁梗死，因而额面 QRS 环与下壁心肌梗死相似，但较下壁梗死更向上、向右。横面 QRS 环可与前壁梗死相似（图 70-43）。

额面　起始 0.01s 向量向右、上，自 0.02～0.03s 向量异常的移向左、上方，致使起始向量幅度增大，环呈顺钟向运转，环主体位左，较偏上方，最大向量位 −90°～+20°间。

横面　向右、前的 0.01s 向量可增大，并呈逆钟向，而 0.02～0.04s 向量则异常地向后，QRS 环可呈逆钟向、8 字形或顺钟向运转。

右侧面　起始向量向上，0.03s 向量在 Z 轴的上方，呈顺钟向运转。

ST、T 改变　急性期 ST 向量及 T 环均指向心尖部。恢复期伴 ST 向量消失，T 环指向后、上方。

心电图　额面 QRS 向量环投影在心电图 II、III、aVF 导联，呈 Qr 波型。横面 QRS 起始向量指向右、前方，而 0.02～0.04s 向量异常向后，投影在心电图胸前导联 V₁、V₂ 呈 rS 波，V₃、V₄ 则出现 QS 或 Qr 波型，V₅、V₆ 可呈 QR 或 qRs 波型。

急性期 ST、T 指向左下方，故 II、III、aVF、V₃、V₄ 呈单向曲线上移。恢复期随 ST 向量消失，T 环向上偏右、前，故以上导联 T 波倒置。

下侧壁心肌梗死的心向量图诊断标准（图 70-43）

1) QRS环初始向右运行时间>0.022s,向上运行时间≥0.025s。

2) QRS环初始右向力>0.16mV,上向力>0.3mV。

3) 额面QRS环离心支呈顺钟向运行。

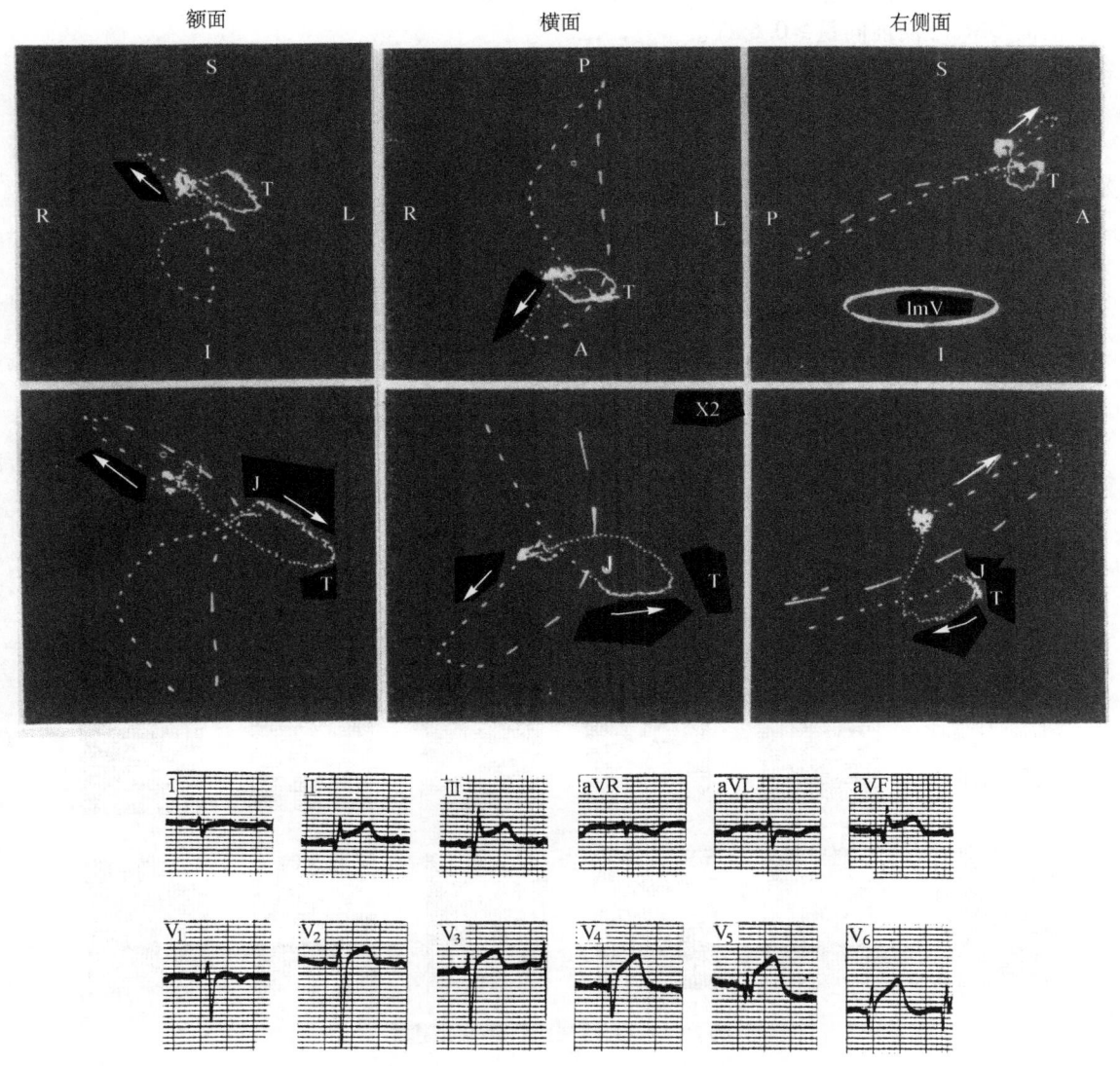

额面　　　　横面　　　　右侧面

图70-43 急性下侧壁心肌梗塞

(7) 正后壁心肌梗死

右冠状动脉回旋支后上分支供血障碍,导致左室后基底部心肌梗死。此处心肌除极较晚,多在0.04s以后(0.06~0.08s之间),故主要影响QRS环的后半部向量,使QRS环异常前移,以向心支前移明显,而前半部向量大致正常。横面QRS环起始0.01s向量仍正常地指向右、前方,而0.02s以后向量明显向前移位,环的起始部仍作逆钟向运转。环主体多移至X轴之前,位于左、前方。QRS环在前方运行时间>0.05s,最大前向力≥0.6mV,在X轴前面积>总面积的70%。随向心支不同程度前移,QRS环可呈逆钟向、8字形或顺钟向运转。最大向量位于左、前,终末向右向量常<1mV(可作与右室肥大的鉴别参考)。

右侧面QRS环明显前移,环多呈逆钟向。额面QRS环改变不明显。

急性期ST向量指向后方,T环较大而长,位于右、前或左、前方(T向量多>20°)。恢复期伴随ST

向量的消失，T 环渐指向左、后、下方。

正后壁心肌梗死的心向量图诊断标准（图 70-44）

1) 横面 QRS 环在 X 轴前的面积 > 总面积的 70%。

2) 横面 QRS 环最大向量 > 20°，或半面积向量 > 10°。

3) 横面 QRS 环向前向量 ≥ 0.6mV。

4) 横面 QRS 环起始向前向量时限 > 0.05s。

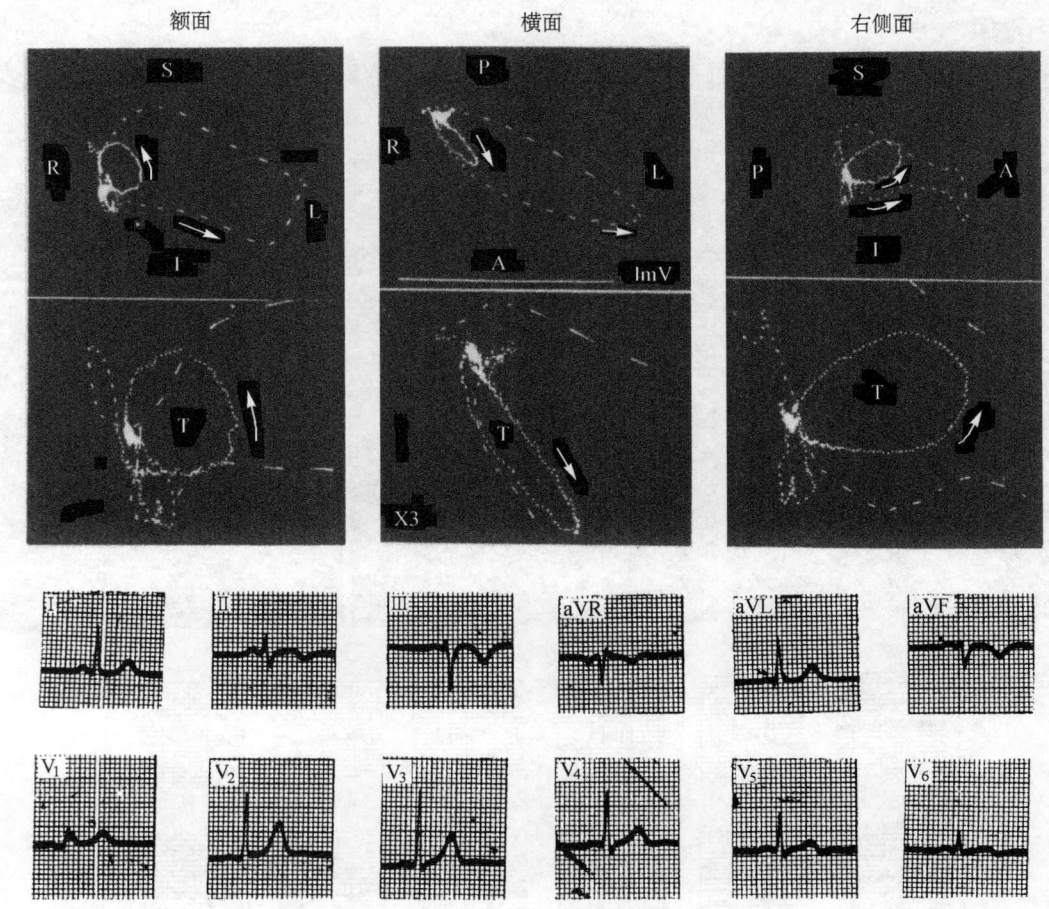

图 70-44　亚急性正后壁心肌梗塞

[附]　心向量图正常标准参考值（$P_{2.5} \sim P_{97.5}$ 位值）

		新 生 儿	1～12 个月	1～4 岁	5～9 岁	10～17 岁	18～60 岁
		一、QRS 环最大向量振幅（mV）					
额面	男	0.77～1.75	1.10～2.90	0.90～2.60	0.98～3.01	1.00～2.96	0.86～2.40
	女	0.70～2.00	0.95～3.14	1.02～2.63	0.92～2.99	0.90～2.53	0.76～2.13
横面	男	0.95～2.01	1.00～2.69	0.87～2.40	0.86～2.25	0.93～2.14	0.78～1.90
	女	0.92～2.07	1.10～2.76	0.80～2.07	0.81～2.80	0.60～2.09	0.58～1.71
左侧面	男	0.70～2.01	0.94～2.44	0.70～2.15	0.79～2.30	0.71～2.20	0.58～1.90
	女	0.83～1.87	0.94～2.35	0.80～2.15	0.61～1.95	0.68～2.00	0.44～1.70

		新 生 儿	1~12个月	1~4岁	5~9岁	10~17岁	18~60岁
二、QRS环最大向量方位(度)							
额面							
顺钟向	男	26.0~184.0	19.5~162.6	21.6~223.9	26.2~61.0	24.0~65.0	16.2~66.8
	女	28.9~182.1	23.3~67.0	19.9~69.7	38.0~61.0	29.0~71.4	18.8~67.0
逆钟向	男	83.0~165.0	3.0~53.0	2.6~63.8	20.5~52.8	14.2~59.4	2.0~58.5
	女	152.0~173.0	27.0~46.0	12.2~206.2	14.4~55.1	21.3~63.5	11.9~63.1
"8"字形	男	56.0~190.0	3.1~207.1	23.0~64.0	30.0~56.0	25.1~56.9	11.6~58.3
	女	50.0~179.0	17.0~196.0	21.0~61.0	26.0~52.0	31.7~66.4	14.8~56.8
横 面							
顺钟向	男	42.1~247.6	11.0~195.0	(仅见于新生儿及婴儿)			
	女	42.5~253.6	14.0~74.0				
逆钟向	男	20.0~252.0	-60.0~67.6	-103.6~65.7	-89.6~56.0	-94.3~40.6	-109.4~28.0
	女	33.0~83.0	-10.4~49.2	-117.3~49.3	-21.0~31.4	-119.4~29.0	-92.5~21.0
8字形	男	35.0~242.0	3.9~275.1	3.0~234.0	(仅统计4岁前)		
	女	47.2~246.9	5.5~73.3	2.0~48.0			
左侧面	(不包括顺钟向及8字形图形)						
逆钟向	男	-12.0~179.0	32.8~168.0	15.9~177.0	55.5~140.4	-17.4~138.1	-26.3~138.7
	女	8.6~188.0	73.3~164.4	1.0~162.5	67.0~127.2	-35.0~123.0	-14.5~114.6
三、T环最大向量振幅(mV)							
额面	男	0.08~0.45	0.25~0.72	0.28~0.77	0.37~1.00	0.34~0.95	0.25~0.88
	女	0.07~0.45	0.22~0.72	0.18~0.73	0.29~0.88	0.25~0.83	0.20~0.70
横面	男	0.08~0.43	0.24~0.74	0.26~0.70	0.30~0.75	0.26~0.74	0.20~0.83
	女	0.08~0.41	0.25~0.68	0.24~0.63	0.28~0.67	0.19~0.66	0.15~0.59
左侧面	男	0.07~0.32	0.14~0.53	0.17~0.60	0.25~0.70	0.25~0.66	0.18~0.70
	女	0.07~0.31	0.16~0.54	0.23~0.55	0.22~0.58	0.18~0.57	0.14~0.53
四、T环最大向量方位(度)							
		新生儿	1~12月	1~4岁	5~9岁	10~17岁	18~60岁
额面	男	5.6~128.9	11.6~50.7	18.0~54.0	25.5~53.0	27.0~58.5	19.0~61.0
	女	7.7~165.6	14.9~53.1	21.1~53.7	23.8~51.6	26.0~58.7	22.0~59.8
横面	男	-68.3~112.6	-55.0~-3.3	-58.0~3.0	-34.0~17.7	-27.5~42.0	1.0~58.0
	女	-64.0~148.3	-65.4~-0.8	-63.5~3.5	-41.8~16.3	-35.7~26.3	-29.6~-36.8
左侧面	男	8.0~164.5	11.3~93.9	25.1~94.0	55.3~108.7	61.5~138.0	90.0~157.0
	女	13.4~167.9	14.8~90.0	9.6~93.2	36.8~110.0	44.8~119.3	60.3~129.8
五、QRS-T最大向量夹角(度)							
额面	男	1.9~164.4	1.0~136.4	0~30.9	0.2~21.5	0~25.0	0~31.0
	女	1.0~157.3	0~38.8	0~32.7	0.9~19.0	0~25.6	0~27.0
横面	男	6.8~165.3	28.0~125.7	13.0~100.0	1.0~76.1	0~88.4	1.0~151.0
	女	5.4~170.4	21.9~105.0	13.0~96.7	1.0~63.1	1.0~105.8	1.0~102.8

续表

		新 生 儿	1～12个月	1～4岁	5～9岁	10～17岁	18～60岁
左侧面	男	2.0～165.1	27.6～136.4	16.1～125.7	2.0～74.7	0～144.5	2.0～156.0
	女	3.0～153.6	15.9～125.1	11.5～125.7	0.9～81.3	0.3～87.5	1.0～118.6

六、T/QRS 最大向量振幅比值

		新 生 儿	1～12个月	1～4岁	5～9岁	10～17岁	18～60岁
额面	男	0.05～0.39	0.14～0.41	0.16～0.57	0.20～0.68	0.18～0.54	0.16～0.60
	女	0.07～0.39	0.14～0.45	0.10～0.48	0.14～0.56	0.18～0.50	0.14～0.53
横面	男	0.06～0.33	0.14～0.45	0.19～0.52	0.23～0.59	0.19～0.48	0.16～0.68
	女	0.06～0.31	0.14～0.43	0.19～0.46	0.19～0.49	0.16～0.62	0.14～0.51
左侧面	男	0.05～0.31	0.11～0.40	0.13～0.54	0.19～0.61	0.18～0.58	0.18～0.74
	女	0.05～0.27	0.10～0.39	0.15～0.61	0.18～0.53	0.15～0.48	0.12～0.65

参 考 文 献

1. 谢振武，王成，龙锦曼，等. 中国健康婴儿、儿童及成人心电向量图. 长沙：湖南科技出版社，1993

2. Chou TC, Helm RA, Kaplan S. Clinical Vectorcardiography. 2 nd ed. New York：Grune & Stratton, 1974, 55-254

3. Friedman HH. Diagnostic Electrocardiography and Vectorcardiography. 2 nd ed. New York：McGraw-Hill Book Company, 1977,125-295

4. 田嘉泰，哈文懿. 实用心电向量图. 北京：科学出版社，1989，42-190

5. 谢振武，余孝良，龙锦曼，等. 健康婴儿及儿童心电向量图 P 环分析. 煤矿医学，1984，6(6)：6-9

6. 谢振武，龙锦曼，曹闽京，等. 围产新生儿高增益 P 波和 Ta 波特点及其临床意义. 现代医学杂志，1992，2(1)：15-17, 14

7. 谢振武，龙锦曼，李茗香，等. 正交导联心电图高增益 P 波和 Ta 波正常值及其临床意义. 心电学杂志，1991，10(4)：206-211

8. Emmanonilides GC, Moss AJ, Adoms FH, Pulmonary arterial pressure change in human newborn infants from birth to 3 days of age. J Pediatrics, 1964, 65(3)：327-333

9. 谢振武，莫渝，龙锦曼，等：健康婴儿及儿童心电向量图研究(QRS 环部分). 中华心血管病杂志，1982，10(3)：168-173

10. 谢振武，龙锦曼，李茗香，等. 3086 例健康婴儿、儿童及成人心电向量图 QRS 环图形分析. 心电学杂志，1991，10(3)：148-151

11. 谢振武，龙锦曼，赖毅辅，等. 新生儿心电向量图. 心电学杂志，1984，3(4)：194-197, 203

12. 聂云章，刘薇廷. 正常足月新生儿心电向量图研究. 临床儿科杂志，1985，3(2)：66-69

13. 谢振武，王成，龙锦曼，等. 围产新生儿 QRS 向量环特点及其临床意义. 临床心电学杂志，1992，1(3)：107-111

14. Emmanonilides GC, Moss AJ, Adoms FH, The electrocardiogramic in normal infants：correlation with hemodynamic observation. J Pediatrics, 1965, 67(4)：578-584

15. 赵传明，谢振武. QRS 向量环估测室间隔缺损肺动脉压. 心电学杂志，1995，14(3)：130-132

16. 王成，谢振武，毛定安，等. QRS 心电向量环定量估测法洛四联症右室压. 综合临床医学，1993，9(3)：117-118

17. 王成，谢振武，龙锦曼，等：法洛四联症 QRS 环定量分析及其与右室压的关系. 湖南医科大学学报，1994，19(2)：159-162

18. Heymann MA. Control of the pulmonary circulation in the perinatal period. J Dev Physiol, 1984, 6：281-290

19. Haworth SG, Hislop AA. Pulmonary vascular development：normal values of peripheral vascular structure. Am J Cardiol, 1983, 52：578-583

20. 王兆椿，吴杰. 心电图与心电向量图. 见：张开滋，刘海洋，吴杰 主编：心电信息学. 北京：科学技术文献出版社，1998，45-88

21. 谢振武，周杏君，李书芬，等. 正常人正交导联心电图 QRS 波. 湖南医学院学报，1985，10(3)：254-258

22. 焦继霞，房崇仁，王亦平，等. 心向量图 Rx＋Sz 对诊断左室肥厚的研究. 心电学杂志，1995，14(3)：133-135

23. 谢振武，龙锦曼，曹闽京，等. QRS 环面积对诊断右室肥厚的价值. 心功能杂志，1994，6(2)：65-68

24. 谢振武,李书芬,龙锦曼,等. 健康婴儿及儿童心电向量图 T 环分析(摘要). 中华心血管病杂志，1984，12(1)：44-45

25. 谢振武、王成、龙锦曼，等. 围产新生儿 T 向量环特点及其临床意义. 现代儿科杂志，1996，1(11)：21-25

26. Hait G, Gasul BM. The evolution and significance of T wave changes in the normal newborn during the first seven days of life. Am J Cardiol, 1963, 12：494-504

27. Lin DW, Gintant A, Antzelevitch C. Ionic bases for electrophysiological distinction among epicardial midmyocardial and endocardial myocytes from the free wall of the canine left ventricle. Circ Res, 1993, 72(3)：671-687

28. Nabauer M, Beuckelmann DJ, Uberfnhr P , et al. Regional difference in current density and rate-dependent properties of the transient outward current in subepicardial and subendocardial myocytes of human left ventricle. Circulation, 1996, 93(1)：168-177

29. 谢振武，龙锦曼，赖毅辅，等. 健康婴儿-儿童空间心电向量图. 湖南医科大学学报，1991，16(1)：41-46

30. Emery JL, Mithal A. Weights of cardiac ventricular at and after birth. Brit Heart J, 1961, 23：313-316

31. Gamboa R, Gersony WH. The applicability of the Frank lead system to infants and children. Pediatrics, 1966, 38：585-595

32. 谢振武，龙锦曼，赖毅辅，等. 儿童先天性心脏病空间心电向量图. 湖南医科大学学报，1991，16(2)：153-157

33. 何秉贤. 心向量图诊断标准. 见：杨钧国，李治安 主编. 现代心电图学. 北京：科学出版社，1997，998-1012

34. 谢振武. 心电图及心电向量图在心律失常诊断中的意义. 实用儿科杂志，1990，5(3)：114-115

第71章 信号平均心电图

Signal Averaged Electrocardiogram

黄 永 麟

信号平均心电图(signal averaged electrocardiogram；SAECG)用以描记晚期心室(或心房)电活动，已有20年的研究历史和临床应用经验。在体表要描记出晚电位，必须要减少噪音信号比，并增大信号的幅度，以记录出极低幅度的信号。此信号来自心肌减慢传导的区域，可形成室性心律失常，因而对预测心梗后病人，其他心脏病持续性室速，无原因的晕厥病人发生严重室性心律失常，如持续性室性心动过速、心性猝死等，极有临床价值。本文将重点介绍信号平均心电图近年来临床应用中的认识，并扼要介绍新的滤波方法，以使信号更加真实，叠加的QRS数可显著减少；应用动态心电图以动态的描记心室晚电位(ventricular late potential；VLP)，以及P波晚电位的临床研究等近年来的发展概况。

一、历 史 回 顾

在上世纪70年代，Berbari、Flower等先用无创的信号平均心电图记录到希氏束电位，之后，又根据Boineau、Cox等发现，缺血心肌存在晚期电位，并存在可发生折返性心律失常的传导缓慢区，于70年代后期，进一步发展了此项技术，使心室的晚电位很快应用于临床研究。

1982年Simson发展了此项技术，应用双向Butter worth滤波，减少振铃现象，应用X、Y、Z三个面记录QRS波，可以实时地叠加滤波增大，使很小的信号波能清晰地分辨出来。从此，信号平均心电图可以清晰而能定量地记录到心室晚电位，成为一种无创的有很好预测价值的新技术。

二、方法学简介

实践中记录心室晚电位的方法主要有两种，即通过心室腔内标测直接记录和体表信号叠加记录。前者属有创技术，限用于研究目的及特殊临床情况；后者为无创性，可以在临床中推广应用。

（一）SAECG 仪工程学的一般性问题

虽然经体表记录 VLP 信号的方法各异，但所采用的放大、滤波、叠加、平均等技术却是共同的。目前，SAECG 的基本工作程序是：病人→前置放大→带通滤波→A/D 转换→QRS 波群检测→模板→叠加平均→显示与记录。

1. 信号放大

由于 VLP 信号非常微弱，故采用放大信息的方法才能获得。要检测到微伏级电位，常需放大到 1000 ～ 100000000 倍。

2. 带通滤波

在放大信息的同时，噪声也必然随之放大，会使 VLP 信号淹没于噪声中而无法辨认。因此必须进行带通滤波。

（1）滤波频率的选择：一般来说，低通滤波以滤掉高频信号为主，而高通滤波则以滤掉低频信号为主。VLP 为一种低振幅的高频信号，要捕捉到这种信号，势必需要滤除低频信号，而允许高频信号通过。实践中发现，VLP 对滤波带的选择具有高度的依赖性。在固定低通滤波条件下，随着高通滤波频率的增加，QRS 终末 40ms 处均方根电压（the root mean square voltage of the terminal 40ms；RMS_{40}）逐渐降低；与之相反，QRS 终末部 40μV 以下低振幅信号持续的时间（the duration of the low amplitude signal of less than 40μV；LAS）却逐渐增加；而信号平均后的 QRS 波群时限（QRS-D）则呈先增加后减少的趋势，峰值在 20Hz。研究结果表明，25Hz 为较理想的高通滤波频率。

（2）滤波方式的选择：目前，SAECG 检测仪的滤波方式有两种，即单向滤波与双向滤波。单向滤波的过程是从 QRS 波群起始处开始，向着 T 波的方向。其存在的一个重要问题是容易在 QRS 波群的降支部分产生一种低振幅的振荡波，可持续几十毫秒，即所谓的振铃现象（即滤波产生的伪差）。由于此伪差发生在 QRS 波群降支或终末之后，恰与 VLP 显现的部位重叠，这就有可能因振铃现象而掩盖 VLP，或者将该伪差判为 VLP。为解决此问题，Simson 提出了双向滤波。这种滤波方式是从 QRS 波群起始部向着 T 波的方向进行滤波，待滤到 QRS 波群中部时为止。然后改变方向，从 T 波终末处开始，反方向地向着 QRS 波群滤波，也到 QRS 波群中部时为止。这样就可以完全消除滤波产生的伪差，因为即使发生伪差也是出现在振幅高大的 QRS 波群中部，不会影响 VLP 的正确判断。

3. 信号叠加技术

为消除噪声，叠加技术是必不可少的。其叠加方式有时间叠加与空间叠加两种。

（1）时间叠加：所谓时间叠加是按时序先后采集同一导联的心电波，选一固定点（基点或触点）为标准，对齐各心动周期并重合相加与求均。其基本原理为：VLP 具有周期重复性，而噪声为随机性。经叠加平均后，噪声相互抵销，真实的信号得以累积。信号越加越大，致使信/噪比率增大，终至噪声被滤掉，而 VLP 信号便脱颖而出。从理论上讲，噪声的减少程度与所叠加的心动周期数目的平方根成正比，即叠加程序重复次数愈多，噪声消除效果愈好。但在实际工作中，叠加 300 次左右便足以使噪声降低至 1μV 以下。因此，过多次数的叠加似无必要。

（2）空间叠加：所谓空间叠加是同时记录极间距极小的邻近部位多点的心搏信号以累积求均。其基本原理为：邻近部位的心电波形相似，相关性强，而随机噪声相关性差，故叠加后可消除噪声的影响。如采用的电极数目为 4 ～ 16 对，则噪声一般可降低 2 ～ 4.5 倍。该方法可检测心电的逐波改变，但消除噪声不充分，故尚未广泛应用。

(二) 记录方法

通常采用 Simson 倡导的 X、Y、Z 双极导联进行叠加。电极位置为：X 导联轴在左右腋中线第 4 肋间；Y 导联轴在胸骨柄上缘和左腿上方或髂嵴；Z 导联轴在第 4 肋间 V_2 部位和其对应后方脊椎左侧；正极方向是左、下、前方，另设一无关电极(图 71-1)。一般先输入 6~12 个正常的心电周期到晚电位仪叠加器的记忆系统，组成辨识计算模板，以便在嗣后的叠加过程中，剔除不正常的 QRS 波群，如室性早搏及伴有室内差异传导的室上性早搏等。然后进行叠加。经叠加后的心电信息，在频率置于 25~250Hz 时进行带通滤波，以显著地削弱低频心电信息而允许高频心电信息不经减弱地通过。最后，把这种经过放大、叠加、滤波的心电信息记录下来，便是信息叠加心电图或称高分辨心电图。

(三) VLP 的识别

VLP 起始于 QRS 波群终末部并延伸入 ST 段内，表现为低振幅、高频的破裂波，其中有一个或几个尖波。识别 VLP 时，务必注意以下几点：

1. 确定 VLP 的终点

通常把基础噪声(位于 ST 段后半部，通常在 1μV 以下)作为参考标志。当低振幅高频波超逾基础噪声 3 倍时便为 VLP 与噪声的交界点，亦即 VLP 的终点。

2. 确定 VLP 的起点

各家所用标准不一。在经过滤波的叠加心电图上，如果在 QRS 波与低振幅高频碎裂波之间，有一段等电位线存在，则 VLP 的起点不难确定，然而这种情况并不多见。在大多数情况下，VLP 与 QRS 波群末融合在

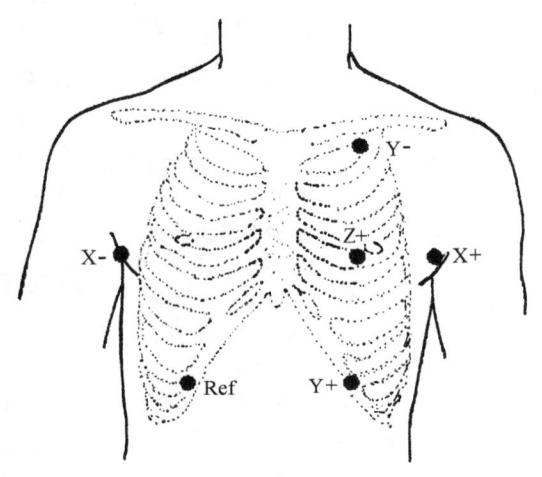

图 71-1 导联放置部位(Ref：地线电极)

一起而延伸入 ST 段内。因而有学者把 QRS 终末部低于 40μV 处作为 VLP 的起点，但也有人把低于 25μV 或 20μV 作为起点。

3. 测定 VLP 的时限

自 VLP 起点至终点的距离便是 VLP 的时限，它至少为 10ms。

4. 测定总 QRS 波群时限

指在经过滤波的综合导联叠加心电图上，自 QRS 起点至高频波的振幅超逾基础噪声 3 倍以上之处的时距。

5. 测定标准 QRS 波群时限

指在未经滤波的 X、Y、Z 或综合导联上所测得的最长的 QRS 波群时限。

6. 观察 RMS40

即观察经过滤波的综合导联叠加心电图上的 QRS 波群最后 40ms 内的振幅大小，如果振幅 ≤25μV，表明有 VLP 存在。

VLP 的判断标准

除外束支阻滞，在滤波带为 25~250Hz 的条件下，符合下列标准中两项者可确定有 VLP(图 71-2,3)

1. QRS-D ≥120ms；

2. LAS ≥40ms；

3. RMS_{40} ≤25μV。

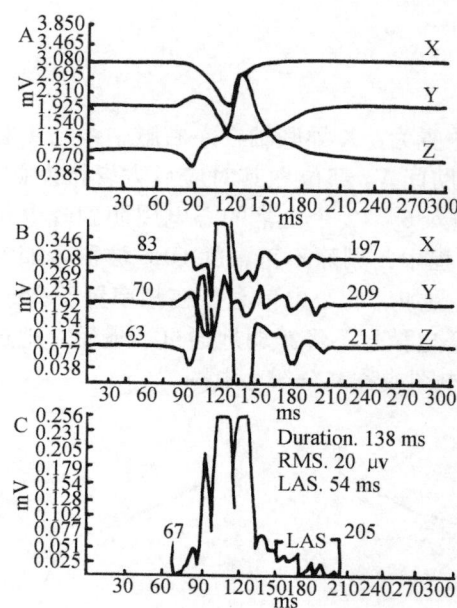

图 71-2 平均信号的分析

A. 为 3 个导联所收集的完整波形, 此波形已经对时限振幅加以扩增, 并作滤波, 数字的平均处理, 此图已发现在 QRS 的终末部有很小的波, 即晚电位; B. 应用双向 Butterworth 滤波法, 频率在 25Hz(或 40Hz)已被滤掉;

C. 为 3 个导联的叠加综合 $\sqrt{X^2+Y^2+Z^2}$

Duration: fQRS 的时限 >120ms 为异常

RMS: 最终 40ms 振幅的平方根 <40μV 为异常

LAS: fQRS 终末部 <40μV 的持续时间, >38ms 为异常

(四) 晚电位监测在数字化 *Holter ECG* 的应用

在 Holter 上分析晚电位有一定技术上的限度, 如很低的采样率(常为 512Hz 或 694Hz), 频度的限制(分析时要除去 100Hz 以上的频率)以及当回放磁带不对称, 或记录磁带速度有误等。这些限制已被应用数字化、固态 Holter 记录仪所解决, ECG 信号可直接经电脑系统作出实时分析。

为了确定 Holter 导联记录晚电位的可信性, 有的学者在 FD3 固态 Holter 记录仪, (牛津)采用二种导联系统: ①立体 X、Y、Z 导联, X: 左腋中线第 4 肋间及右腋中线第 4 肋间隙。Y: 左第 2 肋间隙及左腋中线第 5 肋间隙。Z: V2 及后背 V2 的指标处。②Holter 导联, H1 第 2 肋间胸骨柄处及左腋中线第 6 肋间, H2 左锁骨下及左锁骨中线第 4 肋间隙, H3 左腋中线第 6 肋间及右腋中线第 6 肋间隙。皮肤须用酒精及摩擦膏以减少皮肤阻抗(FD3 记录仪可自动显示), 阻抗要 <2kΩ 才能分析。有三次记录, 每个记录 20min, 并在轻度活动时再记录 20min, 如缓慢散步, 坐于椅子上。FD3 记录仪可自动分析 5min 的 QRS 波群。经电脑处理可出现三次晚电位的分析结果。

QRS 波群按通常应用方法确定其模式后, 按下列要求接受并进行平均信号分析, 即相关系数 >95%, 相邻 RR 间期在 25% 内, 平均 RR 间期在 40% 以内, 在 3 道导联上均有 R 记录, 并之后无 R 丢失。每道频率为 512Hz12 位分析; 波形从每搏动 12 位进入 24 模式, 其模式 QRS 的时限为 400ms, 其触发点在 150ms。触发同时进行模式分析。

其后记录应用 4 极 BW(Bufferworth)双相滤波分析。512Hz 的采样插入 1024Hz, 高通滤波在 40Hz, 低通在 250Hz, 之后三

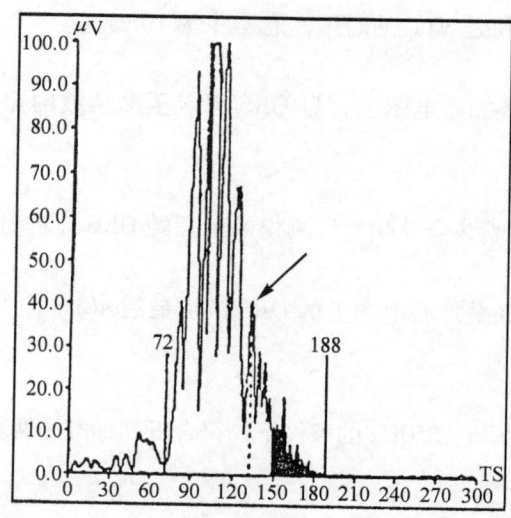

图 71-3 异常 SAECG

个导联的向量进行计算，最大向量 = $(X^2 + Y^2 + Z^2)^{1/2}$ 或 $(H_1^2 + H_2^2 + H_3^2)^{1/2}$，以常用的时域平均信号心电图软件运行，包括 QRS-D(>114ms 为异常)，LAS(>38ms 为异常)，RMS_{40}(RMS40 <20μV 为异常)等。如有二个数值异常判定为 SAECG 异常(图71-3)。QRS 的终末部的判定是根据 RMS 在 5ms 滤波窗内的幅度，滤波窗的中点用以判定 QRS 的终点。ECG 的判定是大于基线噪音加 3 倍的基线标准差。RMS 的噪音杂波是根据每一样本在其基线上的向量值，取其所有样本的平均值，之后取其平均值的平方根。其波的标准差是样本平均向量值在其基线段上的标准差。

此平均数从 FD3 记录仪输入 Holter 软件(Exed-2 牛津)则晚电位的 ECG 可显示或记录出来。其 RMS 小波及其标准差 <2.0μV，则可认为是 SAECG 的阳性波。

从二个导联上记录的总 QRS_1 及总 QRS_2，测定总 QRS 的相对误差：总 QRS_1 − 总 QRS_2/(总 QRS_1 + 总 $QRS_2/2$)。对 LAS 及 RMS_{40} 也同样计算其标准误差。结果显示，XYZ 导联及 Holter 导联所获得的结果有显著的相关性，说明用数字 Holter 系统其监测晚电位的阳性率与 XYZ 导联的结果相同，如只用 Holter 导联，则可节省测定的时间，并同时可在心肌缺血，心律失常、HRV、QT 间期离散度和其他心电变化的同时判定有无晚电位的存在，提高晚电位的判断价值，而且不采用后背的导联，也可以减少病人对后背导联的不舒服感。

(五) 改进 SAECG 记录的新技术

高分辨 ECG(HRECG)用以记录低振幅的心脏电位，HRECG 常用 1000Hz(1 样本/ms)来分辨心脏的微伏波。心脏瘢痕等所致的心脏微弱信号，可在体表心电图上显示出来微小的波形。此微弱的电波也可来自平滑肌电流及神经系统的活性，以及其他电的干扰。要真正发现心脏的电位要采用一些特殊的心电图描记技术。信号平均技术通过电脑分析已被广泛接受。信号平均心电图(SAECG)可综合数百个心电图以减弱噪音，并重叠低振幅的各个心电搏动形成的心脏信号。心脏晚电位通常都出现在心肌瘢痕周围，有缓慢或延迟传导区，在正常 QRS 波群之后形成一个晚期出现的小电波，现在已认识到是预测室性心律失常及心性猝死的最好的无创性预测方法。

最近应用 HRECG 技术可以使隐蔽在 QRS 波群而不是在 QRS 波群终点的晚电位显示出来，并对 T 波交替变化是否可诱发心律失常加以确认，也可对 P 波进行高分辨分析，以确定其有无发生房颤的可能性。

检查 SAECG 有很多限制和必须要有无噪音的环境，需要仰卧位休息状态，至少记录 5min 标准的心电图。

近来，时间频谱威纳滤波器(time-frequency plane wiener；TFPW)已应用于平均信号测定技术，可快速降低及消除噪音减少心搏的记录，而获得高清晰的 SAECG。TFPW 滤波 SAECG，与数学模式不同是应用时间频谱图(STM)(spectro-temporal mapping)，并经 TFPW 滤波处理。图71-4 是显示 64 个未经叠加心电图信号，图形不正常，其频率为 40~250Hz，每个搏动上均出现电脑所致的杂波，右侧图显示 14 个平均信

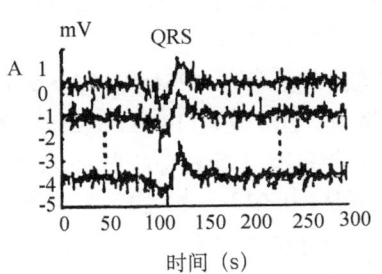
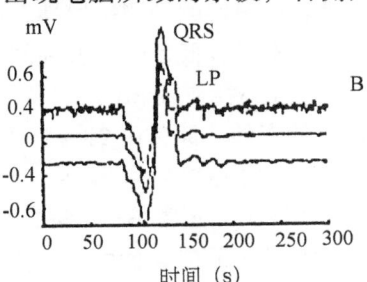

图71-4 应用 TFPW 滤波后的叠加图

A. 图未经处理，有很多杂波；B. 图经 TFPW 滤波技术处理后，波形清晰

号经 TFPW 滤波平均心脏信号中的杂波消失，在 300ms 内形成清晰的 QRS 波群及晚期电波。因此应用 TFPW，须常规记录 SAECG，其中只需 64 个心搏，进行 STM 计算机处理，形成平滑增益的 QRS 波群，速度快，杂波少，所用心搏数明显减少，有着广阔的应用前景。

三、临 床 应 用

（一）心肌梗死后预测心律失常

1. 急性心肌梗死后有相当一部分病人有心性猝死的危险，其中 50% 是持续性室速。由于心肌瘢痕、纤维化引起传导异常，心室激动的传导减慢，构成折返条件，而诱发室性过速性心律失常。在心梗周围组织存在的晚期的心室激动，可以用无创的信号平均技术描记到，用以预测心梗后病人是否可发生室性心律失常。Kuchar 最早研究 165 例心梗病人，以 QRS-D > 120ms 或 RMS40 < 20μV 作为晚电位阳性标准，发现梗死后有 40% 出现阳性，尤以下壁梗死及 EF 降低者多见。早期研究认为下壁及后壁梗死较前壁梗死发生晚电位多的原因，是可能与心肌除极部位不同有关。下壁心肌的除极比前壁要晚，下壁病变如传导缓慢，则易在 QRS 波之后显示出晚期电位，而前壁病变，传导缓慢所出现的晚电位，可能会融合在 QRS 波形之中而不能显示，此种解释并未被大家所公认。

2. 信号平均心电图与心脏电生理检查联合对梗死后病人的预测意义

80 年代初期起，心脏电生理检查逐渐成为预测心梗后心律失常的重要方法，但其费用昂贵，且不能广泛应用，并未作为梗死后进行常规的检查。而无创的体表平均信号心电图，可先作筛选性检查，然后再有选择的进行心脏电生理检查（EPS）。

1986 年，Denniss 等观察 306 例无并发症的心梗后 1 个月的病人，信号平均心电图联合心脏电生理检查，室颤发生 14%，室速发生 20%，其中晚电位以 QRS-D > 140ms 为阳性有 26%，晚电位阳性者 EPS 易于诱发出心律失常（44% : 13%，P < 0.001）。其敏感性为 53%，特异性为 81%；EPS 诱发室速的预测阳性率为 21%，预测阴性率为 96%，而 SAECG 预测值分别为 19% 及 96%。

SAECG 及 EPS 相互间并无一致的预测性，如以 SAECG 阳性来预测 EPS 时可诱发室速，但却有 47% 诱发室速者并未被 SAECG 所预测到，相反，以 EPS 诱发室速为预测指标，则 27 例中只有 9 例未预测到有室速发生，单一因素的变异预测心律失常事件如 EPS 诱发心律失常，其相对危险度为 15，LVEF 低值者，相对危险度为 4.8，QRS-D 时限 > 120ms 为 4.4。多因素分析只有 LVEF 低值及 EPS 诱发可预测猝死或心律失常，而且在心梗 1 年后其相对危险度可增加至 10 倍。SAECG 对预测全部心脏死亡事件则很有价值，其相对危险值为 7。

3. 心梗后应用其他无创方法与 SAECG 预测心律失常事件

除 SAECG 外其他无创的方法有 LVEF，Holter 监测，核素心室造影，心率变异性等，这些方法对有高危因素发生心律失常者有很好的预测敏感性，但其特异性较差，常限制其单独广泛应用于临床。而相互联合应用则对有高危因素者或低危因素者都能提供有预后价值的客观资料。

Gomes 等对 102 例急性心梗应用 SAECG、Holter 监测、核素心室造影，在随访 12 ± 6 个月内，15 例（14.7%）有严重心律失常事件，即其中 29% 病人 SAECG 阳性者（QRS-D > 114ms，RMS$_{40}$ < 20μV，LAS 时间 > 38ms），在随访期有一次心律失常事件。而 SAECG 阴性者只有 3.5% 有心律失常事件发生（P = 0.003）。有 EF 低值者中 24%，正常值中 6% 有心律失常事件（P = 0.01）。如二项检查均阳性者则心律失常事件发生率增加至 35% ~ 37%，而两项检查均阴性者发生心律失常事件率为 0 ~ 6%。联合 SAECG 阳性及 EF 为低值，其发生事件的 Odds 比率为 30 : 1。如再加上频发室性早搏，则事件发生率可达 50%，Odds 比率为 19。如上述三种结果均阴性，则随访期无心律失常事件发生。

Kuchor 等对 310 例急性心梗后观察，其 SAECG 阳性，EF < 40%，则有 34% 可发生心律失常，如只

有一种阳性,则发生率为4%,联合二种方法特异性为89%,敏感性为80%。

Holter与SAECG联合,其意义不如SAECG与EF低值的联合,但Cripps证明SAECG阳性联合>10个室早/h者有73%有心律失常事件发生,特异性为97%,预测正确率为62%。

近年来认为心率变异性分析(HRV)对心梗后有预后的预测价值。Farrell等对416例心梗后病人在出院前联合用SAECG及HRV测定,平均随访时间612天,发生心律失常24例,包括非致命性室性过速性心律失常及心脏性猝死。发现HRV对心律失常的预测价值很高,其相对危险度为32.4,敏感性92%,特异性77%。联合低的HRV及阳性SAECG,58%病例发生心律失常,发作时相对危险度为18.5。

上述材料说明异常SAECG的大面积梗死的病例如有EF值下降,并有Holter监测的室性心律失常,则在随访中可能发生心律失常。其三种联合阳性者事件发生率可达50%,相反,如三者均阴性,几乎不会发生心律失常。其阴性预测值为98%。但单一试验阳性虽然敏感性很高,但假阳性率也很高,而联合HRV、晚电位及LVEF可能是预测梗死后发生心律失常好的无创方法的联合,异常SAECG者可显著增加EF低值预测意义(Odds比率6.0,95% CI=1.9~18.5),也增加Holter监测的预测价值(Odds比率8.1,95% CI=3.9~16.6)。

4. 溶栓治疗对SAECG的影响

溶栓治疗和急症PTCA可减少急性心梗40%的病死率,主要是由于改善左室功能和使心肌电稳定之故。早期研究认为应用溶栓疗法可以降低EPS诱发的心律失常和在随访中减少心律失常发生率,以后的多数研究认为溶栓疗法并不能改变SAECG的阳性率。Sleinberg等报导病人随机分成tpA及安慰剂,发现溶栓组降低SAECG阳性37%,fQRS与安慰组比较有轻度缩短(105.7±13.8ms比108.8±14.6ms,P=0.05),分析ST段抬高的一组,溶栓后SAECG不正常的减少52%(105.7±10.9ms比110.7±159ms,P=0.01),但ST段未抬高组其SAECG不正常率并无不同。

Denes的前瞻性研究,观察787例急性心梗病人在心梗后5~30天内作SAECG检查,观察1年。其中363例应用急性PTCA及溶栓治疗,未能发生急性再灌注者有较多的异常SAECG,其心律失常发生的危险度为6.7:1。1年后异常SAECG的心律失常事件发生率为20.6%,而SAECG正常者只有0.9%~2.8%。

Hohnloser等用有创及无创方法观察溶栓后情况。急性心梗病人随访12±5个月,病人有SAECG异常,有病变的冠状动脉,LVEF值下降,则预测心律失常的阳性预测值为50%,阴性预测值为99%。

5. Coragonix系统(Oklahoma city ocla)晚电位的诊断标准为符合以下标准中至少两项异常为阳性:QRS-D>114ms,RMS$_{40}$<20μV,LAS>38ms。

缺血预适应可以减少心梗范围,保存左室功能,在恢复期可以减少梗死部位的晚电位,但有无缺血前状态对是否出现晚电位并无影响。预适应病人的持续VT或VF明显降低,平均在20±7天测SAECG,有25%(35例)有LP,其出现率与有无缺血无关。有晚电位者较无晚电位者其梗死相关动脉呈现慢性状态者要少,分别为56%和90%(P<0.0001),即有晚电位病人较少是长期慢性的病变。

(二) SAECG对监测急性心肌缺血的意义

急性心肌缺血的临床证据主要靠症状及心电图的ST段变化(抬高与降低),但越来越多的资料证实在急性心肌缺血时心电图可以正常,学者在早年已发现实验性急性心肌缺血时有QRS波群的时限延长,心肌缺血局部传导缓慢,证实在缺血时QRS波群及ST段均有异常,有的还记录到晚期电位。但之后的临床研究并未支持实验室的发现,也不支持临床上发现完全阻塞冠状动脉时有可逆性心室传导延缓、晚期电位和QRS时限延长(如Rubin Lellborg等)。

随着描记技术的进展,近年来又对急性缺血时QRS时限延长及晚期电位的出现引起了研究兴趣。高分辨平均信号心电图在改进滤波功能后,使描记技术更加稳定,噪音更加减少,所须心搏进一步减少,分析、平均、增益过程更加迅速正确,学者们重新注意到在体表心电图外,应用信号平均技术来发现 QRS 时限延长，并存在晚期电位，这些在急性心肌缺血时确实存在的电生理现象，来弥补体表心电图诊断上的局限和不足。

Michaelides 等观察了 126 例病人，经冠状动脉造影证实冠心病 108 例，正常冠状动脉 18 例，在入院初心绞痛发作时记录 12 导心电图及 SAECG，于心绞痛缓解后再复查一次，发现 108 例中 75 例（70%）在发作时有 QRS 时限延长，60/188（56%）有 ST 段变化。有 QRS 时限延长并有 ST 段变化的 91 例占 84%，即 29%（31 例）只有 QRS 时限延长而无 ST 段变化，15%（16 例）只有 ST 段变化而无 QRS 时限延长，两者均有变化的 44 例（41%），两者均阴性的 17 例（16%）。

上述资料说明 QRS 时限延长较之 ST 段变化是心肌缺血时更为多见的现象，高分辨的信号平均心电图从一个心搏到一个心搏的叠加滤波平均后可以精确地监测到心肌传导延长和心室晚期的电位，作者认为可以预测，此项技术可能是床边监测 QRS 时限延长这一心肌缺血指标的有价值的诊断方法，对单纯以 ST 段变化来判断心肌缺血的一个可靠可信的补充诊断手段。

（三）SAECG 对非缺血性扩张性心肌病等预测价值

1. 原发性扩张型心肌病 1 年的病死率 25%～30%，5 年为 50%，其中 28% 的死亡率是猝死，主要由心律失常，包括单形和多形性室速及室颤。

研究 SAECG 对扩张性心肌病的预后的预测意义，多数是矛盾结论。有的认为有意义，有的则否定。其原因与设计方法、随访年限，诊断标准，样本大小以及终点判定等不同有关。而且此类病人多数应用抗心律失常药物，也影响其结果的判定。Manchi（1994）证明有 SAECG 异常者预后不良，而 SAECG 正常，心电图无束支阻滞，则发生室性心律失常极少，随访中也不会发生心律失常。

2. SAECG 对晕厥病人预后的预测意义

晕厥的机制和病因不一定能被通常应用的方法如病史、体检、心电图等能确定，常须应用激惹或诱发的试验方法。大约 10%～35% 病人经电生理检查认定是由持续性室速所致，尤其是有冠心病史及有陈旧性心梗者更为多见，其病死率可高达 30%。

SAECG 这一无创检查可对晕厥病人作为初步筛选，阳性病例应选择进一步作心脏电生理检查。Kuchar 等曾对 150 例作前瞻性研究，29 例（21%）有异常 SAECG，预测室速的敏感性为 73%，特异性为 89%。114 例无 VT 病人，其中 101 例 SAECG 正常。SAECG 总的预测准确率为 54%，有冠心病史者达 82%，无晚电位的病人很少发生室速。早年 Wihter 对 40 例晕厥病人作 EPS，34 例中有 12 例（35%）被 EPS 诱发室速，但 Holter 监测并未发现室速，相反 SAECG 检查却有 92% 有异常 SAECG，未能诱发室速组为 32%。SAECG 中以 RMS_{40} 预测室速最好，敏感性为 83%，特异性为 91%。Stemberg（1994）对 189 例晕厥病人作 EPS，Holter 及 SAECG 三项试验，单项 EPS 诱发 38 例（15%）有持续性单相室速，其中有陈旧性心梗者最易诱发。Holter 监测室速发现率最低，SAECG 预测室速的敏感性为 70%，特异性为 55%，EF 值及以往有心梗病史的特异性高，但敏感性低。因此这三项检查单独进行均不理想。

联合 EF 值及 SAECG 可增加对室速预测的敏感性和特异性，两者阳性，其发生室速的危险性高达 17 倍，阳性预测值达 60%。如无心梗史，LVEF 正常，SAECG 正常，则对室速的阴性预测值为 93%。病人如有心梗病史，其发生室速的可能性为 28%～42%，无心梗病史者为 5%～13%。如加上有异常 SAECG，则发生室速可能性 >50%。如 SAECG 异常但既往无心梗病史者，其发生室速的危险性并未增加，可出现假阳性结果。无心梗病史者 Holter 有心律失常，≥10 个室早/h，或 ≥1 次非持续性室速/24h，或 ≥1 次成对室早/24h，伴有 SAECG 异常，则预测室速的阳性预测值为 44%（对照组仅为 9%）。

因此 SAECG 联合 LVEF 或心梗史可用以确定晕厥原因，如无心梗史，LVEF 也正常，则 SAECG 对这些低危因素病人并无更大的预测或诊断价值。如有心梗史。LVEF <40%，则 SAECG 是很有用的预测方法。其发生室速达 81%（对照为 48%，P <0.04）。

3. SAECG 对 EPS 诱发出的非持续性室速

从心电图或 Holter 监测发现的非持续性室速，对预后的判定可用无创的检查如 EF 值及 SAECG 来预测。

Turitto 等曾对有以往心梗病史，晕厥史，心悸病史的 105 例 Holter 发现的非持续性室速，进行 EPS 及 SAECG 及核素心室造影等检查，22 例（21％）EPS 诱发室速，14 例（13％）诱发室颤。69 例（66％）未诱发心律失常。EPS 诱发的室性心律失常有异常 SAECG、晕厥病史及 LVEF < 40％，最有预测意义。异常 SAECG 预测 EPS 能诱发室速的敏感性为 64％ ~ 73％，特异性为 71％ ~ 89％，阴性预测值达 90％。此项研究认为晕厥史或有心脏病，非持续室速持续 10 个以上的室性搏动，对预测阳性率很有意义。且认为有病史者如有非持续性室速应进一步作检查。诱发室速中有晕厥史者两倍于未诱发室速者。诱发室速中 86％ LVEF < 40％，而未诱发中 EF < 40％ 的有 36％（P < 0.0001）。

4. 心肌淀粉样变性

133 例心脏经活检证实的淀粉样变性，是一种最常见的蛋白沉着病，常累及心脏可引起心力衰竭，心律失常或心脏性猝死。此 133 例心脏超声，Holter 记录，心电图及 SAECG，并分析其与死亡率的相关。超声有心脏变化的 31％ 有 VLP，而超声心脏正常的为 9％（P < 0.003）。133 例有 106 在随访中死亡，其中 34 例为非心脏性猝死，33 例为急性猝死，异常超声及 SAECG 可预测所有心脏性死亡（P < 0.0001），及心脏性猝死（P < 0.0001）。异常 SAECG 是超声心动图异常病人的猝死预测指标（P < 0.05）。

SAECG 应用 XYZ 导联，高通滤波为 25Hz。作者采用的 SAECG 阳性标准为 QRS-D ≥ 115ms，RMS < 25μV，LAS > 38ms。这些病人有心脏超声变化的为 58％，但活检中有 90％ 心脏已受累。而超声正常者 SAECG 很少有异常，说明 SAECG 只有在心脏病变已出现传导延迟，心脏超声已见室壁增厚等才出现阳性。但其预测猝死及预测死亡的价值很高。

5. 右室室性心动过速

Mehte（1996）观察心电图示右室性室性心动过速。如 SAECG 阴性认为是特发性室速，如异常 SAECG 认为是右室疾患，尤其是右室发育不全。作者报导 10 例诊断为心律失常性右室发育不全，均有持续性室速，无冠心病，12 导心电图 QRS 时限 ≤ 110ms，SAECG 用时域分析，超声用二维，在右心室流入道右室中部，及右室流出道不同水平测定其心脏直径，SAECG 与超声用直线相关分析。9 例有异常 SAECG 与中部超声直径有相关性，与 QRS-D 相关最有意义（P < 0.001），LAS 次之（P < 0.001），RMS_{40} 最差（P < 0.05），但 SAECG 与流入道及流出道的直径并无相关。

（四）心房晚电位

阵发性房颤可能是永久性房颤的先兆，但尚无确切的证据可预测其发展至永久性房颤。Abey（1997）观察 122 例房颤，测定信号平均心电图（PSAE），超声心动图，24hHolter 监测。PSAE 的阳性标准为 Ad（P 波时间）≥ 145ms，终末 30ms（LP_{30}）< 3.0μV。其中 23 例（19％）有异常 PSAE，随访 6 ± 12 个月，10 例（43％）发生永久性房颤，而 PSAE 阴性的只有 4％。

参 考 文 献

1. Zimmermann M, et al. Long-term prognostic siginficane of vertricular late potentials after a first acute myocardial infarction Am Heart J, 1997, 134：1019-1028

2. Dubrey SW, et al. Signal-averaged electrocardiography in patients with Primary amyloidosis Am Heart J, 1997, 134：994-1001

3. Ehlert FA, et al. Evaluation of P ware signal-averaged electrocardiographic filtering and analysis methods. Am Heart J, 1997, 134：985-993

4. Mehta D, et al. Value of quantitative measurement of signal-averaged electrocardiographic variables in arrhythmogenic right ventricular dysplasia; Correlation with echocardiographic right ventricular Cavity dimensions. J Am Coll Cardial, 1996, 28：713-719.

5. Michaelides AP, et al. QRS Prolongation on the signal-averaged electrocardiogram versus ST-Segment changes on the 12-lead electro-

cardiogram. Which is the most sensitive electrocardiograplie marker of myocardial ischemia? Clinical cardiology, 1999, 22: 403-408

6. Banasiak W, et al. Effects of amiodarone on the p-ware triggered singnal-averaged electrocardiogram in patients with paroxysmal atrial fibrillation and coronary artery disease Am J Cardialogy, 1999, 83: 112-114

7. 李晶洁, 曲秀芬, 张卓琦. 长短-普通心室晚电位的对比及其重复性研究. 中国心脏起搏与心电生理杂志, 2002, 16 (2): 125-127

8. 李晶洁, 曲秀芬, 黄永麟. 短暂心肌缺血过程中心室晚电位的动态变化. 中国心脏起搏与心电生理杂志, 2002, 16 (3): 234-236

9. 李晶洁, 曲秀芬, 黄永麟. 动态长短晚电位监测判断心肌梗死再灌注的临床研究. 中华心律失常杂志, 2002, 6(3): 150

第72章 体表心电位图

Body Surface Potential Mapping

杨 钧 国

体表心电位图也称体表电位图（body surface potential mapping；BPM），是在体表采用多个单极电极，同时记录各电极在心动周期各时程某一瞬间电位，以某种图形显示心电活动在体表空间分布的技术。如以等电位线图显示，则称为体表等电位图（isopotential map），是最常用的显示方法。BPM 如无特别说明，则为体表等电位图。应用不同的计算程序，还可用等积分线图（Isointegration map）、偏差电位图（Departure map）等来表示。

虽然 BPM 和常规心电图和心向量图都是心电电压和时间的函数，但由于 BPM 是从体表大区域记录的近似全部心电变化，故能获得常规心电和心向量图不能获得的重要生理和临床诊断信息。BPM 也是记录、显示和分析心电场体表变化的惟一方法。BPM 和常规 12 导联心电图、心向量图的比较见表 72-1。

表 72-1　BPM、12 导联心电图和心向量图比较

BPM	12 导联心电图	心向量图
诊断心脏激动起源部位敏感性高	敏感性低	不能诊断激动起源部位
体表取样范围大	局限于心前区取样	采用 3 个向量电极取样
强调心电场的空间分布特点	强调心电强度时间关系	强调心电方向时间关系
能建立数学模型，解释心内激动情况	不能建立数学模型	只能用单个偶极子模型解释图形

一、基 本 原 理

激动波在心房或心室中传播时，产生的生物电流分布到全身，同时亦在胸腔体表得到反映。图 72-1 显示了电流线流经胸腔体表的区域。激动波从兴奋区薄层心肌组织向静止区心肌扩散。假定激动波阵面由均匀的等量的偶极子层构成，偶极子电轴处处垂直于波阵面，并假定各部位组织的阻抗是均匀的。电流经波阵面的前面，由兴奋区流向静止区，并经胸廓和背部流入波阵面的后面。如在体表采用多部位电极观察，能发现电流经体表某处流出，而经某处流入体内。图 72-1 中显示电流线经 A 点流出并分歧，胸廓外部指向 B 点，在 B 点再次进入胸腔内，最后抵达波阵面的后面。图 72-2 显示 A 点和 B 点的胸腔体表的电位最大和最小区，简称最大和最小。右心室和左心室同时有几个激动波传播时，可在体表同时显示几个最大和最小。

当激动波从心内膜面扩散抵达心外膜面时，波峰前面就会出现一个电的空穴区或"窗口"，通过这个"窗口"，电流返回心脏。此时相应的体表部位出现一个最小区，称为心室突破（breakthrough）。由于右心室壁较左心室壁薄，激动波首先抵达右心室心外膜表面，故一般总是表现为右心室突破。

同样，如部分心室壁因缺血、梗死等不能被激动，则激动波峰前同样会出现一个"窗口"。在相对应的该部位心肌体表，也会出现一个新的电位最小区。

这些心电活动在体表分布和时间次序上的特点，常是发生在常规 12 导联未探查的部位。因此，在常规心电图上往往被忽略。

目前已积累了不少动物及临床研究数据，得以建立一系列计算公式，从体表电位图计算出心外膜电位图，甚或一些心内电位分布的情况。

体表电位分布和心内激动波的关系是十分复杂的。体表电位分布和激动波峰的数量、部位和胸腔的几何形状有关，这些都是在解释和分析 BPM 时必需考虑的因素。

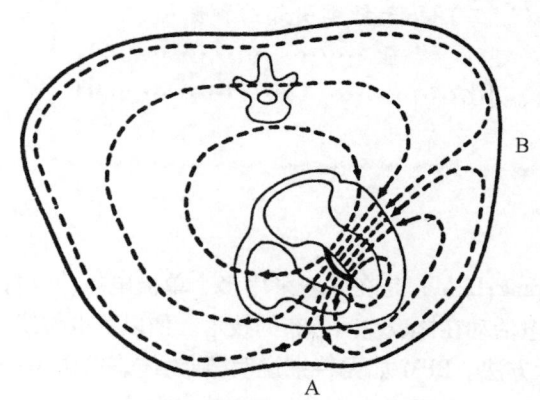

图 72-1　胸腔横剖面
示由右向左的室间隔激动波（粗黑线所示）引起的电流线分布。A. 为电流线流出处；B. 示电流线由胸腔体表返回胸腔处，位于激动波的后方

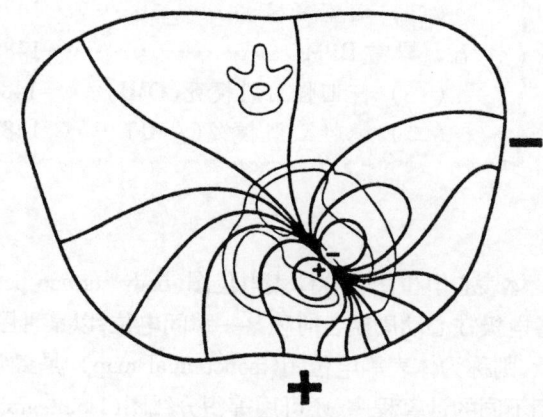

图 72-2　为左图同一胸腔剖面
+ 为体表电位最大区，即上图中的 A 点所在；－ 为电位最小区，即 B 点所在

二、简　　史

Waller 等在 1889 年第一次发现，采用 10 ～ 20 个电极，在体表记录到的电位分布，与在心脏表面录得的极其相似。1951 年 Nahum 等首次报道了人心动周期不同瞬间的体表等电位线分布图，他们发现体

表等电位分布，远比采用等值偶极子模型测得的复杂，但他们没有注意到同时出现的几个电位最大和最小的存在。1960—1963 年 Toccard 等描述了狗和正常人体的心室激动时的实时电位分布，并清楚显示了在 QRS 时程内，在体表陆续出现几个电位最大和最小，并认为精确测定体表电位的最大和最小部位，能反映激动波在心室的部位。Toccard 等的工作为现代 BPM 技术的发展起了奠基性的作用。1971 年 Speach 和 Barr 等提出体表电位图上的正性和负性电位区，直接和心脏内的主波阵面部位和面积有关。

近 30 年来大量的实验和临床研究使 BPM 技术取得了长足的进展。已经证明，体表电位图能可靠地对单个心脏激动源定位，如心房起搏刺激，实验性成串快速刺激（burst）等。对多个同时发生的动作电位，如空间相隔一定距离或传播方向不同，BPM 同样亦能检出并作出诊断。

目前 BPM 的主要临床应用为：

- 心肌梗死：急性或陈旧性，12 导联 ECG 正常或不正常。
- 心肌缺血的部位。
- 运动试验。
- 房室旁路定位。
- 心室肥大。
- 室内传导障碍。
- 室性心律失常。
- 晚电位的检出和定位。
- 长 QT 间期综合征。
- 溶栓后 ECG 改变部位。
- 心脏移植后监测。

随着记录技术及计算器性能的改进，自动记录分析 BPM 仪已能方便地应用于临床。可以预见，BPM 技术的应用将会有更广宽的前景。

三、方　法　学

（一）导联系统

BPM 能记录和分析体表心电位分布情况，和常规心电图和心向量图不同，需要在体表广泛部位取样。BPM 最初用于实验室研究，未能形成统一的导联系统，各实验室在电极数量和放置部位上都有很大差异。随着技术的发展和方便临床的应用，目前基本上形成了两大导联系统：全导联系统和简易导联系统。

1. 全导联系统

一般在体表放置 128 ~ 242 个电极。在胸骨切迹至脐部均匀地横列和纵排，横列数和纵排数一般均为双数，后背部取样数减少，横列和纵排数均减半。前胸部自右腋中线至左腋中线设 8 列。自胸骨切迹到脐腹部设 9 排，列距 3 ~ 3.5cm。后背部列距 5 ~ 5.5cm，排距 3 ~ 3.5cm 或 5 ~ 5.5cm。有的在双肩部各设 1 ~ 2 个电极（图 72-3）。

一般采用银-氯化银电极，直径 8mm。采用特制的宽胶带，在相应点打孔，在需要安置电极部位插上电

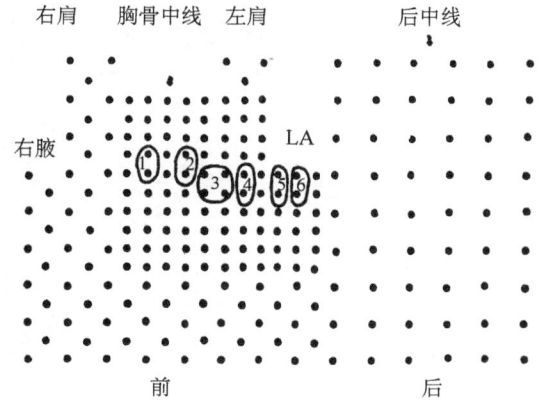

图 72-3　前胸和后背电极图

电极部位以黑点表示，电极间距为 3cm 或 6cm，最上边和最下边电极距离为 48cm；黑圈代表胸前导联 V_1 ~ V_6

极，固定在胸廓部，即可简便迅速地用于临床检查。各电极均以 Wilson 中心作为参照电极，故均为单极电极。

2. 简易导联系统

在 BPM 研究初始主要应用全导联系统，因为当时尚不了解详细的心电空间分布特性。随着该技术应用的进展，通过全导联系统资料的分析，并依据数学原理测算，证明在大多数情况下并不需要全导联取样，这样就形成了目前的简易导联系统。实验和临床研究证实，简易导联系统同样能正确反映体表分布特点。一般简易导联系统取样点均为该区域最大电位峰值点。为判断一个导联系统的可靠性，目前简易导联系统一般均设立一组误差标准。常用的为均方根值误差（rms error）、相关系数（correlation coefficient；cc）、峰值误差（peak error）、平均距阵误差（mean squared error）等。简易导联系统一般为 32 个电极排列，电极放置部位如图（72-4）。图 b 为后背部不设电极。a 和 b 两者在电位图上有小的差异但非常近似，故图 b 的安置方式更方便于临床应用。

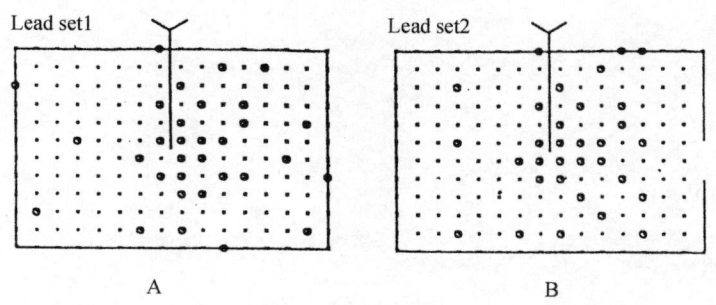

图72-4 简易导联系统

A. 为 I 型，后背有 6 个电极；B. 为 II 型，后背不设电极

（二）记录技术

通用的 BPM 记录仪如图 72-5 所示。全部单极电极以 Wilson 中央端作为参照电位。以每秒 500～1000 次取样速度，自动同步记录全部电极的心电信号，同步输入主机。经 A/D 转换，将电压信号转换成数字信号并编码，数字化的模拟信号编码成 8bit 字节，和微机连接。所有模拟信号再经 D/A 转换成电压信号后，在显示仪上显示，以便了解记录图形的质量。如记录图形经人工判定通过，则全部资料储存在磁带或磁盘上，供分析和保存。

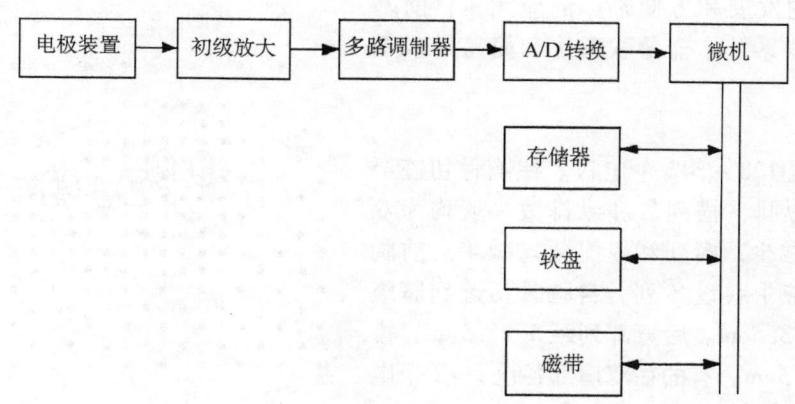

图72-5 体表等电位记录仪示意图

1. BPM 记录仪的软件系统

微机的专用软件系统对资料进行系统分析和绘图。在绘图仪上按操作者需要，自动绘制出心动周期任一瞬间的体表电位图，一般包括等电位线图，最大和最小移动轨迹图，某一部位的时间-电压标量图等，以及相应的数学统计处理结果。也可按需要绘制成等积分线图或偏差图等。

2. BPM 仪的取样速度

取样速度主要取决于微机存储量及计算速度。大存储量和高速微机能保证242个导联在1~2ms内同步取样一次。一般为每2~5ms取样一次。目前要求取样速度不小于2ms，否则图形易失真。

3. BPM 仪的技术问题

BPM 和其他心电图仪相似，主要存在三个技术难点：信号/噪声比，同步增益和基线干扰，但要求更高。

同步增益一般采用多路调制器及新型的带取样及保持电流和频率响应特性的前置放大器，可妥善解决。能保证在一定电压值范围内（一般为 +300μV ~ -300μV，±10 标准误）的电压信号经 A/D 转换，过高的电压振幅则采用对数处理。

信号/噪声比是较大的难点。信号/噪声比如过低，则在 P，PQ，ST 时段内，常能引起一些假性的最大和最小，而造成 BPM 的误读，导致错误的结论。目前采用新型的数学滤波器可明显改善仪器的信号/噪声比。在一些病例还可采用特殊设计的缓冲储存器，用信号叠加技术解决难以消除的噪声，使仪器性能更优良。也可经快速傅立叶变换等软件程序来解决。通过这些处理能使仪器的信号/噪声比达到满意的效果，假性的最大和最小消失，保证 BPM 的可靠性。

基线干扰则是更困难的技术问题。理想的基线应是在心动周期各个时程，每个导联在心脏等电位时，均应是零线。在心率较慢时，UP 或 TP 段可做为基线。但在快心率时，因为 P 波常重叠在 Tu 波上，而引起基线功能性倾斜。此时，如 Ta 波不明显，PR 段是惟一可取作基线的。一些高级的 BPM 仪则采用曲线滤波技术，能自动校正移动的非线性的基线摆动，使基线平稳显示。这个技术已被成功地运用于运动 BPM 记录。运动时的基线变得非常平稳和清楚。

（三）显示和分析技术

从体表多电极采样得到的信号，经上述各种预处理技术后，电压信号经 A/D 转换转变成模拟数字信号并编码，进入微机。目前已开发出多种 BPM 专用软件系统，对数据进行自动分析处理，并能按要求显示多种类型的 BPM 图，常用的显示形式如下。

1. 等电位线图

这是最常用的显示方式，即以体表电位相等的各点连线，符合标准的等电位图应能显示出最大、最小、鞍、伪足、切迹等要求。如取样点太少或取样时间间隔过长，则不能显示等电位图上应出现的这些特征性图像。另外一般还应有最大和最小的移动轨迹图及所需的各种数据的统计资料等。

2. 等积分线图

是体表电位的时间积分图。通过特定的软件设计，微机自动计算出所需心动周期某一时段，每个电极点上所有瞬间动作电位值之代数和，并乘以采样时间，得到电压时间积分值（以 μVs 表示）。以相等积分线制图。

利用这个方法，能达到压缩大量资料的目的，只需用几幅图就能显示出心动周期各时段（QRS，ST-T，QRST，或其他所需时段）的体表不同部位电位分布情况。利用这个技术，还能计算出在临床上相关的一组个体的平均等积分图，如图72-6显示一组男性和女性正常个体各个时段的平均等积分图。

3. 偏差电位图

代表被测个体和相应的正常人群平均电位图之间体表电位的偏差程度。通过微机自动计算出每个电极在每个瞬间的电位值和该点正常个体平均电位值之差，取95%可信限（±2SD）为正常。利用这个技

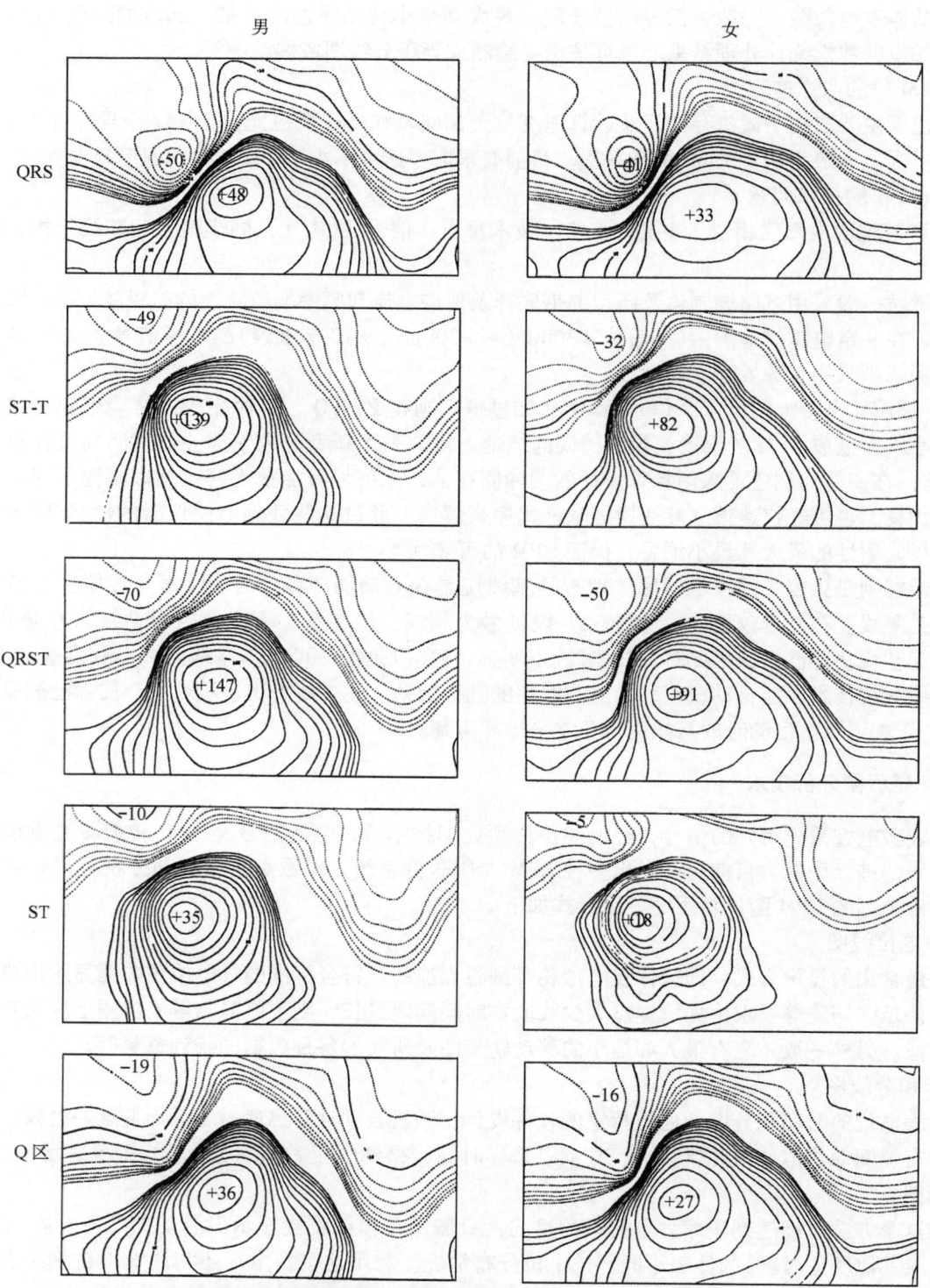

男　　　　　　　　　　　　　　　　女

QRS

ST-T

QRST

ST

Q区

图72-6　40例正常男性和15例女性的 QRST 时段平均等积分图

ST 时段为 ST 段最初3/8 处，Q 区为 QRS 间期的最初1/2 处，数字代表最大和最小的平均值（μV）

术，能迅速检测出被查个体异常电位图的时段和部位，有助于克服因个体正常差异造成的诊断困难，并能对异常时段和部位作更深入地检查。

四、正 常 BPM

近年来世界各地的研究者，对正常人群进行了众多的研究，记录新生儿、婴儿、儿童及不同年龄组和性别的成人 BPM。对 BPM 的正常分布及个体差异均有了统一的认识。

(一) 心房激动和复极

1. 心房激动时的 BPM

心房激动开始时，在右锁骨下胸骨锁骨结合点附近，或在右乳区出现电位最小。有的个体则不出现明显的最小，而仅有一广泛的负性低电位区，一般位于后背上方和右胸。随后最小稍向下移。

在心房激动起始时段，最大起初位于右乳下区或胸骨下区。随后最大左移，通常达左乳区及左胸侧壁，有些人可抵达后背。在最大左移时，有时在左侧壁可出现第 2 个最大。最大从右向左移动，反映激动波峰从右心房移向左心房的过程(图 72-7)。

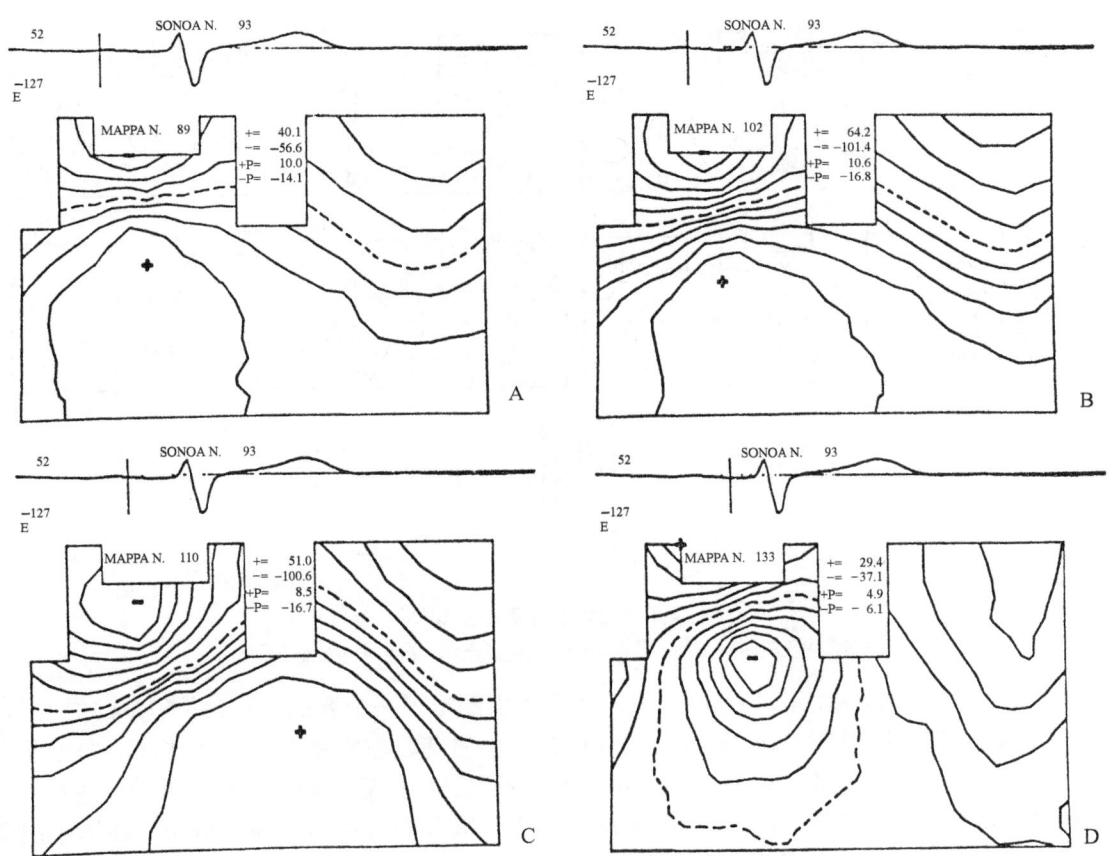

图 72-7　正常心房去极化和复极化的等电位图

每幅图上方心电图上的垂直线代表该图的时段；由 A 至 D 的时间间期为 88ms；虚线为零电压线；＋和－代表
最大和最小电压值；＋P 和－P 代表电压正区和负区，每条等电位线之间的电压差值(mV)

2. 心房复极时的 BPM

心房复极时段的 BPM 和激动早期相似，但极性相反，最小一般位于胸骨和左乳区，而最大则位于右肩(图 72-7)。这些发现表明复极化过程和去极化相似，首先去极化的部位则首先复极化。

图 72-7，正常心房去极化和复极化的等电位图每幅图上方心电图上的垂直线代表该图的时段。由 (a)至(d)的时间间期为 88ms。虚线为零电压线。+ 和 - 代表最大和最小电压值。+ P 和 - P 代表电压正区和负区，每条等电位线之间的电压差值(mV)。

(二) 心室激动

成人、儿童和婴儿心室激动时的 BPM，已有大量的研究报导，对各自的特点有了较充分的了解。

1. 成人心室激动时 BPM

在 QRS 起始，左胸上部或胸骨中部出现一个最大，最小则位于左胸下侧壁或后背部(图 72-8)。这和室间隔激动相关，此时室间隔激动由左向右的向量占主导地位，同时可能有右心室游离壁激动参与。然后，最小移至后背。约 25% 的个体最小的迁移是非连续性的，在左侧壁初始最小区消失前，在后背区又出现一个最小。在这部分个体，在 QRS 开始后 15~20ms 时段，可同时出现两个最小。最小区随后移向右肩，最后出现在右锁骨区(图 72-8)。有些个体最小最后移向背部和右腋区，这在电轴左偏者中多见。与此同时，最大下移到左乳区(图 72-8)。这些变化都反映激动从心内膜面向双侧室壁传播，平均向量从基底部指向心尖。

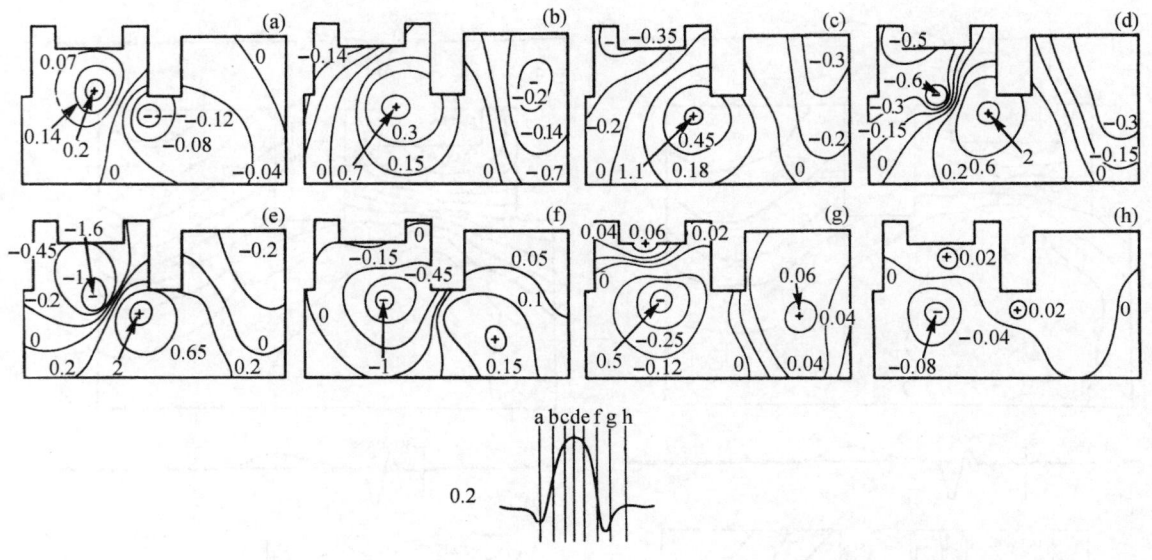

图 72-8 正常心室激动的 BPM
每幅图代表的时段，在下图心电图上的垂线表示；数字为电压值(mV)

在此之后，在 QRS 波起始后 14~44ms 时，在胸骨中部出现一个新的最小(约 60% 的成人)，这是右心室突破在体表的表现[图 72-7,图 72-8(d)]。因为右心室壁较左室壁薄，激动波从心内膜面抵达心外膜面的时间，一般右心室较左心室短，故易出现右心室突破。此后，胸骨部和右锁骨区的最小迁移合并成单一的宽广的负性区(图 72-8)。在约 40% 的个体中，胸骨中部不出现新的最小，亦即未出现右心室突破的表现，而锁骨区成为一负电位值区。

最后，在 QRS 开始后 20~30ms 时，最大移向左胸侧壁和背部。约 78% 的成人这时在胸骨上区出现新的最大，其中大多数个体是在脊背部最大未消失时出现的，两个最大的重叠时间为 10~30ms。BPM 的这些表现，很可能是反映有两个分离的激动波在心脏内传播。脊背部的最大与心室后底部激动有关，而胸骨上部的最大与室上嵴和肺动脉漏斗部的激动有关。两个最大之间的时间关系反映了心室最后激动部位的时程。

在心室激动期间，体表电位的最大和最小迁移轨迹图为图72-9，该图有助于了解体表电位极值在体表的正常分布情况。

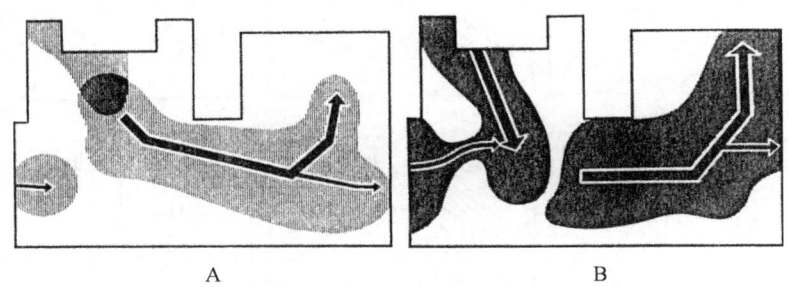

图72-9 50例正常人QRS时段的最大(A)和最小(B)的迁移轨迹图，箭头为最大和最小主要迁移方向

一组50名正常人(18~55岁)的最大峰值平均为34.6±0.8mV，发生在心室激动开始后25~48ms时段。最大位于左乳区时，其峰值电位为0.8~3.5mV(平均2.1±0.1mV)。最小的峰值绝对值平均为42.7±0.9mV，发生在心室激动开始后29~59ms时段。最小位于胸骨部位时，峰值为-0.8~-2.8mV(平均-1.81±0.04mV)。

Green等报道一组大样本正常人群(1113例,10~80岁)的BPM情况，以了解性别、年龄和体型对BPM的影响。发现心室去极化时体表电位值，随年龄增加而减少。10~40岁年龄组，体表电位分布基本无变异。>40岁组，早期的负性电位区分布更广，可超过右胸范围。在相同年龄和体型者在男女性别之间，体表电位值和分布无明显区别。

2. 儿童去极化时的BPM

在儿童，BPM的主要特点和成人所见相同，但亦有一些差别。如心室激动后期胸骨部的最大，仅在少数儿童中出现。终末最大可位于右前上部或前上部或右后部，这可能提示心室的终末激动，在儿童可发生于右心室流出道、室间隔上部或左心室后基底部。

3. 婴幼儿BPM

在新生儿，由于新生儿心脏仍是右心室占优势，故初始最大并不像成人那样向左和背脊部迁移，而是向右迁移至右前胸部。直至QRS后半时段，最大始终停留在右胸部。最近有一组自新生儿至1岁的婴幼儿的追踪观察报道了心室激动和复极时，体表电位的进行性改变。发现新生儿至1~2个月龄时，QRS初始最大移向右胸，并始终停留在右胸。至12个月龄时，出现两个起始最大，一个移向右胸，另一个移向左胸。至9~12个月龄时，起始最大移向左胸，右胸最大则未出现。

在复极化时，这种随年龄变化的改变，亦同样发生。可见，随年龄增大，左室逐渐占优势。因而去极化和复极化时，最大的右移情况进行性消失。

(三) 心室复极

心室复极电位起始在QRS波群的终末部，和去极化电位在时间上有重叠。重叠时间为12~18ms，青年重叠时间最大，随年龄增长而减小。复极电位初始信号是左前胸出现的最大，有的则在左腋区出现，但很快移向胸骨区(图72-10)。在复极初始时段，最小因电压值过小常难以确定。大多数个体在最大周围出现负电位区，一般多见于前下部、左侧壁和后背部，至复极开始50ms时段，复极电位分布情况才容易被识别，因为此时去极化电位已消失，而复极电位值增大。

从ST段起始至100~150ms时段，大部分个体的负电位区在右肩，右肩胛部和胸骨上部。少数个体位于右锁骨区。

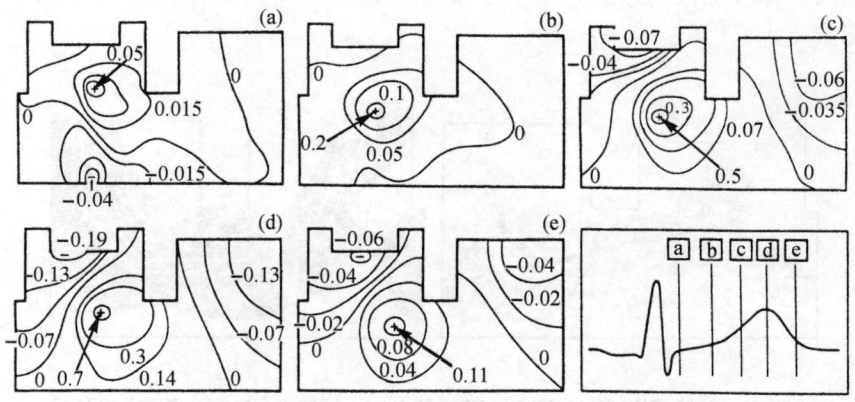

图 72-10　正常心室复极 BPM

右下角的心电图上的垂线，代表各图的时段；数字为电压值（mV）；

复极电位最大和最小的峰值电位值分别为 0.80 ± 0.03mV 和 – 0.33 ± 0.01mV

在 T 波时段，最小始终在右锁骨或右肩胛区。最大则位于心前区。在 T 波时段电压值改变较小。

在上述 Green 等的大样本个体研究中，ST-T 电位，男女个体均随年龄增长而减少。女性个体中最小区分布更广，可超过心前区。女性的 T 波电位振幅较男性的高。

U 波时段的 BPM 也可被录得。除部分病例因 U 波电位太小而无法测出外，大多数成人和儿童的 U 波电位均能被检测。正性 U 波电位位于左胸侧壁和前壁的宽广区域。大多数个体的最大位于心前区，亦即 T 波时段最大的部位，少数则位于 T 波最大区的右侧。U 波最大峰值为 30 ~ 140μV。仅在少数个体中，能清楚显示负性 U 波，负性区一般位于右肩及右肩胛部，负性峰值为 20 ~ 50μA。

五、异　常　BPM

（一）陈旧性心肌梗死（OMI）

1. 前壁 OMI

前壁 OMI 患者的 BPM 之最大特点（图 72-11，图 72-12）是在去极化初始出现的最小，在 QRS 整个时程中，持续滞留在前胸壁。在正常个体则常迁移至左侧壁和背脊部。在去极化初始时段，最小开始出现的部份则仍是正常的，有的则可超出正常部位而位于心前区。最小的峰值绝对值为 1.06 ~ 4.77mV（平均 2.78 ± 0.37mV），显著高于正常组（P < 0.01），持续存在于前胸壁的负性区，是位于其下部位的心室壁梗死的反映，因而该区域无心脏去极化电流抵达体表。

前壁梗死的 BPM 每幅图的时段在图 72-12 中以垂线表示。

在 QRS 初始时段，最大位于正常范围内，但随后最大的迁移轨迹则明显异常，因为正常迁移途径（左侧壁）已被最小占有。在 QRS 起始后 30ms 时段，最大不是正常地移向左侧壁，而是上移指向颈部，然后指向左肩胛部，最后抵达左腋区。另一些病例则移向前胸下部，最后抵达左腋区。最大迁移的这种变异，可能和梗塞范围或局部解剖变异有关。在去极化的以后时相，最大位于正常范围，最大的峰值明显低于正常组（平均 1.29 ± 0.23mV，P < 0.01）。且最大的峰值电位发生时间较正常晚，一般发生在 QRS 初始 30 ~ 60ms 时段，平均 41.8 ± 2.6ms（P < 0.01）。

前壁 OMI 的复极电位，在 ST 段时相内，无明显异常，除非常规心电图上显示有心肌缺血。

在 T 波时段，电位最小通常出现在左乳区或左乳下部，这个分布是异常的。在一些病例，在此时段胸骨上部（该时段最小应正常出现部位）可同时还存在一个最小。T 波时段心前区出现的异常最小，反映

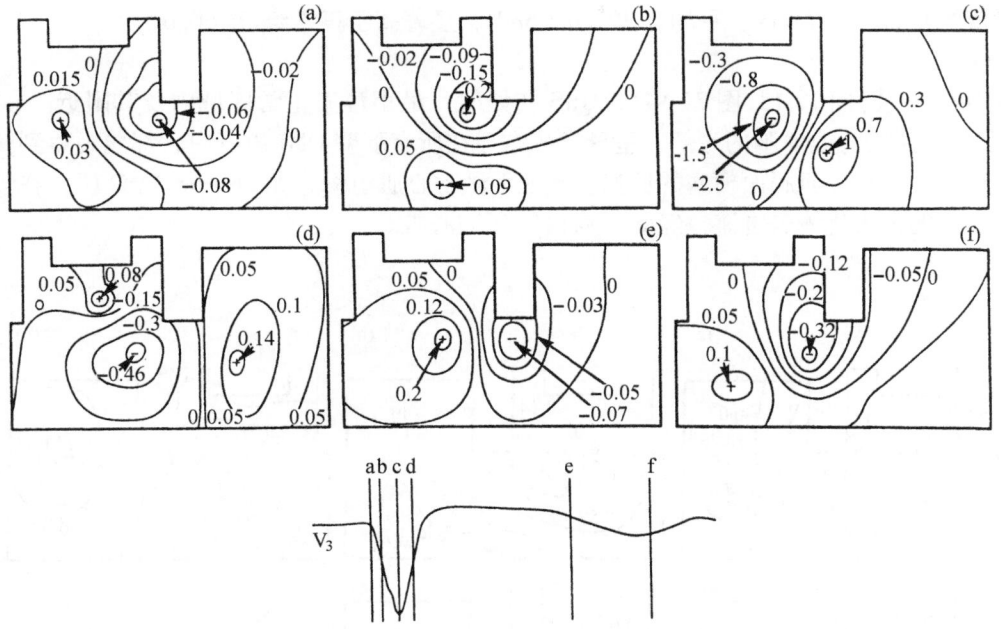

图 72-11　前壁梗死的 BPM
每幅图的时段在下图中以垂线表示

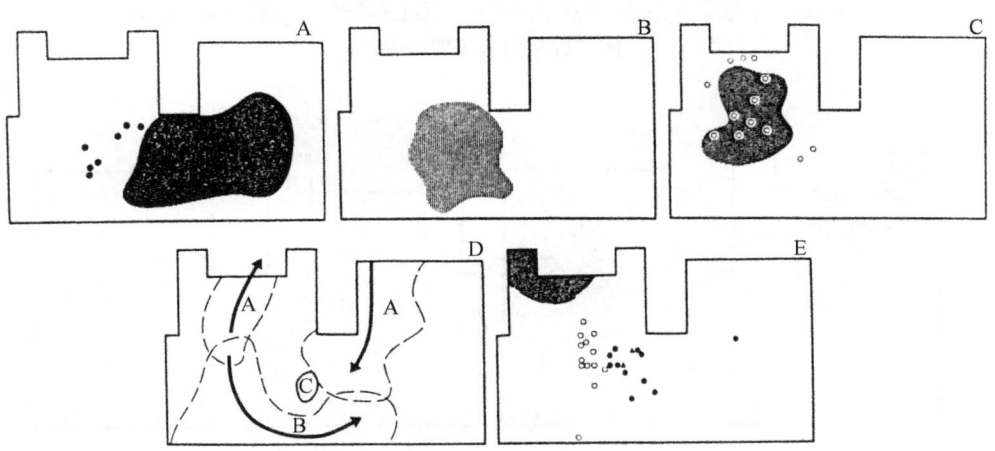

图 72-12　13 例前壁心肌梗死的最大和最小及其移动轨迹图
A. 示在 QRS 最初 10ms 时段，13 例患者（以黑点代表）和 50 例正常人（以黑区代表）的最小分布图；B. 示整个 QRS 时段内 13 例前壁心肌梗死者的最小分布图；C. 白圈代表在心室激动时 13 例患者的最大，黑区代表正常人群；D. 图中 A 为 7 例、B 为 4 例病人在 QRS 最初 30ms 时段最大移动轨迹，C 为 2 例最大停留在该区；E. 示复极时最大（白点）和最小（黑点）分布，有 2 例（△代表）位于正常区域内

了该部位下部的心室壁梗塞，不能形成复极电流，而周围未受损区的体表复极电流，经此区返回心脏，类似一个吸能漏斗，而在体表形成新的最小。

在 ST-T 波连接时段，出现复极的最大，位于前胸壁的正常分布区。在 T 波后半时段，大多数病例该最大移向左下，这在正常个体中未见。

复极电位最大的峰值为 0.13~0.92mV，平均 0.32±0.06mV，显著低于正常组（P<0.01）。而最小的峰值绝对值为 0.06~0.74mV，平均 0.29±0.06mV，显著高于正常组（P<0.01）。

2. 下壁 OMI

在下壁 OMI 患者（图 72-13，图 72-14），QRS 初始时，最小位于正常区域内及其附近。在 QRS 起始后 20ms 时段，移至后背或前胸的底部，呈异常分布。在所有下壁 OMI 患者中，都能观察到该时段位于前胸底部的最小区，是心肌膈面梗塞的反映。该区无激动心肌组织，尤如一个"窗口"，在该区周围正常心肌组织产生的去极化体表电流，经此"窗口"返回心脏。

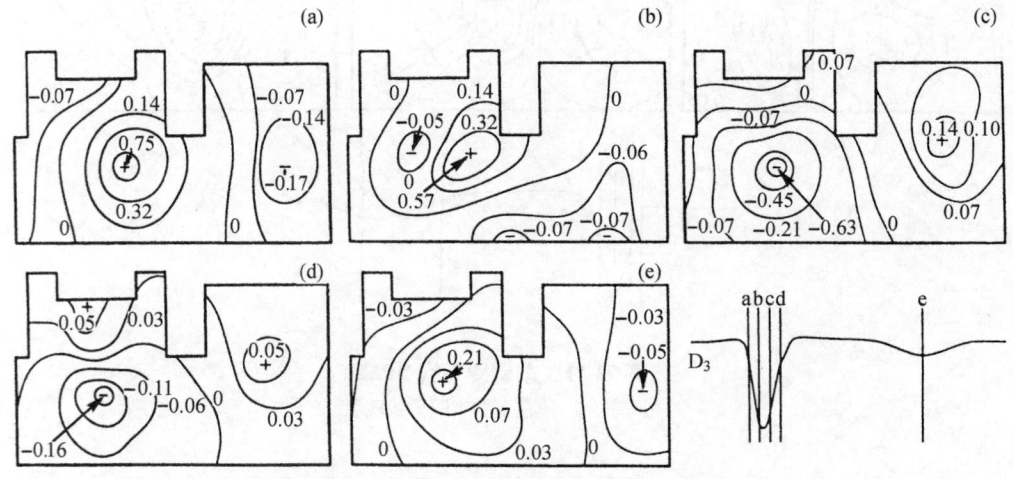

图 72-13 下壁梗死的 BPM 右下角的心电图上各垂线，代表各图的时段；
图中数字为电压值（mV）

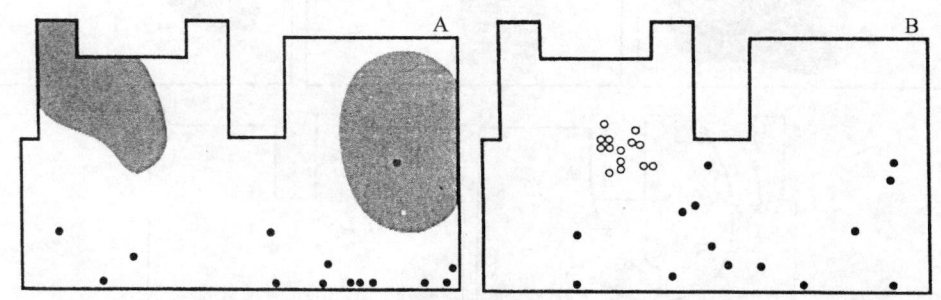

图 72-14 14 例下壁梗死最大和最小分布
A. 示在 QRS 开始 20ms 后 13 例病人最小（黑点）和 50 例正常人最小（黑区）分布；B. 示 13 例病人复极时
最大（白点）和最小（黑点）分布

在 QRS 起始后 22~42ms 时段，最小移向胸骨中部。有的病例则是在初始最小消失后，在胸骨中部形成新的最小。该时段胸骨中部出现的最小，是正常的右心室突破的反映。最小电位峰值绝对值为 0.45~1.67mV，平均 1.3±0.1mV，显著低于正常组（P<0.01）。胸骨部位最小电位峰值的降低，是因为激动波峰不能进入心脏膈面，部分负性电流经底部最小区返回心脏所致。在 QRS 时相内，电位最大的分布和峰值均是正常的。

在 ST 段开始时段，负性电位位于前胸或后背的下部，和正常相同。在 T 波时段，复极电位的最小仍滞留在胸廓下部，是膈面部位心肌梗死的反映，作用类似周围复极电流的"漏斗"。

复极电位的最大位于正常部位，在整个复极过程中，位于胸骨部或左乳区。复极电位的最大和最小的峰值分别为 0.21 ~ 1.8mV（平均 0.67 ± 0.13mV）和 -0.06 ~ -0.26mV（平均 -0.15 ± 0.02mV），和正常组无明显差异。

下壁 OMI 最有诊断意义的是 QRS 开始 40ms 时段的 BPM。BPM 检测下壁 OMI 的敏感性，在常规心电图上无病理性 Q 波者为 72%，有病理性 Q 波的为 100%，其特异性为 83%。

有多组报道比较下壁 OMI 患者的 BPM 和左心室造影所见，发现在 QRS 一定时段中，BPM 异常和左心室壁运动失调的部位和范围是一致的。

在一些下壁 OMI 伴有前壁、心尖部或室间隔等部位运动失调，而常规心电图和心向量图均无前壁心梗表现者，利用偏差 BPM 技术，亦能与单纯下壁 OMI 者相鉴别。

利用体表等电位图、偏差电位图或等积分图技术，能在常规心电图上已恢复正常或未诊断 OMI 者中，检出前壁或下壁 OMI 者。

（二）急性心肌梗死（AMI）

AMI 患者 BPM 的特点主要表现在复极时相，去极化时相和 OMI 者相似。在 70 年代，心电图体表标测方法曾被广泛用于临床。这种方法和 BPM 技术不同，是在前胸 35 ~ 70 个部位记录单极心电图，分别计算 ST 段上抬，病理性 Q 波和 R 波降低的导联数及其电压和。曾试图用此方法了解梗死范围，以及评价治疗措施对限制和缩小梗死范围的疗效。当时曾有一些动物实验资料，证明胸前单极心电图的 ST 段上移和缺血有关，引起缺血区面积改变的治疗措施，同样也反映在体表 ST 段抬高的区域上。但随后的研究表明，有许多因素能影响 ST 段抬高，如局部的心室内传导障碍，缺血区周围的心肌电生理特性变化，心肌细胞跨膜电位水平变化，自主神经张力的影响等。因此该技术尚不够成熟，不具备在临床应用的条件。随着 80 年代 BPM 技术的发展，目前 ST 段体位标测方法，在临床上已甚少应用。

前壁和下壁 AMI 复极时相的 BPM 特点是在去极化最后时段和复极电位之间有长于正常的重叠时间。在 ST-T 时段，前壁 AMI 者，出现惟一的最大电位，位于左前胸。在整个复极时相电位最大固定在左前胸，而其电位振幅进行性增加。下壁 AMI 者，则在此时段出现惟一的电位最小，位于左前上部，并滞留在该区，正性电位则位于前胸下部。

利用等积分线图显示，下壁 AMI 者，在 QRS 前半时段，负性电位区位于大部分胸廓的下部，正性电位区在胸廓的上部。而在 ST-T 时段，电位分布则与此相反，正性电位区在胸廓下部，而负性电位区则位于胸廓上部。如右心室同时受累，则复极时相的负性电位区较只涉及下壁者分布更广，抵达右前胸下部，同时下部和右侧 ST 段负性电位值更大。因此，下壁 AMI 时，BPM 能检出伴有右心室梗死者。

（三）心肌缺血

心绞痛患者在发作间歇期，常规心电图常是正常的，这可能与心电正常有关。但也可能是心电异常，但因为变化太小，常规心电图不能检出，也可能是常规心电图检查探查电极未能覆盖异常区而未能发现异常。对后两种情况运用 BPM 技术，则可能检出异常。

已有不少报道发现，典型心绞痛而静息心电图正常者，BPM 能显示复极时相的异常。在 ST-T 时段，最小分布异常，常位于左侧壁下部。最大则常是正常分布，少数可在复极开始时段分布异常，短时间内即恢复正常分布。这些 BPM 异常者，常表现为复杂的电位分布，有一个极大和极小位于正常分布区内，而同时又出现第 2 个最小位于异常分布区内（图 72-15）。并发现在常规心电图未探查到的胸腔体表部位，复极电位甚或有时去极化电位均可有异常分布。

有一组报道采用新的定量分析程序，在 ST-T 时段，实时测定胸腔体表电位的最大和最小电位及其峰值差，电位绝对值和时间的积分，该积分和该电位胸表分布面积的比值，以及正性电位总分布面积占全胸面积的百分比等。经多变量分析，发现能从静息心电图正常而伴典型心绞痛者中，鉴别出90%的心肌缺血患者。

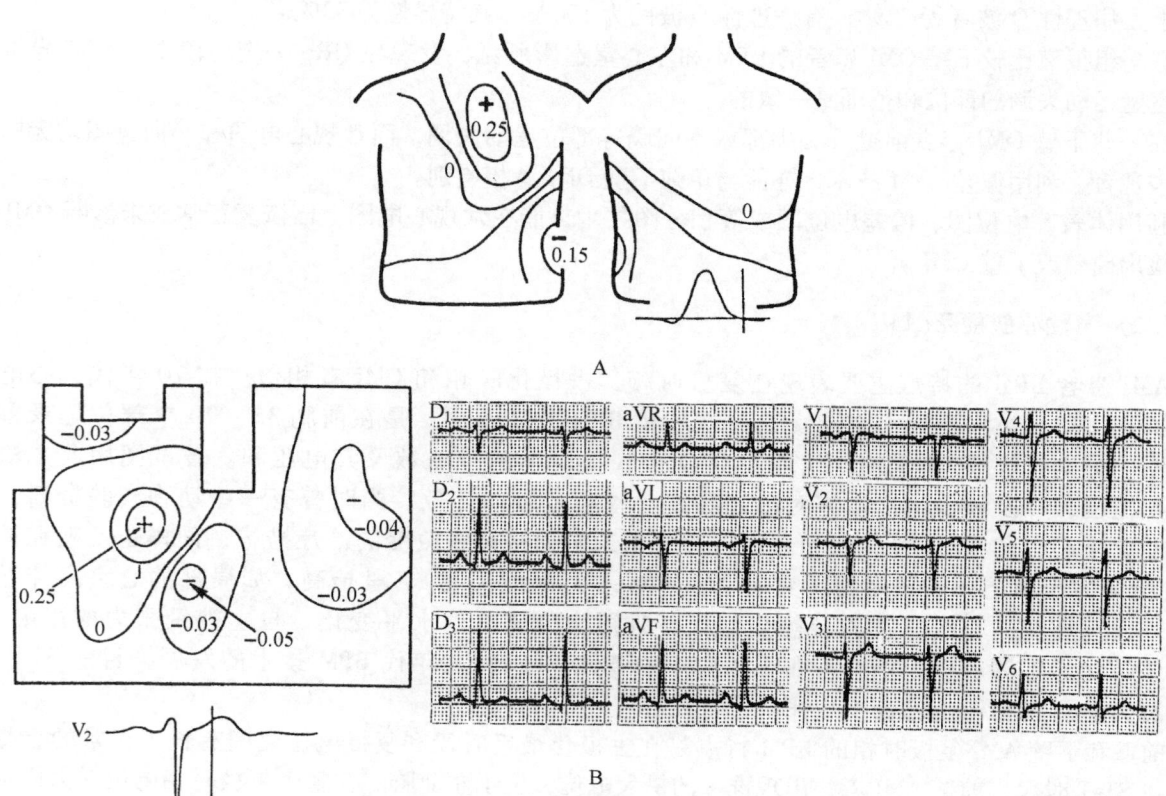

图72-15　心肌缺血 BPM 特点

A. 为心绞痛病人伴静息时正常心电图者的 BPM，最小位于左侧壁下部；

B. 为另一例心绞痛伴正常静息心电图者的 BPM，在 T 波时段有一个最大和两个最小

（四）运动BPM

运动时的 BPM 已有不少报道。目前的 BPM 技术已可成功地解决运动时干扰和基线漂移等技术问题，而能获得高质量的电位分布图。一般采用前胸的 32 个简易导联系统，或全导联系统。

1. 健康人的运动 BPM

多组健康人的运动 BPM 显示，运动能引起一系列电位分布的改变。在 QRS 初始 20ms 时段，最小仍停留在左胸下部，而静息时刻一般已移向后背。在 QRS 中段时，前胸的最大电位峰值较静息时低 40% 左右，而 QRS 间期则在最大运动量时增加 2～10ms。运动时 BPM 的改变，则更能证明 QRS 中段时段心前最大电位峰值的降低，是心室激动顺序改变所致，而不支持因为容积改变（Brody 效应）所致。

心室复极的早期阶段（ST 段前部），形成电位最小，位于左胸下部。这个最小电位在运动后短时间内，振幅开始降低。在 ST 段以后时段，左胸下部的负性电位逐渐降低，至 T 波早期则成为正性电位区。在 T 波顶部时段，运动前后和静息时比较电位分布有轻度改变。在运动后即刻，T 波电位是增高的，在运动终止后 30～90s 时达最高值。有些个例在运动后 10min 时，仍高于静息时 T 波电位峰值。

2. 心绞痛患者的运动 BPM

对伴有典型心绞痛患者进行运动 BPM 检查，发现运动能引起一些典型的缺血改变。最主要的是在

QRS 终末部以后 60ms 时段，复极电位最小位于左胸下部，峰值电位达 |−90mV| 或更多。在 25 例确诊为冠心病的患者中，有 21 例出现以上特征改变，而在正常人中未出现(敏感性 84%，特异性 100%)。约25% 病例，运动后 BPM 显示 ST 段压低最大的区域，是位于常规运动试验的导联未探查部位。可见 BPM能增加运动试验检出冠心病的敏感性。

(五) 右心室肥大

不同心脏病变引起右心室不同部位的肥厚，在 BPM 上亦各有不同的表现。正常人在 QRS 后半时程，最大由心前区移向左腋区，然后移向后背。在所有右心室肥大患者中，则都移向右胸部，但不同病因引起的右心室肥大，有各自不同的迁移轨迹。房间隔缺损时，最大移向左乳区，最后抵达胸骨上部。法洛四联症伴肺动脉漏斗部狭窄者，最大移向右侧壁。肺动脉瓣狭窄时，最大移向右前胸骨上部，类似房间隔缺损时的表现，但电压值明显增高。

在一组经手术证实的病例中，同时记录心外膜电位和体表电位分布，证明右心室肥大时 BPM 的表现和激动在右心室传播情况相一致。

房间隔缺损时，最后的心外膜电位在房间沟传播，形成右胸体表电位的最大区。右心室心外膜激动完成后，心外膜电位的激动波播散至室间隔上部和室上嵴部位，引起体表电位的最大移向胸骨上区，这是右心室容量负荷增大而引起的右心室肥厚的表现(图 72-16)。

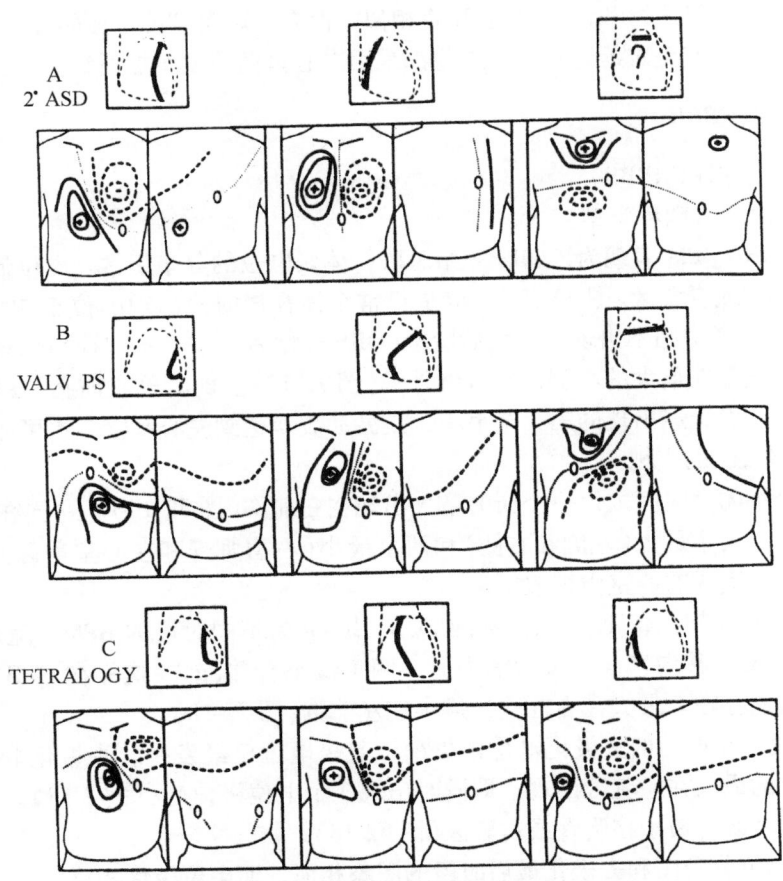

图 72-16 几种右心室肥大的 BPM 表现

A. 为房间隔缺损；B. 为肺动脉瓣狭窄；C. 为法洛四联症。

每幅 BPM 上方的方框图中，以黑线表示右心室壁上激动波的方位

肺动脉瓣狭窄时，由于心室去极化波峰最后激动右心室游离壁，引起此时段的最大位于右前胸，而最小位于左前区。最后激动波向上经过右心室流出道，导致胸骨上部的最大（图72-16）。

法洛四联症时，右心室突破后，波峰最后移向房室沟，导致最大位于右胸中下部，而最小在左前区。右心室最后去极化部位是沿房室沟的下侧壁部，引起去极化最后时段最大在右腋区，而最小位于胸骨部（图72-16）。

可见 BPM 较常规心电图更易于区分出 3 种不同病因引起的右心室肥大。右心室肥大 BPM 共同特点是 QRS 终末时段，位于右前胸的电位最大。

（六）左心室肥大(LVH)

左心室肥大的 BPM 特点是电位分布大致正常，但电位峰值和时程改变。在一组轻中度主动脉瓣狭窄伴左心室肥大病例，用偏差 BPM 技术发现，在去极化早期出现的右前胸负性电位延迟出现，在前胸上部的最大电位其峰值出现时间延迟且持续时间延长。

在一组左心室造影和 BPM 的对照研究中，BPM 最大的峰值电位和持续时间和左心室肥厚程度有很好的相关性（r = 0.85），故 BPM 较常规心电图和心向量图，对左心室肥大的诊断更可靠。

（七）心肌病

梗阻性心肌病（肥厚性主动脉瓣下狭窄）或非梗阻性心肌病伴左心室肥厚和左心室扩大病例的 BPM 都曾有报道。非梗阻性心肌病组和正常组的 BPM 相似，但右心室突破图像更明显。在梗阻性心肌病组，正性电位明显增高，右心室突破延迟发生。这些都是因左心室壁厚度增加所致。

（八）右束支阻滞(RBBB)

1. 完全性右束支阻滞（CRBBB）

CRBBB 的 BPM 表现有两种类型。

（1）典型的 CRBBB BPM 表现为，QRS 开始时段，体表电位的分布正常。电位最大位于胸骨或左乳区，最小位于左胸侧壁或脊背区［图72-17］，但是正常个体在该时段出现的位于胸骨部的最小（代表右心室突破），在 CRBBB 者中则不出现。在稍后阶段（QRS 开始后 38～70ms 时段）出现第 2 个最小且分布异常，位于左乳区，通常在最大的右侧，邻近胸骨旁（图72-17）。此时段左前胸的最大，是激动波峰在左心室壁传播的反映。而延迟出现的第 2 个最小，是激动波峰达到左心室壁，更可能是左心室室间隔或心尖区表面（左心室突破）的表现。

在出现第 2 个最小的短时间内，一个新的最大出现在右前胸（图72-17）。这样在此时段内形成了复杂的电位分布，同时有两个最大（左侧和右侧）和两个最小（右肩胛部和左心室前区），表示同时存在两个激动波，分别在左心室或右心室内扩散。

图72-17 示右束支阻滞时 BPM，a 图为标准 ECG。b～g 为不同时段的 BPM。随后，在 QRS 开始后 80ms 时段，当左侧的最大移向背部，最后消失时，两个最小合并（g）。这样在 QRS 最后时段，仅有延迟的右心室去极化激动存在。最大在右前胸，最小在左前胸（图72-18）。

在 QRS 终末时段，在最后的去极化电位消失前，复极电位已经发生。去极化电位的最大和最小指向右胸，而复极电位的最大在左乳区出现，即同时出现 3 个电位极值区（图72-18）。最后去极化电位消失，复极的最大在左乳区，最小在胸骨或右乳区（图72-18）。

在 ST-T 时段，电位分布图和去极化最后时段的图象相似，而电位极性相反。

（2）不典型的 CRBBB：在一些 RBBB 患者中，出现另一种类型的 RBBB 的 BPM。主要是在 QRS 中部时段，去极电位最大和最小的分布和上述类型不同。在胸骨区的最大移向心前区后，并不是直接移向右胸，而是又回到胸骨后，然后再移向右乳区，代替上述类型患者中出现的第 2 个最大。在该最大右移

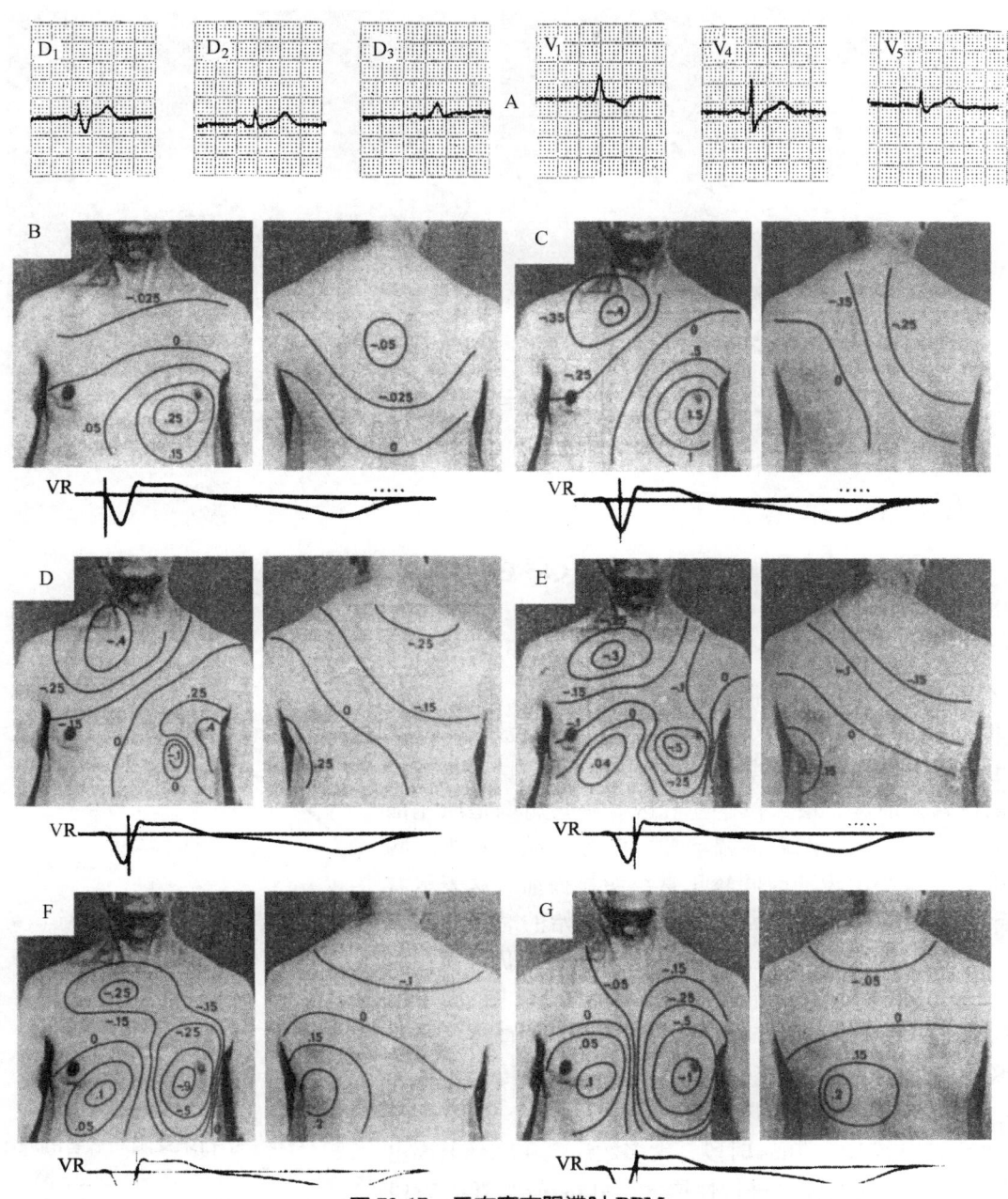

图72-17 示右束支阻滞时 BPM

A. 为标准 ECG；B ~ G. 为不同时段的 BPM。随后，在 QRS 开始后80ms 时段，当左侧的最大移向背部，最后消失时，两个最小合并 G

时，第 2 个最小并未出现在胸骨左侧，而位于左乳区并抵达左腋区（图72-19）。这种独特的电位分布和上述典型的 RBBB 不同，而形成另一类型，但其生理机制尚不清楚。

2. 不完全性右束支阻滞（ICRBBB）

在 ICRBBB 患者中，亦有两种类型的分布。a 型是同典型的 CRBBB 相似的 BPM。b 型则有不同的电位分布。代表右心室突破的胸骨区最小，发生在正常时段。在 QRS 终末时段，极高的正性电位不是位于右前胸，而是位于胸骨上部。在 b 型，右束支主干的传导可能是正常的，传导延迟发生在右束支的终末端，位于右心室壁内某些部位。可见利用 BPM 技术，能从 ICRBBB 中，区分出右心室壁终末延迟的亚组。

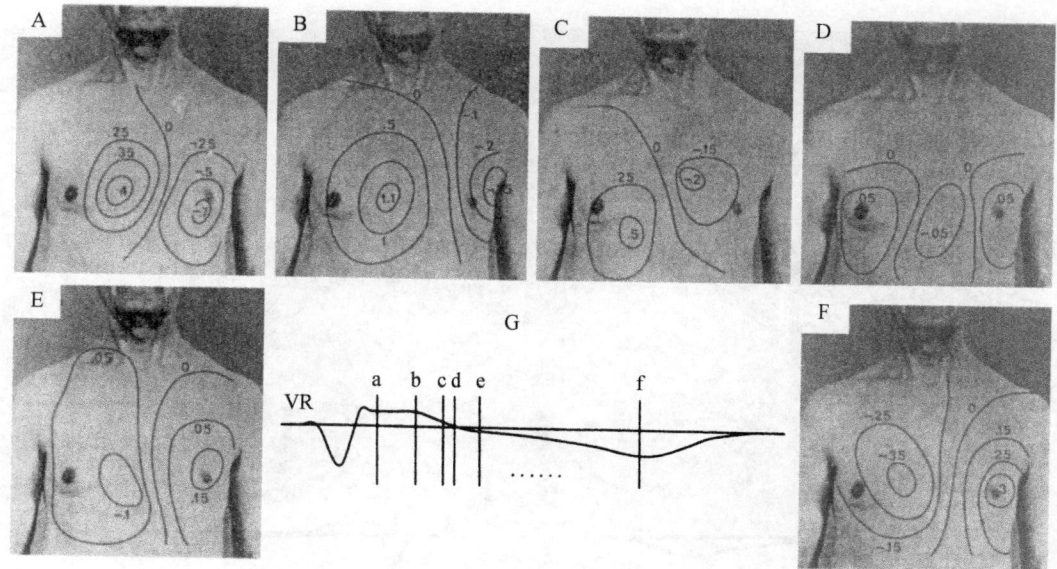

图 72-18 与图 72-17 同一患者，QRS 后半时段 A～D 和复极时段 E～F 的 BPM

（九）左束支阻滞(LBBB)

1. 不完全左束支传导阻滞(ICLBBB)

在 ICLBBB 患者中，在 QRS 开始阶段，最大位于胸骨区，最小位于右胸的前部或后部(图 72-20)。几毫秒后，一个新的最小出现在胸骨前区，最大位于左乳区。有些病例是原先部位的最小区移向此区，然后振幅增加，原有的最小消失。胸骨部位第 2 个最小出现的时间较正常组明显提前。这表示右心室突破时间提前，可能是因为心室激动开始的时间，因存在 LBBB 而延迟了。随后，最大移向左腋区，最小仍停留在胸骨中部，这种电位分布一直持续到 QRS 后半时程(图 72-20)。在这个时段，最大和最小达到峰值，正性电位的峰值出现较正常组晚。这反应去极化激动在室间膈自右向左传播，最后激动左心室壁。

在 QRS 终末前 10～20ms 时段，大多数病例在胸骨上部出现一个新的最大，其电位值进行性增大，并持续到 ST-T 时段(图 72-20)。代表复极开始的最小位于左腋区(图 72-20)，在 T 波终末时移向后背。BPM 这个时段的表现，是因为：

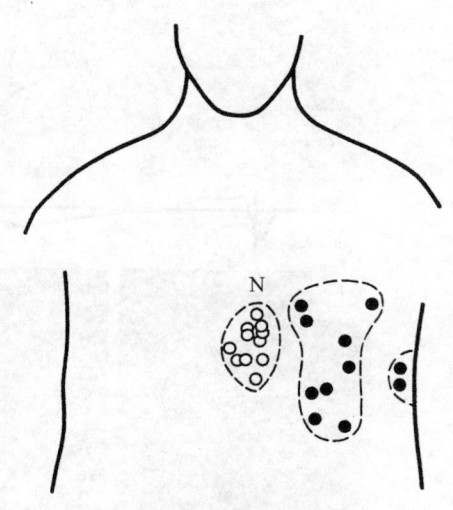

图 72-19 示右束支阻滞患者的最小分布
白圈代表正常个体右心室突破时位于胸骨区的最小。黑点代表第二个最小分布，其中有 2 例位于左腋区，电位最大的左侧

（1）在左心室去极化完成前，因为右心室首先去极化，故右心室复极化已开始，此时段的复极电位起源于右心室。

（2）在大部分复极时程内，左心室因为复极延迟，因而对右心室复极电流，产生类似电"漏斗"作用，因而在左前胸形成最小。

ILBBB 伴电轴左偏者和上述电轴正常者相比，在 QRS 后半时程，BPM 有区别。这些病例在此时段，最大不是位于胸骨区而是位于左肩部和背部，这是因为左心室基底部去极化进一步减慢所致。

2. 完全性左束支(CLBBB)

CLBBB 的 BPM 和 ILBBB 的相似，但去极化时程延长。在 LBBB 伴前壁梗死者，在 QRS 最后时段，

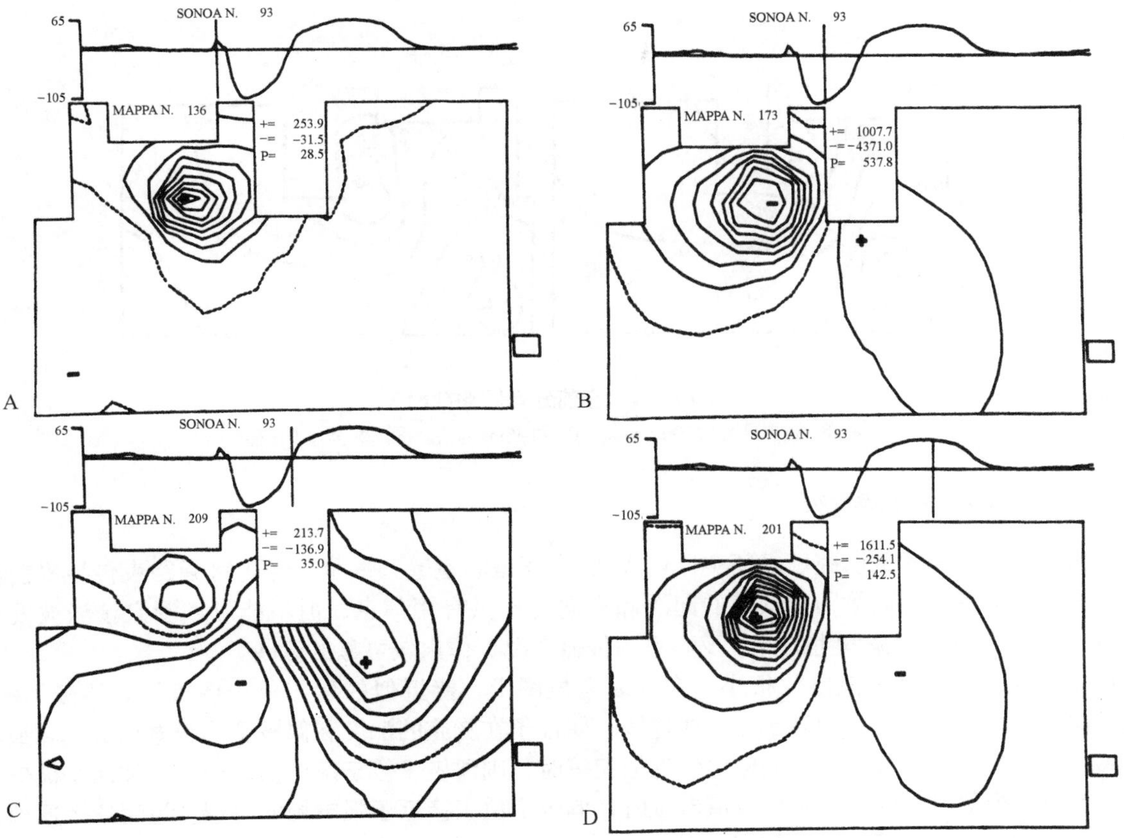

图72-20　不完全性左束支阻滞的 BPM

+和－为最大和最小的电压值（mV），P为等电位线间电压差值（mV），虚线为零电位线

前胸部心前区持续为负性电位区，这是因为左心室前底部梗死而无去极化电流所致。在 LBBB 伴下壁梗塞梗死者，在 QRS 中部时段，胸廓（左侧壁或后背）下部即出现负性区，最后移至右背部。利用 QRS T 等积分 BPM，主要依据体表电位峰值绝对值，持续时间和正性或负性电位所占胸表面积，进行多变量分析，能区别出 ICLBBB、CLBBB、LBBB + LVH、LBBB + MI 各组。

（十）左前分支阻滞（LAFB）

在不伴心肌梗死或左心室肥大的左前分支阻滞者，在 QRS 开始时段，电位分布即表现异常。最小位于胸廓上部而最大位于前胸的下部（图72-21）。经实验证明，这是去极化早期，左侧室间隔前上部位未激动的表现。

在 QRS 中后时程，LAFB 的特征性 BPM 表现为，在 QRS 开始后28～30ms 时段以后，最大始终停留在前胸或后背的顶部。最小则集中在前胸下部（图72-21）。前胸下部呈持续性的负电位，是异常的心室激动程序，主要和左心室壁前上部位去极化延迟有关。

LAFB BPM 的这些表现，和下壁梗死时有明显的区别，易于在两者间作出鉴别。尤其是在 QRS 起始后20ms 时段，下壁 OMI 者最小位于胸廓的底部，而 LAFB 者在该时段，最小则位于胸廓的顶部。随后，位于胸廓上部的最大，在有的 LAFB 病例中，如同正常组而移向后背并停留在此处。有的则从左乳区移向胸骨上部或左锁骨区。最大移向后背者，则表示在左心室的前后基底部位之间，激动的不同步程度较轻。可见 BPM 能区分出不同阻滞程度的 LAFB，或左前分支终末传导纤维解剖的个体差异。

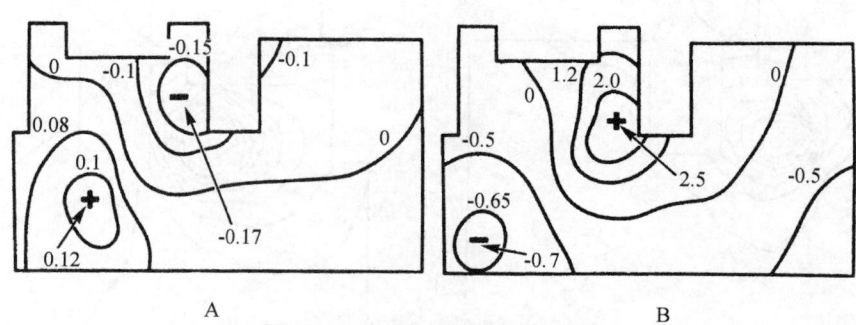

图 72-21　左前分支阻滞的 BPM

A. 为 QRS 波群开始后 10ms 时段；B. 为 46ms 时段。图内数字为电压值(mV)

（十一）WPW 预激综合征

众多的电生理和解剖研究已经证实，WPW 综合征是心室壁某部位，经房室旁路束传导提前激动所致。传统的心电图和心向量图对预激的起源和方向能提供有用信息，但不能可靠测定预激波发生的部位。BPM 技术能对预激波发生的部位及心室内传播情况，作出较可靠的诊断。

在预激时，初始的 Δ 波电位很小，在体表电位图上，能近似的看作单个偶极子。偶极子的方向，近似于偶极子体表电位最大和最小之直线连线。偶极子在胸腔的深度和偶极子体表电位最大和最小之间的距离相关。当最大和最小电位的绝对值近似相等时，则偶极子位于两极值之中点，和两个极值的距离相等。当一个极值电位强于另一个极值电位时，偶极子位于接近强电场的一端。运用这个原理，观察 Δ 波时段的 BPM，能正确确定 Δ 波的部位，从而对房室旁路束定位。

在 Δ 波后，体表电位图的改变对确定预激波峰部位意义不大，在预激时，代表右心室突破的胸骨上最小，则出现于左或后背部。

目前，根据 BPM 的表现，可以将 WPW 综合征分成 5 型，代表不同部位的房室旁路。

1. Ⅰ型 WPW 综合征

该型病例在标准心电图上表现为 A 型 WPW 综合征。在 Δ 波时段，最大位于心前区，最小位于后背部。提示预激波峰起始于胸腔深部，位于左后底部，由后向前传播，即左后旁路束。

在 QRS 波群开始后 40～90ms 时段，第 2 个最大出现在胸骨区，在脊背部的最小，迁移至前胸上部。这个第 2 个最小代表右心室突破，故提示右心室前壁经正常通道传导，无预激波(图 72-22，图 72-23)。

2. Ⅱ型 WPW 综合征

该型在标准心电图示 B 型 WPW 综合征图形。在 Δ 波时段，最小位于右前胸下部，最大在胸骨或左乳区。最大和最小的部位，提示预激波峰自右下向左上方传播，可能是经房室环的右外侧下部抵达右心室壁，即右外径路。此型病例中，不出现胸骨区的第 2 个最小，证明右心室壁不是经正常通道激动的(图 72-24)。

3. Ⅲ型 WPW 综合征

该型病例常规心电图亦显示 B 型预激图型。在 Δ 波时段，最小开始在后背，然后移向右锁骨下区，最大位于胸骨中部。提示预激激动波从右心房室沟上部，向下向左激动右心室前壁。胸骨区第 2 个最小亦未出现，证明右心室壁未经正常房室传导激动，为右前径路旁路束(图 72-25)。

4. Ⅳ型 WPW 综合征

该型病例在常规心电图上难以分型，既有 A 型又有 B 型 WPW 综合征的图型。在 Δ 波时段，最小都位于左前胸壁。最大在左乳区，而最小在胸骨上部。提示预激波峰位于左侧，起始于房室沟左前部或室

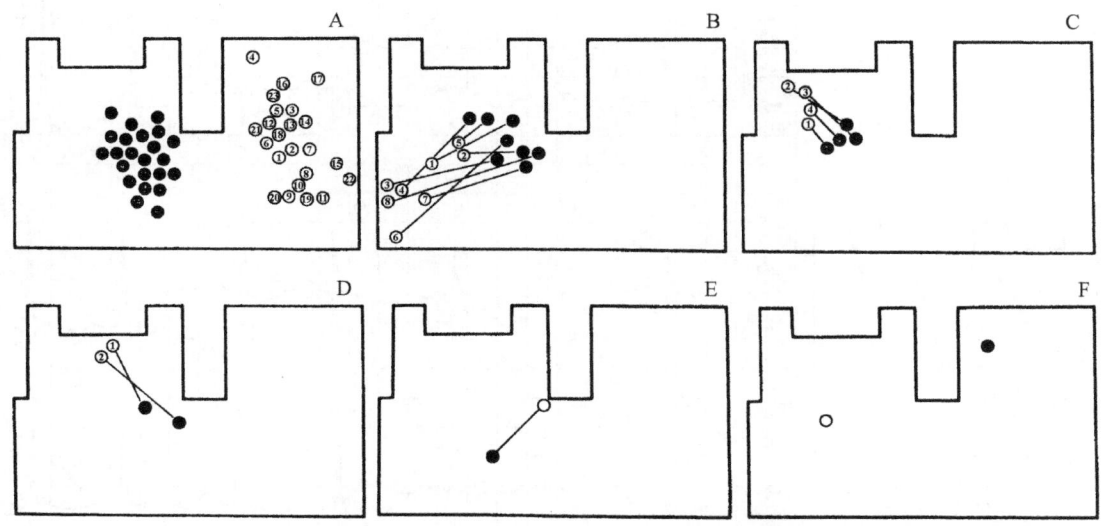

图72-22　WPW患者Δ波时段的最大（黑圈）和最小（白圈）在体表的分布

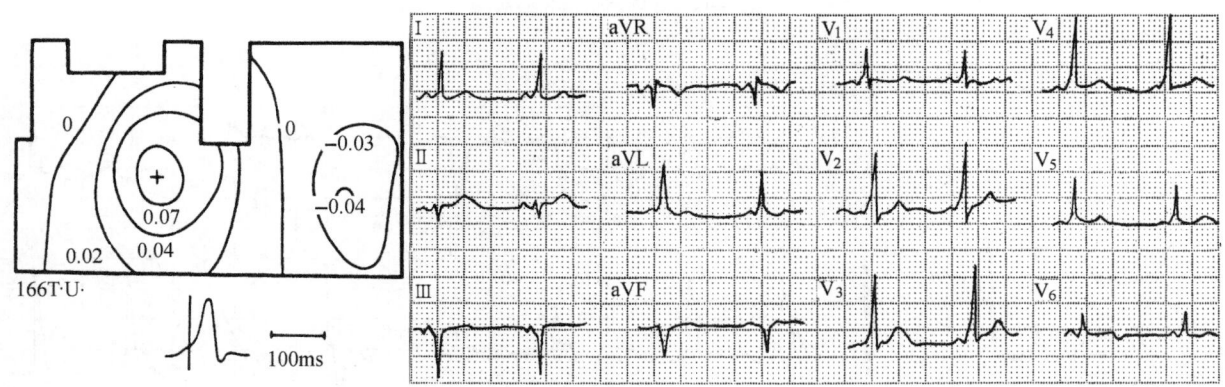

图72-23　I型WPW综合征BPM

上图为Δ波时段的BPM，12导联心电图显示为A型WPW

间隔房室环前部，向左心室心尖部传播。胸骨上部出现第2个最小，提示右心室经正常传导激动，为左前径路房室旁路束（图72-26）。

5. V型WPW综合征

体表心电图示C型WPW综合征图形。在Δ波时段，最小位于左腋部，最大在左前胸下部。提示预激波峰从左心室房室沟的外侧部起始，然后向下向右激动左心室壁，为左外侧径路房室旁路束（图72-27）。

以上每型BPM提示的旁路束部位，均经心内电生理、心外膜电位图或外科手术所证实。但亦发现，目前的分类尚不能包括所有的WPW综合征病例。有的病例尚不能按此分类分型。对起始于室间膈部位的预激波，不易被检测，需要有新的诊断标准，尚未包括在以上5型内。

（十二）马氏纤维引起的预激综合征

对一组常规心电图上可见Δ波，但QRS时限正常，V1导联有小q波的病例，BPM表现有一共同的

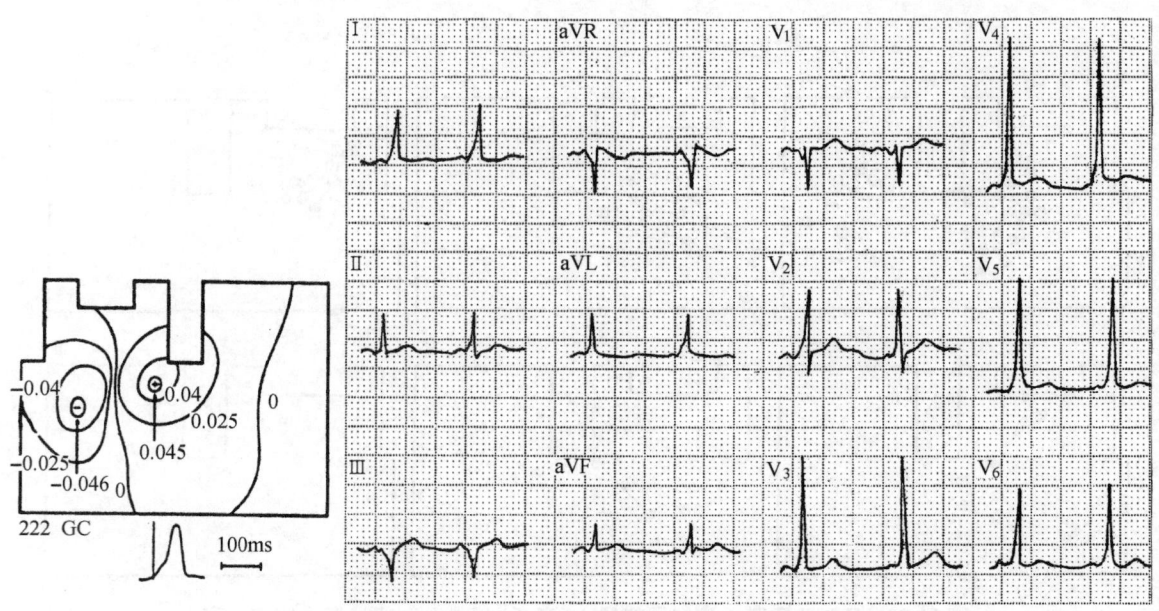

图 72-24 Ⅱ型 WPW BPM

12 导联心电图显示为 B 型 WPW

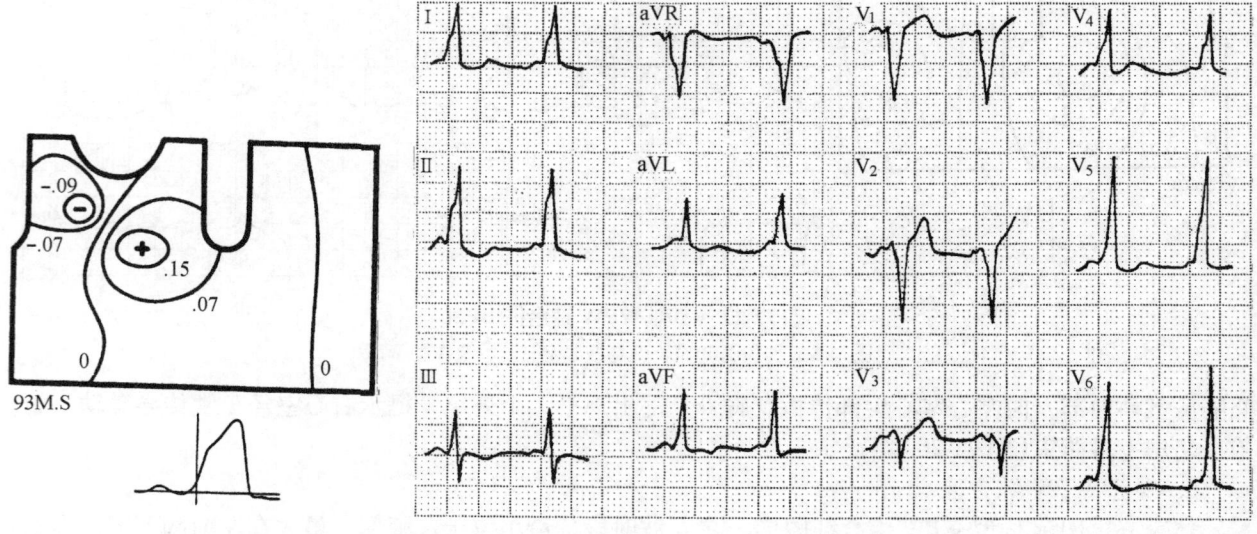

图 72-25 Ⅲ型 WPW BPM

12 导联心电图为 B 型 WPW

特点,即在心室激动开始时段,最小位于胸骨的右下部,最大位于左肩胛部(图 72-28)。在 QRS 开始 25ms 以后时程,电位分布正常。初始电位最大和最小部位,提示初始激动波峰位于室间隔右侧,向后向左并轻度向上传播。其可能的机制为激动波从右侧室间隔经和右束支起始部连接的马氏纤维传播至右心室壁。这个机制已经心内电生理检查所证实。

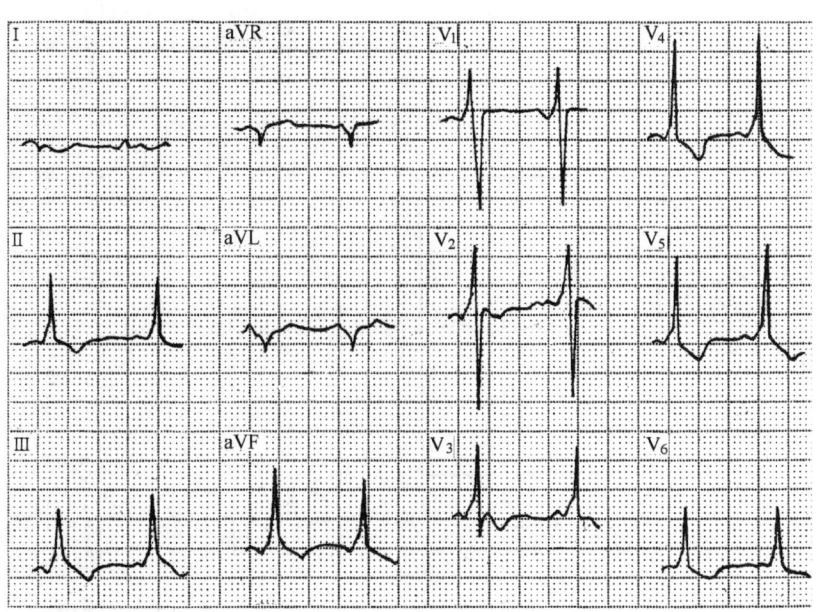

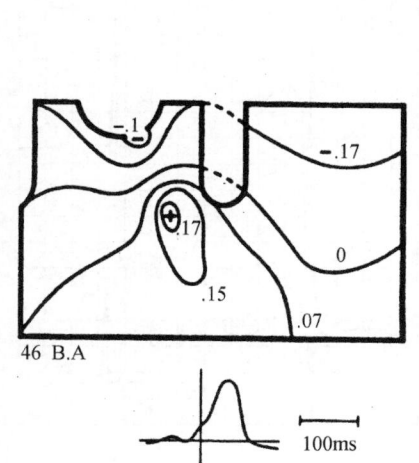

图 72-26 Ⅳ型 WPW BPM

12 导联心电图显示介于 A 型和 B 型 WPW 之间

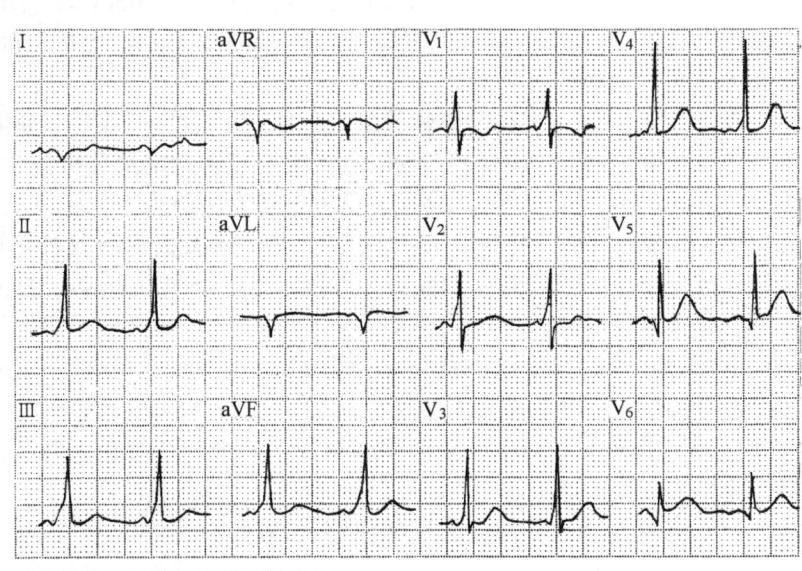

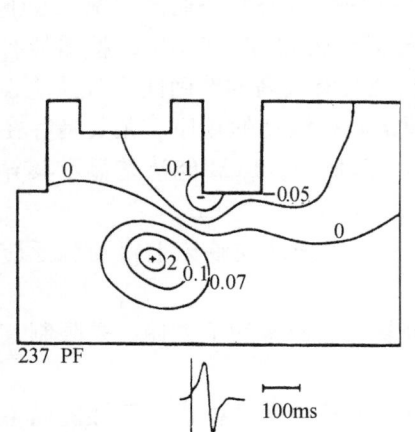

图 72-27 Ⅴ型 WPW 的 BPM

12 导联心电图为 C 型 WPW

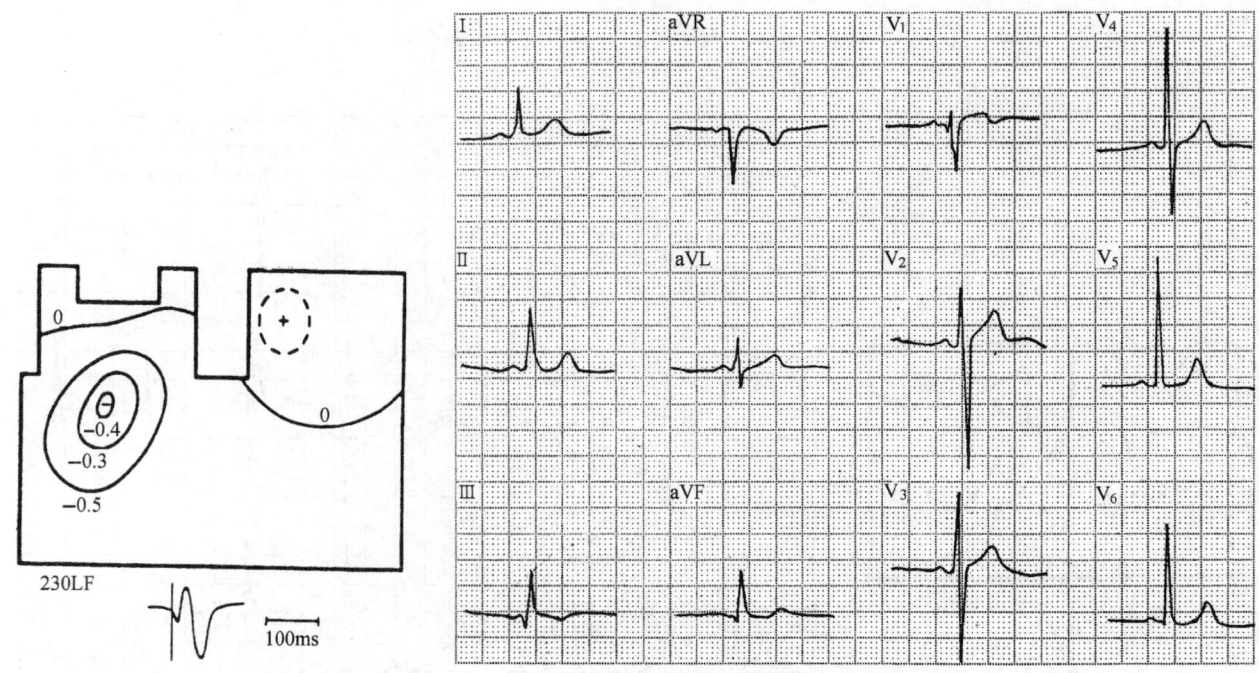

图 72-28　VI型 WPW BPM

12 导联心电图提示为不典型预激，电生理资料证明为马氏纤维传导

六、小　结

综上所述，BPM 是一项可靠的研究和诊断技术，能提供较传统心电图方法更多的心电场信息．BPM 强调心电的时间、强度和空间关系，尤其是能清楚显示心电的空间分布，而传统心电图则主要强调时间和强度关系。

BPM 对冠心病有很高的诊断价值，对常规心电图正常者，亦能识别 OMI 或心肌缺血的情况。在下壁 OMI 中，能检出伴有右心室梗死者。利用 BPM 的定量分析技术，甚至能从 LBBB 病例中，检出伴有心肌梗死的患者。对 WPW 综合征，能明确房室旁路束部位，其结果经证实有很高的准确性。对其他心脏病变，BPM 也是一种较好的诊断方法，能了解去极化和复极化期间，心脏激动的顺序。尤其是存在有两个或多个激动波峰时，如束支传导阻滞、心室异位激动，在大部分病例中，BPM 能清楚显示其异常电位分布情况。

BPM 技术虽有以上这些优点，但自 1970 年开始运用临床以来，至今尚未能在临床上得到广泛应用。究其原因我们认为主要有以下几点。

（1）大数量导联和心动周期顺序记录，其操作、分析费时且十分复杂。操作的不方便，是限制其临床应用的主要原因。

（2）高度自动化且性能优良的仪器，尚没有商业化。国内虽有试制成功的多种样机，但性能尚不理想，且也未形成商品。

（3）对各种电位分布图的解释和分类，还存在一定困难。这需要数学家、物理学家和临床医师长期共同协作，进行大量实验和临床研究，才能得以完善。

自 90 年代以来，国外已在这三方面作了大量的工作。首先是改进了导联系统，标准化的简易导联已得到初步公认。各种软件程序的设计和应用，使 BPM 显示和分析技术，有了较大进步。如等积分

BPM 显示技术，仅需几幅图就能显示整个去极化和复极化电位分布情况。自动诊断分析系统，也已开始应用于临床。可以预见，BPM 技术的应用将会有广阔的前景。

参 考 文 献

1. Ambroggi L, Musso E, Taccardi B. Body surface mapping. In：Macfarlane P W, Lawrie TV eds. Conprehensive Electrocardiology. New York：Pergamon press, 1989, 1015-1049

2. Lux R L, Burgess M J, et al. Clinically practical lead systems for improved electrocardiography：comparison with precodial grids and conventional lead systems. Circulation, 1979, 59：356-363

3. Lux R L. Mapping techniques. In：Macfarlane P W, Lawrie T V eds. Comprehensive Electrocardiology. New York：Pergamon press, 1989, 1001-1014

4. Mirvis D M. Current status of body surface electrocardio-graphic mapping. Circulation, 1987, 75：684-688

5. Taccardi B. Body surface mapping and cardiac electric sources. J Electrocardiol, 1990, 23（suppl）：150

6. Van Dam R Th, van Dosterom Aeds, Electrocardiographic Body Surface Mapping. 3rded. Nijhoff, 1986

7. Hoekema R. Uijen G, Van Oosterom J. Selecting a body surface mapping procedure. J Electrocardiol, 1999, 32(2)93-101

8. Hoekema R, Uijen G, Still D, et al. Lead system transformation of body suface map data. J. Electrocardiol, 1998, 31(2)106-112

9. 杨钧国，李治安，现代心电图学，北京，科学出版社，1997

10. 崔启文，安银束，崔国相，等. 陈旧性前间壁心肌梗死的体表等电位图，中华心血管杂志，1984，12：22-24

11. 魏大名，吕维雪. 体表等电位图描记分析系统的临床实验应用，中华心血管病杂志，1986，14：247-250

第73章 心 磁 图

Magnetocardiogram

高 润 霖

    心脏产生电活动同时也形成了微弱的磁场。心磁图(magnetocardiogram;MCG)是一种无创性记录和分析心脏电磁场成分及变化的方法。

    1820 年，Oersted 发现载流导体周围存在磁场，随后 Ampere 发现了磁场与电流之间的定量关系定律。1962 年 Baule 与 McFee 成功记录出人体心脏磁场后，对生物磁场的研究才逐渐发展起来。人体内的电活动主要有脑电活动、心电活动、肠电活动、肌电活动以及神经电活动等，记录并分析这些电活动有助于了解人体的生理及病理生理状态，在临床上有助于疾病的诊断以及治疗监测。获得心电活动信息的方法主要有心电图、心电向量图、体表电势图、心磁图等方法，这里只讨论心磁图，讨论心磁信息的记录、分析及其应用。

一、生物磁场及其检测

1. 生物磁场的分类
(1) 生物电流产生的磁场
人体器官和组织在活动中会出现电子传递、离子转移、神经电活动，从而产生不同频率、不同强度的生物电流。这些生物电流将产生体外可测量的电磁场,如心脏磁场、脑磁场等。

(2) 由躯体组织产生的感应磁场

构成生物体的组织具有磁性,在地磁场及其它外磁场作用下产生感应磁场,如肝磁场、脾磁场等。

(3) 侵入人体的铁磁物质产生的剩余磁场

经呼吸道吸入肺部的、经食管进入胃肠系统的磁铁矿粉末等在外磁场作用下被磁化而产生剩余磁场。

2. 生物磁场的强度

躯体表面的生物磁场 $10^{-14}T \sim 10^{-11}T$(特斯拉),而地磁场强度 $0.5 \times 10^{-5}T$,城市背景噪声强度 $10^{-8} \sim 10^{-7}G$。可以看出生物磁场远低于周围环境磁场,其中肺磁场最强,其强度也只有 $10^{-11} \sim 10^{-8}T$;心磁场为 $10^{-10}T$,脑磁场为 $10^{-12}T$。

3. 生物磁场的检测

生物磁场信号微弱,而地磁场和周围干扰磁场强大,所以需要良好的屏蔽及灵敏的磁强计,以提高信噪比,从而对有用的生物磁信号进行采集和检定。常用的磁强计有四种:①高斯磁强计;②磁共振磁强计;③磁通式磁强计和④SQUID 磁强计(又称超导量子干涉仪)。用于心磁场检测和记录的主要是后两种。

(1) 磁通式磁强计:通过信号采集线圈测定由心脏磁场变化所产生的感生电流并记录,或者以电压方式进行记录(也称梯度仪)。1962 年 Baule 与 McFee 就是通过这类磁强计首次记录到了心磁场。但由于心脏磁场极其微弱,线圈的匝数要求足够多,线圈材料的电导要求足够大。同时为减少周围环境的磁场的背景噪声需要在笨重的屏蔽室内完成测量。

(2) SQUID 磁强计(超导量子干涉仪):1970 年,Cohen 等与 Zimmerman 等发明了超导量子干涉仪(SQUID),使生物磁的研究获得了突破。超导量子干涉仪实际上就是一个磁电变换器,由磁通量的变化转变为电能量的变化。其核心部件是约瑟夫逊器件构成的超导环,它对环内磁通量的变化非常灵敏,是一种灵敏度极高的磁场传感器。SQUID 用于检测生物磁场时是与梯度仪结合运用的。目前 SQUID 磁强计分为低温超导和高温超导两类。低温超导(-273℃)磁强计探头已小型化,并且不需要专门的磁屏蔽室,因此可以应用于医院环境中。高温超导磁强计用液氮环境(-167℃)下工作,国内外正在进行研究。

尽管 SUID 的应用使躯体外磁场噪声的影响已经大大减少,应用中还需采用叠加平均法对记录到原始的心磁信号进行平均处理,以进一步提高信号噪声比。

二、心 磁 图 仪

1963 年 Baule 与 McFee 利用梯度仪首次记录到心磁图,1970 年 Cohen 采用 SQUID 在非屏蔽环境下成功得到心磁图。此后又经历了一级差动磁场梯度 SQUID 和二级差动磁场梯度 SQUID 磁强计进行心磁图的测定。本文仅以德国 SQUID 公司生产的心磁图仪为例进行介绍。

1. 设备组件

主要包括检查床、升降系统、带有探头的低温控制器、扫描台及计算机工作站。为了有效避免由金属螺丝或漆料中微小的碳粒或钴引起的磁干扰,确保最大限度降低系统内噪声,而采用特殊的塑料材料制成(图73-1)。

2. 传感器

采用的是超导量子干涉装置(即 SQUID),它极为敏感,能测定到心脏电活动引起的微小磁场。应用的是一个接近绝对零度的低温超导单通道系统,需要使用与磁共振仪相同的液氮制冷装置。

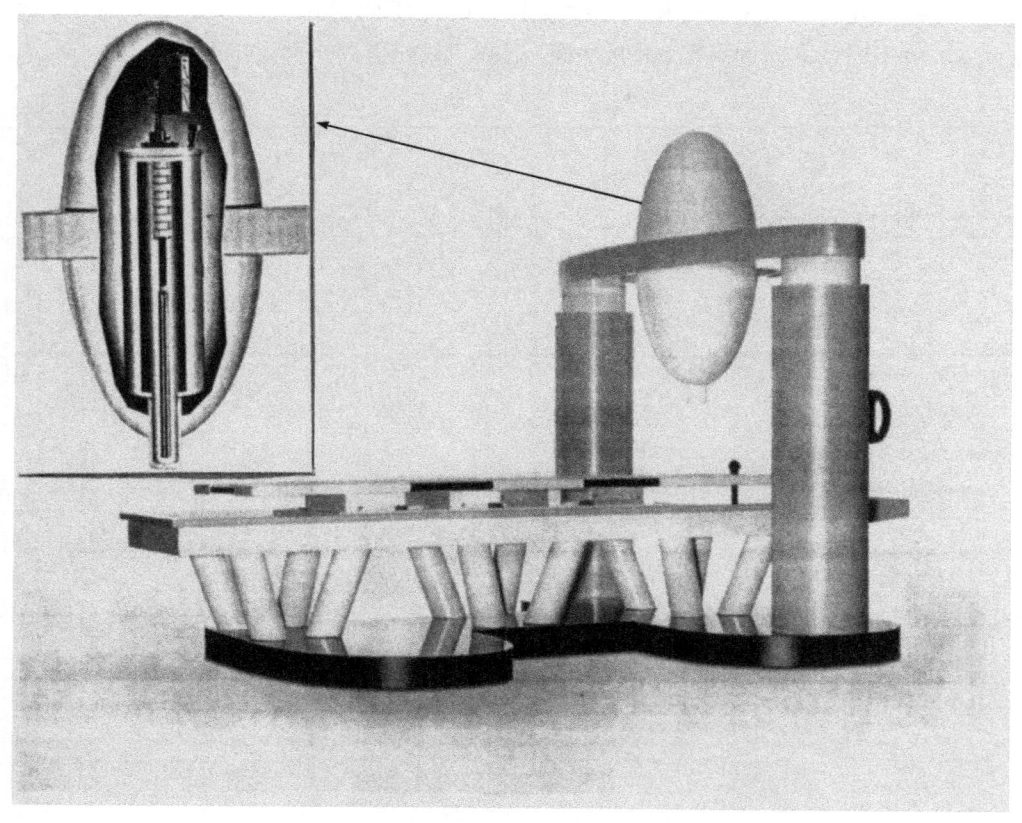

图 73-1 心磁图仪

心磁仪主要由升降系统、检查床、带有探头的低温控制器及电脑工作站构成。左上框内为低温控制器的剖面图

三、心磁图的记录方法

心磁图的记录不同于心电图，它不需要电极与受检者接触，因而也不存在极化电位的影响，方法简单并且省时。

1. 患者准备

（1）检查前：患者要除掉身上携带的一切磁性物品如手机、腰带、珠宝首饰、鞋子、手表等。

（2）检查时：患者仰卧于检查床上，保持放松状态。

2. 仪器操作

心磁图探头（内含 SQUID 的梯度仪）靠近前胸部，距前胸部平面 1~2cm 而不接触人体，通过移动检查床来确定探测点部位，然后开始采集、记录心磁信号。探测范围为 25cm×25cm（或 20cm×20cm）的平面，将其分为正交的网格，网格数为 6×6 或 8×8 个，每个网格点为一个探测点。一般测定每个点的时间为 15~60s，根据患者情况最多测定 36 个点，所记录到的信号由计算机处理。

四、心磁图的分析方法

记录心电活动信息的方法有心电图、心电向量图、体表电势图等，同样分析心脏磁场的方法也不是惟一的，主要有磁感应强度时间谱线、等磁图、磁流分布图及电流密度分布图。

1. 磁感应强度时间谱线及空间谱

时间谱线的表现形式与心电图完全相同,呈现 P、QRS、T 的形式(图 73-2)。其分析方法类似于心电图的分析方法。由于记录方式为平面(额状平面)记录,只能得到平面上的分布。

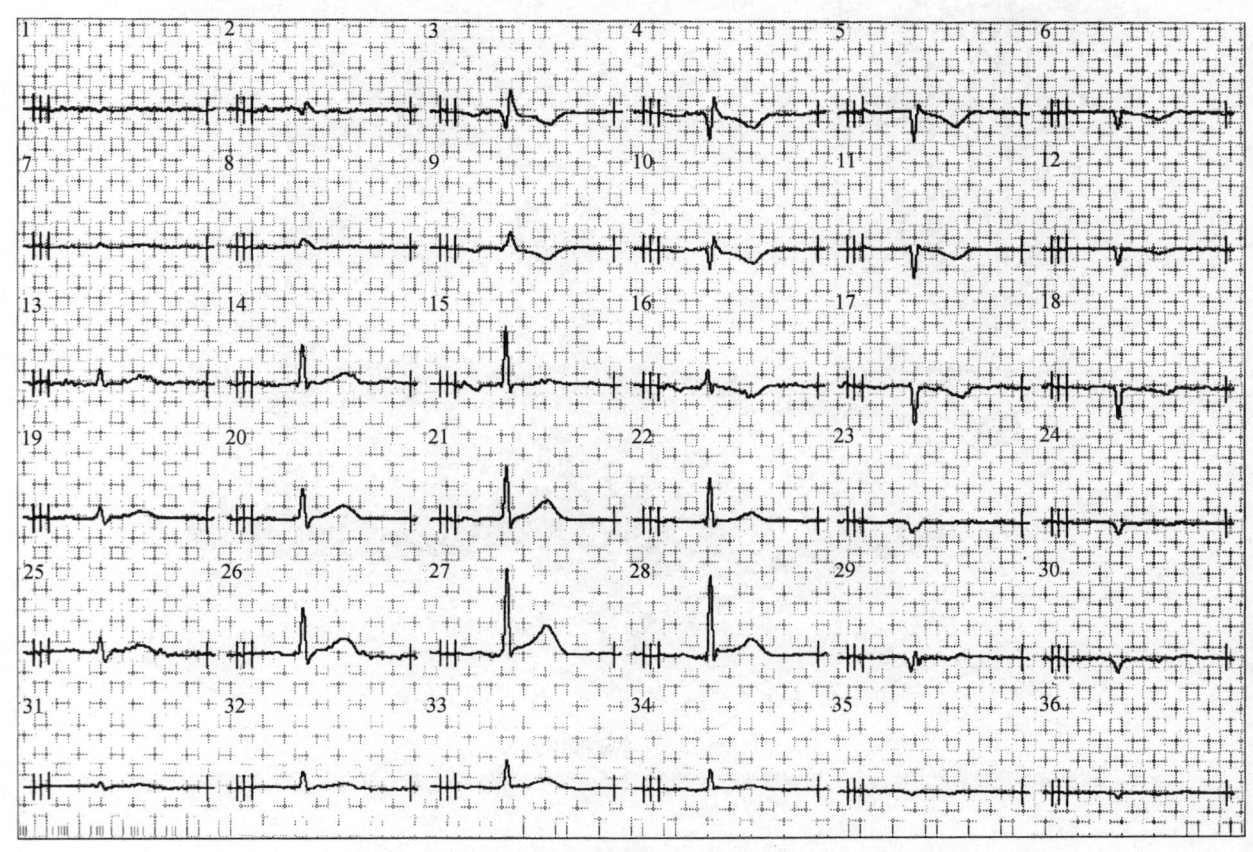

图 73-2 磁感应强度时间谱线

图中所示为在胸前 36 个探测点所记录到的时间谱线。可见时间谱线的表现形式也与体表心电图相同,也呈现为 P-QRS-T 的形式

2. 等磁线图或等磁图

运用绘制地图的相似方法(等高点为同一种颜色),将额状平面上各测量点处测得的磁场强度或磁感应强度相等的点连接而成或填同一种颜色,两点间用二维插补方法处理,得到的图就是等磁图。用磁偶极子模型处理该图可得到显示正(N 极)、负(S 极)磁极的等次线图或等磁图(图 73-3)。通过分析比较极值出现的多少及其位置的变化以及极值的大小来观测心脏电活动情况,也可通过 Ampere 定律来观察电偶的多少及其方向,获取心脏的生理及病理生理信息。

3. 磁流分布图

1976 年 Cohen 等及 Hosaka 等报道了从躯干周围测得的心磁信号的磁密度分布。此后其他学者应用此方法对心磁现象进行研究。磁流图中的箭头为磁感应强度矢量。

4. 电流密度分布图

是根据测得的心磁信息,依据适当的身体模型及单或多偶极子模型建立起来的,由于三维重建有特定的困难,所以电流的重建通常用于二维空间,计算源电偶时加了限制条件,因此二维重建的只是等效电流源而不是产生磁场的实际电流源。应用此图(图 73-4)可直观分析心脏电发生的情况,可在心动周期(或心电周期)的任一处来分析心电发生的情况,因而能获得较多的信息。

健康志愿者：ST-T 间期内的磁场分布图

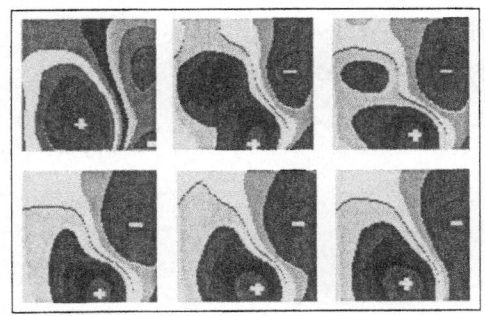

踏车试验前

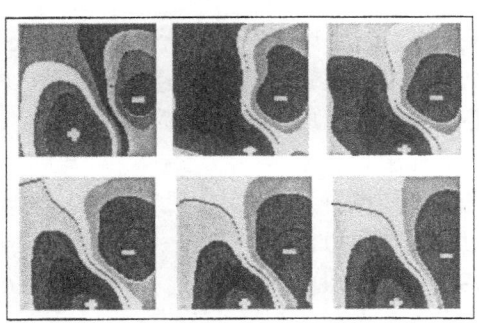

踏车试验后

缺血性心脏病患者：ST-T 间期内的磁场分布图

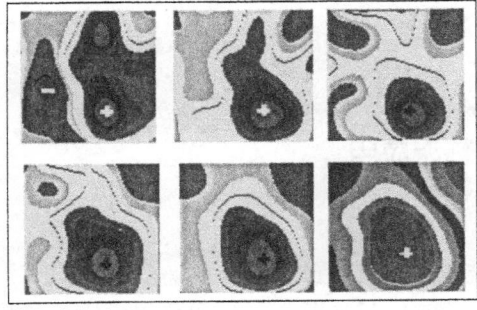

踏车试验前

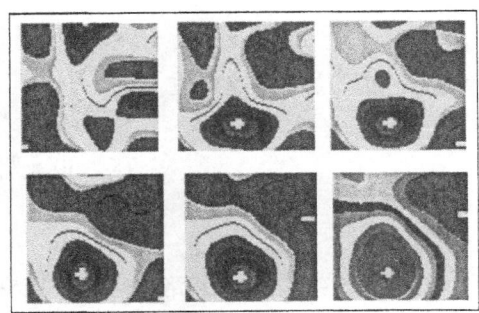

踏车试验后

图 73-3 等磁图

本图所示为健康人与缺血性心脏病患者在运动前后的等磁图

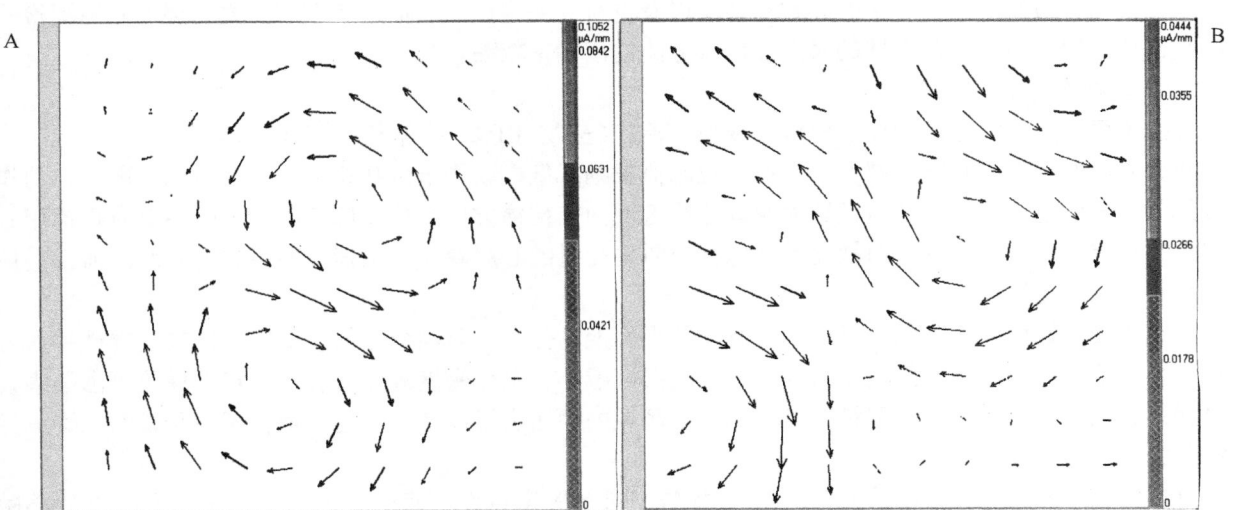

图 73-4 电流密度分布图

A. 健康人 J 点后 60ms 处重建的电流密度分布图；

B. 65 岁女性患者在 J 点后 60ms 处重建的电流密度分布图。该患者心电图正常，而冠脉造影异常

（前降支、回旋支和右冠脉病变，狭窄＞70%）

五、心磁图的适应证

根据既往的临床经验和资料分析显示 MCG 有以下适应证：

1. 心电图正常或仅轻微改变的冠心病患者诊断及药物治疗效果评估；

2. 冠心病患者血管成形术或搭桥术治疗前后；

3. 心肌梗死患者；

4. 心电图 T 波倒置患者；

5. 不明原因胸痛患者；

6. 无症状性心肌缺血患者；

7. 心脏病高危人群；

8. 心肌病患者；

9. 心肌炎患者；

10. 晕厥患者；

11. 房室旁路和异位起搏点定位。

六、心磁图的临床应用

1. 心律失常方面

心磁图可用于异位兴奋点、旁路的定位，束支阻滞的发现以及药物治疗的监测。

心律失常患者在准备接受介入或外科治疗时，病灶的定位很重要。心电图可提供定位信息，但不充分，心磁图可提供较多的选择。Weismuller 等用心磁图得到信息与 MRI 结合通过均质半空间容积导体（等效于胸腔）内等效电偶极子的方法来确定房室旁路的位置，与心导管测得的位置仅差 1.8cm（平均），但多旁路同时存在时，由于所用模型的限制，心磁图不能确定旁路的功能特性。Fenici 等用同样的方法肯定了心磁图可检测左、右心室的异常兴奋点以及进行旁路定位。其他学者等的研究均提示心磁图检测异位兴奋灶及定位室速、室上速的病源灶以及旁路的准确率较高。

2. 心肌缺血方面

心磁图可用于检测心肌梗死、急慢性缺血，治疗（药物、PTCA、支架植入后、CABG 后）监测。

缺血心肌的静息跨膜电位减低，动作电位峰值振幅减低，动作电位 0 相上升速率减低，因此，动作电位的传播速度也减低，在缺血区域内及其边缘区域内其传播方向不均一即离散。文献中已有报道用心磁图检测及定位不同类型的心肌缺血包括急性心肌梗死时的心肌缺血、负荷实验引起的心肌缺血及慢性缺血性心脏病的慢性缺血。

这些急慢性缺血在心磁图上可以用形态学及平面上的分布、时间分布的改变表示出来。慢性缺血可由经最小范数估值方法重建的电流密度分布上的振幅减小、电流密度减低来表示，定性评价可由健康人与患者的心磁图对比来进行，但是，对缺血心肌区域的确切定量以及定位还须依赖于高质量的三维成像及精确的个体躯干模型的设定。

对急性心肌梗死时的心肌缺血，Seese 等报告了对 5 例患急性心肌梗死的病人于发病第一天的心磁图研究，用最小范数估值的方法重建 S-T 段的电流分布并将资料与 X-线检查及 MRI 结合分析，结果与冠状动脉造影及心肌灌注显像的结果比较，急性心肌缺血在所有患者的心电图、心磁图上均表现出显著的 S-T 段抬高或降低，同一解剖区域的梗死及瞬时缺血引起的损伤电流方向相反。

Nomura 等对 50 例健康人及 23 例陈旧下壁心肌梗死患者进行了心磁图上 T 波的评价研究，发现：T 波在健康人心磁图的左上部位为负向波，而右下部位为正向波，由此 T 向量指向左下方；T 波在陈旧下壁心肌梗死患者的心磁图上表现为左上部位为平坦或正向波而右下部位为平坦或负向波,提示 T 向量指向后上方;另外,在 36.4% 的陈旧下壁心肌梗死患者的心磁图上观察到方向相反的电偶,即一个指向后上方,可能由于下壁心肌缺血引起,而另一个指向下方,可能由于正常的复极。

Kandori 等试图用不同时间段的电流时间积分值及其两时间点之间时间段的电流积分值来确定各自的总电流方向,象心电图中的心电轴类似的方法来检测心肌异常,但对 10 例心绞痛患者(9 例劳力型心绞痛,1 例变异型心绞痛)的阳性检出率仅 50%,而对 8 例心肌病患者(4 例肥厚型心肌病,3 例扩张型心肌病,1 例限制型心肌病)的阳性检出率达 100%。

Takala 等比较了运动前后的心磁图的 QRS、ST、T 波的变化,发现运动前后磁场值及其空间分布上是有差异的,并且认为运动实验前、中、后的心磁图上的 ST 段、T 波的变化可以提供心肌缺血的信息。Kandori 等用运动时与静息时的 QRS 的电流比率重建电流比率分布图评价了 3 例劳力型心绞痛患者于 PTCA 前、后的表现,发现,LCX 病变的峰值位于左上胸部,RCA 病变的峰值位于右上胸部,LAD 病变的峰值位于正中部。PTCA 后的电流比率峰值在图上的位置未改变而峰值明显减小。

对心肌梗死后梗死区域内的存活心肌的检测,用计算 QT 离散的方法及磁场图的方向的改变的方法可区分缺血与正常心肌。Leder 等将躯体视为无限的均匀的球型容积导体及复数电偶极子模型,用最小二乘法方法重建 QRS 峰值的电流分布图,评价了两例有室壁瘤的陈旧性下壁心肌梗死患者与两例健康人,发现梗死区的电流值明显低于健康人的相同部位的电流值,并提出了检测梗死区域内存活心肌的可能性,但研究的病例数太少。

3. 心脏负荷过重的诊断

Nakaya 等用 MCG 在 T 波峰值处建立等磁图评价了 40 例高血压患者,发现从等磁图上导出的 T 向量方向发生了改变,在有些病例出现了多个 T 向量。其他学者也表明在左心室负荷过重及心绞痛患者,复极异常仅能从 MCG 上检出。在诊断左心室负荷过重时,Nomura 等用从等磁图导出单个移动电偶模型的方法与心电图的方法比较,特异度无明显差异,而敏感性明显提高,建议的诊断标准为 QRS 起始后 50 毫秒处的电偶矩值 $> 3.3 \times 10^{-3} A$。

4. 对猝死危险因素的评估

主要是选用复极不均匀性的指标区分患者是否易患室性心动过速或室颤。

七、展　望

虽然心磁图的临床研究仍然处于初始阶段,但我们可以预测随着对心磁图的临床应用研究的进一步加强与深入,作为一种无创性检查方法,心磁图与心电图的结合应用会给临床医生及心脏病患者极大的帮助,例如,对心律失常的病源灶定位、心脏负荷过重的判断、心肌梗死的确定、心肌缺血的发现、猝死危险因素的评估、PTCA 后是否再狭窄、药物治疗监测以及心肌梗死区域内是否有存活心肌的判定等等具有潜在价值。

参 考 文 献

1. Baule G M, McFee R. Detection of the magnetic field of the heart. Am Heart J, 1963, 66: 95-96

2. Baule GM, McFee R. Theory of magnetic detection of the heart's electrical activity. J Appl Phys, 1965, 36: 2066-2074

3. Cohen D, Edelsack BM, Zimmerman JE. Magnetocardiograms taken inside a shielded room with a superconducting point-contact magnetometer. Appl Phys Lett, 1970, 16: 278-280

4. Zimmerman JE, Thiene P, Harding JT. Design and operation of rf-biased superconduting point-contact quantum devices and a note on the properties of perfectly clean metal contacts. J Appl Phys, 1970, 42: 1572-1580

5. Cohen D, Chandler L. Measurements and a simplified interpretation of magnetocardiograms from humans. Circulation, 1969, 39: 395-402

6. Hosaka H, Cohen D. Part IV Visual determination of generators of the magnetocardiogram. J Electrocardiol, 1976, 9(4): 426-432

7. Nakaya Y, Sumi M, Saito K, et al. Analysis of current source of the heart using isomagnetic and arrow maps. Jpn Heart J, 1984, 25(5): 701-711

8. Nomura M, Fujino K, Katayama M, et al. Analysis of the T wave of the magnetocardiogram in patients with essentional hypertension by means of isomagnetic and vector arrow maps. J Electrocardiol, 1988, 21(2): 174-184

9. Weismuller P, Abraham-Fuchs K, Schneider S, et al. Biomagnetic noninvasive localization of accessory pathways in Wolf-Parkinson-White syndrome. PACE, 1991, 14(part II): 1961-1965

10. Fenici G, Melillo G. Magnetocardiography: ventricular arrhythmias. Eur Heart J, 1993, 14(suplle E): 53-60

11. Moshage M, Achenbach S, Gohl K, et al. Evaluation of the non-invasive localization accuracy of cardiac arrhythmias attainable by multichannel magnetocardiography (MCG). Int J Card Imaging, 1996, 12(1): 47-59

12. Janse MJ, Kleber AG. Electrophysiological changes and ventricular arrhythmias in the early phase regional myocardial ischemia. Circ Res, 1981, 49: 1069-1081

13. Seese B, moshage W, Achenbach S, et al. Magnetocardiographic (MCG) analysis of myocardial injury currents. In: Baumgartner et al (Eds). Biomagnetism: Fundamental Research and Clinical Applications. Elsevier Science, IOS Press, 1995, P628-632

14. Nomura M, Nakaya Y, Fujino K, et al. Magnetocardiographic studies of ventricular repolarization in old inferior myocardial infarction. Eur Heart J, 1989, 10: 8-15

15. Kandori A, Kanzaki H, Miyatake K, et al. A method for detecting myocardial abnormality by using a total current-vector calculated from S-T segment deviation of a magnetocardiogram signal. Med Biol Eng Comput, 2001, 39: 21-28

16. Takala P, Hanninen H, Montonen J, et al. Magnetocardiographic and electrocardiograpic exercise mapping in healthy subjects. Ann Biomed Eng, 2001, 29: 501-509

17. Kandori A, Kanzaki H, Miyatake K, et al. A method for detecting myocardial abnormality by using a current-ratio map calculated from an exercise-induced magnetocardiogram. Med Biol Eng Comput, 2001, 39: 21-28

18. Leder U, Pohl H P, Michaelsen S, et al. Noinvasive biomagnetic imaging in coronary artery disease based on individual current desity maps of the heart. Int J Cardiol, 1998, 64: 83-92

19. Nakaya Y, Nomura M, Fujino K, et al. The T wave abnormality in the magnetocardiogram. Med Biol Eng, 1989, 1(3): 183-192

附　录

附录1　额面心电轴测定表

III＼I	10	9	8	7	6	5	4	3	2	1	0	-1	-2	-3	-4	-5	-6	-7	-8	-9	-10
-10	-30	-35	-41	-47	-53	-60	-66	-72	-78	-84	-90	265	261	257	254	251	248	246	244	242	240
-9	-25	-30	-36	-42	-49	-56	-63	-70	-77	-83	-90	264	260	256	252	249	247	244	242	240	238
-8	-19	-24	-30	-37	-43	-51	-59	-68	-75	-82	-90	263	259	255	251	247	245	242	240	238	236
-7	-13	-17	-23	-30	-37	-45	-55	-64	-73	-81	-90	262	257	253	249	245	243	240	238	236	234
-6	-7	-11	-16	-22	-30	-39	-49	-60	-70	-80	-90	261	256	251	246	243	240	237	235	234	232
-5	0	-4	-9	-14	-19	-30	-41	-53	-65	-77	-90	260	254	248	244	240	237	235	233	231	229
-4	6	3	-1	-5	-11	-19	-30	-43	-58	-74	-90	258	251	244	240	236	234	231	230	228	226
-3	13	11	8	4	-1	-7	-15	-30	-50	-68	-90	255	246	240	235	232	230	228	226	225	223
-2	19	18	16	13	11	6	-1	-10	-30	-54	-90	250	240	234	230	227	224	223	222	221	220
-1	24	23	22	21	20	18	14	8	-2	-30	-90	240	230	225	222	220	219	218	217	216	215
0	30	30	30	30	30	30	30	30	30	30		210	210	210	210	210	210	210	210	210	210
1	35	36	37	38	39	40	42	44	50	60	90	150	178	187	194	198	200	202	203	204	206
2	40	41	42	43	45	47	50	52	60	70	90	124	150	168	179	185	190	193	195	197	199
3	43	44	46	48	50	52	56	60	66	75	90	112	132	150	163	173	180	184	188	190	192
4	47	48	50	52	54	56	60	65	70	78	90	106	120	137	150	161	169	175	179	184	186
5	49	51	53	55	57	60	64	68	74	80	90	103	114	127	139	150	159	166	172	176	180
6	52	54	56	58	60	63	67	71	76	82	90	100	110	120	130	141	150	158	164	169	173
7	54	56	58	60	63	66	69	73	77	83	90	99	107	116	125	134	143	150	157	162	167
8	56	58	60	62	65	68	71	75	79	83	90	98	105	112	120	129	136	144	150	156	161
9	58	60	62	64	67	70	73	76	80	84	90	97	103	110	116	125	131	138	145	150	155
10	60	62	64	66	68	71	74	77	81	85	90	96	101	108	114	120	127	135	140	145	150

注：横列及纵列分别为 I、III 导联 QRS 波振幅的代数和(mm)。

附录2　心动周期与心率对照表

心动周期（s）	心率（bpm）	心动周期（s）	心率（bpm）	心动周期（s）	心率（bpm）	心动周期（s）	心率（bpm）	心动周期（s）	心率（bpm）
0.10	600	0.38	158	0.66	91	0.94	63	1.58	38
0.11	550	0.39	155	0.67	90	0.95	62	1.64	37
0.12	510	0.40	150	0.68	89	0.96	62	1.68	36
0.13	470	0.41	145	0.69	87	0.97	61	1.73	35
0.14	430	0.42	142	0.70	85	0.98	61	1.77	34
0.15	400	0.43	138	0.71	84	0.99	60	1.82	33
0.16	375	0.44	136	0.72	83	1.00	60	1.86	32
0.17	350	0.45	133	0.73	82	1.01	59	1.92	31
0.18	335	0.46	129	0.74	81	1.03	58	2.00	30
0.19	315	0.47	127	0.75	80	1.05	57	2.06	29
0.20	300	0.48	125	0.76	79	1.07	56	2.15	28
0.21	284	0.49	123	0.77	78	1.09	55	2.22	27
0.22	270	0.50	120	0.78	77	1.11	54	2.30	26
0.23	260	0.51	117	0.79	76	1.13	53	2.40	25
0.24	250	0.52	115	0.80	75	1.15	52	2.50	24
0.25	240	0.53	113	0.81	74	1.17	51	2.60	23
0.26	230	0.54	111	0.82	73	1.20	50	2.70	22
0.27	222	0.55	109	0.83	72	1.23	49	2.84	21
0.28	215	0.56	107	0.84	71	1.25	48	3.00	20
0.29	206	0.57	105	0.85	70	1.27	47	3.15	19
0.30	200	0.58	103	0.86	70	1.29	46	3.35	18
0.31	192	0.59	101	0.87	69	1.33	45	3.50	17
0.32	186	0.60	100	0.88	68	1.36	44	3.75	16
0.33	182	0.61	98	0.89	67	1.38	43	4.00	15
0.34	177	0.62	96	0.90	66	1.42	42	4.30	14
0.35	173	0.63	95	0.91	66	1.45	41	4.70	13
0.36	168	0.64	93	0.92	65	1.50	40	5.70	12
0.37	164	0.65	92	0.93	64	1.55	39	5.50	11

附录3　不同心率 QT 间期正常值范围

图中注有 100% 的粗线代表平均值，其上下曲线表示一般的最高及最低范围；QT 间期及 RR 间期的单位为 s，心率单位为次/分（bpm）。

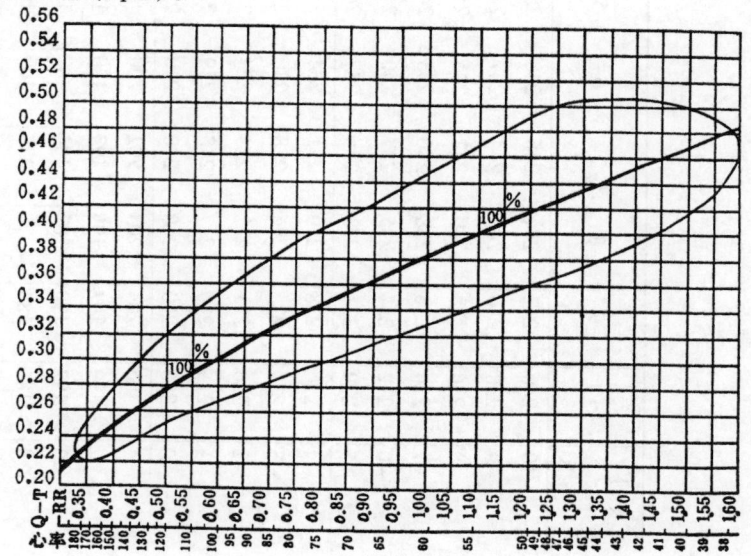

附录 4 心动周期、心率与 QT 间期正常最高值对照表

RR(s)	心率	QT(s) 男	QT(s) 女	RR(s)	心率	QT(s) 男	QT(s) 女	RR(s)	心率	QT(s) 男	QT(s) 女
0.30	200	0.24	0.25	0.60	100	0.34	0.35	0.90	67	0.41	0.43
0.32	187	0.25	0.26	0.62	97	0.34	0.36	0.92	65	0.42	0.44
0.34	176	0.26	0.27	0.64	94	0.35	0.36	0.94	64	0.42	0.45
0.36	167	0.26	0.28	0.66	91	0.35	0.37	0.96	63	0.42	0.45
0.38	158	0.27	0.28	0.68	88	0.36	0.38	0.98	61	0.43	0.46
0.40	150	0.27	0.29	0.70	86	0.36	0.39	1.00	60	0.43	0.46
0.42	143	0.28	0.30	0.72	83	0.37	0.39	1.02	59	0.44	0.46
0.44	136	0.29	0.30	0.74	81	0.37	0.40	1.04	58	0.44	0.47
0.46	130	0.29	0.31	0.76	79	0.38	0.41	1.06	56	0.45	0.47
0.48	125	0.30	0.32	0.78	77	0.38	0.41	1.08	55	0.45	0.47
0.50	120	0.31	0.32	0.80	75	0.39	0.41	1.10	54	0.46	0.49
0.52	115	0.31	0.33	0.82	73	0.39	0.41	1.12	53	0.46	0.49
0.54	111	0.32	0.34	0.84	71	0.40	0.42	1.14	52	0.47	0.49
0.56	107	0.32	0.34	0.86	70	0.40	0.42	1.16	51	0.47	0.50
0.58	103	0.33	0.35	0.88	68	0.41	0.43	1.18	50	0.47	0.50
								1.20	50	0.47	0.51
								1.22	49	0.48	0.51
								1.24	48	0.48	0.51
								1.26	48	0.49	0.51
								1.28	47	0.49	0.52
								1.30	46	0.49	0.53
								1.32	45	0.50	0.53
								1.34	45	0.50	0.54
								1.36	44	0.51	0.54
								1.38	43	0.51	0.54
								1.40	43	0.51	0.55
								1.42	42	0.52	0.55
								1.44	41	0.52	0.56
								1.46	41	0.53	0.56
								1.48	40	0.53	0.57

附录5　正常 PR 间期的最高限度表（s）

年 龄	心 率（bpm）				
	<70	71~90	91~110	111~130	>130
成年人（高大）	0.21	0.20	0.19	0.18	0.17
成年人（瘦小）	0.20	0.19	0.18	0.17	0.16
14~17 岁	0.19	0.18	0.17	0.16	0.15
7~13 岁	0.18	0.17	0.16	0.15	0.14
1.5~6 岁	0.17	0.165	0.155	0.145	0.135
0~0.5 岁	0.16	0.15	0.145	0.135	0.125

附录6　不同年龄组儿童 P、QRS、T 波的平均电轴

年龄	P			QRS			T		
	平均值	最小值	最大值	平均值	最小值	最大值	平均值	最小值	最大值
出生~1 天	60	−30	90	137	75	190	77	−10	180
1~30 天	58	0	90	116	−5	190	37	−10	130
1~6 个月	56	30	90	72	35	135	44	0	90
7~12 个月	55	30	75	64	30	135	39	−30	90
2~5 岁	50	−30	75	63	0	110	35	−10	90
6~12 岁	47	−30	75	66	−15	120	38	−20	70
13~16 岁	54	0	90	66	−15	110	41	30	90

索 引

A